Übersicht

Thieme

Physiologie

Herausgegeben von
Hans-Christian Pape, Armin Kurtz, Stefan Silbernagl

Begründet von Rainer Klinke (†) und Stefan Silbernagl

Unter Mitarbeit von
Markus Bleich
Andreas Draguhn
Heimo Ehmke
Ulf Eysel
Joachim Fandrey
Yves Garnier
Jörg Geiger
Michael Gekle
Kerstin Göbel
Axel Gödecke
Ulrike Kämmerer
Malte Kelm
Christoph Korbmacher
Theresia Kraft
Ulrike Krämer
Michaela Kress
Michael Kühl
Heiko J. Luhmann
Heimo Mairbäurl
Karl Meßlinger
Sven G. Meuth
Thomas Münte
Ralf Paschke
Tim Scholz
Jürgen Schrader
Albrecht Schwab
Dominique Singer
Tilmann Volk
Carsten Wagner
Barbara Walzog
Gerhard Burckhardt*
Hans Oberleithner*
Bernhard Brenner (†)*

* Mitarbeiter aus Vorauflage

10., vollständig überarbeitete Auflage

820 Abbildungen

Georg Thieme Verlag
Stuttgart • New York

Bibliografische Information der Deutschen Nationalbibliothek
Die Deutsche Nationalbibliothek verzeichnet diese Publikation in der Deutschen Nationalbibliografie; detaillierte bibliografische Daten sind im Internet über http://dnb.d-nb.de abrufbar.

Deine Meinung ist uns wichtig! Bitte schreibe uns unter:
www.thieme.de/service/feedback.html

Wichtiger Hinweis: Wie jede Wissenschaft ist die Medizin ständigen Entwicklungen unterworfen. Forschung und klinische Erfahrung erweitern unsere Erkenntnisse, insbesondere was Behandlung und medikamentöse Therapie anbelangt. Soweit in diesem Werk eine Dosierung oder eine Applikation erwähnt wird, dürfen die Lesenden zwar darauf vertrauen, dass Autor*innen, Herausgeber*innen und Verlag große Sorgfalt darauf verwandt haben, dass diese Angabe dem Wissensstand bei Fertigstellung des Werkes entspricht.
Für Angaben über Dosierungsanweisungen und Applikationsformen kann vom Verlag jedoch keine Gewähr übernommen werden. Jede*r Benutzende ist angehalten, durch sorgfältige Prüfung der Beipackzettel der verwendeten Präparate und gegebenenfalls nach Konsultation eines/r Spezialist*in festzustellen, ob die dort gegebene Empfehlung für Dosierungen oder die Beachtung von Kontraindikationen gegenüber der Angabe in diesem Buch abweicht. Eine solche Prüfung ist besonders wichtig bei selten verwendeten Präparaten oder solchen, die neu auf den Markt gebracht worden sind. **Jede Dosierung oder Applikation erfolgt auf eigene Gefahr des Benutzenden.** Autor*innen und Verlag appellieren an alle Benutzenden, ihnen etwa auffallende Ungenauigkeiten dem Verlag mitzuteilen.
Marken, geschäftliche Bezeichnungen oder Handelsnamen werden nicht in jedem Fall besonders kenntlich gemacht. Aus dem Fehlen eines solchen Hinweises kann nicht geschlossen werden, dass es sich um einen freien Handelsnamen handelt.

Georg Thieme Verlag KG
Rüdigerstraße 14, 70469 Stuttgart, Germany
www.thieme.com

Printed in Germany

1. Auflage 1994
2. Auflage 1996/2000
3. Auflage 2001
4. Auflage 2003
5. Auflage 2005
6. Auflage 2010
7. Auflage 2014
8. Auflage 2018
9. Auflage 2019

1. italienische Auflage 1999
2. italienische Auflage 2010
3. italienische Auflage 2012
4. italienische Auflage 2016

1. russische Auflage 2004

1. portugiesische Auflage 2006

Covergestaltung: © Thieme
Bildnachweis Cover: Auge © BazziBa/stock.adobe.com, Grafik © Thieme
Zeichnungen: Gay & Rothenburger, Sternenfels
Satz: L42 AG, Berlin
Druck: Aprinta Druck GmbH, Wemding

DOI 10.1055/b000 000 639

ISBN 978-3-13-244608-3 1 2 3 4 5 6

Auch erhältlich als E-Book:
eISBN (PDF) 978-3-13-244609-0
eISBN (epub) 978-3-13-244610-6

Wo datenschutzrechtlich erforderlich, wurden die Namen und weitere Daten von Personen redaktionell verändert (Tarnnamen). Dies ist grundsätzlich der Fall bei Patient*innen, ihren Angehörigen und Freund*innen, z. T. auch bei weiteren Personen, die z. B. in die Behandlung von Patient*innen eingebunden sind.
Die abgebildeten Personen haben in keiner Weise etwas mit der Krankheit zu tun.
Thieme Publikationen streben nach einer fachlich korrekten und unmissverständlichen Sprache. Dabei lehnt Thieme jeden Sprachgebrauch ab, der Menschen beleidigt oder diskriminiert, beispielsweise aufgrund einer Herkunft, Behinderung oder eines Geschlechts. Thieme wendet sich zudem gleichermaßen an Menschen jeder Geschlechtsidentität. Die Thieme Rechtschreibkonvention nennt Autor*innen mittlerweile konkrete Beispiele, wie sie alle Lesenden gleichberechtigt ansprechen können. Die Ansprache aller Menschen ist ausdrücklich auch dort intendiert, wo im Text (etwa aus Gründen der Leseleichtigkeit, des Text-Umfangs oder des situativen Stil-Empfindens) z. B. nur ein generisches Maskulinum verwendet wird.

Vorwort zur 10. Auflage

Mit der gültigen Ärztlichen Approbationsordnung haben sich pathophysiologische und klinische Bezüge im Physiologie-Unterricht fest etabliert. In den Empfehlungen des Wissenschaftsrates zur Weiterentwicklung des Medizinstudiums wird die enge Integration vorklinischer und klinischer Inhalte deswegen für besonders wichtig gehalten, weil damit von Beginn des Studiums an die Anwendung theoretischer Grundlagen für die ärztliche Praxis klar werden soll (http://www.wissenschaftsrat.de). Im Einklang mit dieser Forderung haben wir in diesem Buch schon bisher den Stoff exemplarisch mit seiner klinischen Anwendbarkeit geschildert. Dies wurde in dieser Auflage weiter verstärkt und auch grafisch sichtbarer hervorgehoben. Auch nichtärztlichen Lesern und Leserinnen unseres Buches kann so die Bedeutung physiologischer Grundprozesse für unsere Gesundheit und unser Leben verständlich werden.

Darüber hinaus empfiehlt der Wissenschaftsrat, dass „Ärztinnen und Ärzte im Stande sein müssen, von Patientenproblemen ausgehende Fragestellungen nachzugehen und evidenzbasierte Entscheidungen zu treffen. Der Erwerb wissenschaftlicher Kompetenzen im Studium ist deshalb notwendige Voraussetzung für die (…) ärztliche Berufsausübung“. Schon in der Einleitung versuchen wir daher, einige Grundprinzipien des biologisch-medizinischen Erkenntnisgewinns zu schildern und zu hinterfragen. Für wissenschaftlich neugierige Leser und Leserinnen ist zudem nach den einzelnen Kapiteln die fest etablierte ebenso wie die aktuelle internationale Literatur angegeben. (Diese Publikationen können u. a. unter „http://www.ncbi.nlm.nih.gov/pubmed“ aufgesucht werden.)

Zur Einstimmung beginnt jedes Kapitel mit einer anschaulichen Einleitung aus der Klinik oder dem Alltagsleben. Prägnante Zusammenfassungen am Ende größerer Abschnitte der einzelnen Kapitel ermöglichen außerdem die Wiederholung von deren wichtigsten Inhalten. Dort wird in komprimierter Form das Kernwissen skizziert, das die Leserinnen und Leser auch später als rasche Übersicht nutzen können. Für individuelle Fragen oder für Fehlermeldungen, für die wir übrigens sehr dankbar wären, sind die Herausgeber auch über ihre E-Mail-Adressen zu erreichen (s. S. 24).

Bei alldem haben wir uns wieder um eine klare Darstellung bemüht, gepaart mit informativen, systematisch aufgebauten und damit besonders gut verständlichen Abbildungen.

Hierfür danken wir insbesondere unseren Grafikern, Frau Astried Rothenburger und Herrn Rüdiger Gay, die unsere didaktischen Ziele kenntnisreich umgesetzt haben. Der Verlag hat das Buch wiederum mit Entgegenkommen und Tatkraft gefördert. Hier gilt unser Dank vor allem Frau Marianne Mauch, Frau Dr. Karin Hauser und Frau Linda Lubitz. Für die sorgfältige Arbeit am Register danken wir Frau Katharina Völker. Wir bedanken uns auch sehr bei einigen unserer Leser, wie Herrn Lukas B. Raedecker und Herrn Pharmazierat Joachim Sievers, die uns auf Fehler und Unklarheiten aufmerksam gemacht haben.

Damit übergeben wir die neue Auflage unseren Leserinnen und Lesern und wünschen ihnen Freude und Erfolg in Studium und Beruf.

Münster, Regensburg und Würzburg im November 2022
Hans-Christian Pape, Armin Kurtz, Stefan Silbernagl

Die Herausgeber

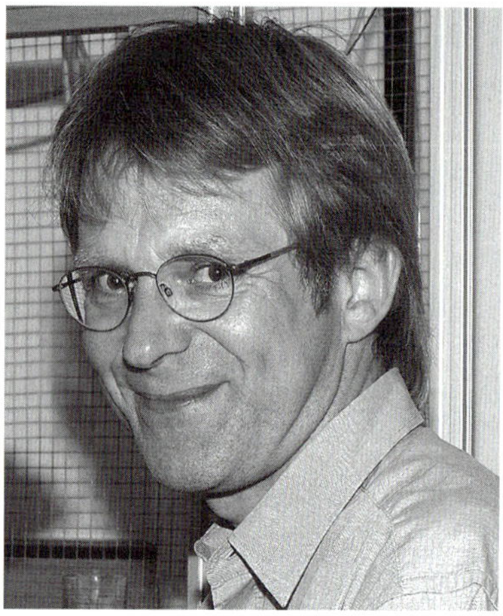

Hans-Christian Pape

In Bad Oeynhausen geboren (1956) und aufgewachsen. Nach Studium der Biologie an der Ruhr-Universität Bochum Wechsel an die Medizinische Fakultät der Universität Essen und Promotion in der Abteilung für Neurophysiologie (Prof. U. T. Eysel). Anschließende Forschungstätigkeit an der State University of New York (Stony Brook), der Stanford University und der Yale University. 1989 Rückkehr an die Ruhr-Universität Bochum, dort Habilitation im Fach Physiologie. Berufung (1994) zum Direktor des Physiologischen Instituts der Otto-von-Guericke-Universität Magdeburg, dort Sprecher des Sonderforschungsbereichs 426 „Limbische Strukturen und Funktionen" und Mitbegründer des Hauptstudiengangs „Neurobiologie/Neurowissenschaften" der Medizinischen und der Naturwissenschaftlichen Fakultät. Von 2004 bis 2022 Direktor des Instituts für Physiologie 1 (Neurophysiologie) der Westfälischen Wilhelms-Universität Münster. Dort lokaler Koordinator des transregionalen SFB „Mesiale Temporallappen- Epilepsie" und Sprecher des SFB „Furcht, Angst, Angsterkrankungen". 1990 Bennigsen-Förder-Preis des Landes Nordrhein-Westfalen, 1993 Heisenberg-Stipendium und 1999 Gottfried-Wilhelm-Leibniz-Preis der DFG. 2007 Max-Planck-Humboldt-Forschungspreis. Mitglied des Senats der Deutschen Forschungsgemeinschaft (1999–2005) und des Wissenschaftsrates (2011–2017). Präsident der Alexander von Humboldt-Stiftung (2018–2022). Seit 2022 Vorsitzender des Aufsichtsrats der Universität Witten-Herdecke.

Sehr gut erinnere ich mich, dass ich als Schüler ein unbändiges Interesse an den Naturwissenschaften – insbesondere an den Grundlagen des Lebendigen – entwickelte, und dass diese Begeisterung – weil zu oft mit der Vernachlässigung anderer Fächer verbunden – nicht immer auch auf eine Begeisterung seitens der Lehrerschaft in einem neusprachlichen Gymnasium stieß. Im Studium zogen mich die Neurowissenschaften, und hier vor allem die Fragen nach den Mechanismen der höheren Hirnfunktionen, in ihren Bann. Wo besser ließ sich dieses Interesse umsetzen als in der Physiologie, in der die naturwissenschaftliche Analyse in medizinischen Fragestellungen zur Anwendung kommt und damit die traditionellen Grenzen der Fachgebiete und Teildisziplinen aufgebrochen werden. Ich denke, nur durch dieses Miteinander der Disziplinen ist der menschliche Organismus in Funktion und Dysfunktion zu begreifen, sind neue Formen der Diagnose und Therapie zu entwickeln, und die Diskussion von Gehirn und Geist sinnvoll zu führen. Ich denke auch, ein erstes Verständnis für diese moderne, Ebenen übergreifende Physiologie muss in klarer Sprache und mit Hilfe übersichtlicher Illustrationen vermittelt werden – und genau das ist der Inhalt dieses Buchs.

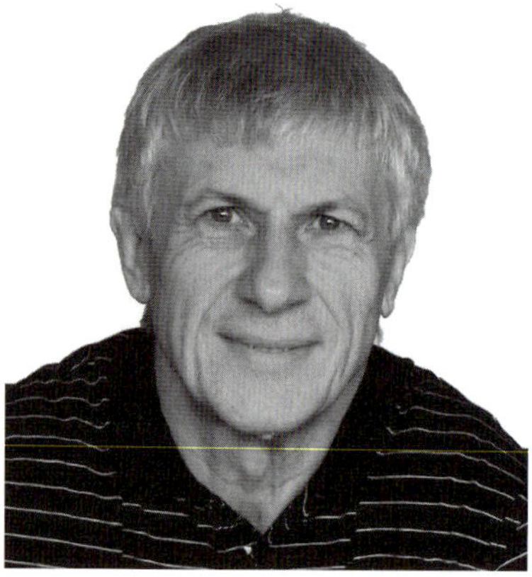

Armin Kurtz

In Straubing geboren (1955) und in Bayern aufgewachsen. Nach dem Studium der Medizin an den Universitäten Regensburg und München ab 1981 Tätigkeit als wissenschaftlicher Assistent im Physiologischen Institut der Universität Regensburg. Dort 1982 Promotion zum Dr. med. 1984 bis 1991 Wechsel an das Physiologische Institut der Universität Zürich, unterbrochen von einem Forschungsaufenthalt (1987) am Max-Planck-Institut für Biophysikalische Chemie in Göttingen. 1987 Habilitation für das Fach Physiologie an der Universität Zürich. 1991 Berufung auf einen Lehrstuhl für Physiologie an der Universität Regensburg, seit 2001 Direktor des Institutes. An der Universität Regensburg Dekan (1999–2001), Prorektor (2004–2009) und seit 2006 Sprecher des Sonderforschungsbereiches 699 „Strukturelle, physiologische und molekulare Grundlagen der Nierenfunktion". Seit 2016

Herausgeber der Zeitschrift „Pflügers Archiv – European Journal of Physiology".

Zum Ende meiner Schulzeit kristallisierten sich mit Physik und Medizin zwei Hauptinteressensgebiete heraus. Bei beiden Gebieten faszinierten mich die dem Alltäglichen zu Grunde liegenden Fundamentalfragen, z. B. wie wir durch die Gravitationskraft auf den Boden gezogen werden oder wie das Gehirn funktioniert. Ich entschied mich dann für ein Studium der Humanmedizin, durchaus mit der ernsten Absicht später als Arzt tätig zu sein. Jedoch führte mein Weg auch durch Zufälligkeiten nach dem Staatsexamen in die Physiologie als ideales Querschnittsfach der Naturwissenschaften innerhalb der Medizin. Es wurde mir schnell klar, dass hinter dem in Lehrbüchern niedergeschriebenen aktuellen Kenntnisstand der Funktionsabläufe des menschlichen Körpers noch ein Universum spannender und unbeantworteter Fragen schlummert. Eine zunächst frustrierende aber mit zunehmender Erfahrung faszinierende Erkenntnis war, dass Schlüsselexperimente, die für Detailfragen die definitiven Antworten erbringen sollen, immer wieder einen Strauß neuer Fragen eröffnen. Aus diesem Blickwinkel heraus sehe ich das Lehrbuch für Physiologie auch nicht als Bibel, die es gilt auswendig zu lernen, sondern als erfahrenen Führer in das Verständnis der Funktion des menschlichen Körpers und als anregende Quelle für weitergehende bislang unbeantwortete Fragen.

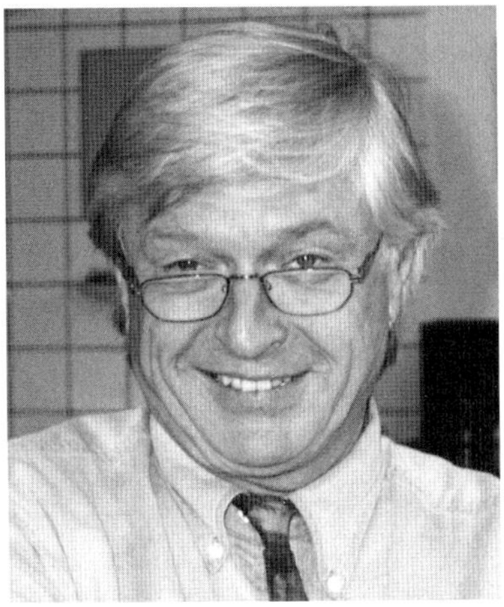

Stefan Silbernagl

1939 in Berlin geboren, aufgewachsen im Allgäu. Studium der Elektrotechnik und dann der Medizin in München. Staatsexamen, Promotion, Heirat, Medizinalassistentenzeit, dann Haus- und Notarzt in München. Ab 1968 Physiologieausbildung bei Prof. Deetjen in München und danach in Innsbruck), dort 1974 Habilitation und 1979 a. o. Professor. 1976 Geburt eines Sohnes (radfahrend auf S. 35 zu sehen). Berufung nach Würzburg, dort Vorstand am Physiologischen Institut (1981–2004), Dekan (1987–1989, 2002–2004) und Studiendekan (1996–2002) der Medizinischen Fakultät. Mitglied der Gründungskommission der Medizinischen Fakultät der Technischen Universität Dresden (1991–1994) und Sprecher des DFG-Sonderforschungsbereiches 176 „Molekulare Grundlagen der Signalübertragung und des Stofftransportes in Membranen" (1988–1999) in Würzburg; Ehrenmitglied der Deutschen und der Österreichischen Physiologischen Gesellschaft.

Beides, mein naturwissenschaftlich-technisches Interesse und meine Neigung zur Medizin, ließ sich in der Physiologie vereinen. Themen meiner wissenschaftlichen Arbeit in Würzburg und bei regelmäßigen Forschungsaufenthalten in den USA sind vor allem die Nierenfunktion, insbesondere der tubuläre Transport, der renale Stoffwechsel und die Pathomechanismen der Nephrotoxizität sowie die Epithel- und Zellphysiologie. Meine langjährigen Erfahrungen aus dem studentischen Unterricht sind in die Lehrbücher eingeflossen, in denen ich (mithilfe kompetenter Zeichner) versuche, die Körperfunktionen nicht nur möglichst klar zu beschreiben, sondern sie auch bildlich darzustellen. Ich möchte physiologische Vorgänge trotz all ihrer Komplexität eindeutiger und vor allem einprägsamer und damit merkbarer machen. Als einer, dem „erschaubare" Kunst wie Malerei und Architektur sehr nahe liegt und der gerne selbst künstlerisch fotografiert, schließe ich dabei ein wenig von mir auf andere.

Inhaltsverzeichnis

Anschriften

Herausgeber

Prof. Dr. Hans-Christian **Pape**
Westfälische Wilhelms-Universität Münster
Medizinische Fakultät
Institut für Physiologie I
Robert-Koch-Str. 27a
48149 Münster
Hans-Christian.Pape@ukmuenster.de

Prof. Dr. med. Armin **Kurtz**
Universität Regensburg
Institut für Physiologie
Universitätsstr. 31
93053 Regensburg
armin.kurtz@vkl.uni-regensburg.de

Prof. Dr. med. Stefan **Silbernagl**
Institut für Physiologie
Universität Würzburg
Röntgenring 9
97070 Würzburg
stefan.silbernagl@uni-wuerzburg.de

Mitarbeiter

Prof. Dr. med. Markus **Bleich**
Christian-Albrechts-Universität zu Kiel
Physiologisches Institut
Hermann-Rodewald-Str. 5
24118 Kiel

Prof. Dr. med. Andreas **Draguhn**
Universität Heidelberg
Medizinische Faklultät
Institut für Physiologie und Pathophysiologie
Im Neuenheimer Feld 326
69120 Heidelberg

Prof. Dr. med. Heimo **Ehmke**
Universitätsklinikum Eppendorf
Institut für Zelluläre und Integrative Physiologie
Martinistr. 52
20246 Hamburg

Prof. Dr. med. Ulf **Eysel**
Ruhr-Universität Bochum
Institut für Physiologie
Universitätsstr. 150
44801 Bochum

Prof. Dr. med. Joachim **Fandrey**
Institut für Physiologie
Universität Duisburg-Essen
Universitätsklinikum Essen
Hufelandstr. 55
45147 Essen

PD Dr. Dr. med. Yves **Garnier**
Klinikum Osnabrück GmbH
Klinik für Frauenheilkunde und Geburtshilfe
Am Finkenhügel 1
49076 Osnabrück

Prof. Dr. rer. nat. Jörg **Geiger**
Charité - Universitätsmedizin Berlin
Institut für Neurophysiologie
Charitéplatz 1
10117 Berlin

Prof. Dr. med. Michael **Gekle**
Martin-Luther-Universität Halle
Julius-Bernstein-Institut für Physiologie
Magdeburger Str. 6
06112 Halle

Dr. med. Kerstin **Göbel**
Neurologische Praxis
Maximilianstr. 55
87719 Mindelheim

Prof. Dr. rer. nat. Axel **Gödecke**
Heinrich-Heine-Universität Düsseldorf
Universitätsklinikum
Institut für Herz- und Kreislaufphysiologie
Moorenstr. 5
40225 Düsseldorf

Prof. Dr. Ulrike **Kämmerer**
Universitätsklinikum Würzburg
Frauenklinik und Poliklinik
Forschungslabor
Josef-Schneider-Str. 4
97080 Würzburg

Prof. Dr. med. Malte **Kelm**
Heinrich-Heine-Universität Düsseldorf
Universitätsklinikum
Klinik für Kardiologie, Pneumologie und Angiologie
Moorenstr. 5
40225 Düsseldorf

Prof. Dr. med. Christoph **Korbmacher**
Friedrich-Alexander-Universität Erlangen-Nürnberg
Institut für Zelluläre und Molekulare Physiologie
Waldstr. 6
91054 Erlangen

Prof. Dr. rer. nat. Theresia **Kraft**
Medizinische Hochschule Hannover
Institut für Molekular- und Zellphysiologie
Carl-Neuberg-Str. 1
30625 Hannover

Prof. Dr. rer. nat. Ulrike **Krämer**
Universitätsklinikum Schleswig-Holstein
Klinik für Neurologie
Ratzeburger Allee 160
23562 Lübeck

Prof. Dr. med. Michaela **Kress**
Medizinische Universität Innsbruck
Department für Physiologie und Medizinische Physik
Institut für Physiologie
Schöpfstraße 41
6020 Innsbruck
Österreich

Prof. Dr. Michael **Kühl**
Universität Ulm
Institut für Biochemie und Molekulare Biologie
Albert-Einstein-Allee 11
89081 Ulm

Prof. Dr. rer. nat. Heiko J. **Luhmann**
Universitätsmedizin Mainz
Institut für Physiologie
Duesbergweg 6
55128 Mainz

Prof. Dr. Heimo **Mairbäurl**
Dürerstr. 10
69226 Nußloch

Prof. Dr. med. Karl **Meßlinger**
Friedrich-Alexander-Universität Erlangen-Nürnberg
Institut für Physiologie und Pathophysiologie
Universitätsstr. 17
91054 Erlangen

Prof. Dr. Dr. Dr. h. c. Sven G. **Meuth**
Heinrich-Heine-Universität Düsseldorf
Universitätsklinikum
Klinik für Neurologie
Moorenstr. 5
40225 Düsseldorf

Prof. Dr. med. Thomas **Münte**
Universitätsklinikum Schleswig-Holstein
Klinik für Neurologie
Ratzeburger Allee 160
23562 Lübeck

Prof. Dr. med. Ralf **Paschke**
University of Calgary
Cumming School of Medicine
3 330 Hospital Drive NW
Calgary AB T2N 4N1
Kanada

Dr. Tim **Scholz**
Medizinische Hochschule Hannover
Institut für Molekular- und Zellphysiologie
Carl-Neuberg-Str. 1
30625 Hannover

Prof. Dr. med. Jürgen **Schrader**
Heinrich-Heine-Universität Düsseldorf
Universitätsklinikum
Institut für Molekulare Kardiologie
Universitätsstr. 1
40225 Düsseldorf

Prof. Dr. med. Albrecht **Schwab**
Westfälische Wilhelms-Universität Münster
Universitätsklinikum Münster
Institut für Physiologie II
Robert-Koch-Str. 27b
48149 Münster

Prof. Dr. med. Dominique **Singer**
Universitätsklinikum Eppendorf
Sektion Neonatologie und Pädiatrische Intensivmedizin
Martinistr. 52
20246 Hamburg

Prof. Dr. med. Tilmann **Volk**
Friedrich-Alexander-Universität Erlangen-Nürnberg
Institut für Zelluläre und Molekulare Physiologie
Waldstr. 6
91054 Erlangen

Prof. Dr. med. Carsten **Wagner**
Universität Zürich
Physiologisches Institut
Winterthurerstr. 190
8057 Zürich
Schweiz

Prof. Dr. Barbara **Walzog**
Ludwig-Maximilians-Universität München
Institut für Kardiovaskuläre Physiologie und Pathophysiologie
Biomedizinisches Zentrum
Großhaderner Str. 9
82152 Planegg

Mitarbeiter aus Vorauflage

Prof. em. Dr. Gerhard **Burckhardt**
Prof. Dr. med. Hans **Oberleithner**
Prof. Dr. med. Bernhard **Brenner** (†)

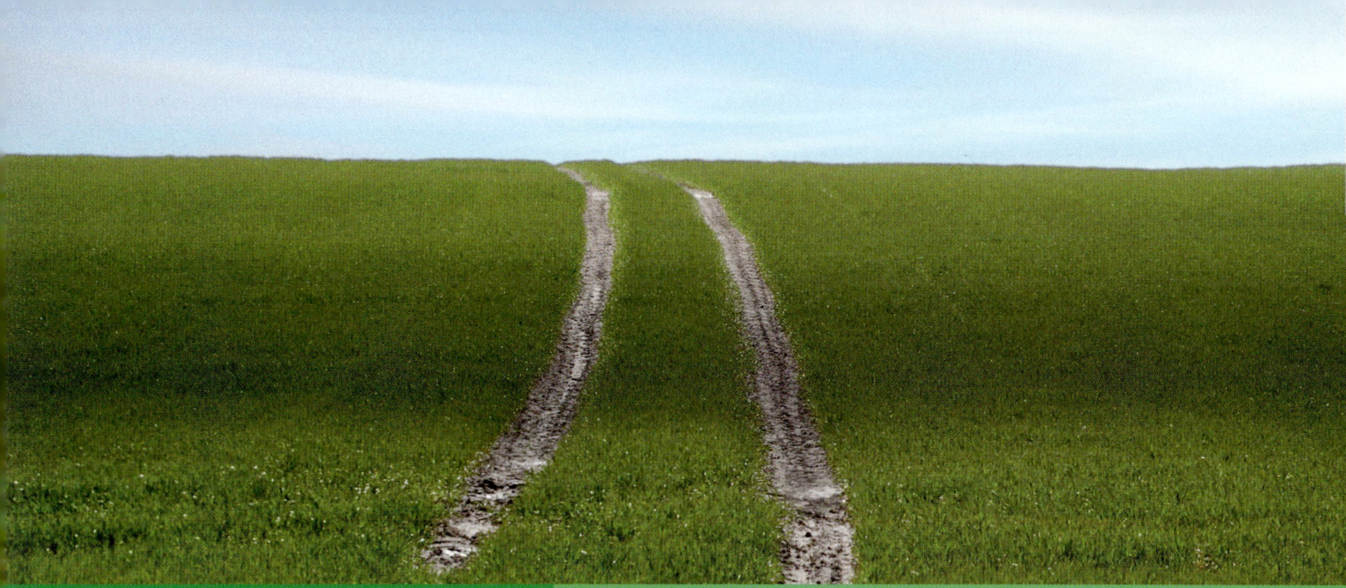

Kapitel 1

Wer liest schon Einleitungen?

1 Wer liest schon Einleitungen?

Stefan Silbernagl

1.1 Physiologie: Funktion des Lebendigen

B

Schon ein Virus hat eine Art von Leben – eine Amöbe, ein Baum, ein Hund, ein Mensch, sie alle leben. Welche physikalischen und chemischen Faktoren für die Entstehung, die Entwicklung und den Erhalt dieses Lebens verantwortlich sind, ist Gegenstand der Physiologie. *Was* da vor sich geht, ist dabei nur der Ausgangspunkt für die Frage, *wie* dies passiert: Wie etwa gelangen Ionen durch die Zellmembran, und mit welchen Signalen kommunizieren Zellen miteinander? Wie überlebt ein Fisch im Süßwasser, wie einer im Salzwasser? Warum muss eine Wüstenratte nichts trinken und warum kühlt der Pinguin nicht aus, wenn er jahraus, jahrein auf antarktischem Eis steht? Wie wird unser Blutdruck geregelt? Wie arbeiten unsere Nieren, unsere Muskeln, unsere Augen, ja sogar (und das fragt der Physiolog*innen eigenes Gehirn!): Wie funktioniert unser Gehirn?

Inhalt dieses Buches ist die **Physiologie des Menschen.** Dabei muss man sich aber vor Augen halten, dass der Großteil der Kenntnisse über die Funktionen unseres Körpers nicht von Beobachtungen am Menschen, sondern von Experimenten an Einzelzellen im Reagenzglas, an Zellkulturen, an isolierten Organen und an Tieren gewonnen wurde. Am meisten weiß man daher über die Mechanismen, die sich in der **Evolution** bereits seit Hunderten von Millionen Jahren bewährt haben und daher allen tierischen Zellen mehr oder weniger gemeinsam sind. Relativ viel ist auch noch bekannt über die Funktion derjenigen unserer Organe und Organsysteme, die sich von denen anderer Säuger nur unwesentlich unterscheiden. Darm- und Nierenfunktion, Atmung, Blutdruckregulation, Säure-Basen-Haushalt sind einige Beispiele dafür.

Anders ist das bei höheren Gehirnfunktionen, doch können uns da unter Umständen **Beobachtungen an Erkrankten** weiterhelfen. Vergleicht man ihre Symptome mit den Befunden Gesunder, kann man unter Umständen auf Funktionsmechanismen des Gehirns schließen. Die (immer noch spärlichen) Kenntnisse über die spezifischen Funktionen unseres Großhirns z. B. stammen großteils von Beobachtungen an Menschen, bei denen umschriebene Gehirnbezirke etwa durch Verletzungen oder Tumoren zerstört worden sind. Umgekehrt ist die Physiologie des Menschen, sind die Kenntnisse über die **normale Funktion** unseres Körpers natürlich unverzichtbare Grundlage, wenn die Medizin Fehlfunktionen des Körpers, also **Krankheiten,** erforschen und kausal oder zumindest symptomatisch behandeln möchte. Auf Aspekte der **Pathophysiologie,** des Grenzgebiets zwischen Physiologie und klinischer Medizin, wird daher in allen Kapiteln dieses Buches immer wieder eingegangen werden.

1.2 Woher weiß man, was in diesem Buch steht?

Schon in der Mitte des 19. Jahrhunderts war in einem Lehrbuch der Physiologie kein Platz mehr, den experimentellen Hintergrund des behandelten Lehrstoffes zu schildern.

Adolph Fick (1829 – 1901) schrieb 1860 in seinem „Compendium der Physiologie des Menschen“ [10]: „Der nächste [wichtigste] Zweck dieses Buches ist, dass es den Medicin Studirenden in Stand setze, mit möglichst geringer Anstrengung sich diejenigen physiologischen Kenntnisse anzueignen, welche ein billiger [vernünftiger] Examinator von ihm verlangen muss … habe ich mich – eingedenk des ersten Zweckes – durchweg vorwiegend an die *Resultate* gehalten und *sie* mit einiger Ausführlichkeit dargestellt … das Resultat ist das Wichtigste und Interessante, und, wenn man es einmal *sicher* hat, d. h. jederzeit einen strengen Beweis führen kann, so kümmert man sich nicht mehr um die Methode seiner ursprünglichen Auffindung.“

Allerdings war Adolph Fick noch in der Lage, seinen Studierenden dann wenigstens in der Vorlesung diejenigen Versuche zu zeigen, mit denen er das Gelehrte belegen konnte. Das ist heute nicht mehr möglich, da sich das Wissen in der Physiologie seither, grob geschätzt, verhundertfacht hat. Das heißt, auch in der Vorlesung bleibt heute praktisch keine Zeit mehr, die Wege zu schildern, an deren Ende unser (mehr oder weniger) **„gesichertes Wissen“** steht. Das birgt die Gefahr in sich, dass sowohl im Studium als auch später im Beruf das „Wissen“ des Lehrbuchs, der Inhalt einer Fachzeitschrift, ohne Bedenken als feststehende Tatsache angenommen werden. Kritikfähigkeit in dieser Beziehung setzt aber voraus, dass man wenigstens prinzipiell die Wege naturwissenschaftlich-medizinischer und -biologischer Wissensfindung mit all ihren Klippen kennt. Sie sollen uns daher im Folgenden kurz beschäftigen.

1.2.1 Beobachtung, Hypothese, Experiment, Deutung, Theorie und die Fallen

Die Gegenprobe

Humanphysiologie ist ein Fach der Medizin. Wer jedoch forscht, egal ob auf dem Gebiet der Physiologie, der Physik, der Astronomie oder der Chemie, arbeitet mit den Methoden der Naturwissenschaft. Naturwissenschaftliches Arbeiten bedeutet: **Beobachtungen** anstellen, daraus Schlüsse ziehen und auf dieser Basis eine **Hypothese** aufstellen (▶ Abb. 1.1). Diese Hypothese muss **überprüfbar** sein. Eine unüberprüfbare Hypothese ist im Kontext naturwissenschaftlichen Arbeitens wertlos, weil sie nicht viel mehr wert ist als eine schlichte Behauptung. Mit Überprüfen ist hier vor allem gemeint, dass Wissenschaftler*innen ihre Hypothese in Frage stellen (falsifizieren; [5]) müssen, d. h., ein überaus wichtiges Prinzip ihres Arbeitens muss der **Zweifel** sein. Wichtiger als die **Probe** ist die **Gegenprobe!**

Ein einfaches Beispiel: Vor einigen Jahrzehnten konnte im Elsass beobachtet werden, dass der Rückgang der **Geburtenrate** sehr eng mit dem Rückgang der Anzahl der dort nistenden **Störche** korreliert. Bringt also der Storch die Babys? Eine Bestätigung dieser Hypothese wäre gewesen, wenn der Beobachtende anschließend nach Franken gefahren wäre und dort eine ähnliche Korrelation vorgefunden hätte (Probe). Eine mögliche Gegenprobe (Entfernung eines der korrelierenden Phänomene) wäre hingegen gewesen herauszufinden, ob ein Land existiert, wo es gar keine Störche gibt und trotzdem Babys auf die Welt kommen …

Korrelation und Kausalität

Wir lächeln über das Beispiel mit den Störchen, weil wir wissen, wie Kinder auf die Welt kommen. Bei der Beobachtung noch nicht erforschter Phänomene ist das anders. Trotzdem ist ein häufiges Zusammentreffen zweier oder mehrerer Phänomene oder gar eine enge **quantitative Korrelation** (Wechselbeziehung) natürlich eine wichtige Beobachtung, sei es in der Astronomie, in der Physiologie oder in der praktischen Medizin. Über die **Kausalität** sagt eine Korrelation, wie wir an obigem Beispiel gesehen haben, allerdings nichts aus. Die Kausalität kann hier nur **Hypothese** sein, die es zu überprüfen, d. h. in Zweifel zu ziehen gilt.

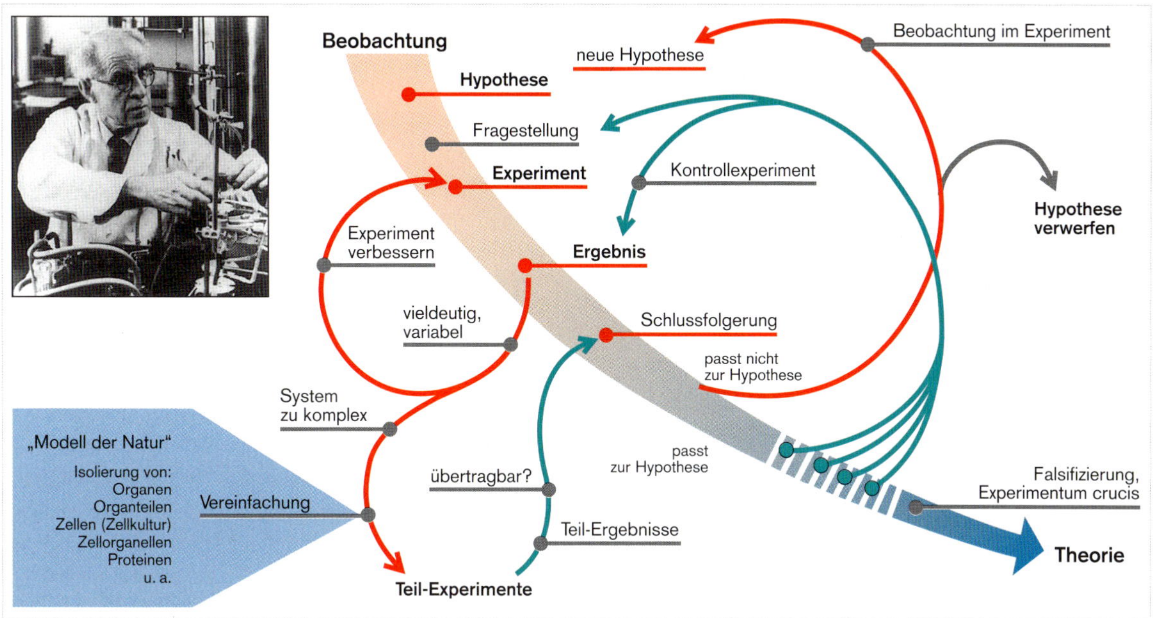

Abb. 1.1 Von der Beobachtung zur Theorie: Der Weg experimenteller Forschung. Zum Beispiel entdeckte E. B. Verney (1894–1967, Foto) zusammen mit E. H. Starling in den zwanziger Jahren, dass eine isolierte Niere, die künstlich durchströmt wird, keinen konzentrierten Urin erzeugen kann ([17], [19]) (Beobachtung im Experiment). Aufgrund dieser und anderer Beobachtungen stellten sie folgende Hypothese auf: „Wir schlagen daher vor, dass irgendeine Substanz oder Substanzen mit einer Pituitrin-(Hypophysenextrakt-)ähnlichen Wirkung normalerweise im intakten Säuger vorhanden sind und dazu dienen, die Niere in ihrer wichtigen Funktion der Wasser- und Chloridausscheidung zu regulieren" [17]. Zur Überprüfung der Hypothese setzten sie dem Nierenperfusat einen Hypophysenhinterlappenextrakt zu (Experiment) mit dem Ergebnis, dass sich die Wasserausscheidung dadurch normalisierte. Schließlich wies Verney auch nach, dass das Blut durch den Kopf des Versuchstiers fließen muss, bevor es anschließend in der Niere antidiuretisch wirken kann. Dieser Effekt blieb aus, wenn vorher der Hypophysenhinterlappen entfernt worden war [18]. Damit war bewiesen, dass die Konzentrierungsfähigkeit der Niere vom Hypophysenhinterlappen abhängt (Theorie). Heute wissen wir, dass dort Adiuretin (ADH) als steuerndes Hormon sezerniert wird. (Foto aus James T. Fitzsimons: Chapt. IX in: Renal Physiology – People and Ideas – (1987) American Physiological Society. Bethesda/Maryland)

Beobachtung versus Experiment

Zur Überprüfung ihrer Hypothese greifen Wissenschaftler*innen zum Experiment. Sie „experimentieren" nicht „herum", sondern stellen eine Frage, von der sie hoffen, dass sie durch das Ergebnis ihres Experiments beantwortet werden kann. Den Unterschied zwischen Beobachtung und Experiment hat der französische Physiologe Claude Bernard (1813–1878) so ausgedrückt: „Beobachtung ist die Erforschung natürlicher Phänomene, das Experiment ist die Erforschung eines Phänomens, das durch den Forscher verändert worden ist" [1]. Diese Veränderung, dieses **Eingreifen** in den natürlichen Ablauf ist es, was das Experiment einerseits zum machtvollsten Werkzeug naturwissenschaftlicher Forschung macht, andererseits aber auf Irrwege, zu Artefakten führen kann (s. u.). Beobachtung und Experiment sind nicht ganz zu trennen. Eine „gezielte" Beobachtung, etwa die Voraussage einer Beobachtung, ist bereits eine Art Experiment. Umgekehrt können Wissenschaftler*innen bei einem Experiment eine Beobachtung machen, nach der sie ursprünglich gar nicht gefragt haben.

Die Entdeckung der antibiotischen Wirkung des **Penicillins** (1928) durch den britischen Bakteriologen Sir Alexander Fleming (1881–1955) ist ein berühmtes Beispiel dafür. Seine Bakterienkulturen waren ihm unprogrammgemäß verschimmelt. Er hat sie sich trotzdem genau betrachtet (die „Neugierde des Forschers"), und ihm fiel auf, dass die Bakterien sich im Bereich des Schimmelpilzes (*Penicillium*-Arten) nicht vermehrt hatten. Seine daraus abgeleitete Hypothese, dass der Schimmel einen antibakteriellen Stoff produziert, bewahrheitete sich, und das Antibiotikum Penicillin trat wenige Jahre später seinen Siegeszug um die Welt an.

Die Angst vor der Gegenprobe

Wer dieses Buch liest, wird in der Regel einen medizinischen Beruf anstreben. Daher soll hier auch ein kurzes Wort zur **klinisch-medizinischen Forschung** gesagt werden. Obwohl auch schon Physiolog*innen, die ja oft an Lebewesen forschen müssen, nicht so frei experimentieren können wie etwa Chemiker*innen, sind die experimentellen Möglichkeiten in der klinisch-medizinischen Forschung noch viel stärker eingeschränkt. Die medizinisch-klinische Forschung kann sich oft nur auf rückschauende (retrospektive) oder, was das bessere „Experiment" ist, auf vorausschauende, vorhersagende (prospektive) Beobachtungen an ihren Patient*innen stützen. Diese Beschränkung darf aber nicht dazu verleiten, die Gegenprobe, das **Experimentum crucis,** etwa in Form einer sog. Doppelblindstudie, zu scheuen[1]. Claude Bernard sagt dazu: „Es ist das *post hoc, ergo propter hoc*[2] der Mediziner, zu dem wir uns sehr leicht verleiten lassen, besonders wenn das Ergebnis eines Experimentes oder eine Beobachtung unsere vorgefasste Meinung bestätigt" [1]. (Auch der Autor dieser Einleitung ist Mediziner). Kein Experiment ohne Kontrolle. Ein Experiment führt zu einem **Ergebnis,** also zu einer Reihe von Messwerten, aus denen Schlüsse gezogen werden. Dabei bleibt immer die Frage: Werden aus diesen Messwerten die **richtigen Schlüsse** gezogen? Angenommen, ein Versuchstier, etwa eine Ratte, wird narkotisiert, die Niere wird freigelegt und ein bestimmtes Medikament wird in die Nierenarterie injiziert. Einen Tag später steigt bei der Ratte die Natriumausscheidung im Urin. Was ist der Grund dafür? Das Narkosemittel? Der Operationsstress? Oder wirklich die injizierte Substanz? Hier ist, wie bei jedem Experiment, ein **Kontrollexperiment** notwendig, in diesem Fall eines, bei dem zwar narkotisiert und operiert, aber nur das Lösungsmittel, in dem das Medikament gelöst war, injiziert wird. Außerdem genügt natürlich nicht ein einziges Paar von Experimenten, da die Höhe der Natriumausscheidung im Einzelfall genauso gut ein **Zufall** sein könnte. Erst eine Reihe gleichartiger Versuche und Kontrollexperimente und deren statistische Auswertung kann klären, ob das Versuchsergebnis (mit mehr oder wenig hoher Wahrscheinlichkeit) kein Zufall war [6].

Das Ergebnis?

Lässt sich die Forschungsfrage anhand des Ergebnisses, das die Experimente liefern und den daraus abgeleiteten – hoffentlich richtigen – Schlüssen nun beantworten? Oder ist das Ergebnis vieldeutig und damit nicht interpretierbar? Oder kommt gar jedes Mal etwas anderes als Ergebnis heraus? Dann war vielleicht das Experiment von vorneherein schlecht geplant oder zwar gut konzipiert, aber schlecht durchgeführt; oder das Versuchsobjekt war zu komplex, um eine einfache Antwort zu erhalten. Lag es daran, müssen die Forschenden sich nach einem einfacheren Experimentalobjekt für die Beantwortung ihrer Frage umtun (s. u.). Bringt sie auch das nicht weiter, ist die Frage, zumindest vorläufig, unbeantwortbar. Diese Tatsache müssen die Forschenden allerdings erkennen.

Der englische Zoologe Peter B. Medawar (1915–1987, Nobelpreis für Physiologie oder Medizin 1960) schreibt dazu in der Einleitung seines Buches „Die Kunst des Lösbaren": „Kein Wissenschaftler wird bewundert, dass es ihm nicht gelungen ist, Probleme zu lösen, die er mit ihm zur Verfügung stehenden Mitteln überhaupt nicht lösen konnte… Gute Wissenschaftler nehmen normalerweise solche Probleme in Angriff, die sie für wichtig *und* lösbar

[1] Von einer Doppelblindstudie spricht man dann, wenn z. B. beim Vergleich der Wirksamkeit zweier Medikamente (oder eines Medikaments mit einem wirkungslosen Stoff, einem Plazebo) weder der Arzt oder die Ärztin noch der Patient oder die Patientin wissen (sie sind „blind"), welche Tablette welche Substanz enthält.

[2] Danach und daher dessentwegen.

halten. Denn schließlich ist es ihre Aufgabe, Probleme zu lösen, und nicht bloß, mit ihnen zu ringen... Und das ist genau der Grund, warum einige der wichtigsten biologischen Probleme bisher noch nicht auf der Tagesordnung unserer Forschungsvorhaben erschienen sind ..." [4].

Passt das Ergebnis des Versuchs zur Hypothese, gewinnt sie an Substanz, doch muss ihre Gültigkeit (und auch ihre Allgemeingültigkeit) unter allen möglichen Bedingungen – auch von anderen Wissenschaftler*innen – weiterhin streng überprüft werden. Wenn dann immer noch alles zusammenpasst, wird die Hypothese zur **Theorie.** Sie findet dann, gewöhnlich nach einer Latenzzeit von vielen Jahren, Eingang in die Lehrbücher. Das sichert ihr zwar ein relativ langes Leben, doch sind alle Theorien, auch diejenigen, auf die dieses Buch aufbaut, nicht davor sicher, irgendwann vielleicht doch einmal vom Sockel gestürzt zu werden. Dogmen gibt es in der Wissenschaft nicht.

Zeitigt das Experiment ein klares Ergebnis, das nicht zur Hypothese passt, muss sie verworfen oder zumindest revidiert werden. Das gilt für *alle* Ergebnisse des Experiments. Nur die zur Hypothese „passenden" Antworten herauszusuchen, ist zwar verführerisch, hat aber nichts mehr mit Wissenschaft zu tun.

Es passiert auch immer wieder, dass ein Versuchsergebnis völlig unerwartet ist (Beobachtung beim Experiment, s. oben) und auch nach Befragung der **Literatur** beim Wissensstand der Zeit nicht einzuordnen ist – sozusagen ein Puzzlestück ohne Puzzle. Trotzdem werden es die Forschenden, wenn sie sich ihrer Sache sicher sind, veröffentlichen. Irgendwann, nach Monaten oder Jahrzehnten, findet sich das Puzzle dazu. Bis dahin ist das Faktum eines solchen Versuchsergebnisses allerdings wertlos, da „... es seinen Wert nur durch die Idee bekommt, mit der es verbunden ist oder durch die Antwort, die es liefert" [1].

1.2.2 Zu kompliziert?

Lebendiges, auch eine einzige Zelle, besteht aus unzähligen Komponenten, Reaktionen und Interaktionen. Ist es also ein hoffnungsloses Unterfangen, dieses Knäuel zu entwirren? Offenbar nicht ganz, wie die folgenden Kapitel dieses Buches zeigen. Wie ihre anderen biologisch-experimentell arbeitenden Kolleg*innen **vereinfachen** Physiolog*innen das System, an dem sie experimentieren wollen, und zwar auf ganz verschiedenen Wegen.

Modell und Experiment der Natur

In Säugetieren sind Nervenfasern höchstens 0,015 mm dick. Das machte elektrophysiologische Versuche an ihnen bis vor kurzem äußerst schwierig. Der Tintenfisch

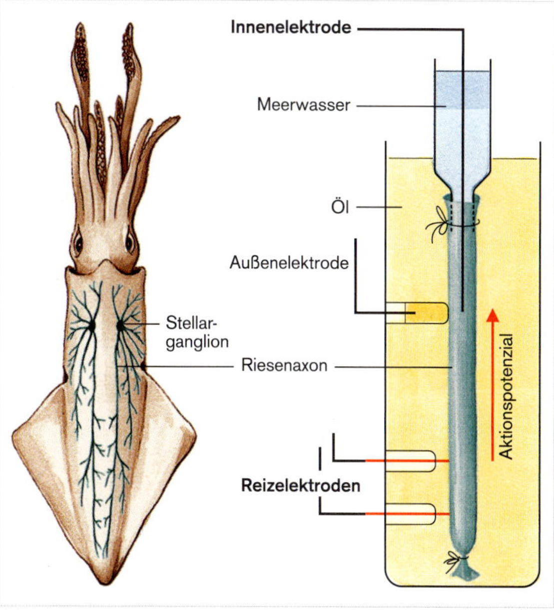

Abb. 1.2 „Modell der Natur": Riesenaxon des Tintenfisches Loligo. Während beim Menschen und bei den meisten Tieren die Nervenfasern weniger als 0,02 mm dick sind, hat das Riesenaxon einen Durchmesser von etwa 1 mm. Dies erlaubt das Einführen einer Silberdraht-Elektrode ins Innere des Axons (Innenelektrode) und ermöglichte es bereits Ende der 1930er-Jahre, die grundsätzlichen Mechanismen der Fortleitung von (hier mit „Reizelektroden" ausgelösten) Impulsen in Nervenfasern aufzuklären ([9], [11]). Im lebenden Tintenfisch gewährleistet die Dicke des Axons eine sehr rasche Impulsfortleitung und damit eine relativ synchrone Aktivierung der Mantelmuskulatur. Diese Muskeln erzeugen den Wasserstoß, der den Tintenfisch bei Überraschungen rückwärts treibt (aus [2] nach [15] und aus [12]).

hingegen besitzt ein Riesenaxon mit dem 60-fach größeren Durchmesser von etwa 1 mm (▶ Abb. 1.2). Diese **Modellnervenfaser** erlaubte es schon sehr früh, die grundsätzlichen Vorgänge bei der Nervenerregung mit relativ einfachen Methoden zu klären ([9], [11], [12], [15]). Auch der Mechanismus einfacher Lernvorgänge (Habituation und Sensitierung bei polysynaptischen Reflexen) (S. 885) hat sich am Modellganglion einer Meeresschnecke (Seehase, Aplysia californica) mit seinen großen Nervenzellkörpern und seinen wenigen, gut bekannten Schaltverbindungen viel unkomplizierter klären lassen ([13], [14]) (▶ Abb. 1.3) als am hoch komplexen Zentralnervensystem eines Säugetiers mit seinen Milliarden von Nervenzellen.

Genetische Defekte, also etwa das Fehlen eines Hormons oder eines Enzyms, stellen ebenfalls eine Vereinfachung dar, da eine physiologische Funktion ja auch durch ihr Fehlen charakterisiert werden kann. Moderne Methoden der Molekularbiologie haben es sogar möglich gemacht, durch Genmanipulation die Aminosäurensequenz eines Enzyms oder Rezeptors gezielt zu verändern

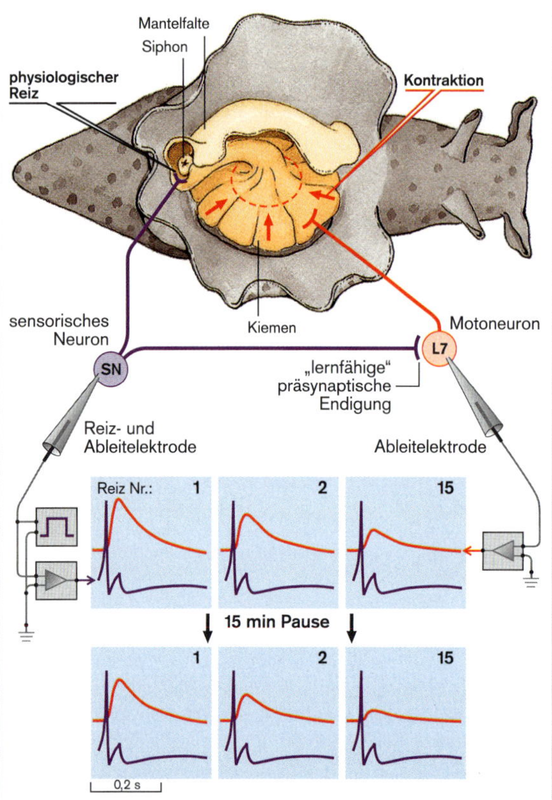

Abb. 1.3 „Modell der Natur": das Ganglion des Seehasen Aplysia. Wird der Siphon der Mantelfalte dieser Meeresschnecke durch irgendetwas berührt, so verkleinern sich die Kiemen reflektorisch auf die rot gestrichelte Größe. An diesem Rückziehreflex sind 24 sensorische Neurone, 6 Motoneurone sowie 1 inhibitorisches und 2 exzitatorische Interneurone beteiligt. Die geringe Anzahl dieser Komponenten, die Kenntnis ihrer genauen Lokalisation und die Tatsache, dass sie relativ groß sind, machen den Seehasen zu einem idealen Modell für einfachste Lernvorgänge: Wenn der Reiz z. B. mit Schmerzen verbunden ist, wird die Reflexantwort verstärkt (Sensitisierung), oder aber, wenn der Reiz sich z. B. als unschädlich herausstellt, wird die Antwort abgeschwächt (Habituation). Durch Einstich einer Reiz-(und Ableit-)Elektrode in eines der beteiligten sensorischen (SN) und einer Ableitelektrode in eines der motorischen Neurone (L 7) kann die Habituation auf Einzelneuron-Ebene registriert werden: Auf den Reiz Nr. 1 (violette Kurve, obere Reihe von Registrierungen) erfolgt die maximale Reflexantwort (rote Kurve). Wird der Reiz alle 10 s wiederholt (Reiz Nr. 2 bis 15), so wird die motorische Antwort zunehmend kleiner. Auch noch 15 min nach diesem „Training" hat Reiz Nr. 1 (unten) einen kleineren Effekt als Reiz Nr. 1 im „untrainierten" Zustand (oben). Das Neuron SN hat „gelernt", weniger Transmitter freizusetzen: akute Habituation. Bei chronischem Training (Tage bis Wochen) vermindert sich außerdem die Anzahl der sensorischen Neurone, die zu den Motoneuronen synaptischen Kontakt haben. Damit steht ein einfaches, gut definiertes Modell zur Verfügung, mit dem auch die molekularen Mechanismen eines solchen Lernvorgangs untersucht werden können (nach [13], [14]).

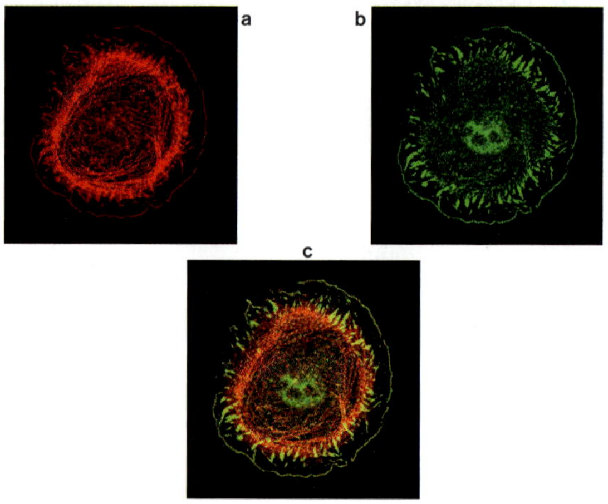

Abb. 1.4 Nachweis der Kolokalisation zweier Proteine in einer Zelle. Das Aktinzytoskelett in Säugerzellen ist an einer Vielzahl fundamentaler Prozesse wie z. B. der Zellmigration und Zelladhäsion beteiligt. Dabei wird die zielgerichtete Bildung der Aktinfasern durch andere Proteine reguliert. Eines davon ist VASP (**va**sodilator-**s**timulated **p**hosphoprotein). Die Abbildung zeigt zwei immunfluoreszenzmikroskopische Aufnahmen desselben Mausfibroblasten (70 µm Durchmesser), wobei an VASP ein rot fluoreszierender (**a**) und an Aktin ein grün fluoreszierender (**b**) Ligand gekoppelt ist. Im Bild **c** sind die Bilder a und b übereinandergelegt. Die Gelbfärbung einiger Zellbestandteile in c zeigt an, dass VASP und Aktin dort gleichzeitig lokalisiert sind, was deren Interaktion nahelegt. (Aufnahmen: Peter Benz)

(site-directed mutagenesis), um herauszufinden, welche Anteile der Aminosäurensequenz und der Proteinfaltung z. B. an der Substrat- bzw. Hormonbindung beteiligt sind. Auch das experimentelle Entfernen oder Abschalten eines Gens (**Knock out**), das Einschleusen eines fremden Gens (**Transgen**) in die Keimbahn und weitere Methoden der Genetik und der Molekularbiologie können dazu dienen, die Funktion des jeweiligen Genprodukts, z. B. bei der Lernfähigkeit [16] oder der Entstehung des Bluthochdrucks [21] aufzuklären.

Die Entschlüsselung der etwa 20 000 bis 25 000 menschlichen Gene (**Genom**) ist in den letzten Jahren praktisch vollständig gelungen. Diese genetische Information wird von der Zelle in die jeweilige m(essenger-)RNA umgeschrieben (Transkription), die wiederum zur Synthese der entsprechenden Proteine (Translation) benutzt wird. Durch alternatives mRNA-Splicing und posttranslationale Modifikation der Primärproteine können aus ein und demselben Gen zahlreiche verschiedene Proteine entstehen. Insgesamt rechnet man beim Menschen mit über einer halben Million unterschiedlicher Proteine. Die Gesamtheit der Proteine z. B. in einer Zelle oder in einem Lebewesen unter definierten Bedingungen und zu einem bestimmten Zeitpunkt wird **Proteom** genannt, dessen Entschlüsselung im Mittelpunkt der gegenwärtigen biomedizischen Forschung steht. Im Gegensatz zum Genom ist die Zusammensetzung des Proteoms ständigen Änderungen unterworfen. Dazu kommt, dass viele dieser Proteine miteinander interagieren. Gleiche Lokalisation der Proteine ist Voraussetzung für eine solche Interaktion. Proteinspezifische Anfärbung mit Immun-Fluoreszenzfarbstoffen unterschiedlicher Farbe und deren in jeder Zellschicht scharfe Abbildung, z. B. mit konfokalen Laserscanning-Mikroskopen, erlauben es, solche Kolokalisationen zu zeigen (s. ▶ Abb. 1.4).

Zerlegen vereinfacht

Physiolog*innen **isolieren** z. B. ein Organ aus dem zu komplexen Organismus, eine Zelle aus dem Organ, bestimmte Organellen (z. B. Mitochondrien oder Stücke der Zellmembran) aus der Zelle. Wollen sie nur ein bestimmtes Protein, etwa ein Enzym oder einen Ionenkanal der Zellmembran, untersuchen, so **reinigen** sie das Protein von allen anderen Zellbestandteilen. Das Enzym können sie dann im Reagenzglas oder in der Fotometerküvette untersuchen, das Kanalprotein in eine künstliche Lipidmembran einsetzen und dort die Kanaleigenschaften (S. 50) studieren. Hier arbeiten sie also **in vitro** (im Glas) und nicht mehr **in vivo** (im lebenden Organismus). Ist das Organ vom Körper, die Zelle vom Organ oder die Zellmembran von der Zelle isoliert, kann die Flüssigkeit, mit der das Organ künstlich durchströmt wird bzw. in der die Zelle oder die Membran schwimmt, von den Experimentierenden **vorgegeben** werden. Das ist deswegen eine Vereinfachung, weil dadurch die vielen unbekannten Variablen, z. B. die zahlreichen Komponenten des Bluts, eliminiert und durch die bekannten Eigenschaften der gewählten Lösung ersetzt werden. Es können also z. B. der pH-Wert, die Osmolalität, die K^+-Konzentration und der Sauerstoffpartialdruck als **Konstanten vorgewählt** werden, während eine andere Größe, etwa das Zellpotenzial, z. B. in Abhängigkeit von der Ca^{2+}-Konzentration gemessen wird.

Das Modell Zellkultur

Aus dem intakten Organismus isolierte Zellen können in vitro weitergezüchtet werden (**Primärkultur**), doch verändern sie dabei oft ihre Eigenschaften und sterben dann ab. Will man über Monate und Jahre an Zellen mit weitgehend konstanten Eigenschaften forschen, bedient man sich Zelllinien, die unsterblich (**immortal**) sind, d. h. die sich immer wieder teilen, ohne dabei wesentlich zu „altern". Solche Zellkulturen entstammen bestimmten Tumoren oder wurden durch Virusinfektion immortalisiert. Obwohl allein schon diese Immortalität zeigt, dass sich die Summe ihrer Eigenschaften von der einer „normalen" Leber-, Nerven- oder Muskelzelle unterscheidet (und daher die Übertragbarkeit der experimentellen Ergebnisse hier besonders sorgfältig geprüft werden muss), können an solchen Zellen viele prinzipielle Fragen der Zellphysiologie geklärt werden.

Passen die Rädchen schließlich zusammen?

Lesen wir nochmals bei Claude Bernard nach: „…wenn man einen lebenden Organismus auseinander nimmt, indem man seine verschiedenen Teile isoliert, tut man das nur zur Erleichterung der experimentellen Analyse und keineswegs, um sie getrennt zu verstehen. In der Tat, will man einer physiologischen Eigenschaft ihren Wert und ihre wirkliche Bedeutung zumessen, muss man sie immer auf das Ganze beziehen und darf endgültige Schlussfolgerungen nur im Zusammenhang mit ihren Wirkungen auf das Ganze ziehen…" [1]. Das war also das ursprüngliche Ziel der Wahl eines Modells, der Griff zur Zellkultur, der Untersuchung in vitro. Je größer allerdings, besonders in letzterem Fall, die Vereinfachung war, desto weiter haben sich die Forschenden vom lebenden Organismus entfernt und mit desto größerer Vorsicht müssen Einzelergebnisse auf diesen **übertragen** werden. Je stärker ein in-vitro-Experiment in einen physiologischen Gesamtzusammenhang eingreift, desto mehr besteht die Gefahr, dass das Experiment nur die Folgen dieses Eingriffs, also **Artefakte** misst, die mit der gesuchten physiologischen Funktion gar nichts zu tun haben. Auf der anderen Seite besteht keinerlei Chance, die eigentlichen zellulären und molekularen Mechanismen des Körpers, und das schließt auch so komplexe geistige Leistungen wie etwa das Gedächtnis mit ein, am intakten Organismus zu klären. In Zukunft wird es die größte Herausforderung für die Physiologie werden, die unendlich vielen Daten, die auf zellulärer, subzellulärer und molekularer Ebene gewonnen werden, wieder zu einer Gesamtschau der Physiologie des Menschen zusammenzusetzen.

Kann Leben am Computer erforscht werden?

Ja und nein. Ja, weil er riesige Datenmengen auswerten kann, zu deren Bearbeitung unsere Lebensspanne oft nicht ausreichen würde. Ja, weil mit ihm sehr rasch viele Kombinationen bekannter Einzelfunktionen des Organismus theoretisch „ausprobiert" werden können. Das heißt, mit ihm lassen sich aus einzelnen Beobachtungen und experimentellen Befunden hypothetische Vorhersagen machen. Er kann also **Bekanntes** (**Gespeichertes**) neu kombinieren und beim Experimentieren am lebenden Organismus helfen, große Datenmengen rasch zu erfassen und zu übersichtlichen Zahlen zu kondensieren. Was er natürlich nicht kann, ist bekannte oder unbekannte Fakten, die nicht gespeichert sind, berücksichtigen. Die Wirkung einer erstmalig aus dem Blut isolierten Substanz z. B. oder eines neuartigen chemischen Stoffes auf die Zelle oder den Gesamtorganismus kann nur im Experiment an der Zelle bzw. am Tier eruiert werden, nicht am Computer.

1.3 Ob Zelle oder Organismus: ein offenes System mit innerem Milieu

1.3.1 Die Autonomie der Zelle

Die Grenze zwischen Ordnung und Unordnung

Schon für einen Einzeller, also etwa eine Amöbe (▶ Abb. 1.5) gilt es, zwei für sein Überleben notwendige, aber prinzipiell gegensätzliche Anforderungen zu erfüllen: Einerseits muss er die **„Ordnung"** dessen, was Leben ausmacht, gegen die „Unordnung" der unbelebten Umgebung abschotten, andererseits ist er als – sowohl im thermodynamischen als auch im kommunikativen Sinn – **„offenes System"** auf den Austausch von Wärme, Sauerstoff, Nahrungs- und Abfallstoffen sowie von Informationen mit seiner Umgebung angewiesen. Für das Abschotten sorgt die **Zellmembran,** deren hydrophobe Eigenschaften die wässrigen Lösungen außerhalb und innerhalb der Zelle vor der tödlichen Vermischung bewahren. Für die „Durchlässigkeit" der Membranbarriere sorgen vor allem in ihr eingebaute Proteinmoleküle: zum einen die sog. **Rezeptoren,** die dem Empfang und der Weitergabe von Informationen aus der Umwelt dienen; zum anderen besitzt die Membran **Transportproteine,** also Poren, Carrier und „Pumpen" (S. 49). Die Durchlässigkeit der Membran ist **selektiv** und häufig **geregelt.** So werden viele für den Zellstoffwechsel wichtige Substrate, z. B. D-Glucose und L-Aminosäuren, aktiv in die Zelle transportiert; mit L-Glucose und D-Aminosäuren hingegen kann die Zelle wenig anfangen; konsequenterweise werden solche inerten Stoffe meist auch nicht durch die Zellmembran transportiert. Auch Ionenkanäle, -pumpen und -carrier sind meist hoch spezifisch und, je nach Bedarf der Zelle, mehr oder weniger aktiviert.

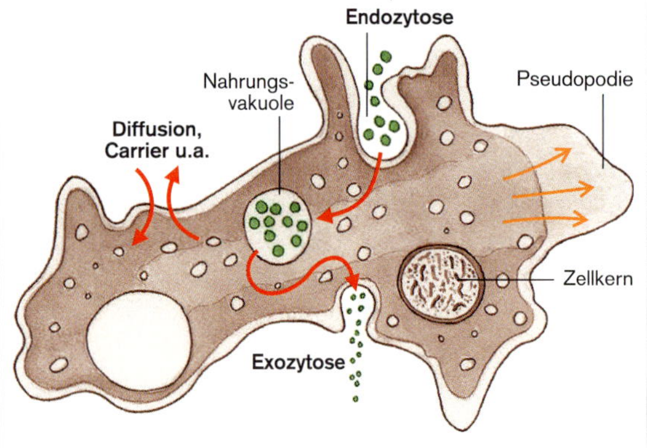

Abb. 1.5 Versorgung und Entsorgung der Zelle. Ein Einzeller wie die Amöbe lebt im Wasser (manche auch als Parasiten in der wässrigen Umgebung des menschlichen Darms: Amöbenruhr!); er nimmt daraus Sauerstoff und Nahrung auf und gibt dorthin seine Abfallstoffe ab. Das Milieu, in dem er lebt, ändert sich dadurch praktisch nicht, da es unendlich viel größer ist als er selbst. Im Gegensatz dazu sind die Zellen im menschlichen Körper von einem Extrazellulärraum (S. 469) umgeben, der sogar kleiner als das Volumen dieser Zellen ist. Hier übernehmen Organe die Funktion der Sauerstoff- und Nahrungsaufnahme und der Ausscheidung (s. auch ▶ Abb. 1.6) und erhalten so das „innere Milieu" [1]. Beim genaueren Hinsehen erkennt man auch schon in der Amöbe spezialisierte Zellorganellen, wie z. B. eine Nahrungsvakuole, in die größere Nahrungspartikel per Endozytose aufgenommen werden und aus der Unverdauliches per Exozytose wieder abgegeben wird, beides Mechanismen, die viele Zellen des menschlichen Körpers zur Aufnahme bzw. Abgabe von Eiweißmolekülen benützen (Abb. 2.5) (S. 46). Durch Ausstülpen von Pseudopodien kann sich der Einzeller auch bewegen, was Fibrozyten, die in eine Wunde einwandern, oder Leukozyten, die sich auf eingedrungene Bakterien zubewegen, im Körper ebenfalls tun.

Die Umwelt des Einzellers

In einem See oder im Ozean umgibt den Einzeller ein weitgehend **gleich bleibendes Milieu;** es verändert sich praktisch nicht, wenn er sich daraus versorgt und nicht mehr Verwertbares dorthin abgibt. Solange er überhaupt lebt, d. h. die Ordnung von Struktur und Funktion (Synthese- und Energiestoffwechsel, Ionengradienten etc.) aufrechterhalten kann, ist er **autonom.** Ja, er ist mittels seiner Rezeptoren und seiner Beweglichkeit (Pseudopodien, Geißeln) sogar in der Lage, auf Änderungen der Umwelt, z. B. der Nährstoffkonzentration, mit gezielten Bewegungen zu reagieren bzw. ein geeigneteres Milieu aufzusuchen. Diese Autonomie der Einzelzelle geht im vielzelligen Organismus mit seinen spezialisierten Organen weitgehend verloren. Was dafür gewonnen wird, ist eine größere Leistungs- und Überlebensfähigkeit sowie ein erhöhter Aktionsradius. Augenfälligstes Beispiel dafür ist die Entwicklung von Lebewesen, die das Meer verlassen konnten und zu Landbewohnern geworden sind.

1.3.2 Das Meer in uns: Milieusicherung durch Spezialisierung

Auch jede der etwa 70 Billionen Zellen unseres Körpers ist auf ein Milieu mit weitgehend konstanten Eigenschaften angewiesen. Ganz im Gegensatz zur Situation des Einzellers im Wasser ist aber das Volumen der **extrazellulären Flüssigkeit,** in der unsere Zellen „schwimmen", nicht nur nicht unendlich größer, sondern sogar deutlich klei-

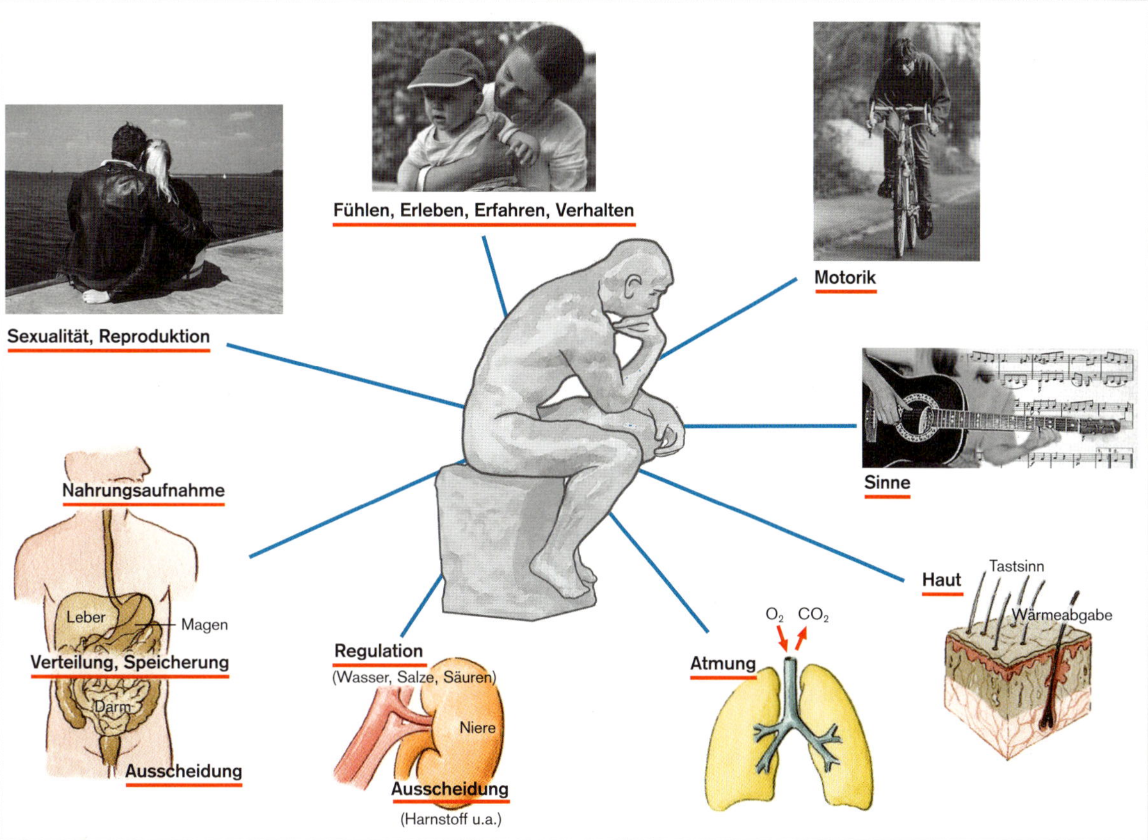

Abb. 1.6 Ob Herz, Gefäße, Lunge, Niere, Magen, Darm, Leber, Muskeln, Haut, Genitalien, Hormondrüsen, Nerven oder Gehirn, alle stehen sie entweder im Dienste der Homöostase, also der Konstanthaltung des „inneren Milieus" [1], oder im Dienste der Arterhaltung, wozu Partnerwerbung und Schwangerschaft ebenso gehören wie die körperliche und seelische Entwicklung des Kindes. Beim Menschen lassen sich das Erleben von Musik, die Freude über schöne Bilder, die Neugierde der Wissenschaftler*innen oder gar das Fragen nach dem „Sinn des Lebens" im religiösen Glauben in die beiden genannten Kategorien allerdings nur recht mühsam einordnen. Das soll auch hier nicht geschehen. (Linkes Foto: Alexandra Schmidt; mittleres und Gitarrenfoto: Astried Rothenburger, rechtes Foto: Stefan Silbernagl)

ner als das Gesamtvolumen dieser Zellen (S.469). Angesichts der ununterbrochenen Inanspruchnahme dieser Flüssigkeit für die Ver- und Entsorgung der Zellen bedarf es daher großer Anstrengungen, dieses **innere Milieu** zu erhalten. Beteiligt an dieser Milieusicherung oder **Homöostase** sind fast alle Organe und Organsysteme, von denen dieses Buch handelt (▶ Abb. 1.6). Gleichzeitig haben Organe die Abschottungs- und Austauschfunktionen gegenüber bzw. mit der Umwelt übernommen. Den großen Vorteilen eines solchen Staates von spezialisierten Zellgruppen, also u. a. der großen Unabhängigkeit nach außen, steht als ein wesentlicher Nachteil die **gegenseitige Abhängigkeit der Organe und Organsysteme** gegenüber. Fällt ein wichtiges davon aus, ist der ganze Organismus vom Tode bedroht.

1.3.3 Ungeregeltes Leben gibt es nicht

Integration durch Infrastruktur

Sinnvoll kooperieren können die spezialisierten Organe des Körpers nur, wenn ihre Funktionen aufeinander abgestimmt sind. Als Infrastruktur stehen dazu vor allem das **Nervensystem** und das **Kreislaufsystem** zur Verfügung. Die rasche **Kommunikation** über Nervensignale wird dabei ergänzt durch die langsamere Übermittlung humoraler Signale auf dem Blutweg. Dieser ist darüber hinaus auch der Verkehrsweg für den **An-** und **Abtransport** unzähliger anderer Substanzen, seien es Nahrungs- oder Abfallstoffe, Roh- oder Fertigprodukte der zellulären Synthese oder der fast überall benötigte Sauerstoff. Um z. B. ihn auch unter wechselnder Belastung (etwa der Skelettmuskulatur) in ausreichender Menge (aber ohne gleichzeitige Energieverschwendung) anzuliefern, bedarf es der **funktionellen Integration** einer ganzen Palette von Einzelfunktionen: Atemtiefe, Atemfrequenz, Blutvolumen, Blutdruck (mit den Einzelkomponenten Herzschlagvolumen, Herzfrequenz und Gefäßweite), Erythrozyten- und Hämoglobinkonzentration im Blut sind die wichtigsten davon. Schon dieses eine Beispiel zeigt, dass Leben (übrigens auch das des Einzellers) ohne **Steuerung** und darüber hinaus auch ohne **Regelung** nicht existieren kann ([8], [20]).

Vertrauen ist gut, Kontrolle ist besser

Mit Steuerung ist hier das gemeint, was ein Schiff benötigt, wenn es den Hafen verlässt: jemanden, der es in die Himmelsrichtung bewegt, in der das jeweilige Ziel liegt. Dieses Ziel erreicht das Schiff dann auch, sofern Karte und Kompass präzise sind, das Schiff unterwegs auf keine Hindernisse trifft und die verantwortlichen Seeleute Strömungen und Windrichtungen in die Kursberechnung mit einbezogen haben. Diese Bedingungen sind aber gewöhnlich nicht erfüllbar. Die Seeleute werden daher wiederholt die gewünschte Position mit der tatsächlichen vergleichen und bei Abweichungen den Kurs korrigieren. Hier wird die Steuerung also durch eine **Rückmeldung** des Erreichten ergänzt. Eine Steuerung mit einer in sich geschlossenen **Informationsschleife** nennt man **Regelung.** Zu einem solchen **Regelkreis** (▶ Abb. 1.7) gehört der **Regler**, dem das Regelziel (**Sollwert**) vorgegeben wird und von dem aus Funktionen (**Stellglieder**) zur Erreichung dieses Ziels angesteuert werden. Den Kreis schließen **Sensoren** oder **Fühler**, die den tatsächlichen Wert oder **Istwert** der zu regelnden Größe laufend messen und an den Regler zurückmelden, wo der Istwert mit dem Sollwert verglichen und von wo aus nachgeregelt wird, wenn **Störgrößen** den Istwert verändert haben.

Regler, die eine Größe konstant halten sollen, heißen **Halteregler**. Bei ihnen sind es die **Störgrößen**, die Abweichungen des Istwertes vom Sollwert verursachen und damit die Stellglieder aktivieren. Im Organismus ist der Sollwert allerdings selten eine unveränderliche Konstante, sondern kann „verstellt" werden, wenn übergeordnete Bedürfnisse dies erfordern. In diesem Fall ist es die Sollwertverstellung, also die **Führungsgröße** (▶ Abb. 1.7), die ein Abweichen des Istwerts vom Sollwert bewirkt und damit die Stellglieder aktiviert. Hier folgt die Regelung der Führungsgröße (und nicht der Störgröße), sodass man in diesem Fall von **Folge-** oder **Servoregelung** spricht. Die Verstellung der geregelten Muskellänge durch die γ-Motoneuronen (S. 882) ist ein physiologisches Beispiel dafür.

Die großen **Vorteile der Regelung** gegenüber der einfachen Steuerung sind zum einen, dass die Komponenten der Steuerung relativ **ungenau** arbeiten dürfen, ohne dass der Sollwert (zumindest im Mittel) verfehlt wird (selbst unpräzise Seeleute können ihr Ziel – wenn auch nur im Zickzackkurs – erreichen); zum anderen können unerwartete Störgrößen bei der Regelung berücksichtigt werden (in obigem Beispiel ein Sturm auf hoher See oder, bei der Konstanthaltung des Blutdrucks etwa, ein Blutverlust).

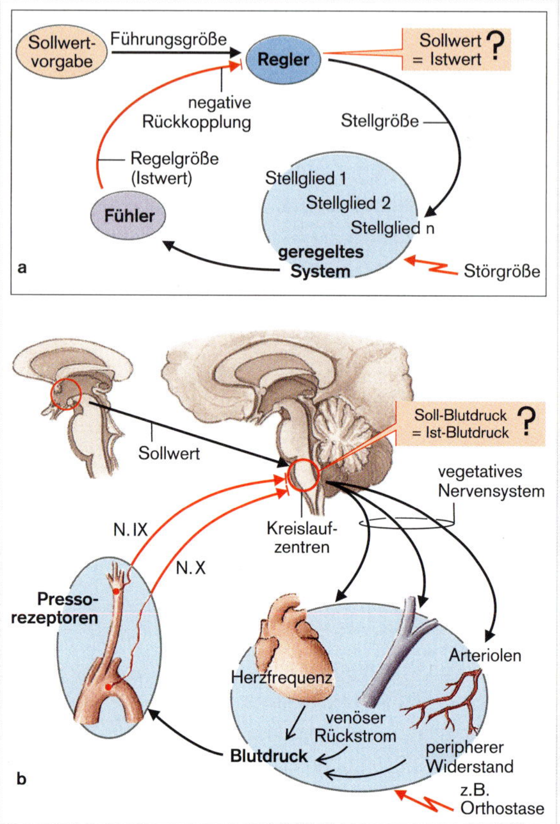

Abb. 1.7 Regelkreis.

a Die prinzipiellen Komponenten eines Regelsystems, das (als wesentlicher Unterschied zu einer Steuerung) eine Rückkopplungsschleife (Feedback) enthält, deren Istwert (Regelgröße) vom Regler mit dem Sollwert (Führungsgröße) verglichen wird. Abweichungen des Istwerts vom Sollwert, die durch Störgrößen entstehen, werden vom Regler mit einer Stellgröße beantwortet, die den Istwert mittels Stellgliedern dem Sollwert nähert (s. auch ▶ Abb. 1.8). In der Natur gibt es Regelkreise, seit es Leben gibt. Als wichtigste Mechanismen der Homöostase wurden sie allerdings erst in der ersten Hälfte des 20. Jahrhunderts voll erkannt ([8], [20]).

b Die akute Regulation des Blutdrucks ist eines der unzähligen Beispiele für die Regelkreise im Körper, die z. T. eng miteinander vernetzt sind.

Geregelt sind im Körper nicht nur relativ einfache Größen wie Blutdruck, Zell-pH-Wert, Muskellänge und die Glucosekonzentration im Plasma, sondern auch – und gerade – so komplexe Abläufe wie Befruchtung, Schwangerschaft, Wachstum, Organdifferenzierung, Nahrungsaufnahme und -verdauung sowie die Verarbeitung von Sinnesreizen und die motorische Aktivität der Skelettmuskulatur. Solche Regelprozesse können, wie etwa bei einer gezielten Bewegung, nur Millisekunden dauern oder sich, wie beim Wachstum, über viele Jahre hinziehen. Kompliziert wird die Situation dadurch, dass die Regelkreise im Körper häufig miteinander verzahnt sind. Die Vermaschung der Kreislauf- mit der Atmungsregulation sowie die der Regelung des Natriumbestands und des Blutvolumens sind Beispiele dafür.

1.3.4 Rückkopplung kann negativ oder positiv sein

Die negative Rückkopplung: An/Aus ist zu primitiv

In den oben beschriebenen Regelkreisen wird ein (im Vergleich zum Sollwert) zu kleiner (bzw. zu großer) Istwert mit einer Verstärkung (bzw. Abschwächung) des Signals beantwortet. Wegen dieser „Vorzeichenumkehr" im Regelzentrum spricht man in diesem Fall von negativer Rückkopplung. Mit mehr oder weniger großen, wellenförmigen Abweichungen kann damit ein im Mittel konstanter Istwert eingehalten werden (▶ Abb. 1.8a). Beim plötzlichen Auftreten einer Störgröße sind die Abweichungen besonders groß, doch ebben sie in einem **stabilen Regelsystem** bald wieder ab. Solche Schwankungen können nur wenige Prozent betragen, in anderen Fällen aber auch recht beträchtlich sein. So schwankt der Blutzuckerspiegel im Zusammenhang mit den Mahlzeiten etwa um den Faktor 2. Offenbar soll eine intakte Blutzuckerregelung nur gefährliche, also besonders niedrige oder hohe Werte (Hypo- bzw. Hyperglykämie) sowie v. a. chronische Abweichungen verhindern.

Die einfachste Form eines technischen Regelkreises mit negativer Rückkopplung ist die eines Heizkörpers, dessen Heißwasserzufluss über ein Ventil oder über eine Umwälzpumpe von einem Zimmerthermostat beim Über- und Unterschreiten einer vorgewählten Temperatur ab- bzw. angedreht wird. Im Mittel wird die Zimmertemperatur dadurch zwar etwa auf dem gewünschten Wert gehalten, doch ergeben sich große **Schwankungen** durch die **Trägheit** des Systems, da der Heizkörper auch ohne Zufluss noch lange Wärme abströmt und die Wiederaufwärmung ebenfalls einige Zeit braucht. Diese Schwankungen können dadurch gedämpft werden, dass

a) der Zuflusshahn statt an/aus nur **graduell** gedrosselt bzw. geöffnet wird und/oder
b) die jeweilige Gegensteuerung schon einsetzt, **bevor** die erwünschte Temperatur erreicht ist.

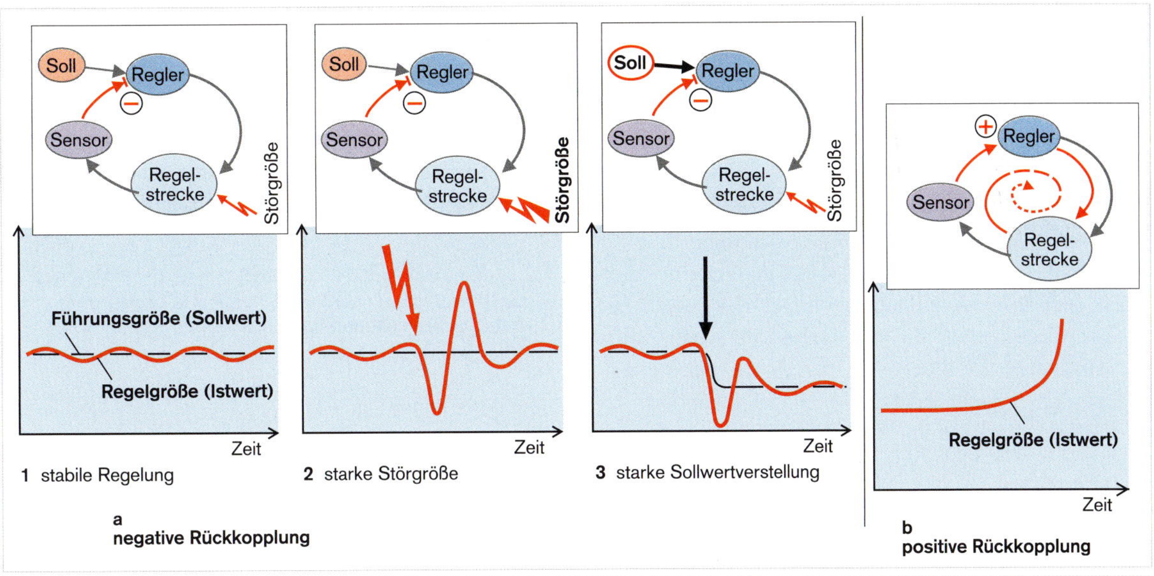

Abb. 1.8 Negative und positive Rückkopplung.

a Bei der negativen Rückkopplung hält der Regler den Istwert möglichst nahe am Sollwert, doch sorgen Störgrößen (s. auch ▶ Abb. 1.7) immer wieder für Abweichungen, die „negative" Nachregelungen in der Gegenrichtung auslösen, sodass der Istwert wellenförmig um den Sollwert schwankt (**1**). Bei besonders ausgeprägten Störgrößen (**2**) oder bei plötzlicher Verstellung des Sollwertes (**3**) kommt es initial zu relativ starken Abweichungen, doch flacht die Welle bei stabiler Regelung in der Folge rasch wieder ab (Dämpfung).

b Bei der positiven Rückkopplung wirkt eine Abweichung des Istwertes vom vorherigen Istwert (hier gibt es keinen Sollwert) als „positiver Reiz" für eine noch größere Abweichung, sodass es zu einer Selbstverstärkung in diesem Regelkreis kommt. Physiologische Beispiele der positiven Rückkopplung sind im Text genannt. Als Teufelskreis (Circulus vitiosus) ist die positive Rückkopplung allerdings auch wesentlich am Fortschreiten von Krankheiten beteiligt.

In der einen oder anderen Form sind solche Regelkreise auch im Organismus verwirklicht. Ein besonderes Problem ist das Auftreten von in ihrer Intensität stark unterschiedlichen Störgrößen, im Heizungsbeispiel etwa das Offenbleiben eines Fensters; trotz (a) und (b) kommt es dabei zu besonders hohen Istwertschwankungen. Hier wäre es hilfreich, wenn der Sensor nicht den Istwert selbst, sondern das **voraussichtliche Ausmaß der Istwertänderung** abschätzen könnte; ein Maß dafür ist die Geschwindigkeit der Änderung (im Beispiel °C/min). Je größer die Störgröße, umso steiler verliefe dann die Istwertänderung und umso stärker wäre folglich die Gegensteuerung.

Im Organismus können Messgrößenänderungen durch **Rezeptoren** (**Sensoren**) registriert werden, die relativ rasch adaptieren und damit auch **differenziell** arbeiten können (**PD-Rezeptoren**) (S. 750). Typische Beispiele dafür sind die Kaltrezeptoren (Thermoregulation) (S. 610) und die arteriellen Pressosensoren (akute Blutdruckregulation (S. 253), ▸ Abb. 1.7). Letzteres Beispiel zeigt auch den **Nachteil der Differenzialeigenschaften** eines Rezeptors im Regelkreis: Sehr langsame, aber stetige Änderungen, wie etwa die Entwicklung eines arteriellen Hochdrucks (Hypertonie), können der Registrierung und damit der Regelung entgehen, ja rasche Blutdrucksenkungen bei Personen mit Hypertonie werden sogar mit einer Wiederanhebung des Drucks beantwortet. Für die langfristige Blutdruckregulation sind also andere Regelkreise erforderlich, wie z. B. in Kap. 6.6.2 (S. 253), Kap. 10.11 (S. 457), und Kap. 11.4.4 (S. 476) beschrieben.

▸ **Regelung durch Verhalten.** Auch wenn wir gesund sind, ist unsere körperinterne Thermoregulation überfordert, wenn wir z. B. versuchen, eine arktische Nacht in Hemd und Hose bzw. im Sommerkleid im Freien zu überleben; hier befinden wir uns außerhalb der **Regelbreite** der Thermoregulation. Die Regelbreite wird erhöht, wenn das **Verhalten** als Stellglied in den Regelkreis mit einbezogen wird. Viele Tiere haben in der Evolution „gelernt", sich in Höhlen vor Kälte oder Hitze zu schützen, der Mensch hat darüber hinaus Heiz- und Kühlsysteme entwickelt, um seine Umgebungstemperatur im Regelbereich seiner internen Thermoregulation zu halten. Andere Störgrößen unserer körperinternen Regelung sind allerdings so neu, dass wir erst noch lernen müssen, uns richtig zu verhalten. Die zu hohe Kochsalz- und Fettaufnahme mit der Nahrung in westlichen Industrieländern z. B. überfordert offenbar häufig die Regelkreise für die Kochsalzbilanzierung bzw. die des Körpergewichts; Hochdruck (S. 474) bzw. Fettsucht (S. 600) sind oft die Folge.

Die positive Rückkopplung: Knalleffekte und Katastrophen

Von positiver Rückkopplung spricht man, wenn die Erhöhung des Istwerts über die Rückkopplungsschleife **verstärkt** wird (▸ Abb. 1.8b). Während die oben genannte negative Rückkopplung ja den Istwert möglichst konstant halten sollte, ihn also bei einem Anstieg wieder erniedrigte, dient die positive Rückkopplung der **Selbstverstärkung** des ursprünglichen Steuerbefehls. Drei physiologische Beispiele dazu:

- Im Dünndarm (S. 567) katalysiert Trypsin die Trypsinbildung aus Trypsinogen: *Autokatalyse.*
- Eine Depolarisation der Nerven- und Muskelzelle erhöht die Membranleitfähigkeit für Na^+; der dadurch erhöhte Na^+-Einstrom depolarisiert die Zellmembran etc. (S. 97).
- Luteotropes Hormon (LH) erhöht die Synthese von Östradiol. Kurz vor der Mitte des Menstruationszyklus erhöht Östradiol aber auch umgekehrt die LH-Freisetzung, sodass der für die Ovulation notwendige sehr rasche LH-Anstieg zustande kommt s. Abb. 15.1 (S. 677).

Solche positiven Rückkopplungsmechanismen müssen von außerhalb der Schleife her unterbrochen werden: im ersten Beispiel durch das Aufbrauchen des Trypsinogens, im zweiten durch die depolarisationsbedingte Inaktivierung der Na^+-Kanäle (S. 100) und im dritten vermutlich durch Veränderungen an den Östradiolrezeptoren der Hypophyse (S. 638) oder des Hypothalamus (S. 678).

Unter **pathologischen Bedingungen** führen solche positiven Rückkopplungsschleifen in einem **Circulus vitiosus** häufig zur Katastrophe, wenn sie nicht rechtzeitig unterbrochen werden. Ein beginnender **Kreislaufschock** (S. 267) etwa kann mehrere solcher Teufelskreise auslösen, darunter den folgenden: Blutdruckabfall → Hypoxie und Azidose → Myokardkontraktion gestört → Herzkraft sinkt → Blutdruck sinkt noch stärker usw.
Auch **Gewöhnung** und **Sucht** (Rauchen, Alkohol, Tranquilizer, Rauschgifte) entstehen in der positiven Rückkopplungsschleife eines Teufelskreises, der, wenn man vielleicht vom Rauchen absieht, oft auch noch in einen sozialen Teufelskreis einmündet.

Zusammenfassung Kap. 1

Wer liest schon Einleitungen?
Ausgehend von Beobachtungen, stellen naturwissenschaftlich arbeitende Physiolog*innen eine **überprüfbare Hypothese** auf; zu ihr machen sie **Experimente** mit gezielter **Fragestellung**, wobei das Bezweifeln der eigenen Hypothese wichtigstes Prinzip ist. **Korrelation** z. B. muss auf **Kausalität** überprüft werden. Eine gezielte Beobachtung kann eine Art Experiment sein, ebenso wie ein unerwartetes Versuchsergebnis eine Beobachtung sein kann. Jedes Experiment muss von einem **Kontrollexperiment** begleitet sein, und **Versuchswiederholungen** verringern die Wahrscheinlichkeit, dass ein Ergebnis zufällig war. Widerspricht das Ergebnis der Hypothese, muss sie verworfen werden; wird sie bestätigt, kann sie nach eingehender Überprüfung zur **Theorie** werden.

Neben der Beobachtung an **Menschen** ist die **Tierphysiologie** die wichtigste Quelle, aus der die Physiologie des Menschen schöpft. Die Komplexität des Organismus zwingt die Physiologinnen zu Vereinfachungen, wollen sie aussagekräftige Ergebnisse erhalten; **„Modelle der Natur"** und das **Arbeiten in vitro** sind zwei der Möglichkeiten. Fehlschlüsse und Artefakte sind es, die die Resynthese der Einzelbefunde erschweren. Schließlich muss die **Übertragbarkeit** der Befunde vom Tier oder gar von der Zellkultur auf den Menschen streng geprüft werden.

Die **Zellmembran** hat zugleich Schutz- und Austauschfunktion: Sie verhindert einerseits die Vermischung von äußerem Milieu und Zellinnerem, andererseits muss der **Zelle** als **offenem System** chemische Energie zugeführt werden, und gleichzeitig müssen Endprodukte die Zelle verlassen können. Spezialisierte Proteine der Membran **transportieren selektiv** und dem Bedarf angepasst anorganische Ionen und organische Substanzen, und Rezeptorproteine dienen der **Signaltransduktion.**

Während ein **Einzeller** autonom ist, sind es beim **Vielzeller** die **Organe**, die die Barriere-, Austausch- und Kommunikationsfunktion übernehmen, wobei die Autonomie der Zelle einer erhöhten Unabhängigkeit und Leistungsfähigkeit des Gesamtorganismus geopfert wird. Für die Sicherung des inneren Milieus der Zelle sorgen die **homöostatischen Regulationsmechanismen** des Körpers; dabei sind **Nervensystem** und **Kreislauf** die Signal- und Transportwege. Die beteiligten Komponenten der Homöostase werden vor allem durch negative **Rückkopplungssysteme** geregelt, die Regelbreite wird durch **Verhalten** erweitert. **Positive Rückkopplung** ist ein physiologischer Verstärkermechanismus, der als pathologischer Teufelskreis katastrophal sein kann.

Zum Weiterlesen...

[1] Bernard C. Introduction à l'étude de la médicine expérimentale. Erstausgabe Paris 1865, Nachdruck Bibliobazaar; 2017; Einführung in das Studium der experimentellen Medizin. Leipzig: Barth; 1961.
[2] Eckert R. Tierphysiologie. 3. Aufl. Stuttgart: Thieme; 2000.
[3] Hanson NR. Perception and Discovery. An Introduction to Scientific Inquiry. 2. Auflage Springer 2018.
[4] Medawar PB. Die Kunst des Lösbaren. Reflexionen eines Biologen. Göttingen: Vandenhoeck & Ruprecht; 1972.
[5] Popper KR. Logik der Forschung. Tübingen: Mohr Siebeck; 2002.
[6] Sachs L. Angewandte Statistik, 11. Auflage. Berlin: Springer; 2004.
[7] Wartofsky MW. Conceptual Foundations of Scientific Thought. An Introduction to the Philosophy of Science. New York: Macmillan; 1968.

► ... und noch weiter

[8] Cannon WB. The Wisdom of the Body. New York: Norton; 1963.
[9] Cole KS, Curtis HJ. Electrical impedance of the squid giant axon during activity. J Gen Physiol. 1939; 22: 649–670.
[10] Fick A. Compendium der Physiologie des Menschen mit Einschluss der Entwicklungsgeschichte. Wien: Braumüller; 1860.
[11] Hodgkin AL, Huxley AF. Action potentials recorded from inside a nerve fibre. Nature. 1939; 144: 710–711.
[12] Hodgkin AL, Huxley AF. Resting and action potentials in single nerve fibres. (Lond.) 1945; 104: 176–195.
[13] Kandel ER. Small systems of neurons. Sci Amer. 1979; 241: 60–70.
[14] Kandel ER. Classical conditioning and sensitization share aspects of the same molecular cascade in Aplysia. Cold Spring Harbor Symposia on Quantitative Biology, Vol. XLVIII. Cold Spring Harbor Laboratory; 1983.
[15] Keynes RD. The nerve impulse and the squid. Sci Amer. 1958; 199: 83–90.
[16] Silva AJ, Paylor R, Wehner JM, Tonegawa S. Impaired spatial learning in α-calcium-calmodulin kinase II mutant mice. Science. 1992; 257: 207–211.
[17] Starling EH, Verney EB. The secretion of urine as studied on the isolated kidney. Proc Roy Soc Lond. 1925; Ser. B97: 321–363.
[18] Verney EB. The secretion of pituitrin in mammals, as shown by perfusion of the isolated kidney of the dog. Proc Roy Soc Lond. 1926; Ser. B99: 487–517.
[19] Verney EB, Starling EH. On secretion by the isolated kidney. J Physiol (Lond.) 1922; 56: 353–358.
[20] Wagner R. Probleme und Beispiele biologischer Regelung. Stuttgart: Thieme; 1954.
[21] Wagner J, Zeh K, Paul M. Transgenic rats in hypertension research. J Hypertens. 1992; 10: 601–605.

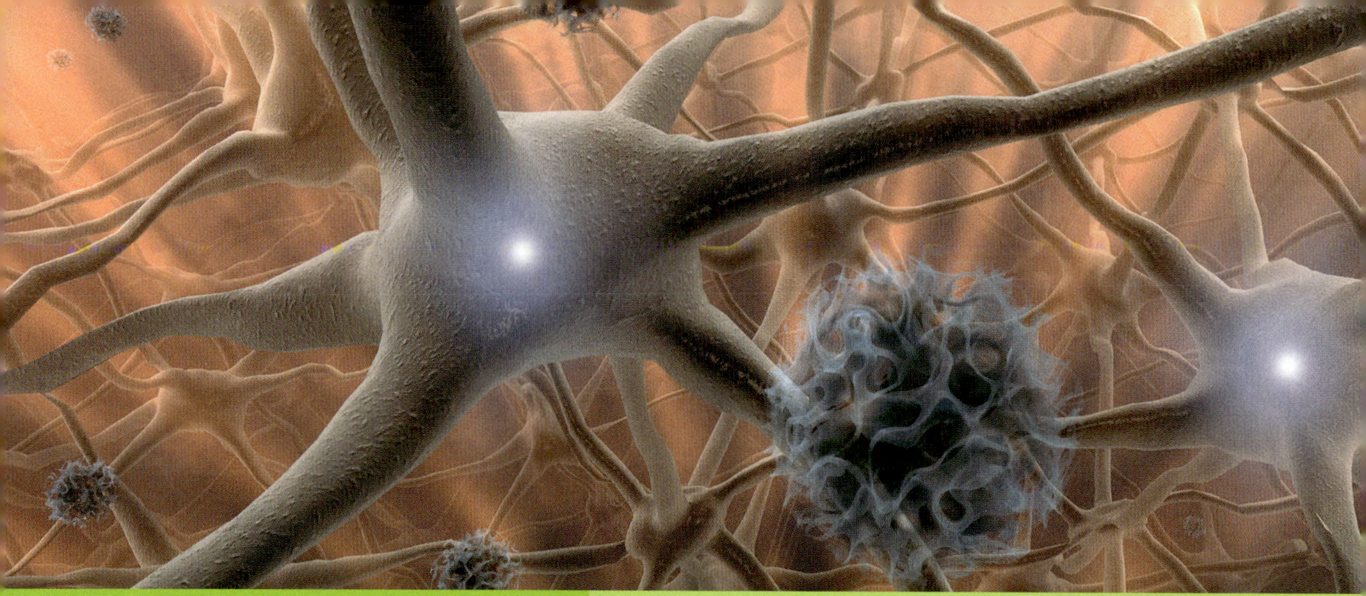

Kapitel 2

Funktion und Interaktion von Zellen

2 Funktion und Interaktion von Zellen

Christoph Korbmacher und Tilmann Volk, mit einem Beitrag von Bernhard Brenner (†) und Tim Scholz

2.1 Zelluläre und molekulare Physiologie

B

Fortschritte auf dem Gebiet der zellulären und molekularen Physiologie haben wesentlich dazu beigetragen, Krankheitsmechanismen besser zu verstehen und neue Ansätze in Diagnostik und Therapie zu entwickeln. Bei immer mehr Erkrankungen kennt man einen spezifischen molekularen Mechanismus, der die Erkrankung verursacht. Ein Paradebeispiel dafür ist die **Mukoviszidose (zystische Fibrose)**, bei der es durch einen erblichen Defekt eines einzigen Membrantransportproteins, des Chloridkanals CFTR (*cystic fibrosis transmembrane conductance regulator*), zu krankhaften Veränderungen in so unterschiedlichen Organen wie Lunge, Bauchspeicheldrüse, Dickdarm, Nebenhoden und Schweißdrüsen kommt. Auch ein Verständnis der Wirkungen und Nebenwirkungen von Medikamenten ist nur möglich, wenn man deren zelluläre und molekulare Angriffspunkte kennt. Gerade die Ähnlichkeit der zellulären Grundmechanismen ist dabei eine erhebliche Herausforderung für eine gezielte medikamentöse Therapie, bei der ein bestimmtes Medikament möglichst spezifisch nur auf ein Organsystem und dessen Zellen wirken soll. Daher müssen Ärzt*innen auch die gewebespezifischen Ausprägungen und Nuancen der zellulären und molekularen Grundelemente verstehen, um durch die Wahl des richtigen Medikaments möglichst gezielt, beispielsweise in einen Signaltransduktionsweg, eingreifen zu können. Dies ist unter anderem dadurch möglich, dass ein und derselbe Signaltransduktionsweg durch die Aktivierung unterschiedlicher Rezeptoren beeinflusst werden kann, wobei diese Rezeptoren organspezifische Verteilungsmuster zeigen können. Wirkt ein Medikament also bevorzugt auf einen organspezifischen Rezeptor, wird der Signaltransduktionsweg überwiegend in dem entsprechenden Organ beeinflusst werden mit nur geringen Nebenwirkungen auf andere Organsysteme.

Den Funktionen des Körpers liegt das Zusammenspiel komplex organisierter Zellverbände zu Grunde, wobei die Zellen die Grundbausteine darstellen, die die funktionellen Elementarleistungen erbringen. Unser Wissen über die **zellulären und molekularen Mechanismen** in den einzelnen Organen und Organsystemen schreitet rasch voran ([1], [3], [4], [8], [10]). Dabei zeigt sich, dass bestimmte zelluläre Grundprozesse in allen Organsystemen nach ganz ähnlichen Prinzipien ablaufen. So werden in allen Zellen des Körpers ähnliche oder gar identische Struktur- und Funktionselemente verwendet, wobei die individuelle Zusammensetzung der verschiedenen molekularen Bauelemente letztlich die zell- und organspezifische Funktion bestimmt. Beispiele hierfür sind **Membrantransportproteine** oder **Signaltransduktionsmechanismen** die baugleich oder mit nur kleinen Variationen in den unterschiedlichsten Organen vorkommen. In den folgenden Abschnitten dieses Kapitels werden einige grundlegende Zellfunktionen kurz erläutert. Dabei wird insbesondere auf Membrantransportprozesse, Signaltransduktionswege und die zellulärer Motilität eingegangen, da die Kenntnis dieser Vorgänge für das Verständnis komplexer physiologischer Organfunktionen und deren Pathophysiologie von herausragender Bedeutung ist.

2.2 Subzelluläre Komponenten und Funktionen

2.2.1 Plasmamembran

Die **Plasmamembran** (auch **Zellmembran** genannt) bildet die äußere Begrenzung der Zelle (▸ Abb. 2.1) und umschließt das **Zytoplasma**. Dabei fungiert die Zellmembran einerseits als Barriere zwischen intra- und extrazellulärer Flüssigkeit, die jeweils eine unterschiedliche Zusammensetzung haben (S. 62). Zum anderen ermöglicht die Zellmembran eine differenzierte Kommunikation und einen zielgerichteten Stoffaustausch zwischen Intra- und Extrazellulärraum. Die Zellmembran besteht aus einer **Doppelschicht polarer Lipide** (überwiegend Phospho- und Sphingolipide), wobei sich in der Membranmitte die **apolaren (hydrophoben) Kohlenwasserstoffketten der Fettsäurereste** gegenüberstehen und die **polaren (hydrophilen) Kopfgruppen** in die wässrigen Lösungen ragen (▸ Abb. 2.2). Durch die Hydrophobizität der Zellmembran wird diese zu einer kaum überwindbaren Barriere für Ionen, Wasser und hydrophile Moleküle. Neben den die Doppelschicht bildenden Lipiden enthält sie auch Cholesterin, Proteine und in geringem Umfang Kohlenhydrate. Der Cholesterinanteil in der Membran beeinflusst ihre Fluidität und damit auch die Beweglichkeit und Funktion der in ihr enthaltenen Bestandteile. Die Proteine können

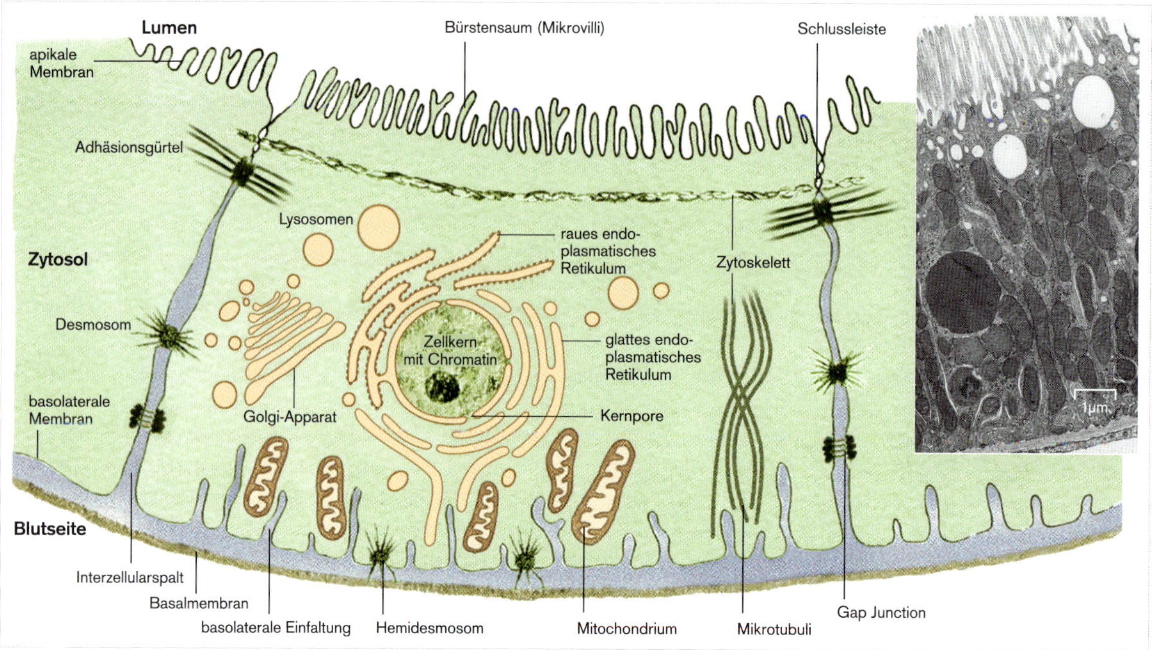

Abb. 2.1 Schematische und elektronenmikroskopische Darstellung einer Epithelzelle. Die Zellmembran (Plasmamembran) definiert die Zellgrenze und umschließt das Zytoplasma. Auf der dem Lumen zugewandten apikalen Seite dienen Mikrovilli, die auch als Bürstensaum bezeichnet werden, der Oberflächenvergrößerung der Zellmembran ebenso wie die basolateralen Einfaltungen auf der Blutseite der Zelle. Benachbarte Zellen werden über die Schlussleisten (Tight Junction oder Zonula occludens, s. auch ▶ Abb. 2.21), den darunter liegenden Adhäsionsgürtel (Zonula adhaerens) und über punktförmige Desmosomen zusammengehalten und bilden so ein Epithel. Der Zellkern ist von einer Doppelmembran (Kernhülle) umgeben, die aus einer äußeren und inneren Kernmembran besteht und Kernporen ausspart (s. auch ▶ Abb. 2.3). Die äußere Kernmembran geht fließend in das endoplasmatische Retikulum über (s. auch ▶ Abb. 2.5). Weitere Organellen sind die ebenfalls von einer Doppelmembran abgegrenzten Mitochondrien (s. auch ▶ Abb. 2.6) sowie der Golgi-Apparat, Lysosomen (s. auch ▶ Abb. 2.5), Mikrotubuli und andere Komponenten des Zytoskeletts. Das hellgrün dargestellte intrazelluläre Kompartiment, das die Organellen umgibt, wird auch als Zytosol bezeichnet. (Foto: W. Pfaller)

an die hydrophilen Kopfgruppen der Lipide angelagert sein, oder sie können sich als **integrale Proteine** durch die ganze Membran spannen. Solche Transmembranproteine dienen zum Beispiel als **Transportproteine** und sorgen damit für die geordnete Kommunikation zwischen Extra- und Intrazellulärraum. In die Gruppe der Transportproteine gehören **Ionenkanäle, Carrierproteine** und **Pumpen** (**ATPasen**). In anderer Weise dienen sog. **Rezeptorproteine** der Kommunikation, indem sie bestimmte Stoffe (z. B. Hormone) erkennen und dieses Signal in entsprechende intrazelluläre Botensubstanzen (S. 66) umsetzen. Auch die sog. **Adhäsionsmoleküle** (S. 75) gehören zur Gruppe der Transmembranproteine. So vermitteln **Integrine** den Kontakt der Zellen mit der extrazellulären Matrix. Daneben gibt es verschiedene Familien von Zell-Zell-Adhäsionsmolekülen, beispielsweise die Familie der **Cadherine**, die einen Ca^{2+}-abhängigen Zell-Zell-Kontakt vermitteln. Adhäsionsmoleküle spielen bei so unterschiedlichen Prozessen wie der gezielten Migration von Immunzellen und dem zielgerichteten Auswachsen eines Axons im sich entwickelnden Zentralnervensystem eine wesentliche Rolle. Die physiologische Bedeutung dieser Moleküle kann auch daran abgelesen werden, dass ein Verlust von Zell-Zell- und Zell-Matrix-Adhäsionsmolekülen ein charakteristisches Merkmal metastasierender Tumorzellen ist.

Das Zytoplasma ist nicht homogen, sondern enthält verschiedene Organellen. Wie die Zelle selbst sind auch die **intrazellulären Organellen** von Membranen umhüllt, deren Aufbau dem der Plasmamembran ähnelt. Sie bestehen ebenfalls aus Lipiddoppelschichten und sind je nach den Funktionsanforderungen der Organelle mit ganz unterschiedlichen Proteinen ausgestattet (s. u.). Die Zusammensetzung des von einer Organellenmembran umschlossenen Kompartiments unterscheidet sich in der Regel deutlich von der des übrigen intrazellulären Kompartiments, das die Organellen umgibt und auch **Zytosol** genannt wird. Die zytosolische Flüssigkeit, die auch als intrazelluläre Flüssigkeit im engeren Sinne bezeichnet wird, hat einen hohen Proteingehalt und daher eher eine gelartige als wässrige Konsistenz. An einigen Organellen ist die Membran doppelt gefaltet. So hat der **Zellkern** eine äußere und eine innere Kernmembran, die gemeinsam die Kernhülle bilden. Das Zellkompartiment innerhalb

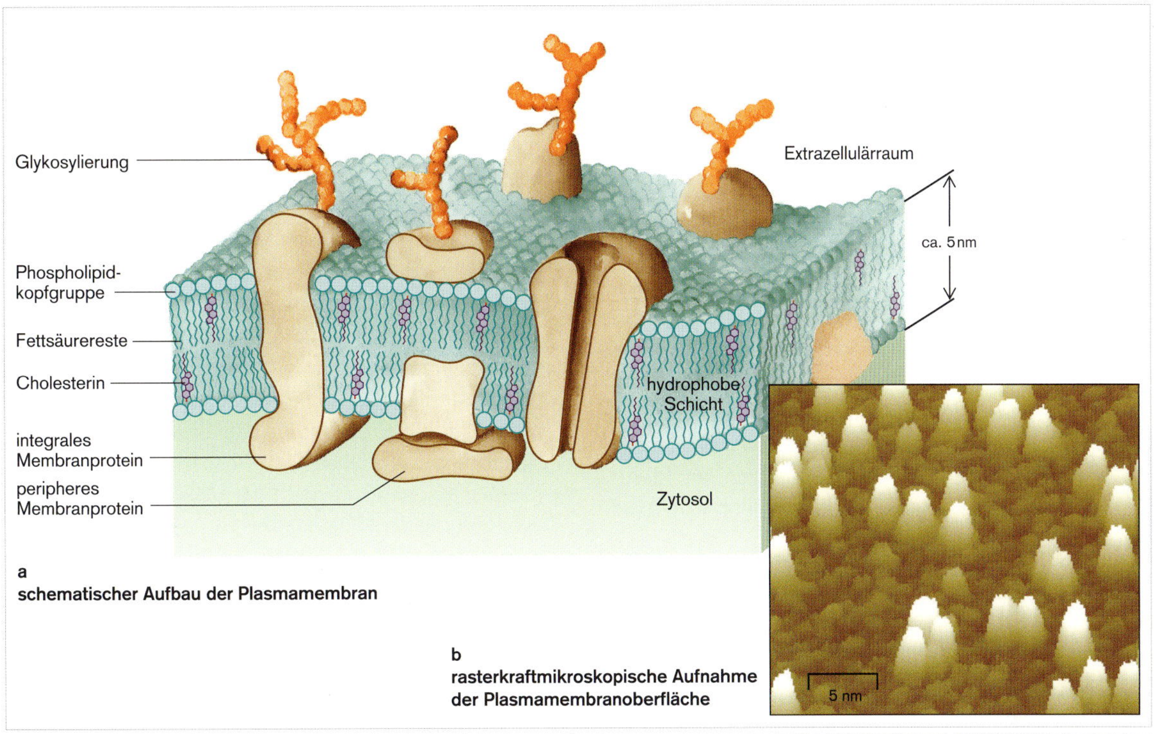

Abb. 2.2 Plasmamembran.

a Schematischer Aufbau: Die Phospholipid-Doppelschicht ist so orientiert, dass sich die apolaren (hydrophoben) Fettsäurereste gegenüberstehen. Die polaren (hydrophilen) Kopfgruppen können mit der wässrigen intra- und extrazellulären Flüssigkeit interagieren. Cholesterin liegt sowohl in der inneren als auch der äußeren Schicht zwischen den Phospholipiden. In die Membran sind Proteine eingelagert. Diese Proteine können auf jeweils nur einer Membranseite lokalisiert sein, oder sie können die ganze Membran durchspannen. Im letzteren Falle bezeichnet man sie als integrale Membranproteine oder Transmembranproteine. Transportproteine sind generell Transmembranproteine. Dort, wo Proteine von den Membranlipiden umgeben sind, weisen sie apolare Peptidketten (hydrophobe Aminosäuren) auf. Sowohl Proteine als auch die Lipidkopfgruppen können Kohlenhydratkomponenten enthalten. Die Lipidzusammensetzung ist für die Plasmamembranen verschiedener Zelltypen unterschiedlich.

b Rasterkraftmikroskopische Aufnahme (Atomic force microscopy) der Plasmamembran einer Eizelle des Krallenfrosches (*Xenopus laevis*). Die Membranproteine ragen 2–5 nm aus dem Lipid heraus. (Foto H. Oberleithner, aus Henderson RM, Oberleithner H. Pushing, pulling, dragging and vibrating renal epithelia by using atomic force microscopy. Am J Physiol. 2000; 287: F689-701)

der Kernhülle nennt man auch **Karyoplasma** (▶ Abb. 2.3). Ähnlich verfügen die **Mitochondrien** über eine Außen- und eine Innenmembran (▶ Abb. 2.6).

2.2.2 Zytoskelett

Das Zytoskelett (▶ Abb. 2.1) dient je nach Zelltyp ganz unterschiedlichen Funktionen. Es kann in Form feiner Proteinfäden und -schläuche – **Mikrofilamente**, **Mikrotubuli** – die Zelle durchspannen und damit die Zellgestalt stabilisieren und beispielsweise zur Ausformung von **Zilien** und **Mikrovilli** beitragen. Zytoskelettfäden können auch die Membran auf der Innenseite verspannen und in Wechselbeziehung mit Membranproteinen treten (z. B. Ankyrin und Bande-3-Protein bei Erythrozyten, Abb 7.4) (S. 290).

Erythrozyten mit einem Defekt des erythrozytären Membranskelettproteins Ankyrin nehmen Kugelform an, was sie mechanisch instabil macht und bei den betroffenen Personen eine hämolytische **Anämie** verursacht (kongenitale Sphärozytose) (S. 349).

Die funktionelle Bedeutung des Zytoskeletts reicht aber weit über das hinaus, was das Wort „Skelett“ impliziert. In Zellverbänden stellen besondere Zytoskelettelemente (**Tonofilamente**) Zellverbindungen (**Desmosomen**) her. Das Zytoskelett ist für Bewegungen der gesamten Zelle ebenso verantwortlich (s. auch die spezifische Funktion der Aktin-Myosin-Interaktion am Muskel), wie es intrazelluläre Transportprozesse steuert (Mikrotubuli) beispielsweise im Rahmen des axoplasmatischen Transports (S. 84). Ein weiteres Beispiel für gerichteten intrazellulären Transport, an dem Zytoskelettelemente maßgeblich beteiligt sind, ist der gezielte Einbau von Membranvesikeln in die Plasmamembran von Epithelzellen auf der „richtigen“ Membranseite [67]. Eine Zerstörung des Zytoskeletts unterbricht daher auch den Transport dieser Vesikel.

2.2.3 Zellkern

Der Zellkern speichert, verarbeitet und repliziert die genetische Information der Zelle. Er ist vom Zytoplasma durch eine Doppelmembran abgegrenzt (▶ Abb. 2.3 und ▶ Abb. 2.4) und enthält in **Chromosomen** die genetische Information als **Desoxyribonukleinsäuren** (**DNA**). Diese Information ist mit ca. 3×10^9 Nucleotiden pro Zellkern unglaublich dicht gepackt. Man kann die DNA als eine Art Datenbank auffassen, die bei einer Zellteilung durch exakte Replikation an beide Tochterzellen weitergegeben wird. Von der DNA wird die jeweils erforderliche genetische Information abgelesen, die zur Herstellung entsprechender Genprodukte (Proteine) erforderlich ist. Dabei kommt der **Regulation der Genexpression** eine entscheidende Bedeutung zu für eine den jeweiligen Anforderungen angepasste Ausprägung von Zelleigenschaften und -funktionen. Das menschliche Genom enthält etwa 20 000 bis 22 000 proteinkodierende Gene. Durch deren Zusammenspiel können schätzungsweise 500 000 bis 1000 000 unterschiedliche Proteinspezies entstehen, wobei diese große Vielfalt der Proteine durch posttranskriptionelle und posttranslationale Modifikationen erreicht wird. In einer individuellen Zelle wird nur jeweils eine spezielle Auswahl von Genen in Proteine übersetzt. Jeder Zelltyp hat also ein spezielles Genexpressionsmuster und damit auch ein charakteristisches **Proteom**, womit die Gesamtheit der Proteine in einer Zelle, einem Gewebe oder einem Organismus bezeichnet wird. So enthalten beispielsweise alle Körperzellen das Gen für Albumin, aber nur in Leberzellen (Hepatozyten) ist dieses Gen entsprechend aktiviert, sodass die Leberzellen charakteristischerweise Albumin synthetisieren und in die Blutbahn sezernieren. Diese gewebe- und zellspezifische Genexpression ist ein komplex regulierter Vorgang, der durch körpereigene Mechanismen aber auch durch äußere Faktoren beeinflusst wird.

▶ **Genexpression.** Die DNA erhält durch Interaktion mit bestimmten Kernproteinen eine hoch verdichtete räumliche Struktur, die Chromatin genannt wird. Die aneinander gereihten Grundbausteine des Chromatins sind die **Nucleosomen** bestehend aus etwa 200 Basenpaaren DNA und einem Proteinkern aus Histonen.

Prinzipiell findet die Kontrolle auf mindestens drei Ebenen statt, von denen vermutlich der ersten Ebene, d. h. der Kontrolle der Transkription z. B. durch Hormone (s. u.), eine herausragende Bedeutung zukommt:

- Eine Aktivierung der Genexpression setzt eine Veränderung der Chromatinstruktur voraus, sodass Bereiche der DNA für die Genkontrollmechanismen frei zugänglich werden.
- Die Synthese von Proteinen (▶ Abb. 2.4) beginnt damit, dass bestimmte Abschnitte der DNA durch RNA-Polymerase II zu **Ribonukleinsäure** (**RNA**) umgeschrieben werden (**Transkription**). Hier kann die erste Stufe der Kontrolle der Genexpression eingreifen. Dabei spielen regulatorische Bereiche der DNA eine wesentliche Rolle. So ist jedem Genabschnitt auf der DNA ein **Promotor** als regulatorisches Element vorgeschaltet, der für die Initiierung der Transkription erforderlich ist. Durch einen Vorgang, der **alternatives Splicing** genannt wird, können aus einem Gen verschiedene eng verwandte mRNAs entstehen, wodurch sich die Anzahl der möglichen Genprodukte erhöht. An der komplexen Steuerung der Genexpression sind eine Vielzahl von **Transkriptionsfaktoren** beteiligt.
- In einer weiteren Stufe der Kontrolle wird die Weiterverarbeitung der RNA und ihre Vorbereitung zum Export aus dem Zellkern als **Messenger-RNA** (**mRNA**) geregelt. Auf der Ebene der Ribosomen wird dann „entschieden“, welche Teile der mRNA in Proteine „übersetzt“ werden (**Translation**) und welche in inaktive mRNA umgebaut werden.

Bei der **Zellteilung** wird jeweils das komplette genetische Material des Zellkerns repliziert, wobei der komplexe Mechanismus der **Replikation** sicherstellt, dass Lesefehler in der Regel erkannt und repariert werden. Auch spontan im genetischen Code auftretende Defekte werden laufend repariert, sodass die im Kern enthaltene Information außerordentlich gut konserviert bleibt.

▶ **Kernporen.** Die Kernhülle, die den Zellkern umschließt und aus zwei Doppelschichtmembranen besteht (▶ Abb. 2.1 und ▶ Abb. 2.3), ist mit Tausenden von relativ großen **Kernporen** ausgestattet. Diese bilden einen Kommunikationsweg zwischen Zytosol und Kerninnerem und ermöglichen einen selektiven, bidirektionalen Transport von RNAs, Proteinen und Makromolekülen. Kernporen bestehen aus einem Proteinkomplex von ca. 100 Proteinen und haben einen Durchmesser von etwa 100 nm ([49]; ▶ Abb. 2.3). Im Bereich der Kernporen sind die innere und äußere Kernmembran eng miteinander verbunden, und der Proteinkomplex durchspannt beide Membranen. Zum einen können Proteine aus dem Zytosol in den Zellkern gelangen, wenn sie eine entsprechende **Kernlokalisationssequenz** aufweisen. In ▶ Abb. 2.3**a** ist der Vorgang des Imports in den Zellkern am Beispiel des Steroidhormonrezeptors wiedergegeben. Nach Bindung des Hormons gelangt der Hormon-Rezeptor-Komplex in den Kern, kann sich dort an spezifische DNA-Sequenzen binden und unter Zuhilfenahme einiger anderer Proteine (Transkriptionsfaktoren) die Transkription der Zielgene steuern. Zum anderen werden durch die Kernporen **Mes-**

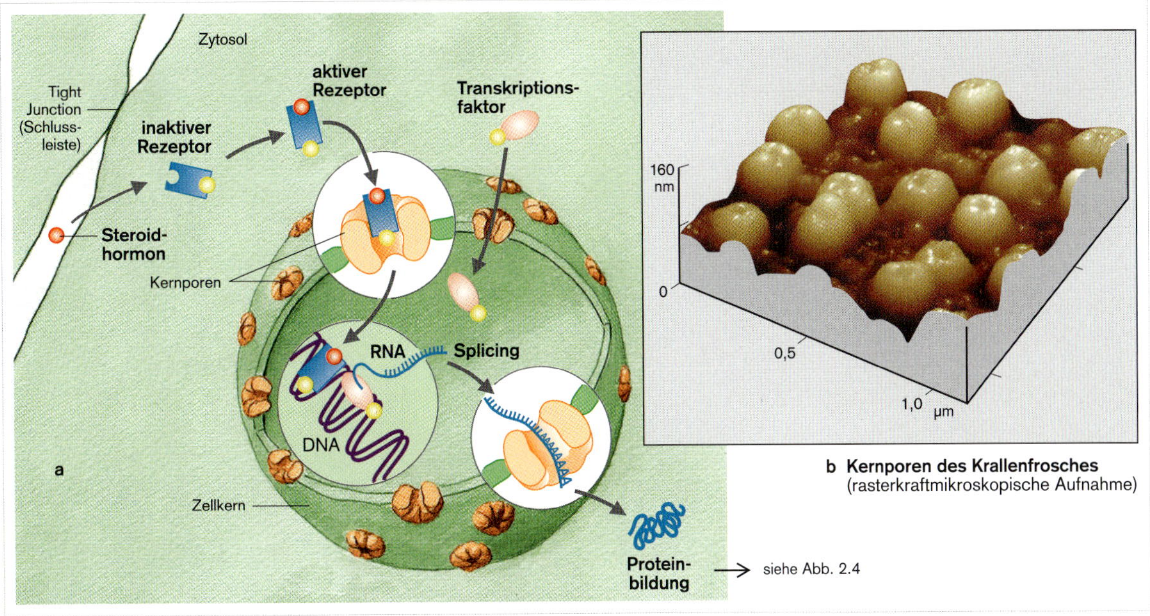

b Kernporen des Krallenfrosches (rasterkraftmikroskopische Aufnahme)

Abb. 2.3 Kernporen als Durchlass zwischen Zytosol und Zellkern.

a Epithelzelle mit Zellkern. Das Steroidhormon (rot) bindet an den inaktiven Rezeptor. Dieser besteht aus zwei Teilen, dem eigentlichen Rezeptor (blau) und der Kernlokalisationssequenz (gelb). Nach Bindung des Hormons gelangt der Komplex an die Kernpore, wird dort „überprüft" und durch die Pore hindurchgelassen. Im Zellkern bindet der Komplex an entsprechende DNA-Sequenzen. Im Zusammenspiel mit Transkriptionsfaktoren (rosa), die ebenfalls die Kernlokalisationssequenz besitzen, werden die entsprechenden Messenger-RNAs transkribiert und weiter bearbeitet (Splicing = Herausschneiden nicht kodierender RNA-Bruchstücke). Die mit Polyadenin (...AAA) versehenen mRNA-Schwänze erlauben das Passieren der Kernporen in umgekehrter Richtung. Mit Hilfe von Ribosomen werden die Messenger-RNAs in Proteine umgeschrieben (s. Abschnitt Proteinsynthese).

b Rasterkraftmikroskopische Aufnahme (atomic force microscopy) von Poren in der Kernhülle der Eizelle des Krallenfrosches (*Xenopus laevis*). Die Abbildung zeigt den dichten Besatz mit Kernporen, die mit ihrer Öffnung ins Zytosol ragen. Jede Kernpore ist ein Komplex aus mehr als hundert Proteinen, der einen zentralen Kanal bildet [49]. (Foto H. Oberleithner, aus Henderson RM, Oberleithner H. Pushing, pulling, dragging and vibrating renal epithelia by using atomic force microscopy. Am J Physiol. 2000; 287: F689-701)

senger-RNAs exportiert. Nach Transkription und **Splicing** (Herausschneiden nicht kodierender Sequenzen) werden bis zu 200 Adeninbausteine an die Messenger-RNAs angefügt. Dieser **Poly-A(denin)-Schwanz** der Messenger-RNA stellt das Exportsignal dar. Schließlich können auch Ionen die Kernporen in beide Richtungen passieren. Sie scheinen dabei nicht den Haupttunnel durch die Pore, sondern parallele Seitenwege zu benutzen.

2.2.4 Proteinsynthese

Die Proteinsynthese findet an den **Ribosomen** statt (▶ Abb. 2.4). Sie beginnt an einer bestimmten Startstelle der mRNA, dem sog. Startcodon. Ein **Codon** entspricht einem **Basentriplett,** d. h. drei aufeinander folgenden Basen. Da es vier verschiedene Basen gibt, existieren $4^3 = 64$ mögliche Codons. Jeweils zwei bis vier unterschiedliche Codons sind spezifisch für eine der 20 proteinbildenden **Aminosäuren**. Transfer RNAs (tRNAs) transportieren bei der Translation die jeweils richtige Aminosäure zum entsprechenden Codon der mRNA. Zur Erkennung des korrespondierenden Codons besitzt jede tRNA ein dem Codon komplementäres Basentriplett, das sog. Anticodon. Das zu synthetisierende Peptid wächst in festgelegter Richtung weiter, indem immer an den Carboxy-Terminus eine weitere Aminosäure angekoppelt wird. Der Prozess hört an einem von drei möglichen **Stoppcodons** auf. Nach der ribosomalen Synthese werden Proteine häufig noch modifiziert. Diese **posttranslationale Modifikation** kann z. B. darin bestehen, dass unter Verwendung von Koenzymen Aminogruppen acetyliert oder carboxyliert werden. Die Modifikation des synthetisierten Proteins kann der Vorbereitung des „Exports" aus der Zelle oder der Sicherstellung einer ganz bestimmten Proteinfunktion dienen. Hierzu ist z. B. auch die **Glykosylierung** von Proteinen zu rechnen.

Für ihre Funktion müssen Proteine die entsprechende komplexe Faltstruktur (die Tertiärstruktur) aufweisen. Für diese „Faltung" sorgen sog. **Hitzeschockproteine**, die ihre Bezeichnung ihrer Fähigkeit verdanken, durch Hitze verformte Proteine wieder zurückzufalten. Hitze ist aber nur eine von vielen möglichen Ursachen für Missfaltun-

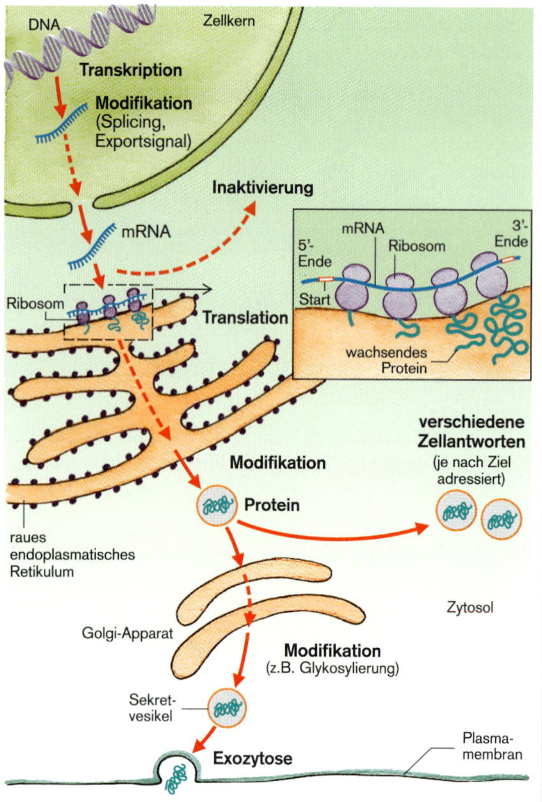

Abb. 2.4 Vereinfachte schematische Darstellung der Proteinsynthese. Im Zellkern wird DNA durch RNA-Polymerase II in Messenger-RNA (mRNA) umgeschrieben (Transkription) und modifiziert. Die mRNA verlässt den Zellkern durch die Kernporen. Ein Teil wird inaktiviert. Der andere Teil wird in den Ribosomen in eine Proteinsequenz übersetzt (Translation), wobei die mRNA in 5'-3'-Richtung abgelesen wird. Die Translation beginnt mit dem Aminoende und an den Carboxy-Termini wird jeweils eine weitere Aminosäure angeknüpft. Anschließend wird das synthetisierte Protein modifiziert, je nach Ziel adressiert oder nach Modifikation im Golgi-Apparat zum „Export" durch Exozytose vorbereitet.

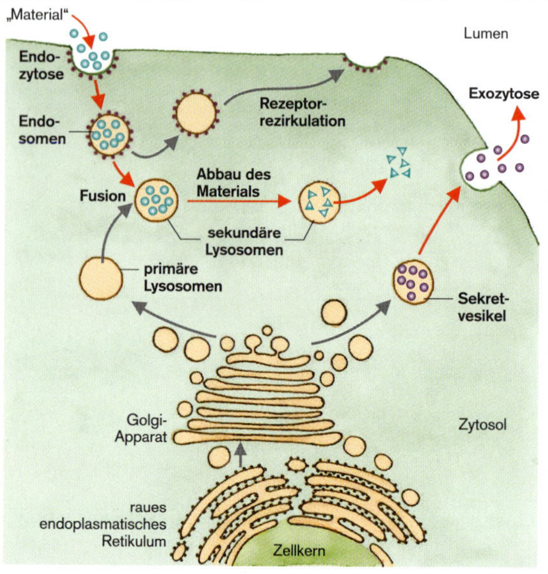

Abb. 2.5 Vesikeltransport am Beispiel einer Epithelzelle. Bei der Endozytose wird das Material häufig an mit besonderen Rezeptoren versehenen Plasmamembranarealen in die Zelle aufgenommen. Die dabei gebildeten Endosomen können mit primären Lysosomen fusionieren, wodurch sekundäre Lysosomen entstehen. Dort kommt es zum Abbau des aufgenommenen Materials. Auch abgestorbene Zellorganellen (z. B. Mitochondrien) werden lysosomal abgebaut. Endosomen können an die Zellmembran rezirkulieren, wobei die mit Rezeptoren besetzte Membran der Endosomen wieder in die Zellmembran integriert wird (Rezeptorrezirkulation). Bei der Exozytose von Sekretvesikeln werden die Vesikel aus dem Golgi-Apparat geliefert und fusionieren mit der Plasmamembran, um den Vesikelinhalt abzugeben.

gen. Die Hitzeschockproteine (HSP) gehören zur Familie der **Chaperone** („Anstandsdamen"), die eine Vielzahl von Aufgaben haben und insbesondere unerwünschte Interaktionen von sich faltenden Polypeptiden sowie deren Aggregation verhindern [75].

2.2.5 Endoplasmatisches Retikulum

Das endoplasmatische Retikulum (ER, ▸ Abb. 2.1, ▸ Abb. 2.4, ▸ Abb. 2.5) ist wesentlich für die Synthese von Membranproteinen, sekretorischen Proteinen und Lipiden. ER mit Ribosomenbesatz wird **raues ER** und ohne solchen **glattes ER** genannt. Das ER steht mit der Kernhülle in enger Verbindung, wobei die äußere Kernmembran in die Membran des ER übergeht und somit das Lumen des ER mit dem Spalt zwischen den beiden Kernmembranen kommuniziert. An den Ribosomen des rauen ER findet die Synthese von Membranproteinen und von sekretorischen Proteinen statt, während zytosolische Proteine an freien Ribosomen im Zytoplasma produziert werden. Darüber hinaus werden die Proteine im ER modifiziert und damit ihre Bestimmung und ihr Bestimmungsort festgelegt. Zellen mit sekretorischer oder exkretorischer Funktion sind besonders reich an rauem ER. Das glatte ER ist an der Lipidsynthese beteiligt. Durch Vesikeltransport gelangen Membranproteine und sekretorische Proteine vom ER zum **Golgi-Apparat**.

2.2.6 Golgi-Apparat

Der Golgi-Apparat (▸ Abb. 2.1, ▸ Abb. 2.4, ▸ Abb. 2.5) ist ein Membransystem, das sich in Lamellen in der Nähe des Zellkerns und des ERs gruppiert. Im Golgi-Apparat werden Proteine modifiziert (z. B. durch Glykosylierung) und gelangen von dort aus durch vesikulären Transport an ihren Bestimmungsort. Die vom Golgi-Apparat gebildeten **Sekretvesikel** (▶ Abb. 2.5) fusionieren bei entsprechender Stimulation (z. B. cholinerge Stimulation der exkretorischen Pankreas-Azinuszellen) mit der Plasmamembran und entleeren ihren Inhalt nach außen. Dieser sog. *secretory pathway* [57], der im rauen ER beginnt und dem die sekretorischen Proteine und auch die Membranproteine folgen, ist ein komplex regulierter Prozess, in dessen Rahmen die **posttranslationale Modifikation** der Proteine erfolgt. Die Membranen der entleerten Vesikel werden anschließend wieder internalisiert, um erneut für den vesikulären Transport verwendet zu werden. Vesikulärer Transport dient nicht nur der **Exkretion**, sondern auch der **Endozytose**, d. h. der Aufnahme extrazellulären Materials (**Phagozytose, Pinozytose**). Beide Prozesse müssen gezielt ablaufen, also an der „richtigen" Membran und in der vorgesehenen Richtung, wobei das aufgenommene bzw. exportierte Material korrekt erkannt werden muss. Für die Bildung von endozytotischen Vesikeln spielt das Protein **Clathrin** eine wichtige Rolle. Die endozytotischen Vesikel durchlaufen mehrere Stadien (frühe, dann späte Endosomen) und rezirkulieren teilweise zur Plasmamembran oder fusionieren mit Lysosomen (▶ Abb. 2.5).

Im Zusammenspiel mit dem Golgi-Apparat können aus Endosomen sogenannte multivesikuläre Körper gebildet werden. Sie beinhalten zahlreiche 40–160 nm große Membranvesikel, die eine Vielzahl an Zellbestandteilen wie DNA, RNA, Proteine, Lipide und Signalmoleküle enthalten. Fusionieren multivesikuläre Körper mit der Zellmembran, werden die Vesikel in das Interstitium abgegeben und fortan als Exosomen bezeichnet. Exosomen können mit dem Blut weitertransportiert und von anderen Zellen über Endozytose wieder aufgenommen werden. Sie werden von praktisch allen Zellen des Organismus produziert und finden sich auch in weiteren Körperflüssigkeiten wie Liquor oder Urin. Ihre physiologische Bedeutung ist noch weitgehend unklar. Möglicherweise sind sie ein Mechanismus der Zell-zu-Zell Kommunikation oder dienen der Zellhomöostase, indem sie Zellbestandteile aus der Zelle abtransportieren [37].

In der Vesikelmembran der aus dem Golgi-Apparat stammenden Membranvesikel befinden sich Membranproteine, die durch die Fusion der Vesikel mit der Plasmamembran in diese gezielt eingebaut werden. Ebenso spielt der regulierte Ausbau von Membranproteinen aus der Plasmamembran durch Endozytose eine wichtige Rolle, beispielsweise im Rahmen der **Rezeptorendozytose** bei Desensitivierungsreaktionen. Ein anderes Beispiel ist die gezielte Anpassung der Transportleistung in Epithelien durch eine Regulation der Anzahl der aktiven Transportproteine in der Zellmembran. Im Steady State stehen Ein- und Ausbau der Membranproteine in einem dynamischen Gleichgewicht. Um die Expressionsdichte in der Plasmamembran dem jeweiligen Bedarf anzupassen, kann sowohl die Einbaurate der Transportproteine als auch deren Endozytoserate modifiziert werden. So bewirkt beispielsweise in der Niere das Hormon Adiuretin (ADH) den Einbau bestimmter Wasserkanäle (Aquaporin 2) in die apikale Zellmembran der Hauptzellen des Sammelrohrs (s. u.; Abb. 11.12) (S. 482), während das Hormon Parathyrin (PTH) (S. 495) die Internalisierung und den anschließenden lysosomalen Abbau eines Phosphattransporters (NaP_i-3) im proximalen Tubulus stimuliert (Abb. 10.39) (S. 448). Über diese Mechanismen fördert ADH die renale Wasserresorption, während PTH die Resorption von Phosphat hemmt, das dadurch vermehrt renal ausgeschieden wird.

2.2.7 Lysosomen, Peroxisomen und Proteasomen

In den **Lysosomen** und **Peroxisomen** (▶ Abb. 2.1, ▶ Abb. 2.5) wird endozytotisch aufgenommenes Material abgebaut. Die Lysosomen sind eine Art Verdauungsapparat der Zellen und enthalten hierzu unter anderem **Hydrolasen** und **Protonenpumpen**, die das saure pH-Optimum für die Hydrolasen herstellen. Die Hydrolasen stammen aus dem endoplasmatischen Retikulum und werden über den Golgi-Apparat an die Lysosomen exportiert. Die Peroxisomen enthalten verschiedene **Oxidasen**. Bei der durch die Oxidasen vermittelten sauerstoffabhängigen Substratoxidation entsteht das hochreaktive **Wasserstoffperoxid** (H_2O_2), das durch das ebenfalls in den Peroxisomen vorkommende Enzym **Katalase** abgebaut wird. Ein weiterer Abbauweg, insbesondere für zytoplasmatische Proteine, ist die Degradation in sog. **Proteasomen**. Diese stellen große zytoplasmatische Proteinkomplexe dar, die abzubauende Proteine aufnehmen und proteolytisch spalten können, wenn diese zuvor mit dem kleinen Protein **Ubiquitin** markiert wurden. Durch die selektive Ubiquitinierung von Proteinen mit Hilfe verschiedener Ubiquitinasen erhält dieser Abbauweg einen hohen Grad an Spezifität.

2.2.8 Mitochondrien

Mitochondrien besitzen, wie in ▶ Abb. 2.6 ersichtlich, eine **Doppelmembran** und produzieren ATP mit Hilfe eines Protonengradienten. Die Eigenschaften der beiden Membranen sind völlig unterschiedlich. Die äußere Membran ist für kleine Moleküle (< 5 kDa) relativ gut permeabel. Die innere Membran, die die **Matrix** umschließt, lässt dagegen H^+-Ionen, Ca^{2+}, ATP, Phosphat und andere Substrate nur mittels spezifischer Transportproteine durch (s. u.). In den Mitochondrien werden energiereiche Substrate zur Gewinnung von ATP umgesetzt. Dementspre-

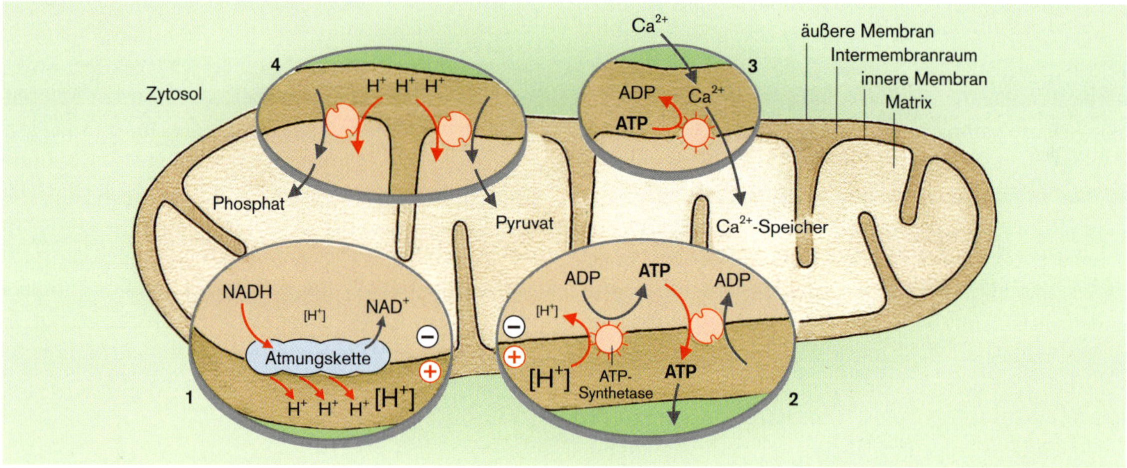

Abb. 2.6 Mitochondrienfunktion. Das Mitochondrium besitzt eine Außen- und eine Innenmembran. Durch die mitochondrialen Enzyme des Citratzyklus und des Fettsäureabbaus werden in der Matrix die Reduktionsäquivalente NADH und $FADH_2$ gebildet. Mit Überführung der Reduktionsäquivalente in die oxidierte Form (NAD^+ bzw. FAD) werden über die Atmungskette Protonen durch die innere Mitochondrienmembran in den Intermembranraum transportiert (**1**). Der so aufgebaute chemische Protonengradient, der vom Intermembranraum in die Matrix gerichtet ist, und das gleichzeitig erzeugte transmembranale elektrische Potenzial treiben H^+-Ionen via ATP-Synthase in die Matrix, wodurch ATP produziert wird (**2**). Ca^{2+} wird unter ATP-Verbrauch mit Hilfe einer Ca^{2+}-Pumpe (Ionenpumpe) (S. 58) in den Matrixraum hineintransportiert (**3**). Damit stellen die Mitochondrien eines der zellulären Speichersysteme für Ca^{2+} dar. Der Protonengradient treibt über Carriersysteme (S. 55) die Aufnahme von Phosphat und Pyruvat (**4**) an. ATP und ADP werden mit einem Antiportsystem (S. 55) aus dem bzw. in den Matrixraum transportiert (**2**).

chend finden wir in der Matrix die Enzyme des **Fettsäureabbaus** und des **Citratzyklus**. Die innere Mitochondrienmembran enthält die Enzyme der sog. **Atmungskette**. Über diese Reaktionskette werden die aus dem Energiemetabolismus anfallenden Reduktionsäquivalente **NADH** und **$FADH_2$** in die oxidierte Form überführt (NAD^+ bzw. FAD). Dabei werden H^+-Ionen durch die innere Mitochondrienmembran aus der Matrix heraustransportiert, wodurch der pH-Wert der mitochondrialen Matrix alkalisch wird und ein transmembranales **elektrisches Potenzial** entsteht. So wird ein hoher elektrochemischer **H^+-Gradient** erzeugt, der vom äußeren mitochondrialen Raum in den Matrixraum gerichtet ist. Dieser H^+-Gradient treibt eine **ATP-Synthase** an (s. u.). Sie kann als rückwärts laufende H^+-Ionenpumpe aufgefasst werden: Der H^+-Ionenrückfluss über die Pumpe erzeugt aus ADP und anorganischem Phosphat das energiereiche ATP.

Eine Erhöhung der H^+-Permeabilität der inneren mitochondrialen Membran führt zu einer **„Entkopplung“** der Atmungskette. Dabei findet zwar der H^+-Transport statt, ein H^+-Gradient kann aber nicht mehr aufgebaut und somit kein ATP mehr produziert werden. Diese Arbeitsweise von Mitochondrien sorgt z. B. in den Zellen des **braunen Fettgewebes** dafür, dass bei Bedarf Wärme statt ATP produziert werden kann. Als Entkopplungsproteine dienen dabei H^+-Kanäle (= **Thermogenin** = UCP1 = uncoupling protein 1), die in die innere Membran eingebaut werden. Sie bewirken einen H^+-„Kurzschluss“ über die innere Membran, was den H^+-Gradienten, also die Triebkraft für die ATP-Synthase, aufhebt. Dieser Mechanismus der Wärmebildung spielt beispielsweise für die Thermoregulation bei Neugeborenen (S. 617) eine wichtige Rolle.

Die **innere Mitochondrienmembran** hat vielfältige Funktionen. Neben der Ausstattung mit den Enzymen der **Atmungskette** und der **H^+-Ionenpumpe** besitzt diese Membran Transportsysteme für den ATP/ADP-Austausch sowie für anorganisches Phosphat, Pyruvat, Proteine und viele andere Substrate. Proteine müssen importiert werden, weil das Genom der Mitochondrien nur für die wenigsten der mitochondrialen Proteine codiert [72]. Die innere Mitochondrienmembran verfügt über Ca^{2+}-Pumpen für den „Bergauftransport“ von Ca^{2+} aus dem Zytosol in die Mitochondrien, wobei die **mitochondriale Ca^{2+}-Aufnahme** zur Stabilisierung der sehr niedrigen zytosolischen Ca^{2+}-Konzentration (S. 62) von etwa 10^{-7} mol/l beiträgt. Welche Rolle eine Ca^{2+}-Freisetzung aus dem mitochondrialen Ca^{2+}-Speicher unter physiologischen Bedingungen spielt, ist noch nicht abschließend geklärt. Unter pathophysiologischen Bedingungen kann eine Beeinträchtigung des mitochondrialen Ca^{2+}-Speichers beispielsweise durch ATP-Mangel zu Zellschäden und sogar zum Zelluntergang führen. Die Aufnahme von ADP in die mitochondriale Matrix wird durch Gegentransport von ATP getrieben. Die Aufnahme von anorganischem Phosphat oder Pyruvat treibt der H^+-Ionengradient (▶ Abb. 2.6).

Zusammenfassung Kap. 2.2

Subzelluläre Komponenten und Funktionen

Zellen sind die Grundbausteine des Organismus. Bestimmte zelluläre Grundprozesse laufen in allen Zellen unter Verwendung ähnlicher oder gar identischer molekularer Struktur- und Funktionselemente ab. Die **Plasmamembran** besteht aus einer **Doppelschicht** von **Lipiden** und trennt den Intra- vom Extrazellulärraum. Sie regelt aber auch die Kommunikation und den Stoffaustausch zwischen diesen beiden Kompartimenten. Dafür enthält die Plasmamembran neben Lipiden eine Vielzahl von Proteinen. So dienen hochspezialisierte **Transmembranproteine** beispielsweise als **Rezeptoren** und als **Transportproteine.** Das **Zytoskelett** (Filamente und Mikrotubuli) durchspannt die Zelle. Es ist für die Zellbewegung verantwortlich, steuert intrazelluläre Transportprozesse, sorgt für den Zusammenhalt von Zellverbänden und bestimmt den orientierten Einbau von Membranproteinen. Im **Zellkern** ist die genetische Information enthalten, die die **Proteinsynthese** der Zellen steuert. Zytosolische Proteine werden an freien **Ribosomen** synthetisiert. An den Ribosomen des rauen endoplasmatischen Retikulums (ER) findet die Synthese von Membranproteinen und von sekretorischen Proteinen statt. Der **Golgi-Apparat** ist eine wichtige Station für die Modifizierung und Reifung der Proteine als Voraussetzung für deren gezielten Einbau in subzelluläre Kompartimente oder in Sekretionsvesikel. **Lysosomen** und **Peroxisomen** sind intrazelluläre Membranvesikel, die Hydrolasen und Katalasen enthalten. Sie dienen dem enzymatischen Abbau der in die Vesikel aufgenommenen Substanzen. **Mitochondrien** enthalten die Enzyme der Atmungskette. Hier wird aus den Reduktionsäquivalenten NADH und $FADH_2$ ein chemischer und elektrischer Gradient für Protonen aufgebaut, der dann vermittels der mitochondrialen ATP-Synthase zur ATP-Produktion dient.

2.3 Transportwege durch die Zellmembran

Die Zell- oder Plasmamembran erlaubt den selektiven Transport von Substanzen in die Zelle hinein und aus der Zelle heraus. Um dies zu ermöglichen, muss die Membran für bestimmte Substanzen **permeabel** sein. Dabei gibt es verschiedene Transportwege, die zur **Permeabilität** der Zellmembran beitragen und in den folgenden Abschnitten näher erläutert werden sollen.

2.3.1 Diffusion

Oben wurde darauf hingewiesen, dass Lipidmembranen dazu dienen, Zellen gegen den Extrazellulärraum abzugrenzen sowie innerhalb der Zellen verschieden zusammengesetzte Kompartimente (Zellorganellen) zu umschließen. In der Tat stellt die hydrophobe Lipidmembran für hydrophile Substanzen (z. B. für Ionen und Glucose) eine sehr effektive Trennschicht dar, die ohne die Hilfe spezieller Membrantransportproteine (s. u.) nur schwer überwunden werden kann. Dagegen kann der Transport von Gasen (O_2, CO_2) und anderen lipidlöslichen Substanzen durch die Lipidschicht der Membran durch einfache **Diffusion** erfolgen. Dabei hängt die pro Zeiteinheit über die Lipidmembran transportierte Stoffmenge (J_{Diff} [mol/s]) von der für die Diffusion zur Verfügung stehenden Fläche (A [m^2]) und von dem Unterschied der Konzentrationen des Stoffes (Δc [mol/m^3]) auf beiden Seiten der Membran ab. So wird es ohne Konzentrationsunterschied nicht zu einer Nettodiffusion des Stoffes über die Lipidmembran kommen und J_{Diff} gleich Null sein. Die **Permeabilität** (P [m/s]) der Lipidmembran für den jeweils zu transportierenden Stoff geht als Proportionalitätsfaktor ein, der von den Stoffeigenschaften abhängt und die Dimension einer Geschwindigkeit hat. Das beinhaltet, dass hochpermeable Substanzen die Membran mit großer Geschwindigkeit passieren und wenig permeable Substanzen mit entsprechend geringerer Geschwindigkeit. Dabei hängt die **Permeabilität** einer Substanz von der Beweglichkeit der Substanz und deren Löslichkeit in der Lipidschicht sowie von der Dicke der Lipidmembran ab, die für Zellmembranen aber praktisch konstant ist. Vereinfachend ergibt sich daher nach dem **1. Fick-Diffusionsgesetz** (S. 248) folgender Zusammenhang:

$$J_{Diff} = P \cdot A \cdot \Delta c \left(\frac{mol}{s}\right)$$

Einfache Diffusion durch die Lipiddoppelschicht der Zellmembran spielt physiologisch nur für **lipophile Stoffe** eine Rolle. So penetrieren kleine Moleküle wie die Gase CO_2, O_2 und N_2 die Lipidmembran vergleichsweise leicht, und auch etwas größere Moleküle können durch die Lipidmembran diffundieren, wenn sie ausreichend lipidlöslich sind (z. B. Alkohol, Steroidhormone und bestimmte Medikamente).

2.3.2 Membrantransportproteine

Für die meisten Substanzen, die durch die Zellmembran transportiert werden müssen, kommt einfache Diffusion als nennenswerter Permeationsweg nicht in Frage, da die Substanzen nicht ausreichend lipidlöslich sind. Vielmehr erfolgt hier der Stoffaustausch zwischen den Kompartimenten mit Hilfe spezifischer **Membrantransportproteine.** Dies gilt insbesondere für alle geladenen Teilchen (Ionen) aber auch für größere hydrophile Moleküle (z. B. Glucose, Aminosäuren) und für H_2O selbst, das mit Hilfe spezieller Wasserkanäle (Aquaporine) durch die Zellmembran gelangt. Diese Transportproteine sind so in die Phospholipiddoppelschicht eingelagert, dass sie diese durchspannen und daher auch als Transmembranproteine bezeichnet werden (▶ Abb. 2.2). Entsprechend den unten näher ausgeführten funktionellen Kriterien werden Membrantransportproteine als **Kanäle** (**Ionenkanäle** und **Wasserkanäle**), als **Carrier** und als **Pumpen** klassifiziert.

Die **Aminosäuresequenzen** vieler Membrantransportproteine sind in den vergangenen zwanzig Jahren aufgeklärt worden, z. B. die des spannungsgesteuerten Natriumkanals [56] – s. auch Abb. 3.3 (S. 99) – des L-Typ Ca^{2+}-Kanals [69], der verschiedenen Glucosecarrier [32] und der Aquaporine [60]. Auch hinsichtlich eines detaillierten Verständnisses der Funktion, Regulation und dreidimensionalen Struktur von Membrantransportproteinen sind große Fortschritte erzielt worden ([21], [53], [71]). Insbesondere kennt man inzwischen eine Reihe von Erkrankungen (S. 107), denen defekte Membrantransportprozesse zugrunde liegen ([2], [34]).

2.3.3 Wasserkanäle (Aquaporine)

Lange Zeit war unklar, wie die polaren Wassermoleküle durch die Lipidmembran von Zellen gelangen können. Experimente mit künstlichen Lipidmembranen zeigten, dass die an Zellmembranen auftretenden erheblichen Wasserflüsse durch einfache Diffusion nicht zu erklären sind. Außerdem hatte man beobachtet, dass die **Wasserpermeabilität** der Zellmembran je nach Zelltyp sehr unterschiedlich ausgeprägt sein kann. Während die meisten Zellen, z. B. Erythrozyten und Nervenzellen, eine hohe Wasserpermeabilität aufweisen und auf entsprechende osmotische Gradienten rasch mit einer Zellschwellung oder Zellschrumpfung (S. 64) reagieren, gibt es beispielsweise in der Niere Tubulusepithelzellen, deren apikale Membran fast wasserundurchlässig ist (dicker aufsteigender Teil der Henle-Schleife) (S. 432) oder über eine hormonell regulierbare Wasserpermeabilität verfügt (Hauptzellen des Sammelrohrs, Abb. 11.12) (S. 482). Inzwischen weiß man, dass es Membranproteine gibt, die hochspezifische **Wasserkanäle** in der Zellmembran ausbilden, um den Durchtritt der polaren Wassermoleküle durch die Plasmamembran zu ermöglichen. Diese sog. **Aquaporine** sind eine gut konservierte Genfamilie, die in Bakterien, Pflanzen und Tieren vorkommt. Für die Entdeckung der Aquaporine [60] und für deren molekulare Charakterisierung erhielt Peter C. Agre 2003 den Nobelpreis für Chemie. Aufgrund ihrer pathophysiologischen Bedeutung gelten Aquaporine als vielversprechende therapeutische Zielstrukturen bei einer Reihe von Erkrankungen [74].

Im Körper gibt es keine Wasserpumpen, die aktiv unter ATP-Verbrauch Wasser transportieren können. Wasser kann also nur mithilfe einer hydrostatischen Druckdifferenz oder eines osmotischen Gradienten gerichtet transportiert werden. Primär oder sekundär aktive Transportprozesse (s. u.) können einen solchen **osmotischen Gradienten** (S. 1046) schaffen, dem das Wasser passiv folgt, vorausgesetzt die Zellmembran verfügt aufgrund von Wasserkanälen über eine entsprechende Wasserpermeabilität. In den meisten Körperzellen werden Wasserkanäle konstitutiv in der Zellmembran exprimiert, wobei man verschiedene Isoformen der Aquaporine kennt, die eine gewebespezifische Verteilung aufweisen.

Eine besondere Rolle spielt das **Aquaporin 2 (AQP2)**, das in den Hauptzellen des Sammelrohrepithels der Kontrolle durch das antidiuretische Hormon Adiuretin (ADH) unterliegt (s. o. und Abb. 11.12) (S. 482). Unter der Einwirkung von ADH, das seinen Effekt über basolaterale V_2-Rezeptoren vermittelt, wird Aquaporin 2 in die apikale Membran der Hauptzellen eingebaut, was eine wesentliche Voraussetzung für die renale Wasserresorption und die Harnkonzentrierung (S. 432) darstellt. Mutationen des Aquaporin 2 oder des V_2-Rezeptors sind verantwortlich für erbliche Formen des renalen **Diabetes insipidus** (S. 483), einer Erkrankung, bei der die Betroffenen große Mengen verdünnten Urins ausscheiden.

2.3.4 Ionenkanäle

Ionenkanäle sind selektive und komplex regulierte Poren in der Zellmembran, die den transmembranalen Transport von Ionen ermöglichen. Im aktivierten Zustand weisen sie eine hohe Transportrate mit $10^6 – 10^8$ Ionen pro Sekunde pro Kanal auf. Ionenkanäle bestehen aus **Transmembranproteinen** mit meist mehreren helikalen Strukturen, die jeweils durch die Lipiddoppelschicht reichen und sich so anordnen, dass sie eine Art **„Pore“** oder **„Kanal“** umschließen (Abb. 3.3, 3.4, 3.5) (S. 99) ([5], [9], [21]). Mit ihrer Durchlässigkeit für geladene Teilchen, aber nicht für Wasser, tragen die Ionenkanäle entscheidend zur elektrischen Leitfähigkeit der Zellmembran bei, wobei die Einzelkanalleitfähigkeit der meisten bisher bekannten Ionenkanäle in einem Bereich von 1 bis 500 pS liegt. Die Ionenkanaldichte in der Zellmembran variiert je nach Kanal- und Zelltyp von 1 bis > 1000 Kanälen pro μm^2, wobei die Kanäle je nach Funktionsanforderung sehr unterschiedlich auf verschiedene Membranbereiche einer Zelle verteilt sein können. So findet man beispielsweise im Bereich der Ranvierschen Schnürringe eines Neurons eine viel höhere Ionenkanaldichte als in den Internodien, und in der Epithelzelle befinden sich typischerweise ganz andere Ionenkanäle (S. 64) in der apikalen als in der basolateraler Membran.

Häufig besteht ein Ionenkanal aus mehreren Proteinuntereinheiten und akzessorischen Proteinen, die für die Lokalisation und Regulation der Ionenkanäle von Bedeutung sind. Dabei sind die Kanalporen je nach ihrer Funktion selektiv für bestimmte Ionen, sodass man die verschiedenen Ionenkanäle nach ihrer **Ionenselektivität** einteilen kann, z. B. in Na^+-, K^+-, Ca^{2+}- und Cl^--Kanäle. Dies ist allerdings erst eine recht grobe Unterteilung. So gibt es beispielsweise ganz verschiedene Typen (und Genfamilien) von K^+-Kanälen mit jeweils unterschiedlicher Struktur, Funktion, Regulation und Gewebeverteilung (S. 103). Bei einer an der Regulation der Ionenkanäle orientierten Einteilung kann man folgende Gruppen unterscheiden:

1. **spannungsgesteuerte Ionenkanäle** (S. 98),
2. ligandengesteuerte Ionenkanäle (ionotrope Rezeptoren); siehe auch ▶ Abb. 3.11, Abb. 3.16 (S. 119) und Kap. 3.5.2 (S. 119).
3. rezeptorgekoppelte Ionenkanäle, die über **metabotrope Rezeptoren** (S. 120) reguliert werden (Abb. 24.13) (S. 969) sowie
4. konstitutiv aktive beziehungsweise komplex regulierte Ionenkanäle, die beispielsweise durch spezifische Kinasen phosphoryliert und dadurch aktiviert werden (z. B. der CFTR-Chloridkanal) (S. 543).

Ionenkanäle stellen keine starren, kontinuierlich geöffneten Membranporen dar, sondern lassen nur intermittierend einen Ionenfluss durch die Membran zu. Die Kanäle schalten also ständig zwischen einem **Offen-** und einem **Geschlossenzustand** hin und her (▶ Abb. 2.9), wobei die Kinetik dieses sog. **Gating** charakteristisch für bestimmte Ionenkanaltypen ist. So findet man bei unterschiedlichen Kanälen Offen- oder Geschlossenzeiten im Millisekunden- bis Sekundenbereich. Dabei wird der Ionenfluss durch einen Einzelkanal ganz entscheidend von seiner mittleren **Offenwahrscheinlichkeit** bestimmt, die je nach Aktivierungszustand des Kanals einen Wert von null bis eins annehmen kann. So bedeutet beispielsweise eine Offenwahrscheinlichkeit von 0,6, dass sich der betrachtete Kanal im statistischen Mittel jeweils 60 % der Zeit im Offen- und 40 % der Zeit im Geschlossenzustand befindet. Nur während der Kanal geöffnet ist, fließt durch den Kanal ein Ionenstrom, wobei sich die Einzelkanalströme mehrerer Kanäle summieren. Dabei ist der resultierende **makroskopische Strom** (**I**), den man über die gesamte Zellmembran messen kann, das Produkt aus der **Anzahl der Kanäle** (**N**), dem **Einzelkanalstrom** (**i**) und der **Offenwahrscheinlichkeit** (**P_0**):

$$I = N \cdot P_0 \cdot i$$

Bei den **spannungsgesteuerten Ionenkanälen** hängt die Offenwahrscheinlichkeit der Kanäle ganz wesentlich vom Membranpotenzial ab. Prominentes Beispiel eines spannungsgesteuerten Kanals ist der sog. **schnelle Na^+-Kanal**, der in Neuronen und Muskelzellen entscheidend zur Entstehung des Aktionspotenzials (S. 97) beiträgt. Ein Beispiel für einen ligandengesteuerten Ionenkanal ist der **nikotinische Acetylcholinrezeptor** (Cholinozeptor), der durch den Liganden Acetylcholin direkt aktiviert wird und damit an Synapsen und an der motorischen Endplatte ein chemisches in ein elektrisches Signal verwandelt; s. Abb. 4.9 (S. 154), Abb. 14.8 (S. 632). Das charakteristische Merkmal der **ligandengesteuerten Ionenkanäle** ist, dass die Kanäle selbst als Rezeptoren für die sie aktivierenden Liganden (z. B. Neurotransmitter) dienen, weshalb diese Kanäle auch als **ionotrope Rezeptoren** (S. 120) bezeichnet werden. Im Gegensatz dazu befindet sich bei den **rezeptorgekoppelten Ionenkanälen** ein separater sog. **metabotroper Rezeptor** in enger funktioneller Assoziation mit dem Ionenkanal. Die Rezeptoraktivierung führt erst indirekt über eine chemische Signalkaskade (z. B. über Botenmoleküle oder über ein G-Protein) zu einer Aktivierung des rezeptorgekoppelten Ionenkanals (S. 120). Beispielsweise führt eine Aktivierung des **muskarinischen Acetylcholinrezeptors** über eine Interaktion mit G-Proteinen (S. 67) (▶ Abb. 2.15) zur Aktivierung von G-Protein-gekoppelten Kaliumkanälen der *K_{IR}-Familie* (S. 96). Daneben gibt es in den meisten Zellen **konstitutiv aktive K^+-Kanäle**, die für die Aufrechterhaltung des Ruhemembranpotenzials (S. 92) verantwortlich sind.

Ein Beispiel für einen komplex regulierten Ionenkanal ist der **epitheliale Natriumkanal** (**ENaC**) (s. u.; ▶ Abb. 2.9), der sich in verschiedenen Na^+-resorbierenden Epithelien findet. Er spielt insbesondere im distalen Tubulus und Sammelrohr der Niere für die Feinregulation des Natriumhaushalts (S. 427) und damit für die Langzeitregulation des Blutdrucks eine entscheidende Rolle [62]. Dieser Kanal unterliegt einer präzisen hormonellen Kontrolle vor allem durch das Steroidhormon Aldosteron; s. Kap. 6.6.4 (S. 263), und Kap. 10.11 (S. 457). Eine Vielzahl zusätzlicher Signaltransduktionswege ist an seiner Regulation beteiligt [43]. Dabei wird nicht nur die Offenwahrscheinlichkeit der in der Membran vorhandenen epithelialen Natriumkanäle beispielsweise durch **Phosphorylierung** reguliert [20], sondern die Regulation erfolgt auch auf der Ebene der Transkription und Translation sowie beim Einbau der Kanäle in die Membran, bei deren **endozytotischem Ausbau** und beim Abbau des Kanals.

Unter normalen Bedingungen herrscht ein dynamisches Gleichgewicht zwischen kontinuierlichem Kanaleinbau und endozytotischem Ausbau, wobei die endozytierten Kanäle zum Teil in Lysosomen oder Proteasomen (S. 47) abgebaut werden, zum Teil aber auch über endosomale Vesikel rezirkulieren und erneut in die Membran eingebaut werden. Die Dynamik des Systems erlaubt eine rasche Anpassung der Expressionsdichte des Ionenkanals in der Membran. So kann die Expressionsdichte des Kanals bei Bedarf sowohl durch eine Stimulation der Einbaurate als auch durch eine Hemmung des endozytotischen Ausbaus rasch erhöht werden.

Dass diese Prozesse von entscheidender pathophysiologischer Bedeutung sind, wird durch eine seltene Form der erblichen arteriellen Hypertonie (Bluthochdruck) belegt, dem **Liddle-Syndrom** (S. 428). Ihm liegen Mutationen des epithelialen **Natriumkanals** (ENaC) zugrunde, die seine Überfunktion (gain of function) bewirken. Dabei ist der zytoplasmatische Bereich der β- oder γ-Untereinheit des Kanals betroffen, wodurch dessen endozytotischer Ausbau aus der Membran gestört ist. Dies führt zu einer erhöhten Kanaldichte in der Membran. Zusätzlich bewirken die Mutationen einen Anstieg der Offenwahrscheinlichkeit des Kanals. Beides resultiert in einer Zunahme der durch ENaC vermittelten Natriumresorption in der Niere, was zu einer Volumenexpansion und letztlich zur Erhöhung des arteriellen Blutdrucks führt [62].

Die bedarfsgerechte Steuerung der Kanaldichte in der Membran ist für die Langzeitregulation praktisch aller Ionenkanäle, einschließlich der spannungs- und ligandengesteuerten relevant. Auch die Kanalregulation durch Phosphorylierung ist nicht auf eine einzelne Gruppe von Ionenkanälen beschränkt. So gehört ein am Herzaktionspotenzial beteiligter Ca^{2+}-Kanal zwar primär zur Gruppe der spannungsgesteuerten Ionenkanäle. Seine Aktivität wird aber auch entscheidend durch eine hormonell gesteuerte Phosphorylierungsreaktion den physiologischen Anforderungen angepasst (Abb. 5.23) (S. 206).

Mutationen in Genen, die Ionenkanäle kodieren, verändern deren Funktion und Regulation und führen zu ganz unterschiedlichen Krankheitssymptomen in Abhängigkeit davon, welcher Kanal betroffen ist. Solche Erkrankungen werden auch als **(Ionen-)Kanalerkrankungen** (S. 107) oder ***channelopathies*** bezeichnet ([2], [7], [34]). Dabei unterscheidet man zwischen Mutationen, die einen teilweisen oder kompletten Verlust der Kanalfunktion verursachen (*loss of function*-Mutationen), z. B. bei der **Mukoviszidose (zystische Fibrose)** (S. 326) oder bei verschiedenen Formen des **Bartter-Syndroms** (S. 426), und solchen, die zu einer Kanalüberfunktion führen (*gain of function*-Mutationen), wie z. B. beim **Liddle-Syndrom** (siehe oben).

2.3.5 Elektrochemische Triebkraft

Damit Substanztransport durch die Zellmembran stattfindet, ist neben einem Transportweg auch eine entsprechende **Energiedifferenz** erforderlich, die auf die zu transportierende Substanz wirkt und auch als Trieb„kraft" bezeichnet wird. Diese Triebkraft, die den rein **passiven Transport** gelöster Teilchen, insbesondere von Ionen, über die Plasmamembran bestimmt, ergibt sich aus dem **elektrochemischen Gradienten**, der für ein bestimmtes gelöstes Teilchen zwischen Außen- und Innenseite der Membran besteht. Dieser elektrochemische Gradient wird auch als **elektrochemische Potenzial-(Energie-)differenz** oder **elektrochemische Triebkraft** bezeichnet und setzt sich aus zwei Komponenten zusammen. Die eine Komponente beruht auf dem transmembranalen Konzentrationsgradienten des gelösten Teilchens (entspricht Δc im Fickschen Diffusionsgesetz) (S. 248) und wird **chemische Triebkraft** genannt. Die andere Komponente ist nur für geladene Teilchen, also Ionen (z. B. Na^+, Cl^-), relevant. Sie wird als **elektrische Triebkraft** bezeichnet und hängt von der **elektrischen Potenzialdifferenz** zwischen Außen- und Innenseite der Membran, also vom Zellmembranpotenzial (S. 91), ab.

▸ **Elektrochemisches Gleichgewicht.** Bei entsprechender Permeabilität der Zellmembran können gelöste Teilchen sowohl von außen in die Zelle (**Influx**) als auch von innen nach außen (**Efflux**) gelangen. Die Summe dieser beiden **unidirektionalen Fluxe** (Efflux und Influx) ergibt den **Nettoflux**. Ein Nettoflux oder **Nettotransport** tritt nur dann auf, wenn Influx und Efflux ungleich sind, d. h. wenn die elektrochemische Triebkraft entweder den Influx oder den Efflux begünstigt. So würde beispielsweise ein nach innen gerichteter Konzentrationsgradient eines positiv geladenen Ions (Kations) bei gleichzeitig negativem Membranpotenzial zu einem Überwiegen des Influx und damit zu einem Nettotransport des Kations in die Zelle führen. Sind dagegen die Triebkräfte für Influx und Efflux gleich groß, befindet sich das System im **elektrochemischen Gleichgewicht** und es findet **kein Nettotransport** statt. Für Ionen ist der Gleichgewichtszustand dann erreicht, wenn chemische und elektrische Triebkraft gleich groß aber entgegengesetzt gerichtet sind. So ist beispielsweise ein negatives Membranpotenzial als einwärts gerichtete elektrische Triebkraft erforderlich, um die auswärts gerichtete chemische Triebkraft auszugleichen, die für ein Kation besteht, dessen intrazelluläre Konzentration höher ist als dessen extrazelluläre Konzentration (z. B. K^+). Für einen bestimmten Konzentrationsgradienten gibt es genau ein Potenzial, nämlich das **Gleichgewichtspotenzial**, an dem diese Bedingung erfüllt ist und an dem sich das Ion im elektrochemischen Gleichgewicht befindet. Zeigen hingegen die elektrische und chemische Triebkraft in dieselbe Richtung, weil z. B. das Membranpotenzial negativ und die chemische Triebkraft für ein Kation (z. B. Na^+ oder Ca^{2+}) einwärts gerichtet ist, so addieren sich die beiden Triebkräfte zu einer hohen Gesamttriebkraft.

Quantitativ kann man die zwischen der Innenseite (i) und Außenseite (a) einer Membran bestehende elektrochemische Potenzialdifferenz (beziehungsweise **Energiedifferenz: $\Delta\mu_X$**) für ein gelöstes Teilchen der Substanz X folgendermaßen beschreiben:

$$\Delta\mu_X = R \cdot T \cdot \ln\frac{(X)_i}{(X)_a} + z_X \cdot F \cdot (\Phi_i - \Phi_a)$$

Elektrochemische Energiedifferenz = chemische Energiedifferenz + elektrische Energiedifferenz.

Dabei bedeutet z_X die Wertigkeit des betrachteten Ions X, T die absolute Temperatur, R die universelle Gaskonstante (8,314 J · K^{-1} · mol^{-1}) und F die Faraday-Konstante (9,65 · 10^4 A · s · mol^{-1}). Der erste Term auf der rechten Seite der Gleichung beschreibt die chemische Energiedifferenz (J/mol) für eine Bewegung der Substanz X über die Membran ohne Berücksichtigung einer eventuellen Ladung von X. Der zweite Term dagegen beschreibt die elektrische Energiedifferenz für die Bewegung eines Mols der geladenen Partikel X (je mit einer Wertigkeit von z_X) über die Membran. Die Differenz ($\phi_i - \phi_a$) ist die Spannungsdifferenz über der Membran, die man auch als Membranpotenzial (E_m) bezeichnet. Berechnet man $\Delta\mu_X$, dann kann man die **Richtung der elektrochemischen Energiedifferenz** oder Triebkraft und damit die Richtung des passiven Nettotransports des gelösten Teilchens X durch die Membran vorhersagen. Bei einem positiven Wert für $\Delta\mu_X$ ist dieser auswärts, bei einem negativen Wert einwärts gerichtet. Beträgt der Wert für $\Delta\mu_X$ dagegen Null, befindet sich die Substanz X energetisch im Gleichgewicht, d. h. es findet kein Nettotransport statt: $\Delta\mu_X = 0$.

Dieser Spezialfall kann unter zwei Bedingungen eintreten. Entweder sind sowohl die chemische Triebkraft als auch die elektrische Triebkraft Null, z. B. wenn das Teilchen ungeladen ist und auf beiden Seiten der Membran in gleicher Konzentration vorliegt. Oder die chemische und elektrische Triebkraft sind gleich groß aber entgegengesetzt in der Richtung. In beiden Fällen ist die **elektrochemische Triebkraft Null** und die Substanz X energetisch im Gleichgewicht. In der Gleichgewichtssituation ($\Delta\mu_X = 0$) gilt also:

$$\Delta\mu_X = R \cdot T \cdot \ln\frac{(X)_i}{(X)_a} + z_X \cdot F \cdot (\Phi_i - \Phi_a) = 0$$

$$0 = R \cdot T \cdot \ln\frac{(X)_i}{(X)_a} + z_X \cdot F \cdot E_X$$

$$E_X = -\frac{R \cdot T}{z_X \cdot F} \cdot \ln\frac{(X)_i}{(X)_a} \text{ (Nernst-Gleichung)}$$

E_x bezeichnet man als das Gleichgewichtspotenzial des Ions X für die Konzentrationen $[X]_i$ und $[X]_a$ (S. 93).

▶ **Nernst-Gleichung und Gleichgewichtspotenzial.** Die im vorhergehenden Abschnitt hergeleitete Beziehung ist die **Nernst-Gleichung** (S. 93), mit Hilfe derer sich das **Gleichgewichtspotenzial (E_x)**, das auch **Nernst-Potenzial** genannt wird, für ein Ion X berechnen lässt. Am Gleichgewichtspotenzial sind elektrische Triebkraft und chemische Triebkraft gleich groß aber entgegengesetzt gerichtet, wodurch sie sich gegenseitig aufheben. Dadurch ist die auf das Ion einwirkende elektrochemische Triebkraft gerade Null, und es kommt weder zu einem Nettoausstrom noch zu einem Nettoeinstrom von Ionen. Für eine Temperatur von 37 °C nimmt R · T/F den Wert von 0,027 V an. Wird mit dekadischen statt mit natürlichen Logarithmen gerechnet, muss mit 2,3 multipliziert werden, d. h. R · T/F · 2,3 = 0,061 V oder 61 mV. Unter Annahme einer Körpertemperatur von 37 °C kann man die **Nernst-Gleichung** daher folgendermaßen schreiben:

$$E_X = \frac{-61}{z_X} \cdot \log\frac{(X)_i}{(X)_a} \text{ (mV)}$$

Sind für ein Ion X die intrazelluläre (**$[X]_i$**) und die extrazelluläre (**$[X]_a$**) Ionenkonzentration bekannt, lässt sich anhand der Nernst-Gleichung das Gleichgewichtspotenzial E_X leicht berechnen. So ergibt sich beispielsweise bei einem Konzentrationsverhältnis von $[X]_i/[X]_a$ von 10/1 für ein einwertiges Kation ($z_X = 1$) ein Gleichgewichtspotenzial (–61 mV/z_X) · log (10/1) = –61 mV. Bei einem zweiwertigen Kation (z. B. Ca^{2+}, Mg^{2+}) beträgt der Wert –30,5 mV. Bei Anionen muss das negative Vorzeichen von z berücksichtigt werden.

▶ **Richtung des Ionentransports durch einen Ionenkanal.** Bei vorgegebenen Konzentrationen für $[X]_i$ und $[X]_a$ befindet sich das Ion X in einer lebenden Zelle nur dann im elektrochemischen Gleichgewicht, wenn das **Membranpotenzial E_m** (S. 91) dem **Gleichgewichtspotenzial** E_X entspricht. Kennt man das tatsächliche Membranpotenzial E_m der Zelle, kann man durch Vergleich mit dem Gleichgewichtspotenzial eine Aussage darüber machen, ob sich das betrachtete Ion X im elektrochemischen Gleichgewichtszustand befindet oder ob eine elektrochemische Triebkraft für einen Nettoeinstrom oder Nettoausstrom besteht. Mit dieser Überlegung lässt sich also die Richtung des Ionentransports durch Ionenkanäle vorhersagen.

Dies ist in ▶ Abb. 2.7 exemplarisch für das K^+-Ion illustriert. Dabei wird in diesem Beispiel von einer intrazellulären K^+-Konzentration von 120 mmol/l und einer extrazellulären K^+-Konzentration von 4 mmol/l ausgegangen. Wie weiter unten ausgeführt, ist für diese Ungleichverteilung der K^+-Ionen die Na^+/K^+-Pumpe (S. 62) verantwortlich. Setzt man diese Werte in die Nernst-Gleichung ein, errechnet sich ein Gleichgewichtspotenzial für K^+ (E_K) von –90 mV.

Die auf das K^+-Ion einwirkende **elektrochemische Triebkraft ΔE** kann nun folgendermaßen berechnet werden:

$$\Delta E = E_m - E_K$$

Beträgt das tatsächliche Zellmembranpotenzial (E_m) ebenfalls –90 mV und entspricht somit E_K, dann befindet sich das K^+-Ion über der Membran im Gleichgewicht ($E_m = E_K$). Unter dieser Bedingung ist die elektrochemische Triebkraft gleich Null ($E_m - E_K = 0$) und es kommt zu keinem Nettoflux des Ions (K^+-Ausstrom = K^+-Einstrom).

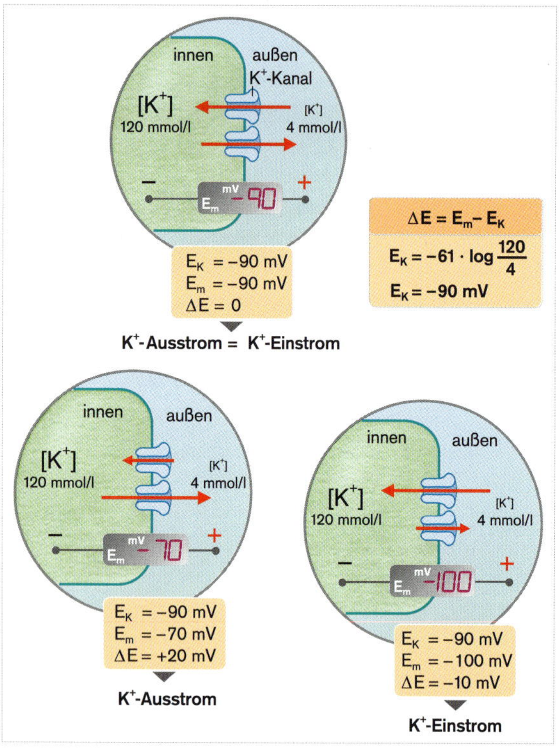

Abb. 2.7 Die Richtung der Ionenbewegung durch den Kanal wird durch die elektrochemische Triebkraft ($\Delta E = E_m - E_x$) bestimmt. In den gezeigten Beispielen sind drei Zellen dargestellt mit jeweils unterschiedlichem Membranpotenzial (E_m). Das Gleichgewichtspotenzial für K^+ beträgt dagegen in allen drei Fällen −90 mV. Im oberen Beispiel ist $E_m = E_K$ und damit die Triebkraft ΔE gleich Null. Die K^+-Ionen befinden sich im elektrochemischen Gleichgewicht, und es kommt zu keinem Nettoflux von K^+, d. h. der K^+-Ausstrom (auswärts gerichteter roter Pfeil) ist genau so groß wie der K^+-Einstrom (einwärts gerichteter roter Pfeil). Für depolarisierte Werte des Membranpotenzials E_m (links) wird ΔE positiv, es kommt netto zum K^+-Ausstrom. Für hyperpolarisierte Werte von E_m (rechts) wird ΔE negativ, und ein Netto-K^+-Einstrom ist die Folge.

Ist das tatsächliche Membranpotenzial dagegen negativer oder positiver als E_K, kommt es zu einem Überwiegen des Einstroms (negativer Wert für ΔE) beziehungsweise des Ausstroms (positiver Wert für ΔE) von K^+-Ionen (▸ Abb. 2.7).

2.3.6 *Patch-Clamp*-Technik

Die Entwicklung der ***Patch-Clamp*-Technik** ([55], [30]), für die E. Neher und B. Sakmann 1991 mit dem Nobelpreis ausgezeichnet wurden, ermöglichte es erstmals, die Aktivität einzelner Ionenkanäle zu beobachten (▸ Abb. 2.8). Die *Patch-Clamp*-Technik erlaubt die genaue biophysikalische Analyse von Ionenkanälen, eine Messung ihrer Einzelkanalleitfähigkeit, ihrer Schaltkinetik und ihrer Regulation. Es ist eine faszinierende Technik, bei der man einzelne biologische Moleküle „in Aktion" sehen kann. Sie hat unser Verständnis elektrischer Membranphänomene revolutioniert und einen wesentlichen Beitrag geleistet, die Wirkung von biologischen Botenstoffen, von Pharmaka, von Toxinen und von Ionenkanalmutationen aufzuklären ([2], [5], [7], [9]).

Bei einem *Patch-Clamp*-Experiment wird eine feine Glaspipette mit besonders glattem Glasrand mit einem Spitzendurchmesser von 0,3–3 µm auf die Zellmembran aufgesetzt und angepresst (▸ Abb. 2.8). Dann wird ein kleines Areal (**Patch**) der Zellmembran mit negativem Druck etwas in die Pipettenöffnung hineingesaugt. Durch enge Interaktion der Glasoberfläche mit der Zellmembran (**Seal**) entsteht ein sehr hoher Abdichtungswiderstand (im Bereich von mehreren GΩ), der den Membranflecken elektrisch isoliert. Nun lassen sich entsprechend der Messanordnung in ▸ Abb. 2.9 Ströme durch den isolierten Membranflecken bei vorgegebener Klemmspannung (***Patch Clamp***) messen. Da das Membranareal in der Pipette nur wenige µm² groß ist, befinden sich in dem untersuchten Membranstück meist nur wenige Ionenkanäle. Dank rauscharmer *Patch-Clamp*-Verstärker können die Einzelkanalströme, die sich in der Größenordnung von pA (10^{-12} A) bewegen, verlässlich gemessen werden. Neben der sog. *cell-attached*-Konfiguration, die der Einzelkanalregistrierung an der intakten Zelle dient, kann die *Patch-Clamp*-Technik je nach Fragestellung noch in verschiedenen anderen Konfigurationen durchgeführt werden ([9], [30]). Um Ionenströme über die gesamte Zellmembran (**Ganzzellströme**) zu messen, kann man durch kurzes Ansaugen die Membran, die das Zellinnere vom Pipetteninneren trennt, durchbrechen und so eine Ganzzellableitung erreichen (***whole-cell*-Konfiguration**; ▸ Abb. 2.8). Dies erlaubt die Beurteilung der Gesamtleitfähigkeit einer Zelle, die sich aus den Leitfähigkeitswerten der vielen in der Zellmembran befindlichen Einzelkanäle zusammensetzt. Dabei kann der Beitrag der verschiedenen Ionenkanäle zur Gesamtleitfähigkeit mit Hilfe von spezifischen Inhibitoren, mit Ionensubstitutionsexperimenten oder mit Spannungspulsprotokollen analysiert werden. Ausgehend von der Ganzzellableitung, kann man durch vorsichtiges Zurückziehen der Pipette ein kleines Membranareal von der Zelle abziehen und es isoliert untersuchen. Dies wird dadurch ermöglicht, dass sich nach dem Abziehen an der Pipettenspitze ein kleines Membranbläschen bildet, wobei dessen Zytoplasmaseite dem Inneren der Pipette zugewandt ist (▸ Abb. 2.8). Da in dieser ***outside-out*-Konfiguration** die extrazelluläre Seite der Membran zur Badlösung zeigt, kann man in solchen Experimenten den Effekt von extrazellulär wirkenden Substanzen auf Einzelkanalströme untersuchen, z. B. den Effekt des Diuretikums Amilorid auf den epithelialen Natriumkanal (ENaC; ▸ Abb. 2.9). Schließlich kann man, ausgehend von der Ableitung an der intakten Zelle, das Membranareal unter der Pipette aus der Zelle herausreißen und isoliert untersuchen, wobei jetzt die Zytoplasmaseite des Patch der Badlösung zugewandt ist (***inside-out*-Konfiguration**; ▸ Abb. 2.8). Dies ermöglicht die Untersuchung des Effekts von Substanzen, die auf der Zytoplasmaseite der Zellmembran wirken und die Einzelkanalaktivität beeinflussen können.

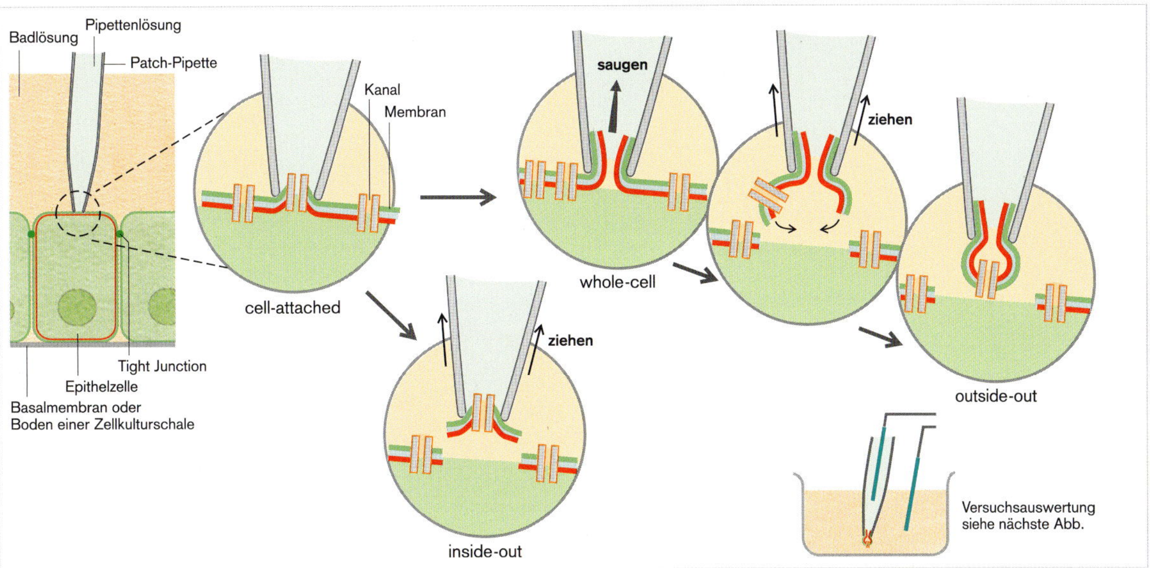

Abb. 2.8 *Patch-Clamp*-Technik zur Untersuchung einzelner Ionenkanäle. Bei einem *Patch-Clamp*-Experiment (z. B. an einer Epithelzelle) wird zunächst eine Patch-Pipette aus Borosilikatglas (Spitzendurchmesser ca. 1 µm) auf die Zellmembran aufgesetzt, wobei es zu einem engen Kontakt zwischen dem Glas und der Zellmembran kommt, und ein Membranfleck (Patch) elektrisch isoliert wird (*cell-attached*-Konfiguration). Durch Ziehen an der Glaspipette kann dieser Membranfleck herausgetrennt werden, sodass nun die Zytoplasmaseite der Zellmembran (rot) der Badlösung ausgesetzt ist (inside-out-Konfiguration). Alternativ kann man, ausgehend von der *cell-attached*-Konfiguration, durch vorsichtiges Saugen an der Pipette den Membranflecken durchbrechen und damit die *whole-cell*-Konfiguration erreichen. Wird nun die Pipette von der Zelle fortgezogen und die anhaftende Membran exzidiert, kommt es häufig zu einer spontanen Fusion der Exzisionsränder und damit zur Ausbildung eines Membranbläschens. Dabei ist die Membranaußenseite (grün) nun der Badlösung zugewandt (*outside-out*-Konfiguration; Messdaten s. ▸ Abb. 2.9).

2.3.7 Carrier

▸ **Carriertypen.** Carrier binden Substrate und befördern sie durch die Plasmamembran. Carrierproteine binden ihr Substrat auf der diesseitigen Membranseite (*cis*-Seite), durchlaufen eine Konformationsänderung und geben es jenseits der Membran (*trans*-Seite) wieder ab. Bei den Carrierproteinen unterscheidet man **Symporter** (auch **Kotransporter** i. e. S. genannt), **Antiporter** (auch **Austauscher** genannt) und **Uniporter**. Letztere binden nur ein Substrat, das entsprechend seinem elektrochemischen Gradienten (also „bergab") im Sinne einer **„erleichterten Diffusion"** mit Hilfe des Uniporters über die Membran gelangt. Beispiele hierfür sind die Na^+-unabhängigen Glucosetransporter der GLUT-Familie (S. 566) und verschiedene Harnstofftransporter der UT-Familie (S. 434). Das charakteristische Merkmal von **Symportern** ist der gemeinsame Transport mehrerer Substrate in die gleiche Richtung. Beim **Antiporter** dagegen werden die Substrate des Transporters sozusagen im Austausch in entgegengesetzter Richtung über die Membran transportiert. Ein gut untersuchter Antiporter ist der Cl^-/HCO_3^--Austauscher des Erythrozyten, der Bande-3-Protein (S. 351) oder AE1 (anion exchanger 1) genannt wird.

Dieser Austauscher spielt unter anderem für die Säuresekretion in den Typ-A-Schaltzellen des Sammelrohrs der Niere eine Rolle (Abb. 10.42) (S. 453), und Mutationen des Transporters führen zu einer **renal-tubulären Azidose** [11].

▸ **Carrierfunktionen.** Symporter und Antiporter ermöglichen es, die elektrochemische Triebkraft eines Substrats (oder auch mehrerer Substrate) auszunutzen, um ein anderes Substrat **entgegen seinem elektrochemischen Gradienten** sozusagen „bergauf" zu transportieren. Beispielsweise nutzen viele Carrierproteine den einwärtsgerichteten elektrochemischen Gradienten für Na^+, um ein anderes Substrat im Symport in die Zelle hinein- oder im Antiport aus der Zelle herauszutransportieren. So dienen Na^+-abhängige Symportsysteme beispielsweise dem Transport von Glucose (SGLT-Transporter) (S. 439), Aminosäuren (S. 441), Phosphat (Na_{Pi}-Symportcarrier) (S. 447), Cl^- (Na^+-Cl^--Symporter) (S. 423) und K^+ (Na^+-K^+-$2Cl^-$-Symporter) (S. 561). Beim Peptid-H^+-Symportcarrier wird dagegen die einwärtsgerichtete elektrochemische Triebkraft der H^+-Ionen ausgenutzt, um Di- und Tripeptide in die Zelle zu

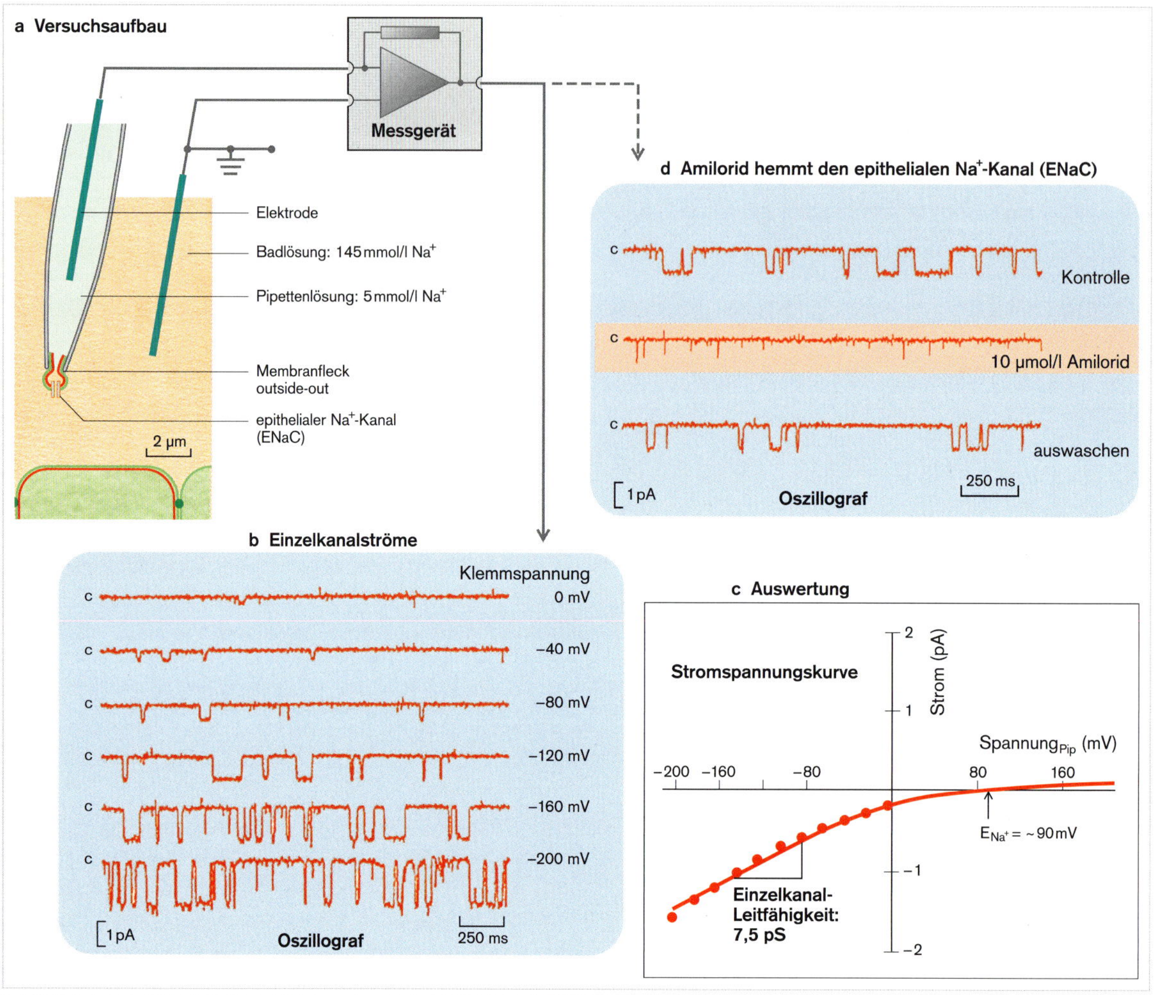

Abb. 2.9 Einzelkanalregistrierung eines epithelialen Natriumkanals (ENaC) in einem *outside-out*-Patch der apikalen Membran einer renalen Sammelrohrepithelzelle. Mit Hilfe der schematisch dargestellten Messanordnung (**a**) können Einzelkanalströme in solchen isolierten Membranflecken gemessen und auf einem Oszillografen oder Computermonitor dargestellt werden. Die gezeigten Einzelkanalregistrierungen stammen von einem *outside-out*-Patch (s. ▶ Abb. 2.8) der apikalen Membran einer renalen Sammelrohrepithelzelle der Maus (M-1 Zelllinie). Die unten (**b**) abgebildeten Stromspuren zeigen Einzelkanalströme bei unterschiedlichen Klemmspannungen. Der Geschlossenzustand des Kanals ist jeweils mit „c" gekennzeichnet. Kanalöffnungen führen zu negativen Stromauslenkungen (Einwärtsstrom von Na^+-Ionen bei negativem Klemmpotenzial), wobei der Kanal unterschiedlich lange im Offenzustand verweilt. Die Amplitude der Einzelkanalströme verändert sich in Abhängigkeit von der Klemmspannung, was in der Stromspannungskurve dargestellt ist (**c**). Aus der Steigung der Stromspannungskurve lässt sich die Einzelkanalleitfähigkeit des Kanals berechnen, die in diesem Fall etwa 7,5 pS beträgt. Die Stromspannungskurve ist nicht linear, weil die Natriumkonzentration in der Badlösung hoch (145 mmol/l) und in der Pipette niedrig (5 mmol/l) ist. Das Nullstrompotenzial, d. h. die Spannung, bei der die extrapolierte Kurve die X-Achse schneidet, liegt etwa bei +90 mV, also etwa beim Gleichgewichtspotenzial von Na^+ (E_{Na}), was zeigt, dass es sich um einen Na^+-selektiven Kanal handelt, in diesem Fall um den epithelialen Natriumkanal (ENaC) (S. 51). Die Einzelkanalregistrierungen rechts oben (**d**) zeigen, dass das Medikament Amilorid die Kanalaktivität reversibel hemmt, was die diuretische Wirkung von Amilorid (S. 436) erklärt (Einzelkanalregistrierungen: B. Letz; [41]).

transportieren; s. Kap. 10.8.2 (S. 442) und Kap. 12.10.5 (S. 568). Beispiele für Na^+-abhängige Antiportsysteme sind der Na^+/H^+-Austauscher und der $3Na^+/1Ca^{2+}$-Antiporter (s. u.).

Der Transport mit Hilfe von Carrierproteinen kann **elektrogen** oder **elektroneutral** erfolgen, je nachdem ob der Transport mit oder ohne Nettoverschiebung von Ladung über die Membran einhergeht. Das hängt zum einen von den transportierten Substraten und zum anderen von der Stöchiometrie des Transportes ab. So gleichen sich beispielsweise beim Na^+-K^+-$2Cl^-$-Symporter die Ladungen der transportierten Ionen aus, und der Transport erfolgt elektroneutral. Dagegen sind der Na^+-Glucose-Symporter (S. 439) und auch der $3Na^+/1Ca^{2+}$-Antiporter elektrogen. Bei den elektrogenen Transportern spielt das Membranpotenzial als Triebkraft (S. 52) eine wichtige Rolle, während die elektroneutralen Transporter vom Membranpotenzial unabhängig sind.

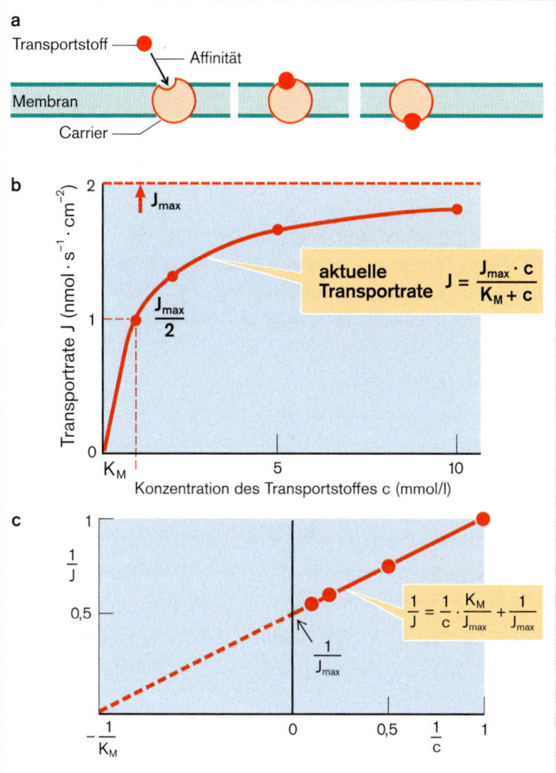

Abb. 2.10 Abhängigkeit der Transportrate von der Konzentration des durch einen Carrier transportierten Stoffes (Michaelis-Menten-Kinetik).

a Der vom Carrier transportierte Stoff (Transportstoff) bindet mit einer bestimmten Affinität auf der einen Membranseite an den Carrier. Nach Translokation durch die Membran wird der transportierte Stoff auf der anderen Membranseite wieder freigesetzt.

b Die Anzahl der transportierenden Carrier bestimmt die **maximale Transportrate** (J_{max}). c ist die Konzentration des zu transportierenden Stoffes, für den der Carrier eine bestimmte Affinität hat. Die Stoffkonzentration, bei der die halbmaximale Transportrate erreicht wird, bezeichnet man als sog. **K_M-Wert** (K_M = c bei ½ J_{max}). Dieser bestimmt die Anfangssteilheit und Krümmung der Kurve. Bei niedrigen Konzentrationen ist die Transportrate J der Konzentration fast linear proportional (initialer, fast linearer Kurvenanstieg in b). Mit zunehmender Konzentration wird der Anstieg von J immer flacher und erreicht schließlich den Sättigungswert J_{max}. Ein niedriger K_M-Wert spricht für eine hohe Affinität des zu transportierenden Stoffes für die Bindungsstelle am Carrier.

c Um K_M und J_{max} zu bestimmen, werden häufig linearisierte Auftragungsweisen verwendet. Bei der Auftragung 1/J gegen 1/c lassen sich die Kehrwerte von J_{max} bzw. K_M an den Schnittpunkten der Gerade mit der y- bzw. x-Achse ablesen.

Den von Symportern oder Antiportern vermittelten „Bergauf"-Transport von Substraten nennt man **sekundär aktiv**. Dabei heißt „aktiv" hier, dass beispielsweise beim Na^+-Glucose-Symporter die Glucose gegen einen Konzentrationsgradienten („bergauf") transportiert wird unter Ausnutzung der elektrochemischen Triebkraft für Na^+. Die Bezeichnung „sekundär" bedeutet, dass dieser „Bergauf"-Transport nicht direkt durch die Spaltung von ATP angetrieben wird, sondern indirekt. Voraussetzung für diesen sekundär aktiven Transport ist natürlich ein **primär aktiver Transportvorgang**, nämlich die Na^+/K^+-ATPase (s. u.), die unter ATP-Verbrauch für die Schaffung des Na^+- und K^+-Konzentrationsunterschieds und damit indirekt auch für das Zustandekommen des Membranpotenzials sorgt. Gelegentlich spricht man auch von **tertiär aktivem** Transport. Dabei schafft ein sekundär aktiver Transportmechanismus einen elektrochemischen Gradienten, der die Triebkraft für einen tertiär aktiven Carrier bereitstellt. So erfolgt beispielsweise die Aufnahme organischer Anionen in die proximale Nierentubuluszelle über einen „tertiär aktiven" Transportmechanismus; s. ▸ Abb. 10.36.

Ein typisches Merkmal des durch Carrierproteine vermittelten Transports ist dessen **Sättigbarkeit**. Da die Bindungsreaktion durch die **Affinität** zwischen Protein und Substrat charakterisiert ist, und die Anzahl solcher Proteine – sprich Bindungsstellen – limitiert ist, ist im einfachsten Fall mit einer Sättigungsabhängigkeit zu rechnen, wie sie durch die **Michaelis-Menten-Gleichung** (▸ Abb. 2.10) dargestellt wird.

$$J = \frac{J_{max} \cdot c}{K_m + c} (mol/s)$$

Hierbei sind J und J_{max} die aktuelle bzw. die maximale Transportrate, c ist die Substratkonzentration und K_M die Substratkonzentration, bei der die halbmaximale Transportrate erreicht wird.

Ein klinisch wichtiges Beispiel für das Sättigungsverhalten von Carriern ist der Na^+-gekoppelte Glucosetransport im proximalen Tubulus der Niere. Wird hier durch eine steigende Glucosekonzentration im Primärharn das Transportmaximum der SGLT-Carrier überschritten, wird die glomerulär filtrierte Glucose nicht mehr vollständig resorbiert und erscheint im Urin (**Glukosurie**) (S. 439). Dies tritt beispielsweise dann auf, wenn im Rahmen eines **Diabetes mellitus** (S. 670) die Plasmaglucosekonzentration über einen Wert von 10 mmol/l steigt. Für den Arzt bzw. die Ärztin ist die Glukosurie ein wichtiges Symptom bei der Diagnose und Verlaufskontrolle dieser Erkrankung.

Die Funktionsweise von Carrierproteinen wurde unter anderem mit der sog. **Vesikeltechnik** aufgeklärt. Dabei werden Membranen unter Zerstörung der Zellen (Homogenisation) aus ihrem natürlichen Verband herausgelöst. Solche Membranen bilden in Gegenwart divalenter Kationen (Ca^{2+}, Mg^{2+}) spontan kleine Bläschen (Vesikel). Durch Zentrifugation werden Vesikel aus unterschiedlichen Membranregionen getrennt und angereichert. Der Inhalt der Vesikel kann durch Vorinkubation festgelegt werden. Dann kann die Aufnahme eines Substrates von der Badlösung oder die Abgabe aus dem intravesikulären Raum in Abhängigkeit von der Zeit verfolgt werden. ▶ Abb. 2.11 zeigt ein solches Experiment [54]. Beim ersten Ansatz waren die Vesikel pH-äquilibriert ($[H^+_i] = [H^+_a]$) und Na^+ wurde dem Außenmedium zugegeben. Hierdurch kam es zur Na^+-Aufnahme, die nach kurzer Zeit einen konstanten Wert (Gleichgewicht) erreichte. Im zweiten Ansatz wurde ein H^+-Gradient vorgegeben, der von innen nach außen gerichtet war: $[H^+]_i > [H^+]_a$. Hierdurch wurde die initiale Na^+-Aufnahme beschleunigt. Diese Daten sind so zu interpretieren, dass die Na^+-Aufnahme an die H^+-Abgabe gekoppelt ist. In der Tat ist mit derartigen Experimenten zum ersten Mal die Existenz des – wie man inzwischen weiß [16] – ubiquitären **Na^+/H^+-Antiporters** nachgewiesen worden. Solche Versuche mit Membranvesikeln erlauben die Austestung von Hemmstoffen, die Bestimmung der kinetischen Eigenschaften und die Untersuchung der Regulation des Transportproteins. So wurde für das Na^+/H^+-Austauschsystem gezeigt, dass es vor allem durch pH-Änderungen auf der zytosolischen Seite so modifiziert wird, dass **Azidose** zu einer Steigerung der Umsatzrate, **Alkalose** zu einer Reduktion führt [13]. Damit wird der Zell-pH reguliert – allerdings zu Lasten einer Na^+-Aufnahme. Diese Na^+-Aufnahme in die Zelle würde zu einer Na^+-Akkumulation führen, wenn nicht durch die Beschleunigung der Pumpaktivität der Na^+/K^+-ATPase (s. u.) das aufgenommene Na^+ wieder aus der Zelle herausgepumpt werden würde.

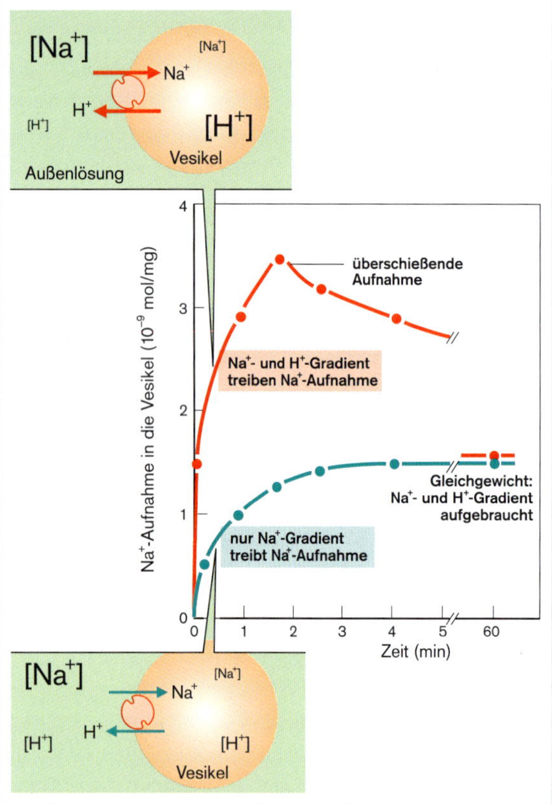

Abb. 2.11 Gegentransport von H^+-Ionen und Na^+-Ionen in Bürstensaumvesikeln von proximalen Nierentubuluszellen. Membranvesikel werden in einer Lösung mit niedriger Na^+-Konzentration vorinkubiert, um eine niedrige intravesikuläre Na^+-Konzentration zu erzielen. Dann wird zum Zeitpunkt Null die Na^+-Konzentration in der Außenlösung erhöht. In kurzen Zeitabschnitten wird nun die Aufnahme von Na^+ in die Vesikel gemessen (blaugrüne Kurve). Durch Vorinkubation der Vesikel in einer Lösung mit saurem pH-Wert und niedriger Na^+-Konzentration wird die Aufnahme von Na^+ stark beschleunigt (rote Kurve). In beiden Fällen kommt es nach etwa einer Stunde zum Konzentrationsausgleich für H^+ und Na^+ (Gleichgewicht). Die erhöhte Aufnahme im Anfangsteil der oberen Kurve wird überschießende Aufnahme (overshoot) genannt (Daten nach [54]) und zeigt, dass die Na^+-Aufnahme durch einen auswärtsgerichteten H^+-Gradienten stimuliert wird. Solche experimentellen Beobachtungen führten zum Konzept des Na^+/H^+-Austausch-(Antiport-)Carriers, dessen molekulare Struktur und Funktion inzwischen aufgeklärt wurde und der in unterschiedlichen Subtypen in praktisch jeder Zelle des Körpers vorkommt [16].

2.3.8 Ionenpumpen

Ionenpumpen sind Membrantransportproteine, die direkt ATP verbrauchen (ATPase-Aktivität) und dabei Ionen transportieren. Sie werden daher primär aktive Transporter oder auch ATPasen genannt. Ionenpumpen erzeugen Ionengradienten, die wiederum dazu dienen können, Carriersysteme sekundär aktiv zu „treiben" oder den Ionentransport durch Kanäle sicherzustellen.

▶ **Na^+/K^+-Pumpe.** Die bestuntersuchte Pumpe dieser Art ist die Na^+/K^+-Pumpe [36], auch **Na^+/K^+-aktivierbare ATPase** oder kurz **Na^+/K^+-ATPase** genannt, die sich in der Plasmamembran praktisch aller Zellen findet und durch intrazelluläres Na^+ und extrazelluläres K^+ aktiviert wird. ▶ Abb. 2.12**a** zeigt ein elektronenmikroskopisches Bild einer gefriergeätzten Membran. Die einzelnen Na^+/K^+-Pumpen sind deutlich als kleine Partikel in der Membran sichtbar (vgl. auch ▶ Abb. 2.2**b**). Pro Pumpzyklus und Verbrauch eines Moleküls ATP werden 3 Na^+ aus der Zelle heraus und 2 K^+ in die Zelle hinein transportiert (▶ Abb. 2.12**b**). Damit gehört die **Na^+/K^+-Pumpe** zur Gruppe der **elektrogenen** Transportmechanismen, die dadurch gekennzeichnet sind, dass der durch sie vermittelte Transport mit einer Nettoverschiebung von elektrischer Ladung über die Zellmembran einhergeht. Die Elektrogenizität der Na^+/K^+-Pumpe trägt allerdings nur geringfügig (5 – 10 mV) zum negativen **Ruhemembranpotenzial** der Zellen bei; das Ruhemembranpotenzial kommt nämlich in erster Linie dadurch zustande, dass die Na^+/K^+-ATPase einen K^+-Konzentrationsgradienten schafft, der K^+-Ionen über K^+-Kanäle aus der Zelle treibt (S. 92).

Aufbau der Na⁺/K⁺-Pumpe. Die **Na⁺/K⁺-Pumpe**, oder auch Na⁺/K⁺-ATPase, ist ein Proteinkomplex, der aus mindestens jeweils einer **α-Untereinheit** (ca. 100 kDa) und einer **β-Untereinheit** (45 – 50 kDa) aufgebaut ist. Die katalytische Funktion und die Bindung von Na⁺ und K⁺ können der α-Untereinheit zugeordnet werden. Während zur ATP-Spaltung die Anwesenheit der β-Untereinheit nicht nötig ist, müssen zum Pumpen der Ionen beide Untereinheiten vorhanden sein. ▶ Abb. 2.12**c** zeigt schematisch die einzelnen Schritte eines Pumpzyklus der Na⁺/K⁺-ATPase: Auf der Membraninnenseite bindet ATP an einer katalytischen Untereinheit, ADP wird abgespalten und eine phosphorylierte Zwischenstufe erreicht. Nun werden drei Na⁺-Ionen gebunden. Die Affinität dieser Bindungsstellen für Na⁺ ist dabei so groß, dass sehr niedrige zytosolische Na⁺-Konzentrationen von ca. 10 mmol/l und darunter erzeugt und gehalten werden können. Die Konfiguration der Pumpe in dieser Phase nennt man E_1-Form. In dieser Phase kommt es zur Konfigurationsänderung. Die Na⁺-Bindungsstellen gelangen jetzt auf die Außenseite der Membran, die Phosphatbindung hat ihre Energie verloren, und nach Abgabe der Na⁺-Ionen werden zwei K⁺-Bindungsstellen frei. In dieser sog. E_2-Form werden nun 2 K⁺-Ionen auf der Außenseite aufgenommen, auf die Membraninnenseite gebracht und dort zusammen mit dem Phosphat freigegeben.

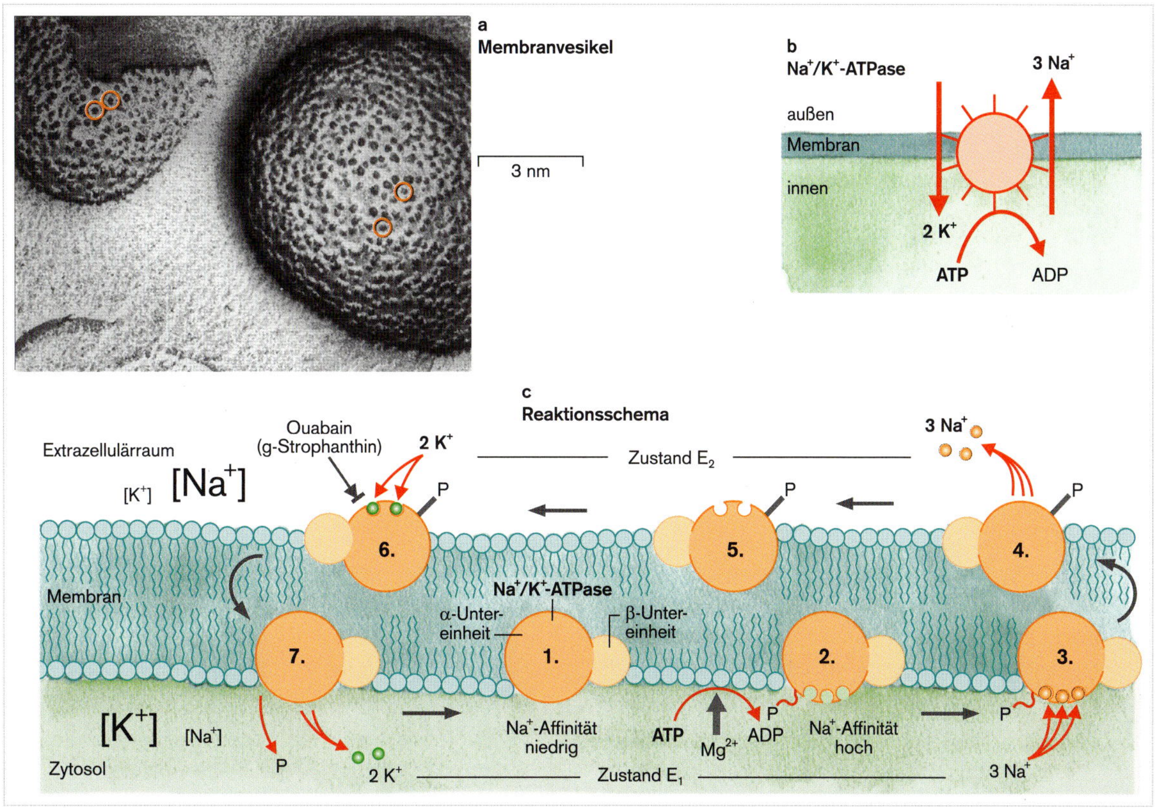

Abb. 2.12 Na⁺/K⁺-ATPase als Na⁺/K⁺-Pumpe.

a Gefriergeätzte Membranvesikel bei 54 000-facher Vergrößerung. Deutlich sind einzelne Na⁺/K⁺-Pumpen als Korpuskel sichtbar. (a nach Maunsbach A., Skriver E, Deguchi N, Jorgensen NL. Ultrastructure of Na/K-ATPase. Acta Histochem Cytochem. 1980; 13: 103 - 112)

b Reaktionsschema der Na⁺/K⁺-ATPase.

c Die Pumpe besteht aus mindestens zwei Untereinheiten (α und β). Zunächst wird in der sog. E_1-Form der ATPase ATP gebunden und eine Stelle des Proteins mit einer energiereichen Phosphatbindung (~P) versehen. Hierdurch ändert sich die Konformation des Moleküls: Die 3 Na⁺-Bindungsstellen werden freigegeben, und Na⁺ wird auf die andere Membranseite transportiert. Die Phosphatbindung hat jetzt ihre Energie verloren und K⁺-Bindungsstellen werden freigegeben (Zustand E_2). K⁺ wird gebunden, auf die Zytosolseite transportiert und dort unter gleichzeitiger Abspaltung des Phosphatrestes abgegeben. Die Na⁺/K⁺-ATPase(-Pumpe) befindet sich nun wieder in der Ausgangsform. Das Herzglykosid Ouabain (g-Strophanthin) bindet in unmittelbarer Nachbarschaft zu den K⁺-Bindungsstellen und hemmt dadurch die Na⁺/K⁺-ATPase.

Hemmbarkeit der Na^+/K^+-Pumpe. Eine besondere Eigenschaft der Na^+/K^+-ATPase ist ihre Hemmbarkeit durch **Ouabain (g-Strophanthin)** (S. 428), einem sog. **Herzglykosid**, das als Medikament aus Pflanzen (z. B. aus *Strophantus gratus* oder dem Ouabaio-Baum) gewonnen wird. Die Bindungsstelle für Ouabain befindet sich in unmittelbarer Nachbarschaft zu den K^+-Bindungsstellen. Die Ouabainbindung wird durch erhöhtes K^+ auf der Außenseite behindert und umgekehrt durch erniedrigtes K^+ gefördert. Dies erklärt, warum Überdosierungserscheinungen im Rahmen einer Therapie mit Herzglykosiden insbesondere bei Menschen mit niedriger Plasmakaliumkonzentration zu befürchten sind. Die Bindung von Ouabain hält die Pumpe beim Übergang von der E2-Form in die E1-Form an (▶ Abb. 2.12**c**). Damit stellt die Na^+/K^+-ATPase sowohl ihre Pumptätigkeit als auch die Spaltung von ATP ein.

Ouabain war nicht nur eine wertvolle Hemmsubstanz bei der Aufdeckung der physiologischen Funktionen der Na^+/K^+-Pumpe. Die hemmende Wirkung auf die Na^+/K^+-Pumpe erklärt auch die seit Jahrhunderten bekannte, herzkraftsteigernde Wirkung von Strophanthinen und anderen Herzglykosiden (**Digoxin**, **Digitoxin**), wobei Digoxin bei der Therapie der **Herzinsuffizienz** auch heute noch eine klinische Rolle spielt. In der Herzmuskelzelle wird die zytosolische Ca^{2+}-Konzentration nämlich u. a. dadurch gesenkt, dass Ca^{2+} mit Hilfe des $3Na^+/1Ca^{2+}$-Antiporters durch den (von der Na^+/K^+-Pumpe erzeugten) elektrochemischen Na^+-Gradienten sekundär aktiv aus der Zelle getrieben wird (Abb. 5.27) (S. 209). Eine teilweise **Hemmung der Na^+/K^+-Pumpe** durch die Herzglykoside erhöht die zytosolische Na^+-Konzentration. Dadurch sinkt der elektrochemische Na^+-Gradient, d. h. die Triebkraft für den $3Na^+/1Ca^{2+}$-Austauscher, sodass die zytosolische Ca^{2+}-Konzentration und damit die Herzkraft (**Kontraktilität**) (S. 177) ansteigt. Dass Herzglykoside in höheren Dosen schnell toxisch sein können (so wurde in West-Afrika Strophantus-Extrakt als Pfeilgift bei der Elefantenjagd verwendet!), erklärt sich aus der zentralen Bedeutung der Na^+/K^+-Pumpe für praktisch alle Körperzellen (s. u.). Mit zunehmender Hemmung der Na^+/K^+-Pumpe vermindern sich die Konzentrationsgradienten für Na^+ und K^+, was zu einem sukzessiven Zusammenbruch des Zellmembranpotenzials führt, wodurch wiederum andere lebenswichtige Funktionen der Zellen beeinträchtigt werden. Klinisch im Vordergrund steht bei einer Überdosierung von Herzglykosiden, neben einer Reihe von Allgemeinsymptomen (z. B. Übelkeit, Sehstörungen), das Auftreten von zum Teil lebensbedrohlichen **Herzrhythmusstörungen**, die sich häufig durch einen AV-Block 1. Grades (S. 221) ankündigen.

▶ **Andere Ionenpumpen.** Neben der Na^+/K^+-ATPase (-Pumpe) kommen noch zwei Arten von Ionenpumpen relativ häufig vor. Die einen sind die **H^+-ATPasen**, die entweder unter ATP-Verbrauch H^+-Ionen in einem Kompartiment anreichern (z. B. Lysosomen) oder einen H^+-Gradienten ausnutzen, um ATP zu produzieren (Mitochondrien) (S. 47). Ähnliche Pumpen, die H^+-Ionen gegen K^+ austauschen (**H^+/K^+-ATPasen**), kommen auch an Epithelien vor, z. B. im Magen, wo unter ATP-Verbrauch ein stark saurer Magensaft gebildet wird; s. a. Abb. 12.13 (S. 524). Eine weitere Art sind die **Ca^{2+}-ATPasen**, die Ca^{2+} unter ATP-Verbrauch pumpen, z. B. in Zellmembranen, im sarkoplasmatischen Retikulum (SERCA-Pumpe) (S. 209) oder in Mitochondrien. Mit Hilfe dieser Ca^{2+}-Pumpen werden die enormen Ca^{2+}-Konzentrationsgradienten (z. B. zwischen Extrazellulärraum und Zytosol) von vier Dekaden und mehr aufgebaut.

Zusammenfassung Kap. 2.3

Transportwege durch die Zellmembran

Diffusion durch die Lipidschicht der Membran ist ein wichtiger Transportmechanismus für sehr kleine Moleküle wie **Gase** (O_2, CO_2) oder für **lipidlösliche Moleküle**. Die Diffusion folgt einer einfachen Gesetzmäßigkeit (**1. Fick-sches-Diffusionsgesetz**). Demnach wird die Transportrate durch die für die Diffusion zur Verfügung stehende **Fläche**, den **Konzentrationsgradienten** und durch die **Permeabilität** für das entsprechende Teilchen bestimmt.

Hochspezifische **Wasserkanäle** (**Aquaporine**) in der Zellmembran dienen dazu, den Durchtritt der polaren Wassermoleküle durch die lipophile Plasmamembran zu ermöglichen. **Osmotische Gradienten** bestimmen die Richtung des Wassertransports durch die Wasserkanäle. Man kennt verschiedene Isoformen der Aquaporine. Eine besondere Rolle spielt das **Aquaporin 2** (AQP2), das unter der Einwirkung des **antidiuretischen Hormons** (ADH) in die apikale Membran der Hauptzellen des Sammelrohrs der Niere eingebaut wird, was für die **renale Wasserresorption** und **Harnkonzentrierung** von entscheidender Bedeutung ist.

Ionenkanäle sind selektive Poren in der Zellmembran, die den Durchtritt von bestimmten Ionen, aber nicht von Wasser, erlauben. Nach ihrer **Ionenselektivität** kann man die verschiedenen Ionenkanäle beispielsweise in Na^+-, K^+-, Ca^{2+}- und Cl^--Kanäle einteilen. Der Öffnungszustand von Ionenkanälen wird durch verschiedene Mechanismen gesteuert. Nach dem überwiegenden Aktivierungsmechanismus unterscheidet man **spannungsgesteuerte**, **ligandengesteuerte** (**ionotrope**) und **rezeptorgekoppelte Ionenkanäle**. Letztere werden indirekt über metabotrope Rezeptoren reguliert. Daneben gibt es **konstitutiv aktive** Ionenkanäle, deren Aktivität den physiologischen Erfordernissen beispielsweise durch vermehrten **Kanaleinbau** in die Zellmembran oder durch verminderten **endozytotischen Ausbau** sowie durch **Phosphorylierung** und **Dephosphorylierung** angepasst wird.

Die **elektrochemische Triebkraft** bestimmt den passiven Transport von Ionen durch die Plasmamembran. Im **Gleichgewichtszustand** sind die chemische und elektrische Triebkraft gleich groß, aber entgegengesetzt gerichtet. Mit Hilfe der **Nernst-Gleichung** lässt sich das Gleichgewichtspotenzial eines Ions berechnen. Die Kenntnis von Gleichgewichtspotenzial und Membranpotenzial erlaubt eine Vorhersage über die **Richtung des Ionentransports** durch einen Ionenkanal.

Mit der ***Patch-Clamp*-Technik** lässt sich das **Öffnungs-** und **Schließverhalten** (Gating) einzelner Ionenkanäle untersuchen. In den vergangenen Jahren hat das funktionelle und molekulare Detailwissen über die Ionenkanäle enorm zugenommen. Dabei hat insbesondere die Erforschung seltener genetischer Erkrankungen, denen Ionenkanaldefekte zugrunde liegen (Kanalerkrankungen bzw. „Channelopathies"), wesentliche neue Einblicke in physiologische und pathophysiologische Zusammenhänge gewährt.

Carrier sind Membrantransportproteine, die den Durchtritt **polarer Stoffe** durch Membranen erleichtern. Sie transportieren spezifische Substrate **unter Ausnutzung von elektrochemischen Gradienten** von einer Membranseite auf die andere. Je nach Transportmodus unterscheidet man **Symporter** (**Kotransporter** i. e. S.), **Antiporter** (**Austauscher**) und **Uniporter**. Häufig besteht eine Substratkopplung an Na^+, wodurch die Triebkraft für Na^+ ausgenutzt wird, um das gekoppelte Substrat entgegen seinem elektrochemischen Gradienten zu transportieren. Für carriervermittelte Prozesse gilt gewöhnlich die **Michaelis-Menten-Kinetik**, d. h. der Transportprozess wird durch die **maximale Transportrate** (J_{max}) und den sog. **K_M-Wert** charakterisiert. Der **K_M-Wert** entspricht dabei der Stoffkonzentration, bei der die halbmaximale Transportrate erreicht wird ($K_M = c$ bei ½ J_{max}). Carrierproteine werden z. B. durch allosterische Effekte, aber auch durch Phosphorylierung und andere Mechanismen reguliert.

Ionenpumpen sind Membranproteine, die unter direktem **ATP-Verbrauch** Ionen transportieren und daher **primär aktive Transporter** oder auch **ATPasen** genannt werden. Ionenpumpen können hohe transmembranale Ionenkonzentrationsunterschiede erzeugen, die wiederum dazu dienen können, Carriersysteme sekundär aktiv zu „treiben" oder den Ionentransport durch Kanäle sicherzustellen. Wichtige Beispiele für Ionenpumpen sind die Na^+/K^+-ATPase, Ca^{2+}-ATPasen und Protonenpumpen (H^+-ATPasen und H^+/K^+-ATPasen).

2.4 Ionale Zusammensetzung von Intra- und Extrazellulärflüssigkeit

2.4.1 Ionengradienten zwischen Extra- und Intrazellulärflüssigkeit

Die Ionenzusammensetzung der **Extra- und Intrazellulärflüssigkeit** ist unterschiedlich, was für die Funktion der Zelle von elementarer Bedeutung ist. Dabei bleibt das Prinzip der **Elektroneutralität** gewahrt, d. h. in einer Lösung ist die Summe der positiven Ladungen stets gleich der Summe der negativen Ladungen. In Abbildung ▶ Abb. 2.13 sind typische Konzentrationen für einige wichtige Ionen in der Intra- und Extrazellulärflüssigkeit angegeben, wobei sich die Angaben auf die **zytosolische Flüssigkeit** und die **interstitielle Flüssigkeit** beziehen. Die Zusammensetzung der **Plasmaflüssigkeit**, die ebenfalls zur Extrazellulärflüssigkeit (S. 469) gehört, ist zwar ganz ähnlich aber nicht identisch mit der der interstitiellen Flüssigkeit. Die Unterschiede beruhen vor allem auf dem hohen Proteingehalt der Plasmaflüssigkeit, der etwa 7 % des Plasmavolumens ausmacht Tab. 11.1 (S. 470). Die zuverlässige und genaue Bestimmung der Ionenkonzentrationen in der Plasmaflüssigkeit gehört zur klinischen Routinediagnostik, und die Normalwerte bewegen sich in engen Grenzen (S. 1056). Dagegen ist es messtechnisch schwierig und aufwändig, die intrazellulären Ionenkonzentrationen exakt zu bestimmen. Diese variieren überdies etwas je nach Zelltyp. So ist beispielsweise die Cl^--Konzentration in den meisten Nervenzellen und in quergestreiften Muskelzellen sehr niedrig (~4 mmol/l), in vielen Epithelien dagegen deutlich höher (~30 mmol/l). Darüber hinaus weicht die ionale Zusammensetzung der Flüssigkeit in den Zellorganellen deutlich von der der zytosolischen Flüssigkeit ab. Auf diese Feinheiten soll hier aber nicht näher eingegangen werden, sondern es sollen die wesentlichen Unterschiede in der Zusammensetzung der intra- und extrazellulären Flüssigkeiten hervorgehoben werden. Ein entscheidender Unterschied besteht darin, dass die **Na^+-Konzentration** extrazellulär hoch und intrazellulär niedrig ist, während umgekehrt die **K^+-Konzentration** intrazellulär hoch und extrazellulär niedrig ist. Diese entgegengesetzt gerichteten Konzentrationsgradienten für Na^+ und K^+ werden durch die kontinuierliche Pumpleistung der Na^+/K^+-ATPase aufgebaut, die den Motor für die ungleiche Ionenverteilung zwischen intra- und extrazellulärer Flüssigkeit darstellt (s. u.). In der extrazellulären Flüssigkeit ist Cl^- das häufigste Anion, während intrazellulär anionische Proteine und Phosphate überwiegen. Bicarbonat ist in beiden Kompartimenten ein wichtiges Anion, wobei seine intrazelluläre Konzentration etwas niedriger ist als die extrazelluläre. In Übereinstimmung damit liegt der zytosolische pH-Wert typischerweise um pH 7,2 und ist damit geringfügig saurer als der extrazelluläre pH von 7,4. Die Konzentration von ionisiertem Ca^{2+} liegt in der extrazellulären Flüssigkeit im Bereich von 1 – 2 mmol/l, zytosolisch dagegen normalerweise bei etwa 0,1 µmol/l (= 10^{-4} mmol/l). Die meisten Zellen weisen ein **Membranpotenzial** im Bereich von −50 bis −80 mV auf (intrazellulär negativ gegenüber extrazellulär). Für dessen Zustandekommen sind die Ungleichverteilung von intra- und extrazelluären Ionen, insbesondere von K^+, sowie das Vorhandensein einer dominierenden K^+-Leitfähigkeit von entscheidender Bedeutung (S. 91).

Die Verwendung von Konzentrationen vernachlässigt, dass in reellen, d. h. relativ konzentrierten Lösungen, die **Aktivität** (***a***) eines Ions deutlich kleiner ist als die Konzentration (*c*): $a = f \cdot c$. Hierbei ist *f* der **Aktivitätskoeffizient** (S. 1045). Er beträgt z. B. für NaCl im Plasma (Osmolalität 290–300 mosm/l, T = 37 °C) 0,75. Üblicherweise verwendet man zumindest für die Angaben in der Extrazellulärflüssigkeit **Konzentrationen,** weil die meisten Bestimmungsmethoden die Konzentrationen und nicht die **Aktivitäten** erfassen. Hingegen misst man im Zytosol mit ionenselektiven Elektroden die Aktivitäten und nicht die Konzentrationen. Aus Gründen der Vereinfachung werden hier für beide Kompartimente bewusst Konzentrationen und nicht die Aktivitäten verwendet.

2.4.2 Die zentrale Rolle der Na^+/K^+-ATPase

Im Folgenden soll kurz zusammengefasst werden, wie diese ungleiche Ionenverteilung zwischen Intra- und Extrazellulärflüssigkeit zustande kommt und welcher Zusammenhang mit dem Membranpotenzial besteht. ▶ Abb. 2.13 zeigt ein Schema zur Ionenverteilung, das etwa gleichermaßen für eine ruhende Nervenzelle oder eine apolare, nicht erregbare Zelle zutrifft. Die zytosolische Na^+-Konzentration ist niedrig und die von K^+ hoch, weil die Na^+/K^+-Pumpe laufend Na^+ aus der Zelle heraus- und K^+ in die Zelle hineintransportiert. Die Membran der dargestellten Zelle sei, wie für die meisten Zellen des Körpers, aufgrund einer hohen Dichte und Aktivität von K^+-Kanälen überwiegend für K^+ permeabel, auch wenn zusätzlich in der Zellmembran Kanäle für andere Ionen existieren (z. B. für Na^+, Ca^{2+} und Cl^-). Die Akkumulation von K^+ in der Zelle führt dazu, dass sich die Zellmembran entsprechend der dominierenden K^+-Leitfähigkeit so polarisiert, wie es annähernd dem K^+-Gleichgewichtspotenzial (S. 92) entspricht; d. h. das in ▶ Abb. 2.13 gezeigte Membranpotenzial ist mit −80 mV nur 10 mV von dem Potenzial entfernt, wie es aus der K^+-Verteilung und der Nernst-Gleichung (S. 93) errechnet werden kann ($E_K = -90$ mV). Gäbe es keinerlei Na^+- und Ca^{2+}-Einstrom, könnte die Zelle dank der einmal etablierten Na^+- und K^+-Gradienten auch ohne fortlaufende Na^+/K^+-ATPase-Aktivität den Gleichgewichtszustand halten mit einem stabilen Membranpotenzial, das dem Gleichgewichtspotenzial für

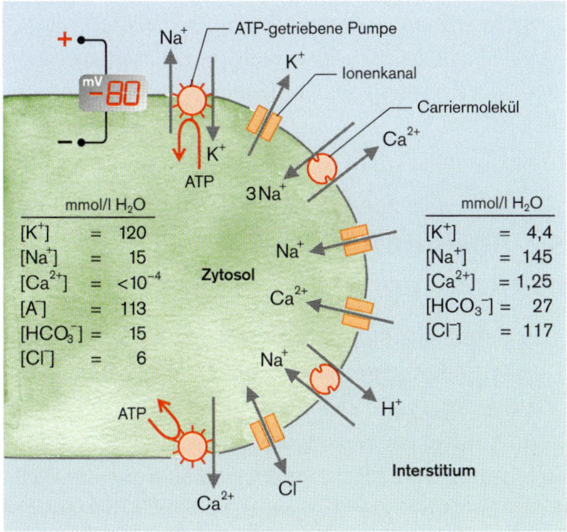

Abb. 2.13 Zellschema zur Ionenverteilung. Typische intra- und extrazelluläre Ionenkonzentrationen (in mmol/l H_2O) und Ionentransportmechanismen der Zellmembran. Normalerweise ist die dominierende Ionenleitfähigkeit die für K^+. Allerdings leisten auch Na^+ und Cl^- noch messbare Anteile zum Membranpotenzial, sodass es in diesem Beispiel mit −80 mV (intrazelluär negativ) um 10 mV weniger negativ ist als das K^+-Gleichgewichtspotenzial (E_K = −90 mV).

K^+ entspräche. Im Regelfall, und besonders bei Nervenzellen oder auch bei transportierenden Epithelzellen, hat die Zelle aber laufend mit dem **Na^+-Einstrom** über Kanäle und sonstige Na^+-Aufnahmesysteme (▶ Abb. 2.13 und ▶ Abb. 2.14) Schritt zu halten, wozu eine entsprechende Pumpaktivität der Na^+/K^+-ATPase erforderlich ist.

Der kontinuierlich aufrechterhaltene Na^+-Gradient wird von **Carrierproteinen** für die Aufnahme von Substraten und den Heraustransport von H^+- und Ca^{2+}-Ionen ausgenutzt. Die fein regulierten Ca^{2+}-Kanäle lassen im Ruhezustand einen nur sehr begrenzten Ca^{2+}-Einstrom zu. Dieser **Ca^{2+}-Einstrom**, für den eine sehr hohe Triebkraft besteht ($\Delta E = E_m - E_{Ca} = -80\,mV - [+120\,mV] = -200\,mV$), wird laufend durch den Heraustransport von Ca^{2+} über das $3Na^+/1Ca^{2+}$-Gegentransportsystem sowie durch Ca^{2+}-ATPasen ausgeglichen. Über in der Membran befindliche Cl^--Kanäle verteilen sich die intra- und extrazellulären **Cl^--Ionen** in der Regel so, dass sie sich im elektrochemischen Gleichgewicht befinden.

Für das in ▶ Abb. 2.13 gezeigte Beispiel (E_m = −80 mV; extrazelluläre Cl^--Konzentration = 117 mmol/l) ist dies bei einer intrazellulären Cl^--Konzentration von etwa 6 mmol/l der Fall, da bei dieser Konzentration das Gleichgewichtspotenzial für Cl^- dem Membranpotenzial E_m entspricht. Cl^- verteilt sich allerdings nicht in allen Körperzellen rein passiv entsprechend dem Membranpotenzial, sondern wird in manchen Zellen durch sekundär aktive Transportsysteme intrazellulär akkumuliert, was beispielsweise in Cl^--sezernierenden Epithelzellen funktionell von Bedeutung ist; s. Abb. 12.19a (S. 541), Abb. 12.25 (S. 561). Je nach Zelltyp kann die intrazelluläre Cl^--Konzentration also variieren.

Die großen intrazellulären Anionen, insbesondere die intrazellulären Proteine, können die Zelle im Gegensatz zu Cl^- nicht verlassen, da die Zellmembran keine entsprechenden Permeationswege aufweist. Die durch die Na^+/K^+-ATPase intrazellulär akkumulierten K^+-Ionen gleichen die negativen Ladungen dieser großen Anionen aus (**Elektroneutralität**). Wird eine Zelle z. B. dadurch belastet, dass über entsprechend aktivierte Kanäle Na^+ einströmt, so kommt es zu einer mehr oder weniger ausgeprägten Depolarisation, da das Membranpotenzial aufgrund der Zunahme der Na^+-Leitfähigkeit der Membran dem Gleichgewichtspotenzial von Na^+ (S. 93) von etwa +60 mV zustrebt. Die Folge der Depolarisation ist die intrazelluläre Anreicherung von Cl^-, das sich entsprechend dem veränderten Membranpotenzial neu verteilt. Die Zelle nimmt also sowohl Na^+ als auch Cl^- auf. Dadurch kommt es zu einem Anstieg der intrazellulären Osmolarität, was einen osmotischen Wassereinstrom und damit eine **Zellschwellung** zur Folge hat. Dies tritt allerdings nur dann auf, wenn der Na^+-Einstrom die Fähigkeit der Na^+/K^+-Pumpe übersteigt, die Na^+-Konzentration in der Zelle niedrig und die K^+-Konzentration hoch zu halten. Ist beispielsweise die Energieversorgung der Zelle unzureichend, und kommt es aufgrund eines ATP-Mangels zur Einschränkung der Funktion der Na^+/K^+-ATPase, dann führt dies zu einer Zellschwellung. Die Na^+/K^+-ATPase ist also wesentlich an der Aufrechterhaltung eines normalen Zellvolumens beteiligt. Ist die Pumpe gestört, kommt es zur Ionen- und Wasserumverteilung vom Extra- in den Intrazellulärraum, was eine Zellschwellung zur Folge hat.

In Zellen wird bei aerobem Stoffwechsel ständig **CO_2** gebildet. Bei anaerobem Stoffwechsel entsteht **Milchsäure**. Somit fallen laufend H^+-Ionen an ($CO_2 + H_2O \rightarrow H^+ + HCO_3^-$ bzw. Milchsäure → H^+ + Lactat$^-$). Für die Zelle besteht damit die Gefahr einer intrazellulären Azidifizierung (**Azidose**). Das **Na^+/H^+-Antiportsystem** in den ▶ Abb. 2.11 und ▶ Abb. 2.13 ist eine Funktionskomponente, die dem Auswärtstransport von H^+-Ionen und damit der **pH-Regulation** dient (s. u.). Allerdings wird dieser Prozess, ebenso wie der vom $3Na^+/1Ca^{2+}$-Antiportsystem getragene Auswärtstransport von Ca^{2+}, mit einem Einstrom von Na^+ „bezahlt“. Es muss also auch zur Aufrechterhaltung des Zell-pH-Wertes laufend Na^+ über die Na^+/K^+-Pumpe hinaustransportiert werden. Körperzellen verwenden für die kontinuierliche Pumpaktivität der Na^+/K^+-ATPase 30–70 % des im Stoffwechsel erzeugten ATP. Der über die Na^+/K^+-ATPase vermittelte Transport ist also der dominierende Prozess, der die Homöostase des Intrazellulärraumes gewährleistet.

2.5 Homöostatische Mechanismen

2.5.1 Zellvolumenregulation

Zellen haben das Bestreben, ihr Volumen möglichst konstant zu halten. So versucht bei Zunahme des Na^+-Einstroms zunächst einmal die Na^+/K^+-Pumpe Schritt zu halten, indem sie bei einem Anstieg der intrazellulären Na^+-Konzentration schneller pumpt. In dem Maß, wie das nicht mehr gelingt, kommt es zur **Zellschwellung** (s. o.). Auch kann das Zellvolumen primär durch eine Änderung der extrazellulären Osmolarität größer oder kleiner werden. Dabei verhalten sich die meisten Zellen nicht wie passive Osmometer, sondern verfügen über verschiedene Mechanismen der **Zellvolumenregulation** [40], um einer osmotisch induzierten Volumenveränderung entgegenzusteuern. Setzt man beispielsweise Zellen einem hyperosmolaren Medium aus, kommt es zwar zunächst zur erwarteten **Zellschrumpfung**, aber bereits nach wenigen Minuten beginnen die meisten Zellen, trotz immer noch erhöhter extrazellulärer Osmolarität, sich ihrem normalen Zellvolumen wieder anzunähern. Die Zellen nehmen hierbei beispielsweise über einen Na^+-K^+-$2Cl^-$-Symporter osmotisch wirksame Teilchen auf und erhöhen so im Zytosol die Osmolarität in dem Maße, wie es der extrazellulären Osmolarität entspricht. Umgekehrt können die meisten Zellen unseres Körpers auch auf die entgegengesetzte Störung, nämlich eine osmotisch bedingte **Zellschwellung**, mit einer sekundären Reduktion des Zellvolumens antworten. Hierbei bedienen sie sich verschiedener Systeme, um die Konzentration intrazellulärer Osmolyte zu reduzieren, z. B. durch Aktivierung des K^+-Cl^--Symportsystems oder durch eine synchrone Aktivierung von Cl^-- und K^+-Kanälen, was dazu führt, dass K^+- und Cl^--Ionen die Zelle verlassen. Bislang ist nicht geklärt, wie Zellen das Zellvolumen messen, um dann darauf homöostatisch reagieren zu können. Es wird vermutet, dass dies dadurch geschieht, dass die Membranwandspannung die Aktivierung bzw. Inaktivierung entsprechender Membrantransportproteine steuert.

Trotz der Fähigkeit zur Zellvolumenregulation ist das Bestreben des Organismus groß, die Osmolarität der extrazellulären Flüssigkeit und damit des Blutplasmas mit Hilfe entsprechender Regulationsmechanismen (S. 404) möglichst konstant zu halten (290–300 mosm/l), um Funktionsstörungen durch osmotisch bedingte Zellvolumenänderungen zu vermeiden. Besonders empfindlich reagieren die Nervenzellen auf osmotisch verursachte Zellschwellung oder -schrumpfung. Daher kommt es bei Erkrankungen, bei denen die Plasmaosmolarität entweder pathologisch erhöht oder erniedrigt ist, häufig zu neurologischen Symptomen bis hin zu komatösen Zuständen, z. B. beim hyperglykämisch-hyperosmolaren Koma im Rahmen eines entgleisten **Diabetes mellitus** (S. 670).

2.5.2 Abstimmung der Ionentransportmechanismen

Neben dem Zellvolumen müssen auch die **zytosolischen Na^+- und K^+-Konzentrationen** konstant gehalten werden (s. o.). Besonders für Zellen mit hohem transmembranalen Ionentransport (z. B. Epithelzellen, Neurone) ist das kein triviales Problem. So kann beispielsweise ein Enterozyt (▸ Abb. 2.14) plötzlich von Na^+ und Glucose „überschwemmt“ werden, wenn mit dem Nahrungsbrei Glucose in hoher Konzentration anflutet und das in diesen Zellen luminal lokalisierte Na^+-Glucose-Symportsystem (S. 566) beide Substrate mit hoher Rate in das Zytosol transportiert. Innerhalb kürzester Zeit (wenige Sekunden bis Minuten) stellt eine solche Zelle trotz gleichbleibend hoher Aufnahme von Na^+ und Glucose die normale intrazelluläre Na^+-Konzentration aber wieder her, indem sie die Na^+/K^+-Pumpen in der basolateralen Membran aktiviert [64]. (Deswegen heißt die Na^+/K^+-Pumpe mit vollem Namen auch Na^+/K^+-*aktivierbare* ATPase.) Gleichzeitig öffnen sich basolaterale K^+-Kanäle, die gewährleisten, dass das zusätzliche K^+, das jetzt über die Na^+/K^+-Pumpe aufgenommen wird, über diese Membran wieder zurück in den Extrazellulärraum gelangt.

Ein Enterozyt besitzt eine gewisse Reserve von „stillen Pumpen“, die im Notfall sehr schnell zur Verfügung stehen. Diese rasche Anpassungsfähigkeit der intestinalen Na^+-Absorption kann bei einer **Hypovolämie** therapeutisch dann voll genutzt werden, wenn NaCl oral zusammen mit Glucose (oder Aminosäuren, die großteils ebenfalls mit Na^+ cotransportiert werden) verabreicht wird. Daher verwendet man zum Ausgleich von Flüssigkeitsverlusten bei **Durchfallerkrankungen** orale Rehydrierungslösungen, die sowohl NaCl als auch Glucose enthalten.

Es besteht also eine enge **funktionelle Wechselbeziehung zwischen Na^+/K^+-Pumpe** und **K^+-Kanal** im Dienst der intrazellulären Ionenhomöostase. Für viele Zellen des Körpers kann man davon ausgehen, dass die Ionenkomposition des die Zellen umgebenden interstitiellen Flüssigkeitsraums nur geringfügige Schwankungen aufweist.

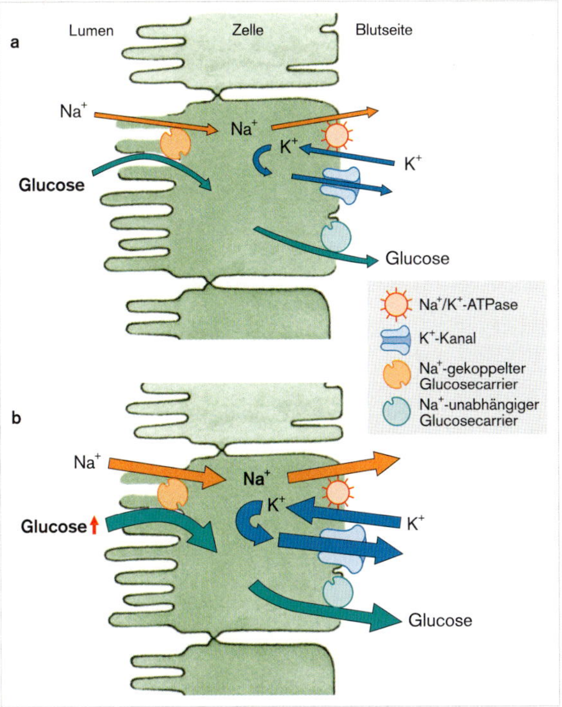

Abb. 2.14 Na^+-gekoppelter Glucosetransport bei einem Enterozyt.

- **a** Eine Epithelzelle des oberen Dünndarms weist in der luminalen Membran Na^+-gekoppelte Glucosecarrier auf [32]. Das so in die Zelle aufgenommene Na^+ wird mit Hilfe der Na^+/K^+-ATPase wieder aus der Zelle herausgepumpt. Dabei wird K^+ in die Zelle aufgenommen. K^+ verlässt die Zelle wieder über basolaterale K^+-Kanäle. Glucose verlässt die Zelle über einen (Na^+-unabhängigen) Uniportcarrier.
- **b** Eine plötzliche Glucosekonzentrationserhöhung im Lumen führt zu einer massiven Na^+-Belastung der Zelle, die durch vermehrte Na^+/K^+-Pumpaktivität und durch eine Zunahme der K^+-Leitfähigkeit kompensiert werden muss, damit es nicht zu einer Zellschwellung kommt.

Zumindest für die Zellen des Zentralnervensystems trifft dies allerdings nur mit Einschränkung zu. Die interstitielle Flüssigkeit, die diese Zellen umgibt, hat einen erschwerten Zugang zum Kapillarsystem, sodass K^+-Ionen, die die Zellen verlassen, nicht schnell abtransportiert werden können. Damit wird die Homöostase stark aktiver Nervenzellen nicht nur dadurch gestört, dass intrazellulär die K^+-Konzentration abfällt und die Na^+-Konzentration zunimmt, sondern es kommt darüber hinaus zu komplementären Verschiebungen in der direkt umgebenden interstitiellen Flüssigkeit. Die homöostatischen Mechanismen bestehen hier zusätzlich darin, dass das von den Nervenzellen freigesetzte K^+ vorübergehend in benachbarte **Gliazellen** aufgenommen und Na^+ von diesen Zellen abgegeben wird; siehe auch Kap. 2.8.2 (S. 81) u. Kap. 3.8 (S. 133).

Eine weitere Herausforderung für die intrazelluläre Ionenhomöostase ist die Kontrolle der Konzentration des freien **zytosolischen Ca^{2+}**, die in engen Grenzen reguliert werden muss, da Ca^{2+} an der physiologischen Steuerung von vielen zellulären Prozessen beteiligt ist (S. 71). So kommt es in vielen Zellen (z. B. in Herzmuskelzellen) im Rahmen der normalen Zelltätigkeit durch Ca^{2+}-Einstrom und/oder Freisetzung von Ca^{2+} aus intrazellulären **Ca^{2+}-Speichern**, zu einem Anstieg der freien zytosolischen Ca^{2+}-Konzentration vom Ruhewert von $< 10^{-7}$ mol/l auf bis zu 10^{-5} mol/l. Die Zellen verfügen daher über Transportproteine, mit denen Ca^{2+} in intrazelluläre Speicher bzw. in den Extrazellulärraum zurückgepumpt wird. Besonders wichtig scheinen hierbei **Ca^{2+}-ATPasen** in der Membran intrazellulärer Ca^{2+}-Speicher zu sein, zu denen das sarkoplasmatische Retikulum, das endoplasmatische Retikulum und die Mitochondrien zählen. Die Rücknahme des Ca^{2+} in diese Speicher ist deshalb so wichtig, weil nur so verhindert werden kann, dass ein einmal über Ca^{2+} angeschalteter Signaltransduktionsweg unkontrolliert weiterläuft. So muss beispielsweise für jede einzelne Muskelkontraktion Ca^{2+} freigesetzt und wieder aufgenommen werden. Näheres dazu Kap. 4.2.3 (S. 149) u. Kap. 4.4.3 (S. 175).

2.5.3 Regulation des zytosolischen pH-Werts

Die Homöostase des zytosolischen pH-Werts (siehe Kap. 9.7) ist ebenso wichtig wie die der Ca^{2+}- oder Na^+-Konzentration. Die H^+-Konzentration hat einen direkten Einfluss auf eine Vielzahl von Enzymen und kann, ähnlich wie die von Ca^{2+}, auch regulierende Funktion haben. Weiter oben (S. 58) wurden die Transportsysteme für H^+-Ionen dargestellt. Diese Systeme stabilisieren den zytosolischen pH-Wert in engen Grenzen um pH 7,2. So führt eine vorübergehende intrazelluläre Ansäuerung zu einer allosterischen Modifikation des **Na^+/H^+-Antiportersystems** [13], die dessen Transportrate schlagartig ansteigen lässt. Umgekehrt wird dieses System durch intrazelluläre Alkalisierung abgeschaltet. Auch der extrazelluläre pH-Wert steuert dieses Transportsystem derart, dass bei extrazellulärer Alkalose vermehrt und bei extrazellulärer Azidose vermindert Protonen (im Austausch gegen Na^+-Ionen) aus der Zelle heraustransportiert werden. Zusätzlich sind an der Homöostase des zytosolischen pH-Werts auch andere Transportsysteme beteiligt. Viele Zellen besitzen das **HCO_3^-/Cl^--Austauschsystem** [11], manche darüber hinaus andere **HCO_3^--Transportsysteme**: den Na^+-HCO_3^--Symporter [61] und den Cl^-/Na^+-HCO_3^--Austauscher. Schließlich sind bei manchen Zellen **H^+-ATPasen** an der pH-Regulation beteiligt.

Zusammenfassung Kap. 2.4 und Kap. 2.5

Ionale Zusammensetzung von Intra- und Extrazellulärflüssigkeit und homöostatische Mechanismen

Zwischen extra- und intrazellulärer Flüssigkeit bestehen **Ionengradienten** insbesondere für Na^+ und K^+. Intrazellulär ist K^+ das dominierende Kation. Die meisten intrazellulären Anionen sind große impermeable Moleküle (Proteine, Phosphate). Die Konzentration an freiem, d.h. ionisiertem Ca^{2+} ist zytosolisch mit etwa 10^{-4} mmol/l sehr niedrig. In der **Extrazellulärflüssigkeit** ist Na^+ das dominierende Kation und Cl^- das dominierende Anion. Die ungleiche Ionenverteilung zwischen Intra- und Extrazellulärraum wird durch **Ionenpumpen**, durch **Carriersysteme** (z.B. $3Na^+/1Ca^{2+}$-Antiport, Na^+/H^+-Antiport) und durch **Ionenkanäle** (z.B. Cl^--Kanäle) aufrechterhalten. Dabei spielt die **Na^+/K^+-ATPase** eine zentrale Rolle.

Der **Gleichgewichtszustand** der Zellen ist durch die verschiedenen Zellfunktionen laufend gefährdet, insbesondere bei sich ändernden Leistungsanforderungen oder bei Veränderungen im extrazellulären Milieu. Die Zellen verfügen daher über ein breites Spektrum an **homöostatischen Mechanismen**, die dazu dienen, den Gleichgewichtszustand möglichst zu erhalten beziehungsweise wiederherzustellen. So sind die meisten Zellen dazu befähigt, bei einer osmotisch bedingten **Zellschwellung** durch Aktivierung von Pumpen (Na^+/K^+-ATPase) und durch den **Ausstrom von K^+ und Cl^-** über Ionenkanäle das Zellvolumen im Rahmen einer Gegenregulation wieder zu senken. Auch auf eine osmotisch bedingte **Zellschrumpfung** können manche Zellen durch zusätzliche Ionenaufnahme (z.B. durch das **Na^+-K^+-$2Cl^-$-Symportsystem**) reagieren. Der dadurch geschaffene osmotische Gradient führt zu einer Wasseraufnahme und wirkt somit der Zellschrumpfung entgegen. Eine vermehrte Na^+-Aufnahme in die Zelle, z.B. durch aktivierte Na^+-Kanäle oder durch Na^+-gekoppelte Symportsysteme, wird üblicherweise mit einer Aktivierung der Na^+/K^+-Pumpe beantwortet. Eine relative **Konstanz der freien zytosolischen Ca^{2+}-Konzentration** wird dadurch gewährleistet, dass Ca^{2+} im Austausch gegen Na^+ (**$3Na^+/1Ca^{2+}$-Antiportsystem**) und mit **Ca^{2+}-ATPasen** aus der Zelle heraus- bzw. in intrazelluläre Ca^{2+}-Speicher hineintransportiert wird. Die **Homöostase des zytosolischen pH-Werts** wird durch verschiedene Transportsysteme sichergestellt: **Na^+/H^+-Antiportsysteme, HCO_3^-/Cl^--Austauscher, Na^+-HCO_3^--Symportsysteme** und **H^+-ATPasen.**

2.6 Hormone und Mechanismen der Signaltransduktion

Zellen müssen zur Abstimmung ihrer Funktionen untereinander kommunizieren können und zudem Kommunikationssignale aussenden und verarbeiten können, um ihre Funktion in einem Organsystem und im Gesamtorganismus sinnvoll koordinieren zu können. Die Art der Kommunikation lässt sich grob in folgende Kategorien einteilen:

- direkte Kommunikation über **spezialisierte Zellverbindungen** (z.B. Gap Junctions) (S.74);
- Kommunikation über **elektrische Signale**, wie sie im Nervensystem in Nervenfasern über relativ lange Strecken stattfindet (s. Kap. 3) (S.91);
- Kommunikation über **Botenstoffe**, die von einer Zelle gebildet und ausgeschüttet werden, um dann meist auf andere, häufig weit entfernte Zellen zu wirken.

Im Folgenden soll dieser letzte Mechanismus kurz beschrieben werden; s. dazu auch Kap. 14 (S.624).

Botenstoffe werden auch **Hormone** genannt. Wenn ein Botenstoff nur lokal wirkt, sprechen wir von einem **parakrinen oder Gewebehormon** (z.B. Prostaglandine sowie einige Wachstumsfaktoren). Wenn er Vorgänge in weiter entfernten Organen steuert, die er über den Blutkreislauf erreicht, sprechen wir von einem **systemischen (endokrinen) Hormon** (Thyroxin, Östrogen, Parathormon, Adrenalin etc.). Hier soll nur auf einige prinzipielle Aspekte der Hormonwirkung eingegangen werden. Darüber hinaus sei schon an dieser Stelle darauf hingewiesen, dass einige Hormone gleichzeitig **Neurotransmitter** (S.112) sind.

2.6.1 Steroidhormone, Calcitriol und Schilddrüsenhormone

Zahlreiche Hormone, **insbesondere Steroidhormone** und **Thyroxin/Triiodthyronin,** wirken vor allem über die Regulation der Transkription in den Zielzellen. Diese meist recht hydrophoben Hormone liegen im Blut hauptsächlich an Proteine gebunden vor. Am Wirkort passieren sie die Plasmamembran und binden (vgl. auch ▶ Abb. 2.3) an intrazelluläre Rezeptoren. Für einige dieser Hormone gibt es Membrantransporter, die die zelluläre Aufnahme der Hormone erleichtern, z.B. für Thyroxin und Triiodthryronin, die als Tyrosinderivate weniger gut lipidlöslich sind als die Steroidhormone (Abb 14.39) (S.662). Die durch die Hormone aktivierten Rezeptoren beeinflussen im Zellkern die **Transkription** einer Vielzahl von Genen und steuern so die Synthese der entsprechenden Proteine, wodurch ihre Wirkung erst mit einer gewissen Verzögerung eintritt. Darüber hinaus sind auch rasche, **nicht-genomische Effekte** für einige der Steroidhormone beschrieben [44].

2.6.2 Die cAMP-Kaskade

Eine andere Gruppe von Hormonen ist hydrophil (**Peptid- und Proteohormone, Catecholamine** etc.) und entfaltet ihre Wirkung an Zielzellen über membranständige Rezeptoren (Abb. 14.4) (S. 627). Diese Hormone liegen im Blut meist frei vor und werden von spezifischen Rezeptorproteinen in der Plasmamembran erkannt. Viele dieser Rezeptoren gehören zu einer Klasse von Membranproteinen, welche die Plasmamembran siebenmal mit α-Helices durchspannen (**heptahelikale Rezeptoren**). Nach Bindung des Hormons initiieren sie einen Prozess, den man allgemein **Transduktion** nennt. Durch diesen Prozess wird das Signal der Hormonbindung in die Hormonwirkung umgesetzt. Die Transduktionsprozesse dienen u. a. der **Verstärkung der Signale.** Hormone kommen im Blut in extrem niedriger Konzentration vor. So führt Adrenalin in einer Konzentration von nur 10^{-10} mol/l letztlich zu einer Zunahme der Blutglucose um einige 10^{-3} mol/l. Der Gesamtverstärkungsfaktor wäre hier, wenn man die Konzentration des Hormons mit dem Effekt auf die Plasmaglucosekonzentration vergleicht, > 10^7. In diesem Beispiel wird die Reaktion durch β-Adrenozeptoren in der Zellmembran von Leber- und Muskelzellen vermittelt. Dort führt die Bindung des Hormons Adrenalin (oder anderer β-Agonisten) an einem spezifischen Adrenozeptor zur Bildung von **zyklischem Adenosinmonophosphat** (**cAMP**) aus ATP (▶ Abb. 2.15, ▶ Abb. 2.16). Die Reaktion wird von einem Enzym, der **Adenylylcyclase**, vermittelt. Die Kopplung derartiger Rezeptoren mit der Adenylylcyclase erfolgt über **G-Proteine**. Ihren Namen verdanken diese Proteine der Tatsache, dass sie Guanosintriphosphat (GTP) bzw. Guanosindiphosphat (GDP) binden. Diese Proteine sind membranständig und befinden sich auf der zytoplasmatischen Seite. In inaktiver Form liegen sie immer als Komplex von drei Untereinheiten (▶ Abb. 2.15) vor. In dieser „ruhenden" Form bindet die α-Untereinheit **GDP.** Wenn ein Hormon oder anderer Agonist an den Rezeptor bindet, wird durch eine Interaktion des Rezeptor-Agonisten-Komplex mit dem G-Protein GDP durch **GTP** ersetzt. Nun trennt sich einerseits der Rezeptor-Agonisten-Komplex und andererseits die β- und γ-Untereinheit von der GTP-bindenden α-Untereinheit. Je nach Rezeptortyp und Art des interagierenden G-Proteins kann sowohl die α-Untereinheit als auch der Komplex aus β- und γ-Untereinheit eines G-Proteins für die weitere Signaltransduktion von Bedeutung sein. Im Falle des β-Adrenozeptors ist es die GTP-bindende α-Untereinheit, die an die Adenylylcyclase bindet und diese aktiviert. Die Adenylylcyclase (auch **Adenylatcyclase** genannt) beginnt, aus ATP cAMP zu produzieren. Allerdings wird der Prozess sehr bald spontan dadurch unterbrochen, dass das GTP an der α-Untereinheit zu GDP hydrolysiert wird. Hierdurch reassoziiert das komplette G-Protein (α-β-γ) und steht für eine erneute Rezeptor-Agonisten-Komplex-Interaktion zur Verfügung. cAMP seinerseits steuert **Phosphorylierungsprozesse** von Proteinen, indem es **Proteinkinasen vom A-Typ** (**PKA**) aktiviert. Kinasen sind phosphorylierende Enzyme, und Proteinkinasen phosphorylieren Proteine an den OH-Gruppen ihrer Tyrosin-, Serin- oder Threoninreste (▶ Abb. 2.18). Die ubiquitäre PKA besteht aus einem Dimer von jeweils 2 regulierenden und 2 katalytischen Untereinheiten. Die regulierenden Untereinheiten binden cAMP und geben dadurch die katalytischen Untereinheiten frei, die dann ihrerseits die Proteinphosphorylierung steuern. Die phosphorylierten Proteine vermitteln dann die regulatorischen Wirkungen auf Zellfunktionen, im obigen Beispiel fördern sie die Glykogenolyse. Auch die Wirkung von cAMP und die der phosphorylierten Proteine wird ständig dadurch kontrolliert, dass einerseits cAMP über eine **Phosphodiesterase** zu 5′-AMP gespalten und andererseits die Proteinphosphorylierung durch **Phosphatasen** rückgängig gemacht wird.

Auf den Verstärkungsfaktor, der durch diese komplexe Transduktion gewährleistet wird, wurde oben schon eingegangen. Ein weiterer Vorteil besteht darin, dass verschiedene Rezeptoren auf den gleichen intrazellulären Botenstoff (**Second Messenger**) konvergieren können. Mehr noch: Es kommen zwei Arten von G-Proteinen vor, fördernde, davon war eben die Rede, und hemmende. Man unterscheidet also **stimulierende** (G_s) und **hemmende** (**inhibierende,** G_i) **G-Proteine**. So kann die Aktivität der Adenylylcyclase von fördernden Hormonen gesteigert und von hemmenden Hormonen gebremst werden (▶ Abb. 2.16). Ein weiterer Vorteil der Kopplung über G-Proteine besteht darin, dass die Hormoneffekte durch den spontanen Abbau von GTP schnell beendet werden und somit der Hormoneffekt rasch „abgeschaltet" werden kann. Die ganze Transduktionskette, die bisher besprochen wurde, wird üblicherweise in wenigen Sekunden bis Minuten durchlaufen. Ihre Entdeckung ist eng mit der Erforschung pathophysiologischer Vorgänge verknüpft und viele Medikamente greifen gezielt in bestimmte Signaltransduktionswege ein.

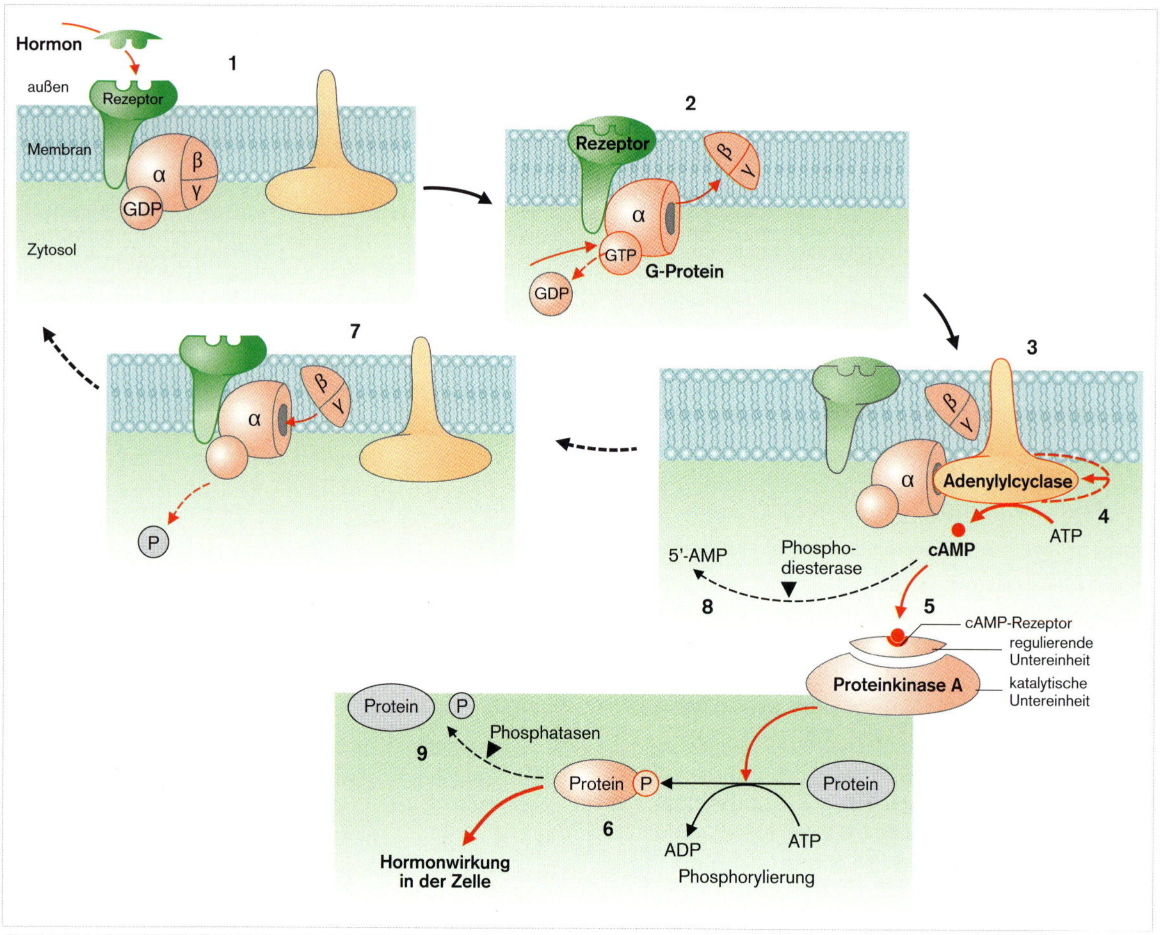

Abb. 2.15 Hormonale Steuerung über zyklisches Adenosinmonophosphat (cAMP). Die Hormonbindung an einen heptahelikalen Transmembranrezeptor (**1**) führt zur Dissoziation des G-Proteins in die α-Untereinheit und die β- und γ-Untereinheiten. Hierbei bindet die α-Untereinheit GTP und ersetzt dabei GDP (**2**). Die GTP-bindende α-Untereinheit reagiert nunmehr mit der Adenylylcyclase (**3**), wodurch diese aktiviert wird und aus ATP (Mg^{2+}-abhängig) cAMP bildet (**4**). cAMP seinerseits aktiviert eine Proteinkinase vom Typ A (PKA) (**5**), die durch Phosphorylierung eines Proteins die eigentliche Hormonwirkung in der Zelle auslöst (**6**). Die cAMP-Produktion wird dadurch unterbrochen, dass GTP wieder zu GDP hydrolysiert wird (**7**). Darüber hinaus wird cAMP durch Phosphodiesterase zu 5′-AMP gespalten (**8**), und unabhängig davon werden die phosphorylierten Proteine durch Phosphatasen wieder dephosphoryliert (**9**).

Bestimmte Toxine verursachen Krankheitssymptome dadurch, dass sie an G-Proteine binden und deren Aktivität beeinflussen. So führt beispielsweise das vom Bakterium *Vibrio cholerae* gebildete **Choleratoxin**, wenn es in Darmepithelzellen gelangt, zu einer ADP-Ribosylierung der α-Untereinheit eines stimulierenden G-Proteins ($G\alpha_s$). Durch diese chemische Modifikation wird die GTPase-Aktivität von $G_{\alpha s}$ gehemmt und dadurch dessen Inaktivierung verhindert (▶ Abb. 2.16). Dadurch kommt es zu einer fortlaufenden Aktivierung der Adenylylcyclase mit Produktion von cAMP und Aktivierung der PKA. Das wiederum stimuliert Chloridkanälen in der luminalen Membran des Ileums und des Kolons (Abb. 12.25) (S. 561) und führt zu der für die **Cholera** charakteristischen sekretorischen Durchfallsymptomatik (**Diarrhö**) (S. 561) mit enormen Elektrolyt- und Wasserverlusten.

Forskolin (▶ Abb. 2.16) aus der Wurzel von *Coleus forskohlii* aktiviert die katalytische Untereinheit der Adenylylcyclase direkt. Forskolin wird daher häufig experimentell eingesetzt, um die Rolle des cAMP-Signaltransduktionsweges in Zellen zu untersuchen. Viele Peptidhormone, manche Prostaglandine, Catecholamine und Adenosin benutzen den bisher geschilderten Transduktionsmechanismus. Sie wirken z. T. über **G-Proteine,** die die Adenylylcyclase **stimulieren** (G_s), z. T. über solche die sie **hemmen** (G_i) (▶ Abb. 2.16, oben links bzw. oben rechts.)

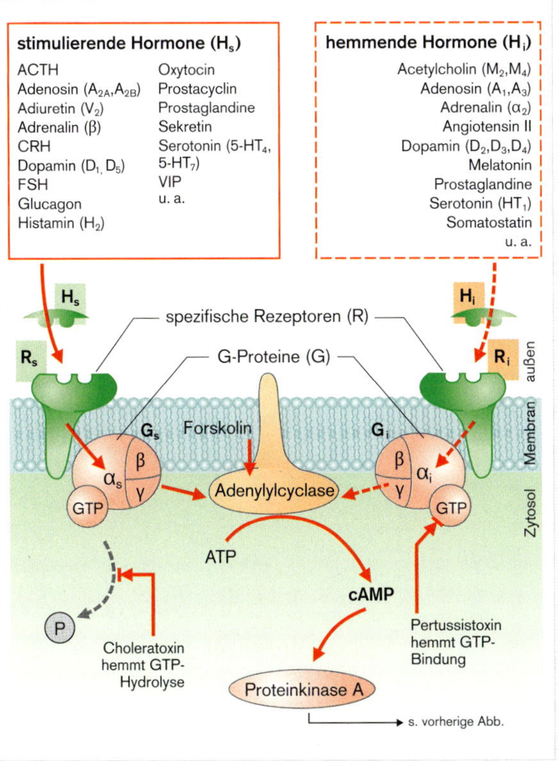

Abb. 2.16 cAMP-fördernde und -hemmende Hormone. Hier werden der stimulierende Weg und der antagonisierende (hemmende) Weg zusammengefasst. Stimulierendes bzw. inhibitorisches Hormon (H_s, H_i) wirken über den entsprechenden Rezeptor (R_s, R_i) aktivierend auf ein stimulierendes bzw. inhibitorisches G-Protein (G_s, G_i). Das jeweilige G-Protein wirkt auf die katalytische Untereinheit der Adenylylcyclase. Choleratoxin verhindert die Hydrolyse von $G\alpha_s$-GTP zu $G\alpha_s$-GDP und steigert damit die Aktivität der Adenylylcyclase. Pertussistoxin verhindert die GTP-Bindung am $G\alpha_i$ und hebt damit dessen hemmende Wirkung an der Adenylylcyclase auf. Es steigert damit ebenfalls indirekt die cAMP-Konzentration im Zytosol. Im oberen Teil werden einige bekannte stimulierende und hemmende Hormone, die über Erhöhung bzw. Erniedrigung von cAMP wirken, aufgelistet. Forskolin stammt aus der Wurzel von *Coleus forskohlii*. Unter Umgehung des Rezeptors und des G-Proteins aktiviert Forskolin die katalytische Untereinheit der Adenylylcyclase direkt und steigert damit die Produktion von cAMP.

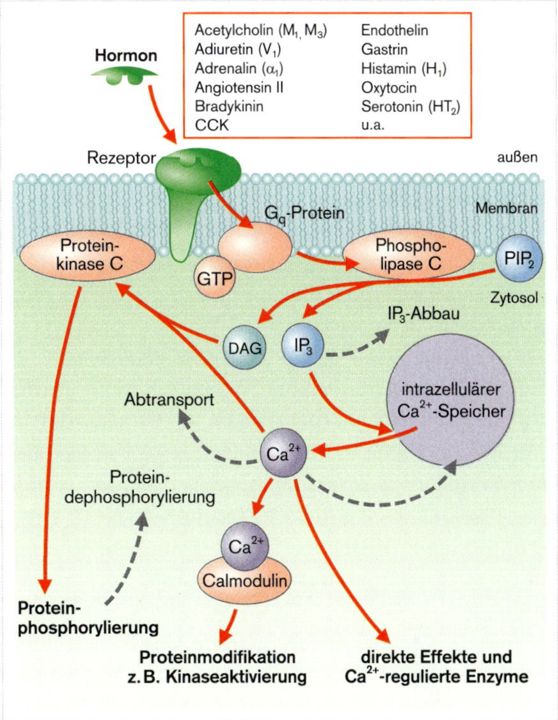

Abb. 2.17 Kaskade der Hormonwirkung über den Phosphatidylinositol-Metabolismus. Rezeptoraktivierung löst über Bindung von GTP die Aktivierung eines G_q-Proteins aus, das nicht identisch ist mit den G-Proteinen, die die katalytische Untereinheit der Adenylylcyclase regulieren. Das aktive G_q-Protein aktiviert seinerseits die Phospholipase C (PIP_2-Phosphodiesterase), die Phosphatidylinositol-4,5-bisphosphat (PIP_2) in Inositol-1,4,5-trisphosphat (IP_3) und Diacylglycerin (DAG) spaltet. IP_3 setzt Ca^{2+} aus seinen intrazellulären Speichern frei. Ca^{2+} seinerseits hat zum einen direkte Wirkungen, z. B. die Erhöhung einer K^+-Leitfähigkeit. Es kann seine Effekte aber auch indirekt erzielen, beispielsweise dadurch, dass es an Calmodulin bindet. Der Ca^{2+}-Calmodulin-Komplex gibt das Signal weiter, indem er z. B. calmodulinabhängige Proteinkinasen aktiviert. Schließlich aktivieren DAG und Ca^{2+} gemeinsam eine Proteinkinase C. Die Wirkung des Hormons wird limitiert durch 1. Inaktivierung des G_q-Proteins, 2. Abbau von IP_3 und Resynthese von PIP_2, 3. Abtransport von Ca^{2+} aus dem Zytosol und 4. Phosphatasen, die Phosphatreste der phosphorylierten Proteine abspalten.

2.6.3 Die IP_3-Kaskade

Statt cAMP benutzen viele Hormone und Neurotransmitter **Inositoltrisphosphat** (**IP_3**) und, parallel dazu, **Diacylglycerol** (**DAG**) als Second Messenger. Auch hier ist der erste Schritt der Hormonwirkung die Bindung an einen spezifischen heptahelikalen Membranrezeptor. IP_3 wird aus dem Phospholipid **Phosphatidylinositol-4,5-bisphosphat** (**PIP_2**) mittels der Phosphodiesterase **Phospholipase C** (**PLC**) abgespalten, wobei gleichzeitig DAG entsteht (► Abb. 2.17). Ähnlich wie bei der Transduktion über cAMP werden auch hier G-Proteine benötigt (G_q oder G_{11}), die den Hormon-Rezeptor-Komplex an PLC koppeln. IP_3 wirkt in der Zelle über eine Freisetzung von Ca^{2+} aus intrazellulären **Ca^{2+}-Speichern** (S. 65). Das erhöhte intrazelluläre Ca^{2+} ist dann der tertiäre Botenstoff (S. 71), der z. B. die Freisetzung von Sekretvesikeln (z. B. Pankreas, Mastzellen) vermittelt. **IP_3** wird mit einem komplexen Metabolismus zunächst zu **Tetrakisphosphat** (**IP_4**) phosphoryliert und schließlich wieder in Phosphatidylinositol überführt. Auch die Metaboliten, z. B. IP_4, haben offenbar eine Steuerfunktion, indem sie beispielsweise die **Ca^{2+}-Aufnahme** über die Plasmamembran regulieren.

Das andere Spaltprodukt der Phospholipase C, **Diacylglycerin**, hat ebenfalls die Funktion eines zweiten Botenstoffes. DAG stimuliert die **Proteinkinase C** (**PKC**). Diese Kinase phosphoryliert dann ihrerseits Proteine. Besonders interessant ist hierbei, dass die Aktivierung der Proteinkinase C meist Ca^{2+}-abhängig ist: Erhöhtes Ca^{2+} verstärkt die Kinaseaktivierung durch DAG. Auf diesem Wege unterstützen sich also DAG und das durch IP_3 freigesetzte Ca^{2+} in ihrer Wirkung. Die Hormonwirkung wird auch hier auf mehreren Stufen begrenzt, zum einen wieder über die Inaktivierung des G-Proteins (G-GTP → G-GDP), zum anderen über den IP_3-Metabolismus und schließlich über Phosphatasen, die die phosphorylierten Proteine wieder dephosphorylieren. Bemerkenswert ist, dass IP_3-vermittelte Transduktionsprozesse von den gleichen Hormonen ausgehen können wie die cAMP-vermittelte Transduktion. So übt z. B. **Vasopressin** (antidiuretisches Hormon, **ADH**) seine cAMP-vermittelte Wirkung auf die Wasserpermeabilität des Nephrons über sog. V_2-Rezeptoren aus (Abb. 11.12) (S. 482), wohingegen die IP_3-vermittelte Kontraktion der glatten Muskelzelle durch V_1-Rezeptoren (S. 639) initiiert wird. Ganz analog sind die cAMP-vermittelten **Catecholamineffekte** an β-Rezeptoren (über G_s-Protein) bzw. an α_2-Rezeptoren (über G_i-Protein) gekoppelt, wohingegen die IP_3-vermittelten Effekte über α_1-Rezeptoren laufen. Die Hormonwirkung wird also wesentlich durch die Ausstattung der Zielzelle mit bestimmten Rezeptoren und Signaltransduktionswegen bestimmt.

2.6.4 Enzymgekoppelte Hormonrezeptoren

Einige Hormone und Wachstumsfaktoren (s. u.) aktivieren Membranrezeptoren, die dadurch auf der zytosolischen Seite selbst Enzymaktivität entfalten. So besitzt beispielsweise der Rezeptor für ANP (ANF, Atriopeptin) (S. 473) auf der zytoplasmatischen Seite Guanylylcyclaseaktivität und gehört zur Gruppe der **Rezeptor-Guanylylcyclasen**, die aus Guanosintriphosphat (GTP) den Second Messenger **cGMP** bilden, der in der Folge die **Proteinkinase G** (**PKG**) aktiviert.

Im Fall von **Insulin** führt die Bindung an den heterotetrameren Rezeptor (2α- und 2β-Untereinheiten) zur **Autophosphorylierung** der β-Untereinheiten (▸ Abb. 2.18). Der Insulinrezeptor ist eine **Rezeptor-Tyrosinkinase**, d. h. er wird dadurch aktiviert, dass sich die zytosolischen Domänen der beiden β-Untereinheiten gegenseitig an ihren Tyrosinresten phosphorylieren. Darüber hinaus phosphoryliert der aktivierte Rezeptor Tyrosinreste von verschiedenen zytoplasmatischen Proteinen, z. B. von **IRS-1** (*insulin receptor substrate-1*). In einem nächsten Schritt binden Proteine mit sog. **SH2-Domänen** an die phosphorylierten

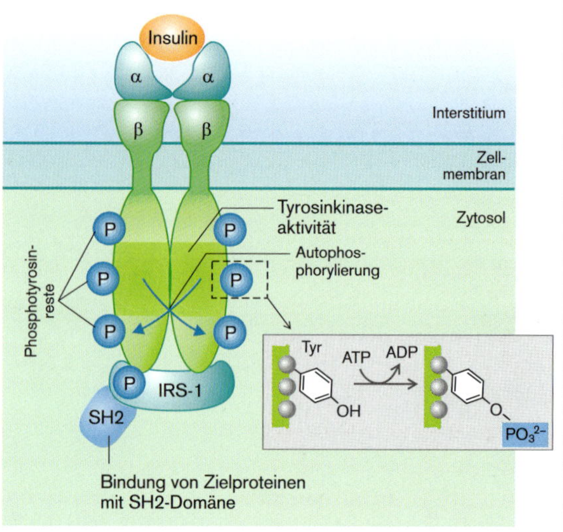

Abb. 2.18 Enzymgekoppelter Hormonrezeptor. Insulin bindet an einen heterotetrameren Rezeptor mit 2α- und 2β-Untereinheiten. Der Insulinrezeptor ist eine Rezeptor-Tyrosinkinase. Aktivierung des Rezeptors durch Insulin bewirkt, dass sich die zytosolischen Domänen der beiden β-Untereinheiten gegenseitig an ihren Tyrosinresten phosphorylieren (Autophosphorylierung). Außerdem werden Tyrosinreste intrazellulärer Proteine, z. B. des Proteins IRS-1 (*insulin receptor substrate-1*), phosphoryliert. Zielproteine, die eine sog. SH2-Domäne besitzen, binden spezifisch an die phosphorylierten Tyrosinreste und werden dadurch aktiviert.

Tyrosinreste. Diese Zielproteine, die häufig eine Kinase- oder Phosphataseaktivität haben, werden durch die Bindung aktiviert und führen so zur Weitergabe und Amplifizierung des Signals. Zu deren Wirkungen in der Zelle zählt dann u. a. der Einbau neuer Glucosecarrier vom Typ GLUT 4 in die Zellmembran z. B. von Skelettmuskel-, Herzmuskel- und Fettzellen (S. 668).

Somatotropin (STH), Prolactin und Erythropoetin steuern die Zellfunktion über **tyrosinkinaseassoziierte Rezeptoren**, bei denen der Rezeptor mit Nichtrezeptor-Tyrosinkinasen zusammentritt (v. a. mit Proteinen der Src-Familie), die ihrerseits dann die Zielproteine phosphorylieren.

2.6.5 Wachstumsfaktoren

Das **Zellwachstum**, die **Reifung**, die **Proliferation** und die **Zelldifferenzierung** werden durch sog. **Wachstumsfaktoren** gesteuert. Dazu gehören beispielsweise: Neuronaler Wachstumsfaktor (*nerve growth factor*, NGF); Neurotrophine (*brain-derived neurotrophic growth factor*, BDGF); *platelet-derived growth factor* (PDGF); verschiedene **Zytokinen** (z. B. **Interleukine**) (S. 303), die u. a. für die Reifung und Funktion von Leukozyten von Bedeutung sind; Thrombopoetin; *insulin-like growth factor* (IGF); Somatomedine etc. Diese hormonähnlichen Signalstoffe dienen vor allem der lokalen Kommunikation zwischen verschiedenen Zellen, wobei man eine **autokrine** Wirkung, bei der Signalstoff auf die ihn sezernierende Zelle selbst einwirkt, von einer **parakrinen** Wirkung, bei der sich die Wirkung auf benachbarte Zellen erstreckt, unterscheidet. Das Wachstumshormon STH (S. 641) und die oben genannten Hormone Insulin und Erythropoetin wirken ebenfalls als Wachstumsfaktoren. Bei vielen Wachstumsfaktoren spielen für die Signalvermittlung sog. **Tyrosinkinasen** (s. o.), die Phosphatreste auf die OH-Gruppen von Tyrosinresten übertragen, eine Rolle. Häufig tragen die Rezeptoren für diese Faktoren auf der Zytosolseite eine Vielzahl von Tyrosinresten, und der Rezeptor selbst hat Tyrosinkinaseaktivität, wie bereits für den Insulinrezeptor beschrieben (▶ Abb. 2.18). Das Signal setzt sich über eine Kaskade von Kinasen fort und wird letztlich über Transkriptionsfaktoren in den Zellkern getragen (vgl. ▶ Abb. 2.3), wo diese die Transkription bestimmter Genabschnitte steuern.

2.6.6 Calcium als Botenstoff

Ein regulierter Anstieg der normalerweise sehr niedrigen zytosolischen Calciumkonzentration (10^{-7} mol/l) (S. 62) auf bis zu 10^{-5} mol/l dient als Signal für eine Vielzahl von zellulären Prozessen, sodass Ca^{2+} als einer der wichtigsten intrazellulären Botenstoffe gelten kann. Einerseits kann eine Depolarisation des Membranpotenzials zu einer Aktivierung von spannungsabhängigen Ca^{2+}-Kanälen (S. 104) und damit zu einer Erhöhung der zytosolischen Ca^{2+}-Konzentration führen. Andererseits kann ein solcher Ca^{2+}-Einstrom zu einer Ca^{2+}-Freisetzung aus intrazellulären Ca^{2+}-Speichern führen, was die Erhöhung der zytosolischen Ca^{2+}-Konzentration noch verstärkt und beispielsweise in Herzmuskelzellen für die elektromechanische Kopplung und Steuerung der Kontraktion von entscheidender Bedeutung ist (S. 175). Ein $3Na^+/1Ca^{2+}$-Austauscher und eine Ca^{2+}-ATPase in der Zellmembran sowie eine Ca^{2+}-ATPase (SERCA) in der Membran des sarkoplasmatischen Retikulums sorgen nach einer Erhöhung der zytoplasmatischen Ca^{2+}-Konzentration wieder für deren Normalisierung und damit für das Abschalten des Ca^{2+}-Signals (Abb. 4.22) (S. 176). Der Füllungszustand der intrazellulären Ca^{2+}-Speicher wird seinerseits minutiös reguliert. Dafür scheint ein sog. STIM-Protein in der Membran des endoplasmatischen Retikulums verantwortlich zu sein, das auf kleine Änderungen der Ca^{2+}-Konzentration im endoplasmatischen Retikulum reagiert. Fällt die Ca^{2+}-Konzentration im endoplasmatischen Retikulum aufgrund einer Ca^{2+}-Freisetzung aus dem Speicher ab, interagiert STIM (stromal interaction molecule) mit spezifischen Ca^{2+}-Kanälen (Orai) in der Plasmamembran und aktiviert diese. Durch diesen Mechanismus (***store-operated calcium entry***) wird der Ca^{2+}-Speicher im Sinne einer homöostatischen Regulation wieder aufgefüllt [68].

Wie bereits beschrieben (S. 69), ist Ca^{2+} ein wichtiger Botenstoff für die Übermittlung der IP_3-induzierten Hormonantwort. Ein Anstieg der intrazellulären Ca^{2+}-Konzentration ist beispielsweise ein wichtiges Signal für die Fusion von Vesikeln mit der Zellmembran und damit für die Freisetzung von in Vesikeln verpackten Neurotransmittern oder von sekretorischen Proteinen. Ca^{2+} reguliert in vielen Zellen die K^+-Leitfähigkeit derart, dass eine erhöhte zytosolische Ca^{2+}-Aktivität die K^+-Kanäle öffnet [59]. Auf einige Ca^{2+}-vermittelte Prozesse und auf die Mechanismen der Ca^{2+}-Homöostase wurde schon weiter oben (S. 65) verwiesen. Viele der Ca^{2+}-vermittelten Prozesse werden nicht durch das Calciumion selbst, sondern durch ein Ca^{2+}-bindendes Protein, **Calmodulin**, ausgelöst. Calmodulin ist ein zytosolisches Protein mit vier Bindungsstellen für Ca^{2+}, wobei die Ca^{2+}-Bindung eine Konformationsänderung bewirkt. In dieser geänderten Konformation kann der Ca^{2+}-Calmodulin-Komplex dann andere Proteine (Enzyme) binden und deren Aktivität (calmodulinabhängige Kinasen) steuern (▶ Abb. 2.17).

Besondere Transduktionsmechanismen vermitteln die Einflüsse äußerer Reize in dafür spezialisierten Sinnesorganen. Die Energie des Reizes muss letztlich in ein elektrisches Signal umgewandelt werden, das dann an das Zentralnervensystem weitergegeben wird. Häufig spielt dabei eine Veränderung des transmembranalen Ca^{2+}-Einstroms eine wesentliche Rolle. Große Fortschritte wurden in den vergangenen Jahren im Verständnis des Transduktionsprozesses in den Stäbchen und Zapfen der **Retina** erzielt. Hier konnte gezeigt werden, dass der Lichtreiz zur Konzentrationsabnahme des Botenstoffes **zyklisches GMP** (cGMP) führt. Zyklisches GMP wirkt an der Stäbchenmembran direkt als zweiter Botenstoff und löst dort (im Dunkeln) die Öffnung von cGMP-gesteuerten, nichtselektiven Kationenkanälen und damit einen **Na^+- und Ca^{2+}-Einstrom** und eine Depolarisation aus [38]. Der Lichtreiz führt zu einer Abnahme von cGMP und somit zur Hyperpolarisation. Dieser Mechanismus und seine Einbindung in den Sehvorgang werden weiter unten (S. 821) ausführlich besprochen (vgl. Abb. 20.12) (S. 835).

Transduktionsprozesse sind Mechanismen der Verstärkung und der Feinkontrolle. Inzwischen werden immer vielfältigere Mechanismen erkannt. Wichtige intrazelluläre Botenstoffe, die praktisch ubiquitär vorkommen, sind cAMP, cGMP, IP_3, DAG, zyklische ADP-Ribose (cADPR) und Ca^{2+}. Häufig bestehen komplexe Wechselbeziehungen derart, dass verschiedene Hormone an einer Zelle auf einen Botenstoff konvergieren, dass sie einen Botenstoff in gegensätzlicher Weise beeinflussen oder dass mehrere

Transduktionsmechanismen miteinander interferieren und als Netzwerke funktionieren. So ist Ca^{2+} einerseits Botenstoff, modifiziert aber andererseits die DAG-induzierte PKC-Aktivierung und greift über die Beeinflussung verschiedener Enzyme in vielfältiger Weise in Signaltransduktionskaskaden ein. Darüber hinaus können Ca^{2+}-Signale subzellulär auf einen eng begrenzten Bereich beschränkt bleiben, z. B. als sogenannte **Ca^{2+}-sparks**, die durch eine lokalisierte Ca^{2+}-Freisetzung aus dem sarkoplasmatischen Retikulum zustande kommen.

2.6.7 Stickstoffmonoxid (NO)

Aus L-Arginin kann in vielen Zellen **Stickstoffmonoxid, NO**, gebildet werden. Das hierfür notwendige Enzym, die **NO-Synthase** (**NOS**) kommt in mindestens zwei Formen vor: Zum einen als induziertes und zum anderen als konstitutives Enzym. Ersteres wird z. B. durch **Zytokine** (s. u.) induziert, letzteres durch **Ca^{2+}** aktiviert. NO ist eine sehr labile Verbindung. Die kurze Halbwertszeit von nur wenigen Sekunden hat denn auch seine Entdeckung erschwert [26], [52]. Ohne die chemische Natur zu kennen, wurde die Substanz zunächst als endothelialer vasodilatierender Faktor (EDRF) beschrieben: So wurde gezeigt, dass Acetylcholin am intakten Gefäß zur **Vasodilatation** (Gefäßerweiterung) führte, nach Entfernung des Endothels dagegen zur **Vasokonstriktion** (Gefäßverengung). Acetylcholin hatte in diesem Experiment damit zwei Effekte: Einen direkten vasokonstriktorischen (über die in ▶ Abb. 2.17 gezeigte Kaskade) und einen indirekten, der durch das Endothel vermittelt wurde. Inzwischen weiß man, dass dem letzteren Effekt eine Freisetzung von NO zugrunde liegt [58]. Für diese Entdeckung erhielten R. F. Furchgott, L. Ignarro und F. Murad 1998 den Nobelpreis für Physiologie oder Medizin. An der glatten Gefäßmuskulatur führt das aus den Endothelzellen freigesetzte NO zur Relaxation (siehe ▶ Abb. 2.22), was für die Kontrolle des **Gefäßwiderstandes** von Bedeutung ist. Darüber hinaus scheint es bei der Steuerung einer Vielzahl anderer Funktionen eine Rolle zu spielen: Als Neurotransmitter im ZNS und eventuell als Neurotoxin, als Makrophagenzytotoxin, als Hemmer der Plättchenaggregation sowie als Modulator der renalen Autoregulation. Die Kaskade der NO-Wirkung ist in ▶ Abb. 2.19 zusammengefasst. NO aktiviert die Guanylylcyclase. **Zyklisches GMP** wirkt dann als zweiter Botenstoff, indem es Proteinkinasen vom G-Typ (**PKG**) aktiviert.

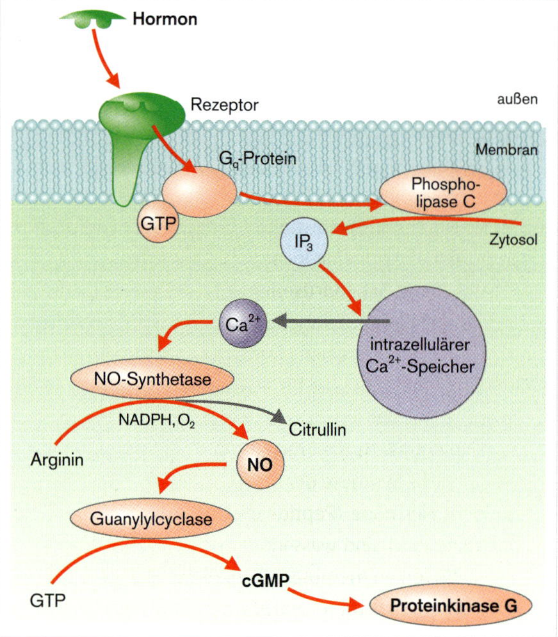

Abb. 2.19 NO als Signalstoff. Die Stickstoffmonoxid-(NO-) Bildung wird durch die zytosolische Ca^{2+}-Konzentration kontrolliert. Durch ein Hormon wird Ca^{2+} aus zytosolischen Speichern freigesetzt (vgl. auch ▶ Abb. 2.17). Dieses aktiviert die konstitutive NO-Synthase, die in der Folge aus Arginin NO freisetzt. NO aktiviert die Guanylylcyclase, die aus GTP zyklisches GMP (cGMP) produziert, das Proteinkinasen vom G-Typ (PKG) aktiviert.

Insbesondere zur Behandlung der **Angina pectoris** hatte man bereits seit langem – ohne es zu wissen – den gefäßerweiternden Effekt von NO klinisch genutzt. Unter Angina pectoris versteht man charakteristische Brustschmerzen, die mit einem Engegefühl einhergehen und typischerweise durch eine unzureichende Durchblutung des Herzmuskels verursacht werden aufgrund arteriosklerotischer Verengungen der Herzkranzgefäße. Das Medikament **Nitroglyzerin** (z. B. als sublingual applizierte Nitrokapseln, die zerbissen werden) kann akut zu einer Linderung dieser Beschwerden führen. Inzwischen weiß man, dass das wirksame Abbauprodukt von Nitroglyzerin das NO ist, das vor allem durch eine **Dilatation** der großen Venen die Herzarbeit und damit den Sauerstoffbedarf des Herzens senkt, was der Angina pectoris entgegenwirkt.

Zusammenfassung Kap. 2.6

Hormone und Mechanismen der Signaltransduktion

Botenstoffe, die über den Blutkreislauf ihre Zielzellen erreichen und deren Funktion regulieren, nennt man **systemische (endokrine) Hormone** im Gegensatz zu **Gewebehormonen**, die nur eine lokale Wirkung entfalten.

Steroid- und Schilddrüsenhormone sowie **Calcitriol** zirkulieren meist in proteingebundener Form. Nach Abkopplung von diesen Proteinen können sie die Plasmamembran passieren und binden an **intrazelluläre Rezeptoren** im Zytoplasma und Zellkern. Diese Hormone regulieren in den Zielzellen vor allem die **Transkription** verschiedener Gene und damit die Synthese der entsprechenden Proteine.

Andere Hormone (**Peptid- und Proteohormone, Catecholamine** etc.) sind wasserlöslich und liegen im Blut frei vor. Sie binden an membranständige Rezeptoren ihrer Zielzellen. Die **Hormon-Rezeptor-Interaktion** ist der erste Schritt in einer Transduktionskette, die zur Freisetzung von **intrazellulären Botenstoffen** (**Second Messenger**) und zu einer erheblichen Verstärkung des Signals führt. Wichtige Botenstoffe, die in den meisten Körperzellen eine Rolle spielen, sind **zyklisches Adenosinmonophosphat** (**cAMP**), **zyklisches Guanosinmonophosphat** (**cGMP**), **Ca^{2+}, Inositoltrisphosphat** (**IP_3**) **und Diacylglycerin** (**DAG**).

Die Art des Transduktionsprozesses hängt vom Rezeptortyp ab. Viele Rezeptoren gehören zur Klasse der **heptahelikalen Rezeptoren** und koppeln an sog. **G-Proteine** zur Weitervermittlung und Amplifizierung des Signals. So aktiviert Adrenalin über β-Adrenozeptoren und ein stimulierendes G-Protein (G_S) die **Adenylylcyclase** und erzeugt damit cAMP. Dagegen wirkt dasselbe Hormon über α_1-Rezeptoren und ein anderes G-Protein (G_q) aktivierend auf membrangebundene **Phospholipase C** und erzeugt damit IP_3 und DAG. Intrazelluläre Botenstoffe (DAG, cAMP, cGMP) steuern vor allem **Proteinkinasen**, oder sie steuern die **Ca^{2+}-Freisetzung** (IP_3). Ca^{2+} wiederum steuert eine Vielzahl von Prozessen, wobei die Ca^{2+}-Effekte teilweise durch **Calmodulin** vermittelt werden.

Bei **enzymgekoppelten Hormonrezeptoren** aktiviert die Bindung des Hormons an den Rezeptor eine **Enzymaktivität**. Über diesen Mechanismus aktiviert beispielsweise ANP (ANF, Atriopeptin) eine **Rezeptor-Guanylylcyclase**, was zur Bildung des Second Messenger cGMP führt. **Wachstumsfaktoren** und **Zytokine** sind hormonähnliche Signalstoffe und dienen vor allem der lokalen Kommunikation zwischen verschiedenen Zellen, wobei man eine **autokrine** Wirkung, bei der der Signalstoff auf die ihn sezernierende Zelle selbst einwirkt, von einer **parakrinen** Wirkung, bei der sich die Wirkung auf benachbarte Zellen erstreckt, unterscheidet. Beim Insulin und bei vielen Wachstumsfaktoren spielen für die Signalvermittlung sog. **Tyrosinkinasen** eine Rolle, wobei die Tyrosinkinaseaktivität meist eng mit dem Rezeptor assoziiert ist.

Ein besonderer Botenstoff ist das **Sickstoffmonoxid** (**NO**), das in vielen Zellen aus L-Arginin mit Hilfe einer **NO-Synthase** (**NOS**) gebildet werden kann, die als induziertes oder als konstitutives Enzym vorkommt. Letzteres wird durch Ca^{2+} aktiviert. Freigesetztes NO aktiviert die Guanylylcyclase und führt so zu einem **Anstieg des cGMP**.

2.7 Zellverbände und Zell-Zell-Kontakte

Im Gegensatz zu den Zellverbänden gesunder Organe, die sich durch eine wohl geordnete Struktur und Funktion auszeichnen, sind **Tumoren** Zellverbände, in denen wesentliche Mechanismen der **Zellregulation** und der **Zell-Zell-Kommunikation** defekt sind. So entstehen Tumoren durch unkontrollierte Zellteilung entarteter Tumorzellen, wobei man zwischen gutartigen (**benignen**) und bösartigen (**malignen**) Tumoren (**Krebs**) unterscheidet. Gutartige Tumoren sind meist von einer fibrösen Kapsel umgeben und bleiben lokal begrenzt. Sie sind daher in der Regel gut operabel und beeinträchtigen den Organismus nur dadurch, dass sie bei entsprechender Lokalisation und Größe die Funktion benachbarter Organstrukturen behindern oder durch Sekretion biologisch aktiver Substanzen ungünstige Wirkungen auf den Gesamtorganismus entfalten. Ein Beispiel dafür ist die Überproduktion von **Schilddrüsenhormon** (**Hyperthyreose**) (S. 664) durch ein gutartiges Schilddrüsenadenom. Maligne Tumoren zeichnen sich dagegen dadurch aus, dass die Tumorzellen Strukturbarrieren überwinden und in benachbarte Gewebe eindringen können (**Invasivität**). So können Tumorzellen beispielsweise die Basalmembran von Epithelien enzymatisch zerstören und dann durchwandern. Zur Invasivität der Tumorzellen trägt auch die aufgehobene **Kontaktinhibition** bei, die normalerweise über Zell-Zell- oder Zell-Matrix-Kontakte die Proliferation gesunder Zellen begrenzt. Einzelne Zellen maligner Tumoren können sich aus dem Tumorgewebe lösen und über den Blutweg oder die Lymphgefäße in entfernte Körperregionen gelangen, wo sie sich ansiedeln und Tochtergeschwülste bilden können, die sog. **Metastasen.** Die Konsequenzen der bei Tumoren gestörten Zell-Zell-Interaktionen illustrieren die wichtige Bedeutung dieser Mechanismen für die Funktion von Zellverbänden in Organen.

Die meisten Körperzellen sind in komplexen Verbänden zusammengefasst. Eindrucksvolles Beispiel ist das Nervensystem, wo eine große Zahl von Neuronen ($n \approx 10^{11}$) in streng koordinierter Weise zusammenarbeitet. Weitere Beispiele sind Organe wie Herz, Niere, Lunge, Leber, Darm, Milz, Muskeln, Gefäße usw. Erst die Organisation in einem Zellverband und eine enge Koordination ermöglicht es den einzelnen Zellen, durch ihr Zusammenwirken organspezifische Leistungen zu erbringen. Zellen mit ähnlicher Funktion werden gemeinsam angesteuert und stimmen sich gegenseitig ab. Zellen unterschiedlicher Funktion, wie beispielsweise Endothelzellen und Gefäßmuskelzellen (Gefäßsystem), Neurone und Gliazellen (ZNS) sowie lokale Nervenplexus, glatte Muskelzellen und Epithelzellen (Gastrointestinaltrakt), kommunizieren miteinander, wodurch eine Organsteuerung möglich wird. Im Folgenden werden einige Beispiele und Mechanismen für **Zell-Zell-Kontakte** und deren Bedeutung für die **funktionelle Koordination** verschiedener Zelltypen besprochen.

2.7.1 Gap Junctions

Gap Junctions beinhalten Verbindungswege für die chemische und elektrische Kommunikation zwischen benachbarten Zellen. Diese Verbindung wird durch zwei Halbkanäle (**Konnexone**) benachbarter Zellen gewährleistet, die axial aneinanderkoppeln und so eine Verbindung vom Zytosol der einen zum Zytosol der anderen Zelle schaffen. Mit wenigen Ausnahmen, z. B. Erythrozyten oder reife Skelettmuskulatur (S. 141) (dort sind die Einzelfasern ohnehin polynukleäre „Organellen"), findet man Gap Junctions praktisch in allen Zellverbänden, so in Epithelien, glatten Muskelzellen und insbesondere im Herzmuskel. Man kann sie auch als **elektrische Synapsen** auffassen, weil die Größe der Poren einen ungehinderten Transport von Ionen und damit einen Stromfluss von Zelle zu Zelle ermöglicht (▸ Abb. 2.20), vgl. auch Abb. 3.20 (S. 129). So ist auch der Begriff **„funktionelles Synzytium"** zu verstehen, das für die Erregungsausbreitung im Herzen und für dessen koordinierte Kontraktion eine wichtige Rolle spielt (S. 210). Auch eine Vielzahl glatter Muskelzellen kann über Gap Junctions funktionell an einen **Schrittmacher** gekoppelt werden. Von ihm geht die Erregung aus und pflanzt sich auf Nachbarzellen fort. Im Säugerhirn sind elektrische Synapsen dagegen eher die Ausnahme, da sie im Gegensatz zu den chemischen Synapsen (S. 112) keine gerichtete Erregungsausbreitung erlauben. Gap Junctions spielen aber nicht nur für die Weiterleitung elektrischer Signale eine wichtige Rolle. In der Leber kann beispielsweise das Signal, das über eine sympathische Aktivierung der β-Adrenozeptoren den Glykogenabbau stimuliert, von innervierten auf nicht innervierte Hepatozyten übertragen werden, da die Gap Junctions für den Second Messenger cAMP permeabel sind.

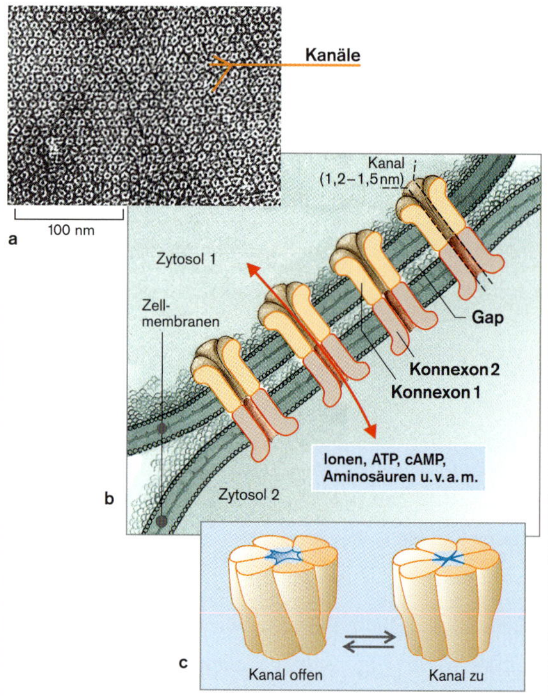

Abb. 2.20 Gap Junction. Im Bereich einer Gap Junction treten die Plasmamembranen zweier benachbarter Zellen so nahe zusammen, dass dazwischen nur noch ein schmaler Spalt besteht (gap). In diesem Kontaktbereich sind die beiden Zellen durch zahlreiche Kanäle verbunden. Auf der elektronenmikroskopischen Aufnahme von Gap Junctions der Rattenleber sind die Poren (Durchmesser ca. 1,5 nm) als schwarze Punkte inmitten der zahlreichen Konnexone zu erkennen. Jede der beiden Zellen trägt zu jedem Kanal einen Halbkanal (Konnexon) bei (**b**), der aus sechs Connexinmolekülen besteht. Durch eine Konformationsänderung kann der Kanal zwischen offenem und geschlossenem Zustand wechseln (**c**); s. a. Abb. 3.20) (S. 129). (a aus Claude P, Goodenough DA. Fracture faces of zonulae occludentes from "tight" and "leaky" epithelia. J Cell Biol. 1973; 58: 390–400, c aus Silbernagl S, Despopoulos A, Draguhn A. Taschenatlas der Physiologie, Thieme, 2018)

Die **Anzahl** der Gap Junctions pro Zelle kann enorm sein. So findet man an Hepatozyten bis zu 100 000 Gap Junctions pro Zelle. Der **Aufbau** einer Gap Junction ist in ▸ Abb. 2.20 und Abb. 3.20 (S. 129) schematisch dargestellt. An einer Gap Junction sind zwei benachbarte Zellen durch zahlreiche Kanäle verbunden; zu jedem dieser Kanäle trägt eine Zelle einen Halbkanal bei. Die beiden Halbkanäle (**Konnexone**) sind aus jeweils 6 Connexinmolekülen aufgebaut. Eine Gap Junction kann einige wenige Konnexone bis zu vielen Tausenden enthalten. Gewebespezifische Eigenschaften der Konnexone ergeben sich dadurch, dass der Mensch 14 verschiedene Connexine besitzt, die von unterschiedlichen Genen codiert werden und sich zu homomeren oder heteromeren Konnexonen verbinden können, wobei die meisten Zellen mehr als einen Connexintyp exprimieren. Die sechs Säulen eines Konnexons sind zueinander leicht verdreht und umschließen eine **Pore**, die einen funktionellen Durchmesser von ca. 1,5 nm aufweist. Die Pore ist für kleine Moleküle bis etwa 1000 Da (alle anorganischen Ionen, cAMP, IP_3, ATP, Glucose, Aminosäuren etc.) leicht permeabel. Die elektrischen Eigenschaften der einzelnen Konnexone konnten inzwischen auch mit der ***Patch-Clamp*-Technik** (S. 54) durch gleichzeitige Strommessungen in zwei benachbarten Zellen untersucht werden. Dabei wurden Einzelkanalleitfähigkeiten von etwa 15–300 pS ermittelt.

► **Regulation des Öffnungszustandes der Gap Junctions.** Eine Erhöhung der zytosolischen **Ca^{2+}-Konzentration** und ein saurer **pH-Wert** in der Zelle schließen die Konnexone. So kann unter pathophysiologischen Bedingungen eine Zelle mit erheblich erhöhter zytosolischer Ca^{2+}-Konzentration oder mit saurerem pH-Wert als ihre Nachbarzellen vom Verband ausgeschlossen werden, um die benachbarten Zellen nicht zu schädigen. Die auf diese Weise isolierte Zelle wird ihrem Schicksal überlassen, und das ist dann in der Regel ihr Untergang durch programmierten Zelltod (Apoptose). Andere Regulationsmechanismen schließen **Phosphorylierung** (Calmodulin-, Proteinkinase-A-, Proteinkinase-C- und tyrosinkinasenabhängig) sowie die Steuerung durch kleine G-Proteine ein. Auch das **Membranpotenzial** kontrolliert Konnexone: Eine Depolarisation führt zur Verminderung der Kommunikation. Die Regulierbarkeit der Konnexone hat je nach Gewebe eine unterschiedliche physiologische Bedeutung. So kann beispielsweise der Neurotransmitter Dopamin, vermutlich über einen Anstieg der intrazellulären cAMP-Konzentration, die Kommunikation durch Gap Junctions zwischen bestimmten Neuronen der Retina als Reaktion auf eine erhöhte Lichtintensität verringern (S. 837).

► **Bedeutung der Gap Junctions für Koordination und Entwicklung**

- Die **Kopplung der Zellen** über Gap Junctions bringt den Vorteil mit sich, dass der Zellverband „Probleme" der Einzelzelle mit abfangen und ausgleichen kann. Dieser Vorgang findet seine Begrenzung dann, wenn die Belastung durch die vorgeschädigte Einzelzelle zu groß wird. Dann wird die Einzelzelle, wie oben erläutert, infolge des Anstiegs der Ca^{2+}-Konzentration abgekoppelt.
- Gap Junctions sorgen auch für die **elektrische Kopplung** am Herzmuskel und in Verbänden glatter Muskelzellen (z.B im Uterus), was eine zeitgleiche Kontraktion ermöglicht („funktionelles Synzytium").
- Über Gap Junctions können **„Schrittmacherzellen"** umgebende Zellen steuern. Man nimmt an, dass dieser Vorgang nicht nur am Herzen und in der glatten Muskulatur, sondern beispielsweise auch für β-Zellen im endokrinen Pankreas von Bedeutung ist [50].
- Gap Junctions spielen eine wichtige Rolle in der **Embryogenese**. Im Blastulastadium wird eine Vielzahl von Gap Junctions ausgebildet. Mit zunehmender Differenzierung werden bestimmte Differenzierungskompartimente eng aneinander gekoppelt, andere Kompartimente koppeln sich ab ([8], [29]).

2.7.2 Desmosomen und Hemidesmosomen

Die zarte Lipiddoppelschicht der Plasmamembran ist nicht geeignet, der Zelle eine stabile Form und mechanische Widerstandskraft zu verleihen. Diese Funktion wird vom Zytoskelett (S. 43) übernommen. Um in einem Zellverband mechanische Stabilität zu erreichen, ist es daher erforderlich, dass sich die Zytoskelette benachbarter Zellen miteinander verknüpfen. Dies geschieht mit Hilfe punktförmiger Kontakte, die **Desmosomen** (Maculae adhaerentes) genannt werden (Abb. 2.1) (S. 42). Diese bestehen aus einem Proteinkomplex, der unter anderem Adhäsionsproteine enthält, die zur Familie der **Cadherine** gehören und als transmembrane Ankerproteine sich mit den entsprechenden Adhäsionsproteinen der Nachbarzelle verbinden. Gleichzeitig interagieren die Adhäsionsproteine auf der zytoplasmatischen Seite mit verschiedenen intrazellulären Ankerproteinen, die über Intermediärfilamente die Verbindung zum Zytoskelett herstellen. So vernetzen die Desmosomen die **Intermediärfilamente** benachbarter Zellen und sorgen für die Zugfestigkeit und mechanische Belastbarkeit des Zellverbandes. Während die Desmosomen Zell-Zell-Verbindungen darstellen, dienen die sog. **Hemidesmosomen** oder Halb-Desmosomen der Verankerung der Zelle mit der extrazellulären Matrix.

Die physiologische Bedeutung der Desmosomen kann man auch daran erkennen, dass die unter Umständen tödlich verlaufende Hautkrankheit **Pemphigus vulgaris** dadurch ausgelöst wird, dass die Betroffenen Antikörper gegen die Proteine Plakoglobin und Desmoglein bilden, die Bestandteile der Desmosomen in Haut und Schleimhäuten sind ([1], [8]). Dadurch werden die Desmosomen der Hautzellen (Keratinozyten) geschädigt, was zur Blasenbildung der Haut und zu deren flächenhafter Ablösung bei nur geringer mechanischer Belastung führt.

Hemidesmosomen ähneln in ihrer Struktur den Desmosomen, wobei die transmembranen Adhäsionsproteine der Hemidesmosomen zur Familie der **Integrine** gehören, die beispielsweise an das Protein **Laminin** binden, das ein Bestandteil der Basalmembran von Epithelzellen ist. Untereinander sind Epithelzellen nicht nur durch einzelne punktförmige Desmosomen mechanisch verknüpft, sondern haben direkt unterhalb der Tight Junctions (s. u.) einen praktisch durchgehenden **Adhäsionsgürtel** (Zonula adhaerens), der den Epithelien eine besondere mechanische Stabilität verleiht (Abb. 2.1) (S. 42). Die molekularen Komponenten dieses Adhäsionsgürtels ähneln denen der Desmosomen, und auch hier sind die **Cadherine** die entscheidenden Adhäsionsmoleküle, die den Zell-Zell-Kontakt vermitteln. Im Gegensatz zu einem epithelialen Zellverband besteht **Bindegewebe** überwiegend aus extrazellulärer Matrix mit vergleichsweise wenigen Zellen. Hier sind die direkten Verbindungen zwischen den Zellen eher selten, und die mechanische Stabilität des Gewebes wird vor allem durch faserförmige Polymere, insbesondere Kollagene, der extrazellulären Matrixsubstanz erzielt, die von den Bindegewebszellen produziert wird. Epithelien sitzen praktisch immer auf einer sog. **Basalmembran**, an die sich eine mehr oder weniger komplexe Bindegewebsschicht anschließt. Diese stellt dann beispielsweise beim Darmepithel die Verbindung her mit einer darunter liegenden **Muskel- und Gefäßschicht**. So verbinden sich unterschiedliche Gewebe und Zellverbände zu größeren funktionellen Einheiten, den Organen.

2.7.3 Schlussleisten (Tight Junctions) und Epithelfunktion

Epithelien bilden die zelluläre Grenzschicht zwischen dem Körperinnern und der Außenwelt beziehungsweise einem Organlumen, das mit der Außenwelt in Verbindung steht (z. B. das Darmlumen, das Lumen der Nierentubuli, das Lumen der Ausführungsgänge der Schweißdrüsen etc.) oder das ein umschriebenes, von der interstitiellen Flüssigkeit abgegrenztes Kompartiment bildet (z. B. das Lumen der Schilddrüsenfollikel) (S. 659). Man unterscheidet bei Epithelien daher generell eine **luminale** Seite, die auch **apikale** oder **mukosale** Seite genannt wird, von einer **basolateralen** Seite, die auch **serosale** Seite oder **Blutseite** genannt wird. Neben ihrer Barrierefunktion ist es die wesentliche **Aufgabe von Epithelien**, Substanzen von der einen auf die andere Seite des Epithels vektoriell zu transportieren. Dabei bezeichnet man ganz allgemein den **transepithelialen Transport** von basolateral nach apikal als **Sekretion** und den von apikal nach basolateral als **Absorption**, in manchen Fällen (Nierentubulus, Darm, Speicheldrüsen- und Pankreasgänge) auch als **Re(ab)sorption**. Aus der Barriere- und Transportfunktion ergeben sich besondere Anforderungen an die zelluläre Organisation der **Epithelien**, da gerade aufgrund des transepithelialen Transports die Zusammensetzung der Flüssigkeiten auf beiden Seiten des Epithels häufig sehr unterschiedlich ist. Gerichteter Transport und die Aufrechterhaltung transepithelialer Konzentrationsunterschiede ist nur möglich, wenn

- die Eigenschaften und Transportproteine der apikalen Membran von denen der basolateralen Membran verschieden sind (**polarisierte Zelle**) und wenn
- der Transport zwischen den Zellen hindurch (parazellulär) kontrolliert wird. An beiden Funktionen sind die sog. **Schlussleisten** (**Tight Junctions**) wesentlich beteiligt, die ein charakteristisches morphologisches und funktionelles Merkmal der epithelialen Gewebe darstellen.

Innerhalb eines Epithelzellverbandes sind die Zellen am luminalen (apikalen) Pol miteinander durch Schlussleisten verbunden (▶ Abb. 2.21). In diesem Bereich kommt es zu einem sehr engen Kontakt zwischen den Plasmamembranen der benachbarten Zellen, weshalb für die Schlussleisten auch die Begriffe Zonula occludens, Kissing Junction oder **Tight Junction** geprägt wurden, wobei sich letzterer als der gebräuchlichste durchgesetzt hat [22]. Mit Hilfe von elektronenmikroskopischen Untersuchungen konnte man nachweisen, dass apikal oder basolateral applizierte Markermoleküle die Tight Junctions nicht überwinden können, sodass diese die eigentliche Diffusionsbarriere im Interzellularspalt darstellen ([8]). Im elektronenmikroskopischen Transmissionsbild hat man den Eindruck, als verschmölzen die Plasmamembranen benachbarter Zellen im Bereich der Tight Junctions (▶ Abb. 2.21). In der Gefrierbruch-Elektronenmikroskopie erscheinen die Tight Junctions auf der Seitenwand der Zelle als Säume (*tight junctional strands*), die wie ein Gürtel um die gesamte Zelle herumlaufen und mit entsprechenden Säumen der Nachbarzellen in Verbindung treten [19].

Inzwischen weiß man, dass diese Säume im Wesentlichen aus einer Aneinanderreihung von transmembranalen Adhäsionsproteinen bestehen, den **Claudinen** [28] und dem **Occludin** [27]. An den Kontaktstellen, an denen drei Epithelzellen über Tight Junctions in Verbindung stehen, findet sich zusätzlich das Protein **Tricellulin**, das möglicherweise für die parazelluläre Permeabilität von Makromolekülen eine wichtige Rolle spielt [39]. Die extrazellulären Domänen der Claudin- und Occludinproteine benachbarter Zellen interagieren und sind für die Ausbildung der abdichtenden Säume der Tight Junctions verantwortlich. Auf der intrazellulären Seite stehen sie mit einer Reihe von zytosolischen Proteinen in Verbindung, die für die Verankerung der Tight Junctions mit dem Zytoskelett und für deren Lokalisation und Regulation von Bedeutung sind ([12], [28]).

▶ Tight Junctions als Voraussetzung für epitheliale Polarität. Tight Junctions haben nicht nur eine Funktion als passive Diffusionsbarriere, sondern beeinflussen auch so komplexe Prozesse wie Gentranskription, Zellproliferation und Ausbildung der epithelialen Polarität ([17], [63]). So behindert die nahtlose Aneinanderreihung der Claudin- und Occludinmoleküle im Bereich der Tight Junctions die **laterale Beweglichkeit** von Membranlipiden und Membranproteinen in der Plasmamembran. Die Tight Junctions bilden also die Grenze zwischen dem apikalen und dem basolateralen Membranbereich der Zellen. Dadurch wird eine polarisierte Anordnung von Lipiden und Transportproteinen ermöglicht (s. u.), und es wird verhindert, dass eine einmal etablierte Polarisierung durch laterale Diffusion der Membranproteine verloren geht ([12], [47]). Ein entscheidender Aspekt der **Polarisierung** besteht darin,

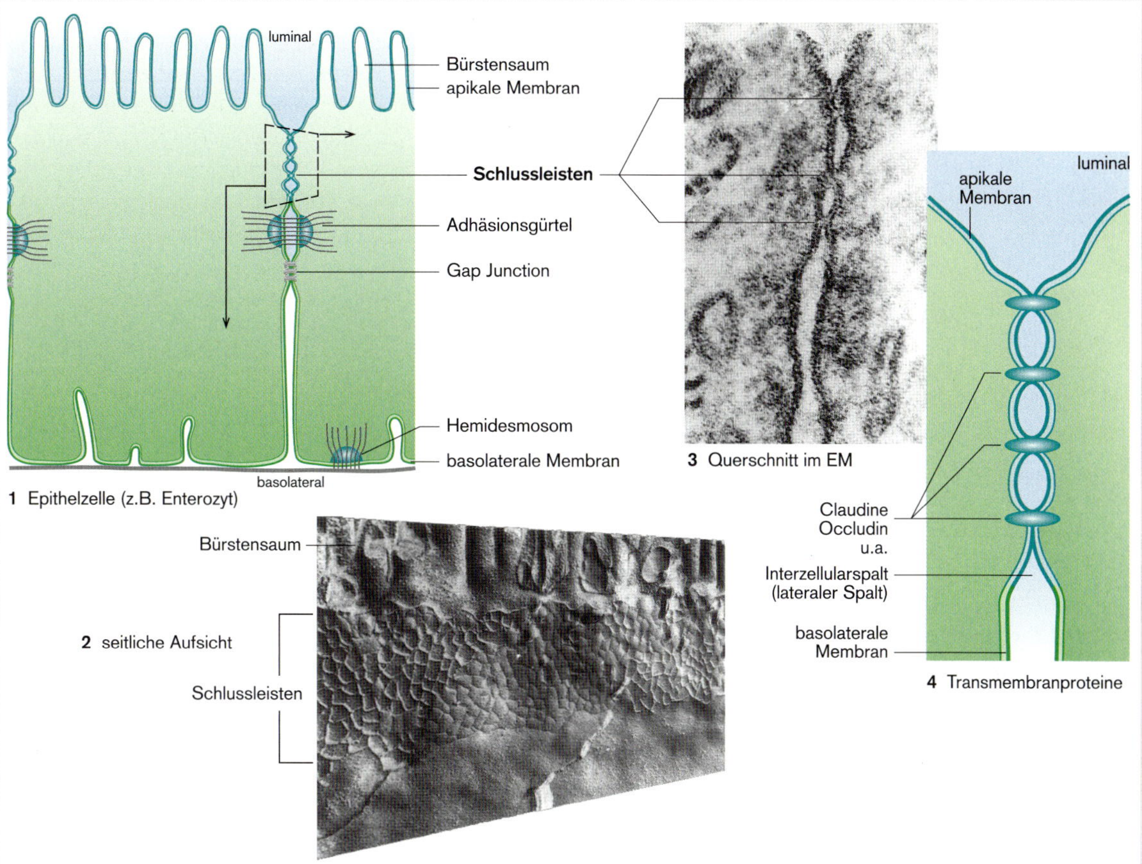

Abb. 2.21 Schlussleisten (Tight Junctions) verbinden die Seitenwände benachbarter Epithelzellen an ihrer luminalen „Kante". Dadurch bilden die Tight Junctions eine selektive und kontrollierte Barriere für den parazellulären Transport und trennen überdies die luminale (apikale) von der mit unterschiedlichen Membrantransportproteinen ausgestatteten basolateralen Zellmembran. Oben links ist diese Verbindung an einer Epithelzelle der Darmmukosa schematisch gezeigt (**1**). (**2**) Aufsicht mit Hilfe der Gefrierbruch-Elektronenmikroskopie auf eine der beiden seitlichen Zellwände mit zahlreichen, wabenartig vernetzten Schlussleistensäumen (*tight junctional strands*). (**3**) Ein elektronenmikroskopisches Transmissionsbild, in dem beide Zellen quer getroffen sind. Die schematische Zeichnung (**4**) illustriert, dass die Tight Junctions aus einer Aneinanderreihung benachbarter und miteinander interagierender Transmembranproteine bestehen, zu denen die Claudine und das Occludin zählen. (adaptiert aus Lodish H, Berk A, Kaiser CA, Krieger M, Bretscher A, Ploegh H, Amon A, Scott MP and Martin K. Molecular Cell Biology. 8th ed., W.h.freeman & Co Ltd: 2016)

dass dieselben Rezeptoren und Membrantransportproteine, wie sie weiter oben (S. 49) für Zellen im Allgemeinen beschrieben sind, in der Membran der Epithelzellen streng sortiert sind. Manche finden sich nur luminal (apikal) und andere nur auf der Blutseite (basolateral). In den Epithelzellen existieren demnach exakte **Sortiermechanismen**, die Proteine nach ihrer Synthese und nach weiterer Aufarbeitung im Golgi-Apparat an die „richtige" Membran „adressieren". Dabei scheint der „richtige" Einbau zum einen bereits durch die Struktur des Proteins vorgegeben zu sein, zum anderen wird die Polarisierung aber auch durch die Unterschiede in der Lipidzusammensetzung der beiden Membranen bestimmt. Man kann sich das so vorstellen, dass ein neu synthetisiertes Protein mehrere Molekülabschnitte besitzt, die es intrazellulär von Kompartiment zu Kompartiment weiteradressieren, bis es schließlich in der richtigen Membran seine eigentliche Funktion aufnimmt. An der korrekten intrazellulären „Zustellung" von Membrantransportproteinen ist das **Zytoskelett** beteiligt. Störungen der Zytoskelettfunktion gehen mit Störungen der Proteinanlieferung und des Proteineinbaus in die Membran einher. Allgemein entspricht die Ausstattung der **basolateralen Membran** von Epithelzellen derjenigen von apolaren Zellen (z. B. Blutzellen, Bindegewebszellen). So finden sich in der basolateralen Membran praktisch aller Epithelien eine Na^+/K^+-ATPase, K^+-Kanäle, der für die pH-Homöostase notwendige Na^+/H^+-Austauschcarrier, Aufnahmesysteme für metabolische Substrate sowie Rezeptoren für Hormone und Autakoide (s. u.). Die **luminale** (**apikale**) **Membran** hat dagegen eine sehr viel variablere Aus-

Tab. 2.1 Lecke und dichte Epithelien. Der transepitheliale Gesamtwiderstand R_{te} eines Epithels setzt sich aus dem transzellulären Widerstand (apikale und basolaterale Membran: R_z) und dem parazellulären Widerstand (Schlussleiste und lateraler Spalt: R_s) zusammen und wird nach dem 2. Kirchhoff-Gesetz bestimmt: $1/R_{te} = 1/R_z + 1/R_s$ oder $R_{te} = R_z \cdot R_s/(R_z + R_s)$. Dabei hängt R_{te} wesentlich von der Komplexität der Schlussleisten (Tight Junctions) ab, die letztlich die Größe von R_s bestimmt. Bei lecken Epithelien ist R_{te} klein und $R_s < R_z$, bei mitteldichten und dichten Epithelien ist R_{te} groß und $R_s > R_z$. Auch die transepithelialen Potenziale (E_{te}) sind bei lecken Epithelien im Allgemeinen niedriger als bei mitteldichten und dichten Epithelien.

Epithel	R_{te} ($\Omega \cdot cm^2$)	E_{te} (mV)*	Schlussleisten
proximaler Tubulus	5	−3 bis +3	leck
Gallenblase	30	−1	leck
dicker aufsteigender Teil der Henle-Schleife	34	+6 bis +15	mitteldicht
Kolon	500	−10 bis −40	mitteldicht bis dicht
Sammelrohr	800	−5 bis −60	mitteldicht bis dicht
Harnblase	1500	−60	dicht

* E_{te} ist die Differenz zwischen dem Potenzial auf der luminalen Seite und dem auf der basolateralen Seite, d. h. bei einem E_{te} von −60 mV ist das Potenzial auf der luminalen Seite um 60 mV negativer als auf der basolateralen Seite. E_{te} hängt einerseits von R_{te} ab, andererseits von der Aktivität und der Richtung der transepithelialen Transportprozesse des entsprechenden Epithels. Da Schlussleisten und elektrogene Transportprozesse regulatorischen Einflüssen unterliegen (z. B. Regulation des epithelialen Natriumkanals [ENaC] im Sammelrohr durch Aldosteron) (S. 427), sind R_{te} und E_{te} entsprechend variabel.

stattung, die für das jeweilige Epithel charakteristisch ist. So besitzen der proximale Tubulus und das Jejunum spezifische Transportsysteme für die dort zu resorbierenden Substrate, also z. B. Na^+-Glucose- und Na^+-Aminosäuren-Symportcarrier.

► **Lecke und dichte Epithelien.** Die **Barrierenfunktion** der Schlussleisten wird einerseits durch die Anzahl der Säume in Serie und andererseits durch deren Proteinzusammensetzung (man kennt beim Menschen 24 verschiedene Claudine) bestimmt, die je nach Gewebe unterschiedlich sein kann und damit eine gewebespezifische Selektivität des parazellulären Transports ermöglicht. So genannte **dichte Epithelien** verfügen über eine große Zahl von Säumen in Serie, die zudem untereinander vernetzt sind (► Abb. 2.21). Dabei nimmt die Dichtheit des parazellulären Weges für den Fluss von Ionen in der Regel logarithmisch mit der Zahl der Säume zu [18], was dafür spricht, dass jeder Saum als unabhängige Barriere wirkt. **Lecke Epithelien** haben nur wenige solcher Säume. Dichte Epithelien kommen überall dort im Körper vor, wo große transepitheliale Konzentrationsgradienten geschaffen und erhalten werden, also beispielsweise in der Harnblase, im Sammelrohr der Niere und im distalen Kolon. Lecke Epithelien findet man dagegen dort, wo geringe transepitheliale Gradienten und hohe Transportraten vorliegen, so z. B. im proximalen Nierentubulus, im Jejunum, im Pankreasazinus etc. Auch das **maximale transepitheliale Potenzial** (E_{te}) und der **transepitheliale elektrische Widerstand** (R_{te}, in $\Omega \cdot cm^2$) sind ein Maß für die Dichtheit eines Epithels (► Tab. 2.1). So zeichnen sich sehr dichte Epithelien durch einen hohen transepithelialen Widerstand aus. Entsprechend können an elektrisch dichten Epithelien durch elektrogene Transportvorgänge auch hohe transepitheliale Potenzialdifferenzen (E_{te}) auftreten, die in der Größenordnung des Ruhemembranpotenzials der Zellen liegen können (► Tab. 2.1). Eine transepitheliale Potenzialdifferenz ist wiederum eine wichtige Triebkraft für den parazellulären Transport von geladenen Teilchen. Dies ist beispielsweise für die parazelluläre Ca^{2+}- und Mg^{2+}-Resorption im dicken aufsteigenden Schenkel (TAL) der Henle-Schleife von Bedeutung, wobei in diesem Nephronabschnitt offenbar das Protein Claudin-16 (= Paracellin-1) (S. 449) den Tight Junctions eine selektive Permeabilität für divalente Kationen verleiht.

Mutationen des Proteins Claudin-16 sind die Ursache für ein autosomal rezessiv vererbtes **renales Magnesium- und Calciumverlustsyndrom** [65]. Aufgrund eines defekten Claudin-16 kommt es im TAL zu einer verminderten **parazellulären Resorption** von Mg^{2+}- und Ca^{2+}-Ionen und damit zu einer vermehrten Ausscheidung dieser Ionen im Urin. Dies führt zu einem Abfall der Magnesiumkonzentration im Plasma, was sich durch verschiedene kardiale, neuromuskuläre (z. B. Muskelkrämpfe) und zentralnervöse Symptome äußert, die aber häufig nicht sehr ausgeprägt sind. Die Calciumkonzentration im Plasma bleibt trotz des renalen Calciumverlusts meist im Normbereich, vermutlich aufgrund einer kompensatorisch erhöhten intestinalen Calciumresorption und einer Calciummobilisation aus dem Knochen infolge Hochregulation des Parathormons (S. 495); s. a. Abb. 11.23 (S. 499). Allerdings verursacht die vermehrte renale Calciumausscheidung (**Hyperkalzurie**) Verkalkungen in der Niere (**Nephrokalzinose**), die bei den betroffenen Menschen häufig die Ursache für ein fortschreitendes Nierenversagen sind. Die Folgen der Mutationen von Claudin-16 illustrieren die Bedeutung dieser Proteinfamilie (s. o.) für die Funktion und Selektivität der Tight Junctions.

Es mag die Frage entstehen, warum es z. B. für den proximalen Tubulus vorteilhaft sein sollte, wenig ausgeprägte Tight Junctions mit einer niedrigen Anzahl von Säumen (1 – 3) und einem geringen transepithelialen Widerstand auszubilden. Eine detaillierte Erklärung dafür wird in den Kap. 10.6.1 (S. 419) und 12.2.2 (S. 506) bei der Besprechung der einzelnen Epithelien und ihrer Funktion gegeben. Vorweg sei hier festgehalten, dass durch den „lecken" Weg zwischen den Zellen, den sog. **parazellulären Weg,** ein erheblicher Teil des Resorptionsflusses oder Sekretionsflusses (bei exokrinen Drüsen) passiv erfolgen kann. Für diesen Transport sind dann sehr geringe transepitheliale Triebkräfte ausreichend. Dadurch kann beispielsweise im proximalen Tubulus ein erheblicher Anteil der Na^+-Resorption parazellulär und damit **energetisch** besonders **günstig** erfolgen ([24], [25]). Lecke Schlussleisten sind also vorwiegend dort zu finden, wo die Transportraten besonders groß sind, also z. B. im proximalen Tubulus, im Dünndarm oder in den Endstücken exokriner Drüsen, wo aber keine größeren transepithelialen Konzentrationsgradienten aufgebaut werden müssen und der Transport wenig selektiv erfolgt.

▸ **Koordination der apikalen und basolateralen Transportschritte.** Durch Epithelien werden teilweise enorme Mengen an Wasser, Elektrolyten und organischen Substanzen transportiert. So werden beispielsweise im proximalen Tubulus der Niere täglich unter anderem ca. 1 kg NaCl, 180 g Glucose und 110 l Wasser resorbiert. Ein erheblicher Anteil des NaCl, des Wassers und praktisch die gesamte Menge an Glucose muss dabei die Tubuluszelle, d. h. deren mit besonderen Transportsystemen ausgestattete luminale sowie die basolaterale Membran, passieren. Ein solcher Transportvorgang ist nur möglich, wenn die **Transportraten** beider Membranen genau **aufeinander abgestimmt** sind [64]: Jede Steigerung der luminalen Aufnahme muss praktisch verzögerungsfrei zu einer vermehrten Abgabe über die basolaterale Membran führen (vgl. Abb. 2.14) (S. 65). Beteiligt an dieser Regulation sind u. a. die zytosolische Ca^{2+}-Konzentration, der zytosolische pH-Wert und die Konzentrationen von ATP und ADP in der Zelle.

2.7.4 Kontakte zwischen Endothelzellen

Auch bei **Endothelverbänden** bestimmt die Art der Zell-Zell-Verbindung das Ausmaß und die Route der Permeation vom Gefäßlumen ins Interstitium und zurück. In einigen Organen sind die Endothelverbände mäßig dicht (Haut, Skelettmuskel, Lunge) oder ausgesprochen dicht (ZNS). Im Gehirn bildet das dichte Endothel der meisten Kapillarbereiche die eigentliche Barriere der **Blut-Hirn-Schranke** (S. 1013), wobei auch hier Tight Junctions zwischen den Endothelzellen für die Dichtigkeit des Endothels von entscheidender Bedeutung sind; s. u. und Abb. 27.1 (S. 1014). In anderen Organen sind die Endothelverbände fenestriert, wie z. B. in der Darmschleimhaut, in den **Glomerula der Niere** (S. 414) und in endokrinen Drüsen. Diese **Fenestrierung** erlaubt den trans-endothelialen passiven Transport auch von Makromolekülen, während korpuskuläre Blutbestandteile im Normalfall nicht permeieren. Schließlich kommen auch noch losere Endothelverbände mit noch größerer Permeabilität vor, sog. **diskontinuierliche Endothelien** beispielsweise in der Leber und im Knochenmark. Insgesamt wird also durch die Dichtigkeit der Endothelzellverbände das Ausmaß der passiven Kommunikation zwischen Blut und Interstitium bestimmt.

2.8 Kommunikation benachbarter Zellverbände

2.8.1 Regulatorischer Einfluss des Gefäßendothels auf die glatte Gefäßmuskulatur

Die Kommunikation benachbarter Zellverbände mit unterschiedlicher Funktion erfolgt oft durch sog. **Autakoide.** Autakoide sind lokale Hormone, die ihre Wirkung unmittelbar in der Nähe ihres Ausschüttungsortes entfalten. Die Kommunikation durch Autakoide soll am Beispiel von

Endothelzellen und glatten Gefäßmuskelzellen erläutert werden ([26], [45]).

▶ Abb. 2.22 zeigt schematisch **Endothelzellen** und darunter befindliche **Gefäßmuskelzellen**, die funktionell eng interagieren. Dabei beeinflussen die Endothelzellen über eine lokale Freisetzung von NO und Endothelin den Kontraktionszustand der Gefäßmuskelzellen. Endothelzellen und Gefäßmuskelzellen verfügen über eine Vielzahl von Membranrezeptoren, die eine sehr differenzierte Steuerung der Zellfunktionen ermöglichen, wobei der Rezeptorbesatz in unterschiedlichen Gefäßabschnitten je nach den regulatorischen Anforderungen variiert. In ▶ Abb. 2.22 ist nur eine kleine Auswahl relevanter Rezeptoren und Agonisten dargestellt, um vereinfachend die grundsätzlichen regulatorischen Interaktionsmöglichkeiten zu illustrieren. Wie bereits erwähnt (S. 72) können Endothelzellen NO generieren und sezernieren. Die NO-Synthese und -Freisetzung wird durch eine Vielzahl an Faktoren reguliert und beispielsweise durch Acetylcholin über einen muskarinergen Rezeptor vom Typ 3 (M_3) und durch zirkulierendes Endothelin über einen Endothelinrezeptor vom Typ B (ET_B) stimuliert. Der stimulatorische Effekt beruht auf einem durch Phospholipase-C und IP_3 vermittelten Anstieg der intrazellulären Ca^{2+}-Konzentration und der dadurch bewirkten Aktivierung einer NO-Synthase. Das von den Endothelzellen gebildete NO diffundiert in die benachbarte Gefäßmuskelzelle und wirkt dort über die Stimulierung einer Guanylylcyclase und Bildung von cGMP (Abb. 6.4) (S. 233) relaxierend. Andererseits synthetisieren und sezernieren Endothelzellen das stark vasokonstriktorisch wirkende Peptid **Endothelin** (S. 261). Dieses aktiviert an der Gefäßmuskelzelle einen Endothelinrezeptor vom Typ ET_A, was (Phospholipase-C und IP_3-vermittelt) zu einer Erhöhung der intrazellulären Ca^{2+}-Konzentration und einer Kontraktion führt. Die Synthese und Freisetzung von Endothelin wird unter anderem durch Angiotensin II stimuliert, was über einen AT_1-Rezeptor vermittelt wird. Durch NO wird die Endothelinsynthese und -Freisetzung dagegen gehemmt, was zur relaxierenden Wirkung von NO beiträgt. Auch die Gefäßmuskelzelle exprimiert den AT_1-Rezeptor dessen Aktivierung, ähnlich wie die Aktivierung des ET_A-Rezeptors, eine Kontraktion verursacht. Daher wirkt Angiotensin II sowohl indirekt über Endothelin als auch direkt an der Gefäßmuskelzelle konstriktorisch. Im Gegensatz dazu haben Acetylcholin und Endothelin einerseits NO-vermittelt ei-

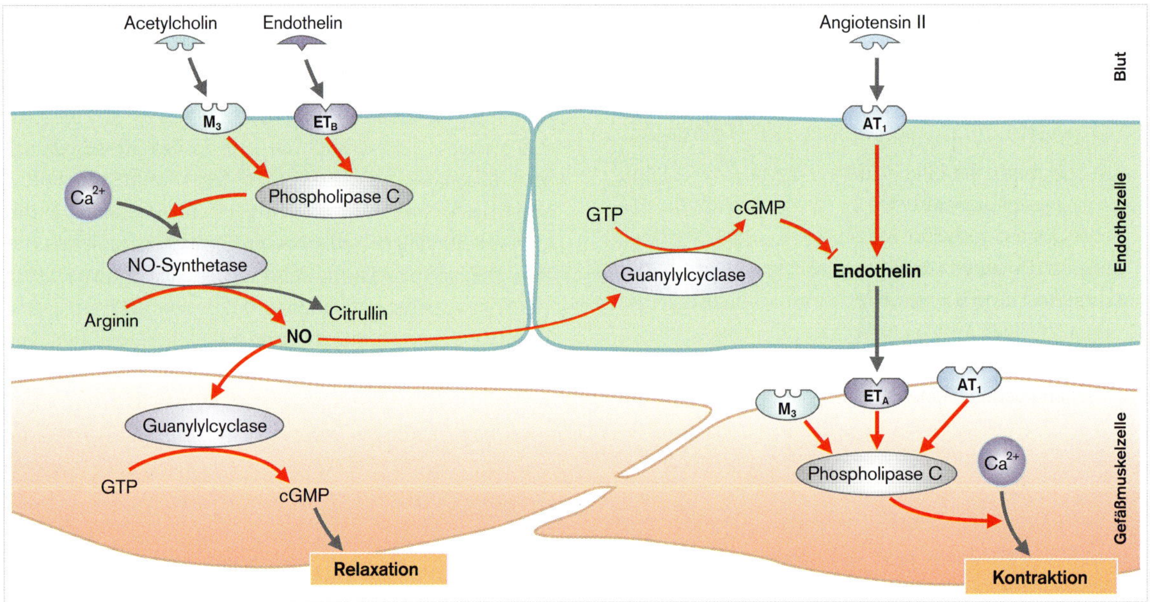

Abb. 2.22 Kommunikation zwischen Endothel und glatten Gefäßmuskelzellen. Endothelzellen besitzen verschiedene Rezeptoren, beispielsweise M_3 für Acetylcholin, ET_B für Endothelin und AT_1 für Angiotensin II. Über diese Rezeptoren wird die Synthese und Freisetzung von NO (M_3 und ET_B) oder Endothelin (AT_1) stimuliert. Auch die Gefäßmuskelzelle besitzt zahlreiche Rezeptoren, darunter M_3 für Acetylcholin, ET_A für Endothelin und AT_1 für Angiotensin II. Das von den Endothelzellen freigesetzte Endothelin führt in der glatten Muskelzelle über den ET_A-Rezeptor und Phospholipase C zu einer Erhöhung der zytosolischen Ca^{2+}-Konzentration und damit zur Kontraktion. Ganz ähnlich vermitteln auch der M_3- und AT_1-Rezeptor eine Kontraktion der Gefäßmuskelzelle. Im Gegensatz dazu bewirkt NO, das leicht aus dem Endothel in die benachbarten Gefäßmuskelzellen diffundieren kann, über cGMP (S. 72) eine Relaxation der Gefäßmuskelzelle. In den Endothelzellen hemmt NO vermutlich über cGMP die Synthese und Freisetzung von Endothelin, was den relaxierenden Effekt von NO verstärkt. Endothelläsionen führen dazu, dass zirkulierende Agonisten (z. B. Acetylcholin oder Endothelin) nicht mehr indirekt über die Endothelzellen sondern vermehrt direkt an den Muskelzellen wirken. Infolgedessen lösen die Agonisten nun statt einer NO-vermittelten Vasodilatation eher eine Vasokonstriktion aus.

nen relaxierenden Effekt und wirken andererseits direkt an den Gefäßmuskelzellen über entsprechende Rezeptoren (M_3 und ET_A) konstriktorisch. Lokale Hormone und Transmitter können so in komplexer Weise die glatten Gefäßmuskelzellen entweder **direkt** beeinflussen oder **indirekt über die Endothelzellen**. Dabei kann derselbe Agonist (z. B. Acetylcholin oder Endothelin) bei einer direkten Wirkung auf die glatten Muskelzellen zu einer Kontraktion führen, während er über eine durch das Endothel vermittelte NO-Freisetzung relaxierend wirkt. Dies erklärt vermutlich die klinische Beobachtung, dass eine gestörte Endothelfunktion zu einem Überwiegen vasokonstriktorischer Einflüsse führt.

Im Rahmen arteriosklerotischer Gefäßveränderungen kommt es schon früh zu einer **verminderten NO-Produktion** in den geschädigten Endothelzellen und dadurch zu einem verminderten vasodilatatorischen Einfluss des Endothels. Schreiten die krankhaften Veränderungen fort und kommt es zu Endotheldefekten, können vasoaktive Substanzen aus der Blutbahn direkt auf die Gefäßmuskelzellen einwirken, ohne in ihrer Wirkung durch die Endothelzellen modifiziert zu werden. Möglicherweise beruhen vorübergehende Koronarspasmen, wie sie bei der sog. **Prinzmetal-Angina** beobachtet werden, auf einer defekten Endothelfunktion mit verminderter NO-Freisetzung. Dafür spricht jedenfalls die Tatsache, dass bei diesen Betroffenen durch Infusion von Acetylcholin in die Koronararterien ein nicht ungefährlicher Koronarspasmus ausgelöst werden kann. Pathophysiologisch kann man sich das so erklären, dass die Applikation von Acetylcholin bei diesen Menschen aufgrund eines Endotheleffekts nicht zu einer NO-Freisetzung führt, sondern direkt an den glatten Gefäßmuskelzellen angreift und dadurch eine Vasokonstriktion auslöst.

2.8.2 Funktionelle Interaktion von Endothelzellen, Gliazellen und Neuronen im Zentralnervensystem (ZNS)

Eine andere Interaktion von Zellverbänden existiert im **ZNS** zwischen Endothelzellen, Gliazellen und Neuronen (Abb. 27.1) (S. 1014). Dieser komplexe Verband gewährleistet eine strenge Trennung von systemischer Zirkulation und interstitiellem Raum zwischen den Neuronen. Die eigentliche **Blut-Hirn-Schranke** (S. 1013) kommt dadurch zustande, dass die Endothelzellen dieser Gefäße durch hochdifferenzierte Tight Junctions verbunden sind und daher der parazelluläre Transportweg dicht ist. Somit hängt der Zugang zum interstitiellen Raum des ZNS von den Transporteigenschaften dieser spezialisierten Endothelzellen ab. Sie besitzen u. a. Transporter für Ionen und metabolische Substrate, die den Transport in beide Richtungen ermöglichen und genau kontrollieren. Funktionell entspricht hier das Endothel also einem Epithel (s. o.).

Außerdem sorgen Gliazellen dafür, dass es trotz des geringen Volumenanteils des Interstitiums im ZNS auch bei starker neuronaler Aktivität zu keinen großen Schwankungen im extrazellulären Ionenmilieu kommt. Diese **räumliche Pufferung von Ionen** ist im ZNS unabdingbar, weil neuronale Aktivität mit großen Nettoionenströmen einhergeht. So verlässt während des Aktionspotenzials (S. 97) K^+ die Neurone und Na^+ wird aufgenommen. Da das interstitielle Volumen im ZNS **sehr klein** ist, würden dort erhebliche Änderungen der extrazellulären Ionenkonzentrationen auftreten, wenn nicht geeignete Transportsysteme der Gliazellen für den Ausgleich sorgen würden. In Phasen der Ruhe kehrt sich die Transportrichtung um, und der Ausgangszustand wird wiederhergestellt. Darüber hinaus weiß man inzwischen, dass Gliazellen auch Neurotransmitter aufnehmen und metabolisieren sowie Rezeptoren für Neurotransmitter besitzen. Diese sind womöglich Teil eines Mechanismus, um die Funktion der Gliazellen (S. 133) auf die der umgebenden Neurone abzustimmen.

Zusammenfassung Kap. 2.7 und 2.8

Zellverbände, Zell-Zell-Kontakte und Kommunikation benachbarter Zellverbände

Damit aus Einzelzellen ein Organ entsteht, ist eine funktionelle Organisation der Zellen in Zellverbänden mit **Kontakt-** und **Kommunikationsmechanismen** zwischen den Einzelzellen erforderlich. Beispiele für hochspezialisierte Zellverbände sind **Epithelien**, d. h. die äußeren und inneren Grenzschichten unseres Körpers wie Haut, Darmschleimhaut, Nierentubulusepithel, exokrine Drüsenepithelien und Respirationsepithel sowie **Endothelien**, also die Auskleidungen des Gefäßsystems.

Gap Junctions bestehen aus **Konnexonen** und verbinden das Zytosol benachbarter Zellen. Über die Gap Junctions können Einzelzellen kommunizieren, sodass beispielsweise beim Herzmuskel ein sog. **funktionelles Synzytium** entsteht, was eine koordinierte Kontraktion des Herzens ermöglicht. Die **Poren** weisen Durchmesser auf, die Moleküle bis zu etwa 1000 Da passieren lassen. Wegen ihrer guten Durchlässigkeit für Ionen werden die Gap Junctions auch als „elektrische Synapsen" bezeichnet. Ihr Öffnungszustand wird über komplexe Regelmechanismen kontrolliert.

Punktförmige **Desmosomen** verbinden mit Hilfe transmembranaler Adhäsionsproteine Zellen und deren Zytoskelett, wodurch dem Zellverband mechanische Zugfestigkeit verliehen wird. **Hemidesmosomen** vermitteln die Verbindung der Zellen mit der extrazellulären Matrix.

Das funktionelle Merkmal von **Epithelien** ist deren Fähigkeit zu vektoriellem Transport von Substanzen von der einen auf die andere Seite des Epithels (**transepithelialer Transport**). Eine entsprechende asymmetrische Anordnung von Transportproteinen in der **apikalen** und **basolateralen Membran** ermöglicht den gerichteten **transzellulären Transport** von Substanzen bei entsprechender Koordination der apikalen und basolateralen Transportschritte. Parallel dazu können Substanzen das Epithel durch den Spalt zwischen den Zellen überqueren (**parazellulärer Transport**). Die einzelnen Epithelzellen sind über charakteristische **Schlussleisten** (**Tight Junctions**) miteinander verbunden, die den Stofftransport durch den **Interzellularspalt** kontrollieren und einen apikalen von einem basolateralen Membranbereich abgrenzen. Die Schlussleisten sind bei sog. **dichten Epithelien**, die sehr große Konzentrationsgefälle zulassen, besonders komplex aufgebaut und dadurch wenig durchlässig und **hochselektiv**. Bei sog. **lecken Epithelien** hingegen sind sie einfacher strukturiert und daher durchlässiger. Vor allem in lecken Epithelien erfolgt ein erheblicher Teil des transepithelialen Transportes, z. B. von Ionen und Wasser, nicht transzellulär, sondern zwischen den Zellen (**parazellulär**), d. h. durch die Schlussleisten hindurch. Auch Endothelzellen sind, insbesondere im Bereich der Blut-Hirn-Schranke, über Schlussleisten miteinander verbunden und gehören damit funktionell zu den Epithelien.

Unterschiedliche Zelltypen eines Organs treten über **Transmitter** und **lokal wirkende Hormone** (**Autakoide**) miteinander in Kontakt und können sich gegenseitig beeinflussen. Beispiele für das komplexe Zusammenwirken verschiedener Zelltypen in einem Zellverband sind die funktionelle Einheit aus **Endothelzellen** und **glatten Muskelzellen** oder im Zentralnervensystem (ZNS) die aus Endothelzellen, Gliazellen und Neuronen.

2.9 Zelluläre Motilität

Bernhard Brenner (†), Tim Scholz

2.9.1 Molekulare Grundlagen zellulärer Motilität

▸ **Motorproteine und Zytoskelettstrukturen.** Nahezu alle Formen zellulärer Motilität wie Zellteilung, Endo- und Exozytose, Transport von Vesikeln und Organellen, Formänderungen und Fortbewegung einzelner Zellen bis hin zu makroskopischen Kräften und Bewegungen durch Muskulatur sind Folge der Wechselwirkung von **Motorproteinen** mit Aktinfilamenten oder Mikrotubuli des Zytoskeletts. Motorproteine, die mit **Aktinfilamenten** interagieren, gehören zur Familie der **Myosine** (▸ Abb. 2.23a). Motorproteine, die sich entlang von **Mikrotubuli** bewegen, gehören entweder zur Familie der **Kinesine** (▸ Abb. 2.23b) oder zu den **Dyneinen** (▸ Abb. 2.23c). Manche Motorproteine üben ihre Funktion als **Monomere** aus, andere als **Di- oder sogar Tetramere** (▸ Abb. 2.23). Manche Motorproteine aggregieren zu Filamenten, z. B. den dicken Myosinfilamenten der Muskulatur, oder sie sind in komplexe Strukturen wie Zilien, Flagellen und Sarkomere integriert.

In der **Myosinfamilie** wurden bisher über 30, beim Menschen 12 Untergruppen (Klassen) identifiziert [23], die eine Vielzahl verschiedener Funktionen erfüllen. Sie haben alle eine nahezu identische **globuläre Kopfdomäne** und eine hoch variable Schwanzdomäne. Die Kopf- oder auch Motordomäne beinhaltet das **aktive Zentrum**, den Ort der ATP-Hydrolyse, und sie vermittelt die Bindung an Aktin. Der Kopfdomäne sind eine unterschiedliche Anzahl von leichten Ketten angelagert. Die variable **Schwanzdomäne** vermittelt die Bildung von Dimeren oder Filamenten, die Bindung an Membranen für vesikulären Transport oder die Verankerung von Membranen an Aktinfilamentbündeln, beispielsweise in den Mikrovilli des Darmepithels. Alle Myosine laufen zum **Plus-Ende der Aktinfilamente**, mit

Ausnahme von Myosin der Klasse 6 (**Myosin 6**), das sich zum Minus-Ende bewegt. Demzufolge können Vesikel, je nach Wahl des transportierenden Myosins, in beide Richtungen entlang von Aktinfilamenten transportiert werden (▶ Abb. 2.24). Als Plus-Ende wird bei Aktinfilamenten und Mikrotubuli dasjenige Ende bezeichnet, an welches sich bei der Filamentbildung die Aktinmono- bzw. Tubulindimere anlagern.

Die **Kinesin-Familie** umfasst mindestens 14 Untergruppen. Die globuläre **Kopfdomäne** ist für alle Kinesine ebenfalls nahezu identisch. Sie vermittelt die Bindung an Mikrotubuli und beinhaltet ebenfalls das aktive Zentrum zur ATP-Hydrolyse. Die **Schwanzdomäne** der Kinesine ist ähnlich den Myosinen hoch variabel und kann **Di- oder Tetramerisierung** sowie **Bindung an Transportgut** beispielsweise in Form von Vesikeln vermitteln. Der variablen Schwanzdomäne können leichte Ketten angelagert sein. Auch die Vertreter der Kinesine können sich jeweils nur in einer Richtung gerichtet an den Mikrotubuli entlang bewegen. Neben der gängigen Bewegung zum Plus-Ende der Mikrotubuli gibt es auch Kinesine, die sich zum Minus-Ende der Mikrotubuli bewegen. Vesikel können deshalb auch von Kinesinen je nach Wahl des transportierenden Kinesins sowohl zur Zellperipherie als auch zurück zum Zellzentrum transportiert werden.

Bei den **Dyneinen** sind zwei Gruppen zu unterscheiden. Die **zytoplasmatischen Dyneine** transportieren Vesikel zum Minus-Ende von Mikrotubuli (▶ Abb. 2.23, ▶ Abb. 2.25). Die **axonemalen Dyneine** sind in den Axonemen der Flagellen und Zilien integriert (▶ Abb. 2.26). Sie sind Motor des Zilienschlages und der Flagellenbewegung. Dyneine sind die größten bisher bekannten Motorproteine. Sie sind makromolekulare Komplexe aus schwerer Kette mit katalytischem Zentrum, sowie leichten und intermediären Ketten. Im zytoplasmatischen Dyneinkomplex sind noch der Kofaktor Dynaktin sowie Regulator- und Adaptorproteine integriert (▶ Abb. 2.23c). Ihre genaue molekulare Struktur ist teilweise noch nicht bekannt.

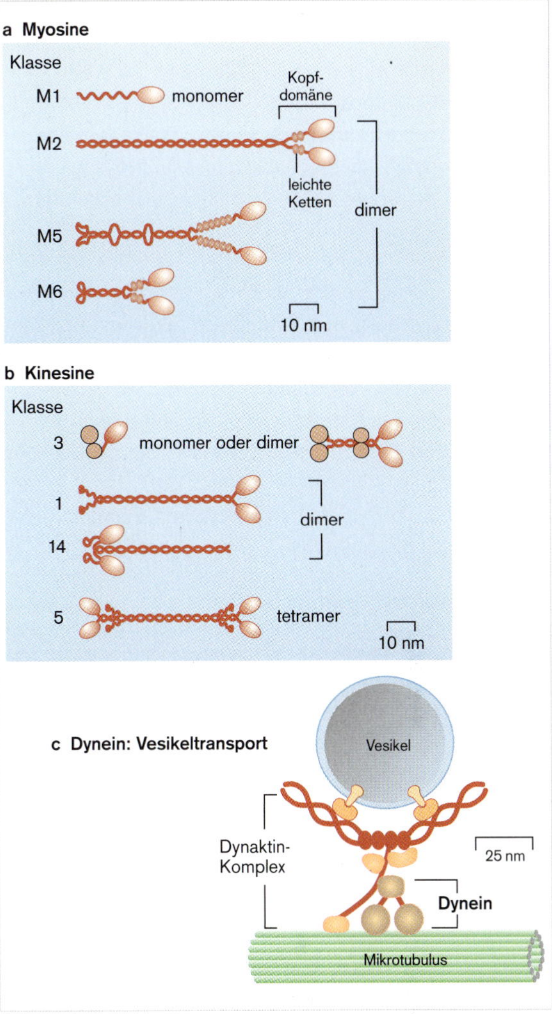

Abb. 2.23 Molekulare Motoren.
a Myosine der Klassen M1, M2, M5 und M6 sind Beispiele für monomere (eine schwere Kette) und dimere Myosine (zwei schwere Ketten). Myosine der Klasse M2 lagern sich über ihre Schwanzelemente zu Filamenten zusammen. Den Kopfdomänen sind am Übergang zu den Schwanzdomänen leichte Ketten angelagert. Die Zahl der angelagerten leichten Ketten ist für die verschiedenen Klassen charakteristisch.
b Kinesine der Klasse 3, 1, 14 und 5 sind Beispiele monomerer, dimerer und tetramerer Kinesine sowie von solchen mit Motordomäne am C-terminalen Ende (Klasse 14), die zum Minus-Ende der Mikrotubuli wandern (nach [76]).
c Zytoplasmatisches Dynein mit Dynaktin-Komplex zur Verankerung des Dyneins an Vesikeln (nach [1]).

▶ **Kopplung der ATP-Hydrolyse an Erzeugung von Kräften und Bewegungen.** Motorproteine nutzen die chemische Energie der ATP-Hydrolyse, um sich entlang von Zytoskelettstrukturen zu bewegen. Die Kopplung der ATP-Hydrolyse an die Erzeugung von Kräften und Bewegungen erfolgt im **aktiven Zentrum** der Motorproteine. Dieses ist für Myosine und Kinesine strukturell nahezu identisch. Dyneine haben einen Ring aus sechs Zentren von denen aber nur 1 bis 3 ATP hydrolysieren. Diese sind den aktiven Zentren der Kinesine und Myosine nur entfernt ähnlich. In den aktiven Zentren der Motorproteine induziert die **ATP-Hydrolyse** Umlagerungen von Strukturelementen, die an der Bindung von ATP und seinen Spaltprodukten, ADP und anorganischem Phosphat, beteiligt sind. Diese ersten, kleinen Umlagerungen werden in mehreren Stufen verstärkt. Bei Myosinen und Dyneinen erfolgt ein letzter Verstärkungsschritt durch Hebelarm-Elemente. Bei Myosinen ist das Hebelarmelement durch die angelagerten leichten Ketten gekennzeichnet (Abb. 4.2) (S. 144). Je nach Länge dieses Hebelarm-Elements kann sich ein Myosinmolekül pro hydrolysiertem ATP-Molekül zwischen 5 nm und fast 40 nm am Aktinfilament entlang bewegen. Auch bei Dyneinen werden Umlagerungen im aktiven Zentrum durch ein Hebelarmelement verstärkt. Im Verlauf der ATP-Hydrolyse ändert sich sowohl die Konformation der Kopfdomäne von Myosinen, Kinesinen und Dyneinen als auch ihre Affinität zur Zytoskelettstruktur. Daraus resultiert eine geregelte, zyklische Abfolge von:

- fester, **hochaffiner Bindung** an Aktinfilament oder Mikrotubulus,
- **Strukturänderungen der Kopfdomäne** zur Weiterbewegung des Motorproteins,
- Wechsel zu **niederaffiner Bindung** mit **Ablösen des Kopfes** vom Zytoskelettelement und schließlich
- Rückkehr der Kopfdomäne zu ihrer Ausgangskonfiguration.

Bei jedem Zyklus bewegt sich das Motorprotein einen Schritt am zugehörigen Zytoskelettelement weiter. Näheres zum ATPase-Zyklus von Myosin, s. Kap. 4.2.2 (S. 145). Die Kopfdomänen von Dimeren beeinflussen sich wechselseitig, sodass sich manche Motorproteine wie Myosin 5 oder Kinesin 1 über hunderte von ATPase-Zyklen koordiniert (sogenannt **prozessiv**), „Hand über Hand" an den Zytoskelettstrukturen entlang bewegen können, ohne von diesen zu dissoziieren.

Andere Motorproteine wie z. B. zytoplasmatisches Dynein, Myosin 5, Kinesin 3 oder 13 nutzen neben ATP-abhängigen Prozessen auch ATP-unabhängige, von thermischen Bewegungen getriebene Phasen von **Filament-assoziierter Diffusion**, um zur nächsten Bindungsstelle entlang der Zytoskelettstruktur zu gelangen.

2.9.2 Intrazellulärer Transport, Stoffaufnahme (Endozytose) und Stoffabgabe (Exozytose)

▸ **Intrazelluläre Transportprozesse.** Eine Hauptfunktion von molekularen Motoren sind die verschiedenen Elemente des intrazellulären Transports. Dies umfasst Transportprozesse von der Endozytose bis zur Exozytose, oder vom Syntheseort eines Proteins zum Ort seiner Funktion. **Kinesine** sind beispielsweise für den **schnellen axonalen Transport** verantwortlich, also dem schnellen zentrifugalen Transport von Mitochondrien, von Vorläufern sekretorischer Vesikel oder von Bestandteilen der synaptischen Endigungen vom Perikaryon zu den präsynaptischen Bereichen am Ende des Axons. Der **Rücktransport** erfolgt hauptsächlich durch zytoplasmatische **Dyneine**. Zentrifugaler und zentripetaler Transport sind in praktisch allen Zellen, auch in weniger extrem geformten, zu finden (▸ Abb. 2.24, ▸ Abb. 2.25). Entsprechend der zellulären Ausrichtung der Mikrotubuli erfolgt der **zentrifugale Transport** über Kinesine mit Bewegungsrichtung **zum Plus-Ende** der Mikrotubuli, der **zentripetale Transport** durch zytoplasmatische Dyneine oder Kinesine mit Bewegungsrichtung **zum Minus-Ende**.

Auch der **myosinvermittelte Transport** entlang von Aktinfilamenten ist an Endo- und Exozytose sowie an Transport und Verteilung von Vesikeln beteiligt. Der myosinvermittelte **Vesikeltransport** ist mehr für die lokale Verteilung in der Aktinfilament-reichen Zellperipherie verantwortlich, während ein Transport über lange Strecken zunächst durch Kinesine entlang von Mikrotubuli erfolgt (▸ Abb. 2.24, ▸ Abb. 2.25). Beispiel für spezifische Zellfunktionen, die auf dem Kinesin/Myosin-vermittelten Vesikeltransport beruhen, ist, neben dem axonalen Transport in Neuronen, die Verteilung von melaningefüllten Vesikeln, den sog. Melanosomen, in den Melanozyten. Der Transport der **Melanosomen** zur Zellperipherie erfolgt entlang den Mikrotubuli durch **Kinesine**. Die Verteilung der Melanosomen in der Peripherie erfolgt dagegen entlang von Aktinfilamenten und wird durch **Myosin 5** vermittelt. Weitere Beispiele sind der intraflagellare Transport von **Opsin** zu den Außengliedern von **Stäbchen** und **Zapfen** der Retina. Im Verlauf der **Endozytose** sind Myosine der Klassen 1 und 6 (**M1**, **M6**) bereits an der Bildung der Vesikel über die *clathrin coated pits* beteiligt. Für den anschließenden Transport der Vesikel in Richtung Zellzentrum ist Myosin der Klasse 6 (M6 in ▸ Abb. 2.24) zuständig, das zum Minus-Ende der Aktinfilamente wandert. An der Abschnürung von Vesikeln vom Golgi-Komplex zu Beginn der **Exozytose** sind Myosine der Klasse 2 beteiligt. Vom Golgi-Komplex abgeschnürte Vesikel werden über Kinesine und Myosine zu ihren Bestimmungsorten transportiert, beispielsweise zu den für Exozytose bestimmten Bereichen (▸ Abb. 2.24, ▸ Abb. 2.25). Bei Nervenzellen erfolgt der Vesikeltranport zur Peripherie zunächst über den Kinesin getriebenen, schnellen axonalen Transport bis in den Bereich der Synapsen, dem Ort der Anreicherung der neurotransmitterhaltigen Vesikel. Der anschließende lokale Vesikeltransport in der Zellperipherie zum Ort der Exozytose soll durch Myosine der Klassen 1 vermittelt werden. Auch an der **Phagozytose** sind verschiedene Myosine beteiligt (vgl. ▸ Abb. 2.24): Myosine der Klassen 1 (**M1** in ▸ Abb. 2.24) an der Ausbildung der **Pseudopodien**, ein Myosin der Klasse 7 (**M7**) an der Verankerung der zu phagozytierenden Partikel am Aktinkortex. Beispiele für Phagozytose sind die Aufnahme von Partikeln durch Makrophagen oder die Phagozytose abgestoßener Membranscheiben der Außenglieder von Stäbchen und Zapfen der Retina durch die **Pigmentepithelzellen** (S. 835).

▸ **Intrazelluläre Anordnung von Organellen.** Gegenläufiger Transport durch Kinesine und Dyneine ist auch Grundlage zur Aufrechterhaltung der charakteristischen intrazellulären Verteilung von Organellen. Ein Beispiel ist die selektive **Anordnung des Golgi-Apparates** im Bereich des Zentromers in Kernnähe, im Gegensatz zum **endoplasmatischen Retikulum** (ER), dessen Elemente bis in die Zellperipherie reichen. Der Golgi-Apparat wird dabei von zytoplasmatischen Dyneinen zum Minus-Ende der Mikrotubuli im Bereich des Zentromers transportiert und dort verankert (▸ Abb. 2.25).

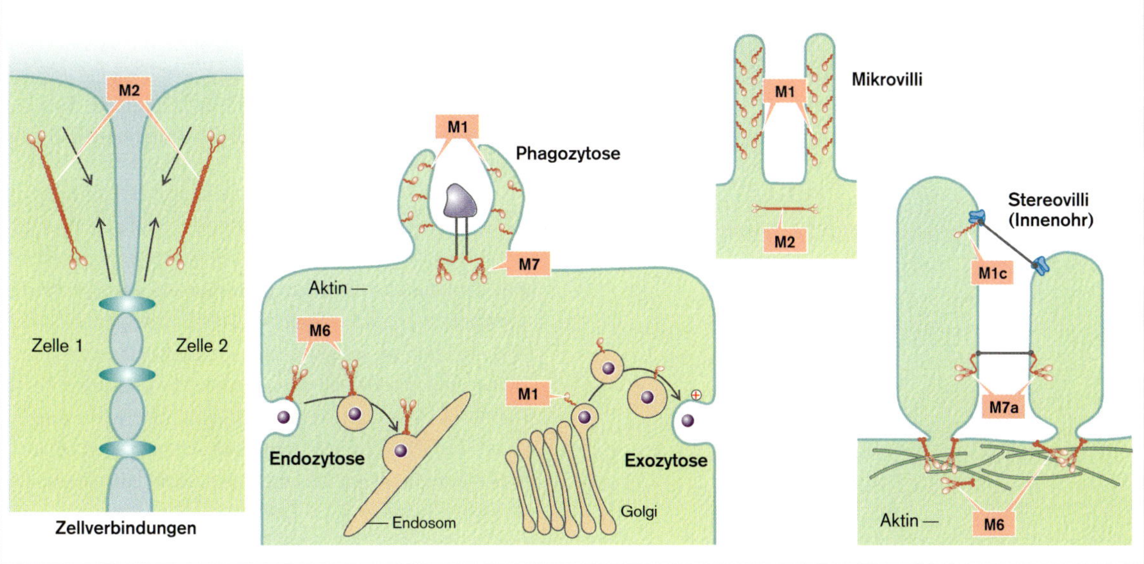

Abb. 2.24 Funktionen von Myosinen. Schema zur Beteiligung von Myosinen an verschiedenen Zellfunktionen (intrazellulärer Transport, Endozytose, Exozytose, Phagozytose), Ausbildung von Zellstrukturen (Stereovilli, Mikrovilli) und der Ausbildung von Zell-Zell-Kontakten. Den vielfältigen Funktionen entsprechend werden in allen Zellen zahlreiche Myosine verschiedener Klassen exprimiert (Modifiziert nach [51]).

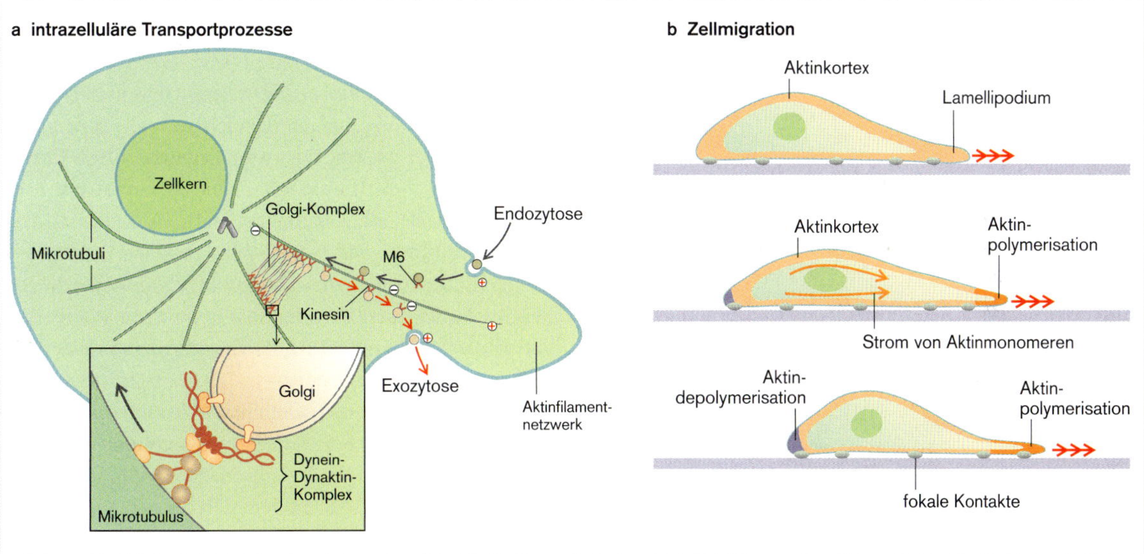

Abb. 2.25 Intrazellulärer Transport und Kriechbewegungen von Zellen.
a Kinesine, Dyneine und Myosine vermitteln intrazelluläre Transportprozesse einschließlich Endo- und Exozytose. Zytoplasmatische Dyneine verankern den Golgi-Apparat nahe dem Zellzentrum (s. a. ▶ Abb. 2.23c)
b Schema zur Kriechbewegung (Migration) von Zellen mit Aktinpolymerisation am vorderen Pol, Bildung von fokalen Kontakten (Haftpunkten), myosinvermittelte Verschiebung des Aktinkortex zum vorderen Pol sowie Lösen der Haftpunkte und Aktindepolymerisation am hinteren Zellpol (nach [1]).

Auswahl und Bindung der zu transportierenden Vesikel wird bei Kinesinen durch **leichte Ketten oder andere Adaptorproteine** vermittelt, die der Schwanzdomäne assoziiert sind. Bei Myosinen ist die Schwanzdomäne für die Vesikelbindung entscheidend. Spezifische **Rezeptormoleküle** in der Membran der zu transportierenden Vesikel binden, teilweise regulierbar durch Phosphorylierung oder die Calciumkonzentration, selektiv an assoziierte Proteine oder die leichten Ketten der Kinesine bzw. an die Schwanzdomänen der Myosine und vermitteln dadurch die Auswahl des Motorproteins und dementsprechend Richtung und Zielort des Transports. Die Bindung von zytoplasmatischen Dyneinen an Vesikel und Golgi-Membransysteme wird durch einen makromolekularen Komplex, dem sog. **Dynaktin-Komplex**, vermittelt (▶ Abb. 2.23c).

Mutationen in Kinesinen oder Myosinen können durch Beeinträchtigung des Vesikel- oder Zellorganellentransports zu Störungen motorischer und sensibler Funktionen des peripheren Nervensystems führen (angeborene periphere Neuropathie, Charcot-Marie-Tooth-Erkrankung), die teilweise mit charakteristischen Pigmentierungsstörungen einhergehen können (Griscelli Syndrom). Auch familiäre Sehstörungen, die bis zur Erblindung führen, können Folge von Mutationen in Kinesinen oder Myosinen sein. Solche Mutationen beeinträchtigen z. B. die Phagozytose abgestoßener Membranscheiben der Fotorezeptoren des Auges durch das Pigmentepithel und führen zum Krankheitsbild der Retinitis pigmentosa mit fortschreitendem Sehverlust durch Untergang der Fotorezeptoren.

2.9.3 Zellform und subzelluläre Strukturen

Aufrechterhaltung und Änderungen der **Zellform** und **subzellulärer Strukturen** sind weitere wesentliche Funktionen des Zusammenspiels zwischen Zytoskelettstrukturen und Motorproteinen. Ein Beispiel sind die **Mikrovilli** von Epithelzellen (▸ Abb. 2.24). Zentral gelegene Aktinfilamentbündel bilden das Skelett der Mikrovilli. Die Oberflächenmembran ist im Bereich der Mikrovilli über Myosine der Klasse 1 (**M1**) am Aktinfilamentbündel verankert. M1 sind monomere Myosine mit einem Schwanzbereich, der an Membranlipide binden und so Aktinfilamente und Membran aneinander koppeln kann. An der regelmäßigen Anordnung benachbarter Mikrovilli sind filamentbildende Myosine der Klasse 2 (**M2**) beteiligt.

Die Struktur der **Stereovilli** (früher: Stereozilien) der Haarzellen des **Gehör-** und **Gleichgewichtsorgans** ist ebenfalls auf das Zusammenspiel von Aktinfilamentbündeln und Myosinmolekülen verschiedener Familien angewiesen (vgl. ▸ Abb. 2.24). Auch die Vorspannung der sog. **Tip Links** (S. 789) wird über Myosin 1-Moleküle (M1c in ▸ Abb. 2.24) kontrolliert. Sie verankern die Tip Links an den Aktinfilamenten des benachbarten Stereovillus. Bei geringer Vordehnung der Tip Links können die Myosin 1c-Moleküle an den Aktinfilamentbündeln entlang in Richtung der Spitze der Stereovilli wandern und die Vorspannung der Tip Links vergrößern. Über diesen Mechanismus kann die Empfindlichkeit des Gehörs an leise Töne und Geräusche angepasst werden. Umgekehrt kann eine Adaptation gegenüber lauten Tönen und Geräuschen bei Entspannung der Tip Links durch zugbedingtes Rutschen der Myosin-Anker entlang der Aktinfilamentbündel resultieren. Die räumliche Anordnung der Stereovilli wird durch Myosin 7a stabilisiert, die Verankerung im Aktinnetzwerk nahe der Zelloberfläche wird durch Myosin 6 vermittelt.

Schließlich sind Myosine (M2) an der Verankerung von Adhäsionsmolekülen in Zell-Zell Verbindungen beteiligt und sichern den Zusammenhalt benachbarter Zellen (▸ Abb. 2.24).

Aus dem Zusammenwirken verschiedener Myosine wird verständlich, dass Mutationen in verschiedenen Myosinen angeborene **Taubheit** und ggf. Gleichgewichtsstörungen verursachen können, die mit Missbildungen der Stereovilli einher gehen. Oft sind diese Störungen von einem fortschreitenden Sehverlust entsprechend der Retinitis pigmentosa begleitet. Das Krankheitsbild wird als **Usher-Syndrom** (Typ 1) bezeichnet.

2.9.4 Fortbewegung einzelner Zellen

Motorproteine können auch Formänderungen von Zellen verursachen, die zu **Kriechbewegungen** (**Migration**) führen. Diese spielen in der **Embryogenese** eine zentrale Rolle, wo es z. B. bei der Entwicklung des Nervensystems zu zielgerichteten Wanderungen über lange Distanzen kommt. Aber auch im erwachsenen Organismus findet sich Fortbewegung bei einer Vielzahl von Zellen, beispielsweise bei **Makrophagen** und **neutrophilen Granulozyten** oder bei **Osteoklasten** und **Osteoblasten**. Auch die koordinierte Wanderung von **Darmepithelzellen** vom Ort ihrer Bildung, den Krypten, bis zu den Zottenspitzen gehört hierher, sowie die Wanderung von **Endothelzellen** bei der Aussprossung neuer Gefäße oder die Wanderung von **Fibroblasten** und **Epithelzellen** zur Deckung von Defekten bei der Wundheilung.

Zellmigration ist ein koordiniertes Zusammenspiel von Motorproteinen und Zytoskelett, einschließlich fokaler Kontakte der Zelle mit der Unterlage (▸ Abb. 2.25b). Bei einer kriechenden Zelle bilden sich zwei Pole. Der vordere, flache Pol wird **Lamellipodium** genannt, der hintere Pol ist abgerundet und enthält den Zellkörper mit Zellkern und Organellen. Das Aktinnetzwerk unter der Oberflächenmembran, der sog. **Aktinkortex**, spielt bei der Kriechbewegung eine zentrale Rolle. Er steht durch lokale Kontaktpunkte (***focal contacts***) über die Zellmembran mit der Unterlage in Verbindung.

Im ersten Schritt werden am vorangehenden Zellpol Aktinfilamente des Kortex durch **Polymerisation** verlängert. Die Verlängerung der Aktinfilamente erfolgt an ihrem zur Oberflächenmembran gerichteten Plus-Ende. Dadurch wird die Oberflächenmembran am vorangehenden Zellpol in Kriechrichtung vorgewölbt. Es entstehen flache, breite Vorwölbungen der Oberflächenmembran, die Lamellipodien.

Im zweiten Schritt bilden die neugeformten Lamellipodien lokale Kontaktpunkte mit der Unterlage. Diese bleiben während der Kriechbewegung der Zelle stationär und verankern den vorangehenden Zellpol mit der Unterlage.

Im dritten Schritt wird der Aktinkortex mit dem eingeschlossenen Zellkörper durch nicht-muskuläre, filamentbildende Vertreter der **Myosin-2-Klasse** vom hinteren Zellpol an stationären Aktinfilamenten entlang zum vorderen Zellpol verschoben. Gleichzeitig **depolymerisieren** die Aktinfilamente am hinteren Zellpol, die lokalen Kontaktpunkte werden gelöst und in Vesikeln durch Myosine zum vorderen Zellpol transportiert.

2.9.5 Hochgeordnete Systeme: Sarkomer und Axonem

Motorproteine bilden schließlich zwei Typen spezialisierter motiler Strukturen. Diese bestehen aus hochgeordneten Zusammenlagerungen von Motorproteinen, die sich an Filamentschienen entlang bewegen: Eine solche Struktur ist das **Sarkomer** (Abb. 4.1) (S. 142) aus Myosin- und Aktinfilamenten. Es ist das Bauelement von Skelett- und Herzmuskel, und in Form von Minisarkomeren auch das der glatten Muskulatur. Die zweite hochgeordnete Struktur ist das **Axonem**, das kontraktile System von Flagellen und Zilien der Eukaryonten. Es ist aus Mikrotubuli, **axonemalen Dyneinen** und zusätzlichen Strukturproteinen aufgebaut und hat eine charakteristische **9 + 2-Organisation** der Mikrotubuli (▶ Abb. 2.26a).

Die Doppeltubuli tragen in regelmäßigen Abständen axonemale Dyneine. Sie bilden die äußeren und inneren Arme der Doppeltubuli und wandern unter ATP-Hydrolyse am benachbarten Doppeltubulus entlang. Durch Querverbindungen zwischen den Doppeltubuli werden Verschiebungen zwischen benachbarten Doppeltubuli zu charakteristischen Verbiegungsmustern der Axoneme umgeformt, den wellenförmigen **Flagellenbewegungen** bzw. dem **Zilienschlag** (▶ Abb. 2.26b, ▶ Abb. 2.26c).

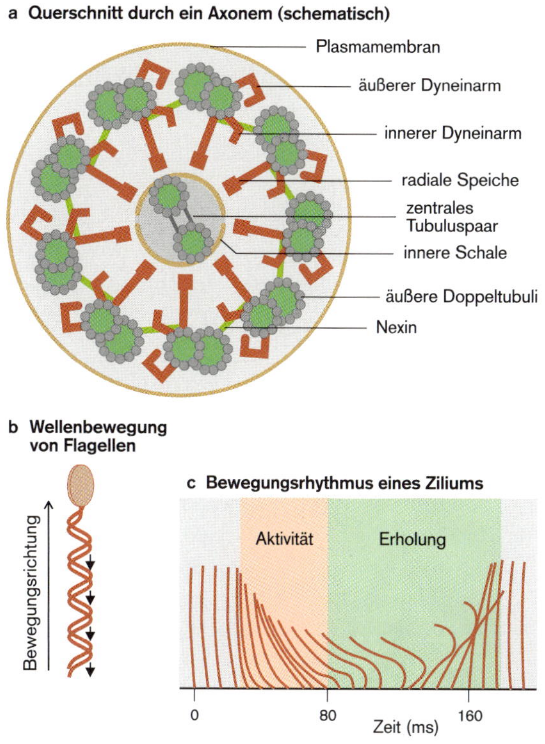

Abb. 2.26 Aufbau und Funktion von Flagellen und Zilien.
a Schematischer Querschnitt durch ein Axonem mit zentralem Tubulus-Paar und den neun peripher angeordneten Doppeltubuli. Äußere und innere Dyneinarme bestehen aus unterschiedlichen Isoformen der axonemalen Dyneine. Querverbindungen zwischen benachbarten Doppeltubuli verhindern eine Verschiebung der Doppeltubuli über große Distanzen. Verschiebung benachbarter Doppeltubuli resultiert deshalb in charakteristischen Verbiegungen der Axoneme (nach [1]).
b Wellenbewegung von Flagellen (nach [35])
c Zilienschlag. Dargestellt ist die Form eines Ziliums alle 8 ms (modifiziert nach [14]).

Angeborene Defekte in axonemalen Dyneinen führen zu gestörtem Zilienschlag des respiratorischen Epithels. Dadurch wird der geregelte Schleimstrom aus den peripheren Atemwegen und den Nasennebenhöhlen Richtung Rachenraum beeinträchtigt, über den eingeatmete Bakterien und Staubpartikel abtransportiert werden sollen. Die Folge der Dyneindefekte sind deshalb einerseits vermehrte **Infektionen der Lunge und der Nebenhöhlen**. Daneben ist auch die Fortbewegung der Spermien als Zeichen gestörter Flagellenfunktion beeinträchtigt. Schließlich wird als Zeichen einer gestörten Zellmotilität in der Embryonalentwicklung gehäuft eine spiegelbildliche Anordnung der Thorax- und Bauchorgane (*situs inversus*) beobachtet. Das Krankheitsbild wird als **Kartagener-Syndrom** bezeichnet.

Zusammenfassung Kap. 2.9

Zelluläre Motilität

Intrazelluläre Transportprozesse, Zellteilung, Formänderungen und Fortbewegungen von Einzelzellen sowie Bewegung durch Flagellen, Zilien oder Muskelzellen resultieren aus Interaktionen von **Motorproteinen** mit **Aktinfilamenten** oder **Mikrotubuli** des Zytoskeletts. Motorproteine nutzen die chemische Energie der **ATP-Hydrolyse**, um sich an Aktinfilamenten oder Mikrotubuli entlang zu bewegen. Motorproteine gehören zu drei Familien, den **Myosinen**, **Kinesinen** und **Dyneinen**. Myosine interagieren mit Aktinfilamenten, Kinesine und Dyneine mit Mikrotubuli. Motorproteine haben ein **aktives Zentrum**. Seine Aufgabe ist, gekoppelt an die enzymatische Spaltung von ATP Strukturumlagerungen zu induzieren, die in Kräfte und Bewegungen umgeformt werden. Myosine und Kinesine bestehen aus **Kopfdomäne** und **variabler Schwanzdomäne**. Die Schwanzdomäne vermittelt die Zusammenlagerung zu **Dimeren** bis hin zu **Filamenten**, oder sie ermöglicht die **Bindung an Membranelemente**. Als Folge können Vesikel an Filamenten des Zytoskeletts entlang **transportiert** oder Membransysteme am Zytoskelett **verankert werden**. Motorproteine erfüllen zahlreiche Funktionen. So sind sie an **Endo-** und **Exozytose** sowie an der **Phagozytose** und den **assoziierten Transportprozessen** beteiligt. Motorproteine sind auch für **Organisation** und **Aufrechterhaltung subzellulärer Strukturen** und die **Anordnung von Zellorganellen** verantwortlich. Sie können aber auch Zytoskelettstrukturen gegeneinander verschieben und umorganisieren. Schließlich können Motorproteine in hochgeordnete Strukturen wie **Flagellen**, **Zilien** oder **Sarkomere** integriert sein. Sie ermöglichen damit **Bewegung** einzelner Zellen oder ganzer Organismen.

Zum Weiterlesen...

[1] Alberts B, Johnson A, Lewis J, Morgan D, Raff M, Roberts K, Walter P. Molekularbiologie der Zelle, 6. Aufl. Weinheim: Wiley-VCH; 2017.

[2] Ashcroft FM. Ion Channels and Disease. 1st ed. San Diego: Academic Press; 2000.

[3] Boron WF, Boulpaep EL. Medical Physiology. 3rd ed. Philadelphia: Elsevier; 2017.

[4] Greger R, Windhorst U. Comprehensive Human Physiology. From Cellular Mechanism to Integration. Berlin: Springer; 1996.

[5] Hille B. Ionic Channels of Excitable Membranes. 3rd ed. Sunderland, MA: Sinauer Associates; 2001.

[6] Krendel M, Mooseker MS. Myosins: Tails (and heads) of functional diversity. Physiology 20:239–251; 2005.

[7] Lehmann-Horn F, Jurkat-Rott K (eds). Channelopathies. Amsterdam: Elsevier Science Ltd.;2000.

[8] Lodish H, Berk A, Kaiser CA, Krieger M, Bretscher A, Ploegh H, Martin K, Yaffe M and Amon A,. Molecular Cell Biology. 9th ed., W. H. Freeman & Co Ltd: 2021.

[9] Sakmann B, Neher E (eds). Single Channel Recording. 2nd ed. New York: Plenum Press; 1995.

[10] Silbernagl S, Despopoulos A, Draguhn A. Taschenatlas der Physiologie. 9. Aufl. Stuttgart: Thieme; 2018.

► ... und noch weiter

[11] Alper SL, Darman RB, Chernova MN, Dahl NK. The AE gene family of Cl/HCO_3-exchangers. J Nephrol. 2002; 15: 41–53.

[12] Anderson JM. Molecular structure of tight junctions and their role in epithelial transport. News Physiol Sci. 2001; 16: 126–130.

[13] Aronson PS, Nee J, Suhm MA. Modifier role of internal H^+ in activating the Na^+-H^+ exchanger in renal microvillus membrane vesicles. Nature. 1982; 299: 161–163.

[14] Baba SA, Hiramoto Y. A quantitative analysis of ciliary movement by means of high speed microcinematography. J Exp Biol. 1970; 52: 645–690.

[15] Brown ME, Bridgman PC. Myosin function in nervous and sensory systems. J Neurobiol. 2004; 58:118–130.

[16] Burckhardt G, Di Sole F, Helmle-Kolb C. The Na^+/H^+ exchanger gene family. J Nephrol. 2002; 5: 3–21.

[17] Cereijido M, Valdes J, Shoshani L, Contreras RG. Role of tight junctions in establishing and maintaining cell polarity. Annu Rev Physiol. 1998; 60: 161–177.

[18] Claude P. Morphological factors influencing transepithelial permeability: a model for the resistance of the zonula occludens. J Membr Biol. 1978; 39: 219–232.

[19] Claude P, Goodenough DA. Fracture faces of zonulae occludentes from "tight" and "leaky" epithelia. J Cell Biol. 1973; 58: 390–400.

[20] Diakov A, Korbmacher C. A novel pathway of ENaC activation involves an SGK1 consensus motif in the C-terminus of the channel's alpha-subunit. J Biol Chem. 2004; 279 (37): 38 134–38 142.

[21] Doyle DA, Morais Cabral J, Pfuetzner RA, Kuo A, Gulbis JM, Cohen SL, Chait BT, MacKinnon R. The structure of the potassium channel: Molecular basis of K^+ conduction and selectivity. Science. 1998; 280: 69–77.

[22] Farquhar MG, Palade GE. Junctional complexes in various epithelia. J Cell Biol. 1963; 17: 375–412.

[23] Foth BJ, Goedecke MC, Soldati D. 2006. New insights into myosin evolution and classification. PNAS 103:3 681–86

[24] Frömter E, Diamond J. Route of passive ion permeation in epithelia. Nat New Biol. 1972; 235: 9–13.

[25] Frömter E, Rumrich G, Ullrich KJ. Phenomenologic description of Na^+, Cl^- and HCO_3^- absorption from proximal tubules of the rat kidney. Pflügers Arch. 1973; 343: 189–220.

[26] Furchgott RF, Zawadzki JV. The obligatory role of endothelial cells in the relaxation of arterial smooth muscle by acetylcholine. Nature. 1980; 288: 373–376.

[27] Furuse M, Fujimoto K, Sato N, Hirase T, Tsukita S, Tsukita S. Overexpression of occludin, a tight junction-associated integral membrane protein, induces the formation of intracellular multilamellar bodies bearing tight junction-like structures. J Cell Science. 1996; 109: 429–435.

[28] Günzel D, Yu ASL. Claudins and the modulation of tight junction permeability. Physiol. Rev. 2013; 525–569,

[29] Guthrie SC, Gilula NB. Gap junctional communication and development. TINS. 1989; 12: 12–16.

[30] Hamill OP, Marty A, Neher E, Sakmann B, Sigworth FJ. Improved patch-clamp techniques for high-resolution current recording from cells and cell-free membrane patches. Pflügers Arch. 1981; 391: 85–100.

[31] Hasson T. Molecular motors: sensing a function for myosin-VIIa. Curr Biol. 1999; 9:R838–841.

[32] Hediger MA, Coady MJ, Ikeda IS, Wright EM. Expression cloning and cDNA sequencing of the Na^+/glucose transporter. Nature. 1987; 330: 379–381.

[33] Henderson RM, Oberleithner H. Pushing, pulling, dragging and vibrating renal epithelia by using atomic force microscopy. Am J Physiol. 2000; 287: F689–701.

[34] Hübner CA, Jentsch TJ. Ion channel diseases. Human Molecular Genetics. 2002; 11: 2435–2445.

[35] Jahn TL, Votta JJ. Locomotion of protozoa. Annu Rev Fluid Mech. 1972; 4: 93–116.

[36] Jorgensen PL, Hakansson KO, Karlish SJ. Structure and mechanism of Na/K-ATPase: functional sites and their interactions. Annu Rev Physiol. 2003; 65: 817–849.

[37] Kalluri R, LeBleu VS. The biology, function, and biomedical applications of exosomes. Science 367 2020; 367: DOI: 10.1126/science. aau6 977

[38] Kaupp B. The cyclic nucleotide-gated channels of vertebrate photoreceptors and olfactory epithelium. Trends Neurosci. 1991; 14: 150–157.

[39] Krug SM, Amasheh S, Richter JF, Milatz S, Günzel D, Westphal JK, Huber O, Schulzke JD, Fromm M. Tricellulin forms a barrier to macromolecules in tricellular tight junctions without affecting ion permeability. Mol. Biol Cell. 2009; 20:3 713–3724.

[40] Lang F, Busch GL, Ritter M, Völkl H, Waldegger S, Gulbins E, Häussinger D. Functional significance of cell volume regulatory mechanisms. Physiol. Rev. 1998; 78, 248–306.

[41] Letz B, Ackermann A, Canessa CM, Rossier BC, Korbmacher C. Amiloride-sensitive sodium channels in confluent M-1 mouse cortical collecting duct cells. J Membr Biol. 1995; 148:127–141.

[42] Lister I, Roberts R, Schmitz S, Walker M, Trinick J, Veigel C, Buss F, Kendrick-Jones J. Myosin VI: a multifunctional motor. Biochem Soc Trans. 2004; 32: 685–688.

[43] Loffing J, Korbmacher C. Regulated sodium transport in the rat connecting tubule (CNT) *via* the epithelial sodium channel (ENaC). Pflügers Arch. 2009, 458: 111–135..

[44] Lösel R, Feuring M, Wehling M. Non-genomic aldosterone action: from the cell membrane to human physiology. J Steroid Biochem Mol Biol. 2002; 83: 167–171.

[45] Lüscher TF, Boulanger CM, Dohi Y, Yang Z. Endothelium-derived contracting factors. Hypertension. 1992; 19: 117–130.

[46] Maniak M. Cell adhesion: ushering in a new understanding of myosin VII. Curr Biol. 2001; 11: R315–317.

[47] Matter K, Mellman I. Mechanisms of cell polarity: Sorting and transport in epithelial cells. Curr Biol. 1994; 6: 545–554.

[48] Maunsbach AB, Skriver E, Deguchi N, Jorgensen NL. Ultrastructure of Na/K-ATPase. Acta Histochem Cytochem. 1980; 13: 103–112.

[49] Mazzanti M, Bustamate I-O, Oberleithner H. Electrical dimension of nuclear envelope. Physiol Rev. 2001; 81: 1–19.

[50] Mears D, Sheppard NF, Atwater I, Rojas E. Magnitude and modulation of pancreatic β-cell gap junction electrical conductance. J Membr Biol. 1995; 146: 163–176.

[51] Mermall V, Post PL, Mooseker MS. Unconventional myosins in cell movement, membrane traffic, and signal transduction. Science. 1998; 279: 527–533.

[52] Moncada S, Palmer RMJ, Higgs EA. Nitric oxide: physiology, pathophysiology, and pharmacology. Pharmacol Rev. 1991; 43: 109–142.

[53] Murata K., Mitsuoka K, Hirai T, Walz T, Agre P, Heyman JB, Engel A, Fujiyoshi Y. Structural determinants of water permeation through aquaporin-1. Nature. 2000; 407: 599–605.

[54] Murer H, Hopfer U, Kinne R. Sodium/proton antiport in brush-border-membrane vesicles isolated from rat small intestine and kidney. Biochem J. 1976; 154: 597–604.

[55] Neher E, Sakmann B. Single-channel currents recorded from membrane of denervated frog muscle fibres. Nature. 1976; 260: 799–802.

[56] Noda M, Shimizu S, Tanabe T, Takai T, Kayano T, Ikeda T, Takahashi H, Nakayama H, Kanaoka Y, Minamino N, Kangawa K, Matsuo H, Raftery MA, Hirose T, Inayama S, Hayashida H, Miyata T, Numa S. Primary structure of electrophorus electricus sodium channel deduced from cDNA sequence. Nature. 1984; 312: 121–127.

[57] Palade GE. Intracellular aspects of the process of protein synthesis. Science 1986; 189: 347–358.

[58] Palmer RMJ, Ferrige AG, Moncada S. Nitric oxide release accounts for the biological activity of endothelium-derived relaxing factor. Nature. 1987; 327: 524–526.

[59] Petersen OH, Maruyama Y. Calcium-activated potassium channels and their role in secretion. Nature. 1984; 307: 693–696.

[60] Preston GM, Carroll TP, Guggino WB, Agre P. Appearance of water channels in *Xenopus* oocytes expression red cell CHIP28 protein. Science 1992; 256: 385–387.

[61] Romero MF, Hediger MA, Boulpaep EL, Boron WF. Expression cloning and characterization of a renal electrogenic Na^+/HCO_3^- cotransporter. Nature. 1997; 367: 409–413.

[62] Rossier BC. Epithelial sodium channel (ENaC) and the control of blood pressure. Curr Opin Pharmacol 2014; 15: 33–46.

[63] Schneeberger EE, Lynch RD. The tight junction: a multifunctional complex. Am J Physiol. 2004; 286: C1213–1228.

[64] Schultz SG, Hudson RL. How do sodium-absorbing cells do their job and survive? NIPS. 1986; 1: 185–189.

[65] Simon DB, Lu Y, Choate KA, Velazquez H, Al-Sabban E, Praga M, Casari G, Bettinelli A, Colussi G, Rodriguez-Soriano J, McCredie D, Milford D, Sanjad S, Lifton RP. Paracellin-1, a renal tight junction protein required for paracellular Mg^{2+} resorption. Science. 1999; 285: 103–106.

[66] Simons K, Wandinger-Ness A. Polarized sorting in epithelia. Cell. 1990; 62: 207–210.

[67] Simons K. Biogenesis of epithelial cell surface polarity. Harvey Lect. 1993; 89: 125–146.

[68] Soboloff J, Rothberg BS, Madesh M, Gill DL. STIM proteins: dynamic calcium signal transducers. Nat Rev Mol Cell Biol 2012; 13:549–565.

[69] Tanabe T, Takeshima H, Mikami A, Flockerzi V, Takahashi H, Kangawa K, Kojima M, Matsuo H, Hirose T, Numa S. Primary structure of the receptor for calcium channel blockers from skeletal muscle. Nature. 1987; 328: 313–318.

[70] Thompson RF, Langford GM. Myosin superfamily evolutionary history. Anat Rec. 2002; 268: 276–289.

[71] Toyoshima C, Unwin N. Ion channel of acetylcholine receptor reconstructed from images of postsynaptic membranes. Nature. 1988; 336: 247–250.

[72] Truscott KN, Brandner K, Pfanner N. Mechanisms of protein import into mitochondria. Curr Biol. 2003; 13: R326–337.

[73] Tuxworth RI, Titus MA. Unconventional myosins: anchors in the membrane traffic relay. Traffic. 2000; 1: 11–1878.

[74] Verkman AS. Aquaporins in clinical medicine. Annu Rev Med 2012; 63: 303–316.

[75] Young JC, Barral JM, Hartl UF. More than folding: localized functions of cytosolic chaperones. Trends Biochem Sci. 2003; 28: 541–547.

[76] Verhey, KJ, and Hammond, JW. Traffic control: regulation of kinesin motors. Nat Rev Mol Cell Biol 2009; 10: 765–777.

Videos zur zyklischen Funktion von kinesin 1 und myosin 2 unter https://valelab.ucsf.edu/movies/

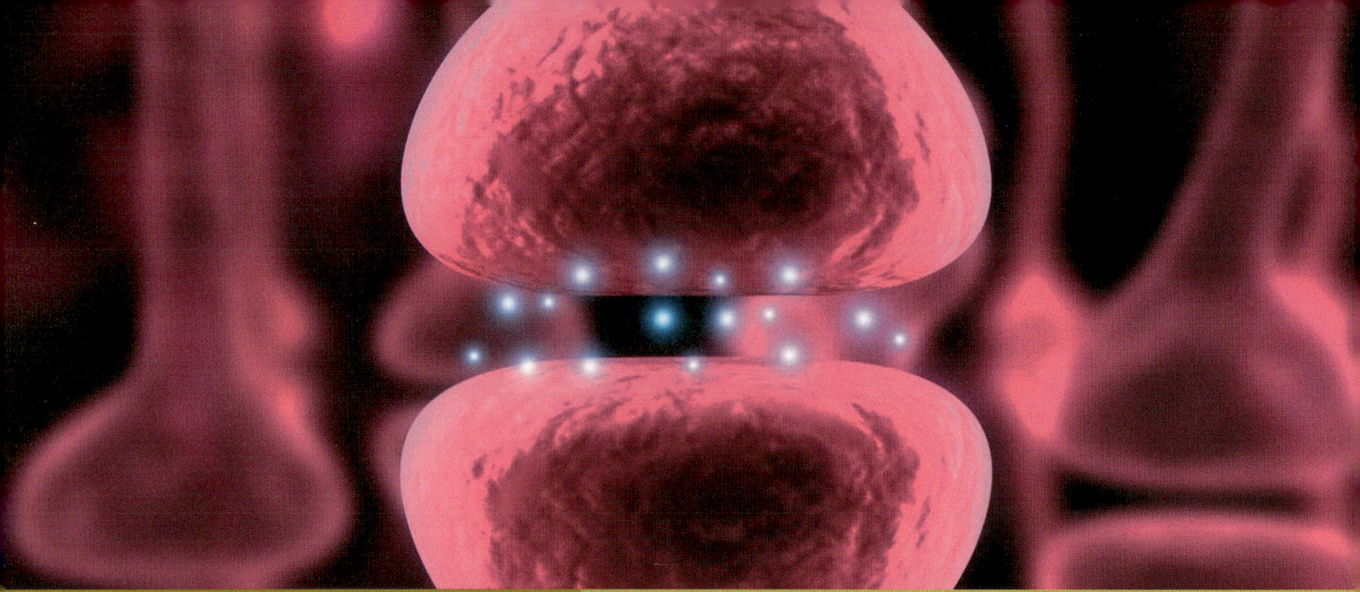

Kapitel 3

Membranpotenzial und Signalübertragung in Zellverbänden

3 Membranpotenzial und Signalübertragung in Zellverbänden

Andreas Draguhn

3.1 Wenn Ionenkonzentrationen aus dem Gleichgewicht geraten

B

Ein 50-jähriger Mann stellt sich beim Hausarzt vor, weil er seit zwei Tagen zunehmend an genereller Muskelschwäche und Müdigkeit leidet. Inzwischen fällt es ihm bereits schwer, aufrecht zu stehen. Bei der Untersuchung zeigen sich eine symmetrische, beinbetonte Schwäche der Extremitätenmuskeln sowie deutlich abgeschwächte Reflexe. Im Elektrokardiogramm fallen große, steile T-Wellen, verbreiterte QRS-Komplexe und ein verlängertes PR-Intervall auf. Der Arzt vermutet eine Hyperkaliämie und weist den Patienten sofort ins Krankenhaus ein, wo eine auf 9,0 mVal/l erhöhte Kaliumkonzentration im Serum gemessen wird. Daraufhin wird sofort eine Therapie mit Calciumchlorid, Glucose, Insulin und Bicarbonat eingeleitet. Die Symptome verschwinden innerhalb weniger Stunden vollständig. Auf Befragen gibt der Patient an, seit Wochen seinen Durst fast ausschließlich mit Orangensaft zu stillen, von dem er bei dem gegenwärtigen heißen Wetter über 2 l pro Tag konsumiere. Das hat offenbar zu einer positiven Kaliumbilanz im Körper geführt und tritt nach entsprechender Beratung nicht mehr auf.

Dieser Fall hätte auch tragisch enden können. Eine Erhöhung der extrazellulären Kaliumkonzentration auf Werte über ca. 8,0 mVal/l ist akut lebensbedrohlich, weil der Gradient von hohem intrazellulärem zu niedrigem extrazellulären Gehalt an K^+-Ionen grundlegend für das negative Membranpotenzial der Zellen ist. Abweichungen führen zu veränderter Erregbarkeit des Herzens mit der Gefahr von Arrhythmien bis hin zu Kammerflimmern und Herzstillstand. Daher muss die Kaliumkonzentration im Serum gefährdeter Personen sorgfältig überwacht werden. In diesem Kapitel werden wir die Zusammenhänge zwischen Ionenkonzentrationen, Membranpotenzial und der Aktivität erregbarer Muskel- und Nervenzellen genau kennen lernen. Dies ist Voraussetzung für das Verständnis vieler Organfunktionen vom Herz-Kreislauf-System bis zum Gehirn.

Anschließend werden wir die Grundfunktionen von Synapsen besprechen. Die chemische synaptische Übertragung ist die Basis zum Verständnis der Funktion des peripheren und zentralen Nervensystems. Synapsen bieten zahlreiche Angriffsmöglichkeiten für Pharmaka, von Muskelrelaxanzien bis zu Antidepressiva (vgl. [5]). Ihre genaue Kenntnis ist daher die Voraussetzung für gezielte therapeutische Interventionen in fast allen klinischen Disziplinen.

3.2 Wozu ein Membranpotenzial?

Das Leben begann vor ca. 3,5 Milliarden Jahren mit der Abgrenzung von Zellen gegenüber ihrer Umwelt durch die **Plasmamembran** (S. 41). Sie hält den replikationsfähigen Apparat zusammen und ermöglicht die zelluläre Homöostase, indem sie den intrazellulären Gehalt an Proteinen, Metaboliten, Osmolyten und elektrisch geladenen Teilchen (**Ionen**) bei schwankenden Umgebungsbedingungen reguliert.

Von zentraler Bedeutung ist die **selektive Permeabilität** der Membran für verschiedene Ionen. Durch unterschiedliche intra- und extrazelluläre Ionenkonzentrationen entsteht ein **elektrischer Potenzialgradient**, wobei Zellen fast immer gegenüber der Umgebung negativ geladen sind. Diese Polarisierung wird in vielfältiger Weise genutzt, um Signale zu übertragen und um Substanzen entlang des elektrischen Feldes zu transportieren. Die grundlegende Bedeutung dieser Gradienten wird dadurch deutlich, dass Zellen einen Großteil ihrer Energie auf den Erhalt der ungleichen Ionenverteilung verwenden.

Die erregbaren Zellen des Nervensystems, der Sinnesorgane und der Muskulatur sind durch die Ausbildung von elektrischen Potenzialschwankungen, den sog. **Aktionspotenzialen**, gekennzeichnet. Diese kurzen Impulse pflanzen sich in Axonen schnell fort und dienen so der Koordinierung von Funktionen in großen, mehrzelligen Organismen.

Aktionspotenziale kommen bereits in sehr einfachen Tieren vor, z. B. in Quallen, deren rhythmische Schwimmbewegungen durch ein einfaches Nervensystem synchronisiert werden. Dem entsprechend sind die molekularen Substrate elektrischer Aktivität, also die Ionenkanäle der Plasmamembran (S. 50), phylogenetisch alt. Viele Grundmuster dieser Proteine sind hoch konserviert und haben im Verlauf der Evolution weit verzweigte Familien verwandter Isoformen gebildet.

In der Medizin nutzen wir die elektrische Aktivität von Organen vielfach für diagnostische Zwecke, zum Beispiel beim **Elektrokardiogramm** (EKG) (S. 213) und beim **Elektroenzephalogramm** (EEG) (S. 985). Externe elektrische Impulse werden zur Beeinflussung von Organfunktionen genutzt, zum Beispiel beim **Herzschrittmacher** oder bei der tiefen Hirnstimulation („Hirnschrittmacher") (S. 912). Zahlreiche Medikamente wirken durch Modulation von **Ionenkanälen** in glatten und Skelettmuskelzellen, im Herzen, in Sinneszellen, an peripheren Nerven oder im ZNS. Direkte **„Kanalkrankheiten"**, d. h. pathogene Mutationen in Genen, die für Ionenkanäle kodieren, sind eher selten. Sie stellen für die Medizin aber wichtige Modellfälle dar, die uns helfen, die Bedeutung spezifischer Signalmoleküle für systemische Eigenschaften des Körpers zu verstehen.

In diesem Kapitel werden wir die grundlegenden Mechanismen besprechen, die zur Ausbildung des Membranpotenzials führen. Weiterhin werden wir das Zustandekommen der Aktionspotenziale in erregbaren Nerven- und Muskelzellen beschreiben. Schließlich wird es um die Kommunikation mittels Neurotransmittern gehen, die vielfältige Funktionen elektrisch erregbarer Zellen regulieren. Für ein vertieftes Verständnis elektrophysiologischer Vorgänge wird auf die Kapitel zu den jeweiligen Organfunktionen sowie auf weiterführende Literatur verwiesen (S. 138).

Für unsere biophysikalischen Betrachtungen sind folgende **Eigenschaften der Plasmamembranen** besonders wichtig (vgl. Kap 2.2.1) (S. 41):

- Membranen sind lipophil. Sie stellen eine Diffusionsbarriere für Ionen und andere polare Moleküle dar. Der Transport solcher Stoffe durch die Membran wird durch spezialisierte Proteine vermittelt, die so für eine selektive Permeabilität sorgen.
- Membranen haben einen hohen **elektrischen Widerstand**. Durch kleine Ionenströme können daher (dem Ohmschen Gesetz zufolge) relativ große Spannungsänderungen ausgelöst werden (Größenordnung bis zu 100 mV), die wichtige Signale für die Kommunikation zwischen Zellen darstellen.
- Membranen haben eine hohe spezifische **Kapazität** (ca. 1 µF/cm²), d. h. jede elektrische Spannungsänderung erfordert Zeit für die Verteilung von Ladungen auf der Membranoberfläche. Zusammen mit dem elektrischen Widerstand ergibt sich daraus eine typische **Membranzeitkonstante** (Größenordnung 10 ms), die die Geschwindigkeit passiver elektrischer Signalverarbeitung begrenzt.
- In ausgedehnten Zellen werden elektrische Spannungsschwankungen bei der Ausbreitung abgeschwächt. Einige Ladungen gehen über die „Leck"-Leitfähigkeit der Membran verloren, hinzu kommt der Widerstand langer, dünner „Kabel" wie Axone oder Dendriten. Die exponentielle Abnahme der Amplitude elektrischer Signale entlang von Fasern wird durch die **Membranlängskonstante** (Größenordnung bis wenige mm) angegeben.

3.3 Ionengradienten, Umkehrpotenziale und Ruhemembranpotenzial

Das **Ruhemembranpotenzial** entsteht aus der ungleichen Verteilung von Ionen zwischen Intra- und Extrazellulärraum, wobei den Kaliumionen (K^+) eine herausragende Rolle zukommt. Durch die **Na^+/K^+-ATPase**, die in praktisch allen Zellen ständig (konstitutiv) aktiv ist, wird K^+ im Inneren der Zelle stark angereichert. Wir beginnen daher unsere Überlegung zum Ruhemembranpotenzial mit der Verteilung von K^+.

3.3.1 Kaliumverteilung und Entstehung des negativen intrazellulären Potenzials

In einem einfachen Gedankenexperiment stellen wir uns eine Zelle vor, in der gleiche Ionenkonzentrationen vorliegen wie im Extrazellulärraum (▶ Abb. 3.1a). Wir konzentrieren uns zunächst allein auf die intrazelluläre Erhöhung der Kaliumkonzentration. Die Na^+/K^+-ATPase (S. 58) transportiert mit jedem Aktivitätszyklus 2 Kaliumionen in den Intrazellulärraum und 3 Natriumionen in den Extrazellulärraum. Für K^+ entsteht also ein von innen nach außen gerichteter Konzentrationsgradient. Üblicherweise enthält die Membran Ionenkanäle, die für K^+ permeabel sind. Durch diese Kaliumkanäle diffundieren nun K^+-Ionen mit höherer Wahrscheinlichkeit von innen nach außen als umgekehrt. Obwohl es sich um ein rein statistisches Phänomen handelt, spricht man oft bildhaft von einer „Diffusionskraft", die auf die Ionen wirke. Genauer ist die Beschreibung als Diffusionsstrom J_{Diff}, dessen Energiequelle die Konzentrationsdifferenz ist und der dem **Fickschen Diffusionsgesetz** folgt:

$$J_{Diff} = -D \cdot \frac{d(K^+)}{dx}$$

In der Diffusionsgleichung wird die ungleiche Kalium-Verteilung als Gradient über der Membran beschrieben ($d[K^+]$ beschreibt den Konzentrationsgradienten entlang der Diffusionsrichtung dx). Der Ionenfluss folgt diesem Gradienten, wobei die Proportionalitätskonstante D als **Diffusionskoeffizient** bezeichnet wird (Einheit cm²/s).

Durch den Ausstrom positiver Kaliumionen wird der Intrazellulärraum zunehmend negativ. In der Folge werden K^+-Ionen aus dem Extrazellulärraum elektrostatisch angezogen. Es entsteht also ein elektrischer Strom J_{Elek}, der von K^+ getragen wird und dessen Energiequelle der Potenzialunterschied dE/dx über der Membran ist. Dieser Einwärtsstrom folgt dem **Ohmschen Gesetz**:

$$J_{Elek} = -G \cdot \frac{dE}{dx}$$

G heißt **Leitfähigkeit** und ist der Kehrwert des **elektrischen Widerstandes** R (durch Umformung ergibt sich die bekanntere Schreibweise U = R · I, wobei wir hier für das Membranpotenzial die Abkürzung „E" anstelle des „U" und für den Strom „J" statt „I" verwenden). Diffusionsstrom und elektrischer Strom haben entgegengesetzte Richtungen und stehen im Gleichgewicht wenn $J_{Diff} = -J_{Elek}$. Für jede gegebene Ionenverteilung ist dies bei einem bestimmten elektrischen Potenzial der Fall. Umgekehrt kann man zu jedem Potenzial eine passende Ionenverteilung angeben (▶ Abb. 3.1a und ▶ Abb. 3.1d). Setzt man für die Flüsse die oben berechneten Diffusionsterme ein und ersetzt D und G durch fundamentalere Konstanten, so ergibt sich der quantitative Zusammenhang zwischen Kaliumkonzentration und elektrischem Potenzial – dies ist die **Nernst-Gleichung:**

$$E = -\frac{R \cdot T}{z \cdot F} \cdot \ln \frac{(K^+)_i}{(K^+)_o}$$

R ist die allgemeine Gaskonstante, T die absolute Temperatur und F die Faraday-Konstante, die die Zahl der Elementarladungen pro Mol Teilchen angibt. Für K^+ und für Na^+ beträgt die Ladungszahl z = 1, für Cl^- und HCO_3^- ist z = –1, für Ca^{2+} gilt z = 2. Andere Ionen spielen für das Membranpotenzial eine untergeordnete Rolle. $[K^+]_i$ bzw. $[K^+]_o$ bezeichnen die Ionenkonzentrationen im Zellinneren bzw. außen („*outside*"). Zur Herleitung der Nernst-Gleichung kann man von dem oben beschriebenen Gleichgewicht der Flüsse J_{Diff} und J_{Elek} ausgehen und die entsprechenden Diffusionsterme einsetzen: $-D \cdot d[K^+]/dx = -G \cdot dE/dx$. Die **Leitfähigkeit G** ist eine Funktion der Beweglichkeit μ von Ionen, ihrer Ladungszahl und ihrer Konzentration: $G = \mu \cdot z \cdot [K^+]$. Der **Diffusionskoeffizient D** kann nach Einstein ebenfalls auf die Beweglichkeit der Ionen zurückgeführt werden: $D = R \cdot T \cdot \mu/F$. Somit ergibt unsere Gleichung: $\mu RT/F\ d[K^+]/dx = \mu z\ [K^+]\ dE/dx$. Multiplikation mit dx und Integration beider Seiten führt dann unmittelbar zur Nernst-Gleichung.

Die Nernst-Gleichung gibt an, bei welchem Membranpotenzial für eine bestimmte Ionenverteilung das Gleichgewicht von Diffusions- und elektrischem Fluss erreicht ist (der Netto-Ionenfluss also 0 beträgt). Dieses Potenzial wird daher als **Gleichgewichtspotenzial** bezeichnet, in unserem Fall also $E_K{}^+$. Ist das Membranpotenzial positiver als $E_K{}^+$, überwiegt der Ausstrom von Kaliumionen, ist es negativer als $E_K{}^+$ überwiegt der Einstrom. Entsprechendes gilt für andere Ionen und deren Gleichgewichtspotenziale. Wegen der Umkehr der Stromrichtung am Gleichgewichtspotenzial verwendet man synonym den Begriff **Umkehrpotenzial**. Man definiert Stromrichtungen stets nach dem Fluss positiver Ionen, sodass ein Auswärtsstrom von Cl^- technisch als einwärts gerichteter Strom bezeichnet wird!

Zur Vereinfachung formuliert man die Nernst-Gleichung üblicherweise mit dem dekadischen Logarithmus (log = 2,303 ln) und setzt T gleich der Körpertemperatur von 37 °C. Dann ergibt sich:

$$E_{K^+} = -61\ mV \cdot \log \frac{(K^+)_i}{(K^+)_o}$$

Für eine Kaliumkonzentration von 140 mM intrazellulär und 4 mM extrazellulär resultiert ein Gleichgewichtspotenzial von ca. –95 mV.

3.3.2 Verteilung anderer Ionen

Wenn die Plasmamembran einer Zelle ausschließlich für K^+ permeabel ist, so gleicht sich das Membranpotenzial dem $E_K{}^+$ an. Dies ist angenähert bei manchen Gliazellen der Fall (▶ Abb. 3.1c). Die Membranen der meisten Zellen sind aber auch für andere Ionen permeabel, deren Verteilung und Gleichgewichtspotenziale man daher kennen muss. Wir besprechen hier kurz die wichtigsten Ionen (s. a. ▶ Tab. 3.1 und ▶ Abb. 3.1d):

Tab. 3.1 Intra- und extrazelluläre (interstitielle) Ionenkonzentrationen und Gleichgewichtspotenziale. Die Angaben stellen typische mittlere Werte aus Literaturangaben in mmol/l zusammen, wobei intrazelluläre Konzentrationen oft nicht genau bekannt sind und sehr stark variieren können. Der angegebene niedrige Wert für Chlorid führt zu einem Nernst-Potenzial von ca. –90 mV. In vielen Zellen ist die Konzentration deutlich höher, so dass weitaus positivere Gleichgewichtspotenziale entstehen. Das mit der Nernst-Gleichung berechnete Potenzial gibt gerundete, typische Werte an. Wir verwenden zur Vereinfachung absolute Konzentrationen. Genauer wird der Anteil frei gelöster Ionen durch Korrektur mit dem Aktivitäts-Koeffizienten berechnet. Der Wert für Ca^{2+} im Interstitium bezieht sich auf freies, nicht proteingebundenes Calcium in mmol/l. Intrazellulär wurde als Beispiel eine niedrige Ruhekonzentration, z. B. in einem Neuron, angegeben. Zur Übung sollten Sie die Gleichgewichtspotenziale für die angegebenen Konzentrationen selbst berechnen.

Ion	$c_{Außen}$ (mM)	c_{Innen} (mM)	E_{Ion} (mV)
K^+	4,4	140	–95
Na^+	145	12	+65
Ca^{2+}	1,25	0,0001	+120
Cl^-	115	4	–90
HCO_3^-	27	12	–20

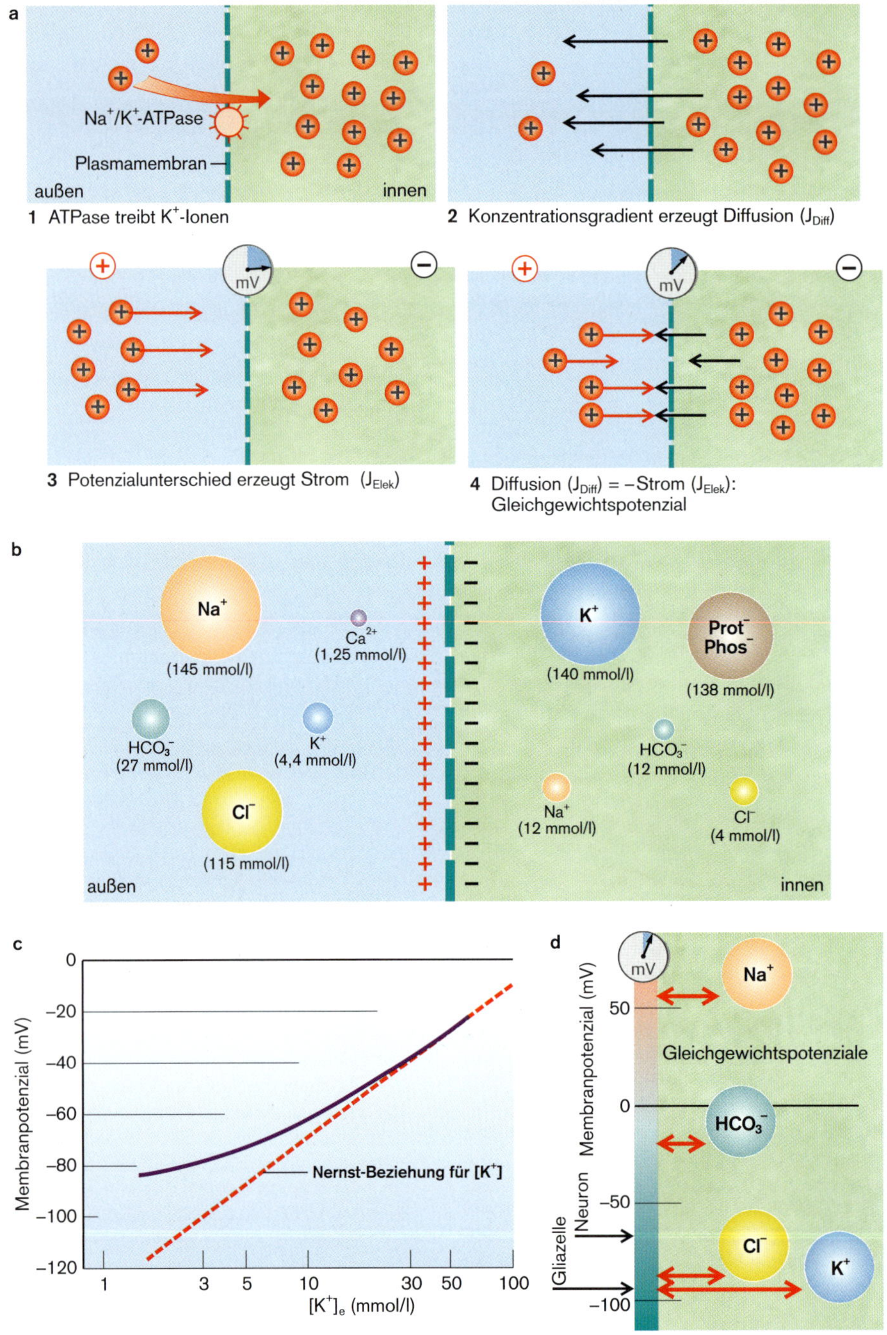

▸ **Na⁺.** Durch die Tätigkeit der **Na⁺/K⁺-ATPase** wird Na⁺ im Gegensatz zu K⁺ extrazellulär erhöht und intrazellulär vermindert. Der Gradient ist allerdings kleiner. Typische Konzentrationen sind rund 145 mM extrazellulär und 10–15 mM intrazellulär, damit ergibt sich ein Gleichgewichtspotenzial von ca. +65 mV. Bei einem Membranpotenzial von –70 mV entsteht also ein großes elektrochemisches Potenzial von über –130 mV (–70 mV – +65 mV), das den Einstrom von Na⁺-Ionen begünstigt. Einwärtsströme von Natriumionen sind für viele elektrische Signalprozesse, aber auch für zahlreiche Na⁺-gekoppelte Transportprozesse verantwortlich.

▸ **Ca^{2+}.** Ruhende Zellen haben sehr niedrige zytosolische Konzentrationen von etwa 100 nM (10^{-7} M) Ca^{2+}, während extrazellulär etwa 1,2 mM (ca. 10^{-3} M) an freien,

Abb. 3.1 Membranpotenziale und Umkehrpotenziale.
a zeigt ein einfaches Gedankenexperiment zur Entstehung des Kalium-Diffusionspotenzials. K^+-Ionen werden durch die Na^+/K^+-ATPase im Intrazellulärraum angereichert. (1). Die ungleiche Verteilung führt zur Diffusion nach außen (JDiff, 2), was wiederum einen entgegengesetzten elektrischen Strom nach innen bewirkt (JElek, 3). Am Gleichgewichtspotenzial heben sich JDiff und JElek genau auf (4).
b stellt die resultierenden Konzentrationen freier Ionen im Interstitium (links) bzw. Intrazellulärraum (rechts) dar. Zur Vereinfachung werden anstelle der Normwertbereiche typische Werte angegeben, die allerdings zwischen verschiedenen Zellen und Funktionszuständen variieren können. Die Konzentration von freiem Ca^{2+} im Zytosol ruhender Zellen liegt deutlich unterhalb 1 µM und ist daher graphisch nicht dargestellt.
c zeigt die Abhängigkeit des Ruhemembranpotenzials von der extrazellulären K^+-Konzentration. Dabei beschreibt die gestrichelte Kurve den Fall, dass die Zelle ausschließlich für K^+ permeabel ist; die durchgezogene Kurve beschreibt den häufigeren Fall einer gleichzeitigen Permeabilität für Na^+ und Cl^- (Verhältnis $P_K{}^+:P_{Na}{}^+:P_{Cl}{}^- = 1:0{,}002:0{,}1$). In jedem Fall kommt es bei einer Erhöhung der extrazellulären Kaliumkonzentration zu einer Depolarisation der Membran.
d stellt den für Zellmembranen relevanten Potenzialbereich dar. Die eingetragenen typischen Werte für Gleichgewichtspotenziale der verschiedenen Ionenarten bestimmen die Richtung der Potenzialänderung bei Öffnung entsprechend selektiver Ionenkanäle. Links sind Ruhepotenziale einer Zelle mit überwiegender Kaliumleitfähigkeit (Glia) und mit zusätzlicher Na^+- und Cl^--Leitfähigkeit (Neuron) angegeben.

nicht proteingebundenen Calciumionen vorliegen. Dieser extrem steile Konzentrationsgradient von ca. 1:10 000 wird durch aktive Transportmechanismen aufrecht erhalten, die Ca^{2+} in intrazelluläre Calciumspeicher oder nach extrazellulär sequestrieren; zur zytotoxischen Wirkung von langfristig erhöhtem Ca^{2+} vgl. Kap. 2.3.8 (S. 60). Das Gleichgewichtspotenzial für Calcium liegt nach der Nernst-Gleichung rechnerisch bei ca. +120 mV (hier muss die Ladungszahl $z = 2$ berücksichtigt werden), sodass in lebenden Zellen immer eine sehr große „treibende Kraft“ für Einwärtsströme von Calciumionen besteht. Nennenswerte Auswärtsströme durch Calciumkanäle kommen außerhalb experimenteller Situationen nicht vor (wohl aber durch den **Natrium-Calcium-Antiporter** (**NCX**) und die membranständige **Ca^{2+}-ATPase**; vgl. Kap. 5.9 (S. 208)).

▶ **Cl^-.** Die intrazelluläre Konzentration von Cl^- ist in verschiedenen Zelltypen sehr variabel und wird alters- und aktivitätsabhängig geregelt. Dabei spielen die **Chloridtransporter KCC** (Kotransport mit Kalium nach außen) und **NKCC** (S. 426) (Kotransport mit Natrium und Kalium nach innen) eine wichtige Rolle. Viele Zellen exprimieren auch **Chloridkanäle** vom **ClC**- oder vom **CFTR-Typ** (S. 542), die an der Regulation des Membranpotenzials und des osmotischen Drucks beteiligt sind. Sie steuern unter anderem die Erregbarkeit von Skelettmuskelzellen und die sekretorische Funktion von Epithelzellen. In Neuronen des adulten Nervensystems liegen typische Werte für $[Cl^-]_i$ zwischen 4 und 8 mM, was bei einer extrazellulären Konzentration von 110 mM zu Gleichgewichtspotenzialen von −90 bis −70 mV führt. Dies ist bei der synaptischen Hemmung von Bedeutung, die meist durch Aktivierung von Chloridkanälen (S. 119) erfolgt. **Achtung:** Für die Berechnung von E_{Cl^-} muss man in der Nernst-Gleichung das negative Vorzeichen der Ladungszahl z berücksichtigen!

Bei **Energiemangel** erlischt die Aktivität der Na^+/K^+-ATPase, und das **Membranpotenzial** bricht zusammen. Dadurch werden Cl^--Ionen in die Zelle gezogen, denn das Membranpotenzial ist nun deutlich positiver als E_{Cl^-}. Am Ende wird sich bei einem Membranpotenzial von 0 mV das Verteilungsgleichgewicht von $[Cl]_i = [Cl]_o$ einstellen. Die erhöhte intrazelluläre Ionenkonzentration führt zum osmotischen Einstrom von Wasser und zum Anschwellen der Zelle. Dies trägt zum Zelltod bei Energiemangel bei.

▶ **HCO_3^-.** Die Konzentration von Bicarbonat ist in den meisten Zellen intrazellulär etwas niedriger als extrazellulär. Der Unterschied ist allerdings eher gering, sodass sich typische Gleichgewichtspotenziale von ca. −20 mV ergeben. Da die meisten Zellen deutlich negativere intrazelluläre Membranpotenziale aufweisen, besteht ein elektrochemischer Gradient für den Ausstrom von HCO_3^-, der für gekoppelte Transportprozesse anderer Ionen genutzt wird (**Natrium-Bicarbonat-Transporter, NBC**). Flüsse von Bicarbonat beeinflussen wegen dessen Pufferfunktion (S. 390) stets auch den Säure-Base-Haushalt (vgl. Kap. 9.3.2) (S. 390)!

▶ **Grundregeln für Gleichgewichtspotenziale.** Aus dem bisher Gesagten ergeben sich zwei Grundregeln für Gleichgewichtspotenziale:

1. Das elektrochemische Potenzial (die „treibende Kraft") für ein Ion ist stets durch den Abstand des aktuellen Membranpotenzials vom Gleichgewichtspotenzial ($E_M - E_{Ion}$) gegeben.
2. Bei jeder Erhöhung der Permeabilität für eine bestimmte Ionenart, z. B. durch Öffnung selektiver Ionenkanäle, nähert sich das Membranpotenzial dem Gleichgewichtspotenzial der jeweiligen Ionenart.

Verschiebungen des Membranpotenzials zu positiveren Werten bezeichnet man als **Depolarisation**; Verschiebungen in negativer Richtung werden **Hyperpolarisation** genannt.

Beispiel: das Membranpotenzial einer ruhenden Zelle sei –70 mV. Jetzt werden Kaliumkanäle geöffnet (E_{K^+} = –95 mV). Es besteht also ein elektrochemisches Potenzial von 25 mV, das Kaliumionen nach außen treibt (die Zelle ist ja positiver als das Gleichgewichtspotenzial). Das Membranpotenzial wird durch den nach außen gerichteten Kaliumstrom negativer. Maximal kann es –95 mV erreichen, denn am Gleichgewicht erlischt jede „treibende Kraft" für K^+. Welcher Wert tatsächlich erreicht wird, hängt von den gleichzeitig vorhandenen Leitfähigkeiten für andere Ionen (S. 93) ab. Würde man die Zelle künstlich negativer als –95 mV machen, so käme es zur Umkehr der Stromrichtung (Einstrom von K^+), da dann E_M negativer als E_{K^+} wäre (Gleichgewichtspotenzial = Umkehrpotenzial).

3.3.3 Das Ruhemembranpotenzial

Das **Membranpotenzial** einer Zelle ergibt sich aus den Gleichgewichtspotenzialen für alle relevanten Ionen, wobei K^+, Na^+ und Cl^- die wichtigste Rolle spielen. Wie stark jede Ionenart zum resultierenden Potenzial beiträgt, ergibt sich aus der **relativen Permeabilität** der Membran für die verschiedenen Ionen (▶ Abb. 3.1c). Da diese Membraneigenschaft bei verschiedenen Zellen sehr unterschiedlich ist, differieren auch die Membranpotenziale stark.

Die **Permeabilität P** ist durch den molaren Fluss eines Ions bei einem gegebenen Konzentrationsgradienten über die Membran definiert: $J_{Ion} = P \cdot \Delta c$. Sie hat die Einheit cm/s und lässt sich nicht nur für Ionen, sondern für jede membrangängige Substanz bestimmen. Für Ionen ergibt sich aus der Permeabilität die **elektrische Leitfähigkeit**, wobei die Ladungszahl und die Konzentration eingerechnet werden müssen.

Existieren in der Plasmamembran einer Zelle überwiegend Kaliumkanäle, so wird das Membranpotenzial in der Nähe des Kaliumgleichgewichts liegen. Wenn zusätzlich Kanäle mit selektiver Permeabilität für Natrium oder Chlorid vorhanden sind, wird sich das resultierende Membranpotenzial in Richtung auf das Gleichgewichtspotenzial dieser Ionen verschieben (vgl. ▶ Abb. 3.1c). Formal ist dieser Zusammenhang in der **Goldmann-Hodgkin-Katz-Gleichung** erfasst, die die Beiträge jedes Ions mit deren relativer Membranpermeabilität wichtet und daraus das **Ruhemembranpotenzial** berechnet.

$$E_M = -61\,\text{mV} \cdot \log \frac{P_{K^+} \cdot (K^+)_i + P_{Na^+} \cdot (Na^+)_i + P_{Cl^-} \cdot (Cl^-)_o}{P_{K^+} \cdot (K^+)_o + P_{Na^+} \cdot (Na^+)_o + P_{Cl^-} \cdot (Cl^-)_i}$$

Die Indizes „i" und „o" beziehen sich auf die intra- bzw. extrazellulären Ionenkonzentrationen, die relative Permeabilität für jedes Ion wird durch den Gewichtungsfaktor P_{Ion} ausgedrückt. Die Konzentration der Chloridionen geht wegen deren negativer Ladung umgekehrt in die Gleichung ein als die Konzentrationen der Kationen. Die Gleichung beschreibt jedoch nur das Gleichgewicht von **passiven Ionenflüssen**. Primär oder sekundär aktive Transportprozesse von Ionen stellen keine Gleichgewichtszustände dar und können zu erheblichen Abweichungen des Potenzials vom berechneten Wert führen. Die Na^+/K^+-ATPase vermittelt aufgrund der 3:2-Stöchiometrie (Na^+:K^+) (S. 58) selbst einen solchen elektrogenen Transport und hyperpolarisiert die Membran von Zellen um bis zu 10 mV. Umgekehrt kann durch den Na^+-gekoppelten Einwärtstransport von Substraten eine starke Depolarisation (Positivierung des Membranpotenzials) entstehen, besonders in Epithelien, die dem Massentransport dienen (Niere, Darm).

▶ Abb. 3.1c zeigt die Abhängigkeit des Ruhemembranpotenzials von der extrazellulären K^+-Konzentration. Nimmt man eine konstante Leitfähigkeit für K^+ an, so führt eine Erhöhung von $[K^+]_e$ zur Depolarisation, eine Erniedrigung zur Hyperpolarisation. Kaliumkonzentration außerhalb der Norm können schwerwiegende Störungen im Erregungsablauf des Herzens und des Nervensystems verursachen, die besonders bei plötzlichen Änderungen lebensbedrohlich sind. Sie werden – stellvertretend für den gesamten Extrazellulärraum – als **Hypokaliämie** oder **Hyperkaliämie** mittels der Kaliumkonzentration im Blutplasma diagnostiziert (Normwert: 3,5–5 mmol/l). Ein entsprechendes Fallbeispiel haben wir am Anfang des Kapitels besprochen, weitere Einzelheiten werden in den Kapiteln 4.2.3 (S. 150), 10.6.7 (S. 428) und 11.7 (S. 490) genannt. Besonders gefährdet sind Menschen mit Einschränkung der für die Kaliumbilanz wichtigen Nierenfunktion, deren „Kaliumwerte" daher engmaschig überwacht werden müssen. Dies gilt auch bei Einnahme von Diuretika, extremer Ernährungsweise, Stoffwechselerkrankungen, ausgedehnten Verletzungen, Verbrennungen sowie unter Infusionstherapie.

Spannungsdifferenzen entstehen auch an anderen Grenzflächen im Körper. Intrazelluläre Kompartimente wie das endoplasmatische Retikulum, Mitochondrien oder exozytotische Vesikel weisen gegenüber dem Zytosol abweichende Potenziale auf, die für Transportprozesse genutzt werden. Auch über ganzen Epithelien können Potenzialdifferenzen bestehen, die dann Ionenflüsse zwischen getrennten extrazellulären Räumen treiben (z. B. in der Niere (S. 422), Abb. ▶ Abb. 10.18). Ein extremes Beispiel ist die Scala media des Innenohrs, die mit einer kaliumreichen Flüssigkeit (**Endolymphe**) (S. 789) gefüllt und gegenüber den anderen Extrazellulärräumen stark positiv geladen ist (vgl. Kap. 18.5.1) (S. 788).

In den meisten Zellen wird das Ruhemembranpotenzial von der hohen Permeabilität für K^+ dominiert.Diese wird vor allem durch zwei Typen von K^+-selektiven Ionenkanälen (S. 103) erreicht: Tandemporen-(K_{2P}-)Kanäle und **einwärts gleichrichtende** (*inwardly rectifying*) **K_{IR}-Kanäle** (▶ Abb. 3.3c und ▶ Abb. 3.3d). In vielen Zellen spielen darüber hinaus Na^+ und Cl^- eine wichtige Rolle: Ruhende Nervenzellen haben eine signifikante **Na^+-Leitfähigkeit**. Skelettmuskelzellen exprimieren **ClC-Kanäle** und haben eine hohe Chloridleitfähigkeit. Diese für Anionen selektiven Kanäle entstammen einer eigenen Genfamilie mit mindestens 9 homologen Vertretern. Viele Epithelzellen exprimieren den *cystic fibrosis transmembrane conductance regulator* (**CFTR**), der ebenfalls eine Chloridleitfähigkeit vermittelt. Mutationen in diesem Gen können zum Krankheitsbild der **zystischen Fibrose** führen; vgl. Kap. 8.2.5 (S. 326) und Kap. 12.6.3 (S. 543).

Obwohl das Ruhemembranpotenzial im Prinzip auf einem Überschuss an negativen Ladungen im Zellinneren beruht, ist der absolute Konzentrationsunterschied zum Extrazellulärraum verschwindend gering! Relevant ist lediglich der Konzentrationsgradient in unmittelbarer Nähe der Plasmamembran. Auf die dreidimensionale Zelle umgerechnet ergeben sich kaum messbare Differenzen der Gesamtkonzentration negativer und positiver Ionen. Darum ist die **Na^+/K^+-ATPase** auch fortwährend (konstitutiv) aktiv und muss nicht nach jeder Potenzialschwankung eigens aktiviert werden um die Ionenverteilung wieder neu herzustellen. Relevante Konzentrationsänderungen von Ionen entstehen lediglich bei sehr starker elektrischer Aktivität oder bei Energiemangel (Ausfall der Na^+/K^+-ATPase).

Manche Zellen haben gar kein stabiles Ruhemembranpotenzial. Ein Beispiel sind **Schrittmacherzellen** des Herzens, die spontan regelmäßige Aktionspotenziale ausbilden; Details dazu in Kap. 5.10 (S. 210). Ähnliches gilt für viele endokrine Zellen, die rhythmisch Hormone freisetzen und für manche Zellen des ZNS, die Oszillationen in neuronalen Netzwerken ausbilden; Näheres dazu in Kap. 25.3.3 (S. 993).

Zusammenfassung Kap. 3.3

Ionengradienten, Umkehrpotenziale und Ruhemembranpotenzial

Nahezu alle Zellen besitzen ein intrazellulär negatives Potenzial im Vergleich zum Extrazellulärraum. Dieses Membranpotenzial ist für zahlreiche Signal- und Transportprozesse von entscheidender Bedeutung.

Ursachen für die Entstehung des Membranpotenzials sind die **selektive Permeabilität** der Plasmamembran für unterschiedliche Ionen und die Aktivität der **Na^+/K^+-ATPase**, die K^+ im Zellinnern anreichert. In der Folge entstehen ein chemischer Gradient für K^+ von innen nach außen und ein entsprechender Diffusionsstrom der Ionen in den Extrazellulärraum. Dadurch wird die Zelle innen negativ geladen, bis die elektrische Anziehung von K^+ für einen gleich großen entgegen gerichteten Strom sorgt. Bei dem so entstandenen **Gleichgewichts-** oder **Umkehrpotenzial** halten sich Diffusions- und elektrischer Gradient die Waage. Mit Hilfe der **Nernst-Gleichung** kann für alle Ionenarten aufgrund ihrer intra- und extrazellulären Konzentration das Gleichgewichtspotenzial berechnet werden.

Neben K^+ tragen besonders **Na^+** und **Cl^-** zum Membranpotenzial bei. Der Wert des **Membranpotenzials** ergibt sich aus der relativen Permeabilität der Ionenarten und ihrem Konzentrationsgradienten. Er ist mit der **Goldmann-Hodgkin-Katz-Gleichung** zu berechnen. Primär oder sekundär aktive elektrogene Transportprozesse können das Membranpotenzial allerdings noch verändern, wie zum Beispiel die konstitutiv aktive Na^+/K^+-ATPase, die das Membranpotenzial um einige mV negativiert.

Die Ionenströme, die zum Membranpotenzial beitragen, werden durch ionenselektive Kanäle vermittelt. Die hohe basale Kaliumleitfähigkeit vieler Zellen beruht dabei auf besonderen Kaliumkanälen. Störungen der Kaliumkonzentration sind klinisch sehr wichtig, da sie die Erregbarkeit von Herzmuskelzellen beeinflussen und schwere Rhythmusstörungen auslösen können. Daneben spielen – besonders in Muskelzellen – Chloridkanäle eine wichtige Rolle für das Ruhepotenzial.

3.4 Aktionspotenziale

Erregbare Zellen (Nerven-, Sinnes- oder Muskelzellen) sind durch ihre Fähigkeit zur Ausbildung von **Aktionspotenzialen** definiert, die den aktivierten Zustand der Zellen anzeigen und Signalfunktion für andere Zellen haben (▶ Abb. 3.2). Aktionspotenziale sind schnelle, stereotyp ablaufende Änderungen des Membranpotenzials. Dabei kommt es typischerweise zu einem Einstrom von Na^+-Ionen durch natriumselektive Kanäle, der das Membranpotenzial positiv macht (**Depolarisation**). Anschließend öffnen sich kaliumselektive Kanäle, durch die K^+-Ionen nach außen strömen und das Potenzial wieder zu negativen Werten verschieben (**Repolarisation**). Wir werden zunächst die Struktur und Funktion dieser Natrium- und Kaliumkanäle besprechen. Hieraus ergeben sich unmittelbar die grundlegenden Eigenschaften des Aktionspotenzials. Anschließend werden wir sehen, wie durch differenzielle Expression vielfältiger Isoformen von Ionenkanälen verschiedene Formen von Aktionspotenzialen zustande kommen, die für den jeweiligen Zelltyp charakteristisch sind.

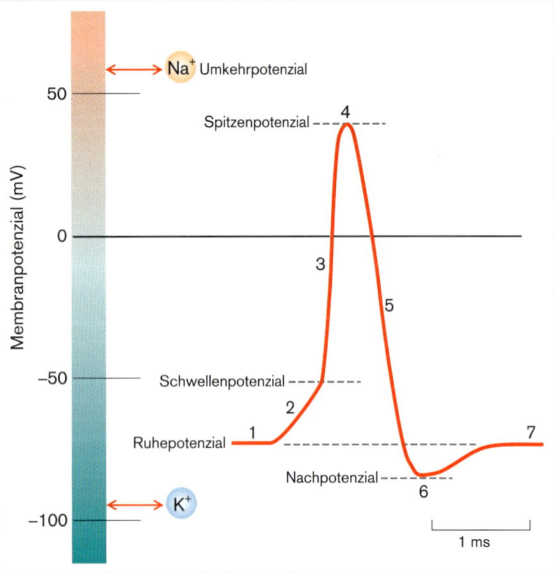

Abb. 3.2 Das Aktionspotenzial. Dargestellt ist ein typisches Aktionspotenzial einer Nervenzelle. Vom Ruhepotenzial (Phase 1) kommt es (z. B. durch Aktivierung erregender Synapsen) zu einer Depolarisation (2), die bei ca. –50 mV das Schwellenpotenzial erreicht und durch Aktivierung spannungsabhängiger Natrium-Kanäle den steilen Aufstrich des Aktionspotenzials (3) erzeugt. Das Spitzenpotenzial liegt bei ca. +30 mV (4), anschließend kommt es durch Inaktivierung der Natrium-Kanäle und Aktivierung von Kalium-Kanälen zur Repolarisation (5). Am Ende des Aktionspotenzials ist die K^+-Leitfähigkeit noch erhöht, sodass ein hyperpolarisierendes Nachpotenzial entsteht (6). Anschließend schwingt die Zelle wieder auf das alte Ruhepotenzial ein (7). Links sind die Umkehrpotenziale für Na^+ und K^+ angedeutet, die die „treibenden Kräfte" für die jeweiligen Potenzialänderungen definieren.

3.4.1 Spannungsabhängige Natriumkanäle

Die steile **Depolarisation** des Aktionspotenzials wird durch Natriumkanäle vermittelt (▶ Abb. 3.3a; ▶ Abb. 3.4). Dies sind große transmembranäre Proteine, die im Inneren eine hydrophile, selektiv für Na^+-Ionen durchlässige Pore bilden können. Die Pore ist im Ruhezustand nicht geöffnet, sondern wird erst bei einer positiven Verschiebung des Membranpotenzials freigegeben, weshalb man diese Natriumkanäle als **spannungsabhängige Ionenkanäle** bezeichnet. Sie gehören zu einer großen Familie phylogenetisch verwandter Proteine, die alle einem einheitlichen Strukturmotiv folgen [vgl. [4]). Die 9 bekannten Isoformen von Natriumkanälen werden als $Na_V1.1$ bis $Na_V1.9$ bezeichnet.

In der Porenregion entsteht die **Ionenselektivität**: am Eingang des Kanals werden Anionen bereits durch negativ geladene Aminosäuren abgestoßen. Innerhalb der Pore gibt es spezifische Bindungsstellen für Na^+, das an den engsten Stellen seine Hydrathülle teilweise verliert *(stripping)*. Die Interaktion mit den polaren Aminosäuren der Kanalwand sorgt für die Ionenselektivität. Sie kostet aber Zeit (einige Nanosekunden = 10^{-9} s) und begrenzt so die Zahl der pro Zeiteinheit passierenden Ionen und damit die Leitfähigkeit des Kanals. Das spannungsabhängige Öffnungsverhalten ist eine Funktion der Spannungssensoren im vierten Transmembransegment (S 4), das gehäuft positiv geladene Aminosäuren aufweist. Bei einer Depolarisation des Zellinneren wird dieses Segment in Richtung Extrazellulärraum getrieben. Die Konformationsänderung bedingt eine Umlagerung anderer Transmembransegmente, was schließlich zur Freigabe der Pore führt.

Um präzise Signalverarbeitung zu gewährleisten, müssen Ionenkanäle zu definierten Zeiten wieder abgeschaltet werden. Bei den Natriumkanälen kommt es 1–2 ms nach der Öffnung zu einer spontanen **Inaktivierung**. Dies wird durch eine intrazelluläre Proteindomäne zwischen der dritten und vierten Gruppe von Transmembransegmenten vermittelt, die die Pore von Innen verstopft. Die Inaktivierung kann nur dadurch aufgehoben werden, dass die Membran wieder hyperpolarisiert und der „Stopfen" entfernt wird. Darum können die Natriumkanäle erst nach einigen Millisekunden wieder durch eine erneute Depolarisation aktiviert werden – diese Eigenschaft führt zur **Refraktärzeit erregbarer Zellen** (S. 102), die die maximale Frequenz von Aktionspotenzialen begrenzt (▶ Abb. 3.3b). Aus den Eigenschaften des Natriumkanals folgt also, dass spannungsabhängige Natriumströme schnell ansteigen, um dann mit dem Zeitverlauf der Inaktivierung wieder abzunehmen und für einige Zeit nicht erneut aktivierbar zu sein (▶ Abb. 3.4c).

3.4.2 Spannungsabhängige Kaliumkanäle

In der späten Phase eines Aktionspotenzials öffnen sich spannungsabhängige kaliumselektive Ionenkanäle (▶ Abb. 3.3b und ▶ Abb. 3.5). Dies führt, nach den Grundregeln für Gleichgewichtspotenziale (S. 95), zu einer Annäherung des Membranpotenzials an das Gleichgewichtspotenzial für K^+, also zu negativen Werten (Phase der **Repolarisation**). Die zuständigen Ionenkanäle werden als **verzögert gleichrichtender Typ von Kaliumkanälen** (***delayed rectifier***) bezeichnet. Der Name drückt aus, dass sie nach Depolarisation der Zellmembran deutlich langsamer reagieren als die Natriumkanäle (verzögerte Aktivierung) und dass sie praktisch nur Auswärtsströme von Kaliumionen leiten (Gleichrichtung des Stroms). Würden sie nämlich gleichzeitig mit den Natriumkanälen aktiviert, so würden sich Na^+-Einwärts- und K^+-Auswärtsströme neutralisieren. Dies wäre funktionell sinnlos und würde die zur Ionentrennung eingesetzte Energie verschwenden. Trotz dieser Unterschiede ähnelt der grundlegende Aufbau der *delayed rectifiers* demjenigen der phylogenetisch verwandten Natriumkanäle. Allerdings bestehen Kalium-

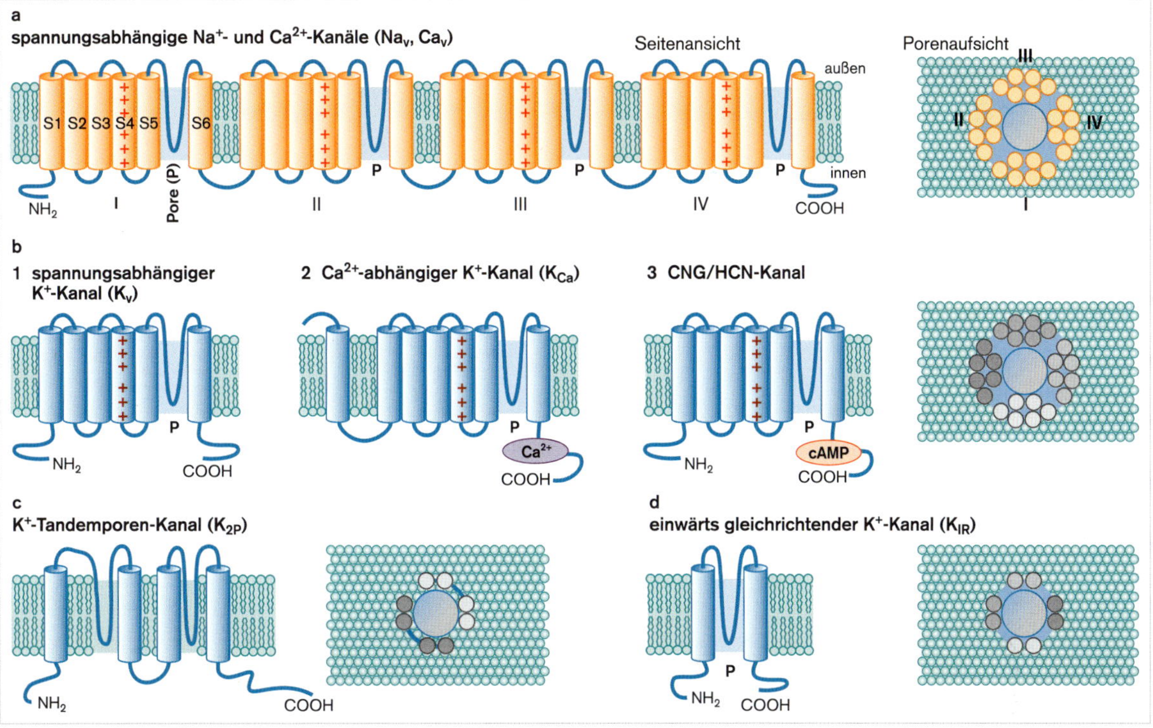

Abb. 3.3 Einteilung spannungsabhängiger Kationenkanäle. In der Abbildung sind die Faltung der porenbildenden α-Untereinheiten in der Membran und die Zusammenlagerung zu einem funktionellen Kanal (Topologie) dargestellt. Wie in den Porenaufsichten rechts veranschaulicht, bestehen Na_V- und Ca_V-Kanäle aus vier großen Domänen („Untereinheiten" I–IV), von denen jede wiederum aus sechs hydrophoben α-helikalen Segmenten (S 1–S 6) aufgebaut ist. Die S 4 Segmente tragen positive Ladungen und stellen Spannungssensoren dar, die durch Änderung des transmembranären Potenzials verschoben werden und damit die Konformationsänderung zur Porenöffnung einleiten. Die Regionen S 5 und S 6 bilden zusammen mit der verbindenden Schleife die Pore und den Selektivitätsfilter. Bei den anderen Kanälen, deren Untereinheiten aus Einzeldomänen (bzw. aus Dubletten bei K_2P) bestehen, wird die Pore durch Zusammenlagerung gleicher (Homomere) oder verschiedener Isoformen (Heteromere) gebildet.

a Spannungsabhängige Na^+- und Ca^{2+}-Kanäle;
b Spannungs- und Ca^{2+}-abhängige K^+-Kanäle sowie Kationenkanäle, die durch zyklische Nukleotide aktivierbar sind;
c K^+-Tandemporen-Kanäle (K_{2P});
d Einwärts gleichrichtende K^+-Kanäle (K_{IR}).

kanäle aus vier vollkommen getrennten Proteinen, von denen jedes sechs Transmembransegmente besitzt. Erst in der Zusammenlagerung der vier Untereinheiten entsteht als quarternärer Proteinkomplex die Topologie von vier mal sechs Transmembrandomänen wie bei den Natriumkanälen (vgl. ▶ Abb. 3.3).

Die Zusammensetzung aus je vier Untereinheiten ermöglicht die Bildung einer Vielzahl von verschiedenen **Isoformen von Kaliumkanälen** (▶ Abb. 3.3). Aus den ca. 25 bekannten Untereinheiten der Familie spannungsgesteuerter Kaliumkanäle lassen sich theoretisch mehrere hunderttausend verschiedene tetramere Kanäle aufbauen! Obwohl in unseren Zellen nur ein kleiner Teil davon tatsächlich realisiert wird, ist das Expressionmuster von Kaliumkanälen insgesamt sehr heterogen und trägt zur Vielfalt von Aktionspotenzialformen in verschiedenen Zellen bei.

Ein wichtiger funktioneller Unterschied zwischen Kalium- und Natriumkanälen ist ihre **Ionenselektivität**. Kaliumselektive Ionenkanäle verschieben das Membranpotenzial in Richtung auf E_{K^+}, also ca. –95 mV. Damit wirken sie Depolarisationen entgegen, die z. B. durch vorherigen Einstrom von Natriumionen vermittelt wurden. Die meisten Kaliumkanäle schließen sich wieder, nachdem durch ihre eigene Aktivität die Membran so weit hyperpolarisiert wurde, dass der depolarisierende Reiz für die Öffnung verloren geht (▶ Abb. 3.5). Sie zeigen also, im Gegensatz zu Natriumkanälen, keine eigentliche **Inaktivierung** und schalten daher auch erst mit einer gewissen Verzögerung ab. Somit bleibt die Leitfähigkeit für K^+ am Ende des Aktionspotenzials noch für einige Zeit gegenüber dem vorherigen Ruhezustand erhöht. Dies ist Grundlage des in ▶ Abb. 3.2. gezeigten hyperpolarisierenden Nachpotenzials.

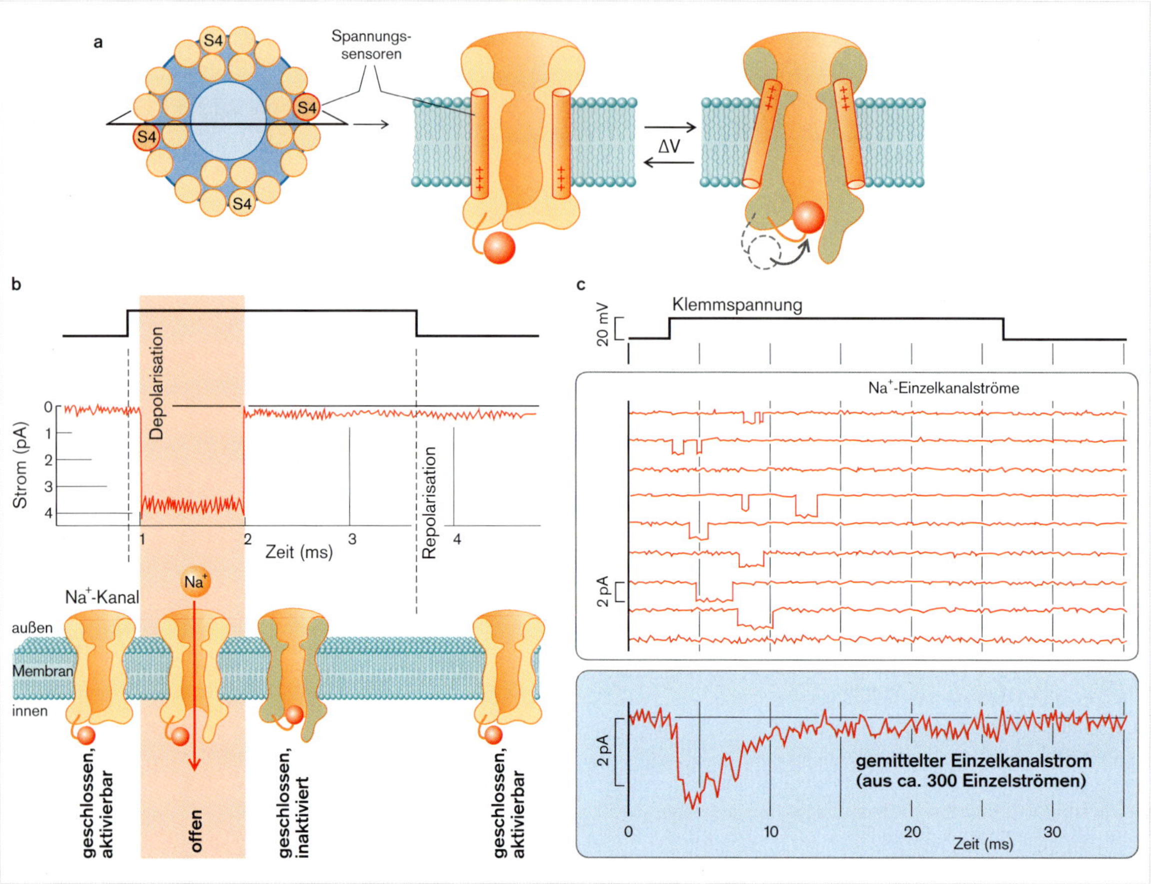

Abb. 3.4 Funktion spannungsabhängiger Natriumkanäle.

a zeigt vereinfacht die Topologie der Transmembransegmente in der Aufsicht sowie die Aktivierung und Inaktiverung des Kanals bei Änderungen des Membranpotenzials (ΔV). Bei Depolarisation wird durch Verschiebung der positiv geladenen Spannungssensoren (Transmembransegemente S 4) die Pore geöffnet. Kurz danach schwingt die intrazelluläre Domäne für die Inaktivierung in Richtung Kanalmündung und begrenzt damit die Offenzeit.

b ist die Darstellung einer Reaktionssequenz des Kanals bei Depolarisation: geschlossen → offen → inaktiviert. Bei Depolarisation geht der Kanal kurz in den offenen Zustand über, um danach zu inaktivieren. Die Erholung von der Inaktivierung (De-Inaktivierung) erfolgt erst nach der Repolarisation und ist für die Refraktärzeit erregbarer Zellen verantwortlich.

c zeigt ein *Voltage-Clamp*-Experiment in ***Patch-Clamp***-Technik (S. 54), bei dem Ströme durch einzelne Natriumkanäle gemessen werden. Es wurden wiederholt Membranpotenzialsprünge von −65 mV auf −45 mV vorgegeben. Dadurch kommt es jeweils zur Öffnung von Natriumkanälen, die durch die Inaktivierung nach kurzer Zeit nicht mehr auftreten. Die untere Kurve zeigt den gemittelten Natriumstrom, der sich bei Aktivierung vieler Natriumkanäle ergibt. Die schnelle Anschaltkinetik der Kanäle und die exponentielle Abnahme des Stroms durch Inaktivierung bestimmen den Verlauf der Depolarisation beim Aktionspotenzial.

Allerdings zeigen bestimmte Isoformen von Kaliumkanälen doch eine **spannungsabhängige Inaktivierung**, ähnlich der von Natriumkanälen. Dies wird durch eine geladene intrazelluläre Domäne am N-terminalen Ende der Aminosäurekette bedingt, die in die Porenregion hineingezogen wird. Solche inaktivierende Kaliumkanäle beeinflussen die Abfolge von Aktionspotenzialen in Nervenzellen (vgl. Kap. 3.4.4) (S. 103). Für das grundlegende Verständnis einzelner Aktionspotenziale ist dieser Effekt jedoch nicht maßgeblich.

3.4.3 Eigenschaften des Aktionspotenzials

▸ **Verlauf eines Aktionspotenzials.** Aus dem Verhalten der spannungsgesteuerten Natrium- und Kaliumkanäle können wir nun das **Aktionspotenzial** herleiten (▸ Abb. 3.2). Wir betrachten hierzu eine erregbare Nerven- oder Muskelzelle, die in ihrer Membran beide Kanaltypen in ausreichender Dichte exprimiert. Um spannungsgesteuerte Ionenkanäle zu aktivieren, muss die Zelle zunächst so weit depolarisiert werden, dass einige Natriumkanäle aktiviert werden. Dies wird typischerweise

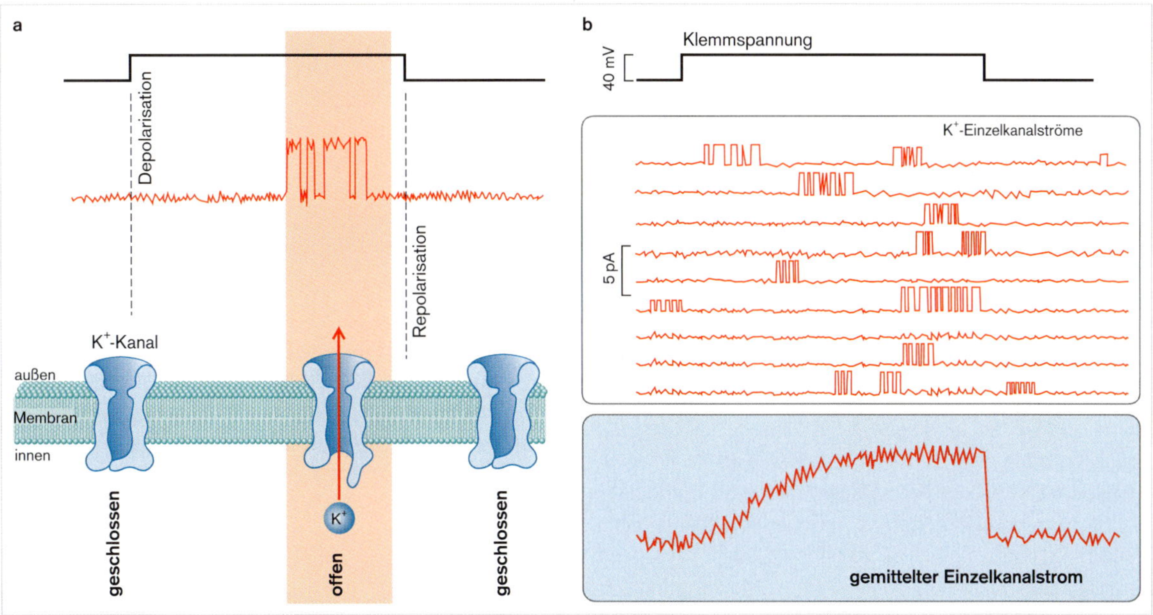

Abb. 3.5 Funktion spannungsabhängiger Kaliumkanäle.

a zeigt schematisch den Strom durch einen einzelnen Kaliumkanal, der durch Depolarisation der Membran geöffnet und nach Repolarisation wieder geschlossen wird. Im Gegensatz zu Natriumkanälen (▸ Abb. 3.4) gibt es bei diesen *delayed rectifier* Kanälen keine Inaktivierung.

b zeigt ein analoges *Voltage-Clamp*-Experiment wie in ▸ Abb. 3.4c Depolarisation der Membran führt zur Öffnung der Kanäle, die allerdings wesentlich langsamer schalten als Natriumkanäle. Dafür kommen bis zum Ende des depolarisierenden Kommandos Öffnungen vor, da der Kanal nicht inaktiviert. Zu beachten ist, dass die Ströme hier als Auswärtsströme (nach oben aufgetragen) erscheinen, da die Membran positiv gegenüber E_{K+} ist. In der Summe ergibt sich ein langsam aktivierender Auswärtsstrom, wie er bei der Repolarisation des Aktionspotenzials auftritt.

durch **erregende postsynaptische Potenziale** (S. 119), **Gap Junctions** (S. 129) oder durch die Signaltransduktion in Sinneszellen (vgl. Kap. 17.2) (S. 746) bewirkt. Nach Erreichen des Schwellenpotenzials (typischerweise etwa – 50 mV) kommt es zu einem stereotypen Ablauf, der durch Spannungsabhängigkeit und Kinetik der Natrium- und Kaliumkanäle bestimmt ist (▸ Abb. 3.2. bis ▸ Abb. 3.4). Die Öffnung der ersten Natriumkanäle verstärkt die Depolarisation und erhöht so den Öffnungsreiz auf die noch geschlossenen Natriumkanäle. Dies führt zu einem lawinenartigen Anstieg der Natriumleitfähigkeit, bis alle verfügbaren Natriumkanäle geöffnet sind. Kleinere, „unterschwellige“ Depolarisationen lösen keine Aktionspotenziale aus. Da nach Erreichen der Schwelle praktisch alle verfügbaren Na^+-Kanäle aktiviert werden, ist der Potenzialverlauf in einer Zelle stets sehr einheitlich – dies wird als **„Alles-oder-Nichts-Regel“** bezeichnet. Durch die hohe Natriumleitfähigkeit wird das Membranpotenzial in extrem kurzer Zeit (< 1 ms) stark positiviert, typischerweise bis etwa +30 mV (▸ Abb. 3.2).

Die Entdeckung des in den positiven Bereich „überschießenden“ Potenzials (***overshoot***) war historisch für das Verständnis des Aktionspotenzials wichtig: ein einfacher Zusammenbruch des Ruhemembranpotenzials hätte bei 0 mV geendet, während der positive Wert auf spezifischere Mechanismen hinweist (dennoch hat sich der Ausdruck „Entladung“ bzw. „*discharge*“ bis heute in der Fachliteratur gehalten).

Wegen der schnellen **Inaktivierung** der Natriumkanäle und der ansteigenden **Kaliumleitfähigkeit** wird das Gleichgewichtspotenzial E_{Na+} von +60 mV nicht voll erreicht. An der Spitze des Aktionspotenzials beginnt schon der Auswärtsstrom durch die verzögernd gleichrichtenden Kaliumkanäle, der zur Wiederherstellung des negativen Membranpotenzials führt (▸ Abb. 3.2). Die typische Dauer eines Aktionspotenzials in Nerven- und Skelettmuskelzellen beträgt 1–2 ms, die Amplitude vom Ruhemembranpotenzial bis zur Spitze ca. 100 mV. Oft entsteht noch ein kurzes hyperpolarisierendes **Nachpotenzial**, bis die zusätzlich aktivierten Kaliumkanäle wieder geschlossen sind.

Der Einstrom von Na^+-Ionen und der unmittelbar folgende Ausstrom von K^+-Ionen wirken der Na^+/K^+-ATPase genau entgegen und verbrauchen damit die zuvor in die Ionentrennung investierte Energie. Besonders kontraproduktiv wäre es, wenn beide Prozesse gleichzeitig stattfänden, denn dann würden lediglich die zuvor aufgebauten Ionengradienten vermindert ohne dass netto ein Strom fließt. Hochauflösende Messungen an Neuronen zeigen, dass diese kontraproduktive Überlappung extrem gering ist. Der Energieverbrauch durch Aktionspotenziale wurde also während der Evolution minimiert, was die Genese komplexer Nervensysteme vermutlich erst ermöglicht hat.

► **Refraktärzeit.** Nach Ablauf des Aktionspotenzials dauert es einige Millisekunden, bis die **Inaktivierung der Natriumkanäle** (S. 98) wieder aufgehoben ist. Die Zelle ist in dieser **Refraktärzeit** nicht erregbar, insbesondere in der frühen Phase nach dem Aktionspotenzial, in der auch stärkste Depolarisationen kein Aktionspotenzial auslösen können (**absolute Refraktärzeit**). Anschließend kommt es zur **relativen Refraktärzeit**, in der erst ein Teil der Kanäle wieder aktivierbar ist, sodass die Schwelle erhöht ist und das Aktionspotenzial nicht die volle Amplitude erreicht. Hier gilt die Alles-oder-Nichts-Regel also nicht! Die Refraktärzeit begrenzt die Frequenz, mit der erregbare Zellen „feuern" können. Bei einer Aktionspotenzial-Dauer von 1 ms und einer Refraktärzeit von 3 ms würde der minimale Abstand zweier Aktionspotenziale 4 ms betragen. Die maximale Entladungsfrequenz wäre also 250 Hz. In einigen spezialisierten Nervenzellen werden mit Hilfe spezieller Kombinationen von Ionenkanälen, die die Repolarisation beschleunigen und die Refraktärzeit begrenzen, kurzfristig bis zu 800 Hz erreicht. Darüber hinaus sorgt die Refraktärzeit dafür, dass Aktionspotenziale räumlich nur in einer Richtung weitergeleitet werden können – dort, wo die Membran soeben erregt war, kann ja kein Aktionspotenzial entstehen. Dies legt die Ausbreitungsrichtung von Aktionspotenzialen in Axonen von Nervenzellen fest (vgl. Kap. 3.4.5) (S. 107) und sorgt für die geordnete Ausbreitung der Erregung im Herzen (Kap. 5.10) (S. 210).

Die explosionsartige Aktivierung aller verfügbaren Natriumkanäle am Anfang des Aktionspotenzials entsteht durch **positive Rückkopplung** (jeder geöffnete Kanal verstärkt durch den Natriumeinstrom den Öffnungsreiz für weitere Natriumkanäle). Positive Rückkopplungen erzeugen Instabilitäten und sind im Organismus sehr selten anzutreffen, da die meisten Vorgänge auf Homöostase angelegt sind und durch negative Rückkopplungswirkungen stabilisiert werden (vgl. Kap. 1.3.4) (S. 37). Beim Aktionspotenzial soll aber eine extrem schnelle, standardisierte Antwort der Zelle ausgelöst werden. Die Begrenzung der Reaktion erfolgt hier durch die **Inaktivierung der Natriumkanäle**.

Die ionalen Mechanismen des Aktionspotenzials wurden in den 50er Jahren von Andrew F. Huxley und Alan Hodgkin durch Messungen an Axonen des Tintenfischs aufgeklärt. Zur Erklärung ihrer Befunde entwickelten sie ohne die Hilfe von Computern ein mathematisches Modell, mit dem sich Aktionspotenziale durch Überlagerung von spannungsabhängigen Natrium- und Kalium-Leitfähigkeiten rekonstruieren lassen. Das Hodgkin-Huxley-Modell ist im Wesentlichen bis heute gültig. Obwohl Ionenkanäle damals noch nicht bekannt waren, nehmen die Gleichungen viele molekulare Eigenschaften der Kanäle vorweg. Zum Beispiel enthalten sie einen Term m^3 für die Aktivierung von Natriumkanälen. Aufgrund moderner Struktur-Funktions-Analysen wissen wir, dass dies eine angenäherte Beschreibung der vier kooperativen Spannungssensoren (S4-Segmente) der Natriumkanäle ist. Hodgkin und Huxley erhielten für ihre Leistung 1963 den Nobelpreis für Physiologie oder Medizin ([6], [7]).

► **Konsequenzen für die Signalverarbeitung.** Die wesentlichen Eigenschaften des Aktionspotenzials sind somit **Schwellenpotenzial, Alles-oder-Nichts-Regel, *overshoot*, Nachpotenziale** und **Refraktärzeit.** Daraus ergeben sich grundlegende Konsequenzen für die Signalverarbeitung im Nervensystem: Da die Amplitude weitgehend standardisiert ist, können Informationen nicht durch graduell abgestufte Aktionspotenziale codiert werden. Vielmehr spielt die zeitliche Folge der Aktionspotenziale eine entscheidende Rolle:

- Die Stärke von Sinnesreizen in afferenten Fasern wird typischerweise durch die Frequenz der Aktionspotenziale repräsentiert. Messbereich und Auflösung sind dabei durch die Refraktärzeit und die Zahl rekrutierbarer Fasern begrenzt (vgl. Kap. 4.2.5 (S. 157) und Kap. 22.3.2) (S. 882). Ähnliches gilt für die efferente Ansteuerung von Muskeln, deren Kontraktionsstärke ebenfalls durch die Entladungsfrequenz und Anzahl der aktivierten **Motoneurone** (S. 157) bestimmt wird. Auch im zentralen Nervensystem wird die Frequenz von Aktionspotenzialen moduliert (wie in dem Interneuron in ► Abb. 3.6a).
- Komplexere Verarbeitungsprozesse werden jedoch offenbar erst durch ebenso komplexe zeitliche Muster von Aktionspotenzialen in verteilten neuronalen Netzwerken ermöglicht. Oft werden dabei viele Zellen durch gemeinsame rhythmische Potenzialschwankungen koordiniert. Diese **Netzwerk-Oszillationen** sind im Elektroenzephalogramm messbar; das EEG wird in Kap. 25.2 (S. 985) beschrieben.

Wie schon bei der Besprechung des Membranpotenzials gesagt, benötigt man zur Erzeugung einer Spannungsdifferenz an der Zellmembran sehr wenige Ladungsträger. Die Konzentration der Natrium- und Kaliumionen in der Zelle bzw. im umgebenden Extrazellulärraum ändert sich also bei einzelnen Aktionspotenzialen kaum. Entsprechend muss die Na^+/K^+-ATPase nicht hinter jedem einzelnen Aktionspotenzial „aufräumen" sondern ist konstitutiv aktiv. Bei längeren hochfrequenten Serien von Aktionspotenzialen kommt es aber doch zu spürbaren Anreicherungen von Na^+ im Zellinneren, besonders in kleinen Kompartimenten (z. B. Axonen). Dies führt wiederum zu verstärkter Aktivität der Na^+/K^+-ATPase, sodass im Regelfall schnell wieder normale Verhältnisse hergestellt werden.

Massive Aktivität von Nervenzellen kann durch die repolarisierenden Kalium-Auswärtsströme zur lokalen Anhäufung von K^+ im Extrazellulärraum führen. Durch die resultierende Verminderung des K^+-Gradienten werden die umgebenden Neurone depolarisiert (vgl. ► Abb. 3.1b) und in der Folge erregt, sodass ein *circulus vitiosus* entsteht. Extrazelluläre Akkumulation von Kaliumionen wird daher als pathophysiologischer Mechanismus epileptischer Anfälle diskutiert. Bei physiologischen Aktivitätsmustern werden die anfallenden K^+-Ionen im Gehirn von **Astrogliazellen** (S. 134) aufgenommen und durch **Gap Junctions** (S. 129) untereinander verteilt (sog. funktionelle Pufferung oder ***spatial buffering***).

Diagnostisch nutzen wir aus, dass der Einstrom positiver Ionen bei jedem Aktionspotenzial einen kurzfristigen Verlust positiver Ladungen im Extrazellulärraum bedeutet. Hierdurch kommt es zu einer Negativierung in der Umgebung der Zelle, die sich durch die leitfähigen Medien des Extrazellulärraums fortpflanzt und an der Körperoberfläche gemessen werden kann. Dies gilt besonders dann, wenn viele Zellen gleichzeitig aktiviert werden, zum Beispiel im Herzen. Das **Elektrokardiogramm** (EKG) (S. 214) misst die extrazelluläre Spannungsschwankung bei massenhafter Aktivierung von Herzmuskelzellen (**Summenaktionspotenzial**) und gibt daher Auskunft über Entstehung und Ausbreitung der Erregung im Herzen (vgl. ▶ Abb. 3.8). Das **Elektromyogramm** (EMG) (S. 157) des Skelettmuskels zeigt die elektrische Aktivierung motorischer Einheiten und kann daher über den Grad einer (neuro)-muskulären Störung informieren. Zu beachten ist aber, dass bei diesen rein elektrodiagnostischen Verfahren keine direkten Aussagen über die mechanische Funktion von Herz- oder Skelettmuskel möglich sind! Zur Bestimmung der Leitungsgeschwindigkeit peripherer Nerven werden **Summenaktionspotenziale** im **Elektroneurogramm** (ENG) oder Aktionspotenziale einzelner Nerven als **Mikroneurogramm** (S. 753) gemessen, für zentralnervöse Leitungszeiten nutzt man **evozierte Potenziale** (S. 988) oder die **transkranielle Magnetstimulation** (S. 903).

3.4.4 Die Vielfalt von Ionenkanälen und Aktionspotenzialen

In den vorherigen Abschnitten haben wir das Aktionspotenzial aus den Eigenschaften spannungsaktivierter Natrium- und verzögert gleichrichtender Kaliumkanäle hergeleitet. Von dieser Standardform gibt es in zahlreichen Zellen Abweichungen, die durch die heterogene Expression verschiedener Ionenkanäle entstehen. Tatsächlich kennt man über 100 genetisch codierte Untereinheiten spannungsabhängiger Ionenkanäle (vgl. ▶ Abb. 3.3), die oft noch durch Kombination mit akzessorischen Proteinen und durch posttranslationale Modifikationen (z. B. durch Phosphorylierung) variiert werden. Dadurch entstehen unterschiedliche Formen und Muster von Aktionspotenzialen, die charakteristisch für bestimmte Zelltypen oder Funktionszustände sind, und die eine wichtige Grundlage für die Spezifität der Signalverarbeitung im Nervensystem bilden. Wir werden im Folgenden einige der wichtigen „Kanalfamilien" vorstellen (vgl. ▶ Abb. 3.3 und ▶ Abb. 3.6).

Die Entschlüsselung der Primärstruktur von Kanalproteinen (Klonierung und Sequenzierung der zugrunde liegenden cDNA) und die hochauflösende elektrophysiologische Charakterisierung (***Patch-Clamp***-**Technik**) (S. 54); Elektrophysiologische Messverfahren haben eine genaue Analyse der **Struktur-Funktions-Beziehung** dieser Proteine erlaubt. Die molekulare Sequenzanalyse zeigt bereits wichtige Eigenschaften wie Häufungen hydrophober Aminosäuren (Hinweis auf Transmembransegmente) oder geladener, polarer Domänen (Spannungssensor, Selektivitätsfilter). Durch gezielte Mutagenese und anschließende Messung der Kanalfunktion konnten die strukturellen Determinanten der Ionenselektivität und des Öffnungs- und Schließverhaltens einiger Kanäle mit hoher Genauigkeit ermittelt werden. In jüngerer Zeit sind Röntgenstrukturanalysen von kristallisierten Ionenkanälen gelungen (hierfür erhielt Roderick MacKinnon 2003 den Nobelpreis für Chemie; vgl. [13]. Zugleich hat die gezielte Suche nach homologen Sequenzen zur Entdeckung großer Genfamilien geführt. Diese ist bis heute nicht abgeschlossen, wie die Nobelpreise für David Julius und Ardem Patapoutian zeigen, die 2021 für die Entdeckung der Ionenkanäle TRPV1, TRPM8 und PIEZO1/2 geehrt wurden (vgl. [17]). Die Kanäle spielen eine wichtige Rolle bei der Wahrnehmung von Berührung (S. 750), Temperatur (S. 754), scharfen Lebensmitteln (S. 860) und von schmerzhaften Reizen (S. 776). Die Vielfalt von Ionenkanälen und die Möglichkeit, genetisch definierte Subtypen selektiv in Testzellen zu exprimieren bietet große Chancen für die Entwicklung selektiv wirksamer Pharmaka mit reduzierten Nebenwirkungen.

▶ **Natriumkanäle.** Es gibt mindestens 9 Isoformen von Natriumkanälen (▶ Abb. 3.3a), die in verschiedenen Zellen differenziell exprimiert werden. Neben den oben besprochenen schnell inaktivierenden Kanälen findet man in vielen Zellen auch eine persistierende Stromkomponente (I_{NaP}) die zur tonischen, langanhaltenden Aktivierung erregbarer Zellen beitragen kann. Dies liegt vermutlich an der Expression spezieller Isoformen (z. B. $Na_V1.8$ und $Na_V1.9$). Für Natriumkanäle gibt es zudem akzessorische Untereinheiten, die die Schaltkinetik beeinflussen.

Erhöhte Expression von nicht inaktivierenden Natriumkanälen im nozizeptiven System könnte einer der Gründe für die **Chronifizierung von Schmerzen** sein; Näheres zu Schmerzformen in Kap. 17.10.1 (S. 776). Dieses Beispiel zeigt das große therapeutische Potenzial der Heterogenität von Ionenkanälen. Wenn es gelingt, Medikamente zu finden die selektiv auf solche pathophysiologisch bedeutsamen Isoformen von Kanälen wirken (hier also $Na_V1.8$ und $Na_V1.9$), lassen sich pathologische Zustände wie chronische Schmerzerkrankungen gezielt beeinflussen, ohne starke Nebenwirkungen befürchten zu müssen!

▶ **Kaliumkanäle.** Die mit Abstand größte Familie von ca. 80 Kanalproteinen besteht aus Untereinheiten von Kaliumkanälen, die in fast allen Körperzellen vorkommen und neben dem Membranpotenzial an vielen weiteren Funktionen (Ionenhomöostase, Osmoregulation, Sekretionsvorgänge etc.) beteiligt sind. Alle Untereinheiten von Kaliumkanälen besitzen die porenbildende P-Domäne, die von zwei Transmembransegmenten flankiert wird. Nach der Zahl weiterer Transmembransegmente und dem Grad der phylogenetischen Verwandtschaft lassen sich drei große Strukturmotive unterscheiden:

- Kanäle aus vier getrennten Untereinheiten mit je sechs Transmembransegmenten entsprechen dem Strukturmotiv der Natriumkanäle (vgl. ▸ Abb. 3.3a und ▸ Abb. 3.3b). Es gibt rund 25 Untereinheiten dieser **spannungsabhängigen Kaliumkanäle** (K_V für *voltage-dependent potassium channels*), darunter die für die Repolarisation des Aktionspotenzials besonders wichtigen *delayed rectifiers*. Auch die stark verzögert repolarisierenden Kanäle der Herzmuskulatur (KCNQ, HERG u. a) (S. 203) und **Calcium-aktivierte Kaliumkanäle** (K_{Ca}) fallen in diese Klasse. Letztere werden bei Erhöhung des intrazellulären Ca^{2+} aktiviert und schützen die Zelle vor übermäßiger Erregung.
- **Einwärts gleichrichtende Kaliumkanäle** (K_{IR} für *inwardly rectifying*) bestehen aus nur zwei Transmembransegmenten und einer verbindenden P-Schleife (▸ Abb. 3.3d). Der Name beschreibt, dass sie in biophysikalischen Experimenten Kalium besser nach innen als nach außen leiten, da sie bei starker Depolarisation der Membran durch Polyamine und Mg^{2+}-Ionen verstopft werden. In der Nähe des Ruhemembranpotenzials sind sie aber nicht blockiert, so dass sie physiologisch Auswärtströme von K^+ vermitteln und so das Membranpotenzial stabilisieren (z. B. in Herzmuskelzellen) (S. 203). Zur selben Familie gehören **ATP-sensitive Kaliumkanäle**, die in β-Zellen des Pankreas die Freisetzung von **Insulin** (S. 666) regulieren.
- Die zahlreichen Isoformen der „**Tandemporen-Kanäle**“ (K_{2P}) haben in jeder Untereinheit zwei P-Domänen (▸ Abb. 3.3c). Sie bilden somit bereits als Dimere vollständige Kanäle mit 4 porenbildenden Domänen. K_{2P} tragen ebenfalls zum Ruhemembranpotenzial bei.

Leider gibt es bis heute keine einheitliche und übersichtliche Nomenklatur der verwirrenden Fülle von Kaliumkanälen und -strömen. Hier überlagern sich mindestens drei Traditionen:

- die Benennung von Strömen aufgrund ihrer physiologischen Eigenschaften (z. B. als *delayed rectifier)*;
- die Benennung molekular definierter Untereinheiten aufgrund ihrer Besonderheiten (z. B. *ether-a-gogo* für einen Kaliumkanal, dessen Mutation in Drosophila-Fliegen unter Äthereinfluss seltsame Tanzbewegungen auslöst);
- die phylogenetische Systematik nach dem genetischen Verwandtschaftsgrad (z. B. die nummerierten Untereinheiten $K_V1.1$ bis $K_V9.3$).

Jede dieser Nomenklaturen hat ihre Berechtigung, ihr paralleler Gebrauch erschwert aber sogar Spezialisten den Durchblick. Eine tabellarische Übersicht der bekannten Ionenkanäle findet sich in [1], eine Übersicht der G-Protein gekoppelten Rezeptoren in [2].

▸ **Calciumkanäle.** Diese Kanäle sind genetisch eng mit den Natriumkanälen verwandt und zeigen dieselbe Grundstruktur (▸ Abb. 3.3a), allerdings mit anderen Bindungsstellen in der Pore, die die selektive Leitfähigkeit für Ca^{2+} vermitteln. Dadurch steuern sie zahlreiche zelluläre Funktionen wie die Kontraktion von Muskelzellen, die **Exozytose** von Transmittern oder Hormonen und calciumabhängige Regulationsprozesse bis hin zur Genexpression und Zellproliferation. Calciumkanäle werden in fünf funktionell definierte Typen unterteilt:

- Der **L-Typ** (*long-lasting*) zeigt kaum Inaktivierung und vermittelt unter anderem die elektromechanische Kopplung in verschiedenen Muskelzellen: Skelettmuskulatur (S. 149), glatte Muskulatur (S. 167) und Herzmuskulatur (S. 175). Dem L-Typ entsprechen die molekulargenetisch definierten Untereinheiten $Ca_V1.1$ – $Ca_V1.4$.
- Der **P/Q-** („Purkinje-Zellen“) und der **N-Typ** („neuronal“) sind beide an der Freisetzung von Neurotransmittern (S. 112) aus präsynaptischen Endigungen beteiligt. Sie konnten auf die molekularen Isoformen $Ca_V2.1$ (P/Q) und $Ca_V2.2$ (N) zurückgeführt werden.
- Der **T-Typ** (*transient*) wird schon bei geringer Depolarisation aktiviert und zeigt danach ausgeprägte Inaktivierung. Dadurch entstehen calciumvermittelte Depolarisationen, die von Salven schneller Natrium-Kalium-Aktionspotenziale überlagert sein können (z. B. in dem thalamischen Neuron in ▸ Abb. 3.6a). Molekular handelt es sich um die Untereinheiten $Ca_V3.1$ – $Ca_V3.3$.
- Kanäle, die nicht eindeutig einer der obigen Formen zugeordnet werden konnten, hat man etwas verlegen als **R-Typ** („residuale Komponente“; molekular $Ca_V2.3$) bezeichnet. Sie sind an der Exozytose von Neurotransmittern beteiligt (S. 112), kommen aber auch in Dendriten von Neuronen vor, wo sie zu komplexen calciumvermittelten Depolarisationen (Salven von dendritischen Spikes) beitragen.

Neben der großen porenbildenden Untereinheit enthalten Calciumkanäle akzessorische Proteine, die als β-, γ- oder δ-Untereinheiten bezeichnet werden. Sie modulieren die Ströme und könnten Zielproteine für Pharmaka darstellen.

Das elektrische Verhalten von Zellen wird darüber hinaus von weiteren Typen von Ionenkanälen bestimmt. Hierzu gehören **HCN-Kanäle** (*hyperpolarization-activated and cyclic nucleotide-gated ion channels)*, die oft als Schrittmacherkanäle bezeichnet werden (▸ Abb. 3.3b). Sie sind strukturell mit den Untereinheiten spannungsaktivierter Kaliumkanäle verwandt (4 getrennte Untereinheiten mit je sechs Transmembrandomänen und P-*loop*), leiten neben Kaliumionen aber auch Na^+. Wegen des größeren elektrochemischen Potenzials überwiegt bei negativem Membranpotenzial der Einwärtsstrom von Natriumionen, sodass es zu einer Depolarisation kommt. Ungewöhnlich ist ihr Schaltverhalten, denn sie werden im Unterschied zu anderen spannungsaktivierten Ionenkanälen bei negativem Potenzial geöffnet und bei positiveren Werten geschlossen. Daher können sie nach Repolarisation einer zuvor erregten Zelle eine erneute Depolarisation einleiten. So kommt unter anderem die spontane diastolische Depolarisation (S. 207) der Zellen im Sinusknoten des Herzens zustande (If), aber auch rhythmische Entladungen thalamischer Neurone (S. 994) (Ih). Nach Bindung zyklischer Nucleotide an eine intrazellulär gelegene C-terminale Domäne werden HCN-Kanäle leichter aktivierbar – dies führt im Herzen nach Aktivierung adrenerger Rezeptoren zu einer schnelleren diastolischen Depolarisation und damit zur Frequenzbeschleunigung. HCN-Kanäle sind mit den durch zyklische Nukleotide aktivierten **CNG-Kanälen** verwandt, die unter anderem für die Signaltransduktion in den Sinneszellen der Retina (S. 835) und im olfaktorischen System (S. 868) verantwortlich sind.

Auch intrazelluläre Membranen haben Ionenkanäle. Zum Beispiel kann Calcium nicht nur über die Plasmamembran, sondern auch aus intrazellulären Calciumspeichern wie dem endoplasmatischen Retikulum (ER) ins Zytosol gelangen. Dies erfolgt durch spezielle Ionenkanäle, nämlich die Ryanodin- (S. 149) oder die IP3-Rezeptoren (S. 69). Der Calcium-Haushalt der Zelle ist sehr genau reguliert – so kommt es bei Verarmung des ER an Calcium zur Aktivierung des stromal interacting molecule 1 (STIM1), das wiederum direkt an einen besonderen Ca2 + -Kanal der Zellmembran namens ORAI1 koppelt, der daraufhin Calciumeintritt aus dem Extrazellulärraum vermittelt. Diese Kopplung von intra- und extrazellären Calciumquellen wird als store-operated calcium entry oder kapazitiver Calcium-Einstrom bezeichnet. Dieser Mechanismus ist nicht nur in Neuronen von Bedeutung, sondern spielt z. B. auch bei der Aktivierung von T-Zellen in der Immunantwort eine wichtige Rolle (spezifische zelluläre Abwehr) (S. 301).

Jede Zelle exprimiert diejenige Mischung von Ionenkanälen, die ihrem Differenzierungszustand entspricht. Dies ist die Ursache für die große Vielfalt an Aktionspotenzial-Mustern in verschiedenen Zelltypen (▶ Abb. 3.6). Einige Beispiele:

- **Herzmuskelzellen** bilden extrem lange Aktionspotenziale von über 200 ms Dauer aus (▶ Abb. 3.3b; Näheres zur Aktionspotenzialgenerierung in Herzmuskelzellen (S. 203). Die Repolarisation durch K^+-Kanäle ist stark verzögert, dafür vermitteln L-Typ-Calciumkanäle einen lang anhaltenden Einstrom von Ca^{2+}, der durch Erhöhung des zytosolischen $[Ca^{2+}]$ zur Kontraktion beiträgt.
- **Schrittmacherzellen** im Sinusknoten des Herzens und manche glatte Muskelfasern haben sehr wenige Natriumkanäle, sodass ihre Aktionspotenziale überwiegend von der Aktivierung **spannungsgesteuerter Calciumkanäle** getragen werden. In Zellen mit höherer Dichte an Natriumkanälen können diese von klassischen „Natrium-Kalium-Aktionspotenzialen“ überlagert werden (▶ Abb. 3.6c).

Besonders vielfältig ist das elektrische Verhalten von **Neuronen** (▶ Abb. 3.6a).

- **Pyramidenzellen** des Kortex und viele andere Neuronentypen zeigen bei anhaltender Erregung eine **Frequenzadaptation** (Verlangsamung der Aktionspotenzialfolge). Dazu tragen unter anderem Calcium-aktivierte Kaliumkanäle (K_{Ca}) bei, deren Aktivierung bei Erhöhung der intrazellulären Ca^{2+}-Konzentration die Zellen vor übermäßiger Erregung schützt.
- Manche **Interneurone** besitzen besonders viele Kaliumkanäle mit schneller Aktivierungskinetik, sodass durch schnelle Repolarisation und De-Inaktivierung von Natriumkanälen Aktionspotenziale mit sehr hoher Frequenz von bis zu 800 Hz möglich sind.
- Die gemeinsame Expression von T-Typ-Calciumkanälen und HCN-Kanälen führt in **thalamischen Neuronen** zu dem Wechselspiel von Hyperpolarisation und Depolarisation, das für die charakteristischen **Netzwerk-Oszillationen** im Schlaf notwendig ist (Kap. 25.3.4) (S. 934).

In Nervenzellen kommen Aktionspotenziale keineswegs nur in Axonen vor. Sie pflanzen sich durch das Soma bis in die Dendriten fort, besonders dann, wenn dort spannungsabhängige Kanäle vorhanden sind, die die Depolarisation aktiv verstärken können (*backpropagating action potentials*). Solche **dendritischen Aktionspotenziale** entstehen bei starker synaptischer Erregung auch innerhalb des Dendriten selbst, z. B. in zerebellären Purkinje-Zellen nach der Aktivierung durch Kletterfasern (S. 916). Sie können ihrerseits „normale“ Aktionspotenziale im Axon auslösen. Aktive, d. h. spannungsgesteuerte Ionenkanäle sind in den Dendriten von komplex gebauten Neuronen unverzichtbar, da sehr distal eintreffende synaptische Signale bei rein elektrotonischer Fortleitung keine messbare Wirkung am Soma entfalten könnten; vgl. Kap. 3.4.5 (S. 107) und Kap. 3.5.2 (S. 119). Man kann überspitzt sagen, dass der funktionelle Unterschied zwischen Dendriten und Axonen eher graduell als prinzipiell ist.

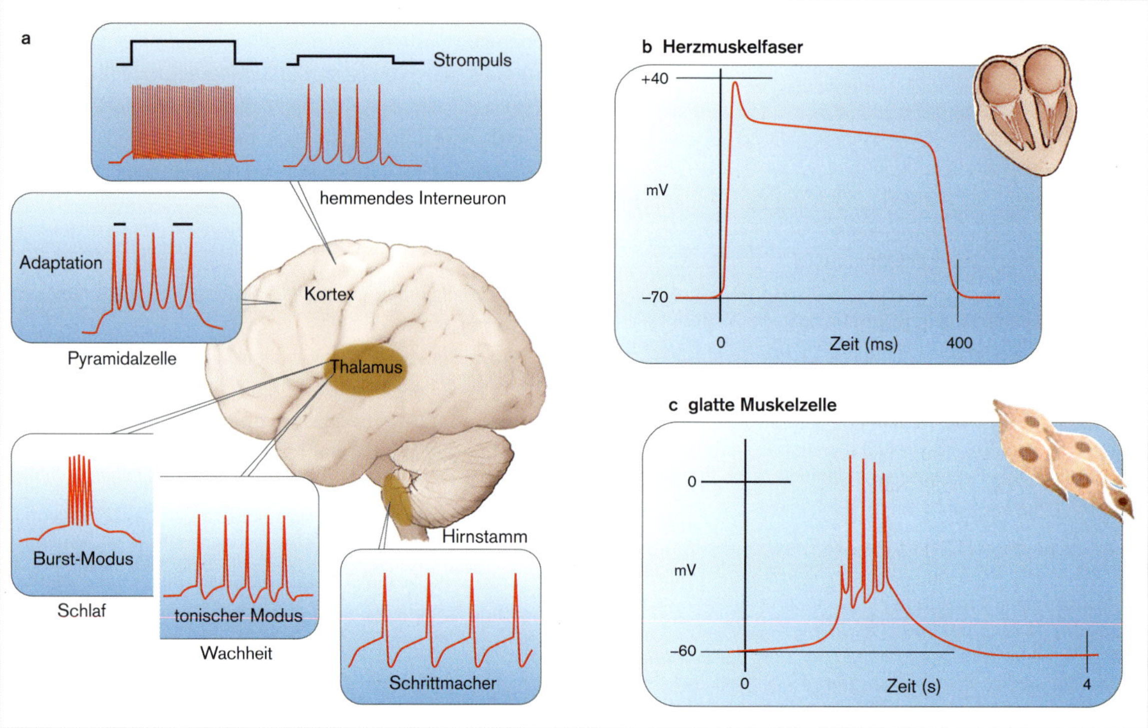

Abb. 3.6 Vielfalt von Aktionspotenzialen.

a Verschiedene Muster von Aktionspotenzialen nach experimentell induzierter längerer Depolarisation der Zelle. Im Kortex finden sich Neurone mit adaptierender Entladungsfrequenz (Pyramidenzelle) sowie Nervenzellen, die je nach Stärke der Aktivierung unterschiedlich schnelle Folgen von Aktionspotenzialen zeigen (Beispiel: hemmendes Interneuron). Im Schlaf generieren Neurone des Thalamus Salven von Aktionspotenzialen (*bursts*), bei Wachheit hingegen tonische Folgen von **Aktionspotenzialen** (S. 993). Ein Neuron aus dem Hirnstamm zeigt rhythmische Schrittmacheraktivität.

b Lang anhaltende Aktionspotenziale in Zellen des Arbeitsmyokards des Herzens. Hier spielen Ströme durch L-Typ-Calcium-Kanäle (S. 177) eine entscheidende Rolle.

c Aktionspotenzial einer glatten Muskelzelle, an dem unter anderem Calciumkanäle und calciumaktivierte Kaliumkanäle beteiligt sind. In diesen Zellen kommen sehr viele Varianten von Aktionspotenzialen vor (S. 171). Alle dargestellten Aktionspotenziale sind durch das Expressionsmuster spannungsabhängiger Ionenkanäle in den jeweiligen Zellen erklärbar.

Pharmakologische Modulation von Ionenkanälen

Viele Substanzen modulieren das Verhalten von Ionenkanälen, darunter Medikamente, aber auch Toxine, die von Tieren oft zu Jagd- oder Verteidigungszwecken eingesetzt werden (Details z. B. in [5], [22]). Einige wichtige Beispiele seien hier genannt:

Lokalanästhetika (z. B. Lidocain) blockieren Natriumkanäle reversibel, sodass kurzfristig keine Aktionspotenziale entstehen können. Damit lassen sie sich zur Ausschaltung afferenter nozizeptiver Signale in peripheren Nerven oder im Spinalkanal nutzen (S. 762). Die lipophilen Substanzen wirken nach Diffusion durch die Membran von intrazellulär. In azidotischem Gewebe werden Lokalanästhetika protoniert und können die Membran nicht mehr durchqueren. Aus diesem Grund wirken Lokalanästhetika bei der Behandlung einer stark entzündeten Zahnwurzel schlecht!

Zahlreiche **Antikonvulsiva** (gegen Krampfanfälle gerichtete Medikamente) modulieren das spannungsabhängige Verhalten von Natriumkanälen sodass hochfrequente Salven von Aktionspotenzialen unterdrückt werden. Sie werden bei **Epilepsie**, aber auch bei **neuropathischen Schmerzen** eingesetzt. Auch positive Modulatoren des Öffnungsverhaltens von Kaliumkanälen unterdrücken aufgrund der hyperpolarisierenden Wirkung Krampfanfälle. Näheres zur Epilepsie in Kap. 25.2.3 (S. 989).

Inhalationsanästhetika, die zur Vollnarkose verwendet werden, wirken unter anderem durch Erhöhung der Offenwahrscheinlichkeit von Tandemporenkanälen (K2P). Dadurch wird das Potenzial der K2P-exprimierenden Neurone in Richtung auf E_{K+} verschoben. Das Erreichen der Schwelle wird somit erschwert und die neuronale Aktivität im Gehirn reduziert.

Klinisch sind die sog. **Calciumantagonisten** (u. A. **Dihydropyridin**) wichtig, die L-Typ-Calciumkanäle reversibel blockieren. Sie vermindern den Einstrom von Calcium in glatte Muskelzellen von Arterien und in Herzmuskelzellen und tragen zur Blutdrucksenkung und energetischen Entlastung des Herzmuskels bei.

Hemmstoffe der T-Typ-Calciumkanäle (Ethosuximid, Trimethiadon) können eingesetzt werden, um den Mechanismus der thalamokortikalen Rhythmogenese zu durchbrechen, durch den bei Menschen mit **Absence-Epilepsie** mitten am Tag schlafähnliche Zustände auftreten (s. Abb. ▶ Abb. 3.6a). Näheres zur Absence-Epilepsie in Kap. 25.3.3 (S. 995).

Tetrodotoxin (TTX) ist ein Gift aus dem pazifischen Kugelfisch (*Fugu*) und einigen anderen Tieren. Es bindet mit hoher Affinität an spannungsaktivierte Natriumkanäle und führt in der Folge zur Lähmung der Atemmuskulatur. Japanische Köche und Köchinnen, die Kugelfisch zubereiten, haben eine spezielle Ausbildung, um die Kontamination des Fischfleischs mit TTX zu vermeiden. Ähnlich wirkt das Saxitoxin mariner Algen, das von Muscheln und Fischen aufgenommen wird und Vergiftungen auslösen kann. Experimentell findet TTX Verwendung zur Unterdrückung von Natriumleitfähigkeiten, etwa wenn spannungsaktivierte Kaliumkanäle isoliert untersucht werden sollen.

Experimentell werden Kaliumkanäle durch Sustanzen wie Tetraethylammonium oder 4-Aminopyridin ausgeschaltet. Auch spezielle Ionen können verwendet werden, um Ionenkanäle zu blockieren, z. B. Cd^{2+} zur Blockade der meisten Calciumkanäle. Ein Beispiel für die Chancen, die die noch vorhandene Biodiversität bietet, sind **Conotoxine**. Dies sind Peptide der Conusschnecken, die in warmen Meeren vorkommen und durch eine Art „Harpune" vorbeischwimmende Fische fast auf der Stelle lähmen können. Aus dieser extrem vielfältigen Molekülfamilie hat man spezifische Inhibitoren für verschiedene Isoformen von Calcium-, Kalium- und Natriumkanälen isoliert. Daraus werden derzeit Pharmaka gegen chronischen Schmerz, Epilepsie und ischämische Schäden des Herzmuskels entwickelt.

Kanalkrankheiten

Mutationen in Genen, die für Ionenkanäle kodieren, können zu veränderter Erregbarkeit von Zellen führen. Insgesamt sind solche **Kanalkrankheiten** eher selten, da der Funktionsverlust einzelner Isoformen oft durch die zahlreichen verwandten Untereinheiten der Kanalfamilie kompensiert werden kann. Dennoch sind Mutationen von Kanal-Genen für eine Reihe von Syndromen verantwortlich, die man erkennen und adäquat behandeln muss. Zugleich stellen sie wichtige Modellkrankheiten für die medizinische Forschung dar, da in diesen Fällen komplexe Syndrome auf eine eindeutige Ursache zurückgeführt und die Mechanismen der Pathogenese studiert werden können (vgl. [8]).

Mutationen im Gen des Chloridkanals CLCN1 führen zu erblichen Muskelerkrankungen (**Myotonia congenita**). Durch verminderte Chlorid-Leitfähigkeit sind die Muskelzellen übererregbar, was sich klinisch als Versteifung, besonders zu Beginn von Bewegungen, äußert. Mutationen in Kaliumkanälen (u. a. der KCNQ-Familie) können die Repolarisation des Aktionspotenzials im Herzen verzögern, sodass es zu längerer Erregung kommt, die sich im EKG als langes QT-Intervall äußert (LongQT-Syndrom) (S. 205). Mutationen im Gen des Natriumkanals Na_V1 führen zum **Dravet-Syndrom**, das mit epileptischen Anfällen und einer schweren neuronalen und geistigen Entwicklungsstörung der betroffenen Kinder einhergeht. Weitere Kanalerkrankungen führen u. a. zu Epilepsie, Bewegungsstörungen oder **zystischer Fibrose** (S. 326).

3.4.5 Leitung von Aktionspotenzialen

Aktionspotenziale müssen oft weite Distanzen überwinden, etwa wenn ein α-Motoneuron des Rückenmarks einen distalen Muskel aktivieren soll. Im Prinzip können sich Spannungsänderungen entlang von Zellmembranen passiv ausbreiten. Diese **elektrotonische Leitung** benötigt zum Umladen der Membrankapazität jedoch viel Zeit. Außerdem verlieren Spannungsänderungen entlang solcher „Kabel" durch den elektrischen Widerstand (S. 91) sowie durch Ladungsverluste über Leckströme rapide an Amplitude. Elektrische Signale schwächen sich also mit wachsendem Abstand vom Entstehungsort stark ab. Messungen und Modellrechnungen zeigen, dass Potenzialänderungen durch elektrotonische Leitung nur langsam und über sehr kurze Distanzen wirksam werden können (typische Zeitkonstanten für passive Potenzialänderungen in Nervenzellen liegen zwischen 10 und 20 ms; Längskonstanten für die Ausbreitung von elektrischen Signalen entlang eines Axons betragen maximal wenige mm). Elektrotonische Erregungsausbreitung kann also nicht die Kommunikation zwischen weit entfernten Regionen oder Zellen ermöglichen.

Daher befinden sich in erregbaren Membranen von Nervenfasern und Muskelzellen Natrium- und Kaliumkanäle in hoher Dichte. Diese können an jeder Stelle ein neues und vollständiges Aktionspotenzial ausbilden, sodass es über weite Strecken verlustfrei geleitet wird (▶ Abb. 3.7). Die elektrotonische Fortleitung eines Aktionspotenzials muss nur die jeweils benachbarte Stelle so weit depolarisieren, dass die Schwelle für die Öffnung der Natriumkanäle erreicht wird. Erst diese **regenerative Erregungsleitung** ermöglicht eine Informationsübertragung über große Distanzen.

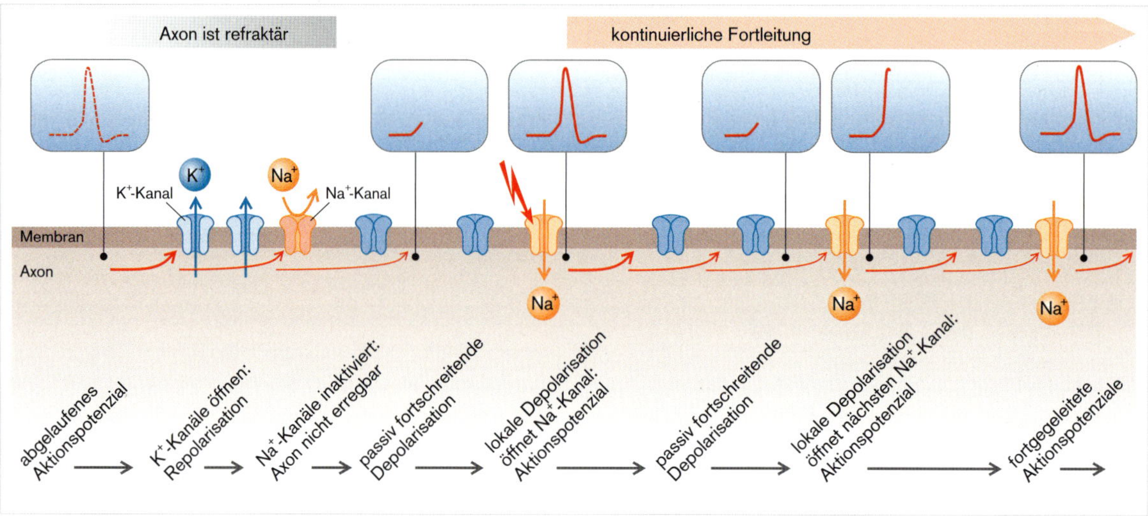

Abb. 3.7 Leitung des Aktionspotenzials. Das Schema zeigt die kontinuierliche Ausbreitung des Aktionspotenzials in einer unmyelinisierten Faser. Durch elektrotonische Leitung vom Ort des Aktionspotenzials werden jeweils benachbarte Natriumkanäle aktiviert, bis auch dort das Schwellenpotenzial erreicht wird und ein vollständiges Aktionspotenzial entsteht.

Durch die Refraktärzeit (S. 102) sind diejenigen Stellen, an denen gerade ein Aktionspotenzial abgelaufen ist, kurzfristig nicht erregbar. Dadurch wird die Richtung der Erregungsleitung in Nerven und Muskelzellen vorgegeben und das Zurücklaufen des Aktionspotenzials zum Ursprungsort verhindert.

Die sehr lang anhaltenden Aktionspotenziale in den Zellen des Myokards verhindern, dass eine Region während der Erregungsausbreitung mehrfach aktiviert wird. Werden jedoch in geschädigtem Herzgewebe Muskelzellen außerhalb des normalen Erregungsbereiches aktiviert (**ektope Erregung**), kann es zu **kreisenden Erregungen** kommen, die funktionell einem **Herzstillstand** (S. 222) entsprechen.

Aktionspotenziale können auch inmitten geschädigter Axone entstehen. Sie werden dann sowohl zu den synaptischen Endigungen als auch antidrom, das heißt entgegen der normalen Ausbreitungsrichtung, geleitet. Dies wird bei **Neuropathien** peripherer Nerven diskutiert und könnte eine Ursache der quälenden Missempfindungen mancher betroffener Person sein; Näheres zu **neuropathischem Schmerz**, s. Kap. 17.10.2 (S. 778). Auch zentrale Fehlfunktionen bei **multipler Sklerose** oder während **epileptischer Anfälle** könnten durch ektop entstandene und antidrom geleitete Aktionspotenziale entstehen. Durch aktive Stimulation von Nervenbahnen lassen sich in der medizinischen Diagnostik Aktionspotenziale mitten im Verlauf peripherer Nerven auslösen, die dann symmetrisch in beide Richtungen verlaufen. Dies wird zum Beispiel bei der Bestimmung der **Nervenleitgeschwindigkeit** (▶ Abb. 3.8) durchgeführt (vgl. **Hoffmann-Reflex**) (S. 892). Zur Quantifizierung der Erregbarkeit eines Nerven lassen sich charakteristische Größen ermitteln, die den Zusammenhang zwischen Reizstrom und Reizantwort beschreiben: die **„Rheobase“** gibt an, welche minimale Reizstärke bei langer Reizung (z. B. 1 s) notwendig ist, um ein (Summen)-Aktionspotenzial auszulösen. Die **„Chronaxie“** ist diejenige Zeit, die ein Reiz mit doppelter Rheobase-Stärke minimal benötigt, um ein Aktionspotenzial auszulösen.

Aktionspotenziale werden in verschiedenen Axonen mit sehr unterschiedlichen Geschwindigkeiten geleitet, die von 0,5 m/s bis zu deutlich über 100 m/s (▶ Tab. 3.2) reichen. Diese Unterschiede kommen durch die Geometrie der Fasern sowie durch die Myelinisierung (S. 136) zustande.

Bezüglich der **Form (Geometrie) der Fasern** gilt, dass ein großer Innendurchmesser eine schnelle Fortleitung erlaubt. Der Querschnitt der Faser nimmt nämlich mit dem Quadrat des Radius zu (Querschnittsfläche $F = \pi \cdot r^2$) – entsprechend wird der elektrische Widerstand in Längsrichtung mit größerem Faserdurchmesser sehr effektiv gesenkt. Gleichzeitig wächst die jeweils kapazitiv aufzuladende Membranoberfläche nur linear mit dem Radius (da der Umfang $U = 2 \cdot \pi \cdot r$). Das Verhältnis von elektrotonischer Leitung in Längsrichtung und Verlusten durch die Membrankapazität ist also bei großem Radius günstig. Insgesamt resultiert die Leitungsgeschwindigkeit einer Nervenfaser aus zahlreichen Faktoren, zu denen die Geometrie des „Kabels“, Dicke und Länge der Myelinscheiden (s. u.) sowie Dichte und Subtypen der Ionenkanäle in den Internodien zählen.

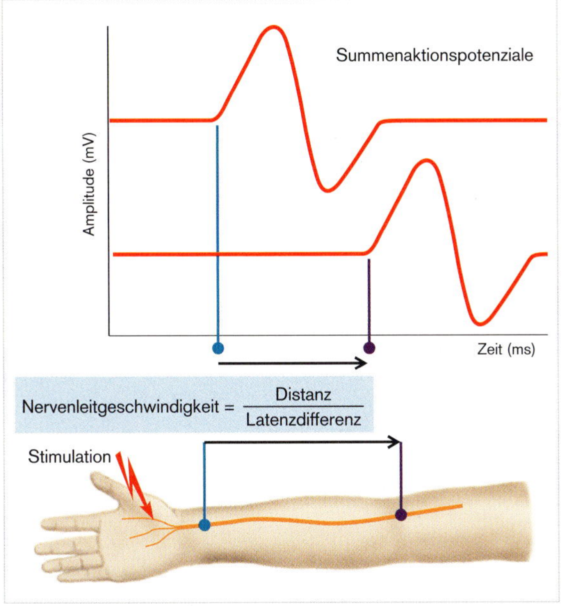

Abb. 3.8 Elektroneurografie. In elektroneurografischen Messungen am Menschen werden periphere Nerven durch elektrische Stimulation erregt und das extrazelluläre Korrelat der Aktionspotenziale vieler Axone (Summenaktionspotenzial) an zwei Stellen gemessen. Hieraus lässt sich die Nervenleitgeschwindigkeit berechnen.

Besonders wichtig ist die Myelinisierung. Schnell leitende Fasern sind von dicht gepackten vielschichtigen Membranlamellen umhüllt (**Myelin**), die von Gliazellen gebildet werden (im peripheren Nervensystem sind dies **Schwann-Zellen**, im zentralen Nervensystem Oligodendrozyten (S. 136) [12]). Die Myelinisierung hat im Wesentlichen zwei Effekte:

- Einerseits dichtet sie die Membran ab, sodass bei der Fortleitung weniger Ladung durch Leckströme verloren geht.
- Andererseits vermindert die effektiv verdickte Oberfläche des Axons die elektrische Kapazität, sodass sich Änderungen des Membranpotenzials deutlich schneller ausbreiten.

Durch beide Effekte wachsen Reichweite und Geschwindigkeit der elektrotonischen Fortleitung und das jeweils nächste Aktionspotenzial entsteht bereits in weiterer Entfernung am nächsten oder übernächsten Schnürring. Bei dieser **„saltatorischen Erregungsleitung“** in myelinisierten Axonen scheinen die Aktionspotenziale also von Schnürring zu Schnürring zu „springen“ (faktisch werden sie nur beschleunigt elektrotonisch geleitet, so dass sich das Aktionspotenzial keineswegs mit annähernder Lichtgeschwindigkeit ausbreitet wie die Spannung in Elektrizitätsleitungen!). Eine wichtige Voraussetzung hierfür ist, dass Natriumkanäle stark gehäuft im Bereich der Schnürringe vorkommen, was intuitiv einleuchtet, aber ein erstaunliches Beispiel für die hochpräzise Sortierung bei der Lokalisierung von Membranproteinen ist (▶ Abb. 3.9).

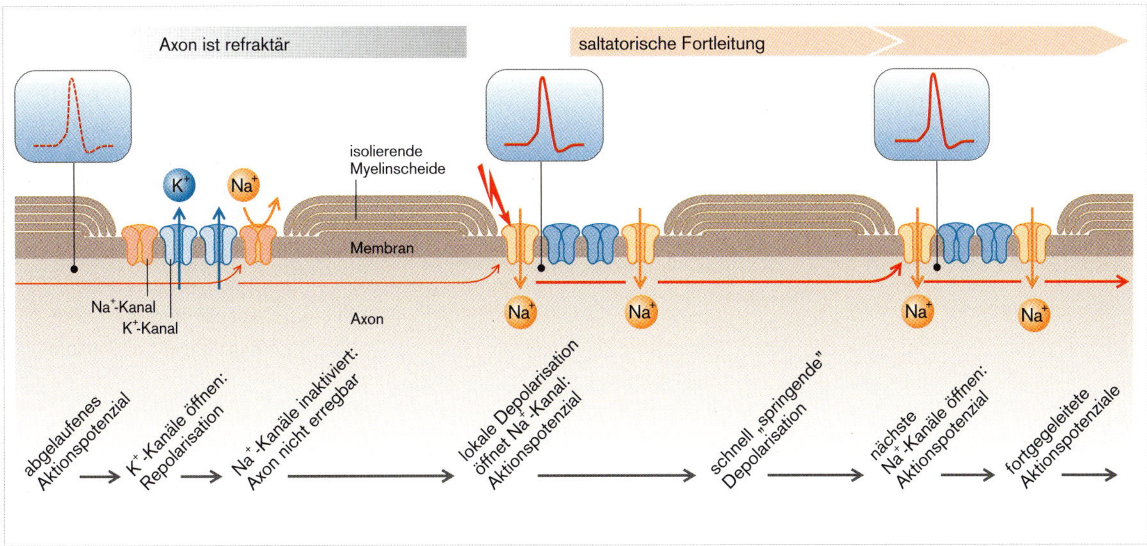

Abb. 3.9 Saltatorische Erregungsleitung. In myelinisierten Fasern breitet sich das Potenzial sehr schnell elektrotonisch von Schnürring zu Schnürring aus, wo es durch Aktivierung von Natrium- und Kaliumkanälen jeweils wieder vollständig regeneriert wird. Wie bei der kontinuierlichen Erregungsleitung (▶ Abb. 3.7) kann das Aktionspotenzial nicht zurück „laufen“, da die Membran unmittelbar nach Ablauf des Aktionspotenzials refraktär ist.

Selbst in schnell leitenden Axonen sind die Leitungszeiten limitierend für die Verarbeitung neuronaler Reize. Bei einer Geschwindigkeit von 100 m/s vergehen auf der Strecke von einem Meter immerhin 10 ms. Tatsächlich bestimmen afferente und efferente Leitungzeiten in peripheren Nerven den mit Abstand größten Teil der Latenzzeit bei der Auslösung von Reflexen; Näheres zu Reflexbögen in Kap. 22.3.3 (S. 813). Noch extremer wirkt sich die Leitungszeit in langsam leitenden Axonen aus, z. B. den C-Fasern des **nozizeptiven Systems** (S. 759). Diese Fasern können uns manchmal den Reiz erst melden, nachdem bereits ein signifikanter Schaden eingetreten ist – zum Beispiel bei einer Verbrennung der Zehen, über die das Rückenmark erst nach über einer Sekunde „informiert" wird!

Einteilung der Nervenfasern. Die wichtigsten morphologischen Determinanten der Leitungsgeschwindigkeit in Axonen sind also Faserdurchmesser und Myelinisierung. Nach diesen Kriterien sowie nach Zugehörigkeit zu funktionellen Systemen haben sich zwei Klassifizierungen etabliert, die unglücklicherweise überlappend benutzt werden. Erlanger und Gasser unterteilen alle peripheren Axone in die Typen A, B und C (für die Entdeckung der Fasertypen bekamen Joseph Erlanger und Herbert Spencer Gasser 1944 den Nobelpreis für Physiologie oder Medizin). Lloyd und Hunt führten dagegen eine Klassifizierung sensorischer Fasern in die Gruppen I bis IV ein. Wegen der oben erwähnten großen Bedeutung der Leitungsgeschwindigkeit für unsere neuronal vermittelten Leistungen ist es wichtig, die Fasertypen der einzelnen funktionellen Systeme zu kennen. Einzelheiten sind der ▶ Tab. 3.2 zu entnehmen.

Tab. 3.2 Klassifizierung der Nervenfasern nach Erlanger und Gasser sowie Lloyd und Hunt. Die angegebenen Werte wurden tierexperimentell an der Katze bestimmt. Beim Menschen sind die Leitungsgeschwindigkeiten der entsprechenden Fasern etwas geringer. Unter klinischen Untersuchungsbedingungen misst man an peripheren Nerven Werte um 45–70 m/s.

	Fasergruppe	Durchmesser (µm)	NLG m/s)	Efferent	Afferent	Fasergruppe	Durchmesser (µm)	NLG (m/s)
myelinisiert	A α	10–20	60–120	motorisch zur Skelettmuskulatur (motorische Einheiten)	primäre Muskelspindelafferenzen Afferenzen von Sehnenorganen	Ia Ib	12–20	70–120
	β	7–5	40–90		sekundäre Muskelspindelafferenzen Mechanoafferenzen der Haut	II	7–12	40–70
	γ	4–8	30–50	statische und dynamische Efferenzen zur intrafusalen Spindelmuskulatur				
	δ	2–5	10–30		dünne myelinisierte Mechanoafferenzen, Thermoafferenzen, nozizeptive Afferenzen aus Haut, Tiefensensibilität	III	2–7	10–40
	B	1–3	5–20	präganglionäre vegetative Fasern				
nicht myelinisiert	C	0,5–1,5	0,5–2	postganglionäre vegetative Fasern: efferente Fasern zu Herzgefäßen usw.	viszerale Afferenzen nicht myelinisierte nozizeptive, mechano-, thermo-, und chemosensible Afferenzen aus Haut und tiefer gelegenen Strukturen	IV	0,5–1,5	0,5–2
	Einteilung nach Erlanger u. Gasser				Einteilung nach Lloyd u. Hunt			

Schwann-Zellen oder Oligodendrozyten spielen eine Schlüsselrolle bei Erkrankungen von Leitungsbahnen. Im Zentralnervensystem ist die **multiple Sklerose** (Encephalomyelitis disseminata) die häufigste demyelinisierende Erkrankung. Ihre Symptome sind so heterogen wie die Lokalisation der Entmarkungsherde, die vermutlich aufgrund einer Autoimmunreaktion gegen die Myelinscheiden entstehen. Die Zerstörung der Myelinscheiden beeinträchtigt nicht nur die Geschwindigkeit der neuronalen Kommunikationsprozesse, sondern kann durch vermehrte Leckströme zur Blockade der Weiterleitung von Aktionspotenzialen führen. Es wird auch angenommen, dass die fehlende Isolation der Axone gegeneinander so genannte **„ephaptische" Erregungsprozesse** ermöglicht, bei denen die Depolarisation eines Axons ein Aktionspotenzial in einem direkt benachbarten Axon auslöst. Solche **ektopen Aktionspotenziale** (S. 108) entstehen also am falschen Ort (nämlich nicht am Axonursprung) und zur falschen Zeit (nämlich ohne adäquate synaptische oder sensorische Stimuli). Zusammen tragen diese Mechanismen sowohl zu Ausfallserscheinungen als auch zur Übererregbarkeit von Nerven bei, die sich zum Beispiel in Missempfindungen (**Dysästhesien**) äußert. Andere Ursachen von Myelinisierungsstörungen sind Virusinfektionen, Mutationen oder Stoffwechselerkrankungen.

Im peripheren Nervensystem kommen Myelinisierungsstörungen im Zusammenhang mit Entzündungs- und Autoimmunprozessen vor, zum Beispiel beim **Guillain-Barré-Syndrom**, das mit von den Beinen aufsteigenden Lähmungen einhergeht. Andere Ursachen sind genetische Defekte und – weitaus am häufigsten – Schädigungen von Myelin und/oder Axon durch metabolische Ursachen wie Diabetes mellitus oder langjährige Alkoholkrankheit. Hierbei ist oft die Sensibilität betroffen, was neben Schmerzen und Missempfindungen aufgrund fehlender sensomotorischer Rückkopplung auch zu Gang- und Standunsicherheit führt.

Bei den peripheren Neuropathien lässt sich die verminderte Leitungsgeschwindigkeit durch Messung stimulationsinduzierter Summenaktionspotenziale mittels **Elektroneurografie** (S. 109) (s. ▸ Abb. 3.8) direkt nachweisen. Bei zentralnervösen Demyelinisierungen weist man unter Anderem verlängerte Latenzzeiten **evozierter Potenziale** (S. 988) nach.

Zusammenfassung Kap. 3.4

Aktionspotenziale

Aktionspotenziale sind stereotype Depolarisationen der Membran, die in Sinnes-, Nerven- und Muskelzellen wichtige Signale darstellen. Sie werden durch die Aktivierung von spannungsabhängigen Ionenkanälen hervorgerufen. In der Grundform eines Aktionspotenzials kommt es zuerst zur Öffnung von **Natriumkanälen**, anschließend zur verzögerten Aktivierung von **Kaliumkanälen**. Das Potenzial steigt nach Erreichen des Schwellenpotenzials (bei etwa –50 mV) sehr schnell auf Werte um +30 mV an, bevor die Zelle durch die zunehmende Kaliumleitfähigkeit wieder hyperpolarisiert wird. Der Verlauf des Aktionspotenzials lässt sich aus den biophysikalischen Eigenschaften der Ionenkanäle erklären. An der Schwelle werden durch positive Rückkopplung alle aktivierbaren Natriumkanäle geöffnet. Ihre anschließende Inaktivierung verursacht die **absolute Refraktärzeit**, die die maximale Frequenz von Aktionspotenzialen begrenzt. Die erhöhte Kaliumleitfähigkeit am Ende des Aktionspotenzials kann zu einer **Nachhyperpolarisierung** führen.

Spannungsgesteuerte Natrium-, **Kalium-** und **Calciumkanäle** sind in großen Familien phylogenetisch verwandter Gene codiert. Die selektive Expression verschiedener Isoformen bestimmt den Verlauf des Aktionspotenzials in einer Zelle, wobei große Variationen vorkommen. Herzmuskelzellen haben besonders lange Aktionspotenziale (> 200 ms). In manchen Zellen werden Aktionspotenziale überwiegend durch Calciumkanäle vermittelt. Schrittmacherzellen haben kein Ruhepotenzial, sondern eine endogene rhythmische Aktivität. Viele Pharmaka und Toxine beeinflussen Ionenkanäle und werden gezielt zur Anästhesie und zur Therapie neurologischer und innerer Erkrankungen eingesetzt.

Die Leitung von Aktionspotenzialen in Muskelfasern oder entlang von Axonen erfolgt aktiv durch Regeneration des Signals entlang der Zellmembran. Die Geschwindigkeit der Fortleitung in Nerven hängt vom Durchmesser der Axone, der **Myelinisierung** und der Expressionsdichte von Ionenkanälen ab. Extrazelluläre Korrelate von summierten Aktionspotenzialen werden klinisch als Elektrokardiogramm, Elektroneurogramm oder Elektromyogramm gemessen.

3.5 Synaptische Übertragung

Trotz ihrer komplizierten Form sind Neurone abgeschlossene Zellen, die mit anderen Neuronen, Muskel- oder Sinneszellen überwiegend durch chemische Botenstoffe (**Transmitter**) kommunizieren. Die funktionellen Kontaktstellen werden als (chemische) **Synapsen** bezeichnet. Die verschiedenen synaptischen Verbindungen, Transmitter und intrazellulären Signalwege sowie die komplexe Geometrie der Neurone ermöglichen eine große Vielfalt an Signalen, bei gleichzeitig hoher Spezifität der erregenden, hemmenden oder aktivitätsmodulierenden Einflüsse. Außerdem bewirken chemische Synapsen eine Gleichrichtung des Signalflusses von der vorgeschalteten (präsynaptischen) zur nachgeschalteten (postsynaptischen) Zelle. Medizinisch bieten die synaptischen Verbindungen wichtige Ansatzpunkte für pharmakologische Interventionen.

Einen Überblick über die Struktur und Funktion von Synapsen geben die ▶ Abb. 3.10 und ▶ Abb. 3.11. Die **präsynaptische Endigung** gehört in der Regel zu einem **Axon**, das an dieser Stelle transmittergefüllte **Vesikel** enthält und zahlreiche Proteine zur schnellen Exozytose des Transmitters (S. 112) exprimiert. Nach Eintreffen eines Aktionspotenzials wird der Transmitter hier calciumabhängig freigesetzt und diffundiert durch den engen synaptischen Spalt, der zum Extrazellulärraum gehört. An der postsynaptischen Membran trifft er auf spezifische Rezeptoren, die hier stark konzentriert sind. Typischerweise handelt es sich um ligandengesteuerte Ionenkanäle oder G-Protein-gekoppelte Rezeptoren, die nach Bindung des Transmitters postsynaptisch Änderungen des Membranpotenzials oder die Aktivierung intrazellulärer Signalkaskaden vermitteln. Benachbarte **Gliazellen** (S. 133) dienen der Stabilisierung des Milieus und tragen zur „Entsorgung" des Transmitters bei, den sie mittels spezieller Transporter in die Zelle aufnehmen. Durch die Einwirkung tausender Synapsen auf einzelne zentralnervöse Neurone entsteht die komplexe Signalverarbeitung im Nervensystem; Näheres in Kap. 3.5.3 (S. 123).

Wir werden zunächst die Botenstoffe und die Funktionsprinzipien der Präsynapse besprechen bevor wir zu den Rezeptoren und der Integration der Signale in postsynaptischen Zellen kommen. Schließlich wollen wir Beispiele spezieller Transmittersysteme kennen lernen, die Ansatzpunkte für vielfältige medizinische Eingriffe bieten.

3.5.1 Funktion der Präsynapse

Die Aufgabe der Präsynapse besteht in der Speicherung und aktivitätsabhängigen Freisetzung von **Neurotransmittern**. Diese synaptischen Signalmoleküle liegen in spezialisierten präsynaptischen Vesikeln vor, die einen besonders schnellen und effizienten Prozess der Exozytose durchlaufen können. Die Freisetzung von Transmittern

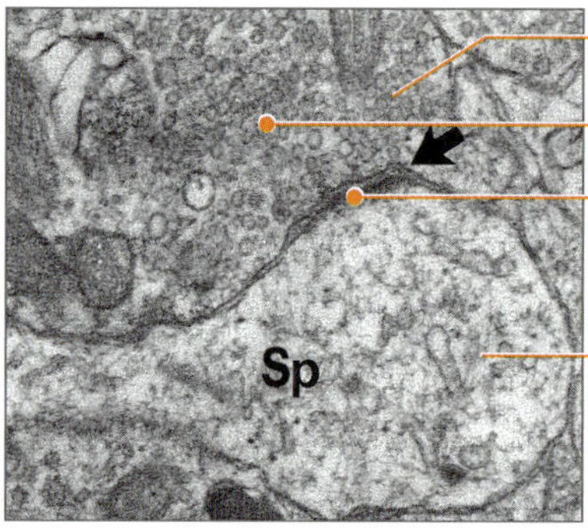

Abb. 3.10 Elektronenoptisches Bild einer Synapse (Pfeil) an einem Spine (Sp) aus dem Hippokampus. Die präsynaptische Faserendigung ist dicht mit kleinen synaptischen Vesikeln angefüllt. Die postsynaptische Membranverdichtung ist deutlich zu sehen. Vergrößerung ca. 20 000 fach. (Aufnahme: Prof. M. Frotscher, Hamburg)

ist modulierbar – ein Beispiel für synaptische Plastizität. Die Bedeutung synaptischer Plastizität für Lernen/Gedächtnis und Hirnentwicklung wird in den Kapiteln 24.7 (S. 965) und 24.8 (S. 970) beschrieben (vgl. auch [9], [10]).

▶ **Neurotransmitter.** Die klassische Definition eines Neurotransmitters fordert, dass die Substanz vom präsynaptischen Neuron synthetisiert und aktivitätsabhängig freigesetzt wird. Sie muss in der postsynaptischen Zelle über spezifische Rezeptoren eine messbare Reaktion auslösen, die experimentell durch exogene Gabe des Transmitters wiederholt werden kann. Außerdem muss es spezifische Mechanismen zur Beendigung der Übertragung geben. Botenstoffe, die diesen Kriterien nicht genügen, werden oft als „**Neuromodulatoren**" bezeichnet. Diese Unterscheidung erleichtert das Verständnis, ist jedoch angesichts der Vielfalt bekannter Signalmechanismen heute nicht mehr strikt durchzuhalten.

Der erste wissenschaftlich beschriebene Neurotransmitter war **Acetylcholin**, das ursprünglich als „Vagusstoff" identifiziert wurde, weil es die Verlangsamung des Herzrhythmus durch den Parasympathikus vermittelt. Für die Entdeckung des Prinzips chemischer Neurotransmission erhielten Henry H. Dale und Otto Loewi 1936 den Nobelpreis für Physiologie oder Medizin. Auch danach waren neuromuskuläre Synapsen oft die ersten Präparate, an denen grundlegende Eigenschaften synaptischer Übertragung entdeckt wurden. Dies beruht unter anderem auf der Größe und guten Zugänglichkeit der Synapsen zwischen motorischen Neuronen und Skelettmuskelfasern. Hier wurde das Prinzip der quantalen Transmission entdeckt (Nobelpreis für Bernard Katz 1970; vgl. [11]) und die ersten Einzelkanalmessungen mit ***Patch-Clamp*-Technik** durchgeführt (Nobelpreis für Bert Sakmann und Erwin Neher 1991). Details der Methode sind in Kap. 2.3.6 (S. 54) sowie in [15] und [18] beschrieben.

Neurotransmitter im engeren Sinne umfassen **Acetylcholin** sowie die Aminosäuren **L-Glutamat**, **γ-Aminobutter-**

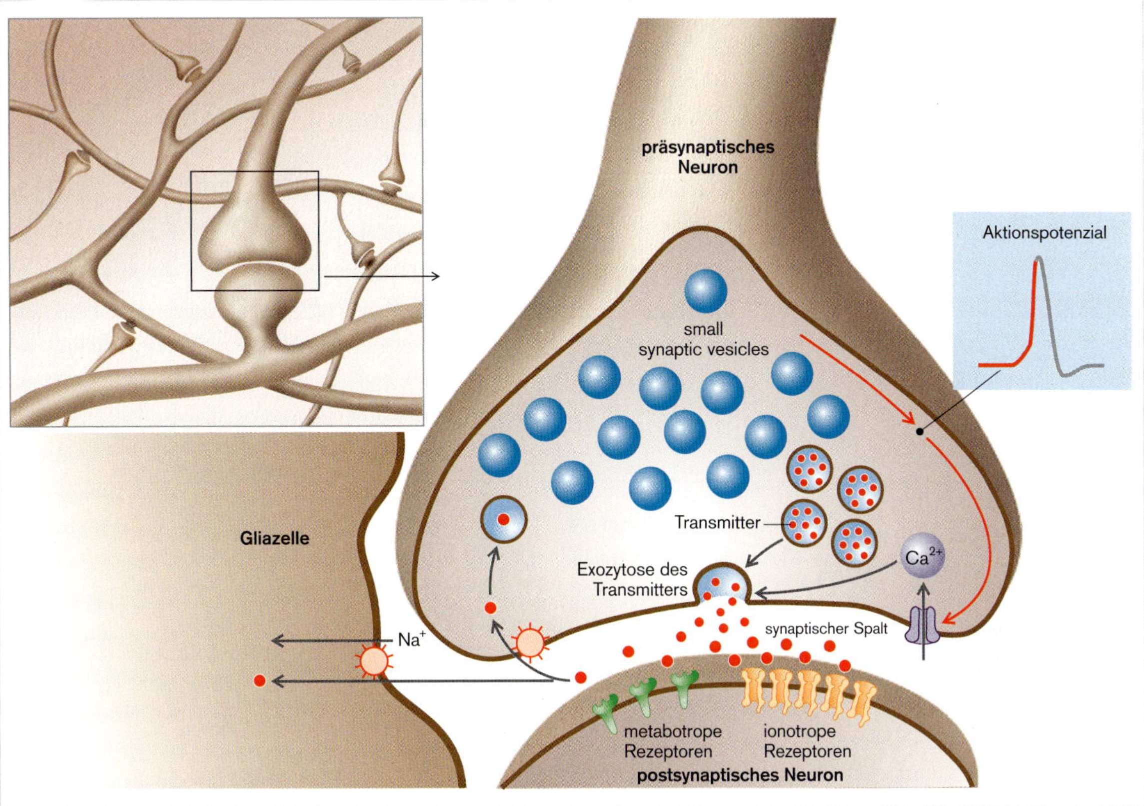

Abb. 3.11 Funktionsschema einer Synapse. Der Transmitter befindet sich in präsynaptischen Vesikeln, die teilweise bereits an den Freisetzungsstellen bereitliegen. Bei Eintreffen eines Aktionspotenzials strömt Ca^{2+} in die Präsynapse und führt zur Fusion der freisetzungsbereiten Vesikel mit der präsynaptischen Membran. Die übrigen Vesikel bilden eine Reserve (*reserve pool*) und müssen zunächst in den freisetzungsbereiten Zustand gebracht werden. Die Transmittermoleküle diffundieren durch den synaptischen Spalt und aktivieren an der postsynaptischen Membran ionotrope Rezeptoren (ligandengesteuerte Ionenkanäle) oder metabotrope Rezeptoren, die mit G-Proteinen gekoppelt sind. Anschließend wird der Transmitter oder seine Spaltprodukte durch Transportproteine wieder in die Präsynapse oder in benachbarte Gliazellen aufgenommen.

säure (**GABA**) und **Glycin**. Diese einfachen Aminosäuren sind im Nervensystem hoch konzentriert und haben auch weitere Funktionen, etwa als Bausteine von Proteinen oder als Energielieferanten. Hinzu kommen die Monoamine, zu denen **Serotonin** und **Histamin** sowie die Catecholamine **Dopamin**, **Noradrenalin** und **Adrenalin** gehören (▶ Abb. 3.12). Letztere entfalten jedoch neben ihrer Funktion als Transmitter diffus verteilte, eher neuromodulatorische Wirkungen (s. u.). Alle genannten Transmitter sind niedermolekulare Substanzen und können somit schnell durch den synaptischen Spalt diffundieren. Ein bestimmtes Neuron oder eine Sinneszelle produziert in der Regel genau einen Transmitter (Dalesches Prinzip). Es gibt also cholinerge, glutamaterge, GABAerge usw. Neurone.

Die Faustregel „Ein Neuron – ein Transmitter" wurde von Sir John Eccles zu Ehren von Sir Henry Dale formuliert (beide Forscher erhielten den Nobelpreis). Das Prinzip ist immer noch brauchbar, hat aber mehrere Modifizierungen erfahren. Dazu gehört die Erkenntnis, dass praktisch alle Neurone aktivitätsabhängig weitere Substanzen freisetzen können, die oft als „Kotransmitter" bezeichnet werden. In jüngerer Zeit hat man auch Hinweise auf die Freisetzung mehrerer klassischer Transmitter aus einem einzelnen präsynaptischen Neuron gefunden (GABA und Glycin, eventuell sogar GABA und Glutamat; vgl. [3]). Dies beschränkt sich aber nach derzeitigem Erkenntnisstand auf Ausnahmen. Außerdem produzieren Neurone neben typischen Transmittern oft weitere niedermolekulare Signalsubstanzen wie NO (vgl. ▶ Abb. 3.13b) oder Endocannabinoide (s. u.).

Auf die Besonderheiten einzelner Transmitter wird in Kap. 3.5.4 (S. 125) näher eingegangen, für Details der Biosynthese und des Abbaus verweisen wir auf Lehrbücher der Biochemie. Einige generelle Prinzipien seien hier aber erwähnt: Für die Synthese von niedermolekularen Transmittern gibt es jeweils spezifische Leitenzyme, die zur Identifizierung der mit diesem Transmitter ausgestatteten Neurone dienen können. Sie befinden sich gehäuft in präsynaptischen Endigungen, sodass der Transmitter bedarfsabhängig am Ort der Freisetzung hergestellt wird. Viele Neurone besitzen sekundär aktive Transportprotei-

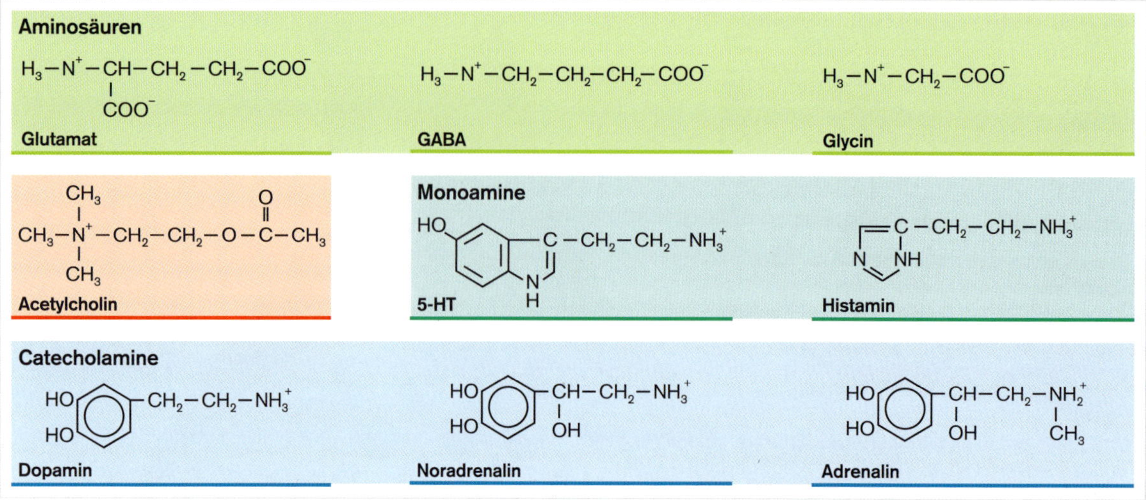

Abb. 3.12 Wichtige Neurotransmitter. Die klassischen niedermolekularen Transmitter lassen sich in Aminosäuren, Acetylcholin und Monoamine gliedern. Man beachte die chemische Verwandtschaft der Catecholamine Dopamin, Noradrenalin und Adrenalin. Die Abkürzung 5-HT steht für 5-Hydroxytryptamin, das üblicherweise Serotonin genannt wird.

ne für ihren jeweiligen Transmitter, die durch Wiederaufnahme ein energie- und substratsparendes Recycling ermöglichen (▶ Abb. 3.11). Dieser Transport trägt dazu bei, postsynaptische Potenziale zeitlich zu begrenzen und ein diffuses Ausbreiten der Transmitter im Gehirn zu verhindern (vgl. die Darstellungen zur Signalintegration, ▶ Abb. 3.19). An der Synthese und Aufnahme von Transmittern sind daneben auch **Gliazellen** (S. 134) beteiligt.

Als **Neuromodulatoren** kann man aktivitätsabhängig freigesetzte Substanzen bezeichnen, die die klassische Definition von Transmittern nicht erfüllen und meist erst bei starker Aktivierung des präsynaptischen Neurons zusätzlich zu dem Haupttransmitter freigesetzt werden. Oft wirken diese Substanzen über längere Zeiten und diffundieren weiter ins Gewebe als klassische Transmitter. Viele Neuromodulatoren sind Peptide. Sie werden oft aus langkettigen Vorstufen im Soma synthetisiert und in großen Vesikeln gespeichert, die einen elektronendichten Kernbereich haben (***large dense core vesicles***, LDCV, Durchmesser ca. 100 nm). Daher sind sie im Elektronenmikroskop gut von den ***small synaptic vesicles*** (SSV; Durchmesser knapp 50 nm) zu unterscheiden, in denen sich die niedermolekularen Transmitter befinden.

Zu den über 50 bekannten neuromodulatorischen Peptiden gehören die **endogenen Opioide** (S. 779), die im nozizeptiven System eine wichtige inhibitorische Funktion haben. Ein Beispiel ist das **β-Endorphin** (▶ Abb. 3.13a), das aus **Proopiomelanocortin** (POMC) entsteht. POMC-Neurone finden sich in Zellen der Hypophyse, im Nucleus tractus solitarii und im Nucleus infundibularis des Hypothalamus. Nach Abspaltung eines Signalpeptids besteht POMC aus 241 Aminosäuren. Proteinkonvertasen zerschneiden es in β-Endorphin (31 Aminosäuren), **adrenocorticotopes Hormon** (ACTH), **α-Melanotropin** (α-MSH) und weitere Peptide; Näheres zu diesen Hormonen in Kap. 14.6.2 (S. 648). Verschiedene POMC-produzierende Zellen exprimieren unterschiedliche Konvertasen, sodass jeweils spezifische Kombinationen der aktiven Spaltprodukte exprimiert werden. Opiodrezeptoren finden sich in zahlreichen zentralen und peripheren Geweben. So lässt sich erklären, dass β-Endorphin und exogen zugeführte Opiate neben der analgetischen Wirkung (zu endogener Schmerzhemmung vgl. Kap. 17.10.4) (S. 779) viele weitere psychische und neurovegetative Effekte haben.

Beispiele anderer **Neuropeptide** sind Substanz P, Orexine (Hypocretine), Angiotensin II, Neurotensin, Somatostatin, Thyreotropin-Releasing-Hormon (TRH), Vasoaktives Intestinales Polypeptid (VIP), Neuropeptid Y und Oxytocin, das sowohl peripher-hormonelle wie zentral-neuronale Effekte hat (S. 638). Auch Neurotrophine wie BDNF (***brain-derived neurotrophic factor***) werden aktivitätsabhängig aus Neuronen freigesetzt. Sie tragen zur Bildung und Stabilisierung von Synapsen bei und spielen eine Rolle bei der **synaptischen Plastizität** (S. 971). Viele „Neuropeptide" haben weitere Funktionen außerhalb des Nervensystems, sodass hier die Unterscheidung zwischen Transmittern, Neuromodulatoren und Hormonen verschwimmt [22]. Die Eliminierung von Neuropeptiden erfolgt teilweise durch Internalisierung mitsamt den Rezeptoren und anschließende Proteolyse.

Nicht konventionelle Transmitter umfassen eine Reihe aktivitätsabhängig freigesetzter Signalsubstanzen, die nicht der üblichen calciumabhängigen Exozytose unterliegen. Hierzu gehören die gasförmigen „Transmitter" NO und CO. **Stickstoffmonoxid** (**NO**) wird mittels der NOS (***nitric oxide synthase***) gebildet, wenn der postsynaptische Calcium-Gehalt steigt. Das kurzlebige lipophile Gas diffundiert dann durch die post- und präsynaptische

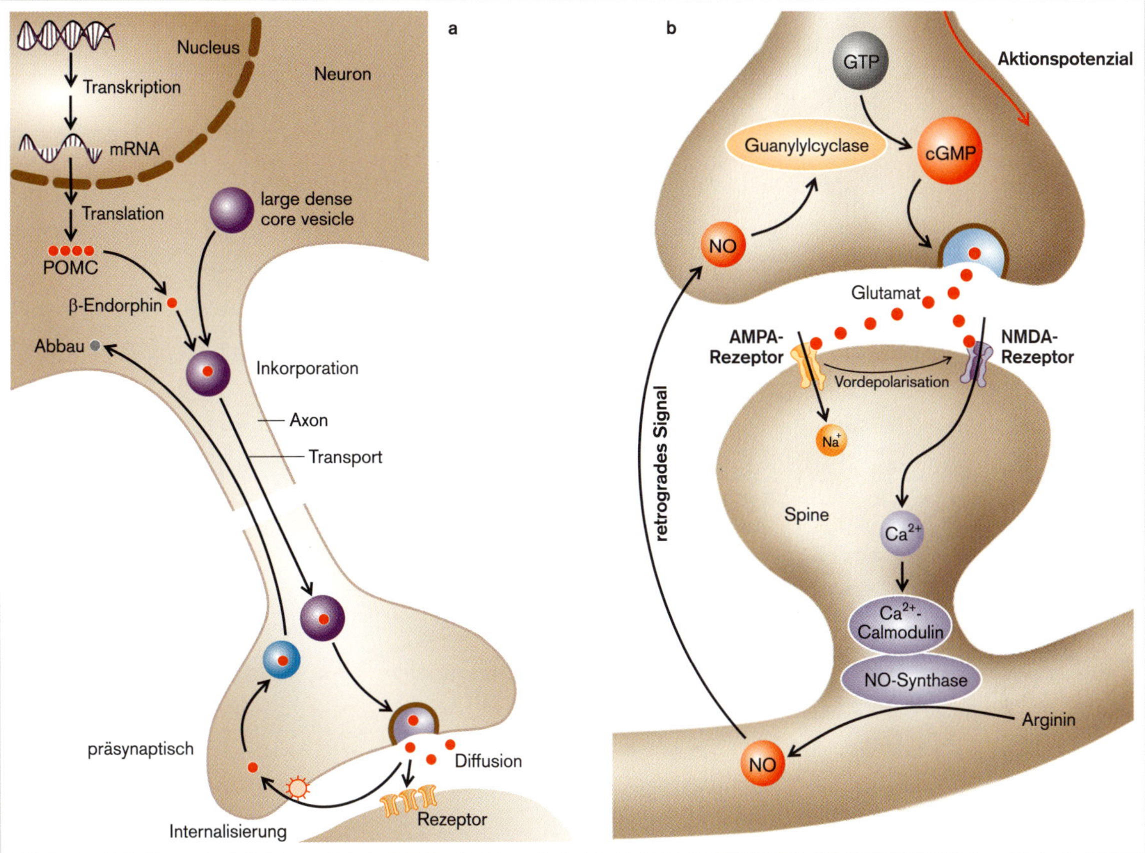

Abb. 3.13 Neuropeptide und weitere synaptische Signalsubstanzen.
a Neuropeptide wie das **β-Endorphin** werden im Soma der Zelle aus Vorläufer-Proteinen abgespalten und in große Vesikel verpackt, die durch axonalen Transport in die Präsynapse gelangen. Ihr Abbau erfolgt nach Internalisierung durch Proteolyse im Zellinneren.
b Der retrograde Botenstoff NO wird nach Einstrom von Ca^{2+} in die Postsynapse durch die NO-Synthase erzeugt und diffundiert zurück in die präsynaptische Endigung. Hier steigert NO die Produktion von cGMP, wodurch die Exozytose von Vesikeln gefördert wird.

Membran und moduliert die Freisetzung des Transmitters, nachdem es eine lösliche Guanylylcyclase aktiviert hat (▶ Abb. 3.13b). Es handelt sich also um ein retrogrades Signal von der Post- zur Präsynapse, das zur synaptischen Plastizität (S. 966) beiträgt. NO hat vielfältige weitere Funktionen im Körper, zum Beispiel als epithelialer gefäßrelaxierender Faktor (EDRF) (S. 261).

Andere retrograde Signalstoffe an Synapsen sind **Endocannabinoide,** die an präsynaptische Cannabinoidrezeptoren binden. Diese Lipide werden aktivitätsabhängig aus Bestandteilen der postsynaptischen Membran gebildet und diffundieren zur Präsynapse, wo sie die Freisetzung von Transmittern aus präsynaptischen Endigungen modulieren. Durch diesen Mechanismus wird zum Beispiel die Wirkung bestimmter hemmender Neurone in Netzwerken des limbischen Systems (S. 952) vermindert.

Auch **Purine** werden oft als Transmitter bezeichnet, obwohl ihre Freisetzung, extrazelluläre Konzentration und postsynaptischen Funktionen noch nicht ausreichend erforscht sind. ATP wird präsynaptisch gemeinsam mit dem jeweiligen Haupttransmitter aus synaptischen Vesikeln freigesetzt, kann aber auch durch Membrankanäle nach außen gelangen. Dazu gehören wahrscheinlich Connexone, Pannexine sowie spezialisierte Kanäle, die z. B. in Geschmackssinneszellen vorkommen (S. 861).

▶ **Synaptische Vesikel.** Die Übertragung beginnt mit der vesikulären Exozytose des Transmitters, die an Synapsen extrem schnell und lokal begrenzt erfolgt (Prinzipien der **Exozytose** (S. 84)). Die Vesikel verfügen über zahlreiche Membranproteine für die Anreicherung des Transmitters, den Transport innerhalb der Präsynapse und die Fusion mit der Zellmembran.

Transmitter werden sekundär aktiv (S. 57) in die Vesikel aufgenommen. Dabei besitzen die Transporter oft nur begrenzte Spezifität, zum Beispiel werden GABA und Glycin durch denselben vesikulären Transporter aufgenommen. Die „treibende Kraft“ für die Aufnahme resultiert aus einem Potenzial- und pH-Gradienten, der durch eine vesikuläre H^+-ATPase erzeugt wird.

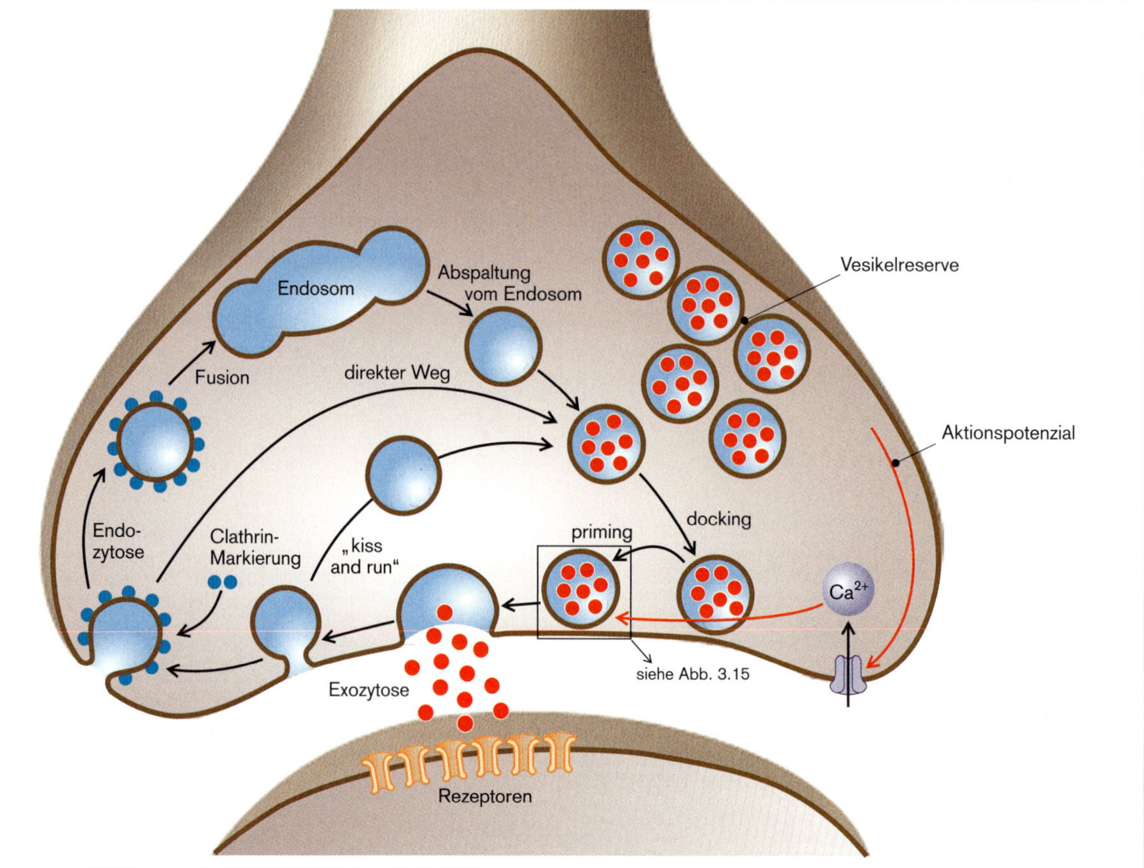

Abb. 3.14 Der Vesikelzyklus in der Präsynapse. Nach der Fusion werden die mit Clathrin markierten Vesikel durch Endozytose zurückgewonnen. Alternativ können sie nach unvollständiger Fusion direkt wieder abgeschnürt werden („kiss and run“). Sie gehen über das Endosom oder den direkten Weg zurück in die Vesikelreserve, von wo sie durch Andocken und Vorbereitung des Fusionskomplexes wieder in den freisetzungsbereiten Zustand übergehen können.

Vesikel durchlaufen innerhalb der Präsynapse einen Zyklus verschiedener funktioneller Zustände (▸ Abb. 3.14). Zur Fusion und **Exozytose** des Transmitters kommt es, wenn die präsynaptische Membran durch ein Aktionspotenzial depolarisiert wird. Dabei öffnen sich spannungsabhängige Calciumkanäle vom N-, P/Q- oder R-Typ (S. 104). Das eingeströmte Ca^{2+} bindet in der Nähe der Freisetzungsstellen an **Synaptotagmin**. Daraufhin ändert dieser Calciumsensor seine Konformation und hebt vermutlich die sterische Blockade eines Proteinkomplexes auf (**SNARE-Komplex**), der die eigentliche Fusion des Vesikels mit der Plasmamembran vermittelt (▸ Abb. 3.15). Synaptotagmin bindet jeweils vier Calcium-Ionen kooperativ, was eine sehr steile Konzentrations-Wirkungsbeziehung zur Folge hat. So kommt es oberhalb einer kritischen präsynaptischen Konzentration von Ca^{2+} zu einer drastischen Erhöhung der Freisetzungsrate.

Der **SNARE-Komplex** (auch *core-complex* oder Kernkomplex genannt) besteht aus zwei Proteinen der Plasmamembran (**Syntaxin** und **SNAP-25**) und einem der Vesikelmembran (**Synaptobrevin** = VAMP). Diese Moleküle lagern sich reißverschlussartig zusammen und ziehen nach Aktivierung das Vesikel an die Plasmamembran heran, bis die beiden lipophilen Schichten schließlich fusionieren (▸ Abb. 3.15). Jetzt zeigt die alte Innenseite des Vesikels nach außen, sodass der Inhalt des Vesikels sich in den synaptischen Spalt entleert. Die extreme Geschwindigkeit dieses Prozesses kommt vor allem dadurch zustande, dass der SNARE-Komplex vor der Fusion durch Complexin blockiert wird. In den hoch spezialisierten Mikrodomänen der Freisetzungszonen (*active zones*; [19]) entstehen bei einem Aktionspotenzial sehr schnell hohe lokale Ca^{2+}-Konzentrationen von 100 µM oder mehr. Durch die schnelle Aktivierung von Synaptotagmin und die folgende Interaktion mit Complexin entfällt das letzte Hindernis für die energetisch sehr günstige Fusion. Manchmal bildet sich nur für kurze Zeit eine Fusionspore, durch die ein Teil des Inhaltes austritt, bevor sich der Vesikel wieder von der präsynaptischen Membran abschnürt. Hierfür hat sich der verspielte Begriff „*kiss and run*“ eingebürgert (vgl. ▸ Abb. 3.14). Nach der Freisetzung diffundiert der Transmitter sehr schnell über den 20–50 nm breiten synaptischen Spalt, sodass insgesamt zwischen präsynaptischem Aktionspotenzial und postsynaptischer Antwort nur ca. 1 ms vergeht. Die Übertragung ist also meist kein zeitlich limitierender Faktor – vielmehr sind Latenzen in neuronal vermittelten Reaktionen überwiegend durch die Leitungszeiten zwischen weit

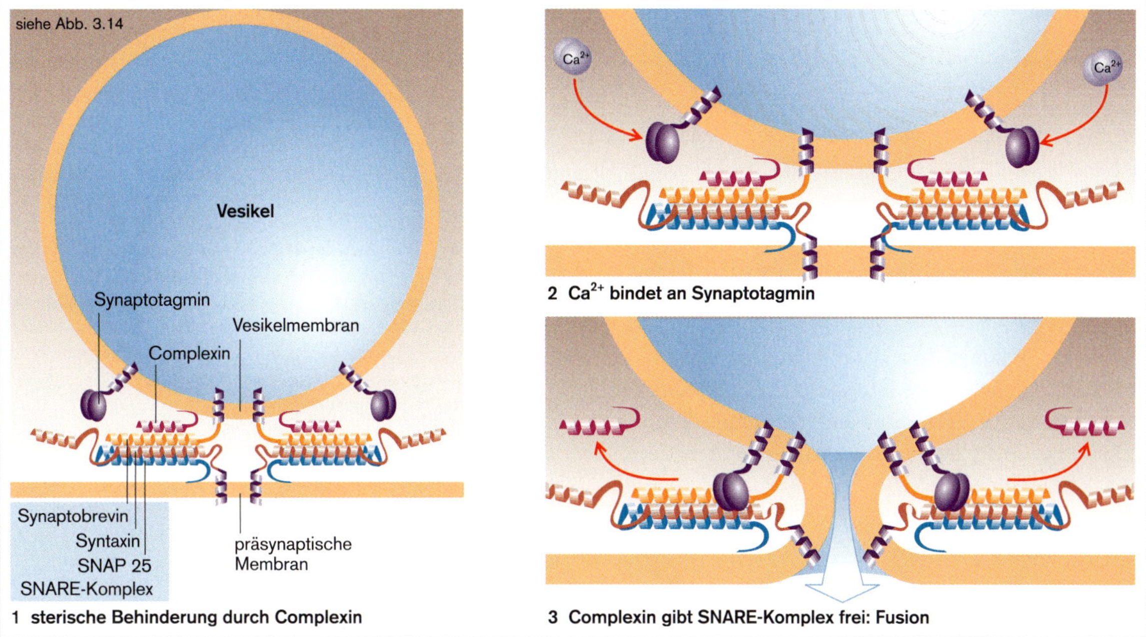

Abb. 3.15 Molekulare Mechanismen der Fusion. Die Fusion wird durch den SNARE-Komplex (**1** und **2**) vermittelt. Dabei ziehen die Proteine Syntaxin, Synaptobrevin und SNAP-25 die vesikuläre Membran so nah an die Zellmembran, dass es zur Fusion kommt (**3**). Dieser Schritt wird durch Synaptotagmin freigegeben, das nach Bindung von 4 Ca^{2+} die sterische Behinderung des SNARE-Komplex durch Complexin aufhebt.

entfernten Neuronen bestimmt. Für ihre grundlegenden Arbeiten zu den molekularen Mechanismen von Vesikeltransport und -freisetzung erhielten James E. Rothmann, Randy W. Schekman und Thomas C. Südhof im Jahre 2013 den Nobelpreis für Physiologie oder Medizin (vgl. [19]).

Der SNARE-Komplex wird durch Toxine anaerob wachsender Clostridien-Bakterien zerstört. Die **Tetanus-** und **Botulinumtoxine** sind dimere Proteine, deren schwere Kette die Aufnahme in die Zelle vermittelt. Dort wird durch Reduktion der Disulfidbrücken die leichte Kette freigesetzt, die enzymatisch auf Proteine des SNARE-Komplexes wirkt. Tetanustoxin und die Botulinumtoxine B, D, F und G spalten Synaptobrevin, während andere Botulinumtoxine an SNAP-25 oder Syntaxin angreifen. In der Folge kommt es zu Lähmungen oder, bei Infektion mit *Clostridium tetani*, zu schweren Krämpfen. Letztere entstehen dadurch, dass Tetanustoxin präferenziell von hemmenden Interneuronen aufgenommen wird und so die Balance von Erregung und Hemmung im motorischen System stört. Die Mortalität der Tetanuserkrankung ist hoch, sodass auch bei Bagatellverletzungen unbedingt auf ausreichenden Impfschutz zu achten ist! Auch Lebensmittelvergiftungen mit Botulinumtoxinen sind lebensbedrohlich.

„BoTox“ wird präferenziell in cholinerge Nervenendigungen aufgenommen, wo es durch Zerstörung des SNARE-Komplexes eine langanhaltende Inaktivierung der Präsynapse verursacht, die erst nach Wochen bis Monaten regeneriert wird. Dies wird therapeutisch genutzt, um motorische oder vegetative cholinerge Fasern zu blockieren. Anwendungen sind spastische Lähmungen, **Dystonien** (zentralnervös bedingten Fehlhaltungen wie z. B. Schiefhals), vegetative Störungen wie Hyperhydrosis (vermehrte Schweißbildung) oder Sphinkterstörungen. Breiter bekannt ist ästhetisch motivierte Lähmung der mimischen Muskulatur zur Beseitigung von Falten.

Die **Exozytose** von Vesikeln ist Gegenstand intensiver molekularphysiologischer Studien. Ein wichtiges Werkzeug ist hierbei die Messung der Membrankapazität mit Hilfe der *Patch-Clamp*-Technik (S. 54). Durch Fusion eines Vesikels erhöht sich die Fläche der Zellmembran sprunghaft. Damit steigt die elektrische Kapazität, die wiederum durch die Spannungsänderung bei Strominjektionen messbar ist. Zunehmend werden auch bildgebende Verfahren eingesetzt, bei denen Vesikel mit Fluoreszenzfarbstoffen beladen werden, die sie bei der Fusion wieder verlieren. Extrem hochauflösende Techniken wie die *total internal reflection microscopy* (TIRF) erlauben sogar die Beobachtung einzelner Vesikel in lebenden Zellen. Hinzu kommen vermehrt hochauflösende lichtmikroskopische Verfahren wie die *4Pi-* und *STED*-Mikroskopie, die die Lokalisierung fluoreszenzmarkierter Proteine mit Auflösungen von wenigen nm, also weit unterhalb der Wellenlänge des Lichts, erlauben. Für die Entwicklung der hochauflösenden lichtmikroskopischen Verfahren erhielten Stefan W. Hell (Göttingen), Robert E. Betzig und William E. Moerner 2014 den Nobelpreis für Chemie.

Nach Freisetzung ihres Inhaltes werden die Vesikel durch **Endozytose** zurückgewonnen (▶ Abb. 3.14), sodass an präsynaptischen Endigungen ein stetiges Gleichgewicht von Fusion und Rückgewinnung herrscht. Hierzu wird die fusionierte Vesikelmembran mit dem Protein **Clathrin** markiert, das mit Proteinen des Zytoskeletts und Motorproteinen (**Dynamin**) interagiert. Im Inneren der Synapse verschmelzen die Vesikel entweder mit einer präsynaptischen Zisterne, dem Endosom, oder sie kommen auf einer Abkürzung direkt in den freisetzungsbereiten Zustand zurück (*shortcut pathway*).

An diesen Transportprozessen ist **Synapsin** beteiligt, das an das Zytoskelett bindet und durch calciumabhängige Phosphorylierung abgelöst werden kann. Dies erklärt die vermehrte Mobilisierung von Vesikeln in stark aktivierten Synapsen. Anschließend docken die Vesikel an die präsynaptische Membran an (*docking*), bevor der SNARE-Komplex durch biochemische Schritte vorbereitet wird (*priming*). Jetzt fehlt nur noch das Calcium-Signal zur schnellen Einleitung der vollständigen Fusion. Insgesamt dauert der Vesikelzyklus zwischen ca. 5 s (*shortcut*) und ca. 30 s (endosomaler Weg), sodass es bei hochfrequenter Aktivität zu einer Verarmung freisetzungsbereiter Vesikel kommen kann. Die Abfolge von Freisetzung, Endozytose und erneuter Bereitstellung führt zur Bildung verschiedener funktionell definierter Gruppen von Vesikeln. Die unmittelbar freisetzungsbereiten Vesikel bilden den schnellen Freisetzungsvorrat (***readily releasable pool***), der an den meisten zentralnervösen Synapsen klein ist (~10 Vesikel). Bei wiederholter Erregung müssen erst weitere Vesikel aus dem weitaus größeren Reservevorrat (***reserve pool***) rekrutiert werden.

▶ **Modulation präsynaptischer Funktionen.** Die Stärke einer synaptischen Verbindung hängt unter anderem von der Wahrscheinlichkeit ab, mit der die Vesikel beim Eintreffen eines Aktionspotenzials mit der Membran fusionieren. Diese ist an manchen Synapsen überraschend gering, sodass nicht jedes Aktionspotenzial zur Freisetzung von Vesikeln führt. Bei mehrfacher Aktivierung des präsynaptischen Neurons innerhalb von ca. 100 ms steigt die Freisetzungswahrscheinlichkeit aber drastisch an, dies wird als frequenzabhängige **Faszilitierung** der Übertragung bezeichnet. Bei initial hoher Freisetzungswahrscheinlichkeit kann es umgekehrt zur frequenzabhängigen **Depression** der Übertragung kommen, wenn die Zahl der freisetzungsbereiten Vesikel abnimmt (▶ Abb. 3.16a). Solche Aktivitäts- und zeitabhängigen Änderungen der synaptischen Effizienz werden als **synaptische Plastizität** bezeichnet. Sie sind entscheidend für die Funktion neuronaler Netzwerke und ihrer Fähigkeit zur Anpassung, also zum Lernen im weitesten Sinne. Längerfristige Mechanismen der synaptischen Plastizität bei Lern- und Gedächtnisprozessen sind in Kap. 24.7 (S. 965) dargestellt.

Die **Faszilitierung** an Synapsen mit niedrigen Ausgangswerten der Freisetzungswahrscheinlichkeit kommt dadurch zustande, dass die Calciumionen, die bei einem Aktionspotenzial an den Mikrodomänen der *active zones* eingetreten sind, sich durch Diffusion in der Präsynapse verteilen und eine leichte Erhöhung der basalen Ca^{2+}-Konzentration verursachen. Durch die kooperative Bindung an Synaptotagmin (steile Konzentrations-Wirkungsbeziehung, vgl. Kapitel 8.5.2 (S. 345)) wirkt sich dies drastisch auf die Wahrscheinlichkeit der Vesikelfreisetzung bei nachfolgenden Aktionspotenzialen aus. Nach etwa 100 ms ist das Ca^{2+} durch calciumbindende Proteine, Pumpen und Transporter wieder erniedrigt. Nach längeren Salven schnell aufeinander folgender Aktionspotenziale kann dies auch einige hundert ms dauern.

An Synapsen mit hohen Ausgangswerten der Freisetzungswahrscheinlichkeit beobachtet man oft das Gegenteil: nach einem Aktionspotenzial ist der *readily releasable pool* von Vesikeln so reduziert, dass nachfolgende Aktivierungen nur noch wenige Vesikel freisetzen können. Es kommt zur frequenzabhängigen **synaptischen Depression** (▶ Abb. 3.16a).

Zahlreiche präsynaptische Endigungen tragen Rezeptoren, die zur Modulation der **Vesikelfreisetzung** beitragen können. Ein typisches Beispiel sind die $GABA_B$-Rezeptoren, die als **Autorezeptoren** auf den Endigungen GABAerger Neurone vorkommen (▶ Abb. 3.16b); das Funktionsprinzip dieser „metabotropen Rezeptoren" ist in Kap. 3.4.2 (S. 98) dargestellt. Sie vermitteln durch Erhöhung der K^+-Leitfähigkeit und Senkung der Ca^{2+}-Leitfähigkeit eine Hemmung der Freisetzungswahrscheinlichkeit GABAerger Vesikel. Durch diese negative Rückkopplung wird die Übertragungsstärke in einem mittleren Bereich gehalten. Ähnlich wirken präsynaptische **α_2-Adrenozeptoren** (S. 927) im sympathischen Teil des vegetativen Nervensystems und viele andere Autorezeptoren. Präsynaptische Heterorezeptoren werden dagegen durch Transmitter aus benachbarten Synapsen oder durch retrograde Botenstoffe aktiviert (die weiter oben im Kapitel erläutert werden). Hierzu gehören auch die Opiatrezeptoren, die auf β-Endorphin und andere Peptide reagieren. Durch ihre Wirkung wird der präsynaptische Calcium-Einstrom vermindert und die synaptische Übertragung gehemmt, was zur Blockade nozizeptiver Signale im Rückenmark bei der **deszendierenden Schmerzhemmung** (S. 779) beiträgt. An präsynaptischen Endigungen kommen auch ligandenaktivierte Ionenkanäle vor, die die Freisetzung von Vesikeln positiv oder negativ modulieren.

Eine weitere Möglichkeit der Modulation präsynaptischer Aktivität ist durch Synapsen gegeben, die direkt an Axonen enden und dort, die Entstehung von Aktionspotenzialen verhindern. Z. B. findet man hemmende Synapsen am Axonursprung zentralnervöser Neurone. Andere Synapsen wirken direkt auf die synaptischen Endi-

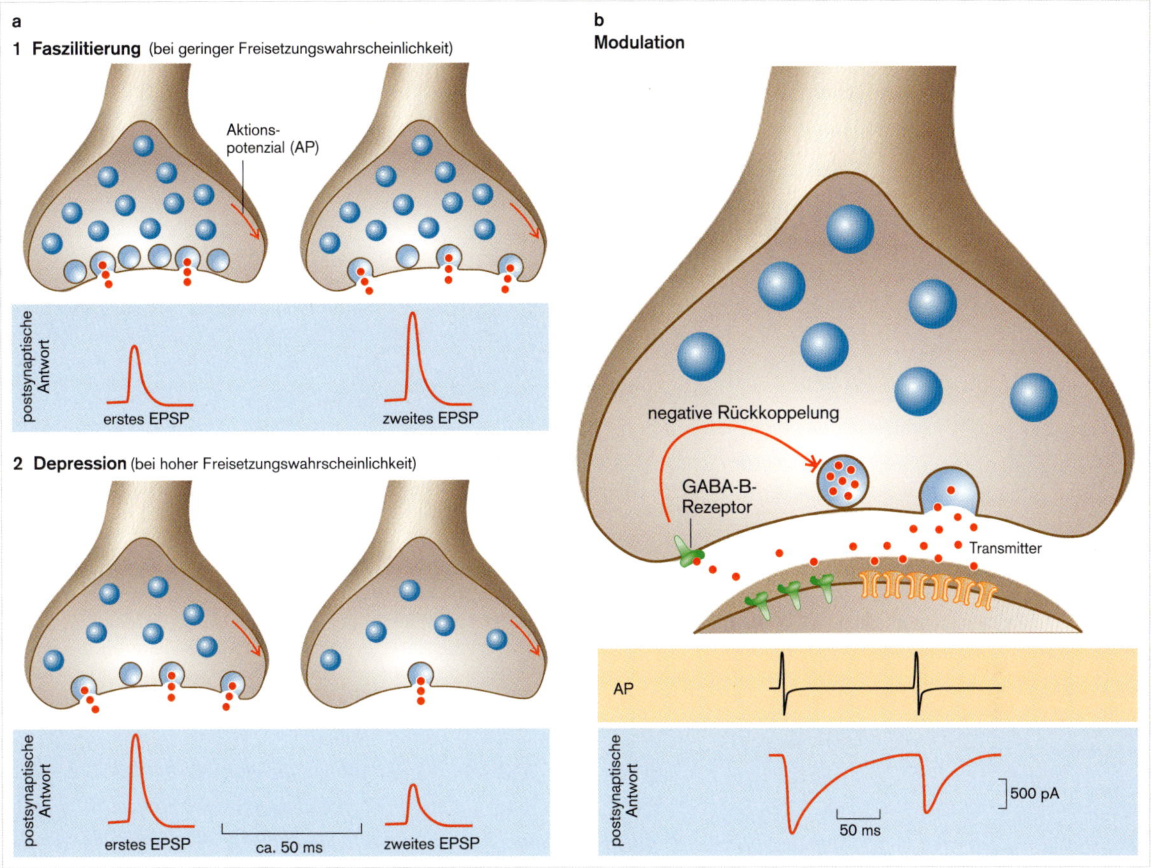

Abb. 3.16 Modulation präsynaptischer Funktionen.

a Synaptische Faszilitierung und Depression. Die oben dargestellte Synapse (**1**) hat eine geringe Wahrscheinlichkeit der Exozytose. Bei Eintreffen eines zweiten Aktionspotenzials innerhalb kurzer Zeit (< ca. 100 ms) führt die leicht erhöhte basale Ca^{2+}-Konzentration zu einer deutlich erhöhten Wahrscheinlichkeit der Exozytose, sodass die postsynaptische Antwort größer ausfällt (Faszilitierung). An der unten dargestellten Synapse (**2**) kommt es bereits beim ersten Aktionspotenzial zu einer starken Entleerung des Vesikelvorrats, sodass bei der zweiten Aktivierung nur noch wenige Vesikel ausgeschüttet werden können (Depression).

b Modulation durch präsynaptische Autorezeptoren (z. B. $GABA_B$-Rezeptoren). Bei starker Ausschüttung von Transmittern kommt es zur Aktivierung dieser präsynaptischen Rezeptoren, die die weitere Ausschüttung vermindern, sodass nachfolgende Aktivierungen weniger effizient sind.

gungen, wo sie meist zu einer Hemmung der Transmitterfreisetzung führen (zur präsynaptischen Hemmung vgl. Kap. 3.5.2 (S. 119), Kap. 22.3.3 (S. 885)). Hierdurch kann die Wirkung eines Neurons auf seine Zielzellen sehr effizient reguliert werden.

3.5.2 Funktion der Postsynapse

An der Fusionsstelle eines präsynaptischen Vesikels entsteht in sehr kurzer Zeit eine hohe (mehrere mM) Konzentration des Transmitters, der schnell (ca. 100 µs) die postsynaptische Membran erreicht. Dort befinden sich spezifische Rezeptoren für diesen Transmitter, die durch Verankerungsproteine genau an diesen Stellen angereichert und festgehalten werden. Die besondere molekulare Ausstattung der postsynaptischen Membran tritt im elektronenmikroskopischen Bild als lokale Verdichtung (***postsynaptic density***) in Erscheinung (▶ Abb. 3.10). An vielen Synapsen handelt es sich bei den Rezeptoren um **ligandenaktivierte Ionenkanäle**, die sich nach Bindung ihres spezifischen Transmitters öffnen und durch die selektive Leitung von Kationen oder Anionen zu Änderungen des Membranpotenzials führen. Vereinfacht gilt:

- **Depolarisation** durch den Einstrom von Kationen wirkt **erregend** (da das postsynaptische Membranpotenzial der Schwelle für Aktionspotenziale näher gebracht wird),
- **Hyperpolarisation** durch Ausstrom von K^+ oder Einstrom von Cl^- wirkt dementsprechend **hemmend** (unten im Abschnitt „Synaptische Hemmung" werden wir Abweichungen von dieser vereinfachten Regel besprechen).

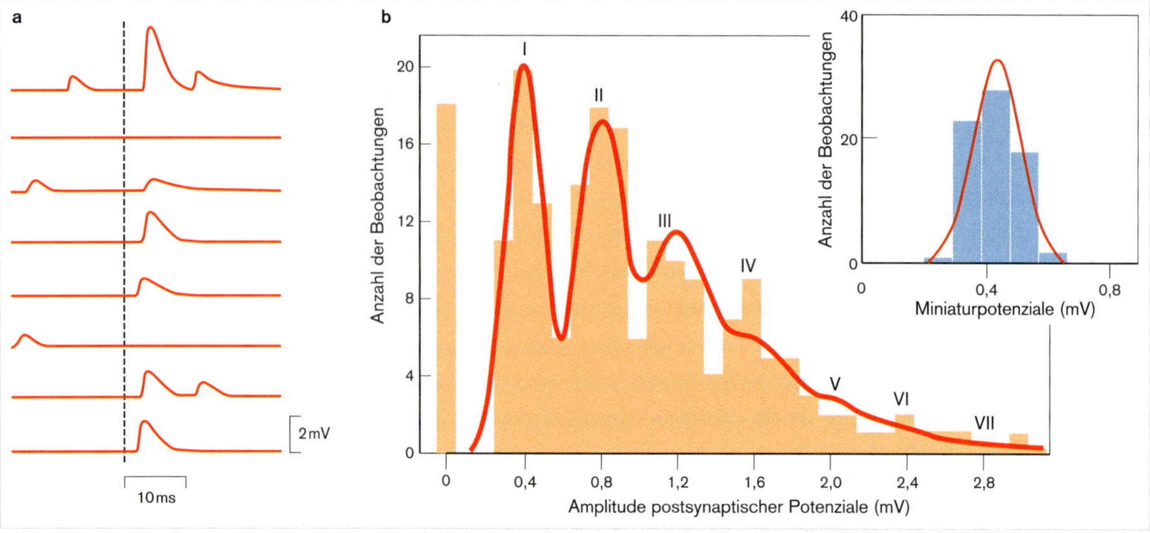

Abb. 3.17 Quantale synaptische Übertragung. Die vesikuläre Exozytose führt – bei vollständiger Entleerung – zu gequantelten postsynaptischen Potenzialen, die sich aus ganzzahligen Vielfachen einer Einheitsamplitude zusammensetzen. Durch Messung vieler postsynaptischer Ereignisse (**a**) lässt sich dies statistisch nachweisen, da ein Histogramm (**b**) der beobachteten Amplituden durch die Überlagerung mehrerer Gauss-Verteilungen mit gleichem Amplitudenabstand angenähert werden kann. Bei größeren Amplituden macht sich die Streuung der Einzelereignisse stark bemerkbar, sodass die Gipfel in der Verteilung verschmieren. Das eingesetzte kleinere Diagramm zeigt die Amplitudenverteilung von miniatur-postsynaptischen Potenzialen (mEPSP), die nach Zugabe von TTX gemessen werden können. Hier entspricht der Gipfel der Verteilung der quantalen Amplitude, d. h. dem postsynaptischen Effekt eines einzelnen Vesikels.

Wir werden zunächst die wichtigsten Typen von ligandengesteuerten Ionenkanälen besprechen. Zusätzlich zu diesen transmitteraktivierten Ionenkanälen existieren **G-Protein-gekoppelte Rezeptoren** (S. 67), die intrazelluläre Signalkaskaden anstoßen. Anschließend werden wir erregende und hemmende Wirkungen an Synapsen kennenlernen, um schließlich die Integration der vielen auf Neurone einwirkenden synaptischen Signale verstehen zu können.

Jeder einzelne Vesikel setzt viele (tausende) Moleküle des Transmitters frei und erzeugt damit eine definierte postsynaptische Wirkung. Daher sind die Amplituden postsynaptischer Potenziale gequantelt, d. h. sie setzen sich aus ganzzahligen Vielfachen einer minimalen Einheitsamplitude (entsprechend der Wirkung der einzelnen Vesikel) zusammen (▶ Abb. 3.17). Für die Entdeckung der **quantalen Transmission** erhielt Sir Bernard Katz 1970 den Nobelpreis für Medizin oder Physiologie [11].

Alle Parameter, die die Stärke der Übertragung bestimmen (Anzahl, Transmittergehalt und Freisetzungswahrscheinlichkeit der präsynaptischen Vesikel, Zahl und Leitfähigkeit aktivierter postsynaptischer Rezeptoren) (S. 123) sind variabel und tragen zur **synaptischen Plastizität** (S. 965) bei. Zur Erforschung dieser Anpassungsvorgänge ist es oft wichtig, den Beitrag eines einzelnen Vesikels zu kennen. Dies gelingt experimentell durch die Applikation von **Tetrodotoxin** (TTX) (S. 106), das die Natriumkanäle und damit Aktionspotenziale blockiert. Durch minimale Fluktuationen des präsynaptischen Calciumgehaltes werden in dieser Situation immer wieder einzelne Vesikel freigesetzt. Sammelt man nun einige hundert solcher „miniatur"-postsynaptischer Ströme bzw. Potenziale, so ergibt sich eine charakteristische Amplitudenverteilung, die die durchschnittliche Größe und die Varianz der einzelnen Quanten erkennen lässt (▶ Abb. 3.17).

▶ **Ionotrope Rezeptoren und metabotrope Rezeptoren.** Viele Rezeptoren für Transmitter sind **ligandenaktivierte Ionenkanäle**, deren Struktur und Funktion Parallelen zu den oben besprochenen spannungsaktivierten Kanälen aufweisen: Sie bestehen aus Proteinuntereinheiten mit charakteristischen Mustern von Transmembransegmenten, bilden ionenselektive Poren und verändern das Membranpotenzial in Richtung auf das Gleichgewichtspotenzial der geleiteten Ionen. Völlig anders ist jedoch der Mechanismus ihrer Aktivierung: Ihre zentrale Pore öffnet sich durch Bindung des für sie spezifischen Transmitters, des Liganden. Nach Abdiffusion des eher schwach bindenden Transmitters schließen sie sich wieder, meist innerhalb weniger Millisekunden. Der Fluss von Ionen bewirkt postsynaptisch eine Änderung des Membranpotenzials, die als **e**xzitatorisches oder **i**nhibitorisches **p**ost**s**ynaptisches **P**otenzial (**EPSP** oder **IPSP**) bezeichnet wird, je nachdem ob die Zelle der Schwelle zur Auslösung von Aktionspotenzialen näher gebracht oder davon entfernt wurde. Bei wiederholter Bindung des Liganden zeigen diese Rezeptoren, ähnlich wie viele spannungsgesteuerte

Ionenkanäle, eine aktivitätsabhängige Inaktivierung, die hier als **Desensitisierung** bezeichnet wird.

Auf molekularer Ebene gibt es eine weitere Parallele: Ligandenaktivierte Ionenkanäle entstammen großen, heterogenen Genfamilien von Untereinheiten, die durch verschiedene Kombinationen eine extreme Vielfalt funktioneller Isoformen ermöglichen. Die größte dieser Familien umfasst die Untereinheiten der nikotinischen Acetylcholinrezeptoren, der $GABA_A$- und $GABA_C$-Rezeptoren, der Glycinrezeptoren und einer Isoform von Serotoninrezeptoren (5HT 3-Rezeptor). Das Bauprinzip dieser Kanäle ist in ▶ Abb. 3.18 dargestellt: Sie bestehen aus fünf Untereinheiten mit je vier Transmembransegmenten, wobei das zweite α-helikale Segment mehrere geladene Aminosäuren enthält, die die Pore und einen Teil des Selektivitätsfilters bilden. Die Bindung des Transmitters erfolgt in der Domäne, die in den Extrazellulärraum ragt. Viele ionotrope Transmitterrezeptoren besitzen mehrere (meist 2) kooperative Bindungsstellen für den Liganden, sodass sich steile Konzentrations-Wirkungs-Beziehungen ergeben. Diese nicht lineare Reaktion auf erhöhte Konzentrationen des Transmitters ermöglicht die präzise Aktivierung der postsynaptischen Zelle durch die kurzen Pulse hoher Transmitterkonzentrationen im synaptischen Spalt, die nach der Fusion von Vesikeln entstehen.

Auch die Struktur-Funktions-Beziehung ligandengesteuerte Ionenkanäle ist durch die Kombination molekularbiologischer, strukturbiologischer und elektrophysiologischer Ansätze sehr genau bekannt. Zunächst wurde ein massenhaft vorkommender Rezeptor untersucht, nämlich der **nikotinische Acetylcholinrezeptor** (nAChR) (S. 125) des Skelettmuskels. Erst später konnten dann ähnliche Funktionsprinzipien für die Rezeptoren zentralnervöser Synapsen erforscht werden. Zur Sequenzierung der Aminosäuren wurden große Mengen von nAChR aus den elektrischen Organen von Zitteraalen und -rochen isoliert, die aus riesigen Stapeln spezialisierter neuromuskulärer Endplatten bestehen. Elektrophysiologische Studien mit systematisch mutierten Kanälen zeigten, dass es im trichterförmigen Eingang des Kanals ein Selektivitätsfilter gibt, an dem geladene Aminosäuren für die Unterscheidung zwischen Anionen und Kationen sorgen. Anschließend müssen die Ionen mit Gruppen in der inneren Kanalwand interagieren, wodurch es zu einer weiteren Selektion bestimmter Ionen kommt. Ähnlich wie bei den spannungsgesteuerten Ionenkanälen führte hier also die Zusammenarbeit zwischen Molekularbiologen und Elektrophysiologen zu einem sehr genauen Verständnis der Kanalfunktion. An diesen Arbeiten waren die Arbeitsgruppen von Bert Sakmann in Göttingen (Nobelpreis 1991) und Shosaku Numa in Japan führend beteiligt.

Für fast alle Neurotransmitter gibt es neben Ionenkanälen auch sog. **metabotrop gekoppelte Rezeptoren** (Ausnahme: Glycin). Diese Bezeichnung hebt hervor, dass sie nach Bindung des Liganden chemische Signalkaskaden in den Zellen aktivieren, an denen GTP-spaltende Proteine, Phosphokinasen und andere Enzyme beteiligt sind. Die Rezeptoren gehören zu einer sehr großen Familie von Proteinen, die durch 7 Transmembransegmente charakterisiert sind und intrazellulär **G-Proteine** aktivieren (▶ Abb. 3.18). G-Protein-gekoppelte Rezeptoren sind fast ubiquitär verbreitet und vermitteln zahlreiche synaptische, endokrine und parakrine Reaktionen. Sie befinden sich an den Zielzellen des vegetativen Nervensystems (adrenerge und muskarinisch-cholinerge Rezeptoren (S. 925)), aber auch auf prä- und postsynaptischen Membranen zentraler Neurone. Generell lässt sich sagen, dass metabotrop gekoppelte Signalwege langsamer und anhaltender aktiviert werden als die sehr präzise schaltenden Ionenkanäle. Dafür entfalten die Signalkaskaden oft eine Verstärkerfunktion, da jedes aktivierte Molekül mehrere nachgeschaltete Moleküle aktivieren kann. Die Vielfalt der Signalwege wird dadurch gesteigert, dass nicht nur die Rezeptoren ausgedehnten Genfamilien entstammen, sondern auch die G-Proteine und die nachgeschalteten Enzyme (PKA, PLP, PKC usw.). Die wichtigsten metabotropen Signalkaskaden werden in Kapitel 2.6 (S. 66) besprochen.

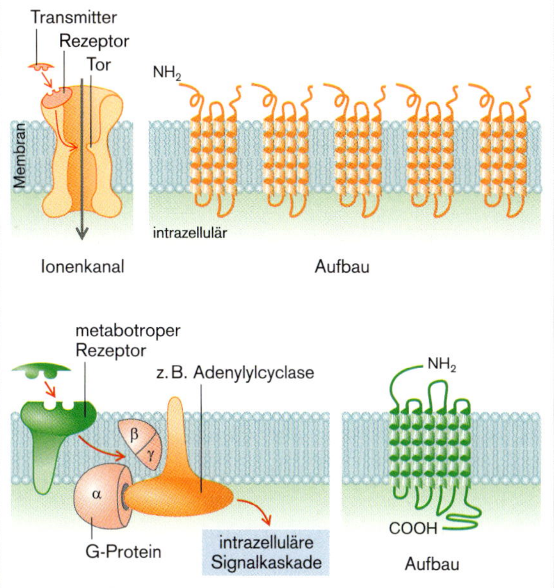

Abb. 3.18 Transmitterrezeptoren. Oben ist der Aufbau eines ionotropen Rezeptors (ligandengesteuerten Ionenkanals) gezeigt, bestehend aus fünf Proteinuntereinheiten mit je vier Transmembransegmenten. Die Kanalpore wird durch eine Konformationsänderung geöffnet, wenn sich zwei Moleküle des Transmitters an die außen gelegenen Bindungsdomänen anlagern (gezeichnet wurde nur ein Transmittermolekül). Das untere Schema zeigt das Funktionsprinizip metabotroper Rezeptoren, die als Mitglied einer großen Familie homologer Proteine durch sieben Transmembransegmente gekennzeichnet sind. Nach Bindung des Transmitters kommt es zur Aktivierung eines heterotrimeren **G-Proteins**, welches seinerseits nachgeschaltete Effektor-Proteine (hier beispielhaft Adenylylcyclase) aktiviert oder hemmt (für Details siehe Kapitel 2.6.2 (S. 67) und 2.6.3 (S. 69)).

Ein Beispiel sind die **β-adrenerge Rezeptoren**, die nach Bindung von Noradrenalin ein G_s-Protein aktivieren, welches seinerseits die Adenylylcyclase aktiviert. Dadurch kommt es zu einer erhöhten Konzentration von cAMP in der Zelle, das wiederum die Proteinkinase A aktiviert. Diese kann nun Zielproteine phosphorylieren, die eine spezifische Erkennungssequenz für PKA besitzen. Hierzu gehören u. a. Calciumkanäle, deren Öffnungsdauer durch Phosphorylierung verlängert wird. An präsynaptischen Endigungen führt dies zu einer vermehrten Exozytose von Transmittern und erhöht somit die synaptische Effizienz. Je nach Transmitter, Subtyp des Rezeptors, postsynaptisch exprimierten G-Proteinen und Effektoren gibt es zahlreiche weitere Signalkaskaden, die sich erregend, hemmend oder modulierend auf das Verhalten der nachgeschalteten Zelle auswirken können.

▸ **Synaptische Erregung.** An einer typischen glutamatergen Synapse im Gehirn sind postsynaptisch **ionotrope Glutamatrezeptoren** exprimiert, die überwiegend für Na^+- und K^+ leitfähig sind. Ihre Öffnung führt zu einer Depolarisation, da das gemischte Gleichgewichtspotenzial dieser Kationen bei etwa 0 mV liegt. Obwohl das Membranpotenzial der postsynaptischen Zelle diesen Wert aufgrund der Aktivierung einer einzelnen Synapse praktisch nie erreicht, verändert es sich in jedem Fall zu positiveren Werten und nähert sich der Schwelle für die Auslösung von Aktionspotenzialen an. Wegen dieser Wirkung heißen solche Synapsen erregend und die Potenzialschwankung der postsynaptischen Zelle **exzitatorisches postsynaptisches Potenzial (EPSP)**. An zentralnervösen Synapsen ist Glutamat der häufigste erregende Transmitter, der schnelle und kurzlebige EPSP vermittelt. Die Glutamatrezeptoren entstammen einer eigenen Genfamilie und kommen in vielen Isoformen vor. Näheres zu Glutamat als Transmitter in Kap. 3.5.4 (S. 126).

Die Wirkung einer einzelnen erregenden Synapse ist an zentralnervösen Neuronen meist zu gering, um ein Aktionspotenzial auszulösen (die Erregung bleibt also unterschwellig). Oft werden nämlich nur wenige glutamaterge Vesikel freigesetzt. Hinzu kommt, dass sich **exzitatorische Synapsen** meist an **Dornfortsätzen** von Dendriten befinden, während die Aktionspotenziale in der Nähe des Axonursprungs entstehen. Bei der Fortleitung zwischen Dendrit und Axon kann es zu einer starken Abschwächung der EPSP kommen. Aktionspotenziale kommen also meistens erst dann zustande, wenn mehrere Synapsen gleichzeitig aktiviert werden und sich daher viele EPSP summieren. Diese **Koinzidenzdetektion** ist ein wichtiger Schritt der Informationsverarbeitung (▸ Abb. 3.19b).

Eine spezialisierte erregende Synapse ist die riesige **neuromuskuläre Endplatte**, an der bei jedem Aktionspotenzial Acetylcholin aus hunderten von synaptischen Vesikeln freigesetzt wird. Die postsynaptisch exprimierten ionotropen Acetylcholinrezeptoren sind unspezifisch für Kationen permeabel und haben daher ein gemischtes Na^+-, K^+- und Ca^{2+}-Gleichgewichtspotenzial von ca. 0 mV. Sie werden nach einem exogenen Agonisten als **„nikotinische Rezeptoren"** (nAChR) bezeichnet. Ihre massenhafte Aktivierung reicht beim gesunden Menschen immer zur überschwelligen Erregung der Muskelfaser aus, sodass jedes Aktionspotenzial eines α-Motoneurons stets zur Kontraktion aller Fasern der zugehörigen **motorischen Einheit** führt. Die neuromuskuläre Endplatte ist also im Gegensatz zu zentralnervösen Synapsen ein einfacher Schalter.

Neben der neuromuskulären Endplatte finden sich nikotinische Acetylcholinrezeptoren auch an den jeweils ersten peripheren Synapsen von **Sympathikus** und **Parasympathikus** sowie an zahlreichen Neuronen des ZNS. Diese neuronalen nAChR sind aus anderen Untereinheiten aufgebaut und unterscheiden sich pharmakologisch von denen der neuromuskulären Endplatte. Sie werden zum Beispiel nur schwach durch Muskelrelaxanzien blockiert, sodass diese Pharmaka ohne übermäßige vegetative Nebenwirkungen angewandt werden können. Vgl. dazu Relaxation des Skelettmuskels Kap. 3.5.4 (S. 125).

▸ **Synaptische Hemmung.** Unter synaptischer Hemmung (Inhibition) fasst man Transmitterwirkungen zusammen, die die Ausbildung von Aktionspotenzialen in der postsynaptischen Zelle behindern. Die postsynaptischen Rezeptoren inhibitorischer Synapsen führen zu einer Erhöhung der Chlorid- oder Kaliumleitfähigkeit, sodass das Membranpotenzial in Richtung der negativen E_{Cl^-} bzw. E_{K^+} (vgl. Kap. 3.3.2 (S. 93)) bewegt wird. Gleichzeitige exzitatorische Einflüsse haben es nun schwerer, das Membranpotenzial zur Schwelle für die Auslösung von Aktionspotenzialen zu treiben. Diese Potenziale heißen daher **inhibitorische postsynaptische Potenziale (IPSP)**.

Die häufigsten hemmenden Transmitter im ZNS sind **GABA** (γ-Aminobuttersäure) und **Glycin**. Glycinerge Synapsen sind besonders (aber nicht ausschließlich) im Rückenmark und Hirnstamm anzutreffen, GABAerge in allen Abschnitten des ZNS, wobei sie oberhalb des Hirnstamms bei weitem dominieren. Beide Transmitter aktivieren postsynaptisch chloridselektive Ionenkanäle. Wenn das Gleichgewichtspotenzial für Chlorid (E_{Cl^-}) negativer ist als das Ruhemembranpotenzial, führt die Aktivierung von GABA- oder Glycinrezeptoren zu einem einwärts gerichteten Fluss von Chlorid (technisch gesprochen ist das ein Auswärtsstrom) (S. 93). Die Membran wird dann hyperpolarisiert, also von der Erregungsschwelle weggetrieben. GABA wirkt zudem auf postsynaptische $GABA_B$-Rezeptoren, die über G-Proteine unter anderem K^+-Kanäle aktivieren und so ebenfalls eine Hyperpolarisation bewirken. Wir haben sie als präsynaptische Rezeptoren bereits in Kap. 3.5.1 (S. 118) und ▸ Abb. 3.16 kennen gelernt.

Es ist nicht korrekt, synaptische Hemmung mit Hyperpolarisation gleichzusetzen, da E_{Cl^-} zwischen verschiedenen Neuronen sehr variiert und die Öffnung von chloridselektiven Ionenkanälen somit verschiedene Effekte auf das Membranpotenzial haben kann. Die Chloridkonzentration wird in Neuronen nämlich von zwei gegenläufigen sekundär aktiven Transportprozessen bestimmt:

- **KCC-2** bewegt Chloridionen im Kotransport mit K^+ nach außen,
- während **NKCC** durch Kotransport mit Natrium und Kalium die intrazelluläre Cl^--Konzentration erhöht. Näheres zu Chloridtransportern, s. Kap. 10.6.3 (S. 422).

Als Resultat kann E_{Cl^-} je nach Expresssion und Aktivität der Transporter von sehr negativen Potenzialen bis zu deutlich depolarisierenden Werten schwanken. Dennoch bleibt die Wirkung der chloridsselektiven postsynaptischen Ionenkanäle hemmend, solange E_{Cl^-} negativer ist als das Schwellenpotenzial. Dann wird nämlich jeder erregende Einfluss, der die Zelle über E_{Cl^-} hinaus depolarisieren würde, durch die Stabilisierung des Membranpotenzials am Chlorid-Gleichgewichtspotenzial abgeschwächt. Große EPSP werden also durch solche IPSP quasi kurzgeschlossen – daher spricht man von *shunting inhibition*. Lediglich für den Fall, dass E_{Cl^-} positiver ist als die Schwelle, werden GABAerge oder glycinerge Potenziale erregend. Dies ist während der Embyonalentwicklung wohl in allen Neuronen der Fall und könnte auch noch für Neugeborene (insbesondere Frühgeborene) gelten.

Ein extremer Fall von depolarisierender Hemmung ist die primär afferente Depolarisation (S. 888) im Rückenmark. Es handelt sich um **GABAerge Synapsen**, die auf die Endigungen sensorischer Afferenzen an α-Motoneuronen wirken. Der Chloridgehalt dieser axonalen Endigungen ist so hoch, dass die Öffnung der chloridselektiven GABA-Rezeptoren eine starke Depolarisation auslöst. Dies führt aber nicht, wie man annehmen könnte, zu einer gesteigerten Erregung, sondern zur Blockade der Übertragung. Hierzu tragen vermutlich sowohl eine spannungsabhängige Inaktivierung der Natriumkanäle wie auch das Prinzip der *shunting inhibition* bei.

▶ **Beendigung postsynaptischer Potenziale.** Die meisten postsynaptischen Potenziale steigen steil (~1 ms) an, wenn sie durch ionotrope Rezeptoren vermittelt werden. Die Geschwindigkeit des Potenzialanstiegs hängt von der Aktivierungskinetik der postsynaptischen Rezeptoren sowie von der Menge des freigesetzten Transmitters ab. Für die Gesamtdauer postsynaptischer Potenziale ist aber die langsamere Abkling-Kinetik entscheidend, die durch verschiedene Mechanismen reguliert wird:

- **Desensitisierung postsynaptischer Rezeptoren:** Viele ligandenaktivierte Ionenkanäle gehen bei anhaltender Bindung des Agonisten in einen geschlossenen Zustand über, der mit der Inaktivierung spannungsgesteuerter Ionenkanäle vergleichbar ist.
- **Spaltung von ACh:** Acetylcholin wird an neuromuskulären Endplatten und im vegetativen Nervensystem sehr effizient durch die Cholinesterase gespalten und damit unwirksam gemacht. Cholin wird sekundär aktiv in die Präsynapse zurücktransportiert, wo der Transmitter resynthetisiert wird.
- **Aufnahme von Transmitter:** An nicht cholinergen Synapsen sind sekundär aktive Transporter exprimiert, die den jeweiligen Transmitter binden und im Kotransport mit Na^+ oder anderen Ionen ins Zytosol befördern (▶ Abb. 3.11). Neben der Wiederaufnahme (*re-uptake*) in die präsynaptische Endigung kommt es auch zur Aufnahme in benachbarte Gliazellen (S. 134), die die Synapsen gegenüber dem freien Extrazellulärraum abdichten.
- **Diffusion des Transmitters:** Die freigesetzten niedermolekularen Transmittermoleküle unterliegen der Diffusion. Allerdings begrenzen Fortsätze von Astrozyten sowie die sekundär aktive (Wieder-)Aufnahme der Transmitter den Nettoverlust aus der Präsynapse. Dadurch ergibt sich eine niedrige basale Konzentration des Transmitters im Extrazellulärraum des Gehirns. Als Beispiel sei GABA angeführt, das im Gehirn niedrige mikromolare Werte erreicht und an Neuronen mit sehr sensitiven $GABA_A$-Rezeptoren durch tonische Hemmung die Erregbarkeit reduziert. Im Nahbereich von Synapsen führt Diffusion des Transmitters zum Überströmen (*spillover*) auf benachbarte Synapsen, was zum Beispiel $GABA_B$-Rezeptoren auf glutamatergen Terminalen aktiviert.

3.5.3 Integration synaptischer Signale

An einem typischen zentralnervösen Neuron enden tausende von afferenten Synapsen, die zu ständigen Fluktuationen des Membranpotenzials durch EPSP und IPSP führen (▶ Abb. 3.19a). Diese Synapsen können sehr unterschiedliche Effizienz haben, die durch synaptische Plastizität (S. 965) auch erfahrungsabhängig verändert werden kann. Über die Stärke der Wirkung einer Synapse entscheiden verschiedene Parameter. Letztlich kommt es darauf an, wie viele Vesikel bei einem Aktionspotenzial freigesetzt werden und wie groß die Wirkung jedes einzelnen Vesikels ist. An zentralnervösen Synapsen werden bei einem Aktionspotenzial der präsynaptischen Zelle oft nur ein oder wenige Vesikel freigesetzt, sogar Ausfälle (*failures*) kommen regelmäßig vor.

Auf zellulärer Ebene besteht die Informationsverarbeitung darin, die vielfältigen synaptischen Signale zu integrieren und zu jedem Zeitpunkt eine Entscheidung zu treffen, ob die postsynaptische Zelle überschwellig erregt ist. Im einfachsten Fall geschieht dies durch die lineare Überlagerung (Summation) der postsynaptischen Potenziale [10]. Der Beitrag einzelner Synapsen wird aber durch verschiedene Mechanismen, die weiter unten im Kapitel besprochen werden, unterschiedlich gewichtet. Als **Summation** (▶ Abb. 3.19b) bezeichnet man die Überlagerung postsynaptischer Potenziale. Werden zum Beispiel zwei glutamaterge Zellen aktiviert, die auf eine gemeinsame Zielzelle konvergieren, so entsteht aus der Summe der – meist kleinen – EPSP ein größeres Potenzial, das vielleicht ausreicht, um am Axonursprung die Schwelle zu erreichen. Umgekehrt wird ein EPSP durch ein gleichzeitig eintreffendes IPSP abgeschwächt. Da diese Prozesse von je zwei unterschiedlichen Synapsen aus-

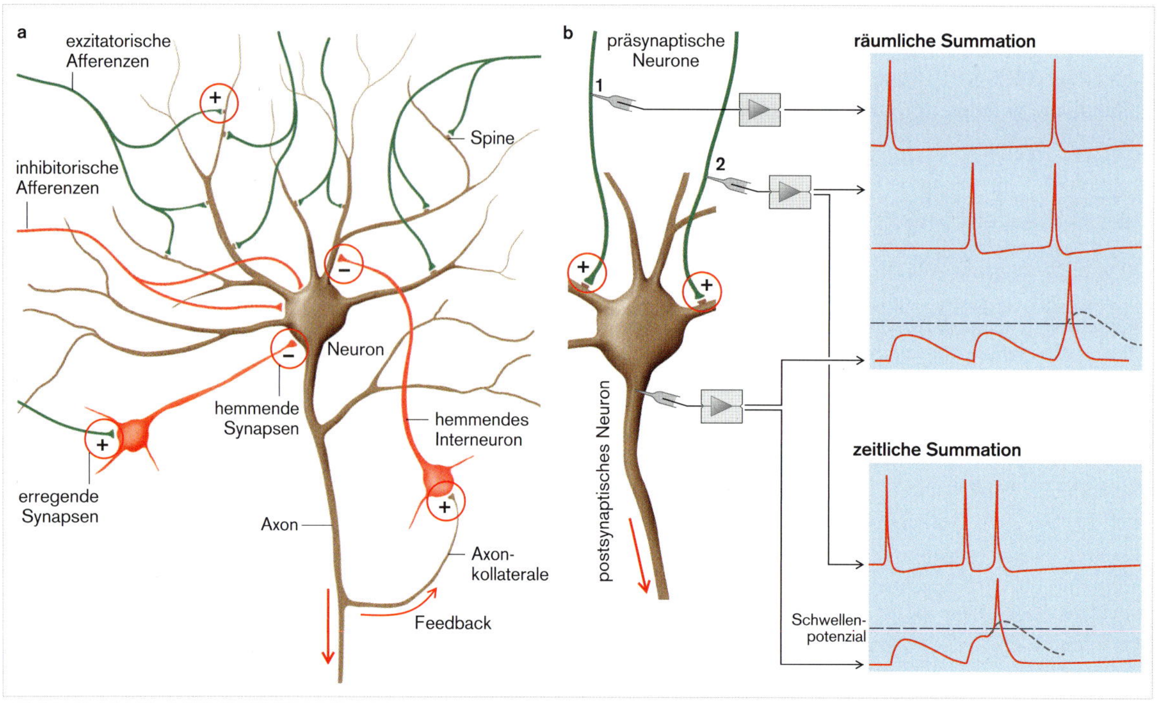

Abb. 3.19 Integration synaptischer Signale.
a Ein typisches zentrales Neuron empfängt viele (~10 000) afferenten Synapsen. Neben exzitatorischen Synapsen sind stets auch inhibitorische Eingänge vorhanden, die für die Balance der Aktivierung unerlässlich sind. Im dargestellten Beispiel wird eines der hemmenden Interneurone durch die Aktivität der Nervenzelle aktiviert und wirkt auf dieselbe Zelle zurück (sog. Feedback-Hemmung).
b Summation exzitatorischer Eingänge. Wenn nur eine Synapse aktiv ist, so depolarisiert sie das Membranpotenzial nicht genug, um das Schwellenpotenzial zu erreichen. Wenn dagegen mehrere erregende Synapsen fast gleichzeitig aktiviert werden, kann es zur überschwelligen Erregung und Ausbildung von Aktionspotenzialen kommen (räumliche Summation). Wird das präsynaptische Neuron repetitiv erregt, kommt es zur zeitlichen Überlagerung der EPSP, die schließlich überschwellig werden können (zeitliche Summation).

gehen, spricht man von **räumlicher Summation**. Wird dagegen eine Synapse mehrfach kurz hintereinander aktiviert, so können sich die entstehenden PSP zeitlich überlagern. Dieser Vorgang heißt **zeitliche Summation**.

Hinzu kommt, dass es oft sowohl zu einer Aktivierung **ionotroper** wie auch **metabotroper Rezeptoren** kommt. So führt die Freisetzung von GABA an vielen Neuronen zu einem schnellen IPSP von 5–20 ms Dauer, das durch chloridselektive Ionenkanäle vermittelt wird ($GABA_A$-Rezeptoren). Anschließend entsteht ein zweites, langsames IPSP, das durch $GABA_B$-Rezeptoren über G-Proteine und nachfolgende Aktivierung einwärts gleichrichtender Kaliumkanäle entsteht (Dauer bis zu 1 s).

Zahlreiche Messungen an einzelnen Nervenzellen in neuronalen Netzwerken haben gezeigt, dass die **Integration synaptischer Potenziale** weit über diese lineare Überlagerung postsynaptischer Potenziale hinaus geht. Hierzu tragen vor allem vier Mechanismen bei:

- Die Lokalisation von Synapsen ist von zentraler Bedeutung für ihre Wirkung. Im einfachsten Fall elektrotonischer Leitung entlang des Dendriten werden EPSP auf dem Weg zum Soma stark abgeschwächt, sodass proximal ansetzende Synapsen besonders effizient sind. Befindet sich zwischen einer erregenden Synapse und dem Axonursprung eine hemmende Synapse, so kann diese lokal einen „Kurzschluss" der Membran verursachen und die Weiterleitung des EPSP ganz unterbinden. Glutamaterge Synapsen enden auf vielen Neuronen an dendritischen Dornfortsätzen (*spines*), deren Form sehr vielfältig ist und sich aktivitätsabhängig verändert. Möglicherweise stellen sie Mikrodomänen dar, in denen lokal begrenzt starke Potenzialschwankungen und Regulationsvorgänge ablaufen (zur **synaptischen Plastizität** vgl. Kap. 24.7 (S. 965)).
- **Direkte Interaktionen** von Synapsen können durch heterosynaptische Wirkungen von Transmittern entstehen, wenn diese über den Nahbereich der eigenen Synapse hinausdiffundieren (*spillover*).
- Aktive Verstärkung synaptischer Potenziale kann durch spannungsaktivierte Ionenkanäle erfolgen. Viele Neurone exprimieren auf ihren Dendriten spannungsaktivierte Ionenkanäle, die bei einer Depolarisation geöffnet werden und regelrechte dendritische Aktionspotenziale

erzeugen. So werden insbesondere EPSP distal lokalisierter Synapsen verstärkt und können dann sehr wirksam werden. Große dendritische „Spikes" kommen unter anderem an Purkinje-Zellen des Kleinhirns vor, wenn diese von den Synapsen der Kletterfasern erregt werden. Näheres zur synaptischen Verschaltung des Kleinhirns in Kap. 22.8.2 (S. 915).

- Die **Kurzzeitplastizität** einzelner Synapsen führt schließlich dazu, dass die Antworten auf repetitive Aktivierung sehr unterschiedlich ausfallen (**synaptische Faszilitierung** oder **Depression**) (S. 118).

Insgesamt verarbeiten zentrale Neurone also die zahlreichen synaptischen Signale in sehr komplexer und aktivitätsabhängig variabler Weise. Dem entspricht, dass die verschiedenen synaptischen Eingänge hochgeordnet an spezifischen Stellen der Zellen lokalisiert sind, sodass die unterschiedlichen Eingänge separat „verrechnet" werden können. Dies ist eine wesentliche Voraussetzung für die präzisen räumlich-zeitlichen Aktivitätsmuster in neuronalen Netzwerken, für **assoziative Lernvorgänge** (S. 959) und für die Entstehung makroskopisch messbarer Oszillationen im EEG (S. 985). Periphere Synapsen funktionieren dagegen oft einfacher, wie wir am Beispiel der neuromuskulären Endplatte bereits gesehen haben.

3.5.4 Wichtige Transmittersysteme und ihre Pharmakologie

Im Folgenden sollen einige wichtige Transmittersysteme anhand markanter Beispiele kurz besprochen werden (vgl. ▶ Abb. 3.12).

▶ **Acetylcholin.** Dies ist der Transmitter der **neuromuskulären Endplatte** (S. 153), **vegetativer Ganglien** sowie postsynaptischer **parasympathischer** Neurone (im Falle der Schweißdrüsen auch postsynaptischer **sympathischer Neurone**) (S. 925). Darüber hinaus wird Acetylcholin in Kerngebieten des ZNS gebildet, wo es zahlreiche Funktionen steuert. Cholinerge Neurone des Hirnstamms sind an der Regulation des **Schlaf-Wach-Zyklus** (S. 993) beteiligt. Zahlreiche Arbeiten weisen darauf hin, dass cholinerge Projektionen aus dem Nucleus basalis Meynert an Mechanismen der Gedächtnisbildung (S. 964) mitwirken. Fehlfunktionen des cholinergen Systems tragen wahrscheinlich zu den kognitiven Störungen bei der **Alzheimer-Erkrankung** (S. 945) bei. Folgerichtig wird versucht, diese Symptome durch positive Modulatoren der cholinergen Übertragung zu lindern (*cognition enhancers*).

Neben den ionotropen **nikotinischen Rezeptoren** gibt es 5 Isoformen metabotroper AChR, die nach dem agonistisch wirkenden Gift des Fliegenpilzes **muskarinische Acetylcholinrezeptoren** heißen. Sie koppeln über G-Proteine entweder an den PLC-Signalweg (M1, M3, M5) oder an die Adenylylcyclase, die sie über ein G_i-Protein inhibieren (M2, M4). Zugleich aktivieren sie G-Protein-gekoppelte Kaliumkanäle der K_{IR}-Familie (GIRK) (S. 96), die Herz- oder Nervenzellen hyperpolarisieren können. Im Sinusknoten des Herzens vermitteln M_2-Rezeptoren die Verlangsamung der **diastolischen Depolarisation** (S. 207), während Noradrenalin über β1-Rezeptoren die entgegen gerichtete Reaktion (S. 205) auslöst.

Bei Operationen soll häufig die Skelettmuskulatur relaxiert werden, um Muskelspannung und Abwehrreflexe zu unterdrücken. Hierzu werden Derivate des südamerikanischen Pfeilgiftes **Curare** eingesetzt, die die Bindungsstellen am nAChR kompetitiv besetzen. Alternativ verwendet man Agonisten, die nicht durch die Cholinesterase gespalten werden und daher langanhaltende Depolarisationen im Bereich der Endplatte verursachen. Diese **depolarisierenden Muskelrelaxanzien** (z. B. Succinylcholin) verursachen nach kurzer Erregung eine dauerhafte Inaktivierung benachbarter Natriumkanäle, sodass die Muskelzellen keine Aktionspotenziale mehr ausbilden können. Der Einsatz von Muskelrelaxanzien erfordert zwingend eine gleichzeitige Narkose (Analgesie und Bewusstlosigkeit – der Patient oder die Patientin kann sich ja nicht äußern!) und wegen der Lähmung der quergestreiften Atemmuskulatur eine externe Beatmung. Umgekehrt lässt sich die cholinerge Übertragung durch Blockade der **Cholinesterase** verstärken. Dies kann zur raschen Aufhebung einer Muskelrelaxation verwendet werden, jedoch auch zur Therapie der **Myasthenia gravis.** Bei dieser Autoimmunerkrankung werden Antikörper gegen die eigenen nAChR gebildet, die anschließend internalisiert und abgebaut werden. Daher kommt es zu fortschreitenden Lähmungen, besonders nach repetitiver Aktivierung eines Muskels, wenn die Menge des ausgeschütteten Acetylcholin abnimmt. Cholinesterasehemmer sind jedoch vorsichtig einzusetzen, da sie auch die cholinerge Übertragung im vegetativen Nervensystem verstärken und schwere parasympathisch vermittelte Nebenwirkungen verursachen können. Die Myasthenie wird außerdem durch Entfernen des oft pathologisch veränderten Thymus sowie durch immunsuppressive Maßnahmen behandelt.

Organische Phosphate, die als Hemmstoffe der Cholinesterase wirken, kommen in Insektiziden und als Kampfgifte vor. Die resultierende akute systemische Erhöhung von ACh führt zu neuromuskulären Symptomen und zu einer überschießenden Aktivierung des Parasympathikus. Als Antidot (Gegengift) lässt sich **Atropin** verwenden, ein kompetitiver Antagonist an muskarinischen AChR.

Nikotin entfaltet über die Stimulation der nikotinischen ACh-Rezeptoren durch die gleichzeitige Erregung von sympathischen und parasympathischen Ganglienzellen komplexe Wirkungen, die vom jeweiligen Aktivierungszustand des vegetativen Nervensystems abhängen. Es lässt sich daher nur schwer pharmakologisch nutzen (geübte Raucher*innen wissen hingegen, wann eine Verdauungs- oder Beruhigungszigarette „nötig" ist). Die Entkopplung des Nikotinspiegels vom Rauchen lässt sich aber zur Suchtbekämpfung einsetzen (Nikotinpflaster).

▸ **Glutamat.** Dies ist der häufigste **exzitatorische Transmitter** im zentralen Nervensystem, wobei an manchen erregenden Synapsen auch Aspartat vorkommt. Glutamat wirkt sowohl auf Ionenkanäle wie auf metabotrop gekoppelte Rezeptoren. Die **ionotropen Glutamatrezeptoren** (iGluR) lassen sich in drei große Gruppen unterteilen, die nach exogenen Agonisten als **AMPA-** (für alpha-amino-3-hydroxy-5-methyl-4-isoxazoleproprionic acid), **Kainat-** und **NMDA-Rezeptoren** (für N-Methyl-D-Aspartat) bezeichnet werden. Grundlegende Kennzeichen der AMPA- und Kainatrezeptoren sind eine sehr schnelle Kinetik und die meist fehlende Permeabilität für Ca^{2+}. Umgekehrt sind NMDA-Rezeptoren gut calciumpermeabel und haben eine langsame Kinetik. Beim Ruhemembranpotenzial sind sie durch Magnesiumionen verstopft, die die Pore erst nach Depolarisation der Zellmembran freigeben. Sie werden also erst wirksam, wenn die Postsynapse bereits durch andere erregende Synapsen oder durch ein rückwärtig propagierendes Aktionspotenzial (S. 105) depolarisiert wurde. Dadurch werden NMDA-Rezeptoren zu molekularen Koinzidenzdetektoren. Der Einstrom von Calcium löst dann neuroplastische Veränderungen aus, sodass NMDA-Rezeptoren als ein molekulares Korrelat des assoziativen Lernens (S. 966) diskutiert werden. Zur Aktivierung muss der NMDA-Rezeptor auch Glycin oder D-Serin als Kofaktor binden, deren Konzentration somit die Stärke NMDA-erger Synapsen reguliert. Diese Modulation bietet therapeutische Chancen, z. B. um erwünschte plastische Veränderungen bei der Psychotherapie durch gleichzeitige Gabe von D-Serin-Analoga zu verstärken.

Ketamin, ein nicht kompetitiver **Antagonist von Glutamat** am NMDA-Rezeptor, wird für Kurzzeit-**Narkosen** eingesetzt. Wegen der Beteiligung von NMDA-Rezeptoren an der synaptischen Plastizität wurde wiederholt versucht, solche Antagonisten auch zur Unterbindung pathologischer Anpassungsvorgänge, etwa bei progredienter Epilepsie oder chronischem Schmerz einzusetzen. Dies scheitert jedoch bisher an den Nebenwirkungen, zu denen psychotische Symptome gehören. In niedriger Dosierung hat Ketamin bei einem Teil der Menschen mit Depressionen einen positiven Effekt. Diese neu entdeckte Wirkung stellt eine Erweiterung der bisherigen pharmakologischen Möglichkeiten dar. Pathophysiologisch ist besonders wichtig, dass Glutamat in depolarisierten Zellen zu einem massiven Einstrom von Calcium führen kann. Dies passiert in der Randzone von Hirninfarkten und kann die unter Energiemangel leidenden Zellen weiter schädigen (sog. **Exzitotoxizität**). Dieser Mechanismus könnte auch bei bestimmten Formen von Epilepsie oder neurodegenerativen Erkrankungen eine Rolle spielen.

▸ **GABA und Glycin.** Diese generell als **„hemmend"** bezeichneten **Transmitter** aktivieren Ionenkanäle mit selektiver Leitfähigkeit für Chlorid, die als **$GABA_A$-R**, **$GABA_C$-R** und **GlyR** bezeichnet werden. Für die Gamma-Aminobuttersäure existieren zusätzlich auch metabotrope Rezeptoren, sog. **$GABA_B$-R**, die durch metabotrope Kopplung unter anderem Kaliumkanäle aktivieren und langanhaltende IPSP verursachen können. Die Aufnahme von GABA und Glycin in synaptische Vesikel erfolgt durch das gleiche Transportprotein (VGAT für *vesicular GABA transporter* bzw. IAAT für *inhibitory amino acid transporter*), was die gemeinsame vesikuläre Ausschüttung beider Transmitter im Rückenmark verständlich macht.

Die Untereinheiten der **ionotropen GABA-** und **Glycinrezeptoren** gehören zu selben Genfamilie wie die **nAChR**, unterscheiden sich aber natürlich im Selektivitätsfilter und der Bindungsstelle des Agonisten. Es gibt zahlreiche Untereinheiten von $GABA_A$-Rezeptoren, deren genetische Vielfalt durch *alternatives Splicing* noch vermehrt wird. Theoretisch sind mehrere hunderttausend verschiedene Isoformen des Ionenkanals denkbar, von denen im ZNS jedoch nur wenige eine Rolle spielen. Glycinrezeptoren sind weniger heterogen. Die Aktivierung von ionotropen GABA- und Glycinrezeptoren erfolgt kooperativ, sodass sich – ähnlich wie beim nAChR – eine steile Konzentrations-Wirkungs-Beziehung ergibt.

Die GABAerge Übertragung spielt eine herausragende Rolle für die Exzitations-Inhibitions-Balance im ZNS. Dies wird therapeutisch genutzt, da GABA-Rezeptoren durch zahlreiche Substanzen moduliert werden können. Die α- und γ-Untereinheiten bilden gemeinsam eine Bindungsstelle für **Benzodiazepine**, die durch Konformationsänderung die Affinität zum Transmitter steigern. So kommt es zu stärkeren und länger anhaltenden IPSP. Dieses Prinzip findet in der Therapie der **Epilepsie** Verwendung, aber auch bei der kurzfristigen Beseitigung psychisch bedingter Erregungszustände. Ob es einen endogenen Liganden der Benzodiazepin-Bindungsstelle gibt, ist unklar. Näheres zur Wirkung von Benzodiazepinen bei psychiatrischen Erkrankungen in Kap. 24.4.2 (S. 954).

Bei längerfristiger Gabe von Benzodiazepinen wird durch verminderte Rezeptorexpression die alte Balance von Hemmung und Erregung wieder hergestellt. Diese homöostatische Reaktion tritt klinisch als **Toleranzentwicklung** in Erscheinung, d. h. die Dosis der Benzodiazepine muss permanent gesteigert werden. Das plötzliche Absetzen der Medikamente führt dann zu einem relativen Übergewicht der synaptischen Erregung, sodass es zu Angst, Unruhe oder epileptischen Anfällen kommt. Kurz: Der Missbrauch von Benzodiazepinen führt zu chronischen Veränderungen im ZNS und macht süchtig. Die langfristige Verabreichung solcher Substanzen ist daher an eine strenge Indikationsstellung zu knüpfen, ganz besonders bei Kindern, deren Hirnentwicklung nicht gestört werden sollte.

Weitere positive Modulatoren von $GABA_A$-Rezeptoren sind **Barbiturate** und bestimmte endogen im Gehirn vorkommende Steroide.

Blockade der GABA-Rezeptoren wird durch pflanzliche Alkaloide und durch **Penicillin** bewirkt, die daher als Krampfgifte wirken (bei systemischer Gabe geeigneter Dosen von Penicillin ist dies wegen der Blut-Hirn-Schranke meist kein Problem). Eine besondere molekulare Variante von ionotropen GABA-Rezeptoren ist gegenüber dem Alkaloid Bicucullin unempfindlich und hat daher den Namen $GABA_C$-Rezeptor erhalten, obwohl die zugrunde liegende Untereinheit zur selben Genfamilie wie $GABA_A$-Rezeptoren gehört. Diese Isoform ist unter anderem in der Retina exprimiert und hat hohe Affinität zum Agonisten GABA, sodass sie bei geringen extrazellulären Konzentrationen eine tonische Hemmung vermittelt.

Die große molekulare Heterogenität von GABA-Rezeptoren eröffnet prinzipiell die Möglichkeit, durch selektive Liganden gezielt Effekte bei geringen Nebenwirkungen zu erzielen. In genetisch veränderten Mäusen, bei denen nur bestimmte Typen von $GABA_A$-Rezeptoren auf Benzodiazepine reagieren, konnte man zum Beispiel Angst reduzieren, ohne die Tiere zu sedieren. Mit zunehmendem Wissen über die Heterogenität von Rezeptoren wird es denkbar, künftig Pharmaka mit hochspezifischen Wirkungen im Gehirn zu entwickeln.

▸ **Serotonin.** Serotonin (5-Hydroxytryptamin, 5-HT) gehört zu den **Monoaminen**, die aus aromatischen Aminosäuren entstehen. Es wird insbesondere von Neuronen der **Raphe-Kerne** entlang der Mittellinie des Hirnstamms gebildet. Es gibt eine Fülle verschiedener metabotrop gekoppelter **Serotoninrezeptoren**, die unterschiedliche prä- und postsynaptische Wirkungen entfalten. Dagegen ist mit dem 5-HT 3-Rezeptor nur ein einziger Kationenkanal (mit 5 verschiedenen Untereinheiten) bekannt. Serotonin spielt eine wichtige Rolle in der Regulation des Schlaf-Wach-Zyklus sowie verschiedener kognitiver und emotionaler Funktionen. Absteigende serotonerge Bahnen sind an der endogenen Schmerzhemmung beteiligt.

Eine Erhöhung der extrazellulären Serotonin-Konzentration kann durch selektive **Hemmstoffe der Serotonintransporter** (SSRI für *selective serotonin reuptake inhibitors*) oder durch verminderten Abbau (**Monoaminooxidase-[MAO-]Hemmstoffe**) erfolgen. Diese Pharmaka führen bei manchen Menschen mit **Depressionen** zur Besserung der Symptome; zu klinischen und neurophysiologischen Aspekten der Depression, s. Kap. 24.4.2 (S. 954). Dennoch sind Depressionen keineswegs als Serotonin-Mangelkrankheiten zu verstehen, vielmehr sind die biologischen Mechanismen weitgehend unklar. Dies zeigt sich schon daran, dass die Blockade der Serotonin-Aufnahme zur fast sofortigen Erhöhung von 5-HT im Gewebe führt, während der antidepressive Effekt erst nach Wochen eintritt. Außerdem dürfen die psychosozialen Ursachen depressiver Stimmungslagen nicht übersehen werden. Die erhöhte Freisetzung von Serotonin oder direkte Stimulation von Serotoninrezeptoren durch „Freizeit-Drogen" wie **Ecstasy** oder **Foxy** führen kurzfristig zu gehobener Stimmungslage, wobei auch Interaktionen zwischen serotonergem und dopaminergem System eine Rolle spielen. Halluzinogene Drogen wie **Lysergsäure-Diethylamind** (**LSD**) wirken vermutlich durch Aktivierung bestimmter Serotoninrezeptoren (insbesondere 5HT 2A). Die Wirkung psychotroper Substanzen auf das sog. Belohnungssystem des Gehirns ist in Kap. 24.4.2 (S. 954) dargestellt.

▶ **Histamin.** Es ist ebenfalls ein Monoamin, das von Neuronen des **Nucleus tuberomammilaris** im posterioren Hypothalamus gebildet wird und in den Zielneuronen an **metabotrop gekoppelte Rezeptoren** bindet. Die histaminergen Neurone haben diffuse Verbindungen in verschiedenste cortikale und subcortikale Kerngebiete und beeinflussen vor allem vegetativ-homöostatische Funktionen (Nahrungsaufnahme, Sexualverhalten), aber auch Emotionen, Aufmerksamkeit, motorische Aktivität und Lernen. Histamin fördert den Wachzustand durch Aktivierung des **aufsteigenden retikulären Aktivierungssystems** (ARAS) (S. 993). Die Beeinflussung des Schlaf-Wach-Zustandes durch Histamin ist für die ausgeprägte Müdigkeit nach Einnahme von Antihistaminika, etwa gegen Allergien, verantwortlich. Derzeit werden mehrere Wirksubstanzen untersucht, die über Beeinflussung des histaminergen Systems Störungen des Schlafes, Aufmerksamkeits-Defizite, Essstörungen und kognitive Leistungsminderungen bessern könnten. Histamin hat auch zahlreiche Wirkungen außerhalb des Nervensystems. So verstärkt es die Produktion von Magensäure und ist an immunologischen Reaktionen beteiligt.

▶ **Dopamin.** Es gehört mit Adrenalin und Noradrenalin zu den Catecholaminen, die von Tyrosin abgeleitete Monoamine sind. Leitenzym aller catecholaminergen Neurone ist das Enzym Tyrosinhydroxylase, welches den ersten Schritt der Biosynthese dieser Transmitter vermittelt. Dopamin wirkt ausschließlich über **metabotrop gekoppelte Rezeptoren**, von denen 5 Isoformen existieren. Die dopaminergen Neurone der **Substantia nigra** (pars compacta) setzen diesen Transmitter unter anderem aus ihren Dendriten frei. Dopaminerge Projektionen zum Striatum haben über D 1- oder D 2-Rezeptoren unterschiedliche Wirkungen auf die Motorik; Details z. B. in Beziehung zu Morbus Parkinson in Kap. 22.7.4 (S. 912). Dopamin spielt zudem im „Belohnungssystem" eine wichtige Rolle, insbesondere im **Nucleus accumbens**; Details in Beziehung zum Belohnungssystem in Kap. 24.5 (S. 957). In der **Hypophyse** hemmt Dopamin die Ausschüttung von Prolactin. Bestimmte Typen von amakrinen Zellen in der Retina verwenden Dopamin als Transmitter und sind an der Adaptation an verschiedene Lichtintensitäten (S. 837) beteiligt.

Die Wirkung von **Methylphenidat (Ritalin)** beim **Aufmerksamkeits-Defizit-Hyperaktivitätssyndrom** geht vermutlich auf eine Beeinflussung der dopaminergen und serotonergen Modulation des präfrontalen Kortex zurück, der an Handlungsplanung und Affektkontrolle beteiligt ist. Welche langfristigen Folgen der Missbrauch dieser kognitiv leistungssteigernden Substanz durch Gesunde hat, ist noch weitgehend unklar, insbesondere bei jungen Menschen mit unausgereiftem Gehirn.

Ein Durchbruch in der Therapie des **Morbus Parkinson** war die Entdeckung, dass **L-DOPA** als Vorstufe des Dopamins die Blut-Hirn-Schranke passiert und bei der Parkinson-Krankheit die Folgen des Untergangs dopaminerger Neurone mildert (Nobelpreis für Arvid Carlsson 2000).

Entsprechend der motivationsfördernden und „belohnenden" Funktion dopaminerger Signale wirken viele missbräuchlich genutzten Drogen durch verstärkte Aktivierung von Dopaminrezeptoren. Dies gilt z. B. für **Amphetamine**, die zu einer umgekehrten Funktion des Dopamintransporters und damit zur nicht vesikulären Freisetzung dieses Transmitters im Nucleus accumbens und im Vorderhirn führen. Auch **Kokain** führt zu verstärkter dopaminerger Transmission, indem es die Aufnahme von Dopamin hemmt.

Nicht zu vergessen sind schließlich die peripheren Wirkungen von Dopamin, z. B. im Herz-Kreislauf-System und in der Niere. Es wird bei akuter **Herzinsuffizienz** und **Nierenversagen** eingesetzt.

▶ **Noradrenalin.** Noradrenalin ist der Transmitter der **sympathischen Ganglienzellen**, die über α- und β-Rezeptoren auf ihre Zielzellen wirken; zur Funktion der Transmitter des vegetativen Nervensystems, vgl. Kap. 23.1 (S. 923). Es entsteht aus Dopamin mit Hilfe der Dopamin-β-Hydroxylase. Im ZNS wird es überwiegend von einer kleinen Neuronen-Population im **Locus coeruleus** des Hirnstamms synthetisiert und freigesetzt. Ihre Projektionen verzweigen sich jedoch weit im gesamten Gehirn und modulieren an zahlreichen Stellen die synaptische Übertragung und Erregbarkeit von Neuronen. Das zentrale noradrenerge System ist an der Schlaf-Wach-Regulation (S. 995) beteiligt, aber auch an der Gedächtnisbildung (S. 959) und der endogenen Schmerzhemmung (S. 779).

▶ **Adrenalin.** Es entsteht durch Methylierung aus Noradrenalin und wirkt hauptsächlich peripher als **Hormon**, das aus den chromaffinen Zellen des Nebennierenmarks freigesetzt wird. Diese Zellen sind dem zweiten sympathischen Neuron des vegetativen Nervensystems homolog, haben aber in der Phylogenese ihre axonalen Projektionen verloren. Im ZNS ist Adrenalin deutlich weniger verbreitet als Noradrenalin, seine Bedeutung als Neurotransmitter ist nicht vollkommen geklärt.

► **Weitere Transmitter.** Während die oben genannten Transmitter den weitaus größten Anteil aller Synapsen abdecken, sind zahlreiche weitere neuronale Signalsubstanzen physiologisch und medizinisch wichtig. Dies betrifft vor allem die verschiedenen **Neuropeptide**. Ein Beispiel sind die endogenen Liganden der Opioidrezeptoren, die als Peptidtransmitter an der deszendierenden Schmerzkontrolle und weiteren Systemen beteiligt sind (**endogene Schmerzkontrolle**) (S. 779). Sie wurden erst bekannt, nachdem die Wirkung pflanzlicher Opiate bereits jahrtausendelang genutzt worden war. Dies hat die Namensgebung dieser „Opioide" beeinflusst, die in **Endorphine**, **Enkephaline**, **Dynorphin** und das verwandte **Nociceptin** unterteilt werden. Opiatrezeptoragonisten sind die stärksten zentral wirksamen Analgetika und haben, entgegen einem verbreiteten Vorurteil, bei sachgemäßem Gebrauch keine suchterzeugende Wirkung. Die biologische Wirkung vieler neuromodulatorischer Peptide ist unzureichend erforscht, auch wenn ihre Wichtigkeit heute außer Frage steht.

3.6 Elektrische Kopplung

Die direkte elektrische Kopplung von Zellen (► Abb. 3.20) stellt einen Sonderfall der Kommunikation dar. Sie erfolgt durch **Gap Junctions**, an denen sich die Membranen auf ca. 2 nm nähern und durch große, weitgehend unselektive Kanäle gekoppelt sind (diese werden korrekt als *gap junction channels* bezeichnet, oft aber verkürzt ebenfalls Gap Junctions genannt). Sie bilden eine direkte Verbindung der beiden intrazellulären Räume, sodass sich Potenzialänderungen elektrotonisch auf Nachbarzellen ausbreiten können (► Abb. 3.20). Auch biochemische Signale (z. B. cAMP) werden durch Gap Junctions geleitet. In der **Herzmuskulatur** erfolgt die Ausbreitung der Erregung vollständig durch diese elektrische Kopplung (S. 208). **Glatte Muskelzellen** vom Single-Unit-Typ bilden ebenfalls ein solches funktionelles Synzytium (S. 171), das geordnete Kontraktionsmuster in Hohlorganen erlaubt. Gap Junctions zwischen Neuronen sind im unreifen Gehirn häufig und tragen zu großflächigen Erregungswellen bei, die möglicherweise trophische Funktion haben. Im ausgereiften Gehirn findet man sie noch zwischen spezifischen Typen von Neuronen (z. B. in der Retina, im auditorischen und vestibulären System des Hirnstamms, im Thalamus und zwischen kortikalen Interneuronen). Durch die schnelle Übertragung von Erregungen können sie die Synchronisierung von neuronaler Aktivität begünstigen und somit zu geordneten Netzwerk-Oszillationen, aber auch zu epileptischen Anfällen beitragen. **Astrozyten** (S. 134), die Kalium an Orten hoher neuronaler Aktivität aufnehmen, weisen besonders viele Gap Junctions auf, mittels derer sie die K^+-Ionen schnell verteilen können. Viele Gap Junctions leiten Strom in beide Rich-

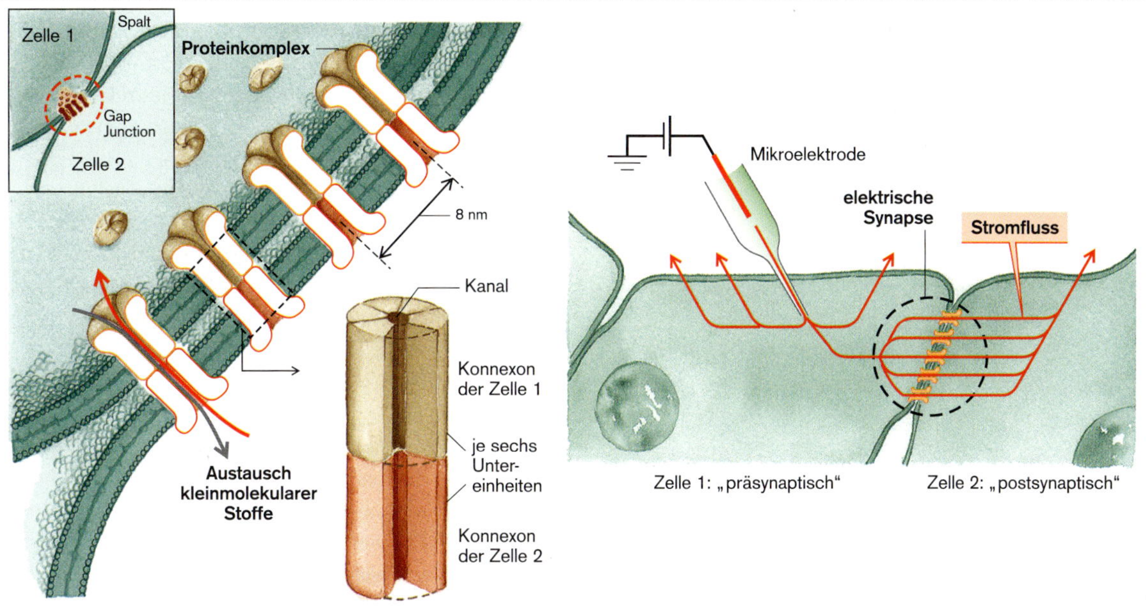

Abb. 3.20 Elektrische Synapse (Gap Junction). Proteinkomplexe, Konnexone genannt, lagern sich zu Poren zusammen, die das Zytoplasma zweier benachbarter Zellen verbinden und durch die ein Austausch kleinmolekularer Substanzen, vor allem von Ionen, möglich ist. Injektion von Ladungen durch eine Mikroelektrode führt durch die verbundenen Konnexone zum Stromfluss in die benachbarte Zelle (rechts). Dies geschieht auch im normalen Zellverband und kann zur Übertragung von Aktionspotenzialen von einer depolarisierten Zelle auf ihre Nachbarzelle führen.

tungen und bilden somit einen Fall nicht gleichrichtender Synapsen. Bei Erhöhung der intrazellulären Ca^{2+}-Konzentration oder Senkung des pH werden sie geschlossen und koppeln somit verletzte Zellen vom Verbund ab.

Molekular bestehen Gap Junctions aus **Connexinen**, die eine eigene Proteinfamilie mit mehreren Isoformen bilden. Jeweils sechs Connexine bilden einen Halbkanal (**Konnexon**) und zwei Konnexone benachbarter Zellen können sich zu einem vollständigen Kanal zusammenlagern. Möglicherweise kommen auch nach außen offene Konnexone vor, die zur Freisetzung von Signalsubstanzen (z. B. ATP) beitragen könnten. Dies scheint auch für die verbreiteten **Pannexine** zu gelten, die ähnliche Funktionen haben. Die Bedeutung elektrischer Synapsen im Gehirn wurde lange unterschätzt, nachdem die dominante Funktion chemischer Synapsen in den Fokus des Interesses gerückt war. Hierzu trägt auch bei, dass es wenige spezifische Pharmaka zur Modulation von Gap Junctions gibt, sodass ihre Bedeutung für neuronales Verhalten und damit ihr therapeutisches Potenzial nur schwer zu untersuchen sind.

Ein Sonderfall der elektrischen Kopplung ist die **ephaptische Übertragung** von Aktionspotenzialen. Wenn Markscheiden von Axonen degeneriert sind, kann die kurzzeitige extrazelluläre Negativierung bei einem Aktionspotenzial den Potenzialgradienten an benachbarten erregbaren Membranen vermindern. Beträgt das Potenzial z. B. extrazellulär –20 mV und intrazellulär –70 mV, so misst der Spannungssensor von Natriumkanälen ein transmembranäres Potenzial von –50 mV. Dies entspricht der Schwelle und kann zur Auslösung von Aktionspotenzialen führen. Solche ephaptischen Erregungen können zu **neuropathischen Schmerzen** bei geschädigten Nerven beitragen, liegen aber möglicherweise auch pathologischen Aktivitätsmustern bei der **multiplen Sklerose** oder bei **Epilepsie** zugrunde.

Zusammenfassung Kap. 3.5 und 3.6

Synaptische Übertragung und elektrische Kopplung

An **chemischen Synapsen** werden Signale durch **Neurotransmitter** übertragen. Zu diesen gehören Acetylcholin, Glutamat, GABA, Glycin und die Monoamine. An der synaptischen Übertragung sind jedoch auch neuromodulatorische Peptide sowie weitere Substanzen beteiligt, die als nicht vesikulär freigesetzte Botenstoffe wirken. Transmitter werden präsynaptisch in Vesikeln angereichert, die durch den Calcium-Einstrom nach einem Aktionspotenzial freigesetzt werden. Diese sehr schnelle Exozytose erfolgt mittels des SNARE-Komplexes, der durch Bindung von Calcium an Synaptotagmin aktiviert wird. Postsynaptisch wirken Transmitter auf Rezeptoren, die Ionenkanäle oder G-Protein-gekoppelte Membranproteine sein können (**ionotrope** bzw. **metabotrope Rezeptoren**):

- **Ionenkanäle** vermitteln je nach ihrer Selektivität **Hyper-** oder **Depolarisationen** der postsynaptischen Membran, die Aktionspotenziale fordern können (EPSP) oder ihre Entstehung unterdrücken (IPSP).
- **G-Protein-gekoppelte Rezeptoren** aktivieren vielfältige intrazelluläre Signalkaskaden und führen zu länger anhaltenden Modulationen des neuronalen Verhaltens.

An zentralnervösen Neuronen sind die Beiträge einzelner Synapsen oft klein und werden im Fall erregender postsynaptischer Potenziale erst durch **Summation** vieler Eingänge überschwellig. An der **neuromuskulären Endplatte** kommt es dagegen stets zur Auslösung eines Aktionspotenzials.

Die Effizienz einzelner Synapsen wird durch zahlreiche prä- und postsynaptische Prozesse moduliert. Aktivitätsabhängige Änderungen der Kopplung werden als **neuronale Plastizität** bezeichnet und beinhalten die Änderung der Wahrscheinlichkeit der Transmitterfreisetzung sowie Änderungen der postsynaptischen Antwortbereitschaft. Präsynaptisch spielen Änderungen der Calciumkonzentration sowie (meist negative) Rückkopplungen durch **Autorezeptoren** für den Transmitter eine wichtige Rolle.

Viele Pharmaka greifen in die synaptische Übertragung ein, indem sie Rezeptoren modulieren oder mit der Synthese oder dem Transport des Transmitters interagieren. Hierzu gehören insbesondere **Muskelrelaxanzien**, die am nikotinischen Acetylcholinrezeptor der motorischen Endplatte angreifen, Substanzen mit Wirkung auf das vegetative Nervensystem und zahlreiche Psychopharmaka.

An Neuronen enden oft tausende von Synapsen, sodass die Entscheidung, ob ein Aktionspotenzial entsteht, von der Überlagerung zahlreicher synaptischer Potenziale abhängt. Diese Verrechnung erfolgt nicht linear und bezieht eine Gewichtung durch die Position der Synapse auf dem Neuron und durch aktive Verstärkungsmechanismen in Dendriten ein.

Neben chemischen Synapsen gibt es auch elektrisch leitfähige interzelluläre Kanäle, die **Gap Junctions** bilden. Sie übertragen Potenzialschwankungen einer Zelle abgeschwächt auf die gekoppelten Zellen und können so zu direkter Erregungsleitung (z. B. im Herzen) führen.

3.7 Elektrophysiologische Messverfahren

Wir haben bisher das Wissen über Membranpotenziale und Ionenkanäle dargestellt, ohne detailliert auf die Messmethoden einzugehen, die hier nun zusammenfassend vorgestellt werden. Allen Verfahren ist gemeinsam, dass die relativ kleinen bioelektrischen Signale (µV bis ca. 100 mV) von empfindlichen Messverstärkern aufgenommen und für die Darstellung und Analyse verstärkt werden. Es ist stets auf ausreichenden Signal-zu-Rausch-Abstand zu achten, wobei in Gebäuden das „Netzbrummen“ (elektromagnetische Einstreuungen der 50-Hz-Wechselspannung aus dem öffentlichen Spannungsnetz) eine häufige Störungsquelle ist.

Extrazelluläre Ableitungen: In der Klinik werden ausschließlich extrazelluläre Potenziale erregbarer Zellen gemessen. Beim Aktionspotenzial strömen während der Depolarisation Natriumionen in die Zelle, wodurch der extrazelluläre Raum leicht negativ geladen wird. Wegen des großen Verteilungsraumes misst man extrazellulär deutlich geringere Spannungsschwankungen als intrazellulär. Daher erfassen die elektrodiagnostischen Verfahren nicht die Aktivität einzelner Zellen, sondern können nur synchronisierte Spannungsschwankungen vieler Zellen registrieren. Gerade diese **Summenaktionspotenziale** sind aber das klinisch wichtige Korrelat elektrischer Organfunktionen, etwa der gerichteten Erregungsausbreitung im Myokard, die im Elektrokardiogramm (EKG) sichtbar wird (▸ Abb. 3.21c). Auf die Besonderheiten der einzelnen elektrodiagnostischen Verfahren (EKG, EMG, ENG, EEG) wird in den Kapiteln zu den entsprechenden Organen gesondert eingegangen.

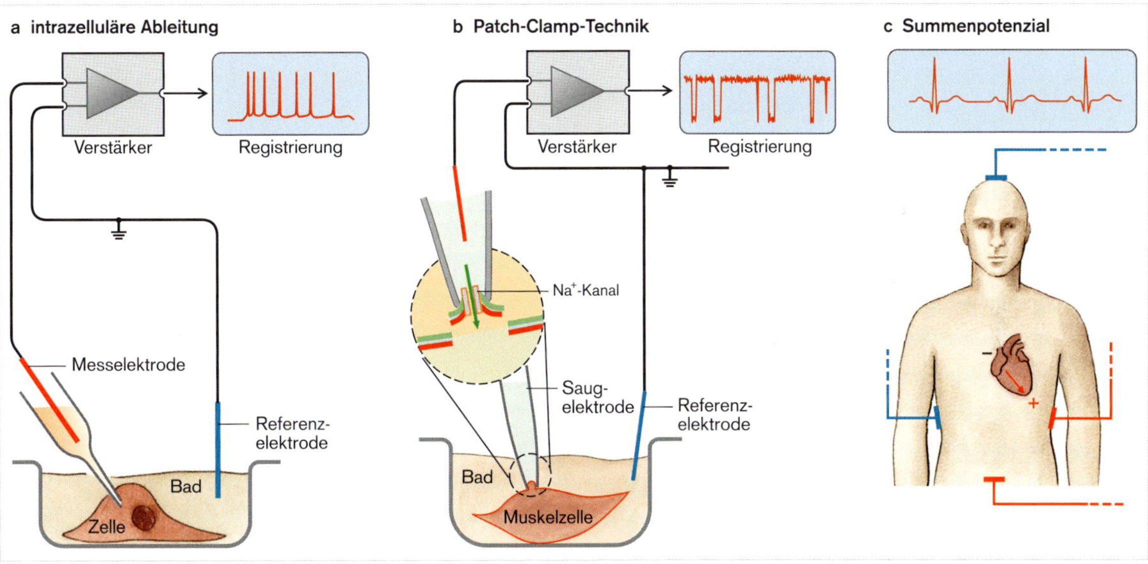

Abb. 3.21 Elektrophysiologische Messmethoden.

a Bei intrazellulären Ableitungen wird die Mikroelektrode in die Zelle eingestochen und das Potenzial mit Hilfe eines Messverstärkers registriert. Durch Injektion von Strom lassen sich Aktionspotenziale auslösen (das Beispiel zeigt die Frequenzadaptation in einer hippocampalen Pyramidenzelle).

b Veranschaulichung der *Patch-Clamp*-Technik, bei der die Pipette einen hohen Abdichtungswiderstand mit der Membran bildet. Dadurch werden sehr präzise Messungen von Strömen in dem Membranfleck (*patch*) unter der Pipette möglich. Mit Hilfe des Messverstärkers lassen sich Ströme durch einzelne Ionenkanäle darstellen (Beispiel aus [18]).

c Typische elektrophysiologische Messung in der Praxis: Hierbei werden von der Körperoberfläche extrazelluläre Summenaktionspotenziale vieler Zellen gemessen (hier als EKG). Solche Methoden geben über die Erregungsbildung und -ausbreitung in ganzen Organen Auskunft.

Experimentell werden extrazelluläre Ableitungen an Tieren oder neuronalen Gewebepräparaten auch mit hochauflösenden Verfahren vorgenommen. Dabei kann man Aktionspotenziale einzelner Neurone sogar im Gehirn frei beweglicher Tiere erfassen und die neuronalen Korrelate des Verhaltens mit hoher Genauigkeit messen. In einzelnen Fällen gelingt dies auch beim Menschen, wenn Elektroden zur Diagnostik oder tiefen Hirnstimulation stereotaktisch in bestimmte Kerne implantiert werden müssen. Näheres zur tiefen Hirnstimulation bei Morbus Parkinson in Kap. 22.7.4 (S. 912).

▸ **Intrazelluläre Ableitungen.** Zur direkten Messung des Membranpotenzials werden Mikroelektroden möglichst verletzungsarm mit dem Zellinneren verbunden. Die traditionelle Methode der „scharfen Mikroelektrode" (▸ Abb. 3.21a) nutzt hierzu elektrolytgefüllte Glaskapillaren mit Spitzendurchmessern von weniger als 1 µm, die mit Hilfe von Mikromanipulatoren in einzelne Zellen eingestochen werden. Sie sind über einen Metalldraht mit dem Messverstärker verbunden, in dem die Spannung registriert und verstärkt wird, bevor sie digitalisiert und im Computer analysiert wird. Als Konvention gilt: Depolarisationen werden nach oben, Hyperpolarisationen nach unten aufgetragen.

▸ ***Patch-Clamp*-Technik.** In den 70er Jahren entwickelten Bert Sakmann und Erwin Neher gemeinsam mit Kollegen am Göttinger Max-Planck-Institut die sog. *Patch-Clamp*-Technik (▸ Abb. 3.21b); siehe auch Kap. 2.3.6 (S. 54). Dabei wird eine elektrolytgefüllte Glaspipette mit der Mündung (1–2 µm) auf die Membran einer Zelle aufgesetzt, die dann durch Unterdruck angesaugt wird. Es entsteht ein extrem hoher Abdichtwiderstand zwischen diesem Membran-„Fleck" (*patch*) und dem umgebenden Extrazellulärraum, sodass kaum noch Leckströme fließen können, die das Signal der eigentlichen Membranströme überlagern würden. Mit Hilfe besonders rauscharm konstruierter Verstärker gelingt es, Ströme durch einzelne Ionenkanäle aufzulösen, die unter der Pipette liegen. Die *Patch-Clamp*-Technik hat eine neue Phase der molekularen Physiologie eingeleitet, insbesondere in Verbindung mit der molekulargenetischen Charakterisierung von Kanälen. Für ihre Entdeckungen erhielten Sakmann und Neher 1991 den Nobelpreis für Physiologie oder Medizin ([15];[18]).

Intrazelluläre Ableitmethoden zur Messung des Ruhepotenzials können verfälschte Werte liefern. Die Verletzung der Zellmembran durch den Einstich der Glaskapillare erzeugt einen zusätzlichen Leckstrom, und die Diffusion von Ionen aus der Kapillare in das Zytosol führt zu veränderten Ionenkonzentrationen. In neueren Arbeiten wurde daher mit Hilfe der *Patch-Clamp*-Technik das Umkehrpotenzial von Kaliumströmen bestimmt, wobei die Pipette lediglich von außen auf die Membran aufgesetzt wird. Daraus lässt sich auf das vorliegende Membranpotenzial schließen, ohne die Zellen stark zu stören. Diese Messungen haben teilweise deutlich negativere Werte ergeben als erwartet. Der grundlegende Parameter des Ruhemembranpotenzials ist also tatsächlich gar nicht einfach zu bestimmen [20].

***Current Clamp* und *Voltage Clamp*.** Bei intrazellulären und *Patch-Clamp*-Ableitungen gibt es zwei prinzipiell unterschiedliche Messverfahren. Einerseits kann man mit Hilfe eines Verstärkers das Membranpotenzial registrieren. Durch die Pipette kann man dabei Strom in die Zelle injizieren und diese gezielt hyper- oder depolarisieren – daher heißt diese Messtechnik *Current Clamp* (Stromklemme). Beispiel: Mit Hilfe von *Current-Clamp*-Ableitungen soll ein synaptischer Eingang auf ein Neuron untersucht werden. Die Ableitungen zeigen, dass die Aktivierung der Synapse immer dann zu einer Hyperpolarisierung des Neurons führt, wenn das Membranpotenzial positiver als −80 mV ist. Bei −80 mV findet man gar keine Spannungsschwankung, bei negativeren Potenzialen kommt es zu einer Depolarisation. Offenbar aktiviert diese Synapse also Ionenkanäle, deren bevorzugtes Ion ein Umkehrpotenzial von −80 mV hat. Dies weist auf Chlorid als Ladungsträger hin – wir haben mit einer typischen hemmenden Synapse zu tun, die postsynaptische GABA- oder Glycinrezeptoren aktiviert- Näheres zu den postsynaptischen Mechanismen in Kap. 3.5.2 (S. 119).

Ein alternatives Verfahren ist die *Voltage-Clamp*-Technik. Dabei ist der Messverstärker an einen Regelkreis angeschlossen, durch den das aktuelle Membranpotenzial auf einem vorgegebenen Sollwert stabilisiert wird. Gemessen wird die hierzu benötigte Strominjektion in die Zelle. Der Sinn dieses Verfahrens wird durch einen Blick auf das Ohmsche Gesetz deutlich: $U = R \cdot I$. Für unsere Fragestellung benennen wir die Spannung U anders, nämlich als Abstand des aktuellen Potenzials vom Gleichgewichtspotenzial derjenigen Ionenleitfähigkeit, die wir gerade untersuchen wollen: $U = E_M - E_{Ion}$. Außerdem sprechen wir nicht vom Widerstand R, sondern von seinem Kehrwert, der Leitfähigkeit G, die besser mit unserer Vorstellung von der Öffnung leitfähiger Ionenkanäle übereinstimmt. Es ergibt sich: $(E_M - E_{Ion}) \cdot G = I$. Der gemessene Strom I ist also zur Leitfähigkeit G proportional, die den Strom durch die Zellmembran abbildet. Er zeigt somit die Aktivierung von Ionenkanälen direkt an und erlaubt präzise biophysikalische Analysen des Zellverhaltens. Durch Variation von E_M (das als Sollpotenzial vorgegeben wird) lässt sich so zum Beispiel das Schaltverhalten spannungsabhängiger Kanäle untersuchen. Das wäre im *Current-Clamp*-Modus nicht präzise möglich, da sich dort das Potenzial (und damit die „treibende Kraft" $E_M - E_{Ion}$) permanent ändert. Als Konvention gilt, Einwärtsströme in *Voltage-Clamp*-Ableitungen nach unten darzustellen, wobei diese technische Definition immer am Fluss positiver Ionen orientiert ist. Es kann sich tatsächlich um den Einstrom von Kationen oder aber einen Ausstrom (!) von Anionen handeln – zwischen diesen elektrisch identischen Vorgängen kann der Verstärker nicht unterscheiden.

Zusammenfassung Kap. 3.7

Elektrophysiologische Messverfahren

Die intrazelluläre Messung von Membranpotenzialen erfolgt mittels elektrolytgefüllter Mikroelektroden. Im ***Current-Clamp*-Modus** werden Spannungsschwankungen der Membran gemessen, bei der ***Voltage-Clamp*-Methode** wird dagegen der Strom bei vorgegebenen Spannungen als direktes Maß für die Leitfähigkeit analysiert. Die ***Patch-Clamp*-Technik** hat als besonders hochauflösende Registrierung die Messung von Strömen durch einzelne Ionenkanäle ermöglicht.

3.8 Mehr als „Nervenkitt“ – die Gliazellen

In den vorherigen Abschnitten haben wir wiederholt über Funktionen von Gliazellen gesprochen. Sie bilden die Myelinscheiden um Axone (S. 136), sind an der Transmitteraufnahme (S. 114) beteiligt und besorgen die Pufferung (**spatial buffering**) (S. 102) der K^+-Ionen in aktiven Hirngebieten. Mittlerweise kennt man jedoch so viele Funktionen von Gliazellen, dass sie ein eigenes Kapitel verdienen. Dies ist auch aus klinisch-pathophysiologischer Sicht mehr als gerechtfertigt – sind sie doch an zahlreichen Entzündungs-, Reparatur- und leider auch bösartigen Proliferationsprozessen im Nervensystem beteiligt. Dabei haben sie ihr wissenschaftliches Dasein sehr unscheinbar begonnen, als Rudolf Virchow sie vor über 150 Jahren in seiner „Cellularpathologie“ als Stützzellen nach dem griechischen Wort *Glia* für Leim beschrieb (vgl. [12]). Obwohl sich das wenig definierte Wort von der Stützfunktion noch gelegentlich findet, sind sich inzwischen alle Experten einig, dass Gliazellen zahlreiche hochspezifische Aufgaben erfüllen. Ihre Wechselwirkungen mit Neuronen sind so stark, dass man über neuronale Funktionen und neurologische Erkrankungen kaum noch sinnvoll reden kann, ohne Gliazellen mit zu berücksichtigen (vgl. [21]).

Wie Neurone bildet auch die Glia eine sehr heterogene Population von Zellen. Allgemein kann man sagen, dass Ihnen die strikte Polarisierung in Dendriten und Axone fehlt, die für Neurone typisch ist. Sie bilden auch keine eigentlichen Aktionspotenziale aus, nehmen aber durchaus mit transienten Erhöhungen des intrazellulären Ca^{2+} und mit der Abgabe von Botenstoffen an neuronaler Aktivität teil. Wir werden im Folgenden die wichtigsten Typen von Gliazellen benennen und jeweils ihre charakteristischen Eigenschaften, Funktionen und zugehörige Krankheitsbilder beschreiben. Dabei werden, nicht ganz zufällig, zahlreiche „neuronale“ Funktionen aus den vorherigen Kapiteln wieder auftauchen. Wir konzentrieren uns hier auf die Zelltypen der **Astrozyten**, **Oligodendrozyten**, **Schwann-Zellen** und **Mikroglia** (▶ Abb. 3.22). Daneben gibt es im Nervensystem noch weitere nicht neuronale Zellen wie Ependym- und Plexusepithelzellen.

3

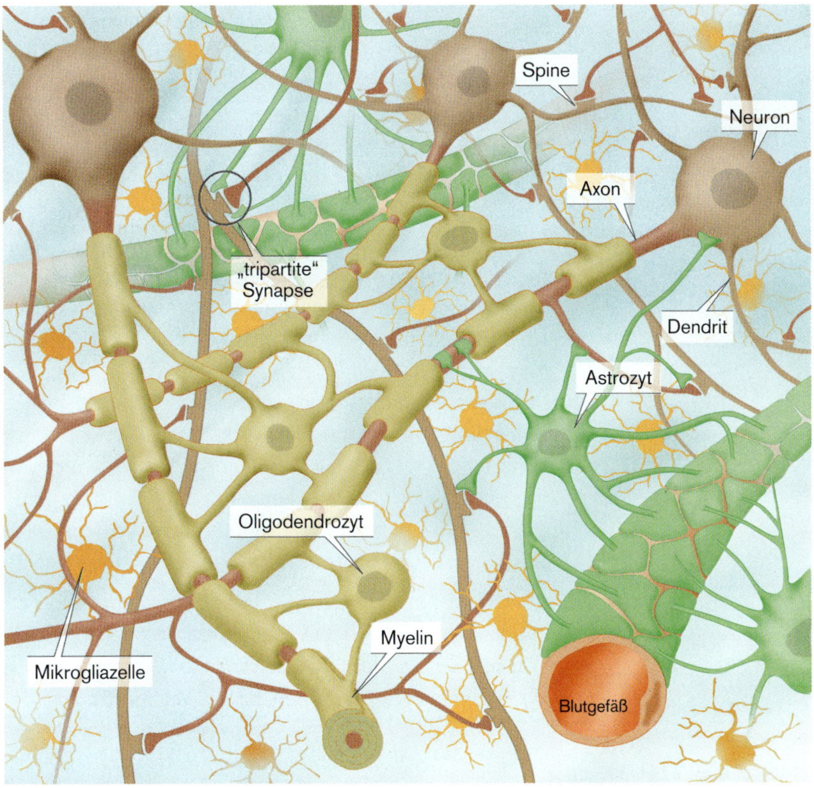

Abb. 3.22 Gliazellen des Gehirns. Ausschnitt eines zentralen Kerngebietes mit vernetzten Neuronen und drei Typen von Gliazellen. Astrozyten erreichen mit ihren zahlreichen Ausläufern Blutgefäße sowie Neurone, insbesondere im Bereich von Synapsen, die dann als *tripartite synapses* von prä- und postsynaptischem Neuron sowie Astrozyten gebildet werden. Oligodendrozyten bilden die Markscheiden myelinisierter Axone. Mikrogliazellen (hier am Beispiel ruhender Zellen) durchsetzen mit zahlreichen feinen Ausläufern das gesamte Hirngewebe, um als Gewebsmakrophagen bei entzündlichen Prozessen Zelltrümmer und Fremdmaterial zu phagozytieren.

Gliome. Im Vergleich zu den lebenslang stabilen Neuronen sind Gliazellen sehr flexibel und oft auch teilungsfähig. Diese Eigenschaften erleichtern die Anpassung des Nervensystems an neue Anforderungen und helfen, Läsionen zu beseitigen oder mindestens zu begrenzen. Kehrseite dieser Medaille ist die Neigung von Gliazellen, ihre Differenzierung zu verlieren und dann verdrängend und infiltrierend zu wachsen. Die meisten primären (nicht metastatischen) Hirntumore des Erwachsenenalters gehen von Gliazellen aus. Gliome kommen in unterschiedlichen Malignitätsgraden vor, stellen aber aufgrund der Lokalisation selbst bei histologischer Gutartigkeit (WHO Malignitätsgrad I) stets eine sehr ernste Erkrankung dar. Ein besonders bösartiger Hirntumor (Grad IV) des höheren Erwachsenenalters sind die niedrig differenzierten Glioblastome oder hochmalignen Astrozytome, die leider in dieser Gruppe von Betroffenen den häufigsten Gewebetyp darstellen. Gliome werden traditionell nach ihren (vermuteten) Ursprungszellen bzw. nach Ähnlichkeit zu normalen Gliazellen benannt, also z. B. Astrozytome, Oligodendrogliome, Ependymome usw., zunehmend bestimmen inzwischen aber molekulare Marker die Einteilung (vgl. [23]).

3.8.1 Astrozyten

Astrozyten sind die häufigsten Gliazellen in der grauen Substanz des Gehirns, kommen aber auch in der weißen Substanz vor. Sie verdanken ihren Namen den ringsum strahlenförmig abgehenden Fortsätzen, die in Golgi-Färbungen einen eindrucksvollen Sternenhimmel nachbilden können. Wie alle Zellen werden Astrozyten durch moderne immunhistochemische, molekularbiologische und morphometrische Verfahren in Subtypen unterteilt, von denen man immer mehr entdeckt. Klassischer „Marker" ist das Intermediärfilament **GFAP** (*glial fibrillary acidic protein*), das aber keineswegs in allen Vertretern der astrozytären Differenzierungsrichtung exprimiert ist. Auch im zeitlichen Verlauf ändern Astrozyten ihre Gestalt und ihr Expressionsmuster. Sie werden zum Beispiel in der Folge fast aller Läsionen traumatischer, entzündlicher oder neurodegenerativer Ursache aktiviert und produzieren dann unter anderem Zytokine, die weitere Zellen rekrutieren und Immunreaktionen in Gang bringen. Als dichte, feste („sklerotische") Glianarbe bilden Astrozyten in der Spätphase von Läsionen ein Hindernis für neu einwachsende Verbindungen.

Mit hochauflösenden mikroskopischen Verfahren zeigen sich filigrane Verzweigungen, die zu einer engmaschigen Versorgung der grauen Substanz mit feinsten Astrozytenfortsätzen führt, wobei jede Zelle ein eigenes Territorium abzudecken scheint. Diese Fortsätze umhüllen praktisch alle Synapsen des Zentralnervensystems, sodass man von der *tripartite synapse* spricht, die sich neben prä- und postsynaptischen Strukturen der Neurone aus eben diesen Astrozytenfortsätzen zusammensetzt. Dort befinden sich sekundär aktive Transporter für die Aufnahme (*uptake*) von Neurotransmittern (S. 114), womit sie die Synapse quasi abdichten und längere Verweildauern des Transmitters im synaptischen Spalt verhindern. Transmittermoleküle werden auch von den präsynaptischen Endigungen der Neurone selbst aufgenommen, wo sie unmittelbar zur Füllung der Vesikel verwendet werden können. Nur dann ist der Zusatz „Wieder"-Aufnahme (*re-uptake*) gerechtfertigt. Gemeinsam bewirken beide Zelltypen eine strikte räumliche und zeitliche Begrenzung des Signals.

▸ **Transmitterstoffwechsel.** Astrozyten besitzen spezielle Transportproteine und Stoffwechselwege, um Neurotransmitter aufzunehmen, zu synthetisieren und diese den Neuronen zur Verfügung zu stellen. Besonders wichtig ist der Beitrag der Astrozyten zur Synthese von **Glutamat** und **GABA**, die beide von Neuronen nicht autonom synthetisiert werden können. Die Gliazellen wandeln stattdessen beide Transmitter in Glutamin um (bei GABA auf Umwegen über den Citratzyklus). Glutamin wird schließlich durch spezielle sekundär aktive Transporter aus der Gliazelle exportiert und durch andere Transportmoleküle wieder in die neuronalen Endigungen aufgenommen. Dort wird es durch mitochondriale Glutaminase zu Glutamat verstoffwechselt. Im Falle GABAerger Neurone besorgt den letzten Schritt von Glutamat zu GABA die Glutamatdecarboxylase, von der eine Isoform sogar direkt an synaptische Vesikel assoziiert vorkommt. So werden Verluste der wertvollen Transmittermoleküle vermieden. Den Umweg über Glutamin kann man plausibilisieren, wenn man sich die Alternative vorstellt. Würden aufgenommene Transmittermoleküle direkt aus den Astrozyten heraustransportiert und den Neuronen wieder zugeführt, so würden sie in der Umgebung der Synapse ja auch wieder zu den Rezeptoren diffundieren und ein erneutes, zweites postsynaptisches Potenzial auslösen. Noch schlimmer für die Neurone wäre eventuell die „exzitotoxische" Wirkung übermäßiger Glutamatexposition.

Die Transporter für Transmitter bilden wichtige pharmakologische Angriffspunkte für kompetitive Antagonisten, die unmittelbar zu einer erhöhten Aufenthaltsdauer des Transmitters im synaptischen Spalt führen (die Konzentration kann, muss aber nicht steigen, wenn keine weiteren Vesikel freigesetzt werden). Im Falle von GABA lässt sich so die Wirkung inhibitorischer postsynaptischer Potenziale verstärken – dies wird zum Beispiel zur Therapie der Epilepsie eingesetzt. Die Komplexität solcher Eingriffe haben wir am Beispiel der selektiven Serotonin-Wiederaufnahmehemmer (S. 127) kennen gelernt: Die erhöhte Serotoninkonzentration tritt akut nach Einnahme des Hemmstoffs auf, der erwünschte antidepressive Effekt Tage bis Wochen später.

▸ **Gliotransmitter.** Astrozyten enthalten Vesikel (S. 115), sodass bei Ihnen schon früh eine sekretorische Funktion vermutet wurde. In den letzten Jahren hat sich das Wissen um diese Funktionen stark erweitert, man spricht von einer regelrechten *gliotransmission*. Die Exozytose aus Astrozyten erfolgt langsamer als die schnelle Fusion von Vesikeln in präsynaptischen Terminalen.

Die Exozytose aus Astrozyten wird durch intrazelluläres Calcium vermittelt. Allerdings unterscheiden sich die Mechanismen der Calciumbereitstellung von denen in Neuronen (S. 115). Zunächst kommt es zu einer Aktivierung der Astrozyten, zum Beispiel durch synaptisch freigesetztes Gutamat, das an Rezeptoren auf der Membran der Astrozytenfortsätze bindet. Anschließend werden durch entsprechende Signalkaskaden IP_3-Rezeptoren (S. 69) und Ryanodinrezeptoren (S. 149) aktiviert, die Calcium aus dem intrazellulären Speicher des ER mobilisieren. Dies führt zu wesentlich langsameren Anstiegen des zytosolischen Calciums als in der Präsynapse mit ihren spannungsaktivierten Calciumkanälen. Die weiteren Ereignisse entsprechen dann der **Exozytose**, die wir von Neuronen kennen. Hinzu kommt wahrscheinlich, dass bei geeigneter Ionenverteilung und Membranpotenzial die Energiebilanz für die sekundär aktiven Transporter zu einer Umkehr der Transportrichtung führt, sodass es zur nicht vesikulären Freisetzung von Transmittern kommt. Auf diese Weise nehmen Astrozyten aktiv am neuronalen Signalaustausch teil.

Die wichtigsten glialen Transmitter sind Glutamat, GABA und ATP, für die auch spezifische vesikuläre Transportmoleküle exprimiert werden. Außerdem werden Taurin und D-Serin aus Astrozyten freigesetzt. Wahrscheinlich tragen Astrozyten durch Ausschüttung von Glutamat und GABA zu deren basalen extrazellulären Konzentrationen bei (maximal wenige μM), die zur tonischen Aktivierung besonders hochaffiner Rezeptoren an Neuronen führen und als stetiges Hintergrundsignal die Balance von Exzitation und Inhibition regulieren. ATP wirkt einerseits als Transmitter über **Purinrezeptoren**, die auch auf den Astrozyten selbst vorkommen und zur gegenseitigen Aktivierung von Astrozyten führten können. Andererseits wird ATP im Extrazellulärraum durch Ectonukleoidasen zu Adenosin gespalten, das selbst Signalfunktion hat, z. B. bei der Induktion von **Schlaf** (endogene schlaffördernde Substanzen) (S. 997). **Taurin** hat vielfältige Funktionen von der Regulation der Osmolarität bis zu Neuroprotektion und antioxidativer Wirkung. Interessant ist schließlich die Freisetzung von **D-Serin**, das wir schon als Kofaktor bei der Aktivierung von **NMDA-Rezeptoren** (S. 126) kennen gelernt haben. Man weiß inzwischen, dass glial freigesetztes D-Serin an der Plastizität von glutamatergen Synapsen beteiligt ist (**synaptische Plastizität**) (S. 966). Aufgrund der aktiven Forschung an Gliazellen ist zu erwarten, dass wir in den nächsten Jahren weitere wichtige Funktionen dieser interessanten Zellen kennen lernen werden.

▸ **Homöostatische Funktion.** Astrozyten nehmen zahlreiche homöostatische Funktionen in neuronalen Netzwerken wahr. Wir hatten schon auf die Aufnahme und räumliche Verteilung von vermehrt anfallenden K^+-Ionen hingewiesen, die in der Umgebung elektrisch hochaktiver Neurone (S. 100) anfallen (▸ Abb. 3.1b). Würden die Kalium-Ionen nicht rasch „entsorgt“, so käme es zu einer lokalen Depolarisation der Neurone mit weiter zunehmender Erregbarkeit. Die Astrozyten wirken diesem drohenden circulus vitiosus durch Aufnahme von K^+ entgegen.

Dazu trägt ihr sehr negatives Membranpotenzial bei. Lokale Akkumulation von Kakiumionen im Extrazellulärraum verschiebt das Gleichgewichtspotenzial für K^+ an dieser Stelle zu positiveren Werten. Sobald es positiver geworden ist als das Membranpotenzial des Astrozyten resultiert ein elektrochemischer Gradient, der Kaliumionen in die Zelle hineintreibt. Anschließend verteilen die Astrozyten das Kalium über Gap Junctions (S. 129), sodass die lokale Kaliumkonzentration gesenkt und räumlich verteilt wird (***spatial buffering***). Diese intensive Kopplung ist ein typisches Merkmal von Astrozyten, die für kleine Moleküle und für elektrische Ladungen ein funktionelles Synzytium bilden. Bei epileptischen Anfällen kommt es akut zu einer Überlastung dieses Mechanismus, sodass hohe lokale Kaliumkonzentrationen entstehen können, die den Anfall weiter verstärken und neuronale Schadenskaskaden in Gang setzen können.

Astrozyten nehmen auch Substanzen aus dem Blut auf und regeln so den Stoffaustausch zwischen Gehirn und restlichem Organismus. Dadurch schützen sie das Gehirn vor Toxinen (z. B. Ammoniumionen, die zur Glutaminsynthese verwendet werden) und stellen wichtige Stoffe zur Verfügung (z. B. Glucose, aus der sie Glykogen bilden können). Anschließend setzen die Astrozyten bedarfsabhängig Glucose für den Energiestoffwechsel der Neuronen frei. Diese neurometabolische Kopplung wird dadurch ermöglicht, dass Astrozyten zahlreiche Rezeptoren für Transmitter besitzen und somit auf erhöhte neuronale Aktivität reagieren können.

▸ **Blut-Hirn-Schranke und Gefäßregulation.** Schließlich erreichen Astrozyten mit ihren Fortsätzen die Kapillaren und Arteriolen des Gehirns. Die eigentliche Blut-Hirn-Schranke wird von den Tight Junctions der Endothelzellen gebildet. Astrozyten sind aber für die Ausbildung dieser Schranke wichtig, und sie nehmen wichtige Moleküle aus dem Blutstrom auf (wie z. B. Glucose) (S. 1015). Durch ihre stark verzweigte Morphologie stellen Astrozyten eine direkte Verbindung zwischen dem aktiven Neuropil und den Gefäßen her. Sie vermitteln die **neurovaskuläre Kopplung** indem sie aktivitätsabhängig vasoaktive Substanzen freisetzen, sodass die lokale Durchblutung dem aktuellen Bedarf angepasst wird. Die resultierende Mehrdurchblutung aktiver Gebiete lässt sich in der **funktionellen Magnetresonanztomografie** als **BOLD**- (*blood oxygenation level dependent*) Signal messen (S. 982).

Radiale Glia. Während der Ontogenese findet man zahlreiche gliale Zellen, die von der Subventrikulärzone bis zur Pia das gesamte sich entwickelnde Gehirn durchspannen. Diese im Schnittbild strahlenförmigen Zellen heißen radiale Glia und galten lange als reine Leitstrukturen für die Migration von Neuronen aus der subventrikulären Bildungszone in die kortikalen Schichten. Inzwischen weiß man, dass radiale Gliazellen selbst zur Bildung von Neuronen fähig sind. Diese Verwandtschaft in der Zelldifferenzierung ist ein weiteres Indiz für die enge Beziehung zwischen Glia und Neuronen. Zwei besondere Typen von radialen Gliazellen persistieren lebenslang: im Zerebellum gibt es neben typischen Astrozyten noch die **Bergmann-Gliazellen**, die den zerebellären Kortex durchspannen, in der Retina die **Müller-Gliazellen**. Sie übernehmen – nach ursprünglicher Funktion als radiäre Glia – dort typische Funktionen der Astrozyten, insbesondere Aufnahme und Metabolismus von Neurotransmittern in diesen synaptisch sehr aktiven Netzwerken.

3.8.2 Oligodendrozyten und Schwann-Zellen

Die makroskopische Unterteilung des Gehirns in graue und weiße Substanz zeigt schon, dass ein großer Teil unseres Zentralnervensystems aus Leitungsbahnen besteht. Tatsächlich entsteht durch den hohen Vernetzungsgrad der Gehirne ein räumliches Problem – für viele dicht gepackte und vernetzte Neurone wird sehr viel Raum für „Kabel“ benötigt, sodass Konnektivität und Gehirngröße sich wechselseitig begrenzen. Nicht umsonst haben Wale einen recht dünnen und vergleichsweise zellarmen Neocortex. Immerhin haben Säugetiere aber in der Evolution eine Lösung des Konnektivitätsproblems gefunden – die **Myelinisierung**. Wir hatten bereits gesehen, dass dünne Axone eine sehr geringere Leitungsgeschwindigkeit für Aktionspotenziale (S. 107) aufweisen. Die Myelinisierung erhöht die Leitungsgeschwindigkeit sehr stark, sodass elektrische Signale auch in vergleichsweise dünnen Axonen mit hoher Geschwindigkeit übertragen werden können. Die frühen Arbeiten zum Aktionspotenzial wurden am Riesenaxon des Tintenfischs durchgeführt, weil diese Spezies schnelle Leitungszeiten in peripheren Nerven durch ca. 1 mm dicke Axone erzeugt, die entsprechend leicht für Mikroelektroden zugänglich sind. Mit dieser Strategie wäre unser Nervus ischiadicus wohl dicker als unser ganzer Körper. Durch die Myelinisierung lassen sich hingegen zahlreiche Verbindungen auf engem Raum unterbringen, ohne dass zu lange Leitungszeiten entstehen, die die komplexen und schnellen Operationen des Nervensystems unmöglich machen würden. Nicht zu vernachlässigen ist schließlich, dass durch die geringen Ladungsverluste und die Konzentration der Aktionspotenziale auf die Ranvierschen Schnürringe wesentlich weniger Ionen über die Membran geleitet werden als bei kontinuierlicher Erregungsleitung – dies spart Arbeit für die Na^+/K^+-ATPase und damit Energie.

Im zentralen Nervensystem werden die Myelinscheiden von **Oligodendrozyten** gebildet, im peripheren Nervensystem von **Schwann-Zellen**. Trotz morphologischer und funktioneller Ähnlichkeiten gibt es charakteristische Unterschiede. So umhüllen Oligodendrozyten mit ihren verzweigten Fortsätzen mehrere Axone während einzelne Schwann-Zellen nur je ein Axon myelinisieren. Oligodendrozyten entstehen aus Vorläufern in der subventrikulären Zone bzw. am Neuralrohr des sich entwickelnden Rückenmarks, Schwann-Zellen wandern aus der Neuralleiste in die peripheren Nerven ein (zur Hirnentwicklung vgl. Kap. 24.8) (S. 970). In der Peripherie haben die Schwann-Zellen unabhängig von der Myelinisierung eine wichtige trophische Funktion für den Erhalt des weit vom Soma entfernten Axons [vgl. [14]). Experimentell gelingt es, Zellen des peripheren Typs autolog (beim selben Individuum) in das Zentralnervensystem zu transplantieren. Derzeit wird versucht, dies bei Personen mit Querschnittssyndromen zu nutzen, indem man Hüllzellen vom Schwann-Typ aus dem Nervus olfactorius gewinnt, in Kultur vermehrt, und anschließend in die Region des verletzten Rückenmarks injiziert. Man hofft, auf diese Weise Leitstrukturen für regenerierende Verbindungen zu schaffen, die die Läsion überbrücken. Dieser – noch experimentelle – Ansatz belegt die Wichtigkeit der Gliazellen für pathologische Vorgänge und therapeutische Ansätze in der Neurologie.

Die wichtigste Funktion der Hüllzellen ist es, die Leitungsgeschwindigkeit von Aktionspotenzialen zu erhöhen. Der zugrunde liegende Mechanismus wurde bereits in Kapitel 3.4.5 (S. 107) besprochen. Kurz gesagt verändert die Myelinisierung zwei elektrische Eigenschaften der umhüllten Leiter: Sie erhöht den Widerstand zwischen dem Inneren des Axons und dem Extrazellulärraum, und sie vermindert die elektrische Kapazität. Dadurch können Aktionspotenziale verlustfreier und schneller geleitet werden, sodass beim Säuger trotz relativ dünner Axone Leitungsgeschwindigkeiten von über 100 m/s möglich sind. Die Myelinisierung ist beim Menschen mit der Geburt noch nicht abgeschlossen, sondern setzt sich in der gesamten Kindheit und bis zum Erwachsenenalter fort, wobei die frontalen Verbindungen zuletzt reifen. Die verzögerte **Myelinisierung** trägt zu den begrenzten sensomotorischen Fähigkeiten des Säuglings bei, bietet aber andererseits die Möglichkeit, das Gehirn in Auseinandersetzung mit der Umwelt adaptiv reifen zu lassen.

Hüllzellen isolieren Axone nicht nur gegenüber dem Extrazellulärraum, sondern auch gegenüber anderen Axonen. Dies verhindert die sog. ephaptische Erregungsübertragung, bei der die extrazelluläre Negativierung durch ein Aktionspotenzial zur Aktivierung von Natrium-Kanälen in einer erregbaren Nachbarmembran und damit zur Auslösung eines Aktionspotenzials in benachbarten Axonen führt. Solche ephaptischen Erregungen entstehen im gesunden Menschen nicht, kommen aber wahrscheinlich zwischen Axonen mit geschädigter Myelinscheide vor, z. B. bei multipler Sklerose oder peripheren Neuropathien. Experimentellen Studien zufolge tragen sie zu den typischen Missempfindungen bei diesen Erkrankungen bei (Parästhesien, Dysästhesien, neuropathische Schmerzen).

Angeborene oder erworbene **Schädigungen der Myelinscheiden** sind für verschiedene neurologische Erkrankungen verantwortlich. Im Zentralnervensystem ist hier vor allem die **multiple Sklerose** (oder Encephalomyelitis disseminata) zu nennen, die möglicherweise eine Autoimmunerkrankung gegen Moleküle der Oligodendrozyten darstellt. Die Pathogenese der Krankheit ist nicht geklärt, in jedem Fall führt sie aber im Rahmen von Entzündungsprozessen zu einem Verlust der Myelinisierung zentraler Fasertrakte. Die unmittelbaren Folgen lassen sich als verzögerte Nervenleitung (verlängerte Latenz) in evozierten Potenzialen messen, häufig im visuellen System (zu visuelle evozierten Potenzialen siehe Kap. 20.6.5) (S. 851). Genetische Störungen verschiedener Proteine der Oligodendrozyten liegen den verschiedenen Formen der **Leukodystrophien** zugrunde. Die Störungen der Myelinisierung führen zu einer meist schweren Degeneration der weißen Substanz und nachfolgend auch der zentralnervösen Axone. Die korrespondierenden angeborenen Störungen der Funktion von Schwann-Zellen verursachen **Neuropathien** wie die verschiedenen Formen der Charcot-Marie-Tooth-Neuropathien (heute auch Hereditäre motorisch-sensible Neuropathie Typ I genannt). In Einklang mit der trophischen Funktion der Schwann-Zellen beginnen die Störungen der Motorik und Sensorik meist distal in den Extremitäten. Die eher langsame Progredienz des Krankheitsbildes führt zu weniger verheerenden Verläufen als bei den zentralnervösen Myelinisierungsstörungen. Auch in der Peripherie gibt es eine entzündliche Erkrankung der Axone, die wahrscheinlich durch Kreuzreaktivität von Bestandteilen des Myelins oder der Axonmembran mit Antigenen vorausgegangener Infektionen zustande kommt. Bei diesem **Guillan-Barré-Syndrom** kommt es zu peripher beginnenden und aufsteigenden Lähmungen, die bei Befall der Atemmuskulatur lebensbedrohlich werden, aber oft mindestens teilweise reversibel sind.

3.8.3 Mikroglia

Mikroglia-Zellen sind mesodermalen Ursprungs, während die Astrozyten, Oligodendrozyten und Schwann-Zellen als ektodermale Zellen den Neuronen nahe stehen und – im Fall der Radialglia (S. 136) – sogar in Neurone differenzieren können. Bei Mikrogliazellen handelt es sich um mononukleäre Phagozyten (S. 295), die man als **Gewebsmakrophagen** des Gehirns bezeichnen kann, obwohl ihre genaue Herkunft innerhalb der myeloischen Zellreihe nicht endgültig geklärt ist. Damit ist klar, dass die Mikroglia nicht in derselben Weise an neuronalen Signalvorgängen beteiligt ist wie die oben besprochenen Zellen. Die bereits im frühen 20. Jahrhundert entstandene Bezeichnung als „Glia" erscheint aus dieser Sicht eher unglücklich. Neuere Studien zeigen aber, dass die Mikroglia viel stärker in normale Aktivität des Nervensystems integriert ist als ihr immunologischer Zelltyp vermuten lässt, sodass sich die Zuordnung zu den Gliazellen am Ende aus funktioneller Sicht vielleicht doch als sinnvoll erweist.

Ähnlich wie Astrozyten teilen Mikrogliazellen das gesamte Gehirn in Territorien auf, die vollständig abgedeckt werden, sich aber kaum überlappen. Im gesunden Gewebe wird die Mikroglia mit ihren kleinen Somata und zahlreichen filigranen Fortsetzen als „ruhend" bezeichnet. Allerdings sind Mikrogilazellen keinesfalls inaktiv, sondern in die Prozesse eingebunden, die im gesunden Nervensystem eine ständige molekulare, strukturelle und funktionelle Anpassung der Netzwerke an die Umwelt ermöglichen.

Aufnahmen fluoreszierender Mikrogliazellen im lebenden Nervengewebe zeigen, dass ihre feinen Ausläufer in ständiger Bewegung sind und das Neuropil gewissermaßen durchsuchen. Dabei bewegen sich die Ausläufer gezielt auf Synapsen (speziell die präsynaptischen Endigungen) zu und sind mit einer Geschwindigkeit von 1–3 µm pro Minute die schnellsten beweglichen Elemente des Nervensystems [16]! Sie scheinen eine ständige Überwachung der neuronalen Netzwerke durchzuführen, sodass jede Synapse regelmäßig „Besuch" von Fortsätzen der Mikroglia erhält. Es überrascht nach den Bemerkungen zur Astroglia vielleicht nicht, dass Mikroglia ebenfalls zahlreiche Rezeptoren für Glutamat, GABA und ATP tragen, die vermutlich die Motilität und weitere Funktionen abhängig von der neuronalen Aktivität regulieren. Umgekehrt scheinen Mikrogliazellen trophische Faktoren abzugeben, die Synapsen stabilisieren können. Dies geschieht ebenfalls in aktivitätsabhängiger Weise und könnte zur **homöostatischen Plastizität** beitragen, nach der wenig aktive Neurone ihre exzitatorischen Synapsen effektiver machen, während hochaktive Zellen ihre Reaktionsbereitschaft eher senken. Eine Hauptaufgabe besteht im gesunden Gehirn wahrscheinlich im ***pruning*** von Synapsen, also dem Abbau nicht genutzter Verbindungen. Diese Reduktion auf funktionell wichtige Synapsen trägt während der postnatalen Entwicklung wesentlich zur erfahrungsabhängigen Reifung des Gehirns (S. 971) bei. Interessant ist, dass dabei Proteine des Komplement-Systems zur Markierung der Synapsen für den Angriff der Mikrogliazellen dienen.

In der Umgebung pathologischer Prozesse, die mit Entzündung oder Zelluntergang einhergehen, gehen die Mikrogliazellen in die *aktivierte Form* über. Ihr Soma wird größer, die Ramifizierungen verlieren ihre feinen Verästelungen und die Zellen können nun leicht mit amöboiden Bewegungen zur Läsion wandern. Aktivierte Mikrogliazellen phagozytieren Zelltrümmer und Fremdmaterialien. Anschließend präsentieren sie antigene Epitope auf MHC-II-Komplexen und sezernieren Chemo- und Zytokine zur Anlockung und Aktivierung weiterer Immunzellen.

Mikrogliazellen sind an praktisch allen degenerativen und inflammatorischen Prozessen im Gehirn beteiligt. Neben akuten Entzündungen durch eingedrungene Bakterien und Viren gehören hierzu auch chronisch-entzündliche Erkrankungen wie die multiple Sklerose, in deren Herden sich gehäuft aktivierte Mikrogliazellen finden. Auch bei neurodegenerativen Erkrankungen spielen sie eine wesentliche Rolle, wobei die Sekretion von Apoptose-induzierenden Faktoren durchaus zur Pathologie beitragen könnte. Umgekehrt können Mikrogliazellen pathologisches Material phagozytieren, was als protektiver Mechanismus bei der Alzheimer-Erkrankung diskutiert wird. Die Rolle der Mikroglia bei diesen Erkrankungen und ihrer Therapie ist noch nicht abschließend geklärt.

Zusammenfassung Kap. 3.8

Mehr als „Nervenkitt" – die Gliazellen

Neben den Neuronen finden sich im zentralen und peripheren Nervensystem zahlreiche nicht neuronale Zellen, die als Gliazellen zusammengefasst werden. Drei Typen von Gliazellen sind von zentraler Bedeutung: Astrozyten, Hüllzellen (Oligodendrozyten und Schwann-Zellen) und Mikrogliazellen.

Astrozyten sind eine sehr heterogene Population von Zellen, die das zentrale Nervensystem mit feinen Fortsätzen durchziehen. Sie haben zahlreiche Funktionen in direkter Interaktion mit Neuronen, insbesondere die Aufnahme von Transmittern, die Regulation des extrazellulären Milieus sowie trophische Funktionen für Neuronen. Daneben stellen sie mit ihren Fortsätzen eine direkte Verbindung zu den zerebralen Blutgefäßen her. Sie regulieren die neurovaskuläre Kopplung, die für eine jeweils der lokalen neuronalen Aktivität angepasste Durchblutung sorgt.

Oligodendrozyten und **Schwann-Zellen** bilden die Myelinscheiden um die zentralen bzw. peripheren Axone. Die Myelinisierung ist eine wichtige Determinante der Leitungsgeschwindigkeit von Aktionspotenzialen, hat aber auch eine Reduktion des Platzbedarfs und des Energieverbrauchs der Axone zur Folge. In der Peripherie haben Schwann-Zellen darüber hinaus trophische Funktion für die Integrität der Axone.

Mikrogliazellen sind eigentlich myeloide Zellen mesodermalen Ursprungs und können als Gewebsmakrophagen des Gehirns betrachtet werden. Neben der Funktion als phagozytierende, Antigen-präsentierende und entzündungsfördernde Zellen scheinen sie zahlreiche Aufgaben im gesunden Zentralnervensystem zu haben. Sie tasten permanent aktiv alle Synapsen ab und tragen zur aktivitätsabhängigen Plastizität der neuronalen Netzwerke bei.

Gliazellen sind von wichtiger Bedeutung für pathologische Vorgänge im Nervensystem. Herausragende Beispiele sind die Rolle von Astrozyten bei der Entstehung von Tumoren, die Autoimmunkrankheiten der Hüllzellen und die Beteiligung der Mikroglia an sämtlichen entzündlichen und degenerativen Erkrankungen des Gehirns.

Zum Weiterlesen...

[1] Alexander SPH et al. The Concise Guide to PHARMACOLOGY 2021/22: Ion channels. British Journal of Pharmacology 178: S 157-S 245, 2021.

[2] Alexander SPH et al. The Concise Guide to PHARMACOLOGY 2021/22: G-protein-coupled receptors. British Journal of Pharmacology 178: S 27-S 156, 2021.

[3] Brunet Avalos C, Sprecher SG. Single-Cell Transcriptomic Reveals Dual and Multi-Transmitter Use in Neurons Across Metazoans. Front. Mol. Neurosci. 14: 623 148, 2021.

[4] Catterall WA, Lenaeus MJ, Gamal El-Din TM. Structure and pharmacology of voltage-gated sodium and calcium channels. Annu. Rev. Pharmacol. Toxicol. 60:133–54, 2020.

[5] Freissmuth M, Offermanns S, Böhm S. Pharmakologie und Toxikologie. Berlin, Heidelberg: Springer, 2020.

[6] Hodgkin AL. The ionic basis of nervous conduction. The Nobel Lecture. http://nobelprize.org/nobel_prizes/medicine/laureates/1963/hodgkin-lecture.pdf

[7] Huxley AF. The quantitative analysis of excitation and conduction in nerve. The Nobel Lecture. http://nobelprize.org/nobel_prizes/medicine/laureates/1963/huxley-lecture.pdf

[8] Imbrici P, Liantonio A, Camerino GM, De Bellis M, Camerino C, Mele A, Giustino A, Pierno S, De Luca A, Tricarico D, Desaphy J-F and Conte D. Therapeutic Approaches to Genetic Ion Channelopathies and Perspectives in Drug Discovery. Front. Pharmacol. 7:121, 2016.

[9] Kandel ER. The molecular biology of memory storage: a dialog between genes and synapses. The Nobel Lecture. http://nobelprize.org/nobel_prizes/medicine/laureates/2000/kandel-lecture.pdf

[10] Kandel ER, Koester JD, Mack SH, Siegelbaum SH. Principles of Neural Science. 6th ed. New York: McGraw Hill, 2021.

[11] Katz B. On the quantal nature of neuronal transmitter release. The Nobel Lecture. http://nobelprize.org/nobel_prizes/medicine/laureates/1970/katz-lecture.pdf

[12] Kettenmann H, Verkhratsky A. Neuroglia: the 150 years after. Trends Neurosci. 2008; 31: 653–659.

[13] McKinnon R. Potassium channels and the atomic basis of selective ion conduction. The Nobel Lecture. http://nobelprize.org/nobel_prizes/chemistry/laureates/2003/mackinnon-lecture.pdf

[14] Nave KA. Myelination and support of axonal integrity by glia. Nature 2010; 468: 244–252.

[15] Neher E. Ion channels for communication between and within cells. The Nobel Lecture. http://nobelprize.org/nobel_prizes/medicine/laureates/1991/neher-lecture.pdf

[16] Nimmerjahn A., Kirchhoff F., Helmchen F. Resting microglial cells are highly dynamic survaillants of brain parenchyma in vivo. Science 2005; 308: 1314–1318.

[17] Reeh PW, Fischer MJM. Nobel somatosensations and pain. Pflugers Arch 474: 405–420, 2022.

[18] Sakmann B. Elementary steps in synaptic transmission revealed by currents through single ion channels. The Nobel Lecture. http://nobelprize.org/nobel_prizes/medicine/laureates/1991/sakmann-lecture.pdf
[19] Südhof TC.The presynaptic active zone. Neuron 2012; 75:11–25.
[20] S. Verheugen JA, Fricker D, Miles R. Noninvasive measurements of the membrane potential and GABAergic action in hippocampal interneurons. J Neurosci. 1999 Apr 1; 19(7): 2546–55.
[21] Verkhratsky A, Parpura V, Li B, Scuderi C. Astrocytes: The Housekeepers and Guardians of the CNS. Adv Neurobiol 26: 21–53, 2021
[22] von Bohlen und Halbach O, Dermietzel R. Neurotransmitters and Neuromodulators. Wiley-VCH, Weinheim 2006.
[23] Weller M, Knobbe-Thomsen CB, Le Rhun E, Reifenberger G. Die WHO-Klassifikation der Tumoren des zentralen Nervensystems 2021. Onkologe 28: 155–163, 2022.

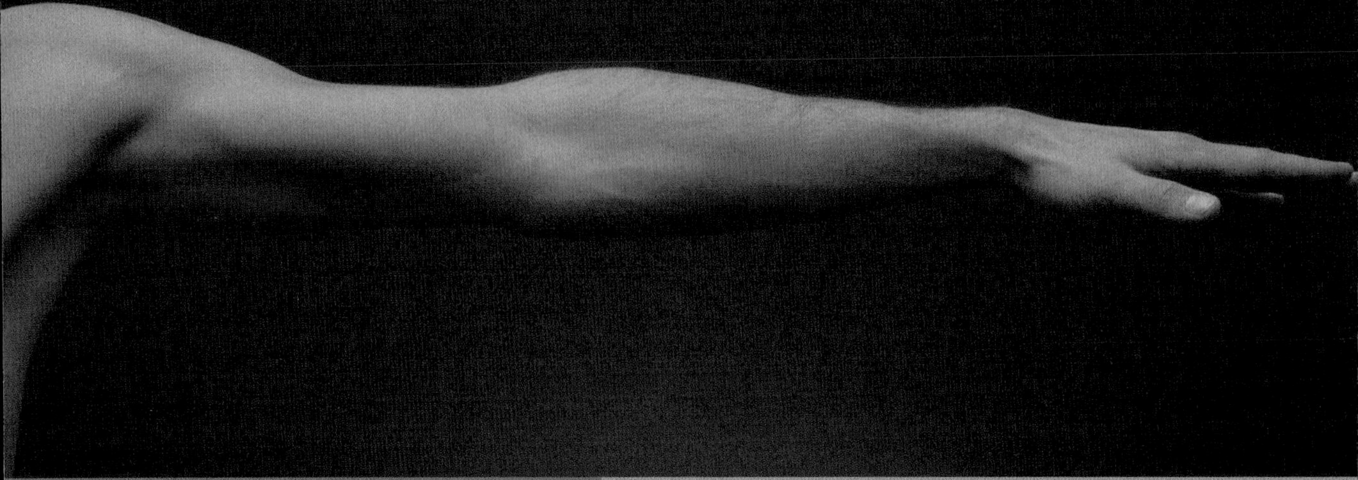

Kapitel 4

Muskulatur

4 Muskulatur

Theresia Kraft, Bernhard Brenner (†)

4.1 Wenn die Muskeln versagen

B

„Als mein Junge etwa 3 Jahre alt war, fiel mir auf, dass er im Vergleich zu anderen Kindern sehr unsicher ging und häufig hingefallen ist. Und schnell laufen konnte er auch nicht. Erst dachte ich, er sei einfach ein Spätentwickler. Doch dann bekam er Schwierigkeiten beim Aufstehen, wenn er mal wieder hingefallen war, und fing mit dieser merkwürdigen Angewohnheit an, sich beim Aufstehen mit den Händen an Knien und Oberschenkeln abzustützen. Auch Treppen rauf- oder runter zu gehen fiel ihm immer schwerer. Ach ja, und anfangs hat er immer mal wieder über Schmerzen in den Waden geklagt, wenn er ein Stück gehen musste."

Diese Symptome sind charakteristisch für eine fortschreitende Muskelschwäche, die **Duchenne-Dystrophie**, die sich bei Kleinkindern beginnend zunächst im Bereich des Beckengürtels bemerkbar macht. Die Erkrankung führt im Verlauf von etwa 10 Jahren zu vollständiger Geh- und Stehunfähigkeit. Lebensbegrenzend sind schließlich die Beeinträchtigung der Atemmuskulatur, die eine künstliche Beatmung erfordert, und die Mitbeteiligung der Herzmuskulatur, die eine zunehmende Herzmuskelschwäche zur Folge hat. Die Erkrankung wird durch Mutationen in einem Strukturprotein der Muskulatur, dem **Dystrophin**, verursacht. Bei Fehlen dieses Strukturproteins wird bei Muskelkontraktionen die Oberflächenmembran der Muskulatur geschädigt. Die betroffenen Muskelfasern gehen zugrunde und können nur anfangs durch Regeneration neuer Muskelfasern ersetzt werden.

Für Bewegungen und Formänderung von Organen oder ganzer Organismen haben sich spezialisierte Gewebe, die Muskelgewebe, entwickelt. Muskelgewebe werden aufgrund funktionell-struktureller Merkmale in zwei Haupttypen unterschieden: **quergestreifte Muskulatur** und **glatte Muskulatur.** Die quergestreifte Muskulatur zeigt im Lichtmikroskop eine charakteristische Streifung aus hellen und dunklen Banden. Zur quergestreiften Muskulatur zählen die **Skelettmuskulatur** und die **Herzmuskulatur.** Die glatte Muskulatur ist morphologisch-funktionell vielfältig organisiert und zeigt im Lichtmikroskop keine Querstreifung. Sie ist u. a. Bestandteil der Wand innerer Organe und der Blutgefäße.

4.2 Skelettmuskulatur

Skelettmuskulatur ist die in das Skelettsystem integrierte Muskulatur. Im Zusammenspiel mit dem Skelettsystem und seinem Bandapparat stabilisiert die Skelettmuskulatur verschiedene **Körperhaltungen**, wie beispielsweise das aufrechte Stehen. Auch bewusste, **willkürliche Bewegungen** erfolgen über die Skelettmuskulatur. Die erforderlichen hohen Kräfte und ausgedehnten Längenänderungen werden durch eine spezifische Anordnung der beteiligten Muskelproteine ermöglicht. Die Stabilisierung verschiedener Körperhaltungen erfolgt unbewusst über die reflektorische Kontrolle (S. 878) von Muskelkraft und Muskellänge. Reflektorische Kontrolle und bewusste, willkürliche Bewegungen der Skelettmuskulatur erfordern intakte Verbindungen zum Nervensystem.

4.2.1 Organisation des Skelettmuskels

▸ **Morphologische Organisation.** Der Skelettmuskel ist aus vielkernigen **Muskelfasern** mit einem Durchmesser von 10–100 µm und einer Länge von bis zu mehreren Zentimetern aufgebaut (▸ Abb. 4.1; vgl. ▸ Tab. 4.1). Bei der Entwicklung des Skelettmuskels ordnen sich einkernige **Myoblasten** in Ketten an. Die Myoblasten fusionieren zu vielkernigen **Myotuben**, die zu Muskelfasern ausdifferenzieren. Einzelne einkernige Zellen bleiben als **Satellitenzellen** erhalten. Sie ermöglichen die Neubildung von Muskelfasern bei Verletzungen oder anderen Schädigungen der Skelettmuskulatur. Jede Muskelfaser besteht aus einem Bündel dichtgepackter **Myofibrillen** mit einem Durchmesser von je ca. 1 µm, die sich über die gesamte Länge einer Muskelfaser erstrecken. Zwischen den Myofibrillen liegt das Zytoplasma der Muskelfasern, auch **Sarkoplasma** genannt. Die Oberflächenmembran der Muskelfasern wird als **Sarkolemm** bezeichnet.

▸ **Grundlagen der Querstreifung.** Im Lichtmikroskop zeigen Skelettmuskelfasern eine charakteristische Streifung aus hellen und dunklen Banden (▸ Abb. 4.1; vgl. ▸ Tab. 4.1). Sie entstehen durch regelmäßige Anordnung von **dicken** und **dünnen Filamenten**, die entsprechend

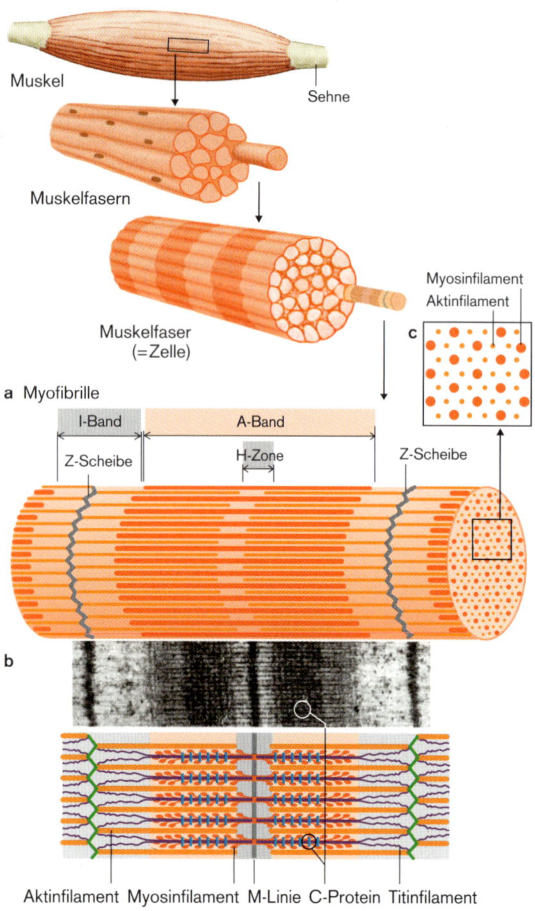

Abb. 4.1 Morphologische Organisation des quergestreiften Muskels. Organisation der Muskelfasern und Myofibrillen mit Anordnung der dicken Myosin- und dünnen Aktinfilamente im Sarkomer. Der vergrößerte Ausschnitt einer Myofibrille (**a**) illustriert die lichtmikroskopisch sichtbaren Elemente der Querstreifung. Der elektronenmikroskopische Längsschnitt eines Sarkomers (**b**) zeigt die Zuordnung der Querstreifung zur Anordnung der Aktin- und Myosinfilamente. Der Kreis kennzeichnet C-Protein (blaue senkrechte Striche) (modifiziert nach [12]). Der Querschnitt (**c**) verdeutlicht die hexagonale Anordnung der Myosin- und Aktinfilamente (modifiziert nach [6]).

des jeweils wichtigsten Proteinanteils als **Myosinfilamente** bzw. **Aktinfilamente** bezeichnet werden. Die dunkel erscheinenden Banden sind aufgrund der hohen Dichte parallel angeordneter Myosinfilamente im polarisierten Licht stark doppelbrechend (**a**nisotrop). Sie werden **A-Banden** genannt. Die hellen Banden sind wenig doppelbrechend (**i**sotrop). Sie werden entsprechend **I-Banden** genannt. Im Zentrum der A-Bande ist ein hellerer Bereich zu erkennen, die **H-Zone,** welche in der Mitte durch die **M-Linie** geteilt wird. In der Mitte jeder I-Bande befindet sich eine dunkle Linie, die **Z-Linie** oder **Z-Scheibe**.

Der Abschnitt zwischen zwei Z-Scheiben ist das **Sarkomer**. Das Sarkomer ist die morphologische Untereinheit des Skelettmuskels, das Halbsarkomer stellt die funktionelle Untereinheit dar. Die Länge der Sarkomere liegt unter physiologischen Bedingungen zwischen 2,2 und 2,4 µm. Viele hintereinander geschaltete Sarkomere bilden die Myofibrille. Die **Querstreifung** entsteht dadurch, dass die Z-Scheiben aller Myofibrillen einer Muskelfaser auf gleicher Höhe liegen und alle Sarkomere nahezu gleich lang sind.

Die Myofibrillen einer Muskelfaser mit Sarkomeren und darin charakteristisch angeordneten Aktin- und Myosinfilamenten werden als **kontraktiler Apparat** der Muskelfaser bezeichnet.

Innerhalb eines **Sarkomers** sind Myosin- und Aktinfilamente in charakteristischer Weise angeordnet (▶ Abb. 4.1). Die Myosinfilamente sind 1,6 µm lang und nehmen die A-Bande im Zentrum des Sarkomers ein. Die 1,1 µm langen Aktinfilamente sind am **α-Aktinin**, dem Hauptprotein der Z-Scheiben, verankert. Die Aktinfilamente bilden jeweils eine Hälfte der I-Bande und reichen zwischen die in der A-Bande gelegenen Myosinfilamente bis an die Grenzen der **H-Zone**. Im Bereich der H-Zone fehlen Aktinfilamente zwischen den Myosinfilamenten. Ein weiteres filamentäres Sarkomerprotein ist das **Titin**, welches von der Z-Scheibe bis zur M-Linie reicht (▶ Abb. 4.2**a**). Im Bereich der I-Bande verlaufen die Titinfilamente frei und besitzen elastische Federeigenschaften. Im Bereich der A-Bande verläuft Titin entlang der Myosinfilamente. Die Myosinfilamente sind zudem über Strukturproteine (z. B. **Myomesin**) in der M-Linie verankert. Mit der M-Linie assoziiert ist eine **Kreatinkinase**, die bei der Muskelkontraktion zur Regeneration von verbrauchtem ATP beiträgt. Im **Überlappungsbereich** zwischen Aktin- und Myosinfilamenten bilden die Myofilamente im Querschnitt ein hexagonales Gitter (vergrößerter Querschnitt in ▶ Abb. 4.1**c**). Jedes dicke Myosinfilament ist dabei von 6 dünneren Aktinfilamenten umgeben bzw. jedes Aktinfilament von 3 Myosinfilamenten. Daraus ergibt sich im quergestreiften Muskel ein 2:1-Verhältnis von Aktin- zu Myosinfilamenten.

▶ **Aufbau der Myosinfilamente.** Ein Myosinfilament (Durchmesser ca. 12 nm) entsteht durch Zusammenlagerung von ca. 300 **Myosinmolekülen** (▶ Abb. 4.2**d**). Das einzelne Myosinmolekül (▶ Abb. 4.2**e**) besteht aus zwei **schweren Myosinketten** (MW 220 kDa) und insgesamt vier **leichten Myosinketten** (MW ca. 20 kDa). Die beiden schweren Ketten bestehen jeweils aus einem α-helikalen **Schwanzteil** und einer globulären Kopfdomäne (**Myosinkopf**). Die α-helikalen Schwanzteile der beiden schweren Ketten sind umeinandergewunden und bilden eine **stabförmige Struktur** mit Myosin-Schaft und -Hals. Der Übergang zwischen Schaft und Hals ist elektronenmikroskopisch oft als Knick zu erkennen (▶ Abb. 4.2**e**). Der **distale Teil** des Kopfes ist die **katalytische Domäne**, die an Aktin binden und in ihrem aktiven Zentrum ATP hydrolysieren kann. Der **proximale Teil** des Kopfes mit zwei angelagerten leichten Ketten wird als **Leichte-Ketten-Domäne** bezeichnet. Dieser Teil übt bei der Kontraktion die Funktion eines **Hebelarms** aus. Die Leichte-Ketten-Domäne, der Hebelarm, ist über den **Konverter** in der katalytischen Domäne verankert.

Tab. 4.1 Skelettmuskel, glatter Muskel und Herzmuskel im Vergleich

	Skelettmuskel	glatter Muskel	Herzmuskel
Morphologie	vielkernige Faser, Querstreifung	einkernige Zellen, Gap Junctions, keine Querstreifung	einkernige Zellen, Gap Junctions, Querstreifung
funktionelle Organisation	viele motorische Einheiten (Multi-Unit)	Single-Unit, Multi-Unit	Single-Unit
Erregung	neurogen: Übertragung neuronaler Aktivität auf die Muskelfaser an neuromuskulärer Endplatte	Single-Unit-Typ: Automatie durch Schrittmacherzellen, Ausbreitung über Gap Junctions, Modulation über Neurotransmitter; Multi-Unit-Typ: neurogen über synaptische Übertragung	myogene Automatie durch Schrittmacherzellen, Ausbreitung über Gap Junctions; neurogene Modulation durch Neurotransmitter
Ca^{2+}im Sarkoplasma	Ca^{2+}-Freisetzung aus SR über Dihydropyridin/Ryanodinrezeptor-Interaktion; Ca^{2+}-Bindung an Troponin C, Umlagerung Tropomyosin, Freigabe hochaffiner Myosinbindungsstellen am Aktin	Ca^{2+}-Einstrom über Sarkolemm und Ca^{2+}-Freisetzung aus SR bei Depolarisation (elektromechanische Kopplung); Ca^{2+}-Einstrom über ligandengesteuerte Ca^{2+}-Kanäle; Ca^{2+}-Freisetzung aus SR über Second Messenger (pharmakomechanische Kopplung); Ca^{2+}-Bindung an Calmodulin, Phosphorylierung der regulatorischen leichten Myosinkette	Ca^{2+}-Einstrom über Sarkolemm und T-Tubuli (L-Typ Ca^{2+}-Kanal, Dihydropyridinrezeptor) triggert Ca^{2+}-induzierte Ca^{2+}-Freisetzung aus SR; Ca^{2+}-Bindung an Troponin C, Umlagerung Tropomyosin, Freigabe hochaffiner Myosinbindungsstellen am Aktin
Regulation $[Ca^{2+}]_i$	Überlagerung von Einzelzuckungen (Summation), abhängig von Frequenz der Aktionspotenziale	abgestufte Depolarisation; abgestufte Ligandenaktivierung über Transmitterkonzentration; Senkung durch Aktivierung von Ca^{2+}-Pumpen und $3Na^+/1Ca^{2+}$-Austauschcarrier	Verstärkung des Ca^{2+}-Einstroms (β_1-Adrenozeptorstimulation, cAMP-abhängige Phosphorylierung der L-Typ Ca^{2+}-Kanäle); Verstärkung der Ca^{2+}-Freisetzung aus SR bei vermehrter Ca^{2+}-Beladung des SR
Abstufung der Kontraktionsamplitude	Rekrutierung motorischer Einheiten, Superposition von Einzelzuckungen, Tetanisierbarkeit;	Single-Unit-Typ: Superposition, Tetanisierbarkeit; Ca^{2+}-Sensitivierung/ -Desensitivierung. Multi-Unit-Typ: Superposition, Tetanisierbarkeit; Rekrutierung motorischer Einheiten	Ca^{2+}-Beladung des sarkoplasmatischen Retikulums; Ca^{2+}-Sensitivierung/-Desensitivierung
Erschlaffung	Ende der Aktionspotenziale im Motoneuron; Ca^{2+}-Pumpen in der Membran des SR; ADP-Abdissoziation von Myosinköpfen und Bindung von neuem ATP	Ende der Aktionspotenziale, Ca^{2+}-Pumpen in Sarkolemm und SR; $3Na^+/1Ca^{2+}$-Austauschcarrier im Sarkolemm; Ca^{2+}-Desensitivierung, Dephosphorylierung der regulatorischen leichten Myosinkette; ADP-Abdissoziation von Myosinkopf und Bindung von neuem ATP	Ende des Aktionspotenzials, Ca^{2+}-Pumpen in Sarkolemm und SR; $3Na^+/1Ca^{2+}$-Austauschcarrier in Sarkolemm; Ca^{2+}-Desensitivierung; ADP-Abdissoziation von Myosinköpfen und Bindung von neuem ATP
Rezeptoren für Liganden/ Hormone	nikotinischer Acetylcholinrezeptor in motorischer Endplatte	Rezeptoren für Vielzahl von Transmittern und Hormonen (z. B. Catecholamine, Acetylcholin, Histamin, Serotonin, NO)	muskarinischer Acetylcholinrezeptor (Parasympathikuswirkung), β_1-Adrenozeptor (Sympathikuswirkung)

SR = sarkoplasmatisches Retikulum

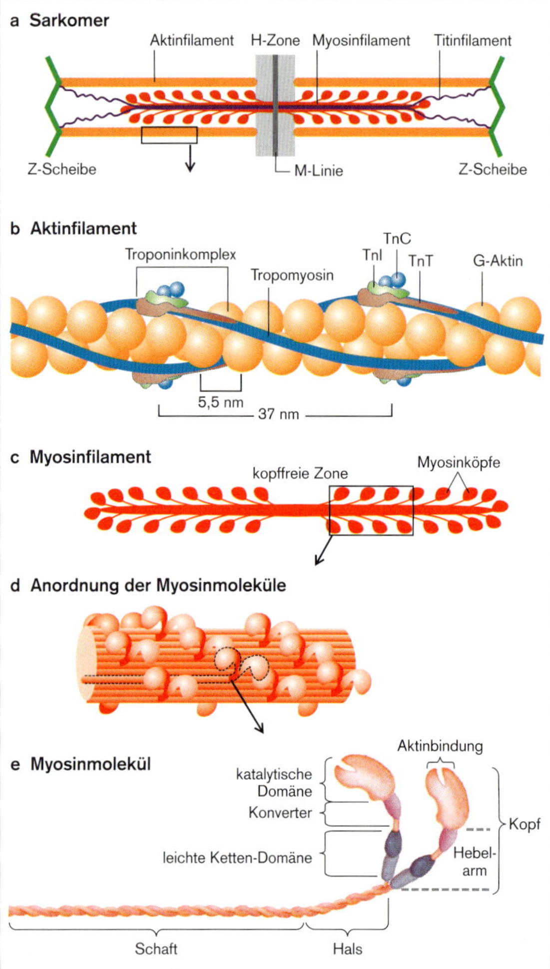

Abb. 4.2 Aufbau von Myosin- und Aktinfilamenten.
a Anordnung im Sarkomer.
b Aktinfilament mit Tropomyosin und Troponinkomplex.
c Myosinfilament mit Anordnung der Myosinkopfpaare und kopffreier Zone in der Mitte des Myosinfilaments.
d Vergrößerter Ausschnitt mit helikaler Anordnung der Myosinkopfpaare.
e Myosinmolekül mit Schaft, Hals und den beiden globulären Köpfen. Bei den globulären Köpfen werden katalytische Domäne, Leichte-Ketten-Domäne und Konverter unterschieden. Die katalytische Domäne weist je ein aktives Zentrum zur ATP-Hydrolyse und einen Aktinbindungsbereich auf.

Bei physiologischen Ionenkonzentrationen lagern sich Myosinmoleküle im Bereich des Schaftes und Halses zusammen und bilden das Rückgrat der Myosinfilamente, aus dem seitlich die Kopfdomänen herausragen (▸ Abb. 4.2**c**, ▸ Abb. 4.2**d**). Diese binden im Verlauf des Kontraktionsprozesses an die Aktinfilamente und bilden die sog. „**Querbrücken**" zwischen Myosin- und Aktinfilament. Die Aggregation der Myosinmoleküle erfolgt nach einem festen Muster, sodass bipolare Myosinfilamente mit einer **kopffreien Zone** in der Filamentmitte entstehen (▸ Abb. 4.2**c**).

Im Verlauf des Myosinfilaments ragen alle 14,3 nm die Kopfpaare von jeweils drei Myosinmolekülen in einem Winkelabstand von 120° seitlich aus dem Filament. Die drei in einer Ebene gelegenen Myosinkopfpaare werden als **Krone** bezeichnet. Aufeinanderfolgende Kronen sind um jeweils 40° gegeneinander verdreht, sodass die aus dem Filament ragenden Myosinköpfe alle 3 · 14,3 nm identische räumliche Orientierung haben (▸ Abb. 4.2**d**). Jedem Myosinfilament sind in regelmäßigem Abstand (alle 43 nm) jeweils drei Protein-C-Moleküle, auch myosinbindendes Protein C (MyBP-C) genannt, angelagert. Sie liegen für alle benachbarten Myosinfilamente an gleicher Position und bilden elektronenmikroskopisch 7–9 regelmäßige Streifen im Überlappungsbereich nahe der H-Zone (▸ Abb. 4.1**b**). Mutationen in den verschiedenen Isoformen des MyBP-C führen zu Skelett- und Herzmuskelmyopathien.

An jeder Hälfte eines Myosinfilaments sind außerdem in Längsrichtung 3–6 Titinmoleküle angelagert, die von der M-Linie ausgehend über die freien Enden der Myosinfilamente hinaus reichen und in der Z-Linie verankert sind (▸ Abb. 4.2**a**). Titin hat eine hohe elastische Dehnbarkeit im Bereich der I-Bande und zentriert das Myosinfilament im Sarkomer.

▸ **Aufbau der Aktinfilamente.** Ein Aktinfilament hat einen Durchmesser von ca. 10 nm. Es entsteht durch Zusammenlagerung von etwa 400 **globulären Aktinmonomeren** (**G-Aktin**; MW 42 kDa) zu einer doppelsträngigen Helix (▸ Abb. 4.2**b**). Auf jede Windung entfallen dabei 2 · 7 Aktinmonomere. Diese Grundstruktur wird auch **F-(filamentäres-)Aktin** genannt. Im Bereich der beiden helikalen Längsrillen sind dem F-Aktin die **Regulatorproteine**, das filamentäre Tropomyosin und der eher globuläre Troponinkomplex in regelmäßigem Abstand angelagert. Ein **Tropomyosinmolekül** erstreckt sich über 7 Aktinmonomere und jedes Tropomyosinmolekül ist mit einem Troponinkomplex assoziiert. Der **Troponinkomplex** besteht aus drei Untereinheiten, dem **Troponin C** (Ca^{2+}-bindende Untereinheit), **Troponin T** (Tropomyosin-assoziierte Untereinheit) und **Troponin I** (inhibitorische Untereinheit). Aktinfilamente sind über **α-Aktinin** in den Z-Scheiben verankert.

▸ **Verankerung des kontraktilen Apparates in der extrazellulären Matrix.** Der kontraktile Apparat der Muskelfasern und das Sarkolemm stehen mit dem umgebenden Binde- und Stützgewebe in enger Verbindung (▸ Abb. 4.3). Das Protein **Dystrophin** spielt dabei eine zentrale Rolle. Dystrophindimere verankern auf der intrazellulären Seite des Sarkolemms Aktinfilamente an **Sarkoglykanen**, die Bestandteil von Proteinkomplexen im Sarkolemm sind. Diese Membranproteinkomplexe sind ihrerseits über **Merosin** an Kollagenfibrillen der extrazellulären Matrix gekoppelt.

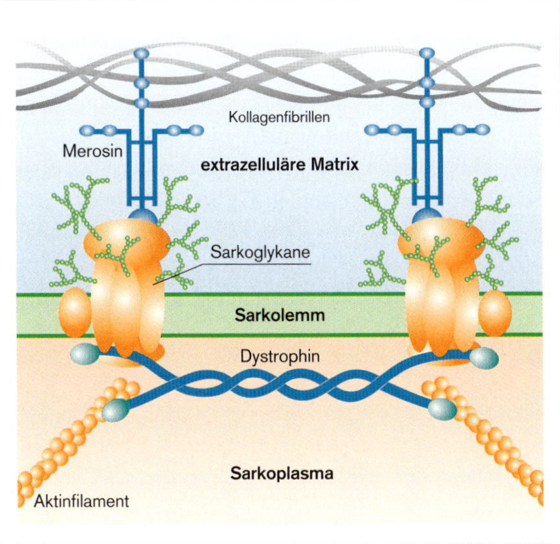

Abb. 4.3 Verbindung des kontraktilen Apparates zur extrazellulären Matrix. Dystrophindimere verankern Aktinfilamente des kontraktilen Apparates an Sarkoglykanen in Proteinkomplexen des Sarkolemms. Diese sind über Merosin an Kollagenfibrillen der extrazellulären Matrix gebunden (nach [23]).

Muskeldystrophien sind charakteristische Krankheitsbilder, die auf funktionelle Beeinträchtigung dieser Verankerungskomplexe zurückzuführen sind. Beispiele hierfür sind die durch Dystrophin-Mutationen verursachte **Duchenne-Dystrophie**, die durch Sakroglykan-Mutationen hervorgerufene **Gliedergürteldystrophie** und die durch Merosin-Mutationen bedingte **kongenitale Dystrophie.** Bei Störungen der Verbindung zwischen kontraktilem Apparat, Sarkolemm und umgebendem Bindegewebe wird das Sarkolemm bei Muskelkontraktionen geschädigt, sodass es zum Untergang von Skelettmuskelfasern kommt. Hauptsymptom der Dystrophien ist daher die zunehmende Muskelschwäche durch chronisch fortschreitende Degeneration von Muskelfasern mit erhöhter Serumkonzentration der muskulären Kreatinkinase als Zeichen des Untergangs von Muskelfasern. Der Erbgang der Duchenne-Dystrophie ist X-chromosomal rezessiv. Das Dystrophin-Gen ist das größte bekannte Gen und seine Größe hat eine hohe Rate von Spontanmutationen zur Folge. Die Häufigkeit der Erkrankung liegt bei etwa 1:3 000 männlichen Neugeborenen. Eine Behandlung des Gendefekts ist bis heute nicht möglich.

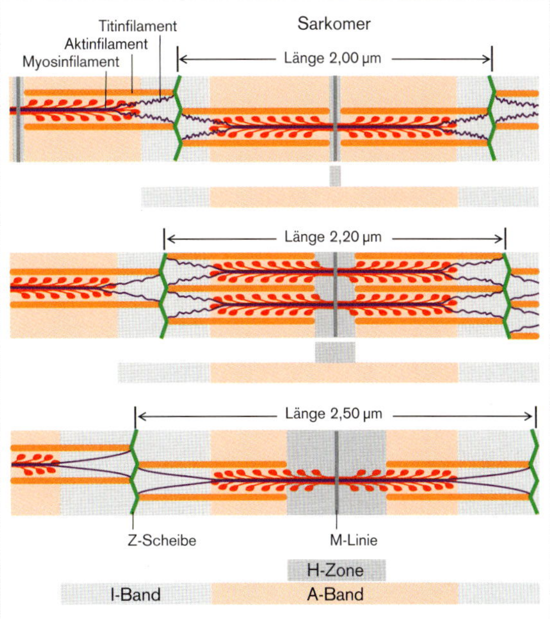

Abb. 4.4 Lage der Myosin- und Aktinfilamente im Sarkomer bei unterschiedlichen Muskellängen. Die Länge der Aktin- und Myosinfilamente bleibt bei Längenänderungen des Muskels konstant. Bei Dehnung über die Gleichgewichtslänge hinaus werden die Titinfilamente gedehnt.

4.2.2 Molekulare Grundlagen der Kontraktion des Skelettmuskels

▸ **Die Gleitfilamenttheorie.** Bei Längenänderungen des Muskels, Dehnung oder Verkürzung, ändert sich die Länge der Myosin- und Aktinfilamente *nicht*. Stattdessen entsteht der Eindruck, dass Aktin- und Myosinfilamente **aneinander entlang gleiten** (Gleitfilamenttheorie). Dies führt zu charakteristischen Änderungen des Querstreifungsmusters. Bei aktiver Verkürzung werden die Aktinfilamente weiter zwischen die Myosinfilamente gezogen. Dadurch werden H-Zone und I-Bande in gleichem Ausmaß schmaler, während die Länge der A-Bande (entspricht der Länge der Myosinfilamente) konstant bleibt (▸ Abb. 4.4). Durch serielle Anordnung der Sarkomere (400–450 pro mm Faserlänge) addiert sich die Verkürzung der einzelnen Sarkomere zu makroskopisch sichtbarer Verkürzung des entsprechenden Muskels.

Bei Dehnung eines Muskels werden die Aktinfilamente aus den Räumen zwischen den Myosinfilamenten herausgezogen, d. h. H-Zone und I-Banden werden breiter, während das A-Band in seiner Länge konstant bleibt. Wird ein Muskel aus dem Organismus isoliert, nimmt er in Ruhe die sog. **Gleichgewichtslänge** ein. Im Organismus ist ein ruhender Muskel normalerweise etwas über die Gleichgewichtslänge hinaus vorgedehnt. Bei Dehnung über die Gleichgewichtslänge hinaus werden die Titinmoleküle elastisch gedehnt und produzieren entsprechend elastische Rückstellkräfte, die für die passiven Rückstellkräfte bei Dehnung von Muskelfasern verantwortlich sind.

► **Querbrückenzyklus.** Die molekulare Grundlage der Muskelkontraktion ist die **zyklische Wechselwirkung** zwischen **Myosinkopf** und **Aktinfilament**, der sog. Querbrückenzyklus, in dessen Verlauf ATP hydrolysiert wird. Myosin ist ein Mechanoenzym. Die bei der **ATP-Hydrolyse** freigesetzte chemische Energie kann vom Myosinmolekül in aktive Muskelkraft und/oder Verkürzung des Muskels umgeformt werden. Das Myosin wird demzufolge als **Motorprotein** (S. 82) des Muskels bezeichnet. Nach derzeitigem Kenntnisstand werden im Verlauf des Querbrückenzyklus folgende Schritte durchlaufen (► Abb. 4.5):

- Schritt 1: Die Bindung eines **ATP**-Moleküls in das aktive Zentrum des Myosinkopfes durchbricht die feste, hochaffine Bindung zwischen nukleotidfreiem Myosinkopf und Aktinfilament. Der **Myosinkopf löst sich** vom Aktinfilament ab.

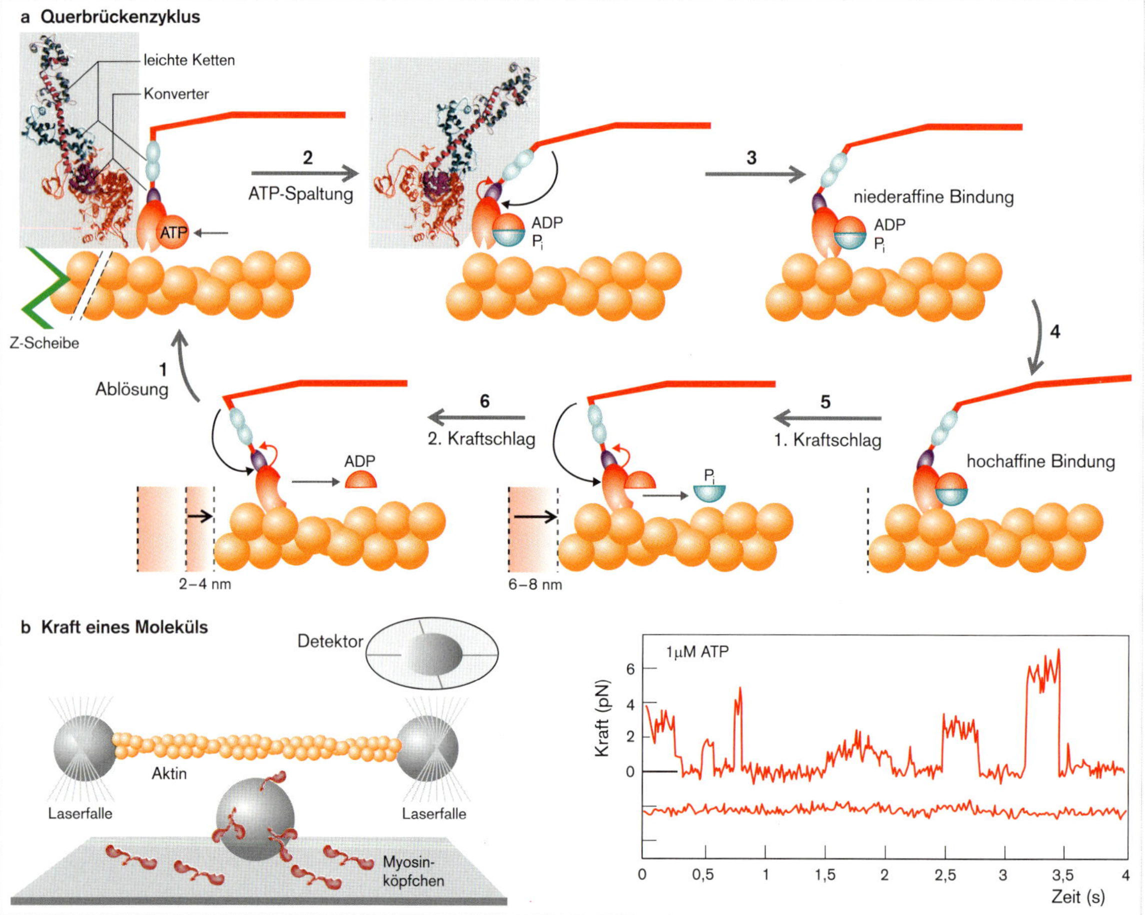

Abb. 4.5 Der Querbrückenzyklus.

a **Schematische Darstellung der zyklischen Wechselwirkung zwischen Myosinkopf und Aktinfilament.** Kraftentwicklung bzw. Filamentverschiebung sind Folge von Strukturumlagerungen im Komplex aus Myosinkopf und Aktinfilament. Erster Beitrag zur Kraftentwicklung erfolgt in Schritt 5 durch aktive Umorientierung des Konverters mit Hebelarm bei Abdissoziation des anorganischen Phosphats. Zweiter Beitrag erfolgt durch weiteres Umklappen des Konverters mit Hebelarm bei Abdissoziation von ADP (Schritt 6). Das Rückumklappen von Konverter und Hebelarm erfolgt bei Spaltung des ATP-Moleküls (Schritt 2). Die gestrichelten Linien verdeutlichen das Ausmaß der Filamentverschiebung. **Insets** in (a): Röntgenkristallografisch ermittelte Struktur des Myosinkopfes vor (linkes Inset) und nach ATP-Spaltung (rechtes Inset) zeigt das Rückumklappen des Konverters mit Hebelarm bei Spaltung von ATP in Schritt 2 (nach [15]).

b **Messungen der von einem einzelnen Myosinmolekül erzeugten Kräfte bei Wechselwirkungen mit einem Aktinfilament.** Hierzu wird ein Aktinfilament mit Hilfe von zwei fokussierten Laserstrahlen, sog. Laserfallen, zwischen zwei Plastikkügelchen aufgespannt. Zur Messung von Kräften und Bewegungen wird ein Kügelchen zur Messung seiner Position auf einem Detektor abgebildet. Die dargestellte Registrierung zeigt mehrere Wechselwirkungen zwischen aufgespanntem Aktinfilament und einem Myosinmolekül auf einem dritten, am Kammerboden festhaftenden Kügelchen (nach [14]).

- Schritt 2: Die Spaltung des ATP-Moleküls in **ADP** und **anorganisches Phosphat** induziert ein **Umklappen des Konverters mit darin verankertem Hebelarm**. Dadurch wird die katalytische Domäne in Richtung Z-Linie verschoben und kommt in Höhe eines neuen Aktinmonomers zu liegen.
- Schritt 3: Der Myosinkopf geht mit Aktin eine Bindung niedriger Affinität ein (**niederaffiner Aktomyosinkomplex**).
- Schritt 4: Strukturumlagerungen im Myosinkopf führen zu fester, hochaffiner Bindung des Myosinkopfes an Aktin (**hochaffiner Aktomyosinkomplex**).
- Schritt 5: **Konverter und Hebelarm werden umorientiert** und anorganisches Phosphat dissoziiert aus dem aktiven Zentrum des Myosinkopfes ab. Durch die Umorientierung von Konverter mit Hebelarm werden Aktin- und Myosinfilament etwa 6–8 nm gegeneinander verschoben. Diese Verschiebung stellt den ersten Teilschritt des sog. **Kraftschlags** dar.
- Schritt 6: Die Abdissoziation von ADP geht mit einem **weiteren Umklappen von Konverter mit Hebelarm** einher. Durch diesen **zweiten Teilschritt des Kraftschlags** werden Aktin- und Myosinfilament um weitere 2–4 nm gegeneinander verschoben.

Nach Abdissoziation von ADP ist der Myosinkopf wieder im nukleotidfreien Zwischenzustand, der ebenfalls hochaffin an Aktin gebunden ist (hochaffiner Aktomyosinkomplex). Bei physiologischen ATP-Konzentrationen bindet sehr schnell (< 1 ms) ein neues ATP Molekül in das aktive Zentrum des Myosinkopfes, die feste Bindung zwischen nukleotidfreiem Myosinkopf und Aktin löst sich und der Querbrückenzyklus kann erneut starten (s. Schritt 1).

Werden die Enden des Muskels nicht in ihrer Position festgehalten, kann ein Myosinkopf in jedem Zyklus Aktin- und Myosinfilamente etwa 10 nm gegeneinander verschieben. Bei mehrfachem Durchlaufen des Querbrückenzyklus werden die Aktinfilamente teleskopartig zwischen die Myosinfilamente gezogen. Das Resultat ist eine **Muskelverkürzung**. Sind die Muskelenden hingegen in ihrer Position fixiert, d. h. können Aktin- und Myosinfilamente nicht gegeneinander verschoben werden, muss die Position der Aktinbindungsstelle relativ zur Verankerung des Hebelarms über das Halssegment des Myosinmoleküls im Myosinfilament konstant bleiben. Die Umorientierungen von Konverter und Hebelarm in den Schritten 5 und 6 können dann nicht mehr so ablaufen, wie bei freier Filamentverschiebung. Stattdessen führen die Umorientierungen zu elastischer Verformung des Myosinkopfes im Bereich der Verankerung des Hebelarms im Konverter. Elastische Verformung dieses Abschnittes führt zu einer Rückstellkraft, die einer „Verschiebekraft" entsprechend an den Muskelenden als **aktive Muskelkraft** wahrgenommen wird. Muskelverkürzung und Muskelkraft beruhen also auf ein und demselben Grundprozess. Im intakten Skelettmuskel durchläuft ein Myosinkopf den Querbrückenzyklus ca. 5–50-mal pro Sekunde.

▶ **Totenstarre.** Bei Verarmung von ATP, insbesondere nach dem Todeseintritt, binden schließlich alle Myosinköpfe mit sehr hoher Affinität an Aktin. Der Muskel ist starr. Der nukleotidfreie Komplex aus Aktin und Myosinkopf wird deshalb auch als **Rigorkomplex** bezeichnet (Totenstarre = **Rigor mortis**). Bei Zugabe von ATP kann durch Bindung von ATP an den Myosinkopf die hochaffine Bindung zwischen Myosinkopf und Aktin durchbrochen werden. Der Muskel erschlafft wieder (**Weichmacherwirkung** von ATP). Mg^{2+} ist an der Bindung der ATP-Moleküle in das aktive Zentrum des Myosinkopfes beteiligt und ist deshalb essenziell für die Bindung und Hydrolyse von ATP. MgATP wird deshalb als Substrat des Myosins bezeichnet.

Heutzutage sind selbst **Kräfte und Bewegungen** messbar, die von einem einzelnen Myosinmolekül erzeugt werden (▶ Abb. 4.5b). Hierzu wird ein Aktinfilament über zwei etwa 1 µm große Plastikkügelchen aufgespannt, die jeweils in einer sog. Laserpinzette festgehalten werden. Eines der beiden Kügelchen wird auf einem Detektor abgebildet, um seine Position zu verfolgen. Wird das Aktinfilament in die Nähe eines dritten Kügelchens gebracht, auf dem ein Myosinmolekül immobilisiert wurde, treten Wechselwirkungen zwischen Myosinmolekül und Aktinfilament auf, die mit einem Detektor registriert werden können. Damit konnte gezeigt werden, dass ein einzelner Myosinkopf Kräfte bis zu 5 pN erzeugen und pro ATPase-Zyklus ein Aktinfilament um 5–10 nm verschieben kann.

▶ **Makroskopische Längenänderungen und Kräfte.** Die Strukturumlagerungen im Verlauf des Querbrückenzyklus ergeben eine Filamentverschiebung von ca. 10 nm pro Zyklus. Größere Filamentverschiebungen werden durch mehrfachen Zyklusdurchlauf erreicht. Hierdurch werden Gesamtlängenänderungen des Muskels von über 10 % der Ausgangslänge erzielt. In einem Halbsarkomer einer Muskelfaser sind über 10^{10} Myosinköpfe, die in asynchroner Weise den Querbrückenzyklus durchlaufen, parallel zueinander angeordnet. Dadurch addieren sich die winzigen, von einzelnen Myosinköpfen entwickelten Kräfte von 2–5 pN zu den von Muskeln erzeugten hohen aktiven Kräften von bis zu $4 \cdot 10^5$ N/m².

▶ **Kraftbeitrag und Halteökonomie.** Wird eine **Verschiebung** der Aktin- und Myosinfilamente **verhindert**, entwickelt sich statt Filamentverschiebung eine Muskelkraft. Durch die elastische Verformung des Myosinkopfes dauert in diesem Fall die Abdissoziation von ADP (Schritt 6) bis zu 100-mal länger als unter schneller Muskelverkürzung bei freier Filamentverschiebung. Die **Dauer** des Kraftbeitrags im Verlauf eines Querbrückenzyklus ist dementsprechend ebenfalls bis zu 100-fach länger als bei schneller Verkürzung. Demzufolge kann pro hydrolysiertem ATP-Molekül auch über einen längeren Zeitraum ein aktiver Kraftbeitrag aufrecht erhalten werden (**hohe Halteökonomie**).

Hieraus folgt auch, dass ein Muskel über lange Zeit bei möglichst niedrigem ATP-Verbrauch Kraft entwickeln kann (z. B. Haltemuskulatur des Rückens), wenn die Abdissoziation von ADP möglichst lange verzögert wird. In der Tat existieren **„langsame" Myosinisoformen,** in denen die ADP-Abdissoziation verlangsamt ist. Soll sich dagegen ein Muskel sehr schnell verkürzen, so ist sicherzustellen, dass sich nach Abschluss der Strukturumlagerungen (Kraftschlag) der jeweilige Myosinkopf rechtzeitig vom Aktinfilament ablöst, bevor er eine weitere Filamentverschiebung durch andere Myosinköpfe behindert. Die ADP-Abdissoziation muss demzufolge möglichst schnell erfolgen, wenn der Kraftschlag abgeschlossen ist. Entsprechend findet sich bei Muskeln, die zu besonders schneller Verkürzung fähig sind, **„schnelle" Myosinisoformen**, die sich durch eine besonders rasche ADP-Abgabe auszeichnen. Bei diesen Isoformen ist dann allerdings auch die ADP-Abdissoziation bei blockierter Filamentverschiebung schneller als bei den langsamen Isoformen und entsprechend ist die Halteökonomie ungünstiger.

Zusammenfassung Kap. 4.2.1 u. 4.2.2

Skelettmuskulatur: Organisation und molekulare Grundlagen der Kontraktion

Kleinste morphologische Einheit des Skelettmuskels ist das **Sarkomer**. Zwei Proteine des Sarkomers, **Aktin und Myosin**, bewirken unmittelbar die Kontraktion des Muskels. Durch Zusammenlagerung von Myosinmolekülen entstehen bipolar aufgebaute Myosinfilamente. Zwei Ketten von Aktinmonomeren bilden Aktinfilamente, an die sich die **Regulatorproteine** Tropomyosin und Troponin anlagern. Troponin ist ein Komplex aus drei Untereinheiten, Troponin C, Troponin I und Troponin T. Jeweils sieben Aktinmonomere einer Kette werden durch einen Troponin/Tropomyosin-Komplex kontrolliert. Die Querstreifung des Skelettmuskels kommt durch die charakteristische Anordnung von Aktin- und Myosinfilamenten zustande, die lichtmikroskopisch zu dunkler erscheinenden **A-Banden** und helleren **I-Banden** führt. Diese werden jeweils durch eine **H-Zone** bzw. **Z-Scheibe** in der Mitte geteilt. Die von zwei benachbarten Z-Scheiben begrenzte morphologische Einheit ist das Sarkomer. Myosinfilamente sind über **Titinmoleküle**, die von Z-Scheibe bis M-Linie reichen, beidseitig an den Z-Scheiben elastisch aufgehängt und im Sarkomer zentriert. Aktinfilamente sind am **α-Aktinin** der begrenzenden Z-Scheiben verankert.

Bei Längenänderungen des Muskels, Dehnung oder Verkürzung, verschieben sich Myosin- und Aktinfilamente **relativ zueinander**, ohne dass die beiden Filamente ihre absolute Länge ändern. Dadurch wird die Länge der Sarkomere (Abstand benachbarter Z-Scheiben) verändert. Die Breite der A-Banden (= Länge der Myosinfilamente) und der Abstand zwischen Z-Linie und Grenze der H-Zone (= Länge der Aktinfilamente) bleiben bei Längenänderungen konstant. Nur H-Zone und I-Banden ändern ihre Breite. Die passiven Kräfte bei Dehnung eines nicht aktiven Muskels werden auch durch Dehnung der Titinmoleküle verursacht.

Aktive Verkürzung und die Erzeugung von Muskelkraft beruhen auf zyklischen Wechselwirkungen zwischen Myosinköpfen und Aktinfilamenten (Querbrückenzyklus). Die wesentlichen Schritte des **Querbrückenzyklus** sind:

1. die **Anlagerung von ATP** an den Myosinkopf und daraus resultierende Lösung der hochaffinen Bindung von Myosinkopf und Aktin,
2. die **Spaltung von ATP in ADP und Phosphat** in der Nukleotidbindungstasche,
3. die **niederaffine Anlagerung des Myosinkopfes** an Aktin, gefolgt von
4. der **hochaffine Anlagerung des Myosinkopfes** an Aktin,
5. das **Kippen des Konverters mit Hebelarm** bei **Phosphatabdissoziation** und
6. ein **weiteres Kippen von Konverter mit Hebelarm** bei **ADP-Abgabe.**

Das Kippen des Konverters mit Hebelarm führt zu **Filamentverschiebung** und **Muskelverkürzung**. Wird ein Verschieben der Aktinfilamente gegen die Myosinfilamente verhindert, führen die Strukturumlagerungen im Myosinkopf zu elastischer Verformung der Myosinköpfe. Die resultierenden Zugkräfte auf Aktin- und Myosinfilamente werden an den Muskelenden als **aktive Muskelkraft** wahrgenommen. Bei jedem Zyklusdurchlauf wird pro Myosinkopf ein Molekül **ATP** im aktiven Zentrum des Myosinkopfes hydrolysiert. Bei ATP-Verarmung besetzen alle Myosinköpfe den hochaffin gebundenen, nukleotidfreien Zustand (Rigorkomplex; z. B. bei Totenstarre = **Rigor mortis**). Durch Zugabe von ATP kann die hochaffine Bindung im Rigor durchbrochen werden und der Muskel erschlafft (Weichmacherwirkung von ATP).

Die **ADP-Abdissoziation** ist während elastischer Verformung des Myosinkopfes bei festgehaltener Filamentposition erheblich **verzögert**. Dadurch wird die **Verweildauer** in den fest gebundenen Zwischenzuständen an äußere Bedingungen angepasst. Dies erlaubt ein und demselben Muskel sowohl Kraftentwicklung bei günstigem ATP-Verbrauch (langsamer Ablauf des Querbrückenzyklus) als auch schnelle Verkürzung bei schnellem Durchlaufen des Querbrückenzyklus.

4.2.3 Elektromechanische Kopplung

Die Aktivität des Skelettmuskels wird durch **Aktionspotenziale am Sarkolemm** kontrolliert, die zu einer Freigabe des Querbrückenzyklus führen. Die zwischen Aktionspotenzial am Sarkolemm und Freigabe des Querbrückenzyklus eingeschalteten Prozesse werden als **elektromechanische Kopplung** bezeichnet. Das Aktionspotenzial des Skelettmuskels zeigt ähnlich dem der Nervenzelle eine **schnelle Depolarisation** und damit Umpolarisation durch Öffnung schneller, **spannungsgesteuerter Na^+-Kanäle** (S. 98). Die **Repolarisation** erfolgt durch Inaktivierung der Na^+-Kanäle und Öffnung von **K^+-Kanälen** (S. 98).

▸ **Transversale Tubuli und sarkoplasmatisches Retikulum.** Röhrenförmige Einstülpungen des Sarkolemms ermöglichen die Fortleitung des Aktionspotenzials bis in das Innerste der Fasern (▸ Abb. 4.6). Diese senkrecht zur Faseroberfläche zwischen den Myofibrillen laufenden Röhren bilden in jedem Sarkomer zwei Netzwerke, die an den Grenzen zwischen A- und I-Banden gelegen sind. Sie werden als **transversales tubuläres System** (**T-Tubuli**) bezeichnet.

Das **sarkoplasmatische Retikulum** stellt ein Membransystem des Intrazellulärraums dar, in dem Calciumionen (Ca^{2+}) in hoher Konzentration gespeichert sind. Im quergestreiften Muskel bildet das sarkoplasmatische Retikulum ein intrazelluläres Netzwerk (▸ Abb. 4.6) mit parallel zur Faseroberfläche angeordneten Röhren (**longitudinales System**) und erweiterten Endbezirken (**terminale Zisternen**). Dieses Netzwerk geht in jedem Sarkomer von zwei Seiten enge Kontakte mit den Röhren des transversalen tubulären Systems ein, ohne dass die Lumina der beiden Systeme direkt kommunizieren (▸ Abb. 4.6). Die räumliche Anordnung eines transversalen Tubulus mit beidseits gelegenen terminalen Zisternen ist in Längsschnitten als **Triaden-Struktur** zu erkennen (▸ Abb. 4.6). Im Bereich dieser Triaden sind in der Membran der transversalen Tubuli modifizierte spannungsgesteuerte Ca^{2+}-Kanäle angeordnet. Diese Kanäle, die hier als Sensoren

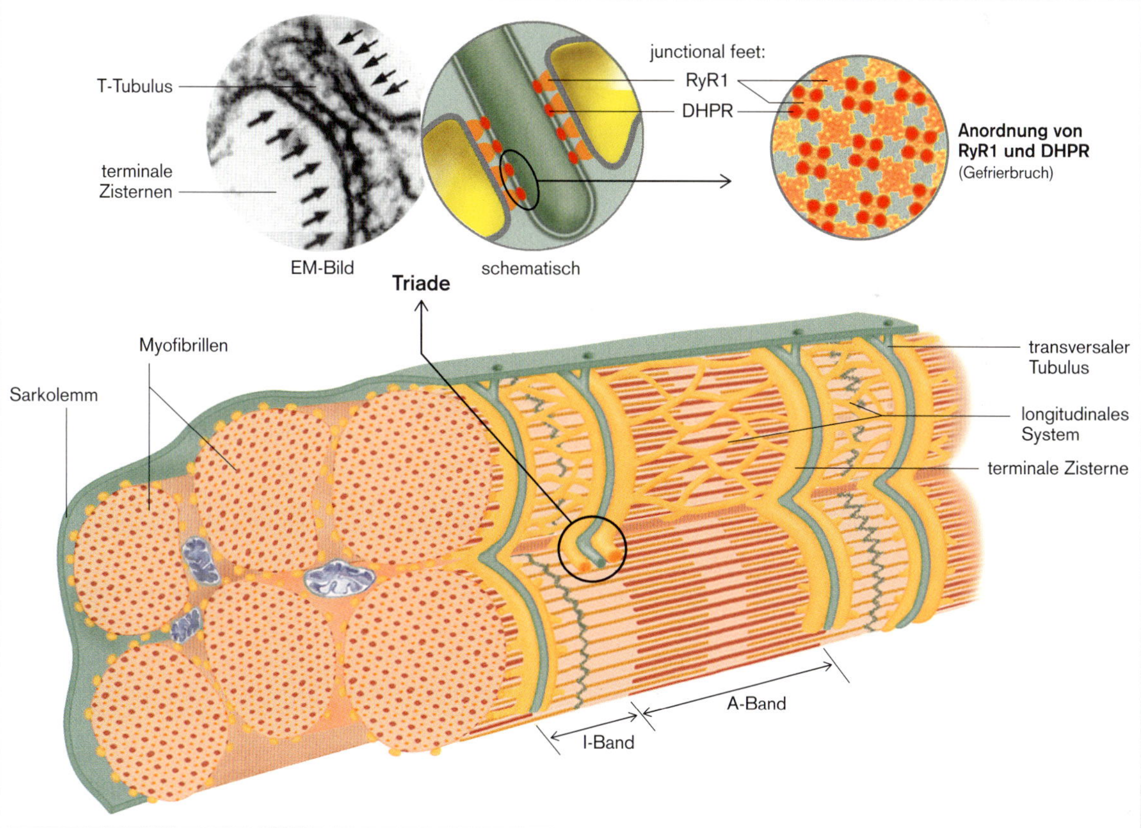

Abb. 4.6 Transversale Tubuli und sarkoplasmatisches Retikulum im Skelettmuskel. Zuordnung von transversalen Tubuli (T-Tubuli) und den Komponenten des sarkoplasmatischen Retikulums (longitudinales System, terminale Zisternen) zum kontraktilen Apparat. Vergrößerte Ausschnitte (links und Mitte) zeigen elektronenmikroskopisch und schematisch die Triadenstruktur aus T-Tubulus mit beidseits gelegenen terminalen Zisternen. Im Spaltraum zwischen T-Tubulus und terminalen Zisternen sind die *junctional feet* (Pfeile) zu erkennen. Rechter Ausschnitt zeigt schematisch die Zuordnung von RyR1 und DHPR (Aufsicht). (Foto aus Protasi F, Takekuri H, et al. (2000) Biophys. J. 79 (5):2494-2508)

für die elektrische Spannung dienen, werden auch **Dihydropyridinrezeptoren** (**DHPR**; ▶ Abb. 4.7) genannt, da sie Pharmaka der Dihydropyridin-Klasse binden; Näheres zu Struktur, Funktion und Pharmakologie von Ca^+-Kanälen in Kap. 3.4.4 (S. 103). Sie stehen im Kontakt mit einer zweiten Klasse von spezialisierten Ca^{2+}-Kanälen, die in der Membran der terminalen Zisternen lokalisiert sind. Diese werden als **Ryanodinrezeptoren** bezeichnet, da sie das Pflanzenalkaloid Ryanodin binden. Der **skelettmuskelspezifische Ryanodinrezeptor** (**RyR1**, ▶ Abb. 4.7) ist sehr groß und überbrückt den Spalt zwischen den Membranen der transversalen Tubuli und den terminalen Zisternen des sarkoplasmatischen Retikulums (▶ Abb. 4.7). Näheres zum herzmuskelspezifischen Ryanodinrezeptor RyR2 wird in Kap. 4.4.3 (S. 175) besprochen.

Aufgrund der regelmäßigen Anordnung der RyR1 und DHPR-Rezeptoren im Kontaktbereich zwischen transversalen Tubuli und terminalen Zisternen sind im Spalt zwischen T-Tubuli und terminalen Zisternen im Elektronenmikroskop regelmäßige Verdichtungen, sog. ***junctional feet*** zu erkennen (▶ Abb. 4.6 und ▶ Abb. 4.7).

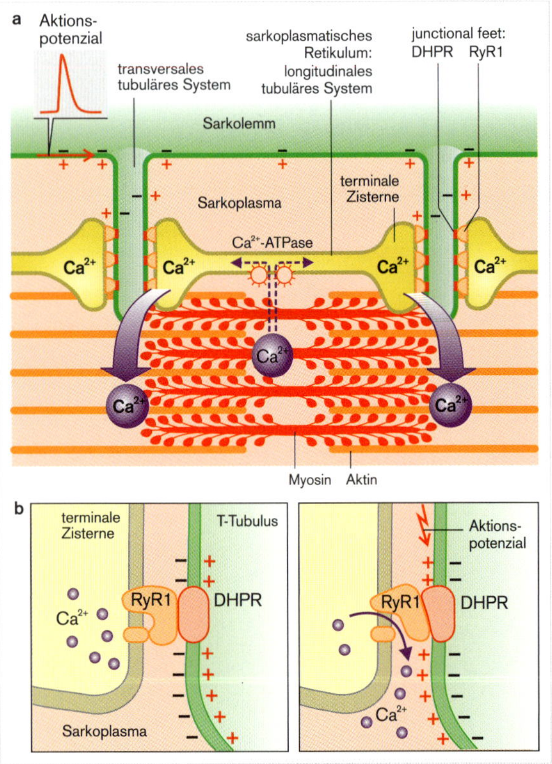

Abb. 4.7 Elektromechanische Kopplung im Skelettmuskel.
a Freisetzung von Ca^{2+} aus terminalen Zisternen nach Ausbreitung des Aktionspotenzials in den T-Tubuli. Signalübertragung von Dihydropyridinrezeptor (DHPR) zu Ryanodinrezeptor (RyR1), der den Spalt zwischen T-Tubulusmembran und terminaler Zisterne überbrückt. Rücktransport von Ca^{2+} in das longitudinale System des sarkoplasmatischen Retikulums durch primär aktive Ca^{2+}-Pumpen.
b Schema zur Kopplung zwischen Aktionspotenzial-induzierter Umlagerung des Dihydropyridinrezeptors und Öffnung des Ryanodinrezeptors mit Ca^{2+}-Freisetzung aus den terminalen Zisternen (modifiziert nach [1]).

Angeborene Kontraktionsstörungen (familiäre Myotonien) und **periodische Lähmungen (Paralysen)** des Skelettmuskels können durch Mutationen im schnellen Na^+-Kanal verursacht sein, die zu einer verzögerten Inaktivierung der Na^+-Kanäle führen. Die Folge sind gesteigerte Erregbarkeit, Serien von Aktionspotenzialen mit entsprechend länger anhaltenden Muskelkontraktionen und verzögerter Muskelerschlaffung (**Myotonie**). Solche Mutationen haben bei anhaltender Muskeltätigkeit einen verstärkten K^+-Verlust aus den Muskelfasern zur Folge, der an einer erhöhten K^+-Konzentration im Serum zu erkennen ist (**Hyperkaliämie**); zu den Folgen für das Membranpotenzial s. Kap. 3.3.3 (S. 96). Es resultiert eine ausgeprägte Depolarisation des Sarkolemms und der T-Tubuli. Dadurch können schnelle Na^+-Kanäle so weit inaktiviert werden, dass keine Aktionspotenziale mehr auslösbar sind und eine vorübergehende, ausgedehnte (generalisierte) Muskellähmung (**Paralyse**) auftritt. Das Krankheitsbild wird dementsprechend **familiäre hyperkaliämische periodische Paralyse** genannt. Auch Mutationen im Gen von Cl^--Kanälen können zu Muskelerkrankungen führen (S. 107).

▶ Calciumfreisetzung aus dem sarkoplasmatischen Retikulum. Die über die T-Tubuli fortgeleiteten Aktionspotenziale führen aufgrund der starken Membrandepolarisation zu molekularen Umlagerungen der in den Triaden lokalisierten **Dihydropyridinrezeptoren** (▶ Abb. 4.7b). In der Folge werden an die Dihydropyridinrezeptoren gekoppelte **Ryanodinrezeptoren** (RyR1) in der Membran der terminalen Zisternen geöffnet. Das in den terminalen Zisternen gespeicherte Ca^{2+} strömt in das umgebende Sarkoplasma mit den darin gelegenen Myosin- und Aktinfilamenten. Ein direkter Ca^{2+}-Einstrom während des Aktionspotenzials über Ca^{2+}-Kanäle im Sarkolemm ist beim Skelettmuskel von untergeordneter Bedeutung (vgl. ▶ Tab. 4.1).

▶ Funktion der Regulatorproteine Troponin und Tropomyosin. Die Kontraktion des Skelettmuskels wird durch Ca^{2+}-abhängige Aktivierung des Querbrückenzyklus reguliert. Die Kontrolle des Querbrückenzyklus wird durch die Regulatorproteine Tropomyosin und Troponin vermittelt, die den Aktinfilamenten angelagert sind (▶ Abb. 4.8b). Dabei fungiert die Troponin-C-Untereinheit als Ca^{2+}-Sensor. Ein Troponin-C-Molekül besitzt insgesamt 4 Bindungsstel-

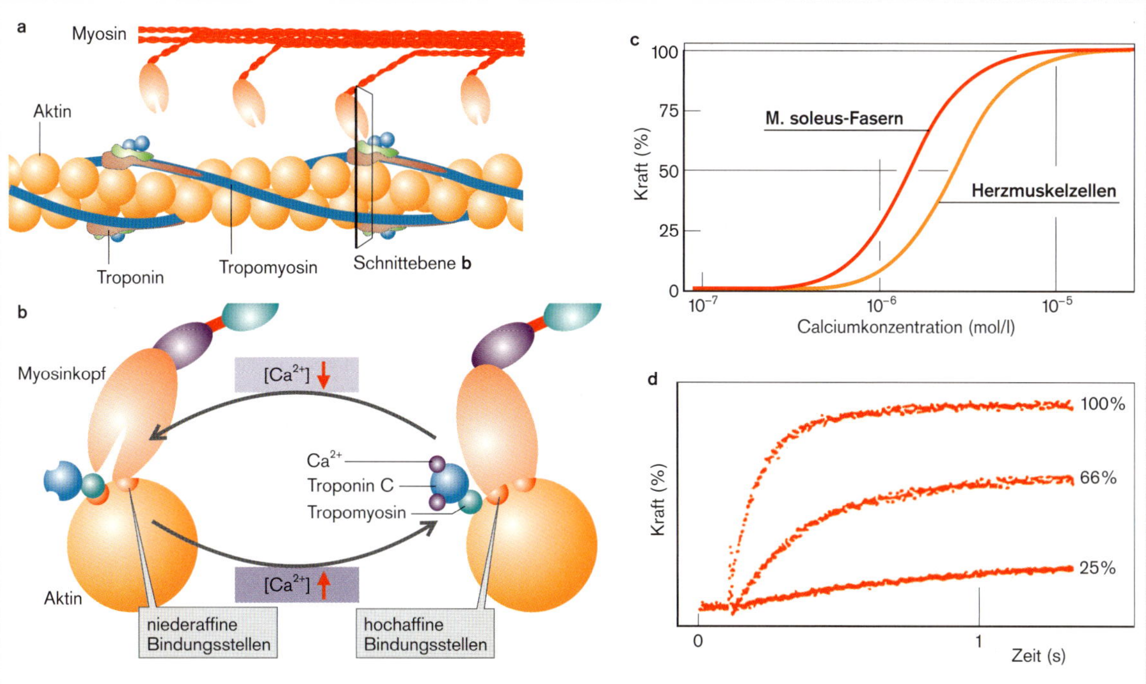

Abb. 4.8 Ca^{2+}-abhängige Aktivierung des kontraktilen Apparates beim quergestreiften Muskel.

a Anordnung der Aktinfilamente mit den Regulatorproteinen Troponin und Tropomyosin relativ zu den Myosinköpfen im kontraktilen Apparat.

b Umlagerung von Tropomyosin relativ zu nieder- und hochaffinen Bindungsstellen für Myosin an der Oberfläche der Aktinmonomere. Bei Anstieg der zytoplasmatischen Ca^{2+}-Konzentration auf > 10^{-7} mol/l werden mit Ca^{2+}-Bindung an Troponin C und Umlagerung des Tropomyosins die hochaffinen Bindungsstellen an den Aktinmonomeren häufiger freigegeben. In der Folge können sich Myosinköpfe sowohl an niederaffine als auch hochaffine Bindungsstellen anlagern, und der Querbrückenzyklus kann vollständig durchlaufen werden (nach [31]).

c Aktive Kraft als Funktion der Ca^{2+}-Konzentration von Muskelfasern aus dem humanen *M. soleus* und von humanen Herzmuskelzellen aus dem linksventrikulären Myokard.

d Verlauf der Kraftentwicklung einer Skelettmuskelfaser bei drei Ca^{2+}-Konzentrationen von 0,9, 1,5 und 32 · 10^{-6} mol/l, die zu 25 %, 66 % und 100 % der maximalen Kraftentwicklung führen (nach [8]).

len für Ca^{2+}-Ionen, von denen zwei erst bei höheren Ca^{2+}-Konzentrationen (über 10^{-7} mol/l) von Ca^{2+}-Ionen besetzt werden, während die beiden anderen unter physiologischen Bedingungen permanent mit Ca^{2+}-Ionen besetzt sind. Bei niedrigen **zytoplasmatischen Ca^{2+}-Konzentrationen** (unterhalb 10^{-7} mol/l) sind am Aktinfilament des quergestreiften Muskels nur Bindungsstellen für schwache Wechselwirkungen mit den Myosinköpfen (**niederaffine Bindungsstellen**) zugänglich (▶ Abb. 4.8b). Die Bindungsstellen für hochaffine Wechselwirkungen sind durch Tropomyosin blockiert. Dadurch ist der Schritt 4 des Querbrückenzyklus blockiert, d. h. die Myosinköpfe sind mit den ATP-Spaltprodukten ADP + P_i beladen, können aber lediglich niederaffine Wechselwirkungen mit Aktin eingehen. Da die hochaffinen Bindungsstellen blockiert sind, bleibt das Fortschreiten im Zyklus aus. Der Muskel entwickelt keine aktive Kraft oder Verkürzung, und bei Dehnung sind nur passive Kräfte durch Dehnung der Titinmoleküle zu beobachten: der Muskel ist erschlafft. Steigt die **zytoplasmatische Ca^{2+}-Konzentration** über 10^{-7} mol/l, so binden zwei zusätzliche Ca^{2+}-Ionen an die Troponin-C-Untereinheit. Dies führt zu Konformationsänderungen des Troponinkomplexes, die dem assoziierten Tropomyosinmolekül eine **Umlagerung** auf der Oberfläche der Aktinfilamente erlauben (▶ Abb. 4.8b). Durch diese Umlagerung werden die **hochaffinen Bindungsstellen** für die Myosinköpfe **zugänglich** und somit der weitere Ablauf des Querbrückenzyklus freigegeben.

Mit steigender Ca^{2+}-Konzentration werden die hochaffinen Bindungsstellen immer häufiger freigegeben, sodass ein Myosinkopf, der mit den ATP-Spaltprodukten beladen ist, immer schneller den weiteren Zyklusdurchlauf erreicht. Demzufolge erreichen mit steigender Ca^{2+}-Konzentration die Myosinköpfe schneller die elastisch verformten, kraftgenerierenden Zwischenzustände. Dadurch entwickelt der Muskel mit steigender Ca^{2+}-Konzentration einerseits höhere **aktive Kräfte** (▶ Abb. 4.8c; vgl. ▶ Tab. 4.1), andererseits wird die **Kraftanstiegsgeschwindigkeit** schneller (▶ Abb. 4.8d), bis schließlich eine Sättigung erreicht ist. Durch die Ausbreitung der

Aktionspotenziale über das transversale tubuläre System bis in das Zentrum der Muskelfasern werden unabhängig vom Faserdurchmesser die Diffusionswege für Ca^{2+} auf den Querschnitt einzelner Myofibrillen reduziert. Dadurch wird gleichzeitige Aktivierung und gleichzeitiger Kontraktionsbeginn für oberflächliche wie tiefe Myofibrillen sichergestellt.

▸ **Kontraktur.** Von Kontraktur spricht man, wenn die Muskulatur *ohne* reguläre Aktionspotenziale aktiviert wird, beispielsweise durch lokale Depolarisation mit Ca^{2+}-Einstrom über Ca^{2+}-Kanäle oder durch Ca^{2+}-Freisetzung aus dem sarkoplasmatischen Retikulum nach Einwirkung pharmakologischer Substanzen. Zum Beispiel aktiviert Koffein die Ryanodinrezeptoren und kann dadurch ohne Aktionspotenzial eine Ca^{2+}-Freisetzung aus den Ca^{2+}-Speichern des sarkoplasmatischen Retikulums verursachen. Die Folge ist eine Kontraktur.

Erbliche Defekte durch **Mutationen im Ryanodinrezeptor** können bei Allgemeinnarkosen besonders mit Inhalationsnarkotika (z. B. Halothan) oder Muskelrelaxanzien (z. B. Succinylcholin) zu massiver Ca^{2+}-Freisetzung aus dem sarkoplasmatischen Retikulum der Skelettmuskulatur führen. Daraus resultieren anhaltende starke Kontraktionen der Skelettmuskulatur mit massiver Wärmebildung und entsprechend schnellem Anstieg der Körpertemperatur (**maligne Hyperthermie**).

▸ **Muskelerschlaffung (Relaxation).** Eine Erschlaffung der Muskulatur erfordert ein Absenken der zytoplasmatischen Ca^{2+}-Konzentration auf Werte unter etwa 10^{-7} mol/l. Im Skelettmuskel werden Ca^{2+}-Ionen durch primär aktive Ca^{2+}-Pumpen (**Ca^{2+}-ATPasen**) in der Membran des sarkoplasmatischen Retikulums in das longitudinale System gepumpt und dort bis zu Konzentrationen von etwa 1 mmol/l angereichert (▸ Abb. 4.7a; ▸ Tab. 4.1); Näheres zu Ionentransportern in Kap. 2.3.4 (S. 50). Unter Spaltung von einem ATP-Molekül transportieren die Ca^{2+}-ATPasen 2 Ca^{2+}-Ionen gegen einen Konzentrationsgradienten von bis zu vier Zehnerpotenzen. Mit Abnahme der zytoplasmatischen Ca^{2+}-Konzentration dissoziiert Ca^{2+} von **Troponin C** ab. Die Folge ist eine Rückumlagerung des **Tropomyosins** mit Blockierung der Bindungsstellen für die hochaffine Anlagerung von Myosinköpfen an Aktin (▸ Abb. 4.8). Damit wird der **Querbrückenzyklus** vor der hochaffinen Bindung von Myosin an Aktin gestoppt (vgl. ▸ Abb. 4.5a). Die aktive Muskelkraft sinkt aber erst wenn ADP von bereits hochaffin an Aktin gebundenen, kraftgenerierenden Myosinköpfen abdissoziiert und die Bindung eines neuen ATP-Moleküls die hochaffine Bindung des Myosinkopfes an Aktin löst (**Relaxation**).

Die **Erschlaffungsgeschwindigkeit** eines Muskels wird demzufolge zum einen durch die Geschwindigkeit beeinflusst, mit der die zytoplasmatische Ca^{2+}-Konzentration gesenkt werden kann. Diese hängt vor allem von den Diffusionswegen und damit der Lage und Ausdehnung des sarkoplasmatischen Retikulums sowie der Aktivität der Ca^{2+}-Pumpen ab. Zum anderen beeinflusst die Geschwindigkeit der Abdissoziation von ADP die Erschlaffungsgeschwindigkeit. Langsame Abdissoziation von ADP (Schritt 6) verlängert den Beitrag einer Querbrücke zur aktiven Kraft und verzögert somit das Abklingen der aktiven Kraft nach Absenken der zytoplasmatischen Ca^{2+}-Konzentration. Langsame **Myosinisoformen** mit verzögerter Abdissoziation von ADP führen deshalb neben reduzierter Verkürzungsgeschwindigkeit auch zu einer verzögerten Erschlaffung langsamer Muskelfasern.

Zusammenfassung Kap. 4.2.3

Skelettmuskulatur: Elektromechanische Kopplung

Die Kontraktion des Skelettmuskels wird durch **Freigabe des Querbrückenzyklus** bei Erregung des Sarkolemms reguliert. Die vermittelnden Prozesse werden unter dem Begriff **„elektromechanische Kopplung"** zusammengefasst. Im quergestreiften Muskel wird das Aktionspotenzial über Einstülpungen des Sarkolemms (**T-Tubuli**) bis in das Innerste der Fasern fortgeleitet. Die T-Tubuli stehen im Bereich der Triaden mit den terminalen Zisternen des **sarkoplasmatischen Retikulums** in engem Kontakt. Über Kopplung von zwei spezialisierten **Ca^{2+}-Kanälen**, dem skelettmuskulären Dihydropyridinrezeptor in der Membran der T-Tubuli und dem skelettmuskelspezifischen Ryanodinrezeptor (RyR1) in der Membran der terminalen Zisternen des sarkoplasmatischen Retikulums, werden bei Depolarisation der T-Tubuli über Öffnung der RyR1-Kanäle Ca^{2+}-Ionen aus den terminalen Zisternen des sarkoplasmatischen Retikulums freigesetzt. Die in das Sarkoplasma freigesetzten Ca^{2+}-Ionen kontrollieren die Freigabe des Querbrückenzyklus.

Beim quergestreiften Muskel erfolgt die Freigabe des Querbrückenzyklus über das **Tropomyosin**, das diejenigen Bindungsstellen am Aktin kontrolliert, die eine **hochaffine Anlagerung** der Myosinköpfe ermöglichen. Bei niedriger Ca^{2+}-Konzentration im Sarkoplasma sind diese Bindungsstellen durch Tropomyosin blockiert. Bei hoher Ca^{2+}-Konzentration sind sie freigegeben, sodass der Querbrückenzyklus durchlaufen werden kann. Die **Umlagerungen des Tropomyosins** werden von Troponin gesteuert. Bindung von **2 Ca^{2+}-Ionen** an die **Troponin-C-Unterein-**

heit induziert die Umlagerung von Tropomyosin mit Freigabe der hochaffinen Myosinbindungsstellen am Aktin.

Zur **Erschlaffung** des Muskels muss die Ca^{2+}-Konzentration im Sarkoplasma Werte unter 10^{-7} mol/l erreichen. Dazu werden Ca^{2+}-Ionen durch **aktive Ca^{2+}-Pumpen** aus dem Sarkoplasma in das longitudinale System des sarkoplasmatischen Retikulums zurückgepumpt. In der Folge sinkt die zytoplasmatische Ca^{2+}-Konzentration, und Ca^{2+}-Ionen dissoziieren von Troponin C ab. Durch Rückumlagerung der Tropomyosinmoleküle an der Aktinfilamentoberfläche werden die hochaffinen Bindungsstellen für Myosin wieder blockiert und die Myosinköpfe können nicht mehr die hochaffin gebundenen Zustände erreichen. ADP dissoziiert von noch hochaffin an Aktin gebundenen Myosinköpfen ab. Durch rasche Bindung eines neuen ATP-Moleküls löst sich die hochaffine Bindung und der Myosinkopf kann mit Aktin nur eine Bindung niedriger Affinität eingehen (**relaxierter Muskel**).

4.2.4 Neuromuskuläre Erregungsübertragung

▶ **Die neuromuskuläre Endplatte.** Willkürlich oder reflektorisch ausgelöste Kontraktionen des Skelettmuskels erfordern eine Verbindung zwischen Muskelfaser und Nervensystem. Die den Skelettmuskel efferent innervierenden Neurone werden **Motoneurone** genannt. Im Motoneuron ausgelöste Aktionspotenziale werden an der Kontaktstelle zwischen motorischer Nervenfaser und Skelettmuskelfaser, der **neuromuskulären Endplatte**, auf die Muskelfaser übertragen (▶ Abb. 4.9; vgl. ▶ Tab. 4.1). Das Axon des Motoneurons verliert an seinem Ende die Myelinscheide und verzweigt sich mehrfach, bevor es mit der innervierten Muskelfaser die neuromuskuläre Endplatte bildet. Im Bereich der neuromuskulären Endplatte bildet das verzweigte Axon multiple Auftreibungen, die **präsynaptischen Endknöpfchen**, und steht dort im synaptischen Kontakt mit der innervierten Muskelfaser (▶ Abb. 4.9). An der neuromuskulären Endplatte erfolgt die Übertragung der Aktionspotenziale vom Motoneuron auf die Muskelfaser mit Hilfe des chemischen Transmitters **Acetylcholin** (**ACh**). Ein am Ende des Motoneurons einlaufendes Aktionspotenzial führt über spannungsgesteuerte Ca^{2+}-Kanäle zum Einstrom von Ca^{2+}-Ionen und damit zum Anstieg des intrazellulären Calciums. Als Folge wird die Exozytose **präsynaptischer Vesikel** mit Freisetzung von Acetylcholin induziert. Die Freisetzung erfolgt im Bereich der **aktiven Zonen**. Dort sind acetylcholinhaltige Vesikel in Doppelreihen mit der präsynaptischen Membran assoziiert. Acetylcholin diffundiert durch den **synaptischen Spalt** (S. 119) und bindet an die in der **subsynaptischen Membran** gelegenen **nikotinischen Acetylcholinrezeptoren** (S. 125). Durch charakteristische Auffaltungen des Sarkolemms im Bereich der motorischen Endplatte, den **subsynaptischen Einfaltungen**, wird eine vergrößerte Oberfläche mit hoher Rezeptordichte in der postsynaptischen Membran erreicht. Die Acetylcholinrezeptoren liegen bevorzugt gegenüber den aktiven Zonen an den Rändern der subsynaptischen Einfaltungen. Die nikotinischen Acetylcholinrezeptoren zählen zu den ionotropen Rezeptoren (S. 120). Nach Bindung des Liganden wird der zugehörige Ionenkanal geöffnet, der für kleine Kationen permeabel ist. In Folge strömen besonders Na^{+}-Ionen durch die subsynaptische Membran in die Skelettmuskelfaser und lösen eine lokale Depolarisation aus, ein exzitatorisches postsynaptisches Potenzial, EPSP (S. 120). Dieses Potenzial wird an der neuromuskulären Endplatte **Endplattenpotenzial** genannt. Das Endplattenpotenzial breitet sich über die postsynaptische Membran der Skelettmuskelfaser aus und aktiviert dort gelegene spannungsgesteuerte Na^{+}-Kanäle (S. 98). Dadurch wird ein Aktionspotenzial ausgelöst, das sich von der motorischen Endplatte ausgehend über die Muskelfaser ausbreitet. An der neuromuskulären Endplatte führt normalerweise jedes präsynaptische Aktionspotenzial zur Auslösung eines fortgeleiteten postsynaptischen Aktionspotenzials in der Muskelfaser (1:1-Übertragung). Ursache ist, dass ein präsynaptisches Aktionspotenzial die Freisetzung von Acetylcholin aus so zahlreichen präsynaptischen Vesikeln induziert, dass das EPSP die Schwelle zur Auslösung des Aktionspotenzials sicher erreicht (Schwellenpotenzial) (S. 100). Das in den synaptischen Spalt freigesetzte Acetylcholin wird dort von der **Cholinesterase** durch Spaltung in Acetat und Cholin inaktiviert. Das entstandene **Cholin** wird für die Resynthese von Acetylcholin über einen **Na^{+}-Cholin-Kotransporter** wieder in die Nervenendigung aufgenommen, Näheres zu Kotransportern in Kap. 2.3.7 (S. 55).

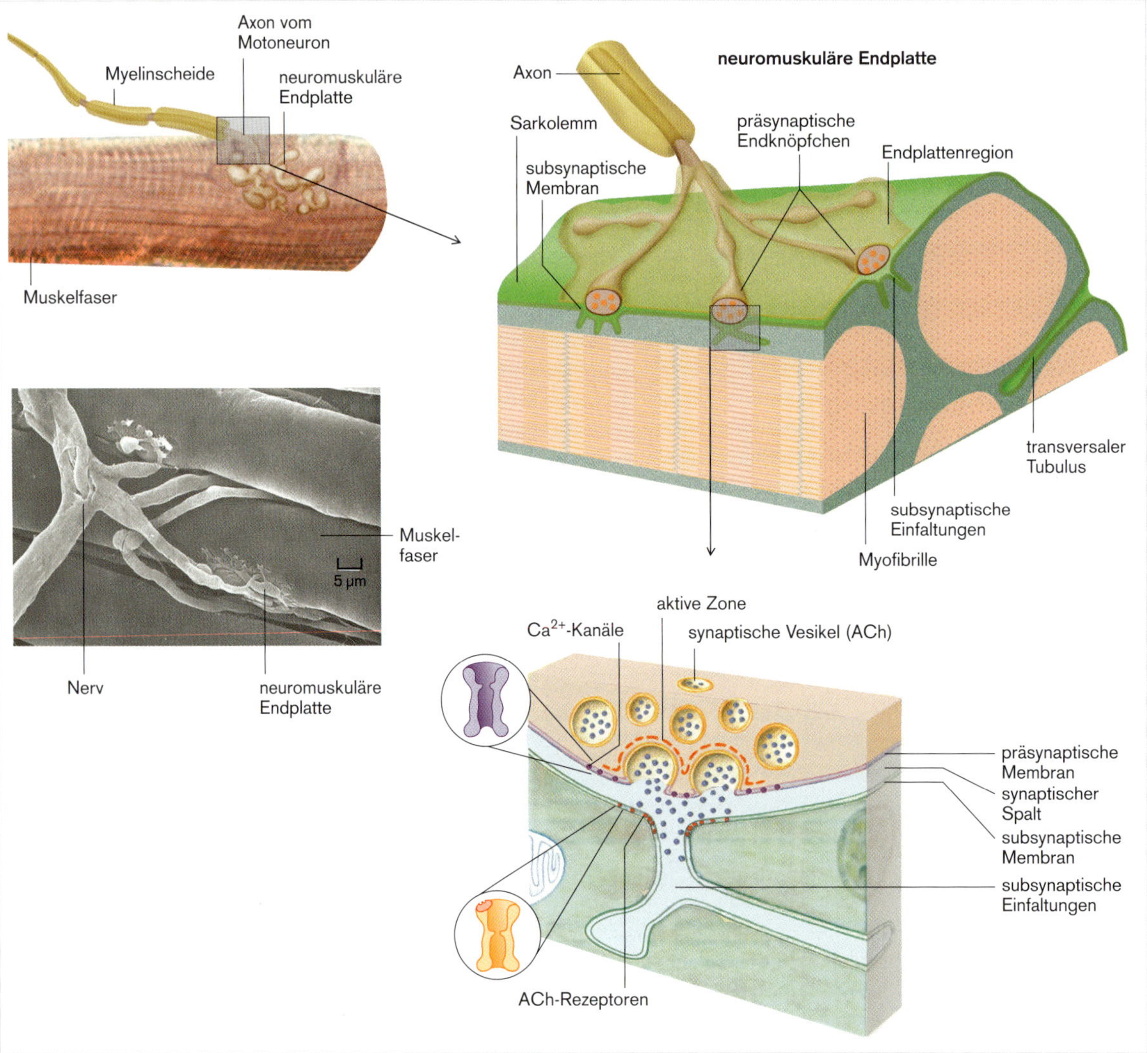

Abb. 4.9 Neuromuskuläre Endplatte. Aufbau einer neuromuskulären Endplatte mit präsynaptischen Endknöpfchen und charakteristischer Auffaltung der subsynaptischen Membran zur Oberflächenvergrößerung. Aktive Zone mit membranassoziierten, acetylcholinhaltigen, präsynaptischen Vesikeln (modifiziert nach [19]). Elektronenmikroskopisches Bild: Motorischer Nerv und dessen Aufzweigungen, die an neuromuskulären Endplatten auf Skelettmuskelfasern enden; Maßstab 5 µm. (Reprinted by permission from Springer/Nature: Desaki et Uehara, The overall morphology of neuromuscular junctions as revealed by scanning electron microscopy. J. of Neurology 10, 101-110 (1981))

Die neuromuskuläre Endplatte mit nikotinischem Acetylcholinrezeptor ist eine für den Skelettmuskel spezifische synaptische Verbindung. Kompetitive Hemmung der nikotinischen Acetylcholinrezeptoren, z. B. durch **d-Tubocurarin,** wirkt auf die Skelettmuskulatur, nicht jedoch auf Herztätigkeit oder Tätigkeit der glatten Muskulatur. Acetylcholinrezeptoren des zentralen Nervensystems werden nicht gehemmt, da die Blut-Hirn-Schranke für d-Tubocurarin undurchlässig ist. d-Tubocurarin kann deshalb als selektives **Muskelrelaxans** eingesetzt werden. Die Muskelrelaxation kann durch Substanzen aufgehoben werden, welche die Cholinesterase hemmen (Cholinesteraseblocker, z. B. Eserin). Durch Cholinesteraseblocker steigt die Acetylcholinkonzentration im synaptischen Spalt an und das d-Tubocurarin wird vom nikotinischen Acetylcholinrezeptor verdrängt.

Botulinumtoxin A und verwandte Substanzen werden bei Lebensmittelvergiftungen an der motorischen Endplatte wirksam. Das Andocken der Vesikel an der präsynaptischen Membran wird unter dem Einfluss von Botulinumtoxin A durch Abbau der zum Andocken notwendigen Proteine verhindert. Damit wird die neuromuskuläre Erregungsübertragung blockiert. Ist die Atemmuskulatur mit betroffen, wird die Erkrankung lebensbedrohlich. Botulinumtoxin kann andererseits therapeutisch zur Minderung einer überhöhten Muskelanspannung (**Muskeltonus**) eingesetzt werden.

Die Bildung von Autoantikörpern gegen den nikotinischen Acetylcholinrezeptor führt zum Krankheitsbild der **Myasthenia gravis**, einer schweren fortschreitenden Muskelschwäche. Aufgrund vermehrten Abbaus der durch Antikörper markierten Acetylcholinrezeptoren ist deren Zahl stark reduziert. Die Erregungsübertragung auf die Muskelfasern ist eingeschränkt, d. h. nicht mehr jedes Aktionspotenzial des Motoneurons führt zu einem überschwelligen Endplattenpotenzial. Die Folge ist eine fortschreitende Muskelschwäche. Therapeutisch kann durch Hemmstoffe der Cholinesterase der Abbau von Acetylcholin verzögert werden, sodass trotz reduzierter Zahl von nikotinischen Acetylcholinrezeptoren die Endplattenpotenziale wieder die Schwelle für fortgeleitete Aktionspotenziale erreichen können.

4

▸ **Motorische Einheiten.** Durch Aufzweigung der Motoneurone im innervierten Muskel bildet eine Nervenfaser Endplatten mit mehreren Muskelfasern, die dadurch zu einer funktionellen Einheit, der **motorischen Einheit**, werden (vgl. ▸ Tab. 4.1). Die Anzahl an Muskelfasern einer motorischen Einheit ist durch die Aufzweigung der Neurone fest vorgegeben. Sie bestimmt die Abstufbarkeit der Kräfte und Bewegungen: Je weniger Muskelfasern pro motorischer Einheit, desto feiner können Kräfte und damit die Motorik abgestimmt werden. Näheres zur zentralen Regulation der Motorik, s. Kap. 22.3.2 (S. 882).

Die Anzahl von Muskelfasern pro motorischer Einheit beträgt z. B. in den äußeren Augenmuskeln etwa 5–10, in der Rumpfmuskulatur über 1000. Ein Übergreifen der Erregung auf benachbarte Muskelfasern ist beim Skelettmuskel nicht zu beobachten, da, anders als bei Herz- und glatter Muskulatur, keine niederohmigen Verbindungen (Gap Junctions) (S. 129) zwischen Muskelfasern bestehen, über die sich eine Depolarisation auf benachbarte Fasern ausbreiten könnte.

4.2.5 Zeitlicher Verlauf und Formen der Muskelkontraktion

▸ **Das Mechanogramm.** Wird die Kontraktion einer motorischen Einheit der Skelettmuskulatur durch ein einzelnes Aktionspotenzial ausgelöst, so spricht man von einer **Einzelzuckung.** Der genaue zeitliche Verlauf einer Muskelzuckung wird durch das sog. **Mechanogramm** beschrieben. In diesem ist die Muskelkraft bzw. -spannung gegen die Zeit aufgetragen (▸ Abb. 4.10a). Beim Skelettmuskel ist die Amplitude der Einzelzuckung praktisch konstant, da jedes Aktionspotenzial des Motoneurons zu einer Erregung aller Muskelfasern einer motorischen Einheit führt, und jede Faser bei Erregung praktisch immer mit gleicher Kontraktionsamplitude antwortet. Dementsprechend zeigt der Skelettmuskel sowohl für Einzelfasern als auch motorische Einheiten ein **Alles-oder-Nichts-Verhalten**.

Bei einer **Einzelzuckung** werden verschiedene Abschnitte unterschieden:

- Die **Latenzzeit** ist die Zeit zwischen Beginn des Muskelaktionspotenzials und Beginn des Kraftanstiegs bzw. der Verkürzung des Muskels (▸ Abb. 4.10a). In dieser Phase erfolgen die Aktivierungsprozesse, die unter dem Begriff der elektromechanischen Kopplung zusammengefasst sind, bis zur Freigabe des Querbrückenzyklus durch Umlagerung des Tropomyosinmoleküls. Beim Skelettmuskel mit stark ausgeprägten intrazellulären Ca^{2+}-Speichern ist die Latenzzeit deutlich unter 10 ms.
- Die **Gipfelzeit** ist die Zeit, in der die aktive Kraft bzw. die aktive Verkürzung ihre Maxima erreichen.
- Die **Erschlaffungszeit** ist die Zeit des Kraftabfalls vom Maximum bis zu vollständiger Erschlaffung bzw. die Zeit der Verlängerung des Muskels von maximal erreichter Verkürzung zurück zur Ausgangslänge. Sie wird wesentlich bestimmt durch die Geschwindigkeit, mit der Ca^{2+} aus dem Sarkoplasma eliminiert werden kann, und von der Geschwindigkeit der ADP-Abdissoziation vom Myosinkopf. Entsprechend ist die Erschlaffungszeit eine für die verschiedenen Myosinisoformen charakteristische Größe. Generell ist die Erschlaffungszeit länger als die Gipfelzeit (▸ Abb. 4.10a), und sie ist bei Ermüdung – im Gegensatz zur Gipfelzeit – weiter verlängert.

▸ **Schnelle und langsame Muskelfasern.** Innerhalb fast aller Skelettmuskeln können schnell und langsam zuckende Fasertypen anhand des Zeitverlaufs der Kontraktion im Mechanogramm unterschieden werden (▸ Abb. 4.10a):

- **Langsame Muskelfasern** sind reich an **Myoglobin** („rote Muskeln“) und exprimieren sog. **langsame Myosinisoformen**. Fast alle Schritte des Querbrückenzyklus und somit der ATP-Umsatz sind verlangsamt. Langsame Myosinisoformen zeichnen sich durch einen längeren Kraftbeitrag pro verbrauchtem ATP-Molekül aus (hohe Halteökonomie). Entsprechend sind langsame Muskelfasern dort zahlreich, wo Haltefunktionen erforderlich sind (z. B. M. soleus und Rückenmuskulatur).
- **Schnelle Muskelfasern** besitzen deutlich weniger Myoglobin („weiße Muskeln“) und exprimieren **schnelle**

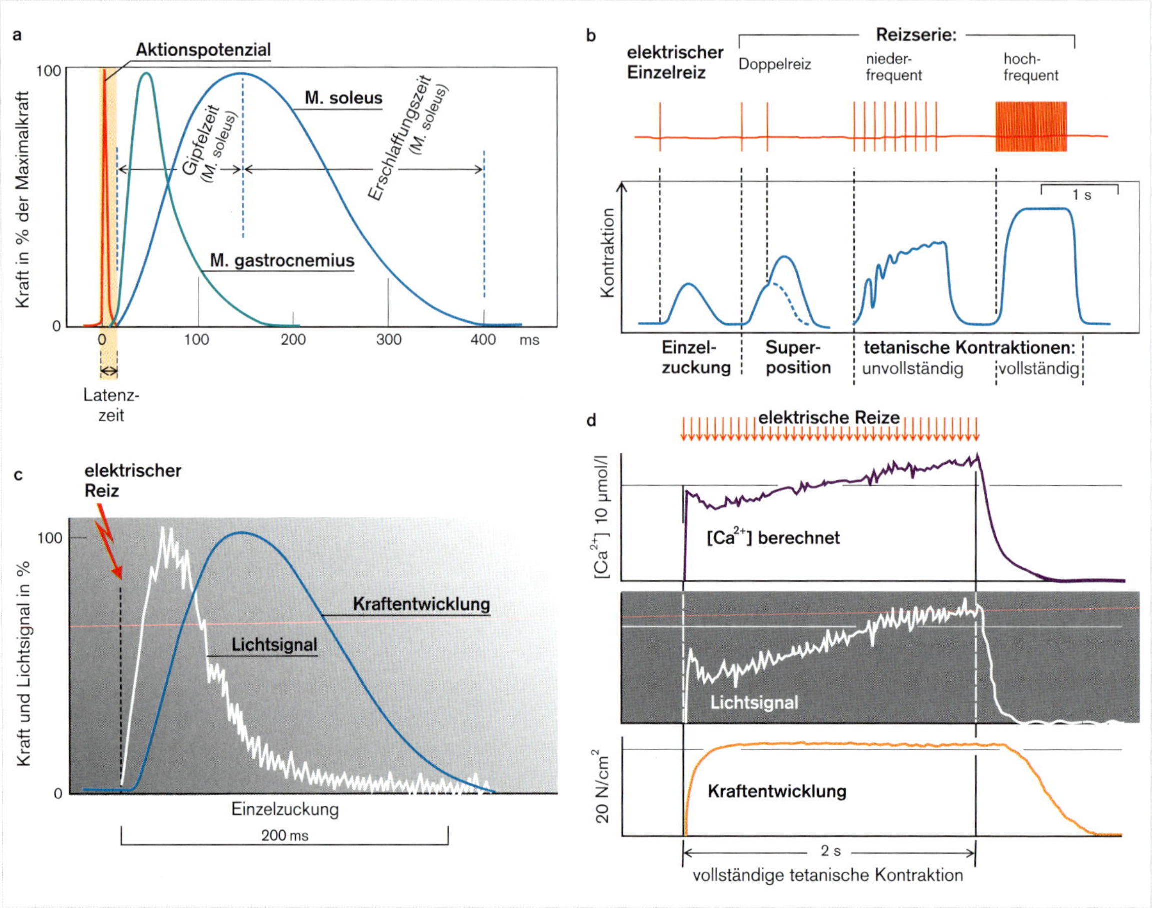

Abb. 4.10 Mechanogramm, Superposition und Tetanus.

a Zeitverlauf von Aktionspotenzial und aktiver Kraftentwicklung schneller und langsamer Skelettmuskelfasern (Mechanogramme) (nach [32]).

b Mechanische Antwort des Muskels (Kontraktion) bei direkter elektrischer Reizung. Einzelzuckung bei Einzelreiz, Superposition bei Doppelreiz, unvollständiger und vollständiger Tetanus bei niederfrequenten und hochfrequenten Reizserien (nach [32]).

c Zeitverlauf der zytoplasmatischen Ca^{2+}-Konzentration und der aktiven Kraftentwicklung bei Einzelzuckung (nach [5]).

d Zeitverlauf der zytoplasmatischen Ca^{2+}-Konzentration und der aktiven Kraftentwicklung bei vollständiger tetanischer Kontraktion (nach [2]).
Zur Messung der zytoplasmatischen Ca^{2+}-Konzentration wurde das Licht-emittierende Ca^{2+}-Indikatorprotein Äquorin der Leuchtqualle Aequorea forskalea in einzelne Muskelfasern injiziert. Das Lichtsignal ist ein Maß für die zytoplasmatische Ca^{2+}-Konzentration (vgl. Beziehung zwischen Lichtemission und berechneter Ca^{2+}-Konzentration in D).

Myosinisoformen. Fast alle Schritte des Querbrückenzyklus werden beschleunigt durchlaufen, entsprechend ist der Kraftbeitrag pro verbrauchtem ATP kürzer (geringe Halteökonomie) während die Geschwindigkeit der Muskelverkürzung größer ist. Schnelle Muskelfasern kommen dementsprechend bei schnellen Bewegungen (schnelle Verkürzung) zum Einsatz (z. B. M. gastrocnemius).

Neben den Myosinisoformen unterscheiden sich schnelle und langsame Muskelfasern auch in der **Energiebereitstellung** (anaerobe bzw. aerobe Bereitstellung von ATP über glykolytische bzw. oxidative Enzyme); zu den Eigenschaften der Motoneurone, s. Kap. 22.3.2 (S. 882); zu weiteren Details der Muskelfasertypen und der Energiebereitstellung, s. Kap. 16.3.1 (S. 715).

▶ **Einzelzuckung, Superposition und Tetanus.** Ein einzelnes Aktionspotenzial führt im Skelettmuskel zu einer **Einzelzuckung** (Alles-oder-Nichts-Verhalten). Das Aktionspotenzial des Skelettmuskels ist viel kürzer (wenige ms) als die mechanische Antwort (Dauer der Einzelzuckung 50–500 ms; ▶ Abb. 4.10a), sodass noch während einer Einzelzuckung ein weiteres Aktionspotenzial ausgelöst werden kann. Ist der Abstand zwischen zwei Aktionspotenzialen kleiner als die Dauer einer Einzelzuckung, kommt es durch Überlagerung (**Superposition**) zu einer vergrößerten mechanischen Antwort (▸ Abb. 4.10b; vgl. ▸ Tab. 4.1). Serien von Aktionspotenzialen führen zu lang anhaltenden mechanischen Antworten, die in Abhängigkeit von der Aktionspotenzialfrequenz noch Schwankungen im Reiztakt zeigen. Sie werden **unvollständige tetanische Kontraktion** genannt. Wird der Abstand zwischen aufeinanderfolgenden Aktionspotenzialen kleiner als etwa ⅓ der Dauer einer Einzelzuckung, der sog. **Verschmelzungsfrequenz**, kommt es zu einer vollständigen Verschmelzung der einzelnen Antworten. Diese Antwort wird **vollständige (glatte) tetanische Kontraktion („glatter Tetanus")** genannt. Die Kraft im Tetanus kann je nach Muskeltyp den 3- bis 10-fachen Wert der Einzelzuckung erreichen.

Messungen mit **Ca^{2+}-sensitiven Farbstoffen** (Ca^{2+}-Indikatoren, z. B. **Äquorin**) ermöglichen eine Darstellung der freien zytoplasmatischen Ca^{2+}-Konzentration in Beziehung zur Kraftentwicklung des Muskels. Bei Einzelzuckungen ist das Signal der erhöhten zytoplasmatischen Ca^{2+}-Konzentration deutlich kürzer als die mechanische Antwort (▸ Abb. 4.10c) und erreicht auch nicht die für maximale Kraftentwicklung notwendige Höhe (vgl. ▸ Abb. 4.8d). Bei einer Einzelzuckung erreicht der Skelettmuskel deshalb nur ca. ¼ bis ⅕ der maximal möglichen Kräfte. Die Abnahme der Muskelkraft, d. h. die Erschlaffung, erfolgt nicht schon unmittelbar nach Abdissoziation der Ca^{2+}-Ionen von Troponin C sondern erst nachdem ADP von der kraftgenerierenden Querbrücke abdissoziiert ist und ein neues ATP-Molekül gebunden hat (vgl. ▸ Abb. 4.5a). Auch bei Superposition von Einzelzuckungen überlagern sich die einzelnen intrazellulären Ca^{2+}-Signale noch kaum. Erst im unvollständigen und vollständigen Tetanus überlagern sich auch die einzelnen Ca^{2+}-Signale. Folge sind höhere zytoplasmatische Ca^{2+}-Konzentrationen (▸ Abb. 4.10d; vgl. ▸ Tab. 4.1) und eine weitere Zunahme der Kontraktionsamplitude.

▸ **Abstufung der Muskelkraft bei Willkürbewegungen.** Im intakten Organismus sind Einzelzuckungen von Muskelfasern nur als Antwort bei Dehnungsreflexen zu beobachten; Näheres zu Reflexen in Kap. 22.3.1 (S. 878). Alle willkürlichen Bewegungen hingegen sind länger anhaltende Kontraktionen. Bei schwachen willkürlichen Bewegungen treten in den Motoneuronen Aktionspotenziale mit Frequenzen von 6–8 Hz auf. Einzelfasern bzw. einzelne motorische Einheiten zeigen entsprechend repetitive Einzelzuckungen. Zur Steigerung der entwickelten Muskelkraft oder der Kontraktionsgeschwindigkeit unter Last werden im Skelettmuskel zusätzliche motorische Einheiten aktiviert (**Rekrutierung; räumliche Summation**; vgl. ▸ Tab. 4.1). Die Abstufbarkeit der Muskelfunktion ist dabei **umso feiner**, je **kleiner die motorischen Einheiten** sind, d. h. je geringer der zusätzliche Kraftbeitrag der einzelnen motorischen Einheit ist. Der zweite Weg zur Anpassung der Muskelkontraktion führt über eine Steigerung der Impulsrate der Motoneurone. Dies führt zu einer zunehmenden Superposition der Einzelantworten jeder Muskelfaser bzw. jeder einzelnen motorischen Einheit (**zeitliche Summation**; vgl. ▸ Tab. 4.1). Allerdings wird selbst bei maximalen Willkürbewegungen meist nur eine partielle Superposition, also kein glatter Tetanus erreicht. Da bei Willkürbewegungen die einzelnen motorischen Einheiten jedoch asynchron erregt werden, ergibt die Summe aller motorischen Einheiten einen nahezu glatten Kontraktionsverlauf.

▸ **Elektromyografie.** Die Aktivität motorischer Einheiten lässt sich mit Hilfe der Elektromyografie registrieren (▸ Abb. 4.11). Im Elektromyogramm (**EMG**) werden **Summenaktionspotenziale** (S. 131) von Skelettmuskelfasern registriert. Die Elektroden werden entweder in die Muskulatur eingestochen (Nadelelektroden) oder liegen an der Hautoberfläche (transkutanes EMG). Im Nadel-EMG lässt sich z. B. die Aktivität einzelner motorischer Einheiten verfolgen.

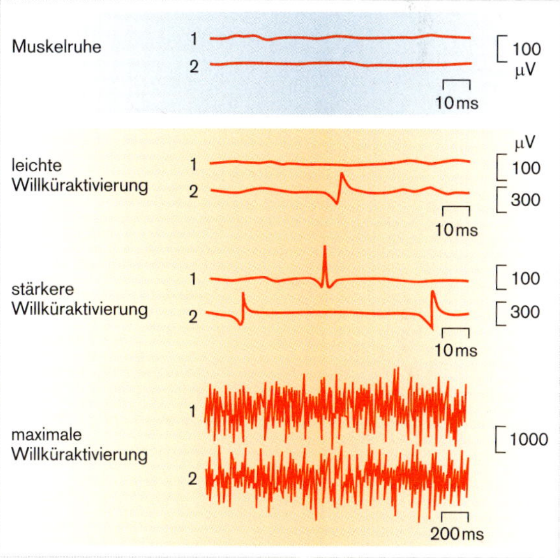

Abb. 4.11 Elektromyografie bei Muskelruhe und Willkürmotorik unterschiedlicher Intensität. Signale von zwei motorischen Einheiten abgeleitet mit zwei Nadelelektroden. In Muskelruhe keine Aktionspotenziale. Bei Steigerung der Willkürmotorik Rekrutierung einer zweiten motorischen Einheit und schließlich Erhöhung der Aktionspotenzialhäufigkeit in beiden motorischen Einheiten (nach [10]).

Zusammenfassung Kap. 4.2.4 u. 4.2.5

Skelettmuskulatur: Neuromuskuläre Erregungsübertragung und Verlauf bzw. Formen der Kontraktion

Willkürlich oder reflektorisch ausgelöste Kontraktionen des Skelettmuskels erfordern intakte Verbindung zum Nervensystem. Skelettmuskelfasern werden durch motorische Nervenfasern über eine synaptische Verbindung, die **neuromuskuläre Endplatte**, innerviert. An der neuromuskulären Endplatte wird durch ankommende Aktionspotenziale präsynaptisch der Transmitter **Acetylcholin (ACh)** in den synaptischen Spalt freigesetzt. Bindung von ACh an den **nikotinischen Acetylcholinrezeptor** in der subsynaptischen Membran löst das Endplattenpotenzial aus, ein exzitatorisches postsynaptisches Potenzial (EPSP). Die Ausdehnung der neuromuskulären Endplatte gewährleistet, dass unter physiologischen Bedingungen am Skelettmuskel **jedes EPSP überschwellig** ist. D. h. jedes Aktionspotenzial des Motoneurons wird auf die Muskelfaser übertragen. Motorische Nervenfasern verzweigen sich an ihrem Ende mehrfach und innervieren entsprechend mehrere Muskelfasern. Eine motorische Nervenfaser mit den von ihr innervierten Muskelfasern wird als **„motorische Einheit"** bezeichnet.

Der zeitliche Verlauf einer Muskelkontraktion wird im **Mechanogramm** beschrieben und durch Latenzzeit, Gipfelzeit und Erschlaffungszeit charakterisiert. In Skelettmuskeln können anhand des Mechanogramms **schnell** und **langsam zuckende Fasern** unterschieden werden. Sie sind durch den unterschiedlichen Gehalt an Myoglobin, glykolytischen und oxidativen Enzymen, Mitochondriendichte sowie verschiedene Myosinisoformen gekennzeichnet.

Im Skelettmuskel kann eine **Erhöhung der Aktionspotenzialfrequenz** im Motoneuron zur Überlagerung der einzelnen mechanischen Antworten führen (zeitliche Summation). Mit zunehmender Aktionspotenzialfrequenz verschmelzen Einzelzuckungen zunächst zu unvollständigen und schließlich vollständigen, **glatten tetanischen Kontraktionen.**

Die **Muskelkraft** von Willkürbewegungen kann durch **Rekrutierung (räumliche Summation)** zusätzlicher motorischer Einheiten und durch vermehrte Überlagerung der einzelnen mechanischen Antworten (**zeitliche Summation**) gesteigert werden.

4.2.6 Muskelmechanik

Das Verhalten von Muskelkraft und Muskelverkürzung bei unterschiedlicher Länge eines Muskels wird durch das **Arbeitsdiagramm** des Muskels beschrieben (vgl. ▶ Abb. 4.12).

▶ **Ruhedehnungskurve.** Ein nicht erregter, isolierter Muskel nimmt seine **Gleichgewichtslänge** ein. Diese ist meist etwas kürzer als die Muskellänge im Verband des Skeletts in Ruhestellung (**Ruhelänge** des Muskels). Wird der Muskel über seine Gleichgewichtslänge hinaus gedehnt, werden **passive Rückstellkräfte** beobachtet. Die gemessene passive Rückstellkraft steigt mit zunehmender Dehnung nicht linear, sondern in etwa exponentiell an. Ursache dieser passiven Kräfte sind im Wesentlichen die **Titinmoleküle** in den Sarkomeren (▶ Abb. 4.2**a**). Trägt man die gemessenen passiven Kräfte gegen die Muskellänge auf, so erhält man die **Ruhedehnungskurve** (▶ Abb. 4.12a). Mit steigender Dehnung entfalten sich mehr und mehr Anteile der Titinmoleküle, die sich bei Entdehnung wieder neu falten. Die Neufaltung erfolgt bei größeren Längen als die Entfaltung. Als Folge zeigt die Ruhedehnungskurve eine **Hysterese**. Die Entdehnungskurve liegt unter der Kurve für zunehmende Dehnung, und ein gedehnter Muskel erreicht unter Entdehnung nicht mehr ganz seine ursprüngliche Ausgangslänge. Dieser **Dehnungsrückstand** wird unter aktiver Verkürzung wieder rückgängig gemacht.

▶ **Isotonische Kontraktion.** Bei einer isotonischen Kontraktion **verkürzt** sich der Muskel bei **konstanter Kraftentwicklung** bzw. unter konstanter Belastung (▶ Abb. 4.12b). Diese Kontraktionsform wird beispielsweise beobachtet, wenn an einen relaxierten, isolierten Skelettmuskel ein Gewicht gehängt wird, das den Muskel zunächst passiv dehnt, bis die passiven Dehnungskräfte der Gewichtskraft des angehängten Gewichtes entsprechen. Das **Anheben des Gewichtes** bei Stimulation des Muskels entspricht einer isotonischen Kontraktion, da die Last während der aktiven Verkürzung konstant bleibt und der Muskel beim Anheben stets eine Gesamtkraft entwickeln muss, die der anzuhebenden Last betragsmäßig gleich, ihr aber entgegengesetzt gerichtet ist. Dementsprechend werden die Begriffe Last und Muskelkraft häufig sinngleich benutzt.

Bei genauer Betrachtung wird allerdings erkennbar, dass mit abnehmender Dehnung der Titinmoleküle und somit abnehmenden passiven Kräften die vom Muskel aktiv entwickelten Kräfte während isotonischer Verkürzung zunehmen müssen, da die Summe von passiven plus aktiven Kräften der konstanten Last des Gewichtes entgegenwirken (▶ Abb. 4.12b).

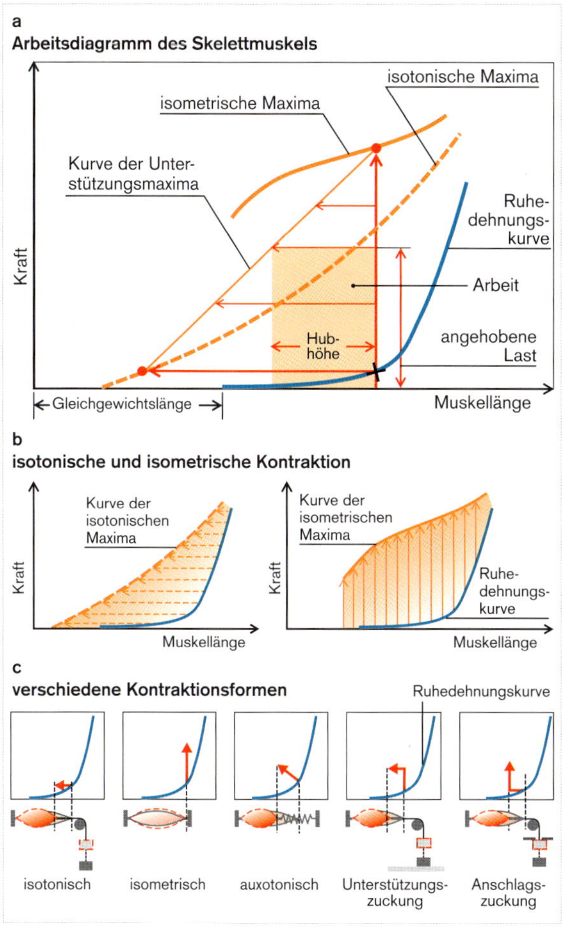

Abb. 4.12 Kontraktionsformen im Kraft-Längen-Diagramm (Arbeitsdiagramm).

a Arbeitsdiagramm mit Ruhedehnungskurve, Kurven der isometrischen und isotonischen Maxima sowie Kurve der Unterstützungsmaxima für einen Arbeitspunkt. Eingezeichnet sind isometrische und isotonische Kontraktion für diesen Arbeitspunkt sowie Unterstützungskontraktionen für 3 verschiedene Lasten. Für eine der Unterstützungskontraktionen ist die physikalische Arbeit eingezeichnet. Sie entspricht dem Produkt aus angehobener Last und Hubhöhe und ist gleich der von diesen beiden Größen eingeschlossenen Fläche.

b Konstruktion der Kurven der isometrischen und isotonischen Maxima.

c Verlauf einer isotonischen, isometrischen, positiv auxotonischen, Unterstützungs- und Anschlags-Kontraktion im Arbeitsdiagramm.

Trägt man von der Ruhedehnungskurve ausgehend die bei der jeweiligen Ausgangslänge im glatten Tetanus maximal mögliche Verkürzung waagerecht (isotonisch) und nach links (Verkürzung) auf, so ergibt die Verbindung der Endpunkte die **Kurve der isotonischen Maxima** (▸ Abb. 4.12b).

▸ **Isometrische Kontraktion.** Bei einer isometrischen Kontraktion sind die **Muskelenden fixiert** (▸ Abb. 4.12b), sodass keine Änderung der Muskellänge stattfinden kann. Ein Beispiel dafür ist die Funktion von **Haltemuskeln.** Bei dieser Kontraktionsform bleibt die **Länge der Sarkomere konstant**, sofern die Dehnung der Sehnen vernachlässigbar ist. Die Strukturumlagerungen beim „Kraftschlag" im Verlauf des Querbrückenzyklus führen bei festgehaltener Filamentposition zu elastischer Verformung des Myosinkopfes, aber auch zu Dehnung der Aktin- und Myosinfilamente. Die Summe der so erzeugten elastischen Rückstellkräfte ist die außen messbare aktive Muskelkraft. Die maximale Muskelkraft ist somit abhängig von der Zahl parallel angeordneter Myosinköpfe und entsprechend umso größer, je größer der Gesamtquerschnitt aller Fasern eines Muskels ist.

Die Ausgangslänge beeinflusst zum einen die passiven Kräfte eines Muskels (Ruhedehnungskurve) und zum anderen die bei Stimulation zusätzlich entwickelte aktive isometrische Kraft (▸ Abb. 4.12b; senkrechte Pfeile). Aktive und passive Kräfte addieren sich bei jeder Ausgangslänge zur **isometrischen Maximalkraft.** Die Ursache hierfür ist die parallele Anordnung der Titin- und Aktinfilamente, die einerseits passive Kräfte verursachen (Titinfilamente) und andererseits die von den Querbrücken produzierten aktiven Kräfte übertragen (Aktinfilamente). Die im glatten Tetanus entwickelte aktive isometrische Kraft ist maximal im Bereich der Gleichgewichtslänge und fällt sowohl mit steigender Länge oberhalb des Maximums als auch mit abnehmender Länge des Muskels ab. Trägt man von der Ruhedehnungskurve ausgehend die jeweils im glatten Tetanus entwickelte aktive isometrische Kraft senkrecht nach oben (isometrische Kontraktion) auf, so ergibt die Verbindung der Endpunkte die **Kurve der isometrischen Maxima** (▸ Abb. 4.12b).

Bei Einzelzuckungen werden geringere isometrische Kräfte erreicht als bei Superposition oder bei tetanischer Kontraktion. Die Kurve isometrischer Maxima ist für Einzelzuckungen deshalb flacher als die in ▸ Abb. 4.12b gezeigte Kurve.

Wird nach Subtraktion der passiven Kräfte nur die aktiv entwickelte isometrische Kraft gegen die Sarkomerlänge aufgetragen und mit dem jeweiligen Ausmaß an Überlappung zwischen Aktin- und Myosinfilamenten verglichen, kann das **aktive Kraft-Längen-Diagramm** mit seinem charakteristischen Verlauf aus Gleitfilamenttheorie und zyklischer Querbrückentätigkeit erklärt werden (▸ Abb. 4.13). Bei Sarkomerlängen über 2,2 µm sinkt die aktive isometrische Kraft linear mit abnehmender Überlappung zwischen Myosin- und Aktinfilamenten ab, da mit abnehmender Überlappung entsprechend weniger Myosinköpfe mit den Aktinfilamenten interagieren können. Gleichbleibend maximale aktive Kraft wird bei Sar-

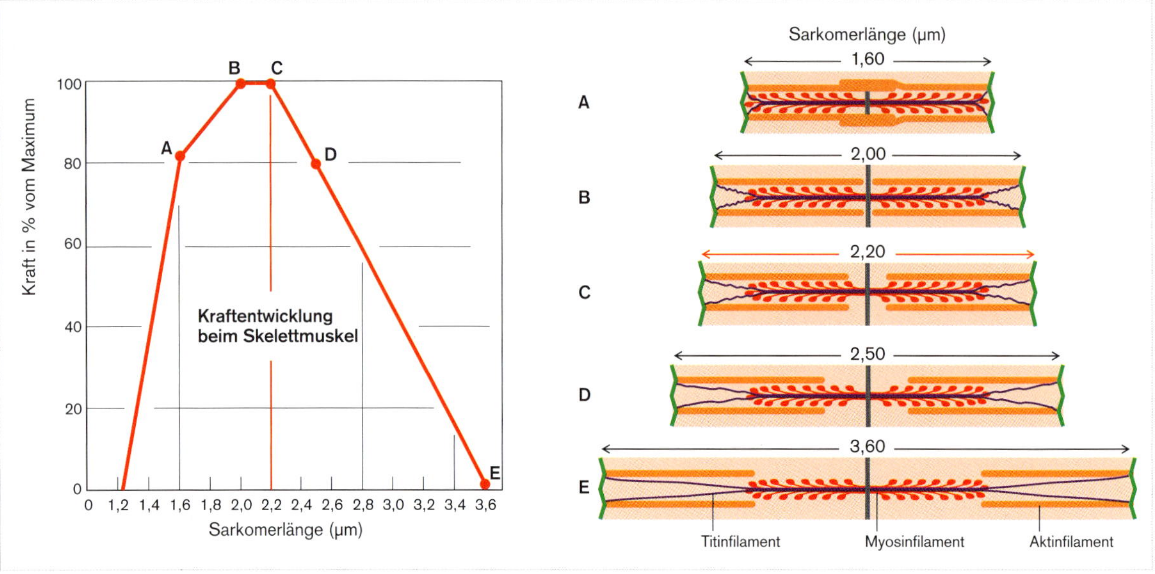

Abb. 4.13 Einfluss der Sarkomerlänge auf aktive isometrische Kraft. Aufgetragen ist die im glatten Tetanus entwickelte aktive isometrische Kraft (isometrische Maximalkraft minus passive Kraft entsprechend der Ruhedehnungskurve) gegen die jeweilige Sarkomerlänge. Die einzelnen charakteristischen Abschnitte lassen sich durch unterschiedliches Überlappungsverhalten der Aktin- und Myosinfilamente erklären. Hier dargestellt sind die Sarkomerlängen der Skelettmuskulatur des Froschs. Beim Menschen ist aufgrund längerer Aktinfilamente die maximale Kontraktionskraft bei etwa 2,6 – 2,8 µm Sarkomerlänge (nach [16]).

komerlängen zwischen 2,2 und 2,0 µm erreicht. In diesem Bereich können stets alle Myosinköpfe mit Aktin interagieren. Wegen der kopffreien Zone im Zentrum der Myosinfilamente bleibt die Zahl von Myosinköpfen, die mit Aktinfilamenten interagieren, mit abnehmender Sarkomerlänge im Bereich von 2,2 bis 2,0 µm konstant. Der Abfall der aktiven isometrischen Kraft bei Längen unterhalb von 2,0 µm beruht auf mehreren Faktoren:

- beginnende Doppelüberlappung der Myosinfilamente mit Aktinfilamenten beider Sarkomerhälften,
- Kollision der Myosinfilamente mit den Z-Scheiben sowie
- reduzierte Ausbreitung der Aktionspotenziale in den T-Tubuli.

Die meisten isolierten Muskeln können sich deshalb nur auf ca. 50–70 % ihrer Ausgangslänge verkürzen. Weitergehende Verkürzungen führen zu irreversiblen Veränderungen in der Sarkomerstruktur.

▸ **Auxotonische Kontraktion.** Bei der auxotonischen Kontraktion ändern sich **gleichzeitig Länge** und **Kraft**. Gelenkbewegungen verändern häufig die Länge des wirksamen Hebelarmes. Dadurch wird auch beim Anheben eines konstanten Gewichtes die tatsächliche Belastung des Muskels während der Verkürzung verändert. Kontraktionen, bei denen sich während der Verkürzung die Muskelkraft bzw. Muskelbelastung ändert, werden auxotonische (auxotone) Kontraktionen genannt. Bei **positiv auxotonischer Kontraktion** steigt die Last mit der Verkürzung an (▸ Abb. 4.12c), bei **negativ auxotonischer Kontraktion** hingegen fällt sie. Auch die Austreibungsphase im Herzzyklus ist ein Beispiel für eine auxotonische Kontraktion (S. 186).

▸ **Unterstützungskontraktion und Anschlagskontraktion.** Unterstützungskontraktion und Anschlagskontraktion sind **zusammengesetzte Kontraktionsformen**. Bei beiden Kontraktionsformen können zwei Phasen unterschieden werden, die nacheinander ablaufen: eine **isometrische Phase** und eine **Phase isotonischer** oder **auxotonischer Kontraktion**. Das Hochheben eines Gegenstandes ist eine typische Unterstützungskontraktion (▸ Abb. 4.12c). In der ersten Phase muss der Muskel zunächst soviel Kraft entwickeln, bis diese dem Gewicht des Gegenstandes entspricht. Dann kann der Gegenstand in der zweiten Phase angehoben werden. In der ersten Phase steigt unter konstanter Muskellänge die aktive Kraft an (isometrische Phase), in der zweiten Phase wird unter Muskelverkürzung der Gegenstand angehoben (isotonische Phase). Bei Unterstützungskontraktionen im intakten Organismus ist die zweite Phase aufgrund der Veränderung der wirksamen Hebelarme häufig nicht exakt isotonisch sondern vielmehr auxotonisch. Kaubewegungen (mit Kieferschluss) sind typische Anschlagskontraktionen (▸ Abb. 4.12c). In der ersten isotonischen bzw. auxotonischen Phase führt die Muskelverkürzung zum Kieferschluss (Anschlag), in der zweiten, isometrischen Kontraktionsphase wird ohne Längenänderung Muskelkraft entwickelt (Kaudruck).

Die Hubhöhe bei einer Unterstützungskontraktion ist umso größer, je kleiner die anzuhebende Last ist (▶ Abb. 4.12a). Anders gesagt, kann sich der Muskel beim Heben einer schweren Last weniger verkürzen als bei einer geringen Last. Wird für verschiedene Gewichte, bei vorgegebener Ausgangslänge des Muskels, die in der isotonischen Phase jeweils erreichte Endlänge gegen die zum Anheben des Gewichtes notwendige Muskelkraft in das Arbeitsdiagramm des Muskels eingetragen, ergibt die Verbindungslinie der Endlängen die **Kurve der Unterstützungsmaxima**. Dabei sind die von der vorgegebenen Ausgangslänge möglichen rein isometrischen bzw. rein isotonischen Kontraktionen die Endpunkte der Kurve der Unterstützungsmaxima.

Die Endpunkte werden erreicht, wenn das anzuhebende Gewicht schwerer ist als die isometrisch mögliche Maximalkraft (rein isometrische Kontraktion), bzw. wenn das Gewicht gerade den passiven Muskelkräften bei der vorgegebenen Ausgangslänge entspricht (rein isotonische Kontraktion). Die Kurve der Unterstützungsmaxima entspricht in erster Näherung der Verbindungsgeraden zwischen den Endpunkten der zugehörigen isometrischen und isotonischen Kontraktion. Für jede Ausgangslänge des Muskels muss vom entsprechenden Punkt auf der Ruhedehnungskurve ausgehend die Kurve der Unterstützungsmaxima neu bestimmt werden.

▶ **Physikalische Muskelarbeit.** Die physikalische Muskelarbeit entspricht dem **Produkt aus Last und Hubhöhe.** Da die vom Muskel zu entwickelnde Gesamtkraft gleich der anzuhebenden Last ist, wird die physikalische Muskelarbeit bei einer Unterstützungskontraktion im Kraft-Längen-Diagramm durch die Fläche des Rechtecks repräsentiert, dessen Seiten der angehobenen Last (= der zum Anheben der Last notwendigen Muskelkraft) und der Hubhöhe entsprechen (▶ Abb. 4.12a). Die Arbeit erreicht im mittleren Lastbereich ein Maximum und wird für niedrige und höhere Lasten kleiner. Sie erreicht für Lasten gleich der isometrischen Maximalkraft (Hubhöhe = 0) bzw. bei lastfreier Verkürzung (Last = 0) den Wert Null, da jeweils eine Größe des Produkts gleich Null ist. Obwohl bei isometrischer Kontraktion und lastfreier Verkürzung die physikalische Muskelarbeit gleich Null ist, wird im Verlauf beider Kontraktionsformen ATP im Querbrückenzyklus umgesetzt. Die bei der Hydrolyse von ATP freigesetzte chemische Energie wird dabei vollständig in Form von Wärme abgegeben.

▶ **Kraft-Geschwindigkeits-Beziehung.** Wird die in der isotonischen Phase einer Unterstützungskontraktion gemessene **Verkürzungsgeschwindigkeit** des Muskels gegen die jeweils **angehobene Last** bzw. die zum Anheben notwendige **Muskelkraft** aufgetragen, erhält man die Last-Geschwindigkeits-Beziehung bzw. Kraft-Geschwindigkeits-Beziehung (▶ Abb. 4.14a). Ohne äußere Last verkürzt sich der Muskel mit seiner maximal möglichen Geschwindigkeit. Diese wird von der Geschwindigkeit des Gleitens der Aktin- und Myosinfilamente im Sarkomer sowie von der Gesamtzahl hintereinander geschalteter Sarkomere (Muskellänge) bestimmt. Die Verkürzungsgeschwindigkeit nimmt mit zunehmender Last hyperbolisch ab. Entsprechend werden leichte Lasten schneller angehoben als schwere. Entspricht die anzuhebende Last der halben isometrischen Maximalkraft, erreicht die Verkürzungsgeschwindigkeit noch etwa ¼ der unter lastfreier Verkürzung beobachteten Maximalgeschwindigkeit. Ist die Last gerade gleich der isometrischen Maximalkraft,

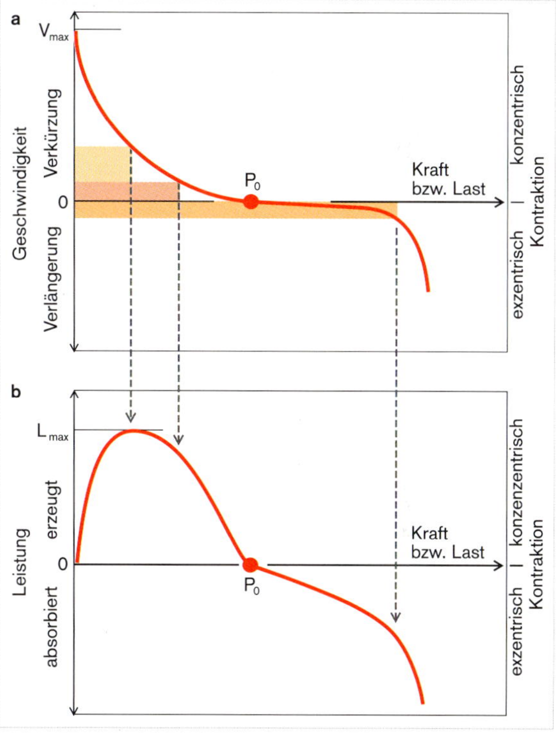

Abb. 4.14 Die Beziehung zwischen Muskelkraft bzw. Last und Verkürzungs- bzw. Dehnungsgeschwindigkeit (a) und Leistung (b).

a Ist die äußere Last gleich Null, wird die maximale Verkürzungsgeschwindigkeit (V_{max}) erreicht. Entspricht die Last der isometrischen Maximalkraft (P_0) erfolgt keine Verkürzung. Bei Lasten über P_0 wird der Muskel verlängert bzw. gedehnt.

b Die Leistung (Produkt aus Muskelkraft bzw. Last und Verkürzungsgeschwindigkeit) entspricht dem jeweiligen Rechteck unter der Kraft-Geschwindigkeits-Beziehung. Die maximale Leistung (L_{max}) wird bei Lasten/Kräften von ca. $^1/_3$ der isometrischen Maximalkraft (P_0) erreicht. Bei Dehnung kann ein Muskel Kräfte entwickeln, die das Doppelte der isometrischen Maximalkraft erreichen, und es können hohe Leistungen absorbiert werden (Bremswirkung bei Dehnung; nach [11]).

ist die Verkürzungsgeschwindigkeit Null, d. h. der Muskel kann sich nicht mehr verkürzen (isometrische Kontraktion). Ist eine Last kleiner als die unter isometrischen Bedingungen maximal mögliche Kraftentwicklung, wird die Last in Form einer Unterstützungskontraktion angehoben. Der Muskel verkürzt sich in der isotonischen Phase. Diese Kontraktionsform wird **konzentrische Kontraktion** genannt (▸ Abb. 4.14**a**). Übersteigt die Last die isometrische Maximalkraft, wird der Muskel unter Aktivierung verlängert bzw. gedehnt. Wird ein Muskel bei Kontraktion gedehnt, spricht man von einer **exzentrischen Kontraktion** (▸ Abb. 4.14**a**, Bereich negativer Verkürzungsgeschwindigkeiten). Auch hier entspricht die vom Muskel der Verlängerung bzw. **Dehnung** entgegengesetzten Kraft der einwirkenden Last. Dieser Funktionsbereich ist für Bremsbewegungen, zum Beispiel beim Bergabgehen oder bei der Feinabstufung von Bewegungen durch muskuläre Agonisten und Antagonisten von großer Bedeutung. Näheres zur Bedeutung polysynaptischer Reflexe für die Gangmotorik in Kap. 22.3.3 (S. 885). Unter Verlängerung bzw. Dehnung werden vom aktiv kontrahierenden Muskel Kräfte erzeugt, die das Doppelte der maximalen isometrischen Muskelkraft erreichen können.

Bei hohen Kräften können im Muskelgewebe Mikroläsionen auftreten. Nach ungewohnten Muskelbelastungen, insbesondere solchen, die mit Bremsfunktionen der Muskulatur einhergehen (z. B. Bergabgehen), treten verzögert Muskelschmerzen auf, die nach 24 bis 48 Stunden ihr Maximum erreichen (**Muskelkater**). Ursache ist eine entzündliche Reaktion der Muskelfasern mit Anschwellen und Schmerz aufgrund von Mikroläsionen, die zum Beispiel im Bereich der Z-Scheiben und an Verankerungen des kontraktilen Apparates über membranassoziierte und extrazelluläre Strukturproteine auftreten können. Die Schmerzen entstehen sekundär wohl durch entzündliche Prozesse und Ödeme. Eindeutig gegen Muskelkater wirksame therapeutische Ansätze sind nicht bekannt.

▸ **Mechanische Leistung.** Die von einem Muskel bei Verkürzung erzeugte mechanische Leistung ist das **Produkt** aus **Kraft** (angehobene Last) und **Verkürzungsgeschwindigkeit**. Die Leistung entspricht daher dem jeweiligen Rechteck unter der Kraft-Geschwindigkeits-Beziehung (▸ Abb. 4.14**a**, ▸ Abb. 4.14**b**). Die mechanische Leistung ist bei lastfreier Verkürzung (Last = 0) und isometrischer Kontraktion (Hubhöhe = 0) gleich Null. Das Leistungsmaximum liegt bei Lasten, die eine Hubkraft von etwa 30 % der isometrischen Maximalkraft erfordern (▸ Abb. 4.14**b**). Die Kraft-Geschwindigkeits-Beziehung lässt auch erkennen, dass ein Muskel schon bei relativ langsamen Dehnungen eine erhebliche mechanische Leistung absorbieren kann (Bremsfunktion), die in Form von Wärme abgegeben wird (▸ Abb. 4.14**b**).

▸ **Anpassung der Verkürzungsgeschwindigkeit an wechselnden Bedarf.** Soll ein Gegenstand angehoben werden, kann durch Erhöhung der Aktionspotenzialfrequenz, mit der motorische Einheiten angesteuert werden (**zeitliche Summation**) (S. 157), und durch **Rekrutierung motorischer Einheiten** (S. 157) die **aktive Gesamtkraft** erhöht werden. Bei gleichem anzuhebendem Gewicht wird so die relative Belastung der einzelnen Muskelfaser reduziert. Entsprechend der Kraft-Geschwindigkeits-Beziehung kann der Gegenstand schneller angehoben werden. Analog lässt sich die Geschwindigkeit von Bewegungen durch **Dehnung** und damit erzeugter **Bremswirkung** der kontrolliert mitaktivierten, antagonistisch wirkenden Muskeln genau dosieren (vgl. ▸ Abb. 4.14**a**).

Die Hubgeschwindigkeit wird darüber hinaus auch von den aktivierten **Muskelfasertypen** mitbestimmt. Die meisten Skelettmuskeln haben sowohl langsame als auch schnelle Muskelfasern, jedoch in unterschiedlichen Anteilen. Dies bedeutet, dass nicht nur durch Rekrutierung und Summation sondern auch durch Auswahl langsamer oder schneller motorischer Einheiten die Hubgeschwindigkeit dem Bedarf angepasst werden kann.

4.2.7 Muskelenergetik

▸ **Bereitstellung und Regeneration von ATP.** Die Myosinkopfdomänen besitzen ATPase-Aktivität. ATP ist dementsprechend direktes Substrat der Myosinköpfe, und die chemische Energie der Hydrolyse von ATP ist unmittelbare Energiequelle der Muskelkontraktion. Bei der Muskelkontraktion hydrolysiertes ATP wird ständig mit so hoher Effizienz nachgeliefert, dass praktisch **kein Absinken** der normalen ATP-Konzentration (ca. 5 mmol/l) im Sarkoplasma eintritt.

Die **ATP-Regeneration** erfolgt im Wesentlichen über drei Mechanismen:

ATP wird aus **Kreatinphosphat** nachgeliefert, entsprechend der **Lohmann-Reaktion**:

$$\text{Kreatinphosphat} + \text{ADP} \leftrightarrow \text{Kreatin} + \text{ATP}.$$

Die ATP-Konzentration bleibt dabei unverändert, bis die Kreatinphosphat-Konzentration von ca. 20 mmol/kg Muskelgewebe in Ruhe auf unter 2,5 mmol/kg abgesunken ist (▸ Abb. 4.15a). Die ATP-Regeneration aus Kreatinphosphat erfolgt ohne Sauerstoffverbrauch und ohne Bildung von Lactat (Milchsäure), sie ist also **anaerob-alaktazid**.

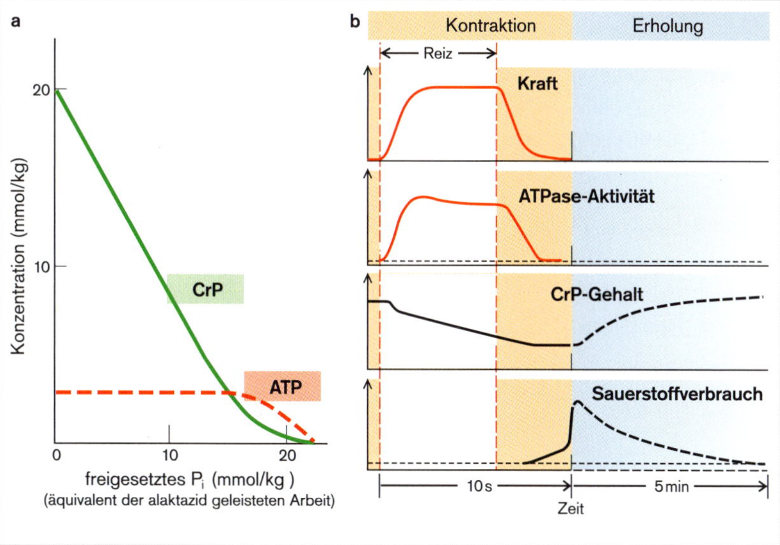

Abb. 4.15 Energieumsatz während Muskelkontraktion.

a Konzentrationen von ATP und Kreatinphosphat (CrP) in Abhängigkeit von der freigesetzten Menge an anorganischem Phosphat, P_i, während anaerober alaktazider Phase der Energiegewinnung (nach [25]).

b Verhalten von Kraftentwicklung, ATPase-Aktivität, Kreatinphosphat-(CrP-)Gehalt und Sauerstoffverbrauch vor, während und nach einer kurzfristigen tetanischen Kontraktion (anaerob-alaktazide Energiegewinnung). Zu beachten ist die Änderung der Zeitskala mit Beginn der Erholungsphase. Gestrichelte, waagerechte Linien repräsentieren Ruhewerte von ATPase-Aktivität und Sauerstoffverbrauch (nach [21]).

Die Einstellung des Gleichgewichtes wird durch **Kreatinkinase** katalysiert. Die Kreatinkinase ist in der M-Linie integriert und bildet im Bereich der I-Bande mit glykolytischen Enzymen einen Komplex, der mit den Aktinfilamenten assoziiert ist. Diese Lokalisation sichert ein schnelles Nachliefern von ATP aus ADP mit kürzesten Diffusionsstrecken.

ATP entsteht **anaerob** beim Abbau von Glucose über die **Glykolyse**. Die Glucose stammt überwiegend aus dem **Glykogenabbau**. 3 Mol ATP/Mol Glucose werden beim Abbau aus Glykogen gewonnen, bei Abbau freier Glucose nur 2 Mol ATP/Mol Glucose. Der Glykogenvorrat entspricht ca. 100 mM Glucoseeinheiten pro kg Muskelgewebe. Bei der anaeroben Glykolyse entsteht Lactat, d. h. die ATP-Bereitstellung erfolgt **anaerob-laktazid**.

Durch die **oxidative Phosphorylierung** in den Mitochondrien werden 36 Mol ATP/Mol Glucose gewonnen. Energieliefernde Substrate sind Kohlenhydrate und Fettsäuren. Bei Fettsäuren hängt die Energieausbeute vom Fettsäuretyp ab. Die ATP-Bereitstellung ist entsprechend **aerob-alaktazid**. Weiteres hierzu s. Kap. 16.4.2 (S. 722).

Das in den Mitochondrien gebildete ATP kann die Mitochondrien nicht direkt verlassen. Über die Lohmann-Reaktion wird das energiereiche Phosphat auf Kreatin übertragen und gelangt in Form von **Kreatinphosphat** in das Sarkoplasma, wo es der Regeneration von ATP aus ADP dient.

Zu Beginn einer Muskeltätigkeit ist die anaerobe Regeneration von ATP notwendig, da die Anpassung des Stoffwechsels (oxidative Phosphorylierung) an den gesteigerten Bedarf eine Anlaufzeit erfordert. In dieser Phase wird ATP zunächst über die Lohmann-Reaktion aus Kreatinphosphat regeneriert, es entsteht ein **Sauerstoffdefizit**. In dieser Anfangsphase sinkt der Kreatinphosphatgehalt des Muskels bei praktisch konstanter ATP-Konzentration (▶ Abb. 4.15a, ▶ Abb. 4.15b). Das Kreatinphosphat-Defizit wird nach Ende der Muskeltätigkeit in der Erholungsphase über die **umgekehrte Lohmann-Reaktion** aus ATP regeneriert, das über die oxidative Phosphorylierung produziert wird. Der dazu in der Erholungsphase notwendige Sauerstoff trägt zur **Sauerstoffschuld** (auch O_2-Mehraufnahme genannt) bei, die bei Belastungsbeginn über Abbau von Kreatinphosphat eingegangen wurde. Diese anaerob-alaktazide Energiegewinnung reicht nur für wenige Sekunden dauernde Tätigkeiten aus (▶ Abb. 4.15b).

Die Rate der ATP-Spaltung kann bei körperlicher Belastung auf das 50- bis 100-Fache des Ruheumsatzes ansteigen. Entsprechend ist der Sauerstoffverbrauch ebenfalls auf das 50- bis 100-Fache gesteigert, da der Sauerstoffbedarf pro ATP konstant bleibt, solange ATP ausschließlich durch oxidative Phosphorylierung bereitgestellt wird. Die **Dauerleistungsgrenze**, bis zu der die ATP-Regeneration über die oxidative Phosphorylierung gedeckt wird, kann kurzfristig überschritten werden, wenn ATP zusätzlich **anaerob** über Glykogenabbau gebildet wird. Durch anaerobe Glykolyse kann die ATP-Regeneration allerdings nur kurzfristig gesteigert werden, da die Glykogenvorräte begrenzt sind und das Endprodukt Lactat in Muskelfasern und Blutplasma angereichert wird. Folge des Lactatanstiegs ist ein pH-Abfall, der beispielsweise durch Verschiebung der Kraft-Calcium-Kurve (▶ Abb. 4.8c) zu reduzierten Muskelkräften und daraus resultierenden Leistungseinschränkungen führt. Mit einer Halbwertszeit von etwa 15 Minuten wird Lactat aus der Muskulatur über das Blut abtransportiert und in Leber und Herzmuskel verstoffwechselt.

▶ **Ermüdung.** Die **Abnahme der Muskelkraft** bei anhaltenden willkürlichen Bewegungen ist auf drei Faktoren zurückzuführen:

- auf eine Reduktion der Willkürinnervation (**zentrale Ermüdung**),
- auf **Ermüdung der neuromuskulären Erregungsübertragung** durch Transmitterverarmung,
- schließlich auf eine Abnahme der Muskelkraft selbst (**periphere Ermüdung**).

Letztere ist auch bei direkter Stimulation des Muskels zu beobachten. Sie geht mit einem Abfall des intrazellulären pH-Wertes durch Anhäufung von Lactat bei anaerober Energiebereitstellung, sowie einem Anstieg von Phosphat und in geringerem Maße von ADP einher.

Ursachen für die reduzierten Muskelkräfte bei **peripherer Ermüdung** sind:

- Abnahme der Ca^{2+}-Freisetzung aus dem sarkoplasmatischen Retikulum,
- reduzierte Ca^{2+}-Empfindlichkeit des kontraktilen Apparates und Abnahme der Muskelkraft bei reduziertem pH-Wert sowie
- Reduktion der aktiven Muskelkraft durch Anstieg des Phosphats.

Auch zunehmende Abweichungen vom pH-Optimum der ATP-Hydrolyse durch Myosin oder der an ATP-Bereitstellung und -Regeneration beteiligten Enzymsysteme können zur Reduktion der Muskelkraft bei Ermüdung beitragen.

▸ **Wirkungsgrad der Muskulatur.** Die bei der Hydrolyse von ATP durch die Myosinköpfe freigesetzte chemische Energie kann unter optimalen Bedingungen zu 40–50 % in mechanische Arbeit umgeformt werden (**maximaler Wirkungsgrad**). Die **Muskelleistung** erreicht ein Maximum bei Lasten, die etwa 30 % der isometrischen Maximalkraft entsprechen (▸ Abb. 4.14). In diesem Bereich ist der Wirkungsgrad am günstigsten. Zum Beispiel kann beim Radfahren mit Hilfe einer Gangschaltung die Belastung der Muskulatur auch bei wechselnden äußeren Bedingungen in diesem Bereich verbleiben. Andererseits werden selbst unter optimalen Bedingungen 50–60 % der umgesetzten chemischen Energie als Wärme freigesetzt. Darüber hinaus geht auch die Regeneration von ATP über oxidative Phosphorylierung von Glucose bzw. Fettsäuren in der Erholungsphase mit Wärmebildung einher. Werden diese Wärmeverluste mitberücksichtigt, liegt der **Gesamtwirkungsgrad der Muskulatur** bei 20–30 %, d. h. selbst bei optimalem Gesamtwirkungsgrad werden 70–80 % des Gesamtumsatzes in Form von Wärme freigesetzt.

Wie alle Gewebe hat auch der Muskel einen Ruheumsatz, der von einer **Wärmeproduktion** begleitet ist, der sog. **Ruhewärme.** Wird der Muskel stimuliert, so lassen sich global mehrere Phasen der Wärmeproduktion unterscheiden. Die Phase der **Initialwärme** zu Beginn der Kontraktion, die **Erhaltungswärme** bei länger dauernder Kontraktion, und die Phase der **Erholungswärme**, die nach Ende der Erschlaffung über mehrere Minuten anhält.

Ein Teil der Initial- bzw. Erhaltungswärme ist der Zahl aktiver Querbrücken proportional. Auch unter isometrischer Kontraktion wird der Querbrückenzyklus im Muskel kontinuierlich durchlaufen. Demzufolge wird laufend chemische Energie umgesetzt, auch wenn die mechanische Arbeit gleich Null ist. Bei isometrischer Kontraktion wird dementsprechend die gesamte chemische Energie der ATP-Hydrolyse nur in Wärme umgeformt. Der von Querbrücken unabhängige Teil von Initial- bzw. Erhaltungswärme ist anderen Prozessen zuzuschreiben, beispielsweise dem aktiven Rücktransport von Ca^{2+}-Ionen in das sarkoplasmatische Retikulum durch die Ca^{2+}-ATPasen. Die Erholungswärme ist schließlich das Begleitprodukt all derjenigen Prozesse, die in der Erholungsphase zur Wiederherstellung des Ausgangszustandes des Stoffwechsels beitragen. Die Erholungswärme ist in ihrer Summe etwas größer als die Initial- bzw. Erhaltungswärme.

Zusammenfassung Kap. 4.2.6 u. 4.2.7

Skelettmuskulatur: Muskelmechanik und -energetik

Myosinköpfe im kontraktilen Apparat des Muskels können sowohl **aktive Verkürzung** induzieren als auch **Kraft entwickeln**:

- Kontraktionen, bei denen ohne Änderung der Kraft nur eine **Verkürzung** erfolgt, heißen **isotonisch.**
- Kontraktionen, bei denen der Muskel ohne Änderung der Länge **ausschließlich Kraft** generiert, werden **isometrisch** genannt.

Die bei isotonischer Kontraktion erreichte maximale Verkürzung und die unter isometrischen Bedinungen erreichte maximale Kraft hängen in charakteristische Weise von der **Ausgangslänge** des Muskels ab. Die Beziehungen zwischen Muskellänge und jeweils erreichter maximaler isotonischer Verkürzung bzw. maximaler isometrischer Kraft werden durch die Kurven der isotonischen und isometischen Maxima im Arbeitsdiagramm des Muskels zusammengefasst. Anders als die beiden Grundformen der Kontraktion ist die **auxotonische Kontraktion** eine Mischform, bei der sich während Verkürzung auch die entwickelte Kraft ändert. Schließlich gibt es Kombinationen beider Grundformen wie die **Unterstützungs-** und **Anschlagskontraktion.** Beispiel der Unterstützungskontraktion ist das Anheben einer Last. Erst wenn die isometrisch entwickelte Muskelkraft das Gewicht der zu hebenden Last erreicht hat, kann im weiteren Verlauf die Last isotonisch angehoben werden. Mit steigender Last wird die Verkürzungsgeschwindigkeit in der isotonischen Phase einer Unterstützungskontraktion langsamer. Die Zusammenhänge zwischen äußerer Last und Verkürzungsgeschwindigkeit in der isotonischen Phase werden in der **Kraft-Geschwindigkeits-Beziehung** beschrieben. Die maximale isotonische Verkürzung (Hubhöhe) im Verlauf einer Unterstützungskontraktion nimmt mit zunehmender Last ab. Die Beziehung zwischen Last und Hubhöhe wird durch die **Kurve der Unterstützungsmaxima** im Arbeitsdiagramm des Muskels wiedergegeben. Die mit steigender Vordehnung zunehmenden passiven Kräfte sind Grundlage der **Ruhedehnungskurve** des Muskels.

Die zur Muskelkontraktion notwendige Energie stammt aus der **Hydrolyse von ATP**. Aufgrund effizienter Nachlieferung sinkt die ATP-Konzentration bei Muskelarbeit praktisch nicht ab. Die Nachlieferung von ATP erfolgt aus **Kreatinphosphat**, durch **Glykolyse** und durch **oxidative Phosphorylierung**. Zu Beginn einer Muskeltätigkeit wird ATP ohne Sauerstoffverbrauch durch Übertragung des energiereichen Phosphats von Kreatinphosphat auf ADP regeneriert. Das entstandene Sauerstoffdefizit in Form ansteigender Kreatinkonzentration muss in der Erholungsphase über oxidative Phosphorylierung und Regeneration des Kreatinphosphats ausgeglichen werden. Der Wirkungsgrad der Muskulatur bei der Umformung der chemischen Energie von ATP in mechanische Arbeit kann 50 % erreichen. Einschließlich der chemischen Prozesse zur Regeneration von ATP beträgt der **Gesamtwirkungsgrad maximal ca. 25 %.**

Im Verlauf der Muskelkontraktion und in der Erholungsphase wird über die Wärmeproduktion in Ruhe hinausgehende Wärme freigesetzt. Die **Initial- bzw. Erhaltungswärme** ist der im Verlauf der Kontraktion zusätzlich freigesetzte Anteil, die **Erholungswärme** wird nach Ende der Kontraktion freigesetzt.

4.3 Glatte Muskulatur

Glatte Muskulatur spielt in fast allen Organsystemen eine wichtige Rolle. Glatte Muskeln sind Komponenten der Atemwege, des Verdauungstraktes, des Urogenitaltraktes und des Gefäßsystems. Die vielfältigen Funktionen erfordern eine Reihe von **Besonderheiten** gegenüber der Skelettmuskulatur:

- In **Hohlorganen** dient die glatte Muskulatur der **Volumenkontrolle**. Der kontraktile Apparat und das kraftübertragende Zytoskelett müssen dazu über einen größeren Längenbereich aktiv sein als beim Skelettmuskel.
- Glatte Muskulatur darf bei der **Füllung von Hohlorganen** einer Dehnung praktisch **keinen Widerstand** entgegensetzen, um Rückstau in vorgeschaltete Organe zu vermeiden. In den **Widerstandsgefäßen** mancher Abschnitte des großen Kreislaufs ist dagegen sicherzustellen, dass Änderungen des Innendrucks möglichst **keine Querschnitts-** und damit **Widerstandsveränderungen** verursachen. Dort muss die glatte Muskulatur direkt, reflexartig einer Längenänderung gegensteuern.
- In manchen Organsystemen muss glatte Muskulatur bei möglichst geringem ATP-Verbrauch **kontinuierlich aktiv** sein, um über ihren Tonus die Funktion des Organsystems zu kontrollieren. Ein Beispiel hierfür ist die glatte Muskulatur der Widerstandsgefäße im Kreislauf (S. 259). Andererseits müssen glatte Muskeln unter Kontrolle des vegetativen Nervensystems ihren Tonus **sehr schnell** geänderten Anforderungen **anpassen** können. Ein Beispiel hierfür ist die Aktivität des M. ciliaris bei der Nah- und Fernakkomodation des Auges (S. 823).
- Die Funktion der glatten Muskelzellen muss durch **neurale** und **humorale Einflüsse** koordiniert und an wechselnde Anforderungen angepasst werden. In manchen Organsystemen ist hierzu eine ausgedehnte **Kommunikation** und **Koordination** zwischen den einzelnen glatten Muskelzellen erforderlich.

Entsprechend dieser vielfältigen Anforderungen an die glatte Muskulatur findet man beim Vergleich verschiedener Organsysteme eine Vielfalt von morphologischen und funktionellen Anpassungen.

Aus den vielfältigen Funktionen erklärt sich auch, dass therapeutisch sehr häufig in die Funktion der glatten Muskulatur einzugreifen ist. Dabei ist es essenziell, die funktionelle Vielfalt im Detail zu kennen. Nur so können die jeweils relevanten glatten Muskelzellen gezielt und selektiv angesprochen werden, ohne unerwünschte oder gar bedrohliche Nebenwirkungen durch Mitansprechen anderer glattmuskulärer Zellen zu provozieren.

4.3.1 Organisation des glatten Muskels

▶ **Morphologische Organisation.** Die glatte Muskulatur ist aus **einkernigen**, **spindelförmigen** Zellen mit **zentralem Zellkern** aufgebaut (vgl. ▶ Tab. 4.1). Die meisten glatten Muskelzellen haben einen Durchmesser von etwa 5–10 µm bei einer Länge von bis zu mehreren 100 µm. In vielen Organen stehen die glatten Muskelzellen durch Gap Junctions (S. 74) in funktionellem Kontakt (**funktionelles Synzytium**; ▶ Abb. 4.16a; vgl. ▶ Tab. 4.1). Mechanische Zell-Zellverbindungen werden durch **Desmosomen** hergestellt. Die Zellmembran weist Invaginationen auf, sog. **Caveolae**, die wahrscheinlich den T-Tubuli der Skelettmuskulatur entsprechen.

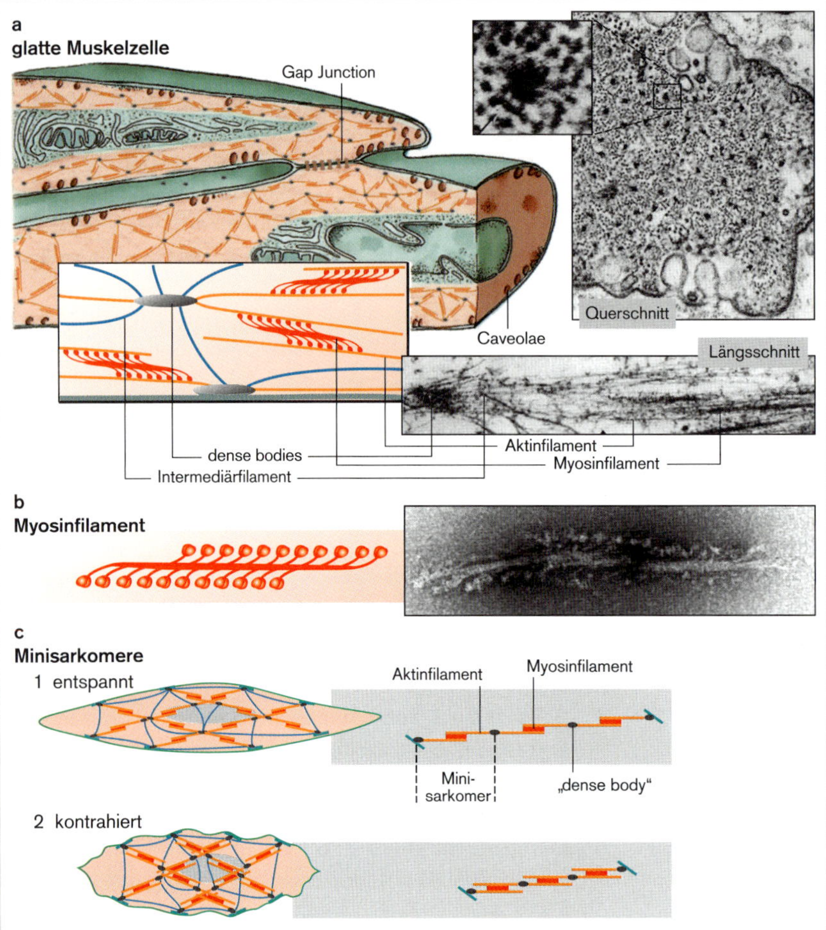

Abb. 4.16 Organisation von Aktin- und Myosinfilamenten in glatten Muskelzellen. (EM Bilder modifiziert nach Ashton FT, Somlyo AV, Somlyo AP. The contractile apparatus of vascular smooth muscle: intermediate high voltage stereo electron microscopy. J Mol Biol. 1975; 98: 17–29 und Bond M, Somlyo AV. Dense bodies and actin polarity in vertebrate smooth muscle. J Cell Biol. 1982; 95: 403–413)

a Glatte Muskelzellen mit Gap Junctions und Anordnung der Aktin- und Myosinfilamente im Längs- und Querschnitt.

b Schema und EM-Bild eines Myosinfilaments mit seitenpolarer bzw. antiparalleler Anordnung der Myosinmoleküle.

c Organisation von Aktin- und Myosinfilamenten in Minisarkomeren, deren Anordnung in glatten Muskelzellen und Mechanismus der Zellverkürzung über Annäherung der *dense bodies* durch Gleiten der Aktinfilamente entlang der Myosinfilamente (nach [28]).

▸ **Minisarkomere aus Myosin- und Aktinfilamenten.** In glatten Muskelzellen sind Aktin- und Myosinfilamente in Form sog. Minisarkomere organisiert (▸ Abb. 4.16a, ▸ Abb. 4.16c). Die Minisarkomere werden durch ***dense bodies*** begrenzt, die **α-Aktinin** enthalten und entsprechend den Z-Scheiben der quergestreiften Muskulatur die Aktinfilamente verankern. Die *dense bodies* sind durch intermediäre Filamente miteinander verbunden und bilden ein **elastisches Zytoskelett**, das an das extrazelluläre Bindegewebe gekoppelt ist. Durch die unregelmäßige Anordnung der *dense bodies* sind die Minisarkomere des glatten Muskels **gegeneinander versetzt** und nicht parallel ausgerichtet. Entsprechend fehlt eine Querstreifung (vgl. ▸ Tab. 4.1). Die Anzahl der Aktinfilamente, die um ein Myosinfilament angeordnet sind, ist variabel und im Mittel weit größer als im Skelettmuskel. Im Querschnitt einer glatten Muskelzelle ist keine hexagonale Organisation der Myofilamente zu erkennen. Der glatte Muskel scheint auch eine verkürzte, glattmuskuläre Form des Titins zu besitzen.

Die **Aktinfilamente** des glatten Muskels sind in ihrem Grundaufbau den Aktinfilamenten der Skelett- und Herzmuskulatur ähnlich, jedoch um ein Vielfaches **länger**. Auch hier sind entlang der helikalen Längsrillen **Tropomyosinmoleküle** den Aktinmonomeren angelagert. Troponin konnte im glatten Muskel nicht nachgewiesen werden. Stattdessen finden sich **Caldesmon**, **Calponin** und **Calmodulin**. Calmodulin ist ein Ca^{2+}-Sensorprotein, das im Zytoplasma gelöst ist und nach Bindung von 4 Ca^{2+}-Ionen als $(Ca^{2+})_4$-Calmodulinkomplex an seine Zielproteine bindet (s. u.).

Caldesmon ist ein fadenförmiges Protein, das parallel zu Tropomyosin den Aktinfilamenten angelagert ist und 7–14 Aktinmonomere eines Stranges überspannt. **Calponin** kann ebenfalls an das Aktinfilament binden.

Die **Myosinfilamente** des glatten Muskels sind im Querschnitt rechteckig und ebenfalls um ein Vielfaches länger als die des Skelettmuskels. Anstelle der helikalen Geometrie sind die Myosinmoleküle bandförmig angeordnet und besitzen einen **seitenpolaren** bzw. **antiparallelen**

Aufbau (▶ Abb. 4.16b). Dabei sind die beiden Filamenthälften so orientiert, dass die **Köpfe** der Myosinmoleküle auf Vorder- und Rückseite in **entgegengesetzter Richtung** aus dem Rückgrat des Filaments ragen. Auch beim glatten Muskel sind den schweren Myosinketten im Hebelarmbereich der globulären Kopfdomäne **zwei leichte Ketten**, eine essenzielle und eine regulatorische Kette, angelagert.

4.3.2 Molekulare Grundlagen der Kontraktion glatter Muskulatur

▶ **Längenänderungen.** Grundlage von Längenänderungen des glatten Muskels ist wie beim Skelettmuskel die relative Verschiebung der Filamente (Gleitfilamenttheorie) (S. 145). Bei aktiver Kontraktion oder passiver Dehnung gleiten die Aktinfilamente an den Myosinfilamenten entlang, ohne dass Aktin- oder Myosinfilamente ihre Länge ändern. Bei aktiver Kontraktion verkürzen sich dadurch die Minisarkomere. Die *dense bodies* werden dabei einander angenähert. Da die Minisarkomere überwiegend in Längsrichtung der spindelförmigen Zellen angeordnet sind, führt die Annäherung der *dense bodies* zu einer Verkürzung der glattmuskulären Zellen überwiegend in Längsrichtung (▶ Abb. 4.16c). Der seitenpolare Aufbau der Myosinfilamente ermöglicht große Verschiebungen zwischen Aktin- und Myosinfilamenten, da Aktinfilamente beim Entlanggleiten an den Myosinfilamenten nicht auf entgegengesetzt orientierte Myosinmoleküle treffen, wie dies im Skelettmuskel bei Sarkomerlängen unter etwa 2,0 µm der Fall ist (vgl. ▶ Abb. 4.13). Aufgrund der Länge der Aktinfilamente werden die *dense bodies* erst nach entsprechend ausgedehnten Filamentverschiebungen mit den Myosinfilamenten kollidieren und erst dann eine weitere Verkürzung behindern. Dementsprechend kann glatte Muskulatur über einen **weit größeren Längenbereich** aktiv sein als die Skelettmuskulatur. Darüber hinaus erlaubt die größere Länge von Aktin- und Myosinfilamenten einer größeren Zahl von Myosinköpfen Wechselwirkungen mit einem Aktinfilament einzugehen. Damit können pro Minisarkomer mehr Myosinköpfe parallel aktiv sein. Entsprechend kann ein glatter Muskel bei gleicher Querschnittsfläche **größere aktive Kräfte** entwickeln als ein Skelettmuskel.

▶ **Querbrückenzyklus und Halteökonomie.** Die molekulare Grundlage von Kraftentwicklung und Verkürzung ist auch im glatten Muskel die zyklische Wechselwirkung der Myosinköpfe mit Aktinfilamenten. Der Querbrückenzyklus zwischen Myosinkopf und Aktinfilament verläuft ähnlich wie im Skelettmuskel, weist jedoch einige Besonderheiten auf. Die Affinität des Myosinkopfes für ADP ist sehr hoch. Die ADP-Abdissoziation (Schritt 6 in ▶ Abb. 4.5a) ist stark verzögert und geht mit einer größeren zusätzlichen Umlagerung des „Hebelarms" einher. Verzögerung der ADP-Abgabe bedeutet, dass ein glattmuskulärer Myosinkopf **länger zu aktiver Kraft** beiträgt als im quergestreiften Muskel. Dies trägt einerseits dazu bei, dass ein glatter Muskel bei gleichem Querschnitt weit höhere aktive Kräfte entwickeln kann als ein Skelettmuskel. Andererseits ist der ATP-Umsatz verlangsamt. Insgesamt ist der **ATP-Umsatz** im glatten Muskel **100- bis 1000-fach langsamer** als im schnellen Skelettmuskel. Tatsächlich kann ein glatter Muskel, bezogen auf gleichen Querschnitt, bei 100- bis 500-fach geringerem ATP-Umsatz höhere Kräfte entwickeln und aufrechterhalten als ein Skelettmuskel. Gleichzeitig ist allerdings die **maximale Verkürzungsgeschwindigkeit** glatter Muskelzellen um mehrere Größenordnungen langsamer als im Skelettmuskel, was ebenfalls aus der verzögerten ADP-Abdissoziation auch unter isotonischen Bedingungen verständlich wird (▶ Abb. 4.5a). Insgesamt kann der glatte Muskel unter sehr geringem Verbrauch von ATP lang anhaltend Kräfte entwickeln. Er hat eine sehr hohe **Halteökonomie** und ist deshalb für lange Haltefunktionen besonders geeignet. Beispielsweise muss die glatte Muskulatur der Arterien des Kreislaufsystems permanent kontrahieren, um der gefäßweitenden Wirkung des Blutdrucks standzuhalten.

4.3.3 Molekulare Mechanismen der Regulation glattmuskulärer Kontraktion

▶ **Ca^{2+}-abhängige Phosphorylierung der regulatorischen leichten Myosinkette.** Ähnlich der Regulation im Skelettmuskel (S. 150) führt im glatten Muskel eine Erhöhung der intrazellulären Ca^{2+}-Konzentration über ca. 10^{-7} mol/l zur Aktivierung des Querbrückenzyklus (▶ Abb. 4.17a). Als Ca^{2+}-Sensor fungiert das im Zytoplasma gelöste Protein **Calmodulin** (vgl. ▶ Tab. 4.1). Bei Ca^{2+}-Konzentrationen über 10^{-7} mol/l bildet Calmodulin mit 4 Ca^{2+}-Ionen einen **$(Ca^{2+})_4$-Calmodulin-Komplex (CaM)**. Dieser aktiviert die **Myosin-leichte-Ketten-Kinase** (**MLCK** = *myosin light chain kinase*), die ihrerseits die **regulatorischen leichten Myosinketten** phosphoryliert. Erst nach dieser **Phosphorylierung** der regulatorischen leichten Kette kann das Myosin des glatten Muskels den Querbrückenzyklus durchlaufen (▶ Abb. 4.17a). Der dephosphorylierte Myosinkopf kann sich nicht hochaffin an Aktin anlagern, sodass der Querbrückenzyklus vor Schritt 4 (▶ Abb. 4.5a) blockiert ist. Sinkt die Ca^{2+}-Konzentration unter 10^{-7} mol/l, dissoziiert der Ca^{2+}-Calmodulin-Komplex und die MLCK wird wieder inaktiv. Die Unterbrechung des Querbrückenzyklus erfolgt jedoch erst durch **Dephosphorylierung der regulatorischen leichten Kette** des Myosins durch die **Myosin-leichte-Ketten-Phosphatase** (**MLCP** = *myosin light chain phosphatase*; vgl. ▶ Tab. 4.1).

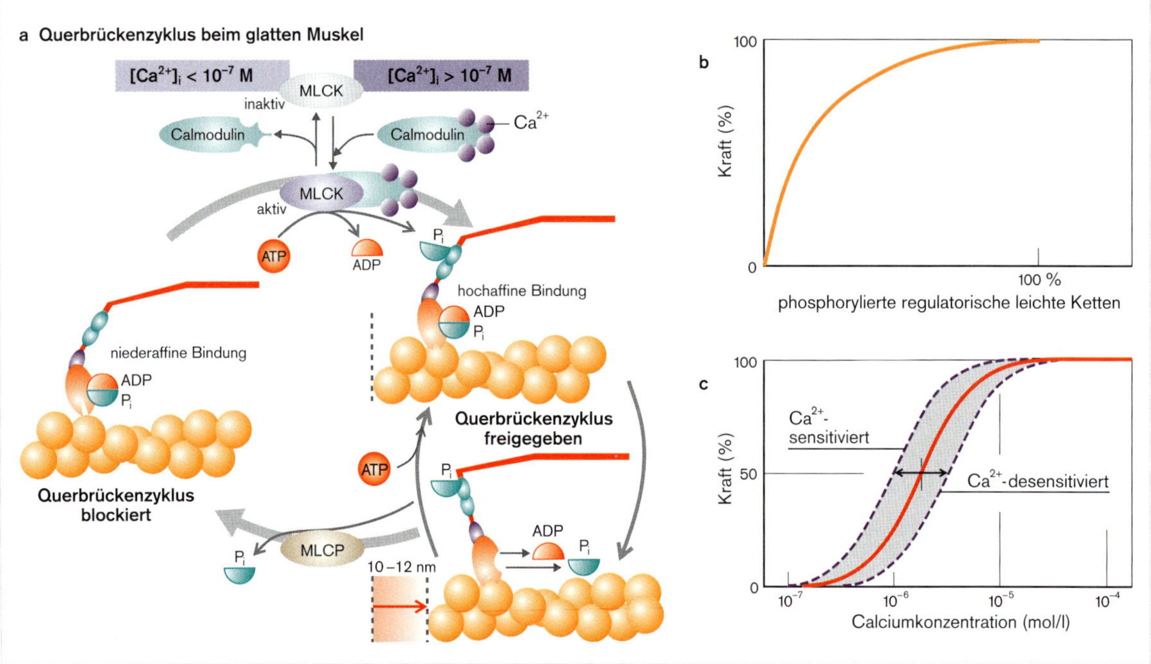

Abb. 4.17 Regulation des Querbrückenzyklus beim glatten Muskel.

a Schema der Regulation auf Querbrückenebene. Mit dephosphorylierter regulatorischer leichter Kette kann sich der Myosinkopf des glatten Muskels nicht hochaffin an Aktin anlagern. Der Querbrückenzyklus ist blockiert, und der glatte Muskel dementsprechend relaxiert. Ca^{2+}-Aktivierung führt über den $(Ca^{2+})_4$-Calmodulin-Komplex, Aktivierung der Myosin-leichte-Ketten-Kinase (MLCK) und Phosphorylierung der regulatorische leichte Kette des glattmuskulären Myosins zur Freigabe des Querbrückenzyklus. Erschlaffung bei Dephosphorylierung der regulatorischen leichte Kette durch die Myosin-leichte-Ketten-Phosphatase (MLCP). Bei $[Ca^{2+}] < 10^{-7}$ mol/l resultiert eine Dissoziation von Ca^{2+} aus dem $(Ca^{2+})_4$ CaM-Komplex und Inaktivierung der MLCK. Die Aktivität der MLCP überwiegt.

b Beziehung zwischen aktiver Kraft und Phosphorylierungsgrad der regulatorischen leichten Ketten.

c Kraft-Calcium-Kurve des glatten Muskels. Auswirkung einer Aktivierung oder Hemmung von MLCK oder MLCP. Linksverschiebung der Kraft-Calcium-Kurve bedeutet Ca^{2+}-Sensitivierung bei verstärkter Phosphorylierung der regulatorischen leichten Ketten, Rechtsverschiebung entspricht Ca^{2+}-Desensitivierung bei verminderter Phosphorylierung. Bei unveränderter Ca^{2+}-Konzentration wird bei Ca^{2+}-Sensitivierung eine höhere Kraft entwickelt, bei Ca^{2+}-Desensitivierung eine geringere (modifiziert nach [3]).

Der Kontraktionsgrad der glatten Muskulatur hängt vom Grad der **Myosinphosphorylierung** ab (Abb. ▸ Abb. 4.17b). Dabei behält die glatte Muskulatur in vielen Organen einen Zustand bei, in dem phosphorylierende und dephosphorylierende Prozesse gleichzeitig ablaufen und in einem dynamischen Gleichgewicht sind, das je nach Bedarf in Richtung Tonuszunahme oder Tonusabnahme verschoben werden kann. Demzufolge kann eine Modulation der MLCK- und MLCP-Aktivitäten bei konstanter zytoplasmatischer Ca^{2+}-Konzentration den Phosphorylierungsgrad der regulatorischen leichten Ketten und damit den Kontraktionsgrad des glatten Muskels verändern. In der Konsequenz wird dadurch die **Ca^{2+}-Empfindlichkeit** des glatten Muskels verändert (Abb. ▸ Abb. 4.17c). Bei Aktivierung der MLCP bei konstanter Ca^{2+}-Konzentration werden leichte Ketten vermehrt dephosphoryliert und somit die Aktivität des glatten Muskels vermindert. Dies führt zu einer Rechtsverschiebung der Beziehung zwischen aktiver Kraft und zytoplasmatischer Ca^{2+}-Konzentration, der Kraft-Calcium-Kurve (**Ca^{2+}-Desensitivierung**; Abb. ▸ Abb. 4.17c; vgl. ▸ Tab. 4.1). Umgekehrt bewirkt eine Hemmung der MLCP bei konstanter Ca^{2+}-Konzentration einen erhöhten Phosphorylierungsgrad der regulatorischen leichten Myosinketten und damit bei konstanter Ca^{2+}-Konzentration eine höhere Kraftentwicklung und dementsprechend eine Linksverschiebung der Kraft-Calcium-Kurve (**Ca^{2+}-Sensitivierung**; Abb. ▸ Abb. 4.17c; vgl. ▸ Tab. 4.1).

Die Aktivierung des glatten Muskels über die dünnen Filamente ist weniger gut verstanden. Experimentellen Studien zufolge sind die Proteine **Caldesmon** und **Calponin** beteiligt. Caldesmon, das parallel zum Tropomyosin an die Aktinfilamente binden kann, blockiert die niederaffine Anlagerung der Myosinköpfe an Aktin (Schritt 3 in ▸ Abb. 4.5a). Tropomyosin blockiert die hochaffine Bindung (Schritt 4 in ▸ Abb. 4.5a). Die Blockierung beider Bindungstypen verhindert den weiteren Ablauf des Querbrückenzyklus. Experimentellen Befunden zufolge induziert der $(Ca^{2+})_4$-Calmodulin-Komplex bei Ca^{2+}-Konzentrationen über 10^{-7} mol/l die Abdissoziation der Caldesmon-Moleküle vom Aktinfilament und hebt dadurch die blockierende Wir-

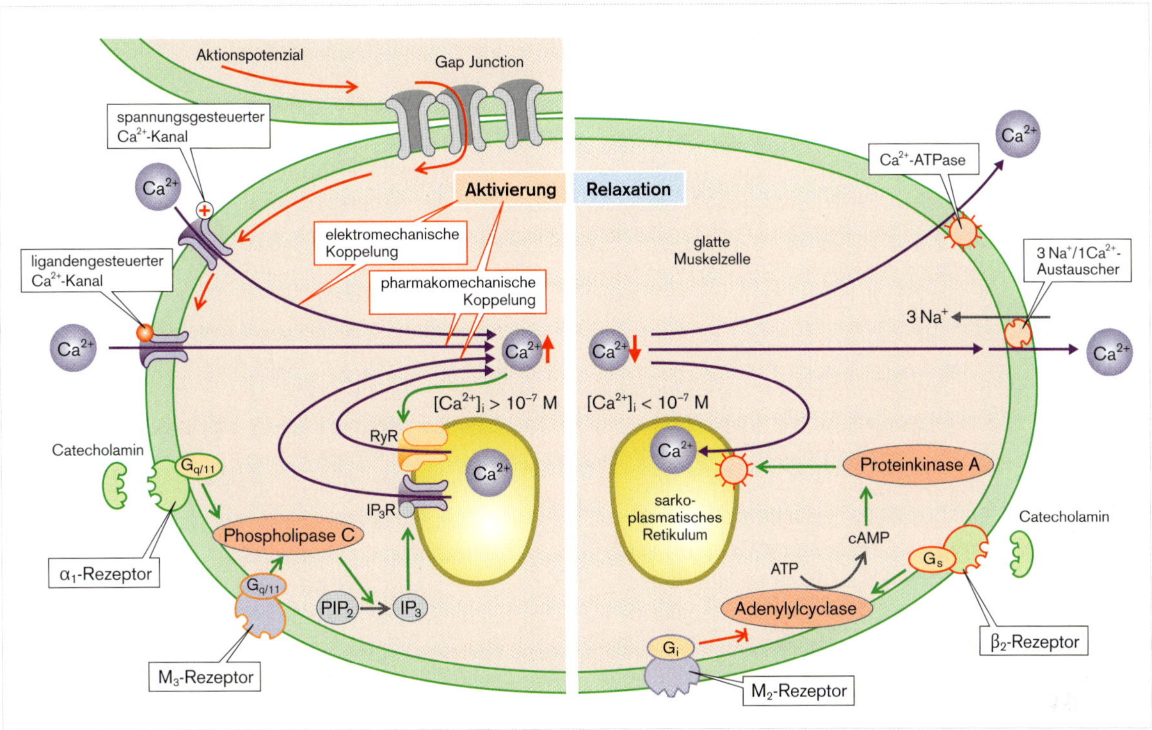

Abb. 4.18 Mechanismen zur Auslösung von Kontraktion und Relaxation im glatten Muskel durch Änderung der zytoplasmatischen Ca^{2+}-Konzentration. Zwei Wege führen zur Erhöhung der zytoplasmatischen Ca^{2+}-Konzentration: zum einen über Ca^{2+}-Einstrom durch spannungs- und ligandengesteuerte Ca^{2+}-Kanäle; zum anderen über Ca^{2+}-Freisetzung aus dem sarkoplasmatischen Retikulum, sowohl bei Aktivierung des Ryanodinrezeptors (RyR; Ca^{2+}-induzierte Ca^{2+}-Freisetzung) als auch bei Aktivierung des Inositoltrisphosphatrezeptors (IP_3R; α_1-Adrenozeptor-Phospholipase-C-Signalweg bzw. muskarinischer M_3-Rezeptor-Phospholipase-C-Signalweg). Abnahme der zytoplasmatischen Ca^{2+}-Konzentration über Ca^{2+}-ATPasen im sarkoplasmatischem Retikulum und Sarkolemm sowie über einen $3Na^+/1Ca^{2+}$-Austauschcarrier im Sarkolemm. Beschleunigte Relaxation durch β_2-Adrenozeptor-cAMP-Signalweg über Aktivierung der Ca^{2+}-ATPasen des sarkoplasmatischen Retikulums. Der parasympathische M_2-Rezeptor führt über Hemmung des cAMP-Signalwegs zu verzögerter Relaxation bzw. erhöhtem glattmuskulären Tonus. G_i und G_s sind inhibierende (G_i) bzw. stimulierende (G_s) G-Proteine, die auf die Adenylylcyclase wirken. $G_{q/11}$ ist ein G-Protein, das die Phospholipase C aktiviert (Näheres zu Mechanismen der Signaltransduktion in Kap. 2.6) (S. 66).

kung auf. Andere Ergebnisse zeigen eine Ca^{2+}-abhängige Phosphorylierung von Caldesmon und resultierende Aufhebung der Blockierung. Darüber hinaus sind Wirkungen von Caldesmon auf die Position des Tropomyosins beschrieben worden, ähnlich der von Troponin im Skelettmuskel. Die genauen molekularen Wechselwirkungen sind allerdings nicht geklärt. Noch weniger gesichert ist die Bedeutung von Calponin. Die Phosphorylierung der regulatorischen leichten Myosinketten und damit die **Aktivierung der Myosinköpfe** ist jedoch für die Kraftgenerierung im glatten Muskel essentiell.

► **Regulation der intrazellulären Ca^{2+}-Konzentration.** In der ruhenden, relaxierten glatten Muskelzelle beträgt die Ca^{2+}-Konzentration etwa 10^{-7} mol/l. Ein Anstieg der intrazellulären Ca^{2+}-Konzentration kann durch verschiedene Mechanismen erreicht werden (► Abb. 4.18).

1. Einer **elektromechanischen Kopplung** entsprechend (► Abb. 4.18, links) werden bei Depolarisation der Zellmembran **spannungsgesteuerte Ca^{2+}-Kanäle** (vor allem L-Typ Ca^{2+}-Kanäle) geöffnet, durch die Ca^{2+} aus dem extrazellulären Raum in das Sarkoplasma einströmt (vgl. ► Tab. 4.1). Bei manchen glatten Muskeltypen kann dieser Einstrom von Ca^{2+}-Ionen eine zusätzliche Freisetzung von Ca^{2+}-Ionen aus dem sarkoplasmatischen Retikulum induzieren. Die Freisetzung erfolgt über die Ca^{2+}-induzierte Öffnung von Ca^{2+}-Kanälen in der Membran des sarkoplasmatischen Retikulums, den **Ryanodinrezeptoren** (**Ca^{2+}-induzierte Ca^{2+}-Freisetzung**); zu Ryanodinrezeptoren in der Skelettmuskulatur siehe Kap. 4.2.3 (S. 149).
2. Ein Anstieg der intrazellulären Ca^{2+}-Konzentration kann auch ohne Depolarisation der Zellmembran beispielsweise durch Neurotransmitter, Hormone und Pharmaka vermittelt werden (**pharmakomechanische Kopplung**; vgl. ► Tab. 4.1). Hierzu existieren zwei Signalwege:
   - Die Bindung von Agonisten an **ligandengesteuerte Ca^{2+}-Kanäle** der Zellmembran führt zu einem Ca^{2+}-Einstrom in das Myoplasma. Dieser Ca^{2+}-Einstrom induziert eine zusätzliche Ca^{2+}-Freisetzung über **Ryanodinrezeptoren** des sarkoplasmatischen Retikulums.

- Beim zweiten Signalweg führt die Bindung von Agonisten an ihre Membranrezeptoren (z. B. α_1-Adrenozeptor oder muskarinischer M_3-Rezeptor) über G-Proteine vermittelt zur Aktivierung der **Phospholipase C**. Unter deren Wirkung werden Phospholipide in **Inositoltrisphosphat** (IP_3) und **Diacylglycerol (DAG)** (S. 69) gespalten. Die Bindung des intrazellulären Botenstoffes IP_3 an spezialisierte Ca^{2+}-Kanäle des sarkoplasmatischen Retikulums, die **IP_3-Rezeptoren**, induziert nun ebenfalls die Freisetzung von Ca^{2+} aus dem sarkoplasmatischen Retikulum.

Zur Abnahme der intrazellulären Ca^{2+}-Konzentration (▶ Abb. 4.18, rechts) tragen ein aktiver Rücktransport in das sarkoplasmatische Retikulum mit Hilfe von ATP-getriebenen **Ca^{2+}-Pumpen** sowie ein aktives Ausschleusen von Ca^{2+} durch die Oberflächenmembran über ATP-getriebene Ca^{2+}-Pumpen und einen **$3Na^+/1Ca^{2+}$-Austauschcarrier** bei (vgl. ▶ Tab. 4.1); zu Pumpen und Carriern, s. Kap. 2.3.7 (S. 55). Die Ca^{2+}-Pumpen des sarkoplasmatischen Retikulums sind ebenfalls Zielproteine einiger Signalkaskaden, die über diesen Weg den intrazellulären Ca^{2+}-Spiegel senken (β_2-Rezeptor) oder die Absenkung hemmen können (muskarinischer M_2-Rezeptor mit Hemmung des Adenylylcyclase-Proteinkinase-A-Signalweges; ▶ Abb. 4.18).

Ein Ansatz zur Behandlung des **Bluthochdrucks** ist die Reduktion des Tonus der glatten Gefäßmuskulatur durch Pharmaka, die den Anstieg der intrazellulären Ca^{2+}-Konzentration vermindern. Dabei kann sowohl an der elektromechanischen als auch an der pharmakomechanischen Kopplung der glatten Gefäßmuskelzelle eingegriffen werden, wie beispielsweise an der Transmitterfreisetzung des Sympathikus. Entsprechend werden zum Beispiel Blocker spannungsgesteuerter Ca^{2+}-Kanäle (sog. **Ca^{2+}-Antagonisten**), **α_1-Adrenozeptor-Antagonisten** oder **Angiotensin-II-Rezeptorantagonisten** eingesetzt. NO-freisetzende Medikamente (**Nitroglyzerin**) werden zur Erschlaffung der glatten Gefäßmuskulatur zum Beispiel bei Angina pectoris genutzt.

▶ Modulation der Kontraktion über Myosinphosphorylierung durch Signalmoleküle und Pharmaka. Der Kontraktionsgrad des glatten Muskels wird bei konstanter zytoplasmatischer Ca^{2+}-Konzentration durch den Phosphorylierungsgrad der regulatorischen leichten Ketten bestimmt, der durch die Aktivität der MLCP und der MLCK eingestellt wird. MLCP und MLCK sind Zielproteine zahlreicher intrazelluläreAbr Signalkaskaden, die über diesen Weg den Kontraktionsgrad (Tonus) des glatten Muskels beeinflussen können. MLCP und MLCK werden dabei über Proteinkinasen am Ende dieser Signalkaskaden in ihrer Aktivität moduliert, wodurch die Ca^{2+} Sensitivität des Muskels verändert wird (**Ca^{2+}-Sensitivierung; Ca^{2+}-Desensitivierung**). Die ▶ Abb. 4.19 gibt einen schematischen Überblick über Hauptsignalwege.

- Beispiele für **Tonusabnahme** (Relaxation; ▶ Abb. 4.19, links): Ein Beispiel für eine Tonusabnahme über Ca^{2+}-Desensitivierung ist die Aktivierung der MLCP durch die **Proteinkinase A** über den **Adenylylcyclase-cAMP-Weg** nach Aktivierung von **β_2-Adrenozeptoren**; Näheres zu intrazellulären Signalwegen in Kap. 2.6 (S. 66), zu Adrenozeptoren in Kap. 23.1.2 (S. 923). Folgen sind eine reduzierte Phosphorylierung der regulatorischen leichten Ketten, Ca^{2+}-Desensitivierung und Relaxation des glatten Muskels bei unveränderter intrazellulärer Ca^{2+}-Konzentration. Daneben kann über den Proteinkinase-A-Signalweg die MLCK durch Phosphorylierung gehemmt werden. Auch dies führt zu einer verminderten Phosphorylierung der regulatorischen leichten Ketten mit Ca^{2+}-Desensitivierung und Relaxation des glatten Muskels, spielt jedoch physiologisch eine untergeordnete Rolle. Auch **Stickstoffmonoxid** (**NO**), das von Endothelzellen der Blutgefäße freigesetzt wird, kann nach Diffusion in glatte Muskelzellen eine Relaxation auslösen. Durch NO-vermittelte Aktivierung der Guanylylcyclase wird über **cGMP** die **Proteinkinase G** aktiviert. Diese aktiviert durch Phosphorylierung die MLCP. Folgen sind auch hier die reduzierte Phosphorylierung der regulatorischen leichten Ketten und somit Tonusabnahme der glatten Muskulatur; zur Funktion von NO für die Kreislaufregulation s. Kap. 6.6.3 (S. 261).
- Beispiele für **Tonuszunahme** (▶ Abb. 4.19, rechts): Beispiele für vermehrte Aktivierung des glatten Muskels (Tonuszunahme) über Ca^{2+}-Sensitivierung sind α_1-Adrenozeptoren- und Rho/RhoKinase-vermittelte Hemmung der MLCP. Bindung von Agonisten an **α_1-Adrenozeptoren** führt zur Aktivierung des **Phospholipase-C-Proteinkinase-C-Signalweges**. Proteinkinase C aktiviert durch Phosphorylierung einen Inhibitor der MLCP. Folge ist verminderte Dephosphorylierung, also Anstieg der Phosphorylierung der regulatorischen leichten Ketten mit Tonuszunahme der glatten Muskulatur. Der Rho/RhoKinase-Weg vermittelt die tonussteigernde Wirkung verschiedener Neurotransmitter und Hormone. Bindung von Agonisten an Rezeptoren in der Zellmembran führt über das kleine G-Protein **RhoA** zur Aktivierung der **RhoKinase**. Die RhoKinase hemmt durch Phosphorylierung die MLCP. Rho kann auch durch mechanische Dehnung aktiviert werden. Folge ist auch hier eine Tonuszunahme des glatten Muskels durch Ca^{2+}-Sensitivierung.

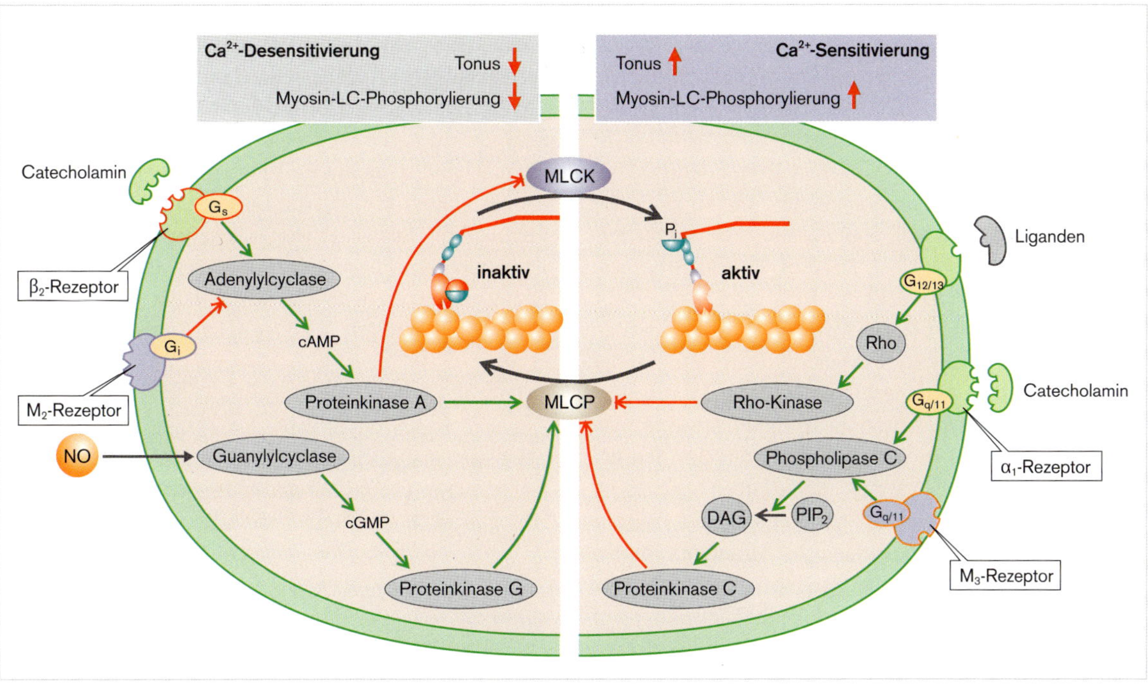

Abb. 4.19 Tonusänderungen durch Ca^{2+}-Sensitivierung und Ca^{2+}-Desensitivierung des kontraktilen Apparates. Ca^{2+}-Sensitivierung und Ca^{2+}-Desensitivierung des kontraktilen Apparates durch Änderung der Aktivitäten von MLCK und MLCP bei konstanter zytoplasmatischer Ca^{2+}-Konzentration. MLCK und MLCP sind Zielproteine verschiedener Signalwege. Ca^{2+}-Sensitivierung durch Hemmung der MLCP: α_1-Adrenozeptor-Phospholipase-C-Diacylglycerol-(DAG-)Proteinkinase-C-Signalweg und der Rho/RhoKinase-Signalweg. Beide hemmen die MLCP und resultieren in Ca^{2+}-Sensitivierung des kontraktilen Apparates. Ca^{2+}-Desensitivierung durch Aktivierung der MLCP: β_2-Adrenozeptor-Adenylylcyclase-cAMP-Proteinkinase-A-Signalweg und Stickstoffmonoxid (NO)-Guanylylcyclase-cGMP-Proteinkinase-G-Signalweg. Beide aktivieren die MLCP und führen zu verminderter Phosphorylierung der regulatorischen leichten Ketten und somit Ca^{2+}-Desensitivierung. Verminderte Phosphorylierung der regulatorischen leichten Ketten auch durch Hemmung der MLCK bei Phosphorylierung über den β_2-Adrenozeptor-Adenylylcyclase-cAMP-Proteinkinase-A-Signalweg. Der Parasympathikus wirkt über dieselben Signalwege auf MLCP und MLCK. Über den muskarinischen ACh-Rezeptor M_2 wird die Adenylylcyclase und damit die Aktivierung der MLCP gehemmt, über den M_3-Rezeptor wird DAG-vermittelt die MLCP gehemmt. Über beide Wege kann ACh den Tonus der glatten Muskulatur erhöhen.

- Die Erhöhung des glattmuskulären Tonus durch den Parasympathikus erfolgt über dieselben Signalkaskaden. Nach Stimulation des muskarinischen M_2-Rezeptors wird über Hemmung der Adenylylcyclase die Aktivierung der MLCP gehemmt. Über den M_3-Rezeptor und Aktivierung des Phospholipase-C-Proteinkinase-C-Signalwegs wird die MLCP ebenfalls gehemmt.

4.3.4 Mechanische und funktionelle Eigenschaften der glatten Muskulatur

▶ **Tonische und phasische Kontraktion.** In Abhängigkeit von der Kontraktionsdauer werden beim glatten Muskel tonische und phasische Kontraktionen unterschieden.

- Langanhaltende Dauerkontraktionen des glatten Muskels (**tonische Kontraktionen**) halten die aktive Muskelkraft unter geringstem ATP-Verbrauch über lange Zeit aufrecht. Sie werden vor allem durch Prozesse der **pharmakomechanischen Kopplung** ausgelöst. Beispiele sind die glatte Muskulatur der Blutgefäße sowie die inneren Sphinkteren in Gastrointestinal- und Urogenitaltrakt.
- Kurze, oft rhythmische Kontraktionen (**phasische Kontraktionen**) sind überwiegend durch **elektromechanische Kopplung** gesteuert. Beispiele sind die rhythmisch tätige Muskulatur des Magen-Darm-Traktes und die Kontraktion zur Entleerung der Harnblase.

▶ **Funktionelle Organisation in Single-Unit-Typ und Multi-Unit-Typ.** Den sehr unterschiedlichen Anforderungen entsprechend ist die glatte Muskulatur in unterschiedliche **funktionelle Typen** organisiert (vgl. ▶ Tab. 4.1).

Im **Single-Unit-Typ** sind benachbarte Zellen durch **Gap Junctions** (S. 74) elektrisch gekoppelt und bilden ein funktionelles Synzytium. Zu diesem Typ der glatten Muskulatur gehören z. B. die Darmmuskulatur, die glatte Muskulatur von Ureteren und Uterus sowie mancher Blutgefäße. Glatte Muskulatur vom Single-Unit-Typ ist aufgrund eigener **Schrittmacherzellen** spontan rhythmisch aktiv (**myogener Tonus**). Diese myogene rhythmische Aktivität wird über das vegetative Nervensystem moduliert sowie durch **Dehnung** der glatten Muskelzellen verstärkt. Die Schrittmacherzellen unterscheiden sich strukturell nicht von anderen glattmuskulären Zellen, zeigen jedoch charakteristische elektrophysiologische Merkmale. Die Membran wird durch Präpotenziale (**Schrittmacherpotenziale**) vordepolarisiert; Näheres zu Schrittmachermechanismen in Kap. 3.4.4 (S. 105) und Kap. 5.10.1 (S. 211). Bei Erreichen des Schwellenpotenzials werden durch Öffnung spannungsgesteuerter Ca^{2+}-Kanäle der Zellmembran Ca^{2+}-Aktionspotenziale (**Spikes**) ausgelöst (▶ Abb. 4.20). Die Repolarisation bei Abklingen eines Aktionspotenzials geht in ein erneutes spontanes Schrittmacherpotenzial über, sodass **Spikesalven** entstehen. Spontane Schwankungen des Membranpotenzials solcher Schrittmacherzellen im Sekunden- bis Minutenrhythmus (***slow waves***) modulieren die Frequenz der Spikesalven. Bei Depolarisation treten höhere Spikefrequenzen auf (▶ Abb. 4.20a). Hyperpolarisation resultiert in niedrigeren Spikefrequenzen oder einer Unterbrechung der Spikesalven. Diese Rhythmen sind organspezifisch und werden demzufolge als **basale, organspezifische Rhythmen** bezeichnet. Bei Dehnung spontan aktiver glatter Muskulatur werden die Schrittmacherzellen durch Öffnung mechanosensitiver, unspezifischer Kationenkanäle zunehmend depolarisiert, d. h. die Frequenz der Spikesalven nimmt zu. Entsprechend steigt der Ca^{2+}-Einstrom und damit der Tonus der glatten Muskulatur. Diese dehnungsreaktive Tonuszunahme (**Bayliss-Effekt**) ist Grundlage für die Autoregulation zum Beispiel der Arteriolen (S. 235). Darüber hinaus werden diese Rhythmen durch das vegetative Nervensystem moduliert.

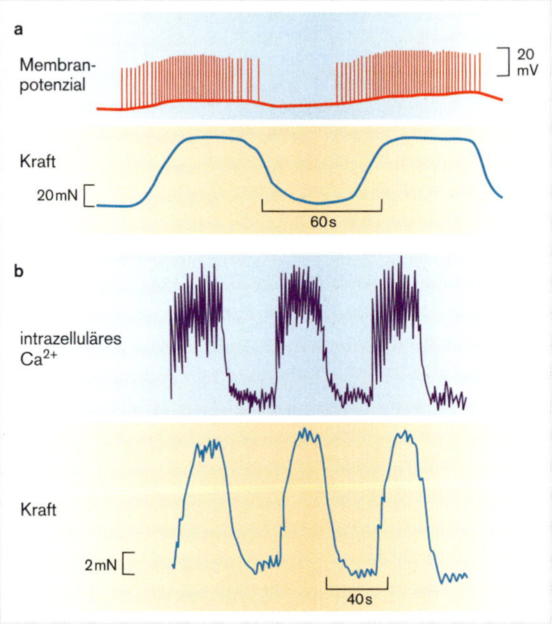

Abb. 4.20 Membranpotenziale, intrazelluläres Ca^{2+} und Kontraktion glatter Muskulatur mit myogenem Tonus.

a Rhythmische Spikesalven bei spontaner Depolarisation bewirken rhythmische Kontraktionen.

b Parallele Registrierungen von intrazellulärer Ca^{2+}-Konzentration und Muskelkontraktion zeigen, dass rhythmische Schwankungen der aktiven Kontraktion auf Änderungen der intrazellulären Ca^{2+}-Konzentration beruhen. Intrazelluläres Ca^{2+} wurde mit einem Ca^{2+}-sensitiven Farbstoff gemessen (nach [17]).

Zum Beispiel wird nach Bindung von **Acetylcholin** an **muskarinische Acetylcholinrezeptoren** die Membran **depolarisiert**. Dadurch steigt die Frequenz der Schrittmacherpotenziale und der Spikesalven. Infolge der Steigerung des Ca^{2+}-Einstroms und der Ca^{2+}-induzierten Ca^{2+}-Freisetzung aus Vesikeln des sarkoplasmatischen Retikulums nimmt die Kontraktionsamplitude der glatten Muskulatur zu.

Adrenalin oder **Noradrenalin** bewirken über Aktivierung von **β_2-Adrenozeptoren** eine **Hyperpolarisation** der glattmuskulären Schrittmacherzellen. Die Folge ist eine Verlangsamung der Spikefrequenz oder Unterbrechung der Ca^{2+}-Spikes mit resultierender Abnahme der Kontraktionsamplitude des glatten Muskels.

In manchen Organen bilden glatte Muskelzellen an Stelle der Spikepotenziale **lang anhaltende Aktionspotenziale** mit einer **Plateauphase**. Folge sind lang anhaltende Kontraktionen. Beispiel sind die Aktionspotenziale in Ureteren und Uterus.

Der **Multi-Unit-Typ** der glatten Muskulatur (vgl. ▶ Tab. 4.1) zeigt gewöhnlich keine Spontanaktivität und reagiert nur wenig auf Dehnung. Stattdessen werden die glatten Muskelzellen durch zahlreiche vegetative Nervenfasern **innerviert**, die aus Varikositäten erregende oder hemmende Neurotransmitter freisetzen. Der **Tonus** dieser glatten Muskeln ist entsprechend **neurogen**. Die zahlreichen Verzweigungen der vegetativen Nervenfasern erreichen dabei fast jede Zelle. Nur kleine Zellgruppen stehen durch Gap Junctions in elektrischer Verbindung und bilden entsprechend kleine funktionelle Einheiten. Die Kontraktion dieser glatten Muskeln ist deshalb fein abstufbar (vgl. ▶ Tab. 4.1). Beispiele für diesen Typ der glatten Muskulatur sind Iris- und Ciliarmuskeln sowie Samenleiter und Pilomotoren. Eine Dehnung führt nur vorübergehend zu passiven Rückstellkräften, die zunächst rasch, dann immer langsamer abklingen (**viskoelastisches Verhalten**). Im Verlauf von Minuten sind passive Rückstellkräfte praktisch nicht mehr messbar. Ein einmal gedehnter glatter Muskel bleibt deshalb verlängert (**plastisches Verhalten**) und kann nur durch aktive Verkürzung seine Ausgangslänge wieder erreichen. Diese Eigenschaft erlaubt, Hohlorgane, z. B. Harn- oder Gallenblase, ohne wesentliche Drucksteigerung zu füllen, sodass sich bei Füllung kein Rückstau in die davor gelegenen Organe

(Niere bzw. Leber) aufbaut. Die Entleerung erfolgt nur unter aktiver Kontraktion.

Viele glatte Muskeln lassen sich nicht eindeutig einem dieser beiden Typen zuordnen, sondern stellen **Mischtypen** dar. Der spontane myogene Tonus wird in unterschiedlichem Maße durch den neurogenen, vom vegetativen Nervensystem gesteuerten Tonus überlagert. Entsprechend sind Innervationsdichte und Dichte der Gap Junctions unterschiedlich. Schließlich kann der Tonus der glatten Muskulatur auch durch im Blut zirkulierende Hormone oder lokale Hormone und Stoffwechselprodukte beeinflusst werden. Glatte Gefäßmuskulatur ist für diese Gruppe typisch.

Zusammenfassung Kap. 4.3

Glatte Muskulatur

Die glatte Muskulatur erzeugt Kräfte und Bewegungen **innerer Organe**. Ihre Funktion wird durch das **vegetative Nervensystem** und **humorale Einflüsse** gesteuert. Der kontraktile Apparat des glatten Muskels kann über einen größeren Längenbereich aktiv sein als der des Skelettmuskels, wodurch eine effektive **Volumenkontrolle** von Hohlorganen ermöglicht wird. Die glatte Muskulatur von Hohlorganen kann bei Füllung gedehnt werden, ohne anhaltende passive Rückstellkräfte zu entwickeln (**plastisches Verhalten**), sodass ein Rückstau in die vorgeschalteten Organe vermieden wird. Die glatte Muskulatur ist darüber hinaus in der Lage bei möglichst geringem ATP-Verbrauch **dauerhaft aktiv** zu sein und dadurch einen Tonus aufrecht zu erhalten. Solche für den glatten Muskel spezifischen Eigenschaften bedingen eine weit größere funktionelle Vielfalt als beim quergestreiften Muskel.

Die glatte Muskulatur besteht aus **spindelförmigen, einkernigen Zellen**. Sie stehen häufig durch **Gap Junctions** in funktionellem Kontakt. Aktin- und Myosinfilamente sind länger als beim Skelettmuskel und in Form von **Minisarkomeren** organisiert. Auch im glatten Muskel sind Längenänderungen durch Verschiebung der Aktinfilamente gegen die Myosinfilamente verursacht. Bei den bandförmigen Myosinfilamenten des glatten Muskels ragen die Myosinköpfe an Vorder- und Rückseite in entgegengesetzter Richtung aus dem Filamentrückgrat. Dies ermöglicht den Aktinfilamenten am **gesamten Myosinfilament** vorbeizugleiten. In Folge kann glatte Muskulatur über einen weit größeren Längenbereich aktiv sein als die quergestreifte Muskulatur. Die Grundlagen von Kraftentwicklung und Verkürzung sind auch beim glatten Muskel zyklische Wechselwirkungen zwischen Myosinkopf und Aktinfilament. Das Myosin des glatten Muskels zeichnet sich durch sehr **langsame ADP-Abdissoziation** von der kraftgenerierenden Querbrücke aus. Dementsprechend ist die Halteökonomie des glatten Muskels sehr hoch, die lastfreie Verkürzungsgeschwindigkeit dagegen sehr gering.

Die Kontrolle des Querbrückenzyklus erfolgt im glatten Muskel überwiegend am Myosinkopf durch **Phosphorylierung** der **regulatorischen leichten Kette** mit Hilfe der **Myosin-leichte-Ketten-Kinase** (**MLCK**). Erst nach Phosphorylierung der regulatorischen leichten Kette kann der Myosinkopf den Querbrückenzyklus durchlaufen. Zunehmende Phosphorylierung der regulatorischen leichten Ketten führt zum Anstieg der glattmuskulären Kraftentwicklung. Die Dephosphorylierung durch die **Myosin-leichte-Ketten-Phosphatase** (**MLCP**) führt zur Abnahme der glattmuskulären Kontraktion. Die Kontraktion des glatten Muskels wird wie im quergestreiften Muskel über Änderungen der intrazellulären **Ca^{2+}-Konzentration** reguliert. Der Ca^{2+}-Sensor ist das **Calmodulin**, das nach Bindung von 4 Ca^{2+}-Ionen die MLCK aktiviert.

Der Anstieg der intrazellulären **Ca^{2+}-Konzentration** wird durch Freisetzung von Ca^{2+} aus dem **sarkoplasmatischen Retikulum** und Einstrom durch **Ca^{2+}-Kanäle in der Zellmembran** erreicht. Auslösende Mechanismen für den intrazellulären Ca^{2+}-Anstieg können zum einen die Depolarisation der Zellmembran sein (**„elektromechanische Kopplung“**), zum anderen die Wirkung von Transmittern und Pharmaka (**„pharmakomechanische Kopplung“**). Ein Absinken der intrazellulären Ca^{2+}-Konzentration wird durch **Ca^{2+}-ATPasen** erreicht, die Ca^{2+}-Ionen in das sarkoplasmatische Retikulum oder in den extrazellulären Raum pumpen. Auch über einen **$3Na^+/1Ca^{2+}$-Austauschcarrier** kann Ca^{2+} in den extrazellulären Raum transportiert werden. Neben der Ca^{2+}-gesteuerten Phosphorylierung kann der Kontraktionsgrad des glatten Muskels auch bei konstanter Ca^{2+}-Konzentration erhöht oder vermindert werden. Neurotransmitter, Signalmoleküle oder Pharmaka können über **intrazelluläre Signalkaskaden** die MLCK und MLCP Aktivität kontrollieren, und dadurch den Querbrückenzyklus bei konstanter zytoplasmatischer Ca^{2+}-Konzentration vermehrt anschalten (**Ca^{2+}-Sensitivierung**) bzw. abschalten (**Ca^{2+}-Desensitivierung**).

Funktionell ist die glatte Muskulatur in zwei Haupttypen organisiert, den Single-Unit-Typ und den Multi-Unit-Typ. Beim **Single-Unit-Typ** bilden benachbarte Zellen über Gap Junctions ein **funktionelles Synzytium**. Myogene Schrittmacherzellen sorgen für organspezifische, **spontane rhythmische Aktivität**. Das **vegetative Nervensystem** moduliert diese rhythmische Aktivität und dadurch den Tonus des glatten Muskels. Eine **Dehnung** des

Muskels bewirkt eine Zunahme des Tonus (sog. Bayliss-Effekt). Beispiele sind Darmmuskulatur, die glatte Muskulatur von Ureteren und Uterus sowie mancher Blutgefäße. Beim **Multi-Unit-Typ** stehen nur wenige Zellen in kleinen motorischen Einheiten in funktionellem Kontakt. Spontane Aktivität ist nicht vorhanden, und die Reaktion auf Dehnung ist gering. Die glattmuskulären Zellen des Multi-Unit-Typs werden direkt durch das **vegetative Nervensystem** innerviert. Der Muskeltonus ist entsprechend neurogen und die Kontraktionen sind aufgrund der kleinen motorischen Einheiten **fein abstufbar**. Die nicht spontan aktiven glatten Muskelzellen zeigen bei Dehnung ausgeprägtes **viskoelastisches** bzw. **plastisches Verhalten**. Diese Eigenschaft erlaubt, Hohlorgane, z. B. Harn- oder Gallenblase, ohne wesentliche Drucksteigerung zu füllen, sodass sich bei Füllung kein Rückstau in die davor gelegenen Organe (Niere bzw. Leber) aufbaut. Viele glatte Muskeln lassen sich nicht eindeutig einem dieser beiden Typen zuordnen, sondern stellen **Mischformen** dar.

4.4 Herzmuskulatur

4.4.1 Organisation des Herzmuskels

Die **Herzmuskulatur**, auch **Myokard** genannt, ist aus einkernigen Zellen aufgebaut. Wie bei der Entwicklung des Skelettmuskels (S. 141) ordnen sich auch beim Herzmuskel die Myoblasten in Ketten an. Anders als beim Skelettmuskel verschmelzen die einkernigen Myoblasten jedoch nicht. Stattdessen bilden sie für den Herzmuskel charakteristische Zellgrenzen, die **Glanzstreifen** (► Abb. 4.21). Dort verbinden die **Zonulae adhaerentes** die Aktinfilamente benachbarter Zellen und stellen die Übertragung kontraktiler Kräfte von Zelle zu Zelle sicher. Über **Gap Junctions** in den Glanzstreifen stehen benachbarte Zellen auch in elektrischer Verbindung (**funktionelles Synzytium**) (S. 129), sodass sich Aktionspotenziale von Zelle zu Zelle ausbreiten können. Die Zellen einer solchen Kette verzweigen sich oft und stehen mit benachbarten Zellsträngen in Verbindung. Insgesamt gleicht die Anordnung der Zellstränge einem in die Länge gezogenen Netzwerk. Die meist einkernigen Herzmuskelzellen (Kardiomyozyten) sind etwa 100 µm lang bei einem Durchmesser von etwa 15 µm.

Die Herzmuskelzelle besteht aus einem Bündel von **Myofibrillen** mit zahlreichen zwischen den Myofibrillen gelegenen Mitochondrien und einem zentral gelegenen Zellkern (► Abb. 4.21 vgl. ► Tab. 4.1). Die Myofibrillen sind wie beim Skelettmuskel aus hintereinander liegenden **Sarkomeren** aufgebaut (vgl. ► Abb. 4.1). Die Anordnung der Aktin- und Myosinfilamente in den Sarkomeren ist mit derjenigen im Skelettmuskel identisch. Auch bei der Herzmuskelzelle liegen die Z-Scheiben aller Myofibrillen auf gleicher Höhe. Deshalb ist auch der Herzmuskel **quergestreift** (vgl. ► Tab. 4.1).

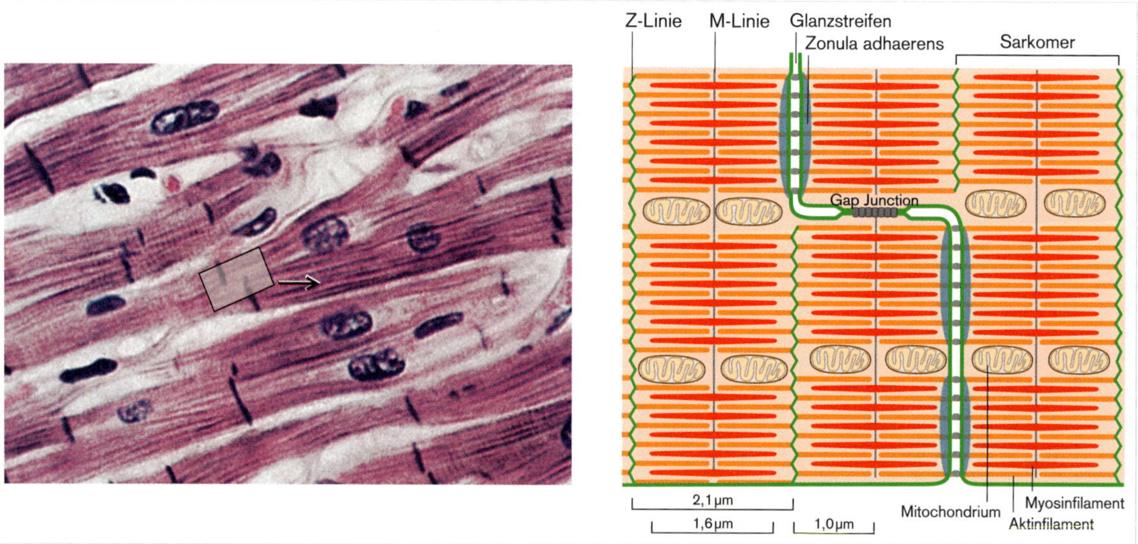

Abb. 4.21 Morphologische Organisation des Herzmuskels. Längsschnitt mit parallel angeordneten, verzweigten Ketten aus einkernigen Zellen. Die Zellgrenzen sind als Glanzstreifen (dunkle Linien quer zur Längsachse der Zellen) erkennbar. Der vergrößerte Ausschnitt zeigt die Anordnung der Myofibrillen mit Reihen von Mitochondrien sowie Glanzstreifen mit Zonulae adhaerentes und Gap Junctions (modifiziert nach [18]). (Foto aus Kühnl W. Taschenatlas Histologie, Thieme, 2014)

4.4.2 Herzmuskelspezifische Isoformen sarkomerischer Proteine

Der Herzmuskel besitzt mit Myosin, Aktin, Troponin und Tropomyosin Proteine des Sarkomers, die in Aufbau und Funktion mit denen des Skelettmuskels grundsätzlich vergleichbar sind (S. 142). Auch die Wechselwirkungen zwischen Myosinkopf und Aktinfilament (Querbrückenzyklus) sind im Prinzip ähnlich denen des Skelettmuskels (S. 145). Allerdings stellen die meisten Proteine des Sarkomers **herzspezifische Isoformen** dar. Sie sind teilweise Produkte anderer Gene als beim Skelettmuskel. Die herzspezifischen Isoformen können auch aus alternativem Splicing resultieren. So unterscheiden sich die **Titinmoleküle** des Herz- und Skelettmuskels in ihrer molekularen Struktur. Die kardialen Titinmoleküle sind **weniger dehnbar**. Der Arbeitsbereich der Herzmuskelzellen liegt deshalb bei Sarkomerlängen zwischen 1,8 und 2,0 µm und damit im ansteigenden Teil des Länge-Kraft-Diagramms (vgl. ▶ Abb. 4.13). Im **kardialen Troponin C** ist durch Mutation eine **Ca^{2+}-Bindungsstelle verloren** gegangen (s. u.). Das **kardiale Troponin I** besitzt im Gegensatz zur skelettmuskulären Isoform eine **Phosphorylierungsstelle** (s. u.). Die Kraftentwicklung des Herzmuskels ist demzufolge, im Gegensatz zum Skelettmuskel, über **Phosphorylierung des Troponin I** modulierbar.

Bei der **Diagnostik des Herzinfarkts** werden die Plasmakonzentrationen der Kreatinkinase sowie der kardialen Isoformen von Troponin T und I ermittelt. Letztere sind spezifisch für den Herzmuskel und erlauben die Abgrenzung eines Myokarduntergangs durch Herzinfarkt von Läsionen der Skelettmuskulatur, beispielsweise durch eine intramuskuläre Injektion.

Plötzlicher Herztod ohne erkennbare Ursache bei Jugendlichen ist häufig Zeichen einer **familiären hypertrophischen Kardiomyopathie**. Dabei handelt es sich um eine genetisch bedingte Verdickung (**Hypertrophie**) des Herzmuskels mit einer Häufigkeit von etwa 1 in 500 Familien. Bei jeder zweiten betroffenen Person ist diese Erkrankung auf Mutationen in sarkomerischen Proteinen des Herzens zurückzuführen, vor allem in der Kopfdomäne der kardialen schweren Myosinkette und dem myosinbindenden Protein C, aber auch in Regulatorproteinen und Aktin. Folgen sind Herzrhythmusstörungen sowie zunehmende Unfähigkeit des Herzens, einen bedarfsgerechten Blutfluss aufrecht zu erhalten (**Herzinsuffizienz**). Zur Vorbeugung des plötzlichen Herztodes durch Rhythmusstörungen kann ein Defibrillator implantiert werden. Fortschreitende Herzinsuffizienz kann schließlich eine Transplantation erforderlich machen. Andere Mutationen in Regulatorproteinen und Aktin können dagegen Ursache **dilatativer Kardiomyopathie** sein, einer Veränderung des Herzmuskels, die ohne vorangehende Wandverdickung zur Erweiterung (**Dilatation**) der Herzkammern mit fortschreitender Herzinsuffizienz führt.

4.4.3 Elektromechanische Kopplung im Myokard

▶ **Regulation des Querbrückenzyklus.** Auch im Herzmuskel wird der Querbrückenzyklus über die mit dem Aktinfilament assoziierten Regulatorproteine **Troponin** und **Tropomyosin** (S. 150) kontrolliert. Mit steigender Ca^{2+}-Konzentration über 10^{-7} mol/l werden durch Umlagerung der Tropomyosinmoleküle vermehrt die **hochaffinen Myosinbindungsstellen** an den Aktinfilamenten freigegeben. Die hochaffin gebundenen Querbrückenzustände werden dementsprechend schneller erreicht. Die Höhe der entwickelten isometrischen Kraft und die Geschwindigkeit der Kraftentwicklung nehmen zu (vgl. ▶ Abb. 4.8d). Zwei Unterschiede existieren im Vergleich zum Skelettmuskel. Zum einen besitzt die kardiale Isoform der **Troponin-C-Untereinheit** insgesamt nur **drei Bindungsstellen für Ca^{2+}-Ionen**. Von diesen sind zwei Bindungsstellen auch im relaxierten Muskel mit Ca^{2+}-Ionen besetzt, während eine Bindungsstelle lediglich beim Anstieg der zytoplasmatischen Ca^{2+}-Konzentration über 10^{-7} mol/l ein Ca^{2+}-Ion binden kann. Zum anderen besitzt die kardiale Isoform der **Troponin-I-Untereinheit** eine **Phosphorylierungsstelle**, die durch **cAMP-abhängige Proteinkinasen** phosphoryliert werden kann.

▶ **Kontrolle der intrazellulären Calciumkonzentration.** Im Herzmuskel wird, ähnlich wie im Skelettmuskel, die Kontraktion durch die zytoplasmatische Ca^{2+}-Konzentration kontrolliert. Während die Vorgänge der elektromechanischen Kopplung in beiden Muskeltypen grundsätzlich ähnlich ablaufen, existieren spezifische Unterschiede bezüglich der Quellen für den Anstieg der zytoplasmatischen Ca^{2+}-Konzentration. Auffällig ist zunächst, dass das **Aktionspotenzial des Herzmuskels** etwa **100-fach länger** ist als die Aktionspotenziale von Skelettmuskel und Nerv. An die **Depolarisation** und Umpolarisation der Zellmembran durch Aktivierung herzmuskelspezifischer schneller Na^{+}-Kanäle schließt sich eine **Plateauphase** von 200–300 ms an; zu den elektrischen Vorgängen im Herzmuskel siehe Kap. 5.8 (S. 203). In dieser Phase bleibt die Zellmembran auf etwa Null mV depolarisiert, bevor durch verzögerte Repolarisation das Membranruhepotenzial wieder erreicht wird. Während der Plateauphase sind Ca^{2+}-Kanäle geöffnet, sog. **L-Typ-Ca^{2+}-Kanäle**, die sich durch lange Öffnungsdauer auszeichnen; Näheres zu Ca^{2+}-Kanaltypen in Kap. 3.4.4 (S. 103). Demzufolge können Ca^{2+}-Ionen während der gesamten Plateauphase in die Zelle einströmen. Darüber hinaus werden die Aktionspotenziale durch röhrenförmige Einstülpungen der Oberflächenmembran, die transversalen Tubuli (**T-Tubuli**), in die Tiefe der einzelnen Zellen fortgeleitet (▶ Abb. 4.22). Die T-Tubuli liegen im Myokard in der Nähe der Z-Scheiben. Das **sarkoplasmatische Retikulum** ist in Form eines **longitudinalen Systems** mit Endauftreibungen, den **terminalen Zisternen,** angeordnet. Anders als bei den Triaden des Skelettmuskels stehen im Herzmuskel in der Regel terminale Zisternen nur einzeln mit einem T-Tubulus in engem Kontakt. Diese Kontaktstellen werden deshalb **Diaden** genannt (▶ Abb. 4.22). Im Bereich der Diaden sind **herzmuskelspezifische Dihydropyridinrezeptoren** (DHPR) in die Membran der T-Tubuli integriert. Die DHP-Rezeptoren sind L-Typ-Ca^{2+}-Kanäle, die den L-Typ-Ca^{2+}-Kanälen in der Oberflächenmembran der Herzmuskelzellen sehr ähnlich sind. Sie werden, anders als im Skelettmuskel (vgl. ▶ Abb. 4.7**b**), durch die Depolarisation der Tubulusmembran in Verbindung mit den fortgeleiteten Aktionspotenzialen geöffnet. In Folge strömen Ca^{2+}-Ionen in das Zellinnere. Diese induzieren zusammen mit den Ca^{2+}-Ionen, die während des Aktionspotenzials durch L-Typ-Ca^{2+}-Kanäle im Sarkolemm in die Herzmuskelzelle einströmen, eine Öffnung von **herzmuskelspezifischen Ryanodinrezeptoren** (RyR2); in der Membran der terminalen Zisternen (▶ Abb. 4.22). Zu den RyR im Skelettmuskel s. Kap. 4.2.3 (S. 149). Dadurch können in den terminalen Zisternen gespeicherte Ca^{2+}-Ionen in das Sarkoplasma ausströmen (**Ca^{2+}-induzierte Ca^{2+}-Freisetzung** beim Herzmuskel; vgl. ▶ Tab. 4.1).

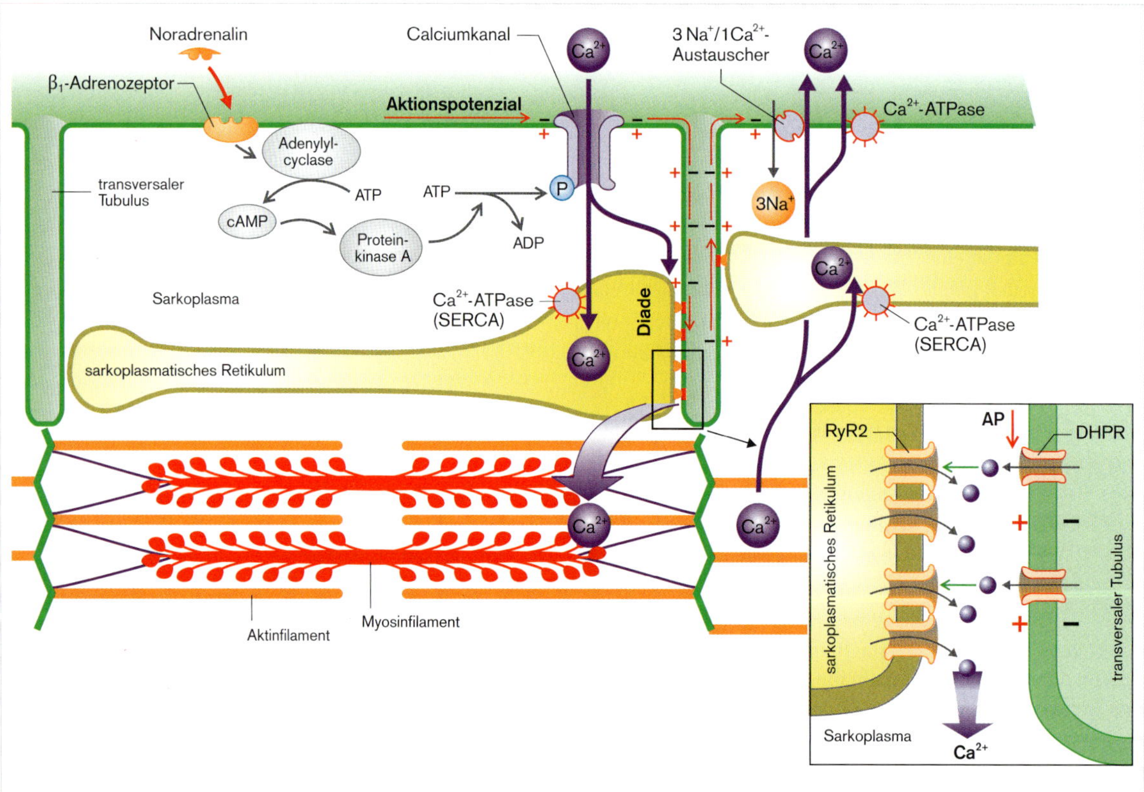

Abb. 4.22 Elektromechanische Kopplung im Herzmuskel. Anordnung der T-Tubuli und des sarkoplasmatischen Retikulums im Myokard. T-Tubuli liegen in Höhe der Z-Linien. Sie stehen mit einer terminalen Zisterne in engem Kontakt und bilden die sog. Diaden (Inset). Die kardialen Ryanodinrezeptoren (RyR2) in der Membran der terminalen Zisternen bilden in regelmäßigen Abständen die sog. *junctional feet*. Im Gegensatz zum Skelettmuskel stehen die Ryanodinrezeptoren der *junctional feet* nicht in direktem Kontakt zu den Dihydropyridinrezeptoren (DHPR). Der Ca^{2+}-Einstrom durch die Dihydropyridinrezeptoren induziert die Öffnung der Ryanodinrezeptoren und die Ausschüttung von Ca^{2+} aus den terminalen Zisternen. Die Abnahme der zytoplasmatischen Ca^{2+}-Konzentration erfolgt durch Ca^{2+}-ATPasen in der Membran des sarkoplasmatischen Retikulums (SERCA), sowie durch Ca^{2+}-ATPasen und den $3Na^+/1Ca^{2+}$-Austauscher im Sarkolemm. β_1-Adrenozeptorstimulation führt über cAMP-abhängige Signalwege zu verbessertem Ca^{2+}-Einstrom durch die spannungsgesteuerten Ca^{2+}-Kanäle.

Der Anstieg der intrazellulären Ca^{2+}-Konzentration in der Herzmuskelzelle resultiert zum überwiegenden Teil aus der Ca^{2+}-induzierten Ca^{2+}-Freisetzung durch die Ryanodinrezeptoren in den terminalen **Zisternen des sarkoplasmatischen Retikulums**. Der Ca^{2+}-Einstrom über die L-Typ-Ca^{2+}-Kanäle in der Oberflächenmembran und die DHP-Rezeptoren der T-Tubuli trägt nur wenig zum Gesamtanstieg der zytoplasmatischen Ca^{2+}-Konzentration bei. Die Funktion dieses Ca^{2+}-Einstroms ist die **Freisetzung von Ca^{2+}** durch die Ryanodinrezeptoren der terminalen Zisternen durch Ca^{2+}-induzierte Ca^{2+}-Freisetzung (**Triggerfunktion des Ca^{2+}-Einstroms**).

Wie beim Skelettmuskel (S. 152) erfordert auch die Relaxation des Herzmuskels ein Absenken der zytoplasmatischen Ca^{2+}-Konzentration auf unter 10^{-7} mol/l. Die Ca^{2+}-Ionen dissoziieren von Troponin C ab, durch Umlagerung der Tropomyosinmoleküle werden die hochaffinen Bindungsstellen der Myosinköpfe am Aktinfilament wieder unzugänglich, und der Querbrückenzyklus ist blockiert. Die Abnahme der zytoplasmatischen Ca^{2+}-Konzentration im Herzmuskel wird zum einen durch **Ca^{2+}-ATPasen** (**SERCA** = ***s****arcoplasmatic* ***e****ndoplasmatic* ***r****eticulum* ***c****alcium-transporting* ***A****TPase*) in der Membran des sarkoplasmatischen Retikulums vermittelt (▶ Abb. 4.22). Zum anderen tragen, anders als beim Skelettmuskel, auch **Ca^{2+}-ATPasen** und ein **$3Na^+/1Ca^{2+}$-Austauschcarrier** in der Oberflächenmembran bei (▶ Abb. 4.22, ▶ Tab. 4.1).

Bei manchen Formen der **Herzmuskelschwäche** werden **Digitalisglykoside** zur Steigerung der Muskelkraft eingesetzt. Digitalisglykoside hemmen die $3Na^+/2K^+$-Pumpe (S. 58). Dadurch wird der Na^+-Gradient über der Zellmembran reduziert, der den Antrieb des $3Na^+/1Ca^{2+}$-Austauschcarriers liefert. Bei der Relaxation wird dementsprechend weniger Ca^{2+} aus der Zelle abtransportiert und mehr in das sarkoplasmatische Retikulum aufgenommen (Ca^{2+}-Beladung). Bei nachfolgenden Kontraktionen kann dadurch mehr Calcium aus dem sarkoplasmatischen Retikulum freigesetzt werden, sodass die zytoplasmatische Ca^{2+}-Konzentration höhere Werte erreicht und damit eine verstärkte Kontraktionskraft erzielt wird.

▶ **Modulation des Kontraktionsgrades.** Ein Weg, die aktiven Kräfte des Myokards einem veränderten Bedarf anzupassen, sind Änderungen der unter Aktivierung erreichten zytoplasmatischen Ca^{2+}-Konzentration. Stimulation von **β_1-Adrenozeptoren** führt über den Adenylylcyclase-cAMP-Proteinkinase-A-Signalweg zur **Phosphorylierung der L-Typ-Ca^{2+}-Kanäle**. Dies erhöht deren Offenwahrscheinlichkeit, und Ca^{2+}-Ionen strömen vermehrt in die Herzmuskelzelle ein. Dementsprechend antwortet das Myokard mit einer verstärkten Kontraktion (**positiv inotrope Wirkung**).

Eine negativ inotrope Wirkung des Parasympathikus am Vorhofmyokard kann durch Bindung von **Acetylcholin** an **muskarinerge M_2-Rezeptor** vermittelt werden. Über ein inhibitorisches G-Protein ($G_{\alpha i}$) vermittelt wird die **Adenylylcyclase** und damit der cAMP-Proteinkinase-A-Signalweg gehemmt.

Zum anderen kann, ähnlich dem glatten Muskel (▶ Abb. 4.17), auch im Herzmuskel bei gleicher zytoplasmatischer Ca^{2+}-Konzentration der kontraktile Apparat verstärkt oder vermindert aktiviert werden (**Ca^{2+}-Sensitivierung** bzw. **Ca^{2+}-Desensitivierung**):

- **Phosphorylierung** der kardialen **Troponin-I-Untereinheit** führt zu beschleunigter Abdissoziation der Ca^{2+}-Ionen von Troponin C. Folge ist zum einen eine schnellere Erschlaffung (**positiv lusitrope Wirkung**). Zum anderen wird, einer **Ca^{2+}-Desensitivierung** entsprechend, die halbmaximale Kraftentwicklung erst bei höheren Ca^{2+}-Konzentrationen erreicht.
- Beispiele für eine **Ca^{2+}-Sensitivierung** sind die **Phosphorylierung** der **regulatorischen leichten Myosinkette** über **β_1-Adrenozeptor-vermittelte Phosphorylierung der MLCK**, oder **zunehmende Ausgangslänge** der Myokardzellen. Ca^{2+}-Sensitivierung, also eine Linksverschiebung der Kraft-Calcium-Beziehung (vgl. ▶ Abb. 4.17) durch zunehmende Vordehnung der Myokardzellen ist beispielsweise Grundlage des sog. **Frank-Starling Mechanismus** (S. 188). Die genaue molekulare Grundlage des Frank-Starling-Mechanismus ist ungeklärt.

4.4.4 Erregung und funktionelle Organisation des Herzmuskels

Kontraktionen des Herzmuskels werden durch Aktionspotenziale (S. 203) ausgelöst, die von Schrittmacherzellen erzeugt werden. Die elektrophysiologischen Grundlagen der Herzaktivität sind im Detail in Kap. 5.8 (S. 203) beschrieben. Die **Schrittmacherpotenziale** entstehen, ähnlich wie im Single-Unit-Typ des glatten Muskels auch ohne Innervation. Sympathikus und Parasympathikus modulieren nur die **Frequenz** der Schrittmacherpotenziale (S. 212). Die Aktionspotenziale der Schrittmacherzellen breiten sich beim Herzmuskel über die **Gap Junctions** (▶ Abb. 4.21) in den Zellgrenzen (Glanzstreifen) von Zelle zu Zelle aus, bis sämtliche Herzmuskelzellen erregt sind. Dies bedeutet, dass der gesamte Herzmuskel einer einzelnen **motorischen Einheit** entspricht (**Single-Unit**; vgl. ▶ Tab. 4.1), auch wenn durch Verzögerung der Erregungsausbreitung Vorhöfe und Ventrikel nicht gleichzeitig, sondern nacheinander kontrahieren. Da jedes Aktionspotenzial der Schrittmacherzellen stets **alle Herzmuskelzellen** erregt, kann das Myokard, anders als der Skelettmuskel, seine Kontraktionskraft nicht durch Rekrutierung zusätzlicher motorischer Einheiten erhöhen; vgl. dazu Regulation der Kontraktionskraft im Skelettmuskel in Kap. 4.2.5 (S. 155).

Die lange Dauer der Aktionspotenziale hat auch zur Folge, dass eine Kontraktion als Antwort auf ein Aktionspotenzial nur wenig länger dauert als das Aktionspotenzial selbst (vgl. ▶ Abb. 4.23). Dies hat zur Folge, dass sich mechanische Antworten kurz aufeinanderfolgender Aktionspotenziale beim Herzmuskel, im Gegensatz zum Skelettmuskel, *nicht* überlagern. Der Herzmuskel ist also **nicht tetanisierbar**. Dementsprechend ist jede Kontraktion des Herzmuskels eine **Einzelzuckung**. Dies gewährleistet, dass sich an jede Kontraktion der Herzkammern eine Phase der Füllung anschließt, bevor eine erneute Kontraktion folgen kann. Aufgrund fehlender Superposition bzw. fehlender Tetanisierbarkeit kann das Myokard, im Gegensatz zum Skelettmuskel, seine Kontraktionskraft nicht durch Superposition dicht aufeinanderfolgender Kontraktionen erhöhen. Demzufolge kann der Herzmuskel seine **Kontraktionskraft** nur durch Änderung der erreichten **zytoplasmatischen Ca^{2+}-Konzentration** oder durch **Ca^{2+}-Sensitivierung** bzw. **Ca^{2+}-Desensitivierung** einem veränderten Bedarf anpassen.

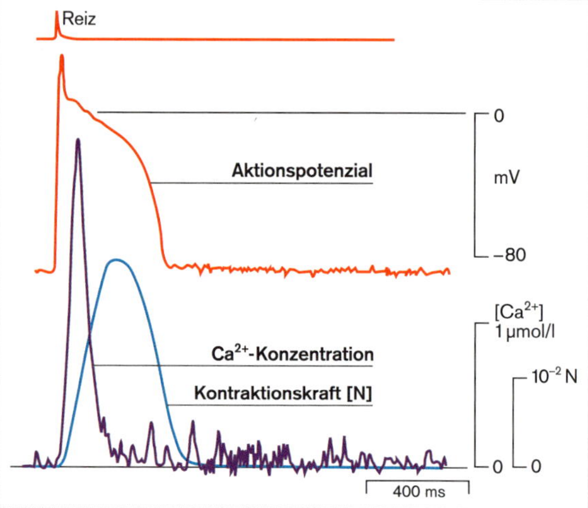

Abb. 4.23 Zeitliche Beziehungen zwischen Aktionspotenzial, zytoplasmatischer Ca^{2+}-Konzentration und Mechanogramm des Herzmuskels. Die mechanische Kraftentwicklung dauert nur wenig länger als das Aktionspotenzial. Zur Messung der zytoplasmatischen Ca^{2+}-Konzentration wurden Myokardzellen mit dem Licht-emittierenden Ca^{2+}-Indikatorprotein Äquorin beladen. Das Lichtsignal ist ein Maß für die zytoplasmatische Ca^{2+}-Konzentration (modifiziert nach [20]).

Zusammenfassung Kap. 4.4

Herzmuskulatur

Herzmuskelzellen sind meist **einkernig** und stehen mit benachbarten Zellen durch **Gap Junctions** in Kontakt. Der Herzmuskel ist, ähnlich dem Skelettmuskel, aus regelmäßig angeordneten **Sarkomeren** aufgebaut. Er ist deshalb ebenfalls **quergestreift**. Der Aufbau der Myosin- und Aktinfilamente und die zyklische Wechselwirkung zwischen Myosinkopf und Aktinfilament sind praktisch identisch mit denen des Skelettmuskels, obwohl nahezu alle sarkomerischen Proteine des Myokards **herzmuskelspezifische Isoformen** sind.

Auch im Herzmuskel vermitteln **Ca^{2+}-Ionen** die Kopplung zwischen Aktionspotenzial und kontraktiler Antwort, die sog. **elektromechanische Kopplung**. Das Aktionspotenzial des Herzmuskels ist mehrere 100 ms lang und breitet sich ähnlich dem Skelettmuskel über Einstülpungen des Sarkolemms (T-Tubuli) bis in das Innere der Myokardzelle aus. An den Kontaktstellen zwischen T-Tubuli und terminalen Zisternen des sarkoplasmatischen Retikulums sind herzmuskelspezifische **Dihydropyridinrezeptoren (L-Typ-Ca^{2+}-Kanäle)** in die Membran der T-Tubuli integriert. Bei Depolarisation im Verlauf eines Aktionspotenzials strömen Ca^{2+}-Ionen durch die Dihydropyridinrezeptoren der T-Tubuli, aber auch durch L-Typ-Ca^{2+}-Kanäle der Oberflächenmembran, in das Sarkoplasma. Die eingeströmten Ca^{2+}-Ionen induzieren die Öffnung von **Ryanodinrezeptoren** in den terminalen Zisternen und damit eine für den Kontraktionsablauf entscheidende, zusätzliche Ca^{2+}-Freisetzung aus den **terminalen Zisternen** des sarkoplasmatischen Retikulums (**Ca^{2+}-induzierte Ca^{2+}-Freisetzung**). Nach Bindung von Ca^{2+}-Ionen an **Troponin C** gibt eine Umlagerung des Tropomyosins den Querbrückenzyklus frei. Die Höhe der kontraktilen Antwort ist ähnlich dem glatten Muskel nicht nur von der erreichten zytoplasmatischen Ca^{2+}-Konzentration abhängig, sondern kann darüber hinaus durch **Ca^{2+}-Sensitivierung** bzw. **Ca^{2+}-Desensitivierung** des kontraktilen Apparates verändert werden.

Die regelmäßigen Kontraktionen des Herzmuskels werden durch Aktionspotenziale ausgelöst, die von **Schrittmacherzellen** erzeugt werden. Diese breiten sich über Gap Junctions von Zelle zu Zelle über das gesamte Herzmuskelgewebe aus. Der Herzmuskel entspricht daher einer **einzelnen motorischen Einheit**. Die Muskelkraft des Myokards kann deshalb nicht durch Rekrutierung zusätzlicher Muskelzellen gesteigert werden. Die Dauer einer einzelnen Kontraktion ist beim Myokard nur wenig länger als das Aktionspotenzial. Superposition von Einzelkontraktionen ist deshalb praktisch nicht möglich, sodass Kontraktionen des Herzmuskels ausschließlich **Einzelzuckungen** sind.

Zum Weiterlesen...

[1] Alberts B, Johnson A, Lewis J, Raff M, Roberts K, Walter P. Molecular Biology of the Cell, 5th ed. New York: Garland Science; 2007.

[2] Allan DG, Blinks JR. The Interpretation of Light Signals From Aequorin-injected Skeletal and Cardiac Muscle Cells: A New Method of Calibration. Ashley CC, Campbell AK, eds. Amsterdam: Elsevier; 1979.

[3] Arner A, Pfitzer G. Regulation of cross-bridge cycling by Ca^{2+} in smooth muscle. Rev Physiol Biochem Pharmacol. 1999; 134: 63–146.

[4] Ashton FT, Somlyo AV, Somlyo AP. The contractile apparatus of vascular smooth muscle: intermediate high voltage stereo electron microscopy. J Mol Biol. 1975; 98: 17–29.

[5] Blinks JR, Rüdel R, Taylor SR. Calcium transients in isolated amphibian skeletal muscle fibres: detection with aequorin. J Physiol. 1978; 277: 291 - 323.

[6] Bloom W, Fawcett DW. A Textbook of Histology. Philadelphia: Saunders: 1986.

[7] Bond M, Somlyo AV. Dense bodies and actin polarity in vertebrate smooth muscle. J Cell Biol. 1982; 95: 403–413.

[8] Brenner B. Effect of Ca^{2+} on cross-bridge turnover kinetics in skinned single rabbit psoas fibers: implications for regulation of muscle contraction. Proc Natl Acad Sci USA. 1988; 85: 3265 -3 269.

[9] Brozovich FV, Nicholson CJ, Degen CV, Gao YZ, Aggarwal M, Morgan KG. Mechanisms of vascular smooth muscle contraction and the basis for pharmacologic treatment of smooth muscle disorders. Pharmacol Rev. 2016; 68: 476–532.

[10] Buchthal F. An Introduction to Electromyography. Kopenhagen: Gyldendel; 1957.

[11] Carlson FD, Wilkie DF. Muscle Physiology. Eaglewood Cliffs: Prentice-Hall; 1974.

[12] Craig R, Offer G. The location of C-protein in rabbit skeletal muscle. Proc R Soc Lond B Biol Sci. 1976; 192:451–461.

[13] Desaki J, Uehara Y. The overall morphology of neuromuscular junctions as revealed by scanning electron microscopy Journal of Neurocytology 1981, 10:101–110.

[14] Finer JT, Simmons RM, Spudich JA. Single myosin molecule mechanics: piconewton forces and nanometre steps. Nature. 1994; 368: 113 - 119.

[15] Geeves MA, Holmes KC. The molecular mechanism of muscle contraction. Adv Protein Chem. 2005; 71: 161–193.

[16] Gordon AM, Huxley AF, Julian FJ. The variation in isometric tension with sarcomere length in vertebrate muscle fibres. J Physiol. 1966; 184: 170- 192.

[17] Himpens B, Somlyo AP. Free calcium and force transients during depolarization and pharmacomechanical coupling in guinea pig smooth muscle. J Physiol. 1988; 395: 507 -530.

[18] Junqueira LC, Carneiro J. Histologie. 4. Aufl. Berlin: Springer; 1996.

[19] Kandel E, Schwartz J, Jessel T. Neurowissenschaften. Heidelberg: Spektrum; 1995.

[20] Kihara Y, Sasayama S, Inoko M, Morgan JP. Sodium/calcium exchange modulates intracellular calcium overload during posthypoxic reoxygenation in mammalian working myocardium. J Clin Invest. 1994; 93: 1275 - 1284.

[21] Kushmerick MJ. Energetics of Muscle Contraction. Bethesda: American Physiological Society; 1983.

[22] Linke WA. Titin gene and protein functions in passive and active muscle. Ann Rev Physiol 2018; 80:389–411.

[23] Löffler G, Petrides PE, Heinrich PC (Hrsg.). Biochemie und Pathobiochemie. 8. Auflage. Berlin: Springer; 2007.

[24] Marian AJ, Braunwald E. Hypertrophic cardiomyopathy: Genetics, Pathogenesis, Clinical Manifestations, Diagnosis, Therapy. Circ Res 2017; 121:749–770.

[25] McGilvery RW. The use of fuels for muscular work. Howard H, Poortmans JR, eds. Basel: Birkhäuser; 1975.

[26] McNamara JW, Sadayappan S. Skeletal myosin binding protein-C: An increasingly important regulator of striated muscle physiology. Arch Biochem Biophys. 2018; 660:121–128.

[27] Schiaffino S, Reggiani C. Fiber Types in mammalian skeletal muscles. Physiol Rev. 2011; 91: 1447–1531.

[28] Small JV, Squire JM. Structural basis of contraction in vertebrate smooth muscle. J Mol Biol. 1972; 67: 117–149.

[29] Sweeney HL, Houdusse A. Structural and functional insights into the myosin motor mechanism. Annu. Rev. Biophys. 2010; 39: 539–557.

[30] Trybus KM, Lowey S. Assembly of smooth muscle myosin minifilaments: effects of phosphorylation and nucleotide binding. J Cell Biol. 1987; 105: 3007–3019.

[31] Vibert P, Craig R, Lehman W. Steric-model for activation of muscle thin filaments. J Mol Biol. 1997; 266: 8 - 14.

[32] Wilkie DR. Muscle. London: Arnold; 1968.

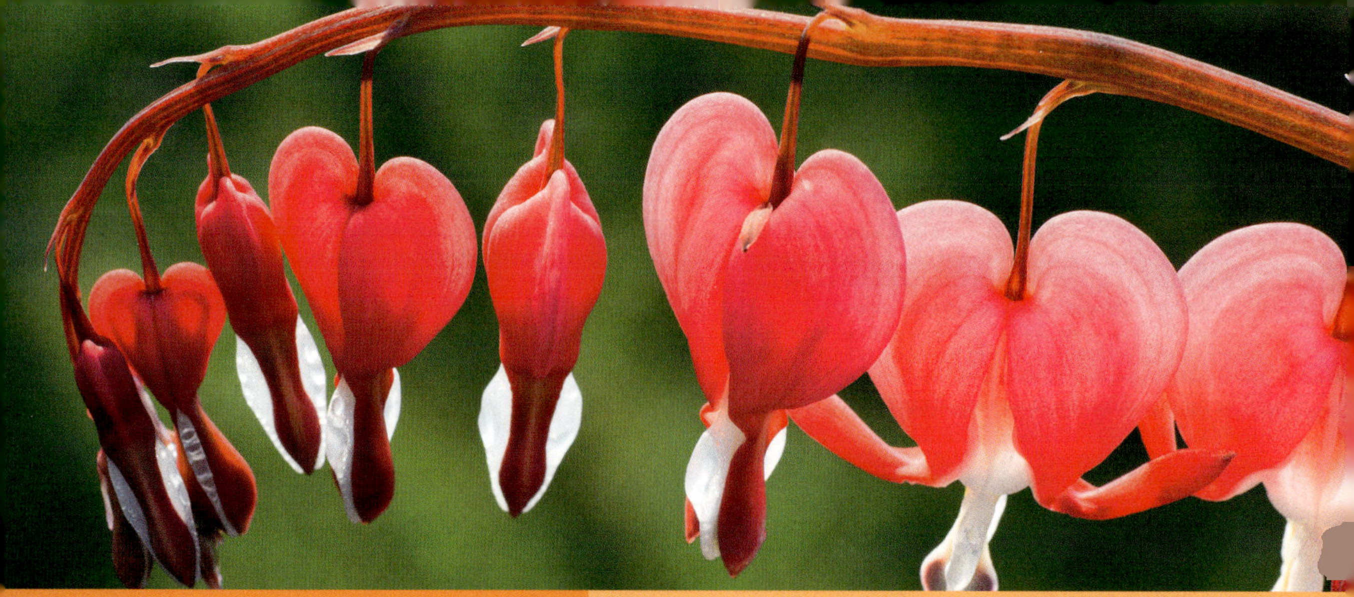

Kapitel 5

Das Herz

5 Das Herz

Axel Gödecke, Jürgen Schrader, Malte Kelm

5.1 Hintergrund

B

Die wesentliche Aufgabe des Herzens ist es, alle lebenswichtigen Organe Tag für Tag mit Blut zu versorgen. Die Pumpleistung des Herzens ist gewaltig und beträgt über 7000 Liter/Tag. Erkrankungen des Herzens und der Gefäße stellen seit Beginn des 20. Jahrhunderts die Haupttodesursache in allen industrialisierten Ländern dar. Alleine in Europa sind ca. 80 Millionen Menschen von kardiovaskulären Erkrankungen betroffen. Eine zentrale Rolle kommt hierbei dem Koronarsystem und seinen Erkrankungen zu, da das Herz auf eine kontinuierliche Zufuhr von Sauerstoff und Nährsubstraten angewiesen ist, um seine Funktion als Blutpumpe aufrecht erhalten zu können.

5

5.2 Klinische Bedeutung und Systematik von Herzerkrankungen

Um Herz-Kreislauf-Erkrankungen rechtzeitig diagnostizieren und therapieren zu können, ist es notwendig, sowohl die zentralen Aufgaben des Herzens für den Kreislauf als auch die zugrunde liegenden Mechanismen zu verstehen. Für die Erbringung der lebensnotwendigen Pumpleistung des Herzens in Ruhe und bei Belastung sind vier Kenngrößen wichtig:

1. Das Myokard mit den Mechanismen der **Kontraktion** und **Relaxation**,
2. das **Endokard** und die **Herzklappen** zur Strukturierung der Phasen der Herzaktion,
3. der **Koronarkreislauf** zur bedarfsgerechten Versorgung des Myokards,
4. das **Erregungsbildungs-** und **-leitungssystem** zur Koordination und Rhythmisierung von Erregung, Kontraktion und Relaxation des Myokards.

Entsprechend werden Herzerkrankungen in vier wesentliche Gruppen eingeteilt: myokardiale, endokardiale, koronare und rhythmologische Krankheitsbilder. Sie stellen zusammengenommen die mit Abstand häufigste Krankheitsgruppe und Todesursache in industrialisierten Ländern dar. Fast jede zweite Notaufnahme in Krankenhäuser ist auf kardiovaskuläre Erkrankungen zurückzuführen. Die koronare Herzkrankheit (KHK), die wiederum auch myokardiale und rhythmologische Störungen zur Folge haben kann, stellt die epidemiologisch und klinisch wichtigste Herzerkrankung dar.

5.3 Bedeutung des Herzens für den Kreislauf

Dem Herzen kommt im Kreislauf eine zentrale Funktion zu, indem es die Energie bereitstellt, mit der Blut von der venösen Seite auf die arterielle Seite des Kreislaufs gepumpt wird. In funktioneller Hinsicht besteht das Herz aus **zwei getrennten Pumpensystemen**, wobei der rechten und linken Herzkammer (**Ventrikel**) je ein Vorhof (Atrium) vorgeschaltet ist (▶ Abb. 5.1). Beide Pumpen sind hintereinander angeordnet: das **rechte Herz** fördert

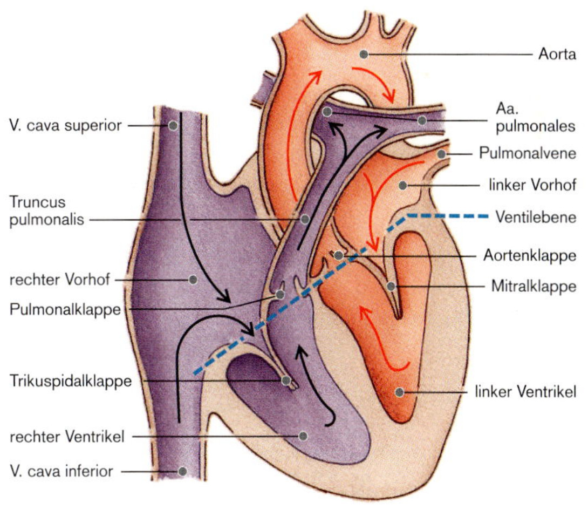

Abb. 5.1 Blutfluss durch das Herz. Venöses Blut gelangt über die V. cava superior und inferior in den rechten Vorhof, arterialisiertes Blut fließt über die vier Pulmonalvenen in den linken Vorhof. Nach Öffnung der Segelklappen (Trikuspidal- und Bikuspidalklappen) gelangt das Blut in der Diastole in den rechten bzw. linken Ventrikel und wird in der nächsten Systole nach Öffnung der Taschenklappen in die Pulmonalarterien bzw. Aorta ausgeworfen. Alle Herzklappen liegen in einer Ebene, der Ventilebene.

das aus der V. cava inferior und superior stammende venöse Blut durch die Kontraktion des rechten Ventrikels über die Aa. pulmonales in den Lungenkreislauf. Das **linke Herz** pumpt das mit Sauerstoff gesättigte Blut durch Kontraktion des linken Ventrikels über die Aorta in den Körperkreislauf. Die Kontraktion von linkem und rechtem Herzen erfolgt gleichzeitig. Die Pumpwirkung des Herzens beruht auf der rhythmischen Abfolge von Kontraktion (**Systole**) und Entspannung (**Diastole**). In der Diastole werden die Herzkammern mit Blut gefüllt, in der Systole werden ca. ⅔ des in den Ventrikeln vorhandenen Bluts, das Schlagvolumen (normalerweise ca. 90 ml), ausgeworfen. Die Stellung des Herzens in einem geschlossenen Kreislaufsystem macht deutlich, dass die Förderleistung des rechten und linken Herzens über die Zeit absolut gleich sein muss (▶ Abb. 5.2). Geringste Unterschiede im Schlagvolumen zwischen rechtem und linkem Ventrikel hätten mit der Zeit erhebliche Störungen des Druck- und Volumenverhältnisses in den einzelnen Kreislaufabschnitten zur Folge. Dass der **linke Ventrikel** wesentlich **muskelstärker** als der rechte Ventrikel ist, liegt in der Tatsache begründet, dass der linke Ventrikel das gleiche Schlagvolumen gegen einen hohen arteriellen Druck (systolischer Druck 120 mmHg) pumpen muss. Der **muskelschwächere**, **rechte Ventrikel** hingegen muss lediglich den Druck in der Pulmonalarterie (systolischer Druck 20 mmHg) überwinden.

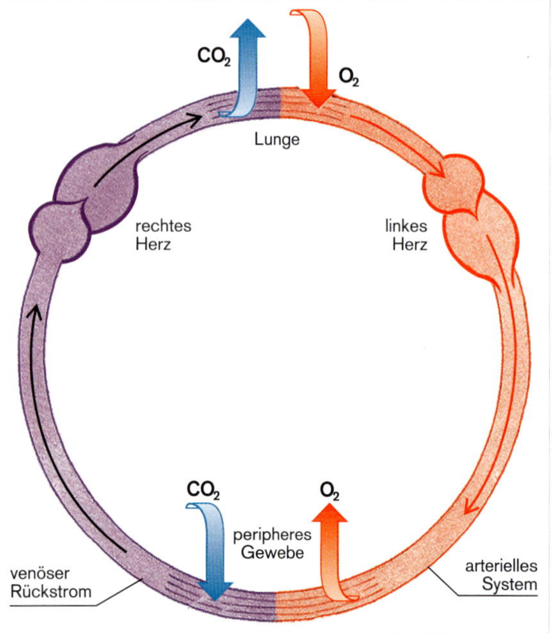

Abb. 5.2 Herz und Kreislauf. Schematische Darstellung der wesentlichen Funktionselemente des Herzens in ihrer Stellung im Blutkreislauf. Sauerstoff (O_2) wird im Lungenkreislauf aufgenommen und über die Kapillaren des Körperkreislaufs an das Gewebe abgegeben. CO_2 nimmt den umgekehrten Weg. Die hier skizzierte Stellung der Herzklappen entspricht der Austreibungsphase während der Systole (Segelklappen geschlossen, Taschenklappen geöffnet).

Die Richtung des Blutflusses ist durch die Anordnung der **Herzklappen** vorgegeben, die Ventilfunktion haben und den Transport von Blut nur in eine Richtung erlauben. Die Herzklappen sind zwischen Vorhof und Ventrikel in der sog. **Ventilebene** angeordnet (▶ Abb. 5.1). Der **Trikuspidal-** und der **Bikuspidal-(Mitral-)Klappe** kommt hierbei die Funktion von Einlassventilen zu. Die entsprechenden Auslassventile für die rechte und linke Herzkammer sind die **Pulmonal-** bzw. **Aortenklappe** (**Semilunarklappen**). Öffnen und Schließen der Herzklappen erfolgen rein passiv durch den im Herzen herrschenden Druckgradienten über die Klappe; ist der Druck vor der Klappe höher als der dahinter, öffnet sich die Klappe, ist er nach der Klappe höher als davor, schließt sich die Klappe.

Was die **Lage des Herzens im Thorax** anbetrifft, so wird aus der Betrachtung eines Röntgenbildes (▶ Abb. 5.3**a**) und noch deutlicher der Magnetresonanztomographie (MRT)-Aufnahmen (▶ Abb. 5.3**b**, c) ersichtlich, dass der überwiegende Teil des rechten Ventrikels nach ventral orientiert ist, wobei große Teile des rechten und linken Ventrikels breit dem Zwerchfell aufliegen (▶ Abb. 5.3). Die Schräglage des Herzens im Thorax macht verständlich, dass bei einem Tiefertreten des Zwerchfells, z. B. bei tiefer Einatmung, das Herz in eine steilere Lage übergeht. Neben der **Veränderung der anatomischen Herzachse** in Abhängigkeit von der Atmung kommt es bei jeder Kontraktion zu Formveränderungen des Herzens selbst. Die spiral- und ringförmige Anordnung der Muskelfasern in den Ventrikeln bewirkt, dass sich das Herz bei jeder Kontraktion, sowohl in der Längs- als auch in der Querachse, verkürzt. Dies hat zur Folge, dass bei jeder Systole die Ventilebene des Herzens (▶ Abb. 5.1) tiefer tritt.

5.4 Druck-Volumen-Veränderungen während des Herzzyklus

Die im Herzen und in der Aorta sich abspielenden Druckveränderungen im Wechsel zwischen Systole und Diastole können am Menschen mit Hilfe eines über eine periphere Arterie eingeführten Katheters im Rahmen diagnostischer Herzkatheteruntersuchungen kontinuierlich gemessen werden. Zusammen mit dem Druckverlauf im linken Vorhof lässt sich die **Systole** in Anspannungsphase und Austreibungsphase, die **Diastole** in Entspannungsphase und Füllungsphase unterteilen (▶ Abb. 5.4). Obwohl die gleiche Unterteilung natürlich auch für das rechte Herz gilt, sollen der Einfachheit halber im Folgenden die Verhältnisse am linken Ventrikel beispielhaft besprochen werden.

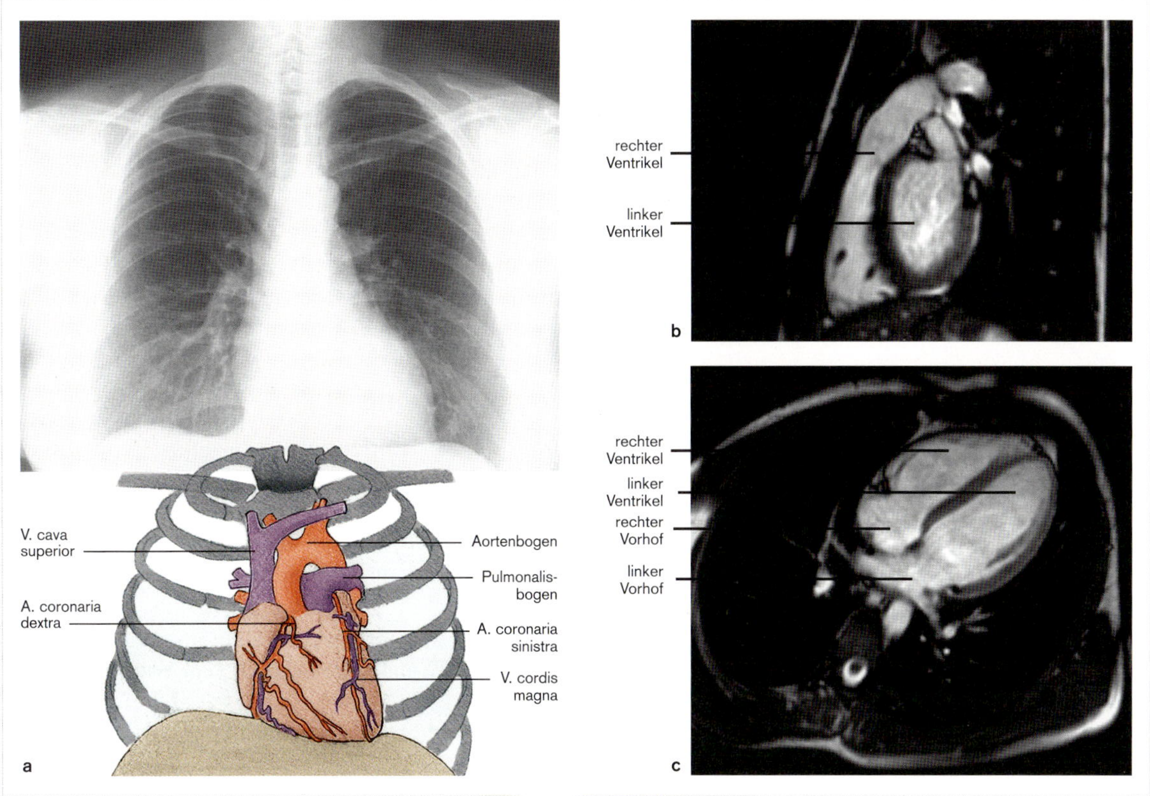

Abb. 5.3 Lage des Herzens im Thorax. a Röntgenbild des Thorax in posterioanteriorer Projektion. Aus der Schemazeichnung ist zu ersehen, dass die rechte Seite des Herzens (von der Testperson aus gesehen) durch die V. cava superior und den rechten Vorhof begrenzt wird. Auf der linken Seite sind es von kranial nach kaudal Aortenbogen, Pulmonalisbogen, linker Vorhof und linker Ventrikel. Die MRT-Aufnahmen in der Sagittal- (**b**) bzw. Transversalebene (**c**) zeigen, dass der rechte Ventrikel nach anterior (Vorderwand), der linke Ventrikel nach posterior (Hinterwand) ausgerichtet ist. Beachte, dass das Herz mit dem rechten Ventrikel und Teilen des linken Ventrikels breit dem Zwerchfell aufliegt.

5.4.1 Phasen der Herzaktion

Die **Anspannungsphase** und damit die Ventrikelsystole beginnt mit dem Schluss der Atrioventrikularklappen. Der Klappenschluss kommt dadurch zustande, dass der Ventrikeldruck den Vorhofdruck überschreitet (siehe ▸ Abb. 5.4 oben). Damit wird der Rückfluss von Blut in den Vorhof verhindert (**A** in ▸ Abb. 5.4). Da auch die Aortenklappe in dieser Phase geschlossen ist, steigt jetzt der Druck im Ventrikel steil an, ohne dass sich dort das Volumen (enddiastolisches Volumen, EDV ca. 140 ml) ändert. Der Druckanstieg erfolgt also **isovolumetrisch**. Die Anspannungsphase endet, wenn der **Ventrikeldruck** den Druck in der Aorta überschreitet und sich die Aortenklappe öffnet (**B** in ▸ Abb. 5.4). Jetzt beginnt die **Austreibungsphase**, die durch einen weiteren Druckanstieg in Ventrikel und Aorta charakterisiert ist. Dementsprechend nimmt das Volumen im Ventrikel jetzt ab, und zwar um den Betrag, der als **Schlagvolumen** (ca. 90 ml) in die Aorta gepumpt wird. Ein **Restblutvolumen** (endsystolisches Volumen, ESV) von ca. 50 ml bleibt im Ventrikel zurück. Da sich in der Austreibungsphase sowohl der Druck als auch das Volumen im Ventrikel verändert, bezeichnet man die Kontraktionsform als **auxoton**. Die Austreibungsphase endet, wenn der Ventrikeldruck den Aortendruck wieder unterschreitet, was zum Schließen der Aortenklappen führt (**C** in ▸ Abb. 5.4). In der Druckregistrierung der Aorta findet man synchron zum Klappenschluss eine kurze Druckschwankung (**Inzisur**). Sie lässt sich mechanisch durch das kurzzeitige Schwingen der Blutsäule über der Aorta beim Klappenschluss erklären.

Die **isovolumetrische Erschlaffungsphase** ist der Zeitabschnitt zwischen Schluss der Aorten- und der Wiederöffnung der Mitralklappe (**D** in ▸ Abb. 5.4). In dieser Phase nimmt der Ventrikeldruck rasch ab, unterschreitet den Vorhofdruck und die **Füllungsphase** beginnt. Wie aus ▸ Abb. 5.4 außerdem zu ersehen ist, nimmt bereits im ersten Drittel der Füllungsphase das Ventrikelvolumen um etwa 80 % des Schlagvolumens zu. Diese rasche Füllung hat zur Folge, dass selbst bei gesteigerter Herzfre-

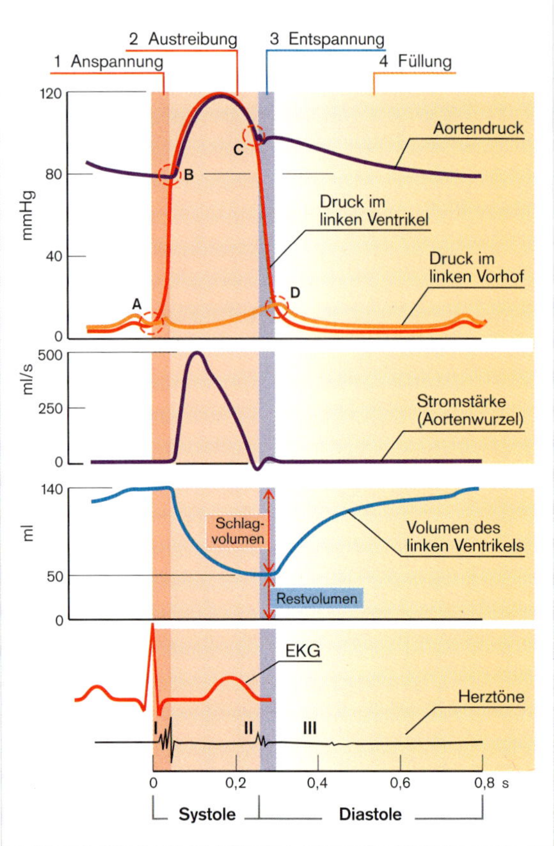

Abb. 5.4 Herzzyklus. Zeitliche Korrelation von Druck, Fluss, Ventrikelvolumen, EKG und Herztönen (I–III) in Systole und Diastole in Ruhe (Herzfrequenz 75/min), 1. isovolumetrische Anspannungsphase, 2. auxotone Austreibungsphase, 3. isovolumetrische Entspannungsphase, 4. Füllungsphase. Punkte A und D kennzeichnen den Schluss bzw. die Öffnung der Atrioventrikularklappen, Punkte B und C die Öffnung bzw. den Schluss der Aortenklappen.

quenz, die mit einer Abnahme der Diastolendauer einhergeht, eine adäquate Ventrikelfüllung garantiert ist.

Den prozentualen Anteil des Ventrikelvolumens, der während der Systole ausgeworfen wird, nennt man die **Ejektionsfraktion**. Sie errechnet sich aus EF(%) = [(EDV–ES)/EDV] · 100 und beträgt normalerweise 55–70 %. Bei einer schweren Herzinsuffizienz kann dieser Wert bis unter 25 % absinken.

Ein Vergleich der ventrikulären Druckentwicklung mit dem EKG (S. 213) zeigt, dass zum Zeitpunkt des Öffnens der Aortenklappen (**B** in ▸ Abb. 5.4) das Ventrikelmyokard bereits vollständig erregt ist. Trotzdem nimmt der Ventrikeldruck zu Beginn der Austreibungsphase noch deutlich zu. Dieser paradox erscheinende Befund erklärt sich aus den geometrischen Veränderungen des Ventrikels während der Austreibungsphase. Durch das ausgeworfene Schlagvolumen nimmt nämlich der Ventrikelradius ab, und gleichzeitig nimmt die Wanddicke des Ventrikels zu. Entsprechend dem Gesetz von Laplace (S. 192) kommt es aufgrund dieser **Größenveränderungen** rein physikalisch zu einer **zusätzlichen Druckentwicklung**.

5.4.2 Herztöne

Synchron zum Herzzyklus entstehen im Herzen „Töne", die über dem Thorax am besten mit Hilfe eines Stethoskops wahrgenommen werden können. Selbst der Ungeübte kann leicht einen 1. und 2. Herzton hören. In der Medizin werden die normalen **Herztöne** von krankhaften **Herzgeräuschen** abgegrenzt. Im physikalischen Sinne handelt es sich aber bei den Herztönen nicht um Töne, sondern auch um Geräusche, die ein breites Frequenzspektrum von 15–400 Hz aufweisen und aus unterschiedlichen Einzelkomponenten bestehen.

Der **1. Herzton** entsteht als niederfrequentes, dumpfes Geräusch während der Anspannungsphase (▸ Abb. 5.4, I). Er kommt dadurch zustande, dass der Ventrikel sich um das Blut, das als Flüssigkeit inkompressibel ist, anspannt und dadurch zusammen mit den Atrioventrikularklappen in Schwingung gerät. Deshalb spricht man beim 1. Herzton vereinfacht auch von einem Muskel- oder Anspannungston. Er kann insbesondere gut im 4. bis 5. Interkostalraum links medioklavikulär gehört werden. Der **2. Herzton** (Klappenschlusston) fällt mit dem Schluss der Aorten- und Pulmonalklappe zusammen (▸ Abb. 5.4, II). Es ist ein heller „Ton" mit höherfrequenten Anteilen. Seinem Entstehungsmechanismus zufolge ist der 2. Herzton ein Klappenton, der besonders gut im 2. Interkostalraum rechts und links vom Sternum gehört werden kann. Mit elektronischer Verstärkung (Phonokardiogramm) lässt sich noch ein **3. Herzton** nachweisen, der durch das während der frühen Ventrikelfüllung einströmende Blut zustande kommt (▸ Abb. 5.4, III). Bei einer herzgesunden Person ist dieser 3. Herzton nicht auskultierbar.

Der auskultatorische Nachweis des **3. Herztones** ist pathognomonisch (krankheitskennzeichnend) für eine gestörte Ventrikelfüllung bei Menschen mit **Herzinsuffizienz**. 1. und 2. Herzton können in der Intensität und dem Zeitabstand ihrer Einzelkomponenten bei **Stenosen** und **Leckagen** (Insuffizienzen) an den Herzklappen und bei **Kurzschlüssen** (Shunts) zwischen linkem und rechtem Herzen moduliert sein. Ferner führen diese kardialen Vitien je nach betroffener Herzklappe zu zusätzlichen interponierten jeweils typischen Herzgeräuschen, anhand derer man die Art des Herzklappenfehlers diagnostizieren kann. Während früher die durch rheumatische Endokarderkrankungen bedingte Mitralstenose und Aortenklappeninsuffizienz die häufigsten Klappenfehler (Vitien) darstellten, sind heute die **relative Mitralinsuffizienz** aufgrund einer Dilatation des linken Ventrikels bei Herzinsuffizienz und die **degenerativ kalzifizierte Aortenklappenstenose** bei älteren Menschen die klinisch wichtigsten Vitien.

5.4.3 Echokardiografie

Die Echokardiografie ist eine nicht invasive Methode, mit der in vielen Fällen eine exakte Beurteilung sowohl der **kardialen Morphologie** (z. B. Verdickung der Mitralsegel bei Mitralklappenstenose) als auch der **Funktion** (z. B. Wandbewegungsstörungen im Bereich einer Herzinfarktnarbe) möglich ist. Zusätzlich lässt sich mit ihr die **Flussgeschwindigkeit des Blutes** im Herzen und die **Bewegungsgeschwindigkeit des Gewebes** ermitteln, was Aufschluss über die Steifigkeit und damit indirekt Hinweise zur Zusammensetzung des Gewebes, z. B. Anteil des Bindegewebes, gibt (Doppler-Technik). Die Echokardiografie beruht auf dem Prinzip des Echolots, wobei durch den Schallkopf, der dem Thorax aufliegt oder sich im Ösophagus befindet, Ultraschallwellen (2,2 – 12 MHz) ausgesendet werden. An Grenzflächen unterschiedlich schalldichter Strukturen – wie beispielsweise zwischen Gewebe und Blut – entstehen Reflexionen, die vom Schallkopf registriert werden. Das Empfangssignal wird aufgearbeitet und auf einem Monitor dargestellt. Der Untersucher kann zwischen verschiedenen Darstellungsformen wählen: zweidimensionale Schnittbilder durch das Herz, ggf. mit eingeblendetem, farbcodiertem Doppler-Signal, Flussprofildarstellung einzelner Areale sowie die sog. M-Mode-Darstellung. Im **M-Mode** werden die Reflexionen einer Schnittlinie gegen die Zeit aufgetragen, um z. B. das Öffnungsverhalten der Mitralklappe darzustellen (▶ Abb. 5.5).

5.4.4 Mechanismen der Ventrikelfüllung

Wie oben bereits erwähnt, wird der Ventrikel im Wesentlichen zu Beginn, d. h. im ersten Drittel der Diastole, gefüllt (▶ Abb. 5.4). Für die Füllung sind hauptsächlich drei Faktoren verantwortlich.

- Die **Druckdifferenz** zwischen Vorhof und Ventrikel während der Füllphase stellt eine der treibenden Kräfte dar, mit der Blut in der Diastole in die Ventrikel fließt.
- Wichtig, insbesondere für die frühe diastolische Füllung, ist der sog. **Ventilebenenmechanismus**. Er beruht darauf, dass sich das Herz bei jeder Systole in seiner Längsachse verkleinert (Spiralmuskulatur). Da die Herzspitze dem Zwerchfell aufliegt und damit fixiert ist, senkt sich dabei die Ventilebene (▶ Abb. 5.6). Dadurch kommt es über eine Dehnung der Vorhöfe zu einer **Sogwirkung**, mit der Blut aus den zentralen Körpervenen angesaugt wird. In der sich anschließenden Entspannungsphase geht das Herz aufgrund seiner elastischen Rückstellkräfte wieder in seine Ausgangsform zurück. Dabei stülpen sich sozusagen die Ventrikel über das in den Vorhöfen liegende Blutvolumen, wodurch die Ventrikel gefüllt werden.
- Hinzu kommt am Ende der Diastole die **Kontraktion der Vorhöfe**, die die Druckdifferenz zusätzlich vergrößert, aber in Ruhe nur zu einer geringfügigen zusätzlichen Füllung des Ventrikels führt (▶ Abb. 5.4).

In der nun folgenden Systole schließen sich die Segelklappen und das Schlagvolumen wird nach Öffnung der Taschenklappen ausgeworfen. Das Herz pumpt also während der Austreibungsphase nicht nur Blut in die Aorta, sondern saugt gleichzeitig Blut aus den großen Venen an und wirkt so in gewisser Weise wie eine **Druck-Saug-Pumpe**. Der Ventilebenenmechanismus spielt insbesondere bei höheren Herzfrequenzen eine wichtige Rolle, da dann vor allem die Dauer der Diastole verkürzt wird. In Ruhe beträgt der Anteil von Systole und Diastole ⅓ bzw. ⅔ der Herzperiodendauer. Bei hohen Herzfrequenzen (z. B. 180 Schläge/min) kommt es zu einer Verkürzung der Herzperiodendauer. Dabei nimmt die Systolendauer um ca. 40 %, die Diastolendauer um ca. 80 % ab, sodass nun die Systole ⅔ und die Diastole ⅓ der Herzperiodendauer einnimmt.

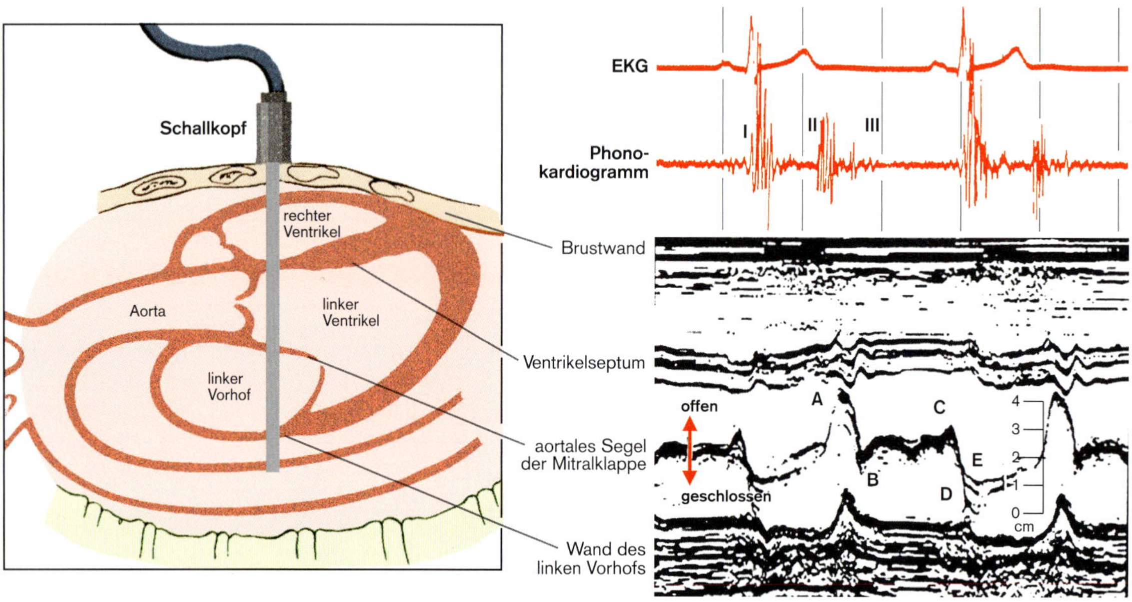

Abb. 5.5 Echokardiografie. Der linke Teil der Abbildung zeigt die Lage des Schallkopfes, der als Sender und Empfänger fungiert. Im rechten Teil der Abbildung ist ein typisches Echokardiogramm dargestellt, zeitlich synchronisiert mit EKG und Phonokardiogramm. Am Ende der isovolumetrischen Entspannungsphase kommt es zu einem raschen Öffnen der Mitralklappe bis zu einer maximalen Stellung (**A**). Dann kehren die Klappen zu einer Mittelstellung zurück (**B**), um sich kurz vor der Systole durch Vorhofkontraktion erneut zu öffnen (**C**). In der sich anschließenden Austreibungsphase schließt sich die Klappe (**D**) und wölbt sich in den Vorhof (**E**). (aus Little RC. Physiology of the heart and circulation, 3rd ed. Chicago: Yearbook Medical Publishers, Inc; 1985)

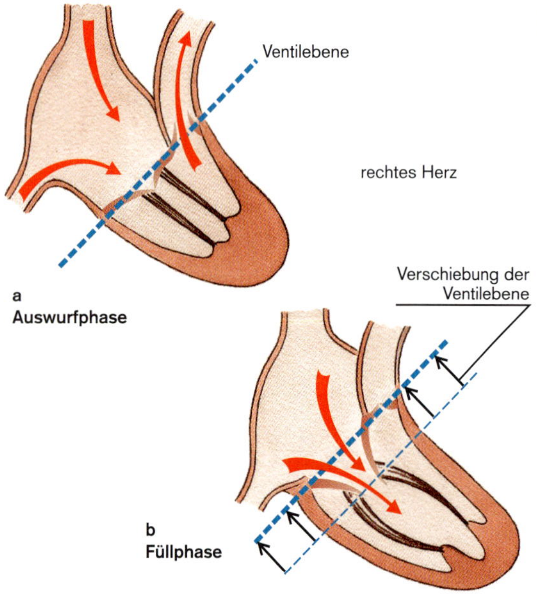

Abb. 5.6 Ventilebenenmechanismus. Schematische Darstellung (für das rechte Herz) der Veränderung der Ventilebene im Herzzyklus als Mechanismus der diastolischen Ventrikelfüllung.

- **a** Durch Kontraktion tritt die Ventilebene tiefer und saugt damit Blut in den Vorhof. Zustand am Ende der Systole.
- **b** In der Diastole stülpt sich der Ventrikel durch Höhertreten der Ventilebene über das in den Vorhöfen liegende Blut. Dies trägt wesentlich zur Füllung des Ventrikels bei.

5.4.5 Arbeitsdiagramm des Herzens

Trägt man die in ▶ Abb. 5.4 wiedergegebenen Werte A, B, C und D der Ventrikeldruckkurve gegen die entsprechenden Werte des Ventrikelvolumens auf, so erhält man das **Druck-Volumen-Diagramm** des linken Ventrikels (▶ Abb. 5.7). In diesem Diagramm kennzeichnet die Strecke A–B die isovolumetrische Anspannungsphase, der Abschnitt B–C die auxotone Austreibungsphase, die Strecke C–D stellt die isovolumetrische Erschlaffungsphase dar, während der Abschnitt D–A der Füllphase entspricht. Die von den Punkten A, B, C, D umschriebene, hellrote Fläche hat als Produkt von Druck und Volumen die Dimension einer Arbeit und entspricht somit der vom Herzen geleisteten **Druck-Volumen-Arbeit.** Die vom ganzen Herzen geleistete Arbeit wird also im Wesentlichen von der Größe des Schlagvolumens und der Höhe des Aortendrucks bestimmt. Die Kenntnis der Druck-Volumen-Schleife ist wichtig für das Verständnis wesentlicher Myokarderkrankungen, wie der Herzinsuffizienz und der linksventrikulären Hypertrophie (S. 192).

Da bei jeder Systole die Stromstärke in der Aorta von 0 auf 500 ml/s erhöht wird (▶ Abb. 5.4), addiert sich zur Druck-Volumen-Arbeit die sog. **Beschleunigungsarbeit**. Der Anteil der Beschleunigungsarbeit an der äußeren Herzarbeit beträgt am linken Ventrikel ca. 1 %. Dieser

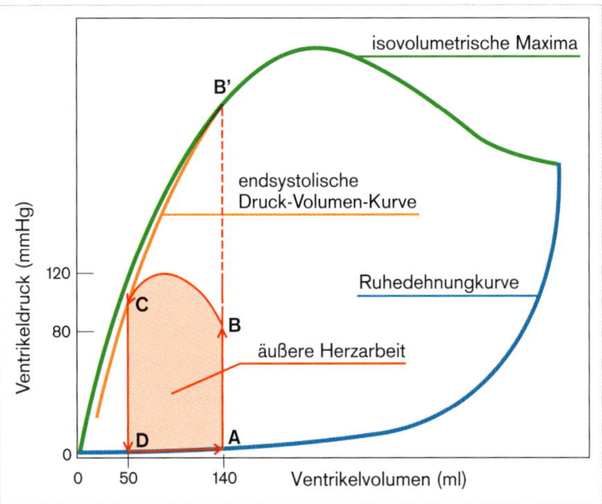

Abb. 5.7 Druck-Volumen-Diagramm des linken Ventrikels. Die Werte **A**, **B**, **C** und **D** sind aus ▶ Abb. 5.4 entnommen. **A–B** = Anspannungsphase, **B–C** = Austreibungsphase, **C–D** = Entspannungsphase, **D–A** = Füllungsphase. Die von den Punkten **A**, **B**, **C**, **D** umschriebene, hellrote Fläche entspricht der äußeren Herzarbeit.

Wert liegt am rechten Ventrikel wesentlich höher (bis zu 10%), da die Druck-Volumen-Arbeit dort nur ca. ⅕ der des linken Ventrikels beträgt, die Beschleunigungsarbeit jedoch ähnlich ist. Der Anteil der Beschleunigungsarbeit nimmt bei Steigerung der Herzarbeit und bei eingeschränkter Windkesselfunktion (S. 239) der Aorta (**Arteriosklerose**) zu. Hierbei fällt ins Gewicht, dass die beschleunigte Blutmasse in der Aorta größer ist als die Masse des Schlagvolumens.

Eine einfache Betrachtung zweier extremer Fälle veranschaulicht dies. Würde das Schlagvolumen in ein großes nachgiebiges Reservoir ausgetrieben, so wäre praktisch nur die Masse des Schlagvolumens zu beschleunigen. Erfolgte aber die Austreibung in ein langes, mit Blut gefülltes starres Rohr, so müsste die **gesamte im Rohr enthaltene Flüssigkeitssäule** beschleunigt werden. Hinzu kommt, dass außer der Volumenarbeit, die den größten Teil der Arbeit pro Herzschlag darstellt, auch die noch zur **Erzeugung der Pulswelle** erforderliche Arbeit berücksichtigt werden muss. Diese beträgt für den linken Ventrikel 10 bis 20% der gesamten Arbeit und besteht zu weniger als der Hälfte aus der kinetischen Energie und zu mehr als der Hälfte aus potenzieller Energie.

Wie ▶ Abb. 5.7 zeigt, liegt Punkt A des Arbeitsdiagramms (Beginn der Ventrikelkontraktion) auf der **Ruhedehnungskurve**, welche die mechanischen Eigenschaften des erschlafften Herzmuskels in der Diastole beschreibt. Der zunächst flache Kurvenverlauf macht deutlich, dass kleine Veränderungen des diastolischen Drucks zu großen Veränderungen des Ventrikelvolumens führen. Der normale **enddiastolische Füllungsdruck** (**A** in ▶ Abb. 5.4 und ▶ Abb. 5.7) liegt bei Erwachsenen bei 5–8 mmHg. Erst wenn mit zunehmender Ventrikelfüllung die Dehnungsfähigkeit des Ventrikels erschöpft ist, nimmt der Ventrikeldruck exponentiell zu. Für die passive Kraftentwicklung bei Dehnung (Ruhedehnungskurve) sind in erster Linie die Titinfilamente – ein drittes Filamentsystem neben den dicken und dünnen Filamenten – verantwortlich. Bei **Titin** handelt es sich um extrem lange elastische Molekülstränge („molekulare Federn"), die als Stützproteine auch zur Aufrechterhaltung einer hohen aktiven Spannung bei isometrischer Kontraktion (S. 159) beitragen.

Das Arbeitsdiagramm des Herzens soll durch einige wichtige Kurven ergänzt werden, die allerdings nur experimentell zu erheben sind. Verhindert man z. B. durch Abklemmen der Aorta, dass ein Schlagvolumen ausgeworfen werden kann, dann erreicht die isovolumetrische Ventrikelkontraktion ein Druckmaximum **B'**. Dieser Wert liegt auf der Kurve der **isovolumetrischen Maxima** und ist für den Punkt **A** auf der Ruhedehnungskurve typisch (▶ Abb. 5.7). Die Verbindungslinie von **B'** nach **C** kennzeichnet die sog. **endsystolische Druck-Volumen-Kurve.**

Betrachtet man die Differenz zwischen Ruhedehnungskurve und der Kurve der isovolumetrischen Maxima (▶ Abb. 5.7), so sieht man bei niedrigen Ventrikelvolumina eine starke Zunahme der Druckentwicklung die schließlich ein Maximum durchschreitet und dann bei extrem hohen diastolischen Volumina wieder gegen Null geht. In diesem Verlauf bildet sich der Einfluss der Sarkomerenlänge auf die aktive isometrische Kraftentwicklung ab wie sie auch typisch für den Skelettmuskel ist (Abb. 4.13) (S. 160) Unter physiologischen aber auch pathophysiologischen Bedingungen liegen die Werte für enddiastolischen Druck und Volumen jedoch stets in einem Bereich, in welchem das Herz auf der aufsteigenden Kurve der isovolumetrischen Maxima arbeitet.

Zusammenfassung Kap. 5.4

Druck-Volumen-Veränderungen während des Herzzyklus

Funktionell betrachtet, besteht das Herz aus **zwei hintereinander geschalteten Druck-Saug-Pumpen**, wobei die Pumpleistung jeweils identisch ist. Das **linke Herz** pumpt sein Schlagvolumen in die Aorta und den **großen Körperkreislauf**, das **rechte Herz** pumpt das Blut über die Arteriae pulmonales in den **Lungenkreislauf**. Die **Herzklappen** haben Ventilfunktion und erlauben den Blutfluss nur in eine Richtung. Bei jeder Kontraktion (**Systole**) kommt es zu einem Tiefertreten der Ventilebene.

Nach Erregung des Ventrikelmyokards steigt der intraventrikuläre Druck zunächst **isovolumetrisch** an. In diese Anspannungsphase fällt der **1. Herzton**. Nach Öffnen der

Aorten- und Pulmonalklappe wird das Schlagvolumen bei weiterem Druckanstieg ausgeworfen (**auxotone Austreibungsphase**). Mit dem Schluss der Semilunarklappen (**2. Herzton**) endet die Ventrikelsystole. Sie wird gefolgt von der **Entspannungsphase** (**isovolumetrisch**) und der **Füllphase**. Für die diastolische Ventrikelfüllung ist neben dem Druckgradienten und der Vorhofkontraktion der **Ventilebenenmechanismus** von Bedeutung. Die grafische Auftragung von ventrikulären Druck- und Volumenänderungen während des Herzzyklus ergibt das **Druckvolumendiagramm**, aus dem die vom Herzen geleistete **Druckvolumenarbeit** abgelesen werden kann. Die Fähigkeit des Herzens, ein Schlagvolumen gegen einen bestimmten Druck in der Aorta auszuwerfen, wird durch die Lage der **Ruhedehnungskurve**, den Verlauf der Kurve für die **isovolumetrischen Maxima** sowie der **endsystolischen Druck-Volumen-Beziehung** bestimmt.

5.5 Regulation der Pumpleistung des Herzens

Die Pumpfunktion des Herzens wird normalerweise so reguliert, dass das pro Zeiteinheit über die Aorta ausgeworfene Volumen, das **Herzzeitvolumen** (l/min), zu jedem Zeitpunkt genau die Bedürfnisse der zu versorgenden Gewebe deckt. Bei körperlicher Arbeit nimmt das Herzzeitvolumen zu, in Ruhe sinkt es ab. Die Größe des Herzzeitvolumens beträgt beim erwachsenen Menschen in Ruhe ca. 4,5 – 6 l/min und errechnet sich aus dem Produkt aus Schlagvolumen (ca. 90 ml) und Herzfrequenz (ca. 60/min). Dieses kann am Menschen kontinuierlich durch Katheter bestimmt werden, welche über die V. brachialis bis in die Pulmonalarterie vorgeschoben werden (invasive Bestimmung unter Anwendung des Fickschen Prinzips mit Indikatorverdünnung), oder mit Echokardiografie abgeschätzt werden (nicht invasive Bestimmung der systolischen und diastolischen Ventrikelvolumina). Die Größe des Herzzeitvolumens hängt insbesondere von der Körpergröße, genauer von der Körperoberfläche, ab. Um die Förderleistung des Herzens bei allen individuellen Unterschieden besser vergleichbar zu machen, wird das Herzzeitvolumen daher auf 1 m^2 Körperoberfläche normiert. Der daraus resultierende **Herzindex** beträgt im Mittel 3,4 l · min^{-1} · m^{-2}. (Das auf die Körperoberfläche bezogene Schlagvolumen beträgt im Mittel 47 ml · m^{-2}.)

Die dynamische **Anpassung des Herzzeitvolumens** an die wechselnden Bedürfnisse des Körpers kann prinzipiell durch eine Änderung des **Schlagvolumens** und/oder der **Herzfrequenz** erfolgen. Das Schlagvolumen, oder genauer, die Kraft, die notwendig ist, um ein Schlagvolumen zu fördern, kann über zwei unterschiedliche Mechanismen gesteigert werden: den Frank-Starling-Mechanismus und den Sympathikotonus. Beide Einflussgrößen sollen im Folgenden ausführlich besprochen werden.

5.5.1 Frank-Starling-Mechanismus

Bereits im Jahre 1895 hat Otto Frank die bahnbrechende Beobachtung gemacht, dass die **Spannungsentwicklung des Herzmuskels** entscheidend von seiner **Vordehnung** abhängig ist. In einem bestimmten Bereich führt eine Zunahme der Vordehnung des Muskels zu einer Steigerung der entwickelten Muskelspannung (► Abb. 5.8 oben links). Da sich der Zeitpunkt der maximalen Spannungsentwicklung bei unterschiedlicher Vordehnung nicht verändert, nimmt die Geschwindigkeit der Spannungsentwicklung (dP/dt) ebenfalls zu. Zu Beginn des 20. Jahrhunderts hat der englische Physiologe Starling zusätzlich zeigen können, dass die von Frank zunächst für das Froschherz gezeigten Gesetzmäßigkeiten in gleicher Weise auch für das Warmblütermyokard gelten. Man spricht daher heute vom Frank-Starling-Mechanismus.

Inzwischen wissen wir, dass die ultrastrukturelle Basis für den Frank-Starling-Mechanismus in den Myofilamenten liegt. Innerhalb gewisser Grenzen wird die Kontraktionsamplitude am Herzmuskel wie auch am Skelettmuskel (S. 158) mit zunehmender Vordehnung erhöht (Abb. 4.13) (S. 160). Der Zusammenhang zwischen Vordehnung und Herzkraft ist auch aus dem Vergleich der in ► Abb. 5.7 wiedergegebenen Ruhedehnungskurve mit der Kurve der isovolumetrischen Maxima zu ersehen. Mit zunehmendem Ventrikelvolumen nimmt die Amplitude der isovolumetrischen Kontraktion zunächst stark zu und durchläuft ein Maximum. Bei der in ► Abb. 5.7 gewählten Art der Auftragung stellt das Ventrikelvolumen ein indirektes Maß für die Vordehnung des Herzmuskels dar. Mit steigendem enddiastolischem Volumen nimmt nämlich der enddiastolische Druck und damit die Vordehnung zu. Der enddiastolische Druck beträgt normalerweise ca. 7 mmHg und wird klinisch zur Beurteilung der Vordehnung herangezogen. Selbst unter pathologischen Bedingungen steigt er jedoch kaum über 20 mmHg an und erreicht damit nie Werte, die notwendig wären, um das Optimum der Kraftentwicklung zu überschreiten. Der normale Vordehnungsbereich des Ventrikelmyokards liegt also im aufsteigenden Schenkel der Kurve, die die aktive Kraftentwicklung mit der Sarkomerenlänge korreliert (Abb. 4.13) (S. 160). Die zunehmende Kraftentwicklung bei Vordehnung kommt z. T. durch eine Änderung der Aktin-Myosin-Überlappung, z. T. durch eine dehnungsabhängige Empfindlichkeitsänderung der Myofilamente für Ca^{2+} zustande.

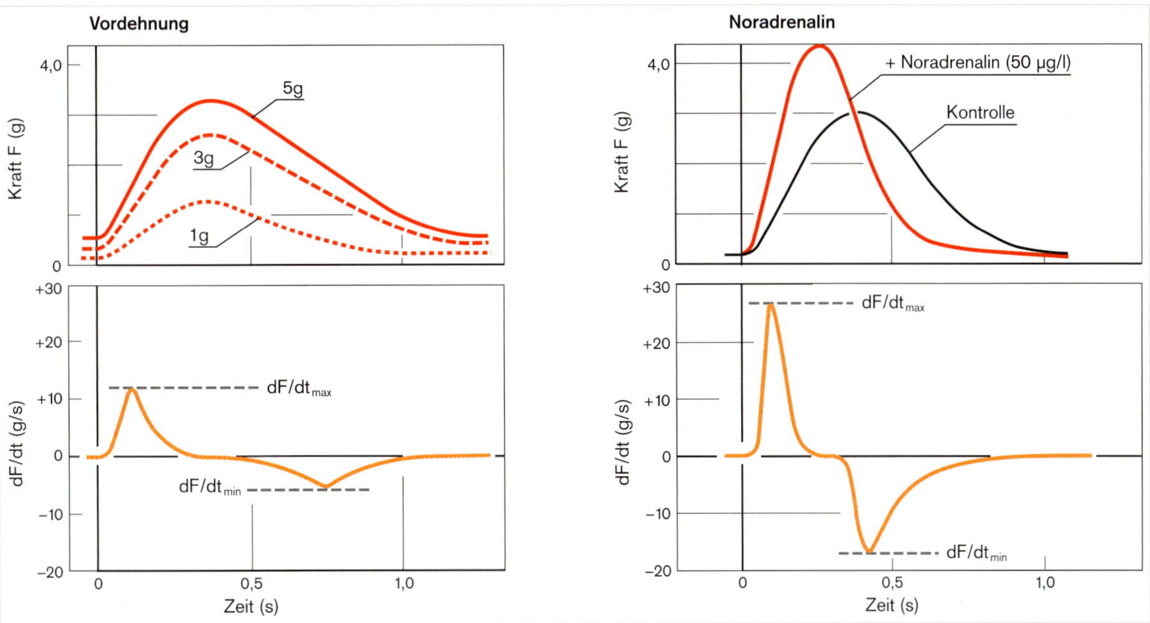

Abb. 5.8 Inotropiemechanismen. Wird ein isolierter Papillarmuskel elektrisch stimuliert, so kommt es bei einer Zunahme der Vordehnung (Frank-Starling-Mechanismus) sowie nach Gabe von Noradrenalin zu einer Steigerung der Kraftentwicklung F. Die Vordehnung wird über das Anhängen von Gewichten im Bereich z. B. von 1–5 g eingestellt. Die Geschwindigkeit der Spannungsentwicklung (dF/dt) im unteren Teil der Abbildung bezieht sich im linken Bild auf die Spannungsentwicklung bei größter Vordehnung (5 g), im rechten Bild auf die bei Gabe von Noradrenalin.

Mit Hilfe des Frank-Starling-Mechanismus ist das Herz in der Lage, bei erhöhtem enddiastolischem Volumen eine gesteigerte Spannung in der nachfolgenden Systole zu entwickeln. Die genaue Analyse einer **Volumenbelastung** (*preload*, Vorlast), z. B. bei gesteigertem venösem Rückstrom, ergibt, dass im Arbeitsdiagramm des linken Ventrikels (▶ Abb. 5.9a) der Arbeitspunkt **A** auf der Ruhedehnungskurve nach rechts zu $\mathbf{A_1}$ verschoben wird. Daraus resultiert eine neue, größere Druck-Volumen-Fläche ($\mathbf{D_1}$-$\mathbf{A_1}$-$\mathbf{B_1}$-$\mathbf{C_1}$). Dies bedeutet, dass ein **erhöhtes Schlagvolumen gegen einen unveränderten Aortendruck** gepumpt wird ($\mathbf{SV_1}$); entsprechend nimmt die vom Herzen geleistete Arbeit zu. In gewisser Weise funktioniert das Herz also wie eine Servopumpe: Wird ihm ein erhöhtes Volumen angeboten, so pumpt es dies mit dem nächsten Schlag auch weiter in die Körperperipherie.

In ähnlicher Weise lassen sich die Folgen einer **Druckbelastung** (*afterload*, Nachlast) im Arbeitsdiagramm analysieren (▶ Abb. 5.9b). Bei einer Erhöhung des diastolischen Aortendrucks von z. B. 80 auf 120 mmHg öffnen sich die Aortenklappen erst bei diesem erhöhten Druck. Entsprechend nimmt das Schlagvolumen zunächst ab ($\mathbf{SV_1}$), sodass das Ventrikelvolumen am Ende der Systole erhöht ist. Dies gilt jedoch nur für die erste Herzaktion nach der Druckerhöhung. In der sich anschließenden Füllphase addieren sich nämlich das normale Füllvolumen und das endsystolisch erhöhte Ventrikelvolumen, sodass der Arbeitspunkt für die nächste Herzaktion auf der Ruhedehnungskurve nach rechts zu $\mathbf{A_2}$ verschoben ist. In Analogie zu den Verhältnissen bei einer Volumenbelastung kann das Herz dann über eine gesteigerte Vordehnung (Frank-Starling-Mechanismus) ein nahezu **gleiches Schlagvolumen gegen einen erhöhten Aortendruck** auswerfen. Das Herzzeitvolumen kann somit konstant gehalten werden, obwohl der Druck in der Aorta angestiegen ist. Bei einem arteriellen Mitteldruck von über 170 mmHg sinkt das Herzzeitvolumen allerdings wieder ab. In energetischer Hinsicht ist die Druckarbeit gegenüber einer Volumenarbeit energieaufwändiger, gemessen am vergleichsweise höheren Sauerstoffverbrauch des Herzens. Dies hat seine Ursache in der bei Druckarbeit erhöhten Wandspannung des linken Ventrikels.

Eine andere, weit verbreitete Art, die Gesetzmäßigkeit des Frank-Starling-Mechanismus darzustellen, besteht darin, die Abhängigkeit des Herzzeitvolumens vom Vorhofdruck in Form der sog. **Ventrikelfunktionskurve** aufzutragen (▶ Abb. 5.10). Durch Erhöhung des Drucks im Vorhof nimmt nicht nur die diastolische Ventrikelfüllung, sondern auch der Ventrikeldruck und damit die Vordehnung zu. Bei gleichbleibender Herzfrequenz resultiert daraus eine Steigerung des Herzzeitvolumens. Aus ▶ Abb. 5.10 wird außerdem deutlich, dass allein durch den Frank-Starling-Mechanismus das Herzzeitvolumen auf über das Doppelte des Kontrollwerts (5 l/min) gesteigert werden kann.

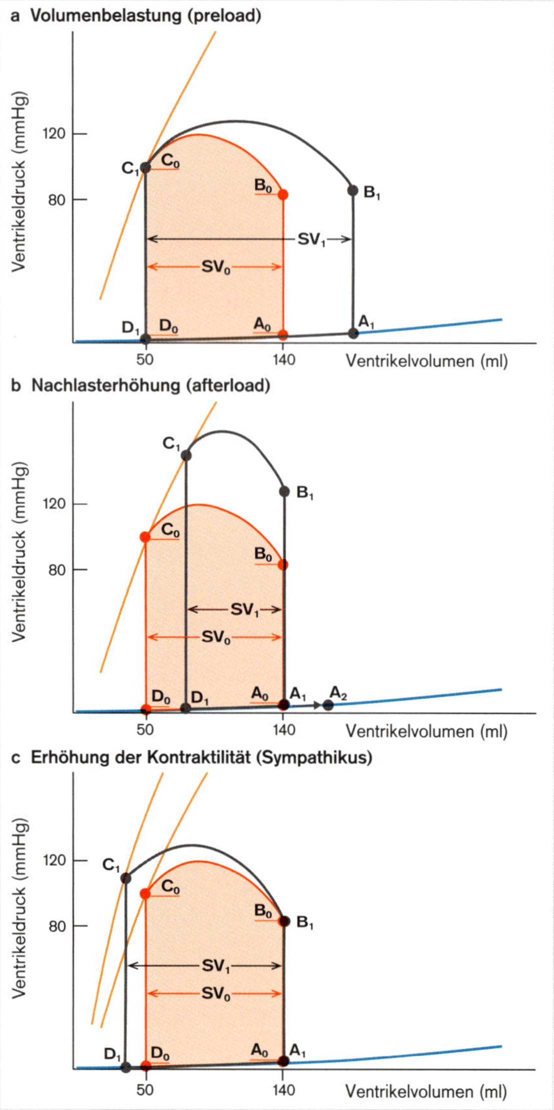

Abb. 5.9 Druck-Volumen-Diagramm des linken Ventrikels bei einer Volumenbelastung, einer Druckbelastung und nach Steigerung der Inotropie durch den Sympathikus.

- **a** Bei einer Volumenbelastung verschiebt sich der Arbeitspunkt A auf der Ruhedehnungskurve nach rechts (A_1). Bei gleichbleibendem Druck in der Aorta (B_1) ist das resultierende Schlagvolumen größer ($SV_1 > SV_0$).
- **b** Bei einer akuten Druckbelastung durch Erhöhung des Aortendrucks sinkt das Schlagvolumen zunächst ab (SV_1), da sich der Arbeitspunkt A auf der Ruhedehnungskurve nicht verändert. Daraus resultiert ein erhöhtes endsystolisches Volumen (D_1). Wird bei der darauffolgenden diastolischen Füllung ein normales Volumen aufgenommen, so verschiebt sich der Punkt A auf der Ruhedehnungskurve nach rechts (A_2). Durch die erhöhte Vordehnung kann das Herz nun wieder ein nahezu unverändertes Schlagvolumen gegen den erhöhten Aortendruck auswerfen).
- **c** Bei einer Stimulation des Sympathikus nimmt die Steilheit der endsystolischen Druck-Volumen-Kurve zu. Entsprechend steigt das Schlagvolumen (SV_1) unter Zuhilfenahme des Restblutvolumens an. Da bei Sympatikusstimulation auch der Blutdruck ansteigt, verschiebt sich der Punkt C_0 nach C_1.

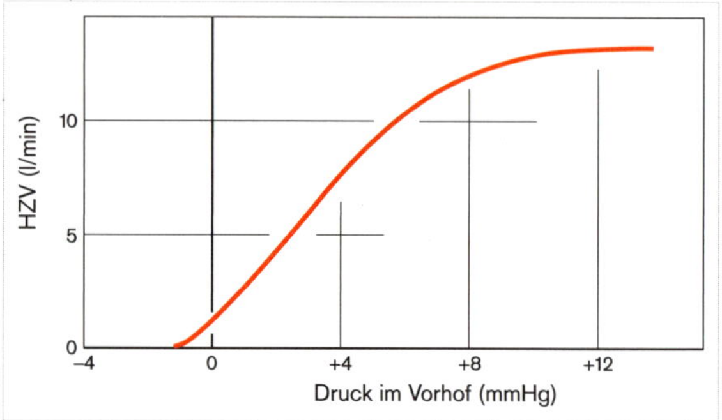

Abb. 5.10 Ventrikelfunktionskurve. Der Druck im Vorhof bestimmt die Füllung des Ventrikels und über den Frank-Starling-Mechanismus die Höhe des Herzzeitvolumens (HZV).

Die **physiologische Bedeutung** des Frank-Starling-Mechanismus besteht in der langfristigen genauen Abstimmung zwischen Herzzeitvolumen und venösem Rückstrom. Außerdem ist der Frank-Starling-Mechanismus für die präzise Abstimmung der Pumpleistung des rechten und linken Ventrikels verantwortlich. Bei den normalerweise geringen Unterschieden in der Pumpleistung zwischen rechtem und linkem Ventrikel verhindert er langfristig Volumenverschiebungen und damit Druckveränderungen im großen und kleinen Kreislauf.

5.5.2 Herzsympathikus

Bei starker körperlicher Belastung nimmt das Herzzeitvolumen maximal bis auf 25 l/min zu, was einer 4- bis 5-fachen Steigerung des Ruhewerts entspricht. Bei Leistungssportlern kann dieser Wert sogar bis auf 35 l/min ansteigen. Entscheidend für diese Zunahme der Förderleistung des Herzens ist die Aktivierung des Sympathikus durch seine herzkraft- und herzfrequenzsteigernde Wirkung.

Im Unterschied zum Frank-Starling-Mechanismus ist die **positiv inotrope Wirkung** des Sympathikus unabhängig von der Vordehnung. Wie ▸ Abb. 5.8 rechts oben zeigt, steigert der sympathische Überträgerstoff Noradrenalin die Herzkraft bei unveränderter Vordehnung. Dies liegt vor allem an einer Erhöhung der sarkoplasmatischen Ca^{2+}-Spiegel während der Systole. Hinzu kommt, dass unter dem Einfluss von Noradrenalin und Adrenalin die Kraftentwicklung deutlich schneller erfolgt und das Maximum der Kraftsteigerung früher erreicht wird. Beides ist typisch für **Änderungen der Muskelkontraktilität** (S. 177). Dieser Sachverhalt drückt sich in der ersten Ableitung des ventrikulären Kraftsignals aus (▸ Abb. 5.8, rechts unten). Vergleicht man die maximale Kraftanstiegsgeschwindigkeit, dF/dt_{max}, bei sympathischer Stimulation mit der der Vordehnung (▸ Abb. 5.8 links unten), so ist ersichtlich, dass bei ähnlicher Steigerung der

Kontraktionsamplitude dF/dt_{max} im Fall einer Sympathikusstimulation wesentlich stärker ansteigt. Zusätzlich zeigt ▶ Abb. 5.8, dass unter Sympathikuseinfluss auch die maximale Relaxationsgeschwindigkeit, dF/dt_{min}, zunimmt (positiv lusitroper Effekt). Dies beruht auf einer beschleunigten Wiederaufnahme von Ca^{2+} in das sarkoplasmatische Retikulum. Verantwortlich hierfür ist die cAMP-abhängige Phosphorylierung von Phospholamban (S. 209). Bezogen auf das gesamte Herz verkürzt sich unter Sympathikuseinfluss die Dauer der Systole bei starker körperlicher Arbeit um maximal 40 %. Parallel dazu nimmt auch die Diastolendauer erheblich ab. Nur aufgrund der Tatsache, dass die Ventrikelfüllung hauptsächlich im ersten Drittel der Füllungsphase erfolgt (▶ Abb. 5.4), kommt es auch bei erhöhter Herzfrequenz zu einer ausreichenden diastolischen Ventrikelfüllung. Unterstützt wird dies durch eine verstärkte Vorhofkontraktion (Sympathikus).

Der Zusammenhang zwischen einer Sympathikus-induzierten Kontraktilitätssteigerung und dem Arbeitsdiagramm des Herzens ist in ▶ Abb. 5.9c dargestellt. Dort sieht man, dass die endsystolische Druck-Volumen-Kurve nach links verschoben ist und steiler verläuft. Dementsprechend verschiebt sich wegen des bei Sympathikusstimulation erhöhten Blutdrucks der Arbeitspunkt C_0 nach C_1. Insgesamt kann nun ein größeres Schlagvolumen (SV_1) ausgeworfen werden.

Bei der sympathikusbedingten Steigerung des Herzzeitvolumens kommt neben der positiv inotropen Wirkung der **positiv chronotropen Wirkung** eine wichtige Bedeutung zu. Unter der Annahme eines konstanten Schlagvolumens nimmt das Herzzeitvolumen entsprechend der Beziehung HZV = Schlagvolumen × Frequenz linear mit der Frequenz zu (violette Kurven in ▶ Abb. 5.11). Wird in einem Versuch die Herzfrequenz durch künstliche Reizung des Vorhofs erhöht, ohne dass die Kontraktionskraft sich gleichzeitig verändert, so kommt es frequenzbedingt zu einer Einschränkung der Füllphase, das Schlagvolumen nimmt ab, sodass das Herzzeitvolumen insgesamt nur mäßig ansteigt, um bei höheren Frequenzen sogar wieder abzufallen (blaue Kurven in ▶ Abb. 5.11). Bei Aktivierung des Sympathikus, z. B. durch körperliche Arbeit, steigt hingegen aufgrund der positiv inotropen Sympathikuswirkung auch das Schlagvolumen an und vergrößert das schon durch den Frequenzanstieg erhöhte Herzzeitvolumen noch zusätzlich (rote Kurven in ▶ Abb. 5.11). Lediglich bei Frequenzen über 200/min nimmt das Schlagvolumen wegen der dann zu kurz werdenden Füllungsphase ab und ist von einer steilen Abnahme des Herzzeitvolumens gefolgt.

Zusammenfassend lässt sich also sagen, dass insgesamt vier Faktoren die **Größe des Herzzeitvolumens** bestimmen:

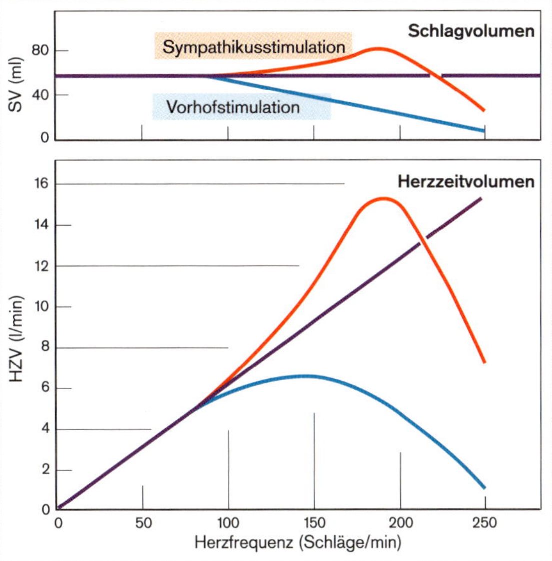

Abb. 5.11 Frequenzabhängigkeit des Schlag- und Herzzeitvolumens bei Sympathikus- bzw. Vorhofstimulation. Bei gleichbleibendem Schlagvolumen (violette Kurven) steigt das Herzzeitvolumen als Funktion der Herzfrequenz linear an. Bei einer alleinigen Frequenzerhöhung ohne positiv inotrope Wirkung, z. B. ausgelöst durch eine künstliche Vorhofstimulation (blaue Kurven), sinkt das Schlagvolumen mit zunehmender Herzfrequenz ab, weil die diastolische Füllung unzureichend wird. Entsprechend nimmt das Herzzeitvolumen im mittleren Frequenzbereich nur mäßig zu, um bei höheren Frequenzen sogar wieder abzusinken. Bei Sympathikusstimulation hingegen nimmt mit Steigerung der Herzfrequenz (chronotrope Wirkung) auch das Schlagvolumen zu (zusätzliche inotrope Wirkung, rote Kurven), sodass insgesamt ein stark gesteigertes Herzzeitvolumen resultiert.

- **Vordehnung** (***preload***) – wichtige Determinante ist der enddiastolische Druck
- **Nachlast** (***afterload*** – entspricht im Wesentlichen dem Druck in der Aorta, der bei jeder **Systole** überwunden werden muss
- **Inotropie**
- **Herzfrequenz.**

Herzfrequenz und Inotropie werden im Wesentlichen vom vegetativen Nervensystem (Sympathikus, Parasympathikus) beeinflusst. Für die Anpassung des Herzens an gesteigerte Arbeit ist der Sympathikus von entscheidender Bedeutung. Vereinfachend gesagt, liegt der Steigerung des Herzzeitvolumens bei Sympatikusaktivierung normalerweise eine Bedarfssteigerung zugrunde, wogegen der Frank-Starling-Mechanismus bei einer Veränderung des venösen Angebots zum Zuge kommt.

5.5.3 Herzhypertrophie

Die Herzkraft kann durch Vordehnung oder durch Sympathikusstimulation gesteigert werden. Beides sind Anpassungsmechanismen, die akut, d. h. von einem Herzschlag zum nächsten, zur Verfügung stehen. Wird das Herz über einen längeren Zeitraum einer erhöhten Arbeitsbelastung ausgesetzt, z. B. beim Leistungssportler, bei Schwangerschaft, bei erhöhtem Blutdruck oder bei Herzklappenfehlern, so kommt es zu strukturellen Veränderungen des Herzmuskels in Form einer Herzhypertrophie. Hierbei bleibt die Zahl der Herzmuskelzellen konstant, lediglich ihre Dicke und ihre Länge nehmen zu, sodass insgesamt die Dicke der Ventrikelmuskulatur und das Herzgewicht (von normalerweise 250 – 300 g auf maximal 500 g) zunehmen. Typischerweise ist beim **Sportlerherz** das diastolische Ventrikelvolumen und das Schlagvolumen in Ruhe gegenüber Untrainierten erhöht. Da der Sportler außerdem eine niedrige Herzfrequenz aufweist (Folge der gesteigerten Aktivität des N. vagus), bleibt sein basales Herzzeitvolumen aber unverändert. Eine Herzhypertrophie ist normalerweise ein reversibler Prozess; sie kann sich binnen weniger Wochen zurückbilden, wenn die Auslösefaktoren, die zu der erhöhten Arbeitsbelastung des Herzens führten, beseitigt sind bzw. nicht weiter bestehen (physiologische Hypertrophie).

Wenn allerdings eine lang anhaltende Herzhypertrophie zur strukturellen Veränderung im Sinne einer Fibroseentstehung geführt hat, ist die Herzhypertrophie nur partiell reversibel (pathologische Hypertrophie).

Bei der Herzhypertrophie kann man **drei Stadien** unterscheiden:

1. **Entwicklung** der Hypertrophie, wenn die Arbeitsbelastung des Herzens die für die normale Muskelmasse des Herzens typische Herzarbeit überschreitet.
2. Phase der **Kompensation,** wenn durch das belastungsinduzierte Herzwachstum das Verhältnis von Herzmuskelmasse zu Herzarbeit ausgeglichen ist (▶ Abb. 5.12, Mitte). Obwohl in dieser Phase keine schwerwiegenden Einschränkungen der Herzmechanik festzustellen sind, findet man mit verfeinerten Methoden eine Verminderung der Verkürzungs- und Relaxationsgeschwindigkeit des Herzmuskels.
3. Phase des **Herzversagens,** wenn das Herz progredient dilatiert (▶ Abb. 5.12, rechts) und nicht mehr in der Lage ist, ein normales Herzzeitvolumen zu fördern.

Für den Übergang zwischen den einzelnen Phasen sind geometrische Faktoren von großer Wichtigkeit. Geht man vereinfachend davon aus, dass das Herz ein kugelförmiger

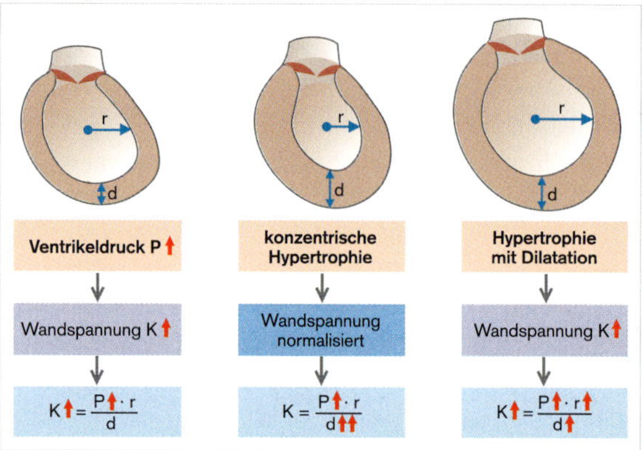

Abb. 5.12 Herzhypertrophie. Bei einer Druckbelastung des Ventrikels (z. B. linker Ventrikel bei Aortenstenose oder Hypertonie) kommt es zunächst zu einer konzentrischen Hypertrophie des Ventrikels und deswegen zu einer normalisierten Wandspannung: Stadium der Kompensation. Wenn der Ventrikel dilatiert wird, also bei starker oder langjähriger Druckbelastung, entwickelt sich wegen der ungünstigen energetischen Situation eine Herzinsuffizienz.

Hohlkörper ist mit bestimmtem Innenradius r (m), einer Wanddicke d (m) und dem transmuralen Druck P_{tm} (Pa), der normalerweise dem Innendruck entspricht, so gilt: Die Wandspannung K, d. h. die Kraft/Wandquerschnitt ($N \cdot m^{-2}$), nimmt proportional mit dem Innendruck und dem Radius zu. Daher gilt auch: Je dicker die Wand, desto geringer ist bei gleichem Innenradius die Wandspannung. Diese zwischen Wandspannung und Innendruck geltenden Gesetzmäßigkeiten wurden erstmals von dem französischen Mathematiker und Physiker **Laplace** (1749–1827) beschrieben:

$$K = P_{tm}\frac{r}{2d}\,(N \cdot m^{-2}) \quad \text{bzw.} \quad P_{tm} = K\frac{2d}{r}\,(Pa)$$

Auf das Herz übertragen gestattet diese Beziehung, folgende Phänomene der Herzfunktion zu erklären. Wie aus ▶ Abb. 5.12 zu ersehen ist, kommt es bei *Druckbelastung* zu einer Zunahme der Wandspannung, die den Hypertrophieprozess auslöst. Dabei verdickt sich die Ventrikelwand, doch steigt der Kammerradius nicht an: sog. **konzentrische Hypertrophie**. Bei einer chronischen *Volumenbelastung*, z. B. bei einer Aorteninsuffizienz, hypertrophiert das Kammermyokard ebenfalls, doch wird die Kammer dabei dilatiert, d. h. der Radius steigt, was eine wegen des Laplace-Gesetzes von vornherein ungünstigere Situation darstellt: sog. **exzentrische Hypertrophie**. Im Stadium der **Kompensation** ist definitionsgemäß die Wanddicke vergrößert, aber die Wandspannung – d. h. die Kraft pro Muskelquerschnitt – ist wieder normal (Laplace). Wenn das hypertrophierte Herz zusätzlich noch dilatiert, nimmt die Wandspannung proportional mit dem Radius zu, und es resultiert eine **Herzinsuffizienz**. In dieser Situation benötigt das Herz mehr Energie, um ein gleiches Schlagvolumen zu fördern, dementsprechend nimmt der Wirkungsgrad – d. h. das Verhältnis von aufgewendeter Energie zu äußerer Arbeit – ab.

Für den **Übergang** vom Stadium der **Kompensation zur Herzinsuffizienz** sind mehrere Faktoren wichtig. So kommt es mit zunehmendem Durchmesser der einzelnen Kardiomyozyten bei gleichbleibender Kapillarisierung zu einem ungünstigeren Verhältnis von Muskelmasse und Sauerstoffversorgung. Die Diffusionsstrecken für O_2 werden immer größer und begrenzen damit die Größenzunahme des Herzens, sodass man auch von einem kritischen Herzgewicht (ca. 500 g) spricht. Andere beteiligte Faktoren sind eine Abnahme der Koronarreserve (s. u.) und eine Zunahme des Gehalts an Kollagen mit interstitieller Fibrose.

Die Entwicklung einer Hypertrophie kann entweder durch intrinsische Faktoren (z. B. durch Mutation veränderte Proteine) oder durch extrinsische Einflüsse (z. B. Steigerung der mechanischen Belastung) ausgelöst werden. Die **familiäre hypertrophe Kardiomyopathie** (FMHC) ist das am besten untersuchte Beispiel für Mutationen in Genen, die als intrinsische Mechanismen die Entwicklung einer Hypertrophie auslösen können. Die FMHC ist durch eine Verdickung des Septums und der Ventrikelwand sowie eine Vorhofvergrößerung gekennzeichnet. Die FMHC ist häufig für den plötzlichen Herztod, insbesondere bei Kindern und Jugendlichen verantwortlich. Zumeist wird eine FMHC echokardiografisch als Hypertrophie diagnostiziert, die ohne erkennbaren äußeren Auslöser (z. B. Hypertonie) eintritt. Die genetische Analyse betroffener Familien zeigt, dass die FMHC **autosomal-dominant** vererbt wird und dass dieser Form der Hypertrophie in der Regel eine einzelne Punktmutation in einem Gen eines **Sarkomerproteins** zugrunde liegt (z. B.: schwere Kette des β-Myosins, kardiales myosinbindendes Protein C, kardiales Troponin T, Troponin I, Aktin, Tropomyosin). Inzwischen wurden > 400 verschiedene Mutationen in 11 Genen identifiziert, die Sarkomerproteine kodieren. Allein im Gen, das die schwere Kette des β-Myosins codiert, wurden > 190 verschiedene Mutationen gefunden, die als Einzelereignis eine FMHC auslösen können.

Generell kann eine Herzinsuffizienz sowohl auf einer systolischen als auch diastolischen Funktionsstörung beruhen, Mischformen sind häufig. Die beiden Grenzzustände lassen sich an charakteristischen Veränderungen im Arbeitsdiagramm des Herzens nachweisen ▶ Abb. 5.13).

Bei einer **systolischen Funktionsstörung** kommt es zu einer Abnahme der Pumpfunktion des Herzens, d. h., die Kurve der endsystolischen Druck-Volumen-Beziehung verläuft flacher und das Arbeitsdiagramm wird entlang der Ruhedehnungskurve nach rechts verschoben. Die enddiastolischen und endsystolischen Volumina nehmen zu. Da der Frank-Starling-Mechanismus bei Herzinsuffizienz nur eingeschränkt oder gar nicht funktioniert, kommt es infolge der verstärkten Dehnung nicht zu der erwarteten Steigerung der Kontraktionskraft, und es wird tatsächlich ein geringeres Schlagvolumen ausgeworfen. Die Zunahme des EDV und das relativ geringere Schlagvolumen führen zu einer reduzierten Ejektionsfraktion (**Heart Failure with reduced Ejection Fraction – HFrEF**).

Einer Herzinsuffizienz kann auch eine **diastolische Funktionsstörung** zugrunde liegen. Sowohl eine verlangsamte Relaxation, als auch eine reduzierte Compliance der Ventrikel können die diastolische Funktion beeinträchtigen. Beispielsweise kommt es infolge einer Versteifung des Myokards während der Füllungsphase zu einem steileren Verlauf der Ruhe-Dehnungskurve. Wie ▶ Abb. 5.13 zeigt, steigt daher der enddiastolische Druck steil an und das SV nimmt ab. Ein erhöhter Vorhofdruck ist im Sinne einer Kompensation zur Füllung der Ventrikel erforderlich. Die Versteifung des Myokards kann strukturelle Ursachen haben, z. B. eine vermehrte Einlagerung extrazellulärer Matrix (Fibrose). EDV und Schlagvolumen nehmen ab, die Ejektionsfraktion bleibt bei dieser Art der Störung eher im Normbereich (**Heart Failure with preserved Ejection Fraction – HFpEF**).

5.5.4 Beziehungen zwischen Herzzeitvolumen und venösem Rückfluss

Da das Herz seine Pumpfunktion in einem geschlossenen Kreislauf ausübt, fließt in der Zeiteinheit genauso viel Blut zum Herzen zurück, wie das Herz auswirft. Das Herzzeitvolumen und der venöse Rückstrom sind also identisch. Eine grafische Darstellung dieser Zusammenhänge anhand der bereits bekannten Ventrikelfunktionskurve (▶ Abb. 5.10) zeigt ▶ Abb. 5.14 (violette Kurve). Am Schnittpunkt A der Ventrikelfunktionskurve mit der Kurve, die den venösen Rückstrom in Abhängigkeit vom Druck im Vorhof charakterisiert (gestrichelte violette Kurve), befindet sich das System im Gleichgewicht (Gleichgewichtspunkt A). Der Verlauf der Kurve für den venösen Rückstrom zeigt, dass mit Zunahme des Vorhofdrucks der

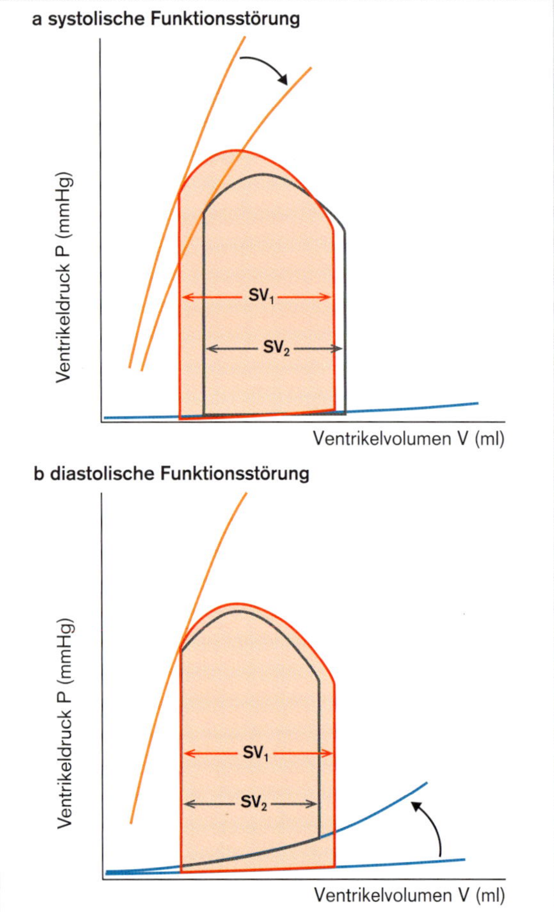

Abb. 5.13 Auswirkungen einer systolischen (A) und diastolischen Funktionsstörung (B) auf den Verlauf des Arbeitsdiagramms des linken Ventrikels. (orange: endsystolische Druck-Volumenbeziehung; blau: Ruhe-Dehnungskurve; rot: Arbeitsdiagramm unter basalen Bedingungen; schwarz: Arbeitsdiagramm bei systolischer (A) bzw. diastolischer (B) Störung. (SV1: Schlagvolumen unter basalen Bedingungen, SV2 Schlagvolumen unter pathologischen Bedingungen; SV1 > SV2).

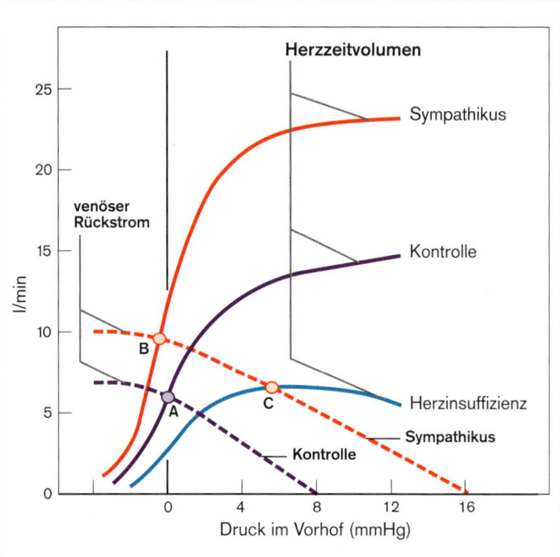

Abb. 5.14 Beziehungen zwischen Druck im Vorhof als Maß für die Ventrikelvordehnung und Herzzeitvolumen bzw. venösem Rückstrom. Durch Erhöhung des Drucks im Vorhof und die dadurch erhöhte Ventrikelfüllung nimmt über den Frank-Starling-Mechanismus das Herzzeitvolumen zu. Gleichzeitig nimmt durch Rückstau der venöse Rückstrom ab. An Punkt **A** befindet sich das Kreislaufsystem im Gleichgewicht: Das Herzzeitvolumen entspricht dem venösen Rückstrom. Bei Sympathikusstimulation ist die Ventrikelfunktionskurve nach links verschoben und verläuft steiler. Da die Kurve für den venösen Rückstrom gleichzeitig nach oben verschoben ist (Tonisierung der Venen), liegt der Gleichgewichtspunkt bei Sympathikusstimulation bei **B**. Bei Herzinsuffizienz verläuft die Ventrikelfunktionskurve als Ausdruck der eingeschränkten Pumpleistung abgeflacht. Ein gegenüber der Kontrolle unverändertes Herzzeitvolumen kann nur dann gefördert werden, wenn der Druck im Vorhof gleichzeitig erhöht ist (Gleichgewichtspunkt **C**).

venöse Rückstrom abnimmt. Der Schnittpunkt der Kurve mit der X-Achse liegt bei 8 mmHg. (Dieser Wert stellt sich ein, wenn das Herzzeitvolumen und der venöse Rückstrom gleich null sind, d. h. bei Herzstillstand: sog. **statischer Blutdruck**) (S. 230).

Bei **adrenerger Stimulation** verläuft die Ventrikelfunktionskurve steiler (▶ Abb. 5.14, rote Kurve). Bei gleichem Druck im Vorhof, d. h. gleicher Vordehnung der Ventrikel, ist das Herzzeitvolumen gesteigert. Gleichzeitig kommt es unter Sympathikus-Einfluss zu einer Tonisierung der Venen, sodass die Kurve für den venösen Rückstrom zu höheren Werten verschoben ist (gestrichelte rote Kurve) und der neue Gleichgewichtspunkt bei B liegt.

Bei einer **Herzinsuffizienz** ist die Kontraktionskraft der Ventrikel herabgesetzt. **Chronische Druck- oder Volumenbelastung, genetische Prädisposition, Herzklappenfehler, ein Myokardinfarkt** oder eine kritische **Einschränkung der Koronardurchblutung** können Ursache einer Herzinsuffizienz sein. Die Ventrikelfunktionskurve verläuft gegenüber der Kontrolle deutlich flacher (▶ Abb. 5.14, blaugrüne Kurve). Kompensatorisch tritt bei einer Herzinsuffizienz durch Wasserretention eine Zunahme des Blutvolumens ein. Hinzu kommt, dass sich durch die verminderte Pumpfunktion das Blut vor dem rechten Herzen staut und zu einer Erhöhung des Vorhofdrucks führt. Beide Faktoren zusammen bewirken, dass die Kurve für den venösen Rückstrom nach oben verschoben ist und in dem in ▶ Abb. 5.14 gegebenen Beispiel mit der Kurve unter Sympathikuseinfluss identisch ist. Dies hat zur Folge, dass trotz reduzierter Pumpleistung der Gleichgewichtspunkt bei Herzinsuffizienz bei C liegt. Vergleicht man Gleichgewichtspunkt C mit A eines Kontrollherzens, so wird deutlich, dass das Herzzeitvolumen bei Herzinsuffizienz im kompensierten Zustand etwa gleich groß ist, doch wird dies erkauft durch eine stärkere Vordehnung.

5.5.5 Das Herz als endokrines Organ

Die Diagnose einer Herzinsuffizienz kann schwierig zu stellen sein. Von großem diagnostischem Wert sind dabei zwei biochemische Herzinsuffizienzmarker, das **BNP** (*brain natriuretic peptide*) und das **NT-proBNP**, die nach Blutentnahme rasch und automatisiert bestimmt werden können. BNP ist ein aus 32 Aminosäuren bestehendes Peptid, das im Herzen aus ProBNP produziert wird und zwar vor allem in den Herzkammern aber auch in den Vorhöfen. Aus der Spaltung des ProBNP entsteht neben dem BNP auch das biologisch unwirksame NT-proBNP das gleichermaßen ans Blut abgegeben wird. Die Synthese von ProBNP wird durch die Wandspannung des Herzmuskels und neurohumorale Stimulation (Noradrenalin, Angiotensin II) kontrolliert. Die Aktivierung von proBNP erfolgt schnell („kardiales Notfallhormon") und korreliert invers mit der linksventrikulären Pumpfunktion. Bei Herzinsuffizienz ist die Plasmakonzentration des Markers schon in einem frühen Stadium erhöht und steigt mit zunehmendem Schweregrad teilweise überproportional stark an. Durch die Bestimmung von BNP ist es folglich möglich, eine Herzschwäche zu erkennen, ihre Schwere einzuschätzen, den Verlauf zu beobachten und Behandlungserfolge zu beurteilen.

Zusammenfassung Kap. 5.5

Regulation der Pumpleistung des Herzens

Das **Herzzeitvolumen** als Produkt aus Schlagvolumen und Herzfrequenz **beträgt in Ruhe 4,5 – 6 l/min** und kann bei **körperlicher Belastung** bis auf **25 l/min** ansteigen. Eine **Erhöhung des Schlagvolumens** erfolgt über den Frank-Starling-Mechanismus und, insbesondere bei Arbeit, über den Sympathikus.

- Beim **Frank-Starling-Mechanismus** ist die Vordehnung des Herzmuskels die entscheidende Größe, die es dem Herzen erlaubt, ein erhöhtes Schlagvolumen auszuwerfen, wenn sich der venöse Rückstrom erhöht (erhöhte Vordehnung), oder ein unverändertes Schlagvolumen gegen einen erhöhten Blutdruck auszuwerfen.
- Bei gleicher Vordehnung steigert der **Herzsympathikus** die Herzkraft durch Erhöhung des Ca^{2+}-Einstroms. Die Geschwindigkeit des Druckanstiegs und des Druckabfalls ist unter Sympathikuseinfluss gesteigert, sodass sich die Systolendauer verkürzt.

Bei chronischer Druck- und Volumenbelastung kommt es zu **Herzhypertrophie**. Bei einer **Herzinsuffizienz** ist die ventrikuläre Kraftentwicklung vermindert, sodass ein normales Herzzeitvolumen nur bei erhöhtem Vorhofdruck gefördert werden kann.

5.6 Regulation der Koronardurchblutung

5.6.1 Anatomische Voraussetzungen

Die Abgänge für die rechte und linke Koronarseite liegen kurz über der Aortenklappe, sodass der treibende Druck, mit der die Koronararterien durchblutet werden, dem Druck in der Aortenwurzel entspricht. Die großen Koronararterien verlaufen epikardial und geben von dort nahezu rechtwinklig Versorgungsäste in den Herzmuskel ab, die bis zum Endokard reichen. Wie die rasterelektronenmikroskopische Aufnahme der ▶ Abb. 5.15 zeigt, ist das Myokard außerordentlich gut kapillarisiert. Jede Muskelfaser ist im Mittel von vier Kapillaren umgeben, sodass insgesamt auf jede Muskelfaser eine Kapillare entfällt. Die **hohe Kapillardichte** von ca. 4000 Kapillaren/mm^2 garantiert, dass insbesondere der Sauerstoff und das CO_2 nur kurze Diffusionsstrecken zu überwinden haben. Die Koronarvenen verlaufen zusammen mit den epikardialen Koro-

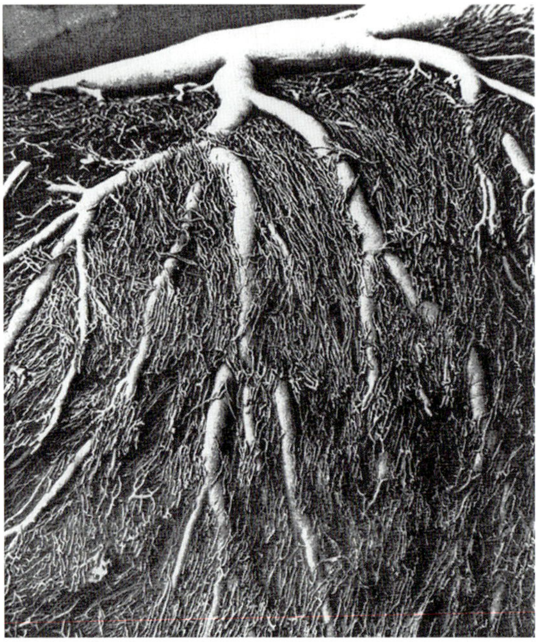

Abb. 5.15 Rasterelektronenmikroskopische Aufnahme großer epikardialer Arterien und der Kapillaren des Ventrikels der Ratte. Für diese Darstellung wurden die Koronargefäße mit einem polymerisierenden Kunststoff gefüllt. Nach Abdauung des Gewebes bleibt das dargestellte Ausgusspräparat des Gefäßbaums übrig (aus [2]). (aus Canale ED et al., Cardiac Muscle, Springer 1986)

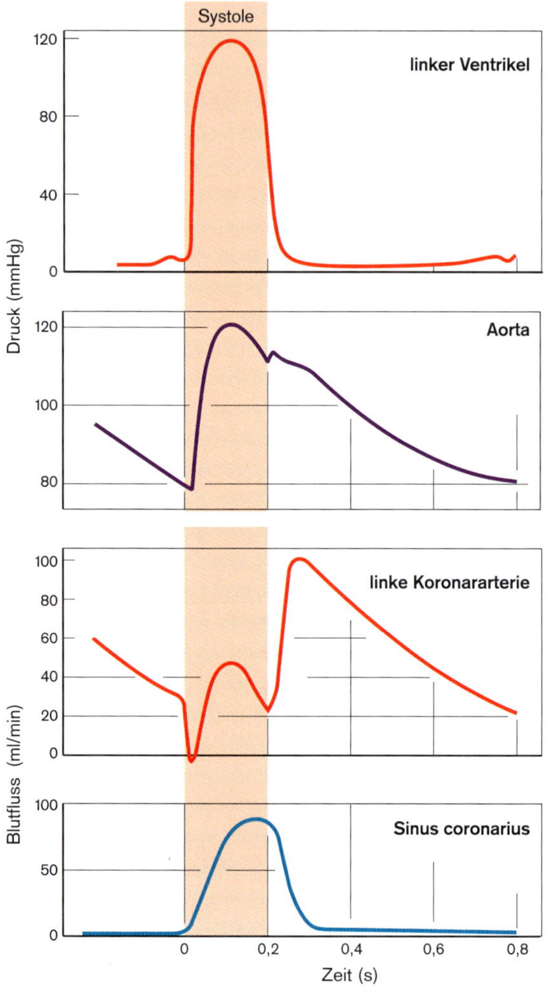

Abb. 5.16 Koronardurchblutung. Gleichzeitige Registrierung des Druckverlaufs im linken Ventrikel, in der Aorta, in der linken Koronararterie und im Sinus coronarius (venöser Ausstrom). Während der Systole sinkt der Koronarfluss stark ab, und die Durchblutung erfolgt im Wesentlichen in der Diastole. Durch die systolische Kompression der Koronargefäße bedingt, erfolgt die Flusssteigerung im Sinus coronarius nur während der Systole.

nararterien und münden über den Koronarsinus in den rechten Vorhof. Ein geringer Anteil des koronarvenösen Blutes entleert sich über sog. Thebesius-Venen direkt in die Ventrikel.

5.6.2 Koronarfluss (Koronardurchblutung)

Unter Ruhebedingungen beträgt der Koronarfluss (CF) im Mittel 70 – 80 ml/min pro 100 g Gewebe. Innerhalb jedes Herzzyklus treten jedoch erhebliche Flussschwankungen auf. Die in ▸ Abb. 5.16 wiedergegebene Registrierung des **phasischen Koronarflusses** zeigt, dass der Fluss in der Systole erheblich absinkt, initial sogar unter Null, während der wesentliche Anteil der Durchblutung in der Diastole erfolgt. Der Grund für die **systolische Flussabnahme** liegt darin, dass die Koronargefäße, insbesondere die Kapillaren, in der Phase der systolischen Kraftentwicklung durch den Herzmuskel selbst so komprimiert werden, dass der Blutfluss sistiert. Die gleiche Schlussfolgerung lässt sich aus den in Aorta und Ventrikel herrschenden Druckwerten ableiten: In der Austreibungsphase übersteigt der linksventrikuläre Druck den Aortendruck, d. h. der Druck im Myokard, insbesondere in den endokardnahen Schichten, ist größer als der treibende Druck für den Koronarfluss. Folglich werden die Gefäße komprimiert, und der Fluss sistiert. Die **systolische Kompression der Gefäße** hat außerdem zur Folge, dass das Herz, ähnlich einem Schwamm, das venöse Blut während der Systole in den Koronarsinus auspresst (▸ Abb. 5.16). Umgekehrt ist in der Diastole der Ventrikeldruck und damit der Druck in der Wand des Ventrikels deutlich niedriger als der Aortendruck. Dadurch öffnen sich die Gefäße, und der Herzmuskel wird nun durchblutet. Da in den endokardnahen Schichten des Myokards, insbesondere im linken Ventrikel, die systolische Druckentwicklung am höchsten ist, ist es auch dieser Bereich, der in der Systole am schlechtesten mit Sauerstoff versorgt wird und der bei einer Einschränkung der Myokarddurchblutung mit einer Kontraktilitätsabnahme am empfindlichsten reagiert. Dies erklärt auch den klinischen Befund, dass eine pathologisch verminderte Koronardurchblutung bevorzugt zu **Innenwandschäden** führt.

Die hier durchgeführten Überlegungen gelten für den linken Ventrikel. Da die systolischen Druckwerte im rechten Ventrikel wesentlich niedriger liegen, bedeutet dies, dass der Druck in der Aorta, d. h. der treibende Druck, mit dem die Koronargefäße des rechten Ventrikels durchblutet werden, immer höher als der rechtsventrikuläre Druck ist. Folglich kommt es hier nicht zu einer Flussunterbrechung während der Systole.

5.6.3 Myokardialer Sauerstoffverbrauch

Die Funktion der Koronardurchblutung besteht darin, das Sauerstoffangebot und die Substratversorgung des Herzens über einen breiten Arbeitsbereich zu gewährleisten. Gleichzeitig werden über das Koronarsystem CO_2 und andere Stoffwechselendprodukte abtransportiert. Die Besonderheit des Koronarsystems ist seine **hohe O_2-Extraktionsrate.** Die arteriovenöse Sauerstoffdifferenz, AVD_{O_2}, die sich aus der Differenz zwischen dem Sauerstoffgehalt des arteriellen Bluts (200 ml O_2/l Blut) und dem koronarvenösen Sauerstoffgehalt (60 ml O_2/l Blut) errechnet, beträgt 140 ml O_2/l Blut. Das heißt, bei einmaliger Passage durch das Herz werden aus 1 l Blut 140 ml Sauerstoff vom Herzen aufgenommen und verbraucht. Aus AVD_{O_2} lässt sich durch Multiplikation mit dem Koronarfluss (CF) der **myokardiale Sauerstoffverbrauch** (MV_{O_2}) berechnen, entsprechend der Formel $MV_{O_2} = AVD_{O_2} \cdot CF$. Der MV_{O_2} beträgt unter Ruhebedingungen 10–11 ml O_2/min pro 100 g Gewebe.

Bei **körperlicher Belastung** steigt die vom Herzen geleistete Arbeit und damit der myokardiale Sauerstoffverbrauch auf das 4- bis 5-fache des Ruhewerts an. Prinzipiell kann ein blutdurchströmtes Organ eine Zunahme des Sauerstoffverbrauchs entweder durch eine **gesteigerte Sauerstoffextraktion** und/oder durch eine **Steigerung des Flusses** decken. Da am Herzen die Sauerstoffextraktionsrate mit 140 ml O_2/l Blut bereits sehr hoch ist, erfolgt die Anpassung des Sauerstoffangebots an den myokardialen Sauerstoffverbrauch nahezu ausschließlich über eine Steigerung des Koronarflusses. Aufgrund dieser Gegebenheiten nimmt der Koronarfluss proportional mit der Erhöhung des myokardialen Sauerstoffverbrauchs zu. Bei starker Stimulation des Herzens im Rahmen einer körperlichen Belastung steigt daher auch der Koronarfluss maximal bis auf das 4- bis 5-fache des Ruhewerts an. Eine maximale **Koronardilatation** lässt sich auch pharmakologisch durch Gabe eines Koronardilatators, z. B. Adenosin, auslösen. Der Quotient von maximal möglichem Koronarfluss und der Koronardurchblutung unter Ruhebedingungen nennt man die **Koronarflussreserve (CFR).** Sie kennzeichnet gleichermaßen auch das Verhältnis von maximal möglichem Sauerstoffangebot zu demjenigen unter Ruhebedingungen.

Genauer definiert errechnet sich CFR aus dem Quotienten (Koronarwiderstand in Ruhe)/(Koronarwiderstand nach max. Dilatation). Um ihn nach dem Ohm-Gesetz in den Quotienten aus den Koronarflüssen (s. o.) umzurechnen, muss neben der Koronardurchblutung im linken Ventrikel (in Ruhe normalerweise ca. 70 ml/min pro 100 g Gewebe) auch die jeweilige koronare Perfusionsdruckdifferenz bekannt sein, die in Ruhe normalerweise ca. 80 mmHg beträgt.

5.6.4 Determinanten der Koronardurchblutung

Die enge Korrelation zwischen myokardialem Sauerstoffverbrauch und Koronarfluss lässt sich auch am denervierten Herzen nachweisen. Dies zeigt, dass das Signal für die Koronardilatation von den arbeitenden Myokardzellen stammt. Man nimmt daher an, dass **metabolische Faktoren** für die Anpassung der Koronardurchblutung von entscheidender Bedeutung sind. Allerdings herrscht noch nicht völlige Klarheit darüber, welche gefäßaktiven Substanzen im Einzelnen beteiligt sind. Neben Veränderungen der Konzentration von H^+ und K^+ scheinen auch solche von CO_2, Stickstoffmonoxid (NO) und Adenosin eine wichtige Rolle zu spielen.

Diejenigen Faktoren, die insgesamt die Höhe der Myokarddurchblutung beeinflussen, lassen sich in vier Gruppen zusammenfassen, die in ▶ Abb. 5.17 schematisch zusammengestellt sind.

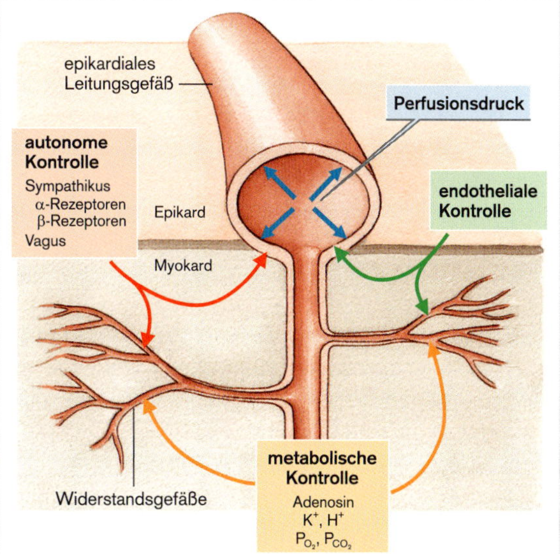

Abb. 5.17 Faktoren, die die Koronardurchblutung beeinflussen.

- **physikalische Faktoren:** Der Druck in der Aorta ist die primär treibende Kraft für die Koronardurchblutung. Durch Kompression der Koronargefäße bei jeder Systole nimmt der Koronarfluss stark ab.
- Unter **neurohumoralen Faktoren** versteht man die Überträgerstoffe des vegetativen Nervensystems, die das Herz entweder auf nervösem Wege (Noradrenalin) oder, wie im Fall von Adrenalin (und Noradrenalin) aus dem Nebennierenmark, auch auf humoralem Wege erreichen. Die Wirkung von Noradrenalin auf die Koronarien selbst besteht in einer durch α_1-Adrenozeptoren vermittelten Vasokonstriktion.
- Da Noradrenalin aber über β_1-Adrenozeptoren positiv inotrop wirkt, was mit einem gesteigerten Sauerstoffverbrauch einhergeht, werden gleichzeitig **metabolische Faktoren** freigesetzt, die die Vasokonstriktion überspielen, sodass in der Summe eine Koronardilatation resultiert. Eine alleinige β-adrenerge Stimulation der Koronargefäße führt ebenso wie eine Reizung des N. vagus (Acetylcholin) zu einer Gefäßdilatation, deren Ausmaß jedoch nur gering und physiologisch weniger bedeutsam ist.
- **Endotheliale Faktoren** spielen bei der Interaktion zwischen Gefäßendothel und glatter Gefäßmuskulatur eine wichtige Rolle. Koronare Endothelzellen werden nach Stimulation z. B. durch Acetylcholin, Noradrenalin, Histamin und ATP zur Freisetzung des gefäßdilatierenden NO angeregt, das seinerseits die glatte Gefäßmuskulatur über einen cGMP-abhängigen Mechanismus relaxiert (Abb. 2.22) (S. 80). Außerdem können Endothelzellen das Prostaglandin PGI_2 sowie Adenosin freisetzen, die beide stark koronardilatierende Substanzen sind. Endotheliale Faktoren scheinen für die Regulation des Gefäßtonus auch von der Gefäßinnenseite her von Bedeutung zu sein. So setzen Thrombozyten (S. 310) bei ihrer Aktivierung u. a. ATP, ADP und Serotonin frei, die dann unter Vermittlung des Gefäßendothels die glatte Gefäßmuskulatur relaxieren (S. 79).

5.6.5 Koronare Herzkrankheit

Etwa ein Drittel aller Todesfälle in den westlichen Industrieländern beruhen auf den Auswirkungen einer akuten oder chronischen Einschränkung der Koronardurchblutung, die klinisch unter dem Begriff der **koronaren Herzkrankheit** zusammengefasst werden. Generell unterscheidet man heute zwischen einer klinisch stabilen Situation (CCS - chronic coronary syndrome) und/oder einer akuten Verschlechterung der koronaren Durchblutung (ACS - acute coronary syndrome).

Wichtig für das Verständnis dieses Krankheitsbildes ist es, dass am gesunden Herzen unter Ruhebedingungen immer ein Gleichgewicht zwischen Sauerstoffangebot über das Koronarsystem und dem Sauerstoffverbrauch des Myokards besteht. Eine Zunahme des koronaren Gefäßwiderstandes kann bedingt sein durch eine **koronare Makroangiopathie** bei der es zu einer Einschränkung der Koronardurchblutung auf der Ebene der koronaren Leitungsgefäße kommt. Die häufigste Ursache ist ein **atherosklerotischer Plaque** und eine dadurch bedingte Einengung des Gefäßlumens („fixierte Koronarstenose"), die insbesondere bei Belastungen einen adäquaten Anstieg des koronaren Blutflusses verhindert. Diese Einschränkung der Koronarreserve (▶ Abb. 5.18a) führt belastungsabhängig zu einer Sauerstoffmangelsituation mit Verminderung der Pumpfunktion des Herzens und klinischen Zeichen der **Angina pectoris** (Brustschmerz) und **Dyspnoe** (Luftnot). In gleicher Weise kann die Lumeneinengung eines Koronargefäßes durch einen **Spasmus** der glatten Muskulatur epikardialer Gefäße zu einer Reduktion der Koronardurchblutung in Ruhe und unter Belastung („dynamische Stenose") führen. Ferner kann eine Ruptur eines koronaren Plaques zur Anlagerung von Thromben führen bis hin zum vollständigen Gefäßverschluss und einer begleitenden Embolisation von thrombotischem Material in die nachgeschaltete Mikrostrombahn (**Mikroembolisation**, ▶ Abb. 5.18b). Klinisch äußern sich diese Vorgänge des progredienten Gefäßverschlusses in instabiler Angina pectoris, dem nicht-transmuralen und dem transmuralen Myokardinfarkt, welche heute unter dem Begriff des **akuten Koronarsyndroms** zusammengefasst werden. Bereits 20 Minuten nach einem Verschluss einer Koronararterie kommt es zur **Desintegration** von **Kardiomyozyten** mit nachfolgender Freisetzung von Zellbestandteilen und Proteinen, die bereits frühzeitig und spezifisch im Blut nachgewiesen werden können (z. B. **Troponin T**). Bleibt die Flussunterbrechung länger als 6 Stunden bestehen, wird das betroffene Gewebe irreversibel geschädigt. Ein **Herzinfarkt** ist heute definiert durch den positiven Nachweis von hochsensitivem Troponin im Serum, das bereits 1 Stunde nach dem Infarktereignis ansteigt. Zusätzlich müssen entweder typische Symptome wie eine Angina pectoris oder ischämietypische EKG-Veränderungen vorliegen. Neben dem ischämiebedingten Funktionsausfall sind es insbesondere Rhythmusstörungen (Extrasystolen, Kammerflimmern), die als Komplikationen auftreten können und den Verlauf und die Prognose eines Herzinfarkts verschlechtern. Auch eine koronare Mikroangiopathie kann zur Einschränkung der Koronar(fluss)reserve und zu belastungsabhängiger Angina pectoris führen. Durch eine Hypertrophie der Media in der Gefäßwand und eine vermehrte periarterioläre Fibrose können die Widerstandsarterien nicht mehr entsprechend weit dilatieren. Dies tritt besonders häufig bei einer **arteriellen Hypertonie** und einem **Diabetes mellitus** auf.

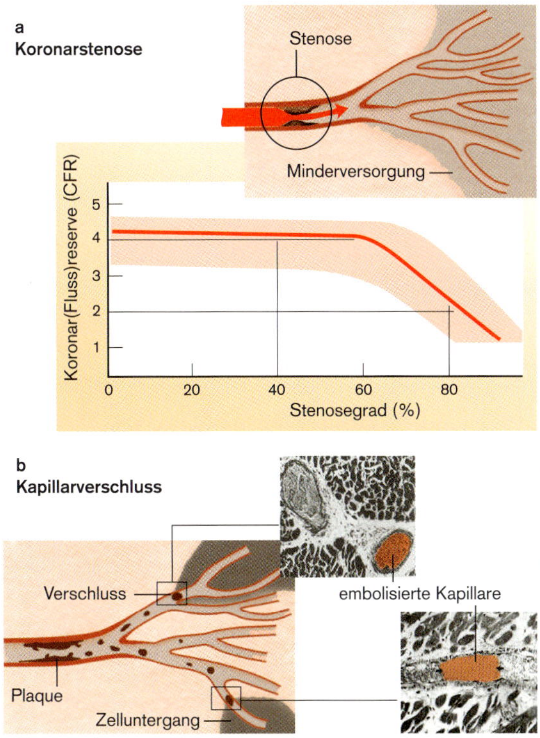

Abb. 5.18 Häufige Ursachen einer Reduktion des koronaren Blutflusses bei koronarer Herzerkrankung. Normalerweise kann die Koronardurchblutung bei Bedarf durch Dilatation peripherer (distaler) Koronargefäße um den Faktor 4–5 erhöht werden: **Koronar(fluss)reserve (CFR)**.

a Eine Stenose großer (proximaler) Koronargefäße führt bei einem Stenosegrad > 60 % durch die Einengung des Lumens zu einer progredienten Reduktion der CFR, da dann schon in Ruhe die proximale Widerstandserhöhung durch eine teilweise Dilatation der distalen Gefäße kompensiert wird, d. h. CFR sinkt ab (Knick in CFR-Kurve). Bei starker Belastung (Zunahme des myokardialen Sauerstoffverbrauchs) kommt es damit zu einer Minderversorgung (Sauerstoffmangel) des nachgeschalteten Myokards, die bei hohen Stenosierungsgraden auch schon bei leichter Belastung oder in Ruhe auftritt (CFR erreicht 1).

b Atherosklerotische Plaques können durch Ruptur destabilisiert werden, so dass Plaquematerial und sich daran anlagernde Thromben in das Gefäßlumen prolabieren. Dies kann dazu führen, dass distal liegende Gefäße embolisiert werden und es zum Gefäßverschluss mit anschließendem Untergang von Myokardzellen kommt.

5.7 Beziehungen zwischen Energiestoffwechsel und Herzfunktion

▸ **Energiestoffwechsel des Herzens.** Die Energie, mit der das Herz seine Pumparbeit leistet, steht ihm in Form von **ATP** (Adenosintriphosphat) zur Verfügung. Der normale Vorrat der Myokardzelle an ATP (4–5 µmol/g Gewebe) reicht jedoch nur für wenige Herzschläge. Nach ca. 10 s wäre er erschöpft, und das Herz würde seine Funktion einstellen, wenn nicht laufend mit hoher Geschwindigkeit ATP aus seinem Abbauprodukt, dem ADP, resynthetisiert würde. Die ATP-Bildung erfolgt im Herzmuskel hauptsächlich durch **oxidative Phosphorylierung** in den Mitochondrien, den „Kraftwerken" der Zelle. Die anaerobe, glykolytische ATP-Synthese spielt normalerweise quantitativ eine untergeordnete Rolle. Wie aus dem elektronenmikroskopischen Bild in ▸ Abb. 5.19 zu ersehen ist, ist der Anteil der **Mitochondrien** sehr hoch. Bezogen auf die Gesamtzelle beträgt deren Volumenanteil 36 %. Dies unterstreicht, dass im Herzmuskel den aerob Energie bildenden Prozessen in den Mitochondrien eine hohe Bedeutung zukommt. Bis ca. 80 % des vom Herzen verbrauchten ATP wird für die eigentliche Kontraktion (**Aktin-Myosin-Interaktion**) benötigt. Für den Betrieb der Ionenpumpen, insbesondere der SERCA, werden weitere 15–20 % verwendet, während für strukturerhaltende Prozesse lediglich 1–2 % des ATP aufgewendet werden (▸ Tab. 5.1).

Die Grundzüge des Energiestoffwechsels im normalen Myokard sind in ▸ Abb. 5.20a zusammengefasst. Die Substrate, die vorzugsweise im Herzen verstoffwechselt werden, sind **Fettsäuren, Glucose,** bedingt **Lactat** und **Ketonkörper.** Normalerweise stellen die freien Fettsäuren mit ca. 50–60 % den Hauptanteil an der Energiegewinnung, gefolgt von Glucose mit 30 % und Lactat mit 20 %. Der relative Anteil der verbrauchten Substrate hängt jedoch ganz entscheidend von ihrer Blutkonzentration ab. Bei erhöhten Plasmaglucosekonzentrationen, z. B. infolge einer kohlenhydratreichen Nahrung, kann der Anteil der Glucoseverbrennung bis auf 70 % ansteigen. Erhöht sich auf der anderen Seite bei körperlicher Belastung der Lactatspiegel im Blut, so wird nun Lactat bevorzugt verstoffwechselt. Das Herz ist also in der Lage, entsprechend der arteriellen Konzentration der jeweiligen Substrate seine

Tab. 5.1 Anteil der ATP verbrauchenden Prozesse am Gesamtenergieverbrauch des Herzens

Energie	Energie benötigende Strukturen und Prozesse	Funktion	Anteil am Energieverbrauch	
ATP	kontraktile Proteine	Kontraktion	80 %	
	Ionenpumpen	Ca^{2+}	Erschlaffung	15–20 %
		Na^+, K^+	elektrische Aktivität	
	Synthese (Proteine, Nukleinsäuren)	Strukturerhaltung	1–2 %	

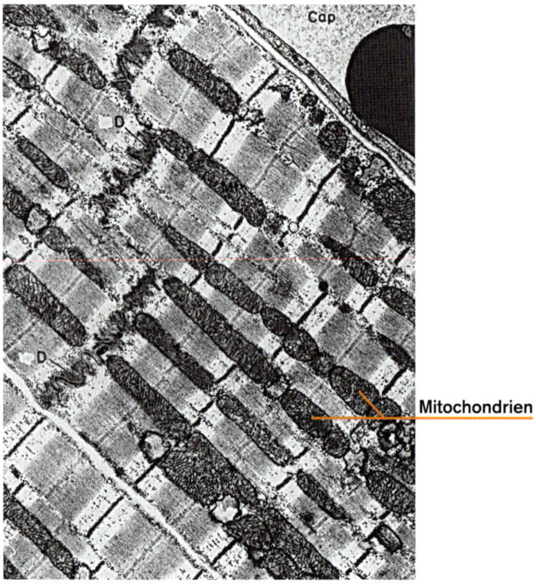

Abb. 5.19 Elektronenmikroskopisches Bild des Arbeitsmyokards (Längsschnitt). Man erkennt die Zellgrenzen einer Muskelfaser mit treppenförmig angeordneten Glanzstreifen (D). Der Sauerstoff gelangt aus dem (hier teilweise sichtbaren) Erythrozyten im Kapillarlumen (Cap) durch Diffusion zu den sehr zahlreichen Mitochondrien, den Orten der oxidativen Phosphorylierung. Die Mitochondrien sind in Faserrichtung palisadenförmig angeordnet; damit gelangt das dort synthetisierte ATP unmittelbar zu den kontraktilen Elementen, dem Ort des ATP-Verbrauchs.

Energiegewinnung umzustellen. Dies ist auch der Grund dafür, dass selbst bei eingeschränkter Koronardurchblutung das Substratangebot an das Herz nie zur limitierenden Größe wird, wie dies z. B. beim Sauerstoff der Fall ist. Im Gegensatz zum Gehirn, das im Wesentlichen nur Glucose nutzt, ist das Herz also ein „Allesfresser". Bei Herzinsuffizienz oder Diabetes mellitus kann es zu einer erheblichen Verschiebung des jeweiligen Anteils dieser Substrate am Energieverbrauch kommen.

Die gemeinsame Endstrecke aller Substrate im Stoffwechsel ist das **Acetyl-CoA**, das in den Citratzyklus eingeschleust wird (▶ Abb. 5.20a). Die dort in Form von NADH zur Verfügung gestellten Reduktionsäquivalente werden dann in der Atmungskette bei Anwesenheit von O_2 zu H_2O oxidiert. Die hierbei frei werdende Energie (Protonengradient über die innere Mitochondrienmembran) wird in einem letzten Schritt zur Synthese von ATP aus ADP herangezogen. Das ATP wird über die Mitochondrienmembran in das Zytoplasma transportiert und steht dort für die vielfältigen Energie verbrauchenden Prozesse zur Verfügung.

Bei **Sauerstoffmangel** infolge unzureichender Koronardurchblutung kommt es zu charakteristischen Umstellungen im Herzstoffwechsel. Als Folge eines verminderten Sauerstoffangebots über den Koronarkreislauf wird die oxidative Phosphorylierung gehemmt, die ATP-Konzentration sinkt ab, und es kommt zum Rückstau von Reduktionsäquivalenten, die in Form von NADH im Zytoplasma akkumulieren (▶ Abb. 5.20b). Dies hat zwei Konsequenzen:

- Durch die Abnahme der ATP-Konzentration wird die **anaerobe Glykolyse** stimuliert, und Glucose und Glykogen werden vermehrt abgebaut. Die glykolytische Energieausbeute ist jedoch nur gering und kann den ATP-Abfall nicht kompensieren.
- Durch den erhöhten Gehalt an NADH und Pyruvat, das aus der Glucose vermehrt entsteht, aber nicht mehr im Citratzyklus weiter verstoffwechselt werden kann, dreht sich das Gleichgewicht der von der Lactatdehydrogenase katalysierten Reaktionen um: Aus Pyruvat entsteht nun **Lactat.** Gleichzeitig nimmt damit der pH-Wert ab, d. h. eine **Gewebeazidose** entwickelt sich.

Während das gut durchblutete Herz Lactat aufnimmt, kommt es bei Hypoxie des Herzens zu einer vermehrten **Lactatabgabe** in das koronarvenöse Blut.

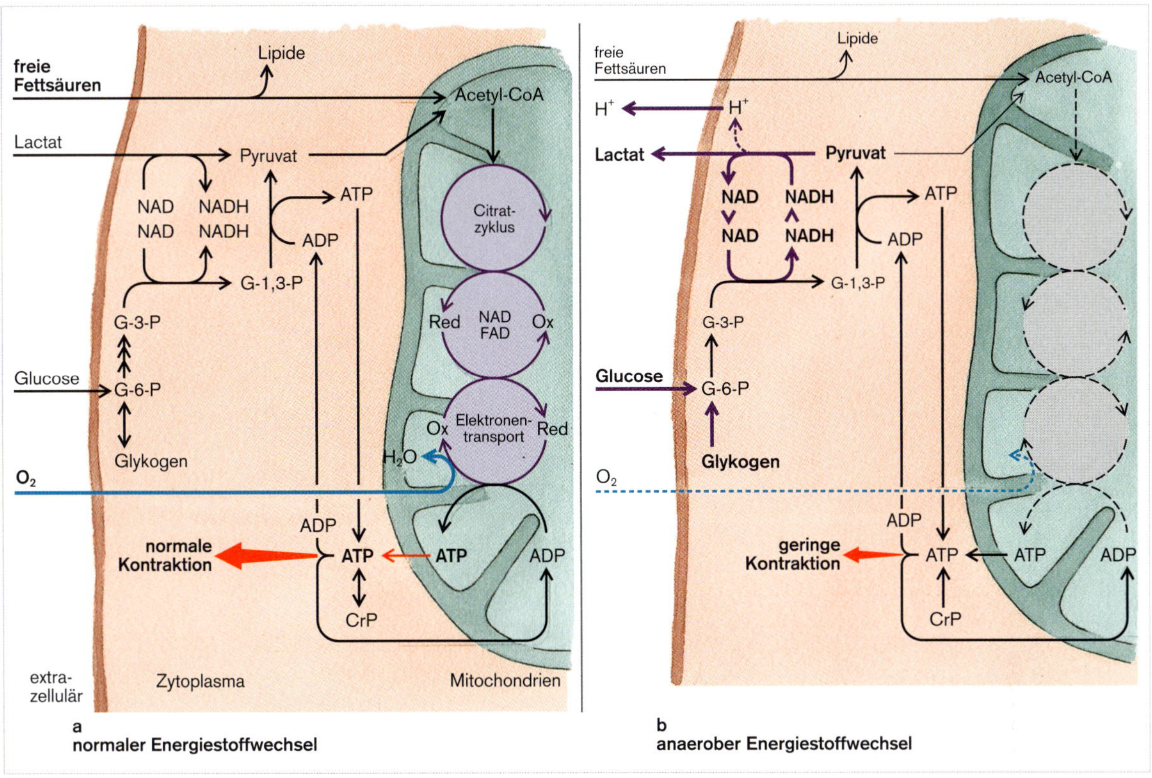

Abb. 5.20 Grundzüge der Energiegewinnung am Herzen.

a Normalerweise steht dem Herzen genügend Sauerstoff zur Verbrennung seiner Substrate, freie Fettsäuren, Glucose und Lactat, zur Verfügung. Die oxidative Energiegewinnung in den Mitochondrien liefert genügend ATP für die Muskelkontraktion.

b Bei Sauerstoffmangel kommt es zu Gewebehypoxie und die oxidative Energiegewinnung sistiert. Da die anaerobe, glykolytische Energiegewinnung unzureichend ist und Kreatinphosphat nur einen kurzfristigen Energiespeicher darstellt, nimmt der ATP-Gehalt und damit die Kontraktionskraft ab. Als Ausdruck der Gewebehypoxie dreht sich die Richtung der von der Lactatdehydrogenase katalysierten Reaktion um, sodass das Myokard Lactat jetzt nicht mehr aufnimmt, sondern sogar ins Blut abgibt. Da für jedes gebildete Lactat ein H^+ entsteht (aus Milchsäure), kommt es auch zu einer Azidose der Myokardzelle.

Neben dem ATP steht dem Herzmuskel im **Kreatinphosphat** (**CrP**) eine zusätzliche energiereiche Phosphatverbindung zur Verfügung. Über die Kreatinkinasereaktion steht ATP mit dem Kreatinphosphat im Gleichgewicht:

$$ADP + CrP \rightleftharpoons ATP + Cr.$$

Das Kreatinphosphat stellt einen schnell mobilisierbaren Energiespeicher dar, der insbesondere bei vorübergehendem Sauerstoffmangel ein zu rasches Absinken des ATP-Gehalts verhindert.

▸ Kopplung von ATP-Synthese und ATP-Verbrauch. Normalerweise besteht im Herzen ein Gleichgewicht zwischen ATP-verbrauchenden und ATP-bildenden Reaktionen. Beide Prozesse sind, wie in ▸ Abb. 5.21 schematisch dargestellt, eng aufeinander abgestimmt. Welches sind nun die Mechanismen, die ATP-Synthese und ATP-Verbrauch miteinander koppeln? Nimmt z. B. primär die Herzarbeit und damit der ATP-Verbrauch durch Aktivierung des Sympathikus zu, so kommt es bei gleicher ATP-Synthese-rate zu einem Abfall von ATP und zu einem Anstieg der dephosphorylierten Abbauprodukte ADP und AMP. **ADP** ist wahrscheinlich ein wichtiger Faktor, der die oxidative Phosphorylierung in den Mitochondrien stimuliert und im Sinne eines Rückkopplungskreises die ATP-Syntheserate steigert. Hinzu kommt, dass die bei Sympathikusstimulation erhöhte **zytosolische Ca^{2+}-Konzentration** durch Stimulation von Enzymen des Citratzyklus die oxidative Phosphorylierung ebenfalls direkt steigern kann (▸ Abb. 5.21).

Wird die ATP-Synthese durch eine mittelgradige Verminderung des Koronarflusses (relativer O_2-Mangel) reduziert, so besitzt das Herz die Fähigkeit, seinen ATP-Verbrauch über noch unbekannte Mechanismen durch Senkung der Kontraktionskraft ebenfalls zu reduzieren. Netto resultiert dann wieder ein Gleichgewicht zwischen ATP-Synthese und ATP-Verbrauch auf einem niedrigeren Niveau. In Analogie zum Winterschlaf von Tieren nennt man dieses Phänomen **„Hibernation"**.

Eine gesteigerte ATP-Synthese setzt voraus, dass das Sauerstoffangebot ausreichend ist. Am Herzen ist dafür der Koronarkreislauf verantwortlich. Wie oben besprochen, sind es metabolische Faktoren, die die **Anpassung des Koronarflusses an eine gesteigerte Herzarbeit** besorgen. ▶ Abb. 5.21 gibt darüber hinaus Auskunft, wie bei zwei dieser Faktoren, CO_2 und Adenosin, der Energiestoffwechsel des Herzens mit dem Koronarfluss verknüpft sein könnte. So entsteht in der Myokardzelle proportional zur Zunahme des Sauerstoffverbrauchs auch vermehrt CO_2, das seinem Konzentrationsgradienten entsprechend die Myokardzelle verlässt und koronare Widerstandsgefäße dilatiert. Aus dem bei Mehrarbeit in erhöhten Mengen anfallenden ADP entsteht durch eine weitere Dephosphorylierung AMP und daraus **Adenosin**, ebenfalls eine koronardilatierende Substanz. Bei einer Steigerung der Strömungsgeschwindigkeit wird außerdem vermehrt **NO** gebildet, welches durch eine schubspannungsabhängige Aktivierung der endothelialen NO-Synthase zustande kommt. Darüber hinaus ist NO für die Aufrechterhaltung des Ruhetonus der Koronargefäße wichtig.

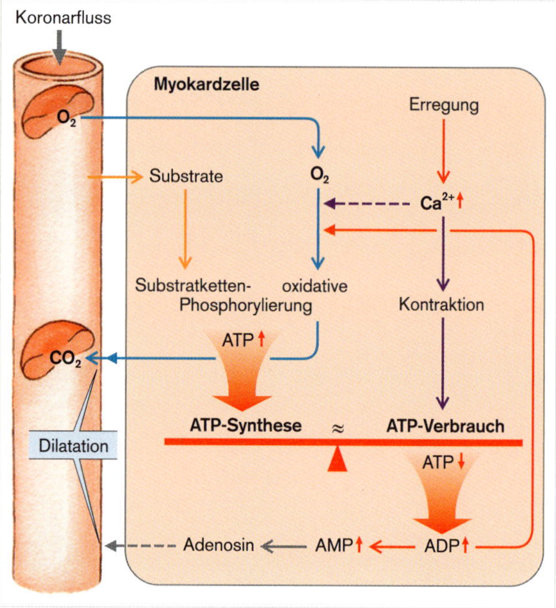

Abb. 5.21 Zusammenhang zwischen ATP verbrauchenden und ATP synthetisierenden Prozessen im Myokard. Bei ausreichendem Sauerstoffangebot über das Koronarsystem besteht ein Gleichgewicht zwischen ATP-Synthese und ATP-Verbrauch. Ein Ungleichgewicht resultiert immer dann, wenn entweder der ATP-Verbrauch die Resynthese überschreitet (Steigerung der Herzarbeit) oder bei gleichbleibendem ATP-Verbrauch die ATP-Synthese abfällt (Sauerstoffmangel). Als Folge wird ATP (über ADP und AMP) vermehrt bis zum Adenosin abgebaut, einer koronardilatatorisch wirksamen Substanz.

Zusammenfassung 5.6 und 5.7

Regulation der Koronardurchblutung und Energiestoffwechsel

Die **arteriovenöse Sauerstoffdifferenz** am Herzen ist bereits in Ruhe mit 140 ml/l Blut sehr hoch. Folglich kann das Herz die mit einer Steigerung der Herzarbeit einhergehende Erhöhung des Sauerstoffverbrauchs nur durch eine Zunahme des **Koronarflusses** (Koronardurchblutung) decken. Wegen der **systolischen Kompression des Ventrikelmyokards** erfolgt die Durchblutung im Wesentlichen in der **Diastole** (phasischer Koronarfluss). Der mittlere Koronarfluss beträgt 70 – 80 ml/min pro 100 g Gewebe und kann maximal auf das 4- bis 5-fache des Ruhewerts gesteigert werden: **Koronar(fluss)reserve**. Für die Anpassung des Koronarflusses an die Herzarbeit sind **metabolische Faktoren** von entscheidender Bedeutung. Hinzu kommen **physikalische**, **neurohumorale** und **endotheliale Faktoren**. Veränderungen des Gleichgewichts zwischen myokardialem Sauerstoffverbrauch und dem Sauerstoffangebot über das Koronarsystem kommen bei der Pathophysiologie der **koronaren Herzkrankheit** eine große Bedeutung zu.

Der Herzmuskel ist für seine Energiegewinnung hauptsächlich auf die **oxidative Phosphorylierung** angewiesen. **ATP-verbrauchende** Reaktionen (Kontraktion, Ionengradienten, Strukturerhaltung) und **ATP-synthetisierende** Reaktionen sind gewöhnlich im Gleichgewicht. Als Substrate verbrennt das Herz normalerweise freie **Fettsäuren** (50 – 60 %), gefolgt von **Glucose** (30 %) und **Lactat** (20 %). Der relative Substratanteil hängt von der **arteriellen Substratkonzentration** ab. Bei Gewebehypoxie als Folge unzureichender Koronardurchblutung ist die oxidative ATP-Gewinnung eingeschränkt. Gleichzeitig kommt es über eine Stimulation der Glykolyse zu einer Steigerung der **anaeroben ATP-Synthese** durch Substratkettenphosphorylierung. Als Ausdruck der **Gewebehypoxie** wird nicht mehr Lactat verbraucht, sondern Lactat gebildet und aus dem Herzen freigesetzt.

5.8 Elektrophysiologische Grundlagen

Um in rhythmischer Folge, d. h. im Wechsel von Systole und Diastole, Blut durch das Kreislaufsystem zu pumpen, müssen Mechanismen vorhanden sein, die die Leistungen der vielen Millionen Herzmuskelzellen zeitlich und räumlich aufeinander abstimmen. Diese Koordination erfolgt mit Hilfe von **elektrischen Signalen,** die normalerweise im **Sinusknoten** des Herzens entstehen, von dort über das Erregungsleitungssystem die Ventrikel erreichen, um dann von Zelle zu Zelle weitergeleitet zu werden, bis schließlich das gesamte Ventrikelmyokard erregt ist. Um das komplexe Zusammenspiel von elektrischen Phänomenen und Herzkontraktion besser zu verstehen, ist es zunächst notwendig, die Elementarprozesse der Erregung an einer einzelnen Herzmuskelzelle zu betrachten.

5.8.1 Ruhepotenzial

In gleicher Weise wie Nervenzellen besitzt auch jede Zelle des Arbeitsmyokards in der Diastole ein Ruhemembranpotenzial, das ca. − 85 mV beträgt. Das **Ruhepotenzial** entspricht weitgehend dem **K^+-Gleichgewichtspotenzial**, da die Plasmamembran (Sarkolemm) unter Ruhebedingen eine hohe Leitfähigkeit für K^+ hat (einwärts gleichrichtende Kaliumkanäle, ▶ Abb. 3.3.

5.8.2 Herzaktionspotenzial

Herzmuskelzellen reagieren auf einen Reiz, der die Membran bis zum **Schwellenpotenzial** (ca. − 65 mV) depolarisiert, mit einem Aktionspotenzial. Dieser Reiz stammt normalerweise aus dem Sinusknoten (primärer Schrittmacher des Herzens); im Falle eines künstlichen Schrittmachers (s. u.) ist dieser Reiz ein kurzer Stromstoß. Das Besondere des Aktionspotenzials des Ventrikelmyokards ist seine **lange Dauer** von ca. 300 ms. Es hat eine charakteristische Form und wird in verschiedene **Phasen** eingeteilt (▶ Abb. 5.22):

- Überwindung des Schwellenpotenzials in der **Initiationsphase**
- Phase der schnellen **Depolarisation** mit einem Überschießen des Potenzials zu positiven Werten (*overshoot*)
- **Plateauphase**
- Phase der **Repolarisation**.

Für das Zustandekommen des Aktionspotenzials (S. 97) sind zeit- und potenzialabhängige Veränderungen der Membranleitfähigkeit für Na^+, Ca^{2+} und K^+ verantwortlich. Das für das Verständnis der elektrischen Erregung Wesentliche ist im Folgenden zusammengefasst.

▶ **Initiation.** Die initiale Depolarisationsphase wird bedingt durch einen Kationeneinstrom. Dadurch wird der Schwellenwert für die schnelle Depolarisation erreicht.

▶ **Depolarisation (Phase 0).** Die Depolarisation kommt durch die vorübergehende Öffnung (Aktivierung) der **Natriumkanäle** der Membran zustande, die von einem raschen Einstrom von Na^+ (I_{Na}, vgl. ▶ Tab. 5.2) in das Faserinnere gefolgt ist. Triebspannung ist das hohe elektrochemische Potenzial für Na^+ (Na^+ extrazellulär 145 mmol/l, intrazellulär 12 mmol/l; innen negatives Membranpotenzial). Der Natriumeinwärtsstrom führt zu einer Umpolarisierung der Membran (auf ca. +40 mV) in Form eines *overshoot*. Die Anstiegssteilheit der Membrandepolarisation ist hierbei ein direktes Maß für die Geschwindigkeit des Na^+-Einstroms. Der Einwärtsstrom dauert nur etwa 1–2 ms. Danach sind die Natriumkanäle inaktiviert und können erst wieder geöffnet werden, wenn die Membran nach der Plateauphase wieder repolarisiert wird (Refraktärzeit, s. u.).

▶ **Frühe schnelle Repolarisation (Phase 1).** Im Anschluss an die schnelle Depolarisation kommt es zu einer partiellen Repolarisation der Membran auf ca. 0 mV. Verursacht wird dies durch eine vorübergehende Aktivierung eines K^+-Auswärtsstroms (I_{to}). In dieser Phase arbeitet darüber hinaus der Na^+-Ca^{2+}-Austauscher entgegen seiner „normalen" Richtung im reversen Modus und unterstützt mit einem Na^+-Ausstrom die Repolarisation in Phase 1.

▶ **Plateauphase (Phase 2).** An die frühe Repolarisation schließt sich die Plateauphase an, in der es zu einer Erhöhung der Membranleitfähigkeit für Ca^{2+} und damit zu einem langsamen, depolarisierenden **Ca^{2+}-Einstrom** vor allem über geöffnete spannungsabhängige L-Typ Ca^{2+}-Kanäle in die Muskelfasern kommt. Gleichzeitig ist die Kaliumleitfähigkeit reduziert (▶ Abb. 5.22). Die Plateauphase ist folglich die Balance aus Ca^{2+}-Einwärtsstrom und K^+-Auswärtsstrom. Die freie extrazelluläre Ca^{2+}-Konzentration beträgt 1,25 mmol/l, der entsprechende zytoplasmatische Wert am ruhenden Muskel liegt mit rund 0,1 µmol/l mehr als 10 000-fach und während des Aktionspotenzials immer noch 1000-fach niedriger (▶ Abb. 5.22). Es besteht also ein erheblicher **chemischer Gradient** für den Ca^{2+}-Einstrom durch die Myokardzellmembran. Im Vergleich zu dem schnellen Na^+-Einwärtsstrom ist aber die Amplitude dieses Ca^{2+}-Stroms etwa 50-fach kleiner. Mit fortschreitender Dauer der Plateauphase schließen die L-Typ-Ca^{2+}-Kanäle wieder und es kommt zu einer zunehmenden Öffnung von Kalium-Kanälen, so dass am Ende der Plateauphase der depolarisiernde Ca^{2+}-Einwärtstrom abnimmt, während der repolarisiernde K^+-Auswärtsstrom ansteigt.

5

Tab. 5.2 Zuordnung wichtiger Ströme und Kanäle zu einzelnen Phasen des Aktionspotenzials ventrikulärer Kardiomyozyten. Mutationen, die die Leitfähigkeit steigern (↑) oder reduzieren (↓) sind mit charakteristischen Herzrhythmus-Störungen assoziiert. Hier ist beispielsweise die Assoziation einzelner Kanäle mit verschiedenen Formen des LongQT-Syndroms aufgelistet, welche – wie der Name verrät – mit einer verlängerten QT-Zeit im EKG assoziiert sind.

Phase		Strom	Kanal (α-Untereinheit)		Assoziation mit LongQT Syndrom
			Protein	Gen	
0	Schnelle Depolarisation	I_{Na}	Na_v 1.5	SCN5A	LQTS 3 ↑
1	Frühe Repolarisation	I_{to}	K_v 4.2/4.3	KCND2/3	
2	Plateauphase	$I_{Ca,L}$	Ca_v 1.2	CACNA1C	LQTS 8 ↑
3	Repolarisation	I_{Kr}	K_v 11.1	KCNH2 (hERG)	LQTS 2 ↓
		I_{Ks}	K_v 7.1	KCNQ 1 (KvLQT 1)	LQTS 1 ↓
4	Ruhemembranpotenzial	I_{K1}	K_{ir} 2.1	KCNJ2	LQTS 7 ↓

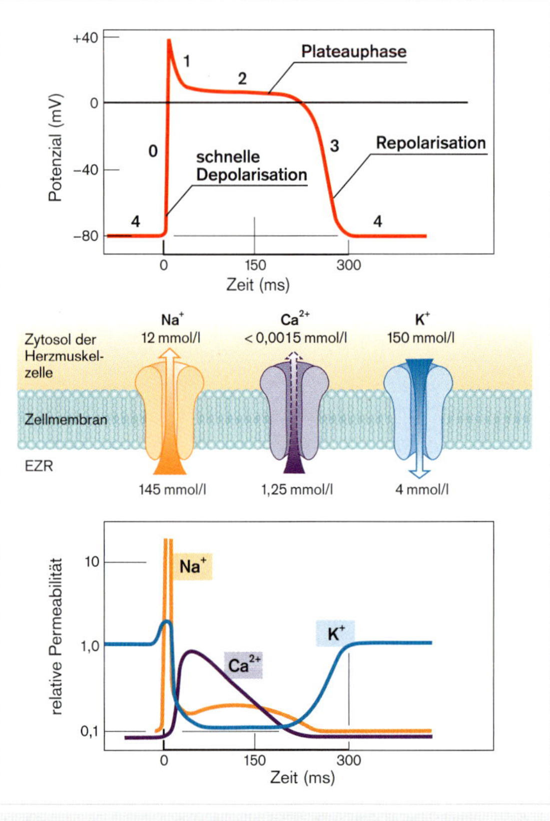

Abb. 5.22 Ionale Grundlagen für das Zustandekommen des Aktionspotenzials einer Herzmuskelzelle des Arbeitsmyokards. Die zeitlichen Veränderungen der Permeabilität für Na^+, Ca^{2+} und K^+ sind den einzelnen Phasen des Aktionspotenzials zugeordnet. Die intrazelluläre Ca^{2+}-Konzentration von 0,0015 mmol/l (= 1,5 µmol/l) ist der Maximalwert während der Plateauphase, in Ruhe beträgt er 0,1 µmol/l.

▸ **Repolarisation** (Phase 3). In dieser Phase sind die Ca^{2+}-Kanäle inaktiviert und der Kaliumauswärtstrom erreicht maximale Werte. Die K^+-Permeabilität nimmt zu Beginn des Aktionspotenzials zunächst rasch ab, um dann zu Beginn der Phase der Repolarisation wieder zuzunehmen (▸ Abb. 5.22). Bei dem repolarisierenden K^+-Strom lassen sich eine schnell (I_{Kr}) und eine langsam (I_{Ks}) aktivierte Komponente unterscheiden. Zusammengenommen führt dies zu einem repolarisierenden **K^+-Ausstrom** aus den Myokardzellen, da während der Plateauphase der nach innen gerichtete elektrische Gradient für K^+-Ionen kleiner war als der nach außen gerichtete chemische Gradient (K^+ extrazellulär 4 mmol/l, intrazellulär 150 mmol/l). Bei erhöhter Herzfrequenz nimmt die K^+-Leitfähigkeit der Kardiomyozytenmembran zu, sodass die Repolarisation beschleunigt und somit die Aktionspotenzialdauer abnimmt. Umgekehrt führt eine verlangsamte Aktivierung bzw. eine Verringerung von I_{Kr} oder I_{Ks} zu einer Verlängerung der Aktionspotenzialdauer, was die Entstehung von Arrhythmien begünstigt.

▸ **Ruhepotenzial** (Phase 4). Mit der zunehmenden Repolarisation öffnen wieder die K_{ir}-Kanäle, die dann im Wesentlichen den K^+-Strom (I_{K1}) während des Ruhepotenzials bestimmen und in den atrialen und ventrikulären Kardiomyozyten ein stabiles Ruhepotenzial einstellen.

Ionenkanalmutationen führen zu Rhythmusstörungen – Kardiale „Channelopathien"

Das Aktionspotenzial einer Herzmuskelzelle wird durch eine geordnete Abfolge veränderter Na^+-, Ca^{2+}- und K^+-Leitfähigkeiten bestimmt (s. ▶ Abb. 5.22). Wie oben dargestellt, ist insbesondere der Verlauf der K^+-Ströme die Summe der Aktivitäten unterschiedlicher Ionenkanäle, die zu verschiedenen Zeitpunkten während des Aktionspotenzials aktiviert werden. Die Gene für eine Vielzahl der beteiligten Kanäle sind inzwischen bekannt (▶ Tab. 5.2), und es ist leicht vorstellbar, dass **Mutationen**, die die Funktion dieser Kanäle verändern, zu **Rhythmusstörungen** am Herzen führen können. Das LongQT-Syndrom (LQTS) ist, wie der Name bereits verrät, gekennzeichnet durch eine Verlängerung des QT-Intervalls im EKG. Aufgrund eines verlängerten Aktionspotenzials besteht bei diesen Menschen ein erhöhtes Risiko für Rhythmusstörungen (ventrikuläre Tachykardien).

Genetische Untersuchungen betroffener Familien haben zur Identifizierung von Mutationen in 8 Genen geführt, die die **Entstehung eines LQTS** begünstigen. Die beiden häufigsten Varianten des LQTS (LQT 1–2) beruhen auf Mutationen in einem der K^+-Kanäle, die den K^+-Ausstrom während der Repolarisation tragen (I_{Ks} und I_{Kr}). An dritter Stelle finden sich Mutationen im Gen des spannungsabhängigen Na^+-Kanals (SCN5A), die in der Regel die normalerweise innerhalb weniger ms eintretende, schnelle Inaktivierung dieses Kanals verzögern. Sowohl ein verlangsamter K^+-Ausstrom während der Repolarisation als auch ein verlängerter Na^+-Einstrom führen zu einer verlängerten Plateau-Phase und verzögerten Repolarisation. Übertragen auf das Myokard äußern sich die entsprechenden Veränderungen im EKG als verlängertes QT-Intervall.

5

Die genaue Analyse der Ionenströme ist durch Anwendung der **Spannungsklemmtechnik** (*Voltage-Clamp*-Technik) möglich geworden (Abb. 3.4) (S. 100). Hierbei wird wie bei einer intrazellulären Ableitung eine Mikroelektrode in das Faserinnere eingestochen. Das Besondere der Spannungsklemmtechnik besteht darin, dass über die Mikroelektroden unter Verwendung eines Regelverstärkers Strom appliziert werden kann. Dadurch ist es möglich, das Membranpotenzial sprunghaft auf beliebige Potenziale zu bringen und dort konstant zu halten (zu „klemmen"). Die hierbei durch die Membran fließenden Ionenströme (I) kann man messen. Durch Vergleich der vorgegebenen Sollspannung mit der gemessenen Istspannung ist es möglich, die Netto-Ionenströme in ihre Teilkomponenten (I_K^+, I_{Na}^+, I_{Ca}^{2+}) zu zerlegen. Ein erheblicher Fortschritt bei der Analyse von Membranströmen wurde erreicht, als es gelungen war, aus dem Herzen durch Kollagenasebehandlung funktionell und metabolisch stabile Herzmuskelzellen zu isolieren. An diesen enzymatisch isolierten Einzelzellen können mit Hilfe der ***Patch-Clamp*-Technik** (S. 54) **Einzelkanalströme** analysiert werden. Dazu wird eine Saugpipette (innerer Durchmesser ca. 2,5 µm) auf die Zellmembran aufgesetzt und eine kleine Membranfläche (*patch*) elektrisch abgedichtet. Mit dieser Anordnung ist es möglich, durch Klemmpulse das Potenzial z. B. auf 0 mV zu halten, wodurch die Aktivität eines einzelnen Ca^{2+}-Kanals gemessen werden kann.

Wie aus ▶ Abb. 5.23 zu ersehen ist, besteht die Aktivität des myokardialen **Ca^{2+}-Kanals** aus schnellen Stromfluktuationen zwischen zwei Leitfähigkeitsniveaus (offen und geschlossen) und ist gefolgt von einer längeren Ruheperiode. Substanzen, die die Leitfähigkeit der Myokardzellmembran für Ca^{2+} erhöhen, z. B. **Adrenalin** oder der sympathische Überträgerstoff **Noradrenalin**, führen zu einer Zunahme der **Öffnungswahrscheinlichkeit der Ca^{2+}-Kanäle**. Dementsprechend gelangt bei jedem Aktionspotenzial eine größere Menge Ca^{2+} in das Faserinnere. Dieser erhöhte Ca^{2+}-Einstrom führt zur besseren Ca^{2+}-Beladung des sarkoplasmatischen Retikulums und ist damit für die herzkraftsteigernde Wirkung dieser Substanzen verantwortlich.

Auf der anderen Seite führen Substanzen, die den Ca^{2+}-Einstrom direkt hemmen, z. B. die sog. **Ca^{2+}-Antagonisten,** zu einer Abnahme der Herzkraft. An der glatten Muskulatur der Koronararterien führt eine Hemmung des Ca^{2+}-Einstroms zu einer Relaxation, d. h. zu einer **Vasodilatation.** Da Ca^{2+}-Antagonisten am Herzen also gleichzeitig den Koronarfluss erhöhen, die Herzarbeit herabsetzen und je nach Typus die Herzfrequenz senken, wird diese Substanzgruppe zur Therapie der **koronaren Herzkrankheit** (s. u.) eingesetzt.

Die Zahl der Natriumkanäle, die sich bei einer Erregung öffnen, hängt in entscheidendem Maß von der Höhe des Membranpotenzials *vor* der Erregung ab. Wie ▶ Abb. 5.24 zeigt, führt eine Senkung des Membranpotenzials von −90 mV auf −80, −65 und −60 mV, z. B. durch Erhöhung der extrazellulären K^+-Konzentration, zu einer progredienten Abnahme der Anstiegssteilheit der Depolarisation. Bei einem Membranpotenzial von ca. −55 mV sind die spannungsgesteuerten Natriumkanäle nahezu vollständig inaktiviert, und es lässt sich kein normales Aktionspotenzial mehr auslösen. Dies hat zwei wichtige Konsequenzen:

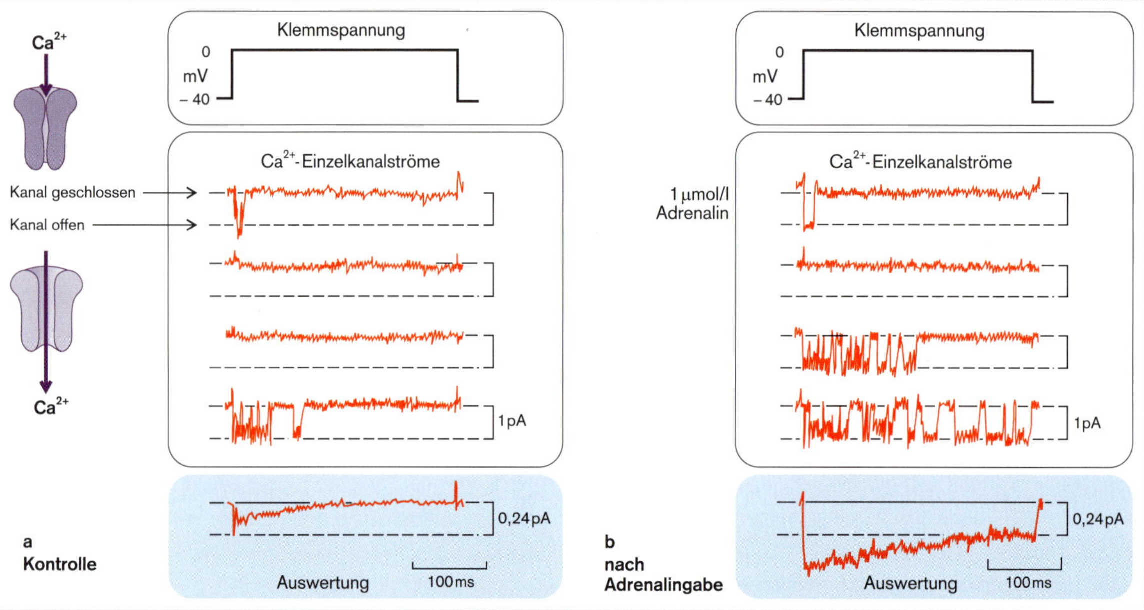

Abb. 5.23 **Analyse von Ca^{2+}-Einzelkanalströmen mit der *Patch-Clamp*-Technik vor und nach Gabe von Adrenalin.**
a Der Ca^{2+}-Kanal befindet sich normalerweise mit einer bestimmten Wahrscheinlichkeit im geschlossenen oder offenen Zustand.
b Nach Gabe von Adrenalin nimmt die Öffnungswahrscheinlichkeit des Ca^{2+}-Kanals deutlich zu. Im unteren Teil der Abbildung (Auswertung) sind die Mittelwerte von ca. 400 Ca^{2+}-Einzelkanalströmen aufgetragen (nach [32]).

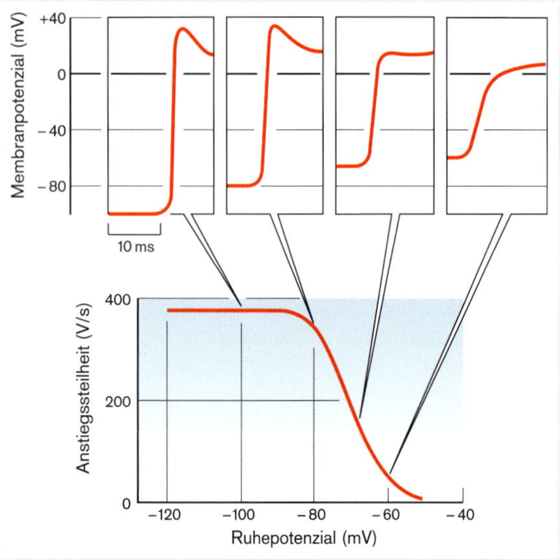

Abb. 5.24 **Die Anstiegssteilheit des Herzaktionspotenzials ist vom Ruhepotenzial abhängig.** Die Steilheit des Erregungsanstiegs (Geschwindigkeit der Depolarisation) nimmt mit der Verminderung des Ruhepotenzials ab, weil das Na^+-System fortschreitend inaktiviert wird. Die Kurve im unteren Teil der Abbildung wurde aus Versuchen gewonnen, wie sie im oberen Teil dargestellt sind.

Wenn die Membran vollständig depolarisiert ist, d. h. wenn alle Na^+-Kanäle inaktiviert (geschlossen) sind, ist es nicht möglich, selbst durch hohe Reizintensitäten eine erneute Erregung auszulösen (▶ Abb. 5.25). Der Herzmuskel befindet sich in der **absoluten Refraktärphase**. Erst wenn das Membranpotenzial deutlich negativer als −50 mV ist, kann mit erhöhten Reizintensitäten eine erneute Erregung ausgelöst werden. Der Herzmuskel befindet sich dann in der **relativen Refraktärphase**. Die funktionelle Bedeutung der Refraktärphase wird durch einen Vergleich zwischen der Dauer des Aktionspotenzials und dem zeitlichen Ablauf der dazugehörigen Muskelkontraktion ersichtlich (Abb. 4.23) (S. 178). Das Maximum der mechanischen Spannungsentwicklung liegt innerhalb der Plateauphase des Aktionspotenzials, d. h. in der absoluten Refraktärphase. Der Herzmuskel kann also erst dann wieder neu erregt werden, wenn die Kontraktion bereits abgeschlossen ist. Somit ist der Herzmuskel nicht tetanisierbar. Im Unterschied dazu beträgt am Skelettmuskel die Dauer des Aktionspotenzials nur 2 – 4 ms bei sonst gleicher Dauer der mechanischen Antwort. Dies ist der Grund dafür, dass der Skelettmuskel tetanisierbar ist (S. 156). Am Herzen schützt hingegen die lange Dauer der absoluten Refraktärzeit vor zu rascher Neuerregung und garantiert damit, dass die Pumpfunktion des Herzens im Wechsel zwischen Systole und Diastole nicht beeinträchtigt wird.

Das Ruhemembranpotenzial ist, wie bereits dargelegt, im Wesentlichen vom transmembranalen K^+-Konzentra-

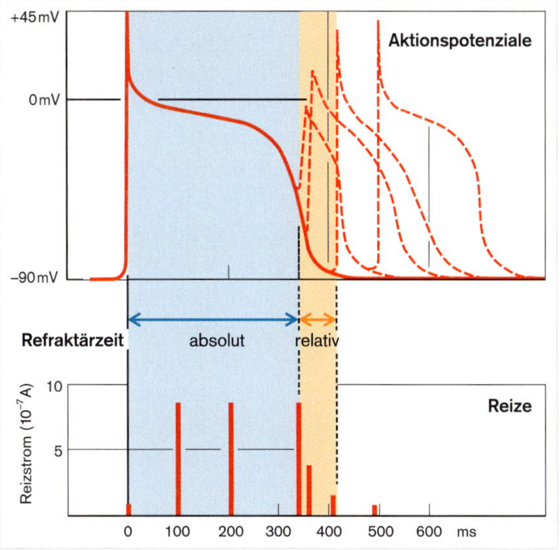

Abb. 5.25 Refraktärität. In der absoluten Refraktärphase löst selbst ein starker Reiz keine neue Erregung aus. In der relativen Refraktärphase kann eine erneute Erregung ausgelöst werden; dafür sind jedoch erhöhte Reizintensitäten notwendig.

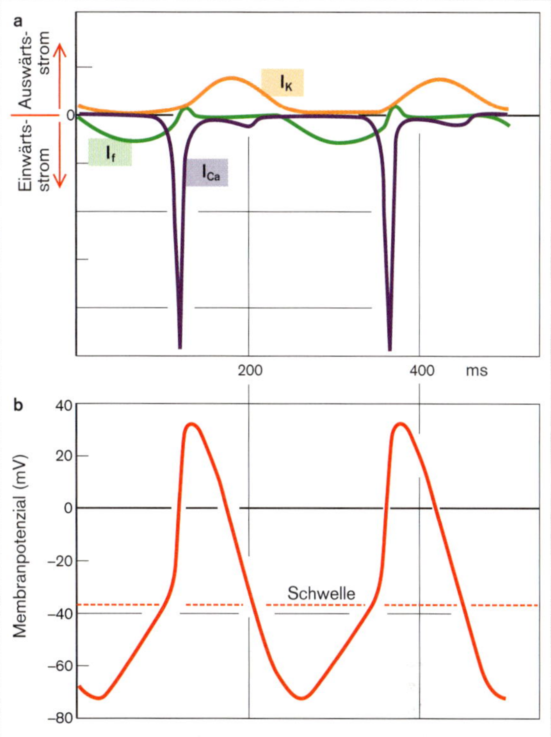

Abb. 5.26 Ionenströme während des Schrittmacherpotenzials. Den spontanen Änderungen des Membranpotenzials (**b**) im Sinusknoten liegen prinzipiell drei Ströme (und daher drei Leitfähigkeitsänderungen) zugrunde (**a**): 1. Ein nicht selektiver Einwärtsstrom, I_f, der vor allem von Kationen getragen wird und nicht durch TTX (Tetrodotoxin) hemmbar ist, 2. ein langsamer Ca^{2+}-Einwärtsstrom (I_{Ca}) und 3. ein K^+-Auswärtsstrom, I_K. Die Ionenkanäle für I_f werden am Ende der Repolarisationsphase aktiviert, wenn das Membranpotenzial negativer als ca. −50 mV wird; I_f leitet die spontane Depolarisation ein. Der zweite für die spontane Depolarisation verantwortliche Strom, I_{Ca}, wird aktiviert, wenn das Membranpotenzial wieder positiver als etwa −55 mV wird, wobei die einströmenden Kationen die Zelle zunehmend depolarisieren. Dies entspricht dem Aufstrich des Membranpotenzials. Gleichzeitig öffnen sich nun K^+-Kanäle, die den Auswärtsstrom I_K fließen lassen, was die Repolarisation der Zelle erlaubt.

tionsgradienten abhängig. Entsprechend führt eine Erhöhung der Plasmakonzentration von K^+ zu einer Depolarisation und hat damit Störungen der Erregungsausbreitung zur Folge.

Die Einflüsse von Hyper- und Hypokaliämie auf das Membranpotenzial normaler und hypoxämischer Myokardzellen sind in Kap. 11.7.3 (S. 490) geschildert.

Klinisch führt eine **Hyperkaliämie** daher zu einer Verlangsamung der Erregungsausbreitung über das Herz und im Fall einer schweren Hyperkaliämie evtl. sogar zu lebensbedrohlichen **Rhythmusstörungen**. Steigt die extrazelluläre K^+-Konzentration auf Werte von über 25 mmol/l an, so kommt es zum sofortigen Herzstillstand. Diese pathophysiologischen Zusammenhänge macht man sich in der Herzchirurgie zunutze, um das Herz für operative Eingriffe vorübergehend ruhig zu stellen. Dabei wird der Kreislauf durch eine extrakorporale Pumpe aufrechterhalten (Herz-Lungen-Maschine) und das Herz mit einer K^+- und Mg^{2+}-reichen, aber Ca^{2+} armen Pufferlösung (kardioplege Lösung) durchströmt. Der resultierende Herzstillstand in Kombination mit einer Kühlung des Herzens vermindert den myokardialen Energieverbrauch drastisch. Dies führt zu einer deutlichen Verbesserung der Funktionserhaltung vor und der Stabilität des Herzens nach dem Wiederanschluss an die Körperzirkulation.

5.8.3 Automatie

Im Unterschied zur Arbeitsmuskulatur ist das Membranpotenzial des Sinusknotens (SA-Knoten) nicht konstant (▸ Abb. 5.26b). An die Repolarisation (maximales diastolisches Potenzial) schließt sich die Phase der **diastolischen Depolarisation** an. Voraussetzung für das Entstehen dieser Spontandepolarisation ist das Fehlen der stabilisierenden Kaliumleitfähigkeit (K_{IR}-Kanäle). Der Schrittmacherstrom (I_f; ▸ Abb. 5.26**a**) wird durch Hyperpolarisation aktiviert und von Na^+-Ionen getragen, die durch die nicht selektiven Kationenkanäle einströmen. Erreicht die diastolische Depolarisation die Schwelle, entsteht ein neues Aktionspotenzial. Im Unterschied zur Arbeitsmuskulatur besitzen der Sinusknoten und der Atrioventrikular-(AV-)Knoten keine raschen Na^+-Kanäle. Der Aufstrich ist folglich langsamer und wird durch den Ca^{2+}-Einstrom über T- und L-Typ-Ca^{2+}-Kanäle erzeugt. Die Anstiegssteilheit der diastolischen Schrittmacherdepolarisation, d. h. die Zeit, die bis zum Entstehen eines neuen Aktionspotenzials verstreicht, bestimmt daher die Frequenz, mit der z. B. der Sinusknoten tätig ist. Die Plateauphase ist ebenfalls weniger ausgeprägt als im Arbeitsmyokard (▶ Abb. 5.26**b**) und fällt zeitlich mit den Veränderungen der Membranpermeabilität für Ca^{2+} zusammen. Welchen Einfluss die Überträgerstoffe des Sympathikus und Parasympathikus auf die Automatie und damit auf die Herzfrequenz haben, wird in Kap. 5.10.2 (S. 212) besprochen.

5.9 Elektromechanische Kopplung

Die Erregung der Herzmuskelzelle, die ihren Ausdruck in einem Aktionspotenzial hat, ist ein elektrisches Phänomen, das über die Zellmembran abläuft. Die Kontraktion hingegen ist ein mechanischer Prozess, der sich an den kontraktilen Strukturen im Inneren der Zelle abspielt. Diejenigen Mechanismen, die die Kopplung zwischen Membrandepolarisation und Kontraktion bedingen, werden unter dem Begriff der **elektromechanischen Kopplung** zusammengefasst. Hierbei spielen Ca^{2+}-Ionen die Schlüsselrolle. So kann man im Experiment zeigen, dass nach Umschalten auf ein Ca^{2+}-freies Nährmedium zwar noch Aktionspotenziale ausgelöst werden können, doch sind diese von keiner Kontraktion mehr gefolgt. Ca^{2+}-Entzug führt also zu einer elektromechanischen Entkopplung.

Das Ausmaß der Aktivierung des kontraktilen Apparats des Herzens wird im Wesentlichen durch die **zytosolische Ca^{2+}-Konzentration** bestimmt. Diese ist in der ruhenden Herzmuskelzelle mit 10^{-7} mol/l außerordentlich niedrig. Bei einer Erregung steigt sie kurzzeitig bis auf das rund 15-fache des Ruhewerts an. Das Maximum der Kraftentwicklung wird bei einer zytosolischen Ca^{2+}-Konzentration von etwa 10^{-5} mol/l erreicht. Den zeitlichen Zusammenhang zwischen Veränderungen der zytosolischen Ca^{2+}-Konzentration und der Myokardkontraktion kann man experimentell sehr elegant durch Applikation intrazellulärer Ca^{2+}-Indikatoren, wie Indo-1, Fluo-3 oder Fura-2 messen (Abb. 4.23) (S. 178).

Für die zyklischen Veränderungen der zytosolischen Ca^{2+}-Konzentration sind eine Reihe von gut analysierten Einzelmechanismen verantwortlich. Wie ▶ Abb. 5.27 zeigt, strömt während der Plateauphase des Aktionspotenzials Ca^{2+} entlang seines elektrochemischen Gradienten über **L-Typ-Ca^{2+}-Kanäle** (DHPR = Dihydropyridinrezeptoren) in das Zellinnere ein und triggert durch Aktivierung von Ca^{2+}-Kanälen des sarkoplasmatischen Retikulums (Ryanodin-Rezeptoren, RyR2) eine zusätzliche, quantitativ noch größere Ca^{2+}-Freisetzung aus dem sarkoplasmatischen Retikulum (SR; **Ca^{2+}-induzierte Ca^{2+}-Freisetzung**). Dieses Ca^{2+} induziert dann den Kontraktionszyklus durch Bindung an Troponin C. Während der Diastole wird das Ca^{2+}, welches aus dem SR stammt (ca. 70 % des Gesamt-Ca^{2+}), wieder durch die SR Ca^{2+}-/ATPase (SERCA) ins SR gepumpt. Der Anteil an Ca^{2+}, der über L-Typ Ca^{2+} Kanäle in die Zelle gelangt (ca. 30 %), wird vor allem durch den Na^+/Ca^{2+}- Austauscher wieder nach extrazellulär befördert. Gleichzeitig gelangt während eines Ca^{2+}-Transienten Ca^{2+} auch in Mitochondrien, wo es durch Stimulation von Citratzyklus-Dehydrogenasen und Atmungskettenenzymen die ATP-Produktion an den Energiebedarf der Zelle anpasst. Es ist derzeit noch unklar, ob die Ca^{2+}-Aufnahme in Mitochondrien eine „Pufferfunktion" von zytosolischem Ca^{2+} während physiologischer Kontraktionsprozesse ausübt. Im sarkoplasmatischen Retikulum ist das Ca^{2+} hauptsächlich an Calsequestrin, einem Ca^{2+}-Speicherprotein gebunden. Viele der biologischen Wirkungen von Ca^{2+} werden durch seine Interaktion mit **Calmodulin** vermittelt. Der Informationsgehalt, der in Veränderungen von Amplitude, Frequenz und Dauer der zytosolischen Ca^{2+}-Konzentration während des Herzzyklus steckt, kann durch Calcium/Calmodulin-abhängige Enzyme, Ionenkanäle und Transkriptionsfaktoren wahrgenommen und in Signale umgewandelt werden, sodass z. B. eine Herzhypertrophie resultiert.

Trotz ähnlicher Funktionsabläufe bei der elektromechanischen Kopplung bestehen folgende, funktionell wichtige **Unterschiede zwischen Herz-** und **Skelettmuskel**: Der Herzmuskel ist bei jeder Kontraktion auf das während des Aktionspotenzials aus dem Extrazellulärraum einströmende Ca^{2+} angewiesen (Triggereffekt). Die Höhe dieses Ca^{2+}-Einstroms bestimmt über die Ca^{2+}-Beladung des intrazellulären Speichers (sarkoplasmatisches Retikulum) letztlich die Kontraktionskraft. Am Skelettmuskel hingegen sind die intrazellulären Ca^{2+}-Speicher in Form des sarkoplasmatischen Retikulums wesentlich stärker ausgeprägt und spielen somit die dominierende Rolle für das kontraktionswirksame Ca^{2+}. Die Kontraktionsamplitude einer einzelnen Skelettmuskelfaser ist im Unterschied zum Herzmuskel nicht graduierbar. Die Kraftentwicklung am Skelettmuskel wird daher durch Rekrutierung (S. 157) einer verschieden großen Anzahl von Muskelfasern erreicht. Die Unterschiede im Ca^{2+}-Stoffwechsel von Herz- und Skelettmuskel erklären auch den Befund, dass bei Ca^{2+}-freier Perfusion eines Skelettmuskels die durch elektrische Reizung auslösbare Kontraktionsamplitude erst nach einiger Zeit abnimmt (Erschöpfung der Speicher). Beim Herzmuskel hingegen führt der gleiche Eingriff bereits nach wenigen Schlägen zum Herzstillstand.

Der Herzmuskel relaxiert, wenn die zytosolische Ca^{2+}-Konzentration absinkt. Dafür sind zwei Mechanismen verantwortlich. Zum einen ist es die rasche **Wiederaufnahme von Ca^{2+}** in das sarkoplasmatische Retikulum. Hierbei handelt es sich um einen direkt ATP-abhängigen Prozess (primär aktiver Transport), der durch eine Ca^{2+}-ATPase (**SERCA** = ***sarcoplasmic endoplasmic reticulum** calcium-transporting **ATPase***) getragen und durch **Phospholamban** (**PLB**) moduliert wird. Die Phosphorylierung von Phospholamban durch cAMP-abhängige Proteinkinasen enthemmt die Aktivität der SERCA und steigert dadurch die Ca^{2+}-Aufnahme in das sarkoplasmatische Retikulum. Die dadurch rascher sinkende zytosolische Ca^{2+}-Konzentration erklärt, dass nach β-adrenerger Stimulation des Herzens (cAMP-Anstieg) die Relaxationsgeschwindigkeit gegenüber Kontrollen gesteigert ist (▶ Abb. 5.8). Zum anderen wird Ca^{2+} auch durch einen $3Na^+/1Ca^{2+}$-Austauschcarrier über die Zellmembran **nach außen transportiert.** Wie in ▶ Abb. 5.27 dargestellt ist, beeinflusst außerdem eine primär aktiv transportierende Ca^{2+}-ATPase in der Zellmembran die zytosolische Ca^{2+}-Konzentration. Das entlang seines elektrochemischen Gradienten einströmende Natrium treibt dabei Ca^{2+} (sekundär aktiv) aus der Zelle. Hiermit steht ein dritter Mechanismus zur Verfügung, die zytosolische Ca^{2+}-Konzentration auf niedrigen Werten zu halten. Vom energetischen Gesichtspunkt wird der Na^+/Ca^{2+}-Austausch indirekt von der membranständigen Na^+/K^+-ATPase getrieben (S. 62).

Die in ▶ Abb. 5.27 dargestellten Zusammenhänge erklären wahrscheinlich auch den Wirkungsmechanismus von **Digitalisglykosiden,** einer Gruppe von Pharmaka, die die Herzkraft steigern könnten. Digitalisglykoside hemmen nämlich die Na^+/K^+-ATPase. Dadurch kommt es über eine Zunahme der intrazellulären Natriumkonzentration zu einer Verminderung des Na^+-Ca^{2+}-Austauschs. Letztlich steigt also die zytosolische Ca^{2+}-Konzentration an, was wahrscheinlich für die unter Digitalisglykosiden beobachtete Steigerung der Herzkraft verantwortlich ist. Der klinische Nutzen einer Langzeittherapie mit Digitalisglykosiden ist heute allerdings umstritten.

Eine weitere prinzipielle Möglichkeit, die Herzkraft zu beeinflussen, besteht in der unmittelbaren Erhöhung oder Senkung des transmembranalen Ca^{2+}-Einstroms während des Aktionspotenzials. Wie oben bereits erwähnt, führt der sympathische Überträgerstoff **Noradrenalin** und das Nebennierenmarkhormon **Adrenalin** über

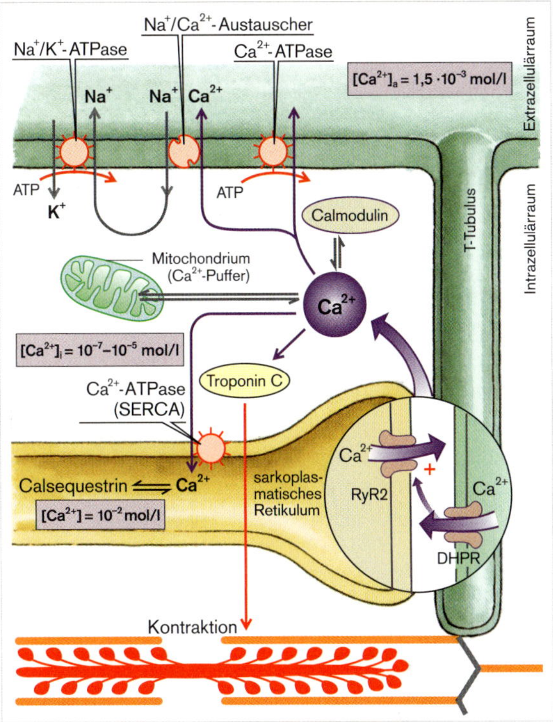

Abb. 5.27 Ca^{2+}-Austauschvorgänge an der Myokardzelle. Die Erhöhung der zytosolischen Ca^{2+}-Konzentration vor der Kontraktion erfolgt durch den Ca^{2+}-Einstrom (L-Typ-Ca^{2+}-Kanal, Dihydropyridinrezeptor, DHPR) aus dem Extrazellulärraum sowie durch Ca^{2+}-Freisetzung aus dem sarkoplasmatischen Retikulum über einen weiteren Ca^{2+}-Kanal-Typ (Ryanodinrezeptor, RyR2). Hierbei kommt es zu einer zeitlichen und räumlichen Summation einer großen Zahl von lokalen Ca^{2+}-Freisetzungsereignissen in Form sog. *calcium sparks*. Eine Verminderung der Ca^{2+}-Konzentration (Relaxation) erfolgt durch primär aktiven Rücktransport in das sarkoplasmatische Retikulum (SERCA) und Transport über die Zellmembran nach außen (Ca^{2+}-ATPase). Zusätzlich wird über den $3Na^+/1\ Ca^{2+}$-Austauscher, der letztlich von der Na^+/K^+-ATPase getrieben wird, Ca^{2+} aus der Zelle transportiert (sekundär aktiver Transport).

eine Zunahme der Öffnungswahrscheinlichkeit der L-Typ-Ca^{2+}-Kanäle zu einem gesteigerten Einstrom von Ca^{2+} in das Zellinnere. Dies ist gefolgt von einer Zunahme der Kontraktionskraft (**Inotropie**). Die molekularen Mechanismen, die der hormonellen Regulation des Ca^{2+}-Kanals zugrunde liegen, sind in Abb. 4.22 (S. 176) schematisch zusammengefasst. Adrenalin bzw. Noradrenalin binden zunächst an den β_1-Adrenozeptor, der in der Myokardzellmembran lokalisiert ist. Dadurch kommt es unter Mitwirkung eines G_S-Proteins zu einer Aktivierung der membrangebundenen Adenylylcyclase, in deren Folge cAMP in der Zelle akkumuliert (Abb. 2.15) (S. 68); cAMP als Second Messenger der Hormonwirkung bewirkt die Umwandlung einer Proteinkinase aus der inaktiven in die aktive Form. Die so aktivierte cAMP-abhängige Proteinkinase A (PKA) führt dann zu einer Phosphorylierung von Untereinheiten des membranständigen Ca^{2+}-Kanals. Dies hat zur Folge, dass der Ca^{2+}-Kanal sich häufiger öffnet und entsprechend mehr Ca^{2+} in das Zellinnere gelangen kann. Außerdem wird durch die PKA-vermittelte Phosphorylierung von Phospholamban die SERCA-Aktivität und damit auch die Ca^{2+}-Beladung des SR erhöht. Neben der beschleunigten Relaxation wird so auch die Ca^{2+}-Freisetzung aus dem SR während der Systole gesteigert. Darüber hinaus wird die Ca^{2+}-Freisetzung aus dem SR durch PKA-vermittelte Phosphorylierung der Ryanodinrezeptoren (RyR) weiter gesteigert. cAMP wird in Herzmuskelzellen in erster Linie durch die Phosphodiesterasen 3 und 4 kontrolliert, die eine Kompartimentalisierung des zytosolischen cAMP und somit eine lokal fein abgestimmte Regulation PKA-abhängiger Prozesse gewährleisten.

Der parasympathische Überträgerstoff, **Acetylcholin,** antagonisiert am **Herzvorhof** die inotrope Wirkung von Adrenalin und Noradrenalin. Dieser inhibitorische Effekt lässt sich über eine Hemmwirkung auf das Adenylylcyclasesystem erklären, die über einen muskarinergen (M2-)Cholinozeptor und ein G_i-Protein vermittelt wird. Gemeinsame Endstrecke ist wieder das cAMP-System der Zelle, das eine zentrale Rolle bei der Vermittlung der inotropen Wirkung einnimmt. (Einzelheiten s. Abb. 2.16 rechts) (S. 69). Am nicht stimulierten Herzen wirkt Acetylcholin lediglich am Vorhof negativ inotrop und hat keinen direkten Einfluss auf die Inotropie des Ventrikelmyokards. Die Acetylcholin-Wirkung auf den Vorhof (wie auch die negativ chrono- und dromotrope Wirkung auf Sinus- bzw. AV-Knoten, ▸ Abb. 5.30) wird durch eine G_i-Protein-vermittelte Aktivierung von K^+-Kanälen verursacht. Eine Zunahme der K^+-Leitfähigkeit im Vorhof bedeutet einen vergrößerten repolarisierenden K^+-Strom, der das Aktionspotenzial verkürzt und die Repolarisation beschleunigt.

5.10 Erregungsausbreitung am Herzen

Die Herzfrequenz eines erwachsenen Menschen beträgt in Ruhe etwa 70 Schläge pro Minute. Bei körperlicher Arbeit steigt dieser Wert bis auf 180 – 200 Schläge pro Minute an. Ausgangspunkt für die rhythmische Erregung des Herzens ist der **Sinusknoten,** eine ca. 3 × 10 mm große Struktur, die im rechten Vorhof an der Einmündungsstelle der V. cava superior lokalisiert ist. Der Sinusknoten ist automatisch tätig und durch eine spontane diastolische Depolarisation charakterisiert (▸ Abb. 5.26 und ▸ Abb. 5.28). Morphologisch handelt es sich beim Sinusknoten, wie auch bei den anderen Strukturen der Erregungsleitung im Herzen, um spezialisierte Herzmuskelzellen, die myofibrillenarm und sarkoplasmareich sind. Biochemisch sind sie durch ein Überwiegen des glykolytischen Stoffwechsels gekennzeichnet.

Vom Sinusknoten breitet sich die Erregung zunächst fächerförmig über die **Vorhöfe** aus. Die Erregungsübertragung erfolgt von einer Myokardzelle auf die nächste über Gap Junctions (S. 74). Gap Junctions sind kommunizierende Verbindungen zwischen zwei Zellen, die am Herzen auf Höhe der Glanzstreifen (Disci intercalares) lokalisiert sind und Orte erniedrigten Membranwiderstands darstellen. Deswegen kann das Myokardgewebe auch als ein **funktionelles Synzytium** bezeichnet werden. Die Geschwindigkeit der Erregungsausbreitung in der Vorhofwand beträgt 0,3 – 0,6 m/s (▸ Abb. 5.29). Dieser Wert ist etwas kleiner als die Leitungsgeschwindigkeit einer marklosen Nervenfaser (0,5 – 2 m/s) und natürlich wesentlich geringer als die in markhaltigen Nervenfasern, die bei 100 m/s liegt (Tab. 3.2) (S. 110).

Ausgehend vom Sinusknoten und den beiden Vorhöfen, ist der **AV-Knoten** die nächste Station der Erregungsausbreitung (▸ Abb. 5.29). Der AV-Knoten ist auf Höhe des Septums auf der Grenze zwischen Vorhof und Kammer lokalisiert und stellt die einzige leitende Verbindung zwischen Vorhof und Ventrikel dar, die durch die „Isolierplatte" Ventilebene zum His-Bündel führt. Bei der Erregungsübertragung am AV-Knoten kommt es zu einer erheblichen Verzögerung (▸ Abb. 5.29). Die Leitungsgeschwindigkeit geht im kranialen Knotenabschnitt auf etwa 10 % von derjenigen am Vorhof zurück, steigt aber im kaudalen Abschnitt des AV-Knotens wieder an. Die Gründe für die langsame Leitungsgeschwindigkeit sind neben dem Faserdurchmesser in der Tatsache zu suchen, dass das „schnelle Natriumsystem" am AV-Knoten nur schwach exprimiert wird, woraus eine verlangsamte Aufstrichsgeschwindigkeit des Aktionspotenzials resultiert (▸ Abb. 5.28). Die funktionelle Bedeutung der Verzögerung der Erregungsausbreitung ist darin zu sehen, dass der AV-Knoten abnorm gesteigerte Frequenzen, z. B. bei Vorhofflimmern (s. u.) nicht überleitet, da sie in die Refraktärphase des jeweils vorangegangenen Aktionspotenzials fallen, das sich ja relativ langsam über den AV-Knoten ausbreitet. Der AV-Knoten wirkt folglich wie ein **Frequenzsieb**, durch das die Herzventrikel vor zu hohen Frequenzen der Vorhöfe geschützt werden. Zum anderen hat die verlangsamte Überleitung im AV-Knoten zur Folge, dass für die diastolische Füllung der Ventrikel durch die Kontraktion der Vorhöfe ein genügend langes Zeitintervall zur Verfügung steht.

Wie aus den in ▸ Abb. 5.29 wiedergegebenen Daten zu ersehen ist, nimmt die Leitungsgeschwindigkeit im **His-Bündel**, den beiden **Kammerschenkeln**, besonders aber in den **Purkinje-Fäden** wieder deutlich zu (1,0 – 4,0 m/s). Die Dauer der Erregungsausbreitung vom Sinusknoten zum Ventrikelmyokard beträgt ca. 150 ms, sodass nach insgesamt 210 ms das gesamte Herz erregt ist. Ein Vergleich der Dauer eines Aktionspotenzials (ca. 300 ms) mit der Zeit, die ein Impuls benötigt, um vom AV-Knoten das Ventrikelmyokard zu erregen (140 ms), zeigt, dass die Er-

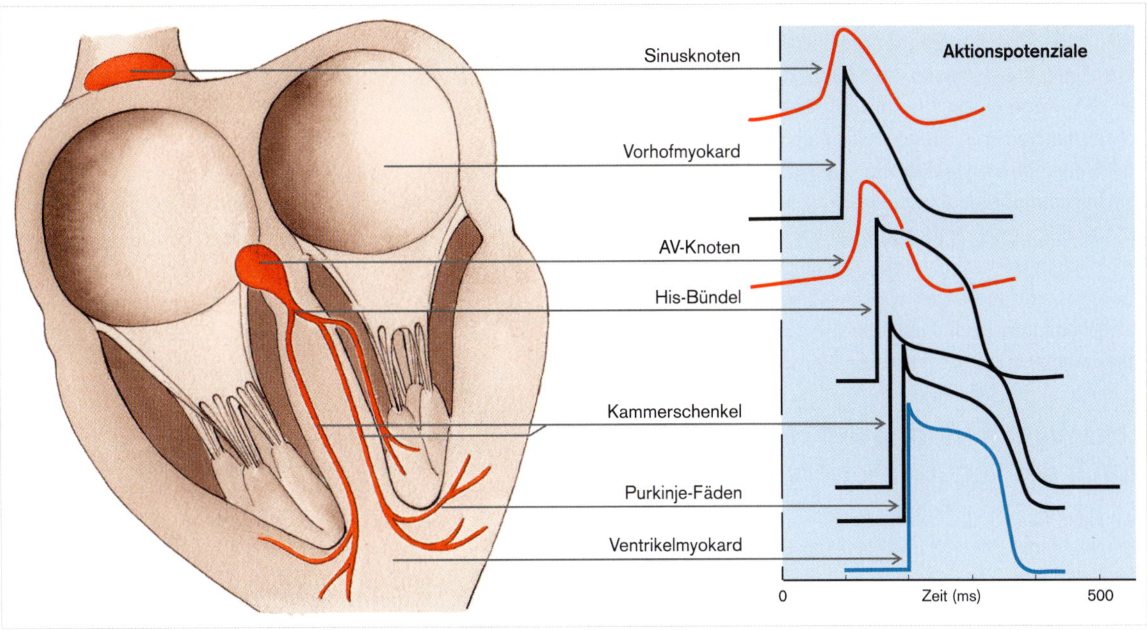

Abb. 5.28 Herzerregung. Erregungsbildung und Erregungsausbreitung sowie die an den entsprechenden Orten gemessenen Aktionspotenziale. Sinus- und AV-Knoten zeigen eine spontane diastolische Depolarisation des Membranpotenzials. Die Aktionspotenzialdauer ist an den Kammerschenkeln und Purkinje-Fäden am längsten. Man beachte die Verzögerung der Erregungsausbreitung im AV-Knoten.

regungsausbreitung bereits weit vor dem Ende eines Aktionspotenzials abgeschlossen ist. Für eine Neuerregung des Herzens hat dieser Zusammenhang eine wichtige Konsequenz: Die Erregungsausbreitung im Ventrikel ist zu einem Zeitpunkt abgeschlossen, an dem sich das erregte Gewebe noch in der absoluten Refraktärphase befindet. Die Erregung kommt somit zu Ende, eine erneute Erregung durch Wiedereintritt (Reentry) (S.222) der Erregungsfront in bereits repolarisiertes Myokard ist normalerweise nicht möglich. Die lange Dauer des Aktionspotenzials schützt somit das Herz vor einer vorzeitigen Erregung während des Herzzyklus. Die Aktionspotenzialdauer an den Purkinje-Fäden unmittelbar vor dem Übergang der Erregung auf den Herzmuskel ist mit ca. 450 ms am längsten, sodass hier ein besonders guter Schutz gegen eine Reentry-Erregung besteht.

5.10.1 Hierarchie der Erregungsausbreitung

Nicht nur der Sinusknoten, sondern auch tiefer liegende Strukturen der Erregungsleitung sind zu spontaner, d. h. automatischer Impulsbildung befähigt. Jedoch nimmt die Eigenfrequenz vom Sinusknoten über den AV-Knoten bis zu den Purkinje-Fäden laufend ab (▶ Abb. 5.29). Der Sinusknoten ist nur deshalb der **primäre Schrittmacher** (sog. nomotopes Automatiezentrum), weil er von allen Strukturen die höchste Eigenfrequenz besitzt und den

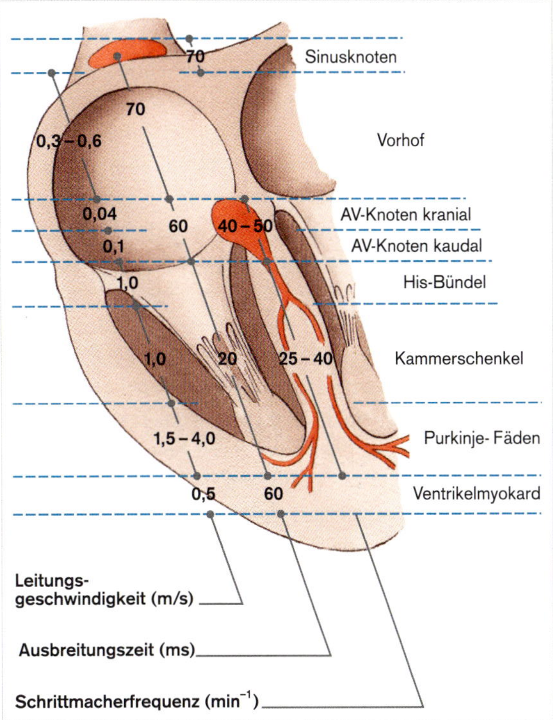

Abb. 5.29 Geschwindigkeit der Erregungsausbreitung. Wegen der starken Abnahme der Leitungsgeschwindigkeit im AV-Knoten wirkt dieser wie ein Frequenzsieb. Die Erregung benötigt insgesamt 210 ms, um vom Sinusknoten aus das Ventrikelmyokard vollständig zu erregen.

AV-Knoten erregt, bevor dieser selbst automatisch tätig wird. Fällt aber der Sinusknoten aus bzw. kommt es zu einer Unterbrechung der Überleitung seiner Erregung auf den AV-Knoten, so übernimmt der AV-Knoten selbst Schrittmacherfunktion mit einer Eigenfrequenz von ca. 40 – 50 pro Minute (**sekundärer Schrittmacher**). Liegt die Unterbrechung der Erregungsausbreitung unterhalb des AV-Knotens, so stellt sich ein Kammerrhythmus von 25 – 40 Schlägen pro Minute ein. Bei einer Störung der Erregungsausbreitung ist es also immer die Struktur mit der dann höchsten Eigenfrequenz, die als heterotopes Automatiezentrum Schrittmacherfunktion übernimmt.

5.10.2 Beeinflussung des Herzrhythmus durch das vegetative Nervensystem

Das Herz ist gut mit sympathischen und parasympathischen (vagalen) Fasern versorgt. Die **sympathischen Nerven** entstammen den oberen 5 – 6 Thorakalsegmenten des Rückenmarks und werden im rechten bzw. linken Ganglion stellatum auf postganglionäre Fasern umgeschaltet. Der sympathische Überträgerstoff am Herzen ist **Noradrenalin**, das bei Reizung aus den terminalen Nervenendigungen freigesetzt wird. Während der Herzsympathikus Vorhof und Ventrikelmyokard gleichmäßig versorgt, ziehen die **vagalen Nerven** bevorzugt zu den Vorhöfen, zum Sinus- und zum AV-Knoten.

Sowohl der Sympathikus als auch der Parasympathikus modulieren die Herzfrequenz durch eine veränderte Aktivität von **Ionenkanälen des Sinusknotens**. Die Automatie der Schrittmacherzentren wird wesentlich durch die Expression von Ionenkanälen bestimmt, wobei unspezifische Kationenkanäle, die als Ursache eines Hintergrundstroms („*funny*" Strom, I_f) gelten, besonders wichtig sind. In Zellen des Sinus und AV-Knotens verhindern diese Kanäle vor allem durch einen Natriumeinstrom in die Zelle die Ausbildung eines stabilen Ruhepotenzials. Die Offenwahrscheinlichkeit dieser Kanäle wird durch Hyperpolarisation und cAMP moduliert. Daher fasst man die inzwischen vier bekannten Vertreter dieser Klasse von Kanälen zur HCN-Familie (*hyperpolarisation and cyclic nucleotide activated*) zusammen (vgl. Abb. 3.3) (S. 99). Die Charakteristika der **HCN-Kanäle** sind:

1. Ihre **Leitfähigkeit** sinkt bei Depolarisation der Zellen und steigt im Zuge der Repolarisation wieder an.
2. Die Größe des Na^+-Einwärtsstroms wird durch **Bindung von cAMP** an die Kanäle gesteigert.

Die Regulation der HCN-Kanäle über intrazelluläre cAMP-Spiegel stellt eine wesentliche Grundlage für die Modulation der Herzfrequenz durch das vegetative Nervensystem dar. Erhöhte **Sympathikusaktivität** löst, z. B. bei körperlicher Aktivität, eine Steigerung der Herzfrequenz aus (**positiv chronotrope Wirkung**). Noradrenalin, das aus den terminalen Endigungen sympathischer Fasern ausgeschüttet wird, stimuliert an Zellen des Sinus- und AV-Knotens β-Adrenozeptoren, die in einer $G\alpha_s$ gekoppelten Reaktion die Adenylylcyclase aktivieren. In der Folge wird vermehrt cAMP gebildet, welches u. a. die HCN-Kanäle stimuliert, sodass der Na^+- Einstrom und die Depolarisationsrate ansteigen. Das Schwellenpotenzial wird daher schneller erreicht und somit die Herzfrequenz gesteigert (▶ Abb. 5.30).

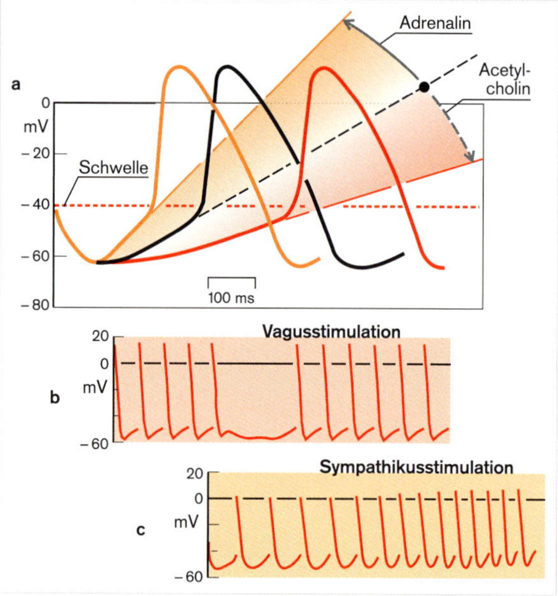

Abb. 5.30 Einfluss von sympathischen und parasympathischen Überträgerstoffen auf die Herzfrequenz.
a Adrenalin führt zu einer Zunahme, Acetylcholin zu einer Abnahme der diastolischen Depolarisation im Sinusknoten. Dadurch wird die Schwelle im Fall von Acetylcholin später (negativ chronotrop), im Fall von Adrenalin früher (positiv chronotrop) erreicht.
b Stimulation des N. vagus senkt die Schrittmacherfrequenz.
c Sympathikusstimulation erhöht die Schrittmacherfrequenz.

Die **parasympathische** Senkung der Herzfrequenz (**negativ chronotrope Wirkung**) beruht auf einem gegenläufigen Effekt. Ausschüttung von Acetylcholin aus den Endigungen parasympathischer Fasern führt nämlich zur Aktivierung muskarinerger M_2-Rezeptoren. Diese sind an heterotrimere G-Proteine gekoppelt, deren α-Untereinheit inhibitorisch ($G\alpha_i$) auf die Adenylylcyclase wirkt und deren βγ-Untereinheiten einen Acetylcholin-stimulierbaren Kaliumkanal (K_{ACh}) aktivieren. Die Folge der ACh-Ausschüttung ist somit eine Senkung des cAMP-Spiegels und damit verbunden eine Reduktion des I_f-Stroms. Zusätzlich wirkt der erhöhte Kalium-Ausstrom der Depolarisation durch den Na^+-Einstrom entgegen. Beide Mechanismen verlängern die Zeit zum Erreichen des Schwellenpotenzials und senken so die Herzfrequenz (▸ Abb. 5.30). Der Schrittmacher des Herzens steht in Ruhe unter dem hemmenden Einfluss des N. vagus (Vagotonus), und im Experiment führt eine Durchtrennung des rechten Herzvagus zu einer Frequenzsteigerung.

Der zweite funktionell wichtige Angriffspunkt des autonomen Nervensystems ist der AV-Knoten. Wie in ▸ Abb. 5.31 dargestellt, führt Acetylcholin am AV-Knoten zu einer Verzögerung der Erregungsausbreitung von den Vorhöfen auf die Ventrikel, und wirkt somit **negativ dromotrop**. Eine sehr starke Stimulation beider Nn. vagi kann sogar zu einer vollständigen Blockierung der Überleitung im AV-Knoten führen. Ein momentaner Herzstillstand (Asystolie) ist die Folge, der so lange anhält, bis nach wenigen Sekunden ein heterotopes Zentrum, z. B. in den Purkinje-Fäden, erneut Schrittmacherfunktion übernimmt.

Auch am AV-Knoten ist die Wirkung des Sympathikus der einer Vagusstimulation entgegengesetzt: Noradrenalin beschleunigt die Anstiegssteilheit des Aktionspotenzials; dadurch wird die Überleitungszeit vom Vorhof auf den Ventrikel beschleunigt: **positiv dromotrope** Wirkung (▸ Abb. 5.31). Neben der Wirkung auf die Herzfrequenz besteht eine wesentliche weitere Wirkung des Sympathikus in einer Steigerung der Herzkraft (**positive Inotropie**) auf die weiter oben ausführlich eingegangen wurde. Zunächst soll aber besprochen werden, wie die Ausbreitung der Erregung über das Herz anhand von typischen Potenzialschwankungen an der Körperoberfläche verfolgt werden kann.

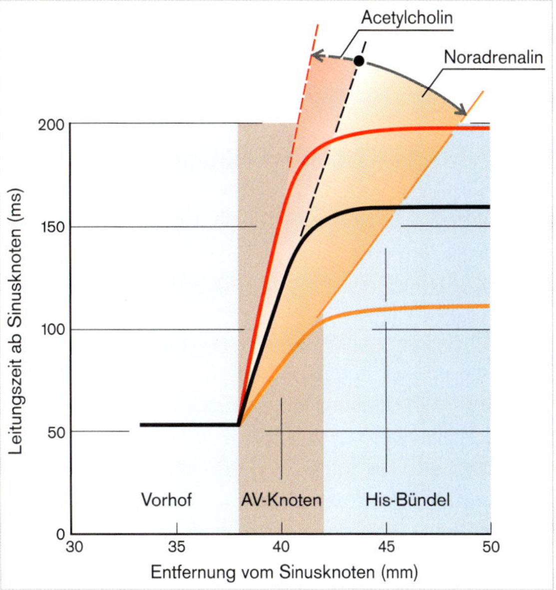

Abb. 5.31 Verzögerung der Leitungszeit im AV-Knoten und Modulation durch adrenerge und cholinerge Stimulation. Mittels einer im Sinusknoten platzierten Elektrode wurde der Vorhof erregt (Entfernung = Abstand zur Reizelektrode). Die Überträgerstoffe wurden lokal appliziert.

Zusammenfassung Kap. 5.10

Erregungsausbreitung am Herzen

Die Erregung des Herzens breitet sich, **ausgehend vom Sinusknoten** (primärer Schrittmacher), über Vorhof, AV-Knoten, His-Bündel, Kammerschenkel und Purkinje-Fasern aus und erreicht das **Ventrikelmyokard**, wo die Erregung von einer Myokardzelle auf die nächste weitergeleitet wird. Bei der Überleitung im **AV-Knoten** (sekundärer Schrittmacher) ist die Leitungsgeschwindigkeit stark vermindert. Der AV-Knoten wirkt wie ein Frequenzsieb, das eine zu rasche Neuerregung der Ventrikel verhindert. Die Ausbreitungszeit der Erregung im Ventrikel (140 ms) ist wesentlich kürzer als die Dauer eines Aktionspotenzials (300 ms), sodass der Herzmuskel sich wegen der **langen Refraktärzeit** nicht wieder selbst erregen kann (kein Reentry). Der **Herzsympathikus** (**Noradrenalin**) wirkt über eine Zunahme der Steilheit der spontanen diastolischen Depolarisation im Sinusknoten herzfrequenzsteigernd (positiv chronotrop). Am AV-Knoten beschleunigt der Sympathikus die Überleitungszeit (positiv dromotrop). Die Wirkungen der parasympathischen Fasern des N. vagus sind dem Sympathikus entgegengesetzt: Acetylcholin wirkt negativ chronotrop und dromotrop.

5.11 Grundlagen der Elektrokardiografie

Das Elektrokardiogramm (**EKG**) ist ein klinisch häufig eingesetztes diagnostisches Verfahren, das Auskunft über die Ausbreitung der elektrischen Erregung über Vorhof und Ventrikelmyokard gibt. Bei der Registrierung eines EKG werden **Veränderungen der Potenzialdifferenz** zwischen zwei Punkten auf der Körperoberfläche gegen die Zeit aufgezeichnet. Zunächst ist es wichtig zu verstehen, wie es, ausgehend von den einzelnen Aktionspotenzialen an den Millionen Muskelfaserzellen im Herzen, zu einer auf der Körperoberfläche messbaren Potenzialdifferenz kommt.

5.11.1 Entstehung des EKG

Betrachtet man die Potenzialdifferenz an einer Muskelfaser im nicht erregten Zustand, so beträgt diese bei intrazellulärer Ableitung zwar −85 mV (Membranpotenzial), ist bei einer extrazellulären Ableitung über zwei, der Faser außen aufgelegte Elektroden jedoch gleich Null (▶ Abb. 5.32, **1**). Läuft nun an dieser Muskelfaser ein Aktionspotenzial ab, so entsteht eine **Potenzialdifferenz** zwischen bereits erregten und noch nicht erregten Faserabschnitten (▶ Abb. 5.32, **2**). Wenn die gesamte Faser depolarisiert ist, so lässt sich, wie an der ruhenden Faser, bei extrazellulärer Ableitung keine Potenzialdifferenz mehr nachweisen (▶ Abb. 5.32, **3**). Erst bei Repolarisation entsteht wieder eine Potenzialdifferenz, nun aber in umgekehrter Richtung (▶ Abb. 5.32, **4**). Die mit Hilfe der beschriebenen Elektrodenanordnung gemessenen Potenzialschwankungen stellen ein sog. **biphasisches Aktionspotenzial** dar. Die hier für die Einzelfaser angestellten Überlegungen gelten in gleicher Weise für Muskelfasern im Verbund, d. h. im Gewebe bzw. am gesamten Herzen. Die Potenzialdifferenzen an jeder Muskelfaser addieren sich hierbei zu einer Summenpotenzialdifferenz. Da ein Vektor ganz allgemein eine gerichtete Größe ist und hier die Richtung und Größe einer Potenzialdifferenz darstellt, kann man auch sagen, die Einzelvektoren addieren sich zu einem **Summen-** oder **Integralvektor.** Erregte Herzmuskelzellen verhalten sich also zu unerregten wie ein **Dipol,** wobei die jeweilige Richtung durch die Lage des Vektors, seine Größe hingegen durch die Länge des Vektors symbolisiert wird. Der Vektorpfeil zeigt definitionsgemäß von Minus nach Plus, d. h. von erregtem zu unerregtem Gewebe.

Wie ▶ Abb. 5.33 zeigt, entsteht um einen elektrischen Dipol ein **elektrisches Feld.** Unter der Annahme eines homogenen Leiters greifen die Feldlinien in typischer Weise in den Raum aus (schwarze Linien in ▶ Abb. 5.33). Senkrecht auf den Feldlinien stehen die Linien gleichen Potenzials, d. h. die **Isopotenziallinien** (rot in ▶ Abb. 5.33). Die Größe der im elektrischen Feld messbaren Potenzialdifferenzen ist von folgenden Faktoren abhängig:

- **Spannung** des Dipols. Je größer die Anzahl der erregten Muskelfasern (bei gleicher Richtung), desto größer ist die Potenzialdifferenz und der im EKG gemessene Ausschlag.
- **Lage** der Ableitelektroden in Bezug auf den Dipol. Befinden sich beide Ableitelektroden parallel zum Dipol (▶ Abb. 5.33, obere Ableitungen), so ist die gemessene Potenzialdifferenz am größten. Sie geht gegen null, wenn die Lage der Ableitelektroden senkrecht zum Dipol angeordnet ist (▶ Abb. 5.33, rechte Ableitung).
- **Entfernung** der Ableitelektroden vom Dipol. Je weiter vom Dipol entfernt die Messung erfolgt, desto kleiner sind die Werte für die dort vorherrschenden Isopotenziallinien, und desto geringer ist die gemessene Potenzialdifferenz (▶ Abb. 5.33, obere Ableitungen). Die Amplitude des Potenzials fällt hierbei mit dem Quadrat der Entfernung vom Dipol ab. Die im normalen EKG registrierten Potenzialschwankungen müssen daher elektrisch verstärkt werden; sie betragen (unverstärkt) bei den Extremitätenableitungen (s. u.) ca. 1 mV.

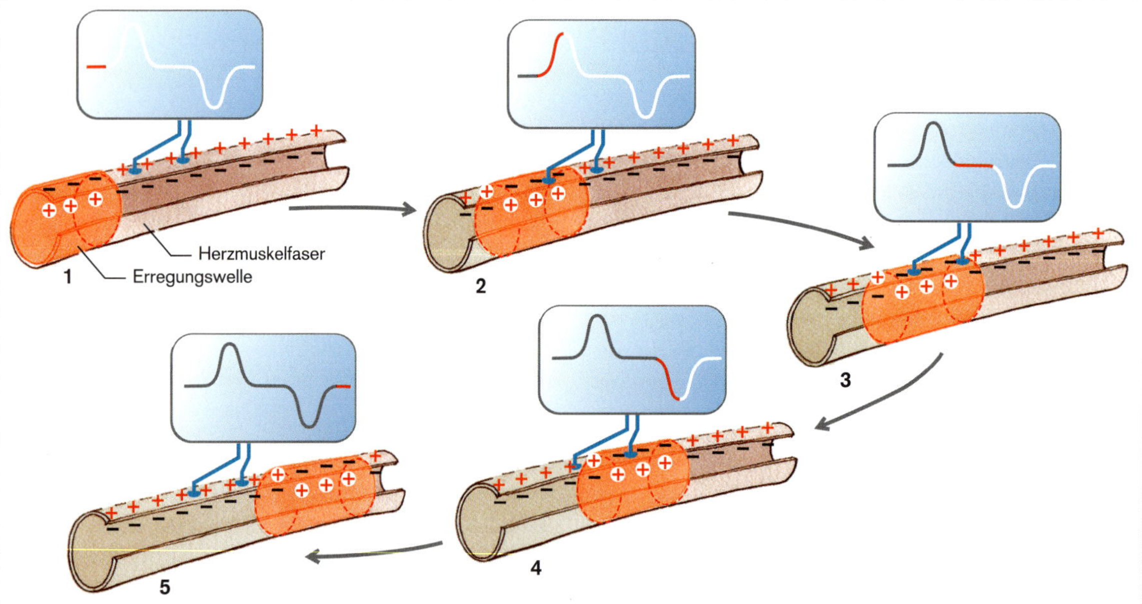

Abb. 5.32 Biphasisches Aktionspotenzial. Veränderungen der extrazellulär gemessenen Potenzialdifferenz, wenn eine Erregung von links nach rechts über eine Muskelfaser abläuft. Sowohl im voll erregten (**3**) als auch im nicht erregten Gewebe (**1, 5**) lässt sich keine Potenzialdifferenz messen. Nur wenn der Muskel teilweise erregt (**2**) bzw. teilweise repolarisiert ist (**4**), entsteht ein Messsignal.

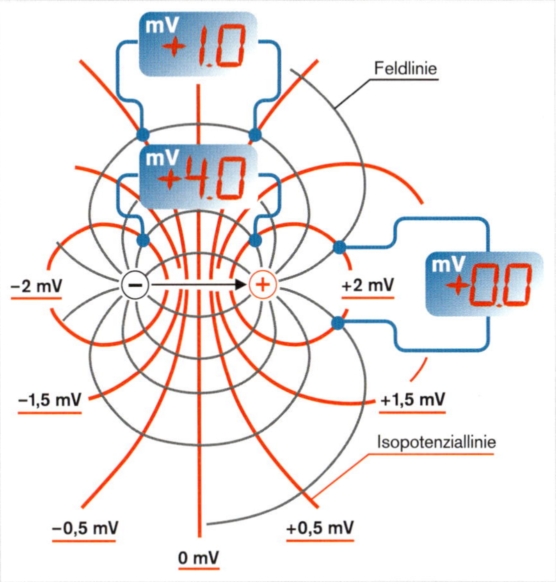

Abb. 5.33 Ausbreitung eines elektrischen Feldes in einem homogenen Leiter. In einem elektrischen Feld stehen die Linien gleichen Potenzials (Isopotenziallinien, rote Linien) senkrecht auf den Feldlinien (schwarze Linien). Liegt die Ableitungsebene (wie im hier gewählten Beispiel) parallel zum elektrischen Vektor, so ergibt sich, in Abhängigkeit von der Entfernung, eine Potenzialdifferenz von 1,0 bzw. 4,0 mV. Wird senkrecht zum Vektor abgeleitet, so liegen die Ableitungsorte auf der Isopotenziallinie, d. h. die Potenzialdifferenz ist gleich Null. Das Beispiel zeigt, dass sowohl die Lage als auch die Entfernung der Ableitelektroden die Größe des Ausschlages im EKG bestimmen.

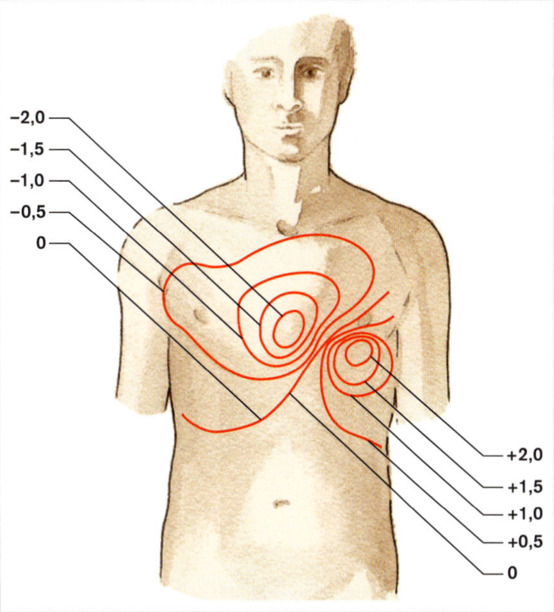

Abb. 5.34 Isopotenziallinien. Projektion der Isopotenziallinien auf den Thorax während der Phase der Ventrikelerregung (R-Zacke im EKG).

Die bisherige Betrachtung ging davon aus, dass der Leiter, in dem sich das elektrische Feld ausbreitet, homogen ist. Übertragen auf den Körper des Menschen, ist diese Annahme aber nur z. T. gerechtfertigt. Die in ▶ Abb. 5.34 auf den Thorax projizierten Isopotenziallinien während der Phase der Ventrikeldepolarisation zeigen ein nicht völlig symmetrisches Feld. Dies beruht auf der Tatsache, dass Herz, Lunge und Leber sowie Binde- und Fettgewebe das elektrische Feld in seiner Ausbreitung unterschiedlich beeinflussen. Außerdem kommt es auch dadurch zu einer Randverzerrung des elektrischen Feldes, dass die Isopotenziallinien dort, wo die Extremitäten ansetzen, von der Rumpfwand in Arme und Beine hineinlaufen. Insbesondere bei starkem subkutanem Fettgewebe breitet sich das elektrische Feld nur schlecht aus und hat zur Folge, dass die im EKG gemessenen Potenzialschwankungen nur klein sind. Ein sog. Niederspannungs-EKG ist auch typisch für Perikarderkrankungen; es findet sich insbesondere beim Perikarderguss, dem Kurzschlusswirkung zukommt. Die Höhe der Ausschläge bei sonst normal konfiguriertem EKG lässt aber keine Rückschlüsse auf etwaige Störungen der Erregungsbildung und -ausbreitung zu.

Das EKG erlaubt natürlich auch keine direkte Beurteilung der Kontraktionskraft des Herzens.

Wie die **Ausschläge im EKG** im Einzelnen zustande kommen, ist in ▶ Abb. 5.35 verdeutlicht. Wenn die Erregung, ausgehend vom Sinusknoten, auf das Vorhofmyokard übergreift, entsteht ein herzspitzenwärts gerichteter Integralvektor. Die Projektion dieses Vektors auf eine Ableitungsebene, die als Beispiel derjenigen zwischen rechtem Arm und linkem Fuß entsprechen soll (Ableitung II nach Einthoven, ▶ Abb. 5.38), ergibt einen positiven Ausschlag. Im EKG entspricht dem ein Ausschlag nach oben, die **P-Welle**. Die P-Welle ist folglich Ausdruck der **Vorhoferregung**. Wenn die Vorhöfe vollständig erregt sind, besteht kein Potenzial mehr, die P-Welle ist zu Ende, das EKG befindet sich auf der Nulllinie (Isopotenziallinie; PQ-Strecke). In der sich anschließenden Phase wird die Erregung vom AV-Knoten auf den Ventrikel übergeleitet. Der atrioventrikulären **Überleitungszeit** entspricht im EKG das **PQ-Intervall** und umfasst den Zeitraum vom Beginn der Vorhoferregung bis zum Beginn der Kammererregung. Erst wenn die Erregung das Ventrikelmyokard erreicht hat, entsteht wieder ein messbares Potenzial. Die **Erregung des Ventrikels** beginnt auf der linken Seite des Septums und breitet sich zunächst herzbasiswärts aus. Dem entspricht in der genannten Ableitung ein Ausschlag nach unten, der **Q-Zacke**. Wenn weite Teile der Herzbasis erregt sind, dreht sich die Ausbreitungsrichtung der Erregungsfront und verläuft nun in Richtung Herzspitze. Da

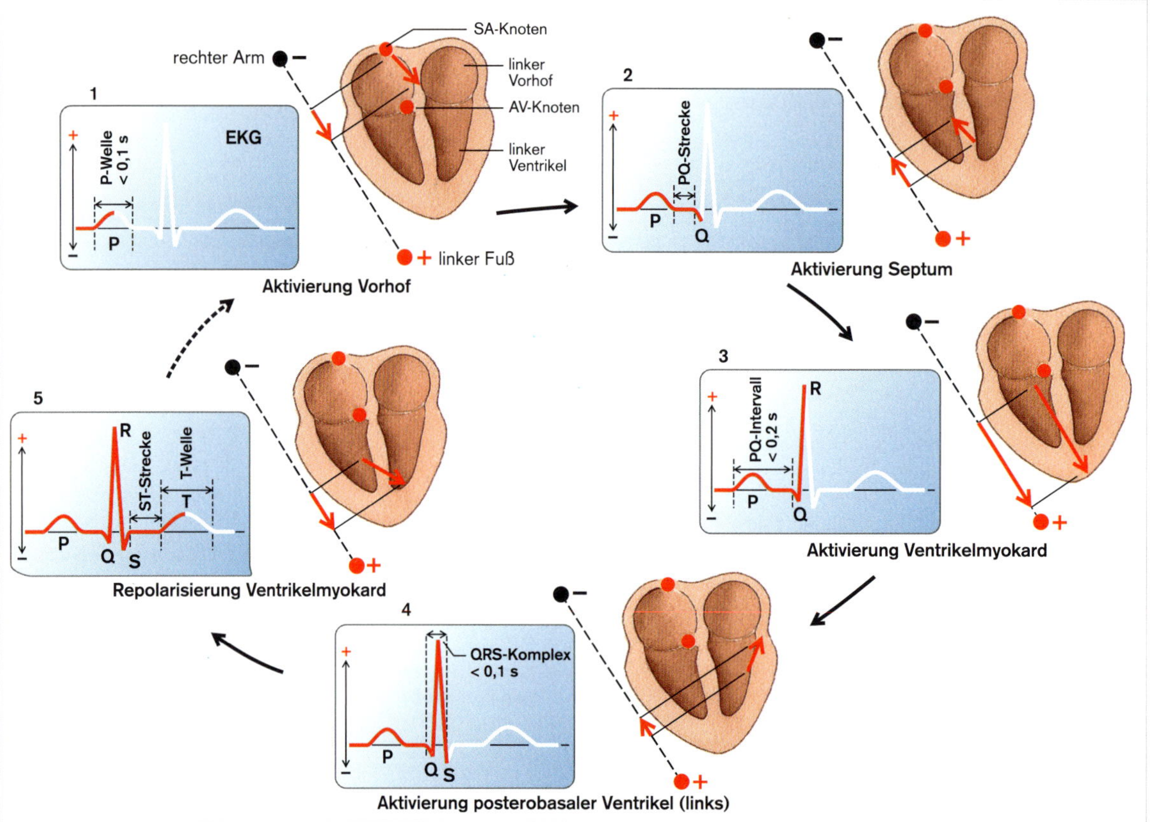

Abb. 5.35 Sequenz der Vorhof- und Ventrikelerregung und die Entsprechung im EKG. Die in den einzelnen Phasen auftretenden Integralvektoren sind auf Ableitung II nach Einthoven (rechter Arm – linker Fuß) projiziert. Die angegebenen Zeiten gelten für eine Herzfrequenz von 70/min.

hierbei große Muskelmassen beteiligt sind, die bereits erregt sind bzw. noch erregt werden müssen, entsteht eine große Potenzialdifferenz, die **R-Zacke** im EKG. Die letzten Abschnitte des Ventrikels, die erregt werden, sind posterobasale Teile des linken Ventrikels. Aufgrund der Lage des Integralvektors in dieser Phase der Erregungsausbreitung resultiert in Ableitung II ein Ausschlag nach unten, die **S-Zacke**. Am Ende der S-Zacke ist das Ventrikelmyokard vollständig erregt. Die **Repolarisation** des Ventrikels, deren Ausdruck die **T-Welle** darstellt, beginnt an der Herzspitze und schreitet herzbasiswärts fort. Dem entspricht der positive Ausschlag der T-Welle im EKG. Der Grund, warum die Erregungsrückbildung in umgekehrter Reihenfolge wie die Erregungsausbreitung erfolgt, ist darin zu suchen, dass die Geschwindigkeit der Repolarisation in verschiedenen Ventrikelregionen ungleich ist.

Die Repolarisation der Vorhöfe fällt in die Phase der Ventrikeldepolarisation (QRS-Komplex) und ist normalerweise nicht sichtbar. Hinzu kommt, dass der Spannungswert der Vorhofrepolarisation nur sehr gering ist. In elektrischer Hinsicht müssen Vorhöfe und Ventrikel getrennt gesehen werden. Sie sind nämlich voneinander durch elektrisch kaum leitendes Bindegewebe auf der Ebene der Herzklappen (Ventilebene) isoliert, sodass kein messbares Potenzial entsteht, wenn z. B. die Ventrikel erregt und die Vorhöfe unerregt sind.

5.11.2 Vektorkardiografie

Die in ▶ Abb. 5.35 in Einzelphasen zerlegte Erregungsausbreitung besteht in Wirklichkeit aus einer Vielzahl von **Summationsvektoren**, die zu jeder Zeit der Herzaktion ihre Größe und Richtung ändern. Die Verbindungslinie der jeweiligen Spitze des Vektors zu jeder Phase der Herzerregung resultiert in einer dreidimensionalen Figur, der sog. **Vektorschleife.** Messtechnisch wird sie dadurch gewonnen, dass vertikale und horizontale Ableitungen genutzt werden, um die zeitliche Veränderung der Vektorrichtung in einem Diagramm darzustellen (▶ Abb. 5.36). Der Integralvektor projiziert sich hierbei jederzeit auf die horizontale (X-Achse) und die vertikale Ableitung (Y-Achse). Die Lage und Form der so entstehenden Vektorschlei-

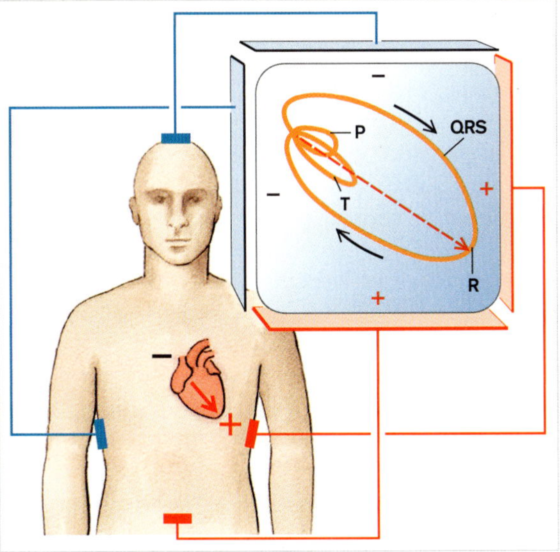

Abb. 5.36 Vektordiagramm. Messanordnung zur Erfassung des Vektorkardiogramms. Die Lage des Vektors zum Zeitpunkt der R-Zacke im EKG ist eingezeichnet. (Der QRS-Vektor kann sich, individuell- und altersbedingt, u. U. auch gegen den Uhrzeigersinn bewegen.)

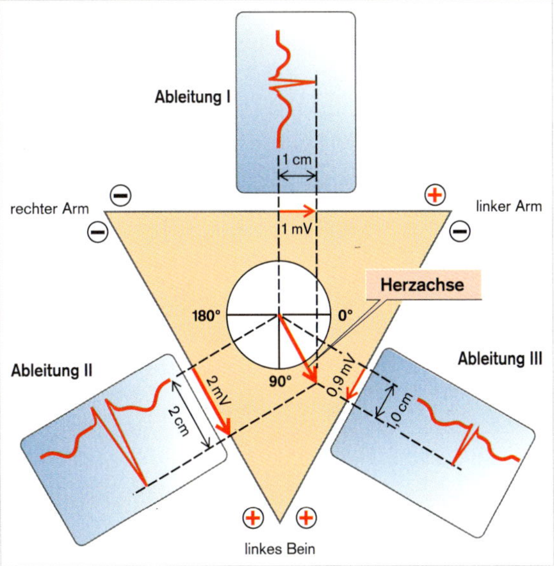

Abb. 5.37 EKG-Dreieck nach Einthoven. Die bipolaren Extremitätenableitungen I, II, III werden zur Bestimmung der elektrischen Herzachse herangezogen, indem die in jeder Ableitung gemessene Potenzialdifferenz zur Zeit der R-Zacke auf die entsprechende Seite des gleichseitigen Einthoven-Dreiecks aufgetragen wird.

fe hängt von der Größe und der Richtung des Integralvektors zu jedem Zeitpunkt ab.

Die **Vorhoferregung** (P-Welle) manifestiert sich in der Vektorkardiografie als **Vorhofschleife**. Entsprechend ist die **Ventrikeldepolarisation** durch eine **Ventrikelschleife** charakterisiert. Die **Repolarisationsschleife** entspricht der **T-Welle**.

Der Vorteil der Vektorkardiografie besteht darin, dass sie ein getreues Abbild der Erregungsausbreitung und -rückbildung zu jeder Phase der Herzaktion liefert.

5.11.3 Bipolare Standardableitung

Willem Einthoven (1860–1927) hat 1906 in Leiden das erste menschliche EKG abgeleitet. Auf ihn bezieht sich die heute noch geübte Konvention, die Ableitorte am rechten und linken Arm sowie am linken Fuß vereinfacht als Ecken eines gleichseitigen Dreiecks, des **Einthoven-Dreiecks**, darzustellen (▶ Abb. 5.37). Die beiden Arme und das linke Bein wirken in dieser Darstellung wie verlängerte Elektroden. Ableitung I betrifft die Verbindung zwischen rechtem und linkem Arm. Ableitung II bezieht sich auf die Verbindung zwischen rechtem Arm und linkem Fuß, Ableitung III auf die Verbindung zwischen linkem Arm und linkem Fuß. Bei den **Standardableitungen nach Einthoven** (**I, II, III**) handelt es sich also um **bipolare Extremitätenableitungen**. In den drei verschiedenen Ableitungen ändert sich nicht die zeitliche Abfolge der Potenzialschwankungen, wohl aber deren Amplitude und unter Umständen die Ausschlagrichtung.

Aus den Extremitätenableitungen lassen sich Rückschlüsse auf die **Herzlage** ziehen. Während der Erregungsausbreitung in die Herzspitze zur Zeit der R-Zacke stimmt nämlich die **elektrische Herzachse** (R-Vektor) mit der Lage des Herzens im Thorax (anatomische Herzachse) normalerweise weitgehend überein. Daher kann man aus der Kenntnis der elektrischen Herzachse Schlüsse auf die anatomische Herzachse ziehen. Allerdings ist hier zu berücksichtigen, dass bei einer Hypertrophie des linken Ventrikels (z. B. beim Bluthochdruck) aufgrund der Zunahme der zu erregenden linksventrikulären Muskelmassen die Lage des R-Vektors entscheidend beeinflusst wird, ohne dass sich die Lage des Herzens im Thorax nennenswert ändert. Gleiche Überlegungen gelten auch für eine Hypertrophie des rechten Ventrikels, die z. B. durch eine Lumeneinengung (Stenose) der Pulmonalklappe oder durch einen zu hohen Druck im Lungenkreislauf ausgelöst werden kann. Als zusätzlicher Punkt muss berücksichtigt werden, dass die R-Zacke definitionsgemäß der erste positive Ausschlag im QRS-Komplex ist, sodass die R-Zacken in den verschiedenen Ableitungen nicht notwendigerweise synchron zueinander verlaufen.

Die elektrische Herzachse wird mit Hilfe des Einthoven-Dreiecks bestimmt. Hierbei wird – wie ▶ Abb. 5.37 zeigt – vereinfachend so vorgegangen, dass man die Höhe der R-Zacken von mindestens zwei Ableitungen ausmisst und die ermittelte Lage auf die entsprechende Seite des Einthoven-Dreiecks aufträgt. Durch Fällung des Lots von den Anfangs- und Endpunkten der aufgetragenen Strecken entstehen Schnittpunkte innerhalb des Dreiecks, deren Verbindung die Richtung des resultierenden Vektors anzeigt (▶ Abb. 5.37). Der Winkel α, den die elektrische Herzachse mit der Horizontalen einnimmt, bildet die Grundlage für die Einteilung der verschiedenen **Lagetypen** des Herzens. Beim Indifferenztyp beträgt der Winkel +30° bis +60°. Beim Linkstyp (+30° bis −30°) ist die R-Zacke in Ableitung I am größten, während beim Rechtstyp (+90° bis +120°) die Ableitung III die größten Werte aufweist. Beim Steiltyp (+60° bis +90°) sind die R-Zacken in Ableitung II und III etwa gleich groß (Gradeinteilung s. ▶ Abb. 5.39 b).

Allgemein gilt: Ausschlag in Ableitung II = Ausschlag in Ableitung I + Ausschlag in Ableitung III (Vorzeichen beachten: Ausschlag nach oben +, nach unten −). Daraus folgt, dass für die Konstruktion der elektrischen Herzachse aus dem EKG mittels des Einthoven-Dreiecks zwei Ableitungen genügen.

Der Lagetyp des Herzens ist **atmungsabhängig**. Bei starker Inspiration kommt es aufgrund eines Tiefertretens des Zwerchfells zu einer Versteilerung der Herzachse. Dieser Übergang (z. B. vom Indifferenz- zum Steiltyp) lässt sich im EKG gut nachweisen. Außerdem kommt es atmungsabhängig zu einer deutlichen Veränderung des Herzrhythmus (s. u.).

5.11.4 Unipolare EKG-Ableitungen

Die oben besprochenen bipolaren Standardableitungen messen die Potenzialdifferenzen zwischen zwei Punkten der Körperoberfläche und erfassen nur die frontale Projektionsebene der Vektorschleife. Schaltet man alle drei Extremitäten nach Wilson über hochohmige Widerstände zusammen, so entsteht eine indifferente Elektrode, die näherungsweise im Massenmittelpunkt des Herzens liegt und gegen die verschiedene Orte der Körperoberfläche abgeleitet werden können. Diese Art der Ableitung nennt man **unipolar** oder **V-Ableitung**.

Werden Ableitelektroden (differente Elektroden) präkordial an genau definierten Stellen des Thorax angebracht (▶ Abb. 5.38, rechts), so entstehen die sog. **Brustwandableitungen nach Wilson** $V_1 - V_6$. Diese Ableitungen geben Auskunft über die horizontale Vektorprojektion. Ein positiver Ausschlag im EKG wird dabei immer dann gemessen, wenn die Spitze des Vektors auf die Ableitelektrode hinzeigt, ein negativer Ausschlag, wenn die Vektorspitze von der Ableitelektrode wegzeigt (▶ Abb. 5.40)

Mit differenten V-Elektroden können auch die Potenziale gemessen werden, die an der Spitze des Einthoven-Dreiecks, d. h. am rechten Arm (VR), am linken Arm (VL) und am linken Fuß (VF), herrschen. Die resultierenden Amplituden von VR, VL und VF sind jedoch nur klein. Einem Vorschlag von Goldberger entsprechend, können die Amplituden jedoch um ca. 50 % vergrößert werden, wenn z. B. bei Ableitung VR der rechte Arm (differente Elektrode) gegen den Zusammenschluss der beiden anderen Elektroden (indifferente Elektrode) abgeleitet wird

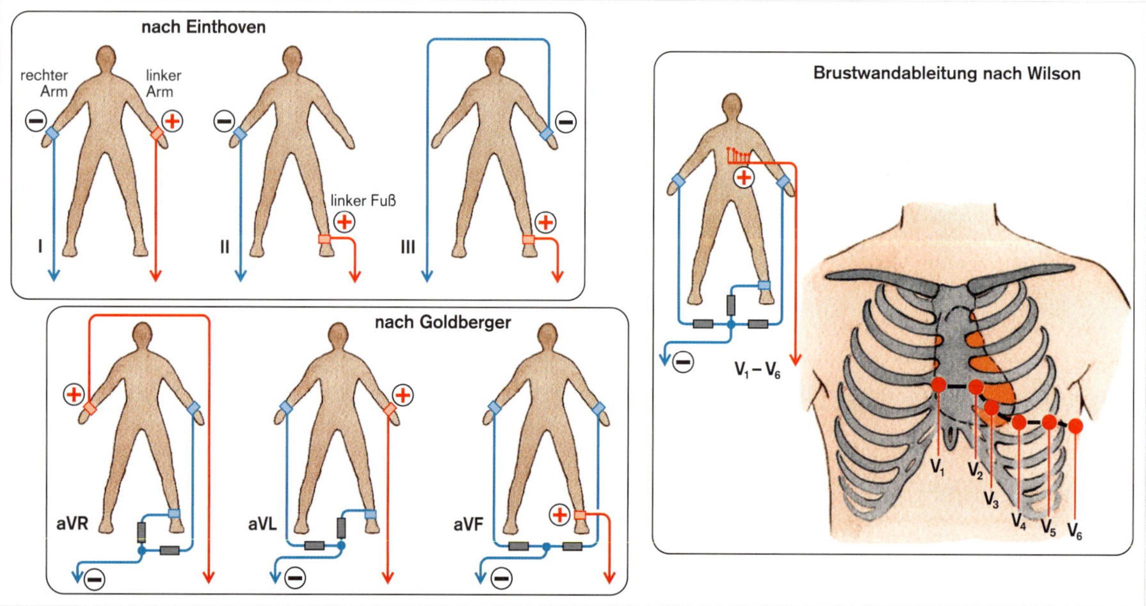

Abb. 5.38 EKG: Extremitäten- und Brustwandableitungen. Messpunkte und Verschaltungen bei den EKG-Ableitungen nach Einthoven und Goldberger sowie bei der Brustwandableitung nach Wilson.

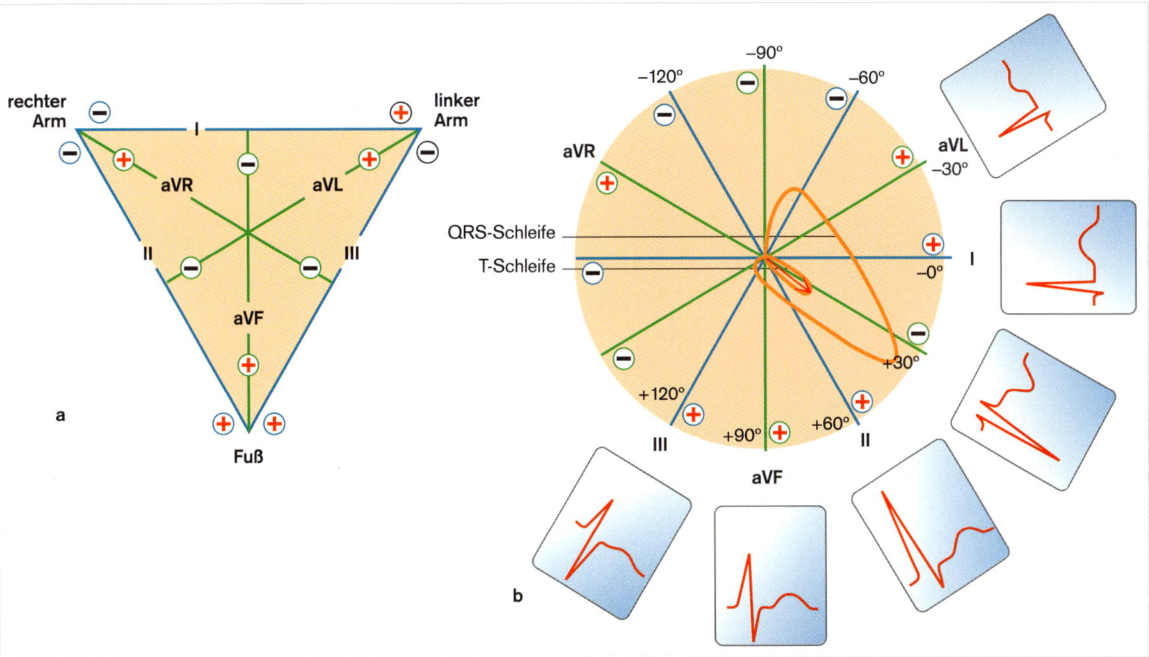

Abb. 5.39 EKG: Richtung und Polarität der Extremitätenableitungen (nach [18]). In **a** sind die unipolaren Ableitungen nach Goldberger (▸ Abb. 5.38) in das Einthoven-Dreieck (▸ Abb. 5.37) eingezeichnet. Durch Parallelverschiebung können nun die Ableitungslinien der bipolaren Ableitungen (Dreieckseiten) und der unipolaren Ableitungen (Winkelhalbierende) so gelegt werden, dass sie in einem Kreis (Cabrera) liegen (**b**), dessen Mittelpunkt dem Ursprung der Vektorschleifen (▸ Abb. 5.36) entspricht. (Die P-Schleife ist hier weggelassen.) Mit diesen sechs Ableitungen in der Frontalebene können die Vektorschleifen aus sechs um jeweils 30° versetzten „Blick"-Winkeln registriert werden. So wird z. B. ersichtlich, dass der Maximalvektor der T-Schleife (roter Pfeil, zeigt nach ca. +35°) als hohe T-Welle in aVR, I und II erscheint. In Ableitung III hingegen ist die T-Welle sehr flach, weil sie zu diesem Vektor fast senkrecht steht. (Die T-Welle in aVR ist negativ, da aVR in Richtung +30° negativ ist.)

(▸ Abb. 5.38). Es entsteht ein verstärktes (augmented) Messsignal: aVR. Bei dieser Ableitungsart entspricht die Ableitungsrichtung der Winkelhalbierenden zwischen Ableitung I und II im Einthoven-Dreieck. In analoger Weise werden bei der **unipolaren Ableitung nach Goldberger** neben aVR die Ableitungen aVL und aVF gemessen. Messtechnisch erlauben EKG-Geräte die gleichzeitige Registrierung der Standardableitungen, der Ableitungen nach Goldberger und der Brustwandableitungen nach Wilson. Auf den insgesamt 12 Kanälen kann ein Geübter einen umfassenden Überblick über die Erregungsausbreitung am Herzen und seine Störungen gewinnen.

5.12 Aussagemöglichkeiten des EKG

Aus der Natur der EKG-Entstehung ergibt sich, dass mit Hilfe des EKG nur **Störungen der Erregungsbildung und der Erregungsausbreitung** diagnostiziert werden können. Das EKG ist also primär Ausdruck der Herzerregung, nicht aber der Herzkontraktion. Im Zusammenhang mit dem klinischen Bild erlauben aber EKG-Veränderungen auch Hinweise auf hämodynamische Veränderungen. Im Folgenden soll kurz auf einige klinisch relevante Veränderungen des EKG eingegangen werden.

5.12.1 Der normale Sinus-Rhythmus

Aus dem in ▸ Abb. 5.41 oben wiedergegebenen normalen EKG ist zu ersehen, dass jede Vorhoferregung (P-Welle) von einer Kammererregung (QRS-Komplex) gefolgt ist. Bei der gegebenen Registriergeschwindigkeit lässt sich die Herzfrequenz einfach aus dem Abstand der R-Zacken (R-R) bestimmen: f (min^{-1}) = Registriergeschwindigkeit (cm/min)/R-R-Abstand (cm). Bei Frequenzen über 100/min spricht man von **Sinustachykardie.** Eine Sinustachykardie tritt z. B. bei sportlicher Belastung auf und ist Folge der positiv chronotropen Wirkung des Sympathikus am Sinusknoten. Auch bei Fieber beobachtet man eine Steigerung der Herzfrequenz um ca. 8–12 Schläge/min pro Grad Temperaturerhöhung. Von einer **Bradykardie** spricht man bei Frequenzen unter 60/min. Häufig findet man bei Sportlerherzen Frequenzen zwischen 40 und 50 Schlägen/min in Ruhe. Dies ist Folge der bei Sportlern erhöhten Aktivität des Parasympathikus (Vagotonus).

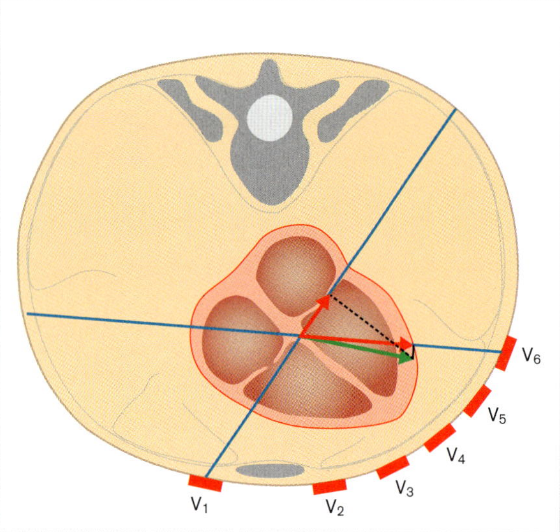

Abb. 5.40 Schematische Darstellung der Brustwandableitungen in der Transversalebene nach Wilson. Durch Zusammenschluss der drei Extremitätenableitungen entsteht eine indifferente Elektrode, die formal im Messmittelpunkt des Herzens liegt. Gegen diese Elektrode werden mittels den auf der Brustwand lokalisierten differenten Elektroden V_1-V_6 Potenzialdifferenzen gemessen, die während der Erregungsausbreitung auftreten. Die Ausschläge im EKG stellen in den einzelnen Ableitungen wieder die Projektion des Summenvektors (grün) auf die Ableitungsachsen (blau) dar (rote Vektoren). Für die oben gezeigte Situation der Kammererregung zeigt der Vektor in V_1 von der differenten Elektrode weg, in V_6 zur Elektrode hin. Daraus resultiert ein negativer Ausschlag in V_1 und ein positiver Ausschlag in V_6.

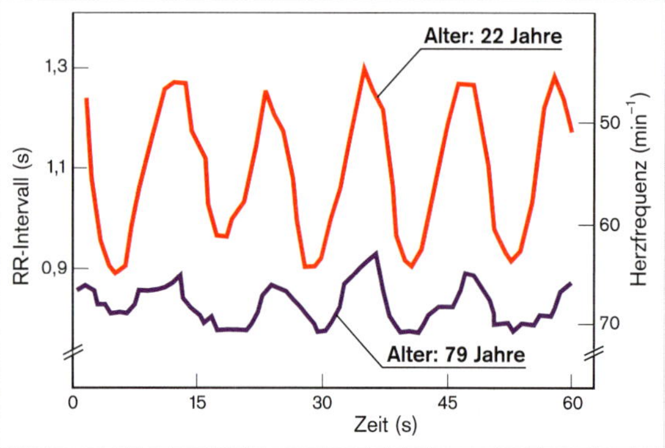

Abb. 5.42 Respiratorische Arrhythmie bei einem jungen und einem älteren gesunden Mann. Die Atmungsfrequenz betrug 5/min. Bei jeder Inspiration nimmt das R-R-Intervall ab, d. h. die Herzfrequenz nimmt zu.

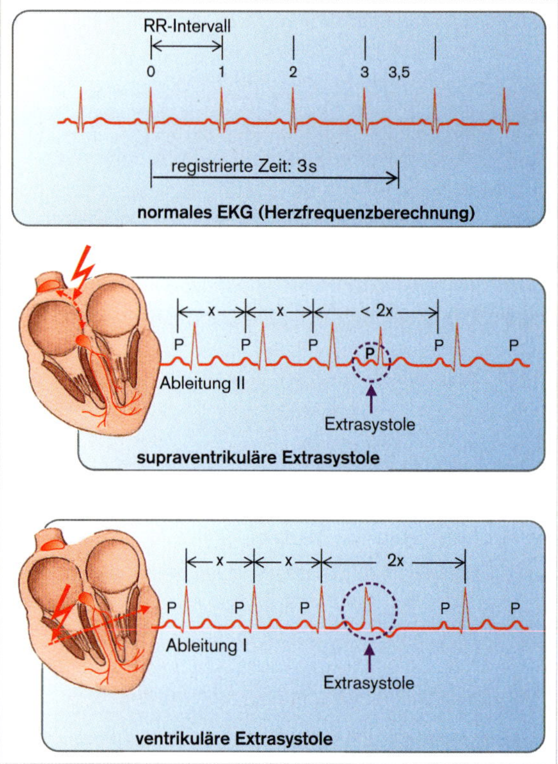

Abb. 5.41 EKG: Herzfrequenzbestimmung, supraventrikuläre und ventrikuläre Extrasystole. Aus dem Abstand der R-Zacken (R-R) und der Registriergeschwindigkeit (cm/min) lässt sich die Herzfrequenz f (min^{-1}) errechnen. Im vorliegenden Fall beträgt sie 70 min^{-1}. Bei den supraventrikulären Extrasystolen liegt der Reizbildungsort im Vorhof. Dabei ist der Abstand vom letzten normalen P zum P der Extrasystole kleiner als das normale P-P-Intervall (= x), das nachfolgende P-P-Intervall ist vergrößert (postextrasystolische Pause). Insgesamt aber ist der Abstand zwischen dem P vor und dem nach der Extrasystole kleiner als normal, d. h. < 2x. Bei den ventrikulären Extrasystolen entsteht die Extrasystole in der Kammer (im Beispiel in der rechten Kammer) und ist von einer kompensatorischen Pause gefolgt, d. h. der Abstand zwischen dem R vor und dem nach der Extrasystole ist gleich 2x.

Auch bei der **respiratorischen Arrhythmie** handelt es sich um ein physiologisches Phänomen. Während einer Inspiration steigt die Herzfrequenz an, bei Exspiration fällt sie ab (▶ Abb. 5.42). Dies beruht auf atmungsabhängigen Veränderungen des Parasympathikuseinflusses auf das Herz. Bei Inspiration kommt es nämlich über eine Dehnung der Lungen zu einer Hemmung des Vagotonus auf das Herz, was die Herzfrequenz ansteigen lässt.

5.12.2 Extrasystolen

Bei Extrasystolen treten Herzschläge außerhalb des regulären Grundrhythmus auf, die ihren Ursprung nicht im Sinusknoten haben (ektopischer Herd). Nach dem Entstehungsort unterscheidet man **supraventrikuläre** und **ventrikuläre Extrasystolen.** Fällt bei sehr langsamem Grundrhythmus die Extrasystole zwischen zwei normale Sinusaktivierungen, so kommt es zu keiner Störung der Grundfrequenz. Es liegt eine sog. **interponierte Extrasystole** vor. Bei höherer Grundfrequenz folgt auf eine ventrikuläre Extrasystole eine **kompensatorische Pause** (▶ Abb. 5.41, unten). Die nachfolgende reguläre Kammererregung fällt nämlich aus, da die vom Sinusknoten ausgehende Erregung in die absolute Refraktärzeit der Extrasystole fällt. Erst bei der nächsten regulären Sinusaktion ist die P-Welle von einem normalen QRS-Komplex gefolgt. Bei einer ventrikulären Extrasystole – z. B. im AV-Knoten oder im Kammermyokard – erfolgt die Erregungsausbreitung retrograd, d. h. vom Ventrikel über den AV-Knoten auf den Vorhof, sodass im EKG ein deformierter Kammerkomplex mit negativer P-Welle resultiert (▶ Abb. 5.41, unten).

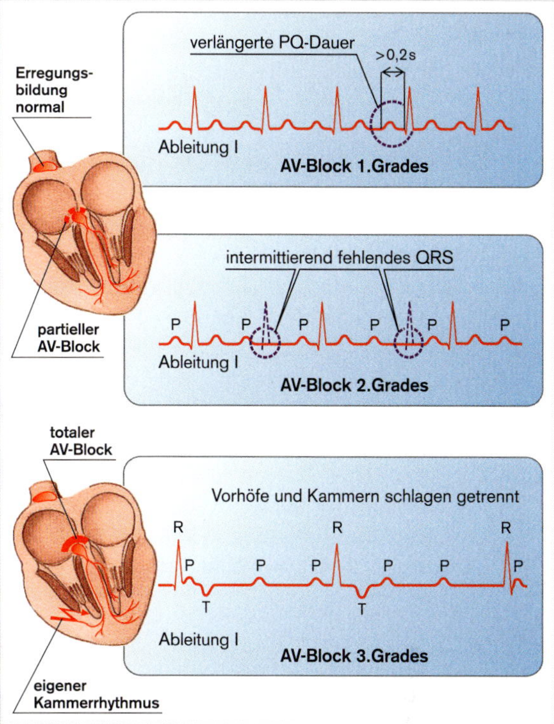

Abb. 5.43 Atrioventrikulärer Block. Bei normaler Reizbildung im Sinusknoten ist die PQ-Dauer entweder verlängert (AV-Block 1. Grades), es fehlt intermittierend ein Kammerschlag (AV-Block 2. Grades) oder Vorhöfe und Kammern schlagen getrennt voneinander (AV-Block 3. Grades). Wird nur jede zweite oder dritte Vorhoferregung übergeleitet, spricht man von einem 2:1- bzw. 3:1-Block.

5.12.3 Atrioventrikuläre Leitungsstörungen

Normalerweise stellt der AV-Knoten das Nadelöhr dar, in dem die Überleitung der Erregung vom Vorhof auf den Ventrikel stark verzögert wird. Von einem **AV-Block 1. Grades** spricht man, wenn im EKG das PQ-Intervall 200 ms überschreitet (▶ Abb. 5.43). Klinisch macht dieser Block keine Symptome. Man findet ihn z. B. bei Sportler*innen, wo er Ausdruck der negativ dromotropen Wirkung der erhöhten Aktivität des Vagus ist. Ein AV-Block 1. Grades kann aber auch als Folge einer Infektion, bei degenerativen Veränderungen und bei Digitalisintoxikation auftreten.

Bei einem **AV-Block 2. Grades** liegt ein partieller Leitungsblock vor (▶ Abb. 5.43). Wenn die Blockade jede zweite oder dritte Vorhoferregung betrifft, spricht man von einem 2:1- bzw. 3:1-Block.

Bei einem **AV-Block 3. Grades** liegt eine vollständige Blockierung der atrioventrikulären Überleitung vor. Vorhof und Kammer schlagen unabhängig voneinander mit der für sie jeweils typischen Eigenfrequenz (▶ Abb. 5.43). Der Eintritt eines AV-Blocks 3. Grades ist klinisch ein dramatisches Ereignis. Nach akuter Blockierung der Überleitung kommt es vorübergehend zum Herzstillstand mit Kreislaufkollaps, bis ein tertiäres Zentrum z. B. im Ventrikel mit einer Frequenz von 25–40/min erneut Schrittmacherfunktion übernimmt (**Adams-Stokes-Anfall**). Ein AV-Block 3. Grades ist eine Indikation für das Legen eines **künstlichen Herzschrittmachers.**

5.12.4 Vorhofflimmern, Vorhofflattern

Dem Vorhofflattern und -flimmern liegt eine unkoordinierte Erregungsausbreitung zugrunde. Der normale Ablauf der Erregung ist derart gestört, dass benachbarte Faserbezirke nicht mehr synchron, sondern unabhängig voneinander erregt werden. Von Flattern spricht man bei Frequenzen zwischen 220–350/min, von Flimmern, wenn die Frequenz zwischen 350–600/min liegt. Da der AV-Knoten, wie oben ausgeführt, als Frequenzsieb wirkt, werden bei Vorhofflattern und -flimmern die Vorhoferregungen nur in unregelmäßigen Abständen übergeleitet (▶ Abb. 5.44). Es resultiert das Bild einer **absoluten Arrhythmie.** Diese ist durch einen irregulären Pulsrhythmus charakterisiert. Zusätzlich ist auch die Pulsamplitude irregulär, da es als Folge der Frequenzschwankungen zu einer wechselnden diastolischen Ventrikelfüllung kommt.

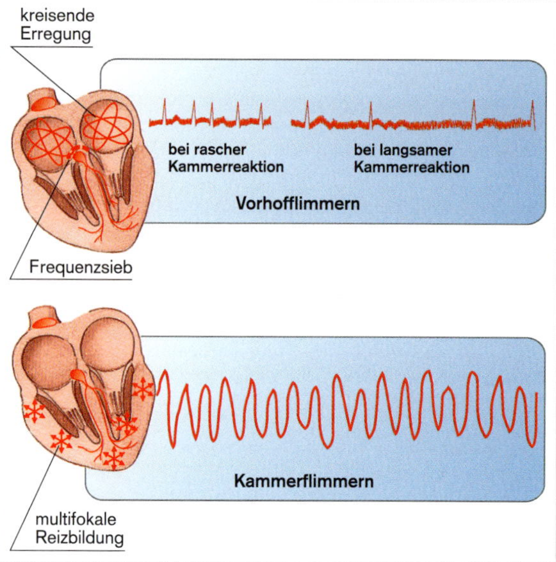

Abb. 5.44 EKG bei Vorhof- und Kammerflimmern. Bei Vorhofflimmern durch regellose kreisende Erregung in den Vorhöfen wirkt der AV-Knoten als Frequenzsieb und lässt nur in unregelmäßigen Abständen eine Erregung zu den Ventrikeln durch. Wegen der hohen Vorhoffrequenz verschmelzen im EKG die P-Wellen zu einem breiten Band. Bei Kammerflimmern durch multifokale Erregungsbildung in heterotopen ventrikulären Zentren kommt es zu unregelmäßigen Ausschlägen im EKG.

5.12.5 Kammerflimmern

Im EKG manifestiert sich Kammerflimmern als irreguläre Ausschläge ohne erkennbare QRS-typische Form (▶ Abb. 5.44). Hämodynamisch entspricht Kammerflimmern einem hyperdynamen Herzstillstand mit extrem hoher ventrikulärer elektrischer Aktivität. Da keine wirksame Füllung und Entleerung des Ventrikels mehr zustande kommt, resultiert daraus ein sofortiger Kreislaufstillstand. Kammerflimmern kann als Komplikation bei einem Herzinfarkt (s. u.) auftreten. Eine sehr häufige Ursache ist auch der Elektrounfall, z. B. durch Kontakt mit dem Haushaltsstromnetz (50 Hz, 220 V). Fällt der Stromstoß in die aufsteigende Flanke der T-Welle, so trifft er das Herz in der sog. **vulnerablen Phase** und Kammerflimmern ist die Folge. Nur selten wandeln sich ventrikuläre Tachykardien und Kammerflimmern spontan in einen normalen Herzrhythmus zurück. Eine Normalisierung des Rhythmus ist nur durch elektrische **Defibrillierung** möglich. Hierbei wird über zwei großflächige Elektroden, die über dem Herzen auf den Thorax aufgelegt werden, ein kurzer Stromstoß (ein- bis zweitausend Volt für einige wenige Millisekunden) durch Kondensatorentladung appliziert. Dadurch kommt es zu einer momentanen Depolarisierung des gesamten Herzens, und normalerweise übernimmt dann der Sinusknoten als primärer Schrittmacher wieder die Erregung. Defibrillatoren befinden sich innerhalb des Krankenhauses auf jedem „Notfallwagen“ und auf nahezu jeder Station. Ferner werden diese heute auch zunehmend in Flughäfen und öffentlichen Gebäuden aufgestellt (AED automatischer externer Defibrillator), damit auch Menschen ohne medizinische Vorkenntnisse im Notfall Personen mit Kammerflimmern defibrillieren und reanimieren können. Menschen mit rezidivierenden ventrikulären Tachykardien und Kammerflimmern können diese Systeme heute auch in miniaturisierter Form implantiert werden, sodass der interne automatische Defibrillator (ICD) die Rhythmusstörungen spezifisch detektieren und anschließend normalisieren kann.

Als **Ursache für die Entstehung** von Kammerflimmern werden zwei Hypothesen diskutiert:

- Es liegt eine Störung der **automatischen Erregungsbildung** vor, weil mehrere ektope Automatiezentren aktiv sind.
- Die Störung betrifft die **Erregungsausbreitung.** Durch Verkürzung der Refraktärzeit des Aktionspotenzials und Verlangsamung der Leitungsgeschwindigkeit kommt es zu einem Wiedereintritt (Reentry) der Erregung. Die Erregung im Ventrikel kommt von selbst nicht zum Stillstand, es resultiert ein Kreisen der Erregung.

5.12.6 Herzinfarkt

Bei einem Herzinfarkt kommt es durch Verschluss eines Astes einer Koronararterie zu einem **Durchblutungsstopp** im Versorgungsgebiet des betreffenden Koronargefäßes. Da im ischämischen Myokardgewebe die Energie zur Aufrechterhaltung der transmembranalen Ionengradienten fehlt, vermindert sich das Membranruhepotenzial. Infolgedessen fließt ein Verletzungsstrom von den umliegenden, normal durchbluteten Myokardgeweben in das ischämisch geschädigte Myokard. Im EKG manifestiert sich eine derartige Störung in einer Veränderung des QRS-Komplexes, wobei insbesondere ein hoher ST-Abgang für einen frischen, meist transmuralen Infarkt typisch ist (► Abb. 5.45). Für eine genaue Lokalisation des Herzinfarkts sind insbesondere die Brustwandableitungen des EKG hilfreich. Fällt bei einem größeren Infarkt ein wesentlicher Teil des Myokards für die Kontraktion aus, so kann das verbleibende Restmyokard diesen Ausfall nicht kompensieren, und die Pumpleistung des Gesamtherzens fällt ab. Die hämodynamische Folge ist, dass das Herzzeitvolumen absinkt und das Bild des kardiogenen Schocks (S. 267) resultiert.

Da die Herzmuskelzellen obligat auf einen aeroben Stoffwechsel angewiesen sind, kommt einer schnellen, gesicherten Diagnose nach Aufnahme von Menschen mit Infarktsymptomatik eine große Bedeutung zu. Neben den ST-Hebungsinfarkten (STEMI), die im 12-Kanal-EKG gut nachweisbar sind, kommt es jedoch auch vor, dass z. B. bei kleineren, nicht transmuralen Infarkten eine ST-Hebung nicht nachweisbar ist (non-ST-elevation myocardial infarction, NSTEMI). Insbesondere diese Personengruppe profitiert von schnellen und hochsensitiven Tests, die innerhalb einer Stunde den Nachweis von kardialem Troponin T (cTnT) oder Troponin I (cTnI) im Blutplasma erlauben. Diese Proteine werden aus abgestorbenen Zellen freigesetzt und bei Aufnahme und 1 h später gemessen (1-h-Algorithmus). Liegt z. B. der cTnT-Wert oberhalb eines Normwertes und/oder steigt innerhalb der ersten Stunde weiter an, so kann man mit hoher Wahrscheinlichkeit von einem Myokardinfarkt ausgehen.

Eine weitere Gefahr bei einem Herzinfarkt ist die Entstehung von **Arrhythmien.** Im Ischämiegebiet kommt es zur Akkumulation von extrazellulärem K^+ und dadurch zur Depolarisation. In diesem Gebiet können insbesondere unter dem Einfluss von Adrenalin und Noradrenalin (Stress) Aktionspotenziale ausgelöst werden, die von Ca^{2+}-Ionen getragen werden. Es entsteht eine Arrhythmie, durch die die Pumpleistung des Infarktherzens weiter eingeschränkt wird bis hin zum Kammerflimmern.

Zusammenfassung Kap. 5.11 u. 5.12

Grundlagen und Aussagemöglichkeiten des EKG

An der Grenzlinie zwischen erregtem Muskelgewebe (Außenseite negativ) und unerregtem Muskelgewebe (Außenseite positiv) entsteht eine **Potenzialdifferenz** (Dipol), deren elektrisches Feld sich im Körper ausbreitet. Auf der Körperoberfläche sind die bei der Erregung des Herzmuskels auftretenden Potenzialschwankungen (Vektoren) in Form des EKG nachweisbar. Dabei sei betont, dass die Veränderungen im EKG sich aus den Grundlagen (S. 213) zwanglos ableiten lassen wenn man sich vergewissert, dass

1. ein Vektor immer auf Positivität d. h. auf noch zu erregendes Gewebe zeigt, und
2. die Größe des Ausschlags im EKG von der Projektion des Vektors auf die Ableitebene abhängt.

Es entsprechen sich:

- **P-Welle** und **Vorhoferregung**,
- **PQ-Intervall** und **Überleitungszeit**,
- **QRS-Komplex** und **Kammererregung**,
- **ST-Strecke** und **vollständige Ventrikelerregung**,
- **T-Welle** und **Ventrikelrepolarisation**.

Die Vektorkardiografie ermöglicht eine **räumliche Darstellung** der Vektorveränderungen zu jedem Zeitpunkt der **Herzaktion.** Mit Hilfe der bipolaren Standardableitung nach Einthoven (I, II, III) kann im **Einthoven-Dreieck** die elektrische Herzachse und damit annäherungsweise die Herzlage bestimmt werden. Zusätzlich gibt es die **unipolaren Ableitungen nach Goldberger** (aVR, aVL, aVF) und die **Brustwandableitungen nach Wilson** ($V_1 - V_6$), die zur EKG-Routinediagnostik gehören.

Das auf der Körperoberfläche ableitbare EKG erlaubt Aussagen über die **Herzfrequenz** (Tachykardie > 80/min, Bradykardie < 60/min) sowie über Veränderungen der **Erregungsbildung** und **-ausbreitung**. Bei **Rhythmusstörungen** kann zwischen ventrikulären und supraventrikulären Extrasystolen, Vorhof- und Kammerflimmern bzw. -flattern unterschieden werden. Nach Grad und Lokalisation differenziert man **Störungen der Erregungsleitung** in einen AV-Block 1., 2. und 3. Grades. Faktoren, die auf Erregungsbildung und -leitung Einfluss nehmen, können ebenfalls im EKG nachgewiesen werden, wie z. B. Elektrolytveränderungen, Arzneimittel (Digitalis) und Störungen der Myokarddurchblutung. Beim **Myokardinfarkt** gibt das EKG Anhaltspunkte über Lokalisation, Ausdehnung und Verlauf.

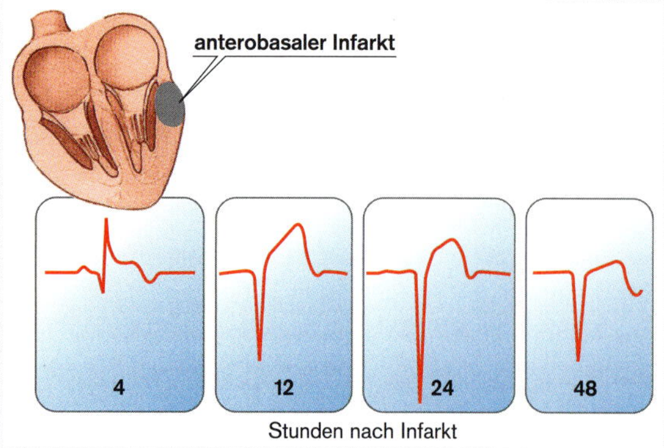

Abb. 5.45 EKG bei akutem Myokardinfarkt. Bei einem akuten Myokardinfarkt, z. B. durch Verschluss eines Seitenastes der linken Koronararterie (anterobasaler Infarkt), kommt es in der ersten Stunde zu einer Hebung der ST-Strecke. In den folgenden 24 Stunden entwickelt sich eine tiefe Q-Zacke, die meist dauerhaft bestehen bleibt. Wenige Tage nach dem Infarkt kehrt die ST-Strecke zur Nulllinie zurück, und es kann eine T-Negativierung auftreten.

5.13 Molekulare Ursachen von Herz-Kreislauf-Erkrankungen

Weniger als 30 000 Gene sind für die Kodierung der Proteine verantwortlich, welche letztlich die Funktionstüchtigkeit eines so komplexen Organismus wie derdes Menschen garantieren. Die hohe biologische **Komplexität** von Organ- und Körperfunktionen bei vergleichbar geringer Zahl von Genen lässt sich auf eine Kombination grundsätzlicher Regulationsmechanismen zurückführen.

1. Durch **differenzielles Splicing** können aus einem Gen mehrere Proteine gebildet werden.
2. Proteine können vielfältig **posttranslational modifiziert** werden (z. B. durch Phosphorylierung, Nitrosylierung), wodurch eine neue Funktionalität entsteht.
3. Proteine treten untereinander in vielfältige **Wechselwirkungen** (Protein-Protein-Interaktion) wodurch ebenfalls neue funktionelle Eigenschaften auftreten.

Während die Funktion von Transkriptionsfaktoren und die Rolle der posttranslationalen Modifikationen im kardiovaskulären System seit langem erforscht werden, zeigen neuere Untersuchungen, dass auch regulatorisch wirksame RNA, sog. **microRNA** (miR) oder **long noncoding RNA** (lncRNA) für die Kontrolle kardiovaskulärer Funktionen eine wichtige Rolle spielen [28] Die Funktion der lncRNA rückt erst in neuerer Zeit in den Fokus der Forschung. So können die lncRNAs beispielsweise mit spezifischen mRNAs interagieren und deren Stabilität beeinflussen oder auch das mRNA splicing modulieren. Über die Funktion der miRs ist deutlich mehr bekannt. miRs werden von der genomischen DNA codiert, im Kern transkribiert und nach weiterer Prozessierung in das Zytoplasma exportiert. Dort dient die miR als Teil des sog. RISC Komplexes der Erkennung von mRNA, die eine komplementäre Sequenz zur miR beinhalten. Bindung dieser Transkripte durch den RISC Komplex führt zu deren Degradation oder zur Hemmung der Translation, sodass im Ergebnis das durch die mRNA codierte Protein weniger gebildet wird. Kennzeichen der Regulation durch miR ist, dass häufig ganze Netzwerke von RNAs durch einige wenige miR reguliert werden. So wurden bereits spezifische miR Expressionsmuster bei kardialer Hypertrophie bzw. Herzinfarkt identifiziert, die in erheblichem Maße die kardialen Umbauprozesse unter den pathologischen Bedingungen regulieren. Während erste Informationen zu den molekularen Zielen einzelner miR vorliegen, ist die umfassende Identifizierung aller miR-spezifischen Zielgene und die Verknüpfung dieser Daten mit den Erkenntnissen aus der Genom- und Proteomforschung eine große Herausforderung der nächsten Jahre.

Die Erforschung kardiovaskulärer Erkrankungen erfordert nach wie vor den Einsatz von Tiermodellen, da die Komplexität des systemischen Krankheitsgeschehens nur beschränkt an isolierten Zellen nachgestellt werden kann. Während die Forschung zur Pathogenese von Herzerkrankungen lange Zeit auf Kardiomyozyten, glatte Muskel- und Endothelzellen fokussiert war, weiß man inzwischen, dass fast alle pathologischen Veränderungen auch unter Beteiligung des angeborenen und erworbenen Immunsystems verlaufen, und Fibroblasten eine bedeutende Rolle für das Remodeling des Herzens spielen. Von besonderer Bedeutung für den Fortschritt medizinischer Forschung ist die Erzeugung **transgener Tiere** [29]. Derartige Tiermodelle erlauben es, die Auswirkungen eines Funktionsverlusts oder einer gezielten Überexpression eines spezifischen Gens auf die Struktur und Regulation des Herzens zu analysieren. Diese Tiermodelle bieten insbesondere die Möglichkeit, die Funktion eines spezifischen Gens integrativ zu untersuchen, d. h. die Konsequenzen auf die Funktion auch anderer Organe zu untersuchen, die sekundär durch die eingeführte Veränderung betroffen werden. So ist es möglich, **Punktmutationen**, die im Rahmen genetischer Untersuchungen am Menschen in einem bestimmten Gen identifiziert wurden, in das entsprechende Gen der Maus einzuführen und somit die Bedeutung dieser spezifischen Mutation in einem definierten Tiermodell zu erforschen. Damit stellen transgene Mäuse in der Regel Modelle für monogenetische Erkrankungen dar. In neuerer Zeit wurde die Erzeugung transgener Tiermodelle durch die Entdeckung und die Weiterentwicklung des Crispr-Cas Systems erheblich erleichtert. Eigentlich stellt Crispr-Cas ein bakterielles Abwehrsystem gegen eindringende Bakteriopahgen-DNA dar, doch lassen sich mit diesem System auch gezielte Modifikationen in das Säugergenom einführen. Dies erlaubt nicht nur die Erzeugung spezieller transgener Tiermodelle, sondern hat auch schon zu ersten Anwendungen beim Menschen, beispielsweise zur Therapie der Sichelzellanämie, geführt. Für die Entwicklung des „Gene-Editing“ auf der Basis von Crispr-Cas Systems wurde 2020 der Nobelpreis für Chemie vergeben [29], [30].

Aus der Klinik ist bekannt, dass Funktionsstörungen eines Organs häufig auch die Funktion anderer Organe beeinflussen können. So weiß man seit langem, dass bei Herzinsuffizienz auch die Nierenfunktion beeinträchtigt sein kann, ein Zusammenhang der allgemein als **Komorbidität** bezeichnet wird und in dem genannten Fall zur Bezeichnung des **kardio-renalen Syndroms** geführt hat. Ferner sind beispielsweise Diabetes mellitus oder Anämien Komorbiditäten, die die Morbidität und Mortalität bei kardiovaskulären Erkrankungen erheblich steigern. Für die Analyse des komplexen Zusammenspiels verschiedener Organe stellen transgene Tiere eine wichtige Grundlage dar.

Studien an transgenen Tieren haben aber auch den überraschenden Befund erbracht, dass der Verlust eines Gens (Knockout-Mutante) häufig nicht zu funktionellen Veränderungen führt, weil **kompensatorische Mechanismen** den Genverlust ausgleichen können. Dies hat zu dem Konzept geführt, dass wichtige Organfunktionen häufig durch eine große Zahl von Genen getragen und abgesichert sind. Verlust eines Gens z. B. durch Mutation führt also nicht notwendigerweise zu einer funktionellen Einschränkung. Erst wenn mehrere Gene mutiert sind, d. h. wenn mehrere Regelkreise ausfallen, tritt mit hoher Wahrscheinlichkeit ein Funktionsdefizit auf, das wir Krankheit nennen. Darüber hinaus können Umweltfaktoren wie z. B. Ernährung und Sport eine Genfunktion beeinflussen ebenso wie andere, vom Genort entfernte genomische Abschnitte (*genetic modifiers*).

Trotz des hohen Stellenwertes, den transgene Tiere für die medizinische Forschung besitzen, gibt es doch auch Unterschiede zur humanen (Patho-)Physiologie. Mit der Erzeugung **induzierter pluripotenter Stammzellen (iPS)** aus somatischen Zellen (z. B. Fibroblasten) ist es möglich geworden, ohne ethische Probleme humane, krankheitsspezifische Herzmuskelzellen zu erzeugen. Yamanaka und Mitarbeitenden [32] gelang es, humane Fibroblasten durch die Einführung von vier spezifischen Transkriptionsfaktoren in pluripotente Zellen zu dedifferenzieren. Auf diesem Weg können aus somatischen Zellen humane induzierte pluripotente Stammzellen gewonnen werden, die in ihrem Differenzierungspotenzial embryonalen Stammzellen ähnlich sind, ohne deren ethische Probleme aufzuweisen. Für diese bahnbrechenden Arbeiten erhielt Yamanaka 2012 den Nobelpreis für Physiologie oder Medizin. In einem weiteren Schritt lassen sich aus diesen iPS beispielsweise Kardiomyozyten differenzieren. Wurden die Fibroblasten ursprünglich aus erkrankten Personen isoliert, weisen die neu differenzierten Herzmuskelzellen die phänotypischen Veränderungen dieser Personen auf. Mittlerweile lassen sich aus den in vitro differenzierten Kardiomyozyten kontrahierende, multizelluläre Organoide erzeugen (*engineered heart tissue*). So lassen sich an humanen Zellen in Kultur Untersuchungen zur Pathophysiologie durchführen oder auch neue pharmakologische Wirkstoffe testen.

Typisch für Herz-Kreislauf-Erkrankungen ist es, dass sie meist eine polygenetische Ursache haben. Durch moderne Genotypisierungstechniken und Hochdurchsatzsequenzierung der DNA ist man heute dazu in der Lage, das gehäufte Auftreten von Einzelnukleotid-Polymorphismen mit spezifischen Krankheitsbildern (z. B. Herzinfarkt, koronare Herzkrankheit) in Verbindung zu bringen. Im Ergebnis haben diese **genomweiten Assoziationsstudien** (GWAS) in jüngster Zeit zur Identifizierung von Genpolymorphismen geführt, die eine Zuordnung von sog. Kandidatengenen zu Herzinfarkt, der koronaren Herzkrankheit (KHK) und der Herzinsuffizienz erlauben. Diese Polymorphismen liegen nun nicht zwangsläufig in einem Gen und verändern dessen Funktion. Vielmehr markieren sie häufig eine spezifische Region auf einem Chromosom, in deren Nähe ein verändertes Gen liegt, sodass die funktionelle Bedeutung der mit dem Polymorphismus assoziierten Region für das Krankheitsbild durch weitere Analysen identifiziert werden muss. Seit der Fertigstellung der ersten Sequenzierung eines humanen Genoms im Jahr 2001 wurden inzwischen mehrere tausend menschliche Genome vollständig sequenziert, sodass hochauflösende Karten der menschlichen Erbinformation zur Verfügung stehen. Darauf aufbauend ist eine detaillierte krankheitsbezogene Genotypisierung eine wichtige Grundlage für zukünftige molekulare Diagnosen und neue Behandlungsstrategien.

Zum Weiterlesen...

[1] Bell C. Cardiovascular Physiology in Exercise and Sport. Churchill Livingstone; Taschenbuch 2008.

[2] Canale ED, Campbell GR, Stuolich JJ, Campbell JH: Cardiac Muscle, Springer 1986.

[3] Drenckhahn D. Herz. in „Anatomie, Makroskopische Anatomie, Embryologie und Histologie des Menschen“, Band 2, Herausgeber: Drenckhahn D. Urban & Schwarzenberg 2008.

[4] Iaizzo PA. Handbook of Cardiac Anatomy, Physiology, and Devices. 3rd ed. Springer-Verlag 2015.

[5] Katz AM. Physiology of the Heart. 5th ed.; Lippencott, Williams & Wilkins; 2011.

[6] Boron WF, Boulpaep EL. Medical Physiology. 3rd ed.; Elsevier; 2017

[7] Levick JR. An Introduction to Cardiovascular Physiology. Verlag Hodder Arnold; Taschenbuch 2009.

[8] Mohrman DE, Heller LJ. Cardiovascular Physiology. McGraw Hill Medical; Taschenbuch 2013.

5

[9] Klabunde RE Cardiovascular Physiology Concepts. Wolters and Kluwer, eBook 2020

▸ ...und noch weiter

[10] Anderson RH, Razavi R, Taylor AM. Cardiac anatomy revisited, J Anat. 2004, 205(3): 159–177.
[11] Bers DM. Calcium cycling and signaling in cardiac myocytes. Annu Rev Physiol. 2008;70:23–49.
[12] Bernstein SA, Morley GE. Gap junctions and propagation of the cardiac action potential. Adv Cardiol. 2006; 42: 71–85.
[13] Duncker DJ, Bache RJ. Regulation of coronary blood flow during exercise. Physiol Rev. 2008, 88(3):1009–86.
[14] Fukuta H, Little WC. The cardiac cycle and the physiologic basis of left ventricular contraction, ejection, relaxation, and filling. Heart Fail Clin. 2008, 4(1): 1–11.
[15] Kassiotis C, Rajabi M, Taegtmeyer H. Metabolic reserve of the heart: the forgotten link between contraction and coronary flow. Prog Cardiovasc Dis. 2008, 51(1): 74–88.
[16] Kobayashi T, Solaro RJ. Calcium, thin filaments, and the integrative biology of cardiac contractility. Annu Rev Physiol. 2005, 67: 39–67.
[17] Kohlhaas M, Maack C. Interplay of defective excitation-contraction coupling, energy starvation, and oxidative stress in heart failure. Trends Cardiovasc Med. 2011 Apr;21(3):69–73
[18] Korzick DH. From syncytium to regulated pump: a cardiac muscle cellular update. Adv Physiol Educ. 2011 Mar;35(1):22–27
[19] Landini L, Santarelli MF, Landini L Jr, Positano V. Fundamentals in cardiovascular imaging technologies. Curr Pharm Des. 2008; 14(18): 1745–52.
[20] Marks AR. Calcium cycling proteins and heart failure: mechanisms and therapeutics. J Clin Invest. 2013; 123(1):46–52.
[21] Miller RL. Transgenic mice: beyond the knockout. Am J Physiol Renal Physiol. 2011 Feb;300(2):F2A91–300
[22] Nabel EG. Principles of Cardiovascular Molecular Biology in Myocardial Disease. in "Braunwald´s Heart Disease, a textbook of cardiovascular medicine", Eds. Libby P, Bonow RO, Mann DL, und Zipes DP. Saunders, 9th ed. 2011.
[23] Nagoshi T, Yoshimura M, Rosano GM, Lopaschuk GD, Mochizuki S. Optimization of cardiac metabolism in heart failure. Curr Pharm Des. 2011 Dec;17(35):3 846–53
[24] Schaper W. Collateral circulation: past and present. Basic Res Cardiol. 2009, 104(1):5–21.
[25] Schelbert HR. Anatomy and physiology of coronary blood flow. J Nucl Cardiol. 2010 Aug;17(4):545–54.
[26] Seidman CE, Seidman JG: Identifying sarcomere gene mutations in hypertrophic cardiomyopathy: A personal history. Circ Res. 108:743 2011 White HD, Chew DP. Acute myocardial infarction. Lancet. 2008 16; 372(9 638): 570–84.
[27] Kathiresan S, Srivastava D. Genetics of human cardiovascular disease. Cell 2012; 148:1242–1256
[28] **Gomes CPC**, Schroen B, Kuster GM, Robinson EL, Ford K, Squire IB, Heymans S, Martelli F, Emanueli C, Devaux Y: Regulatory RNAs in heart failure. Circulation 2020; 141:313–328

▸ Online Resourcen

[29] "Oliver Smithies - Nobel Lecture: Turning Pages". Nobelprize.org. Nobel Media AB 2013. Web. 26 Jun 2013. http://www.nobelprize.org/nobel_prizes/medicine/laureates/2007/smithies-lecture.html
[30] Emmanuelle Charpentier – Nobel Lecture. NobelPrize.org. Nobel Prize Outreach AB 2022. Fri. 25 Mar 2022. https://www.nobelprize.org/prizes/chemistry/2020/charpentier/lecture/
[31] Jennifer A. Doudna – Nobel Lecture. NobelPrize.org. Nobel Prize Outreach AB 2022. Fri. 25 Mar 2022. https://www.nobelprize.org/prizes/chemistry/2020/doudna/lecture/
[32] Shinya Yamanaka - Nobel Lecture: Induction of Pluripotency by Defined Factors. Nobelprize.org. Nobel Media AB 2013. Web. 26 Jun 2013. http://www.nobelprize.org/nobel_prizes/medicine/laureates/2012/yamanaka-lecture.html

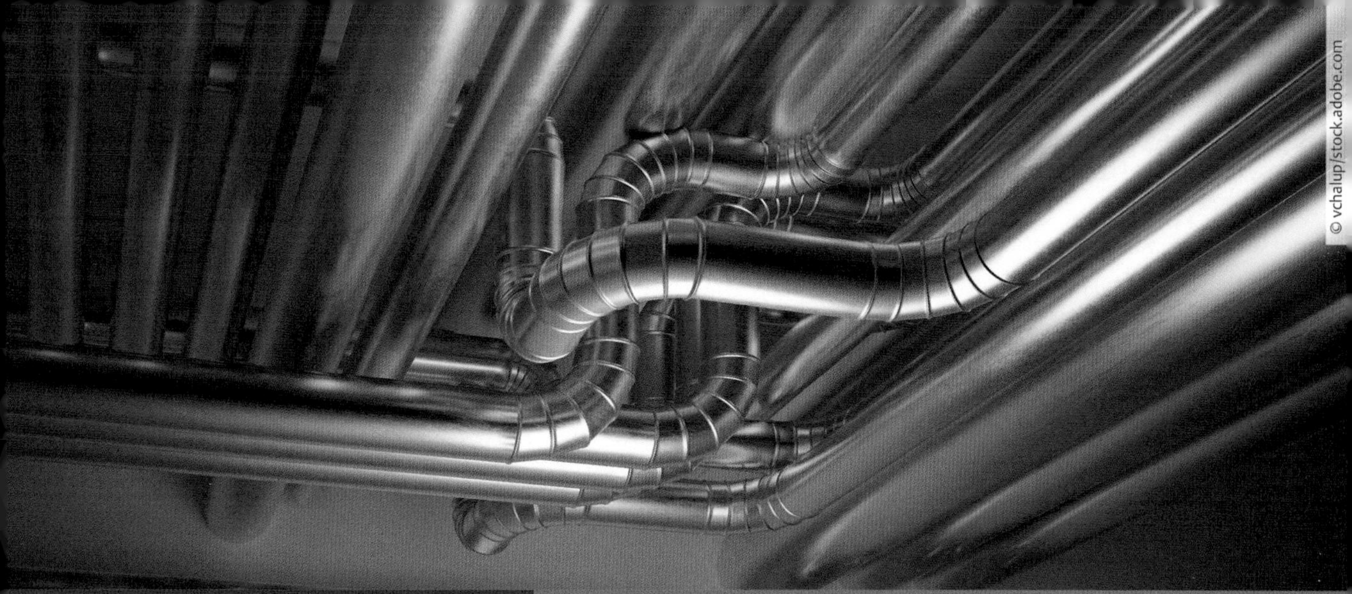

Kapitel 6

Das Kreislaufsystem

6 Das Kreislaufsystem

Heimo Ehmke

6.1 Wenn das Herz nicht richtig arbeiten kann

B

Die 19-jährige Lena P. bricht auf einer Wanderung mit Freunden in den bayrischen Alpen plötzlich bewusstlos zusammen. In den vergangenen Monaten hatte sie mehrmals bei körperlichen Belastungen Atemnot und ein starkes Schwindelgefühl bekommen und war bereits einmal kurz bewusstlos gewesen. Ihre Hausärztin hatte einen zu niedrigen Blutdruck festgestellt und ihr ein blutdrucksteigerndes Mittel verordnet. Nach Aufnahme in der Klinik wird im EKG ein Rechtstyp gefunden. Die anschließende Echokardiografie bestätigt eine ausgeprägte Hypertrophie des rechten Ventrikels, dessen Lumen sogar das des linken Ventrikels übertraf. Es wird die Diagnose einer pulmonalen Hypertonie gestellt. Dabei ist der Strömungswiderstand im Lungengefäßbett stark erhöht, sodass bei körperlicher Belastung das Herzzeitvolumen nur unzureichend ansteigen und deshalb in der Lunge nicht genug Sauerstoff aus dem Alveolarraum aufgenommen werden kann. Außerdem fällt bei stärkerer Muskelarbeit der Blutdruck ab, weil die in der aktiven Skelettmuskulatur eintretende Gefäßerweiterung nicht mehr über eine Zunahme des Herzzeitvolumens ausgeglichen werden kann.

6.2 Funktion des Kreislaufsystems

6.2.1 Übersicht

Ein funktionierendes Kreislaufsystem ist für das Überleben unabdingbar. Mit seiner Hilfe werden Sauerstoff (O_2) und Nährsubstrate zu den Körperzellen angeliefert und die Abfallprodukte des Zellstoffwechsels sowie Kohlendioxid (CO_2) wieder abtransportiert.

Neben der **Versorgungs-** und **Entsorgungsfunktion** dient das Kreislaufsystem auch der interzellulären Kommunikation. Mit dem zirkulierenden Blut werden Hormone vom Ort ihrer Bildung zum Ort ihrer Wirkung transportiert und vermitteln auf diese Weise die **chemische Kommunikation** zwischen den spezialisierten Organen. Schließlich ist das Kreislaufsystem insbesondere über die Regulation der Hautdurchblutung ganz entscheidend an der **Temperaturregulation** beteiligt. Versagt diese, kann es zu lebensbedrohlichen Hyper- oder Hypothermien kommen.

Um seine physiologischen Funktionen zu erfüllen, ist das Kreislaufsystem seinerseits von der normalen Funktion anderer Organe abhängig. Unmittelbar einleuchtend ist hierbei der Beitrag einer intakten Pumpfunktion des Herzens. Für die Kreislaufregulation sind das autonome Nervensystem (S. 930) und die Niere (S. 457) besonders wichtig.

Ein **Herzstillstand** (bei Kammerflimmern oder Asystolie) hat immer auch einen Zusammenbruch der Blutströmung in den Gefäßen und damit einen Kreislaufstillstand zur Folge. Nimmt die Pumpfunktion des Herzens über einen längeren Zeitraum immer weiter ab, z. B. bei Vorliegen einer **chronischen Herzinsuffizienz**, kommt es zu einer anhaltenden Stimulation der **Sympathikusaktivität** und des **Renin-Angiotensin-Aldosteron-Systems**. Durch diese sog. neuro-humorale Aktivierung werden in der Niere vermehrt NaCl und Wasser reabsorbiert, und das Plasmavolumen und damit der venöse Druck nehmen zu. Der dadurch erschwerte Rückstrom von Lymphflüssigkeit und der erhöhte Filtrationsdruck in den Gewebskapillaren können zu extravasalen Flüssigkeitsansammlungen in verschiedenen Geweben führen (sog. **Ödeme**, z. B. „geschwollene Beine", „Wasser in der Lunge").

Wie lebensnotwendig ein funktionierendes Herz-Kreislauf-System ist, wird deutlich, wenn es versagt: Nach nur wenigen Sekunden einer unzureichenden Blutversorgung des Gehirns verlieren wir das Bewusstsein. Dies kann zum Beispiel nach einem plötzlichen Aufstehen aus dem Liegen passieren. Langes, bewegungsloses Stehen kann ebenfalls einen solchen **orthostatischen Kollaps** hervorrufen. Weitaus gefährlicher ist es, wenn die Minderversorgung des Gehirns länger bestehen bleibt. Ursache hierfür ist meist der akute Verschluss einer Hirnarterie, in deren Versorgungsgebiet sich dann ein ischämischer Insult (**Schlaganfall**) entwickelt, oder ein **plötzlicher Herzstillstand** mit einer globalen Minderversorgung des Gehirns. In beiden Fällen können sich bereits nach 3–4 min irreversible Hirnschäden einstellen. Häufig ist das Herz auch selbst von einer Minderversorgung mit Blut über die

Koronararterien betroffen. Es treten dann die typischen Zeichen einer **Angina pectoris** auf und es kann sich ein **Herzinfarkt** entwickeln. Im Prinzip ist aber jedes Organ in seiner Funktion bedroht, wenn auf Dauer keine ausreichende Durchblutung gewährleistet ist. Herz-Kreislauf-Erkrankungen führen weltweit die Todesursachenstatistik an. Hieran sind vor allem die Zivilisationskrankheiten hoher Blutdruck (**Hypertonie**) und **Arteriosklerose** beteiligt.

6.2.2 Transportmechanismen

Hauptaufgabe des Kreislaufsystems ist der **schnelle Substanztransport**. Über sehr kurze Distanzen (µm-Bereich) ist die **Diffusion** der wichtigste Transportmechanismus. Sie ist unabhängig von der Zufuhr von Stoffwechselenergie, wobei der Transport immer vom Ort der höheren zum Ort der niedrigeren Konzentration eines Stoffes erfolgt. Diffusionsprozesse sind zum Beispiel entscheidend für den Austausch von O_2 und CO_2 zwischen dem Alveolarraum und den Lungenkapillaren sowie für den Stoffaustausch zwischen Zellen und Kapillaren. Die dabei pro Zeiteinheit transportierte Stoffmenge nimmt jedoch mit der Strecke, über die der Transport erfolgt, stark ab. Dies hat zur Folge, dass bei Entfernungen von mehr als 0,1 mm für den Substanztransport ein anderes physikalisches Prinzip benötigt wird, die **Konvektion**. Beim konvektiven Transport werden die Teilchen in einem Trägermedium durch externe Energiezufuhr bewegt. Im menschlichen Körper finden wir Konvektion zum Beispiel beim Zu- und Abstrom der Atemluft während der Ventilation des Alveolarraums und beim Gas- und Stofftransport mit dem Blutstrom.

Ein **Ausfall des alveolären Gasaustausches** (z. B. Atemstillstand oder vollständige Verlegung der Atemwege durch einen Fremdkörper) oder ein **Versagen des Kreislaufsystems** (z. B. durch Herzstillstand) sind akut lebensbedrohlich, weil die O_2-Versorgung sowie die Zu- und Abfuhr von Substraten und Produkten des Stoffwechsels durch Diffusion über die große Distanz zwischen Außenwelt und dem Intrazellularraum allein nicht ausreicht.

6.2.3 Herzzeitvolumen und O_2-Extraktion

Das Herz eines gesunden Menschen befördert in körperlicher Ruhe 3,4 (2,8–4,2) Liter Blut pro min und m^2 Körperoberfläche (**Herzzeitvolumen**) durch die Gefäße des „großen Kreislaufs“ (zwischen linkem Ventrikel und rechtem Vorhof). Das gleiche Herzzeitvolumen durchströmt auch den „kleinen Kreislauf“ (zwischen rechtem Ventrikel und linkem Vorhof). Hier wird das Blut, dem vorher im großen Kreislauf in den Geweben der Sauerstoff entzogen wurde (**O_2-Extraktion**), wieder mit Sauerstoff aus der eingeatmeten Luft angereichert. Bei einer O_2-Konzentration im arteriellen Blut von etwa 0,2 l O_2/l Blut ergibt sich so eine O_2-Transportleistung von etwa 0,68 l O_2/min und m^2 Körperoberfläche.

Da ein erwachsener Mensch **in körperlicher Ruhe** etwa 0,17 l O_2 pro min und m^2 Körperoberfläche verbraucht, bedeutet dies, dass etwa drei Viertel des aufgenommenen O_2 „ungenutzt“ zur rechten Herzkammer zurückkehren. Die O_2-Extraktion beträgt daher unter Ruhebedingungen nur etwa 25 %. Bei **körperlicher Arbeit** wird die O_2-Extraktion dagegen deutlich größer und kann Werte um 75 % erreichen. Diese Steigerung trägt wesentlich zur Deckung des erhöhten O_2-Bedarfs bei, der auf das 10- bis 20-fache des Ruhewertes ansteigen kann. Gleichzeitig steigt das Herzzeitvolumen je nach Trainingszustand beim Gesunden um das 3 bis 5-fache des Ruhewertes an. Die Bedarfssteigerung erfolgt allerdings nicht in allen Organen und Geweben, sondern vor allem in der Skelettmuskulatur. Diese Überlegung macht deutlich, dass neben einer raschen Steigerung der globalen Transportleistung und einer erhöhten O_2-Extraktion als dritter Faktor eine **gezielte Verteilung** der Blutströmung wichtig für die Kreislaufanpassung bei körperlicher Belastung ist. Hierfür stehen dem Körper mehrere Mechanismen zur Verfügung, die gemeinsam eine äußerst **flexible Kreislaufregulation** ermöglichen.

6.2.4 Funktionsprinzip des Kreislaufsystems

Das Blutgefäßsystem umschließt ein **Blutvolumen** von etwa 5 l. Das Herz entnimmt bei körperlicher Ruhe mit jeder Diastole etwa 70–80 ml Blut aus den herznahen Venen und drückt es mit jeder Systole in die Arterien (**Schlagvolumen**). In den Arterien des großen Kreislaufs steigt dadurch der Druck auf über 100 mmHg (ca. 13 kPa) an. Der hohe Druck ist Folge der insgesamt relativ geringen Dehnbarkeit der Arterien und eines hohen Strömungswiderstandes in den peripheren Abschnitten des Arteriensystems, den sog. **Widerstandsgefäßen**. Eine Ausnahme ist die thorakale Aorta, die zahlreiche elastische Fasern enthält und deshalb große Dehnbarkeit besitzt. Durch ihre Aufweitung während des Auswurfs des Schlagvolumens wird der systolische Druckanstieg gedämpft und Schwankungen der Blutströmung gemildert (**arterieller Windkessel**). Nach Passage der Widerstandsgefäße kehrt das vom Herzen geförderte Volumen über die kleinsten Gefäße des Austauschsystems (**Kapillaren**) wieder in das venöse System zurück, in dem der Druck

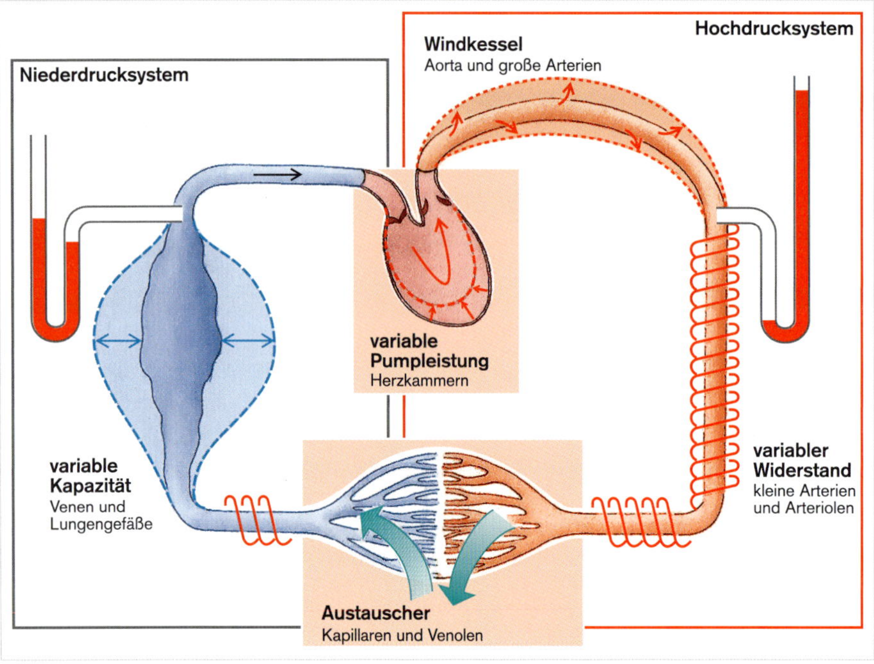

Abb. 6.1 Allgemeiner Funktionsplan des Blutkreislaufs (ohne Unterscheidung von „großem" bzw. „kleinem" Kreislauf). Die Gliederung orientiert sich an der Höhe des intravasalen Drucks und den wesentlichen Funktionen der verschiedenen Abschnitte des Gefäßsystems.

durch die Entnahme des Schlagvolumens nur wenig (auf etwa 5 mmHg = ca. 0,7 kPa) absinkt. Durch diesen Vorgang wird die für den „Kreislauf" des Blutes notwendige Druckdifferenz zwischen Arterien und Venen erzeugt, er wiederholt sich bei körperlicher Ruhe etwa 60–80-mal in der Minute (**Herzfrequenz**).

Der in ▸ Abb. 6.1 schematisch dargestellte, vereinfachte Funktionsplan enthält somit ein **Hochdrucksystem**, das aus dem Windkessel sowie einem variablen Widerstand besteht. Daran schließt sich das System der **Austauschgefäße** an, in dem der für die Ver- und Entsorgung der Organzellen wesentliche Stoffaustausch stattfindet. Darauf folgt das **Niederdrucksystem**, zu dem auch die Lungenstrombahn („kleiner Kreislauf") gerechnet wird und in dem sich wegen seiner großen Kapazität der größte Teil des Blutvolumens befindet.

Der relativ hohe arterielle Blutdruck ermöglicht eine schnelle, bedarfsorientierte und damit **ökonomische Umverteilung des Herzzeitvolumens** zugunsten einzelner Organe durch gezielte Änderungen der lokalen Widerstände. Er bringt allerdings auch eine erhebliche Belastung der arteriellen Gefäßwände mit sich. Mit steigendem arteriellem Druck steigt das Risiko von pathologischen Gefäßwandveränderungen, die u. a. zu Herzinfarkt und Schlaganfall führen können. Besonders häufig treten sie daher bei Menschen mit dauerhafter Blutdruckerhöhung (**arterielle Hypertonie**) auf.

Das Herzzeitvolumen ließe sich im Prinzip auch mit einem viel niedrigeren Druck und damit einer geringeren Belastung von Herz und Kreislauf fördern, wenn der Strömungswiderstand insgesamt deutlich niedriger wäre. Tatsächlich ist der arterielle Blutdruck nicht bei jedem Menschen gleich hoch, sondern zeigt selbst innerhalb der Normgrenzen eine beachtliche Variabilität. Es können aber nicht beliebig niedrige Blutdruckwerte ohne Funktionseinbußen toleriert werden. Zum einen erfordert der aufrechte Gang, dass das Herz einen ausreichend hohen arteriellen Druck erzeugt, um das Blut gegen die Schwerkraft zum Gehirn zu pumpen. Zum anderen wird für die Aufrechterhaltung einer normalen Filtrationsleistung der Niere (S. 408) ebenfalls mindestens ein mittlerer arterieller Druck von 50–60 mmHg benötigt. Interessanterweise befinden sich, wie wir noch später sehen werden, genau in diesen kritischen Kreislaufabschnitten Blutdrucksensoren (S. 253) (im Karotissinus im Hirnkreislauf und in den afferenten Arteriolen im Nierenkreislauf), die einer zu starken Drucksenkung sehr effektiv entgegenwirken können.

Bei **Herzstillstand** gleicht sich der Druck in allen Gefäßen an (**statischer Blutdruck** bzw. **mittlerer Füllungsdruck**) und die Blutströmung versiegt. Der statische Blutdruck beträgt etwa 6–8 mmHg (ca. 1 kPa) und ist vom Blutvolumen sowie von der mittleren Dehnbarkeit (Compliance) des Gefäßsystems abhängig; er ist umso höher, je größer das Blutvolumen und je niedriger die mittlere Compliance ist. Bei Herzstillstand ändert sich auch die Verteilung des Blutvolumens zwischen Hochdruck- und Niederdrucksystem: Wegen seiner viel größeren Dehnbarkeit befinden sich dann etwa 99,5 % des Blutvolumens im Niederdrucksystem und nur noch 0,5 % im Hochdrucksystem gegenüber 85 % und 15 % bei normaler Kreislauffunktion.

Zusammenfassung Kap. 6.2

Funktion des Kreislaufsystems

Hauptaufgaben des Kreislaufs sind die Versorgung der Körperzellen mit O_2 und Nährsubstraten und die Beseitigung der Abfallprodukte des Zellstoffwechsels, die Vermittlung der chemischen Kommunikation über Hormone sowie die Temperaturregulation. Bei Distanzen unterhalb weniger µm erfolgt der Transport durch **Diffusion**, bei Distanzen darüber über **Konvektion**.

Das **Herzzeitvolumen** beträgt in körperlicher Ruhe etwa 3,4 (2,8–4,2) Liter Blut pro min und m^2 Körperoberfläche und kann bei körperlicher Belastung auf das 3- bis 5-fache ansteigen. Gleichzeitig steigt die **O_2-Extraktion** von 25 auf 75 %, sodass die **O_2-Aufnahme** auf das 10- bis 20-fache des Ruhewertes ansteigen kann.

Der Kreislauf wird entsprechend der Funktionen in ein **Hochdrucksystem** (Druckreservoir), ein **Niederdrucksystem** (Volumenreservoir) und die **Mikrozirkulation** (Austauschersystem) eingeteilt. Die Pumpfunktion des Herzens bestimmt maßgeblich sowohl die Höhe des arteriellen und zentralvenösen Drucks als auch die aktuelle Verteilung des Blutvolumens zwischen Hochdruck- und Niederdrucksystem.

Der hohe arterielle Blutdruck ermöglicht eine **bedarfsorientierte Verteilung** des Herzzeitvolumens. Außerdem ist er für die Aufrechterhaltung der Hirndurchblutung und der Bildung des glomerulären Ultrafiltrats in der Niere erforderlich. Bei Herzstillstand stellt sich im gesamten Kreislauf derselbe Druck ein (**statischer Blutdruck** bzw. mittlerer Füllungsdruck).

6.3 Das Gefäßsystem

6.3.1 Hochdruck- und Niederdrucksystem

► **Hochdrucksystem.** Es umfasst den **linken Ventrikel** (**in Systole**), die **großen Arterien**, die als Windkessel und als Zuleitungen für die Organe und Gewebe dienen (sog. Leitungsarterien), und die kleinen Arterien und Arteriolen, die den größten Teil des Strömungswiderstandes bedingen (**Widerstandsgefäße**). Im gesamten arteriellen System herrscht ein hoher Innendruck („Druckreservoir"), dementsprechend sind die arteriellen Gefäße relativ **dickwandig** (► Abb. 6.2).

► **Niederdrucksystem.** Wegen des relativ niedrigen Innendrucks werden die **Venen**, die gesamte **Lungenstrombahn**, **beide Herzvorhöfe**, der **rechte Ventrikel** und der **linke Ventrikel** (**während der Diastole**) als Niederdrucksystem zusammengefasst. Dieses System repräsentiert ein „Volumenreservoir", dessen relativ **dünnwandige** Ge-

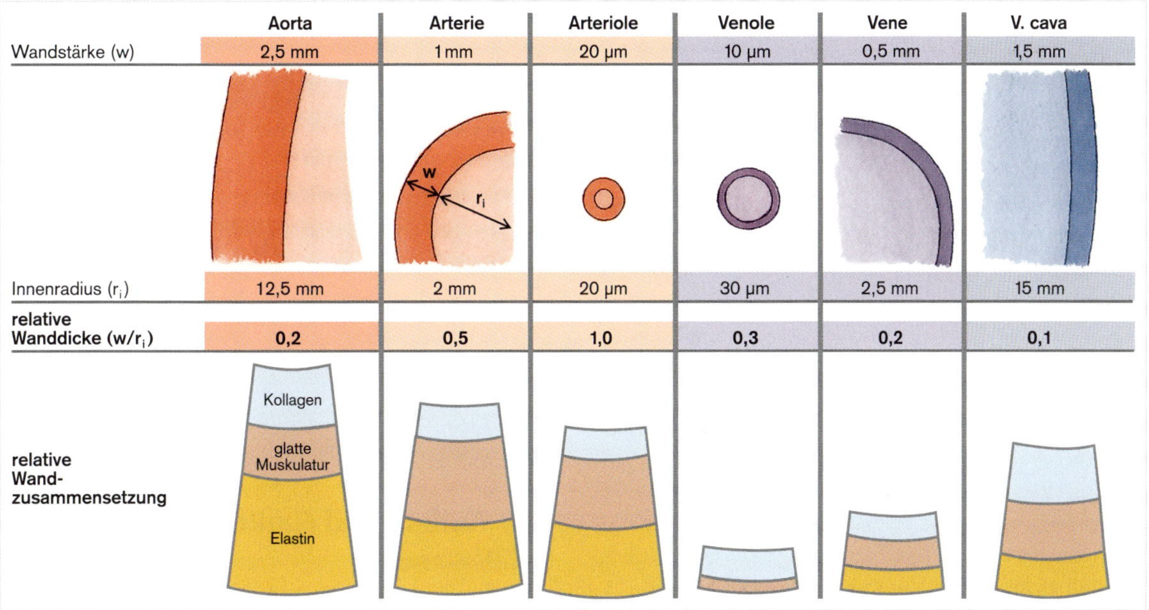

Abb. 6.2 Schematische Darstellung der relativen Wanddicke und der relativen Wandzusammensetzung verschiedener Blutgefäße (w/r_i, Verhältnis zwischen Gefäßwanddicke und Innenradius). Arterien sind relativ dickwandig (besonders die kleinen) und muskelstärker als Venen.

fäße (▸ Abb. 6.2) den größten Teil (etwa 85 %) des Blutvolumens enthalten.

▸ **Mikrozirkulation.** Unter dem Begriff der Mikrozirkulation fasst man **Arteriolen, Kapillaren, kleine Venolen** und die im Gewebe liegenden **Lymphgefäße** zusammen. Hier findet der weitaus überwiegende Teil des Stoffaustauschs zwischen Blut und Interstitium statt (**Austauschgefäße**).

6.3.2 Verzweigung des Gefäßbaums

Das dichotome Verzweigungsmuster des arteriellen Gefäßbaums führt zu einer **Zunahme des Gesamtquerschnitts** (▸ Abb. 6.3). Besonders groß ist der Gesamtquerschnitt in den postkapillären Venolen und kleinen Venen, in denen sich auch der größte Anteil des Blutvolumens befindet. Die gewaltige **Zunahme der Oberfläche**, die durch die Gefäßverzweigung zustande kommt, erreicht in den Kapillaren und postkapillären Venolen ein Maximum von etwa 1000 m^2.

Diese für den Stoffaustausch zwischen Blut und Gewebe wichtige Fläche ist damit etwa 8-mal größer als die des Epithels im Magen-Darm-Trakt, etwa 12-mal größer als die aller Lungenalveolen und etwa 500-mal größer als die äußere Körperoberfläche. Die Verzweigung des arteriellen Gefäßbaums führt in verschiedenen Organen zu einer unterschiedlich starken Versorgung mit Blutgefäßen (Gefäßdichte). Diese ist ein indirektes Maß für die maximal mögliche Durchblutung und die maximal mögliche Größe des Sauerstoffaustauschs: Gewebe mit hohem Stoffwechsel zeigen meist eine größere Kapillardichte als solche mit geringerer Stoffwechselaktivität.

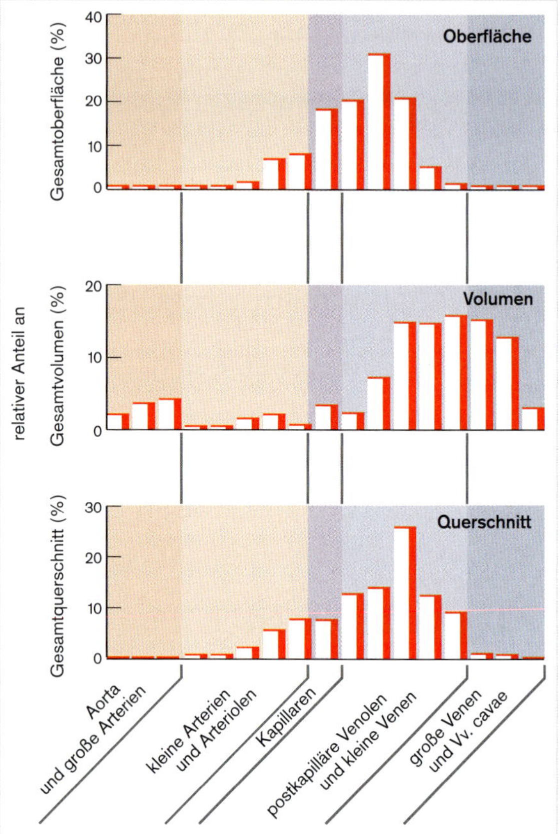

Abb. 6.3 Verteilung von Gesamtoberfläche, -volumen und -querschnitt in den verschiedenen Abschnitten des Gefäßsystems. Die Oberflächenzunahme findet sich vor allem in den Gefäßen des Austauschsystems, das Kapillaren und Venolen umfasst.

Wird ein Organ oder Gewebe über längere Zeit funktionell stark beansprucht, finden **Wachstumsveränderungen** des Gefäßsystems statt. So beobachtet man eine vermehrte Kapillarsprossung in Herz- und Skelettmuskel bei gesteigerter körperlicher Aktivität und bei relativem O_2-Mangel, z. B. während eines längeren Aufenthalts in großen Höhen. Wachstumsprozesse des Gefäßsystems müssen auch regelmäßig im Endometrium während des Menstruationszyklus ablaufen und finden bei der Wundheilung statt. **Gefäßneubildungen** können durch zwei Prozesse erfolgen:

- Die **Angiogenese** nimmt im Endothel postkapillärer Venolen ihren Ausgang und führt über eine lokale Kapillarsprossung und anschließende Ausreifung zu einem neuen Gefäßnetzwerk.
- Bei der **Vaskulogenese** wandern endotheliale Progenitorzellen, die im Knochenmark gebildet wurden, in das Gewebe ein und induzieren nach Ausdifferenzierung in Endothelzellen die Bildung eines neuen Gefäßnetzwerks.

Beide Prozesse sind stark reguliert und laufen nach festgelegten Programmen ab. Eine wichtige Rolle spielen dabei Proteine der **VEGF-** (*vascular endothelial growth factor*) und **Angiopoetin**-Familie.

Die Ausreifung von präformierten Kollateralen zu Arterien nach lokalen Gefäßverschlüssen in der Herz- und Skelettmuskulatur wird als **Arteriogenese** bezeichnet.

Die Beeinflussung des Gefäßwachstums ist vor allem aus therapeutischer Sicht, z. B. bei der Behandlung von Durchblutungsstörungen, Tumoren (Hemmung der Tumorangiogenese) oder chronischen degenerativen Erkrankungen, von großem Interesse.

6.3.3 Aufbau und Funktion der Gefäßwand

Die Gefäßwand aller Blutgefäße, mit Ausnahme der Kapillaren, ist aus 3 Schichten aufgebaut:

- Innen befindet sich die **Tunica intima**, die aus einer einschichtigen Endothelzellschicht besteht,

- in der Mitte liegt die **Tunica media** mit glatten Gefäßmuskelzellen, Elastin und Kollagen,
- und außen schließt die bindegewebige **Adventitia** die Gefäßwand ab.

Trotz des grundsätzlich einheitlichen Aufbaus variiert die Zusammensetzung der Gefäßwand zwischen den verschiedenen Abschnitten des Gefäßsystems aber ganz erheblich. Während das Endothel überall einschichtig ist, sind die Dicke der Muskelschicht und der Gehalt der Gefäßwand an Faserstrukturen sehr unterschiedlich (▶ Abb. 6.2).

▶ **Endothel.** In allen Blutgefäßen hat das Endothel die Funktion einer **regulierbaren Barriere** zwischen Intravasalraum und Gefäßwand bzw. dem interstitiellen Raum. Die Barrierenfunktion beruht auf seiner **selektiven Permeabilität,** die eine Passage insbesondere von großmolekularen oder von wasserlöslichen Substanzen nur begrenzt zulässt. Die Ursache hierfür liegt in dem Aufbau von Endothelzellen und ihrer Verknüpfung zu einem einschichtigen Verband (strukturelle Barriere) sowie in ihrer hohen Stoffwechselaktivität, wodurch permeationsfähige Substanzen um- und abgebaut werden können (metabolische Barriere).

Das Endothel ist an vielen physiologischen Reaktionen des Kreislaufs aktiv beteiligt. So spielt es eine große Rolle bei der **Regulation des Gefäßtonus** (S. 72). Über die Bildung und Freisetzung von Substanzen, die die Adhäsion und Aggregation von Thrombozyten als auch die Blutgerinnung hemmen (z. B. Prostacyclin, Stickstoffmonoxid, Heparin, Gewebsplasminogenaktivator) (S. 310) verhindert es die spontane Bildung von Thromben (**Antithrombogenität**). Im Rahmen von Abwehrvorgängen (S. 295) vermitteln Adhäsionsmoleküle (u. a. Selektine und Integrine) unter Mitwirkung von Zytokinen die **Adhäsion von weißen Blutzellen** vor allem am Endothel postkapillärer Venolen, von wo diese Zellen dann in das umgebende Gewebe emigrieren. Endotheliale Integrine sind auch an der Haftung der Endothelzellen an der Basalmembran beteiligt und spielen eine Rolle bei der **Angiogenese** und **Wundheilung**.

▶ **Glatte Gefäßmuskulatur.** Die glatte Muskulatur der Gefäße reguliert durch **aktive Spannungsentwicklung** (**Tonus**) die Gefäßweite. In allen Gefäßen steht die glatte Muskulatur unter einem bestimmten Tonus (**Ruhetonus**), der durch den konkurrierenden Einfluss von zahlreichen Wirkstoffen bestimmt wird, die mit dem Blut zirkulieren oder aus den vegetativen Gefäßnerven und den Endothelzellen freigesetzt werden. Die Höhe des Ruhetonus der Widerstandsgefäße bestimmt die Größe der maximal möglichen Durchblutungssteigerung (**Durchblutungsreserve**): Sie ist umso größer, je stärker das Gefäß durch einen hohen Ruhetonus vorkonstringiert ist. Selbst in Abwesenheit aller äußeren Einflüsse ist die Gefäßmuskulatur nicht völlig erschlafft, sondern besitzt einen sog. **myogenen Basaltonus**.

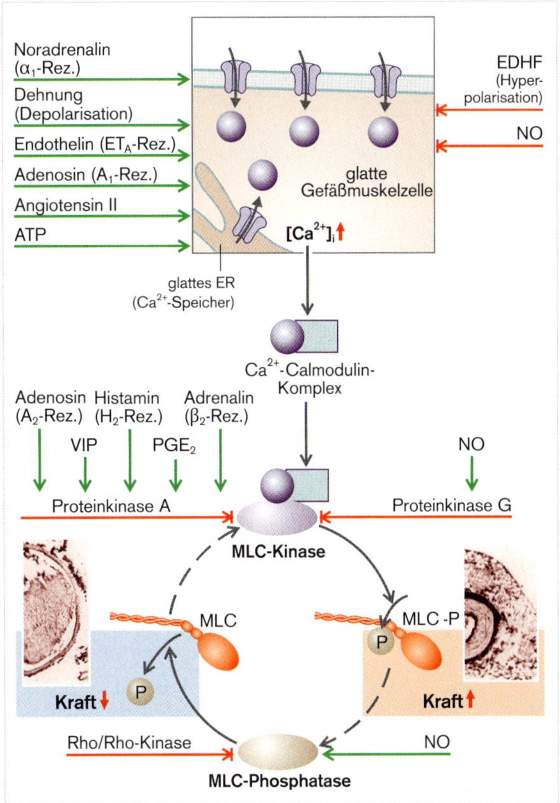

Abb. 6.4 Zelluläre Mechanismen der Regulation des glatten Gefäßmuskeltonus. Der Tonus der glatten Gefäßmuskulatur ist umso größer, je höher der Phosphorylierungsgrad der leichten Kette des Myosins (MLC) ist. Dieser wird durch die Myosin-Leichte-Ketten-Kinase (MLC-Kinase) erhöht und die Myosin-Leichte-Ketten-Phosphatase (MLC-Phosphatase) vermindert.

Auf zellulärer Ebene wird der Tonus der glatten Gefäßmuskulatur durch den **Phosphorylierungsgrad der leichten Kette des Myosins** (**MLC**) bestimmt (▶ Abb. 6.4). Je höher der Anteil an phosphoryliertem MLC ist, umso größer ist die von der glatten Gefäßmuskelzelle entwickelte Kraft. Das Verhältnis von phosphorylierter und dephosphorylierter MLC wird durch die Aktivität zweier Enzyme geregelt, der Myosin-leichte-Ketten-Kinase (MLC-Kinase) und der Myosin-leichte-Ketten-Phosphatase (MLC-Phosphatase). Sämtliche physiologischen Regulationsprozesse, die den glatten Gefäßmuskeltonus betreffen, entfalten ihre Wirkung letztlich über eine Veränderung der Aktivität dieser beiden Enzyme.

Die **MLC-Kinase** wird durch Ca^{2+}-Calmodulin aktiviert und ist damit abhängig von der zytosolischen Ca^{2+}-Konzentration. Ein physiologisch sehr wichtiger Modulator der zytosolischen Ca^{2+}-Konzentration im glatten Gefäßmuskel ist das Membranpotenzial: Je stärker

6

die Membran depolarisiert ist, desto mehr Ca^{2+} strömt durch eine vermehrte Öffnung spannungsgesteuerter Ca^{2+}-Kanäle (S. 104) in die Zelle. Darüber hinaus kann Ca^{2+} aus intrazellulären Speichern freigesetzt werden. Schließlich ist auch die Aktivität von Ca^{2+}-Pumpen an der Regulation der zytosolischen Ca^{2+}-Konzentration beteiligt. Zahlreiche Modulatoren des Gefäßmuskeltonus (z. B. Noradrenalin, Angiotensin II, Stickoxid, EDHF, Prostacyclin, Endothelin) (S. 259) entfalten ihre Wirkung über die Beeinflussung der zytosolischen Ca^{2+}-Konzentration. Auch die Aktivität der **MLC-Phosphatase** unterliegt einer physiologischen Regulation. Sie wird über den Rho/Rho-Kinase-Signalweg gehemmt, was zu einer Tonuszunahme führt (Konstriktion), und durch Stickoxid stimuliert, wodurch der Tonus abnimmt (Relaxation).

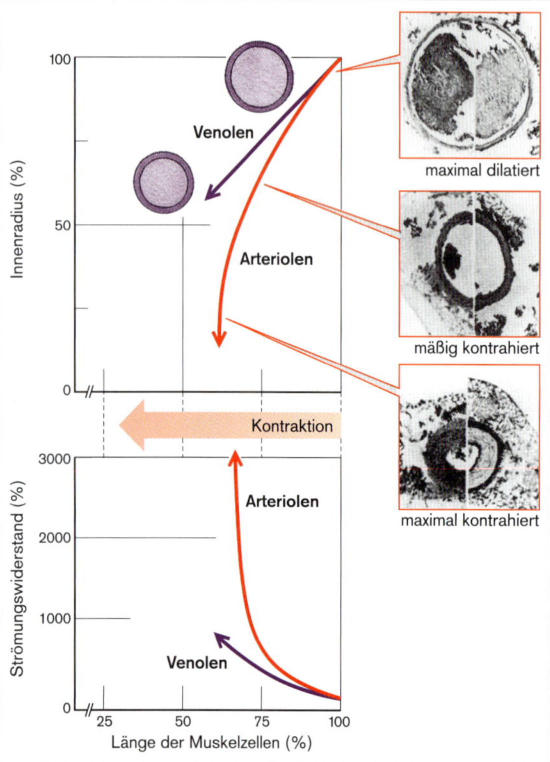

Abb. 6.5 Eine Verkürzung der Muskelzellen in der Gefäßwand hat wegen der unterschiedlichen Wandstärken einen größeren Einfluss auf Innenradius (oben) und Strömungswiderstand (unten) von Arteriolen als von Venolen. Aus diesem Grund ist der „Motor der Gefäßwand" in arteriellen Gefäßen wirkungsvoller als in venösen.

Das Lumen einer wandstarken Arteriole verengt sich bei Kontraktion der Gefäßmuskulatur deutlich stärker als das einer dünnwandigen Venole (▶ Abb. 6.5). Daher steigt der Strömungswiderstand von Arteriolen selbst bei gleicher Verkürzung der glatten Muskelzellen viel stärker an als der von Venolen. Kleine Arteriolen können sogar bis zu **völligem Verschluss** konstringieren, weil sich dabei die sehr dünne Endothelschicht erheblich verdickt und schließlich das verbleibende Lumen völlig ausfüllt (▶ Abb. 6.6). Ein kompletter Verschluss ist sonst nur bei den sehr dickwandigen arteriovenösen Anastomosen der Haut möglich. Die Gefäßmuskulatur vor allem der kleineren Arterien und Arteriolen zeigt eine **spontane Kontraktionsrhythmik** (**Vasomotion**), die auf der Tätigkeit lokaler Schrittmacherzellen beruht und durch das Entladungsmuster der vegetativen Gefäßnerven moduliert werden kann.

▶ **Adventitia und nicht zelluläre Bestandteile der Gefäßwand.** Die Basalmembran, elastische und kollagene Fasern und Grundsubstanz sind für das **mechanische Verhalten** der Gefäßwand und für die **Versorgungsbedingungen** der eingebetteten Gefäßwandzellen wesentlich. Während die großen Arterien in der Adventitia über ein eigenes Gefäßsystem (Vasa vasorum) verfügen, werden die kleineren Gefäße wie auch die Innenschichten der größeren nur durch Diffusion vom Lumen her versorgt.

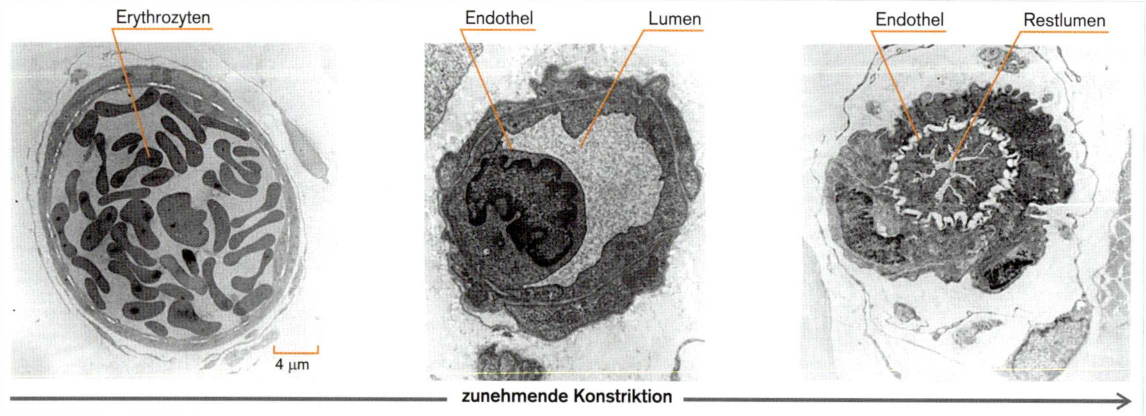

Abb. 6.6 Arteriolen des Skelettmuskels in von links nach rechts zunehmendem Kontraktionszustand der glatten Muskulatur. Die Lumeneinengung wird in diesen kleinen Gefäßen vor allem durch die sich nach innen vorwölbenden Endothelzellen verursacht.

6.3.4 Gefäßinnervation

Alle Anteile des Gefäßsystems sind von Fasern des **vegetativen Nervensystems** innerviert, die zum Teil an den Gefäßwänden entlang ziehen und dort an zahlreichen Kontaktstellen gespeicherte Transmitter freisetzen können. In der terminalen Strombahn nimmt der Einfluss vasomotorischer Fasern auf den Gefäßtonus von proximal nach distal ab, sodass die **neurogene Beeinflussbarkeit** der präkapillären Gefäße (S. 259) hier geringer wird. Eine besonders hohe Innervationsdichte findet sich an den arteriovenösen Anastomosen der Haut, die bei der Thermoregulation eine große Rolle spielen.

Über die efferente Gefäßinnervation wird der Tonus der glatten Muskulatur gesteuert, daher bezeichnet man die entsprechenden Nervenfasern auch als **Vasomotoren.** Sie gehören überwiegend dem **sympathischen Nervensystem** an und bewirken eine Vasokonstriktion. Daneben gibt es in einigen Gefäßprovinzen (Haut) Nervenendigungen mit dilatierender Wirkung, die durch Freisetzung von Substanz P und *calcitonin gene-related peptide* ausgelöst wird. In einigen Organen (äußeres Genitale, Pia mater, Drüsen des Verdauungstrakts, Koronararterien) lässt sich eine **parasympathisch-cholinerge** gefäßerweiternde Innervation nachweisen; dabei ist die Freisetzung von Stickstoffmonoxid (NO) maßgeblich an der Vasodilatation beteiligt. Einige vasomotorische Nerven schließlich sind weder dem adrenergen (sympathischen) noch dem cholinergen (parasympathischen) System zuzuordnen. Diese als **NANC** (*non-adrenergic, non-cholinergic*) Nerven bezeichneten Fasern wirken ebenfalls vasodilatatorisch und verwenden unter anderem NO oder ATP als Neurotransmitter.

Bei akuter Unterbrechung der sympathischen Innervation (z. B. durch chirurgische oder pharmakologische Denervierung) nimmt die Ruhedurchblutung der meisten Organe zu (deutlich in der Haut, weniger im Skelettmuskel, praktisch nicht im Myokard). Dies weist auf den **anhaltenden, konstriktorischen Einfluss** der sympathischen Gefäßnerven auf den Ruhetonus der Gefäße hin. Dem entspricht eine tonische Aktivität in Form von Aktionspotenzialen niedriger Frequenz (1–3/s), die bei sympathischer Aktivierung bis auf etwa 20/s zunehmen oder bei Deaktivierung völlig verschwinden kann.

Die Gefäßnerven beeinflussen den Gefäßtonus durch Freisetzung verschiedener Transmitter. Aus Varikositäten und Endigungen der postganglionären sympathischen Axone wird **Noradrenalin** freigesetzt. Seine kontraktionsauslösende Wirkung wird durch die Bindung an **α_1-Adrenozeptoren** in der Membran der Gefäßmuskelzellen eingeleitet. Der Rezeptorbindung folgt eine Aktivierung mehrerer paralleler Signaltransduktionswege:

- Stimulation von **Phospholipase C** mit vermehrter Bildung der Second Messenger Inositoltrisphosphat (IP_3) und Diacylglycerat (DAG) (S. 69),
- Öffnung von ligandengesteuerten **Kationenkanälen** in der Zellmembran sowie
- Aktivierung des **Rho/Rho-Kinase-Signalwegs**

Alle Wege zusammen lösen schließlich eine Kontraktion durch Anstieg der intrazellulären Ca^{2+}-Konzentration und durch Hemmung der Myosinleichtketten-Phosphatase aus. Bei starker Aktivierung bindet Noradrenalin außerdem an **α_2-Adrenozeptoren** der präsynaptischen Membran und hemmt durch Senkung der intrazellulären cAMP-Konzentration seine eigene Freisetzung. Das aus dem Nebennierenmark stammende **Adrenalin** hingegen fördert durch Bindung an präsynaptische **β_2-Adrenozeptoren** die Freisetzung von Noradrenalin und kann in niedrigen Konzentrationen durch Bindung an postsynaptische **β_2-Adrenozeptoren** zu einer Abnahme des Gefäßtonus führen, wobei beide Effekte durch einen Anstieg der intrazellulären cAMP-Konzentration vermittelt werden.

Neben Noradrenalin werden von Gefäßnerven weitere Transmitter und Kotransmitter freigesetzt; hierzu zählen neben **ATP** unter anderem **Neuropeptid Y**, **Substanz P**, **Kinine** und **Serotonin**. In fast allen Anteilen des Gefäßsystems findet sich auch eine afferente Innervation, deren physiologische Funktion allerdings weitgehend unbekannt ist.

6.3.5 Passives und aktives Dehnungsverhalten von Blutgefäßen

Der **passive Dehnungszustand** eines Gefäßes wird von der Differenz zwischen intra- und extravasalem Druck (P_i bzw. P_e) bestimmt, die als **transmuraler Druck** P_{tm} bezeichnet wird:

$$P_{tm} = P_i - P_e \qquad (6.1)$$

Änderungen des transmuralen Drucks beruhen meist auf **Änderungen des Innendrucks P_i**, während der außerhalb der Gefäße wirkende Druck (Gewebedruck P_e) sich in der Regel nur wenig ändert.

Funktionell wichtige Ausnahmen von dieser Regel sind die Gewebe von **Lunge** und **Muskel**. In den Lungengefäßen ist der transmurale Druck (und damit die regionale Durchblutung) vom Druck im Alveolarraum (S. 275) abhängig, der als Außendruck für die Gefäßmechanik wirksam wird und erheblich variieren kann. In der Muskulatur entstehen während der Muskelkontraktion so hohe Gewebedrücke, dass die transmurale Druckdifferenz negativ wird und die Gefäße daher zeitweilig komprimiert werden können. Aus diesem Grund wird z. B. das Myokard ganz überwiegend während der Diastole durchblutet (S. 196).

Der transmurale Druck P_{tm} erzeugt eine **tangentiale Spannung S_t** in der Gefäßwand, die nach dem Laplace-Gesetz umso größer ist, je größer der Innenradius r_i und je kleiner die Wanddicke w ist:

$$S_t = P_{tm} \cdot \frac{r_i}{w} \qquad (6.2)$$

Diese Spannung müssen die Gefäßwandelemente auffangen, wenn das Gefäß dem dehnenden Einfluss des transmuralen Drucks nicht nachgeben soll. Arterielle Gefäße, die wegen ihres hohen Innendrucks unter großer Dehnungsbelastung stehen, haben daher eine dickere Wand als Venen, deren Innendruck gering ist. Innerhalb des arteriellen Gefäßbaums nimmt die **Dehnbarkeit** von den großen Leitungsarterien in Richtung auf die Arteriolen ab. Dies entspricht dem von proximal nach distal abnehmenden Gehalt an elastischen Fasern und dem Zuwachs an glatter Muskulatur und Kollagen (▶ Abb. 6.2). Die passive Dehnbarkeit der Aorta spielt für die Dämpfung des Druck- und Strompulses, der durch die rhythmische Tätigkeit des linken Ventrikels entsteht, eine große Rolle (**Windkesselfunktion**; ▶ Abb. 6.10).

Dehnungsabhängige Änderungen von Gefäßdurchmesser und -länge werden zusammengefasst beschrieben durch die **Compliance,** d. h. die Volumenänderung ΔV bei Änderung des transmuralen Drucks, ΔP_{tm}; ihr Kehrwert ist der **Volumenelastizitätskoeffizient** E':

$$\text{Compliance} = \frac{1}{E'} = \frac{\Delta V}{\Delta P_{tm}} \qquad (6.3)$$

Als **Volumenelastizitätsmodul** wird das Produkt aus dem Volumenelastizitätskoeffizienten und dem Volumen ($E' \cdot V = \Delta P_{tm} \cdot V / \Delta V$) bezeichnet.

Das passive Dehnungsverhalten der Blutgefäße spiegelt die für jeden Gefäßabschnitt **typische Zusammensetzung der Gefäßwand** aus den drei mechanisch wesentlichen Bestandteilen Kollagen, elastischen Fasern und glatter Muskulatur wider (▶ Abb. 6.2); die Dehnbarkeit ist aber auch stark von der aktiven Spannung der glatten Gefäßmuskulatur abhängig: je höher der Muskeltonus, desto geringer die Compliance.

Bei Gefäßen mit gering ausgeprägter Autoregulation nimmt mit steigender Wandspannung S_t der Gefäßradius zu; wegen der zunehmenden Dehnung von Kollagenfasern wird die Gefäßwand dabei zunehmend steifer. Bei länger anhaltender Druckbelastung kann es vor allem in Venen zu einem langsamen Nachgeben der Gefäßwand und damit zu einer **wachsenden Volumenspeicherung** im Gefäß kommen.

Die **Compliance der Venen** ist bei niedrigen physiologischen Innendrücken größer als die der Arterien, die des gesamten venösen Systems etwa 200-mal größer als die des arteriellen Systems. Dies beruht weniger auf der elas-

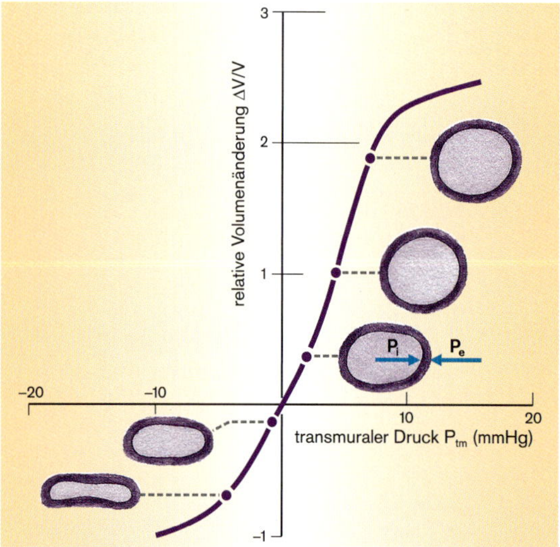

Abb. 6.7 Beziehung zwischen transmuralem Druck P_{tm} ($P_i - P_e$) und der relativen Volumenänderung ΔV / V der V. cava. Die Zeichnungen neben der Kurve verdeutlichen die Formveränderungen des Gefäßquerschnitts. Ein großer Teil des Volumenzuwachses kommt dadurch zustande, dass der ovale Querschnitt zunehmend kreisrund wird.

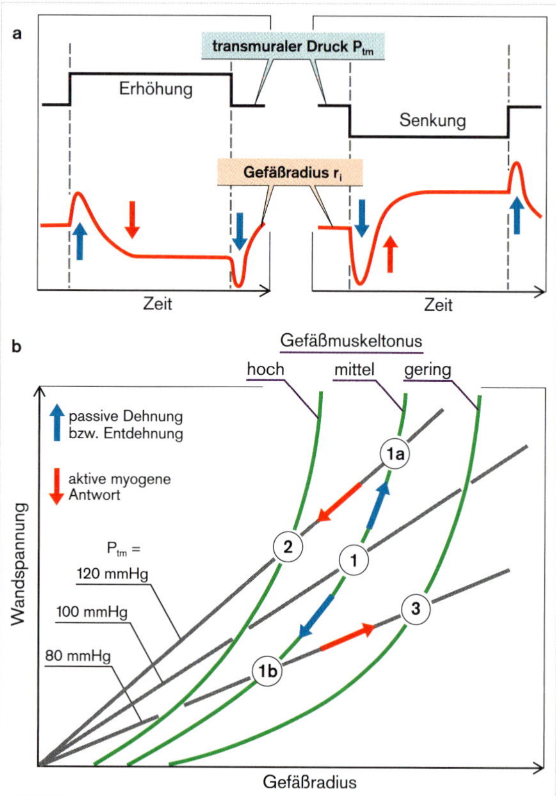

Abb. 6.8 Passive und aktive Antwort eines Gefäßes auf Dehnung.

a Einer plötzlichen Erhöhung des transmuralen Drucks P_{tm} (links) folgt nach vorübergehender passiver Zunahme des Gefäßradius r_i eine aktive Verringerung unter den Ausgangswert. Das Umgekehrte geschieht bei Senkung von P_{tm} (rechts).

b Darstellung der Beziehung zwischen Gefäßradius und Wandspannung für drei verschiedene Tonuslagen der glatten Muskulatur: Vom Ausgangspunkt 1 führt Hebung bzw. Senkung des Drucks passiv zu den Punkten 1 a bzw. 1 b und die anschließende myogene Antwort zu den Endpunkten 2 bzw. 3. Dieser zweite Schritt führt die Wandspannung des Gefäßes wieder in die Nähe ihres Ausgangswertes zurück.

tischen Dehnbarkeit der Venenwand als auf einer **Formänderung** des zunächst elliptischen Venenquerschnitts (▶ Abb. 6.7). Die große Compliance der Venen ist für den Kreislauf deswegen wichtig, weil selbst bei relativ geringen Änderungen des Venendrucks erhebliche Blutvolumina im Niederdrucksystem ge- bzw. aus ihm entspeichert werden können. Aus dem gleichen Grund führt eine Vergrößerung (z. B. durch Infusion) oder Verminderung (z. B. bei Blutspende) des Blutvolumens zu einer wesentlich größeren Änderung des Volumens im Niederdruck- als im arteriellen System.

Ohne Beteiligung der Gefäßnerven, d. h. als direkte Folge der Dehnung der glatten Muskelzellen, reagieren vor allem Widerstandsgefäße (terminale Arterien und Arteriolen) bei einer Erhöhung von P_{tm} mit einer Kontraktion. Auf zellulärer Ebene führt dabei die Öffnung von mechanosensitiven Kationenkanälen zu einer Depolarisation, die ihrerseits einen Einstrom von Ca^{2+}-Ionen über spannungsgesteuerte Ca^{2+}-Kanäle auslöst. Die daraus resultierende **aktive, myogene Tonusentwicklung** verringert den Gefäßradius sogar unter seinen Ausgangswert. Damit wird die tangentiale Wandspannung wieder in die Nähe ihres Anfangswerts zurückgeführt (▶ Abb. 6.8).

Diese als **Bayliss-Effekt** bezeichnete myogene Antwort von Widerstandsgefäßen findet nur in einem mittleren Dehnungsbereich statt und ist nicht in allen Organgebieten gleich ausgeprägt. Die Vasa afferentia der Niere und die arteriellen Gefäße des Gehirns und des Darms zeigen auf Änderung der transmuralen Druckdifferenz eine besonders deutliche myogene Reaktion. Sie ermöglicht die sog. **Autoregulation der Durchblutung** in diesen Organen und ist u. a. auch für die lokale Durchblutungsregulation bei Änderungen der Körperlage (S. 268) von Bedeutung.

6

Zusammenfassung Kap. 6.3

Das Gefäßsystem

Der **Wandaufbau** der Blutgefäße entspricht ihrer Funktion: im Hochdrucksystem dickwandig mit ausgeprägter Gefäßmuskelschicht, im Niederdrucksystem besonders dehnbar.

Durch die zunehmende **Aufteilung des Gefäßbaums** nehmen der Gesamtgefäßquerschnitt und die Gesamtoberfläche der Gefäßwände zu und erreichen in den Venolen und kleinen Venen der Mikrozirkulation ihr Maximum.

Wachstumsvorgänge im Gefäßsystem können durch Angiogenese, Vaskulogenese und Arteriogenese erfolgen. Dabei spielen endothelspezifische Wachstumsfaktoren eine große Rolle.

Die 3 Schichten der Gefäßwand erfüllen spezifische Funktionen:

- Das **Endothel** fungiert als regulierbare Barriere für die Passage von Molekülen, regelt die Adhäsion von Zellen, initiiert die Angiogenese und reguliert die lokale Gerinnung und Gefäßmuskeltonus.
- Die **glatte Gefäßmuskulatur** bestimmt über den Phosphorylierungsgrad der leichten Kette des Myosins die Gefäßweite und erzeugt den myogenen Basaltonus.
- Die **Adventitia** trägt über Vasa vasorum zur Blutversorgung der Gefäßwand bei.

Die **Gefäßinnervation** (Vasomotoren) ist in den großen Gefäßen der terminalen Strombahn am dichtesten. Sie bewirken meist eine sympathisch-adrenerg vermittelte Vasokonstriktion und bestimmen den **Ruhetonus** und damit die **Durchblutungsreserve** der Gefäße.

Der **transmurale Druck** (= Differenz zwischen intra- und extravasalem Druck), der Innenradius des Gefäßes und seine Wanddicke erzeugen die **tangentiale Wandspannung** und bestimmen den passiven Dehnungszustand eines Gefäßes. Die passive Dehnbarkeit entspricht dem Verhältnis aus Volumenänderung zu Änderung des transmuralen Drucks und wird als **Compliance** bezeichnet; ihr Kehrwert ist der **Volumenelastizitätskoeffizient**. Die Compliance des venösen Systems ist 200-mal größer als die des arteriellen Systems.

Terminale Arterien und Arteriolen reagieren auf passive Dehnung mit einer myogenen Kontraktion (**Bayliss-Effekt**); diese Reaktion ist die Grundlage der Autoregulation der Durchblutung, die in Niere, Gehirn und Darm besonders ausgeprägt ist.

6.4 Hämodynamik: Physik des Kreislaufs

6.4.1 Druck, Stromstärke und Widerstand

Für die **Strömung des Blutes** durch das Gefäßsystem gelten die allgemeinen Strömungsgesetze der Physik. Das vom Herzen ausgeworfene Blut fließt infolge der arteriovenösen Druckdifferenz durch das Blutgefäßsystem und wird entsprechend den regionalen Strömungswiderständen auf die Organe verteilt.

Nach dem **Ohm-Gesetz**

$$\dot{Q} = \frac{\Delta P}{R} \quad (6.4)$$

nimmt das Stromzeitvolumen (Stromstärke) linear mit der treibenden Druckdifferenz ΔP zu und mit dem Strömungswiderstand R ab. Der bei der Strömung zu überwindende **Widerstand** entsteht durch Reibung der strömenden Flüssigkeit mit der Gefäßwand sowie durch die innere Reibung der strömenden Flüssigkeit selbst.

Die Tätigkeit des linken Ventrikels, der in Ruhe etwa 60–80-mal pro Minute ein Schlagvolumen von etwa 70–80 ml und damit ein **Herzzeitvolumen** (**HZV**) von etwa **5,6 l/min** (3,4 l/min pro m^2 Körperoberfläche) auswirft, erzeugt in der Aorta einen Druck (P_a) von im Mittel etwa 100 mmHg (= 13,3 kPa), durch den der Strömungswiderstand des Gefäßsystems des Körperkreislaufs (**totaler peripherer Widerstand, TPR**) überwunden wird. Das Blut kehrt unter einem sehr niedrigen Druck (zentralvenöser Druck P_v) von etwa 2–4 mmHg (0,3–0,5 kPa) in den rechten Vorhof zurück. Die für den Körperkreislauf entscheidende **Druckdifferenz** zwischen Aorta und rechtem Vorhof beträgt somit etwa **97 mmHg** (ca. 12,9 kPa). Für den großen Kreislauf gilt demnach

$$HZV = \frac{P_a - P_v}{TPR} \quad (6.5)$$

Für den **totalen peripheren Widerstand** ergibt sich daraus ein Wert von etwa 17,3 mmHg · l^{-1} · min (2,3 kPa · l^{-1} · min). Die analoge Berechnung für den Lungenkreislauf (S. 275) ergibt bei einem mittleren Druck in der Pulmonalarterie von etwa 15 mmHg (2,0 kPa) und im linken Vorhof von etwa 5 mmHg (0,7 kPa) einen Gesamtwiderstand von etwa 1,8 mmHg · l^{-1} · min (0,24 kPa · l^{-1} · min). Der linke Ventrikel fördert also das gleiche Blutvolumen pro Zeit wie der rechte Ventrikel, aber gegen einen rund 10-mal höheren Strömungswiderstand und daher auch mit wesentlich höherem Arbeitsaufwand; dem entspricht auch seine größere Muskelmasse.

6.4.2 Arterieller Blutdruck

Der Druck in der Aorta zeigt entsprechend der zeitlichen Abfolge von Systole und Diastole des linken Ventrikels deutliche Pulsationen (▶ Abb. 6.9). Dem steilen Druckanstieg bei Auswurf des Schlagvolumens folgt nach Überschreiten eines Druckmaximums (**systolischer Blutdruck P_S**) die Inzisur, die durch eine Strömungsumkehr unmittelbar vor dem Schluss der Aortenklappe verursacht wird. Nach einem zweiten kleinen Druckanstieg (Dikrotie), der durch die Reflexion der Druckwelle in der Kreislaufperipherie verursacht wird, fällt der Druck infolge des Abströmens des Blutes aus dem arteriellen Windkessel bis auf ein Minimum (**diastolischer Blutdruck P_D**) ab. Die **Amplitude** des Druckpulses (= systolischer Bludruck–diastolischer Blutdruck) beträgt beim gesunden erwachsenen Menschen in körperlicher Ruhe etwa 40 mmHg = 5,4 kPa (P_S ca. 120, P_D ca. 80 mmHg). Der über die Zeit gemittelte Druck (**arterieller Mitteldruck**) liegt, wie ▶ Abb. 6.9 zeigt, nicht genau in der Mitte zwischen P_S und P_D, sondern ist wegen der Asymmetrie des Druckpulses etwas niedriger.

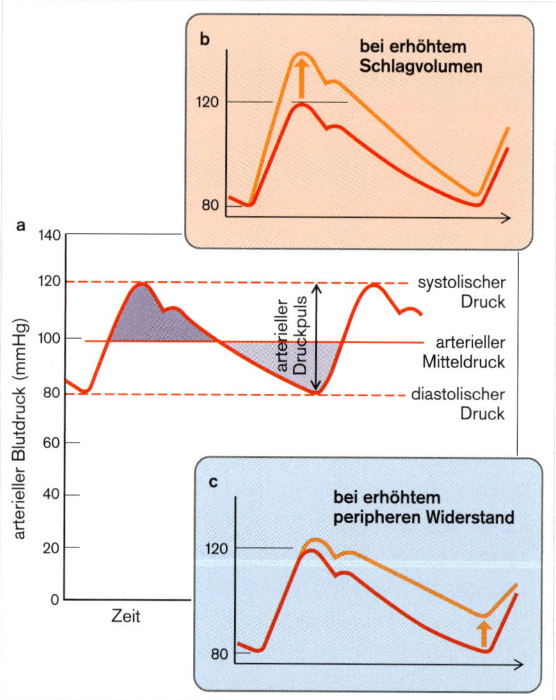

Abb. 6.9 Schematische Darstellung des arteriellen Druckpulses.

- **a** a Definition des arteriellen Mitteldrucks (violette Flächen über der Mitteldrucklinie gleich groß wie die darunter), des systolischen und des diastolischen Blutdrucks.
- **b** b Erhöhung des Schlagvolumens führt überwiegend zur Steigerung des systolischen Blutdrucks (Pfeil).
- **c** c Erhöhung des totalen peripheren Widerstandes steigert überwiegend den diastolischen Blutdruck (Pfeil).

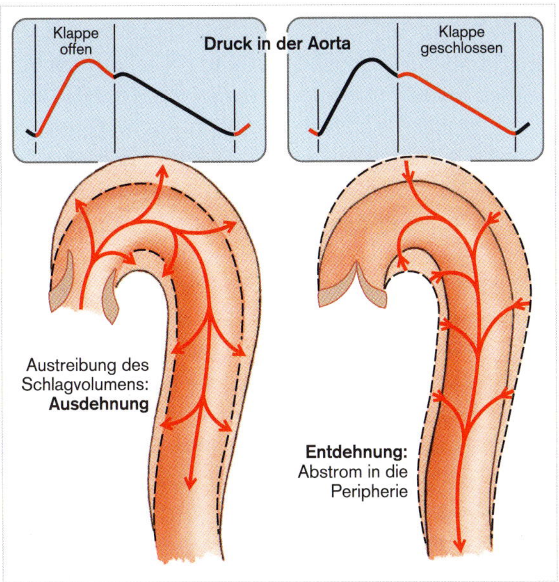

Abb. 6.10 Windkesselwirkung der Aorta. Der ansteigende Druck während der Austreibung des Schlagvolumens führt zu passiver (hier übertrieben gezeichneter) Dehnung der Aorta (links). Das dabei gespeicherte Volumen fließt nach Schluss der Aortenklappe weiter in die Kreislaufperipherie (rechts). Die Windkesselwirkung erstreckt sich über die gesamte Aorta und die großen Arterien, nicht nur (wie hier gezeichnet) über den Aortenbogen.

Der Druck in der Aorta hängt von der Größe des **Schlagvolumens** und des **totalen peripheren Widerstandes** ab. Eine Steigerung des Schlagvolumens führt zu einer Zunahme der Druckamplitude und damit des systolischen Drucks bei annähernd gleichbleibendem diastolischem Druck, während eine Steigerung des peripheren Widerstandes vor allem den diastolischen Druck erhöht (▸ Abb. 6.9). Form und Amplitude des Druckpulses in der Aorta werden außerdem wesentlich von der **Dehnbarkeit** des arteriellen Gefäßsystems beeinflusst. Aorta und große Arterien wirken während der Ventrikelsystole wie ein **Windkessel** (▸ Abb. 6.10), indem sie die durch das Herz erzeugten Druckschwankungen dämpfen. Je steifer daher die Arterien, desto größer ist die Blutdruckamplitude. Da sich die Dehnbarkeit der Arterien nicht akut ändert, kann die Blutdruckamplitude als ein qualitatives Maß des Schlagvolumens des Ventrikels gelten. Bei vermindertem Herzschlagvolumen findet man daher auch eine verminderte Blutdruckamplitude, z. B. nach einem Blutvolumenverlust.

6.4.3 Blutdruckmessung

Indirekte Methode

Mit der klinisch üblichen, indirekten Methode wird der Blutdruck nicht in der Aorta, sondern in einer großen Leitungsarterie (A. brachialis, A. femoralis) gemessen (▸ Abb. 6.11). Eine um den Oberarm (Oberschenkel) gelegte Manschette wird aufgeblasen, bis der Manschettendruck M sicher über dem erwarteten systolischen Druck liegt (Verschwinden des Radialis-Pulses), und dann langsam (2–4 mmHg/s) wieder abgelassen. Liegt der Manschettendruck zwischen P_S und P_D, so hört man bei der gleichzeitigen Auskultation der Brachial-Arterie distal der Manschette charakteristische Klopfgeräusche (sog. **Korotkoff-Geräusche**). Diese entstehen, weil nur während der arteriellen Druckspitzen Blut in die peripheren Gefäße einströmen kann und deshalb eine turbulente Strömung entsteht. Unterschreitet der Manschettendruck den diastolischen Druck, so werden die Geräusche leiser (sofern man nicht durch zu festes Andrücken des Stethoskops das Gefäß komprimiert) und verschwinden schließlich ganz. Aus Gründen, die weiter unten (Orthostase) (S. 268) besprochen werden, sollte dabei der Messort etwa in Herzhöhe liegen; wenn man am Oberschenkel misst, sollte der die untersuchte Person daher liegen.

Die ambulante **24-h-Blutdruckmessung** spielt für die klinische Diagnostik der arteriellen Hypertonie eine große Rolle, denn wie viele andere physiologische Größen (S. 636) unterliegt auch der arterielle Blutdruck einer zirkadianen Rhythmik (▸ Abb. 6.12**a**). Dabei sinkt der Blutdruck nachts deutlich ab. In der Frühphase der Entwicklung einer Hypertonie ist insbesondere diese Nachtabsenkung häufig abgeschwächt oder fehlt ganz (▸ Abb. 6.12**b**).

Die dargestellte indirekte Methode wird nach ihrem Beschreiber Riva-Rocci benannt; daher werden im klinischen Sprachgebrauch die Angaben des systolischen und diastolischen Drucks meist mit „RR" abgekürzt (typische Eintragung im Krankenblatt: „RR 120/80").

Direkte Methoden

Präziser als diese indirekte sind die direkten Methoden, bei denen eine Kanüle in eine Arterie eingestochen und mit einem Druckmessgerät verbunden oder ein sog. Kathetertipmanometer in das Gefäß eingeführt wird. Diese invasiven Verfahren sind jedoch besonderen Situationen (z. B. Intensivmedizin, **Herzkatheteruntersuchung**) vorbehalten.

6

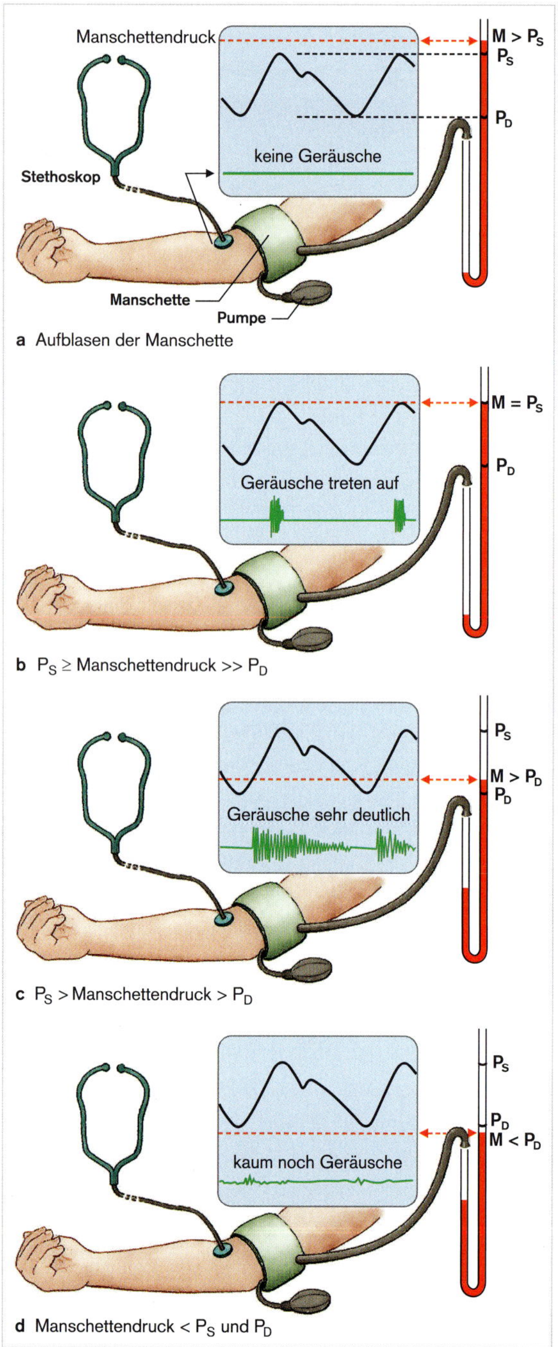

Abb. 6.11 Indirekte Blutdruckmessung nach Riva-Rocci. Geräusche entstehen, wenn der Manschettendruck M den systolischen Blutdruck (P_S) unterschreitet (**b**), und werden wieder leiser, wenn der diastolische Blutdruck (P_D) unterschritten wird (**d**).

6.4.4 Zentralvenöser Druck

Als zentralvenöser Druck (ZVD) wird der im **rechten Vorhof** herrschende Blutdruck bezeichnet; er ist dem Druck in den großen herznahen Venen (V. cava superior und V. cava inferior) praktisch gleich. Die Höhe des zentralvenösen Drucks hängt vor allem vom **Füllungsvolumen des venösen Systems** ab, d. h. von der Größe des Blutvolumens.

Übermäßige Transfusion führt zu einer Zunahme, Blutvolumenverlust zu einer Abnahme des zentralvenösen Drucks. Die kontinuierliche Beobachtung des Drucks in den zentralen Venen, z. B. über einen Katheter in der V. cava thoracalis, ermöglicht daher eine **indirekte Überwachung des Blutvolumens**. Ein erhöhter Füllungszustand der großen Halsvenen kann auch auf das Vorliegen einer **Herzinsuffizienz** hinweisen, bei der typischerweise infolge einer renalen Flüssigkeitsretention das Blutvolumen zunimmt.

Der zentralvenöse Druck zeigt wegen der rhythmischen Tätigkeit des Herzens (▸ Abb. 6.31) und der Atmung charakteristische Schwankungen. Bei der Inspiration fällt der Druck im Thorax und damit auch im rechten Vorhof; umgekehrt erhöht sich der Druck im Thorax und im rechten Vorhof bei der Exspiration. Diese **atemabhängigen Druckschwankungen** werden bei forcierter Atmung (gegen erhöhten Atemwiderstand) deutlicher. Daher schwellen die großen sichtbaren Halsvenen beim oboespielenden Orchestermitglied ebenso wie beim schreienden Säugling sichtbar an.

6.4.5 Strömungswiderstand

Der **linke Ventrikel** wirft das Herzzeitvolumen gegen **den totalen peripheren Widerstand** aus. Entsprechend den recht unterschiedlichen regionalen Strömungswiderständen verteilt sich das ausgeworfene Volumen anschließend auf die verschiedenen Organe. In körperlicher Ruhe (▸ Abb. 6.13 links) entfallen die größten Anteile des Herzzeitvolumens auf Leber- und Darmkreislauf (20–25 %), Niere (20 %) und Skelettmuskel (15–20 %). Diese Verteilung verändert sich bei körperlicher Arbeit (▸ Abb. 6.13 rechts), weil der Strömungswiderstand in der arbeitenden Muskulatur (S. 271) stark abfällt, in anderen Organen und der nichtarbeitenden Muskulatur dagegen u. U. sogar zunimmt.

▸ **Widerstände der einzelnen Organkreisläufe.** Diese hängen von dem Verzweigungsgrad des jeweiligen arteriellen und venösen Gefäßbaums und von dem dort vorliegenden Tonus der glatten Gefäßmuskulatur ab. Nach den **Kirchhoff-Regeln** addieren sich für hintereinander geschaltete Gefäßabschnitte die Einzelwiderstände, für parallel geschaltete Gefäßabschnitte die Leitwerte (Kehrwerte der Widerstände). Der **Gesamtwiderstand** eines Gefäßbaums lässt sich daher ermitteln, wenn man die Einzelwiderstände aller Gefäßsegmente kennt.

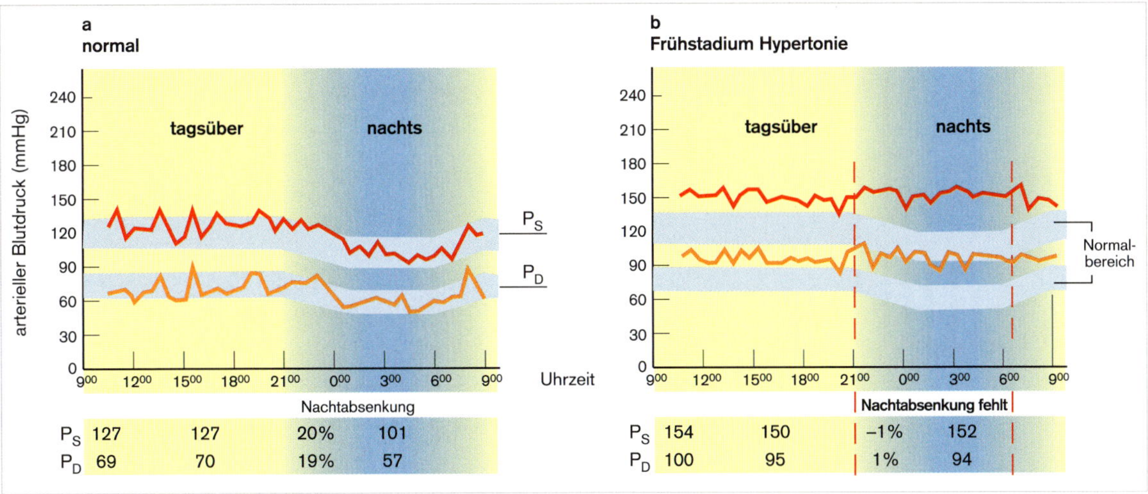

Abb. 6.12 Ambulante 24-Stunden-Blutdruckmessung. Dargestellt sind zwei typische 24-Stunden-Blutdruckprofile einer Person mit normalem systolischen (P_S) und diastolischen (P_D) arteriellen Blutdruck (**a**) und einer Person im Frühstadium einer Hypertonie (sog. „borderline" Hypertonie; **b**). Der Verlust des zirkadianen Rhythmus und damit der Nachtabsenkung des Blutdrucks geht häufig der Entwicklung eines dauerhaft erhöhten arteriellen Blutdrucks voraus.

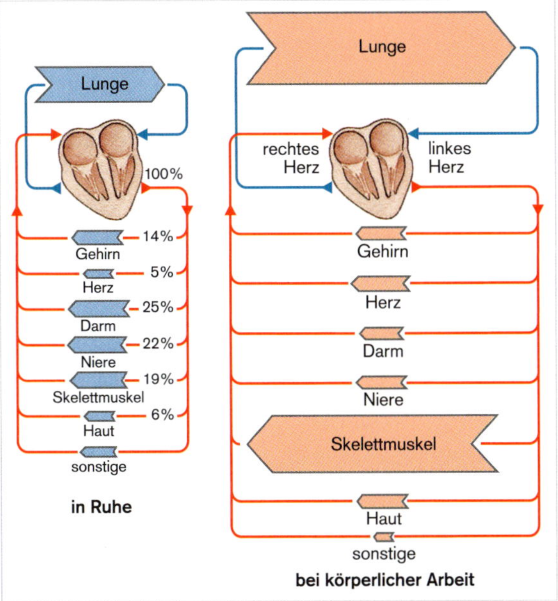

Abb. 6.13 Verteilung des Herzzeitvolumens (HZV) in Ruhe und bei körperlicher Arbeit auf die verschiedenen Organe. Die Flächen der Pfeile entsprechen dem prozentualen Anteil der Organdurchblutung am gesamten HZV. Die Fläche „Lunge" macht deutlich, dass das HZV bei Arbeit natürlich viel größer ist als in Ruhe. Der Löwenanteil des HZV fließt nun durch die arbeitende Skelettmuskulatur, und auch die Herz-(Koronar-) und Hautdurchblutung sind angestiegen, während die Nieren- und Darmdurchblutung abgesunken sind (▸ Abb. 6.35).

In jedem einzelnen Gefäßabschnitt mit dem Radius r und der Länge l errechnet sich der **Strömungswiderstand R**, der durch die innere Reibung (Viskosität η) der strömenden Flüssigkeit entsteht, nach

$$R = \frac{8}{\pi} \cdot \eta \cdot \frac{l}{r^4} \qquad (6.6)$$

Durch Kombination mit dem Ohm-Gesetz(= ΔP/R) ergibt sich das **Hagen-Poiseuille-Gesetz:**

$$\dot{Q} = \Delta P \cdot \frac{\pi}{8} \cdot \frac{1}{\eta} \cdot \frac{r^4}{l} \qquad (6.7)$$

Die wesentliche Aussage dieser Gleichung ist, dass bei einer gegebenen Druckdifferenz ΔP die Höhe der Durchblutung vor allem vom **Gefäßradius** (r^4) bestimmt wird. Damit erhält die Regulierung des Gefäßradius durch die glatte Muskulatur eine dominierende Bedeutung für die Regulation der Durchblutung. Erst in zweiter Linie hängt die Durchblutung von der Viskosität des Blutes ab.

▸ **Verteilung des Strömungswiderstandes.** Der größte Teil des peripheren Widerstandes ist in den präkapillären Arteriolen und kleinen Arterien lokalisiert (▸ Abb. 6.14), die daher auch als **Widerstandsgefäße** bezeichnet werden. Der Anteil insbesondere der venösen Gefäße am totalen peripheren Widerstand des Kreislaufsystems ist dagegen vergleichsweise gering.

Die Größe der Durchblutung in den verschiedenen Organen und ihre Verteilung innerhalb eines Gewebes werden somit weitgehend durch **Veränderung des Arteriolendurchmessers** reguliert. Die Durchblutungsregulation

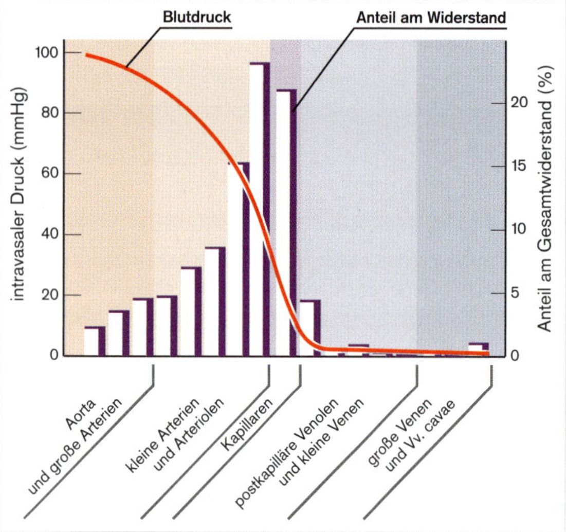

Abb. 6.14 Die Verteilung des Blutdrucks in den verschiedenen Abschnitten des Gefäßsystems (rote Kurve) ist ein Spiegelbild des jeweiligen Anteils am gesamten Strömungswiderstand. Der größte Druckabfall findet sich in den Gefäßabschnitten mit dem höchsten Teilwiderstand.

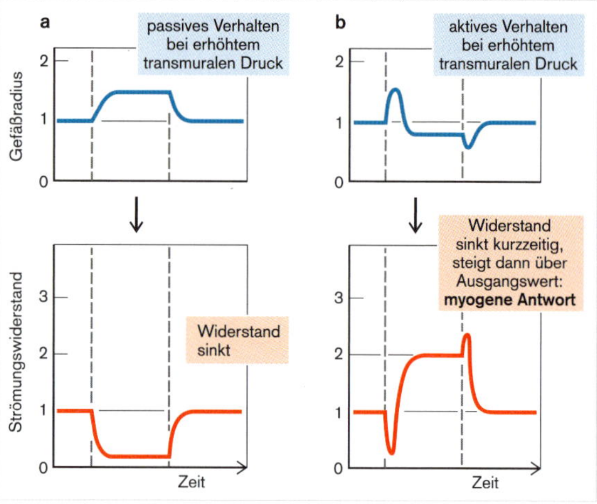

Abb. 6.15 Wirkung des transmuralen Drucks auf Gefäßradius und Strömungswiderstand. Eine Erhöhung des transmuralen Drucks bewirkt bei rein passivem Dehnungsverhalten eines Gefäßes eine Abnahme (**a**), bei aktiver myogener Antwort der Gefäßmuskulatur eine Zunahme des Strömungswiderstandes (**b**).

erfolgt im Wesentlichen über eine Regulation des Muskeltonus kleiner Arterien und Arteriolen.

▶ **Intravasales Druckprofil.** Da die Stromstärke in allen hintereinandergeschalteten Abschnitten des Gefäßsystems gleich (**Kontinuitätsprinzip**), der Strömungswiderstand aber verschieden ist, muss sich nach dem Ohm-Gesetz auch eine typische Verteilung der intravasalen Drücke im Kreislaufsystem ergeben (▶ Abb. 6.14). Erwartungsgemäß findet in den großen Leitungsarterien nur ein relativ geringer, in den kleinsten Arterien und Arteriolen jedoch ein sehr großer Druckabfall statt. Während in kleinen Arterien von etwa 100 µm Innendurchmesser ein Druck von etwa 70–80 mmHg (9–10 kPa) herrscht, sinkt er in den Kapillaren auf ungefähr 20–25 mmHg (2,5–3 kPa). Für das gesamte venöse System steht dementsprechend nur noch ein sehr geringer treibender Druck zur Verfügung.

Diese Druckverteilung ist allerdings eine Vereinfachung, da infolge lokaler Unterschiede im Strömungswiderstand innerhalb eines Gefäßgebietes der **intravasale Druck** in den einzelnen Kapillaren **sehr unterschiedlich** ist. Darüber hinaus gibt es in einigen Organen typische Abweichungen von der Druckverteilung in ▶ Abb. 6.14. So ist beispielsweise der Druckabfall in den großen Arterien, die das Gehirn versorgen, deutlich größer (etwa 35 % des gesamten arteriovenösen Druckgefälles) als in den großen Arterien anderer Organe.

▶ **Änderungen der Gefäßweite.** Steigt der transmurale Druck P_{tm}, so nimmt der Radius dehnbarer Gefäße bei ausschließlich passivem Verhalten zu und der Strömungswiderstand dementsprechend ab (▶ Abb. 6.15**a**) – der Widerstand verhält sich somit dem transmuralen Druck entgegengesetzt. Bei aktivem Verhalten der Gefäßmuskulatur (myogene Antwort, s. Bayliss-Effekt) (S. 237) sind die Widerstandsänderungen hingegen – nach Abschluss des vorübergehenden Einstellungsvorgangs – gleichsinnig wie die Druckänderungen, d. h. bei Druckzunahme resultiert eine Widerstandszunahme (▶ Abb. 6.15**b**).

Daher wird auch die Durchblutung Q eines Organs davon bestimmt, ob sich die durchströmten Widerstandsgefäße passiv oder (mehr oder weniger) aktiv verhalten. Bei rein druckpassivem Verhalten der Widerstandsgefäße steigt die Durchblutung überproportional an, wenn die arteriovenöse Druckdifferenz erhöht wird (orange Kurve, ▶ Abb. 6.16). Dieses Verhalten findet sich typischerweise in der Lunge und im aktiven Skelettmuskel. Im Gegensatz dazu ändert sich die Durchblutung von Niere, Gehirn und intestinalem Gefäßsystem, in denen die myogene Gefäßantwort ausgeprägt ist, bei Änderungen der arteriovenösen Druckdifferenz über einen weiten Druckbereich nur wenig (blaue Kurven, ▶ Abb. 6.16). Diese Unabhängigkeit der lokalen Durchblutung von der treibenden Druckdifferenz wird als **Autoregulation** bezeichnet. Der Druckbereich, in dem die Autoregulation stattfindet, liegt im Gehirn etwa zwischen 50 und 120 mmHg (6,5–16 kPa) und in der Niere zwischen 60 und 180 mmHg (8–24 kPa; Autoregulation der Nierendurchblutung, s. Abb. 10.10) (S. 413). Außerhalb dieser Druckbereiche verhalten sich die Gefäße auch dieser Organe druckpassiv.

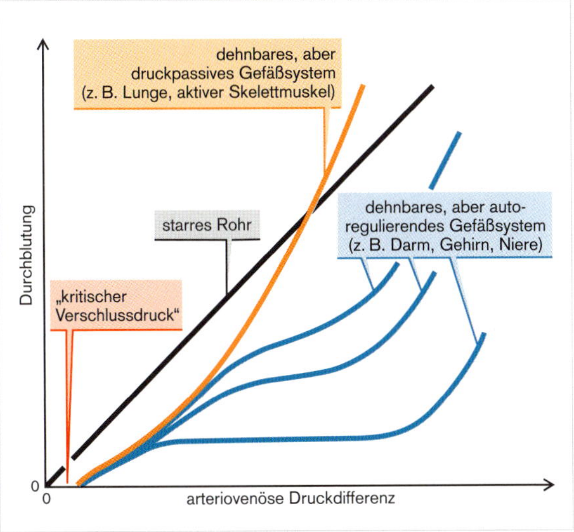

Abb. 6.16 Druck-Stromstärke-Beziehung für ein starres Rohrsystem, passiv dehnbare Gefäßsysteme und verschieden stark autoregulierende Gefäßsysteme, die sich durch die Grenzen des Autoregulationsbereichs und das Ausmaß der Konstanterhaltung der Durchblutung unterscheiden.

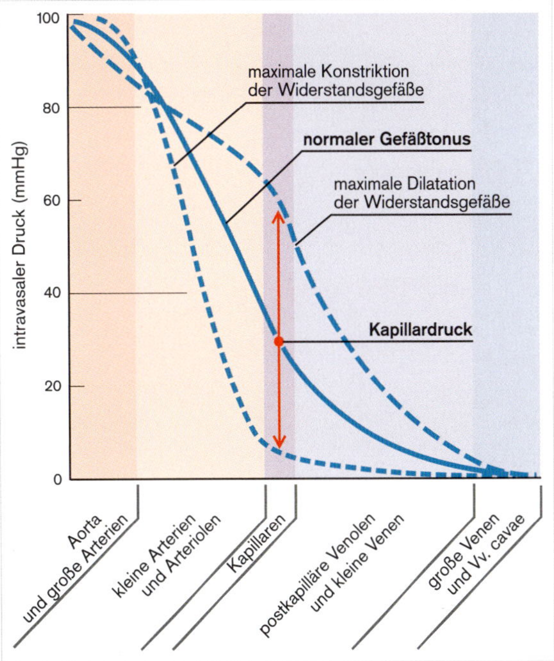

Abb. 6.17 Druckverteilung im Gefäßsystem im Normalzustand sowie bei maximaler Dilatation bzw. Konstriktion. Bei maximaler Dilatation der Arteriolen wird der größte Druckabfall nach distal verschoben, bei Konstriktion nach proximal. Damit steigt bzw. fällt der Kapillardruck.

Bei vielen Organen zeigt die **Druck-Stromstärke-Beziehung** einen charakteristischen Schnittpunkt mit der Abszisse (▶ Abb. 6.16). Die Durchblutung fällt auf Null, obwohl noch eine Druckdifferenz zwischen Arterie und Vene besteht. Die Ursache dieses Phänomens ist nicht ganz geklärt. Sowohl ein Kollaps von Widerstandsgefäßen bei niedrigem Innendruck („kritischer Verschlussdruck") als auch die Fließeigenschaften des Blutes (s. u., Viskosität des Blutes) sind zur Erklärung herangezogen worden. Besonders groß ist diese Druckdifferenz im intrarenalen Gefäßbett. Vermutlich ist dies vor allem die Folge des hohen Gewebedrucks im renalen Interstitium (S. 412), der durch die feste Nierenkapsel aufrechterhalten wird.

▶ **Widerstands- und Druckverteilung.** Konstriktion oder Dilatation der Widerstandsgefäße führt nicht nur zu einer Veränderung des Gesamtwiderstandes und damit der Durchblutung, sondern auch zu einer veränderten **Druckverteilung im Gefäßsystem** (▶ Abb. 6.17). Bei Dilatation der Arteriolen steigt der Druck in allen distal davon gelegenen Gefäßabschnitten an; umgekehrt sinkt bei einer Konstriktion der Arteriolen der Druck in allen distal davon gelegenen Gefäßabschnitten. Daher reguliert der Arteriolentonus nicht allein die Größe der Organdurchblutung, sondern auch die Höhe des Drucks in den Kapillaren.

Trotz der überragenden Bedeutung der Arteriolen für den Gesamtwiderstand des Gefäßsystems ist auch der **Widerstand der größeren Leitungsarterien**, vor allem bei einer Durchblutungszunahme, nicht zu vernachlässigen. Bei maximaler Arteriolendilatation kann somit der normalerweise nur geringe Widerstandsanteil der großen Leitungsarterien oder auch der Venen eine Durchblutungssteigerung begrenzen. Dies ist besonders dann wichtig, wenn wie etwa bei einer krankhaften Verengung (**Stenose**) der Leitungsarterien deren Widerstand noch zunimmt. Die Folge ist dann eine **Einschränkung der Durchblutungsreserve**, weshalb bei gesteigerter Beanspruchung des betroffenen Organs die Durchblutung nicht angemessen erhöht werden kann. Einschränkung der Funktion und plötzliche Schmerzen im betroffenen Organ sind die typischen Folgen dieser Situation, die bei Koronararterienstenose oder Stenose einer großen Extremitätenarterie auftreten können.

▶ **Fließverhalten des Blutes.** Das Hagen-Poiseuille-Gesetz (siehe Gleichung (6.7)) ist nur für sog. Newtonsche Flüssigkeiten gültig, deren Viskosität η eine konstante Materialeigenschaft ist und nur von der Temperatur abhängt. Für solche Flüssigkeiten, z. B. für Wasser, gilt das **Newton-Gesetz:**

$$\tau = \eta \cdot \tau \qquad (6.8)$$

Hier besteht eine lineare Beziehung zwischen der auf die strömende Flüssigkeit einwirkenden Schubspannung τ und dem daraus resultierenden Schergrad γ (▶ Abb. 6.18).

▶ **Blutviskosität.** Das Blut ist jedoch eine nicht homogene Suspension von Zellen in Plasma, deren Viskosität

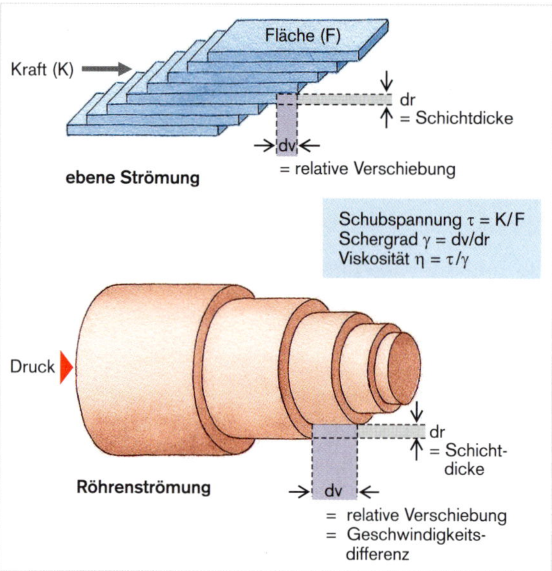

Abb. 6.18 Definition der Schubspannung und des Schergrades in der ebenen Strömung (oben) bzw. der Röhrenströmung (unten). Das Ausmaß der relativen Verschiebung der gedachten Flüssigkeitslamellen hängt nach Newtons Gesetz von dem Zähigkeitskoeffizienten der Flüssigkeit, d. h. ihrer Viskosität ab. In der Röhrenströmung entsteht ein Geschwindigkeitsprofil, weil die Reibungsfläche zwischen zwei benachbarten Flüssigkeitslamellen nicht wie in der ebenen Strömung überall gleich groß ist, sondern zur Rohrachse hin kleiner wird.

von der Größe der einwirkenden **Schubspannung** abhängt; man spricht daher von der sog. apparenten oder **scheinbaren Viskosität** (η_{app}). Diese beträgt bei hohen Schubspannungen (schneller Strömung) etwa 3,5 mPa · s und nimmt mit abnehmender Schubspannung, d. h. bei verlangsamter Strömung, deutlich zu (▶ Abb. 6.19). Im Gegensatz dazu ist das Plasma eine Newtonsche Flüssigkeit mit einer Viskosität von etwa 1,2 mPa · s. Bei der Beschreibung des rheologischen Verhaltens (Fließverhalten) des Blutes wird oft auch die **relative Viskosität** angegeben, d. h. der Quotient aus der scheinbaren Blutviskosität und der Plasmaviskosität.

Ursachen für das Fließverhalten des Blutes sind **Deformierung und Orientierung** der Erythrozyten in schneller Strömung sowie die Bildung von vernetzten **Erythrozytenaggregaten** (Geldrollen, Rouleaux) bei langsamer Strömung (▶ Abb. 6.19). Bei extrem niedriger Schubspannung steigt die scheinbare Viskosität gegen Unendlich an; das bei höheren Schubspannungen dünnflüssige Blut wird nun zu einem gelartigen Festkörper.

Bei künstlich hergestellten Suspensionen ist dieses **Fließverhalten** vielfach erwünscht. So sollen Dispersionsfarben während des Streichens (hohe Schubspannungen) möglichst dünnflüssig sein, aber dann, wenn man sie in Ruhe lässt (niedrige Schubspannungen), zähflüssig werden und nicht spontan wieder ablaufen. Beim Ketchup ist es weniger erwünscht als überraschend, wenn aus der umgedrehten Flasche spontan nichts herausläuft (Festkörperverhalten bei geringer Schubspannung), nach dem Faustschlag auf den Flaschenboden (hohe Schubspannung) sich aber unerwünscht viel in Bewegung setzt.

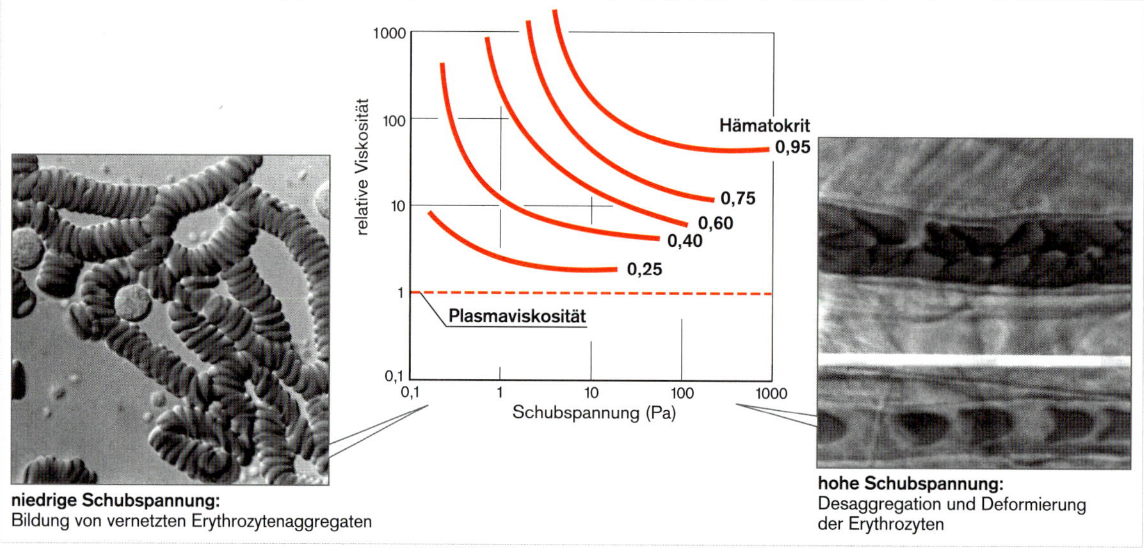

Abb. 6.19 Die scheinbare Viskosität des Blutes steigt mit abnehmender Schubspannung und mit zunehmendem Hämatokrit deutlich an. Hier dargestellt ist die relative Viskosität, d. h. der Quotient aus der scheinbaren Viskosität des Blutes und der des Plasmas. Die wesentlichen Ursachen dieses Fließverhaltens sind die Aggregation von Erythrozyten bei niedrigen Schubspannungen und ihre Deformierung bei hohen Schubspannungen.

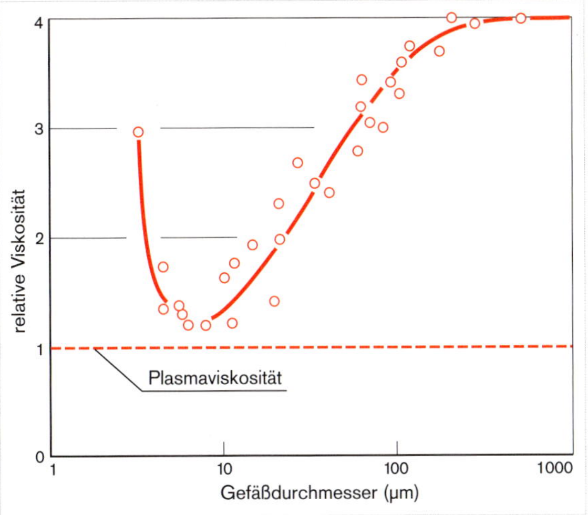

Abb. 6.20 Fåhraeus-Lindqvist-Effekt. Als solcher wird die Abnahme der Viskosität des Blutes mit sinkendem Gefäßdurchmesser bezeichnet. Ursache ist die Axialmigration der Erythrozyten. In Gefäßen mit Durchmessern < 10 µm wird allerdings bald die Verformbarkeitsgrenze der Erythrozyten erreicht, und die Viskosität steigt wieder stark an. Dargestellt ist auf der Ordinate die relative Viskosität, d. h. der Quotient aus scheinbarer Viskosität des Blutes und Plasmaviskosität.

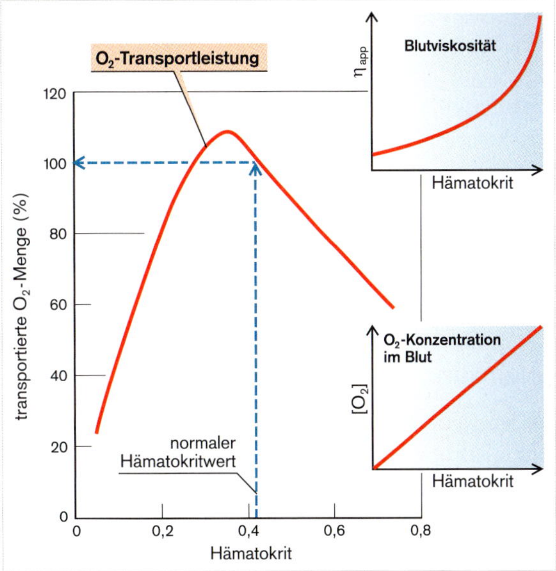

Abb. 6.21 Einfluss des Hämatokrits auf den O_2-Transport. Die mit dem Herzzeitvolumen durch das gesamte Gefäßsystem transportierte O_2-Menge nimmt bei hohem Hämatokrit wegen der Steigerung der scheinbaren Blutviskosität und bei niedrigem Hämatokrit wegen der Verminderung der O_2-Konzentration im Blut deutlich ab. Die maximale O_2-Transportleistung (Hämatokritoptimum) liegt leicht unterhalb des normalen Hämatokritwertes.

Die Viskosität des Blutes ist ferner von dem **Durchmesser des durchströmten Gefäßes** abhängig (**Fåhraeus-Lindqvist-Effekt**, ▶ Abb. 6.20). Dies ist eine Folge der sog. **Axialmigration**, d. h. der Eigenschaft deformierbarer Erythrozyten, sich in einem durchströmten Gefäß in Richtung auf die Gefäßmitte zu bewegen. Dieser Effekt wird erst in Blutgefäßen mit Durchmessern von weniger als etwa 300 µm deutlich. Daher ist die effektive Viskosität des Blutes im Gefäßsystem der Mikrozirkulation geringer (etwa nur halb so groß!) wie in den großen Leitungsarterien oder -venen.

Von großer, auch klinischer Bedeutung ist die starke Abhängigkeit der scheinbaren Blutviskosität vom **Hämatokrit** (▶ Abb. 6.19). Dementsprechend ist der periphere Widerstand bei **Anämie** erniedrigt und bei Polyzythämie erhöht. Beides bedeutet eine Mehrbelastung für das Herz, weil im einen Fall das Herzzeitvolumen wegen der verminderten Nachlast (S. 189)) bei gleichzeitig reduziertem Sauerstoffgehalt des Blutes deutlich steigt, im anderen der vom Herzen zu überwindende periphere Widerstand zunimmt; siehe auch mittel- und langfristige Blutdruckregulation, Kap. 6.6.2 (S. 253).

Bei Abweichungen vom normalen Hämatokrit ändern sich das Herzzeitvolumen (wegen der Viskositätsänderung) und die O_2-Kapazität des Blutes (wegen der veränderten Hämoglobinkonzentration) gegensinnig. Daher ergibt sich für die globale O_2-Transportleistung (HZV × arterielle O_2-Konzentration) ein **Hämatokritoptimum**, das leicht unter dem normalen Hämatokrit des Blutes liegt (▶ Abb. 6.21).

Bei einem nicht trainierten Menschen führt deshalb – normale Leistungsfähigkeit des Herzens vorausgesetzt – eher eine **künstliche Blutverdünnung** bei konstantem Blutvolumen (**isovolämische Hämodilution**) als eine Transfusion von Erythrozytenkonzentrat zu einer Steigerung der Organdurchblutung. Für eine trainierte Person andererseits kann eine Hämatokriterhöhung – etwa durch ein (erlaubtes) Höhentraining oder die (unerlaubte) Verwendung von Erythropoetin (S. 739) – leistungssteigernd wirken, weil das gut trainierte Sportler*innenherz den durch die Bluteindickung erhöhten peripheren Widerstand verkraften kann.

▶ **Strömungsformen.** Das Hagen-Poiseuille-Gesetz (Gl. (6.7)) besagt, dass der Strömungswiderstand linear von der Blutviskosität abhängig ist. Dies trifft nur dann zu, wenn die Strömung **laminar** ist, was **im Gefäßsystem** unter physiologischen Bedingungen auch tatsächlich weitgehend der Fall ist.

Bei **turbulenter** Strömung entstehen dagegen zusätzliche **Energieverluste** durch die Trägheit der Flüssigkeit, weil Flüssigkeitsbewegungen nicht allein in Stromrichtung, sondern auch quer zu ihr erfolgen und daher ständige Beschleunigung bzw. Abbremsung von Flüssigkeitselementen stattfindet. Turbulenz tritt normalerweise nur kurzfristig (während der Austreibung des Schlagvolumens) im Anfangsteil des Aortenbogens auf, kann aber auch in weiteren Anteilen des arteriellen Systems entstehen, wenn, etwa bei hohem Herzzeitvolumen und stark erniedrigter Blutviskosität (z. B. bei Anämie), sehr hohe Strömungsgeschwindigkeiten auftreten. Unter solchen Bedingungen, ebenso wie bei pathologischen Gefäßveränderungen (Stenosen), macht sich die turbulente Strömung gelegentlich durch mit dem Stethoskop **hörbare Strömungsgeräusche** bemerkbar.

6.4.6 Pulsation von Druck und Strömung im Gefäßsystem

Die Form des **Druckpulses** in der Aorta (▶ Abb. 6.9), der sich als **Druckwelle** auch in die peripheren Gefäße fortpflanzt, ändert sich wegen der nach distal abnehmenden Dehnbarkeit der Gefäßwände und wegen der Überlagerung mit reflektierten Druckwellen, die aus der Kreislaufperipherie zurückkehren (▶ Abb. 6.22). In den großen muskulären Arterien (A. femoralis, A. subclavia etc.) nimmt die Druckpulsamplitude zunächst zu, wird dann aber in noch weiter peripheren Arterien zunehmend gedämpft. In den Kapillaren finden sich nur relativ geringe pulsatorische Druckschwankungen, die bei maximaler Vasodilatation deutlicher werden. Die vom linken Ventrikel erzeugte Druckwelle läuft mit einer Geschwindigkeit von etwa 3–5 m/s in der Aorta und von etwa 5–10 m/s in den großen Leitungsarterien, aber nur von etwa 1–2 m/s in den Venen über das Gefäßsystem. Diese **Geschwindigkeiten der Druckpulswelle** sind deutlich höher als die in den gleichen Gefäßen herrschenden Strömungsgeschwindigkeiten des Blutes (▶ Abb. 6.23). Durch Betasten (Palpation) einer Arterie (z. B. der A. radialis) kann man Form und Amplitude des sich über das Arteriensystem ausbreitenden Druckpulses untersuchen.

Anhand der sog. **Pulsqualitäten** lässt sich neben der absoluten Höhe des Innendrucks auch die Geschwindigkeit des Druckanstiegs sowie die Druckamplitude und damit indirekt das Schlagvolumen und die Dehnbarkeit des arteriellen Windkessels qualitativ bewerten. Diese einfache Untersuchungsmethode ist auch an anderen peripheren Arterien, z. B. bei Verdacht auf das Vorliegen einer durchblutungsmindernden Gefäßstenose, aufschlussreich.

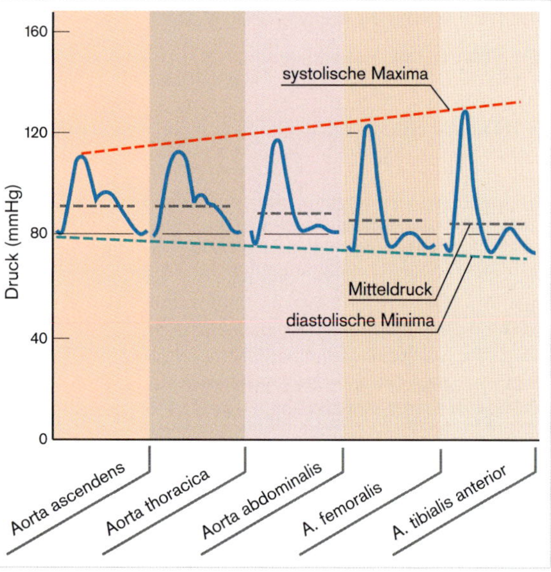

Abb. 6.22 Änderung des Druckpulses im Verlauf der großen Leitungsarterien. Die Zunahme der Druckamplitude ist Folge des Anstiegs des systolischen (P_S) und der (geringeren) Abnahme des diastolischen Drucks (P_D). Der arterielle Mitteldruck, der sich annäherungsweise aus $P_D + \frac{1}{3}(P_S - P_D)$ errechnet, fällt entlang dieser Leitungsarterien nur wenig ab.

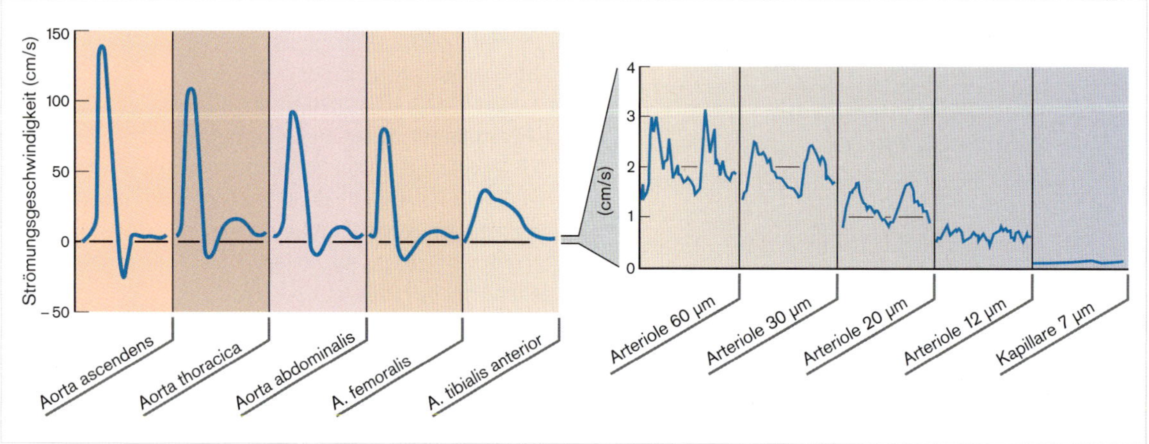

Abb. 6.23 Strompulse im arteriellen System. Die am Eingang des arteriellen Systems noch pulsierende Strömung nimmt mit zunehmender Entfernung von der Aortenklappe immer mehr kontinuierlichen Charakter an. In den Kapillaren ist der Strompuls fast völlig gedämpft.

Die diskontinuierliche Fördertätigkeit des Herzens erzeugt im Gefäßsystem auch eine **pulsierende Strömung**, die infolge der Windkesselfunktion elastischer Gefäße von zentral nach peripher zunehmend gedämpft wird (► Abb. 6.23). Schon in den peripheren Arterien fällt die „diastolische" Stromgeschwindigkeit daher nicht mehr auf Null, und in den Kapillaren ist die Strömung praktisch kontinuierlich. Der linke Ventrikel muss in der Austreibungsphase nicht das gesamte Blutvolumen, sondern nur das Schlagvolumen und den Inhalt des Anfangsteils der Aorta von einer Geschwindigkeit von nahe Null auf einen Spitzenwert von etwa 1,5 m/s beschleunigen.

Die Abschwächung der Druck- und Strompulse in den peripheren Abschnitten des Gefäßsystems wird von der Höhe des Strömungswiderstandes bestimmt. Bei hoher Durchblutung und niedrigem Widerstand können Druck- bzw. Strompulse beispielsweise in den Fingerspitzen deutlich subjektiv wahrnehmbar sein. In den größeren Venen überlagert sich der durch den linken Ventrikel erzeugte, schon stark abgeschwächte Strompuls mit den Druckschwankungen, die als Folge der rhythmischen Ansaugung des Blutes in den Thorax durch die Atmung und durch die Pumptätigkeit des rechten Herzens erzeugt werden. Daher ist die Form venöser Strompulse von denjenigen im Arteriensystem sehr verschieden (vgl. Aortendruck und zentralvenösen Druck in Abb. 6.31 (S. 254)).

Zusammenfassung Kap. 6.4

Hämodynamik: Physik des Kreislaufs

Für die Strömung des Blutes durch das Gefäßsystem gelten die **allgemeinen Strömungsgesetze** der Physik. Das vom Herzen ausgeworfene Blut (**Herzzeitvolumen**; etwa 3,4 l/min pro m^2 Körperoberfläche) fließt infolge der **arteriovenösen Druckdifferenz** (etwa 97 mmHg = 12,9 kPa) durch den **totalen peripheren Widerstand** (etwa 17,3 mmHg · l^{-1} · min = 2,3 kPa · l^{-1} · min) ab und wird entsprechend den regionalen Strömungswiderständen auf die Organe verteilt.

Druck und Strömung im Arteriensystem zeigen charakteristische **Pulsationen**, deren Form und Amplitude von der Dehnbarkeit (Windkesselwirkung) der Gefäße, der Gefäßarchitektur (Verzweigungen, Änderung des Gefäßdurchmessers) und von Überlagerungen (Reflexionen) bestimmt werden. Die **Inzisur** zeigt den Schluss der Aortenklappe an. Das Druckmaximum entspricht dem **systolischen Blutdruck**, das Druckminimum dem **diastolischen Blutdruck**, die Differenz zwischen systolischem und diastolischem Blutdruck der **Blutdruckamplitude**. Die Blutdruckamplitude nimmt in den peripheren Gefäßen zunächst zu, wird dann aber stark gedämpft, sodass in den Kapillaren nur sehr geringe Druckwankungen auftreten. Die Blutströmung ändert in der thorakalen Aorta während der Diastole noch die Richtung; diese **pulsierende Strömung** wird aber ebenfalls rasch gedämpft. Die **Geschwindigkeit** der Druckpulswelle ist wesentlich höher als die Strömungsgeschwindigkeit.

Die **Blutdruckmessung** kann **indirekt** über eine Manschette (Korotkoff-Geräusche) oder direkt (Katheter) erfolgen. Die **24-h-Blutdruckmessung** spielt bei der Diagnostik der arteriellen Hypertonie eine große Rolle.

Der **zentralvenöse Druck** (etwa 3 mmHg = 0,4 kPa) hängt vor allem vom Füllungsvolumen des Niederdrucksystems ab; er ist bei Blutverlust erniedrigt und bei Herzinsuffizienz erhöht.

Der **Strömungswiderstand** beruht auf der inneren Reibung des durch die Gefäße strömenden Blutes sowie der Reibung des Blutes mit der Gefäßwand. Aus dem Verhältnis von treibender Druckdifferenz zu Strömungswiderstand ergibt sich die Stromstärke (Durchblutung). Nach dem **Hagen-Poiseuille-Gesetz** ist der Strömungswiderstand umgekehrt proportional zur 4. Potenz des Gefäßradius. Daher entsteht der größte Teil des gesamten Widerstandes in den Arteriolen (**Widerstandsgefäße**), die deshalb die wesentlichen Regulatoren für Durchblutung und Kapillardruck sind. Der Strömungswiderstand und damit die Durchblutung sind auch von der **scheinbaren Viskosität** des Blutes abhängig, die infolge des ungewöhnlichen rheologischen Verhaltens nicht konstant, sondern strömungsabhängig ist und mit zunehmender Strömungsgeschwindigkeit sinkt. Die scheinbare Viskosität nimmt mit abnehmendem Gefäßdurchmesser ab (**Fåhraeus-Lindqvist-Effekt**).

Wenn die Weite der Widerstandsgefäße mit steigendem Druck zunimmt, steigt die Durchblutung überproportional an (**druckpassives Verhalten**). Nimmt dagegen die Gefäßweite infolge einer ausgeprägten myogenen Antwort mit steigendem Druck ab, kann die lokale Durchblutung unabhängig von der treibenden Druckdifferenz werden (**Autoregulation**).

6.5 Stofftransport in Austauschgefäßen

6.5.1 Grundlagen des Stofftransportes

Der **Stoffaustausch** durch die Wand der Blutgefäße dient der Versorgung der Organzellen mit Stoffwechselsubstraten und dem Abtransport von Stoffwechselendprodukten, aber auch der Verteilung von Wirkstoffen, sowohl körpereigenen (z. B. den Hormonen) als auch zugeführten (z. B. Medikamenten), zwischen intra- und extravasalem Raum. Der größte Teil des Stoffaustauschs erfolgt in den **Kapillaren und postkapillären Venolen** (Austauschsystem, Abb. 6.1 (S. 230)) wegen der dort sehr großen Austauschfläche, die sich durch die starke Verzweigung (S. 232) ergibt (Abb. 6.3 (S. 232)). Für gut lipidlösliche Stoffe, wie etwa die Atemgase CO_2 und O_2, ist die Gefäßwand kein Hindernis, sodass solche Stoffe auch durch die Wand der Arteriolen ins Gewebe diffundieren können. Die entscheidenden Austauschvorgänge durch die Gefäßwand sind **überwiegend passiv.**

Austauschvorgänge über einen aktiven Transport, die an Epithelien (z. B. der Darmschleimhaut oder der Nierentubuli) eine große Rolle spielen, erfolgen auch am Endothel. Sie sind jedoch für den Stoffaustausch durch die Gefäßwand nur dort wesentlich, wo, wie im Gehirn, wegen besonders ausgeprägter Undurchlässigkeit der Gefäßwand (Blut-Hirn-Schranke) (S. 1013) der passive Transport stark behindert ist.

Der Transport von Wasser und allen gelösten Stoffen durch die Gefäßwand als auch innerhalb des interstitiellen Raumes erfolgt durch Diffusion. Die dabei pro Zeiteinheit transportierte Stoffmenge errechnet sich nach dem **Fick'schen Diffusionsgesetz:**

$$\frac{dn}{dt} = D \cdot A \cdot \frac{c_i - c_o}{x} \qquad (6.9)$$

Dabei ist dn/dt die Zahl der pro Zeiteinheit diffundierenden Moleküle, D der Diffusionskoeffizient des gelösten Stoffes, $(c_i - c_o)$ die Konzentrationsdifferenz zwischen der Innenseite (i) und der Außenseite (o) der Gefäßwand, x deren Dicke und A die Größe der Austauschfläche.

Diffundiert ein bestimmter Stoff aus einem Blutgefäß in das umgebende Gewebe, so fällt bei gegebener Stoffkonzentration im Interstitium (c_o) die Stoffkonzentration im Gefäß (c_i) exponentiell über die Gefäßlänge ab (▶ Abb. 6.24).

- Ist die **Durchlässigkeit** der Gefäßwand für einen Stoff **hoch**, so kann bis zum Kapillarende ein **Austauschäquilibrium** erreicht werden ($c_v = c_o$). In diesem Fall wird die maximal austauschbare Stoffmenge vom „Nachschub", d. h. von der Durchblutung begrenzt, man nennt den Transport solcher Stoffe daher **perfusions-** oder **durchblutungslimitiert** (Kurve 3 und 4 in ▶ Abb. 6.24). Dies gilt für alle lipidlöslichen und kleinen wasserlöslichen Moleküle (O_2, Glucose, Na^+ und andere Elektrolyte).
- Ist dagegen die Gefäßwand für einen Stoff **wenig durchlässig**, so wird die ausgetauschte Stoffmenge im Verhältnis zu ihrer Nachlieferung im Blutstrom gering sein, ein Austauschäquilibrium wird nicht erreicht ($c_v >> c_o$). In diesem Fall hängt die Menge des austauschbaren Stoffes vor allem von seiner Diffusionsgeschwindigkeit durch die Wand ab, man nennt den Transport solcher Stoffe **diffusionslimitiert** (Kurve 1 und 2 in ▶ Abb. 6.24). Dies gilt für wasserlösliche großmolekulare Stoffe.

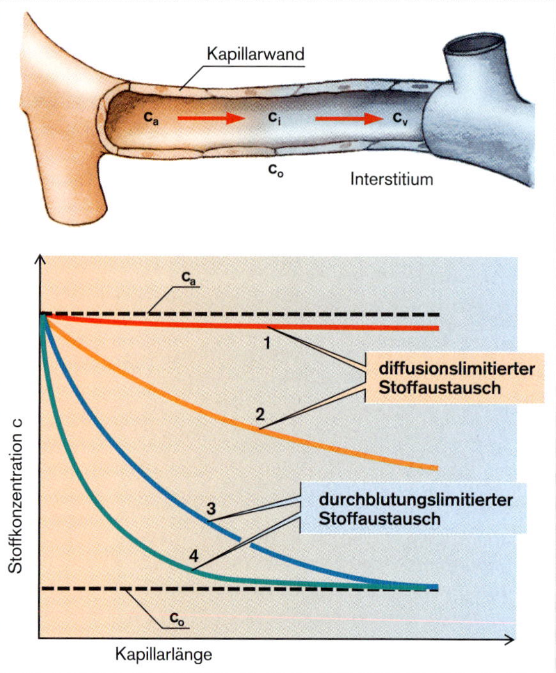

Abb. 6.24 Diffusion eines Stoffes aus einer Kapillare. Die Konzentration des Stoffes innerhalb der Kapillare (c_i) nimmt in deren Längsrichtung ab. Ist die Gefäßwand nur wenig für den Stoff durchlässig, so wird dessen Konzentration am venösen Ende (c_v) sich kaum von der am arteriellen (c_a) unterscheiden (Diffusionslimitierung; Kurve 1). Je höher die Wanddurchlässigkeit ist (Kurven 2–4), desto schneller sinkt die Innenkonzentration auf die Konzentration im umgebenden Interstitium (c_o) ab. Bei hoher Durchlässigkeit der Wand wird ein Austauschäquilibrium erreicht (Kurven 3 und 4); der Stofftransport ist dann nur noch durchblutungslimitiert.

Pro Tag werden im gesamten Kreislaufsystem etwa 75 000 l Wasser und etwa 20 000 g Glucose in beiden Richtungen durch die Gefäßwand ausgetauscht. Die Nettobewegung, also die Differenz zwischen Transport in Richtung Gewebe und Transport in Richtung Gefäßlumen, ist dagegen viel kleiner; für Glucose beträgt sie beispielsweise etwa 400 g pro Tag in Richtung Gewebe.

6.5.2 Wege des Stofftransportes

▸ **Gefäßendothel.** Dicke, Kontinuität und Feinstruktur des Endothels können in verschiedenen Organen sehr unterschiedlich sein, sodass man verschiedene **Typen des Kapillarendothels** differenziert (▸ Abb. 6.25), die sich durch die Größe und Häufigkeit von potenziellen Durchtrittsstellen (Interzellularfugen, Fenestrationen, intraendotheliale Lücken) unterscheiden:

- **Kontinuierliche Endothelien** weisen Interzellularfugen auf und befinden sich in den meisten Organen, wie z. B. in der Lunge, in der Herz- und Skelettmuskulatur und in der Haut. Eine besonders geringe Durchlässigkeit haben die Kapillaren im ZNS (**Blut-Hirn-Schranke**).
- **Fenestrierte Endothelien** haben große intrazelluläre Poren und treten in Organen mit großem Austausch von Flüssigkeiten auf, wie z. B. in den Nierenglomeruli und Drüsengeweben.
- **Diskontinuierliche Endothelien** zeigen große interzelluläre Lücken in der Basalmembran, durch die Zellen hindurchtreten können, sie kommen im Knochenmark und in Leber und Milz vor.

Da Zellmembranen zu wesentlichen Teilen aus Lipiden bestehen, können **lipidlösliche Stoffe** relativ leicht durch die luminale und abluminale Membran der Endothelzellen (transzellulär) hindurchdiffundieren (▸ Abb. 6.26); ihrem Austausch steht daher auch die gesamte Gefäßoberfläche zur Verfügung. Für **wasserlösliche Stoffe** hingegen ist nur ein sehr kleiner Teil (< 0,5 %) der Gefäßoberfläche durchlässig. Diese Stoffe werden überwiegend durch die Interzellularfugen (parazellulär) ausgetauscht (▸ Abb. 6.26). Als weitere, jedoch umstrittene Passagewege gelten die membranumschlossenen **Vesikel** (Durchmesser etwa 50 nm), die mit der luminalen und abluminalen Zelloberfläche, teilweise aber auch miteinander in Verbindung stehen (▸ Abb. 6.26).

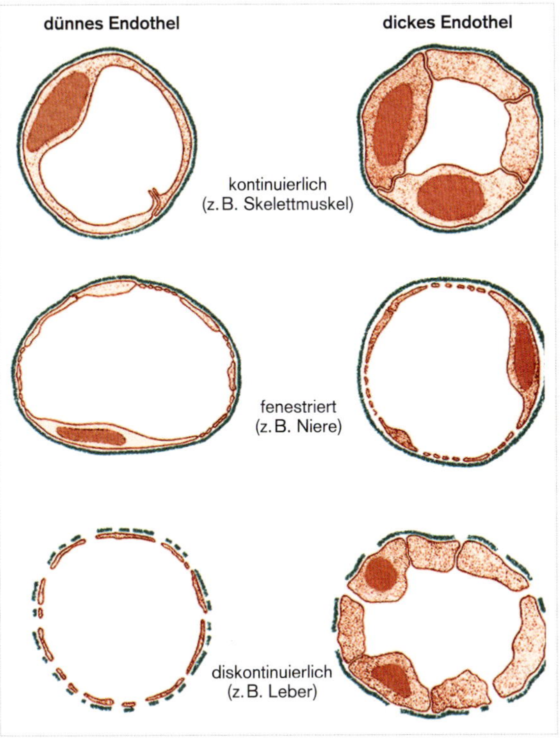

Abb. 6.25 Schematische Darstellung verschiedener Typen des Kapillarendothels. Die Darstellungen rechts und links unterscheiden sich im Wesentlichen durch die Dicke des Endothels. Als äußerste Wandschicht ist hier die Basalmembran dargestellt.

▸ **Porensysteme.** Da die Zellmembran für wasserlösliche Substanzen sehr schlecht durchlässig ist, können diese Stoffe nur durch „Lücken" passieren. Man stellt sich dabei zwei verschiedene **funktionelle „Porensysteme"** vor: eine große Anzahl kleiner Poren (2–5 nm Durchmesser) sowie eine wesentlich geringere Anzahl großer Poren (Durchmesser 20–80 nm). Es ist wahrscheinlich, dass die **kleinen Poren** im Wesentlichen den **Interzellularfugen** entsprechen, während **Fenestrationen** und **Vesikel** das **große Porensystem** darstellen (▸ Abb. 6.26). In Richtung auf das venöse Kapillarende nimmt der Anteil an großen Poren zu, wodurch die Zunahme der Permeabilität (**Permeabilitätsgradient**) erklärt werden kann.

Je nach der Größe der diffundierenden Moleküle (s. Tab. 10.3) (S. 419) kann ihre Diffusion durch die Poren mehr oder weniger stark behindert sein. Kleine Moleküle, z. B. Glucose (Radius etwa 0,4 nm) zeigen weitgehend freie Diffusion durch die Membranporen; bei Albumin (Radius 3–4 nm) ist die Behinderung schon erheblich und bei noch größeren Proteinen so stark, dass sie die Endothelbarriere kaum passieren können. Das Ausmaß der Passagebehinderung verschiedener Stoffe in ein und

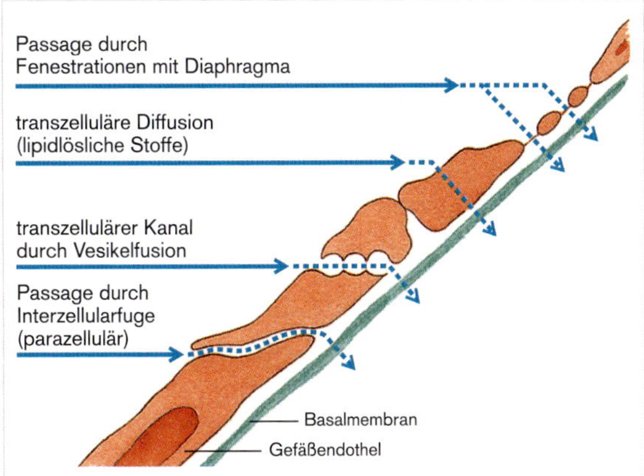

Abb. 6.26 Wege für die Stoffpassage durch das Gefäßendothel. Die Verfügbarkeit dieser Passagewege im Endothel einer Gefäßprovinz bestimmt dessen Leitfähigkeit.

6

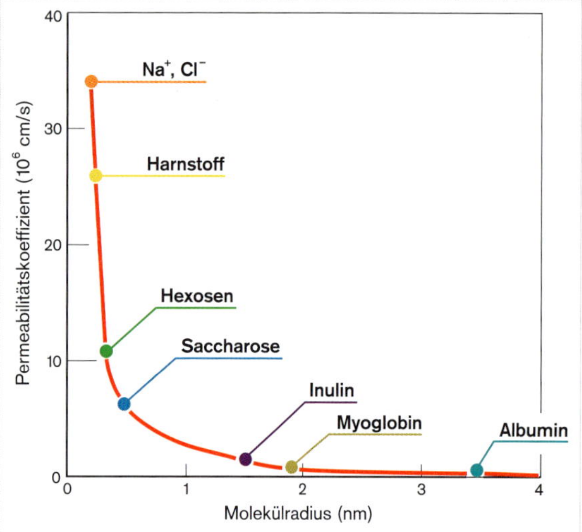

Abb. 6.27 Durchlässigkeit (Permeabilität) der Kapillarmembran. Sie nimmt mit steigendem Molekülradius verschiedener wasserlöslicher Stoffe stark ab; dies beruht auf der zunehmenden Behinderung des Stoffdurchtritts bei der Passage durch die Porensysteme (molekulare Siebung; s. a. Tab. 10.3) (S. 419).

demselben Gefäßgebiet wird in ▸ Abb. 6.27 durch den **Permeabilitätskoeffizienten P**

$$P = \frac{D}{x} \cdot \frac{F_P}{F} \quad (6.10)$$

ausgedrückt, wobei der Anteil der gesamten Querschnittsfläche der Poren (F_P) an der gesamten Austauschfläche (F) berücksichtigt ist (x = Dicke der Gefäßwand, D = Diffusionskoeffizient).

6.5.3 Filtration von Flüssigkeit

▸ **Determinanten.** Das Endothel der meisten Gewebe verfügt über so zahlreiche Poren, dass Wasser und darin gelöste niedermolekulare Stoffe weitgehend ungehindert hindurchfließen können. Die Richtung des Stofftransports wird deshalb von den herrschenden Druckdifferenzen bestimmt. Da der intravasale Druck fast immer höher ist als der extravasale Druck im Interstitium, besteht eine **hydrostatische Druckdifferenz** ΔP zwischen Innen- und Außenseite der Kapillarwand, die eine **Auswärtsfiltration** verursacht. Dieser filtrierenden Kraft steht eine **osmotische Druckdifferenz** Δπ entgegen, die sich aus der Differenz zwischen dem durch große Moleküle (größtenteils Proteine) erzeugten kolloidosmotischen Druck in der Kapillare und dem kolloidosmotischen Druck im Interstitium errechnet. Da die Gefäßwand Proteine je nach Molekulargewicht in begrenztem Umfang passieren lässt, muss die gesamte osmotische Druckdifferenz mit dem osmotischen **Reflexionskoeffizienten** σ korrigiert werden (s. osmotischer Druck) (S. 1046). Dieser hat den Wert 1 für Moleküle, die von der Gefäßwand vollständig zurückgehalten (reflektiert) werden, und den Wert 0 für solche, die frei passieren können. Der tatsächliche Wert für Plasmaproteine liegt im Mittel aller Gewebe etwa bei 0,85. Je nach Höhe der hydrostatischen und osmotischen Drücke kann die transmurale Flüssigkeitsströmung entweder gewebewärts (**Auswärtsfiltration**) oder lumenwärts (Einwärtsfiltration = **Reabsorption**) gerichtet sein (▸ Abb. 6.28 und ▸ Abb. 6.29).

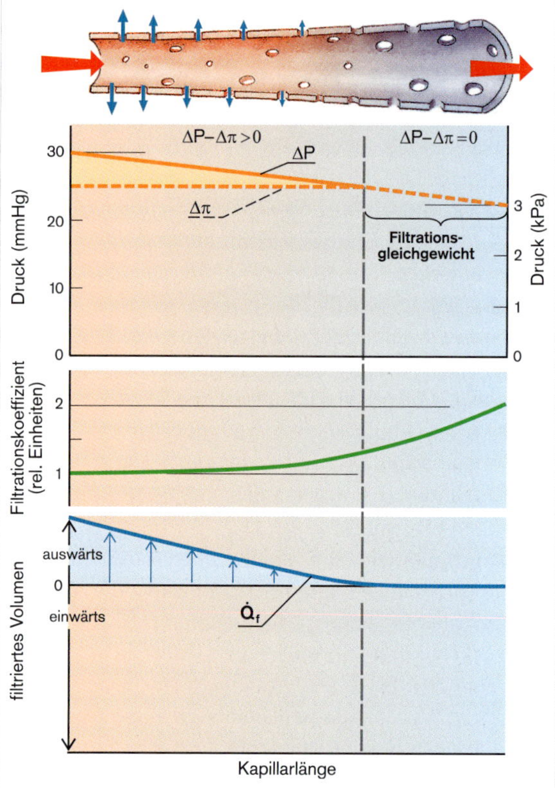

Abb. 6.28 Flüssigkeitsaustausch entlang eines Austauschgefäßes nach dem Starling-Prinzip. Der hydrostatische Druck in der Kapillare fällt kontinuierlich ab. Gleichzeitig nehmen in der Längsrichtung sowohl die hydraulische Leitfähigkeit der Gefäßwand (wegen der Dichte und Größenverteilung hydrophiler Durchtrittsporen) als auch die Austauschoberfläche vor allem im venösen Kapillarschenkel stark zu. Dennoch kehrt sich der Flüssigkeitsaustausch nach Erreichen des Filtrationsgleichgewichts (im gezeigten Fall nach etwa ⅔ der Kapillarlänge) nicht in die entgegengesetzte Richtung, da parallel zum Absinken des hydrostatischen Kapillardrucks der interstitielle kolloidosmotische Druck ansteigt, weshalb Δπ ebenfalls absinkt und der effektive Filtrationsdruck (ΔP–Δπ) bei Null bleibt.

▸ **Starling-Kräfte.** Nach dem **Starling-Gesetz** ist der **effektive Filtrationsdruck** P_{eff}, der die Filtration treibt, gleich der Differenz von hydrostatischen (P) und osmotischen (π) Drücken (sog. Starling-Kräfte) innerhalb (i) und außerhalb (o) des Gefäßes:

$$P_{eff} = \Delta P - \sigma \cdot \Delta\pi = (P_i - P_o) - \sigma \cdot (\pi_i - \pi_o) \quad (6.11)$$

Das filtrierte Flüssigkeitsvolumen $\dot{Q}_f$ hängt außerdem von der hydraulischen Leitfähigkeit der Gefäßwand und von der Filtrationsfläche ab. Das Produkt dieser beiden Größen wird durch den **Filtrationskoeffizienten** K_f beschrieben:

$$\dot{Q}_f = K_f \cdot P_{eff} = K_f \cdot (\Delta P - \sigma \cdot \Delta\pi) \quad (6.12)$$

In der Niere und im Dünndarm ist K_f besonders hoch (fenestriertes Endothel), im Skelettmuskel (kontinuierliches Endothel) etwa 100-fach niedriger.

▶ **Hydrostatischer Druck.** Der **hydrostatische Druck in den Kapillaren** (P_i; für den Körperkreislauf im Mittel etwa 25 mmHg = 3,3 kPa, für den Lungenkreislauf etwa 10 mmHg = 1,3 kPa) ändert sich bei Änderungen des Arteriolentonus (▶ Abb. 6.17). Daher hat eine Durchblutungssteigerung durch Dilatation der Arteriolen auch eine vermehrte Filtration ins Gewebe zur Folge. Auf der postkapillären Seite ist der Strömungswiderstand meist niedrig und nur wenig variabel. Deshalb beeinflussen hier vor allem venöse Druckänderungen den Kapillardruck und damit die Filtration.

Dies kann z. B. bei manchen Menschen, selbst bei gesunden, zum **Anschwellen der Füße** nach langem Stehen, insbesondere bei warmem Wetter (hoher venöser Druck, niedriger arterieller Widerstand) führen und macht verständlich, dass z. B. bei Personen mit Herzinsuffizienz **Ödeme** vor allem an den Beinen entstehen können.

Der **hydrostatische Druck im Interstitium** (P_o) ist normalerweise sehr gering, die gemessenen Werte variieren je nach Messmethode zwischen +5 und −6 mmHg. Der Druck im Interstitium ist auch relativ konstant. Ausnahmen hiervon sind in feste Kapseln eingeschlossene Organe (Gehirn, Niere, Knochenmark), in denen der Gewebedruck sich proportional zu den intravasalen Drücken ändern kann.

▶ **Kolloidosmotischer Druck.** Der kolloidosmotische Druck des Plasmas (π_i) ist im Wesentlichen von der **Plasmaproteinkonzentration** abhängig (s. onkotischer Druck, Abb. 29.1) (S. 1047). Als normaler Mittelwert gilt ein Druck von etwa 25 mmHg (3,3 kPa). Der **kolloidosmotische Druck im Interstitium** (π_o) ist entsprechend der unterschiedlichen Eiweißpermeabilität der Austauschgefäße in verschiedenen Organen sehr variabel. Da mit Ausnahme der Leber und (bedingt) des Magen-Darm-Trakts nur wenig Protein im Interstitium enthalten ist (etwa 10 % der Plasmakonzentration), wird der kolloidosmotische Druck des Interstitiums meist als nahe Null angesetzt.

Bei **Proteinmangel im Plasma** ist der kolloidosmotische Druck vermindert und die Auswärtsfiltration daher gesteigert. Deshalb kann es bei Eiweißmangelernährung oder bei verminderter Bildung von Plasmaeiweißen (z. B. bei Leberzirrhose) zu ausgeprägten **Ödemen** kommen.

▶ **Filtrationsbilanz.** Wir haben schon gesehen, dass am Anfangsteil der Kapillaren eine Auswärtsfiltration stattfindet, weil hier die hydrostatische Druckdifferenz die kolloidosmotische übersteigt. Nun könnte man erwarten, dass sich dies mit weiter abfallendem hydrostatischem Druck in der Kapillare am venösen Ende und in den postkapillären Venolen umkehrt und Flüssigkeit wieder reabsorbiert wird, sodass proximale Auswärtsfiltration und distale Reabsorption im Gleichgewicht stehen. In der Regel findet aber praktisch **nur eine Auswärtsfiltration** statt (▶ Abb. 6.28). Die Erklärung hierfür ist, dass bei Unterschreiten einer bestimmten Höhe des Kapillardrucks durch die zunächst einsetzende minimale Reabsorption sofort der interstitielle kolloidosmotische Druck lokal ansteigt, $\Delta\pi$ deshalb ebenfalls sinkt und eine weitere Reabsorption verhindert wird ($\Delta P - \Delta\pi = 0$). Die Proteine im Interstitium sammeln sich insbesondere am äußeren Ende der Durchtrittsporen für das Wasser an, sodass dort ein hoher kolloidosmotischer Druck herrscht, der die weitere Reabsorption verhindert.

Wie aber gelangt nun die filtrierte Flüssigkeit wieder aus dem Interstitium in das Gefäßsystem zurück? Hierfür ist einerseits der **Lymphfluss** verantwortlich. Seine Bedeutung für die Flüssigkeitshomöostase des Gewebes wird besonders bei Störungen der Lymphdrainage deutlich, die z. B. bei metastasierenden Tumoren gehäuft auftreten und zu starken Schwellungen der betroffenen Gewebsareale führen. Ein weiterer wichtiger Mechanismus der Flüssigkeitshomöostase ist die rhythmische Kontraktion der Arteriolenmuskulatur (**Vasomotion**). Damit wird der Kapillardruck in regelmäßigen Abständen für wenige Sekunden auf die Höhe des venösen Drucks abgesenkt und ermöglicht so kurzfristig eine Reabsorption, bevor der bereits beschriebene Anstieg des kolloidosmotischen Drucks im Interstitium eingesetzt hat (▶ Abb. 6.29).

Diese für eine effektive Volumenregulation wichtigen Mechanismen der **Selbstregulation** funktionieren weit weniger gut, wenn etwa bei übermäßiger Flüssigkeitsansammlung im Interstitium dessen Compliance durch Nachgeben des interstitiellen Fasergerüsts zunimmt.

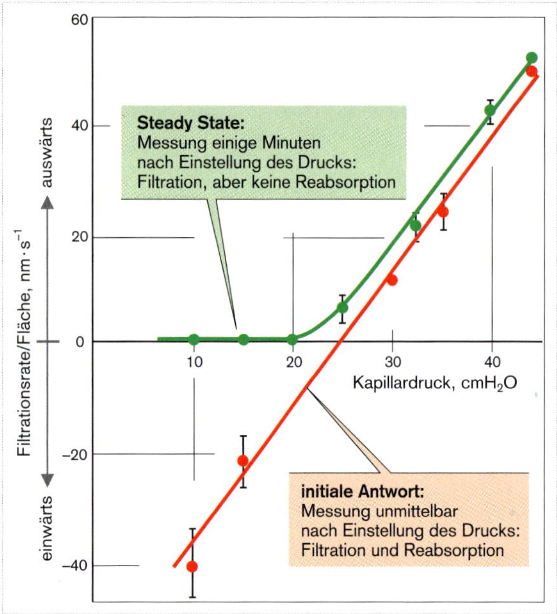

Abb. 6.29 Beziehung zwischen Kapillardruck und Flüssigkeitsfiltration. Sind arterieller Druck und präkapillärer Widerstand konstant (Steady State), so erfolgt eine auswärtsgerichtete Flüssigkeitsbewegung (Filtration) ausschließlich in den frühen Kapillarabschnitten mit einem hohen Kapillardruck. Eine einwärts gerichtete Flüssigkeitsbewegung (Reabsorption) findet lediglich initial nach einer Absenkung des hydrostatischen Drucks durch dem Kapillarbett vorgeschaltete Prozesse statt, z. B. bei einem Abfall des arteriellen Blutdrucks, einer Sympathikusaktivierung mit Konstriktion der Arteriolen oder durch Vasomotion.

6.5.4 Bildung und Transport der Lymphe

Die **Gesamtfördermenge** des Lymphgefäßsystems beträgt etwa 2–3 l pro Tag; sie kann bei Zunahme der Auswärtsfiltration erheblich zunehmen und auf das 20- bis 100-fache des Normalwerts ansteigen. Neben der Flüssigkeit wird über die Lymphe eine Vielzahl von **Molekülen** aus dem interstitiellen Raum zum Blut transportiert. Das Endothel der Lymphkapillaren ist auf Grund seines histologischen Aufbaus sehr durchlässig für die interstitielle Flüssigkeit und die darin gelösten Moleküle und behindert zugleich den Rückstrom ins Interstitium. Die **Strömung** im Lymphgefäßsystem entsteht durch rhythmische Kontraktionen der glatten Wandmuskulatur der größeren Lymphgefäße; die Strömungsrichtung wird durch Klappen festgelegt. Diese Strömung übt einen Sog auf die Lymphkapillaren aus und erzeugt damit auch den Druckgradienten zwischen Interstitium und Lymphkapillaren für die Aufnahme der interstitiellen Flüssigkeit. In der Skelettmuskulatur verstärken zusätzlich von außen einwirkende rhythmische Kompressionen den Lymphfluss. Da die Passage aus dem Intravasalraum durch die Kapillarwand in das Interstitium für **Proteine** eine Einbahnstraße ist, stellt der Lymphfluss die einzige Möglichkeit für deren Rückführung dar. Eine Behinderung des Lymphflusses führt daher auch zu **Proteinverlust** aus dem Plasma.

6.5.5 Stofftransport im Interstitium

Das Interstitium ist kein homogenes Kompartiment, sondern stellt ein **Sol-Gel-Gemisch** dar, dessen wesentliche Bestandteile das kollagene und elastische **Fasermaterial** sowie die makromolekularen Komponenten (Proteoglykane) der sog. **Grundsubstanz** sind. Infolge der hohen Wasserbindungskapazität dieser Makromoleküle ist nur wenig „freies Wasser" verfügbar; daher ist sowohl die **Diffusion** (vor allem von großen Molekülen) als auch die konvektive **Strömung** von Wasser stark behindert. Die Beweglichkeit von gelösten Teilchen in den wassergefüllten Kanälchen (Mikrocanaliculi) zwischen den Gel-Inseln ist sehr niedrig und nicht homogen verteilt. Bei Steigerung des interstitiellen Wassergehalts wird der Diffusionswiderstand des Interstitiums geringer. Im Einzelnen ist die Bedeutung der physikochemischen und strukturellen Organisation des Interstitiums für den Substanztransport aber nicht geklärt.

Die **Proteinkonzentration** in der Lymphe ist in den verschiedenen Organen entsprechend der Eiweißpermeabilität der Austauschgefäße sehr verschieden: etwa 60 g/l in der Leber, weniger als 5 g/l im Skelettmuskel. Die Lymphe ist wegen ihres Gehalts an Fibrinogen und anderen Gerinnungsfaktoren **gerinnungsfähig**.

Zusammenfassung Kap. 6.5

Stofftransport in Austauschgefäßen

Der Stoffaustausch in der Mikrozirkulation erfolgt durch Diffusion. Die pro Zeiteinheit transportierte Stoffmenge ist nach dem **Fick'schen Diffusionsgesetz** proportional zur Konzentrationsdifferenz zwischen Innen- und Außenseite der Gefäßwand, der Austauschfläche und dem Diffusionskoeffizienten sowie umgekehrt proportional zur Dicke der Austauschfläche. Ist die Permeabilität des Endothels für einen Stoff hoch (alle lipidlöslichen und kleinen wasserlöslichen Moleküle), wird die austauschbare Stoffmenge durch die **Durchblutung** begrenzt; ist sie gering, so wirkt die **Diffusion** begrenzend. In jedem Fall ist die sehr große Austauschfläche (im Wesentlichen der Kapillaren und postkapillären Venolen) bestimmend für die Größe des Stoffaustauschs.

Die wichtigste Barriere für die Austauschvorgänge durch die Gefäßwand ist das **Endothel**, dessen Struktur und Durchlässigkeit in verschiedenen Organen sehr unterschiedlich ist. Je größer das Molekulargewicht eines Stoffes ist, desto mehr ist seine Passage durch die **Endothelporen** behindert (**molekulare Siebung**). Die Filtration von Wasser wird von hydrostatischen (ΔP) und kolloidosmotischen ($\Delta\pi$) Druckdifferenzen zwischen Kapillare und Interstitium (**Starling-Kräfte**) sowie von der Größe der Oberfläche und von der Leitfähigkeit der Gefäßwand bestimmt. Der **effektive Filtrationsdruck**, der die Richtung der Filtration bestimmt, ergibt sich aus $\Delta P - \sigma \cdot \Delta\pi$.

In den Kapillaren findet zunächst eine **Auswärtsfiltration** statt, die mit fallendem Kapillardruck immer kleiner wird und schließlich nach etwa ⅔ der Länge der Kapillare in ein **Filtrationsgleichgewicht** übergeht. Das Filtrationsgleichgewicht bleibt bis zum Ende der Kapillare bestehen, da mit fallendem Kapillardruck der interstitielle kolloidosmotische Druck ansteigt. Durch rhythmische Kontraktionen der Arteriolen (**Vasomotion**) wird der Kapillardruck intermittierend abgesenkt, wodurch transient wieder eine Einwärtsfiltration (Reabsorption) erfolgen kann.

Die ins Gewebe filtrierte Flüssigkeit wird über das **Lymphgefäßsystem** abtransportiert. Durch einen ständigen **Lymphstrom**, der durch rhythmische Kontraktionen der glatten Wandmuskulatur der größeren Lymphgefäße erzeugt wird, entsteht ein Druckgradient zwischen Interstitium und Lymphkapillaren für die Aufnahme der interstitiellen Flüssigkeit. Wie bei Venen verhindern **Klappen** einen Rückfluss der Lymphflüssigkeit.

6.6 Kreislaufregulation

6.6.1 Definition

Unter **Kreislaufregulation** versteht man die Summe aller Vorgänge, durch die alle für die Organdurchblutung wesentlichen hämodynamischen Größen (arterieller Blutdruck, Herzzeitvolumen, totaler und regionaler Strömungswiderstand, Blutvolumen) aufeinander abgestimmt werden. Eine Regulation des Kreislaufs ist schon in Ruhe ständig erforderlich, verlangt aber vor allem bei einer erhöhten Stoffwechselaktivität (z. B. bei Muskelarbeit) oder veränderten Umgebungsbedingungen (z. B. Temperatureinwirkungen) eine gezielte Anpassung. Sie umfasst eine Reihe von zentralen Steuerungsvorgängen, die **neurogen** (über die vegetativen Nerven) und **endokrin** (über zirkulierende Hormone) übermittelt werden. In der Peripherie des Kreislaufsystems werden diese Vorgänge durch **parakrine** (mit Hilfe von lokal gebildeten Wirkstoffen) und **myogene** Einflüsse ergänzt.

6.6.2 Regulation des arteriellen Blutdrucks

▸ **Kurzfristige Blutdruckregulation.** Bei **schnellen und kurzfristig** (Sekunden bis Minuten) erfolgenden Regulationsvorgängen dominiert die neurogene Regulation über **Kreislaufreflexe**. Diese funktionieren nach dem Prinzip eines Regelkreises mit negativer Rückkopplung (▸ Abb. 6.30). Dabei spielen die **Presso- (oder Baro-)rezeptoren** eine besonders wichtige Rolle. Sie befinden sich im Hochdrucksystem im Bereich des Karotissinus, nahe der Teilungsstellen der Aa. carotides communes, und am Aortenbogen, weshalb sie auch als sinoaortale Pressorezeptoren bezeichnet werden. Dort liegen sie als freie Nervenendigungen in der Media und Adventitia und werden in Abhängigkeit von der Gefäßdehnung erregt. An der Mechanotransduktion sind dehnungssensitive Kanäle aus der PIEZO-Ionenkanalfamilie beteiligt. Bei einer vermehrten Dehnung der Gefäßwand werden diese geöffnet und verursachen dadurch eine Membrandepolarisation (Sensorpotenzial), die nachfolgend über eine Öffnung von spannungsaktivierten Na^+-Kanälen die Impulsfrequenz der afferenten Nervenfaser erhöht.

Die Impulsfrequenz der hier beginnenden afferenten Neurone, die sich über den Karotissinus- bzw. den Aortennerv dem N. glossopharyngeus bzw. dem N. vagus anschließen, wird sowohl vom absoluten Dehnungszustand des Gefäßes als auch von seinen zeitlichen Änderungen bestimmt. Man bezeichnet dies auch als **PD-Verhalten** (S. 751), wobei P die proportionale Antwort auf die absolute Größe des Dehnungszustandes der Gefäße beschreibt, während D der differenziellen Antwort bei Änderungen des Dehnungszustandes entspricht. Der pulsatile Druck in den großen Arterien führt daher zu rhythmischen Impulsmustern der afferenten Nerven (▸ Abb. 6.31 oben). Die mittlere Impulsfrequenz steigt dabei mit der Höhe des arteriellen Mitteldrucks, aber auch mit der Druckamplitude, der Herzfrequenz und der Anstiegssteilheit des systolischen Druckpulses. Da kurzfristige Schwankungen der Druckamplitude vor allem durch Änderungen des Schlagvolumens bedingt sind und die Anstiegssteilheit des systolischen Druckpulses die Kontraktionskraft des linken Ventrikels abbildet, werden im Impulsmuster der Pressorezeptorafferenzen Informationen über alle wichtigen physiologischen Größen der Herzfunktion – Herzfrequenz, Schlagvolumen, Schlagkraft und mittlerer arterieller Blutdruck – codiert und an das ZNS weitergeleitet.

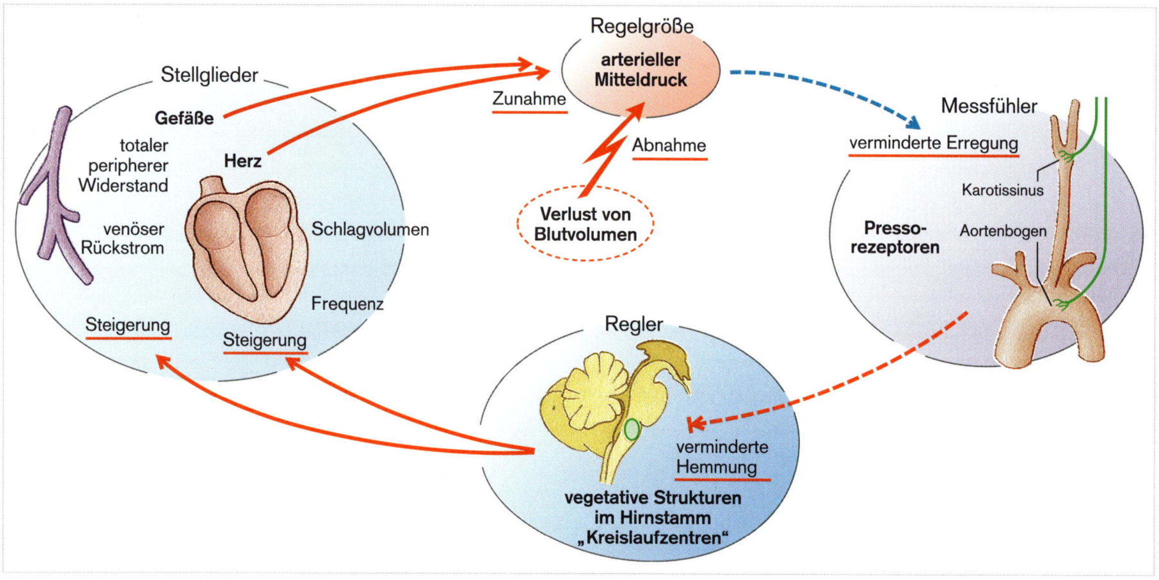

Abb. 6.30 Regelkreis für die kurzfristige Regulation des arteriellen Mitteldrucks. Der primäre Abfall des arteriellen Drucks, der hier als Folge eines Blutverlustes angenommen wurde, setzt eine Kette von Regulationsvorgängen in Gang, die über die Pressorezeptoren zur Sympathikusaktivierung und damit zu vermehrter Herztätigkeit und Gefäßkonstriktion führen.

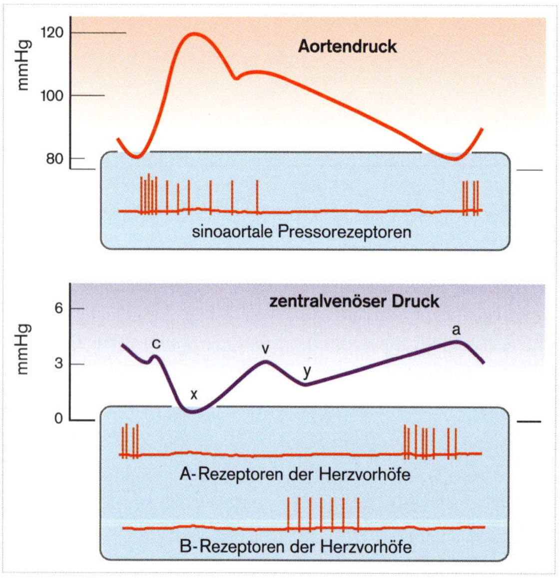

Abb. 6.31 Phasische Erregungsmuster der sinoaortalen Pressorezeptoren sowie der Vorhofrezeptoren und ihre zeitliche Beziehung zu dem Druck in der Aorta bzw. dem zentralvenösen Druck. Dessen typische Wellen haben folgende Ursachen: Die c-Welle entsteht v. a. durch die Vorwölbung der Trikuspidalklappe während der Anspannungsphase, die Drucksenkung x durch die Verschiebung der Ventilebene (Abb. 5.6) (S. 186). Die v-Welle spiegelt die Vorhoffüllung während der Entspannungsphase der rechten Kammer wider, die y-Senke den Druckabfall im Vorhof nach Öffnen der Trikuspidalklappe, und die a-Welle entsteht durch die Vorhofkontraktion.

Die Pressorezeptoren im Karotissinus und Aortenbogen üben einen ständigen **hemmenden Einfluss** auf die efferente **sympathische Grundaktivität** aus. Dieser **zentrale Tonus** wird durch sympathische Prämotorneurone erzeugt, die in der **rostralen ventrolateralen Medulla oblongata** dicht unter der ventralen Oberfläche liegen und über die Hinterseitenstränge in das Rückenmark projizieren. Dort aktivieren sie die präganglionären Neurone des Sympathikus, die ohne die Zuströme aus der Medulla oblongata nicht aktiv sind.

Es ist bisher nicht geklärt, wodurch die kontinuierliche Grundaktivierung des Sympathikuszentrums erfolgt. Sicher ist jedoch, dass sie nicht durch höher gelegene Regionen im Zentralnervensystem erzeugt wird, da eine vollständige Durchtrennung des Hirnstamms direkt oberhalb dieses Areals keine Veränderung der sympathischen Grundaktivität zur Folge hat.

Mit Ausnahme des inhibitorischen Zustroms aus den Pressorezeptoren bewirken alle anderen Zuströme in der rostralen ventrolateralen Medulla oblongata eine **Erhöhung der sympathischen Grundaktivität**. Dazu gehören unter anderem spinale Afferenzen von Mechano- und Nozirezeptoren, Afferenzen der arteriellen Chemorezeptoren und intramedulläre Bahnen von inspiratorischen Neuronen (▶ Abb. 6.32**a**).

Der hemmende Einfluss der Pressorezeptoren auf die sympathische Grundaktivität wird über eine synaptische Schaltstelle im medialen Anteil des **Nucleus tractus solitarii** vermittelt (▶ Abb. 6.32**b**). Von hier aus werden inhibitorische Interneurone in der **kaudalen ventrolateralen**

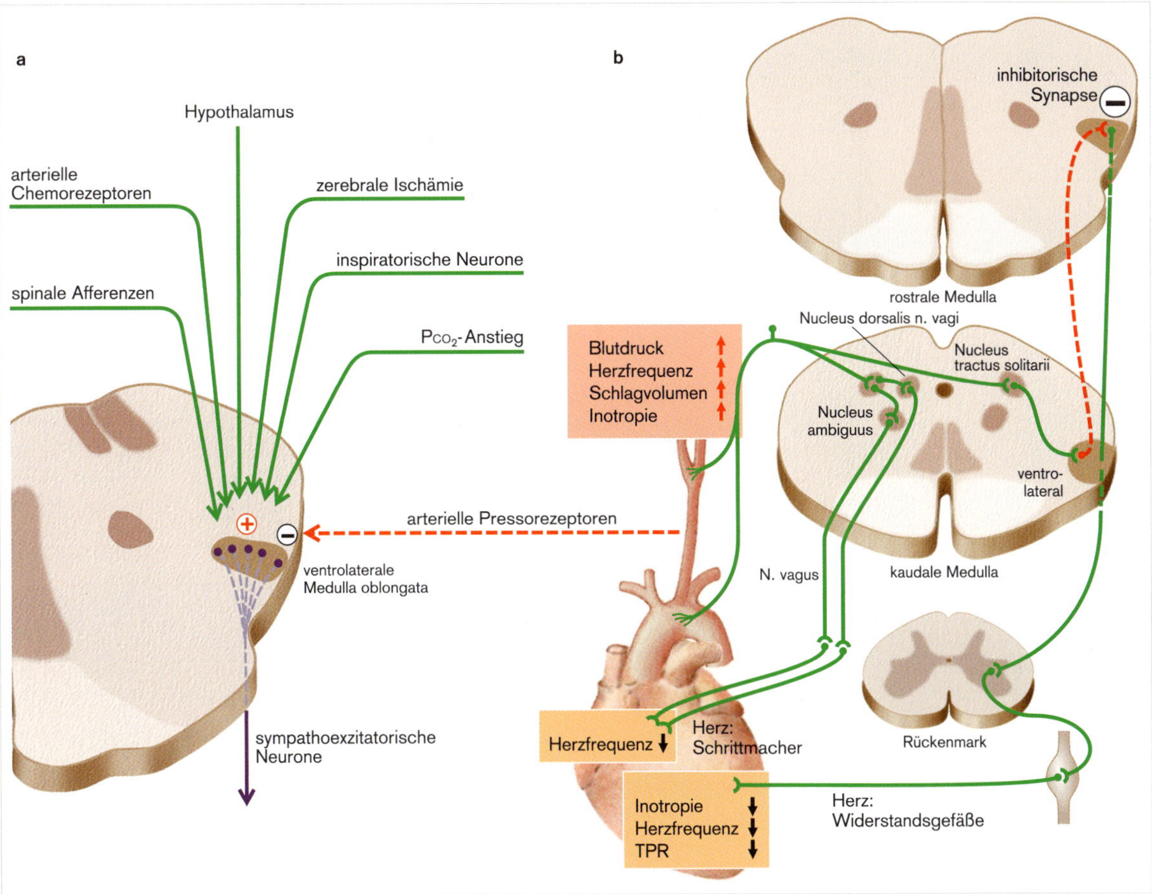

Abb. 6.32 Zentrale Kreislaufregulation. Hemmende und aktivierende Zuströme zu den sympathoexzitatorischen Neuronen in der Medulla oblongata (**a**) und zentrale Verschaltung des Pressorezeptorenreflexes (**b**).

Medulla oblongata aktiviert, die ihrerseits über eine Freisetzung von γ-Amino-Buttersäure (GABA) die sympathischen Prämotorneurone in der rostralen ventrolateralen Medulla oblongata hemmen (▶ Abb. 6.32**b**). Zusätzlich zu den arteriellen Pressorezeptoren erhalten die Neurone des Nucleus tractus solitarii auch afferenten Zustrom von Mechanorezeptoren des Niederdrucksystems, pulmonalen Dehnungsrezeptoren, arteriellen Chemozeptoren und Muskelrezeptoren. Damit erfolgt im Nucleus tractus solitarii bereits eine erste **sensorische Integration** der Information aus den verschiedenen Kreislaufgebieten.

Werden die arteriellen Pressorezeptoren weniger erregt, wie etwa bei einem Abfall des arteriellen Drucks oder des Schlagvolumens, nimmt die Hemmung der Sympathikusaktivität ab. Als Folge dieser **Disinhibition** nimmt der **periphere Sympathikotonus** zu, und sowohl Schlagvolumen und Frequenz des Herzens als auch der periphere Widerstand steigen an. Die neurogene Konstriktion der Widerstandsgefäße findet vor allem im Skelettmuskel und im Mesenterialkreislauf, weniger in der Haut statt (**differenzierte sympathische Aktivierung**). Bei starker Sympathikusaktivierung kann es auch zu einer Konstriktion vor allem der kleinen Kapazitätsgefäße des Niederdrucksystems kommen, die zu Blutvolumenverlagerung nach zentral und damit zu einem größeren venösen Angebot an das Herz führt. In der Summe wirken diese Veränderungen dem auslösenden arteriellen Druckabfall entgegen und stellen damit den normalen Mitteldruck weitgehend wieder her (▶ Abb. 6.30).

Neben dem hemmenden Einfluss auf die Sympathikusaktivität übt der Zustrom aus den Pressorezeptorafferenzen über den Nucleus tractus solitarii einen stimulierenden Einfluss auf präganglionäre parasympathische Neurone der zum Herzen ziehenden **vagalen Efferenzen** aus (▶ Abb. 6.32**b**). In Bezug auf die innervierten Erfolgsorgane zeigen die beiden Kerngebiete der präganglionären parasympathischen Neurone des N. vagus, **Nucleus ambiguus** und **Nucleus dorsalis n. vagi**, eine grobe viszerotope Gliederung mit Überlappungen: Vom Nucleus ambiguus werden vor allem die Organe im Thorax und vom dorsalen Vaguskern überwiegend die Organe im Abdomen innerviert. Die reziproken Effekte auf Vagus und Sympathi-

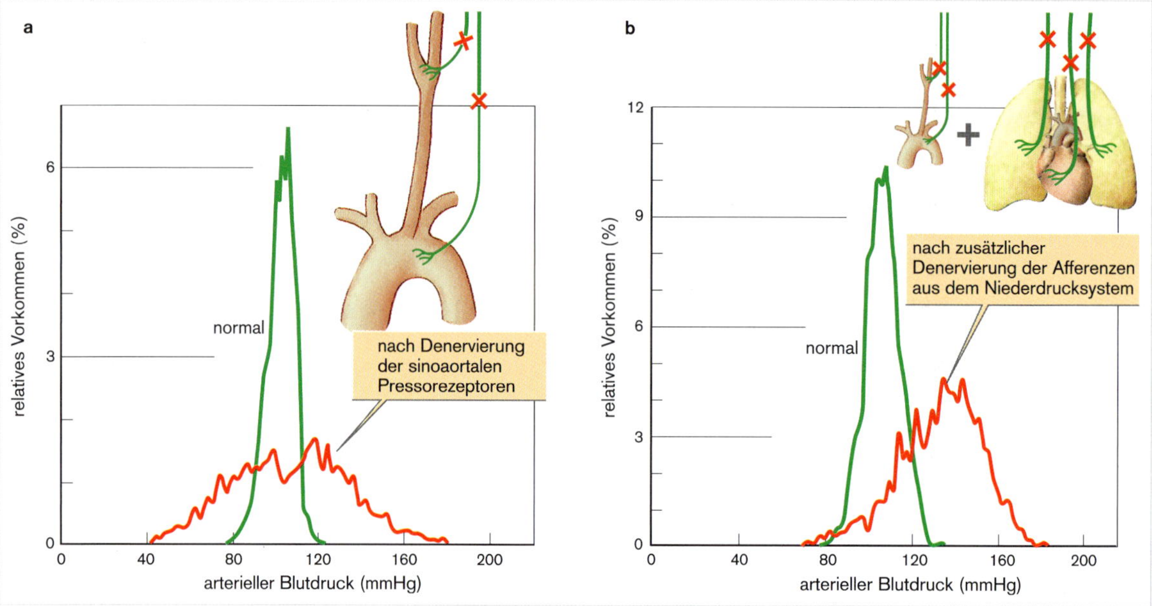

Abb. 6.33 Auswirkung der Blockade der sinoaortalen Pressorezeptoren. Nach isolierter Ausschaltung der sinoaortalen Pressorezeptoren (rote Kurve in **a**) zeigt die Häufigkeitsverteilung (Histogramm) der Blutdruckwerte eine vergrößerte Schwankungsbreite, aber einen unveränderten mittleren Blutdruck. Das mittlere Blutdruckniveau steigt erst nach zusätzlicher Denervierung der Afferenzen aus dem Niederdrucksystem an (**b**).

kus wirken bei der reflektorischen Regulation der Herzfrequenz durch die Beeinflussung spezifischer Leitfähigkeiten in den Zellen des Sinusknotens synergistisch. Ein weiterer wichtiger Aspekt des vagalen Schenkels des Pressorezeptorenreflexes ist seine besonders schnelle Wirkung auf die Herzfrequenz ▶ Abb. 5.30. Die oben genannten sympathischen Effekte beginnen dagegen erst nach frühestens 5–10 Sekunden ihre Wirkung zu entfalten. Vagal vermittelte Einflüsse auf die Herzfrequenz sind beispielsweise in der frühen Phase der Orthostase (S. 268) oder bei plötzlichem Blutdruckanstieg funktionell von großer Bedeutung.

Der hier beschriebene **Pressorezeptorenreflex** ermöglicht somit eine schnelle, kontrollierte Gegenregulation bei kurzfristigen Veränderungen des Drucks in den großen Leitungsarterien, wodurch größere Blutdruckschwankungen verhindert werden. Die wichtige Funktion des Pressorezeptorenreflexes wird deutlich, wenn die sinoaortalen Pressorezeptoren ausgeschaltet werden (**Pressorezeptorendenervierung**; ▶ Abb. 6.33**a**): hierbei nimmt die Blutdruckvariabilität stark zu, und es treten gehäuft pathologisch niedrige und hohe Blutdruckwerte auf.

Ob die sinoaortalen Pressorezeptoren auch an der langfristigen Regulation des Blutdrucks beteiligt sind, ist bis heute umstritten. So wurde nach vollständiger Durchtrennung des Reflexbogens zwar eine starke Zunahme der Blutdruckvariabilität, jedoch keine Änderung des arteriellen Mitteldrucks beobachtet (▶ Abb. 6.33**a**). Möglicherweise können unter diesen Umständen Afferenzen aus dem Niederdrucksystem einen Teil der Aufgaben der sinoaortalen Pressorezeptoren übernehmen (▶ Abb. 6.33**b**).

Bei dauerhaften Veränderungen des mittleren arteriellen Blutdrucks (z. B. bei arterieller Hypertonie) adaptiert der Arbeitspunktes des Pressorezeptorenreflexes an das neue Blutdruckniveau (sog. **Resetting**). Dies gewährleistet, dass der Pressorezeptorenreflex seine volle physiologische Wirkung beibehält. Ein Resetting des Pressorezeptorenreflexes spielt ebenfalls für die Anpassung des Kreislaufs bei körperlicher Arbeit (S. 271) eine wichtige Rolle (▶ Abb. 6.34).

Reflektorisch wird der arterielle Blutdruck auch bei Erregung von **Dehnungsrezeptoren im Niederdrucksystem** beeinflusst, die sich in der Wand der großen, in das Herz einmündenden Venen, der A. pulmonalis, der Vorhöfe und Ventrikel selbst befinden. Die Vorhofrezeptoren werden je nach der zeitlichen Lage der Maxima ihrer stark phasischen Entladungsmuster als A-Rezeptoren (während der Vorhofsystole) oder als B-Rezeptoren (während der Vorhoffüllung) bezeichnet (▶ Abb. 6.31 unten). Auf zellulärer Ebene unterscheiden sich A- und B-Rezeptoren nicht voneinander. Ihr spezifisches Entladungsmuster wird durch ihre anatomische Lokalisation und die Dynamik der Vorhofkontraktion bestimmt. Die **A-Rezeptoren** befinden sich am Übergang zwischen Venen und Vorhöfen und werden umso stärker gedehnt, je kräftiger eine

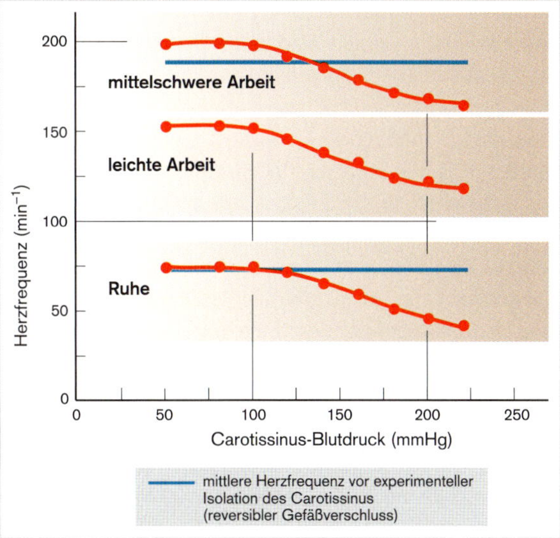

Abb. 6.34 Resetting des Pressorezeptorenreflexes. Dargestellt ist die Beziehung zwischen dem arteriellen Blutdruck im Karotissinus und der Herzfrequenz in Ruhe, bei leichter und bei mittelschwerer körperlicher Arbeit (Laufband) am wachen Hund. In Abhängigkeit von der Stärke der körperlichen Arbeit verändert sich die Beziehung zwischen Karotissinusdruck und Herzfrequenz. Diese Verschiebung dokumentiert eine Anpassung des Funktionsbereichs (Resetting) des Pressorezeptorenreflexes an die jeweilige neue physiologische Situation. Das Resetting stellt sicher, dass der Pressorezeptorenreflex auch bei veränderten physiologischen Bedingungen (erhöhtes Schlagvolumen, erhöhte Herzfrequenz, erhöhter arterieller Blutdruck) seine Wirksamkeit beibehält.

Vorhofkontraktion die Vorhöfe aus den festen Venen zieht. Eine Erregung der A-Rezeptoren hat eine **erhöhte Sympathikusaktivität** zur Folge. Die **B-Rezeptoren** dagegen befinden sich in den Wänden der Vorhöfe. Ihre Aktivität wird ausschließlich von der Vorhofdehnung bestimmt, weshalb sie **Messfühler für den Füllungszustand** der herznahen Anteile des Niederdrucksystems und damit indirekt für die Größe des Blutvolumens darstellen. Eine Erregung der B-Rezeptoren führt wie die der sinoaortalen Dehnungsrezeptoren zu einer **Hemmung des Sympathikotonus.**

Eine Erregung der **Chemorezeptoren** in den Glomera carotica und aortica durch Hypoxie, Hyperkapnie oder Azidose (S. 373) aktiviert sympathoexzitatorische Neurone in der ventrolateralen Medulla oblongata und erhöht dadurch die Herzfrequenz, das Herzzeitvolumen und den arteriellen Blutdruck. Der blutdrucksteigernde Effekt hält meist aber nur kurzfristig an, da die reflektorische Konstriktion der Widerstandsgefäße durch direkte dilatierende Wirkungen von Hypoxie, Hyperkapnie und Azidose auf die Widerstandsgefäße überspielt wird. Zusätzlich wird vermehrt Adrenalin aus dem Nebennierenmark freigesetzt, das über eine Stimulation von β_2-Adrenozeptoren ebenfalls vasodilatierend wirkt. Eine erhöhte Sensitivität der Chemorezeptoren kann jedoch die Entwicklung eines dauerhaft erhöhten Blutdrucks (arterielle Hypertonie) begünstigen.

Eine Durchblutungsabnahme des Gehirns, die im Rahmen einer zerebralen Ischämie oder durch eine intrakranielle Drucksteigerung infolge eines plötzlichen raumfordernden Prozesses im Gehirn (z. B. einer Blutung) auftritt, führt zu einer starken Erregung der sympathoexzitatorischen Neurone in der ventrolateralen Medulla oblongata (**Ischämiereaktion des ZNS**). Als Folge können die Sympathikusaktivität und der Blutdruck extrem ansteigen. Dieser Vorgang wird auch als **Cushing-Reflex** bezeichnet.

Trotz dieser reflektorisch ablaufenden Regulationsvorgänge kann der arterielle Druck durchaus größere Veränderungen zeigen, z. B. bei psychischer Erregung oder erschöpfender körperlicher Arbeit. Solche Veränderungen können entweder über **nicht pressorezeptorische Afferenzen** (z. B. Propriozeptoren des Bewegungsapparats, Chemorezeptoren, Schmerzrezeptoren) oder von höher gelegenen Hirnstrukturen (**Limbisches System, Kortex**) ausgelöst werden. Umgekehrt beeinflusst eine Änderung der Pressorezeptorenafferenzen auch andere vegetative Funktionen (z. B. Atmung, Schweißsekretion, Darmmotilität) ebenso wie höhere Funktionen des Zentralnervensystems (Skelettmuskeltonus, Wachheitszustand). So führt eine verminderte Aktivierung der Pressorezeptoren bei Blutdruckabfall zu einer Zunahme des Atemminutenvolumens. Dies zeigt, dass der Pressorezeptorenreflex keineswegs ein isolierter, in sich geschlossener Regelmechanismus ist, sondern in einen **Zusammenhang mit anderen Regulations- und Steuerungsvorgängen** gestellt ist.

▸ **Mittel- und langfristige Blutdruckregulation.** Neben den beschriebenen nervalen Mechanismen sind an der längerfristigen Blutdruckregulation zusätzlich Hormone, intrarenale Mechanismen sowie Wachstumsprozesse des Gefäßsystems und des Herzens beteiligt. Im Zeitraum von Stunden bis Tagen (**mittelfristige Blutdruckregulation**) spielt insbesondere das **Renin-Angiotensin-Aldosteron-System** (S. 457) eine große Rolle. Bei einem Blutdruckabfall steigt die Reninfreisetzung aus der Niere, die wiederum über eine vermehrte Bildung von Angiotensin II eine periphere Vasokonstriktion bewirkt (s. Abb. 10.47) (S. 458). Zusätzlich stimuliert Angiotensin II die Synthese von Aldosteron, wodurch die renale Ausscheidung von Salz und Wasser gedrosselt wird. Die dadurch verursachte Zunahme des **intravasalen Volumens** und damit des Füllungszustandes des Niederdrucksystems fördert ihrerseits das venöse Angebot und damit das Herzzeitvolumen.

Für die **langfristige Einstellung** des arteriellen Blutdrucks (Tage bis Jahre) sind vor allem die funktionellen Beziehungen zwischen Blutdruckregulation und dem **Salz-Wasser-Haushalt** wesentlich (S. 476). In diesen Zusammenhang gehören alle Vorgänge, die die Na^+- und Flüssigkeitsaufnahme und -ausscheidung aufeinander abstimmen. Dazu zählen insbesondere die Beeinflussung

6

der Nierenfunktion durch den arteriellen Blutdruck (**Druckdiurese**), das **Renin-Angiotensin-Aldosteron-System**, das **antidiuretische Hormon** (ADH, Adiuretin, Vasopressin), das **atriale natriuretische Peptid** (ANP, ANF, Atriopeptin) und die **efferente Nierensympathikusaktivität.** Veranschaulicht man sich das Zusammenwirken aller genannten Einzelmechanismen, so wird ihre Funktion bei der langfristigen Regulation des Blutdrucks verständlich: Bei anhaltender Steigerung des peripheren Widerstandes (z. B. bei einer vermehrten Bildung des Vasokonstriktors Endothelin-1) nimmt der arterielle Blutdruck zwar zunächst zu, sinkt dann aber als Folge einer Abnahme des Herzzeitvolumens, die ihrerseits durch ein vermindertes venöses Angebot entsteht, im Verlauf einiger Tage wieder ab. Ursache des verminderten venösen Angebots ist eine Abnahme des Blutvolumens, weil durch eine verstärkte Druckdiurese (S. 412) (s. Abb. 10.11) (S. 413) und eine reflektorische und druckabhängige Hemmung des Renin-Angiotensin-Aldosteron-Systems die renale Flüssigkeitsausscheidung gesteigert wird. Umgekehrt führt die bei anhaltender Senkung des peripheren Widerstandes (z. B. bei Anämie) zunächst auftretende Abnahme des arteriellen Blutdrucks zu einer Volumenretention, und die daraus entstehende Zunahme des Blutvolumens bewirkt über eine Steigerung von Herzfüllung und Herzzeitvolumen (s. Frank-Starling-Mechanismus) (S. 188) eine Normalisierung des Blutdrucks. Die chronische Adaptation der Kreislauffunktion ist somit durch das **gegenläufige Verhalten von peripherem Widerstand und Herzzeitvolumen** bei praktisch konstantem Blutdruck gekennzeichnet. Dies setzt allerdings eine normale Nierenfunktion voraus.

Bei dauerhaft erhöhten Blutdruckwerten (systolischer Druck > 140 mmHg, diastolischer Blutdruck > 90 mmHg) liegt eine **arterielle Hypertonie** vor.

In den meisten Fällen (85–95 %) ist die Ursache des erhöhten Blutdrucks nicht bekannt (**primäre Hypertonie**). Unter anderem aus Zwillingsstudien ist bekannt, dass die primäre Hypertonie zu etwa der Hälfte durch genetische und zur Hälfte durch Umweltfaktoren bestimmt ist. In den weitaus meisten Fällen ist der genetische Einfluss Folge des Zusammenwirkens zahlreicher Genprodukte (polygene Hypertonie), die in ihrer Funktion auf Grund eines Genpolymorphismus nur mäßig verändert sind. In wenigen Fällen von monogenen Hypertonien konnte man den zugrunde liegenden Gendefekt identifizieren (z. B. Liddle-Syndrom mit Überfunktion des epithelialen Na^+-Kanals). Bemerkenswerterweise werden alle bisher bekannten monogenen Hypertonien durch eine gestörte Nierenfunktion verursacht. Zu den Umwelteinflüssen, die einen Bluthochdruck verursachen können, gehören eine anhaltend hohe Kochsalzzufuhr mit der Nahrung und psychosozialer Stress, der zu einer gesteigerten Sympathikusaktivität führt.

Im Gegensatz zur primären Hypertonie wird die **sekundäre Hypertonie** (5–15 % aller Fälle) durch eine andere Erkrankung verursacht. Man spricht deshalb auch von einer **symptomatischen Hypertonie.** Meistens ist die Ursache eine Nierenerkrankung, z. B. eine chronische Niereninsuffizienz, eine Glomerulonephritis oder eine Nierenarterienstenose.

Weitere wichtige Ursachen sind **endokrine Erkrankungen**, wie z. B. endokrin aktive Tumoren des Nebennierenmarks (Phäochromozytom mit vermehrter Ausschüttung von Catecholaminen) oder der Nebennierenrinde (Conn-Syndrom mit vermehrter Ausschüttung von Aldosteron). In der Mehrzahl der Fälle einer arteriellen Hypertonie infolge einer inadäquat hohen Aldosteronfreisetzung (**primärer Hyperaldosteronismus**) lässt sich jedoch kein Tumor nachweisen. Bei mindestens 5 % aller Fälle von arterieller Hypertonie kann ein primärer Hyperaldosteronismus als Ursache identifiziert werden, vermutlich liegt seine Häufigkeit aber noch deutlich darüber.

Bei langanhaltender Erhöhung des arteriellen Drucks entwickeln sich trophische Veränderungen sowohl im Myokard als auch in den Gefäßen, deren Wandstärke zunimmt (**Hypertrophie**). Dabei steigt der periphere Widerstand meist weiter an. Solche strukturellen Veränderungen können daher eine zunächst nur funktionelle Blutdrucksteigerung dauerhaft fixieren. Pathophysiologisch spielen bei diesen Umbauprozessen wahrscheinlich immunologische Mechanismen eine große Rolle.

Eine besondere Situation für die Blutdruckregulation besteht während der **Schwangerschaft**. Dabei ist die Ausschüttung von Renin in der Niere erhöht, und über eine vermehrte Bildung von Angiotensin II steigt die Aldosteronfreisetzung in den Nebennieren. Dies führt über eine vermehrte Natriumreabsorption in der Niere zu einer **Zunahme des Plasmavolumens**. Trotz der erhöhten Angiotensinkonzentration im Plasma und der Hypervolämie ist der Blutdruck in der unkomplizierten Schwangerschaft eher erniedrigt, da die Plazenta in erheblichem Umfang gefäßerweiternde Subtanzen, vor allem Prostaglandin E_2, produziert. Bei etwa jeder 20. Schwangerschaft ist dieses Zusammenspiel von Plazenta und mütterlichem Kreislauf aber gestört und es entsteht ein **Schwangerschaftshochdruck**, der mit Ödemen und Proteinurie einhergeht (*edema, proteinuria, hypertension* = **EPH-Gestose**).

6.6.3 Regulation der Durchblutung

Die **Ruhedurchblutung** des Gewebes ist in verschiedenen Organen sehr unterschiedlich (▶ Abb. 6.35). Eine hohe Durchblutung zeigen Gewebe mit hohem Ruhestoffwechsel und solche, deren Durchblutung spezifischen Funktionen und nicht allein der Gewebeversorgung dient (z. B. Niere). Die maximal mögliche Durchblutungssteigerung (**Durchblutungsreserve**) ist ebenfalls von Organ zu Organ verschieden (▶ Abb. 6.35).

Die große Zahl der Mechanismen, die den Tonus der Gefäßmuskulatur beeinflussen und dadurch die regionale und lokale Durchblutung regulieren, ist in ▶ Abb. 6.36 auszugsweise dargestellt. Diese Einflüsse wirken nicht auf alle Abschnitte des Gefäßbaums in gleichem Maße. Die lokalchemischen (humoralen) Regulationsvorgänge, die auch die **metabolische Dilatation** bei Steigerung des Gewebestoffwechsels hervorrufen, werden vor allem an den kleinsten präkapillären Arteriolen wirksam, während an den kleinen Arterien und größeren Arteriolen die **neurogenen Einflüsse** überwiegen.

▶ **Gefäßnerven.** Eine Erregung postganglionärer **sympathischer Neurone** bewirkt in der Regel eine Durchblutungsabnahme durch **Konstriktion arterieller Widerstandsgefäße**. Die Kontraktion der Gefäßmuskulatur ist in erster Linie Folge der Freisetzung von **Noradrenalin** aus terminalen Varikositäten und seiner Bindung an postsynaptische α_1-Adrenozeptoren. Daneben werden **ATP** und **Neuropeptid Y** als sog. Kotransmitter freigesetzt und reagieren mit entsprechenden postsynaptischen Rezeptoren. Gleichzeitig hemmt Noradrenalin seine eigene Freisetzung durch Bindung an präsynaptische α_2-Adrenozeptoren. Die präsynaptische Freisetzung von Neurotransmittern wird zusätzlich durch weitere Neuromodulatoren, zu denen unter anderem **Angiotensin II** und lokal freigesetzte Hormone gehören, und Stoffwechselprodukte wie **H⁺** beeinflusst. Daher hängt die Wirksamkeit einer neurogenen Stimulation stark von dem lokalen Milieu im Gewebe ab. Wegen der geringeren sympathischen Gefäßinnervation ist ihre konstriktorische Wirkung an den großen Leitungsarterien und an den terminalen Arteriolen kleiner als in den dazwischenliegenden Abschnitten des arteriellen Gefäßbaums, die eine große Dichte an sympathischen Nervenendigungen aufweisen. Da meist nur Spuren des aus sympathischen Nervenendigungen freigesetzten Noradrenalins in die Blutbahn gelangen, bleiben neurogene Durchblutungsänderungen meist auch lokal begrenzt. Eine stärkere sympathische Aktivierung bewirkt zusätzlich eine, wenn auch geringere, Konstriktion von Venolen und Venen. Dies hat zwar nur einen geringen Einfluss auf die Durchblutung, führt aber zu einer Ab-

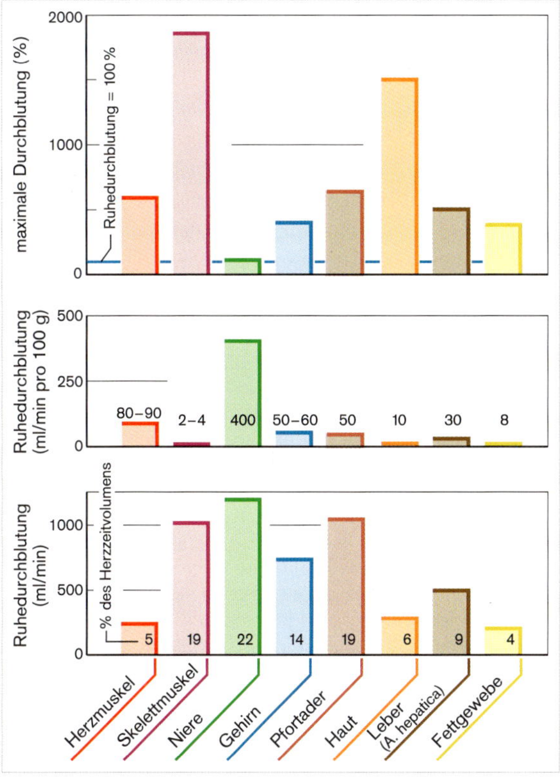

Abb. 6.35 Ruhedurchblutung und Durchblutungsreserve verschiedener Organe und Gewebe. Die Zahlen im untersten Diagramm geben den ungefähren prozentualen Anteil am Herzzeitvolumen an.

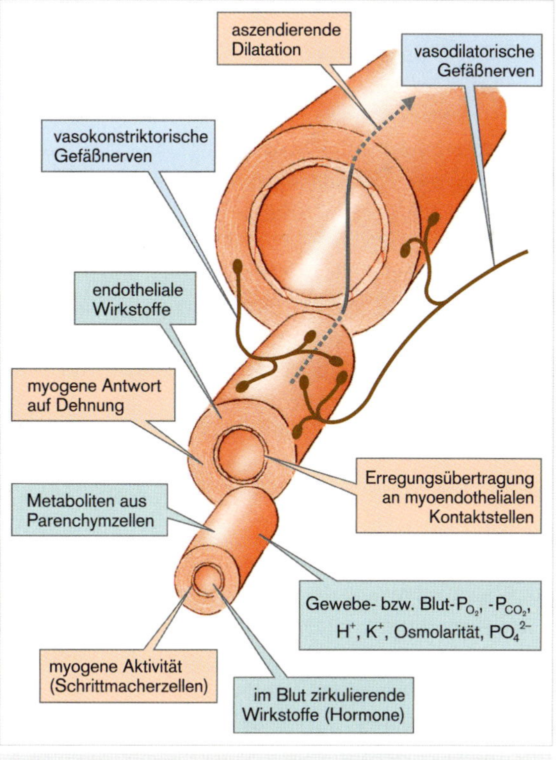

Abb. 6.36 Schematische Übersicht über die zahlreichen Regulationsmechanismen des Tonus der Widerstandsgefäße. Diese sind annähernd nach ihrer Bedeutung den großen und kleinen Arterien sowie den Arteriolen zugeordnet.

nahme der Compliance und damit einer Mobilisierung von Volumen aus diesen Kapazitätsgefäßen.

Eine **parasympathische Gefäßinnervation** mit physiologischer Funktion gibt es nur in einigen wenigen Geweben. Neurogene Durchblutungszunahmen sind daher fast immer auf ein Nachlassen der tonischen sympathischen Innervation zurückzuführen. Ausnahmen von dieser Regel sind die **Speicheldrüsen** sowie die **Genitalorgane**; hier führt eine Stimulation parasympathischer Fasern durch Ausschüttung von **Acetylcholin** oder anderen Transmitten (z. B. NANC-Transmitter) (S. 235) zu einer Erweiterung der Gefäße. Eine cholinerge parasympathische Innervation mit bislang unbekannter Funktion gibt es auch in den Gehirngefäßen.

Eine **Vasodilatation** wird auch im Zusammenhang mit **Schmerzempfindungen in der Haut** beschrieben. Sie wird über eine Reizung von Nozizeptoren ausgelöst und wird über einen Axonreflex und die Freisetzung von Substanz P und calcitonin gene-related peptide (S. 763) vermittelt.

Die physiologische Bedeutung der vegetativen Innervation ist vor allem in der Haut, in den Nieren, im Gastrointestinaltrakt und im Skelettmuskel groß. Dagegen ist ihr Einfluss im Koronarsystem und im Gehirn relativ gering. Im Gegensatz zur Haut wird die Durchblutungsabnahme in Muskel und Darm bei länger anhaltender Sympathikusstimulation nach einiger Zeit schwächer (sog. **Escape-Phänomen**). Diese Reaktion, der eine langsame Zunahme des Gefäßdurchmessers der Arteriolen zu Grunde liegt, wird vor allem durch eine starke Abnahme des lokalen P_{O_2} ausgelöst (hypoxische Vasodilatation). Die ausgeprägte und differenzierte Beeinflussbarkeit der Hautdurchblutung durch neurogene Mechanismen ist auch verantwortlich für den Wechsel der Hautfarbe bei emotionaler Erregung.

▸ **Endokrine und parakrine Hormone.** Zu den gefäßaktiven Hormonen, die mit dem Blutstrom zirkulieren und daher **systemische Wirkung** erzielen, zählt in erster Linie **Adrenalin**, das bei starker sympathischer Erregung aus dem Nebennierenmark (zusammen mit geringen Mengen Noradrenalin) freigesetzt wird. Eine Erhöhung der Konzentration des zirkulierenden Adrenalins wirkt sich insbesondere auf die **Herzfunktion** aus. Dort bewirkt Adrenalin über eine Aktivierung von β_1-Adrenozeptoren eine Zunahme von Herzfrequenz und Inotropie und erhöht damit das **Schlagvolumen** und das **Herzzeitvolumen**.

Die Wirkung von Adrenalin auf die **Widerstandsgefäße** ist dagegen komplexer. Dies hat sowohl mit den Bindungseigenschaften von Adrenalin an den adrenergen Rezeptoren als auch mit deren sehr variabler lokaler Verteilung zu tun. Adrenalin besitzt eine deutlich höhere Affinität zu den vasodilatierenden β_2-Adrenozeptoren, kann aber bei hohen Konzentrationen auch α_1-Adrenozeptoren aktivieren. Daher ist die Wirkung von Adrenalin stark konzentrationsabhängig, wobei niedrige Konzentrationen eine Durchblutungssteigerung und hohe Konzentrationen eine Durchblutungsabnahme hervorrufen. Die physiologische Wirkung von Adrenalin hängt auch von der lokalen Verteilung und Dichte der α_1- bzw. β_2-Adrenozeptoren ab:

- In den **Hautgefäßen** sowie in der **Niere** überwiegen die **α_1-Adrenozeptoren**. In diesen Gefäßprovinzen verursacht Adrenalin praktisch nur eine Vasokonstriktion (Abb. 23.4) (S. 929).
- In **Koronargefäßen** überwiegen dagegen die **β_2-Adrenozeptoren**, weshalb eine mäßige Erhöhung des zirkulierenden Adrenalins die Koronardurchblutung steigern kann – eine physiologisch sehr sinnvolle Reaktion, da Adrenalin gleichzeitig die Herzfrequenz und die Inotropie, also den Sauerstoffbedarf des Myokards erhöht.
- In Gefäßen der **Muskulatur** und des **Darmes** finden sich sowohl **α_1-** wie **β_2-Adrenozeptoren**, die physiologischen Antworten sind hier entsprechend variabel.

Eine genaue Kenntnis dieser Unterschiede ist von klinischer Bedeutung, da man durch unselektive oder selektive Stimulation bzw. Blockade von α- und β-Adrenozeptoren die Organdurchblutung pharmakologisch gezielt beeinflussen kann. Hierbei muss natürlich immer berücksichtigt werden, dass bei einer Rezeptorblockade auch die nerval vermittelten Effekte des Sympathikus beeinflusst werden.

Die Wirkung von Angiotensin II, ADH und ANP auf die Widerstandsgefäße wird im Zusammenhang mit der Blutvolumenregulation (S. 263) dargestellt.

Lokal (**parakrin**) freigesetzte Hormone aus Makrophagen und Parenchymzellen (z. B. enterochromaffinen Zellen des Gastrointestinaltrakts) sind vor allem an **lokal begrenzten Durchblutungsänderungen** beteiligt, die nach mechanischen Reizen (Druck, Verletzung), Temperatureinwirkung, im Zusammenhang mit der Blutstillung oder bei entzündlichen Vorgängen auftreten. Diese Signalstoffe werden auch **Autakoide** (S. 79) genannt. Ihre Wirkung ist unter physiologischen Umständen auf spezielle Gefäßprovinzen begrenzt.

So ist etwa ein Teil der Vasodilatation in der Haut bei Temperaturerhöhung ebenso wie die physiologische Durchblutungsregulation der Drüsen des Verdauungstrakts im Zusammenhang mit ihrer sekretorischen Aktivität auf die Wirkungen von **Bradykinin** und **Kallidin** zurückzuführen. Diese werden durch das im Gewebe lokalisierte Enzym **Kallikrein** aus Kininogenen des Blutplasmas abgespalten und durch Peptidasen abgebaut. Diese Stoffe bewirken ebenso wie das bei entzündlichen Reaktionen aus Gewebezellen freigesetzte **Histamin** nach Bindung an entsprechende Membranrezeptoren nicht nur eine Durchblutungszunahme, sondern führen auch zur Steigerung der lokalen Kapillarpermeabilität und damit zur Entstehung **lokaler Ödeme**.

Unter den **Metaboliten der Arachidonsäure**, die durch die Wirkung der Cyclooxygenasen entstehen, wirken die Prostaglandine PGE_2 und Prostacyclin (PGI_2) stark vasodilatierend. Umgekehrt sind die Prostaglandine der F-Gruppe (PGF_2) ebenso wie die aus den Thrombozyten stammenden Thromboxane (TXA_2, TXB_2) stark vasokonstriktorisch wirksam. Ob und in welchem Umfang und Zusammenhang diese Metaboliten der Arachidonsäure an der physiologischen Durchblutungsregulation beteiligt sind, ist nur zum Teil bekannt; ihre Beteiligung an den Gefäßreaktionen im Rahmen der Hämostase (S. 314) und bei entzündlichen Durchblutungsänderungen ist gesichert.

▸ **Endotheliale Mediatoren.** Endothelzellen setzen zahlreiche Stoffe frei, die einen dilatierenden Einfluss auf die Blutgefäße ausüben. Dazu gehört vor allem **NO** (**Stickstoffmonoxid**, *endothelium-derived relaxing factor*, EDRF), das unter Einwirkung der Ca^{2+}/Calmodulin aktivierten **endothelialen NO-Synthase** (**eNOS**) aus L-Arginin entsteht und extrem kurzlebig (Sekunden) ist. Die Bildung von NO aus Endothelzellen wird durch Blutdruckschwankungen, äußere mechanische Einflüsse und vor allem von der durch die Blutströmung an der Endothelzelloberfläche hervorgerufene **Wandschubspannung** verstärkt. Zusätzlich wird die endotheliale NO Synthese durch eine Vielzahl von physiologischen Agonisten und Antagonisten über Änderungen der **endothelialen Ca^{2+}-Konzentration** moduliert (Acetylcholin, Bradykinin, Thrombin, Endothelin, ATP und viele andere mehr). Unabhängig von endothelialen Prozessen wird NO auch aus einer Bindung an **Hämoglobin** (S-nitroso-Hämoglobin) bei einem Abfall des P_{O_2} freigesetzt. Seine vasorelaxierende Wirkung entfaltet NO nach Diffusion aus den Endothelzellen in die benachbarte glatte Gefäßmuskulatur durch eine **Aktivierung der löslichen Guanylylcyclase** und einen Anstieg der zytosolischen Konzentration von cGMP. Dadurch wird die Proteinkinase G aktiviert, die über mehrere Wege die zytosolische Ca^{2+}-Konzentration senkt (Abb. 6.4) (S. 233).

Weitere physiologisch wichtige endotheliale Mediatoren sind **Prostacyclin** (**PGI_2**), das die Adenylylcyclase aktiviert und über die Erhöhung von cAMP und eine Aktivierung der Proteinkinase A eine Relaxation der glatten Gefäßmuskulatur bewirkt, sowie der ***endothelium-derived hyperpolarizing factor*** (EDHF) (Abb. 6.4) (S. 233).

Beim **EDHF** handelt es sich nicht um eine definierte chemische Substanz, sondern vielmehr um eine Folge von zellulären Reaktionen, die im Endothel ihren Ausgang nehmen und an deren Ende eine Relaxation von glatten Gefäßmuskelzellen steht. Ausgelöst wird die EDHF-Antwort durch einen Anstieg der **endothelialen Ca^{2+}-Konzentration**, die über eine Öffnung von Ca^{2+}-aktivierten Kaliumkanälen eine endotheliale Hyperpolarisation induziert. Diese Hyperpolarisation wird dann je nach Gefäßabschnitt über verschiedene Wege – Freisetzung von EETs (Epoxyeicosatrienate = Cytochrom P450-abhängige Metabolite der Arachidonsäure), Anstieg der lokalen extrazellulären K^+-Konzentration, elektrotonische Weiterleitung der Hyperpolarisation über Gap Junctions – an die glatte Gefäßmuskulatur weitergegeben und führt dort zum Schließen spannungsabhängiger Ca^{2+}-Kanäle. Der verminderte Ca^{2+}-Strom in die glatte Gefäßmuskelzelle lässt schließlich das zytosolische Ca^{2+} absinken und induziert somit eine Relaxation.

Das Endothel setzt auch vasokonstriktorische Autakoide frei, zu denen vor allem die **Endotheline** (**ET**) gehören. Die Peptide ET 1, ET 2 und ET 3 haben außer einer sehr starken konstriktorischen Gefäßwirkung verschiedene weitere Effekte (z. B. Proliferation glatter Gefäßmuskelzellen, Wachstum von Herzmuskelzellen, Beeinflussung des Salztransportes in den Nierentubuli). ETs üben über ET_A-Rezeptoren der Gefäßmuskulatur in vielen Gefäßabschnitten einen tonischen vasokonstringierenden Einfluss aus, nehmen aber auf Grund ihrer langen biologischen Halbwertszeit nicht an der schnellen physiologischen Regulation der Durchblutung teil. ET 1 kann über ET_B-Rezeptoren des Endothels auch NO freisetzen und damit vasodilatorisch wirken. ETs spielen bei vielen Erkrankungen eine große pathophysiologische Rolle (pulmonale Hypertonie, Herzhypertrophie, Urämie).

An der physiologischen Regulation des Gefäßmuskeltonus durch das Endothel sind auch **Sauerstoffradikale**, vor allem Superoxidanionen (O_2^-), beteiligt. Superoxidanionen werden überwiegend durch die NADPH-Oxidase gebildet, die in allen Zellen der Gefäßwand exprimiert wird. Im glatten Gefäßmuskel bewirken sie über zahlreiche Signalkaskaden u. a. eine Tonuserhöhung, eine Proliferation und eine Hypertrophie. Ein wichtiger Stimulus für die Generierung von Superoxidanionen in Endothelzellen ist die Wandschubspannung, weshalb man annimmt, dass sie an der Regulation des Gefäßmuskeltonus durch hämodynamische Faktoren beteiligt sind.

Eine **endotheliale Dysfunktion** (Störung der normalen Endothelfunktion) ist pathophysiologisch von größter Bedeutung. Hierbei ist insbesondere die Bildung und Freisetzung von NO aus dem Endothel vermindert. Ursache ist vor allem eine gesteigerte Produktion von **Sauerstoffradikalen** in der Gefäßwand. Der Mangel an NO führt nicht nur zu einer **abgeschwächten endothelvermittelten Vasodilatation**, sondern auch über eine Aktivierung des proinflammatorischen Transkriptionsfaktors NF-κB zu einer vermehrten Expression von Adhäsionsmolekülen (z. B. Interleukin-1, P-Selektin). Dadurch wird die Bildung von **Thromben** sowie die Adhäsion von Leukozyten und die Einwanderung von Monozyten in die Gefäßwand begünstigt, wodurch die Entstehung einer **Arteriosklerose** gefördert wird.

Eine endotheliale Dysfunktion lässt sich bei kardiovaskulären Erkrankungen wie Hypertonie und Herzinsuffizienz, aber auch bei Diabetes mellitus, Fettstoffwechselstörungen und bei Menschen, die rauchen, nachweisen. Sie fördert unabhängig von anderen pathophysiologischen Mechanismen das Risiko für **Herzinfarkt, Schlaganfall, Impotenz** und **periphere Gefäßverschlusskrankheit.** Die Diagnostik einer endothelialen Dysfunktion bekommt deshalb in der klinischen Routine eine zunehmende Bedeutung. Sie kann durch Bestimmung des endothelabhängigen Anteils der reaktiven Hyperämie nach kurzfristiger Ischämie z. B. am Ober- oder Unterarm erfolgen.

► **Lokalchemische Einflüsse.** Der Tonus der glatten Gefäßmuskulatur wird durch zahlreiche Produkte des Energiestoffwechsels, die durch die Stoffwechselaktivität der Parenchymzellen entstehen, gehemmt. Dadurch wird die lokale Durchblutung (O_2-Angebot) der Stoffwechselaktivität des Gewebes (O_2-Verbrauch) angepasst (► Abb. 6.37). Wichtige dilatierende Mediatoren der metabolischen Durchblutungsregulation sind die Nucleotide ADP, AMP und Adenosin, erhöhte Konzentration von K^+- und H^+-Ionen, sowie eine Zunahme des P_{CO_2} und eine Abnahme des P_{O_2} im Gewebe.

- **Adenosin** und seine Nukleotide wirken über spezifische Rezeptoren vasodilatierend (z. B. für Adenosin A_{2A}- und A_{2B}-Adenosinrezeptoren).
- **Erhöhte extrazelluläre K^+- und H^+-Konzentrationen** steigern über eine Aktivierung von K^+-Kanälen die K^+-Leitfähigkeit in der glatten Gefäßmuskulatur. Darüber hinaus wird die Na^+/K^+-ATPase durch erhöhte extrazelluläre K^+- Konzentrationen stimuliert. Beide Mechanismen verringern über eine Hyperpolarisation der glatten Gefäßmuskelzellen den Einstrom von Ca^{2+} durch spannungsgesteuerte Ca^{2+}-Kanäle und bewirken dadurch eine Vasodilatation.
- Eine **Zunahme des** P_{CO_2} wirkt vermutlich nicht direkt, sondern sekundär über eine lokale Steigerung der H^+-Konzentration vasodilatierend.
- Eine **Abnahme des** P_{O_2} führt zu einer vermehrten Freisetzung der Vasodilatatoren NO und PGI_2 aus Endothelzellen.

► **Das Zusammenspiel verschiedener Mechanismen der Durchblutungsregulation.** Die Durchblutung von Organen mit stark wechselnder Stoffwechselaktivität (Herz- und Skelettmuskel, Drüsen) folgt weitgehend dem aktuellen Bedarf (► Abb. 6.37). Für diese **funktionelle Hyperämie** sind überwiegend die lokalchemischen Dilatationsmechanismen verantwortlich. Dabei überspielt die direkte Wirkung der humoralen Gefäßdilatatoren den neurogenen konstriktorischen Einfluss der sympathischen Gefäßinnervation (► Abb. 6.38). Dies erklärt das scheinbare Paradox einer maximalen Durchblutung des Muskels

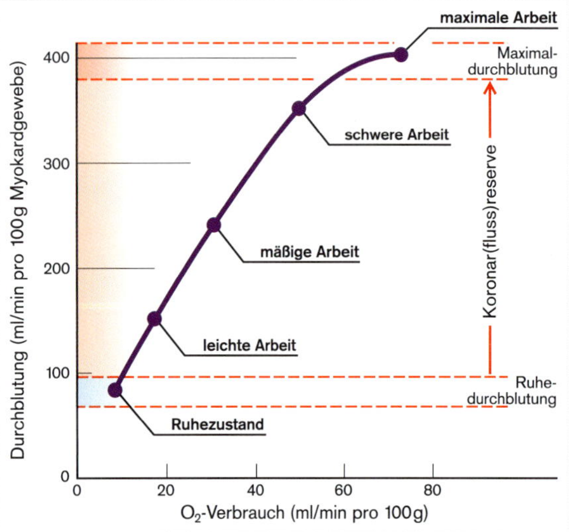

Abb. 6.37 Beziehung zwischen O_2-Verbrauch und Durchblutung des Myokards. Vom Ruhezustand über leichte, mäßige, schwere und schließlich maximale, nur Hochleistungsathleten mögliche körperliche Arbeit nimmt der O_2-Verbrauch des Herzens zu. Ein präziser Regulationsmechanismus passt die Koronardurchblutung dem gesteigerten Bedarf so an, dass über einen weiten Arbeitsbereich die myokardiale O_2-Extraktion (S. 197) nur wenig geändert wird.

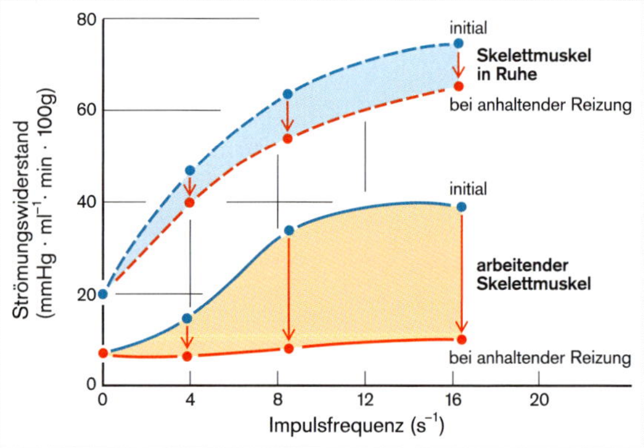

Abb. 6.38 Konkurrenz zwischen neurogener Vasokonstriktion und lokalchemischer Dilatation. Reizung der sympathischen Fasern eines Skelettmuskels in Ruhe (oben) mit steigender Impulsfrequenz führt zunächst zu deutlichem Anstieg des Strömungswiderstandes (blaue gestrichelte Kurve), der dann bei anhaltender Reizung wieder etwas abfällt („Escape" rote Pfeile). Beim arbeitenden Muskel (unten) ist die initiale Widerstandserhöhung durch die Nervenreizung geringer (blaue durchgezogene Linie) und lässt dann schnell und erheblich (rote Pfeile) nach, sodass die Wirkung anhaltender Reizung letztlich nur sehr schwach ist. Dies zeigt, dass die lokalchemische Dilatation eine neurogene Konstriktion sehr wirksam überspielen kann.

während körperlicher Arbeit trotz starker Aktivierung des Sympathikotonus.

An der Koordinierung von lokaler Durchblutung (Sauerstoffzufuhr) und lokalem Metabolismus (Sauerstoffbedarf) ist wahrscheinlich auch die erhöhte **Freisetzung von NO aus Hämoglobin** bei Erniedrigung des Sauerstoffpartialdrucks beteiligt: In Geweben mit einem hohen Sauerstoffverbrauch diffundiert NO aus dem Blut in die glatte Gefäßmuskulatur ruft dort gezielt eine Vasodilatation und damit eine Erhöhung der Blutzufuhr hervor. Das Hämoglobinmolekül fungiert hier also als „Sauerstoffsensor".

Dieser Mechanismus scheint bei einigen chronischen Erkrankungen gestört zu sein. So zeigen Menschen mit **Diabetes** und **pulmonaler Hypertonie** eine abgeschwächte hämoglobinabhängige Vasodilatation, die mit einer verminderten Bindung von NO an Hämoglobin (pulmonale Hypertonie) oder Freisetzung von NO aus Hämoglobin (Diabetes) einhergeht. Eine gestörte Interaktion von NO und Hämoglobin wurde auch bei herzinsuffizienten Menschen gefunden.

Um die volle Durchblutungsreserve auszuschöpfen, genügt jedoch nicht die Dilatation der terminalen Widerstandsgefäße. Vielmehr werden auch vorgeschaltete **größere Arterien**, die dem direkten Einfluss dilatierender Metaboliten nicht unmittelbar zugänglich sind, erweitert. Dazu können zwei unterschiedliche Mechanismen beitragen:

- Zum einen führt die Dilatation der terminalen Widerstandsgefäße durch eine Abnahme des Gesamtwiderstands im betreffenden Gefäßbaum zu einer Steigerung der Durchblutung. Dadurch steigt auch die mittlere Strömungsgeschwindigkeit des Blutes und damit die Wandschubspannung in den vorgeschalteten zuführenden Arterien. Durch die mechanische Endothelstimulation kommt es zur vermehrten Bildung von NO und PGI_2 und damit zur flussabhängigen Dilatation.
- Ein davon unabhängiger zweiter Mechanismus ist die fortgeleitete Antwort, bei der sich die zunächst nur lokal ausgelöste Dilatation nach stromaufwärts ausbreitet, sodass größere Abschnitte des Gefäßnetzwerks erfasst werden. Dies ist wohl Folge einer elektrotonisch vermittelten Hyperpolarisation, die sich über Gap Junctions (S. 74) auf dem Endothelzellverband ausbreitet und über myoendotheliale Gap Junctions auf die glatte Gefäßmuskulatur übergeleitet wird.

Durch flussabhängige und/oder fortgeleitete Mechanismen entsteht so eine sich stromaufwärts ausbreitende **aszendierende Vasodilatation**. Diese ermöglicht eine koordinierte Reaktion auf einen zunächst nur örtlich begrenzten Stimulus und ermöglicht durch Einbeziehung vorgeschalteter, u. U. sogar außerhalb des Organparenchyms liegender Widerstandsgefäße eine wirksame Mehrdurchblutung. Der normalerweise geringe, bei distaler Dilatation aber zunehmende Anteil vorgeschalteter Arterien am Gesamtwiderstand wird auf diese Weise gesenkt und eine **maximale Durchblutungssteigerung** ermöglicht. Eine Störung dieses komplexen Zusammenspiels kann Ursache einer unzureichenden Durchblutungssteigerung bei Mehrbelastung sein und dadurch Schmerzen (**Muskelschmerzen, Angina pectoris**) infolge der Erregung von Nozizeptoren durch ungenügend entsorgte Gewebemetaboliten auslösen.

Im Anschluss an eine Unterbrechung der Durchblutung (Ischämie) tritt in allen Geweben eine vorübergehend überschießende Durchblutungssteigerung auf, deren Ausmaß mit der Dauer der Durchblutungsunterbrechung zunimmt (▶ Abb. 6.39). Diese **reaktive (postokklusive) Hyperämie** ist Folge einer Dilatation der Widerstandsgefäße. Sie wird ausgelöst durch eine

- **Metabolitenanhäufung** und den P_{O_2}**-Abfall** im Gewebe während der Ischämie,
- **myogene Tonusabnahme** auf Grund der verminderten Gefäßdehnung während der Ischämie sowie
- **endothelvermittelte Dilatation** infolge der erhöhten Stromstärke nach Wiedereröffnung des Gefäßes.

Während einer reaktiven Hyperämie erreicht die lokale Durchblutung Maximalwerte. Die reaktive Hyperämie ist deshalb zur Beurteilung der Durchblutungsreserve eines Gewebes geeignet.

Als **venovasomotorische Reaktion** bezeichnet man die Konstriktion präkapillärer Widerstandsgefäße bei einer Erhöhung des venösen Drucks. Sie ist wesentlich an der physiologischen Durchblutungsregulation in den Extremitäten bei Auftreten hydrostatischer Drücke beim Lagewechsel (S. 268) beteiligt.

Hierbei ist auf Grund des Anstiegs des venösen Drucks der Druckabfall im arteriellen Gefäßbaum geringer. Dadurch steigt der Druck in den Arteriolen an, die wiederum mit einer myogenen Antwort auf den Druckanstieg mit einer Vasokonstriktion reagieren (Bayliss-Effekt) (S. 237).

6.6.4 Regulation des Blutvolumens

Das Blutvolumen korreliert mit der fettfreien Körpermasse und beträgt etwa 3,6 l bei Frauen und 4,5 l bei Männern. Der weitaus größte Teil dieses Volumens befindet sich beim gesunden Menschen im **Niederdrucksystem** (▶ Abb. 6.40), in dem bei Änderung des Drucks oder des Venentonus erhebliche Volumenverschiebungen stattfin-

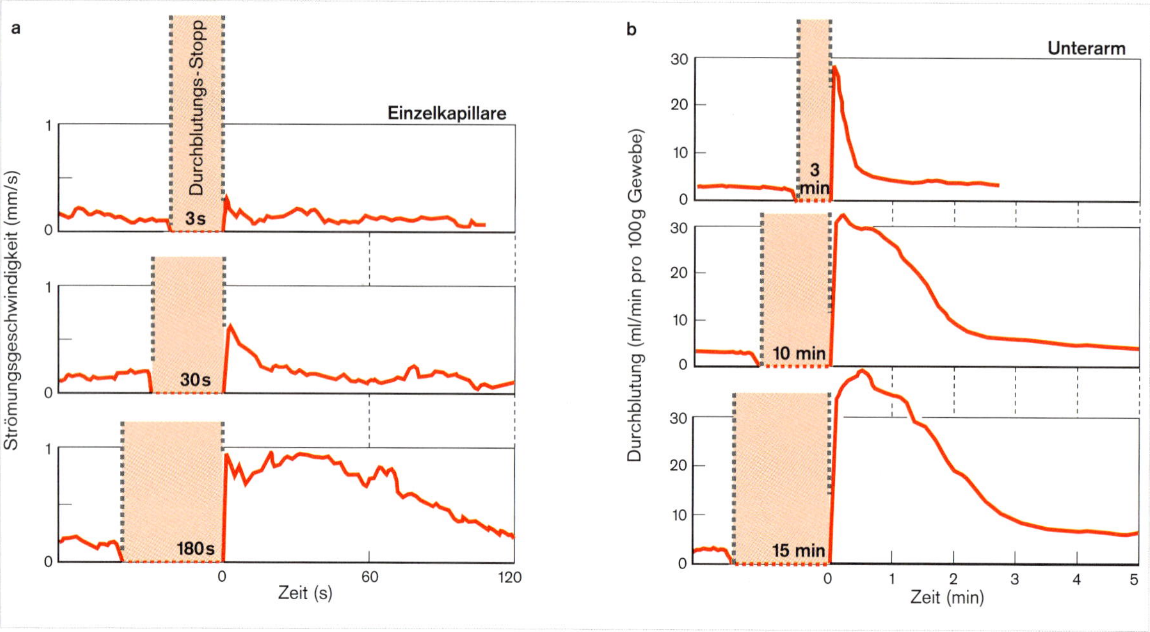

Abb. 6.39 Reaktive Hyperämie im Anschluss an eine Ischämie.
a Verhalten der Strömungsgeschwindigkeit in einer einzelnen Kapillare nach Durchblutungsstopp verschiedener Dauer.
b Durchblutung des menschlichen Unterarms nach Unterbrechung der Durchblutung durch Aufblasen einer Manschette um den Oberarm. Dauer und Ausmaß der postokklusiven Mehrdurchblutung nehmen mit steigender Ischämiedauer zu.

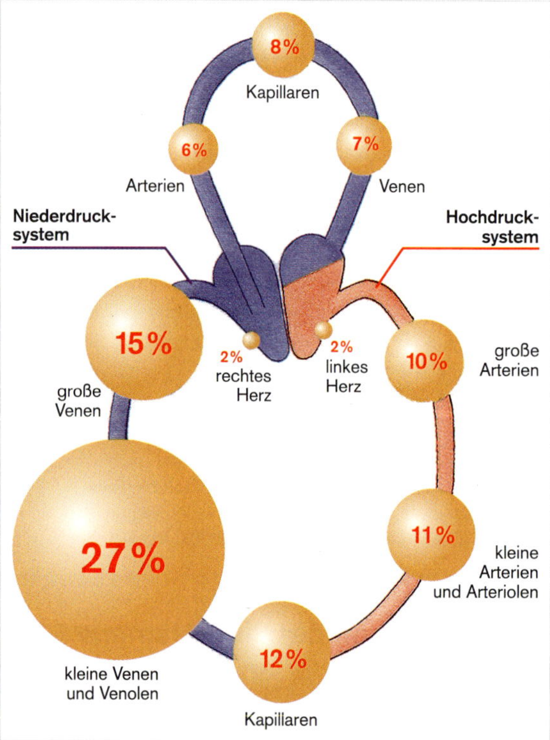

Abb. 6.40 Verteilung des Blutvolumens in den Gefäßen des großen und kleinen Kreislaufs. Der weitaus größte Teil des Blutvolumens befindet sich im Niederdrucksystem (violett).

den können. Die Regulation des Blutvolumens beruht auf **Veränderungen des Plasmavolumens**, die durch Flüssigkeitsverschiebungen zwischen intravasalem und interstitiellem Raum schnell erfolgen können, sowie langfristig über Änderungen des gesamten **extrazellulären Flüssigkeitsbestands** durch die Regulationsvorgänge des Salz-Wasser-Haushalts (S.472). Das Blutvolumen ist außerdem vom gesamten Erythrozytenvolumen abhängig, das durch die **Erythropoese** (S.287) reguliert wird.

▸ **Kurzfristige Regulation des Blutvolumens.** Eine akute **Verminderung des Blutvolumens** (z.B. bei einer Blutung) führt zu einer über venöse Dehnungsrezeptoren und arterielle Pressorezeptoren ausgelösten Disinhibition und damit **Zunahme der Sympathikusaktivität** (▸ Abb. 6.41). Die dadurch hervorgerufene Arteriolenkonstriktion hat eine Abnahme des effektiven Filtrationsdrucks zur Folge, sodass kurzfristig so lange eine Reabsorption von Flüssigkeit aus dem Interstitium (**„innere Infusion“**) erfolgen kann, bis der Anstieg des kolloidosmotischen Drucks im Interstitium das Filtrationsgleichgewicht wieder hergestellt hat. Diese Flüssigkeitsverschiebung ermöglicht eine relativ schnelle (in Minuten), wenn auch nicht vollständige Ergänzung des intravasalen Volumens. Die Flüssigkeitsverschiebung verursacht eine Abnahme des Hämatokrits bei ansonsten völlig unauffälligem Blutbild. Diese **normochrome, normozytäre Anämie** ist ein charakterisches Frühzeichen für einen

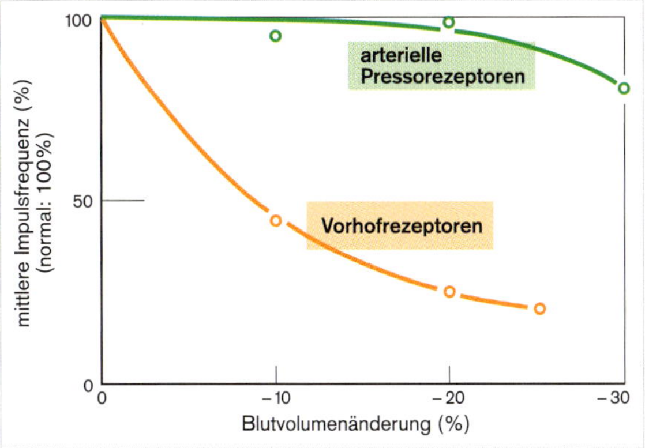

Abb. 6.41 Bei Verminderung des Blutvolumens nimmt die Impulsfrequenz der arteriellen (sinoaortalen) und die der Vorhofrezeptoren ab. Dabei sprechen zunächst die Dehnungsrezeptoren in den Vorhöfen an und erst bei stärkerer Abnahme des Blutvolumens auch die arteriellen.

größeren Blutverlust (z. B. bei einer inneren Blutung auf Grund eines Verkehrsunfalls).

Bei einem **mäßigen, akuten Volumendefizit** wird die Sympathikusaktivierung vor allem durch eine verminderte Erregung von venösen Dehnungsrezeptoren (Volumenrezeptoren) ausgelöst. Bedingt durch die Reduktion des kardialen Füllungsdrucks sinkt aber gleichzeitig infolge des Frank-Starling-Mechanismus auch das Schlagvolumen. Die damit verbundene verminderte Stimulation der arteriellen Pressorezeptoren führt zu einer Abnahme des hemmenden Einflusses des Pressorezeptorenreflexes auf die Sympathikusaktivität (Disinhibition), die Sympathikusaktivität steigt also weiter an. Dies macht deutlich, dass bei einem langsam zunehmenden Volumenverlust auch auf der arteriellen Seite gegenregulatorische Vorgänge bereits lange stattfinden, bevor der arterielle Blutdruck erheblich abfällt.

▸ **Mittel- bis langfristige Regulation des Blutvolumens.** Mittel- bis langfristig werden Veränderungen des Blutvolumens über verschiedene Hormonsysteme korrigiert (▸ Abb. 6.42). Hieran sind insbesondere das **ADH**, das **Renin-Angiotensin-Aldosteron-System** und das **ANP** beteiligt.

Über den **Gauer-Henry-Reflex** wird die Freisetzung von ADH aus dem Hypophysenhinterlappen bei vermehrter Erregung der Dehnungsrezeptoren in den Herzvorhöfen und Pulmonalarterien auf Grund einer Erhöhung des Blutvolumens gehemmt. Ein Absinken der Plasmakonzentration von ADH führt zu einer gesteigerten Wasserausscheidung durch die Nieren und damit zu einer Abnahme des Blutvolumens. Umgekehrt wird über diesen Reflex bei einem verminderten Blutvolumen Flüssigkeit vermehrt zurückgehalten (zum Einfluss der Plasmaosmolalität auf die ADH-Sekretion s. Kap. 11.5) (S. 481). ADH hat neben seiner Wirkung auf die Wasserpermeabilität der Sammelrohre der Niere (V_2-Rezeptoren) (S. 482) bei höherer Konzentration zusätzlich eine konstriktorische

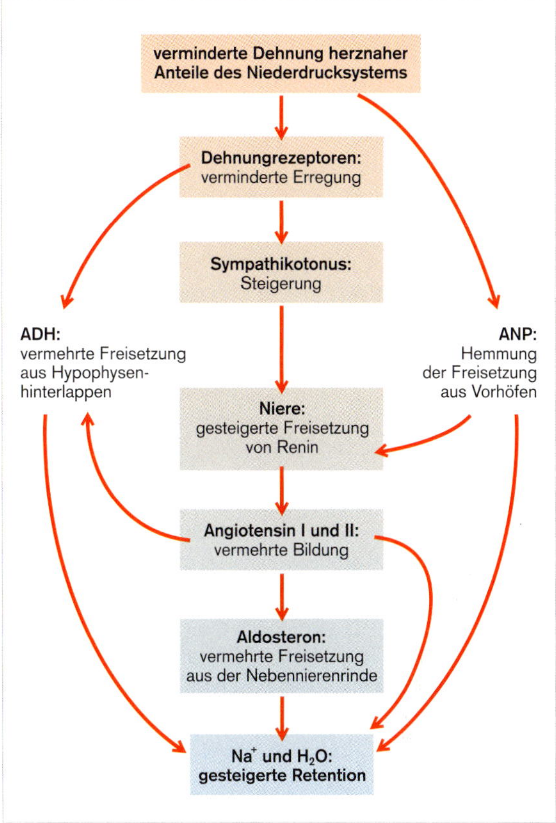

Abb. 6.42 Hormonale Mechanismen der Blutvolumenregulation, die bei Volumenverlust von Dehnungsrezeptoren im Niederdrucksystem ausgelöst werden.

Wirkung (V_1-Rezeptoren) auf die arteriellen Widerstandsgefäße sowie auf die kleinen Gefäße des Niederdrucksystems (daher der Name Vasopressin, von dem auch die Rezeptorenbezeichnung abgeleitet ist). Bei verminderter Vorhoffüllung wird folglich auch das Blutvolumens von peripher nach zentral umverteilt.

Bei Volumenmangel ist die **Nierensympathikusaktivität** besonders stark aktiviert. Diese Sympathikusaktivierung ist ein starker Stimulus für die Freisetzung des Enzyms **Renin** (S. 457) aus den Zellen des juxtaglomerulären Apparats. Renin spaltet aus Angiotensinogen (einem α_2-Globulin des Blutplasmas) Angiotensin I ab, aus dem wiederum durch ein im Plasma und in Endothelzellen (vor allem der Lunge) vorhandenes „converting enzyme" (ACE) **Angiotensin II** entsteht. Neben einer starken vasokonstriktorischen Wirkung fördert Angiotensin II vor allem die Freisetzung von **Aldosteron** (S. 479) aus der Nebennierenrinde. Da Aldosteron die Resorptionsmechanismen für Na^+ in den Hauptzellen von Verbindungstubulus und Sammelrohr der Niere stimuliert, trägt dieser Vorgang zur Wiederauffüllung des Extrazellulärvolumens bei. Zusätzlich stimuliert Angiotensin II das **Durstgefühl**, sodass nicht allein die Flüssigkeitsausscheidung, sondern auch die Zufuhr beeinflusst wird.

Schließlich wird in besonderen Zellen der Wand der Herzvorhöfe **ANP** gebildet und gespeichert. Es wird bei vermehrter Dehnung der Vorhöfe (erhöhtes Extrazellulärvolumen) freigesetzt und senkt den extrazellulären Flüssigkeitsbestand durch Förderung der Nierenmarkdurchblutung und Hemmung der Na^+-Resorption in den Verbindungstubuli und den Sammelrohren der Niere. Darüber hinaus hemmt ANP die Aldosteronausschüttung aus der Nebenniere.

Alle genannten hormonellen Mechanismen führen zu Veränderungen des gesamten Extrazellulärvolumens und sind nicht nur speziell auf die Erhaltung oder Regulierung des Plasmavolumens gerichtet. Entscheidend für ihre Aktivierung ist der **Dehnungszustand** der zentralen Abschnitte des **Niederdrucksystem**. Dieser Dehnungszustand ist aber kein eindeutiges Maß für die Größe des Blutvolumens. Eine Verlagerung des Blutvolumens zugunsten der herznahen Abschnitte des Niederdrucksystems verursacht daher eine Volumenverminderung. Dies ist z. B. nach längerer Bettlägerigkeit oder nach einem Aufenthalt in Schwerelosigkeit der Fall und führt dazu, dass dann die Kreislaufregulation im Stehen (S. 268) vorübergehend erheblich beeinträchtigt ist.

Zusammenfassung Kap. 6.6

Kreislaufregulation

Regulation des arteriellen Blutdrucks

- Die **kurzfristige Regulation** erfolgt reflektorisch durch Dehnungsrezeptoren des Hoch- und Niederdrucksystems. Der Pressorezeptorenreflex wird über eine Reizung der Presso- (oder Baro-)rezeptoren durch Druckänderungen im Bereich des Karotissinus und am Aortenbogen ausgelöst. Er hat einen tonisch hemmenden Einfluss auf die efferente Sympathikusaktivität. Bei einem Abfall des arteriellen Drucks nimmt diese Hemmung ab (Disinhibition), und über einen Anstieg von Schlagvolumen, Herzfrequenz und peripherem Widerstand wird der Blutdruck wieder normalisiert. Der Pressorezeptorenreflex beeinflusst auch die vagale Aktivität (→ Herzfrequenzregulation) und die kapilläre Filtration (→ Blutvolumenregulation). Dehnungsrezeptoren, die sich im Niederdrucksystem (v. a. in den Vorhöfen) befinden, fungieren als Messfühler für den Füllungszustand der herznahen Anteile des Niederdrucksystems. Eine Erregung der A-Rezeptoren erhöht die Sympathikusaktivität. Eine Erregung der B-Rezeptoren hemmt die Sympathikusaktivität und die Freisetzung von ADH (Gauer-Henry-Reflex). Eine Erregung der Chemorezeptoren durch Hypoxie, Hyperkapnie oder Azidose führt zu einer Sympathikusaktivierung mit Zunahme von Herzfrequenz und Herzzeitvolumen. Intrakranielle Drucksteigerungen und zerebrale Durchblutungsstörungen können zu extremen Anstiegen der Sympathikusaktivität und des Blutdrucks führen (Cushing-Reflex).
- Für die **langfristige Regulation** sind vor allem Vorgänge, die die Salz- und Flüssigkeitsaufnahme und -ausscheidung aufeinander abstimmen, wichtig. Dazu gehören insbesondere die Beeinflussung der Nierenfunktion durch den arteriellen Blutdruck (Druckdiurese), das Renin-Angiotensin-Aldosteron-System, ADH, ANP und die efferente Nierensympathikusaktivität.

Regulation der Durchblutung

- Der wichtigste **neurogene Mechanismus** ist die Konstriktion arterieller Widerstandsgefäße durch eine Freisetzung von Noradrenalin aus terminalen sympathisch-adrenergen Varikositäten und Bindung an postsynaptische α_1-Adrenozeptoren. Die präsynaptische Freisetzung von Noradrenalin wird durch zahlreiche Neuromodulatoren (z. B. Angiotensin II, NO) und Stoffwechselprodukte beeinflusst. Eine neurogene Dilatation von Widerstandsgefäßen tritt in Speichel- und Schweißdrüsen sowie den Genitalorganen auf und wird über parasympathische Fasern durch Freisetzung von NO, Acetylcholin und anderen Transmittern vermittelt.
- **Gefäßaktive Hormone** sind Angiotensin II und ADH, die vasokonstriktorisch wirken, und ANP, welches vasodilatatorische Wirkungen hat. Adrenalin kann sowohl eine Vasodilatation (über β_2-Adrenozeptoren) als auch eine Vasokonstriktion (über α_1-Adrenozeptoren) auslösen. Parakrin gefäßaktive Hormone sind Bradykinin, Histamin und Prostaglandine. Sie sind vor allem an lokal begrenzten Durchblutungsänderungen beteiligt.
- Wichtige **endotheliale Vasodilatatoren** sind NO, Prostacyclin und EDHF. NO senkt nach Diffusion in benachbarten glatten Gefäßmuskelzellen über eine Aktivierung der löslichen Guanylylcyclase die zytosolische Ca^{2+}-Konzentration. Die endotheliale NO Synthese wird u. a. über die Wandschubspannung und über Änderungen der endothelialen Ca^{2+}-Konzentration moduliert. Endotheliale Vasokonstriktoren sind Endothelin und Superoxidanionen.
- Eine **metabolische Vasodilatation** wird durch Adenosin, erhöhte extrazelluläre K^+- und H^+-Konzentrationen sowie eine Zunahme des P_{CO_2} und eine Abnahme des P_{O_2} ausgelöst.

An physiologischen Durchblutungsänderungen sind meist mehrere dieser Mechanismen beteiligt. Dies gilt vor allem für die funktionelle Hyperämie (bei Steigerung der Stoffwechselaktivität), bei der es zu einer aszendierenden Vasodilatation kommt, und für die reaktive Hyperämie (im Anschluss an eine Unterbrechung der Durchblutung).

Regulation des Blutvolumens

- Die kurzfristige Regulation erfolgt über eine Beeinflussung des **Filtrationsgleichgewichts** zwischen intra- und extravasalem Volumen durch Kreislaufreflexe (Pressorezeptoren, Dehnungsrezeptoren im Niederdrucksystem).
- An der langfristigen Regulation über eine **hormonelle Steuerung** der Flüssigkeits- und Elektrolytbilanz sind vor allem ADH, das Renin-Angiotensin-Aldosteron-System und ANP beteiligt.

6.7 Kreislauffunktion unter Belastung

6.7.1 Sicherstellung von Herzzeitvolumen und arteriellem Blutdruck

Es gibt im Wesentlichen zwei Arten von Zuständen, in denen eine integrative Abstimmung lokaler und systemischer **Regulationsmechanismen** nötig ist, um die Funktionstüchtigkeit des gesamten Kreislaufsystems zu erhalten:

- Dies ist einmal erforderlich, wenn das **venöse Angebot** an das Herz so **vermindert** ist, dass das Herzzeitvolumen zur Erhaltung des arteriellen Blutdrucks nicht ausreicht. Dies ist z. B. dann der Fall, wenn bei orthostatischer Belastung, d. h. bei einem Wechsel von der horizontalen in die vertikale Körperstellung, ein erheblicher Teil des verfügbaren Blutvolumens auf Grund der Schwerkraft in die peripheren Abschnitte des Niederdrucksystems verlagert wird.
- Zum anderen ist eine integrierende Abstimmung von Kreislauffunktionen erforderlich, wenn infolge **maximaler Dilatation** der Gefäße in einem oder mehreren Organen der **totale periphere Widerstand** stark abfällt. Dies würde zu einem für die Durchblutung lebenswichtiger Organe (z. B. Gehirn oder Myokard) bedrohlichen Abfall des arteriellen Drucks führen, wenn nicht durch abgestimmte Vasokonstriktion in anderen Organen und durch eine Steigerung des Herzzeitvolumens gegengesteuert würde. Eine solche Situation ist z. B. gegeben, wenn bei maximaler Muskelarbeit die Durchblutung der Skelettmuskulatur, des nach Gewicht größten Organs des Körpers, so stark gesteigert wird, dass sie etwa 80 % des Herzzeitvolumens ausmacht (Abb. 6.13) (S. 241). Eine solche Situation kann auch im Rahmen der Thermoregulation auftreten, wenn die Durchblutung der Haut zur Steigerung der Wärmeabgabe erheblich zunimmt.

Lagewechsel, **Muskelarbeit** und **thermische Belastung** stellen somit physiologische Belastungen des Kreislaufsystems dar, die alle Regulationsmechanismen maximal fordern. Mäßige Störungen der Kreislaufregulation machen sich daher zunächst nur unter diesen Belastungsbedingungen bemerkbar.

Eine lebensbedrohliche Störung liegt vor, wenn die Kreislaufregulation entweder unzureichend ist oder trotz maximaler Rekrutierung aller Teilmechanismen nicht genügt, um den Perfusionsdruck wenigstens für die unmittelbar lebenswichtigen Organe (Gehirn, Herz) zu gewährleisten (**Kreislaufschock**).

Nach ihrer Entstehung werden verschiedene **Schockformen** unterschieden:

- **kardiogen** (bei plötzlicher Einschränkung der kontraktilen Leistungsfähigkeit des Herzens),
- **hämorrhagisch** oder **hypovolämisch** (bei plötzlichem Volumenverlust, z. B. infolge einer Blutung oder großer intestinaler Flüssigkeitsverluste),
- **septisch** (bei generalisierter Vasodilatation infolge einer bakteriellen Infektion mit gramnegativen Bakterien oder Endotoxinämie),
- **traumatisch** (bei ausgedehnten Verletzungen) und
- **anaphylaktisch** (bei generalisierter Vasodilatation infolge massiv auftretender Antigen-Antikörper-Reaktionen).

Wenngleich die hämodynamischen Veränderungen bei diesen Schockformen durchaus unterschiedlich sein können (hoher peripherer Widerstand und niedriges Herzzeitvolumen beim hypovolämischen, niedriger Widerstand und eher hohes Herzzeitvolumen beim septischen und anaphylaktischen Schock), führen sie alle zu einer kritischen **Minderung der Organversorgung** und zum Regulationsversagen des Kreislaufs. Man spricht bei diesen lebensbedrohlichen Zuständen daher heute von einem **Multiorganversagen**, mehr mit Blick auf die stark eingeschränkte Gewebefunktion als auf die zentrale Hämodynamik.

6.7.2 Orthostase

▸ **Verteilung von Druck und Volumen im Stehen und im Liegen.** In jedem Blutgefäß des Kreislaufsystems herrscht als Folge des mittleren Füllungsdrucks sowie der Pumptätigkeit des Herzens und des ihr entgegenstehenden Strömungswiderstandes ein **hydrodynamischer Druck** (S. 238). Durch das Einwirken der Schwerkraft treten bei einem Wechsel der Körperlage zusätzlich **hydrostatische Drücke** auf, die der Höhe der Flüssigkeitssäule relativ zur **hydrostatischen Indifferenzebene** entsprechen; diese kennzeichnet die Region des Kreislaufsystems, in der sich der Druck auch bei Änderungen der Körperlage nicht ändert (▸ Abb. 6.43). Die Indifferenzebene liegt beim Menschen knapp unterhalb des Zwerchfells. Da das Blutgefäßsystem ein System kommunizierender Röhren ist, wird beim Aufrichten aus der Horizontalen in den unterhalb der Indifferenzebene liegenden Gefäßen der jeweils herrschende Innendruck um eine hydrostatische Druckkomponente vermehrt, in den oberhalb liegenden vermindert (▸ Abb. 6.44).

Wegen der sehr verschiedenen Compliance der arteriellen und venösen Gefäße (S. 235) führen die lageabhängigen Änderungen des Innendrucks zu starken **Veränderungen der Volumenverteilung** im venösen Gefäßsystem, jedoch nur unwesentlich in den Arterien. Der große Einfluss der Körperlage auf den Füllungszustand der Venen lässt sich an den oberflächlichen Hautvenen der Hand leicht demonstrieren: Beim Anheben über die Indifferenzebene kollabieren sie unter fast völliger Entleerung, während sie an der herabhängenden Hand prall gefüllt sind. Diese Vorgänge spielen sich in gleicher Weise auch an den tiefer im Gewebe liegenden Venen ab. Aufgrund des negativen transmuralen Drucks kollabieren die Venen oberhalb etwa des Halsbereichs, sodass die Kontinuität der Blutsäule unterbrochen wird. Daher ist der intravasale Druck in den Venen der erhobenen Hand und im Bereich des Kopfes höher (weniger negativ) als nach der Höhe über der Indifferenzebene zu erwarten wäre.

Beim Aufrichten des Körpers aus der Horizontalen zum Stehen (**Orthostase**) steigt das Volumen in den unteren Extremitäten, wo der hydrostatische Druckanstieg am größten ist, am stärksten an (etwa +500 ml). Gleichzeitig

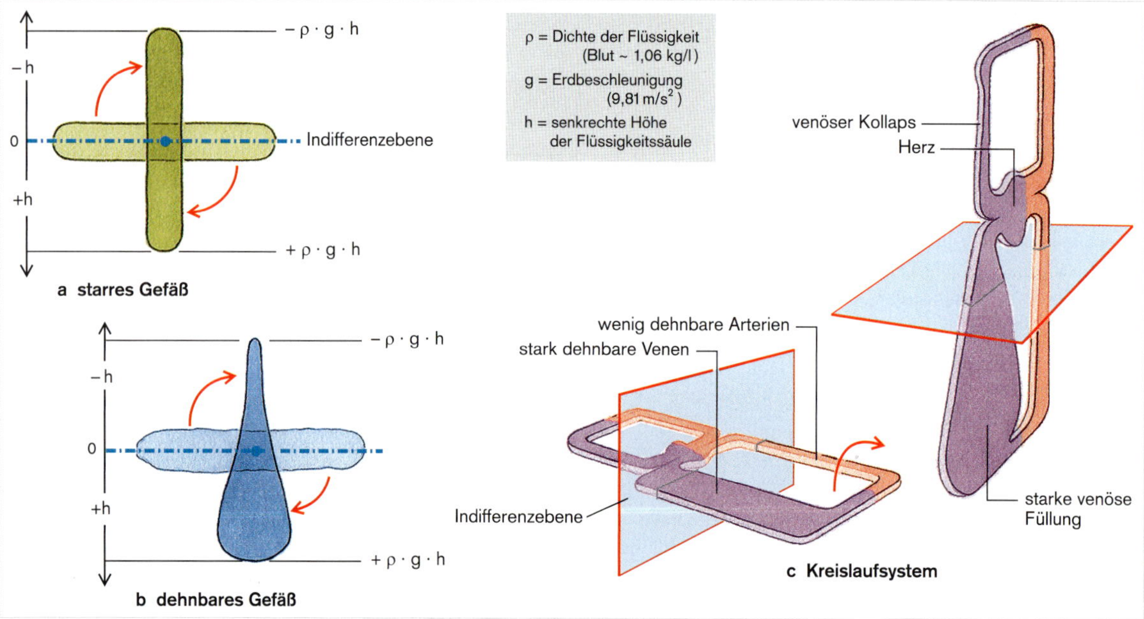

Abb. 6.43 Hydrostatische Drücke bei Lagewechsel führen zu Volumenverschiebungen.
a In einem mit Flüssigkeit gefüllten Hohlkörper mit starrer Wand treten beim Wechsel von der horizontalen zur vertikalen Lage Druckveränderungen an allen Stellen auf, die sich unterhalb (+ h) oder oberhalb (−h) der Indifferenzebene befinden: Darunter erhöht sich, darüber erniedrigt sich der Druck um den hydrostatischen Druck der Flüssigkeitssäule ($\pm\rho \cdot g \cdot h$). Achtung: Der intravasale Druck muss in Höhe der Indifferenzebene keineswegs Null sein; tatsächlich ist er in den Venen geringfügig, in den Arterien erheblich höher. Entscheidend ist nur, dass er sich durch den Lagewechsel in der Indifferenzebene nicht ändert.
b Sind die Wände des Hohlkörpers (wie die der Blutgefäße) dehnbar, wird Volumen von den oberen in die unteren Partien verschoben; in Letzteren ist der transmurale Druck P_{tm} um den Betrag $\rho \cdot g \cdot h$ gestiegen. In den oberen Partien ist P_{tm} gleichzeitig um $\rho \cdot g \cdot h$ abgefallen.
c Besteht der Hohlkörper aus zwei unterschiedlich dehnbaren Anteilen (wie die Venen und Arterien des Kreislaufsystems), die miteinander kommunizieren, so findet die Volumenverschiebung in die abhängigen Partien vorwiegend in dem leichter dehnbaren Anteil (Venensystem, violett) statt.

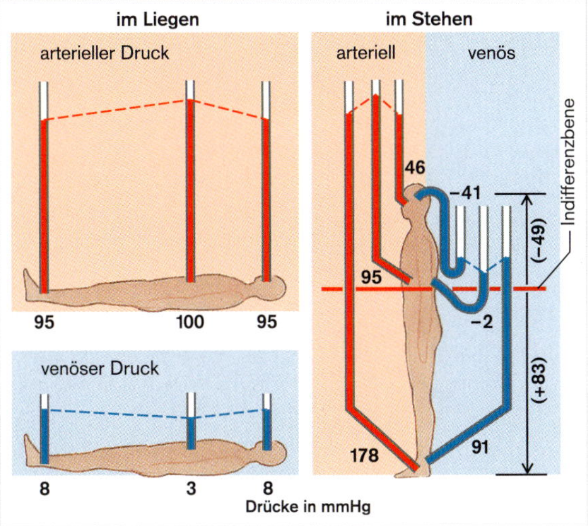

Abb. 6.44 Arterielle und venöse Drücke (in mm Hg) beim liegenden und stehenden Menschen mit einer Körperlänge von etwa 180 cm. In allen Gefäßen ändert sich der Druck im Stehen entsprechend der Entfernung von der Indifferenzebene. Der venöse Druck im Kopfbereich ist allerdings wegen des Venenkollapses am Hals (Unterbrechung der Blutsäule) weniger negativ als aufgrund der Höhe über der Indifferenzebene zu erwarten wäre.

wird das Blutvolumen, das sich innerhalb des Thoraxraums befindet (**intrathorakales Blutvolumen**), zugunsten des extrathorakalen um etwa 600 ml vermindert.

Diese Umverteilung betrifft vor allem das Blutvolumen in der Lungenstrombahn (S. 275), die zwar wegen des elastischen Zugs des Lungengewebes nicht völlig kollabieren kann, aber wegen ihrer großen Compliance bereits bei geringen Druckänderungen sehr große Volumina aufnehmen bzw. entspeichern kann.

▸ **Orthostatische Kreislaufreaktion.** Die Verminderung des kardialen Füllungsdrucks beim Übergang vom Liegen in eine aufrechte Körperposition *ohne* aktive Kontraktionen der Beinmuskulatur (passiver Lagewechsel mithilfe eines Kipptischs) verursacht initial über den Frank-Starling-Mechanismus eine **Abnahme des Schlagvolumens** (▸ Abb. 6.45). Dadurch werden die arteriellen Pressorezeptoren weniger erregt, was zu einer **Disinhibition des Sympathikotonus** (S. 254) führt. Neben einer Zunahme der Herzfrequenz (+ 25 %) erhöht sich der periphere Widerstand (+ 40 %) vor allem in der Muskulatur, in der Haut und im Mesenterialkreislauf. Da die sinoaortalen Pressorezeptoren oberhalb der Indifferenzebene liegen, steigt der arterielle Mitteldruck nach einem transienten Abfall leicht an. Während der systolische Druck in der Regel kaum verändert ist, findet sich ein Anstieg des diastolischen Drucks (+ 10 %). Er trägt zu einer anhaltenden Verminderung des Schlagvolumens (−40 %) durch eine erhöhte Nachlast (S. 189) bei (▸ Abb. 6.45).

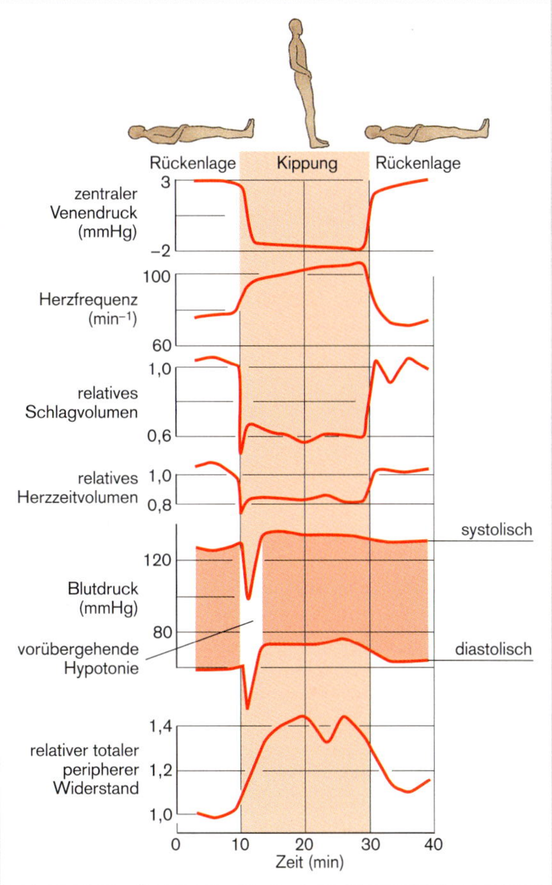

Abb. 6.45 Orthostatische Kreislaufreaktion. Zusammenfassung der normalen kardiovaskulären Veränderungen während eines passiven Lagewechsels (Kipptischversuch) aus der liegenden in eine nahezu aufrechte Körperposition.

Das ruhige Stehen ist allerdings sehr unphysiologisch, da jeder Mensch im Stehen unwillkürlich von einem Bein auf das andere tritt. Durch die dabei erfolgenden Kontraktionen der Beinmuskulatur werden die Beinvenen rhythmisch zusammengepresst (**Muskelpumpe**) und auf diese Weise der venöse Rückstrom des Blutes zum Herzen gefördert. Das normale Aufstehen aus dem Liegen ist zudem meist mit einer mehr oder minder großen Aktivierung auch anderer Muskelgruppen verbunden, wodurch der Sympathikotonus (S. 272) zusätzlich aktiviert wird. Herzfrequenz, peripherer Widerstand und Blutdruck zeigen daher beim Übergang vom Liegen zum Stehen im täglichen Leben häufig noch deutlichere Änderungen, während der Abfall des Schlagvolumens viel kleiner ausfällt.

Das Ausmaß der Kreislaufbelastung durch Orthostase hängt vor allem von der Minderung des venösen Angebots an das Herz ab. Neben der Größe des Blutvolumens ist dafür die **Volumenverlagerung** in die unteren Gefäß-

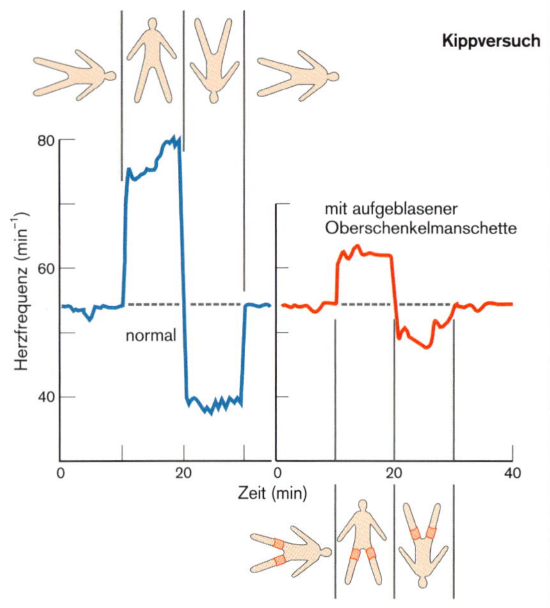

Abb. 6.46 Lageabhängigkeit der Herzfrequenz. Herzfrequenz einer gut trainierten gesunden Person im Liegen, beim ruhigen Stehen, bei Kopftieflagerung und wieder im Liegen. Während des zweiten Kippversuchs wurde die Verlagerung von Blutvolumen aus den Beinen durch Aufblasen von Manschetten um die Oberschenkel verhindert. Die deutlich geringere Änderung der Herzfrequenz zeigt die Bedeutung der Volumenverschiebung entlang der Körperachse für die Reflexantwort beim Lagewechsel.

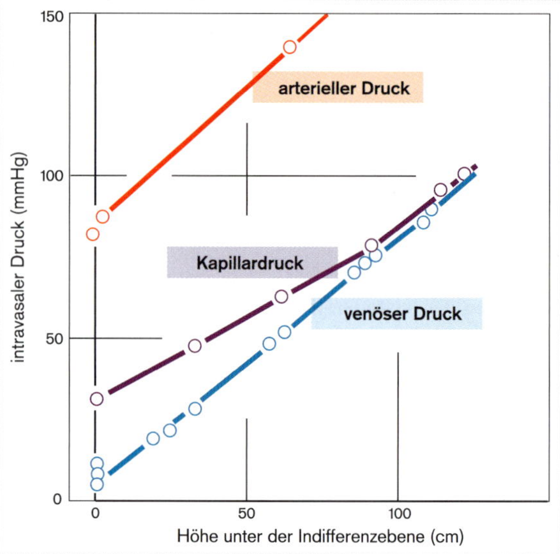

Abb. 6.47 Erhöhung des transmuralen Drucks in einem Gefäßgebiet führt zu einer myogenen Steigerung des Strömungswiderstandes. Dies hat zur Folge, dass der Kapillardruck in abhängigen Körperpartien weniger stark als der arterielle oder venöse Druck ansteigt, wenn das Gefäßgebiet beim Aufstehen wachsenden hydrostatischen Drücken ausgesetzt wird.

abschnitte entscheidend (▶ Abb. 6.46). Das Ausmaß der Volumenverlagerung hängt auch stark vom **Venentonus** ab, der seinerseits von der **Umgebungstemperatur** beeinflusst wird. Mit zunehmender Temperatur sinkt der Venentonus, und damit nimmt die Compliance des Venensystems zu.

Da zusätzlich die durch die Pressorezeptoren ausgelöste Vasokonstriktion in der Haut mit steigenden Umgebungstemperaturen an Wirksamkeit verliert, kann die Kombination von orthostatischer und Wärmebelastung leicht die Regulationsbreite des Kreislaufs übersteigen. Die Folge kann ein **orthostatischer Kollaps** (ungenügende Hirndurchblutung infolge Blutdruckabfalls) mit plötzlichem Tonusverlust der Skelettmuskulatur, u. U. sogar Bewusstlosigkeit, sein. Es gibt viele Menschen, die – ohne gleich zu kollabieren – längeres Stehen nicht gut vertragen. Infolge einer „orthostatischen Dysregulation“ neigen sie zur **arteriellen Hypotonie**.

▶ **Durchblutung und Flüssigkeitsfiltration bei Orthostase.** Die lageabhängigen Änderungen des Innendrucks der Gefäße sollten für die Durchblutung des Gewebes eigentlich unerheblich sein, da sie sowohl auf der arteriellen als auch auf der venösen Seite auftreten und daher die treibende Druckdifferenz nicht beeinflussen. Tatsächlich bleibt aber die Durchblutung nicht konstant, weil der veränderte transmurale Druck zu myogener Tonusveränderung der Arteriolen führt und sich damit der Strömungswiderstand ändert (s. Abb. 6.15) (S. 242).

Daher nimmt z. B. bei Hängenlassen der Arme zwar die Blutfülle der Hand zu, die Durchblutung der Haut jedoch eher ab. An der erhobenen Hand sinkt andererseits die arteriovenöse Druckdifferenz durch den Venenkollaps, sodass die Durchblutung trotz myogener Tonusverminderung nicht gesteigert, sondern ebenfalls vermindert ist.

Trotz der hydrostatischen Druckzunahme in den Gefäßen der unteren Körperpartien entstehen beim Gesunden dort in der Regel keine Ödeme, da wegen der myogenen Arteriolenkonstriktion der Kapillardruck bei Orthostase geringer ansteigt als der arterielle und venöse Druck (▶ Abb. 6.47). Weiterhin trägt die Betätigung der Muskelpumpe dazu bei, den Anstieg des effektiven Filtrationsdrucks und damit die Auswärtsfiltration in Grenzen zu halten.

Die im Stehen auf den Venen zusätzlich zum normalen Venendruck lastende Blutsäule führt zu einer erheblichen **Druckbelastung der Venenwände.** Diese Druckbelastung wird bei intakten Venenklappen durch die Muskelpumpe stark abgemildert. Können sich die **Venenklappen** aber auf Grund einer (häufig genetisch bedingten) Venenerweiterung oder nach Zerstörung durch lokale Umbauprozesse als Folge einer Thrombose oder Entzündung nicht mehr vollständig schließen, kann auch die Muskelpumpe nicht mehr effektiv arbeiten, und der Venendruck steigt stark an. Wegen der in Venen fehlenden funktionell bedeutsamen autoregulatorischen Antwort nimmt mit dem steigenden Druck die Wandspannung und damit der Venendurchmesser zu (Ektasie). Da die Wandspannung proportional zum Gefäßradius weiter ansteigt, entwickeln sich auf diese Weise vor allem an den Unterschenkeln innerhalb kurzer Zeit **Varizen** (Krampfadern).

Die in den erweiterten Gefäßen verlangsamte Blutströmung erleichtert die Bildung von **Thrombosen.** Infolge des erhöhten Drucks ist auch die kapilläre Filtration gesteigert und es entstehen **Ödeme.** Die vermehrte Filtration kann zu chronischen Entzündungsvorgängen und einer Verschlechterung der Mikrozirkulation führen, die die Entstehung nur schlecht heilender Hautwunden (**Ulcus cruris**) begünstigt. Die beschriebenen Vorgänge werden als **chronisch-venöse Insuffizienz** zusammengefasst.

6.7.3 Kreislauffunktion bei körperlicher Arbeit

▶ **Anpassung des Gesamtkreislaufes.** Bei körperlicher Arbeit kann das **Herzzeitvolumen** von in Ruhe rund 5–6 l/min auf 20–25 l/min (also auf das 4- bis 5-fache!) zunehmen (▶ Abb. 6.48); seine Verteilung ist zugunsten der arbeitenden Skelettmuskulatur verändert (Abb. 6.13 (S.241)). Dabei steigt die Durchblutung nicht nur in der Skelettmuskulatur (Abb. 6.38) (S.262), sondern auch im Myokard und in der Haut an, während sie in anderen Organen abnehmen kann (Niere, Darm) oder unverändert bleibt (Gehirn). Die **Herzfrequenz** steigt mit zunehmender Leistung fast linear bis auf maximal etwa 200/min an, das **Schlagvolumen** wird bis auf maximal das Doppelte erhöht (▶ Abb. 6.48). Der **systolische Blutdruck** nimmt annähernd linear mit der Leistung zu und kann auch beim Gesunden Werte von deutlich über 200 mmHg (26,7 kPa) erreichen; gleichzeitig sinkt der **diastolische Blutdruck** wegen der Abnahme des totalen peripheren Widerstands (Dilatation der Blutgefäße in der arbeitenden Muskulatur) leicht ab. Der **arterielle Mitteldruck** ändert sich dagegen kaum. Der **venöse Rückstrom** wird durch eine sympathoadrenerg vermittelte Zunahme des Venentonus unterstützt. Bei körperlichem Training steigt zusätzlich das Plasmavolumen an. Die **O_2-Zufuhr** wird mit dem Beginn der körperlichen Arbeit über eine Erhöhung von **Atemtiefe** (Atemzugvolumen) und **Atemfrequenz** der Belastung angepasst; dabei kann annähernd der Atemgrenzwert (S.725) erreicht werden. Da der gesamte **O_2-Verbrauch** des Körpers bei schwerer Arbeit auf das 10- bis 20-fache ansteigen kann, deckt die Zunahme der globalen Transportleistung durch das Kreislaufsystem nur einen Teil des gesteigerten O_2-Bedarfs bei Arbeit ab. Ebenso wichtig wie die Steigerung der Herzförderleistung ist deshalb eine Zunahme der **O_2-Extraktion.** Alle genannten Veränderungen sind das Resultat von **lokalen**

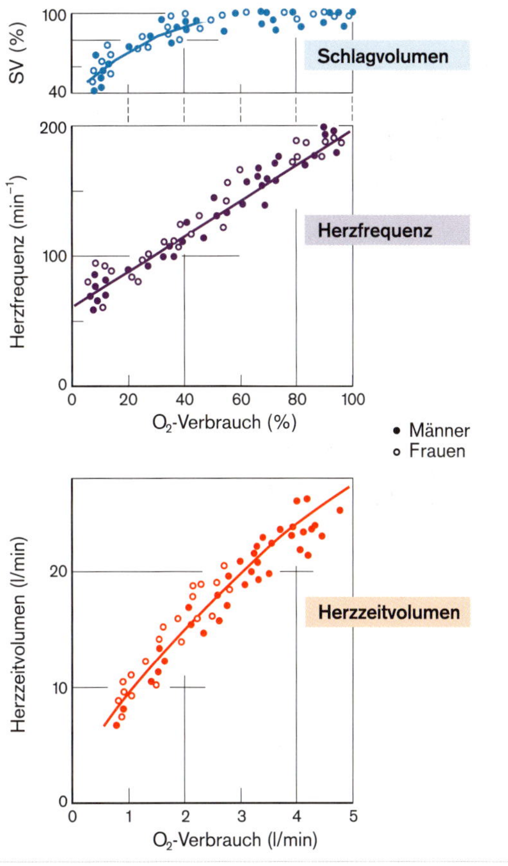

Abb. 6.48 Bei körperlicher Arbeit nimmt das Herzzeitvolumen fast linear mit dem O_2-Verbrauch zu (unten rote Kurve). Dies beruht auf dem linearen Anstieg der Herzfrequenz und der Steigerung des Schlagvolumens SV (oben, violette bzw. blaue Kurve). In den oberen beiden Teilabbildungen ist der O_2-Verbrauch in % des Maximalwerts einer einzelnen Versuchsperson dargestellt, unten in Absolutwerten. Die Ordinate in der obersten Teilabbildung gibt die % des maximalen Schlagvolumens der jeweiligen Versuchsperson an.

Regulationsvorgängen in der arbeitenden Muskulatur und einer differenzierten, **neurogenen Steuerung** durch das vegetative Nervensystem.

▸ **O_2-Versorgung des Skelettmuskels.** Die Durchblutung in der aktiven Skelettmuskulatur kann bei maximaler Arbeit um mehr als das 10- bis 15-fache ansteigen. Diese starke Zunahme beruht auf der lokalchemischen Dilatation der Widerstandsgefäße, an der viele Mediatoren beteiligt sind, so z. B. Adenosin, H^+, K^+, Histamin, CO_2, Lactat und NO.

Die **Durchblutung der Beinmuskulatur** nimmt bei Arbeit in senkrechter Körperstellung (z. B. Rad fahren) besonders deutlich zu (▸ Abb. 6.49), weil der arterielle Druck um die hydrostatische Komponente erhöht ist und der venöse Druck gleichzeitig wegen der verstärkten Tätigkeit der Muskelpumpe niedrig bleibt. Die Muskelpumpe wirkt aber auch schon bei der Arbeit im Liegen durchblutungsfördernd, weil sie die treibende arteriovenöse Druckdifferenz steigert.

Der O_2-Bedarf des arbeitenden Skelettmuskels wird auch durch eine **Steigerung der O_2-Extraktion** gedeckt, die von etwa 30 % in Ruhe auf etwa 90 % zunehmen kann. Während der O_2-Verbrauch der Muskulatur in körperlicher Ruhe etwa 2–5 ml min^{-1} kg^{-1} beträgt (etwa 15–20 % des gesamten Ruhe-O_2-Verbrauchs), kann er bei maximaler Arbeit auf das 20- bis 50-fache (über 90 % des gesamten, stark erhöhten O_2-Verbrauchs) ansteigen. Die arteriovenöse Sauerstoffdifferenz (Sauerstoffausschöpfung des Blutes) kann dabei von 50 ml O_2/l Blut in Ruhe auf 120–190 ml O_2/l Blut bei starker körperlicher Belastung zunehmen.

▸ **Neurogene Steuerungsvorgänge.** Schon **vor Beginn einer körperlichen** Arbeit findet eine Veränderung der vegetativen Innervation statt (**„Startreaktion"**). Dabei wird der in Ruhe überwiegende **Parasympathikotonus gehemmt** und gleichzeitig der **Sympathikotonus erhöht**. Während dadurch am Herzen bereits alle auch für die tatsächliche Körperarbeit typischen Veränderungen auftreten, nimmt der totale periphere Widerstand insbesondere wegen der Vasokonstriktion in der Haut und im Darm zunächst eher zu. Daher ist auch der arterielle Blutdruck in dieser Phase meist erhöht.

Mit **Beginn der Körperarbeit** nimmt der sympathische Kreislaufantrieb weiter zu. Dabei steigt auch die Konzentration von Adrenalin im Blut, das aus dem Nebennierenmark freigesetzt wird. Diese jede motorische Aktivierung begleitende sympathische Stimulation (**zentrale Mitinnervation**) ist nicht durch die tatsächlich geleistete Muskelarbeit, sondern durch den Umfang des Erregungsprogramms motorischer Neurone bestimmt; daher tritt sie

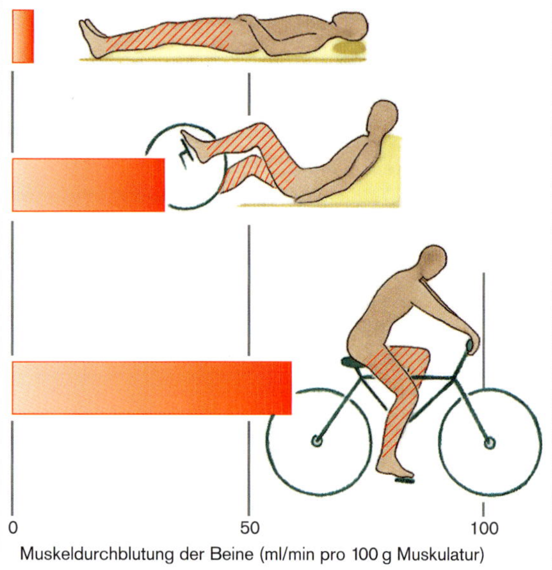

Abb. 6.49 Durchblutung der Beinmuskulatur in Ruhe (oben), bei Muskelarbeit im Liegen (Mitte) und in vertikaler Körperlage (unten). Der Durchblutungsanstieg in vertikaler gegenüber horizontaler Körperlage ist Folge der unterhalb der Indifferenzebene erhöhten arteriovenösen Druckdifferenz.

auch bei nur intendierter Muskelarbeit auf, z. B. bei Vorliegen einer Muskellähmung.

Die neurogene Vasokonstriktion betrifft mit Ausnahme des Gehirns und der arbeitenden Herz- und Skelettmuskulatur (Abb. 6.38) (S. 262) fast alle anderen Organe. Sie wird als **kollaterale Vasokonstriktion** bezeichnet, weil sie den Widerstand in den der Muskulatur parallel geschalteten Organkreisläufe erhöht. Die kollaterale Vasokonstriktion ist vor allem bei starker körperlicher Arbeit notwendig, um einen Abfall des arteriellen Blutdrucks als Folge der starken Vasodilatation in der aktiven Muskulatur zu verhindern. Gleichzeitig wird der Funktionsbereich des Pressorezeptorenreflexes zu deutlich höheren Werten verschoben (**Resetting**; Abb. 6.34) (S. 257). Dieses Resetting verhindert eine reflektorisch bedingte Limitierung der Sympathikusaktivität und erhält außerdem die Wirksamkeit des Pressorezeptorenreflexes.

Die genaue Korrelation zwischen Kreislaufantrieb und geleisteter Arbeit setzt eine **Abstimmung** zwischen **lokalen** und **systemischen Regulationsmechanismen** voraus. Die aus der arbeitenden Muskulatur stammenden Informationen über die Stoffwechselaktivität des Gewebes und über die Muskelmechanik werden über afferente Nerven an das Zentralnervensystem zurückgemeldet. Dort werden sie für die Steuerung der efferenten vegetativen Aktivität verwertet. Dabei scheinen neben den Afferenzen der motorischen Steuerung (Muskelspindeln und

Sehnenorgane) auch bisher nicht eindeutig identifizierte, durch Metabolite im Muskelgewebe erregbare sog. Stoffwechselrezeptoren beteiligt zu sein; deren Aktivität wird überwiegend über C-Fasern nach zentral vermittelt.

▸ **Grenzen der Kreislaufleistung bei körperlicher Arbeit.** Die Steigerungsfähigkeit der Herzleistung wird u. a. von einer ausreichenden **Füllung der Ventrikel** begrenzt. Daher ist sowohl das absolute Blutvolumen als auch seine Verteilung im Niederdrucksystem (das **venöse Angebot**) für das maximale Herzzeitvolumen wesentlich. Zur beschleunigten Rückkehr des Blutes in das intrathorakale Reservoir trägt die **Muskelpumpe** ebenso bei wie die **Sogwirkung der Atmung** und der **Ventilebenenmechanismus** (Abb. 5.6) (S. 186). Da der Füllungsdruck des Herzens von der Größe des Blutvolumens abhängt, wird verständlich, dass das erhöhte Blutvolumen einer trainierten Person der Steigerungsfähigkeit ihres Herzzeitvolumens zugute kommt und umgekehrt ein Volumendefizit diese einschränkt.

Ebenso wesentlich wie die Begrenzung der Herzförderleistung ist die der **O_2-Extraktion.** Im arbeitenden Gewebe ist diese maximal erhöht, sodass für die Gesamtbilanz des O_2-Transports das Ausmaß der Vasokonstriktion in den nicht arbeitenden Geweben entscheidend ist. Die Mehrdurchblutung der Haut bei der thermoregulatorischen Wärmeabgabe stellt einen Links-Rechts-Kurzschluss für den O_2-Transport dar, der die Förderleistung des Herzens beansprucht, ohne das O_2-Angebot an den entscheidenden Verbraucher, den arbeitenden Muskel, zu erhöhen. Dies macht verständlich, dass die Leistungsgrenzen des Kreislaufs während körperlicher Arbeit bei hoher Umgebungstemperatur, vermindertem Blutvolumen und bei Flüssigkeitsverlust sehr viel enger sind.

6.7.4 Kreislauffunktion bei thermischer Belastung

▸ **Lokale und neurogene Regulation der Hautdurchblutung.** Die Haut ist ein poikilothermes Organ, das Änderungen der Umgebungstemperatur zwischen etwa 0 °C und 45 °C bei kurzer Exposition ohne dauernden Schaden toleriert, wenn auch unterhalb von etwa 8 °C und oberhalb von etwa 44 °C Schmerzempfindungen als Warnsignale auftreten. Eine **lokale Temperaturabnahme** senkt die Durchblutung infolge der unmittelbaren Wirkung der Kälte auf die Ionenleitfähigkeiten der glatten Gefäßmuskulatur (**Kältekonstriktion**) und der Zunahme der Blutviskosität (bei 8 °C etwa doppelt so hoch wie bei 32 °C). Die Durchblutungsabnahme kann die Dauer der lokalen Kälteeinwirkung überdauern und benachbarte Hautregionen erfassen; so entwickeln manche Menschen beim Anfassen eines Glases mit Eiswasser eine anhaltende Vasokonstriktion. Dabei werden die Finger blass und gefühlstaub („abgestorbene Finger"). Eine Erhöhung der lokalen Hauttemperatur führt zu lokaler Gefäßdilatation und Mehrdurchblutung des nutritiven Kapillarsystems der Haut.

Der Umfang der durch lokale Kühlung oder Erwärmung eintretenden Durchblutungsänderungen ist relativ begrenzt (etwa 50–500 ml · min^{-1} · kg^{-1} Hautgewicht). An ihrem Zustandekommen werden neben der direkten Temperatureinwirkung auf die Gefäßmuskulatur auch lokale neurogene Mechanismen in Form sog. Axonreflexe (S. 260) angenommen. Weit größere Änderungen der Hautdurchblutung treten auf, wenn bei veränderter Umgebungs- oder Körperkerntemperatur thermoregulatorische Veränderungen in Gang gesetzt werden.

Alle lokalen Temperaturwirkungen sind wesentlich deutlicher an der **Haut der Extremitäten** (Akren) als am Rumpf. Die vor allem an den Akren sehr zahlreichen **arteriovenösen Anastomosen** werden überwiegend durch die sympathische Innervation α-adrenerg kontrolliert. Ihre Dilatation bei Abnahme der Sympathikusaktivität bzw. Konstriktion (wegen der großen Wanddicke bis zum völligen Verschluss) bei Zunahme der Sympathikusaktivität macht extreme Änderungen der Durchblutung um mehr als das 100-fache möglich. Eine maximale sympathische Konstriktion bei niedriger Umgebungstemperatur reduziert die Durchblutung der Haut (Gesamtgewicht etwa 2 kg) auf Minimalwerte von 20 ml/min; umgekehrt kann die Durchblutung bei hoher Umgebungstemperatur bis auf etwa 3–4 l/min ansteigen. Die bei **Überwärmung** auftretende Mehrdurchblutung ist größer als durch Wegnahme der sympathischen Innervation allein erklärbar; hier wird eine zusätzlich **dilatierende Wirkung lokaler Mediatoren**, u. a. des Kininsystems, angenommen, die bei der sympathisch-cholinergen Stimulation der Schweißdrüsen entsteht.

Bei Temperaturen unter etwa 10 °C kann es, bevorzugt an den Akren, zu einem oft von Schmerzempfindungen begleiteten paradoxen Durchblutungsanstieg kommen, der im Wesentlichen auf der Dilatation von arteriovenösen Anastomosen beruht. Die Mechanismen dieser **Kältedilatation** sind nicht genau bekannt; als Mediatoren werden aus Gewebezellen oder Nervenendigungen freigesetzte Stoffe (Kinine, Substanz P, ATP, Prostaglandine, Histamin) diskutiert. Hier ist es schwierig, klare Grenzen zu der sog. entzündlichen Mehrdurchblutung zu ziehen, an der die gleichen Mediatoren beteiligt sind.

▸ **Zentrale Hämodynamik bei hoher Umgebungstemperatur.** Die extreme Widerstandsabnahme in den Blutgefäßen der Haut bei hoher Umgebungstemperatur bedeutet eine erhebliche Belastung für die Kreislauffunktion, zumal die gleichzeitige **Verlagerung von Blutvolumen** in die Hautvenen auch das intrathorakale Blutvolumen vermindert. Die gegenregulatorisch einsetzende

6

Sympathikusaktivierung bewirkt eine deutliche Zunahme der Herzfrequenz und des Herzzeitvolumens (bis auf Werte von etwa 15 l/min). Durch die Senkung des Strömungswiderstandes in der Haut, die durch die gleichzeitig eintretende Vasokonstriktion im Darm und in der Muskulatur nicht aufgewogen wird, nimmt der **totale periphere Widerstand** sehr stark ab, sodass der diastolische Blutdruck sinkt.

Die über den Pressorezeptorenreflex einsetzende Sympathikusaktivierung bewirkt eine Zunahme der Herzfrequenz und des Herzzeitvolumens bis um das 3-fache, hat aber kaum einen Einfluss auf die Hautdurchblutung, weshalb die Funktion des Kreislaufsystems bei thermischer Belastung weit mehr gefährdet ist als etwa bei körperlicher Arbeit oder bei Orthostase allein. So kann es zu einem **„Hitzekollaps"** insbesondere dann kommen, wenn bei hoher Umgebungstemperatur zusätzlich eine orthostatische Belastung den venösen Rückstrom zum Herzen mindert.

Zusammenfassung Kap. 6.7

Kreislauffunktion unter Belastung

Orthostase

Unter Orthostase versteht man die Kreislaufbelastung, die durch den **Lagewechsel** aus dem Liegen zum Stehen entsteht. Sie ist Folge einer hydrostatisch bedingten **Volumenverschiebung** in die Kreislaufabschnitte, die unterhalb der **hydrostatischen Indifferenzebene** liegen, und einer dadurch verursachten Verminderung des intrathorakalen Blutvolumens um etwa 600 ml. Die **Abnahme** des kardialen **Füllungsdrucks** verursacht über den Frank-Starling-Mechanismus eine Abnahme des **Schlagvolumens** um etwa 40 %. Reflektorisch steigen **Herzfrequenz** (+ 25 %) und **peripherer Widerstand** (+ 40 %), häufig ist auch der **diastolische Druck** (+ 10 %) bei unverändertem systolischem Druck erhöht. Eine hohe Umgebungstemperatur erhöht die orthostatische Kreislaufbelastung, betätigen der Muskelpumpe kann den venösen Rückstrom des Blutes zum Herz und damit das Schlagvolumen verbessern.

Körperliche Arbeit

Bei Muskelarbeit nimmt das **Herzzeitvolumen** annähernd **proportional** mit dem gesteigerten **O_2-Verbrauch** zu und kann auf das 4- bis 5-fache ansteigen. Gleichzeitig **sinkt** der **totale periphere Widerstand** durch die lokale metabolische Vasodilatation in der arbeitenden Skelettmuskulatur stark ab. Diese Veränderungen sind das Resultat von lokalen Regulationsvorgängen in der arbeitenden Muskulatur und einer differenzierten, neurogenen Steuerung durch das vegetative Nervensystem:

- Bereits vor Beginn der Muskelarbeit wird der Parasympathikotonus gehemmt und der **Sympathikotonus** erhöht (**„Startreaktion"**).
- Durch die **zentrale Mitinnervation** nimmt mit der motorischen Aktivierung die Stimulation der Sympathikusaktivität weiter zu.
- Diese führt in fast allen Organen außer der arbeitenden Muskulatur und dem Gehirn zu einer **kollateralen (neurogenen) Vasokonstriktion**. Diese verhindert einen Abfall des arteriellen Mitteldrucks trotz der starken Vasodilatation in der aktiven Muskulatur.
- Ein **Resetting** des **Pressorezeptorenreflexes** verhindert eine Hemmung der Sympathikusaktivierung.

Begrenzend für die Steigerung der Kreislauftätigkeit ist das venöse Angebot, das durch die Größe des Blutvolumens sowie Flüssigkeitsverluste und Verlagerungen des Blutvolumens infolge peripherer Vasodilatation im Rahmen der Thermoregulation limitiert ist.

Thermoregulation

Die Veränderungen der Kreislauffunktion bei veränderter Umgebungs- oder Körperkerntemperatur umfassen lokale, auf direkter Gefäßwirkung beruhende als auch über das vegetative Nervensystem vermittelte Veränderungen der Durchblutung. Bei **hohen Umgebungstemperaturen** wird ein erheblicher Teil des Blutvolumens in die **Hautgefäße** verlagert, und der totale periphere Widerstand kann so stark abnehmen, dass der **diastolische Blutdruck sinkt**. Die über den Pressorezeptorenreflex einsetzende Sympathikusaktivierung steigert Herzfrequenz und Herzzeitvolumen, hat aber kaum einen Einfluss auf die Hautdurchblutung, weshalb die Funktion des Kreislaufsystems bei thermischer Belastung stark gefährdet ist. So kann es zu einem **„Hitzekollaps"** insbesondere dann kommen, wenn bei hoher Umgebungstemperatur zusätzlich eine orthostatische Belastung den venösen Rückstrom zum Herzen mindert.

6.8 Der Lungenkreislauf

6.8.1 Gefäßarchitektur und Hämodynamik der Lunge

Das Herzzeitvolumen wird vom rechten Ventrikel mit einer im Vergleich zum Körperkreislauf **geringen treibenden Druckdifferenz** durch die Lungenstrombahn gefördert. Systolischer und diastolischer Druck in der A. pulmonalis betragen in Ruhe etwa 20–25 mmH (2,7–3,3 kPa) bzw. 8–12 mmHg (1,1–1,6 kPa), der Mitteldruck etwa 10–15 mmHg (1,3–2,0 kPa). Der **Strömungswiderstand** im pulmonalen Gefäßsystem ist auf die arteriellen und venösen Gefäßabschnitte ziemlich gleich verteilt. Anders als im Körperkreislauf gibt es im Lungenkreislauf keine spezifischen Widerstandsgefäße, weshalb der Druckabfall entlang der Lungenstrom relativ gleichmäßig erfolgt (▶ Abb. 6.50). Der Kapillardruck liegt mit etwa 8–12 mmHg (1,1–1,6 kPa) ungefähr in der Mitte zwischen arteriellem Zustrom und venösem Abstrom. Allerdings zeigt der Druckabfall auch, dass das Lungenkapillarbett zu einem erheblichen Teil zum gesamten Lungengefäßwiderstand beiträgt (ca. 30–40 %).

Der Gesamtwiderstand des Lungenkreislaufs lässt sich aus der mittleren Druckdifferenz zwischen Arteria pulmonalis und linkem Vorhof (10 mmHg) und dem Herzzeitvolumen (in Ruhe 5–6 l/min) errechnen. Mit etwa 1,8 mmHg · l^{-1} · min^{-1} (0,24 kPa · l^{-1} · min^{-1}) beträgt er nur ungefähr 10 % des Widerstands im Körperkreislauf.

Die im Vergleich zum Körperkreislauf deutlich **kürzeren Gefäße** sind **dünnwandiger** und weisen **weniger glatte Muskulatur** auf. Der arterielle Gefäßbaum versorgt ein ausgedehntes Kapillarnetzwerk in den **interalveolären Septen** (▶ Abb. 6.51), dessen Oberflächen wie Decke und Boden einer Parkhausetage mit Pfeilern verbunden sind, zwischen denen das Blut seinen Weg nimmt (▶ Abb. 6.52 Mitte). Das hydrodynamische Verhalten dieser Art von Blutströmung wird nicht angemessen durch die Hagen-Poiseuille-Gleichung beschrieben. Man spricht von einer sog. **Schichtenströmung** im Gegensatz zu der Röhrenströmung in den zylindrischen Kapillaren anderer Organe. In körperlicher Ruhe sind viele Lungenkapillaren geschlossen oder werden, obwohl sie offen sind, kaum durchblutet.

Eine weitere für die Hämodynamik wesentliche Eigenschaft des pulmonalen Gefäßsystems ist seine **große Dehnbarkeit**. Sie beruht darauf, dass die pulmonalen Gefäße, vor allem das Kapillarsystem in den interalveolären Septen, nur in einem geringen Maße von einem mechanisch stützenden Interstitium umgeben sind. Der Dehnungszustand der Lungengefäße hängt stark vom **hydrostatischen Druck** in den Gefäßen und vom **Druck im Alveolarraum** ab. Da sich die Lunge **im Stehen** oberhalb der hydrostatischen Indifferenzebene befindet und in der Lungenstrombahn ein vergleichsweise niedriger Druck

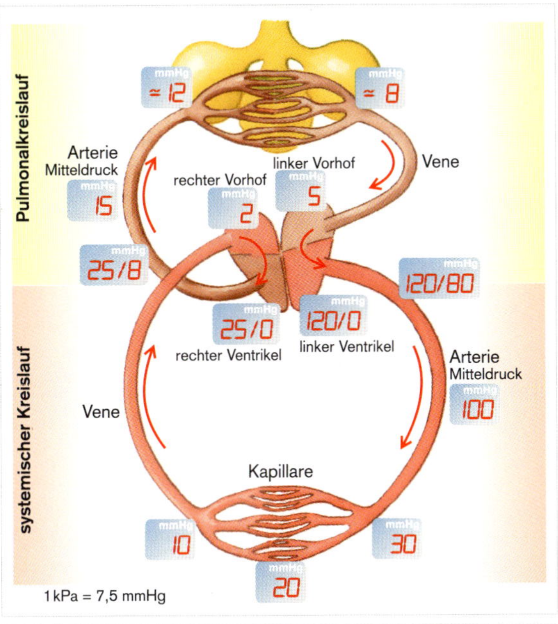

Abb. 6.50 Vergleich des Blutdrucks (Angabe in mmHg) in verschiedenen Abschnitten des Lungenkreislaufs und des systemischen Kreislaufs. (aus West JB. Pulmonary Physiology. The essentials. 8th edition. Wolters Kluwer, 2008)

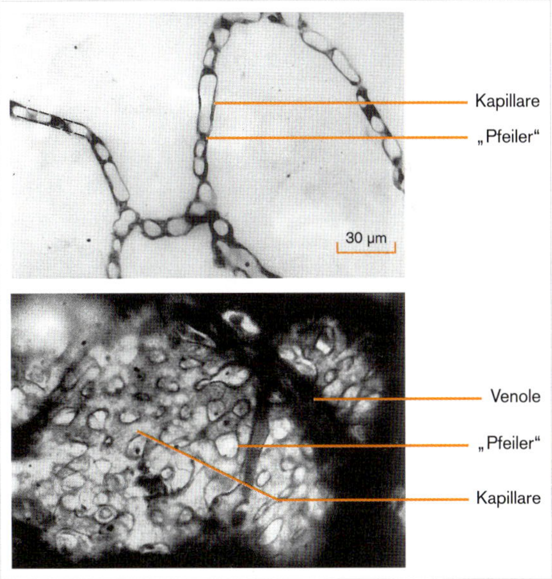

Abb. 6.51 Interalveolarsepten der Lunge. Querschnitt (oben) und Flachschnitt (unten). Länge und Durchmesser einer „Kapillare" im Interalveolarseptum sind etwa gleich; daher gleicht die Strömung des Blutes in diesem „Kapillar"netzwerk eher dem Verkehr von Autos in einer Parkhausetage als der Strömung in zylindrischen Röhren. (oben: aus Kaley G, Altura BM: Microcirculation. University Park Press, Baltimore 1977; unten: aus Weibel ER: Morphometry of the Human Lung. Spinger, Berlin 1963)

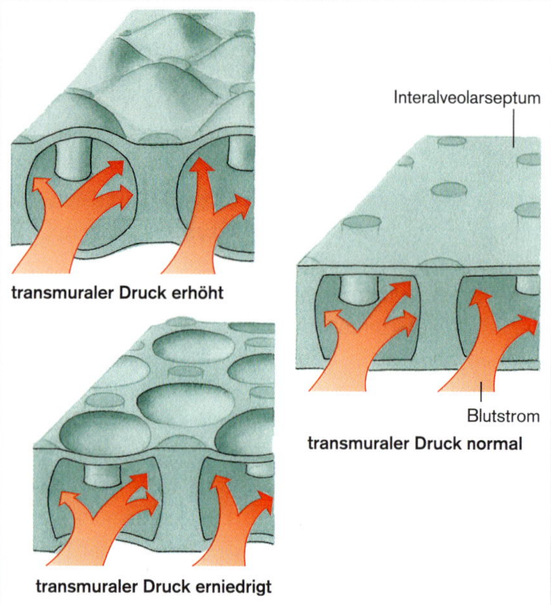

Abb. 6.52 Schichtenströmung in den Interalveolarsepten. Schematische Darstellung der Geometrie bei unterschiedlichem transmuralem Druck. Sie soll anschaulich machen, dass sowohl das intrapulmonale Blutvolumen als auch der pulmonale Strömungswiderstand stark von Änderungen des transmuralen Drucks beeinflusst werden.

herrscht, fällt der Kapillardruck in einigen Lungenabschnitten zumindest zeitweise unter den Druck im Alveolarraum. Deshalb ist im Stehen die Durchblutung in den verschiedenen Lungenabschnitten sehr unterschiedlich, was einen großen Einfluss auf den Gasaustausch hat (Ventilations-Perfusions-Verhältnis) (S. 356). **Im Liegen** besteht dagegen ein weit geringerer intrapulmonaler Durchblutungsgradient.

Bereits die geringe **Senkung des Pleuradrucks** während einer normalen Inspiration bewirkt einen Anstieg des transmuralen Drucks (P_{tm}) (S. 235) und somit einen **Kapazitätszuwachs des intrathorakalen Niederdrucksystems** einschließlich der Herzvorhöfe und der Ventrikel in Diastole (sog. **zentrales Blutvolumen**). Gleichzeitig nimmt wegen der druckpassiven Aufdehnung der Lungengefäße der pulmonale Strömungswiderstand ab. Bei einem weiteren Absinken des Pleuradrucks kehrt sich der Effekt auf den pulmonalen Strömungswiderstand allerdings um, da mit steigendem Lungenvolumen die Wände der Alveolen zunehmend gedehnt werden und so die Lungenkapillaren abdrücken (s. auch Abb. 8.27) (S. 353).

Solange normale Atemdrücke und -widerstände herrschen, sind die Wirkungen der Atmung auf Herz und Kreislauf gering. Sie nehmen aber deutlich zu, wenn z. B. wegen erhöhter Atemwegswiderstände In- und Exspiration forciert und die Schwankungen aller Drücke im Thorax größer werden. Beim **Valsalva-Versuch** (S. 331) oder bei **positiver Druckbeatmung** bewirkt die Erhöhung des Alveolardrucks eine Verminderung der pulmonalen Kapazität und damit des intrathorakalen Blutvolumens, wodurch Herzzeitvolumen und arterieller Blutdruck abnehmen.

6.8.2 Regulation der pulmonalen Strombahn

Die beiden wichtigsten physiologischen Modulatoren der Lungendurchblutung sind der **pulmonale Perfusionsdruck** und der **lokale** P_{O_2} Der ohnehin schon niedrige pulmonale Strömungswiderstand sinkt bereits bei einer geringfügigen Erhöhung des Pulmonalarteriendrucks noch weiter ab (▶ Abb. 6.53). Dadurch wird eine Steigerung des Herzzeitvolumens (z. B. bei Arbeit) wesentlich erleichtert. Die Eigenschaft der pulmonalen Strombahn, auf einen Anstieg des Perfusionsdrucks mit einer starken Abnahme des Widerstandes zu antworten, ist charakteristisch für **druckpassive Änderungen des Gefäßweite** (▶ Abb. 6.8). Neben der großen Dehnbarkeit der Lungengefäße trägt eine mit steigendem Druck zunehmende Durchblutung von in Ruhe geschlossenen Lungenkapillaren (Rekrutierung) zu diesem Verhalten bei.

Der zweite physiologisch wichtige Mechanismus ist die Zunahme des pulmonalen Strömungswiderstandes bei **alveolärer Hypoxie**. Eine Senkung des P_{O_2} in der Alveolarluft, entweder als Folge eines erniedrigten P_{O_2} in der Einatmungsluft oder einer verminderten Ventilation von Alveolen, führt zu einer pulmonalen Vasokonstriktion. Diese **hypoxische Vasokonstriktion** (Euler-Liljestrand-Mechanismus) wird bei Unterschreitung eines alveolären P_{O_2} von etwa 60–70 mmHg wirksam. Sie wird wahrscheinlich durch das Schließen von direkt oder indirekt O_2-sensitiven K^+-Kanälen ausgelöst, wodurch die glatten Muskelzellen der Lungengefäße depolarisiert werden und der Gefäßtonus infolge eines vermehrten Ca^{2+}-Einstroms zunimmt.

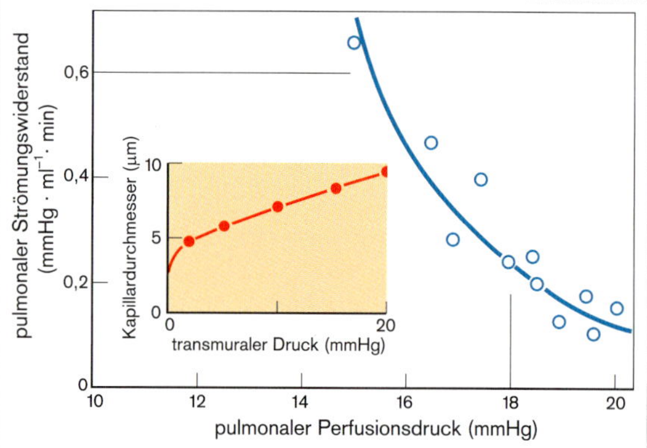

Abb. 6.53 Schon geringe Änderungen des pulmonalen Perfusionsdrucks verursachen erhebliche Änderungen des Strömungswiderstandes, weil, wie die kleine Zeichnung zeigt, der Durchmesser der interalveolären Kapillaren stark vom transmuralen Druck P_{tm} abhängt.

Betrifft die hypoxische Vasokonstriktion die gesamte Lunge, kann der Pulmonalarteriendruck deutlich ansteigen. Dies tritt typischerweise bei Aufenthalt in großen Höhen auf und kann akut zu einem Lungenödem und Ateminsuffizienz (**Höhenlungenödem** (S. 742)) und nach längerem Aufenthalt zu einer deutlichen Vermehrung der glatten Gefäßmuskulatur der Pulmonalarterien mit chronischem pulmonalen Hochdruck (**chronische Höhen- oder Bergkrankheit**) führen.

Im Gegensatz zu den meisten anderen Gefäßgebieten spielen nervale und humorale Mechanismen bei der Regulation der Lungendurchblutung kaum eine Rolle. Zwar sind sowohl die arteriellen als auch die venösen Gefäße der pulmonalen Strombahn reichlich efferent innerviert. Eine Stimulation konstriktorischer sympathischer Fasern bewirkt eine Abnahme des Lungengefäßvolumens, aber kaum eine Widerstandszunahme. Die physiologische Bedeutung der **sympathischen Innervation** liegt daher in einer Regulation der Volumenspeicherung und dem davon abhängigen Füllungsangebot an das Herz. Gegenüber vasoaktiven Hormonen und humoralen Faktoren ist die Lungenstrombahn weitgehend unempfindlich.

6.8.3 Messung der Lungendurchblutung

Da Lungen- und Köperkreislauf in Serie geschaltet sind (▸ Abb. 6.50), ist es möglich, durch **Messung der pulmonalen Durchblutung** das Herzzeitvolumen zu bestimmen. Hierzu kann das **Ficksche Prinzip** herangezogen werden. Diesem liegt die Idee zugrunde, dass die pro Zeiteinheit aus der Atemluft aufgenommene Menge an Sauerstoff ($\dot{V}_{O_2}$) gleich der in derselben Zeitspanne ins Blut aufgenommenen Menge an Sauerstoff ist. Bei Kenntnis der Konzentrationsdifferenz für Sauerstoff zwischen der A. pulmonalis und dem arteriellen Blut kann dann die Durchblutung berechnet werden, denn es gilt

$$\dot{Q} = \frac{\dot{V}_{O_2}\,(l/min)}{C_{a_{O_2}} - C_{v_{O_2}}}$$

$C_{a_{O_2}}$: O_2-Konzentration im arteriellen Blut (l/l Blut); $C_{v_{O_2}}$: O_2-Konzentration im gemischt-venösen Blut (l/l Blut); $\dot{Q}$: Lungendurchblutung (l/min); $\dot{V}_{O_2}$: O_2-Aufnahme (l/min)

Für den Ruhezustand gilt z. B.: O_2-Aufnahme 0,3 l/min, O_2-Konzentration arteriell 0,197 l/l (berechnet für eine Hämoglobinkonzentration von 150 g/l und 97,5 % Sättigung), O_2-Konzentration A. pulmonalis: 0,147 l/l (Sättigung 73 %). Daraus ergibt sich dann ein HZV = 6 l/min.

Über einen Katheter gewinnt man gemischt-venöses Blut aus dem rechten Vorhof oder der A. pulmonalis, eine arterielle Punktion (z. B. A. radialis) erbringt die arterielle Blutprobe. Bei Kenntnis der Hämoglobinkonzentration und der Hämoglobinsauerstoffsättigung lässt sich unter Verwendung der Hüfner-Zahl die O_2-Konzentration berechnen. Blutgasanalysatoren, wie sie z. B. auf Intensivstationen eingesetzt werden, messen häufig neben dem P_{O_2}, pH und P_{CO_2} auch die Hämoglobinkonzentration und die Hämoglobinsauerstoffsättigung.

Das Ficksche Messprinzip lässt sich auch für die Bestimmung der Durchblutung oder – bei Kenntnis der Durchblutung – für die Bestimmung des Sauerstoffverbrauchs anderer Organe anwenden. Kennt man Durchblutung und Sauerstoffverbrauch, lässt sich die **Sauerstoffextraktion** (O_2-Entnahme/O_2-Angebot) berechnen. Sie weist organspezifisch große Schwankungen auf (▸ Tab. 6.1): Während die Niere nur ca. 7 % des O_2-Angebots ausnutzt und damit die Sauerstoffsättigung im venösen Blut noch ca. 90 % beträgt, verbraucht der Herzmuskel ~60 % des O_2-Angebots, sodass im koronar-venösen Blut die Sauerstoffsättigung auf unter 40 % sinkt.

Zusammenfassung Kap. 6.8

Der Lungenkreislauf

Die **Hämodynamik der pulmonalen Strombahn** weist im Vergleich zu anderen Organkreisläufen einige Besonderheiten auf:

- Sie hat einen niedrigen, weitgehend druckpassiven Strömungswiderstand (etwa 10 % des Widerstands im Körperkreislauf).
- Ihre Gefäßmechanik ist stark abhängig von der Höhe des intraalveolären Drucks.
- Die Höhe der Durchblutung ist stark inhomogen und lageabhängig.
- Im Kapillarbereich unterliegt die Durchblutung nicht dem Hagen-Poiseuille-Gesetz (Schichtenströmung).

Für die Regulation der Lungendurchblutung sind **druckpassive Änderungen der Gefäßweite** und die **hypoxische Vasokonstriktion** bei alveolärer Hypoxie von großer Bedeutung. Über die dichte **sympathische Innervation** wird die Größe des in der Lungenstrombahn gespeicherten Blutvolumens und damit das Füllungsangebot an das Herz (**zentrales Blutvolumen**) geregelt. Gegenüber vasoaktiven Hormonen und humoralen Faktoren ist die Lungenstrombahn weitgehend unempfindlich. Die Höhe der Lungendurchblutung entspricht dem Herzzeitvolumen. Sie kann mithilfe des **Fickschen Prinzips** bestimmt werden.

Tab. 6.1 O_2-Verbrauch (-Bedarf) und O_2-Extraktion einzelner Organe. Mittlere Werte eines gesunden erwachsenen Menschen unter Ruhebedingungen (außer dem Wert für arbeitende Skelettmuskulatur). O_2-Verbrauch und Durchblutung sind pro Gramm Organgewebe (Feuchtgewicht) angegeben.

Organ	Masse (kg)	O_2-Verbrauch* ($mmol \cdot min^{-1} \cdot kg^{-1}$)	Durchblutung ($l \cdot min^{-1} \cdot kg^{-1}$)	$(C_a - C_V)_{O2}$ ($mmol \cdot l^{-1}$)	O_2-Extraktion** (%)
Herz	0,3	4,0	0,8	5,0	57
Nieren	0,3	2,4	4,0	0,6	7
Leber	1,5	2,5	1,0	2,5	28
Gehirn	1,5	1,5	0,5	3,0	34
Skelettmuskel	30				
bei Ruhe		0,1	0,04	2,5	28
bei Arbeit		7,0	1,0	7,0	80
Haut	0,5	0,04	0,1	0,14	4

* O_2-Verbrauch (normalerweise = O_2-Bedarf) = Durchblutung · $(C_a - C_v)_{O_2}$, wobei C_v die O_2-Konzentration im organvenösen Blut ist.
** $((C_a - C_v)/C_a)_{O_2}$; berechnet für $C_{a_{O_2}} = 8{,}8\ mmol \cdot l^{-1}$.

6.9 Kreislauffunktion und Lebensalter

6.9.1 Fetaler Kreislauf

Die beiden **Ventrikel** des fetalen Herzens sind funktionell nicht in Serie, sondern **parallelgeschaltet** (▶ Abb. 6.54). Der rechte Ventrikel, dessen Zeitvolumen etwa um 20 % größer ist als das des linken, versorgt zu etwa einem Drittel die Lungenstrombahn. Der linke Ventrikel versorgt die Organe der oberen Körperhälfte (vor allem Myokard und Gehirn) mit Blut relativ hoher O_2-Sättigung. Arterielles Mischblut von linkem und (über den Ductus arteriosus Botalli) rechtem Ventrikel strömt in den Körperkreislauf. Das Zeitvolumen beider Ventrikel beträgt gegen Ende der Schwangerschaft zusammen etwa 600 ml/min. Davon fließen etwa 55 % in die Plazenta, in der das Blut erneut oxygeniert wird. Etwa 10 % (aus dem rechten Ventrikel) fließen zur Lunge, die restlichen 35 % zu den Körperorganen.

Der **Strömungswiderstand** der noch nicht entfalteten Lunge ist **hoch**, der der Plazenta sehr gering. Das aus der Plazenta über die Umbilikalvene zurückkehrende, arterialisierte Blut fließt zu einem kleineren Teil direkt zur Leber, zum größeren Teil durch den Ductus venosus Arantii über die V. cava inf. in den rechten Vorhof und von dort durch das Foramen ovale in den linken Vorhof. Nieren, Darm, Milz und Lunge werden im Vergleich zum Kreislauf eines erwachsenen Menschen geringer durchblutet, während Myokard und Gehirn deutlich höhere Durchblutungswerte aufweisen. Der mittlere arterielle Blutdruck beträgt gegen Ende der Schwangerschaft etwa 40–60 mmHg, die Herzfrequenz 140–160/min.

Die Entwicklung der **reflektorischen Steuerung** des fetalen Kreislaufs über die vegetative Innervation zeigt sich an der Reaktion auf eine durch **plazentare Minderperfusion** oder **Nabelschnurabklemmung** entstehende **Asphyxie** (Anstieg von P_{CO_2} und Abfall von P_{O_2}). Gegen Ende der Schwangerschaft führt eine Asphyxie zu Blutdruckerhöhung beim Fetus, die ihrerseits über Erregung der Pressorezeptoren eine deutliche **fetale Bradykardie** bewirkt. Durch die gleichzeitige Vasokonstriktion im Körperkreislauf wird die fetusseitige Plazentadurchblutung erhöht. Regelmäßige, vorübergehende Bradykardien („dips") sind während der Geburtsphase bei jeder Wehe zu beobachten.

6.9.2 Kreislaufumstellung während der Geburt

Die entscheidende Veränderung der Kreislauffunktion durch die Geburt besteht in der plötzlichen **Umverteilung der Strömungswiderstände** zwischen Lungen- und Körperkreislauf. Durch diese Veränderung entsteht die **Differenzierung von Hoch- und Niederdrucksystem**. Auf das Körpergewicht bezogen, entspricht das vom linken Ventrikel unmittelbar nach der Geburt ausgeworfene Zeitvolumen von etwa 540–600 ml/min dem eines erwachsenen Menschen bei mittelschwerer Arbeit.

Die Unterbrechung der Umbilikalarterien beim Abnabeln erhöht plötzlich den Strömungswiderstand und hat daher eine **Drucksteigerung in der Aorta** zur Folge. Die Asphyxie, die durch den Wegfall der Plazentafunktion

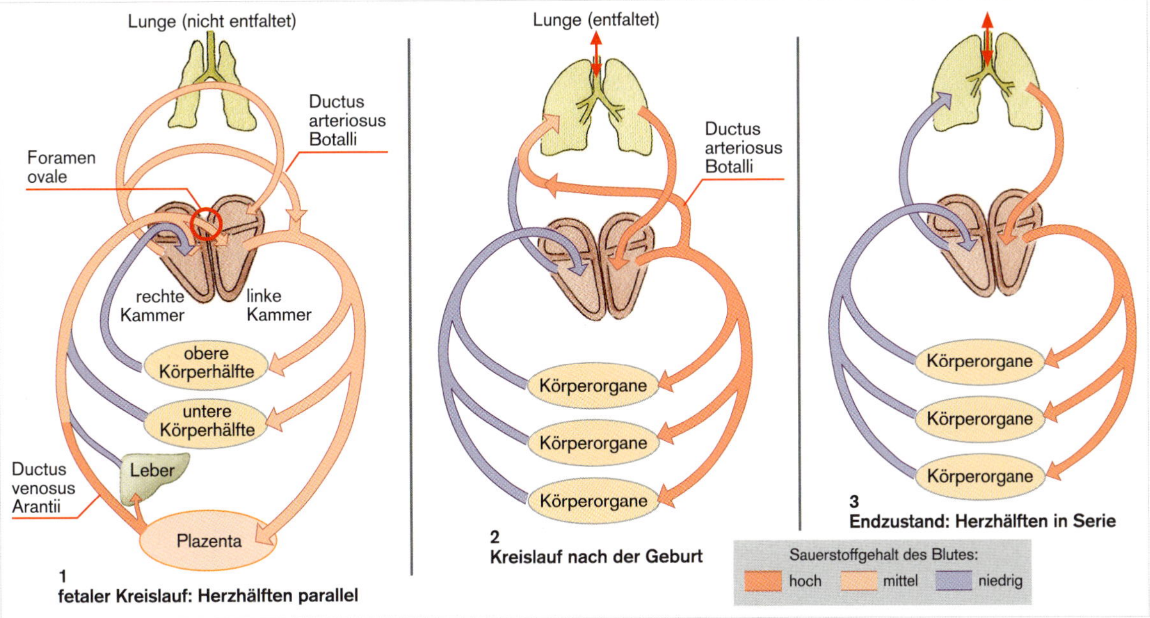

Abb. 6.54 Entwicklung des Blutkreislaufs. Im fetalen Blutkreislauf (**1**) sind beide Herzventrikel noch teilweise parallelgeschaltet. Unmittelbar nach der Geburt (**2**) schließt sich das Foramen ovale, die Strömungsrichtung im Ductus arteriosus Botalli wird umgekehrt. Erst nach dessen Verschluss (**3**) sind beide Herzhälften funktionell in Serie geschaltet.

entsteht, bewirkt einen **Atemantrieb**, sodass mit den ersten Atemzügen die Lunge entfaltet wird. Wegen des noch großen Atemwegswiderstandes entsteht bei der Inspiration ein starker Unterdruck im Thorax und damit ein starker **Sog auf das Blut in den Vv. cavae**. Der Druck in diesen Gefäßen sinkt – auch infolge der Unterbrechung der Umbilikalvenen – deutlich ab, sodass das **Foramen ovale** funktionell verschlossen wird. Die Entfaltung der Lunge senkt den pulmonalen Strömungswiderstand auf weniger als 20 %, sodass die **Lungendurchblutung** auf etwa das **Fünffache** zunimmt. Der erniedrigte pulmonale Widerstand senkt den Druck in der Pulmonalarterie unter den Aortendruck, sodass sich die **Strömungsrichtung** im Ductus arteriosus Botalli **umkehrt**. In dieser Situation (▶ Abb. 6.54) versorgt der linke Ventrikel auch teilweise die Lungenstrombahn. Innerhalb von 10–30 Minuten kontrahiert sich die starke Wandmuskulatur des Ductus arteriosus als Folge des ansteigenden arteriellen P_{O_2} und einer Synthesehemmung von dilatierenden Prostaglandinen im Gefäßendothel. Der völlige Verschluss tritt erst nach mehreren Stunden oder Tagen ein. Damit ist die Parallelschaltung der beiden Herzventrikel endgültig aufgehoben (▶ Abb. 6.54).

6.9.3 Postnatale Anpassung der Kreislauftätigkeit

Kreislauf- und Volumenregulation des Neugeborenen sind zunächst noch ähnlich wie beim Ungeborenen („niedriger Druck, großes Volumen“). Die Regulationsmechanismen verändern sich jedoch in der postnatalen Periode zunehmend, bis die Verhältnisse denen des adulten Systems („hoher Druck, geringes Volumen“) entsprechen. Nicht allein das Blutvolumen, das beim Neugeborenen bis zu 120 ml/kg betragen kann, sondern das gesamte extrazelluläre Flüssigkeitsvolumen nehmen relativ zum Körpergewicht ab. Gleichzeitig wird das noch relativ „undichte“ Gefäßendothel zunehmend „dichter“. Der totale periphere Widerstand nimmt zu, und der arterielle Blutdruck steigt an, während Herzfrequenz und Herzzeitvolumen absinken (▶ Abb. 6.55).

Die neurogene, insbesondere die **reflektorische Steuerung** von Kreislauffunktionen ist schon beim Neugeborenen weitgehend vollständig ausgebildet, dies gilt zumindest für die Presso- und Chemorezeptorenreflexe. Allerdings ist die Beeinflussung der Herzfrequenz, obwohl deutlich geringer bei einer erwachsenen Person, sowohl beim Fetus als auch beim Neugeborenen stets stärker als die des peripheren Widerstandes. Erst mit dem altersabhängig zunehmenden peripheren Gefäßtonus steigt dann auch die Beteiligung von Durchblutungsreaktionen an der reflektorischen Kreislaufsteuerung.

6

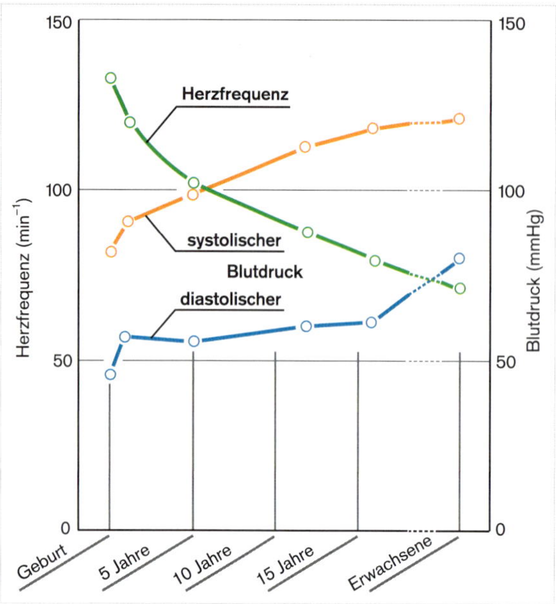

Abb. 6.55 Altersabhängigkeit von systolischem und diastolischem Blutdruck und Herzfrequenz. Von der Geburt bis zum Erwachsenenalter steigt der arterielle Druck als Folge schleichender Widerstandszunahme und Elastizitätsverlustes stetig an.

6.9.4 Strukturumbau im höheren Lebensalter

Die physiologischen Änderungen der Kreislauffunktion im höheren Lebensalter beruhen weitgehend auf den **Strukturveränderungen in Gefäßwänden und Herzmuskulatur**, die im Prinzip schon mit der Geburt einsetzen. In der postnatalen Wachstumsphase kommt die langsam abnehmende Elastizität des Gefäßsystems der Erhöhung der Strömungsgeschwindigkeit zugute, sodass die mittlere Transitzeit des gesamten Körperkreislaufs (Kreislaufzeit) trotz erheblichen Längenzuwachses des Gefäßsystems etwa konstant bleibt.

Infolge des physiologischen **Umbaus der Gefäßwand** (Zunahme des Kollagens, Fragmentierung elastischer Fasern) sowie durch arteriosklerotische Veränderungen werden Aorta und große Arterien mit zunehmendem Alter steifer. Damit ändert sich auch die charakteristische Wellenform von Druck und Strömung im Arteriensystem (S. 246). Die typische **Altersveränderung der Aorta** besteht in einer Zunahme der Steifheit und einer Vergrößerung des Volumens (▶ Abb. 6.56). Mit zunehmendem Lebensalter finden sich daher charakteristische Veränderungen des arteriellen Blutdrucks: Die Blutdruckamplitude wird größer, und der arterielle Mitteldruck steigt an (▶ Abb. 6.57). Entscheidende Altersveränderungen des Kreislaufsystems resultieren aus der zunehmenden Arteriosklerose der großen arteriellen Gefäße, die zur Unter-

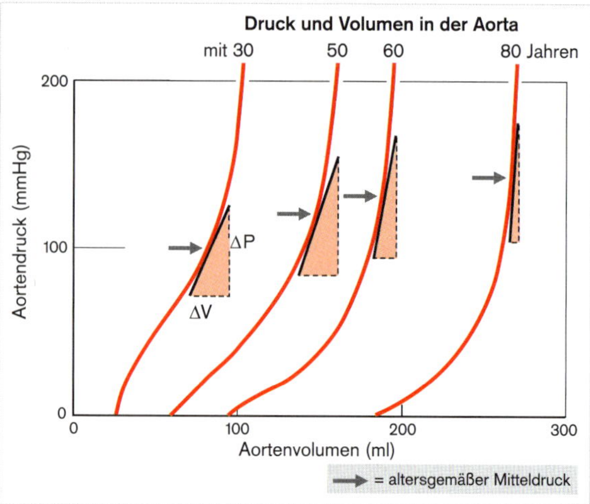

Abb. 6.56 Druck-Volumen-Beziehung der Aorta. Mit zunehmendem Alter steigt ihr Volumen. Im Bereich des altersgemäßen Innendrucks (Pfeile) nimmt die Steifheit der Gefäßwand zu, weshalb sich die Steilheit der Druck-Volumen-Beziehung erhöht. Das bewirkt eine abnehmende Windkesselfunktion mit Folgen für Herzarbeit und arteriellen Blutdruck.

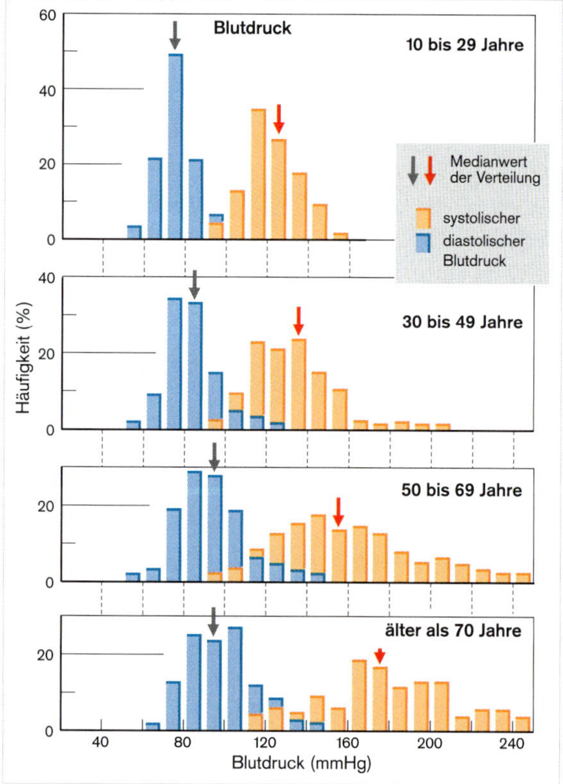

Abb. 6.57 Häufigkeitsverteilung des systolischen (orange) und diastolischen (blau) Blutdrucks mit zunehmendem Lebensalter. Der zunehmende periphere Widerstand und die abnehmende Gefäßdehnbarkeit sind die Ursachen für die deutliche Altersabhängigkeit des arteriellen Blutdrucks.

versorgung der Gewebe führen kann, wenn in zuführenden Leitungsarterien eine wesentliche Gefäßverengung auftritt. Die offenbar genetisch programmierte Abnahme der Wachstums- und Regenerationsfähigkeit lässt die Entwicklung überbrückender Kollateralgefäße im hohen Alter nicht mehr im gleichen Maße zu. Darüber hinaus nimmt die Gefäßdichte im Gewebe ab (**Rarefikation**), wodurch die Entwicklung einer Hypertonie begünstigt wird.

Zusammenfassung Kap. 6.9

Kreislauffunktion und Lebensalter

Im **fetalen Kreislauf** sind **rechter und linker Ventrikel parallelgeschaltet.** Nur 10 % des Herzzeitvolumens fließen durch die noch nicht entfaltete Lunge, die einen hohen Strömungswiderstand aufweist. 55 % des Herzzeitvolumens fließen in die Plazenta. Dort wird das Blut oxygeniert und strömt über die Umbilikalvene zum Fetus zurück. Großer und kleiner Kreislauf sind über Shunts (Foramen ovale und Ductus arteriosus Botalli) verbunden.

Die **ersten Atemzüge** nach der Geburt erzeugen einen starken Sog auf das Blut in den Vv. cavae. Dadurch fällt der Druck in diesen Gefäßen und das **Foramen ovale** wird funktionell verschlossen. Durch die Entfaltung der Lunge sinkt der pulmonale Strömungswiderstand um 80 %. Dadurch sinkt auch der Druck in der Pulmonalarterie unter den Aortendruck, und die Strömungsrichtung im Ductus arteriosus Botalli kehrt sich um. Innerhalb von 10–30 Minuten verschließt sich der **Ductus arteriosus** funktionell, der völlige Verschluss tritt nach Stunden bis Tagen ein.

Mit dem Wachstum des Organismus **nimmt das Blutvolumen relativ zum Körpergewicht ab** und die **Permeabilität des Gefäßendothels sinkt.** Strömungswiderstand und arterieller Blutdruck steigen an, während Herzfrequenz und Herzzeitvolumen abfallen.

Presso- und Chemorezeptorenreflexe sind bereits beim Neugeborenen nahezu vollständig ausgebildet, die reflektorische Regulation erfolgt allerdings zunächst fast ausschließlich über Änderungen der Herzfrequenz.

Durch pathophysiologische **Umbauprozesse der Gefäßwand** werden Aorta und große Arterien mit zunehmendem Alter steifer. Die typische **Altersveränderung der Aorta** besteht in einer Zunahme der Steifheit und einer Vergrößerung des Volumens.

Zum Weiterlesen...

[1] Bhave G, Neilson EG. Body fluid dynamics: Back to the future. J Am Soc Nephrol 2011; 22: 2166–2181.

[2] Calbet JA, Lundby C. Skeletal muscle vasodilatation during maximal exercise in health and disease. J Physiol. 2012; 590: 6285–6296.

[3] Carmeliet P, Jain RK. Molecular mechanisms and clinical applications of angiogenesis. Nature 2011; 473: 298–307.

[4] Cowley AW. Long-term control of arterial blood pressure. Physiol Rev. 1992; 72: 231–300.

[5] Guyton AC. Blood pressure control – special role of the kidneys and body fluids. Science. 1991; 252: 1813–1816.

[6] Haldar SM, Stamler JS. S-nitrosylation: integrator of cardiovascular performance and oxygen delivery. J Clin Invest. 2013; 123: 101–110.

[7] Harrison DG, Coffman TM, Wilcox CS. Pathophysiology of Hypertension: The Mosaic Theory and Beyond. Circ Res. 2021; 128: 847–863.

[8] Herring N, Paterson DJ. Levick's Introduction to Cardiovascular Physiology. Taylor & Francis; 2018.

[9] Lacolley P, Regnault V, Segers P, Laurent S. Vascular Smooth Muscle Cells and Arterial Stiffening: Relevance in Development, Aging, and Disease. Physiol Rev. 2017; 97: 1555–1617.

[10] Levick JR, Michel CC. Microvascular fluid exchange and the revised Starling principle. Cardiovasc Res. 2010; 87: 198–210.

[11] Meneton P, Jeunemaitre X, de Wardener HE, MacGregor GA. Links between dietary salt intake, renal salt handling, blood pressure, and cardiovascular diaseases. Physiol Rev. 2005; 85: 679–715.

[12] Mullins LJ, Bailey MA, Mullins JJ. Hypertension, kidney, and transgenics: a fresh perspective. Physiol Rev. 2006; 86: 709–746.

[13] Persson PB. Modulation of cardiovascular control mechanisms and their interaction. Physiol Rev. 1996; 76: 193–244.

[14] Rodriguez-Iturbe B, Pons H, Johnson RJ. Role of the Immune System in Hypertension. Physiol Rev. 2017; 97: 1127–1164.

[15] Rowell LB. Human Cardiovascular Control. Oxford: Oxford University Press; 1993.

[16] Singel DJ, Stamler JS. Chemical physiology of blood flow regulation by red blood cells: the role of nitric oxide and S-nitrosohemoglobin. Annu Rev Physiol. 2005; 67: 99–145.

[17] Thomas GD, Segal SS. Neural control of muscle blood flow during exercise. J Appl Physiol. 2004; 97: 731–738.

[18] Williams B, Mancia G, Spiering W et al. 2018 ESC/ESH Guidelines for the management of arterial hypertension. Eur Heart J. 2018; 39:3 021–3104.

[19] Zeng WZ, Marshall KL, Min S, Daou I, Chapleau MW, Abboud FM, Liberles SD, Patapoutian A. Science. 2018; 362: 464–467.

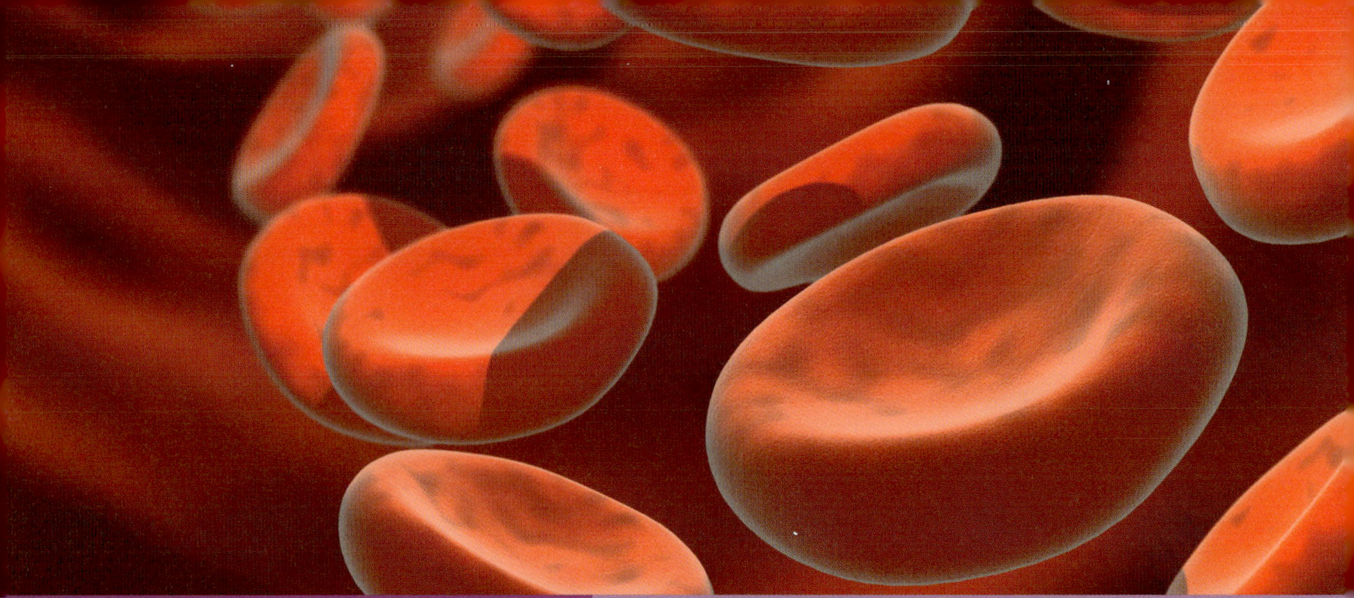

Kapitel 7

Blut: Ein flüssiges Organsystem

7 Blut: Ein flüssiges Organsystem

Barbara Walzog, Joachim Fandrey

7.1 Zu wenig roter Blutfarbstoff

B

Herr M. ist Geschäftsführer eines mittelständischen Unternehmens und leidet häufig unter erheblichem beruflichen Stress. Selten ist Zeit für geregelte Mahlzeiten und Ruhepausen. In den vergangenen Wochen fühlte er sich zunehmend abgeschlagen und müde, hatte manchmal bereits am späten Vormittag das Gefühl, keine Kraft mehr zu haben. In den letzten Tagen bemerkt er zudem, dass die Luft beim schnellen Treppensteigen knapp wird. Von Kollegen wurde ihm geraten, sich zum Arzt zu begeben, da er doch sehr blass und abgeschlagen wirkt. Die hausärztliche Untersuchung ergibt zunächst neben einem beschleunigten Puls und blassen Schleimhäuten keinen besonderen pathologischen Befund. Der Hausarzt beschließt deshalb, eine Blutprobe von Herrn M. ins Zentrallabor zu schicken zur Erstellung eines roten Blutbildes. Das Ergebnis ist eindeutig: Die Hämoglobinkonzentration von Herrn M. liegt deutlich unter der Norm, Herr M. hat eine Anämie. Eine weitere Differenzierung ergibt, dass es sich um eine mikrozytäre, hypochrome Anämie handelt. Als Ursache vermutet der Hausarzt eine okkulte Blutung im Magen-Darm-Trakt. Die anschließend durchgeführte Gastro-Duodenoskopie bestätigt die Diagnose einer Blutung aus einem Duodenalgeschwür. Die okkulte Blutung mit kontinuierlichem Blutverlust hat zu einem Eisenmangel geführt, in dessen Folge sich eine mikrozytäre, hypochrome Eisenmangelanämie entwickelt hat. Nach medikamentöser Therapie des Ulcus und Eisensubstitution erholt sich Herr M. innerhalb einiger Wochen, sodass sich seine Hämoglobinkonzentration und sein rotes Blutbild normalisieren.

7.2 Eigenschaften und Funktionen des Blutes

Das Leben eines Menschen hängt kritisch davon ab, dass sein Blut ununterbrochen durch den Körper zirkuliert und dadurch mit sämtlichen Organen in Verbindung steht. Die Organe entnehmen dem Blut u. a. Sauerstoff, Nährstoffe und hormonelle Botenstoffe, die sie für ihre geregelte Funktion benötigen, und geben an das Blut sowohl Stoffwechselprodukte als auch Hormone ab. Auch Wärme wird mit dem Blut transportiert. Das Blut dient also als **Transport- und Kommunikationssystem,** das für die Aufrechterhaltung der normalen Körperfunktionen Voraussetzung ist. Das Blut steht mit allen Organen in ständiger Wechselwirkung; trotzdem wird dadurch seine Zusammensetzung normalerweise nicht verändert. Abweichungen der normalen Blutzusammensetzung deuten daher auf krankhafte Veränderungen einzelner Organe (z. B. Lunge, Nieren oder Leber) oder des Blutes selbst (z. B. Anämie, Leukämie) hin. Während die inneren Organe einer Funktionsuntersuchung nicht direkt zugänglich sind, kann eine Blutprobe jedoch schnell und problemlos entnommen werden. Eine sorgfältige Analyse des Blutes kann Rückschlüsse auf eine gestörte Funktion verschiedener Organe wie der Lunge, der Niere und des endokrinen Systems liefern. So sind die Veränderungen der Partialdrücke von O_2 und CO_2 im arteriellen Blut ein Indikator für eine gestörte Lungenfunktion; die Erhöhung der Konzentration von Kreatinin im Plasma deutet auf eine eingeschränkte Nierenfunktion hin und veränderte Hormonkonzentrationen im Blut zeigen endokrinologische Störungen an. Beeinträchtigungen der Leberfunktion manifestieren sich u. a. in einer verminderten Konzentration verschiedener Plasmaproteine wie Albumin und Gerinnungsfaktoren, die von der Leber synthetisiert werden. Neben Transport- und Kommunikationsaufgaben hat das Blut aber auch **Abwehrfunktionen** gegen Pathogene wie Viren, Bakterien und Pilze sowie pathologisch veränderte Körperzellen. Eine hochspezialisierte Gruppe von Blutzellen, die Leukozyten, erkennt über spezifische Signalsysteme Pathogene oder entfremdete Körperzellen und macht sie in der Regel durch ausgeklügelte Abwehrmaßnahmen bereits im Gewebe unschädlich. Das **Gerinnungssystem** schützt vor Blutverlusten bei Verletzungen, indem es Schäden an Gefäßen abdichtet und für deren Reparatur sorgt. Dies geschieht durch Wechselwirkung von Gerinnungsproteinen im Blut und im Blutstrom schwimmenden Thrombozyten.

7.3 Zusammensetzung und Volumen des Blutes

7.3.1 Blutvolumen

Blut besteht hauptsächlich aus Wasser, in dem Elektrolyte, wasserlösliche Nährstoffe und Vitamine sowie Gase

Tab. 7.1 Normbereich für Erythrozytenparameter und Hämoglobin

	Frauen	Männer
Hämoglobinkonzentration (g/l Blut)	120–160	140–180
Hämatokrit	0,36–0,48	0,40–0,53
Erythrozytenzahl (10^{12}/l Blut = 10^6/µl Blut)	4,2–5,4	4,6–5,9
mittlere Hb-Konzentration der Erythrozyten (MCHC) (g/l Erythrozyten)	320–360	
mittlere Hb-Masse eines Erythrozyten (MCH) (pg = 10^{-12} g)	27–32	
mittleres Volumen eines Erythrozyten (MCV) (fl = 10^{-15} l)	80–100	
Retikulozytenanteil	0,5–2 %	

gelöst sind. Diese wässrige Lösung, die als **Plasma** bezeichnet wird, enthält außerdem Proteine, an die hydrophobe Stoffe angelagert werden können. Die **zellulären Bestandteile** des Blutes sind:

- **Erythrozyten** (rote Blutkörperchen; ▶ Tab. 7.1),
- **Leukozyten** (weiße Blutkörperchen; ▶ Tab. 7.3) und
- **Thrombozyten** (Blutplättchen).

Der Anteil des Blutvolumens am Körpergewicht beträgt bei Erwachsenen 6–8 % der fettfreien Körpermasse, bei kleineren Kindern sind es wegen des geringeren Fettanteils 8–9 %. Ein normales Blutvolumen ist zur Aufrechterhaltung des Blutkreislaufes erforderlich, da die Größe des Blutvolumens den Druck in den zentralen Venen und dadurch das Füll- und Auswurfvolumen des Herzens mitbestimmt. Die Messung des Blutvolumens erfolgt nach dem Prinzip der Indikatorverdünnung.

Beim **Indikatorverdünnungsverfahren** wird ein Indikator (z. B. ein Farbstoff oder radioaktives Isotop) in bekannter Konzentration ($c_{Indikator}$) in das Gefäßsystem injiziert. Die Menge des Indikators muss für die Dauer der Bestimmung im Gefäßsystem konstant bleiben, darf also nicht ausgeschieden, verstoffwechselt, in Zellen aufgenommen werden oder ins Interstitium übertreten. Anschließend wird die Konzentration im Blut bestimmt.

Mit der Formel

$$\frac{C_{Indikator}}{V_{Plasma}} = \frac{C_{Plasma}}{V_{Indikator}}$$

lässt sich die Größe des Plasmavolumens errechnen, wobei mit C_{Plasma} die Konzentration im Plasma, mit $V_{Indikator}$ das Volumen des injizierten Indikators und mit V_{Plasma} das zu bestimmende Plasmavolumen bezeichnet werden, in dem sich jetzt die konstante Menge Indikator verteilt. Unter Einbeziehung des Hämatokritwertes (s. u.) ergibt sich die Größe des Blutvolumens nach:

$$\text{Blutvolumen} = \frac{\text{Plasmavolumen}}{(1 - \text{Hämatokrit})}$$

Als **Hämatokrit** bezeichnet man den Volumenanteil der Erythrozyten am gesamten Blutvolumen. Der Normbereich dieses Wertes beträgt für Frauen 0,36–0,48 und für Männer 0,40–0,53 (▶ Tab. 7.1).

Das Blut mit seinen zellulären Bestandteilen ist eine Suspension, deren **Fließ-(rheologische) Eigenschaften** durch die Zahl der Zellen bestimmt werden. Da die Erythrozyten die bei weitem häufigste Zellart pro Volumeneinheit des Blutes sind (▶ Tab. 7.1), wird die Blutviskosität vor allem vom Hämatokrit bestimmt. Der Hämatokrit beeinflusst deshalb das Strömungsverhalten im Gefäßsystem, sodass bei einer Hämatokritzunahme die Blutviskosität überproportional ansteigt. Da der Strömungswiderstand linear mit der Viskosität zunimmt (Hagen-Poiseuille-Gesetz) (S. 241), bedeutet eine Erhöhung des Hämatokritwertes eine Mehrbelastung des Herzens. Die schlechteren Fließeigenschaften können auch die Durchblutung und damit die O_2-Versorgung im Gewebe mindern.

7.3.2 Zusammensetzung des Blutplasmas

Blutplasma erhält man durch Zentrifugieren von ungerinnbar gemachtem Blut. Blutplasma besteht zu 90 % aus **Wasser** und zu 10 % aus **gelösten Substanzen**. Von den festen Substanzen machen die Proteine ca. ⅔ aus, der Rest sind niedermolekulare Stoffe und Elektrolyte. Die Proteinkonzentration dieser Flüssigkeit beträgt ca. 70 g/l. Lässt man Blut gerinnen und zentrifugiert dann, so erhält man **Blutserum.** Es unterscheidet sich vom Plasma durch das Fehlen von gerinnungsaktiven Proteinen, hauptsächlich Fibrinogen.

Bis jetzt wurden mehr als hundert verschiedene Plasma-Moleküle, zum größten Teil Proteine, nachgewiesen. Diese Proteine sind sehr heterogen. Eine Auftrennung durch Trägerelektrophorese liefert fünf Grobfraktionen: Albumin, α_1- und α_2-Globuline, β-Globuline und γ-Glo-

Tab. 7.2 Proteine des menschlichen Blutplasmas (Auswahl)

Protein	Konzentration (g/l Plasma)	Funktionen
Albumin	35–55	kolloidosmotischer Druck, Transportfunktion (z. B. Fettsäuren, Ca^{2+})
α_1-Globuline		
α_1-Antitrypsin (α_1-Antiprotease)	2–4	Proteasehemmer (Thrombin, Plasmin, Elastase, Trypsin, Chymotrypsin)
α_1-Lipoprotein (= HDL, *high density lipoprotein*)	3–8	Lipidtransport (bevorzugt Phosphoglyceride)
Prothrombin (= Gerinnungsfaktor II)	0,05–1	Proenzym des Thrombins (Gerinnung)
α_2-Globuline		
α_2-Makroglobulin	2–3	Hemmer für Serin- und Metalloproteinasen
α_2-Antithrombin	0,2–0,3	Thrombininhibitor
α_2-Antiplasmin Haptoglobin	$7 \cdot 10^{-5}$ 1–3	Plasmininhibitor Hämoglobinbindung
Plasminogen	0,1–0,2	Proenzym des Plasmins
β-Globuline		
β-Lipoprotein (= LDL, *low density lipoprotein*)	3–8	Lipidtransport (bevorzugt Cholesterin und Cholesterinester)
Apo-Transferrin	2–4	Eisentransport
Hämopexin	0,5–1,0	Hämbindung
Fibrinogen (= Gerinnungsfaktor I)	2–4,5	Blutgerinnung Thrombozytenaggregation
C-reaktives Protein	< 0,01	Phagozytoseförderung
γ-Globuline	7–15	Immunglobuline (IgG, IgM, IgA, IgE, IgD)

buline. In ▶ Tab. 7.2 sind einige Vertreter dieser klassischen Proteinklassen aufgeführt.

7.3.3 Funktionen des Blutplasmas

Die folgende Besprechung der Plasmafunktion wird sich auf die Bedeutung der Plasmaproteine für die Aufrechterhaltung des Plasmavolumens und auf ihre Transportfunktion beschränken. Die Abwehr- und Gerinnungsfunktionen des Plasmas werden in Kap. 7.5 (S. 295) u. 7.6 (S. 310) behandelt.

Für den **kolloidosmotischen** (**onkotischen, durch Proteine erzeugten**) **Druck** des Plasmas, der für die Konstanthaltung des Plasmavolumens wichtig ist, sorgt vor allem das **Albumin.** Wegen seiner im Verhältnis zu anderen Plasmaproteinen relativ niedrigen Molekülmasse (66 kD) und hohen Konzentration (45 g/l Plasma) ist die Zahl osmotisch wirksamer Moleküle für Albumin am höchsten. Albumin trägt deshalb ungefähr zu 80 % zum kolloidosmotischen Druck (KOD) des Plasmas bei. Bei normaler Proteinkonzentration beträgt der KOD des Plasmas ca. 25 mm Hg (3,3 kPa). Da die Proteinkonzentration im Interstitium wegen der geringen Proteindurchlässigkeit der Kapillaren viel geringer ist als im Plasma, beträgt der KOD des Interstitiums im Mittel nur 5 mm Hg (0,7 kPa). Die daraus resultierende Differenz des KOD zwischen Plasma und Interstitium ist entscheidend für die Flüssigkeitsverteilung zwischen intravasalem und interstitiellem Raum, da der KOD dem hydrostatischen Druck entgegenwirkt und so die Flüssigkeit im Kreislaufsystem zurückhält (Abb. 6.28) (S. 250).

Ist die Albuminkonzentration im Plasma vermindert, so wird auch der KOD abfallen, was wiederum zu einer vermehrten Flüssigkeitsansammlung im Interstitium, einem **Ödem**, führt. Solche pathologischen Abnahmen der Albuminkonzentration im Plasma findet man z. B. bei erhöhten Verlusten durch die Niere (beim **Nephrotischen Syndrom**), bei verminderter hepatischer Bildung (bei schweren **chronischen Lebererkrankungen**) oder bei **Proteinmangel-Ernährung** (Hungerödem) (S. 251).

▶ **Spezifische Transportproteine. Apo-Transferrin** (eisenbindendes Protein), **Transcobalamin** (Vitamin-B_{12}-bindendes Globulin), oder **Transcortin** (cortisolbindendes Globulin) stellen nicht nur einfache Vehikel dar, mit deren Hilfe die zu transportierende Substanz zu den Zielzellen befördert wird. Transportproteine sind auch ein **Vorratssystem**, aus dem bei akutem Bedarf die benötigte Substanz entnommen werden kann.

▶ **Lipoproteine.** Von großer physiologischer und medizinischer Bedeutung sind die Lipoproteine, die am Transport von Cholesterin, Cholesterinestern, Phosphoglyceriden und Triacylglycerinen beteiligt sind. Man kennt verschiedene Klassen von Lipoproteinen, deren Lipid- und Proteinanteil jeweils unterschiedlich ist. Anhand der unterschiedlichen Dichte kann man Lipoproteine mit sehr geringer Dichte (*very low density lipoproteins*, **VLDL**), mit geringer Dichte (*low density lipoproteins*, **LDL**) und mit hoher Dichte (*high density lipoproteins*, **HDL**) unterscheiden. Eine Dichte noch unterhalb der VLDL zeigen die besonders lipidreichen **Chylomikronen**. Die unterschiedlichen Dichten beruhen darauf, dass der Massenanteil der Lipide bei den VLDL hoch (ca. 90 %; geringer Proteinanteil) und bei den HDL niedrig (ca. 50 %; entsprechend höherer Proteinanteil) ist. Die verschiedenen Lipoproteine haben unterschiedliche Funktionen:

- **Chylomikronen und VLDL** sind besonders reich an Triacylglycerinen. Die Chylomikronen sorgen für den Transport v. a. dieser Lipide vom Dünndarm ins periphere Blut (Nahrungsfett), während die VLDL die endogen in der Leber gebildeten Triacylglycerine in die Peripherie transportieren. Dort laden sie v. a. ihre Triacylglycerine ab, und aus VLDL entstehen so LDL.
- Von den Lipoproteinen im Plasma enthält **LDL** am meisten Cholesterin und Cholesterinester, die so verpackt zur Leber und zu anderen Körperzellen gelangen, wo sie z. B. in Plasmamembranen eingebaut werden. Die Aufnahme von LDL in das Zellinnere erfolgt über LDL-Rezeptoren auf der Zelloberfläche.
- **HDL** schließlich sorgt für den umgekehrten Transport von „überschüssigem" Cholesterin zu dem Leberkompartiment, in dem der Umbau von Cholesterin zu Gallensäuren stattfindet.

Von großer pathologischer Bedeutung ist die statistisch hochsignifikante Korrelation zwischen der Höhe des **Cholesterinspiegels** und dem Auftreten von **Atherosklerose** und **koronarer Herzkrankheit.** In diesem Zusammenhang sind besonders die LDL von Bedeutung, deren Plasmakonzentration eng mit der Atherosklerose korreliert. Bei der sog. familiären Hypercholesterinämie ist der LDL-Rezeptor defekt, wodurch das im Blut zirkulierende LDL nicht mehr von den Leber- und anderen Zellen aufgenommen werden kann. Ein solcher Rezeptordefekt führt bereits im Kindesalter zu einer Hypercholesterinämie mit schon früh einsetzenden atherosklerotischen Gefäßveränderungen.

7.3.4 Plasmaelektrolyte

Die Gesamtheit der Elektrolyte, die im Plasmawasser gelöst sind, hat eine osmolale Konzentration von 290 mosm/kg H_2O; zur Osmolarität und Osmolalität, s. Kap. 29.1.5 (S. 1046). Kationen und Anionen sind im Extrazellulärraum und im Intrazellulärraum in charakteristischer Weise verteilt (Tab. 11.1) (S. 470). Die hohe **extrazelluläre Natriumkonzentration** ist von Bedeutung für die Aufrechterhaltung des Extrazellulärvolumens, während die hohe **intrazelluläre Kaliumkonzentration** gemeinsam mit ungleichen Leitfähigkeiten für Na^+ und K^+ an der Plasmamembran die Voraussetzung für das Entstehen eines Membranpotenzials (S. 92) darstellt.

Die osmotisch wirksamen Teilchen (**Osmolyte**) des Plasmas erzeugen an Membranen, die nur für Wasser durchlässig sind (semipermeable Membranen), einen osmotischen Druck, der nach dem Van't-Hoff-Gesetz bei 37 °C (310 °K) 5800 mm Hg (770 kPa) beträgt. An den Kapillaren wird dieser Druck jedoch nicht wirksam, da das Kapillarendothel für Elektrolyte gut durchlässig ist. Für die Plasmaproteine trifft dies jedoch nicht zu, sodass nur die mittlere kolloidosmotische Druckdifferenz von 25–5 = 20 mm Hg über die Kapillarmembran hinweg wirksam wird. Werden Salzlösungen für Infusionen hergestellt, so müssen sie denselben osmotischen Druck haben wie das Plasma, sie müssen **isoton** sein. Ist nämlich der osmotische Druck der Infusionslösung höher (**hyperton**) als der des Plasmas, so kommt es bei Infusion zu einem Austritt von Wasser aus den Körperzellen. Bei Verwendung von **hypotonen** Lösungen strömt Wasser in die Zellen ein, es kommt zu einem Zellödem und schließlich zur Lyse der Zellen. Es sei in diesem Zusammenhang betont, dass eine Lösung mit gleicher Osmolalität wie das Blutplasma nur dann isoton ist, wenn die Zellmembran für das betrachtete Teilchen praktisch impermeabel ist. Dies trifft z. B. für Na^+-Ionen weitestgehend zu, nicht jedoch etwa für eine isoosmolale Harnstofflösung. Eine 0,9 %ige NaCl-Lösung (9 g NaCl/l Wasser) ist isoton und wird daher auch als physiologische Kochsalzlösung bezeichnet. Bei lebensbedrohlichen Blutverlusten kommen isotone **Plasmaersatzflüssigkeiten** zum Einsatz (z. B. Ringer-Lactat-Lösung), die zur Aufrechterhaltung des kolloidosmotischen Drucks mit Kolloiden wie Hydroxyäthylstärke (HAES) versetzt werden können. Als **Plasmaexpander** werden Lösungen bezeichnet, deren kolloidosmotischer Druck höher ist als der des Plasmas. Die Infusion dieser Lösungen führt zu einer Flüssigkeitsverschiebung vom interstitiellen in den intravasalen Flüssigkeitsraum und ergänzt somit das verlorengegangene Volumen zur Aufrechterhaltung der Kreislauffunktion besonders effektiv.

Zusammenfassung Kap. 7.3

Zusammensetzung und Volumen des Blutes

Das **Blutplasma** besteht zu 90 % aus **Wasser** und zu 10 % aus **gelösten Substanzen** wie Proteinen (ca. ⅔), niedermolekularen Stoffen und Elektrolyten. Die **Plasmaproteine** sind an Transportvorgängen sowie an der Abwehr- und Gerinnungsfunktion des Blutes beteiligt. Ihre Konzentration bestimmt den **kolloidosmotischen Druck** des Plasmas und damit das Plasmavolumen. **Elektrolyte**, deren unterschiedliche Verteilung zwischen dem Extrazellulärraum und dem Intrazellulärraum die notwendige Voraussetzung für das Entstehen des Membranpotenzials der Zellen ist, sorgen für den **osmotischen Druck** des Plasmas und der Zellen.

Als **niedermolekulare Stoffwechselendprodukte** werden u. a. stickstoffhaltige Substanzen (Harnstoff, Harnsäure, Kreatinin) und organische Säuren im Plasma zur Niere transportiert.

7.4 Zelluläre Bestandteile des Blutes

Blutzellen lassen sich morphologisch und funktionell in Erythrozyten (rote Blutkörperchen), Leukozyten (weiße Blutkörperchen) und Thrombozyten (Blutplättchen) einteilen:

- **Erythrozyten** sind rot, weil sie den roten Blutfarbstoff Hämoglobin enthalten. Sie sind kernlos und zahlenmäßig allen anderen Blutzellen weit überlegen, ihre Hauptaufgabe ist der Gastransport zwischen Lunge und Gewebe.
- Die **Leukozyten** hingegen sind eine äußerst heterogene Zellpopulation. Sie sind wesentlicher Teil des spezifischen und unspezifischen Abwehrsystems des Körpers, das Pathogene im Körper erkennen und eliminieren kann.
- **Thrombozyten** sind kleine, kernlose Plättchen, die nicht nur spontan verletzte Gefäße abdichten, sondern auch deren Reparatur einleiten können.

7.4.1 Hämatopoetische Stammzellen

Blutzellen stammen aus **hämatopoetischem Gewebe**, das sich beim Fetus in Leber und Milz und bei erwachsenen Personen im roten Mark der flachen Knochen befindet. Das hämatopoetische Gewebe enthält **Stammzellen**, aus denen sämtliche Blutzelltypen gebildet werden. Die Stammzellen haben zwei hervorstechende Eigenschaften, die in dieser Kombination bei anderen Körperzellen nicht vorkommen: sie sind **multipotent**, d. h. sie können sich zu verschiedenen Formen von Blutzellen entwickeln, und sie haben die Fähigkeit zur **Selbsterneuerung**, d. h. sie können identische Kopien von sich selbst herstellen.

Aufgrund dieser Eigenschaften erhofft man sich von der Erforschung der **hämatopoetischen Stammzellen** neue Perspektiven für die **Gentherapie** bisher unheilbarer Erkrankungen wie schweren angeborenen Immundefekten oder bestimmten Tumorerkrankungen. Da jeder Mensch über einen bestimmten Stammzellpool verfügt, können hämatopoetische Stammzellen von jeder Person zu therapeutischen Zwecken gewonnen werden. Heutzutage kann bereits ein durch eine Erkrankung, radioaktive Strahlung oder toxische Substanzen zerstörtes Knochenmark durch Transplantation von hämatopoetischen Stammzellen ersetzt werden.

Im Knochenmark werden aus multipotenten Stammzellen nach mehreren Teilungen und Differenzierungsschritten die linienspezifischen **hämatopoetischen Vorläuferzellen**, die sich schließlich zu den Lymphozyten, den Erythrozyten sowie den verschiedenen Granulozyten und den Megakaryozyten weiterentwickeln (▶ Abb. 7.1). Das Teilungspotenzial der Vorläuferzellen kann bei Bedarf enorm gesteigert werden, z. B. erlaubt die erythropoetische Reservekapazität des Knochenmarks eine Zunahme der Erythrozytenproduktion auf das 5 bis 10-fache des Normalwerts. Kontrolliert wird die Bildung der Vorläuferzellen durch **hämatopoetische Wachstumsfaktoren**, die u. a. den programmierten Zelltod (Apoptose) von Vorläuferzellen verhindern, die Proliferation, Differenzierung und Reifung induzieren sowie z. T. reife Blutzellen aktivieren.

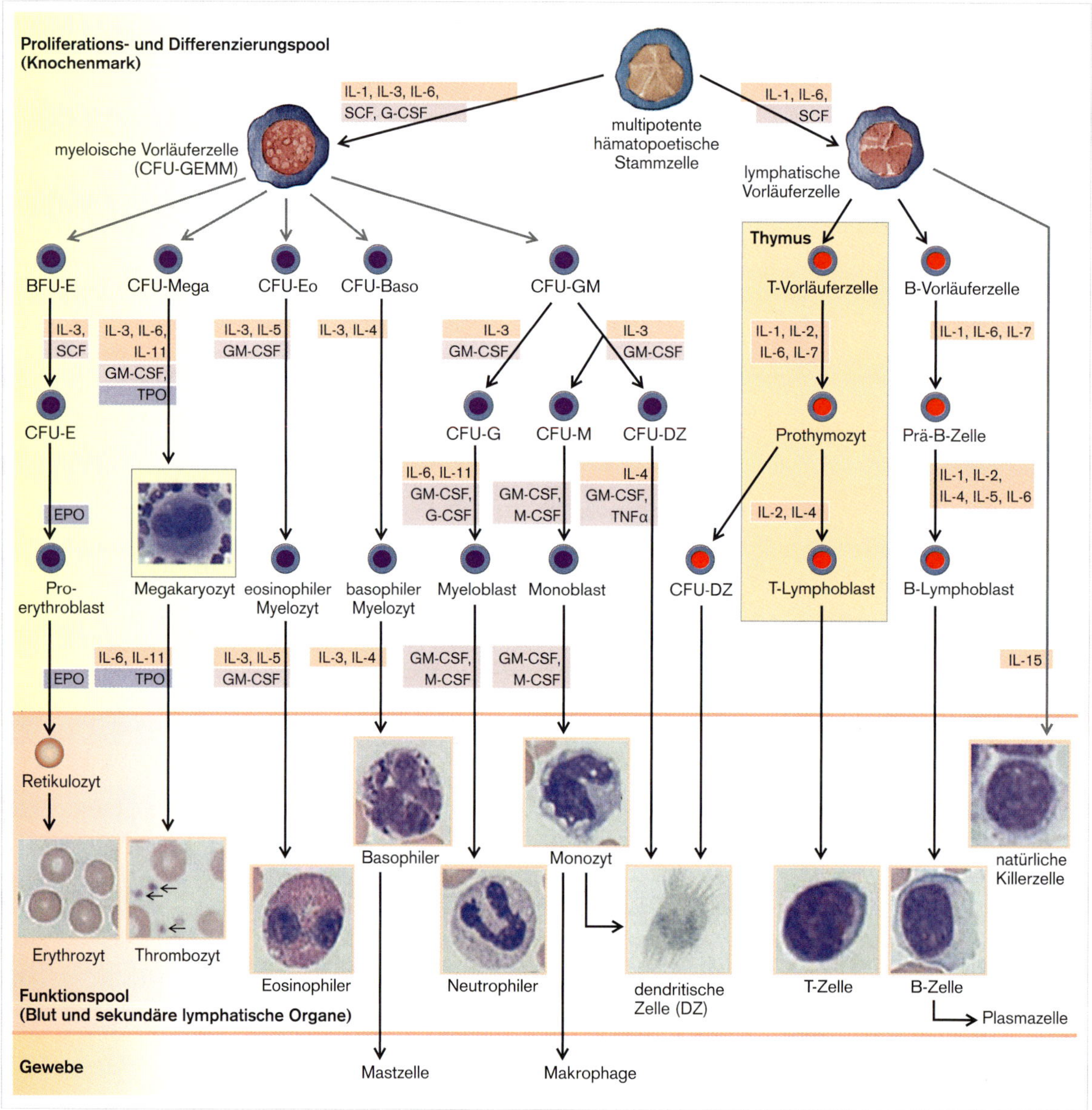

Abb. 7.1 Die Hämatopoese: Entwicklung und Differenzierung der Blutzellen. Ausgangspunkt der Hämatopoese im Knochenmark ist die multipotente Stammzelle, die identische Kopien von sich selbst herstellen kann (Selbstreplikation). Aus den multipotenten Stammzellen entstehen die myeloischen und lymphatischen Vorläuferzellen, die sich ihrerseits durch weitere Differenzierungsschritte zu reifen Blutzellen entwickeln. Diese Entwicklungsschritte werden unter dem Begriff „terminale Differenzierung" zusammengefasst, da sie unumkehrbar sind und nur in die Richtung der Weiterentwicklung zu reifen Blutzellen ablaufen können. Die T-Vorläuferzellen erfahren eine weitere Prägung im Thymus (T-Lymphozyten). Zellteilung und Differenzierung der Vorläuferzellen (*burst forming unit erythroid*, BFU-E, im Übrigen *colony forming units*, CFU) werden durch lokal gebildete hämatopoetische Wachstumsfaktoren (*colony-stimulating factors*, CSF) sowie durch Interleukine (z. B. Interleukin-3) gesteuert. Als Hormone wirken außerdem Erythropoetin (EPO) auf erythroide Vorläuferzellen und Thrombopoetin (TPO) auf Megakaryozyten. Die reifen Blutzellen verlassen das Knochenmark und treten als Bestandteil des Funktionspools in das periphere Blut bzw. in die sekundären lymphatischen Organe über. Mastzellen und Makrophagen differenzieren sich erst im Gewebe. Dendritische Zellen (DZ) bilden eine heterogene Zellpopulation, die aus verschiedenen Vorläufern hervorgehen kann. Die Zahl und Zusammensetzung der Blutzellen im Funktionspool ist beim Gesunden außerordentlich konstant. Alle peripheren Blutzellen sind etwa im gleichen Maßstab dargestellt; lediglich der Megakaryozyt ist auf eine Fünftel seiner maßstabsgetreuen Größe verkleinert. (Fotos Ulrich Dührsen, Essen)

Die **Lebenszeit** der reifen Blutzellen in der Körperperipherie ist unterschiedlich. Erythrozyten verbringen ca. 120 Tage in der Zirkulation, bevor sie vom **mononukleären Phagozytensystem** der Milz und Leber aufgenommen und abgebaut werden. Bei einer Umsatzrate von 1 % Erythrozyten/Tag kann man berechnen, dass bei einem erwachsenen Menschen in einer Sekunde ca. 3 Millionen Erythrozyten neu gebildet werden, um die Erythrozytenzahl des Blutes konstant zu halten. Um diese erstaunliche Neubildungsrate zu gewährleisten, ist eine entsprechend hohe Syntheserate von DNA und Hämoglobin notwendig. Die wichtigsten Kofaktoren für die DNA-Synthese sind Cobalamin (Vitamin B_{12}) und Folsäure, während der geschwindigkeitsbestimmende Schritt für die Hämoglobinbildung die Eisenverfügbarkeit darstellt. Fehlt einer dieser Stoffe, so kommt es zur sog. „Blutarmut" (Anämie) (S. 291), wobei die verbleibenden Erythrozyten je nach Ursache charakteristische Veränderungen aufweisen können. Die Lebenszeit der übrigen, nicht erythrozytären Blutzellen ist sehr variabel: Lymphozyten, die im Knochenmark gebildet werden und in den lymphatischen Geweben ihre Prägung erhalten, zirkulieren in ihrer Wächterfunktion mit dem Blut- und Lymphstrom während vieler Monate zwischen den lymphatischen Geweben hin und her. Demgegenüber sind die Granulozyten sehr viel kurzlebiger, ihre Lebenszeit beträgt nur 1–2 Tage, bis sie durch Apoptose „programmiert" sterben. Monozyten und Thrombozyten bleiben 7–10 Tage in Zirkulation.

7.4.2 Hämatopoetische Wachstumsfaktoren

Zahlreiche hämatopoetische Wachstums- und Differenzierungsfaktoren sind inzwischen identifiziert worden. Nur wenige dieser Faktoren wirken auf eine **spezifische Population** von hämatopoetischen Vorläuferzellen, zu ihnen gehören z. B. die Hormone **Erythropoetin** (Bildungsort v. a. Niere) und **Thrombopoetin** (Bildungsort v. a. Leber), das mitogen auf Megakaryozyten wirkt, aus denen die Thrombozyten abgeschnürt werden (▶ Abb. 7.1).

Die **Bildung von Erythropoetin** (**EPO**) in der Niere ist streng an das renale O_2-Angebot gekoppelt: Je weniger Sauerstoff angeliefert wird, desto mehr EPO wird gebildet. Eine zentrale Rolle spielt hier der Transkriptionsfaktor **HIF-1** (Hypoxie-induzierbarer Faktor 1), der aus zwei Untereinheiten besteht: einer HIF-α-Untereinheit, die O_2-abhängig reguliert wird, und einer konstitutiven HIF-1β-Untereinheit, welche als dimerer HIF-Komplex an die regulatorischen Genabschnitte der entsprechenden Zielgene binden. Es gibt zwei identisch regulierte α-Untereinheiten, HIF-1α und HIF-2α. Für die Regulation von EPO ist HIF-2α verantwortlich. Inzwischen ist bekannt, dass der Transkriptionsfaktor HIF-1, also aus einer HIF-α-Untereinheit und HIF-1β zusammengesetzt, die zentrale Rolle in der Anpassung der Genexpression bei veränderter Oxygenierung in allen Zellen des Körpers spielt. So kontrolliert HIF-1 die O_2-abhängigen Gene für die Angiogenese oder für die Glykolyse. Um den zellulären Gehalt an HIF-α O_2-abhängig zu kontrollieren, benötigen die Zellen einen Sauerstoffsensor. Diese Aufgabe übernehmen Hydroxylasen, deren enzymatische Aktivität, die Hydroxylierung von HIF-α, O_2-abhängig ist (▶ Abb. 7.2). Bei normalem P_{O_2} wird HIF-α hydroxyliert und rasch im Proteasom abgebaut; bei niedrigem P_{O_2} entgeht HIF-α dem Abbau, wird im Zellkern angehäuft und aktiviert in allen bisher untersuchten Körperzellen hypoxieabhängige Gene. HIF-1α und HIF-2α werden hierbei identisch reguliert.

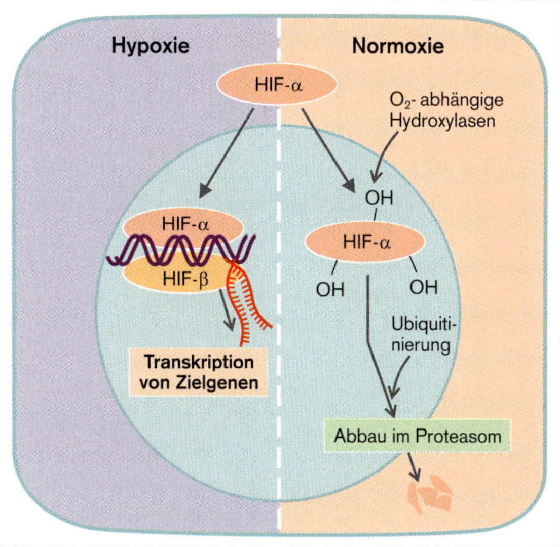

Abb. 7.2 Sauerstoff-Messung durch die Hydroxylierung von HIF-α. Links: Bei vermindertem P_{O_2} (**Hypoxie**) ist die Transkriptionsfaktoruntereinheit HIF-α stabil und wandert in den Zellkern. Dort aktiviert sie, zusammen mit **HIF-1β** und anderen zellulären Proteinen, die Transkription einer großen Anzahl von O_2-abhängigen Genen, wie z. B. Erythropoetin, angiogenetisch wirksame Faktoren und glykolytische Enzyme. **Rechts:** Bei normalem P_{O_2} (**Normoxie**) wird **HIF-α** in Minutenschnelle durch O_2-abhängige Hydroxylasen mit OH-Gruppen versehen. Diese „Markierung" macht HIF-α dann kenntlich für den ubiquitinabhängigen Abbau in der zellulären Entsorgungseinheit, dem Proteasom. Somit steht **HIF-α** bei Normoxie für eine Gen-Aktivierung kaum mehr zur Verfügung. Die Isoformen von HIF-α, HIF-1α und HIF-2α, werden in gleicher Weise reguliert.

Viele hämatopoetisch wirksame Faktoren werden lokal im Knochenmark gebildet und wirken **parakrin** auf benachbarte Zellen. Zu diesen parakrinen Faktoren gehören die **Interleukine** und sog. ***colony-stimulating factors*** (CSF):

- **GM-CSF** und **G-CSF** regen die myeloischen (Myeloblasten) Vorläuferzellen zur Teilung an.
- **Interleukin-3** hat ein breites Wirkungsspektrum, das vor allem auf die frühen Phasen der Hämatopoese, einschließlich der Stammzellen, wirkt. Zu einem späteren Differenzierungsstadium kommen spezifischere Wachstumsfaktoren ins Spiel, so z. B. Erythropoetin, das vor allem den programmierten Zelltod von Proerythroblasten (erythroide Vorläuferzellen) vermindert. Aus Proerythroblasten entstehen in weiteren Differenzie-

rungs- und Teilungsschritten Normoblasten, die ihren Zellkern ausstoßen. Es entstehen die kernlosen **Retikulozyten**, in denen RNA, Reste des Golgi-Apparates, Mitochondrien, Ribosomen und Proteine präzipitieren und als **Substantia reticulofilamentosa** mit Brillantkresylblau angefärbt werden können. Retikulozyten sind die unmittelbaren Vorgänger der Erythrozyten.

Hämatopoetische Wachstumsfaktoren des Menschen können heutzutage gentechnisch in großer Menge hergestellt werden. Sie werden dann als humane rekombinante Faktoren bezeichnet. Die Wachstumsfaktoren finden therapeutischen Einsatz z. B. bei der **Anämie des chronischen Nierenversagens** (Erythropoetin) und bei **Leukozytopenien** (GM-CSF, G-CSF), die nach Knochenmarktransplantationen oder Chemotherapie bei Menschen mit Tumoren vorkommen können.

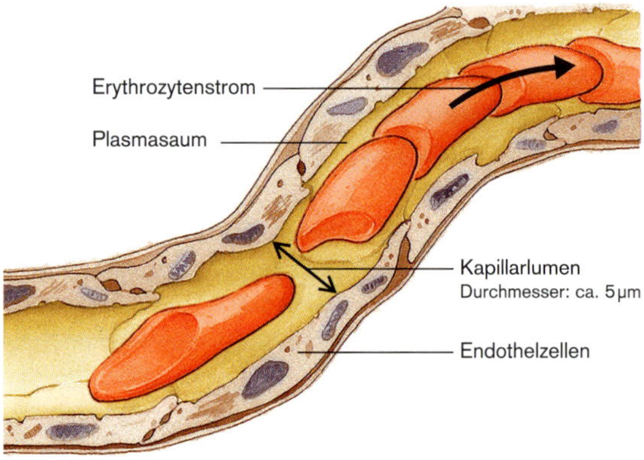

Abb. 7.3 Reversible Verformung von Erythrozyten im Kapillarbereich.

7.4.3 Erythrozyten

Unter Ruhebedingungen verbraucht der Mensch täglich etwa 400 Liter Sauerstoff. Dieser wird in der Lunge aufgenommen und im Blut an Hämoglobin gebunden, das in hoher Konzentration in den Erythrozyten vorhanden ist. Der gebundene Sauerstoff wird zu den Geweben transportiert, auf dem Rückweg zur Lunge ist Hämoglobin auch beim CO_2-Transport beteiligt. Zudem ist Hämoglobin ein wichtiger Puffer für den pH-Wert des Blutes. Erythrozyten haben ein besonders aufgebautes Membranskelett (Zytoskelett), das für die Deformierbarkeit in den engen Gewebskapillaren und damit für die Mikrozirkulation von Bedeutung ist. Auf der Außenseite der Erythrozytenmembran befinden sich charakteristische Komponenten, die Blutgruppenantigene, welche von praktischer Bedeutung bei der Durchführung von Bluttransfusionen sind.

Erythrozyten besitzen keine Mitochondrien und müssen ihren Energiebedarf daher praktisch ausschließlich aus Glucose über anaerobe Glykolyse decken. Ruhende Erythrozyten sind kleine, bikonkave Scheiben mit einem Durchmesser von 7,5 µm und einer mittleren Dicke von 1,5 µm. Für den Gastransport sind die Erythrozyten ideal geeignet, weil die bikonkave Diskusform ein hohes Oberflächen/Volumenverhältnis besitzt. Bei der Kapillarpassage können Erythrozyten gut ihre Form ändern (▶ Abb. 7.3), was die Fließeigenschaften des Blutes zusammen mit dem Fåhraeus-Lindqvist-Effekt (S. 245) signifikant verbessert.

▶ **Zytoskelett.** Für die besondere Form der Erythrozyten sowie für ihre außerordentlich gute Verformbarkeit ist

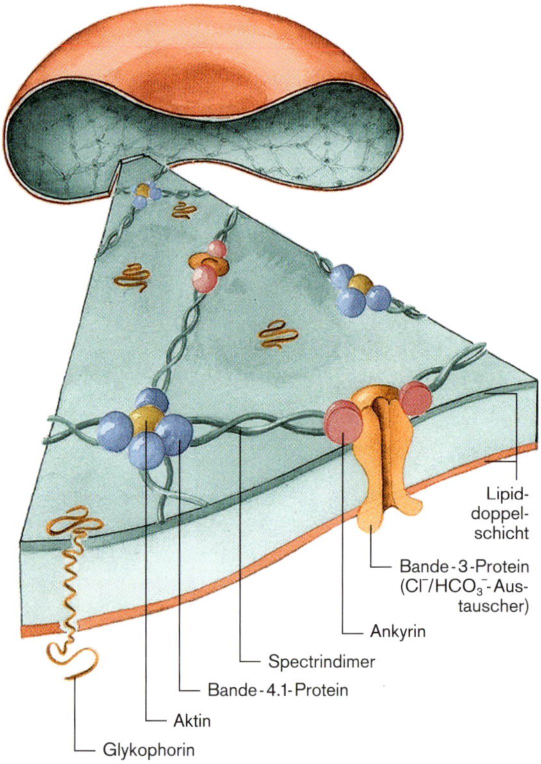

Abb. 7.4 Anordnung der wichtigsten Bestandteile des Zytoskeletts der Erythrozytenmembran. Die fadenförmigen Spectrindimere bilden ein Maschenwerk, das durch Ankyrin und Bande-4.1-Protein miteinander verknüpft ist. Die Anheftung des Cl^-/HCO_3^--Austauschers (Bande-3-Protein) an die Spectrindimere erfolgt durch Ankyrinmoleküle (rot). Glykophorin ist ein Membranprotein, das die Erythrozytenmembran in ihrer ganzen Länge durchspannt. Es steht innerhalb der Membran mit dem Bande-3-Protein und dem Bande-4.1-Protein in Verbindung. (Die Zahlen an den Namen der Proteine beziehen sich auf die Nummerierung von Elektrophoresebanden bei der Auftrennung von Eiweißkomponenten der Erythrozytenmembran.)

das Membran- oder Zytoskelett der Erythrozyten von großer Bedeutung. Die **Erythrozytenmembran** besteht aus einer Lipiddoppelschicht, in die Glykophorin, ein stark glykosyliertes integrales Membranprotein, sowie verschiedene Kanalproteine eingebettet sind, wie der Glucosetransporter GLUT 1, der Wasserkanal Aquaporin 1 oder der Cl^-/HCO_3^--Austauscher (Bande-3-Protein). Auf der dem Zytosol zugekehrten Seite der Membran befindet sich ein molekulares Maschenwerk, das **Membranzytoskelett**. Die Hauptkomponente dieses Maschenwerkes bilden die fadenförmigen Spectrinmoleküle, die untereinander durch Ankyrin und weitere Verbindungsproteine (Bande-4.1-Protein, Aktin) verknüpft sind (▶ Abb. 7.4). Die Wechselwirkung dieser verschiedenen Komponenten des erythrozytären Zytoskeletts untereinander, die die Deformierbarkeit der roten Blutzellen gewährleistet, ist im Einzelnen noch nicht genau bekannt.

Eine spezielle Form von Anämie wird durch den Defekt des erythrozytären Membranskelett-Proteins Ankyrin verursacht, der zu einer angeborenen (kongenitalen) kugelförmigen Auftreibung der Erythrozyten (Sphärozytose) führt. Die Sphärozyten (Kugelzellen) sind mechanisch sehr instabil, wodurch ihre Lebenszeit so stark verkürzt ist (< 10 Tage), dass eine Anämie entsteht, weil der vermehrte Abbau von Erythrozyten auch durch eine gesteigerte Erythrozytenneubildung nicht mehr kompensiert werden kann. Diese besondere Form des Erythrozytenmangels wird als **Kugelzellanämie** bezeichnet. Da die Elimination gealterter Erythrozyten oder solcher mit Membrandefekten vor allem durch das mononukleäre phagozytische System (MPS) der Milz erfolgt, steigt nach einer Milzentfernung die Lebensdauer der Sphärozyten bis auf 80 Tage an, wodurch die Anämie deutlich gebessert wird.

▶ **Ursachen von Anämien.** Eine Anämie liegt vor, wenn die Hämoglobinkonzentration unterhalb des in ▶ Tab. 7.1 aufgeführten Normbereichs liegt. Dies lässt sich bei Anfertigung eines „roten Blutbilds" ermitteln. Darüber hinaus werden hierbei die Erythrozytenkonzentration bzw. -zahl und der Hämatokritwert (Normbereiche für diese Parameter in ▶ Tab. 7.1) bestimmt. Außerdem werden die **Erythrozytenindizes** ermittelt, und zwar:

- **MCV** (*mean corpuscular volume* – mittleres Erythrozytenvolumen in Femtoliter [10^{-15} l bzw. fl]) = Hämatokrit/(Erythrozytenzahl pro Blutvolumen),
- **MCH** (*mean corpuscular hemoglobin* – mittlere Hämoglobinmasse pro Erythrozyt in Picogramm [pg]) = Hämoglobinkonzentration/(Erythrozytenzahl pro Blutvolumen),
- **MCHC** (*mean corpuscular hemoglobin concentration* – mittlere Hämoglobinkonzentration der Erythrozyten [g/l] Erythrozyten) = Hämoglobinkonzentration/Hämatokrit.

Die Parameter MCV und MCH werden benutzt, um eine Anämie weiter zu klassifizieren: bei erhöhtem bzw. erniedrigtem Zellvolumen (MCV) spricht man von einer **makrozytären** bzw. **mikrozytären Anämie**, ist die Hämoglobinmasse/Erythrozyt (MCH) verändert, so liegt eine **hyperchrome** (MCH erhöht) oder **hypochrome** (MCH vermindert) Anämie vor.

Eine **makrozytäre, hyperchrome** Anämie tritt nach monate- bzw. jahrelangem Mangel von Folsäure bzw. Cobalamin (Vitamin B_{12}) auf (historische Bezeichnung für Vitamin B_{12}-Mangel „perniziöse Anämie"). Beide Substanzen sind für die normale DNA-Synthese notwendig. Bei einem Mangel kommt es zu einer Mitosestörung, die sich besonders in den sich schnell teilenden Knochenmarkszellen bemerkbar macht. Die Hämoglobinsynthese im Zytoplasma der erythroiden Vorläuferzellen verläuft währenddessen normal weiter, sodass übergroße Erythrozyten (MCV > 100 fl) ins Blut gelangen. Eine makrozytäre, hyperchrome Anämie geht in aller Regel auch mit einer Störung der Granulopoese und Thrombozytopoese einher (**Panzytopenie**). Diese Anämieform kann u. a. dadurch zustande kommen, dass zu wenig Cobalamin in der Nahrung vorhanden ist, z. B. nach jahrelanger rein pflanzlicher Ernährung, oder dass Cobalamin ungenügend resorbiert wird. Die häufigste Ursache für eine solche Resorptionsstörung ist der Mangel an sog. **Intrinsic Factor**, einem von den Belegzellen der Magenschleimhaut gebildeten, proteaseresistenten Glykoprotein, das für die Resorption des Cobalamins **(Extrinsic Factor)** im unteren Ileum unerlässlich ist. Neben Atrophien der Magenschleimhaut sind auch Magenresektionen bedeutsame Ursachen für eine Mangelproduktion des Intrinsic Factors.

Bei chronischem **Eisenmangel** ist die DNA-Replikation normal, aber die Hämoglobinsynthese vermindert, was zu einer **mikrozytären, hypochromen Anämie** führt. Die häufigste Ursache für eine solche Eisenmangelanämie sind vermehrte Blutverluste durch starke Menstruationsblutungen oder Blutungen im Bereich des Magen-Darmtraktes. Dass selbst relativ geringe Blutverluste zu einem Eisenmangel führen können, wird aus der Eisenbilanz des Körpers deutlich: vom Gesamteisenbestand des Körpers (Frauen: 2 g; Männer 5 g) sind ca. ⅓ Speichereisen (Ferritin, Hämosiderin), Myoglobin und in eisenhaltigen Enzymen gebunden, während ⅔ als Hämoglobineisen vorliegen. Da 1 g Hämoglobin 3,4 mg Eisen besitzt und pro Tag 1 bis maximal 5 mg Eisen im Darm resorbiert werden können, führt ein dauernder Blutverlust von nur wenigen Millilitern pro Tag zu einer negativen Eisenbilanz [2]. Bei **akuten Blutverlusten,** etwa nach einem Unfallereignis, tritt eine **normozytäre, normochrome Anämie** auf, welche durch Einströmen interstitieller Flüssigkeit bei gleichzeitigem Verlust von Erythrozyten entsteht. Eine normozytäre, normochrome Anämie tritt auch bei Bildungsstörungen infolge Erythropoetinmangels bei chronischer Niereninsuffizienz oder einer Schädigung des Knochenmarks auf.

Bei erhöhtem Erythrozytenabbau (verkürzte Lebensdauer der Erythrozyten) können sich **hämolytische Anämien** entwickeln. Kennzeichnend hierfür ist ein Anstieg der Konzentration albumingebundenen Bilirubins (sog. indirektes Bilirubin).

▸ **Retikulozytenzahl und Knochenmarksaktivität.** Der Anteil der Retikulozyten an der gesamten Erythrozytenzahl beträgt normalerweise 0,5–2 %. Da jeder Erythrozyt das Knochenmark als Retikulozyt verlässt, ist die Bestimmung der Retikulozytenzahl im Blut ein Maß für die **Erythropoeseleistung** des Knochenmarks.

Eine **reduzierte Retikulozytenzahl** findet man folglich bei **Proliferationsstörungen,** die hervorgerufen sein können durch Knochenmarkschädigungen (Zytostatika, Röntgenstrahlen), Störung der Hämoglobinsynthese (Eisenmangel) oder der Zellproliferation (Cobalaminmangel, Erythropoetinmangel). Einen **erhöhten Retikulozytenanteil** beobachtet man bei einer Steigerung der erythropoetischen Knochenmarksaktivität, z. B. **kompensatorisch bei Anämien**, etwa der Kugelzellanämie und anderen hämolytischen Anämien, nach größeren **Blutverlusten** oder bei **Höhenaufenthalten** infolge einer vermehrten Erythropoetinbildung. Das Ansprechen einer Anämietherapie lässt sich durch eine Zunahme des Retikulozytenanteils ebenfalls überprüfen.

7.4.4 Blutgruppensysteme

Auf der Membranoberfläche der Erythrozyten befinden sich Glykolipide, die als **Blutgruppenantigene** die Zugehörigkeit zu einer bestimmten Blutgruppe festlegen. Diese Antigene können durch Serumantikörper erkannt werden, die die Erythrozyten zur irreversiblen **Agglutination** (Zusammenballung) oder zur Auflösung (Hämolyse) bringen. Mehrere hundert verschiedene, erbliche Antigene werden in Blutgruppensystemen zusammengefasst, von denen für den täglichen klinischen Gebrauch das **AB0-** und das **Rhesus-System** die wichtigsten sind. Blutgruppenantigene des AB0-Systems kommen nicht nur auf den Erythrozyten, sondern auf vielen anderen Körperzellen vor (Endothelzellen, Epithelzellen, Thrombozyten, Leukozyten). Blutgruppenantigene sind in ihrem Aufbau genetisch festgelegt und stellen somit einen Teil der **immunologischen Identität** des Menschen dar. Nur eineiige Zwillinge haben ein identisches Muster von Zelloberflächenantigenen und damit auch von Blutgruppen.

▸ **AB0-System.** Antigene im **AB0-System** sind verschiedene Zuckerstrukturen (**Kohlenhydratantigene**), deren Aufbau durch **Glykosyltransferasen** erfolgt, für die die Gene H, A und B kodieren. Das AB0-Blutgruppensystem wird nach den Mendel-Gesetzen kodominant vererbt. Der Begriff „kodominant“ bedeutet eine gleich wirksame (ko-dominante) Allelstruktur bezüglich der Blutgruppenantigene, die also beide gleichberechtigt exprimiert werden. Ein Beispiel: Wenn jemand die Allele A/B besitzt, ist er Träger der Blutgruppe AB, da die Allele A und B kodominant vererbt werden. Vererbt werden die Gene A und B für Enzyme, die im Fall der Blutgruppe A das Antigen A mit einem endständigen N-Acetylgalactosamin und im Fall der Blutgruppe B das Antigen B mit einem endständigen Galactoserest am Ende des Glykolipidmoleküls aufbauen. Bei Menschen mit der Blutgruppe 0 (Blutgruppenallel H) fehlt der endständige Zuckerrest, der die Blutgruppe A oder B bestimmt. Diese Grundstruktur ist jedoch nicht antigen wirksam und hat deshalb die Bezeichnung Blutgruppe 0 (Null) erhalten (▸ Abb. 7.5).

Im Serum finden sich Antikörper gegen das **jeweils fehlende Antigen,** also: Anti-B bei Blutgruppe A, Anti-A bei Blutgruppe B, Anti-A und Anti-B bei Blutgruppe 0 und keine Anti-A bzw. Anti-B-Antikörper bei Blutgruppe AB. Diese Antikörper gehören zu den Immunglobulinen der Klasse M (IgM).

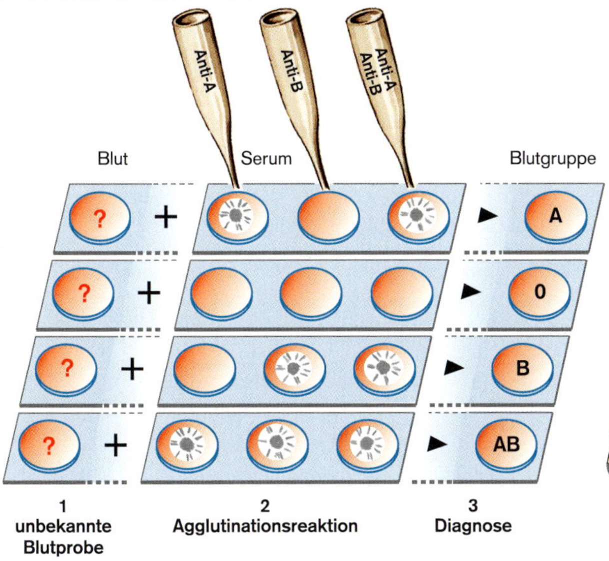

Erythrozytenantigen	Plasmaantikörper	möglicher Genotyp	Häufigkeit in %
A	Anti-B	AA/A0	44
0	Anti-A +Anti-B	00	42
B	Anti-A	BB/B0	10
AB	kein Anti-A kein Anti-B	AB	4

4
Tabelle

Abb. 7.5 Die Blutgruppen des Menschen im AB0-System. Blutproben, deren Blutgruppen unbekannt sind (**1**), werden entweder mit Anti-A-, mit Anti-B- oder mit Anti-A plus Anti-B-Antiseren vermischt. Je nach dem Auftreten oder dem Ausbleiben einer Agglutination (**2**) kann die Diagnose der Blutgruppe (**3**) gestellt werden. In der Tabelle (**4**) sind die zu jeder Blutgruppe gehörenden Erythrozytenantigene, die im Plasma vorhandenen Antikörper, der mögliche Genotyp sowie die mittlere Häufigkeit der Blutgruppen in Mitteleuropa wiedergegeben.

7

Die Blutgruppenantigene auf der Erythrozytenoberfläche (AB0-, Rhesus- u. a. System) können mit entsprechenden Antikörpern im Serum reagieren, was im AB0-System zur Agglutination und im Rhesus-System zur Lyse der Erythrozyten führt (**Blutgruppen-Unverträglichkeit**). Normalerweise geschieht dies nicht, weil im Blut der Blutgruppe A nur Anti-B-Antikörper, in dem der Blutgruppe B nur Anti-A-Antikörper und in dem der Blutgruppe AB keine dieser Antikörper vorkommen. Blut der Blutgruppe 0 enthält sowohl Anti-A- als auch Anti-B-Antikörper, aber keine A- oder B-Antigene. Daher muss vor einer **Bluttransfusion** die Verträglichkeit der Blutgruppen unter allen Umständen berücksichtigt werden. So wird vor jeder Bluttransfusion die genaue Blutgruppenkonstellation von Spender*in und Empfänger*in bestimmt, um Transfusionszwischenfälle zu vermeiden. Dabei werden für jede zu transfundierende Blutkonserve die große und die kleine **Kreuzprobe** durchgeführt, um eine Unverträglichkeit zwischen Blutkonserve und Empfänger*in auszuschließen. Bei der großen Kreuzprobe werden Spendererythrozyten und Empfängerserum gemischt und auf Agglutination untersucht. Bei der kleinen Kreuzprobe werden Spenderserum und Empfängererythrozyten gemischt. Beim Auftreten von Agglutinationsphänomenen darf die Transfusion nicht durchgeführt werden. Wird nämlich Blut mit der falschen Blutgruppe transfundiert, kann es in dem/der Empfänger*in zur intravasalen Hämolyse kommen, weil die Spendererythrozyten von den Antikörpern des/der Empfänger*in als fremd erkannt werden. Dadurch wird das Komplementsystem aktiviert (▸ Abb. 7.8) und die Spendererythrozyten werden zerstört. Solche Transfusionszwischenfälle sind gekennzeichnet durch das Auftreten von freiem Hämoglobin in Blut und Urin und können durch Kreislaufschock und Nierenversagen zum Tode führen. In seltenen Fällen kann es zu einer AB0-Inkompatibilität während der Schwangerschaft kommen. Sie kann auftreten, wenn die Mutter die Blutgruppe 0 hat und das Kind der Blutgruppe A (oder seltener der Blutgruppe B) angehört. Hat die Mutter aus nicht näher bekannten Ursachen Antikörper der Klasse IgG gegen das Antigen A gebildet, können diese die Plazentaschranke überwinden. Die dadurch verursachte Schädigung der kindlichen Erythrozyten ist in entwickelten Ländern eine der häufigsten Ursachen für die durch erhöhte Bilirubin-Spiegel im Blut verursachte Gelbsucht (Ikterus) bei Neugeborenen.

▸ **Rhesus-System.** Gibt man Serum von Kaninchen, die mit Erythrozyten von Rhesusaffen immunisiert wurden, zu menschlichen Erythrozyten, so führt dies bei ca. 85 % der europäischen Bevölkerung zu einer Agglutination. Das Rhesusmerkmal auf der Erythrozytenoberfläche ist das wichtigste **Proteinantigen**, zu denen die **Antigene D, C, c, E und e** gehören.

Das **Antigen D** hat die stärkste antigene Wirkung, sodass man Personen, die es besitzen, als **Rhesus-positiv** (**Rh^+**) bezeichnet. Bei **Rhesus-negativen** (**rh^-**; immer mit kleinem „r") Personen fehlt das Antigen D auf der Erythrozytenoberfläche. In Europa findet sich die Rh-positive Eigenschaft bei 85 % der Bevölkerung, wobei ein Allel des Rhesus-D-Gens für die Ausprägung des Antigens D reicht. Die verbleibenden 15 % der rh-negativen Bevölkerung sind homozygot für die Deletion des Rhesus-D-Gens. Im Unterschied zum AB0-System kommen Antikörper gegen die Rhesus-Antigene natürlicherweise nicht vor. Sie entstehen erst dann, wenn Blut von Rhesus-positiven Spender*innen auf Rhesus-negative Empfänger*innen übertragen wird. Das Immunsystem der Empfänger*innen wird in einem solchen Fall gegen das Rhesus-Antigen **sensibilisiert**, d. h. es bildet Antikörper gegen das D-Antigen.

Eine besondere Form der Sensibilisierung gegen Rh-Antigene wird bei **Schwangerschaften** beobachtet, wenn die Mutter rh-negativ und der Vater Rh-positiv ist, das Kind also ebenfalls Rh-positiv sein kann. Beim Geburtsvorgang können größere Volumina (10–15 ml) fetaler Erythrozyten in den mütterlichen Kreislauf übertreten. Die Rh-Antigene auf den fetalen Erythrozyten sensibilisieren das Immunsystem der Mutter und rufen die Bildung von **Anti-D-Antikörpern** hervor. Die Anti-D-Antikörper gehören zu den Immunglobulinen der Klasse G. Sie sind Monomere und aufgrund spezifischer Transportmechanismen plazentagängig, während pentamere Immunglobuline der Klasse M, zu denen z. B. die Antikörper im AB0-System gehören (▶ Tab. 7.4), nicht plazentagängig sind. Die Sensibilisierung und Anti-D-Antikörperbildung bleiben für die erste Schwangerschaft meist ohne Folgen. Komplikationen infolge der Sensibilisierung können aber auch schon in der ersten Schwangerschaft durch einen unerkannten Übertritt von Rh-positiven fetalen Erythrozyten in den mütterlichen Kreislauf auftreten. Bei nachfolgenden Schwangerschaften mit Rh-positiven Kindern reichen jedoch in jedem Fall wenige fetale Erythrozyten im mütterlichen Kreislauf aus, um das bereits sensibilisierte Immunsystem der Mutter zu einer massiven Produktion von Anti-D-Antikörpern anzuregen (Booster-Effekt; ▶ Abb. 7.11). Diese können durch die Plazenta in den kindlichen Kreislauf übertreten und führen dort zur Hämolyse der fetalen Erythrozyten. Das beim Fetus auftretende Krankheitsbild heißt **Morbus haemolyticus neonatorum** oder **Erythroblastosis fetalis** und ist durch eine schwere Anämie gekennzeichnet, die mitunter tödlich sein kann. Die entstehende Erythroblastose (Übertritt zahlreicher unreifer roter Vorläuferzellen ins Blut) ist die Folge des Versuchs der fetalen Hämatopoese, die massive Anämie zu kompensieren. Um die Antikörperbildung einer rh-negativen Mutter zu vermeiden, wird eine **Anti-D-Prophylaxe** durchgeführt. Dabei wird nach jeder Geburt eines Rh-positiven Kindes, aber auch nach einem Abort oder z. B. einer Fruchtwasseruntersuchung (Amniozentese) ein Anti-Rh (D)-Immunglobulin gespritzt. Dieses Antiserum soll evtl. auf die Mutter übergetretene fetale Rh-positive Erythrozyten abfangen und eine Sensibilisierung verhindern.

Zusammenfassung Kap. 7.4

Zelluläre Bestandteile des Blutes

Erythrozyten

Sie sind die am häufigsten vorkommenden Blutzellen und dienen dem **Sauerstofftransport** durch reversible Anlagerung von O_2 an ihr zytosolisches Protein **Hämoglobin**. Die kontinuierliche hohe Bildungsrate von Erythrozyten wird durch das Hormon **Erythropoetin** kontrolliert und ist abhängig von der Verfügbarkeit von Eisen, Cobalamin und Folsäure. Die Zahl der Retikulozyten, der letzten Vorstufe in der Bildung von Erythrozyten, gibt Auskunft über die Neubildungsrate der Erythrozyten, z. B. nach Blutverlusten und vorübergehenden Störungen der Erythropoese.

Anämien

Eine Anämie ist gekennzeichnet durch eine Verminderung der **Hämoglobinkonzentration** im Blut, eine Abnahme der Erythrozytenzahl und/oder eine Verminderung des **Hämatokrits**. Sie führt aufgrund der reduzierten Sauerstoffkapazität des Blutes zu Müdigkeit, reduzierter körperlicher Leistungsfähigkeit und Kurzatmigkeit.

Blutgruppensysteme

Die Antigene auf der Membran der Erythrozyten bestimmen die Zugehörigkeit zu Blutgruppen, deren Kenntnis Voraussetzung für eine sichere Bluttransfusion ist. Die wichtigsten Blutgruppensysteme sind das **AB0-System** und das **Rhesus-System**.

7.5 Abwehrmechanismen des Körpers

Unsere Umgebung enthält eine große Anzahl von infektiösen Mikroorganismen wie Viren, Bakterien, Pilze und Parasiten, die Krankheiten auslösen können. Unter Infektion versteht man das Eindringen von solchen pathogenen Mikroorganismen in den Körper und ihre dortige Vermehrung. Die ersten Barrieren, die das Eindringen verhindern, sind die Deckflächen der Haut und der Schleimhäute. Ist dieses mechanische Hindernis nach Verletzungen durchbrochen, so steht den eingedrungenen Mikroorganismen eine zweite Abwehrfront im Gewebe entgegen, die Leukozyten. Die durch das Eindringen der Krankheitserreger aktivierten Abwehrmaßnahmen dienen der Erkennung, Elimination und Zerstörung von eingedrungenen Pathogenen und der Elimination entarteter oder zerstörter körpereigner Zellen. Die Leukozyten sorgen dafür, dass die überwiegende Mehrheit aller Infektionen kurzzeitig ist und keinen dauernden Schaden hinterlässt. Die Leukozyten sind demnach die Träger der Abwehr des menschlichen Organismus gegen eingedrungene Mikroorganismen und Fremdkörper. Hierbei unterscheidet man die **angeborenen unspezifischen** und die **erworbenen spezifischen Abwehrmechanismen.** Beide verfügen nicht nur über eine **zelluläre**, sondern auch über eine **humorale** Komponente.

- Die **zelluläre** Komponente der **unspezifischen** Abwehr wird im Wesentlichen getragen von neutrophilen Granulozyten und Monozyten, die sich im Gewebe zu Makrophagen umwandeln und Fremdkörper wie Bakterien und z. B. geschädigte körpereigene Zellen durch Phagozytose eliminieren. Hierbei werden unspezifische, generalisierte „Abwehrtechniken" eingesetzt, die bereits bei der Geburt voll ausgebildet sind (angeborene Immunität).
- Für die **unspezifische humorale** Abwehr sind verschiedene Faktoren wie Lysozym, das Komplementsystem, C-reaktives Protein (CRP) und Interferone verantwortlich.
- Die **zelluläre** Komponente der **spezifischen** Abwehr wird im Wesentlichen durch die T-Lymphozyten getragen und erst nach der Geburt ausgebildet (erworbene Immunität).
- Die **spezifische humorale** Abwehr wird durch Antikörper vermittelt, die von Plasmazellen gebildet werden. Die Plasmazellen gehen aus den B-Lymphozyten hervor.

Für einen effizienten Schutz des Organismus gegen Krankheitserreger müssen in der Regel **alle Komponenten** der Abwehr zusammenarbeiten. Fällt nur eine Komponente aus, ist oft eine massive Abwehrschwäche des Organismus die Folge.

Das **Differenzialblutbild,** welches in der ärztlichen Diagnostik routinemäßig erfasst wird, entspricht dem relativen Anteil der kernhaltigen, d. h. weißen Blutzellen. Man erhält es z. B. durch Entnahme von Kapillarblut aus der Fingerbeere. Streicht man das Blut auf einem Objektträger aus, kann man nach spezifischer Färbung die unterschiedlichen Leukozytenpopulationen entsprechend ihrer Größe, der Kernmorphologie und der Anfärbbarkeit ihrer Granula unter dem Mikroskop auszählen. Hierbei werden die **polymorphkernigen, neutrophilen Granulozyten** erfasst, die weiter unterteilt werden können in die etwas jüngeren stabkernigen und die etwas älteren segmentkernigen neutrophilen Granulozyten. Darüber hinaus unterscheidet man die **eosinophilen** und die **basophilen Granulozyten** sowie die **Monozyten**, die sich erst nach ihrer Auswanderung in das Gewebe zu **Makrophagen** differenzieren. Die verschiedenen **Lymphozytenpopulationen**, d. h. die T- und B-Zellen, kann man morphologisch allerdings nicht unterscheiden. Zur Differenzierung der verschiedenen Lymphozytenpopulationen werden bestimmte Oberflächenantigene wie CD4 (**CD = *cluster of differentiation***) bzw. CD8 auf T-Zellen und CD19 auf den B-Zellen mit spezifischen fluoreszenzmarkierten Antikörpern nachgewiesen. Diese Einzelzellanalyse erfolgt hierbei vollautomatisch mit Hilfe der sog. **Durchflusszytometrie.** Die verschiedenen Leukozytenpopulationen, ihre Aufteilung und ihre Funktion sind in ▸ Tab. 7.3 aufgeführt; ihre Morphologie ist in ▸ Abb. 7.1 dargestellt.

7.5.1 Die unspezifische zelluläre Abwehr

Die angeborene unspezifische Abwehr ist gegenüber einem weiten Spektrum von Mikroorganismen wirksam und zeigt Speziesunterschiede gegenüber verschiedenen Krankheitserregern, d. h., dass ein Krankheitserreger bei einer Spezies pathogen (krankheitserregend) ist, nicht jedoch bei einer anderen Spezies. Sind Bakterien oder Fremdkörper in den Körper eingedrungen, werden sie in der Regel rasch von phagozytierenden Zellen eliminiert. Zu ihnen gehören die **polymorphkernigen, neutrophilen Granulozyten** des Blutes und die in Blut und Geweben vorkommenden **mononukleären Phagozyten** (Monozyten, Makrophagen). Wenn bei einer Verletzung pathogene Keime in Körpergewebe eingedrungen sind, so müssen die Leukozyten zunächst aus der Blutbahn auswandern (Extravasation) und zum Ort des Gewebeschadens gelockt werden.

▸ **Extravasation.** Die Extravasation ist ein mehrstufiger Prozess, bei dem es zunächst zur Freisetzung von **Entzündungsmediatoren** wie Interleukin-1 (IL-1) und Tumornekrosefaktor-α (TNF-α) durch ortsständige Gewebemakro-

7

Tab. 7.3 Leukozytenzahl und -funktion

	Anzahl/µl Blut (Normbereich)	% der Leukozyten	Funktionen
Leukozyten gesamt	5 000–10 000	100	
Granulozyten (unspezifische Abwehr)			
Neutrophile	2000–6000	40–60	Phagozytose und Lyse von Mikroorganismen (v. a. Bakterien), Freisetzung von leukotaktisch wirksamen Stoffen (Leukotriene), Bildung von „Antibiotika" (Lysozym, Lactoferrin, O_2-Radikale)
Eosinophile	50–300	1–3	Abwehr von parasitären Würmern, z. B. Fadenwürmern (Nematoden), Synergie mit Mastzellen und basophilen Granulozyten
Basophile	0–50	0–1	Freisetzung von Histamin und Heparin, Rolle bei der Abwehr von einzelligen Mikroorganismen (Protozoen) und Würmern (Helminthen), histaminabhängige Allergiesymptome, Freisetzung chemotaktischer Lockstoffe für Eosinophile
Monozyten			
	200–800	4–8	Vorläuferzellen des mononukleären Phagozytensystems (MPS); MPS-Zellen: Phagozytose, Antigenpräsentation, Freisetzung von Proteasen, O_2-Radikale, NO, Interleukine
Lymphozyten (spezifische zelluläre und humorale Abwehr)			
gesamt	1000–4000		
$CD4^+$-T-Zellen	550 –1600	15 –30	Differenzierung zu T-Helferzellen, T_{H1}-Zellen unterstützen die Aktivierung von Makrophagen, T_{H2}-Zellen unterstützen B-Zell-Aktivierung
$CD8^+$-T-Zellen	250 –850	5 –15	Differenzierung zu zytotoxischen T-Zellen, Abtötung virusinfizierter körpereigener Zellen
B-Zellen	150–400	2 –5	Differenzierung zu Plasmazellen, Produktion von Antikörpern

phagen im Bereich des betroffenen Gewebeareals kommt. Diese Faktoren vermitteln die Aktivierung des Endothels, das nun seinerseits mit der Expression von **Adhäsionsmolekülen** und Entzündungsmediatoren reagiert. Dies ist die Voraussetzung für die gezielte **Leukozyten-Endothel-Interaktion**, bei der es zunächst unter Vermittlung von Adhäsionsmolekülen, den Selektinen, zum sog. **Leukozytenrollen** auf dem Endothel kommt. Dies ermöglicht die **Aktivierung der Leukozyten** durch die vom Endothel produzierten Entzündungsmediatoren wie dem Plättchen-aktivierenden Faktor (PAF). Hierdurch wird unter Beteiligung von weiteren Adhäsionsmolekülen, den Integrinen, die feste **Adhäsion der Leukozyten** an das Endothel induziert. Dies ist eine wichtige Voraussetzung für die sich anschließende, transendotheliale Diapedese.

▸ **Diapedese.** Hierbei durchdringen die Leukozyten die Gefäßwand aktiv und gelangen so ins Gewebe. Dort wandern die Leukozyten chemotaktisch gesteuert zum Entzündungsort. Unter **Chemotaxis** versteht man eine gerichtete Wanderung der Leukozyten, die von sog. Chemokinen eingeleitet und aufrechterhalten wird. **Chemokine** sind zur Gruppe der Zytokine gehörende Proteine, die ihren Namen nach ihrer Funktion erhalten haben: Sie bewirken die Wanderung und Aktivierung von Phagozyten und Lymphozyten und können deshalb auch als biochemische „Lockstoffe" bezeichnet werden. Zu dieser mehr als 30-köpfigen Familie gehört z. B. das Interleukin-8, das neutrophile Granulozyten anlockt, das Makrophagen-Chemoattraktorprotein-1 (MCP1) oder das Eotaxin, das chemotaktisch auf eosinophile Granulozyten wirkt. Des Weiteren werden die verschiedenen Leukozytenpopulationen auch von weniger spezifischen Mediatoren wie Leukotrien B4 (s. ▸ Abb. 7.16) und dem Komplementfaktor C5a (S. 300) angelockt und aktiviert.

Bei der Vielzahl der Mediatoren, die in vivo auf einzelne Leukozytenpopulationen einwirken, ist der Nachweis der funktionellen Bedeutung eines einzelnen Faktors oft schwer zu erbringen. Gleichwohl ermöglicht die genauere Kenntnis der molekularen Grundlagen der Leukozytenaktivierung die Entwicklung neuer therapeutischer Ansätze, die darauf beruhen, die Wirkung eines Faktors gezielt ausschalten zu können und somit die Aktivierung einer bestimmten Leukozytenpopulation selektiv zu unterbinden (z. B. Blockierung der Wirkung von Eotaxin und der damit verbundenen Hemmung von eosinophilen Granulozyten bei allergischen Reaktionen).

► **Phagozytose.** Ist ein Phagozyt (neutrophiler Granulozyt, Makrophage) am Ort der Bakterieninvasion angelangt, fängt er an, die Eindringlinge zu phagozytieren. Die Phagozytose beginnt mit dem Einfangen von Mikroorganismen und ihrer Bindung an die Membranoberfläche der Phagozyten. Die Fähigkeit zur Bindung und Phagozytose wird wesentlich erleichtert, wenn die Pathogene durch Komplementfaktoren oder durch Antikörper gebunden wurden. Generell bezeichnet man diese Markierung von Fremdkörpern mit Antikörpern oder Komplementfaktoren als **Opsonisierung**. Dieser Vorgang erhöht die „Fressgier" von Phagozyten ganz beträchtlich. So wird die Phagozytose durch neutrophile Zellen und Makrophagen um das 5000-fache gesteigert, wenn ein Krankheitserreger durch Antikörper oder Komplementfaktoren markiert (opsonisiert) wurde. Die Ursache dieser Effizienzsteigerung beruht darauf, dass die mit Komplement C3b oder mit Antikörpern beladenen Partikel (Bakterien, geschädigte Körperzellen) nun über C3b- bzw. F_c-Rezeptoren auf der Phagozytenmembran spezifisch gebunden werden können (► Abb. 7.7). Nach der Anlagerung bilden die Phagozyten Pseudopodien, welche den Fremdkörper umschließen (Phagosomenbildung). Der eigentliche Abbau des Fremdkörpers findet statt, wenn die Phagosomen mit Lysosomen zum **Phagolysosom** verschmelzen und der Enzyminhalt der Lysosomen mit dem phagozytierten Material in Kontakt kommt. Die lysosomalen Enzyme umfassen Proteasen, Peptidasen, Oxidasen, Desoxyribonukleasen und Lipasen. Außerdem bilden Phagozyten (v. a. neutrophile Granulozyten) noch reaktive Sauerstoffmetabolite wie Wasserstoffperoxid (H_2O_2), Peroxidanionen (O_2^-) und Hydroxylradikale (OH•). Sie helfen bei der Abtötung von Bakterien, indem sie die Bakterienmembran schädigen und so den Zugriff der lysosomalen Enzyme erleichtern.

Viele Krankheitserreger haben allerdings Strategien entwickelt, mit denen sie die Abwehr unterwandern. So entziehen sich einige Mikroorganismen der Phagozytose oder der Verdauung in Makrophagen. Erreger der Tuberkulose, des Typhus, der Gonorrhö und der Lepra gehören beispielsweise dazu. Einige können sich, einmal phagozytiert, sogar im Makrophagen vermehren, sie werden also weder vom Makrophagen verdaut noch von den ausschließlich extrazellulär zirkulierenden Immunglobulinen entdeckt. Die letzte Möglichkeit für den Makrophagen, sich dieser Eindringlinge doch zu erwehren, ist dann die **Kooperation** mit den inflammatorischen CD4⁺-T-Helferzellen (S. 303). Deren aktivierter Subtyp T_{H1} ist nämlich in der Lage, Zytokine wie INF-γ und TNF-α freizusetzen, welche bei der Aktivierung von Makrophagen helfen (► Abb. 7.9). Die **Aktivierung der Makrophagen** führt u. a. zur Synthese zytotoxischer Peptide, sog. **Defensine**, die in der Bakterienwand ionendurchlässige Kanäle bilden und die Erreger damit abtöten können, sowie zur Expression hoher Aktivitäten von NO-Synthase, die aus L-Arginin das sehr reaktive Stickstoffmonoxid (NO) abspaltet. **NO** selbst wirkt bereits antimikrobiell, doch kann es mit O_2^- zu noch wirksameren Substanzen wie Peroxynitrit ($ONOO^-$) reagieren, sodass neben zahlreichen Bakterien auch Pilze, Protozoen und sogar parasitäre Würmer erfolgreich angegriffen werden können.

Auch die Zellen der angeborenen Abwehr sind in der Lage, körperfremde Strukturen zu erkennen und von körpereigenen Strukturen zu unterscheiden. Für diese wichtige Eigenschaft ist die Familie der sog. **„Toll-Rezeptoren"** (*toll-like receptors*, TLRs) verantwortlich. Diese Rezeptoren, die u. a. auf dendritischen Zellen, Makrophagen und Granuloyzten vorkommen, erkennen spezifische virale oder bakterielle Fremdstrukturen wie die Lipopolysaccharide gramnegativer Bakterien oder die Peptidoglycane grampositiver Bakterien. Nach der Bindung solcher Fremdstrukturen an einen TL-Rezeptor wird z. B. in dendritischen Zellen eine Vielzahl von gezielten Abwehrmaßnahmen gegen die Eindringlinge in Gang gesetzt. Hierzu gehört die Aktivierung des NFκ-B-Signalwegs, der eine zentrale Rolle bei der angeborenen Immunantwort spielt. Weiterhin werden Zytokine freigesetzt, von denen das Interleukin-12 (IL-12) besonders wichtig ist, da es einen Vermittler zwischen der angeborenen Immunität (dendritische Zellen) und der erworbenen Immunität (T_{H1}-Zellen) darstellt.

► **NETose.** Neutrophile Granulozyten können Bakterien und Pilze auch durch die Ausbildung sog. Netze unschädlich machen (► Abb. 7.6). Diese Strukturen werden von neutrophilen Granulozyten beim Kontakt mit den Eindringlingen aktiv gebildet und bestehen im Wesentlichen aus dem Chromatin der Zelle und verschiedenen Granula-Proteinen. Bei der Ausbildung der Netze sterben die neutrophilen Granulozyten selbst ab. Der Vorgang der Netzbildung wird daher in Analogie zu Nekrose und Apoptose als dritte Form des Zelltods mit dem Begriff Netose bezeichnet. Die Netze (für Englisch NETs, ein Apronym für *neutrophil extracellular traps*) dienen nicht nur dem Einfangen von Mikroorganismen; sie können diese aufgrund ihrer antimikrobiellen Wirkung auch abtöten. Eine wichtige Bedeutung der Netze wird inzwischen auch bei verschiedenen Erkrankungen wie Autoimmunreaktionen diskutiert.

► **Zytotoxische Reaktionen.** Sind die in den Körper eingedrungenen Parasiten zu groß, um direkt phagozytiert zu werden (z. B. Wurmlarven), übernehmen die **eosinophilen** und **basophilen Granulozyten** eine wichtige Rolle bei der Infektabwehr. Eosinophile Granulozyten können nach Anlagerung von IgG- und IgE-opsonisierten Antige-

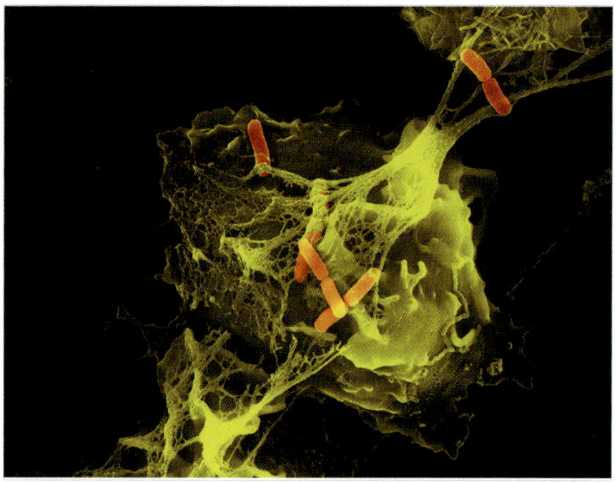

Abb. 7.6 Neutrophile Granulozyten bilden Netze. Rasterelektronenmikroskopische Aufnahme von neutrophilen Granulozyten (gelb), die unter Ausbildung von Netzen gramnegative Stäbchenbakterien der Gattung Shigella (rot), die schwere Durchfallerkrankungen beim Menschen auslösen können, unschädlich machen. (Die Aufnahme wurde freundlicherweise von dem Entdecker der Netze, Herrn Professor Arturo Zychlinsky, Max-Planck-Institut für Infektionsbiologie, Berlin, zur Verfügung gestellt)

nen zytotoxisch wirkende Substanzen aus ihren Granula freisetzen. Hierzu zählen das **Neurotoxin**, das die Parasiten lähmt und das ***„major basic protein“***, das sie abtötet. Die basophilen Granulozyten enthalten ebenfalls Granula und sind in vielen Eigenschaften den Mastzellen verwandt. Die Degranulation der Basophilen erfolgt nach Kontakt mit IgE (▸ Tab. 7.4) und dem Antigen, das die IgE-Bildung ausgelöst hat. Ein Inhaltsstoff dieser Granula, das **Histamin**, ist beteiligt an allergischen Reaktionen wie dem Bronchialasthma. Zudem wirkt Histamin als Lockstoff für eosinophile Granulozyten, womit die basophilen Granulozyten indirekt auch an der Abwehr von Parasiten beteiligt sind.

Tab. 7.4 Menschliche Immunglobuline

Ig-Klasse	Molekülmasse (Dalton)	Normbereich (g/l Serum)	Prozent der Immunglobuline	Halbwertszeit (Tage)	Funktionen
IgG	150 000 (Monomer)	8–16	80	20	plazentagängig (passive Immunisierung des Neugeborenen), Kennzeichnung von Fremdzellen, Komplementaktivierung (klassischer Weg), Bindung an F_c-Rezeptoren auf Makrophagen, Granulozyten, NK-Zellen
IgM	900 000 (Pentamer)	0,5–2	6	5	Komplementaktivierung (klassischer Weg), Oberflächenrezeptor auf reifen B-Zellen (als Monomer), Agglutination von Fremdzellen und Viren
IgA	300 000 (Dimer)	1,4–4	13	6	sekretorisches Immunglobulin (Tränenflüssigkeit, Milch, Sekrete des Respirations-, Gastrointestinal- und Genitaltraktes)
IgE	190 000 (Monomer)	0,02–0,5	0,002	2	Aktivierung von Mastzellen sowie basophilen und eosinophilen Granulozyten, Beteiligung bei allergischen Reaktionen, Abwehrfunktion bei Wurminfekten
IgD	150 000 (Monomer)	0–0,4	0,1	3	Oberflächenrezeptor auf reifen B-Zellen, Aktivierung von B-Zellen durch Antigene

7.5.2 Die unspezifische humorale Abwehr

Die unspezifische humorale Abwehr besteht aus einer Reihe verschiedener Faktoren wie Lysozym, Akute-Phase-Proteinen und Interferonen. Außerdem zählt auch das Komplementsystem zur unspezifischen humoralen Abwehr.

► **Lysozym.** Das Enzym **Lysozym** spaltet Bruchstücke aus der Zellwand grampositiver Bakterien und – zusammen mit Komplement – auch aus der Zellwand gramnegativer Bakterien; als Folge davon wird die Zellwand undicht und die Zelle platzt. Lysozym kommt im Gewebe und in so gut wie allen Körperflüssigkeiten vor, mit besonders hohen Konzentrationen in der Tränenflüssigkeit und im Speichel.

► **Akute-Phase-Proteine.** Akute-Phase-Proteine stammen aus der Leber und werden bei systemischen entzündlichen Reaktionen vermehrt gebildet. **C-reaktives Protein** gehört zu dieser Proteingruppe und ist bei normalen Individuen nur in Spuren nachweisbar (► Tab. 7.2). Es steigt jedoch stark bei Personen an, die z. B. an einer Pneumonie oder an rheumatischem Fieber erkrankt sind. Seinen Namen hat das C-reaktive Protein von seiner Funktion: Es präzipitiert C-Polysaccharide von Pneumokokken. C-reaktives Protein bindet an Oberflächenstrukturen, die sich auf vielen Bakterien befinden. Es ist in der Lage, das Komplementsystem zu aktivieren (► Abb. 7.8) und es kennzeichnet die Bakterien für die Phagozytose (► Abb. 7.7), indem es die Anlagerung der Komplementfaktoren begünstigt.

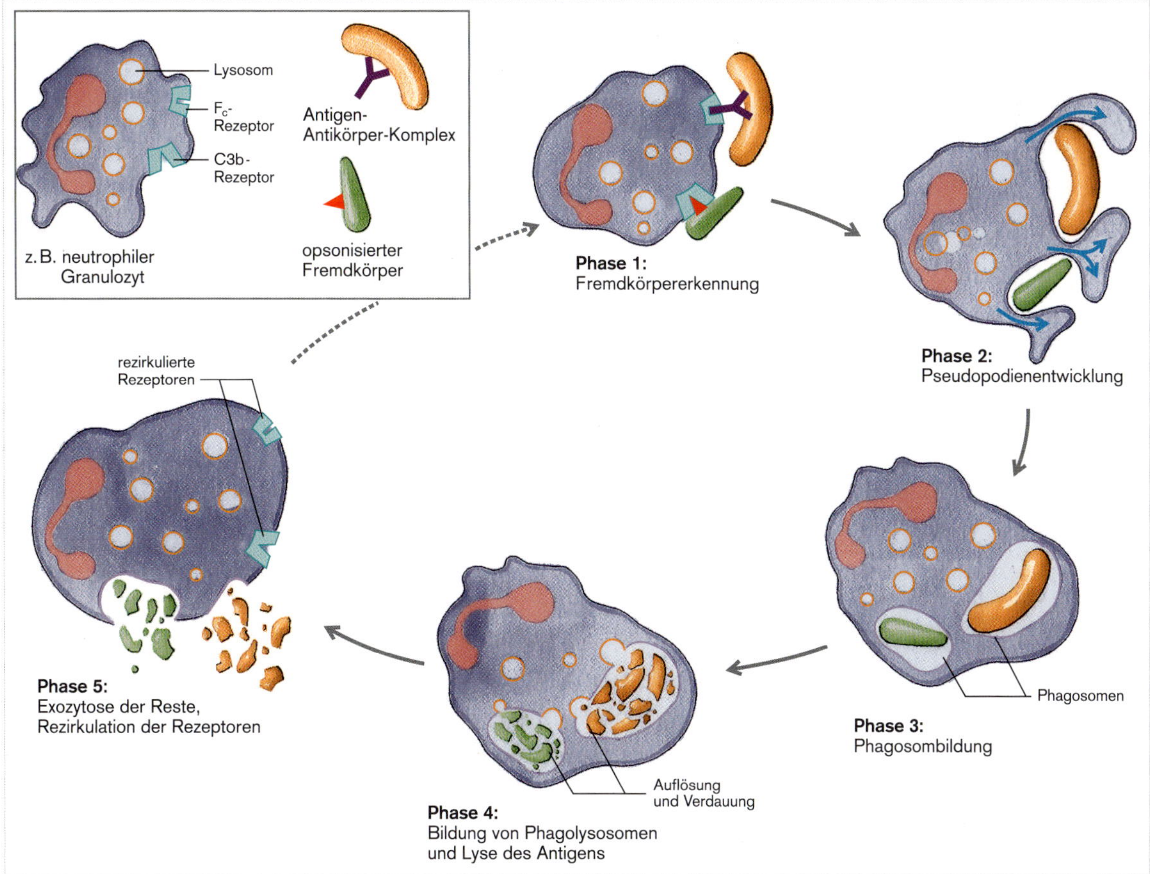

Abb. 7.7 Phagozytose durch neutrophile Granulozyten oder Makrophagen. Phase 1: Der mit Antikörpern (z. B. IgG) oder dem Komplementfaktor C3b bedeckte (opsonisierte) Fremdkörper ist durch die entsprechenden Rezeptoren der Phagozyten (F_c- und C3b-Rezeptoren) als etwas Fremdes „gekennzeichnet". **Phase 2:** Nach Kontaktnahme mit dem Fremdkörper bilden die Phagozyten Pseudopodien, mit denen sie den Fremdkörper „umarmen". **Phase 3:** Nach vollständiger Aufnahme des Fremdkörpers (Phagozytose im eigentlichen Sinn) kommt es zur Bildung von Phagosomen. **Phase 4:** Die hydrolasenreiche Lysosomen verschmelzen mit Phagosomen und bilden Phagolysosomen, in denen der Fremdkörper verdaut wird. **Phase 5:** Unverdaubares Material wird nach außen abgegeben; auf der Zelloberfläche erscheinen wieder die F_c- und C3b-Rezeptoren, die vor der Bildung der Phagosomen abgespalten worden sind (Recycling).

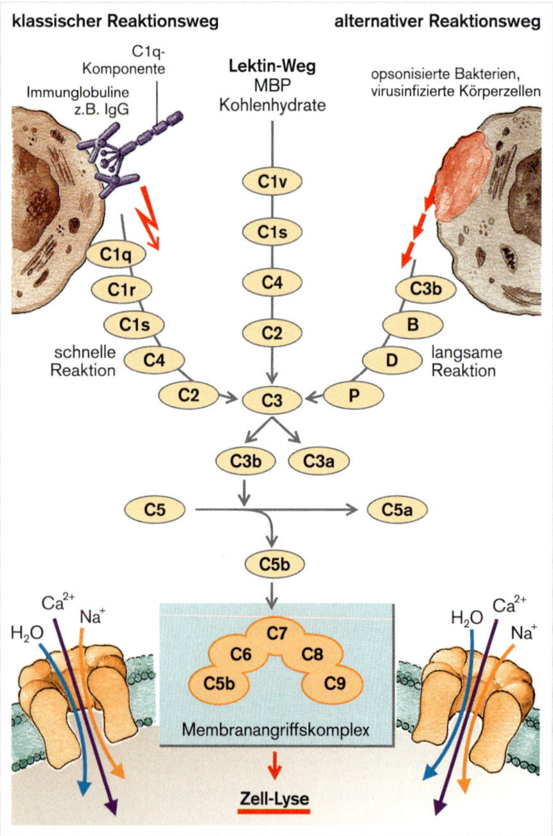

Abb. 7.8 Die Aktivierung des Komplementsystems führt zur Auflösung (Lyse) von Fremdzellen und virusinfizierten Körperzellen. Eine Fremdzelle ist entweder durch Besatz mit Immunglobulinen „gekennzeichnet" (opsonisiert, s. links: klassischer Weg der Komplementaktivierung) oder durch besondere Membranstrukturen (z. B. Lipopolysaccharide, virusinduzierte Membranantigene) für das Komplementsystem „auffällig" gemacht (rechts: alternativer Reaktionsweg). Mannosehaltige Kohlenhydrate in der Membran von Bakterien können über ein Lektin, das natürlich im Blut vorkommende mannosebindende Protein (MBP), den Lektin-Weg aktivieren. Alle Reaktionswege münden in der aktivierenden Spaltung von C3 in C3a und C3b. C3b spaltet C5 in C5a und C5b. Die Komponenten C5b-8 polymerisieren mit C 9 und bilden einen röhrenförmigen Membranangriffskomplex, der durch die Membran der Zielzelle hindurchgeht und zum Einstrom von Ca^{2+} (bei hohen intrazellulären Konzentrationen zytotoxisch!) sowie von Na^+ und H_2O führt. C3a und C5a vermitteln allergische Reaktionen, indem C3a und C5a Mastzellen degranulieren und die Histaminausschüttung fördern; zusätzlich steigern C3a und C5a die Extravasation von Eosinophilen. In der schematischen Zeichnung fehlen verschiedene Hemmfaktoren, die, wie beim Gerinnungs- und Fibrinolysesystem, eine überschießende Reaktion kontrollieren helfen.

► **Interferone (IFN).** Interferone (IFN) sind Signalsubstanzen, die von virusinfizierten Zellen gebildet werden und die Virusvermehrung und -ausbreitung im Wirtsorganismus hemmen. Man unterscheidet Interferon-α (IFN-α) und Interferon-β (IFN-β) von Interferon-γ (IFN-γ). IFN-α und IFN-β werden von Leukozyten oder Fibroblasten gebildet und hemmen generell die zelluläre Proteinbiosynthese, wodurch die Vermehrung von Viren in der Zelle eingedämmt wird. IFN-γ ist hingegen ein Produkt von Abwehrzellen wie $CD4^+$-T_{H1}-Zellen, $CD8^+$-T-Zellen und NK-Zellen. Die wichtigste Aufgabe von IFN-γ ist die Aktivierung von Makrophagen, die dann sofort Bakterien aufnehmen und vernichten können.

► **Komplementsystem.** Als Komplementsystem wird eine Familie von ca. **20 Proteasen** bezeichnet, die **komplementär** zu spezifischen Antikörpern wirken und mit diesen zusammen Fremdzellen durch Lyse (Zellauflösung) abtöten können (► Abb. 7.8). Die Proteine des Komplementsystems bilden drei miteinander verbundene Enzymkaskaden und zeigen von ihrem Reaktionsablauf her Ähnlichkeit mit anderen Proteasesystemen wie dem Blutgerinnungssystem (► Abb. 7.17). Die Komplementkaskade beginnt damit, dass eine erste Komponente gespalten wird, wodurch Proteasen entstehen, welche die nachfolgenden C-Komponenten spalten. Alle drei Wege münden in die Aktivierung von C3 in C3a und C3b, das seinerseits C5 in C5a und C5b spaltet. In der Folge wird ein **Membranangriffskomplex** gebildet, der aus den Komponenten C5b und C6 bis C9 besteht und mit dessen Hilfe die Membran von Bakterien durchlöchert wird, was diese nicht überleben.

Die drei Wege der Komplementaktivierung:

- Das Komplementsystem kann durch Immunglobuline (IgG, IgM) in Gang gesetzt werden, in diesem Fall spricht man vom **klassischen Aktivierungsweg.**
- Beim **alternativen Aktivierungsweg** erfolgt das „Startsignal" durch Membranpolysaccharide (Lipopolysaccharide, LPS), die für bestimmte Mikroorganismen charakteristisch sind, aber auch durch C-reaktives Protein, mit dem die Membranoberfläche für das Komplementsystem opsonisiert wird.
- Bei der Aktivierung über den **Lektin-Weg** werden mannosehaltige Kohlenhydrate in der Membran von Bakterien von einem Lektin, dem natürlich im Blut vorkommende mannosebindende Protein (MBP), erkannt. MBP weist strukturelle Eigenschaften mit C1q auf und kann wie auf dem klassischen Weg C3 aktivieren.

Einige intermediäre Spaltprodukte, die bei der Komplementaktivierung entstehen, haben auch **andere biologische Funktionen** bei der Infektabwehr. Die Spaltprodukte **C3a** und **C5a** des Komplementsystems aktivieren basophile Granulozyten und Mastzellen. Sie erhöhen die Permeabilität der Gefäßendothelien, wodurch der Austritt von Plasmaproteinen aus dem Blut ins Gewebe erleichtert wird. Diese Wirkungen werden durch die Freisetzung von vasoaktiven und permeabilitätssteigernden Substanzen wie z. B. Histamin aus Mastzellen vermittelt. **C3a** und vor allem **C5a** wirken chemotaktisch und aktivierend auf neutrophile Granulozyten und Makrophagen und erhöhen die Extravasation von eosinophilen Granulozyten.

Ein genetisch bedingter **C3-Mangel** führt zu hartnäckigen, wiederkehrenden Infektionen mit verschiedenen pyogenen (eitererregenden) Bakterien wie Pneumokokken und Meningokokken. Sie verursachen Lungen- bzw. Hirnhautentzündungen, die schon in sehr jungem Alter auftreten. Dies macht deutlich, dass die Opsonisierung von Bakterien mit dem Komplementfaktor C3 und ihre nachfolgende Phagozytose durch Makrophagen einen überaus wichtigen Abwehrmechanismus gegen pyogene Erreger darstellen.

7.5.3 Abwehr und Entzündung

► **Lokale Entzündungsreaktion.** Eine akute **Entzündung** kann durch biologische (z. B. Bakterien), chemische (z. B. Säure) sowie physikalische Noxen (z. B. übermäßige Sonneneinstrahlung, Trauma infolge von Gewebsverletzungen oder chirurgischen Eingriffen) sowie durch nekrotischen Zelluntergang bei Ischämie (z. B. Herzinfarkt) ausgelöst werden. Hierbei kommt es in der Regel zur lokalen Einwanderung von neutrophilen Granulozyten in das Gewebe. Später folgen die Monozyten, die sich im Gewebe zu Makrophagen umwandeln und ebenso wie die Neutrophilen die Bakterien und Fremdkörper bzw. das zerstörte körpereigene Material durch Phagozytose eliminieren. Eine Entzündungsreaktion ist physiologischer Weise lokal begrenzt.

► **Systemische Entzündungsreaktion.** Kommt es zu einer schweren, systemischen Entzündungsreaktion, wird die sog. **Akute-Phase-Reaktion** ausgelöst, bei der die Abwehrleistung des gesamten Organismus mobilisiert wird. Dies erfolgt im Wesentlichen durch die Zytokine IL-1, IL-6 und TNF, die von aktivierten Monozyten und Makrophagen in großen Mengen freigesetzt werden. Im Rahmen der Akute-Phase-Reaktion kommt es unter Vermittlung dieser Zytokine zur Induktion von **Fieber**. Darüber hinaus werden nun verschiedene Proteine wie das bereits erwähnte CRP sowie sog. **Agglomerine** von der Leber verstärkt synthetisiert. Demgegenüber nimmt die Syntheseleistung der Leber für z. B. Albumin ab. Als Folge der verstärkten Produktion der Agglomerine wird die **Blutsenkungsgeschwindigkeit** (BSG) erhöht. Die BSG ist die Geschwindigkeit, mit der die Blutkörperchen in einer senkrechten Röhre in ungerinnbar gemachtem Blut aufgrund ihres spezifischen Gewichts sedimentieren. Die BSG nimmt mit fallendem Hämatokrit zu und ist daher bei Frauen grundsätzlich höher als bei Männern. Da die im Rahmen der Akute-Phase-Reaktion verstärkt gebildeten Agglomerine die als Agglomeration bezeichnete Zusammenballung der Erythrozyten fördern und somit die BSG steigern, kann eine Erhöhung der BSG als Zeichen einer akuten systemischen Entzündungsreaktion gewertet werden.

Systemische Entzündungsreaktionen gehen in der Regel mit einer Erhöhung der Leukozytenzahl (**Leukozytose**) einher, die im Wesentlichen durch den Anstieg der Neutrophilenzahl im peripheren Blut (**Neutrophilie**) getragen wird. Verursacht wird die Neutrophilie durch die verstärkte Produktion und Ausschwemmung der neutrophilen Granulozyten aus dem Knochenmark in das periphere Blut sowie einer Verzögerung der Apoptose neutrophiler Granulozyten. Durch die vermehrte Ausschwemmung junger stabkerniger Neutrophiler verschiebt sich die Häufigkeitsverteilung von jungen Stabkernigen und älteren Segmentkernigen zugunsten der stabkernigen neutrophilen Granulozyten und man spricht von einer **Linksverschiebung** (der Häufigkeitsverteilung). Eine schwere akute Entzündungsreaktion manifestiert sich im **Blutbild** somit u. a. in einer Erhöhung von BSG und CRP-Plasmakonzentration sowie einer Leukozytose mit Linksverschiebung.

7.5.4 Spezifische zelluläre Abwehr

Das spezifische Abwehrsystem des Körpers ist in der Lage, fremde Molekülstrukturen (Antigene, siehe unten) mit hoher Präzision zu erkennen und zu eliminieren. Diese **erworbene Immunität** wird im Wesentlichen getragen durch die Lymphozyten und ist charakterisiert durch hohe Spezifität der Erkennung, ein immunologisches Gedächtnis und ein genaues Unterscheidungsvermögen zwischen körpereigenen und körperfremden Molekülstrukturen.

Für die **spezifische zelluläre Abwehr** sind T-Zellen verantwortlich, während die **spezifische humorale Abwehr** von B-Zellen bzw. ihren Abkömmlingen, den antikörperproduzierenden Plasmazellen (S. 306) vermittelt wird. Ist ein sog. Antigen einmal vom Immunsystem erkannt, so kann es einerseits eine **Immunantwort** auslösen. Andererseits kann die Information über den Antigenkontakt für mehrere Jahrzehnte in einer Art zellulärem **Gedächtnis** abgelegt werden und so bei der nächsten Antigenexposition eine schnellere und stärkere Immunantwort ermöglichen (**Immunität**). Die Fähigkeit des Immunsystems zwischen den vielen Fremdantigenen mit hoher Genauigkeit unterscheiden zu können, bedingt eine ebenso hohe Fähigkeit zwischen körpereigenen und körperfremden Molekülstrukturen unterscheiden zu können. Werden körpereigene Strukturen als etwas Fremdes erkannt, so kann dies zu schweren **Autoimmunkrankheiten** führen. Gegen ein Fremdantigen hochspezifisch zu reagieren, stellt für das Immunsystem also eine genauso anspruchsvolle Aufgabe dar, wie gegen ein körpereigenes Antigen nicht zu reagieren.

► **Sekundäre lymphatische Organe.** Die wichtigste Abfangstation für pathogene Mikroorganismen sind die sekundären lymphatischen Organe, zu denen die **Milz**, die **Lymphknoten** sowie das **bronchus-** und **darmassoziierte Lymphgewebe** gehören, die darauf spezialisiert sind, T- und B-Zellen mit „ihrem" Antigen zusammenzubringen. Hierbei gelangen die Antigene entweder mit dem afferenten Lymphstrom in die sekundären lymphatischen Organe oder sie werden bereits im Gewebe von umherstreifenden dendritischen Zellen aufgenommen, die, mit den Antigenen beladen, in die sekundären lymphatischen Organe einwandern. Es gibt verschiedene Gruppen dendritischer Zellen, zu denen u. a. die Langerhans-Zellen der Haut gehören. Die dendritischen Zellen verarbeiten (prozessieren) die Antigene und präsentieren sie in den sekundären lymphatischen Organen den **immunkompetenten Lymphozyten** (► Abb. 7.9). Die **Proliferation** (Vermehrung) der immunkompetenten Lymphozyten in diesen Organen führt dann zu der auch makroskopisch beobachtbaren **Lymphknotenschwellung** bzw. **Milzvergrößerung** bei einer Infektion. Beteiligt am Aufspüren von fremden Antigenen sind auch die Makrophagen des **mononukleären phagozytischen Systems (MPS)**, welches in vielen exponierten Organen stationiert ist, so etwa in den Lungenalveolen (Alveolarmakrophagen), den Gelenkspalten (synoviale A-Zellen), der Milz und den Lymphknoten sowie im Gehirn (Mikroglia). Das MPS ist demnach ein wichtiger Träger sowohl der erworbenen als auch der angeborenen Immunität.

► **Antigene.** Antigene, dies können Proteine, Kohlenhydrate, Lipide, Nukleinsäuren oder andere Stoffe sein, die im Organismus eine angepasste Immunreaktion auslösen, werden immunogen genannt. Bleibt eine Immunantwort aus, sind sie tolerogen (z. B. Haptene). Der Bereich an der Oberfläche des Antigenmoleküls, gegen den spezifische Antikörper gebildet werden, wird als **antigenes Epitop** oder **antigene Determinante** bezeichnet. Die Immunogenität eines Stoffes hängt stark von dem Molekulargewicht eines antigenen Epitops ab, wobei vor allem große Proteine starke **Immunogene** darstellen. Proteine mit einer Molekülmasse von weniger als 10 000 Dalton sind meist nicht oder nur geringfügig immunogen, es sei denn, sie sind an höhermolekulare Trägerstrukturen gebunden. Stoffe, die erst nach Anlagerung z. B. an große Proteine eine Immunreaktion hervorrufen, werden als **Haptene**

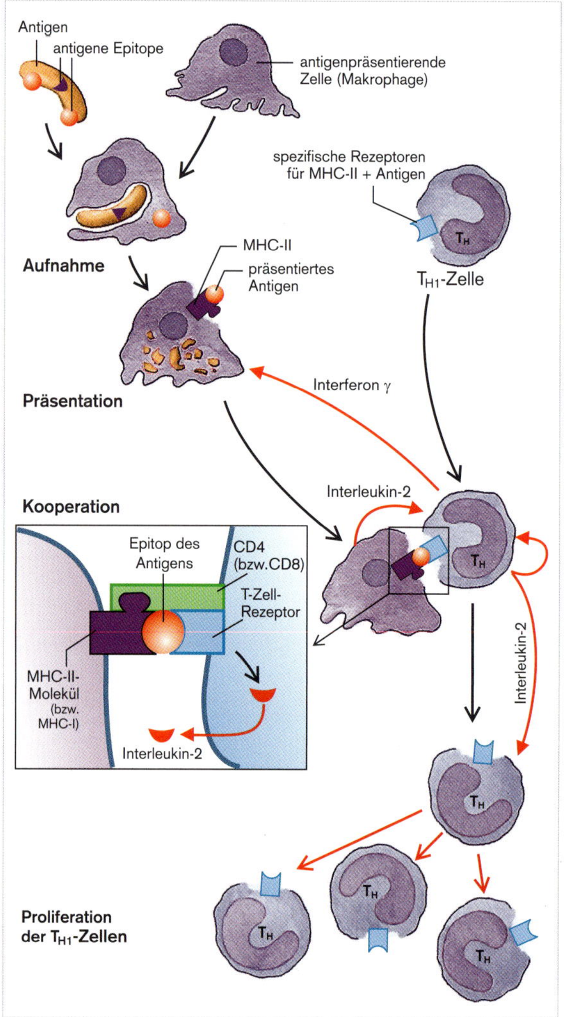

Abb. 7.9 Stimulierung von T-Lymphozyten durch antigenpräsentierende Zellen (APCs). Antigene bestehen aus Abschnitten, die sowohl nach außen gerichtet sind (äußeres Epitop) als auch im Inneren des Moleküls liegen können (inneres Epitop). Eine antigenpräsentierende Zelle (z. B. Makrophagen, dendritische Zellen der Lymphknoten oder der Milz) fängt das Antigen unspezifisch ein, verdaut es zu Peptiden und befördert das entstandene Antigenpeptid, eingebettet in die MHC-Tasche, auf die Zelloberfläche. Eine „naive" T-Helferzelle, die einen Rezeptor für den Komplex, bestehend aus Antigenpeptid und MHC-I bzw. MHC-II erkennt, lagert sich an. Nach der Komplex-Rezeptor-Interaktion kommt es unter Freisetzung von Interleukin-2 zur T-Zell-Proliferation (klonale Expansion und Differenzierung). Aus T-Lymphozyten, die den T-Zell-Rezeptor mit dem Corezeptor CD8 exprimieren, werden zytotoxische T-Zellen; ist der Corezeptor vom CD4-Typ, so entstehen T-Helferzellen. In der Ausschnittsvergrößerung ist beispielhaft die Interaktion zwischen $CD4^+$-Zellen und dem MHC-II/Antigenpeptid-Komplex dargestellt; $CD8^+$-Zellen erkennen den MHC-I-Komplex.

bezeichnet. Ein klassisches Beispiel einer solchen Immunreaktion ist die Nickelallergie. Zusammen mit Nickel werden körpereigene Antigene von T-Zellen erkannt und es kommt zu dramatischen Hautreaktionen.

► **T-Zellen.** Die T-Zellen (T-Lymphozyten) patrouillieren als Träger der spezifischen zellulären Abwehr durch das Blut und die sekundären lymphatischen Organe. Nach antigener Stimulation vermehren sie sich in den sekundären lymphatischen Organen (**Proliferation**) und differenzieren zu **T-Effektorzellen** und auch zu langlebigen **T-Gedächtniszellen**, die charakteristischerweise das Zelloberflächenprotein CD44 tragen. Die Ausstattung mit CD44 besitzen sowohl $CD4^+$- als auch $CD8^+$-T-Gedächtniszellen.

T-Effektorzellen lassen sich unterteilen in **$CD8^+$-zytotoxische T-Zellen** und **$CD4^+$-T-Helferzellen.** Die T-Helferzellen lassen sich aufgrund unterschiedlicher Funktionen und ihres Zytokinmusters in T-Helfer-1-(T_{H1}-) und T-Helfer-2-(T_{H2}-)Zellen einteilen. Inflammatorische T_{H1}-Zellen helfen bei der Aktivierung von Makrophagen durch freigesetztes Interferon γ, während T_{H2}-Zellen z. B. Interleukin-4 abgeben und für die B-Zell-Aktivierung (S. 306) notwendig sind.

► **Histokompatibilitätsantigene.** Die sog. Histokompatibilitätsantigene sind von zentraler Bedeutung für passgenaue Immunreaktionen. Diese Zelloberflächenmoleküle (Rezeptoren) werden durch einen **Genkomplex** codiert, der üblicherweise als Haupthistokompatibilitätskomplex (*major histocompatibility complex*, **MHC**) bezeichnet wird. Die Genprodukte, **MHC-Proteine**, werden beim Menschen auch **HLA** (*human leukocyte antigen*) genannt, da man sie aufgrund von Unterschieden in den Oberflächenantigenen weißer Blutzellen bei verschiedenen Individuen entdeckte. Sie bestimmen den Grad der Gewebeverwandtschaft zwischen Organspendern und Organempfängern, was für die Organverträglichkeit bei Transplantationen von großer Wichtigkeit ist. In diesem Text wird aus Gründen der Vergleichbarkeit mit den Lehrbüchern der Immunologie die MHC-Nomenklatur benutzt.

Die MHC-Proteine wurden ursprünglich im Rahmen der Abstoßung von Gewebetransplantaten entdeckt, jedoch besteht ihre eigentliche Funktion in der korrekten „Identifizierung“ von körpereigenen Zellen, die ein fremdes Antigen auf ihrer Oberfläche tragen. MHC-Proteine sind also **Zelloberflächenrezeptoren**, die in zahlreichen Variationen (Polymorphismus) vorkommen. Die für die MHC-Proteine kodierenden Genabschnitte werden in zwei Gruppen eingeteilt (MHC-I und MHC-II), die zur Bildung der MHC-I- und MHC-II-Proteine führen. Die Rezeptoren der T-Zellen sind nicht imstande, lösliche, d. h. frei umherschwimmende Antigene zu erkennen. Vielmehr erkennt der **T-Zell-Rezeptor** „sein“ Antigen-Epitop erst dann, wenn es ihm, eingebettet in einer molekularen Tasche oder Rinne von MHC-Proteinen, zur Erkennung „vorgeführt“, d. h. **präsentiert** wird. Man bezeichnet dieses hochspezifische molekulare Auswahlverfahren deshalb als **T-Zell-Restriktion** [25]. Die T-Zell-Rezeptoren teilen viele Ähnlichkeiten mit dem molekularen Aufbau der Immunglobuline, so zum Beispiel die Anordnung in eine leichte und eine schwere Molekülkette (α/β-Dimer). Die T-Zell-Rezeptoren besitzen zwar eine ähnliche Grundstruktur, jedoch weisen die antigenerkennenden Abschnitte durch **genetische Rekombination** eine riesige Vielfalt auf. So verfügt jeder Mensch ca. über 10^{15} verschiedene sog. αβ-T-Zell-Rezeptoren. Daneben existieren auf den T-Zellen weitere Rezeptoren, die bei der Adhäsion an Zielzellen und der nachfolgenden zellulären Signaltransduktion eine wichtige Rolle spielen. Beide Rezeptoren, CD4 und CD8, verstärken die spezifische Wechselwirkung zwischen T-Zellen und ihren jeweiligen Zielzellen, wobei CD8 als Corezeptor mit dem MHC-I-Proteinkomplex auf der Zelloberfläche in Wechselwirkung tritt und CD4 dieselbe Funktion beim MHC-II-Proteinkomplex erfüllt (► Abb. 7.9).

MHC-I-Proteine: Sie kommen mit Ausnahme der Erythrozyten auf praktisch allen Körperzellen vor und sind bei der Vernichtung z. B. von virusinfizierten Körperzellen durch zytotoxische T-Zellen wesentlich beteiligt. Sie präsentieren intrazelluläre **endogene Antigene** auf der Zelloberfläche. Diese endogenen Antigene stammen aus abgebauten intrazellulären Proteinen, die durch Proteasen im sog. Proteasom in kleine Peptidfragmente zerlegt wurden. Ist nun eine Körperzelle mit einem Virus infiziert, werden auch Virusproteine mit den MHC-I-Molekülen präsentiert, und somit erkennt eine $CD8^+$-T-Zelle, dass eine Körperzelle virusinfiziert ist.

► **MHC-II-Proteine.** Sie kommen hauptsächlich auf immunkompetenten Zellen vor wie antigenpräsentierenden Zellen (APCs, siehe unten) sowie B-Zellen und Makrophagen. Hier spielen sie eine wesentliche Rolle bei der Zusammenarbeit zwischen T_{H2}-Zellen und B-Zellen, wobei ein kurzes Stück des von den B-Zellen oder Makrophagen aufgenommenen, **exogenen Antigens** zusammen mit dem MHC-II-Protein auf der Zelloberfläche erscheint (► Abb. 7.10).

Zytokine. Neben den MHC-Molekülen spielen hormonähnliche Signalstoffe, die Zytokine, bei der Zusammenarbeit zwischen T-Helferzellen und B-Zellen eine wichtige Rolle. Zytokine sind kleine Proteine, die meistens über pleiotrope Wirkungen verfügen, d. h. sie entfalten mehrere gleiche oder ungleiche Wirkungen bei einer bestimmten Zielzelle. Sie werden u. a. von Lymphozyten und mononukleären Phagozyten lokal gebildet und wirken über Oberflächenrezeptoren entweder zurück auf die Produzentenzelle (autokrin) oder auf die Nachbarzellen (parakrin). Der Begriff **Interleukine** wird für Zytokine verwendet, die von Leukozyten gebildet werden. Von den mehr als 30 Zytokinen, die bis jetzt isoliert wurden, ist das von T-Helferzellen gebildete Interleukin-2 (IL-2) wichtig für ihre eigene Proliferation, und die Interleukine-4, -5, -6 und -13 sind von großer Bedeutung für die Aktivierung von B-Zellen und ihre Differenzierung zu Plasmazellen. Die Entwicklung „naiver“ T-Helferzellen (T_{H0}-Zellen) kann, je nach dem in ihrer Umgebung vorherrschenden Zytokinmuster, zu zwei T-Helfer-Zelltypen verlaufen, den T_{H1}- oder den T_{H2}-Zellen.

► **$CD4^+$-T-Helferzellen.** Die **T_{H1}-Helferzellen** (auch inflammatorische T-Zellen genannt) sezernieren u. a. Inter-

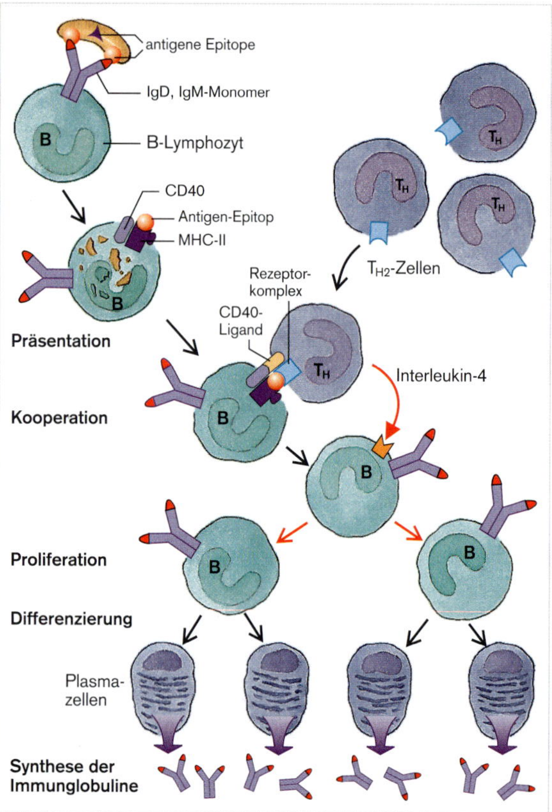

Abb. 7.10 Stimulierung von B-Lymphozyten durch T-Helferzellen.
Präsentation: Ein B-Lymphozyt erkennt spezifisch das Epitop eines Antigens über IgD und monomeres IgM, fängt das Antigen ein, verdaut es und befördert das Antigenpeptid des Epitops im MHC-II-Komplex auf seine Zelloberfläche.
Kooperation: Das präsentierte Antigen-Epitop wird spezifisch von den sich mittlerweile vermehrenden T-Helferzellen vom Typ T_{H2} erkannt, die auf der Zelloberfläche genau den passenden Rezeptorkomplex tragen, der Antigen-Epitop und MHC-II erkennt.
Proliferation: Durch die Wechselwirkung zwischen diesen beiden Zelltypen und unter der stimulierenden Wirkung von Interleukin-4 kommt es zur Vermehrung und Differenzierung der B-Lymphozyten zu Plasmazellen, die Immunglobuline (Antikörper) gegen das antigene Epitop bilden.
Differenzierung: Der Vorteil der spezifischen Erkennung eines antigenen Epitops durch T_{H2}-Zellen (nach Präsentation durch antigenpräsentierende Zellen) und der Epitoperkennung durch B-Lymphozyten liegt in der erhöhten Zuverlässigkeit, mit der die Epitope eines Antigens durch immunkompetente Zellen identifiziert werden können. Das CD40-Protein stabilisiert die Bindung zwischen den beiden Zelltypen. Auf die besondere Funktion der T_{H2} für die Proliferation und Differenzierung der B-Zellen ist im Text verwiesen.

feron γ, das die Makrophagen aktiviert, sodass diese mit im Zellinnern überlebenden Erregern, z. B. Mykobakterien, besser fertig werden können. Mit der Makrophagenaktivierung startet die Reaktion auf den Erreger also in Richtung **Entzündung**.

Der zweite Zelltyp, die **T_{H2}-Zellen**, sezernieren u. a. Interleukin-4 und -10. IL-4 ist ein Wachstumsfaktor für die T_{H2}-Zellen, die für die B-Zell-Aktivierung und damit für die **Immunglobulinbildung** wichtig sind (▶ Abb. 7.10); das gleichzeitig ausgeschüttete Interleukin-10 hemmt die Aktivierung der Makrophagen. Umgekehrt unterdrückt Interferon γ die Vermehrung und Differenzierung der T_{H2}-Zellen. Ist also die Weiche durch T_{H1}-Zellaktivierung einmal in Richtung Entzündung gestellt, werden kaum mehr Immunglobuline gebildet. Umgekehrt fehlt die Makrophagenaktivierung, wenn durch T_{H2}-Zellaktivierung die Reaktion in Richtung Immunglobulinbildung gelenkt wird.

So kann derselbe Erreger, z. B. *Mycobacterium leprae*, entweder die entzündliche Form der Krankheit (im Beispiel: **tuberkuloide Lepra** mit starker Gewebereaktion) oder die Form mit geringer Gewebereaktion auslösen (sog. **lepromatöse** oder **Knotenlepra**), bei der die Erreger in den Phagozyten überleben. Dort können sie von den Immunglobulinen nicht erkannt werden, sodass die Knotenlepra nicht nur die gefährlichere, sondern auch die ansteckendere Form der Krankheit ist.

▶ **$CD8^+$-zytotoxische-T-Zellen.** Die Aufgabe von **$CD8^+$-T-Zellen** ist die Erkennung und die Lyse von virusinfizierten Zellen und auch von Tumorzellen. Enthält eine Zelle z. B. ein virales oder ein anderes Fremdprotein, so wird dieses im Zellinneren in kleine Bruchstücke von ca. 10 Aminosäuren zerlegt und gelangt zusammen in der individuumsspezifischen MHC-I-Proteintasche auf die Zelloberfläche. Dort sind diese Antigene dann den $CD8^+$-T-Zellen zugänglich und werden von diesen als körperfremd erkannt. Beim Erstkontakt mit dem Antigen muss eine T-Zelle „ihr" Antigen im Kontext von MHC-I-Proteinen von einer professionellen, antigenpräsentierenden Zelle vorgezeigt bekommen. Nur dies führt zu einer **Kostimulation** der T-Zellen, die die Proliferation und Differenzierung der T-Zellen zu reifen zytotoxischen T-Zellen ermöglicht (▶ Abb. 7.9). Dies geschieht in der Regel in den sekundären lymphatischen Organen. Von hier aus kann die reife zytotoxische T-Zelle nun aus den sekundären lymphatischen Organen über das Blut in infizierte Körperareale auswandern. Trifft sie hier auf eine körpereigene Zelle, die „ihr" Antigen vorzeigt, setzt die T-Zelle Enzyme (**Perforine**) frei, die Membranen der „Opferzelle" durchbohren und in die entstandenen Löcher noch Proteasen (**Granzyme**) „nachschieben", die in den Zielzellen die programmierte Zelltötung (**Apoptose**) auslösen. Zusätzlich wird über den sog. Fas-Liganden, der auf aktivierten

T-Zellen exprimiert wird und an den CD95-Rezeptor der Zielzellen bindet, die Apoptose der als fremd erkannten Zelle ausgelöst. Auf diese Weise fallen den zytoxischen T-Zellen auch transplantierte Gewebe zum Opfer, die durch die gewebespezifischen MHC-I-Proteine aktiviert wurden und deshalb auch **Transplantationsantigene** genannt werden.

▸ **Antigenpräsentierende Zellen (APCs).** Sie haben ihren Namen von einer wichtigen Funktion erhalten: Sie können aus aufgenommenen Antigenen Peptidfragmente herstellen und diese, eingebettet in MHC-Oberflächenproteine, auf der Zelloberfläche den vorbeikommenden „naiven" T_{H0}-Zellen „vorzeigen" oder präsentieren. Als professionelle APCs können die Makrophagen des mononukleären phagozytischen Systems, die dendritischen Zellen in den Keimzentren der sekundären Lymphorgane sowie B-Zellen fungieren. Der Vorgang der **Antigenpräsentation** erfolgt nach einem Schema, das sich am Beispiel der B-Zellen in groben Zügen folgendermaßen darstellen lässt (▸ Abb. 7.10). Eine „naive" B-Zelle bindet das immunogene Antigen über die an der Membranoberfläche verankerten IgD- und IgM-Monomere, wobei mehrere Immunglobulin-„Rezeptoren" mit ihren Fab-Abschnitten an das Antigen binden. Hierdurch werden die Immunglobulin-„Rezeptoren" quervernetzt und der so entstandene **Antigen-Antikörper-Komplex** wird von den B-Zellen aufgenommen und im Zellinneren weiter verarbeitet. Bei dieser Verarbeitung wird das Antigen in Peptide zerlegt und dann zusammen mit MHC-II-Proteinen auf die Zelloberfläche gebracht. Eine vorbeikommende T_{H2}-Zelle ($CD4^+$-Typ) erkennt mit ihren **CD4-assoziierten T-Zell-Rezeptoren** die in einer MHC-II-Proteintasche präsentierten Peptide des ursprünglichen Antigens. Dieser Erkennungsvorgang führt bei den T_{H2}-Zellen zur Expression des CD40-Liganden (der an das CD40-Protein auf den B-Zellen bindet) und zur Sekretion von IL-4. Durch den CD40-Liganden und IL-4 (später auch IL-5 und IL-6) ist nun der „Startschuss" gegeben für die **klonale Selektion der B-Zelle** und ihre weitere **Differenzierung** zu den sich vermehrenden **Plasmazellen** (S. 306).

▸ **T-Zellreifung.** Um zwischen körpereigenen und körperfremden Molekül-Strukturen unterscheiden zu können, werden reifende T-Zellen im Thymus nach positiven und negativen Kriterien aussortiert. Dort werden alle T-Zellen positiv ausgewählt, deren Rezeptoren die körpereigenen MHC-Proteine erkennen (positive Selektion), alle anderen T-Zellen fallen der Apoptose anheim. Vom gleichen Schicksal werden T-Zellen ereilt, die körpereigene Antigene erkennen (negative Selektion).

▸ **Positive Selektion.** Vorläuferzellen der Prä-T-Lymphoblasten wandern aus dem Knochenmark in die Thymusrinde ein, wo sie eine riesige Anzahl von **individuumsspezifischen MHC-Proteinen** antreffen. Da diese MHC-Präsentiermoleküle entsprechend große Unterschiede in der Aminosäuresequenz aufweisen (Polymorphismus), kann das Repertoire an T-Zell-Rezeptoren nicht fix vorherbestimmt sein. Sie werden vielmehr nach dem Zufallsprinzip umgeordnet und übrig bleiben nur diejenigen T-Zellen, deren Rezeptoren die körpereigenen MHC-Moleküle eindeutig erkennen. Selektioniert wird also nach folgenden molekularen Erkennungsprozessen: T-Zell-Rezeptoren erkennen *positiv* körpereigene MHC-Moleküle *ohne* Antigenpeptid als „eigen". Alle anderen T-Zellen, die Rezeptoren tragen, welche die eigenen MHC-Moleküle nicht deutlich identifizieren können, gehen nach wenigen Tagen durch Apoptose zugrunde. Die noch übrig bleibenden T-Zellen sind nun in der Lage, **körpereigene MHC-Moleküle**, die ein **Fremdpeptid** in ihrer Tasche tragen, als „fremd" zu erkennen und die notwendigen Abwehrmaßnahmen einzuleiten.

▸ **Negative Selektion.** Während der T-Zellreifung kann es auch vorkommen, dass T-Zellen auf antigen-präsentierende Zellen treffen, welche zufällig ein körpereigenes Molekül aufgenommen haben und die dann entstehenden „Selbstpeptide" zusammen mit körpereigenen MHC-Proteinen präsentieren. All diejenigen T-Zellen, deren Rezeptoren die Kombination von MHC-Protein plus zufällig entstandenem „Selbstpeptid" erkennen, werden dann durch apoptotische Todessignale aus dem Verkehr gezogen. In diesem Fall wird also *gegen* die Kombination von körpereigenem MHC plus Selbstpeptid ausgesucht, es wird negativ selektioniert.

Versagen diese ausgefeilten Unterscheidungsmechanismen zwischen körpereigenen und körperfremden Molekülstrukturen, so kann es zu **Autoimmunerkrankungen** kommen. Bei solchen Krankheiten werden körpereigene Moleküle vom Immunsystem fälschlicherweise als fremd erkannt und bekämpft. Zu den häufigen Autoimmunkrankheiten gehört z. B. der jugendliche Typ-1-Diabetes mellitus, bei dem die Insulin produzierenden B-Zellen des Pankreas durch $CD8^+$-T-Zellen zerstört werden. Interessanterweise korreliert die Prädisposition (Anfälligkeit) für Typ-I-Diabetes mit bestimmten Aminosäuresequenzen im peptidbindenden Spalt eines MHC-I-Proteins, welches dadurch immunologisch etwas „fremder" zu werden scheint.

Unter bestimmten Bedingungen ist es wünschenswert, die Aktivität der T-Zellen zu unterdrücken. Eine solche **therapeutische Immunsuppression** ist notwendig, wenn das Immunsystem gegen Antigene auf transplantierten Organen oder gegen körpereigene Antigene (z. B. bei Autoimmunkrankheiten) reagiert. Als Immunsuppressiva werden Glucocorticoide, Antimetabolite und das sehr viel spezifischer wirkende Cyclosporin A eingesetzt. Cyclosporin A hemmt die Freisetzung von Interleukin-1 aus Makrophagen und von Interleukin-2 und Interleukin-4 aus T-Helferzellen, Zytokine die für die Aktivierung von T- und B-Zellen sehr wichtig sind.

Ein drastisches Beispiel für eine **erworbene Immunschwäche** ist **AIDS** (**a**cquired **i**mmuno**d**eficiency **s**yndrome). Die häufigste Todesursache bei Menschen mit AIDS ist eine durch Protozoen (*Pneumocystis jirovecii*) verursachte Lungenentzündung und eine relativ seltene Form von Hautkrebs, dem Kaposi-Sarkom. AIDS wird durch Retroviren verursacht, die die Bezeichnung HIV (*human immunodeficiency virus*) erhalten haben. Die für AIDS charakteristische Immunschwäche beruht darauf, dass durch den Befall mit HIV bevorzugt T-Helferzellen ($CD4^+$-Zellen) dezimiert werden, wodurch sowohl die zellvermittelte als auch die antikörpervermittelte Immunantwort gestört ist. Beeinträchtigt in ihrer Funktion sind aber auch andere Abwehrzellen wie Monozyten und natürliche Killerzellen. Diese schwere Krankheit veranschaulicht in besonderer Weise die Bedeutung des Immunsystems für die Erhaltung der Integrität des Organismus.

Eine erhöhte zytotoxische T-Zell Aktivität gegen Tumorzellen ist schon lange ein Ziel der onkologischen Therapie. Große Hoffnung wird auf die Wirkung von sogenannten **„Checkpoint"-Inhibitoren** gesetzt. Checkpoint-Proteine wie CTLA-4 und PD-1 blockieren als membranständige Proteine der T-Zellen die Aktivierung der T-Zellen. Mit Antikörpern gegen CTLA-4 und PD-1 können diese Checkpoints inhibiert und die zytotoxische Aktivität der T-Zellen gegen Tumorzellen erhöht werden.

7.5.5 Die spezifische humorale Abwehr

Die **Immunglobuline** stellen die Träger der humoralen Immunantwort dar, sie werden von Plasmazellen synthetisiert, die wiederum aus B-Zellen hervorgehen.

► **B-Zellen und Plasmazellen. B-Zellen** tragen membranständige Immunglobuline (IgM-Monomer, IgD), die Antigene erkennen können, als Rezeptormoleküle auf der Oberfläche. Ein **antigenes Epitop** wird in aller Regel nur von denjenigen B-Zellen erkannt, die über einen **passenden Immunglobulinrezeptor** (**Paratop**) verfügen (V-Abschnitt der F_{ab}-Region; ► Abb. 7.11 und ► Abb. 7.12). Nach der erfolgreichen Antigenbindung wird aufgrund der Wechselwirkung zwischen Epitop und Paratop diese eine Sorte von B-Zellen selektioniert und aktiviert. Sie vermehren sich daraufhin (Proliferation) und bilden eine große Anzahl identischer Tochterzellen, sog. **Zellklone**. Dieser Vorgang der **klonalen Selektion** und **Proliferation** von antikörperproduzierenden Zellen führt über ein Zwischenstadium zur Bildung von Plasmazellen.

Die **Plasmazellen** unterscheiden sich von ruhenden B-Zellen dadurch, dass sie ganz darauf ausgerichtet sind, Immunglobuline in die Umgebung zu sezernieren (► Abb. 7.11). Jeder Antikörper produzierende Zellklon bildet also nur eine einzige Sorte von Antikörpern. Die genetische Entscheidung, *welcher* Antikörper gebildet werden kann, ist zwar schon getroffen, bevor die Zelle je mit einem Antigen in Berührung gekommen ist. Der Antigenkontakt bewirkt jedoch die massenhafte Vermehrung desjenigen Zelltyps, der mit dem entsprechenden Antigen in Kontakt getreten ist und dann die passenden Antikörper (Immunglobuline) produziert.

► **Helfer- und Gedächtniszellen.** Für die „Erkennung" des Antigens durch die B-Zellen und die danach erfolgende Umwandlung in Antikörper sezernierende Plasmazellen sind in den allermeisten Fällen noch antigenpräsentierende Zellen und **$CD4^+$-T_{H2}-Helferzellen** erforderlich (► Abb. 7.10). Wird eine B-Zelle von einer T_{H2}-Zelle aktiviert, so kann auch ein sog. **Klassenwechsel** der Immunglobuline erfolgen. Statt Antikörper vom IgM-Typ zu produzieren, sezerniert die Plasmazelle nun IgG, IgE oder IgA. Darüber hinaus kann die Aminosäuresequenz des Antikörpers durch den Prozess der sog. **somatischen Hypermutation** verändert werden. Hierbei entstehen Antikörper, die ihr Antigen noch besser erkennen können (Affinitätsreifung). Insgesamt wird so die spezifische humorale Abwehr effizienter (siehe auch **„Booster-Effekt"**, ► Abb. 7.13).

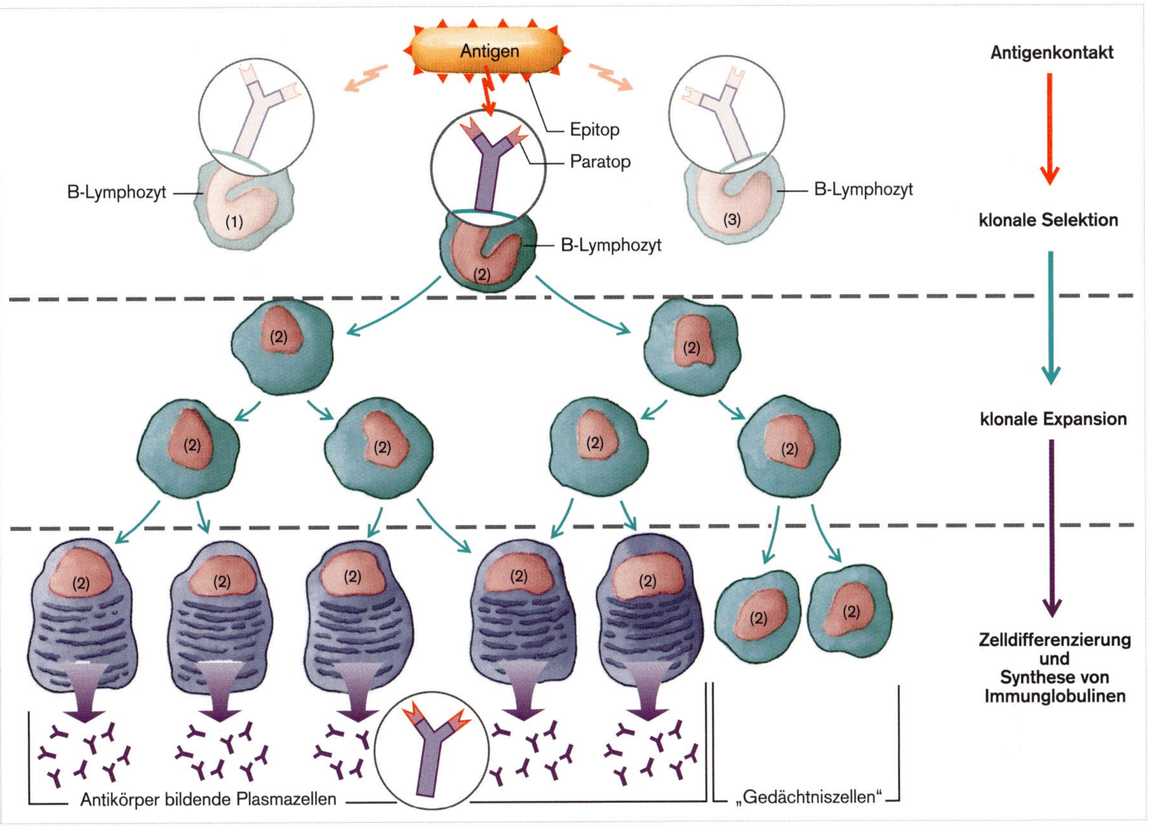

Abb. 7.11 Klonale Selektion und Differenzierung von B-Lymphozyten. Es sind drei verschiedene Typen von B-Lymphozyten dargestellt, die durch jeweils einen spezifischen IgG-Rezeptor (Paratop) gekennzeichnet sind (Zellklone 1, 2, 3). Nur der Zellklon 2 hat den zu dem antigenen Epitop passenden Rezeptor. Diese spezifische Merkmalserkennung führt zur klonalen Selektion mit nachfolgender Vermehrung des Zellklons 2 (klonale Expansion). Die nachfolgende Differenzierung des expandierten Klons bewirkt die Bildung von Antikörper bildenden Plasmazellen und von B-Gedächtniszellen. Die Plasmazellen sezernieren Immunglobuline mit einem dem B-Zellrezeptor identischen Paratop (s. Ausschnittsvergrößerung des sezernierten Immunglobulins). Die B-Gedächtniszellen speichern die Information über den stattgefundenen Antigen-Antikörper-Kontakt, sodass bei einer zweiten Exposition mit diesem Antigen eine schnellere und verstärkte Antikörperbildung stattfindet (siehe ▶ Abb. 7.13).

Neben den Plasmazellen entstehen beim Antigenkontakt auch **B-Gedächtniszellen,** die keine Immunglobuline sezernieren und in der Milz oder den Lymphknoten ruhig verweilen. Bei einem erneuten Antigenkontakt differenzieren die B-Gedächtniszellen zu antikörperproduzierenden Plasmazellen. Durch die B-Gedächtniszellen können damit bei erneutem Antigenkontakt besser angepasste Antikörper äußerst schnell erzeugt werden. Die „Erinnerung" an den ersten Antigenkontakt nennt man „immunologisches Gedächtnis", das von T- und B-Lymphozyten getragen wird, die diese Begegnung in vivo oft lebenslang in Erinnerung behalten.

▶ **Immunglobuline.** Das von den Plasmazellen gebildete humorale Abwehrsystem besteht aus Immunglobulinen (Ig), die in die Klassen **IgG**, **IgM**, **IgE**, **IgA** und **IgD** eingeteilt werden (▶ Tab. 7.4). Jedes Immunglobulin besitzt die gleiche Grundkonfiguration: Es besteht aus zwei identischen leichten (*light*) L-Ketten und zwei identischen schweren (*heavy*) H-Ketten (▶ Abb. 7.12). Jeder dieser Antikörper ist bivalent und monospezifisch, wobei die Bildung eines spezifischen Antikörpers durch somatische Rekombination des Genmaterials erfolgt. Hierbei entsteht eine enorme Antikörpervielfalt. So verfügt jeder Mensch potenziell über 10^{11} verschiedene Immunglobuline.

Die dreidimensionale Gestalt des Ig-Moleküls ist dem Buchstaben „Y" vergleichbar, wobei die beiden kurzen Arme, F_{ab} genannt, die Antigen bindende Region des Moleküls darstellen. Diejenigen Anteile der H- und L-Ketten, die den distalen Teil des Moleküls des Fab-Abschnittes bilden (V-Region), sind variabel in ihrer Aminosäuresequenz. Jeder spezifische Antikörper, der gegen ein bestimmtes antigenes Epitop gerichtet ist, hat eine jeweils unterschiedliche V-Region in der H- und L-Kette, während der Rest innerhalb der jeweiligen Ig-Klasse gleich ist und die Ig-Klassenzugehörigkeit bestimmt (▶ Tab. 7.4).

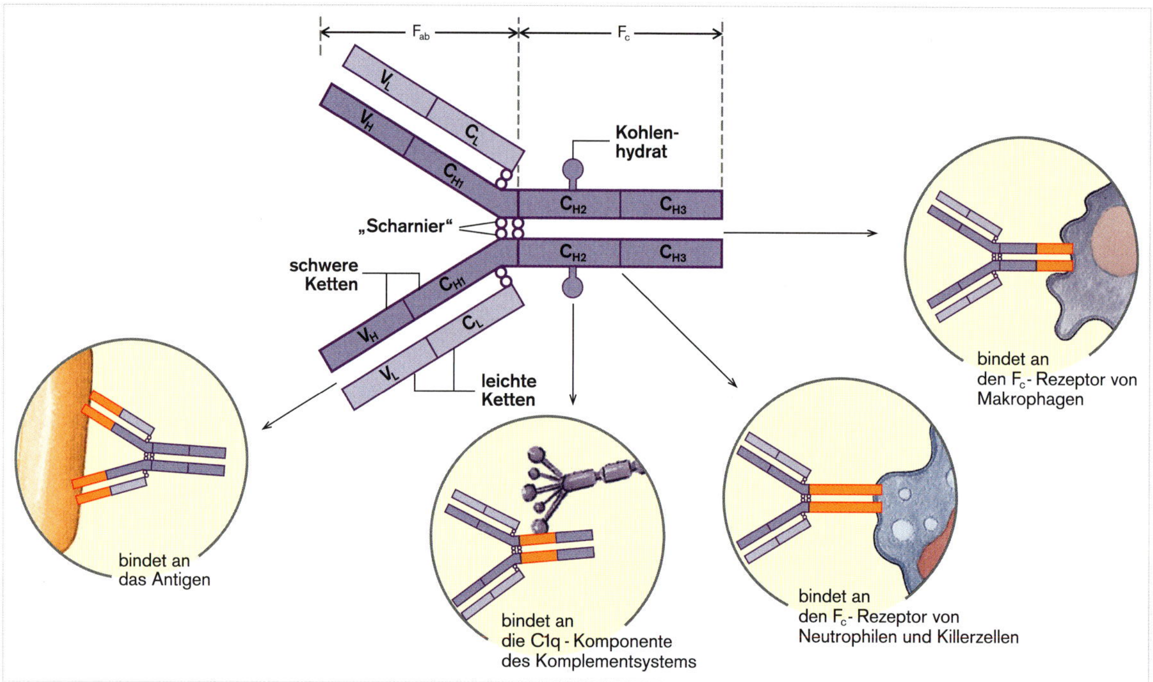

Abb. 7.12 Grundstruktur des Immunglobulins G und funktionelle Zuordnung der molekularen Abschnitte. Die leichten Ketten ($V_L + C_L$) und die schweren Ketten ($V_H + C_{H1,\ 2,\ 3}$) sind über nicht kovalente Bindungen sowie Disulfidbrücken miteinander verbunden. Nach proteolytischer Spaltung mit Papain zerfällt das Molekül in ein antigenbindendes Fragment (F_{ab}) und ein Fragment, das leicht kristallisiert (F_c). (Diese proteolytische Spaltung des IgG-Moleküls durch Papain dient nur der strukturellen Untersuchung; sie findet in vivo nicht statt.) Zwischen dem F_{ab}- und dem F_c-Teil befindet sich ein Abschnitt, der besonders gut beweglich ist (Scharnierabschnitt, „hinge region“), sodass die F_{ab}-Teile des Y-förmigen Moleküls mehr oder weniger stark auseinanderklappen und sich dadurch an unterschiedliche räumliche Distanzen von antigenen Epitopen anpassen können. Die verschiedenen Aminosäureabschnitte der H-Ketten und der L-Ketten weisen eine charakteristische Raumstruktur auf; sie werden als Domänen bezeichnet. Im dargestellten IgG-Molekül gibt es insgesamt 12 solcher Domänen (V_L und C_L sowie V_H und $C_{H1,2,3}$). Die Bindungseigenschaften des Moleküls werden durch Domänen bestimmt, die in den entsprechenden Ausschnitten verschiedenfarbig gekennzeichnet sind.

Die **F_c-Region**, die nach der Bindung der Fab-Domäne an ein Antigen in die Umgebung ragt, führt zur Anlagerung an diejenigen unspezifischen Abwehrzellen, die das Gewebe durchstreifen und auf ihrer Oberfläche einen **F_c-Rezeptor** tragen, wie z. B. neutrophile Granulozyten, natürliche Killerzellen (NK-Zellen) und Makrophagen. Daraufhin werden die Fremdzellen durch Oxidanzien (O_2^-, OH•), NO und Perforine geschädigt, die Bruchstücke phagozytiert und durch lysosomale Enzyme „verdaut“ (S. 299). Auch der klassische Weg der Komplementaktivierung (S. 300) wird durch den F_c-Abschnitt der Ig eingeleitet. Antigene und ihre molekularen „Gegenspieler“, die Antikörper, lagern sich in großen **Immunkomplexen** zusammen, die dann später von Monozyten entsorgt werden.

▸ **Primär- und Sekundärreaktion.** Vergleicht man die Antikörperbildung im Anschluss an einen ersten und zweiten Kontakt mit demselben Antigen, so wird eine Anzahl von Unterschieden deutlich, die die Lern- und Anpassungsleistung des spezifischen Immunsystems zeigt (▸ Abb. 7.13) Nach einem ersten Antigenkontakt steigt mit einer Latenz

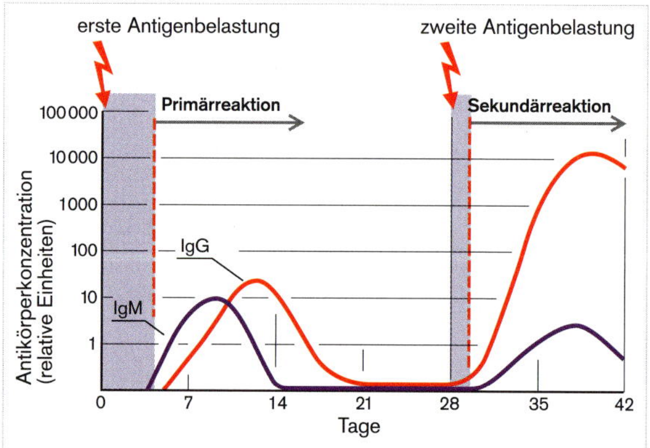

Abb. 7.13 Primär- und Sekundärreaktion bei der humoralen Immunantwort. Auf der logarithmisch eingeteilten Ordinate ist die Antikörperkonzentration angegeben. Die Abszisse entspricht der Zeitachse in Tagen. Der nach einem Intervall von Tagen, Monaten oder sogar Jahren erfolgende Zweitkontakt mit demselben Antigen führt zu einer zeitlich schnelleren und quantitativ intensiveren Antwort bezüglich der Antikörperbildung („Booster-Effekt“). Außerdem sind die gebildeten Antikörper im F_{ab}-Teil (▸ Abb. 7.12) besser an die molekularen Epitope des Antigens angepasst.

von ungefähr einer Woche die Antikörperkonzentration, typischerweise IgM, exponentiell über die Zeit an (**Primärantwort**). Wenn jedoch nach einem Intervall von Wochen, Monaten oder manchmal sogar Jahren das Immunsystem erneut auf dieses Antigen trifft, so ist die jetzt auftretende **Sekundärantwort** von der Primärreaktion quantitativ und qualitativ unterschiedlich (**Booster-Effekt**):

- Die initiale **Latenzphase ist kürzer**, bereits nach wenigen Tagen beginnt die Antikörperkonzentration anzusteigen.
- Die Antikörperbildung ist wesentlich **stärker** und bleibt über **längere Zeit** bestehen.
- Die Antikörper sind besser auf das entsprechende Antigen ausgerichtet, d. h. sie „erkennen" die molekulare Struktur des Antigens mit größerer Präzision (**Affinitätsreifung**).
- Bei der Sekundärantwort finden sich fast ausschließlich Antikörper der **Klasse IgG**, während die Primärantwort vor allem durch Antikörper der Klasse IgM geprägt ist (**Klassenwechsel**).
- Viele Krankheiten wie Masern oder Scharlach bekommt man nur einmal im Leben, was auf der Leistung der immunologischen Gedächtnisfunktion (S. 301) beruht.

Der menschliche Körper kann gegen gefährliche Infektionskrankheiten durch Impfungen (Immunisierung) geschützt werden. Bei der **aktiven Immunisierung** bzw. **Schutzimpfung** werden inaktivierte Krankheitserreger, gereinigte mikrobielle Immunantigene, oder gentechnisch hergestellte antigenwirksame Bruchstücke des Krankheitserregers wie Proteine oder Peptidfragmente in geeigneter Form verabreicht. Seit Kurzem ist ein mRNA-basierter Impfstoff verfügbar, der für ein entsprechendes Antigen kodiert. Hierbei entsteht das antigene Epitop durch Translation der injizierten mRNA in den Zellen der zu immunisierenden Person. Das Immunsystem wird gegen diese antigenen Epitope im Sinne einer Primärreaktion aktiviert. Eine zweite und dritte Impfung verstärkt diese Wirkung (Booster-Effekt). Auch beim Kontakt mit dem pathogenen Krankheitserreger wird ein Booster-Effekt auftreten, wodurch die Krankheitserreger unschädlich gemacht werden, bevor sie sich im Körper ausgebreitet haben. Bei unmittelbar drohender oder bereits eingetretener Infektion kann durch Zufuhr von Immunserum oder Immunglobulinen (**passive Immunisierung** bzw. **Schutzimpfung**) ein zeitlich begrenzter Schutz erzielt werden. Eine besondere Form der passiven Immunisierung findet man beim Neugeborenen. Diese Immunität wird durch den Transport von mütterlichen Immunglobulinen (Typ IgG) durch die Plazenta erzielt (**übertragene Immunität**). Da die Bildung von Immunglobulinen beim Neugeborenen noch nicht entwickelt ist, stellt diese Form der Versorgung mit Immunglobulinen aus dem mütterlichen Blut einen wichtigen Infektionsschutz während der ersten Lebenswochen dar. Zusätzlich werden mit der Muttermilch sekretorische Immunglobuline des Typs A (▶ Tab. 7.4) übertragen, die eine wichtige Infektionsbarriere im Darm der Säuglinge bilden.

Zusammenfassung Kap. 7.5

Abwehrmechanismen des Körpers

Unspezifische (angeborene) Abwehr

Bei der unspezifischen Abwehr werden die eingedrungenen Krankheitserreger einem generalisierten Mechanismus folgend als fremd erkannt und eliminiert.

Beim Menschen sind die Träger der angeborenen, **humoralen Abwehr** Faktoren wie das **Lysozym** und das **Akute-Phase-Protein CRP** (C-reaktives Protein), die **Interferone** und das **Komplementsystem**.

Zur **zellulären Komponente** der angeborenen, unspezifischen Abwehr gehören insbesondere neutrophile **Granulozyten** und **Makrophagen**, die eingedrungene Mikroorganismen durch Phagozytose eliminieren sowie **natürliche Killerzellen** und **dendritische Zellen**. Einige dieser Systeme (dendritische Zellen, Interleukin-12, Interferone) haben eine wichtige Vermittlerrolle zwischen angeborener und erworbener Immunität.

Spezifische Abwehr

B-Zellen sind die Träger der spezifischen **humoralen Immunabwehr**, während **T-Zellen** die Träger der **spezifischen zellulären Immunreaktion** darstellen. Man unterscheidet zwischen $CD4^+$-T-Zellen und $CD8^+$-T-Zellen.

- Zusammen mit antigenpräsentierenden Zellen (APCs) sind **$CD4^+$-T-Helferzellen** bei der Differenzierung von B-Zellen zu antigenproduzierenden **Plasmazellen** beteiligt. Weiterhin ist die „T-Hilfe" für die **Makrophagenaktivierung** unentbehrlich. $CD4^+$-T-Zellen erkennen Antigene, die von den sog. „Histokompatibilitätsantigenen der Klasse II (**MHC-II**)" auf Zelloberflächen präsentiert werden.
- **$CD8^+$-T-Zellen** erkennen Antigene, die im Kontext von Histokompatibilitätsantigenen der Klasse I (**MHC-I**) präsentiert werden. Sie können **virusinfizierte Körperzellen** erkennen und abtöten.

7.6 Blutstillung, Blutgerinnung und Wundheilung

Verletzungen der Blutgefäße müssen rasch und zuverlässig abgedichtet werden, um Blutverluste so gering wie möglich zu halten. Die **Hämostase** (Blutstillung und Blutgerinnung) umfasst Wechselwirkungen zwischen dem Gefäßendothel und Thrombozyten sowie Gerinnungsfaktoren, die aus dem Blutplasma und aus verletztem Gewebe stammen.

7.6.1 Thrombozyten

Thrombozyten entstehen durch Abschnürungen aus den **Megakaryozyten** des Knochenmarks, wobei jede dieser größten aller Knochenmarkszellen etwa 500 Thrombozyten (Blutplättchen) hervorbringt. Die normale Thrombozytenzahl beträgt 170 000–400 000/µl Blut; bei einem Abfall unter 50 000/µl (**Thrombozytopenie**) ist mit Störungen der initialen Phase der Blutstillung zu rechnen.

▸ **Thrombozytenanheftung.** Bei einer Gefäßverletzung werden subendotheliale Kollagenfasern freigelegt, an denen sich die Thrombozyten sofort anheften. Die Anheftung (**Adhäsion**, ▸ Abb. 7.14**b**) erfolgt mit Hilfe eines von Endothelzellen und Megakaryozyten (s. ▸ Tab. 7.5) gebildeten Proteins, dem **Von-Willebrand-Faktor** (vWF), der zusammen mit Fibronektin und Laminin eine molekulare Brücke zwischen den Kollagenfasern und einem spezifischen Rezeptorkomplex, dem Glykoprotein Ib/IX (GP Ib/IX), auf der Thrombozytenmembran bildet.

▸ **Thrombozytenaktivierung.** Unmittelbar nach der Anlagerung der Thrombozyten kommt es zu deren **Aktivierung** (▸ Abb. 7.14**c**). Dieser Aktivierungsprozess besteht im Wesentlichen aus drei Ereignissen: Freisetzung verschiedener Stoffe, Formveränderung und Aggregation der Blutplättchen.

- Der erste Schritt ist die **Sekretion** von Inhaltsstoffen der Thrombozytengranula wie ADP und Serotonin sowie die Freisetzung von Thromboxan A_2 (TxA_2), das im Arachidonsäuremetabolismus nach Aktivierung de novo synthetisiert wird (▸ Abb. 7.16). Insgesamt werden durch die sog. „*release*"-Reaktion weitere Thrombozyten aktiviert.
- Das morphologische Äquivalent der Plättchenaktivierung ist die dramatische **Formänderung**, die als **visköse Metamorphose** bezeichnet wird (▸ Abb. 7.15). Aus den glatten, scheibenförmigen Thrombozyten werden kugelige Gebilde mit langen Fortsätzen (Pseudopodien), die es den aggregierten Thrombozyten ermöglichen, in einen verzahnten Kontakt zu treten. Ausgelöst wird die Pseudopodienbildung durch eine **Umorganisation** der Thrombozytenmembran und einen Ca^{2+}-induzierten Übergang von globulärem Aktin zu fibrillärem Aktin mit nachfolgender **Kontraktion** der Aktin-Myosin-Komponenten des thrombozytären Zytoskeletts. Dadurch wird ein Rezeptorkomplex, das Glykoprotein (GP) IIb/IIIa, auf der Thrombozytenmembran bereitgestellt. Plasmafibrinogen sowie die aus den aktivierten Thrombozyten freigesetzten „Klebstoffe" Fibrinogen und Thrombospondin (▸ Tab. 7.5) binden an GP IIb/IIIa und führen so innerhalb von kurzer Zeit (< 1 min) zur Ausbildung eines **Thrombozytenaggregats** (weißer Thrombus) (▸ Abb. 7.14**d**).

Tab. 7.5 Inhaltsstoffe der Thrombozytengranula und -lysosomen [28]

α-Granula	Elektronendichte Granula
Fibrinogen (Gerinnungsfaktor I) Gerinnungsfaktoren V + VIII Plättchenfaktor 4 (PF 4) Von-Willebrand-Faktor (vWF) Thrombospondin Fibronektin *transforming growth factor β* (TGF-β) *basic fibroblast growth factor* (bFGF) *platelet-derived growth factor* (PDGF) *vascular endothelial growth factor* (VEGF)	ATP, ADP, Serotonin Ca^{2+} **Lysosomen** Heparinase saure Hydrolasen

Ist der Glykoproteinkomplex Ib/IX-(GP Ib/IX) defekt, so ist die normale Anheftung der Thrombozyten an das Kollagen nicht mehr möglich. Dies ist bei einer seltenen Blutstillungsstörung der Fall, dem **Bernard-Soulier-Syndrom.** Die betroffenen Personen weisen eine Thrombozytopenie auf und haben schwere Blutungen im Bereich der Haut- und Schleimhäute. Bei einer anderen hereditären Erkrankung, der **Thrombasthenie Glanzmann-Naegeli**, fehlt das Glykoprotein IIb/IIIa. Die Thrombozyten dieser Menschen können deshalb nicht richtig aggregieren: es kommt zu lang anhaltenden Blutungen nach Banalverletzungen im Bereich der Haut und der Schleimhäute.

Die Formänderung wird begleitet von der **Sekretion** des Inhalts der elektronendichten Granula und der α-Granula (▸ Tab. 7.5). Die α-Granula enthalten **Gerinnungsfaktoren** (Fibrinogen, Faktor V, Faktor VIII), „**Klebstoffe**" (vWF, Fibronektin, Thrombospondin) und **Wachstumsfaktoren** (TGF-β: *transforming growth factor β*, PDGF:

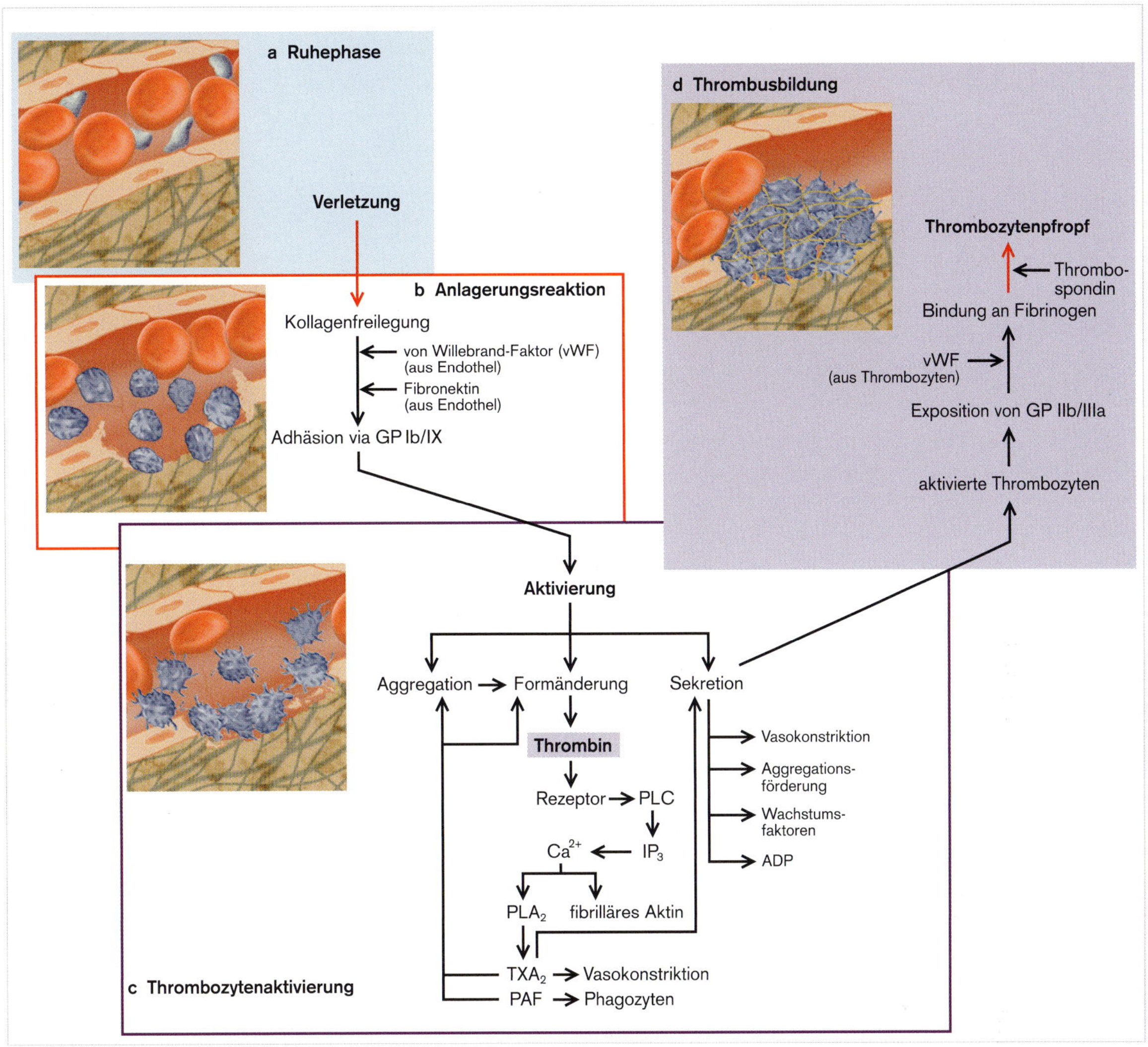

Abb. 7.14 Aktivierung von Thrombozyten. Morphologische Veränderungen:
a Ruhephase der Thrombozyten/unverletzte Kapillare;
b Anlagerungsreaktion der Thrombozyten an Kollagen nach Gefäßverletzung (Adhäsion an Kollagen vermittels thrombozytärem Glykoprotein GP Ib/IX und endothelialem vWF);
c Thrombozytenaktivierung: Nach Anlagerung an verletztes Endothel erfolgt die Aktivierung von Phospholipase C (PLC), die Freisetzung von Inositoltrisphosphat (IP_3) mit nachfolgender Ca^{2+}-vermittelter Umwandlung von globulärem in fibrilläres Aktin;
d Thrombusbildung: Nach Exposition von Glykoprotein IIb/IIIa aus aktivierten Thrombozyten erfolgt die Bildung eines Thrombozytenaggregates (weißer Thrombus) mit Hilfe von Fibrinogen.

platelet-derived growth factor, VEGF: *vascular endothelial growth factor*, bFGF:*basic fibroblast growth factor*). Außerdem bilden alarmierte Thrombozyten durch die Aktivierung spezieller Stoffwechselwege noch weitere Substanzen. Die beiden wichtigsten sind das Thromboxan A_2, ein Gewebehormon, das zur Gruppe der Eicosanoide gehört (▶ Abb. 7.16), und der *platelet activating factor* (PAF), ein biologisch hochaktives Phosphoglycerin.

- **Thromboxan A_2** ist stark **vasokonstriktorisch** und bewirkt synergistisch mit Serotonin eine Verengung der verletzten Gefäße (s. u.). Außerdem verstärkt Thromboxan A_2 zusammen mit PAF und ADP die durch Kollagen und Thrombin induzierte Thrombozytenaktivierung.
- **PAF** ist ein interessantes Beispiel für die funktionelle Kopplung zwischen dem thrombozytären Anteil des Gerinnungssystems und den phagozytierenden Abwehrzellen, die im vorherigen Abschnitt besprochen wurden. PAF aktiviert nämlich nicht nur Thrombozyten, sondern wirkt auch chemotaktisch und **aktivierend auf Phagozyten**, d. h. auf Makrophagen und Granulozyten. Umgekehrt wird PAF nicht nur von Thrombozyten, sondern auch von Makrophagen freigesetzt und kann des-

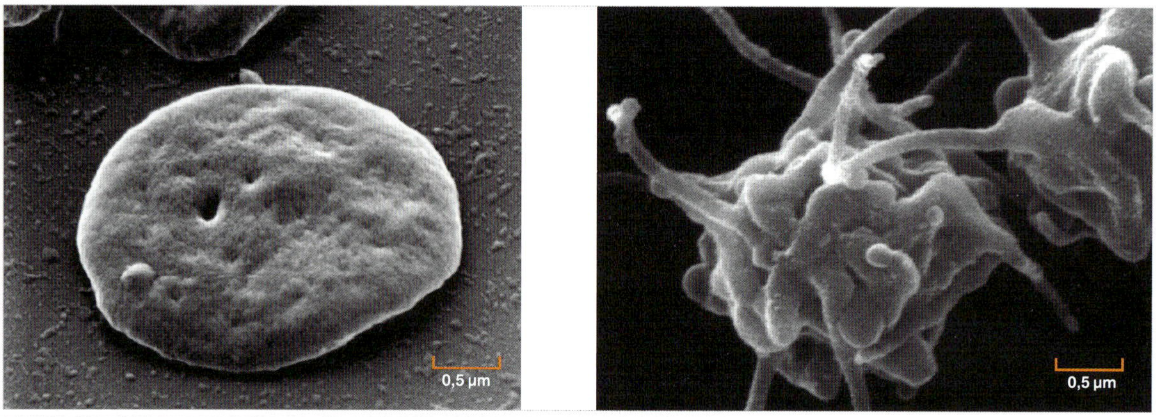

Abb. 7.15 Ruhender und aktivierter Thrombozyt. Die ruhenden Thrombozyten (links) haben eine typische Linsenform mit glatter Oberfläche und einzelnen kraterförmigen Öffnungen des internen Kanalsystems. Nach Stimulierung z. B. mit Kollagen bildet der aktivierte Thrombozyt (rechts) lange Pseudopodien, mit deren Hilfe sich die aktivierten Thrombozyten untereinander verzahnen. (Rasterelektronenmikroskopische Aufnahmen: Prof. P. Groscurth, Zürich)

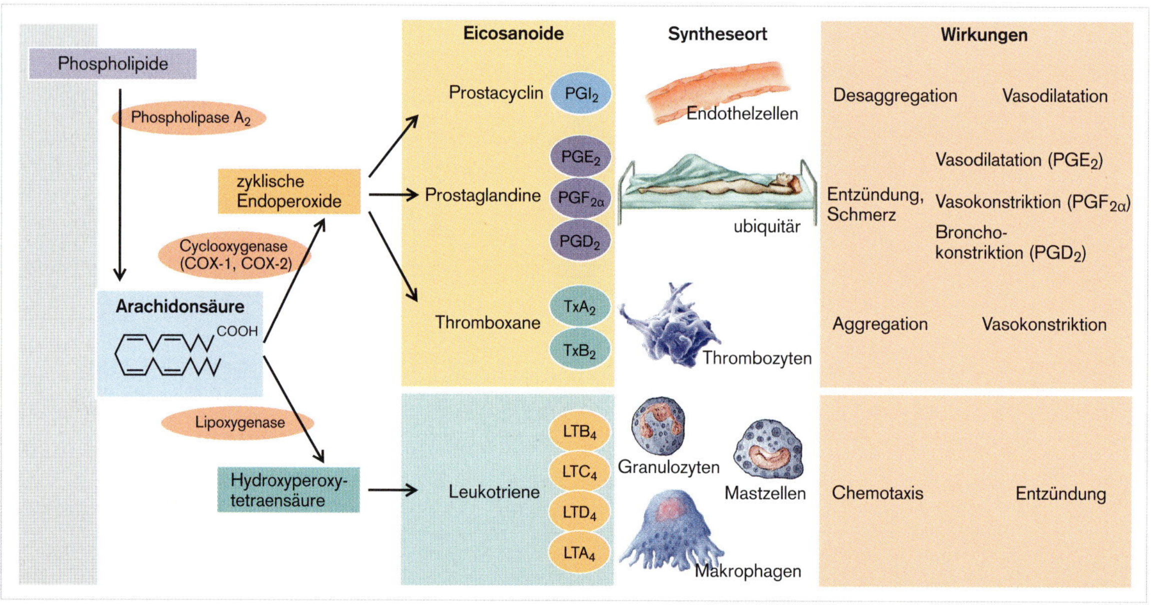

Abb. 7.16 Arachidonsäuremetabolismus. Die Arachidonsäure ist eine aus 20 Kohlenstoffatomen bestehende Fettsäure; ihre Abkömmlinge sind die Eicosanoide (gr. eikosi, zwanzig). Die Phospholipase A_2 spaltet aus der C 2-Position der Phospholipide in der Zellmembran die Arachidonsäure heraus. Unter Vermittlung der Cyclooxygenase wird die Arachidonsäure in zyklische Endoperoxide überführt, die die Vorstufen für Prostacyclin (PGI_2), Prostaglandine (PGE2; PGD2, PGF2α), und Thromboxane (TxA_2, TxB_2) darstellen. Unter Einwirkung der Lipoxygenase entstehen über die Zwischenstufe der Hydroxyperoxytetraensäure (HPETE) die Leukotriene (LTB_4, LTC_4, LTD_4, LTA_4).

halb als **Entzündungsmediator** angesehen werden, der gleichzeitig eine Thrombozytenaggregation verursacht. Durch die Freisetzung von PAF aus verschiedenen Zellen, die entweder für die Blutstillung oder die Infektabwehr zuständig sind, können sich die beteiligten Zelltypen also über unmittelbar bevorstehende Aufgaben gegenseitig „in Kenntnis setzen".

▸ **Vasokonstriktion.** Innerhalb der ersten Minute nach einer Verletzung kontrahieren Gefäße aufgrund der Freisetzung von **Catecholaminen**, **ADP** und **Serotonin** aus den aktivierten Thrombozyten (**vaskuläre Komponente**). Diese Vasokonstriktion ist vor allem bei glatter Durchtrennung von Gefäßen von Bedeutung, denn sie kann die Blutung auch aus größeren Gefäßen, z. B. der Arteria radialis, stillen. Tangentiale Abscherungen der Gefäßwand dagegen verhindern eine effiziente Konstriktion und führen daher leichter zum Verbluten. Die Vasokonstriktion hat außerdem eine Abnahme der Fließgeschwindigkeit des Blutes zur Folge.

▸ **Endotheliale Hemmung der Thrombozytenaktivierung.** Thrombozyten werden durch unverletztes Endothel nicht aktiviert, da die Endothelzellmembran für die Thrombozyten keinen Rezeptor besitzt. Hinzu kommt, dass Endothelzellen Faktoren in das Gefäßlumen abgeben, die einer Aktivierung der Thrombozyten entgegenwirken. Eine direkte **Hemmwirkung** auf die Thrombozytenaktivierung haben **Prostacyclin** (=**Prostaglandin I_2**), ein Eicosanoid, das von Endothelzellen gebildet und freigesetzt wird (▸ Abb. 7.16), sowie **Stickstoffmonoxid, NO** (s. endotheliale Mediatoren) (S. 72). Ein drittes Endothelzellprodukt, das indirekt die Aggregation der Thrombozyten hemmt, ist **Heparin.** Heparin hemmt die Bildung und Aktivität von Thrombin (via Antithrombin) (S. 316) und damit die Thrombin-induzierte Thrombozytenaktivierung.

Mit der Aggregation und Kontraktion ist die **primäre Hämostase,** d. h. die Bildung eines weißen **Thrombozytenthrombus,** abgeschlossen und es kommt zur Blutstillung. Unter normalen Bedingungen dauert dieser Vorgang 2–4 Minuten (**Blutungszeit**).

Eine Verlängerung der Blutungszeit findet man bei Funktionsuntüchtigkeit der Thrombozyten (**Thrombozytopathie**), einer pathologischen Verminderung ihrer Zahl (**Thrombozytopenie**; <50 000/µl Blut) oder bei einem **vWF-Mangel** (v. Willebrand-Jürgens-Syndrom). Dabei beobachtet man oft punktförmige (petechiale) Blutungen, während bei Störungen der Blutgerinnung (s. u.) mehr flächenhaft imponierende Blutungen (Ekchymosen) auftreten.

Unter bestimmten Bedingungen kann es angezeigt sein, die Aggregationsfähigkeit der Thrombozyten therapeutisch zu vermindern, z. B. zur **Prävention von Gefäßverschlüssen.** Dies geschieht durch medikamentöse Hemmung des für die Thromboxan-A_2-Bildung verantwortlichen Enzyms Cyclooxygenase 1 (COX-1) in den Thrombozyten, z. B. durch **Acetylsalicylsäure** (Aspirin). Im klinischen Einsatz sind auch Hemmstoffe von GP IIb/IIIa, die zu einer kurzfristigen und hocheffektiven Hemmung der Thrombozytenaggregation führen.

Tab. 7.6 Gerinnungsfaktoren

Faktor Nr.	Name	Halbwertszeit (in Stunden)	Synthese Vitamin-K-abhängig
I	Fibrinogen	96	–
II	Prothrombin	72	+
III	Gewebethromboplastin	–	–
IV	Ionisiertes Ca^{2+}	–	–
V	Akzeleratorglobulin	20	–
VII	Proconvertin	5	+
VIII	Antihämophiles Globulin A	12	–
IX	Antihämophiles Globulin B (Christmas-Faktor)	24	+
X	Stuart-Prower-Faktor	30	+
XI	Plasma-Thromboplastin-Antecedent (PTA)	48	–
XII	Hageman-Faktor	50	–
XIII	Fibrinstabilisierender Faktor (FSF)	250	–
–	Präkallikrein (PKK; Fletcher-Faktor)	–	–
–	Hochmolekulares Kininogen (HMK; Fitzgerald-Faktor)	–	–

7.6.2 Blutgerinnung

Der nach Gefäßverletzung initial gebildete Thrombozytenthrombus ist kein sehr stabiles Gebilde und könnte weggeschwemmt werden. Der Gefahr einer erneuten Blutung wird jedoch vorgebeugt durch die Bildung eines Maschenwerkes aus Fibrinfäden, in das auch Erythrozyten eingelagert sind (**roter Thrombus**). Diese sekundäre Hämostase ist vor allem gekennzeichnet durch die Bildung von mechanisch stabilem **Fibrin**. Die Bildung des roten Thrombus verläuft in drei Phasen: Der **Aktivierungsphase**, in der aus Prothrombin das Thrombin entsteht, der **Koagulationsphase**, in der durch Abspaltung von Fibrinopeptiden aus Fibrinogen lösliche Fibrinmonomere entstehen, welche zu unlöslichem Fibrin polymerisieren und der **Retraktionsphase**, in der es zu einer Volumenverminderung und Verfestigung des Blutgerinnsels kommt. Die Retraktion wird ausgelöst durch die Kontraktion der Thrombozyten, unter deren Zug am Fibrinfadennetz sich der Thrombus auf einen Bruchteil seines ursprünglichen Volumens zusammenzieht.

► **Aktivierungsphase.** Gerinnungsfaktoren sind Plasmaproteine, die übereinkunftsgemäß mit römischen Zahlen bezeichnet werden, wobei aktivierte Faktoren durch ein indexiertes „a“ gekennzeichnet sind. Früher wurden oft Eigennamen gebraucht, die zusammen mit der Zahlen-Nomenklatur in ► Tab. 7.6 aufgeführt sind. Wie beim Komplementsystem handelt es sich auch beim Gerinnungssystem um eine **Kaskade von Enzymaktivierungen**, in dessen Zentrum der **Faktor X** steht. In der aktivierten Form (Faktor Xa) bildet er zusammen mit Faktor Va, Phospholipiden und Ca^{2+} den Enzymkomplex **Prothrombinase**, der das inaktive Prothrombin in aktives **Thrombin** überführt (► Abb. 7.17). Das Ca^{2+} hat hierbei die wichtige Aufgabe,

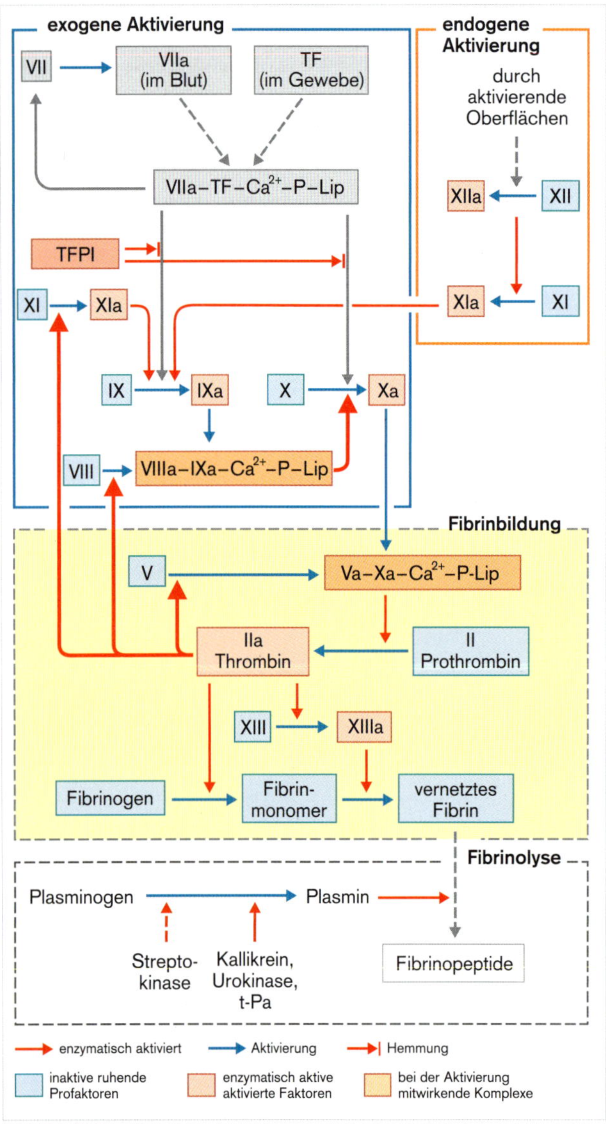

Abb. 7.17 Blutgerinnung und Fibrinolyse. Bei der **exogenen (extravaskulären) Aktivierung** nach Gefäßverletzungen bindet der auf Gewebezellen vorkommende *tissue factor* (TF), ein integrales Membranprotein, an den im Blut bereits vorliegenden F. VIIa und bildet zusammen mit Ca^{2+} und Phospholipiden (P-Lip) den F. VIIa-TF-Komplex, der F. VII, F. IX und F. X aktiviert. Bei dieser „Startreaktion“ werden zunächst nur geringe Mengen an Thrombin (und Fibrin) gebildet. Kurze Zeit nach Auslösung der Blutgerinnung über den exogenen Weg hemmt der TFPI (*tissue factor pathway inhibitor*) die weitere, durch den F. VIIa-TF-Komplex vermittelte Bildung von F. IXa und F. Xa. Somit hängt die weitere Blutgerinnung davon ab, ob es bis dahin zu einer ausreichenden Bildung von Thrombin gekommen ist, das nun die Fibrinbildung unterhält, indem es F. V, VIII und XI aktiviert. Der F. VIIIa bildet mit F. IXa einen Aktivatorkomplex, der jetzt große Mengen von F. Xa erzeugt. Dieser und der F. Va bilden nun vermehrt den Prothrombinaktivatorkomplex, der für die Bildung großer Mengen an Thrombin sorgt. Somit entstehen durch die thrombinvermittelte Aktivierung von F. V und VIII positive Rückkopplungsschleifen, die die Gerinnung erst so richtig in Gang setzen. In diesem Sinne wirkt auch die Aktivierung von F. XI durch Thrombin. Auf die Fibrinbildung wirkt Thrombin, indem es Fibrinogen und F. XIII aktiviert. Eine physiologisch bedeutsame Gerinnung kommt erst durch die positiven Rückkopplungsschleifen zustande (dicke Pfeile). Die **endogene (intravaskuläre) Aktivierung** wird eingeleitet durch die Aktivierung von F. XII (Hageman-Faktor) an negativ geladenen Oberflächen. Dabei sind noch weitere Proteine wie hochmolekulares Kininogen, Präkallikrein und Kallikrein beteiligt. In der Folge wird F. XI aktiviert und durch diesen dann F. IX. Das endogene System spielt jedoch normalerweise keine wesentliche Rolle für die Auslösung der Blutgerinnung, es sei denn, dass das Blut mit körperfremden Oberflächen in Berührung kommt (Laboratoriumsmedizin, künstliche Herzklappen etc.). Im unteren Teil der Abbildung sind Faktoren eingezeichnet, die bei der Fibrinolyse das Plasminogen zu Plasmin aktivieren. Plasmin ist eine Protease, die vernetztes Fibrin, das Endprodukt der Gerinnung, wieder auflösen kann. Die Streptokinase ist ein bakterieller Aktivator des Plasminogens, der therapeutisch zur Thrombolyse eingesetzt wird.

den Prothrombinasekomplex an negativ geladene Phospholipide auf Zellmembranen zu fixieren, wodurch die Aktivität um ein Vielfaches gesteigert wird.

Die Aktivierung von Gerinnungsfaktoren erfolgt durch proteolytische Spaltung der inaktiven Vorstufe (Zymogen) durch die Serinproteaseaktivität des in der Aktivierungskaskade vorgeordneten Faktors. Die Aktivierung des Faktor X (s. ▶ Abb. 7.17) bildet also die gemeinsame Endstrecke der Aktivierung durch ein **„exogenes"** und ein **„endogenes"** System, wobei die Trennung in diese beiden Wege eher der Systematik zu einem besseren Verständnis gilt als der physiologischen Funktion: Beide Wege sind in vivo eng miteinander verschränkt.

▶ **Exogener Mechanismus.** Zweifelsohne physiologisch die größte Bedeutung hat der exogene Mechanismus der Aktivierung von Faktor X durch **Gewebethromboplastin** (*tissue factor*, TF), das aus verletztem Gewebe freigesetzt wird. Der TF ist ein membranständiges Protein, das im extravasalen Raum insbesondere in Zellen der Adventitia der Blutgefäße vorkommt. Normalerweise hat das Blut also keinen Kontakt zu TF. Durch Verletzung eines Blutgefäßes und dem Austritt von Blut in den extravasalen Raum treten TF und der bereits im Blut vorliegende aktivierte Faktor VIIa in Kontakt und bilden zusammen mit Ca^{2+} und Phospholipiden einen Komplex, der Faktor X aktiviert. Dieser Komplex kann bereits Prothrombin zu **Thrombin** (Faktor IIa) aktivieren, aber aufgrund einer recht ineffizienten Reaktion nur in sehr kleinen Mengen. Das Thrombin wandelt allerdings nicht nur Fibrinogen in Fibrinmonomere um (s. u.), sondern es aktiviert auch Faktor V, Faktor VIII, Faktor XI und Faktor XIII. Durch die Aktivierung von Faktor V, VIII und XI entstehen **positive Rückkopplungsschleifen**, die die Gerinnungsaktivität entscheidend verstärken. Zusammen mit Faktor VIIIa bildet Faktor IXa einen Aktivatorkomplex, der nun substanziell zur Aktivierung von Faktor X beiträgt. Dieses Modell erklärt, warum die Gerinnung u. a. maßgeblich von Faktor VIII und Faktor IX abhängt. Demnach ist der **exogene Mechanismus** bei der Aktivierung von Faktor X und Faktor IX durch den TF-Faktor-VIIa-Komplex entscheidend (▶ Abb. 7.17). Dieser Weg wird nach kurzer Zeit durch den *tissue factor pathway inhibitor* (TFPI) blockiert.

▶ **Endogener Mechanismus.** Er wird dadurch gestartet, dass Faktor XII mit negativ geladenen Oberflächen und hochmolekularem Kininogen und Kallikrein in Kontakt kommt. In der Folge werden die Faktoren XI und IX aktiviert. Faktor IXa bildet zusammen mit Phospholipiden, Ca^{2+} und Faktor VIIIa einen Komplex, der Faktor X zu Faktor Xa aktiviert, wodurch dann schließlich Prothrombin zu **Thrombin** aktiviert wird (▶ Abb. 7.17).

Da Menschen mit einem genetischen Mangel an Faktor XII keine erhöhte Blutungsneigung zeigen, nimmt man inzwischen an, dass der endogene Mechanismus praktisch keine Bedeutung bei der Aktivierung der Gerinnungskaskade unter physiologischen Bedingungen hat. Von Bedeutung kann die endogene Aktivierung aber werden, wenn das Blut mit **körperfremden Oberflächen**, z. B. mit künstlichen Herzklappen, Dialysemembranen oder den Membranen einer Herz-Lungen-Maschine, in Kontakt kommt. Bei **Entzündungsreaktionen** ist das endogene System ebenfalls beteiligt, da neben Faktor XII das hochmolekulare Kininogen Substrat des Kallikrein ist. Bei Spaltung des hochmolekularen Kininogens wird **Bradykinin** freigesetzt, das die Ödembildung und Vasodilatation bei Entzündungsreaktionen auslöst.

Weitere Thrombinfunktionen: Die **Serinprotease Thrombin** reguliert zudem die **Thrombozytenaktivierung** (s. o.) und wirkt über Protease-aktivierte Rezeptoren auch als effizientes **Mitogen von Endothelzellen** und **glatten Muskelzellen** sowie als potenter **Aktivator von Lymphozyten**. Auch bei diesen „Zusatzfunktionen" des Thrombins zeigt sich, dass ein biologisches Prinzip, in diesem Fall die Proteasefunktion, zur Erfüllung anderer biologischer Aufgaben gebraucht wird, wie dies auch bei den vielfältigen Funktionen des Plättchen-aktivierenden Faktors (PAF) besprochen wurde.

Die Bedeutung einzelner Gerinnungsfaktoren lässt sich aus dem Mangel an Faktor VIII oder IX erkennen, der zu einem Defekt in der Blutstillung führt und als Hämophilie bezeichnet wird. Die klassische, X-chromosomal rezessiv vererbte **Hämophilie A** beruht auf einem Faktor-VIII-Mangel, bei der ebenfalls X-chromsomal rezessiv vererbten **Hämophilie B** fehlt der Faktor IX. Die Symptome sind bei beiden Formen der Hämophilie gleich, die Hämophilie A ist jedoch 5-mal häufiger als die Hämophilie B. Betroffene Personen zeichnen sich aus durch ausgedehnte Blutergüsse (Hämatome) vor allem im Bereich der Extremitäten und des Kopfes, lang andauernde Blutungen nach Verletzungen, aber auch Blutungen in die Gelenke (Hämarthrosen), besonders des Ellbogen- und Kniegelenkes, die im Lauf der Zeit zu Gelenkversteifungen führen. Eine Langzeitbehandlung der Hämophilie ist entweder mit aus Plasma gewonnenem oder mit rekombinantem Faktor VIII bzw. Faktor IX möglich [8].

▸ **Koagulationsphase.** Die Aktivierungsphase ist mit der Bildung von enzymatisch aktivem Thrombin (Faktor IIa) beendet. In der nachfolgenden Koagulationsphase spaltet Thrombin aus Fibrinogen niedermolekulare Peptide (**Fibrinopeptide**) ab. Hierdurch werden Fibrinmonomere gebildet, die sich über nicht kovalente Bindungen (z. B. Wasserstoffbrücken) zu einem **Fibrinpolymer** zusammenlagern (koagulieren). Das so entstandene Gerinnsel ist jedoch noch recht instabil. Erst durch die Wirkung des durch Thrombin aktivierten Faktors XIIIa, der als einziger Gerinnungsfaktor keine Protease, sondern eine Transamidase ist, kommt es zur Bildung von **kovalenten Bindungen** zwischen den Fibrinmonomeren, die den Thrombus stabilisieren.

▸ **Retraktionsphase.** Die Fibrinfäden legen sich über den Thrombozytenthrombus und verbinden sich über den Membranrezeptor **Glykoprotein IIb/IIIa** mit den Thrombozyten. Bei der Adhäsion des Fibrins an die Thrombozyten und das umgebende Gewebe wirkt auch noch das „Verankerungsprotein" **Fibronektin** (▸ Tab. 7.5) mit. Das bei der sekundären Hämostase entstehende Thrombin fördert nicht nur die Aggregation der Thrombozyten, sondern auch die Aktivierung ihres kontraktilen **Aktin-Myosin-Systems**. Unter dem Zug der sich kontrahierenden Thrombozyten am Fibrinfadennetz zieht sich der Thrombus bis auf einen kleinen Bruchteil seines ursprünglichen Volumens zusammen (Retraktion). Hierdurch kommt es zu einer weiteren Verfestigung des Thrombus und zu einem mechanischen Wundverschluss von innen her.

7.6.3 Hemmstoffe der Blutgerinnung in vivo und in vitro

Blutplasma enthält normalerweise verschiedene Proteaseinhibitoren, welche die Fibrinbildung verzögern. Auf einer frühen Stufe der Gerinnungskaskade hemmt der **C1-Inhibitor**, der auch die erste Komponente (C1) des klassischen Weges des Komplement-Systems (S. 300) hemmt, die Faktoren XIa, XIIa und Kallikrein. **Antithrombin** (▸ Tab. 7.2) ist der wichtigste Hemmer verschiedener Gerinnungsproteasen sowohl in der Aktivierungsphase (Faktor IXa) als auch in der Koagulationsphase (Faktor Xa und Thrombin). Die inhibitorische Wirkung von Antithrombin kann durch einen Antithrombin-Kofaktor, das **Heparin**, massiv verstärkt werden. Heparin wird endogen z. B. von Endothelzellen und Mastzellen gebildet und hat damit eine wichtige „Bremsfunktion" bei der lokalen Steuerung der Gerinnung.

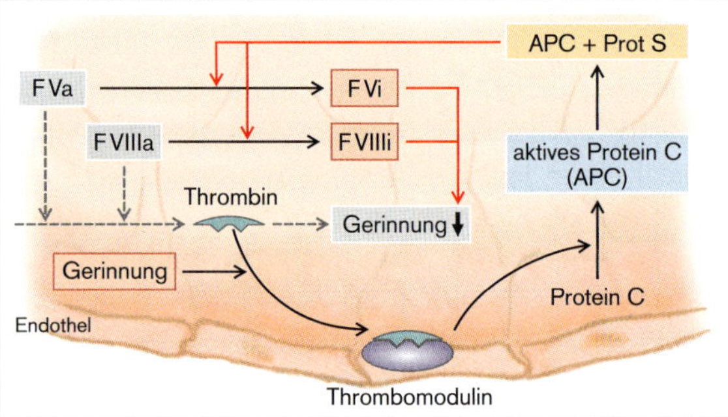

Abb. 7.18 Aktiviertes Protein C (APC) hemmt die Blutgerinnung. Wandständig am Gefäßendothel an Thrombomodulin-gebundenes Thrombin, das durch Aktivierung der Gerinnung entsteht, aktiviert Protein C, ein in der Leber gebildetes Zymogen. Aktives Protein C (APC) spaltet, beschleunigt durch Protein S, die Faktoren Va und VIIIa in die inaktiven Gerinnungsfaktoren Vi (für inaktiv) und VIIIi. Eine mangelhafte Synthese oder ein funktioneller Defekt von Protein C oder S stören die Balance zwischen pro- und antikoagulatorischen Eigenschaften des Blutes und erhöhen das Risiko von Thromboembolien. Die Faktor-V-Variante Leiden kann nicht durch APC und Protein S inaktiviert werden, wodurch das Thromboserisiko von Menschen, die homozygot für diese Variante sind, etwa 90-fach erhöht ist.

Ein zusätzlicher Thromboseschutz wird durch das Glykoprotein **Thrombomodulin** erzielt, das vom Endothel exprimiert wird: Nach Bindung von Thrombin aktiviert es **Protein C**, das nach Anlagerung an das **Protein S** die Faktoren Va und VIIIa durch proteolytische Spaltung inaktiviert (▸ Abb. 7.17). Protein C und S werden ebenso wie die Gerinnungsfaktoren von der Leber synthetisiert. Diese negative Kontrollschleife von Thrombin „überwacht" also zusammen mit Antithrombin die positiven Kontrollschleifen, d. h. die Thrombin-induzierte Aktivierung von Faktor V und Faktor VIII (▸ Abb. 7.18). Weitere Gegenspieler von Thrombin sind α_2-Makroglobulin und das α_1-Antitrypsin (▸ Tab. 7.2), welches die Proteasefunktion von Thrombin hemmt.

Faktor-V-Leiden-Mutation

Bei diesem genetischen Defekt, der in der niederländischen Stadt Leiden entdeckt wurde, kann der aktivierte Faktor V aufgrund einer Punktmutation nicht durch aktiviertes Protein C proteolytisch abgebaut werden, was zu einer erhöhten **Thromboseneigung** bei den Betroffenen führt.

Antikoagulanzien

Das zu therapeutischen Zwecken als Antikoagulans (Gerinnungshemmer) verwendete **Heparin** stammt aus tierischen Geweben. Es muss intravenös oder subkutan verabreicht werden und wirkt sofort, nachdem es in die Blutbahn kommt. Seine Wirkung ist jedoch auf die Anwesenheit von Antithrombin angewiesen, d. h. bei einem angeborenen **Antithrombin-Mangel** wirkt Heparin nicht. **Cumarine** wirken in vivo gerinnungshemmend, indem sie in der Leber die Bildung aktivierbarer Vitamin-K-abhängiger Gerinnungsfaktoren (II, VII, IX, X) verhindern. Die volle Wirkung von Cumarin-Derivaten setzt erst mit einer gewissen Verzögerung ein, die durch die Halbwertszeit der Vitamin-K-abhängigen Faktoren gegeben ist (▶ Tab. 7.6). Im Gegensatz dazu wirkt Heparin sofort und ist auch in vitro gerinnungshemmend. Seit einigen Jahren sind orale Antikoagulanzien in die Klinik eingeführt worden, die entweder direkt den Faktor Xa oder Thrombin (Faktor IIa) hemmen. Diese Substanzen werden deshalb auch als **di**rekte **o**rale **A**ntikoagulanzien (DOAKs) bezeichnet und kommen u. a. bei der Therapie der tiefen Venenthrombose und der Lungenembolie sowie zur Schlaganfallprophylaxe bei Vorhofflimmern zum Einsatz. Für die Gerinnungshemmung in vitro werden außer Heparin v. a. Komplexbildner für Ca^{2+} (Citrat, Oxalat, EDTA) verwendet, die die Konzentration freier Ca^{2+}-Ionen vermindern.

Gerinnungsdiagnostik

Bei einer Therapie mit Gerinnungshemmern, wie sie z. B. zur Verhinderung von Thrombembolien angezeigt ist, müssen sorgfältige Prüfungen der Gerinnungsfunktion des Blutes durchgeführt werden. Bei den praktisch gebräuchlichsten Verfahren wird in einer Plasmaprobe unter standardisierten Bedingungen die Zeit gemessen, die zur Bildung eines Fibringerinnsels benötigt wird und mit der Zeit verglichen, die das Plasma gesunder Kontrollpersonen vom Start der Testreaktion bis zur Gerinnselbildung (Gerinnungszeit) benötigt hat.

Bei der Bestimmung der **Thromboplastinzeit** (TPZ; früher: Quick-Wert) wird Plasma mit Ca^{2+}-Komplexbildnern vorübergehend ungerinnbar gemacht. Anschließend wird Ca^{2+} und Gewebethromboplastin im Überschuss zugegeben und die resultierende Gerinnungszeit mit Verdünnungsreihen von normalen Plasmen verglichen. Die Thromboplastinzeit ist verlängert nach Gabe von Vitamin-K-Antagonisten, z. B. Cumarinderivaten (Antikoagulanzientherapie), bei Störungen von Faktor VII (exogenes System) oder der von Faktor X abwärts aktivierten Faktoren der Gerinnungskaskade. Wegen der fehlenden Vergleichbarkeiten von TPZ-Werten aus verschiedenen Laboratorien hat die WHO vorgeschlagen, die TPZ durch die International Normalized Ratio (**INR**) zu ersetzen, bei der auf Standardreagenzien Bezug genommen wird [18]. Dabei wird jedem auf dem Markt befindlichen TPZ-Reagenz eine Sensitivitätszahl (ISI = international sensitivity index) zugeordnet, die die relative Empfindlichkeit des Reagenz im Vergleich zu einem von der WHO deklarierten Standard-Reagenz angibt:

$$INR = \left(\frac{\text{Patienten-Gerinnungszeit}}{\text{Normalperson-Gerinnungszeit}}\right)^{ISI}$$

Ein INR-Wert von 1,0 ist normal (entspricht einem TPZ-Wert von 100 %). Bei einem INR von 2,0 (entspricht einem TPZ-Wert von etwa 30 %) ist die ISI-standardisierte Gerinnungszeit verdoppelt.

Zur **Antikoagulanzientherapie** werden, je nach Indikation, INR-Werte zwischen 2,0 und 3,5 eingestellt. Bei zu niedrigen Werten wird das Therapieziel, also die Verminderung der Thrombosegefahr, verfehlt, bei zu hohen steigt das Blutungsrisiko.

Die **aktivierte partielle Thromboplastinzeit** (**aPTT**) erfasst Störungen entweder in der endogenen Aktivierung oder wieder in der gemeinsamen Endstrecke ab Faktor X. Zur Messung der **Thrombinzeit** (**TZ**) wird dem Citratplasma Thrombin zugegeben und die Gerinnungszeit gemessen; hiermit können ein Fibrinogenmangel oder Störungen der Fibrinpolymerisation oder eine Fibrinolysetherapie durch Erfassung von Fibrin(ogen)-Spaltprodukten überwacht werden. Die üblichen Gerinnungstests und ihre Interpretation sind in ▶ Abb. 7.19 zusammengestellt.

A Gerinnungstests

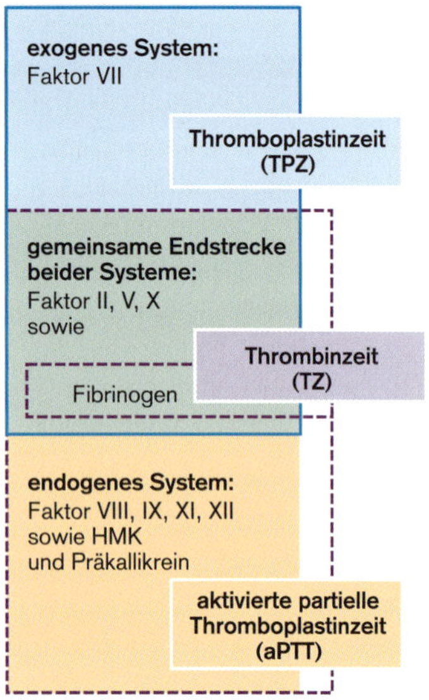

B Interpretation

TPZ	aPTT	Thrombozytenzahl	Blutungszeit	wahrscheinliche Ursachen einer Blutungsneigung (gilt für mittelschwere bis schwere Störungen)
normal	normal	normal	normal	vaskuläre Ursache, Faktor-XIII-Mangel
↓	normal	normal	normal	Faktor-VII-Mangel
normal	↑	normal	normal	Heparingabe, Faktormangel VIII, IX, XI, XII, HMK, Präkallikrein
normal	normal	↓	↑	Thrombozytopenie
↓	↑	normal	normal	Cumaringabe, Vitamin-K-Mangel, Faktormangel I, II, V, X
normal	↑	normal	↑	v. Willebrand-Jürgens-Syndrom Hämophilie
↓	↑	↓	↑	Leberschaden, Verbrauchskoagulopathie, Sepsis

↑ verlängert
↓ erniedrigt

Abb. 7.19 Diagnostische Tests zur Erfassung hämorrhagischer Diathesen (nach [4]). Die Thromboplastinzeit (TPZ) ist bei Heparinstandarddosen normal, weil die Reagenzien des Tests heparinneutralisierende Substanzen enthalten. Die aPTT, die zur Überwachung der Heparintherapie geeignet ist, kann auch bei oraler Antikoagulanzientherapie, z. B. durch Vitamin K-Antagonisten, wegen einer Verminderung des Prothrombinkomplexes verlängert sein; für die Überwachung der Therapie mit oralen Antikoagulanzien wird die TPZ verwendet, weil sie besser mit der Hemmung des exogenen Wegs korreliert.

7.6.4 Fibrinolyse

Dem Prozess der Blutgerinnung steht ein ähnlich komplexer Vorgang gegenüber, der zur **Fibrinolyse**, also zur Auflösung von gebildetem Fibrin führt. Auch im intakten Organismus entstehen ständig kleine Mengen an Fibrin, die jedoch durch die ebenfalls kontinuierlich ablaufende Fibrinolyse wieder entfernt werden. Nur wenn das Gerinnungssystem bei Verletzungen zusätzlich aktiviert wird, kommt es am Ort der Verletzung zu einem Überwiegen der Fibrinbildung und damit zum Gerinnen des Blutes. Der fibrinolytisch wirksame Faktor Plasmin ist eine Serinprotease, welche die Faktoren V und VIII, Fibrinogen und Fibrin spaltet (▶ Abb. 7.17).

Aktives Plasmin entsteht aus einer inaktiven Vorstufe, dem **Plasminogen**, durch die Wirkung von Gewebeaktivatoren (exogenes System) und Blutaktivatoren (endogenes System). Aus dem Gewebe, vorwiegend aus **Endothelzellen**, aber auch aus Monozyten, wird kontinuierlich der **Gewebeaktivator t-PA** (= *tissue plasminogen activator*) freigesetzt, dessen Sekretion bei körperlicher Anstrengung, durch venöse Stauung oder Sauerstoffmangel gesteigert wird. In Anwesenheit von Fibrin aktiviert t-PA mit hoher Geschwindigkeit Plasminogen zu Plasmin. Im Blut wird t-PA zu 80 % in einem Komplex mit Plasminogenaktivator-Inhibitor Typ 1 (PAI-1) gefunden, sodass nur ein geringer Teil von t-PA in freier Form vorliegt. Die Epithelien der **ableitenden Harnwege** bilden den Plasminaktivator **Urokinase** (u-PA), der hier eine überschießende Gerinnselbildung in Harnwegen verhindert. Ein Rezeptor für u-PA findet sich auf Endothelzellen und Monozyten; seine Aktivierung wird im Rahmen der Gewebereparatur mit einer Gefäßneubildung in Verbindung gebracht. Der endogene **Plasminogenaktivator des Blutes** ist **Faktor XIIa** (Hageman-Faktor). Faktor XIIa setzt aus Präkallikrein das **Kallikrein** frei, welches Plasminogen durch proteolytische Spaltung in Plasmin überführt. Der Faktor XIIa hat also eine physiologische Bedeutung bei der Fibrinolyse und nicht, wie bereits oben erwähnt, bei der Initiierung der Gerinnungskaskade unter physiologischen Bedingungen.

Sowohl Plasminogen als auch Plasminogenaktivatoren haben eine hohe **Affinität** zu **polymerisiertem Fibrin.** Wenn sich Fibrinfäden gebildet haben, so wirken sie wie eine „biochemische Falle" für Plasminogen und den Plasminogenaktivator mit dem Resultat, dass die Fibrinfäden durch das entstehende Plasmin aufgelöst werden. Die Neubildung von Fibrin wird dadurch gebremst, dass die entstehenden Fibrinspaltprodukte die Thrombinaktivität hemmen. Analog zu anderen Proteasekaskaden (Komplementsystem, Gerinnungssystem) wird auch das Plasminsystem durch **Inhibitoren** kontrolliert, z. B. durch den wichtigen plasmatischen Fibrinolysehemmer **α_2-Antiplasmin** (▶ Tab. 7.2).

Wenn ein frischer Thrombus (z. B. in einer Koronararterie) aufgelöst werden soll, kann das Fibrinolysesystem auch therapeutisch aktiviert werden. Dies geschieht mit der **Streptokinase** oder heute in erster Linie mit **rekombinantem t-PA** (rt-PA). Streptokinase aktiviert sowohl freies als auch an Fibrin gekoppeltes Plasminogen, während rt-PA selektiv an Fibrin bindet und somit die lokalen Thromben gezielter als Streptokinase auflösen kann.

7.6.5 Wundheilung

Das Ziel der Wundheilung ist die Wiederherstellung der Integrität und vollen Funktionsfähigkeit des Gewebes nach einer Verletzung (*Restitutio ad integrum*). Ist die vollständige Regeneration nicht möglich, bleibt eine Narbe zurück.

▶ **Gewebeabräumung.** Die Wundheilung geschieht durch Zellen, die eine **„Aufräumfunktion"** erfüllen und durch Zellen, die mit **„Reparaturaufgaben"** beschäftigt sind. Nur einige Stunden nach einer Verletzung wandern in das betroffene Gebiet Lymphozyten, Granulozyten und Makrophagen ein. Sie phagozytieren Bakterien, Zelltrümmer und abgestorbene Gewebezellen. Die bei diesen Vorgängen freiwerdenden Substanzen führen zu einer **lokalen Entzündung**, die gekennzeichnet ist durch vier Kardinalsymptome: Erwärmung (Calor), Rötung (Rubor), Schwellung (Tumor) und Schmerz (Dolor). **Erwärmung** und **Rötung** entstehen durch eine erhöhte Blutzufuhr zu dem Gebiet, in dem die phagozytäre Aufräumarbeit geleistet wird. Sie wird ausgelöst durch die lokale Freisetzung von gefäßerweiternden Substanzen (z. B. Prostaglandin E_2, Histamin) aus Granulozyten und Makrophagen. Die lokale Gefäßerweiterung führt zur Verlangsamung des Blutstromes in den Kapillaren, wodurch das Anheften der Granulozyten und ihr Durchtritt durch die Kapillarwand begünstigt wird. Als chemotaktische „Lockstoffe" für die Granulozyten sind u. a. **Komplementfaktoren** (▶ Abb. 7.8), der *platelet activating factor* PAF (S. 311) und zahlreiche Chemokine (S. 299) identifiziert worden. Die **Schwellung** entsteht durch den erhöhten Austritt von Flüssigkeit und Plasmaproteinen von der Blutbahn in das Gewebe. Einige der permeabilitätssteigernden Faktoren (z. B. Histamin, Bradykinin, Prostaglandin E_2) sind auch beteiligt bei der lokalen Auslösung von **Schmerzen** beim Entzündungsgeschehen (lokale Sensibilisierung der Nozizeptoren).

▶ **Gewebeproliferation.** Wenn die Bakterieninvasion abgewehrt und die Zelltrümmer phagozytiert sind, kommt es zur **Wundheilung.** Sie ist gekennzeichnet durch die Neubildung von Blutgefäßen (**Angiogenese**), die Vermehrung (Proliferation) von und die verstärkte Kollagenbildung durch **Fibroblasten** sowie die Vermehrung der epidermalen **Keratinozyten,** welche die Wunde definitiv abdecken. Die bei der Fibrinolyse frei werdenden Fibrinspaltprodukte (▶ Abb. 7.17) locken Fibroblasten an. Die Teilung und verstärkte Kollagenbildung dieser Bindegewebszellen wird u. a. von dem lokal freigesetzten Wachstumsfaktor bFGF (*basic fibroblast growth factor*) angeregt, der aus Thrombozyten (▶ Tab. 7.5) und Makrophagen stammt. Durch die Vermehrung der Fibroblasten und die verstärkte Bildung von Faserproteinen des Bindegewebes beginnt sich die Wunde zu schließen. Die Gefäßneubildung wird gefördert von **Faktor Xa** und **FGF**, die zusammen mit spezifischen angiogenen Polypeptiden wie **VEGF** (*vascular endothelial growth factor*), **Angiopoetin** und **Ephrin** die Proliferation und röhrenförmige Anordnung von **Endothelzellen** in Gang setzen und unterhalten. Eine wichtige Rolle spielt hier ein Sauerstoffmangel (Hypoxie) im Gewebe, der zu einer Aktivierung des Transkriptionsfaktorkomplexes HIF-1 führt, der die Bildung zahlreicher angiogenetischer Moleküle kontrolliert (Abb. 7.2) (S. 289).

Für das Neuwachstum von glatten **Gefäßmuskelzellen** ist der **PDGF** (*platelet-derived growth factor*) von besonderer Bedeutung. Epidermale Keratinozyten wandern von den Wundrändern her in das Wundgebiet ein und bedecken es in zeitlicher und räumlicher Koordination mit der Fibroblastenproliferation und der Gefäßneubildung. Diejenigen Faktoren, die die Anheftung der epidermalen Keratinozyten an das Kollagenmaschenwerk erleichtern und gleichzeitig auch ihre Teilung beschleunigen, wurden schon erwähnt: es handelt sich u. a. um FGF und Thrombospondin aus Thrombozyten, die somit Wachstumsfaktoren für ektodermale Keratinozyten und mesenchymale Fibroblastenzellen sind.

Wundheilung und Angiogenese werden also durch die koordinierte Freisetzung einer ganzen Familie von Signalstoffen kontrolliert, von denen nur einige erwähnt wurden. Als „Architekturvorlage" für die komplexe Wechselwirkung zwischen Wachstumsfaktoren, Zytokinen und Zellen dient die **extrazelluläre Matrix** (S. 76). Die Moleküle, die diese Matrix aufbauen, haben selbst Einfluss auf die Differenzierung und Wanderung von Zellen bei der Wundheilung und stellen darüber hinaus ein Gerüst dar, an dem verschiedene Angiogenesefaktoren und andere Mitogene in einem räumlichen Ordnungsmuster gebunden werden können.

7

Zusammenfassung Kap. 7.6

Blutstillung, Blutgerinnung und Wundheilung
Für die **Hämostase** sind in der primären Phase eine **Vasokonstriktion** und die Bildung eines **Thrombozytenpfropfes** entscheidend (Blutstillung); sekundär werden **Gerinnungsfaktoren** aus dem Blutplasma aktiviert, deren kaskadenartige enzymatische Aktivierung zur Bildung von **Fibrin** führt (Blutgerinnung). Das Fibringerinnsel konsolidiert den Wundverschluss und leitet die Reparaturprozesse zur Wundheilung ein, die durch lokal von Thrombozyten, Makrophagen und Endothelzellen freigesetzte **Wachstumsfaktoren** gefördert werden. Aufgelöst werden Fibringerinnsel durch das **fibrinolytische System (Plasmin)** des Plasmas.

Die Hämostase wird auf allen Ebenen durch Gegenspieler **engmaschig kontrolliert**, um eine überschießende Thrombenbildung zu verhindern. Während das genetisch bedingte Fehlen eines zentralen Gerinnungsfaktors (z. B. bei Hämophilie) eine schwere Störung der Blutgerinnung zur Folge haben kann, hat auch das Versagen der Inhibitoren der Gerinnung durch vermehrte Thrombenbildung schwerwiegende Folgen (z. B. Thrombose).

Therapeutisch kann die Gerinnungsfähigkeit durch **Antikoagulanzien** gezielt vermindert werden.

Zum Weiterlesen...

[1] Ellis KJ, Eastman JD. Human Body Composition: In vivo Methods, Models, and Assessment. New York: Plenum Press; 1993.

[2] Hoffman R, Benz EJ, Silberstein LE, Heslop H, Weitz J, Anastasi J. Hematology. Basic Principles and Practice. New York: Churchill Livingstone; 2012.

[3] Murphy K, Weaver C. Janeway Immunologie. 9. Aufl. 2018, Springer Spektrum.

[4] Silbernagl S, Despopoulos jr. A, Draguhn A. Taschenatlas Physiologie. 9., vollständig überarbeitete Auflage. Stuttgart: Thieme; 2018.

[5] Akira S, Takeda K, Kaisho T. Toll-like receptors: critical proteins linking innate and acquired immunity. Nature Immunol. 2001; 2: 675–680.

[6] Bordignon C, Roncarolo MG. Therapeutic applications for hematopoietic stem cell gene transfer. Nature Immunol. 2002; 3: 318–321.

[7] Broze GJ. Tissue factor pathway inhibitor and the revised theory of coagulation. Annu Rev Med. 1995; 46: 103–112.

[8] Butenas S, Mann KG. Blood Coagulation. Biochemistry (Moscow). 2002; 67: 3–12.

[9] Fandrey J, Schödel J, Eckardt KU, Katschinski DM, Wenger RH. Now a Nobel gas: oxygen. Pflugers Arch. 2019;471: 1343–1358

[10] Gabay C, Kushner I. Acute-phase proteins and other systemic responses to inflammation. The New Engl J Med. 1999; 340: 448–454.

[11] Green DR. The suicide in the thymus, a twisted trail. Nature Immunol. 2003: 4: 207–208.

[12] Heine H, Lien HE. Toll-like receptors and their function in innate and adaptive immunity. Int Arch Allergy Immunol. 2003; 130: 180–192.

[13] Hornef MW, Wick MJ, Rhen M, Normark St. Bacterial strategies for overcoming host innate and adaptive immune responses. Nature Immunol. 2002; 3: 1033–1040.

[14] Kourilsky P. Die Bodyguards des Körpers. Spektrum der Wissenschaft. November 2003; S 28–S 33.

[15] Mackay CR. Chemokines: immunology's high impact factors. Nature Immunol. 2001; 2: 95–101.

[16] Mann KG, Butenas S, Brummel K. The Dynamics of Thrombin Formation. Arterioscler Thromb Vasc Biol. 2003; 23: 17–25.

[17] Mempel TR, Henrickson SE, von Andrian UH. T-cell priming by dendritic cells in lymph nodes occurs in three distinct phases. Nature. 2004: 427: 154–159.

[18] Messi M, Giacchetto I, Nagata K, Lanzavecchia A, Natoli G, Sallusto F. Memory and flexibility of cytokine gene expression as separable properties of human TH1 and TH2 lymphocytes. Nature Immunol. 2003; 4: 78–86.

[19] Moll St, Dietz R. Quick-Wert und INR. Dt Aerzteblatt. 1999; 96: A2902–A2904.

[20] Orkin SH, Zon LI. Hematopoiesis and stem cells: plasticity versus developmental heterogeneity. Nature Immunol. 2002; 3: 323–328.

[21] Pugh ChW, Ratcliffe PJ. Regulation of angiogenesis by hypoxia: role of the HIF system. Nature Med. 2003; 9: 677–683.

[22] Thomas L. Labor und Diagnose. 8. Auflage TH-Books Verlagsgesellschaft mbH, Frankfurt/M 2012 und https://www.labor-und-diagnose.de

[23] Taniguchi M, Seino KI, Nakayama T. The NKT cell system: bridging innate and acquired immunity. Nature Immunol. 2003: 4: 1164–1165.

[24] Weinmann P, Scharffetter-Kochanek K, Bradley Forlow S, Peters T, Walzog B. A role for apoptosis in the control of neutrophil homeostasis in the circulation: insights from CD18-deficient mice. Blood. 2003; 101: 739–746.

[25] Zhang Z, Burrows PD, Cooper MD. The molecular basis and biological significance of VH replacement. Immunol Rev. 2004; 197: 231–242.

[26] Zinkernagel RM. On differences between immunity and immunological memory. Curr Opinion in Immunol. 2002; 14: 523–536.

[27] Brinkmann V, Reichard U, Goosmann C, Fauler B, Uhlemann Y, Weiss DS, Weinrauch Y, Zychlinsky A. Neutrophil extracellular traps kill bacteria. Science. 2004; 303:1532–1535.

[28] Rendu F, Brohard-Bohn B (2001) The platelet release reaction: granules´ constituents, secretion and functions, Platelets. 2001; 12:5, 261–273.

Danksagung

Wir danken unserem Kollegen Professor Christian Bauer für die grundlegende Konzeption des vorliegenden Blutkapitels und Herrn Professor Ulrich Dührsen, ehemals Klinik für Hämatologie des Universitätsklinikums Essen, für die Bilder der Blutzellen und seine kritische Durchsicht des Kapitels.

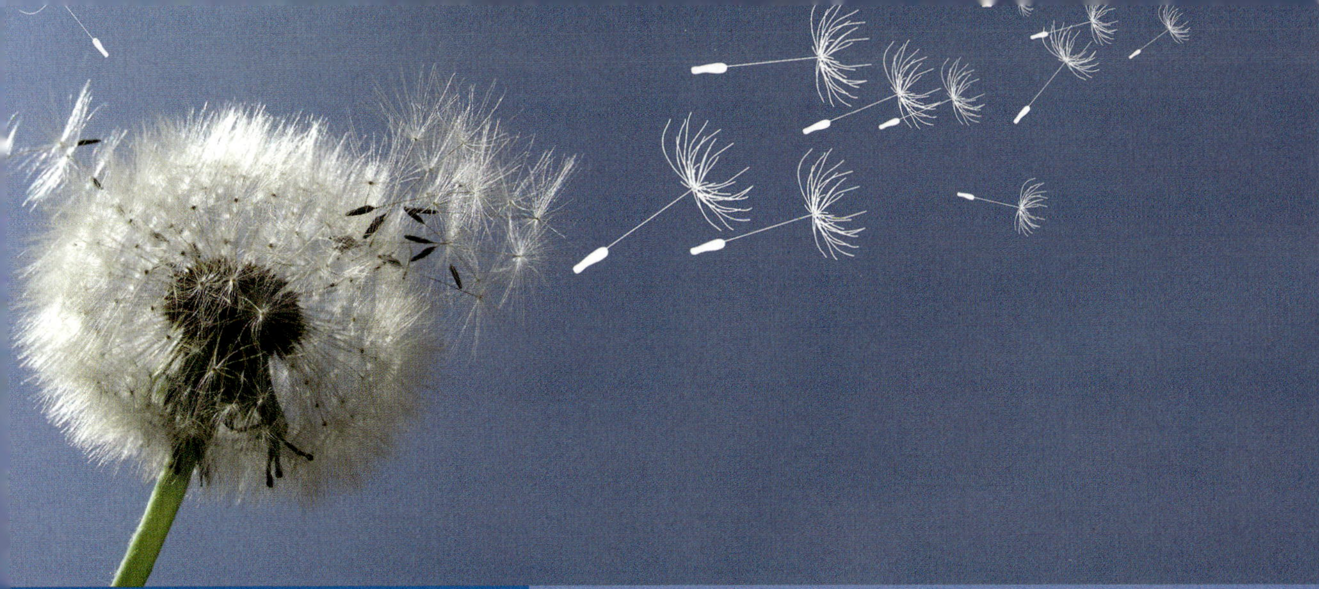

© Tanja Bagusat/stock.adobe.com

Kapitel 8

Atmung

8 Atmung

Armin Kurtz

8.1 Lungenembolie als Lebensgefahr auch bei jungen Menschen

B

Eine 17-jährige Patientin stellt sich bei ihrer Hausärztin wegen morgendlicher Atemnot vor. Sie berichtet, dass sie insbesondere morgens auf dem Weg zur Schule, der leicht bergauf geht, außer Atem sei. Die Hausärztin vermutet wegen des Alters und der morgendlichen Atemnot ein juveniles Asthma bronchiale.

Sie hört die Lungen ab, hört aber keine für eine akute obstruktive Ventilationsstörung typischen Nebengeräusche wie Giemen und Brummen. Auch die Lungenfunktion ist nicht auffallend. Allerdings findet sie eine etwas erniedrigte Sauerstoffsättigung in Ruhe mit einem oxymetrisch gemessenen Wert von 88 %. Die Hausärztin verordnet eine inhalative Therapie mit einem langwirksamen Bronchodilatator und einem Entzündungshemmer, da sie weiterhin am ehesten von einer Asthmaerkrankung ausgeht.

Nach 2 Wochen stellt sich die Patientin wieder vor, weil sich die Symptome nicht gebessert haben. Der Blutdruck ist jetzt 85/65 mmHg, die Herzfrequenz beträgt 110/min und die O_2-Sättigung 86 %. Die Hausärztin überweist die Patientin in das nächste Krankenhaus. Bei Aufnahme dort ist die Patientin mittlerweile sehr kurzatmig, der Kreislauf wird zunehmend instabiler und sie muss kurz reanimiert werden.

Ursache der Beschwerden ist eine akute Lungenembolie. Die Patientin kann durch eine Thrombolysetherapie stabilisiert werden und erholt sich vollständig. In der Anamnese berichtet sie, dass sie seit wenigen Wochen einen Ovulationshemmer einnimmt und vor Beginn der Beschwerden auf einer langen Busreise von 8 Stunden bei einer Klassenfahrt gewesen war. Beides sind klassische Prädispositionsfaktoren für die Bildung von Thrombosen, auch bei jungen Menschen.

Die Körperzellen verbrauchen zur Erzeugung von Adenosintriphosphat (ATP) als Energieträger in den Mitochondrien Sauerstoff (O_2). Dabei erzeugen sie gleichzeitig Kohlendioxid (CO_2), welches für den Körper nicht mehr nutzbar ist und das zu Kohlensäure hydratisiert zur Übersäuerung des Körpers führen würde. Entsprechend müssen wir ständig aus der Umgebungsluft Sauerstoff aufnehmen und Kohlendioxid wieder abgeben. Eine Besonderheit hierfür ist, dass die Gase dabei zwischen gasförmiger Phase und wässriger Lösung wechseln. Zentrales Organ für diese sog. **äußere Atmung** ist die **Lunge**, welche ihre Funktion nur in enger Zusammenarbeit mit anderen Organsystemen erfüllen kann. So fungiert das Blut, welches O_2 und CO_2 binden und abgeben kann, als Transporter zwischen Lunge und Gewebe. Damit das Blut in der Lunge O_2 aufnehmen und CO_2 abgeben kann, muss es durch die Pumpkraft des Herzens durch die Blutgefäße der Lunge getrieben werden. Schließlich benötigt die Lunge noch die Hilfe der quergestreiften Muskulatur um die für die Atmung wichtigen Gasdruckdifferenzen zu erzeugen.

8.2 Funktionelle Anatomie der Lunge

8.2.1 Brusthöhle

Die Lunge liegt eingebettet in der Brusthöhle, welche seitlich und oben vom Bänderthorax, kaudal vom Zwerchfell und medial vom Mediastinum begrenzt wird. Der **Bänderthorax** besteht aus Sternum, 12 Rippenpaaren, Brustwirbelsäule und den diese Strukturen verbindenden Bändern. Die Rippen-Wirbelgelenke erlauben eine Zapfendrehung, wodurch die Rippenenden nach vorne oben gehoben und hinten unten gesenkt werden und somit den Thoraxdurchmesser verändern. Das **Zwerchfell** ist eine Muskel-Sehnenplatte mit zwei Kuppeln, welche die Brusthöhle von der Bauchhöhle abtrennt. Bei Kontraktion flacht es ab und die beiden Kuppeln werden kaudalwärts gezogen, was zu einer Vergrößerung des Thoraxraumes führt. Sowohl die Lungenoberfläche wie auch die Innenwand der Brusthöhle sind mit der **Pleura**, einem elastischen Bindegewebe, das auf der Oberfläche mit **Mesothel** bedeckt ist, überzogen. Die Pleura bildet dabei zwei dicht aufeinander liegende, gegeneinander verschiebliche, dehnbare „Blätter" die am Lungenhilum und Lig. pulmonale ineinander übergehen. Die **Pleura parietalis** kleidet die Innenwände der Pleurahöhlen aus, die pars diaphragmatica überzieht das Zwerchfell, die pars mediastinalis bedeckt den Bereich des Mediastinums und die pars costalis den Bereich der Rippen, des Sternums und der Wirbelsäule. Die **Pleura visceralis** überzieht die gesamte Lungenoberfläche mit Ausnahme des Hilum.

8.2.2 Gliederung der Lunge

Rechte wie linke Lunge gliedern sich in Lappen (Lobi), Segmente, Läppchen (Lobuli) und Azini. Die rechte Lunge wird in **drei Lappen** unterteilt und hat (im Atemruhezustand) ein Volumen von 1500 cm³. Wegen der Impression des Herzens hat die linke Lunge ein etwas kleineres Volumen (1400 cm³) und auch nur zwei Lappen. Innerhalb der Lappen lassen sich **bronchoarterielle Segmente** definieren, die von einem zentral gelegenen Bronchus und einem begleitenden größeren Ast der A. pulmonalis versorgt werden. Die Segmente lassen sich wiederum in **Läppchen** untergliedern. Jedes Läppchen wird von einem eigenen kleinen **Bronchus** bedient, der sich dann innerhalb des Läppchens in **Bronchioli** und schließlich **Azini** aufteilt. Ein Azinus ist dabei als die Gesamtheit der einem Bronchiolus terminalis (s. u.) zugeordneten Alveolen definiert.

8.2.3 Luftwege

Die Luftwege (▶ Abb. 8.1) bestehen aus einem aufeinander folgenden Verzweigungssystem aus Luftröhre, Hauptbronchien, Lappenbronchien, Segmentbronchien, kleinen Bronchien, Bronchiolen bis hin zu den Alveolen, in denen der eigentliche Gasaustausch stattfindet. Die multiplen Verzweigungen (bis zu 23 Verzweigungsgenerationen) zwischen den einzelnen Abschnitten bewirken, dass ausgehend von der Trachea mehrere hundert Millionen Alveolen entstehen.

▶ **Trachea.** Die Trachea erstreckt sich vom **Ringknorpel** des Kehlkopfes bis zur **Bifurcatio tracheae**. Sie ist 10–12 cm lang und ca. 12 mm weit. In ihrer Wand enthält sie C-förmige Spangen aus hyalinem Knorpel, die miteinander durch kollagene und elastische Fasern verbunden sind. Die C-förmigen Knorpelspangen sind nach hinten hin offen und werden durch fibroelastische Bänder und glatte Muskulatur (M. trachealis) miteinander verbunden. Die Trachea steht unter Quer- (M. trachealis) und unter Längsspannung, weil das kaudale Ende der Trachea mit Perikard und Zwerchfell verwachsen ist. Bei starker Inspiration wird sie so bis zu 1,5 cm längs gedehnt. Beim Hustenreflex wird die Trachea durch Kontraktion des M. trachealis verengt, wodurch die Strömungsgeschwindigkeit der Luft steigt, was die Ablösung von Schleimpartikeln fördert.

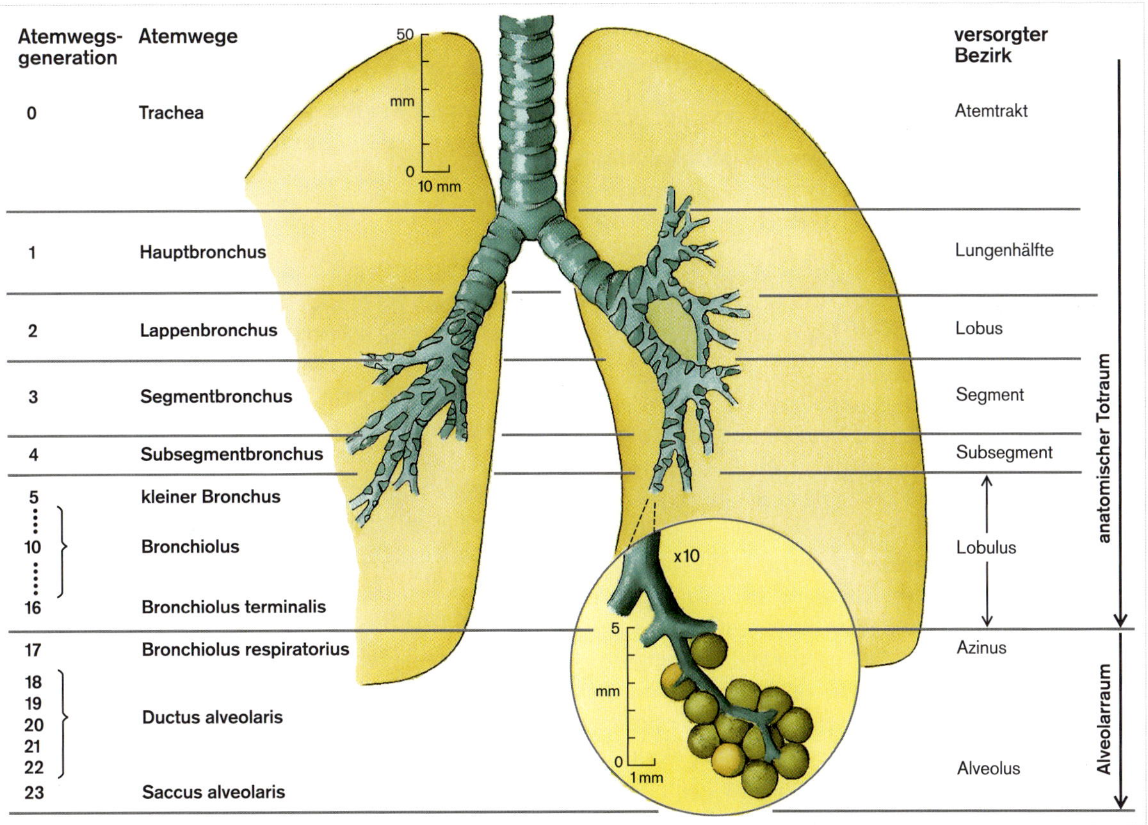

Abb. 8.1 **Verzweigungen der Atemwege.** Der Azinus ist der Gesamtbereich der von einem Bronchiolus terminalis versorgten Atemwege; diese tragen Alveolen. Die proximaler gelegenen Atemwege haben luftleitende Funktion (anatomischer oder serieller Totraum). Beachte den 10-mal vergrößerten Maßstab in den peripheren Atemwegen.

▶ **Bronchien.** Die Trachea verzweigt sich hinter dem Sternum in die **beiden Hauptbronchi**, wobei der Abgang des weitlumigeren und kürzeren rechten Hauptbronchus nicht so stark abgewinkelt ist wie der des linken Hauptbronchus. Aufgrund der Verlaufsrichtung und der Geometrie gelangen inspirierte Fremdkörper deshalb häufiger in den rechten als in den linken Hauptbronchus. Die Hauptbronchien verzweigen sich in die **5 Lappenbronchien** (bronchi lobares) und diese wiederum in die **Segmentbronchien** (bronchi segmentales). An diese schließen sich bis zu 12 weitere Verzweigungsgenerationen an, dabei wird der Durchmesser der Bronchien immer kleiner und der Knorpelgehalt in der Wand nimmt ab. Demgegenüber erhöht sich von proximal nach distal der Anteil an glatter Muskulatur, die Muskelfasern bilden einen Ringmuskelschlauch. Gleichzeitig steigt auch der Gehalt an elastischen Fasern. Diese Eigenschaften sind wichtig für aktive bzw. passive Änderungen des Durchmessers und damit für den Atemwegswiderstand (S. 363).

▶ **Bronchioli.** Bronchien mit einem Durchmesser von < 1 mm bezeichnet man als Bronchioli. **Bronchioli terminales** sind die Endabschnitte des nur der Luftleitung dienenden Teils der Atemwege. Sie haben einen Durchmesser von 0,5–0,8 mm und zweigen sich dreimal dichotom in die Bronchioli respiratorii auf. Sie besitzen bereits seitliche Aussackungen, Alveolen, in denen Gasaustausch stattfindet. Bronchioli respiratorii teilen sich nochmals 2–10-mal in die **Ductus alveolares**. Aus den Ductus alveolares gehen unmittelbar nebeneinander liegende **Alveolen** ab. Ein Teil der Alveolen liegt in Alveolengruppen, **Sacculi alveolares**, zusammen.

8.2.4 Der Alveolarraum

Der Alveolarraum (maximal ca. 5–6 l beim erwachsenen Menschen), dessen aktuelles Volumen stark von der Atemphase abhängig ist, wird von den ca. 300 Millionen **wabenförmigen Alveolen** gebildet. Die Alveolen haben einen Durchmesser zwischen 75–300 µm und bilden eine Gesamtoberfläche von 50–120 m^2. Alveolen sind von dünnen Alveolarepithelzellen (Pneumozyten) ausgekleidet. 95 % der Alveolaroberfläche werden von den kleinen, flachen (50–150 nm Dicke) **Alveolarepithelzellen Typ I** gebildet (▶ Abb. 8.2). Sie sind untereinander durch Haftkomplexe verbunden, die den parazellulären Weg abdichten und das Austreten von interstitieller Flüssigkeit in das Alveolarlumen verhindern. In den Ecken der Alveolarwände findet man die spärlicheren aber größeren **Alveolarepithelzellen Typ II.** Sie sind sekretorisch aktiv und bilden das Surfactant, mit dem die gesamte Alveolaroberfläche überzogen ist und das eine erhebliche Herabsetzung der Oberflächenspannung der Alveolen (S. 360) bewirkt.

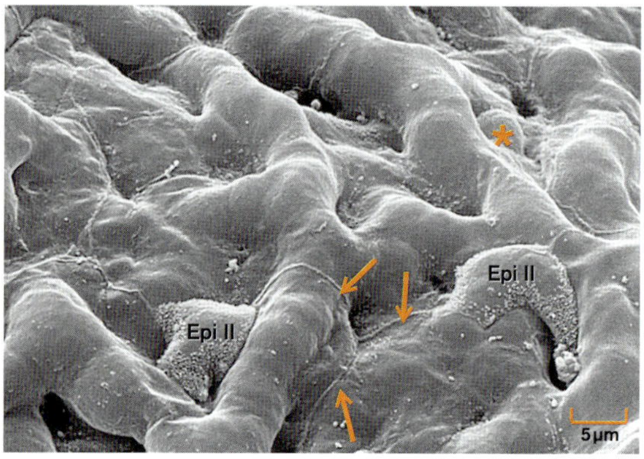

Abb. 8.2 Alveolaroberfläche der menschlichen Lunge. Die rasterelektronenmikroskopische Aufnahme zeigt die geschlossene Wand aus Epithelzellen vom Typ I, die die Alveolarkapillaren umhüllt. Die Pfeile zeigen auf die Grenzen dieser Zellen und machen deutlich, wie weit sich jede einzelne Zelle ausbreitet: Auf dem Bild ist nur ein einziger Kern einer Typ-I-Zelle zu sehen (mit * gekennzeichnet). Weit weniger ausladend sind die Epithelzellen vom Typ II (Epi II), die den Surfactant produzieren. (aus Weibel ER. Design and structure of the human lung. In: Fishman, AP. Pulmonary Diseases and Disorders. 2nd ed. New York: McGraw-Hill; 1988: 224 – 27)

Bedeutsam für die Regeneration von Alveolarepithel ist, dass Typ-II-Zellen für die Neuentstehung von Typ-I-Zellen wichtig sind. Zwischen die Alveolen schieben sich die Alveolarsepten, die von einzelnen 10–15 µm großen Poren unterbrochen sind, und so eine direkte Luftzirkulation zwischen benachbarten Alveolen erlauben. Die Septen enthalten **elastische Fasern**, die die Alveolen korbgeflechtartig umgeben und die stets unter starker Dehnung stehen, sowohl nach normaler Exspiration wie auch – noch mehr – nach Inspiration. Die Septen bestehen auf beiden Seiten aus Alveolarepithel und enthalten dazwischen ein sehr dichtes Kapillarnetzwerk, welches wichtig für den Gasaustausch ist. Entscheidend diffusionsfördernd sind dabei

a) die **große Kontaktfläche** zwischen dem Alveolarlumen und den Kapillarlumina, die durch die Dichte des in den Septen liegenden Kapillarnetzes hergestellt wird, und
b) die **geringe Dicke** (0,5 µm) der Trennwand, die aus den sehr dünnen Zellschichten des Kapillarendothels und des Alveolarepithels samt der dazwischen liegenden gemeinsamen Basalmembran besteht.

8.2.5 Nichtrespiratorische Funktion der Luftwege

Neben der Luftleitung und dem Gasaustausch erfüllen die Luftwege weitere wichtige Funktionen, nämlich:

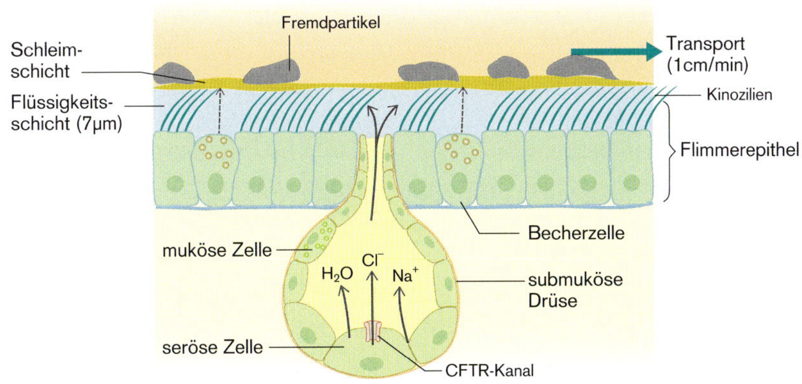

Abb. 8.3 Schematische Darstellung einer Bronchialwand mit kinozilientragenden Flimmerepithelzellen, eingelagerten schleimbildenden Becherzellen und subpithelialen seromukösen Drüsen. Auf den Kinozilien liegt die klebrige Schleimschicht auf, an die Fremdpartikel anhaften und mit dem Zilienschlag in Richtung Pharynx transportiert werden. Sehr wichtig für die Funktionalität der Kinozilien ist die wässrige Flüssigkeitszone unter der Schleimschicht, die durch Sekretion von NaCl zusammen mit Wasser aus den seromukösen Drüsen entsteht. Auslöser der Sekretion dort ist der apikale Ausstrom von Chloridionen durch den CFTR-Kanal, dem parazellulär Natriumionen und transzellulär Wasser folgen.

- Anwärmung der Inspirationsluft,
- Anfeuchtung der Inspirationsluft,
- Reinigung der Luft,
- Schutz und Abwehr,
- Produktion und Sekretion von Surfactant.

In der Lunge herrscht die Körperkerntemperatur von 37 °C. Die Inspirationsluft wird daher ausgehend von der Außentemperatur entsprechend **aufgewärmt**. Da dies in den Alveolen zu einem zu starken Wärmeentzug führen würde, wird die Inspirationsluft bereits während der Passage durch die Conchien der Nase, den Pharynx und das Tracheo-Bronchialsystem aufgewärmt. Zu diesem Zweck dienen ausgeprägte Venenplexus in der Wand dieser Strukturen. Außerdem muss die eingeatmete Luft angefeuchtet werden, denn da die Alveolenwand aus wässrigem Gewebe besteht, würde sie so lange Wasser in Form von **Wasserdampf** an die Alveolarluft abgeben, bis dort Wasserdampfsättigung erreicht ist. Da dies zu einem starken Wasserentzug aus der Alveolarwand führen würde (mit entsprechenden Zellschäden), wird die Inspirationsluft bereits während der Passage durch die Nase und das Tracheo-Bronchialsystem mit Wasserdampf angereichert. Dazu dienen zahlreiche seromuköse Drüsen in der Schleimhaut, die man von Nase, Rachen und Trachea bis zu den Bronchien (aber nicht mehr in den Bronchioli) findet, und die ein wässrig schleimiges Sekret bilden, aus dem Wasser in die Inspirationsluft verdunstet.

Mit der Inspirationsluft gelangen auch Schwebstoffe in die Lunge, die diese letztendlich verstopfen würden. Entsprechend ist es wichtig die eingeatmeten **Partikel** aus der Inspirationsluft herauszunehmen und nach außen zurückzutransportieren. Partikel über 10 µm werden hauptsächlich im Nasen-Rachenraum abgefangen, Partikel von 1–10 µm hauptsächlich im Bronchialsystem über die **mukoziliäre Clearance** (▶ Abb. 8.3).

Dazu dienen zum einen der wässrig-klebrige **Schleimfilm** (aus seromukösen Drüsen und Becherzellen) auf der Oberfläche der Bronchien, an welchem Luftpartikel anhaften, und zum anderen **Kinozilien** auf dem Bronchialepithel, welche in gerichteter Schlagbewegung die im Schleim adsorbierten Partikel wieder nach außen befördern. Von den Bronchioli bis zu den Alveolen finden sich keine seromukösen Drüsen und ab den bronchioli terminales auch keine Kinozilien mehr. Kleine Luftpartikel (unter 0,5 µm), die also bis in diesen Bereich vorgedrungen sind, werden entweder über den Ausatemluftstrom wieder entfernt (bis 80 %) oder bleiben in den Alveolen liegen und müssen dort abgeräumt werden.

Diese Abräumung erfolgt durch die **Alveolarmakrophagen**, ausgewanderte Blutmonozyten, welche die Kapillarwand durchtreten haben und durch Basalmembran und Alveolarepithel hindurch ins Alveolarlumen gelangt sind. Sie phagozytieren **Staubpartikel** sowie auch in den Alveolarraum vorgedrungene **Keime**. Die phagozytierten Partikel finden sich dann in den Lysosomen der Makrophagen. Zusätzlich können auch **Alveolarzellen vom Typ I** über Pinozytose kleinere Partikel von der Alveolaroberfläche aufnehmen. Aufgrund ihrer amöboiden Migrationsfähigkeit können die fremdstoffbeladenen Makrophagen dann bis in die luftleitenden Bronchiolen gelangen, von wo sie dann über die Kinozilien nach außen transportiert werden.

Ein Teil der phagozytierten Substanzen gelangt allerdings in das peribronchiale Gewebe, wo sie in Histozyten deponiert werden und dort mitunter lebenslang verweilen können. Beispiele hierfür sind Rußpartikel, welche die Lungenoberfläche bei Rauchern schwarz erscheinen lassen, oder Asbestfasern oder Siliziumverbindungen, welche Tumore auslösen können (**Asbestose**) oder die (elastische) Lungenfunktion stark einschränken können (**Silikose**).

Die Zellen des Bronchial-Alveolar-Systemes produzieren auch Stoffe, die für die Funktion der Lunge wichtig sind. An erster Stelle ist hier das **Surfactant** zu nennen, ein Gemisch aus Lipiden, welches die Oberflächenspannung in den Alveolen herabsetzt. Surfactant wird von den Alveolarepithelzellen Typ II und wahrscheinlich auch von den Keulenzellen in der Wand der Bronchioli terminales produziert. Zudem gibt es in der Bronchiolenwand **endokrine Zellen**, welche Peptide wie Bombesin, Kalzitonin, Leu-Enkephalin und Substanz P sezernieren. Deren physiologische Funktion muss allerdings noch geklärt werden.

Luftpartikel im (Sub-)Mikrometerbereich, werden als **Feinstaub** bezeichnet. Feinstaub entsteht aus künstlich-technischen (Abgase, Abrieb, Verbrennung, etc.) oder natürlichen (Gesteinserosion, Waldbrände, Vulkaneruptionen etc.) Quellen. Zu den Auswirkungen des Feinstaubes gehört die Verstärkung von Allergiesymptomen, die Zunahme von asthmatischen Anfällen, Atemwegsbeschwerden und Lungenkrebs. Das Ausmaß der Auswirkung von Partikeln auf die Atemwege hängt, neben der Toxizität der Partikel (u. a. Blei, Vanadium, Beryllium und Quecksilber etc.), auch von der Größe der Partikel ab: je kleiner ein Partikel ist, desto tiefer kann es in die Lunge eindringen. Nach WHO-Aussagen verkürzt sich infolge des Feinstaubes die durchschnittliche Lebenszeit aller Europäer*innen im Mittel um 8,6 Monate und in Deutschland um 10,2 Monate. Die EU-Kommission geht von circa 310 000 Todesfällen europaweit aus, die jedes Jahr vorzeitig infolge der Feinstaubbelastung eintreten.

Die **Mukoviszidose**, auch **zystische Fibrose** genannt, ist in Nordeuropa die häufigste autosomal rezessiv vererbte Erkrankung (Häufigkeit 1:2500). Dabei ist durch verschiedene Punktmutationen die Funktion des CFTR-Chloridkanales (*cystic fibrosis transmembrane regulator*) gestört. Der CFTR vermittelt in den apikalen Membranen von sekretorischen Epithelzellen (Bronchial-, Speichel,- Schweißdrüsen, Pankreas, Darm etc.) einen Chloridausstrom, der osmotisch bedingt von einem Wasserausstrom begleitet ist (vgl. ▶ Abb. 8.3). Ist der CFTR defekt und sind damit Chlorid- und Wasserausstrom vermindert, so führt dies bei den Bronchialdrüsen zu einer Eindickung des Bronchialschleimsekretes, welches sehr zähflüssig wird, nicht mehr ordnungsgemäß nach außen abtransportiert werden kann und so den Nährboden für Infektionskeime bildet. Die häufigen Bronchialentzündungen führen dabei zu zunehmenden (obstruktiven) Lungenfunktionsstörungen, die bislang therapeutisch nur schwer zu beeinflussen sind und zum Tode im frühen Erwachsenenalter führen.

Auch das Pankreassekret wird zähflüssiger. Dies beeinträchtigt die Verdauungsfunktion und kann im Darmbereich zu Infektionen führen. Da in den Ausführungsgängen der Schweißdrüsen der CFTR-Chloridkanal die Rückresorption von Chlorid vermittelt, findet man bei Mukoviszidose im Schweiß deutlich erhöhte Konzentrationen an Natrium und Chlorid. Dieses Phänomen nutzt man auch zur einfachen Frühdiagnostik bei Neugeborenen (**Schweißtest**).

Zusammenfassung Kap. 8.2

Funktionelle Anatomie der Lunge

Die **Lunge** gliedert sich in Lappen (3 rechts und 2 links), Segmente, Lobuli und Azini. Sie befindet sich in der Brusthöhle, welche vom Bänderthorax, Zwerchfell und Mediastinum begrenzt wird. Lunge und Brusthöhlenwand sind mit Pleuramesothel überzogen. Der luftfreie, kapillare **Pleuraspalt** ist mit ca. 5–10 ml Pleuraflüssigkeit gefüllt und ermöglicht so eine Gleitfunktion.

Die **Luftwege** bestehen aus einem aufeinander folgenden **Verzweigungsystem** (bis zu 23 Verzweigungsgenerationen) aus Luftröhre, Hauptbronchien, Lappenbronchien, Segmentbronchien, kleinen Bronchien, Bronchiolen bis hin zu den Alveolen, wo der eigentliche **Gasaustausch** stattfindet. Zwischen der Trachea und den Bronchioli terminales findet kein Gasaustausch statt (anatomischer Totraum; ca. 150 ml).

Der **Alveolarraum** besteht aus ca. 300 Millionen Alveolen mit einem Durchmesser zwischen 75 und 300 µm und einer Gesamtoberfläche von 50–120 m^2. Alveolen sind von dünnen Alveolarepithelzellen (Pneumozyten) ausgekleidet. Die dünne Alveolenwand (< 1 µm) wird von Alveolarepithelzellen Typ I (95 %) und II. gebildet. Letztere bilden das **Surfactant**, welches die Oberflächenspannung der Alveolen herabsetzt. Die Alveolarsepten enthalten elastische Fasern, die stets unter starker Dehnung stehen, sowie ein sehr dichtes **Kapillarnetzwerk** für den Gasaustausch.

Neben der Luftleitung und dem Gasaustausch erfüllen die Luftwege weitere wichtige Funktionen: **Anwärmung** der Inspirationsluft, **Anfeuchtung** der Inspirationsluft, **Reinigung** der Inspirationsluft, **Schutz- und Abwehr**, sowie Produktion und Sekretion von **Surfactant**.

8.3 Der konvektive Transport der Atemgase in der Lunge, Lungenvolumina und Ventilation

8.3.1 Atemluft und Luftdruck

Das Gasgemisch Luft enthält die fünf Teilkomponenten Stickstoff, Sauerstoff, Edelgase, Wasser (als Wasserdampf) und Kohlendioxid. Der relative Anteil dieser Teilkomponenten unterscheidet sich zwischen der Außenluft und dem Lungeninnenraum (Alveolarraum), deutlich vor allem dahingehend, dass im Alveolarraum der Sauerstoffanteil niedriger und die Anteile von Kohlendioxid und von Wasser höher sind als in der Außenluft. Jedes dieser Gase besitzt einen eigenen Gasdruck, welcher der Teilchenkonzentration proportional ist. Die Summe der Gasdrücke aller Teilkomponenten ergibt dann als Gesamtdruck den Luftdruck. Der Gasdruck einer einzelnen Komponente wird auch Teil- oder **Partialdruck** ($\mathbf{P_x}$) genannt. Der Partialdruck eines Gases steht zum (Gesamt-)Luftdruck in dem Verhältnis wie das Volumen des betreffenden Gases zum Gesamtluftvolumen, das heißt er entspricht dem Volumenanteil ($\mathbf{f_x}$) des Gases.

$$P_x = f_x \cdot P_{Luft}$$

Demzufolge ist bei einer Sauerstoffkonzentration von 10 % und einem Gesamtdruck von 760 mmHg (101 kPa), der Partialdruck des Sauerstoffs 76 mmHg (10,1 kPa).

Der **Gesamtluftdruck** ist für die Lungenfunktion von mehrfacher Bedeutung. Zum einen drückt er von außen auf den Thorax und bildet so eine Gegenkraft zur Thoraxerweiterung während der Inspiration. Zum anderen stellt die Differenz zwischen dem Luftdruck und dem Druck in den Alveolen die Triebkraft dar, die bei Inspiration die Luft in die Lunge treibt. Weiterhin legt er fest, wie hoch der Gesamtgasdruck im Lungeninnenraum werden kann, da bei Atemruhe (am Ende der Exspiration) der Gesamtdruck im Alveolarraum genau so groß ist wie der Luftdruck in der Atmosphäre. Dies ist deshalb von Bedeutung, weil der Gaswechsel in den Alveolen (S. 338) von den Absolutwerten der Drucke für Sauerstoff und Kohlendioxid abhängt.

Der Gesamtluftdruck seinerseits hängt von der Aufenthaltshöhe über dem Meeresspiegel ab und lässt sich mit der **barometrischen Höhenformel**

$$P_{(Höhe)} = P_{(Meeresspiegel)} \cdot e^{-0{,}1127 \cdot Höhe\ (in\ km)}$$

berechnen. Mit steigender Höhe nehmen der Luftdruck und damit auch der Gesamtdruck in den Alveolen ab. Damit sinkt auch der Sauerstoffpartialdruck in den Alveolen entsprechend, und die Sauerstoffaufnahme verschlechtert sich, obwohl der Anteil des Sauerstoffes am Gesamtvolumen der Luft gleich geblieben ist.

Daher ist es z. B. beim Bergsteigen in großen Höhen u. U. erforderlich den Sauerstoffdruck in der Lunge dadurch anzuheben, dass man die Inspirationsluft mit Sauerstoff anreichert. Entsprechend steigt der Volumenanteil von Sauerstoff und damit dessen Partialdruck.

8.3.2 Trockene und feuchte Gase

Bei der Charakterisierung der Lungenfunktion werden spezifische **Lungenvolumina** als Messgrößen verwendet. Da Gasvolumina jedoch druckabhängig und temperaturabhängig sind (**P · V = n · R · T, Boyle-Mariotte-Gesetz**) und zudem die Gasanteile der atmosphärischen Luft und in der Alveolarluft unterschiedlich sind, ist es für die Vergleichbarkeit der Werte, wichtig zu wissen für welche Bedingungen sie angegeben werden.

Atmet man ein bestimmtes Lungenvolumen z. B. in ein Atemmessgerät (Spirometer, s. u.) aus, das sich bei Raumtemperatur befindet, dann wird das im Spirometer gemessene Volumen kleiner sein als es tatsächlich in der Lunge war, da in der Regel die Raumtemperatur niedriger ist als die Körperkerntemperatur von 37 °C.

Außerdem wirkt sich die in der Luft gelöste Wasserdampfmenge auf das Volumen aus, weil der Wasserdampfdruck der Umgebungsluft in der Regel niedriger ist als in der Lunge (100 % Sättigung) und weil die gelöste Wasserdampfmenge zudem temperaturabhängig ist.

Will man zum Beispiel über die Messung des eingeatmeten Volumens bestimmen, wie viel **Sauerstoff** aufgenommen wurde, dann muss man auch den Umgebungsdruck kennen, denn bei einem niedrigeren Luftdruck (S. 327) enthält ein Liter Luft eine geringere Teilchenmenge an Sauerstoff. Deshalb muss man bei den Gasvolumina berücksichtigen, für welchen Druck, für welche Temperatur und für welche Wasserdampfsättigung man sie angibt. Es haben sich in der Praxis drei Angabemöglichkeiten herausentwickelt, wobei die jeweiligen Werte über entsprechende Korrekturfaktoren leicht ineinander umgerechnet werden können:

Die **BTPS**-(*body temperature pressure saturated*-)Bedingung entspricht dabei der Situation in der Lunge, nämlich einer Körpertemperatur von 37 °C, dem aktuellen Luftdruck und einer 100 % Wasserdampfsättigung. Der Sättigungs-Wasserdampfdruck bei 37 °C in Meereshöhe beträgt 47 mmHg (6,3 kPa)

8

Die **ATPS**-(*ambient temperature pressure saturated*-)Bedingung entspricht dabei der Situation in der Messapparatur (z. B. Spirometer), nämlich der aktuellen Temperatur der Apparatur (meist Raumtemperatur), dem aktuellen Luftdruck und einer 100 % Wasserdampfsättigung (im Spirometer).

Die **STPD**-(*standard temperature pressure dry*-)Bedingung entspricht einer theoretischen Situation, bei der die Parameter vordefiniert sind, nämlich eine Temperatur von 0 °C, ein Luftdruck von 101 kPa und 0 % Wasserdampfsättigung.

Eigentlich möchte man ja Aussagen über die Situation im Körper, also unter BTPS-Bedingungen, machen. Die Messungen finden aber zwangsläufig unter ATPS-Bedingungen statt. Zur Berechnung der Werte für BTPS-Bedingungen aus den ATPS-Werten benötigt man einen (umgebungstemperaturabhängigen) **Umrechnungsfaktor**, der für 20 °C ca. 1,1 beträgt, also

$$\mathrm{BTPS} = 1{,}1 \cdot \mathrm{ATPS}.$$

Zur Berechnung der Werte unter STPD-Bedingungen beträgt der entsprechende Faktor 0,89, also

$$\mathrm{STPD} = 0{,}89 \cdot \mathrm{ATPS}.$$

STPD und BTPS Werte hängen entsprechend über BTPS = 1,17 · STPD zusammen.

Den Sinn der STPD-Angaben kann man sich auch am Beispiel des Sauerstoffverbrauches verdeutlichen, der meist als Volumen (ml/min) angegeben wird, eigentlich aber ein Stoffmengenverbrauch (Mol/min) ist. Derselbe Sauerstoffverbrauch würde sich in sehr verschiedenen Volumina widerspiegeln, wenn man die Bestimmung einmal in der Wüste und einmal im Polargebiet durchführt, weil Gasvolumina stark temperaturabhängig sind.

8.3.3 Inspiration und Exspiration

Für die Funktion der Lunge ist es wichtig, dass die Luft im Alveolarraum ständig erneuert wird, sodass die alveolären Gaskonzentrationen trotz ständigen Abstroms von O_2 in das Blut und Zustrom von CO_2 aus dem Blut möglichst konstant bleiben. Dazu muss die Luft durch Konvektion zwischen Außenluft und Alveolarraum bewegt werden. Da die Luft als Gas in ihrer Bewegung primär Druckdifferenzen folgt, muss in den Lungenalveolen ständig ein Wechsel von Unter- und Überdruck relativ zum atmosphärischen Druck erzeugt werden. Zur Erzeugung dieser Druckänderungen werden Muskelgruppen benötigt, welche das Thoraxvolumen verändern und so als Atempumpe wirken.

▸ **Pleuraspalt.** Die Grundlage für die Funktionalität der Atemmuskulatur wird durch die anatomische Anlagerung von Lunge und Thorax über die Pleura geschaffen. Die Lunge selbst enthält keine quergestreifte Muskulatur. Durch die spezielle geometrische Anordnung von elastischen Fasern, durch die Oberflächenkräfte in den Alveolen und durch die Verankerung jeder Alveole im umgebenden Lungengewebe entwickelt die Lunge elastische Kräfte, die in Richtung ihrer Wurzel (Lungenhilus) ziehen. Die Lungenflügel sind ebenso wie die Wand der Thoraxhöhle von der Pleura (Pleura visceralis und Pleura parietalis) überzogen. Zwischen den beiden Pleurablättern existiert ein völlig luftfreier, kapillarer Spalt (**Cavitas pleuralis**), der dadurch zustande kommt, dass die Lungenoberfläche und die Thoraxwand durch entgegengerichtete Kräfte auseinander gezogen werden. Die Lunge wird durch elastische Kräfte in Richtung Lungenhilus gezogen, die Thoraxwand wird durch ihre eigene elastische und muskuläre Spannung nach außen gezogen. Die Cavitas ist mit ca. 5–10 ml **Pleuraflüssigkeit** gefüllt, die die Reibung der Lungenwand an der Thoraxwand vermindert. Die Pleuraflüssigkeit wird vom Pleuramesothel gebildet und von ihm auch wieder resorbiert. Sie steht dabei im Austausch mit dem Kapillarblut der subserösen Blutgefäße der Pleuren.

Für die Balance von Sekretion und Resorption der Pleuraflüssigkeit müssen entsprechende hydrostatische und kolloidosmotische Drucke in den Blutkapillaren der Pleurablätter herrschen. Weiterhin muss am Ende dieser Kapillaren der Gasdruck niedriger sein als in den Alveolen, damit im Pleuraspalt, wo ja ein Unterdruck herrscht, keine Gasblasen entstehen. In der Tat liegt der endkapilläre Gasdruck bei ca. 645 mmHg (84 kPa), während er im Alveolarraum bei ca. 700 mmHg (91 kPa) liegt. Dieser niedrige endkapilläre Gasdruck bewirkt, dass die Pleurakapillaren fortwährend Gas aus ihrer Umgebung resorbieren.

▸ **Pleuradruck.** Da die Pleuraflüssigkeit weder dehnbar noch komprimierbar ist, entsteht durch die entgegengerichteten Zugkräfte von Lunge und Thoraxwand ein Druck im Pleuraspalt, der niedriger als der Atmosphärendruck ist (Unterdruck). Dieser Unterdruck sorgt dafür, dass Lungenoberfläche und Thoraxwand einander immer eng anliegen. Der Druck im Pleuraspalt wird in der Regel als Differenz zum Atmosphärendruck angegeben und wird als **Pleuradruck** (P_{pl}) bezeichnet (▸ Abb. 8.4). Er beträgt in Atemruhelage etwa –5 cmH_2O (–0,5 kPa). Die Atemmuskeln verändern die auf die Thoraxwand wirkenden Kräfte. Die Inspirationsmuskeln (S. 328) erhöhen die Zugkräfte nach außen, also vom Lungenhilus weg, indem sie die Rippen anheben, was den Thoraxquerschnitt vergrößert und indem das Zwerchfell kontrahiert, was die Pleurahöhle nach unten vergrößert. Damit verstärkt sich zunächst bei Inspiration der Unterdruck im Pleuraspalt weiter. Der sinkende Pleuradruck (er wird negativer) zwingt gleichzeitig die Lungenoberfläche der Thoraxwand nach außen zu folgen. Am Ende der Einatmung (Inspiration) erreicht der Pleuradruck seinen negativsten Wert. Bei der Ausatmung (Exspiration) erschlafft die Inspirationsmuskulatur. Der Unterdruck im Pleuraspalt wird geringer (d. h. der Pleuradruck weniger negativ) und die elastischen Kräfte der Lunge gewinnen die Oberhand, daher nimmt das Lungenvolumen ab. Es ist zu beachten, dass während einer normalen Atmung der Pleuradruck immer negativ bleibt, sonst würde sich die Pleura viszeralis von der Pleura parietalis ablösen.

Pneumothorax

Bei einer Perforationsverletzung der Thoraxwand oder durch das Platzen oberflächlich gelegener, pathologisch vergrößerter Alveolen (sog. Emphysemblasen) gelangt Luft in den Pleuraspalt, und hebt je nach Größe des Lecks den dort herrschenden Unterdruck auf, worauf der betroffene Lungenflügel aufgrund der Eigenelastizität kollabiert. Wegen des fehlenden Unterdrucks im Pleuraspalt folgt der Lungenflügel nun nicht mehr den Atemexkursionen der Thoraxwand und fällt damit für die Ventilation aus. Therapeutisch muss man das Gasleck abdichten und mit einer Saugdrainage wieder einen negativen Pleuradruck erzeugen, wodurch sich der kollabierte Lungenflügel wieder entfalten und der Thoraxwand anlegen kann. Geringgradigere Lufteinbrüche können von der Pleura selbst wieder resorbiert werden (s. o.).

Pleuraerguss

Bei Entzündungen der Pleura (**Pleuritis**) kann es zu vermehrter Flüssigkeitssekretion der Pleura und damit zu einer Flüssigkeitsansammlung im Pleuraspalt (Pleuraerguss) kommen. Der Erguss verdrängt Lungengewebe und schränkt so die Entfaltung der Lunge bei Inspiration ein. Der Erguss muss von außen mit einer Kanüle (luftdicht!) abpunktiert werden. Nach Abklingen der Entzündung können kleinere Ergüsse auch von der Pleura wieder resorbiert werden.

▸ **Pulmonaldruck (P_{pul}).** Ob Luft in die Lunge hinein oder aus der Lunge herausströmt, entscheidet die Druckdifferenz zwischen dem Druck im Alveolarraum und in der Atmosphäre. Diese Druckdifferenz wird als Pulmonaldruck (P_{pul}) bezeichnet.

- Wenn während der **Inspirationsphase** die Lungenoberfläche dem sich weitenden Thoraxvolumen folgen muss, vergrößert sich das Lungeninnenvolumen (Alveolarvolumen), wodurch entsprechend der Boyle-Mariottschen Gesetzmäßigkeit ($p \cdot V = const$) der Druck in den Alveolen unter den atmosphärischen Druck sinkt und der Pulmonaldruck damit **negativ** wird (▸ Abb. 8.4). Diese nun entstandene Druckdifferenz zwischen der Außenluft und dem Alevolarraum treibt die Luft in die Lunge hinein.
- In der **Exspirationsphase** verkleinern die elastischen Kräfte der Lunge das Alveolarvolumen, der Pulmonaldruck wird dadurch **positiv** und Luft strömt aus der Lunge aus.
- Am **Ende der Inspiration bzw. Exspiration** ist der Pulmonaldruck **0** und es strömt weder Luft ein noch aus (▸ Abb. 8.4).

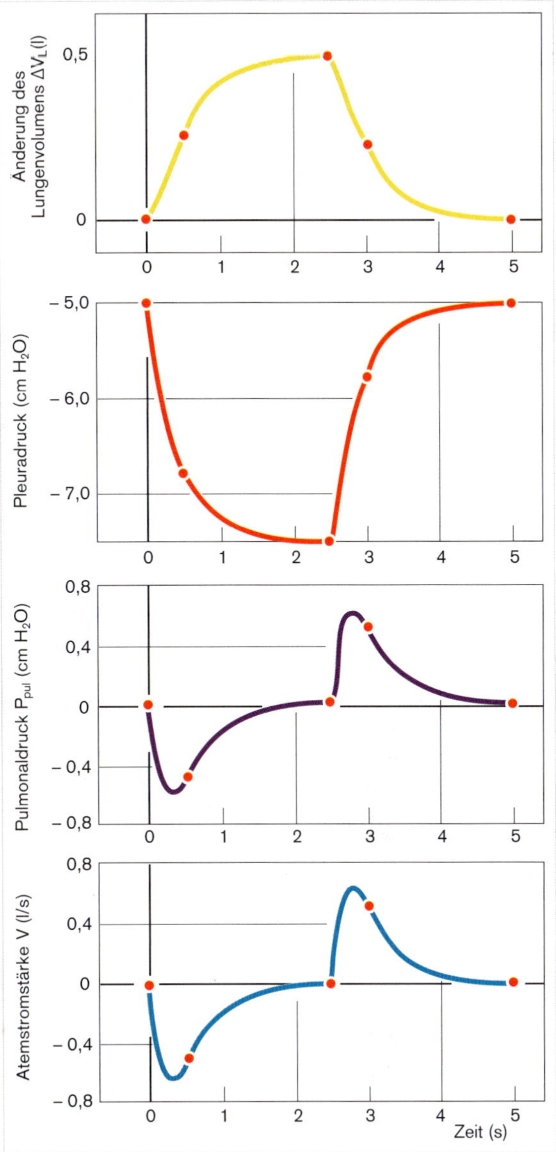

Abb. 8.4 Druckverläufe und Volumenänderungen während eines normalen Atemzyklus.

▸ **Atemmuskulatur.** Die für die Inspiration erforderliche Vergrößerung des Thoraxvolumens kann prinzipiell unabhängig voneinander entweder durch Senkung des Zwerchfelles (**Bauchatmung**) oder durch Anhebung des Rippengürtels (**Brustatmung**) erfolgen, wobei beide Prozesse in der Regel aber zusammenwirken (▸ Abb. 8.5). Der wichtigste Atemmuskel bei der Inspiration ist das **Zwerchfell**.

Für die Brustatmung stehen eine Reihe inspiratorisch und exspiratorisch wirksamer Muskeln zur Verfügung.

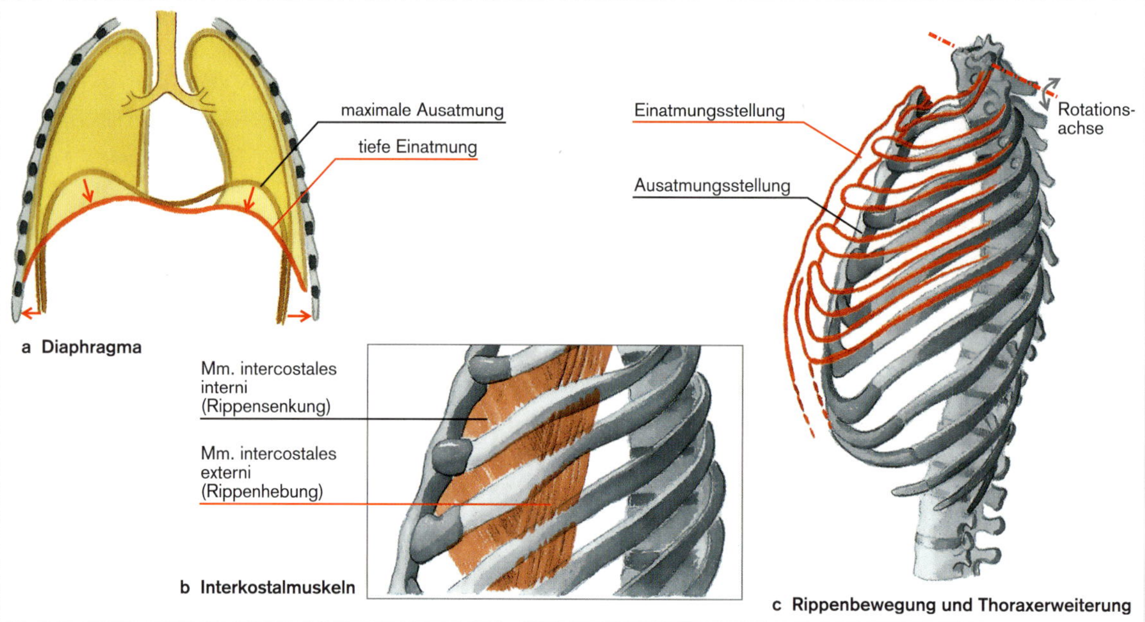

Abb. 8.5 Wirkung der Atemmuskeln. a Bei Abwärtsbewegung des Zwerchfells (Diaphragma) wird der Thorax erweitert; gleichzeitig bewirkt diese Abwärtsbewegung ein Heben der unteren Rippenränder, was den Thoraxraum zusätzlich erweitert. **b** Die Aktivierung der Mm. intercostales externi hebt die Rippen und vergrößert aufgrund der schrägen Rotationsachse der Rippen an den Wirbeln sowohl den sagittalen als auch den transversalen Durchmesser des Thorax (**c**), d. h. diese Muskeln dienen der Inspiration. Die Mm. intercostales interni haben den gegenteiligen Effekt, sie wirken exspiratorisch.

- Die **normale Inspiration** wird durch die **Mm. scaleni** eingeleitet und durch die **Mm. intercostales externi** und
- **Mm. intercartilaginei** fortgesetzt. Diese Muskeln setzen direkt am Thorax an. Durch Zuschaltung von Inspirations-Hilfsmuskulatur kann die Inspiration verstärkt werden, wobei die Mm. sternocleidomastoidei das Sternum nach außen heben, Mm. serrati posteriores sup. und inf. den Rippengürtel heben, Mm. pectorales die Rippen heben, wenn der Schultergürtel durch Aufstützen der Arme fixiert wird. Die **normale Exspiration** wird durch die **Erschlaffung der Inspirationsmuskeln** (Zwerchfell und Mm. intercostales externi) eingeleitet, wodurch die elastischen Rückstellkräfte der Lunge die Oberhand gewinnen. Durch Aktivierung von Muskeln kann die Exspiration verstärkt werden, wobei Mm. intercostales interni die Rippen senken, M. transversus thoracis und M. subcostalis den Rippengürtel senken, die Abdominalmuskulatur den Druck in der Bauchhöhle erhöht und das Zwerchfell nach oben drückt.

▶ **Maximale statische Kraft der Atemmuskeln.** Da bei forcierter Atmung stärkere Kräfte wirksam werden, ändern sich entsprechend auch die Werte für den Pleuradruck (▶ Abb. 8.6), den Pulmonaldruck und für das Alveolarvolumen.

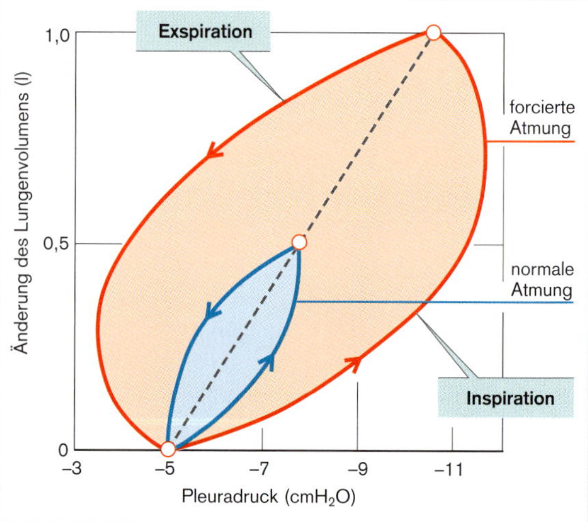

Abb. 8.6 Druck-Volumen Diagramm der Lunge während normaler und während forcierter Atmung. Bei forcierter Atmung (erhöhtes Atemzugsvolumen) treten während der Inspiration niedrigere und bei der Exspiration höhere Pleuradrücke auf als bei normaler Atmung. Die gekrümmte Kurvenform (Atemschleife) selbst ist dadurch bedingt, dass sowohl bei Inspiration wie auch bei Exspiration neben den elastischen Gewebewiderständen zusätzlich visköse Atemwegswiderstände (S. 363) (Luftströmungswiderstände) zu überwinden sind.

Als **Valsalva-Versuch** wird die maximale exspiratorische Anstrengung gegen die verschlossenen Atemwege bezeichnet. Die Höhe des dabei entstehenden alveolären Drucks ist ein Maß für die Kraftentfaltung der exspiratorischen Muskeln. Aus der Atemruhelage heraus kann ein Druck von etwa 110 mmHg (15 kPa) entwickelt werden, bei höherem Lungenvolumen mehr, bei geringerem Lungenvolumen weniger (höhere Kraftentfaltung bei Vordehnung der Muskeln). Bei dem umgekehrten Manöver einer maximalen inspiratorischen Anstrengung – aus der Atemruhelage – gegen verschlossene Atemwege (**Müller-Versuch**) kann P_{pul} auf Werte um −75 mmHg (−10 kPa) gesenkt werden. Hierbei werden die maximalen negativen Drücke bei kleinen Lungenvolumina erreicht, mit zunehmender Füllung der Lunge nimmt der (negative) Druck ab.

Beim Valsalva- und Müller-Versuch kommt es außerdem zu Rückwirkungen auf den Kreislauf (s. Zentralvenöser Füllungsdruck) (S. 240). So wird durch den hohen Intrathorakaldruck beim Valsalva-Manöver der venöse Rückstrom zum Herzen behindert, sodass das Herzzeitvolumen und damit die Hirndurchblutung absinkt, was zum Bewusstseinsverlust führen kann.

Beim Valsalva-Versuch steigt zwar der Pleuradruck ebenso wie der Pulmonaldruck an, die transpulmonale Druckdifferenz zwischen Alveolarraum und Pleuraspalt bleibt jedoch unverändert, da sie nur von den elastischen Eigenschaften der Lunge abhängt und sich somit nur mit dem Lungenvolumen ändert, das ja weitgehend unverändert bleibt. Analoges gilt für den Müller-Versuch. Dessen Ergebnisse zeigen zudem, dass mit einem zur Wasseroberfläche offenen Schnorchel (P_{pul} = 0) schon bei ca. 100 cm Wassertiefe (Umgebungsdruck 10 kPa) der Atemapparat mit den inspiratorisch wirkenden Muskeln nicht mehr wirkungsvoll erweitert werden kann und das Atmen somit unmöglich wird (s. Kap. 8.14.3) (S. 384).

8.3.4 Lungenvolumina

▸ **Spirometrie.** Mit einfachen Messmethoden lassen sich unterschiedliche Füllungszustände der Lunge nach Einatmung und Ausatmung nachweisen. Die klassische und anschauliche analoge Methode der **Glockenspirometrie**, bei der eine Testperson mit einem Atemrohr luftdicht an ein Luftreservoir angeschlossen ist, dessen Volumenänderungen registriert werden können (▸ Abb. 8.7) wurde in der Praxis mittlerweile durch die computergestützte **Pneumotachographie** ersetzt (▸ Abb. 8.9). Bei erwachsenen Menschen zeigen sich bei ruhiger Atmung zwischen Inspiration und Exspiration Lungenvolumensänderungen von ca. 500 ml, was als **Atemzugsvolumen** bezeichnet wird (▸ Abb. 8.7). Fordert man die Testperson auf, nach einer normalen Einatmung nicht auszuatmen, sondern weiter bis zur Grenze einzuatmen, so ergibt sich ein inspiratorisches Zusatzvolumen (**inspiratorisches Reservolumen**) von ca. 3 l. Die Summe aus Atemzugvolumen

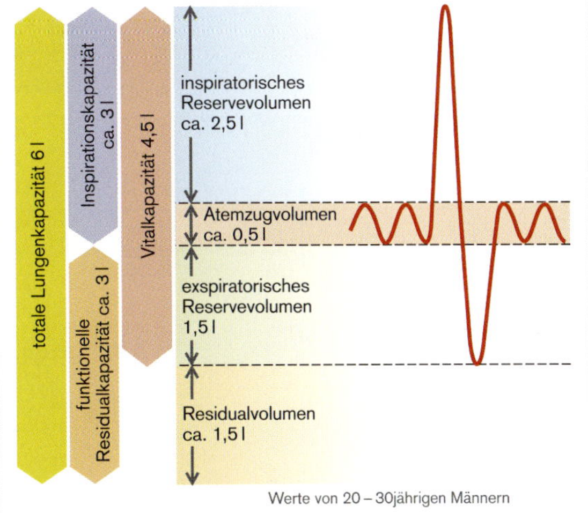

Abb. 8.7 Schematische Darstellung von Lungenvolumina und Lungenkapazitäten bei Glockenspirometrie.

und inspiratorischen Reservevolumen wird als **Inspirationskapazität** bezeichnet. Fordert man die Testperson auf nach einer normalen Ausatmung auf, nicht einzuatmen, sondern bis zur Grenze weiter auszuatmen, so wird man ein zusätzliches exspiratorisches Zusatzvolumen (**exspiratorisches Reservevolumen**) von ca. 1,5 l messen. Die Summe aus Atemzugvolumen und den in- und exspiratorischen Reservevolumina entspricht damit dem Volumen, das nach maximaler Inspiration maximal ausgeatmet werden kann. Es wird als **Vitalkapazität VC** bezeichnet. Die VC ist abhängig von der Körpergröße (als Anhaltsmaß für die Lungengröße), vom Geschlecht, Alter und Trainingszustand, derart, dass die VC

- mit zunehmender Körpergröße zunimmt,
- bei Männern größer als bei Frauen ist,
- mit dem Alter abnimmt und
- in begrenztem Umfang durch Training vergrößert werden kann.

Aus diesen Parametern lassen sich Sollwerte für die VC ermitteln. Über die altersbedingte Abnahme der VC (▸ Abb. 8.8), die auf eine Minderung der Thoraxelastizität und Schwund von Lungengewebe zurückzuführen ist, hinausgehende Verringerungen der VC sind in der Klinik ein wichtiger Hinweis für eine sog. **restriktive Lungenerkrankungen.** Auch die Geschwindigkeit mit der die VC nach maximaler Inspiration ausgeatmet werden kann, ist ein wichtiger klinischer Parameter (sog. **Tiffeneau-Test**). Normalerweise sollten innerhalb einer Sekunde mindestens 80 % der VC ausgeatmet werden können. Liegt der Wert deutlich darunter, so spricht dies für eine Erhöhung des Atemwegswiderstandes, eine sog. **obstruktive Lungenerkrankung**.

Auch nach einer maximalen Ausatmung ist die Lunge nicht luftleer, sondern enthält noch ein Restvolumen (**Residualvolumen**) von ca. 1,5 l, welches stets in der Lunge verbleibt, damit die Lunge nicht gänzlich kollabiert. Die Summe aus exspiratorischem Reservevolumen und Residualvolumen wird als **funktionelle Residualkapazität** (**FRC**) bezeichnet. Die Summe aus Vitalkapazität und Residualvolumen nennt man **Totalkapazität** (**TLC**) der Lunge (▸ Tab. 8.1).

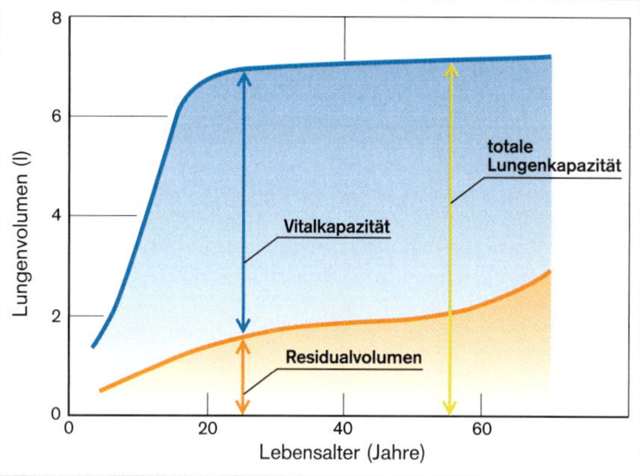

Abb. 8.8 Residualvolumen und Vitalkapazität ändern sich mit dem Lebensalter. Einem Anstieg bis zum Abschluss der Wachstumsphase folgen eine Abnahme der Vitalkapazität und eine Zunahme des Residualvolumens. Die totale Lungenkapazität bleibt beim erwachsenen Menschen weitgehend konstant. Der Kurvenverlauf gilt für Männer und Frauen, die Absolutwerte der Ordinate gelten für Männer, deren Körpergröße im Erwachsenenalter etwa 1,80 m beträgt.

Auch bei einem vollständigen Pneumothorax bleiben noch etwa 500 ml Luft in der Lunge. Dies hängt hautsächlich damit zusammen, dass durch den erhöhten Umgebungsdruck die knorpelfreien Bronchioli (Bronchien) komprimiert werden, sodass die Luft nicht vollständig entweichen kann.

Das **Residualvolumen** kann allerdings nicht mehr so einfach über Volumenänderungen mittels Glockenspirometer oder Pneumotachgraphen erfasst werden, sondern erfordert **Gasindikatorverfahren** oder Messungen mit einem **Ganzkörperplethysmografen**.

▸ **Heliumeinwaschmethode als Gasindikatorverfahren.** Dazu wird die Testperson luftdicht an ein Glockenspirometer mit definiertem Volumen V_0 angeschlossen. In dieses Reservoir wird vor der Messung eine definierte Menge (m) eines Mess-Gases zugemischt, das sich im Lungenraum frei verteilen kann, vom Körper aber nicht aufgenommen wird (z. B. Helium, welches sich schlecht in wässrigen Flüssigkeiten löst und daher nur in geringer Menge in das Blut übertritt). Seine Konzentration (c_A) im Reservoir am Anfang der Messung beträgt m/V_0. Die Test-

Tab. 8.1 Normalwerte atemmechanischer Parameter für etwa 25-jährige, 1,80 m große Männer und Frauen. Alle Volumenangaben in BTPS. Die Werte der Compliance gelten im Bereich um die Atemruhelage.

Parameter	Symbol	Normalwert (relativ)	Normalwert Männer	Normalwert Frauen	Einheit
Totale Lungenkapazität (oder Totalkapazität)	TLC		7,0	6,2	l
Vitalkapazität	VC	80 % von TLC =	5,6	5,0	l
Forcierte Vitalkapazität	FVC	80 % von TLC =	5,6	5,0	l
Residualvolumen	RV	20 % von TLC =	1,4	1,2	l
Funktionelle Residualkapazität	FRC	45 % von TLC =	3,2	2,8	l
Einsekundenkapazität	FEV_1	80 % von FVC =	4,5	4,0	l
Maximale exspiratorische Atemstromstärke	$\dot{V}E_{max}$		10		$l \cdot s^{-1}$
Atemgrenzwert (bei einer Frequenz von 30 min^{-1})			120	110	$l \cdot min^{-1}$
Compliance des Atemapparats (Lunge + Thorax)	C_{L+Th}		1,3		$l \cdot kPa^{-1}$
Compliance des Thorax	C_{Th}		2,6		$l \cdot kPa^{-1}$
Compliance der Lunge	C_L		2,6		$l \cdot kPa^{-1}$
Atemwegswiderstand	R_L		0,13		$kPa \cdot l^{-1} \cdot s$

person atmet nun einige Minuten mit dem Spirometer, bis sich das Mess-Gas gleichmäßig über das Gesamtgasvolumen, also über Spirometervolumen V_0 und Lungenvolumen V_L (bei Anschluss an das Spirometer) verteilt hat. Die Endkonzentration des Indikators (c_E) ist damit $m/(V_0 + V_L)$. Da sich die Gesamtmenge m des Indikators nicht verändert hat gilt:

$$c_A \cdot V_0 = c_E \cdot (V_0 + V_L)$$

$$V_L = V_0 \cdot \frac{c_A - c_E}{c_E}$$

Schließt man die Testperson nach einer maximalen Exspiration an das Reservoir an, dann befindet sich nur noch das Residualvolumen in der Lunge, welches dann V_L entspricht und somit berechnet werden kann.

Im Klinikalltag wird mittlerweile das Residualvolumen mit der computerassistierten Ganzkörperplethysmographie bestimmt (▶ Abb. 8.10)

Pneumotachografie

Sie stellt im Klinikalltag eine moderne Alternative zur Spirometrie dar. Über ein Mundstück wird durch ein kurzes Rohr ein- und ausgeatmet (▶ Abb. 8.9). In dem Rohr befindet sich ein Metallsieb mit kleinen Poren (oder Lamellen), das einen geringen Strömungswiderstand erzeugt, der zu einem ebenfalls geringen Druckabfall in dem Rohr führt. Der Druckabfall ist der Stromstärke proportional. Über Druckaufnehmer wird die Druckdifferenz vor und hinter dem Widerstand gemessen. Der Pneumotachograf ermöglicht, sowohl den Atemgasstrom wie auch Lungenvolumina zu bestimmen.

Analog zum Ohmschen Gesetz der Elektrizitätslehre gilt für den durch diesen Strömungswiderstand erfolgenden Gasstrom

$$\dot{V} = \frac{\Delta P}{R}$$

wobei $\dot{V}$ der Gasstrom, ΔP die Druckdifferenz vor und hinter dem eingebauten Metallsieb, und R der Strömungswiderstand des Metallsiebs ist. Durch computergestützte Integration über die Zeit

$$\int \dot{V} dt = V$$

kann man somit die gleichen Lungenvolumina wie Spirometrie bestimmen.

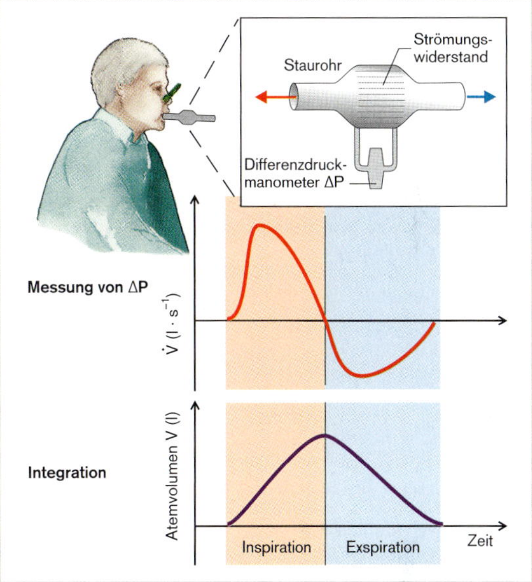

Abb. 8.9 Pneumotachograf. Eine Testperson atmet durch ein „Staurohr", dessen Strömungswiderstand bei der Atmung überwunden werden muss. Mittels eines Differenzdruckmanometers wird die Differenz der Drucke, ΔP, vor und hinter dem Strömungswiderstand des Staurohrs gemessen. In Analogie zum Ohmschen Gesetz ist ΔP proportional zu $\dot{V}$. Damit erhält man den Atemgasstrom als Funktion der Zeit (obere Kurve). Durch elektronische Integration über die Zeit erhält man ebenfalls das Atemvolumen als Funktion der Zeit (untere Kurve).

Ganzkörperplethysmografie

Mit dieser Methode (▶ Abb. 8.10) lässt sich das gesamte intrathorakale Gasvolumen d. h. alle Lungenteilvolumina einschließlich des Residualvolumens bestimmen. Dazu sitzt die Testperson in einer luftdicht verschlossenen Kammer und atmet in die Kammer durch ein Atemrohr mit angeschlossenem Druckmesser, das durch ein elektrisches Ventil zu Beginn einer Inspiration schlagartig für einige Millisekunden verschlossen werden kann. Da die Tetsperson nach Schluss des Ventils zunächst die Inspirationsatemanstrengung gegen den Atemwegsverschluss fortführt, erweitert sich bei Inspiration das Volumen in der Lunge um einen kleinen Betrag (ΔV_L), wodurch der Pulmonaldruck um einen ebenfalls kleinen Betrag (ΔP_{pul}) abfällt. Gleichzeitig ändern sich auch Volumen (ΔV_K) und damit der Druck (ΔP_K) des Gases in der luftdicht abgeschlossenen Kammer, wobei $\Delta V_L = -\Delta V_K$. Aus dem Boyle-Mariotte-Gesetz ergibt sich, dass die Produkte von Volumen und Druckänderung in der Lunge und in der Kammer gleich sind: $V_L \cdot \Delta P_{pul} = -V_K \cdot \Delta P_K$. Somit ergibt sich das jeweilige Lungenvolumen zum Zeitpunkt des Ventilschlusses als $V_L = (-\Delta P_K/\Delta P_{pul}) \cdot V_K$. V_K ist durch die Größe des Plethysmografen (Volumen groß gegenüber dem Körpervolumen der Testperson) vorgegeben und die Druckänderungen können direkt (am Atemrohr und in der Kammer) gemessen werden. Führt man das Verschlussmanöver am Ende einer normalen Exspiration, d. h.zu Beginn einer Inspiration durch, so lässt sich damit die funktionelle Residualkapazität (FRC) der Lunge bestimmen. Das Residualvolumen ergibt sich dann als Differenz zwischen der FRC und dem exspiratorischen Reservevolumen, welches mit dem Pneumotachografen, der in der Regel dem Atemrohr mit Druckmesser nachgeschaltet ist, gemessen werden kann.

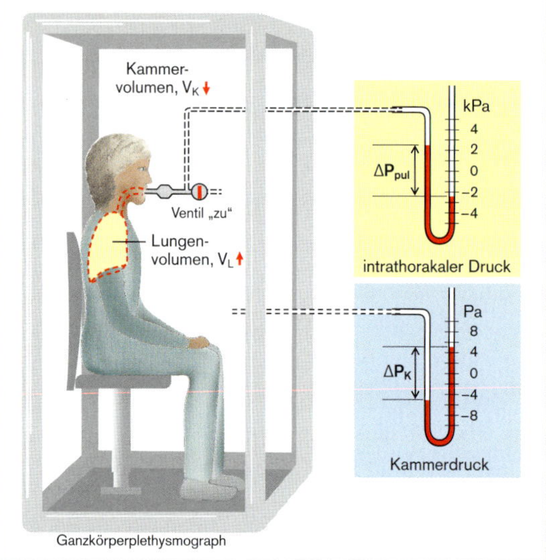

Abb. 8.10 Messung des intrathorakalen Gasvolumens (ITGV) mit Hilfe der Ganzkörperplethysmografie. (Erläuterungen s. Text)

8.3.5 Totraum

Zwischen der Trachea und den Bronchioli terminales findet kein Gasaustausch statt. Dieser stets luftgefüllte Raum wird als **anatomischer Totraum** bezeichnet. Er umfasst bei erwachsenen Menschen etwa 150 ml. Er erfüllt wichtige Aufgaben dadurch, dass er die Einatmungsluft anwärmt, anfeuchtet und mit Hilfe des Flimmerepithels reinigt, bevor sie in die tieferen Stationen gelangt (S. 324). Das mit einem Atemzug eingeatmete Luftvolumen füllt zunächst immer den anatomischen Totraum und erst das überschüssige Volumen füllt dann den Alveolarraum und steht damit für den Gasaustausch zur Verfügung. Deshalb ist eine flache Atmung (kleines AZV) für den alveolären Gasaustausch eher ungünstig. Es gibt in jeder Lunge in unterschiedlichem Ausmaß auch Alveolen, die zwar ordnungsgemäß belüftet, aber nur schlecht durchblutet werden, weswegen sie nicht am Gasaustausch teilnehmen. Sie bilden den **funktionellen Totraum**. Das Atemzugvolumen (AZV) verteilt sich somit immer auf zwei funktionell verschiedene Räume, den Totraum (anatomisch + funktionell) (V_T), der nicht am Gasaustausch teilnimmt, und das eigentliche Alveolarvolumen (V_A) als Ort des Gaswechsels;

$$AZV = V_T + V_A \quad (8.1)$$

▶ **Bestimmung des Totraumes.** Der Totraum kann mit wenigen Messungen unter Verwendung der **Bohrschen Formel** leicht berechnet werden.

$$V_T = AZV \cdot \left(1 - \frac{P_{CO_2 exsp}}{P_{CO_2 endexsp}}\right)$$

Erklärung: Da der Totraum nicht am Gasaustausch teilnimmt, entspricht seine Gaszusammensetzung der der Inspirationsluft und unterscheidet sich somit von der Gaszusammensetzung der Alveolarluft. Da der Kohlendioxidpartialdruck in der Inspirationsluft vernachlässigbar klein ist, entspricht die mit einem Atemzug ausgeatmete CO_2-Menge praktisch der mit dem Alveolarvolumen ausgeatmeten Menge:

Man bestimmt zunächst das ausgeatmete CO_2-Volumen (V_{CO_2}), in dem man das ausgeatmete Volumen (Atemzugvolumen, AZV) und den CO_2-Partialdruck (P_{CO_2}) bzw. die

CO_2-Konzentration in diesem Volumen mit einer CO_2-Elektrode bzw. einem Infrarotanalysator misst.

$$V_{CO_2} = AZV \cdot \frac{P_{CO_2}}{\text{Luftdruck}}$$

Nachdem das CO_2 nach obiger Überlegung nur aus dem Alveolarraum (V_A) stammen kann, in dem der alveoläre CO_2 Partialdruck (PA_{CO_2}) herrscht, ist

$$V_{CO_2} = V_A \cdot \frac{PA_{CO_2}}{\text{Luftdruck}}$$

$$AZV \cdot \frac{P_{CO_2}}{\text{Luftdruck}} = V_A \cdot \frac{PA_{CO_2}}{\text{Luftdruck}}$$

Da der Totraum (V_T) der Differenz von Atemzugvolumen und funktionellem Alveolarraum entspricht:

$$V_T = AZV - V_A$$

ergibt sich

$$AZV \cdot P_{CO_2} = (AZV - V_T) \cdot PA_{CO_2}$$

Zur Bestimmung des PA_{CO_2}, misst man den CO_2-Partialdruck in der Ausatemluft am Ende der Exspiration ($P_{CO_2 endexsp}$) unter der Überlegung, dass diese „letzte“ Luft aus dem Alveolarraum stammen muss ($PA_{CO_2} = P_{CO_2 endexsp}$).

In der modernen Diagnostik wird der Totraum mit Hilfe eines computerassistierten **Kapnographen** bestimmt. Dabei wird zeitabhängig die CO_2-Konzentration der Atemluft während der Exspiration registriert. Solange Totraumluft ausgeatmet wird, ist die CO_2-Konzentration sehr niedrig, sobald Alveolarluft hinzukommt, steigt die CO_2 Konzentration, bis am Ende der Exspiration die CO_2 Konzentration der reinen Alveolarluft erreicht ist.

8.3.6 Ventilation

Bislang wurde nur der Anteil des Atemzugvolumens betrachtet, der in die Alveolen gelangt und dort zum Gasaustausch beiträgt. Da die Atmung ein rhythmisch dynamischer Vorgang ist, ist es sinnvoll die entsprechenden Lungenvolumina über die Zeit hinweg zu betrachten, sie also in Zusammenhang mit der Atemfrequenz zu sehen. Durch Multiplikation des **Atemzugvolumens** (siehe Gleichung (8.1)) mit der **Atemfrequenz A_f** ergibt sich die entsprechende Ventilationsgröße, das **Atemminutenvolumen (AMV)** als:

$$AMV = AZV \cdot A_f$$

Entsprechend lassen sich die **Totraumventilation** ($\dot{V}_T$) als $V_T \cdot A_f$ und die **alveoläre Ventilation** ($\dot{V}_A$) als $V_A \cdot A_f$ berechnen. Bei einem durchschnittlichen Atemzugvolumen von 0,5 l und einer Atemfrequenz von 14–16/min in Ruhe, ergibt sich somit ein mittleres Atemminutenvolumen von **7–8 l/min**. Bei einem Totraum von ca. 0,15 l beträgt die Totraumventilation 2,1–2,4 l/min, die alveoläre Ventilation somit **4,9–5,6 l/min**.

Der Maximalwert der Ventilation (sog. **Atemgrenzwert**) liegt zwischen 120–170 l · min^{-1} (s. auch ▸ Tab. 8.1).

▸ **Alveoläre Ventilation.** Die alveoläre Ventilation bestimmt wesentlich die alveolären Gaskonzentrationen. Abhängig von seinem Energieumsatz verbraucht der Körper O_2 und produziert CO_2. Die verbrauchte O_2-Menge und die gebildete CO_2-Menge müssen der Alveolarluft entnommen bzw. hinzugefügt werden und entsprechend der Umgebungsluft entnommen bzw. an sie abgegeben werden. Die Verhältnisse von Sauerstoffverbrauch zu alveolärer Ventilation bzw. von CO_2 Produktion zu alveolärer Ventilation sind dabei ganz entscheidende Bestimmungsfaktoren für den P_{O_2} und P_{CO_2} in den Alveolen.

$$PA_{CO_2} = CO_2\text{-Produktion} \cdot \frac{\text{Luftdruck}}{\dot{V}_A}$$

$$PA_{O_2} = P_{O_2 Luft} - O_2\text{-Verbrauch} \cdot \frac{\text{Luftdruck}}{\dot{V}_A}$$

Die Normalwerte für PA_{CO_2} liegen bei 40 mmHg (5,32 kPa) und für PA_{O_2} bei 100 mmHg (13,3 kPa).

Erklärung: Die CO_2-Produktion und damit die CO_2-Abgabe in den Alveolen entspricht der Differenz der in die Alveolen eintretenden CO_2-Menge ($P_{CO_2 Luft} \cdot \dot{V}_A$) und der von den Alveolen nach außen abgegebenen CO_2-Menge ($PA_{CO_2} \cdot \dot{V}_A$).

$$CO_2\text{-Produktion} = CO_2\text{-Abgabe} = \dot{V}_A \cdot \frac{PA_{CO_2} - P_{CO_2 Luft}}{\text{Luftdruck}}$$

Da der $P_{CO_2 Luft}$ in der Umgebungsluft vernachlässigbar niedrig ist, ergibt sich als Vereinfachung:

$$CO_2\text{-Produktion} = \dot{V}_A \cdot \frac{PA_{CO_2}}{\text{Luftdruck}}$$

$$PA_{CO_2} = CO_2\text{-Produktion} \cdot \frac{\text{Luftdruck}}{\dot{V}_A}$$

Analog gilt für den alveolären P_{O_2}:

Der O_2-Verbrauch und damit die O_2-Aufnahme entspricht der Differenz der in die Alveolen aus der Umgebungsluft eintretenden Sauerstoffmenge $P_{O_2 Luft} \cdot \dot{V}_A$ und der wieder zurückgegebenen Menge $PA_{O_2} \cdot \dot{V}_A$.

$$O_2\text{-Verbrauch} = O_2\text{-Aufnahme} = \dot{V}_A \cdot \frac{P_{O_2 Luft} - PA_{O_2}}{\text{Luftdruck}}$$

$$PA_{O_2} = P_{O_2 Luft} - O_2\text{-Verbrauch} \cdot \frac{\text{Luftdruck}}{\dot{V}_A}$$

Ändert sich die alveoläre Ventilation proportional mit dem Sauerstoffverbrauch bzw. der CO_2-Produktion, so bleiben PA_{O_2} und PA_{CO_2} konstant (▸ Abb. 8.11). Eine solche angepasste Steigerung oder Abnahme der Ventilation bezeichnet man als **Hyper-** bzw. **Hypopnoe**. Proportional angepasste Änderungen der alveolären Ventilation wer-

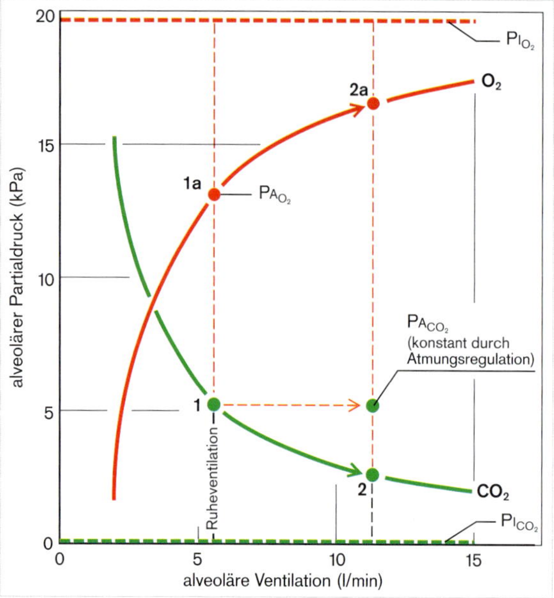

Abb. 8.11 Alveoläre Partialdrücke, alveoläre Ventilation und Stoffwechsel. Bei konstantem Stoffwechsel wird bei Erhöhung der alveolären Ventilation (Abszisse) die alveoläre Luft „frischer", d. h., ihr P_{CO_2} sinkt ab, ihr P_{O_2} steigt an. Ausgehend vom Ruhewert (**1** für CO_2 und **1 a** für O_2), sinkt bei Verdoppelung von $\dot{V}_A$ der alveoläre P_{CO_2} auf die Hälfte (**1 → 2**), und der alveoläre P_{O_2} steigt so weit (**1 a → 2 a**), dass sich sein Abstand vom inspiratorischen Wert (PI_{O_2}) auf die Hälfte vermindert

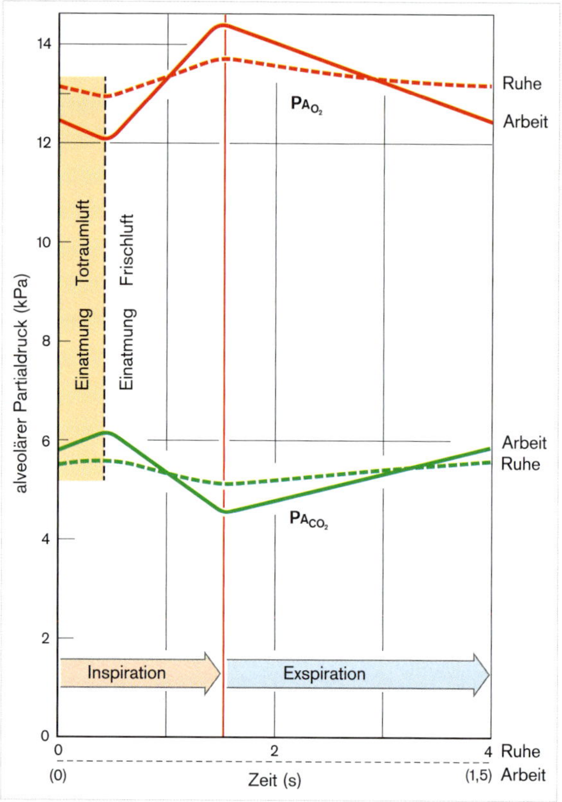

Abb. 8.12 Zeitliche Schwankungen der alveolären Partialdrücke von CO_2 und O_2 im Atemzyklus. Am Ende der Exspiration verbleibt Alveolarluft im Totraum. Während der Inspiration steigt der PA_{CO_2} wegen des Einatmens der Totraumluft daher zunächst an, sinkt dann aber ab, wenn Frischluft die Alveolen erreicht. Während der Exspiration steigt der PA_{CO_2} an, da fortlaufend CO_2 aus dem Blut in den Alveolarraum eintritt. Die Veränderungen des PA_{O_2} sind spiegelbildlich zu denen des PA_{CO_2}. Während in Ruhe die Amplitude der Schwankungen 0,3 – 0,4 kPa nicht überschreitet (gestrichelte Kurven), ist sie bei körperlicher Arbeit weit größer (durchgezogene Kurven), da die O_2-Aufnahme ins Blut und die CO_2-Abgabe ins Alveolargas größer sind, wodurch sich die alveolären Gaskonzentrationen rascher ändern. Man beachte die unterschiedliche Zeitskala für Ruhe und Arbeit.

den über Chemosensoren im Zusammenspiel mit dem Atemzentrum vermittelt und können über einen weiten Bereich erfolgen. Sie sind sehr bedeutsam bei der Anpassung der Atmung an körperliche Belastung.

Steigt die alveoläre Ventilation stärker als O_2-Verbrauch bzw. CO_2-Produktion, so steigt der PA_{O_2} an, während der PA_{CO_2} sinkt (► Abb. 8.11). Dieser Zustand wird als **Hyperventilation** bezeichnet. Sinkt die alveoläre Ventilation relativ zum O_2-Verbrauch bzw. CO_2-Produktion, so sinkt der PA_{O_2} ab, während der PA_{CO_2} ansteigt (► Abb. 8.11). Dieser Zustand wird als **Hypoventilation** bezeichnet.

Hyper- und **Hypoventilation** haben über nachgeschaltete Veränderungen des Blut-P_{CO_2}-Wertes starke Auswirkungen auf den Säure-Basen-Haushalt (S. 394), die neuromuskuläre Erregbarkeit und die Hirndurchblutung.

Hyperventilation führt zu einer Alkalinisierung des Blutes, zu einer Steigerung der muskulären Erregbarkeit und zu einer Abnahme der Hirndurchblutung, während Hypoventilation u. a. zu einer Azidose und Steigerung der Hirndurchblutung führt.

8.3.7 Änderungen der alveolären Gasdrucke während des Atemzyklus

Neben dem Einfluss der alveolären Ventilation auf die alveolären Partialdrucke von O_2 und CO_2, sind auch (geringergradige) physiologische Änderungen dieser Partialdrucke während Inspiration und Exspiration festzustellen (► Abb. 8.12). Da sich im Totraum noch Alveolarluft der letzten Exspiration befindet, steigt während der nächsten Inspiration der PA_{CO_2} zunächst wegen des Einatmens dieser Totraumluft an, sinkt dann aber, wenn Frischluft die Alveolen erreicht. Die Veränderungen des PA_{O_2} verlaufen hierzu spiegelbildlich. Während in Ruhe diese atemzyklusabhängigen Änderungen von PA_{CO_2} und PA_{O_2} klein sind (< 3 mmHg bzw. 0,4 kPa), können sie während körperlicher Belastung auf über 15 mmHg (2 kPa) ansteigen.

8.3.8 Bestimmung der O_2-Aufnahme und der CO_2-Abgabe

Benutzt man ein geschlossenes Spirometersystem, in das eine Testperson ein- und ausatmet, dann kann man aus der zeitabhängigen Abnahme des Spirometervolumens (mit Luft oder mit Sauerstoff gefüllt) den Sauerstoffverbrauch bestimmen. Voraussetzung dafür ist allerdings, dass das ausgeatmete (produzierte) Kohlendioxid volumenneutral absorbiert wird (z. B. mit Natronkalk).

Für die Bestimmung der CO_2-Abgabe (Produktion) sammelt man über mehrere Atemzyklen die Exspirationsluft in einem luftdichten Behälter und misst anschließend mit einer CO_2-Elektrode den CO_2-Partialdruck in der gesammelten Exspirationsluft. Die CO_2-Produktionsrate ergibt sich aus dem gesammelten Exspirationsvolumen V, dem P_{CO_2} und der Sammlungszeit (t):

$$CO_2\text{-Produktionsrate} = V \cdot \frac{P_{CO_2}}{t}$$

Für einen lungengesunden, jüngeren Mann von ca. 70 kg in körperlicher Ruhe betragen die Normalwerte für Sauerstoffaufnahme 0,31 l (STPD) · min^{-1} (ca. 4 ml/kg Körpergewicht) und die Kohlendioxidabgabe 0,26 l (STPD) · min^{-1} (▶ Tab. 8.2).

Das Verhältnis von Kohlendioxidabgabe zu Sauerstoffaufnahme wird als **Respiratorischer Quotient (RQ)** bezeichnet.

In der Routine werden O_2-Aufnahme und CO_2-Abgabe mittlerweile über eine computerassistierte Kombination von O_2- und CO_2-Elektroden mit einem Pneumotachografen bestimmt. Dabei wird die O_2- und CO_2-Konzentration kontinuierlich in der Exspirationsluft gemessen und die Differenz zu den Konzentrationen in der Inspirationsluft (normalerweise 21 % O_2 und 0 % CO_2) berechnet. Integration der zeitabhängigen Produkte von exspiratorischer Atemstromstärke und Gaskonzentrationsdifferenz über die Zeit errechnet dann die O_2-Aufnahme bzw. CO_2-Abgabe.

Tab. 8.2 Normalwerte für Atmung und Gasaustausch bei lungengesunden jüngeren Menschen in körperlicher Ruhe. Die Werte unterliegen erheblicher Streuung. Luftatmung, PB = 100 kPa.

Parameter	Symbol	Normalwert und Einheit	
O_2-Aufnahme	$\dot{V}_{O_2}$	0,31	$l_{STPD} \cdot min^{-1} = 14\,mmol \cdot min^{-1}$
CO_2-Abgabe	$\dot{V}_{CO_2}$	0,26	$l_{STPD} \cdot min^{-1} = 12\,mmol \cdot min^{-1}$
Respiratorischer Quotient	RQ	0,84	–
Atemzugvolumen	AZV	0,5	l_{BTPS}
Totraumvolumen	V_T	0,15	l_{BTPS} (in Ruhe: ≈ 30 % von AZV)
Atemfrequenz	f_R	16	min^{-1}
Atemzeitvolumen (exspiratorisch gemessen)	$\dot{V}_E$	8	$l_{BTPS} \cdot min^{-1}$
Alveoläre Ventilation	$\dot{V}_A$	5,6	$l_{BTPS} \cdot min^{-1}$
Totraumventilation	$\dot{V}_T$	2,4	$l_{BTPS} \cdot min^{-1}$
Gemischt-exspiratorische O_2-Fraktion	FE_{O_2}	0,163	–
Gemischt-exspiratorische CO_2-Fraktion	FE_{CO_2}	0,040	–
Alveolärer P_{O_2}	PA_{O_2}	13,3	kPa = 100 mmHg
Alveolärer P_{CO_2}	PA_{CO_2}	5,3	kPa = 40 mmHg
Herzzeitvolumen	$\dot{Q}$	6,2	$1\,min^{-1}$

Zusammenfassung Kap. 8.3

Der konvektive Transport der Atemgase in der Lunge, Lungenvolumina und Ventilation

Das Gasgemisch Luft enthält Stickstoff, Sauerstoff, Edelgase, Wasser (als Wasserdampf) und Kohlendioxid. Die Partialdrucke dieser Gase unterscheiden sich zwischen der Außenluft und dem Lungeninnenraum (Alveolarraum) dahingehend, dass im Alveolarraum der Sauerstoffdruck niedriger und die Drucke von Kohlendioxid und von Wasser höher sind als in der Außenluft.

Da Gasvolumina druckabhängig und temperaturabhängig sind, muss bei ihrer Angabe berücksichtigt werden, für welchen Druck, für welche Temperatur und für welche Wasserdampfsättigung man sie angibt. Es gibt die drei Angabemöglichkeiten **ATPS** (*ambient temperature pressure saturated*), **BTPS** (*body temperature pressure saturated*) und **STPD** (*standard temperature pressure dry*), wobei die jeweiligen Werte über entsprechende Korrekturfaktoren ineinander umgerechnet werden können .

Durch die entgegen gerichteten Zugkräfte von Lunge und Thoraxwand entsteht im **Pleuraspalt** ein **Unterdruck** von ca. $-5\,cmH_2O$ ($-0{,}5\,kPa$) bei Atemruhelage. Durch die aktive Vergrößerung des Thoraxvolumens bei Inspiration sinkt der Pleuradruck weiter, und kehrt bei einer normalen Exspiration wieder auf den Ausgangswert zurück. Bei forcierter Exspiration kann der Pleuradruck vorübergehend sogar positiv werden.

Die zur **Inspiration** führende **Vergrößerung des Thoraxvolumens** kann prinzipiell unabhängig von einander entweder durch Kontraktion des Zwerchfelles (**Bauchatmung**) und durch Anhebung des Rippengürtels (**Brustatmung**) herbeigeführt werden.

Die normale **Exspiration** wird durch die Erschlaffung der Inspirationsmuskeln eingeleitet, wodurch die elastischen Rückstellkräfte der Lunge die Oberhand gewinnen. Durch Aktivierung von Muskeln kann die Exspiration verstärkt werden.

Die Druckdifferenz zwischen dem Druck im Alveolarraum und dem Atmosphärendruck (Pulmonaldruck) bestimmt Richtung und Stärke des Atemgasstromes. Während der Inspiration ist der **Pulmonaldruck** negativ, während der Exspiration positiv.

Die **Lungenvolumina** können mittels Spirometrie, Pneumotachografie und Ganzkörperplethysmografie erfasst werden. Man unterscheidet dabei **Atemzugvolumen** (0,5 l), **inspiratorisches Reservevolumen** (2,5 l), **exspiratorisches Reservevolumen** (1,5 l) und das **Residualvolumen** (1,5 l), welches stets in der Lunge verbleibt. Die Summe dieser Volumina bildet die **Totalkapazität**, die Differenz aus Totalkapazität und Residualvolumen die **Vitalkapazität** (VC). Die VC ist bei Frauen kleiner als bei Männern und nimmt mit dem Alter ab. Belüftete, aber nicht durchblutete Alveolen bilden den funktionellen **Totraum**. Der Totraum lässt sich mit der Bohrschen Formel ermitteln:

$$V_T = AZV \cdot \left(1 - \frac{P_{CO_2 exsp}}{P_{CO_2 endexsp}}\right)$$

Das mittlere **Atemminutenvolumen** beträgt unter Ruhebedingungen $7–8\,l \cdot min^{-1}$, $5–5{,}5\,l \cdot min^{-1}$ entfallen davon auf die alveoläre Ventilation.

Das Verhältnis der alveolären Ventilation zu O_2-Aufnahme bzw. CO_2-Abgabe bestimmt ganz wesentlich die alveolären Partialdrücke von O_2 und CO_2. Ruhe-Normalwerte für **O_2-Aufnahme** sind 0,31 l/min, für **CO_2-Abgabe** 0,26 l/min, bei 100 mmHg (13,3 kPa) PA_{O_2} und bei 40 mmHg (5,32 kPa) PA_{CO_2}.

Proportionale Änderungen der alveolären Ventilation mit dem Sauerstoffverbrauch bzw. der CO_2-Produktion lassen PA_{O_2} und PA_{CO_2} unverändert. Steigt die alveoläre Ventilation stärker als O_2-Verbrauch bzw. CO_2-Produktion, (**Hyperventilation**) so steigt der PA_{O_2} an, während der PA_{CO_2} sinkt. Entgegengesetzte Änderungen sind bei **Hypoventilation** zu beobachten, wenn die alveoläre Ventilation relativ zum O_2-Verbrauch bzw. CO_2-Produktion sinkt.

8.4 Diffusion der Atemgase O_2 und CO_2 über die alveoläre Membran

▸ **Übertritt der Gase zwischen Gas- und Flüssigkeitsphase.** Der Gasübertritt zwischen der Luft und dem Blut findet in den **Alveolen** statt. Der Gastransport erfolgt dabei nur durch **Diffusion**, d. h. ohne spezielle Transportsysteme, und wird daher von den **Druckgradienten** für Sauerstoff bzw. CO_2 getrieben. Bei dem Übertritt von Gasen aus dem Alveolarraum in die Lungenkapillaren und umgekehrt wechseln die Gase dabei zwischen gasförmiger und wässriger Phase, d. h. Sauerstoff geht von der gasförmigen in die wässrige Phase, CO_2 von der wässrigen Phase in die gasförmige Phase. Die wässrige Phase umfasst dabei nicht nur das Kapillarblut sondern auch das Alveolarepithel und Kapillarendothel, deren Zytoplasma ja auch hauptsächlich Wasser enthält. Es ist zu beachten, dass bei demselben Gaspartialdruck P in der Alveolarluft und im Lungenkapillarblut die Gaskonzentrationen in beiden Kompartimenten unterschiedlich sind, weil die in der Flüssigkeit physikalisch gelöste Gasmenge c noch vom **Löslichkeitskoeffizienten α** für O_2 bzw. CO_2 in Wasser abhängt.

$$c = \alpha \cdot P$$

Da α_{CO_2} (5,06 ml $CO_2 \cdot l^{-1} \cdot kPa^{-1}$ bei 37 °C) etwa 20-fach größer ist als α_{O_2} (0,211 ml $O_2 \cdot l^{-1} \cdot kPa^{-1}$ bei 37 °C), kann beim gleichen Partialdruck 20-mal mehr CO_2 als O_2 im Blut physikalisch gelöst werden, oder anders gesagt, um gleiche Mengen O_2 und CO_2 im Blut zu lösen ist ein 20-fach höherer Partialdruck für O_2 als für CO_2 erforderlich.

▸ **Differenz der Gaspartialdrucke als Triebkraft für den Gaswechsel.** Diffusionsprozesse zwischen zwei Kompartimenten werden durch Konzentrationsdifferenzen – im Falle von Gasen durch **Partialdruckdifferenzen** ΔP – getrieben. Diese ergeben sich für die Atemgase aus den Partialdrucken im Alveolarraum und den Partialdrucken im Lungenarterienblut (A. pulmonalis) (▸ Tab. 8.3). Beim gesunden Menschen in körperlicher Ruhe beträgt die alveokapilläre Partialdruckdifferenz beim Eintritt des Kapillarblutes in die Alveolarwand 60 mmHg (7,98 kPa) für O_2 und 6 mmHg (0,8 kPa) für CO_2. Für Gase, die im Körper nicht verstoffwechselt werden z. B. Stickstoff, Wasserdampf, Edelgase gibt es keine Partialdruckdifferenz zwischen Lungenarterienblut und alveolärem Gasraum.

▸ **Diffusionskapazität der Lunge.** Welche Gasmengen (Volumina) pro Zeiteinheit ($\dot{V}$) bei einer gegebenen Gaspartialdruckdifferenz (**Δp**) zwischen dem Alveolarraum und dem Lungenkapillarblut ausgetauscht werden, legt die **Diffusionskapazität (D_L)** der Lunge fest:

$$\dot{V} = D_L \cdot \Delta p \quad (8.2)$$

D_L hängt ab von der alveolären Austauschfläche (A), der Dicke der Alveolarmembran zwischen beiden Kompartimenten (d) sowie von der Löslichkeit (α) und dem Diffusionskoeffizienten (D) der Atemgase

$$D_L = D \cdot \alpha \cdot \frac{A}{d}$$

D_L wird umso größer und der Gasaustausch wird umso effektiver je:

- größer die alveoläre Austauschfläche ist. Die ca. 300 Millionen Alveolen (Durchmesser etwa 0,3 mm) bilden

Tab. 8.3 Mittlere Normalwerte arterieller und gemischtvenöser Blutgase für jüngere Menschen in körperlicher Ruhe. Für die Werte auf der Gasseite s. ▸ Tab. 8.2

Parameter	Symbol	Normalwert und Einheit	
Arteriell (a)			
O_2-Partialdruck	Pa_{O_2}	12,0 kPa	= 90 mmHg
CO_2-Partialdruck	Pa_{CO_2}	5,3 kPa	= 40 mmHg
Alveolär-arterielle P_{O_2}-Differenz	AaD_{O_2}	1,3 kPa	= 10 mmHg
Arterio-alveoläre P_{CO_2}-Differenz	AaD_{CO_2}	0,1 kPa	= 1 mmHg
O_2-Konzentration	Ca_{O_2}	197 ml · l^{-1}	= 8,8 mmol · l^{-1}
O_2-Sättigung	Sa_{O_2}		0,97
CO_2-Konzentration*	Ca_{CO_2}	493 ml · l^{-1}	= 22,0 mmol · l^{-1}
pH*	pHa		7,40
Gemischtvenös (v)			
O_2-Partialdruck	Pv_{O_2}	5,3 kPa	= 40 mmHg
CO_2-Partialdruck	Pv_{CO_2}	6,1 kPa	= 46 mmHg
O_2-Konzentration	Cv_{O_2}	147 ml · l^{-1}	= 6,6 mmol · l^{-1}
O_2-Sättigung	Sv_{O_2}		0,75
CO_2-Konzentration*	Cv_{CO_2}	535 ml · l^{-1}	= 23,9 mmol · l^{-1}
pH*	pHv		7,37

* siehe auch Kap. 9

8

eine sehr große Gesamtoberfläche (Gasaustauschfläche) von 50–100 m^2.

- dünner die Trennschicht zwischen Alveolarraum und Lungenkapillare ist. Die Alveolarwand besteht aus nur zwei dünnen Zellschichten, den Alveolarzellen und den Kapillarendothelzellen, die durch eine Basalmembran von einander getrennt sind (Dicke 1 Mikrometer, s. ▶ Abb. 8.13).
- größer die Wasserlöslichkeit des Gases ist. Da die Löslichkeit von CO_2 höher ist als die für O_2 (s. o.), ist auch $\mathbf{D_L}$ für CO_2 entsprechend höher als für O_2. Der Diffusionskoeffizient D, welcher vom Moleküldurchmesser bestimmt wird, ist für beide Gase annähernd gleich.

Durch die Dehnung der Lunge während der Inspiration vergrößert sich die Alveolaroberfläche während die Alveolarwand dünner wird. Entsprechend erhöht sich $\mathbf{D_L}$ während der Inspiration.

▶ **Kontaktzeit.** Durch den Gasaustausch verringern sich die treibenden transalveolären Partialdruckdifferenzen für O_2 und CO_2 solange bis ein Fließgleichgewicht ($\mathbf{\Delta P} = 0$) erreicht ist (▶ Abb. 8.14). Für O_2 und wahrscheinlich auch für CO_2 ist dieses bereits nach einer **Kontaktzeit** des Kapillarblutes mit dem Alveolargas von ca. 0,1 Sekunden erreicht, das entspricht von der Streckenlänge her einem Drittel der Lungenkapillarpassage. Das bedeutet zum einen, dass die Gaspartialdrucke im Lungenvenenblut (wenn man die Kurzschlüsse vernachlässigt) denen im Alveolarraum entsprechen und zum anderen, dass der Austausch von O_2 und von CO_2 nicht durch die transalveoläre Diffusion (**diffusionslimitiert**) sondern durch die Lungendurchblutung (**perfusionslimitiert**) begrenzt ist. Entsprechend ändern sich O_2-Aufnahme und CO_2-Abgabe in der Lunge parallel mit dem Herzzeitvolumen.

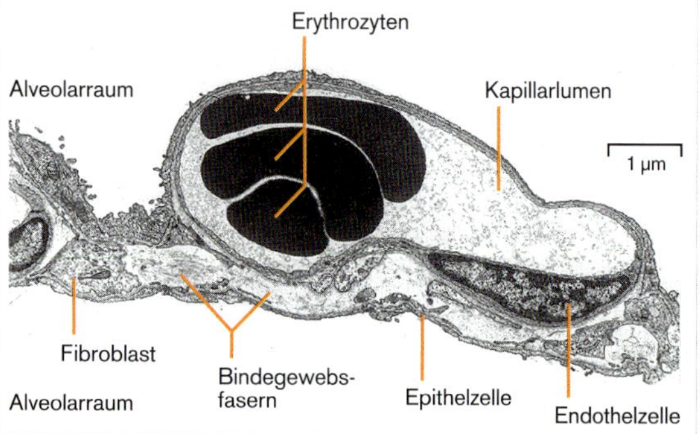

Abb. 8.13 Alveolarwand der menschlichen Lunge im Elektronenmikroskop. Die Kapillare (mit Erythrozyten) grenzt oben und unten an den Alveolarraum. Die Grenzbarriere wird von der Endothelzelle (Kern angeschnitten), der Alveolarepithelzelle und dem dazwischen liegenden Bindegewebe gebildet. Im oberen Teil ist die Epithelzelle äußerst dünn, sodass die gesamte Alveolarwand hier nicht dicker ist als etwa 0,2 µm. (aus Weibel ER. Design and structure of the human lung. In: Fishman, AP. Pulmonary Diseases and Disorders. 2nd ed. New York: McGraw-Hill; 1988: 224–27)

Dass sich für O_2, CO_2 wie auch für das Narkosegas N_2O (Lachgas) überhaupt Fließgleichgewichte einstellen, hängt nicht nur von der Durchlässigkeit der Alveolarmembran ab, sondern hängt auch noch kritisch davon ab, wie viel von den pro Zeiteinheit fließenden Gasmengen von den **roten Blutkörperchen** im Lungenkapillarblut aufgenommen und **chemisch gebunden** (O_2) bzw. von diesen freigesetzt (CO_2) werden. Dies ist deshalb wichtig, weil sich die Gaspartialdrucke im Lungenkapillarblut aus der Konzentration der im Plasma gelösten Gasmengen ergeben. N_2O z. B. wird von den roten Blutkörperchen überhaupt nicht chemisch gebunden, d. h. es reichert sich schnell im Kapillarplasma an, wodurch auch der Partialdruck schnell ansteigt.

▶ **Berechnung der Diffusionskapazität.** Da sich die transalveolären Partialdruckdifferenzen für O_2 und CO_2 während der Kapillarpassage deutlich verändern, kann aus der O_2-Aufnahme bzw. CO_2-Abgabe die klinisch bedeutsame Diffusionskonstante der Lunge gemäß Gleichung (8.2) nicht bestimmt werden.

Deshalb muss man dazu ein **„Testgas"** wählen, das diffusionslimitiert zwischen Alveolarraum und Lungenka-

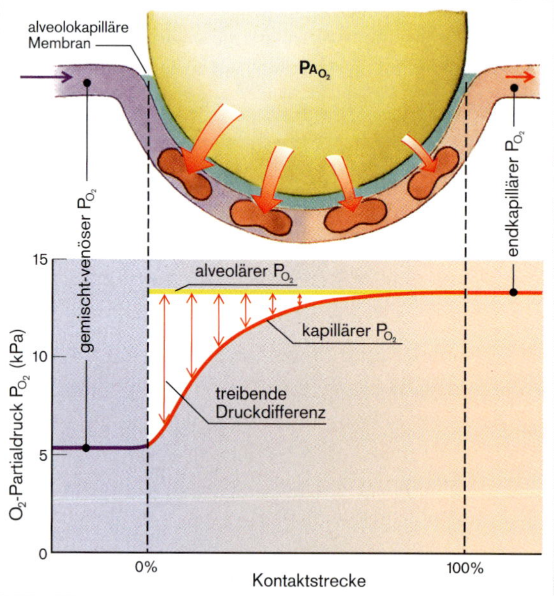

Abb. 8.14 O_2-Aufnahme aus dem Alveolargas ins Lungenkapillarblut. Zu Beginn der Kapillare ist die treibende Druckdifferenz hoch, und viel O_2 diffundiert durch die alveolokapilläre Membran. Durch die O_2-Aufnahme ins Blut steigt dessen P_{O_2} entlang der Kapillare an, wodurch die treibende Druckdifferenz und damit der Diffusionsstrom absinken. Das endkapilläre Blut, das die Kapillare verlässt, hat praktisch denselben P_{O_2} (und P_{CO_2}) wie das Alveolargas. Die Kurve des kapillären P_{O_2}-Angleichs verläuft normalerweise noch steiler, als hier zur Verdeutlichung dargestellt; die über die gesamte Kapillarlänge gemittelte alveolokapilläre P_{O_2}-Differenz beträgt normalerweise nur etwa 1 kPa (s. Text)

pillarblut ausgetauscht wird. In der Praxis verwendet man dazu in der Regel **Kohlenmonoxid**, das mit hoher Affinität an das Hämoglobin der Erythrozyten gebunden wird, und daher in höheren Konzentrationen auch sehr giftig ist. Man lässt die Testperson daher ein Gasgemisch mit einem sehr geringen CO-Anteil (0,1–0,2 %) nur für kurze Zeit einatmen, was zu einem sehr kleinen alveolären CO-Partialdruck führt. Die kleine transalveoläre Partialdruckdifferenz führt zu einer vergleichsweise langsamen CO-Diffusion in die Lungenkapillaren, wo das eintretende CO sofort von den roten Blutkörperchen abgefangen wird, wodurch der CO-Partialdruck im Kapillarplasma vernachlässigbar gering bleibt. Die transalveoläre CO-Partialdruckdifferenz entspricht daher weitgehend dem alveolären CO-Partialdruck ($\mathbf{\Delta p} = PA_{CO}$) Dieser kann in der Exspirationsluft gemessen werden. Bestimmt man weiterhin noch die ein- und ausgeatmete CO-Menge, so erhält man als Differenz die CO-Menge die über die Alveolarwand in die Lungenkapillaren diffundiert ist ($\dot{V}_{CO}$). Aus der Beziehung: $\dot{V}_{CO} = D_L \cdot PA_{CO}$ lässt sich dann die Diffusionskonstante D_L der Lunge berechnen. Für CO hat man so ein D_L von ca. 25 ml · min^{-1} · mmHg^{-1} (175 ml · min^{-1} · kPa^{-1}) bei normaler Hämoglobinkonzentration ermittelt. Die Abschätzungen für O_2 liegen bei ca. 35 ml · min^{-1} · mmHg^{-1} (250 ml · min^{-1} · kPa^{-1}). Die Werte für CO_2 liegen nur etwa 3- bis 5-fach höher als die für O_2, trotz der wesentlich höheren Wasserlöslichkeit von CO_2. Der Grund hierfür liegt in den unterschiedlichen Geschwindigkeiten der O_2-Aufnahme bzw. CO_2-Abgabe der Erythrozyten begründet.

▸ **Änderungen der Atemgasdiffusion bei körperlicher Belastung und bei Höhenaufenthalt.** Körperliche Belastung unterhalb der anaeroben Schwelle (S. 738) führt zu einem linearen bis zu fünffachen Anstieg des Herzzeitvolumens und damit der Lungendurchblutung. Obwohl dadurch die Kontaktzeit des Lungenkapillarblutes um theoretisch 80 % abnehmen müsste, reduziert sie sich tatsächlich nur auf ca. ein Drittel; wahrscheinlich deshalb, weil durch den bei Belastung auftretenden geringen Blutdruckanstieg in der Lungenstrombahn die Lungengefäße gedehnt werden. Dadurch steigt der Gefäßdurchmesser und die Fließgeschwindigkeit des Blutes nimmt entsprechend weniger zu. Die druckbedingte Rekrutierung zusätzlicher Kapillaren führt zudem zur Erhöhung der Diffusionskapazität. Entsprechend sind O_2-Aufnahme und CO_2-Abgabe bei Arbeit in der Regel nicht diffusionslimitiert. Die entscheidende Limitierung für unsere O_2-Aufnahme (CO_2-Abgabe) und damit für unseren sauerstoffabhängigen Energieumsatz liegt also im Normalfall in der Begrenzung des maximalen Herzzeitvolumens und nicht in der Atemgasdiffusion in der Lunge. Eine Diffusionslimitierung des Gaswechsels kann jedoch dann einsetzen, wenn unter Belastung sehr sauerstoffarmes Blut (z. B. bei sehr schwerer körperlicher Arbeit, Höhenaufenthalt, Anämie) in die Lunge zurückkehrt. Dann wirkt sich wie oben beschrieben die O_2-Aufnahme in die Erythrozyten auf den O_2-Partialdruck in den Lungenkapillaren so stark aus, dass keine Partialdruckangleichung mehr erfolgen kann und die O_2-Aufnahme diffusionslimitiert wird.

Diffusionsstörungen der Lunge

D_L ist ein wichtiger klinischer Parameter. Bei Lungenerkrankungen, die zu einer Verminderung der alveolären Austauschfläche führen (sog. restriktive Lungenerkrankungen, z. B. Emphysem), oder zu einer Verbreiterung der alveolären Trennschicht führen (Verdickung der Alveolarwand, z. B. bei Lungenödem) ist D_L für die Atemgase generell reduziert. Dies kann dazu führen, dass sich bereits bei normaler Kontaktzeit die Gaspartialdrucke im Lungenarterienblut nicht mehr den Partialdrucken im Alveolarraum angleichen können. Falls die Gasdiffusion in Ruhe noch ausreichend sein sollte, dann macht sich die Einschränkung von D_L bei körperlicher Belastung (verminderte Kontaktzeit) bemerkbar (▸ Abb. 8.15). Entsprechend bleibt der O_2-Partialdruck im Lungenvenenblut erniedrigt und die Betroffenen sind körperlich kaum belastbar. Wegen der niedrigeren Diffusionskapazität für O_2 im Vergleich zu CO_2, macht sich eine krankheitsbedingte allgemeine Reduktion der Diffusionskapazität zunächst bei körperlicher Anstrengung mit Problemen bei der alveolären O_2-Aufnahme und dem Gefühl der Atemnot (Dyspnoe) bemerkbar. Dyspnoe wird von den betroffenen Personen als sehr belastend empfunden. Nur bei sehr schweren Fällen von Diffusionsstörungen (z. B. terminale Lungenfibrose s. u.) kommt es auch zu einer signifikanten Beschränkung der CO_2-Abgabe und damit zum Anstieg des arteriellen P_{CO_2}.

▸ **Kompensation einer alveolären Diffusionsstörung.** Der Körper versucht einer Verminderung der Diffusionskapazität der Lunge mit verschiedenen Kompensationsmechanismen zu begegnen.

Zum einen führt der Abfall des O_2-Partialdrucks zu einer Stimulation der Atmung (S. 374) und bedingt so eine **Hyperventilation**, welche den alveolären O_2-Partialdruck erhöht und den alveolären CO_2-Partialdruck erniedrigt.

Parallel dazu **erniedrigt** sich als Folge des verminderten O_2-Partialdrucks im Lungenvenenblut auch der **O_2-Partialdruck im Lungenarterienblut**. Diese Veränderungen der Gaspartialdrucke im Alveolarraum und im Lungenarterienblut **erhöhen** die **transalveolären Gaspartialdruckdifferenzen** und kompensieren so zumindest teilweise die Reduktion der Diffusionskapazität beim alveolären Gastransport.

▶ **Arterielle O_2- und CO_2-Partialdrücke als klinische Diagnoseparameter.** Da eine Abnahme des O_2-Partialdrucks im Lungenvenenblut und damit auch im systemarteriellen Blut z. B. auf eine Einschränkung der Diffusionskapazität der Lunge hinweisen kann, sind klinisch-chemische Labormessungen dieser Parameter mit **O_2- und CO_2-Elektroden** in arteriellen Blutproben (z. B. arterialisiertes Kapillarblut) ganz wichtige und leicht zu erhebende Messwerte für die Beurteilung der alveolären Lungenfunktion. Bei der Blutprobengewinnung ist darauf zu achten, dass die Probe nicht mit der atmosphärischen Luft in Kontakt kommt, was aufgrund der Partialdruckdifferenzen zwischen Blut und Luft zu einer (fälschlichen) Erhöhung des gemessenen P_{O_2} und zur Erniedrigung des P_{CO_2} führen würde. Eine indirekte Methode zur Abschätzung des P_{O_2} im Gewebe stellt die **Pulsoximetrie** (S. 378) dar.

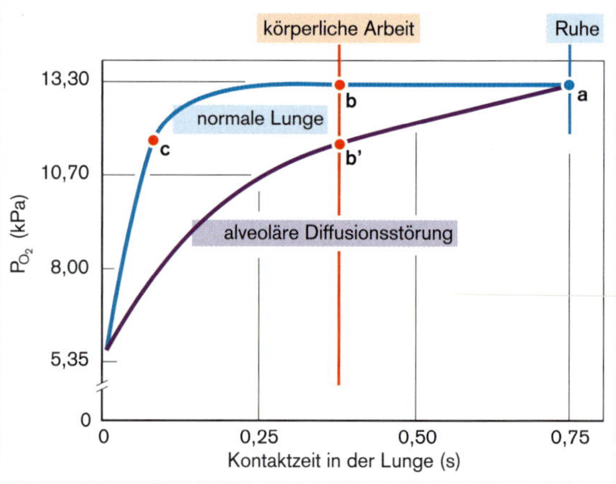

Abb. 8.15 O_2-Partialdruckangleich in der Lunge in Abhängigkeit von der Kontaktzeit in der Lungenkapillare. Blaue Kurve: normale Lunge (oder reine Emphysemlunge), violette Kurve: Lunge mit alveolärer Diffusionsstörung (z. B. Fibrose). Die Kontaktzeit in Ruhe beträgt (**a**) 0,75 s. Durch die Erhöhung des Herzzeitvolumens bei körperlicher Arbeit kann sich die Kontaktzeit verringern (**b, b'**), was bei alveolären Diffusionsstörungen zu unvollständigem Sauerstoffaustausch führen kann. (**b'**). Ein Verlust von Lungenkapillaren (z. B. Lungenemphysem) kann die Kontaktzeit bereits in Ruhe deutlich verringern (**b**), wodurch es bei einem belastungsinduzierten Anstieg des Herzzeitvolumens ebenfalls zu einer Einschränkung der Arterialisierung des Blutes kommen kann (**c**).

Bei **Lungenfibrosen** bildet sich verstärkt Bindegewebe zwischen den Alveolen und den Lungenkapillaren aus, wodurch sich die alveokapilläre Membran verdickt. Dies ist eine klinisch bedeutsame Ursache für **Lungendiffusionsstörungen**. Lungenfibrosen können exogen (z. B. Asbest, Staublunge), allergisch (z. B. Taubenkot, Schimmelpilze) oder auch endogen idiopathisch (Ursache noch unklar) ausgelöst werden. Fortschreitende Lungenfibrosen führen zum vorzeitigen Tod. Ultimative Therapiemöglichkeit ist die Lungentransplantation.

Zusammenfassung Kap. 8.4

Diffusion der Atemgase O_2 und CO_2 über die alveoläre Membran

Der alveoläre Gasübertritt erfolgt durch **Diffusion** entlang den entsprechenden Partialdruckdifferenzen.

Beim gesunden Menschen in körperlicher Ruhe beträgt die initiale **alveolokapilläre Partialdruckdifferenz** 60 mmHg (7,98 kPa) für O_2 und 6 mmHg (0,8 kPa) für CO_2. Für Gase, die im Körper nicht verstoffwechselt werden (z. B. Stickstoff, Wasserdampf, Edelgase) gibt es keine Partialdruckdifferenz zwischen Lungenarterienblut und alveolärem Gasraum.

Die **Diffusionskapazität D_L** der Lunge legt fest, welche Gasmengen (Volumina) pro Zeiteinheit bei einer gegebenen Gaspartialdruckdifferenz zwischen dem Alveolarraum und dem Lungenkapillarblut ausgetauscht werden. D_L hängt ab von der alveolären Austauschfläche (A), der Dicke der Alveolarmembran zwischen beiden Kompartimenten (d) sowie von der Löslichkeit (α) und dem Diffusionskoeffizienten (D) der Atemgase. D_L für O_2 beträgt etwa 35 ml/min · mmHg. D_L für CO_2 ist größer, wegen der besseren Wasserlöslichkeit von CO_2.

Bereits nach einer Kontaktzeit von ca. 0,1 Sekunden, das entspricht von der Streckenlänge her einem Drittel der Lungenkapillarpassage, haben sich die Partialdrucke im **Lungenkapillarblut** denen im **Alveolarraum** angeglichen, d. h. der Gasaustausch wird durch die **Durchblu-**

tung, nicht aber durch die Diffusion limitiert. Entsprechend ändern sich O_2-Aufnahme und CO_2-Abgabe in der Lunge parallel mit dem Herzzeitvolumen.

Bei einem Mangel an roten Blutkörperchen (**Anämie**) oder bei Höhenaufenthalt kann die **O_2-Aufnahme** bei körperlicher Anstrengung **diffusionslimitiert** sein. Weiterhin kann der Gasaustausch diffusionslimitiert werden bei Lungenerkrankungen, die zu einer Verminderung der alveolären Austauschfläche führen, oder zu einer Verbreiterung der alveolären Trennschicht führen.

Aufgrund von anatomischen und physiologischen Kurzschlüssen in der Lunge nimmt ein kleiner Teil des Herzzeitvolumens nicht am Gasaustausch teil, wodurch auch beim gesunden Menschen alveolär-arterielle Gasdruckdifferenzen entstehen (▶ Tab. 8.3).

8.5 Der Transport von Sauerstoff im Blut

8.5.1 Sauerstofftransport durch Hämoglobin

Bei der Aufnahme von Sauerstoff in das Lungenkapillarblut geht der Sauerstoff zunächst in physikalische Lösung. Da die Löslichkeit von Sauerstoff in wässrigen Medien sehr niedrig ist (S. 338), liegen bei einem arteriellen P_{O_2} von 95 mmHg (12,63 kPa) nur ca. 3 ml O_2/l Blut in physikalischer Lösung vor. Bei einem Ruhesauerstoffverbrauch von 0,30 l O_2/min müsste daher das Gewebe mit mehr als 95 l Blut/Minute perfundiert werden!

Tatsächlich aber liegt die gemessene O_2-Konzentration des arteriellen Blutes bei ca. 0,2 l/l Blut.

Durch das in den Erythrozyten vorhandene Sauerstofftransportprotein Hämoglobin, das mit Sauerstoff eine reversible chemische Bindung eingehen kann, kommt es zu einer erheblichen Steigerung der O_2 Konzentration des Blutes: 1 g Hämoglobin bindet ca. 1,34 ml O_2 (Hüfner-Zahl).

Bei einer Hämoglobinkonzentration von 150 g/l Blut (▶ Tab. 8.4) können daher ~200 ml O_2/l Blut aufgenommen werden. Zusammengefasst lässt sich also feststellen, dass 1,5 % des Sauerstoffs im arteriellen Blut in physikalischer Lösung vorliegen, 98,5 % werden an Hämoglobin gebunden transportiert. Ein wichtiger funktioneller Begriff ist die sog. O_2- Transportkapazität, sie beschreibt die maximal an Hämoglobin gebundene Menge an Sauerstoff und lässt sich über die **Hüfner-Zahl** und die Hämoglobinkonzentration berechnen:

O_2-Transportkapazität = Hüfner-Zahl (1,34 ml O_2/g Hb) · Hb (g/l Blut).

Daraus folgt, dass Änderungen der Hämoglobinkonzentration einen unmittelbaren Einfluss auf das Sauerstoffangebot an die Körpergewebe haben.

Tab. 8.4 Mittlere Normalwerte von Blutparametern bei erwachsenen Männern und Frauen

Parameter	Normalwert		
	Männer	*Frauen*	*Einheit*
Hb-Konzentration des Blutes (Hb)	155	145	$g \cdot l^{-1}$
O_2-Kapazität	9,4	8,7	$mmol \cdot l^{-1}$
	210	195	$ml\ O_2 \cdot l^{-1}$
P_{O_2} bei Halbsättigung, $P_{0,5}$	3,6	3,6	kPa
	27	27	mmHg

▶ **Hämoglobinstruktur.** Hämoglobin (Hb) ist ein tetrameres, aus vier Untereinheiten aufgebautes Protein (Tetramer) mit einem Molekulargewicht von ca. 64 500 Da. Das adulte menschliche Hämoglobin A besteht aus zwei α- und zwei β-Proteinketten: Hb A ($\alpha_2\beta_2$). An jede dieser Ketten ist als prosthetische Gruppe eine Hämgruppe – bestehend aus einem Porphyrinringsystem mit Fe^{2+} als Zentralatom – angelagert. Das Eisenatom ist über eine kovalente Bindung mit dem sog. proximalen Histidin der jeweiligen Globinkette verbunden (▶ Abb. 8.16).

In wässriger Lösung würde das zweiwertige Eisenatom in Anwesenheit von Sauerstoff rasch oxidiert werden. Die Einbindung der Hämgruppe in die relativ hydrophobe Umgebung der Globinkette schützt das Eisen vor der Oxidation. Dies ist unbedingt erforderlich, denn nur an das zweiwertige Eisenatom kann Sauerstoff reversibel gebunden werden.

▶ **Sauerstoffbindung.** Ein tetrameres Hämoglobinmolekül bindet vier Moleküle Sauerstoff oder anders ausgedrückt: 1 Mol Hämoglobin (64 500 g) kann 4 Mol Sauerstoff (89,6 l O_2) binden. Daraus ergibt sich für die Hüfner-Zahl der theoretische Maximalwert von 1,39 ml O_2/g Hb; tatsächlich wird aber mit einem Wert von 1,34 ml O_2/g Hb gerechnet, da nicht alles Hämoglobin für die Sauerstoffbindung zur Verfügung steht. Bei einem arteriellen P_{O_2} von ~95 mmHg (12,63 kPa) können nur ca. 97 % des Hämoglobins mit Sauerstoff beladen werden, weil sich immer Spuren von Methämoglobin (s. u.) und CO-Hämoglobin (s. u.) finden.

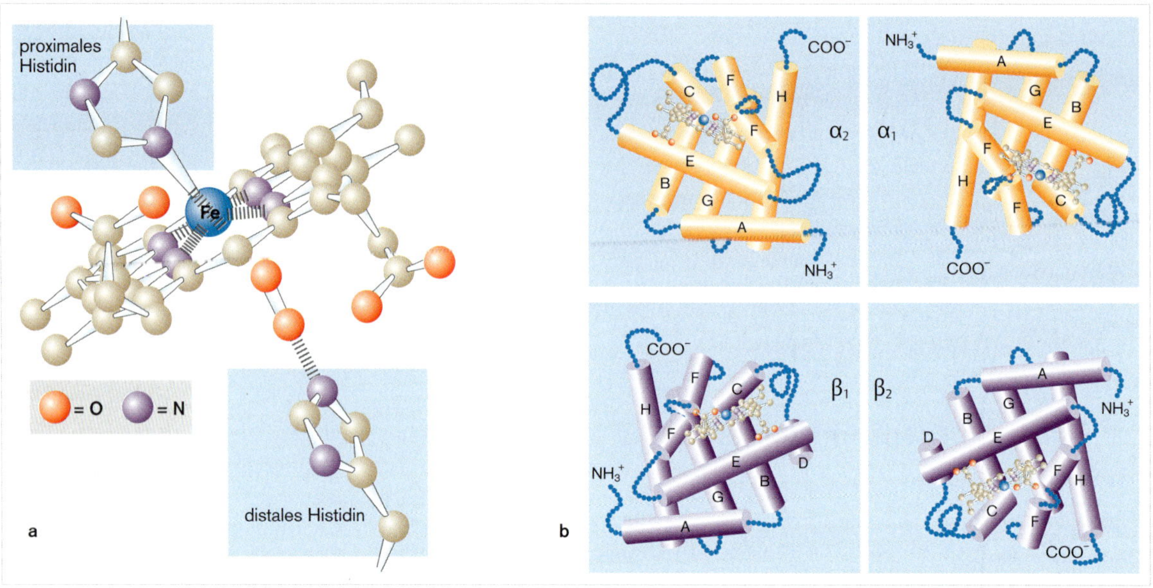

Abb. 8.16 Aufbau des Hämoglobins.
a Assoziation der Hämgruppe mit dem Globinrest. Die Hämgruppe ist über eine kovalente Bindung mit dem proximalen Histidin der Globinkette verbunden. Die reversible Anlagerung von Sauerstoff erfolgt zwischen dem zentralen Hämeisen und dem distalen Histidin.
b Das Hämoglobintetramer besteht aus zwei α- und zwei β-Ketten mit überwiegend α-helikaler Struktur (Helices A–H).

Da die Anlagerung von Sauerstoff an das Hämeisen ohne Änderung der Wertigkeit des Eisenatoms erfolgt, wird sie als **Oxygenation**, die Abgabe von Sauerstoff als **Deoxygenation** bezeichnet. Ist kein Sauerstoff an Hämoglobin gebunden spricht man daher von Deoxyhemoglobin, bei vollständiger Beladung aller Hämgruppen von Oxyhämoglobin. Durch **Oxidation** des Hämeisens zu Fe^{3+} geht die O_2 Bindungsfähigkeit verloren, es entsteht Methämoglobin. Die im Erythrozyten vorhandenen **Methämoglobinreduktasen** sorgen dafür, dass das spontan durch Autoxidation entstehende **Methämoglobin** (pro Tag ca. 1 %) kontinuierlich zu Hämoglobin reduziert wird.

Die Färbung des Blutes wird durch die Lichtabsorption der Hämgruppe hervorgerufen. Das Porphyrinringsystem enthält zahlreiche konjugierte Doppelbindungen und die Resonanz des Systems und damit die Lichtabsorption wird durch die an das Hämeisen gebundenen Liganden verändert, so weisen Deoxyhämoglobin und Oxyhämoglobin deutlich unterscheidbare Spektren (▸ Abb. 8.17) und entsprechend andere Färbung auf (Oxyhämoglobin hellrot, Deoxyhämoglobin dunkelrot mit starkem Blauanteil). Methämoglobin erscheint rostbraun.

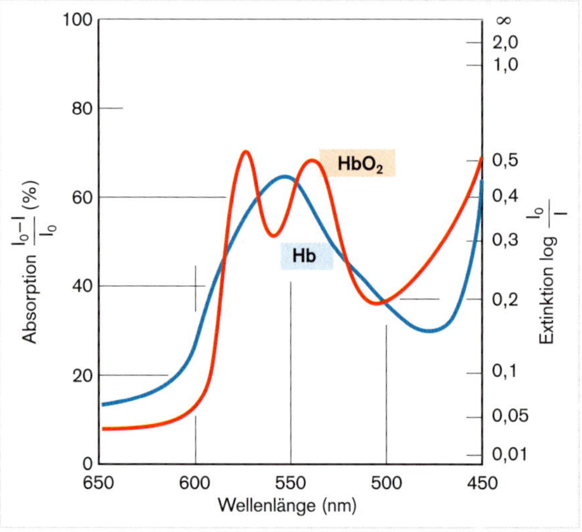

Abb. 8.17 Absorptionspektren des oxygenierten Hämoglobins (HbO_2) und des deoxygenierten Hämoglobins. Auf der Abszisse ist die Wellenlänge aufgetragen.

Sauerstoffbindungsverhalten von Hämoglobin. Strukturelle Untersuchungen haben die Raumstruktur von Oxyhämoglobin und Deoxyhämoglobin des humanen HbA aufgeklärt und aufgrund dieser Strukturen sind Modelle entwickelt worden die das Sauerstoffbindungsverhalten des Hämoglobins erklären.

Sowohl die α-Ketten (je 141 AS) wie auch die β-Ketten (je 146 AS) bestehen zum großen Teil (ca. 75 %) aus α-helicalen Abschnitten. Die Untereinheiten des Hämoglobins sind über eine Vielzahl von Zwischenkettenkontakten (Wasserstoffbrücken, hydrophobe Wechselwirkungen, elektrostatische Bindungen) miteinander verbunden. Durch diese Bindungen werden letztendlich die Tertiärstruktur der einzelnen Ketten und die Quartärstruktur des Tetramers bestimmt.

Deoxyhämoglobin weist im Vergleich mit Oxyhämoglobin zusätzliche elektrostatische Bindungen auf („Salzbrücken"), die wesentlich durch die positiv geladenen C-terminalen Aminosäurereste der α- und β-Ketten aufgebaut werden. Diese Bindungen sorgen für eine zusätzliche Verknüpfung der α- und β-Ketten und es ergibt sich die relativ starre sog. **T-Form** (T für tense) des **Deoxyhämoglobins**. Die Hämgruppen besitzen in dieser Konfiguration eine sehr **niedrige Sauerstoffaffinität**.

Oxyhämoglobin, dem die Salzbrücken fehlen, liegt demgegenüber in einer weniger starren **R-Konformation** (R für relaxed) vor, und in dieser Konformation besitzen die Hämgruppen eine sehr **hohe Sauerstoffaffinität**.

Da die Zwischenkettenkontakte nicht kovalent sind, kann es ohne großen Energieaufwand zur Änderung der Raumstruktur kommen. So können die zunächst lokal auftretenden Strukturänderungen, die bei Bindung des Sauerstoffs an das Hämeisen entstehen, weitgehende Änderungen der Tertiär- und Quartärstruktur und damit Änderungen der Substrataffinität für Sauerstoff induzieren (s. u.).

In Deoxyhämoglobin liegt das Hämeisen nicht in der Ebene des Porphyringsystems, bei Bindung von Sauerstoff kommt es zur Lageveränderung, das Eisenatom liegt nun in der Ebene des Porphyrinrings und der zuvor durchgebogene Porphyrinring wird plan (▶ Abb. 8.18). Durch die Verknüpfung des Eisens mit dem proximalen Histidin wird die lokale Konformationsänderung auf die jeweilige Kette übertragen, die dadurch ausgelöste Bewegung der helicalen Abschnitte F und G (▶ Abb. 8.18) führt letztlich zur Sprengung der durch die C-terminalen Abschnitte gebildeten Salzbrücken und so zum Übergang von der T-Struktur in die R-Struktur. Damit verbunden ist eine sprunghafte Zunahme der Sauerstoffaffinität des Hämoglobintetramers.

8.5.2 Sauerstoffbindungskurve

▶ **Hämoglobin.** Bindung eines O_2-Moleküls an eine Hämgruppe führt zu einer Affinitätszunahme und damit zu einer erleichterten Bindung der folgenden O_2 Moleküle an die benachbarten Hämgruppen. Umgekehrt entsteht bei Abgabe von O_2 eine Affinitätsminderung der benachbarten Hämgruppen und damit eine Erleichterung der O_2 Abgabe. Diese Form der Wechselwirkung zwischen den benachbarten Untereinheiten wird als **positive Kooperativität** bezeichnet.

Die Kooperativität der Sauerstoffbindung erklärt sich aus dem Verhältnis der Hämoglobinmoleküle im T- und im R-Zustand. Im desoxgenierten Blut befinden sich alle Hb-Moleküle im niederaffinen T-Zustand. Sobald O_2 an eine Untereinheit gebunden hat, klappt das gesamte Hb-Tetramer in den hochaffinen R-Zustand, wonach die restlichen drei Bindungstellen des Hb-Tetramers sehr schnell mit hoher Affinität mit Sauerstoff besetzt werden.

Was sich zunächst recht theoretisch anhört, hat besondere praktische Bedeutung: Setzt man Vollblut mit steigenden O_2 Partialdrucken ins Gleichgewicht, dann wird entsprechend der Bindungsaffinität das Hämoglobin sukzessiv mit Sauerstoff beladen: Es entsteht die **sigmoid** verlaufende Hämoglobin-Sauerstoffbindungskurve (▶ Abb. 8.19).

Die Änderung der O_2-Sättigung des Hämoglobins kann z. B. durch **spektrometrische Messungen** erfasst werden, indem man sich das unterschiedliche Absorptionsverhalten von Oxyhämoglobin (100 % O_2-Sättigung) und Deoxyhämoglobin (0 % O_2-Sättigung) zunutze macht: Bei der

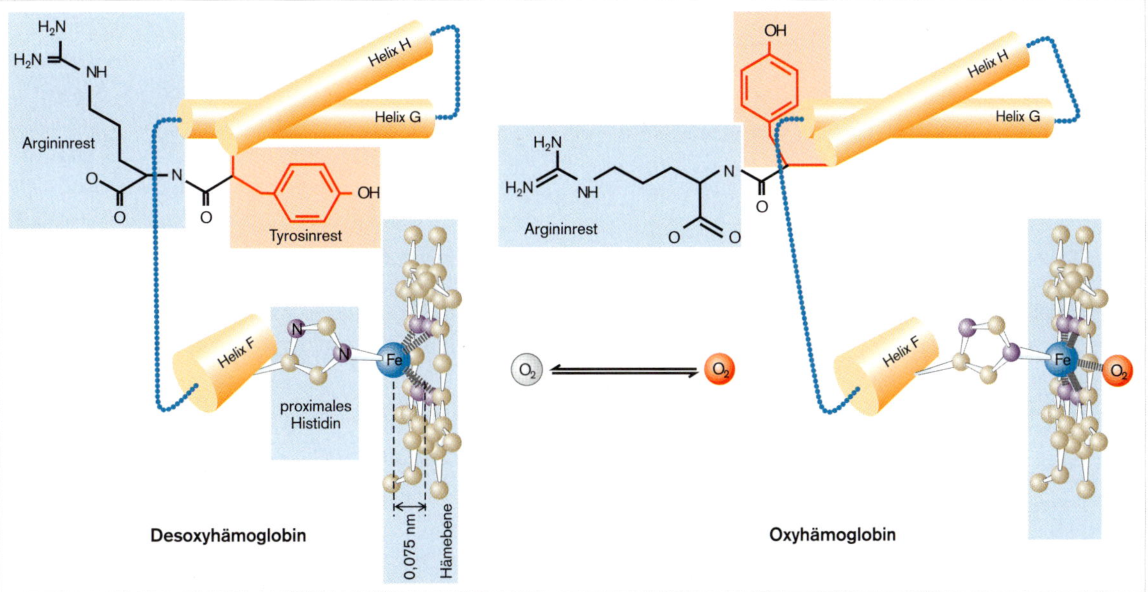

Abb. 8.18 Die Sauerstoffbindung ändert die Konformation des Hämoglobins. Die Abbildung zeigt die Position der Hämgruppe relativ zu den umgebenden C-terminalen Abschnitten (Helix F, G und H) für die α-Kette von Oxy-Hb und Deoxy-Hb. Die Anlagerung von Sauerstoff führt zur Verschiebung des Eisenatoms in die Hämebene. Über das kovalent gebundene proximale Histidin kommt es in Folge zu Verlagerungen der Helices F und G mit Repositionierung des präterminalen Tyrosinrestes und des terminalen Argininrestes.

8

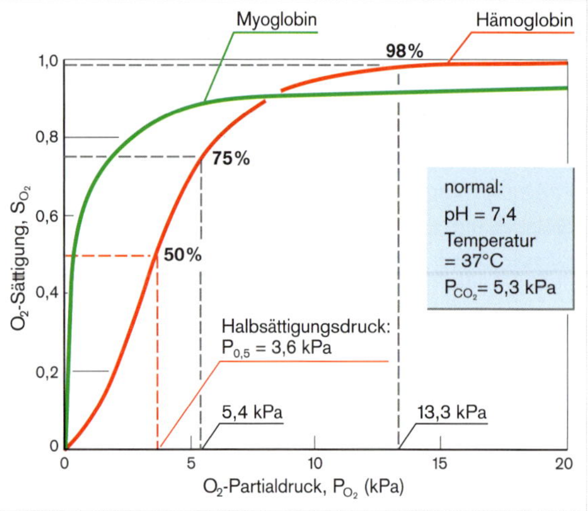

Abb. 8.19 Die Sauerstoffbindungskurve des Hämoglobins und Myoglobins. Auf der Abszisse ist der Sauerstoffpartialdruck (mmHg) auf der Ordinate die Sauerstoffsättigung in % aufgetragen. Die O_2-Bindungskurve für Hämoglobin verläuft sigmoid und der Halbsättigungsdruck beträgt 3,6 kPa (27 mmHg) bei pH 7,4, 37 °C und einem P_{CO_2} von 5,3 kPa (40 mmHg). Die Sauerstoffbindungskurve des monomeren Myoglobins ist hyperbol. Hämoglobin ist bei einem P_{O_2} von 13,3 kPa (100 mmHg) im arteriellen Blut schon zu 98 % gesättigt.

sog. Oxymetrie wird die Absorption bei zwei spezifischen Wellenlängen, die maximale Unterschiede für Oxy- und Deoxy-Hb aufweisen (▶ Abb. 8.17), gemessen. Die Sättigung ergibt sich dann als:

$$S_{O_2}(\%) = 100 \cdot \frac{HbO_2}{Hb + HbO_2}$$

Dieses Verfahren kann an Blutproben, aber auch nicht invasiv am Körper durchgeführt werden (s. Pulsoximetrie) (S. 378).

Wie aus der O_2-Bindungskurve deutlich zu sehen ist, nimmt **initial** die O_2-Sättigung nur **langsam** zu, um dann **sprunghaft** anzusteigen, sodass im mittleren Teil der Bindungskurve geringe Änderungen des O_2-Drucks zu einer erheblichen Zunahme der O_2-Sättigung führen. Bei einem Sauerstoffdruck von ca. **60 mmHg** (7,98 kPa) ist das Hämoglobin schon zu **90 % gesättigt** (gegenüber 97 % beim physiologischen arteriellen P_{O_2}).

Da also bei einem Absinken des arteriellen Sauerstoffdrucks auf ca. 60–65 mmHg (~8 kPa) die O_2-Sättigung den Wert von 90 % nicht unterschreitet, gibt es einen gewissen **Sicherheitsbereich** für die Sauerstoffnahme des Blutes: Ein mäßiger Abfall des inspiratorischen bzw. alveolären P_{O_2}, wie er etwa bei einem Höhenaufenthalt auf 1500 m auftritt, führt zu keiner signifikanten Beeinträchtigung der O_2-Beladung und damit des O_2-Angebots (eine Abnahme der arteriellen Sättigung um 7 % entspricht einem Verlust an O_2 von ~14 ml/l Blut).

Die große Steilheit der Bindungskurve im mittleren Bereich ist auch von Vorteil für die **Abgabe von Sauerstoff** im Gewebe: Da sie mit relativ geringen Änderungen des Sauerstoffdrucks verbunden ist, bestehen auch bei stärkerer Entsättigung noch ausreichend hohe Diffusionsgradienten für den Transport von Sauerstoff aus dem Blut in das Gewebe. Bei einem P_{O_2} von 20 mmHg ist das Blut bereits zu ca. 65 % entsättigt. Eine solch starke Entsättigung des Blutes wird z. B. in den Koronargefäßen beobachtet.

Da die charakteristisch sigmoide Form der Sauerstoffbindungskurve Ausdruck der positiven Kooperativität ist, wird sie nur im intakten tetrameren Hämoglobin beobachtet. Werden zum Beispiel die C-terminalen Aminosäuren entfernt (die für die Salzbrücken verantwortlich sind) dann erlischt die Kooperativität.

Als Maß für die Sauerstoffaffinität wird der sog. **Sauerstoffhalbsättigungsdruck (P_{50})** verwendet, bei diesem P_{O_2} ist das Hämoglobin zu 50 % mit Sauerstoff beladen. Dieser Wert liegt unter physiologischen Bedingungen (37 °C, pH 7,4, 40 mmHg P_{CO_2} [5,32 kPa]) bei ca. 27 mmHg (3,59 kPa). Eine **Abnahme des P_{50}** bedeutet eine Zunahme der Sauerstoffaffinität, die Lage der Bindungskurve ändert sich entsprechend, man findet eine **Linksverschiebung** der Kurve. Bei einer **Erhöhung des P_{50}** nimmt die Sauerstoffaffinität ab, die Bindungskurve erfährt eine **Rechtsverschiebung**.

Form und Lage der Sauerstoffbindungskurve reflektieren also die Kooperativität der Sauerstoffbindung und die Sauerstoffaffinität.

▶ **Myoglobin.** Ein nicht kooperatives Sauerstofftransport/Bindungsprotein ist das besonders im Skelettmuskel und Herzmuskel vorkommende Myoglobin. Es ist ein **monomeres Hämprotein** (153 Aminosäuren, 17,8 kDa), das in seiner räumlichen Grundstruktur große Ähnlichkeit mit den Hämoglobinketten aufweist. Da es nur als Monomer vorliegt, besitzt es keine Kooperativität und demzufolge verläuft die Sauerstoffbindungskurve **hyperbol** (▶ Abb. 8.19). Die Sauerstoffaffinität ist sehr hoch (P_{50} < 5 mmHg [0,66 kPa]). Myoglobin ist im Wesentlichen ein intrazellulärer O_2-Speicher, der z. B. im Herzmuskel die O_2-Versorgung während der Kammersystole stabilisiert.

8.5.3 Regulation der Sauerstoffaffinität des Hämoglobins

Vier Faktoren bestimmen die Sauerstoffaffinität des Hämoglobins und damit die Lage der Sauerstoffbindungskurve unter physiologischen Bedingungen:

- der erythrozytäre Metabolit **2,3-Bisphosphoglycerat** (2,3-BPG),
- der **pH-Wert**,
- der P_{CO_2},
- die **Temperatur**.

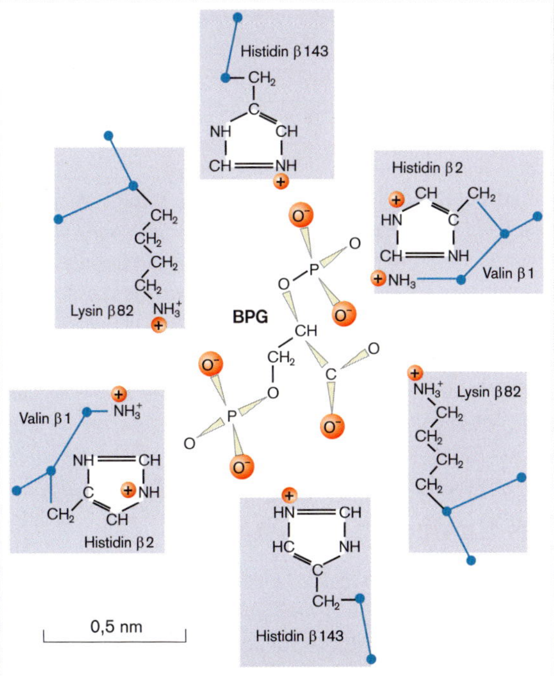

Abb. 8.20 Die Bindungstelle von 2,3-Bisphosphoglycerat an Deoxyhämoglobin liegt zwischen den beiden β-Ketten. Die Skizze zeigt, dass die negativ geladenen Gruppen des 2,3-BPG so positioniert sind, dass eine elektrostatische Wechselwirkung mit den positiv geladenen Gruppen des N-terminalen Valins, sowie Histidin β143 und Lysin β82 der β-Ketten möglich ist. Die Strukturänderung in Oxyhämoglobin verlagert die β-Ketten so, dass eine Bindung von 2,3-BPG nicht mehr erfolgen kann.

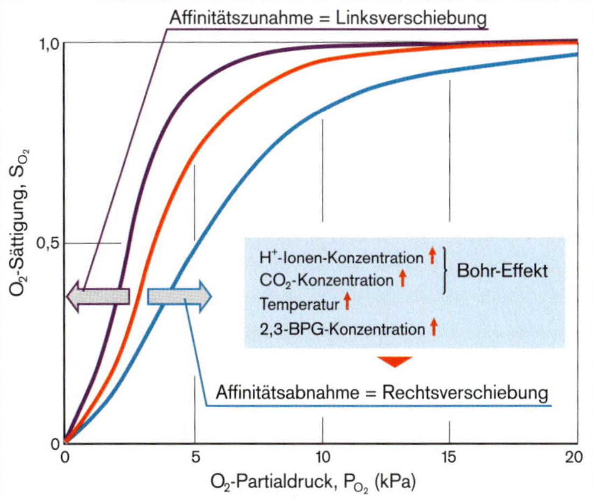

Abb. 8.21 Einfluss von 2,3-BPG, CO_2, pH und Temperatur auf die Sauerstoffaffinität und die Lage der Sauerstoffbindungskurve. Eine Abnahme der O_2-Affinität, die durch steigenden P_{CO_2}, Temperaturerhöhung, sowie Zunahme der 2,3-BPG- bzw Protonenkonzentration erfolgt, führt zu einer Rechtsverschiebung. Entsprechend führt eine Abnahme der 2,3-BPG-Konzentration (des P_{CO_2}, der Temperatur und Protonenkonzentration) zu einer Linksverschiebung und damit Zunahme der Sauerstoffaffinität.

► **2,3-BPG.** Der erythrozytäre Metabolit 2,3-BPG ist der stärkste Regulator der Sauerstoffaffinität. Das organische Anion 2,3-BPG liegt im Erythrozyten in einer Konzentration von ca. 5 mmol/l vor (d. h. in gleich hoher Konzentration wie das Hämoglobin) und bindet bevorzugt an **Deoxyhämoglobin** (im stöchiometrischen Verhältnis 1:1). Die Bindung des mit negativen Ladungen versehenen 2,3-BPG (► Abb. 8.20) erfolgt elektrostatisch an positiv geladene Bindungsstellen der Hämoglobin-β-Ketten, die in Deoxyhämoglobin über eine Öffnung am N-terminalen Ende zugänglich werden. Beim Übergang vom T- in den R-Zustand, d. h. bei Bindung von Sauerstoff, verkleinert sich dieser Hohlraum und 2,3-BPG kann nicht gebunden werden. Durch die Stabilisierung des Deoxyzustands durch 2,3-BPG nimmt die O_2-Affinität des Hämoglobins ab (► Abb. 8.21). 2,3-BPG ist mit Abstand der wirkungsvollste Regulator der Sauerstoffaffinität: Würde unter sonst gleichbleibenden Bedingungen nur 2,3-BPG entfernt, so würde sich der P_{50} auf ca. 13–14 mmHg reduzieren. Veränderungen der 2,3-BPG-Konzentration führen also automatisch zu Änderungen der Sauerstoffaffinität.

2,3-BPG ist ein Metabolit der Glykolyse. Entscheidend für seine intraerythrozytäre Konzentration ist daher die **Glykolyserate**: Alle Bedingungen, die den glykolytischen Durchsatz erhöhen, steigern die 2,3-BPG-Konzentration. Da das Schlüsselenzym der Glykolyse, die Phosphofructokinase (PFK), seine maximale Aktivität bei alkalischem pH erreicht führt eine Zunahme des intraerythrozytären pH (z. B. bei respiratorischer Alkalose) generell zu einer Erhöhung der 2,3-BPG-Konzentration.

Eine Abnahme der 2,3-BPG-Konzentration tritt unter anderem während der **Lagerung von Blutkonserven** in saurem ACD-(*acid-citrate-dextrose*-)Medium auf, sodass der P_{50} der Blutkonserve nach längerer Lagerung deutlich erniedrigt ist. Nach Transfusion kommt es innerhalb eines Tages zur Normalisierung der 2,3-BPG-Konzentration und damit auch der Sauerstoffaffinität.

Auch der **Oxygenierungsgrad** des Hämoglobins nimmt Einfluss auf die **Glykolyserate**: In oxygenierten Erythrozyten werden verschiedene glykolytische Enzyme, darunter die Phosphofructokinase (PFK), an die zytoplasmatische Domäne des Anionentransporters Bande-3-Protein gebunden. Dadurch sinkt die Glykolyserate.

Deoxyhämoglobin kann ebenfalls an Bande-3 assoziieren, dabei kommt es dann zur Freisetzung und damit Aktivitätszunahme speziell der PFK und entsprechend zur Erhöhung der Glykolyserate und 2,3-BPG-Synthese.

Alle Ursachen, die zu einem **erhöhten Anteil an Deoxy-Hb** führen (Anämie/Hypoxie etc.) bewirken somit eine **Zunahme der 2,3-BPG-Synthese** und damit verbunden eine **Rechtsverschiebung** der Sauerstoffbindungskurve.

► **pH-Wert (Bohr-Effekt).** Wie bereits erläutert, sind elektrostatische Bindungen wichtig für die Stabilität des Deoxyzustands von HbA. Die daran beteiligten α-Aminogruppen und Imidazolreste haben teilweise pK-Werte, die im physiologischen pH–Bereich liegen. Zunahme der Protonenkonzentration stabilisiert daher die positive Ladung dieser Gruppen und damit die Salzbrücken. Bei Oxygenation werden diese Salzbrücken gesprengt und es kommt zu einer Freisetzung von Protonen, da der pK einiger beteiligter Gruppen sinkt. In der Summe führt also eine **pH-Erniedrigung** zu einer **Stabilisierung des Deoxyzustandes** und damit einer **Abnahme der Sauerstoffaffinität** (► Abb. 8.21). Die pH-Abhängigkeit des Sauerstoffbindungsverhaltens wird nach dem Entdecker Christian Bohr als Bohr-Effekt bezeichnet.

Da es unter Ruhebedingungen nur zu geringen pH-Veränderungen während der Passage des Blutes durch das Gewebe kommt (im gemischt-venösen Blut liegt der pH unter Ruhebedingungen bei ca 7,37), hat der Bohr-Effekt hier nur eine geringe Bedeutung. Stärkere körperliche Belastung oberhalb der Dauerleistungsgrenze erzeugt jedoch eine metabolische Azidose. Unter diesen Bedingungen führt der Bohr-Effekt zu einer deutlichen Verbesserung der Sauerstoffabgabe im arbeitenden Muskel.

Durch den Bohr-Effekt ändert sich jedoch nicht nur die Sauerstoffaffinität sondern es kommt auch zu Veränderungen der Pufferkapazität des Hämoglobins. Bei Deoxygenation erfolgt eine Aufnahme von Protonen, infolgedessen ist die Pufferkapazität von Deoxyhämoglobin größer als die des Oxyhämoglobins.

$$HbH^+ + O_2 \leftrightarrow HbO_2 + H^+$$

Quantitativ kommt es durch den Bohreffekt unter physiologischen Bedingungen zur Bindung/Freisetzung von ca. 0,3–0,4 Mol H^+ pro Mol Sauerstoff. Dieser Effekt ist von erheblicher Bedeutung für den CO_2-Transport (S. 350).

► P_{CO_2}. Der Einfluss von Kohlendioxid auf die Sauerstoffaffinität hat zwei Komponenten, zum einen wirkt der durch Anstieg des P_{CO_2} induzierte **Abfall des pH** (Bohr-Effekt), zum zweiten wird CO_2 direkt an die freien α-Aminogruppen der N-terminalen Aminosäuren des Hämoglobins als sog. **Carbamat** (S. 351) gebunden. Diese Bindung erfolgt primär an Deoxyhemoglobin und bewirkt daher eine zusätzliche Abnahme der O_2-Affinität (► Abb. 8.21). Da jedoch bei Anwesenheit von 2,3-BPG die Carbamatbindung reduziert wird, spielt die Carbamatbildung für die Steuerung der O_2-Affinität nur eine relativ geringe Rolle.

► **Temperatur.** Die Sauerstoffaffinität nimmt mit **steigender Temperatur** ab (► Abb. 8.21). Da bei schwerer körperlicher Arbeit die Temperatur im arbeitenden Muskel auf über 40 °C ansteigen kann, begünstigt dieser Effekt die **Sauerstoffabgabe**. Da gleichzeitig der pH sinkt, kann es im arbeitenden Muskel zu einer fast **maximalen Entsättigung** des Blutes kommen (d. h. zu einer Ausschöpfung des O_2-Angebots von ca. 85 %).

8.5.4 Ontogenetische Veränderungen des Hämoglobinmusters

Im **adulten** Erythrozyten liegen neben der Hauptkomponente **Hämoglobin A_1 ($\alpha_2\beta_2$)** noch weitere Hämoglobine in geringer Konzentration vor, nämlich < 2,5 % HbA_2 ($\alpha_2\delta_2$), sowie bis zu 2 % Hb F ($\alpha_2\gamma_2$). Bei den γ und δ-Ketten handelt es sich um β-Ketten-ähnliche Globine, die primär in der vorgeburtlichen Entwicklung eine Rolle spielen, jedoch postnatal nur noch in geringem Ausmaß synthetisiert werden.

Während der **intrauterinen Entwicklung** kommt es zur Expression unterschiedlicher Hämoglobine (► Abb. 8.22): in der Embryonalphase werden zunächst spezifische embryonale Hämoglobine gebildet, mit embryonalen α- und β-Ketten, die dann abgelöst werden durch das **fetale Hä-**

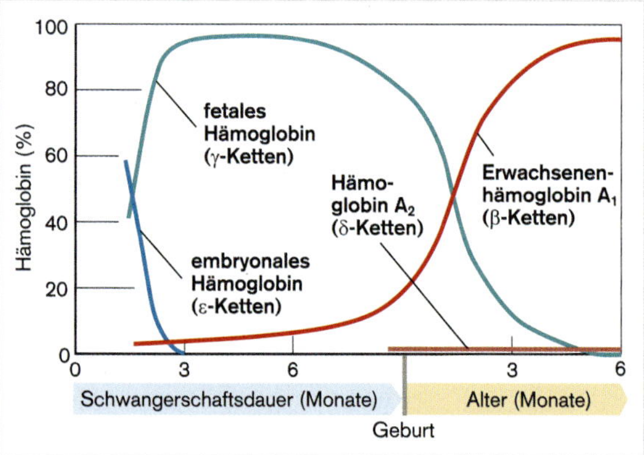

Abb. 8.22 Hämoglobinsynthese während der Ontogenese. Während der Embryonalentwicklung werden transient spezifische Globinketten gebildet. Humane Embryonen synthetisieren die embryonalen ξ-Ketten (analog den α-Ketten) und ε-Globinketten (analog den β- bzw. -γ-Ketten). Das in der Fetalperiode gebildete HbF besteht aus α-Ketten und fetalen γ-Ketten. Die postnatale β-Kettensynthese bedingt dann den Wechsel von HbF zu adultem HbA_1 und HbA_2.

moglobin HbF ($\alpha_2\gamma_2$). Die fetalen γ-Ketten sind an der 2,3-BPG-Bindungsstelle verändert, sodass 2,3-BPG deutlich schlechter gebunden wird. Werden HbA und HbF unter physiologischen Bedingungen vermessen, dann hat HbF eine höhere O_2-Affinität als das mütterliche HbA, was den O_2-Transfer in das fetale Blut fördert. Das fetale Blut weist zwar einen höheren P_{CO_2} und einen niedrigeren pH auf als das mütterliche Blut, diese ungünstigen Bedingungen für den O_2-Transfer werden durch die höhere Sauerstoffaffinität des HbF bedingt durch die schwächere Bindung von 2,3-BPG überkompensiert. Zudem hat der Fötus im letzten Drittel der Schwangerschaft eine hohe Hämoglobinkonzentration (bis ~180 g Hb/l), sodass trotz des niedrigen Sauerstoffdrucks im arterialisierten Blut (~30 mmHg [4 kPa]) eine O_2-Konzentration von mehr als 150 ml/l Blut erreicht wird (▸ Abb. 8.23).

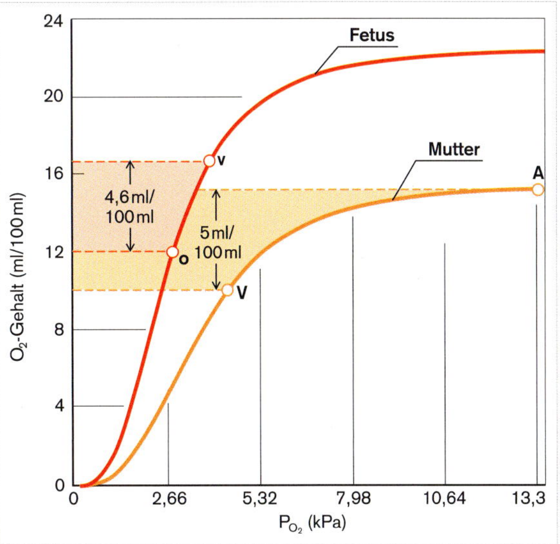

Abb. 8.23 Sauerstofftransport im mütterlichen und fetalen Blut während der Spätschwangerschaft. Eingezeichnet sind die mütterlichen Werte für den Sauerstoffdruck und die Sauerstoffkonzentration im arteriellen (A) und gemischtvenösem (V) Blut der Mutter (Hb-Konzentration 120 g/l), bzw. im Blut der Vena umbilicalis (v) und in der Arteria umbilicalis (o) des Fetus (Hb-Konzentration 165 g/l); modifiziert nach [6].

8

8.5.5 Angeborene Störungen der Hämoglobinfunktion

Angeborene Störungen der Hämoglobinfunktion sind relativ häufig. Hierunter fallen **Punktmutationen**, die eine Änderung der Sauerstoffaffinität oder des Lösungsverhaltens, z. B. beim Sichelzellhämoglobin (HbS), verursachen wie auch Störungen der **Globin-Kettensynthese** (Thalassämien).

Punktmutationen

Bei der **Sichelzellanämie** führt eine Substitution in der Hämoglobin-β-Kette an Position β6 (Glu→Val) dazu, dass ein verändertes Hb, nämlich **HbS**, ensteht. Bei Deoxygenation von HbS beobachtet man intrazellulär große **Hämoglobinaggregate**, die zu einer erheblichen Zunahme der Viskosität des Zytoplasmas führen und dementsprechend zu Verformungen des Erythrozyten. Bei Menschen, die bezüglich des Merkmals homozygot sind, kommt es zur Hämolyse mit schwerer Anämie und zur Bildung von Mikrothromben/Thrombosen mit entsprechend schweren Krankheitsbildern.

Bei Punktmutationen, die zu einer deutlichen Erhöhung der Sauerstoffaffinität führen, wird kompensatorisch eine Zunahme des Hämatokrits beobachtet.

Thalassämien

Sie sind im Mittelmeerraum relativ häufig. Bei den leichter verlaufenden **β-Thalassämien** ist die Synthese der β-Ketten gestört. Während der intrauterinen Entwicklung ergeben sich zunächst keine Störungen (da HbF aus α- und γ-Ketten besteht). Nach der Geburt, wenn HbF eigentlich durch HbA abgelöst werden soll, entsteht in den Erythrozyten ein Überschuss an α-Ketten. Dies führt zur Bildung von intraerythrozytären **Proteinaggregaten**, die eine **hämolytische Anämie** hervorrufen. Sie ist jedoch bei heterozygoten Menschen nur leicht ausgeprägt.

Da die α-Kettensysnthese von zwei Genpaaren (4 Genloci) gesteuert wird, hängt der Schweregrad der **α-Thalassämie** davon ab, wie viele Genloci betroffen sind. Heterozygote Menschen mit nur einem oder zwei defekten Genloci weisen keine Symptome auf, bzw. entwickeln nur eine leichte oder moderate mikrozytäre Anämie. Bei stärkeren Defekten treten Homotetramere (z. B. β4 = HbH) auf, die aus den überschüssigen β- bzw. γ-Ketten gebildet werden. Da diese Homotetramere eine sehr hohe Sauerstoffaffinität und keine Kooperativität der Sauerstoffbindung aufweisen, sind sie für den physiologischen O_2-Transport nicht geeignet. Sind alle 4 Genloci defekt, kommt es daher zum intrauterinen Tod, da kein funktionsfähiges fetales Hämoglobin gebildet werden kann.

Zusammenfassung Kap. 8.5

Der Transport von Sauerstoff im Blut

Sauerstoff wird im Blut durch das in den Erythrozyten gebildete Protein **Hämoglobin** (Hb) transportiert. Hb ist ein Tetramer aus 2α- und 2β-Globinketten. An jede Kette ist eine Hämgruppe mit Fe^{2+} als Zentralatom angelagert. An das Hämeisen kann reversibel, ohne Oxidation des Eisens, Sauerstoff gebunden werden; die Bindung von Sauerstoff wird als **Oxygenation** (dabei entsteht Oxyhämoglobin), die Sauerstoffabgabe als **Deoxygenation** (Bildung von Deoxyhämoglobin) bezeichnet.

Bei **Oxidation des Eisens** entsteht Methämoglobin, das keinen Sauerstoff binden kann.

1 g Hb bindet unter physiologischen Körperbedingungen maximal 1,34 ml Sauerstoff. Bei Kenntnis der Hb-Konzentration kann die **Sauerstofftransportkapazität** des Blutes berechnet werden: 150 g Hb/l · 1,34 ml/g Hb = 201 ml O_2/l Blut. Die **Sauerstoffbindungskurve** beschreibt die Änderung der Sauerstoffsättigung des Hb in Abhängigkeit vom Sauerstoffdruck.

Hb liegt in unterschiedlichen **Konformationen** mit unterschiedlicher **Sauerstoffaffinität** vor (Deoxy-Hb = niedrigaffin, Oxy-Hb = hochaffin). Während der Beladung des Hb mit Sauerstoff nimmt die O_2-Affinität zu (**positive Kooperativität** der O_2-Bindung), daher verläuft die O_2-Bindungskurve sigmoid. Die große Steilheit im mittleren Bereich der Bindungskurve ist von Vorteil für die Aufnahme und Abgabe von Sauerstoff in der Lunge bzw. im Gewebe. Bei einem arteriellen P_{O_2} von 95 mmHg ist das Hämoglobin bereits maximal (zu 97 %) mit Sauerstoff gesättigt, im Blut der A. pulmonalis (P_{O_2}: 40 mmHg) liegt die Sättigung unter Ruhebedingungen bei ca. 72 %.

Als Maß für die O_2-Affinität wird der **Sauerstoffhalbsättigungsdruck** (P_{50}) angegeben (P_{50} = 27 mmHg bei pH 7,4, 37 °C, 40 mmHg P_{CO_2}).

Die Sauerstoffaffinität wird durch vier Faktoren geregelt: 2,3-BPG, pH, P_{CO_2} und die Temperatur. Der wichtigste Regulator **2,3-BPG** wird bevorzugt an Deoxy-Hb gebunden und senkt daher die O_2-Affinität. Auch **Protonen** und **CO_2** (Bildung von Carbamat) werden bevorzugt an Deoxy-Hb gebunden und **senken die O_2-Affinität.**

Die Abhängigkeit der O_2-Affinität vom pH wird als **Bohr-Effekt** bezeichnet. Auch **Temperaturerhöhung** führt zur Abnahme der O_2-Affinität. Temperaturerhöhung und metabolische Azidose (Bohr-Effekt) verbessern die Sauerstoffausschöpfung im arbeitenden Muskel.

8.6 Der Transport von Kohlendioxid im Blut

8.6.1 Transportformen des Kohlendioxids

Im aeroben Stoffwechsel wird kontinuierlich CO_2 produziert, welches aus dem Gewebe zur Lunge transportiert wird um dort an die Umgebung abgeben zu werden. So fallen bei einem Ruhesauerstoffverbrauch von 300 ml/min und einem RQ (S. 337) von 0,83 insgesamt 240 ml CO_2/Minute im menschlichen Körper an. Das durch das Gewebe strömende Blut nimmt bei einem HZV von 6 l/min 1,9 mMol/l (~42 ml/l Blut) an im Gewebe entstandenem CO_2 auf (siehe ▶ Tab. 8.3).

Grundsätzlich wird CO_2 in drei Formen im Blut transportiert:

- physikalisch gelöst,
- als Bicarbonat,
- als Carbamat.

▶ **Physikalisch gelöstes CO_2.** Multipliziert man den arteriellen P_{CO_2} von 40 mmHg (5,32 kPa) mit dem Löslichkeitskoeffizienten (Löslichkeit: 0,0307 mM/mmHg, 37 °C, Plasma), so erhält man die **Konzentration** des im Plasma physikalisch gelösten **CO_2**, nämlich ca. 1,2 mmol/l (27,2 ml/l). Bei einem P_{CO_2} von 46 mmHg im gemischt-venösen Blut resultieren entsprechend 31,28 ml/l (1,38 mmol/l). Die arterio-venöse Differenz an physikalisch gelöstem CO_2 in der Lunge beträgt somit ca. 0,18 mmol/l (4 ml/l). Insgesamt liegt der Beitrag des physikalisch gelösten CO_2 am CO_2 Austausch bei ca. 10 %.

▶ **Bildung von Bicarbonat.** Durch Hydratation des CO_2 entsteht Kohlensäure, die zu Bicarbonat und Protonen zerfällt:

$$CO_2 + H_2O \leftrightarrow (H_2CO_3) \leftrightarrow H^+ + HCO_3^-$$

Diese spontane Reaktion verläuft normalerweise recht langsam und wird unter physiologischen Bedingungen erst durch eine durch Carboanhydrase vermittelte Katalyse effektiv. Da Kohlensäure bei physiologischem pH vollständig dissoziiert ist, fallen bei der Neubildung von Bicarbonat jeweils äquivalente Mengen an **Protonen** an, die durch **Nichtbicarbonatpuffer** gebunden werden müssen, da es andernfalls zu erheblichen pH-Schwankungen kommt. Im Blutplasma ist die Bildung von Bicarbonat kaum möglich, da die Pufferkapazität der Plasmaproteine gering ist und die Carboanhydraseaktivität gering ist. Die Überführung von CO_2 in Bicarbonat bei der Passage des Blutes durch das Gewebe findet daher fast ausschließlich in den **Erythrozyten** statt. Dazu verfügen sie über das Enzym **Carboanhydrase II (CAII)**, das eine rasche Umwandlung von CO_2 zu Bicarbonat erlaubt. Da Hämoglobin eine große Anzahl von Histidinen mit puffernden Imidazolgruppen besitzt, deren pK im physiologischen Bereich liegt, ist die Pufferkapazität des Hämoglobins in den Erythozyten ca. 8-mal größer als die des Plasmas (S. 390)!

Hinzu kommt, dass Hämoglobin im Gewebe Sauerstoff abgibt, was die **Pufferkapazität** des Hämoglobins zusätzlich erhöht (s. Bohr-Effekt) (S. 348). Dies bedeutet, dass die Bicarbonatbildung insgesamt nur mit geringen pH-Veränderungen abläuft, weil die bei der Bildung von HCO_3^- anfallenden Protonen zum großen Teil vom Hämoglobin abgepuffert werden.

Durch die Anwesenheit von CAII in den Erythrozyten wird bei der Gewebspassage die Bildung von HCO_3^- stark beschleunigt. Da im Erythrozyten ständig CO_2 in Bicarbonat umgewandelt wird, findet ein kontinuierlicher **Einstrom von CO_2** aus dem Plasma in die Erythrozyten statt. Durch die Neubildung von HCO_3^- im Erythrozyten entsteht ein nach außen gerichtetes **Konzentrationsgefälle für HCO_3^-** zwischen Erythrozyt und Plasma. Über den Anionen(austausch)transporter **Bande-3-Protein** gelangt das neugebildete HCO_3^- in das Plasma. Da im Gegenzug **Chlorid** über den Anionentransporter in den Erythrozyten einströmt, ist der Transport elektroneutral (Chloridshift oder sog. Hamburger-Shift). Durch die Aufnahme von Chlorid erhöht sich aber der Gesamtbestand an Osmolyten im Erythrozyten (▸ Abb. 8.24). Durch die in der Erythrozytenmembran in hoher Dichte vorhandenen **Aquaporin 1** Wasserkanäle strömt Wasser zum Osmolaritätsausgleich ein und der Erythrozyt nimmt entsprechend an Volumen zu.

In der **Lunge** verläuft der Prozess in umgekehrter Richtung: Bicarbonat strömt im Austausch gegen Chlorid in den Erythrozyten und wird dort durch die CAII in CO_2 und H_2O umgewandelt. Die für die Reaktion benötigten Protonen werden zum großen Teil durch die Oxygenierung des Hämoglobins geliefert, da die Oxygenierung die Protonenpufferkapazität des Hämoglobins vermindert. Netto verliert der Erythrozyt damit Osmolyte und Wasser und sein Volumen verringert sich wieder (Hamburger-Shift).

▸ **Transport von CO_2 als Carbamat.** CO_2 wird auch direkt an Hämoglobin (und in geringem Ausmaß an Plasmaproteine) gebunden, und zwar an freie **α-Aminogruppen** der N-terminalen Aminosäuren: $R\text{-}NH_2 + CO_2 \leftrightarrow R\text{-}NHCOO^- + H^+$ (R- kennzeichnet den Aminosäurerest). Die Anlagerung von CO_2 als Carbamat erfolgt bevorzugt an die freien N-terminalen α-Aminogruppen des **Deoxyhämoglobins**. Diese sog. Carbamatreaktion ist **oxylabil**, das heißt bei Oxygenierung des Hämoglobins in der Lunge wird CO_2 wieder freigesetzt, umgekehrt wird durch die verstärkte Carbamatbildung bei Deoxygenation im Gewebe zusätzlich die **Sauerstoffaffinität gesenkt**, und dadurch die O_2-Abgabe im Gewebe gefördert.

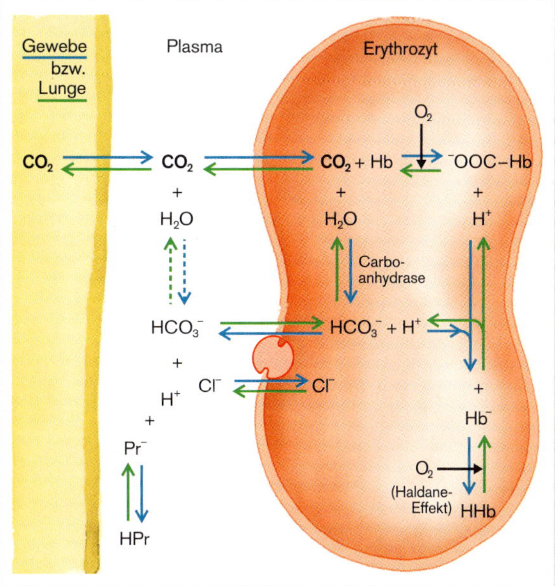

Abb. 8.24 Funktion der Erythrozyten bei der CO_2-Aufnahme im Gewebe (blaue Pfeile) und der CO_2-Abgabe in der Lunge (grüne Pfeile). Die durch gestrichelte Pfeile gekennzeichneten Reaktionen im Plasma verlaufen langsam.

8.6.2 Die CO_2-Bindungskurve

Die CO_2-Bindungskurve (▸ Abb. 8.25) beschreibt die Änderung des Gesamtgehalts an CO_2 (physikalisch gelöst, Bicarbonat, Carbamat) in Abhängigkeit vom P_{CO_2}. Sie zeigt keine Sättigungskinetik und verläuft im physiologischen Bereich nahezu linear. Da im deoxygenierten Blut wegen des Bohr-Effektes (verstärkte Protonenbindung des Hämoglobins) mehr CO_2 in Form von Bicarbonat gebunden werden kann und Deoxy-Hb mehr Carbamat bindet, liegt die CO_2-Bindungskurve für deoxygeniertes Blut oberhalb der Kurve für oxygeniertes Blut (▸ Abb. 8.25). Dieser Effekt wird als **Haldane-Effekt** bezeichnet. Die Gesamtmenge an CO_2 im arteriellen Blut ist unter physiologischen Bedingungen mehr als doppelt so groß wie die des Sauerstoffs (▸ Abb. 8.26).

Unter den im **arteriellen Blut** vorliegenden Bedingungen (P_{CO_2} 40 mmHg [5,32 kPa], pH 7,4) findet man CO_2 zu 5 % physikalisch gelöst, ca. 7 % als Carbamat und 88 % als Bicarbonat. Im arteriellen Blut werden insgesamt ca. 500 ml CO_2 pro Liter Blut transportiert.

Bei der **Aufnahme des anfallenden CO_2 im Gewebe** (insgesamt ~1,9 mmol/l Blut unter Ruhebedingungen, s. o.) werden 79 % in Bicarbonat überführt und der Rest zu un-

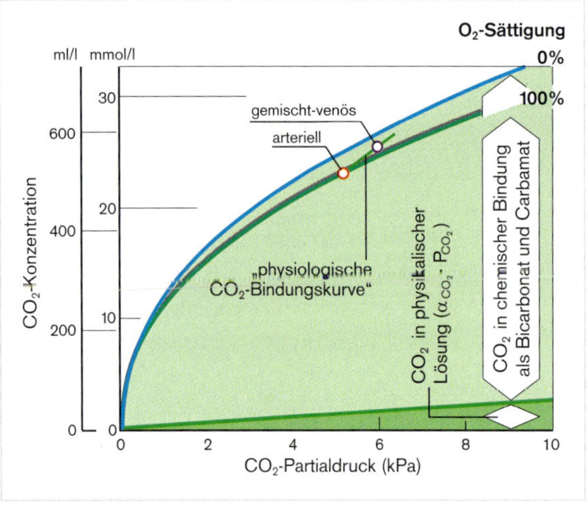

Abb. 8.25 Die CO_2-Bindungskurve des menschlichen Bluts. CO_2 wird im Blut physikalisch gelöst, als Bicarbonat und an Hämoglobin gebunden (Carbamat) transportiert. Deoxyhämoglobin bildet mehr Carbamat und wegen des Haldaneeffektes wird in deoxygeniertem Blut auch mehr Bicarbonat gebildet. Daher liegt die CO_2-Bindungskurve für deoxygeniertes Blut über der des oxygenierten Blutes. Eingezeichnet sind auch die tatsächlichen Werte des CO_2-Gehaltes im arteriellen bzw. gemischtvenösen Blut („physiologische" CO_2-Bindungskurve).

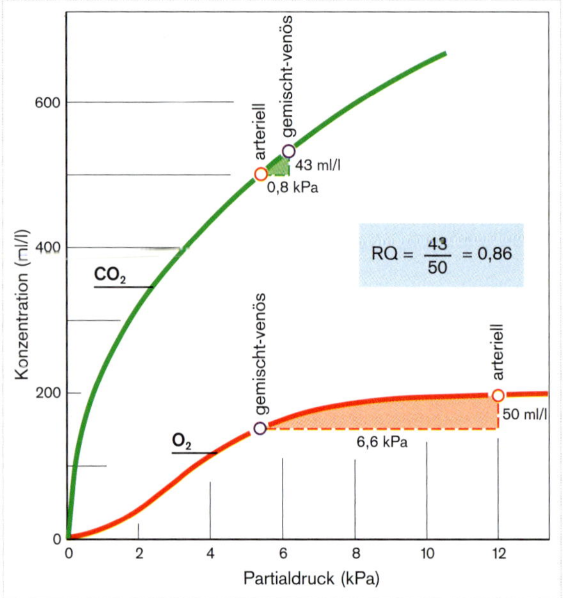

Abb. 8.26 Vergleich der Sauerstoff- und CO_2-Bindungskurven des menschlichen Blutes. Dargestellt ist die Gesamtkonzentration an CO_2 bzw Sauerstoff im arteriellen Blut in Abhängigkeit vom Partialdruck, sowie die jeweiligen arterio-venösen Konzentrationsdifferenzen (im gemischt-venösen Blut ist der Gesamtdruck aller Gase subatmosphärisch, da einem Abfall des P_{O_2} um 8 kPa (60 mmHg) (zwischen Arterie und A. pulmonalis) nur ein Anstieg des P_{CO_2} um 0,8 kPa (6 mmHg) gegenübersteht; daher können z. B. beim Pneumothorax Gase aus der Pleurahöhle in das Blut resorbiert werden).

gefähr gleichen Teilen als Carbamat bzw. physikalisch gelöstes CO_2 aufgenommen; dem Haldaneeffekt, der aus der Sauerstoffabgabe des Hämoglobins resultiert, ist dabei ca. 35–40 % der CO_2-Aufnahme im Gewebe zuzuschreiben.

Zusammenfassung Kap. 8.6

Der Transport von Kohlendioxid im Blut

CO_2 wird im Blut überwiegend (ca. 80 %) als **Bicarbonat** transportiert, zum geringen Teil **physikalisch gelöst** bzw. an Hb als **Carbamat** gebunden.

Die **CO_2-Bindungskurve** beschreibt die Änderung des Gesamtgehalts an CO_2 in Abhängigkeit vom P_{CO_2}, sie zeigt keine Sättigungskinetik und verläuft im physiologischen Bereich nahezu **linear**.

Bei der **Aufnahme von CO_2 im Gewebe** wird CO_2 überwiegend in Bicarbonat umgewandelt. Dieser Prozess findet im Erythrozyten statt, der über das die Reaktion beschleunigende Enzym **Carboanhydrase II** verfügt und die bei der HCO_3^--Bildung entstehenden Protonen durch Hb abpuffert.

Da Deoxy-Hb besser Protonen bindet als Oxy-Hb und vermehrt Carbamat bildet, kann in deoxygeniertem Blut mehr CO_2 transportiert werden (**Haldane-Effekt**). Daher liegt die CO_2 Bindungskurve für deoxygeniertes Blut über der des oxygenierten Blutes.

Das in den Erythrozyten entstandene Bicarbonat gelangt im **elektroneutralen Austausch** (Bande-3-Protein) gegen **Chlorid** in das Plasma. In der Lunge läuft die Reaktion in umgekehrter Folge ab. Aus Bicarbonat, welches im Austausch gegen Chlorid in die Zelle einströmt, entsteht CO_2, das in den Alveolarraum diffundiert. Die dazu erforderlichen Protonen werden bei Oxygenation des Hb freigesetzt.

In der Summe wird im **Gewebe** physikalisch gelöstes CO_2 aus dem Plasma in den **Erythrozyten** aufgenommen, dort umgewandelt zu **HCO_3^- und H^+**. HCO_3^- verlässt im Austausch gegen Chlorid die Zelle und wird im **Plasma** zur **Lunge** transportiert. Netto puffert der Erythrozyt die neugebildeten Protonen fast vollständig ab und er gewinnt pro neugebildetem HCO_3^- ein zusätzliches Chloridion, welches aus osmotischen Gründen zu einer entsprechenden Wasseraufnahme und Volumenzunahme der Erythrozyten führt.

8.7 Durchblutung der Lunge

8.7.1 Funktionelle Eigenschaften des pulmonalen Gefäßsystems

Der pulmonale Kreislauf zählt zum Niederdrucksystem (S. 231), wobei der mittlere Druck in der A. pulmonalis bei ca 15 mmHg (2 kPa) liegt. Dies zeigt sich auch im Aufbau der Gefäße, so ist die Wand der Arteria pulmonalis viel dünner als die Aortenwand und enthält vergleichsweise nur wenige glatte Muskelzellen. Das Lungenkapillarbett trägt bis zu 40 % des Durchblutungswiderstandes der Lunge bei.

Durch ihre anatomische Lage sind die **Lungenkapillaren**, anders als die übrigen Lungengefäße, unmittelbar dem alveolaren Druck ausgesetzt. Ihr Querschnitt und ihre Durchblutung sind daher nicht nur vom herrschenden hydrostatischen Druck (P_{cap}) sondern auch vom Umgebungsdruck in den Alveolen abhängig. Übersteigt z. B. der intraalveoläre Druck den hydrostatischen kapillären Druck, so wird das Lumen verschlossen. Steigt der Druck in der Kapillare im Gefolge einer Druckerhöhung in der Pulmonalarterie oder Pulmonalvene, so kann das Gefäß eröffnet werden (sog. **Rekrutierung**).

Eine solche druckinduzierte Rekrutierung von Gefäßen findet man z. B. bei körperlicher Arbeit wenn der Druck in der A. pulmonalis steigt. Durch die Rekrutierung zusätzlicher Kapillaren sinkt der pulmonale Gesamtgefäßwiderstand. Zudem vergrößert sich durch den Druckanstieg der Querschnitt offener kapillärer Gefäße (**Distension**), was dazu führt, dass zum einen die Fließgeschwindigkeit des Lungenkapillarblutes vermindert wird (positive Auswirkung auf Kontaktzeit) und zum anderen die funktionelle Gasaustauschfläche zunimmt (Erhöhung der Diffusionskapazität der Lunge) (S. 338). Bei weiter zunehmender Füllung der Lunge werden jedoch die in den Alveolarsepten verlaufenden Kapillaren immer stärker komprimiert, und ihr Widerstand erhöht sich kontinuierlich (▶ Abb. 8.27); daher findet man den **minimalen** Lungengefäßwiderstand im Bereich der **Atemruhelage** (FRC).

Die größeren, **parabronchial verlaufenden Lungengefäße** (extra-alveoläre Gefäße) sind dem radialen Zug des Lungengewebes ausgesetzt, dessen Stärke mit dem negativen intrapleuralen Druck korreliert. Bei niedrigem Lungenvolumen (intrapleuraler Druck ist weniger negativ) nimmt daher der Gefäßquerschnitt ab, und der Widerstand steigt (▶ Abb. 8.27), bei zunehmender Füllung der Lunge werden diese Gefäße passiv erweitert (Distension), und ihr Widerstand sinkt. (▶ Abb. 8.27).

Die **großen Lungengefäße** im Hilusbereich liegen außerhalb des eigentlichen Lungengewebes, ihr Umgebungsdruck entspricht dem intrapleuralen Druck, sodass sie, den intrapleuralen Druckschwankungen folgend, bei Inspiration geweitet und bei Exspiration komprimiert werden.

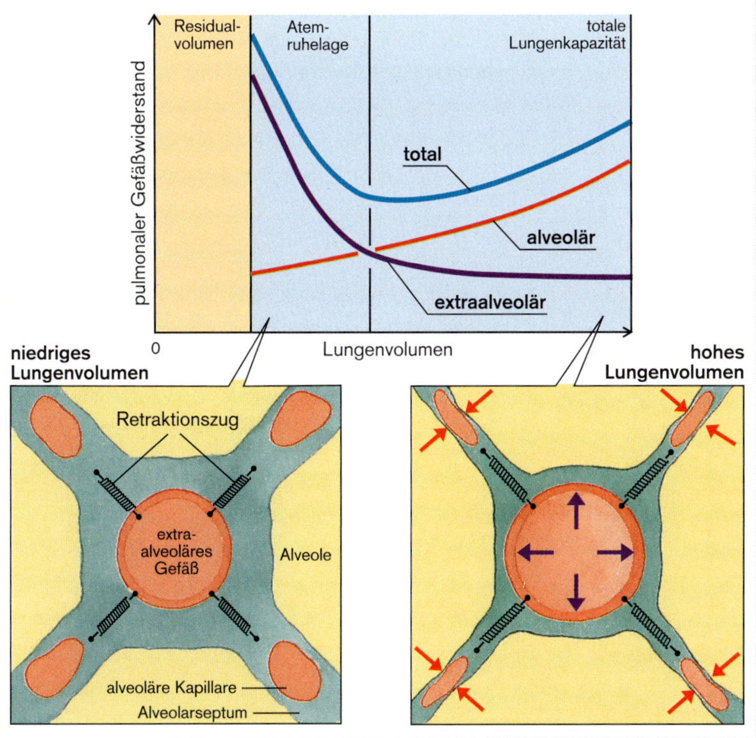

Abb. 8.27 Abhängigkeit des pulmonalen Gefäßwiderstands vom Lungenvolumen. Mit zunehmender Lungenfüllung werden die extraalveolaren Lungengefäße zunehmend erweitert, während die in den Alveolen verlaufenden Kapillaren stärker komprimiert werden. Daher hat der Gesamtwiderstand im Bereich der Atemruhelage (FRC) sein Minimum und steigt sowohl bei Zunahme wie auch bei Abnahme des Lungenvolumens.

Diese Betrachtungen verdeutlichen, dass der Lungengefäßwiderstand weitgehend **passiv reguliert** wird. Die wesentlichen Mechanismen sind dabei die Erweiterung (**Distension**) des Gefäßquerschnitts durch den Zug des Lungengewebes und die **Rekrutierung** verschlossener Kapillaren, durch Erhöhung des intrakapillären hydrostatischen Druckes.

Obwohl sich im Lungenkreislauf Rezeptoren für eine Vielzahl von **vasoaktiven Substanzen** finden, sind aber – anders als im Körperkreislauf – klassische endogene Vasokonstriktoren (wie z. B. Angiotensin II) oder Dilatatoren (NO) weniger wichtig für die akute Regulation der Lungenperfusion.

Bei akutem fetalem/adultem **Lungenversagen** und auch bei **pulmonaler Hypertonie** wird **NO** (per Inhalation) u. U. als Vasodilatator eingesetzt, die relaxierende Wirkung ist jedoch nicht anhaltend. Neuere Therapieansätze verwenden Inhibitoren der Phosphodiesterase 5, welche den Abbau des durch NO induzierten zyklischem GMPs verlangsamen und so zu einer länger anhaltenden Vasodilatation führen.

Pathophysiologisch bedeutsam ist die Tatsache, dass **Appetitzügler**, die zu einer erhöhten Freisetzung des vasokonstriktorisch wirkenden Serotonins führen, als Nebenwirkung eine irreversible, **pulmonale Hypertonie** auslösen können, die tödlich verlaufen kann. Solche Medikamente werden teils legal, teils über den grauen Markt vertrieben.

8.7.2 Flüssigkeitsbilanz

Die Aufrechterhaltung eines normalen Filtrationsgleichgewichts in der Lunge ist für den physiologischen Gasaustausch sehr wichtig, weil eine vermehrte Ansammlung von Flüssigkeit in dem spärlichen Interstitium oder in den Alveolen zu zusätzlichen **Atemgas-Diffusionswiderständen** führt. Trotz der großen Bedeutung der Flüssigkeitsbilanz ist ihr Zustandekommen nicht völlig geklärt. Da der kolloidosmotische Druck des Plasmas etwa 3-mal höher ist als der Druck in den pulmonalen Kapillaren, ist anzunehmen, dass das pulmonale Interstitium durch einen negativen effektiven Filtrationsdruck ständig drainiert wird. Eine Flüssigkeitsansammlung in den Interalveolarsepten bei geringer Erhöhung des Drucks im pulmonalen Kapillarsystem wird durch den Flüssigkeitsstrom aus dem septalen in das extraalveoläre (perivaskuläre) Interstitium sowie durch Steigerung des Lymphstroms verhindert. Ein stärkerer Anstieg des pulmonalen Kapillardrucks (z. B. bei Insuffizienz des linken Ventrikels) oder eine gesteigerte Endothelpermeabilität (z. B. bei Sepsis) führt jedoch trotz erhöhten Lymphabstroms zum manifesten **Lungenödem,** bei dem vermehrte Flüssigkeitsansammlungen in allen Teilen des Interstitiums und sogar in den Alveolen auftreten. Hiervon sind die abhängigen Lungengebiete (im Stehen die basalen Abschnitte) stets stärker betroffen.

8.7.3 Herzzeitvolumen und Sauerstoffversorgung

Die Menge an Sauerstoff, die dem Organismus pro Minute zur Verfügung gestellt wird, lässt sich leicht bei Kenntnis der arteriellen O_2-Konzentration und des Herzzeitvolumens berechnen:

$$O_{2\text{arteriell}}\ [\text{l/l Blut}] \cdot \text{HZV}\ (\text{l/min}) = O_2\text{-Angebot}\ [\text{l/min}]$$

Geht man also von einer arteriellen O_2 Konzentration von 200 ml/l Blut aus, dann ergibt sich bei einem HZV von 5–6 l/min ein Gesamtangebot von 1–1,2 l O_2/min unter Ruhebedingungen, von dem lediglich ca. 25–30 % verbraucht werden.

8.7.4 Einfluss des Sauerstoffdrucks auf die pulmonale Durchblutung

Der Lungengefäßwiderstand wird durch den alveolaren Sauerstoffdruck beeinflusst. Erniedrigt man den alveolaren P_{O_2} auf Werte < 70 mmHg (9,31 kPa), so beobachtet man eine zunehmende Vasokonstriktion der kleinen Lungenarterien (**Euler-Liljestrand-Reflex**), die bei ausgeprägter Hypoxie u. U. fast zum Sistieren der Durchblutung in den entsprechenden Arealen führen kann. Funktionell betrachtet führt die **hypoxische Vasokonstriktion** zu einer Reduktion der Durchblutung in schlecht belüfteten Arealen, die nicht zum Gasaustausch beitragen, und zu einer Umverteilung in entsprechend besser ventilierte Regionen (ergänzend sei angemerkt, dass ein Anstieg des P_{CO_2} im Atemgas eine Bronchodilatation auslöst und somit die Ventilation verbessert).

Unter Normalbedingungen trägt dies beim gesunden Menschen zur Optimierung des Verhältnisses von alveolarer Ventilation und Durchblutung bei. Während der intrauterinen Entwicklung (der Sauerstoffdruck des oxygenierten fetalen Blutes liegt bei ca. 30 mmHg [4 kPa]) trägt die hypoxische Vasokonstriktion wesentlich zum hohen Gefäßwiderstand der Lungenstrombahn bei.

Bei Lungenerkrankungen, die zu einem chronisch erniedrigten alveolaren P_{O_2} führen, kommt es daher häufig zur Entwicklung einer ausgeprägten **pulmonalen Hypertonie** mit Belastung des rechten Herzens (**Cor pulmonale**).

Mechanismus der hypoxischen Vasokonstriktion. Auslöser der Kontraktion ist sehr wahrscheinlich ein Anstieg der zytolischen Calciumkonzentration, welcher durch die Aktivierung spannungsgesteuerter Calziumkanäle in der Zellmembran der glatten Gefäßmuskelzellen und durch Calziumfreisetzung aus intrazellulären Speichern erzeugt wird. Die zur Aktivierung der Calziumkanäle erforderliche Depolarisation erfolgt wahrscheinlich durch einen Verschluss von Kaliumkanälen bei einem Abfall der Sauerstoffkonzentration. Eine ähnliche Beziehung zwischen der Sauerstoffkonzentration und der Aktivität von Kaliumkanälen findet man auch bei Typ-I Zellen im Glomus caroticum (S. 374).

8.7.5 Einfluss der Körperlage auf Lungendurchblutung und alveoläre Belüftung

Die Verteilung der Durchblutung auf die einzelne Lungenabschnitte ist abhängig von der Schwerkraft und dadurch auch von der Körperlage: im Liegen ist eine weitgehende Homogenität der Durchblutung und Belüftung gegeben, da nur relativ geringe hydrostatische Druckdifferenzen zwischen den dorsalen und ventralen Lungenabschnitten bestehen. Dies ändert sich beim Übergang in die aufrechte Position (► Abb. 8.28).

► **Lungendurchblutung im Stehen.** Hier findet man eine nahezu **lineare Zunahme** der Durchblutung von **apikal nach basal**. Die wesentlichen Untersuchungen hierzu wurden von *John West* durchgeführt, auf den auch das in ► Abb. 8.28 dargestellte vereinfachte Modell zurückgeht. Anders als im Körperkreislauf, gibt es Abschnitte in der Lunge, in denen die kapilläre Durchblutung nicht durch die Druckdifferenz zwischen dem arteriellen und dem venösen Abschnitt bestimmt wird, sondern ganz wesentlich durch den umgebenden Alveolardruck (S. 353).

In aufrechter Lage besteht ein erhebliches hydrostatisches Druckgefälle zwischen den apikalen und basalen Lungenabschnitten (ca. 30 cm H_2O = 22 mmHg = 3 kPa). Die Durchblutung der apikalen Lungenabschnitte nimmt ab, da ein negativer hydrostatischer Gradient überwunden werden muss (das rechte Herz liegt tiefer als die apikalen Lungenabschnitte), der intrakapilläre Druck ist sehr niedrig und die Durchblutung wird erheblich durch den umgebenden Alveolardruck beeinflusst (siehe ► Abb. 8.28, **Zone I**). Überschreitet der Alveolardruck den intrakapillären Druck (z. B. während der Diastole) so kollabiert die Kapillare. Ein völliges Sistieren der Durchblutung, wie in (► Abb. 8.28, Zone I) dargestellt, wird allerdings nur unter pathologischen Bedingungen (z. B. bei ausgeprägter Hypovolämie) beobachtet.

In **Zone II** ist der kapilläre Druck höher als der alveloäre Druck, hier kommt es jedoch durch den alveolären Druck zur partiellen Kompression der Kapillare und die Durchblutung wird bestimmt durch die Differenz zwischen kapillärem und alveolärem Druck.

In **Zone III** schließlich sind sowohl der arterielle wie auch der venöse Druck höher als der Alveolardruck und die Durchblutung ist nur abhängig von der Differenz zwischen arteriellem und venösem Druck. Steigen bei **körperlicher Arbeit** die Lungendurchblutung und damit auch der mittlere arterielle Druck, dann verbessert sich die

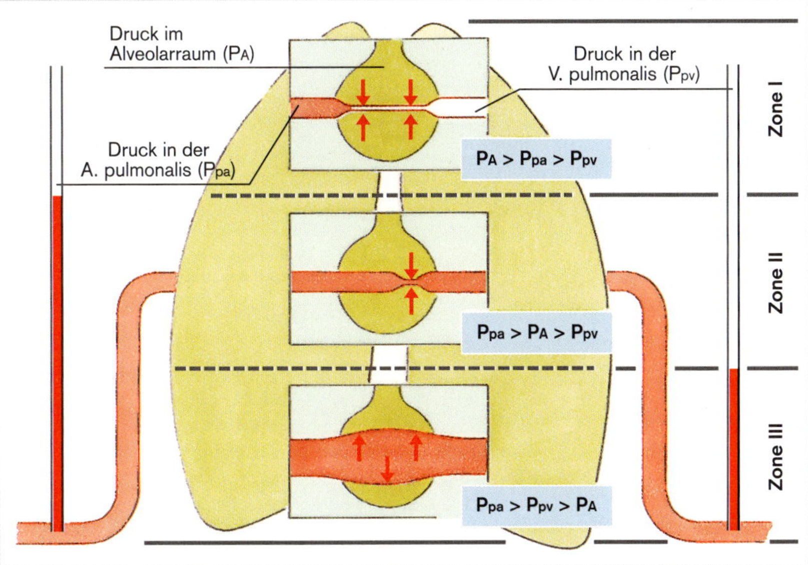

Abb. 8.28 Einfluss der Schwerkraft auf die Durchblutung in der aufrechten Lunge. Apikal gelegene Kapillaren (Zone I) haben den niedrigsten intrakapillären Druck. Hier wirkt sich der umgebende Alveolardruck daher besonders stark auf die Durchblutung aus. Während der Diastole kann die Durchblutung u. U. sistieren. In Zone II kann es durch den Alveolardruck zur Kompression der Kapillaren kommen. In Zone III ist die Durchblutung unabhängig vom Alveolardruck, hier kann der hohe intrakapilläre Druck zur Dilatation der Kapillaren führen.

Durchblutung speziell in den Abschnitten I und II, sodass die Perfusionsinhomogenität bei aufrechter Körperhaltung geringer wird.

▶ **Alveoläre Belüftung im Stehen.** Die **apikal** gelegenen Alveolen sind in aufrechter Körperposition **stärker entfaltet**, als die basal gelegenen Abschnitte. Der durch das Gewicht der Lunge ausgeübte Zug führt weiterhin dazu, dass der Pleuradruck im apikalen Bereich deutlich negativer ist als in den basalen Abschnitten (intrapleuraler Druck: –10 cmH_2O apikal, –2,5 cmH_2O basal).

Aufgrund der Tatsache, dass der elastische Widerstand der Lunge mit zunehmender Füllung steigt, wird bei gleicher Änderung des intrapleuralen Drucks während der Inspiration der Zuwachs an Volumen in den apikalen Alveolen kleiner sein als in den Alveolen an der Lungenbasis, d. h. die alveolare Ventilation in der Lungenspitze wird im Vergleich zur Lungenbasis absinken. Allerdings ist die Einschränkung der Ventilation im apikalen Abschnitt nicht so ausgeprägt wie die Abnahme der Perfusion, sodass das Ventilations-Perfusionsverhältnis apikal höher als basal ist (▶ Abb. 8.29).

Messung der regionalen alveolaren Belüftung. Man verwendet als Testgas ^{133}Xe. Dieses Gas ist in wässrigen Lösungen kaum löslich. Daher verbleibt das eingeatmetete Xenon während der Messphase in den Alveolen. Die über den gesamten Brustkorb platzierten Messköpfe erfassen gleichzeitig die nach Inspiration von Xenon vorhandenen Radioaktiviät in den einzelnen Lungenabschnitten, die unmittelbar mit der alveolären Belüftung korreliert. Auch die Lungenperfusion in den einzelnen Abschnitten wird in ähnlicher Weise mittels injizierter Testgase erfasst. Auf diese Weise ist eine detaillierte Erfassung der regionalen Ventilations-Perfusionsbedingungen möglich.

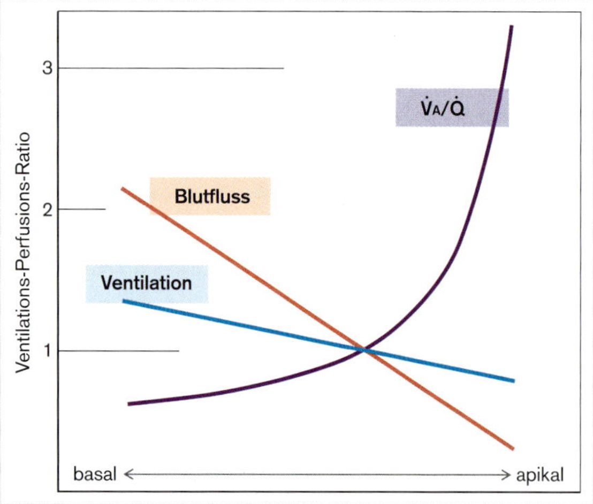

Abb. 8.29 Verteilung von Ventilation und Perfusion in der aufrechten Lunge. Die Belüftung und die Perfusion nehmen von apikal nach basal zu, das Ventilations-Perfusionsverhältnis nimmt jedoch von apikal nach basal ab.

8.7.6 Das Ventilations-Perfusions-Verhältnis

Im vorigen Abschnitt wurde dargestellt, wie sich die Lungendurchblutung und die alveolare Ventilation bei aufrechter Köperhaltung ändern. Entscheidend für die Qualität des Gasaustausches in der Lunge sind aber nicht die absoluten Werte für alveolare Belüftung und Ventilation, sondern das Verhältnis von alveolärer Belüftung und alveolärer Durchblutung (V/P-Quotient):

$$\text{Ventilations-Perfusions-Quotient} = \frac{\dot{V}_a}{\dot{Q}}$$

Im Normalfall wird das kapilläre Blut während der Passage an der Alveolarwand mit den in der Alveole vorliegenden Gasdrucken ins Gleichgewicht gesetzt, sodass im abfließenden kapillären Blut ein P_{CO_2} von 40 mmHg (5,32 kPa) und ein P_{O_2} von ~100 mmHg (13,3 kPa) erreicht wird.

Dies gilt allerdings nur für den Fall, dass das Verhältnis von alveolarer Belüftung und Durchblutung im Bereich von 0,8–1,0 liegt (betrachtet man die ganze Lunge so muss unter Ruhebedingungen eine alveoläre Ventilation von 4–5 l/min und ein HZV von ca. 5 l/min erreicht werden).

Sinkt das V/P-Verhältnis (relative Hypoventilation), dann wird der erreichbare P_{O_2} abnehmen und der P_{CO_2} steigen, andererseits nimmt bei Vergrößerung des V/P-Quotienten (relative Hyperventilation) der P_{O_2} zu (z. B. 110 mmHg) und der P_{CO_2} sinkt (z. B. auf 30 mmHg).

Die Änderung der Partialdrucke in Abhängigkeit vom V/P-Quotienten ist in ▶ Abb. 8.30 dargestellt, wobei als Ausgangsdrucke die Ruhewerte für P_{O_2} und P_{CO_2} im gemischt-venösen Blut angenommen werden.

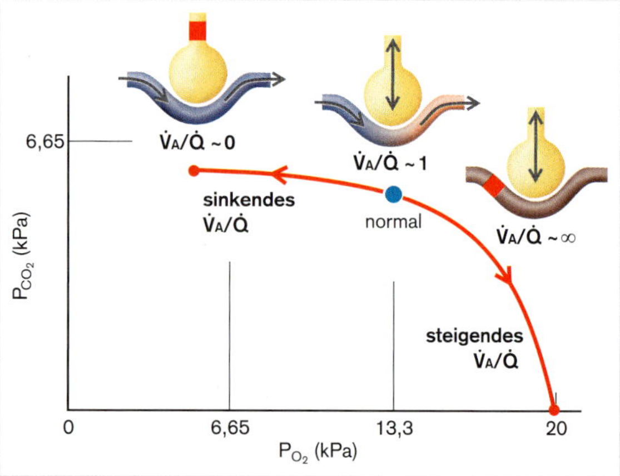

Abb. 8.30 Abhängigkeit des alveolären P_{CO_2} (Ordinate) und P_{O_2} (Abszisse) vom Ventilations-Perfusions-Verhältnis. Punkt A zeigt die Situation bei einem normalem Ventilations-Perfusions-Verhältnis (V/P ~ 1). Punkt I bei aufgehobener Perfusion (V/P ~ ∞) z. B. bei Lungenembolie: P_{O_2} und P_{CO_2} nehmen die Werte der Inspirationsluft an. Bei aufgehobener Belüftung (V/P ~ 0) entsteht ein Rechts-Links-Shunt und das gemischt-venöse Blut verlässt die Alveole mit unveränderten Gaspartialdrucken.

Der Ventilations-Perfusions-Quotient kann Extreme erreichen (▶ Abb. 8.30): Wird eine Alveole belüftet, aber nicht durchblutet (z. B. bei **Lungenembolie**), so liegt der Quotient theoretisch bei unendlich: der alveoläre P_{O_2} ist dann so groß wie der inspiratorische P_{O_2} (140 mmHg) und der P_{CO_2} nahe 0 mmHg: die belüfteteten aber nicht durchbluteten Alveolen sind funktionell als **Totraum** zu betrachten. Da diese Bereiche nicht zum Gasaustausch zur Verfügung stehen muss bei einer Lungenembolie die Gesamtventilation bereits in Ruhe deutlich gesteigert werden.

Bei einer Reduktion der alveolären Belüftung (z. B. bei chronisch obstruktiven Lungenerkrankungen, Atelektasen, Verschluss der Bronchien durch Fremdkörper/Tumoren etc.) wird das Ventilations- Perfusionsverhältnis immer kleiner, entsprechend steigt der P_{CO_2} und der P_{O_2} fällt: Bei aufgehobener alveolarer Belüftung kommt es zu einem **Rechts-Links-Shunt**, das Blut verlässt daher den Alveolarbereich mit einem P_{CO_2} von 46 mmHg (6,12 kPa) bzw. P_{O_2} von 40 mmHg (5,32 kPa).

Lungenembolien können bei Verschluss der großen Lungengefäße akut tödlich verlaufen und stellen insbesondere für ältere Menschen ein hohes Risiko dar. Da Lungenembolien häufig durch **Thrombosen** der tiefen Beinvenen entstehen und das Thromboserisiko bei immobilen postoperativen Patient*innen besonders hoch ist, wird zur Prophylaxe Heparin (S. 313) verabreicht. Die sichere Diagnose kann häufig nur durch einen Ventilations-Perfusions-Scan gestellt werden.

▶ **Beeinflussung durch die Körperlage.** Während in liegender Position das Ventilations-Perfusions-Verhältnis von basal nach apikal weitgehend gleich ist, kommt es beim Aufstehen zu deutlichen Veränderungen.

Schon bei Gesunden findet man bei aufrechter Haltung (Sitzen/Stehen) deutliche Differenzen im Ventilations-Perfusions-Verhältnis: Die basalen Abschnitte werden am besten durchblutet und belüftet, aber da die Belüftung nicht im gleichem Ausmaß wie die Durchblutung steigt, fällt der V/P-Quotient (< 0,8) mit entsprechenden Veränderungen der Werte für P_{O_2} und P_{CO_2} (▶ Abb. 8.31). In den apikalen Partien ist die Belüftung nicht so ganz so stark eingeschränkt wie die Durchblutung, daher werden Werte für V/P > 3 erreicht.

Betrachtet man jedoch das gepoolte arterielle Blut aus allen Arealen, so zeigt sich, dass trotz der Inhomogenität in den einzelnen Lungenabschnitten, der P_{O_2} und insbesondere der P_{CO_2} gegenüber den Sollwerten kaum verändert sind. Bei jungen Erwachsenen liegt der arterielle Sauerstoffdruck bei ca. 90–95 mm Hg (und damit 5–10 mmHg unter dem alveolaren P_{O_2}. Die Druckdifferenz für den P_{CO_2} ist < ~1 mmHg (arteriell: 40 mmHg, alveolar ~39 mmHg, s. ▶ Tab. 8.2, ▶ Tab. 8.3).

Um dieses Ergebnis zu verstehen, muss man berücksichtigen wie sich die Veränderungen des Ventilations-Perfusions-Verhältnisses auf den CO_2- bzw. O_2-Transport im Blut auswirken.

▶ **Einfluss auf den arteriellen P_{O_2}.** Bei einem deutlich erhöhten V/P-Quotienten (relative Hyperventilation) steigt zwar der P_{O_2} im arteriellen Blut proportional zur Abnahme des P_{CO_2}, aber kaum der O_2-Gehalt des arteriel-

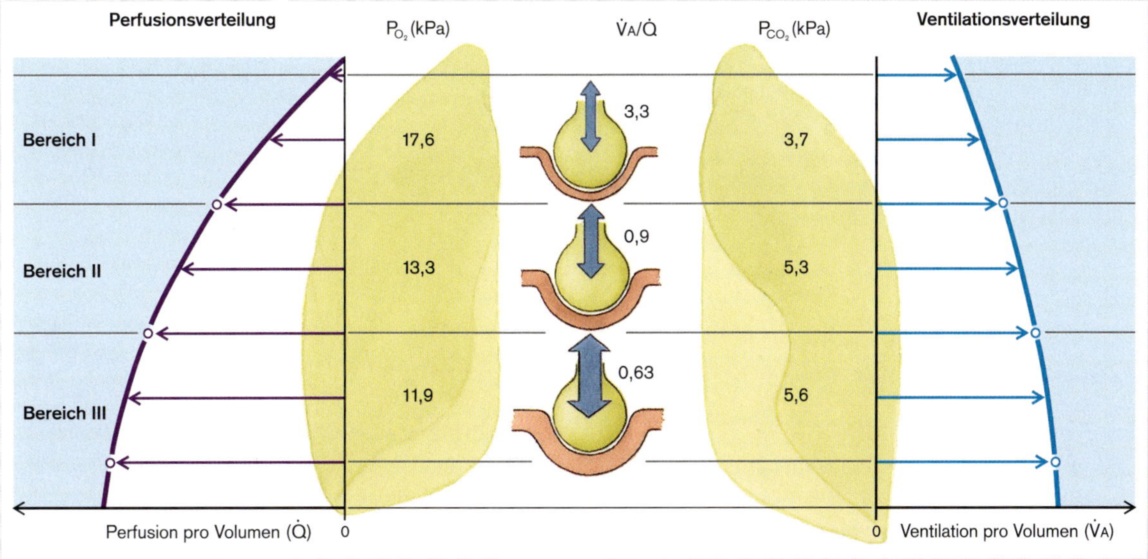

Abb. 8.31 Ventilations-Perfusionsverhältnis und Gaspartialdrucke für Sauerstoff und CO_2 in der aufrechten Lunge. Exemplarische Darstellung des Ventilations-Perfusions-Verhältnisses und der Gaspartialdrucke in 3 Alveolarbereichen (I, II und III).

len Blutes, weil das Hämoglobin ja bei normalen alveolären P_{O_2} schon fast vollständig gesättigt ist (▶ Abb. 8.32). Es nimmt daher eigentlich nur die physikalisch gelöste O_2-Menge zu. Dies macht sich aber kaum bemerkbar, weil die Löslichkeit von Sauerstoff gering ist. So würden z. B. bei einem Anstieg des P_{O_2} um 20 mmHg (2,66 kPa) zusätzlich ca. 0,5 ml O_2/l Blut gelöst, das entspricht nur ca. 0,25 % des Gesamtsauerstoffangebots!

Bei einer Abnahme des Ventilations-Perfusions-Quotienten (relative Hypoventilation) fällt der arterielle P_{O_2} und auch die O_2-Sättigung des Hämoglobins. Hierbei muss man sich vor Augen führen, dass eine Abnahme der arteriellen Sättigung von 97,5 % auf 93 % (Pa_{O_2} ca. 70 mmHg [9,31 kPa]) bei einer O_2-Kapazität von 200 ml/l Blut einen Verlust von 9 ml O_2/l Blut darstellt! Daraus folgt, dass im Mischblut die Verluste an O_2-Gehalt, die in den Arealen mit niedrigem Ventilations-Perfusions-Verhältnis entstehen, nicht ausgeglichen werden können, da in den Arealen mit hohem V/P-Quotienten nur eine unwesentliche Zunahme der O_2-Konzentration des Blutes eintritt. Infolgedessen wird schon bei den geringen Verteilungsinhomogenitäten, die physiologischerweise auftreten, der P_{O_2} im arteriellen Blut erniedrigt (bei jungen Erwachsenen um ca. 3–5 mmHg [0,4–0,66 kPa]). Mit zunehmendem Lebensalter werden die physiologischen V/P-Inhomogenitäten größer. Daher wird man bei einem 70-jährigen Menschen in der Regel einen niedrigeren arteriellen P_{O_2} (zwischen 70 und 80 mmHg [9,31–10,64 kPa]) vorfinden.

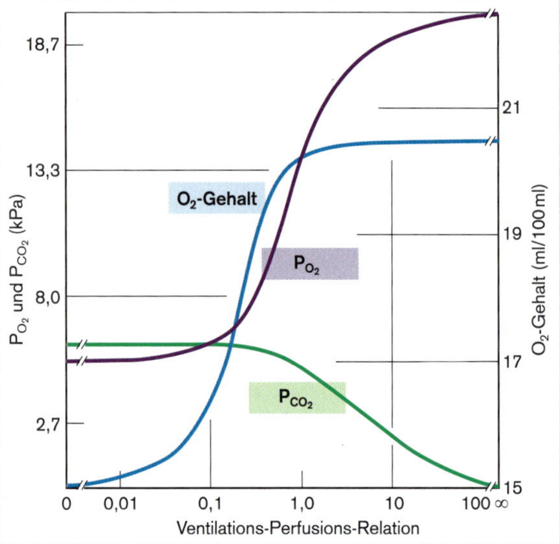

Abb. 8.32 Einfluss des Ventilations-Perfusions-Verhältnisses auf den endkapillären P_{O_2} und die endkapilläre Sauerstoffkonzentration in der Lunge (Hb-Konzentration: 148 g/l). Nach [9].

Eine Vielzahl von Lungenerkrankungen führen zu **Ventilations-Perfusions-Störungen**. Als häufige Erkrankungen sind zu nennen **Asthma**, **COPD** (*chronic obstructive pulmonary disease*), **Atelektasen, Pneumonien, Lungenembolie.** Für die funktionelle Analyse und auch die Abgrenzung zu anderen Erkrankungen, die primär durch eine Hypoventilation gekennzeichnet sind (z. B. Vergiftungen die eine Atemlähmung induzieren, periphere Muskelschwäche) hat sich u. a. die Betrachtung der alveolo-arteriellen Sauerstoffdruckdifferenz (S. 379) bewährt.

▶ **Einfluss auf den arteriellen P_{CO_2}.** Die CO_2-Bindungskurve des Blutes verläuft im physiologischen Bereich nahezu linear. Das bedeutet, dass die Zunahme des P_{CO_2} und des CO_2-Gehalts im Blut in den relativ schlecht ventilierten Arealen durch eine entsprechende Mehrabgabe in den hyperventilierten Arealen ausgeglichen werden kann, bzw. bei Steigerung der alveolären Ventilation (z.B durch Hypoxie) es sogar zu einer Abnahme des P_{CO_2} im arteriellen Blut kommen kann. Erst bei einer generellen Erniedrigung des V/P-Verhältnisses über die ganze Lunge wird der P_{CO_2} messbar ansteigen, daher ist ein Anstieg des P_{CO_2} über den Normbereich bei akuten Ventilations-Perfusionsstörungen ein prognostisch ungünstiges Zeichen.

Zusammenfassung Kap. 8.7

Durchblutung der Lunge

Der **Lungenkreislauf** zählt zum **Niederdrucksystem.** Sein Gefäßwiderstand beträgt ca. 10 % des Widerstands im großen Kreislauf. Der Druckabfall im pulmonalen Gefäßsystem erfolgt gleichmäßig.

Durch die anatomische Lage der **Lungenkapillaren** wird ihr Querschnitt und ihre Durchblutung neben dem intrakapillären Druck auch durch den **alveolaren Druck** bestimmt, bzw. durch den Füllungszustand der Lunge (bei großer Füllung → zunehmende Kompression).

Der **Lungengefäßwiderstand** ist am niedrigsten im Bereich der funktionellen Residualkapzität (FRC), welche der Atemruhelage entspricht.

Fällt der alveolare Sauerstoffdruck auf Werte unter 70 mmHg, kommt es zur **hypoxischen Vasokonstriktion** der kleinen Lungenarterien. Dadurch wird Blut aus schlecht belüfteten Arealen in besser ventilierte Regionen umgeleitet.

Die alveolare Durchblutung nimmt in **aufrechter Haltung** aufgrund des hydrostatischen Gefälles von apikal nach basal deutlich zu. Auch die alveolare Belüftung nimmt von apikal nach basal zu. Allerdings ist die Einschränkung der Belüftung im apikalen Bereich nicht so ausgeprägt wie die Abnahme der Perfusion.

Entscheidend für die Qualität des Gasaustausches ist das Verhältnis von alveolarer Belüftung und Perfusion (**Ventilations-Perfusions-Quotient** = V/P-Quotient). Liegt der Quotient bei 0,8–1,0, dann findet in den alveolaren Kapillaren eine Angleichung an die in der Alveole vorliegenden Gasdrucke statt. Dies trifft für die gesunde Lunge trotz regionaler Unterschiede (der V/P-Quotient sinkt von apikal [V/P ~ 3,0] nach basal [V/P < 0,8]) weitgehend zu.

Ventilations-Perfusions-Störungen sind durch große Inhomogenität von Ventilation und Perfusion gekennzeichnet. Eine Abnahme des V/P-Quotienten senkt den P_{O_2} und die Sauerstoffsättigung. Bei einem Anstieg des V/P-Quotienten nimmt zwar der P_{O_2} zu, aber nicht die O_2-Sättigung des Hb. Daher führen Verteilungsinhomogenitäten immer zu einem Abfall des arteriellen P_{O_2}. Der arterielle P_{CO_2} steigt nur bei schweren Verteilungsstörungen.

Die beim gesunden Menschen vorliegenden Verteilungsinhomogenitäten tragen zur **alveolo-arteriellen Sauerstoffdruckdifferenz** bei (▶ Tab. 8.3).

8.8 Die mechanischen Eigenschaften von Lunge und Thorax

Die Atmung erfordert Arbeit um **elastische Widerstände** des Atemapparates zu überwinden und den Luftstrom gegen einen (**viskösen**) **Widerstand** durch das Bronchialsystem zu treiben. Mit steigender Ventilation nimmt auch die Atemarbeit zu, wobei diese aber beim gesunden Menschen nicht leistungs- und atmungslimitierend wird. Elastische Widerstände spielen vor allem bei der Inspiration eine Rolle, visköse vor allem bei der Exspiration.

8.8.1 Dehnbarkeit des Atemapparates

Der elastische Widerstand der Lunge setzt sich aus zwei Komponenten zusammen: a) den **elastischen** und **kollagenen Bindegewebsfasern**, welche einer Dehnung der Lunge entgegenwirken und einen ständigen Zug auf das Lungengewebe in Richtung Lungenhilus hin entfalten, und b) der **Oberflächenspannung der Alveolen**, welche einer Aufdehnung der Alveolen entgegenwirkt.

Der **Dehnungswiderstand** (**Elastance**) ergibt sich als Reziprokwert der **Dehnbarkeit** (**Compliance**). In elastischen Behältern (vgl. Luftballon) wie der Lunge und dem Thorax wird das Füllungsvolumen vom Füllungsdruck bestimmt, genauer von Differenz der Drucke, die von innen bzw. von außen auf die Wand wirken (sog. **Transmuraldruck**). Wenn man das Füllungsvolumen gegen den Transmuraldruck grafisch aufträgt, so erhält man die Druck-Volumen-Beziehung, aus der man etwas über die Dehnbarkeit (Compliance) des Systems aussagen kann, was von großer klinischer Bedeutung für die Beurteilung der Lungenfunktion ist.

▶ **Gesamt-Dehnbarkeit von Lunge und Thorax.** Möchte man die Dehnbarkeit des gesamten Atemapparates, d. h. von **Lunge und Thorax**, bestimmen, so muss man die Beziehung zwischen intrathorakalem Volumen und dem Wanddruck erfassen. Das intrathorakale Volumen entspricht dabei weitgehend dem Lungenvolumen V_L, der Wanddruck (P_{pul}) entspricht der Differenz zwischen dem Alveolardruck (Pulmonaldruck) und dem Druck der von außen auf dem Thorax lastet (in der Regel der Luftdruck). Der Verlauf der Kurve ist S-förmig und umfasst einen Druckbereich von ca. 8 kPa (60 mmHg) (▶ Abb. 8.33). Ist der Alveolardruck genauso groß wie der Außendruck (Luftdruck), dann wird der Transmuraldruck 0. Dies entspricht der Atemruhelage, welche nach einer normalen Ausatmung erreicht wird und bei welcher die entgegengerichteten Retraktionskräfte von Lunge und Thorax gleich groß sind und sich daher aufheben. Man sieht, dass bei diesem Druck die Lunge noch ca. 3 l Luft enthält. Dieses Volumen entspricht der funktionellen Residualkapazität (FRC). Die Compliance entspricht der Steigung der Kurve also $C_{Th+L} = \Delta V_L/\Delta P_{pul}$. Im Bereich um die Atemruhelage, der bei normaler Atmung genutzt wird, beträgt die Compliance von Lunge und Thorax ca. $0{,}1\,l \cdot cmH_2O^{-1} = 1\,l \cdot kPa^{-1}$

Ist die Dehnbarkeit des Atemapparates verändert, so kann dies an einer veränderten Elastizität der Lunge oder des Thorax oder beiden liegen.

▶ **Dehnbarkeit des Thorax.** Um die Compliance des Thorax alleine zu bestimmen, muss man das **Thoraxvolumen** (in Vereinfachung wird hier das Lungenvolumen verwendet, weil die Lungenwand der Thorax immer eng anliegt) messen und wiederum den zugehörigen **Transmuraldruck** bestimmen. Dieser ergibt sich diesmal als (transthorakale) Differenz aus dem Druck der von innen auf

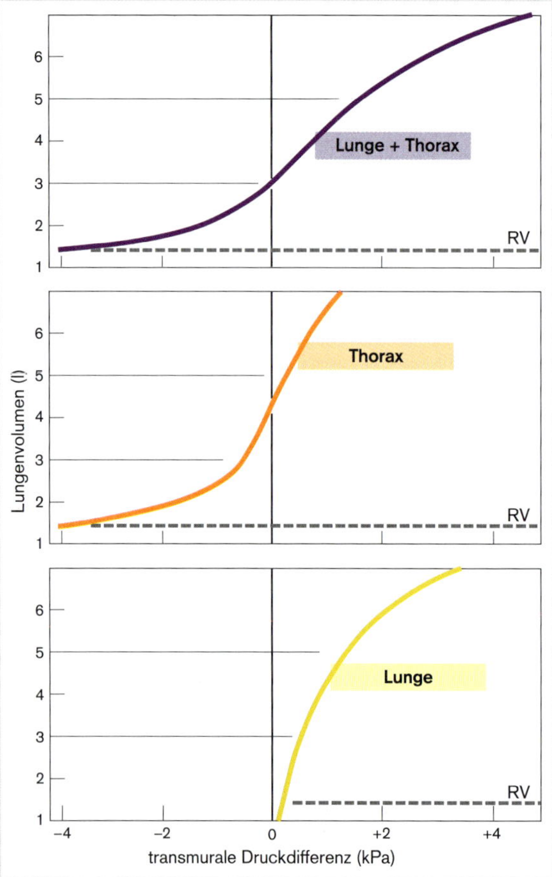

Abb. 8.33 Passive Druck-Volumen-Beziehung von Atemapparat, Thorax und Lunge. Zur Erklärung siehe Text. Es sei darauf hingewiesen, dass sich die Gleichgewichtslage des jeweiligen Systems immer bei einem Transmuraldruck von 0 ergibt. In der Gleichgewichtslage des Atemapparates (Lunge und Thorax zusammen) enthält die Lunge noch ein Volumen, welches der funktionellen Residualkapazität entspricht. In der Gleichgewichtslage des Thorax alleine wäre dieses Volumen deutlich höher, in der Gleichgewichtslage der Lunge alleine viel kleiner. RV = Residualvolumen.

den Thorax wirkt (Druck im Pleuraspalt) und dem Druck, der von außen auf den Thorax wirkt (normalerweise Luftdruck). Diese Druckdifferenz wird auch als Pleuradruck (P_{pl}) bezeichnet. Die Kurve (▶ Abb. 8.33) macht deutlich, dass das Thoraxvolumen bei negativen Drucken bis zu einem Minimalwert abnimmt, der auf Grund des knöchernen Skelettes des Thorax nicht unterschritten werden kann. Die Compliance des Thorax alleine ergibt sich damit als $C_{Th} = \Delta V_L / \Delta P_{pl}$. Im normalen Atembereich beträgt sie ca. $0{,}2\,l \cdot cmH_2O^{-1} = 2\,l \cdot kPa^{-1}$.

▶ **Dehnbarkeit der Lunge.** Für die Compliance der Lunge ist der entscheidende Wanddruck die Differenz der **Drucke in den Alveolen** (von innen) und **im Pleuraspalt** (von außen), also P_{pul}-P_{pl}. (▶ Abb. 8.33) Bei einem Transmuraldruck von 0 ist das Lungenvolumen minimal, nimmt dann mit steigendem Transmuraldruck zu und erreicht bei einem Druck von etwa 30 mmHg (4 kPa) seinen Maximalwert. Würde der Transmuraldruck noch weiter erhöht, würde die Lunge einreißen. Die Dehnbarkeit der Lunge widerspiegelt sich in der Steigung der Kurve, welche mit zunehmenden Lungenvolumen flacher wird, d. h. die Dehnbarkeit sinkt.

Die Compliance der Lunge alleine ergibt sich als $C_L = \Delta V_L / \Delta (P_A - P_{pl})$. Im normalen Atembereich beträgt diese ca. $0{,}2\,l \cdot cmH_2O^{-1} = 2\,l \cdot kPa^{-1}$.

Die drei Kurven entstehen nicht unabhängig von einander, sondern die Kurve für Lunge und Thorax kann aus den Einzelkurven für Lunge und für Thorax nach folgender Überlegung abgeleitet werden. Die Dehnungswiderstände der Lunge und des Thorax folgen anatomisch-biomechanisch aufeinander und addieren sich somit ($R_{Th+L} = R_{Th} + R_L$) Da der Dehnungswiderstand (die Elastance) dem Reziprokwert der Compliance entspricht, lässt sich also formulieren

$$\frac{1}{C_{L+Th}} = \frac{1}{C_L} + \frac{1}{C_{Th}}$$

Somit ist es nicht verwunderlich, dass die Dehnbarkeit von Lunge und Thorax zusammen nur halb so groß ist wie die für Lunge und Thorax alleine, deren Dehnbarkeit jeweils gleich groß ist.

8.8.2 Oberflächenspannung der Alveolen

Im Experiment kann man die Dehnbarkeit der isolierten Lunge einfach bestimmen, in dem man die Lunge mit verschiedenen Volumina füllt und die dabei entstehenden Transmuraldrucke misst. Dabei wird man einen gravierenden Unterschied der Druck-Volumenkurven und damit der Compliance der Lunge feststellen, wenn man sie mit Luft oder mit Wasser füllt. Im Vergleich zu einer wassergefüllten Lunge, hat eine mit **Luft** gefüllte Lunge einen **doppelt** so großen **Dehnungswiderstand**. Dieser Unterschied resultiert aus der Oberflächenspannung zwischen (wassergefüllter) Alveolarwand und der Luft im Alveolarraum. In der (idealisiert) kugelförmigen Alveolarwand entsteht so eine Wandspannung, welche eine möglichst kleine Oberfläche und damit kleines Alveolarvolumen zu erreichen versucht. Diese **Wandspannung der Alveolen** setzt damit das Gasvolumen im Alveolarraum unter Druck, wobei der Zusammenhang zwischen Wandspannung (T) und Druck (P) durch das **Laplace-Gesetz** (S. 192) hergestellt wird.

$$P = T \cdot \frac{2d}{r}$$

T = Oberflächenspannung; d = Dicke der Alveolenwand; r = Radius der Alveole

Die Aufdehnung der Alveolen während der Inspiration erfordert also Arbeit (in Form des Druckanstieges; P · V) zur Überwindung der elastischen Faserkräfte und der Oberflächenspannung der Alveolen. Bei **wassergefüllter Lunge** (keine Grenzfläche) entfällt diese Oberflächenspannung, entsprechend ist die Lunge leichter dehnbar. Wie bereits erwähnt, macht in der normalen Lunge die Überwindung der Oberflächenspannung ca. 50 % des elastischen Widerstandes der Lunge aus.

▸ **Atelektasen und Surfactant.** Entsprechend dem Laplace-Gesetz herrscht bei gleicher Oberflächenspannung in kleinen Alveolen (kleines r), ein größerer Druck, als in großen Alveolen. Das würde bedeuten, dass sich kleine Alveolen aufgrund des Druckgefälles immer weiter entleeren, bis sie schließlich kollabieren und nicht mehr am Gasaustausch teilnehmen können. Solch kollabierte Alveolenbereiche bezeichnet man als **Atelektasen**.

Die Oberflächenspannung der Alveolen beträgt jedoch tatsächlich nur ca. 10 % des Wertes, den man theoretisch bei Wasser-Luft-Grenzflächen erwarten würde. Dies liegt am Einbau bestimmter Phospholipide in die Alveolarwand, welche die Oberflächenspannung an der alveolären Luft-Wasser Grenzfläche reduzieren. Das Phospholipidgemisch wird als **Surfactant** bezeichnet und von Typ-II-Alveozyten (S. 324) (▸ Abb. 8.2) gebildet. Die Bildung von Surfactant reduziert somit deutlich die Atemarbeit während der Inspiration und wirkt der Bildung von funktionell wertlosen Atelektasen entgegen.

Um eine Alveole mit einem Radius von 48 µm (48 · 10^{-6} m) zu entfalten wäre ohne Surfactant eine transmurale Druckdifferenz der Lunge von 21 mmHg (3 kPa) erforderlich. Durch die Wirkung des Surfactant beträgt die erforderliche transpulmonale Druckdifferenz bei Atemruhelage aber nur etwa 3 mmHg (0,5 kPa). **Surfactant** (*surface active agents*) wirkt ähnlich wie ein Detergens. Es ist ein Gemisch, das im Wesentlichen aus **Phospholipiden** (90–95 %), und hier insbesondere Phosphatidylcholin (Lecithin), besteht; daneben enthält es vier spezifische **Surfactant-Proteine** (SP-A, SP-B, SP-C und SP-D) sowie einen geringen Kohlenhydratanteil. In den Alveozyten wird Surfactant in den Lamellarkörperchen gespeichert und auf verschiedene Reize hin in eine wässrige Randschicht des Alveolarraums (Hypophase) abgegeben. Dort wird Surfactant, unter Mithilfe von SP-A, in tubuläres Myelin umgewandelt, und Lipid- und Proteinanteile werden getrennt: Die Lipide lagern sich, gefördert von SP-B und SP-C, als monomolekulare Tapete in die Grenzschicht Flüssigkeit/Gas so ein, dass sie mit ihren hydrophilen Anteilen in der wässrigen Phase verankert sind und dass ihre lipophilen Bestandteile in die Gasphase hineinragen. Die oberflächenaktive Wirkung des Surfactant wird den abstoßenden intermolekularen Kräften dieser lipophilen Teile zugeschrieben. Diese tapezierte Flüssigkeitsschicht glättet alle Ecken und Zwickel der Alveolarwand (▸ Abb. 8.34).

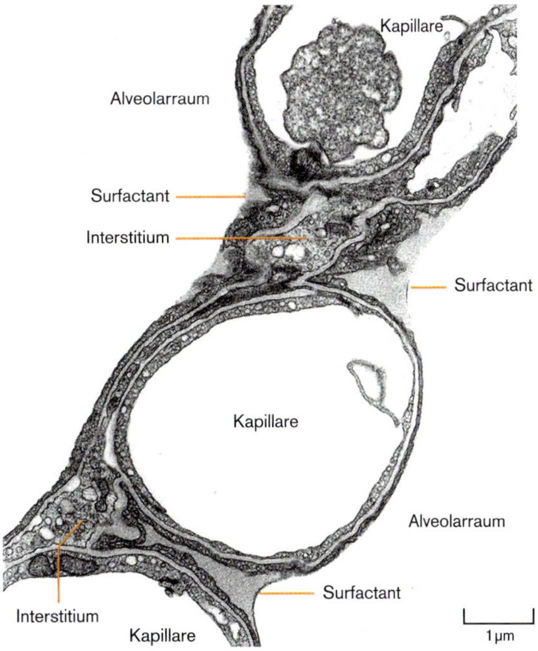

Abb. 8.34 Surfactant. Ausschnitt aus einem Alveolarseptum mit Ansammlung von Surfactant, besonders in den Ecken. So werden starke Krümmungen (kleine Krümmungsradien) vermieden, die nach dem Laplace-Gesetz hohe Retraktionskräfte (Entfaltungsdrücke) erzeugen würden (aus [1]). (aus Bachofen H, Schürch S, Urbinelli M, Weibel ER. Relations among alveolar surface tension, surface area, colume and recoil pressure. J Appl Physiol. 1987; 62; 1878-1887)

Surfactant in der Lunge wird entwicklungsabhängig gebildet und ist beim **Fetus vor der 34. Schwangerschaftswoche** häufig noch nicht ausreichend vorhanden. Entsprechend können Frühgeborene vor diesem Zeitpunkt ihre Lungen nicht hinreichend entfalten und würden ohne künstliche Überdruckbeatmung ersticken. Mit der Gabe von **Glucocorticoiden** kann man die Bildung von Surfactant in utero anregen (sog. Lungenreifung). Entsprechend werden Schwangere, bei denen eine Frühgeburt droht, behandelt. Weiterhin kann man bei Frühgeborenen Surfactant direkt intratracheal verabreichen.

8.8.3 Messung der Compliance beim Menschen

Für die Bestimmung der Dehnbarkeit des Atemapparates muss man Änderungen im Lungenvolumen, im Alveolardruck (Pulmonaldruck) und im Pleuradruck messen (▸ Abb. 8.35). Dazu atmet eine Testperson (z. B. über ein Spirometer) nach maximaler Exspiration jeweils ein bestimmtes **Lungenvolumen** ein.

Nach jeder Einatmung wird anschließend die Verbindung zum Spirometer kurzfristig versperrt und die Testperson wird aufgefordert ihre Atemmuskulatur willkürlich zu entspannen, sodass in diesem Augenblick nur die elastischen Kräfte der Lunge wirksam werden. Der dabei entstehende **Pulmonaldruck** (P_{pul}) wird nun mit einem Manometer am Mundstück gemessen.

Der **Pleuradruck** (P_{pl}) wird in der Regel mit einer Sonde in der Speiseröhre als Ösophagusdruck gemessen. Dies ist deshalb möglich, weil der Ösophagus innerhalb des Thorax aber außerhalb der Lunge liegt, und das ihn umgebende Mediastinum von der Pleura parietalis überzogen ist. Da die Ösophaguswand sehr weich ist, überträgt sie mit guter Genauigkeit die Druckänderungen, die auf die Pleura parietalis wirken. Die Ösophagussonde besteht am unteren Ende aus einem Ballon, der soweit aufgeblasen wird, dass er der Ösophaguswand luftdicht anliegt. Am oberen Ende der Sonde befindet sich ein Manometer, mit welchem die Druckänderungen im Ballon gemessen werden.

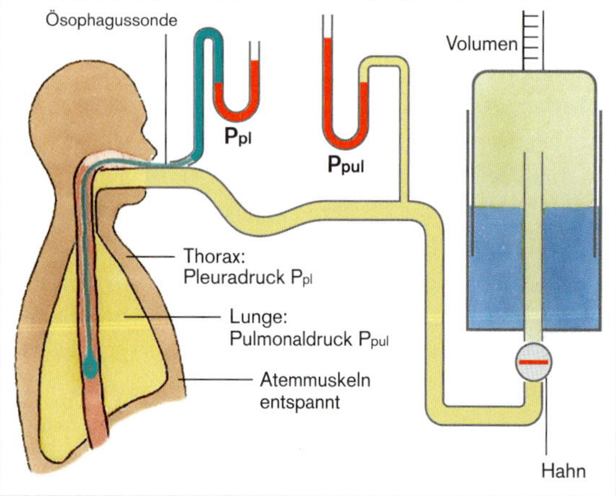

Abb. 8.35 Versuchsanordnung zur Bestimmung der Ruhedehnungskurven von Atemapparat, Thorax und Lunge. Erklärung siehe Text.

8.8.4 Altersabhängige Veränderungen der Compliance

Mit zunehmendem Alter nimmt die Compliance der Lunge und des Thorax ab. In der Lunge werden elastische Bindegewebsfasern zunehmend durch kollagene Fasern ersetzt. Dieser Prozess wird beschleunigt durch exogene Noxen z. B. Rauchen oder die Inhalation von Feinstaub (gewerblich, Autoabgase). Des Weiteren führt der Alterungsprozess zu einer zunehmenden Versteifung des Thoraxskelettes. Die altersbedingte Abnahme der Compliance bewirkt eine Abnahme der Vitalkapazität (S. 331).

8.8.5 Atemwegswiderstand (visköser Widerstand)

Der Atemwegswiderstand ist in den zuleitenden Atemwegen lokalisiert und wird hauptsächlich während der Exspiration wirksam. Das sich immer weiter verzweigende System der zuführenden Luftwege bietet dem Luftstrom einen Widerstand (**Resistance = R**), der in Analogie zum Ohmschen Gesetz definiert ist als

$$R = \Delta P / \dot{V}$$

und der entsprechend dem Hagen-Poiseuille-Gesetz wesentlich vom Durchmesser der betreffenden Luftwege bestimmt wird.

Für die gesunde Lunge beträgt die Resistance bei Ruheatmung etwa 1,5 cm $H_2O \cdot l^{-1} \cdot s$ (0,15 kPa $\cdot\, l^{-1} \cdot s$). Dieser Wert stellt einen Mittelwert dar, der unter bestimmten Bedingungen zutrifft.

▸ **Abhängigkeit vom Atemwegsdurchmesser.** Der Durchmesser der zuleitenden Luftwege ist nicht konstant, sondern nimmt, ausgehend von der Trachea, von 12 mm bis auf 0,1 mm in den Bronchioli terminales ab. Da nach dem Hagen-Poiseuille-Gesetz der Strömungswiderstand mit der 4. Potenz des Durchmessers sinkt, ist der Widerstand in einem einzelnen Bronchiolus terminalis daher wesentlich höher als in der Trachea. Allerdings stellen die zahlreichen Bronchioli terminales im Sinne der Strömung parallel geschaltete Widerstände dar, sodass der Gesamtbeitrag der kleinen Bronchien (Einzeldurchmesser < 2 mm) am Luftwegswiderstand nur ca. 20 % ausmacht. 40 % des Widerstandes liegen in den größeren Bronchien, die weniger Verzweigungsgrade aufweisen und die oberen Luftwege machen schließlich die restlichen 40 % des Atemwegswiderstandes aus.

▸ **Abhängigkeit von der Atemstromstärke.** Mit zunehmender Atemstromstärke entwickeln sich im Luftstrom **Turbulenzen**, nicht nur an den Verzweigungsstellen sondern auch in den geraden Abschnitten, wobei die Turbulenzen in weitlumigeren Luftwegen (z. B. Trachea) stärker sind. Da für die Bewegung turbulenter Luft ein erhöhter Energieaufwand erforderlich ist, äußert sich dies in einer Zunahme des Atemwegswiderstandes mit zunehmender Atemstromstärke. Bei der Bestimmung des Atemwegswiderstandes wird daher eine mittlere Atemstromstärke von etwa 0,5 l/s verwendet.

▸ **Abhängigkeit vom Atemzyklus.** Der Atemwegswiderstand ist stark abhängig vom Füllungszustand der Lunge und vom alveolären Druck. Da sich diese Parameter während eines Atemzyklus ändern, wird der Atemwegswiderstand bei einem Lungenvolumen bestimmt, welches bei der FRC liegt.

8.8.6 Determinanten des Bronchialwiderstandes

▸ **Wandaufbau der Bronchialsystemes.** Die Wandeigenschaften der zuführenden Luftwege sind für die Einstellung des Durchmessers und damit des Strömungswiderstandes von wesentlicher Bedeutung. Die Knorpelspangen, die sich von der Trachea bis zu den Segmentbronchien erstrecken, stabilisieren das Lumen vor allem gegenüber Druckwirkungen von außen. Das Lumen der kleineren Bronchioli wird demgegenüber wesentlich stärker durch den Umgebungsdruck beeinflusst. Schließlich besitzen die zuleitenden Luftwege bis hinunter zu den Bronchioli glatte Muskelzellen in ihrer Wand, die eine aktive Regulation des Durchmessers ermöglichen.

▸ **Einfluss der Lungenfüllung.** Der Bronchialwiderstand korreliert invers mit dem Lungenfüllungsvolumen. Während sich Änderungen der Lungenfüllung bei hohen Lungenvolumina nur wenig auf den Bronchialwiderstand auswirken, steigt dieser deutlich an, wenn das Lungenvolumen unter die FRC sinkt. Im Bereich des Residualvolumens kann der Atemwegswiderstand physiologischerweise nicht mehr überwunden werden. Die Abhängigkeit der Resistance von der Lungenfüllung erklärt sich dadurch, dass vor allem die kleineren Bronchien zwischen den Alveolen eingebettet sind und mit diesen über elastische Fasern verbunden sind. Werden die Alveolen durch Luftfüllung gedehnt, so wird das Lumen der Bronchiolen ebenfalls passiv erweitert. Bei geringer Alveolenfüllung nimmt der Durchmesser der Bronchioli entsprechend ab. (▸ Abb. 8.36).

▸ **Einfluss des Pleuradrucks.** Auch der **peribronchiale Druck**, der dem Pleuradruck entspricht, beeinflusst den Brochiolendurchmesser. Dies macht sich vor allem bei forcierter Inspiration bzw. Exspiration bemerkbar. Während ein stärkerer Unterdruck bei Inspiration die Bronchiolenweite erhöht und somit die Alveolenfüllung erleichtert, steigert ein erhöhter peribronchialer Druck den Atemwegswiderstand, was sich vor allem bei **forcierter Exspiration** (Pleuradruck kann positiv werden) nachteilig bemerkbar macht. Der Druck im Bronchialsystem ist nicht überall gleich. Damit Luft aus dem Alveolarraum nach außen strömt, ist ein positiver Druckgradient zwischen Alveolarraum und Mundhöhle erforderlich. Der Verlauf dieses Gradienten innerhalb des Bronchialsystems wird durch die jeweiligen Strömungswiderstände in den einzelnen Abschnitten bestimmt. Mit zunehmender Entfernung vom Alveolarraum wird daher der auf die Bronchialwand von innen wirkende Druck stetig geringer. An einer Stelle ist schließlich ist der Innendruck nur noch so groß, wie der peribronchiale Druck, mit dem das Lungenparenchym von außen auf die Bronchialwand drückt. Dieser **„*equal pressure point*"** liegt in der **gesunden Lunge** im Bereich der **Segmentbronchien.** Da mundwärts davon der Umgebungsdruck größer als der intrabronchiale Druck ist, bestünde die Gefahr einer Atemwegskompression bis hin zum Atemwegskollaps. Da Lappen- und Hauptbronchien und die Trachea jedoch ein **Knorpelgerüst** besitzen, können sie damit einer solchen Kompression widerstehen. Bei einem **erhöhten Atemwegswiderstand der Lunge** kommt es aber zu einer Verschiebung des *equal pressure point* in die **Lungenperipherie**. Dadurch werden nun auch Bronchiolen, die nicht durch ein Knorpelgerüst geschützt sind, einem Kompressionsdruck ausgesetzt, der ihr Lumen einengt und den Strömungswiderstand damit weiter stark erhöht, bis hin zum **Atemwegskollaps**. Beim lungengesunden Menschen tritt diese **dynamische Atemwegskompression** (▸ Abb. 8.37) nur bei forcierter Exspiration auf, wenn der Pleuradruck positiv wird.

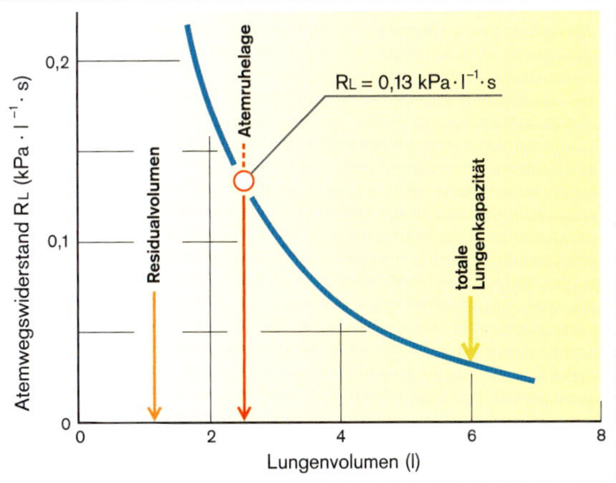

Abb. 8.36 Erhöhtes Lungenvolumen senkt den Atemwegswiderstand. Wegen der Verstärkung des elastischen Zugs nimmt der Atemwegswiderstand (RL) mit dem Lungenvolumen ab.

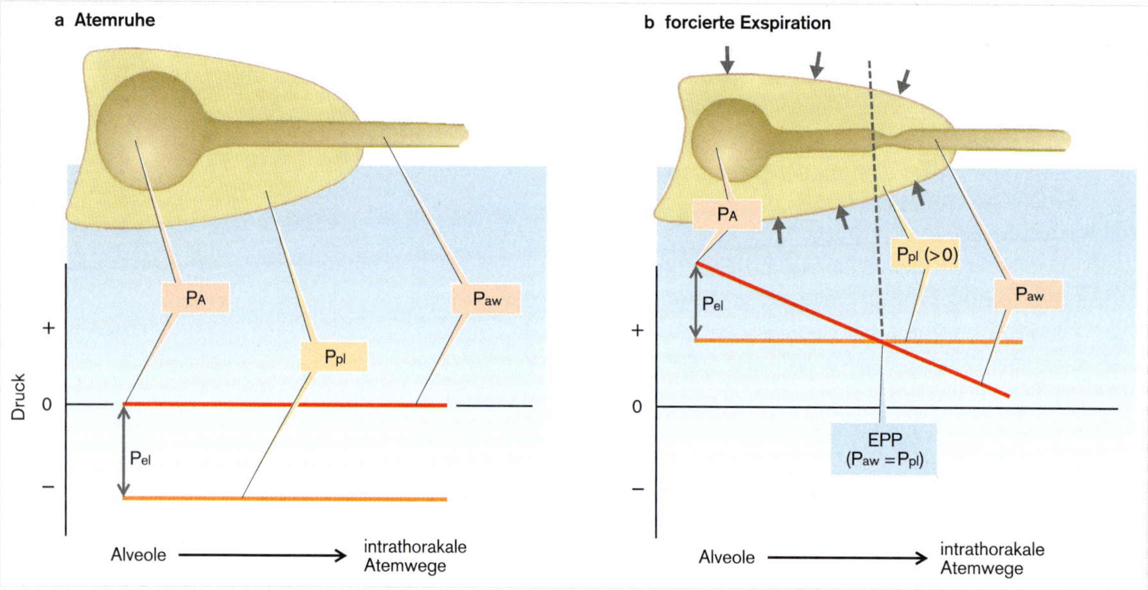

Abb. 8.37 Dynamische Atemwegskompression.

a Schema der Lunge mit den intrathorakalen Atemwegen beim Atemanhalten. Der Druck in den Alveolen (P_A) und den Atemwegen (P_{aw}) ist Null (= atmosphärisch). Aufgrund des elastischen Zugs der Lunge ist der Pleuradruck (P_{pl}) um einen Betrag P_{el} niedriger als PA. Diese transmurale Druckdifferenz der Lunge $P_{el} = P_A - P_{pl}$ hält die Atemwege offen.

b Bei forcierter Exspiration nehmen sowohl PA als auch P_{pl} positive Werte an, wobei auch hier PA um P_{el} über P_{pl} liegt, die Alveolen also aufgrund der elastischen Refraktion nicht kollabieren. Entlang den Atemwegen mit ihrem Strömungswiderstand fällt der Druck jedoch ab („Strömungsdruck"). An einem Punkt entlang den Atemwegen kann dann der Druck in den Atemwegen den Pleuradruck erreichen ($P_{aw} = P_{pl}$; *equal pressure point*, EPP). Mundwärts von EPP wird dann P_{pl} höher als der Druck in den Atemwegen und diese werden komprimiert (dynamische Atemwegskompression). Erhöhung der Exspirationsanstrengung führt jetzt nicht zur Erhöhung der Exspirationstärke. EPP wird umso eher erreicht, je geringer die Retraktion des Lungengewebes (P_{el} vermindert) und je höher der Atemwegswiderstand ist (Druckabfall in den Atemwegen vergrößert).

Bei Lungenerkrankungen, bei denen die Compliance der Lunge erhöht ist (z. B. **Emphysem**) oder der Atemwegswiderstand erhöht ist (z. B. **Asthma**) kann dieses Phänomen bereits bei normaler Atmung auftreten. Die Verlagerung des *equal pressure point* in die Peripherie ist so mitverantwortlich für den vorzeitigen Verschluss der Atemwege bei verstärkter Exspiration, und damit für die **Vergrößerung des Residualvolumens** und die **Abnahme der** forcierten Vitalkapazität (S. 365), die man bei allen obstruktiven Funktionsstörungen findet.

Beim **Husten** wird die Atemwegskompression physiologischerweise ausgenutzt; denn die hierbei eingeengten Bronchien bilden eine Düse, durch die eine hohe „Windgeschwindigkeit" erzeugt wird, die einen Fremdkörper mechanisch mitreißen kann.

Bei Ruheatmung beträgt der **Strömungsdruck** entlang den Atemwegen maximal nur etwa 1 cmH_2O (0,1 kPa), doch kann dieser Wert bei vermehrter Atmung, z. B. bei Arbeit oder in Hypoxie, stark zunehmen.

Aufgrund der dynamischen Atemwegskompression ist bei Personen mit einer **obstruktiven Lungenfunktionsstörung**, vor allem bei gesteigerter Ventilation, die Exspiration gegenüber der Inspiration besonders erschwert und verlängert (exspiratorisches **Giemen** und **Brummen**). Die Inspiration ist weniger betroffen, da hier der Pleuradruck und damit der peribronchiale Druck negativ sind, was die Offenhaltung der Atemwege begünstigt. Die Exspiration kann bei solchen Menschen durch Einsatz der sog. **„Lippenbremse"** erleichtert werden, d. h. die Erzeugung eines Strömungswiderstandes durch die Lippen während der Ausatmung, die zum Anstieg der Drucke in den Atemwegen und damit deren besserer Offenhaltung führt. Bei schwersten obstruktiven Störungen kann die Atemarbeit so groß werden, dass die Atemmuskulatur „ermüdet" und die Person assistiert beatmet werden muss.

► **Tonus der Bronchialmuskulatur.** Der Tonus der Bronchialmuskulatur und damit der Bronchiendurchmesser kann durch Neurotransmitter, Hormone und lokal gebildete Faktoren beeinflusst werden.

- **Konstriktorisch** wirken **Acetylcholin** (Transmitter des Parasympathikus) über muskarinerge Rezeptoren, **Histamin** (aus Mastzellen) über H1-Rezeptoren, **Leukotrien D4** und **Substanz P.** Histamin, Leukotriene und Substanz P spielen vor allem bei allergischen bzw. entzündlichen Reaktionen eine Rolle. Auch eine Abnahme des CO_2-Partialdrucks in den Atemwegen führt zu Bronchokonstriktion.
- **Dilatierend** wirken Transmitter, welche β_2-adrenerge Rezeptoren aktivieren. Dazu zählt Noradrenalin, welches auch eine schwache Affinität zu β_2-Rezeptoren besitzt, vor allem aber **Adrenalin** aus dem Nebennierenmark.

8.8.7 Physiologische Schwankungen des Atemwegswiderstandes: der Einfluss von Sympathikus und Parasympathikus

Wie bereits erwähnt, wirkt das **vegetative Nervensystem** (S. 923) über Parasympathikus (konstringierend) und Sympathikus (dilatierend) auf die Bronchialmuskulatur ein. Diese Wirkung setzt bereits während eines normalen Atemzyklus ein, wenn während der Inspirationsphase der Sympathikotonus erhöht ist und dadurch der Atemwegswiderstand vermindert sind, während bei Exspiration entgegengesetzte Abläufe zu beobachten sind.

Auch die typischen Änderungen der Aktivität des vegetativen Nervensystems im Rahmen der **Tag-Nacht-Rhythmik** (S. 990) wirken sich auf den Tonus der Bronchialmuskulatur aus. So führt die erhöhte Parasympathikusaktivität während des Schlafs zu einer Bronchokonstriktion und erhöhtem Atemwegswiderstand. Schließlich wirkt die gesteigerte Sympathikusaktivität während körperlicher Aktivität und Stress bronchodilatierend.

8.8.8 Direkte und indirekte Messung des Atemwegswiderstandes

Aufschlüsse über Veränderungen des Atemwegswiderstandes kann man bereits mit wenig aufwendigen indirekten Verfahren erhalten, während die direkte Bestimmung des Atemwegswiderstandes methodisch anspruchsvoll ist.

► **Einsekunden-Ausatmungskapazität $FEV_{1,0}$.** Das Verfahren, auch Atemstoßtest oder **Tiffeneau-Test** genannt, ist einfach und schnell mit einem Spirometer oder einem Pneumotachografen durchführbar (Abb. 8.9) (S. 333). Nach ruhiger Atmung expiriert die Testperson von maximaler Inspirationsstellung aus mit maximalem Kraftaufwand so schnell und so tief wie möglich (► Abb. 8.38). Aus der gegen die Zeit registrierten Volumenkurve können unmittelbar zwei diagnostisch wichtige Größen abgelesen werden: **die forcierte Vitalkapazität FVC** sowie das forcierte exspiratorische Volumen in der ersten Sekunde oder die **Einsekundenkapazität $FEV_{1,0}$**, d. h. das in der ersten Sekunde maximal exspirierbare Volumen.

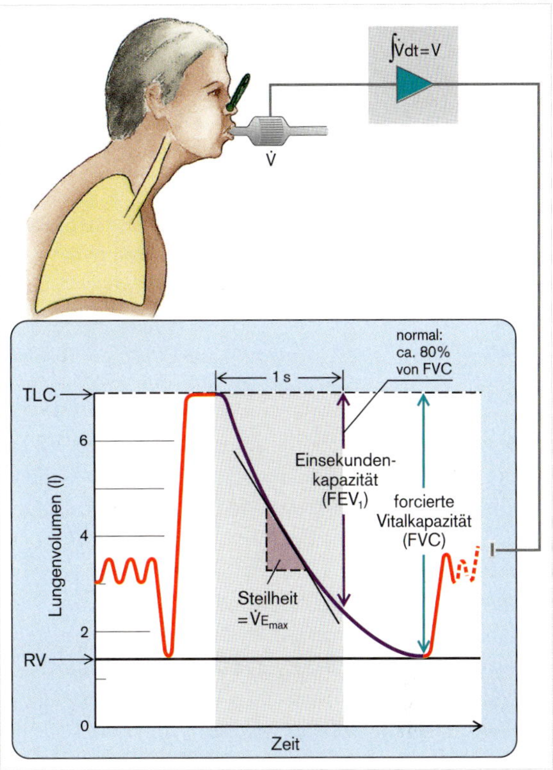

Abb. 8.38 Forcierte Exspiration (Tiffeneau-Test). Die Testperson atmet durch einen Pneumotachografen; die gemessene Atemstromstärke $\dot{V}$ wird integriert, sodass man das geatmete Volumen erhält. Trägt man dieses gegen die Zeit auf, so erhält man das Spirogramm. Nach ruhiger Atmung atmet die Testperson so tief wie möglich aus (bis zum Residualvolumen, RV), dann so tief wie möglich ein (bis zur totalen Lungenkapazität, TLC); sodann atmet er so rasch wie möglich und so tief wie möglich aus, und dieses forcierte Exspirogramm wird mit schnellem Vorschub registriert (violetter Kurvenabschnitt). Danach folgt wieder ruhige Atmung. Aus diesem mit maximaler Anstrengung ausgeführten Exspirogramm von TLC bis RV können die Einsekundenkapazität ($FEV_{1,0}$) und die forcierte Vitalkapazität (FVC) abgelesen werden. Die Steilheit im mittleren Teil der Kurve ergibt die exspiratorische Atemstromstärke (mittlerer exspiratorischer Fluss, $FEF_{25-75\%}$).

Die Werte von FVC und VC (Vitalkapazität bei langsamer Exspiration) sind normalerweise weitgehend gleich (► Tab. 8.1). Dass FVC oft etwas kleiner ist als VC, liegt am Verschluss der Atemwege bei forcierter Expiration (dynamische Atemwegskompression) (S. 363). Der Wert von $FEV_{1,0}$ ist genau wie VC (und FVC) von Alter,

Körpergröße, Geschlecht und Trainingszustand abhängig. Die Verhältnisse $FEV_{1,0}$/TLC und $FEV_{1,0}$/FVC sind aber weitgehend unabhängig von diesen Faktoren (▶ Tab. 8.1). Als **Richtwert** kann man sich merken, dass der lungengesunde Mensch in einer Sekunde etwa **80 %** seiner Vitalkapazität ausatmen kann (die ihrerseits etwa 80 % der totalen Lungenkapazität beträgt). Liegt **$FEV_{1,0}$/VC** unter 70 %, so spricht dies für einen erhöhten Atemwegswiderstand.

Weiterhin lässt sich die **exspiratorische Atemstromstärke** als die Steilheit des Exspirogramms ablesen. Ihr Wert im mittleren Bereich des forcierten Exspirogramms (zwischen 25 und 75 % des ausgeatmeten Volumens; (▶ Abb. 8.38) hat in der Klinik als **mittlerer exspiratorischer Fluss** ($FEF_{25-75\,\%}$) diagnostische Bedeutung.

▸ Maximale exspiratorische Atemstromstärke. Die exspiratorische Atemstromstärke lässt sich als die **Steilheit des Exspirogramms** ablesen. Wieder wird die Testperson zunächst zu maximaler Inspiration und anschließend zu forcierter Exspiration (Exspiration bei maximaler Anstrengung) aufgefordert. Während der Exspiration wird der Atemgas-Fluss gemessen. In der Anfangsphase steigt die Stromstärke schnell auf ein Maximum an (maximale exspiratorische Atemstromstärke, $\dot{V}_{Emax}$, ▶ Abb. 8.39), das beim gesunden Menschen einen Wert von etwa 10 l/s erreicht. Wenn 50 % der Vitalkapazität ausgeatmet sind, ist der bei maximaler Anstrengung erreichbare Fluss wesentlich geringer und wird als **MEF_{50}** oder **m**aximaler **ex**spiratorischer **F**luss bei 50 % der Vitalkapazität bezeichnet. Wenn 75 % der Vitalkapazität ausgeatmet sind, liegt der **MEF_{75}** vor (ca. 3 l/s). Während $\dot{V}_{Emax}$ sehr von der Anstrengung und Mitarbeit der betroffenen Person abhängt, ist der gegen Ende der forcierten Exspiration vorliegende MEF_{75} von der Anstrengung praktisch unabhängig und damit ein objektiveres Maß des Atemwegswiderstands. Dies liegt daran, dass der bei der forcierten Ausatmung positiv werdende Pleuradruck kleine Atemwege komprimiert, sodass eine Erhöhung der exspiratorischen Anstrengung die exspiratorische Stromstärke nicht erhöht. Zur klinischen Beurteilung verwendet man daher den **mittleren exspiratorischer Fluss** im mittleren Bereich zwischen 25 und 75 % des ausgeatmeten Volumens (▶ Abb. 8.39). Ein **erhöhter** Atemwegswiderstand äußert sich in **verminderten** Werten von **MEF_{50}** bzw. **MEF_{75}**. (▶ Abb. 8.40c).

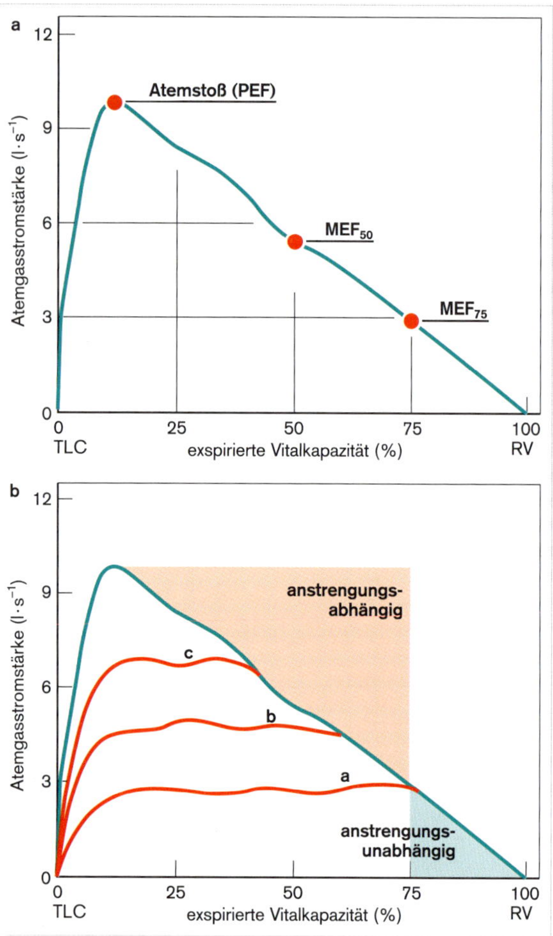

Abb. 8.39 Maximale Exspiratorische Atemstromstärke (Atemstoß, *peak expiratory flow* PEF).
a Nach maximaler Inspiration wird forciert und maximal ausgeatmet und währenddessen der Atemgasstrom mit dem Pneumotachgrafen gemessen. Außer PEF wird der maximale *expiratory flow* bei 50 % der Vitalkapazität (MEF_{50}) und bei 75 % der Vitalkapazität (MEF_{75}) bestimmt.
b Nur MEF_{75} ist von der Mitarbeit (Anstrengung) der Testperson weitgehend unabhängig. a, b, c stellen Ausatmungskurven dar, die bei unterschiedlicher, aber weniger als maximaler, Anstrengung zustande kamen. PEF und MEF stellen ein Maß für den Atemwegswiderstand dar.

▸ Atemgrenzwert. Als Atemgrenzwert bezeichnet man die **maximal** mögliche **willkürliche Ventilation**. Dabei atmet eine Testperson mit einer Atemfrequenz von z. B. 30 min^{-1} so tief sie kann. Da dabei der arterielle P_{CO_2} sinkt (Hyperventilation) (S. 336), was zu Muskelkrämpfen und Ohnmacht führen kann, wird das Manöver auf etwa 10 Sekunden begrenzt, die Ventilation aber auf eine Minute umgerechnet. Für lungengesunde junge erwachsene Menschen ergibt sich ein Wert von etwa 120 l · min^{-1} (▶ Tab. 8.1). Bei höherer Atemfrequenz (40–60 min^{-1}) können noch höhere Werte erreicht werden (120–170 l · min^{-1}). **Vermindert** ist der Atemgrenzwert sowohl bei **restriktiven** als auch obstruktiven Lungenfunktionsstörungen (S. 369).

▸ Direkte Bestimmung des Atemwegswiderstandes. Für die Bestimmung des Atemwegswiderstandes $R = \Delta P/\dot{V}$ müssen gleichzeitig die alveoläre Druckdifferenz ($\Delta P = P_{pul} - P_{Mund}$) und die Atemstromstärke $\dot{V}$ gemessen

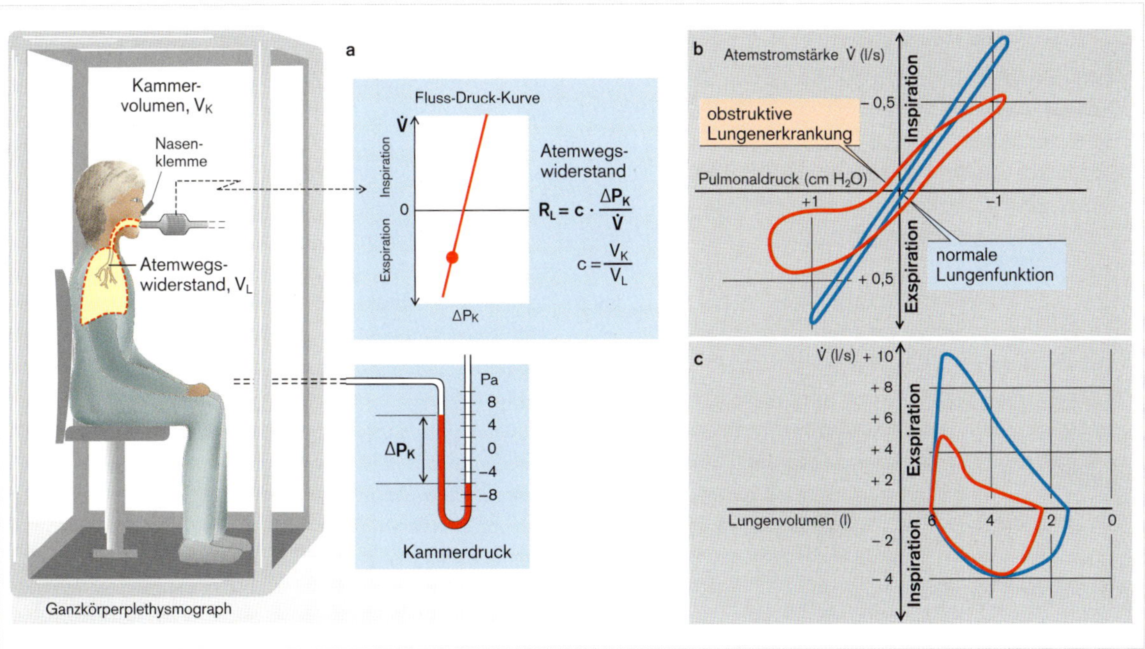

Abb. 8.40 Bestimmung des Atemwegswiderstandes mit dem Ganzkörperplethysmografen.

a Wie bei der Messung des Alveolarvolumens V_A in ▶ Abb. 8.10, sitzen die Testpersonen im geschlossenen Plethysmografen. Wie dort dargestellt, ist V_L gemessen worden. Zur Messung des Atemwegswiderstandes R_L atmen die Testpersonen jetzt durch einen Pneumotachografen (▶ Abb. 8.9), der die Atemstromstärke $\dot{V}$ misst.

b Kurvenverlauf (Atemschleife) bei Testpersonen mit normaler Lungenfunktion (blaue Kurve) und Personen mit obstruktiver Lungenerkrankung (rote Kurve) bei Ruheatmung.

c Fluss-Volumenbeziehung bei Testpersonen mit normaler Lungenfunktion (blaue Kurve) und Personen mit obstruktiver Lungenerkrankung (rote Kurve) bei forcierter Exspiration.

werden. Hierfür benötigt man einen Pneumotachografen (für $\dot{V}$) und einen Ganzkörperplethysmografen (für P_{pul}). Wie in ▶ Abb. 8.40 dargestellt, atmet eine Tetsperson innerhalb des Ganzkörperplethysmografen durch einen Pneumotachografen, wodurch die Atemstromstärke $\dot{V}$ gemessen wird. In dieser Situation sind nun Munddruck und Alveolardruck nicht mehr gleich; die durch den Atemwegswiderstand verursachte Druckdifferenz ΔP_{pul} zwischen diesen Werten kann aber aus dem Kammerdruck ermittelt werden, wie in ▶ Abb. 8.40 dargestellt. So erhält man in guter, für die Klinik ausreichender Annäherung, den Atemwegswiderstand.

Versuchsdurchführung. Eine automatisch gesteuerte Verschlussklappe am Pneumotachografen erlaubt es, für ein kurzes Intervall den Atemstrom zu unterbrechen. In diesem Intervall ist die Atemstromstärke = 0, und, wie schon oben besprochen, der „Munddruck“ daher gleich dem intraalveolären Druck P_{pul}. Man führt nun zwei Manöver durch:

Bei offener Verschlussklappe führt die Testperson einen Atemzyklus durch. Zu Beginn der Inspiration erweitert die Person den Thorax, was zu einer geringfügigen Kompression der Luft in der Kammer führt, also zu einem Anstieg von P_{Kammer} (aufsteigender Teil der Inspirationsschleife). Etwas verzögert strömt die Luft nun im Gefolge des (durch die Thoraxerweiterung) negativen intrapulmonalen Drucks in die Lunge ein, wobei P_{Kammer} wieder abnimmt (absteigender Teil der Inspirationsschleife). Am Ende der Inspiration hat P_{Kammer} wieder den Ausgangswert erreicht und $\Delta P_{Kammer} = 0$. Bei der darauffolgenden Exspiration wiederholt sich das Ganze mit umgekehrtem Vorzeichen. Die Steigung der beiden Schleifen ergibt:

$$\frac{\dot{V}}{\Delta P_{Kammer}}$$

Jetzt wird bei einem Atemzyklus zu Beginn der Inspiration die Verschlussklappe kurzzeitig geschlossen. Die Testperson erweitert dabei den Thorax ohne dass Luft in die Lunge einströmen kann. Während der Verschlussphase wird die Luft in der Kammer etwas komprimiert, P_{Kammer} steigt und gleichzeitig wird der intrapulmonale Druck = Munddruck negativ. Beide Druckänderungen ergeben sich jeweils aus $P \cdot V = const.$ Der Sinn dieses Manövers ist die Etablierung einer Beziehung zwischen Kammerdruck und intrapulmonalem Druck:

$$\frac{\Delta P_{Kammer}}{\Delta P_{pul}}$$

welche dem Volumenverhältnis V_{Lunge}/V_{Kammer} entspricht (Abb. 8.9) (S. 333). Zu Beginn einer normalen Inspiration entspricht V_{Lunge} der funktionellen Residualkapazität (FRC).

Multiplikation der Steigungen aus beiden Manövern ergibt den Kehrwert der Resistance:

$$\frac{\dot{V}}{\Delta P_{Kammer}} \cdot \frac{\Delta P_{Kammer}}{\Delta P_{pul}} = \frac{\Delta \dot{V}}{\Delta P_{pul}} = \frac{1}{R}$$

Asthma bronchiale ist in Industrienationen die häufigste obstruktive Lungenerkrankung, von der in Deutschland etwa fünf Prozent der Erwachsenen und bis zu zehn Prozent der Kinder betroffen sind. Charakteristisch für die Erkrankung sind anfallsweise, vorübergehende bis hin zu chronisch persistierenden Erhöhungen des Bronchialwiderstandes, welche durch Entzündungen, konstriktorische Hyperreaktivität und mangelnden Sekretabfluss im Bronchialsystem zustande kommen. Die Ursachen hierfür können **allergisch** sein, d. h. es werden durch äußere Allergene – bei entsprechender genetischer Veranlagung zur Atopie – **Immunreaktionen in der Bronchialwand** ausgelöst. Eine zentrale Rolle spielen dabei Immunglobuline vom Typ E (IgE), die nach Bindung von entsprechenden Allergenen die Freisetzung entzündlich-konstriktorischer Mediatoren (Histamin, Leukotrienen, Bradykinin) aus Mastzellen induzieren. Das **nicht allergische Asthma** kann hingegen durch Infektionen der Atemwege, Medikamentenunverträglichkeiten, Einwirkung von toxischen oder irritierenden Stoffen (Weichmacher, Lösungsmittel, kalte Luft, etc.) induziert werden. Wahrscheinlich gibt es auch noch eine Reihe anderer Ursachen, die gegenwärtig aber erst teilweise verstanden sind.

Bei einem Asthmaanfall kommt es zu akut auftretender **Luftnot** (Dyspnoe). Vor allem die Ausatmung ist erschwert (Exspirationsphase verlängert) und ist oft von pfeifenden Atemgeräuschen begleitet (exspiratorischer Stridor). Exspirationshilfsmuskulatur wird eingesetzt um einen hohen Alveolardruck zu erzeugen. Das medikamentöse Behandlungsprinzip besteht in Bronchodilatation über Aktivierung von **β-adrenergen Rezeptoren** und Entzündungshemmung durch **Glucocorticoide**.

Zusammenfassung Kap. 8.8

Die mechanischen Eigenschaften von Lunge und Thorax

Compliance

Der **elastische Widerstand** der Lunge wird durch die elastischen und kollagenen **Bindegewebsfasern** und die **Oberflächenspannung** der **Alveolen** bestimmt. Der **Dehnungswiderstand** (Elastance) der Lunge entspricht dem **Reziprokwert** der **Dehnbarkeit** (Compliance). Mit zunehmendem Alter nehmen die Compliance der Lunge und des Thorax ab.

Die **Dehnbarkeit (Compliance)** von **Lunge und Thorax** ergibt sich aus der Druck-Volumen-Beziehung von **Lungenvolumen** und (Intra)Pulmonal**druck**. Sie entspricht der Steigung der Kurve, die im normalen Atembereich ca. $0{,}1\,l \cdot cmH_2O^{-1} = 1\,l \cdot kPa^{-1}$ beträgt.

Die Dehnbarkeit des **Thorax** ergibt sich aus der Druck-Volumen-Beziehung von **Lungenvolumen** und **Pleuradruck**. Sie liegt im normalen Atembereich bei ca. $0{,}2\,l \cdot cmH_2O^{-1} = 2\,l \cdot kPa^{-1}$.

Die Dehnbarkeit der **Lunge** ergibt sich aus der Druck-Volumen-Beziehung von **Lungenvolumen** und **Differenz** aus **Pulmonal-** und **Pleuradruck**. Sie beträgt im normalen Atembereich ca. $0{,}2\,l \cdot cmH_2O^{-1} = 2\,l \cdot kPa^{-1}$.

Die **Oberflächenspannung** der Alveolen, welche sich nach dem Laplace-Gesetz errechnen lässt, macht ca. **50 %** des elastischen Widerstandes der Lunge aus. Sie wird durch den Einbau von Surfactant, einem Gemisch bestimmter Phospholipide, niedrig gehalten. Surfactant wird von Typ-II-Alveozyten gebildet. Die Bildung von Surfactant reduziert somit deutlich die Atemarbeit während der Inspiration und wirkt der Bildung von funktionell wertlosen Atelektasen entgegen.

Atemwegswiderstand

Der gesamte Atemwegswiderstand hängt ab vom **Atemwegsdurchmesser**, **Atemstromstärke** und **Atemzyklus**. Ein Mittelwert für die gesunde Lunge in Ruhe liegt bei etwa $1{,}5\,cm\,H_2O \cdot l^{-1} \cdot s^{-1}$.

Der Atemwegswiderstand kann indirekt oder direkt gemessen werden.

- **Indirekte Methoden** sind die Bestimmung der Einsekunden-Ausatmungskapazität, der Maximalen Exspiratorischen Atemstromstärke und des Atemgrenzwertes.
- **Direkt** kann der Atemwegswiderstand mit einer Kombination aus Pneumotachografie und Ganzkörperplethysmografie gemessen werden.

Der **Bronchialwiderstand** korreliert direkt mit dem **alveolären Druck** und invers mit dem **Lungenfüllungsvolumen.** Vor allem bei forcierter Exspiration tritt eine dynamische Atemwegskompression ein.

Der **Tonus der Bronchialmuskulatur** kann durch verschiedene Faktoren beeinflusst werden.

- Er wird **erhöht** (Konstriktion) durch **Acetylcholin**, **Histamin** und **Leukotriene**.
- Er wird **erniedrigt** durch **(Nor)Adrenalin.**
- Das **vegetative Nervensystem** wirkt über den Parasympathikus konstringierend und Sympathikus dilatierend auf die Bronchialmuskulatur ein. Dies macht sich bemerkbar bei körperlicher Belastung und erklärt auch die **Tag-Nacht-Rhythmik** des Bronchialwiderstandes.

8.9 Atemarbeit in Ruhe und bei Belastung

Die Atemmuskeln leisten physikalische Arbeit gegen:

- die **elastischen Kräfte**, die zur elastischen Verformung von Lunge und Thorax überwunden werden müssen,
- die **viskösen Kräfte**, die bei der Hin- und Herbewegung der Atemluft durch den Bronchialbaum auftreten.

Die **Inspirationsarbeit** setzt sich also zusammen aus der Arbeit gegen elastische Widerstände bei der Dehnung von Lunge und Thorax und der viskösen Arbeit (= Reibungsarbeit), die zur inspiratorischen Bewegung der Luft aufgebracht werden muss. Die inspiratorisch geleistete Arbeit gegen die elastischen Kräfte wird (wie bei einer Metallfeder) „gespeichert" und zur Ableistung der **Exspirationsarbeit** wiederverwendet. Dabei reicht die inspiratorisch gespeicherte potenzielle Energie in Ruhe auch aus, den Bedarf für die auch exspiratorisch aufzubringende visköse Arbeit zu decken. Daher müssen die **Exspirationsmuskeln** bei ruhiger Atmung keine Arbeit leisten, d. h. die Exspiration ist bei **Ruheatmung passiv**.

Anders ist es aber bei **vermehrter Atmung**. Hier kann die zur Bewegung der Atemluft erforderliche Arbeit so groß werden, dass die Exspirationsarbeit nicht mehr allein aus der elastischen Energie der Lungendehnung bereitgestellt werden kann. Hier müssen die Exspirationsmuskeln unterstützend eingreifen. Dieser Fall tritt auch bei obstruktiven Atemwegskrankheiten (s. u.) ein.

Der für die Atemmuskeln erforderliche Energiebedarf kann abgeschätzt werden, wenn man die Ventilation steigert, ohne andere Skelettmuskeln zu aktivieren, und dabei die Zunahme der O_2-Aufnahme misst. Dies kann durch willkürliche Mehratmung erfolgen oder dadurch, dass man die Atmung mit CO_2 oder einem zugeschalteten apparativen Totraum (z. B. ein Rohr, durch das man ein- und ausatmet) antreibt.

Unter normalen Bedingungen stellen die Atemarbeit und ihr O_2-Bedarf einen nur geringen Anteil am Energieumsatz des ruhenden und des arbeitenden Menschen dar. So beträgt bei ruhiger Atmung durch die Nase die mechanische Leistung der Atemmuskulatur, $\dot{W}m(resp)$, nur etwa 0,7 W. Entsprechend ist auch der für die Atemarbeit benötigte O_2-Bedarf $\dot{V}_{O_2}(resp)$ bei Ruheatmung gering; er wurde auf 2–4 ml · min^{-1} geschätzt, was einem Energiebedarf $\dot{W}_{e(resp)}$ von 0,7 – 1,4 W entspricht. Damit stellt der O_2-Bedarf der Atmung unter **Ruhebedingungen** einen Anteil von etwa 1 % des gesamten O_2-Bedarfs dar. Sowohl die geleistete Atemarbeit wie der hierfür benötigte O_2-Bedarf steigen jedoch mit **stärkerer Ventilation** mehr als proportional an. Doch selbst unter **hypoxischen Bedingungen**, z. B. in großer Höhe, scheint die Atemarbeit nicht zum begrenzenden Faktor zu werden.

Allerdings kann unter pathologischen Bedingungen die Atemarbeit so groß werden, dass sie das Atemzeitvolumen begrenzt, sodass es zur CO_2-Retention kommt. Zu nennen sind z. B. **Entfaltungsstörungen der Lunge** (Lungenfibrose, Pleuraverwachsungen, Lungenemphysem) und Verwachsungen im Bereich des Thorax, wie auch schwere **obstruktive Lungenerkrankungen** (s.u).

8.10 Obstruktive und restriktive Störungen

Nach den atemmechanischen Veränderungen (Lungenvolumina, forciertes Exspirogramm) kann man pathophysiologisch zwei große Gruppen atemmechanischer Funktionsstörungen unterscheiden, wobei jedoch klinisch häufig Mischformen beobachtet werden.

Restriktive Lungenfunktionsstörung

Hierbei ist stets die **Expansionsfähigkeit** des Atemapparats **eingeschränkt**, d. h. Vitalkapazität und totale Lungenkapazität sind vermindert. Dies kann am Lungenparenchym (z. B. Verlust von Lungengewebe, Lungenfibrose), an der Pleura (z. B. Verwachsungen) oder an der Beweglichkeit des Thorax (z. B. Skoliose) liegen. Die Compliance des Atemapparats ist dabei erniedrigt.

Obstruktive Lungenfunktionsstörung

Hierbei ist der **Atemwegswiderstand erhöht**. Dies kann durch Fremdkörper oder Sekret in den Atemwegen erzeugt sein (z. B. chronische Bronchitis), durch verminderten Zug des umgebenden Gewebes (z. B. Emphysem) oder durch einengenden Druck von außen (z. B. Ödem, Tumoren). Beim Asthma, der anfallsweise auftretenden Atemnot, ist neben der Wandverdickung durch hypertrophierte Schleimdrüsen und eine übermäßige Schleimsekretion noch der Tonus der Bronchialmuskulatur erhöht. Im forcierten Exspirogramm sind FEV_1/FVC sowie $FEF_{25-75\%}$ erniedrigt (▶ Abb. 8.39, ▶ Abb. 8.40). Bei länger andauernder Obstruktion findet man ein erhöhtes Residualvolumen sowie eine verminderte Vitalkapazität.

Lungenemphysem

Entzündliche Prozesse können zu einem Abbau der Alveolarsepten führen, wodurch sich die **Alveolaroberfläche vermindert**. Damit reduzieren sich zum einen die alveoläre Gasaustauschfläche und zum anderen auch die eigenelastischen Kräfte der Lunge. Als Folge **steigt die Dehnbarkeit** (Compliance) der Lunge, weswegen bei gleichen alevolaren Drucken die Emphysemlunge ein größeres Volumen aufweist (Überblähung) als eine gesunde Lunge. Da die elastischen Fasern normalerweise auch eine Zugspannung auf die kleinen Bronchiolen ausüben und so zu deren Offenhaltung beitragen, vermindert sich diese Zugspannung beim Lungenemphysem, wodurch der Bronchialwiderstand steigt, was sich vor allem während der (forcierten) Exspiration negativ bemerkbar macht.

8.11 Grundlagen der künstlichen Beatmung

Eine unzureichende Spontanatmung wird über die **Blutgasanalyse** definiert. Bei akuter respiratorischer Insuffizienz zeigt ein arterieller Sauerstoffpartialdruck unter 60 mmHg (7,98 kPa) eine deutliche, bzw. unter 50 mmHg (6,65 kPa) eine schwere **Hypoxämie** an (dies entspricht einer Sauerstoffsättigung von ca. 90 % bzw. 80 %). Eine **Hyperkapnie** liegt bei einem arteriellen Kohlendioxidpartialdruck oberhalb von 45 mmHg (5,98 kPa) vor. Wenn einfachere Maßnahmen wie z. B. Sauerstoffanreicherung in der Inspirationsluft nicht mehr ausreichend sind, dann ist der Einsatz künstlicher Beatmung in Form von Unterstützung oder eines kompletten Ersatzes (z. B. bei Bewusstlosigkeit, Narkose etc.) der Atemmuskeltätigkeit durch externe Maßnahmen angezeigt. Sie kann **manuell** mit Hilfe eines Beutels oder **maschinell**, über einen Endotrachealtubus oder eine Nasen-Mundmaske erfolgen, wobei wann immer möglich der Maskenbeatmung der Vorzug gegeben wird um das Infektionsrisiko und die mechanischen Schäden der Luftwege zu reduzieren.

Wesentliches Ziel der maschinellen Beatmung ist die hinreichende Oxygenierung der Gewebe und die Elimination des CO_2. Angepasst an die **physiologische Situation** stellt man ein Verhältnis von Inspirationsdauer zu Exspirationsdauer von 1:2 bei einer Atemfrequenz von 16–18 pro Minute ein. Auch das Atemzugvolumen sollte dem Ruhewert eines Menschen entsprechen (ca. 500 ml), weil zu hohe Beatmungsvolumina die Lungenstruktur schädigen. Abweichend von der physiologischen Situation, bei der am Ende von Inspiration und Exspiration die Druckdifferenz zwischen Alevolarraum und Außenluft 0 ist, wählt man bei der künstlichen Beatmung einen kontinuierlichen positiven Atemwegsdruck, der sich dann auch in einem **positiven endexspiratorischen Druck** (PEEP; z. B. 0,4–0,6 kPa) niederschlägt. Der positive PEEP dient der Prävention gegen spontane Atelektasenbildung unter maschineller Beatmung. Künstliche Beatmung auf der Intensivstation wird in aller Regel ohne Muskelrelaxation durchgeführt; der Spontanatmungsanteil soll dabei so hoch wie möglich sein.

Der kontinuierlich positive Atemwegsdruck und der positive PEEP (*positive endexspiratory pressure*) dienen zwar primär der **Prävention gegen Atelektasenbildung**, haben jedoch auch hämodynamische Auswirkungen. Der positive intrathorakale Druck führt zur **Abnahme des venösen Rückstroms**. Beim Lungenödem ist dies ein erwünschter Effekt, da die Vorlast des linken Ventrikels sinkt, die stauungsbedingte pulmonale Ödembildung abnimmt und (vielfach) eine Verbesserung der Pumpfunktion eintritt. Bei Personen mit **Volumenmangel** führt die Abnahme des venösen Rückstroms durch den positiven Lungeninnendruck jedoch zur **Abnahme des Herzzeitvolumens** und stellt eine wesentliche Nebenwirkung dieser Therapieform dar (Abfall des Blutdrucks, verminderte Perfusion kritischer Organe, z. B. der Niere).

8.12 Die Atemregulation

Durch die Atemregulation wird die alveoläre Ventilation rasch bedarfsgerecht eingestellt. Der O_2-Verbrauch eines untrainierten (ca. 70 kg schweren, jungen Mannes) schwankt zwischen ca. 250 ml/min und 3000 ml/min bei maximaler Belastung. Atemfrequenz (Atemrhythmus), Dauer der Inspirations- und Exspirationsphase und Atemtiefe (Kontraktionskraft der Atemmuskulatur) werden variiert durch entsprechende Ansteuerung der Atemmuskulatur aus Neuronenpopulationen der **Medulla oblongata**. Spezielle **Sensoren** erfassen die mechanischen Eigenschaften von Lunge und Thorax, den Zustand der zuführenden Atemwege, potenzielle Noxen in der Einatemluft, sowie den P_{O_2}, P_{CO_2} und pH-Wert des Blutes (▶ Abb. 8.41). Die von ihnen erhobenen Informationen erlauben eine rückgekoppelte Anpassung der Atmung an die jeweiligen metabolischen Erfordernisse, aber auch das Auslösen von **Atemschutzreflexen** (Husten, Niesen etc.). **Motorische Aktionen** wie Schlucken oder Erbrechen erfordern ebenfalls

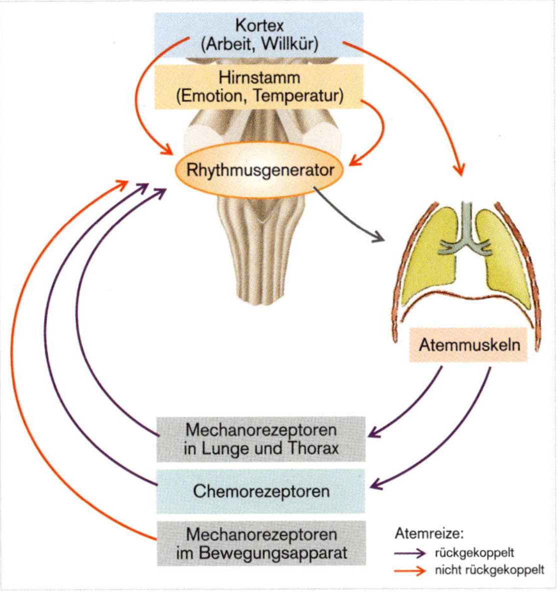

Abb. 8.41 Übersicht über rückgekoppelte und nicht rückgekoppelte Atemantriebe.

eine Koordination mit der Atmung und nur durch kortikale Einflüsse auf die Atmung werden so komplexe willkürmotorische Akte wie Sprechen, Singen oder Oboe Spielen erst möglich. Dies zeigt, dass die Atemregulation im Vergleich etwa zur Regulation der Herzaktivität ein erhebliches größeres Spektrum an Möglichkeiten umfassen muss.

8.12.1 Respiratorische Neuronenpopulationen in der Medulla oblongata

Innerhalb der medulla oblongata finden sich zwei größere, jeweils paarig angelegte, mit der Atmungsregulation verbundene Areale (▶ Abb. 8.42). Die **dorsale respiratorische Gruppe (DRG)** umfasst einen Teilbereich des **Nucleus tractus solitarius** und daran angrenzende Neurone. Die DRG erhält u. a. die gesamten Afferenzen (über N. X, N. IX) der mit der mit der Atmung befassten peripheren Chemosensoren und Mechanosensoren. Efferenzen der DRG führen über prämotorische Neurone zur Aktivierung inspiratorisch tätiger Muskeln. Zudem ist die DRG über Interneurone mit der **ventralen respiratorischen Gruppe (VRG)** verbunden.

8

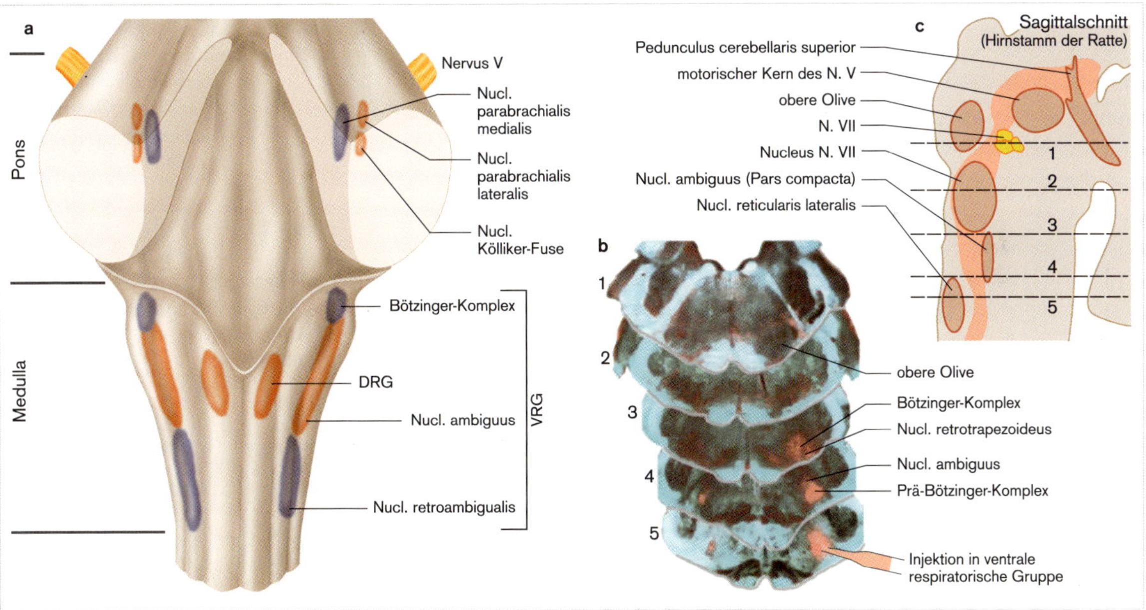

Abb. 8.42 Respiratorische Neuronengruppen.

a Respiratorische Neuronengruppen in der Medulla oblongata und Pons mit inspiratorischer (rot) bzw. exspiratorischer (blau) Aktivität. VRG = ventrale respiratorische Gruppe, DRG = dorsale respiratorische Gruppe.

b Darstellung des Prä-Bötzinger-Komplexes und N. retrotrapezoideus innerhalb der VRG der Ratte. Nach Injektion von Fluorogold zur retrograden Markierung wurden serielle Transversalschnitte angefertigt. (Foto aus Feldman JL, DelNegro CA. Looking for inspiration. New perspectives on respiratory rhythm. Nat.Rev.Neuros. 2006; 7:232-232-242)

c Sagittalschnitt durch den Hirnstamm der Ratte. Die Markierungen 1–5 zeigen die ungefähre Lage der Schnittebenen in **b**.

Die ventrale respiratorische Gruppe (VRG) erstreckt sich fast über die gesamte Länge der Medulla oblongata. Sie beginnt im Bereich um den Ncl. facialis. In der VRG lassen sich anhand des Aktivitätsmusters unterschiedliche Neuronenpopulationen nachweisen, die während verschiedener Phasen von In- und Exspiration aktiv werden (▶ Abb. 8.43). Diese Neurone sind im **Bötzinger Komplex** und dem unterhalb davon gelegenen sog. **Prä-Bötzinger-Komplex** lokalisiert.

Betrachtet man die **Ruheatmung** lassen sich grob **drei Neuronenklassen** unterscheiden:

- Die vorwiegend im Prä-Bötzinger Komplex gelegenen inspiratorisch aktiven Neurone (**I-Neurone**), die das Zwerchfell (über N. Phrenicus) und die Mm. intercostales externi zur Kontraktion bringen.
- Die vorwiegend im Bötzinger Komplex gelegenen postinspiratorisch (**PI-Neurone**) aktiven Neurone, die in der ersten Ausatmungsphase entladen und das Zwerchfell relaxieren. Man nimmt an, dass I und PI Neurone antagonistisch miteinander verschaltet sind (reziproke Hemmung).
- Die vorwiegend im Bötzinger Komplex gelegenen **exspiratorisch aktiven Neurone**, die eine Kontraktion der internen Intercostalmuskulatur bewirken.

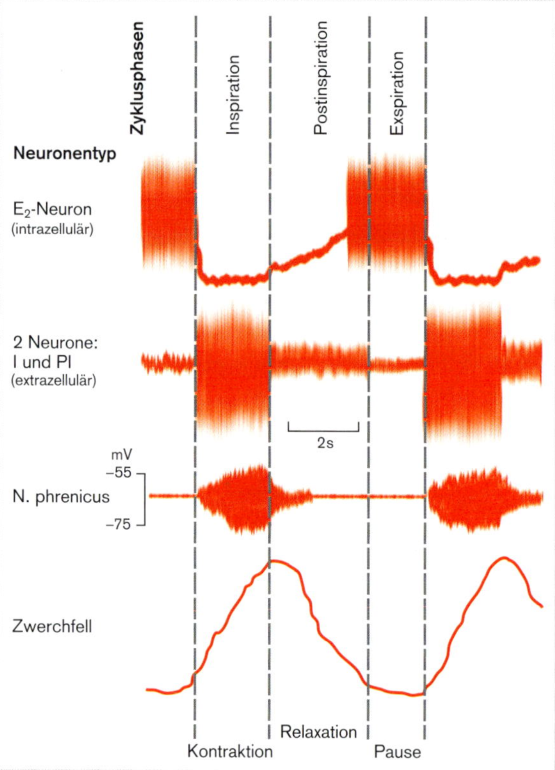

Abb. 8.43 Zyklusphasen des nervösen Atemrhythmus bei normaler Atmung. Inspiration (I), Postinspiration (PI), und Exspiration (E_2). Dargestellt sind die neuronale Aktivitäten von drei verschiedenen Neuronentypen (I, PI und E_2) in zeitlicher Zuordnung zur Aktivität des N. phrenicus) und der Kontraktion des Zwerchfells.

▶ Abb. 8.42 zeigt die medullären Gebiete mit vorwiegend inspiratorischer bzw. exspiratorischer Aktivität. Im Prä-Bötzinger Komplex befindet sich der inspiratorische und damit primäre **Rhythmusgenerator**. Zur Stabilisierung und Modulation des Rhythmus erhält des Prä-Bötzinger Komplex neben Informationen aus dem Bötztinger Komplex u.a einen starken tonischen Zufluss aus zentralen chemosensiblen Arealen sowie pontinen (siehe ▶ Abb. 8.42**a**) Kerngebieten (N. Kölliker-Fuse, N.parabrachialis). Generell wird im Wachzustand durch die supramedullären Zuflüsse (u.a. aus der Formatio reticularis) ein höheres Aktivitätsniveau erzeugt. Der geordnete Atemzyklus ensteht durch abwechselnde Aktivierung und gegenseitige Hemmung der drei Neuronenklassen (**sog. inhibitorisches Konnektom**).

Der **Prä-Bötzinger-Komplex** (▶ Abb. 8.42**b**) liegt zwischen dem Nucleus ambiguus und dem Nucleus reticularis lateralis. Seine Neurone enthalten z.T. Neurokininrezeptoren (NK1-Rezeptor) die das Neuropeptid Substanz P binden. Im Tierexperiment lässt sich über lokale Gabe von Substanz P die Atmung stimulieren. Applikation von Opioiden in diesem Bereich hemmt die Atmung. Interessanterweise lässt sich der hemmende Effekt von Opioiden auf die Atmung durch Gabe von Serotoninagonisten aufheben!

Im Tierexperiment zeigt sich auch, dass **Auslöschung von Prä-Bötzinger-Neuronen** bei adulten Tieren zu einer extrem **unregelmäßigen** (ataktischen) Atmung mit langen **Apnoephasen** führt. Neugeborene Ratten/Mäuse mit defekter Entwicklung des Prä-Bötzinger-Areals (Mangel an Transkriptionsfaktor Maf B, der zu 65 % die NK1-positiven Zellen betrifft), versterben kurz nach Geburt (2 h), da sie keinen tragenden Atemrhythmus etablieren können, der Tod erfolgt durch zentrale Apnoe.

Die Neurone der VRG (insbesondere Bötzinger-Komplex/Prä-Bötzinger-Komplex) liegen in ummittelbarer Nachbarschaft zu den von ihnen gesteuerten motorischen Neuronen der respiratorisch bedeutsamen Muskelguppen (Diaphragma/Interkostalmuskeln/Muskulatur von Pharynx und Larynx/Zunge) sowie des M. sternocleidomastoideus und der Bauchmuskulatur, die bei forcierter Atmung zusätzlich tätig werden. So vermitteln Verbindungen zwischen dem Prä-Bötzinger Komplex und dem Nucleus ambiguus die atemabhängige Aktivierung der **Kehlkopfmuskulatur** über den N. laryngeus recurrens. In der Inspirationsphase werden laryngeale Abduktormuskeln aktiviert, was die Stimmritze öffnet, während in der Postinspiration Adduktormuskeln aktiviert werden, welche den exspiratorischen Strömungswiderstand erhöhen.

Morphine und Atmung

Opioide werden häufig in der Klinik als **schmerzhemmende Medikation** z. B. in der postoperativen Phase verabreicht. Dabei kann es u. U. bei nicht sachgemäßer Dosierung zur Atemdepression kommen. Tierexperimentell sind opioide Rezeptoren unter anderen im Prä-Bötzinger-Komplex und in atemregulatorischen Arealen des Pons (N. Kölliker-Fuse, Nucleus parabrachialis) nachgewiesen worden. Auch die sensorischen Zellen des Glomus caroticum sind Opioid sensitiv, sodass das Hypoxiesignal abgeschwächt wird.

Beim Menschen bewirken Opioide zunächst eine Veränderung des Atemrhythmus: Er wird langsamer und unregelmäßig. Mit steigender Dosis nimmt dann auch die Atemtiefe ab. Wenngleich im klinischen Umfeld die opioidinduzierte Atemdepression in der Regel nicht tödlich verläuft, so stellt die **Atemdepression** die Haupttodesursache bei **Opioidmissbrauch** dar.

8.12.2 Chemosensorische Einflüsse auf die Atmung

Über chemosensorische, rückgekoppelte Reflexbögen nehmen sowohl der CO_2-Partialdruck wie auch der Sauerstoffpartialdruck Einfluss auf die Aktivität der Atmung. Dabei spielen sowohl zentral (im Hirnstamm) und peripher gelegene Chemosensoren eine wichtige Rolle.

▶ **Einfluss von CO_2.** Für die Steuerung der Ventilation spielt der CO_2-Partialdruck eine wesentliche Rolle (hier sei daran erinnert, dass der arterielle P_{CO_2} die Effizienz der alveolären Ventilation reflektiert). Ein Anstieg des arteriellen P_{CO_2} zeigt in der Regel eine Abnahme der alveolären Ventilation (Hypoventilation) an. Bei an den Stoffwechsel angepasster Steuerung der alveolären Ventilation bleiben P_{O_2} und P_{CO_2} weitgehend konstant (S. 335). Der Normbereich für den arteriellen P_{CO_2} liegt bei 36–44 mmHg P_{CO_2} (4,79–5,85 kPa), der Mittelwert bei 40 mmHg (5,32 kPa).

Konstanz des P_{CO_2} in einem engen Bereich ist nicht zuletzt deshalb erwünscht, da CO_2-Partialdruckschwankungen automatisch zu **pH-Änderungen** führen. Außerdem sei noch erwähnt, dass bei intakter zentraler Chemoregulation bereits ein mäßiger Anstieg des P_{CO_2} um wenige mmHg, wie er etwa beim willkürlichen Luftanhalten auftritt, ein Gefühl der **Atemnot** induziert. Entsprechend löst bereits eine geringe Zunahme des arteriellen P_{CO_2} eine deutliche **Steigerung der Ventilation** aus. Mischt man bei einem gesunden Menschen zur Einatemluft steigende Mengen an CO_2 und misst die Ventilation, so kann man die sog. **CO_2-Antwortkurve** registrieren. Aus ▶ Abb. 8.44 wird deutlich, dass ein Anstieg des P_{CO_2} von 40 mmHg (5,32 kPa) auf 60 mmHg (7,98 kPa) das Atemminutenvolumen ungefähr um das zehnfache auf ca. 70 l/min erhöht. Ein Anstieg des P_{CO_2} um nur 1 mmHg erhöht das Atemminutenvolumen bereits um ca. 40–50 %.

Die Registrierung des P_{CO_2} erfolgt in verschiedenen **chemosensiblen Arealen** der **ventralen Medulla oblongata**, in Nachbarschaft zu dem für Rhythmogenese wichtigen Prä-Bötzinger-Komplex. Besonders während des Schlafs und unter Narkose stellen die zentralen Chemosensoren einen primären Stimulus für die Ventilation dar. CO_2 kann leicht die Blut-Hirn-Schranke passieren; daher

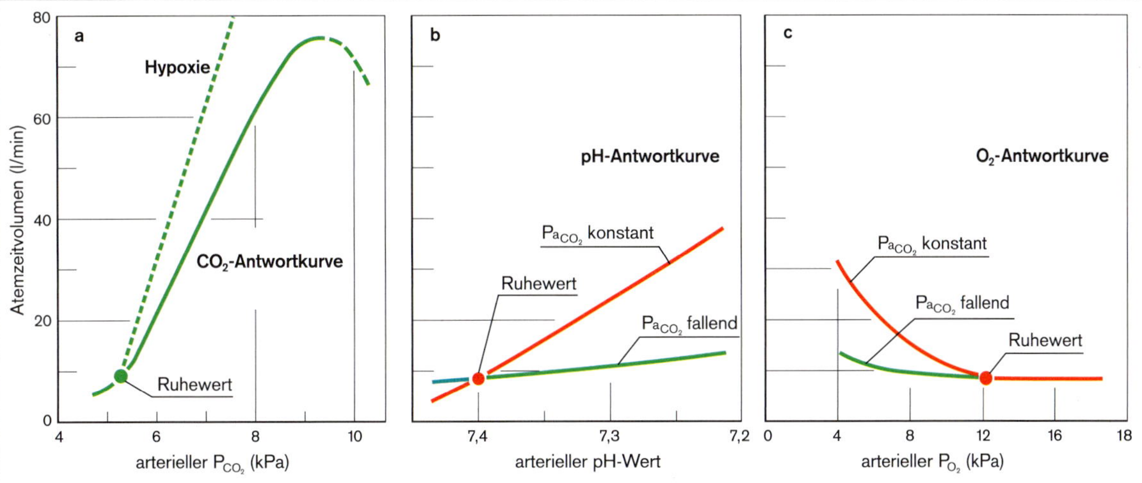

Abb. 8.44 Chemische Atemantriebe.
a Veränderung der Ventilation (l/min) in Abhängigkeit vom P_{CO_2} (CO_2-Antwortkurve). Bei Hypoxie nimmt die Steilheit der CO_2-Antwortkurve zu.
b und **c** Einfluss des pH bzw P_{O_2} auf die Ventilation. Beachte: bei b und c ist die Atemantwort bei konstantem P_{CO_2} deutlich höher.

führt ein Anstieg des P_{CO_2} im Blut rasch zu Veränderungen der Kohlensäurekonzentration und damit des pH-Wertes in der Zerebrospinalflüssigkeit. Die Veränderungen der Protonenkonzentration werden dann von den Neuronen (wahrscheinlich über Änderungen des intrazellulären pH-Wertes) registriert. Für Protonen selbst ist die Blut-Hirn-Schranke nicht frei permeabel. Diese werden vielmehr über über spezifische Transportsysteme durchgeschleust, was zeitaufwendig und kapazitätslimitiert ist. Entsprechend tritt der durch Aktivierung zentraler chemosensibler Areale ausgelöste atemstimulierende Effekt einer metabolischen Azidose (S. 396) verzögert auf und erreicht auch nicht die Amplitude, wie die durch CO_2 bedingten Änderungen (▶ Abb. 8.44).

In tierexperimentellen Untersuchungen sind zentrale chemosensible Neurone im Bereich des **Nucleus retrotrapezoideus** näher untersucht worden. Diese Neurone projizieren u. a. auf die rhythmisch aktiven Zentren (Prä-Bötzinger-Komplex). Auch nach Ausschaltung der peripheren chemosensorischen Zuflüsse bleibt die Chemosensibilität dieser Areale erhalten. Inaktivierung der chemosensiblen Neurone im Nucleus retrotrapezoideus führt während des Schlafs und bei Anästhesie zu massiver Hypoventilation bis hin zur Atemstillstand (Apnoe). Zudem konnte nachgewiesen werden, dass diese Neurone über den Nucleus tractus solitarius auch Information von den **peripheren Chemosensoren (Glomus caroticum/aorticum)** erhalten. Die Afferenzen dieser peripheren Chemosensoren erhöhen zusätzlich die Aktivität der zentralen Chemosensoren. Dies erklärt den schon lange bekannten Befund, dass die Wirkung von CO_2 auf die Atmung schon bei mäßiger Hypoxie deutlich verstärkt wird (siehe ▶ Abb. 8.44).

Im Wachzustand lässt sich die CO_2-Empfindlichkeit – in physiologischen Grenzen – u. a. durch kortikale Zuflüsse modulieren, nur dadurch werden komplexe willkürmotorische Akte wie Sprechen oder Singen überhaupt erst möglich. Eine Übersicht über charakteristische Veränderungen des Atemrhythmus, die beim gesunden Menschen bzw. pathophysiologisch beobachtet werden, gibt ▶ Abb. 8.45. Die vertiefte und höherfrequente **Kussmaul-Atmung** tritt u. a. bei metabolischer Azidose auf, bei der **Apneusis** liegt eine pathologisch verlängerte Inspirationsaktivität vor, die u. a. bei Schäden im Pons auftritt. Die periodisch an- und abschwellende **Cheyne-Stokes** Atmung kann bei Höhenaufenthalt, Herzerkrankungen oder zerebralen Durchblutungsstörungenbeobachtet werden. Die **ataktische Atmung** ist durch einen sehr unregelmäßigen Atemrhythmus gekennzeichnet und tritt bei verschiedenen zerebralen Störungen auf. Eine **Schnappatmung** mit langen Apnoeperioden und nur noch geringer inspiratorischer Aktivität ist Ausdruck der erlöschenden zerebralen Aktivität im präterminalen Stadium.

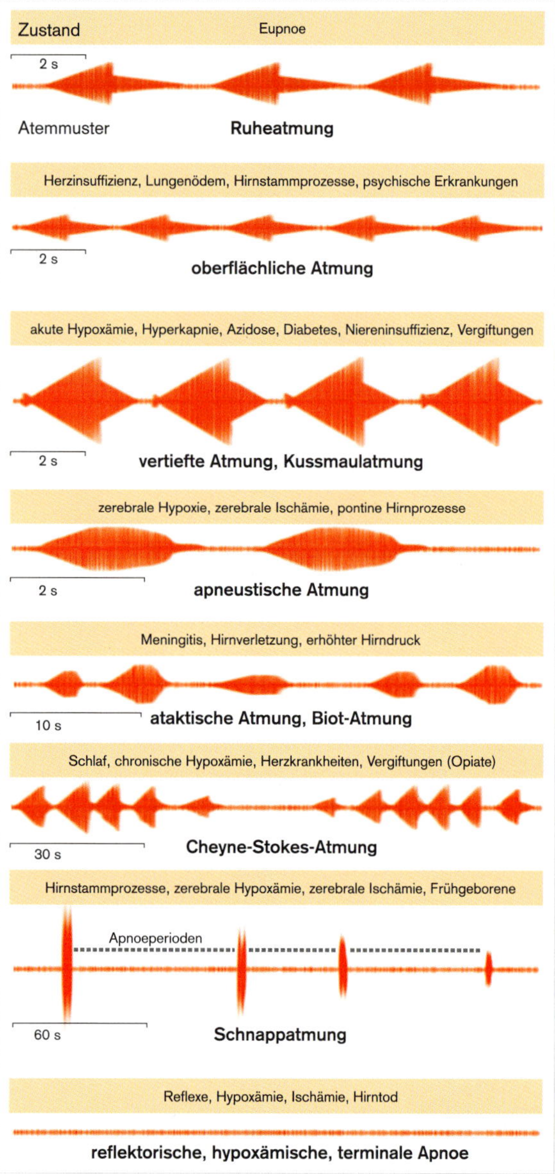

Abb. 8.45 Normale und pathologische Atemmuster. Dargestellt ist die Phrenicusaktivität bei normaler und pathologischer Atmung.

▶ **Einfluss von O_2.** Der Sauerstoffdruck im arteriellen Blut wird durch periphere Chemosensoren (**Glomus caroticum, Glomus aorticum**) erfasst, wobei beim Menschen das Glomus caroticum den wesentlichen Einfluss ausübt.

Das **Glomus caroticum** liegt in der Karotisgabel. Es ist ein kleines, sehr gut durchblutetetes Organ, das über afferente Fasern des **N. Glossopharyngeus** Informationen über den peripheren P_{O_2} an den Ncl. tractus solitarius und von dort an die DRG liefert.

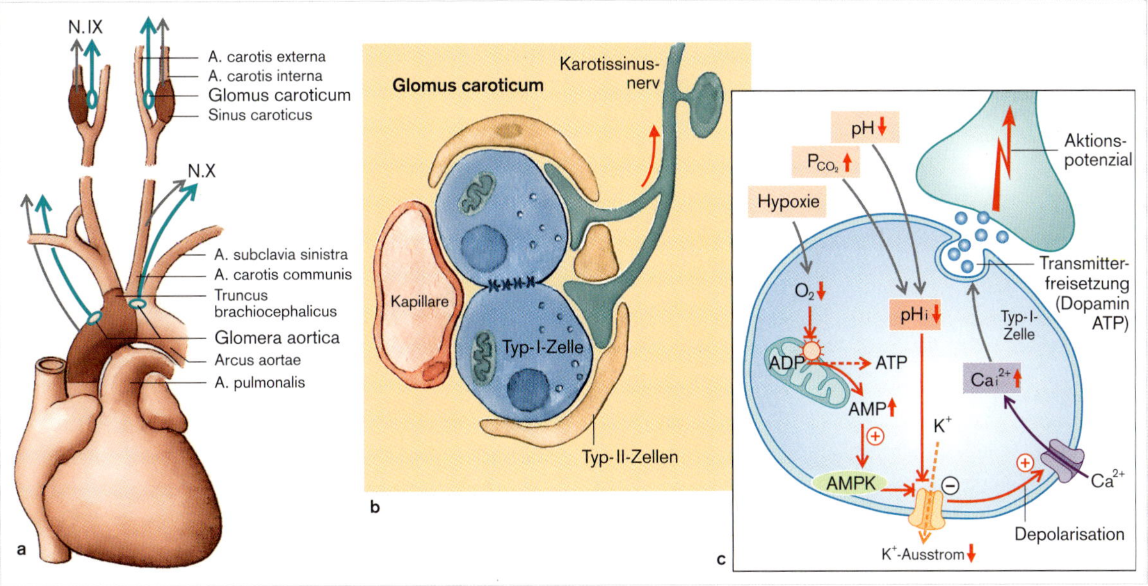

Abb. 8.46 Periphere Chemorezeptoren.

a Die Glomera carotica an der Karotisgabel werden von der A.carotis externa versorgt und vom N. glossopharyngeus (N. IX) innerviert. Die Glomera aortica erhalten Blut aus der Aorta und werden vom Vagus (N. X) innerviert). Die benachbarten pressorezeptorischen Areale sind ebenfalls markiert.

b Eine Kapillare mit zwei anliegenden chemosensorischen Typ I Zellen mit Synapsen zum Karotissinusnerven. Ebenfalls dargestellt sind die umhüllenden Typ II Zellen.

c Schematische Darstellung des Transduktionsmechanismus (Einzelheiten siehe Text).

Das Glomus caroticum besteht aus epitheloiden Zellen vom Typ I und II (▶ Abb. 8.46), wobei die **Typ-I-Glomuszellen** die Sauerstoffsensoren sind. Der Arbeitsbereich der Sensoren lässt sich durch Messung der Aktionspotenzialfrequenz der Afferenzen erfassen: bei normalen P_{O_2} von ca. 90–100 mmHg findet man eine „Ruheaktivität" von 1–2 Hz, sinkt der P_{O_2} unter ca. 70 mmHg so kommt es zu einer exponentiellen Zunahme der Aktivität mit einem Maximum bei ca. 20–30 mmHg.

Vergleicht man den Einfluss auf die Ventilation (▶ Abb. 8.44) so zeigt sich, dass hypoxische Stimulation der peripheren Sensoren eine geringere Wirkung hat als die Stimulation zentraler CO_2-empfindlicher Chemosensoren. Allerdings wird die Aktivität der peripheren Chemosensoren in erheblichem Ausmaß durch den peripheren P_{CO_2} bzw. pH moduliert (s. u.).

Der durch reinen Sauerstoffmangel (Hypoxie) induzierte Atemantrieb führt primär zu einer **Hyperventilation**, verbunden mit einem **Absinken des** P_{CO_2}, was den über die zentralen Chemosensoren vermittelten Atemantrieb schwächt. Insgesamt kommt es daher nur zu einer mäßigen Steigerung des Atemminutenvolumens. Bleibt aus zusätzlichen Gründen der P_{CO_2} jedoch konstant bei 40 mmHg oder geht er sogar darüber hinaus, dann steigert die Hypoxie die Atmung deutlich stärker. Ähnlich wirkt sich eine Abnahme des pH fördernd auf die Ventilation aus.

▶ **Mechanismus der Chemorezeption.** Glomuszellen des Typ I besitzen **Kaliumkanäle**, deren Öffnungszustand über den Sauerstoffdruck reguliert wird. Bei Hypoxie **schließen** diese Kanäle, was zur **Depolarisation** und zur Öffnung spannungsgesteuerter **Calciumkanäle** mit nachfolgender Freisetzung von **Transmitter** an der Synapse führt (▶ Abb. 8.46) sowie zur Erregung der afferenten Nerven. Neben ATP als wichtigstem Überträgerstoff werden noch weitere Transmitter freigesetzt (z. B. Acetylcholin, Dopamin), deren Funktion nicht genau bekannt ist.

Interessanterweise scheint eine direkte Verknüpfung der **Sauerstoffdruckmessung** mit dem **Energiestoffwechsel** der Glomuszellen zu bestehen. Bei Hypoxie kommt es durch Beschränkung der mitochondrialen ATP-Synthese zu verstärktem Anfall von AMP, das die AMP-aktivierte Kinase (AMPK) aktivieren kann. Diese wurde in der Zellmembran von Glomuszellen des Typs I in unmittelbarer Nachbarschaft zu O_2-sensitiven Ionenkanälen gefunden. Eine Aktivierung der AMPK führt zur Depolarisation und Transmitterfreisetzung (s. o.). Ob auch noch andere Mechanismen (z. B. Cytochrome) an der Steuerung beteiligt sind, ist zurzeit Gegenstand weiterer Untersuchungen.

Wie bereits erwähnt, wird die Antwort der **peripheren Chemosensoren** durch den P_{CO_2} und pH derart moduliert, dass Hyperkapnie und metabolische Azidose die Wirkung der Hypoxie verstärken. Es sind dabei im Glomus caroticum sowohl pH-sensitive **ASIC** (*acid-sensing ion channels*) Kanäle, wie auch pH-regulierte **Kaliumkanäle** der **TASK-Familie** nachgewiesen worden. Durch Abfall des pH erfolgt über Verschluss dieser Kanäle eine zusätzliche Depolarisation der Typ-I-Zellen, die den Arbeitsbereich und die Signalstärke erheblich beeinflusst. Bei gleichzeitigem Auftreten von Azidose und Hypoxie, wird daher eine wesentlich größere Steigerung der Ventilation beobachtet (▶ Abb. 8.44). Auch die rasche Steigerung der Ventilation, die bei metabolischer Azidose beobachtet wird (z. B. vertiefte, höherfrequente sog. Kussmaul-Atmung bei diabetischem Koma, Hyperventilation bei Arbeit oberhalb der Dauerleistungsgrenze) wird primär durch Stimulation der peripheren Chemosensoren ausgelöst.

Fällt der P_{O_2} innerhalb kurzer Zeit, wie z. B. bei raschem Aufstieg im Gebirge, so resultiert zunächst eine durch die Hypoxie ausgelöste **Hyperventilation** mit **respiratorischer Alkalose** (S. 395). Da der normalerweise über pH/CO_2 ausgelöste Ventilationsstimulus dadurch verkleinert wird, ist die Gesamtzunahme der Ventilation zunächst nur mäßig. Durch die innerhalb von Tagen erfolgende **renale Kompensation** der respiratorischen Alkalose wird der pH-Wert gesenkt und der durch Erregung der peripheren Chemosensoren resultierende Atemantrieb verstärkt.

Bei Menschen mit Diabetes kann sich im Rahmen einer Stoffwechselentgleisung (**diabetisches Koma**) durch Anhäufung von Ketonkörpern eine schwere **metabolische Azidose** entwickeln.

Hierbei kommt es zu einer besonders prägnanten Form der **respiratorischen Kompensation**: Die sog. **Kussmaul-Atmung** ist gekennzeichnet durch einen extrem regelmäßigen (erhöhten) Atemrhythmus bei gleichzeitiger Steigerung der Atemtiefe, sodass die Atmung einen maschinenartigen Charakter annimmt.

8.12.3 Mechanosensorische Zuflüsse

Die Ventilation wird durch Zuflüsse von verschiedenen Sensoren der Lunge und der zuführenden Atemwege moduliert. Die Afferenzen von den extrathorakalen oberen Atemwegen verlaufen mit dem N. IX, die Afferenzen aus der Lunge mit dem N. Vagus (myelinisierte Fasern und unmyelinisierte C-Fasern). Die einkommenden Signale konvergieren auf den Nccl. tractus solitarius bzw. auf die DRG.

Langsam adaptierende, myelinisierte Dehnungsrezeptoren, die in der Wand der zuführenden Atemwege liegen (wahrscheinlich im Bereich der glatten Muskulatur), werden bei **Inspiration** aktiviert und üben eine hemmende Wirkung auf die Dauer der Inspirationsphase aus, die Afferenzen verlaufen über den **Vagus** zum **Ncl. tractus solitarius**. Über diesen Weg wird der **Hering-Breuer-Reflex** ausgelöst, der beim Menschen aber nur bei erheblich vertiefter Atmung bedeutsam ist. Durch den Hering-Breuer Reflex wird eine Überblähung der Lunge verhindert, die **Atemfrequenz steigt**. Möglicherweise dienen die über diese Rezeptoren einkommenden Informationen auch der Optimierung der Atemarbeit bei körperlicher Belastung, da bei zunehmender Aufdehnung der Lunge (S. 353) der elastische Widerstand erheblich zunimmt. Die über diese Rezeptoren ausgelöste **Bronchodilatation** und **Tachykardie** wirken sich bei körperlicher Arbeit leistungsfördernd aus.

Rasch adaptierende Rezeptoren (myelinisierte, vagale Afferenzen), die besonders häufig in den Epithelien der oberen Atemwege zu finden sind, werden kurz während der **Initialphase der Inspiration** aktiviert, sie verkürzen die Exspirationsphase und führen so zu einer Zunahme der Atemfrequenz. Sie reagieren zudem auf eine Reihe von chemischen Stimuli (Zigarettenrauch, Histamin, Prostaglandine, Ammoniak) d. h. auf potenzielle Noxen, die in der Atemluft angeboten werden, bzw. auf Mediatoren, die bei Entzündungsprozessen freigesetzt werden. Durch sie werden Schutzreflexe wie z. B. Husten oder Niesen ausgelöst.

Die perikapillär liegenden **J-Rezeptoren** (vagale C-Fasern) werden u. a. bei **perikapillären Infiltrationen** (Lungenödem etc.) erregt, d. h. Erkrankungen, die in der Regel zu einer erheblichen Zunahme des elastischen Widerstands führen. Die Aktivierung der J-Rezeptoren löst eine flache, hochfrequente Atmung aus (Atemfrequenz > 20/Min: Tachypnoe). Bei sehr starker Aktivierung kann eine Atemhemmung (Apnoe) ausgelöst werden.

Die **Propriorezeptoren** der Atemmuskulatur (z. B. Muskelspindeln) und der Thoraxwand liefern ebenfalls Informationen über die bei der Atmung auftretenden Widerstände und ermöglichen eine Justierung der Kraft.

8.12.4 Weitere nicht rückgekoppelte Atemantriebe: Emotionen, Schmerz, Temperatur, Progesteron

Über das limbische System können verschiedene emotionale Zustände eine Steigerung der Ventilation hervorrufen (bei Angstzuständen: Hyperventilation u. U. bis zur Hyperventilationstetanie). Starke Schmerzen und Fieber können ebenfalls eine Hyperventilation auslösen. Während der zweiten Zyklushälfte und in der Schwangerschaft führt der Anstieg der Progesteronkonzentration zur Hyperventilation: In der Schwangerschaft sinkt der arterielle P_{CO_2} auf ca. 30–32 mmHg, dies begünstigt den Übertritt von CO_2 aus dem fetalen in das mütterliche Blut.

8.12.5 Einfluss der Atmung auf die Herztätigkeit

Die Neuronenverbände der in der Medulla oblongata lokalisierten funktionell definierten Atmungs- und Kreislaufzentren sind räumlich eng benachbart und zum Teil synaptisch miteinander gekoppelt. Insbesonders die vagalen Neurone, deren Aktivität zu einer Reduktion der Herzfrequenz führt, werden in der Inspirationsphase gehemmt und in der Postinspiration wieder aktiviert. Invers dazu werden medulläre Sympathikusneurone bei Inspiration aktiviert und bei Postinspiration wieder gehemmt. Insgesamt resultiert daraus eine Zunahme der Herzfrequenz während der Inspiration und eine Abnahme in der Postinspiration, was als **respiratorische Arrhythmie** bezeichnet wird.

8.12.6 Atemregulation unter speziellen Bedingungen

Chronische Hyperkapnie

Bei starker Einschränkung der Lungenfunktion (z. B. bei fortgeschrittener **chronisch obstruktiver Lungenerkrankung**) kann es zu einer dauerhaften arteriellen Hypoxie (mit arteriellen P_{O_2}-Werten deutlich unter 60 mmHg) und Hyperkapnie kommen. Da bei chronischer Hyperkapnie die zentrale Chemoregulation in ihrer Wirksamkeit nachlässt (u. a. wegen der Kompensation der respiratorischen Azidose durch die Niere), gewinnt der **hypoxische Atemantrieb** besondere Bedeutung. Um die Folgen der Hypoxie (u. a. pulmonale Hypertonie, Polyglobulie) abzumildern, werden die Betroffenen bei einem niedrigen arteriellen P_{O_2} von z. B. 50 mmHg zusätzlich mit Sauerstoff versorgt, um den P_{O_2} auf ca. 60 mmHg anzuheben. Unter diesen Bedingungen verbessert sich die O_2-Versorgung, der pulmonale Hochdruck wird reduziert und der hypoxische Atemstimulus bleibt erhalten. Eine Erhöhung des arteriellen P_{O_2} auf 90 mmHg, würde demgegenüber den Atemantrieb noch weiter reduzieren, sodass es zu kontinuierlichen Erhöhung des P_{CO_2} und schließlich zu einer CO_2-induzierten Atemlähmung kommt.

▸ **Atmungsregulation im Schlaf.** Während des Schlafes kommt es zu Veränderungen der Ventilation: in der non-REM-Phase wird die Atmung überwiegend durch die chemosensorischen Antriebe (P_{CO_2}, s. o.) gesteuert. Im Wachzustand wird die Atmung unter anderem auch durch einen tonischen Zustrom aus der Formatio reticularis gefördert. Da im Schlaf diese Impulse aus der Formatio reticularis entfallen, kommt es zu einer Abnahme des Atemminutenvolumens bzw. der alveolaren Ventilation um 1–2 l/min. Entsprechend fällt der arterielle P_{O_2} um 3–10 mmHg und der P_{CO_2} steigt um 4–8 mmHg. Während des REM-Schlafes ist der Atemantrieb durch die zentralen Chemosensoren stark reduziert. Die Atmung wird irregulär.

Störungen der chemischen Atemantriebe werden u. a. auch für den nächtlich eintretenden plötzlichen Kindstod mitverantwortlich gemacht: **SIDS** (***sudden infant death syndrom***). Bei einer seltenen angeborenen Störung der CO_2-Chemosensibilität werden die Kinder nachts beatmet.

Atemstörungen während des Schlafes sind bei Erwachsenen häufig, so kommt es bei der **obstruktiven Schlafapnoe** (Symptom: Schnarchen) durch den Abfall des Tonus der Pharynxmuskulatur zu einem transienten Verschluss der Glottis mit einer Apnoephase (häufig > 10 sec!). Der Abfall des P_{O_2} führt zu einer massiven Aktivierung der Atmung (wiedereinsetzendes Schnarchen) und passager zum Erwachen, da das retikuläre/sympathische System ebenfalls aktiviert wird. Mit zunehmender Schlaftiefe lässt der Tonus der Muskulatur wieder nach und der Zyklus beginnt erneut. Durch die Schlafstörung und die wiederholten Hypoxiephasen besteht ein erhebliches Gesundheitsrisiko. Zur Vermeidung werden diese Personen über eine Gesichtsmaske und angeschlossene Pumpe mit leichtem Überdruck beatmet, sodass die Atemwege freigehalten werden.

▸ **Körperliche Belastung.** Die beim Untrainierten durch willkürliche Anstrengung (**Atemgrenzwert**) ohne körperliche Arbeit oder bei körperlicher Belastung erreichbare Steigerung der Ventilation von ca. 120 l/min übertrifft die durch die chemischen Stimuli erreichbaren Werte erheblich. Bei körperlicher Arbeit wird zunächst das Atemzugvolumen und bei höheren Belastungen zusätzlich die Atemfrequenz gesteigert (s. 16.4.1). Dabei kommt es im arteriellen Blut zu keiner signifikanten Änderung von P_{O_2} und P_{CO_2} (erst bei starker bis maximaler Auslastung fällt der pH durch die Laktazidose), sodass die rückgekoppelte chemosensible Regulation als Atemantrieb ausfällt. Man nimmt an, dass die Steigerung der Ventilation bei Arbeit auf verschiedene Ursachen zurückzuführen ist.

Eine von den motorischen Arealen ausgehende **kortikale Komponente** (Mitinnervation). In jüngster Zeit konnte gezeigt werden, dass die Aktivität chemosensibler Neurone des N. retrotrapezoidus unabhängig vom P_{CO_2}

durch deszendierende serotoninerge Impulse, die bei Arbeit zunehmen sollen, deutlich gesteigert wird, und dadurch auch der Antrieb für den zentralen Rhythmusgenerator, wie z. B. der Prä-Bötzinger-Komplex.

- Sensorische Rückmeldungen der **Propriozeptoren** der arbeitenden Muskulatur (Muskelspindeln) führen zu einer verstärkten Ventilation.
- Afferenzen von **postulierten Chemosensoren** im Bereich der Muskulatur steigern ebenfalls die Ventilation.

Zusammenfassung Kap. 8.12

Die Atemregulation

Die Kontrolle der Atmung umfasst willkürliche und unwillkürliche Elemente. In der **Medulla oblongata** liegende Neuronenpopulationen, die miteinander verschaltet sind (**dorsale und ventrale respiratorische Gruppe** [DRG/VRG]), erarbeiten das Grundprogramm für die Steuerung der Atemmuskulatur. Dabei erhält die **DRG** die für die Steuerung erforderlichen **sensorischen Impulse** aus der Peripherie. Die **VRG** bildet in spezialisierten Subpopulationen den primären Atemrhythmus und steuert die inspiratorischen und exspiratorischen **Motoneurone**. Zuflüsse aus dem Kortex, limbischen Sytem, Pons und Formatio reticularis können die Aktivität der medullären respiratorischen Neuronenpopulationen in weitem Bereich modulieren.

Zentrale Chemorezeptoren in der Medulla oblongata (u. a. N. retrotrapezoideus) messen den P_{CO_2} und **pH**. Ein Anstieg des P_{CO_2} bzw. der Protonenkonzentration aktiviert die Atmung. Ein Abfall des P_{CO_2} hemmt die Atmung. Hypoxie erhöht die Aktivität der zentralen Chemorezeptoren. Die zentrale Chemorezeption ist in die normale Steuerung der Atmung eingebunden (u. a. tonische Aktivierung der Rhythmus-bildenden Neurone). Sie ist besonders wichtig für die Steuerung der Atmung während des **Schlafs** und unter **Narkosebedingungen**.

Periphere Chemorezeptoren des Glomus caroticum messen den **arteriellen** P_{O_2}. Ihre Aktivität nimmt deutlich zu, wenn der arterielle P_{O_2} auf ~ 60 mmHg (8 kPa) absinkt, arterielle Hyperkapnie und Azidose erhöhen die Aktivität zusätzlich.

8.13 Störungen der Sauerstoffversorgung: Hypoxie

8.13.1 Blutgasanalyse und Pulsoximetrie

Viele Lungenerkrankungen beeinträchtigen die Versorgung des Organismus mit Sauerstoff. Die Messung des arteriellen P_{O_2}, P_{CO_2}, pH mit der Blutgasanalyse stellt daher eine der wichtigsten diagnostischen Methoden dar, erfordert jedoch einen arteriellen Zugang und erlaubt daher in der Regel keine kontinuierliche Erfassung der Oxygenierung. Daher hat sich ein unblutiges Verfahren, die sog. Pulsoximetrie, zur kontinuierlichen Überwachung von Personen mit Störungen des pulmonalen Gasaustauschs etabliert. Das Messverfahren macht sich zunutze, dass **Oxyhämoglobin** und **Desoxyhämoglobin** unterschiedliche spektrale **Absorptionseigenschaften** aufweisen (▶ Abb. 8.17): Wird parallel die Gewebsabsorption von zwei typischen Wellenlängen gemessen, kann daraus der Anteil an Oxy- und Deoxyhämoglobin bzw. die momentane **Sauerstoffsätttigung** berechnet werden. Dabei setzt sich die Gewebsabsorption aus einem konstanten Anteil, und einem durchblutungsbedingten Anteil zusammen. Erfolgt gleichzeitig mit der Absorptionsmessung eine plethysmografische Erfassung der **arteriellen Pulsation**, so ist eine Zuordnung der beobachteten Extinktionswerte zur arteriellen Durchblutung möglich (Kapillaren und Venen weisen keine Pulsation auf und werden bei der Messung daher nicht erfasst) und dadurch die Berechnung der arteriellen Sauerstoffsättigung. Der Normalwert der arteriellen Sauerstoffsättigung des Hämoglobins liegt bei 94–98 %. Der für Pulsoximetrie interessante Messbereich liegt zwischen 90 % und 70 % Sauerstoffsättigung.

Über die Sättigungswerte kann man aus der Sauerstoffbindungskurve den P_{O_2} näherungsweise bestimmen, denn im oberen Bereich der Bindungskurve sind kleine Änderungen der Sättigung mit großen Änderungen des Drucks verbunden (s. ▶ Abb. 8.19): Eine O_2-Sättigung von 70 % zeigt daher bereits eine sehr schwere arterielle Hypoxie an, entsprechend einem P_{O_2} von ca. 40 mmHg (5,32 kPa)! Wird die Pulsoximetrie durch eine arterielle Blutgasanalyse ergänzt, dann ist eine weitere Differenzierung der Ursachen für die arterielle Hypoxie möglich.

8.13.2 Formen der Hypoxie

Das Sauerstoffangebot an den Organismus entspricht dem Produkt aus Herzzeitvolumen und Sauerstoffkonzentration im arteriellen Blut. Alle Faktoren, die zu einer Beeinträchtigung dieser beiden Parameter führen, erniedrigen das O_2-Angebot und verursachen dadurch eine Hypoxie.

Demzufolge sind Störungen der Lungenfunktion, des Herz-Kreislauf-Systems und der Hämoglobinfunktion oder -synthese mögliche Ursachen für eine Hypoxie. Man unterscheidet:

- **Hypoxische Hypoxie:** Hier ist immer der arterielle Sauerstoffdruck erniedrigt, dies ist die **häufigste Form der Hypoxie.**
- **Anämische Hypoxie:** der arterielle P_{O_2} ist normal, aber die Hämoglobinkonzentration (Anämie) bzw. die Sauerstoffbindung (CO-Vergiftung, Methämoglobinämie) ist gestört.

Ischämische Hypoxie: Hier ist die Durchblutung der Gewebe inadäquat, z. B. im Gefolge eines Herzinfarkts.

Zytotoxische Hypoxie: Die aerobe Energiegewinnung in den Zellen ist vermindert (z. B. durch Vergiftungen mit Zyanid), obwohl die Sauerstoffversorgung ausreichend ist.

Ein häufiges Symptom bei einer Hypoxie ist die sog. **Zyanose**. Wird durch Störung der O_2-Aufnahme in der Lunge, bzw. verlangsamte periphere Zirkulation (ischämische Hypoxie) die O_2-Ausschöpfung im kapillären Blut so weit gesteigert, dass mehr als 50 g Hb/L Blut als Deoxyhämoglobin vorliegen, dann macht sich dies durch eine Blaufärbung (bedingt durch die spektralen Eigenschaften des Deoxyhämoglobins) bemerkbar, die besonders an oberflächlich liegenden Kapillarbetten von Lippen, Nägeln, Ohren, sowie im Bereich der Mundschleimhaut/Zunge zu beobachten ist.

▸ **Ursachen der hypoxischen Hypoxie.** Aufenthalt in größeren Höhen (S. 382) führt automatisch zu einer hypoxischen Hypoxie, da der inspiratorische Sauerstoffdruck sinkt.

Pathophysiologische Ursachen für eine hypoxische Hypoxie sind in der Regel Störungen der Lungenfunktion bzw. des Atemantriebs:

- **Primär restriktive Störungen** mit Einschränkungen der Diffusionskapazität wie pulmonale Fibrose, Pneumonie, Lungenödem, Atelektasen,
- **Ventilations-Perfusionsstörungen** (COPD; Asthma; Cystische Fibrose, Lungenembolie),
- **Rechts-Links-Shunt** (z. B. offener Ductus Botalli),
- Hypoventilation durch **Störungen des Atemantriebs**: zentrale Störungen des Atemantriebs durch Vergiftungen (Narkotika, Alkohol, Schlafmittel),

Hypoventilation durch **Störungen der Atemmuskulatur** (Überlastung bei COPD), Muskelschwäche bei Myasthenia gravis, Myotonie, Motoneuronerkankungen (z. B. amyotrophe Lateralsklerose).

Um eine Hypoventilation gegenüber Verteilungs- und Diffusionsstörungen zu differenzieren, genügt die arterielle Blutgasanalyse, denn über diese kann die **alveolo-arterielle Druckdifferenz für Sauerstoff** ermittelt werden. Hierbei berechnet man zunächst den idealen alveolaren P_{O_2}, wobei vereinfachend vorausgesetzt wird, dass zwischen arteriellem und alveolarem P_{CO_2} keine signifikanten Unterschiede bestehen. Das Verhältnis von CO_2 Abgabe in den Alveolarraum und O_2 Aufnahme aus dem Alveolarraum (und die damit verbundenen Druckänderungen) entspricht dem **respiratorischen Quotienten**:

$$\mathbf{RQ = CO_2\text{-Abgabe}/O_2\text{-Aufnahme}}$$

Der RQ reflektiert welche Nahrungsstoffe (S. 719) zur Energiegewinnung herangezogen werden und er ist in der Regel < 1. Daher muss in der Berechnung eine Korrektur für den RQ eingefügt werden. Es gilt:

$$PA_{O_2} = P_{O_2 insp} - \frac{Pa_{CO_2}}{RQ}$$

Beispielrechnung: Bei einem inspiratorischen P_{O_2} von 140 mmHg (korrigiert für Wasserdampfsättigung der Inspirationsluft), einem arteriellen Pa_{O_2} von 60 mmHg und einem Pa_{CO_2} von 47 mmHg (RQ = 0,8) gilt:

$$PA_{O_2} = 140\,\text{mmHg} - \frac{47\,\text{mmHg}}{0{,}8} = 140\,\text{mmHg} - 59\,\text{mmHg} = 81\,\text{mmHg}$$

Damit liegt die alveolo-arterielle O_2-Druckdifferenz bei 21 mmHg, der arterielle P_{CO_2} ist gegenüber der Norm jedoch nur um 7 mmHg erhöht.

▸ **Bewertung der Daten.** Bei einer reinen **Hypoventilation** sind die Änderungen des arteriellen bzw. alveloaren P_{CO_2} und P_{O_2} vom Betrag her nahezu gleich groß, was auch bedeutet, dass sich die alveolo-arterielle Druckdifferenz für Sauerstoff nicht wesentlich vergrößert. Bei einer Hypoventilation findet man also eine **arterielle Hypoxie** bei normaler alveolo-arterieller Sauerstoffdruckdifferenz.

Bei **Diffusionsstörungen** nimmt jedoch die **alveolo-arterielle Sauerstoffdruckdifferenz** zu, während die CO_2-Elimination nicht gestört ist.

Auch bei **Verteilungsstörungen** sinkt zuerst der **arterielle** P_{O_2} ohne begleitende Änderungen des P_{CO_2}, der nur bei schweren Verteilungsstörungen ansteigt (die im Rechenbeispiel angegebenen Daten könnten bei einer schweren Verteilungsstörung auftreten).

Ein **Rechts-Links-Shunt** (z. B. bei fehlendem Verschluss des Foramen ovale, Vorhofseptumdefekt) führt ebenfalls zu einer vergrößerten **alveolo-arteriellen Sauerstoffdruckdifferenz**. Physiologischerweise gibt es einen kleinen Rechts-Links-Shunt in der Lunge, da das Blut aus den Vv. Thebesii und den Venen von Bronchien und Pleura in die Pulmonalvenen übergeht.

Eine weitere Differenzierung der Ursachen für eine arterielle Hypoxie ergibt sich, wenn für kurze Zeit **100 % O_2** eingeatmet wird:

- Bei **Hypoventilation**, **Diffusionsstörungen** und **Verteilungsstörungen steigt** der **arterielle** P_{O_2} erheblich, da sich die Bedingungen für die Sauerstoffaufnahme deutlich verbessern,
- bei einem **Rechts-Links Shunt** jedoch nur **unwesentlich**, da die Zunahme an physikalisch gelöstem Sauerstoff nicht ausreicht um die Sättigungsdefizite durch den Shunt zu kompensieren.

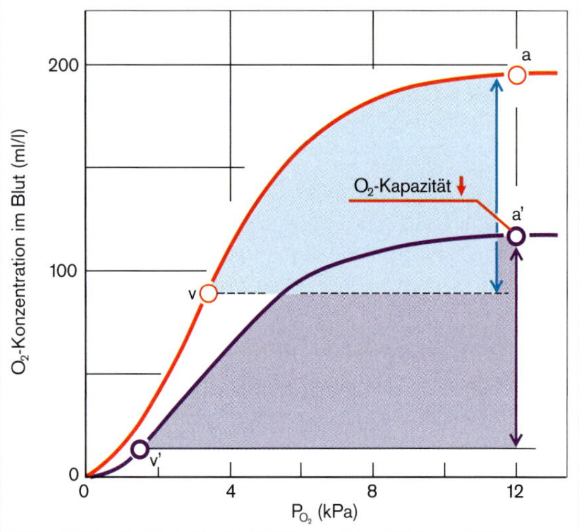

Abb. 8.47 Anämische Hypoxie. Bei der anämischen Hypoxie ist die O_2-Kapazität erniedrigt. Bei gleichbleibender arterio-venöser Konzentrationsdifferenz nimmt daher der gemischtvenöse Sauerstoffdruck im anämischen Blut deutlich ab (Punkt v').

▶ Tab. 8.5 gibt eine Übersicht über die Ursachen und Merkmale der verschiedenen Störungen.

Therapeutisch wird bei einer arteriellen Hypoxie versucht, durch eine Erhöhung des inspiratorischen P_{O_2} eine arterielle Sättigung von > 90 %zu erreichen, dies ist mit einem arteriellen P_{O_2} von 60–80 mmHg erreichbar, wobei wegen der möglichen toxischen Wirkungen hoher Sauerstoffkonzentrationen versucht wird, die dafür erforderliche inspiratorische O_2-Konzentration so niedrig wie möglich zu halten, z. B. bei 25–30 %.

Anämische Hypoxie

Bei der anämischen Hypoxie ist das Ausmaß der Beschwerden direkt mit der Abnahme der Hämoglobinkonzentration korreliert. Bei leichten Anämien (z. B. 105 g Hb/l) ist nur das O_2-Angebot bei stärkerer körperlicher Belastung eingeschränkt (erniedrigtes $\dot{V}_{O_2max}$). Unter Ruhebedingungen entstehen keine Symptome, da das Defizit an Hämoglobin zunächst über eine vermehrte Entsättigung im peripheren Gewebe kompensiert wird (▶ Abb. 8.47), dementsprechend sinkt der P_{O_2} des gemischtvenösen Blutes. Erst bei einer deutlichen Abnahme der Hb-Konzentration (z. B. auf 70 g Hb/l) wird es erforderlich, bereits in Ruhe das HZV zu steigern um ein adäquates O_2-Angebot aufrechtzuerhalten.

▶ **CO-Vergiftung.** Beladung des Hämoglobins mit CO führt zu einer Einschränkung des Sauerstofftransports. Wenngleich CO auch im normalen Stoffwechsel als Produkt der Hämoxygenasereaktion anfällt, spielt es im Normalfall quantitativ als Hämoglobinligand keine Rolle. Allerdings fällt CO als Produkt von unvollständigen Verbrennungsvorgängen (Ofenheizung, Zigarettenrauch, Autoabgase) an. Da Kohlenmonoxid im Vergleich zu Sauerstoff eine mehr als 200-fach höhere Affinität zur Hämgruppe aufweist und nur langsam von der Hämgruppe abdissoziiert, führt Einatmung von CO zu einer Reduktion der O_2-Kapazität, da die mit CO besetzten Häm-Bindungsplätze nicht für Sauerstoff zur Verfügung stehen.

Tab. 8.5 Ursachen der Hypoxie und Auswirkung der Atmung reinen Sauerstoffs

	Pa_{O_2}	Alveolo-arterielle O_2-Differenz	Pa_{CO_2}	Alveolo-arterielle CO_2-Differenz	Pa_{O_2} erhöht mit 100 % O_2
Zunahme der $\dot{V}A/\dot{Q}$-Inhomogenität	↓	↑	–	(↑)	ja
Zunahme des Rechts-Links-Shunts	↓	↑	–	–	nein
Diffusionsstörung	↓	↑	–	–	ja
Hypoventilation	↓	–	↑	–	ja, aber Vorsicht

↑ = Zunahme, ↓ = Abnahme; – = unverändert

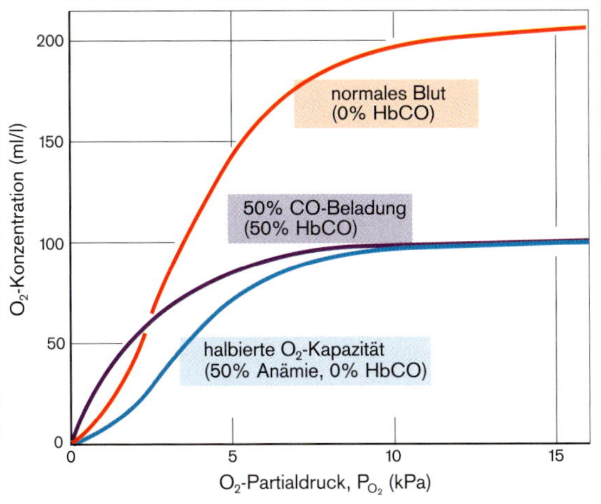

Abb. 8.48 Einfluss von CO auf die O_2- Bindung des Blutes. Liegt das Hämoglobin zu 50 % als CO-Hb vor, dannn wird nicht nur die Sauerstoffkapazität halbiert sondern auch die Sauerstoffaffinität signifikant erhöht. Die O_2-Abgabe im Gewebe wird daher – im Vergleich zu einer Anämie entsprechender Reduktion der Transportkapazität – massiv eingeschränkt.

Zudem verschiebt sich bei Bindung von CO an die Hämgruppe das Konformationsgleichgewicht des Hb-Tetramers (S. 346), sodass die O_2-Affinität der noch freien Bindungsplätze für Sauerstoff zunimmt (= Abnahme des P_{50}!). Entsprechend wird die Abgabe von Sauerstoff an das Gewebe erschwert (▶ Abb. 8.48). Daher ist eine Abnahme der O_2-Kapazität um 50–60 % durch Beladung des Hämoglobins mit CO eine lebensbedrohliche Situation, während eine entsprechende Reduktion der O_2-Kapazität bei Anämie durchaus mit dem Leben vereinbar ist.

Außer Kopfschmerzen und zunehmender Benommenheit gibt es keine Warnzeichen für eine **CO-Vergiftung**. Da der P_{O_2} im arteriellen Blut nicht sinkt, werden die peripheren Chemorezeptoren nicht aktiviert. Eine Zyanose tritt nicht auf, da CO-Hämoglobin eine kirschrote Farbe hat. Therapie: bei schwerer Vergiftung Beatmung mit hyperbarem Sauerstoff. Bei Menschen, die rauchen, werden u. U. Werte für CO-Hb um 8–10 % gemessen. Schon unter diesen Bedingungen löst die Gewebshypoxie bereits eine Aktivierung der Erythropoietinbildung (S. 459) aus, sodass Hämoglobinkonzentrationen von 180–190 g Hb/l Blut beobachtet werden können.

▶ **Grenzen der Hypoxietoleranz.** Wird die O_2-Zufuhr plötzlich unterbrochen (durch Kreislauf- oder Atemstillstand), dann entwickelt sich in kurzer Zeit eine **Anoxie**, da die im Körper vorhandenen Reserven an Sauerstoff gering sind: Im Blut selbst findet man weniger als 1 l O_2, die Lunge enthält beim Volumen der FRC ca. 300–400 ml Sauerstoff, die Menge an physikalisch gelöstem Sauerstoff bzw. an Myoglobin gebundenem O_2 ist deutlich geringer. Aus dieser Betrachtung wird klar, dass bei einem erwachsenen Menschen mit einem Ruhesauerstoffverbrauch von 250–300 ml/min u. U. bereits 4–5 Minuten nach Eintritt des Atemstillstandes der Tod eintreten kann. Da das Gehirn am empfindlichsten auf Sauerstoffmangel reagiert, tritt bei Atem- oder Kreislaufstillstand innerhalb von 10–20 Sekunden eine Bewusstlosigkeit ein. Irreversible Schädigungen der Hirnfunktion können daher auch bei erfolgreicher Kreislauf-Wiederbelebung eintreten (bereits nach ~3 Minuten Anoxie).

▶ **Toxische Wirkungen des Sauerstoffs.** In wässriger Lösung kann Sauerstoff toxisch wirkende Radikale bilden (z. B. O_2^-). Diese Radikale werden unter physiologischen Bedingungen kontinuierlich durch entgiftende Enzyme (Superoxiddismutase, Katalase, Peroxidase) abgebaut. Bei hohen inspiratorischen Sauerstoffkonzentrationen und entsprechendem Anstieg des physikalisch gelösten Sauerstoffs im Gewebe, werden diese Systeme überfordert. Es kommt zu Zellschädigungen u. a. durch Oxidation von Lipiden der Zellmembran, bzw. von Enzymen. Da die Lunge den hohen Drucken unmittelbar ausgesetzt ist, wirkt sich bereits eine Erhöhung des inspiratorischen Sauerstoffdrucks auf 1 Atmosphäre schädigend aus, wenn die Exposition länger als 24 Stunden dauert. Es kommt zu Störungen der kapillären Endothelzellfunktion (u. a. gesteigerte Permeabilität, dadurch Ausbildung eines Lungenödems) und es können sich bei Verlegung der Luftwege (z B. durch Mukus) rasch Absorptionsatelektasen entwickeln. Im Vergleich zur Luftatmung ist bei Atmung von 100 % Sauerstoff die Summe der Gaspartialdrucke im gemischtvenösen Blut deutlich niedriger, da der Stickstoff fehlt (z. B. 100 mmHg = 55 mmHg P_{O_2} + 45 mmHg P_{CO_2}). Es kommt daher zur raschen Aufnahme von Sauerstoff in das Blut mit Kollaps der Alveolen, wenn die Belüftung unterbrochen wird.

8

Toxische O_2-Wirkungen

Bei **frühgeborenen Kindern** begünstigt die Beatmung mit 100 % Sauerstoff die Entwicklung einer **retrolentalen Fibroplasie**. Hierbei kommt es zu abnormen Gefäßbildungen in der Retina und u. U. im Glaskörper, die zur Erblindung führen können.

Bei höheren O_2-Konzentrationen (4 Atmosphären), die u. U. beim Tauchen (s. u.) vorkommen können, kommt es binnen 30 Minuten zu **zerebralen Störungen** (Krämpfe, Koma), die tödlich verlaufen können.

Hyperbare Sauerstofftherapie

Über kurze Zeit kann die hyperbare Sauerstofftherapie in entsprechenden Überdruckkammern (bis zu 3 Atmosphären O_2) zur Behandlung der CO-Vergiftung eingesetzt werden. Auch die Gewebsgangrän (Gasbrand) kann mit Sauerstoff behandelt werden, da die verursachenden Bakterien durch Sauerstoff abgetötet werden.

Zusammenfassung Kap. 8.13

Störungen der Sauerstoffversorgung: Hypoxie

Sauerstoffmangel (**Hypoxie**) ohne Änderung des arteriellen P_{O_2} entsteht durch Anämie, CO-Vergiftung und Reduktion des Herz-Zeit-Volumens.

Eine **hypoxische Hypoxie** *mit* einem Abfall des arteriellen P_{O_2} wird durch Hypoventilation, Diffusionsstörungen, Rechts-Links-Shunt bzw. Verteilungsstörungen ausgelöst. Bei all diesen Störungen, mit Ausnahme der Hypoventilation, ist auch die **alveolo-arterielle Druckdifferenz** für Sauerstoff **erhöht**.

Erhöht man den inspiratorischen P_{O_2} durch kurzfristige Gabe von Sauerstoff, so **steigt** der **arterielle** P_{O_2} deutlich an bei Diffusionstörungen, Hypoventilation und Verteilungsstörungen, beim Rechts-Links-Shunt jedoch nur in geringerem Ausmaß.

Chronische Verabreichung (> 24 h) von **reinem Sauerstoff** ist für das Lungengewebe **toxisch** und kann durch Kapillarschäden zum Lungenödem führen. Bei frühgeborenen Kindern kann es durch Gabe von 100 %igem Sauerstoff zu einer **retrolentalen Fibroplasie** kommen.

Akute Exposition (30–60 min) mit hyperbarem Sauerstoff (4 Atmosphären, z. B. beim Tauchen) führt zu **zerebralen Krämpfen** und **Koma**.

8.14 Atmung unter besonderen Umweltbedingungen

8.14.1 Atmung und Höhenanpassung

Mit zunehmender Höhe nimmt der Luftdruck (S. 327) ab, er fällt annähernd exponentiell und ist bei 5500 m halbiert (▶ Abb. 8.49). Da sich die Gaszusammensetzung nicht ändert, nimmt entsprechend der inspiratorische P_{O_2} bzw. der alveoläre P_{O_2} ab. (▶ Abb. 8.49).

In **mäßigen Höhen** sind die funktionellen Einschränkungen jedoch nur leicht. So ist auf 2000 m Höhe der Barometerdruck 526 mmHg (69,9 kPa) und der inspiratorische P_{O_2} des angefeuchteten Gases liegt bei **115 mmHg** = 15,3 kPa. Entsprechend beträgt der alveoläre P_{O_2} **64–74 mmHg** (8,51–9,84 kPa). Unter diesen Bedingungen ist das Hämoglobin im arteriellen Blut noch zu mehr als 90 % gesättigt und es bei diesen Sauerstoffdrucken besteht akut nur ein geringer Stimulus für die peripheren Chemorezeptoren.

Wenngleich die arterielle Sättigung kaum verändert ist (und damit unter Ruhebedingungen auch der gemischtvenöse P_{O_2} nur geringfügig fällt) so hat sich doch die al-

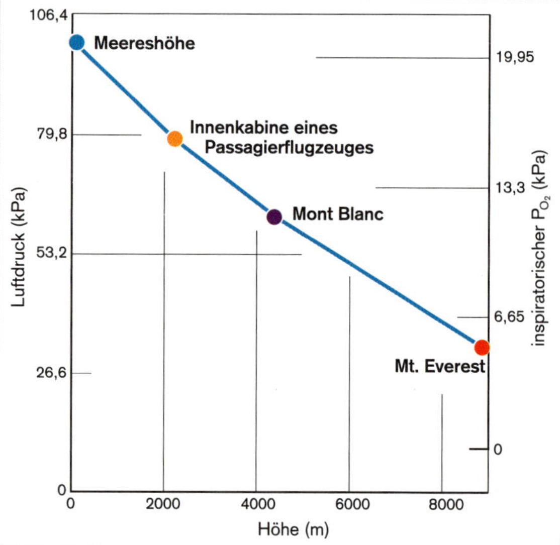

Abb. 8.49 Veränderung von Luftdruck und inspiratorischem Sauerstoffdruck in Abhängigkeit von der Höhe.

veolo-kapilläre Sauerstoffdruckdifferenz bereits deutlich verringert. Dies hat jedoch auf mäßigen Höhen keine messbare Einschränkung der körperlichen Leistungsfähigkeit zur Folge, da u. a. die Atemarbeit wegen der geringeren Viskosität des Atemgases etwas abnimmt.

Auf **3 000 m Höhe** liegt der arterielle P_{O_2} bei **60 mmHg** (~8 kPa), was einen messbaren Stimulus für die **peripheren Chemosensoren** darstellt. Durch die nun einsetzende **Hyperventilation** und daraus resultierende **Hypokapnie** und durch den **pH-Anstieg**, nehmen jedoch zunächst die über die zentralen Chemosensoren vermittelten Atemantriebe ab, sodass es bei akuter Expostion selbst auf 4000 m Höhe zunächst nur zu einer Verdoppelung der alveolaren Ventilation kommt (zudem sind ja auch die peripheren Chemosensoren durch pH/P_{CO_2} beeinflusst). Innerhalb von Tagen führt eine vermehrte **renale Bicarbonatausscheidung** zu einer Kompensation der respiratorischen Alkalose (S. 395) und damit einem Abfall des pH in der Zerebrospinalflüssigkeit bzw. im Extrazellulärraum. Entsprechend steigt nun die Atemantwort (▶ Abb. 8.44) und damit der alveoläre P_{O_2}.

Auch die **Sauerstoffaffinität** ändert sich bei akuter Höhenexposition. Durch die respiratorische Alkalose kommt es kurzfristig zu einer Linksverschiebung der Sauerstoffbindungskurve. Da bei Alkalose jedoch auch die 2,3-BPG-Synthese (S. 346) steigt, normalisiert sich die O_2-Affinität rasch, bzw. nimmt sogar etwas ab.

Weiterhin wird bei arterieller Hypoxie in der Niere vermehrt **Erythropoetin** produziert und dadurch die Erythropoese stimuliert (S. 289). Wenngleich durch die zusätzliche Bildung von Erythrozyten die Sauerstofftransportkapazität zunimmt (der Hb steigt in Abhängigkeit von der Höhe auf 180–210 g/l), so erfordert der erhöhte Hämatokrit (z. B. 55 %) auch eine **Steigerung der Herzarbeit**. Da in extremen Höhen auch in Ruhe ständig hyperventiliert wird, nimmt der **Flüssigkeitsverlust** über die Atmung zu (Perspiratio insensibilis) und kann auf 2 l/Tag und mehr ansteigen, sodass der gesamte Flüssigkeitsbedarf leicht eine Größenordnung von > 4 l/Tag erreichen kann.

Auf **großen Höhen** (> 5 000 m) kann die Sauerstoffdiffusion durch den verminderten alveolo-kapillären Gradienten (und die damit verbundene langsamere Aufsättigung des Blutes) limitiert werden. Dadurch nimmt die körperliche Belastbarkeit deutlich ab. Oberhalb von **ca. 5500 m** sind die Einschränkungen so groß, dass ein dauerhafter Aufenthalt nicht möglich ist. In den Extremzonen (Besteigung des Mount Everest ohne zusätzlichen Sauerstoff) gelangt der Mensch an seine Grenze: Bei einer 5-fachen Zunahme der alveolaren Ventilation fällt der alveolare PA_{CO_2} auf 7–8 mmHg (~1 kPa), der PA_{O_2} beträgt **35 mmHg** (4,65 kPa); der pH-Wert des Blutplasmas steigt auf 7,7!

8

8.14.2 Pathophysiologie der Höhenexposition

Oberhalb von 2500 m beobachtet man verschiedene Formen von **„Höhenkrankheit"**. Die akute Höhenkrankheit, die transient auftritt, zeigt sich innerhalb von 24 h nach Höhenexposition und weist vorwiegend **zerebrale Symptome** auf, die wahrscheinlich auf die vermehrte Hirnperfusion unter Hypoxie und damit verbunden erhöhte Filtration von Flüssigkeit ins Hirngewebe (lokale Hirnödeme) zurückzuführen sind. Die Betroffenen leiden an Schlaflosigkeit, Übelkeit, Erbrechen, Kopfschmerzen. In der Regel verschwinden die Symptome aber mit längerer Höhenexposition.

Die **Atmung im Schlaf** ist bei Höhenaufenthalt deutlich **unregelmäßiger** (ataktischer Atemrhythmus, längere Apnoephasen), da wegen der Hyperventilation die Stabilisierung durch die zentralen chemosensorischen Impulse abnimmt. Dem versucht man durch die Gabe von Diamox (Carboanhydrasehemmer) zu begegnen, denn durch die Hemmung der Carboanhydrase kommt es zu einem Anstieg des P_{CO_2} und damit zu einer Stabilisierung des Atemantriebs im Schlaf.

Lebensbedrohlich können das in gößeren Höhen auftretende **Lungenödem** (**HAPE** für *high altitude pulmonary edema*) und das **Hirnödem** (**HACE** für *high altitude cerebral edema*) sein.

- HACE ist ein generalisiertes Hirnödem, das sich zunächst in Gangstörungen (Ataxie) und gestörter Orientierung äußert, aber schließlich zu Koma und Tod führen kann.
- Häufiger und mit höherer Mortalität verbunden ist das HAPE. Hier wird vermutet, dass das Lungenödem durch eine ungleichmäßige Verteilung der hypoxischen Vasokonstriktion im Lungengefäßbett entsteht, mit der Folge, dass in geringer konstringierten Arealen eine Hyperperfusion mit Kapillarschaden auftritt. Durch die kapilläre Schädigung kommt es zum Austritt von proteinreichem Exsudat in das Interstitium und damit zum Lungenödem.

In allen Fällen ist die beste Therapie die Verlagerung der betroffenen Personen in tiefer gelegen Zonen, bzw. die Verabreichung von Sauerstoff oder die Verbringung in eine tragbare Überdruckkammer.

8.14.3 Tauchen

Beim Abtauchen steigt der Druck **pro 10 m** Wassertiefe **um 1 Atmosphäre** und es kommt über die Kompression des Lungenvolumens zu entsprechenden Druckerhöhungen für Sauerstoff und Stickstoff, sodass die Menge an physikalisch gelöstem Gas entsprechend ansteigt. Bei 40 m Wassertiefe beträgt demnach der Gesamtdruck 5 Atmosphären, der inspiratorische O_2-Druck würde sich bei Atmung von Luft auf eine Atmosphäre erhöhen. Taucht man mit einem Tauchgerät, dann wird bei der Inspiration das Atemgas mit dem Umgebungsdruck angeboten. Bei größeren Tauchtiefen muss daher die O_2-Konzentration im Inspirationsgemisch erniedrigt werden um die schädlichen Effekte auf das ZNS zu reduzieren.

Stickstoff kann bereits in mäßigen Tauchtiefen (ab 30 m) die ZNS-Funktion stören und eine sog. **Stickstoffnarkose** (Tiefenrausch) auslösen. Daher wird beim Tauchen in größeren Tiefen zur Vermeidung dieser Symptome Stickstoff durch das erheblich schwächer lösliche Helium ersetzt. In großen Tiefen wirken jedoch auch Edelgase aufgrund ihrer zunehmenden Lösung in Zellmembranen narkotisch.

Taucht man ohne zusätzliches Tauchgerät (**Apnoetauchen**), so wird die Tauchdauer im Wesentlichen vom initialen Sauerstoffangebot, und der Änderung des arteriellen P_{CO_2} während der Tauchphase bestimmt. Steigt der arterielle P_{CO_2} auf ca. 50 mmHg (6,65 kPa), ist in der Regel der Atemstimulus so hoch, dass der Tauchgang beendet wird. Häufig wird versucht, die Tauchzeit durch vorangegangene Hyperventilation (z. B. P_{CO_2} 15 mmHg [2 kPa]) zu verlängern. Geht eine tauchende Person z. B. auf 5 m Tauchtiefe, kann sie nun länger unten bleiben, dadurch sinkt jedoch der arterielle P_{O_2} in stärkerem Ausmaß. Beim Auftauchen kommt es nun zum raschen Druckabfall (Dekompression), wodurch auch die alveolären Gaspartialdrucke entsprechend abfallen. Wenn der alveoläre Sauerstoffpartialdruck dabei zu niedrig wird, kann nicht mehr ausreichend Sauerstoff in das Blut aufgenommen werden, sodass die auftauchende Person kurz vor der Wasseroberfläche das Bewusstein verliert und ertrinkt.

Beim Tauchen mit einem **halboffenen Atemgerät**, wird wie bereits erwähnt, das Atemgas inspiratorisch mit dem jeweils herrschenden Umgebungsdruck angeboten, die Ausatmung erfolgt an die Umgebung. Hierbei werden Grenzen für Tauchtiefe und Tauchdauer u. a. durch das Lösungsverhalten der Gase vorgegeben. Die Tauchtiefe bestimmt letztlich dann auch die Tauchzeit unter Wasser. Stickstoff ist in Fettgewebe ca. 5-mal löslicher als im Wasser. Da Fettgewebe aber nur schlecht durchblutet wird dauert die Äquilibrierung deutlich länger, d. h. bei kurzer Tauchzeit wird nur wenig Stickstoff gelöst. Bleibt man länger in der Tiefe, dann kommt es bei raschem Auftauchen durch die Dekompression zur Bildung von Gasblasen, die u. a. **Embolien im Gefäßystem** (z. B. Lungenembolie, Schlaganfall) auslösen können. Daher muss die Dekompression langsam, in Stufen erfolgen. Kommt es durch zu raschen Aufstieg zu Dekompressionssymtomen, müssen diese Personen sofort in eine hyperbare Kammer verbracht werden.

Auch **Barotraumen** können beim Tauchen entstehen, denn Druckausgleich während des Tauchens muss auch im Mittelohr, in der Eustachischen Tube sowie in den Stirnhöhlen und Kieferhöhlen stattfinden. So kann während des Tauchens im Mittelohr bei fehlendem Druckausgleich ein Unterdruck entstehen, der zur Ruptur **des Trommelfells** führt. Ist der Druckausgleich z. B. wegen eines Schnupfens nicht möglich, darf nicht getaucht werden! Auch die Lunge kann durch ein Barotrauma geschädigt werden. Wird beim Tauchen mit einem Atemgerät während der Aufstiegsphase (Dekompression) wegen eines Laryngospasmus nicht hinreichend ausgeatmet, dann kann es zur Überblähung der Lunge mit Ruptur der Alveolen und dadurch bedingtem Lufteintritt in die Kapillaren (**Lungenembolie**) kommen.

Zusammenfassung Kap. 8.14

Atmung unter besonderen Umweltbedingungen

Beim Aufstieg in **größere Höhen** sinkt der arterielle P_{O_2}. Ab ca. **2500 m** wird daher die Atmung zunehmend durch Aktivierung der **peripheren Chemosensoren** stimuliert. Initial entsteht dadurch eine respiratorische Alkalose. Erst nach **Kompensation** der respiratorischen Alkalose durch die Niere erreicht der hypoxische Atemantrieb seine volle Wirkung. Der Sauerstoffmangel kann in größeren Höhen zu schweren Formen von **Höhenkrankheit** (Lungenödem, zerebrale Ödeme) führen.

Beim **Tauchen** steigt der Gasdruck pro **10 m** um **1 Atmosphäre**. Je nach Tauchtiefe und Länge des Tauchgangs kommt es zur verstärkten Lösung von Atemgas (bes. Stickstoff). Bei raschem Aufstieg (Dekompression) kann es zur Bildung von Gasblasen und dadurch bedingten **Gefäßembolien** kommen.

Durch verstärkte Lösung der Atemgase kommt es zu **zerebralen Symptomen** (ab 30 m führt Stickstoff zu Tiefenrausch, Stickstoffnarkose).

Zum Weiterlesen...

[1] Evans AM. AMP-activated protein kinase and the regulation of Ca^{2+} signalling in O_2-sensing cells. J. Physiol. 2006; 574: 113–123.

[2] Farhi LE, Tenney SM. Handbook of Physiology, Section 3: The respiratory system Vol IV: Gas exchange. Bethesda: American Physiological Society, 1987.

[3] Feldman JL, Del Negro CA. Looking for inspiration. New perspectives on respiratory rhythm Nat Rev Neurosc. 2006; 7: 232–242.

[4] Guyenet PG, Stornetta RL, Bayliss DA. Retrotrapezoid nucleus and central chemoreception. J Physiol. 2008; 586: 2043–2048.

[5] Kleeberger SR, Peden D. Gene-environment interactions in asthma and other respiratory diseases. Annu Rev Med. 2005; 56: 383–400.

[6] Longo LD. Fetal gas exchange. In: The Lung, Vol 2, p 1703. The Raven Press, New York, 1991;

[7] Richter DW, Spyer KM. Studying the rhythmogenesis of breathing: comparison of in vivo and in vitro models. Trends Neurosc. 2001; 24: 464–472.

[8] West JB, Pulmonary Physiology. The essentials. 8th edition., Wolters Kluwer, 2008.

[9] West JB, Wagner PD. Ventilation-perfusion Relationships. In: The Lung, Vol 2, Fig 3, p 1291. The Raven Press, New York, 1991;

Danksagung

Der Autor dankt Herrn Prof. Michael Pfeifer vom Universitätsklinikum Regensburg für das einleitende Fallbeispiel.

8

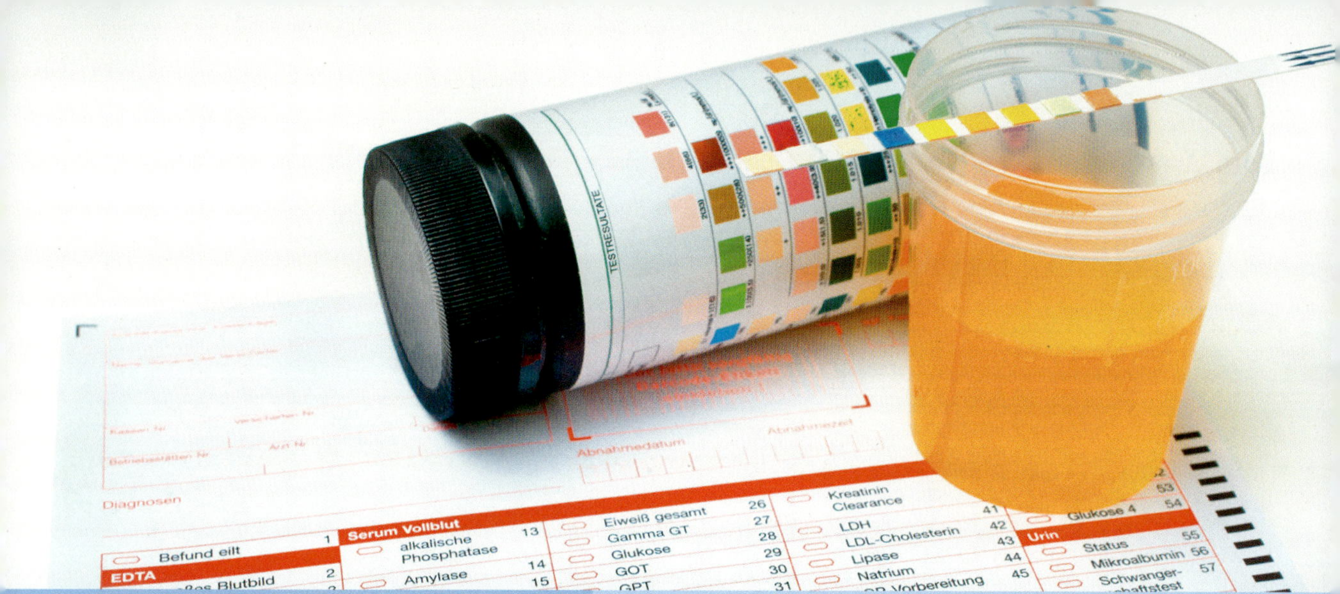

Kapitel 9

Säuren-Basen-Haushalt

9 Säuren-Basen-Haushalt

*Markus Bleich, frühere Bearbeitung: Gerhard Burckhardt**

9.1 Wenn die Homöostase der Protonenkonzentration aus dem Gleichgewicht gerät

B

Ein 67-jähriger Patient klagt über Abgeschlagenheit und Müdigkeit. Seit 12 Jahren leidet er an „Altersdiabetes", seit 6 Jahren besteht eine fortschreitende Niereninsuffizienz. Die Hautfarbe des Patienten ist blass, und es finden sich leichte Knöchelödeme. Die Konzentrationen von Kreatinin und Harnstoff im Serum sind erhöht, die von Natrium und Chlorid liegen im Normbereich. Die Kreatinin-Clearance ist mit 18 ml/min deutlich erniedrigt. Bei einer Blutgasanalyse werden ein arterieller pH von 7,22, eine Bicarbonatkonzentration von 16 mmol/l und eine Anionenlücke von 24 mmol/l festgestellt. Eine Diagnose lautet: fortschreitendes Nierenversagen mit nicht-respiratorischer Azidose. Offensichtlich hat der langjährige Typ II Diabetes mellitus die Nieren geschädigt. Der Organismus ist jetzt nicht mehr in der Lage, die Homöstase (das Gleichgewicht) des Säuren-Basen Haushaltes aufrecht zu erhalten.

9.2 Protonenkonzentration, pH, Säuren und Basen

9.2.1 Protonenkonzentration und pH

▶ **Protonenkonzentration.** Weitgehend konstante Konzentrationen von Kationen und Anionen (▶ Tab. 9.1) in der extrazellulären Flüssigkeit sind die Voraussetzung für eine ungestörte Funktion der Zellen unseres Körpers. Eine besondere Rolle hat das **Proton** H^+. Obwohl es das Kation mit der niedrigsten Konzentration in der extrazellulären Flüssigkeit ist, haben Protonen einen großen Einfluss auf proteinabhängige Prozesse in unserem Organismus. Sie reagieren mit einigen Aminosäureresten und können deren elektrische Ladungen verändern. Die veränderte elektrostatische Anziehung oder Abstoßung einzelner Proteinabschnitte kann zu **Form-** und **Funktionsänderungen** von Enzymen, Rezeptoren, Transportern und Ionenkanälen führen. Damit hängen viele Zell- und Körperfunktionen von einem stabilen **Säuren-Basen-Haushalt** ab. Im **arteriellen Blutplasma** und in großen Teilen der **Extrazellulärflüssigkeit** beträgt der pH Wert **7,4**. D. h. die Protonenkonzentration (abgekürzt: $[H^+]$) ist **$10^{-7,4}$ mol/l** oder **40 nmol/l**. In der Intrazellulärflüssigkeit liegt sie bis zu dreimal höher ($10^{-7,3}$ bis $10^{-6,9}$ mol/l bzw. 50 bis 126 nmol/l).

Tab. 9.1 Protonenkonzentrationen und pH-Werte in Körperflüssigkeiten

Vorkommen	$[H^+]$		pH
Magensaft *	100 mmol/l	10^{-1} mol/l	1,0
Harn *	32 µmol/l	$10^{-4,5}$ mol/l	4,5
Lysosomen	3,2 µmol/l	$10^{-5,5}$ mol/l	5,5
Zytosol	63 nmol/l	$10^{-7,2}$ mol/l	7,2
arterielles Blutplasma	40 nmol/l	$10^{-7,4}$ mol/l	7,4
Pankreassekret	10 nmol/l	$10^{-8,0}$ mol/l	8,0

* bei maximaler Ansäuerung

▶ **pH.** Der Umgang mit Konzentrationsangaben wie $10^{-7,4}$ mol/l ist unpraktisch, weshalb die pH-Skala eingeführt wurde: der pH ist der **negative dekadische Logarithmus der Protonenkonzentration in mol/l.**

$$pH = -\log_{10}[H^+] \quad (9.1)$$

Die Protonenkonzentration von 40 nmol/l = $10^{-7,4}$ mol/l entspricht folglich einem pH von 7,4 („Exponent mal minus eins"). ▶ Tab. 9.1 zeigt die Protonenkonzentrationen und die pH-Werte verschiedener Flüssigkeiten des Körpers. $[H^+]$ variiert von ca. 100 mmol/l (10^{-1} mol/l) im Magensaft bis ca. 10 nmol/l (10^{-8} mol/l) im Pankreassekret, es sind also pH-Werte von 1,0 bis 8,0 vertreten. Dabei korrespondiert ein höherer pH mit einer niedrigeren $[H^+]$ und ein niedriger pH mit einer höheren $[H^+]$.

So praktisch es ist, eine zehnmillionenfache Variationsbreite der $[H^+]$ in einer pH-Skala von 1 bis 8 auszudrücken, sosehr können kleine pH-Änderungen als nebensächlich fehlgedeutet werden. Die Abnahme des pH um „nur" 0,3 Einheiten von 7,4 auf 7,1 entspricht einer Verdopplung der Protonenkonzentration von 40 auf 80 nmol/l. Analog steigt der pH um „nur" 0,3 Einheiten, wenn die Protonenkonzentration auf die Hälfte sinkt. Abnahme oder Zunahme des pH um 0,3 Einheiten können zu manifesten Störungen führen, und ein pH von unter 7,0 und über 7,8 im arteriellen Blutplasma ist lebensbedrohlich.

9.2.2 Definition von Säuren und Basen

▶ **Säuren.** Verbindungen, die **H^+ abgeben** können, heißen Säuren. Man unterscheidet starke von schwachen Säuren:

- **Starke Säuren** wie z. B. Salzsäure (HCl) oder Schwefelsäure (H_2SO_4) geben im Wasser alle Protonen ab, d. h. sie dissoziieren vollständig.
- **Schwache Säuren** wie z. B. die Milchsäure (CH_3-CH_2OH-COOH) dissoziieren dagegen je nach vorliegendem pH in unterschiedlichem Ausmaß:

$$\text{Milchsäure} \leftrightarrow H^+ + \text{Lactat}^- \quad (9.2)$$

Im Stoffwechsel des Organismus kommen sowohl starke als auch schwache Säuren vor. HCl wird im Magen gebildet, H_2SO_4 entsteht bei der Oxidation der SH-Gruppen der Aminosäuren Cystein und Methionin. Dagegen gehören viele im Stoffwechsel meist vorübergehend auftretende (d. h. gebildete und gleich wieder verbrauchte) Säuren zu den schwachen Säuren: zum Beispiel Brenztraubensäure/Pyruvat⁻ und Milchsäure/Lactat⁻ als Produkte der Glykolyse oder Fettsäuren, die beim Abbau von Lipiden entstehen.

▶ **Basen.** Verbindungen, die **H^+ aufnehmen** können, werden als Basen bezeichnet. Wieder unterscheidet man zwischen starken und schwachen Basen.

- **Starke Basen** wie z. B. Natronlauge (NaOH) oder Kalilauge (KOH) kommen im Stoffwechsel nicht vor.
- **Schwache Basen** werden dagegen im Stoffwechsel gebildet. In der Reaktionsgleichung (9.2) ist Lactat⁻ eine Base, die ein H^+ binden kann, wobei Milchsäure entsteht. Weitere für den Säuren-Basen-Haushalt wichtige Basen sind das Bicarbonat- oder Hydrogencarbonation (HCO_3^-) und der Ammoniak (NH_3), die ein H^+ binden können, wobei Kohlensäure (H_2CO_3) bzw. das Ammoniumion (NH_4^+) entstehen. Negativ geladene Proteine wie z. B. Albumin oder Hämoglobin, die Protonen aufnehmen können, gehören ebenfalls zu den schwachen Basen.
- Wie das Beispiel Milchsäure/Lactat⁻ zeigt, ergeben sich für schwache Säuren und Basen sogenannte Säure/Base Paare, da Protonen abhängig von ihrer Konzentration aufgenommen oder abgeben werden können.

9.2.3 Das Massenwirkungsgesetz: Dissoziation von schwachen Säuren und Basen

Die **Dissoziation** einer schwachen Säure lässt sich allgemein wie folgt formulieren:

$$HA \leftrightarrow H^+ + A^- \quad (9.3)$$

HA ist die undissoziierte Säure und A^- die konjugierte oder korrespondierende Base.

Für schwache Basen gilt entsprechend: $B + H^+ \leftrightarrow BH^+$. Hier ist B die ungeladene Base, die durch Bindung eines Protons zur positiv geladenen, protonierten Form BH^+ wird.

Bei der Dissoziation einer schwachen Säure stehen die Konzentrationen von HA, H^+ und A^-, bei Basen die Konzentrationen von B, H^+ und BH^+ untereinander im **Gleichgewicht**. Für schwache Säuren, auf die wir uns hier beschränken, lautet das **Massenwirkungsgesetz**:

$$\frac{[H^+] \cdot [A^-]}{[HA]} = K_S \quad (9.4)$$

K_s ist die **Dissoziationskonstante** der schwachen Säure (daher der Index s). Je größer K_s, desto mehr H^+ und A^- liegen im Verhältnis zu HA vor, d. h. eine Säure mit größerer K_s dissoziiert stärker als eine Säure mit kleinerer K_s.

Da K_s meist sehr klein ist (zum Beispiel für Milchsäure $10^{-3,9}$ mol/l), wird – analog zur Definition des pH – der negative dekadische Logarithmus von K_s benutzt und als pK_s bezeichnet (Milchsäure hat einen pK_s von 3,9). Merke: die stärkere Säure hat einen kleineren pK_s als die schwächere Säure.

9.2.4 Die Henderson-Hasselbalch-Gleichung

Durch Logarithmieren der Gleichung (9.4) und Auflösen nach $-\log_{10}[H^+]$ erhält man

$$-\log_{10}[H^+] = -\log_{10}K_s + \log_{10}[A^-] - \log_{10}[HA] \quad (9.5)$$

Ersetzt man $-\log_{10}[H^+]$ durch pH und $-\log_{10}[K_s]$ durch pK_s, erhält man die **Henderson-Hasselbalch-Gleichung**

$$pH = pK_S + \log_{10}\frac{[A^-]}{[HA]} \quad (9.6)$$

▶ Abb. 9.1 zeigt die Konzentrationen von HA und A^- als Funktion des pH der Lösung. Je höher der pH (je niedriger die $[H^+]$), desto stärker nimmt [HA] ab und $[A^-]$ spiegelbildlich zu. Wenn $pH = pK_s$, sind die Konzentrationen von $[A^-]$ und [HA] gleich groß.

In ▶ Abb. 9.2 ist die Dissoziation von drei Säure/Base-Paaren als Funktion des pH aufgetragen: Milchsäure/Lactat⁻ ($pK_s = 3,9$), $H_2PO_4^-/HPO_4^{2-}$ ($pK_s = 6,8$) und NH_4^+/

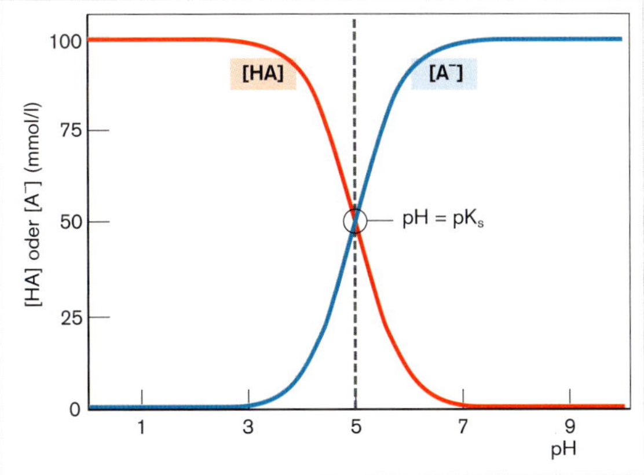

Abb. 9.1 Dissoziation einer schwachen Säure mit einem pK_s von 5,0. [HA] ist die Konzentration der undissoziierten Säure (rote Kurve), $[A^-]$ die Konzentration der konjugierten oder korrespondierenden Base (blaue Kurve). Die Gesamtkonzentration ($[HA]+[A^-]$) ist konstant und beträgt hier 100 mmol/l. Wenn $pH = pK_s$, ist die Säure gerade zur Hälfte dissoziiert, und $[HA]=[A^-]$. Bei pH 7,4 liegt praktisch nur noch die korrespondierende Base vor.

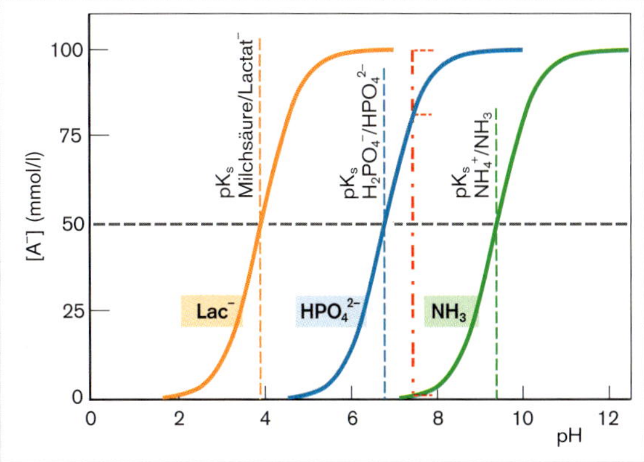

Abb. 9.2 Dissoziation dreier Säure/Base-Paare mit unterschiedlichen pK_s-Werten: Milchsäure/Lactat⁻ ($pK_s = 3{,}9$), $H_2PO_4^-/HPO_4^{2-}$ ($pK_s = 6{,}8$) und NH_4^+/NH_3 ($pK_s = 9{,}4$). Es sind nur die Konzentrationen der Basen ($[A^-]$) Lactat⁻, HPO_4^{2-} und NH_3 aufgetragen. Beim physiologischen pH-Wert von 7,4 liegen, entsprechend dem pK_s Wert, 100 % Lactat, 80 % HPO_4^{2-}, aber nur 0,1 % NH_3 vor (rote Linien).

NH_3 ($pK_s = 9{,}4$). Gezeigt wird die Konzentration der jeweiligen konjugierten Basen. Beim physiologischen pH von 7,4 liegen, entsprechend dem pKs Wert, 100 % Lactat, 80 % HPO_4^{2-} aber nur 0,1 % NH_3 vor.

9.3 Puffer

Ein Puffer besteht aus einem korrespondierenden Säure/Base-Paar. Schwache Säuren und Basen können zugegebene Protonen zum Teil binden oder verloren gegangene Protonen zum Teil ersetzen und damit pH-Änderungen dämpfen. Diese Fähigkeit wird als Pufferung bezeichnet.

9.3.1 Geschlossene und offene Puffersysteme

▸ **Geschlossenes Puffersystem.** Hier betrachten wir beispielhaft eine schwache Säure. In einem geschlossenen Puffersystem ist **die Summe** von **[HA]** und **$[A^-]$ konstant**: Wenn A^- durch Zugabe von H^+ (z. B. bei Zugabe von HCl) verbraucht wird, entsteht äquimolar HA. Umgekehrt entsteht nach Wegnahme von H^+ (z. B. bei Zugabe von NaOH) genauso viel A^-, wie HA verbraucht wird.

Die **Pufferkapazität β** gibt an, wie viele Mole H^+ man zu einer Pufferlösung geben muss, damit der pH um eine Einheit abnimmt, oder wie viele Mole OH^- man zugeben muss, damit der pH um eine Einheit steigt. Die Pufferkapazität β kann man daher definieren als Abnahme von [HA] oder Zunahme von $[A^-]$ pro pH-Anstieg (ΔpH):

$$\beta = \frac{-\Delta[HA]}{\Delta pH} = \frac{\Delta[A^-]}{\Delta pH} \qquad (9.7)$$

In ▸ Abb. 9.3 ist β als Funktion des pH dargestellt. Im geschlossenen Puffersystem zeigt die **Pufferkapazität β** ein **Maximum** bei **$pH = pK_s$**. Wird der pH kleiner oder größer als der pK_s, nimmt die Pufferkapazität rasch ab. Daraus folgt, dass in einem geschlossenen System eine nennenswerte Pufferkapazität nur im Bereich von ±1 pH-Einheiten um den pK_s vorliegt. ▸ Abb. 9.3 zeigt weiterhin, dass β bei jedem pH doppelt so groß ist, wenn die Gesamtkonzentration des Puffers verdoppelt wird. In die Beurteilung eines Puffers hinsichtlich seiner physiologischen Relevanz gehen daher sowohl sein pK_s als auch seine Gesamtkonzentration, d. h. ($[HA]+[A^-]$) ein.

▸ **Offenes Puffersystem.** Im offenen Puffersystem variieren [HA] und $[A^-]$ unabhängig voneinander, d. h. die Summe aus [HA] und $[A^-]$) ist nicht konstant. Dies ist dann der Fall, wenn [HA] und $[A^-]$ nicht nur eine Funktion des pH sind, sondern auch durch Entfernung oder durch Zufuhr verändert werden können. Beispiele wären die Entfernung der Kohlensäure durch Atmung, die Präzipitation von Phosphat und Carbonat mit Calzium bei der Knochenbildung oder die Ausscheidung von NH_4^+ mit dem Urin. In einem offenen System kann die Pufferkapazität β eine völlig andere pH-Abhängigkeit aufweisen und deutlich höher sein als im geschlossenen Puffersystem [1].

9

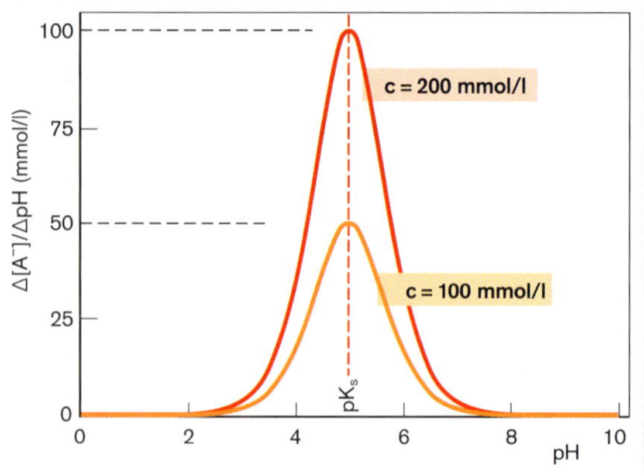

Abb. 9.3 Die Pufferkapazität einer schwachen Säure mit einem pK_s von 5,0 als Funktion des pH in einem geschlossenen System. Auf der Ordinate ist die Konzentrationsänderung der Base A^- pro Änderung des pH aufgetragen. Mathematisch entspricht die Glockenkurve der Steigung der blauen Kurve in ▶ Abb. 9.1. Die Gesamtkonzentration ($[HA]+[A^-]$) ist als konstant mit 100 (niedrigere Kurve) oder 200 mmol/l (höhere Kurve) angenommen. Beachte: das Maximum der Pufferkapazität findet sich immer bei $pH = pK_s$, hängt aber in seiner Höhe von der Gesamtpufferkonzentration ab.

9.3.2 Physiologische Puffer

▶ **Phosphatpuffer.** Anorganisches Phosphat liegt im Blutplasma überwiegend als HPO_4^{2-} (Hydrogenphosphat) vor, das mit $H_2PO_4^-$ (Dihydrogenphosphat) im Gleichgewicht steht (▶ Abb. 9.2):

$$H_2PO_4^- \leftrightarrow H^+ + HPO_4^{2-};\ pK_s = 6{,}8 \qquad (9.8)$$

Der Phosphatpuffer stellt ein geschlossenes System dar. Der pK_s von 6,8 liegt weniger als eine pH-Einheit vom arteriellen pH entfernt, was für die Pufferkapazität günstig ist. Die Gesamtkonzentration ($[H_2PO_4^-]+[HPO_4^{2-}]$) ist im Blutplasma mit 1–2 mmol/l allerdings gering, sodass insgesamt eine niedrige Pufferwirkung resultiert.

▶ **Bicarbonatpuffer.** Ein bedeutendes Puffersystem im Blutplasma ist der Bicarbonatpuffer. Die zugehörige Reaktionsgleichung lautet:

$$CO_2 + H_2O \leftrightarrow H_2CO_3 \leftrightarrow H^+ + HCO_3^-;\ pK_s = 6{,}1 \qquad (9.9)$$

Für dieses Puffersystem nimmt die Henderson-Hasselbalch-Gleichung die folgende Form an:

$$pH = 6{,}1 + \log_{10}\frac{[HCO_3^-]}{[CO_2]} \qquad (9.10)$$

Der pK_s ist mit 6,1 weit vom physiologischen pH entfernt. Folglich wäre die Pufferkapazität trotz relativ hoher Gesamtkonzentration ($[HCO_3^-]+[CO_2] = 25{,}2$ mmol/l) im geschlossenen System gering. Da jedoch beim Gesunden die Lungenventilation genau der CO_2-Produktion im Körper angepasst ist (S. 370), werden der CO_2-Partialdruck und damit die Konzentration des gelösten CO_2 im arteriellen Blut bei $[CO_2] = 1{,}2$ mmol/l konstant gehalten. Hinzu kommt, dass die Nieren durch eine Anpassung der Bicarbonatausscheidung (S. 454) Schwankungen der arteriellen Bicarbonatkonzentration begrenzen können. Im Gegensatz zum geschlossenen System werden folglich $[CO_2]$ und $[HCO_3^-]$ durch die Tätigkeit der Lungen und Nieren **unabhängig voneinander** eingestellt, und es handelt sich daher beim CO_2/HCO_3^--Puffer um ein sehr effektives, **offenes Puffersystem.**

Nach der Gleichung (9.10) hängt der pH vom Verhältnis $[HCO_3^-]/[CO_2]$ und damit sowohl von der HCO_3^-- als auch der CO_2-Konzentration ab. Der pH steigt mit steigendem $[HCO_3^-]/[CO_2]$-Verhältnis, zum Beispiel wenn $[HCO_3^-]$ steigt oder $[CO_2]$ fällt. Umgekehrt sinkt der pH mit fallendem $[HCO_3^-]/[CO_2]$, d. h. wenn $[HCO_3^-]$ fällt oder $[CO_2]$ steigt.

Setzt man die Normalwerte im **Blutplasma** in die Gleichung (9.10) ein, so ergibt sich ein **pH von 7,4**:

$$7{,}4 = 6{,}1 + \log_{10}\frac{24\ \text{mmol/l}}{1{,}2\ \text{mmol/l}} = 6{,}1 + \log_{10}20 \qquad (9.11)$$

Die Konzentration von CO_2 im Blutplasma ergibt sich aus der Löslichkeit von CO_2 in Flüssigkeit und seinem Partialdruck: 1,2 mmol/l = 0,03 mmol/(l · mmHg) · 40 mmHg.

Die Henderson-Hasselbalch-Gleichung kann durch Umrechnung für die klinische Praxis vereinfacht werden.

$$[H^+] = 24\ \frac{pCO_2}{HCO_3^-} \qquad (9.12)$$

Gleichung (9.12) gibt die Protonenkonzentration in nmol/l an, wenn der pCO_2 in mmHg und die $[HCO_3^-]$ in mmol/l eingegeben werden. Der Normalwert der $[H^+]$ liegt bei 40 nmol/l.

▶ **Proteinpuffer.** Die meisten Plasmaproteine tragen mehr negative als positive elektrische Ladungen; daraus resultieren "n" negative Überschussladungen. Bei Abgabe eines H^+ erhöht sich die Zahl der negativen Ladungen um eins auf "(n + 1)":

$$Protein^{n-} \leftrightarrow H^+ + Protein^{(n+1)-} \qquad (9.13)$$

$Protein^{n-}$ ist hierbei die Säure und $Protein^{(n+1)-}$ die konjugierte Base.

Die negativen Ladungen der Plasmaproteine können von den Seitenketten der Aminosäuren Aspartat, Glutamat und Cystein stammen, die positiven von den Seitenketten der Aminosäuren Lysin, Arginin und Histidin. Bei pH-Abfall bindet H^+ vor allem an Histidin ($His + H^+ \leftrightarrow His^+$) und Cystein ($Cys^- + H^+ \leftrightarrow Cys$), womit zusätzliche positive Ladungen entstehen bzw. negative Ladungen verschwinden. Die Überlagerung der pK_s-Werte der Seitengruppen ergibt ein Kontinuum der Pufferung im Bereich von pH 6,0–8,5 [1].

Das Proteinpuffersystem ist **geschlossen**, da sich die Gesamtkonzentration ([$Protein^{n-}$] + [$Protein^{(n+1)-}$]) weder im Blutplasma noch in den Erythrozyten akut ändert. Die physiologische Bedeutung des Protein-Puffers ist groß, da die Zahl der puffernden Aminosäurereste in Plasmaproteinen (vor allem Albumin) und intrazellulären Proteinen (vor allem Hämoglobin in den Erythrozyten) hoch ist.

▶ **Nichtbicarbonatpuffer.** Phosphat- und Protein-Puffer werden zusammen als Nichtbicarbonatpuffer (NBP) bezeichnet, der nach folgender Gleichung H^+ binden oder abgeben kann:

$$NBP \leftrightarrow H^+ + NBP^- \quad (9.14)$$

Hierbei ist NBP im Wesentlichen die Summe von $H_2PO_4^-$ + $Protein^{n-}$; NBP^- ist dagegen die Summe der Nichtbicarbonatpufferbasen HPO_4^{2-} + $Protein^{(n+1)-}$.

9.3.3 Gesamtpufferbasen

▶ **Definition.** Die Summe der Konzentrationen der Nichtbicarbonatpufferbasen HPO_4^{2-} und $Protein^{(n+1)-}$ (zusammen genommen: NBP^-) und HCO_3^- im Gesamtblut, d. h. im Blutplasma und in den Erythrozyten, wird als Gesamtpufferbasen bezeichnet. Ihre Konzentration beträgt **48 mmol/l** (Schwankungsbereich 42–54 mmol/l durch individuelle Unterschiede in der Eiweiß- und Hämoglobinkonzentration). Eine Zunahme der Gesamtpufferbasen durch eine Säuren-Basen-Störung wird als **Basenüberschuss** (**base excess**), eine Abnahme als **Basendefizit** (negativer Basenüberschuss, **negative base excess**) bezeichnet. **Definition:** In der Klinik ist der **Basenüberschuss** die Menge Säure, die zur Einstellung eines pH von 7,40 in einer O_2-gesättigten, mit einem P_{CO_2} von 40 mmHg begasten und bei 37 °C gehaltenen Blutprobe benötigt wird. Der Normbereich liegt zwischen –2 und +3 mmol/l, wobei negative Werte in azidotischen Blutproben vorkommen, die mit Base statt mit Säure auf den pH 7,40 titriert werden müssen.

Zwei experimentelle Beobachtungen machen die Problematik des Begriffes Basenmangel oder Basenüberschuss deutlich:

1. Erschöpfende Muskelarbeit bei der Ergometrie führt zur Bildung von $Lactat^-$ und H^+. Die Blutgasanalyse ergibt ein Basendefizit (negativer base excess). $Lactat^-$ ist aber eine Base und entstand zusammen mit H^+ beim anaeroben Stoffwechsel. Warum besteht dennoch ein Basendefizit? Dies liegt daran, dass die Messung oder Berechnung des Basendefizits nach seiner Definition nicht die Basenkonzentration insgesamt erfasst, sondern nur die Basen, die bei einem pH-Wert von 7,4 und einem P_{CO_2} von 40 mmHg durch die Protonen der Milchsäure „verbraucht" wurden. Dafür kommen nur Basen in Frage, die bei diesem pH-Wert auch puffern können, also im Wesentlichen Bicarbonat, Plasmaproteine, Hämoglobin und HPO_4^{2-}.
2. Bei einem Eiweißmangel oder einer Anämie sind weniger Nichtbicarbonatpufferbasen vorhanden – besteht dann ein Basendefizit? Ohne eine zusätzliche Säuren-Basen Störung wäre der pH-Wert auch bei Eiweißmangel oder Anämie ohne Zugabe von Säure bereits 7,4 in der O_2-gesättigten, mit einem P_{CO_2} von 40 mmHg begasten und bei 37 °C gehaltenen Blutprobe. Nach Definition also kein Basendefizit, wohl aber eine geringere Konzentration der Gesamtpufferbasen.

Diagnostische Bedeutung. Die Bestimmung des Basenüberschusses ist diagnostisch wichtig, da er eine Unterscheidung zwischen respiratorischen und nicht-respiratorischen Störungen des Säuren-Basen-Haushalts erlaubt. Da die Messung an einer O_2-gesättigten, mit einem P_{CO_2} von 40 mmHg begasten und bei 37 °C gehaltenen Blutprobe erfolgt, werden nicht-respiratorische Störungen isoliert sichtbar. Bei der klinischen Blutgasanalyse werden diese Bedingungen nur simuliert, d. h. es findet keine Titration statt, sondern die Werte werden auf der Basis der Bicarbonatmessung unter Annahme der Nichtbicarbonatpufferkonzentration errechnet. Aus diesem Grund messen die Geräte zumindest die Hämoglobinkonzentration bei der Blutgasanalyse mit oder fordern die Eingabe von Hb und Eiweißkonzentration, um Fehldiagnosen zu vermeiden.

9.3.4 Anionenlücke

▶ **Definition.** Werden von der Konzentration der Natriumionen im Blutplasma die Konzentrationen von Chlorid und Bicarbonat abgezogen, ergibt sich die so genannte

$$\text{Anionenlücke} = [Na^+]_{Plasma} - [Cl^-]_{Plasma} - [HCO_3^-]_{Plasma} \quad (9.15)$$

Sie beträgt 12 mmol/l (6–17 mmol/l) [8] und beruht auf der Anwesenheit weiterer, nicht gemessener Anionen wie zum Beispiel Phosphat, Sulfat, Lactat, Albumin und anderen.

Diagnostische Bedeutung. Bei der Laktatazidose (S. 396) ist ein Teil des Bicarbonats durch Lactat ersetzt und die Anionenlücke wird größer. Gleiches gilt für die Ketoazidose beim Diabetes mellitus oder Vergiftungen mit Methanol, Äthylenglykol oder Acetylsalicylsäure. Hier ersetzen Acetoacetat, β-Hydroxybutyrat bzw. Formiat, Glyoxalat oder Salicylat das Bicarbonat im Blutplasma. Keine nennenswerten Veränderungen der Anionenlücke finden sich bei respiratorisch ausgelösten Störungen oder dem gleichzeitigen Verlust von Na^+ und HCO_3^-. Die Säuren-Basen-Diagnostik erfordert also zwingend die Kenntnis von **pH, P_{CO_2}, $[HCO_3^-]$, $[Na^+]$** **und** $[Cl^-]$ [14].

9.4 Säuren-Basen-Status im arteriellen Blut

Der Säuren-Basen-Status wird meistens an arterialisiertem Kapillarblut (Entnahme aus dem Ohrläppchen oder der Fingerbeere nach Hyperämisierung) erhoben [7]. Das Ergebnis der Blutgasanalyse besteht aus Messwerten (pH, P_{CO_2}, P_{O_2}, ggf. Hb) und berechneten Werten ($[HCO_3^-]$, O_2 Sättigung, Basenabweichung). Diese Werte werden **aktuell** für die Blutprobe berechnet und zusätzlich auf die Blutprobe bezogen, wenn sie unter **Standard**bedingungen (O_2-gesättigt, P_{CO_2} 40 mmHg und 37 °C) gemessen worden wäre. Dies ermöglicht, zusammen mit den Messwerten für $[Na^+]$ und $[Cl^-]$ eine differenzierte Beurteilung des Säuren-Basen-Status.

9.4.1 pH

▶ **Normalbereich.** Beim Gesunden beträgt der pH des arteriellen Blutplasmas im Mittel 7,40. Die physiologische Schwankungsbreite wird mit ±0,03 bis ±0,05 Einheiten angegeben. Wir gehen hier davon aus, dass der pH des arteriellen Blutplasmas physiologisch **zwischen 7,37 und 7,45** liegen kann [7].

▶ **Abweichungen.** Bei einem arteriellen pH kleiner als 7,37 liegt eine **Azidose**, bei einem pH größer als 7,45 eine **Alkalose** vor.

9.4.2 CO_2-Konzentration

▶ **Normalbereich.** Wenn genau so viel CO_2 über die Lungen abgegeben wird, wie im Stoffwechsel entsteht, beträgt der der **arterielle** P_{CO_2} 40 mmHg (Schwankungsbereich: 32–46 mmHg [7]) bzw. 5,3 kPa (Schwankungsbereich: 4,3–6,1 kPa). Nach dem **Henry-Gesetz** ist die Konzentration des im Plasma gelösten CO_2 dem P_{CO_2} proportional: $[CO_2] = \alpha_{CO_2} \; P_{CO_2}$. Bei einem Löslichkeitskoeffizienten P_{CO_2} = 0,03 mmol/(l · mmHg) bzw. 0,226 mmol/(l · kPa) beträgt die **arterielle $[CO_2]$** im Mittel **1,2 mmol/l**.

Anmerkung: für den Gaspartialdruck von CO_2 wird hier durchgehend das große P als Symbol verwendet, um Verwechslungen mit dem kleinen p, das für den negativen dekadischen Logarithmus steht, auszuschließen.

Abweichungen. Änderungen des arteriellen P_{CO_2} bzw. der $[CO_2]$ treten bei inadäquater Abatmung des im Stoffwechsel gebildeten CO_2 auf. P_{CO_2} und $[CO_2]$ steigen, wenn zu wenig CO_2 abgeatmet wird, d. h. eine Hypoventilation vorliegt. Wenn mehr CO_2 abgeatmet als im Stoffwechsel gebildet wird, d. h. eine Hyperventilation stattfindet, fallen P_{CO_2} wird als **Hyperkapnie**, eine Erniedrigung als **Hypokapnie** bezeichnet.

9.4.3 Aktuelles Bicarbonat, Standardbicarbonat

▶ **Definitionen und Normbereich.** Als **aktuelles Bicarbonat** bezeichnet man die HCO_3^--Konzentration, die im Blutplasma vorliegt. **Standardbicarbonat** ist dagegen die HCO_3^--Konzentration, die sich in einer entnommenen, bei 37 °C gehaltenen und vollständig mit O_2 gesättigten Blutprobe beim Begasen mit einem P_{CO_2} von 40 mmHg (5,3 kPa) einstellt. Beim Gesunden beträgt die **Standardbicarbonatkonzentration 24 mmol/l** (Schwankungsbreite: 21–26 mmol/l [7]).

Abweichungen und Bedeutung. Das **Standardbicarbonat** ist diagnostisch wichtig, da es bei rein **respiratorischen Störungen** des Säuren-Basen-Haushalts **unverändert** ist, während es bei nicht-respiratorisch ausgelösten Störungen verringert (nicht-respiratorische Azidose) oder erhöht (nicht-respiratorische Alkalose) ist.

Das **aktuelle Bicarbonat** ändert sich dagegen sowohl bei respiratorischen als auch bei nicht-respiratorischen Störungen und ist daher von geringem differenzialdiagnostischem Wert. Es zeigt aber sehr schön den Zusammenhang zwischen pH, P_{CO_2} und $[HCO_3^-]$ entsprechend der Henderson-Hasselbalch-Gleichung: Ein gesunder Mensch (pH 7,4; P_{CO_2} 40 mmHg; $[HCO_3^-]$ 24 mmol/l) hält die Luft an. Durch den Stoffwechsel steigt nun P_{CO_2} und aus der Kohlensäure entstehen H^+ und HCO_3^-, d. h. es entsteht eine respiratorische Azidose und gleichzeitig steigt die aktuelle $[HCO_3^-]$. Das Standardbicarbonat hingegen bleibt im Normbereich und der Basenüberschuss ist null.

9.5 Säuren-Basen-Gleichgewicht

9.5.1 Zelluläre und globale Balance

Im Zellstoffwechsel wird in der Glykolyse Brenztraubensäure gebildet, die bei genügender O_2-Zufuhr durch Einschleusung in den Citratzyklus sofort wieder verbraucht wird. Bei **ungenügender O_2-Zufuhr**, zum Beispiel im stark arbeitenden Muskel, kann jedoch die Brenztraubensäure nicht mehr vollständig im Citratzyklus verbraucht werden, und es entsteht **Milchsäure**, die in H^+ und $Lactat^-$ dissoziiert. Die Anhäufung von Milchsäure stört die zelluläre Säuren-Basen-Balance, und es tritt eine **intrazelluläre Azidose** auf. Neben einer intrazellulären Pufferung können die Zellen Milchsäure durch einen Symport von H^+ und $Lactat^-$ an den **Extrazellulärraum** abgeben (Abb. 9.10) (S. 399). Auf dem Blutweg erreichen H^+ und $Lactat^-$ Leber und Herz, die Milchsäure aufnehmen und verstoffwechseln können. Wenn die Bildung von Milchsäure in der Muskulatur und der Verbrauch in Leber und Herz gleich groß sind, ist eine globale Säuren-Basen-Balance hergestellt. Ein anderes Beispiel für eine globale Balance ist die Abstimmung von **HCl-Sekretion** im Magen und **$NaHCO_3$-Sekretion** im **Pankreas** (S. 537). Die aktivierten Belegzellen geben H^+ in das Magenlumen und HCO_3^- an das Blut ab. Die HCO_3^--Ionen erreichen auf dem Blutweg das Pankreas, wo sie von den Gangzellen aufgenommen und sezerniert werden. Im Darm vereinigen sich H^+ aus dem Magen und HCO_3^- aus dem Pankreassekret zu $CO_2 + H_2O$, womit das Säuren-Basen-Gleichgewicht im Blut und im Darmlumen wiederhergestellt ist.

Es gilt folgender Merksatz: Der Säuren-Basen-Haushalt des Organismus ist **ausgeglichen**, wenn **Zufuhr und Bildung** einerseits und **Ausscheidung und Verbrauch** von Säuren und Basen andererseits **gleich groß** sind. Klinisch relevant werden Ungleichgewichte, wenn sie für einen längeren Zeitraum andauern oder ein bedrohliches Ausmaß annehmen.

9.5.2 Produktion und Ausscheidung von CO_2, H^+, NH_4^+ und HCO_3^-

Pro Tag entstehen im Stoffwechsel aus der Oxidation von Kohlenhydraten, Fetten und Proteinen etwa **15 mol CO_2** (▶ Abb. 9.4). Die Atmung wird über die P_{CO_2}-empfindlichen Chemosensoren (S. 373) so gesteuert, dass das entstandene CO_2 **quantitativ abgeatmet** wird und damit den Säuren-Basen-Haushalt nicht weiter belastet. Weiterhin fallen pro Tag netto etwa **50 mmol H^+** (je nach Ernährung: 20–120 mmol H^+ [10], [13]) an, die z. B. aus der Oxidation des Schwefels in den Aminosäuren Cystein und Methionin zur Schwefelsäure stammen. Diese Protonen werden von den Nieren überwiegend als „titrierbare Azidität" (S. 454), d. h. als **$H_2PO_4^-$ ausgeschieden**. Etwas komplexer ist die Entsorgung von **NH_4^+** und **HCO_3^-**, die in äquimolaren Mengen (je ca. 1 mol/d) beim Abbau von Aminosäuren anfallen.

Beim Abbau der meisten neutralen Aminosäuren entstehen CO_2 (aus der Carboxylgruppe und den Kohlenstoffen der Seitenketten), NH_3 (Ammoniak; aus der Aminogruppe) sowie H_2O (aus den Wasserstoffen der Seitenketten). NH_3 bindet in wässriger Lösung ein H^+, womit das Ammoniumion NH_4^+ entsteht (siehe ▶ Abb. 9.2). Das an NH_3 gebundene H^+ entstammt der Reaktion $CO_2 + H_2O \leftrightarrow H^+ + HCO_3^-$. Dies erklärt, warum äquimolare Mengen an NH_4^+ und HCO_3^- entstehen.

Da NH_4^+ toxisch ist, wird es von der Leber entweder in Form von **Harnstoff** (H_2N-CO-NH_2) oder **Glutamin** „verpackt" (▶ Abb. 9.4). Zur Harnstoffsynthese werden äquivalente Mengen von NH_4^+ und HCO_3^- benötigt. Daher scheiden die Nieren mit dem Harnstoff „versteckt" auch HCO_3^- aus. Nicht für die Harnstoffsynthese verbrauchtes NH_4^+ wird in den rund um die Zentralvene liegenden Hepatozyten zur Synthese der Aminosäure Glutamin verwendet. Glutamin erreicht auf dem Blutweg die Nieren, wird in die Zellen der proximalen Tubuli aufgenommen

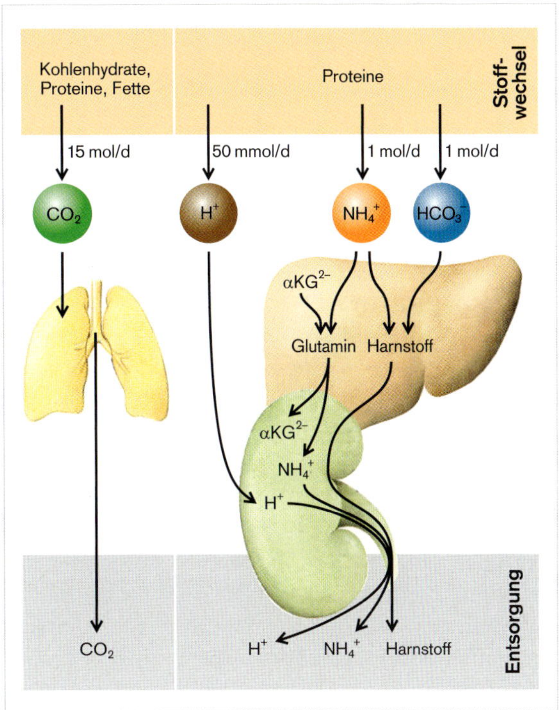

Abb. 9.4 Übersicht über die im Stoffwechsel netto gebildeten, für den Säuren-Basen-Haushalt relevanten Produkte und ihre Entsorgung durch Lungen (CO_2), Leber (HCO_3^- und NH_4^+) und Nieren (H^+, Harnstoff und NH_4^+). Die anfallenden Produktmengen sind auf einen Tag bezogen. CO_2 stammt aus der Oxidation der Kohlenstoffe in Kohlenhydraten, Fetten und Proteinen/Aminosäuren. H^+, HCO_3^- und NH_4^+ stammen aus dem Abbau von Aminosäuren. αKG^{2-} steht für das zweifach negativ geladene α-Ketoglutarat.

und in den Mitochondrien durch Glutaminasen zu α-Ketoglutarat^{2-} + 2 NH_4^+ desaminiert. Das NH_4^+ wird mit dem Harn ausgeschieden. Da für die Glutaminsynthese in der Leber kein Bicarbonat verbraucht wird, „spart" der Organismus mit jedem renal ausgeschiedenen NH_4^+ ein HCO_3^-, was für die Abmilderung einer Azidose von großer Bedeutung ist. Generell kann man die renale NH_4^+-Ausscheidung als eine Art der H^+-Ausscheidung unter Generierung („Neubildung") von HCO_3^- sehen.

▸ Abb. 9.4 verdeutlicht, dass bei der Entsorgung von CO_2, HCO_3^-, H^+ und NH_4^+ mehrere Organe zusammenarbeiten und sicherstellen, dass das Säuren-Basen-Gleichgewicht durch den normalen Stoffwechsel nicht beeinträchtigt wird.

- Ein temporärer **Mehranfall von CO_2**, z. B. bei körperlicher Arbeit, wird durch die Erhöhung des Atemzeitvolumens (**Mehrventilation**) abgefangen.
- Bei einem **Abfall der HCO_3^-**-Konzentration im Plasma (nicht-respiratorische Azidose) baut die Leber **NH_4^+** vermehrt in Glutamin ein. Die Nieren erhöhen ihre Glutaminase-Aktivität und scheiden so vermehrt NH_4^+ (und weniger Harnstoff mit „verstecktem" HCO_3^-) aus.

Aus ▸ Abb. 9.4 kann man auch den Schluss ziehen, dass Funktionsstörungen von Lungen, Leber oder Nieren die Kooperation beeinträchtigen und so Auslöser einer Säuren-Basen-Störung sein können.

9.6 Störungen des Säuren-Basen-Haushalts

9.6.1 Respiratorische Störungen des Säuren-Basen-Haushalts

Respiratorische Azidose

▸ **Ursachen.** Eine respiratorische Azidose entsteht, wenn **weniger CO_2 abgeatmet** wird als im Stoffwechsel entsteht (**Hypoventilation**). ▸ Abb. 9.5 fasst einige Ursachen zusammen (mehr in [5]). Zu diesen gehören obstruktive Ventilationsstörungen wie das **Asthma bronchiale**: die Engstellung der Bronchioli verhindert eine adäquate Abatmung des im Stoffwechsel entstandenen CO_2. **Restriktive Ventilationsstörungen** wie Lungenfibrosen, aber auch Einschränkungen der Thoraxbeweglichkeit bei **Kyphoskoliosen** sowie die **Lähmung der Atemmuskulatur** (Poliomyelitis, amyotrophe Lateralsklerose, Muskelrelaxantien) können ebenfalls das Abatmen des CO_2 einschränken. Schließlich sind noch **zentrale Fehlsteuerungen** der Atmung zu nennen. Eine übermäßige Zufuhr von Barbituraten (Schlafmittelvergiftung in suizidaler Absicht) oder Morphinen wie z. B. Heroin hemmt das Atemzentrum, was zu einer respiratorischen Azidose und schlimmstenfalls zum Atemstillstand führt.

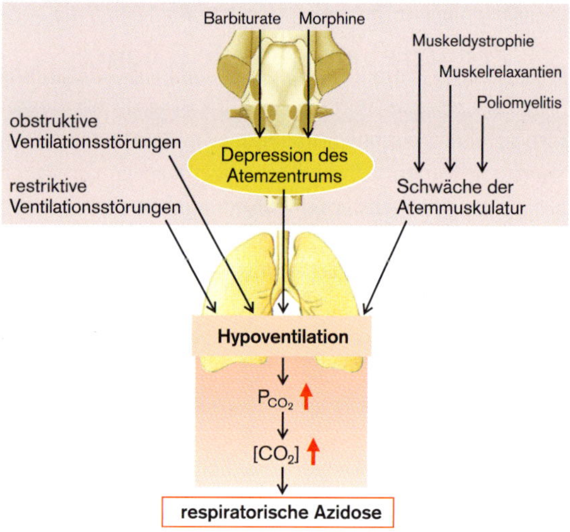

Abb. 9.5 Einige zur Hypoventilation führende Faktoren (ausführliche Übersicht in [5]).

▸ **Blutchemische Veränderungen.** Wenn zu wenig CO_2 abgeatmet wird, steigt der P_{CO_2} im arteriellen Blut über 40 mmHg (5,3 kPa) an (**Hyperkapnie**). Der Anstieg des P_{CO_2} hat eine Erhöhung der Konzentration des **gelösten CO_2** zur Folge. Aufgrund des Massenwirkungsgesetzes steigen die H^+- und HCO_3^--Konzentrationen an (Gleichung (9.16); der Pfeil zeigt die Auslenkung des Gleichgewichts bei respiratorischer Azidose). Der Anstieg der $[HCO_3^-]$ wäre in Abwesenheit eines weiteren Puffers sehr gering [2]. Im Blut wird aber ein Teil der nach Gleichung (9.16) entstandenen Protonen an Nichtbicarbonatpuffer (NBP^-) gebunden, wobei NBPH entsteht (Gleichung (9.17)). Hierdurch kann die Reaktion zur Bildung von HCO_3^- weiter ablaufen, bis sich ein neues Gleichgewicht einstellt.

$$CO_2 + H_2O \rightarrow H^+ + HCO_3^- \quad (9.16)$$

$$H^+ + NBP^- \rightarrow NBPH \quad (9.17)$$

In Anwesenheit von Nichtbicarbonatpuffern wird also die **aktuelle Bicarbonatkonzentration** messbar erhöht. Der Anstieg der $[HCO_3^-]_{aktuell}$ beträgt etwa 0,1 mmol/l pro Zunahme des P_{CO_2} um 1 mmHg [6]. Bei einem P_{CO_2}-Anstieg von 40 auf z. B. 60 mmHg (5,3 auf 8 kPa) steigt die $[CO_2]$ von 1,2 auf 1,8 mmol/l und die $[HCO_3^-]_{aktuell}$ von 24 auf 26 mmol/l, womit der pH nach der Henderson-Hasselbalch-Gleichung (9.10) auf 7,26 abfällt.

Gleichungen (9.16) und (9.17) zeigen, dass bei einer respiratorischen Azidose **Nichtbicarbonatpufferbasen** verbraucht werden und im 1:1-Verhältnis Bicarbonationen entstehen. Damit bleiben die Summe ($[NBP^-]$ + $[HCO_3^-]$) und folglich die **Gesamtpufferbasen** konstant.

Wird eine arterielle Blutprobe entnommen und mit dem physiologischen P_{CO_2} von 40 mmHg (5,3 kPa) begast, fällt der im Menschen erhöhte P_{CO_2} als Ursache für die Erhöhung der $[HCO_3^-]$ weg, die Reaktionspfeile in den Gleichungen (9.16) und (9.17) drehen um und es stellt siAch das Standardbicarbonat von 24 mmol/l ein. Bei der respiratorischen Azidose ist folglich das **Standardbicarbonat unverändert**.

Respiratorische Alkalose

▶ **Ursachen.** Eine respiratorische Alkalose entsteht, wenn mehr CO_2 abgeatmet als im Stoffwechsel gebildet wird, d. h. eine Hyperventilation vorliegt. ▶ Abb. 9.6 zeigt schematisch einige Ursachen [5]. Zu den häufigsten Ursachen zählen Angst, Aufregung und der Aufenthalt in großen Höhen. Beim Aufblasen einer Luftmatratze entsteht ebenfalls eine respiratorische Alkalose, erkenntlich am Auftreten von Schwindel, der auf einer Vasokonstriktion zerebraler Gefäße bei Hypokapnie beruht. Catecholamine und Progesteron aktivieren das Atemzentrum mit der Folge einer (leichten) respiratorischen Alkalose. Die physiologische Bedeutung der Progesteron-induzierten Hyperventilation liegt vermutlich in der verbesserten O_2-Versorgung des Fetus während der Schwangerschaft.

▶ **Blutchemische Veränderungen.** Die Hyperventilation führt zur Abnahme des arteriellen P_{CO_2} (**Hypokapnie**). Damit sinkt die Konzentration an CO_2, weshalb das Reaktionsgleichgewicht in Gleichung (9.18) in Richtung CO_2 und H_2O verschoben wird (der Pfeil gibt die Auslenkung bei respiratorischer Alkalose an). In Gegenwart von Nichtbicarbonatpufferbasen kann ein Teil, aber nicht alle der nach Gleichung (9.18) verbrauchten Protonen durch Dissoziation von NBPH nachgeliefert werden.

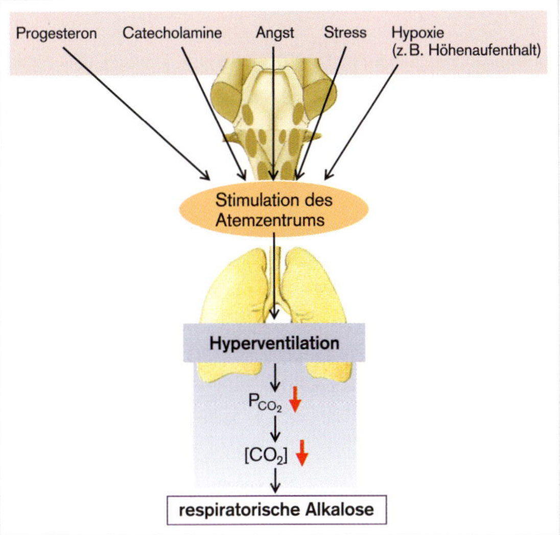

Abb. 9.6 Einige zur Hyperventilation führende Faktoren (ausführliche Übersicht in [5]).

$$H^+ + HCO_3^- \rightarrow CO_2 + H_2O \qquad (9.18)$$

$$NBPH \rightarrow NBP^- + H^+ \qquad (9.19)$$

In der Summe sinkt die aktuelle Bicarbonatkonzentration um 0,2 mmol/l pro Abfall des P_{CO_2} um 1 mmHg [8], während die NBP^--Konzentration um den gleichen Wert zunimmt. Die Gesamtpufferbasen bleiben unverändert. Entnimmt man eine Blutprobe und begast sie mit P_{CO_2} = 40 mmHg (5,3 kPa), kehrt die $[HCO_3^-]$ in den Normbereich zurück. Das Standardbicarbonat ist folglich unverändert.

Nach der Henderson-Hasselbalch-Gleichung (Gleichung (9.10)) nimmt der pH bei Abnahme der $[CO_2]$ zu. Wenn zum Beispiel der P_{CO_2} von 40 mmHg (5,3 kPa) auf die Hälfte und das aktuelle Bicarbonat von 24 auf 20 mmol/l sinken, errechnet sich ein arterieller pH von 7,62.

Zusammenfassung der blutchemischen Veränderungen bei respiratorischen Störungen des Säuren-Basen-Gleichgewichts

In ▶ Abb. 9.7 ist der pH als Funktion der CO_2-Konzentration dargestellt (Grundlage ist Gleichung (9.10)). Für jede der drei dargestellten Bicarbonatkonzentrationen ergibt sich eine abfallende Kurve: je höher die $[CO_2]$, desto niedriger ist der pH bei gegebener $[HCO_3^-]$.

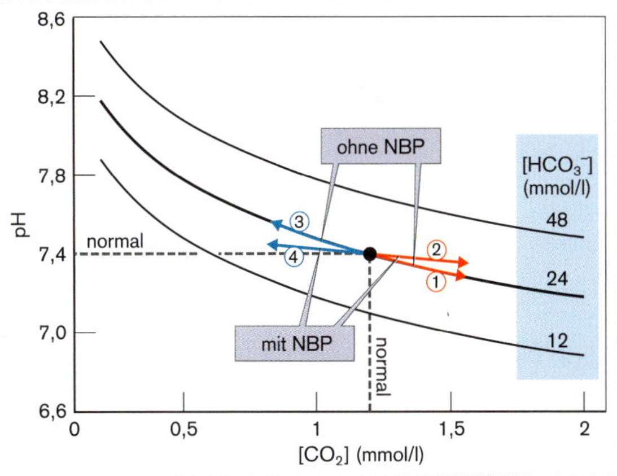

Abb. 9.7 Abhängigkeit des pH von der CO_2-Konzentration und Veränderungen bei respiratorischen Störungen des Säuren-Basen-Gleichgewichts. Die gestrichelten Linien geben die Normalwerte für pH = 7,40 und $[CO_2]$ = 1,2 mmol/l bei einer $[HCO_3^-]$ = 24 mmol/l an. Die roten Pfeile zeigen die pH-Veränderungen bei einem Anstieg der CO_2-Konzentration (Hyperkapnie; respiratorische Azidose) in Abwesenheit (Pfeil ①) und Anwesenheit (Pfeil ②) eines Nichtbicarbonatpuffers (NBP). Entsprechend zeigen die blauen Pfeile die pH-Veränderung bei Abfall der CO_2-Konzentration (Hypokapnie; respiratorische Alkalose) ohne (Pfeil ③) und mit (Pfeil ④) NBP. In Gegenwart eines Nichtbicarbonatpuffers sind die pH-Veränderungen jeweils kleiner als ohne NBP und die aktuelle $[HCO_3^-]$ ändert sich messbar.

Respiratorische Störungen beruhen auf einem primären **Anstieg** bzw. **Abfall** der **[CO_2]**. Wenn kein Nichtbicarbonatpuffer vorhanden wäre, könnte man die zugehörigen pH-Änderungen direkt von der Kurve für [HCO_3^-] = 24 mmol/l ablesen (Pfeile ① und ③). In Gegenwart eines Nichtbicarbonatpuffers sind jedoch die pH-Änderungen kleiner; dafür treten Änderungen der aktuellen Bicarbonatkonzentration auf (Pfeile ② und ④; siehe auch Gleichungen (9.16) bis (9.19)).

Renale Kompensation

Primär respiratorisch ausgelöste Störungen des Säuren-Basen-Haushalts führen zu sekundären Änderungen der **renalen Ausscheidung von H^+ und HCO_3^-**. Bei einer respiratorischen Azidose erhöhen die Nieren die Ausscheidung von H^+ und NH_4^+. Außerdem wird von der Leber weniger Harnstoff gebildet, weshalb die Nieren weniger im Harnstoff verstecktes HCO_3^- abgeben. Die Folge ist eine Erhöhung der Bicarbonatkonzentration im Blut. Die sekundären Änderungen benötigen mehrere Tage (3–5 Tage bei respiratorischer Azidose und 2–3 Tage bei respiratorischer Alkalose; [5], [8]). Eine vollständige renale Kompensation respiratorisch ausgelöster Störungen des Säuren-Basen-Gleichgewichts ist eher selten [8], d. h. der arterielle pH kehrt nicht ganz in den Normbereich zurück.

Die renale Protonensekretion in den proximalen Tubuli und in den Sammelrohren unterliegt der Kontrolle durch den pH. In den proximalen Tubuli werden bei Azidose der Na^+/H^+-Austauscher NHE3 und der Na^+-3HCO_3^--Symporter NBC 1 aktiviert. Hier spielen Sensoren für extra- und intrazellulären pH sowie komplexe Signalkaskaden eine wichtige Rolle [9] [15]. In den Schaltzellen Typ A des Sammelrohrs werden vermehrt H^+-ATPasen in die Zellmembran eingebaut. Der pH-Sensormechanismus und die zugehörigen Signalkaskaden müssen noch aufgeklärt werden [16]. Eine vermehrte Bicarbonatsekretion bei respiratorischer Alkalose beruht auf einer Aktivierung von Typ-B-Schaltzellen, die durch einen [Cl^-]/[HCO_3^-]-Austauscher in der apikalen Membran ausgezeichnet sind und durch einen intrazellulären pH-Sensor aktiviert werden [14] [16].

9.6.2 Nicht-respiratorische Störungen des Säuren-Basen-Haushalts

Nicht-respiratorische Azidosen

▶ Abb. 9.8 zeigt eine Einteilung der nicht-respiratorischen (metabolischen) Azidosen nach ihrer Ursache. Sie können durch eine **Ansammlung von Säuren** oder einen **Verlust von Basen** entstehen [3]. Der Ansammlung von Säuren kann eine vermehrte Bildung („Additionsazidose") oder eine verminderte Ausscheidung von Säuren („Retentionsazidose") zugrunde liegen. Nicht-respiratorische Azidosen, die durch Basenverlust entstehen, kann man als „Subtraktionsazidosen" bezeichnen. Bei der Diagnostik hilft die Beurteilung der Anionenlücke. Die Ansammlung

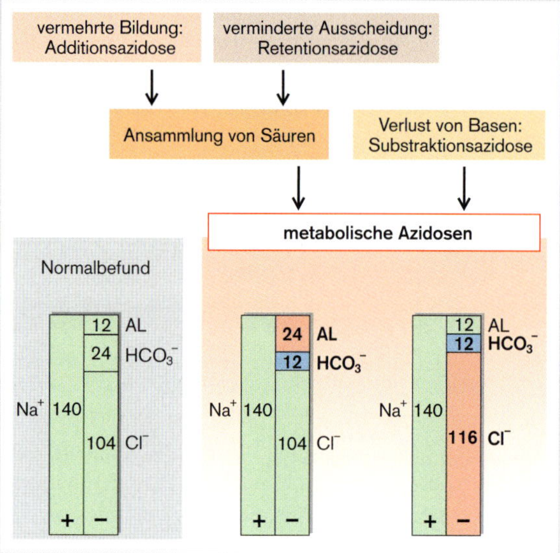

Abb. 9.8 Einteilung der nicht-respiratorischen bzw. metabolischen Azidosen.
Die Anionenlücke AL (AL = [Na^+] – [Cl^-] – [HCO_3^-]; mmol/l) ermöglicht die Unterscheidung verschiedener Ursachen dieser Azidosen, obwohl das Standardbicarbonat jeweils erniedrigt ist und ein Basenmangel vorliegt. Die Kenntnis der Ursachen hat entscheidenden Einfluss auf die Therapie.

von Säuren (z. B. Lactat⁻ H^+) führt zur Umwandlung von HCO_3^- zu CO_2, welches kompensatorisch abgeatmet wird. Die [HCO_3^-] sinkt, während die Konzentrationen von Na^+ und Cl^- primär nicht verändert sind. Die Anionenlücke ([Na^+] – [Cl^-] – [HCO_3^-]) wird größer. Bei Basenverlust (z. B. Durchfälle) geht HCO_3^- zusammen mit Na^+ und Wasser verloren, Cl^- wird zurückgehalten. Die [HCO_3^-] sinkt ebenfalls, die Anionenlücke ([Na^+] – [Cl^-] – [HCO_3^-]) bleibt jedoch unverändert.

Im Gegensatz zu respiratorischen Störungen sind also bei **nicht-respiratorischen Störungen** jeweils das **Standardbicarbonat** und die **Gesamtpufferbasen erniedrigt**.

▶ **Laktatazidose.** Bei O_2-Mangel wird die bei der Glykolyse entstehende Brenztraubensäure vermehrt zu Milchsäure reduziert. Die Milchsäure wird an die Extrazellulärflüssigkeit und schließlich ins Blut abgegeben. Da die Milchsäure („LactatH") einen wesentlich niedrigeren pK_S-Wert als CO_2/HCO_3^- und NBPH/NBP^- hat, also die stärkere Säure ist, sorgt sie für eine Protonierung von HCO_3^- und NBP^- nach folgender Gleichung:

$$2\,\text{LactatH} + HCO_3^- + NBP^- \rightarrow 2\,\text{Lactat}^- + CO_2 + H_2O + \text{NBPH} \quad (9.20)$$

Das Hinzufügen von Milchsäure zum Plasma erniedrigt folglich die HCO_3^-- und die NBP^--Konzentration und damit die Gesamtkonzentration der Pufferbasen. Es entsteht ein

Basendefizit oder ein **negativer Basenüberschuss**, dessen Höhe ein Maß für die Menge an hinzugefügtem LactatH darstellt. Solange noch keine sekundären, kompensatorischen Änderungen der Atmung eingetreten sind, wird das nach Gleichung (9.20) entstandene CO_2 durch Mehratmung über die Lungen abgegeben. In der Henderson-Hasselbalch-Gleichung wird $[HCO_3^-]$ bei unveränderter $[CO_2]$ kleiner und folglich der pH erniedrigt. Dabei sinkt der pH um 0,02 bis 0,03 Einheiten pro Abnahme der $[HCO_3^-]$ um 1 mmol/l. Da der P_{CO_2} bei intakter Lungenfunktion der untersuchten Person unverändert ist, bleibt $[HCO_3^-]$ auch dann erniedrigt, wenn die entnommene Blutprobe mit einem P_{CO_2} von 40 mmHg bzw. 5,3 kPa begast wird. Eine Additionsazidose führt daher zur Erniedrigung sowohl des aktuellen als auch des Standardbicarbonats. Die Anionenlücke ist vergrößert, da nach Gleichung (9.20) Bicarbonat durch Lactat ersetzt wurde.

▶ **Ketoazidose.** Eine weitere, häufiger anzutreffende Form der Additionsazidose ist die Ketoazidose. Sie tritt beim **Diabetes mellitus** und in Hungerzuständen auf. Hierbei häufen sich die aus dem vermehrten Abbau von Fettsäuren stammenden Ketonkörper Acetessigsäure (Anion: Acetoacetat⁻) und β-Hydroxybuttersäure (Anion: β-Hydroxybutyrat⁻) im Plasma an. Beide Säuren erniedrigen die Konzentrationen von HCO_3^-, NBP^- und damit der Gesamtpufferbasen (Basendefizit, negativer Basenüberschuss). Eine Additionsazidose kann auch bei Zufuhr säurehaltiger Getränke oder Früchte entstehen.

▶ **Retentionsazidose.** Diese Formen der nicht-respiratorischen Azidose beruhen oft auf der Unfähigkeit der Nieren, alle im Stoffwechsel anfallenden Protonen mit dem Harn auszuscheiden. Die Ursachen können neben einem generellen **Nierenversagen** (z. B. Schockniere) **Störungen der H^+-Sekretion** in den proximalen Tubuli (proximal tubuläre Azidose) oder in den Sammelrohren (distal tubuläre Azidose) sein. Wenn weniger Protonen sezerniert werden, können weniger HCO_3^--Ionen aus dem Filtrat zurückgewonnen bzw. in den Nieren gebildet werden und gehen mit dem Harn verloren. Die Folge ist ein Abfall der Plasmabicarbonatkonzentration. Nach der Henderson-Hasselbalch-Gleichung sind die $[HCO_3^-]$ und der pH erniedrigt. Die $[CO_2]$ ist unverändert, solange keine respiratorische Kompensation erfolgt.

In unserem eingangs geschilderten Fall liegt eine Retentionsazidose als Folge einer fortschreitenden Niereninsuffizienz vor. Der Schweregrad der Insuffizienz wird am besten durch die auf 18 ml/min reduzierte Kreatinin-Clearance (Normalwert ca. 125 ml/min) (S. 408) charakterisiert. Das Nierenversagen ist wohl Folge der diabetischen Stoffwechselstörung, in deren Verlauf es zur zunehmenden Schädigung der Nephrone mit immer weiter eingeschränkter Fähigkeit zur H^+-Sekretion kommt. Die vergrößerte Anionenlücke beruht auf der diabetischen Ketoazidose.

Bei einer **unvorteilhaften Ernährungsweise** (*western diet;* reich an Protein und Kohlenhydraten, arm an Gemüsen) wird zu wenig HCO_3^- zugeführt; außerdem entstehen im Stoffwechsel viele Protonen aus den schwefelhaltigen Aminosäuren [13]. Da mit zunehmendem Alter die Ausscheidungsleistung der Nieren abnimmt, kommt es zu einer schleichenden **Retentionsazidose.** Eine chronische Azidose fördert die Aktivität der Osteoklasten und hemmt die der Osteoblasten [12]. Die vermehrte Freisetzung von $CaCO_3$ aus dem Knochen kann einen Teil der vermehrt anfallenden H^+ puffern. Allerdings ist die Entkalkung der Knochen (Osteoporose) mit einer erhöhten Gefahr von Knochenbrüchen verbunden [8]. Die „Volkskrankheit" Osteoporose kann durch Verminderung des Proteinanteils und Erhöhung des pflanzlichen Anteils der Ernährung, u. U. auch durch zusätzliche Gabe von Kaliumcitrat weitgehend vermieden werden [11]. Bei **ausgewogener Ernährung** und normaler Nierenfunktion besteht kein Anlass, den Säuren-Basen-Haushalt durch Medikamente, Nahrungsergänzungsmittel oder Fastenkuren zu unterstützen.

▶ **Subtraktionsazidosen.** Diese sind Folge eines HCO_3^--Verlustes, wie er z. B. bei länger anhaltenden Durchfällen auftreten kann. Auch die Ableitung des HCO_3^--reichen Pankreassekrets nach außen (Drainage, Fistel) kann zur Azidose führen. In allen Fällen sind aktuelles und Standardbicarbonat sowie die Gesamtpufferbasen erniedrigt, und der pH fällt unter 7,35. Da der Anionenverlust an HCO_3^- durch die vermehrte Resorption von Cl^- ausgeglichen wird, ist die Anionenlücke nicht verändert (▶ Abb. 9.8).

Nicht-respiratorische Alkalosen

Nicht-respiratorische Alkalosen können durch eine pathologische **Ansammlung von Basen**, insbesondere von HCO_3^- („Additionsalkalose"), und durch den **Verlust von Säuren** („Subtraktionsalkalose") entstehen [6]. Ein typisches Beispiel ist länger **andauerndes Erbrechen**, bei dem HCl nach außen abgegeben wird. Das von den Belegzellen an das Blut abgegebene HCO_3^- kann zwar über das Pankreassekret in das Darmlumen abgegeben werden, findet dort aber zu wenig HCl zur Neutralisation vor. Infolgedessen wird das überschüssige HCO_3^- aus dem Darm resorbiert und führt zu einer Erhöhung der Plasmabicarbonatkonzentration. Nach der Henderson-Hasselbalch-Gleichung steigt der pH bei steigender $[HCO_3^-]$, d. h. es tritt eine Alkalose auf. Pro Anstieg der [HCO_3^-] um 1 mmol/l nimmt der pH um 0,01 bis 0,02 Einheiten zu [7].

Bei Verabreichung von **Schleifen-** oder **Thiazid-Diuretika** kann ebenfalls eine nicht-respiratorische Alkalose auftreten. Schleifendiuretika hemmen die NaCl Resorption im dicken aufsteigenden Teil der Henle Schleife über den NKCC2 Cotransporter. Der gleiche Tubulusabschnitt reagiert darauf mit einer vermehrten Na^+ Resorption über den luminalen Na^+/H^+ Austauscher (NHE3), was zu Protonensekretion in den Tubulusharn und Subtraktionsalkalose führt [3]. Thiazide hemmen die NaCl Resorption im distalen gewundenen Tubulus. Sowohl Schleifen- als auch Thiazid-Diuretika vermehren die Anlieferung von Na^+-Ionen im Sammelrohr, die über Na^+-Kanäle der Hauptzellen resorbiert werden. Die dabei auftretende lumennegative transepitheliale Potenzialdifferenz begünstigt die elektrogene H^+-Sekretion durch die H^+-ATPasen in den Schaltzellen Typ A. Die sezernierten Protonen werden mit dem Harn ausgeschieden, was eine Subtraktionsalkalose zur Folge hat. Ein ähnlicher Mechanismus liegt der Subtraktionsalkalose bei einem Hyperaldosteronismus zugrunde. Ein erhöhter Aldosteronspiegel führt in den Hauptzellen der Sammelrohre ebenfalls zu vermehrter Na^+-Resorption, was wiederum die H^+-Sekretion der Schaltzellen (S. 452) begünstigt.

Zusammenfassung der chemischen Veränderungen bei nicht-respiratorischen Störungen des Säuren-Basen-Gleichgewichts

In ▶ Abb. 9.9 ist gemäß der Henderson-Hasselbalch-Gleichung (9.10) der pH als Funktion der Bicarbonatkonzentration aufgetragen. Für jede dargestellte CO_2-Konzentration ergibt sich eine ansteigende Kurve, d. h. der pH steigt bei gegebener [CO_2] mit steigender [HCO_3^-]. Nicht-respiratorische Störungen des Säuren-Basen-Gleichgewichts verlaufen entlang der Kurve für [CO_2] = 1,2 mmol/l (Pfeile ① und ②).

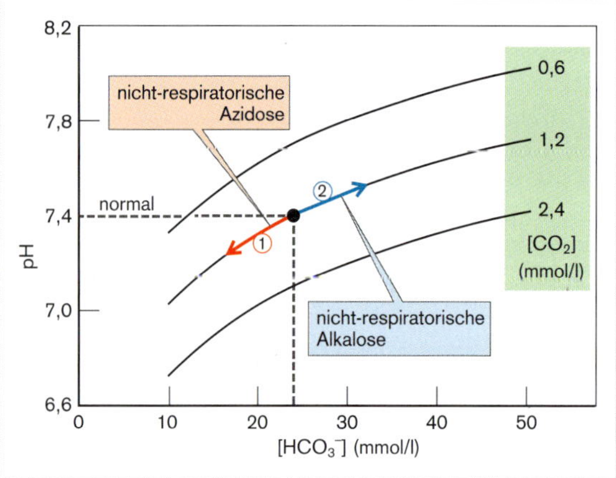

Abb. 9.9 Abhängigkeit des pH von der Bicarbonatkonzentration und Veränderungen bei nicht-respiratorischen Störungen des Säuren-Basen-Haushalts. Die gestrichelten Linien markieren die Normalwerte für pH, [CO_2] und [HCO_3^-]. Bei nicht-respiratorischen Azidosen fällt [HCO_3^-] bei konstanter [CO_2] ab (roter Pfeil ①), während bei nicht-respiratorischen Alkalosen [HCO_3^-] bei unveränderter [CO_2] ansteigt (blauer Pfeil ②).

Pulmonale Kompensation

Der bei **nicht-respiratorischen Azidosen** erniedrigte arterielle pH stellt einen **vermehrten Atemantrieb** dar. Die Folge ist eine schnell einsetzende, verstärkte Ventilation, d. h. es wird mehr CO_2 abgeatmet, als im Stoffwechsel gebildet wird. Die Mehratmung erniedrigt die arterielle [CO_2] (sekundäre Hypokapnie) und nähert daher das durch die nicht-respiratorische Azidose kleiner gewordene [HCO_3^-]/[CO_2]-Verhältnis dem Wert 20 an. Der bei der Hyperventilation abfallende P_{CO_2} dämpft jedoch den vom pH-Abfall ausgehenden Atemantrieb, sodass das Ausmaß der pulmonalen Kompensation einer nicht-respiratorischen Azidose begrenzt ist. Allgemein sinkt bei einer Abnahme der [HCO_3^-] um 1 mmol/l der arterielle P_{CO_2} um 1,2 mmHg und entsprechend [CO_2] um ca. 0,04 mmol/l [8].

Bei einer **nicht-respiratorischen Alkalose** wird der pH-abhängige **Atemantrieb kleiner**, sodass eine verminderte Ventilation resultiert. Das retinierte CO_2 wirkt jedoch als starker Atemantrieb (S. 373), weswegen die pulmonale Kompensationsmöglichkeit wiederum begrenzt ist. Im Mittel steigt der arterielle P_{CO_2} um 0,7 mmHg pro Zunahme der [HCO_3^-] um 1 mmol/l [8].

9.6.3 Säuren-Basen-Haushalt und Plasmakalium

Die Konzentration von Kalium im Plasma bestimmt das Membranpotenzial und den Kaliumleitwert der Zellen mit erheblichen Auswirkungen auf Erregbarkeit und Transportfunktion. Die Kaliumhomöostase wird neben der Bilanz von Zufuhr und Ausscheidung über die Verschiebung von Kalium zwischen dem Extra- und Intrazellulärraum beeinflusst. Kalium- und Säuren-Basen-Haushalt beeinflussen sich gegenseitig.

▶ **Transport.** Der proximale Tubulus ist für die Resorption des filtrierten HCO_3^- verantwortlich und nutzt dafür das Zusammenspiel von luminalem Na^+/H^+-Austausch (NHE3) und basolateralem Na^+-3HCO_3^--Cotransport (NBC 1). Dieser Carrier befördert gleichzeitig 1 Na^+ und 3 HCO_3^- (2 negative Ladungen) aus der Zelle und wird durch das negative Membranpotenzial angetrieben. Die Resorption von HCO_3^- wird daher durch Depolarisation im Rahmen einer Hyperkaliämie vermindert und bei einer Hyperpolarisation verstärkt. Damit hat die Plasmakaliumkonzentration direkten Einfluss auf den Säuren-Basen-Haushalt. **Hyperkaliämie verursacht eine Azidose.** Hypokaliämie wirkt entgegengesetzt.

► **Verschiebung zwischen IZR und EZR.** Isolierte Muskelzellen geben in einem angesäuerten Organbad Kaliumionen (K^+) ab. Dies beruht unter anderem auf einer Hemmung der pH-empfindlichen **Na^+/K^+-ATPase.** In den Nieren führt ein pH-Abfall zu einer partiellen **Hemmung der K^+-Kanäle** im Sammelrohr, was die K^+-Ausscheidung verringert. Vermehrte K^+-Freisetzung aus den Zellen und verminderte renale Ausscheidung könnten zu einem **Anstieg der Plasmakaliumkonzentration bei Azidosen** führen. Die bei nicht-respiratorischer Azidose tatsächlich beobachtete Erhöhungen des Plasmakaliumspiegels in venösen Blutproben traten allerdings bei Verwendung von arteriellem Blut nicht auf [17]. Es wird vermutet, dass eine Stimulation der Insulinfreisetzung bei nicht-respiratorischer Azidose den Anstieg des Plasmakaliumspiegels im arteriellen Blut verhinderte [4], [17].

9.6.4 Säuren-Basen-Haushalt und Volumenhaushalt

Der Volumenhaushalt des Körpers und der Säuren-Basen-Haushalt beeinflussen sich gegenseitig. Dies ist bemerkenswert, da sowohl Abweichungen im pH-Wert, als auch Abweichungen im Volumen lebensbedrohlich sein können.

► **Hypervolämie und Azidose.** Eine positive Volumenbilanz z. B. durch Infusion von Kochsalzlösung in der Klinik oder verminderte renale Ausscheidung führt zur „Verdünnung" der Blutbestandteile und damit zur Verminderung der Bicarbonatkonzentration. Bleibt der P_{CO_2} konstant (normale Atmung) sinkt der pH-Wert (Gleichung (9.11)). Gesunde Nieren reagieren auf eine Hypervolämie mit einer verminderten Rückresorption NaCl, $NaHCO_3$ und Wasser. Durch die vermehrte Bicarbonatausscheidung wird die Azidose begünstigt.

► **Hypovolämie und Alkalose.** Im umgekehrten Fall versuchen die Nieren einen Volumenverlust durch die verstärkte Rückresorption von Salz und Wasser zu verhindern. Insbesondere der sinkende Blutdruck bei Volumenmangel führt zur Reninfreisetzung. Über das in Folge gebildete Angiotensin II wird die Rückresorption von $NaHCO_3$ im proximalen Tubulus stimuliert. Das wiederum durch Angiotensin II freigesetzte Aldosteron unterstützt die NaCl Resorption im Sammelrohr, mit der Nebenwirkung einer gesteigerten Protonensekretion. Insgesamt resultiert eine sogenannte Volumendepletions-Alkalose.

9.7 Intrazellulärer pH

Die klinisch bedeutsamen Abweichungen von pH, P_{CO_2} und HCO_3^- beziehen sich auf das arterielle Blutplasma. Für die zellulären Funktionen sind jedoch in erster Linie Änderungen des intrazellulären pH-Werts von Bedeutung. Neben der Pufferfunktion von intrazellulären **Phosphatverbindungen**, **CO_2/HCO_3^-** und **Proteinen** verfügen praktisch alle Zellen über **Transporter**, die H^+ und HCO_3^- über die Plasmamembran translozieren können [1].

► **Protonenabgabe aus den Zellen.** Überschüssige Protonen entstehen intrazellulär im Stoffwechsel vor allem bei vermehrter Bildung von Milchsäure, die in H^+ und $Lactat^-$ dissoziiert. Milchsäure kann zum einen direkt aus den Zellen ausgeschleust werden, z. B. über den **Monocarboxylat-Transporter-1** (**MCT 1**; ► Abb. 9.10), der H^+ und $Lactat^-$ kotransportiert. Weitere Protonen werden über den praktisch in allen Zellen vorkommenden **Na^+/H^+-Austauscher Typ 1** (**NHE1**; ► Abb. 9.10) aus den Zellen entfernt. NHE1 ist bei einer Ansäuerung des Zytosols aktiver und transportiert H^+ aus der Zelle und – im 1:1 Austausch – Na^+ in die Zelle. Die aufgenommenen Natriumionen müssen unter ATP-Verbrauch über die Na^+/K^+-ATPase aus der Zelle entfernt werden.

In einigen auf die H^+-Sekretion spezialisierten Zellen (Belegzellen des Magens; Tubuluszellen in den Nieren) kommen auch ATP-getriebene Transporter, so genannte Protonenpumpen vor. In den Belegzellen und in den Schaltzellen (Typ A) der Sammelrohre finden sich **H^+/K^+-ATPasen**, die pro gespaltenes ATP ein Proton aus der Zelle

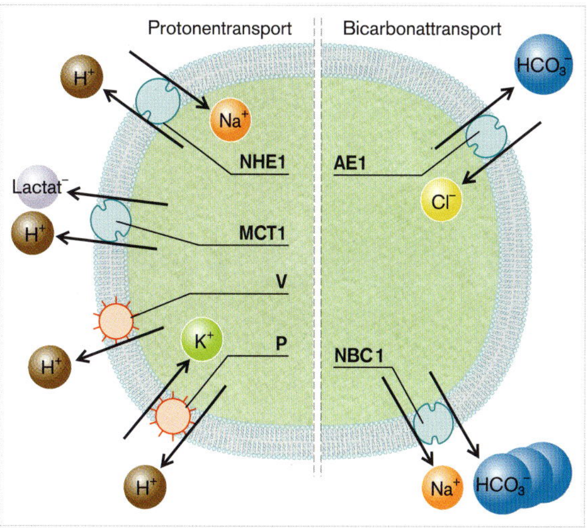

Abb. 9.10 Einige Transporter, die Protonen (links dargestellt) oder Bicarbonat (rechts dargestellt) aus der Zelle abgeben. AE1: Anionaustauscher 1; MCT 1: H^+-Monocarboxylat-Kotransporter 1; NBC 1: Na^+-$3HCO_3^-$-Kotransporter; NHE1: Na^+/H^+-Austauscher 1; P: H^+/K^+-ATPase vom P-Typ; V: Protonen-ATPase vom vakuolären Typ.

9

und ein Kaliumion in die Zelle transportieren. Ebenfalls in Schaltzellen, aber auch in den Epithelzellen der proximalen Tubuli gibt es eine H^+-ATPase, die zu den **vakuolären ATPasen** gehört. Dieser V-ATPase-Typ kommt vor allem in intrazellulären Organellen wie Lysosomen, Golgi-Apparat und Pflanzenzell-Vakuolen vor. In den o. a. Nierenzellen sitzen die vakuolären H^+-ATPasen in der Plasmamembran und dienen dem H^+-Export aus der Zelle in das Lumen (proximale Tubuluszellen, Schaltzellen Typ A) oder ins Blut (Schaltzellen Typ B) (S. 453).

▸ **Bicarbonatabgabe aus den Zellen.** Intrazelluläres Bicarbonat entsteht im Wesentlichen aus der Carboanhydrasereaktion: $CO_2 + H_2O \leftrightarrow H^+ + HCO_3^-$. Diese Reaktion läuft mit großer Geschwindigkeit in Erythrozyten ab, aber auch in den Belegzellen des Magens oder in den Gangzellen des Pankreas. Das HCO_3^- kann nun im Austausch gegen **extrazelluläre Chloridionen** über einen Anionenaustauscher, z. B. den AE1, aus den Zellen abgegeben werden. Es wurden diverse Na^+-unabhängige und Na^+-abhängige Cl^-/HCO_3^--Austauscher gefunden, auf deren genauere Beschreibung hier verzichtet wird. Erwähnt werden soll aber nochmals der **Na^+-3HCO_3^--Symporter**. Dieser Symporter (**NBC 1**) sorgt in den proximalen Nierentubuli für die Abgabe des HCO_3^- aus den Zellen in das Blut und spielt folglich eine große Rolle bei der **HCO_3^--Resorption**.

Zusammenfassung Kap. 9

Säuren-Basen-Haushalt

Der Säuren-Basen-Haushalt ist ausgeglichen, wenn **Zufuhr** und **Bildung** von Säuren und Basen gleich groß ist wie ihr **Verbrauch** und ihre **Ausscheidung**. In diesem Fall ist der **pH**-Wert im arteriellen Blut **7,4**, die Plasma-$[HCO_3^-]$ 24 mmol/l und die $[CO_2]$ 1,2 mmol/l.

Respiratorische Störungen des Säuren-Basen-Gleichgewichts beruhen auf einem Missverhältnis zwischen Bildung und Abatmung von CO_2. Bei **Hypoventilation** steigt primär $[CO_2]$ an, und der pH fällt unter 7,37 (**respiratorische Azidose**). Bei **Hyperventilation** fällt primär $[CO_2]$ ab, und der pH steigt über 7,45 (**respiratorische Alkalose**). Standardbicarbonat und Gesamtpufferbasenkonzentration sind primär unverändert, das Basendefizit ist Null (▸ Tab. 9.2).

Bei einer anhaltenden **respiratorischen Azidose** scheiden die Nieren sekundär (kompensatorisch) vermehrt **H^+** aus, dabei entsteht **HCO_3^-**. Infolgedessen steigt bei Kompensation einer respiratorischen Azidose das Standardbicarbonat sekundär an. Bei der Kompensation einer **respiratorischen Alkalose** wird vermehrt **HCO_3^-** in den Harn abgegeben. Entsprechend fällt das Standardbicarbonat ab. Diese renale Kompensation benötigt mehrere Tage.

Nicht-respiratorische Azidosen beruhen auf einer durch vermehrte Bildung (Addition) oder verminderte Ausscheidung (Retention) hervorgerufenen Ansammlung von Säuren oder auf einem Verlust von Basen. Typische Additionsazidosen sind Lactat- und Ketoazidosen. Charakteristisch für nicht-respiratorische Azidosen ist der Abfall des pH (unter 7,37) sowie der aktuellen Bicarbonatkonzentration, der Standardbicarbonatkonzentrationen und der Gesamtpufferbasen (Basendefizit oder negativer Basenüberschuss). Die $[CO_2]$ ist primär unverändert, fällt aber bei sekundärer (kompensatorischer) Mehratmung ab.

Tab. 9.2 Übersicht über Veränderungen der blutchemischen Parameter bei primären Störungen des Säuren-Basen-Gleichgewichts

	Normal	Azidose		Alkalose	
	Mittelwert	respiratorisch	nicht-respiratorisch	respiratorisch	nicht-respiratorisch
pH	7,40	↓	↓	↑	↑
P_{CO_2}	40 mmHg	↑	ø	↓	ø
$[HCO_3^-]_{akt.}$	24 mmol/l	(↑)	↓	(↓)	↑
$[HCO_3^-]_{Std}$	24 mmol/l	ø	↓	ø	↑
Gesamtpufferbasen	48 mmol/l	ø	↓	ø	↑
Basenabweichung	0 mmol/l	ø	negativ (Basendefizit)	ø	positiv (Basenüberschuss)

Erklärungen: ↑: Zunahme; (↑): schwache Zunahme; ↓: Abnahme; (↓): schwache Abnahme; ø: keine Änderung

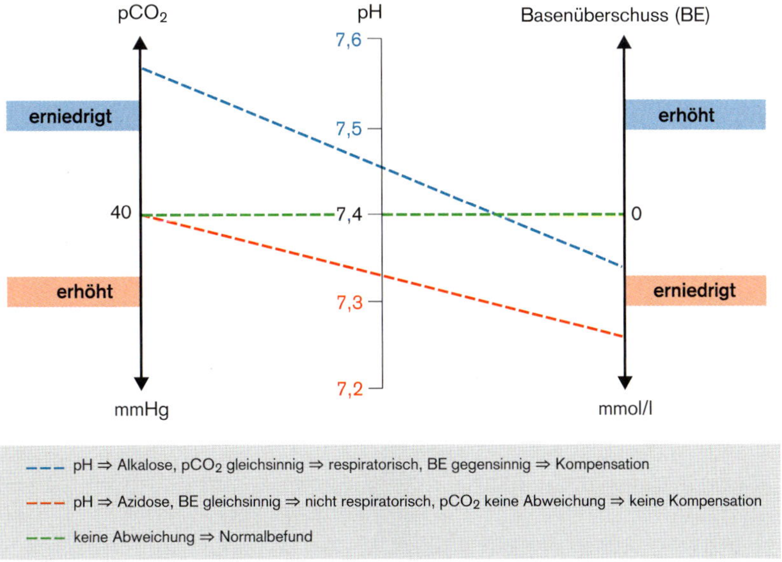

Abb. 9.11 Diagnostik von Störungen des Säuren-Basen-Haushalts. Jede Säuren-Basen-Störung lässt sich mit Hilfe des Diagramms leicht diagnostizieren. Als Beispiele sind eine teilkompensierte respiratorische Alkalose (blaue Linie) und eine nicht-respiratorische Azidose (rote Line) dargestellt. Der Text gibt stichwortartig die Reihenfolge des Vorgehens wieder.

Nicht-respiratorische Alkalosen beruhen auf einer Ansammlung von Basen oder einem Verlust von Säuren. Charakteristisch ist der Anstieg des pH (über 7,45), der aktuellen Bicarbonatkonzentration, der Standardbicarbonatkonzentration sowie der Gesamtpufferbasen (Basenüberschuss). $[CO_2]$ ist primär unverändert, steigt aber bei sekundärer Minderatmung an. Sekundäre Änderungen der Ventilation setzen rasch ein, können aber den arteriellen pH in der Regel nicht komplett in den Normbereich zurückführen.

Tipp zur Diagnostik: Die Blutgasanalyse liefert pH-Wert, Standardbicarbonat bzw. Basenüberschuss (BE) und P_{CO_2}. Zunächst prüft man die Abweichung des pH-Wertes und entscheidet über Azidose oder Alkalose. Dann prüft man die Richtung der Abweichung des Standardbicarbonatwertes bzw. BE in Bezug auf die pH-Störung. Gleichsinnig bedeutet ursächlich („HCO_3^- macht alkalotisch"), gegensinnig bedeutet Kompensation. Ebenso prüft man die Richtung der Abweichung des P_{CO_2} in Bezug auf die pH Abweichung. Gleichsinnig bedeutet ursächlich („CO_2 macht sauer"), gegensinnig bedeutet Kompensation. ▶ Abb. 9.11 zeigt ein praktisches Schema zur Diagnostik der Säuren-Basen-Störungen und drei Beispiele der Anwendung.

Zum Weiterlesen...

[1] Alscher M et al. Störungen des Säure-Basen-Haushalts. Nephrologie. Hrsg. 6., vollständig überarbeitete und erweiterte Auflage. Stuttgart: Thieme; 2015. doi:10.1055/b-003-124 668

[2] Boron WF. Acid-Base Physiology. Chapter 28 in: Medical Physiology, Boron WF und Boulpaep EL, Hrsg. 4th edition, Saunders, Philadelphia, USA, 2012; 632–670

[3] de Bruijn PI etal. Furosemide-induced urinary acidification is caused by pronounced H^+ secretion in the thick ascending limb. Am J Physiol Renal Physiol. 2015 Jul 15;309(2):F146–53. doi: 10.1152/ajprenal.00 154.

[4] Krapf R, Seldin DW, Alpern RJ. Clinical syndromes of metabolic acidosis. In: The Kidney. Physiology and Pathophysiology; Alpern RJ, Hebert SC, Moe OW, Hrsg. Academic Press, Amsterdam; 5th edition 2013; 2049–2111

[5] Madias NE, Adrogué HJ. Respiratory alkalosis and acidosis. In: The Kidney. Physiology and Pathophysiology; Alpern RJ, Hebert SC, Moe OW, Hrsg. Academic Press, Amsterdam; 5th edition 2013; 2113–2138

[6] Moe OW, Alpern RJ, Seldin DW. Clinical syndromes of metabolic alkalosis. In: The Kidney. Physiology and Pathophysiology; Alpern RJ, Hebert SC, Moe OW, Hrsg. Academic Press, Amsterdam; 5th edition 2013; 2021–2047

[7] Müller-Plathe O. Säure-Basen-Gleichgewicht und Blutgase. In: Labor und Diagnose; Thomas L Hrsg. TH Books, Frankfurt am Main, 7. Auflage 2008: 468–479

▶ ...und noch weiter

[8] Adrogué HJ, Madias NE. Secondary responses to altered acid-base status: the rules of engagement. J. Am. Soc. Nephrol. 2010; 21: 920–923

[9] Brown D, Wagner CA. Molecular mechanisms of acid-base sensing by the kidney. J. Am. Soc. Nephrol. 2012; 23: 774–780

[10] Frassetto L et al. Diet, evolution and aging. Eur. J. Nutr. 2001; 40: 200–213

[11] Jehle S et al. Partial neutralization of the acidogenic western diet with potassium citrate increases bone mass in postmenopausal women with osteopenia. J. Am. Soc. Nephrol. 2006; 17: 3213–3222

[12] Krieger NS et al. Acidosis inhibits osteoblastic and stimulated osteoclastic activity in vitro. Am. J. Physiol. Renal Physiol. 1992; 262: F442-F448

[13] Kurtz I et al. Effect of diet on plasma acid-base composition in normal humans. Kidney Int. 1983; 24: 670–680

[14] Luft FC. An acid-base conundrum for a rainy afternoon. Nephrol. carbonate infusion and bicarbonate hemodialysis. Dial Transplant 1996 (11): 1653–1655.

[15] Levin LR, Buck J. Physiological roles of acid base sensors. Annu. Rev. Physiol. 2015; 77:347–362

[16] Wagner CA et al. Regulated acid-base transport in the collecting duct. Pflügers Arch – Eur. J. Physiol. 2009; 458: 137–156

[17] Wiederseiner J-M et al. Acute metabolic acidosis: characterization and diagnosis of the disorder in the plasma potassium response. J. Am. Soc. Nephrol. 2004; 15: 1589–1596

Danksagung

Dieses Kapitel basiert auf der hervorragenden Arbeit von Prof. Dr. Gerhard Burckhardt, Göttingen, der diesen Abschnitt bis zur 9. Auflage geschrieben und editiert hat.

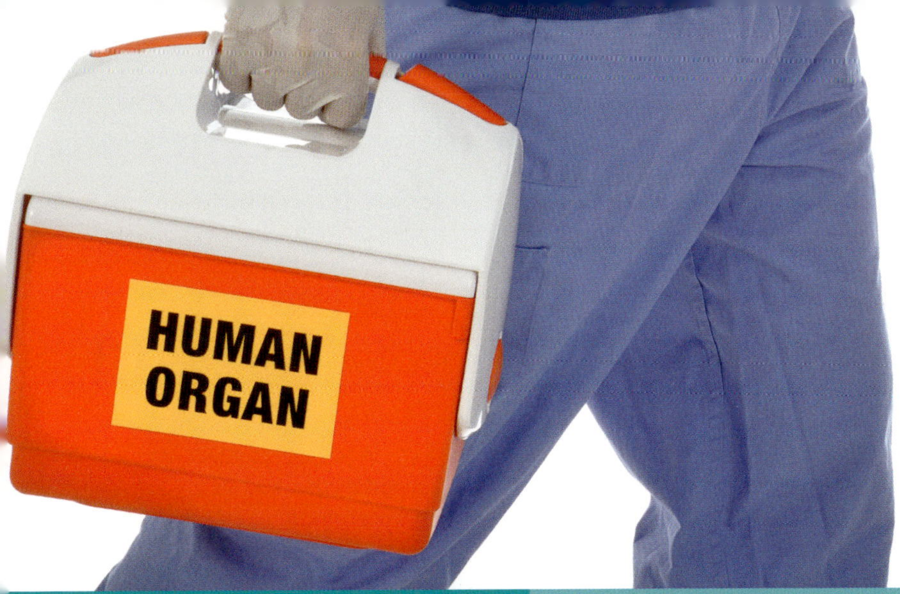

Kapitel 10

Die Funktion der Nieren

10 Die Funktion der Nieren

Stefan Silbernagl

10.1 Was passiert, wenn die Nieren versagen?

B

Wenn etwas „an die Nieren geht“, wird es ernst, ja bedrohlich. Noch vor einigen Jahrzehnten war ein völliges Versagen der Nieren gleichbedeutend mit einem Todesurteil. Glücklicherweise können heute maschinelle Dialyse („künstliche Niere“), Peritonealdialyse oder die Transplantation einer Niere das Schicksal solcher Menschen fast immer zum Besseren wenden. Festzuhalten ist jedoch: Unsere Nieren haben offenbar lebensnotwendige Aufgaben. Welche sind das?

Die meisten Aufgaben der Nieren (▶ Tab. 10.1) lassen sich an den Folgen einer Niereninsuffizienz (S. 461) ablesen. Bei solchen Menschen kommt es zur Ansammlung (Retention) von Harnstoff, Kreatinin, Harnsäure, Ammoniumionen, Polyaminen und anderen Stoffwechsel-Endprodukten im Organismus. Ohne Urinausscheidung können solche Substanzen den Körper offenbar nicht verlassen; man spricht daher von **harnpflichtigen Substanzen**, für die die Nieren also die entscheidende **Entsorgungsfunktion** haben

Ein Nierenversagen ist weiterhin von einer Entgleisung des **Elektrolyt- und Wasserhaushalts** begleitet, insbesondere wenn die Zufuhr von Wasser und Salzen nicht strikt reglementiert wird. Bei hoher Kochsalzzufuhr etwa vergrößert sich der Extrazellulärraum durch die Einlagerung großer Wassermengen, d. h., es kommt zu Ödemen (vor allem in der Lunge). Bei starker Kaliumbelastung entwickelt sich rasch eine bedrohliche Hyperkaliämie, und Ähnliches gilt für Magnesium und Phosphat. Je nach Bedarf des Körpers regulieren die Nieren also den Wasser- und Elektrolythaushalt. In dieser, großteils hormongesteuerten **Bilanzierungsfunktion** sind sie z. B. für die Größe des Extrazellulärvolumens, für die Sicherung des Säure-Basen-Gleichgewichts, für die Konstanz der Osmolalität im Plasma und für die Homöostase des extrazellulären Ionenmilieus verantwortlich (s. Kap. 9 und Kap. 11).

Nierenpatient*innen haben oft an einen erhöhten arteriellen Blutdruck (Hypertonie), d. h., die Nierenfunktion hat auch etwas mit der **Einstellung des arteriellen Blutdrucks** zu tun. Daran beteiligt ist das Renin (S. 457), das die Bildung des vasoaktiven Angiotensins II und in der Folge auch die Ausschüttung von Aldosteron auslöst.

Eine Niereninsuffizienz geht weiterhin mit einem Mangel an bestimmten Hormonen einher, so etwa von Erythropoetin (S. 289), was schließlich zu einer Anämie führt, oder von Calcitriol, sodass solche Personen von einer Hypokalzämie und, als Reaktion darauf, von einem sekundären Hyperparathyreoidismus (S. 459) bedroht sind (Abb. 11.23) (S. 499). Die Nieren sind also ein wichtiger **Produktionsort für Hormone**. Andererseits erhöht sich bei Niereninsuffizienz die Konzentration extrarenal gebildeter Hormone, was z. T. darauf beruht, dass die Niere Abbauort von **Peptidhormonen** (S. 459) ist.

Schließlich haben die Nieren weitere wichtige **Aufgaben im Zwischenstoffwechsel** des Gesamtorganismus. Gluconeogenese (aus Glutamin u. a.) und Argininsynthese (aus Citrullin) sind zwei Beispiele dafür.

Tab. 10.1 Aufgaben der Niere

Ausscheidung harnpflichtiger Substanzen, z. B. Harnstoff, Harnsäure, Kreatinin
Homöostase: Na^+ [EZV], K^+, Ca^{2+}, Mg^{2+}, Phosphat, H^+, HCO_3^- u. a.
Blutdruckregulation
Metabolismus: Proteine, Peptidhormone, Gluconeogenese, Toxine u. a.
Hormonbildung: Calcitriol, Erythropoetin; Renin (Enzym) → Angiotensin
Hormonwirkungen: Antidiuretisches Hormon (ADH), Aldosteron, Adrenalin, atriales natriuretisches Peptid (ANP, ANF, Atriopeptin), Calcitriol, Parathyrin (PTH), Prostaglandine u. a.

10.2 Überblick

10.2.1 Ein kurzer Blick auf die Anatomie

Um zu beantworten, wie die Nieren ihre Aufgaben bewältigen, müssen wir uns kurz mit dem Bau dieses paarigen Organs beschäftigen (▶ Abb. 10.1 u. ▶ Abb. 10.2). Jede Niere hat einen arteriellen Zufluss (A. renalis), einen venösen Abfluss (V. renalis), Lymphgefäße und einen Harnleiter (**Ureter**), in dem der in der Niere gebildete Urin kontinuierlich abfließt. Über den linken und rechten Ureter gelangt der Urin in die **Harnblase,** sammelt sich dort an, um schließlich von Zeit zu Zeit über die Harnröhre (**Urethra**) ausgeschieden zu werden (Miktion).

Im histologischen Schnitt unter dem Mikroskop (▶ Abb. 10.3) sieht man in der oberflächennahen Nieren-

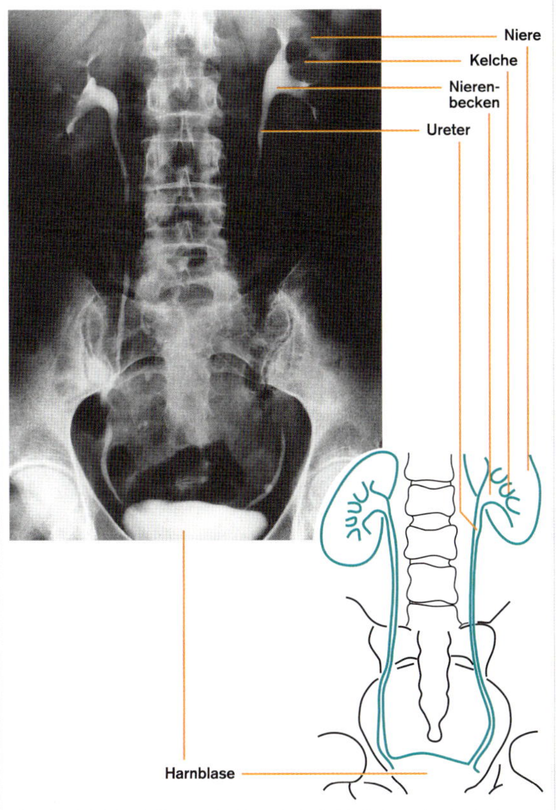

Abb. 10.1 **Harnwege.** Sie werden in einem Urogramm dadurch sichtbar gemacht, dass der Person eine röntgendichte (meist iodhaltige) Substanz injiziert wird, die die Nieren durch tubuläre Sekretion (S. 444) rasch ausscheiden. Der Harn wird von den Nierenkelchen aufgefangen und gelangt über Nierenbecken und Ureter zur Harnblase. Der Harnabfluss wird durch die Peristaltik des Ureters gefördert (s. u.); sie ist beim linken Ureter (rechts im Bild) als Konturunterbrechung erkennbar. (Röntgenbild: G. Schindler)

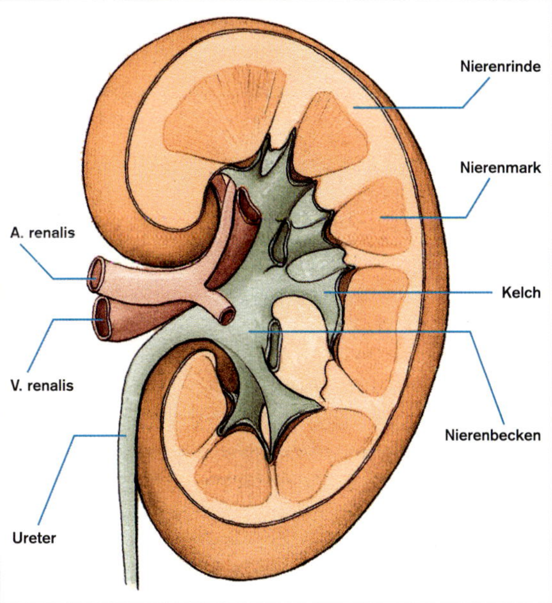

Abb. 10.2 **Bau der Niere.** Die Rückseite der rechten Niere ist hier abgetragen, um die Schichten des Nierenparenchyms (Nierenrinde und -mark) sowie das Kelchsystem und das Nierenbecken sichtbar zu machen. Die gesamte Niere ist von einer widerstandsfähigen Kapsel umgeben.

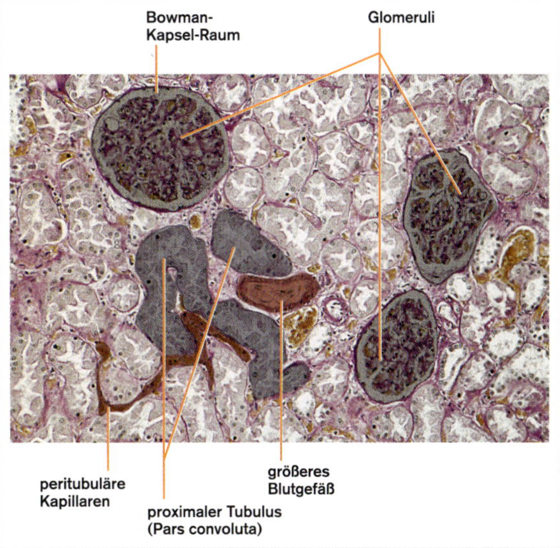

Abb. 10.3 **Feinbau der Niere.** In diesem Schnitt durch die Nierenrinde sind drei Glomeruli (Durchmesser ca. 0,2 mm) sichtbar, um die sich die Konvolute proximaler und distaler Tubuli knäueln (s. auch Abb. 10.9 (S. 411)). Dazwischen verlaufen die peritubulären Kapillaren. Ein Teil dieser Strukturen ist zur Verdeutlichung dunkelgrau hervorgehoben. (Histologischer Schnitt: U. Pfeifer)

rinde (Kortex) ein Gewirr von Kanälchen, die Tubuli, und dazwischen ab und zu ein rundes Nierenkörperchen, in das ein Knäuel von Blutkapillaren, der Glomerulus, eingestülpt ist. Der Glomerulus samt dort entspringendem Tubulus wird **Nephron** genannt. Die **Anzahl intakter Glomeruli** beider Nieren beträgt im Alter von 18–29 Jahren knapp 2 Millionen, weitere ca. 17 000 sind sklerosiert. Bis zum Alter von 70 bis 75 Jahren sinkt die Zahl der intakten (nicht-sklerosierten) Glomeruli auf fast die Hälfte, während die der sklerosierten auf ca. 280 000 ansteigt [20].

10.2.2 Harnableitung

Peristaltische Wellen des Ureters treiben den Harn in die Harnblase. Die **Schrittmacherzellen** dafür sitzen an der Grenze zwischen Nieren- und Nierenbeckengewebe und besitzen, ähnlich wie der Sinusknoten des Herzens, sog. *HCN-Kanäle* (*hyperpolarization-activated and cyclic nucleo-*

tide-gated ion channels). Sie werden bei (innen) negativem Zellpotenzial geöffnet und bei positiveren Werten geschlossen. Damit können sie nach der Repolarision einer zuvor erregten Zelle eine neuerliche Depolarisation starten.

Harnwegsinfektionen ereignen sich in ca. 50 % der Fälle durch das Aufsteigen von (meist Darm-)Bakterien aus der Harnröhre (Urethra) in die Harnblase und von dort u. U. über den Harnleiter (Ureter) in die Niere (**Pyelonephritis**). Die relativ kurze weibliche Urethra ist einer der Gründe dafür, dass Harnwegsinfektionen bei Frauen ca. 50-mal häufiger als bei Männern vorkommen. Trotz häufiger Kontamination der Urethra mit Darmbakterien ist der Blasenharn aber normalerweise steril. Dafür sorgen u. a. der saure Harn-pH-Wert, die Peristaltik des Ureters, die laufende Spülung des Harntrakts sowie dessen Schließmuskeln. In jüngerer Zeit wurden außerdem eine Reihe von **antimikrobialen Peptiden** entdeckt, die u. a. von Epithel- und Urothelzellen gebildet und in den Harn von Sammelrohren (aus deren Schaltzellen) bzw. in den der ableitenden Harnwege sezerniert werden. Dazu gehören **Defensine**, **Hepcidin** und **Ribonuklease 7**. Letzteres Peptid z. B. wird bei einer akuten Pyelonephritis nicht nur vermehrt gebildet, sondern jetzt auch im ganzen Tubulussystem exprimiert und tötet u. a. *Escherichia coli* und *Enterococcus faecalis* innerhalb weniger Stunden dadurch ab, dass es die Bakterienwand zerstört. [73].

10.2.3 Wie entsteht der Harn?

Diese Frage hat der deutsche Physiologe Carl Ludwig (▶ Abb. 10.4) in der Mitte des 19. Jahrhunderts erstmals richtig beantwortet [44]. Er postulierte, dass der Harn primär durch **Filtration in den Glomeruli** entsteht, wobei es der Blutdruck in den glomerulären Kapillaren sei, der den Primärharn aus diesen abpresst. Danach entspräche der dabei gebildete **Primärharn** (**Ultrafiltrat**) in seiner Zusammensetzung weitgehend dem Plasmawasser. Der endgültige Urin ist allerdings ganz anders zusammengesetzt. Das erklärte Ludwig damit, dass die Stoffe, die im Endurin fehlen, entlang des Tubulusrohres **resorbiert** werden, d. h. vom Tubuluslumen in die peritubulären Kapillaren und damit wieder zurück ins Blut gelangen. Er machte dafür Diffusionsvorgänge verantwortlich, doch

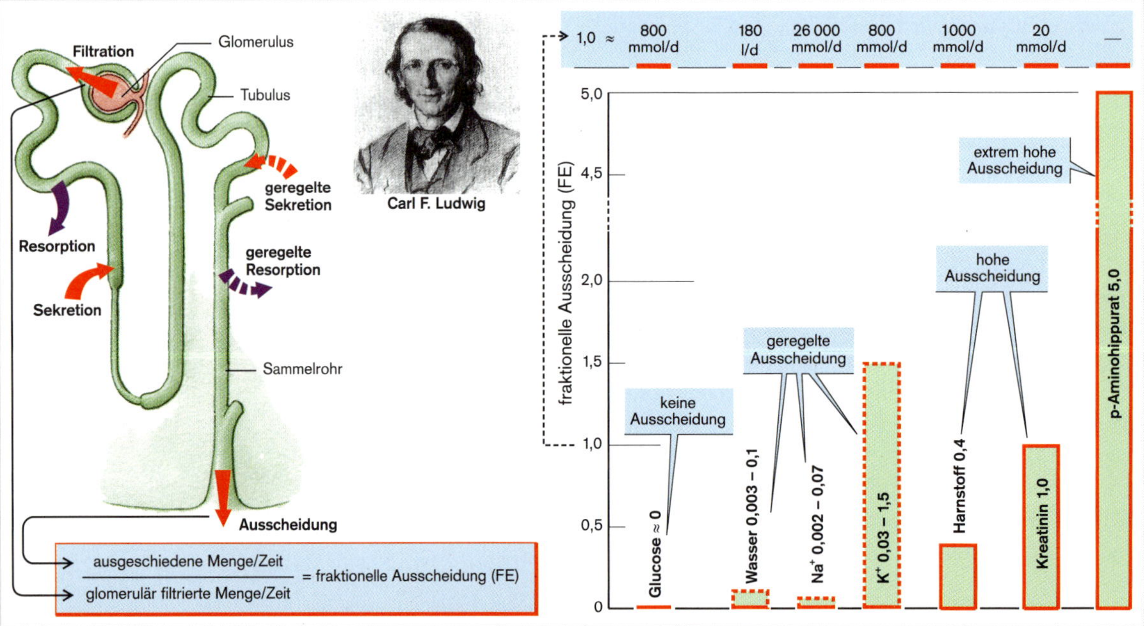

Abb. 10.4 Filtriert wird (fast) alles; über die Ausscheidung entscheiden Tubulus und Sammelrohr. Carl F. Ludwig (1816 – 1895; Physiologe in Marburg, Zürich, Wien und Leipzig) stellte 1842 erstmals die Hypothese auf [44], dass der Harn durch Ultrafiltration am Glomerulus entsteht und anschließend durch tubuläre Resorption modifiziert wird. Wird weder resorbiert noch sezerniert, was z. B. (mit kleinen Einschränkungen) für Kreatinin zutrifft, so gilt: ausgeschiedene Stoffmenge/Zeit = filtrierte Stoffmenge/Zeit, d. h., die fraktionelle Ausscheidung (FE, fractional excretion) beträgt 1,0 oder 100 %. Harnstoff wird teilweise resorbiert (FE = ca. 0,4; s. auch Legende zu Abb. 10.25) (S. 433), Glucose praktisch vollständig (FE = 0,0005) und Wasser, Na^+, K^+ und andere nach Bedarf (Regelung u. a. durch Hormone). Durch tubuläre Sekretion kann die FE auf über 1 steigen, im Extremfall (Hippurat, p-Aminohippurat) sogar auf etwa 5.

wissen wir heute, dass dies nur teilweise richtig ist und eine Reihe von Stoffen mittels **aktiver Transportmechanismen** aus dem Tubuluslumen entfernt wird. Bleibt noch zu erklären, warum die Menge einiger Stoffe im Endurin größer ist als die im glomerulären Filtrat: Tubuluszellen resorbieren nicht nur, sondern sie können zusätzlich bestimmte Stoffe in der Gegenrichtung **aktiv sezernieren,** d. h. aus dem peritubulären Blut ins Tubuluslumen schaffen.

Damit ergibt sich folgendes Bild: Sieht man von Makromolekülen ab, enthält das Glomerulusfiltrat alle im Plasma gelösten Stoffe, und zwar in praktisch der gleichen Konzentration wie im Plasmawasser.

Wegen des **Gibbs-Donnan-Potenzials** von ca. 1,5 mV (Blutseite negativ), das durch die ungleiche Verteilung der zumeist anionischen Proteine am glomerulären Filter entsteht, enthält das Filtrat im Vergleich zum Plasma eine um ca. 5 % höhere Konzentration an filtrierbaren Anionen (z. B. Cl^-, HCO_3^-) und eine um ca. 5 % niedrigere Konzentration an filtrierbaren Kationen (z. B. Na^+, K^+).

Die **glomeruläre Filtrationsrate (GFR)** (S. 408) beider Nieren beträgt nach der CKD-EPI-Formel (S. 409) im Alter von 18–29 Jahren bei **Frauen 72 – 100** und bei **Männern 94 – 140 ml/min/1,73 m² KO** (Körperoberfläche) und nimmt im Alter ab (z. B. ab 80 Jahren 27 – 55 bzw. 30 – 60 ml/min/1,73 m² s. a. Tab. 10.2 (S. 411)). Unsere Nieren filtrieren die im Filtrat gelösten Stoffe also in riesigen Mengen. (Die **filtrierte Stoff-Menge/Zeit** errechnet sich aus der jeweiligen Stoffkonzentration im Plasmawasser mal GFR) (S. 408). Für Na^+ z. B. sind das täglich etwa 26 000 mmol, für Glucose und Harnstoff rund 800 bzw. 1000 mmol! Davon erscheinen allerdings ganz unterschiedliche Anteile im **Endurin** (fraktionelle Ausscheidung = fraktionelle Exkretion, FE, ▶ Abb. 10.4).

Mit dieser Kombination von immens hoher Filtrationsrate und mehr oder minder stark ausgeprägter Resorption sind die meisten Anforderungen an die Niere erfüllt: „Harnpflichtige" Stoffwechsel-Endprodukte wie Kreatinin, Sulfat und Harnstoff können den Körper in großen Mengen verlassen, während die Ausscheidung von Wasser und Elektrolyten je nach Bedarf in einem weiten Ausmaß variiert werden kann. Für Stoffe, die entlang des Tubulus zusätzlich **sezerniert** werden (z. B. Hippurat), bietet das hohe Filtrat zudem ein großes Lösungsvolumen, was ihrer raschen Ausscheidung im Urin zugute kommt (▶ Abb. 10.4).

10.2.4 Woher weiß man, was in der Niere vorgeht?

Unzugänglich, wie das Innere der Niere ist, war man bei ihrer Erforschung bis ins 17. Jahrhundert auf die Untersuchung des Urins angewiesen. Ihr Ergebnis bildete dann zusammen mit histologischen Erkenntnissen in der Mitte des 19. Jahrhunderts die Grundlage, eine fundierte Hypothese über die intrarenale Urinbildung aufzustellen [44]. Erst im 20. Jahrhundert wurden moderne **Untersuchungstechniken** entwickelt, die ein besseres Verständnis der Nierenfunktion ermöglichten. So wurde um 1930 mit der Clearancemessung eine noch heute benützte Methode zur quantitativen Erfassung dessen entwickelt, was die ganze Niere leistet. Die ersten Versuche zu erfahren, was in dieser Black Box vor sich geht, wurden bereits in den 20er Jahren gemacht, als am Frosch das erste Mal einzelne Nierentubuli punktiert wurden. Dass diese Methode erst 40 Jahre später wirkliche Früchte brachte, lag daran, dass dazu Ultramikromethoden ent-

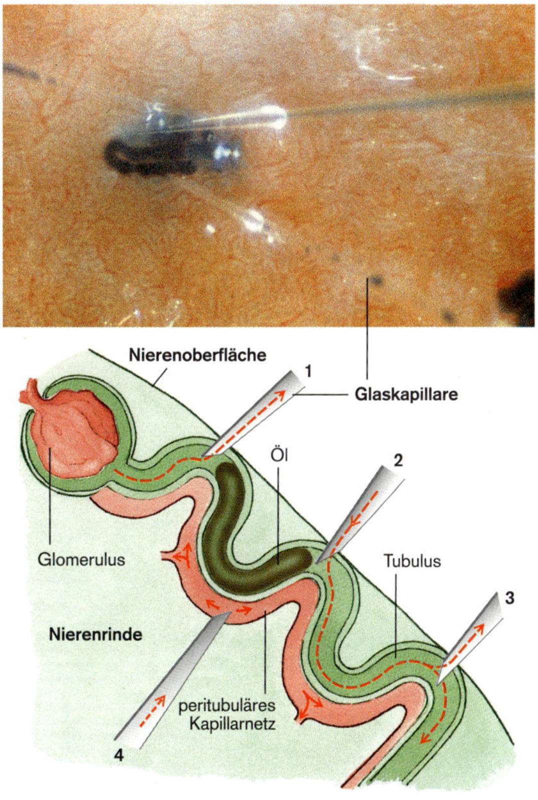

Abb. 10.5 Die Mikropunktion einzelner Nierentubuli (beim narkotisierten Versuchstier, meist bei der Ratte; s. Foto) erlaubt es, die Funktion des einzelnen Tubulus in vivo in der intakten Niere zu untersuchen. Unter dem Mikroskop wird mit feinen Glaskapillaren (Kapillare Nr. 1 – 4 im Bild, Spitzendurchmesser ca. 10 µm) in oberflächliche Tubuli eingestochen. (Das Foto zeigt die Aufsicht auf die Nierenoberfläche.) Eine in Kapillare 1 gesammelte Probe z. B. gibt, verglichen mit dem Plasma, Aufschluss darüber, wie sich die Zusammensetzung des Primärharns zwischen Glomerulus und Punktionsstelle geändert hat (z. B. ▶ Abb. 10.18-1, ▶ Abb. 10.20, ▶ Abb. 10.21, ▶ Abb. 10.26 und ▶ Abb. 10.38). Kapillare 2 ist mit einer Mikroperfusionspumpe verbunden. Damit kann dem Tubulus eine Flüssigkeit angeboten werden, die eine vorgewählte Zusammensetzung hat und deren Veränderung nach der Tubuluspassage (Probe wird in Kapillare 3 gesammelt) analysiert wird (z. B. Konzentrationsabfall eines Stoffes im Vergleich zu mitperfundiertem Inulin, d. h. Resorption dieses Stoffes). Ein stromaufwärts der Kapillare 2 injizierter Ölblock (im Foto schwarz) verhindert dabei die Vermischung mit dem natürlichen Tubulusharn. Mit Kapillare 4 kann schließlich auch das peritubuläre Kapillarnetz durchströmt werden, sodass z. B. die Sekretion eines Stoffes vom Blut ins Tubuluslumen verfolgt werden kann.

10

wickelt werden mussten, mit denen man in den winzigen Harnproben von einigen Nanolitern (10^{-9} l!) Stoffe wie Na^+, Glucose, Inulin usw. quantitativ messen konnte. Mikropunktion, Mikroinfusion und Mikroperfusion einzelner Nierentubuli der Ratte in vivo (▶ Abb. 10.5) brachten dann eine Fülle neuer Erkenntnisse über die Niere und zeigten andererseits, wie heterogen die Tubulusabschnitte arbeiten. Später wurden isolierte Tubuli in vitro perfundiert, die Bürstensaum- und Basolateralmembranen in Form von Vesikeln isoliert (S. 58) und getrennt untersucht sowie Nierenzellen in Kultur gezüchtet. Es gelang auch, die durch einzelne Membrankanäle fließenden Ionenströme mit der *Patch-Clamp*-Methode (S. 54) zu messen, für deren Entwicklung 1991 der Nobelpreis für Physiologie oder Medizin an E. Neher und B. Sakmann verliehen wurde. Schließlich konnten Kanal- und Carriermoleküle isoliert und deren molekulare Struktur bestimmt werden. Das Wissen über tubuläre, zelluläre, subzelluläre und molekulare Mechanismen der Nierenfunktion wuchs dadurch in den letzten Jahrzehnten immens, doch sind integrative Leistungen der Niere wie z. B. die Blutdruckregulation nach wie vor nur am intakten Organ im lebenden Tier zu untersuchen. Moderne, empfindliche und gleichzeitig schonende Messmethoden haben auch hier große Fortschritte gebracht (z. B. [22] ,[36]).

Leider ist in einem solchen Lehrbuch kein Platz, die Geschichte und die Methoden der Nierenforschung ausführlicher zu schildern, sodass dem interessierten Leser dafür die spannende Schilderung der Historie [4] und die methodischen Kapitel in ausführlicheren Werken [1] empfohlen werden.

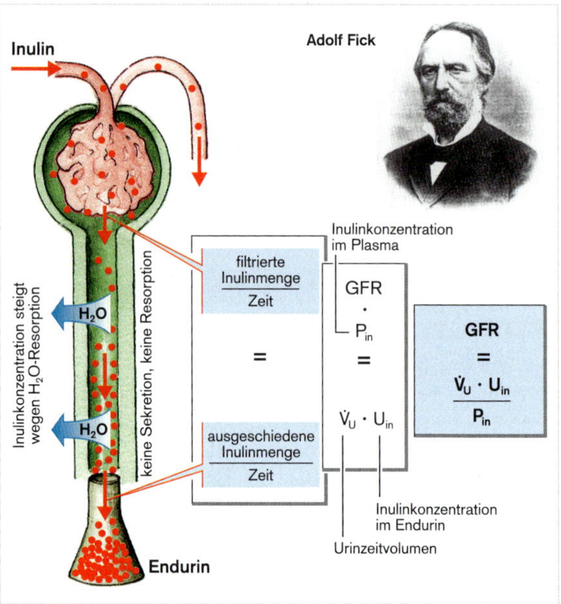

Abb. 10.6 Inulin-Clearance = glomeruläre Filtrationsrate (GFR), da Inulin frei filtriert, aber weder resorbiert noch sezerniert wird. Die GFR errechnet sich aus einer Mengenbilanz, wie sie Adolf Fick (1829 – 1901, Physiologe in Marburg, Zürich und Würzburg) 1872 erstmalig für die unblutige Bestimmung des Herzzeitvolumens angewandt hat (Fick-Prinzip).

10.3 Renale Clearance

Nach dem im vorigen Abschnitt Gesagten ist eine ausreichend hohe glomeruläre Filtrationsrate (GFR) für eine normale Nierenfunktion entscheidend. Viele Nierenerkrankungen werden vor allem deshalb gefährlich, weil in ihrem Verlauf die GFR auf zu geringe Werte abzusinken droht. Die GFR-Bestimmung steht daher im Zentrum, wenn die Nierenfunktion beurteilt werden soll. Wie aber lässt sich die intrarenal ablaufende Filtration beim Menschen von außen messen?

Nach einem von Adolf Fick eingeführten Prinzip kann aus der Mengenbilanz eines Indikators, dessen Konzentrationen an den Ein- und Ausgängen des jeweiligen Organs gemessen werden, auf die Flussraten der Medien geschlossen werden, in denen der Indikator gelöst ist (▶ Abb. 10.6). Was heißt das im Fall der Niere? Prinzipiell sind es drei Arten, auf die sich die Menge einer Substanz im Tubuluslumen erhöhen kann, nämlich durch **Filtration, Sekretion** und **metabolische Bildung**, sowie drei Wege, auf denen die Menge im Lumen verringert werden kann, nämlich **Resorption, Ausscheidung (Exkretion)** und **metabolischer Abbau**. Kreist nun im Blut ein injizierter Stoff, z. B. das Polysaccharid **Inulin**, der

- frei filtriert,
- nicht resorbiert,
- nicht sezerniert und
- weder im Tubuluslumen gebildet noch abgebaut wird,

so kann er nur durch Filtration ins Tubuluslumen gelangen und aus diesem nur durch Ausscheidung mit dem Urin wieder verschwinden. Es muss also gelten:

$$\textbf{filtrierte Inulin-Menge/Zeit} = \textbf{ausgeschiedene Inulin-Menge/Zeit} \quad (10.1)$$

Da **Menge/Zeit = (Volumen/Zeit) mal Konzentration** und außerdem die Konzentrationen eines frei filtrierbaren Stoffes wie Inulin in Plasma (P_{In} [g/l]) und Filtrat praktisch gleich groß sind, lautet Gleichung (10.1) nun:

$$\text{GFR} \cdot P_{In} = \dot{V}_U \cdot U_{In} \quad (10.2)$$

wobei GFR = glomeruläre Filtrationsrate [ml/min], $\dot{V}_U$ = Urinzeitvolumen [ml/min], U_{In} = Inulinkonzentration im Endurin [g/l] ist.

Praktisch infundiert man dazu Inulin und misst anschließend (z. B. fotometrisch) seine Konzentrationen in Plasma und Urin. Für die Bestimmung von $\dot{V}_u$ wird initial die Harnblase geleert (und dieser Harn verworfen: Volumen = 0, Zeit = 0) und anschließend möglichst lange (12 – 24 Stunden) der Urin gesammelt. Aus dem gesammelten Urinvolumen geteilt durch den Zeitabstand zur initialen Blasenentleerung ergibt sich $\dot{V}_U$. Mit dieser Anwendung des **Fick-Prinzips** lässt sich so erstaunlicherweise die auf direktem Wege praktisch unbestimmbare Größe GFR aus der umgeformten Gleichung (10.2) berechnen:

$$GFR = \dot{V}_U \cdot \frac{U_{In}}{P_{In}} (ml/min) \quad (10.3)$$

Man nennt die rechte Seite der Gleichung (10.3) auch **Clearance**, d. h. **Inulin-Clearance = GFR**. Die GFR wird gewöhnlich dann noch dadurch normiert, dass sie auf eine Körperoberfläche von 1,73 m^2 bezogen wird.

Da die Infusion von Inulin ein sehr aufwendiges Verfahren ist, wird die Inulin-Clearance nur ausnahmsweise bestimmt. Einfacher ist die GFR-Messung mit einem Indikator, der schon normalerweise im Plasma vorhanden ist, dem **Kreatinin**; es entsteht im Muskelstoffwechsel aus Phosphokreatin. Endogenes Kreatinin erfüllt die oben genannten Kriterien (vor allem die der Nichtsekretion) nicht so streng wie Inulin, doch ist die **endogene Kreatinin-Clearance** für die Routineüberprüfung der renalen Filtrationsleistung völlig ausreichend.

Angenommen, die Kreatininproduktion im Körper ist konstant (was außer nach starker Muskeltätigkeit meist der Fall ist), so steigt die **Kreatininkonzentration im Plasma** (**P_{Kr}, nomal 0,7–1,2 mg/dl**) bei einer abfallenden GFR so lange an, bis die filtrierte Menge/Zeit (GFR · P_{Kr}) wieder der produzierten Menge/Zeit gleicht. Je niedriger die GFR, desto höher steigt also P_{Kr}. Kann man sich also die Clearancebestimmung sparen und schon allein aus der P_{Kr} untersuchten Person auf die Höhe ihrer GFR schließen? Wie ▶ Abb. 10.7 zeigt, geht dies leider nur relativ ungenau, es sei denn, die GFR ist schon auf etwa ein Viertel ihrer normalen Größe abgesunken. Einen größeren Aussagewert hat die (einfach zu messende) P_{Kr} allerdings dann, wenn bei ein und derselben Person der Verlauf ihrer Nierenfunktion in engen Zeitabständen verfolgt werden soll.

Es sind diverse empirische Formeln zur Abschätzung der GFR (eGFR = *estimated* GFR) aus P_{Kr} entwickelt worden, die u. a. die Abhängigkeit der P_{Kr} von Alter und Geschlecht berücksichtigen, z. B. die jüngst entwickelte CKD-EPI-Formel (Chronic kidney disease epidemiology collaboration [43])

Auch für einen beliebigen Stoff X im Filtrat lässt sich eine **Clearance** (**C_x**) bestimmen, wobei jede renale Clearance formal das bei der Nierenpassage vom Stoff X völlig befreite oder „geklärte" Plasmavolumen/Zeit ist (daher der Name Clearance). Anschaulicher ist wohl der **Clearancequotient** (C_X/C_{In}). Er ist identisch mit der im Harn ausgeschiedenen Fraktion der filtrierten Stoffmenge/Zeit. Man nennt ihn daher auch **fraktionelle Ausscheidung** oder fraktionelle Exkretion, kurz **FE** (▶ Abb. 10.4). Bei Inulin und Kreatinin wird die gesamte filtrierte Menge ausgeschieden, d. h. FE = 1. Ist FE < 1, wird der betreffende Stoff entlang des Tubulus und des Sammelrohrs nettoresorbiert. (Eine solche Netto- oder Per-saldo-Resorption kann u. U. auch das Ergebnis einer Resorption in einem Tubulusabschnitt und einer im Vergleich dazu geringeren Sekretion in einem anderen Tubulusabschnitt sein.) Der Teil der filtrierten Menge/Zeit, der wieder resorbiert wird, heißt **fraktionelle Resorption**; sie errechnet sich aus 1 – FE.

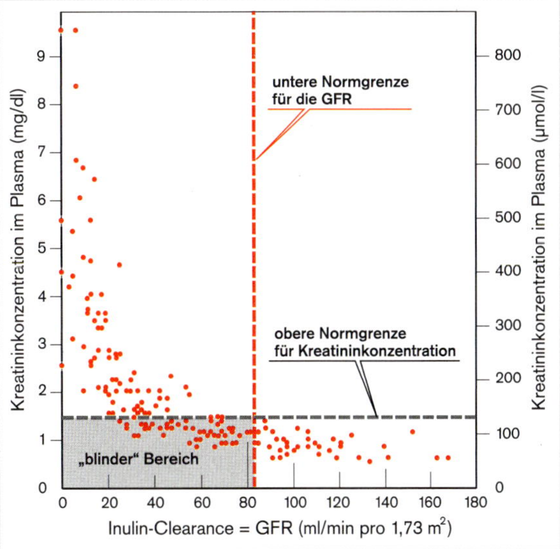

Abb. 10.7 Die Kreatininkonzentration im Plasma (P_{Kr}) ist ein einfacher, aber nur relativ ungenauer Indikator für die GFR. Bei konstanter Kreatininbildung (in den Muskeln) ist P_{Kr} theoretisch umgekehrt proportional der GFR. Allerdings streuen die Einzelwerte um diese hyperbolische Funktion so stark, dass die obere Normgrenze von P_{Kr} (waagrechte, gestrichelte Linie) im Durchschnitt erst bei einer GFR-Einschränkung auf 40 – 50 % und im Einzelfall sogar erst bei 20 % überschritten wird. Ein Absinken der GFR unter ihre untere Normgrenze (senkrechte gestrichelte Linie) wird also bei allen untersuchten Personen nicht erkannt, deren P_{Kr}-Werte im linken unteren Quadranten liegen: „blinder" Bereich (nach [42]).

Für bestimmte Substanzen wird eine FE > 1 gefunden. Wenn ein solcher Stoff nicht im Tubuluslumen gebildet wird, muss daraus geschlossen werden, dass er durch **Sekretion** ins Lumen gelangt ist (▶ Abb. 10.4). Das ist typisch für Substanzen, die besonders rasch aus dem Organismus entfernt werden sollen. Bestimmte Abfall-, Gift- und Fremdstoffe, z. B. Hippurat oder Penicillin, gehören dazu. Aber auch schon bei einer FE von 0,2 – 0,7, wie sie für Harnstoff gemessen wird (▶ Abb. 10.4), ist die absolute Ausscheidung bereits sehr hoch, da ja die Bezugsgröße (filtrierte Menge/Zeit = GFR · Harnstoffplasmakonzentration = 180 l/d · 5 mmol/l = 900 mmol/d) so gewaltig ist.

Die FE von **p-Aminohippurat** (**PAH**) beträgt, als Extremfall, sogar rund 5 oder 500 %, d. h., die sezernierte PAH-Menge/Zeit ist rund viermal so groß wie die filtrierte Menge/Zeit. 100 % Filtration + 400 % Sekretion ermöglichen eine so schnelle Ausscheidung, dass in der Nierenvene kaum mehr PAH zu finden ist (s. u.). Da die Sekretion von PAH und anderen organischen Säuren und Basen durch sättigbare Carrier vermittelt wird, sinkt die FE die-

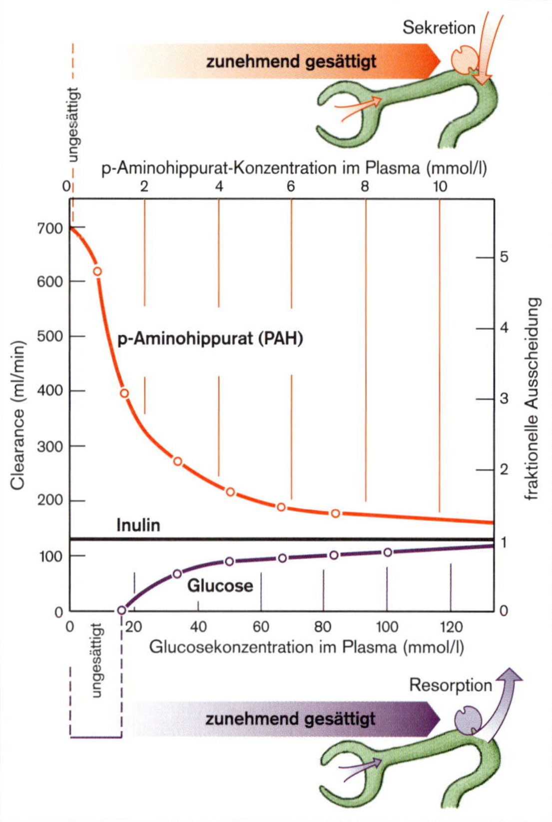

Abb. 10.8 Hohe Plasmakonzentrationen sättigen die tubulären Carrier. Im Falle der Glucose (Resorptionscarrier) steigt dadurch die fraktionelle Ausscheidung (FE) von praktisch 0 bei normalen Plasmawerten gegen 1 an. Beim p-Aminohippurat (PAH; Sekretionscarrier) hingegen, das zur Bestimmung des renalen Plasmaflusses infundiert wird, fällt die FE von ca. 5 (bei niedriger Plasmakonzentration) in Richtung 1 ab. Die PAH-Clearance ist daher nur bei ungesättigter Sekretion als Maß für den renalen Plasmafluss gültig.

ser Stoffe allerdings, wenn ihre Plasmakonzentration ansteigt (▸ Abb. 10.8, obere Kurve).

10.4 Die Nierendurchblutung

10.4.1 Das Gefäßsystem der Niere

Die beiden Nieren bekommen ihr arterielles Blut durch die Aa. renales, das über die Aa. interlobares in die Aa. arcuatae gelangt. Aus ihnen zweigen senkrecht in Richtung Nierenoberfläche die Aa. interlobulares ab, von denen während des ganzen Verlaufs durch die **Rinde** allseits afferente Arteriolen abgehen, an denen die Glomeruli wie Äpfel am Stiel hängen (▸ Abb. 10.9). Die afferente Arteriole (**Vas afferens**) verzweigt sich im **Glomerulus** in die **glomerulären Kapillaren**. Im Unterschied zu anderen Organkreisläufen schließen sich jetzt keine Venolen an, sondern die Glomeruluskapillaren treten wieder zu einer efferenten Arteriole (**Vas efferens**) zusammen, die sich in den oberflächlichen und mittelkortikalen Glomeruli anschließend erneut zu den **peritubulären Kapillaren** verzweigt (daher die alte Bezeichnung Rete mirabilis = „Wundernetz"). Sie versorgen vor allem die Tubuluszellen der Nierenrinde. Das **Nierenmark** wird nicht durch Arterien, sondern durch die efferenten Arteriolen der marknahen, sog. juxtamedullären Glomeruli versorgt. Diese Arteriolen verzweigen sich im Mark in die absteigenden Vasa recta (▸ Abb. 10.9). Von den peritubulären Kapillaren der Nierenrinde sowie von den aufsteigenden Vasa recta des Nierenmarks gelangt das venöse Blut nacheinander in die Vv. arcuatae, die Vv. interlobares und die Vv. renales und erreicht schließlich die V. cava.

10.4.2 Renale Durchblutung

Zu den Nieren fließen etwa 15 – 25 % des Herzzeitvolumens (im Mittel rund 1,2 l/min, s. ▸ Tab. 10.2), eine enorm starke **Durchblutung** (**renaler Blutfluss, RBF**) also, wenn man bedenkt, dass die Nieren am Körpergewicht nur mit ca. 0,4 % beteiligt sind. Ihre auf das Organgewicht bezogene Durchblutung von 3 – 5 ml/min pro g Gewebe wird z. B. vom Myokard nur bei maximaler Koronardilatation erreicht. Während es beim Herzmuskel aber der Sauerstoffbedarf ist, der die hohe Durchblutung erfordert, steht die hohe renale Durchblutung ganz im Dienste der Filtratbildung und damit letztendlich in dem der Regulations- und Ausscheidungsaufgaben der Nieren. Da die Filtratbildung eine Aufgabe der Rinde ist, verwundert es nicht, dass diese rund 90 % des RBF erhält, während das äußere Mark ca. 10 % und das innere Mark gar nur 1 – 2 % bekommt.

Die renale **arteriovenöse O_2-Differenz** beträgt wegen der vergleichsweise extrem hohen Durchblutung nur etwa 14 ml/l Blut, d. h., dem arteriell herangeführten Blut (mit ca. 200 ml O_2/l Blut) werden nur 7 % seines O_2 entnommen (s. a. Tab. 8.2) (S. 337). Benötigt wird der Sauerstoff hauptsächlich für die primär aktive, d. h. direkt ATP-verbrauchende **Resorption des filtrierten Na^+**. In einer nicht filtrierenden und daher nicht resorbierenden Niere sinkt der O_2-Verbrauch auf einen basalen Wert von etwa 10 % des normalen Wertes. Das heißt, wenn RBF und GFR kleiner werden, sinkt die Na^+-Resorption und folglich auch der O_2-Bedarf. Hier **bestimmt also die Durchblutung den O_2-Verbrauch** und nicht umgekehrt – wie etwa beim Myokard – der O_2-Bedarf die Durchblutung. Damit wird auch klar, dass die renale Durchblutung nicht (wie etwa die von Herz und Gehirn) metabolisch geregelt sein kann, sondern im Dienste der spezifischen Nierenfunktionen, nämlich Filtration, Resorption und Ausscheidung, steht.

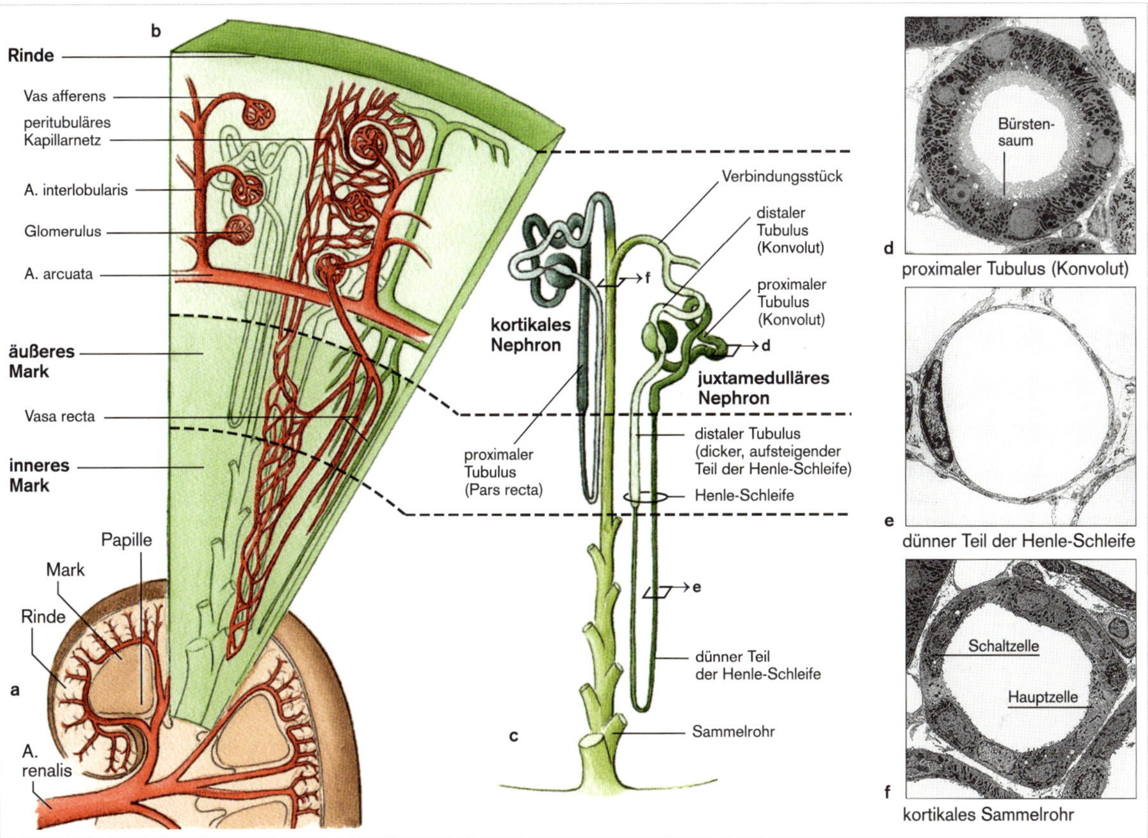

Abb. 10.9 Feinstruktur der Niere. Die Nierenrinde eines jungen erwachsenen Menschen enthält pro Niere ca. eine Million Glomeruli, die großteils kortikal (**c** links) und zu rund 20 % marknah (juxtamedullär, **c** rechts) angeordnet sind. Zu jedem Glomerulus gehört ein Tubulus (zusammen Nephron genannt), dessen Henle-Schleife bei juxtamedullären Nephronen bis ins innere Nierenmark hinabreicht. Der distale Tubulus mündet über ein Verbindungsstück in ein Sammelrohr. Das Kapillarnetz der Rinde wird von den Vasa efferentia der kortikalen Glomeruli, die Vasa recta des Marks von den Vasa efferentia juxtamedullärer Glomeruli gespeist (**b**). (Elektronenmikroskopische Aufnahmen: W. Kriz)

Tab. 10.2 Globale Funktionswerte der Nieren

Funktionswert	Normbereich
Renaler Plasmafluss (RPF, autoreguliert)	480 – 800 ml/min pro 1,73 m^2 KO*
Renale Durchblutung (RBF) = RPF/(1 – Hkt*)	870 – 1540 ml/min pro 1,73 m^2 KO*
Glomeruläre Filtrationsrate (GFR, autoreguliert)	s. Kap. 10.2.3 (S. 406)
Filtrationsfraktion (FF = GFR/RPF)	ca. 0,19 (u. a. ANP-abhängig)
Urinzeitvolumen ($\dot{V}_U$)	0,7 – 1,8 l/d
Harnosmolalität	ca. 250 – 1000 mosm/kgH_2O
Harn-pH-Wert	4,5 – 8,2
Fraktionelle Ausscheidung im Harn (FE):	s. Abb. 10.31 (S. 440) und Abb. 10.4 (S. 406)

* Hämatokrit, hier 0,45 eingesetzt

Durchblutungsmessung mit PAH

Wie bereits oben erwähnt, wird p-Aminohippurat (PAH) nicht nur filtriert, sondern auch sehr stark sezerniert, sodass fast die gesamte (90 %) arteriell ankommende PAH-Menge mit dem Urin ausgeschieden wird. Setzt man also die arteriell ankommende mit der ausgeschiedenen PAH-Menge/Zeit (ungefähr) gleich, so ergibt sich:

$$RPF \cdot P_{PAH} \approx \dot{V}_U \cdot U_{PAH} \quad (10.4)$$

oder

$$RPF \approx \dot{V}_U \cdot U_{PAH}/P_{PAH} \quad (10.5)$$

Mit anderen Worten: Der **renale Plasmafluss** (**RPF**) entspricht in etwa der **PAH-Clearance**. Das heißt, nach Messung der drei Größen auf der rechten Seite der Gleichung (10.5) kann der RPF errechnet werden. Wird auch noch berücksichtigt, dass im Urin nicht 100 %, sondern nur ca. 90 % des arteriell herangeführten PAH erscheinen, so muss die PAH-Clearance noch durch 0,9 geteilt werden, um den RPF zu erhalten:

$$RPF \approx \dot{V}_U \cdot U_{PAH}/(0{,}9 \cdot P_{PAH}) \quad (10.6)$$

Und nun der letzte Schritt, die Umrechnung von renalem Plasmafluss (RPF) in **renale Durchblutung** (renaler Blutfluss, **RBF**) mit Hilfe des Hämatokrits (Hkt) (S. 284):

$$RBF = RPF/(1 - Hkt) \quad (10.7)$$

Voraussetzung für die Bestimmung des RBF mit der PAH-Clearance ist, dass die Nieren auch wirklich die oben genannten 90 % des arteriellen PAH extrahieren. Das tun sie allerdings nur bei relativ niedriger PAH-Plasmakonzentration ($K_M \approx 10\,\mu mol/l$), bei der die PAH-Sekretion noch nicht gesättigt ist (▶ Abb. 10.8, linker Teil der roten Kurve).

Wird der Urin nicht durch Miktion aus der Harnblase, sondern mittels eines Katheters jeweils aus einem der beiden Ureteren gesammelt, kann die Nierendurchblutung mit der PAH-Clearance auch seitengetrennt bestimmt werden. Mit Radioisotopen oder Röntgenkontrastmitteln, die sich in der Niere ähnlich wie PAH verhalten, ist es möglich, die Nierendurchblutung auch mit Scannern bzw. am Röntgenschirm abzuschätzen und vor allem einen Vergleich zwischen den beiden Nieren anzustellen.

Blutdruckabfall entlang der Nierengefäße

Der Druck am Ende der Aa. arcuatae beträgt rund 96 mmHg. Wie groß der Druckabfall in den anschließenden Aa. interlobulares ist, hängt nun von deren einbezogener Länge ab, d. h., wie früh die betrachtete afferente Arteriole abzweigt: 90 mmHg marknah und 67 mmHg unter der Nierenoberfläche sind Werte, die bei der Ratte gemessen wurden. Ändern sich diese unterschiedlichen Werte entlang dieses Gefäßes absolut und/oder relativ zueinander, sei es durch Widerstandsänderung entlang der A. interlobularis selbst oder im Verlauf der nachgeschalteten Gefäße, so wird sich der Druck in den marknahen und markfernen Glomeruli unterschiedlich ändern. Dies ist eine der Möglichkeiten, wie sich der Anteil der **Markdurchblutung** an der gesamten Nierendurchblutung sowie der jeweilige Beitrag der kortikalen und der juxtamedullären Glomeruli zur gesamten glomerulären Filtrationsrate (GFR) verändern können.

In den glomerulären Kapillaren herrscht ein Druck von ca. 48 mmHg. (Dieser Druck wurde an der Ratte direkt gemessen und dürfte beim Menschen sehr ähnlich sein.) Dieser Kapillardruck ist die treibende „Kraft“ für die glomeruläre Filtration (S. 414). Der Druckabfall entlang der Glomeruluskapillaren ist sehr gering (ca. 1 – 2 mmHg). Ändert sich der **präglomeruläre Widerstand** (A. interlobularis und Vas afferens) alleine, so variieren Durchblutung und GFR gleichsinnig, während eine gleichzeitige Änderung des **postglomerulären Widerstands** (v. a. Vas efferens) eine weitgehend unabhängige Regulation der beiden Größen ermöglicht. Zum postglomerulären Widerstand tragen auch die intrarenalen Venen bei.

Während die Gefäßweite der A. interlobularis und der Arteriolen vorwiegend durch deren glatte Muskulatur eingestellt wird, ist die Weite der intrarenalen Venen sehr stark vom **interstitiellen Druck** in der Niere abhängig. Eine Abflussbehinderung z. B. in den ableitenden Harnwegen (S. 450) oder eine osmotische Diurese (S. 436), bei der die Lumina der Tubuli vergrößert sind, erhöhen diesen Druck in der gesamten Niere, weil diese von einer widerstandsfähigen Kapsel umgeben ist.

Renale Autoregulation

Die Nierendurchblutung (RBF) steigt zwar mit dem mittleren Blutdruck bis etwa 80 mmHg linear an, bleibt dann aber trotz weiterer Steigerung des Mitteldrucks bis ca. 170 mmHg weitgehend konstant. Ähnliches gilt für die GFR, doch steigt diese, im Gegensatz zum RBF, auch bei sehr hohem Blutdruck kaum weiter an (▶ Abb. 10.10), weil es entlang der Glomeruluskapillaren dann frühzeitig zum Filtrationsgleichgewicht kommt (▶ Abb. 10.13). Die zunehmende Drucksteigerung zwischen 80 und 170 mmHg wird also offenbar mit einer zunehmenden Erhöhung des renalen Strömungswiderstands beantwortet. Da diese Regulation auch ohne Innervation und ohne extrarenale Hormone funktioniert, ist sie ein intrarenaler Prozess: **Autoregulation** der Nierendurchblutung.

Dass trotz der im Autoregulationsbereich konstanten GFR die renale Ausscheidung von Salz und Wasser mit dem Blutdruck etwas ansteigt (**Druckdiurese**, ▶ Abb. 10.11), wird damit erklärt, dass die juxtamedullären Glomeruli –

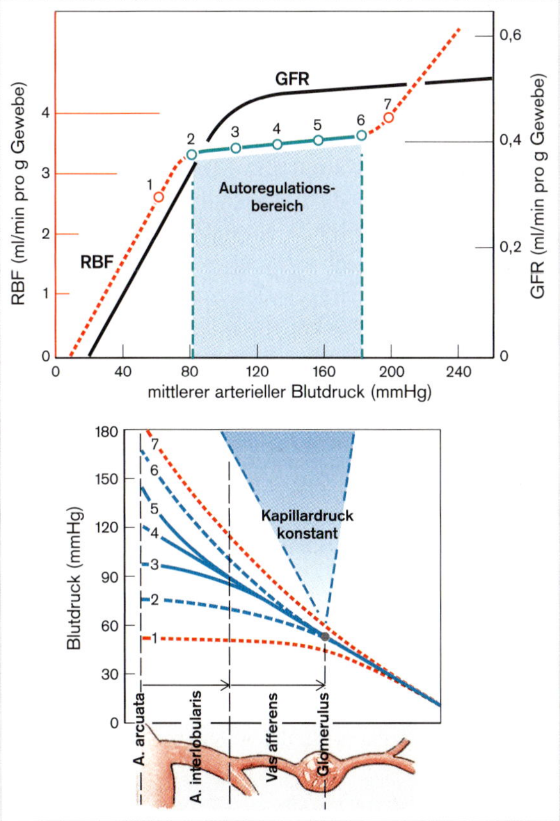

Abb. 10.10 Autoregulation der Niere. Die Nieren(rinden)durchblutung (RBF) bleibt bei Schwankungen des systemischen mittleren Blutdrucks im Bereich von ca. 80 – 170 mmHg weitgehend konstant. Die Folge davon ist eine ebenfalls konstante glomeruläre Filtrationsrate (GFR). Diese autoregulatorische Änderung der intrarenalen Strömungswiderstände scheint bei kleinen Abweichungen (3 und 5) vom Normaldruck (4) in den Aa. interlobulares und bei stärkeren Änderungen (2 und 6) zusätzlich in den Vasa afferentia zu geschehen. Bei noch größeren Druckabweichungen fällt bzw. steigt RBF (1 und 7). Der hier im Tierversuch gefundene Ausgangsdruck bei (4) von 120 mmHg beträgt beim Menschen normalerweise ca. 100 mmHg.

und damit deren GFR sowie die von ihnen ausgehende Markdurchblutung – nicht oder nicht im gleichen Umfang wie die kortikalen Glomeruli autoreguliert sind (s. o.). Eine Verminderung der renalen Konzentrierungsfähigkeit (unter eventueller Mitwirkung von Angiotensin II und Prostaglandinen) ist daran beteiligt. Die Druckdiurese spielt wahrscheinlich eine entscheidende Rolle bei der **Langzeitregulation des Blutdrucks.** Steigt er volumenbedingt an, wird der Extrazellulärraum via Druckdiurese verkleinert, was den Blutdruck wieder senkt usw.

Die **Mechanismen der renalen Autoregulation** sind noch nicht völlig geklärt. Sicher daran beteiligt sind zwei Prozesse:

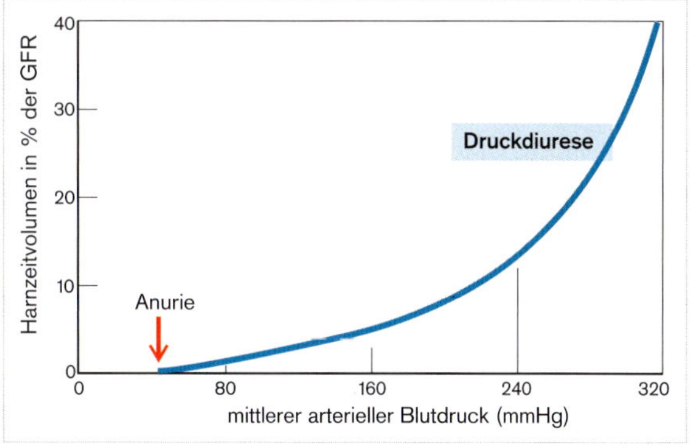

Abb. 10.11 Druckdiurese. Trotz Autoregulation von RBF und GFR (▶ Abb. 10.10) steigt bei einer Blutdruckerhöhung die fraktionelle Wasserausscheidung (Harnzeitvolumen/GFR) an. Verantwortlich dafür ist eine druckabhängige Änderung der Nierenmarkdurchblutung. Obwohl die Mechanismen der Druckdiurese nicht ganz geklärt sind (u. a. Beteiligung vasodilatatorischer Prostaglandine), spielt sie eine wichtige Rolle bei der langfristigen Blutdruckregulation. Zu beachten ist auch, dass die Urinproduktion versiegt (Anurie), wenn der arterielle Mitteldruck auf ca. 50 mmHg abgesunken ist.

1. Die **myogene Reaktion** (Bayliss-Effekt) (S. 237) der präglomerulären Nierengefäße. Die Aa. interlobulares und die afferenten Arteriolen beantworten eine Blutdruckerhöhung mit einer Konstriktion. Bei nur geringer Druckerhöhung reagieren von diesen in Serie geschalteten Gefäßabschnitten die am weitesten stromaufwärts liegenden, sodass die Druckerhöhung gar nicht bis zu den afferenten Arteriolen durchdringt. Steigt der Blutdruck stärker an, werden zunehmend auch die weiter stromabwärts liegenden Gefäßabschnitte in die Reaktion mit einbezogen. Erst bei Drücken jenseits der Autoregulationsgrenze von ca. 170 mmHg schlägt die Druckerhöhung auf Glomerulus und postglomeruläre Gefäße durch (▶ Abb. 10.10).
2. **Der tubuloglomeruläre Rückkopplungs-(Feedback-) Mechanismus** (TGF) (S. 417). Voraussetzung für ihn ist die anatomische Tatsache, dass die in der Wand des distalen Tubulus gelegene **Macula densa** (innerhalb des **juxtaglomerulären Apparats**) mit dem eigenen Glomerulus in direktem Kontakt steht (▶ Abb. 10.12). Informationen über die Zusammensetzung des distalen Tubulusharns könnten somit, so besagt eine mehr als 60 Jahre alte Idee, über Macula-densa- und Mesangiumzellen v. a. die afferente Arteriole erreichen und dort den Strömungswiderstand verändern. Tatsächlich konnte dann (viel später) gezeigt werden, dass eine Erhöhung der luminalen NaCl-Konzentration an der Macula densa die Filtrationsrate am zugehörigen Glomerulus senkt. Da die distale NaCl-Konzentration (unter anderem) von der filtrierten NaCl-Menge/Zeit

(= GFR · Plasma-Na^+-Konzentration) und somit von der Filtrationsrate des eigenen Glomerulus abhängt, kann diese Rückkopplungsschleife der Autoregulation von RBF und GFR dienen.

Trotz einiger noch offener Fragen lässt sich über die physiologische Bedeutung der beiden Mechanismen vereinfachend Folgendes sagen: Der myogene Mechanismus hält über eine Widerstandsänderung präglomerulärer Gefäße den RBF und (davon abhängig) die GFR trotz des stark wechselnden (vor allem erhöhten) systemischen Blutdrucks konstant (Reaktionszeit ca. 1 s). Der TGF-Mechanismus hingegen passt im normalen Blutdruckbereich die GFR den Salz-Wasser-Ausscheidungsbedürfnissen an, wobei die Gefäßweite v. a. der afferenten Arteriole verstellt wird (Reaktionszeit ca. 10 s). Sind diese Bedürfnisse konstant, werden GFR und RBF durch den TGF-Mechanismus stabilisiert.

Zu den beiden genannten Mechanismen kommt ein weiterer Regelkreis hinzu: der **Renin-Angiotensin-Mechanismus** (S. 457). Zusammen mit den beiden obigen Mechanismen verhindert er am unteren Ende des Autoregulationsbereichs (80 – 90 mmHg) wahrscheinlich dadurch ein Absinken der GFR, dass er den Widerstand in der efferenten Arteriole erhöht, wobei die Filtrationsfraktion (s. u.) ansteigt.

Zusammenfassung Kap. 10.3 und 10.4

Renale Clearance und Nierendurchblutung

Die **Clearance** (C) kann für jeden frei filtrierten Stoff (X) bestimmt werden. Ist **C_X/GFR < 1**, wird der Stoff **nettoresorbiert** (z. B. Na^+, Glucose), gilt **C_X/GFR > 1**, wird er **nettosezerniert** (z. B. PAH). Der Quotient C_X/GFR ist identisch mit der **fraktionellen Ausscheidung (FE)**. Die **fraktionelle Resorption** ist = **1 – FE**.

Für die inerte Substanz **Inulin** ist die Tubuluswand dicht, sodass die filtrierte Inulinmenge gleich der ausgeschiedenen Menge ist. Aus dieser Bilanz folgt: **GFR = Inulin-Clearance = $\dot{V}_U$ · U/P (ml/min).**

Kreatinin kommt physiologischerweise im Plasma vor, wird vollständig filtriert und praktisch nicht resorbiert. Da die endogene **Kreatinin-Clearance ≈ GFR**, ist die Kreatininplasmakonzentration theoretisch ein **reziprokes Maß** für die GFR, hat aber praktisch nur eine beschränkte Aussagekraft.

Die hohe **renale Durchblutung** (RBF ≈ 1,2 l/min) kommt zu 90 % der Rinde zugute, wo O_2 größtenteils für aktive Resorptionsprozesse verbraucht wird. Da PAH von der Niere fast vollständig extrahiert wird, ist die **PAH-Clearance** ein Maß für den **renalen Plasmafluss (RPF)**, aus dem sich mit dem **Hämatokrit (Hkt)** der **renale Blutfluss (RBF)** errechnet. RBF und GFR sind **autoreguliert**, sodass die GFR der meisten Glomeruli weitgehend **unabhängig von Blutdruckschwankungen** ist und ganz den Anforderungen des Salz-Wasser-Haushalts angepasst werden kann. Als Mechanismen liegen der Autoregulation die **myogene Reaktion** der präglomerulären Gefäße und ein **tubuloglomeruläres Rückkopplungssignal** im juxtamedullären Apparat sowie der **Renin-Angiotensin-Mechanismus** zugrunde. Eine Blutdruckabhängigkeit der Nierenmarkdurchblutung ist Ursache der **Druckdiurese**, die für die Langzeitregulation des Blutdrucks wichtig ist.

10.5 Die Filtration des Primärharns

Werden von den Glomeruli beider Nieren pro Minute z. B. 120 ml Primärharn pro 1,73 m^2 Körperoberflache abfiltriert (S. 406), so heißt das bei einem durchschnittlichen renalen Plasmafluss (RPF) (S. 412) von 600 ml/min, dass die **Filtrationsfraktion** (GFR/RPF, hier 120/600) **0,2** beträgt; im Glomerulus wird dem Blut also ein Fünftel seines Plasmawassers entzogen. Diese Filtrationsfraktion ist ca. 70-mal größer als die in den Kapillaren anderer Organe (0,003) (S. 250). Es sind drei Faktoren, die die GFR bestimmen:

- die (vergleichsweise hohe) Wasserdurchlässigkeit oder **hydraulische Leitfähigkeit** (k),
- die **Filterfläche** (F) und,
- als treibende „Kraft“, der mittlere **effektive Filtrationsdruck** (P_{eff}), d. h. der nutzbare Druckunterschied zwischen dem Kapillarlumen und der Harnseite des Filters.

Aus dem Produkt dieser drei Größen errechnet sich die Einzelnephron-GFR, wobei k · F gewöhnlich als **Ultrafiltrationskoeffizient K_f** zusammengefasst wird:

$$\text{Einzelnephron-GFR} = K_f \cdot P_{eff} \approx 50\ \text{nl/min}.$$

Bei Betrachtung der GFR der ganzen Niere ist diese Größe natürlich mit der **Anzahl intakter Glomeruli** zu multiplizieren.

Musste z. B. einem Menschen eine Niere entfernt werden (**Nephrektomie**), so sinkt die GFR zwar akut auf die Hälfte, doch kann er trotzdem mit nur einer Niere leben, da **Kompensationsmechanismen** in der verbliebenen Niere diesen Ausfall funktionell weitgehend wettmachen. Sinkt die GFR allerdings auf weniger als 10 % ab, entsteht in kurzer Zeit eine lebensbedrohliche **Urämie** (S. 462).

Mit dem Wasser werden auch die darin **gelösten Stoffe** filtriert. Welche von ihnen ins Filtrat gelangen, hängt von ihrer Molekülgröße und, bei bestimmten Molekülen, von ihrer Ladung ab (s. u.).

10.5.1 Bau des Filters

Im engeren Sinn umfasst der **Glomerulus** nur das Kapillarknäuel zwischen afferenter und efferenter Arteriole (▶ Abb. 10.12). Zusammen mit der **Bowman-Kapsel** bildet er das Nierenkörperchen (▶ Abb. 10.3), das einen Durchmesser von 0,2 mm hat. (Zumindest die Physiolog*innen sind da meist etwas ungenau und nennen das Ganze Glomerulus; auch dieses Buch macht davon keine Ausnahme.) In der ▶ Abb. 10.12 ist die Struktur des Glomerulus schematisch an einem Querschnitt gezeigt (nach [5]). Die (parallel geschalteten) Kapillarschlingen haben als Zufluss das **Vas afferens** (afferente Arteriole) und als Abfluss das **Vas efferens** (efferente Arteriole). An die dazwischenliegenden Mesangiumzellen schmiegt sich der Macula-densa-Bereich des distalen Tubulus desselben Nephrons an. Das Kapillarkonvolut ragt in den Innenraum der Bowman-Kapsel hinein, gegenüber beginnt der proximale Tubulus (▶ Abb. 10.15). Vom Kapillarlumen ist der

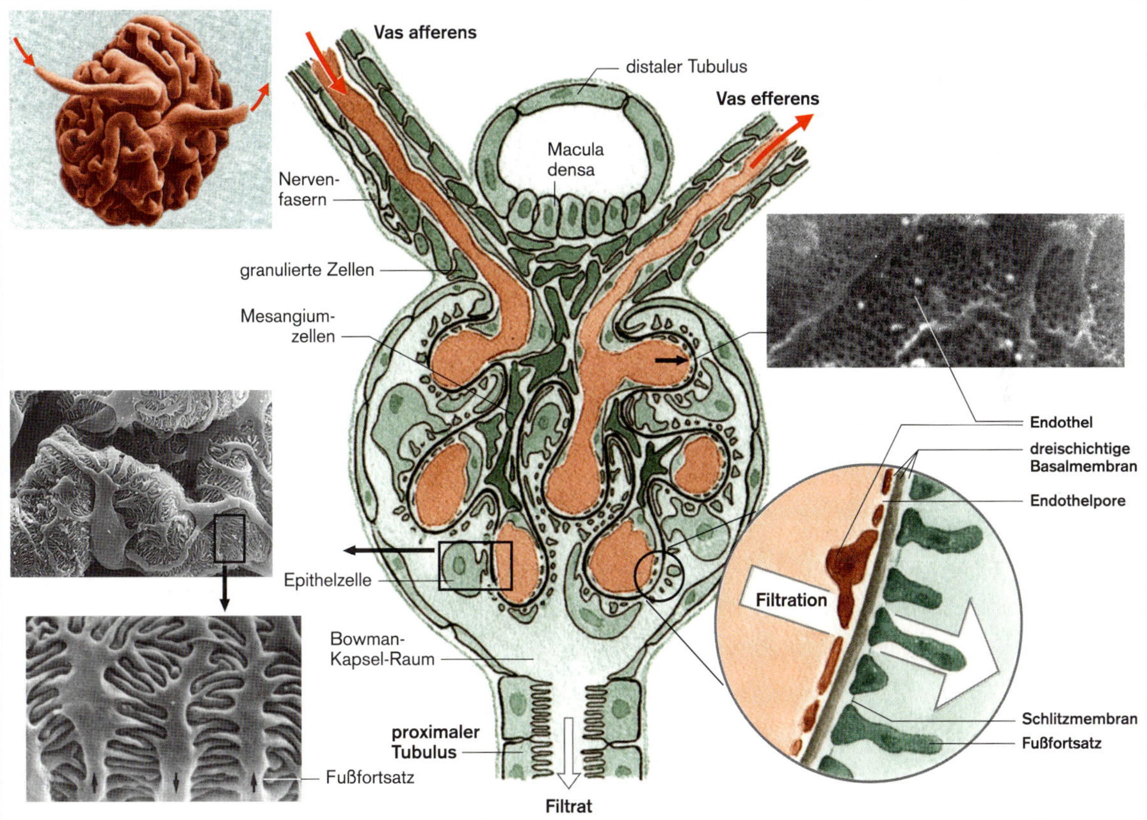

Abb. 10.12 Glomeruläres Filter und juxtaglomerulärer Apparat. Das glomeruläre Filter besteht aus drei Schichten, dem gefensterten Kapillarendothel, der Basalmembran und dem harnseitigen Epithel mit Podozyten, zwischen deren Fußfortsätzen Schlitzmembranen mit kleinen Poren ausgespannt sind. Durch dieses Filter wird in beiden Nieren zusammen die GFR abfiltriert. Zum juxtaglomerulären Apparat (JGA) gehören die reninhaltigen, sog. Granulierten Zellen (in der Wand des Vas afferens), die Macula-densa-Zellen des zu diesem Glomerulus gehörigen distalen Tubulus und die extraglomerulären Mesangiumzellen (Polkissen). Der JGA bietet die Möglichkeit, die GFR der Zusammensetzung (NaCl!) des frühdistalen Tubulusharns anzupassen: tubuloglomerulärer Rückkopplungsmechanismus (nach [5] und [49]). (Rasterelektronenmikroskopische Aufnahmen: W. Kriz)

Raum der Bowman-Kapsel durch eine **Filterbarriere mit drei Schichten** getrennt (▶ Abb. 10.12). Es sind dies

- das **Endothel** der Glomeruluskapillaren, dessen Kontinuität durch **Poren** mit einem Durchmesser von 50–100 nm unterbrochen ist,
- die ihrerseits dreischichtige **Basalmembran**, die ein als Filter wirkendes Netzwerk aus Collagen IV, Laminin und Nidogen enthält, in das negativ geladene Glykosaminglykane eingelagert sind (Anionenbarriere, Abb. 10.14) (S. 418), und schließlich
- das „viszerale" Blatt des **Epithels der Bowman-Kapsel**.

Auch das „viszerale" Blatt ist im Querschnitt diskontinuierlich, was dadurch zustande kommt, dass die Fußfortsätze der Epithelzellen (**Podozyten**) miteinander interdigitierend verzahnt sind und dabei Schlitze freilassen. Bei noch höherer Vergrößerung ist schließlich zu erkennen, dass die Schlitze weitgehend mit einer Schlitzmembran überbrückt sind und nur rund 4 × 14 nm weite Durchlässe besitzen. Die Schlitzmembran enthält ein für die Dichtigkeit des Filters entscheidendes Protein, **Nephrin** [75], das über ein zweites Protein, **CD2AP**, an den beiden benachbarten Podozytenausläufern verankert ist [59]. Von beiden Seiten her in den Schlitz hineinragend, greifen die Nephrinmoleküle reißverschlussartig ineinander und lassen zwischen sich die **Schlitzporen** frei, die einen kleinen Anteil der Albuminmoleküle (S. 442) gerade noch durchlassen.

Auf die Spur von Nephrin kam man, als man bei einem finnischen Baby, das Unmengen von Protein mit dem Urin verlor (**Kongenitales nephrotisches Syndrom**), einen Defekt in einem Gen fand, dessen Genprodukt in der Schlitzmembran lokalisiert ist. Die Rolle von CD2AP (*CD2-associated protein*) war eine Überraschung, da es bei der **T-Zell-Aktivierung** eine Rolle spielt. Als man das zugehörige Gen in der Maus entfernte (Knock out), war zwar, wie erwartet, die T-Zell-Aktivierung herabgesetzt, aber die Mäuse verstarben an Nierenproblemen, und ihre Glomeruli hatten kaum mehr Schlitzmembranen [59].

Die Blutzellen werden schon von der ersten Schicht des Filters, dem Endothel, zurückgehalten. Da dessen Poren in vivo wahrscheinlich mit einer (negativ geladenen) Proteinschicht bedeckt sind, gilt dies auch für größere Proteine. Für die Filtrierbarkeit der Makromoleküle (Molekülmasse ca. 10–70 kDa) auch durch die nächsten beiden Schichten spielen nicht nur die Porenweite der Filterkomponenten, sondern auch deren **elektrische Wandladungen** eine Rolle (▶ Abb. 10.14).

Für die **Reinigung des Filters** sorgen Mesangiumzellen und die Podozyten des Glomerulus, die in der Lage sind, großmolekulare Ablagerungen durch Phagozytose und anschließende lysosomale Verdauung zu entfernen. Kommt es allerdings pathologisch zu sehr massiven Ablagerungen (z. B. von Antigen-Antikörper-Komplexen), so proliferiert kompensatorisch das Mesangium. Wegen der beengten Platzverhältnisse hat das nun allerdings zur Folge, dass Kapillaren verdrängt werden und somit das Filtrat absinkt.

10.5.2 Ohne Druck kein Filtrat

Der **effektive Filtrationsdruck** ist die treibende „Kraft" der Filtration, wobei der Blutdruck in den Glomeruluskapillaren die wesentliche Komponente darstellt. Der **Filtrationsprozess** selbst ist zwar ein **passiver Vorgang**, doch muss natürlich in die Aufrechterhaltung des treibenden Druckgradienten laufend Energie gesteckt werden. Das geschieht, fernab von der Niere, im Herzen, wo ATP für die blutdruckerzeugende Kontraktion der Ventrikel verbraucht wird.

Bis zu den Glomeruluskapillaren fällt der Blutdruck auf ca. 48 mmHg ab (P_{kap}; ▶ Abb. 10.13a). Er kann allerdings nicht voll für die Filtration genutzt werden, da ihm zweierlei Drücke entgegengerichtet sind. Zum einen ist dies der **Druck in der Bowman-Kapsel** (P_{Bow}) von etwa 13 mmHg, sodass sich aus P_{kap} minus P_{Bow} eine **hydraulische Druckdifferenz** (**ΔP**) von 35 mmHg errechnet. Zum anderen können Plasmaproteine das Filter kaum passieren, sodass sie auf der Blutseite einen **kolloidosmotischen** (**onkotischen**) **Druck** (π_{kap}) erzeugen, der ΔP entgegenwirkt. Im systemischen Plasma beträgt π_{kap} im Mittel etwa 25 mmHg. (Der onkotische Druck im Filtrat ist vernachlässigbar, da es nur sehr wenige Makromoleküle enthält; daher auch der Name Ultrafiltrat.) Zusammengefasst errechnet sich der initiale **effektive Filtrationsdruck** (P_{eff}) also aus:

$$P_{eff} = P_{kap} - P_{Bow} - \pi_{kap} = 48 - 13 - 25 = \text{ca. } 10\,\text{mmHg}$$

Dieser Wert, der an der Ratte gemessen wurde und beim Menschen nicht wesentlich verschieden sein dürfte, herrscht also am afferenten Ende der Glomeruluskapillare. Was sich nun entlang der Kapillare wesentlich ändert, ist nicht etwa P_{kap}, sondern π_{kap}, und zwar deswegen, weil dem Plasma während der Kapillarpassage ja durch die Filtration laufend Wasser entzogen wird. Dadurch **steigt** π_{kap} überlinear an (s. Abb. 29.1) (S. 1047) und erreicht bei 20 % Wasserentzug (Filtrationsfraktion) schließlich Werte um 35 mmHg, die P_{eff} nach obiger Gleichung auf 0 schrumpfen lassen (▶ Abb. 10.13a). Damit versiegt die Filtration. Wird dieser Punkt schon vor dem Ende der Glomeruluskapillare erreicht, begrenzt dieses **Filtrationsgleichgewicht** die Filtration (▶ Abb. 10.13b). Erhöht sich in diesem Fall die Nierendurchblutung, so verschiebt sich der Ort des Filtrationsgleichgewichts ans Ende der Kapillare, sodass jetzt mehr Filterfläche genutzt wird. Dies ist evtl. der Grund dafür, dass die GFR von der Nierendurchblutung abhängig ist.

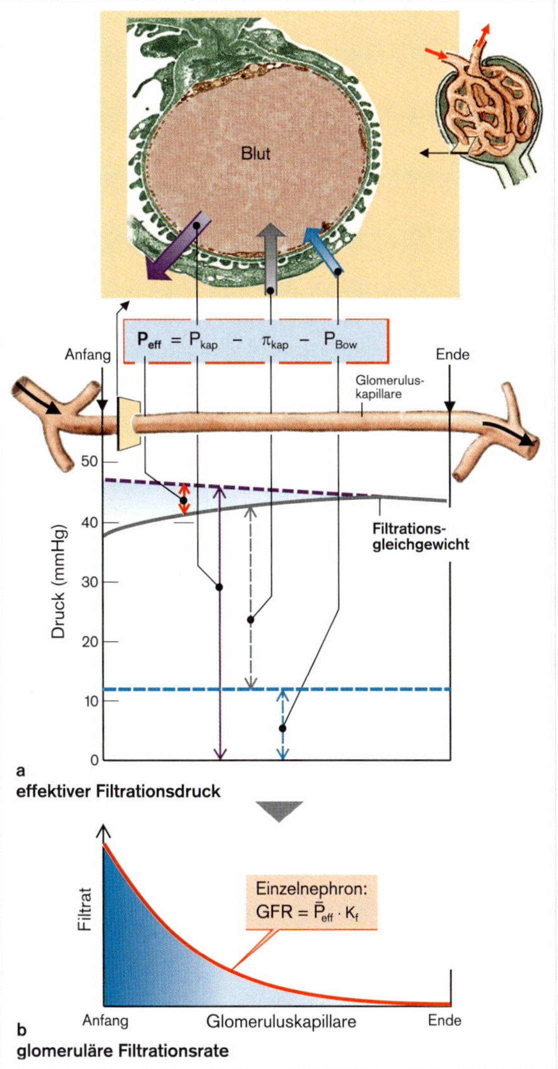

Abb. 10.13 Effektiver Filtrationsdruck (P_{eff}).

a P_{eff} treibt das Filtrat durch das Filter (▶ Abb. 10.12). P_{eff} beinhaltet den Kapillardruck P_{kap} abzüglich des onkotischen Drucks im Plasma (π_{kap}) und des Drucks auf der Harnseite (P_{Bow}). Da der hohe Wasserausstrom aus dem Plasma (Filtrationsfraktion = 0,2 = 20 %) die Plasmaproteinkonzentration und damit π_{kap} entlang der Kapillare erhöht (s. Abb. 29.1) (S. 1047), wird P_{eff} immer kleiner, um evtl. sogar Null zu erreichen (Filtrationsgleichgewicht). (Elektronenmikroskopische Aufnahme: W. Kriz)

b Das Produkt aus mittlerem effektiven Filtrationsdruck P_{eff}, Wasserdurchlässigkeit des Filters und seiner Fläche (zusammen K_f) ergibt schließlich die glomeruläre Filtrationsrate eines Glomerulus. Wird das Filtrationsgleichgewicht ans Ende der Kapillare verschoben, wie etwa bei einer erhöhten renalen Durchblutung, kann mehr Filterfläche genutzt werden, und die GFR steigt an.

Für eine normale GFR sind also nicht nur intakte Glomeruli (Filterfläche, hydraulische Leitfähigkeit, Anzahl), sondern auch

- ein normaler **Kapillardruck** P_{kap},
- ein normaler Proteingehalt und somit ein normaler **onkotischer Druck des Plasmas** (π_{kap}) sowie
- ein normaler **Druck im Tubulus** (P_{Bow}) vonnöten.

Änderungen der GFR können daher u. a. durch Variation dieser drei Drücke verursacht werden. So sinkt die GFR z. B. bei einem Abfall des mittleren systemischen Blutdrucks unter ca. 75 mmHg, etwa im **Schock** (P_{kap} sinkt), sowie bei einer pathologisch erhöhten Proteinkonzentration im Plasma (z. B. beim **multiplen Myelom**; π_{kap} steigt) oder wenn ein Abflusshindernis im Harntrakt (z. B. ein **Tumor** oder ein **Nierenstein**) den Harn staut (P_{Bow} steigt). Umgekehrt wird die GFR erhöht, wenn P_{kap} ansteigt (z. B. bei einer **Hypertonie** mit Blutdruckwerten oberhalb des Autoregulationsbereichs; ▶ Abb. 10.10) oder wenn π_{kap} sinkt (z. B. bei einer **Hypalbuminämie** durch Unterernährung).

Die GFR ist aber auch unabhängig vom RPF variierbar und umgekehrt, d. h. auch die **Filtrationsfraktion** (GFR/RPF) kann geändert werden. Dies wird dadurch ermöglicht, dass die Weite der prä- und postglomerulären Widerstandsgefäße getrennt voneinander regelbar ist. Sinkt z. B. der präglomeruläre Strömungswiderstand ($R_{prä}$) um den gleichen Betrag, wie der postglomeruläre (R_{post}) ansteigt, so bleibt der Gesamtwiderstand ($R_{prä} + R_{post}$) und daher auch RPF unverändert. P_{kap} hingegen ist wegen des kleineren $R_{prä}$ angestiegen, sodass sich die GFR (und gleichzeitig die Filtrationsfraktion) erhöht.

Eine hormonelle oder neuronale Steuerung dieser beiden Widerstände bietet also die Möglichkeit, die GFR unabhängig von der Nierendurchblutung (und umgekehrt) regulatorisch zu verändern. Vasopressorische Plasmakonzentrationen von **Angiotensin II** (S. 457) oder aus Sympathikusfasern freigesetztes **Noradrenalin** z. B. senken den RPF sehr viel stärker als die GFR. Diese Mechanismen tragen bei verminderter Nierendurchblutung zur Aufrechterhaltung, d. h. zur **Autoregulation der GFR**, bei.

Wie weiter oben (S. 415) bereits beschrieben, bietet der juxtaglomeruläre Apparat (▶ Abb. 10.12) zusätzlich die Möglichkeit, die GFR-Regelung dem Ausmaß der NaCl-Resorption und damit der Salzausscheidung des einzelnen Tubulus unterzuordnen: **tubuloglomeruläre Rückkopplung** oder **TGF**. Da die tägliche GFR rund 10-mal so groß ist wie das ganze Extrazellulärvolumen, würden selbst kleinere „ungewollte“ (z. B. blutdruckbedingte) Änderungen der GFR die filtrierte NaCl-Menge/Zeit (= GFR · Na^+-Plasmakonzentration) und damit die NaCl-Ausscheidung in einem Ausmaß variieren lassen, das die Homöostase des NaCl-Haushaltes und damit auch des Extrazellulärvolumens akut gefährden würde. In Ergänzung zur Regelung durch Aldosteron innerhalb von Stunden ist es Aufgabe des relativ rasch reagierenden TGF-Mechanismus (10 s), die Filtrationsrate des Einzelnephrons, ENGFR, (und damit die dort filtrierte NaCl-Menge/Zeit) auf der Ebene des einzelnen Tubulus **akut zu regulieren.**

Das Ausmaß der **NaCl-** und **H_2O-Resorption im proximalen Tubulus** bestimmt, wie schnell der Tubulusharn durch die Henle-Schleife fließt. Je weniger stromaufwärts resorbiert worden ist, desto schneller fließt er durch den dicken aufsteigenden Schleifenschenkel, desto weniger wird dort NaCl resorbiert (S. 424) und desto höher ist an der Macula densa (▶ Abb. 10.12) die NaCl-Konzentration, $[NaCl]_{MD}$. Steigt $[NaCl]_{MD}$ zu hoch an, sei es weil die Filtration von NaCl zu hoch oder die proximale NaCl-Resorption zu niedrig ist, wird die GFR *dieses* Nephrons innerhalb von 10 s durch Konstriktion des Vas afferens gedrosselt und umgekehrt (negative Rückkopplung). Die Signaltransduktion von $[NaCl]_{MD}$ auf die Konstriktion ist noch unklar, doch sind Angiotensin-II-Rezeptoren (Typ AT_{1A}) dazu essenziell.

Eine starre Kopplung der ENGFR an die $[NaCl]_{MD}$ durch den TGF wäre allerdings fatal, wenn sich die $[NaCl]_{MD}$ **wegen chronischer Störungen des NaCl-Bestands** und damit des Extrazellulärvolumens (EZV) verändert hat: Längerfristige EZV-Erhöhung vermindert nämlich die proximale NaCl-Resorption, $[NaCl]_{MD}$ steigt daher, was die GFR drosseln und das EZV noch weiter erhöhen würde. Umgekehrtes gilt für einen EZV-Mangel. Um dies zu verhindern, wird in solchen Fällen die Antwortkurve $[NaCl]_{MD}$/ENGFR verschoben, und zwar bei zu hohem EZV durch **NO** in die eine (erhöhte ENGFR bei gleicher $[NaCl]_{MD}$) und bei EZV-Mangel durch lokales **Angiotensin II** in die andere Richtung [57]. Der TGF-Mechanismus hat auch bei einer **Schädigung der proximalen Tubulusabschnitte** eine wichtige gegenregulatorische Funktion. Proximal wird nämlich normalerweise der Großteil des filtrierten NaCl resorbiert. Ist der geschädigte Tubulus dazu nicht mehr in der Lage, würden bei unverminderter GFR große NaCl-Mengen verloren gehen, da die Resorptionskapazität des distalen Tubulus und des Sammelrohres damit völlig überfordert wäre. Die Reduktion der GFR mittels tubuloglomerulärer Rückkopplung verhindert also auch in diesem Fall einen sonst unvermeidlichen Salzverlust.

10.5.3 Durchlässigkeit des Filters

Im Glomerulus entsteht ein **Ultrafiltrat**, das neben dem Lösungsmittel Wasser fast nur kleine Moleküle enthält (▶ Tab. 10.3). Frei filtriert werden nur Stoffe, deren Molekülradius kleiner als 1,6 – 1,8 nm ist, was einer Molekülmasse von 6 – 15 kDa entspricht. Inulin z. B. (S. 408), das zur Bestimmung der GFR verwendet wird, gehört mit rund 5 kDa noch zu dieser Gruppe. Für Globuline mit einem Radius von > 4,4 nm (> 80 kDa) ist das Filter normalerweise dicht, und das Gleiche gilt natürlich auch für die noch viel größeren Erythrozyten. Stoffe, deren Molekülradius zwischen diesen Grenzen liegt, werden nur teilweise filtriert: Myoglobin (17 kDa) zu 75 % und Albumin (69 kDa) nur noch zu ca. 0,03 % (Siebkoeffizient = 0,75 bzw. < 0,001; ▶ Tab. 10.3). Schlecht filtrierbar sind auch kleinmolekulare Stoffe, wenn sie an Plasmaproteine ge-

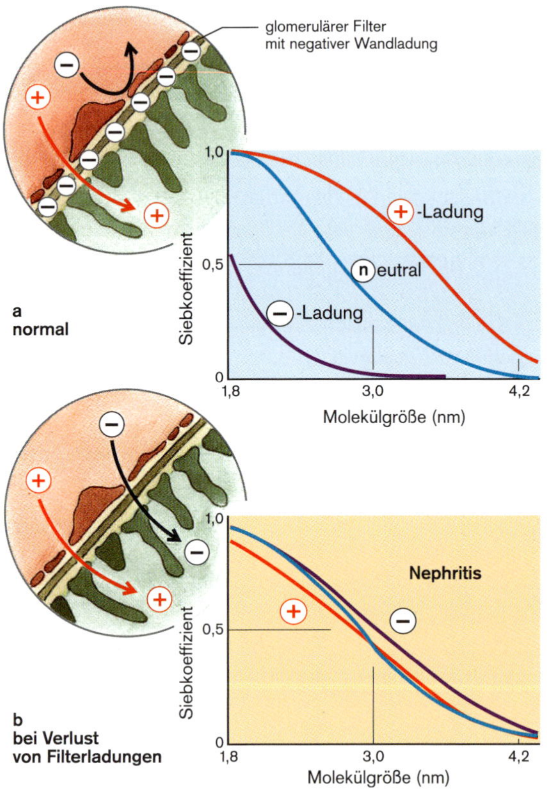

Abb. 10.14 Die Filterdurchlässigkeit ist ladungsabhängig.
a Das gilt für Makromoleküle mit einem Molekülradius von ca. 1,8 nm < r < 4,4 nm (s. a. ▶ Tab. 10.3). Bei gleichem Radius werden Moleküle mit negativer Ladung wesentlich schlechter durchgelassen als neutrale oder gar solche mit positiver Ladung. Die Ursache dafür ist, dass auch die Schichten des glomerulären Filters Ladungen tragen.
b Gehen diese Ladungen, wie bei glomerulären Entzündungsprozessen, verloren, erhöht sich die Filterdurchlässigkeit für anionische Makromoleküle, was zu einer vermehrten Filtration der negativ geladenen Plasmaproteine (Albumin!) und zu einer Proteinurie führt (nach [14]).

Tab. 10.3 Die Molekülgröße bestimmt die Filtrierbarkeit. Im Glomerulus werden mit dem Wasser auch gelöste Stoffe abfiltriert (Solvent Drag). Frei filtrierbar sind solche mit einem Molekülradius r < ca. 1,5–1,8 nm. Ihr Siebkoeffizient, d. h. das Verhältnis ihrer Konzentration im Filtrat zu der im Plasmawasser, ist daher ca. 1. Bei größeren Molekülen sinkt der Siebkoeffizient zunehmend unter 1, um bei r > ca. 4,4 nm Null zu erreichen. Bei 1,8 < r < 4,4 nm ist der Siebkoeffizient zusätzlich von der Ladung des Moleküls abhängig (▶ Abb. 10.14).

Substanz	Molekülmasse (Dalton = u)	Radius (nm)	Dimensionen (nm)	Siebkoeffizient
Wasser	18	0,10		1,0
Harnstoff	60	0,16		1,0
Glucose	180	0,36		1,0
Rohrzucker	342	0,44		1,0
Inulin	5500	1,48		0,98
Myoglobin	17 000	1,95	5,4 × 0,8	0,75
Eieralbumin	43 500	2,85	8,8 × 2,2	0,22
Hämoglobin	68 000	3,25	5,4 × 3,2	0,03
Serumalbumin	69 000	3,55	15 × 3,6	< 0,001

bunden sind. Ca^{2+} z. B. kann wegen seiner **Proteinbindung** im Plasma (ca. 40 %) nur zu 60 % filtriert werden. Viele Medikamente, z. B. die meisten Sulfonamide oder das Herzglykosid Digitoxin, haben eine noch viel stärkere Proteinbindung, sodass sie renal nur sehr langsam ausgeschieden werden.

Aus Experimenten mit Ratten weiß man, dass Makromoleküle, die genauso groß sind wie (das negativ geladene) Albumin, immer dann stärker filtriert werden, wenn sie ungeladen, und noch stärker, wenn sie positiv geladen sind [14], d. h., die Durchlässigkeit des Filters für Makromoleküle mit einem Molekülradius zwischen 1,8 nm und 4,4 nm ist **ladungsabhängig** (▶ Abb. 10.14a). Grund dafür sind die fixen negativen Wandladungen im Filter (s. o.), für die anionische Glykosialoproteine verantwortlich sind. Sie finden sich in den beiden Außenschichten der Basalmembran sowie auf der Oberfläche der Podozytenfortsätze. Diese Tatsache ist auch pathophysiologisch wichtig, da eine Verminderung dieser Wandladungen die Filtration von Albumin steil ansteigen lässt (▶ Abb. 10.14b), sodass große Mengen dieses Plasmaproteins mit dem Urin verloren gehen: **Albuminurie**.

Ein Beispiel ist die sog. **Minimal-change-Nephropathie**, bei der, wie der Name schon sagt, nicht die (morphologisch sichtbaren) mechanischen Eigenschaften des Filters, sondern seine Wandladungen verändert sind. Erhöht sich bei einer glomerulären Erkrankung hingegen die Porenweite des Filters, so werden auch große Globuline, ja u. U. sogar Erythrozyten mitfiltriert und über den Harn ausgeschieden.

10.6 Aktive Na⁺-Resorption und die Folgen

10.6.1 Massentransport im proximalen Tubulus

Blickt man von der Bowman-Kapsel aus in den Anfangsteil des proximalen Tubulus (▶ Abb. 10.15), so fällt auf, dass seine Innenwand mit einem dichten **Bürstensaum** besetzt ist, d. h. mit fingerförmigen Ausstülpungen der Tubuluszellmembran. Durch diese Vergrößerung der luminalen Zelloberfläche auf etwa das 30- bis 60-Fache sowie dank der Tubuluslänge von 10 mm besitzen die proximalen Konvolute beider Nieren zusammengenommen eine luminale Membranfläche von 40 – 80 m². Diese gewaltige Fläche erlaubt es, in diesem Tubulusabschnitt sehr große Salz- und Wassermengen zu resorbieren (pro Tag ca. 900 g Kochsalz und 110 l Wasser!). Da transzellulär transportierte Stoffe ja auch die basolaterale Membran überwinden müssen, ist auch deren Oberfläche durch tiefe, mit den Nachbarzellen interdigitierende Faltenbildung enorm vergrößert: **basolaterale Einfaltungen** (▶ Abb. 10.16).

Der „Brennstoff" für die Na^+/K^+-ATPase, das **ATP**, wird in den Mitochondrien (vor allem aus Fettsäuren) produziert, mit denen die proximale Tubuluszelle wegen ihrer großen Transportaufgaben besonders reichlich ausgestattet ist. Der enge Kontakt zwischen Mitochondrien und basolateraler Membran macht die Wege der ATP-Zufuhr vom Erzeuger zum Verbraucher extrem kurz (▶ Abb. 10.16).

Die Wand des proximalen Tubulus ist ein sog. **leckes Epithel** (S. 78), sodass dort zwischen Lumen und peritubulärem Interstitium praktisch keine Tonizitätsunter-

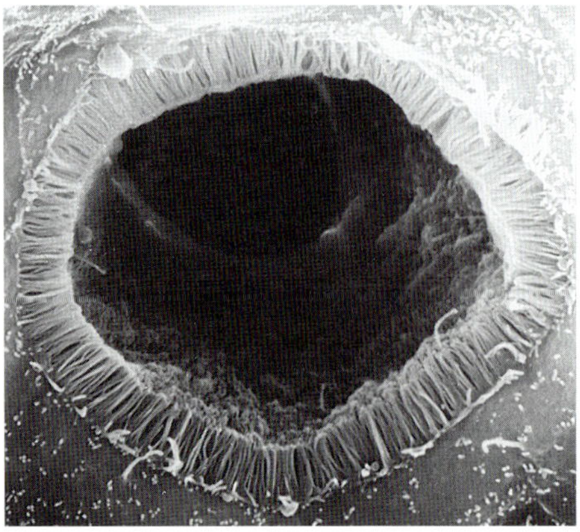

Abb. 10.15 Blick in den proximalen Tubulus. In den Ecken des Bildes ist die Wand der Bowman-Kapsel zu sehen, an die das proximale Tubulusepithel mit seinem dichten Bürstensaum anschließt. (Rasterelektronenmikroskopische Aufnahme: W. Kriz)

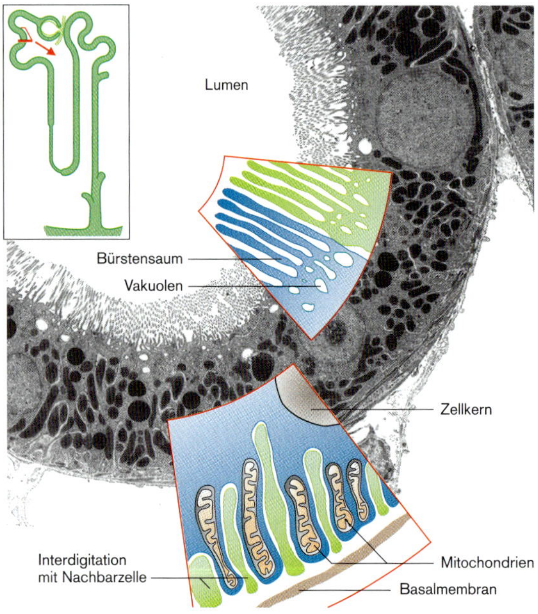

Abb. 10.16 Der proximale Tubulus, insbesondere der Großteil des Konvoluts (Segment S 1) besteht aus hohen, miteinander verzahnten Epithelzellen, die lumenseitig einen dichten Bürstensaum tragen und basalseitig tief eingefaltet sind (basales Labyrinth). Diese beidseitige Oberflächenvergrößerung (Faktor 30 – 60!) spiegelt die quantitativ hohen Transportaufgaben des proximalen Tubulus wider. In der Pars recta (Segment S 2 und S 3) sind diese Charakteristika weniger stark ausgeprägt. Die eng an die basalen Einfaltungen angeschmiegten Mitochondrien versorgen die Na^+/K^+-ATPase der basolateralen Membran auf kurzem Weg mit ATP. (Elektronenmikroskopische Aufnahme: W. Kriz)

schiede aufrechterhalten werden können und die Resorption von gelösten Stoffen zwangsläufig die Resorption von Wasser zur Folge hat. Dies ist die Ursache für die **enge Kopplung der Wasser- und Salzresorption** in diesem Nephronabschnitt. Aus dem gleichen Grund behält die Tubulusflüssigkeit entlang des proximalen Tubulus praktisch die gleiche Osmolalität wie sie im Plasma der peritubulären Kapillaren (und im Glomerulusfiltrat) herrscht (**isosmolale Resorption**), in der Nierenrinde also rund 290 mosm/kgH_2O. Weitere Konsequenzen der Leckheit des proximalen Tubulus sind,

- dass dort die transepithelialen Potenziale max. nur + oder −2 mV betragen (▸ Abb. 10.18-1) und dass
- derart geringe transepitheliale Potenziale ausreichen, relativ große Ionenmengen parazellulär durch das Epithel zu treiben.

Es genügen ja auch kaum messbare Tonizitätsunterschiede, um große Wasservolumina durch das Epithel zu transportieren. All dies sind wesentliche Eigenschaften eines Massentransport-Epithels.

Die hohe Wasserpermeabilität des proximalen Tubulus beruht nur zum kleineren Teil auf der Leckheit seiner Tight Junctions. Entscheidender ist, dass sowohl in der luminalen als auch in der basolateralen Zellmembran **Wasserkanäle** (**AQP1**, Aquaporin 1) eingebaut sind [9].

Nach seinen vielfachen Windungen (**Pars convoluta**, engl.: proximal convoluted tubule, **PCT**) durch die Nierenrinde steigt der proximale Tubulus mit seiner **Pars recta** (proximal straight tubule, **PST**) in den äußeren Streifen des Nierenmarks ab (▸ Abb. 10.9). Dass die Zellgröße, die Dichte und Höhe des Bürstensaums, die Tiefe der basolateralen Einfaltungen sowie die Mitochondriendichte entlang des proximalen Tubulus abnehmen, ist ein Zeichen dafür, dass die Transportaufgaben entlang des proximalen Tubulus quantitativ abnehmen. Man unterscheidet die Segmente S 1 (Großteil des Konvoluts) und S 2 (spätes Konvolut und erster Teil der Pars recta) sowie das ausschließlich medullär gelegene Segment S 3 (Rest der Pars recta).

10.6.2 Die erste Phase der proximalen Resorption: Na^+-Symport und Na^+-Antiport

Das Ultrafiltrat enthält ca. 145 mmol/l Natriumionen und als begleitende Anionen vor allem Chlorid (115 mmol/l) und Bicarbonat (27 mmol/l), aber auch kleinere Konzentrationen von Phosphat, Lactat, Acetat, Citrat u. a. Dazu kommen je etwa 5 mmol/l Glucose und Aminosäuren sowie K^+, Ca^{2+}, Mg^{2+} usw. Die Resorption fast aller genannten Stoffe (s. ▸ Tab. 10.4) ist in einer ersten, frühproximalen Phase der Resorption direkt an die des Na^+ gekoppelt.

Frühproximal geschieht die **Na^+-Resorption** nämlich auf folgenden Wegen:

a) über einen (elektroneutralen) **Na^+/H^+-Austausch-(Antiport-)Carrier**, sodass für jedes resorbierte Na^+- ein H^+-Ion (sekundär) aktiv sezerniert wird (▶ Abb. 10.17-5), das frühproximal fast ausschließlich dazu verwendet wird, filtriertes Bicarbonat zu resorbieren (S. 454).

b) über eine Reihe von **Na^+-Symportcarriern,** die D-Glucose (▶ Abb. 10.18-1 u. -2), L-Aminosäuren, Phosphat, Sulfat, Galactose, Vitamin C, Lactat, Acetat, Citrat, Acetoacetat, Succinat oder andere Stoffe sekundär aktiv in die Zelle schaffen.

Der Na^+-Einstrom in die Zelle ist dabei *passiv.* Die Energie des hohen elektrochemischen Na^+-Gradienten wird also dazu benützt, die unter a) genannten H^+-Ionen im Austausch gegen Na^+-Ionen (sekundär) aktiv zu sezernieren und die unter b) genannten Stoffe mittels Na^+-Symport (sekundär) aktiv zu resorbieren. Dabei gibt es auch Symportcarrier, die an den Einstrom von zwei oder mehr Na^+-Ionen gekoppelt sind. Dadurch erhöht sich die Triebkraft für die sekundär aktiv transportierte Substanz, und zwar bei zwei Na^+-Ionen auf das Doppelte.

Ein Beispiel dafür ist der hochaffine luminale Glucosecarrier SGLT 1 am Ende des proximalen Tubulus (S 3-Segment). Wegen der Verdoppelung der Triebkraft (und auch wegen der hohen Affinität zu D-Glucose) kann dieser Carrier die luminale Glucosekonzentration auf wesentlich niedrigere Werte senken als dies der frühproximale, niedrigaffine SGLT 2-Carrier (S. 439) vermag, der pro Glucosemolekül nur ein Na^+-Ion transportiert.

Während es bei der Na^+-Resorption bei a) zum Austausch zweier positiver Ladungen kommt (**elektroneutraler Transport**), werden bei b) in den meisten Fällen positive Ladungen (z. B. Na^+ mit neutraler Glucose) in die Zelle geschleust. Ein solcher **elektrogener** oder **rheogener Transport** depolarisiert die luminale (aber kaum die basolaterale) Zellmembran und ruft durch diese elektrische Asymmetrie ein **lumennegatives transepitheliales Potenzial** (LNTP) hervor (1 – 2 mV; ▶ Abb. 10.18-1), das nun in der Folge einen Teil des filtrierten Chlorids auf parazellulärem Weg aus dem Lumen treibt (▶ Abb. 10.18-3). Die Resorption all dieser im Filtrat gelösten Stoffe verursacht

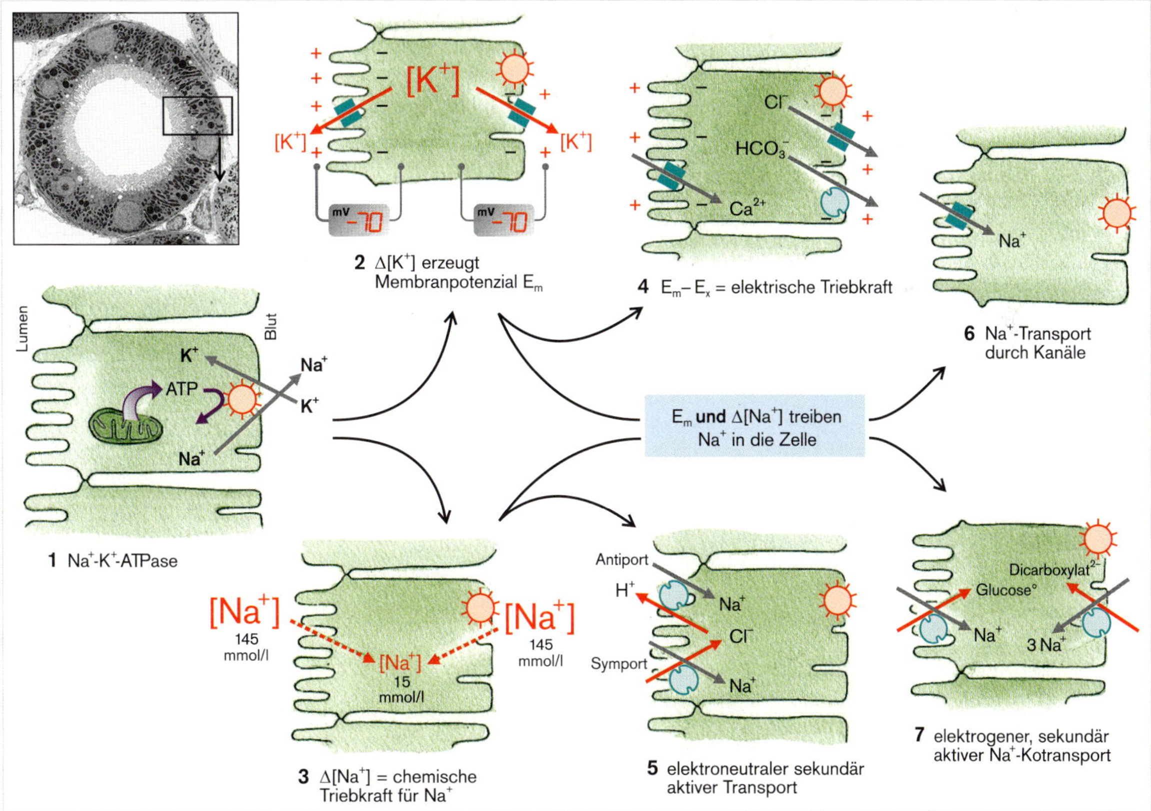

Abb. 10.17 Trieb„kräfte" des tubulären Transports. Der primär aktive Transport von Na^+ aus der Zelle und von K^+ in die Zelle (**1**) erzeugt chemische ([23], [5], [7]), elektrische ([2], [4]) und osmotische Triebkräfte für fast alle anderen Transportmechanismen, ein Umstand, der die Effizienz der Na^+/K^+-ATPase und damit die des ATP-Verbrauchs stark erhöht. Das Minuszeichen bei den mV-Werten in **2** heißt, dass das Zellinnere negativ ist. E_m ist das Membranpotenzial und E_x in **4** ist das Gleichgewichtspotenzial für das betreffende Ion (S. 52). (Elektronenmikroskopische Aufnahme: W. Kriz)

schließlich aus osmotischen Gründen die Resorption von Wasser (relativ leckes Epithel, s. o.), und dieser Wasserfluss reißt wiederum gelöste Stoffe mit: **konvektiver Transport** oder **Solvent Drag.** Dies ist ein passiver Transportmechanismus, der dann zum Tragen kommt, wenn der Reflexionskoeffizient des betreffenden Stoffes kleiner als 1 ist. Für Na^+ und Harnstoff z. B. beträgt er im proximalen Tubulus 0,68, sodass diese beiden Stoffe (ebenso wie einige andere) das Lumen auch per Solvent Drag auch passiv verlassen können.

Die **Bilanz der frühproximalen Phase** lautet, dass mehr als 80 % des Bicarbonats und mehr als 90 % der Glucose und der meisten Aminosäuren sowie die Hauptmasse der anderen zusammen mit Na^+-kotransportierten Substanzen resorbiert worden sind. Die luminale Konzentration dieser Stoffe sinkt daher trotz der gleichzeitigen Wasserresorption im ersten Drittel des proximalen Tubulus sehr stark ab (▸ Abb. 10.18-**1**). Auch ein Teil des Na^+ und des Cl^- hat das Lumen verlassen, doch ist dort die Konzentration von Na^+ praktisch unverändert geblieben und die von Cl^- sogar deutlich angestiegen (▸ Abb. 10.18-**1**).

10.6.3 Die zweite Phase der proximalen Resorption: Chlorid, Natrium und andere Kationen

Wie oben erwähnt, hinkt frühproximal die Resorption von **Chlorid** der von Wasser hinterher, sodass sich bis zum Beginn der zweiten Phase, d. h. nach etwa einem Viertel des proximalen Tubulus, die luminale Cl^--Konzentration gegenüber der im peritubulären Interstitium erhöht hat (▸ Abb. 10.18-**1**). Diese transepitheliale Konzentrationsdifferenz ist nun die Trieb„kraft" für die parazelluläre Cl^--Diffusion von der Lumen- auf die Blutseite des Epithels (▸ Abb. 10.18-**4**). Auf diesem Weg wird ein weiterer Teil des filtrierten Cl^- resorbiert, doch entwickelt sich jetzt, da Cl^- ja negativ geladen ist, ein **lumenpositives transepitheliales Potenzial** (LPTP) von bis zu 2 mV (Potenzialumkehr; ▸ Abb. 10.18-**1**). Dieses treibt Kationen aus dem Lumen, sodass es jetzt zu einer passiven parazellulären Resorption von Na^+, K^+, Mg^{2+} und Ca^{2+} kommt (▸ Abb. 10.18-**5**).

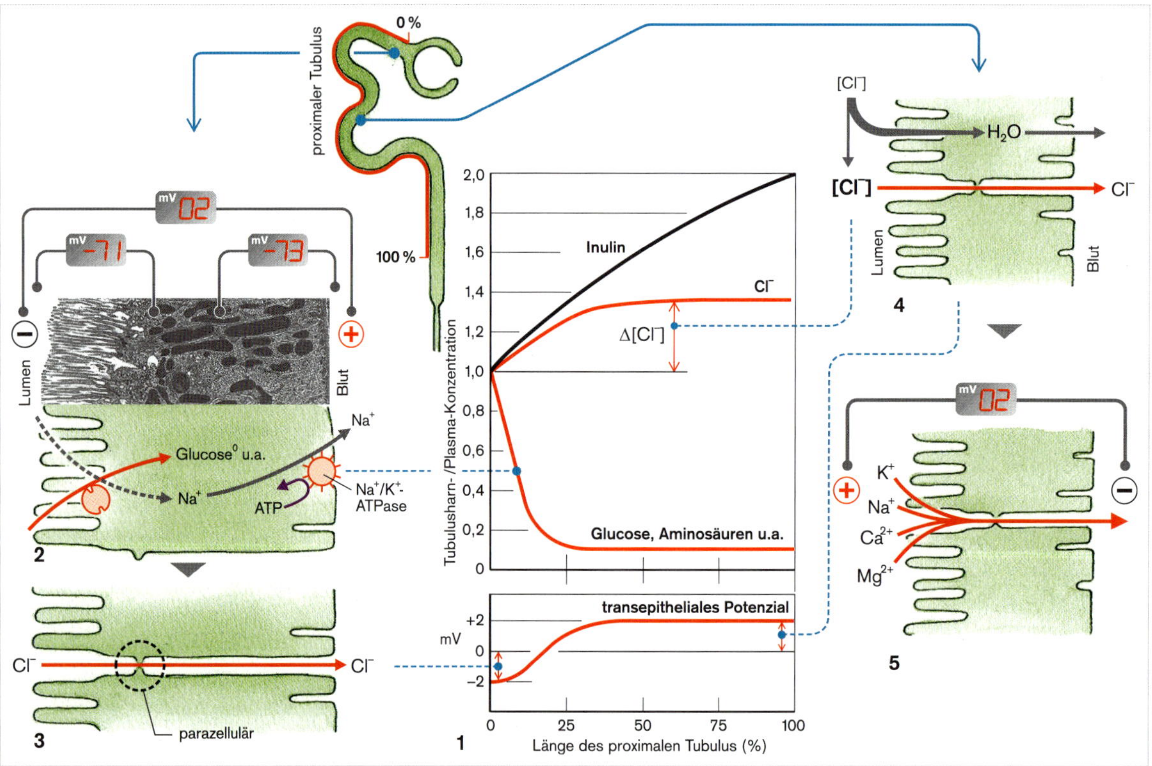

Abb. 10.18 Transepitheliales Potenzial und parazelluläre Resorption von Cl^-, Na^+, K^+, Ca^{2+} und Mg^{2+} entlang des proximalen Tubulus. Frühproximal werden Glucose und Aminosäuren durch elektrogenen Na^+-Symport rasch resorbiert (**1**, **2**). Dabei wird die luminale Tubuluszellmembran depolarisiert, sodass ein lumennegatives transepitheliales Potenzial von 1 – 2 mV entsteht (**1**), das kleine Anionen wie Cl^- parazellulär aus dem Lumen treibt (**3**). Durch die frühproximale Resorption von Na^+, Glucose, HCO_3^- (▸ Abb. 10.21) etc. baut sich ein (winziger) osmotischer Gradient auf, der Wasser aus dem Lumen treibt (ersichtlich am Anstieg des TF/P-Werts für Inulin (**1**), sodass die luminale Konzentration von Stoffen wie Cl^-, die langsamer als Wasser resorbiert werden, über die des Plasmas ansteigt (**1**) und Cl^- nun mit einer chemischen Triebkraft $\Delta[Cl^-]$ das Lumen verlassen kann: parazelluläre Diffusion durch die Schlussleisten (**4**). Mittel- bis spätproximal entsteht dadurch nun ein lumenpositives transepitheliales Diffusions-Potenzial (Potenzialumkehr in **1**), das seinerseits für die parazelluläre Resorption von Kationen wie Na^+, K^+, Ca^{2+} und Mg^{2+} sorgt (**5**). (Elektronenmikroskopische Aufnahme: W. Kriz)

Tab. 10.4 Transportprozesse im proximalen Tubulus („leckes“ Epithel, „Massentransport“; s. a. Abb. 10.31) (S. 440)

Resorption von	Mechanismus
Na^+	transzellulär (basolateral: Na^+/K^+-ATPase, Na^+-HCO_3^--Symport; luminal: Na^+-Symport mit Glucose u. v. a., Na^+/H^+-Antiport) sowie parazellulär
Cl^-, K^+, Ca^{2+}, Mg^+	v. a. parazellulär
HCO_3^-	sezerniertes H^+ + filtriertes $HCO_3^- \rightleftharpoons CO_2$ (wird resorbiert) + H_2O
Wasser:	osmotische Triebkraft (proximaler Tubulusharn bleibt isoosmolal)
Phosphat	PTH-abhängig
Glucose, Aminosäuren, diverse Anionen (▶ Abb. 10.18) u. a.	Na^+-Symport
Peptide	luminaler Abbau zu Aminosäuren oder H^+-Symport
Proteine	Endozytose
Harnstoff	Diffusion
Sekretion von	**Mechanismus**
H^+	Na^+/H^+-Antiport, H^+-ATPase
NH_3, NH_4^+	
div. organischen Säuren und Basen	

Die transepitheliale Konzentrationsdifferenz ist physikalisch gesehen keine Kraft, sondern eine chemische und/oder elektrische **Potenzialdifferenz**. Für Potenzialdifferenz wird oft auch einfach nur „Potenzial“ geschrieben.

Festzuhalten ist, dass die Trieb„kräfte“ für den parazellulären Transport durch die aktive Na^+-Resorption in der ersten und zweiten Phase aufgebaut werden. Die passiven Folgemechanismen (s. ▶ Tab. 10.4) erhöhen also die Anzahl der transportierten Na^+-Ionen pro verbrauchter ATP-Menge und damit die **Effizienz der Na^+/K^+-ATPase.** Während diese nämlich nur 3 mol Na^+/mol ATP durch die basolaterale Membran pumpen kann, erhöht sich dieses Verhältnis durch die passiven Folgemechanismen auf fast 10 mol Na^+/mol ATP.

Die passive Resorption von Cl^- und Na^+ in der zweiten Phase reicht allerdings nicht aus, um das „Klassenziel“ des proximalen Konvoluts, die Resorption von ca. 60 % des filtrierten Na^+ und gut die Hälfte des Cl^-, zu erreichen. Deshalb wird auch in der zweiten Phase **Na^+ aktiv resorbiert.**

Was jetzt allerdings fehlt, sind die bereits frühproximal resorbierten Partner für den luminalen Symport, und auch der Na^+/H^+-Austausch wird kaum mehr für die Titration von Bicarbonat gebraucht, da es ja großteils bereits stromaufwärts resorbiert worden ist. Der wahrscheinlichste **Mechanismus der Na^+-Resorption** im mittel- und spätproximalen Tubulus ist ein **Na^+/H^+-Austausch** (NHE3-Carrier), gepaart mit einem parallelen **Cl^-/OH^--Austausch** (PDS-Carrier = Pendrin), wobei OH^- mit H^+ im Lumen zu Wasser reagiert und somit Na^+ und Cl^- äquimolar in die Zelle eintreten. Dies zeigt, dass Chlorid im proximalen Tubulus offenbar auch transzellulär transportiert werden kann. Für den Cl^--Eintritt in die Zelle wurden darüber hinaus zwei weitere Mechanismen gefunden, bei denen ein Recycling von Formiat$^-$ (▶ Abb. 10.19) bzw. die Sekretion von Oxalat^{2-} involviert ist. Den Cl^-/Formiat$^-$-Austausch besorgt ebenfalls der o. g. PDS-Carrier. Für den (passiven) Austritt von Cl^- an der basolateralen Zellseite kommen Cl^--Kanäle, ein K^+-Cl^--Symporter (▶ Abb. 10.19) und ein Cl^-/HCO_3^--Austauscher in Frage.

10.6.4 Konzentrierung schafft Triebkräfte für passive Resorption

Für Inulin (S. 408) ist die Tubuluswand undurchlässig. Aus dem Quotienten der Inulinkonzentration im Plasma zu der in der Tubulusflüssigkeit (P/TF_{In}) an irgendeiner Stelle des Nephrons lässt sich daher direkt die bis dorthin abgelaufene **fraktionelle Wasserresorption** ablesen. So hat die Analyse von (mit Mikropunktion gewonnener) Tubulusflüssigkeit am Ende des proximalen Konvoluts eine ca. 2,5-fach höhere Inulinkonzentration als im Plasma erge-

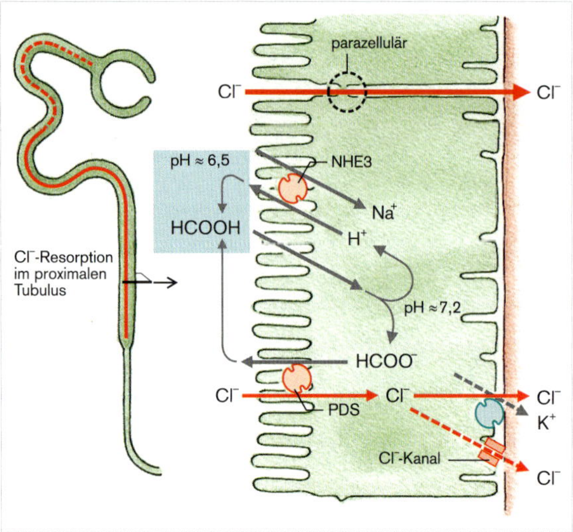

Abb. 10.19 **Cl^--Resorption im proximalen Tubulus.** Cl^- wird wohl vorwiegend parazellulär (▶ Abb. 10.18), aber auch transzellulär resorbiert. An der luminalen Membran wurde ein Carrier (Pendrin = PDS) nachgewiesen, der Cl^- u. a. gegen Formiat$^-$ ($HCOO^-$) austauscht ([10], [72]); außerdem ist die Zellmembran für Ameisensäure (HCOOH) gut durchlässig (nicht-ionische Diffusion). Unter Hinzunahme des Na^+/H^+-Austauschcarriers (NHE3) könnte Cl^- somit sekundär aktiv in der Zelle akkumuliert werden. Dazu muss allerdings das Lumen saurer als die Zelle sein, damit das sezernierte $HCOO^-$ im Lumen zu HCOOH titriert werden kann. Erst nachdem frühproximal das filtrierte Bicarbonat resorbiert worden ist, sinkt der pH-Wert in mittleren und späten Teilen des proximalen Tubulus auf 6,4 – 6,6, sodass die formiatvermittelte Cl^--Aufnahme, deren quantitative Bedeutung noch unklar ist, auch erst hier zum Zuge käme. Basolateral könnte Cl^- die Zelle passiv über Cl^--Kanäle und einen K^+-Cl^--Symportcarrier verlassen.

ben, sodass sich ein P/TF_{In} von 1/2,5 = 0,4 errechnet. Das heißt, dass dort nur noch 40 % des Filtrats fließen und folglich bereits 60 % des Wassers resorbiert sind (s. a. Abb. 10.31) (S. 440).

Ähnlich wie oben für Cl^- besprochen, hat die Wasserresorption entlang des Tubulus zur Folge, dass sich die tubuläre Konzentration (TF) aller Filtratbestandteile, die nicht rasch aktiv resorbiert werden, im Vergleich zur Plasmakonzentration (P) laufend erhöht, d. h., ihr **TF/P-Quotient** steigt über 1 an. Entlang dieses Konzentrationsgefälles können solche Stoffe folglich das Lumen durch Diffusion dann verlassen, wenn das Epithel für sie permeabel ist. Neben **Chlorid** (▶ Abb. 10.18-**1** u. **-4**), $\mathbf{Mg^{2+}}$ und $\mathbf{Ca^{2+}}$ (Abb. 10.38) (S. 448) gehört dazu auch der **Harnstoff**, von dessen filtrierter Menge im proximalen Tubulus etwa die Hälfte auf diesem Weg resorbiert wird (Abb. 10.26) (S. 434).

10.6.5 Die Kapillarwand als letzte Hürde der Resorption

Die vorigen Abschnitte zeigten bereits, dass die **Wasserresorption** durch die Tubuluswand eine **Folge der Salzresorption** ist. Für den anschließenden Übertritt des Wassers vom basolateralen Interstitium in die peritubulären Kapillaren sind, wie an allen Kapillaren (s. Kap. 6.5) (S. 248), die dort herrschenden Druckverhältnisse maßgebend. Schon der relativ hohe hydraulische **interstitielle Druck P_{int}** treibt das Resorbat ins Kapillarlumen; er entsteht dadurch, dass sich die resorbierten Stoffe im basolateralen Raum anhäufen, Wasser aus dem Lumen mit sich ziehen und so diesen Raum ausweiten. Zudem hat das peritubuläre Kapillarblut – wegen der glomerulären Abfiltration von Wasser (▶ Abb. 10.13) – einen stark **erhöhten onkotischen Druck π_{kap}**, was den Druckgradient in Richtung Kapillarlumen weiter erhöht (der interstitielle onkotische Druck soll hier einfachheitshalber vernachlässigt werden). Resorptionshemmend wirkt der hydraulische **Kapillardruck P_{kap}**, doch ist dieser bei der Passage des Vas efferens im Vergleich zum Glomerulus deutlich abgefallen. Summa summarum existiert also ein hoher effektiver Druck in Richtung Kapillarlumen.

Alle drei Drücke variieren mit der Filtrationsfraktion. Steigt sie, so erhöhen sich π_{kap} (erhöhter glomerulärer Wasserentzug) und P_{int} (vermehrtes Resorbat). Da eine vergrößerte Filtrationsfraktion meist durch eine Widerstandserhöhung im Vas efferens verursacht ist, sinkt außerdem P_{kap}. Jede dieser drei Druckänderungen erhöht also die Flüssigkeitsaufnahme ins Kapillarlumen und gleicht diese sozusagen automatisch an das vergrößerte Filtrat an. Diese Anpassung ist eine wichtige Komponente der **glomerulotubulären Balance,** d. h. einer konstanten fraktionellen Resorption bei wechselnder GFR. Ob diese Balance noch durch weitere, etwa humorale Signale gehalten wird, ist nicht eindeutig geklärt.

10.6.6 Resorption in der Henle-Schleife

Die Hauptaufgabe der Henle-Schleife (s. a. ▶ Tab. 10.5), die haarnadelförmig von der Rinde ins Mark und wieder zurück zieht, ist die **Etablierung osmotischer Gradienten**; sie sind die **Voraussetzung für die Konzentrierung des Urins**, eine gemeinsame Leistung von Henle-Schleife, Sammelrohr und Vasa recta. Im nächsten Abschnitt dieses Kapitels wird davon eingehend die Rede sein. Hier soll nur kurz betrachtet werden, was sich am Tubulusharn zwischen Beginn („spätproximal") und Ende („frühdistal") der Henle-Schleife ändert:

- Der Quotient P/TFIn (S. 423) ist auf etwa 0,14 abgesunken, d. h. frühdistal kommen nur noch rund 14 % des filtrierten **Wassers** an (endproximal waren es noch etwa 40 %; ▶ Abb. 10.20).

- Die Konzentration von **Na^+** und **Cl^-** ist frühdistal fast auf die halbe Plasmakonzentration abgesunken (TF/P_{Na} = 0,6). Berücksichtigt man die Wasserresorption bis zu diesem Punkt, so lässt sich errechnen ($TF/P_{Na} \cdot P/TF_{In}$ = 0,6 · 0,14 = 0,08), dass frühdistal nur noch 8 % der filtrierten Na^+-Menge ankommen, während es spätproximal noch rund 40 % waren (▶ Abb. 10.21).
- Auch die **Osmolalität** des Urins ist von den isosmolalen Werten des spätproximalen Tubulus (290 mosm/kg H_2O) frühdistal auf rund 70 – 150 mosm/kg H_2O gesunken.

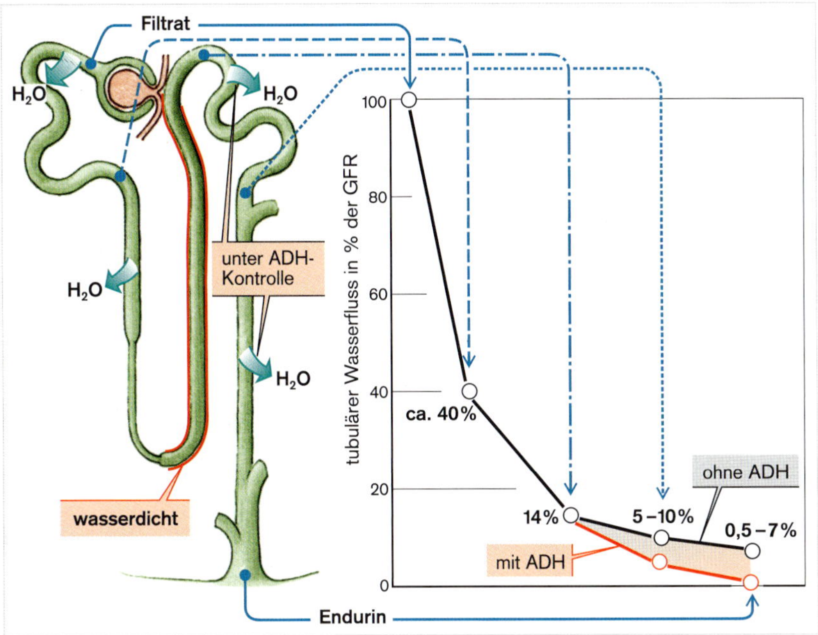

Abb. 10.20 Wasserresorption. Sie ist am Ende der Henle-Schleife zu ca. 86 % abgeschlossen. Verbindungstubulus und Sammelrohr stehen unter der Kontrolle von ADH, in dessen Anwesenheit (bei Wassermangel) bis auf wenige Bruchteile eines Prozents auch der Rest des filtrierten Wassers resorbiert wird (**Antidiurese**). Bei Wasserüberfluss (keine ADH-Ausschüttung) kann die fraktionelle Wasserausscheidung andererseits 7 % und mehr betragen (**Wasserdiurese**).

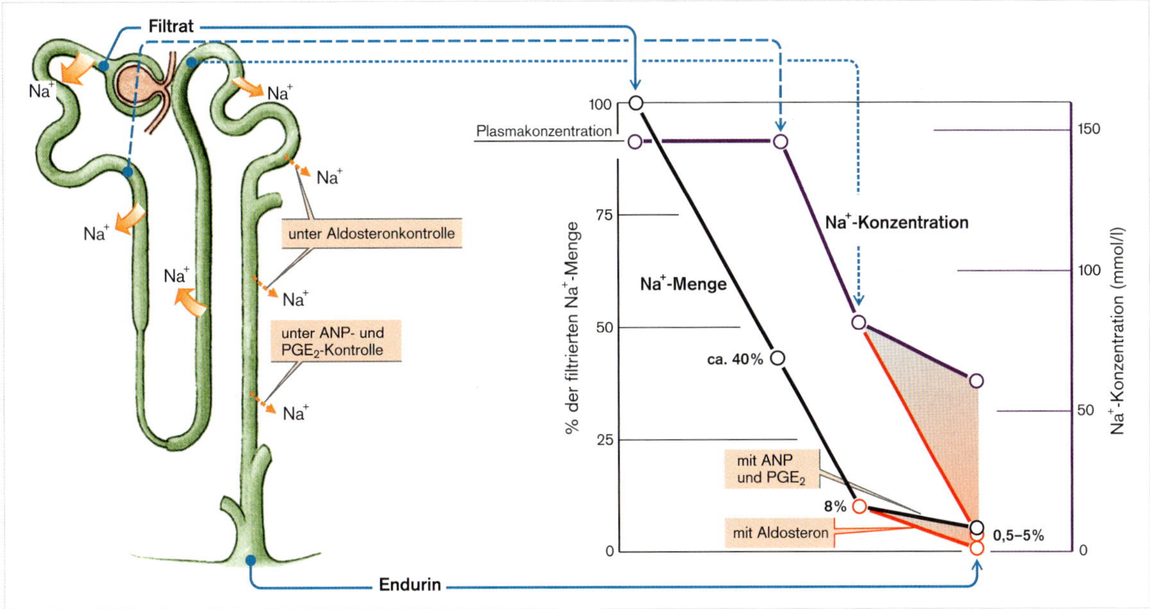

Abb. 10.21 Die Na^+-Resorption ist Aufgabe des ganzen Nephrons und des Sammelrohrs, wobei dieses und der Verbindungstubulus unter der Kontrolle von Aldosteron (steigert Na^+-Resorption) sowie von ANP (Atriopeptin) und Prostaglandin E_2 (senken Na^+-Resorption) stehen; somit kann die fraktionelle Na^+-Ausscheidung zwischen ca. 0,5 und 5 % variieren. Während die proximal-tubuläre Na^+-Konzentration praktisch nicht von der im Plasma abweicht, wird ab der Henle-Schleife ein zunehmender Teil der luminalen Osmolalität durch Harnstoff bestritten (▶ Abb. 10.25 u. ▶ Abb. 10.26), sodass die Na^+-Konzentration im Harn bei Na^+-Mangel auf wenige Prozent der Plasmakonzentration absinken kann.

Tab. 10.5 Transportprozesse in der Henle-Schleife

Ort	Funktion
dicker absteigender Teil	▶ Tab. 10.4 (wahrscheinlich) Sekretion von Harnstoff [11]
dünner absteigender Teil*	• Resorption von Wasser
dünner aufsteigender Teil*	• Resorption von NaCl (passiv)
dicker aufsteigender Teil	• Resorption von $Na^+ + Cl^-$ → Harnosmolalität sinkt (luminal: Na^+-K^+-$2Cl^-$-Symport; basolateral: Na^+/K^+-ATPase und Cl^--Kanäle) • Resorption von Na^+, K^+(parazellulär) • Resorption von Ca^{2+}, Mg^{2+} (parazellulär; PTH-abhängig) • Resorption von NH_4^+(Na^+-$2Cl^-$-NH_4^+-Symport)
Macula densa	• Überprüfung des NaCl-Gehalts im Tubulusharn → Tubulo-glomeruläre Rückkopplung (TGF)

* Die beiden dünnen Teile der Henle-Schleife werden intermediärer Tubulus genannt

Diese Zahlen zeigen, dass die Henle-Schleife rund ein Viertel der filtrierten Menge an Wasser und ca. ein Drittel von Na^+ und Cl^- resorbiert, d. h. am Ende der Schleife wird ein **hypotoner Tubulusharn** in Richtung distales Konvolut entlassen (daher auch der Name „Verdünnungssegment“ für diesen Tubulusabschnitt). Neben den bereits besprochenen Resorptionsmechanismen des proximalen Tubulus, die qualitativ auch für dessen Pars recta gelten, ist an den Resorptionsleistungen der Henle-Schleife ein Symportcarrier in der luminalen Membran des dicken, aufsteigenden Schleifenschenkels (**TAL** = *thick ascending limb*) beteiligt, der gleichzeitig 1Na^+, 1K^+ und 2Cl^- transportiert, wobei es wieder die Na^+/K^+-ATPase ist, die den treibenden Na^+-Gradienten aufrechterhält (▶ Abb. 10.22-**1**). Cl^- wird so sekundär aktiv in der Zelle akkumuliert und verlässt diese basolateral durch Cl^--Kanäle vom Typ CLC-Kb (▶ Abb. 10.22-**2**). Medikamentös gehemmt werden kann der luminale Na^+-K^+-$2Cl^-$-Carrier (NKCC 2) durch die nach dem Wirkort benannten **Schleifendiuretika** (S. 437), z. B. Bumetanid. Deswegen wird der Carrier auch **BSC 1** (bumetanidsensitiver Kotransporter) genannt. Statt K^+ kann dieser Carrier (S. 456) auch NH_4^+-Ionen resorbieren.

Wichtig ist, dass diese NaCl-Resorption in erster Linie durch den von ihr geschaffenen transepithelialen NaCl-Gradienten von ca. 200 mmol/l limitiert ist (▶ Abb. 10.25, untere Reihe), sodass bei einem höheren Harnstrom (und unverändertem Gradienten) mehr resorbiert wird. Diese **Harnstromabhängigkeit der Na^+-Resorption** gilt für den gesamten distalen Tubulus ebenso wie für das Sammelrohr. Ein Absinken der NaCl- und Wasserresorption in stromaufwärts gelegenen Tubulusteilen erhöht den Harnstrom in distaleren Abschnitten und wird daher dort durch eine vermehrte Resorption zumindest teilweise wettgemacht.

Das von beiden Seiten in die Zelle geschaffte K^+ (BSC 1-Symporter bzw. Na^+/K^+-ATPase) verlässt die Zelle wieder über ebenfalls beidseitig lokalisierte K^+-Kanäle. Während aber die K^+-Diffusion basolateral durch die dortige Cl^--Auswärtsdiffusion (S. 422) elektrisch neutralisiert wird, gibt es in der luminalen Membran keine Cl^--Kanäle, sodass die ins Lumen diffundierenden K^+-Ionen (**K^+-Recycling**) eine Hyperpolarisierung der luminalen Membran und damit ein **lumenpositives transepitheliales Potenzial** verursachen. Dieses treibt nun **Na^+, K^+, Ca^{2+} und Mg^{2+} passiv** durch die Schlussleisten, die in diesem Tubulusteil besonders für Kationen durchlässig sind (▶ Abb. 10.22-**3**) ([28], [30]). Chronische orale NaCl-Belastung sowie längerfristig gesteigerte ADH-Konzentration (V_2-Rezeptoren) erhöhen die Carrierdichte.

Genetische Defekte von einem der drei an der **NaCl-Resorption im TAL** beteiligten Transporter (BSC 1, ClC-Kb, luminaler K^+-Kanal) führen zum **Bartter-Syndrom** [69]. Dabei ist die Na^+-, Cl^--, Ca^{2+}- und Mg^{2+}-Resorption im TAL vermindert (also ganz ähnlich wie bei Gabe eines Schleifendiuretikums) (S. 437), was durch daraufhin vermehrte Resorption von Na^+, Cl^- und Mg^{2+} in stromabwärts gelegenen Tubulus- und Sammelrohrsegmenten für Mg^{2+} ganz, für Na^+ und Cl^- aber nur teilweise wettgemacht werden kann; für Ca^{2+} sinkt dort sogar die Resorption. Die erhöhte Na^+-Resorption im Sammelrohr lässt dort zudem die K^+- und H^+-Sekretion steigen. Die Folgen sind daher u. a. Hypovolämie (Na^+-Verlust) mit sekundär erhöhter Aldosteronausschüttung (sekundärer Hyperaldosteronismus), Hypokalzämie (S. 497) und hypokaliämische Alkalose (S. 488).

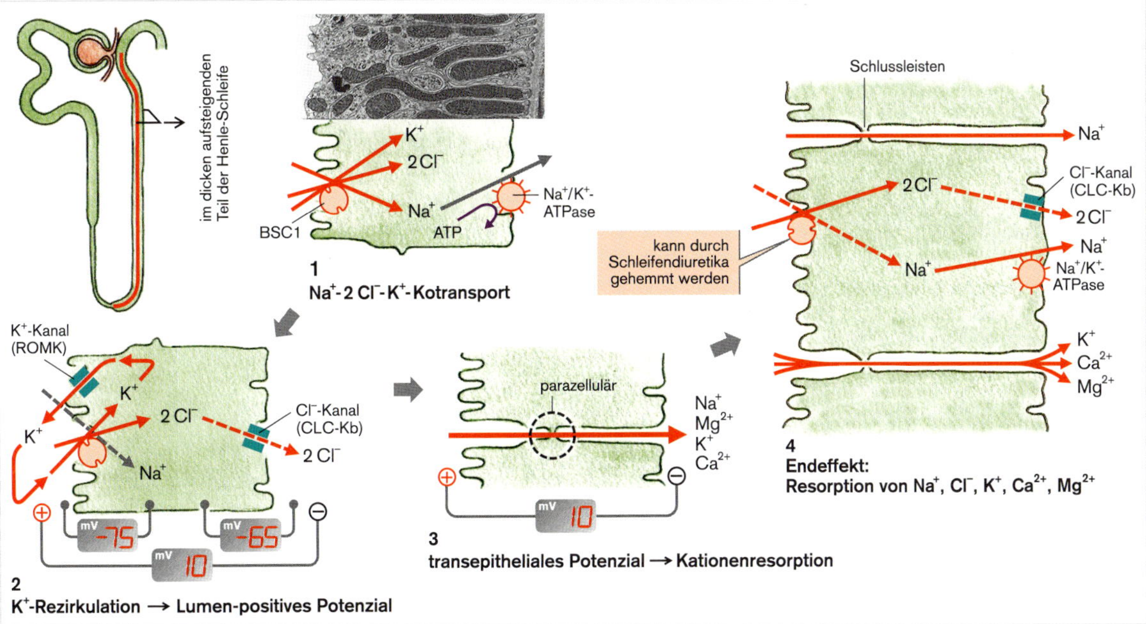

Abb. 10.22 Die Resorption im dicken aufsteigenden Teil (= TAL = *thick ascending limb*) der Henle-Schleife ist durch eine hohe Na^+-Pumpaktivität gekennzeichnet (dichtgepackte, ATP-liefernde Mitochondrien, s. Foto). Lumenseitig wird der Na^+-Gradient zur sekundär aktiven, elektroneutralen Aufnahme von Cl^- und K^+ genutzt (**1**). Durch Kanäle (ROMK) diffundiert K^+ zurück ins Lumen (Rezirkulation), Cl^- hingegen durch ClC-Kb-Kanäle auf die Blutseite (**2**). Die Diffusion von K^+ hyperpolarisiert dabei die luminale Membran, sodass ein hohes, lumenpositives transepitheliales Potenzial entsteht (**2**), entlang dessen nun Na^+, K^+, Ca^{2+} und Mg^{2+} durch die kationenpermeablen Schlussleisten resorbiert werden können (**3**). Im Endeffekt wird hier also aktiv NaCl resorbiert, dem Kationen (inkl. Na^+) passiv folgen (**4**); der transmembranale K^+-Transport durch basolaterale Kanäle (der dort den Cl^--Ausstrom elektrisch neutralisiert) und durch die Na^+/K^+-ATPase ist hier der Übersichtlichkeit wegen nicht mit eingezeichnet. Für Wasser ist dieses Tubulussegment weitgehend dicht, sodass der aktive NaCl-Transport einen transepithelialen osmotischen Gradienten schafft (▸ Abb. 10.24). (Elektronenmikroskopische Aufnahme: W. Kriz)

10.6.7 Regulation der Na^+-Ausscheidung

An die Henle-Schleife schließt sich die Pars convoluta des **distalen Tubulus** (distal convoluted tubule, **DCT**) an, die über ein **Verbindungsstück** (= Verbindungstubulus = *connecting tubule*, **CNT**) in das **Sammelrohr** (*collecting duct*, **CD**) mündet. Dieses beginnt als kortikales Sammelrohr (CCD), in das etwa 10 Tubuli einmünden, und zieht als medulläres Sammelrohr (MCD) durchs Nierenmark. Auf diesem Weg treten die Sammelrohre zu immer dickeren Röhren zusammen, sodass schließlich an der Papille der Harn von gut einer Million Nephrone in rund 350 papillären Sammelrohren das Nierenbecken erreicht.

Die Schlussleisten des distalen Konvoluts sind mehrfach gestaffelt, sodass es sich hier um ein relativ **dichtes Epithel** (S. 78) handelt. In den Verbindungsstücken tauchen erstmalig sog. **Schaltzellen** (*intercalated cells*) auf, die in den Epithelverband der **Hauptzellen** (Principal Cells) einzeln eingestreut sind (Abb. 10.9f) (S. 411). Die Schaltzellen finden sich auch im kortikalen und frühmedullären Sammelrohr. Sie haben zwei Funktionszustände: Entweder ragen sie mit einer großflächigen, mikrovillibesetzten luminalen Zellseite in das Lumen vor (Funktionstyp A), oder die luminale Zellmembran ist kleinflächig retrahiert (Funktionstyp B). Typ A sezerniert H^+-Ionen, während Typ B HCO_3^- sezerniert. Die „Umschaltung" von A nach B beinhaltet also u. a. einen „seitenverkehrten" Einbau von H^+- und HCO_3^--Transportproteinen. Dies zeigt, dass die Regelung der distal-tubulären Transporteigenschaften sogar einen morphologisch sichtbaren Umbau der Epithelzellen einschließen kann.

Der Harn, der ins distale Konvolut eintritt, ist hypoton. Da das Epithel dieses Tubulussegments nur sehr wenig wasserdurchlässig ist, NaCl dort aber weiter resorbiert wird (s. u.), sinkt die NaCl-Konzentration und damit die Osmolalität des Harns weiter ab. Erreicht dieser hypotone Harn dann den Verbindungstubulus und das kortikale Sammelrohr, so kommt es so lange zum **Wasserausstrom** ins isotone Interstitium der Nierenrinde, bis der Harn wieder isoton ist. Voraussetzung für diesen Wasserausstrom ist die Anwesenheit von ADH (S. 435). Trotz dieser Isotonizität des Harns bleibt dessen Na^+- und Cl^--Konzentration aber relativ gering (▸ Abb. 10.21), da ein wachsender Anteil der luminalen Osmolalität vom Harnstoff bestritten wird (▶ Abb. 10.26).

Im **distalen Konvolut** (= **DCT** = distal convoluted tubule) wird **NaCl** über einen luminalen Na^+-Cl^--Symportcarrier resorbiert, wobei es wieder die Na^+/K^+-ATPase ist, die den Na^+-Gradienten über die luminale Membran aufrechterhält [29].

Dieser elektroneutrale Na^+-Cl^--Transporter kann durch Aldosteron induziert sowie durch Thiazide (S. 437) (ein Diuretikum) gehemmt werden und wird daher **TSC** (thiazidsensitiver Kotransporter) genannt. Cl^- verlässt die Zelle über Cl^--Kanäle (Typ ClC-Kb).

Genetische Defekte des TSC führen zum **Gitelman-Syndrom** [69]. Dabei ist die Resorption von Na^+, Cl^- und Mg^{2+} im distalen Konvolut vermindert und die von Ca^{2+} erhöht. Wie beim Bartter-Syndrom (s. o.) wird daraufhin im Sammelrohr zwar Na^+ und Cl^- vermehrt resorbiert (und K^+ und H^+ sezerniert), doch gehen neben Mg^{2+}, K^+ und H^+ auch Na^+ und Cl^- mit dem Harn verloren. So entsteht eine Hypovolämie mit sekundär erhöhtem Aldosteron sowie eine hypokaliämische Alkalose und eine Hypomagnesiämie.

Im **Verbindungsstück** (**CNT** = *connecting tubule*) sowie im gesamten **Sammelrohr** (**CD** = *collecting duct*) wird Na^+ von den Hauptzellen resorbiert, die in ihrer luminalen Membran einen amiloridempfindlichen (ein Diuretikum (S. 437)) und durch Aldosteron und ADH stimulierbaren (und durch ANP und Prostaglandine hemmbaren) Na^+-Kanal (**ENaC**, *epithelial Na^+-channel*) besitzen (▶ Abb. 10.17-**6**, [52]).

Da die Schlussleisten des Sammelrohrs für Kationen relativ dicht sind, depolarisiert das in die Zelle einströmende Na^+ die luminale Membran. Die Folge ist ein **lumennegatives transzelluläres Potenzial**, das

- den **Ausstrom von K^+** aus der Zelle **ins Lumen** fördert und
- eine Trieb„kraft" für die parazelluläre **Cl^--Resorption** darstellt.

Der Na^+-Transport durch die luminale Membran von Verbindungsstück- und Sammelrohrhauptzellen ist elektrogen und daher vom Membranpotenzial getrieben. Folglich ist hier ein ins Zellinnere gerichteter chemischer Na^+-Gradient für die Resorption nicht nur unnötig, sondern die luminale Na^+-Konzentration kann im Sammelrohr sogar unter die in der Zelle herrschenden Werte (10–30 mmol/l) abgesenkt werden. Damit können im Harn extrem niedrige Na^+-Konzentrationen erreicht werden, bei Na^+-Mangel bis herab auf wenige mmol/l.

Aldosteron stimuliert nicht nur den ENaC (vermehrter Einbau und erhöhte Offenwahrscheinlichkeit), sondern auch andere Komponenten der Na^+-Resorption durch die Hauptzellen, so die apikalen K^+-Kanäle, die basolaterale Na^+/K^+-ATPase (▶ Abb. 10.23 rechts) sowie den mitochondrialen Stoffwechsel. Auch **ADH** stimuliert den ENaC dadurch, dass es seine Offenwahrscheinlichkeit erhöht.

Liddle-Syndrom

Eine autosomal dominant vererbte **Mutation** der β-Untereinheit des ENaC [69] führt dazu, dass dieser Kanal auch bei sehr niedrigen Aldosteronkonzentrationen dauernd offen ist. Die Folgen sind eine ungeregelte Na^+-Retention mit Hypervolämie und Volumenhochdruck sowie K^+-Verluste, die zu einer Hypokaliämie führen: **Liddle-Syndrom.** Diese Symptome gleichen denen bei zu hoher Aldosteronsekretion, doch ist diese beim Liddle-Syndrom extrem niedrig, sodass das Syndrom auch **Pseudoaldosteronismus** genannt wurde. Behandelt werden kann die Störung mit Hemmern des ENaC (Amilorid, Triamteren) (S. 436).

Natriuretisch wirken die am medullären Sammelrohr angreifenden natriuretischen Peptide (NP) wie atriales NP (= **ANP** = Atriopeptin) (S. 473) und BNP (*brain-type NP*), das intrarenal gebildete **Prostaglandin E_2**, das am TAL und im Sammelrohr die Na^+-Resorption hemmt, sowie das wahrscheinlich in der Nebennierenrinde gebildete **Ouabain** (S. 60), ein Hemmer der Na^+/K^+-ATPase (S. 58).

Weitgehend unabhängig von der Na^+-Resorption kann in Verbindungstubulus und Sammelrohr die Resorption von **Wasser** geregelt werden. Soll sie, wie etwa bei Wassermangel, erhöht sein, setzt **Adiuretin** (ADH) Wasserkanäle (**AQP2** = Aquaporin 2) in die apikale (luminale) Membran der Sammelrohrzelle ein (S. 482). Im Verbindungstubulus und im Sammelrohr werden von den dortigen Schaltzellen (Typ A) außerdem **H^+-Ionen** sezerniert (s. o.), was für die Säureausscheidung (S. 452) eine wichtige Rolle spielt.

Tab. 10.6 Transportprozesse in distalem Konvolut, Verbindungstubulus und Sammelrohr

Distales Konvolut (DCT = distal convoluted tubule)	
Resorption von $Na^+ + Cl^-$	luminal: Na^+-Cl^--Symport basolateral: Na^+/K^+-ATPase und Cl^--Kanäle
Resorption von Ca^{2+}, Mg^{2+}	PTH-abhängig; luminal: Kanäle; basolateral: ATPasen, $3Na^+/1Ca^{2+}$-Antiport
Verbindungstubulus (CNT) und Sammelrohr (CD)	
Hauptzellen (CNT und CD):	
Resorption von Na^+	Aldosteron-, ANP- und ADH-abhängig luminal: Na^+-Kanäle (ENaC); basolateral: Na^+/K^+-ATPase
Sekretion von K^+	Abhängig von Na^+-Resorption und damit Aldosteron etc. luminal: K^+-Kanal; basolateral: Na^+/K^+-ATPase
Schaltzellen (CNT und kortikaler CD):	
Zelltyp A:	
Sekretion von H^+	luminal: H^+/K^+-ATPase; basolateral: HCO_3^-/Cl^--Antiport durch AE1
Resorption von K^+	luminal H^+/K^+-ATPase
Zelltyp B:	
Sekretion von HCO_3^-	luminal: HCO_3^-/Cl^--Antiport durch PDS (Pendrin); basolateral: H^+-ATPase
Medullärer CD:	
Resorption von Wasser:	ADH-abhängig
Resorption von Harnstoff (Recycling, s. o.)	ADH-abhängig
Sekretion von NH_3	$NH_3 + H^+ \rightleftharpoons NH_4^+$

10.6.8 Kaliumausscheidung

Die Einhaltung einer nur in engen Grenzen variierenden K^+-Konzentration im Plasma ist lebensnotwendig (normal 4,1 ± 0,6 mmol/l). Da die Niere für die K^+-Ausscheidung hauptverantwortlich ist, muss sie in einem weiten Bereich auf Hyper- und Hypokaliämien reagieren können. Die Regulation des K^+-Haushalts, vor allem mit Hilfe des Aldosterons, wird in Kap. 11.7 (S. 489) ausführlich besprochen. Hier soll nur kurz auf den tubulären K^+-Transport eingegangen werden (▶ Abb. 10.23).

Die fraktionelle K^+-Ausscheidung beträgt im Mittel 5–15 %, doch finden sich bei K^+-Mangel auch Werte von 1–3 %, bei sehr hoher K^+-Aufnahme oder -freisetzung hingegen solche von 150–200 %. K^+ kann also sowohl nettoresorbiert als auch nettosezerniert werden. Diese Flexibilität ist eine Eigenschaft des distalen Nephrons und des Sammelrohrs, da, unabhängig von den Bedürfnissen der K^+-Bilanz, im **proximalen Tubulus** und in der **Henle-Schleife** zusammengenommen konstant 85–90 % der filtrierten K^+-Menge resorbiert werden. Dies geschieht großteils durch passiven, **parazellulären Transport.** (Die durch die Na^+/K^+-ATPase basolateral in die Zelle gepumpten K^+-Ionen verlassen die Zelle auf der gleichen Seite wieder über K^+-Kanäle; ▶ Abb. 10.23, links.) Treibende Kräfte für die parazelluläre Resorption sind der durch Wasserresorption etablierte chemische Gradient, das lumenpositive, transepitheliale Potenzial (LPTP) im späten proximalen Tubulus und im dicken aufsteigenden Schenkel der Henle-Schleife) sowie der Solvent Drag (S. 422). Darüber hinaus scheint es wahrscheinlich auch im proximalen Tubulus eine transzelluläre K^+-Resorption zu geben („?“ in ▶ Abb. 10.23).

Von den **Hauptzellen** des Verbindungsstücks und des Sammelrohrs wird K^+ wegen der Depolarisierung der luminalen Zellmembran sezerniert. Da die Verminderung dieses Potenzials von der aldosterongesteuerten, elektro-

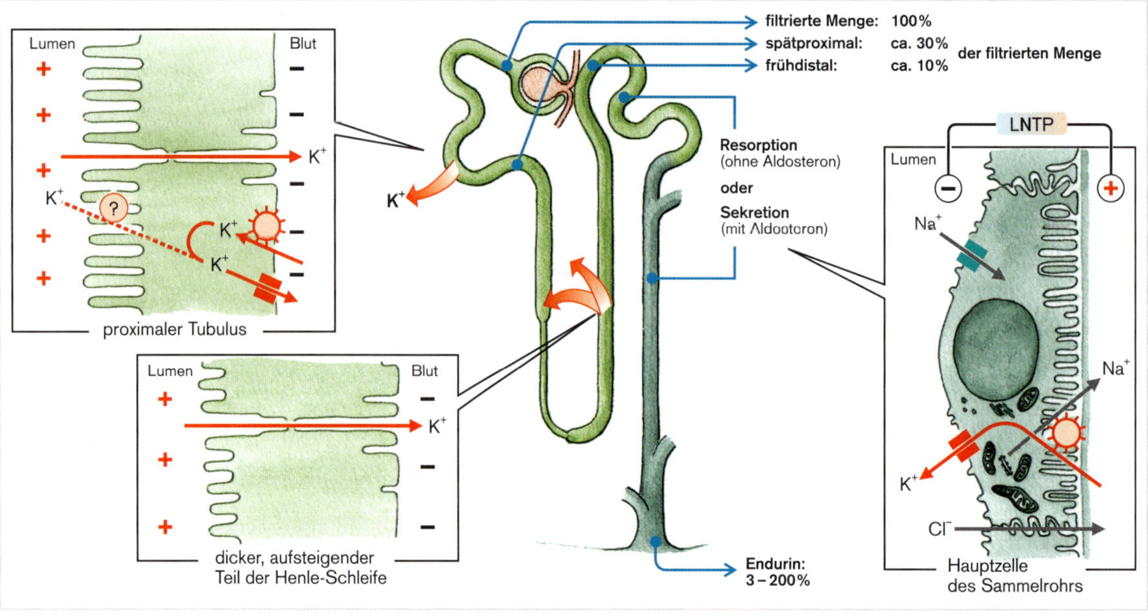

Abb. 10.23 K⁺-Transport. Im proximalen Tubulus und im aufsteigenden Teil der Henle-Schleife werden (weitgehend konstant) bis zu 90 % des filtrierten K⁺ großteils parazellulär entlang des lumenpositiven transepithelialen Potenzial (TP) resorbiert. In Verbindungsstück (CNT) und Sammelrohr (CD) depolarisiert der luminale Na⁺-Einstrom dort die Zellmembran, was darüber hinaus ein lumennegatives TP verursacht, entlang dessen Cl⁻ parazellulär resorbiert wird. CNT und CD sind durch eine besonders starke Anpassungsfähigkeit an die Bedürfnisse der K⁺-Homöostase gekennzeichnet. Sie können bei K⁺-Überfluss (und daher hoher Aldosteronausschüttung) mit ihren Hauptzellen große K⁺-Mengen sezernieren oder bei K⁺-Mangel (keine Aldosteronausschüttung) mit ihren Schaltzellen vom Typ A K⁺ resorbieren (s. a. ▶ Abb. 10.42, rechts oben).

genen Na⁺-Resorption (S. 428) herrührt, ist die **K⁺-Sekretion** hier eng **an die Na⁺-Resorption gekoppelt** und **aldosteronabhängig** (▶ Abb. 10.23). Cl⁻ wird hier parazellulär durch das (wegen der luminalen Na⁺-Aufnahme) lumennegative transepitheliale Potenzial (LNTP) resorbiert. Darüber hinaus ist die K⁺-Permeabilität der luminalen Zellmembran und damit die K⁺-Sekretion umso höher, je alkalischer der intrazelluläre pH-Wert ist (s. Abb. 11.18) (S. 492), [51].

Für die bei K⁺-Mangel notwendige **K⁺-Resorption** in Verbindungsstück und Sammelrohr sind die **Schaltzellen** verantwortlich, die in ihrer luminalen Membran, ähnlich wie die Belegzellen des Magens, eine H⁺/K⁺-ATPase besitzen, die primär aktiv K⁺ resorbiert und H⁺-Ionen sezerniert (Abb. 10.42, rechts) (S. 453).

Zusammenfassung Kap. 10.5 und 10.6

Die Filtration des Primärharns und Na⁺-Resorption

Rund 20 % des **renalen Plasmaflusses (RPF)** wird filtriert (**Filtrationsfraktion = GFR/RPF**), da die Glomeruluskapillaren eine sehr hohe Wasserdurchlässigkeit besitzen, die, mit der Filterfläche und dem effektiven Filtrationsdruck multipliziert, die **glomeruläre Filtrationsrate (GFR)** ergibt. Im Plasma gelöste Stoffe werden mit Ausnahme von Makromolekülen und Blutzellen mitfiltriert. Das Filter hat drei Schichten (**Endothel**, **Basalmembran** und **Epithel**). Die Filterdurchlässigkeit wird durch die **Porenweite** und durch **Wandladungen** bestimmt. Der intrakapilläre **Blutdruck** (abzüglich des onkotischen Drucks im Plasma und des Drucks im Bowman-Kapsel-Raum) bestimmt den **effektiven Filtrationsdruck**. Die Filtrationsfraktion kann durch unabhängige Änderung von prä- und postglomerulärem Widerstand variiert werden. Durch **tubuloglomeruläre Rückkopplung** wird die GFR des einzelnen Nephrons an seine NaCl-Resorptionsfähigkeit angepasst.

Tubulus und **Sammelrohr** bestehen aus Epithelzellen, in deren luminaler und basolateraler Membran Pumpen, Carrier und Kanäle asymmetrisch eingebaut sind, was einen vektoriellen transzellulären Transport ermöglicht. Die **Na⁺/K⁺-ATPase** in der basolateralen Membran senkt unter ATP-Verbrauch die intrazelluläre Na⁺-Konzentration (primär aktiver Transport) und verursacht durch primär aktive K⁺-Akkumulation in der Zelle und nachfolgende **K⁺-**

Auswärtsdiffusion ein **Membranpotenzial**. Damit entsteht ein hoher elektrochemischer **Na^+-Gradient**, der die Triebkraft bildet für den sekundär aktiven Transport anderer Stoffe (mittels Na^+-Symport- oder Na^+-Antiportcarrier) und für eine Na^+-Diffusion (via Na^+-Kanäle im Sammelrohr) vom Lumen in die Zelle. Die Resorption von Stoffen zieht aus osmotischen Gründen eine Resorption von Wasser nach sich (**leckes Epithel**, v. a. im proximalen Tubulus), wodurch kleine gelöste Stoffe mitgerissen werden (**Solvent Drag**). Durch die Wasserresorption wiederum werden für zahlreiche Stoffe **chemische** (und z. T. auch **elektrische**) **transepitheliale Triebkräfte** aufgebaut, sodass diese Stoffe dann passiv – entweder **transzellulär** oder durch die Schlussleisten zwischen den Zellen (**parazellulär**) – resorbiert werden können.

Im **frühproximalen Tubulus** verlässt **Na^+** das Lumen über diverse **Symportcarrier** (Glucose, Aminosäuren, Phosphat u. a.) sowie über einen **Na^+/H^+-Austauschcarrier**, der hier vor allem für die Bicarbonatresorption sorgt. Die meisten Symportcarrier sind **elektrogen**, sodass sich ein lumennegatives transepitheliales Potenzial entwickelt, mit dessen Hilfe **Cl^--Ionen** parazellulär resorbiert werden. Der durch die Resorption jedweder Substanz ausgelöste **osmotische Wasserausstrom** kann wiederum gelöste Stoffe mitreißen (**konvektiver Transport** oder Solvent Drag), was eine weitere Form des passiven Transports darstellt (s. a. ▶ Tab. 10.4).

Im frühproximalen Tubulus steigt die **Cl^--Konzentration** im Lumen über die des Plasmas an. Dieser chemische Gradient treibt Cl^- in späteren Abschnitten des proximalen Konvoluts parazellulär aus dem Lumen, sodass jetzt ein **lumenpositives** transepitheliales Potenzial entsteht, also eine Trieb„kraft“ für die parazelluläre Resorption von Kationen wie **Na^+**, **K^+**, **Mg^{2+}** und **Ca^{2+}**. Zusätzlich wird Na^+ weiter aktiv resorbiert (s. a. ▶ Tab. 10.4).

Durch die **Wasserresorption** erhöht sich die luminale Konzentration aller Filtratbestandteile, die langsamer als Wasser resorbiert werden. **Harnstoff**, **Cl^-** und **Mg^{2+}** gehören dazu. Für sie entsteht also eine **chemische Triebkraft**, die die parazelluläre Resorption dieser Stoffe durch **Diffusion** ermöglicht.

Für den Übertritt der resorbierten Flüssigkeit vom Interstitium ins Blut ist die Summe von **interstitiellem Druck** und **onkotischem Druck** im Plasma (der postglomerulär erhöht ist) abzüglich des Blutdrucks in den peritubulären Kapillaren die treibende „Kraft“.

In der **Henle-Schleife** werden ca. ein Viertel des filtrierten Wassers (vor allem im absteigenden Schleifenschenkel) sowie ein Drittel des filtrierten NaCl resorbiert, und zwar vor allem im **dicken aufsteigenden Teil** der Schleife (**TAL**), dessen Wand relativ wasserdicht ist und dessen luminale Membran einen **Na^+-K^+-2Cl^--Symportcarrier** (BSC 1) besitzt, der durch **Schleifendiuretika** wie Furosemid und Bumetanid gehemmt werden kann. In Kooperation mit der basolateralen Na^+/K^+-ATPase resorbiert dieser Carrier aktiv NaCl, sodass der **Tubulusharn hypoton**, das **Interstitium** dagegen **hyperton** wird. Das lumenpositive transepitheliale Potenzial sorgt auch hier für die **parazelluläre Resorption** von **Na^+**, **K^+**, **Ca^{2+}** und **Mg^{2+}** (s. a. ▶ Tab. 10.5).

Hormone (Aldosteron, ADH, ANP) und andere Signale passen die NaCl-Resorption in distalem Konvolut (DCT), Verbindungsstück (CNT) und Sammelrohr (CD) sowie die Wasserresorption in CNT und CD an den Bedarf an. In Anwesenheit von **ADH** wird der Harn im Sammelrohr **hyperton.** Dabei werden weiterhin Na^+ und Cl^- resorbiert und als wichtigste **Osmolalitätskomponente** zunehmend durch den aus dem **Mark** herangeführten **Harnstoff** ersetzt. In die Zellen des distalen Konvoluts gelangt NaCl über einen **Na^+-Cl^--Symportcarrier** (TSC) und in die Hauptzellen von CNT und CD durch den epithelialen Na^+-Kanal ENaC (s. a. ▶ Tab. 10.6). Letzteres depolarisiert die luminale Zellmembran, was dort die **K^+-Sekretion** erhöht, und erzeugt damit ein lumennegatives transepitheliales Potenzial, mit dessen Hilfe **parazellulär Cl^- resorbiert** werden kann. Im Sammelrohr kann NaCl gegen einen chemischen Gradienten resorbiert werden, sodass die NaCl-Konzentration im Endharn bei Bedarf auf wenige mmol/l absinken kann (s. a. ▶ Tab. 10.6).

Der **K^+-Haushalt** wird renal bilanziert. Die fraktionelle **K^+-Ausscheidung** beträgt im Mittel 5 – 15 %, doch variiert sie bei Kaliummangel bzw. bei starker Hyperkaliämie zwischen 1 – 3 und 150 – 200 %. Da die fraktionelle Resorption im proximalen Konvolut und in der Henle-Schleife konstant 85 – 90 % beträgt, ist die Flexibilität der K^+-Ausscheidung eine Leistung von **Verbindungstubulus** und **Sammelrohr.** Hier kann eine sehr starke K^+-Sekretion stattfinden, die eng an die **Na^+-Resorption** der Hauptzellen gekoppelt ist, oder K^+ primär aktiv durch eine **H^+/K^+-ATPase** in der luminalen Membran der Schaltzellen resorbiert werden.

10.7 Harnkonzentrierung und Diurese

Die Niere ist für die **Bilanzierung des Wasserhaushalts** verantwortlich. Bei hoher Wasseraufnahme wird ein großes Volumen hellen Harns (maximales Harnzeitvolumen = 25 ml/min = 20 % der GFR) mit geringer Osmolalität (minimal ca. 50 mosm/kg H_2O) ausgeschieden. Bei Wassermangel kann die Osmolalität des (nun dunklen) Urins auf rund 1300 mosm/kg H_2O ansteigen. Da pro Tag etwa 600 mosm harnpflichtige Substanzen (Harnstoff u. a.) ausgeschieden werden müssen, genügt dazu also ein minimales Harnzeitvolumen von ca. 0,35 ml/min oder 0,5 l/d, was nur etwa 0,3 % der GFR entspricht. Wie Harn einmal konzentriert und einmal verdünnt wird, ist Thema der folgenden Abschnitte.

10.7.1 Der Gegenstromtrick

Warum kühlt ein Vogel nicht aus, wenn er auf dem Eis steht? Weil in seinen Beinen das Blut in den Venen in entgegen gesetzter Richtung zu den eng benachbarten Arterien fließt, sodass das in den Füßen abgekühlte venöse Blut auf jeder Ebene wieder vom arteriellen Blut aufgewärmt wird. Gleichzeitig kühlt das Arterienblut Schritt für Schritt ab und hat an der Fußsohle nur noch wenige °C. In diesem **Gegenstrom-Austauschsystem** entsteht also auf jeder Ebene ein Wärmekurzschluss zwischen Arterie und Vene (▸ Abb. 10.24**c**).

Mit den langgestreckten arteriellen und venösen **Vasa recta** besitzt auch das Nierenmark ein Gegenstrom-Austauschsystem, doch wird es in Richtung Schleifenscheitel natürlich nicht kälter, sondern es steigt die Osmolalität kontinuierlich an, und zwar von 290 mosm/kg H_2O in der Rinde bis auf ca. 1300 mosm/kg H_2O in der Papillenspitze. Dieser **kortikomedulläre osmotische Gradient** entzieht dem papillenwärts fließenden arteriellen Blut zunehmend Wasser, welches gleich wieder in das von der Papille kommende, hyperosmolale Blut der venösen Gefäße aufgenommen wird. Ein Großteil des Wassers kehrt also sozusagen schon im äußeren Markbereich wieder um, sodass die Konzentration der meisten gelösten Stoffe im Gefäßlumen papillenwärts laufend ansteigt. Mit diesem Gegenstromaustausch wird die notwendige Durchblutung erreicht, ohne dass der für die Harnkonzentrierung wichtige osmotische Gradient im Nierenmark ausgewaschen wird. Wie dieser Gradient entsteht, schildert der nächste Abschnitt.

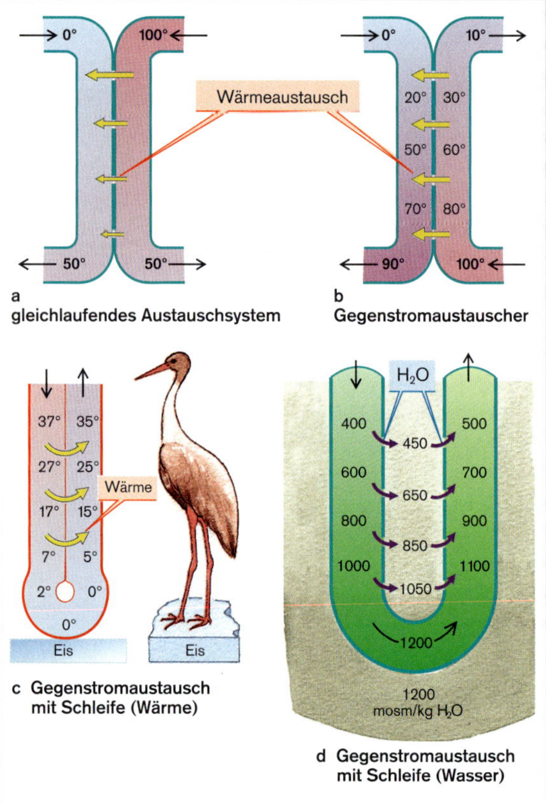

Abb. 10.24 Gegenstromsysteme erhöhen die Effizienz von Austauschprozessen (vergleiche Wärmeaustausch in **b** mit dem in **a**). Der arteriovenöse Wärmeaustausch im Gegenstrom einer Schleife erlaubt es, die Temperatur der Körperschale unter die des Körperkerns abzusenken, sodass z. B. Vögel auf Eis stehen können (**c**), ohne dass ihr Körperkern abkühlt. In der Niere versorgen die Gegenstromschleifen der Vasa recta das Nierenmark mit Blut, ohne dass dadurch der kortikomedulläre osmotische Gradient ausgewaschen wird (Wasser„kurzschluss" durch Gegenstromaustausch; **d**) (nach [65]). Auch in der Henle-Schleife findet eine Art Gegenstromaustausch statt, doch befindet sich in ihrem aufsteigenden dicken Teil gleichzeitig der „Motor" des osmotischen Ungleichgewichts: Gegenstrom-Multiplikation (▸ Abb. 10.25).

10.7.2 Na^+/K^+-ATPase als Motor im aufsteigenden Teil der Schleife

Auch der Harn in der Henle-Schleife fließt im Gegenstrom von der Rinde zum Mark und wieder zurück (▸ Abb. 10.9). Die dabei unterwegs ablaufende **aktive NaCl-Resorption** im dicken aufsteigenden Schleifenschenkel (▸ Abb. 10.22-1, 4) ist der „Motor" des Konzentrierungsmechanismus. Der ganze aufsteigende Schleifenschenkel ist außerdem weitgehend **wasserdicht**. Das hinausgepumpte NaCl hinterlässt daher nicht nur einen verdünnten Schleifenurin im Lumen, sondern erhöht jenseits der Epithelwand die Osmolalität des Interstitiums,

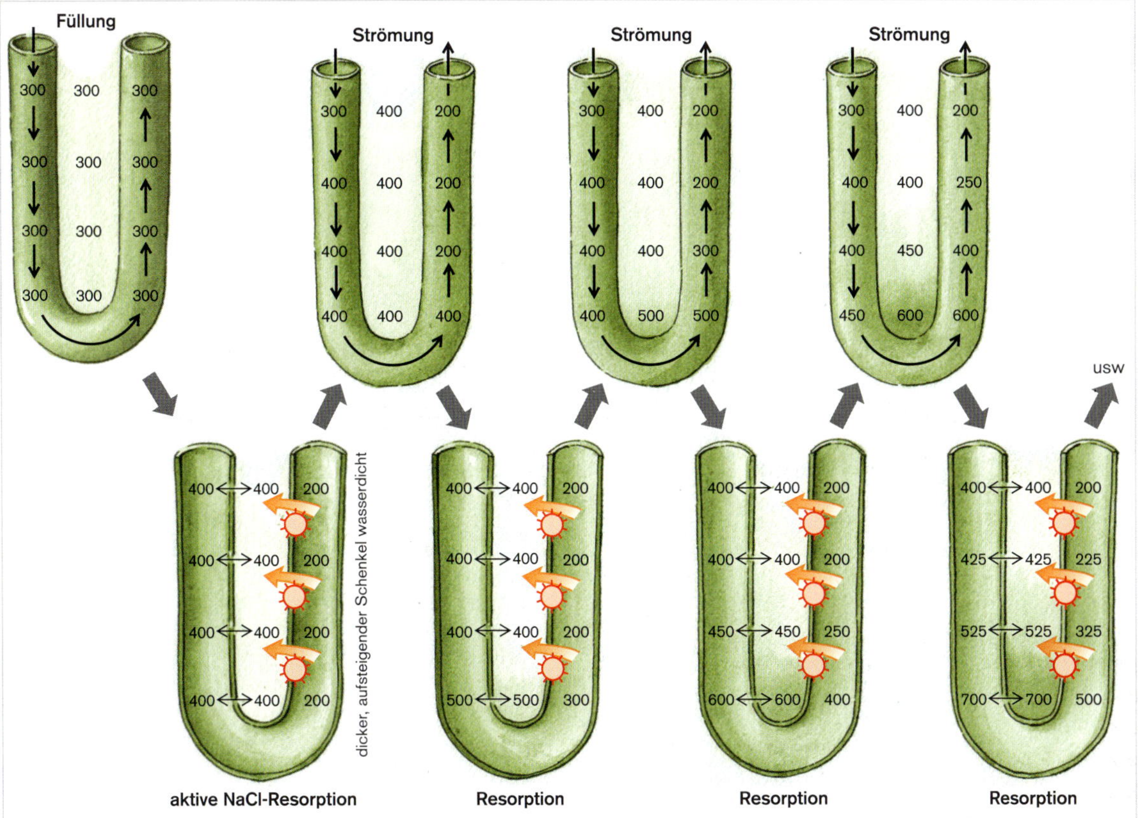

Abb. 10.25 Schema der Gegenstrom-Multiplikation in der Henle-Schleife. In der Henle-Schleife fließt der Harn von der Nierenrinde ins Mark und parallel dazu wieder zurück. Aus dem (dicken) aufsteigenden Teil (hier rechts) wird aktiv NaCl resorbiert (siehe auch ▸ Abb. 10.22-1, 4), dem Wasser nicht folgen kann (weitgehend wasserdichtes Epithel). Dieser aktive NaCl-Transport (hier in der unteren Reihe) senkt daher die luminale und erhöht gleichzeitig die interstitielle Osmolalität; er erzeugt dabei an jeder Stelle des aufsteigenden Schleifenschenkels einen maximalen osmotischen Gradienten (hier 200 mosm/kg H_2O). Der absteigende Schleifenschenkel (jeweils links) hingegen steht mit dem Interstitium an jeder Stelle osmotisch im Gleichgewicht (waagrechte, schwarze Pfeile). In Kombination mit der axialen Strömung (obere Reihe), die hier der Übersichtlichkeit halber als zeitlich getrennter Schritt eingezeichnet ist, resultiert ein in kortikomedullärer Richtung zunehmend hyperosmolales Interstitium (300 → 400 → 500 → 700 mosm/kg H_2O), die entscheidende Voraussetzung für die Harnkonzentrierung. Die damit verbundene Wasserresorption findet (in Anwesenheit von ADH) allerdings erst im medullären Sammelrohr statt, das in seinem kortikomedullären Verlauf ja von dem zunehmend hyperosmolalen Milieu des Marks umgeben ist.

sodass jetzt aus dem dünnen absteigenden Schleifenschenkel, der (im Gegensatz zum aufsteigenden Schenkel) dank seiner AQP1-Wasserkanäle sehr gut wasserdurchlässig ist, osmotisch Wasser abgezogen werden kann. Dieser Effekt wird dadurch vervielfacht, dass der Tubulusharn im absteigenden Schenkel an einem zunehmend hypertoneren Interstitium und im aufsteigenden Schenkel an einem solchen mit abnehmender Osmolalität vorbeifließt, d. h., es kann Schritt für Schritt weiter Wasser resorbiert bzw. NaCl nachgepumpt werden. Diese Kombination von Gegenstrom und einzelnem Pumpeffekt wird **Gegenstrom-„Multiplikation“** genannt (▸ Abb. 10.25). Sie treibt indirekt auch die passiven Transportvorgänge bei der Harnkonzentrierung an.

Auch der dünne aufsteigende Schleifenschenkel (den nur juxtamedulläre Nephrone besitzen) ist praktisch wasserdicht. Hier findet zwar kein aktiver NaCl-Transport statt, doch ist dieser Nephronabschnitt sehr gut durchlässig für NaCl. Wegen des Wasserentzugs entlang des absteigenden Schenkels ist die NaCl-Konzentration am Schleifenscheitel außerdem sehr hoch, sodass im anschließenden aufsteigenden dünnen Schleifenteil **passiv NaCl resorbiert** werden kann.

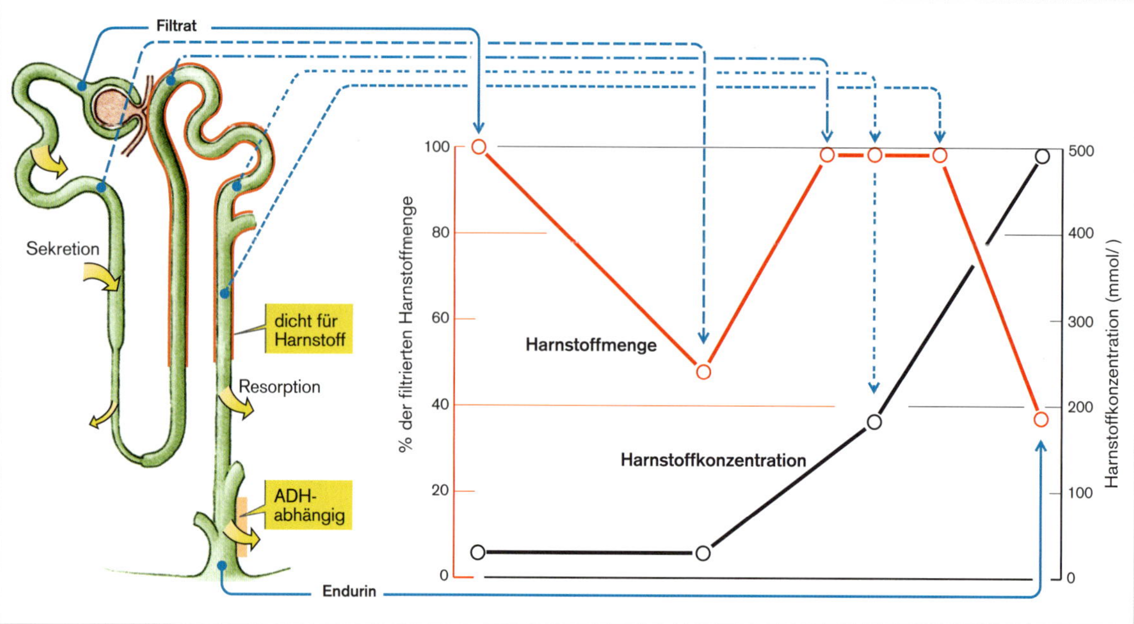

Abb. 10.26 Harnstoff ist ein Stoffwechsel-Endprodukt. Er wird aber, etwa im Gegensatz zu Kreatinin, u. a. wegen der Harnstoffdurchlässigkeit des proximalen Tubulus zu ca. 50 % der filtrierten Menge resorbiert. Frühdistal finden sich aber wieder ca. 100 % der filtrierten Menge (rote Kurve). Das liegt wahrscheinlich daran, dass Harnstoff in der Pars recta des proximalen Tubulus aktiv sezerniert wird [11]. Ab Beginn des dicken aufsteigenden Teils der Henle-Schleife bis zum Beginn des papillären Sammelrohrs kann Harnstoff den Urin nämlich nicht verlassen (rote Tubuluskontur), sodass er luminal durch Wasserentzug hoch konzentriert wird (schwarze Kurve) und, in Anwesenheit von ADH, erst in diesem innermedullären Sammelrohrsegment z. T. ins Interstitium ausströmt. Dort macht er einen wesentlichen Teil der hohen Osmolalität aus. Bevor Harnstoff die Niere verlässt, wird seine osmotische Wirksamkeit also für den Konzentrierungsprozess und für die Einsparung von Na^+ im Urin verwendet. (Die im Bild gezeigte fraktionelle Harnstoffausscheidung von 40 % gilt für ein Harnzeitvolumen von ca. 2 ml/min; ein höherer Harnfluss lässt diesen Prozentsatz ansteigen, ein niedrigerer abfallen.)

10.7.3 Recycling von Harnstoff spart Kochsalz

Bis zum Ende des proximalen Konvoluts werden etwa 50 % des filtrierten Harnstoffs (passiv) resorbiert. Im frühdistalen Tubulus finden sich dann aber wieder 100 % (▶ Abb. 10.25). Das wurde bisher damit erklärt, dass die anschließende Henle-Schleife in das harnstoffreiche Interstitium des Nierenmarks eintaucht (s. u.), sodass Harnstoff von dort ins Lumen der absteigenden dünnen Henle-Schleife diffundiert, die in ihrer Wand Harnstoffcarrier (**UT-A2** = Ureatransporter, Typ A2) besitzt. Gegen diese Hypothese spricht u. a., dass in transgenen Mäusen, bei denen UT-A ausgeschaltet ist, der Urin normal konzentriert wird. Eine wahrscheinlichere Erklärung ist es, dass die oben genannten 100 % dadurch zustande kommen, dass Harnstoff in der Pars recta des proximalen Tubulus aktiv sezerniert wird (▶ Abb. 10.27**a**; [11]), wobei eventuell der dort lokalisierte Glucosetransporter (SGLT 1), der auch Harnstoff akzeptiert, eine Rolle spielt.

Erreicht der Harnstoff aus kurzen dünnen Henle-Schleifen über UT-A2 das Interstitium des äußeren Marks und von dort die Venen über UT-A2 (▶ Abb. 10.27**b**), sorgt sein **Gegenstromaustausch** (▶ Abb. 10.27**c**) mit den eng benachbarten, UT-B-bestückten arteriellen (= absteigenden) Vasa recta dafür, dass der Harnstoff weitgehend im Mark gehalten wird. In den langen Henle-Schleifen gelangt der Harnstoff bis ins innere Mark, wo er via UT-A2 z. T. austritt (▶ Abb. 10.27**b**) und somit hilft, dort die Osmolalität hoch zu halten.

Im weiteren Verlauf sind der gesamte distale Tubulus sowie das kortikale und äußere medulläre Sammelrohr praktisch undurchlässig für Harnstoff, sodass er durch die dort ablaufende Wasserresorption (▶ Abb. 10.20) sehr stark konzentriert wird. Er löst dabei sogar NaCl als wichtigste Osmolalitätskomponente des Harns ab. Erst die Wände des papillären Sammelrohrs sind (in Gegenwart von ADH) wieder für Harnstoff durchlässig (Carriertyp **UT-A1** u.a.), der nun entlang seines hohen chemischen Gradienten z. T. ins Interstitium des inneren Marks ausströmt (▶ Abb. 10.27**d**). Im Endeffekt **kreist** der Harnstoff also von der Pars recta über den distalen Tubulus und das Sammelrohr zum papillären Interstitium, von wo er in den venösen Vasa recta wieder die Pars recta erreichen

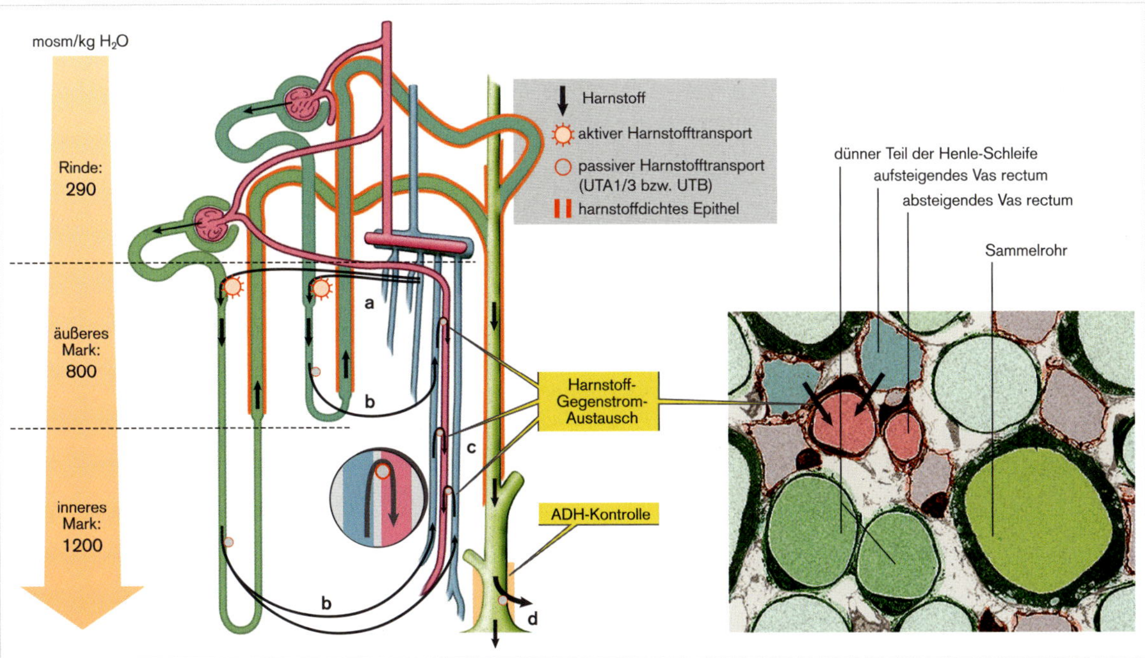

Abb. 10.27 Harnstoff im Nierenmark. Das Nierenmark wird von fünf eng benachbarten Strukturen durchzogen, die in kortikomedullärer Richtung parallel verlaufen: ab- und aufsteigender Teil der Henle-Schleife, ab- und aufsteigende Vasa recta sowie das Sammelrohr. Aktiver NaCl-Transport (▸ Abb. 10.22), Harnfluss im Gegenstrom (▸ Abb. 10.24) in der Henle-Schleife sowie das Kreisen des Harnstoffs im Nierenmark sorgen für einen kortikomedullären osmotischen Gradienten (290 → ca. 1200 mosm/kg H_2O) im Interstitium. Zum einen wird dazu der aktiv ins Lumen der Pars recta sezernierte Harnstoff (**a**) im dünnen absteigenden Teil der kurzen (äußeres Mark) und langen (äußeres und inneres Mark) Henle-Schleifen wieder über UT-A1/3-Transporter resorbiert (**b**) und gelangt so u. a. in die (fenestrierten) venösen Vasa recta. Diesen liegen den absteigenden Vasa recta (die mit UT-B-Transportern ausgestattet sind) eng an, sodass das arterielle Blut einen Großteil des Harnstoffs aufnimmt und wieder ins innere Mark zurück schafft (**c**, Gegenstromaustausch). Ab dem Beginn des dicken aufsteigenden Schleifenschenkels sind Tubulus und der größte Abschnitt des Sammelrohrs für Harnstoff dicht, sodass dieser erst im inneren Mark das papilläre Sammelrohr wieder verlassen kann (**d**, ADH-abhängig). Der Rest wird ausgeschieden. (z. T. nach [11]). (Elektronenmikroskopische Aufnahme: W. Kriz)

kann. Im Lumen der dünnen Teile der Henle-Schleife (wo es im Gegensatz zum dicken aufsteigenden Teil der Henle-Schleife ja keine aktive NaCl-Resorption gibt) dient Harnstoff also der **Harnkonzentrierung**, bevor er letztendlich als harnpflichtige Substanz ausgeschieden wird.

Da der Harnstoff auch im medullären Interstitium wesentlich zur Gesamtosmolalität beiträgt, kann dort die NaCl-Konzentration relativ niedrig gehalten werden, was, wie oben erwähnt, die passive NaCl-Resorption im inneren Mark ermöglicht.

Die fraktionelle **Ausscheidung von Harnstoff** ist diureseabhängig und beträgt in Antidiurese ($\dot{V}_U$ = 0,2 – 0,4 ml/min) ca. 0,2 – 0,4, bei Diurese ($\dot{V}_U$ = 5 – 12 ml/min) ca. 0,6 – 0,7. Vermehrte Aufnahme von Proteinen erhöht Bildung und Ausscheidung von Harnstoff, was die Konzentrierungsfähigkeit der Nieren ansteigen lässt.

10.7.4 Konzentriert wird im Sammelrohr

Der im letzten Abschnitt der Henle-Schleife und im DCT verdünnte Urin wird (in Anwesenheit von ADH, s. u.) in Verbindungstubulus (CNT) und kortikalem Sammelrohr (CD) wieder isoton. Er erreicht schließlich das medulläre Sammelrohr, in dem er nun erneut von der Rinde in Richtung Papille fließt. Was auf diesem Weg passiert, hängt ebenfalls von der Plasmakonzentration von **ADH** ab. Ist sie hoch, wie bei Wassermangel, werden **Wasserkanäle** (**AQP2**) in die luminale Membran der Hauptzellen eingebaut, was einen osmotischen Wasserausstrom ermöglicht (S. 482). Der Harn kann damit auf seinem Weg zur Papille laufend an die immer höher werdende Osmolalität des Interstitiums angepasst werden und erreicht schließlich hochkonzentriert (maximal ca. 1300 mosm/kg H_2O) das Nierenbecken. ADH erhöht nicht nur die **Wasserdurchlässigkeit** von CNT und CD, sondern verstärkt außerdem den **kortikomedullären Osmolalitätsgradienten** und erhöht indirekt die **Wasserretention** auch dadurch, dass es die Na^+-Resorption im TAL verstärkt (Stimulation des Na^+-$2Cl^-$-K^+-Symporter und der K^+-Kanäle in der apikalen Membran). Unter diesen Bedingungen wird also Wasser im Körper konserviert. Wie der Harn verdünnt wird (Wasserdiurese), steht im nächsten Abschnitt.

10.7.5 Diurese und Diuretika

Das **Harnzeitvolumen** beträgt bei Männern im Mittel 1,35 l/d und bei Frauen 1,15 l/d, wobei ein interindividueller Streubereich von ca. 0,5 bis ca. 2,0 l pro Tag zu beobachten ist. Werte im unteren Bereich (hochkonzentrierter Urin) werden **Antidiurese**, im oberen Bereich **Diurese** genannt. Bei Harnmengen über 2 l/d spricht man von **Polyurie**, bei weniger als 0,5 bzw. 0,1 l/d von **Oligurie** bzw. **Anurie**. Außerdem existiert eine ausgeprägte Tagesperiodik, in deren Verlauf der individuelle 24-h-Mittelwert frühmorgens um 40 % unter- und mittags um 40 % überschritten wird.

▶ **Wasserdiurese.** Bei Wasserüberschuss im Körper versiegt die ADH-Ausschüttung, und das Sammelrohr wird, ebenso wie der CNT, undurchlässig für Wasser. Damit bleibt der Harn so hypoton, wie er das distale Konvolut (DCT) verlässt, ja er wird durch die aktive NaCl-Resorption im CNT und im Sammelrohr noch hypotoner (minimal ca. 50 mosm/kg H_2O). Diese **Urinverdünnung** macht also die Ausscheidung großer Wassermengen möglich, ohne dass gleichzeitig NaCl oder andere Stoffe verloren gehen.

Bei der Wasserdiurese spricht man auch von der **Ausscheidung „freien" Wassers.** Damit ist die Wassermenge gemeint, die einem Urin entzogen werden könnte, bis er die gleiche Osmolalität wie das Plasma (P_{osm} = 290 mosm/kg H_2O) annimmt. Der relative Anteil freien Wassers am Urinvolumen errechnet sich aus $1-(U_{osm}/P_{osm})$, wobei U_{osm} die Urinosmolalität ist. Beträgt letztere z. B. 145 mosm/kg H_2O, so macht der Anteil freien Wassers 0,5 oder 50 % aus.

Pathologisch tritt eine Wasserdiurese (erworben oder hereditär) als **Diabetes insipidus** dann auf, wenn selbst bei Wassermangel kein ADH ausgeschüttet werden kann (zentrale Form) oder die Niere auf ADH nicht anspricht (nephrogene Form). Diese Menschen scheiden bis über 20 l Harn pro Tag aus, wovon rund 80 % freies Wasser sind.

Osmotische Diurese

Eine ganz andere Form der Diurese ist häufig bei Personen mit **Diabetes mellitus** (Zuckerkrankheit) (S. 670) zu beobachten, bei denen die Glucosekonzentration im Plasma (P_{glc}) auf das Vielfache der Norm erhöht ist. Dies führt zwangsläufig auch zu einem Anstieg der glomerulär filtrierten Glucosemenge ($GFR \cdot P_{glc}$), sodass die Resorptionskapazität der Tubuli rasch überfordert wird und Glucose im Harn erscheint (▶ Abb. 10.32). Diese nicht resorbierte Glucose behindert aus osmotischen Gründen die Resorption von Wasser, und eine osmotische Diurese ist die Folge. Für andere Stoffe tritt sie auch physiologisch auf, z. B. wenn bei einem Höhenaufenthalt (S. 382) vermehrt Bicarbonat ausgeschieden wird. Schließlich kann sie auch therapeutisch durch Infusion von tubulär nicht resorbierbarem Mannit(ol) ausgelöst werden.

▶ **Druckdiurese.** Wie oben bereits erwähnt, löst ein erhöhter Blutdruck eine vermehrte Wasser- und Salzausscheidung aus (Abb. 10.11) (S. 413). Eine der möglichen Erklärungen dafür ist, dass die juxtamedullären Glomeruli nicht streng autoreguliert werden, sodass ein erhöhter Blutdruck eine vermehrte Markdurchblutung und damit eine Auswaschung des medullären osmotischen Gradienten verursacht, dessen Existenz ja Voraussetzung für die Harnkonzentrierung ist. (Die Druckdiurese spielt möglicherweise bei der längerfristigen Blutdruckregulation (S. 476) eine wichtige Rolle.

Diuretika

Therapeutisch wird eine Diurese zumeist durch diuretisch wirksame Medikamente erzeugt, wobei es häufig Ziel der Therapie ist, das Extrazellulärvolumen zu verringern. Hypertonie und Ödeme sind dabei die Hauptindikationen. Das Wirkungsprinzip der Diuretika ist primär die **Hemmung der tubulären Na⁺-Resorption** (daher auch der Name **Saluretika**; ▶ Abb. 10.28), da sie nicht nur das Primum movens der Wasserresorption darstellt, sondern auch, weil der Na^+-Bestand des Körpers das extrazelluläre Volumen (S. 477) bestimmt.

- Im proximalen Tubulus wirken die **Hemmer der Carboanhydrase** (z. B. Acetazolamid). Ohne Hilfe dieses Enzyms stehen dem proximal-tubulären Na^+/H^+-Austauschcarrier (S. 420) nicht genug H^+-Ionen zur Verfügung, sodass die Na^+-Resorption sinkt. Die erzielte Diurese ist allerdings nicht sehr stark, da distalere Nephronabschnitte jetzt einem erhöhten Harnstrom ausgesetzt sind und daher vermehrt NaCl resorbieren.

Außerdem wird durch die Carboanhydrasehemmer gleichzeitig die proximale Bicarbonatresorption gehemmt, sodass diese Pharmaka als Diuretikum nur noch dann eingesetzt werden, wenn mit der Bicarbonaturie eine gleichzeitig bestehende Alkalose behandelt werden soll.

- Furosemid, Bumetanid, Piretanid, Torasemid und andere **Schleifendiuretika** hingegen hemmen die NaCl-Resorption im dicken aufsteigenden Schenkel der Henle-Schleife. (Bei maximaler Dosierung sind sie in der Lage, eine Diurese auszulösen, die ein Viertel der GFR ausmacht!) Auch in diesem Falle gilt, dass ein Teil des Effekts durch eine erhöhte NaCl-Resorption stromabwärts rückgängig gemacht wird, was mit einer gesteigerten K^+-Sekretion (und H^+-Sekretion) verbunden ist; Hypokaliämie (**K^+-verlierende Diuretika**) und Alkalose können daher unerwünschte Nebenwirkungen sein. Da diese Diuretika proximal-tubulär sezerniert werden, kommen sie am Wirkort hochkonzentriert an (s. o.), was auch für die beiden folgenden Diuretika gilt.
- **Thiazide** (z. B. Hydrochlorothiazid, Metolazon) hemmen den Na^+-Cl^--Symport im distalen Konvolut und sind ebenfalls K^+-verlierend, während therapeutische Dosen von **Amilorid** oder **Triamteren** die Na^+-Kanäle der Hauptzellen in Verbindungsstück und Sammelrohr blockieren.
- **Aldosteronantagonisten**, wie z. B. Spironolacton und Eplerenon, verhindern die Na^+-retinierende Wirkung des Aldosterons durch Kompetition um den zytoplasmatischen Aldosteronrezeptor. Da Amilorid, Triamteren und Aldosteronantagonisten die elektrogene Na^+-Resorption vermindern, wird gleichzeitig die Trieb„kraft" für die K^+-Sekretion kleiner (s. u.): **K^+-sparende Diuretika**.

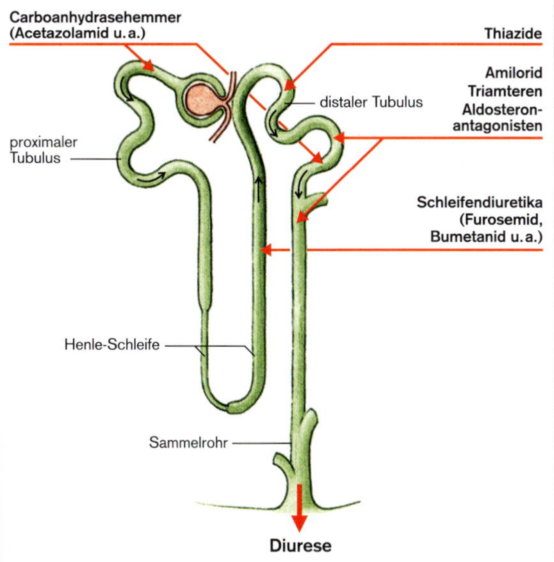

Abb. 10.28 Tubuläre Wirkorte der Diuretika. Diuretika werden meist dazu eingesetzt, das Extrazellulärvolumen zu vermindern. Sie wirken vor allem über eine Hemmung der tubulären Na^+-Resorption. Die Carboanhydrasehemmer vermindern indirekt den proximal-tubulären Na^+/H^+-Austausch dadurch, dass sie die Bereitstellung von H^+-Ionen in der Zelle vermindern. Besonders wirksam sind die sog. Schleifendiuretika, die den Na^+-$2Cl^-$-K^+-Symport im dicken aufsteigenden Schenkel der Henle-Schleife inhibieren (▶ Abb. 10.22-1, 4). Im distalen Konvolut sind die Thiazide wirksam, die dort den Na^+-Cl^--Symport hemmen. Amilorid blockiert die Na^+-Kanäle der Hauptzellen des Sammelrohrs, während die Aldosteronantagonisten die intrazellulären Aldosteronrezeptoren von Verbindungsstück und Sammelrohr hemmen (nach [65]).

10.7.6 Funktion der epithelialen Zilien

Dass die Tubulus- und Sammelrohrzellen (wie wohl alle Zellen im Körper) **primäre Zilien** tragen (s. ▶ Abb. 10.29), ist schon lange bekannt [83], doch blieb ihre Funktion bis vor kurzem völlig im Dunkeln. Mutationen, die die Zilienbildung oder -funktion stören, und deren Folgen (s. u.) lösten in den letzten Jahren eine intensive Forschung auf diesem Feld aus ([19], [70], [82]). Dabei ergab sich, dass diese Zilien im Tubuluslumen u. a. Hormonrezeptoren (ADH [47]), Sensoren für Entwicklung, Proliferation und planare Zellpolarisaton des Epithels sowie Mechanosensoren zur Strömungsmessung tragen (▶ Abb. 10.30-A3).

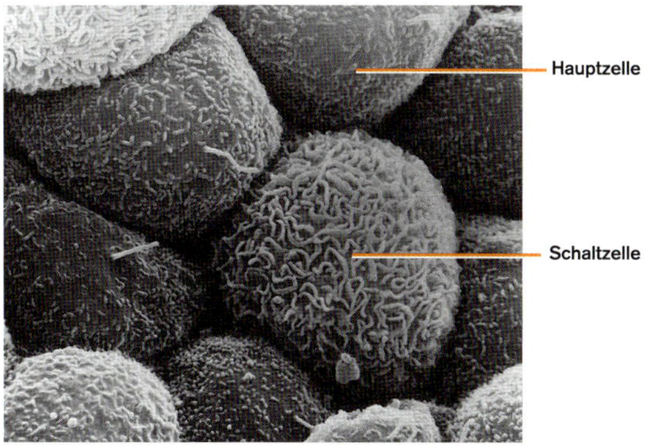

Abb. 10.29 Hauptzellen und Schaltzellen bilden das Epithel von Verbindungsstück (CNT) und Sammelrohr (CD). Die hier bei einigen Zellen sichtbaren Zilien haben u. a. sensorische Funktion, s. ▶ Abb. 10.30. (Rasterelektronenmikroskopische Aufnahme: W. Kriz)

Die flussabhängige Verbiegung der Zilien wird dabei von zwei kooperierenden Transmembran-Proteinen der Zilienwand, PC(Polycystin)1 und PC 2, erkannt, und Ca^{2+} strömt daraufhin über PC 2 ins Zilieninnere. Vermindert sich die Strömung im Tubulus oder reagiert die Zilie darauf nicht, werden u. a. über P100, STAT 6, β-Catenin und Wnt Transkriptionsprozesse aktiviert.

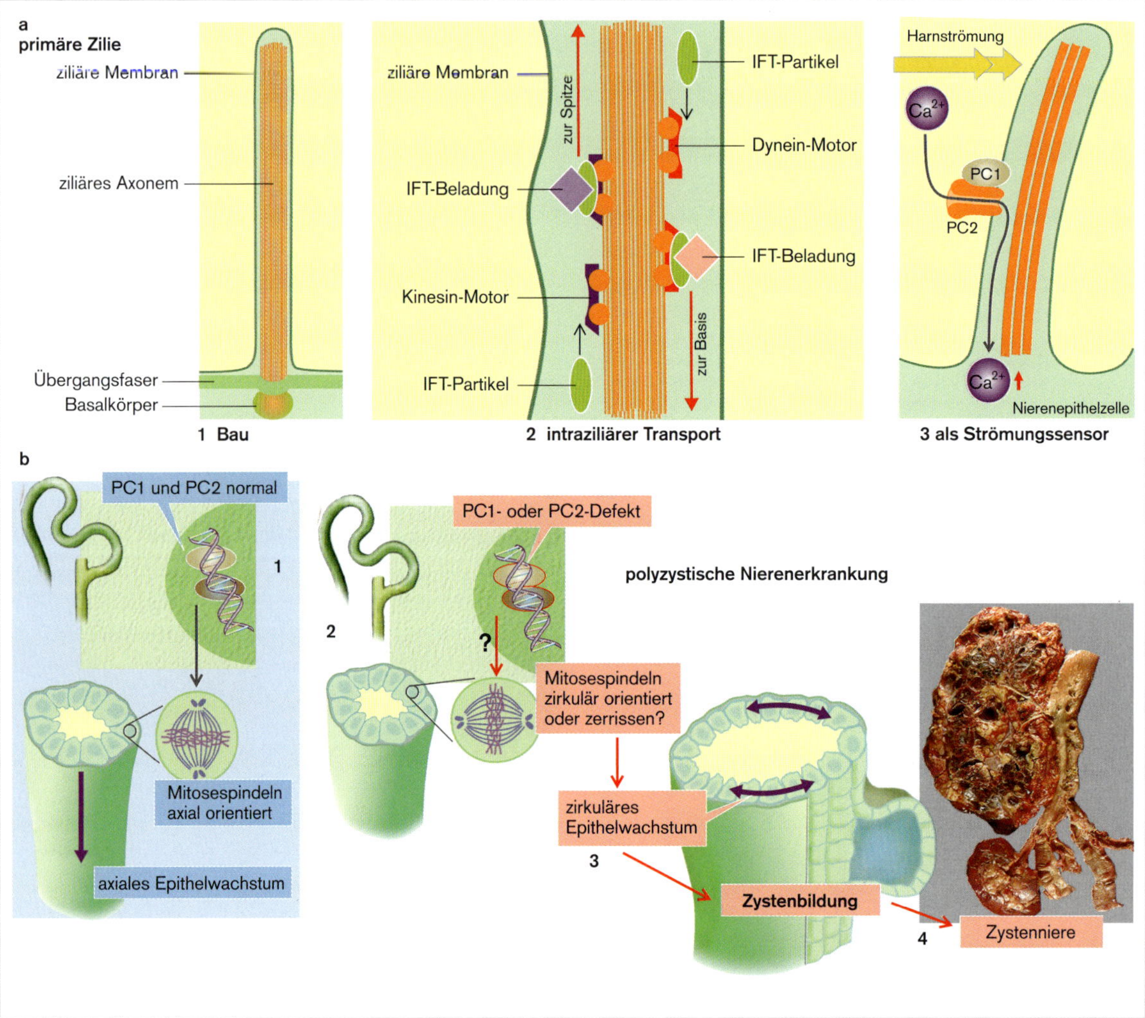

Abb. 10.30 Die primären Zilien der Nierenepithelzellen (s. a. ▸ Abb. 10.29).

a Im Inneren der Zilie findet mittels IFT (intraflagellarem Transport) ein lebhafter bidirektionaler Transport von Proteinen statt. Kinesin-Motoren sorgen für den Transport in Richtung Zilienspitze, Dynein-Motoren für den zur Zilienbasis (**a-2**). Primäre Zilien kontrollieren die Zellproliferation und sind u. a. Sensoren für die Harnströmung. Die Strömung verbiegt die Zilie (**a-3**), was durch die zwei Transmembranproteine PC(Polycystin)1 und PC 2 erkannt wird, woraufhin Ca^{2+} durch PC 2 ins Zilieninnere einströmt und dort die zytosolische Ca^{2+}-Konzentration erhöht. Sistiert der Harnstrom, nimmt der Ca^{2+}-Einstrom ab, woraufhin STAT 6, P100 und Wnt im Zellkern Transkriptionsvorgänge auslösen.

b Die autosomal dominante polyzystische Nierenerkrankung entsteht wegen einer loss-of function-Mutation des Gens von PC 1 oder 2. Eine Folge ist eine fehlerhafte Orientierung der mitotischen Spindel (**b-2**) mit gestörter Proliferation des Tubulus- und Sammelrohrepithels. Es bilden sich flüssigkeitsgefüllten Zysten, die normales Nierengewebe zunehmend verdrängen und in die es u. U. hineinblutet. Häufig entwickelt sich eine Hypertonie, und nach Jahrzehnten kommt es zum chronischen Nierenversagen (z. T. nach [27], [32], [47] und [70]). (Foto aus Riede, Werner, Schaefer, allgemeine und spezielle Pathologie, Thieme, 2004)

Ziliopathien.
Die *autosomal dominante polyzystische Nierenerkrankung* (ADPKD; Fallschilderung siehe [27]) mit einer Häufigkeit von ca. 1:400 – 1:1000 wird vererbt und manifestiert sich v. a. in den Nieren, aber auch in Leber, Pankreas und anderen Organen. Ursache ist eine *loss-of-function-Mutation* des Gens von PC 1 (mehr als 85 % der Fälle) oder PC 2 (s. o.). Dies führt zu gestörter Zellproliferation und zur **Zystenbildung** des Epithels (▶ Abb. 10.30b). Ein Störungsfaktor dabei ist die Fehlorientierung der mitotischen Spindel und der Zentrosomen der Tubuluszellen [32]. sodass deren entwicklungsbegleitende Vermehrung den Tubulus zystisch dilatiert statt ihn (wie normalerweise) axial in die Länge wachsen lässt. Im Tubulus- und Sammelrohrepithel enstehen so flüssigkeitsgefüllte Zysten (▶ Abb. 10.30b), die normales Nierengewebe zunehmend verdrängen und in die es u. U. hineinblutet. Häufig entwickelt sich eine Hypertonie, und nach Jahrzehnten kommt es (bei 5–10 % aller Dialyse-Patient*innen) zum chronischen Nierenversagen (S. 461).

Eine weitere Ziliopathie ist das **Bardet-Biedl-Syndrom.** Personen mit diesem Syndrom haben u. a. einen Urinkonzentrierungsdefekt, der darauf beruht, dass die ADH-V_2-Rezeptoren auf den renalen Zilien nicht auf ADH ansprechen [47].

10.8 Tubulärer Transport organischer Stoffe

In den vorangehenden Abschnitten wurde der tubuläre Transport in erster Linie unter dem Blickwinkel der Kochsalz-, Wasser- und Kaliumresorption besprochen (s. a. ▶ Abb. 10.31). Zu kurz gekommen sind dabei die anderen Elektrolyte und eine Reihe von organischen Substanzen, auf die in diesem und den nächsten Abschnitten eingegangen wird.

10.8.1 Glucose und Aminosäuren

D-Glucose wird in der Niere normalerweise praktisch vollständig resorbiert (▶ Abb. 10.31, ▶ Abb. 10.32 u. ▶ Abb. 10.33). Ort der Resorption ist der proximale Tubulus. Die dafür verantwortlichen Carrier sind bekannt: In der luminalen Membran der Pars convoluta gibt es einen elektrogenen, sekundär aktiven Symportcarrier mit niedriger Affinität, aber hoher Kapazität, der **Na^+ und Glucose** (nicht aber Galactose) im Verhältnis 1:1 transportiert (sodium-glucose transporter, Typ 2: **SGLT 2**) [31]. Mit diesem Transporter werden bis zum Ende des proximalen Konvoluts (der Ratte) ca. 95 % der filtrierten Glucosemenge resorbiert [54]. Im Segment S 3 der Pars recta des proximalen Tubulus wurde ein weiterer luminaler Symporter nachgewiesen (**SGLT 1**), der mit hoher Affinität **pro Glucosemolekül zwei Na^+-Ionen** kotransportiert ([31], [40]), sodass dort eine doppelt so hohe Triebkraft zur Verfügung steht wie bei SGLT 2 (S. 421). Mit diesem Carrier, den auch das Dünndarmepithel (S. 566) besitzt, kann offenbar die Glucosekonzentration im Lumen der Pars recta so weit gesenkt werden, dass im Endurin nur noch rund 1/1000 der filtrierten Glucosemenge erscheint (FE ≈ 0,1 %). Der Übertritt der luminal aufgenommenen Glucose ins peritubuläre Blut ist ein passiver Schritt, der durch einen (ionenunabhängigen) Uniportcarrier (glucose transporter 2; GLUT 2) vermittelt und vom chemischen Glucosegradienten getrieben wird (sog. **„erleichterte Diffusion“**). GLUT 2 transportiert auch **Galactose** und **Fructose**, wobei erstere über SGLT 1 sekundär aktiv und letztere über den Uniporter GLUT 5 passiv vom Tubuluslumen in die Zelle aufgenommen werden [33].

Weiter oben (S. 436) haben wir bereits gesehen, dass eine starke Erhöhung der Glucoseplasmakonzentration zu einer erheblichen Ausscheidung von Glucose führt: **Glukosurie.** Wie die ▶ Abb. 10.32 zeigt, beginnt die Glukosurie bei einer Plasmakonzentration um die 10 mmol/l (180 mg/dl), ab der die Niere offenbar überfordert ist, die gesamte filtrierte Glucosemenge zu resorbieren. Dabei wird das sog. (GFR-abhängige) **Transportmaximum (T_m)** der Niere für Glucose überschritten, was auf Tubulusebene bedeutet, dass zuerst die Carrier am Anfang des proximalen Tubulus und dann auch die Resorptionsorte am Ende dieses Nephronabschnitts gesättigt werden (▶ Abb. 10.32 ; s. auch Sättigungskinetik Abb. 2.10) (S. 57). (Diese Sättigung betrifft die luminalen Carrier, weil der basolaterale GLUT 2-Carrier mit seinem K_M-Wert von ca. 30 mmol/l kaum zu sättigen ist.) Da die Ursache einer solchen Glukosurie nicht in, sondern „vor“ der Niere liegt, spricht man von einer **prärenalen Glukosurie.** Bei der **familiären renalen Glukosurie (FRG)** ist die fraktionelle Ausscheidung (FE) von Glucose von normal 0,1 – 0,2 % auf 14 bis über 90 % erhöht, was einer Glucoseausscheidung von bis zu 130 g/d pro 1,73 m^2 Körperoberfläche entspricht. Im differenzialdiagnostisch wichtigen Unterschied zum Diabetes mellitus haben diese Personen eine normale Plasmaglucosekonzentration. Der FRG liegen unterschiedliche **Mutationen des SGLT 2** zugrunde [55], also des Carriers, der normalerweise die Hauptmasse der filtrierten Glucose im proximalen Konvolut resorbiert. Darüber hinaus kann es bei generellen Tubulusstörungen zu einer Glukosurie kommen, z. B. dann, wenn die Pumprate der Na^+/K^+-ATPase verringert ist und so der Na^+-Gradient über die Bürstensaummembran zu niedrig ist, die Na^+-Glucose-Symporter in vollem Ausmaß anzutreiben. Im Falle eines solchen (**Debré-Toni-**) **Fanconi-Syndroms** werden dann auch vermehrt Bicarbonat, Aminosäuren, Phosphat und andere Stoffe ausgeschieden, da ja auch deren Resorption Na^+-abhängig ist.

Hemmer von SGLT 2 (z. B. Dapagliflozin) werden seit Kurzem als insulinunabhägige Zusatztherapie zur Senkung der Blutglucose beim Diabetes mellitus eingesetzt.

Stoff	Konzentration im Plasmawasser (P) [mmol/l]	fraktionelle Resorption (FR) [%]			fraktionelle Ausscheidung (FE) [% der filtrierten Menge]	Einflüsse (P = Plasmakonzentration, TF = Konzentration im Tubulusharn; ↑ steigert FE, ↓ senkt FE)
		% im proximalen Tubulus (TF/P-Wert)	% in der Henle-Schleife (TF/P-Wert)	% total		
H_2O	---	65 %	10 %	93 % – 99,5 %	0,5 % – 7 %	ADH: ↓
Na^+	153	65 % (1,0)	25 % (0,4)	95 % – 99,5 %	0,5 % – 5 %	Aldosteron: ↓ ADH: ↓ ANP: ↑
K^+	4,6	65 % (1,0)	10 % – 20 %	u. U. Sekretion	2 % – 150 %	Aldosteron: ↑
Ca^{2+}	frei: 1,6	60 % (1,1)	30 %	95 % – 99 %	1 % – 5 %	PTH: ↓ Azidose: ↑
Mg^{2+}	frei: 0,6	15 % (2,5)	ca. 70 %	80 % – 95 %	3 % – 8 %	P steigt: ↑
Cl^-	112	55 % (1,3)	ca. 20 %	95 % – 99,5 %	0,5 % – 5 %	---
HCO_3^-	24	93 % (0,2)		98 % – 99 %	1% – 2 %	Alkalose: ↑
Phosphat	2,2	65 % (1,0)	15 %	80 % – 97 %	3 % – 20 %	P steigt: ↑ PTH: ↑ Ca^{2+} sinkt: ↑ Azidose: ↑
Glucose	5	96 % (0,1)	4 %	≈ 100 %	≈ 0 %	P steigt stark: ↑
Harnstoff	5	50 % (1,4)	Sekretion	ca. 60 %	ca. 40 %	Diurese: ↑
Kreatinin	0,1	0 % (2,9)	0 %	0 %	100 %	---

Abb. 10.31 **Fraktionelle Resorption und fraktionelle Ausscheidung** (aus [65]).

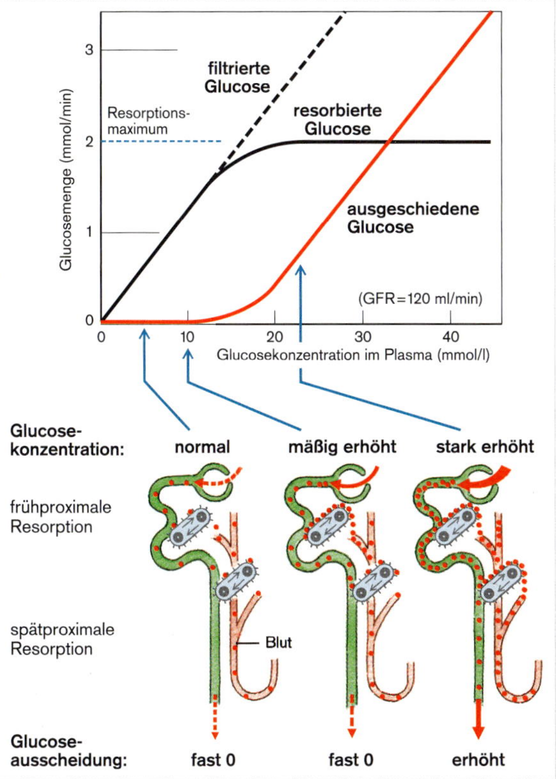

Abb. 10.32 Transportmaximum (Tm) als Ausdruck der Carriersättigung. Bei normaler Glucoseplasmakonzentration von ca. 5 mmol/l ist der Harn praktisch glucosefrei, d. h. die resorbierte Glucosemenge ist so groß wie die filtrierte (links). Das beginnt sich zu ändern, wenn sich die Plasmakonzentration mehr als verdoppelt (Mitte). Bei noch höheren Konzentrationen (rechts) laufen schließlich die Kurven für die filtrierte und die ausgeschiedene Glucosemenge zueinander parallel. Ihr senkrechter Abstand ist die resorbierte Glucosemenge, die bei Plasmakonzentrationen zwischen 10 und 20 mmol/l ein Resorptionsmaximum, das T_m, erreicht. (Bei Änderungen der GFR bleibt T_m nicht konstant.) Wie im unteren Teil des Bildes schematisch an einem Förderband gezeigt, liegt diesem Verhalten die zunehmende Sättigung des Glucose-Resorptionscarriers im frühproximalen Tubulus zugrunde. Bei mäßiger Erhöhung der Plasmakonzentration werden zunehmend weiter stromabwärts gelegene Tubulusabschnitte einbezogen, bis schließlich auch diese gesättigt sind und Glucose im Urin erscheint. Ähnliche Kurven lassen sich für Aminosäuren und Phosphat ermitteln, wobei letzteres schon bei einem geringen Überschreiten seiner normalen Plasmakonzentration vermehrt ausgeschieden wird („Schwellensubstanz") (S. 447).

Aminosäuren werden zu > 98 % resorbiert (manche essenziellen Aminosäuren wie etwa L-Valin zu > 99,8 %; ▶ Abb. 10.33). Ausnahmen sind Glycin (96 %), Histidin (94 %) sowie Taurin (rund 90 %), einem Endprodukt des Schwefelstoffwechsels.

Steigt die renale Ausscheidung von Aminosäuren (**Hyperaminoazidurie**), so kann das wie bei einer Glukosurie **prärenal** bedingt sein (Carriersättigung durch erhöhte Plasmakonzentration einer Aminosäure) oder aber der Carrier im proximalen Tubulus (z. T. auch im Dünndarm) ist defekt: **renale Hyperaminoazidurie.** Sieht man vom Fanconi-Syndrom ab (s. o.), sind in beiden Fällen nicht alle Aminosäuren, sondern nur bestimmte Gruppen betroffen.

Daraus hat man schon früh geschlossen, dass es **mehrere Carrier für Aminosäuren** gibt, die jeweils eine bestimmte Spezifität für eine Gruppe strukturell verwandter L-Aminosäuren besitzen. So gibt es (ähnlich wie im Dünndarmepithel) in der luminalen Membran des proximalen Tubulus **Na^+-gekoppelte Symportcarrier**

a) für anionische Aminosäuren wie L-Glutamat⁻ und L-Aspartat⁻ (EAAT 3, transportiert 2 Na^+/Aminosäure⁻),
b) für die meisten neutralen L-Aminosäuren (BAT 1, 1 Na^+/Aminosäure; hohe Kapazität),
c) für sekundäre Aminosäuren wie L-Prolin,
d) für β-Aminosäuren wie Taurin und β-Alanin u. a.

Dadurch werden die intrazellulären Aminosäurekonzentrationen des proximalen Tubulus auf das Vielfache der jeweiligen Plasmakonzentrationen angehoben, z. B. Taurin auf das 30-fache und L-Glutamat⁻ auf das 50-fache [68], sodass der Ausstrom auf der Blutseite der Zelle passiv erfolgen kann („erleichterte Diffusion" durch verschiedene Uniporter).

Transporterdefekte sind z. B. verantwortlich für einen Typ der **Zystinurie** (Defekt des kovalent-heterodimeren Austauschers $B,^+AT$-rBAT) mit Mehrausscheidung von Cystin, Arginin⁺, Lysin⁺ und Ornithin⁺ sowie für die **Hartnup-Erkrankung** (Defekt von Carrier BAT 1 in Niere und Darm) mit renaler Mehrausscheidung und verminderter intestinaler Resorption einer Reihe neutraler Aminosäuren.

10

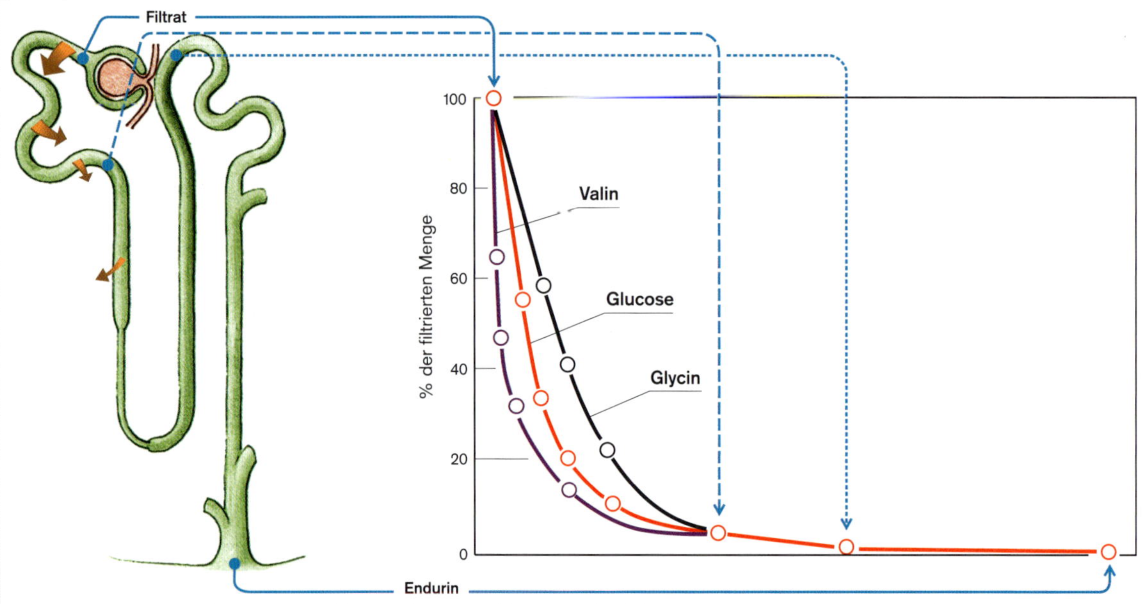

Abb. 10.33 Resorption von Glucose und Aminosäuren. Sie findet großteils frühproximal statt; erhöht sich die filtrierte Menge, so kommt es dort zwar zur Carriersättigung, doch übernehmen dann mittel- und spätproximale Segmente vermehrt die Aufgabe, diese für den Organismus so wertvollen Stoffe praktisch vollständig zu resorbieren (s. a. ▶ Abb. 10.32) (nach [65]).

Mit einigen Ausnahmen, z. B. D-Aspartat beim Carrier (a), sind die Aminosäurecarrier **stereospezifisch.** Ist es beim Glucosecarrier nur die D-, aber nicht die L-Glucose, die akzeptiert wird, sind es die L- und nicht die D-Isomeren der Aminosäuren, die von den Carriern transportiert werden.

Da ähnliche Aminosäuren vom gleichen Carrier transportiert werden, kann eine solche Aminosäure (z. B. Arginin$^+$) die Resorption einer anderen (im Beispiel Lysin$^+$) **kompetitiv hemmen**. So führt z. B. eine angeborene Hyperargininämie nicht nur zu einer Mehrausscheidung von Arginin$^+$ selbst, sondern auch von Lysin$^+$ und Ornithin$^+$, obwohl deren Plasmakonzentrationen normal oder sogar erniedrigt sind.

10.8.2 Peptide

Größere Peptide mit Disulfidbrücken wie Insulin und Proteine wie Albumin werden im proximalen Tubulus endozytiert und lysosomal zu Aminosäuren gespalten. Für lineare Peptide gibt es einen weiteren Resorptionsmodus. Der Bürstensaum des proximalen Tubulus besitzt nämlich neben einer Reihe von anderen Enzymen (z. B. Maltase, Trehalase) hohe Aktivitäten von **Aminopeptidasen**, Endopeptidase und γ-Glutamyltransferase (γ-GT), die ihre katalytische Wirkung lumenwärts ausüben. Sie sind in der Lage, filtrierte Peptide intraluminal so rasch zu spalten, dass innerhalb der Kontaktzeit des Harns im proximalen Tubulus (ca. 12 s) noch genug Zeit bleibt, die entstehenden Spaltprodukte, d. h. die freien Aminosäuren, zu resorbieren (▶ Abb. 10.34a; [64]).

Bestimmte Di- und Tripeptide (z. B. Carnosin) sind resistent gegen die luminalen Peptidasen. Für sie gibt es im proximalen Tubulus zwei **Peptid-H$^+$-Symportcarrier** ([18], [58], [66]), PepT 1 (S 1-Segment) und PepT 2 (S 3-Segment), mit dem Dipeptide (und bestimmte Antibiotika, Aminocephalosporine) entlang des in die Zelle gerichteten H$^+$-Gradienten (tertiär) aktiv über die Bürstensaummembran transportiert werden können (▶ Abb. 10.34b). Solche Peptide werden dann meist intrazellulär in ihre Aminosäuren gespalten.

10.8.3 Proteine

Für größere Proteine ist das glomeruläre Filter weitgehend dicht (S. 418), insbesondere wenn sie, wie Albumin, negativ geladen sind. Das quantitativ wichtigste Plasmaprotein **Albumin** hat daher im Filtrat nur 0,01 – 0,05 % der Konzentration, die im Plasma (ca. 40 g/l) herrscht. Trotz dieser sehr kleinen Durchlässigkeit des Filters lässt sich bei einer GFR von 180 l/d mit (180 · 40 · 0,0001 bzw. 0,0005 =) 0,75 – 4 g/d allein für Albumin eine doch erhebliche filtrierte Menge errechnen, zu der sich andere, insbesondere kleinmolekulare Plasmaproteine wie Lysozym, Immunglobulinbruchstücke, α_1- und β_2-Mikroglobulin etc. hinzuaddieren. Im Harn dagegen erscheinen normalerweise maximal nur 35 mg Albumin pro Tag, was bedeutet, dass mehr als 96 % des filtrierten Albumins

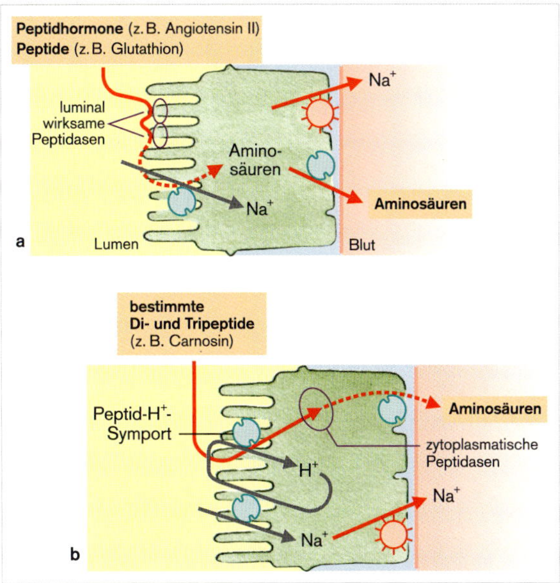

Abb. 10.34 Tubuläre Resorption von Peptiden.

a Proteine wie Lysozym, β_2-Mikroglobulin und Albumin sowie disulfidbrückenhaltige Peptide wie Insulin werden vom proximalen Tubulus durch rezeptorvermittelte Endozytose resorbiert und lysosomal hydrolysiert (s. Abb. 2.5) (S. 46). Die meisten linearen Peptide hingegen, wie z. B. Glucagon, Angiotensin II, Releasingfaktoren und Glutathion, werden von luminal wirksamen Peptidasen so rasch hydrolysiert, dass die entstehenden freien Aminosäuren noch vor dem Ende des proximalen Tubulus resorbiert werden können

b Bestimmte Di- und Tripeptide (z. B. Carnosin) sind gegen die Peptidasen weitgehend resistent. Sie benützen daher einen Peptid-H+-Symportcarrier im proximalen Tubulus und werden erst intrazellulär abgebaut (nach [64])

(und Ähnliches gilt für andere Proteine) im Tubulus resorbiert werden.

▶ **Mechanismus der Proteinresorption.** Während lineare Peptide bereits im Tubuluslumen hydrolysiert werden, werden disulfidhaltige Peptide (z. B. Insulin, β_2-Mikroglobulin) und Proteine wie Albumin, Myoglobin, Hämoglobin, Transferrin, Apolipoproteine, Sexualhormon-Bindungsprotein, Gerinnungsfaktoren VII und VIII, Plasminogen, Leptin, Angiotensin II, diverse Wachstumsfaktoren, Parathormon, Prolactin, Thyreoglobulin, Lysozym, Urokinase, Lipoproteinlipase u. v. a. im proximalen Tubulus durch spezifische, **rezeptorvermittelte Endozytose**, die ATP-abhängig ist, resorbiert ([17], [24], [26]). Das an diese Multiliganden-Rezeptoren (= **Megalin** und/oder **Cubilin**) der Bürstensaummembran angedockte Protein wandert anschließend in der Membran (unter Mitwirkung des Transmembran-Proteins *amnionless*) an die Basis der Mikrovilli. Dort schnüren sich endozytotische Vesikel ab, die im Zellinneren zu **Endosomen** umgewandelt werden, welche dann auf **Lysosomen** treffen, mit denen sie verschmelzen und deren **Proteasen** die endozytierten Proteine abbauen. (Manche Proteine werden bereits in den Endosomen hydrolysiert.) Die entstehenden Aminosäuren werden über Carrier der Vesikelmembran ins Zytosol transportiert, und die Vesikelmembran samt den Rezeptoren wird wieder in die luminale Plasmamembran eingebaut (Membranrecycling). Einige Proteine (z. B. Albumin) entgehen wohl z. T. dem intrazellulären Abbau und verlassen die Zelle auf der Blutseite (Transzytose). Über die *megalin/cubilin/amnionless*-vermittelte Endozytose werden auch einige proteingebundene **Vitamine** resorbiert, so z. B. **Retinol** (= Vitamin A, am Retinol-Bindungsprotein), **Cobalamin** (= Vitamin B_{12}, am Transcobalamin) und **Folat** (am Folat-Bindungsprotein). Nach der intrazellulären Ablösung von ihren jeweiligen Proteinen kehren die Vitamine gewöhnlich zurück ins Blut. Endozytiertes **25-OH-Cholecalciferol** (= **Calcidiol**; am Vitamin-D-Bindungsprotein, DBP) erreicht anschließend die tubuläre 1α-Hydroxylase, die es zu **Calcitriol** (S. 495) umwandelt. Auch Medikamente wie z. B. das Antibiotikum Gentamycin werden von Megalin/Cubilin resorbiert [82].

Zystinose, Amyloidose und Morbus Fabry

Ist der lysosomale Aminosäurentransport für Cystin defekt, akkumuliert diese schwer lösliche Aminosäure intravesikulär, es bilden sich Kristalle, was schließlich zu schweren Zellschäden führt (**Zystinose**). Bei Niereninsuffizienz treten ähnliche Zellschäden auch in anderen Organen auf, da das β_2-Mikroglobulin (11 800 Da) renal nicht mehr ausreichend filtriert, endozytiert und abgebaut werden kann, sodass seine Konzentration im Plasma bis auf das 50-fache der Norm anwächst und es zur Ablagerung des β_2-Mikroglobulins in Leber, Gefäßen u. a. m. kommt: **Amyloidose**.

Der **Morbus Fabry** (= Fabry-Anderson-Krankheit) ist eine monogenetische (X-Chromosom), lysosomale Speicherkrankheit. Ursache ist die stark verminderte Aktivität der α-Galactosidase A (im Serum messbar), sodass in den Lysosomen v. a. das Glucosphingolipid Gb 3 kaum mehr abgebaut wird und sich daher im Endothel ablagert. Dies führt u. a. zu chronischem Nierenversagen und zur Lebensverkürzung, v. a. bei Männern [39].

Proteinurie

Bei einer Eiweißausscheidung von mehr als 200 mg/d spricht man von einer Proteinurie. Sie kann mehrere Gründe haben:

- **Prärenale oder Überlaufproteinurie.** Die Konzentration bestimmter Proteine (z. B. Hämoglobin, Myoglobin, Paraproteine) im Plasma ist krankhaft erhöht, sodass die Endozytose mit der gesteigerten Menge im Filtrat überfordert wird.
- **Glomeruläre Proteinurie.** Das glomeruläre Filter ist geschädigt (meist entzündlich) und damit durchlässig, sodass vor allem hohe Albuminmengen ins Filtrat gelangen und ebenfalls die Resorptionskapazität erschöpfen.
- **Tubuläre Proteinurie.** Hier ist die Tubuluszelle geschädigt (z. B. bei Fanconi-Syndrom, Zystinose, Cadmiumvergiftung, Entzündung), sodass auch normale Proteinmengen im Filtrat der Resorption entgehen.
- **Postrenale Proteinurie.** Hier stammt das Protein nicht aus der Niere, sondern z. B. von Blutungen oder Bakterien in den abführenden Harnwegen.

Als Folge, zumindest der glomerulären Proteinurie, bei der bis zu 50 g/d an Proteinen verloren gehen können, tritt häufig ein Albuminmangel im Plasma auf, was dort den onkotischen Druck (π_i) senkt. Da dabei der onkotische Druck im Interstitium (π_0) aber ebenfalls absinkt, ist der effektiven Filtrationsdruck (S. 250) in den systemischen Kapillaren nicht gesteigert [25]. Trotzdem entstehen **Ödeme** und gleichzeitig wird Na^+ retiniert (**Nephrotisches Syndrom**). Die Ödeme müssen daher eine andere Ursache haben [62]: Das glomeruläre Filter ist in diesem Fall auch vermehrt für Plasminogen durchlässig, sodass dieses im kortikalen Sammelrohr auf den Urokinasetyp-Plasminogenaktivator (uPA) trifft, und es entsteht Plasmin (s. Abb. 7.17) (S. 314). Diese (Serin-)Protease spaltet dann im Sammelrohrlumen vom Na^+-Kanal (ENaC) (S. 428) die hemmende γ-Untereinheit ab, sodass es zu starker Na^+-Resorption und somit zur Na^+-Retention kommt, die von ödematöser Wassereinlagerung ins Gewebe gefolgt ist.

10.8.4 Proximale Sekretion als Ausscheidungsmechanismus

Zu den Aufgaben des proximalen Tubulus gehört auch die **Sekretion von organischen Stoffen.** Diese Sekretion kann die Ausscheidung von Substanzen (im Vergleich zu solchen, die nur filtriert werden) sehr stark beschleunigen, da sich zur filtrierten Menge ja die (oft sogar wesentlich größere) sezernierte Menge hinzuaddiert (▶ Abb. 10.35, vgl. linke Teile der roten und blauen Kurve). Für die **Sekretion organischer Anionen, OA^-** (⇌ organischer Säuren), wie z. B. p-Aminohippurat (PAH) (S. 412), Urat, Hippurat, Östronsulfat, Methotrexat, Penicillin, Furosemid, Indomethacin und diverse Toxinkonjugate (Polyspezifität) existiert in der basolateralen Membran mindestens ein Carrier (hOAT 1, *human organic anion transporter type 1*), der diese Anionen in der Tubuluszelle im Austausch gegen Dicarboxylate (2-Oxoglutarat^{2-}, Succinat^{2-}) sekundär aktiv akkumuliert (▶ Abb. 10.36a-1, [16], [48]). Der OA^--Ausstrom ins Lumen ist passiv (chemischer und elektrischer Gradient; ▶ Abb. 10.36a-3).

Die Dicarboxylate stammen entweder aus dem Stoffwechsel der proximalen Tubuluszelle oder werden von extrazellulär mittels eines Na^+-Dicarboxylat-Symportcarriers (hNaDC 1) sekundär aktiv in die Zelle aufgenommen (▶ Abb. 10.36a-2). Im letzteren Fall ist die OA^--Aufnahme also ein tertiär aktiver Transport. Für die Sekretion von amphiphilen Konjugaten (z. B. glutathiongekoppelte lipophile Toxine) existiert in der luminalen Membran zusätzlich eine ATP-abhängige Konjugatpumpe (MRP2 = *multidrug resistance related protein*, Typ 2; ▶ Abb. 10.36a-4).

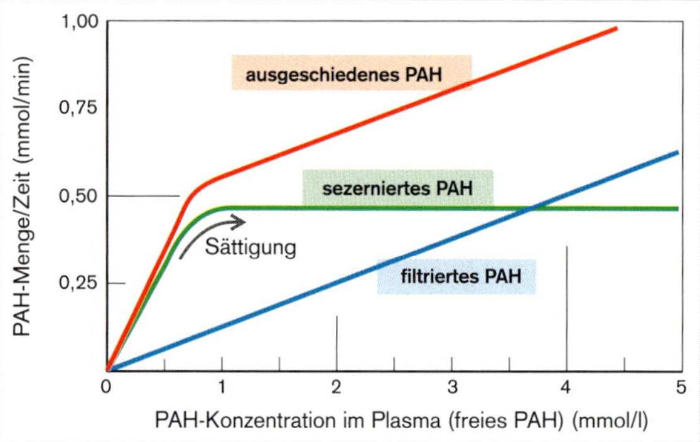

Abb. 10.35 Sekretion und Ausscheidung von p-Aminohippurat (PAH). Organische Anionen, OA^- (hier als Beispiel PAH), und Kationen, OK^+, können nicht nur durch glomeruläre Filtration (blaue Kurve), sondern zusätzlich durch aktive Sekretion ins Lumen des proximalen Tubulus gelangen. Da die OA^- und OK^+ kaum resorbiert werden, können durch eine solche Sekretion enorm große Mengen dieser Stoffe mit dem Harn ausgeschieden werden (rote Kurve bei einer PAH-Plasmakonzentration << 1 mmol/l). Wegen Sättigung der Sekretionscarrier (▶ Abb. 10.36) wird die rote Kurve bei höherer PAH-Plasmakonzentration flacher (s. a. Abb. 10.8) (S. 410).

Auch **organische Kationen, OK^+** (⇌ organische Basen), z. B. eine Reihe von pflanzlichen Alkaloiden wie Atropin und Morphin, das Diuretikum Amilorid oder der körpereigene Stoff Histamin, werden im proximalen Tubulus sezerniert, wobei der aktive Transportschritt in diesem Fall in der luminalen Membran lokalisiert ist, wo ein Antiportcarrier die organischen Kationen gegen H^+-Ionen austauscht. Die Triebkraft dafür ist der H^+-Gradient über

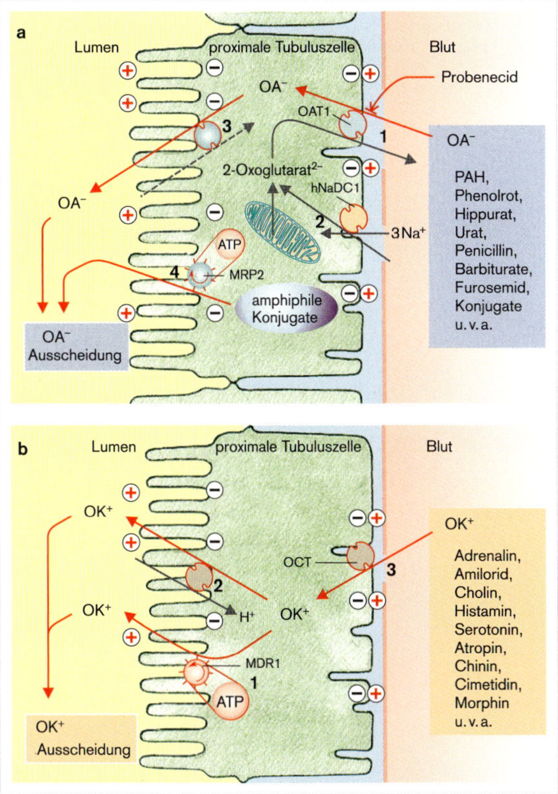

Abb. 10.36 Proximal-tubuläre Sekretion organischer Anionen (OA^-) und Kationen (OK^+). Sie dient der besonders raschen Ausscheidung von körpereigenen Substanzen und von Fremdstoffen (▶ Abb. 10.35). Ein Teil dieser Stoffe muss, um von den Carriern akzeptiert zu werden, zuvor in Leber und Niere durch Konjugation mit Sulfat, Glucuronat oder Glutathion aufbereitet werden.

- **a** OA^- wie p-Aminohippurat (PAH) werden basolateral im Austausch gegen Dicarboxylate^{2-} in die Zelle geschafft (a-1). Dieser PAH-Transport ist tertiär aktiv, wenn die Dicarboxylate^{2-} dort ihrerseits sekundär aktiv (Na^+-Symport) akkumuliert werden (a-2). Sie können aber auch aus dem Zellstoffwechsel stammen (z. B. 2-Oxoglutarat^{2-} = α-Ketoglutarat). Der luminale Austritt von OA^- ist passiv entlang des elektrochemischen Gradienten (a-3) oder primär aktiv (MRP2 = Multi Drug Resistance Protein Typ 2).
- **b** OK^+ hingegen werden luminal (zur Überwindung des Zellpotenzials) aktiv aus der Zelle geschafft und zwar entweder im Austausch gegen H^+-Ionen (b-2) oder primär aktiv (MDR1 = Multi Drug Resistance protein 1; b-1), während der basolaterale Einstrom passiv ist (b-3) (aus [65]).

die luminale Membran, der vom Na^+/H^+-Antiporter und von der H^+-ATPase (S. 452) aufrechterhalten wird (▶ Abb. 10.36b-2). Zusätzlich existiert eine primär aktive Sekretion von OK^+ (MDR1, ▶ Abb. 10.36b-1). Der peritubuläre OK^+-Einstrom erfolgt passiv (elektrischer Gradient!) über einen polyspezifischen organischen Kationen-Transporter (OCT-Carrier, ▶ Abb. 10.36b-3).

Viele Abfall-, Fremd- und Giftstoffe müssen im **Entgiftungsstoffwechsel** (S. 460) von Leber und Niere erst metabolisch aufgearbeitet werden (**Kopplung** an Glucuronat, Glutathion, Sulfat sowie N-Acetylierung u. a.), ehe sie von den Sekretionscarriern als Substrate akzeptiert werden.

Die rasche sekretorische Ausscheidung ist allerdings bei Medikamenten, z. B. **Penicillin**, meist nicht erwünscht. Die gleichzeitige Gabe eines kompetitiven Hemmers des sezernierenden Carriers, z. B. **Probenecid**, kann hier die zu rasche Ausscheidung verhindern. Für Medikamente hingegen, die, wie die Diuretika **Furosemid** oder **Amilorid**, im distalen Nephron vom Lumen her wirken sollen, ist ihre proximale Sekretion sehr vorteilhaft, weil sie dadurch trotz niedriger Dosierung (wenig systemische, unerwünschte Nebenwirkungen!) am Wirkort hochkonzentriert ankommen.

Auch **Kreatinin** wird schwach sezerniert. Bei halbwegs normaler GFR spielt die sezernierte gegenüber der filtrierten Menge prozentual keine nennenswerte Rolle. Bei sehr niedriger GFR (fortgeschrittene Niereninsuffizienz) wächst allerdings die relative Bedeutung dieser Sekretion, sodass dann die GFR mit der Kreatinin-Clearance (S. 409) überschätzt wird.

10.8.5 Harnsäure

Urat (⇌ Harnsäure) ist ein harnpflichtiges Endprodukt des Purinstoffwechsels, wobei die letzten beiden Schritte der Uratbildung (Hypoxanthin → Xanthin → Urat) von der Xanthinoxidase (auch Xanthindehydrogenase genannt) katalysiert werden. Im proximalen Tubulus wird Urat gleichzeitig resorbiert und sezerniert (▶ Abb. 10.37). Die Resorption überwiegt bei Weitem, sodass nur etwa 10 % der filtrierten Menge mit dem Harn ausgeschieden werden. Bei einem hochkonzentrierten Urin bedeutet dies, dass die Konzentration von Urat bzw. Harnsäure im Urin das 20- bis 30-fache der Plasmakonzentration betragen kann, deren Normalwert rund 0,25 mmol/l beträgt.

Hyperurikämie

Vermindert sich die renale Ausscheidung (verminderte Sekretion oder erhöhte Resorption) oder fällt Urat vermehrt im Stoffwechsel an, wie bei purinreicher Nahrung (Fleisch, Innereien), bei bestimmten Enzym- oder Carrierdefekten oder bei Krankheiten mit vermehrtem Zelluntergang, so steigt die Uratkonzentration im Plasma: **Hyperurikämie** (0,4 bis > 0,6 mmol/l). Harnsäure und ihre Salze, wie Natrium-Urat, sind **schlecht löslich.** Sie fallen daher bei Hyperurikämie im Körper als Kristalle aus; eine Reihe gravierender Organschäden ist die Folge, die als **Gicht** bekannt sind. Durch die zusätzliche Uratkonzentrierung im Harntrakt bilden sich **Harnsteine** (S. 450) und Urat fällt im Nierenmark aus (s. Kap. 10.9.3 (S. 450)). Zusätzlich entsteht eine interstitielle **Nephropathie.** Wegen der noch geringeren Löslichkeit des Urats bei den tieferen Temperaturen in den Akren (0,27 mmol/l bei 30 °C gegenüber 0,4 mmol/l bei 37 °C) fallen Uratkristalle bevorzugt am Ohrläppchenrand und an peripheren Gelenken aus (Tophi). An besonders beanspruchten Gelenken (z. B. großer Zeh) führt dies akut zu Entzündungen (Gichtanfall) und chronisch zu Verkrüppelungen.

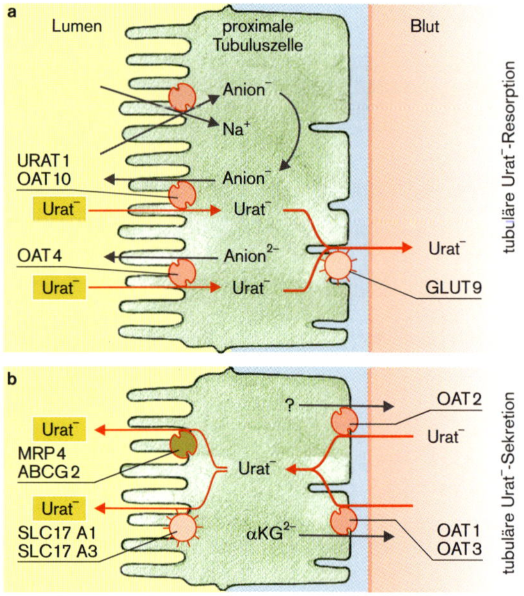

z. T. nach Mandal AK, Mount DB, 2015

Abb. 10.37 Urat⁻-Transport im proximalen Tubulus.
a *Urat⁻-Resorption*. Na^+-abhängige Anionen-Cotransporter in der luminalen Membran erhöhen die Konzentration bestimmter Anionen (Lactat⁻, Pyrazinoat⁻ u. v. a.) im Zytosol, die dann im Austausch gegen Urat⁻ die Zelle via Antiporter (URAT 1, OAT 10) wieder lumenwärts verlassen [23]. Eine erhöhte Aufnahme solcher Anionen steigert daher die Urat⁻-Resorption, was eine der Ursachen einer Hyperurikämie sein kann. Peritubulär wird das Urat⁻ dann über GLUT 9-Transporter ins Blut abgegeben.
b *Urat⁻-Sekretion*: Peritubulär wird Urat⁻ im Austausch gegen α-Ketoglutarat^{2-} u. a. divalente Anionen in die Tubuluszelle aufgenommen (OAT 1, -2, -3) und über MRP4, ABCG2, SLC 17A1 u. -A3 aktiv ins Tubuluslumen sezerniert [46], [77].

Zusammenfassung Kap. 10.7 u. 10.8

Harnkonzentrierung, Diurese und tubulärer Transport organischer Stoffe

Je nach Wasseraufnahme können die Nieren 0,3 – 20 % der GFR ausscheiden, also etwa 0,35 ml/min (**Antidiurese**; Urinosmolalität ca. 1300 mosm/kg H_2O) bis maximal 25 ml/min (**Wasserdiurese**; 50 mosm/kg H_2O). Voraussetzungen für die **Urinkonzentrierung** sind

- ein **kortikomedullärer osmotischer Gradient**, dessen Motor der **NaCl-Transport** im dicken aufsteigenden Teil der Henle-Schleife (TAL) ist und der durch Gegenstrom-„Multiplikation" aufrechterhalten wird;
- eine Blutversorgung im **Gegenstrom** (Gegenstromaustausch in den Vasa recta);
- eine **Rezirkulation von Harnstoff**: Sekretion in die Pars recta → dünner, absteigender Teil der Henle-Schleife → medulläres Interstitium → Aufnahme in venöse Vasa recta → Sekretion in die Pars recta;
- eine (durch **ADH** verursachte) **Wasserdurchlässigkeit** des Sammelrohrs.

Ohne ADH ist die luminale Tubuluszellmembran von Verbindungstubulus und Sammelrohr wasserdicht, sodass der am Ende des TAL bereits hypotone Urin durch NaCl-Resorption noch hypotoner wird: **Wasserdiurese.**

Eine **osmotische Diurese** wird durch **Nichtresorption** filtrierter Stoffe ausgelöst, während **Diuretika** die **Na^+-Resorption** in unterschiedlichen Tubulusabschnitten **hemmen.**

Im **proximalen Tubulus** werden **D-Glucose** und **L-Aminosäuren** praktisch vollständig resorbiert. Verantwortlich dafür sind diverse **Na^+-Symportcarrier** in der luminalen Membran, die für eine sekundär aktive Akkumulation von Glucose und (der meisten) Aminosäuren in den Tubuluszellen sorgen. Für den passiven Ausstrom an der Blutseite der Zellen ist eine Reihe von **Uniportcarriern** in der basolateralen Membran verantwortlich. Die luminalen Carrier werden dann gesättigt, wenn die filtrierte Menge an Glucose bzw. Aminosäuren stark ansteigt (z. B. bei erhöhter Plasmakonzentration). Eine **prärenale Glukosurie** (z. B. beim Diabetes mellitus) bzw. **prärenale Hyperaminoazidurie** sind die Folge. Eine solche Mehrausscheidung kann auch renal, etwa durch einen **Carrierdefekt** (spezifisch) oder durch eine generelle **Tubulusstörung** (unspezifisch), bedingt sein. Es gibt eine Reihe verschiedener Aminosäurecarrier. Ist einer davon defekt, umfasst die Hyperaminoazidurie nur eine chemisch verwandte Gruppe von Aminosäuren.

Trotz der weitgehenden Undurchlässigkeit des glomerulären Filters für Makromoleküle gelangen täglich doch einige Gramm an **Albumin** sowie eine ins Gewicht fallende Menge kleinerer Proteine ins Filtrat. Diese Proteine werden zu mehr als 96 % durch **rezeptorvermittelte Endozytose** im **proximalen Tubulus** resorbiert und **lysosomal abgebaut**. Eine **Proteinurie** entsteht dann, wenn eine zu hohe Proteinmenge den Urin erreicht, sei es

- durch eine zu hohe Plasmakonzentration (**Überlauf-Proteinurie**) oder
- wegen eines undichten Filters (**glomeruläre Proteinurie**)
- oder wenn ein geschädigter Tubulus zu wenig resorbiert (**tubuläre Proteinurie**);
- u. U. kann das Eiweiß im Urin auch **postrenalen Ursprungs** sein.

Der proximale Tubulus besitzt Carrier, die **organische Säuren** und **Basen** aktiv ins Tubuluslumen **sezernieren**. Damit kann eine weite Palette von **Abfall-**, **Fremd-** und **Giftstoffen** rasch ausgeschieden werden. Diese Sekretion kann so wirksam sein, dass die sezernierte Menge viermal so hoch wie die filtrierte ist (z. B. **PAH**).

Urat ($\rightleftharpoons$ **Harnsäure**) ist das harnpflichtige Endprodukt des **Purinstoffwechsels**. Die fraktionelle Ausscheidung beträgt rund 10 %. Verminderte renale Ausscheidung oder vermehrte Bildung im Stoffwechsel führen zu **Hyperurikämie** und u. U. zu **Gicht** und **Harnsteinen**.

10.9 Phosphat-, Calcium- und Magnesium-Ausscheidung

Die Niere ist wesentlich an der Bilanzierung des Phosphat-, Ca^{2+}- und Mg^{2+}-Haushalts beteiligt, wobei die Exkretion aller drei Ionen unter hormonaler Kontrolle steht. Parathyrin (PTH) z. B. steigert die Ausscheidung von Phosphat und senkt die von Ca^{2+} und Mg^{2+} (s. Kap. 11.8) (S. 494).

10.9.1 Phosphat-Resorption

▸ **Phosphat.** Bei der normalen Plasmakonzentration von 0,8–1,4 mmol/l werden ca. 150–250 mmol/d anorganisches Phosphat, $\mathbf{P_i}$ ($HPO_4^{2-} \rightleftharpoons H_2PO_4^-$), filtriert und der Großteil davon resorbiert. Die zwischen 5 und 20 % schwankende **fraktionelle Ausscheidung** (▸ Abb. 10.38) dient der Bilanzierung von (a) P_i selbst, (b) H^+-Ionen und (c) Ca^{2+}. Ein P_i-Überfluss (P_i im Plasma erhöht) steigert die P_i-Ausscheidung, ein P_i-Mangel bremst sie. Im Gegensatz etwa zur Glucose (S. 439) erhöht sich die Phosphatausscheidung bereits dann erheblich (Erreichen der sog. **„Nierenschwelle“**), wenn die normale Plasmakonzentration von 0,8 – 1,4 mmol/l (und damit die normalerweise filtrierte Menge) überschritten wird. Die renale Resorptionskapazität von Phosphat ist (ähnlich übrigens wie die von Bicarbonat und Sulfat) also so ausgelegt, dass die Niere schon unter normalen Bedingungen quasi als **Überlauf** funktioniert und einen erhöhten Phosphatbestand sogleich ausscheidet. Eine Azidose wirkt ebenfalls phosphaturisch und erhöht so die H^+-Ausscheidung („titrierbare“ Säure) (S. 393). Dies gilt auch bei einer Phosphaturie anderer Ursache. Weiterhin steigern eine Hypokalzämie und Parathyrin (PTH) die P_i-Ausscheidung.

Resorptionsort von P_i ist der **proximale Tubulus** (▸ Abb. 10.39). Dort sitzen luminal dreierlei Na^+-P_i-Symportcarrier: Zwei bevorzugen das divalente HPO_4^{2-}, das sekundär aktiv mit 3 Na^+ (NaPi-IIa) bzw. mit 2 Na^+ (NaPi-IIc) resorbiert wird. D.h., die Resorption von P_i durch NaPi-IIa ist elektrogen, durch NaPi-IIc elektroneutral. Der dritte Carriertyp (PiT 2) resorbiert elektrogen das monovalente $H_2PO_4^-$ zusammen mit 2 Na^+. Bei NaPi-IIa und PiT 2 ist also das Zellpotenzial eine Triebkraft für die Phosphataufnahme in die Zelle. Der Ausstrom von P_i auf der basolateralen Zellseite ist passiv, wobei der/die dafür verantwortlichen Carrier noch nicht sicher identifiziert sind.

▸ **Einflüsse auf die P_i-Resorption.** P_i-Mangel, Alkalose, Hyperkalzämie und niedrige PTH-Spiegel werden durch vermehrten Einbau von NaPi-II-Transportern beantwortet (P_i-Resorption erhöht), während P_i-Überfluss, nicht-respiratorische Azidose, Glucocorticoide, ANP, Hypokalzämie, erhöhte PTH-Sekretion, Dopamin, Phosphatonine (s. u.) eine Internalisierung (Down-Regulation) und anschließend den lysosomalen Abbau von NaPi-II auslösen.

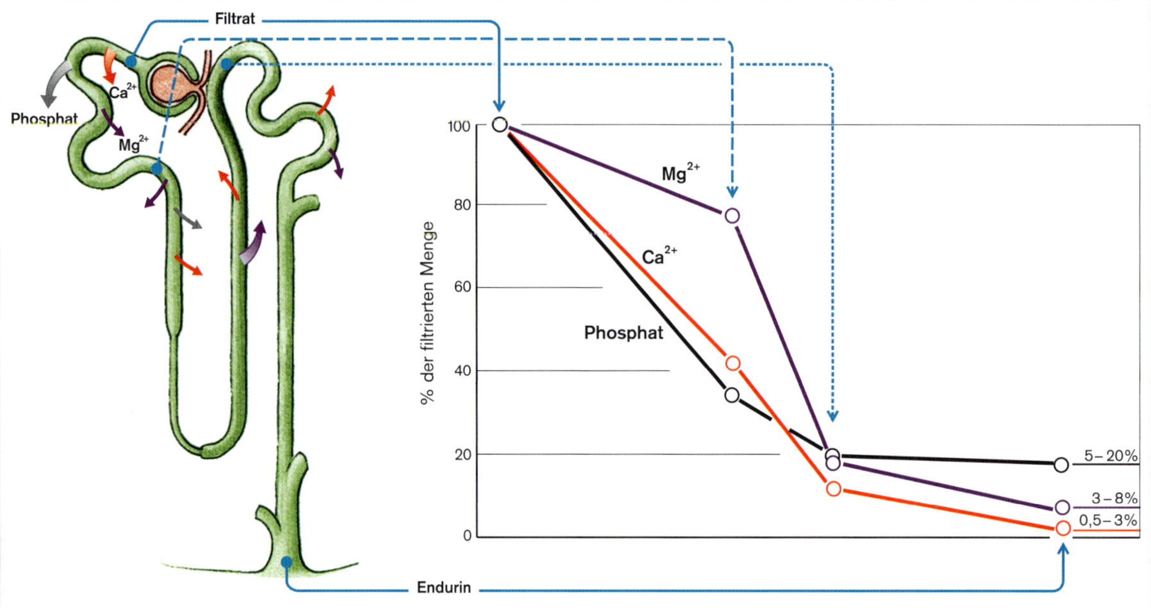

Abb. 10.38 Resorption von Ca^{2+}, Phosphat und Mg^{2+}. Sie erstreckt sich über das ganze Nephron, doch wird der Löwenanteil von Ca^{2+} und Phosphat im proximalen Konvolut, der von Mg^{2+} hingegen erst in der Henle-Schleife resorbiert.

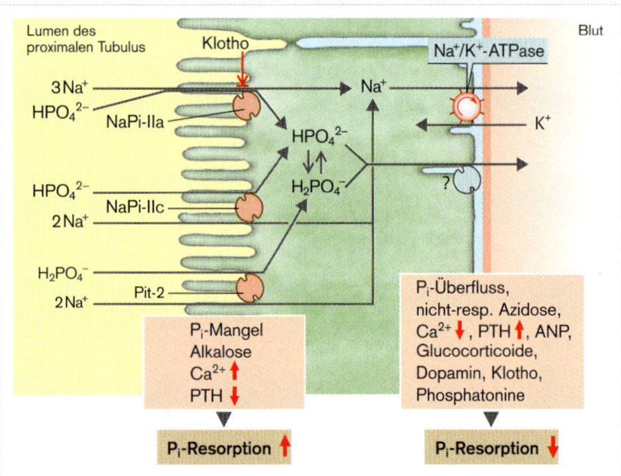

Abb. 10.39 Anorganisches Phosphat (P_i) wird im proximalen Tubulus mittels dreier Na^+-P_i-Symportcarrier sekundär aktiv in die Zelle aufgenommen [12]. Die Carriertypen NaPi-IIa und -IIc bevorzugen v. a. HPO_4^{2-}, der Typ Pit-2 v. a. $H_2PO_4^-$. P_i-Mangel, Alkalose, Hyperkalzämie und niedrige PTH-Spiegel werden durch vermehrten Einbau von NaPi-IIa-Transportern beantwortet, während P_i-Überfluss, nicht-respiratorische Azidose, Hypokalzämie und erhöhte PTH-Sekretion eine Internalisierung (Down-Regulation) und anschließend den lysosomalen Abbau von NaPi-IIa auslösen (aus [65]).

Phosphat liegt in Plasma und glomerulärem Filtrat (pH 7,4) zu 80 % als HPO_4^{2-} und nur zu 20 % als $H_2PO_4^-$ vor (pK_a' = 6,8). Während der Tubulus- und Sammelrohrpassage wird das nicht resorbierte HPO_4^{2-} durch sezernierte H^+-Ionen zu $H_2PO_4^-$ titriert, was wesentlich zur renalen Ausscheidung von H^+-Ionen (S. 452) beiträgt.

Eine Reihe von **Krankheiten** (Tumor-induzierte Osteomalazie sowie diverse Typen von Rachitis) ist u. a. durch eine Phosphaturie gekennzeichnet. Dabei wurden neue Faktoren, sog. Phosphatonine (FGF-7 u. FGF-23 = *fibroblast growth factor 7* bzw. *-23*; sFRP-4 = *secreted frizzled related protein-4*; MEPE = *matrix extracellular phosphoglycoprotein*) entdeckt, die diese Phosphaturie verursachen.

Klotho ist ein Proteohormon, das überwiegend im distalen Tubulus gebildet wird. Es reguliert u. a. die Calcium-Phosphat-Homöostase. Es aktiviert auf endo- und parakrinem Weg nicht nur den Rezeptor für den *fibroblast growth factor* (FGF-23), sondern senkt auch direkt die Phosphatcarrierdichte (▶ Abb. 10.39). Das Klotho-Gen (benannt nach der den Lebensfaden spinnenden Tochter von Zeuss und Themis) hemmt bei Mäusen die Alterung. Wird es vermehrt exprimiert, wirkt es lebensverlängernd, fehlt es, ist die Lebensspanne verkürzt. Es ist noch nicht geklärt, welche der zahlreichen Klotho-Wirkungen [79] dies bewirkt. Homozygotes Fehlen des Klotho-Gens ebenso wie das des FGF-23-Gens bewirken bei der Maus u. a. eine **Hyperphosphatämie** gefolgt von beschleunigter Alterung.

10.9.2 Calcium und Magnesium

▶ **Calcium.** 99 % des Körper-Calciums befinden sich im Knochen, das restliche 1 % in anderen Geweben und den Körperflüssigkeiten. Der Ca^{2+}-Haushalt wird (im Gegensatz zum Na^+-Haushalt) v. a. über die Ca^{2+}-Aufnahme im Darm (S. 576) reguliert, aber auch die Niere ist als Ausscheidungsorgan wesentlich beteiligt. Die Gesamt-Calciumkonzentration im Plasma (= gebundenes Calcium + ionisiertes Ca^{2+}) beträgt rund 2,5 mmol/l. 1,3 mmol/l (= 2,6 mval/l) davon sind ionisiertes Ca^{2+}, 0,2 mmol/l sind komplex gebunden (an Phosphat, Citrat und Bicarbonat), der Rest von ca. 1 mmol/l ist an Plasmaproteine gebunden und somit nicht glomerulär filtrierbar.

▶ **Parazelluläre Ca^{2+}-Resorption.** Von den rund 1,5 mmol/l Ca^{2+} im Glomerulusfiltrat werden im mittleren und späten proximalen Tubulus ca. 60 % und im dicken aufsteigenden Teil der Henle-Schleife (TAL) weitere 20–25 % parazellulär, also passiv, unter Mitwirkung des Tight-Junction-Proteins **Claudin-16** (= Paracellin-1) resorbiert. Die Haupttrieb„kraft" dafür ist das dortige **lumenpositive transepitheliale Potenzial (LPTP)**, das durch die parazelluläre Resorption von Cl^- entsteht (S. 422). Das mittel- und spätproximale LPTP ist in Abb. 10.18–5 (S. 422) gezeigt. Da das LPTP von der dortigen NaCl-Resorption abhängt und durch Schleifendiuretika (S. 437) reduziert wird, hemmen diese dort auch die Ca^{2+}- und Mg^{2+}-Resorption.

▶ **Transzelluläre Ca^{2+}-Resorption.** Im späten distalen Konvolut (DCT 2) und im Verbindungstubulus (CNT) wird Ca^{2+} in drei Schritten transzellulär aktiv resorbiert (▶ Abb. 10.40**b**): (1) passiver Einstrom in die Zelle durch die luminalen Ca^{2+}-Kanäle TRPV5 (*transient receptor potential vanilloid* 5), (2) intrazellulärer Transport durch das Protein Calbindin-D_{28K} und (3) aktiver Ausstrom (3a) über die Ca^{2+}-ATPase PMCA1b (= primär aktiver Ca^{2+}-Transport) und (3b) über den $3Na^+/1Ca^{2+}$-Antiportcarrier NCX1 (= sekundär aktiver Ca^{2+}-Transport). Auf dem Weg zwischen luminaler und basolateraler Membran wird Ca^{2+} also an das zytosolische, calciumbindende Protein Calbindin-D_{28K} gebunden. Damit können erhebliche Mengen von Calcium durch die Zelle geschleust werden, ohne dass sich im Zytosol die Konzentration freier Ca^{2+}-Ionen erhöht, die ja Träger der intrazellulären Signalgebung sind

▶ **Steuerung des tubulären Ca^{2+}-Transports.** Die Expression von TRPV5, Calbindin und NCX1 wird u. a. durch **Calcitriol** und Östrogene (→ Calciurie bei Vitamin-D-Mangel bzw. in der Menopause!) gesteigert, und die Dichte von TRPV5 wird durch **Parathyrin (PTH)** erhöht. Luminales und zytosolisches Mg^{2+} sowie zytosolisches Ca^{2+} (negative

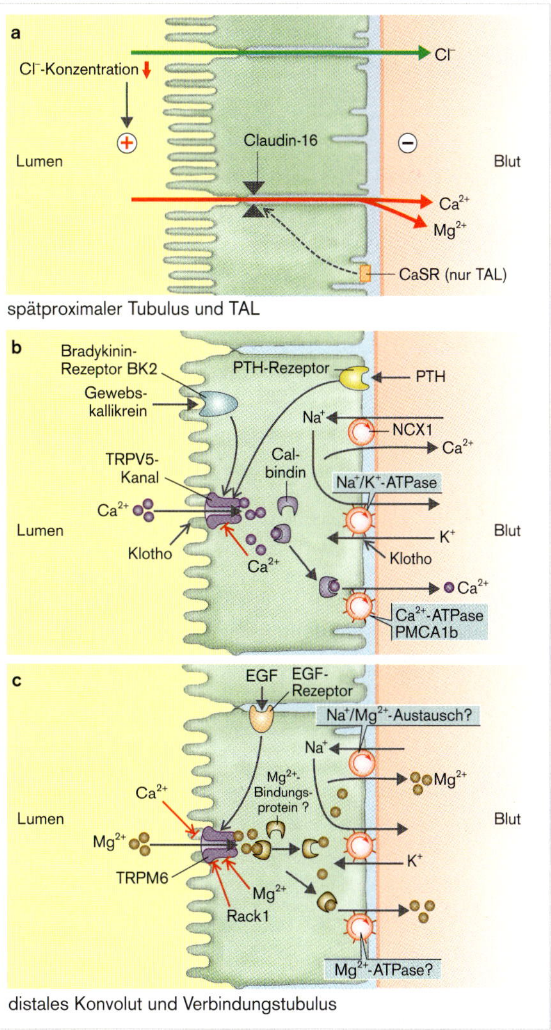

Abb. 10.40 Tubuläre Resorption von Ca^{2+} und Mg^{2+}.

a Beide Ionen werden im proximalen Tubulus ($Ca^{2+} > Mg^{2+}$) und im dicken aufsteigenden Teil der Henle-Schleife, TAL, ($Mg^{2+} > Ca^{2+}$; s. a. ▶ Abb. 10.38) parazellulär, d. h. passiv resorbiert, wobei das dort lumenpositive transzelluläre Potenzial die Trieb„kraft" ist.
Zusätzlich findet im distalen Konvolut (DCT) und im Verbindungstubulus (CNT) eine aktive transzelluläre Resorption der beiden Ionen statt: Auf der basolateralen Seite von TAL und DCT sitzt der Ca^{2+}/Mg^{2+}-Sensor CaSR, der das Ausmaß der Resorption der beiden Ionen steuert.

b Ca^{2+} wird über TRPV5-Ca^{2+}-Kanäle in die Zelle aufgenommen (Trieb„kraft": hoher chemischer und elektrischer Gradient), dort an Calbindin gebunden, und verlässt die Zelle über einen $3Na^+/1Ca^{2+}$-Austauscher (NCX1) und eine Ca^{2+}-ATPase (PMCA1b). PTH, Gewebskallikrein und Klotho fördern den Ca^{2+}-Einstrom, freies zytosolisches Ca^{2+} hemmen ihn [15].

c Mg^{2+} gelangt über den Mg^{2+}-Kanal TRPM6 in die Zelle (Triebkraft: elektrischer Gradient einwärts > chemischer Gradient auswärts), wird in der Zelle wohl an ein Transportprotein gebunden (?) und verlässt die Zelle wahrscheinlich über NCX1 und PMCA1b (siehe **b**). Der Mg^{2+}-Einstrom über TRPM6 wird durch EGF (epithelial growth factor) gefördert und durch zytosolisches Mg^{2+}, luminales Ca^{2+} und Rack1 gehemmt [53].

Rückkopplung!) senken die TRPV5-Aktivität, während diese vom Lumen aus durch Klotho und einen hohen pH-Wert gesteigert wird. Eine Azidose hemmt daher die Ca^{2+}-Resorption. Calcitriol, das die renale Ca^{2+}-Resorption steigert, stimuliert auch die Calbindinsynthese. Da PTH wiederum die renale Calcitriolsynthese erhöht (S. 495), könnte die Ca^{2+}-retinierende Wirkung von Parathyrin zumindest z. T. über diesen indirekten Weg laufen.

Eine erhöhte Na^+-Resorption im distalen Konvolut (z. B. bei verminderter NaCl-Resorption im stromaufwärts gelegenen TAL) erhöht die NaCl-Resorption im DCT, lässt die zytosolische Na^+-Konzentration ansteigen und mindert daher die Triebkraft für den $3Na^+$/$1Ca^{2+}$-Austauscher. Das könnte erklären, warum beim **Bartter-Syndrom** (S. 426) oder bei Gabe von Schleifendiuretika die Ca^{2+}-Resorption im distalen Konvolut absinkt.

► **Magnesium.** Im Plasma finden sich 0,7 – 1,2 mmol/l Magnesium (z. T. proteingebunden), im Glomerulusfiltrat ca. 0,5 – 0,9 mmol/l Mg^{2+}. Die normale fraktionelle Ausscheidung beträgt ca. 3 – 8 % (► Abb. 10.38) und kann bei erhöhtem Extrazellulärvolumen, Hypermagnesiämie und Hyperkalzämie sowie durch Schleifendiuretika auf max. 20 % ansteigen, während Volumen-, Mg^{2+}- und Ca^{2+}-Mangel sowie einige cAMP-vermittelte Hormone (Parathyrin, Calcitonin u. a.) die Mg^{2+}-Ausscheidung herabsetzen.

Im proximalen Tubulus wird Mg^{2+} wesentlich langsamer als Wasser (und auch als Ca^{2+}) **parazellulär** resorbiert (Abb. 10.31) (S. 440), sodass die luminale Mg^{2+}-Konzentration über die des (nicht proteingebundenen) Mg^{2+} im Plasma ansteigt ($TF/P_{Mg} = 1{,}5$), was zusammen mit dem **l**umen**p**ositiven **t**ransepithelialen **P**otenzial (**LPTP**) des mittel- und spätproximalen Tubulus die parazelluläre Mg^{2+}-Resorption antreibt (► Abb. 10.40**a**, ► Abb. 10.40**b**). Am Ende des proximalen Tubulus sind etwa 15 – 20 % resorbiert. Den Löwenanteil der Mg^{2+}-Resorption (ca. 70 %, durch Regulation variabel) übernimmt der dicke aufsteigende Schenkel der Henle-Schleife (parazelluläre Mg^{2+}-Resorption). Dieser Transport wird durch das Tight-Junction-Protein Claudin-16 (= Paracellin-1) vermittelt. Weil das LPTP die Mg^{2+}-Resorption treibt, ist diese eng an die dort stattfindende **aktive NaCl-Resorption gekoppelt** ist (Abb. 10.22) (S. 427). Änderungen dieser NaCl-Resorption, z. B. durch Schleifendiuretika oder einen erhöhten Harnstrom, beeinflussen daher in erheblichem Umfang die Mg^{2+}-Resorption. Schließlich resorbiert das distale Konvolut (DCT, ► Abb. 10.40**c**) aktiv weitere ca. 2 – 8 % der filtrierten Menge **transzellulär**. Vor allem frühdistal (DCT 1) gibt es apikal einen epithelialen Mg^{2+}-Kanal (TRPM6, *transient receptor potential melastatin 6*), doch ist noch unklar, wie Mg^{2+} durch die Zelle geschleust wird (Mg^{2+}-Bindungsprotein?) und diese auf der Blutseite verlässt (Mg^{2+}/Na^+-Austauscher? Mg^{2+}-ATPase?).

► **Regelung der Ca^{2+}- und Mg^{2+}-Resorption, CaSR.** (s. a. Kap. 11) (S. 495). Mehrere Hormone (PTH, Calcitonin u. a.) steuern sowohl die transzelluläre Ca^{2+}- und Mg^{2+}-Resorption im distalen Konvolut als auch die parazelluläre Resorption im dicken aufsteigenden Schenkel (TAL) der Henle-Schleife. Der parazelluläre Transport wird sowohl durch Änderungen der Triebkraft (LPTP) als auch durch Regelung der Permeabilität der Tight Junctions beeinflusst. Das Protein **Claudin-16** (= Paracellin-1) spielt bei Letzterem eine Schlüsselrolle (Seine Mutation führt zu Mg^{2+}- und Ca^{2+}-Verlust) (S. 79). Für diese Regelung wird die Plasmakonzentration von Ca^{2+} und Mg^{2+} sowohl in den Hormondrüsen als auch in der basolateralen Membran von TAL und distalem Konvolut gemessen: Ca^{2+}/Mg^{2+}-Sensor (**CaSR** = Ca^{2+}/Mg^{2+}-sensing receptor). CaSR im Lumen des proximalen Tubulus ist beteiligt an der PTH-abhängigen Phosphatresortion und an der renalen Bildung von Calcitriol, das umgekehrt die CaSR-Expression beeinflusst (lokale Rückkopplung zur Feineinstellung der Ca^{2+}- und Phosphatresorption?).

10.9.3 Kristalle und Steine im Harn

Eine Reihe von schlecht löslichen Stoffen wird von Tubulus und Sammelrohr im Harn so hoch konzentriert, dass die Grenze ihrer Löslichkeit, d. h. diejenige Konzentration, bei der gerade noch eine stabile Lösung möglich ist, überschritten wird. Das führt normalerweise nicht automatisch zur Ausfällung, da der Harn bis zu einer kritischen Grenze (z. B. mit Calciumoxalat 2- bis 10-fach) **übersättigt** werden kann (metastabile Lösung). Normaler Harn enthält **Inhibitoren der Kristallbildung** (Nephrocalcin, Tamm-Horsefall-Protein [= Uromodulin], Pyrophosphat), die eine hohe kritische Übersättigungsgrenze aufrecht erhalten. Darüber hinaus enthält der Harn **Ca^{2+}-Komplexbildner** wie Citrat sowie Proteine mit zahlreichen Ca^{2+}-bindenden γ-Carboxyglutamylresten, die die Konzentration freier Ca^{2+}-Ionen im Harn niedrig halten und damit der Ausfällung von Calciumsalzen entgegenwirken.

Kristalle im Harn können sich dann bilden,

- wenn sich die **Harnkonzentration der ausfällungsgefährdeten Stoffe** bzw. die ihrer Komponenten erhöht (Ca^{2+}, Oxalat, Phosphat, Harnsäure, Cystin), sei es
  - durch eine erhöhte Bildung (und somit vermehrte Filtration),
  - durch eine verminderte Resorption dieser Stoffe, oder
  - durch ein vermindertes Harnvolumen (z. B. bei Dehydratation);
- wenn Harnbestandteile (Zelltrümmer, andere Kristalle etc.) und die Wände des Harntrakts (z. B. bei Entzündungen) **Kristallisationskeime** bieten, welche die kritische Übersättigungsgrenze herabsetzen;
- wenn die Harnkonzentration der Ca^{2+}-Komplexbildner (Hypozitraturie) oder die der Kristallisationsinhibitoren erniedrigt ist;
- wenn die **Löslichkeit** der kritischen Stoffe herabgesetzt ist, etwa durch Verschiebungen des Harn-pH-Werts. pH-Werte über 6,7 vermindern die Löslichkeit von Calciumphosphat, während tiefe pH-Werte die Cystinlöslichkeit senken und Urate in die noch schlechter lösliche Harnsäure umwandeln ($pK_a = 5{,}46$).

Harnkristalle, deren Anzahl bei potenziellen Harnsteinträgern oft 10^7/l Harn beträgt, sind so klein, dass sie mit dem Urin ausgeschieden werden können. Ihre Aggregation und ihr Wachstum zu größeren Konkrementen werden in einem gewissen Umfang durch physiologische **Aggregationshemmer** verhindert (Proteinüberzug der Kristalle u. ä.). **Harnsteine** können aber dann entstehen (Urolithiasis), wenn

- die Kristalle im Harntrakt zurückgehalten werden und so genug Zeit zum Wachstum solcher Steine zur Verfügung steht;
- sich die Kristalloberflächen oder die Zelloberflächen im Harntrakt in einer Weise verändern, die die Aggregation begünstigt; oder
- die physiologische Aggregationshemmung gestört ist.

Kleinere Nierenbeckensteine werden durch die Ureterperistaltik zur Blase transportiert, was oft sehr schmerzhafte **Koliken** auslöst. Größere Steine blockieren u. U. den Urinabfluss (▶ Abb. 10.41); die vorerst weiterlaufende Filtration erhöht anschließend den Druck in der von einer Kapsel umgebenen Niere so weit, bis das Filtrat versiegt (effektiver Filtrationsdruck wird null). Der Tubulusapparat wird geschädigt und atrophiert: **hydronephrotische Schrumpfniere**. Da es vor allem die Höhe der Konzentration eines Stoffes ist, die seine Löslichkeit begrenzt, kann der Harnsteinbildung durch eine ununterbrochene Wasserdiurese vorgebeugt werden (häufiges Trinken von Wasser!).

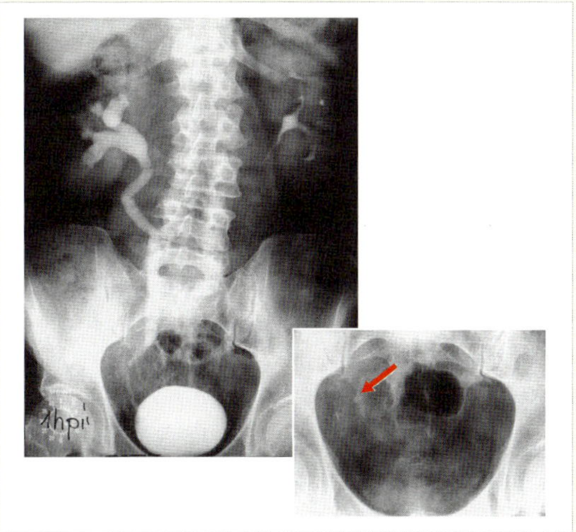

Abb. 10.41 Harnsteine entstehen durch Ausfällung von Harnbestandteilen wie Calciumoxalat, Calciumphosphat, Harnsäure oder Cystin. Verlegt ein solcher Stein die Harnwege, so kommt es zum Rückstau des Harns, und die Druckerhöhung schädigt schließlich die betroffene Niere. Im hier gezeigten Pyelogramm staut sich das Kontrastmittel in Ureter und Nierenbecken der rechten Niere (im Bild links). Ursache dafür ist ein in der Röntgenleeraufnahme sichtbarer Ureterstein in der Nähe der Blase (Pfeil). (Röntgenbilder G. Schindler)

Calciumoxalatsteine

Oxalsäure stammt aus dem Aminosäurestoffwechsel und wird im proximalen Tubulus sezerniert, aber kaum resorbiert, sodass die fraktionelle Ausscheidung rund 130 % beträgt. Das lässt in einem hochkonzentrierten Harn die Oxalatkonzentration auf das mehr als 200-fache der Plasmakonzentration anwachsen. Erhöht sich die Oxalatkonzentration im Plasma über den Normalwert (wegen eines angeborenen Enzymdefekts, eines Vitamin-B_6-Mangels oder, als häufigste Ursache, wegen einer vermehrten Oxalatabsorption im Darm), so steigt auch die Oxalatkonzentration im Urin an: **Hyperoxalurie.** Eine Ausfällung von Calciumoxalat ist die Folge.

Hyperkalzurie

Eine Hyperkalzurie, mit der z. B. eine erhöhte Ca^{2+}-Resorption aus dem Darm bilanziert wird (S. 498), kann für die Ausfällung von Calciumoxalat- und Calciumphosphatkristallen bzw. -konkrementen die Ursache sein. (Rund 80 % der Harnsteine bestehen aus Calciumoxalat und/ oder Calciumphosphat.)

Calciumphosphatsteine

Die fraktionelle Phosphatausscheidung (S. 447) beträgt 10 – 20 %. Ein relativ saurer Harn-pH-Wert erhöht die Löslichkeit von Calciumphosphat. Da die entscheidende Ansäuerung des Harns im Sammelrohr (S. 452) stattfindet, können z. B. eine distale renal-tubuläre Azidose (S. 454) oder dort ablaufende Entzündungen einen pH-Anstieg im Urin (evtl. durch bakterielle Ammoniakproduktion verstärkt) verursachen, sodass schließlich Calciumphosphatkristalle ausfallen.

Harnsäuresteine

Harnsäuresteine und Uratsteine sind häufig Folge einer **Hyperurikämie** (S. 446), die vor allem bei proteinreicher Nahrung gehäuft vorkommt, die – wie Fleisch – meist auch purinreich ist. Eine hohe Eiweißzufuhr säuert gleichzeitig den Harn stark an, sodass sich aus Urat vermehrt die besonders schlecht lösliche Harnsäure bildet (s. o.).

Cystinsteine

Bei der erblichen, „klassischen" **Zystinurie** werden sowohl die kationischen („basischen") Aminosäuren Arginin$^+$, Lysin$^+$ und Ornithin$^+$ als auch die neutrale Aminosäure Cystin stark vermehrt ausgeschieden. (Auch die Absorption im Darm ist gestört). Den Namen dieser Aminosäure trägt diese Fehlfunktion zu Recht, da es die schlechte Löslichkeit von Cystin ist, die den genetischen Defekt zur Krankheit macht: Das im proximalen Tubulus nicht resorbierte Cystin wird stromabwärts durch die Wasserresorption so hoch konzentriert, dass es ausfällt und Harnsteine bildet. Eine der möglichen Erklärungen für die Resorptionsstörung könnte ein Defekt des Carriers D 2H sein.

Zusammenfassung Kap. 10.9

Phosphat-, Calcium- und Magnesium-Ausscheidung

Anorganisches Phosphat (P_i) liegt im Plasma (pH 7,4) als HPO_4^{2-} und als $H_2PO_4^-$ im Verhältnis 4:1 vor. Beide Formen werden frei filtriert und im proximalen Tubulus durch **Na^+-Symport** großteils **resorbiert**. Die **fraktionelle Ausscheidung** (FE) von Phosphat (meist 10 – 20 %) erhöht sich bei steigender und sinkt bei fallender Plasmakonzentration; letztere wird also renal geregelt. **Parathyrin** (PTH) erhöht die **Phosphatausscheidung**. Die Ausscheidung von $H_2PO_4^-$ trägt mit zur **H^+-Ausscheidung** bei.

Ca^{2+} und **Mg^{2+}** sind im Plasma z. T. **proteingebunden**, d. h. sie werden nur z. T. filtriert.

Ca^{2+} wird in mehreren Tubulusabschnitten para- und transzellulär resorbiert, sodass seine fraktionelle Ausscheidung (FE) meist nur 0,5 – 3 % beträgt.

Für **Mg^{2+}**, das parazellulär hauptsächlich in der Henle-Schleife resorbiert wird, liegt dieser Wert bei 3 – 8 %.

PTH und **Calcitriol** senken, **Schleifendiuretika** erhöhen die FE von Ca^{2+} und Mg^{2+}.

Substanzen, die schlecht löslich sind und im Urin hoch konzentriert werden, bilden dann **Kristalle**, wenn ihre **kritische Übersättigungsgrenze** überschritten wird. Eine Aggregation solcher Kristalle führt zu **Harnsteinen**, die u. U. den Harnabfluss gefährden. Sie bestehen meist aus **Calciumoxalat** oder **Calciumphosphat**, seltener aus **Harnsäure** oder **Cystin**. Der Harn enthält Substanzen, die die Löslichkeit und die kritische Übersättigungsgrenze erhöhen sowie die Kristallaggregation hemmen.

10.10 Die Niere im Dienst des Säure-Basen-Haushalts

10.10.1 H^+-Sekretion, proximal und distal

Im Anfangsteil des proximalen Tubulus wird ein Großteil der aus dem Lumen in die Zelle resorbierten Na^+-Ionen von einem **Antiportcarrier** (**NHE3** = Na^+/H^+-exchanger, Typ 3) gegen intrazelluläre H^+-Ionen ausgetauscht, der elektroneutral arbeitet (1:1-Austausch) und vom chemischen Na^+-Potenzial angetrieben wird. Dabei werden H^+-Ionen also sekundär aktiv ins Lumen sezerniert. Ein Absinken des intrazellulären pH-Wertes aktiviert diesen Na^+/H^+-Antiporter, sodass bei einer Azidose vermehrt H^+-Ionen sezerniert werden; umgekehrt werden bei einer Alkalose vermindert H^+-Ionen sezerniert. Neben diesem Carrier besitzen besonders spätproximale Tubuluszellen auch eine **primär aktive H^+-Pumpe** (**H^+-ATPase**) in ihrer Bürstensaummembran, die es ermöglicht, H^+-Ionen auch unabhängig von der Na^+-Resorption zu sezernieren (► Abb. 10.42 links). Die H^+-Sekretion senkt den luminalen **pH-Wert** bereits im ersten Drittel des proximalen Tubulus von ca. 7,4 im Filtrat auf Werte von 6,5 – 6,8).

Jedes H^+-Ion, das aus der Zelle geschafft wird, stammt aus der Dissoziation von H_2O, lässt also ein OH^--Ion zurück. Katalysiert von der **zytoplasmatischen Carboanhydrase II** (= Carbonatdehydratase II), reagiert OH^- mit CO_2 zu HCO_3^-, das evtl. zu Carbonat (CO_3^{2-}) weiterreagiert. Schließlich verlassen 1 Na^+ zusammen mit 3 HCO_3^- oder, alternativ, Na^+, HCO_3^- und CO_3^{2-} (im Verhältnis 1:1:1) die Zelle über einen gemeinsamen, elektrogenen Symportcarrier (**NBC-1** = Na^+-Bicarbonat-Kotransporter, Typ 1) auf der basolateralen Seite [71]. In spätproximalen Tubulusabschnitten verlässt HCO_3^- die Zelle auch durch einen Cl^-/HCO_3^--Antiporter. Auch dort wird Na^+

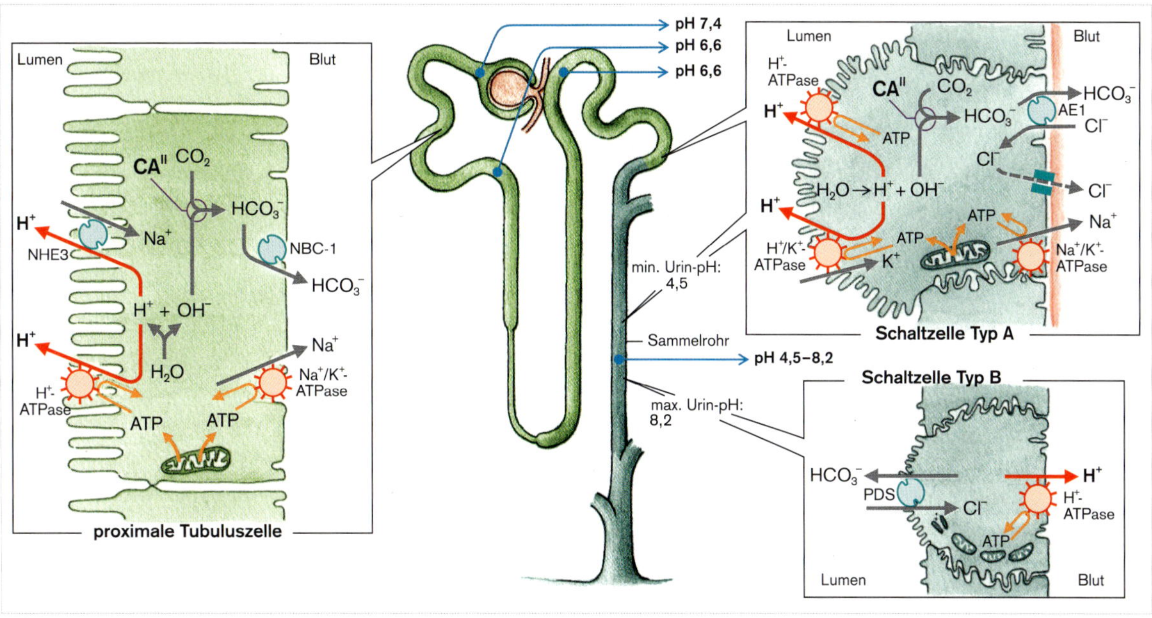

Abb. 10.42 H^+-Sekretion. Im **proximalen Tubulus** titrieren ins Lumen sezernierte H^+-Ionen glomerulär filtriertes Bicarbonat⁻ (= Hydrogencarbonat⁻) und (sekundäres) Phosphat^{2-} (▶ Abb. 10.43 u. ▶ Abb. 10.44), sodass luminal der pH-Wert auf ca. 6,4–6,8 absinkt. Die H^+-Sekretion in der Henle-Schleife hält diesen transepithelialen H^+-Gradienten aufrecht. In beiden Tubulusabschnitten sorgt dafür hauptsächlich der Na^+-H^+-Austauschcarrier (NHE3), im proximalen Tubulus zusätzlich eine H^+-ATPase in der luminalen Membran (links). Weiter stromabwärts kann der luminale pH-Wert im Verbindungsstück sowie im kortikalen und medullären Sammelrohr dann durch die primär aktive H^+-Sekretion der **Typ-A-Schaltzellen** noch wesentlich weiter gesenkt werden, bei Azidose bis herab auf ca. 4,5! (Ob, wie hier rechts oben gezeichnet, H^+/K^+-ATPase und H^+-ATPase in der gleichen A-Zelle kolokalisiert sind und welchen quantitativen Beitrag sie jeweils zur H^+-Sekretion leisten, ist nicht eindeutig geklärt.) Bei alkalotischer Stoffwechsellage kann von den Schaltzellen (statt H^+-Ionen) Bicarbonat sezerniert werden (Funktionszustand B, rechts unten, bei dem die H^+-ATPase „seitenverkehrt" und luminal Pendrin [PDS] eingebaut sind), sodass der Urin-pH auf Werte bis zu 8,2 ansteigt. CA^{II} = zytoplasmatische Carboanhydrase II.

natürlich durch die Na^+/K^+-ATPase hinausgepumpt (▶ Abb. 10.43).

Im **dicken aufsteigenden Teil der Henle-Schleife** gibt es luminal ebenfalls den **Na^+/H^+-Austauschcarrier.** Er verhindert einen Wiederanstieg des proximal auf 6,5–6,8 gesenkten pH-Wertes im Tubulusharn, zumal in diesem Nephronabschnitt das lumenpositive transepitheliale Potenzial (LPTP) eine treibende Kraft für eine parazelluläre H^+-Resorption darstellt. Außerdem dient der luminale Na^+/H^+-Antiporter hier dazu, die H^+-Ionen wieder ins Lumen zu schaffen, die dadurch entstehen, dass das resorbierte NH_4^+ intrazellulär zu $NH_3 + H^+$ dissoziiert (S. 455).

Im **Verbindungsstück** (CNT) und im kortikalen und medullären **Sammelrohr** (CD) sitzen **Schaltzellen**, deren **Typ A** in der luminalen Membran, wie schon erwähnt, eine **H^+/K^+-ATPase** und eine **H^+-ATPase** besitzen (▶ Abb. 10.42).

Das Membranpotenzial ist für den Na^+/H^+-Austauschcarrier keine Triebkraft, da dieser elektroneutral arbeitet. Wenn also die intrazelluläre Na^+-Konzentration rund $^1/_{10}$ der extrazellulären beträgt (s. Tab. 11.1) (S. 470), reicht die Triebkraft des chemischen Na^+-Potenzials höchstens dazu aus, die extrazelluläre H^+-Konzentration auf das 10-Fache des intrazellulären Wertes anzuheben, was bei einem intrazellulären pH-Wert von ca. 7,2 einem luminalen pH-Wert von 6,2 entspricht (proximaler Tubulus). Soll der luminale pH-Wert, wie im Sammelrohr (s. o.) oder in den Magendrüsen (S. 527), weiter abgesenkt werden, muss eine H^+-transportierende ATPase zur Verfügung stehen; in diesem Fall stört sogar ein Na^+/H^+-Austauscher in derselben Zellmembran, da der hohe chemische H^+-Gradient den Austauscher dann rückwärts treiben und zur H^+-Resorption führen würde.

Mit den H^+-transportierenden ATPasen der **A-Schaltzellen** gelingt es, den **pH-Wert in Sammelrohr und Endurin** schließlich auf unter 5 zu senken. Das unter Mitwirkung der Carboanhydrase entstehende HCO_3^- wird basolateral über einen HCO_3^-/Cl^--Austauschcarrier (Typ AE1) aus der Zelle geschleust, wobei das dabei aufgenommene Cl^- über Cl^--Kanäle wieder nach außen rezirkuliert (▶ Abb. 10.42, rechts oben).

Bei alkalotischer Stoffwechsellage können die Schaltzellen des Typs A zum **Typ B** umgebaut werden, der nun statt H^+-Ionen HCO_3^- sezerniert (▶ Abb. 10.42, rechts unten). Dazu wird die H^+-ATPase in die basolaterale und ein Anionen-Austauscher (Typ PDS = Pendrin) in die luminale Membran eingebaut.

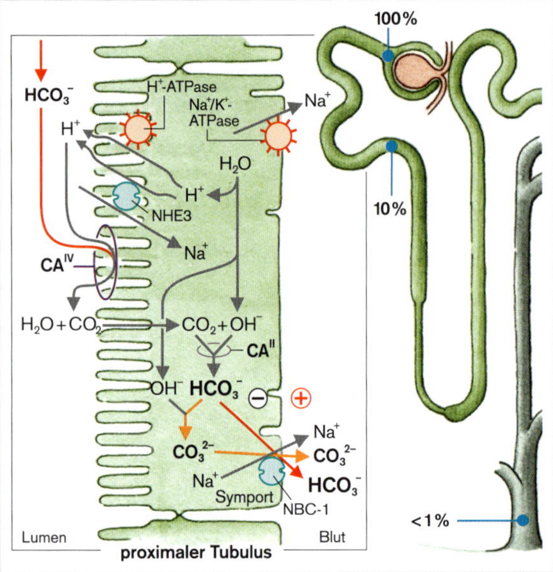

Abb. 10.43 Die Resorption von Bicarbonat im frühproximalen Tubulus beträgt 90 % der filtrierten Menge. Primum movens der Resorption ist die Sekretion von H^+-Ionen (▶ Abb. 10.42), die mit HCO_3^- zu CO_2 reagieren, das in die Zelle diffundiert. Dort entsteht daraus wieder HCO_3^-, das evtl. z. T. mit OH^- zu CO_3^{2-} und H_2O) weiterreagiert. Schließlich verlassen HCO_3^-, CO_3^{2-} und Na^+ (im Verhältnis 1 : 1 : 1) oder alternativ (nicht abgebildet) $3HCO_3^-$ zusammen mit $1Na^+$ die Zelle über den gemeinsamen basolateralen Carrier NBC-1. Katalysiert wird die Umwandlung von HCO_3^- in CO_2 (und umgekehrt) durch eine membranale (CA^{IV}) bzw. zytoplasmatische (CA^{II}) Carboanhydrase der Tubuluszelle. Zusätzlich verlässt HCO_3^- die Zelle im Austausch gegen Cl^- (Antiporter; nicht abgebildet).

10.10.2 HCO_3^--Resorption

Frühproximal werden die H^+-Ionen in ein Filtrat sezerniert, das rund 27 mmol/l HCO_3^- enthält (wegen des Gibbs-Donnan-Gleichgewichts etwas mehr als im Plasmawasser) (S. 471); das HCO_3^- wird von den sezernierten H^+-Ionen rasch zu $\mathbf{CO_2}$ und H_2O titriert; auch diese Reaktion wird katalysiert, diesmal von der außen am Bürstensaum sitzenden **membranständigen Carboanhydrase IV.** Das entstehende CO_2 diffundiert in die Zelle und wird dort zu Bicarbonat (und evtl. z. T. zu Carbonat) umgewandelt, die anschließend die Zelle auf der anderen Seite über den NBC-1-Carrier verlassen (▶ Abb. 10.43). Dieser Transport ist elektrogen und wird daher z. T. vom Membranpotenzial getrieben (passiver Transport).

Bei einer **Alkalose sinkt die H^+-Sekretion** (s. o.), sodass ein spürbarer Teil des HCO_3^- der Resorption entgeht und im Urin erscheint; der Blut-pH-Wert wird dadurch wieder der Norm genähert. Eine **Bikarbonaturie** tritt auch dann auf, wenn die Carboanhydrase, z. B. mit dem Diuretikum Acetazolamid (S. 436), gehemmt wird oder wenn die proximal-tubuläre HCO_3^--Resorption defekt ist. Bei Menschen mit Bikarbonaturie gelangen so große Bicarbonatmengen ins Sammelrohr, dass auch die dortige H^+-Sekretion einen **Bicarbonatverlust** nicht verhindern kann. Die Folge ist eine renal bedingte, nicht-respiratorische Absenkung des Blut-pH-Werts: **proximale renal-tubuläre Azidose.** Bei einer nicht-renalen, nicht-respiratorischen **Azidose** wird die transzelluläre NaCl-Resorption (Cl^- via PDS-Antiporter, Abb. 10.19) (S. 424) herabgeregelt, und die $NaHCO_3$-Resorption erhöht sich [80].

10.10.3 Phosphat als Harnpuffer: titrierbare Säure

Während also der Löwenanteil der tubulär sezernierten H^+-Ionen der Bicarbonatresorption dient (rund 5000 mmol/d), wird ein kleiner, aber unverzichtbarer Teil (bei gemischter Kost 40 – 80 mmol/d) mit dem Harn ausgeschieden. Selbst bei extrem saurem Harn (pH 4,5) tragen freie H^+-Ionen dazu sehr wenig bei (ca. 0,1 mmol/d). Die Hauptmenge wird

- mit Hilfe von Nichtbicarbonatpuffern wie Phosphat ausgeschieden (sog. **titrierbare Säure**, meist 10 – 30 mmol/d) und
- durch eine Bicarbonateinsparung wettgemacht, die sich in der **NH_4^+-Ausscheidung** widerspiegelt (25–50 mmol/d; s. u.).

Der quantitativ weitaus wichtigste Nichtbicarbonatpuffer im Glomerulusfiltrat ist das **Phosphat** (S. 447), also das Pufferpaar $HPO_4^{2-} + H^+ \rightleftharpoons H_2PO_4^-$ mit einem pK_a-Wert von 6,8 (▶ Abb. 10.44 und Abb. 9.2) (S. 389).

Im Filtrat (pH 7,4) beträgt der Anteil des HPO_4^{2-} am Gesamtphosphat rund 80 %, spätproximal und frühdistal (pH um 6,6) knapp 40 % und im Endurin, wenn er extrem angesäuert ist (pH 4,5), weniger als 1 % (Berechnung nach der Henderson-Hasselbalch-Gleichung) (S. 388). Rund die Hälfte des (nicht resorbierten) sekundären Phosphats wird also im proximalen Tubulus titriert, die andere Hälfte in distalem Tubulus und Sammelrohr. Bei höherem Urin-pH (bei gemischter Kost beträgt er meist 5,5 – 6,5) vermindert sich vor allem die distale Titration. Da täglich 140 – 250 mmol Phosphat filtriert werden, dessen fraktio-

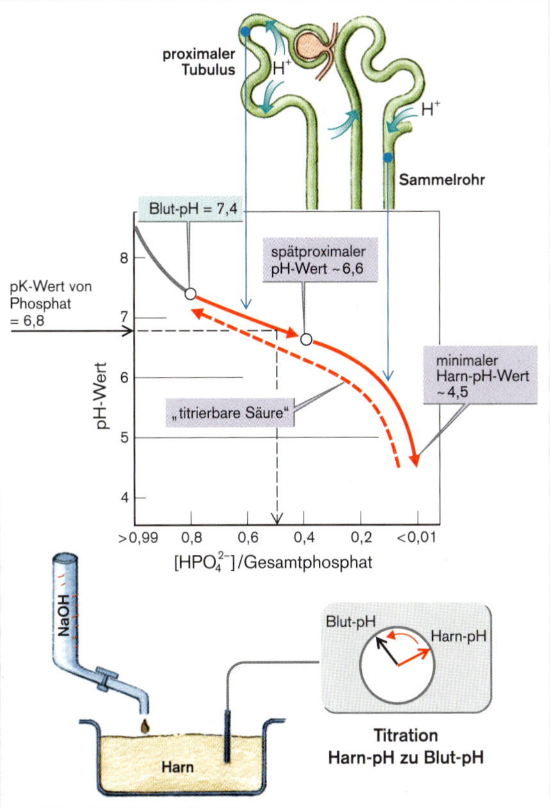

Abb. 10.44 Renale Säureausscheidung. Ein Teil wird vom Phosphat getragen, dessen nicht resorbierter Anteil während des Absinkens des tubulären pH-Werts (von 7,4 bis herab auf 4,5; ▶ Abb. 10.42) H^+-Ionen aufnimmt; $HPO_4^{2-} + H^+ \rightleftharpoons H_2PO_4^-$. Zusammen mit einigen anderen Substanzen im Harn (Citrat u. a.) kann man die während der Tubuluspassage aufgenommenen H^+-Ionen dadurch messen, dass man den Harn mit NaOH auf den Blut-pH-Wert zurücktitriert („titrierbare Säure").

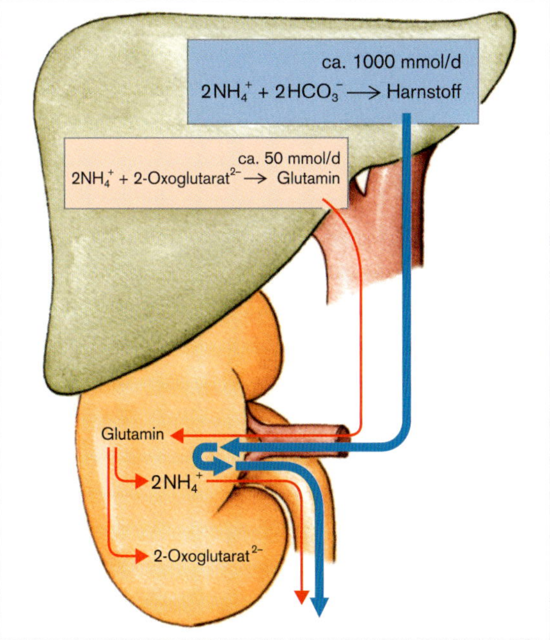

Abb. 10.45 Hepatorenale Kooperation bei der Ammoniakausscheidung. Aus dem Protein- bzw. Aminosäurenabbau fallen täglich rund 1000 mmol $NH_3 \rightleftharpoons NH_4^+$ an, wovon, vereinfacht gesagt, in der Leber rund 95 % mit ebensoviel Bicarbonat⁻ zu Harnstoff umgewandelt werden, der renal ausgeschieden wird ($2\ NH_4^+ + 2HCO_3^- \rightleftharpoons NH_2\text{–}C(=O)\text{–}NH_2 + CO_2 + 3\ H_2O$). Die restlichen 5 % des $NH_3 \rightleftharpoons NH_4^+$ (ca. 50 mmol/d) gelangen entweder als solche und v. a. in Form von Glutamin in die Niere, wo daraus wieder $NH_3 \rightleftharpoons NH_4^+$ abgespalten wird, das zum größeren Teil der Ausscheidung anheimfällt (▶ Abb. 10.46). Für jedes $NH_3 \rightleftharpoons NH_4^+$, das so ausgeschieden wird, wird in der Leber ein HCO_3^- weniger zur Harnstoffsynthese verbraucht. Damit ist die Menge des ausgeschiedenen $NH_3 \rightleftharpoons NH_4^+$ ein Maß für die Bicarbonateinsparung in der Leber („indirekte" H^+-Ausscheidung; s. Text). Bei Azidose erhöht sich sowohl die renale Glutaminaseaktivität als auch die renale Glutaminaufnahme und damit die „indirekte" H^+-Ausscheidung.

nelle Ausscheidung etwa 10–20 % beträgt, können ca. 10–30 mmol/d an H^+-Ionen mit Hilfe des primären Phosphats ausgeschieden werden. Titriert man den Harn mit NaOH zurück auf den Blut-pH-Wert, kann man die H^+-Menge bestimmen, die Phosphat (sowie etwas Urat, Citrat u. v. a.) in der Niere aufgenommen hat; diese Menge wird **titrierbare Säure** genannt (▶ Abb. 10.44).

10.10.4 Die Rolle des Ammoniaks

Ammoniak (bzw. Ammoniumionen: $NH_3 + H^+ \rightleftharpoons NH_4^+$) fällt in großer Menge (ca. 1000 mmol/d) beim Aminosäurenabbau an, ist aber bereits in sehr niedrigen Konzentrationen giftig, sodass im Durchschnitt rund 95 % davon in Form des NH_4^+ in der Leber (vereinfacht gesagt) mit äquimolaren Mengen an $\mathbf{HCO_3^-}$ zu **Harnstoff** umgewandelt werden (▶ Abb. 10.45), der als weitgehend inerte Substanz mit dem Urin ausgeschieden wird (▶ Abb. 10.26).

Der normalerweise also geringe NH_4^+-Überschuss vergrößert sich bei einem relativen Bicarbonatmangel, d. h. bei einer **nicht-respiratorischen Azidose**. NH_4^+ wird in den perivenösen Leberzellen mit Hilfe der Glutaminsynthetase an Glutamat gekoppelt. Dabei entsteht **Glutamin**, das auf dem Blutweg zur Niere gelangt (▶ Abb. 10.45), wo es sowohl von der luminalen als auch von der basolateralen Seite sekundär aktiv in die proximalen Tubuluszellen aufgenommen wird (▶ Abb. 10.46). In den Mitochondrien dieser Zellen ist eine hochaktive **Glutaminase** lokalisiert, die Glutamin wieder in $\mathbf{NH_4^+}$ und Glutamat⁻ hydrolysiert, das durch Glutamatdehydrogenase weiter zu einem **zweiten** $\mathbf{NH_4^+}$ und zu 2-Oxoglutarat^{2-} (= α-Ketoglutarat^{2-}) gespalten wird. Das NH_4^+ dissoziiert intrazellulär zu $NH_3 + H^+$; beide Reaktionsprodukte erreichen getrennt voneinander (durch nicht-ionische Diffusion bzw. H^+-Se-

10

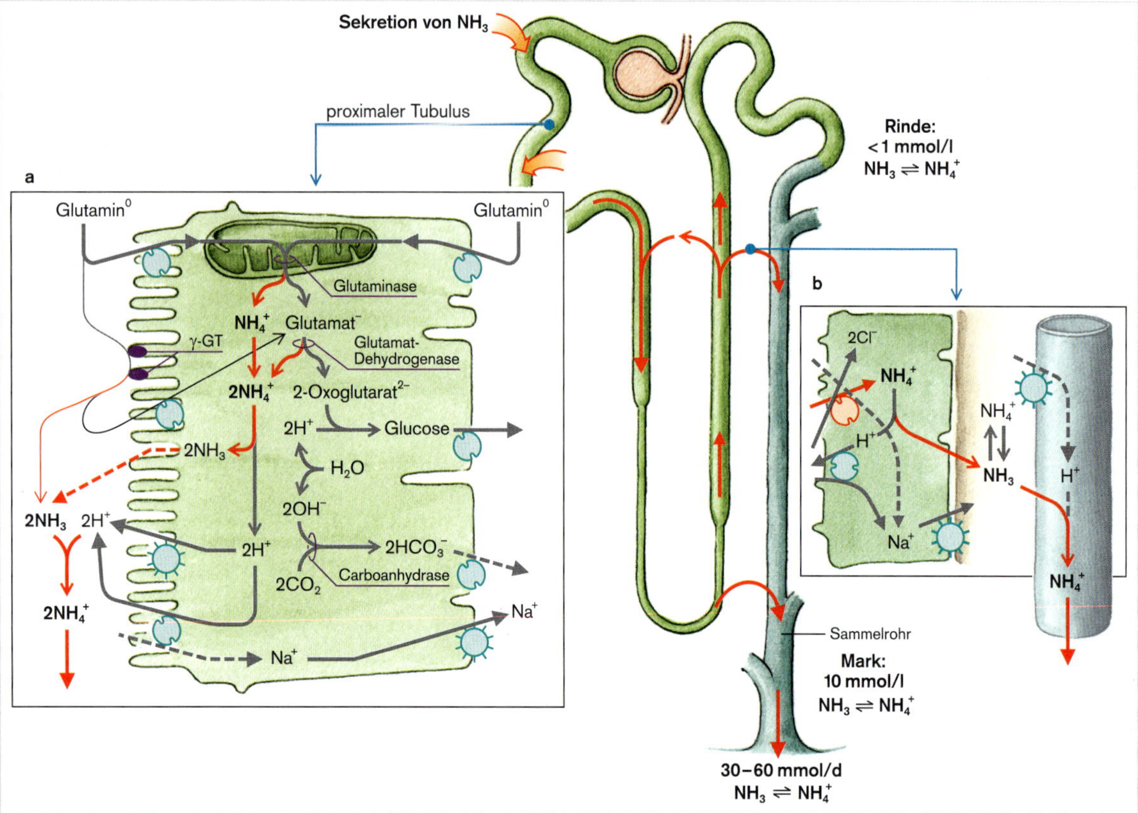

Abb. 10.46 Renale Sekretion und Ausscheidung des Ammoniaks.
a Die proximalen Tubuluszellen nehmen beidseitig Glutamin auf (Na^+-Symport), das in Leber und Muskel gebildet und renal zu 2 NH_4^+ + 2-Oxoglutarat^{2-} verstoffwechselt wird (▶ Abb. 10.45). NH_4^+ dissoziiert in der Tubuluszelle zu NH_3 und H^+, die z. T. getrennt voneinander ins Lumen gelangen (nicht-ionische Diffusion bzw. aktive H^+-Sekretion), z. T. undissoziiert als geladenes NH_4^+-Ion über den Na^+-H^+-Carrier (anstatt H^+) die Zelle in Richtung Lumen verlassen (im Bild nicht gezeigt).
b Der Großteil des proximal gebildeten $NH_3 \rightleftharpoons NH_4^+$ wird im dicken aufsteigenden Teil der Henle-Schleife als Ion wieder resorbiert (NH_4^+ benützt hier die K^+-Bindungsstelle des Na^+-$2Cl^-$-K^+-Kotransporters; Abb. 10.22-1) (S. 427) und erreicht das medulläre Interstitium, aus dem es durch nicht-ionische Diffusion schließlich ins Sammelrohrlumen gelangt. Die hohe Konzentration von $NH_3 \rightleftharpoons NH_4^+$ im Nierenmark und der niedrige pH-Wert im Sammelrohr beschleunigen diese Diffusion. Obwohl die NH_4^+-Ausscheidung im Urin per se keine Säureausscheidung darstellt, ist sie mengenmäßig ein indirektes Maß dafür (s. Legende zu ▶ Abb. 10.45).

kretion) das Tubuluslumen, wo sie erneut zu NH_4^+ zusammentreten (▶ Abb. 10.46). Jüngere Befunde zeigen, dass mindestens die gleiche Menge in der ionisierten NH_4^+-Form sezerniert wird, und zwar über den Na^+-H^+-Austauscher, dessen H^+-Bindungsstelle offenbar auch NH_4^+ akzeptiert.

Kleine Mengen von NH_4^+ können von Glutamin auch im Lumen des proximalen Tubulus abgespalten werden (▶ Abb. 10.46). Hier wirkt die γ-Glutamyltransferase (γ-GT) als „Glutaminase“ [63].

Aufgrund der Sekretion von NH_3 bzw. NH_4^+ im proximalen Tubulus findet sich an dessen Ende 9-mal mehr NH_4^+ ($\rightleftharpoons NH_3$) als im Filtrat; allerdings erreicht nur ein Drittel davon das distale Konvolut, die anderen zwei Drittel nehmen eine Abkürzung; sie werden als NH_4^+-Ion im dicken aufsteigenden Teil der Henle-Schleife wieder (sekundär aktiv) durch den luminalen BSC 1-Symporter **resorbiert**, wobei dieser die NH_4^+-Ionen statt K^+ akzeptiert (Abb. 10.22-1) (S. 427). Nach intrazellulärer Dissoziation von NH_4^+ (zu NH_3 und H^+) rezirkulieren H^+-Ionen zurück ins Lumen (Na^+/H^+-Austauscher) (S. 452), und NH_3 **diffundiert ins Interstitium** des Nierenmarks, sodass dort eine hohe (papillenwärts bis auf 10 mmol/l ansteigende) NH_4^+ ($\rightleftharpoons NH_3$)-Konzentration aufgebaut wird. NH_3 gelangt von dort durch **nicht-ionische Diffusion** in das Sammelrohrlumen, wo es durch den dort gewöhnlich sehr niedrigen pH-Wert (s. o.) sofort zu NH_4^+ umgewandelt wird. Fast 80 % der proximal sezernierten Menge erreichen so den Endurin (▶ Abb. 10.46).

Vorausgesetzt, dass das so gebildete NH_4^+ den Körper mit dem Harn tatsächlich verlässt (und nicht etwa zur Leber zurückkehrt und dort bei der Harnstoffsynthese doch noch HCO_3^- verbraucht), ist die Menge von NH_4^+ ($\rightleftharpoons NH_3$) im Harn ein indirektes Maß für die H^+-Eliminierung bei diesem Prozess. Die NH_4^+-Ausscheidung leistet also dadurch einen **Beitrag zur H^+-Ausscheidung**, dass für jedes ausgeschiedene NH_4^+ ($\rightleftharpoons NH_3$) in der Leber ein HCO_3^- weniger für die Harnstoffsynthese verbraucht wird, und nicht etwa dadurch, dass NH_3 nach der Sekretion H^+-Ionen abpuffert. (Bei einem pH-Wert von ungefähr 9 liegt NH_4^+ [$\rightleftharpoons NH_3$] ja zu mehr als 97 % bereits ionisiert vor.) Diese Art der H^+-„Ausscheidung" unterscheidet sich also grundsätzlich von der tubulären Phosphattitration (S. 454) und ist daher auch nicht als titrierbare Säure erfassbar.

Bei der proximal-tubulären Bildung von NH_4^+ ($\rightleftharpoons NH_3$) entsteht 2-Oxoglutarat^{2-}, bei dessen Umwandlung zu Glucose^0 (Glukoneogenese) zwei H^+-Ionen verbraucht, d. h. zwei HCO_3^--Ionen gebildet werden. In der Gesamtbilanz der Ausscheidung von NH_4^+ ($\rightleftharpoons NH_3$) bleibt die Bildung dieser beiden HCO_3^--Ionen aber unberücksichtigt, da sie zur Bildung von 2-Oxoglutarat^{2-}, das zur Glutaminsynthese in der Leber benötigt wird (▶ Abb. 10.45), ja auch aufgewandt werden mussten.

Für die Regulation des Säure-Basen-Haushalts ist wichtig, dass die proximale Bildung und die Ausscheidung von NH_4^+ bei einer **Azidose** innerhalb von 1 – 2 Tagen auf das Mehrfache des Normalwerts gesteigert werden kann. Daran sind ein vermehrter Antransport von Glutamin zur Niere und dort eine vermehrte Glutaminaufnahme in die Zelle und in die Mitochondrien sowie eine Aktivierung sowohl der Glutaminase als auch der Gluconeogenese (s. u.) beteiligt. Umgekehrt führt eine Störung der Harnansäuerung im Sammelrohr (z. B. Defekt der H^+-ATPase und/oder des Cl^-/HCO_3^--Antiporters) zu einer ungenügenden Ausscheidung von NH_4^+ und titrierbarer Säure, sodass sich eine **distale renal-tubuläre Azidose** entwickelt.

Zusammenfassung Kap. 10.10

Die Niere im Dienst des Säure-Basen-Haushalts

Im proximalen Tubulus werden **H^+-Ionen sezerniert** (Na^+/H^+-Austausch und H^+-ATPase), sodass der luminale pH-Wert bis auf 6,5 – 6,8 abfällt. Pro sezerniertem H^+-Ion bleibt in der Zelle ein OH^--Ion zurück, das dort, katalysiert durch **Carboanhydrase II**, mit CO_2 zu **HCO_3^-** reagiert, welches die Zelle basolateral verlässt. Im Sammelrohr kann der luminale pH-Wert durch eine **H^+-ATPase** und eine **H^+/K^+-ATPase** der Schaltzellen sogar auf unter 5 gesenkt werden. Die sezernierten H^+-Ionen wandeln im Lumen des frühproximalen Konvoluts das filtrierte HCO_3^- mit Hilfe der **Carboanhydrase IV** zu **CO_2** um, das in die Zelle diffundiert (**HCO_3^--Resorption**), und titrieren entlang des Tubulus und des Sammelrohrs HPO_4^{2-} zu $H_2PO_4^-$, das als sog. **titrierbare Säure** im Urin erscheint. Der proximale Tubulus bildet aus **Glutamin** 2 NH_4^+ und 2-Oxoglutarat^{2-}. Der Anteil des so gebildeten **NH_4^+**, der den Körper mit dem Harn verlässt, ist ein indirektes Maß für die H^+-Eliminierung bei diesem Prozess, da für jedes im Harn ausgeschiedene $NH_3 \rightleftharpoons NH_4^+$ in der Leber ein HCO_3^- weniger zur Harnstoffsynthese verbraucht wird. Eine **Alkalose** vermindert die H^+-Sekretion, während eine **Azidose** nicht nur den Na^+/H^+-Austauschcarrier aktiviert, sondern auch die **NH_4^+-Ausscheidung** und damit zusätzlich „indirekt" die **H^+-Eliminierung** erhöht.

10.11 Renin und Nierenhormone

Die Niere ist einerseits Zielorgan zahlreicher Hormone, wie etwa ADH (Antidiurese), Aldosteron (Na^+-Haushalt, Blutdruck), Parathormon (Ca^{2+}-Haushalt, Calcitriolbildung) und ANP (Reninhemmung, Natriurese, Diurese) (Kap. 11) (S. 468). Andererseits steuert die Niere selbst eine Reihe bedeutender Körperfunktionen auf endokrinem Weg, sodass eine Niereninsuffizienz auch aus diesem Grund zu bedrohlichen Funktionsstörungen führt.

Das aus den Granulazellen des juxtaglomerulären Apparates (Abb. 10.12) (S. 415) stammende **Renin** selbst ist kein Hormon, sondern ein proteolytisches Enzym, doch steuert es die Bildung von **Angiotensin II**, ein für die Blutdruckregulation und die Elektrolytbilanzierung wichtiges Hormon. Angiotensin II wirkt vasokonstriktorisch und setzt aus der Nebennierenrinde Aldosteron frei (Na^+-Retention, EZV steigt). Aus beiden Gründen **erhöht** sich der **Blutdruck.**

Renin wird in Bruchteilen einer Minute dann vermehrt freigesetzt, wenn der Mitteldruck in der Nierenarterie um mehr als 10 – 15 mmHg absinkt. Unterhalb dieses Schwellendrucks, der durch Sympathikusaktivität (α_1-Adrenozeptoren, Neuropeptid Y) zu höheren Druckwerten verscho-

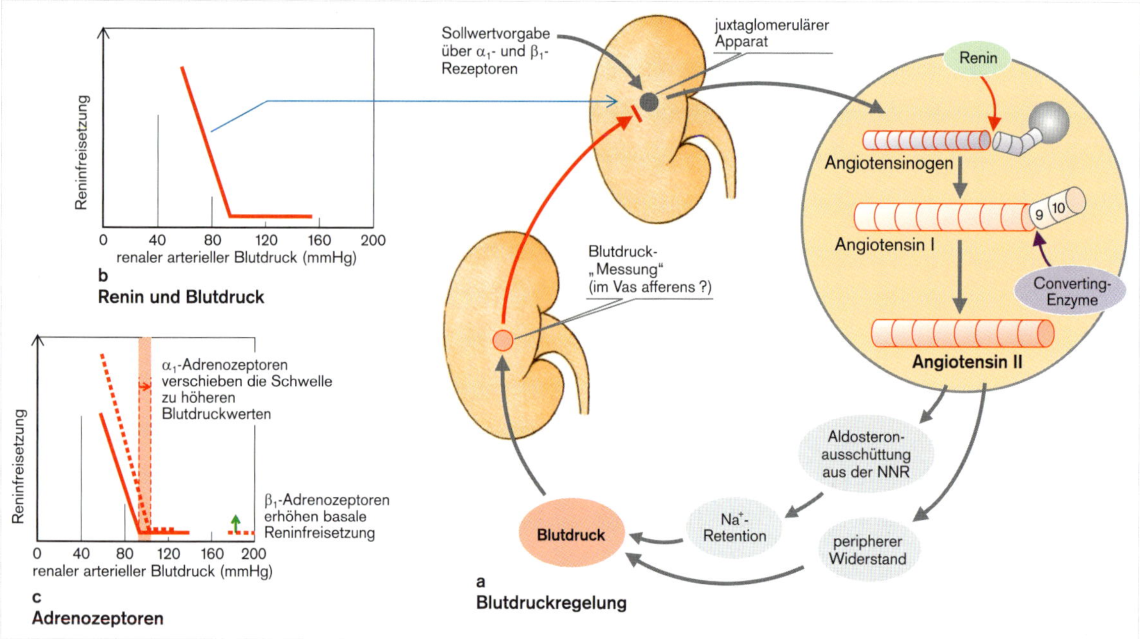

Abb. 10.47 Der Renin-Angiotensin-(Aldosteron-)Mechanismus regelt mittelfristig den Blutdruck (s. a. Abb. 1.7) (S. 36). Fällt der mittlere Blutdruck (in der Niere) unter einen bestimmten Wert („Schwelle"), wird im juxtaglomerulären Apparat Renin ausgeschüttet, das die Angiotensin-II-Konzentration im Plasma erhöht. Angiotensin II wirkt vasokonstriktorisch und setzt Aldosteron frei, beides Effekte, die den Blutdruck über einen Anstieg des peripheren Widerstands bzw. des Extrazellulärvolumens erhöhen (**a**, **b**). Über α_1-Adrenozeptoren kann die Schwelle zu höheren Blutdruckwerten verstellt werden, über β_1-Rezeptoren wird die basale Reninfreisetzung angehoben (**c**) (Daten aus [22]).

ben werden kann [22], steigt die Reninaktivität im Plasma drastisch an (▸ Abb. 10.47; [21]). Das in den systemischen Kreislauf freigesetzte Renin spaltet dort von dem aus der Leber stammenden Angiotensinogen das Dekapeptid Angiotensin I ab, aus dem durch weitere enzymatische Hydrolyse mittels des **angiotensin-converting enzyme, ACE** (vor allem in der Lunge), schließlich das aktive Oktapeptid **Angiotensin II** entsteht (▸ Abb. 10.47), das an den Rezeptor AT-1 bindet. Dieser **Renin-Angiotensin-(Aldosteron-) Mechanismus** stellt nicht nur eine Notreaktion dar, sondern ist auch wesentlich an der **mittelfristigen Blutdruckregulation** (min bis h) beteiligt ([21]; ▸ Abb. 10.47). Darüber hinaus stimuliert Angiotensin II die ADH-Sekretion (Wasserresorption im Sammelrohr erhöht sich), die Na^+-Resorption im proximalen Tubulus sowie Durstgefühl und Salzappetit.

Hemmer von ACE und AT-1-Rezeptoren sind wichtige Medikamente zur Hochdrucktherapie.

Dieser Regelmechanismus kann allerdings „getäuscht" werden. Er kommt nämlich auch in Gang, wenn es z. B. eine Nierenarterienstenose ist, die den renalen Blutdruck drosselt. Jetzt wird zwar der arterielle Druck in der betroffenen Niere ebenfalls normalisiert, doch gelingt dies nur bei einem systemisch erhöhten Blutdruck, sodass sich eine **renale Hypertonie** entwickelt.

Intrarenales Renin-Angiotensin-System (RAS). Außer dem oben geschilderten systemischen RAS wurde in der Niere auch ein lokales RAS gefunden, das offenbar ebenfalls eine Rolle bei der Hypertonie spielt. Aktiviert wird es u. a. durch Wnt/Beta-Catenin, gehemmt wird es durch Klotho [81].

Calcitriol ist der wirksame Metabolit des **Vitamin D** (S. 495). In der mit ultraviolettem Licht bestrahlten Haut gebildetes oder mit der Nahrung aufgenommenes Vitamin D wird in der Leber zu 25-OH-Cholecalciferol (Calcidiol), das die Speicherform im Plasma darstellt, und anschließend in den Mitochondrien des proximalen Tubulus zu 1,25-$(OH)_2$-Cholecalciferol (Calcitriol) hydroxyliert. Die Regelung der Calcitriolkonzentration setzt an der 1α-Hydroxylase in der Niere an, wobei das bei einer Hypokalzämie vermehrt ausgeschüttete **Parathyrin** der Hauptstimulator des Enzyms ist. Zielorgane des Calcitriols sind v. a. der Darm (S. 576), aber auch die Niere selbst (s. Abb. 11.22) (S. 496).

Sistiert bei einer Niereninsuffizienz die renale Calcitriolbildung, entwickelt sich eine **Hypokalzämie,** die gegenregulatorisch durch einen **sekundären Hyperparathyreoidismus** bekämpft wird (s. Abb. 11.23) (S. 499). Dieser kann zwar der Hypokalzämie Einhalt gebieten, ruft aber seinerseits gravierende Funktionsstörungen an anderen Organen hervor (Knochen, Herz, u. a. m.).

Erythropo(i)etin (**EPO**) steuert in einem Regelkreis die Proliferation und Differenzierung der Erythrozyten-Vorläuferzellen im Knochenmark (S. 289) und damit die O_2-Kapazität des Blutes. EPO ist ein Glykoproteinhormon mit 166 Aminosäuren und vier Kohlenhydratketten und wird bei Erwachsenen zu mehr als 90 % in der Niere (der Rest in der Leber) gebildet, und zwar in den Fibroblasten der Nierenrinde [41]. Anämie, arterielle Hypoxie (z. B. Höhenaufenthalt) und eine erhöhte Sauerstoffaffinität des Hämoglobins lösen einen Anstieg der Erythropoetin-Plasmakonzentration aus. Adäquater Reiz dafür ist ein verminderter O_2-Partialdruck im kortikalen Interstitium der Niere (▸ Abb. 10.48). Dabei erhöht sich offenbar nicht die Syntheserate der einzelnen Zelle, sondern es werden mehr Zellen für die Hormonbildung rekrutiert [41]. Bei Niereninsuffizienz (GFR < ca. 25 ml/min) versiegt die Haupterythropoetinquelle, sodass es zu einer **renalen Anämie** kommt.

Prostaglandine wie PGE_2 werden renal vor allem in der Gefäßwand, in marknahen Rindenschichten oder im Mark selbst gebildet. PGE_2 ist wichtig für die Nierenentwicklung, bewirkt eine Vasodilatation, hemmt in TAL und DCT die Na^+-Resorption und im Sammelrohr die Wasserresorption.

Die physiologischen Aufgaben des ATP-Metaboliten **Adenosin** (GFR-Regulation bei der tubuloglomerulären Rückkopplung) (S. 413) und des **Kallikreins** (Hemmung der postproximalen NaCl-Resorption?) sind nicht völlig geklärt.

10.12 Nierenstoffwechsel

Ähnlich wie das Herz arbeitet die Niere Tag und Nacht, nur dass die chemische Energie in Form des ATP in der Niere nicht zu mechanischer Arbeit, sondern für die aktiven Transportmechanismen, vor allem für die Na^+/K^+-ATPase, verwendet wird. Substrate des völlig O_2-abhängigen Energiestoffwechsels im proximalen Tubulus sind zwar überwiegend **Ketonkörper** und **freie Fettsäuren,** doch dienen auch einige andere Stoffe (z. B. Prolin) der ATP-Produktion. Glucose allerdings wird dort nicht nur nicht verbraucht, sondern sogar gebildet (Gluconeogenese). Distale Nephronabschnitte und das Sammelrohr hingegen sind mit den Enzymen des Glucoseabbaus reichlich bestückt, sodass ATP dort notfalls sogar aus der anaeroben Glykolyse gewonnen werden kann, was besonders im O_2-armen Papillenbereich des Nierenmarks notwendig ist.

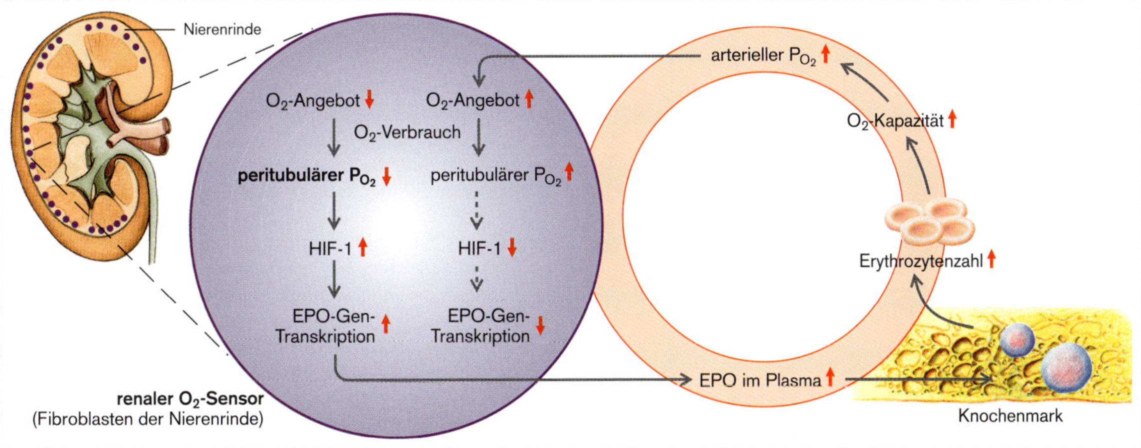

Abb. 10.48 Regelung der renalen Erythropoetinsekretion zur Aufrechterhaltung der Normoxie. Peritubuläre Fibroblasten der Nierenrinde besitzen einen O_2-Sensor (HIF1 = Hypoxie-induzierbarer Faktor 1) und beantworten ein Absinken des peritubulären P_{O_2} mit einer erhöhten Produktion von Erythropoetin (EPO, s. a. Abb. 7.2) (S. 289). EPO erhöht im Knochenmark die Erythrozytenproduktion, sodass die arterielle O_2-Kapazität und in der Folge der peritubuläre P_{O_2} ansteigt, wodurch die EPO-Sekretion wieder absinkt (negative Rückkopplung). Sinkt die GFR unter ca. 25 ml/min (Niereninsuffizienz), so fällt auch die EPO-Sekretion ab, was eine renale Anämie zur Folge hat. EPO muss dann von außen zugeführt werden (S. 290).

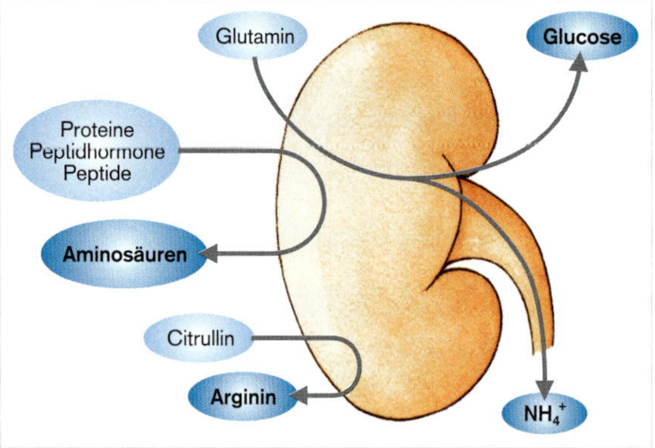

Abb. 10.49 Metabolische Servicefunktionen der Niere. Neben der Bildung von Renin, Calcitriol und Erythropoetin obliegt der Niere die v. a. bei Hungerazidose wichtige Gluconeogenese, die Versorgung des Organismus mit Arginin sowie der Abbau von Peptiden inkl. der Peptidhormone (Abb. 10.34) (S. 443) u. a.

Neben diesem Stoffwechsel für die Energetisierung des tubulären Transports hat die Niere bedeutende **metabolische Servicefunktionen** für den Gesamtorganismus (▸ Abb. 10.49). Eine davon ist die **Gluconeogenese**. Bei der Hungerazidose ist die gebildete Glucose nicht nur ein „Nebenprodukt", sondern wird für den Organismus dringend gebraucht, da er unter diesen Umständen bis zu 50 % seines Bedarfs aus der renalen Gluconeogenese deckt. Von einigen weiteren metabolischen Servicefunktionen der Niere wird im Folgenden die Rede sein.

▸ **Aminosäurenstoffwechsel.** Wie oben erwähnt, dient Glutamin bei einer Azidose als Ammoniumvehikel von der Leber zur Niere (▸ Abb. 10.45 u. ▸ Abb. 10.46) und ist Ausgangsprodukt der Gluconeogenese. Bei nicht-azidotischer Stoffwechsellage hingegen produziert die Niere kaum Glucose, sondern bildet **Alanin** und **Serin**. Beide können in der Leber (nicht in der Niere) zur Gluconeogenese verwendet werden, die dort azidoseunabhängig abläuft. Die Niere ist außerdem Hauptproduktionsort für **Arginin⁺** im Körper; es wird in den proximalen Tubuluszellen aus Aspartat⁻ und Citrullin gebildet, das vor allem aus der Darmmukosa stammt. Prinzipiell kann Arginin⁺ im Nierenmark weiter zu Harnstoff verarbeitet werden, doch ist die physiologische Bedeutung dieser medullären Harnstoffbildung nicht geklärt.

Die **intraluminale „Verdauung" von Peptiden** (S. 442) rettet nicht nur deren Aminosäuren vor der Ausscheidung, sondern entfernt gleichzeitig die Peptide aus dem Organismus. Das gilt auch für die meisten **Peptidhormone**, sodass die Niere deren wichtigster Abbauort ist.

Endokrine Störungen bei einer Niereninsuffizienz können also ganz unterschiedliche Ursachen haben. Einerseits fehlen die renal gebildeten Hormone, andererseits steigen die Plasmakonzentrationen extrarenal gebildeter Hormone. Das kann daran liegen, dass es sich, wie in weiter oben (S. 449) für Parathyrin gezeigt, um eine **gegenregulatorische Maßnahme** handelt. Eine andere Ursache ist, dass der **Abbau von Peptidhormonen vermindert** ist. Glucagon, Parathyrin und Gastrin sind einige Beispiele. Auch die glandotropen Hormone der Adenohypophyse gehören dazu. Entfällt ihr renaler Abbau (z. B. LH, FSH, ACTH), so werden die untergeordneten Hormone, darunter nun auch Steroidhormone (Sexualhormone, Cortisol etc.), vermehrt ausgeschüttet. Dadurch kommt es nicht nur zu Störungen des Kohlenhydrat-, Protein- und Fettstoffwechsels, sondern, sowohl beim Mann als auch bei der Frau, zur Sterilität.

Glutathion. Glutathion ist ein Tripeptid (γ-Glutamyl-Cysteinyl-Glycin), das intrazellulär in hohen Konzentrationen (mehrere mmol/l) vorkommt und mit seiner SH-Gruppe als **Redoxpuffer** dient, durch den z. B. zelluläre Membranschäden durch Lipidoxidation verhindert werden. Oxidiertes Glutathion kann im proximalen Tubulus sezerniert werden, sodass daraus im Lumen mit Hilfe der γ-Glutamyltransferase (γ-GT) und zweier Aminopeptidasen die drei Aminosäuren des Peptids freigesetzt, wieder resorbiert und zur erneuten Glutathionsynthese verwendet werden können [64]. Ohne Filtration oder Ausscheidung zu berühren, wird hier also das Tubuluslumen nur als **extrazelluläres Stoffwechselkompartiment** verwendet.

Renaler Entgiftungsstoffwechsel. Glutathion hat außerdem eine wichtige Funktion bei der Entgiftung von Fremd- und Giftstoffen. Sowohl in der Leber als auch in der Niere können durch Glutathion-S-Transferasen eine Vielzahl solcher Stoffe an die SH-Gruppe des Glutathions gekoppelt werden. Die Kopplungsprodukte aus der Leber werden renal filtriert, die aus Leber und Tubuluszelle ins Lumen sezerniert und dort genau wie ungekoppeltes Glutathion zu Aminosäuren hydrolysiert. Obwohl das Cystein an seiner SH-Gruppe nun den gekoppelten Fremdstoff trägt, wird es vom Carrier für neutrale Aminosäuren (der bezüglich der Seitengruppe relativ unspezifisch ist) resorbiert, allerdings nur bis ins Zellinnere. Dort wird seine α-Aminogruppe nämlich acetyliert (N-Acetylase). Damit entsteht eine sog. **Mercaptursäure**, die nun nicht mehr vom Aminosäurecarrier, sondern von dem für die Sekretion von organischen Säuren (wie PAH; ▸ Abb. 10.36) akzeptiert und folglich in den Harn ausgeschieden wird. Damit sezerniert der Tubulus nicht nur im Plasma bereits vorhandene Stoffe, sondern formt auch Fremd- und Giftstoffe „sekretionsgerecht" um [67].

Zusammenfassung Kap. 10.11 u. Kap. 10.12

Nierenhormone und Nierenstoffwechsel

Das Enzym **Renin** wird von der Niere freigesetzt, wenn der **renale Arteriendruck absinkt**. Es löst die Bildung von **Angiotensin II** aus, das u. a. **vasokonstriktorisch** wirkt und die **Aldosteronfreisetzung** stimuliert. Das Renin-Angiotensin-System regelt mittelfristig den **Blutdruck**.

Calcitriol ist der wirksame Vitamin-D-Metabolit, der, gefördert von **PTH**, renal gebildet wird und in Darm und Niere die **Ca^{2+}-Resorption** stimuliert.

Erythropoetin wird bei einem verminderten renalen P_{O_2} gebildet und steuert die O_2-Kapazität des Blutes, während **Prostaglandine**, **Adenosin** und **Kallikrein** intrarenal wirken.

Die meiste **Stoffwechselenergie** verbraucht die Niere für den tubulären Transport (**Na^+/K^+-ATPase**). Hauptsubstrate dabei sind **Fettsäuren** und **Ketonkörper**. **Glucose** wird kortikal nicht verbraucht, sondern aus Glutamin sogar gebildet. Diese Gluconeogenese steht im Dienste des **Säure-Basen-Haushalts**. Filtrierte **Peptide**, **Peptidhormone** und **Glutathionkopplungsprodukte** werden luminal enzymatisch hydrolysiert und als freie Aminosäuren resorbiert. Die Niere ist außerdem Hauptlieferant für **Arginin** im Körper.

10.13 Nierenversagen und künstliche Niere

10.13.1 Nierenversagen

Sinkt der arterielle Blutdruck stark ab (z. B. bei hohem Blutverlust oder akutem Herzversagen), werden Nierendurchblutung und GFR doppelt in Mitleidenschaft gezogen. Bei der schockbedingten Zentralisation des Kreislaufs (S. 267) zählen die Nieren nämlich zur „Peripherie“, in der durch adrenerge „Notfall“-Vasokonstriktion die Durchblutung verstärkt gedrosselt wird. Das kann so weit gehen, dass die Nieren ihre Funktion praktisch einstellen: „prärenales“ **akutes Nierenversagen** (ANV). Nach Normalisierung des systemischen Blutdrucks nehmen die Nieren ihre Arbeit meist wieder auf, doch kann es sekundär, insbesondere bei längerdauernder renaler **Ischämie**, zu einem „renalen“ ANV kommen, bei dem die Nephrone und die Endothelien der Nierengefäße durch die „prärenal“ verursachte Ischämie geschädigt worden sind. Zunächst sinkt dabei die Harnausscheidung sehr stark ab, es kommt zur **oligurischen Phase des ANV** (1 – 2 Tage). Erholen sich die Nieren danach wieder, normalisiert sich ihre Resorptionsleistung erst im Verlauf von Wochen, d. h., in dieser Zeit werden mit dem Harn vermehrt Kochsalz, Wasser usw. ausgeschieden: **polyurische Phase des ANV.** Ein ANV kann auch primär „renal“ verursacht sein, so durch eine perakute Entzündung der Glomeruli (Glomerulonephritis) oder der intrarenalen Harnwege (Pyelonephritis), durch Vergiftungen (Schwermetalle, Kohlenwasserstoffe, Pilze u. a. m.) und durch Medikamente mit nephrotoxischen Nebenwirkungen (z. B. bestimmte Antibiotika, Zytostatika und Immunsuppressiva). Bei ausgedehnten Muskelzerstörungen oder bei starker Hämolyse gelangen große Mengen an Myoglobin bzw. Hämoglobin ins Plasma. Da der Siebkoeffizient dieser Proteine am glomerulären Filter 0,75 bzw. 0,03 beträgt (Tab. 10.3) (S. 419), werden sie teilweise filtriert. Sie fallen wegen ihrer Konzentrierung entlang des Nephrons und wegen des sauren Milieus im Tubuluslumen dort aus und blockieren den Harnabfluss, was ebenfalls Ursache eines ANV sein kann. Auf zellulärer Ebene verursacht die Ischämie einen **Sauerstoff- und Substratmangel** sowie eine **Akkumulation von Stoffwechselprodukten.** Damit wird die Energieversorgung der Ionenpumpen der Tubuluszellen (Na^+/K^+-ATPase, Ca^{2+}-ATPase) gefährdet (ein ATP-Defizit ist schon nach 5 Minuten messbar), womit sich in der Folge nicht nur die Resorptions- und Sekretionsleistungen der Tubuli vermindern, sondern auch die Homöostase in der Tubuluszelle selbst zusammenbricht. Es kommt zur **Zellschwellung** sowie zum **Anstieg der zytosolischen Ca^{2+}-Konzentration.** In der Folge werden daraufhin vasoaktive Substanzen freigesetzt sowie intrazelluläre Enzyme aktiviert, die Bestandteile der eigenen Zelle, etwa das Zytoskelett, angreifen. Die Abstoßung des Bürstensaums ist eine der Folgen. Durch die Zellschwellung werden sowohl Blutgefäße als auch Tubuluslumina verengt (unnachgiebige Nierenkapsel!), was die Durchblutung weiter reduziert bzw. den Harnabfluss erschwert. Werden nur einzelne Zellen geschädigt, so lösen sie sich von der Basalmembran ab, und benachbarte, noch erholungsfähige Zellen schließen die Epithellücke dadurch, dass sie sich abflachen und teilen und längere Wege durch Migration überwinden. Wird die Ischämie bzw. der toxische Einfluss nicht rechtzeitig unterbrochen, werden die Nieren auf Dauer geschädigt, d. h., das akute Nierenversagen kann in eine **chronische Niereninsuffizienz** übergehen. Eine

10

solche kann aber auch langsam entstehen, sei es durch Entzündung und Verödung von Glomeruli (Glomerulonephritis, die häufigste Ursache), durch bakterielle Entzündung der extra- und intrarenalen Harnwege (Pyelonephritis), durch chronische Verlegung des Harnabflusses durch Konkremente (S. 450) (▸ Abb. 10.41), durch langdauernde Einnahme nephrotoxischer Medikamente (z. B. Phenacetin) u. a. m. Die Folgen der chronischen Niereninsuffizienz wurden bereits am Anfang von Kap. 10 (S. 404) angesprochen. Manche Aufgaben, wie z. B. die K^+-Ausscheidung, erfüllt die Niere auch bei fortgeschrittener chronischer Insuffizienz noch erstaunlich gut. Die Erklärung dafür ist, dass sich die restlichen, noch intakten Nephrone, sofern genug Zeit zur Verfügung steht, so weit **adaptieren** können, dass sie die gleiche Arbeit bewältigen können, die in den gesunden Nieren auf die normal große Anzahl von Nephronen verteilt war. So führt die anfängliche (insuffizienzbedingte) Minderausscheidung von K^+ zu einer Hyperkaliämie, sodass vermehrt Aldosteron ausgeschüttet wird. Unter dessen chronischer Wirkung werden Mitochondrienzahl, Membranoberflächen, Na^+/K^+-ATPase-Dichte etc. in Tubulus und Sammelrohr so lange vermehrt, bis wieder ausreichend K^+ sezerniert werden kann. Solche Adaptationsmechanismen sorgen dafür, dass auch bei einer Einschränkung der Nierenfunktion auf weniger als die Hälfte keine nennenswerten Störungen auftreten. (Deshalb kann ja auch eine Niere transplantiert werden.) Eine Niereninsuffizienz beginnt bei Ausfall von ca. 75 % der Nephrone, und zum völligen Nierenversagen mit dem Vollbild der **Urämie** (Harn„vergiftung") kommt es, wenn nur noch weniger als 10 % der Nephrone zur Verfügung stehen. Ob es eine einzelne toxische Substanz („Urämiegift") ist, deren Retention im Körper zur Urämie und (unbehandelt) zum Tode führt, ist äußerst fraglich. Keinesfalls ist es der Harnstoff oder das Kreatinin. Wahrscheinlich ist die Urämie das Ergebnis des Versagens mehrerer Nierenfunktionen, nämlich der Störung von Ausscheidung, Stoffwechsel und Regulation sowie von daraus resultierenden kompensatorischen Prozessen. Die meisten dieser Störungen, insbesondere die akut lebensbedrohlichen, sind durch Dialyse behandelbar (s. u.), doch kann nur eine erfolgreich transplantierte Niere alle der genannten Aufgaben wieder voll übernehmen.

10.13.2 Die künstliche Niere

Am Anfang dieses Kapitels wurden die Folgen der Niereninsuffizienz geschildert, und dabei wurde festgestellt, dass eine tödlich endende Urämie entweder durch Transplantation einer Spenderniere oder durch Dialyse verhindert werden kann. Man unterscheidet zwei Typen der Dialyse: eine apparative **Hämodialyse** (**künstliche Niere** im engeren Sinn), bei der das Blut der betroffenen Personen extrakorporal über eine künstliche semipermeable Membran mit sehr großer Fläche (> 1 m^2) mit einer Dialyseflüssigkeit im Gegenstrom (S. 432) in Berührung gebracht wird, sowie eine **Peritonealdialyse,** für die der Peritonealraum der betroffenen Person punktiert und mit Dialyseflüssigkeit durchspült wird, sodass deren diffusible Inhaltsstoffe über das Peritoneum und die Kapillarwand mit denen des Blutes ausgetauscht werden (▸ Abb. 10.50). Ähnlich wie das glomeruläre Filter ist die künstliche Membran bzw. die Peritonealwand für Makromoleküle (und daher natürlich auch für Blutzellen) dicht, lässt aber alle kleineren Moleküle und Ionen sowie Wasser durch. An diesem Austausch über die Membran sind zwei Mechanismen beteiligt:

- **Diffusion** von Stoffen, für die eine **Konzentrationsdifferenz** über die Membran besteht, und
- **Ultrafiltration** von Wasser inkl. der darin gelösten (und permeablen) Stoffe, wenn eine hydrostatische und/oder onkotische **Druckdifferenz** über die Membran hergestellt wird.

Unabhängig davon, ob es sich um eine **akute** oder **chronische Dialyse** handelt, wird sowohl die Hämodialyse als auch die Peritonealdialyse eingesetzt, wobei beide Methoden jeweils ihre Vor- und Nachteile haben. Eine hohe Harnstoff- oder Kreatininkonzentration im Blut der Betroffenen z. B. kann also dadurch gesenkt werden, dass die Dialyseflüssigkeit diese harnpflichtigen Stoffe nicht enthält. Eine nicht-respiratorische Azidose, die entsteht, da die Nieren nicht mehr genug H^+-Ionen ausscheiden können, kann z. B. dadurch korrigiert werden, dass die Dialyseflüssigkeit 35 mmol/l Bicarbonat enthält, sodass während einer vierstündigen Hämodialysedauer das Plasmabicarbonat der betroffenen Personen von typischerweise 21 mmol/l auf 27 – 28 mmol/l ansteigt.

Indikationen für eine akute Dialyse sind eine Urämie (Kreatinin-Clearance < 0,1 ml/min pro kg Körpergewicht), eine ernste Hyperkaliämie, eine schwere Azidose, eine Vergiftung (z. B. mit einem Barbiturat) sowie eine Hypervolämie. Um die Hypervolämie rasch zu beheben, wird bei der Hämodialyse der hydrostatische Druck des Dialysats weit unter den des Blutes im Dialysator gesenkt, sodass durch den entstehenden Druckgradienten den Patient*innen durch Ultrafiltration rasch große Wassermengen entzogen werden. Bei der Peritonealdialyse wird ein Wasserentzug durch Ultrafiltration dadurch erreicht, dass statt des hydrostatischen ein osmotischer Druckgradient durch Zugabe hoher Glucosemengen zur Dialyseflüssigkeit hergestellt wird.

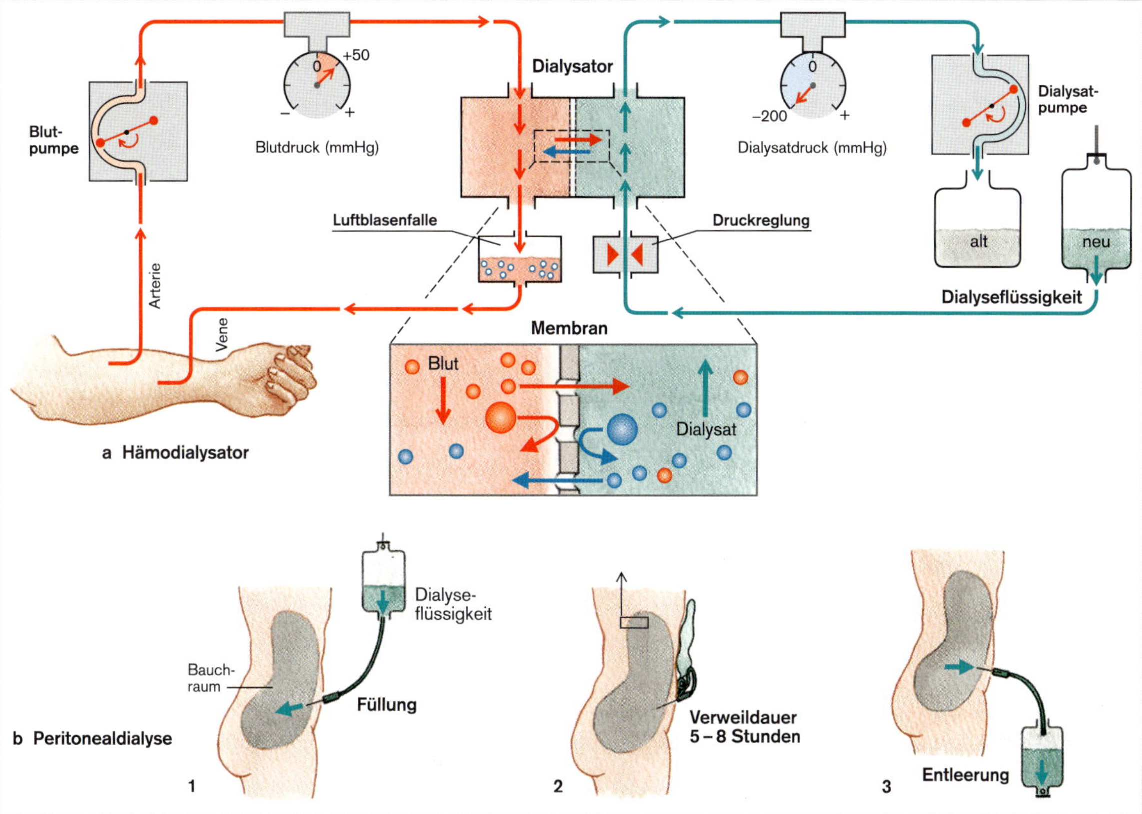

Abb. 10.50 Dialyse als Nierenersatz. Mit der Dialyse werden harnpflichtige Stoffe aus dem Blut entfernt, die sich im niereninsuffizienten Menschen angesammelt haben (Harnstoff, Kreatinin, K^+, H^+, Na^+, Wasser u. a.). Der Dialysator (Mitte oben) enthält eine großflächige Membran, auf deren einer Seite das Blut der behandelten Person, auf deren anderer Seite (im Gegenstrom; ▶ Abb. 10.24**b**) die Dialyseflüssigkeit entlangfließt. Die Membran lässt nur Wasser und kleine Moleküle durch, nicht jedoch Proteine, Bakterien oder Blutkörperchen. Die Entfernung des Stoffs aus dem Blut kann durch Diffusion (Stoffkonzentration im Dialysat < im Plasma!) oder durch Ultrafiltration geschehen; für letztere muss ein hydrostatischer (Dialysatdruck < Blutdruck; im Bild +50 – [–200] = +250 mmHg) oder onkotischer Druckunterschied (z. B. sehr hohe Glucosekonzentration im Dialysat) bestehen. Der dadurch ausgelöste Wasserausstrom reißt auch darin gelöste Stoffe mit sich (Solvent Drag). Statt der künstlichen Membran des Hämodialysators (**a**) wird bei der Peritonealdialyse (**b**) das Peritoneum (inkl. des Kapillarendothels) als natürliche Dialysemembran benützt.

Zusammenfassung Kap. 10.13

Nierenversagen und künstliche Niere

Ein **akutes Nierenversagen** kann „prärenal" (**Ischämie**) oder primär „renal" (**Toxine** u. a.) verursacht sein. Bei der ischämiebedingten Nierenschädigung sinkt die Harnausscheidung zuerst für 1–2 Tage stark ab (**Oligurie**). Beginnt sich die Niere dann zu erholen, wird die volle Resorptionsleistung für Kochsalz, Wasser etc. erst nach Wochen wieder erreicht (**Polyurie**).

Eine **chronische Niereninsuffizienz** entsteht plötzlich (nach akutem Nierenversagen) oder entwickelt sich langsam bei diversen Nierenerkrankungen. Kompensationsmechanismen sind die Ursache dafür, dass das Vollbild des Nierenversagens (**Urämie**) erst auftritt, wenn mehr als ca. 90 % der Nephrone ausgefallen sind. Ein Überleben kann dabei durch eine **Nierenersatztherapie** (**Dialyse**) gesichert werden. Dabei wird das Blut der erkrankten Person über eine großflächige selektive Membran mit einer Dialyseflüssigkeit in Kontakt gebracht. Bei der raschen **Hämodialyse** ist es eine künstliche Membran, die an den Blutstrom angeschlossen ist, bei der langsameren **Peritonealdialyse** sind es das Peritoneum und Kapillarwände, d. h., hier muss der Bauchraum durchströmt werden. Der Stoffaustausch durch die Membran geschieht durch **Diffusion** (Konzentrationsgefälle), der von Flüssigkeit durch **Filtration** (Druckunterschiede).

Zum Weiterlesen...

[1] Alpern JR, Hebert SC. Seldin and Giebisch´s The Kidney. Physiology and Pathophysiology, Vol. I–II, 4th ed. Amsterdam: Academic Press/ Elsevier 2008.

[2] Brenner BM. Brenner and Rector's The Kidney, Vol. I and II, 7th ed. Philadelphia: Saunders; 2004.

[3] Dantzler WH. Comparative Physiology of the Vertebrate Kidney. Berlin: Springer; 1989.

[4] S. Gottschalk CW, Berliner RW, Giebisch GH. Renal Physiology – People and Ideas. Bethesda: American Physiological Society; 1987.

[5] Koushanpour E, Kriz W. Renal Physiology. Principles, Structure and Function, 2nd ed. Berlin: Springer; 1986.

[6] Kuhlmann U, Böhler J, Luft, FC, Alscher MD, Kunzendorf U: Nephrologie, 6. Aufl., Thieme Stuttgart 2015.

[7] Lodish H, Berk A, Matsudaira P, Kaiser CA, Krieger M, Scott MP, Zipursky SL, Darnell J. Molecular cell biology, 5th edition. New York: WH Freeman & Co, 2004.

[8] Silbernagl S, Lang F. Taschenatlas der Pathophysiologie. 5. Aufl. Stuttgart: Thieme; 2018 .

▸ ... und noch weiter

[9] Agre P. Aquaporin water channels in kidney. J Am Soc Nephrol. 2000; 11: 764–777.

[10] Aronson PS, Giebisch G. Mechanisms of chloride transport in the proximal tubule. Am J Physiol. 1997; 273: F179–F192.

[11] Bankir L, Yang B. New insights into urea and glucose handling by the kidney, and the urine concentrating mechanism. Kidney International 2012; 81: 1179–1198.

[12] Biber J, Herando N, Forster I. Phosphate transporters and their function. Annu Rev Physiol. 2013; 75: 535–550.

[13] Bleich M, Greger R. Mechanisms of action of diuretics. Kidney International. 1997; Suppl 59: 11–15.

[14] Bohrer MP, Baylis C, Humes HD, Glassock RJ, Robertson CR, Brenner BM. Permselectivity of the glomerular capillary wall: facilitated filtration of circulating polycations. J clin Invest. 1978; 61: 71–78.

[15] Boros S, Bindels RJ, Hoenderop JGJ. Active Ca^{2+} reabsorption in the connecting tubule. Pflügers Archiv 2008; 458(1):99–109

[16] Burckhardt G, Wolff NA. Structure of renal organic anion and cation transporters. Am J Physiol Renal Physiol. 2000; 278: F853–F866.

[17] Christensen, EI, Birn H, Storm T, Weyer K. Nielsen R. Endocytic receptors in the renal proximal tubule. Physiology 2012; 27: 223–236.

[18] Daniel H, Rubio-Aliaga I. An update on renal peptide transporters. Am J Physiol. 2003; 284: F885–F892.

[19] Davenport JR, Yoder BK. An incredible decade for the primary cilium: A look at a once-forgotten organelle. Am. J. Physiol 2005; 289: F1159-F1169.

[20] Denic A, Lieske JC, Chakkera HA et al. The substantial loss of nephrons in healthy human kidneys with aging. J Am Soc Nephrol 28: 313–320, 2017.

[21] Ehmke H, Persson P, Kirchheim H. A physiological role for pressure-dependent renin release in long-term blood pressure control. Pflügers Arch. 1987; 410: 450–456.

[22] Ehmke H, Persson P, Fischer S, Hackenthal E, Kirchheim H. Resetting of pressure-dependent renin release by intrarenal α_1-adrenoceptors in conscious dogs. Pflügers Arch. 1989; 413: 261–266.

[23] Enomoto A, Kimura H, Chairoungdua A, Shigeta Y, Jutabha P, Cha SH, Hosoyamada M, Takeda M, Sekine T, Igarashi T, Matsuo H, Kikuchi Y, Oda T, Ichida K, Hosoya T, Shimokata K, Niwa T, Kanai Y, Endou H. Molecular identification of renal urate anion exchanger that regulates blood urate levels. Nature 2002; 417:447–452.

[24] Eshbach ML, Weisz OA: Receptor-mediated endocytosis in the proximal tubule. Annu Rev Physiol 2017, 79: 425–448.

[25] Fiorotto M, Coward WA. Pathogenesis of oedema in protein-energy malnutrition: the significance of plasma colloid osmotic pressure. Br. J. Nutr 1979; 42: 21–31.

[26] Gekle M. Renal tubule albumin transport. Annu Rev Physiol. 2005; 67: 573–594.

[27] Grantham JJ. Autosomal dominant polycystic kidney disease.The New England Journal of Medicine 2008; 359: 1477–1485.

[28] Greger R. Ion transport mechanisms in thick ascending limb of Henle's loop of mammalian nephron. Physiol Rev. 1985; 65: 760–797.

[29] Greger R, Velázquez H. The cortical thick ascending limb and early distal convoluted tubule in the urinary concentrating mechanism. Kidney int. 1987; 31: 590–596.

[30] Guggino WB, Oberleithner H, Giebisch G. The amphibian diluting segment. Amer J Physiol. 1988; 254: F615 -F627.

[31] Hediger MA, Kanai Y, Yon G, Nussberger S. Mammalian ion-coupled solute transporters. J Physiol. 1995; 482: 7–17.

[32] Hildebrandt F, Benzing T, Katsanis N. Ciliopathies. N Engl J Med 2011; 364: 1533 - 1543.

[33] James DE. The mammalian facilitative glucose transporter family. NIPS. 1995; 10: 67–71.

[34] Jelkmann W. Erythropoietin: Structure, control of production, and function. Physiol Rev. 1992; 72: 449–489.

[35] Konrad M, Schlingmann KP, Gudermann T. Insights into the molecular nature of magnesium homeostasis. Am J Physiol. 2004; 286: F599–F605.

[36] Kirchheim HR, Ehmke H, Hackenthal E, Löwe W, Persson P. Autoregulation of renal blood flow, glomerular filtration rate and renin release in conscious dogs. Pflügers Arch. 1987; 410: 441–449.

[37] Koepsell H. Organic cation transporters in intestine, kidney, liver and brain. Annu Rev Physiol. 1998; 60: 243–265.

[38] Kriz W, Bankir L. A standard nomenclature for structures of the kidney. Amer J Physiol. 1988; 254: F1 -F8; Anat Embryol. 1988; 178: N1–N8.

[39] Kuhlmann U et al. Nephrologie, 6. Aufl., Thieme Stuttgart 2015.

[40] Lee, Wen-Sen, Kanai Y, Wells RG, Hediger MA. The high affinity Na^+/glucose cotransporter. J Biol Chem. 1994; 269: 12 032–12 039.

[41] Le Hir M, Eckardt K-U, Kaissling B, Koury ST, Kurtz A. Structure-function correlations in erythropoietin formation and oxygen sensing in the kidney. Klin Wschr. 1991; 69: 567–575.

[42] Levey AS, Perrone RD, Madias NE. Serum creatinine and renal function. Ann Rev Med. 1988; 39: 465–490.

[43] Levey AS, Stevens LA, Schmid CH et al. : A new equation to estimate glomerular filtration rate. 2009, Ann Intern Med 150 (9): 604 - 612

[44] Ludwig C. Viribus Physicis Secretionem Urinae Adjuvantibus. Marburg: Elwert; 1842.

[45] Maddox DA, Barnes WD, Gennari FJ. Effect of acute increases in filtered HCO_3^- on renal hydrogen transporters: II. H^+-ATPase. Kidney International. 1997; 52: 446–453.

[46] Mandal AK, Mount DB: The molecular physiology of uric acid homeostasis. Annu Rev Physiol 2015, 77: 323–345.

[47] Marion V, Schlicht D, Mockel A, Caillard S, Imhoff O, Stoetzel C, van Dijk P, Brandt C, Moulin B, Dollfus H. Bardet-Biedl syndrome highlights the major role of the primary cilium in efficient water reabsorption. Kidney Int 2011, 79: 1013–1025.

[48] Miyazaki H, Sekine T, Endou H. The multispecific organic anion transporter family: properties and pharmacological significance. Trends in Pharmacological Sciences. 2004; 25: 654–662.

[49] Murakami T. Glomerular vessels of the rat kidney. A scanning electron microscope study of corrosion casts. Arch Histol Cytol. 1972; 34: 87.

[50] Murer H, Hernando N, Forster I, Biber J. Proximal tubular phosphate reabsorption: Molecular mechanisms. Physiol Rev. 2000; 80: 1373–1409.

[51] Oberleithner H, Kersting U, Silbernagl S, Steigner W, Vogel U. Fusion of cultured dog kidney (MDCK) cells: II. Relationship between cell pH and K^+ conductance in response to aldosterone. J Membr Biol. 1989; 111: 49–56.

[52] Palmer LG, Frindt G. Amiloride-sensitive Na^+ channels from the apical membrane of the rat cortical collecting tubule. Proc nat Acad Sci. 1986; 83: 2767–2770.

[53] Qi Xi. Regulation of magnesium reabsorption in DCT. Pflügers Arch. 2009; 458: 89–98.

[54] Rohde R, Deetjen P. Die Glukoseresorption in der Rattenniere (Mikropunktionsanalysen der tubulären Glukosekonzentration bei freiem Fluss). 1968; Pflügers Arch ges. Physiol. 302: 219–232.

[55] Santer R, Kinner M, Lassen CL, Schneppenheim R, Eggert P, Bald M, Brodehl J, Daschner M, Ehrich JHH, Kemper M, Li Volti S, Neuhaus T, Skovby F, Swift PGF, Schaub J, Klaerke D. Molecular analysis of the SGLT 2 gene in patients with renal glucosuria. J Am Soc Nephrol. 2003; 14: 2873–2882.

[56] Schaub TP, Kartenbeck J, König J, Vogel O, Witzgall R, Kriz W, Keppler D. Expression of the conjugate export pump encoded by the *mrp2* gene in the apical membrane of kidney proximal tubules. J Am Soc Nephrol. 1997; 8: 1213–1221.

[57] Schnermann J, Traynor T, Yang T, Arend L, Huang YG, Smart A, Briggs JP. Tubuloglomerular feedback: new concepts and developments. Kidney International. 1998; 54 (Suppl. 67): 40–45.

[58] Shen H, Smith DE, Yang T, Huang YG, Schnermann JB, Brosius FC III. Localization of PEPT 1 and PEPT 2 proton-coupled oligopeptide transporter mRNA and protein in rat kidney. Am J Physiol. 1999; 276: F 658–F 665.

[59] Shih Neng-Yao, Li J, Karptiskii V, Nguyen A, Dustin ML, Kanagawa O, Miner JH, Shaw AS. Congenital nephrotic syndrome in mice lacking CD2-associated protein. Science. 1999; 286: 312–315.

[60] Shimada H, Moewes B, Burckhardt G. Indirect coupling to Na^+ of p-aminohippuric acid uptake into rat renal basolateral membrane vesicles. Amer J Physiol. 1987; 253: F795 -F801.

[61] Shimkets RA, Warnock DG, Bositis CM, Nelson-Williams C, Hansson JH, Schambelan M, Gill JR jr, Ulick S, Milora RV, Findling JW et al. Liddle's syndrome: heritable human hypertension caused by mutations in the β subunit of the epithelial sodium channel. Cell. 1994; 79: 407–414.

[62] Siddall EC, Radhakrishnan J. The pathophysiology of edema formation in the nephrotic syndrome. Kidney International 2012; 82: 635–642.

[63] Silbernagl S. Ammoniagenesis catalyzed by hippurate-activated γ-glutamyltransferase in the lumen of the proximal tubule. A microperfusion study in rat kidney in vivo. Pflügers Arch. 1986; 407: 72 -79.

[64] Silbernagl S. The renal handling of amino acids and oligopeptides. Physiol Rev. 1988; 68: 911–1007.

[65] Silbernagl S, Despopoulos A. Taschenatlas der Physiologie, 9. Aufl. Stuttgart: Thieme; 2018.

[66] Silbernagl S, Ganapathy V, Leibach FH. H^+ gradient-driven dipeptide reabsorption in the proximal tubule of rat kidney. Studies in vivo and in vitro. Amer J Physiol. 1987; 253: F 448 -F 457.

[67] Silbernagl S, Heuner A. Renal transport and metabolism of mercapturic acids and their precursors. Toxicol Lett. 1990; 53: 45–51.

[68] Silbernagl S, Völker K, Dantzler WH. Compartmentation of amino acids in the rat kidney. Am J Physiol. 1996; 270: F154–F163.

[69] Simon DB, Lifton RP. The molecular basis of inherited hypokalemic alkalosis: Bartter's and Gitelman's syndromes. Am J Physiol. 1996; 271: F 961–F 966.

[70] Singla V, Reiter JF. The primary cilium as the cell´s antenna: Signaling at a sensory organelle. Science 2006; 313: 629–633.

[71] Soleimani M, Burnham CE. Physiologic and molecular aspects of the Na^+: HCO_3^- cotransporter in health and disease processes. Kidney International. 2000; 57: 371–384.

[72] Soleimani M, Greeley T, Petrovic Ś, Wang Z, Amlal H, Kopp P, Burnham CE. Pendrin: an apical $Cl^-/OH^-/HCO_3^-$ exchanger in the kidney cortex. Am J Physiol Renal Physiol. 2001; 280: F 356–F 364.

[73] Spencer JD, Schwaderer AL, Wang H, Bartz J, Kline J, Eichler, T, DeSouza KR, Sims-Lucas S, Baker P, Hains DS. Ribonuclease 7, an antimicrobial peptide upregulated during infection, contributes to microbial defense of the human urinary tract. Kidney International 2013; 83: 615–625.

[74] Steinhausen M, Endlich K, Wiegman DL. Glomerular blood flow. Kidney int. 1990; 38: 769–784.

[75] Tryggvason K. Unraveling the mechanism of glomerular ultrafiltration: nephrin, a key component of the slit diaphragm. J Am Soc Nephrol. 1999; 10: 2440–2445.

[76] S. Virkki LV, Biber J, Murer H, Forster IC. Phosphate transporters: a tale of two solute carrier families. Am J Physiol Renal Physiol 2007; 293: F643-F654.

[77] Vitard V, Rudan I, Hayward C, Grey NK, Floyd J et al: SLCA9 is a newly identified urate transporter influencing serum urate concentration, urate excretion and gout. 2008 Nat Genet 40: 437–442.

[78] Wang T, Egbert AL jr, Aronson PS, Giebisch G. Effect of metabolic acidosis on NaCl transport in the proximal tubule. Am J Physiol. 1998; 274: F 1015–F 1019.

[79] Wang Y, Sun Z. Current understanding of klotho. Ageing research reviews 2009; 8: 43–51.

[80] Wirthensohn G, Guder WG. Renal substrate metabolism. Physiol Rev. 1986; 66: 469–497.

[81] Yang T, Xu Ch: Physiology and pathophysiology of the renin-angiotensin-system: An update. 2017, J Am Soc Nephrol 28: 1040–1049.

[82] Yoder BK. Role of primary cilia in the pathogenesis of polycystic kidney disease. J. Am. Soc. Nephrol. 2007; 18: 1381–1388.

[83] Zietse R., Zoutendijk R, Hoorn EJ. Fluid, electrolyte and acid base disorders associated with antibiotic therapy. 2009; Nature Reviews Nephrology 5: 193–202.

[84] Zimmermann KW. Beiträge zur Kenntnis einiger Drüsen und Epithelien. Arch Mikr. Entwicklungsmech.1898; 52: 552–706.

Danksagung

Mein herzlicher Dank geht an die vielen Kolleg(inn)en und Studierenden, die mich auf Ungereimtheiten und Fehler in den vorhergehenden Auflagen aufmerksam gemacht haben. Besonders dankbar bin ich Herrn Prof. Dr. Wilhelm Kriz für die zahlreichen elektronenmikroskopischen Aufnahmen, Herrn Prof. Dr. Ulrich Pfeifer für das Nierenschnittfoto sowie Herrn Prof. Dr. Gerhard Schindler für die beiden Röntgenbilder.

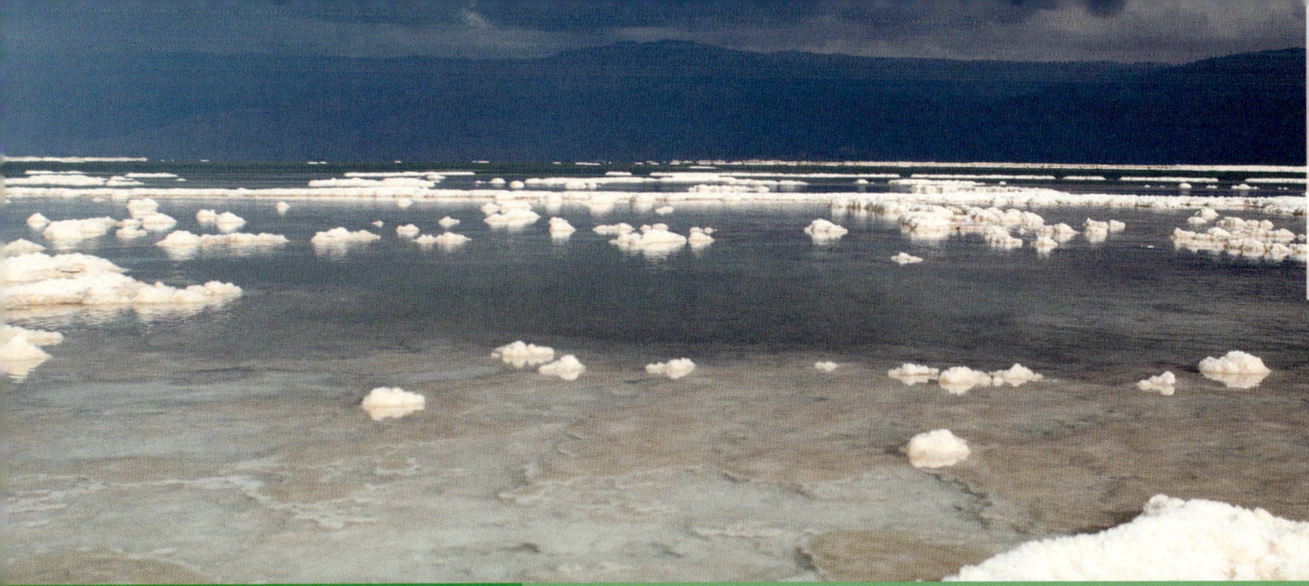

Kapitel 11

Salz- und Wasserhaushalt

11 Salz- und Wasserhaushalt

*Albrecht Schwab, frühere Bearbeitung: Hans Oberleithner**

11.1 Das sprichwörtliche „Wasser des Lebens“

B

Im Laufe der Evolution haben sich strenge Regelprozesse entwickelt, welche den Salz- und Wasserhaushalt des Organismus kontrollieren. Dafür besteht eine große Notwendigkeit, zumal wir unser Leben recht unterschiedlich gestalten. Denken wir nur an den Marathonläufer oder den Bücherwurm. All das übersteht unser Organismus meistens mit Bravour, obwohl die Anforderungen an seine Zellen je nach Tätigkeit extrem variieren. Eine Faustregel besagt, dass der Mensch drei Tage ohne Wasser und drei Wochen ohne Nahrung überleben kann. Ein bemerkenswertes Extrembeispiel wurde 1979 bekannt, als ein 18 Jahre junger Mann in einem Dorfgefängnis „vergessen“ wurde und dort beinahe drei Wochen nur vom Kondenswasser der Wände lebte. Ähnliche Berichte gibt es von Verschütteten in Bergwerksminen oder nach schweren Erdbeben. Das Herz wird also solange schlagen – körpereigene Energiereserven vorausgesetzt – wie es Salz- und Wasserhaushalt erlauben. Kommt dieser nachhaltig aus dem Gleichgewicht, so versagt ein Organ nach dem anderen, und der Organismus stirbt.

11.2 Die Zelle und ihr Mantel

Das Leben entwickelte sich vor einigen Milliarden von Jahren in Form einzelliger Organismen. Damals schwamm der Einzeller in einem großen Urmeer. Es bildete ein Milieu konstanter Zusammensetzung, Nährstoffe waren vorhanden, die ausgeschiedenen Abfallprodukte wurden unendlich verdünnt, und der osmotische Druck blieb unverändert. Dann wurden im Laufe der Zeit Gebirge gefaltet und Becken geformt, die der Regen mit salzarmem Wasser füllte. Der in einem so entstandenen Binnensee eingeschlossene Einzeller war durch den osmotisch bedingten Wassereinstrom in sein Zellinneres bedroht. Um der tödlichen Schwellung zu entgehen, bildete er z. B. kontraktile Vakuolen aus (Amöbe), um damit das ins Zellinnere strömende Wasser wieder loszuwerden. Umgekehrt schützte ein wasserdichter Mantel vor Austrocknung in Zeiten der Dürre. Der Preis für das Überleben in einer solch feindlichen Umgebung waren Immobilität und Inaktivität. „Vielzelligkeit“ wurde notwendig, um Mobilität und Aktivität wiederzugewinnen.

Der Mensch, ein vielzelliges Lebewesen, trägt die Flüssigkeit, welche die Zellen wie ein maßgeschneiderter Mantel umgibt, ständig mit sich herum. Diese **extrazelluläre Flüssigkeit** (**EZF**) wird in ihrer Zusammensetzung genau reguliert und bietet den angrenzenden Zellen des Körpers das für ihr Überleben nötige konstante Milieu (**„inneres Milieu“**). Zwei Eintrittspforten und vier Auslasswege charakterisieren dieses Kompartiment (▶ Abb. 11.1). Während ein großer Teil der EZF, die **interstitielle Flüssigkeit**, die einzelnen Zellen direkt umgibt, zirkuliert ein kleiner Teil, das **Blutplasma**, im Gefäßsystem. Darin werden über weite Strecken metabolische Abfallprodukte rasch transportiert. Gleichzeitig wird die interstitielle Flüssigkeit mit Sauerstoff, Nährstoffen, Hormonen oder eventuell Medikamenten angereichert, mit Substanzen also, die dann über eine kurze Diffusionsstrecke (je nach Gewebe zwischen 10 und 65 µm) aus den

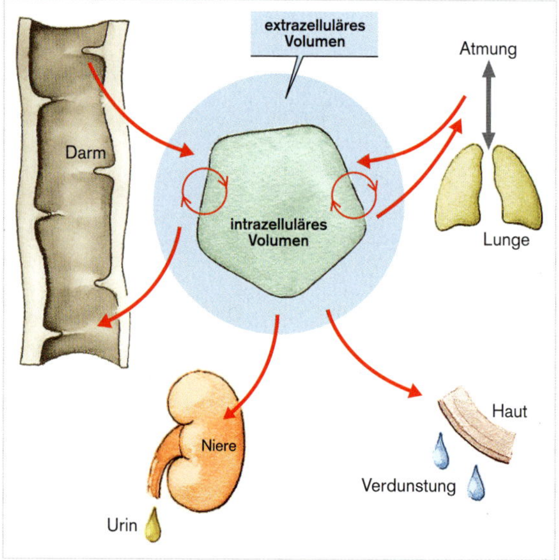

Abb. 11.1 Wasser- und Stoffaustausch zwischen Außen- und Innenwelt. Über den Darm werden Wasser, Salze und Nährstoffe dem Extrazellulärraum zugeführt. Über die Lunge erfolgt die O_2-Zufuhr. Niere und Darm scheiden unbrauchbare und schädliche Stoffe aus, und Wasser verlässt den Körper über Niere, Haut und Atmung. Der intrazelluläre Raum – die Summe der einzelnen Zellen – ist quasi geschlossen. Über die Zellmembran findet jedoch ein lebhafter Stoffaustausch mit dem zur Außenwelt offenen Extrazellulärraum statt.

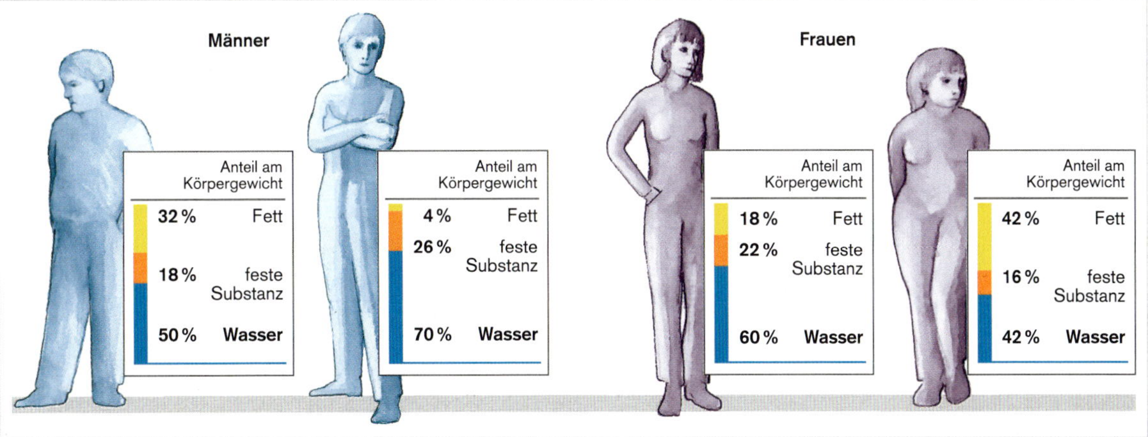

Abb. 11.2 Verteilung von Wasser, fester Substanz und Fett. Der relative Wassergehalt des Körpers hängt vom Anteil des Fettgewebes und dem jeweiligen Geschlecht ab.

Blutkapillaren an die Zellmembran gebracht und in die Zellen eingeschleust werden können.

11.3 Körperwasser

Der Mensch besteht zum überwiegenden Teil aus Wasser. Die Fettzellen bilden eine Ausnahme, ihr **Wassergehalt** beträgt nur etwa 20 %. Das bedeutet, dass ein „großer, magerer" Mensch relativ zum Körpergewicht mehr Wasser enthält als der, der „klein und dick" ist. Da die Frau durchschnittlich mehr Körperfett besitzt, ist ihr Wassergehalt niedriger als der des Mannes (▶ Abb. 11.2). Dagegen besitzt der kindliche Organismus einen besonders hohen Wasseranteil. Ein gestörtes Verhältnis zwischen Wasseraufnahme und Wasserabgabe (**Wasserbilanz**) hat ernste Folgen. Ein unterernährtes Kind z. B. mit einem Gesamtkörperwasser von u. U. mehr als 80 % gerät sehr schnell in Lebensgefahr, sobald sein Organismus Wasser verliert (z. B. durch Durchfall, durch Erbrechen oder durch Schwitzen bei Fieber).

11.3.1 Flüssigkeitsräume

Mehr als 60 % des Körperwassers befinden sich als sog. **Intrazellulärflüssigkeit** (**IZF**) im Innern der Zellen, der Rest, die oben bereits beschriebene **EZF**, außerhalb. Die EZF besteht aus einem ständig bewegten Anteil, dem Blutplasma, und einem weitgehend ruhenden Flüssigkeitsmantel, der die Zellen direkt umgibt, der interstitiellen Flüssigkeit. Beim Kind ist das relative Volumen der interstitiellen Flüssigkeit deutlich größer als beim erwachsenen Menschen(▶ Abb. 11.3).

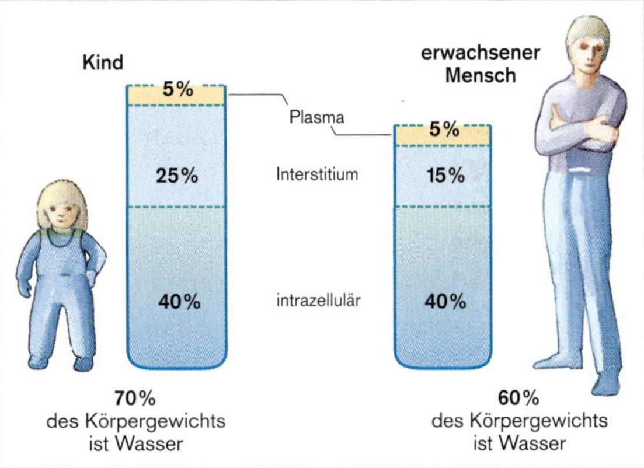

Abb. 11.3 Verteilung der Flüssigkeitsvolumina beim Kind und beim erwachsenen Menschen. Das interstitielle Volumen des Kindes ist im Vergleich zu dem des erwachsenen Menschen deutlich größer. Dadurch liegt der Gesamtwassergehalt des kindlichen Organismus (ca. 70 % des Körpergewichts) über dem des erwachsenen Organismus (ca. 60 %; s. auch ▶ Abb. 11.2).

Ein 5 kg schwerer Säugling besitzt etwa 3,5 l Körperwasser. Ginge 1 l davon verloren, z. B. bei starkem Durchfall, so entspräche dieses Volumen bereits der gesamten EZF. Das verlorene Volumen müsste also sofort (durch Trinken oder durch Infusion) ersetzt werden, um das Überleben des Kindes zu sichern.

Raumvolumen. Löst man 10 g Kochsalz in einem Topf Wasser und beträgt die Kochsalzkonzentration darin dann 5 g/l, so errechnet sich ein Wasservolumen von 2 l. Nach demselben Prinzip können wir die einzelnen Flüssigkeitsräume des Körpers berechnen. Wird z. B. eine kleine Menge von Antipyrin, einem ungiftigen Stoff, der sich im gesamten Körperwasser verteilt, in die Blutbahn gebracht, verteilt sich dieses Quantum im gesamten Körper. Aus der bekannten, injizierten Menge (M) und der nach gleichmäßiger Verteilung gemessenen Konzentration des Antipyrins im Blutplasma (C) errechnet sich nach dem Grundsatz **V = M / C** das Volumen (V) des Verteilungsraumes, im Falle des Antipyrins das **Gesamtkörperwasser.** Eine wesentliche Voraussetzung ist die gleichmäßige Verteilung der Substanz in dem zu messenden (und keinem anderen) Raum. So wird z. B. ^{131}I-Albumin verwendet, um das **Plasmavolumen** zu bestimmen. Der Farbstoff Evans-Blau wird ebenfalls an Plasmaprotein gebunden und dient demselben Zweck. Inerte Zucker wie Inulin oder Mannitol werden verwendet, um das gesamte **Extrazellulärvolumen** (EZV) zu bestimmen, da solche Substanzen, in die Blutbahn injiziert, zwar das Gefäßbett verlassen können, nicht jedoch in Zellen aufgenommen werden. Das **interstitielle Volumen** wird schließlich indirekt aus der Differenz von Extrazellulärvolumen und Plasmavolumen ermittelt.

Im Labor werden die verschiedenen Ionen des Plasmas in „mol/l Plasma" gemessen (▶ Tab. 11.1). Dabei sollten wir berücksichtigen, dass den Ionen von 1000 ml Plasma tatsächlich nur 930 ml Lösungsmittel zur Verfügung stehen, der Rest sind nämlich Proteine, Fette und Salze.

Eine krankhafte Veränderung der Plasmaproteinkonzentration (z. B. Hypoproteinämie bei Leberzirrhose oder Hyperproteinämie beim Plasmozytom) kann den Anteil des Wassers im Plasma erheblich verändern. Das heißt, wenn z. B. die Konzentration der Plasmaproteine pathologisch erhöht ist, so sinkt gleichzeitig der Lösungsraum für andere gelöste Stoffe (z. B. Ionen), wodurch eine erhöhte Konzentration dieser Stoffe im Plasma gemessen werden kann. Eine Konzentration ist eben eine „Menge pro Volumen"; das Volumen hat in dem geschilderten Beispiel aufgrund der zu großen Menge Plasmaproteine abgenommen.

Tab. 11.1 Ionale Zusammensetzung der Körperflüssigkeiten (mmol/l bzw. mval/l**)

Ion	pro l Plasma	pro l Plasmawasser	Interstitielle Flüssigkeit	Zytosol
Kationen				
Na^+	140	151	143	12
K^+	4,3	4,6	4,4	140
freies Ca^{2+}	2,4	2,6	2,5	< 0,001 (frei)*
freies Mg^{2+}	0,8	0,9	0,8	1,6 (frei)*
Gesamt	148	160	151	154
Anionen				
Cl^-	104	112	115	4***
HCO_3^-	24	26	27	12
$HPO_4^{2-}/H_2PO_4^-$	2	2,2	2,3	29
Proteine**	12	13	1	55
organische Phosphate	5,9	6,3	5	54
Gesamt	148	160	151	154

Die Konzentrationen im Plasmawasser sind 7,5 % höher als im Plasma, da das Plasmawasser nur 93 % des Plasmavolumens ausmacht. Bei den Angaben für die interstitielle Flüssigkeit wurde der Gibbs-Donnan-Faktor berücksichtigt, nämlich 0,95 für 1-wertige Kationen, 0,90 für 2-wertige Kationen und 1,05 für 1-wertige Anionen. Die organischen Phosphatverbindungen im Zytosol wurden unter „sonstige" eingeordnet.

* Anstelle der intrazellulären Gesamtkonzentrationen für Ca^{2+} und Mg^{2+} (inkl. der Ca^{2+}-Speicher) sind die biologisch wichtigeren Größen, nämlich die Ionenaktivitäten im Zytosol angegeben (S. 1045); sie sind für Calcium ca. 10 000-mal, für Magnesium ca. 10-mal niedriger als die jeweiligen Gesamtkonzentrationen.

** Bei Proteinen ist die Konzentration der Ladungsäquivalente (mval/l) und nicht die Stoffmengenkonzentration angegeben.

*** Die zytosolischen Chloridkonzentrationen können je nach Zellart erheblich voneinander abweichen. Die hier angegebene Konzentration bezieht sich auf erregbare Zellen wie z. B. Muskel- und Nervenzellen. In sekretorischen Epithelien kann die intrazelluläre Cl^--Konzentration 20–40 mmol/l betragen.

11.3.2 Interstitielle Flüssigkeit

Aus der ▶ Tab. 11.1 erkennen wir, dass sich die **Elektrolytkonzentration** der interstitiellen Flüssigkeit von der des Plasmas unterscheidet. Das kommt dadurch zustande, dass die Wand der Blutkapillaren zwar alle kleinen Ionen und niedermolekularen organischen Substanzen durchlässt, jedoch nicht die großen, anionischen Proteine. Ein vereinfachtes Beispiel soll das verständlich machen (▶ Abb. 11.4). Zwei Räume 1 und 2 (z. B. Interstitium und Intrazellulärraum) seien durch eine Membran getrennt, die nur kleine Ionen durchlässt. Füllen wir den Raum 1 mit reiner NaCl-Lösung, den Raum 2 aber mit proteinhaltiger Elektrolytlösung (▶ Abb. 11.4, links), so werden sofort die permeablen Cl^--Ionen vom Raum 1 in den noch Cl^--freien, aber proteinhaltigen Raum 2 einströmen. Dabei wird das negativ geladene Cl^--Ion von einem Kation – in unserem Fall Na^+ – begleitet, da in den einzelnen Räumen Elektroneutralität herrschen muss. Der Akkumulation von Na^+- (bzw. Cl^--)Ionen im Raum 2 sind Grenzen gesetzt, weil gleichzeitig in zunehmendem Maße eine Na^+- und Cl^--Rückdiffusion einsetzt. Sobald die **chemische** („Bergab"-)**Trieb„kraft"** der diffusiblen Ionen, d. h. das Verhältnis ihrer Konzentrationen im Raum 2 zu dem in Raum 1 (für Na^+) bzw. dem in Raum 1 zu dem in Raum 2 (für Cl^-), denselben Endwert erreicht hat (9:6 bzw. 6:4; ▶ Abb. 11.4), sistiert die Nettobewegung. Ein durch impermeable Proteine ausgelöster Zustand, das sog. **Gibbs-Donnan-Gleichgewicht**, ist erreicht.

Was bedeutet diese etwas spröde Betrachtung für die Funktion unseres Organismus? Da in der Zelle hohe Konzentrationen polyvalenter Makromoleküle (Proteine) vorliegen, welche die Zellmembran nicht passieren können, würde Wasser, durch **(kolloid-)osmotische Kräfte** getrieben, aus dem Extrazellulärraum ins Zellinnere einströmen. Zellschwellung und Zelltod wären die Folge. Deshalb besitzt jede Zelle des menschlichen Organismus ein Ionentransportsystem (die Na^+/K^+-ATPase, auch Na^+/K^+-Pumpe genannt), das unter Verbrauch von Stoffwechselenergie die einströmenden Na^+-Ionen ständig zurück in den Extrazellulärraum transportiert und gleichzeitig K^+-Ionen in die Zelle schafft (Austausch von 3 Na^+ gegen 2 K^+) (S. 62). Der für die K^+-Ionen entstehende Konzentrationsgradient oder chemische Gradient erlaubt es den K^+-Ionen, wieder aus der Zelle hinausdiffundieren. Als Folge davon stellt sich ein innen negatives Membranpotenzial ein, das Cl^- aus der Zelle treibt, sodass die intrazelluläre Cl^--Konzentration weit unter die extrazelluläre abgesenkt wird (▶ Tab. 11.1). Dies trägt zusätzlich dazu bei, die intrazelluläre Osmolalität der lebenden Zelle soweit zu verringern, dass es zu keinem Wassereinstrom kommt. Folglich wird sich das Gibbs-Donnan-Gleichgewicht mit Zellschwellung erst dann einstellen, wenn den Zellen die Energieversorgung entzogen wird und dadurch die Ionenpumpe ihren Dienst einstellt.

Auch das Blutplasma ist im Vergleich zur interstitiellen Flüssigkeit proteinreich. Auch hier würden also kolloidosmotische Kräfte zum Wassereinstrom in den proteinhaltigen Intravasalraum führen, doch wirkt in diesem Fall der intravasale hydrostatische Druck (S. 250) dieser ins Blutgefäß gerichteten Wasserbewegung entgegen.

11.3.3 Transzelluläre Flüssigkeit

Epithelzellen sezernieren Flüssigkeiten, deren Ionengehalt sich von Plasma und interstitieller Flüssigkeit wesentlich unterscheiden kann. ▶ Tab. 11.2 gibt einen Überblick. Zwar sind diese transzellulären Räume normalerweise klein, doch das täglich dorthin sezernierte Volumen kann u. U. beträchtlich sein. Bereits unter physiologischen Bedingungen werden täglich rund 8,5 l in den Magen-Darm-Trakt sezerniert und danach wieder resorbiert. Bei Durchfallerkrankungen kann die sezernierte Flüssigkeitsmenge noch erheblich größer sein. Erbrechen oder Durchfall können also zu großen Volumenverlusten führen und die Wasser- und Elektrolythomöostase empfindlich stören.

11.3.4 Intrazelluläre Flüssigkeit

Kalium ist das mengenmäßig dominierende Kation in der Zelle. Die organischen Phosphate und Proteine bilden den Hauptanteil der intrazellulären Anionen (▶ Tab. 11.1). Die Anwesenheit der nicht diffusiblen, intrazellulären Protei-

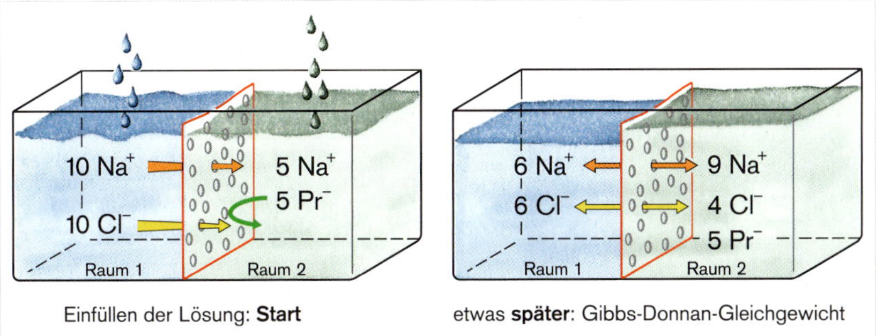

Abb. 11.4 Entstehung des Gibbs-Donnan-Gleichgewichts. Sind zwei Flüssigkeitsräume durch eine Membran getrennt, die nur kleine Ionen durchlässt, stellt sich ein Ungleichgewicht der Ionenkonzentration zwischen den beiden Räumen ein. Ursache dafür ist die Anwesenheit impermeabler Proteine in einem der beiden Räume (Näheres im Text).

Tab. 11.2 Elektrolyte der transzellulären Flüssigkeiten (in mmol/l)

Sekret	Na^+	K^+	Cl^-	HCO_3^-
Speichel*	33	20	34	23
Magensaft	60	9	84	–
Lebergalle	149	5	101	45
Pankreassaft**	141	5	77	92
Dünndarmsaft	129	11	116	29
Dickdarmsaft	80	21	48	22
Liquor	141	3	127	23
Schweiß	45	5	58	–

* Die Konzentrationen sind stark von der der Menge des gebildeten Speichels (Flussrate) abhängig.
** Die HCO_3^--Konzentration im Pankreassaft kann bei maximaler Sekretionsrate auf etwa 140 mmol/l ansteigen, während die Cl^--Konzentration dann auf ca. 30 mmol/l absinkt (S. 537).

ne erzeugt osmotische Kräfte, die einen Wassereinstrom in die Zelle zur Folge hätten, wenn nicht die Na^+/K^+-Pumpe für eine niedrige intrazelluläre Na^+-Konzentration und – indirekt – eine verminderte Cl^--Konzentration sorgen würde. Wird die Pumpe gehemmt (z. B. durch Sauerstoffentzug), verbleibt das einströmende Na^+ in der Zelle zusammen mit den (dem elektrischen Gradienten gehorchenden) Cl^--Ionen. Es kommt zur Zellschwellung und, bei vollständiger Blockierung der Na^+/K^+-Pumpe, zum Zelltod.

Zusammenfassung Kap. 11.3

Körperwasser
Der menschliche Organismus besteht aus einer Vielzahl verschiedener Zellen, die zusammengenommen den **Intrazellulärraum** bilden und beim erwachsenen Menschen etwa zwei Drittel des Körpergewichts ausmachen. Das restliche Drittel ist der **Extrazellulärraum**, welcher das **Interstitium** und das **Blutplasma** umfasst. Außerdem birgt unser Körper **transzelluläre Flüssigkeiten** in Hohlräumen und an Oberflächen wie beispielsweise Speichel, Verdauungssäfte und Liquor. Der **Wassergehalt** des Körpers liegt zwischen **50** und **70 %**. Da **Fettzellen** nur einen Wasseranteil von etwa **20 %** haben, ist der Wassergehalt des Menschen abhängig vom Ernährungszustand. Der **Körper des Säuglings** verfügt im Vergleich zum Körper des erwachsenen Menschen über ein relativ **höheres interstitielles Volumen**, was bei Fieber oder Durchfall rasch sinken kann.

11.4 Die Natriumbilanz

Der durchschnittliche **Na^+-Gehalt** des erwachsenen Menschen beträgt ungefähr 4000 mmol. Davon sind ca. 40 % im Knochen gelagert. Mehr als zwei Drittel von diesem Anteil sind an kristalline Strukturen des Knochens gebunden und daher nicht ohne weiteres austauschbar. Der Rest steht wie das Na^+ des Plasmas, des Interstitiums und der Zelle zum Austausch zur Verfügung. Auf diese schnell verfügbaren Speicher greift der Organismus zurück, sobald die Na^+-Homöostase in ein Ungleichgewicht zu kommen droht. Wir nehmen Na^+-Ionen großteils in Form von Kochsalz zu uns. Die tägliche **Na^+-Aufnahme** mit der Nahrung ist individuell sehr verschieden. Sie schwankt zwischen wenigen mmol bis zu 1000 mmol (1 mmol entspricht 58 mg NaCl). Da vielen Lebensmitteln Na^+ zugesetzt wird, nehmen wir durchschnittlich mehr als 100 mmol/Tag zu uns. Für die **Na^+-Ausscheidung** sorgt hauptsächlich die Niere. Nur geringe Mengen werden über Stuhl und Schweiß eliminiert. Der menschliche Organismus kann jede Änderung des Körpernatriums und des Extrazellulärvolumens (EZV) registrieren. Beantwortet wird eine solche Änderung durch eine Zu- oder Abnahme der Na^+-Ausscheidung durch die Nieren.

11.4.1 Natriumsensoren

Das Blutgefäßsystem „misst" das Körpernatrium. Es stellt selbst einen Teil des Extrazellulärraums dar, ist dehnbar und reichlich innerviert. Jede Änderung des Natriumgehalts des Extrazellulärraums zieht eine Volumenänderung desselben nach sich. Rezeptoren erkennen eine Änderung des Volumens über eine veränderte Wandspannung der Gefäße, hauptsächlich von solchen des **Niederdrucksystems**. Zu diesem gehören u. a. die großen Hohlvenen im Thorax, die Portalvene der Leber wie auch die beiden Vorhöfe des Herzens. So führt eine Zunahme des Blutvolumens zur verstärkten Erregung der Dehnungsrezeptoren der Herzvorhöfe. Afferente Nervenfasern melden dies an den Hypothalamus, und es resultiert eine Hemmung der zentralen Freisetzung von **ADH** (antidiuretisches Hormon, Adiuretin). Dieser als **Gauer-Henry-Reflex** bekannte Mechanismus führt innerhalb von Minuten zu verstärkter renaler Flüssigkeitsausscheidung.

Ein weiterer **„Salzsensor"** wird in den Endothelzellen vermutet [18]. Es könnte sich dabei um den epithelialen Na^+-Kanal (ENaC) handeln, welcher durch Aldosteron stimuliert wird. Dieser Salzsensor reagiert auf geringfügige Änderungen der Na^+-Konzentration im Plasma und greift steuernd in die Regulation der Gefäßweiten ein. Es wird vermutet, dass eine Überexpression dieses „Salzsensors" im Gefäßendothel zur Verengung der arteriellen Gefäße führt und die Entstehung von Bluthochdruck begünstigt [11].

▸ **ANP.** Die natriuretischen Peptide bieten eine weitere Möglichkeit, die Na^+-Ausscheidung zu regulieren. In der Vorhofwand des Herzens werden mehrere Isoformen dieser Peptidhormone gebildet, z. B. das **atriale natriuretische Peptid** (**ANP, auch ANF** oder **Atriopeptin** genannt) oder das sog. *brain natriuretic peptide* (BNP) [8]. Beide werden bei Zunahme der Wandspannung freigesetzt; sie führen in der Niere zur Natriurese und tragen dadurch zur Na^+-Homöostase bei. ANP und BNP fördern die Nierenmark-Durchblutung und hemmen die Na^+-Resorption im Sammelrohr, was beides zur Steigerung der Salz- und Wasserausscheidung führt. Die hormoninduzierte Diurese erfolgt bereits Sekunden bis Minuten nach Vorhofdehnung, sodass diesem Peptid eine unter Umständen bedeutende Rolle in der **kurzfristigen Regulation** von Extrazellulärvolumen und Blutdruck zukommen könnte. Darüber hinaus führt ANP zu einer Hemmung der Reninsekretion im juxtaglomerulären Apparat der Niere, einmal direkt und zum anderen indirekt über die vermehrte Na^+-Ausscheidung. Hieraus resultiert letztlich eine erhebliche Unterdrückung der Aldosteronsekretion aus den Nebennieren. ANP hemmt aber auch direkt die Aldosteronsynthese und -freisetzung, sodass dadurch die Natriurese weiter verstärkt wird. Überraschenderweise wird ANP auch im Gehirn (besonders präoptische Region, Hypothalamus) produziert. Dort führt ANP zur Senkung des Blutdrucks, zur Hemmung der ADH-Freisetzung und der Sympathikusaktivität sowie zur Verminderung des Durstes und des Salzappetits. Schließlich wurde gezeigt, dass Rezeptoren für das natriuretische Peptid auch am **Gefäßendothel** vorhanden sind. Werden diese durch das ANP gereizt, tritt Plasmawasser durch das Endothel ins Interstitium aus [23]. So kann bei akuter Flüssigkeitszufuhr ein Teil des aufgenommenen Volumens im Interstitium zwischengelagert werden, bevor es über die Nieren ausgeschieden wird.

ANP dient im Wesentlichen der Herzentlastung. Es senkt das Blutvolumen und damit auch den Blutdruck, was besonders bei Herzschwäche (Herzinsuffizienz) von Vorteil ist. Es kann daher als ein Gegenspieler des Renin-Angiotensin-Aldosteron-Systems angesehen werden. Umgekehrt dient insbsondere BNP im Blut als prognostischer Parameter bei der Einschätzung der Schwere einer Herzschwäche, da bei zunehmender Herzinsuffizienz die Vorhof- und Ventrikeldehnung verstärkt wird und somit auch die Freisetzung von BNP. Inzwischen wird auch versucht, auf pharmakologischem Weg die ANP/BNP-Wirkungen bei der Behandlung der Herzinsuffizienz zu verstärken.

▸ **Glykokalyx.** Die Innenflächen sämtlicher Blutgefäße sind mit einer zuckerreichen hauchdünnen Schleimschicht, der endothelialen Glykokalyx, überzogen. Sie enthält viele negativ geladene Bindungsstellen, die das durch die Nahrungsaufnahme heranflutende (positiv geladene) Na^+ vorübergehend festhalten. Auf diese Weise verhindert die Glykokalyx das überfallsartige Eindringen der Natriumionen in die interstitiellen Räume des Organismus, so dass ein Großteil des Na^+ den Körper über die Nieren verlassen kann, ohne sich zwischen den Zellen der einzelnen Organe abzulagern. Wird nämlich zuviel Na^+ in den verschiedenen Organen gespeichert, können langfristig Schäden entstehen (z. B. Entzündungen). Wird die Glykokalyx geschädigt, z. B. akut bei Sepsis oder chronisch bei Diabetes mellitus, dann geht dieser endotheliale Puffer verloren. Na^+ kann dann zusammen mit Wasser und anderen Stoffen ungehindert in die Zwischenzellräume des Körpers abfließen, was zu lebensbedrohlichen Zuständen (z. B. Kreislaufschock) führen kann. Auch die chronische Überflutung mit großen Mengen an Na^+ bei salzreicher Ernährung schädigt die Glykokalyx, da sie dadurch ihre funktionell wichtigen negativen Ladungen einbüßt. Diese endotheliale „Elektronegativität" ist aber eine essenzielle Voraussetzung, um die ebenfalls elektrisch negativ geladenen roten Blutkörperchen von den Gefäßwänden fernzuhalten und Gefäßwandschäden zu vermeiden [17].

11.4.2 Die Niere im Dienste der Natriumhomöostase

25 000 mmol Na^+ werden täglich durch die Glomeruli filtriert. Davon gelangt normalerweise weniger als 1 % zur Ausscheidung, d. h., mehr als 99 % werden vom Tubulusepithel wieder ins Blut resorbiert (Rückresorption). Daraus leiten wir ab, dass jede Änderung der beiden Parameter Filtration und Rückresorption schwerwiegende Auswirkungen auf die Na^+-Ausscheidung haben muss.

▸ **Glomerulärer Filter.** Die Na^+-Ionen passieren den glomerulären Filter problemlos. Allerdings entgehen Na^+-Ionen zunehmend der Filtration, wenn die gesamte Filterfläche (d. h. die Anzahl der funktionsfähigen Glomeruli bei chronischer Niereninsuffizienz) abnimmt. Na^+ und damit Wasser werden im Organismus retiniert, der Extrazellulärraum expandiert, ein krankhafter Zustand tritt ein, der u. a. zum Bluthochdruck führt.

▸ **Proximaler Tubulus.** 60 – 70 % der filtrierten Na^+-Menge werden bereits in diesem Abschnitt des Nephrons resorbiert (Abb. 10.21) (S. 425). Die sog. **glomerulotubuläre Balance** sorgt dafür, dass die Resorption der Filtration angepasst ist. Je mehr filtriert wird, umso geringer ist der hydrostatische Druck im nachgeschalteten peritubulären Kapillarbett, das die einzelnen Nephrone umgibt. Gleichzeitig steigt auch der onkotische Druck in den Blutkapillaren. Beides sind wichtige Faktoren, welche die Flüssigkeitsresorption in die peritubulären Kapillaren fördern. Im proximalen Tubulus steuern diese physikalischen Triebkräfte den Na^+-Transport. Zusätzlich sind nervale und hormonelle Einflüsse bekannt, doch ist deren quantitative Bedeutung noch nicht vollständig verstanden.

▸ **Henle-Schleife.** Weitere 25 – 30 % des filtrierten Na^+ werden in diesem Teil des Nierentubulus resorbiert (Abb. 10.22) (S. 427).

Mit sog. **Schleifendiuretika** (z. B. Furosemid) kann das dafür verantwortliche Transportsystem gehemmt werden. Dadurch werden große Mengen an Salzen durch die Nieren ausgeschieden. Auf diese Weise werden Ödeme beseitigt, d. h., die pathologische Ansammlung von Salz und Wasser im Extrazellulärraum wird verringert. Diuretika finden breite Anwendung bei der Therapie von Bluthochdruck und Herzinsuffizienz.

▸ **Distales Konvolut, Verbindungstubulus, Sammelrohr.** Die restlichen 4–5 % des filtrierten Na^+ werden in diesen Abschnitten resorbiert. Unter physiologischen Bedingungen bestimmen letztlich diese Nephronabschnitte das genaue Ausmaß der Na^+-Ausscheidung. Das Steroidhormon **Aldosteron** steuert in komplexer Weise Ionenpumpen, Kanäle und Carrier. Auf diese Weise wird von der jeweiligen Na^+-Menge, die wir täglich in der Nahrung zu uns nehmen, nur soviel im Körper zurückgehalten, dass der Verlust von Na^+ durch Harn, Schweiß und Stuhl ausgeglichen wird. Bei Volumenbelastung werden die epithelialen Na^+-Kanäle durch die **natriuretischen Peptide** gehemmt, so dass vermehrt Na^+ ausgeschieden wird.

11.4.3 Ödeme

Die Vergrößerung des interstitiellen Volumens führt zum Ödem. Dabei muss das interstitielle Volumen um mindestens 2 Liter zunehmen, um klinisch sichtbar zu werden. 8 – 10 Liter können zusätzlich im Interstitium eingelagert werden. Da sich die Schwerkraft (d. h. in diesem Fall der Druck der Blutsäule) zum Blutdruck hinzuaddiert, ist der Schweregrad der Ödementwicklung in den einzelnen Körperteilen von der Körperlage abhängig (▸ Abb. 11.5). Ein Ödem entsteht durch die Verlagerung von Salz und Wasser ins Interstitium. Aufgrund der Tatsache, dass bis zu 10 Liter verschoben werden können, aber insgesamt nur etwa 3 Liter Plasmavolumen zur Verfügung stehen, können wir ableiten: Die Voraussetzung für die Ödementwicklung ist die Retention von Na^+ und Wasser durch die Nieren. Im Gewebe entsteht das Ödem durch ein Ungleichgewicht der **Starling-Ludwig-Kräfte** (S. 250) (▸ Abb. 11.6). Ein erhöhter Druck im venösen Teil des Kapillarbettes (z. B. bei Herzinsuffizienz), ein bei erniedrigter Plasmaeiweißkonzentration gesenkter kolloidosmotischer Druck (z. B. reduzierte Proteinsynthese bei Leberzirrhose) oder eine erhöhte Durchlässigkeit der Blutkapillaren für Proteine (z. B. Histaminausschüttung bei Anaphylaxie) verlagert Volumen aus dem Plasma ins Interstitium. Lokale Ödeme können durch Histamin (z. B. Insektenstich) oder durch Blockierung des Lymphabflusses (z. B. bei Lymphknotentumoren) entstehen.

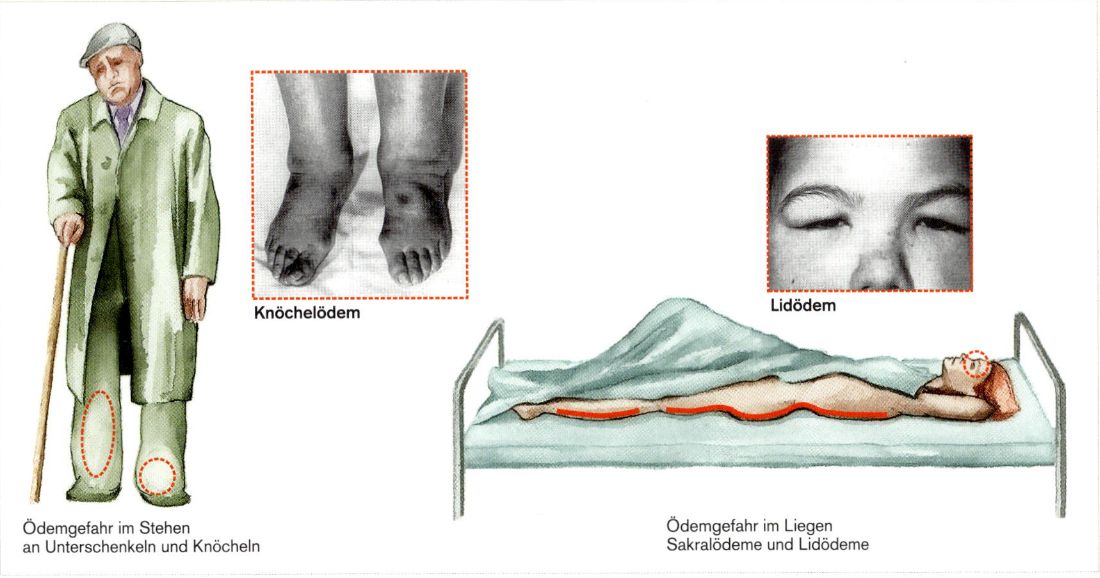

Abb. 11.5 Ödeme – Salz- und Wasseransammlung im Interstitium. Die Lokalisation von Ödemen richtet sich nach der Körperlage. Der zusätzliche hydrostatische Druck der Blutsäule führt in den abhängigen Körperpartien zur vermehrten Filtration im Kapillarbett und dadurch zur Volumenzunahme des Interstitiums.

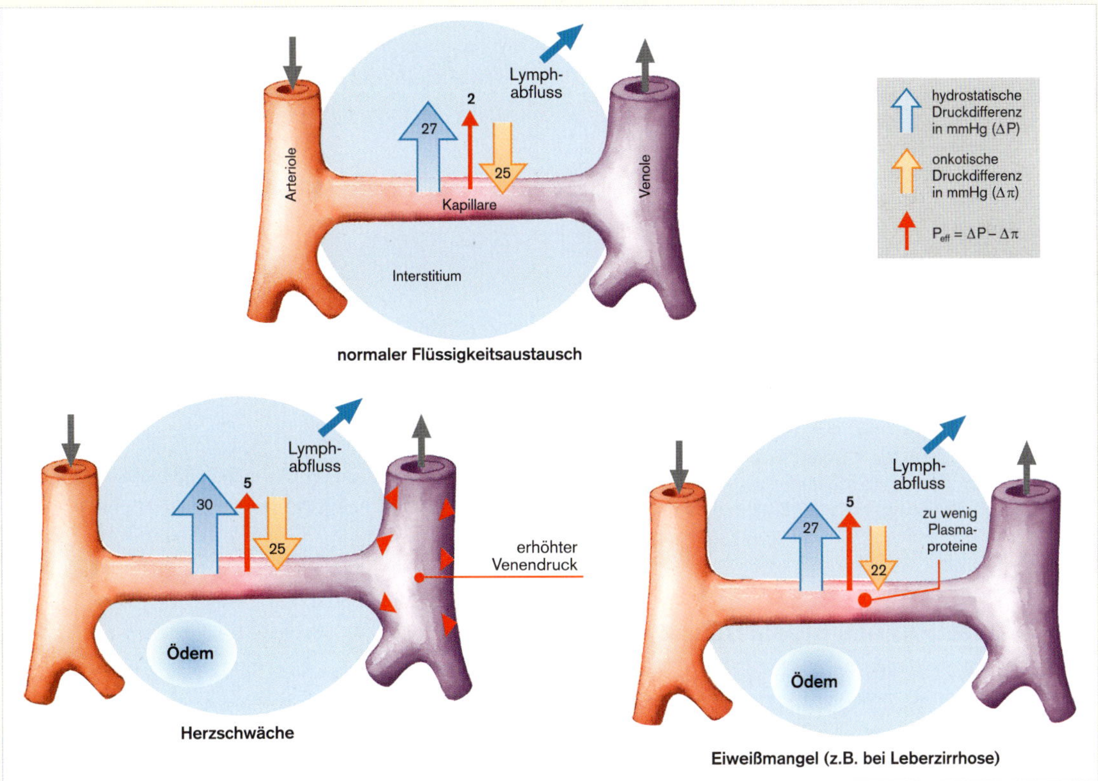

Abb. 11.6 Pathophysiologie des Flüssigkeitsaustausches im Kapillarbett. Die durch die hydrostatische bzw. kolloidosmotische Druckdifferenz (Starling-Ludwig-Kräfte) getriebene Flüssigkeits- und Elektrolytnettobewegung zwischen Blutkapillaren und Interstitium verlagert sich im Zuge mancher Krankheiten zugunsten der Filtration, die ins Interstitium gerichtet ist. Der Lymphabfluss aus dem Zwischenzellraum ist überfordert – ein Ödem entsteht. Weitere Details zum kapillären Flüssigkeitsaustausch siehe Kap. 6.5 (S. 248).

Ödemfolgen

Jede verstärkte Nettobewegung von Salz und Wasser aus dem Kapillarbett ins Interstitium reduziert das Plasmavolumen. Das hat eine verminderte Perfusion sämtlicher Organe zur Folge. Als Antwort auf die Minderperfusion der Niere wird dort umgehend das **Renin-Angiotensin-Aldosteron-System** (kurz **RAAS** genannt) aktiviert. Das führt innerhalb kurzer Zeit (30 – 60 min) zu Na^+-Retention und Antidiurese. Die Ausscheidung von Salz und Wasser sinkt, sodass sich das Plasmavolumen wieder normalisiert. Das heißt, das beim Ödem im Interstitium angehäufte Volumen war ursprünglich zur Ausscheidung vorgesehen und wurde nur aufgrund der renalen Minderperfusion durch hormonellen Einfluss (Aldosteron) im Körper zurückbehalten. Die Nieren halten auf diese Weise das Plasmavolumen und damit Blutdruck und Organdurchblutung konstant. Das ist eine Voraussetzung für das Überleben des Organismus. Pathophysiologisch gesehen tragen sie aber dadurch zur Ödementwicklung bei (**sekundärer Hyperaldosteronismus**).

Daraus lässt sich ableiten: Neben der Behandlung der Grundkrankheit stellt die Hemmung der renalen Salzretention (z. B. durch Diuretika) (S. 436), die wirksamste Therapie zur Ausschwemmung der Ödeme dar.

Natriumverlust

Es gibt viele Möglichkeiten, Na^+ aus dem Extrazellulärraum zu verlieren (Erbrechen, Diarrhö, Schwitzen, Blutung, Diuretikabehandlung etc.). Solche Ereignisse führen zur Verkleinerung (Kontraktion) des Plasmavolumens und aktivieren neben dem subjektiven Durstgefühl ähnlich wie bei der Ödementstehung (s. o.) das Renin-Angiotensin-Aldosteron-System. Auf diese Weise versucht der Organismus, den Volumenverlust zu kompensieren.

Dehydratation. Nehmen wir an, ein Schiffbrüchiger strandet auf einer kleinen Insel inmitten der Südsee (▶ Abb. 11.7). Trinkwasser ist nicht vorhanden. Durch starkes Schwitzen verliert sein Organismus hypotone Flüssigkeit (Schweiß). Ferner geht unaufhaltsam Wasser durch die Atmung und die Haut verloren (Perspiratio insensibilis). Da das Wasser nicht ergänzt werden kann, steigt die **Osmolalität** des Plasmas über die Norm (> 285 mosm/kg H_2O) an. **Adiuretin** (Vasopressin = antidiuretisches Hormon = ADH), ein im Hypothalamus gebildetes Peptidhormon, wird freigesetzt. Es führt zur maximalen Wasserretention durch die Nieren. Gleichzeitig werden Osmorezeptoren im Zentralnervensystem stimuliert, Durst setzt ein. Die Kontraktion des Plasmavolumens führt über das **Renin-Angiotensin-Aldosteron-System** zur renalen **Na^+-Retention**. Erfolgt keine Wasseraufnahme von außen, kann die erhöhte Osmolalität des Blutplasmas nicht normalisiert werden. Da prinzipiell keine osmotischen Gradienten aufrechterhalten werden können, steigt auch die Osmolalität des Interstitiums und des Zytoplasmas. Die Zellen schrumpfen und Funktionsstörungen treten auf; Verwirrung, Halluzinationen und Krämpfe (Schrumpfung der Nervenzellen) folgen.

Was passiert, wenn nun dieser Mensch in seinem verzweifelten Bemühen, den Durst zu stillen, 1 l **Meerwasser** trinkt? Sein Zustand wird sich verschlechtern! Im Meerwasser sind nämlich ca. 450 mmol/l Na^+ enthalten. Die Niere kann jedoch Na^+ nur bis maximal 300 mmol/l im Harn konzentrieren. Das heißt, ein Harnvolumen von 1,5 l ist notwendig, um jene Salzmenge auszuscheiden, die in 1 l Meerwasser enthalten ist. Die Osmolalität im Organismus wird jetzt noch schneller steigen, die Überlebenszeit wird verkürzt.

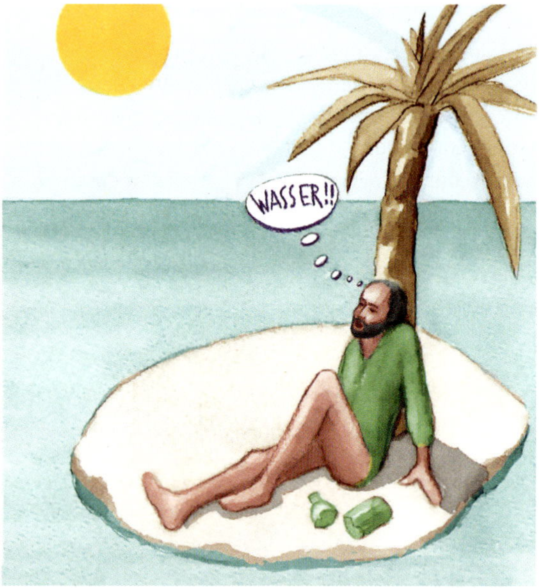

Abb. 11.7 Inadäquate Wasseraufnahme und Dehydratation. Ein Schiffbrüchiger strandet auf einer Insel ohne Trinkwasser. Durch Atmung und Schweiß gehen unaufhörlich Wasser verloren. Die Osmolalität des Plasmas steigt, Durst setzt ein, die Niere retiniert Wasser maximal. Schließlich schrumpft auch der Intrazellulärraum. Schwere Funktionsstörungen treten auf, die sich nach Trinken von Meerwasser verschärfen (Näheres im Text).

11.4.4 Regulation des Blutdrucks

Bei erwachsenen Menschen liegt der **arterielle Blutdruck** (S. 253) systolisch bei etwa 120 mmHg und diastolisch bei rund 80 mmHg. Wenn wir von Blutdruckregulation im Allgemeinen sprechen, meinen wir gewöhnlich nicht diese beiden Einzelwerte, sondern den mittleren (= über die Zeit gemittelten) arteriellen Blutdruck während des ganzen Herzzyklus. Dieser Druck liegt bei ungefähr 100 mmHg. Er kann jedoch bei Menschen mit arteriellem Bluthochdruck auf über 160 mmHg ansteigen oder, wenn viel Blut verloren geht oder der Kreislauf auf andere Weise beeinträchtigt wird, bis auf wenige mmHg absinken. Eine plötzlich auftretende Blutdruckschwankung löst innerhalb von Sekunden über die Reizung von Rezeptoren (**Barorezeptoren, Chemorezeptoren**) Reflexe aus, die der kurzfristigen Blutdruckregulation dienen. Hormonsysteme (z. B. der **Renin-Angiotensin-Aldosteron-Mechanismus**) (S. 457), reagieren innerhalb von Minuten. Schließlich gibt es noch ein weiteres System – von seinem Beschreiber, dem amerikanischen Physiologen Arthur C. Guyton, kurz als **„*kidney-fluid*"-System** bezeichnet [9] –, welches erst in Stunden bis Tagen reagiert; letztlich aber ist sein Beitrag bei weitem der ausschlaggebende. Dieses *kidney-fluid*-System funktioniert folgendermaßen: Sobald der arterielle Blutdruck über die Norm ansteigt, scheidet die Niere mehr Salz und Wasser aus, als der Organismus während desselben Zeitraums aufnimmt. Dadurch sinkt das Blutvolumen, das Herz pumpt weniger Blut, und der arterielle Blutdruck sinkt. Umgekehrt wird bei einem Blutdruckabfall weniger Flüssigkeit ausgeschieden als aufgenommen; der Blutdruck steigt folglich wieder an. Die Bedeutung des *kidney-fluid*-Systems liegt in der **Langzeitkontrolle des Blutdrucks**. Dadurch, dass die gesamte Körperflüssigkeit in diesen Regulationsprozess mit einbezogen ist, führt dieses Kontrollsystem den arteriellen Blutdruck nur in sehr kleinen Schritten wieder der Norm zu. Sogar unter optimalen Bedingungen dauert es gewöhnlich mehrere Tage, bis der normale arterielle Blutdruck wieder erreicht ist. Bei herzkranken Menschen, deren Kreislaufsystem nicht stabil ist, kann die Normalisierung des Blutdrucks durch das *kidney-fluid*-System Wochen dauern und unter Umständen nie abgeschlossen werden.

11.4.5 Kochsalz und Blutdruck

Kochsalz (NaCl) wird im Darm praktisch vollständig resorbiert und gelangt zusammen mit Wasser ins Blutgefäßsystem. Werden große Mengen an Kochsalz (und über den Durstmechanismus dann auch an Wasser) zugeführt, tritt eine von Individuum zu Individuum unterschiedlich stark ausgeprägte (extrazelluläre) **Volumenexpansion** ein. Das Renin-Angiotensin-Aldosteron-System wird unterdrückt, und die renale Na^+-Ausscheidung nimmt dadurch zu. Während jedoch die aldosteronabhängige Na^+-Retention als lebenswichtiger Mechanismus bei jeder Art der Volumenkontraktion (Na^+-Mangel) sehr schnell in Aktion tritt, benötigt die Ausscheidung von überschüssigem Kochsalz u. U. mehrere Stunden. Nehmen wir also ständig stark gesalzene Nahrungsmittel zu uns – eine weit verbreitete Gewohnheit in unserer Gesellschaft –, wird sich bei einem Teil der Bevölkerung ein sog. **arterieller Bluthochdruck** (**arterielle Hypertonie**) einstellen [12]. Eine umfangreiche epidemiologische Studie zeigt einen möglichen Zusammenhang zwischen Blutdruck und Salzkonsum (▶ Abb. 11.8). Sie entkräftet die landläufige Meinung, dass die Höhe des Blutdrucks im Wesentlichen altersabhängig

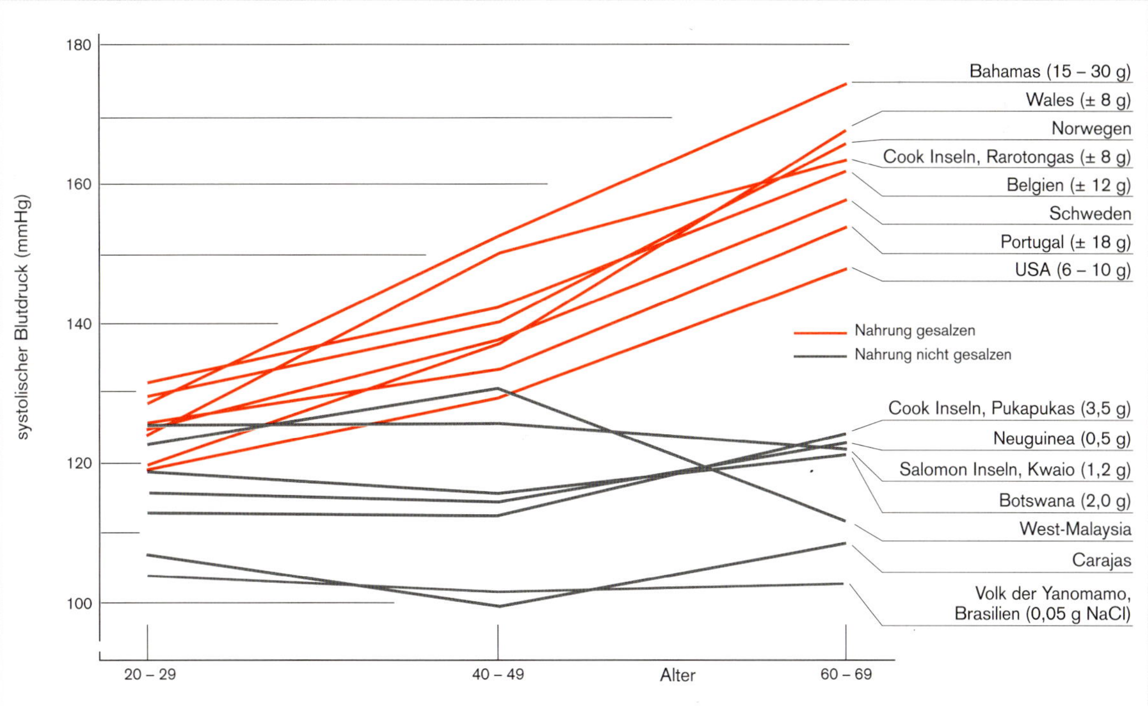

Abb. 11.8 Salz, Alter und Blutdruck. Scheinbare Abhängigkeit des systolischen Blutdrucks vom Alter (nach [12]).

ist [12]. Unter anderem wurde dazu eine beträchtliche Zahl von Naturvölkern untersucht, welche weniger als 3 Gramm Kochsalz pro Tag konsumierten. Sie lebten bzw. leben noch in Südamerika, Afrika, im Südpazifik wie auch in der Arktis. Ein eindrucksvolles Beispiel in dieser Studie stellt dabei das indigene Volk der Yanomamo an der Grenze zwischen Venezuela und Brasilien dar. Sie konsumieren täglich weniger als ein halbes Gramm Kochsalz. Im Alter von 50 Jahren haben diese Menschen einen Blutdruck von durchschnittlich 100/64 mmHg. Dabei handelt es sich um ein durchaus kriegerisches Volk, das häufig in Territorialkämpfe verwickelt ist, also von Stress keineswegs verschont ist. Die ▶ Abb. 11.8 zeigt noch ein weiteres interessantes Detail. Die Menschen auf Pukapukas, einer der Cook-Inseln in der Südsee, nehmen halb so viel Kochsalz auf wie ihre stärker „industrialisierten" Nachbarn auf Rarotongas. Gleichwohl zeigt sich ein eklatanter Unterschied des arteriellen Blutdrucks im höheren Lebensalter (mehr in [14]). Man beachte aber, dass der Zusammenhang zwischen Salzkonsum und Blutdruck lediglich eine „positive" Korrelation darstellt und davon nicht ohne Weiteres ein kausaler Zusammenhang abgeleitet werden kann.

11.4.6 Ernährung und Blutdruck

Über mehrere Millionen von Jahren lebten unsere Vorfahren kochsalzarm (weniger als 1 g/d). Das bedeutet, dass der Mensch genetisch auf diese Salzmenge programmiert ist. Erst als vor etwa 8000 Jahren Ackerbau und Viehzucht einsetzten, was zu den verschiedenen Methoden der Konservierung von Fleisch und Agrarprodukten führte, stieg der tägliche Kochsalzkonsum auf ca. 10 g/d, in **evolutionärer** Hinsicht also erst kürzlich. In der Lebensmittelindustrie von heute wird Salz in großen Mengen als Konservierungsstoff und Geschmacksträger eingesetzt. Da der Zusammenhang zwischen der Höhe des Salzkonsums und der Häufigkeit des Auftretens von Bluthochdruck, Herzinfarkt und Schlaganfällen unbestritten ist, wird in vielen Ländern der Erde sowie von der Weltgesundheitsorganisation (World Health Organisation, WHO) eine bevölkerungsweite Reduktion des Salzverbrauchs angestrebt. Im Schnitt liegt die Salzaufnahme in den europäischen Ländern zwischen 7 und 13 g pro Tag und Person und sollte auf höchstens 6 g/Tag reduziert werden. Ähnliche Ziele werden in den USA und den anderen Industrieländern angestrebt [22]. Da ca. 80 % der Gesamtzufuhr von Kochsalz aus industriell verarbeiteten Lebensmitteln stammen, ist eine Salzreduktion für den Konsumenten schwierig umzusetzen. Brot, Käse, Suppen, Fertiggerichte und Fleischerzeugnisse (nicht aber Frischfleisch!) sind die Lebensmittelgruppen, die am meisten zum täglichen Salzkonsum beitragen. Die ▶ Abb. 11.9 verdeutlicht dies. Besonders die in medizinischen Berufen tätigen Menschen sind deshalb aufgerufen, Aufklärungsarbeit zu leisten und die Lebensmittelindustrie zum Umdenken zu bewegen (ein *belletristischer* Aufklärungsversuch findet sich in [15]). Bedeutung bei der Prävention des arteriellen Bluthochdrucks hat auch die **fettarme, mineralstoffreiche Ernährung**. Es wurde nämlich festgestellt, dass die gezielte Ernährung mit viel Gemüse, Früchten und fettarmen Milchprodukten einen erheblichen Beitrag dazu leisten kann, den arteriellen Blutdruck im Normbereich zu halten. Besonders der hohe Gehalt von Kalium in den Naturprodukten wirkt sich auf die Funktion des Gefäßendothels positiv aus [18].

Genetik

Zweifellos ist die Neigung zu Bluthochdruck bei vielen Menschen auch genetisch verankert [13]. Überträgt man das aus Tierexperimenten erworbene Wissen auf den Menschen, muss man annehmen, dass ca. ein Drittel der Erdbevölkerung die erbliche Anlage zur Ausbildung eines Bluthochdrucks in sich trägt. Offensichtlich hängt das unterschiedlich starke Auftreten der Hypertonie vom Zusammenspiel zwischen **genetischen** und **erworbenen Faktoren** ab. Hoher Kochsalzkonsum und Stress führen beim genetisch prädisponierten Menschen mit großer Wahrscheinlichkeit zum Bluthochdruck. Es gibt mittlerweile physiologische Testverfahren um frühzeitig festzustellen, wie empfindlich besonders die Blutgefäße auf Salz reagieren, damit rechtzeitig, also vor dem Auftreten von Bluthochdruck und seinen Folgeschäden, präventiv eingegriffen werden kann [16].

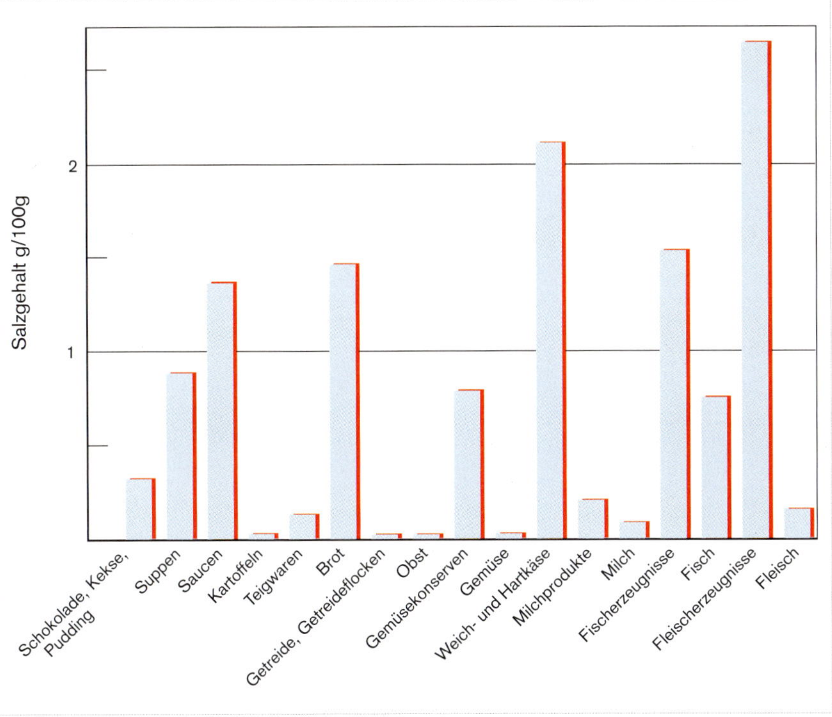

Abb. 11.9 Durchschnittlicher Kochsalzgehalt einiger Lebensmittel (nach [22]).

11.4.7 Aldosteron und Blutdruck

Es gilt als erwiesen, dass ein erheblicher Teil der Bluthochdruckerkrankungen auf zu hohe Aldosteronspiegel (**Hyperaldosteronismus**) zurückzuführen ist. Dabei hat sich gezeigt, dass nicht allein die Nieren Zielgewebe des Aldosterons sind, sondern dass auch das **kardiovaskuläre System** über Mineralocorticoidrezeptoren verfügt. Letztere befinden sich im Zytosol von Herzmuskelzellen, Herzbindegewebszellen und Endothelzellen, werden durch Aldosteron aktiviert und lösen physiologische Antworten aus. Fest steht, dass Hyperaldosteronismus zu Veränderungen des Herz-Kreislauf-Systems führt. Das Herz lagert vermehrt Bindegewebe ein (**kardiale Fibrose**) und vergrößert sich dabei (**kardiale Hypertrophie**). Endothelzellen des Gefäßsystems werden „steif" und verändern dabei vermutlich ihre Funktion. Solche durch ein Überangebot von Aldosteron ausgelösten Störungen lassen sich tatsächlich durch Medikamente beeinflussen, deren Wirkungen ursprünglich nur auf die Interaktion mit den Zielzellen der Niere erklärt wurden. So kommt es, dass nicht nur in der Nephrologie, sondern auch in der Kardiologie Aldosteronantagonisten (z. B. **Spironolacton** oder **Eplerenon**) eingesetzt werden. Diese Therapie hat zum einen das Ziel, die Na^+-Resorption im Sammelrohr der Niere zu drosseln (Reduzierung des Extrazellulärvolumens) und zum anderen zusätzlich die Herzleistung direkt zu verbessern (Verringerung der Herzhypertrophie).

Endothelsteifigkeit. Ein offensichtlich weiterer wichtiger Faktor bei der Steuerung des Blutdrucks ist die Na^+-Konzentration im Blutplasma selbst. Steigt diese nämlich in den oberen physiologischen Bereich (z. B. durch hohen Kochsalzkonsum oder verminderte renale Natriumausscheidung), so werden Endothelzellen zunehmend mechanisch steifer. Diese „Eigenwirkung" der Natriumionen ist aldosteronabhängig und wird offensichtlich durch Na^+-Kanäle (ENaC) in der Membran von Endothelzellen vermittelt [11]. Wenn also die intrazellulären Aldosteronrezeptoren durch Blocker (z. B. Eplerenon) pharmakologisch gehemmt werden, ist diese Eigenwirkung der Na^+-Ionen aufgehoben [19]. Die ▶ Abb. 11.10 soll diese Wirkung verdeutlichen. Da steife Endothelzellen im normalen Blutstrom nur wenig verformbar sind, sinkt ihre scherkraftabhängige Produktion von Stickstoffmonoxid (NO). Der nun auftretende NO-Mangel im Gewebe wird den Gefäßtonus erhöhen und dadurch zum Anstieg des arteriellen Blutdrucks führen. Dieser Mechanismus kann physiologisch durchaus erwünscht sein, wenn ein Blutdruckabfall verhindert werden soll (z. B. bei Wasserverlusten = Dehydratation). Ungünstig wirkt sich dieser Regelkreis erst dann aus, wenn dadurch der arterielle Blutdruck langfristig über die Norm angehoben und als Bluthochdruck (arterielle Hypertonie) manifest wird.

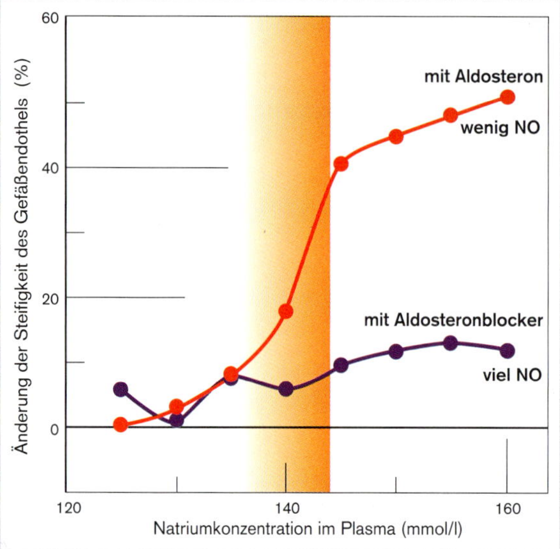

Abb. 11.10 Abhängigkeit der Endothelsteifigkeit vom Plasmanatrium [19].

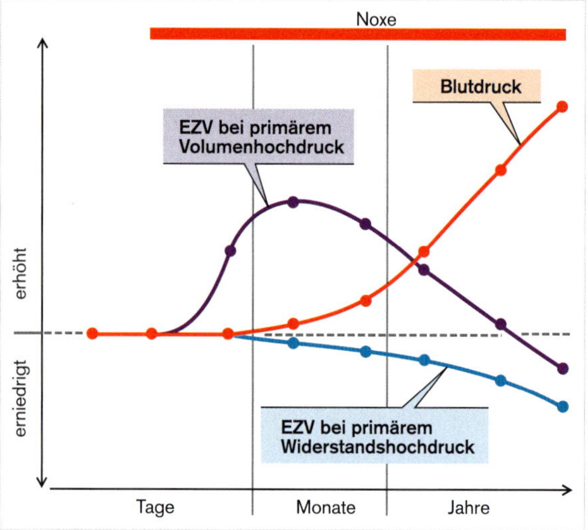

Abb. 11.11 Das Extrazellulärvolumen (EZV) bei Volumen- und bei Widerstandshochdruck. Zu hoher Salzkonsum oder ungenügende renale Salzausscheidung führen zur Expansion des EZV (violette Kurve). Diese Erhöhung ist allerdings nur vorübergehend, denn in der Folge erhöht sich der Blutdruck (rote Kurve), wodurch das EZV wieder normalisiert wird. Hingegen führt ein primäres Überangebot vasopressorisch wirksamer Substanzen zur Verminderung des EZV (blaue Kurve) und gleichzeitig zum Anstieg des arteriellen Blutdrucks. Das heißt, bei Volumenhochdruck ist der Blutdruck *kompensatorisch*, bei Widerstandshochdruck *zwangsläufig* erhöht (nach [10]).

▸ **Bluthochdruckformen.** Die Entstehung eines Bluthochdrucks kann einerseits durch Expansion des Extrazellulärvolumens (primärer **Volumenhochdruck,** z. B. bei hoher Kochsalzzufuhr), andererseits durch den Einfluss von „Pressorsubstanzen“, zu denen unter anderem Catecholamine gehören (primärer **Widerstandshochdruck**), erklärt werden. Der primären Salz- und Wasserretention folgt initial in jedem Fall eine Expansion des Extrazellulärvolumens. ▸ Abb. 11.11 macht deutlich, dass der Organismus offensichtlich versucht, das Volumen wieder zu normalisieren, allerdings auf Kosten eines erhöhten arteriellen Blutdrucks. Das heißt, bei der klinischen Diagnose des Bluthochdrucks hat sich das Plasmavolumen bereits wieder normalisiert. Wenn die Pressorsubstanzen die primäre Ursache des Bluthochdrucks darstellen, so schrumpft das anfänglich normale Plasmavolumen (▸ Abb. 11.11). Der Organismus versucht offenbar, durch **Verminderung seines Extrazellulärvolumens** die blutdrucksteigernde Wirkung der Pressorsubstanzen abzuschwächen. Aus der Tatsache jedoch, dass bei der **essenziellen Hypertonie** das Extrazellulärvolumen nicht reduziert ist, schließen wir: Die wahrscheinliche Ursache dieser Erkrankung liegt in einem **Defekt der Salz- und Volumenregulation** der Niere und *nicht* in der primären, exzessiven Sekretion von Pressorsubstanzen. Es ist daher offensichtlich die renale Salzausscheidung, die bei Personen mit Bluthochdruck unzureichend ist.

Zusammenfassung Kap. 11.4

Die Natriumbilanz

Na^+-Ionen werden großteils in Form von **Kochsalz (NaCl)** über die Nahrung aufgenommen und hauptsächlich über die **Nieren** ausgeschieden. Nur geringe Mengen werden durch **Schweiß** und **Stuhl** eliminiert. Na^+ ist mengenmäßig das wichtigste Ion des **Extrazellulärraums**. Erhöhung des Na^+-Gehaltes im Körper führt zur gleichzeitigen **Einlagerung von Wasser.** Rezeptoren im Niederdrucksystem (große Venen, Herzvorhöfe) nehmen Volumenänderungen wahr, die über Vermittlung des Nervensystems und des Peptidhormons **Adiuretin** (ADH) die **Wasserresorption** der Niere steuern (**Gauer-Henry-Reflex**). Die in den Herzvorhöfen gebildeten natriuretischen Peptide (z. B. ANP und BNP) gelangen nach Dehnung der Vorhöfe (z. B. durch Volumenzunahme) auf dem Blutweg zur Niere und lösen dort **Natriurese** aus. Ein **Salzdefizit** (z. B. durch hohen Schweißverlust) wird durch die Freisetzung von **Aldosteron** aus dem Nebennierenmark ausgeglichen. Dieses Steroidhormon erhöht in den Sammelrohren der Niere die **Na^+-Resorption**. Natriumionen werden in der Niere frei filtriert und zu mehr als 99 % entlang des Nephrons wieder resorbiert. Glucose, Aminosäuren, Puffermoleküle und viele andere lebenswichtigen Substanzen sind an diese Na^+-Resorption gekoppelt (**Kotransport mit Na^+**). Weniger als 1 % der filtrierten Natriumionen gelangen zur Ausscheidung (circa 10 g pro Tag, je nach Nahrungsaufnahme). Aldosteron steuert diesen Vorgang u. a. durch Aktivierung luminal lokalisierter **epithelialer Na^+-Kanäle** (ENaC) im Verbindungsstück und im Sammelrohr.

Die pathologische Ansammlung von Salz und Wasser im interstitiellen Raum wird als **Ödem** bezeichnet. Dabei tritt vermehrt Flüssigkeit aus dem Kapillarbett ins **Interstitium** über. Ödeme können entstehen, wenn beispielsweise der **venöse Abfluss** blockiert ist (Rückstau des Blutes ins Kapillarbett), die Konzentration der **Plasmaproteine absinkt** (mangelnder onkotischer Druck im Gefäßbett) oder das **Kapillarbett** verstärkt **permeabel** wird (bei Entzündungen oder Toxinwirkung z. B. nach Wespenstich). Der arterielle Blutdruck ist vom vorhandenen **Plasmavolumen** abhängig. Verlust von Na^+ und Abnahme des Blutvolumens setzen das **Renin-Angiotensin-Aldosteron-System (RAAS)** in Gang, welches über eine längere Zeit das ursprüngliche Volumen wiederherstellt (Langzeitkontrolle des Blutdrucks).

Hohe **Na^+-Zufuhr** über die Nahrung kann das Ausscheidungsvermögen der Nieren übersteigen und zu **arteriellem Bluthochdruck** führen. Bluthochdruck ist eine der Hauptursachen für **Erkrankungen des kardiovaskulären Systems** (Arteriosklerose, Schlaganfall, Herzinfarkt). Industriell hergestellte Nahrungsmittel enthalten aus Geschmacks- und Konservierungsgründen große „versteckte" Mengen an Kochsalz. Frische Nahrungsmittel wie Gemüse, Obst, Fleisch, Getreide, Milch etc. enthalten hingegen wenig Natrium. Durchschnittlich werden in Industrieländern **10 g Kochsalz pro Tag** aufgenommen, fast doppelt soviel wie von der Weltgesundheitsorganisation (WHO) empfohlen. Aus einer Blutprobe kann neuerdings mit einer einfachen physiologischen Methode die Empfindlichkeit des Menschen für Kochsalz ermittelt werden [16].

Aldosteron spielt im Zusammenhang mit der Entstehung kardiovaskulärer Erkrankungen eine pathophysiologische Rolle. Das Steroidhormon kann bei bereits geringgradiger Erhöhung (**Aldosteronismus**) zur vermehrten **Retention von Na^+** führen, was in Niere, Herz und Blutgefäßen zur **Fibrose** (Einlagerung von Bindegewebe) führen kann. **Endothelzellen** werden zunehmend **starr**, was ihre Funktion (z. B. NO-Synthese) einschränkt. Eine erhöhte Na^+-Konzentration im Plasma kann diesen endothelialen Funktionsverlust weiter beschleunigen (**endotheliale Dysfunktion**).

11.5 Die Wasserbilanz

11.5.1 Zentrale Steuerung

Das zyklische Nonapeptid Adiuretin (ADH = antidiuretisches Hormon; Vasopressin) wird von Nervenzellen des Hypothalamus gebildet, im Golgi-Apparat in kleine Vesikel verpackt, in dieser Form entlang der Axone in die Neurohypophyse transportiert und dort in sog. Sekretgranula gespeichert. Auf einen Nervenreiz hin fusionieren die Granula mit der Plasmamembran und entleeren ihren Inhalt, ADH, in den extrazellulären Raum. Die für die ADH-**Exozytose** erforderlichen Nervenimpulse nehmen ihren Ausgang von den Zellen der Kerngebiete des Hypothalamus (Nuclei supraopticus und paraventricularis). Die **Zelldepolarisation** führt in den Nervenenden zur Permeabilitätserhöhung der Zellmembran für **Ca^{2+}-Ionen**; diese strömen ins Zytoplasma ein und aktivieren die Exozytose. ADH wird schon bei sehr geringen Schwankungen der Plasmaosmolalität (um 1 %) vermehrt bzw. vermindert ausgeschüttet (ADH im Plasma 1 – 10 pmol/l). Die maximale Stimulation der **ADH-Ausschüttung** ist dann erreicht, wenn die Plasmaosmolalität über 295 mosm/kg H_2O angestiegen ist. ADH-vermittelt retiniert die Niere zu diesem Zeitpunkt bereits maximal Wasser. Dabei wird die Wasserpermeabilität des Sammelrohrs über hochaffine V_2-Rezeptoren gesteuert. Nur der Durstmechanismus, gesteuert über Osmorezeptoren des Hypothalamus, kann jetzt noch die entgleiste Wasserbilanz dadurch ausgleichen, dass er zum Trinken „auffordert" (Homöostase durch Verhalten).

Zusätzlich wird die ADH-Freisetzung vom vorhandenen **Blutvolumen** bestimmt. Eine starke Verminderung des Blutvolumens (10 – 20 %) führt über eine geringere Vorhofdehnung (Gauer-Henry-Reflex) zu so hohen Plasmakonzentrationen von ADH (20 – 50 pmol/l), dass es über die niederaffinen V_1-Rezeptoren der Gefäßmuskulatur zur **Vasokonstriktion** kommt (daher auch der Name Vasopressin). Verstärkt wird dieser vasokonstriktorische Effekt von ADH dadurch, dass seine Ausschüttung durch **Angiotensin II** (das ja selbst schon stark vasokonstringiert) verstärkt wird. Im Gegensatz zur tagtäglichen Feinsteuerung der Plasmaosmolalität durch ADH hat die ADH-vermittelte Vasokonstriktion daher mehr den Charakter einer Notreaktion. Daneben modifiziert eine Reihe anderer Faktoren die ADH-Freisetzung. Beispielsweise stimulieren **Nikotin** und Narkotika die ADH-Sekretion, während **Alkohol** die ADH-Freisetzung hemmt und dadurch zur Wasserdiurese führt. Das ist wohl der Grund, warum man nach durchzechten Abenden mit Bier und Wein am nächsten Morgen so durstig ist.

11.5.2 Renale Steuerung

Die Henle-Schleife ist praktisch wasserundurchlässig, so dass hier und im distalen Konvolut vorwiegend Salz und kaum Wasser resorbiert werden. Die so gebildete hypotone Tubulusflüssigkeit passiert auf dem Weg in Richtung Nierenbecken das hypertone Nierenmark, ohne selbst hyperton zu werden. Das setzt ein **wasserimpermeables Sammelrohr,** d. h. eine **geringe ADH-Aktivität** im Plasma voraus, da ADH die Wasserdurchlässigkeit der Hauptzellen des Sammelrohrs steigert.

11.5.3 ADH-Mechanismus

▶ Abb. 11.12 veranschaulicht den Wirkmechanismus von ADH. Aus den Speichern der Neurohypophyse freigesetzt, gelangt ADH auf dem Blutweg in die Niere und bindet dort an die membranständigen **V_2-Rezeptoren** der Zellen des Sammelrohrs. Daraufhin wird der intrazelluläre Botenstoff cAMP gebildet, der die Wasserpermeabilität der luminalen Zellmembran steigert. Auf das hormonelle Signal hin werden **Wasserkanäle** (Typ 2 = Aquaporin 2, AQP2) in die Plasmamembran eingebaut [25]. Jetzt kann Wasser entlang eines steilen osmotischen Gradienten von der Tubulusflüssigkeit der Sammelrohre in die Zelle und (über Aquaporin 3 und 4) weiter ins hypertone Interstitium des Nierenmarks abströmen. Auf diese Weise kann der Harn maximal die Osmolalität des Nierenmarks erreichen, nämlich etwa **1200 mosm/kg H_2O.**

Die **Aquaporine** wurden in den frühen 1990er Jahren als Eiweißmoleküle in der Plasmamembran vieler verschiedener Zellen (Erythrozyten, Kapillarendothel, Epithelien der Gallenblase, der Bauchspeicheldrüse, der Cornea, des Plexus chorioideus, der Lunge, der Schweißdrüsen, des Magens, der Niere, etc.) entdeckt und kloniert [4]. Der amerikanische Biochemiker Peter Agre der Johns-Hopkins-Universität in Baltimore wurde für die Entdeckung der Wasserkanäle im Jahr 2003 mit dem Nobelpreis für Chemie ausgezeichnet. Das für die ADH-induzierbare Wasserpermeabilität des Sammelrohrs der Niere verantwortliche Aquaporin 2 ist ein je nach dem Grad seiner Glykosylierung unterschiedlich großes Membranprotein mit einer Molekularmasse zwischen 28 und 45 kDa.

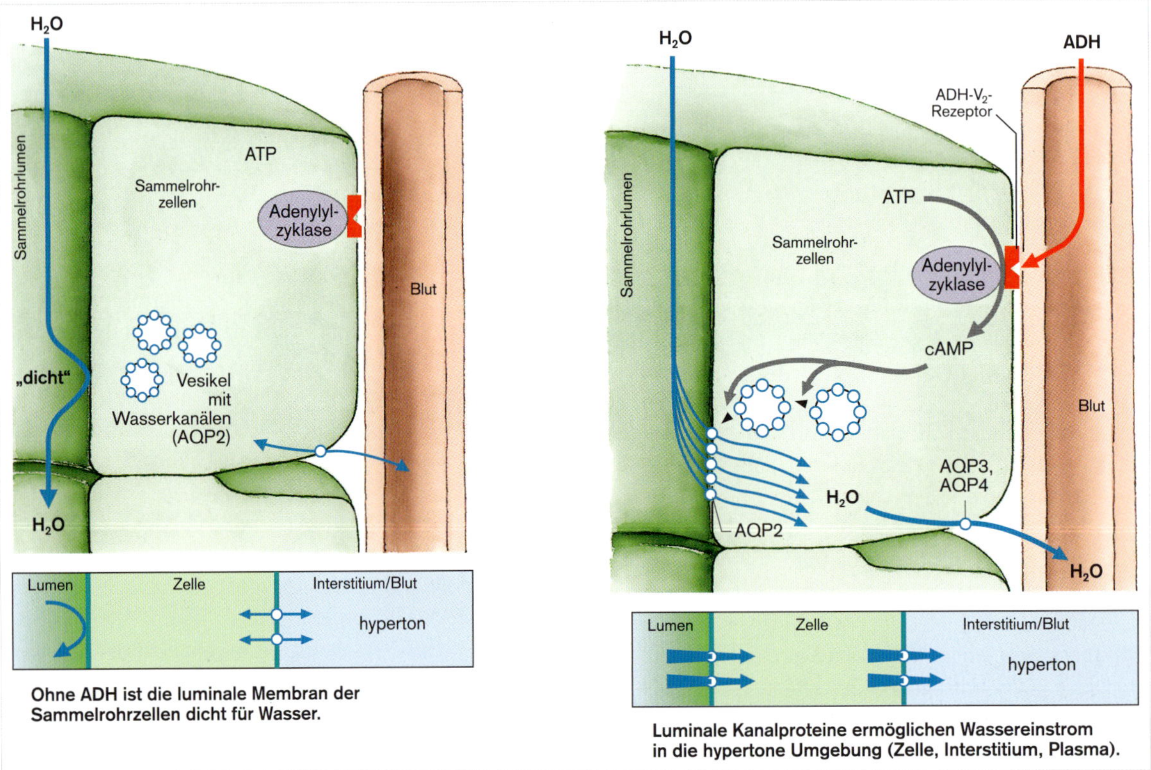

Abb. 11.12 Wirkmechanismus von Adiuretin (ADH) in den Sammelrohrzellen der Niere. Vorgeformte Wasserkanäle (blaue Kreise) sind in der Membran intrazellulärer Vesikel gespeichert. ADH-Stimulation führt zur Freisetzung des intrazellulären Botenstoffes cAMP, wodurch die Vesikel mit der luminalen Zellmembran fusionieren [25]). Dadurch werden die Wasserkanäle (AQP2) in die luminale Zellmembran eingebaut. Die ursprünglich wasserundurchlässige Membran wird nun permeabel für Wasser. Der osmotische Gradient treibt Wasser vom Tubuluslumen in die Zelle und von dort durch die permanent wasserdurchlässige basolaterale Zellmembran (enthält AQP3 und AQP4) ins Interstitium.

Es tritt ausschließlich in der luminalen Membran der Hauptzellen des Sammelrohrs auf und wird dort besonders stark exprimiert, wenn der Organismus Wasser einsparen muss, also im dehydrierten Zustand. (Die basolaterale Zellmembran ist dauernd wasserdurchlässig; sie besitzt Wasserkanäle vom Typ AQP3 und AQP4.)

Es konnte gezeigt werden, dass eine erbliche Form des sog. **nephrogenen Diabetes insipidus** auf eine Mutation jenes Gens zurückzuführen ist, welches für das **AQP2-Protein** kodiert [7].

▶ **Zellvolumenregulation.** Die Plasmamembran der meisten Zellen des menschlichen Körpers ist konstitutiv mit Aquaporinen ausgestattet, Zellmembranen sind also normalerweise wasserdurchlässig. In der Folge werden Zellen schwellen, wenn sie mit **hypotoner Flüssigkeit** (Osmolalität geringer als 285 mosm/kg H_2O) konfrontiert werden. Tatsächlich tun sie das, allerdings nur vorübergehend, denn in Sekunden bis Minuten (je nach Zelltyp) erreichen sie wieder ihre Ausgangsgröße, auch wenn das Interstitium immer noch hypoton ist. Das kommt dadurch zustande, dass durch die initiale Volumenzunahme Ionenkanäle aktiviert werden, sodass Ionen wie K^+ und Cl^- die Zelle verlassen. Parallel dazu strömt nun das Wasser durch die Aquaporine zurück in den Extrazellulärraum, sozusagen im „osmotischen Schlepptau" der ausströmenden Ionen. Werden Zellen mit einer **hypertonen Flüssigkeit** (Osmolalität größer als 285 mosm/kg H_2O) konfrontiert, werden sie aus osmotischen Gründen vorübergehend schrumpfen, um dann in Sekunden bis Minuten wieder ihr Ausgangsvolumen (trotz bestehender Hypertonizität) zu erlangen.

Wenn menschliche Zellen längerfristig mit einem hypertonen Interstitium konfrontiert sind, benötigen sie zusätzliche Mechanismen, um zu überleben. Beispielsweise ist das Gewebe des Nierenmarks normalerweise hyperton im Vergleich zum restlichen Organismus. Da aber hohe Ionenkonzentrationen auf Dauer der Zelle schaden (Beeinträchtigung enzymatischer Prozesse), werden die Ionen durch kleine organische Moleküle ersetzt. Dazu synthetisiert die Zelle rasch spezifische Transportproteine, mit deren Hilfe **Taurin, Betain** und **Inositol** aus dem Interstitium ins Zytosol geschleust werden. Oder aber die Zelle synthetisiert solche **organischen Osmolyte** selbst. So kann beispielsweise **Sorbitol** aus Zucker hergestellt und intrazellulär angehäuft werden. Wird das ursprünglich hypertone Interstitium wieder isoton oder gar hypoton, was in der Niere durchaus physiologisch ist und in anderen Organen im Zuge pathophysiologischer Prozesse vorkommen kann, so werden die Osmolyte durch kanalähnliche Membranproteine rasch ausgeschieden. Wasser strömt mit, und die Zelle entgeht der drohenden Schwellung. Diese Anpassungsmechanismen werden als **Volumenregulation der Zelle** bezeichnet.

▶ **Wasserintoxikation.** Sie ist durch Hyponatriämie und Hypoosmolalität charakterisiert und tritt dann ein, wenn die Wasseraufnahme die Wasserausscheidung wesentlich übersteigt. Extra- wie auch Intrazellulärräume werden sich dann in ähnlichem Maße erweitern. Nicht das Zuwenig an Na^+, sondern das Zuviel an Wasser führt in der Folge zur Hyponatriämie. Der ADH-Plasmaspiegel sinkt unter die Nachweisgrenze. Die Aufnahme eines großen Wasservolumens *innerhalb kurzer Zeit* führt zu einem raschen Wasserübertritt vom Extra- in den Intrazellulärraum, was aufgrund der eingeschränkten Ausdehnungsmöglichkeiten des Gehirns besonders dort zu mehr oder minder schweren Ausfallerscheinungen führt (▶ Abb. 11.13). Wird im Organismus hingegen *langfristig* Wasser über Gebühr retiniert, wie z. B. bei stark eingeschränkter Nierenfunktion, kann die Plasmanatriumkonzentration unter Umständen ohne besondere klinische Symptomatik bis 120 mmol/l absinken. Offensichtlich erlaubt eine *langsame* (chronische) Volumenretention die Anpassung des intrazellulären Milieus an die niedrigen Salzkonzentrationen im Extrazellulärraum (Volumenregulation der Zellen, s. o.).

Grundsätzlich kennen wir zwei Möglichkeiten, wie Wasser retiniert wird, nämlich abhängig oder unabhängig von der ADH-Sekretion. Während letztere durch sekundären Hyperaldosteronismus (S. 479) zustande kommt, wissen wir, dass sowohl Zunahme der Osmolalität als auch Abnahme des Plasmavolumens die physiologischen Stimuli für die **ADH-abhängige Wasserretention** sind. Bei stark verkleinertem Plasmavolumen wird also in verstärktem Maß ADH freigesetzt und dadurch Wasser retiniert.

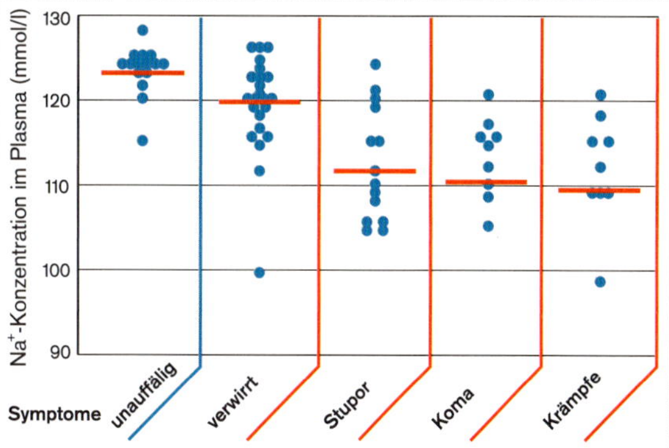

Abb. 11.13 Verschiedene Schweregrade der Hyponatriämie. Beziehung zwischen der Na^+-Konzentration im Plasma und der Einengung des Sensoriums bei 65 Personen mit einer Plasmanatriumkonzentration von 124 mmol/l und weniger (nach [24]).

Das erklärt z. T. die Beobachtung, warum **Herzkranke** zunehmend Wasser im Körper zurückhalten. Aufgrund der verminderten Herzkraft verteilt sich das Blut vermehrt im dehnungsfähigen Venensystem und nimmt daher in geringerem Maß an der Zirkulation teil. Das sog. **effektive Plasmavolumen** sinkt, und ADH wird freigesetzt. Zugleich erhöht sich bei einer Herzinsuffizienz der Blutdruck im venösen Kapillarende (Rückstau!), sodass sich das Filtrations-Resorptions-Verhältnis im Kapillarbett zugunsten der Filtration verändert. Hierdurch fließen verstärkt Salz und Wasser ins Interstitium ab; kardiale **Ödeme** treten auf, die von einer Hyponatriämie begleitet sein können.

Im Gegensatz dazu findet man eine inadäquat erhöhte ADH-Sekretion bei manchen **endokrin aktiven Tumoren** (z. B. bei bestimmten Formen des Lungenkarzinoms). Wegen der dabei übermäßigen **Retention von freiem Wasser** (frei = unabhängig von der Salzresorption) im Organismus expandiert der Extrazellulärraum, was zur Hemmung der aldosteronabhängigen Salzresorption im distalen Nephron der Niere führt. Die dadurch entstandene Hyponatriämie lässt keine Ödembildung (Ablagerung von Salz und Wasser) zu, die Volumenexpansion entzieht sich der klinischen Beobachtung. Die **ADH-unabhängige Wasserretention** ist gewöhnlich die Folge eines akuten oder chronischen Nierenversagens (**Niereninsuffizienz**). Das aufgenommene Volumen kann renal nicht mehr ganz ausgeschieden werden. In diesem Fall müssen Salz und Wasser auf extrarenalem Wege, nämlich durch das **Dialyseverfahren** (S. 462), entfernt werden (s. Kap. 10.13) (S. 461).

► **Wassermangel.** Ein Wassermangel des Organismus ist durch **erhöhte Na^+-Konzentration** und **Osmolalität** im Plasma gekennzeichnet, wobei letztlich eine zu geringe Wasseraufnahme die Ursache ist (Dehydratation). Die Betroffenen sind entweder zu jung, zu alt oder zu krank, um nach Wasser zu fragen, oder aber, das einer schwerkranken Person infundierte Volumen ist nicht ausreichend, um die physiologischen Wasserverluste zu decken. Verschlimmert wird die Situation, wenn Wasser zudem durch die Niere (renal) oder über andere Wege (extrarenal) verloren geht.

Übermäßige renale Wasserausscheidung (Polyurie), Durst und dadurch erhöhte Wasseraufnahme (Polydipsie) kennzeichnen den sog. **Diabetes insipidus**. Liegt eine zentrale Störung in der ADH-Produktion oder ADH-Freisetzung vor (Tumor, Verletzung, Entzündung), so sinkt die Durchlässigkeit der renalen Sammelrohre für Wasser aufgrund des ADH-Mangels (**zentraler Diabetes insipidus**). Dabei können täglich mehr als 15 l Wasser verloren gehen, ein Volumen, das durch Trinken ausgeglichen werden muss. Im Gegensatz dazu ist beim sog. **nephrogenen Diabetes insipidus** der zentrale Anteil des ADH-Mechanismus intakt, die Zielstrukturen dieses Hormons, nämlich die Sammelrohre der Niere, sind jedoch defekt (krankhafte Veränderungen des Nierenmarks bzw. angeborener Defekt der Wasserkanäle oder des V_2-Rezeptors für ADH). Trotz hoher ADH-Plasmaspiegel bleibt die Harnkonzentrierung aus, und ein hypotoner Harn wird ausgeschieden. Eine Polyurie tritt auch bei **osmotischer Diurese** auf, einem häufigen Begleitsymptom des **Diabetes mellitus**. Dabei wird mehr Glucose in den Nieren filtriert, als tubulär resorbiert werden kann. Die der Resorption entgangene Glucose hält Wasser im Lumen des Nierentubulus zurück, sodass dieses Volumen ausgeschieden wird: osmotische Diurese (S. 436). Auch der normalerweise praktisch glucosefreie Enddarm enthält jetzt größere Mengen an Glucose. Die Person hat (wegen des osmotischen Wasserverlustes) Durst und wird daher nach Möglichkeit trinken; ist sie bewusstseinsgetrübt oder gar präkomatös, kommt es zur Dehydratation. Manchmal ist es aber auch von Nutzen, eine osmotische Diurese therapeutisch – durch die Infusion eines nicht metabolisierbaren und renal nicht resorbierbaren Zuckers (z. B. Mannitol) – herbeizuführen, um damit überflüssiges Wasser aus dem Organismus zu entfernen. Hypotone Flüssigkeit kann auch über den Magen-Darm-Trakt (Erbrechen, Durchfall), über die Haut (Schwitzen) und über die Atmung (Hyperpnoe) verloren gehen. Bei solchen Zuständen ist das Harnzeitvolumen klein und die Harnosmolalität hoch. Das zeigt, dass intakte Nieren adäquat auf den dehydrierenden Stimulus reagieren. Außerdem ist die Na^+-Konzentration im Harn niedrig (< 10 mmol/l). Über den ADH- und den Aldosteron-Mechanismus spart sie also Wasser und Salz mit dem Ziel ein, Extrazellulärvolumen und Osmolalität wieder zu normalisieren.

▸ **Dehydratation.** Osmotische Gradienten zwischen Extra- und Intrazellulärraum können längerfristig nicht aufrechterhalten werden, sodass der Dehydratation des Extrazellulärraums notgedrungen die **Schrumpfung des Intrazellulärraums** folgt. Die Funktion der Zellen des **zentralen Nervensystems** ist davon am stärksten beeinträchtigt. Neurologische Ausfallerscheinungen wie Lethargie, Muskelschwäche, Krämpfe und Koma treten auf. Glücklicherweise besitzt jedoch die Nervenzelle (wie andere Zellen auch) Mechanismen, ihr Zellvolumen wieder zu normalisieren. Das Hirnvolumen kann nämlich innerhalb von Stunden sein Ausgangsvolumen dadurch wieder erreichen, dass Elektrolyte (wie Kalium- und Bicarbonationen) oder auch Glucose im Innern der Zellen angehäuft werden (Volumenregulation der Zellen) (S. 64). Für das Überleben des Organismus ist deshalb nicht nur entscheidend, *wie stark* die Dehydratation ist, sondern auch *wie rasch* sie auftritt.

Isotone Dehydratation

Blutungen, großflächige Verbrennungen, Durchfall, Erbrechen aber auch Diuretika können zum bedrohlichen Verlust (isotoner) extrazellulärer Flüssigkeit führen. Bei einem erniedrigten Extrazellulärvolumen sind dabei Intrazellulärvolumen und Osmolarität normal. Kreislaufstörungen, Blutdruckabfall und letztlich Volumenmangelschock sind die Folge.

Hypotone Dehydratation

Wird der Volumenmangelschock nicht durch isotone Flüssigkeit (z. B. isotone Kochsalzlösung) sondern durch Trinken von Wasser ausgeglichen, wird dieses in einem ersten Schritt in den Blutkreislauf aufgenommen, aber dann aus osmotischen Gründen rasch in die Zellen verlagert. Das kann zu ausgeprägter Zellschwellung mit neurologischer Symptomatik (Bewusstseinstrübung, Koma) führen. Der Volumenmangel nach starkem Schwitzen bei Ausdauersport sollte daher nicht mit Wasser, sondern mit einer elektrolythaltigen Flüssigkeit ausgeglichen werden.

Hypertone Dehydratation

Marathonläufer, Extrembergsteiger und Radrennfahrer sind dieser Gefahr ausgesetzt, besonders wenn hohe Außentemperaturen herrschen. Dasselbe gilt für fiebernde Kranke. Durch den relativ salzarmen Schweiß geht hauptsächlich Wasser verloren. Extra- und Intrazellulärvolumen sind erniedrigt während gleichzeitig die Osmolarität erhöht ist. Herz-Kreislauf-Störungen stehen im Vordergrund. Gleicht der Sportler/die Sportlerin den Volumenmangel durch das Trinken von Wasser aus, kann aus der hypertonen eine hypotone Dehydratation werden (s. o.).

Schnelle hypotone Flüssigkeitsverluste (z. B. **Brechdurchfall** des Säuglings) geben dem Gehirn wenig Zeit zur **Volumenregulation**, die Dehydratation wird lebensbedrohend. Umgekehrt betrachtet, muss ein stark dehydrierter Mensch behutsam rehydriert werden. Das zugeführte Wasser wird nämlich die hyperosmolalen Nervenzellen anfänglich zum Schwellen bringen, was zum **Hirnödem** führen kann.

Isotone Hyperhydratation

Bei dieser Störung wird der gesamte Extrazellulärraum durch die Einlagerung von Salz und Wasser, also von isotoner Flüssigkeit, erweitert (Ödeme). Ursachen dafür können Störungen der renalen Salzausscheidung (Niereninsuffizienz), Herzmuskelschwäche (Herzinsuffizienz) und Abnahme des onkotischen Drucks bei Leberzirrhose (Eiweißmangel) sein.

Hypotone Hyperhydratation

Diese Störung kann bei gestörter renaler Wasserausscheidung, durch Infusion hypotoner Lösungen oder durch exzessive orale Wasseraufnahme eintreten. Typisch ist ein erhöhtes Extra- und Intrazellulärvolumen bei gleichzeitig erniedrigter Osmolarität. Wegen des drohenden Hirnödems stehen neurologische Symptome im Vordergrund.

Hypertone Hyperhydratation

Diese eher seltene Form einer Hydratationsstörung entwickeln Schiffbrüchige, wenn sie hypertones Meerwasser trinken. Die Störung ist gekennzeichnet durch eine erhöhte Osmolarität, ein erhöhtes Extrazellulärvolumen gepaart mit einem verminderten Intrazellulärvolumen.

Zusammenfassung Kap. 11.5

Wasserbilanz

Das zentrale Nervensystem steuert die Nierenfunktion zur Aufrechterhaltung des Körperwassers. Das Peptidhormon **Adiuretin (ADH)** wird in Nervenzellen des **Hypothalamus** gebildet, gelangt nach axonalem Transport in den Hypophysenhinterlappen und wird dort **bei Wassermangel** (Plasmaosmolalität steigt über 295 mosm/kg H_2O) ins zirkulierende Blut freigesetzt. Gleichzeitig wird der **Gauer-Henry-Reflex** (S. 473) wegen der geringeren Vorhofdehnung (**zirkulierendes Blutvolumen sinkt bei Wassermangel**) ausgelöst, was ebenfalls ADH-Freisetzung bewirkt. ADH führt in den Sammelrohren der Niere durch Aktivierung der **V_2-Rezeptoren** zur **Permeabilitätssteigerung für Wasser**, so dass Flüssigkeit im Körper retiniert wird. In hohen Konzentrationen löst ADH (auch **Vasopressin** genannt) durch Aktivierung von V_1-Rezeptoren eine **Vaskonstriktion** aus. **Nikotin** stimuliert die ADH-Freisetzung und führt zur **Wasserretention. Alkohol** hemmt die ADH-Freisetzung und führt zur **Wasserdiurese.** Nach Filtration in der Niere und Resorption von ca. 70 % des filtrierten Wassers passiert das Filtrat die Henle-Schleife und das distale Konvolut, Strukturen mit fehlender bzw. geringer Wasserpermeabilität aber hohen Salztransportraten. Die Sammelrohre der Niere erreicht deshalb eine im Vergleich zur Osmolalität des Plasmas **hypotone Tubulusflüssigkeit.** Ist ADH im Blut vorhanden, werden die renalen V_2-Rezeptoren aktiviert, was nach Durchlaufen einer intrazellulären Signalkaskade in den Sammelrohrzellen zum Einbau von **Wasserkanälen (Aquaporine)** in die luminale Zellmembran führt. Wasser kann damit entlang eines osmotischen Gradienten vom Tubuluslumen in das hypertone Nierenmark resorbiert werden. Bei **zentralem Diabetes insipidus** ist die **ADH-Bildung** im Hypothalamus gestört, während bei **nephrogenem Diabetes insipidus** die **renale Aquaporinbildung** defekt ist. Beides führt zu pathologisch hoher **Wasserdiurese.**

Bei Schwankungen der **Osmolalität** ist die Aufrechterhaltung eines **konstanten Zellvolumens** lebensnotwendig. Alle Zellen des menschlichen Körpers besitzen dafür geeignete Mechanismen. Schnelle, kurzfristige Schwankungen der interstitiellen Osmolalität werden durch den **Transport anorganischer Ionen** durch Transportproteine in der Zellmembran (Kanäle, Transporter) weitgehend von der Zelle abgeschirmt. Länger anhaltende Änderungen der extrazellulären Osmolalität werden von den betroffenen Zellen (z. B. Zellen des Nierenmarks) durch **Synthese** oder **hydrolytischen Abbau organischer Osmolyte** kompensiert.

Wasserintoxikation (Hyperhydradation) ist an einer **Hyponatriämie** (Absinken der Plasmanatriumkonzentration unter 130 mmol/l) erkennbar. Sie kann die Folge der akuten Aufnahme abnorm hoher Wassermengen sein (bei psychischen Störungen oder bei schweren Nierenfunktionsstörungen). Wird Wasser allmählich (chronisch) im Körper retiniert, geben die Körperzellen osmotisch aktive Teilchen ab (z. B. Kalium, Chlorid, organische Osmolyte), um das Zellvolumen konstant zu halten (Volumenregulation). Im Gegensatz zu akuter Wasserbelastung treten hier Störungen erst bei massiver Wasserretention auf.

Die verminderte Pumpleistung des Herzens bei **Herzinsuffizienz** führt zu einem geringeren zirkulierendem (effektiven) Blutvolumen, wodurch die ADH-Freisetzung stimuliert wird. Wasser wird retiniert und aufgrund des venösen Rückstaus im Gewebe abgelagert (**Ödeme** bei Herzinsuffizienz).

Wassermangel (Dehydratation) ist an einer **Hypernatriämie** (Erhöhung der Plasmakonzentration über 145 mmol/l) erkennbar. Sie ist die Folge verminderter Wasseraufnahme oder erhöhter Wasserverluste (durch Fieber, Diarrhö, zentralen oder renalen Diabetes insipidus). **Dehydratation** (Austrocknung) ist eine häufige Begleiterscheinung des entgleisten **Diabetes mellitus.** Dabei erzeugt die pathologisch hohe Plasmaglucosekonzentration eine **osmotische Diurese**, da die großen Mengen der renal filtrierten Glucose nicht mehr resorbiert werden können und bei ihrer Ausscheidung im Harn Wasser mitreißen. **Rasch einsetzender Wassermangel** führt zu **Muskelschwäche, Krämpfen** und **Koma**, während eine langsam entstehende Dehydratation weitgehend symptomlos verläuft. Bei nicht allzu rasch eintretendem Wassermangel nehmen die Körperzellen Ionen aus dem Extrazellulärraum auf bzw. synthetisieren intrazellulär organische Elektrolyte und halten dadurch ihr Zellvolumen konstant (zelluläre **Volumenregulation**).

11.6 Die Säurebilanz

Der menschliche Organismus ist ständig der Überflutung durch **H^+-Ionen** ausgesetzt, die überwiegend aus dem Intermediärstoffwechsel stammen. Etwa 15 000 mmol CO_2 werden täglich beim Abbau von Kohlenwasserstoffverbindungen gebildet. Dabei entstehen zwar vorübergehend H^+-Ionen ($CO_2 + H_2O \leftrightarrow H^+ + HCO_3^-$) im venösen Blut, doch wird das CO_2 gleich wieder von den Lungen ausgeschieden. Zusätzlich werden täglich ca. 50–100 mmol „fixe“ Säuren produziert, die nur über die Nieren ausgeschieden werden können. Damit ist auch die Niere wesentlich an der Säure-Basen-Balance des Organismus beteiligt (s. a. Kap. 9).

11.6.1 Konstanz des Zell-pH-Werts

Der pH-Wert im Zytoplasma liegt bei den meisten Zellen bei etwa pH 7,2, ein normaler extrazellulärer pH-Wert von pH 7,4 vorausgesetzt. Änderungen des intrazellulären pH-Werts beeinflussen praktisch alle zellulären Prozesse, beispielsweise den Metabolismus (pH-Optimum von Enzymen), das Zellmembranpotenzial (pH-empfindliche Ionenkanäle), das Zellwachstum (Kondensationszustand der DNA), den Transport intrazellulärer Vesikel, den Polymerisationszustand des Zytoskeletts und die Kraftentwicklung bei der Muskelkontraktion. Änderungen des intrazellulären pH-Werts sind manchmal die (erwünschte) Folge externer Signale, z. B. von Wachstumsfaktoren, Hormonen oder Neurotransmittern. Zellorganellen wie Mitochondrien bzw. Lysosomen und endosomale Vesikel haben pH-Werte, die häufig deutlich höher bzw. niedriger sind als die pH-Werte der umgebenden zytosolischen Flüssigkeit, eine wichtige Voraussetzung für deren Funktion. Deshalb ist die Zelle mit einer Reihe von Mechanismen ausgestattet, die den jeweils optimalen pH-Wert aufrechterhalten und diesen sehr effizient gegen Veränderungen "verteidigen". Dies wird als **pH-Regulation der Zelle** bezeichnet.

So ist jede stoffwechselaktive Zelle mit mehreren Transportsystemen ausgestattet, die die H^+-Ionen aus dem Zytosol in den Extrazellulärraum transportieren bzw. HCO_3^--Ionen in die Zellen aufnehmen, um die im Metabolismus entstandenen Protonen abzupuffern. Die ▸ Abb. 11.14 zeigt einige der Prozesse, die an der **intrazellulären pH-Regulation** beteiligt sind. Eines der wichtigsten pH-regulierenden Transportproteine ist der **Na^+/H^+-Antiporter,** von dem verschiedene Isoformen bekannt sind. Er transportiert Protonen im Austausch gegen Na^+-Ionen aus der Zelle heraus. Entstehen beispielsweise bei physischer Belastung vermehrt H^+-Ionen in Herz- und Skelettmuskelzellen, so wird der Na^+/H^+-Antiporter stimuliert. Fällt hingegen die intrazelluläre Säureproduktion ab, so inaktiviert der steigende pH-Wert dieses Transportprotein. Voraussetzung für die einwandfreie Funktion dieses Mechanismus ist ein von außen ins Zellinnere gerichteter **Konzentrationsgradient für Na^+-Ionen**, der bei jeder gesunden Zelle vorhanden ist. Auf diese Weise hält die Zelle ihren intrazellulären pH-Wert konstant, unabhängig von ihrem metabolischen Zustand. In den polaren Epithelzellen (Niere, Darm, Pankreas etc.) finden sich bestimmte Isoformen des Na^+/H^+-Antiporters nur in der apikalen Zellmembran, was Voraussetzung für einen gerichteten Säure- bzw. Basentransport ist.

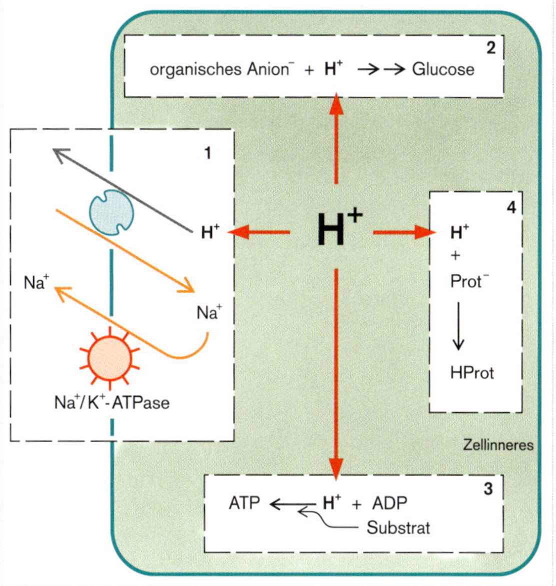

Abb. 11.14 Das Schicksal der im Zellinneren entstehenden H^+-Ionen. **1** Transport von H^+-Ionen in den Extrazellulärraum. Exemplarisch ist hier der Na^+/H^+-Austauscher dargestellt. **2** Umwandlung organischer Anionen (z. B. Lactat⁻) in neutrale Metaboliten (z. B. CO_2 oder Glucose). **3** Bildung von ATP (reversibel). **4** Pufferung durch zytoplasmatische Proteine und andere Puffer.

11.6.2 Azidose und Alkalose

▸ **Azidose.** Metabolismus und Ionentransport der einzelnen Zellen ändern sich, sobald der Säure-Basen-Status des Organismus wie bei einer Azidose von der Norm abweicht. Dabei ist es erst einmal nicht so wichtig, wodurch eine **Azidose** entsteht: ob durch eine eingeschränkte Atmung (respiratorische Azidose) oder durch gestörten Metabolismus (nicht-respiratorische oder metabolische Azidose). In jedem Fall werden Elektrolytverschiebungen zwischen Intra- und Extrazellulärraum stattfinden (quantitative Unterschiede) (S. 490). Stellen wir uns das vereinfachte Modell einer Zelle vor, das mit den hier wesentlichen Ionentransportsystemen ausgestattet ist (▸ Abb. 11.15). Beim Auftreten einer Azidose in der Zelle wird der Säureexport häufig über den oben beschriebenen **Na^+/H^+-Antiporter** aktiviert und gleichzeitig der Export von Basen (OH^-, HCO_3^-) gehemmt. Netto resultiert eine Bewegung von H^+-Ionen aus der Zelle in die extrazelluläre Flüssigkeit. Lunge und Niere übernehmen dann die endgültige Ausscheidung der Säureäquivalente in Form des flüchtigen Kohlendioxids bzw. der fixen Säuren. Schwere, renal bzw. respiratorisch nicht mehr kompensierbare Azidosen beeinträchtigen allerdings zunehmend die Funktion der Na^+/K^+-Pumpe. Die intrazelluläre K^+-Konzentration sinkt, und K^+ akkumuliert im Extrazellulärraum. Eine mehr oder minder

11

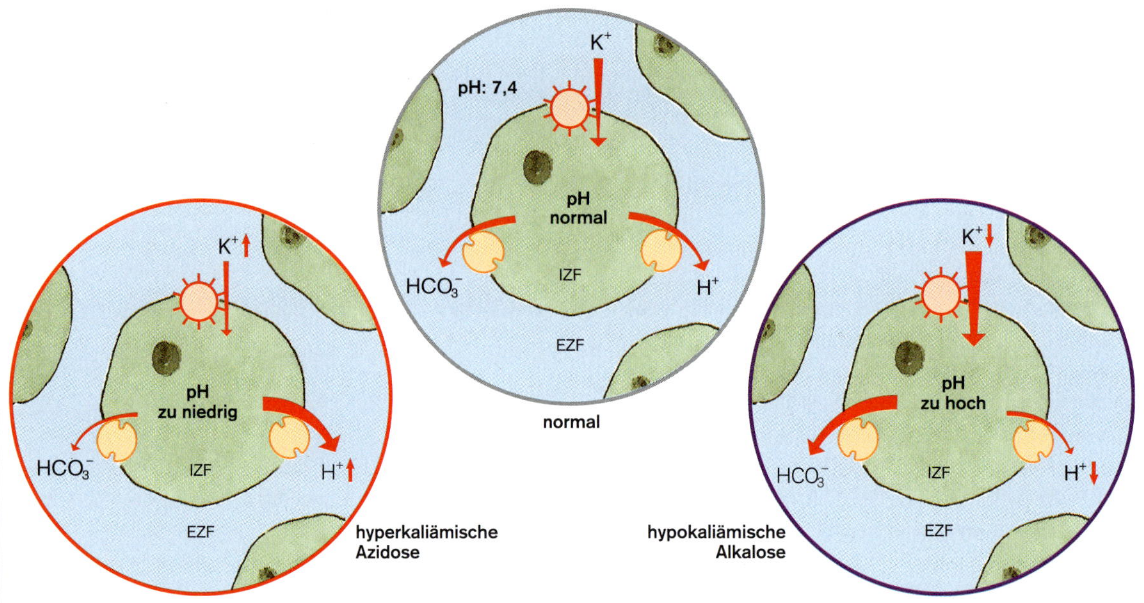

Abb. 11.15 Kaliumhomöostase und Säure-Basen-Gleichgewicht. Ein erniedrigter pH-Wert (erhöhte H^+-Ionen-Konzentration) im Zellinneren stimuliert den Säuretransport in den Extrazellulärraum, während der Basenexport verlangsamt wird. Die Übersäuerung hemmt auch die Na^+/K^+-ATPase, wodurch Kaliumionen in der Extrazellulärflüssigkeit (EZF) akkumulieren. Eine hyperkaliämische Azidose ist entstanden. Das Gegenteil trifft auf die hypokaliämische Alkalose zu. Bei steigendem intrazellulärem pH-Wert wird der Säuretransport aus den Zellen reduziert, während der Basenexport stimuliert wird. Die Na^+/K^+-Pumpe arbeitet im alkalischen Milieu verstärkt, wodurch K^+-Ionen vermehrt im Zellinnern angehäuft werden und außen fehlen.

schwere **Hyperkaliämie** ist die Folge. Daraus erklärt sich, dass die systemische Azidose häufig mit der extrazellulären Anhäufung von K^+-Ionen einhergeht (**hyperkaliämische Azidose**).

► **Alkalose.** Verliert der Organismus verstärkt Säureäquivalente, z. B. durch Hyperventilation (**respiratorische Alkalose**) oder durch Erbrechen (**nicht-respiratorische Alkalose**), treten die umgekehrten Ereignisse ein. Durch die intrazelluläre **Alkalose** wird der Säuretransport aus der Zelle zunehmend inaktiviert, während der Basenexport stimuliert wird. HCO_3^- gelangt verstärkt vom Zytoplasma in den Extrazellulärraum und wird von der Niere ausgeschieden (renale Kompensation der respiratorischen Alkalose). Der basische pH-Wert aktiviert die Na^+/K^+-Pumpe, wodurch zunehmend mehr K^+ im Zellinnern akkumuliert wird, während der Extrazellulärraum an K^+ verarmt. Eine **hypokaliämische Alkalose** entsteht (► Abb. 11.15).

Diese Darstellung ist vereinfacht, denn die einzelnen Zellen sind je nach Zelltyp (polar – apolar, erregbar – unerregbar) mit spezifischen Transportsystemen und Enzymen ausgestattet. Die beschriebene „Grundausstattung" an Ionentransportsystemen und deren Regulation trifft allerdings für beinahe jeden Zelltyp zu; das erlaubt uns, die H^+-induzierten Ionenverschiebungen auf zellulärer Ebene weitgehend zu generalisieren.

► **Anionenlücke.** Bei der Beurteilung von Störungen des Säure-Basen-Haushalts wird manchmal der Ausdruck der sog. Anionenlücke (anion gap verwendet). Dieser Begriff ist definiert als die Konzentration von „$Na^+ - (Cl^- + HCO_3^-)$" im Plasma. Der Normwert liegt zwischen 12 und 14 mmol/l. Diese Lücke kann unter pathophysiologischen Bedingungen beträchtlich schwanken, woraus diagnostische Schlüsse gezogen werden können. Die **metabolische Azidose** ist die häufigste Ursache für eine vergrößerte Anionenlücke. Dabei wird offensichtlich das Bicarbonat im Plasma durch die im Organismus verstärkt produzierten organischen Anionen (z. B. Milchsäure $\rightleftharpoons H^+ + Lactat^-$) ersetzt. Bei der sog. Lactatazidose (**Laktazidose**) kann das Plasma 10–30 mmol/l Lactat enthalten, Werte, die dem reziproken Abfall des Plasmabicarbonats entsprechen. Die Anionenlücke hat in diesem Fall also zugenommen. Dagegen sind keine Veränderung der Anionenlücke zu erwarten, wenn Natriumbicarbonat, z. B. bei starker Diarrhö, verloren geht. Dabei führt nämlich die kompensatorische Retention von NaCl in der Niere (Erhaltung des EZV) zur sog. **hyperchlorämischen metabolischen Azidose.** Das Bicarbonat im Plasma ist durch Cl^- ersetzt worden, so dass die Anionenlücke konstant bleibt.

Zusammenfassung Kap. 11.6

Die Säurebilanz

Alle Zellen des Organismus besitzen zahlreiche und sehr effiziente Regelmechanismen, welche die ständig drohende intrazelluläre **Azidose** verhindern. Die in den Extrazellulärraum transportierten H^+-Ionen werden gepuffert, auf dem Blutweg in Niere und Lunge gebracht und dann in Form **titrierbarer Säure** und über den **NH_4^+-Mechanismus** durch die **Niere** ausgeschieden bzw. als **CO_2** durch die **Lunge** abgeatmet. Der **Na^+/H^+-Antiporter**, ein in jedem Zelltyp vorkommendes Transportprotein, transportiert überschüssige Protonen ins **Interstitium**, so dass der pH-Wert im Zytosol nur in engen Grenzen schwankt. Die Aktivität dieses Antiporters richtet sich nach der metabolischen Aktivität der jeweiligen Zelle. Er wird durch intrazelluläre **Azidose aktiviert**, während intrazelluläre **Alkalisierung** zur **Inaktivierung** führt (**Zell-pH-Regulation**).

Jede pathophysiologische Änderung des Säure-Basen-Haushaltes führt zu **Störungen der Elektrolytverteilung** zwischen Intra- und Extrazellulärraum. Wenn Niere und Lunge die im Stoffwechsel entstehende Säure nicht mehr ausreichend aus dem Körper entfernen können (z. B. bei **dekompensiertem Diabetes mellitus**, bei **Nieren-** oder **Lungenerkrankungen**), entwickelt sich eine **Azidose**, d. h. der Plasma-pH-Wert sinkt unter den Normwert von pH7,4. Die intrazelluläre Azidose hemmt die **Na^+/K^+-ATPase**, wodurch die intrazelluläre K^+-Konzentration sinkt und die Plasma-K^+-Konzentration über den Normwert steigt. Es entsteht eine **hyperkaliämische Azidose**. Verliert hingegen der Organismus übermäßig viel Säure (z. B. bei chronischem Erbrechen), so wird die Na^+/K^+-Pumpe in den jeweiligen Zellmembranen aktiviert und dadurch das Interstitium an Kaliumionen verarmen. Es entsteht eine **hypokaliämische Alkalose**.

11.7 Die Kaliumbilanz

K^+ ist als positiv geladenes Ion das quantitativ wichtigste Kation in den Zellen unseres Organismus. Nur etwa 2 % des Gesamtkörperkaliums befinden sich im extrazellulären Raum. Die normale Kaliumkonzentration im Blutplasma schwankt zwischen 3,5 und 4,8 mmol/l. Die intrazelluläre Kaliumkonzentration ist mit etwa 140 bis 150 mmol/l um einen Faktor 30 – 40 höher. Wir wissen, dass für die Aufrechterhaltung dieses extremen Ungleichgewichts die in allen Zellen vorkommende Na^+/K^+-Pumpe (S. 62) verantwortlich ist.

Die **K^+-Aufnahme** beträgt durchschnittlich 50–100 mmol pro Tag. Diese Zahlen können je nach Zusammensetzung der Nahrung um den Faktor 10 schwanken. Im Fleisch, in frischem Gemüse (z. B. Kartoffeln), in ungeschrotenem Getreide und Obst (besonders in Bananen, Aprikosen, Feigen) ist viel Kalium enthalten, das allerdings häufig durch zu langes Kochen aus den Zellen dieser Nahrungsmittel ausgewaschen wird und mit dem Kochwasser verloren geht. Ca. 90 % der durch die Nahrung aufgenommenen K^+-Menge werden von den **Nieren** eliminiert, der Rest erscheint im Stuhl und im Schweiß. Stellen die Nieren ihre Funktion ein (Nierenversagen) (S. 461), so kann das Epithel des **Kolons** mehr als ein Drittel der auszuscheidenden K^+-Menge in den Stuhl sezernieren. Der **Schweiß** enthält durchschnittlich 9 mmol/l Kalium. Bei normaler Schweißbildung (100 – 200 ml/Tag) sind die Verluste also verhältnismäßig gering. Geht jedoch in trockener und heißer Umgebung oder bei schwerer körperlicher Anstrengung literweise Schweiß verloren, ist der Kaliumverlust beträchtlich. Das macht sich ganz besonders dann bemerkbar, wenn das durch den systemischen Flüssigkeitsverlust (Volumenkontraktion) vermehrt freigesetzte Hormon Aldosteron die Kaliumsekretion in den Schweißdrüsen und in der Niere noch zusätzlich stimuliert.

Grundsätzlich ist zu bemerken, dass eine **kaliumreiche, natriumarme Kost** angestrebt werden soll. Sie verringert das Risiko von kardiovaskulären Erkrankungen wie Herzinfarkt und Bluthochdruck.

11.7.1 Raumverteilung

Leben und Funktion der einzelnen Zelle in unserem Organismus sind an die Aktivität der **Na^+/K^+-Pumpe** (S. 62) und an die **passive K^+-Permeabilität** der Plasmamembran gebunden. Diese Situation ist in ▶ Abb. 11.16 schematisch dargestellt. Es wird deutlich, dass jede Beeinflussung von Pumpe oder Permeabilität (Leck) gezwungenermaßen zur Verschiebung von Kaliumionen zwischen Intra- und Extrazellulärraum führt. Das mag bei schnellen Verschiebungen für den K^+-Gehalt des Intrazellulärraums belanglos sein, nicht jedoch für den um ein Drittel kleineren und außerdem vergleichsweise „kaliumarmen" Extrazellulärraum.

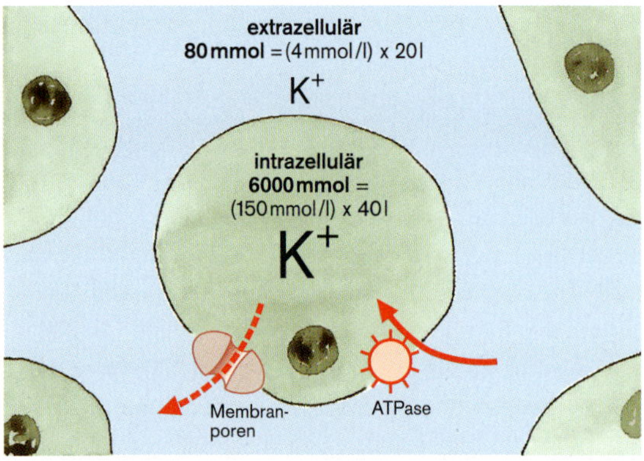

Abb. 11.16 Kalium im Intra- und Extrazellulärraum. Der weitaus größte Teil des Körperkaliums befindet sich im Zellinnern. Die hohe intrazelluläre K^+-Konzentration wird unter Energieverbrauch durch die Na^+/K^+-Pumpe aufrechterhalten. Laufend strömen je nach den physiologischen bzw. pathophysiologischen Bedingungen mehr oder weniger K^+-Ionen durch Kaliumkanäle wieder zurück in den Extrazellulärraum. Das Verhältnis von Pumprate zu Ausstrom bestimmt somit die intrazelluläre bzw. extrazelluläre K^+-Konzentrationen.

Jede K^+-Konzentrationsänderung im Blutplasma über oder unter die Norm führt zu beträchtlichen Funktionsstörungen der einzelnen Körperzellen (z. B. **Herzrhythmusstörungen**). So kann bereits bei einer Zunahme der intrazellulären Kaliumkonzentration von nur 1 % die Kaliumkonzentration im Plasma um mehr als 50 % sinken („Kaliumverschiebung" vom Extra- in den Intrazellulärraum). Eine lebensbedrohliche Hypokaliämie wäre die Folge.

11.7.2 Kalium und Säure-Basen-Störungen

Oben wurde bereits erwähnt, dass durch eine Azidose die Aktivität der Na^+/K^+-ATPase eingeschränkt wird, wodurch K^+-Ionen im Zellinnern vermindert akkumuliert werden. Zwar wird durch die Azidose gleichzeitig mit der Na^+/K^+-Pumpe auch der K^+-Ausstrom aus der Zelle über die K^+-Kanäle beeinträchtigt – viele K^+-Kanäle werden durch einen sauren pH-Wert ebenfalls gehemmt. Doch lässt sich dadurch eine Anhäufung von Kaliumionen im Extrazellulärraum nicht vermeiden. Eine sog. **hyperkaliämische Azidose** entsteht.

Die **hypokaliämische Alkalose** ist das umgekehrte Erscheinungsbild. Wie ausgeprägt allerdings die jeweilige Umverteilung von Kaliumionen zwischen den beiden Räumen ist, hängt von der Art der Säure-Basen-Störung ab. **Nichtrespiratorische Störungen** beeinflussen die K^+-Homöostase wesentlich stärker als **respiratorische Störungen**. Ein weiterer, besonders klinisch wichtiger Zusammenhang zwischen Gesamtkörperkalium, Plasmakalium und dem Säure-Basen-Status sei erwähnt. Wie wir aus der ► Abb. 11.17 entnehmen können, ist die Beziehung zwischen Plasmakalium und Gesamtkörperkalium keineswegs linear. Ist der Organismus, z. B. durch mangelhafte Kaliumaufnahme in der Nahrung oder durch exzessive Kaliumausscheidung im Zuge einer Entwässerungstherapie (Gabe von Diuretika), an Kaliumionen verarmt, so wird das Plasmakalium zwar sinken, der Einfluss des Säure-Basen-Status aber mit zunehmender **Hypokaliämie** geringer werden. Werden hingegen, z. B. in der Folge einer renalen Ausscheidungsstörung, Kaliumionen im Körper retiniert, tritt unter Umständen sehr rasch eine schwere **Hyperkaliämie** auf, die ihrerseits durch den Säure-Basen-Haushalt stark beeinflusst werden kann.

Diese Erkenntnis macht man sich therapeutisch zunutze, indem eine lebensbedrohende Hyperkaliämie durch **Natriumbicarbonatinfusionen** (Alkalisierung des Blutplasmas) abschwächt werden.

11.7.3 Kaliumionen und das kardiovaskuläre System

Die Herzmuskelzellen reagieren in ganz besonderer Weise auf Veränderungen der K^+-Konzentration im Plasma. Um die physiologische Basis solcher Störungen zu verstehen, machen wir einen kurzen Ausflug in die ionalen Mechanismen der Herzerregung und Impulsausbreitung (S. 210).

Neben den Na^+- und Ca^{2+}-Kanälen besitzt eine Herzmuskelzelle mehrere funktionell unterschiedliche Typen von **K^+-Kanälen** in ihrer Plasmamembran. Sie sorgen für den reibungslosen Ablauf der rhythmisch wiederkehrenden Aktionspotenziale und die Aufrechterhaltung des Ruhemembranpotenzials während der Diastole. K^+-Kanäle, die die Repolarisation des Aktionspotenzials vermitteln, antworten empfindlich und scheinbar paradox auf Änderungen der extrazellulären K^+-Konzentration. Nach der Nernst-Gleichung (S. 53) gibt es eine lineare Beziehung zwischen dem Membranpotenzial und dem Logarithmus des Ionenkonzentrationsverhältnisses außen/innen. Bei der normalen extrazellulären K^+-Konzentration von etwa 4 mmol/l und einer intrazellulären K^+-Konzentration von 150 mmol/l er-

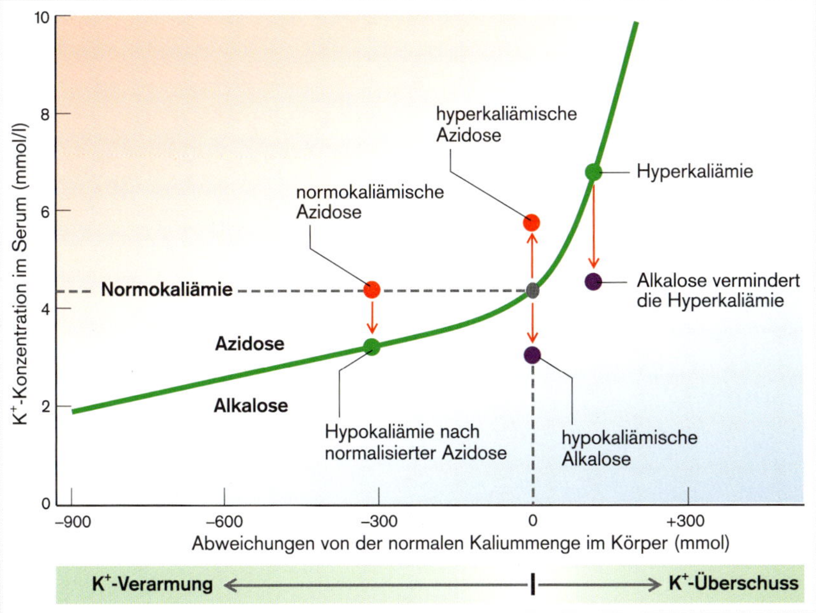

Abb. 11.17 Körperkalium und Serumkonzentration von Kaliumionen unter Berücksichtigung des Säure-Basen-Status. K^+-Überschuss (z. B. gestörte renale Ausscheidung) führt sehr rasch zur Hyperkaliämie, die durch eine Alkalisierung des Organismus abgeschwächt werden kann. Umgekehrt wird das Auftreten einer Azidose die Hyperkaliämie verstärken. K^+-Verarmung (z. B. durch chronische renale Verluste von Kaliumionen) führt allmählich zur Hypokaliämie. Der zelluläre K^+-Speicher verhindert offensichtlich den raschen Abfall der K^+-Konzentration im Serum. Natürlich müssen diese Speicher wieder gefüllt werden (z. B. durch kaliumreiche Diät) (nach [24]).

gibt sich ein K^+-Gleichgewichtspotenzial von −96 mV. Die tatsächliche Membranspannung einer „echten" Herzmuskelzelle weicht allerdings erheblich davon ab, weil ja auch in Ruhe, also im Zeitraum zwischen den einzelnen Aktionspotenzialen, andere Ionen (z. B. Na^+, Ca^{2+}) – wenn auch relativ schlecht – in die Zelle diffundieren können und dadurch das Ruhepotenzial positiver machen.

Wenn sich nun eine **Hypokaliämie** entwickelt und die extrazelluläre K^+-Konzentration unter 3,5 mmol/l sinkt, hyperpolarisiert das Ruhemembranpotenzial, die Aktivität der für die Repolarisation des Aktionspotenzials verantwortlichen K^+-Kanäle wird deutlich geringer, so dass sich die Dauer des Aktionspotenzials verlängert. Gleichzeitig nimmt auch die Aktivität der Na^+/K^+-ATPase ab: Es ist nicht mehr genügend von dem „Substrat" K^+ vorhanden, und auch die Hyperpolarisation des Membranpotenzials verlangsamt die Pumpe. Die Folge ist ein allmählicher Anstieg der intrazellulären Na^+-Konzentration und indirekt – durch Beeinträchtigung des Na^+/Ca^{2+}-Austauschers – ein Anstieg der intrazellulären Ca^{2+}-Konzentration. Das lange Aktionspotenzial und durch die erhöhte Ca^{2+}-Konzentration ausgelöste Signalkaskaden sorgen dafür, dass es zu sog. frühen Nachdepolarisationen (early afterdepolarization) kommt, die in ventrikulären Rhythmusstörungen wie ventrikulärer Tachykardie oder ventrikulären Fibrillationen münden können.

Geschädigte Myokardzellen, d. h. Zellen, die unter Sauerstoffmangel leiden oder solche aus einem insuffizienten Herzen, sind davon besonders betroffen, denn ihre sog. Repolarisationsreserve ist u. U. vermindert. Die Folge ist, dass die Erregungsrückbildung und -ausbreitung im Myokard gestört wird, gekennzeichnet durch das gehäufte Auftreten von sog. **ventrikulären Extrasystolen**. Bei schwerer Hypokaliämie (Plasmakaliumkonzentration < 2,5 mmol/l) besteht deshalb Lebensgefahr. Bei einer Hypokaliämie können Medikamente, die die QT-Dauer verlängern (sog. Klasse III-Antiarrhythmika) die Gefahr von gefährlichen Rhythmusstörungen noch weiter erhöhen. Steigt hingegen die K^+-Konzentration im Plasma über 6 mmol/l, spricht man von **Hyperkaliämie**. Die Myokardzelle depolarisiert, denn der Konzentrationsgradient für die Diffusion der Kaliumionen von der Zelle ins Blut sinkt mit steigendem extrazellulären Kalium.

Die klinischen Folgen, nämlich das Auftreten von **Extrasystolen**, sind vorübergehend ähnlich wie bei der Hypokaliämie. Steigt jedoch die Plasmakaliumkonzentration über 8 mmol/l (schwere Hyperkaliämie), wird die Erregbarkeit der Myokardzellen wieder abnehmen, da dann die Schwellenpotenziale überschritten werden. Das Herz wird zunehmend unerregbar („ohne Schwelle keine Erregung").

In der **Herzchirurgie** macht man sich dieses Prinzip zunutze: Eine kaliumreiche Elektrolytlösung von etwa 30 mmol/l, **kardioplege Lösung** genannt, depolarisiert mehr oder weniger alle Myokardzellen und macht es möglich, am stillstehenden Herzen zu operieren („ohne Erregung keine Kontraktion").

Im Übrigen besitzen die **glatten Muskelzellen** der kleinen Arterien und Arteriolen ganz ähnliche K^+-Kanäle, sodass die eben am Myokard geschilderten elektrischen Phänomene grundsätzlich auch hier gelten. Den glatten Muskelzellen stehen zudem noch Mechanismen zur Verfügung, mit denen sie Cl^- in der Zelle akkumulieren, sowie ziemlich aktive Cl^--Kanäle, sodass der ständige Efflux von Cl^--Ionen die Zelle depolarisiert. Eine **Hypokaliämie** kann die glatten Muskelzellen depolarisieren, d. h. ihre Erregbarkeit steigern. Der Gefäßtonus nimmt zu, der Blutdruck steigt, das Herz wird mechanisch belastet.

11.7.4 Insulin und Catecholamine

Es ist aus der Klinik bekannt, dass die Infusion größerer Mengen **Insulin** bei der Behandlung des Diabetes mellitus zu gefährlicher Hypokaliämie führen kann, wenn nicht gleichzeitig Kalium verabreicht wird.

Insulin führt nämlich zu verstärkter intrazellulärer K^+-Akkumulation durch direkte **Stimulation der Na^+/K^+-Pumpe**. Ferner stimuliert Insulin in seinen Zielzellen – Leber, Muskel, Fettgewebe – den **Na^+/H^+-Antiporter**, was zur intrazellulären Alkalose und Hyperpolarisation der Zellmembran führt, ein weiterer Mechanismus, der die intrazelluläre K^+-Speicherung begünstigt. Da unabhängig von der Blutglucosekonzentration jede deutliche Erhöhung des Plasmakaliums zur Insulinfreisetzung aus den B-Zellen des Pankreas führt, existiert offenbar auch für K^+-Ionen ein Rückkopplungsmechanismus, an dem die Insulinausschüttung beteiligt ist. Der Organismus schwächt eine drohende Hyperkaliämie dadurch ab, dass er Insulin freisetzt, wodurch die im Überschuss vorhandenen K^+-Ionen ins Zellinnere, insbesondere in die Leberzellen, abfließen. Ähnlich wie Insulin führen β-adrenerge Agonisten (z. B. **Adrenalin**) zur Stimulation der Na^+/K^+-Pumpe und zur verstärkten intrazellulären Speicherung von Kaliumionen. Hyperkaliämie bewirkt die Freisetzung von Adrenalin aus dem Nebennierenmark, was zu nachfolgender K^+-Akkumulation besonders in den Muskelzellen führt. Wenn auch die Wechselwirkungen zwischen Insulin bzw. Adrenalin und Kaliumionen im physiologischen Schwankungsbereich des Plasmakaliums keine entscheidende regulatorische Rolle spielen, so erlangen diese Regelmechanismen bei pathologisch veränderter Plasmakaliumkonzentration durchaus Bedeutung.

11.7.5 Renale Kaliumsekretion

Die einzelnen K^+-Transportmechanismen und deren Lokalisation entlang des Nephrons wurden bereits beschrieben (S. 429). Das Ausmaß der K^+-Sekretion in Verbindungstubulus und Sammelrohr ist entscheidend für die Eliminierung oder Retention von K^+-Ionen. Tritt eine **Hyperkaliämie** akut auf, wird sie sofort mit einer dramatischen Stimulation der K^+-Sekretion beantwortet. Bei chronischer Kaliumbelastung kann die K^+-Ausscheidung sogar doppelt so groß wie die filtrierte K^+-Menge werden. Bei einer akuten **Hypokaliämie** und bei chronischem K^+-Mangel wird die K^+-Sekretion im Sammelrohr abgeschaltet, K^+ wird (von anderen Sammelrohrzellen) sogar resorbiert, sodass der Harn praktisch K^+-frei ist.

Steigt die **tubuläre Flussrate** in den Henle-Schleifen, wie z. B. bei der therapeutischen Anwendung von Schleifendiuretika oder der glucoseinduzierten osmotischen Diurese beim entgleisten Diabetes mellitus, werden im Zuge der kompensatorisch erhöhten Na^+-Resorption große Mengen von Kaliumionen in das Tubulussystem sezerniert, was zu lebensgefährlicher Kaliumverarmung führen kann. Das erhöhte Harnvolumen trägt in diesen Situationen ebenfalls zum verstärkten K^+-Verlust bei.

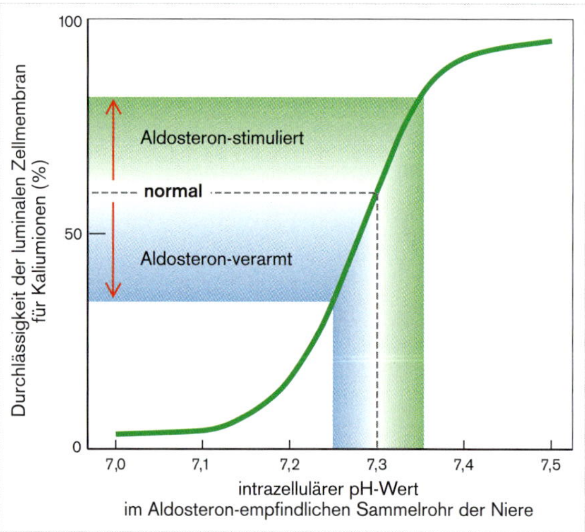

Abb. 11.18 Zelluläre Basis der K^+-Sekretion im Sammelrohr der Niere. Das Nebennierenrindenhormon Aldosteron führt durch Aktivierung des Säuretransports aus der Zelle zur Alkalisierung des Zytoplasmas, was zur Stimulation der basolateralen Na^+/K^+-Pumpe führt und die Durchlässigkeit der luminalen Zellmembran für Kaliumionen erhöht (d. h. die Kaliumkanäle werden durch die intrazelluläre Alkalisierung aktiviert), sodass Kaliumionen ins Tubuluslumen sezerniert werden. Verminderte Aldosteronfreisetzung aus der Nebenniere (z. B. durch kaliumarme, kochsalzreiche Diät) reduziert umgekehrt die Aktivität der basolateralen Na^+/K^+-Pumpe und die Kaliumpermeabilität der luminalen Membran der Sammelrohrzellen, wodurch Kaliumionen im Organismus zurückgehalten werden.

Eine hohe Plasmakonzentration des Mineralkortikoids **Aldosteron** (Hyperaldosteronismus) stimuliert die renale K^+-Ausscheidung und erhöht gleichzeitig die intrazelluläre K^+-Aufnahme. Ähnlich wie Insulin und Adrenalin (wenn auch bei grundsätzlich verschiedener Rezeptorlokalisation und intrazellulärer Signalkette) führt das Hormon zur Stimulation der Na^+/K^+-Pumpe und in der Folge zu verstärkter intrazellulärer K^+-Akkumulation in den Nierenepithelzellen. Da Aldosteron außerdem die **Säureausscheidung der Niere** fördert und dabei die Protonenkonzentration in den Nierenepithelzellen senkt, tritt gleichzeitig eine intrazelluläre Alkalisierung auf. Dadurch wird das extrazelluläre Kalium (messbar als Plasmakaliumkonzentration) weiter gesenkt, denn die **intrazelluläre Alkalose** erleichtert die K^+-Sekretion ins Lumen der Nierenkanälchen (▸ Abb. 11.18). Gleichzeitig stimuliert die Alkalose die Na^+/K^+-Pumpe in der basolateralen Plasmamembran, sodass die ins Tubuluslumen sezernierten Kaliumionen ständig aus dem Blut nachgeliefert werden. Die so sezernierten K^+-Ionen werden dann im Harn ausgeschieden.

Zusammenfassung Kap. 11.7

Die Kaliumbilanz

Die normale Kaliumkonzentration im **Blutplasma** schwankt zwischen **3,5 und 4,8 mmol/l**. Die ständig aktiven Na^+/K^+-ATPasen der Körperzellen halten die **intrazelluläre** K^+-Konzentration bei **140 bis 150 mmol/l**. Die hohe intrazelluläre K^+-Konzentration ist für die physiologische Funktion der Zelle lebensnotwendig. Kaliumionen sind in allen natürlichen Nahrungsmitteln (Fleisch, Obst, Gemüse, Getreide) vorhanden. Je nach den jeweiligen Essgewohnheiten nimmt der Mensch zwischen 50 und 500 mmol Kaliumionen pro Tag zu sich. Davon scheidet die **Niere** circa **90 %** aus, der Rest erscheint in Stuhl und Schweiß. Bei Nierenschäden (z. B. chronische Niereninsuffizienz) kann das Kolonepithel etwa 30 % der K^+-Ausscheidung übernehmen.

Die Ungleichverteilung der Kaliumionen zwischen Intra- und Extrazellulärraum ermöglicht den Zellen des Körpers die Aufrechterhaltung des **elektrischen Membranpotenzials**. Allerdings birgt diese ungleiche Verteilung auch Gefahren. Bereits eine geringgradige **Verschiebung von Kaliumionen** aus dem verhältnismäßig kleinen Extrazellulärraum (ca. ein Drittel des Körpergewichts) in den großen Intrazellulärraum (ca. zwei Drittel des Körpergewichts) kann in kurzer Zeit (Minuten) zur **Hypokaliämie** (Plasmakaliumkonzentration unter 3,5 mmol/l) führen. Eine gegenläufige Verschiebung der Kaliumionen führt entsprechend zur **Hyperkaliämie** (Plasmakonzentration über 4,8 mmol/l). **Säure-Basen-Störungen** greifen erheblich in die Verteilung der Kaliumionen zwischen Intra- und Extrazellulärraum ein und erzeugen dadurch lebensbedrohliche Zustände. **Herzmuskelzellen** reagieren in ganz besonderer Weise auf Änderungen der Kaliumkonzentration im Plasma. Eine Hypokaliämie vermindert die Aktivität von Kaliumkanälen, die für die Repolarisation des Aktionspotenzials in den Myokardzellen zuständig sind. Das **Aktionspotenzial verlängert** sich. Außerdem nimmt die Aktivität der **Na^+/K^+-ATPase** ab, was indirekt zu einem Anstieg der intrazellulären Ca^{2+}-Konzentration führt. Verzögerte Repolarisation und Anstieg der intrazellulären Ca^{2+}-Konzentration machen das Herz vulnerabel für die Entstehung von **Rhythmusstörungen** (z. B. **ventrikuläre Extrasystolen**). Schwere Hyperkaliämie (Plasmakaliumkonzentration über 8 mmol/l) hingegen führt zur **Herzlähmung** aufgrund der **Dauerdepolarisation** der Myokardzellen.

Insulin und **Adrenalin** stimulieren unter anderem die **Na^+/K^+-ATPasen** ihrer Zielzellen (Leber, Muskel) und **verlagern** dadurch Kaliumionen ins **Zellinnere**. Deshalb besteht bei akuter Verabreichung von Insulin die Gefahr eine **Hypokaliämie**, der mit gleichzeitiger Gabe von Kaliumionen begegnet werden kann.

In den **Sammelrohren** der Niere werden die überschüssigen Kaliumionen sezerniert. **Aldosteron** wird durch eine hohe Plasmakaliumkonzentration aus der Nebenniere freigesetzt und macht die Sammelrohrzellen für Kaliumionen permeabel. Die Na^+/K^+-ATPase transportiert dabei die Kaliumionen aus dem Kapillarblut in die Sammelrohrzellen, von wo aus diese durch K^+-Kanäle ins Tubuluslumen und schließlich in den Endurin gelangen. Aldosteron alkalinisiert die Sammelrohrzelle, wodurch sowohl die **Na^+/K^+-ATPasen** wie auch die **luminalen K^+-Kanäle** aktiviert werden. Das steigert die Kaliumsekretionrate und damit die **renale Kaliumausscheidung**.

11.8 Die Calcium- und Phosphatbilanz

Der menschliche Organismus enthält 25 000 mmol Calcium (1 kg). Beinahe die gesamte Menge liegt im **Knochen** in Form sog. Hydroxylapatitkristalle ($Ca_{10}[PO_4]_6[OH]_2$) vor, also in Verbindung mit Phosphat. Die hier eingelagerten **Kristalle** sorgen für die Steifigkeit der Knochenstruktur und dienen als reversibler Speicher, in den je nach Bedarf eingelagert oder aus dem Ca^{2+} und Phosphat mobilisiert werden können. Calcium wie auch Phosphat (damit sind alle PO_4-haltigen Moleküle gemeint) nehmen in ganz entscheidender Weise an der Regulation der Zellfunktion teil. Ca^{2+}-Ionen sind als intrazellulärer "second messenger" wichtige Regulatoren der Funktion aller Zellen des menschlichen Körpers (S. 71). Extrazelluläre Ca^{2+}-Ionen sind darüberhinaus Kofaktoren der Blutgerinung. Phosphate dienen unter anderem dem Aufbau von Energiespeichern wie z. B. von Adenosintriphosphat (ATP). Weniger als 1 % des Gesamtkörpercalciums befindet sich in der Extrazellulärflüssigkeit, mehr als 99 % im Knochen. In diesem Abschnitt wird es darum gehen, wie die Plasmakonzentration der Calciumionen in einem engen Bereich konstant gehalten wird.

11.8.1 Calciumionen im Extrazellulärraum

Die **Gesamtkonzentration** der Calciumionen im Plasma liegt im Mittel bei 2,5 mmol/l. Da ca. 38 % an Plasmaalbumin gebunden werden und etwa 12 % lösliche Komplexe mit anorganischen Anionen (Phosphat, Citrat, Sulfat) bilden, liegen nur 1,25 mmol/l Ca^{2+} in **freier Form** vor. Nur dieser Anteil ist **biologisch aktiv**. Wasserstoffionen kompetieren mit den Ca^{2+}-Ionen um die Bindungsstellen am Plasmaalbumin. Wegen dieser **pH-Abhängigkeit** ist bei einer Alkalose die Konzentration freier Ca^{2+}-Ionen im Plasma reduziert und bei einer Azidose erhöht. In beiden Fällen jedoch ist die Gesamtkonzentration von Calcium im Plasma unverändert, sofern die Säure-Basen-Störung akut abläuft und die Pufferfunktion des Knochens (Bildung bzw. Auflösung der Hydroxylapatitkristalle) noch nicht zum Tragen gekommen ist. Ferner hängt der Anteil der gebundenen – also biologisch inaktiven – Calciumionen im Plasma direkt von der Konzentration der Plasmaalbumine ab. Je höher die Eiweißkonzentration im Plasma ist, umso größer ist der gebundene Anteil der Calciumionen im Plasma. Aus diesen Überlegungen schließen wir, dass die Bestimmung der Gesamtkonzentration von Ca^{2+} im Blutplasma keine klaren Rückschlüsse auf die Konzentration freier Ca^{2+}-Ionen erlaubt. Entweder muss also der freie Anteil direkt gemessen werden (mit Hilfe Ca^{2+}-empfindlicher Elektroden), oder es müssen zumindest die Konzentration des Plasmaalbumins und der Blut-pH-Wert zur Abschätzung des freien Plasmacalciums berücksichtigt werden.

► **Calciumbalance.** Der Mensch nimmt mit der Nahrung täglich im Mittel etwa 20 mmol an Calciumionen auf. Davon werden im Darm 2 mmol/d nettoresorbiert, der Rest über den Stuhl ausgeschieden (▶ Abb. 11.19). Der Ca^{2+}-Transport durch das Darmepithel erfolgt in beiden Richtungen, d. h., er ist bidirektional. Ca^{2+} kann im oberen Dünndarm sowohl **resorbiert** als auch mit den Verdauungssäften **sezerniert** werden. Die Summe der beiden Vorgänge ergibt die Nettoresorption. Ist die Ca^{2+}-Balance ausgeglichen, so scheiden die Nieren die gesamte im Darm nettoresorbierte Calciummenge aus (▶ Abb. 11.19). Die mit der Nahrung aufgenommene Menge wird also mit Stuhl (90 %) und Harn (10 %) wieder vollständig aus dem Organismus entfernt.

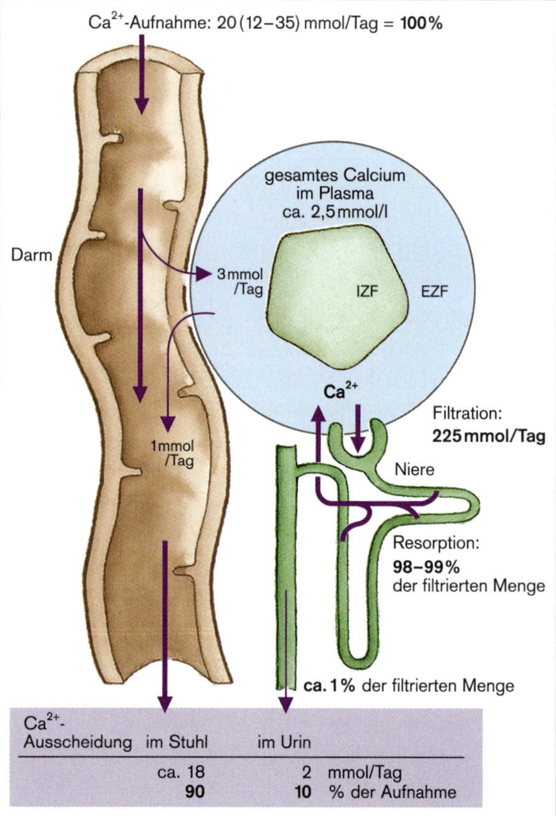

Abb. 11.19 Aufnahme und Ausscheidung von Calciumionen. Ca^{2+} wird im Darm „bidirektional" transportiert, d. h. resorbiert und sezerniert. Die Summe beider Prozesse, die Nettobewegung, ist unter physiologischen Verhältnissen vom Darmlumen in den Extrazellulärraum gerichtet. Die Summe der ausgeschiedenen Menge über Stuhl und Urin entspricht der aufgenommenen Menge von Ca^{2+}. Der Transport der Ca^{2+}-Ionen im Darm und in der Niere ist hormonell gesteuert und genau auf den Bedarf des Organismus abgestimmt.

11.8.2 Phosphat im Extrazellulärraum

Weniger als die Hälfte des gesamten Phosphors im Blutplasma liegt in Form von anorganischem Phosphat vor ($HPO_4^{2-} \leftrightarrow H_2PO_4^-$). Nur dieser Anteil ist gemeint, wenn wir nachfolgend von Plasmaphosphat sprechen. Der gesamte Körper enthält ca. 700 g Phosphor, davon 85 % im Knochen, 14 % in weichen Geweben und weniger als 1 % in der extrazellulären Flüssigkeit. Diese ungleiche Verteilung führt zu einer ähnlichen Problematik, wie wir sie beim Calcium kennen gelernt haben. Kleinste Mengen, **akut** aus dem großen Phosphatspeicher des Knochens mobilisiert, führen bereits zu erheblicher Plasmaphosphaterhöhung mit u. U. ernsten Folgen (Kristallbildung in Gelenken, in der Niere etc.). Andererseits kann der Knochen **chronisch** an Phosphaten verarmen, ohne dass sich der Plasmaphosphatspiegel dabei wesentlich ändert, denn die gesunde Niere hat dabei Zeit, das vermehrt freigesetzte Phosphat auszuscheiden.

Die Komponenten des Pufferpaars $HPO_4^{2-}/H_2PO_4^-$ (s. Abb. 9.2) (S. 389) liegen bei einem Plasma-pH von 7,4 im Verhältnis 4:1 vor (Gesamtkonzentration ca. 1 mmol/l). Der pK'_a-Wert von 6,8 bedeutet, dass sich der Phosphatpuffer (S. 454) hervorragend zur Säureausscheidung im Harn eignet. Im Blutplasma besitzt Phosphat wegen seiner niedrigen Konzentration nur eine geringe Bedeutung als Puffer. Phosphat wird in der Niere frei filtriert, wovon ein großer Anteil (etwa 80 %) entlang des proximalen Nephrons resorbiert wird (S. 447).

Physikochemische Wechselwirkungen zwischen Ca^{2+}- und HPO_4^{2-}-Ionen führen dazu, dass **Hydroxylapatitkristalle** innerhalb der Knochenmatrix präzipitieren. Da das **Löslichkeitsprodukt** von Ca^{2+} und HPO_4^{2-} (das ist das Produkt der Konzentrationen von Ca^{2+} und HPO_4^{2-}, das gerade noch die volle Löslichkeit des Salzes im Plasma erlaubt) annähernd konstant ist, wird eine Erhöhung des Phosphatspiegels im Plasma immer mit einer erniedrigten Konzentration von Calcium im Plasma einhergehen und umgekehrt.

Wird das Löslichkeitsprodukt überschritten, lagern sich Kristalle (physiologischerweise) im Knochen ab, oder es treten bei starker **Kristallisation** (pathologische) **Ablagerungen** auch in anderen Geweben (**Niere, Gelenke, Muskel** etc.) auf. Entzündung und teilweise Zerstörung des betroffenen Gewebes sind die Folge.

11.8.3 Regulation des Calcium- und Phosphathaushalts

Mindestens drei Hormone erhalten die Calcium-Phosphat-Homöostase: Parathormon, Calcitriol und Calcitonin. Zielorgane sind Darm, Knochen und Niere.

▸ **Parathormon.** Fällt der ionisierte Anteil des Plasmacalciums unter die Norm, wird das Peptidhormon **Parathormon** (**PTH**) aus den **Nebenschilddrüsen** freigesetzt und gelangt über die Blutbahn an seine Zielzellen. In der Plasmamembran der Nebenschilddrüsenzellen findet sich ein G-Protein-gekoppelter **Calciumrezeptor** (calcium sensing receptor, CaSR), der die Ca^{2+}-Konzentration im Plasma misst und die PTH-Produktion steuert. PTH verhindert eine **Hypokalzämie** dadurch, dass es im Knochen zur raschen Mobilisierung der kristallinen Strukturen führt. Dabei gelangt das freigesetzte Ca^{2+} in die Blutbahn. Es erhöht die intestinale Ca^{2+}- und PO_4-Resorption, indem es die Bildung von $1{,}25(OH)_2$-Cholecalciferol (s. u.) fördert. Außerdem entfaltet es renale Wirkungen, die ebenfalls zu einer Erhöhung der freien Ca^{2+}-Konzentration führen: Im proximalen Tubulus der Niere hemmt PTH die Resorption von Phosphat. Dadurch wird letzteres vermehrt renal ausgeschieden, so dass das aus den abgebauten Hydroxylapatitkristallen ebenfalls freigewordene Phosphat die Löslichkeit der Ca^{2+}-Ionen im Plasma nicht beeinträchtigen kann. Gleichzeitig führt PTH in der Henle-Schleife und im distalen Tubulus der Niere zu einer vermehrten Resorption von Calcium. Dadurch bleibt das aus dem Knochen mobilisierte Ca^{2+} dem Organismus erhalten.

▸ **Calcitriol.** Cholecalciferol, das sog. Vitamin D_3 (**Calciol**), ist der wichtigste Vertreter der D-Vitamine. Es entsteht durch Ultraviolettbestrahlung in der Haut aus dem Provitamin, dem 7-Dehydrocholesterin. Genügend Sonnenbestrahlung sorgt für ausreichende Mengen von Vitamin D_3, welches dann durch zwei Hydroxylierungsprozesse in der Leber bzw. der Niere zum wirksamen Hormon, dem **$1{,}25(OH)_2$-Cholecalciferol** (D-Hormon, **Calcitriol**) umgewandelt wird. Dabei steigert PTH die Aktivität der renalen 1α-Hydroxylase und fördert dadurch die rasche Bildung von Calcitriol. ▸ Abb. 11.20 zeigt die einzelnen Schritte der Hormonsynthese. Calcitriol beeinflusst die Calciumresorption v. a. am **Darm**, doch sind auch Wirkungen an der **Niere** nachgewiesen, wo es u. a. seine eigene Bildung bremst (▸ Abb. 11.21).

Wird einer Vitamin-D-verarmten Person Calcitriol verabreicht, vervielfacht sich bereits 30 – 60 min nach der Injektion der **Ca^{2+}-Einstrom** vom Dünndarmlumen ins Blut. Der Mechanismus ist folgender: Calcitriol führt nach Bindung an spezifische, intrazellulär gelegene Rezeptoren zur Öffnung von **Ca^{2+}-Kanälen** in der intestinalen Bürsten-

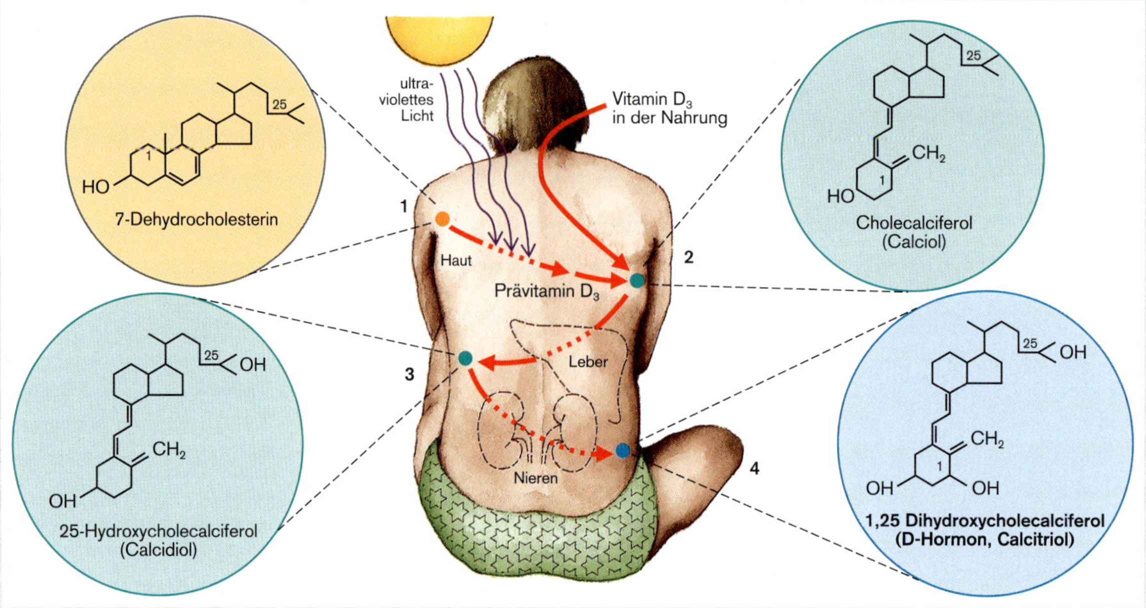

Abb. 11.20 Vitamin-**D-Metabolismus.** Bildung des 1,25-Dihydroxycholecalciferols (Synonyme: Calcitriol, D-Hormon) aus seinen Vorstufen.

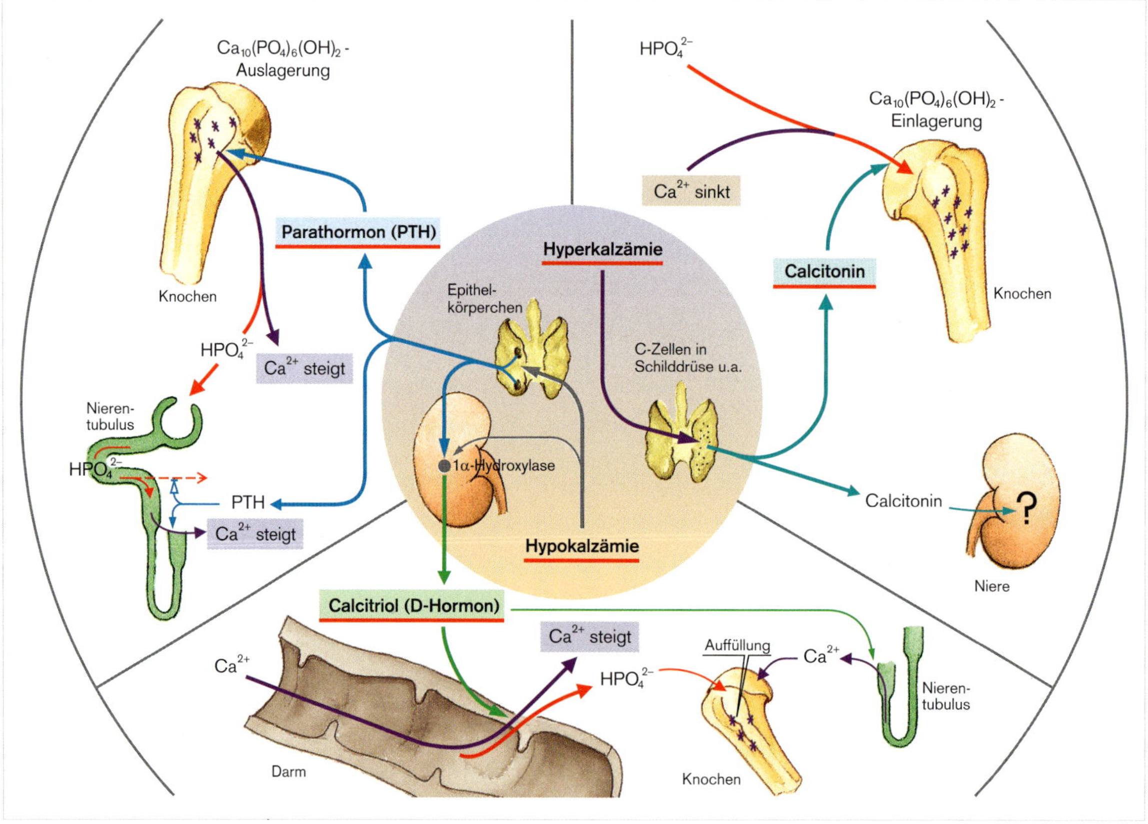

Abb. 11.21 Regulation der Calcium-Phosphat-Homöostase durch Parathormon (PTH), Calcitriol (D-Hormon) und Calcitonin. Der entscheidende Stimulus für die Freisetzung bzw. Bildung dieser Hormone ist die Veränderung der Konzentration ionisierten („freien") Ca^{2+} im Plasma. Hypokalzämie führt zur PTH-Freisetzung aus den Nebenschilddrüsen. Das Hormon stimuliert den Hydroxylapatitabbau im Knochen, wobei Ca^{2+}- und HPO_4^{2-}-Ionen ins Blut gelangen. In der Niere stimuliert PTH die Calciumresorption und fördert die Phosphatausscheidung. Durch Stimulation der renalen 1α-Hydroxylase lösen PTH und auch die Hypokalzämie selbst eine verstärkte Calcitriolsynthese aus. Letzteres steigert vor allem die Ca^{2+}- und Phosphatresorption im Dünndarm, wodurch die Mineralspeicher der Knochen wieder aufgefüllt werden. Hyperkalzämie setzt Calcitonin aus den parafollikulären Zellen der Schilddrüse frei, was zur raschen Verlagerung von Calcium und Phosphat in den Knochen und zum Aufbau von Hydroxylapatitkristallen führt.

saummembran. Ca^{2+}-Ionen strömen ins Zellinnere, werden sofort an spezifische Ca^{2+}-bindende Proteine (**Calbindin**) (S.449) gebunden und in diesem biologisch inaktiven Zustand an die basolaterale Membran gebracht. Hier werden die Ca^{2+}-Ionen im Austausch gegen Natrium (= **Na^+/Ca^{2+}-Antiporter**) bzw. durch eine Ca^{2+}-ATPase, ins Blut transportiert. Der daraus resultierende Ca^{2+}-Einstrom vom Darm ins Plasma erhöht dort die Konzentration der frei zirkulierenden Ca^{2+}-Ionen, was zur Unterdrückung der PTH-Sekretion führt. Dadurch verschiebt sich das Gleichgewicht zwischen der Aktivität von **Osteoklasten** (Knochenabbau) und **Osteoblasten** (Knochenaufbau) zugunsten letzterer, die Knochenmatrix nimmt zu und wird durch das auf dem Blutweg heranflutende Ca^{2+} kalzifiziert. Calcitriol stimuliert auch die intestinale HPO_4^{2-}-Resorption und die renale Ca^{2+}-Resorption, beides Mechanismen, die die Bildung von **Hydroxylapatitkristallen** (d. h. die Präzipitation von Ca^{2+} und HPO_4^{2-}) im Knochen weiter begünstigen. Auf diese Weise führt Calcitriol zur maximalen Ca^{2+}-Aufnahme in den Organismus, während die Ausscheidung auf ein Minimum gesenkt wird.

▶ **Calcitonin.** Das Peptidhormon **Calcitonin** wird in den sog. **C-Zellen** gebildet, die als parafollikuläre Zellen vor allem in der Schilddrüse, aber auch in Nebenschilddrüsen und Thymus vorkommen. Erhöhung des Plasmacalciumspiegels über die Norm setzt dieses Hormon frei, worauf Calcium im Skelett eingelagert wird (▶ Abb. 11.21). Außerdem hemmt Calcitonin via cAMP die **renale Resorption** von ionisiertem Ca^{2+}, die im proximalen Tubulus und im dicken aufsteigenden Teil der Henle-Schleife parazellulär und im distalen Tubulus über luminale Ca^{2+}-Kanäle stattfindet. Damit erhöht sich die Ca^{2+}-Ausscheidung mit dem Harn (▶ Abb. 11.21 rechts), was, zusammen mit der Erhöhung der Ca^{2+}-Einlagerung in das Skelett zu einer Abnahme der Konzentration von ionisiertem Ca^{2+} im Serum beiträgt (s. a. Kap. 11.8.4) (S.497) Calcitonin kann therapeutisch eingesetzt werden, um eine pathologisch stimulierte Osteoklastenaktivität zu unterdrücken, und damit die Kalzifizierung des Skeletts begünstigen.

11.8.4 Calcium-Phosphat-Entgleisung

Verringert sich die Ca^{2+}-Konzentration, d. h. die Konzentration des ionisierten Anteils des Plasmacalciums, unter die Norm, kommt es zunehmend zu neuromuskulärer Übererregbarkeit und Störungen der Sensorik: **Tetanie.** Das Spektrum der Symptome reicht von einzelnen Muskelzuckungen und Parästhesien über schmerzhafte tonische Krämpfe (Pfötchenstellung der Hände; Tetaniegesicht mit gespitzten Lippen) zu generalisierten Krampfanfällen. Ursache einer Tetanie kann entweder eine zu geringe Konzentration des Gesamtcalciums sein (Hypokalzämie), wobei sowohl das gebundene Ca^{2+} als auch das freie Ca^{2+} betroffen sind, oder, durch Alkalose bedingt, eine vermehrte Proteinbindung des Ca^{2+}, so dass zwar die Konzentration des Gesamtcalciums im Plasma kaum verändert (Normokalzämie), jedoch die des freien Ca^{2+} vermindert ist. In ▶ Abb. 11.22 (links) sind die Ursachen einer Verminderung der Ca^{2+}-Konzentration im Plasma und damit einer möglichen Tetanie zusammengefasst.

Hypokalzämie

Die Calciumresorption im Darm ist ungenügend, wenn nicht ausreichend **Vitamin D** für die Calcitriolsynthese zur Verfügung steht. Daraufhin sinkt die Ca^{2+}-Konzentration (**Hypokalzämie**), was ein Dauerstimulus für die PTH-Freisetzung und für die Hyperplasie der Epithelkörperchen ist. PTH-induzierte Osteolyse und Entkalkung treten auf, das Knochenskelett wird deformierbar. Das heranwachsende Kleinkind entwickelt eine **Rachitis**, eine Krankheit, die durch Knochendeformierung, Tetanie und eingeschränktes Skelettwachstum gekennzeichnet ist. Bei erwachsenen Menschen bildet sich eine sog. **Osteomalazie** aus; dieses Krankheitsbild ist vorwiegend durch Entkalkung des Skeletts und Knochenschmerz gekennzeichnet. Ferner kann operative Entfernung oder Schädigung der Epithelkörperchen zu ungenügender PTH-Bildung führen (**Hypoparathyreoidismus**), wodurch dem Organismus weitgehend die Möglichkeit genommen ist, Calcium aus den großen Speichern des Skeletts zu mobilisieren. Ebenso wie bei der Rachitis kann sich bei diesem PTH-Mangel eine **hypokalzämische Tetanie** entwickeln. (Hierbei ist also die Konzentration des freien Ca^{2+} im Plasma erniedrigt, weil die des Gesamtcalciums abgesunken ist.)

Auch jede Erhöhung des Plasmaphosphats wird mit einer Hypokalzämie einhergehen, weil ja das Löslichkeitsprodukt aus Ca^{2+} und HPO_4^{2-} konstant ist. Schließlich wird eine Reduktion der renalen 1α-Hydroxylaseaktivität (z. B. aufgrund eines Nierenparenchymschadens) eine hypokalzämische Stoffwechsellage begünstigen. Die Bildung des $1,25(OH)_2$-Cholecalciferols ist dann herabgesetzt ist, was die Ca^{2+}-Resorption aus dem Darm ins Blut wesentlich verringert.

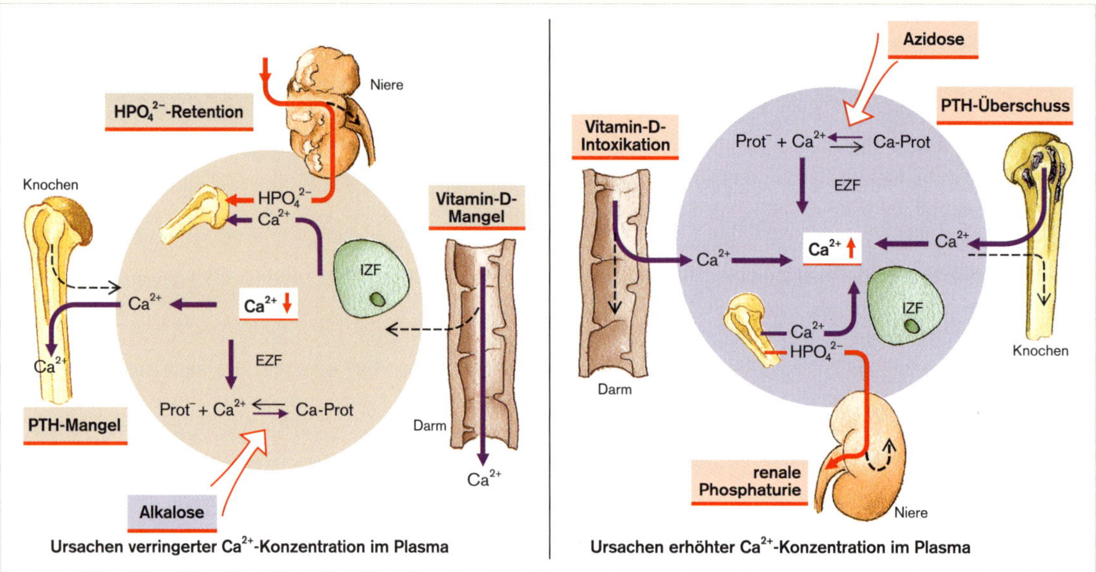

Abb. 11.22 Störungen der Calciumhomöostase. Die Ca^{2+}-Konzentration im Plasma sinkt, wenn die renale Phosphatausscheidung ungenügend ist (Überschreiten des Löslichkeitsprodukts $[Ca^{2+}] \cdot [HPO_4^{2-}]$, z. B. bei Niereninsuffizienz), wenn PTH-Mangel die Calciummobilisation aus dem Knochen beeinträchtigt (z. B. nach Radikaloperation der Epithelkörperchen), wenn Vitamin-D-Mangel (z. B. ungenügende Zufuhr mit der Nahrung) die Calciumresorption im Darm verschlechtert oder wenn, bei normaler Gesamt-Calciumkonzentration, Alkalose zu erhöhter Proteinbindung von Calciumionen im Plasma führt (z. B. bei starker Hyperventilation). Die Ca^{2+}-Konzentration im Plasma steigt hingegen bei PTH-Überschuss (z. B. Adenom der Nebenschilddrüse), wobei einerseits Ca^{2+} aus dem Knochen mobilisiert wird und andererseits wegen des renalen (PTH-bedingten) Phosphatverlusts die Ca^{2+}-Konzentration ansteigt. Eine exzessive Vitamin-D-Aufnahme führt zu überschießender Calciumresorption aus dem Darm, was ebenfalls die Ca^{2+}-Konzentration im Plasma erhöht.

Wie bereits mehrfach erwähnt, führt ein Anstieg des Plasma-pH-Werts über die Norm (**Alkalose**, z. B. bei Hyperventilation oder Erbrechen) zu **verstärkter Bindung** von ursprünglich freien Ca^{2+}-Ionen an Plasmaalbumine. Wenn auch die Gesamtkonzentration des Plasmacalciums dabei konstant bleibt („Normo"kalzämie), treten trotzdem die Symptome neuromuskulärer Übererregbarkeit ein, weil sich der freie Anteil der Ca^{2+}-Ionen zugunsten der albumingebundenen Fraktion verringert hat (sog. **normokalzämische Tetanie**).

Hyperkalzämie

Dem Anstieg der Plasmakonzentration des (Gesamt-)Calciums (Hyperkalzämie) sind durch seine begrenzte Löslichkeit Grenzen gesetzt. Werden also pathologisch hohe Mengen aus dem Darm resorbiert (z. B. nach exzessiver Zufuhr von Vitamin D) oder die schnell zu mobilisierenden Calciumspeicher des Skeletts rigoros entleert, fällt Calcium in den weichen Geweben aus (► Abb. 11.22, rechts). Letzteres ist bei der Überfunktion der Epithelkörperchen, dem sog. (primären) **Hyperparathyreoidismus** der Fall. Eine Hyperkalzämie kann auch als Begleiterscheinung von Tumoren auftreten (vermehrte Osteolyse bei Metastasen, Sekretion PTH-verwandter Peptide - PTHrP). Verkalkungsherde mit Funktionsverlust des betroffenen Organs (z. B. der Niere durch rezidivierende Calciumphosphatsteine) (S. 450) sind die Folge.

Hypophosphatämie

Zu geringe Zufuhr von Phosphaten über die Nahrung bzw. renale Verluste lassen die Plasmaphosphatkonzentration unter die Norm sinken (**Hypophosphatämie**). Während die Natur uns gewöhnlich ausreichend mit Phosphat versorgt, kann eine Hypophosphatämie entweder bei zu rigoroser Hemmung der intestinalen Phosphatresorption durch **phosphatbindende Medikamente** wie Aluminiumhydroxid oder als Folge der renalen Phosphaturie bei **primärem Hyperparathyreoidismus** eintreten.

Hyperphosphatämie

Übersteigt die Phosphataufnahme die renale Ausscheidung, so kommt es zur Hyperphosphatämie und wegen des Löslichkeitsprodukts ($[Ca^{2+}] \cdot [HPO_4^{2-}]$ = konstant) in der Folge zur Hypokalzämie. Die Ursache dieser Hyperphosphatämie ist meist das inadäquate Filtrationsvermögen pathologisch veränderter Nieren (z. B. bei chronischem Nierenparenchymschaden). Diese komplexen pathophysiologischen Zusammenhänge einschließlich der Folgen des dabei entstehenden **sekundären Hyperparathyreoidismus** (S.459) sind in ▶Abb. 11.23 dargestellt. Die Abnahme der GFR führt zu einem Anstieg des **Fibroblasten-Wachstumsfaktor 23 (FGF23)**. Bindung von FGF23 an seinen Rezeptor, der mit dem Protein **Klotho** komplexiert ist, vermindert die renale Phosphatresorption und die Bildung von $1{,}25(OH)_2$-Cholecalciferol. Das führt zu erhöhter renaler Phosphatausscheidung und geringerer intestinaler Phosphatresorption. Beides trägt zum Senken der Plasma-Phosphatkonzentration und indirekt zur Erhöhung der Plasma-Calciumkonzentration bei. Dieser physiologische Regelkreis wird bei einer fortschreitenden Niereninsuffizienz überrollt. Die andauernd erniedrigte Plasma-Calciumkonzentration führt somit zum sekundären Hyperparathyreoidismus. Eine Hyperphosphatämie ist im übrigen auch mit einer erhöhten kardiovaskulären Morbidität und Mortalität assoziiert. Das weist auf die außerordentliche Bedeutung des Phosphathaushalts hin, die weit über die regulierenden Organe wie Knochen, Niere und Darm hinausreicht.

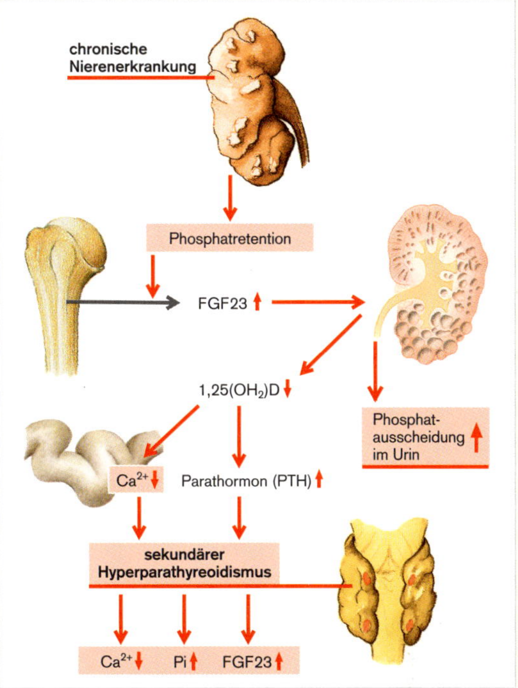

Abb. 11.23 Pathophysiologie des Calcium-Phosphat-Haushalts bei chronischer Niereninsuffizienz. Sind große Teile des Nierenparenchyms zerstört, wird Phosphat im Körper retiniert, was die vermehrte Freisetzung von FGF23 aus dem Knochen bedingt [6]. Das senkt die Aktivität der 1α-Hydroxylase, des in der Niere lokalisierten Schlüsselenzyms des Vitamin-D-Metabolismus. Da zusätzlich weniger funktionsfähiges Nierengewebe vorhanden ist, nimmt die Calcitriolbildung ab. $1{,}25(OH)_2D$-Mangel zieht eine verminderte Ca^{2+}-Resorption im Dünndarm nach sich, die durch die Retention von Phosphat (konstantes Löslichkeitsprodukt) verstärkt wird. Hypokalzämie, Hyperphosphatämie und Mangel an $1{,}25(OH)_2D$ führen zur chronischen Stimulation der PTH-Freisetzung aus den Nebenschilddrüsen (sekundärer Hyperparathyreoidismus). Entkalkung des Knochenskeletts (Osteomalazie) und Präzipitation von Calcium-Phosphat-Kristallen im weichen peripheren Gewebe sind die Folge (Überschreiten des Löslichkeitsprodukts).

Zusammenfassung Kap. 11.8

Die Calcium- und Phosphatbilanz

Calcium ist als **Hydroxylapatitkristall** zusammen mit **Phosphat** zum weitaus größten Teil im **Knochen** gespeichert. Die Gesamtkonzentration des Calciums im **Plasma** beträgt **2,5 mmol/l**. Davon sind nur 1,25 mmol/l als Calciumionen an biologischen Prozessen aktiv beteiligt. Der Mensch nimmt täglich durchschnittlich **20 mmol** Calcium durch die Nahrung auf. 10 % davon werden im Darm resorbiert, der große Rest wird im **Stuhl** ausgeschieden. Das vom Darm in den Körper aufgenommene Calcium wird von den **Nieren** eliminiert.

Phosphat wird ähnlich wie Calcium zum Großteil im Knochen in **Kristallstruktur** gespeichert. Weniger als 1 % befindet sich im Extrazellulärraum. Im Blutplasma liegt anorganisches Phosphat als Pufferpaar $\mathbf{HPO_4^{2-}/H_2PO_4^-}$ vor. Physiologische Bedeutung erlangt dieser Puffer besonders in der **Niere**, da im Laufe der **Harnkonzentrierung** hohe Phosphatkonzentrationen erreicht werden. Das **Löslichkeitsprodukt** von $\mathbf{Ca^{2+}}$ und $\mathbf{PO_4^{2-}}$ ist annä-

11

hernd konstant, sodass Änderungen in der Konzentration eines Partners mit gegenläufigen Änderungen des andern Partners verbunden sind. Überschreiten des Löslichkeitsproduktes löst **Kristallbildung** aus, was im Knochen physiologisch ist, nicht aber in **Niere**, **Gelenken** und **Muskeln**.

Der Calcium- und Phosphathaushalt wird vor allem von **Parathormon (PTH)**, **Calcitriol** und **Calcitonin** gesteuert.

- Absinken der Ca^{2+}-Konzentration im Plasma führt zur Freisetzung von **Parathormon** aus den Epithelkörperchen. Das Peptidhormon führt im Knochen zur **Auflösung** von **Hydroxylapatitkristallen**. In der Niere stimuliert Parathormon die **Phosphatausscheidung** und die **Calciumrückresorption**. Im Darm verstärkt Parathormon die D-Hormon-abhängige **Calciumresorption**. Die geschilderten Mechanismen dienen der Normalisierung der Ca^{2+}-Konzentration im Plasma.
- **Calcitriol** (D-Hormon) wird im menschlichen Körper aus Vorstufen in Haut, Leber und Niere gebildet. Hauptwirkung ist die von PTH-geförderte Stimulation der **Calciumresorption** des Darmepithels. Das führt zur Erhöhung der **freien Ca^{2+}-Konzentration** im Blut, was die PTH-Sekretion aus den Epithelkörperchen reduziert. Durch Erhöhung des Calciums bei gleichzeitiger Erniedrigung des PTH-Spiegels im Blut wird das zirkulierende Calcium im **Knochen** in Kristallform **eingelagert**. Calcitriol verringert außerdem die **renale Phosphatausscheidung**, was die Hydroxylapatitbildung im Knochen weiter verstärkt.
- Erhöhung des Plasmacalciumspiegels über die Norm (über 2,5 mmol/l) setzt das Peptidhormon **Calcitonin** aus den C-Zellen der **Schilddrüse** frei, worauf Calcium im Skelett eingelagert wird. In der Niere fördert Calcitonin die **Phosphatausscheidung** und die **Calciumrückresorption**, ähnlich wie PTH.

Absinken des freien Anteils der Ca^{2+}-Ionen im Plasma führt zu **neuromuskulärer Übererregbarkeit** (Krämpfe). Ursache kann eine Verminderung des Gesamtcalciums im Plasma sein (**Hypokalzämie**) oder auch eine Verringerung des freien Ca^{2+}-Anteils zugunsten des an Albumin gebundenen Anteils. Da die Protonen (H^+) mit freiem Ca^{2+} um Bindungsstellen am Albumin kompetieren, sind **Tetanien** eine häufige Begleiterscheinung bei respiratorischen oder metabolischen **Alkalosen**. Hypokalzämie entsteht auch durch **Vitamin-D-Mangel**, wodurch kompensatorisch die PTH-Spiegel erhöht sind. Die daraus resultierende mangelnde Kalzifizierung des Skeletts führt beim Kleinkind zur **Rachitis**, beim erwachsenen Menschen zur **Osteomalazie**.

Der Entwicklung einer **Hyperkalzämie** ist durch das Überschreiten des Löslichkeitsprodukts eine Grenze gesetzt. Hyperkalzämie kann die Folge einer Überfunktion der Epithelkörperchen sein (**PTH-Überproduktion**) und das Bild des **primären Hyperparathyreoidismus** prägen. Noch häufiger tritt sie im Rahmen von Tumorerkrankungen auf. **Calcium präzipitiert** in weichen Geweben (Haut), in der Niere (Calciumphosphatsteine) und in Gelenken. Knochenentkalkung (Osteomalazie), Entzündungen und Nierenschäden sind die Folge.

Primäre Nierenschäden (z. B. chronische Niereninsuffizienz) können einen **sekundären Hyperparathyreoidismus** auslösen. Durch **mangelnde Hydroxylierung** des Calcidiols zum wirksamen **Calcitriol** wird die D-hormonabhängige **Ca^{2+}-Resorption** im Dünndarm **verringert**, wodurch der Plasmacalciumspiegel sinkt. Die Zellen der Epithelkörperchen werden vermehrt **PTH freisetzen**, um das Calciumdefizit im Blutplasma zu kompensieren. Dabei wird der **Knochen** zunehmend **entkalkt** (Osteomalazie) und die Niere wegen der **Calcium-Phosphatpräzipitate** weiter geschädigt.

11.9 Die Magnesiumbilanz

Ein 70 kg schwerer Mensch enthält ungefähr 900 mmol Magnesium. Im Extrazellulärraum befindet sich davon kaum mehr als 1 %, der Großteil ist in den Zellen (31 %) und im Knochen (67 %) verteilt. Die **Mg^{2+}-Konzentration** im Plasma des erwachsenen Menschen beträgt durchschnittlich **0,85 mmol/l**. Davon sind ca. 20 % an Plasmaeiweiße gebunden. Ihre große biologische Bedeutung erlangen die Mg^{2+}-Ionen durch ihre Eigenschaft, mit Enzymen und anderen Stoffen (z. B. Proteinen, Nukleinsäuren, Phospholipiden) zu chelatieren. Das erklärt auch die Tatsache, dass ein Großteil (6–9 mmol/l) des intrazellulär vorliegenden Mg^{2+} an Membranstrukturen (z. B. Plasmamembran, Mitochondrien) gebunden ist, während das frei austauschbare, in ionisierter Form vorliegende Mg^{2+} nur einen bescheidenen Anteil (1 mmol/l) des gesamten intrazellulären Mg^{2+} ausmacht. Es sind jedoch die freien Mg^{2+}-Ionen, die eine kritische Rolle als **Katalysatoren** jener enzymatischen Prozesse spielen, die für z. B. Transfer, Speicherung und Verbrauch von Stoffwechselenergie zuständig sind.

Der tägliche **Mg^{2+}-Bedarf** des Menschen wird auf 9–16 mmol geschätzt. Dieser Bedarf ist normalerweise durch eine gemischte Kost gedeckt. Ein **Mg^{2+}-Mangel** tritt auf, wenn entweder durch **falsche Nahrungsaufbereitung** zu wenig Mg^{2+} aufgenommen wurde (z. B. gehen durch langes Kochen und Warmhalten von Fleisch und Gemüse intrazelluläre Elektrolyte ins Kochwasser verloren) oder wenn Resorptions- bzw. Ausscheidungsmechanismen in Darm und Niere gestört sind.

11.9.1 Aufnahme und Ausscheidung

Je nach Diät werden 25 – 75 % des durch die Nahrung aufgenommenen Mg^{2+} im Darm resorbiert. Offensichtlich fördert **Calcitriol** die Resorption, ähnlich wie beim Calcium. Die Niere ist praktisch das einzige physiologisch relevante Ausscheidungsorgan. Der freie Anteil des Plasma-Mg^{2+} (80 %) passiert ungehindert den glomerulären Filter der Niere. Im Gegensatz zum Ca^{2+} und den meisten anderen Elektrolyten werden davon aber nur etwa 20 % im proximalen Tubulus resorbiert, während der Löwenanteil (S. 449) (40 – 70 %) im Bereich des dicken aufsteigenden Teils der Henle-Schleife das Tubuluslumen verlässt, parazellulär getrieben durch das lumen-positive tranepitheliale Potenzial. PTH steigert, ähnlich wie beim Calcium, die renale Magnesiumresorption.

11.9.2 Magnesiumverarmung

Ein ausgeprägter **Magnesiummangel** kann zum Absinken der Ca^{2+}-Plasmakonzentration führen, was auf eine Störung der PTH-Freisetzung bzw. auf eine PTH-Resistenz zurückgeführt wird. Die klinische Symptomatik des Magnesiummangels ist derjenigen der **Hypokalzämie** ähnlich: Es treten neuromuskuläre Übererregbarkeit und u. U. generalisierte Krampfanfälle auf.

Zusammenfassung Kap. 11.9

Magnesiumbilanz

Zwei Drittel des Gesamtkörpermagnesiums sind im **Knochen** gespeichert, etwa ein Drittel befindet sich **intrazellulär** während nur ein sehr kleiner Anteil (etwa 1 % des Gesamtmagnesiums) im Extrazellulärraum vorliegt. Die Konzentration im **Blutplasma** ist **0,85 mmol/l**. In der Zelle bilden Mg^{2+}-Ionen komplexe Verbindungen mit Proteinen und Nukleinsäuren. Der sehr kleine Teil **freier Mg^{2+}-Ionen** spielt im Zellstoffwechsel eine wichtige Rolle und ist **Katalysator** vieler enzymatischer Prozesse. Magnesium wird im **Dünndarm** abhängig vom D-Hormon resorbiert und ausschließlich in der **Niere** ausgeschieden. **PTH** steigert ähnlich wie bei Calcium die **renale Magnesiumrückresorption. Magnesiummangel** kann zu **Hypokalzämie** führen, weil die PTH-abhängige Mobilisation von Calcium im Knochen gestört ist. Symptom des Magnesiummangels ist ähnlich wie beim Calciummangel eine **neuromuskuläre Übererregbarkeit** (Krämpfe).

Zum Weiterlesen...

[1] Alberts B, Bray D, Hopkin, Johnson, Lewis I, Raff, Roberts, Walter. Lehrbuch der Molekularen Zellbiologie, 4. Auflage 2012.

[2] Seldin and Giebisch's The Kidney. Physiology and Pathophysiology., 5th ed. Amsterdam: Academic Press/Elsevier 2013.

[3] Lippincott. Fluids and Electrolytes made incredibly easy! 5. Auflage 2010.

► ... und noch weiter

[4] Agre P, Kozono D. Aquaporin water channels: molecular mechanisms for human diseases. FEBS Lett. 2003; 555 (1): 72–78.

[5] Arieff AI, Llach F, Massry SG. Neurological manifestations and morbidity of hyponatriemia: Correlation with brain water and electrolytes. Medicine. 1976; 55: 121–129.

[6] Blaine J, Chonchol M, Levi M. Renal control of calcium, phosphate, and magnesium homeostasis. Clin J Am Soc Nephrol 2015, 10(7):1257–1272.

[7] Deen PMT, Verdijk MAJ, Knoers NVAM, Wieringa B, Monens LAH, van Ost CH, van Ost BA. Requirement of human renal water channel aquaporin-2 for vasopressin-dependent concentration of urine. Science. 1994; 264: 92–95.

[8] Fu S, Ping P, Wang F, Luo LJ. Synthesis, secretion, function, metabolism and application of natriuretic peptides in heart failure. Biol Eng 2018; 12: 2. doi: 10.1186/s13036-017-0093-0. eCollection 2018.

[9] Guyton AC. Blood pressure control – Special role of the kidneys and body fluids. Science. 1991; 252: 1813–1816.

[10] Hamlyn JM, Blaustein MP. Sodium chloride, extracellular fluid volume, and blood pressure regulation. Amer J Physiol. 1986; 251: F563–F575.

[11] Jeggle P, Callies C, Tarjus A, Fassot C, Fels J, Oberleithner H, Jaisser F, Kusche-Vihrog K. Epithelial sodium channel stiffens the vascular endothelium in vitro and in Liddle mice. Hypertension 2013; 61:1053–1059.

[12] Joossens JV. Dietary salt restriction: the case in favour: Royal Soc Med 1980; 26:243–250.

[13] Luft FC. Molecular genetics of human hypertension. Curr Opin Nephrol Hypertens 2020; 35: 249–257.

[14] Meneton P, Jeunemaitre X, deWardener HE, MacGregor GA. Links between dietary salt intake, renal salt handling, blood pressure, and cardiovascular dieases. Physiol Rev. 2005; 85: 679–715.

[15] Oberleithner H. Der Ritt auf dem Salzstreuer. Independently published (distributed by Amazon) ISBN: 978-1-9807-4983-7.

[16] Oberleithner H, Wilhelmi M. Salt sensitivity determined from capillary blood. Kidney & Blood Press Res 2016;41:355–364.

[17] Oberleithner H, Wälte M, Kusche-Vihrog K. Sodium renders endothelial cells sticky for red blood cells. Front Physiol. 2015; 6:188. doi: 10.3389/fphys.2015 00188.

[18] Oberleithner H, Callies C, Kusche-Vihrog K, Schillers H, Shahin V, Riethmuller C, MacGregor G A, and de Wardener H E. Potassium softens vascular endothelium and increases nitric oxide release. Proc Natl Acad Sci USA. 2009; 106: 2829–2834.

[19] Oberleithner H, Riethmuller C, Schillers H, MacGregor GA, deWardener HE, Hausberg M. Plasma sodium stiffens vascular epithelium and reduces nitric oxide release. Proc Natl Acad Sci USA. 2007; 104: 16281–16286.

[20] Oberleithner H, Weigt M, Westphale H-J, Wang W. Aldosterone activates Na^+/H^+exchange and raises cytoplasmic pH in target cells of the amphibian kidney. Proc Nat Acad Sci USA. 1987; 84: 1464–1468.

[21] Pethő Z, Najder K, Carvalho T, McMorrow R, Todesca LM, Rugi M, Bulk E, Chan A, Löwik CMWG, Reshkin SJ, Schwab A. pH-channeling of cancer development. Cancers. 2020; 12: 2484.

11

[22] Schmid A. Salz in der Ernährung des Menschen mit spezieller Berücksichtigung der Fleischerzeugnisse. ALP Science (Eidgenössische Forschungsanstalt für Nutztiere und Milchwirtschaft. 2005; 491: 2–10.

[23] Schreier B, Borner S, Völker K, Gambaryan S, Schafer SC, Kuhlencordt P, Gassner B, Kuhn M. The heart communicates with the endothelium through the guanylyl cyclase-A receptor: acute handling of intravascular volume in response to volume expansion. Endocrinology. 2008; 149: 4193–4199.

[24] Valtin H. Renal Dysfunction: Mechanisms Involved in Fluid and Solute Imbalance. Boston: Little Brown; 1979; 89–111.

[25] Verkman AS, Lencer WI, Brown D, Ausiello DA. Endosomes from kidney collecting tubule cells contain the vasopressin-sensitive water channel. Nature. 1988; 333: 268–269.

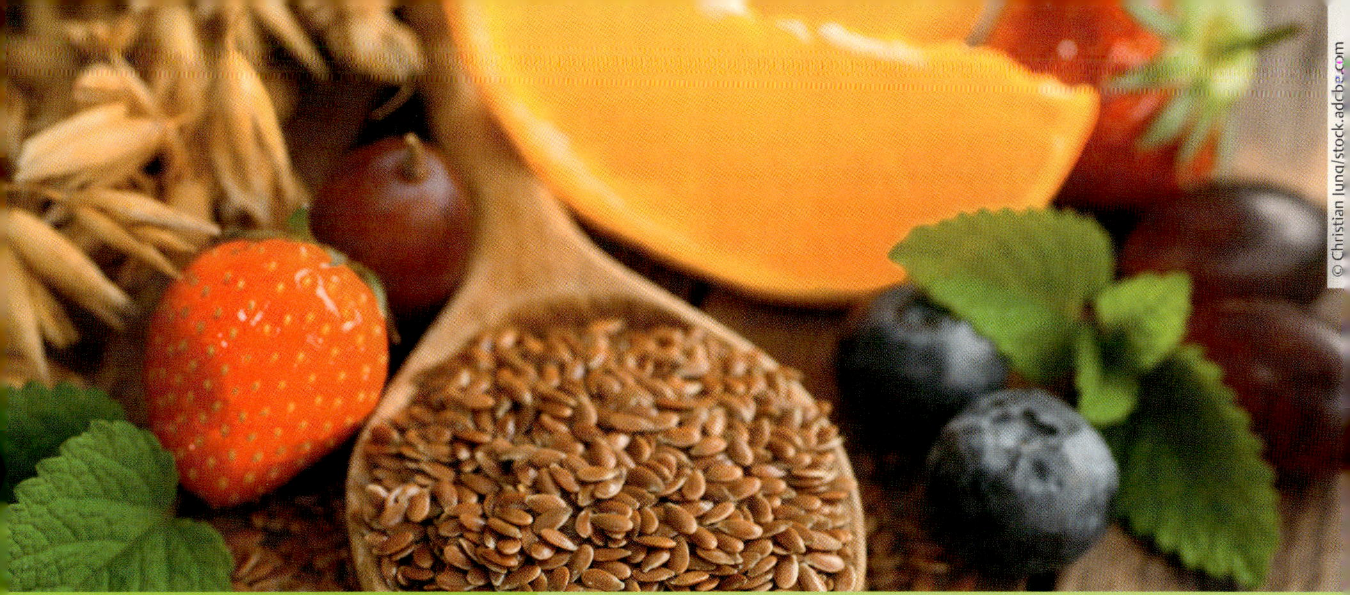

Kapitel 12

Funktion des Magen-Darm-Trakts, Energiehaushalt und Ernährung

12 Funktion des Magen-Darm-Trakts, Energiehaushalt und Ernährung

Michael Gekle

12.1 Der Magen-Darm-Trakt: Ein komplexes Organsystem und häufige Arztbesuche

B

Störungen im Bereich des Magen-Darm-Traktes (▶ Abb. 12.1) gehören zu den häufigsten Ursachen, die in einer Arztpraxis behandelt werden. So klagen ca. 10 % der Bevölkerung über gelegentlich auftretendes **Sodbrennen**, aus dem sich im schlimmsten Fall ein Ösophaguskarzinom entwickeln kann. Praktisch jeder von uns hatte schon einmal eine **akute Gastritis** mit Erbrechen. Bei älteren Menschen findet sich in ca. 50 % der Fälle eine **chronische Gastritis** unterschiedlicher Ausprägung. Pro Jahr erkranken ca. 50 von 100 000 Menschen an einem **Magengeschwür** und ca. 150 von 100 000 an einem **Zwölffingerdarmgeschwür**.

Durchfall ist ein allen bekanntes Leitsymptom, das vielfältige Ursachen haben kann: **Infektionen** (z. B. Reisediarrhö, Cholera), Lebensmittelvergiftungen (z. B. *Staphylococcus aureus*), Nahrungsmittelunverträglichkeit (Laktoseintoleranz, Zöliakie), Maldigestion (z. B. Pankreasinsuffizienz), Malabsorption (z. B. Gallensäuremangel), chronische Darmentzündungen (Morbus Crohn, Colitis ulcerosa), Tumoren des Kolons, Motilitätsstörungen, Hyperthyreose oder auch funktionelle Störungen ohne bekannte Ursache (Reizdarmsyndrom).

Im Alter nimmt die Häufigkeit von **Verstopfung** zu (ca. 20–30 % aller Menschen > 60 Jahre).

Gallenwegserkrankungen, Alkoholmissbrauch und Mukoviszidose können zu **chronischer Pankreatitis** mit massiven Verdauungsstörungen führen. Relative **exokrine Pankreasinsuffizienz** wird gehäuft bei sonst gesunden älteren Menschen beobachtet. Alkoholmissbrauch, virale Infektionen (Hepatitis) und Gallenwegsentzündungen haben eine chronische Schädigung der Leber zur Folge, die in einer **Leberzirrhose** (ca. 250 Neuerkrankungen pro 100 000 Menschen und Jahr) enden kann.

Schließlich nimmt in den entwickelten Ländern die Zahl der Menschen mit starkem Übergewicht (**Adipositas** stetig zu (≧ 20 % der Erwachsenen), wodurch das Risiko z. B. für einen Schlaganfall, einen Myokardinfarkt aber auch Krebserkrankungen steigt. Im Gegensatz dazu sind in unterentwickelten Ländern immer noch viele Menschen **unterernährt**. In entwickelten Ländern kann Unter- und Mangelernährung bei Patient*innen im Krankenhaus auftreten und den Therapieerfolg negativ beeinflussen. Schließlich können auch Störungen des Essverhaltens zu Unterernährung führen (**Anorexia nervosa, Bulimie**,).

Dieses Kapitel beschreibt die Funktionen einer Vielzahl von Organen, die zusammen den Verdauungstrakt bzw. den Magen-Darm-Trakt darstellen. Diese Vielzahl erschwert die Übersichtlichkeit des Themas. Die behandelten Organe haben spezifische, **eigene Funktionen**, sind jedoch gleichzeitig in ihrer **Gesamtfunktion** durch das enterische Nervensystem und Hormone eng gekoppelt. Ohne diese **Integration** der Einzelfunktionen würde das komplexe Zusammenspiel des Magen-Darm-Trakts nicht funktionieren (▶ Abb. 12.1). Im Kap. 12.2 werden generelle Prinzipien dargestellt, die für mehrere Abschnitte des Magen-Darm-Traktes gelten, wie zum Beispiel Motorik, Transport oder Regulation. Anschließend werden die einzelnen **Komponenten des Magen-Darm-Trakts** in der Reihenfolge, in der sie es mit aufgenommener Nahrung zu tun bekommen, behandelt. Wir verfolgen sozusagen den Weg einer Portion „Schnitzel mit Pommes frites und Salat". Schließlich wird das Hauptziel der Tätigkeit des Magen-Darm-Traktes, **Ernährung und Energiehaushalt**, behandelt. Hierbei sind Ernährungsbedarf, Aufrechterhaltung des Energiehaushaltes sowie Regulation der Nahrungsaufnahme als auch deren pathophysiologische Konsequenzen dargestellt.

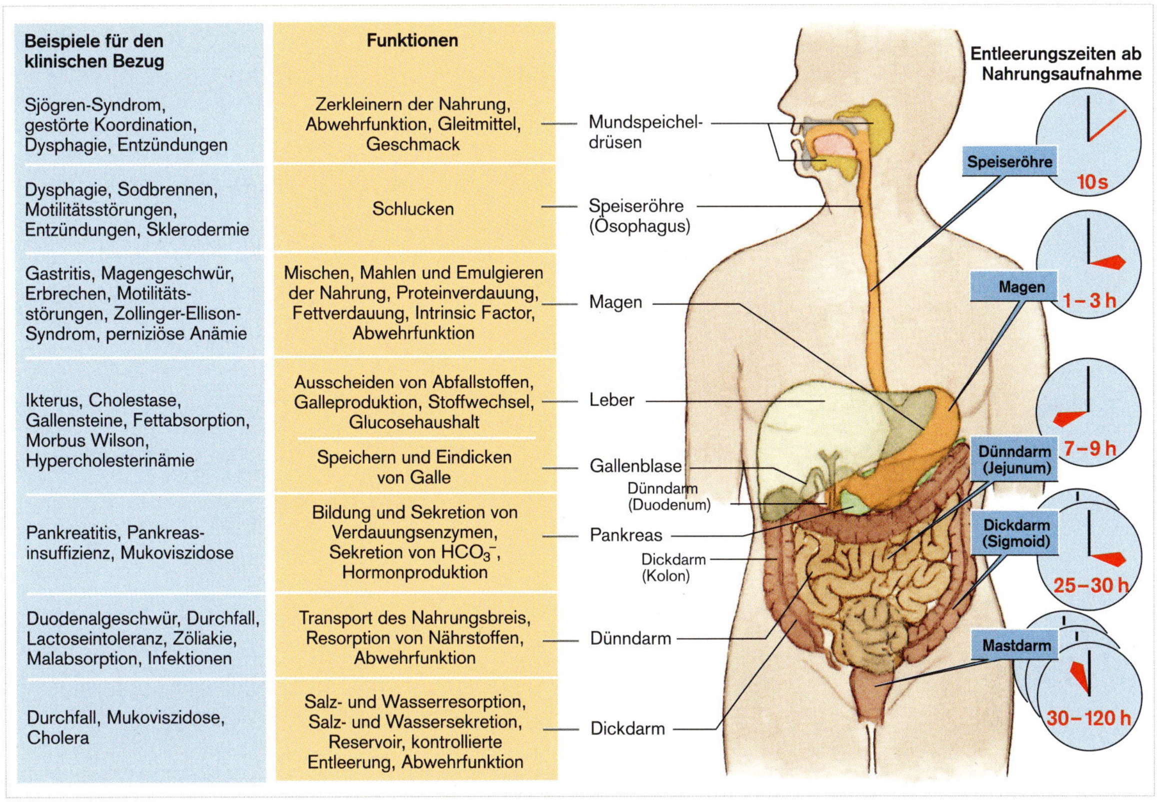

Abb. 12.1 Übersicht über den Magen-Darm-Trakt. Funktion, klinischer Bezug und Passagezeiten. Die Entleerungszeiten sind individuell unterschiedlich und hängen vor allem von der Nahrungszusammensetzung ab.

12.2 Allgemeingültiges zum Magen-Darm-Trakt

12.2.1 Aufbau

Der Magen-Darm-Trakt (MDT) kann vereinfacht als Schlauch mit Ventilen, der seine Aufgaben durch axialen (Kap. 12.2.5 (S. 515)) und radialen Transport (s. epithelialer Transport) erfüllt, beschrieben werden. Letztendlich müssen Bearbeitung und Resorption des Inhaltes dieses Schlauches und seine diskontinuierliche Weitergabe über kurze und lange Strecken angemessen koordiniert werden. Obwohl der Aufbau der Wände dieses Schlauches an verschiedenen Stellen Unterschiede aufweist, gibt es doch ein strukturelles Grundkonzept, das im Prinzip überall gültig ist (▶ Abb. 12.2). Der **Hohlraum** (Lumen) wird durch eine **Epithelschicht** (Lamina epithelialis mucosae) begrenzt. Die Oberfläche dieser Epithelschicht wird durch verschiedene Mechanismen stark vergrößert (weit über 100-fach):

- viele Zellen haben apikale **Mikrovilli** (ca. 20-fache Oberflächenvergrößerung),
- das Epithel kann zu **Drüsen** (bzw. Krypten) eingestülpt oder zu **Zotten** ausgestülpt sein (ca. 10-fache Oberflächenvergrößerung) und
- makroskopische **Falten** (Kerckringfalten oder Halbmondfalten) können sich ins Darmlumen vorwölben (ca. 3-fache Oberflächenvergrößerung).

Aufgaben der Epithelschicht sind Absorption und Sekretion von Nährstoffen, Elektrolyten, Wasser etc. Unter der Epithelschicht befindet sich lockeres **Bindegewebe** *(Lamina propria mucosae)*, das Kapillaren, enterische Neurone, Immunzellen und eine dünne Muskelschicht (Lamina muscularis mucosae) enthält. Diese Schicht ist wichtig für die Regulation der Funktionen des MDT sowie für dessen Immunfunktion. Eine weitere Schicht lockeren Bindegewebes mit größeren Gefäßen und kleineren Drüsen stellt die **Submukosa** dar. Zwei **Muskelschichten**, eine innere Ring- und eine äußere Längsmuskelschicht, bilden die *Muscularis*. Diese Schicht ermöglicht die **Beweglichkeit** (Motilität, Peristaltik). Nach außen wird die Wand durch eine Schicht Bindegewebe (**Serosa**) begrenzt. Abweichungen von diesem Aufbau werden, in den jeweiligen Abschnitten beschrieben. In den Krypten befinden

12

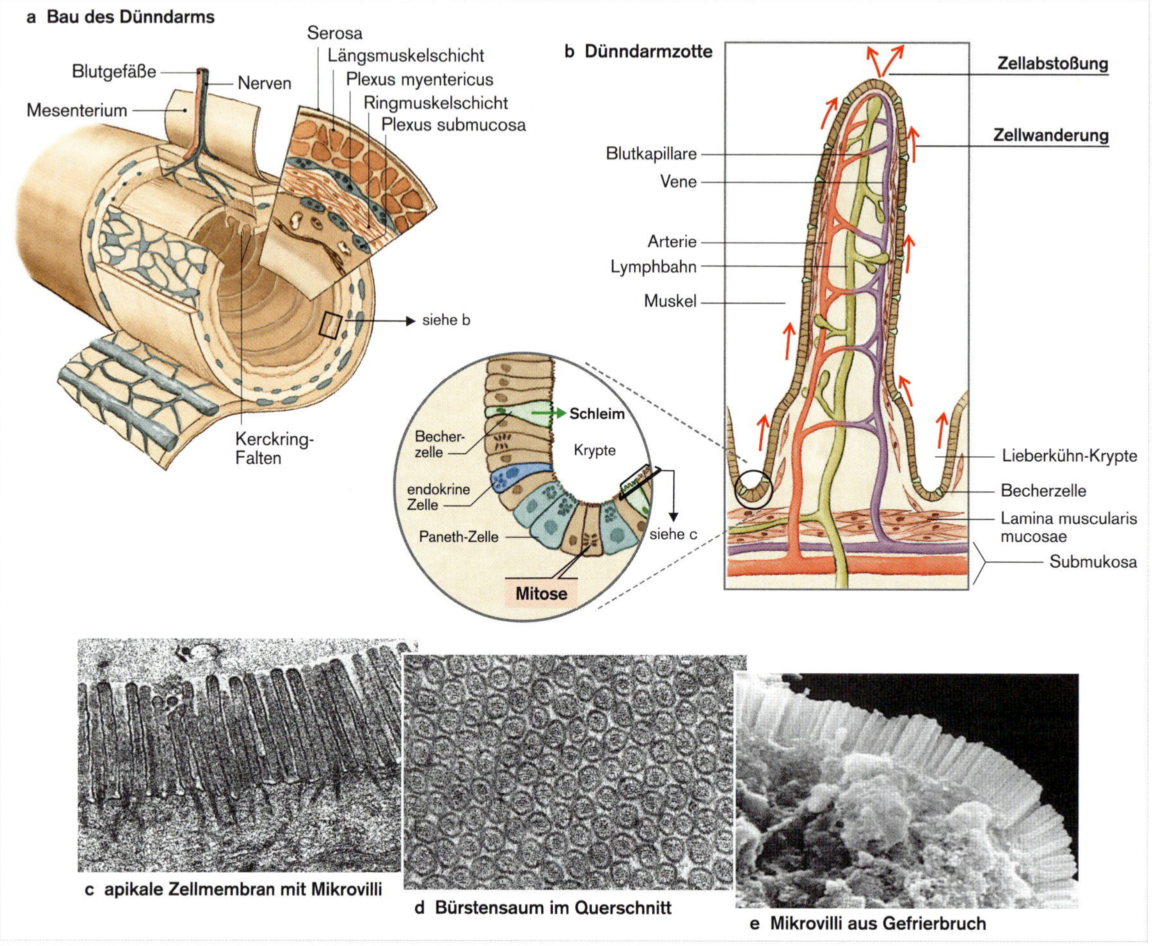

Abb. 12.2 Allgemeiner Aufbau des Magen-Darm-Traktes am Beispiel des Dünndarms (elektronenmikroskopische Aufnahmen aus J.A. Young, D.I. Cook, A.D. Conigrave, C.R. Murphy. Gastrointestinal Physiology, Rainforest Publication 1991).

a Die äußere Längsmuskulatur verkürzt den Darm, die Ringmuskulatur verengt das Darmlumen und die Lamina muscularis mucosae dient der Zottenbewegung. Die beiden Plexus bilden das darmeigene (enterische) Nervensystem, zu dem von außen sympathische und parasympathische Nervenfasern ziehen und das viszerale Afferenzen nach außen entlässt.

b Zur Förderung der Absorption ist die lumenseitige Oberfläche der Dünndarmschleimhaut (Mukosa) durch Falten und Zotten sowie durch den Bürstensaum ihres Epithels stark vergrößert. Die Zotten und die benachbarten Krypten sind mit Epithel überzogen. Es besteht größtenteils aus den absorbierenden Zellen, die luminal einen Bürstensaum besitzen. Dazwischen eingestreut sind Becherzellen, die Schleim bilden, sowie Paneth-Zellen und verschiedene endokrine Zellen. Die Epithelzellen entstehen durch Teilung im Kryptenepithel, von wo sie innerhalb von 1 – 2 Tagen in Richtung Zottenspitze wandern und dort abgestoßen werden.

c Die transmissionselektronenmikroskopische Aufnahme zeigt die apikale (luminale) Zellmembran mit ihren fingerartigen Ausstülpungen, den Mikrovilli. Im Innern der Mikrovilli liegt ein Bündel von Aktinmikrofilamenten, die im Zytoskelett des Zellleibs verankert sind

d Transmissionselektronenmikroskopische Aufnahme des Bürstensaums im Querschnitt.

e Rasterelektronenmikroskopische Aufnahme eines Gefrierbruchs, auf der die Mikrovilli von der Seite her zu sehen sind.

sich die **Stammzellen** der Epithelien, aus denen Progenitorzellen hervorgehen, die für den Ersatz von Epithelzellen sorgen, deren Lebensdauer im Darm ≤ 2 Tage beträgt. Die Stammzellen sorgen damit für die Intaktheit des Epithels, können bei länger bestehendem unphysiologischem Milieu (z. B. chronisch entzündliche Darmerkrankungen) ihr Wachstumsverhalten ändern (Metaplasie), wodurch das Krebsrisiko steigt.

12.2.2 Epithelialer Transport, Absorption, Sekretion

Die allgemeinen Prinzipien der Transportphysiologie sind in Kap. 2 im Detail beschrieben. An dieser Stelle erfolgt nur ein kurzer Überblick in Bezug auf den Magen-Darm-Trakt.

Epitheliale Transportprozesse können **transzellulär** (durch die Mukosazelle hindurch) oder **parazellulär** (durch den Spalt zwischen den Zellen) verlaufen. Wird eine Substanz gegen ihren elektrochemischen Gradienten transportiert, so ist der Transport **aktiv**. Solch ein Transport ist nur transzellulär möglich, da an mindestens einer Zellmembran (apikal oder basolateral) ein aktiver Transportschritt vorhanden sein muss (z. B. die basolateral Na^+/K^+-ATPase für die transzelluläre Na^+-Resorption). Dieser Schritt bestimmt die Transportrichtung. Wird eine Substanz entlang ihres elektrochemischen Gradienten transportiert, so ist der Transport **passiv** und kann entweder trans- oder parazellulär verlaufen. **Wassertransport** ist an aktiven Substanztransport gekoppelt („osmotische Kopplung") und verläuft entweder trans- oder parazellulär. Umgekehrt kann Substanztransport auch an Wassertransport gekoppelt sein. In diesem Fall reißt Wasser, wie ein Fluss, gelöste Teilchen mit (**Solvent Drag**, z. B. Na^+ und Harnstoff im Jejunum). Solvent Drag ist immer parazellulär und hängt von der Dichte der Schlussleisten (S. 76) ab. In „lecken" Epithelien kann ein größerer Solvent Drag stattfinden.

12.2.3 Regulationsmechanismen im Magen-Darm-Trakt

Die Funktionen des Magen-Darm-Traktes müssen koordiniert werden

Da die verschiedenen Komponenten des MDT auf ein Ziel hinarbeiten, ist es unerlässlich, dass ihre Funktionen eng koordiniert werden. Dies wird durch zwei Regulationssysteme, **Nerven** und **Hormone**, ermöglicht. Beide werden durch die aufgenommene Nahrung aktiviert (z. B. über Chemo-, Mechano- oder Osmosensoren) und dirigieren dann die motorischen und sekretorischen Aktivitäten (z. B. Kontraktion des Magens, Sekretion von Magensaft), die dafür sorgen, dass die Nahrungsbestandteile zum richtigen Zeitpunkt in der richtigen Form an der richtigen Stelle sind, um absorbiert zu werden (so werden die Pommes frites zu Glucose zerlegt, die dann im Dünndarm absorbiert wird).

Neben ihrer lokalen Wirkung, sind oropharyngeale und enterische Chemo- und Osmosensoren auch homöostatisch von Bedeutung. Bei Wasseraufnahme aktivieren enterische Osmosensoren über die Freisetzung von Vasointestinalem Peptid osmospezifische vagale Afferenzen im Bereich der Leberpforte. Diese vagalen Afferenzen führen dann zu einer Anpassung der Aktivität von „Durstneuronen" im Vorderhirn und damit zu einer Abnahme des Durstempfindens. Neurone des zirkumventrikulären Organs spielen bei dieser Verhaltensanpassung ebenfalls eine wichtige Rolle. Natrium-empfindliche Chemosensoren im Mund führen bei Natriumaufnahme zu einer raschen Abnahme des Salzappetits durch Aktivierung inhibitorischer Neurone der Stria terminalis, wodurch Salzappetitneurone im Hirnstamm (Locus coeruleus) gehemmt werden. Auch andere Nahrungsbestandteile werden durch Chemosensoren detektiert, wie z. B. essentielle Aminosäuren. Ein festgestellter Mangel wird sich über die Darm-ZNS-Achse auf den Appetit und die Nahrungsauswahl auswirken.

In der interdigestiven Phase werden diese Aktivitäten wieder beendet. Diese integrierte Antwort auf Nahrungszufuhr ist wie die Arbeit eines Orchesters, die durch den Dirigenten koordiniert werden muss, obwohl jedes Mitglied sein Instrument sehr wohl beherrscht. Im Fall des MDT wird die Koordination durch **neurale** Mechanismen (enterisches, vegetatives und zentrales Nervensystem mit den jeweiligen Transmittern) sowie durch **endokrine** (z. B. Gastrin, das über die Blutbahn an die Parietalzellen des Magens gelangt) und **parakrine** (z. B. Histamin, das durch Diffusion die Parietalzellen erreicht) Mechanismen bewerkstelligt. ▶ Tab. 12.1 gibt einen Überblick über parakrin und endokrin wirkende Hormone. Die Neurotransmitter und -modulatoren sind getrennt in ▶ Tab. 12.2 dargestellt.

Die präganglionären **parasympathischen Fasern** für den Großteil des Verdauungstrakts kommen mit dem N. vagus aus der Medulla oblongata, der Rest über die Nn. pelvici aus dem Sakralmark. Der Parasympathikus zieht zu erregenden und zu hemmenden Zellen der Plexus myentericus und submucosus (▶ Abb. 12.2).

Die **sympathischen Fasern** entspringen aus dem thorakolumbalen Rückenmark. Sie können direkt an Blutgefäßen, glatter Darmmuskulatur und Epithelien wirken oder durch Hemmung von Neuronen des enterischen Nervensystems.

Die **viszeralen Afferenzen** der Darmwand verlaufen im N. vagus, in den Nn. splanchnici und in den Nn. pelvici zur Medulla oblongata (Ncl. tractus solitarii), zu sympathischen Ganglien und zum Rückenmark. Über diese äußeren Nerven laufen zahlreiche Darmreflexe, einschließlich Akkommodation und Paralyse.

Darüber hinaus enthält sowohl das Epithel der Mukosa als auch das der darin eingebauten Drüsen spezielle **endokrine Zellen**. Sie enthalten u. a. Gastrin, Cholecystokinin (CCK), Sekretin, GIP (*glucose-dependent insulin-releasing peptide*) und Somatostatin, die nach ihrer Ausschüttung ins Blut Motilität, Sekretion und Verdauung im Magen-Darm-Trakt steuern und koordinieren.

Tab. 12.1 Eigenschaften und Wirkungen wichtiger gastrointestinaler endo- und parakriner Mediatoren (PLC = Phospholipase C, AC = Adenylylcyclase)

Agonist	Syntheseort	Aminosäuren-Anzahl	Aktive Sequenz	Freisetzungsreize	Wirkung	Zellsignal
Gastrin	G-Zellen in Pylorusdrüsen und Duodenalmukosa	34, 17, 5	C-terminales Tetrapeptid (G4) (-Trp-Met-Asp-Phe [NH_2])	Peptide im Magen ↑ pH im Magensaft ↑ Vagusaktivität Catecholamine ↓ Somatostatin ↑ GRP (s. u.)	↑ HCl-Sekretion ↑ Pepsinogensekretion ↑ Magenmotilität trophisch für Magenepithel; CCK-ähnlich	↑ PLC
CCK (Cholecystokinin)	I-Zellen in Duodenum und Jejunum; Nervenendigungen	58, 33, (8 = Neurotransmitter)	C-terminales Octapeptid (CCK 8) (-Asp-Tyr-SO_3-Met-Gly-G4)	Fettsäuren, Aminosäuren und Peptide im Duodenum ↓ Trypsin im Duodenum	↑ Pankreasenzymsekretion (u. a. Verstärkung der Acetylcholin-Wirkung); potenziert Sekretinwirkung; gastrinähnlich; ↑ Gallenblasenkontraktion ↓ HCl-Sekretion und Magenentleerung; trophisch für Pankreas; stimuliert Insulin-, Glucagon-, Somatostatin und PP-Freisetzung in Langerhans-Inseln; „Sattheitshormon“	↑ PLC
Sekretin	S-Zellen in Duodenum und Jejunum	27	ganzes Peptid	↓ duodenaler pH-Wert; Gallensalze und Fettsäuren im Duodenum	↑ HCO_3^--Sekretion im Pankreas; ↑ Gallengangssekretion; ↓ Gallenblase: NaCl-Transport; ↓ Magenentleerung und HCl-Sekretion; antitrophisch für Magenepithel	↑ AC
GIP (*glucose-dependent insulin-releasing peptide*)	K-Zellen im Jejunum	42	ganzes Peptid	Fettsäuren, Aminosäuren und Glucose im Duodenum; ↓ duodenaler pH-Wert	↑ Insulinsekretion ↓ HCl-Sekretion ↓ Magenmotiliität	↑ AC
Enteroglucagon	L-Zellen in Ileum und Kolon	39	ganzes Peptid	Fettsäuren und Glucose im Ileum	↓ Magenmotilität ↓ Darmmotilität; trophisch für Kryptenzellen	↑ AC ↑ PLC
Somatostatin (SIH)	D-Zellen in Langerhans-Inseln, im Magen und Dünndarm; Nervenendigungen	28, 14	C-terminales Peptid mit 14 bzw. 28 Aminosäuren (SS 14, 28)	stark saurer Mageninhalt, Fettsäuren, Glucose, Peptide und Gallensäuren im Dünndarm	↓ Magensekretion ↓ Gastrinfreisetzung ↓ CCK-Wirkungen antitrophisch für Magenepithel ↓ Vagusaktivität ↓ interdigestive Motilität ↓ VIP- und Motilinfreisetzung ↓ Dünndarmabsorption	↓ AC
Motilin	M-Zellen im Duodenum	22	ganzes Peptid	Säure, Fettsäuren und Gallensäuren im Duodenum; ↓ Somatostatin	↑ interdigestive Motilität ↑ Magenentleerung	?

Tab. 12.1 Fortsetzung

Agonist	Syntheseort	Aminosäuren-Anzahl	Aktive Sequenz	Freisetzungsreize	Wirkung	Zell-signal
Neurotensin	N-Zellen im Ileum, enterische Nervenendigungen	13	ganzes Peptid	Fettsäuren im Dünndarm	↓ Magensaftsekretion; relaxiert Ringmuskulatur Vasodilatation	↑ PLC ↓ AC
PP (*pancreatic polypeptide*)	F-Zellen in den Langerhans-Inseln	36	?	Peptide im Dünndarm; Vagusaktivität	↓ Pankreassekretion (Azini und Gänge)	?
Substanz P	Nervenendigungen	11	-Phe-Phe-Gly-Leu-Met [NH_2]	Neurotransmitter	Sekretomotorischer Agonist; Kontraktion glatter Muskulatur	↑ PLC
GRP (Bombesin)	N. vagus	27	C-terminales Nonapeptid	Neurotransmitter	↑ Gastrinfreisetzung ↑ CCK-Freisetzung ↑ Azinussekretion im Pankreas	↑ PLC
Histamin (H_2-Rezeptoren)	ECL-Zellen in Magendrüsen; Mastzellen	Amin	Dekarboxyiertes His	↑ Vagusaktivität	↑ HCl-Sekretion ↑ Pepsinogensekretion	↑ AC
Serotonin (5-OH-Tryptamin)	APUD-Zellen im ganzen Magen-Darm-Trakt	Amin	Dekarboxyliertes Trp	?	↑ cholinerge sekretomotorische Nervenaktivität	? ↑ AC
Prostaglandine		Arachidonsäuremetabolit			↓ HCl-Sekretion ↑ Schleim- und HCO_3^--Sekretion	↓ AC ↑ AC
Guanylin	Ileum, Kolon				↑ Wasser- und Elektrolytsekretion	↑ GC
Peptid YY	Ileum, Kolon				↓ Sekretion im Pankreas, schwächt Vaguswirkung auf HCl-Sekretion ab	

Tab. 12.2 Eigenschaften und Wirkungen wichtiger Neurotransmitter im Gastrointestinaltrakt (PLC = Phospholipase C, AC = Adenylylcyclase, GC = Guanylylcyclase, AR = Adrenozeptor)

Name	Syntheseort	Aminosäuren-Anzahl	Aktive Sequenz	Freisetzungsreize	Wirkung	Zellsignal
Acetylcholin	Parasympathische Neurone	–	–		Aktiviert Neurone des ENS	
Noradrenalin	postganglionäre sympathische Neurone	–	–	Acetylcholin	↓ Darmmotilität ↑ Sphinktertonus	βAR: ↑ AC α_1AR: ↑ PLC
Serotonin (5-OH-Tryptamin)	enterische Nervenfasern	–	–		Stimulation der Chemorezeptoren-Triggerzone; stimulierend oder hemmend auf die Motorik bzw. die Sekretion	abh. vom Rezeptortyp
Dopamin		–	–		Stimulation der Chemorezeptoren-Triggerzone; Hemmung des unteren Ösophagussphinkters der Korpus- und Darmmotilität	↑ AC

Tab. 12.2 Fortsetzung

Name	Syntheseort	Aminosäuren-Anzahl	Aktive Sequenz	Freisetzungsreize	Wirkung	Zellsignal
NO	NANC-Neurone	–	–	Acetylcholin	Hemmung der Darmmotorik und der Sekretion	↑ GC
ATP	NANC-Neurone	–	–	Acetylcholin	Hemmung der Darmmotorik und der Sekretion	
VIP (*vasoactive intestinal peptide*	NANC-Neurone	28	ganzes Peptid	Acetylcholin	Sekretinähnlich im Pankreas, relaxiert glatte Muskulatur; ↑ intestinale H_2O- und Elektrolytsekretion	↑ AC
Galanin	enterische Nervenfasern				↑ Darmmotilität	
NPY (Neuropeptid Y)	Nervenendigungen	36	ganzes Peptid	Neurotransmitter	potenziert Noradrenalin	↑ PLC ↓ AC
GRP (Bombesin)	N. vagus	27	C-terminales Nonapeptid	Neurotransmitter	↑ Gastrinfreisetzung ↑ CCK-Freisetzung ↑ Azinussekretion im Pankreas	↑ PLC
Enkephaline	NANC-Neurone			Acetylcholin	↓ Wasser- und Elektrolytsekretion im Darm ↑ Sphinktertonus ↓ Darmmotilität	↓ AC
Dynorphin	NANC-Neurone			Acetylcholin	↓ Wasser- und Elektrolytsekretion im Darm ↑ Sphinktertonus ↓ Darmmotilität	↓ AC
CGRP	enterische Nervenfasern			Acetylcholin	↑ Somatostatinfreisetzung; afferenter Transmitter	
Substanz P	enterische Nervenfasern	11	Phe-Phe-Gly-Leu-Met[NH$_2$]	Neurotransmitter	sekretomotorischer Agonist; Kontraktion glatter Muskulatur; afferenter Transmitter	↑ PLC

Das enterische Nervensystem

Das enterische Nervensystem ähnelt den primitivsten bekannten Nervensystemen, wie z. B. dem neuronalen Netz einer Qualle, das ebenfalls für Bewegung und Materialaustausch mit der Umgebung zuständig ist. Damit steht das enterische Nervensystem in der Hierarchie der humanen Nervensysteme auf der niedrigsten Stufe und kann durch hierarchisch höhere Anteile, wie vor allem durch das **vegetative Nervensystem**, moduliert werden. Es ist jedoch in der Lage, völlig eigenständig seine Aufgaben zu erfüllen. So kann es angemessen auf lokale Stimuli reagieren sowie die Tätigkeit des MDT regulieren und beherbergt komplette **Reflexbögen** (**intestinale Reflexe**, z. B. peristaltischer Reflex, ▶ Abb. 12.3). Man spricht deshalb auch vom „Minigehirn" des MDT. Das enterische Nervensystem ist eine Ansammlung von ca. 100 Millionen Neuronen (d. h. mehr als im Rückenmark) die, organisiert in Plexus, den MDT inklusive Leber und Gallenblase umgeben. Die Plexus sind Systeme aus eng vernetzten **Ganglien**, und es werden grob zwei Plexus unterschieden. Zwischen der Ring- und der Längsmuskelschicht der Muscularis externa des gesamten MDT befindet sich der **Plexus myentericus** (Auerbach) während der **Plexus submucosus** (Meißner), wie sein Name schon sagt, in der Submukosa des Dünn- und Dickdarms liegt. Bedingt durch ihre Lokalisation ist die Hauptaufgabe des Plexus myentericus die Kontrolle der Motorik, wohingegen der Plexus submucosus den epithelialen Transport (mit)regu-

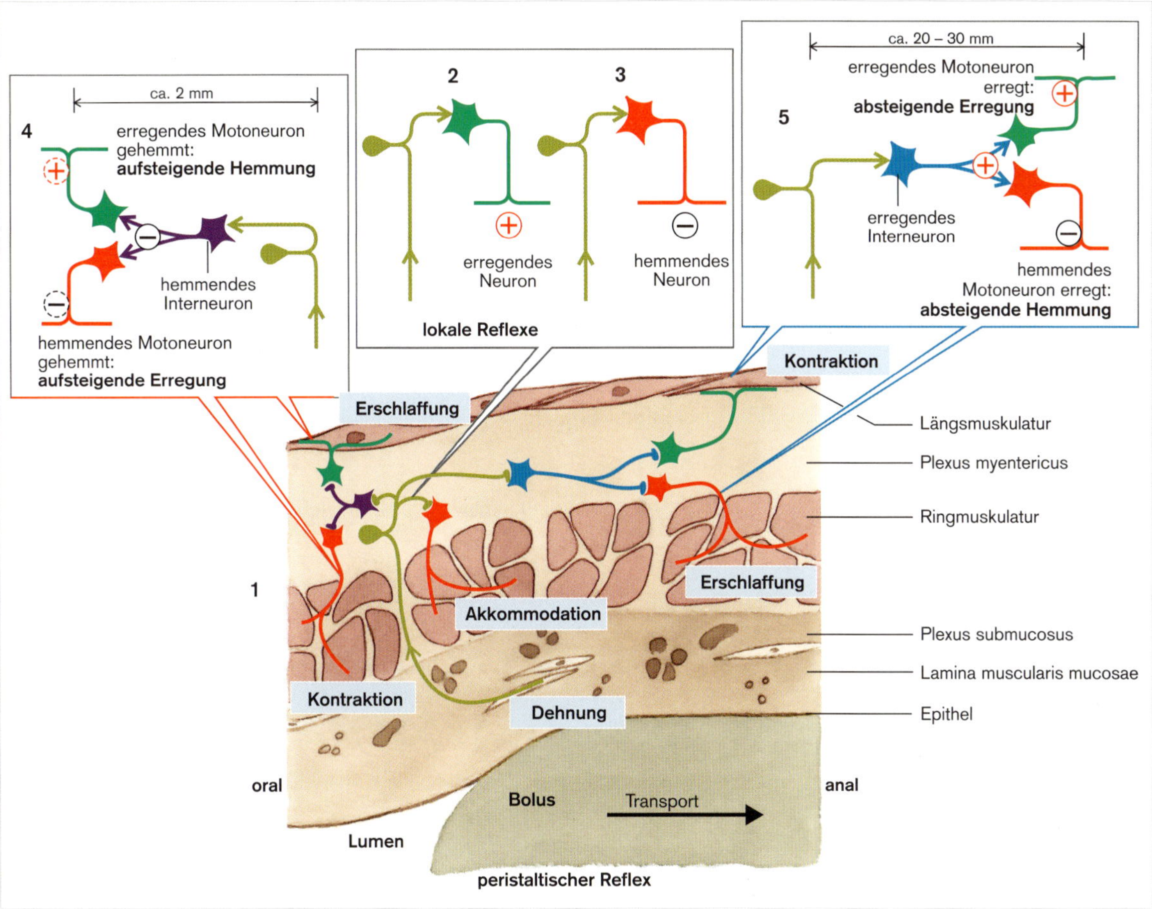

Abb. 12.3 Das enterische Nervensystem: Lokale Reflexe. Erregung eines afferenten Neurons (hellgrün) kann durch einen chemischen oder, wie in Bild **1** gezeigt, durch einen mechanischen Reiz (Dehnung durch Nahrungsbolus) zustande kommen. Beim peristaltischen Reflex z. B. erregt das Neuron, das die Dehnung meldet (hellgrün), aufsteigend (**4**) ein hemmendes Interneuron (violett), das wiederum (a) das erregende Motoneuron (dunkelgrün) der Längsmuskulatur hemmt (Erschlaffung) und (b) das hemmende Motoneuron (rot) der Ringmuskulatur enthemmt (Kontraktion). Gleichzeitig wird absteigend (**5**) ein erregendes Interneuron (blau) aktiviert, das über erregende bzw. hemmende Motoneurone im aboralen Darmteil die Längsmuskulatur kontrahieren und die Ringmuskulatur erschlaffen lässt (nach [10]).

liert. Beide Plexus werden von **präganglionären Fasern des Parasympathikus** (Nervus vagus und Sakralnerven) erregend innerviert, sodass sie als großes parasympathisches Ganglion betrachtet werden können. Außerdem werden beide Plexus von **postganglionären sympathischen Fasern** innerviert und gehemmt (α_2-Adrenozeptoren). Allerdings kann der Sympathikus auch direkt Effektorzellen über α_1- oder β_2-Adrenozeptoren innervieren. Da **Parasympathikus** und **Sympathikus** unter der Kontrolle des Rückenmarks und letztendlich des Gehirns stehen, kann die Tätigkeit des MDT von verschiedenen Anteilen des Nervensystems beeinflusst werden. Im N. vagus sowie in den Nn. splanchnici und pelvici verlaufen auch **afferente Fasern** aus dem MDT zum Zentralnervensystem. Dies ermöglicht die Ausbildung größerer Reflexbögen (MDT → Rückenmark bzw. Medulla oblongata → MDT), die man **vagovagale Reflexe** nennt, wenn beide Schenkel im Nervus vagus verlaufen (▸ Abb. 12.4). Ein Beispiel dafür ist der **Akkommodationsreflex** des Magens bei Nahrungsaufnahme. Es gibt jedoch auch Reflexbögen, die weitere Nerven miteinbeziehen. Hierzu gehört die **rezeptive Relaxation** (▸ Abb. 12.4), die während der Passage der Nahrung durch die Speiseröhre (S. 520) dafür sorgt, dass der proximale Magen erschlafft. Weitere komplexe Reflexe sind Kau-, Schluck-, Brech- und Defäkationsreflex, an denen auch das somatische Nervensystem beteiligt ist.

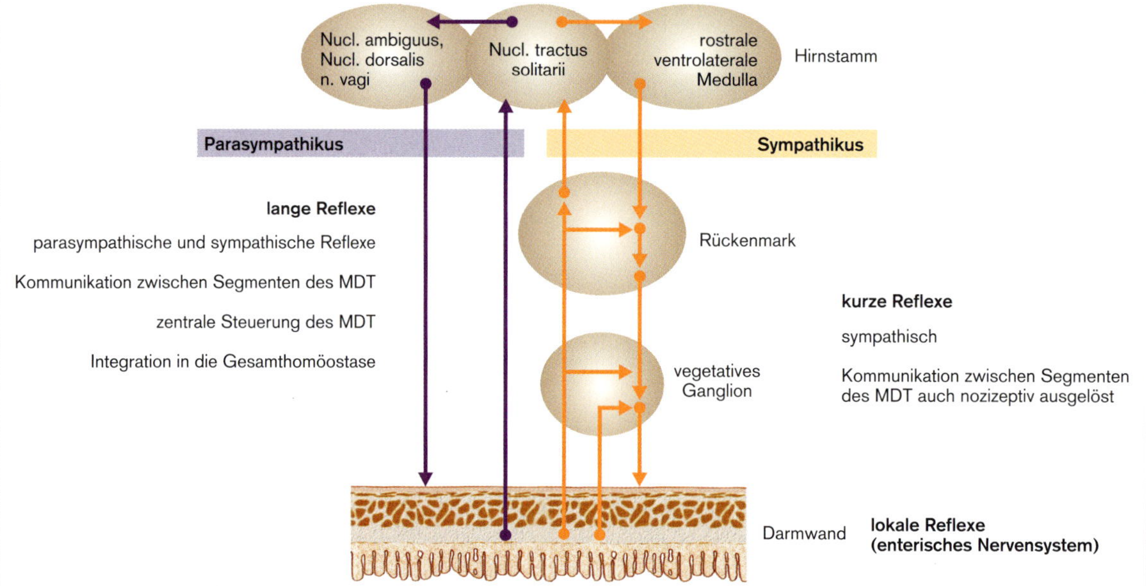

Abb. 12.4 Bidirektionale nervale Kommunikation zwischen dem Magen-Darm-Trakt und dem zentralen Nervensystem. Durch diese Kommunikation werden reflektorische Anpassungen zwischen weiter entfernt liegenden Abschnitten möglich. Darüber hinaus ist durch diese Kommunikation die Beeinflussung der Magen-Darm-Funktion durch höhere ZNS-Bereiche sowie die Beeinflussung höherer zentralnervöser Funktionen durch den Magen-Darm-Trakt zumindest teilweise erklärlich.

Die Werkzeuge des enterischen Nervensystems

Es lassen sich funktionell fünf Typen von Neuronen unterscheiden: **afferente** (oder sensorische) Neurone, erregende oder hemmende **Interneurone**, sekretomotorische **Effektorneurone**, präganglionär-parasympathische und postganglionär symapthische Neurone. Die Inter- und Effektorneurone können verschiedenste Transmitter verwenden (s. ▶ Tab. 12.2). Neurone, die weder Acetylcholin noch Noradrenalin verwenden, wurden auch NANC-Neurone genannt, vor Identifikation ihrer Transmitter. Sensorische Neurone „messen“ mechanische, chemische oder osmotische Veränderungen im Magen-Darm-Kanal, geben diese Information nach zentral weiter und/oder aktivieren Interneurone, die die Aktivität der sekretomotorischen Neurone stimulieren oder hemmen, bzw. beeinflussen diese direkt. Schließlich kommt es dadurch zu Veränderungen der Muskelzellaktivität, des epithelialen Transportes, der Durchblutung und der Aktivität endokriner Zellen. Es scheint bestimmte vorprogrammierte Antwortmuster zu geben, die dazu führen, dass auf unterschiedliche Stimuli (z. B. Dehnung des Dünndarms und Freisetzung von Bakterientoxinen im Dünndarm) identische Antworten erfolgen (Flüssigkeitssekretion).

Die Komplexität des enterischen Nervensystems wird durch die Vielzahl der dort vorhandenen **Neurotransmitter** und **Neuromodulatoren** erhöht (▶ Tab. 12.2).

Das Feld der enteralen Neurotransmitter ist mit einer gewissen Unübersichtlichkeit behaftet, die das Erkennen wichtiger Zusammenhänge erschwert. Ein wichtiger Transmitter ist **Acetylcholin**, das eine Vielzahl von sekretorischen und motorischen Funktionen reguliert. Acetylcholin ist der Transmitter präganglionärer parasympathischer und sympathischer Fasern sowie mancher **erregender sekretomotorische Neurone und Interneurone des enterischen Nervensystems.** Weitere Transmitter von Neuronen des ENS sind z. B. VIP, ATP, Substanz P, GRP, CGRP und Opioide. Diese können erregend oder hemmend wirken. Sie wurden **NANC-Neurone** (nicht adrenerg, nicht cholinerg) genannt. Der Transmitter Noradrenalin findet sich in postganglionären Fasern des Sympathikus.

Gehirn und Immunsystem beeinflussen die Funktion des Magen-Darm-Traktes

Wohlbekannt ist die Tatsache, dass das Gehirn die Tätigkeit des MDT beeinflusst. Physiologischerweise kommt es z. B. in Fluchtsituationen zu verminderter Darmdurchblutung und beim Anblick oder Geruch von Speisen zur Sekretion von Magensaft. Allerdings sind auch pathophysiologische Wechselwirkungen bekannt, wie z. B. Durchfall in Angstsituationen oder Verstopfung bei chronischer psychischer Belastung. Diese Verbindung zwischen Gehirn und MDT (**Gehirn-Darm-Achse**) wird – zumindest

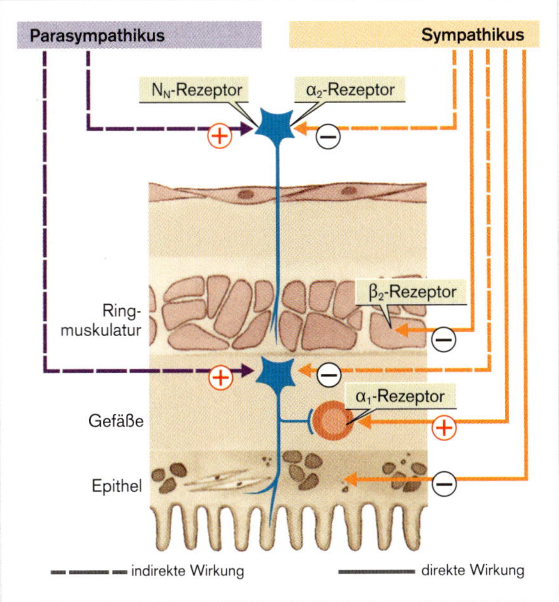

Abb. 12.5 Übersicht der Verschaltungen sympathischer und parasympathischer Fasern in der Wand des Magen-Darm-Traktes. Der Parasympathikus wirkt nur über Interneurone, wohingegen Fasern des Sympathikus auch direkt wirken können.

zum Teil – durch den Parasympathikus und Sympathikus hergestellt ▶ Abb. 12.5, ▶ Abb. 12.6. Wie schon beim vagovagalen Reflex erwähnt, kann der MDT auch das Zentralnervensystem beeinflussen. Ein Beispiel dafür ist Cholecystokinin (CCK), das über seine Wirkung im Gehirn zur Entwicklung des Sattheitsgefühls nach Nahrungsaufnahme (S. 597) beiträgt. Somit ist die Gehirn-Darm-Achse **bidirektional**.

Die Kommunikation zwischen Gehirn und MDT findet auch unter Einbindung des Immunsystems, hauptsächlich der Mastzellen und Makrophagen statt. Da die Funktion dieser Zellen durch Neurotransmitter beeinflusst wird, können sie Signale des Zentralnervensystems an den MDT vermitteln. Weiterhin wird diese Kommunikation stark durch das **Mikrobiom** (Dickdarmflora) beeinflusst (s. a. Kap. Kap. 12.2.4) und kann sogar die Aktivität systemischer Sympathikusneurone und damit vieler anderer Organsysteme beeinflussen.

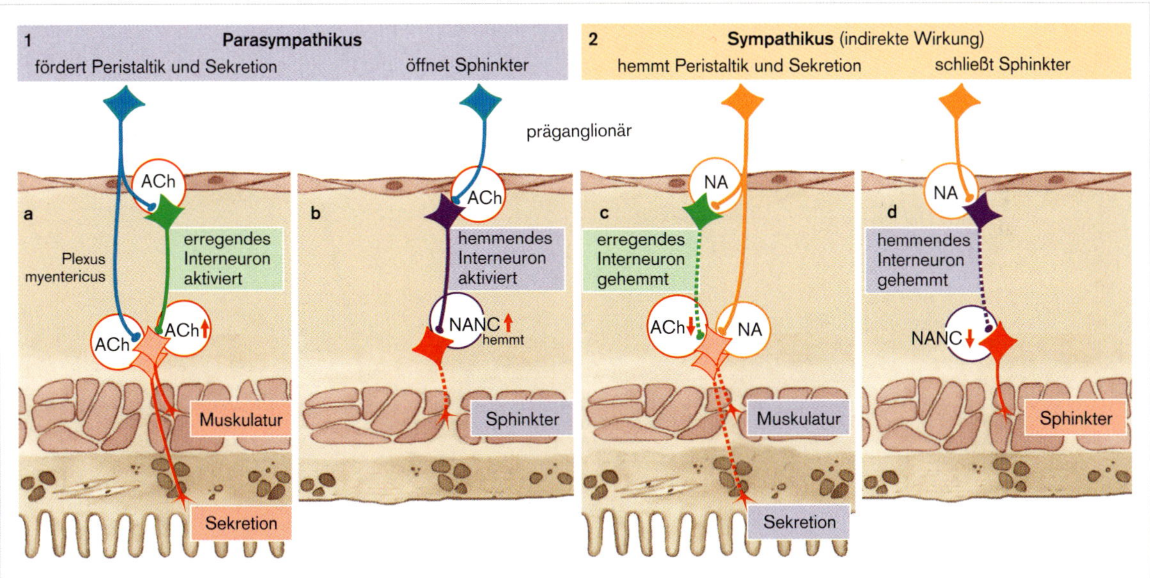

Abb. 12.6 Einfluss des vegetativen Nervensystems auf das enterische Nervensystem. Die präganglionären Fasern des **Parasympathikus** (1) werden in den Plexus entweder direkt auf Effektorneurone und auf erregende cholinerge (a) oder auf hemmende nicht-cholinerge-nicht-adrenerge (NANCerge) Interneurone (b) umgeschaltet. Die Wirkung ist sekretions- und peristaltikfördernd (a) bzw. öffnet die Sphinkter (b). Die postganglionären, adrenergen Neurone des **Sympathikus** (2) hemmen erregend-motorische und -sekretorische Neurone sowie erregende Interneurone (c). An den Sphinkteren hingegen hemmt der Sympathikus hemmende Interneurone (d) sodass die Sphinkter kontrahieren (schließen). Die Neurone des Sympathikus können zusätzlich eine direkte Effektorfunktion ausüben, durch die es zu einer Hemmung der glatten Darmmuskulatur und zu einer Aktivierung glatter Gefäßmuskulatur kommt.

Wird im Magen-Darm-Trakt vermehrt **Interleukin-1** freigesetzt, wie dies z. B. bei Infektionen der Fall ist, so werden sensorische Fasern des N. vagus stimuliert. Dadurch wird zentralnervös eine Aktivierung efferenter Fasern des N. vagus, die das Entzündungsgebiet innervieren, ausgelöst, und es kommt zu vermehrter Freisetzung von Acetylcholin. Dies bindet an **nikotinerge N7-Rezeptoren** auf Immunzellen und hemmt dadurch die Freistzung weiterer proinflammatorischer Zytokine, wie TNFα. Außerdem steigt auch die ACTH-Freisetzung. Durch diesen Regelkreis wird das Entzündungsgeschehen limitiert. Außerdem erklärt dieser Regelkreis, warum die Stimulation von Nervenfasern (z. B. bei **Akupunktur**) auch an entfernteren Orten entzündungshemmend wirken kann.

Opiate binden an μ-Rezeptoren, die sich auf enterischen Neuronen befinden, und hemmen die cAMP-Bildung. Sie drosseln die Flüssigkeitssekretion und die propulsive Motorik im Darm. Zusätzlich wird die Flüssigkeitsabsorption gefördert. Opiate können aus diesem Grund für die Therapie starker Durchfälle genutzt werden. Als Nebenwirkung von Opiatzufuhr muss mit Verstopfung gerechnet werden und nach dem Absetzen kann es zu überschießender Darmmotorik und Sekretion kommen (**Darmkrämpfe**).

12.2.4 Abwehrfunktion des Magen-Darm-Trakts

Bei der Abwehrfunktion spielen zunächst **nicht-immunologische Mechanismen** eine Rolle (▶ Abb. 12.7). Verschluckte Erreger werden durch den sauren Magensaft angegriffen und abgetötet. Sollte es den Eindringlingen dennoch gelingen, den Dünndarm zu erreichen, so verhindern der intestinale **Schleimfilm** und die **Epithelzellbarriere** ein Eindringen in den Organismus. Die Epithelzellbarriere existiert entlang des ganzen MDT. Darüber hinaus führen die **Bewegungen** von Magen und Darm (Peristaltik) zum

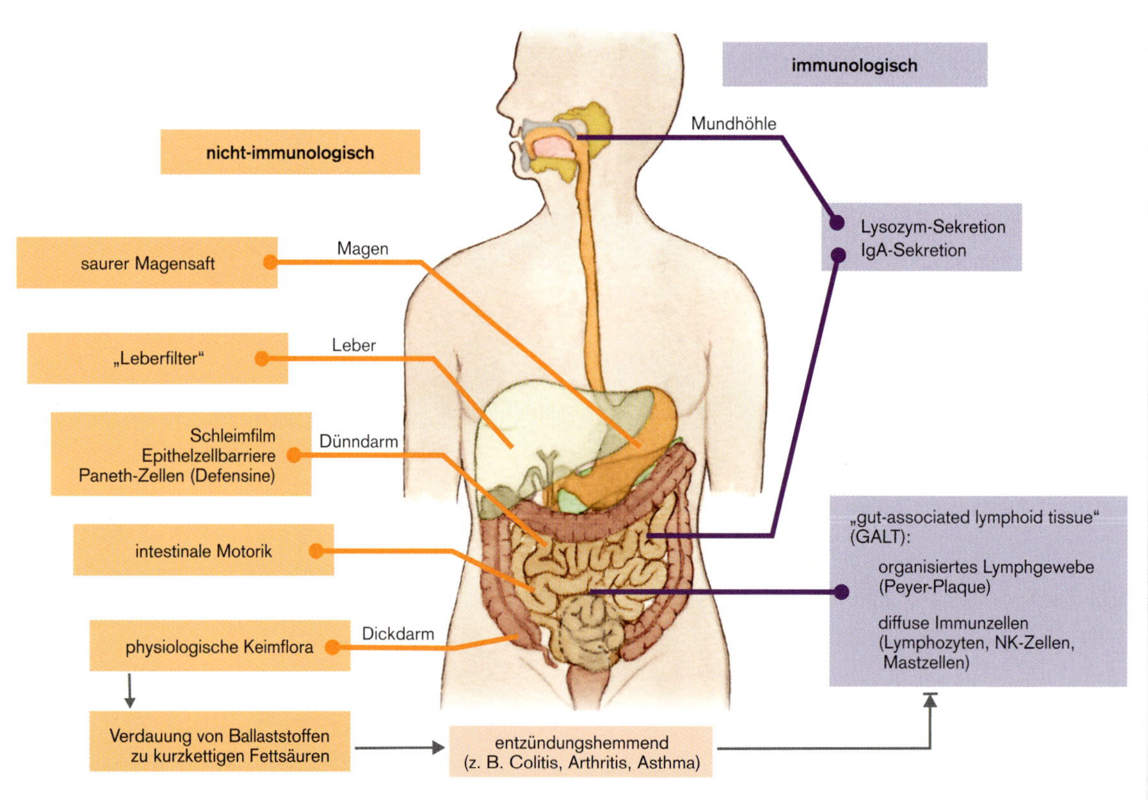

Abb. 12.7 Abwehrsystem des Magen-Darm-Traktes. Beim Abwehrsystem des Magen-Darm-Traktes wird ein immunologischer (links) und ein nicht-immunologischer Teil (rechts) unterschieden. Die Abwehr beginnt in der Mundhöhle und reicht bis ins Kolon. Die dortige physiologische Keimflora (Mikrobiom) ist ebenfalls Teil des Abwehrsystems. Sie trägt durch die „Verdrängung" unphysiologischer Keime, den Verdau von Ballaststoffen, die Modulation des immunologischen Teils sowie des enterischen Nervensystems zur gastrointestinalen und systemischen Homöostase bei.

Abtransport der Erreger und letztendlich zu ihrer Ausscheidung mit dem Stuhl. Schließlich sorgen symbiotisch im Dickdarm lebende Bakterien (**Mikrobiom = physiologische Keimflora**) dafür, dass sich Fremderreger dort nicht ansiedeln.

Das intestinale Mikrobiom setzt sich aus ca. 10^{14} Organismen verschiedenster Spezies (ca. 1000, wobei Firmicutes und Bacteroides den Hauptteil ausmachen) zusammen und bildet eine Biomasse von über 1,5 kg. Es beeinflusst die Darmfunktion, das Immungeschehen und letztendlich auch Entstehung und Verlauf mancher intestinalen oder systemischen Erkrankung. Die Zusammensetzung des Mikrobioms variiert stark interindividuell und kann sich im Krankheitsfall verändern. Es wird einerseits vom Immunsystem erkannt und im physiologischen Bereich toleriert, moduliert andererseits jedoch auch die „Aktivität" des intestinalen Immunsystems und schützt dadurch den Magen-Darm-Trakt. In letzter Zeit wurde klar, dass die Zusammensetzung des Mikrobioms das Risiko für Adipositas, Herz-Kreislauf-Erkrankungen, metabolischem Syndrom, Kolonkarzinom, Fettleber und neurodegenerativer sowie psychischer Erkrankungen beeinflusst. Hierbei spielen die Verstoffwechslung von Darminhalten (z. B. aromatische Aminosäuren) durch die Keime und der Übertritt der Stoffwechselprodukte ins Blut sowie die Modulation des Immunsystems (v.a durch Acetat) und des enterischen Nervensystems eine wichtige Rolle.

Das intestinale Mikrobiom entwickelt sich in den ersten 4 Jahren nach der Geburt und wird dabei von Faktoren wie Stillen, der geographischen Lage und der Haushaltssituation beeinflusst. Das Mikrobiom kann auch in späteren Lebensphasen klinisch relevant beeinflusste werden (**Dysbiose**), so z. B. durch NaCl und Fructose (wodurch die Entstehung von Bluthochdruck und metabolischem Syndrom gefördert werden). Dysbiose kann auch zu einer Veränderung der Darmwand mit Verlust der Barrierefunktion beitragen und damit die Entstehung entzündlicher Darmerkrankungen führen (z. B. Colitis ulcerosa). Allerdings kann das Mikrobiom auch die Funktion des enterischen Immunsystems fördern und damit das Risiko von Krebsentstehung oder Allergien reduzieren.

Der MDT hat aber auch **immunologische Funktion**. So sezernieren die Mundspeicheldrüsen Eiweiße, die eindringende Krankheitserreger unschädlich machen sollen. Hierzu gehören Antikörper (**IgA**) und **Lysozym** (S. 299), das Bakterienwände angreift. Im Darm findet sich außerdem ein ausgedehntes, weitgehend eigenständiges Immunsystem, das sog. *gut-associated lymphoid tissue* (**GALT**). Dieses besteht aus organisierten Aggregaten von **Lymphgewebe** (Peyer-Plaques, die von einer Schicht Transzytose-fähiger Epithelzellen, den M-Zellen, überzogen werden) und diffus verteilten **Immunzellen** (**Lymphozyten, Mastzellen, dendritischen Zellen, Makrophagen** unter den Epithelzellen und in der Lamina propria). Diese Immunzellen schützen gegen potenzielle Krankheitserreger (Baktieren, Viren, Protozoen) und tragen zur Entwicklung der **Immuntoleranz** gegen antigene Nahrungsbestandteile und die physiologische Keimflora bei. Dass dieses Abwehrsystem nicht immer funktioniert und es zu Reizungen oder Infektionen kommen kann, hat sicher jeder schon einmal am eigenen Leib erfahren.

Zöliakie ist eine Darmerkrankung, die eng mit dem gastrointestinalen Immunsystem assoziiert ist. Sie ist durch starke Entzündungsvorgänge der Darmschleimhaut charakterisiert, die zur Atrophie der Zotten und damit zu schweren Absorptionsstörungen führt. Der Auslöser dafür ist eine Immunreaktion gegen Gliadine, d. h. bestimmte Glutenproteine im Weizenmehl oder ähnliche Proteine im Roggen- oder Gerstenkorn. Die Überempfindlichkeit gegen Gliadine fußt wahrscheinlich auf einer Kreuzreaktion mit Antikörpern, die an sich gegen Viren gerichtet sind. Nur die konsequente Vermeidung von Glutenen in der Nahrung vermag hier Abhilfe zu schaffen.

12.2.5 Motilität des Magen-Darm-Trakts

Die zwei Phasen der Motilität

Bezüglich der Motilität müssen wir prinzipiell zwischen zwei Phasen unterscheiden. Mit der Nahrungsaufnahme beginnt die **digestive** (postprandiale) **Phase** der Motilität. Diese dient dazu, die aufgenommene Nahrung mechanisch zu verarbeiten (z. B. im Magen) und koordiniert – d. h. gemäß dem Verarbeitungszustand – weiterzutransportieren. Es können drei prinzipielle Funktionen in dieser Phase abgegrenzt werden.

- Durch die Motilität kommt es zu einer **Vermischung** des Inhaltes der Hohlorgane, wodurch die Verdauung und Absorption der Nährstoffe unterstützt wird (der sog. *unstirred layer* über der Schleimhaut wird „aufgemischt"). Hierbei spielen **Segmentationen** („stehende Wellen") (S. 556) eine wichtige Rolle.
- Eine weitere Aufgabe der Motilität ist der Transport der Nahrung in aboraler Richtung (**Propulsion**), um letztendlich nicht absorbiertes Material auszuscheiden. Hierfür ist die **Peristaltik** von großer Bedeutung.
- Schließlich muss die Nahrung zeitweise an bestimmten Stellen **gespeichert** werden (z. B. im Magen), bis sie aufbereitet und für den Weitertransport geeignet ist. Zu diesem Zweck müssen **Sphinkter** („Ventile") den Weitertransport verhindern, und das davor liegende Organ

sollte **relaxieren**, um den Inhalt ohne allzu großen Druckanstieg speichern zu können (**Akkommodation**, z. B. im proximalen Magen). Die **Ventilwirkung** der Sphinkter beruht teilweise darauf, dass ihre Funktion mit den proximalen (davor liegenden) und distalen (dahinter liegenden) Abschnitten des Magen-Darm-Kanals koordiniert ist. In der Regel führt ein proximaler Stimulus zur Öffnung des Sphinkters, ein distaler Stimulus zur Kontraktion.

Der digestiven Phase schließt sich die **interdigestive Phase** an, deren Aufgabe darin besteht, unverdauliches Material, zu große Partikel (> 2 mm), sowie Sekrete des MDT (z. B. verschluckten Speichel) zu transportieren (**„Ausputzerfunktion"**). Dies geschieht auch hier durch den Bewegungstyp der Peristaltik. Offenbar trägt die interdigestive Motorik auch dazu bei, die **Bakterienvermehrung** im Dünndarm unter Kontrolle zu halten, da sich bei Menschen mit gestörter interdigestiver Motorik dort ein überschießendes Bakterienwachstum entwickelt. Während der interdigestiven Phase beobachtet man rhythmische Kontraktionen, die meist im Magen, im Duodenum oder im proximalen Jejunum ihren Ursprung haben und anschließend nach aboral bis zum Beginn des Kolons wandern. Man nennt diese „wandernden" Kontraktionen ***migrating motor complex*** (= MMC). Diese Komplexe tauchen in Intervallen von 30 – 120 min auf und lassen vier Abschnitte erkennen.

- Abschnitt 1 bezeichnet die Ruhephase vor der Kontraktion und macht ca. 50 – 60 % der Gesamtzeit eines MMC aus.
- In Abschnitt 2 (10 – 20 % der Zeit) beginnen langsam die Kontraktionen,
- die dann in Abschnitt 3 (10 – 20 % der Zeit) maximal sind.
- In Abschnitt 4 kehrt die Aktivität in die Ruhephase zurück.

Der Übergang von Abschnitt 2 auf 3 scheint durch das Hormon **Motilin** aus den M-Zellen des Duodenums stimuliert zu werden. Möglicherweise ist Motilin auch der Auslöser der MMC.

Der Wechsel zwischen digestiver und interdigestiver Phase sowie die koordinierten Vorgänge während der beiden Phasen werden durch neurale und hormonelle Mechanismen eng reguliert. Hierbei spielen der Nervus vagus und der Energiegehalt der Nahrung eine wichtige Rolle.

Die zellulären Mechanismen der Motilität

Für die Motilität ist überwiegend **glatte Muskulatur** (S. 165) zuständig, wobei Depolarisation des Membranpotenzials oder Änderung der „Ca^{2+}-Empfindlichkeit" zur Kontraktion der Muskelzellen führt (**elektro- oder pharmakomechanische Aktivität**). Die Muskulatur ist in der Lage, ohne äußere Einflüsse adäquate Bewegungsmuster durchzuführen. Diese werden durch das **enterische Nervensystem** koordiniert. Das **vegetative Nervensystem** hat modulierende Wirkung und kann sowohl die Peristaltik als auch die Sphinkter beeinflussen. Die Muskulatur muss in der Lage sein, in sinnvoller Abfolge **tonische** (z. B. Sphinkter) und **rhythmische Kontraktionen** (Peristaltik) durchzuführen. Diese **intrinsische Motilität** beruht z.T auf entsprechenden Veränderungen des Membranpotenzials der glatten Muskelzellen mit nachfolgenden Änderungen der zytosolishen Ca^{2+}-Konzentration und auf Anpassung der Ca^{2+}-Empfindlichkeit (ausgelöst durch Mediatoren), so dass auch ohne Änderung der zytosolischen Ca^{2+}-Konzentration die Kontraktionskraft variieren kann. Wie wird nun sichergestellt, dass es zu sinnvollen Bewegungsabläufen kommt? Hierfür gibt es zunächst, ähnlich wie im Herzen, **Schrittmacherregionen**, die spontane Membranpotenzialschwankungen aufweisen, welche sich durch Gap Junctions (S. 74) über die glatte Muskulatur ausbreiten. Wegen des exponentiellen Abfalls der Potenzialamplitude ist die Ausbreitungsdistanz begrenzt. In diesen Schrittmacherregionen sind Netzwerke der interstitiellen **Cajal-Zellen** für die Potenzialänderungen verantwortlich. Cajal-Zellen zeigen ständig rhythmische Schwankungen ihres Membranpotenzials und geben diese über Gap Junctions passiv an glatte Muskelzellen weiter, ohne dass es zunächst zur Muskelkontraktion kommt. Dies liegt daran, dass die Depolarisationen nicht stark genug sind (das Membranpotenzial bleibt negativer als − 40 mV). Diese „stillen" elektrischen Wellen (die auch mit extrazellulären Elektroden registriert werden können) haben eine Frequenz von ca. 3 – 10 min^{-1} und werden als ***slow waves*** bezeichnet (▸ Abb. 12.8). Die Aktivität der Cajal-Zellen wird durch Mediatoren beeinflusst.

Die **spontanen Depolarisationen in Cajal-Zellen** während der *slow waves* werden, zumindest teilweise, durch Ca^{2+}-Einstrom getragen (spannungsgesteuerte Ca^{2+}-Kanäle, wahrscheinlich vom T- und vom L-Typ) (S. 104). Möglicherweise schließt sich die Aktivierung eines Cl^--Ausstroms und eines nicht-selektiven Kationeneinstroms an. Die anschließende Repolarisation kommt durch das Öffnen von spannungsabhängigen und Ca^{2+}-aktivierten K^+-Kanälen zustande und wird durch Schließen der depolarisierenden Kanäle unterstützt. Überschreiten die Depolarisationen einen **Schwellenwert**, kommt es durch Aktivierung von weiteren L-Typ-Ca^{2+}-Kanälen zur Ausbildung von Ca^{2+}-Aktionspotenzialen. Jetzt entstehen Ca^{2+}-Aktionspotenziale auch in der glatten Muskulatur, und es folgt ein Anstieg der zytosolischen Ca^{2+}-Konzentration, wodurch schließlich die Kontraktion ausgelöst wird. Wird das Schwellenpotenzial nur vorüber-

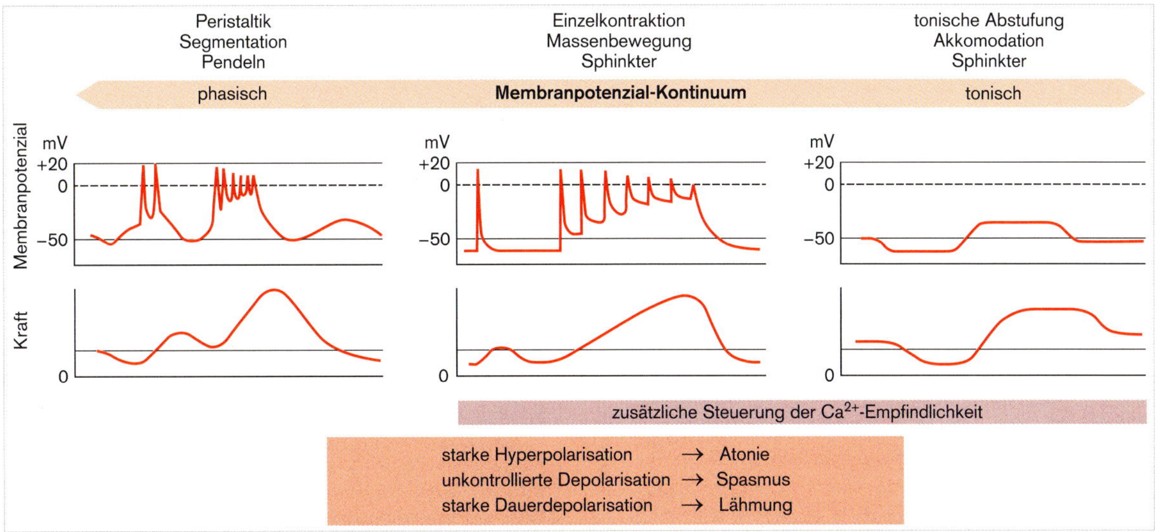

Abb. 12.8 Zelluläre Mechanismen der Entstehung unterschiedlicher Motilitätsformen. Die Motilität der verschiedenen Abschnitte des Magen-Darm-Trakts besteht aus verschiedenen Bewegungsformen, die sich auf einem Kontinuum zwischen rein phasischer und rein tonischer Kontraktion befinden. Dieses Kontinuum spiegelt sich auch in den verschieden Formen der Membranpotenzialänderungen wieder. Besonders im Bereich phasisch-tonischer und tonischer Motilität spielt die Steuerung der Ca^{2+}-Empfindlichkeit des kontraktilen Apparates eine wichtige Rolle

gehend überschritten und nur eine begrenzte Anzahl an Aktionspotenzialen ausgelöst, spricht man von einer **Spike-Salve** (▶ Abb. 12.8). Das motorische Korrelat ist eine kurze **phasische Kontraktion** der Muskulatur. Die Abfolge mehrerer solcher phasischer Kontraktionen spielt z. B. bei Segmentationen oder der Peristaltik eine Rolle. Eine lang anhaltende Überschreitung des Schwellenpotenzials führt hingegen zu einer kontinuierlichen Auslösung von Aktionspotenzialen und bewirkt so eine **tonische Kontraktion**. Diese spielt in Sphinktern eine wichtige Rolle. Tonische Kontraktionen können auch durch Änderungen der Ca^{2+}-Empfindlichkeit ausgelöst werden.

Tonische Kontraktionen können unter pathophysiologischen Bedingungen aber auch an anderen Stellen als **Spasmus** auftreten. Wird das Membranpotenzial dagegen zu stark depolarisiert, so sind keine Aktionspotenziale mehr auslösbar. Eine Hyperpolarisation über das physiologische Niveau hinaus führt dazu, dass die Schwelle kaum mehr erreicht wird und somit keine Muskelkontraktion stattfindet. Diesen Zustand bezeichnet man als **Atonie**.

Die Regulation der Motilität

Die Regulation der Motilität dient

- der Anpassung an lokale Bedingungen (z. B. vorhandene Nahrungsmenge),
- der Koordination der unterschiedlichen Abschnitte untereinander,
- der Koordination mit Verdauung und Resorption sowie
- der Anpassung an den Wachheitsgrad.

Die **Eigenmotilität** wird durch das enterische Nervensystem (und damit indirekt auch durch höhere Abschnitte des Nervensystems, v. a. Parasympathikus) sowie durch hormonelle Stimuli reguliert:

- Das **enterische Nervensystem** koordiniert über lokale Reflexbögen (**intestinale Reflexe**) die Motilität und unterstützt damit z. B. die digestive Peristaltik.
- Die **Zusammensetzung des Nahrungsbreis** beeinflusst über Mechano-, Osmo- und Chemorezeptoren die Motilität der betroffenen Abschnitte.
- Das **vegetative Nervensystem** kann, z. T. vermittelt durch das enterische Nervensystem, modulierend auf die Motilität einwirken und z. B. die Peristaltik oder den Sphinktertonus beeinflussen.
- **Hormone** können direkt an ihre Rezeptoren auf glatten Muskelzellen binden und deren Kontraktilität beeinflussen (z. B. GIP, Gastrin, Enteroglukagon, Sekretin).

12

Die Bedeutung des gastrointestinalen Nervensystems für eine normale Darmmotorik wird besonders bei der Betrachtung der **Hirschsprung-Krankheit** deutlich, einem angeborenen Fehlen beider enterischer Nervenplexus (s. u.) mit direkter parasympathischer Innervation und damit stark erhöhtem Tonus der Muscularis in einem meist nur kurzen Abschnitt des rektosigmoidalen Kolons. In unbehandelten Fällen kann der Säugling keinen Stuhl entleeren und die Folge ist ein massiv dilatiertes Kolon (Megacolon congenitum; ▶ Abb. 12.9). Eine Heraustrennung des erkrankten Darmabschnitts kann die Störung beheben.

Eine **Fehlfunktion der Cajal-Zellen** spielt möglicherweise sowohl bei der Hirschsprung-Krankheit als auch bei schweren Fällen chronischer Verstopfung, bei **Colitis ulcerosa** sowie bei der **hypertrophischen Pylorusstenose** eine Rolle. Bei dieser verhindert die Verdickung der Wand des Magenpförtners (▶ Abb. 12.11 den Übertritt von Mageninhalt in das Duodenum. Ist ein gewisser Grad der Überfüllung des Magens überschritten, kommt es zum „Erbrechen im Strahl“. Eine teilweise Durchtrennung der Pylorusmuskulatur behebt das Problem.

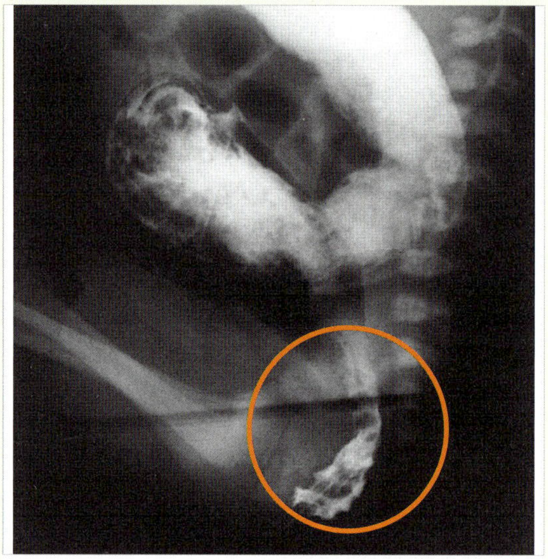

Abb. 12.9 Motilitätsstörung führt zum Darmverschluss. Das bei einem Säugling von der Seite aufgenommene Röntgenbild zeigt, dass der (mit einem Röntgenkontrastbrei gefüllte) Dickdarm eine Engstelle aufweist (roter Kreis), während er proximal davon stark ausgeweitet ist. Die (durch Biopsie gesicherte) Diagnose lautet Megacolon congenitum (Hirschsprung-Krankheit). Dieser angeborenen Störung liegt ein Fehlen der Ganglienzellen in Rektum und rektumnahem Dickdarm zugrunde (roter Kreis). Hier wird der Darminhalt nicht weitertransportiert, sodass er sich oral davon staut. Zur Therapie muss der aganglionäre Darmabschnitt entfernt werden (aus J. A. Young, D. I. Cook, A. D. Conigrave, C. R. Murphy: Gastrointestinal Physiology, Rainforest Publication 1991)

Zusammenfassung Kap. 12.2

Allgemeingültiges zum Magen-Darm-Trakt

Der **Magen-Darm-Trakt** (**MDT**) hat die Aufgabe, für den selektiven und regulierten Austausch von nicht flüchtigen und nicht nierengängigen Stoffen mit der Umgebung zu sorgen. Zu diesem Zweck muss der Körper zunächst gegen die Außenwelt abgegrenzt werden, um das unkontrollierte Eindringen oder Austreten von Stoffen zu verhindern. Gleichzeitig müssen in diese Abgrenzung selektive und regulierbare **Ein- und Austrittspforten** eingebaut werden, um die Aufnahme von benötigtem und die Abgabe von nicht benötigtem oder sogar schädlichem Material zu ermöglichen. Vereinfacht gesagt, muss kontrollierter Transport möglich sein, wie er im Prinzip auch an der Membran einer einzelnen Zelle verwirklicht ist.

Der MDT setzt sich aus aneinander gereihten **Hohlorganen** – vom Mund bis zum Anus – zusammen, in welche verschiedene **Drüsen** Sekrete abgeben (**Sekretion**). Wir haben es also mit einem Schlauch zu tun, der durch Ventile (**Sphinkter**) in Abschnitte (**Mundhöhle, Speiseröhre, Magen, Dünndarm, Dickdarm, Anus**) unterteilt ist und an bestimmten Stellen Einmündungen von Drüsen (**Speicheldrüsen, Magendrüsen, Bauchspeicheldrüse, Leber**) aufweist. Die aufgenommene Nahrung „wandert“ diesen Schlauch von einem Ende (Mundhöhle) zum anderen Ende (Anus) entlang und wird dabei mit Hilfe der Drüsensekrete „verarbeitet“ (**Verdauung**). Diese Verarbeitung bringt die Nahrung in eine Form, in der sie aus dem Schlauch aufgenommen werden kann (**Absorption**), bevor der Anus erreicht ist (Abb. 12.1) (S. 505).

Regulationsmechanismen im Magen-Darm-Trakt

Die Koordination des MDT wird durch zwei Regulationssysteme, **Nerven** (neural, enterisches, vegetatives und zentrales Nervensystem) und **Hormone** (endokrin, z. B.

Gastrin; parakrin, z. B. Histamin), ermöglicht. Beide werden durch aufgenommene Nahrung aktiviert (Chemo- oder Osmosensoren) und dirigieren eine Serie von **motorischen** und **sekretorischen Aktivitäten**, die dafür sorgen, dass die Bestandteile der Nahrung zum richtigen Zeitpunkt in der richtigen Form an der richtigen Stelle sind. Anschließend werden diese Aktivitäten auch wieder beendet (**interdigestive Phase**). Die ▶ Tab. 12.1 gibt einen Überblick über parakrin und endokrin wirkende Hormone. Die Neurotransmitter und -modulatoren sind in ▶ Tab. 12.2 dargestellt.

Die Neurone des **enterischen Nervensystems** sind in der Wand von Ösophagus, Magen und Darm lokalisiert und in zwei größeren Plexus angeordnet: dem **Plexus myentericus** zwischen Längs- und Ringmuskelschlauch und dem **Plexus submucosus** zwischen Ringmuskulatur und der Lamina muscularis mucosae (▶ Abb. 12.3). Beide Plexus versorgen die glatte Muskulatur, die Blutgefäße sowie Epithelzellen des Magen-Darm-Rohres. Die Plexus werden vom **parasympathischen** und **sympathischen Nervensystem** von außen her beeinflusst und schicken Impulse über viszerale Afferenzen zu den prävertebralen Ganglien und zum ZNS. Der Plexus myentericus reguliert vornehmlich (aber nicht ausschließlich) die Motilität und der Plexus submucosus vornehmlich den transepithelialen Transport. Im enterischen Nervensystem kann man erregende Neurone, hemmende Neurone und Interneurone unterscheiden ▶ Abb. 12.8. Die beteiligten Transmitter sind in Abb. 12.2 (S. 506) aufgeführt.

Motilität des Magen-Darm-Trakts

Der Magen-Darm-Kanal weist drei Schichten **glatter Muskulatur** auf: eine **Längs-** und eine **Ringmuskelschicht** sowie die **Lamina muscularis mucosae**. In jeder dieser Schichten sind die Muskelzellen in Bündeln zusammengefasst, die als mechanische und elektrische Einheiten funktionieren. Gesteuert durch **Cajal-Zellen** in Schrittmacherzentren schwanken die Membranpotenziale der Muskelzellen in langsamen Wellen; sie bestimmen mit ihrer Amplitude und Frequenz den Ruhetonus des Muskelbündels und lösen bei Überschreiten einer Schwelle dort Aktionspotenzialsalven aus, die für die rhythmische Kontraktion verantwortlich sind. Im Magen-Darm-Trakt gibt es eine spontane, phasisch-rhythmische (von Schrittmacherzellen ausgehende) und eine anhaltend-tonische Kontraktion der glatten Wandmuskulatur, die auch kombiniert vorkommen (Abb. 12.8) (S. 517):

Durch die **rhythmische Motorik** des distalen Magens und die **Segmentationsbewegungen** des Darms wird der Inhalt aufgearbeitet und durchmischt. Die rhythmischen Kontraktionen werden u. a. durch die **Wanddehnung** oder durch **Acetylcholin** stärker und häufiger. Durch Wanderung von kombinierten Kontraktions-Erschlaffungs-Wellen wird der Darminhalt in Richtung Darmausgang vorangetrieben (**Peristaltik**), im Kolon auch in der Gegenrichtung.

Die **tonische Kontraktion** ist im **proximalen Magen** (Speicherfunktion) und in den **Sphinkteren** (Verschlussfunktion) besonders deutlich; sie wird reflektorisch und hormonal geregelt (z. B. Akkomodationsreflex).

Während der **interdigestiven Phase** läuft etwa alle 90–120 min eine charakteristische **Peristaltikwelle** ab (MMC = *migrating motor complex*), gesteuert von den Schrittmacherzentren vom Magen bis zum Ende des Dünndarms (▶ Abb. 12.3, ▶ Abb. 12.10, ▶ Abb. 12.12).

Verdauung

Neben der **mechanischen Zerkleinerung** muss die Nahrung auch **enzymatisch verdaut** werden. Dies geschieht durch eine Reihe chemischer Reaktionen, die für die einzelnen Nahrungsbestandteile recht unterschiedlich sind. So werden Kohlenhydrate im Mund und im Dünndarm, Fette und Proteine dagegen im Magen und Dünndarm verdaut. Für die Verdauung ist die Sekretion von **Verdauungsenzymen** aus verschiedenen Drüsen notwendig (Abb. 12.1) (S. 505):

- Speicheldrüsen sezernieren in der Mundhöhle Enzyme für die Kohlenhydrat- (**α-Amylase**) und Fettverdauung (**saure Lipase der Zungengrunddrüsen**).
- Die Zellen der Magendrüsen sezernieren Enzyme für die Protein- (**Pepsinogen**) und Fettverdauung (**Magenlipase**).
- Die enzymatische Verdauung im Dünndarm findet zum einen durch Enzyme der Bauchspeicheldrüse (**Verdauung im Darmlumen**) und zum anderen durch Enzyme an der apikalen Membran von Enterozyten (**„Membranverdauung"**) statt. Für die Verdauung von Fetten ist außerdem das Sekret der Leber, die Galle, notwendig.

Abwehrfunktion des Magen-Darm-Trakts

Der MDT ist auch ein Teil des **körpereigenen Abwehrsystems**. Er trägt einerseits zum Schutz des Körpers vor Krankheitserregern bei und ermöglicht andererseits immunologische Toleranz. Immerhin stellt der MDT die größte Kontaktfläche mit potenziell schädlichem Material dar.

Mikroorganismen gelangen mit der Nahrung, aus der Mundhöhle und aus dem Respirationstrakt in den MDT und müssen dort unschädlich gemacht werden. **Mechanismen der Erregerabwehr** im Darm sind:

- **Immobilisation** im oberflächlichen Schleim;
- **Abtötung** durch die Magensalzsäure;
- **enzymatische Verdauung**;
- Bindung an sekretorisches **Immunglobulin A** (IgA) und anschließende Vernichtung durch **Makrophagen** oder **Killer-T-Lymphozyten**.

12.3 Ösophagus und Schlucken

12.3.1 Ösophagus

Im Ösophagus werden drei Regionen unterschieden: **Oberer Ösophagussphinkter** (hauptsächlich M. cricopharyngeus), **Ösophaguskörper** und **unterer Ösophagussphinkter**. Die Motilität des Ösophagus und seiner Sphinkter ist eng mit der Motilität von Magen und Pharynx koordiniert. Zwischen den Schluckakten herrscht eine konstante cholinerg-nikotinerge Erregung, die den **oberen Sphinkter** geschlossen hält. Dieser Basaltonus wird durch Säurereflux reflexartig erhöht. Der **Ösophaguskörper** ist 20 – 22 cm lang und enthält im oberen Drittel quergestreifte Muskulatur und in den unteren ⅔ glatte Muskulatur. Der **Druck** im Lumen des Ösophaguskörpers wird in Ruhe hauptsächlich durch den Druck im Mediastinum bestimmt und folgt im Wesentlichen dem intrapleuralen Druck. Somit lässt sich der intrapleurale Druck durch Messung des intraösophagealen Drucks bestimmen. Im Ösophaguskörper wird die Nahrung durch propulsive **Peristaltik** (S. 515) zum Magen transportiert. Der **untere Sphinkter** liegt unterhalb des Zwerchfells und besteht aus einer speziellen Ringmuskelschicht. Der luminale Druck beträgt dort ca. 20 mm Hg und variiert mit dem intraabdominalen Druck sowie mit den MMC-Phasen (S. 515). Während des Schluckens kommt es durch die Dehnung des Ösophagus zur reflektorischen Relaxation (**rezeptive Relaxation**) und damit Öffnung des unteren Sphinkters (▶ Abb. 12.10). In dieser Phase tritt meist auch etwas Magensaft in den unteren Ösophaguskörper über (**physiologischer Reflux**). Zusätzlich kommt es zu physiologischen, Schluck-unabhängigen spontanen Öffnungen des unteren Sphinkters (**transiente Relaxation**), die ebenfalls mit Reflux verbunden sind. pH-Messungen an dieser Stelle haben gezeigt, dass im Verlauf eines Tages der pH-Wert für insgesamt ca. 60 min Werte unter 4 erreicht.

Inadäquate Relaxationen des unteren Ösophagussphinkters, nerval oder durch Magendehnung vermittelt, spielen bei der **gastroösophagealen Refluxkrankheit** (Sodbrennen) eine wichtige Rolle.

Myenterische Plexus finden sich entlang des gesamten Ösophagus. Cholinerge Neurone wirken erregend, adrenerge Neurone modulierend, wogegen NANC-Neurone (Transmitter: VIP, ATP; Tab. 12.2) (S. 509) hemmend wirken. Die äußere Innervation reguliert über große Reflexbögen den Schluckakt und koordiniert die Ösophagusmotorik mit der Magenmotorik. Sensible Fasern aus dem Oropharynx ziehen zum **medullär-pontinen Schluckzentrum** (Ncl. tractus solitarii und Ncl. Ambiguus, Abb. 12.4) (S. 512), von dem aus der Schluckakt koordiniert wird. Der stärkste Reiz für das Schluckzentrum ist die Berührung der Tonsillengegend und der hinteren Rachenwand.

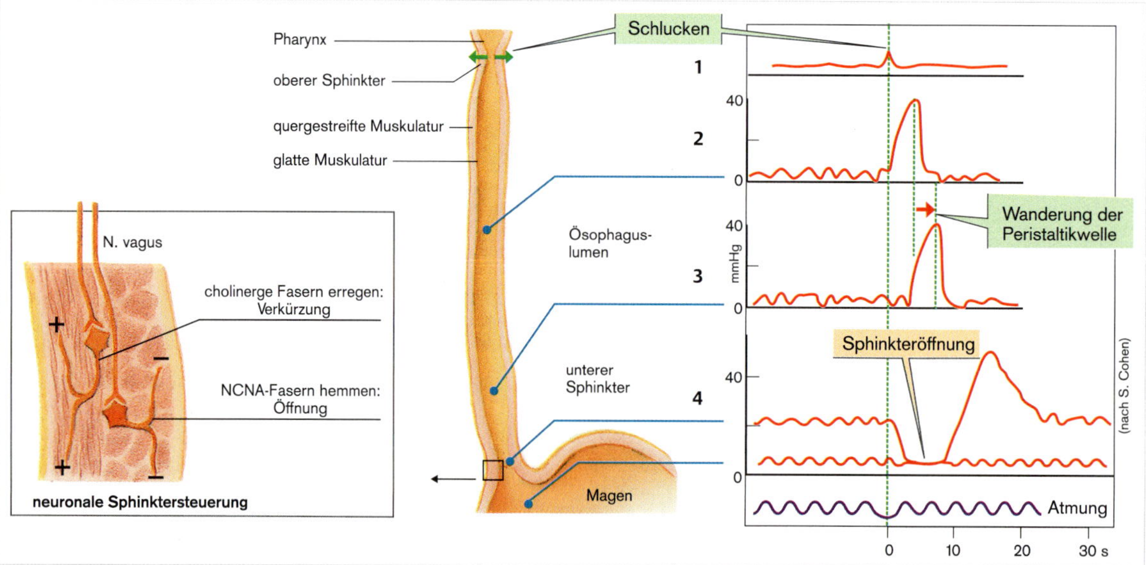

Abb. 12.10 Motorik des Ösophagus beim Schlucken. Unter Ruhebedingungen ist der untere Ösophagussphinkter geschlossen (hoher, mit Ösophagussonden gemessener Innendruck, s. **4** links). Während des Schluckens wandert eine Peristaltikwelle (hoher Innendruck, s. **2** → **3**) vom Pharynx zur Kardia hin. Schon zu Beginn des Schluckens (**1**, grüne Linie) wird reflektorisch der untere Sphinkter geöffnet, und der Druck in dessen Lumen sinkt auf ca. 0 mm Hg (s. **4** Mitte), sodass der Speisebrei in den Magen gelangen kann (nach [21]).

Substanzen, die den Tonus des unteren Sphinkters vermindern, wirken **refluxfördernd**. Hierzu gehören: VIP, ATP, β-Rezeptoragonisten, Sekretin, CCK, Progesteron (z. B. während der Schwangerschaft), GIP, NO, Prostaglandin E_2, Dopamin, sowie Nahrungslipide.

Im Gegensatz dazu sind Substanzen die den Tonus des unteren Sphinkters erhöhen, **refluxhemmend**: Acetylcholin, α-Rezeptoragonisten, Gastrin (Schutz des Ösophagus während der Verdauung), Motilin, Somatostatin, Substanz P, Histamin, Prostaglandin $F_{2\alpha}$, Nahrungsproteine und Anspannung des Zwerchfells.

12.3.2 Schlucken

Der **Schluckreflex** wird dadurch ausgelöst, dass Nahrung oder Speichel in den Oro- und Laryngopharynx geschoben wird. Pro Tag schlucken wir bis zu 1000-mal oder mehr. Insgesamt unterscheidet man 3 Phasen beim Schlucken (▶ Abb. 12.10).

- Während der **ersten** (**oralen**) **Phase** wird durch Willkürmotorik die Zunge gegen den harten Gaumen gedrückt, um anschließend durch Kontraktion der Zungenmuskulatur die Nahrung in den Pharynx zu schieben. Dort werden Mechanorezeptoren erregt, die durch Aktivierung des medullären Schluckzentrums (über den N. glossopharyngeus) den unwillkürlichen Schluckreflex auslösen.
- Mit dem Schluckreflex beginnt die **zweite** (**pharyngeale**) **Phase.** Nachdem der Nasenraum durch Anheben des weichen Gaumens an die Hinterwand des Pharynx verschlossen worden ist, beginnen peristaltische Kontraktionen im Pharynx die Nahrung durch den oberen Ösophagussphinkter zu schieben. Hierbei kann der Druck bis auf 100 mm Hg ansteigen. Der Larynx wird angehoben und die Epiglottis verschließt die Trachea. Gleichzeitig ist die Atmung bis zum Ende der zweiten Phase gehemmt (**Schluckapnoe**). Die peristaltischen Wellen greifen nun auf den Ösophagus über, und der obere Ösophagussphinkter schließt sich.
- Dadurch beginnt die **dritte** (**ösophageale**) **Phase.** Jede Welle dauert ca. 7–10 s, die Zeit bis zum Erreichen des Magens (Wellengeschwindigkeit = 3–4 cm/s). Flüssigkeit erreicht den Magen schneller. Die derart ausgelöste Bewegung wird **primäre Peristaltik** genannt. Bleibt die Nahrung „stecken" so wird durch Dehnung des Ösophagus ein vago-vagaler Reflex ausgelöst und eine zweite Welle folgt (**sekundäre Peristaltik**). Drüsen in der Ösophaguswand erzeugen zusätzlichen Schleim, der die Nahrung gleitfähiger macht. 2–3 s nach Beginn der dritten Phase relaxiert der untere Sphinkter (aktive Hemmung durch VIP- und NO-haltige Neurone und Wegfall der erregenden cholinergen Innervation), und die Nahrung gelangt in den Magen.

Phase 2 und 3 werden durch das Schluckzentrum in Medulla und Pons, dessen Efferenzen in den Nn. glossopharyngeus und vagus verlaufen, koordiniert. Schädigungen in diesem Reflexbogen führen zu Schluckstörungen (**Dysphagie**, s. u.).

Schluckstörungen (Dysphagie) kommen hauptsächlich durch eine gestörte Ösophagusfunktion zustande. Differenzialdiagnostisch kommen verschiedenste Ursachen in Frage: Entzündungen, Stenosen, Kompressionen, Divertikel, Motilitätsstörungen (Sklerodermie, Achalasie), Myasthenie, Bulbärparalyse, Tollwut sowie, als häufigste Ursache, die gastroösophageale Refluxkrankheit.

Die wesentlichen funktionellen Störungen des Ösophagus sind zum einen dadurch verursacht, dass die **Ösophagusmotorik** abnorm ist. Wahrscheinliche Ursache der **Achalasie** sind eine verminderte Anzahl intramuraler sog. NANC-Neurone sowie ein herabgesetztes Reaktionsvermögen dieser Neurone auf präganglionär freigesetztes Acetylcholin. Als Folge davon ist der Ruhedruck im unteren Ösophagussphinkter stark erhöht; die rezeptive Relaxation setzt spät ein und ist vor allem zu schwach ausgeprägt. Der Druck im Sphinkter lässt dadurch auch während der rezeptiven Relaxationsphase kaum nach. Folglich sammelt sich die verschluckte Nahrung im Ösophagus an, der sich dadurch enorm ausweitet.

Eine Hypomotilität des Ösophagus hingegen (z. B. bei der **Sklerodermie**), ein Überwiegen der refluxfördernden Einflüsse (s. o.) oder ein Versagen der o. g. Schutzmechanismen führt zur gastroösophagealen Refluxkrankheit mit Ösophagitis (**Sodbrennen**) und weitergehenden pathologischen Veränderungen der Ösophagusschleimhaut, die zu einem Karzinom entarten können.

12.4 Magen

12.4.1 Funktionelle Anatomie

Der Magen erfüllt seine wichtige Rolle im Rahmen der Ernährung durch

- **sekretorische** (z. B. HCl, Pepsinogen, Lipase, HCO_3^-, Intrinsic Factor),
- **motorische** (mischen, zerkleinern, emulgieren) und
- **humorale** (Gastrin, Somatostatin, Histamin) **Mechanismen.**

Allerdings ist der Magen nicht lebensnotwendig, sodass bei Bedarf eine vollständige Gastrektomie durchgeführt werden kann. Im Magen können vier Abschnitte unterschieden werden (▶ Abb. 12.11): Kardia, Fundus, Korpus und Antrum. Funktionell spricht man auch von einem **proximalen Magen** (Kardia, Fundus und erstes Drittel des Korpus) und einem **distalen Magen** (restliche Drittel des Korpus und Antrum). Die **Oberflächenzellen** der Magenschleimhaut sezernieren Schleim und HCO_3^-, die dem Schutz der Magenschleimhaut vor dem aggressiven Ma-

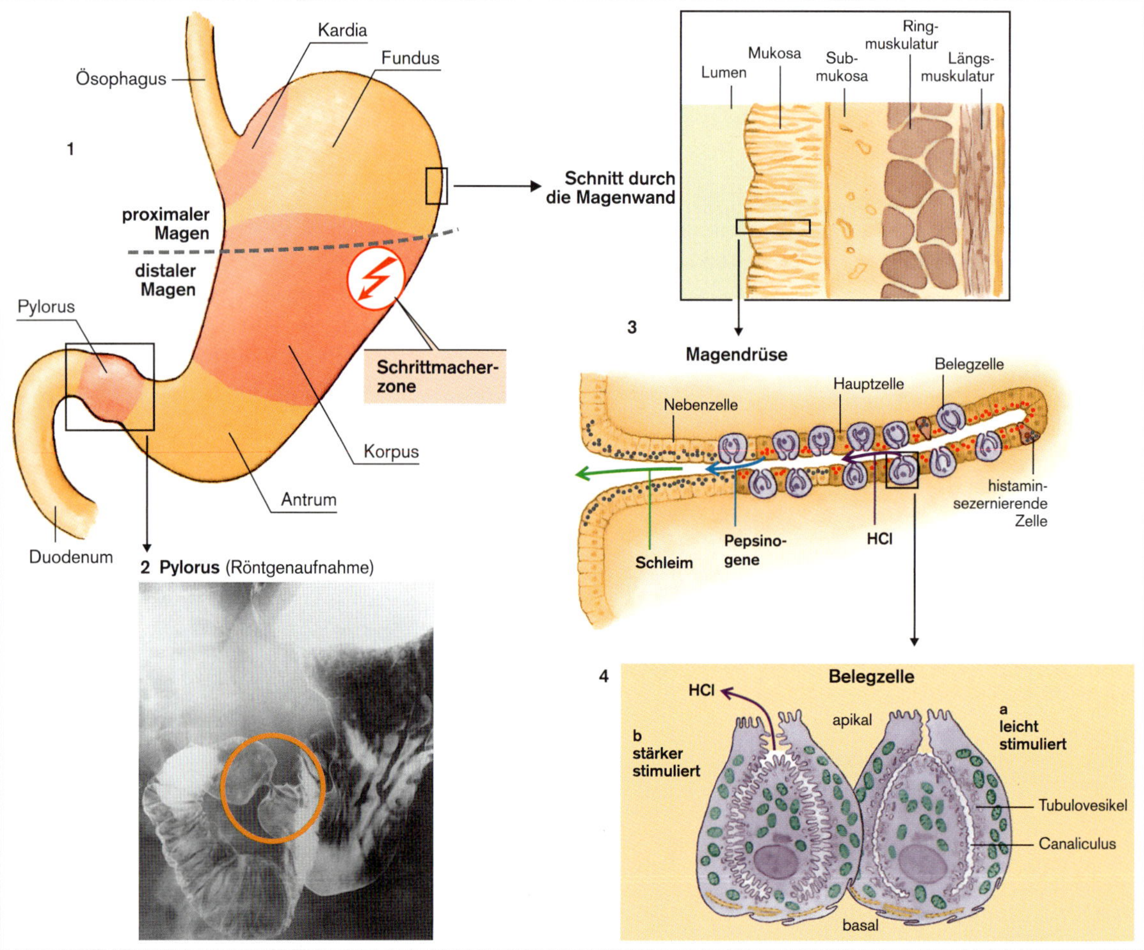

Abb. 12.11 Funktionelle Anatomie des Magens. 1 Neben der anatomischen Einteilung des Magens wird funktionell ein proximaler Magen (tonische Kontraktion: Speicherfunktion) von einem distalen Magen (Durchmischungs- und Aufbereitungsfunktion) unterschieden. Die peristaltischen Wellen des distalen Magens starten von einer Magenzone mit Muskelzellen, die vergleichsweise die höchste Frequenz der langsamen Erregungswellen besitzen und daher als Schrittmacher (S. 523) fungieren. **2 Röntgenaufnahme des Pylorus:** Magen und proximales Duodenum im Röntgenbild. Im Magenlumen kontrastieren Luft (schwarz) und bariumhaltiger Kontrastbrei (weiß) miteinander. Beachte die Einmündung des Ösophagus, der noch Kontrastbrei enthält, die J-Form des Magens und seine längsverlaufenden Falten im Lumen sowie den engen pylorischen Kanal (roter Kreis) mit anschließendem C-förmigem Duodenum. **3 Magendrüsen:** Tubuläre Drüse des Magenkorpus. Meist münden etwa 5 – 7 solcher Drüsen in einem Grübchen der Magenschleimhautoberfläche. **4 Belegzellen:** Belegzelle der Magendrüse vor (**4 a**) und nach (**4 b**) Stimulation. In der nur leicht stimulierten Belegzelle ist ein „intrazellulärer" Canaliculus mit relativ glatter Wand von zahlreichen Tubulovesikeln umgeben. Nach starker Aktivierung der Drüse (durch Acetylcholin, Gastrin und/oder Histamin) werden die Tubulovesikel in die luminale Membran des Canaliculus eingebaut, sodass seine Wand stark gefaltet wird und für die HCl-Sekretion eine sehr große Oberfläche zur Verfügung steht. (Foto aus J. A. Young, D. I. Cook, A. D. Conigrave, C. R. Murphy: Gastrointestinal Physiology, Rainforest Publication 1991)

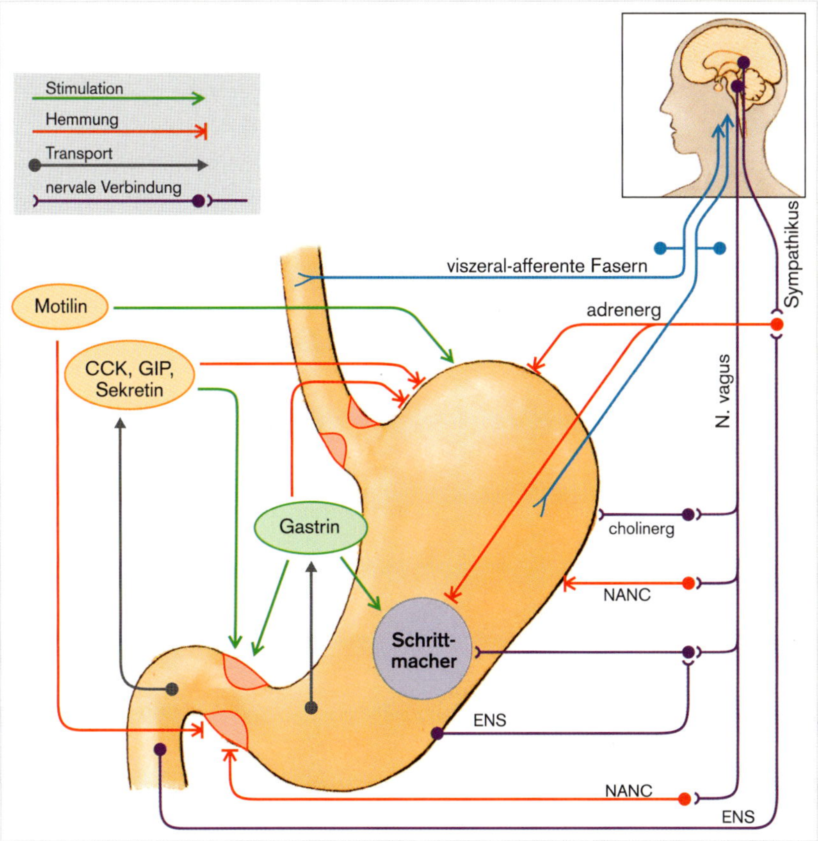

Abb. 12.12 Regulation der Magenmotorik. Die Motorik des Magens wird nerval (N. vagus, Sympathikus, Enterisches Nervensystem = ENS) und endokrin (z. B. Gastrin, Sekretin, CCK, GIP, Motilin) gesteuert. Diese Steuerungselemente haben drei Hauptangriffspunkte, nämlich die Muskulatur des proximalen Magens, das Schrittmacherzentrum des Magens sowie den Pylorus. Die viszeral-afferenten Fasern aus Ösophagus und proximalem Magen sind Teil der Reflexbögen für rezeptive Relaxation und Akkommodation.

gensaft dienen. Die Fläche der Magenschleimhaut wird durch tiefe, tubuläre **Magendrüsen** vergrößert, deren Zellen sich in ihrer Funktion von den Oberflächenzellen unterscheiden. In der Wand der Drüsen (▶ Abb. 12.11), bei denen man Grube (Foveola), Halsstück und Basis unterscheidet, befinden sich die **„funktionellen" Zellen** des Magens:

- **Schleim-** bzw. **Nebenzellen** (sezernieren Muzin und Pepsinogen),
- **Parietal-** bzw. **Belegzellen** (sezernieren HCl und Intrinsic Factor),
- **Hauptzellen** (sezernieren Pepsinogene und Lipase),
- **endokrine Zellen** (sezernieren Gastrin, Somatostatin oder Histamin; Gastrin-produzierende Zellen kommen nur im Antrum vor).

Die Zellen des Magens produzieren ca. 2 l isotone Flüssigkeit pro Tag, deren **pH-Wert** zwischen 1 und 7 schwankt, je nachdem ob sich der Magen in der **digestiven Phase** (während der Verdauung, stimuliert) oder in der **interdigestiven Phase** (unstimuliert) befindet. In der interdigestiven Phase ist das Sekret Na^+-reich (140–150 mmol/l) und H^+-arm (▶ Abb. 12.13), in der digestiven Phase dagegen Na^+-arm (< 10 mmol/l) und H^+-reich.

Die **Korpusdrüsen** enthalten Beleg-, Haupt-, Schleim- und enterochromafine-like (ECL) Zellen (auch H-Zellen genannt). Letztere liegen unter der Mukosa und sezernieren Histamin, das die HCl- und möglicherweise die Pepsinogensekretion stimuliert. Außerdem gibt es in der Magenwand D-Zellen (Produktion von Somatostatin, das die HCl-Sekretion hemmt).

Die **Antrumdrüsen** enthalten Haupt- und endokrine Zellen. Bei den endokrinen Zellen handelt es sich um G-Zellen (Produktion von Gastrin, das die HCl-Sekretion und das Mukosawachstum stimuliert) und D-Zellen (Produktion von Somatostatin, das die Gastrin- und HCl-Sekretion hemmt).

12.4.2 Magenmotorik

Bei der **Magenmotorik** müssen wir zwei Zustände unterscheiden. **Interdigestiv** sorgt die Motorik für den Weitertransport von Speichel und reinigt den Magen von unverdaulichen Resten. In der **digestiven Phase** muss der Magen geschluckte Nahrung speichern, mechanisch bearbeiten (**mahlen, emulgieren, mischen**) und kontrolliert an den Dünndarm weitergeben. Der **proximale Magen** dient als Reservoir für die aufgenommene Nahrung und trägt zum Weitertransport verdauter Bestandteile bei. Im **dis-**

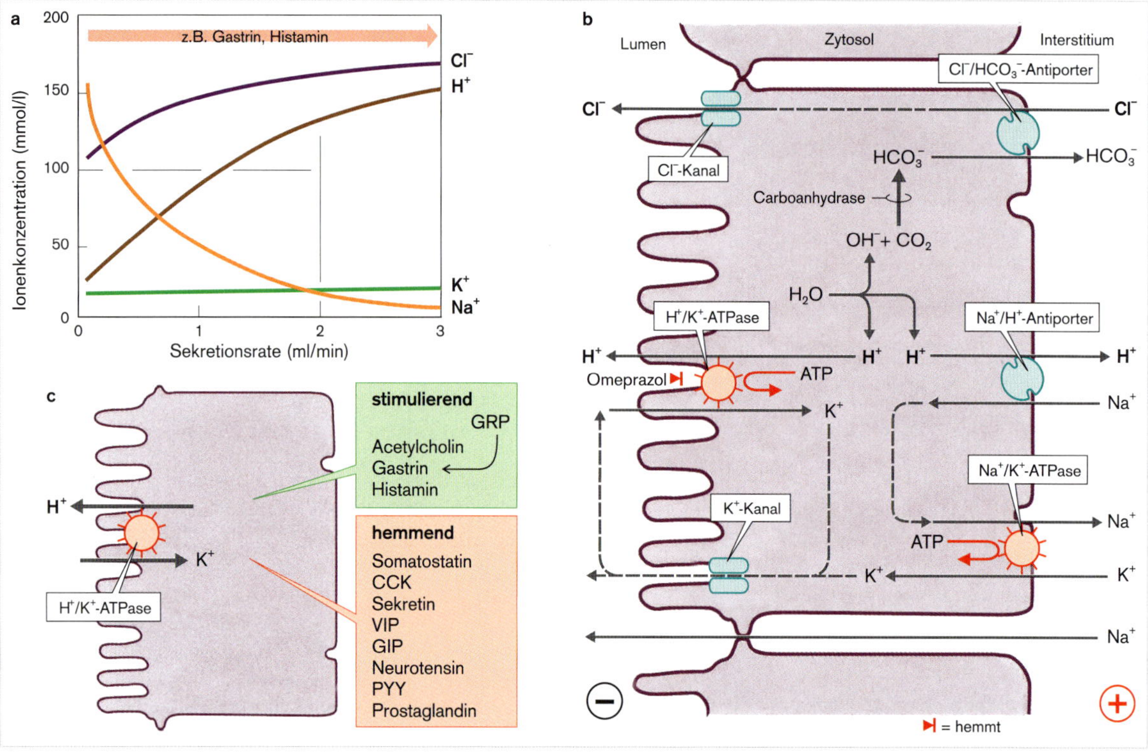

Abb. 12.13 Magensaftsekretion: Zusammensetzung, allgemeine Regulation und zelluläre Mechanismen.

a Die Ionenkonzentration im Magensaft hängt vom Stimulationszustand (d. h. der Sekretionsrate) ab.

b HCl-Sekretion durch die Belegzellen der Magendrüsen. Die Sekretion hat zwei Komponenten, eine nicht stimulierbare, die von der basolateralen Na^+/K^+-ATPase in Gang gehalten, und eine stimulierbare, die durch die luminale H^+/K^+-ATPase angetrieben wird. **1.** Die Na^+/K^+-ATPase sorgt für eine hohe intrazelluläre K^+-Konzentration, sodass K^+-Ionen über Kanäle ins Lumen strömen können und schafft gleichzeitig das Na^+ aus der Zelle, das über einen Na^+/H^+-Antiporter basolateral einströmt. Für jedes abgegebene H^+-Ion bleibt ein OH^--Ion in der Zelle zurück, das, katalysiert durch Carbonanhydrase, mit CO_2 zu HCO_3^- reagiert. Letzteres verlässt die Zelle basolateral im Austausch gegen Cl^-, das damit zur Sekretion ins Lumen (Cl^--Kanäle) zur Verfügung steht. Im Ergebnis wird damit also KCl sezerniert. **2.** An der luminalen Membran sorgt die K^+-H^+-ATPase dafür, dass die K^+-Ionen im Sekret durch H^+-Ionen ersetzt werden, sodass dort HCl angereichert wird. Für jedes der sezernierten H^+-Ionen verlässt auch in diesem Fall ein HCO_3^- die andere Seite der Zelle. Das resorbierte K^+ rezirkuliert. Beachte, dass die HCl-Sekretionsrate nur von der Aktivität der K^+-H^+-ATPase abhängt: Wird sie stimuliert, vermehrt sich die HCl-Sekretion, wird sie durch Omeprazol gehemmt, vermindert sie sich. Die Na^+/K^+-ATPase hat nur dafür zu sorgen, dass die mit dem Magensaft verloren gegangenen (nicht rezirkulierten) K^+-Ionen wieder ersetzt werden.

c Grobe Übersicht von Stimulatoren und Hemmern der HCl-Sekretion.

talen Magen verlaufen phasische Kontraktionen in aboraler Richtung. Diese dienen dem Mahlen, Emulgieren und Mischen.

Die **myoelektrischen Eigenschaften des Magens** ähneln denen der anderen Abschnitte des Magen-Darm-Traktes. Kontraktionen werden nur dann ausgelöst, wenn die Muskelzellen über eine Schwelle hinaus depolarisieren (Aktionspotenzial). Im proximalen Magen finden sich kaum spontane Depolarisationen, sodass dort ein relativ konstanter Druck herrscht. Im distalen Magen dagegen zeigen sich spontane Depolarisationen (slow waves) (S. 515) ausgehend von den **Cajal-Zellen** im **Schrittmacherzentrum** an der großen Kurvatur (▸ Abb. 12.12).

Diese **Cajal-Zellen** haben eine höhere Eigenfrequenz der Spontanerregung als andere Muskelzellen der Magenwand und dirigieren somit die Magenmotorik. Die Depolarisationen haben eine Frequenz von 3/min und bewegen sich mit 0,1 – 4 cm/s in aboraler Richtung. Erreichen diese *slow waves* eine Schwelle, werden sie von Aktionspotenzialen überlagert (Spike *bursts*), und es entstehen Kontraktionswellen. Acetylcholin wirkt hier fördernd, β-Agonisten hemmend. Störungen dieser physiologischen Rhythmen (z. B. durch Adrenalin, Glucagon, Metenkephalin, PGE_2) können zu Dysrhythmien führen und die Verdauung und Magenentleerung behindern.

▸ **Postprandiale Magenmotorik.** Bei der digestiven (postprandialen) Magenmotorik können wir fünf Komponenten unterscheiden.

1. Während des Schluckens erfolgt durch einen Reflexbogen (Dehnung von Pharynx und oberem Ösophagus → Schluckzentrum → Stimulation efferenter Vagusfasern) die Aktivierung postganglionärer hemmender Neuro-

ne und damit die Erschlaffung des proximalen Magens (**rezeptive Relaxation**).

2. Beim Eintreten der Nahrung in den proximalen Magen führt dessen Dehnung über einen vago-vagalen Reflex ebenfalls zur Aktivierung hemmender Neurone. Dadurch ist es möglich, dass das Volumen des Magens zunimmt, ohne dass der Druck wesentlich steigt (**Akkommodation**).

Bei Schädigung der Mageninnervation (z. B. diabetische Neuropathie) ist die Akkommodation gestört und es entsteht **Völlegefühl**.

3. Anschließend wird im Magen durch **tonische Kontraktion** des proximalen Abschnitts ein gastroduodenaler Druckgradient aufgebaut, der dafür sorgt, dass die Nahrung allmählich in den distalen Magen gelangt. Hierfür sind postganglionäre cholinerge Neurone verantwortlich.
4. Mit zunehmender Magenfüllung und Dehnung wird das oben erwähnte Schrittmacherzentrum aktiviert, es entstehen Aktionspotenziale, und schließlich verlaufen ringförmige Kontraktionswellen auf den Pylorus zu (**Ringkontraktionen**). Diese treiben die randständigen Anteile des Nahrungsbreis zum Pylorus hin, sodass im distalen Antrum der Druck bei geschlossenem Pylorus auf über 100 mm Hg ansteigen kann (**terminale antrale Kontraktion**). Im Zentrum des Antrumlumens wird der Nahrungsbrei nach proximal zurückgeworfen. Dieses Umwälzen sorgt zusammen mit den entstehenden Scherkräften im Nahrungsbrei für das **Mahlen, Mischen und Emulgieren**. Die mechanische Zerkleinerung sowie das Emulgieren von Lipiden sorgen für eine Oberflächenvergrößerung der Nahrungsbreibestandteile im Chymus (Speisebrei im Magen), sodass später die Verdauungsenzyme effizienter arbeiten können.
5. Während der Relaxationsphasen des Antrums öffnet sich der Pylorus, und Nahrungspartikel mit einer Größe < 1 – 2 mm können ihn passieren.

Bei dieser **Größenauswahl** scheint das Antrum eine wichtige, wenn auch noch nicht ganz verstandene Rolle zu spielen. Antrum, Pylorus und Duodenum müssen als eine funktionelle motorische Einheit verstanden werden, deren Aktivitäten eng aufeinander abgestimmt sind. So reguliert das Duodenum den Pylorusdruck und kontrolliert damit den Übertritt von Nahrungsbestandteilen. Außerdem tragen Antrum, Pylorus und Duodenum zum Widerstand bei, der beim Verlassen des Magens überwunden werden muss.

▶ **Magenentleerung.** Die Magenentleerung beginnt bereits, während im Antrum noch Nahrung mechanisch bearbeitet wird. Die treibende Kraft ist der Tonus des proximalen Magens. Bei **Flüssigkeiten** ist die Entleerungsrate (l/h) proportional dem Flüssigkeitsvolumen, sodass die Entleerung einen exponentiellen Zeitverlauf hat. Enthält die Flüssigkeit Fette, Monosaccharide oder Aminosäuren, so wird die Magenleerung verlangsamt. **Feste Nahrung** verlässt den Magen noch langsamer. Nach der Zerkleinerung findet eine lineare Entleerung statt (d. h. konstante Entleerungsrate pro Zeit). Dünndarmrezeptoren für Nährstoffe lösen eine reflektorische **negative Rückkopplung** aus. Im proximalen Dünndarm bewirken Glucose, Lipide und HCl eine Verlangsamung der Entleerung. Im distalen Dünndarm wirken Glucose und Lipide.

Diese Rückkopplung kann an Ernährungsgewohnheiten adaptieren. So führt vorangegangene Glucosezufuhr zu einer schnelleren Entleerung glucosehaltiger Nahrung, und frühere Lipidzufuhr beschleunigt die Entleerung fettreicher Nahrung. Bei der Magenentleerung kommt es zu einem physiologischen Reflux von Duodenalinhalt in den Magen (**duodeno-gastrischer Reflux**), der jedoch in der Regel den Magen nicht schädigt. Kommt es dagegen in der interdigestiven Phase zu Reflux in den leeren Magen, so kann dies zur Schädigung der Mukosa führen.

▶ **Interdigestive Magenmotorik.** Die Motorik der interdigestiven Phase wird durch die ***migrating motor complexes*** (= MMC) (S. 515) bestimmt, die über proximalen und distalen Magen sowie den gesamten Dünndarm wandern.

Während der Phase 1 und 2 der MMC (s. o.) ist der Pylorustonus niedrig und Partikel bis zu einer Größe von 25 mm können passieren (Ausputzerfunktion). **Motilin**, das im Duodenum freigesetzt wird, stimuliert möglicherweise die interdigestive Motorik. Der Übergang zwischen der interdigestiven und der digestiven Motorik wird vom N. vagus koordiniert.

Bei einer Schädigung des enterischen Nervensystems (vegetative Neuropathie, z. B. bei Diabetes mellitus) sind die MMC gestört, und es kann zur Ausbildung von **Magensteinen** (Gastrolithen) kommen

Regulation der Magenmotorik

Von größter Bedeutung für die Regulation ist der **N. vagus** (▶ Abb. 12.12). Die postganglionären Effektorneurone sind erregend (cholinerg) oder hemmend (mit VIP, ATP, Opioiden als Transmitter). Dadurch kann der N. vagus die Kontraktilität des Magens verstärken sowie die Pylorusrelaxation und Magenentleerung fördern oder aber die mechanische Zerkleinerung ohne sofortigen Weitertransport ermöglichen. Die Afferenzen von Dehnungsrezeptoren der Schleimhaut sowie aus dem Plexus myentericus verlaufen mit dem N. vagus nach zentral und modulieren dessen efferente Aktivität. Der **Sympathikus** (aus T6–T9) hemmt die Kontraktilität des Magens durch Modulation des Plexus myentericus.

Neben dem vegetativen Nervensystem beeinflussen auch einige **Peptidhormone** die Magenmotorik:

- **CCK** in niederen Konzentrationen bremst die Entleerung durch Stimulation von CCK_A-Rezeptoren an der Pylorusmuskulatur, die sich daraufhin kontrahiert. Außerdem scheint CCK auch myenterische Ganglienzellen zu beeinflussen.
- **Sekretin** hemmt die Entleerung durch Relaxation von Fundus und Antrum sowie durch Pyloruskontraktion.
- **Gastrin** scheint die Entleerung durch Relaxation der Fundusmuskulatur zu hemmen.
- **Motilin** wirkt direkt auf die Magenmuskulatur und beschleunigt die Entleerung, während **GIP** sie hemmt.

Erbrechen

Erbrechen ist ein komplexer **Schutzreflex**. Es handelt sich um eine koordinierte Abfolge autonomer und willkürlicher Motorik. Auslöser für diesen Reflex können schädigende Stoffe (Toxine) im Darm sein, die zur Aktivierung viszeraler Afferenzen führen. Gelangen schädigende Stoffe in den Blutkreislauf, können sie Neurone in der **Chemorezeptoren-Triggerzone** (CTZ-Neurone; Area postrema der Medulla oblongata) stimulieren, die außerhalb der Blut-Hirn-Schranke liegen und aktivierende Verbindungen zum **Brechzentrum** in der Formatio reticularis der Medulla oblongata haben. Durch diesen Mechanismus können auch Substanzen, die bei Urämie, Diabetes oder bei Strahlentherapie entstehen, sowie Medikamente Erbrechen verursachen. CTZ- und Brechzentrum-Neurone besitzen Rezeptoren für Serotonin ($5\text{-}HT_3$), Dopamin (D_2), Histamin (H_1), Opiate (NK_1) und Acetylcholin (muskarinerg). Diese Rezeptoren und ihre Liganden spielen beim Auslösen von Erbrechen eine wichtige Rolle. Rezeptorantagonisten werden deshalb klinisch als **Antiemetika** eingesetzt (z. B. Tropisetron als $5\text{-}HT_3$-Antagonist, Metoclopramid als D_2-Antagonist oder Dimenhydrinat als H_1-Antagonist). Weiterhin können **Bewegungsreize** über den Vestibularapparat, höhere Zentren des ZNS, bestimmte **Wahrnehmungen** (z. B. übelriechende Speisen, ekelerregender Anblick) sowie **hormonelle Reize**, z. B. in der Schwangerschaft, das Brechzentrum stimulieren.

Der Brechvorgang wird in **vier Phasen** unterteilt.

- Zunächst senkt sich das Diaphragma bei geschlossener Glottis, wodurch der intrathorakale und intraösophageale Druck sinkt.
- Nach ca. 0,5 Sekunden erschlaffen der untere Ösophagussphinkter und der Magen, wobei sich gleichzeitig die Bauchwandmuskulatur anspannt.
- Anschließend kontrahiert sich die Längsmuskulatur im Ösophagus, wodurch der intraösophageale Druck weiter sinkt.
- Schließlich kontrahiert sich die Antrummuskulatur und der obere Ösophagussphinkter erschlafft, sodass der Mageninhalt oralwärts hinausbefördert wird.

Während dieses Vorgangs kehrt sich die Peristaltik im Dünndarm teilweise um, sein Inhalt wird pyloruswärts transportiert. Bei geöffnetem Pylorus kann also Darminhalt in den Magen gelangen und ebenfalls erbrochen werden (Erbrechen von Galle).

Dumpingsyndrom

Die Folgen einer mangelnden Regulation der Magenentleerung zeigen sich deutlich bei Personen nach einer totalen oder subtotalen Entfernung des Magens (Gastrektomie); sie leiden am sog. Dumpingsyndrom mit Übelkeit und Bauchkrämpfen nach den Mahlzeiten, begleitet von Herzklopfen, Schwindel und Schweißausbrüchen. Das rührt daher, dass der Mageninhalt unkontrolliert in den oberen Dünndarm stürzt, was zu einer beträchtlichen, osmotisch induzierten Flüssigkeitssekretion ins Jejunum und als Konsequenz zu einer plötzlichen Verringerung des Blutvolumens führt. Eine weitere Folge ist eine zu rasche Glucoseabsorption, die heftige Schwankungen der Insulinsekretion verursacht.

12.4.3 Säuresekretion

Zelluläre Mechanismen der Säuresekretion

Für die Säuresekretion im Magen sind die **Parietalzellen der Korpusdrüsen** verantwortlich. Unter der apikalen Membran finden sich viele tubulo-vesikuläre Strukturen, welche die **H^+/K^+-ATPase** (den Motor der Säuresekretion) beinhalten (▶ Abb. 12.11 und ▶ Abb. 12.13). Im unstimulierten Zustand ist die Säuresekretionsrate sehr niedrig. Bei Stimulation hingegen muss ein Lumen-zu-Zell-**Gradient für H^+-Ionen** von bis zu 1 000 000 : 1 über die apikale Membran aufgebaut werden. Hierzu vergrößert sich deren Fläche auf das 50–100-fache durch Fusion der Vesikel mit der apikalen Membran. Dadurch werden in großem Umfang H^+/K^+-ATPase sowie **Cl^-- und K^+-Kanäle** in die Membran eingebaut.

Die H^+/K^+-ATPase (S. 60) gehört zur Familie der P-Typ-ATPasen und besteht wie diese aus einer α- und einer β-Untereinheit. Die katalytische Funktion befindet sich in der α-Untereinheit. Die β-Untereinheit sorgt für die apikale Lokalisation. Kristallographische Untersuchungen deuten darauf hin, dass die Konfiguration der Kationenbindungsstelle zu einer Abnahme des pKa-Werts von Glutamat an Position 820 führt, so dass selbst bei einem pH-Wert von 1 noch Protonen dissoziieren können. Eine enge „Verwandte" der gastrischen H^+/K^+-ATPase ist die H^+/K^+-ATPase im Kolon (S. 562).

Der entscheidende Schritt bei der Säuresekretion ist die Pumpfunktion der H^+/K^+-ATPase (▶ Abb. 12.13), die primär aktiv H^+ im Austausch gegen K^+ in das Drüsenlumen sezerniert. Für die ausreichende Verfügbarkeit von K^+ im Lumen sorgen K^+-Kanäle in der apikalen Membran (**K^+-Rezirkulation**). Die sezernierten H^+-Ionen stammen aus CO_2, das im wässrigen Milieu des Zytosols zu HCO_3^- und H^+ dissoziiert. Diese Reaktion wird durch das Enzym **Carboanhydr(at)ase** beschleunigt. Schließlich diffundiert noch Cl^- über apikale Kanäle ins Magenlumen, sodass in der Summe Salzsäure (HCl) sezerniert wird. Durch die H^+-Sekretion entsteht ein „Überschuss" an zytosolischem HCO_3^- und der pH-Wert steigt. HCO_3^- verlässt die Zellen über einen basolateralen **HCO_3^-/Cl^--Austauscher**, der auch das nötige Cl^- für die Sekretion ins Lumen liefert. Der zytosolische pH-Wert wird zusätzlich durch einen basolateralen **Na^+/H^+-Austauscher** reguliert.

Ein klinisch wichtiger Hemmer der gastrischen H^+/K^+-ATPase ist **Omeprazol**. Diese Substanz bindet kovalent an einen extrazellulären Cysteinrest der H^+/K^+-ATPase und hemmt die H^+-Sekretion fast vollständig. Menschen mit H^+-Übersekretion (Gastrinom, s. u.) oder mit starker Schädigung der Magenwand (Magengeschwür, s. u.) kann durch Omeprazol sehr gut geholfen werden. So kann unter Omeprazol ein Magengeschwür abheilen und eine Gastrektomie vermieden werden.

Stimulation der Säuresekretion

Die Säuresekretion im Magen kann durch direkte Stimulation von Rezeptoren auf den Parietalzellen (Acetylcholin, Gastrin, Histamin) oder indirekt durch Stimulation der Histaminfreisetzung aus ECL-Zellen bzw. Mastzellen gesteigert werden (▶ Abb. 12.13 und Abb ▶ Abb. 12.14). **Acetylcholin** aus cholinergen Fasern des N. vagus bindet an **M_3-Cholinozeptoren** der Belegzellen. Die Besetzung des Rezeptors führt zur Aktivierung **heterotrimerer G-Proteine** vom Typ Gαq (S. 69) wodurch das Enzym **Phospholipase C** in der Zellmembran stimuliert wird. Hierdurch entstehen in der Zelle Inositoltrisphosphat (IP_3) und Diacylglycerol (DAG).

DAG aktiviert direkt **Proteinkinase C**. IP_3 führt zur **Freisetzung von Ca^{2+}** aus dem endoplasmatischen Retikulum. Zusätzlich aktiviert der M_3-Rezeptor Ca^{2+}-Kanäle in der Zellmembran, sodass Ca^{2+} auch von außen einströmt. Ca^{2+} führt anschließend zur Aktivierung der **calmodulinabhängigen Proteinkinase** und unterstützt die Aktivierung bestimmter Typen der Proteinkinase C. Diese führen letztendlich zur Stimulation der H^+-Sekretion durch Phosphorylierung verschiedender Proteine, inkl. der H^+/K^+-ATPase.

Histamin stammt hauptsächlich aus ECL-Zellen (▶ Abb. 12.14) und zum Teil aus Mastzellen. Es bindet an den H_2-Rezeptor der Belegzellen, wodurch es, vermittelt durch G-Proteine vom Typ $G\alpha_s$, zur Aktivierung der Adenylylcyclase und Bildung von cAMP kommt. Dies führt zur Aktivierung der Proteinkinase A und schließlich zur H^+-Sekretion. Die Freisetzung von Histamin wird durch Acetylcholin (M_3-Rezeptoren) und Gastrin (CCK_B-Rezeptoren) stimuliert.

Die Hemmung der H_2-Rezeptoren durch **„H_2-Blocker"** (z. B. Cimetidin, Ranitidin) ist ein weiteres Prinzip, um die gastrale Säuresekretion zu vermindern. Allerdings kann hierdurch nur die stimulierte, nicht jedoch die basale Säuresekretion beeinflusst werden.

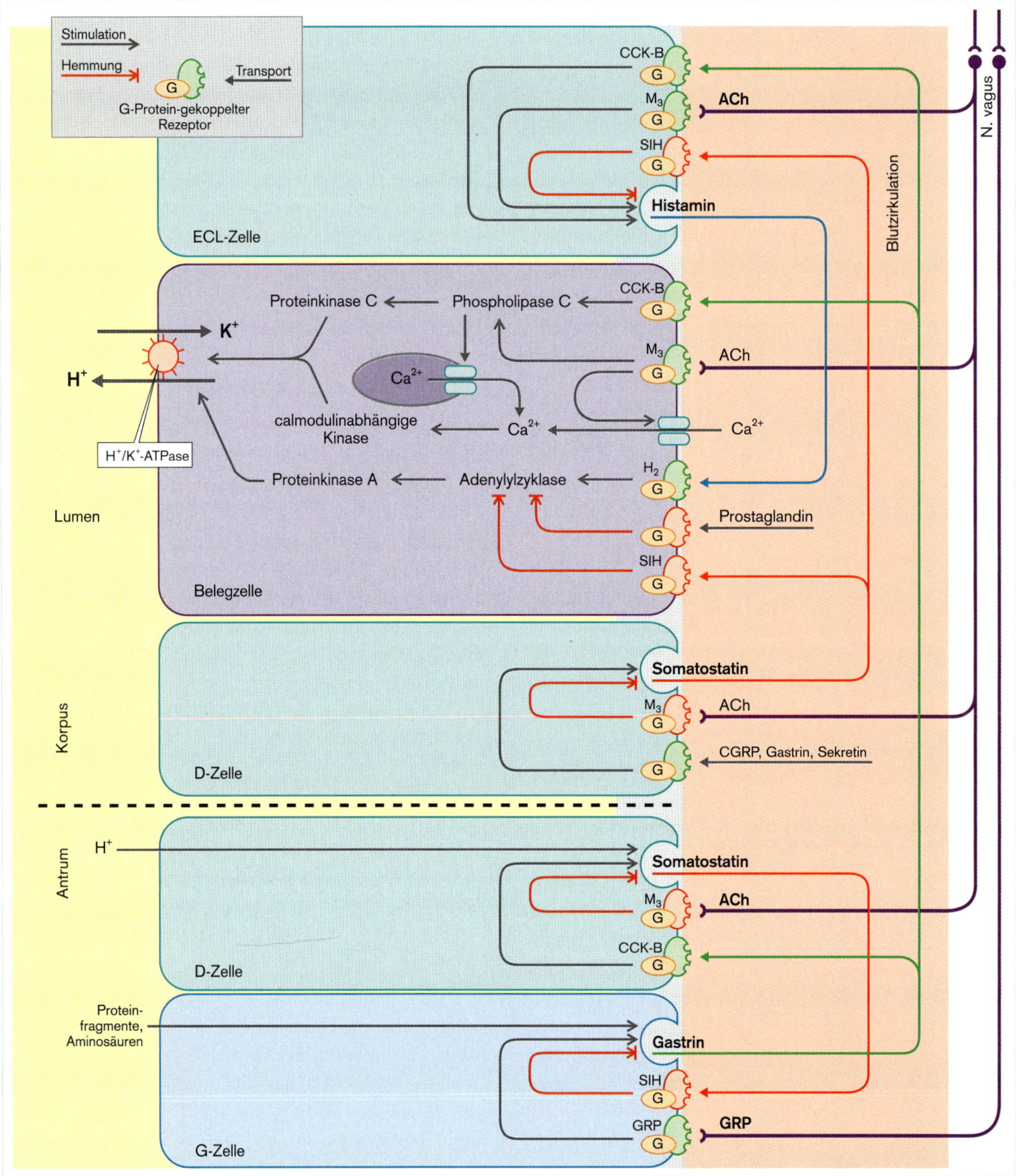

Abb. 12.14 Regulation der Magensaftsekretion im Detail. An der Regulation sind nervale Komponenten (N. vagus) sowie parakrine (z. B. Histamin) und endokrine (z. B. Gastrin) Mediatoren beteiligt. Die Wirkungen werden durch Bindung eines Botenstoffes an G-Protein-gekoppelte Rezeptoren vermittelt.

Gastrin wird von G-Zellen in den Antrumdrüsen (⅔) sowie im Duodenum (⅓) sezerniert (▶ Abb. 12.14). Seine Aufgaben sind

- die direkte Stimulation der Säuresekretion,
- Verstärkung der digestiven Peristaltik im Antrum,
- Stimulation der ECL- und D-Zellen (wodurch es zu vermehrter Histamin- bzw. Somatostatinfreisetzung kommt) sowie
- Stimulation des Mukosawachstums in Magen, Dünndarm und Dickdarm.

Wegen seiner strukturellen Ähnlichkeit mit CCK (s. u.) kann Gastrin außerdem die Azini des Pankreas, die Gallensekretion sowie die Kontraktion der Gallenblase stimulieren.

Bei der Synthese von Gastrin wird zunächst ein großes Peptid (101 Aminosäuren) gebildet. Durch posttranslationale Modifikation im *trans*-Golgi-Apparat entsteht letztendlich eines von zwei Endprodukten: Das **„Kleine" Gastrin** besteht aus 17 Aminosäuren (**G17**) und wird sowohl im Antrum als auch im Duodenum gebildet. Das **„Große" Gastrin** besteht aus 34 Aminosäuren (**G34**) und wird nur im Duodenum gebildet. Die biologische Aktivität beider Gastrine beruht auf dem C-terminalen Tetrapeptid -Trp-Met-Asp-Phe-NH_2. Das Hormon Cholecystokinin (CCK) besitzt das identische C-terminale Tetrapeptid, wodurch sich Überschneidungen bei der Bindung an Rezeptoren ergeben (s. u.). Die biologische Wirksamkeit von G17 ist größer als die von G34, allerdings hat G17 eine kürzere Halbwertszeit. Somit haben gleiche Mengen der beiden Gastrine vergleichbare Wirkungen.

Die **Freisetzung von Gastrin** wird durch luminale Aminosäuren bzw. Proteinfragmente, Magendehnung und *gastrin-releasing peptide* (GRP) stimuliert. **GRP** ist ein Peptid mit 27 Aminosäuren aus postganglionären Fasern des N. vagus. Kohlenhydrate, Fette und Proteine stimulieren die Gastrinfreisetzung nicht direkt, sondern dadurch, dass der Nahrungsbolus den Magen dehnt. Zusätzlich kann die Gastrinsekretion durch Ca^{2+} aus dem Plasma sowie durch Noradrenalin erhöht werden. **Gehemmt** wird die Gastrinfreisetzung vor allem durch Somatostatin (SIH) aus benachbarten D-Zellen sowie durch luminale Säure (▶ Abb. 12.14).

Beide Gastrine binden an den **CCK_B-Rezeptor**, wodurch dieselbe Signalkaskade wie bei Acetylcholinbindung an den M_3Cholinozeptor aktiviert wird. Interessanterweise bindet an diesen Rezeptor, wie der Name schon vermuten lässt, auch CCK. Der CCK_A-Rezeptor im Pankreas und in der Gallenblase ist eng verwandt, bindet jedoch praktisch nur CCK und kaum Gastrin.

Hemmung der Säuresekretion

Der wichtigste Hemmer der Säuresekretion ist **Somatostatin** (SIH) aus den D-Zellen des Magens und Duodenums (▶ Abb. 12.14).

SIH wird außerdem noch von den D-Zellen der Langerhans-Inseln und von hypothalamischen Neuronen gebildet.

Im Magenkorpus wird die **Sekretion von SIH** durch nervale Mechanismen (**CGRP-[*calcitonin gene-related peptide*]-Interneurone**) sowie endokrin (Gastrin, Sekretin) stimuliert.

In den Antrumdrüsen werden D-Zellen zusätzlich durch luminale Säure zur SIH-Sekretion angeregt.

SIH liegt in zwei Formen vor, einem Peptid mit 28 Aminosäuren (SS 28) und einem mit 14 Aminosäuren (SS 14), die identische C-Termini und identische Wirkungen haben. Bindet SIH an seinen Rezeptor auf Belegzellen, wird, vermittelt durch ein $G\alpha_i$-Protein, die Adenylylcyclase und damit die cAMP-Bildung gehemmt. Dadurch antagonisiert es die Wirkung von Histamin (s. o.) und vermindert so **direkt** die stimulierte Säuresekretion.

Neben dieser direkten Wirkung hat SIH auch **indirekte Wirkungen** auf die Säuresekretion: Es hemmt an ECL-Zellen die Histaminsekretion und an G-Zellen des Antrums die Gastrinsekretion (jeweils parakrine Wirkung).

Cholinerge Agonisten scheinen die Sekretion von SIH zu hemmen, was bedeutet, dass der N. vagus indirekt die Säuresekretion stimuliert. Gastrin dagegen stimuliert die SIH-Sekretion. Diese Wechselwirkung mit Gastrin stellt eine **negative Rückkopplung** dar.

Insgesamt herrscht also eine redundante Kontrolle der Signalwege, wodurch die Zuverlässigkeit der Regulation erhöht wird.

Zusätzlich gibt es eine Rückkopplungshemmung der Säuresekretion aus dem **Duodenum** und **Jejunum** (▶ Abb. 12.13 und ▶ Abb. 12.15). Diese Hemmung wird durch Lipide, Säure und erhöhte Osmolalität im Dünndarm aktiviert. Hierbei spielen endokrine Mechanismen und Reflexe eine Rolle:

- **Sekretin** aus den S-Zellen des Duodenums hemmt die Gastrin- und fördert die SIH-Freisetzung.
- **GIP** (früher *gastric inhibitory peptide*, jetzt *glucose-dependent insulin-releasing peptide*) aus den K-Zellen in Duodenum und Jejunum hemmt ebenfalls die Gastrinfreisetzung sowie möglicherweise direkt die Funktion der Belegzellen. Wahrscheinlich stimuliert es auch die SIH-Freisetzung. Wie der neuere Name schon sagt, ist GIP auch wichtig für eine adäquate Insulinsekretion bei Nahrungsaufnahme. Seine Freisetzung wird durch Kohlenhydrate und Lipide im Duodenum stimuliert.
- **Prostaglandin E_2** (PGE_2) hemmt Parietalzellen nach Bindung an den EP_3-Rezeptor direkt. Wie SIH vermindert es $G\alpha_i$-vermittelt die Aktivität der Adenylylcyclase. Zudem reduziert PGE_2 die Histamin- und Gastrinfreisetzung.

Weitere Faktoren tragen zur **Hemmung der Säuresekretion** bei:

CCK aus den I-Zellen von Duodenum und Jejunum scheint direkt die Parietalzellen zu hemmen. Dieser Wirkung liegt wahrscheinlich die kompetitive Verdrängung von Gastrin am CCK_B-Rezeptor zugrunde. CCK bindet an diesen Rezeptor, führt allerdings zu einer deutlich schwächeren Aktivierung der Zellen (partieller Antagonist).

VIP (Vasoaktives intestinales Peptid) aus NANC-Neuronen des enterischen Nervensystems, **(Entero-)Glucagon** aus A-Zellen in Magen und Duodenum und L-Zellen in Ileum und Kolon sowie **Calcitonin** aus der Schilddrüse hemmen die Gastrinfreisetzung.

Neurotensin aus N-Zellen im Ileum und **Peptid YY** aus Ileum und Kolon hemmen ebenfalls die Säuresekretion. Schließlich gibt es Hinweise auf lokale enterische Reflexbögen, die ebenfalls die Säuresekretion drosseln.

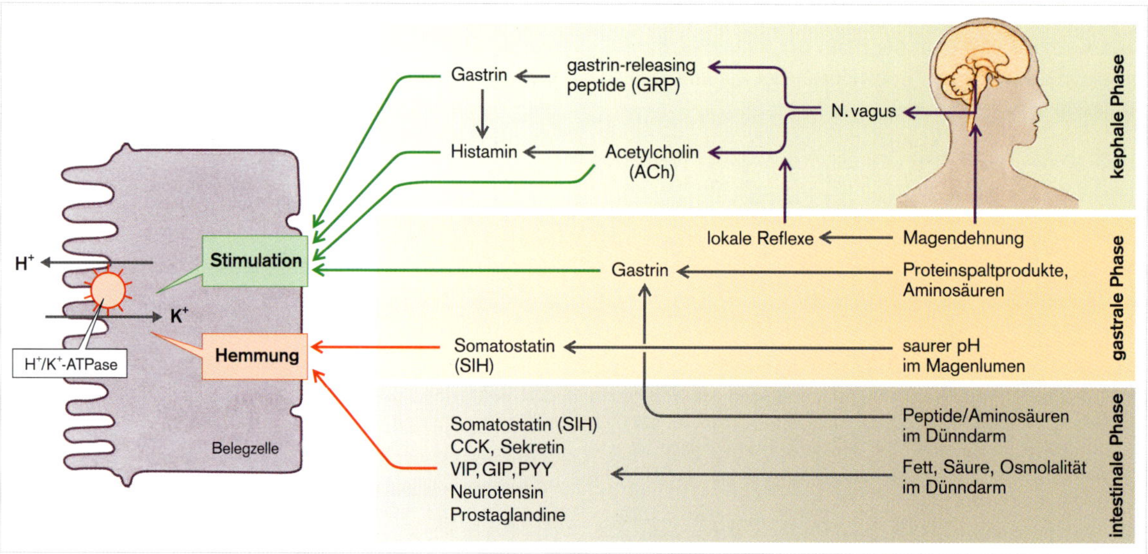

Abb. 12.15 Die Phasen der Magensaftsekretion. Im Rahmen der Nahrungsaufnahme werden drei (digestive) Phasen unterschieden. In der kephalen Phase (z. B. Anblick, Geruch von Nahrung) wird die Sekretion stimuliert. In der gastralen Phase findet eine Stimulation statt, die durch hemmende Mechanismen kontrolliert wird. In der intestinalen Phase findet je nach Zusammensetzung des Nahrungsbreis Stimulation oder Hemmung statt.

Die Gabe von **PGE_2**- oder **SIH-Analoga** stellt ebenfalls ein Therapieprinzip zum Schutz der Magenschleimhaut dar.

Die vier Phasen der Säuresekretion

Bei der Säuresekretion im Magen unterscheidet man die **interdigestive** (= nicht-parietale) **Phase** und drei **digestive Phasen** (kephal, gastrisch und intestinal ▸ Abb. 12.15).

▸ **Interdigestive Phase.** In dieser Phase findet eine kontinuierliche basale Sekretion statt, die einem zirkadianen Rhythmus unterliegt. Sie ist morgens am niedrigsten und abends am höchsten. Der pH-Wert in dieser Phase kann interindividuell stark variieren und liegt zwischen 3 und 7. Die basale H^+-Sekretionsrate hängt von der Anzahl an Belegzellen ab, die mit dem Körpergewicht zu korrelieren scheint. Dies ist eine mögliche Erklärung, warum Männer im Durchschnitt eine höhere Sekretionsrate haben. Der resultierende pH-Wert hängt natürlich auch davon ab, ob sich noch pufferndes Material im Magen befindet. Mit der Aufnahme von Nahrung beginnen die digestiven Phasen.

▸ **Kephale Phase.** Sie kann bereits mit dem Gedanken an Nahrungsaufnahme und dem Anblick oder Geruch der Nahrung beginnen (▸ Abb. 12.15), spätestens jedoch beim Kontakt mit der Mundschleimhaut. Diese Stimuli führen zur Aktivierung des **dorsalen vagalen Motorkerns**, wodurch parasympathische Fasern aktiviert werden. Dies löst vier Mechanismen aus:

- direkte Stimulation der Parietalzellen über cholinerge M_3-Rezeptoren,
- Stimulation der Histaminfreisetzung aus ECL-Zellen über cholinerge M_3-Rezeptoren,
- Stimulation der Gastrinfreisetzung durch GRP sowie
- Hemmung der SIH-Freisetzung.

Insulin-induzierte Hypoglykämie kann diesen Reflexbogen ebenfalls aktivieren. Die kephale Phase trägt ca. 30 % zur gesamten Säuresekretion bei.

Chirurgische Durchtrennung des N. vagus (**Vagotomie**) ist eine (selten durchgeführte) Therapievariante zur Verminderung der Säuresekretion. Sie ist allerdings mit deutlichen Nebenwirkungen behaftet. Eine Variante ist die selektive proximale Vagotomie, bei der es zu keiner Einschränkung der Pylorusfunktion kommt.

▸ **Gastrale Phase.** Sie beginnt mit der Dehnung des Magens durch die Nahrung. Zunächst aktivieren dehnungsempfindliche Afferenzen den dorsalen vagalen Motorkern, wodurch dieselben vier Mechanismen wie in der kephalen Phase (s. o.) ausgelöst werden. Außerdem werden lokale enterale Reflexbögen aktiviert, was letztlich zu Stimulation der Beleg- und ECL-Zellen durch postganglionäre cholinerge Neurone führt. Später stimulieren Produkte der Proteinverdauung vom Lumen aus die G-Zellen. Das freigesetzte Gastrin erhöht die Aktivität der Belegzellen und die Histaminfreisetzung aus ECL-Zellen. Da hierdurch die weitere Proteinverdauung gefördert wird, liegt eine **positive Rückkopplung** vor. Bestandteile von Wein, Bier und Kaffee stimulieren die Säuresekretion ebenfalls durch diesen Mechanismus. Außerdem wird durch den niedrigen pH-Wert die SIH-Freisetzung erhöht. Die gastrale Phase trägt ca. 50 – 60 % zur gesamten Säuresekretion bei.

▸ **Intestinale Phase.** Mit dem Übertritt von Proteinabbauprodukten in das Duodenum beginnt die intestinale Phase. Peptide im Chymus stimulieren die Gastrinsekretion der duodenalen G-Zellen. Weiterhin wird die Säuresekretion durch ein noch nicht genau identifiziertes hormonelles Signal („Enterooxyntin") sowie durch absorbierte Aminosäuren (Mechanismus unbekannt) stimuliert. Die intestinale Phase trägt ca. 10 % zur gesamten Säuresekretion bei.

12.4.4 Pepsinogensekretion

Haupt- und Nebenzellen sezernieren durch Exozytose Pepsinogene, eine Gruppe proteolytischer Proenzyme, die zur Gruppe der Aspartatproteasen gehören. Sie werden durch Abspaltung eines N-terminalen Peptids zu **Pepsin** aktiviert. Pepsin ist eine Endopeptidase mit **Aktivitätsoptimum** im sauren Bereich (pH 1,8 – 3,5) und spaltet Nahrungsproteine im Magenlumen. Die Pepsinogene werden in **drei Gruppen** eingeteilt:

- Gruppe I (aus den Hauptzellen der Korpusdrüsen),
- Gruppe II (aus Hauptzellen und Nebenzellen) und
- Cathepsin E.

Die basale Sekretionsrate in der interdigestiven Phase beträgt ca. 20 % der Maximalsekretion.

Die beiden Second Messenger cAMP und Ca^{2+} steuern die **Sekretion.** Sekretin, VIP und β_2-Adrenozeptor-Agonisten wirken über cAMP. PGE_2 hemmt die Sekretion im niederen Konzentrationsbereich durch nicht bekannte Mechanismen und stimuliert die Sekretion im hohen Konzentrationsbereich über cAMP. **Acetylcholin** ist der wichtigste Stimulator und wirkt über Ca^{2+} (M_3Cholinozeptor). Die Freisetzung von Acetylcholin wird durch vago-vagale und lokale Reflexe stimuliert. Hierbei scheint auch luminale Säure einen lokalen Reflexbogen zu aktivieren. Welche Rolle Gastrin und Histamin bei der Pepsinogensekretion spielen, ist unklar.

Die **Aktivierung der sezernierten Pepsinogene** wird durch den sauren pH-Wert im Magen initiiert. Bei einem pH-Wert zwischen 5 und 3 erfolgt die spontane, aber langsame Aktivierung von Pepsinogen, die bei pH-Werten < 3 dramatisch an Geschwindigkeit zunimmt. Außerdem trägt bei diesen niedrigen pH-Werten das entstehende Pepsin zur Autoaktivierung bei, indem es Pepsinogen spaltet. Steigt der pH-Wert über 3,5 kommt es zu einer reversiblen und ab 7,0 zu einer irreversiblen **Inaktivierung von Pepsin.** Wie bereits oben beschrieben, stimulieren Proteinspaltprodukte die Säuresekretion, sodass Pepsin selbst für seinen optimalen pH-Wert sorgt.

Die meisten Proteine gelangen als Peptide ins Duodenum, sodass selbst nach totaler **Gastrektomie** noch eine vollständige Proteinverdauung möglich ist. Kohlenhydratverdauung findet im Magen praktisch nicht statt. Dagegen beginnt die Lipidverdauung im Magen, vermittelt durch Zungengrund- und Magenlipase (S. 571). Die Magenlipase, die Triacylglycerine zu Diglyceriden und freien Fettsäuren spaltet, wird von Hauptzellen sezerniert. Gastrin scheint diesen Vorgang zu stimulieren.

12.4.5 Schutz der Magenschleimhaut

Bei maximaler Stimulation sinkt der luminale pH-Wert im Magen auf Werte unter 1. Dies bedeutet, dass die Magenschleimhaut einem **H^+-Konzentrationsgradienten** größer als 1 000 000:1 standhalten muss. Der Na^+-Konzentrationsgradient dagegen beträgt lediglich 30:1. Andererseits muss sich die Magenschleimhaut gleichzeitig vor Schädigung durch Säure und Pepsin schützen. Zu diesem Zweck existiert eine sog. Diffusionsbarriere, die aus einer morphologischen und einer funktionellen Komponente besteht. Die H^+- und CO_2-Undurchlässigkeit der Schlussleisten und der apikalen Zellmembran stellen die **morphologische Komponente** dar, die besonders in den Drüsen wichtig ist.

Die **funktionelle Komponente** besteht einerseits aus einer 50 – 200 µm dicken **Schleim-Gel-Schicht** über den Oberflächenzellen. Der Schleim, der von Oberflächenzellen und Nebenzellen der Magendrüsen gebildet wird, setzt sich aus Muzin, Phospholipiden, Elektrolyten und Wasser zusammen (hydriertes Muzin = Schleim).

Muzin ist ein hochmolekulares Glykoprotein, das durch Disulfidbrücken stabilisierte Tetramere bildet. Außerdem enthält Muzin lange sulfatierte Kohlenhydratseitenketten.

Die **Schleim-Gel-Schicht** schützt vor Säure, Pepsin, Gallensäure und z. B. auch Ethanol. Außerdem wirkt sie als Gleitmittel für die Magenmotorik. Diese Schicht ist nicht statisch sondern befindet sich in einem ständigen Gleichgewicht zwischen Aufbau und Abschürfung sowie Präzipitation durch HCl. Der Aufbau wird durch Acetylcholin über Erhöhung der zytosolischen Ca^{2+}-Konzentration (M_3-Cholinozeptoren) gefördert. Physikalisch-chemische Irritationen der Magenwand wirken in die gleiche Richtung. Die Schleim-Gel-Schicht stellt auch eine Diffusionsbarriere für Pepsin dar.

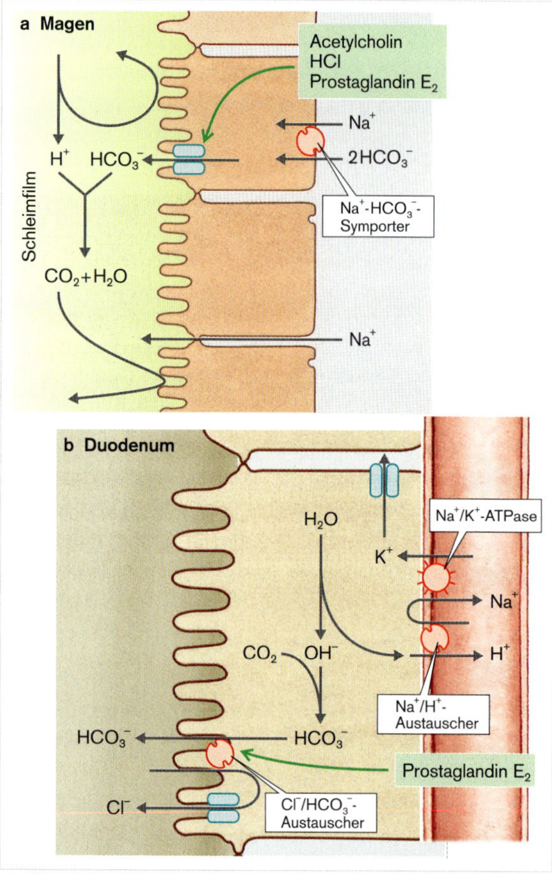

Abb. 12.16 HCO_3^--Sekretion in Magen (Oberflächenzellen) und Duodenum.

a Die Oberflächenzellen des Magens sezernieren HCO_3^-, das in die Schleimschicht vom Lumen her eindringende H^+-Ionen puffert und dadurch die Magenschleimhaut schützt. Diese Sekretion wird durch Prostaglandin E_2, Acetylcholin und einen niedrigen pH-Wert stimuliert. HCO_3^- wird mittels eines basolateralen Na^+-$2HCO_3^-$-Symporters und eines apikalen Kanals transzellulär sezerniert, und Na^+ folgt parazellulär.

b Im Duodenum wird HCO_3^- dadurch bereitgestellt, dass H^+-Ionen aktiv aus der Zelle geschafft werden (Na^+/H^+-Austauscher) und die dabei zurückbleibenden OH^--Ionen sich mit CO_2 zu HCO_3^- verbinden, das über einen HCO_3^-/Cl^--Austauscher ins Lumen gelangt. Das verbleibende H^+ verlässt die Zelle in Richtung Blut über den Na^+/H^+-Austauscher.

Der zweite Anteil der funktionellen Komponente ist die **Sekretion von HCO_3^-** durch die Oberflächenzellen (▶ Abb. 12.16). Zwischen der Schleim-Gel-Schicht und der Schleimhaut liegt eine dünne, statische Flüssigkeitsschicht (***unstirred layer***). In diese Schicht sezernieren die Oberflächenzellen HCO_3^- (wahrscheinlich über einen apikalen Kanal), das basolateral über einen **Na^+-HCO_3^--Kotransporter** (NBC) in die Zellen aufgenommen wird. Na^+ gelangt wahrscheinlich parazellulär nach apikal, sodass insgesamt $NaHCO_3$ sezerniert wird. Durch diese HCO_3^--Sekretion liegt der pH-Wert im *unstirred layer* bei ca. 7 und eindringendes Pepsin wird inaktiviert (s. o.). Dringen H^+-Ionen in diese Schicht ein, werden sie sofort von HCO_3^- abgepuffert, wobei das entstehende CO_2 kaum in die Oberflächenzellen eindringt und diese somit vor schädigender Ansäuerung geschützt sind. Die HCO_3^--Sekretion wird durch zwei Mechanismen dem Bedarf angepasst:

- **Acetylcholin** aus parasympathischen Fasern verstärkt über einen Anstieg der zytosolischen Ca^{2+}-Konzentration die Sekretion.
- Drohende Ansäuerung bewirkt über **lokale Reflexe** und **lokale PGE_2-Produktion** eine vermehrte HCO_3^--Sekretion.

Substanzen, welche die Bildung von PGE_2 durch Hemmung des Enzyms Cyclooxygenase (sog. **COX-Hemmer**) blockieren, vermindern die HCO_3^--Sekretion und dadurch den Schutz der Magenschleimhaut. Dies kann zur Schädigung der Magenwand und schließlich zum Magengeschwür führen. Ein Beispiel für eine solche Substanz ist Acetylsalicylsäure.

Die Frage, wie sich die Zellen in den **Drüsen**, dem Ort der Säuresekretion, schützen, ist noch nicht vollständig geklärt. Ein wichtiger Mechanismus ist die H^+-Undurchlässigkeit der Schlussleisten und der apikalen Zellmembran. Eine Vorstellung ist, dass die saure Flüssigkeit, die von den Belegzellen sezerniert wird, unter Druck steht und zur Zentralachse der Magendrüse strömt, wo es durch den niedrigen pH-Wert zur lokalen Präzipitation des Schleims kommt und sich ein fingerförmiger Tunnel zur Drüsenöffnung hin bildet. Durch diesen Tunnel gelangt die Säure in das Magenlumen ohne den *unstirred layer* auf den Oberflächenzellen zu zerstören.

12.4.6 Schutz der Duodenalschleimhaut

Neben der Magenschleimhaut ist auch die **Duodenalschleimhaut** potenziell von der Säure bedroht. Hier haben sich **zwei Schutzmechanismen** herausgebildet. Sinkt der pH-Wert im Duodenum (≤ 4,5), so wird die Ausschüttung von **Sekretin** aus den S-Zellen stimuliert. Sekretin erhöht dann die Bildung von **HCO_3^--reichem Pankreassaft**, der den pH-Wert im Duodenum neutralisiert, und hemmt die Parietalzellen. Weiterhin findet **HCO_3^--Sekretion durch Epithelzellen** der Duodenalkrypten statt. Diese wird, ähnlich wie im Magen, durch **Prostaglandin E_2** stimuliert.

In den Zellen wird $CO_2 + OH^-$ zu HCO_3^- umgewandelt. Während HCO_3^- die Zelle apikal über einen HCO_3^-/Cl^--Austauscher und über einen HCO_3^--Kanal verlässt (▶ Abb. 12.16), werden die entstehenden H^+-Ionen über einen Na^+/H^+-Austauscher ins basolaterale Interstitium geschafft. Eine Störung dieser Schutzmechanismen trägt zur Entstehung von **Duodenalgeschwüren** mit bei.

Gastritis und Magengeschwüre

Bei Menschen mit **atrophischer Gastritis** werden die Belegzellen durch einen Autoimmunprozess zerstört, und es kommt zur Achlorhydrie, d. h. fehlender HCl-Sekretion. (Wegen mangelnder Intrinsic-Factor-Bildung kommt es außerdem zu Cobalaminmangel mit der Folge einer perniziösen Anämie). Da die Rückkopplungshemmung der Gastrinsekretion über HCl nicht mehr greift, steigt die Gastrinausschüttung stark an (sekundäre Hypergastrinämie). Gastrin wirkt wachstumsfördernd auf die Magenschleimhaut, daher erhöht sich das Risiko eines Magenkarzinoms.

Beim sog. **Zollinger-Ellison-Syndrom** bilden G-Zell-Tumoren hohe Mengen Gastrin (primäre Hypergastrinämie), sodass die Magensäuresekretion stark ansteigt und lange andauert. Die Tumoren reagieren nicht auf die physiologischen Regulationsmechanismen. Folge sind Ulzera (Geschwüre) der Magen- und Duodenalmukosa sowie Malabsorption und Durchfälle; letztere entstehen durch Inaktivierung der Pankreaslipase und der Präzipitation von Gallensalzen; für beides ist der bei diesen Personen erniedrigte pH-Wert des Chymus verantwortlich.

Die häufigste Ursache für Magengeschwüre ist die Besiedlung mit ***Helicobacter pylori.*** Durch diese chronische Entzündung kommt es zur Freisetzung von Entzündungsmediatoren in der Magenschleimhaut, die einerseits die Säure- und Gastrinsekretion stimulieren können (z. B. Histamin oder Interleukine) und andererseits die Schutzmechanismen der Magenschleimhaut hemmen (HCO_3^--Sekretion ↓, Schleimbildung ↓, PGE_2-Bildung ↓). Wird durch das Geschwür ein größeres Blutgefäß angegriffen, kann es zu lebensgefährlichen Blutungen kommen. Langfristig kann die Schleimhaut so stark geschädigt werden, dass das Bild einer atrophischen Gastritis entsteht.

12.5 Mundhöhle und Mundspeicheldrüsen

12.5.1 Mundhöhle

Die Mundhöhle ist der einzige Teil des MDT mit einem **Knochenskelett**. In der Mundhöhle kann die Nahrung durch **Kauen** (der erste und willkürliche Verdauungsakt) mechanisch zerkleinert werden. Hierzu besitzt der erwachsene Mensch 32 permanente **Zähne** (im Ober- wie Unterkiefer je 4 Schneide-, 2 Eck-, 4 Backen- und 6 Mahlzähne). Diese dienen dem Reißen, Schneiden und Mahlen, wobei Kräfte bis zu 900 N entwickelt werden. Die Kaubewegungen (1 – 2 pro Sekunde) lassen sich in sagittale, laterale und rotatorische unterscheiden. Für einen effizienten Kauvorgang ist es notwendig, dass die Nahrung in adäquate Position zwischen die Zähne gebracht wird. Diese Aufgabe erfüllen **Zunge** sowie Wangen- und Lippenmuskulatur. Um nicht selbst zwischen die Zähne zu geraten, müssen die Bewegungen genau mit den Kaubewegungen koordiniert werden. Funktioniert diese Koordination einmal nicht, kann es leicht zu Verletzungen kommen. Die Zunge ist außerdem für das Fühlen des Zustandes der Nahrung (genug gekaut?) und für das Einleiten des **Schluckaktes** (S. 521) wichtig. Der so entstehende Nahrungsbrei wird durch Vermischen mit **Speichel** aus den Mundspeicheldrüsen (s. u.) gleitfähig gemacht. Das Vermischen mit Speichel fördert auch den Kontakt der Nahrung mit den Geschmacksknospen auf der Zunge, wodurch reflektorisch die **kephalische Verdauungsphase** ausgelöst wird. Die Stimulation von Geruchsrezeptoren unterstützt dies.

12.5.2 Die Funktion von Speicheldrüsen

Die Speicheldrüsen der Mundhöhle (**Mundspeicheldrüsen**) und die **Bauchspeicheldrüse** weisen prinzipielle Gemeinsamkeiten auf, die hier kurz dargestellt werden. Bei den Speicheldrüsen handelt es sich um in Läppchen organisierte, zusammengesetzte Drüsen, die aus **Endstücken** (Azini) und **Ausführungsgängen** bestehen. Mit ihrer regulierten Sekretion unterstützen sie die Verdauung, dienen der Abwehr potenzieller Krankheitserreger und machen die Nahrung gleitfähiger. Die kleinste funktionelle sekretorische Einheit besteht aus einem Azinus sowie dem zugehörigen **Sekretgang** (= Schaltstück) und produziert eine proteinreiche, plasmaähnliche Flüssigkeit, die in die intralobulären und dann in die interlobulären **Ausführungsgänge** abgegeben wird. Im Bereich der Azini und azinusnahen Gangabschnitte befinden sich **myoepitheliale Zellen**, die glatten Muskelzellen ähneln und kontraktil sind. Ihre Aufgaben bestehen wahrscheinlich in der Regulation des Flusswiderstandes im Gangsystem sowie einem Auspressen des Drüseninhaltes. Die Zusammensetzung des Speichels wird sowohl durch die Funktion der Azini als auch die der Ausführungsgänge bestimmt. Weiterhin finden sich in den Speicheldrüsen **Blutgefäße** und **Nervenfasern**. Ihre Tätigkeit wird durch das vegetative Nervensystem und durch Hormone reguliert. Hierbei spielen **Reflexbögen** eine wichtige Rolle. So

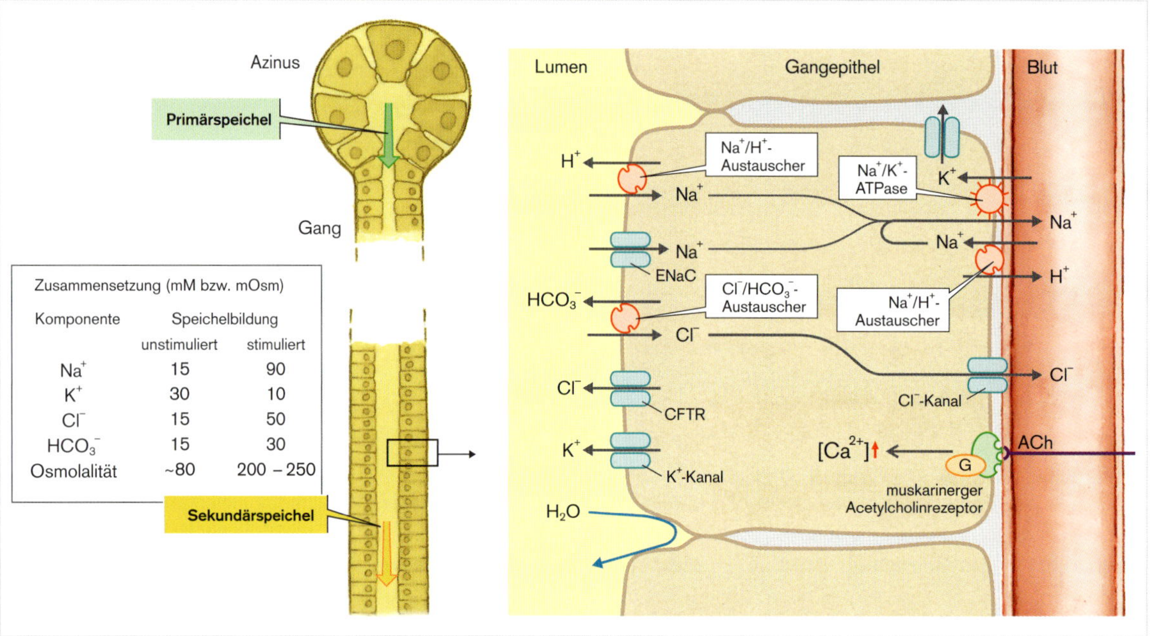

Zusammensetzung (mM bzw. mOsm)

Komponente	Speichelbildung unstimuliert	Speichelbildung stimuliert
Na^+	15	90
K^+	30	10
Cl^-	15	50
HCO_3^-	15	30
Osmolalität	~80	200 – 250

Abb. 12.17 Transportvorgänge in Speicheldrüsengängen. In den Endstücken werden Anionen (Cl^-, HCO_3^-) aktiv sezerniert, und Na^+ und Wasser folgen passiv (Primärspeichel, s. ▶ Abb. 12.19**a**). Diese Flüssigkeit ist isoton und hat eine ähnliche Elektrolytzusammensetzung wie das Plasma. Entlang der Ausführungsgänge werden Na^+ aktiv und Cl^- passiv resorbiert sowie K^+ und HCO_3^- aktiv sezerniert. Bei mittlerem Speichelfluss überwiegt die Resorption. Da die Ausführungsgänge relativ wasserdicht sind, sinkt die Osmolalität des Speichels, er wird hypoton. Der Elektrolyttransport im Gangepithel ist limitiert, sodass die Zusammensetzung des endgültigen Speichels von der Sekretionsrate des Primärspeichels abhängt (nach [23]).

kann der Anblick von Speisen die Sekretion der Speicheldrüsen anregen (kephalische Verdauungsphase) (S. 533).

Funktion der Azinuszellen

In den Azinuszellen wird der Hauptteil der „Speichelproteine“ synthetisiert (z. B. α-Amylase, Mucin). Dies geschieht am rauen endoplasmatischen Retikulum, RER (▶ Abb. 12.17), von wo aus die Proteine in Transportvesikeln zum Golgi-Apparat gelangen. Dort werden sie bei Bedarf noch modifiziert (z. B. glykosyliert) und anschließend in **sekretorische Vesikel** verpackt, deren Inhalt, wie bei den meisten Vesikeln, einen sauren pH-Wert hat.

Funktion der Gangzellen

Die Gangzellen der Speicheldrüsen sind polarisierte Epithelzellen, die hauptsächlich am Transport von Wasser und Elektrolyten beteiligt sind. Zu diesem Zweck sind sie an der apikalen und basolateralen Membran mit speziellen **Transportproteinen** (S. 49) ausgestattet (z. B. Na^+/H^+-Austauscher, Cl^--Kanäle). Reguliert wird ihre Funktion durch neurohumorale Stimuli über basolaterale Rezeptoren. Die Zellen zeigen eine gewisse Heterogenität entlang der Drüsengänge. Am Übergang vom Azinus zum Sekretgang finden sich Zellen mit hoher Carboanhydr(at)aseaktivität, die wahrscheinlich eine Rolle bei der HCO_3^--Sekretion spielt. In den nachfolgenden Gangabschnitten zeigen sich vermehrt zytosolische Vesikel, die darauf hindeuten, dass hier nochmals Proteinsekretion stattfinden kann.

Funktion der „Goblet“-Zellen

Neben Azinus- und Gangzellen gibt es in Speicheldrüsen auch „Goblet“-Zellen in den größeren Ausführungsgängen. Sie sezernieren Schleim (**Muzin**), der als Gleitmittel dient, die Epithelzellen schützt und Pathogene bindet.

12.5.3 Mundspeicheldrüsen

Die physiologische Bedeutung der Mundspeicheldrüsen

Die basale (unstimulierte) **Sekretionsrate** an Speichel beträgt ca. 0,5 l pro Tag. Während der Stimulationsphasen (z. B. bei Nahrungaufnahme) steigt der Speichelfluss auf das 10-fache an, sodass pro Tag insgesamt ca. 1,5 l Speichel sezerniert werden. 90 % des Speichels stammen aus den Glandulae parotis, submandibularis und sublingualis. Die Glandula parotis ist eine seröse Drüse, d. h. ihr Sekret hat einen geringen Glykoproteingehalt, ist jedoch reich an α-Amylase. Die beiden anderen Drüsen sind seromukös, d. h. ihre Sekrete haben einen höheren Glykoproteingehalt (Muzin). Weitere kleine Drüsen produzieren ein muköses Sekret.

Die Speichelsekretion verhindert ein **Austrocknen der Mundschleimhaut** und dient der oralen **Hygiene**, weil das Sekret eingedrungene Pathogene unschädlich machen kann und Nahrungsreste „wegspült“. Eine Schutzwirkung resultiert auch daraus, dass der Speichel Nahrungsbestandteile, die die Mundschleimhaut schädigen können (wie z. B. Tannine im Tee), neutralisiert. Speichel schützt auch die Integrität der Zähne, dient als Gleitmittel für die Nahrung, unterstützt den Schluckakt (S. 521) sowie die Funktion der Geschmacksknospen (S. 860). Der Feuchtigkeitsgehalt der Mundhöhle beeinflusst außerdem unser Durstempfinden und damit die Flüssigkeitsaufnahme (= sekundäres Trinken).

Der größte Anteil der sezernierten Proteine sind sog.

- **„prolinreiche“ Proteine** (ca. 30 % der Aminosäuren sind Prolin). Man unterscheidet dabei saure, basische und glykosylierte Formen. Sie wirken antimikrobiell, neutralisieren Tannine, dienen als Gleitmittel, binden Ca^{2+} und schützen den Zahnschmelz.
- Die **Muzin-Glykoproteine** wirken antimikrobiell, dienen als Gleitmittel und können vor Proteasen schützen.

Eine weitere Gruppe sind die **Speichelenzyme**:

- **α-Amylase** spaltet Kohlenhydrate (S. 564), wird jedoch im Magen sofort inaktiviert.
- **Saure Lipase** spaltet Triacylglycerine, allerdings erst im Magen (saurer pH).
- Eine **Ribonuklease** verdaut RNA.

Die Rolle von **Kallikrein** (S. 260) im Speichel ist unklar. Es kann aus Kininogen vasodilatierendes Bradykinin freisetzen und damit evtl. die Durchblutung der Speicheldrüsen erhöhen.

Die Verdauungsenzyme des Mundspeichels sind für Erwachsene nicht essenziell. Saure Lipase hilft jedoch Säuglingen bei der Verdauung von Milchfetten bereits im Magen.

Zu den **antimikrobiellen Proteinen** gehören noch sekretorisches **Immunglobulin A** (IgA), **Lysozym**, **Laktoperoxidase** und **Lactoferrin**. Außerdem enthält der Speichel **Wachstumsfaktoren** (*nerve growth factor, epidermal growth factor*), die der Wundheilung dienen („Wunden lecken“), sowie **Haptocorrin** (S. 575), das im Magen Vitamin B_{12} bindet.

Der von den Azini gebildete **Primärspeichel** hat eine plasmaähnliche Elektrolytzusammensetzung, mit dem Unterschied einer höheren K^+-Konzentration (über 10 mmol/l). Dieser Primärspeichel wird in den Ausführungsgängen zum **Sekundärspeichel** modifiziert. Im **nicht stimulierten Zustand** entsteht hierdurch eine NaCl-arme (ca. 15 mmol/l) und K^+-reiche (ca. 30 mmol/l) hypotone (70 – 100 mosm/kg H_2O) Flüssigkeit. Bei **Stimulation** der Drüse nähert sich die Zusammensetzung der des Plasmas an, ohne jedoch jemals gleiche Werte zu erreichen, d. h. Speichel ist immer hypoton (▶ Abb. 12.13). Die NaCl-Konzentration steigt dabei an und die K^+-Konzentration sinkt (jedoch nicht auf Plasmawerte). Wichtig ist, dass die HCO_3^--Konzentration über der Plasmakonzentration liegt und der pH-Wert auf 8 steigen kann (im nicht stimulierten Zustand liegt er zwischen 6 und 7). Das **Speichel-HCO_3^-** dient u. a. der pH-Clearance im unteren Ösophagus nach dem Schlucken.

Die Kontrolle der Speichelsekretion

Der wichtigste Regulator der Mundspeicheldrüsen ist der **Parasympathikus**, der die Efferenzen aus dem oberen und unteren **Speichelkern** im Hirnstamm zu den Speicheldrüsen führt. Sowohl lokale als auch zentrale Afferenzen können die Aktivität der Speichelkerne und damit der Speicheldrüsen beeinflussen. Die Speichelproduktion kann durch Berührung der Mundschleimhaut oder Erregung von Geschmacks- oder Geruchsrezeptoren ausgelöst werden. Auch der alleinige Anblick von oder Gedanken an Nahrung können in Form eines konditionierten Reflexes Speichelsekretion auslösen („den Mund wässrig machen“). Der Transmitter des Parasympathikus, **Acetylcholin**, stimuliert über M_3-Cholinozeptoren die Sekretion und hat eine gewisse trophische Wirkung.

Manche Medikamente, besonders in der Psychiatrie, haben anticholinerge Wirkung und führen als Nebenwirkung zu **Mundtrockenheit**. Im Gegensatz dazu können Acetylcholinesterase-Hemmer zu Überstimulation der Speicheldrüsen führen, und die Betroffenen haben einen dauernden Speichelfluss.

Speicheldrüsen unterliegen auch einer Kontrolle durch den **Sympathikus** (β_2-Adrenozeptoren) aus den oberen Zervikalganglien. Der Transmitter des Sympathikus, **Noradrenalin**, steigert den Speichelfluss und verschiebt dessen Zusammensetzung in Richtung eines wasserärmeren, viskösen Speichels (durch überproportional erhöhte Proteinexozytose in den Azini; besonders α-Amylase). Wahrscheinlich beeinflusst der Sympathikus die Speichelsekretion auch indirekt durch Regulation des Blutflusses. Sowohl Parasympathikus als auch Sympathikus können die **myoepithelialen Zellen** zur Kontraktion anregen und damit den Speichelfluss erleichtern. Einige Nervenfasern geben Substanz P und VIP ab, die ebenfalls die Speichelsekretion stimulieren.

Zwei **hormonelle Modulatoren** der Speichelsekretion sind Aldosteron und Angiotensin II. **Aldosteron** führt, wie in der Niere (S. 427), zu Na^+-Resorption und K^+-Sekretion und sorgt damit für einen Na^+-armen und K^+-reichen Speichel. Bei Menschen mit Nebenniereninsuffizienz (Addison-Krankheit) lassen sich entsprechende Veränderungen der Speichelzusammensetzung nachweisen. **Angiotensin II** dagegen scheint die Na^+-Resorption zu hemmen.

Die zellulären Mechanismen in den Azini

Der Mechanismus der **Primärspeichelbildung** entspricht dem der Bauchspeicheldrüse und wird dort im Detail beschrieben (s. Abb. 12.19) (S. 541). Der aktiven Sekretion von Cl^- folgen Na^+, Wasser, K^+ und HCO_3^-. Bestimmend für das Ausmaß der Primärspeichelbildung ist die Aktivität apikaler Cl^-- und basolateraler K^+-Kanäle, an denen auch die Sekretionsregulation ansetzt. Stimulatoren der Speichelsekretion führen zu einer Erhöhung der zytosolischen Ca^{2+}-Konzentration, wodurch Proteinkinasen aktiviert werden, die die Kanalaktivität sowie die Flüssigkeitssekretion stimulieren. Die Sekretion der Proteine (S. 534) geschieht durch Exozytose. Sie wird durch cAMP und Ca^{2+} stimuliert. Die Regulation der Azinusfunktion erfolgt hauptsächlich durch das vegetative Nervensystem.

Acetylcholin und **Substanz P** lösen über Phospholipase C (S. 69) zytosolische Ca^{2+}-Oszillationen aus, wodurch die Proteinexozytose und die Flüssigkeitssekretion ansteigt. **ATP** erhöht die zytosolische Ca^{2+}-Konzentration durch Aktivierung eines Kationenkanals (= P_{2Z}-Purinorezeptor) in der Zellmembran.

Die zellulären Mechanismen in den Ausführungsgängen

Die Wände der Ausführungsgänge sind relativ schlecht wasserdurchlässig, sodass dort Elektrolyte transportiert werden können (**NaCl-Resorption und $KHCO_3$-Sekretion**, ▶ Abb. 12.17), ohne dass nennenswert Wasser folgt; dadurch entsteht ein **hypotoner Sekundärspeichel**.

An der **Na^+-Resorption** sind apikal Na^+-Kanäle (ENaC) und Na^+/H^+-Austauscher (NHE-2/-3 sowie basolateral die Na^+/K^+-ATPase beteiligt.

An der **Cl^--Resorption** sind apikal Cl^-/HCO_3^--Austauscher und Cl^--Kanäle (z. B. CFTR) sowie basolaterale Cl^--Kanäle beteiligt. Der Cl^-/HCO_3^--Austauscher sorgt auch für die HCO_3^--Sekretion.

An der basolateralen Membran wird HCO_3^- möglicherweise über einen **Na^+-Kotransporter** aufgenommen. Der apikale Schritt der K^+-Sekretion erfolgt vermutlich über K^+-Kanäle. Manche der Gangzellen sezernieren auch Proteine (stimuliert über α_1-Adrenozeptoren) wie *nerve growth factor, epidermal growth factor*, Kallikrein, Ribonuklease, IgA und Lysozym. Die Regulation der Funktion ist weniger gut untersucht als jene der Azinuszellen. **Acetylcholin** führt über einen zytosolischen Ca^{2+}-Anstieg zu einer Abnahme von NaCl-Resorption und K^+-Sekretion bei Zunahme der HCO_3^--Sekretion. **β_2-Adrenozeptoren** stimulieren die NaCl-Resorption (über CFTR). Aldosteron stimuliert die Na^+-Resorption und K^+-Sekretion. VIP und GIP hemmen die Na^+-Resorption.

Bei chronischer **Entzündung der Speicheldrüsen** (Sjögren-Syndrom; auch Tränendrüsen und andere exokrine Drüsen sind evtl. betroffen) kommt es zur Mundtrockenheit (**Xerostomie**). Die Folge sind Infektionen und Geschwürbildung in der Mundhöhle sowie Schluckbeschwerden. Meist ist ein Autoimmungeschehen die Ursache. Allerdings kann Xerostomie auch durch Medikamente (Atropin, Antidepressiva), Bestrahlung oder Infektionen hervorgerufen werden.

Zusammenfassung Kap. 12.3 bis 12.5

Mundhöhle, Ösophagus und Magen

Mundhöhle

Die Nahrung wird in der Mundhöhle durch **Kauen** mechanisch zerkleinert und mit **Speichel** vermischt. Speichel ist vor allem notwendig für die Rezeption von Geschmacksreizen, für das Saugen (vor allem des Säuglings), für die orale Hygiene und um feste Bissen gleit- und damit schluckfähig zu machen. Die **Verdauungsenzyme** des Speichels dienen hauptsächlich dazu, Speisereste an den Zähnen zu entfernen. Der Speichel wird in zwei Stufen gebildet: Zuerst produzieren die Endstücke der **Speicheldrüsen** einen **isotonen Primärspeichel**, der dann bei der Passage durch die Ausführungsgänge der Drüse sekundär modifiziert wird. Na^+ und Cl^- werden dort absorbiert, und K^+ und HCO_3^- werden sezerniert. Normalerweise werden dabei mehr Ionen absorbiert als sezerniert, sodass der Speichel **hypoton** wird (▶ Abb. 12.17).

Speiseröhre

Über die Speiseröhre (Ösophagus) gelangt die Nahrung in den Magen.

Der Ösophagus besteht in seinem oberen Drittel aus quergestreifter, ansonsten aus **glatter Muskulatur**. Die Wanddehnung beim Schlucken eines Bissens löst eine **primäre peristaltische Welle** aus, die von sekundären peristaltischen Wellen gefolgt sein kann (▶ Abb. 12.10). Dieser peristaltische Reflex bedarf im oberen Drittel der äußeren Innervation (N. vagus); im Bereich der glatten Muskulatur wird er von den Ganglienzellen der Ösophaguswand gesteuert. Beide Enden der Speiseröhre werden von **Sphinktern** „überwacht“, wobei sich der untere Sphinkter reflektorisch bereits dann öffnet (rezeptive Relaxation über vagusaktivierte NANC-Fasern), wenn der Schluckakt beginnt. Der untere Sphinkter schützt die Ösophagusschleimhaut vor dem Magensaft. Bei physiologischem **gastroösophagealem Reflux** durch transiente Relaxationen des unteren Sphinkters sorgen Peristaltikwellen für eine Wiederentleerung (Volumen-Clearance) und geschluckter Speichel (HCO_3^--haltig) für eine Pufferung der Magensaftreste (pH-Clearance). Werden diese Relaxationen zu ausgedehnt, sind die Schutzmechanismen überfordert und die Schleimhaut des Ösophagus wird angegriffen. Störung der rezeptiven Relaxation führt zur **Achalasie.**

Magen

Im Magen setzt sich die mechanische Zerkleinerung fort und die Protein- und Fettverdauung beginnt.

Im Magen wird die feste Nahrung weiter **zerkleinert** und mit dem Magensaft gemischt, sodass eine Suspension entsteht (**Chymus**). Der Magensaft setzt sich aus den Sekreten des Oberflächenepithels und der tubulären Drüsen in Fundus, Korpus, Kardia und Pylorus zusammen (▶ Abb. 12.11). Die Wände der Fundus-Korpus-Drüsen enthalten **Belegzellen**, die **Salzsäure** und den **Intrinsic Factor** sezernieren (▶ Abb. 12.13), **Hauptzellen**, die **Pepsinogene** abgeben, sowie **Nebenzellen**, die, ebenso wie das **Oberflächenepithel** und die **Kardia-** und **Pylorusdrüsen**, **Schleim** sezernieren. Die von der Epitheloberfläche her mit HCO_3^- getränkte Schleimbarriere (▶ Abb. 12.16) schützt das Epithel vor der Selbstandauung durch HCl und Pepsine. **Aktivatoren** der Belegzellen sind **Acetylcholin** (Parasympathikus), **Gastrin** (aus den G-Zellen von Magen und Duodenum) und **Histamin** (aus den H- oder ECL-Zellen der Magendrüsen). Die Hauptzellen werden vor allem durch Histamin und Acetylcholin zur Sekretion angeregt (▶ Abb. 12.14 und ▶ Abb. 12.15).

Sobald die festen Nahrungsbestandteile eine Größe unter 2 mm erreicht haben, gelangen sie durch den Magenpförtner (**Pylorus**) in den Dünndarm.

Magenmotorik

Funktionell kann man an der Muskulatur des Magens einen proximalen und einen distalen Teil unterscheiden (▶ Abb. 12.11).

- Im **proximalen Magen** wird unter dem Einfluss vagovagaler Reflexe eine gleichmäßige, **tonische Wandspannung** aufrechterhalten. Sie nimmt beim Schluckakt (**rezeptive Relaxation**) und wenn Nahrung in den Magen gelangt (**Akkommodation**) ab.
- Der **distale Magen** weist starke **Peristaltikwellen** auf, die von einem Schrittmacherzentrum an der großen Kurvatur ausgehen. Diese Wellen, die dazu dienen, die aufgenommene Nahrung zu homogenisieren, werden von Ganglienzellen der Magenwand beeinflusst. Vagovagale und enterogastrische Reflexe können hier ebenso wie Gastrin und einige andere Magen-Darm-Hormone modifizierend eingreifen (▶ Abb. 12.12).

Der **Pylorusschließmuskel** wird unabhängig von der übrigen Magenmotorik gesteuert. An ihm setzt die Regulation der **Magenentleerung** an. **Erbrechen** ist das Ergebnis eines komplexen Zusammenwirkens viszeraler und somatischer Reflexe und ermöglicht eine orale Entleerung von Magen- (und u. U. Darm-)Inhalt.

12.6 Pankreas

12.6.1 Exokrine Funktion des Pankreas

Zusammensetzung des Pankreassekrets

Die **exokrine Funktion des Pankreas** besteht in der Sekretion einer proteinreichen alkalischen Flüssigkeit; zur endokrinen Funktion s. Kap. 14.8 (S.665). Pro Tag werden ca. 1,5 l **Pankreassaft** gebildet. Dadurch werden 5–15 g Protein sezerniert, verglichen mit dem täglichen Proteinbedarf einer erwachsenen Person von 70 g eine nicht unerhebliche Menge. Die Azinuszellen des Pankreas haben eine der höchsten Proteinsyntheseraten im Körper. Insgesamt werden über 20 verschieden Proteine (▶ Tab. 12.3) sezerniert, die sich grob in drei Gruppen einteilen lassen.

- **Zymogene** sind inaktive Vorstufen von Verdauungsenzymen (im wesentlichen Proteasen), die im Dünndarm durch **Enteropeptidase** und **Trypsin** proteolytisch aktiviert werden.
- Weiterhin werden **aktive Enzyme** wie z. B. α-Amylase und Lipasen sezerniert.
- Die dritte Gruppe besteht aus **schützenden** und **regulatorischen Proteinen.**

Hierzu gehört **Glykoprotein 2** (GP2), das an der Innenseite von Zymogengranula mittels Glykosyl-Phosphatidylinositol verankert ist und die Re-Endozytose der Vesikelmembran reguliert. GP2 kann sich auch aus der Membran lösen und lagert sich dann, ähnlich wie das Protein **Lithostatin**, an Verdauungsenzyme in den Ausführungsgängen an, wodurch möglicherweise die Bildung größerer, verstopfender Aggregate (Pankreassteine) verhindert wird. **Trypsininhibitoren** schützen vor Selbstverdau und das **Pankreatitis-assoziierte Protein** wird vermehrt unter pathologischen Bedingungen abgegeben und hat möglicherweise bakteriostatische Wirkung.

12

Tab. 12.3 Proteine im Pankreassekret

Gruppe	Name	Funktion
zymogene Proteinverdauung	Trypsin(ogen)e 1, 2, 3	Hydrolyse von Arg-, Lys-Peptidbindungen
	Chymotrypsinogen	Hydrolyse von Phe-, Tyr-, Trp-Peptidbindungen
	(Pro)Elastasen 1, 2	Hydrolyse aliphatischer Peptidbindungen
	Proprotease E	
	(Pro)Carboxypeptidase A1, A2	C-terminale Hydrolyse von Phe-, Tyr-, Trp-Peptidbindungen
	(Pro)Carboxypeptidase B1, B2	C-terminale Hydrolyse von Arg-, Lys-Peptidbindungen
	Kallikrein(ogen)e 1, 2, 3	Hydrolyse von Arg-, Lys-Peptidbindungen
Kohlenhydratverdauung	α-Amylase	Hydrolyse α-1,4-glykosidischer Bindungen der Stärke
Lipidverdauung	Karboxylester-Lipase	Hydrolyse aller Esterverbindungen
	Pankreaslipase	Hydrolyse von C_1- und C_3-Glycerinesterbindungen
	(Pro)Kolipase 1, 2	Kofaktor für Pankreaslipase
	(Pro)Phospholipase A_2	Hydrolyse von 1,2-Diacylglycerophosphocholin an Position 2
Nukleinsäureverdauung	DNAse 1	DNA-Hydrolyse am 3′-Ende der Phosphatesterbindung
	DNAse 2	DNA-Hydrolyse am 5′-Ende der Phosphatesterbindung
	RNAse	RNA-Verdauung
sonstige	Trypsininhibitoren	Schutz vor Selbstverdau
	Glykoprotein 2 (GP2)	Re-Endozytose, verhindert Pankreassteinbildung (?)
	Lithostatin	verhindert Pankreassteinbildung (?)
	Pankreatitis-assoziiertes Protein	bakteriostatisch (?)

Ein weiterer wichtiger Bestandteil des Pankreassekretes ist **HCO_3^-**, das im Duodenum den Magensaft neutralisiert und die Mizellenbildung (S. 572) erleichtert. Im unstimulierten Pankreas ist die HCO_3^--Konzentration des Sekretes nur wenig höher und die Cl^--Konzentration nur wenig niedriger als im Blutplasma. Wird das Pankreas aber zur Bildung eines flüssigkeitsreichen Sekretes angeregt (z. B. durch Sekretin), so steigt mit zunehmender Sekretionsrate auch die HCO_3^--Konzentration an, wogegen die Cl^--Konzentration sinkt (S. 542). Die Konzentrationen von Na^+ und K^+ bleiben weitgehend konstant und unterscheiden sich kaum von denen im Plasma. Die Cl^--Konzentration kann auf 40 – 50 mmol/l fallen und die HCO_3^--Konzentration auf über 120 mmol/l ansteigen, sodass der pH-Wert auf ca. 8,1 ansteigt (nach Henderson-Hasselbalch (S. 388)).

Das Pankreassekret ist auch reich an **Ca^{2+}**. Dieses stammt aus den Zymogengranula, in denen die Ca^{2+}-Konzentration im millimolaren Bereich liegt. Dies scheint für adäquate Verpackung und zellulären Transport der Verdauungsenzyme notwendig zu sein.

Regulation der exokrinen Funktion des Pankreas

Die beiden wichtigsten hormonellen Regulatoren sind CCK und Sekretin (▶ Abb. 12.18). **CCK** aus den I-Zellen des Duodenums und Jejunums fördert hauptsächlich die **Proteinsekretion** in den Azini. Nach Nahrungsaufnahme stimulieren vor allem Lipide, Peptide und Aminosäuren die CCK-Freisetzung (CCK-58 und CCK-33), wodurch die CCK-Plasmakonzentration auf das 5 – 10-Fache ansteigt. Möglicherweise unterstützen **CCK-Freisetzungsfaktoren** aus dem Duodenum (sezernierte Proteine) diesen Vorgang. Diese Faktoren könnten Teil eines Regelkreises sein, da sie im leeren Duodenum sofort abgebaut werden und dann keine stimulierende Wirkung entfalten können. CCK wirkt einerseits direkt auf die Azini und kann durch zentrale Stimulation des Parasympathikus auch indirekt wirken. Dies erklärt auch, warum Atropin die Wirkung von CCK auf das Pankreas abschwächt. Die Wirkung von CCK auf die HCO_3^--Sekretion besteht wahrscheinlich in der Potenzierung der Sekretinwirkung.

Ähnlich wie Gastrin, wirkt auch CCK **wachstumsfördernd**, vor allem auf das Pankreas. In Bevölkerungsgruppen, in denen Sojabohnen wesentlicher Nahrungsbestandteil sind, unterbricht der in diesen Bohnen enthaltene Trypsininhibitor den Abbau der CCK-Freisetzungsfaktoren, sodass CCK ungebremst sezerniert wird. Dies kann zur Pankreashypertrophie führen, die mit erhöhten Vorkommen von Pankreaskrebs korreliert.

Sekretin ist der wichtigste Stimulus für die Flüssigkeits- und HCO_3^--Sekretion in den Ausführungsgängen. Es wird von S-Zellen im Duodenum und Jejunum freigesetzt. Stimuliert wird diese Freisetzung vor allem durch HCl und, zu einem geringeren Grad, durch Gallensalze und Fettsäuren. Der **N. vagus** (über Acetylcholin und möglicherweise GRP) stimuliert die Protein- und die HCO_3^--Sekretion. Man muss sich die Regulation der exokrinen Pankreasfunktion als integrierte Wirkung von CCK, Sekretin und N. vagus (sowie evtl. weiterer Faktoren) vorstellen, wobei die spezifischen Wirkungen durch die Anwesenheit der anderen Signale moduliert werden können.

Die vier Phasen der exokrinen Pankreasfunktion

Die exokrine Pankreasfunktion wird, wie auch die Säuresekretion im Magen, durch Verdauungsprozesse koordiniert, um eine möglichst hohe Effizienz zu erreichen. **Interdigestiv** herrscht eine niedrige basale Sekretion.

Diese ist nicht konstant, sondern schwankt mit den MMC-Phasen (S. 515) im Dünndarm und Magen. Dadurch wird gewährleistet, dass noch verdaubares Material aus dem Magen im Dünndarm weiterverarbeitet wird. Während der MMC-Phase 1 ist die Sekretionsrate minimal, steigt jedoch in Phase 2 mit der Motilität im Duodenum an. Hierbei spielt möglicherweise CCK eine Rolle. In Phase 3 ist die Sekretion maximal, um in Phase 4 wieder abzufallen. Wichtigster Regulator ist der Parasympathikus, da nach Denervierung diese Koordination fast vollständig verschwindet. Über α-adrenerge Wege wird die interdigestive Sekretion gehemmt.

Postprandial steigt die exokrine Pankreassekretion um den Faktor 5 – 20. Dabei können drei Phasen unterschieden werden (▶ Abb. 12.18).

▶ **Kephale Phase.** Sie ist kurz und kann bereits mit dem Gedanken an die Nahrungsaufnahme oder dem Anblick bzw. Geruch der Nahrung beginnen, spätestens jedoch beim Kontakt mit der Mundschleimhaut. Wahrscheinlich führt Stimulation hypothalamischer Areale zur Aktivierung eines Reflexbogens, der letztendlich über postganglionäre cholinerge Fasern des N. vagus und M_3-Cholinozeptoren die Pankreasfunktion anregt. Hierdurch kommt

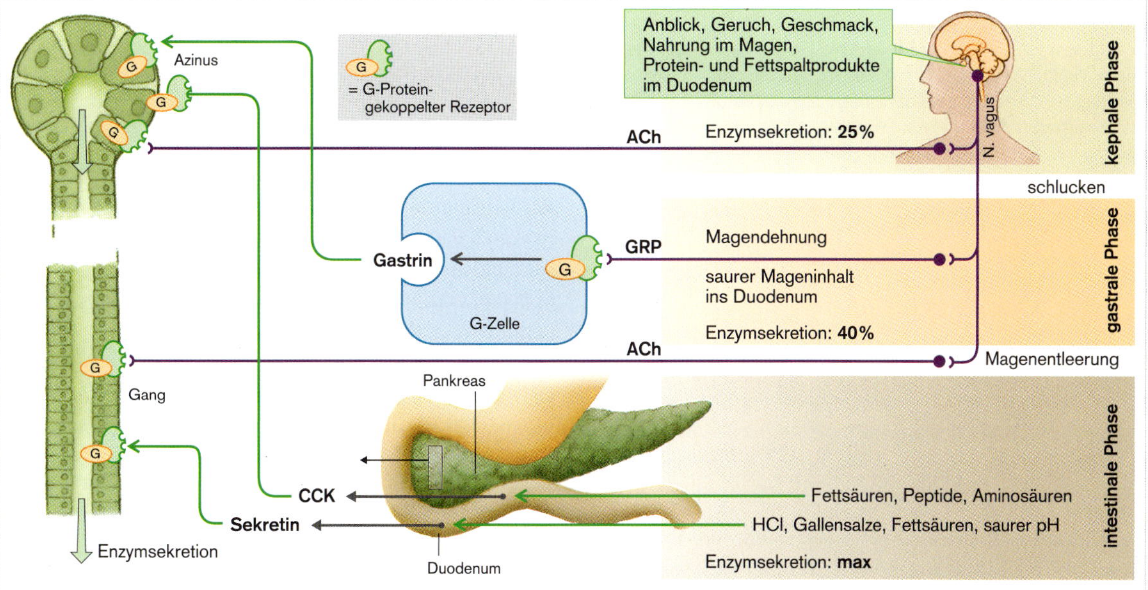

Abb. 12.18 Regulation der exokrinen Sekretion im Pankreas. Die Regulation findet sowohl in den Azini als auch in den Ausführungsgängen statt und besteht aus nervalen und endokrinen Komponenten. Wie bei der Magensaftsekretion unterscheidet man eine kephale, gastrale und intestinale Phase.

es zu einem leichten Anstieg der Flüssigkeits- und HCO_3^--Sekretion, und die Enzymsekretion steigt auf ca. 25 % ihres Maximalwertes.

► **Gastrale Phase.** Nach dem Schlucken beginnt die gastrale Phase (Enzymsekretion um weitere 10 – 20 % gesteigert), in der die Pankreasfunktion dadurch angeregt wird,
- dass Gastrin freigesetzt wird (das ebenfalls an CCK_A-Rezeptoren bindet, wenn auch mit geringerer Affinität als CCK),
- dass die Magendehnung vago-vagale gastro-pankreatische Reflexe auslöst sowie
- dass der Übertritt kleiner Mengen sauren Mageninhalts in das Duodenum beginnt.

► **Intestinale Phase.** Mit der eigentlichen Entleerung des Magens beginnt die intestinale Phase der Pankreassekretion, bei der die Enzymsekretion ihren maximalen Wert erreicht. Drei Mechanismen tragen dazu bei:
- Durch HCl, Gallensalze und Fettsäuren wird an S-Zellen die Sekretinfreisetzung stimuliert.
- Fettsäuren, Peptide und Aminosäuren stimulieren I-Zellen zu vermehrter CCK-Freisetzung.
- Schließlich führen Lipide und Proteinspaltprodukte zur Aktivierung eines vago-vagalen entero-pankreatischen Reflexes. Ausmaß und Muster der Enzymsekretion hängen von der Nahrungszusammensetzung ab.

Flüssige Nahrung führt zu einer eher kurz anhaltenden Stimulation auf bis zu 60 %, wohingegen feste und kalorienreiche Nahrung eine langanhaltende, maximale Stimulation verursacht. Lipide, besonders Monoacylglycerine und Fettsäuren sind sehr kräftige Stimuli, gefolgt von Proteinspaltprodukten und einigen Aminosäuren (z. B. Phenylalanin, Valin, Methionin). Fettsäuren verzögern gleichzeitig die Magenentleerung (wahrscheinlich über Sekretin, GIP, Prostaglandine und nerval) und tragen somit zur Koordination der Verdauung bei. Selbst bei maximaler Stimulation wird nur ein Teil der im Pankreas vorhandenen Enzyme sezerniert, sodass eine große Enzymreserve besteht (besonders für Kohlenhydrat- und Proteinverdauung). Außerdem kann das Pankreas langfristig seine Enzymreserven an die Ernährungsgewohnheiten anpassen.

Erst bei einem Verlust von 80 – 90 % des Pankreasgewebes (z. B. **chronische Pankreatitis**) setzt ein Verdauungsdefizit (**Pankreasinsuffizienz**) ein, beginnend mit Lipiden. Somit kommt es zuerst zu Fettstühlen (**Steatorrhö**).

Die Sekretionsrate beginnt nach einiger Zeit zu sinken. Hierfür ist die Sekretion von **Peptid YY** (PYY) aus neuroendokrinen Zellen in Ileum und Kolon verantwortlich, das durch nervale Mechanismen und Durchblutungsveränderung die Pankreassekretion drosselt. Zusätzlich wirken Somatostatin und pankreatisches Polypeptid (PP) hemmend.

Schutz vor Selbstverdauung

Das Pankreas schützt sich mit fünf Mechanismen vor der Selbstzerstörung durch die Verdauungsenzyme.
- Die besonders gefährlichen Proteasen werden als **inaktive Vorstufen** (**Zymogene**) sezerniert. Die Aktivierung erfolgt im Duodenum, wo die **Enteropeptidase** Trypsinogen zu **Trypsin** aktiviert, das dann alle weiteren Zymogene aktiviert.
- Weiterhin sind die Membranen der Granula **proteinundurchlässig**, sodass ein schleichendes „Auslaufen" verhindert wird.
- Um Schaden durch „versehentlich" aktivierte Enzyme zu vermeiden, befinden sich in den Granula auch **Enzyminhibitoren** (Trypsininhibitor).
- Der saure pH-Wert in den Granula sowie die Kondensierung der Proteine und das Ionenmilieu (Ca^{2+}) hemmen ebenfalls die Aktivität.
- Schließlich werden „frühreife" Enzyme, die bereits in der Zelle aktiviert wurden, erkannt und durch **Nicht-Verdauungsproteasen** oder nach Transfer in Lysosomen abgebaut.

12.6.2 Funktion der Pankreasazini

Sekretion von Verdauungsenzymen

In den Azini findet die regulierte Sekretion von Verdauungsenzymen durch **Exozytose** sowie Elektrolyt- und Wassersekretion statt. Im unstimulierten Zustand werden **Verdauungsenzyme** mit niedriger Rate konstitutiv sezerniert (► Abb. 12.19a). Nach Stimulation erhöht sich diese Sekretionsrate um das 5 – 10-fache. Allerdings wird selbst bei längerer Stimulation nur ein Teil der vorhandenen Enzyme abgegeben (ca. 10 – 20 % pro Stunde). Ein wichtiger Stimulator der Enzymsekretion ist **CCK**. Nach dessen Bindung an den **CCK_A-Rezeptor** kommt es, vermittelt durch das G-Protein $G\alpha_q$, zur Aktivierung von **Phospholipase C**, wodurch IP_3 und DAG gebildet werden. IP_3 führt zur Freisetzung von **Ca^{2+}** aus dem endoplasmatischen Retikulum und DAG aktiviert **Proteinkinase C** (PKC). Dieser Mechanismus sorgt dafür, dass es unter physiologischen Bedingungen (CCK im pikomolaren Bereich) zu rhythmischen Ca^{2+}-Erhöhungen im Zytoplasma (**Ca^{2+}-Oszillationen**) kommt. Eine dauerhafte Ca^{2+}-Erhöhung (z. B. bei Verletzung der Zellen) würde letztendlich die Enzymsekretion hemmen, da sie die Architektur des Zytoskeletts zerstört. Durch die Ca^{2+}-Oszillationen wird rhythmisch die **calmodulinabhängige Proteinkinase** (CaMKII) aktiviert. Die Frequenz der Ca^{2+}-Oszillationen steuert das Ausmaß der Enzymsekretion, sodass hier ein **Frequenz-modulierter Prozess** vorliegt.

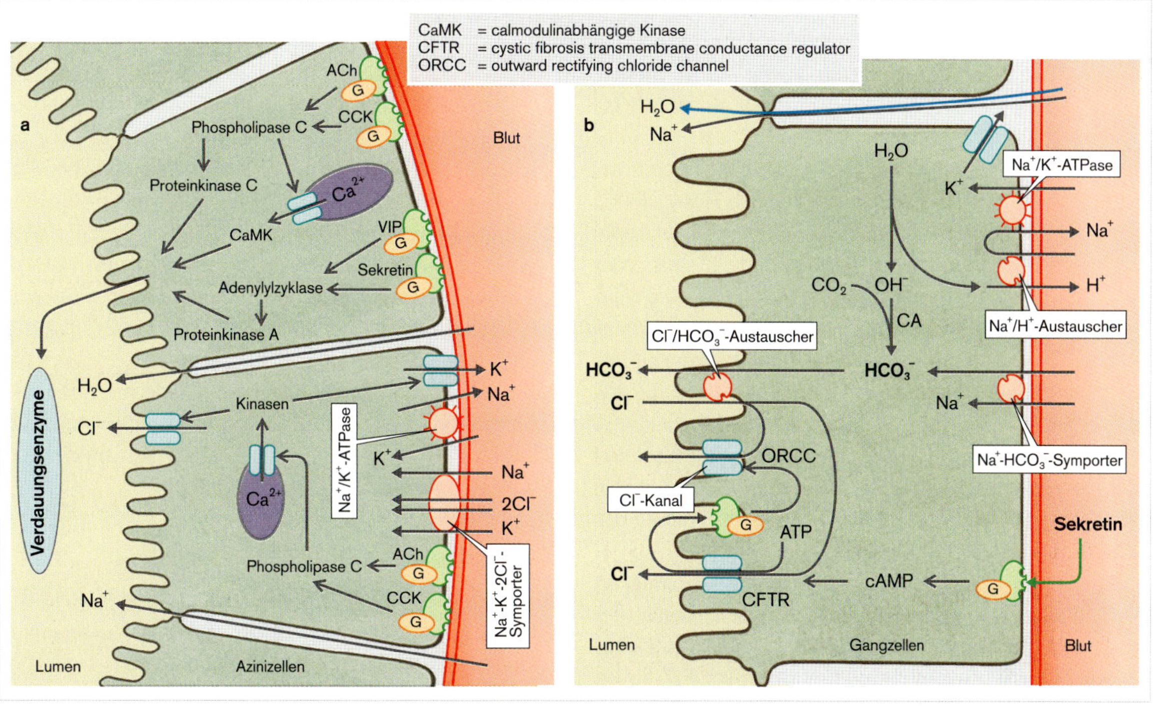

Abb. 12.19 Zelluläre Sekretionsmechanismen im Pankreas.

a In den *Azini* findet die Sekretion der *Verdauungsenzyme* durch Exozytose statt. Sie kann sowohl über den Phospholipase-C-Weg als auch über den Adenylylcyclase-Weg stimuliert werden. Die transepitheliale *NaCl-Sekretion* in den Azini bedarf der aktiven Akkumulation von Cl^- in der Zelle. Dafür sorgt ein basolateraler Na^+-$2Cl^-$-K^+-Symporter. Angetrieben wird er durch den chemischen Na^+-Gradienten, den wiederum die Na^+/K^+-ATPase aufrechterhält. Während die K^+-Ionen, die sowohl mit dem Symportcarrier als auch mit der Na^+/K^+-ATPase in die Zelle gelangen, über basolaterale K^+-Kanäle rezirkulieren, verlässt Cl^- die Zelle über luminale Cl^--Kanäle. Ihre Öffnungswahrscheinlichkeit wird durch zytosolisches Ca^{2+} erhöht (= sekretionsstimulierende Wirkung von Acetylcholin und CCK). Es entsteht ein lumennegatives transepitheliales Potenzial, das für die parazelluläre Sekretion von Na^+ sorgt. Mit 1 mol ATP können so 6 mol NaCl sezerniert werden, und Wasser folgt dem osmotischen Gradienten.

b Der Mechanismus der *$NaHCO_3$-Sekretion* im *Pankreasgang* ist von der Na^+/K^+-ATPase und dem Na^+/H^+-Antiporter in der basolateralen Membran abhängig. HCO_3^- gelangt hauptsächlich über einen Anionen-Austauschcarrier ins Lumen. Damit dieser am Laufen bleibt, muss ein parallel geschalteter Cl^--Kanal für die Rezirkulation der Cl^--Ionen sorgen. Dieser Cl^--Kanal (CFTR, *cystic fibrosis transmembrane conductance regulator*) ist bei Menschen mit Mukoviszidose (*cystic fibrosis*) defekt, was das Pankreassekret zäh werden und an HCO_3^- verarmen lässt. Durch das lumennegative transepitheliale Potenzial, das durch den Cl^--Ausstrom ins Lumen (und den basolateralen K^+-Ausstrom) entsteht, wird Na^+ parazellulär ins Lumen getrieben. Die hohe HCO_3^--Sekretion wird zum einen dadurch ermöglicht, dass der H^+-Ausstrom (Na^+/H^+-Austausch) zur HCO_3^--Akkumulation im Zytosol führt, zum anderen dadurch, dass HCO_3^- über einen Na^+-HCO_3^--Symporter sekundär aktiv vom Interstitium her in die Zelle transportiert wird.

Ca^{2+} fördert auch die Bildung von NO und moduliert dadurch indirekt die Enzymsekretion. Schließlich wird durch CCK auch die cAMP-Bildung und damit die Proteinkinase-A-(PKA-)Aktivität angeregt, welche ebenfalls die Enzymsekretion fördert.

Acetylcholin, der zweite wichtige Stimulator der Azini, führt nach Bindung an den M_3-Cholinozeptor zur Ca^{2+}-Freisetzung über denselben Mechanismus wie CCK. Die physiologische Rolle weiterer Hormone ist zum Teil noch nicht endgültig geklärt.

Sekretin und **VIP** fördern möglicherweise die Enzymsekretion über cAMP. **GRP** (aus Fasern des N. Vagus) und **Neurotensin** dagegen durch die Phospholipase C. **Insulin** scheint besonders die α-Amylasesekretion zu erhöhen.

Gehemmt wird die Enzymsekretion durch **Somatostatin** (durch Hemmung der cAMP-Bildung), **Enkephaline** und **PP** (pankreatisches Polypeptid). PP wird durch CCK, Sekretin, Gastrin und den N. vagus aus den F-Zellen der Langerhans-Inseln freigesetzt und stellt einen wichtigen negativen Rückkopplungsmechanismus dar, der vor überschießender Enzymsekretion schützt.

Elektrolyt- und Wassersekretion

Die **Azini** sezernieren eine **plasmaähnliche, isotone Flüssigkeit**, um die Verdauungsenzyme in Lösung zu halten. Treibende Kraft ist die sekundär aktive, transzelluläre **Cl^--Sekretion** (▶ Abb. 12.19**a**). An der basolateralen Membran sorgt die Na^+/K^+-ATPase für den Na^+-Gradienten, der einen **Na^+-K^+-$2Cl^-$-Symporter** antreibt. Durch diesen werden Cl^- und K^+ sekundär aktiv in die Zellen aufgenommen. K^+ verlässt die Zellen sofort wieder über einen basolateralen Kanal (**K^+-Rezirkulation**), während Cl^- in der Zelle akkumuliert wird. Hierdurch entsteht ein **auswärtsgerichteter Cl^--Gradient**, der dafür sorgt, dass Cl^- über einen Kanal in der apikalen Membran in das Azinuslumen diffundiert. Ob in manchen Azini auch HCO_3^- apikal ausströmt, ist umstritten, spielt jedoch sicher keine entscheidende Rolle. Durch den basolateralen K^+-Ausstrom hyperpolarisiert hier das Membranpotenzial, während der apikale Cl^--Ausstrom zur Depolarisation führt. Diese beiden Mechanismen sorgen für ein **lumennegatives transepitheliales Potenzial**, das die Triebkraft für die **parazelluläre Na^+-Sekretion** durch die kationenselektiven Schlussleisten darstellt. Die insgesamt resultierende **NaCl-Sekretion** erzeugt einen osmotischen Gradienten, der zum trans- und parazellulären Wassereinstrom in das Azinuslumen führt.

Die Elektrolyt- und Wassersekretion wird vorwiegend durch **CCK, Acetylcholin** und **GRP** stimuliert. Diese drei Mediatoren führen, wie oben beschrieben, zur intrazellulären Ca^{2+}-Freisetzung und zur Stimulation von PKC sowie CaMKII. Phosphorylierungsprozesse führen dann zur Aktivierung der apikalen Cl^-- und der basolateralen K^+-Kanäle.

12.6.3 Funktion der Ausführungsgänge des Pankreas

Mechanismus der $NaHCO_3$-Sekretion

Die Hauptaufgabe der Ausführungsgänge ist die Sekretion von **$NaHCO_3$-reicher, isotoner Flüssigkeit.** HCO_3^- führt zur Alkalisierung des Pankreassekretes, das im Duodenum zur Neutralisierung der Magensäure beiträgt. Die zusätzliche Flüssigkeitssekretion verbessert die Hydrierung der Verdauungsenzyme. Sezerniertes HCO_3^- wird durch zwei Mechanismen bereitgestellt, ▶ Abb. 12.19**b**):

- Die **Carboanhydr(at)ase** in den Gangzellen fördert die Umwandlung von $CO_2 + OH^-$ zu HCO_3^-.
- An der basolateralen Membran wird HCO_3^- zusätzlich über einen **Na^+-HCO_3^--Symporter** (NBC) in die Zellen aufgenommen (die Na^+/HCO_3^--Stöchiometrie ist wahrscheinlich 1:2).

Die entstehenden H^+-Ionen verlassen die Zellen über eine basolaterale H^+-ATPase und einen basolateralen Na^+/H^+-Austauscher. Das HCO_3^- gelangt vorwiegend über einen apikalen **HCO_3^-/Cl^--Austauscher** und zum Teil über apikale Kanäle (**CFTR**) in das Ganglumen. Der Austauscher ist darauf angewiesen, dass extrazellulär ausreichend Cl^- vorhanden ist. Dies wird durch die apikale Cl^--Sekretion über den **CFTR-Kanal** und **Ca^{2+}-aktivierte Cl^--Kanäle** (ORCC, *outward rectifying chloride channel*) erreicht. Dieser Mechanismus gewährleistet, dass jedes Cl^-, das im Austausch mit HCO_3^- in die Zellen gelangt, sofort wieder sezerniert wird. Es findet somit keine Netto-Cl^--Resorption statt. Der Cl^--Ausstrom durch die apikalen Kanäle sorgt, wie in den Azini, für ein lumennegatives transepitheliales Potenzial, sodass auch in den Gängen **parazellulär Na^+ sezerniert** wird. Schließlich folgt Wasser parazellulär entlang dem osmotischen Gradienten. In den Gängen wird also Na^+, HCO_3^- und Wasser sezerniert. Dies bedeutet, dass die luminale HCO_3^--Konzentration steigt und die luminale Cl^--Konzentration sinkt. Sie sinkt umso mehr, je stärker die HCO_3^--Sekretion ist.

Regulation der $NaHCO_3$-Sekretion

Der wichtigste Stimulator der $NaHCO_3$-Sekretion ist **Sekretin**, das in den Zellen über Stimulation der Adenylylcyclase zur Aktivierung der Proteinkinase A führt (▶ Abb. 12.19**b**). Hierdurch werden der apikale CFTR-Kanal und der basolaterale Na^+-$2HCO_3^-$-Symporter stimuliert. **Acetylcholin** führt über M_3-Rezeptoren und Phospholipase C zur Aktivierung der apikalen, Ca^{2+}-aktivierten Cl^--Kanäle und des basolateralen Na^+/H^+-Austauschers. **GRP** stimuliert die Sekretion über nicht bekannte Mechanismen. Die Rolle von **CCK** ist noch unklar, wahrscheinlich hat es stimulierende Wirkung. **Substanz P** hemmt die Sekretion.

Die **Ca^{2+}-aktivierten Cl^--Kanäle** (ORCC, *outward rectifying chloride channel*) werden, wie der Name schon sagt, durch Ca^{2+}, aber auch durch cAMP stimuliert. Möglicherweise führt cAMP durch Aktivierung des CFTR zur apikalen ATP-Sekretion der Gangzellen, wodurch purinerge P_{2Y}-Rezeptoren erregt werden, was zur Erhöhung der zytosolischen Ca^{2+}-Konzentration führt. Parallel zu den Cl^--Kanälen werden durch Ca^{2+} und cAMP auch basolaterale K^+-Kanäle häufiger geöffnet.

Proteinsekretion

Manche der distalen Gangzellen (**„Goblet-Zellen"**) können durch Exozytose hochmolekulare Proteoglykane sezernieren. Diese dienen als Gleitmittel und schützen vor Proteasen. Diese Sekretion wird ebenfalls durch Sekretin stimuliert.

Pathophysiologische Bedeutung der apikalen Cl^--Kanäle

Apikale Cl^--Kanäle sind das wichtigste Regulationsinstrument in den Gangzellen. Hierbei kommt dem CFTR-Kanal eine besonders wichtige Rolle zu, wie die Erbkrankheit **Mukoviszidose** (zystische Fibrose, Inzidenz 1:2000) (S. 96) eindrucksvoll zeigt. Bei dieser Krankheit ist der CFTR-(*cystic fibrosis transmembrane conductance regulator*-)Kanal defekt und die Sekretion in den Gängen dramatisch reduziert. Hierdurch wird das Sekret sehr zähflüssig, verstopft die Ausführungsgänge und führt zur Zystenbildung und zu bindegewebigem Umbau (daher der Name zystische Fibrose). Schließlich entwickelt sich das Bild einer **exokrinen Pankreasinsuffizienz.**

CFTR ist ein 170 kDa großes Membranprotein mit zwei Transmembrandomänen, das einen Cl^--Kanal niedriger Leitfähigkeit bildet. Man unterscheidet im zytoplasmatischen Teil zwei Nukleotid-Bindungsdomänen (NBC 1 und 2, Bindung von ATP) und eine regulatorische Domäne (R-Domäne, Phosphorylierung durch PKA und PKC). Wird die PKA aktiviert (durch cAMP) führt dies zur teilweisen Phosphorylierung der R-Domäne, wodurch zuerst NBC 1 und, bei weiterer Phosphorylierung, auch NBC 2 für ATP zugänglich werden und dieses binden. Dadurch ändert sich das Öffnungsverhalten des Cl^--Kanals: Zunächst geht er in einen Zustand schnellen Öffnens und Schließens (*flickery opening*) über, um bei Besetzung von NBC 1 und 2 in den Zustand dauerhafter Öffnung („long opening") zu gehen. Durch Hydrolyse von ATP an der Domäne NBC 2 gelangt der Kanal wieder in den geschlossenen Zustand und geht durch Dephosphorylierung in den Ruhezustand über. PKC kann durch zusätzliche Phosphorylierung der R-Domäne die Wirkung von PKA positiv modulieren.

Zusammenfassung Kap. 12.6

Pankreas

Die exokrinen Anteile des Pankreas sezernieren aus den Azinuszellen **Verdauungsenzyme**, die in einem Cl^--reichen Saft mit neutralem pH-Wert gelöst sind, und aus den Zellen der Ausführungsgänge eine proteinfreie, alkalische Flüssigkeit (▸ Abb. 12.19). Zu den Verdauungsenzymen gehören **Amylasen**, **Lipasen** und **Proteasen** (▸ Tab. 12.3, ▸ Tab. 12.11, ▸ Abb. 12.31). Das HCO_3^- des Sekrets der Ausführungsgänge wird zur **Neutralisierung der Salzsäure** benötigt, die mit dem Chymus aus dem Magen in das Duodenum gelangt. **Acetylcholin** aus den vagalen Nervenendigungen wirkt sekretionsaktivierend auf die Azinuszellen, während die Sekretion in den Ausführungsgängen vor allem vom **Sekretin** stimuliert wird, das aus den S-Zellen der Dünndarmschleimhaut stammt. Sekretin macht das Sekret flüssiger und alkalischer. **CCK** (Cholecystokinin) erhöht ebenfalls die Azinussekretion und damit den Enzymgehalt des Bauchspeichels (▸ Abb. 12.18). CCK potenziert auch die Sekretinwirkung am Pankreasgangepithel.

12.7 Physiologie der Leber

12.7.1 Allgemeines zur Physiologie der Leber

Die Leber ist das zweitgrößte Organ und macht 2 – 5 % des Körpergewichtes aus. Da das nährstoffreiche Pfortaderblut zuerst durch die Leber fließt, ist ihre Funktion entscheidend für das weitere Schicksal der absorbierten Stoffe. Die Leber wird gerne als **„biochemische Fabrik"** bezeichnet, da in ihr eine Vielzahl lebenswichtiger **Stoffwechselreaktionen** ablaufen (z. B. Harnstoffsynthese; s. Lehrbücher der Physiologischen Chemie), sie **Nährstoffe** speichern und kontrolliert abgeben kann (Kohlenhydrate, Lipide, Vitamine, Mineralien) sowie bestimmte Stoffe für den Körper herstellt (z. B. Synthese von Gerinnungsfaktoren, Glucose, Ketonkörper, Lipide). Darüber hinaus ist die Leber ein **Ausscheidungsorgan** (z. B. Bilirubin mit der Galle), eine **exokrine Drüse** (Gallebildung zur Fettverdauung und -absorption), eine **endokrine Drüse** (z. B. Vitamin-D-Hydroxylierung) sowie eine **„Entgiftungsstation"**. Die Leber transformiert viele endogene und exogene Substanzen (**Biotransformation**) zu inaktiven Metaboliten, die anschließend mit der Galle ausgeschieden werden, oder zu aktiven Metaboliten, die dem Körper zu Verfügung gestellt werden. Hierzu gehören Steroidhormone und Bilirubin (Konjugation und Ausscheidung), Medikamente und Toxine (Metabolisierung und Ausscheidung), Vitamin D_3 und Thyroxin (→ Metabolisierung und Aktivierung). Durch ihre spezielle Feinstruktur und die Kupffer-Zellen wirkt sie auch als **Blutfilter** und entfernt Bakterien sowie deren Toxine, Parasiten und alte Erythrozyten.

12.7.2 Funktionelle Anatomie

Die Leber besteht zu 80 % aus **Hepatozyten**, die ein einschichtiges polarisiertes Epithel ohne dichte Basalmembran bilden und durch Gap Junctions verbunden sind (▶ Abb. 12.20). Die apikalen Membranen zweier Hepatozyten formen ein ca. 1 µm weites **Gallenkanälchen** (Canaliculus), das durch Tight Junctions und Desmosomen (S. 75) abgedichtet ist. Diese Gallenkanälchen bilden ein Maschendraht-ähnliches Netzwerk mit einer Gesamtoberfläche von ca. 10 m^2. Sie münden in **größere Gallengänge** mit eigenem Epithel (**Cholangiozyten**) und diese schließlich in den **Ductus hepaticus communis**. Die basolaterale Membran der Hepatozyten ist den **Sinusoiden** (bzw. dem Disse-Raum) zugewandt. Durch diese Architektur ist ein vektorieller Transport zwischen Blut und Galle möglich.

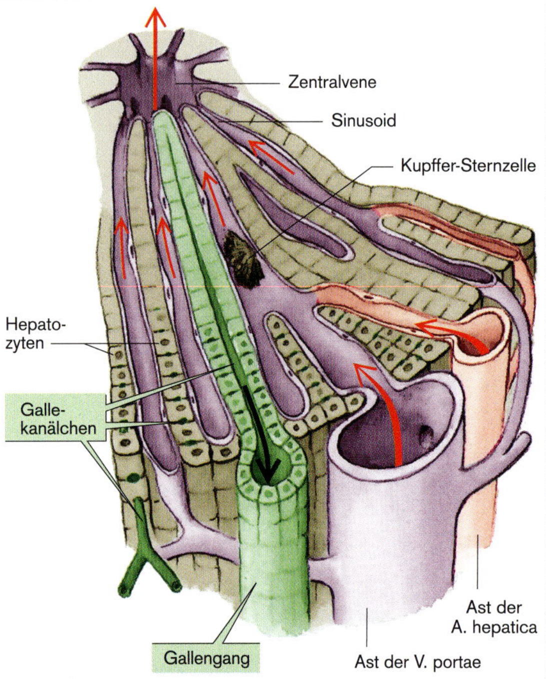

Abb. 12.20 Feinbau der Leber. Die Leber ist aus Leberläppchen aufgebaut (Durchmesser 1 – 1,5 mm), die an der Peripherie von Ästen der V. portae und der A. hepatica versorgt werden. Deren Blut durchströmt die den Hepatozyten anliegenden Sinusoide und fließt dann in die Zentralvene ab. Zwischen den Hepatozyten liegen röhrenförmige, durch Tight Junctions seitlich verschlossene Spalten ohne eigene Wand, die Gallenkapillaren oder -kanälchen, Canaliculi biliferi. Dort hinein wird die Galle sezerniert (▶ Abb. 12.22), die die Leber über das Gallengangsystem verlässt. Das Hepatozytenepithel entspricht den Endstücken konventioneller exokriner Drüsen (z. B. Speicheldrüsen), die Gallenkanälchen den Lumina der Endstücke, die Gallengänge den Drüsenausführungsgängen und die Sinusoide den Blutkapillaren. Ungewöhnlich ist in der Leber, dass die Sinusoide ein Gemisch aus arteriellem Blut (O_2-reich) und portalvenösem Blut (O_2-arm, aber reich an Nähr- und anderen Stoffen aus dem Darm) enthalten. Kupffer-Sternzellen sind Makrophagen (S. 295).

Endothelzellen machen ca. 3 % der Zellen aus, wobei sinusoidale und makrovaskuläre Endothelzellen unterschieden werden. Sinusoidale Endothelzellen bilden ein fenestriertes Epithel, das, mit Ausnahme der Zellen, für sämtliche Blutbestandteile durchlässig ist. Die bereits erwähnten **Kupffer-Zellen** sind ortsständige Makrophagen und stellen ca. 2 % der Zellen dar. Neben Makrophagen befinden sich in der Leber auch B- und T-Zellen sowie natürliche Killerzellen. Ein weiterer Zelltyp im Disse-Raum sind die fettspeichernden **hepatischen Sternzellen** (auch **Ito-Zellen** genannt, die auch als Vitamin-A-Speicher dienen. Unter pathologischen Bedingungen können sie sich zu **Fibroblasten** umwandeln und so zur Entstehung einer **Leberfibrose** bzw. **-zirrhose** beitragen.

75 % des Blutes, das in die Leber fließt, stammt aus der Pfortader, 25 % aus der A. hepatica. Das Blut fließt durch die Sinusoide zu den Zentralvenen und schließlich in die untere Hohlvene. Ein Teil des Blutes der A. hepatica zweigt vor den Sinusoiden ab, versorgt die größeren Gallengänge und gelangt anschließend in die Pfortader. Hierdurch kann ein **porto-biliärer Kreislauf** entstehen.

Das klassisch-anatomische **Leberläppchen** umfasst die zu einer Zentralvene gehörenden Hepatozyten. Pathophysiologisch relevanter ist jedoch die Gliederung der Hepatozyten gemäß ihrer Versorgung mit arterialisiertem Blut, da sie die Zellschädigung unter pathologischen Bedingungen bestimmt. Die hierbei entstehende funktionelle Einheit wird **Portalazinus** genannt. Sie entspricht einem Viereck mit je zwei Eckpunkten an benachbarten Zentralvenen und an benachbarten Leberarteriolen. Im Verbindungsstreifen zwischen den Leberarteriolen (= **Zone 1**) herrscht ein relativ hoher O_2-Partialdruck und die Zellen sind sehr robust bei Schädigung und regenerieren rasch. Im Bereich um die Zentralvenen (= **Zone 3**) herrscht ein geringer O_2-Partialdruck und Nährstoffgehalt im Blut, sodass diese Zellen bei Schädigungen am empfindlichsten reagieren. Der nicht ganz klar abgrenzbare Bereich dazwischen wird **Zone 2** genannt. Die Zonen sich auch hinsichtlich der Enzymaktivitäten. In Zone 1 überwiegen Aminosäurenabbau, Glukoneogenese, Glykogenabbau, Cholesterinsynthese, Harnstoffsynthese, β-Oxidation und oxidativer Energiestoffwechsel. In Zone 3 überwiegen Glykolyse, Glykogensynthese, Liponeogenese, Gallensalzbildung, Ketogenese, Glutaminsynthese sowie Biotransformation von Medikamenten und Toxinen (z. B. Ethanol).

Die in den Gallenkanälchen gebildete **Primärgalle** fließt durch verschiedene Abschnitte des Gallengangbaumes, bis sie schließlich durch den Ductus hepaticus communis die Leber verlässt (ca. 900 ml pro Tag). Die Gallengänge sind mit einem eigenen Epithel aus Cholangiozyten ausgekleidet und modifizieren die Primärgalle zur **Sekundär- oder Lebergalle** (z. B. HCO_3^--Sekretion). 50 % der Lebergalle gelangt direkt ins Duodenum und 50 % fließen in die Gallenblase, wo sie 10 – 20-fach konzentriert werden (S. 549).

12.7.3 Transport und Stoffwechsel in Hepatozyten

Die Tätigkeit der Hepatozyten im Rahmen ihrer physiologischen Funktionen können wir in drei Schritte einteilen: **basolaterale Aufnahme, Verstoffwechselung und apikale Abgabe** von Substanzen.

Basolaterale Aufnahme

An der basolateralen Membran der Hepatozyten befindet sich eine Vielzahl von Transportern, von denen einige spezielle Transportfunktionen haben (▶ Abb. 12.22) und andere die Aufrechterhaltung der **Hepatozytenhomöostase** unterstützen. Zu den Letzteren gehören die Na^+/K^+-ATPase, Ca^{2+}-ATPasen, Na^+/H^+-Austauscher, Na^+-HCO_3^--Kotransporter, Aminosäuretransporter, GLUT 2 (▶ Tab. 12.10) sowie K^+- und Cl^--Kanäle. Das Membranpotenzial liegt bei −30 bis −40 mV.

Eine wichtige Gruppe von zu transportierenden Substraten sind **Gallensalze** bzw. **Gallensäuren.** Gallensalz bezeichnet das Anion (BA^-) der dissoziierten Gallensäure ($HBA \rightleftarrows H^+ + BA^-$). Da der pK-Wert der Gallensäuren in der Regel kleiner als 7 ist, liegen die Gallensäuren überwiegend dissoziiert, d. h. als gut wasserlösliche Gallensalze vor. Die **primären Gallensalze Cholat** und **Chenodeoxycholat** werden in Hepatozyten aus **Cholesterin** gebildet (▶ Abb. 12.21). Anschließend werden sie mit Taurin, Glycin, Glucuronat oder Sulfat **konjugiert** (wodurch sich die Wasserlöslichkeit verbessert, da der pK-Wert sinkt) und in die Primärgalle abgegeben. Die so sezernierten Gallensalze werden im Ileum wieder reabsorbiert (s. u.) und gelangen Albumin-gebunden über die Pfortader zurück zur Leber. Hier werden sie von Hepatozyten über die basolaterale Membran aufgenommen (**enterohepatischer Kreislauf**). Wenn primäre Gallensalze im unteren Dünndarm durch Bakterien dekonjugiert und dehydroxyliert (7α-Dehydroxylase) werden, so nennt man sie anschließend **sekundäre Gallensalze** (z. B. Deoxycholat). Auch diese gelangen über die Pfortader zurück zu den Hepatozyten, wo sie erneut konjugiert werden können. Bildung und Transport von Gallensalzen wird u. a. durch den nukleären Rezeptor FXR (Farnesoid X Rezeptor) reguliert, der als Gallensalzrezeptor einen Sensor für diese darstellt.

Die basolaterale **Aufnahme der Gallensalze** in die Hepatozyten wird zu einem großen Teil vom **Na^+-Symporter NTCP** (*Na^+-taurocholate cotransporting polypeptide*; 50 kDa) vermittelt. Konjugierte Gallensalze haben die höchste Affinität zu NTCP, jedoch akzeptiert er auch Steroide (z. B. Östrogensulfat, Progesteron), Toxine (z. B. Phalloidin) und Medikamente (z. B. Verapamil, Furosemid).

Die Aktivität des NTCP ist bei Neugeborenen sehr gering, sodass hier die Sekretion und Rezirkulation der Gallensalze noch nicht vollständig ausgeprägt ist.

Nicht konjugierte Gallensalze (z. B. sekundäre) gelangen zum Teil durch **nicht-ionische Diffusion** in die Hepatozyten. Bei dieser Transportart diffundiert die lipophile, nicht-ionische Gallensäure (HBA) in den Hepatozyten, wodurch ihre extrazelluläre Konzentration sinkt. Verbleibende Gallensalze (BA^-) verbinden sich extrazellulär mit H^+ zu Gallensäure, die dann wieder in die Zellen diffundiert.

Ein weiterer Transporter ist der **OATP1** (*organic anion transporting peptide* 1 mit 75 kDa), der organische Anionen Na^+-unabhängig gegen Cl^- austauscht. Substrate sind **Gallensalze** und andere Anionen, wie z. B. Bromosulphalein (Testsubstanz bei Leberfunktionsprobe) und **Toxine** (z. B. der Schimmelpilzmetabolit Ochratoxin A). Ein verwandter Transporter ist **OATP2**, der die Aufnahme von **Arachidonsäuremetabolite** wie Prostaglandin E_2, Prostaglandin $F_{2\alpha}$ oder Thromboxan B_2 vermittelt.

Bilirubin, das beim Abbau alter Erythrozyten entsteht, gelangt Albumin-gebunden an die basolaterale Hepatozytenmembran. Nach Dissoziation von Albumin wird es wahrscheinlich durch den **OATP1** (zu einem kleineren Teil) und durch die elektrogene **Bilirubintranslokase** (ein 37 kDa Membranprotein) aufgenommen. Diese Translokase transportiert auch das Antibiotikum Rifampicin, jedoch keine Gallensalze.

Organische Kationen (z. B. Amine, Cholinergika, Lokalanästhetika, Antibiotika) werden durch den **OCT 1** (*organic cation transporter 1*, akzeptiert kleinere Moleküle) oder durch einen zweiten, multispezifischen Transporter (Produkt des **oatp1-Gens**, akzeptiert größere Moleküle) aufgenommen. Möglicherweise handelt es sich bei letzterem um einen H^+/Kationen-Austauscher.

Neutrale organische Substanzen (z. B. Cortisol, Aldosteron, Testosteron) werden durch bisher nicht bekannte, Na^+-unabhängige Mechanismen aufgenommen. **Proteine** wie Insulin, IgA oder EGF (*epidermal growth factor*) gelangen durch rezeptorvermittelte Endozytose in die Hepatozyten.

Intrazellulärer Transport

In den Hepatozyten werden lipophile Substanzen, an Proteine gebunden, von basolateral nach apikal transportiert. Es wird vermutet, dass durch diese Bindung auch die Gallensäuresynthese reguliert wird. **Unkonjugiertes Bilirubin** gelangt spontan in das endoplasmatische Retikulum, da dessen Membran einen höheren Cholesteringehalt als die basolaterale Zellmembran besitzt. Dort wird es mit Glucuronsäure konjugiert und gelangt zur apikalen Membran. Auch der zytosolische Transport von Protein-gebundenem Bilirubin (an Gluthation-S-Transferase B) ist möglich.

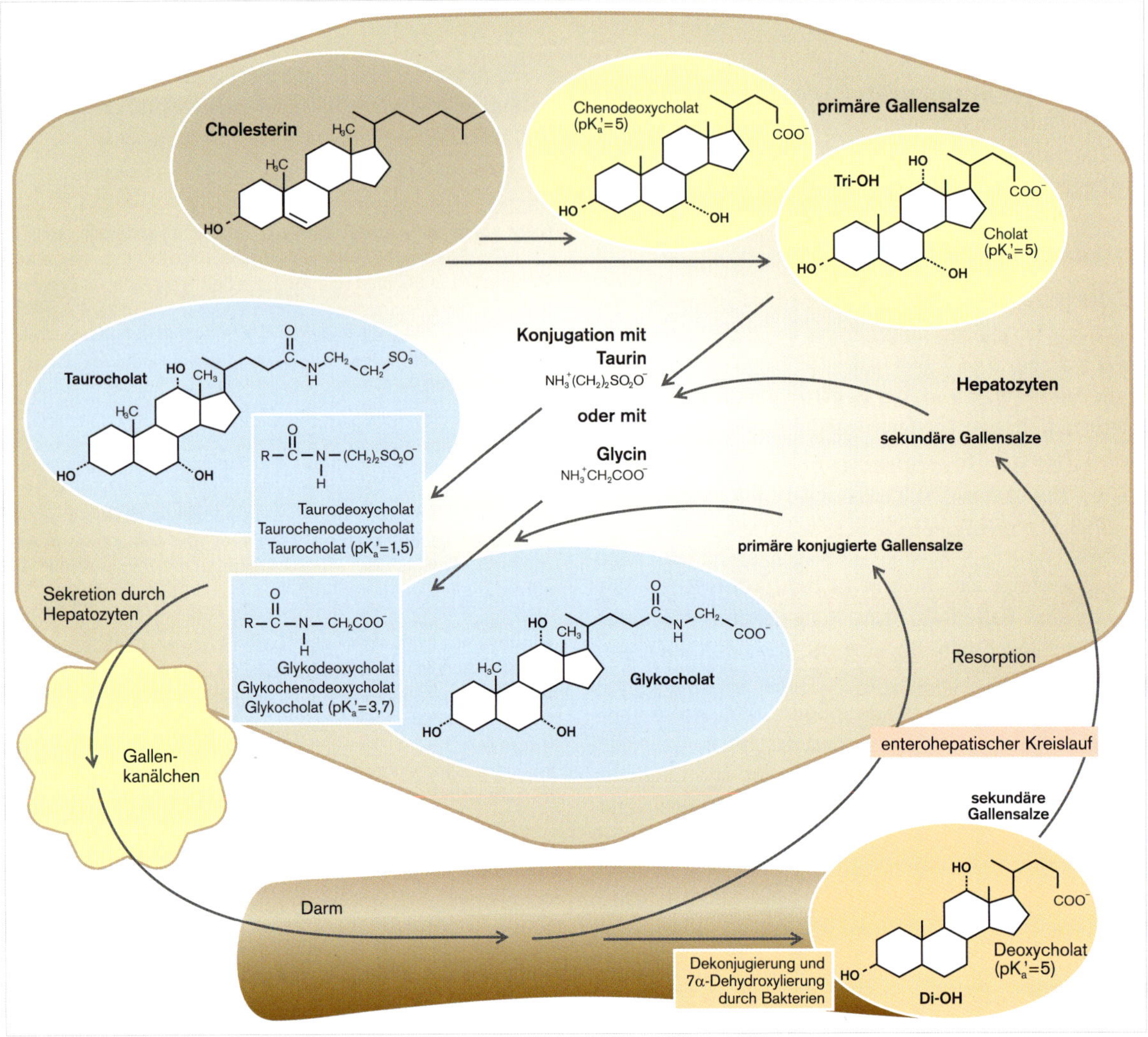

Abb. 12.21 Synthese der Gallensalze in der Leber. Ausgehend vom Cholesterin bilden die Hepatozyten die Gallensalze, vor allem Chenodeoxycholat und Cholat. Jedes dieser (primären) Gallensalze kann nun mit einer Aminosäure, vor allem Taurin oder Glycin, konjugiert werden, was unter anderem den pK$_a$'-Wert der Salze von 5 auf 1,5 bzw. 3,7 absenkt und das rechte Molekülende hydrophiler macht (Mitte). Von den sechs verschiedenen konjugierten Gallensalzen sind die beiden Cholatkonjugate mit ihrer vollständigen Formel gezeigt. Die konjugierten Gallensalze werden im unteren Dünndarm z. T. als solche resorbiert (enterohepatischer Kreislauf), z. T. bakteriell dekonjugiert und anschließend am C-Atom 7 dehydroxyliert, sodass aus den primären Gallensalzen Chenodeoxycholat und Cholat die sekundären Gallensalze Lithocholat (nicht im Bild gezeigt) bzw. Deoxycholat entstehen. Auch letztere gelangen über den enterohepatischen Kreislauf wieder zur Leber und werden dort konjugiert, um, nach Sekretion in die Galle, ebenfalls der Fettabsorption zu dienen.

Intrazelluläre Metabolisierung (Biotransformation)

Bei der Biotransformation werden die Phasen I und II unterschieden. In **Phase I** findet **Oxidation** oder **Reduktion** der Substanzen durch **Cytochrom-P-450-Enzyme** (Monooxygenasen) statt. Diese Enzyme befinden sich im endoplasmatischen Retikulum und katalysieren hauptsächlich Hydroxylierungen. Das gemeinsame Muster der verschiedenen Phase-I-Reaktionen ist die **Einführung eines O-Atoms**, wodurch die Substanzen polarer werden und in Phase II weiterverstoffwechselt werden können.

In der **Phase II** werden die Phase-I-Produkte **konjugiert**, um hydrophile Moleküle zu erhalten, die anschließend in die Galle sezerniert werden (▸ Abb. 12.22). Drei Konjugationsreaktionen sind quantitativ von großer Bedeutung. Die **Glucuronidierung** wird durch Enzyme der Glucuronyltransferase-Familien im glatten endoplasmatischen Retikulum katalysiert.

Enzyme der Familie 1 der Glucuronyltransferasen (auf Chromosom 2 lokalisiert) katalysieren die Konjugation von Bilirubin und Phenolen, Enzyme der Familie 2 (auf Chromosom 4 lokalisiert) die von Steroiden und Gallensalzen.

Angeborener Mangel bestimmter Enzyme der Familie 1 (z. B. bei Menschen mit **Crigler-Najjar-Syndrom-1**) führt zu gestörter Bilirubinausscheidung mit Gelbsucht (Ikterus) und Schädigung des Gehirns (Enzephalopathie).

Zytosolische Sulfotransferasen katalysieren die **Sulfatierung** von Steroiden, Catecholaminen und exogenen Substanzen, wie Alkohol oder krebserregenden Kohlenwasserstoffen. Die Konjugation mit dem Tripeptid **Glutathion** (GSH = Glu-Cys-Gly) wird durch die zytosolische Glutathion-S-Transferasen katalysiert. Die Substanzen werden über eine Schwefelbrücke an Cystein gekoppelt und gelangen dann entweder in die Galle oder über das Blut in den Urin. Sowohl in den Gallengängen als auch im proximalen Tubulus der Niere werden die GSH-Konjugate durch γ-Glutamyltransferase (Abspaltung des Glutamat) modifiziert (S. 442). **Andere Konjugate** entstehen durch Kopplung an Glyzin, Taurin, Glutamin sowie durch Acetylierung oder Methylierung.

Apikale Sekretion

An der apikalen Membran der Hepatozyten wird in der Regel **unidirektional** (vom Zytosol ins Lumen der Canaliculi) transportiert (▶ Abb. 12.22). Lediglich einige „wertvolle" Substanzen, wie Aminosäuren, können aus den Gallenkanälchen in die Zellen aufgenommen werden.

Gallensalze werden durch den **primär aktiven Gallensalztransporter BSEP** (*bile salt export pump*) sezerniert. BSEP, der zur Gruppe der ABC-Proteine gehört, transportiert nur negativ geladene Moleküle und hat eine besonders hohe Affinität für Taurocholat. Er kann einen Zell-zu-Lumen-Gradienten bis zu 1:1000 aufbauen. Ein weiterer Transporter für eine Vielzahl organischer Anionen ist **MRP2** (*multidrug resistance-associated protein 2*). Die

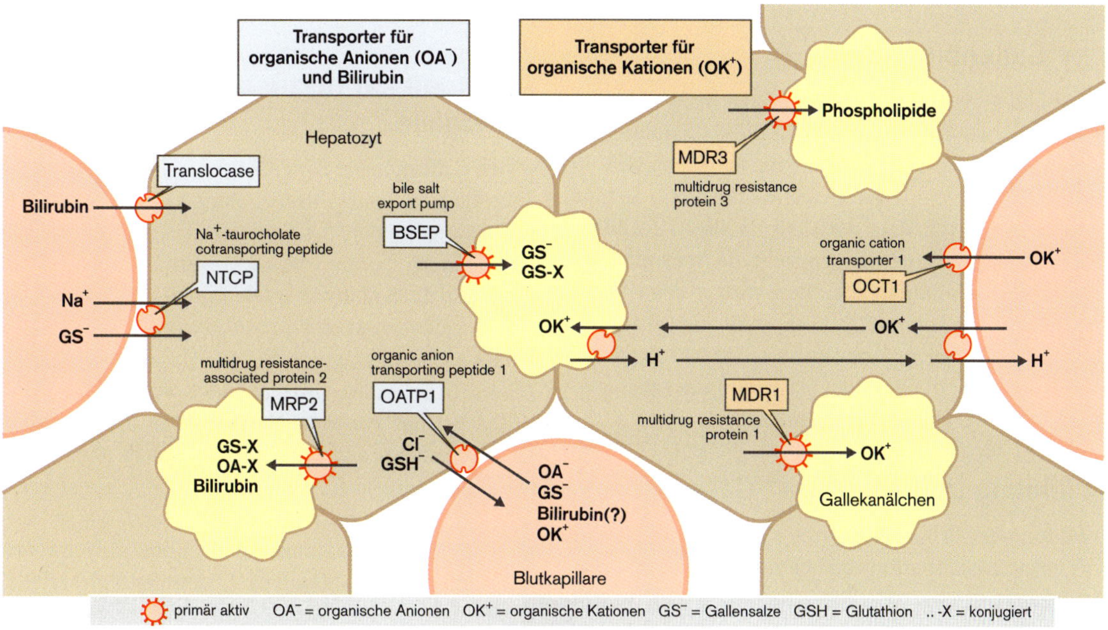

Abb. 12.22 Transportprozesse in Hepatozyten. Die Hepatozyten sezernieren Elektrolyte und Wasser in die Gallenkanälchen. Zusätzlich sezernieren sie primäre Gallensalze, die sie aus Cholesterin synthetisieren, sowie sekundäre Gallensalze und primäre Gallensalze, die sie aus den Sinusoiden aufnehmen (enterohepatischer Kreislauf). Die Gallensalzsekretion ist von einer zusätzlichen Wassersekretion gefolgt. Bilirubin, Steroidhormone, Fremdstoffe u. a. m. werden, vor allem zur Erhöhung ihrer Wasserlöslichkeit, meist an Glutathion oder Glucuronsäure gekoppelt und in Form dieser Konjugate in die Galle sezerniert. Die Transportprozesse lassen grob in ein System organischen Anionen und ein System für organische Kationen unterteilen. Für beide Systeme gilt, dass die apikale Sekretion überwiegend primär-aktiv ist, wohingegen die basolateralen Prozesse sekundär-aktiv oder passiv ablaufen. Diese Anordnung stellt sicher, dass potentiell schädlich Substanzen aus den Hepatozyten heraustransportiert werden.

akzeptierten Substrate haben einen hydrophoben Kern und zwei negative Ladungen. Dazu gehören Bilirubin-Mono- und Diglukuronid, GSH-Konjugate und sulfatierte Gallensalze.

Ein MRP2-Defekt ist die Ursache des **Dubin-Johnson-Syndroms**, das mit leichter Hyperbilirubinämie und evtl. Lebervergrößerung einhergeht.

Der primär aktive **MDR1** (*multidrug resistance protein 1*, gehört zur Gruppe der ABC-Proteine) sezerniert organische Kationen wie Cholin sowie Medikamente (z. B. Verapamil, Cyclosporin) und Toxine (z. B. Colchizin). Phosphatidylcholin (Lecithin) gelangt durch die aktive Wirkung von **MDR3** (*multidrug resistance protein 3*, auch **„Flippase“** genannt, Mitglied der ABC-Familie) in die äußere Schicht der Zellmembran, aus der es durch Gallensalze herausgelöst wird. Zusätzlich gibt es für organische Kationen noch einen, molekular nicht genau definierten, **H^+/Kationen-Austauscher**. Proteine (z. B. IgA zur Verhinderung von Bakterienwachstum) gelangen durch **Exozytose** in die Galle.

12.7.4 Gallenbildung

Pro Tag bildet die Leber ca. 900 ml Galle, wovon 450 ml direkt ins Duodenum und 450 ml in die **Gallenblase** gelangen. Bei geschlossenem Sphinkter Oddi herrscht in den Gallengängen ein leichter Überdruck von ca. 10 mm Hg, der dafür sorgt, dass die Galle in die Gallenblase fließt. In den Gallenkanälchen entsteht die isoosmotische **Primär-** oder **Kanalikulärgalle**. Diese wird in den Gallengängen vor allem durch HCO_3^--Sekretion zur **Lebergalle** modifiziert. Die Gallengänge tragen ca. 180 – 200 ml zur Gallenbildung bei. In der Gallenblase wird die Lebergalle durch Konzentrierung zur **Blasengalle**.

Die Bildung „kanalikulärer“ Galle

Die **Bildung der Primärgalle** ist ein aktiver Prozess, der durch die **aktive Sekretion** von überwiegend organischen Substanzen (s. o., über z. B. BSEP oder MRP2) angetrieben wird. Hierbei machen **Gallensalze** den größten Teil aus. Wasser folgt, osmotisch getrieben, durch die Tight Junctions und führt Ionen mit sich (Solvent Drag). Die **isoosmotische Primärgalle** besteht aus Gallensalzen, Fettsäuren, Bilirubin, Phospholipiden, Cholesterin, Proteinen und enthält die Elektrolyte des Blutplasmas in vergleichbarer Konzentration. Die Galle ist der Hauptausscheidungsweg für **Cholesterin**, sowohl in Form von Cholesterin selbst als auch von primären und sekundären Gallensalzen (z. B. Cholat, Desoxycholat). **Phospholipide** (z. B. Phosphatidylcholin) unterstützen die Lösung von Cholesterin in den **Mizellen** der Galle und verringern die toxische Wirkung der Gallensalze auf Hepatozyten.

Kommt die Sekretion von Gallensalzen vollständig zum Erliegen, so nimmt die Menge an aktiv sezernierten Substanzen dramatisch ab. Dies bedeutet, dass auch der osmotische Gradient und damit der Wassereinstrom in die Kanälchen geringer wird. Die Bildung an kanalikulärer Galle sinkt dann auf ca. 200 – 250 ml pro Tag. Dieser Teil der Gallensekretion wird als **gallensalzunabhängig** bezeichnet (er hängt von der Sekretion anderer Substanzen wie z. B. organischer Kationen oder GSH ab). Mit zunehmender Gallensalzsekretion steigt die Bildung kanalikulärer Galle und man nennt diesen Teil der Sekretion **gallensalzabhängig**. Gallensalze fördern auch die Sekretion von Cholesterin und Phospholipiden, indem sie diese in Mizellen „einfangen“.

Neben Gallensalzen haben wahrscheinlich auch **Sekretin, Glucagon** und **Insulin** eine stimulierenden Einfluss auf die Bildung der Primärgalle. Die Funktion der Gallengänge wird durch Gallensalze kaum beeinflusst. Möglicherweise stimulieren manche Gallensalze intrazelluläre Signalkaskaden in Cholangiozyten und erhöhen dadurch die Sekretionsrate (z. B. stimuliert Urodeoxycholat die HCO_3^--Sekretion).

Die Modifikation zur endgültigen Lebergalle

In den Gallengängen wird die Primärgalle durch **$NaHCO_3$-Sekretion** zur endgültigen Lebergalle. Die Funktion der Gallengänge ähnelt der Funktion der Ausführungsgänge im Pankreas (▶ Abb. 12.23). Sezerniertes HCO_3^- wird durch die **Carboanhydr(at)ase** in den Gangzellen (CO_2 + $OH^- \rightleftharpoons HCO_3^-$) und einen basolateralen **Na^+-HCO_3^--Symporter** zur Verfügung gestellt. Die H^+-Ionen verlassen die Zellen über einen basolateralen Na^+/H^+-Austauscher. HCO_3^- gelangt vorwiegend über einen apikalen **HCO_3^-/Cl^--Austauscher** und zum Teil über apikale Kanäle (CFTR) in das Ganglumen.

In den Gängen wird also $NaHCO_3$ und Wasser sezerniert, wodurch die luminale Cl^--Konzentration etwas sinkt und der pH-Wert auf ca. 7,5 ansteigt. Intrazelluläres cAMP aktiviert die $NaHCO_3$-Sekretion durch seine Wirkung am CFTR sowie am HCO_3^-/Cl^--Austauscher. Über diesen Mechanismus stimulieren **Sekretin, Glucagon und VIP** die Gallensekretion. **Somatostatin** hemmt die cAMP-Bildung und damit die Gallensekretion. **CCK** kann über Ca^{2+} die Sekretion steigern.

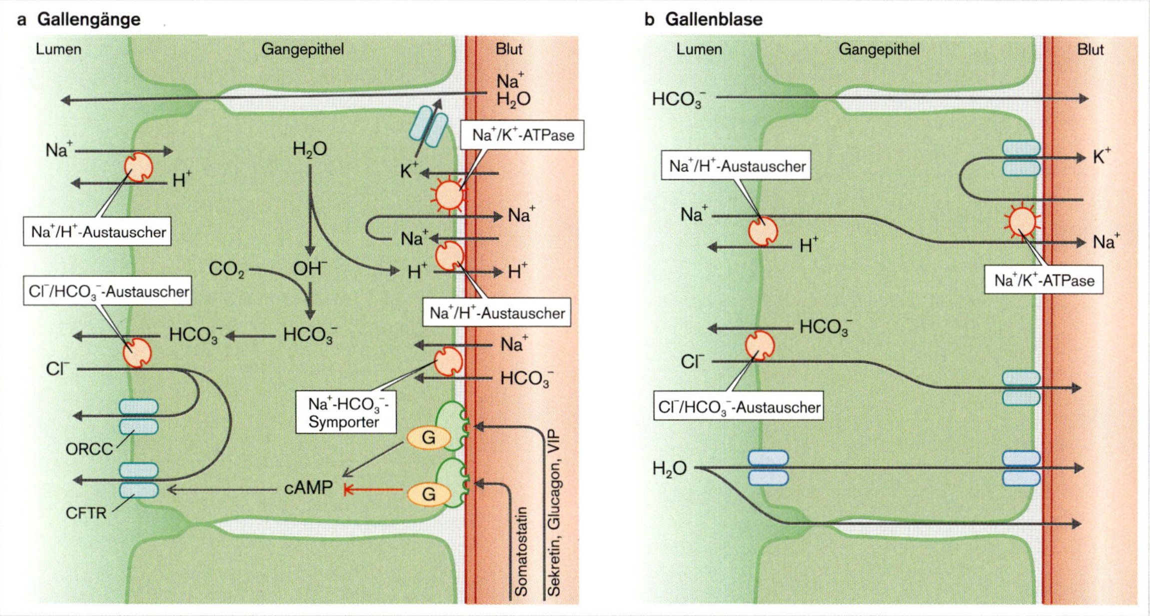

Abb. 12.23 Transportprozesse in Gallengängen und -blase.

a In den **Gallengängen** wird, ähnlich wie im Pankreas, $NaHCO_3$ sezerniert. Dieser Vorgang wird durch Sekretin, Glucagon und VIP stimuliert. HCO_3^- wird durch die Reaktion von CO_2 mit OH^- sowie durch einen basolateralen Na^+-HCO_3^--Symporter zu Verfügung gestellt. Apikal verlässt HCO_3^- die Zelle über einen Anionen-Austauscher. Cl^--Kanäle (CFTR und ORCC) sorgen für die nötige Cl^--Rezirkulation. Na^+ und Wasser folgen parazellulär.

b In der **Gallenblase** werden Na^+, Cl^- und HCO_3^- resorbiert. Entscheidend hierfür sind ein apikaler Na^+/H^+-Austauscher und ein apikaler Anionenaustauscher.

Unter pathologischen Bedingungen, vor allem bei **Fehlen der Gallenblase**, können Cholangiozyten nach einer Adaptationsphase Elektrolyte und Wasser auch absorbieren. Sie ersetzen dann zum Teil die Gallenblase und die Lebergalle ist wesentlich konzentrierter. Die von Cholangiozyten absorbierten Substanzen gelangen über Äste der A. hepatica in die Pfortader und rezirkulieren damit zwischen Leber und Galle.

Die Bildung von Blasengalle

In der Gallenblase wird die Lebergalle um den Faktor 10–20 konzentriert und es entstehen dabei 20–50 ml Blasengalle pro Tag. Wird in der intestinalen Verdauungsphase **CCK** freigesetzt, so führt dieses nach Bindung an CCK_A-Rezeptoren zur Kontraktion der Gallenblasenmuskulatur bei gleichzeitiger Öffnung des Sphinkter Oddi. Dadurch wird die Blasengalle ins Duodenum entleert. Wahrscheinlich wird dieser Mechanismus durch **Acetylcholin** unterstützt. Die Gallenblase ist nicht essenziell und eine ausreichende Verdauung der Nahrung ist auch ohne sie gewährleistet. Die Konzentrierung der Lebergalle in der Gallenblase geschieht durch **isotone Resorption** von NaCl und $NaHCO_3$ (▶ Abb. 12.23).

Ein Na^+/H^+- und ein HCO_3^-/Cl^--Austauscher in der apikalen Membran sowie die Na^+/K^+-ATPase und ein Cl^--Kanal in der basolateralen Membran sorgen zunächst für die Resorption von NaCl. Apikal verbinden sich H^+ und HCO_3^- zu CO_2, das in die Zelle zurückdiffundiert. Wasser wird trans- und parazellulär absorbiert. Die **HCO_3^--Konzentration** der Galle sinkt, weil (1) HCO_3^- parazellulär aus der Galle herausgelangt und (2) der Na^+/H^+-Austauscher etwas aktiver als der HCO_3^-/Cl^--Austauscher ist, sodass der Galle zusätzlich HCO_3^- entzogen wird. Durch die leichte Ansäuerung wird die Gefahr der **Gallensteinbildung** reduziert, da die Löslichkeit von Ca^{2+}-Salzen bei Abnahme des pH-Wertes steigt. K^+, Ca^{2+} und die organischen Komponenten verbleiben in der Galle und ihre Konzentration nimmt zu.

▶ Tab. 12.4 vergleicht die Zusammensetzung von Leber- und Blasengalle. Die Konzentrierung der Lebergalle wird durch **VIP** und **Serotonin** gehemmt.

12.7.5 Enterohepatischer Kreislauf

Substanzen, die im Dünndarm absorbiert werden, gelangen, mit Ausnahme der Chylomikronen, über die **Pfortader** zunächst zur Leber. Die Hepatozyten „verwenden" das Portalblut für die Sekretion der Galle, die wiederum in den Dünndarm abgegeben wird. Es gibt Substanzen, die von Hepatozyten aus dem Portalblut extrahiert, in die Gal-

12

Tab. 12.4 Zusammensetzung von Leber- und Blasengalle

	Einheit	Lebergalle	Blasengalle
Osmolalität	mmol/kg H_2O	284	281
pH	-	7,1 - 7,8	7,1 - 7,3
Na^+	mmol/l	141 - 165	bis zu 220
K^+	mmol/l	2,7 - 6,7	12 - 14
Ca^{2+}	mmol/l	1,2 - 3,2	10 - 15
Cl^-	mmol/l	77 - 117	30 - 70
HCO_3^-	mmol/l	12 - 55	12 - 20
Gallensalze	mmol/l	10 - 20	50 - 200
Phospholipide	mmol/l	~ 3	~ 26
Bilirubin	mmol/l	1 - 3	3 - 5
Cholesterin	mmol/l	3 - 8	10 - 16
Proteine	g/l	2 - 20	5

le sezerniert und anschließend im Dünndarm wieder absorbiert werden. Dies bedeutet, dass diese Substanzen zwischen Dünndarm und Leber zirkulieren und man spricht deshalb vom **enterohepatischen Kreislauf**. Dieser Kreislauf spielt für dekonjugiertes Bilirubin, Vitamine (z. B. Folsäure, Vitamin B_{12}) sowie für manche Medikamente (Herzglykoside) oder Toxine eine Rolle, ist jedoch von ganz besonderer physiologischer Bedeutung für **Gallensalze**.

Die tägliche hepatische **Gallensalzsekretion** beträgt 12 - 36 g. Die tägliche hepatische **Gallensalzsynthese** beträgt dagegen nur ca. 0,6 g (d. h. höchstens 5 % der Sekretionsrate) und der gesamte **Gallensalzgehalt** des Körpers liegt bei nur 3 g. Das heißt, dass jedes Gallensalzmolekül pro Tag bis zu 12 Mal sezerniert und im Dünndarm zuverlässig wieder reabsorbiert wird. Ist die Reabsorption eingeschränkt, so kann die Leber die Gallensalzsynthese auf 4 - 6 g pro Tag steigern. Dies bedeutet, dass spätestens bei einer Einschränkung der Gallensalzreabsorption auf 50 % ein **Gallensalzmangel** entsteht.

Zwar können Gallensalze im gesamten Dünndarm passiv reabsorbiert werden, jedoch ist dies für eine 95 %ige Resorption bei weitem nicht ausreichend. Die **passive Reabsorption** betrifft hauptsächlich unkonjugierte Gallensalze und geschieht durch nicht-ionische Diffusion (d. h. in der protonierten Form), die durch einen niederen pH-Wert gefördert wird. Zusätzlich zur passiven Resorption gibt es eine **aktive Reabsorption** im terminalen Ileum. Der **Na^+-Gallensalz-Symporter ASBT** (*active sodium bile salt transporter*, 50 kDa) vermittelt die sekundär aktive Aufnahme über die apikale Membran. Er transportiert negativ geladene, konjugierte Gallensalze am besten. Diese verlassen die Enterozyten basolateral über einen noch unbekannten Mechanismus (möglicherweise einen Anionenaustauscher) und gelangen mit dem Pfortaderblut, an Albumin gebunden, zurück zu den Hepatozyten. Nicht reabsorbierte Gallensalze werden im distalen Ileum oder Kolon durch Bakterien zu sekundären Gallensalzen (S. 545), wie Desoxycholat und Lithocholat, dekonjugiert und dehydroxyliert. Diese sekundären Gallensalze können im Kolon passiv reabsorbiert oder mit dem Stuhl ausgeschieden werden.

12.7.6 Die Leber als metabolisches Organ

Die Leber ist metabolisch sehr aktiv, erhält ca. 28 % des Herzzeitvolumens und ist in körperlicher Ruhe für 20 % des gesamten O_2-Verbrauchs verantwortlich.

Glucosestoffwechsel

In der interdigestiven Phase, wenn der Insulinspiegel niedrig ist, versorgt die Leber den Organismus mit Glucose, indem sie Glukoneogenese und Glykogenolyse betreibt.

Glucose kann im endoplasmatischen Retikulum aus Aminosäuren, Lactat, Fructose und Galactose hergestellt werden (Glukoneogenese). Sie gelangt anschließend über den Transporter **GLUT 7** ins Zytosol und über **GLUT 2** ins Blut. Ohne diesen Mechanismus ist die interdigestive Glucoseversorgung nicht gewährleistet. Glykogen macht maximal 10 % des Lebergewichtes aus und wird zu Glucose gespalten (Glykogenolyse).

In der **digestiven Phase**, wenn der Insulinspiegel hoch ist, wird Glucose zu Glykogen, Pyruvat oder Fett verstoffwechselt. Pyruvat wird in den Citratzyklus eingeschleust.

Proteinstoffwechsel

Pro Tag synthetisiert die Leber 15 – 50 g an **Proteinen**, die zum Teil ins Blut abgegeben werden und für den gesamten Organismus von Bedeutung sind. ▶ Tab. 12.5 gibt eine Übersicht dieser Proteine.

Außerdem verstoffwechselt die Leber auch **Aminosäuren**. Durch Deaminierung von Aminosäuren entstehen Ketosäuren (z. B. α-Ketoglutarat) und Ammonium (NH_4^+). NH_4^+ wird mit HCO_3^- zu **Harnstoff** verarbeitet, über den Transporter **Aquaporin-9** ins Blut abgegeben und über die Niere ausgeschieden. Ein Teil des NH_4^+ wird auch als Glutamin (S. 455) zur Niere transportiert und dort verstoffwechselt. Die Ketosäuren werden zu Intermediärprodukten des Citratzyklus umgewandelt und dienen der ATP-Synthese.

Schließlich ist die Leber der wichtigste Syntheseort für das Tripeptid **Glutathion** (GSH), das vor Sauerstoffradikalen schützt. GSH wird über den OATP1-Transporter (S. 545) ins Blut abgegeben.

Triacylglycerine und Lipoproteine

Von Triacylglycerinen der **Chylomikronen** werden, durch die **kapilläre Lipoproteinlipase** in Fett- und Muskelgewebe (aktiviert durch Apo C-II), Fettsäuren abgespalten und in Fett- sowie Muskelzellen aufgenommen (Abb. 12.31) (S. 573). Hepatozyten nehmen die verbleibenden **Chylomikronenreste** (*remnant chylomicrons*, enthalten aber noch Triacylglycerine und Cholesterin) durch rezeptorvermittelte Endozytose auf. Als Rezeptoren dienen der **LDL-related Rezeptor** sowie der **LDL-Rezeptor** (LDL = *low density lipoprotein*). Anschließend gelangen die Chylomikronenreste in die Lysosomen zum weiteren Abbau. In Hepatozyten werden **Triacylglycerine** zu freien Fettsäuren und Glycerin gespalten. Die freien Fettsäuren können nach Wiederveresterung zu Triacylglycerinen in ***very low density lpoproteins*** (VLDL, ▶ Tab. 12.6) eingebaut werden (zusammen mit Cholesterin, Cholesterinester und Phospholipiden).

Weiterhin findet auch **β-Oxidation** statt, wobei Acetyl-CoA entsteht. Dieses wird entweder in den Citratzyklus eingeschleust oder zu Ketonkörpern (Acetoacetat, β-Hydroxybutyrat, Aceton) verstoffwechselt, die als Nährstoffe für Gehirn, Muskel und Niere dienen. Letzteres geschieht besonders beim **Fasten** oder bei schlecht eingestelltem **Diabetes mellitus**, bei dem diese Ketonkörper vermehrt gebildet werden.

VLDL gelangen durch Exozytose ins Blut. Die kapilläre Lipoproteinlipase (s. o.) spaltet die Triacylglycerine der VLDL und stellt dadurch freie Fettsäuren und Glycerin den Fett- und Muskelzellen zur Verfügung. Somit dienen VLDL als Träger **endogener Triacylglycerine** und Chylomikronen als Träger **exogener Triacylglycerine**. Durch den Verlust von Triacylglycerinen schrumpfen die VLDL

Tab. 12.5 Wichtige Proteine, die von der Leber synthetisiert und ins Blut sezerniert werden

Name	Funktion
Hauptplasmaproteine **siehe Kapitel Blut**	
Gerinnungsproteine **siehe Kapitel Blut**	
Trägerproteine	
Coeruloplasmin	Cu^{2+}-Transport
Transkortin	Cortisol-Transport
GH-bindendes Protein	Wachstumshormon-Transport
Haptoglobin	Hämoglobin-Fe^{2+}-Bindung
Hämopexin	Häm-Fe^{2+}-Bindung
IGF-bindendes Protein	Transport von *insulin-like growth factor*
retinolbindendes Protein	Vitamin-A-Transport
sexualhormonbindendes Globulin	Östrogen- und Testosteron-Transport
Transthyretin	Transport von Thyroxin und Triiodthyronin
thyroxinbindendes Globulin	Thyroxin-Transport
Transferrin	Fe^{3+}-Transport
Vitamin-D-bindendes Protein	Vitamin-D-Transport
Prohormone	
Angiotensinogen	Vorstufe von Angiotensin II
Apolipoproteine	
Apo A-I	Bestandteil von Chylomikronen und HDL
Apo A-II	Bestandteil von Chylomikronen und HDL
Apo A-IV	Bestandteil von HDL
Apo B-100	Bestandteil von HDL, IDL und LDL
Apo C-II	Bestandteil von Chylomikronen, VLDL und HDL
Apo D	Bestandteil von HDL
Apo E	Bestandteil von Chylomikronen, HDL, IDL und VLDL

Tab. 12.6 Eigenschaften der Lipoproteine im Plasma. Neben den aufgeführten Komponenten enthalten die Lipoproteine u. a. auch fettlösliche Vitamine. Freie (d. h. nicht triacylglyceringebundene) Fettsäuren werden im Plasma an Albumin gebunden oder, vor allem im Fall der kurzkettigen Fettsäuren, in freier Form transportiert.

Lipoprotein	Dichte (g/cm^3)	Größe (nm)	Zusammensetzung (%)					Herkunft	Ziel
			Protein (Typ)	Cholesterin	Cholesterinester	Triacylglycerine	Phospholipide		
Chylomikronen	<0,95	75–1200	1,5–2,5 (AI, AII, B48, CI, CII, CIII, E)	1–3	3–5	84–89	7–9	Darm	Kapillarbett
Chylomikronenreste		50–100	5–7 (E u. a.)	6	7	50–70	15–18	Chylomikronen	Leber
VLDL[1]	<1,006	30–80	5–10 (B100, CI, CII, III, E)	5–10	10–15	50–65	15–20	Leber	IDL, LDL, HDL
IDL[2]	1,006–1,019	25–40	15–20 (B100, CIII, E)	8	22	30	22	VLDL	LDL, HDL
LDL[3]	1,019–1,063	17–25	20–25 (B100)	7–10	35–40	7–10	15–20	IDL	Leber u. a.
HDL[4]	1,063–1,210	2–10	40–55 (AI, AIII, AIV, CI, CII, CIII, D, E)	3–4	12	3–5	22–35	Leber, Darm	Kapillarbett? Leber

[1] very low densitiy lipoproteins = prä-β-Lipoproteine
[2] intermediate densitiy lipoproteins
[3] low density lipoproteins = β-Lipoproteine
[4] high density lipoproteins = α_1-Lipoproteine

zu **LDL** und in geringerem Ausmaß zu **IDL** (intermediate density lipoprotein).

Deren relativer Cholesteringesamtgehalt ist wesentlich höher (s. a. ▶ Tab. 12.6), sodass sie als **Cholesterinträger** fungieren. Durch rezeptorvermittelte Endozytose wird vor allem **LDL** (über den LDL-Rezeptor) in Hepatozyten und, zu einem geringeren Teil, in extrahepatischem Gewebe aufgenommen. Dieser Mechanismus versorgt Zellen mit Cholesterin, das für den Aufbau von Membranen und für die Synthese von Steroidhormonen benötigt wird.

Peripheres freies Cholesterin, das durch extrahepatische Synthese und bei der Umwandlung von VLVD zu LDL anfallen kann, wird in **HDL** (*high density lipoproteins*) eingelagert.

Die **Lecithin-Cholesterin-Acetyltransferase (LCAT)**, die sich an HDL anlagert, wandelt Cholesterin in Cholesterinester um. Diese werden unter Mithilfe des **Apolipoproteins D** (Cholesterinester-Transferprotein) auf VLDL, IDL und letztendlich LDL übertragen. Wie oben erwähnt, wird LDL dann von Hepatozyten aufgenommen. Somit sorgt HDL dafür, dass peripheres Cholesterin zur Leber zurücktransportiert wird.

Langkettige freie Fettsäuren werden ebenfalls von Hepatozyten aufgenommen. Hierbei handelt es sich um erleichterte Diffusion und um einen unspezifischen „Flip-flop"-Mechanismus (= „Umklappen von einer Lipidschicht in die andere) über die Lipiddoppelschicht.

Die Cholesterinbilanz

Cholesterin ist ein lebensnotwendiges Lipid, das jedoch auch eine wichtige Rolle bei der Entstehung von **Arteriosklerose** spielt. Aus diesen Gründen ist eine angemessene Regulation des **Cholesterinhaushaltes** sowie eine differenzierte Betrachtung seiner biologischen Bedeutung notwendig. Es ist wichtiger Bestandteil der **Galle**, von **Zellmembranen**, **Lipoproteinen** (s. o.) und von **Cholesterin-reichem Gewebe**, wie z. B. der Nebennierenrinde (Synthese von Steroidhormonen). Pro Tag werden 0,1–0,5 g Cholesterin im Dünndarm absorbiert und ca. 1 g neu synthetisiert (hauptsächlich in der Leber). Jeden Tag geht Cholesterin durch Gallensalze (S. 545), abgeschilferte Zellen in Darm und Haut sowie durch Steroidhormonausscheidung verloren (ca. 1 g pro Tag). Besonders die Galle spielt eine wichtige Rolle bei der Cholesterinbilanz, da pro Tag ca. 1,5 g Cholesterin in die Galle sezerniert werden.

Die **Leber** ist das Hauptorgan für die Kontrolle des Cholesterinstoffwechsels. Sie bezieht Cholesterin durch die Aufnahme von Chylomikronenreste und LDL-Lipoproteinen sowie durch Neusynthese. Die **Abgabe von Cholesterin** erfolgt in die Galle (s. o.) sowie mittels **VLDL**-Lipoproteinen ins Blut.

Obwohl die Leber der Hauptort der **Cholesterinneusynthese** ist, findet diese auch in vielen anderen Organen statt (z. B. in Enterozyten, Nebennierenrinde). Ausgangssubstrat der Synthese ist **Acetyl-CoA**. Das Geschwindigkeits-bestimmende Enzym ist die **3-Hydroxy-3-Methylglutaryl-CoA-(HMG-CoA-)Reduktase**. Dieses wandelt HMG-CoA zu Mevalonat um, das dann weiter zu Cholesterin verstoffwechselt wird. Die Regulation der Cholesterinsynthese setzt an der HMG-CoA-Reduktase an, die im Sinne einer klassischen negativen Rückkopplung durch Cholesterin gehemmt wird.

Diese Erkenntnis macht man sich auch pharmakologisch zunutze und setzt HMG-CoA-Reduktasehemmer (sog. Statine) zur Senkung der Cholesterinwerte im Blut ein.

Stoffwechsel und Speicherung fettlöslicher Vitamine

Fettlösliche Vitamine befinden sich zum Teil in **VLDL** sowie in **Chylomikronen** und gelangen ähnlich wie Cholesterin in die Leber. Außerdem werden sie auch an Transportproteine (▶ Tab. 12.5) gebunden im Blut transportiert und können dadurch anderen Geweben zur Verfügung gestellt werden.

Vitamin A (aus tierischer Nahrung, Früchten, Gemüsen) wird in Hepatozyten an **retinolbindendes Protein** (RBP) bzw. **Präalbumin** gebunden oder direkt gespeichert. Protein-gebundenes Vitamin A gelangt nach Abgabe aus den Hepatozyten zu den **Ito-Zellen** der Leber, die 80 % des gesamten Vitamin A speichern, oder zu anderen Geweben (z. B. Retina, Knochen). In den Hepatozyten kann Retinsäure auch mit Glutathion konjugiert und über die Galle ausgeschieden werden.

Unter dem Einfluss von UV-Strahlung können Hautzellen **Vitamin D_3** aus 7-Dehydrocholesterin synthetisieren. Außerdem findet sich Vitamin D_3 in tierischer Nahrung (Lebertran, Milch, Eigelb). **Vitamin D_2** wird mit pflanzlicher Nahrung (Gemüse) aufgenommen. Allerdings ist Vitamin D in dieser Form biologisch inaktiv und muss in einem ersten Schritt durch hepatische **Cytochrom-P-450-Enzyme** an Position 25 zu 25-OH-D_3 hydroxyliert werden. Anschließend erfolgt die Hydroxylierung an Position 1 zu biologisch voll aktivem 1,25-OH-D_3 (Calcitriol) (S. 495) in den proximalen Tubuli der Niere. Die Inaktivierung erfolgt wiederum in der Leber durch Hydroxylierung an Position 24.

Vitamin E wird als **α- und γ-Tocopherol** im Dünndarm absorbiert und in Chylomikronen verpackt. Vor Erreichen der Leber kann Vitamin E bereits an periphere Gewebe abgegeben werden. Nachdem die Chylomikronenreste dann von den Hepatozyten aufgenommen wurden, findet der Transfer von α-Tocopherol auf VLDL (und evtl. HDL) statt, während γ-Tocopherol wahrscheinlich metabolisiert und ausgeschieden wird.

Vitamin K wird von Darmbakterien gebildet und kommt in Gemüse sowie Leber vor. Es kommt in zwei Formen vor (K_1 = **Phyllochinon**, K_2 = **Farnochinon**) und wird nach der Absorption im Darm in Chylomikronen zur Leber transportiert. Dort ist es für die Synthese der funktionsfähigen **Gerinnungsfaktoren** II, VII, IX, und X essenziell. Es ist ein essenzieller Kofaktor bei deren **γ-Carboxylierung**.

Kupfer

Die tägliche Kupferaufnahme beträgt 1,5 – 3 mg. 50 % davon wird im Jejunum absorbiert und, überwiegend an Albumin gebunden, zur Leber transportiert. 60 – 90 % gelangen durch nicht genau bekannte Mechanismen (Cu-Transporter Ctr1?; [14]) über die basolaterale Membran in die Hepatozyten.

Cu^{2+} wird anschließend an kleinmolekulare Proteine gebunden (Cu^{2+}-Chaperone) und in der Zelle zu **Cu^{2+}-haltigen Enzymen**, **Mitochondrien** (Cytochrom-C-Oxidase) und **Superoxiddismutase** transportiert. Überschüssiges Cu^{2+} gelangt zur kanalikulären Membran und wird in die Galle ausgeschieden. Übersteigt die Cu^{2+}-Aufnahme diesen Ausscheidungsmechanismus, werden in den Hepatozyten **Metallothionine** (kleinmolekulare Proteine) gebildet, die Cu^{2+} binden und anschließend durch Exozytose in die Galle abgeben.

Für den Transport in der systemischen Zirkulation bindet Cu^{2+} an **Coeruloplasmin** (α_2-Globulin) und gelangt durch Exozytose über die basolaterale Membran in das Blut. Insgesamt werden mehr als 80 % des absorbierten Cu^{2+} wieder mit der Galle ausgeschieden. Enterohepatische Zirkulation findet kaum statt.

Bei **gestörter Cu^{2+}-Ausscheidung** findet zunächst eine Akkumulation in den Lysosomen der Hepatozyten statt, bevor dann die Plasmaspiegel und die Werte in anderen Organen ansteigen. Bei der **Wilson-Krankheit**, die autosomal-rezessiv vererbt wird, ist eine Cu^{2+}-transportierende ATPase defekt, die möglicherweise für den Cu^{2+}-Transport in die Galle zuständig ist. Außerdem ist die Coeruloplasminkonzentration im Serum vermindert und die Konzentration an freiem Cu^{2+} erhöht. Es kommt schließlich zur **Akkumulation** von Cu^{2+} in verschiedenen Geweben mit Schädigung von Leber, Niere, Kornea und Stammganglien.

Eisen

Fe^{2+} wird hauptsächlich im Duodenum absorbiert und, in Form von Fe^{3+} an **Transferrin** (Tf) gebunden, zur Leber transportiert (S. 577). Hepatozyten nehmen Tf-Fe^{3+} durch rezeptorvermittelte Endozytose auf und speichern es, hauptsächlich an das Protein **Ferritin** gebunden. Die Konzentration an freiem Eisen wird gering gehalten, da es für die Zelle toxisch ist.

Wird die Bindungskapazität in den Hepatozyten überstiegen, kommt es zu einer Schädigung der Hepatozyten, die zur **Leberzirrhose** führen kann. Ursachen hierfür können angeborene Defekte mit überschießender intestinaler Fe^{2+}-Aufnahme (primäre Form = **Hämochromatose**, häufigste autosomal-rezessive Erbkrankheit) oder sekundäre Überladung z. B. nach Transfusionen (**sekundäre Siderosen**) sein.

Gallensteine und Gelbsucht

Wenn die Cholesterinkonzentration in der Galle zu stark ansteigt (erhöhte Synthese oder Hemmung der hepatischen Veresterung) oder die Konzentration der Gallensalze oder von Phosphatidylcholin absinkt (verkleinerter Gallensalzpool, z. B. bei parenteraler Ernährung; verminderte Phosphatidylcholinsekretion bei einseitiger Ernährung), so fällt Cholesterin aus der Lösung aus und bildet Kristalle, sodass es zur Bildung von **Gallensteinen** kommen kann (75 % der Gallensteine sind Cholesterinsteine, der Rest Pigmentsteine). Dies geschieht bevorzugt in der Gallenblase, da dort die spezifischen Gallenbestandteile stark konzentriert werden. Gallenblasensteine führen zu Entzündungen, was häufig mit chronischen Oberbauchbeschwerden einhergeht. Wenn die Steine die Gallenblase verlassen, kann der Ductus choledochus verlegt und somit auch der Abfluss der Lebergalle blockiert werden; ein **Verschlussikterus** ist die Folge.

Ist der Gehalt der Galle an dem schlecht wasserlöslichen, unkonjugierten Bilirubin erhöht (normal 1–2 %, in mizellärer „Lösung"), sei es durch Überforderung der Glucuronyltransferase (Hämolyse), durch einen Leberschaden oder bakterielle Dekonjugierung in der Galle, so bilden sich sog. **Pigmentsteine** (Calciumbilirubinat).

Die normale Plasmakonzentration von Bilirubin ist geringer als 0,2 mmol/l. Steigt sie auf Werte über 0,3–0,5 mmol/l, sieht das Plasma gelb aus und das Bindegewebe (zuerst die Skleren, dann die Haut) färbt sich gelb, d. h., es kommt zu einer **Gelbsucht** (**Ikterus**).

Eine erhöhte Plasmakonzentration von Bilirubin kann mehrere Ursachen haben:

- Ein vermehrter Untergang von Erythrozyten, aus welchem Grund auch immer, erhöht auch bei normaler Leberfunktion die Plasmakonzentration von unkonjugiertem („indirektem") Bilirubin: **hämolytischer Ikterus**. Eine häufige Ursache sind angeborene hämolytische Anämien, wie z. B. die Thalassämie, bei der rezessiv erblich ein abnormales Hämoglobin gebildet wird und die Erythrozyten sehr fragil sind.
- Ein Defekt des Enzyms Glucuronyltransferase hat ebenfalls ein erhöhtes unkonjugiertes Plasmabilirubin zur Folge: **hepatozellulärer** (**hepatischer**) **Ikterus**. Eine häufigere Ursache dafür ist eine akute Hepatitis.
- Ein **posthepatischer Ikterus** entsteht, wenn die Gallenwege verlegt sind, sei es innerhalb der Leber (Cholestase) oder außerhalb, etwa durch einen Tumor oder durch einen Stein im Ductus choledochus: **Verschlussikterus**. Vor dem Abflusshindernis staut sich die Galle; sie wird nun mit bereits konjugiertem Bilirubin aus den Gallenkanälchen durch die Desmosomen in extrazelluläre Räume gepresst, die mit den Lebersinus und damit auch mit den Lebervenen in Verbindung stehen.

Zusammenfassung Kap. 12.7

Physiologie der Leber

Der MDT spielt auch eine Rolle bei der **Ausscheidung potenziell schädlicher Stoffe**, wie Stoffwechselendprodukten (z. B. Bilirubin, Amine) oder Fremdstoffen (z. B. Medikamente, Pflanzenbestandteile aus der Nahrung, Schwermetalle). Das heißt, der MDT ist neben den Nieren das wichtigste **Ausscheidungsorgan**. Im Rahmen dieser Ausscheidungsfunktion ist besonders die Leber von Bedeutung. Sie **extrahiert** die auszuscheidenden Stoffe aus dem Blut, macht sie z. T. **ausscheidungsfähig** (z. B. wasserlöslich) und **sezerniert** sie in die **Galle** (▶ Tab. 12.4).

Ein wichtiger Bestandteil der Galle sind **Gallensalze**. Diese sind Cholesterinmetaboliten (▶ Abb. 12.21). Sie werden von den Hepatozyten aus dem Portalvenenblut aufgenommen oder intrazellulär synthetisiert, um nach Konjugierung mit Glycin oder Taurin anschließend über die apikale Membran primär aktiv in die Gallenkanälchen sezerniert zu werden (▶ Abb. 12.21). Gallensalze bilden **Mizellen**, und zwar in der Galle zusammen mit **Cholesterin** und **Lecithin** (Phosphatidylcholin), im Darmlumen vor allem mit den ebenfalls schwer wasserlöslichen Produkten der Lipolyse, für deren Absorption die gallensalzvermittelte Mizellenbildung eine wichtige Voraussetzung ist (▶ Abb. 12.30). Bei der **Lipidabsorption** werden die Gallensalze wieder freigesetzt, im **terminalen Ileum reabsorbiert** und gelangen so wieder zurück zur Leber. Diesen Zyklus nennt man den **enterohepatischen Kreislauf.** Am Kolonepithel erhöhen Gallensalze die **Wasserpermeabilität**. Neben Lecithin und Cholesterin gehören zu den in die Galle sezernierten Stoffen auch Steroide, Bilirubin sowie Medikamente und andere Fremdstoffe. **Bilirubin** stammt vor allem aus dem Hämoglobinabbau. Dabei entsteht über die Zwischenprodukte **Häm** und **Biliverdin** unkonjugiertes Bilirubin, das von der Leberzelle aufgenommen, mit **Glucuronsäure konjugiert** und in dieser Form in die Galle sezerniert wird (▶ Abb. 12.22). Sowohl die Sekretion von Gallensalzen als auch die anderer Stoffe ist von osmotisch bedingten Wasserflüssen begleitet, die jeweils 40 % des primären Gallenflusses ausmachen. Die restlichen 20 % entstammen der von den Gallengangsepithelien sezernierten Flüssigkeit (▶ Abb. 12.23). Gesteuert wird die **Gallensekretion** von der **Gallensalzkonzentration im Plasma** sowie von **Sekretin**, **CCK** und anderen **Hormonen.** Die Lebergalle fließt entweder direkt ins Duodenum oder wird interdigestiv in der Gallenblase durch Resorption von NaCl und Wasser eingedickt und gespeichert (▶ Abb. 12.23). Signale für die **Gallenblasenkonstriktion** (bei gleichzeitiger Erschlaffung des Sphincter Oddi) sind **CCK** und **Acetylcholin** (N. vagus).

12.8 Motorik von Dünn- und Dickdarm

12.8.1 Aufbau und Vergleich von Dünn- und Dickdarm

Dünn- und Dickdarm zeigen bezüglich **Aufbau und Funktion** viele Ähnlichkeiten, jedoch auch einige wichtige Unterschiede (▶ Tab. 12.7). Vereinfacht handelt es sich beim Darm um einen Schlauch, dessen Wand aus Epithel und Muskelschichten besteht. Nerven und endokrine Zellen in der Wand sind wesentlich an der Regulation von Motorik und Transport beteiligt. Im Dünn- wie im Dickdarm werden **Elektrolyte** und **Wasser** sowohl **absorbiert** als auch **sezerniert**. Die Sekretion dient im Wesentlichen dem Schutz vor Schädigungen z. B. durch **bakterielle Toxine**, die ausgewaschen werden. Stimuli, die die Sekretion anregen, fördern meist gleichzeitig die **propulsive** (**forttreibende**) **Peristaltik**, wodurch die Schutzfunktion verstärkt wird. **Nährstoffe** werden praktisch ausschließlich im Dünndarm absorbiert. Lediglich bei Neugeborenen findet Nährstoffabsorption auch im Dickdarm statt.

Tab. 12.7 Vergleich von Dünn- und Dickdarm

	Dünndarm	Dickdarm
Länge (m)	6	2,5
apikale Oberfläche (m^2)	~200	~25
Schleimhautfalten	ja	ja
Villi	ja	nein
Krypten bzw. Drüsen	ja	ja
Mikrovilli	ja	ja
Nährstoffabsorption	ja	nein
Aktive Na^+-Absorption	ja	ja
Aktive K^+-Sekretion	nein	ja

Dünn- und Dickdarm haben eine spezialisierte Epithelstruktur, die zur Oberflächenvergrößerung führt (Abb. 12.2) (S. 506). Dies ist wichtig für die Absorption. Auffaltungen der Submukosa führen zur Bildung von **Kerckringfalten** im Dünndarm bzw. von **Haustren** im Dickdarm. Hierdurch wird die Oberfläche um ca. 30 % vergrößert. **Ausstülpungen der Mukosa** (Villi oder Zotten) im Dünndarm und **Einstülpungen der Mukosa** (Lieberkühn-Krypten im Dünndarm und Kolondrüsen im Dickdarm) führen zu einer Oberflächenvergrößerung um ca. 500 – 600 %. Die **Villi** sind überwiegend für die **Absorption** zuständig, wohingegen die **Drüsen** hauptsächlich **Sekretion** betreiben. Schließlich befinden sich an der apikalen Membran der Mukosazellen **Mikrovilli**, die die Oberfläche um ca. 3000 % vergrößern.

Die Darmschleimhaut ist eine höchst dynamische Struktur, die sich durch ständige **Zellerneuerung** ausgehend von der Kryptenbasis auszeichnet. Hier befinden sich Vorläuferzellen (**Stammzellen**), die zu absorptiven Villuszellen, Becherzellen oder Paneth-Körnerzellen differenzieren können. Eine Villuszelle hat eine Lebensspanne (Entstehung an der Kryptenbasis – Abschilferung an der Zottenspitze) von 48 – 96 Stunden.

12.8.2 Dünndarmmotorik

Die Aufgaben der postprandialen (digestiven) Motorik bestehen im

- **Vermischen** der Nahrung mit den Verdauungsenzymen,
- der Intensivierung des **Kontaktes mit der Darmschleimhaut**,
- dem **Transport** des Darminhalts **in aboraler Richtung** sowie
- der Beseitigung von Nahrungsresten im Darm.

Im Ileum wird die Nahrung solange zurückgehalten, bis der Verdauungsvorgang abgeschlossen ist. Zu diesem Zweck kann der Darminhalt im Ileum (besonders Lipide) über **enterische Reflexbögen** die Transportmotorik im Jejunum hemmen. Die myoelektrische Aktivität der Darmmuskulatur verhält sich wie die im Magen (S. 515). Ausgehend von mehreren Schrittmachern breiten sich spontane Membranpotenzialschwankungen (***slow waves***) über eine gewisse Distanz aus und grenzen somit **Bewegungssegmente** ab. Die Frequenz nimmt vom Duodenum zum Ileum hin ab. Wird die Aktionspotenzialschwelle überschritten, bilden sich Aktionspotenziale aus und die Muskulatur kontrahiert sich.

Postprandial können drei **Bewegungsarten** unterschieden werden.

- **Segmentationen** entstehen durch Kontraktionen der Ringmuskulatur und dienen dem Mischen der Nahrung sowie der Herstellung eines intensiven Kontaktes mit der Darmschleimhaut, d. h. durch Störung des *unstirred layers* über den Enterozyten.
- Beim **Pendeln** wird durch Kontraktion der Längsmuskulatur der „Darm über den Darminhalt gezogen" wodurch indirekt **Propulsion** (Weitertransport des Darminhaltes) erreicht wird.
- Unter **Peristaltik** i. e. S. versteht man mehrere hintereinander abfolgende Kontraktionen und Erschlaffungen der Ring- und Längsmuskulatur, die in aboraler Richtung wandern und den wichtigsten Mechanismus für die **Propulsion** darstellen.

Dieses komplexe Bewegungsmuster wird durch einen lokalen Reflexbogen (**peristaltischer Reflex**) gesteuert. Durch **Wanddehnung** (▶ Abb. 12.3) werden sensorische Neurone erregt, die über hemmende Interneurone die Längsmuskulatur oralwärts (aufsteigend) hemmen und die Ringmuskulatur enthemmen; gleichzeitig wird analwärts über erregende Interneurone die Längsmuskulatur erregt (Verkürzung) und die Ringmuskulatur entspannt. Die Wanderung des Bolus verschiebt den Reflexort nach distal, was wiederum den Bolus weiterschiebt, sodass ein mehr oder weniger kontinuierlicher Transport in aboraler Richtung resultiert. Das Ausmaß der Peristaltik hängt von der Nahrungszusammensetzung ab. Fettreiche Nahrung wird langsamer transportiert als fettarme.

In der **interdigestiven Phase** wandern **MMCs** (***migrating motor complex***) (S. 515) über den Dünndarm. Diese beginnen entweder im Magen oder im proximalen Dünndarm und erlöschen meist vor dem Kolon. Die Frequenz der MMCs unterliegt einer **zirkadianen Rhythmik** und ist nachts höher (alle 30 – 90 Minuten) als tagsüber (alle 90 – 120 Minuten). Psychischer **Stress** kann die MMC-Bildung blockieren.

Die **Ileozökalklappe** ist eine ventilartige Struktur mit hohem Ruhedruck und kontrolliert den Übertritt von Darminhalt in das Kolon. Sie steht unter der Kontrolle des enterischen Nervensystems sowie des Parasympathikus (wahrscheinlich Erschlaffung) und Sympathikus (Kontraktion über α-Rezeptoren). Dehnung des Ileums führt zur Öffnung der Klappe, wogegen Dehnung des proximalen Kolons zum Verschluss der Klappe führt. Durch diesen Mechanismus wird gewährleistet, dass Darminhalt vom Ileum ins Kolon fließt und nicht umgekehrt.

12.8.3 Dickdarmmotorik

Der Dickdarm führt durch Wasser- und Elektrolytresorption zur **Eindickung** des Darminhaltes, absorbiert kurzkettige Fettsäuren und dient als **Reservoir**, das eine regulierte und willkürlich kontrollierte **Entleerung** des Darmes ermöglicht. Mittlere **Dickdarmpassagezeiten** betragen 33 Stunden bei Männern und 47 Stunden bei Frauen, sind jedoch sehr variabel. Die Grundmechanismen der Dickdarmmotilität entsprechen denen im Dünndarm.

Ausgehend von **Cajal-Zellen** in **Schrittmacherzentren** und vermittelt durch das enterische Nervensystem breiten sich langsame Potenzialschwankungen (***slow waves***) über das Kolon aus. Das Hauptschrittmacherzentrum befindet sich in der Mitte des Colon transversum. Erst wenn durch diese *slow waves* ein Schwellenpotenzial überschritten wird, bilden sich Aktionspotenziale aus und es kommt zur Muskelkontraktion. Bei der Motilität des Dickdarms wird nicht zwischen postprandialen und interdigestiven Phasen unterschieden. Die Dickdarmmotorik unterliegt einer **zirkadianen Rhythmik** mit geringer Aktivität in der Nacht und hoher Aktivität am Vormittag.

Funktionell können wir zwei Abschnitte unterscheiden:

Im **proximalen Kolon** (Colon ascendens und transversum) finden die überwiegende **Absorption** von Wasser und Elektrolyten sowie die bakterielle **Fermentation** von Darminhalt statt. Hier werden zwei Bewegungsarten unterschieden. **Segmentationen** kommen durch Ringmuskelkontraktion zustande und führen zur **Haustrierung** des Dickdarms. Sie mischen den Darminhalt und halten ihn zurück, sodass eine ausreichende Absorption stattfinden kann. Manchmal wird der Darminhalt auch gegen die Ileozökalklappe zurückgeworfen (retrograder Transport) und kann im Colon ascendens und Zäkum gespeichert werden. **Massenbewegungen** sind 2 – 3 Mal pro Tag auftretende peristaltische Kontraktionen, die den Darminhalt 20 – 30 cm weit vorantreiben. Sie können durch Nahrungsaufnahme stimuliert werden (**gastrokolischer Reflex**) und dann sogar zum Stuhldrang führen (s. u.). Während der Massenbewegungen verschwindet die Haustrierung.

Das **distale Kolon** (Colon descendens und sigmoideum) dient der endgültigen Eindickung und als **Reservoir**. Auch hier finden sich **Segmentationen** sowie **Massenperistaltik**. Durch distale Massenbewegung wird das ansonsten leere **Rektum** mit Darminhalt gefüllt und dadurch gedehnt. Diese Dehnung löst dann den **Defäkationsreflex** (s. u.) aus.

Die Motilität des Dickdarms wird reflektorisch durch **cholinerge Neurone** stimuliert und u. a. durch **noradrenerge** und **somatostatinerge** Neurone gehemmt. **Serotonin** scheint ebenfalls ein hemmender Transmitter zu sein. Über zentrale Mechanismen beeinflussen **emotionale Faktoren** und **Stress** die Dickdarmmotorik. **Kurzzeitiger Stress** stimuliert die Motilität im Sigmoid und kann dadurch zum Stuhldrang (s. u.) führen. Hierbei scheint CRH (S. 647) eine Rolle zu spielen. Schließlich können CCK und Neurotensin die distale Kolonmotilität stimulieren, während Sekretin hemmt.

12.8.4 Darmentleerung

Die Darmentleerung (**Defäkation**) ist wie das Erbrechen ein komplexer **Reflex**, bestehend aus der koordinierten Abfolge autonomer und willkürlicher Motorik. Der Darmausgang wird durch den **Analsphinkter** verschlossen. Dieser besteht aus dem unwillkürlich regulierten **inneren Sphinkter** (glatte Muskulatur) und dem willkürlich gesteuerten **äußeren Sphinkter** (quergestreifte Muskulatur). Die Grundaktivität des inneren Sphinkters wird durch den Sympathikus erhöht (α-Rezeptoren) und durch den Parasympathikus reduziert (spinale Defäkationszentren). Die adäquate Balance dieser beiden wird durch das pontine Defäkationszentrum hergestellt. Physiologischerweise herrscht im Analsphinkter ein gewisser **Ruhetonus**, der hauptsächlich durch unwillkürliche Kontraktion des inneren Sphinkters entsteht. Dieser Ruhetonus garantiert, dass der Darmausgang geschlossen ist. Kommt es durch Massenbewegungen des distalen Kolons (s. o.) zur Füllung und damit **Dehnung des Rektums** (mit Erregung von Dehnungsrezeptoren) wird der **rekto-sphinkterische Reflex** ausgelöst. Zunächst werden hierdurch eine Erschlaffung des inneren und eine Kontraktion des äußeren Sphinkters bewirkt. Zusätzlich gelangen afferente Informationen zum Gehirn und erzeugen das Bewusstsein, dass Stuhl entleert werden muss (den. sog. **Stuhldrang**). Ist die **Darmentleerung erwünscht**, kommt es, ausgelöst durch ein frontales Defäkationszentrum und vermittelt durch das pontine Defäkationszentrum, über lokale und sakrale Reflexe zur Relaxation des inneren und äußeren Sphinkters sowie der Beckenbodenmuskulatur. Kontraktion der Bauchmuskulatur und Exspiration gegen die geschlossene Glottis erhöhen den intraabdominellen Druck. Parallel dazu laufen peristaltische Wellen vom Sigmoid zum Rektum, und die Haustrierung des Sigmoids wird durch Kontraktion der Längsmuskulatur vermindert. Schließlich führt der Druckanstieg im Rektum zum **Austritt des Darminhaltes**. Beugung der Hüften und Absenken des Beckenbodens vermindern die Abwinkelung des Rektums gegenüber dem Anus und erleichtern dadurch die Darmentleerung. Diese Reflexkette kann willkürlich in Gang gesetzt werden. Ist die **Darmentleerung nicht erwünscht**, halten lokale und sakrale Reflexbögen die Kontraktion des äußeren Sphinkters aufrecht. Diese kann willkürlich unterstützt werden. Bleibt die Darmentleerung aus, passt sich das Rektum dem neuen Füllungszustand binnen 10 s an (**Akkommodationsreflex**) wodurch der Innendruck sinkt, sodass sich auch der innere Sphinkter wieder kontrahiert. Diese Kontrolle der Darmentleerung sorgt für **Kontinenz**.

Zusammenfassung Kap. 12.8

Motorik von Dünn- und Dickdarm

Dünndarmmotorik
Die **Frequenz** der Entladung von Schrittmacherzellen (**Cajal-Zellen**) und damit auch die der **langsamen elektrischen Wellen** der Dünndarmmuskulatur **nimmt analwärts ab.** Muskelbündel mit höherer Frequenz erregen benachbarte Bündel mit niedrigerer Frequenz über **Gap Junctions**, sodass proximalere Dünndarmabschnitte als Schrittmacher für distalere Abschnitte funktioniert und sich die Kontraktionswellen analwärts fortpflanzen. Die **äußere nervale Versorgung** bestimmt das mittlere Ruhepotenzial sowie die Amplitude der langsamen Wellen und damit den **Tonus** und das Auftreten **rhythmischer Kontraktionen:**

- Der Parasympathikus innerviert sowohl hemmende als auch fördernde Ganglienneurone, während
- der Sympathikus die Motorik (mit Ausnahme der Sphinkter) hemmt. Der Sympathikus ist auch der efferente Schenkel des Reflexes, der die Darmmotorik bei Darmverschluss, Peritonitis o. ä. stilllegt (Paralytischer Ileus).

Dickdarmmotorik
Der Dickdarm befördert seinen Inhalt nicht nur weiter, sondern kann ihn auch dadurch speichern, dass Teile von ihm akkommodationsfähig sind und seine **Schrittmacher** im **Colon transversum** sitzen. Letzteres erlaubt auch eine **retrograde Peristaltik** und damit eine **Stuhlspeicherung** in Colon ascendens und Zäkum. 2–3-mal täglich befördert dann eine analwärts gerichtete Peristaltik die Fäzes ins Rektum (**Massenbewegung**), dessen Dehnung in der Folge den **Defäkationsreflex** auslöst. Wird er willentlich unterdrückt, **akkommodiert** das Rektum (**Speicherung**).

12.9 Dünn- und Dickdarm: Flüssigkeits- und Elektrolyttransport

12.9.1 Intestinaler Wasser- und Elektrolyttransport

Pro Tag gelangen bei gesunden Erwachsenen **ca. 8,5 l Flüssigkeit** in Dünn- und Dickdarm. Diese Flüssigkeit setzt sich aus Nahrung (1,5 – 2,5 l), Speichel (1,5 l), Magensaft (2 l), Pankreassekret (1,5 l), Galle (0,5 l) und Darmsekret (1 l) zusammen. Hiervon werden im Dünndarm ca. 6,5 l und im Dickdarm ca. 1,9 l pro Tag (re)absorbiert. Die restlichen 0,1 l gelangen in den Stuhl. Die maximale **Resorptionskapazität** des Dünndarms liegt zwischen 15 und 20 l pro Tag, die des Dickdarms zwischen 4 und 5 l pro Tag. Somit hat der Dickdarm eine 2 – 2,5-fache Funktionsreserve und kann eine verminderte Resorption im Dünndarm bis zu einem gewissen Grad kompensieren. Natürlich muss nicht nur Wasser absorbiert werden sondern auch Elektrolyte (Na^+, K^+, Cl^-, HCO_3^- u. a. m.). So werden im Dünndarm ca. 600 mmol Na^+ pro Tag absorbiert (= ca. 36 g NaCl).

Wenn wir von Flüssigkeits- und Elektrolytabsorption im Darm sprechen, so handelt es sich hierbei um die **Nettoabsorption**. Dies bedeutet, dass nicht nur Absorption sondern auch Sekretion stattfindet, wobei physiologischerweise die Absorption überwiegt. Der Nettoflux einer Substanz über die Darmmukosa ist also die Differenz von $[Flux_{apikal \rightarrow basolateral}] - [Flux_{basolateral \rightarrow apikal}]$. Hierbei unterscheiden sich einzelne Darmabschnitte (**segmentale Heterogenität**), da zum Beispiel im Dünndarm nur absorptiver K^+-Flux stattfindet, wogegen im Kolon sekretorischer und absorptiver K^+-Flux abläuft. Insgesamt findet im Dünndarm die Nettoresorption von Wasser, Na^+, K^+, Cl^- und anderer Ionen sowie die Nettosekretion von HCO_3^- statt (zusätzlich zum HCO_3^- aus dem Pankreas). Der Dickdarm sorgt für die Nettoresorption von Wasser, Na^+ und Cl^- sowie für die Nettosekretion von K^+ und HCO_3^-. Daneben gibt es auch eine **Krypten-Zotten-Heterogenität**. An den Zotten wird vorwiegend absorbiert, in den Krypten vorwiegend sezerniert.

12.9.2 Zelluläre Mechanismen der Na^+-Absorption

Die Na^+-Resorption wird an unterschiedlichen Stellen des Darms durch zum Teil unterschiedliche Mechanismen bewerkstelligt (▸ Tab. 12.8). Sie findet an den **Epithelzellen der Zotten** und an den **Oberflächenepithelzellen des Kolon** statt. Ein entscheidender Schritt der Na^+-Resorption ist die (primär aktive) Pumpaktivität der basolateralen **Na^+/K^+-ATPase**, die für eine niedere zytosolische Na^+-Konzentration sorgt und damit die transzelluläre Resorption ermöglicht. Beim Transport über die apikale Membran lassen sich **vier Mechanismen** unterscheiden.

Na^+ kann **nährstoffgekoppelt** absorbiert werden. In der apikalen Membran existieren Symporter, die Na^+ zusammen mit **Glucose** bzw. **Galactose** (SGLT 1-Transporter) oder zusammen mit **Aminosäuren** (verschiedene Aminosäuretransporter) (S. 569) in die Zelle aufnehmen (▸ Abb. 12.28). Die **Trieb„kraft“** für diese Transporter steckt im elektrochemischen Na^+-Gradienten. Dies bedeutet, dass Na^+ **passiv** transportiert wird (der Transporter „hilft“ Na^+ nur die Lipidschicht zu überwinden), die Nährstoffe jedoch **sekundär aktiv** in die Zelle aufgenommen werden. Diese Art des Transportes ist im Jejunum am stärksten ausgeprägt, gefolgt vom Ileum. Im Kolon findet sich der nährstoffgekoppelte Transport nur bei **Neugeborenen**. Die Transporter werden in Epithelzellen

Tab. 12.8 Übersicht über die hauptsächliche Lokalisation der verschiedenen Transportmechanismen

Transport	Mechanismus	Duodenum	Jejunum	Ileum	Proximales Kolon	Distales Kolon
Na^+-Resorption	nährstoffgekoppelt		+	+		
	Na^+/H^+-Austausch (NHE2 und 3)	+	+			
	NHE und Cl^-/HCO_3^--Austausch			+	+	
	epithelialer Na^+-Kanal (ENaC)					+
Cl^--Resorption	transepitheliales Potenzial		+	+		+
	Cl^-/HCO_3^--Austausch			+	+	
	NHE und Cl^-/HCO_3^--Austausch			+	+	
Cl^--Sekretion	Na^+-K^+-$2Cl^-$-Symport	+	+	+	+	+
K^+-Resorption	Solvent Drag		+	+		
	H^+/K^+-ATPase (primär aktiv)					+
K^+-Sekretion	transepitheliales Potenzial					+
	Na^+-K^+-$2Cl^-$-Symport				+	+

der **Zotten**, nicht jedoch der Krypten, exprimiert. Da der Transporter nur funktioniert, wenn Na^+ und Nährstoffe gleichzeitig vorhanden sind, spielt er in der digestiven, nicht jedoch in der interdigestiven Phase eine Rolle.

Einige der Transporter sind elektrogen und führen zum Einstrom positiver Ladungen über die apikale Membran, die dadurch depolarisiert. Das transepitheliale Potenzial (S. 422) wird so negativer und treibt die parazelluläre oder transzelluläre Cl^--Resorption an.

Eine wichtige Besonderheit dieser Art der Na^+-Resorption mit klinischer Relevanz ist die Tatsache, dass der Transport nur wenig von Second Messengern wie Ca^{2+} oder cAMP beeinflusst wird und damit auch noch bei gastrointestinalen Infektionen mit Enterotoxin-bildenden Keimen funktioniert (S. 563). Dies ist eine der Grundlagen für das Konzept der *„oral rehydration"*. Viele Durchfallerkrankungen werden durch bakterielle Toxine verursacht, die die Wasser- und Elektrolytsekretion durch Beeinflussung physiologischer Signalwege stimulieren (s. u.). Da der SGLT 1 durch solche Signalwege kaum beeinflusst wird, ist er auch unter diesen Bedingungen intakt. Die Gabe einer NaCl-Glucose-Lösung (*oral rehydration solution*) ermöglicht somit, die Flüssigkeits- und Salzbilanz der betroffenen Personen ausgeglichen zu gestalten. Durch diese einfache aber effektive Methode konnten in den letzten Jahrzehnten viele Menschen in Entwicklungsländern gerettet werden.

Bei der angeborenen Erkrankung **Glucose-Galactose-Malabsorption** ist die Resorption von Glucose und Galactose gestört, während die von Fructose nicht beeinträchtigt ist. Erhalten die davon betroffenen Kinder Milchzucker, Rohrzucker, Malzzucker, Stärke oder Glucose mit der Nahrung, entwickeln sich in kürzester Zeit ein (osmotischer) Durchfall und Bauchschmerzen, die mit Absetzen der Nahrung genauso schnell wieder verschwinden. Ursache für diese Erkrankung ist das Fehlen des SGLT 1-Carriers in der Bürstensaummembran der Dünndarmmukosa. Mutationen im SGLT 1-Gen führen dazu, dass der Transporter im Zellinneren stecken bleibt und nicht in die Membran gelangt. Die betroffenen Personen müssen oben genannte Zucker vermeiden, doch können sie ihren Kohlenhydratbedarf durch Fructose decken. Umwandlung von Fructose zu Glucose in der Leber gewährleistet dann auch z. B. die Glucoseversorgung von Gehirn und Erythrozyten. Im Gegensatz zur renalen Glukosurie (S. 439) kommt es bei obiger Erkrankung zu keinem bedrohlichen Glucoseverlust im Harn, da der SGLT 2 des proximalen Tubulus nicht betroffen ist, der ja den allergrößten Teil der glomerulär filtrierten Glucose resorbiert.

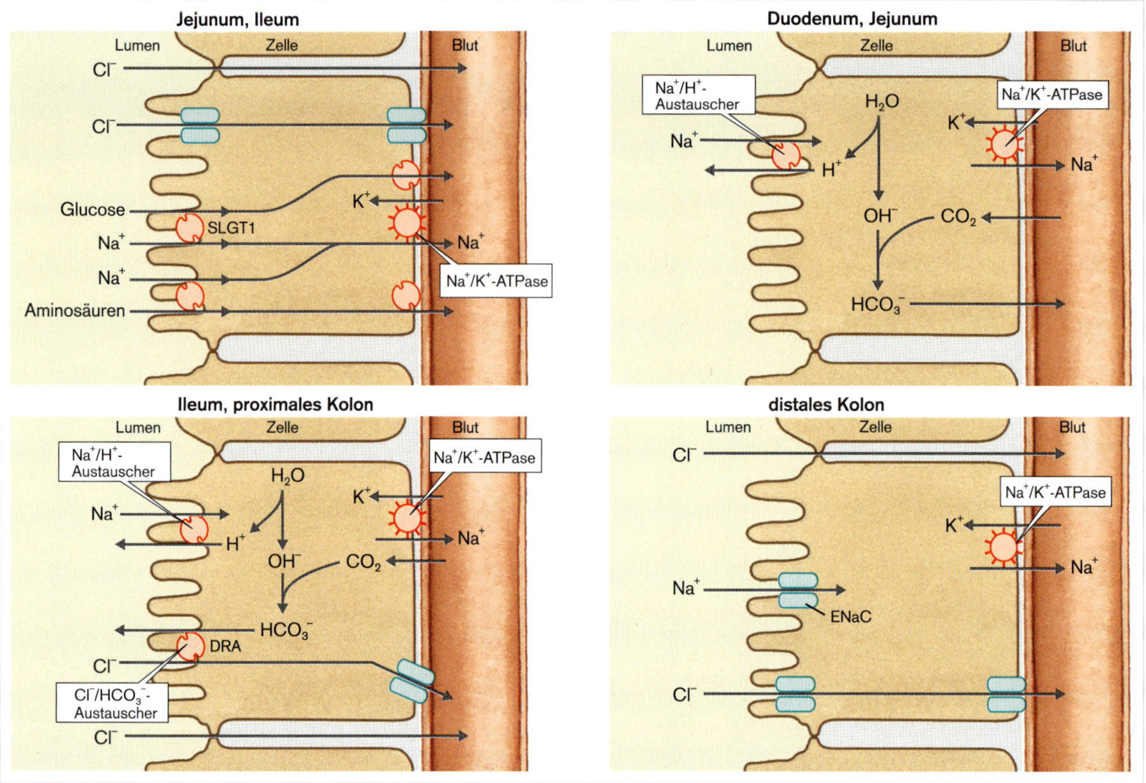

Abb. 12.24 Zelluläre Mechanismen der intestinalen NaCl-Resorption. NaCl kann an verschiedenen Stellen des Darms durch unterschiedliche Mechanismen resorbiert werden. Grundsätzlich gilt, dass Na^+ transzellulär unter Beteiligung der basolateralen Na^+/K^+-ATPase resorbiert wird. Wie in der Abbildung dargestellt, gibt es an der luminalen Membran vier Möglichkeiten des Transports von Na^+. Cl^- kann trans- oder parazellulär resorbiert werden. Wasser folgt dem dadurch entstehenden osmotischen Gradienten. Die NaCl-Resorption findet an den Zotten und an den Oberflächenzellen statt, nicht jedoch in den Krypten.

Eine weitere apikale Eintrittspforte für Na^+ sind die elektroneutralen **Na^+/H^+-Austauscher** (NHE, ▶ Abb. 12.24). Diese tauschen Na^+ und H^+ im Verhältnis 1:1 aus und werden durch luminale Alkalisierung (z. B. durch HCO_3^-) und intrazelluläre Ansäuerung stimuliert. In der apikalen Membran der Enterozyten des gesamten Darms finden sich die **Isoformen NHE2** und **NHE3**. Im Duodenum und Jejunum arbeiten sie ohne parallelen Cl^-/HCO_3^--Austauscher (s. u.). Da sie durch cAMP gehemmt werden, können sie zur Entstehung von **Durchfall** (S. 561) beitragen. In der basolateralen Membran aller Enterozyten findet sich eine weitere Isoform, der NHE1, der jedoch nicht direkt am transepithelialen Na^+-Transport beteiligt ist, sondern den zellulären pH-Wert und das Zellvolumen kontrolliert.

- In Ileum und Kolon arbeiten die **Na^+/H^+-Austauscher** (NHE2 und 3) parallel mit einem **Cl^-/HCO_3^--Austauscher** (DRA = *downregulated in adenoma*), der sich ebenfalls in der apikalen Membran befindet (▶ Abb. 12.24). Mit diesen beiden Transportern wird also Na^+ und Cl^- in die Zelle aufgenommen, während HCO_3^- mit H^+ zu CO_2 und Wasser reagiert. Dieser Mechanismus benötigt keine Glucose oder Aminosäuren und ist daher besonders in der **interdigestiven Phase** wichtig. Allerdings wird er durch cAMP, cGMP und intrazelluläres Ca^{2+} gehemmt und spielt somit eine wichtige Rolle beim sog. **„Reisedurchfall“** (hervorgerufen durch *E.-coli*-Enterotoxine, s. u.).
- Schließlich kann Na^+ über den **epithelialen Na^+-Kanal** (ENaC, ▶ Abb. 12.24) elektrogen in die Zellen gelangen. Dieser Kanal ist hochselektiv für Na^+ und wird auch im Sammelrohr der Niere exprimiert. Im Darm spielt dieser Na^+-Absorptions-Mechanismus im **distalen Kolon** eine Rolle und trägt zur Feineinstellung der Gesamt-Na^+-Homöostase bei.

Aldosteron fördert diese Art der Na^+-Resorption durch Stimulation des ENaC (Erhöhung der Offenwahrscheinlichkeit, Einbau in die Membran und vermehrte Synthese) sowie der Na^+/K^+-ATPase. Na^+-Einstrom über den ENaC sorgt für ein lumennegatives transepitheliales Potenzial (−15 bis −25 mV), das bei der Cl^--Absorption und K^+-Sekretion eine Rolle spielt (s. u.).

12.9.3 Zelluläre Mechanismen der Cl^--Absorption

Cl^- wird in Zotten des gesamten Darms absorbiert. Zunächst kann Cl^- **passiv** im Gefolge der nährstoffgekoppelten oder ENaC-vermittelten (s. o.) Na^+-Resorption absorbiert werden (▶ Abb. 12.18). Die hierdurch aufgebauten elektrischen Gradienten (apikales Membranpotenzial, lumennegatives transepitheliales Potenzial) treiben den Cl^--Transport. Es ist nicht klar, ob die parazelluläre oder die transzelluläre (apikaler und basolateraler Kanal) Route wichtiger ist. Die Kopplung an den Na^+-Transport hat zur Folge, dass dessen Veränderungen auch zu Veränderungen der Cl^--Absorption führen.

Der **Cl^-/HCO_3^--Austauscher** (DRA = *downregulated in adenoma*) trägt in Ileum und Kolon – zum Teil parallel mit den Na^+/H^+-Austauschern (s. o.) und zum Teil alleine – zur Cl^--Resorption bei. Hierbei werden Cl^- und HCO_3^- im Verhältnis 1:1 ausgetauscht. Der Transport über die basolaterale Membran ist unklar.

Durch diesen Mechanismus wird **HCO_3^- ins Darmlumen sezerniert**, sodass der Stuhl relativ HCO_3^--reich ist. Dies bedeutet, dass es bei Durchfällen zu HCO_3^--Verlust, gefolgt von einer **nicht-respiratorischen (= metabolischen) Azidose (S. 396)**, kommen kann. Ein Fehlen des DRA führt zur angeborenen **autosomal-rezessiven Chloridorrhö** mit Cl^--haltigen Stühlen und einer metabolischen Alkalose.

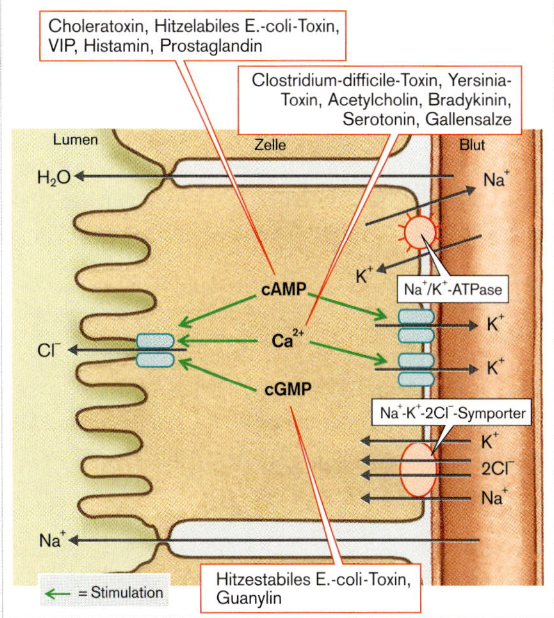

Abb. 12.25 Zelluläre Mechanismen der intestinalen NaCl-Sekretion. Die NaCl-Sekretion findet in den Krypten statt und ist ein streng regulierter Vorgang. Die transepitheliale NaCl-Sekretion bedarf der aktiven Akkumulation von Cl^- in der Zelle. Dafür sorgt ein basolateraler Na^+-$2Cl^-$-K^+-Symporter. Angetrieben wird er durch den chemischen Na^+-Gradienten, den wiederum die Na^+/K^+-ATPase aufrecht erhält. K^+ rezirkuliert über die basolaterale Membran, während Cl^- die Zelle apikal über einen Kanal (= CFTR-Kanal) verlässt. Die Sekretion kann über cAMP, cGMP und Ca^{2+} stimuliert werden. Diese Signalwege werden nicht nur von physiologischen Stimuli benutzt, sondern können auch durch pathologische Stimuli angeregt werden, wodurch es zu Durchfall kommt.

12.9.4 Zelluläre Mechanismen der Cl^--Sekretion

Im Gegensatz zu Na^+ wird Cl^- auch **aktiv sezerniert** und zwar **transzellulär** in den **Krypten** entlang des gesamten Darms. Unter basalen Bedingungen ist diese Sekretion gering, sodass Cl^- **netto-absorbiert wird**. Die Sekretion kann jedoch stark stimuliert werden (z. B. durch Acetylcholin oder Choleratoxin), sodass es zur **Nettosekretion** mit **sekretorischer Diarrhö** (s. u.) kommt. Der geschwindigkeitsbestimmende Transportschritt der Sekretion ist der Efflux durch **apikale Cl^--Kanäle** (▶ Abb. 12.25), zu denen auch CFTR (S. 542) gehört. Der aktive Aufbau des Cl^--Gradienten findet jedoch an der basolateralen Membran statt. Hier sorgt die Na^+/K^+-ATPase zusammen mit basolateralen K^+-Kanälen für eine niedrige intrazelluläre Na^+-Konzentration. Diese ist Voraussetzung für die Tätigkeit des **basolateralen Na^+-K^+-$2Cl^-$-Symporters**, der die sekundär aktive Aufnahme von Cl^- bewirkt.

Dadurch steigt die intrazelluläre Cl^--Konzentration über das **elektrochemische Gleichgewicht** (das aufgenommene K^+ verlässt die Zelle sofort über basolaterale Kanäle = K^+-Rezirkulation) und Cl^- verlässt die Zellen passiv über apikale Kanäle ins Lumen. Dieser Cl^--Ausstrom depolarisiert die apikale Membran, sodass das transepitheliale Potenzial lumennegativer wird und Na^+ parazellulär nachströmt. Wasser folgt dann dem osmotischen Gradienten.

Die physiologische Bedeutung der Cl^--Sekretion zeigt sich bei manchen Neugeborenen mit defektem CFTR (Mukoviszidose), bei denen der Darminhalt so sehr eindickt, dass es zu einem **Mekoniumileus** (Darmverschluss durch Mekonium) kommen kann.

Durch die apikalen Kanäle kann auch **HCO_3^- ins Darmlumen** gelangen, sodass auch dieser Mechanismus zur relativ hohen HCO_3^--Konzentration im Stuhl beiträgt.

12

Die Sekretion wird durch Aktivierung der apikalen Cl^--Kanäle **gesteigert**. Hierbei können vorhandene Kanäle in der Membran oder der Einbau von neuen Kanälen in die Membran stimuliert werden. cAMP, Ca^{2+} und cGMP sind hierbei die intrazellulären Second Messenger (▶ Abb. 12.25). Ihre Konzentration kann durch **Hormone** (z. B. Histamin), **Transmitter** (z. B. Acetylcholin, VIP), bakterielle **Toxine** oder **Abführmittel** erhöht werden.

VIP wirkt über cAMP, **Acetylcholin** über Phospholipase C und Ca^{2+}, *E.-coli*-**Enterotoxine** über cAMP oder cGMP. Parallel zu den apikalen Cl^--Kanälen werden auch basolateral K^+-Kanäle aktiviert, die die Rezirkulation von K^+ ermöglichen. Hemmung dieser K^+-Kanäle ist ein denkbares Therapieprinzip bei Durchfall.

12.9.5 Zelluläre Mechanismen der K^+-Resorption

Der Darm trägt durch seine Fähigkeit der K^+-Resorption und -Sekretion zur **K^+-Homöostase** bei – allerdings in geringerem Ausmaß als die Niere. Mit der Nahrung nehmen wir durchschnittlich 80 – 120 mmol K^+ pro Tag auf. Außerdem gelangt mit den Magen-, Leber- und Pankreassekreten zusätzlich K^+ in den Darm. Davon erscheinen ca. 10 mmol/d im Stuhl. D. h., der Großteil an K^+ wird absorbiert. **Nettoabsorption** findet vor allem im Dünndarm statt, **Nettosekretion** hingegen im Dickdarm. Ein Mechanismus der Absorption ist **passiver, parazellulärer Transport** (▶ Abb. 12.26) im Gefolge von Wasser (**Solvent Drag**). Dieser findet in Jejunum und Ileum statt und wird nicht durch den K^+-Gehalt der Nahrung beeinflusst. Er spielt für die Regulation des K^+-Haushaltes keine Rolle. Im distalen Kolon kann K^+ zusätzlich aktiv transzellulär absorbiert werden. Eine **apikale H^+/K^+-ATPase** transportiert dort K^+ primär aktiv in die Zellen hinein. Diese ATPase ist zu 60 % identisch mit der gastralen H^+/K^+-ATPase (S. 527). Wie K^+ die Zelle dann basolateral verlässt, ist nicht geklärt (möglicherweise über Kanäle). Die aktive Resorption wird durch den K^+-Gehalt der Nahrung in dem Sinne beeinflusst, dass geringe K^+-Zufuhr die K^+-Resorption erhöht.

12.9.6 Zelluläre Mechanismen der K^+-Sekretion

Bei einer durchschnittlichen Wasserausscheidung von 0,1 l pro Tag liegt die K^+-Konzentration im Stuhl bei ca. 100 mmol/l (10 mmol/0,1 l) und ist damit 20 – 25 × höher als im Blutplasma. Ohne „K^+-Einengung" durch selektive Wasserresorption lässt sich dies nur durch Sekretion erklären. K^+-Sekretion findet nur im **Kolon** statt, hier kommt es sogar zur **Netto-Sekretion**. Im distalen Kolon herrscht wegen der dortigen Na^+-Absorption ein lumennegatives transepitheliales Potenzial, das die **passive K^+-Sekretion** antreibt (▶ Abb. 12.26). Da diese Form der Sekretion von der Aldosteron-empfindlichen Na^+-Absorption abhängt, ist sie selbst auch **aldosteronempfindlich**. So erhöht eine Abnahme des Extrazellulärvolumens (bei Dehydratation), die zu vermehrter Aldosteronfreisetzung führt (mit dem Ziel, die NaCl-Resorption zu stimulieren), gleichzeitig die K^+-Ausscheidung. In der Folge kann es zu **Hypokaliämie** kommen. Im gesamten Kolon findet außerdem **aktive K^+-Sekretion** statt, die durch den K^+-Gehalt der Nahrung beeinflusst wird.

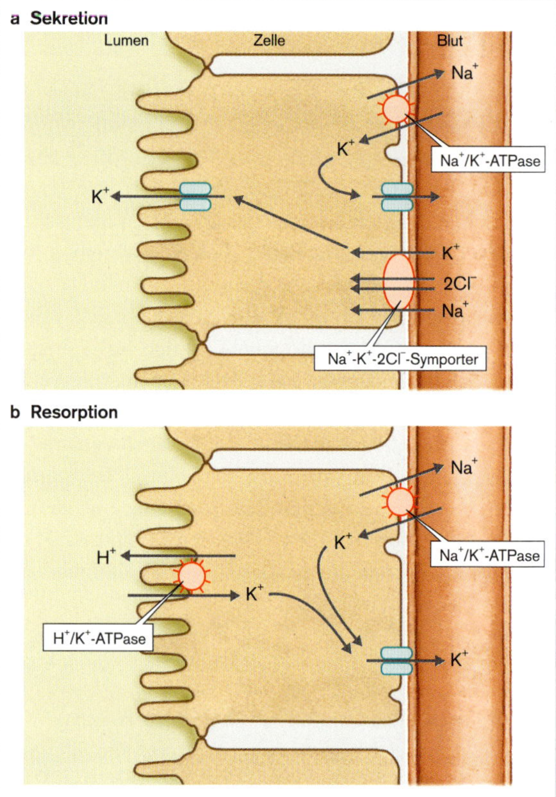

Abb. 12.26 Zelluläre Mechanismen des aktiven intestinalen K^+-Transports. K^+ kann sowohl aktiv sezerniert als auch aktiv resorbiert werden. Dadurch trägt der Darm auch zur Regulation des K^+-Haushaltes bei, wenn auch in geringerem Maße als die Nieren. Die aktive Sekretion wird durch einen basolateralen Na^+-$2Cl^-$-K^+-Symporter getrieben. Für die aktive Resorption ist eine apikale H^+/K^+-ATPase verantwortlich. Diese ist verwandt mit der H^+/K^+-ATPase der Belegzellen (▶ Abb. 12.13).

Angetrieben durch die geringe intrazelluläre Na^+-Konzentration, schafft ein basolateraler **Na^+-K^+-$2Cl^-$-Kotransporter** (zusätzlich zur Na^+/K^+-ATPase) K^+-Ionen in die Zellen hinein. Das Verhältnis der apikalen und basolateralen K^+-Leitfähigkeiten entscheidet nun, ob K^+ nach basolateral rezirkuliert oder aber sezerniert wird. Gleichzeitig wird dieses Verhältnis zur **Regulation** verwendet. **Aldosteron**, das die apikale K^+-Leitfähigkeit (und die Na^+/K^+-ATPase, s. o.) stimuliert, erhöht somit die K^+-Sekretion. Aldosteron kann also sowohl die passive wie auch die aktive K^+-Sekretion erhöhen. cAMP und intrazelluläres Ca^{2+} aktivieren die apikale Leitfähigkeit stärker als die basolaterale und erhöhen somit ebenfalls die Sekretion.

Substanzen, die diese Signalwege aktivieren (z. B. VIP und Choleratoxin → cAMP, Serotonin → Ca^{2+}), können zu starkem K^+-Verlust führen, da sie gleichzeitig die Cl^--Sekretion aktivieren und Durchfall hervorrufen. Es kann dann eine **Hypokaliämie mit Azidose** entstehen (= Sonderfall, vgl. Kapitel Säure-Basen-Haushalt).

12.9.7 Regulation des intestinalen Wasser- und Elektrolyttransports

Der intestinale Elektrolyttransport kann durch Mediatoren aus **enterischem Nervensystem, endokrinen Zellen** und **Immunzellen der Lamina propria** sowie durch **Bakterientoxine** und **Laxantien** (abführende Substanzen) beeinflusst werden. Der größte Teil dieser Substanzen stimuliert die Sekretion von Cl^- und/oder K^+, nur wenige stimulieren den absorptiven Transport. Mediatoren aus dem **enterischen Nervensystem** und aus **endokrinen Zellen** wirken als physiologische Regulatoren und spielen beim Gesunden eine wichtige Rolle, wohingegen folgende Mechanismen bei **Durchfall** eine Rolle spielen:

- So kann der **Parasympathikus** über postganglionär-cholinerge Neurone des **enterischen Nervensystems** die Ca^{2+}-Konzentration in Kryptenzellen erhöhen und damit die Cl^-- und K^+-Sekretion fördern.
- **Serotonin** übt die gleiche Wirkung aus.
- **VIP** und **Histamin** führen über cAMP zu vermehrter Cl^-- und K^+-Sekretion.
- **Endokrin** wirksam ist vor allem **Aldosteron**, das die Na^+-Resorption und die K^+-Sekretion stimuliert.
- Bei **Darmdehnung** kann es zur Ausschüttung von **Serotonin** (durch Anstieg der zytosolischen Ca^{2+}-Konzentration) aus endokrinen Zellen der Krypten (= **APUD-Zellen**) kommen, das **parakrin** die Sekretion stimuliert.
- Die Wirkung von **Immunzellen** der Lamina propria ist ebenfalls parakrin. Diese Zellen geben **Prostaglandine** (cAMP-Anstieg) ab sowie andere Eicosanoide, Sauerstoffradikale, **Bradykinin** (durch Anstieg der zytosolischen Ca^{2+}-Konzentration) und **Histamin** (cAMP-Anstieg). Angriffsziel sind dann entweder direkt die Epithelzellen, Neurone des enterischen Nervensystems oder aber die Darmdurchblutung.

Die wichtigsten Second Messenger bei der **Stimulation der Netto-Sekretion** von Elektrolyten und Wasser sind Ca^{2+}, cAMP und cGMP. cAMP und Ca^{2+} stimulieren die Cl^--Sekretion und hemmen die NaCl-Resorption. cGMP hemmt vor allem die NaCl-Resorption (▶ Abb. 12.24) und hat nur einen leichten Effekt auf die Cl^--Sekretion. Eine pathologisch vermehrte Nettosekretion führt zu **sekretorischem Durchfall**, verursacht z. T. auch durch **Hormone** und **Neurotransmitter** (▶ Abb. 12.25), die sonst zur physiologischen Regulation beitragen. Hierzu gehören VIP, Guanylin aus den Paneth-Körnerzellen der Darmschleimhaut (Bindung an den apikalen Guanylylcyclaserezeptor) sowie Acetylcholin, Bradykinin und Serotonin.

Eine pathophysiologisch äußerst wichtige Gruppe von Stimulatoren der Sekretion sind bakterielle Toxine (Enterotoxine; meist Substanzen, die von Bakterien nach außen abgegeben werden = Exotoxine!). Hierzu gehört Choleratoxin, das die α-Untereinheit eines G_s-Proteins in der aktiven Form ribosyliert, sodass keine Inaktivierung eintritt und eine maximale Aktivierung der Adenylylcyclase erfolgt (cAMP steigt). Hitzelabiles *E.-coli*-Toxin bindet an einen apikalen Rezeptor, woraufhin es endozytiert wird und anschließend die basolaterale Adenylylcyclase aktiviert (cAMP steigt). Hitzestabiles *E.-coli*-Toxin bindet wie Guanylin an den apikalen Guanylylcyclaserezeptor und erhöht die cGMP-Bildung. Die beiden *E.-coli*-Toxine sind die häufigsten Verursacher des „Reisedurchfalls“. Die Toxine von *Clostridium difficile* und Yersinien wirken über Ca^{2+}. Schließlich gibt es noch Laxantien (abführende Substanzen), die durch vermehrte Sekretion wirken, z. B. Rhizinusöl oder Gallensalze (Anstieg der zytosolischen Ca^{2+}-Konzentration) im Gegensatz zu z. B. osmotisch wirksamen Laxantien.

Wie bereits erwähnt, gibt es nur wenige Mechanismen, die zu einer **vermehrten Netto-Resorption** führen.

- Am wichtigsten ist wahrscheinlich **Aldosteron**, das die Na^+-Resorption vor allem in Ileum und Kolon durch Stimulation des **ENaC**, des **NHE3** und der **Na^+/K^+-ATPase** fördert. Indirekt kommt es dadurch zu vermehrter Cl^--Resorption und K^+-Sekretion.
- **Glucocorticoide** können in Dünn- und Dickdarm die NaCl-Resorption erhöhen (Stimulation von Na^+/H^+- und Cl^-/HCO_3^--Austausch sowie ENaC).
- Weitere Stimulatoren der Netto-Resorption sind wahrscheinlich Somatostatin, Noradrenalin und **endogene Opiate** (Enkephaline).

Sie stimulieren die elektroneutrale NaCl-Resorption und hemmen die Cl^--Sekretion. Opiate binden an G_i-Protein-gekoppelte Rezeptoren, sodass die cAMP-Konzentration sinkt. Weiterhin wird vermutet, dass diese Stimulatoren die zytosolische Ca^{2+}-Konzentration senken.

Die sekretionshemmende Wirkung der **Opiate** wird pharmakologisch genutzt, sie werden bei schweren Durchfällen verabreicht. Früher wurde *Tinctura opii* verwendet mit entsprechenden zentralnervösen Nebenwirkungen. Heutzutage verwendete Substanzen (z. B. Loperamid) haben nur periphere Wirkung. Ein neues Therapieprinzip stellen Enkephalinasehemmer dar, die den Opiatabbau hemmen. Dadurch wird die Opiatmenge nur lokal am gewünschten Wirkort erhöht.

Zusammenfassung Kap. 12.9

Dünn- und Dickdarm: Flüssigkeits- und Elektrolyttransport

Dünndarm

Täglich werden ca. **8–9 l Wasser** mit **50–100 g Elektrolyten** im Dünndarm absorbiert, wovon nur etwa 2 l aus der Nahrung, der Rest aus Drüsensekreten stammt. Besteht eine osmotische Druckdifferenz durch NaCl-Absorption oder Anionen- (und Na^+-)Sekretion, diffundiert Wasser rasch durch das Dünndarmepithel (▶ Abb. 12.24, ▶ Tab. 12.8). Der Darm **sezerniert** selbst ca. **1 l Flüssigkeit** pro Tag. Diese Sekretion kann zum Teil durch den **aktiven Transport von K^+** osmotisch getrieben werden, wobei das K^+ über die basolaterale **Na^+/K^+-Pumpe** in der Zelle akkumuliert wird und durch Kanäle ins Lumen abfließt. Der quantitativ wichtigere Mechanismus der Flüssigkeitssekretion beruht darauf, dass **Anionen** (HCO_3^- oder Cl^-) indirekt durch das von der Na^+/K^+-Pumpe erzeugte Na^+-Gefälle in der Zelle angereichert werden, um diese dann **passiv** in Richtung Lumen zu verlassen. Der **Na^+/H^+-Austauscher-1** bzw. der **Na^+-K^+-$2Cl^-$-Symporter** in der basolateralen Zellmembran der sekretorischen Zellen ist für die Anionenakkumulation verantwortlich (▶ Abb. 12.25, ▶ Abb. 12.26). Die Sekretionsvorgänge im Dünndarm werden **neuronal** und **hormonal** reguliert.

Dickdarm

Der Dickdarm absorbiert fast das gesamte **NaCl** und **80–90 % des Wassers**, die in ihn eintreten (▶ Abb. 12.24). **K^+** wird **sezerniert** und **reabsorbiert**, wobei die K^+-Homöostase des Körpers bestimmt, was überwiegt (▶ Abb. 12.26). Die K^+-Konzentration im Stuhl ist jedoch höher als die im Plasma, sodass immer etwas K^+ verloren geht. Weiterhin ist auch die HCO_3^--Konzentration im Stuhl etwas höher als im Plasma, sodass auch ein HCO_3^--Verlust entsteht. Bakterielle Toxine (**Enterotoxine**), **Gallensalze** und **Abführmittel** hemmen die NaCl-Absorption oder lösen eine Flüssigkeitssekretion aus, was zu einem flüssigeren Stuhl (bis hin zu **Diarrhö**) führt.

12.10 Dünn- und Dickdarm: Nährstoffverdauung und -absorption

12.10.1 Übersicht

Die mit der Nahrung aufgenommenen Nährstoffe müssen verdaut (im Fall von Kohlenhydraten, Proteinen und Fetten) und absorbiert werden. Sowohl die **Verdauung** als auch die **Absorption** finden überwiegend im Dünndarm statt. Die Verdauung kann entweder im Darmlumen mit Hilfe von Enzymen aus dem Pankreas oder an der apikalen Membran der Enterozyten durch dort ansässige Enzyme stattfinden. Kohlenhydrate und Proteine, die in das Kolon gelangen, können dort von Bakterien zu kurzkettigen Fettsäuren verstoffwechselt und von den Enterozyten absorbiert werden. ▶ Tab. 12.9 gibt einen Überblick über die Hauptorte der Absorption.

Tab. 12.9 Überblick über die Hauptorte der Nährstoffabsorption (+ = schwach, + + = mittel, + + + = stark)

Nährstoff	Duodenum	Jejunum	Ileum	Kolon
Monosaccharide	+ +	+ + +	+	
Aminosäuren	+ +	+ + +	+	
Di-, Tripeptide		+ +		
langkettige Fettsäuren	+	+ +	+	
kurzkettige Fettsäuren	+ +	+ +	+ +	+ +
Cholesterin		+ +	+	
Nukleotide	+	+		
Folsäure	+ +	+ +		
Vitamin B_{12}			+ + +	
Vitamin C		+ +		
Vitamine B_1, H	+ +	+ +		
Vitamine B_2, B_6,	+	+	+	
Gallensalze	+	+	+ + +	
Ca^{2+}	+ + +	+ +	+	
Mg^{2+}	+	+	+ + +	
Fe^{2+}	+ + +	+	+	
Phosphat		+ +		

12.10.2 Kohlenhydratverdauung

Über 50 % der benötigten **Energie** nehmen wir in Form von Kohlenhydraten zu uns. In der Nahrung liegen Kohlenhydrate in Form von Monosacchariden (einzelne Zuckermoleküle wie z. B. Glucose), Oligosacchariden (kurze Polymere von zwei bis zu mehreren Monosacchariden) und Polysacchariden (lange Polymere aus 200 bis zu 1 000 000 Monosacchariden) vor. Die **Nahrungskohlenhydrate** bestehen zu über 50 % aus **Polysacchariden**, zu 30–40 % aus **Oligosacchariden** und nur zu 5–10 % aus **Monosacchariden**. Letztendlich können jedoch nur Monosaccharide absorbiert werden. Dies bedeutet, dass Poly- und Oligosaccharide erst verdaut werden müssen, um absorbierbar zu werden. Polysaccharide werden zunächst im Darmlumen zu Oligosacchariden gespalten, bevor sie an der apikalen Membran der Enterozyten in Monosaccharide zerlegt werden. **Polysaccharide** stammen überwiegend aus pflanzlicher Nahrung, in der sie als Stärke vorliegen, die sich aus **Amylose** (ca. 20 %) und **Amylopectin** (ca. 80 %) zusammensetzt.

Beide Polysaccharide bestehen ausschließlich aus Glucosemonomeren, die entweder als **lineare Kette** (α-1,4-Bindungen) im Fall der Amylose oder als große **verzweigte Ketten** (α-1,4-Bindungen und α-1,6-Verzweigungen) im Fall von Amylopectin vorliegen. In tierischer Nahrung liegen Polysaccharide in Form von verzweigtkettigem **Glykogen** vor. Nicht verdaubare Polysaccharide (z. B. Zellulose, Pektin) gehören zur Gruppe der **Ballaststoffe**, die im Magen das Sattheitsgefühl fördern, im Dünndarm die Resorption von Glucose und Cholesterin verlangsamen sowie im Kolon das Volumen des Darminhaltes erhöhen und durch Dehnung der Darmwand so die Passagezeit verkürzen.

Dies fördert den Stuhlgang und die physiologische Keimflora. Ballaststoffe finden sich bevorzugt in Früchten, Getreide und Gemüse. Manche Ballaststoffe können durch Bakterien im Kolon metabolisiert werden. Ein Mangel an Ballaststoffen wird mit der Entstehung von Obstipation (Verstopfung), Kolondivertikeln (Darmwandausstülpungen) und Kolonkarzinomen in Verbindung gebracht.

Bei den **Oligosacchariden** dominieren Disaccharide und zwar hauptsächlich Saccharose (Tafelzucker) und Lactose (Milchzucker). Bei den **Monosacchariden** dominieren Glucose und Fructose.

Kohlenhydratverdauung im Darmlumen

Im Darmlumen werden Polysaccharide durch das Enzym **α-Amylase** (aus dem Pankreas) verdaut (▶ Abb. 12.27). Die Verdauung kann bereits in der **Mundhöhle** beginnen, da die Speicheldrüsen dort ebenfalls eine α-Amylase (94 % Aminosäurenidentität mit der Pankreasamylase) sezernieren. Allerdings wird diese α-Amylase im Magen inaktiviert (saurer pH-Wert) und ist bei Gesunden quantitativ unbedeutend. Sobald die Polysaccharide im Duodenum ankommen, wird durch **CCK** die α-Amylasesekretion (als aktives Enzym) in den Azini des Pankreas stimuliert. α-Amylase spaltet **innere α-1,4-Bindungen** (durch Hydrolyse) von **Stärke** und **Glykogen**, nicht jedoch terminale oder α-1,6-Bindungen. Somit entstehen als Produkte der α-Amylasereaktion **Maltose** (Glucosedimer), **Maltotriose** (Glucosetrimer) und **α-Grenzdextrin** (verzweigtes Glucosepentamer), jedoch keine Glucose.

Kohlenhydratverdauung an der apikalen Enterozytenmembran

Polysaccharidspaltprodukte sowie mit der Nahrung aufgenommene **Di- oder Trisaccharide** werden von verschiedenen **Oligosaccharidasen**, die in der apikalen Membran der Enterozyten (= Bürstensaum) verankert sind, zu Monosacchariden gespalten (▶ Abb. 12.27). Man unterscheidet vier Oligosaccharidasen.

- **Lactase** spaltet nur Lactose zu Glucose und Galactose.
- **Maltase** spaltet Maltotriose, Maltose (zu Glucosemonomeren) und die α-1,4-Bindungen von α-Grenzdextrin.
- **Saccharase** spaltet ebenfalls Maltotriose, Maltose sowie die α-1,4-Bindungen von α-Grenzdextrin und zusätzlich Saccharose (zu Fructose und Glucose).
- **Isomaltase**, die mit Saccharase einen Komplex an der Membran bildet (ein Dimer, das α-Dextrinase genannt wird), spaltet Maltotriose, Maltose sowie die α-1,4-Bindungen von α-Grenzdextrin und zusätzlich die α-1,6-Bindungen von α-Grenzdextrin.

Somit können zum Schluss die drei Monosaccharide **Glucose, Fructose und Galactose** entstehen. Die Aktivität der Enzyme nimmt in der Reihenfolge proximales Jejunum > distales Jejunum > Duodenum > Ileum ab, was mit dem aktiven Glucosetransport in Enterozyten korreliert (s. u.).

Im Fall von Maltase, Saccharase und Isomaltase ist die Enzymaktivität höher als die Transportrate der entstehenden Monosaccharide, sodass diese Enzyme nicht den **limitierenden Faktor** für die Resorption darstellen. Die Aktivität der **Lactase** ist dagegen geringer als die Transportrate für Monosaccharide und bestimmt somit die Resorptionsgeschwindigkeit.

Dies ist auch der Grund dafür, dass sich eine Abnahme der **Lactaseaktivität** bei Dünndarmerkrankungen viel früher klinisch bemerkbar macht (**Milchzucker-Unverträglichkeit**) als z. B. eine Abnahme der Saccharaseaktivität. Die Lactaseaktivität nimmt bei Kindern nach der Stillzeit ab. Das Ausmaß dieser Aktivitätsabnahme ist stark genetisch determiniert und besonders ausgeprägt in manchen nicht-weißen ethnischen Gruppen. Diese Personen haben eine **Lactasedefizienz**, und Milchaufnahme führt zu intestinalen Beschwerden und **Durchfall**. Die Aktivität der anderen Enzyme sinkt nach der Stillzeit nicht ab, sodass möglicherweise Substratmangel (Milchzucker) für die Abnahme der Lactaseaktivität verantwortlich ist. Längere **Fastenperioden** können zu einer Abnahme der Saccharaseaktivität führen, wohingegen Saccharose-reiche Ernährung die Enzymaktivität verstärkt.

12.10.3 Kohlenhydratabsorption

Wie bereits oben erwähnt, entstehen bei der Verdauung potenziell drei Monosaccharide, die absorbiert werden müssen: Glucose, Galactose und Fructose. Da die Absorption **transzellulär** stattfindet, müssen sowohl an der apikalen wie auch an der basolateralen Zellmembran **Transporter** vorhanden sein (▶ Abb. 12.27). **Glucose und Galactose** werden **sekundär aktiv** mit einem **Na^+-Symporter** in die Zelle aufgenommen (▶ Tab. 12.10). Dieser hochaffine Transporter (**SGLT 1**) bindet 2 Na^+- und ein Glucose- oder Galactosemolekül und transloziert sie in die Zelle. Dies bedeutet, dass auch zwei positive Ladungen transportiert werden. Die **Trieb„kraft“** setzt sich daher aus dem Na^+-Konzentrationsgradienten (erzeugt durch die basolaterale Na^+/K^+-ATPase) sowie dem apikalen Mem-

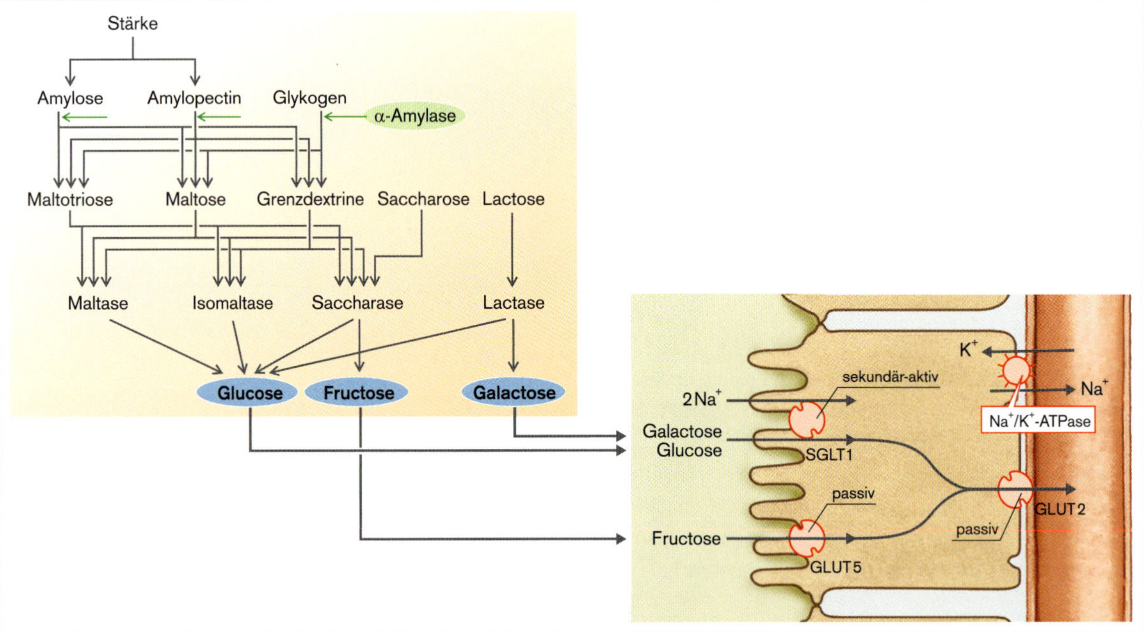

Abb. 12.27 Zelluläre Mechanismen der intestinalen Kohlenhydratabsorption. Mit der Nahrung aufgenommene Polysaccharide werden zunächst durch die α-Amylase aus dem Pankreas zu Di- bis Oligosacchariden gespalten. An der luminalen Membran der Enterozyten sorgen Bürstensaumenzyme für die weitere Spaltung zu den Monosacchariden Glucose, Galactose und Fructose. Die Monosaccharide werden transzellulär absorbiert, Glucose und Galactose sekundär aktiv (SGLT 1), Fructose passiv (GLUT 5). Basolateral verlassen die Monosaccharide die Zellen passiv über den GLUT 2-Transporter.

Tab. 12.10 Übersicht verschiedener Monosaccharidtransporter (Ms = Monosaccharid)

Transportart	Transporter	Expressionsort	Kopplung an Na^+	Affinität	Bemerkung
aktiv	SGLT 1	Dünndarm, proximaler Tubulus	2 Na^+: 1 Ms	hoch	apikal, Resorption
	SGLT 2	proximaler Tubulus	1 Na^+: 1 Ms	niedrig	apikal, Resorption
passiv	GLUT 1	viele Gewebe	nein	1–2 mM	Basisversorgung
	GLUT 2	β-Zellen, Dünndarm, Niere	nein	12–20 mM	wichtig für Monosaccharidresporption und beteiligt an Insulinausschüttung
	GLUT 3	viele Gewebe	nein	< 1 mM	Basisversorgung
	GLUT 4	Muskel, Fett	nein	5 mM	Insulinempfindlich
	GLUT 5	Dünndarm, Niere	nein	1–2 mM	Fructosetransporter
	GLUT 7	endoplasmatisches Retikulum in Hepatozyten	nein		für Glukoneogenese

branpotenzial zusammen und kann ca. 200 mV betragen (für jedes Na^+ ca. 60 mV chemische und ca. 40 mV elektrische Triebkraft, s. Kap. 3.3) (S. 92). Bei längerfristig hohen Glukosekonzentrationen im Darmlumen wird die Resorption durch vermehrte Expression von SGLT 1 und die zusätzliche apikale Expression von GLUT 2 (s. u.) gesteigert. D.h. es gibt keine negative Rückkopplung, durch die die Glukoseaufnahme limitiert wird.

Durch den SGLT 1 kann Glucose so lange in die Zelle aufgenommen werden, bis die Konzentration im Lumen ca. 1900-fach geringer ist als in der Zelle (bei einer angenommenen intrazellulären Konzentration von 6 mmol/l kann die Konzentration im Lumen daher auf 3 µmol/l sinken). Die hohe Affinität für Glucose und die enorme Triebkraft machen den SGLT 1 zu einem äußerst effizienten Mechanismus für die Resorption. Die Affinität für Monosaccharide ist in Anwesenheit von Na^+ (d. h. bei hoher Triebkraft) besonders hoch.

Unabhängig vom luminalen Glukoseangebot befindet sich an der basolateralen Membran der Monosaccharidtransporter (**GLUT 2**), der als Uniporter (Na^+-unabhängig) den passiven Efflux („erleichterte Diffusion") ins Blut erlaubt. Dieser Transporter ist niederaffin und akzeptiert sowohl Glucose und Galactose als auch Fructose. Schließlich gibt es in der apikalen Membran einen weiteren Uniporter für **Fructose** (**GLUT 5**). Dieser ist ebenfalls Na^+-unabhängig und vermittelt die passive Aufnahme von Fructose durch erleichterte Diffusion (entlang des chemischen Gradienten). Bei niedrigem Fructoseangebot, wird 90 % der apikal aufgenommenen Fructose in den Enterozyten versoffwechselt (beginnende mit der Phosphorylierung durch die Ketohexokinase) und erscheint im Pforaderblut als Glucose, Lactat und Glycerat. Dieser Mechanimus ermöglich die passive Fructoseresorption, da die Fructosekonzentration im Blut gering bleib (nüchtern < 300 µmol/l). Bei hohem Fructoseangebot (> 1 g/kg Körpergewicht) ist die Stoffwechselkapazität der Enterozyten erschöpft, Fructose gelangt zur Leber sowie in das Kolon und trägt dadurch zur Entstehung des metabolischen Syndroms sowie Diabetes mellitus Typ 2 bei. Außerdem führt ein hohes Fructoseangebot in der Nahrung zu einer Vergrößerung der intestinalen Oberfläche und damit zu einer effizienteren Fett- und damit Energieaufnahme.

Kohlenhydrate, die im Dünndarm nicht absorbiert wurden, können durch die Bakterien im Dickdarm zu kurzkettigen Fettsäuren verstoffwechselt werden, die von der Dickdarmschleimhaut anschließend absorbiert werden.

12.10.4 Proteinverdauung

Pro Tag nimmt man mit einer durchschnittlichen **„westlichen" Diät** ca. 70 – 100 g Protein zu sich. Zusätzlich fallen im Darm noch 30 – 50 g **endogenes Protein** an, das aus Drüsensekreten und abgeschilferten Zellen stammt. All diese Proteine setzen sich aus **21 Aminosäuren** zusammen, wovon neun **essenziell** sind. Zum Teil können die Aminosäuren posttranslational noch modifiziert werden (z. B. Hydroxylierung oder γ-Carboxylierung). Wie gut ein Protein letztendlich verdaut werden kann, hängt von der Aminosäurenzusammensetzung sowie der Herkunft und der Behandlung vor dem Verzehr ab. Hydroxyprolin- und Prolin-reiche Proteine wie Kollagen werden schlecht verdaut. Insgesamt ist die **Proteinverdauung** jedoch sehr effizient, und nur weniger als 4 % des Protein-Stickstoffes der Nahrung gelangen in den Stuhl. Die Verdauung der Nahrungsproteine zu **Oligopeptiden** und **Aminosäuren** ist Voraussetzung für eine effiziente Resorption. **Proteasen** aus Magen und Pankreas spalten im Magen- und Darmlumen (**luminale Verdauung**) Proteine zu Oligopeptiden und Aminosäuren. Die Oligopeptide werden durch Amino- und Dipeptidasen in der apikalen Enterozytenmembran (Bürstensaum-Peptidasen) zu Di- und Tripeptiden oder zu Aminosäuren gespalten.

Aminosäuren sowie Di- und Tripeptide gelangen über unterschiedliche Transporter in die Enterozyten. Erst hier werden auch die Di- und Tripeptide zu Aminosäuren gespalten. Anschließend verlassen die Aminosäuren die Enterozyten über basolaterale Transporter.

Neugeborene können bis zum 6. Monat größere Mengen Protein durch **Endozytose** aufnehmen. Bei Erwachsenen ist dieser Transportweg fast vollständig verschwunden und spielt für die Nährstoffabsorption keine Rolle mehr. Allerdings können selbst kleinste Mengen an endozytiertem Protein Allergien auslösen.

Proteinverdauung im Darmlumen

Die Proteasen von Magen und Pankreas werden als **inaktive Proenzyme** sezerniert. Die Hauptzellen des Magens sezernieren **Pepsinogene** (S. 531), die zu Pepsin aktiviert werden. **Pepsin** ist eine **Endopeptidase** (greift innere und keine terminalen Bindungen an), die bevorzugt Peptidbindungen spaltet, an denen aromatische oder große neutrale Aminosäuren beteiligt sind. Beim Gesunden trägt Pepsin 10 – 15 % zur Proteinverdauung bei und ist nicht essenziell. Entscheidend sind die fünf **Pankreasproteasen**. Zunächst wird **Trypsinogen** sezerniert, das im Jejunum durch die Enteropeptidase (eine Protease im Bürstensaum) zu aktivem **Trypsin** gespalten wird. Trypsin aktiviert dann durch partielle Proteolyse weiteres Trypsinogen sowie die anderen vier Pankreasproteasen. Die Charakteristika der Pankreasproteasen sind in ▶ Tab. 12.11 dargestellt. Letztendlich wird durch die luminale Verdauung 70 % des Proteins zu Oligopeptiden und 30 % zu Aminosäuren gespalten.

Tab. 12.11 Übersicht der fünf Pankreasproteasen

Proenzym	Aktivator	Aktives Enzym	Wirkung	Produkte
Trypsinogen	Enterokinase und Trypsin	Trypsin	Endopeptidase	Oligopeptide
Chymotrypsinogen	Trypsin	Chymotrypsin		
Proelastase		Elastase		
Procarboxypeptidase A		Carboxypeptidase A	Exopeptidase	Aminosäuren
Procarboxypeptidase B		Carboxypeptidase B		

Proteinverdauung an der apikalen Enterozytenmembran

An der **Bürstensaummembran** befindet sich eine Vielzahl von **Peptidasen**, da das Spektrum möglicher Peptide natürlich sehr groß ist. Es handelt sich dabei um Endopeptidasen, Exopeptidasen (Aminopeptidasen) sowie Dipeptidasen. Bürstensaumpeptidasen haben die größte Affinität für Peptide aus 3 – 8 Aminosäuren. Diese werden zu Aminosäuren, Di-, Tri- und Tetrapeptiden gespalten (▶ Abb. 12.31). Darüber hinaus finden sich auch im Zytosol viele Peptidasen, die die aufgenommenen Di-, Tri- und Tetrapeptide spalten.

12.10.5 Absorption von Proteinen, Peptiden und Aminosäuren

Proteinabsorption durch apikale Endozytose

Dieser Mechanismus spielt in Bezug auf die Nährstoffabsorption nur bei **Neugeborenen** bis zum 6. Monat eine gewisse Rolle. Endozytierte Proteine können anschließend in den Lysosomen zu Aminosäuren abgebaut werden. Von größerer Bedeutung ist die Endozytose für die Übertragung der **angeborenen Immunität**, da Enterozyten Neugeborener Antikörper (Ig) mittels **Transzytose** intakt aufnehmen können. Somit werden diese Antikörper von der Mutter über die Milch auf das Kind übertragen. An der apikalen Membran der Enterozyten befinden sich Rezeptoren für Antikörper, wodurch diese angereichert und sehr effektiv aufgenommen werden. Gelangen andere Proteine ebenfalls durch Transzytose in den Körper, können sie **Allergien** auslösen. Der ganze Prozess wird hormonell reguliert und nach dem 6. Lebensmonat praktisch völlig abgeschaltet. Enterozyten von **Erwachsenen** nehmen nur ganz kleine Mengen an Protein durch apikale Endozytose auf und bauen diese zu 90 % in den Lysosomen ab.

Einen Spezialfall stellen die **M-Zellen** der Darmschleimhaut dar, die sich oberhalb von **Peyer-Plaques** befinden. Diese Zellen haben einen ausgeprägten Apparat für clathrinvermittelte **Endozytose von Proteinen.** 50 % der Proteine gelangen durch Transzytose intakt zu den Peyer-Plaques, wo sie von immunkompetenten Zellen prozessiert und dann den Lymphozyten präsentiert werden. Anschließend kann eine **Immunantwort** ausgelöst werden. Dies ist ein wichtiger Vorgang für die Entwicklung von **Immunität**, kann aber möglicherweise auch zur Entstehung von Krankheiten (z. B. allergisch bedingt) beitragen (vgl. Zöliakie) (S. 515).

Peptidabsorption durch apikalen H^+-Peptidkotransport

Di-, Tri- und zum Teil Tetrapeptide können durch einen **H^+-Peptidsymporter** (**PepT 1**) in Enterozyten aufgenommen werden (▶ Abb. 12.28). Dieser Transporter ermöglicht einerseits den kleinen Peptiden das Überqueren der Zellmembran und koppelt zum anderen die Energie des einwärts gerichteten H^+- und Ladungsgradienten an den Peptidtransport. Somit vermittelt PepT 1 die **tertiär aktive Aufnahme** kleiner Peptide.

An der apikalen Membran befindet sich PepT 1 meist in Nachbarschaft zu **Na^+/H^+-Austauschern** (NHE, sekundär aktiv), die H^+ nach außen schaffen und dadurch das Zytosol relativ alkalisch halten. Die Triebkraft des NHE ist der chemische Na^+-Gradient, der durch die Na^+/K^+-ATPase (primär aktiv) erzeugt wird. Im Zytosol werden die Peptide zu Aminosäuren hydrolysiert. Lediglich **prolinhaltige Dipeptide** können im Portalblut erscheinen. Da PepT 1 auch bestimmte **Medikamente** (z. B. Antibiotika der Cephalosporingruppe) transportiert, ist er auch für die Pharmakologie von Interesse.

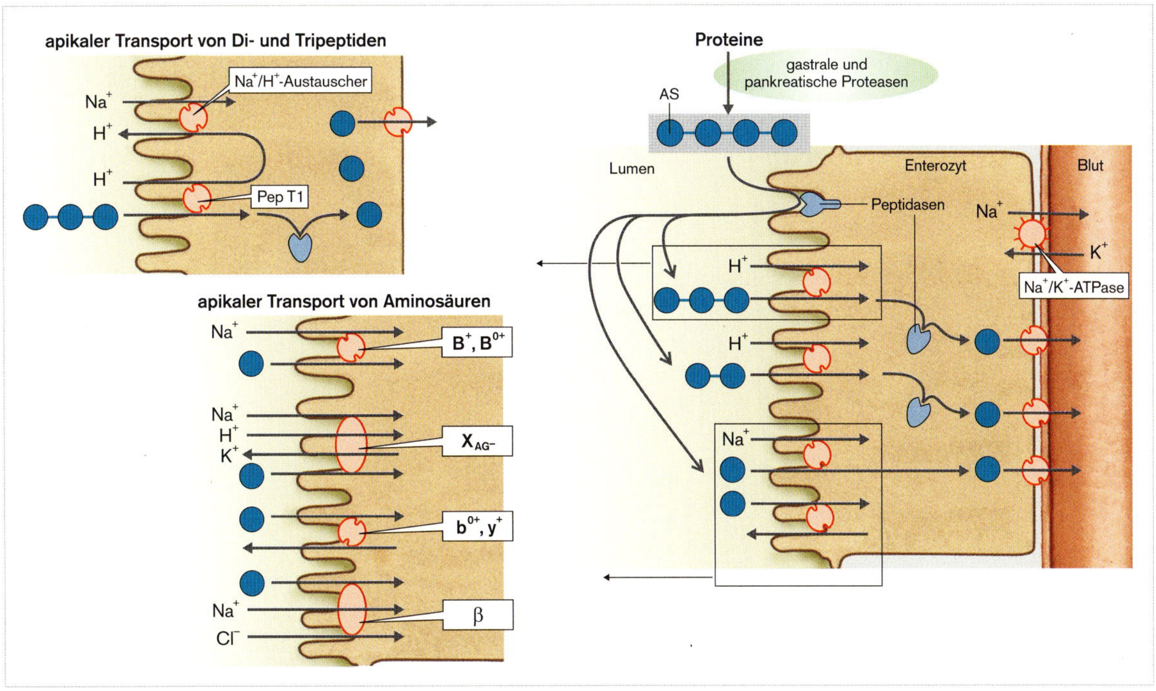

Abb. 12.28 Zelluläre Mechanismen der intestinalen Aminosäurenabsorption. Mit der Nahrung aufgenommene Proteine werden zunächst durch Proteasen zu Oligopeptiden gespalten. An der luminalen Membran der Enterozyten sorgen Bürstensaumenzyme für die weitere Spaltung zu den Di- und Tripeptiden bzw. Aminosäuren. Di- und Tripeptide können im Symport mit H^+ tertiär aktiv (PepT 1) in die Zelle aufgenommen werden. Für die Aufnahme von Aminosäuren gibt es mehrere Transportsysteme, die zum Teil als Symporter und zum Teil als Austauscher funktionieren. An der basolateralen Membran befinden sich ebenfalls mehrere Transportsysteme, über die Aminosäuren ins Blut gelangen.

Apikale Aminosäureaufnahme

An der apikalen Aufnahme von Aminosäuren (den L-Stereoisomeren) sind mindestens sieben **Transportsysteme** beteiligt (▶ Abb. 12.28). Die beiden vorherrschenden Transportsysteme sind **System B** und $\mathbf{B^{0+}}$, die sich lediglich dadurch unterscheiden, dass B^{0+} neben neutralen Aminosäuren auch einige basische Aminosäuren und Cystin transportiert.

Beide Systeme sind Na^+-gekoppelt und dadurch sekundär aktiv sowie meist elektrogen. Ähnlich wie beim SGLT 1 (S. 566) ist dadurch eine sehr effiziente Resorption möglich. **System** $\mathbf{b^{0+}}$ hat dasselbe Substratspektrum wie B^{0+} ist jedoch Na^+-unabhängig und arbeitet als Austauscher. **System** $\mathbf{y^+}$ transportiert überwiegend basische Aminosäuren (Arginin, Lysin, Histidin, Ornithin) unabhängig von Na^+. **System** $\mathbf{X_{AG}^-}$ transportiert anionische Aminosäuren (Glutamat, Aspartat) im Kotransport mit 2 Na^+ und 1H^+ sowie im Austausch mit 1K^+. **System Imino** ist für die Aufnahme von Iminosäuren (Prolin) zuständig. Schließlich gibt es noch das **System β** für β- und γ-Aminosäuren (Betain, Taurin, GABA), die im Kotransport mit Na^+ und Cl^- aufgenommen werden.

Basolaterale Aminosäureabgabe

Mehr als 90 % der apikal aufgenommenen Aminosäuren (ob frei oder als Peptid) müssen die Enterozyten über die basolaterale Membran verlassen (▶ Abb. 12.28). An dieser Membran befinden sich mindestens fünf Transportsysteme.

Die **Systeme A** und **ASC** transportieren hauptsächlich neutrale Aminosäuren im Symport mit Na^+. Sie stellen also sekundär aktive Transportsysteme dar, die Aminosäuren basolateral in die Zellen hineinschaffen. Somit haben sie nichts mit der Aminosäureabsorption zu tun, sondern versorgen die Enterozyten, wenn luminal keine Aminosäuren vorhanden sind. **System ASC** transportiert neutrale Aminosäuren Na^+-unabhängig und trägt somit zur Aminosäurenabgabe bei. **System L** vermittelt die Abgabe von neutralen, hydrophoben und großen Aminosäuren. Schließlich befindet sich noch **System** $\mathbf{y^+}$ in der basolateralen Membran und vermittelt dort den Auswärtstransport von basischen Aminosäuren. Die Charakterisierung dieser Transportsysteme hat auch wesentlich zum Verständnis bestimmter Krankheiten, wie z. B. Cystinurie und Hartnup-Krankheit beigetragen.

12.10.6 Lipidverdauung

Lipide sind sowohl in **pflanzlicher** als auch in **tierischer Nahrung** enthalten. Sie zeichnen sich durch ihre hohe **Hydrophobizität** aus (Octanol/Wasser-Koeffizient = 10^4 – 10^7). **Nicht polare Lipide** wie z. B. Cholesterinester sind praktisch nicht wasserlöslich, wogegen **polare Lipide** (z. B. Phospholipide) feine Fettfilme an der Wasserober-

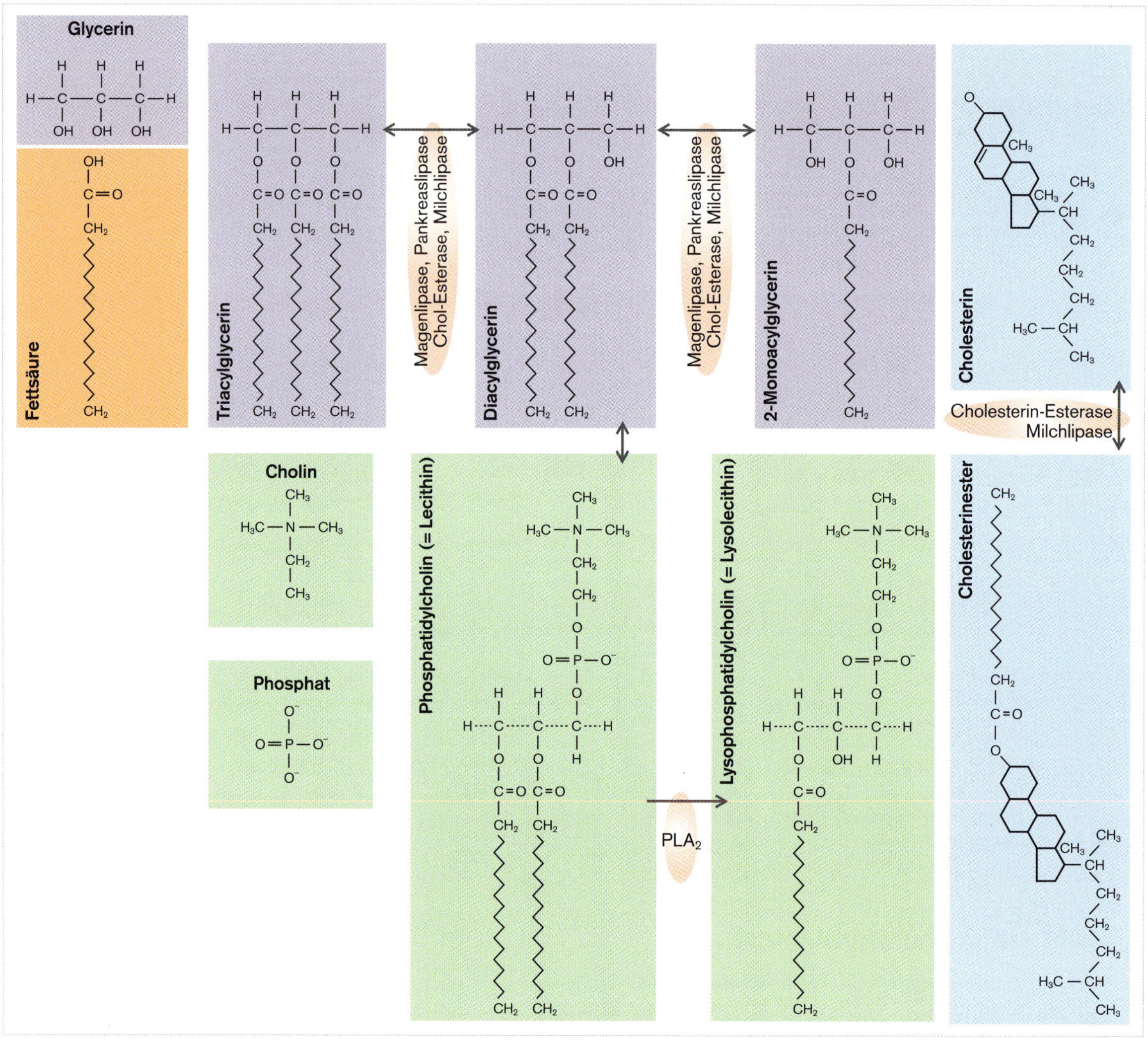

Abb. 12.29 Übersicht der Lipide in der Nahrung.

fläche bilden können. Mit einer durchschnittlichen **„westlichen" Diät** nehmen Erwachsene ca. 100 g Lipide pro Tag zu sich. Dies entspricht ca. 40 % des täglichen **Energiebedarfs**. Es wird allerdings empfohlen, nur 30 % des Energiebedarfs mit Lipiden zu decken. Dies entspräche ca. 75 g. Der Lipidverbrauch pro kg Körpergewicht ist bei **Neugeborenen** 3 – 5-mal größer.

90 % der **Nahrungsfette** sind **Triacylglycerine**, die aus langkettigen **Fettsäuren** und **Glycerin** bestehen (▸ Abb. 12.29) und bei 37 °C kleine Fetttröpfchen bilden. **Milchfett** enthält dagegen mittel- und kurzkettige Fettsäuren. Das Verhältnis von gesättigten zu **ungesättigten Fettsäuren** ist in tierischen Triacylglycerinen höher als in pflanzlichen. Triacylglycerine liefern auch die **essenziellen Fettsäuren** (z. B. Linolsäure; spielt im Arachidonsäurestoffwechsel eine wichtige Rolle), die für eine ausgewogene Ernährung unabdingbar sind, da sie vom Körper nicht synthetisiert werden können. Außerdem dienen Triacylglycerine als „Träger" für die fettlöslichen **Vitamine A, D, E, K** und tragen entscheidend zur postprandialen **Sattheit** bei.

5 % der Nahrungsfette sind **Phospholipide**, hauptsächlich Glycerophospholipide. Diese bestehen aus Glycerin, 2 langkettigen Fettsäuren und einem Phosphatester. **Phosphatidylcholin** (**Lecithin**) ist das vorherrschende Phospholipid. Die andere große Gruppe sind **Sphingolipide**, die anstelle von Glycerin Serin enthalten. Weiterhin enthält die Nahrung unverestertes **Cholesterin** (ca. 0,5 %), geringe Mengen verestertes Cholesterin (aus Leber und Blutprodukten), fettlösliche Vitamine (s. o.) und **lipophile Fremdstoffe**, die auch gesundheitsschädlich sein können (z. B. Nitrosamine, Aflatoxine, polyzyklische Kohlenwasserstoffe).

Neben den Nahrungsfetten gelangen auch **endogene Lipide** in den Darm und müssen verdaut werden. Mit der Galle werden ca. 10 – 15 g Lipide pro Tag sezerniert, wobei es sich hauptsächlich um Phosphatidylcholin (Lecithin) und unverestertes Cholesterin handelt. Abgeschilferte Zellen liefern 2 – 6 g und abgestorbene Bakterien ca. 10 g pro Tag.

Emulgierung und mechanische Verdauung von Lipiden

Die Enzyme, die für die eigentliche Aufspaltung der Lipide zuständig sind (**Lipasen**, s. u.) arbeiten am besten an einer **Fett-Wasser-Grenzfläche**, da sie selbst hydrophil sind und Wasser für die Hydrolyse benötigen. Für eine effiziente Verdauung ist es daher notwendig, die **Angriffsfläche** für diese Enzyme so groß wie möglich zu machen. Dies geschieht durch **Emulgierung**. Bei der Emulgierung wird die Fettphase durch mechanische Bewegung (Umrühren beim Kochen, Kauen sowie durch die Magen-Darm-Motilität beim Verdauen) in einen feinen Verteilungszustand in der Wasserphase überführt. Hierdurch erhöht sich das **Oberflächen-Volumen-Verhältnis** dramatisch und die Angriffsfläche für Lipasen pro g Fett nimmt massiv zu. In den entstehenden Tröpfchen orientieren sich Phospholipide, Fettsäuren, Cholesterin sowie enthaltene Kohlenhydrate und Proteine an die Oberfläche (▶ Abb. 12.30).

Hierdurch entsteht eine Art **stabilisierende „Membran"**, die das Verschmelzen der Tröpfchen verhindert. Besonders Phospholipide und Cholesterin sind gute Stabilisatoren, da sie sich nur an der Grenzfläche aufhalten können. Im Inneren der Tröpfchen befinden sich Triacylglycerine und Cholesterinester.

Die Funktion der „sauren" Lipasen

Fett spaltende Enzyme (**Lipasen**) werden von den **Sublingualdrüsen**, den **Pharyngealdrüsen** und den **Hauptzellen** des Magens abgegeben. Diesen Lipasen ist ein **pH-Optimum** von 4 gemeinsam und sie werden deshalb als **„saure" Lipasen** bezeichnet. Sie sind resistent gegen Pepsin, nicht jedoch gegen Pankreasproteasen, und spalten Lipide, solange diese sich noch im Magen befinden. Hierbei ent-

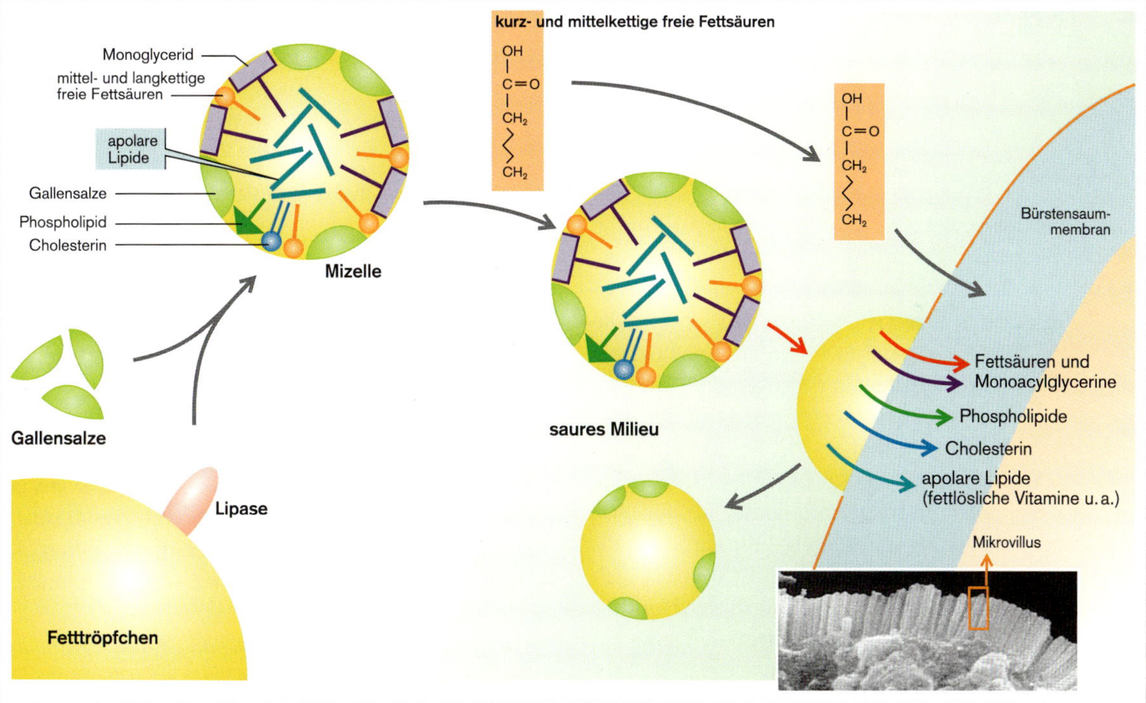

Abb. 12.30 Fettabsorption im Dünndarm. Bei der Fettverdauung durch die Lipase entstehen aus Triacylglycerinen freie Fettsäuren und 2-Monoacylglycerine, die in Anwesenheit von konjugierten Gallensalzen zusammen mit Cholesterin, Phospholipiden, fettlöslichen Vitaminen und anderen apolaren Lipiden Mizellen bilden. Gallensalze und die polaren Enden der Monoacylglycerine, der Phospholipide und des Cholesterins ordnen sich dabei nach außen zur wässrigen Phase hin an, während apolare Lipide wie fettlösliche Vitamine und Cholesterinester den Kern bilden. Mit ihrem Durchmesser von höchstens 50 nm sind Mizellen (im Gegensatz etwa zu den ca. 100-mal größeren Fettemulsionströpfchen) in der Lage, zwischen die Mikrovilli des Bürstensaums von Duodenum und Jejunum einzudringen und sich an dessen luminaler Membran anzulagern. Während sich die Lipide in der Membran lösen und somit absorbiert werden, steht für die Absorption der Gallensalze erst im Ileum ein Na^+-Symportcarrier zur Verfügung: enterohepatischer Kreislauf. Kurz- und mittelkettige Fettsäuren können ohne die Hilfe der Mizellen resorbiert werden. Sie diffundieren zur luminalen Membran der Enterozyten und werden dann aufgenommen.

stehen aus **Triacylglycerinen** langkettige Fettsäuren, die protoniert und unlöslich werden, sodass sie im Magen nicht absorbiert werden. Aus **Milchfetten** setzen saure Lipasen mittel- und kurzkettige Fettsäuren frei, die über die Magenmukosa ins Pfortaderblut gelangen. Nach der Neutralisierung des Magensafts im Duodenum und ihrer Spaltung durch Pankreasproteasen tragen saure Lipasen nicht mehr zur Fettverdauung bei. Die Lipase aus den **Hauptzellen** des Magens ist ein 42 kDa großes Glykoprotein, dessen Sekretion durch Gastrin stimuliert wird. Bei gesunden **Erwachsenen** tragen saure Lipasen 15–30 % zur Fettverdauung bei. Ihre Funktion ist bei Gesunden nicht essenziell, jedoch können sie bei Pankreasinsuffizienz einen Teil von dessen Funktion bei der Fettverdauung übernehmen. Hierzu trägt auch die unter diesen Umständen verminderte Inaktivierung der sauren Lipasen bei.

Wichtig sind die sauren Lipasen bei **Neugeborenen**, da sie im Gegensatz zu den Pankreaslipasen (deren Aktivität nach der Geburt vorübergehend auf ca. 10 % sinkt) sofort sezerniert werden und somit wesentlich zur Fettverdauung beitragen. Bei Neugeborenen trägt außerdem die **gallensalzstimulierte Milchlipase** zur Fettverdauung bei. Diese gelangt aus der Brustdrüse der Mutter in die Milch, ist säurestabil und wird im Duodenum des Neugeborenen durch Gallensalze aktiviert. Hier spaltet sie Tri-, Di- und Monoacylglycerine sowie Cholesterin- und Vitaminester. Trotzdem gehen bei Neugeborenen noch 25 % der aufgenommenen Fette mit dem Stuhl verloren. Bei Erwachsenen sind es lediglich 5 %.

Pankreaslipasen

Pankreaslipasen sind die entscheidenden Enzyme für die Komplettierung der Fettverdauung im proximalen Dünndarm ▶ Tab. 12.3. Sobald im Magen entstandene Fettsäuren das Duodenum erreichen, verursachen sie dort die Freisetzung von CCK und GIP. **CCK** stimuliert den Gallenfluss und die Enzymsekretion in den Azini des Pankreas. Zusätzlich wird durch **Sekretin** die Flussrate in den Pankreas- und Gallengängen erhöht.

Das wichtigste fettspaltende Enzym des Pankreas ist die **Pankreas- oder Triacylglycerinlipase**, die für ihre vollständige Aktivierung das Protein **Kolipase** (ebenfalls aus dem Pankreas) benötigt. Man spricht deshalb auch von der **kolipaseabhängigen Lipase**. Die Triacylglycerinlipase ist ein 48 kDa-Protein mit Esteraseaktivität, das in aktiver Form in 1000-fachem Überschuss (bei Erwachsenen) sezerniert wird. Es spaltet alle Triacylglycerine, die nach der Magenpassage noch vorhanden sind (hauptsächlich in 2-Monoglyceride + 2 Fettsäuren). Die **volle Aktivität** der Triacylglycerinlipase wird bei leicht alkalischem pH, in Anwesenheit von Gallensalzen, Fettsäuren und der Kolipase erreicht. Diese Bedingungen sind im Duodenum und Jejunum gegeben.

Fettsäuren verbessern die Bindung der Lipase an die Grenzfläche der Fetttröpfchen und stimulieren dadurch indirekt die Aktivität. In Lösung ist das Enzym so gefaltet, dass das **katalytische Zentrum** verschlossen bleibt. Erst nach Bindung an die Grenzfläche der Fetttröpfchen wird das Zentrum entfaltet. Zusätzlich zur Lipase sezerniert das Pankreas das Protein **Prokolipase**, das im Duodenum zur **Kolipase** und dem Pentapeptid **Enterostatin** gespalten wird. Enterostatin spielt wahrscheinlich bei der Regulation des Sattheitsgefühls eine Rolle. Befindet sich die Lipase an der Grenzfläche, so wird sie durch Phospholipide, Proteine und Mizellen gehemmt. **Aufgabe der Kolipase** ist es, diese Hemmung zu verhindern, indem sie dafür sorgt (unterstützt von Gallensalzen), dass hemmende Lipolyseprodukte schnell weggeräumt werden. Außerdem dient sie als Anker für die Lipase am Fetttröpfchen.

Weiterhin sezerniert das Pankreas **Carboxylester(hydrol)ase**, ein Enzym, das der Milchlipase ähnelt. Es hat geringe Substratspezifität und ist wahrscheinlich identisch mit den Enzymen Cholesterinesterase, Pankreasesterase bzw. Lysophospholipase. Durch seine Aktivität entstehen Cholesterin, Glycerin und Fettsäuren.

Die **Phospholipase A_2** aus dem Pankreas wird als Proenzym sezerniert und spaltet **Glycerophospholipide** zu **Lysophospholipiden + Fettsäuren.** Ihre Aktivität entfaltet sie erst bei alkalischem pH und in Anwesenheit von Gallensalzen. Phospholipase A_2 kann auch von den **Paneth-Körnerzellen** abgegeben werden.

Bakterielle Lipasen im Kolon sind unspezifisch und haben neutrale bis leicht saure pH-Optima. Sie hydrolysieren Triacylglycerine und Phospholipide vollständig, sodass Fett im Stuhl überwiegend als Salze der Fettsäuren („Seifen") und Sterole vorliegt.

12.10.7 Lipidabsorption

Lipidtransport im Darmlumen

Die Hydrolyseprodukte der Lipidverdauung müssen verschiedene **Barrieren** durchqueren bevor sie absorbiert werden. Hierbei ist die Absorptionsrate im Jejunum am höchsten. Lipasen, Gallensalze, Lecithin und Cholesterin lagern sich im Darmlumen an die **Fetttröpfchen** an (▶ Abb. 12.30). Monoacylglycerine, Fettsäuren, Lysolecithin und Cholesterin unterstützen die **Emulgierung** der Fetttröpfchen. Triacylglycerine wandern aus dem Inneren an die Oberfläche der Tröpfchen und werden dort gespalten, sodass die Tröpfchen zunehmend kleiner werden. An deren Oberfläche bildet sich eine mehrblättrige Phase aus Fettsäuresalzen, Monoacylglycerinen, Lysolecithin, Cholesterin und Gallensalzen. Schließlich lösen sich mehrschichtige Vesikel ab, die durch **Gallensalzmizellen** in einschichtige Vesikel mit einer Lipiddoppelmembran umgewandelt werden. Zuletzt lagern sich in diese Vesikel freie Fettsäuren ein und bilden dadurch sog. **gemischte Mizellen** mit einem Durchmesser von wenigen Nanometern. Fette können auch auf diesen Mizellen weiterverdaut werden.

Bei den zu überquerenden **Barrieren** (▶ Abb. 12.30) handelt es sich zunächst um eine **Schleimschicht** über den Enterozyten, die ein Diffusionshindernis darstellt und damit die Geschwindigkeit, mit der absorbiert wird, mitbestimmt. Unter der Schleimschicht befindet sich eine ca. 40 µm dicke **wässrige Phase** (*unstirred layer*), die zwar die Diffusion nicht behindert, in der jedoch manche Lipide schlecht löslich sind. Kurz- und mittelkettige Fettsäuren lösen sich dort noch relativ gut und können frei zu den Enterozyten diffundieren. Eine ausreichende Löslichkeit und damit ausreichender Transport **langkettiger Fettsäuren** wird erst durch deren Verpackung in Mizellen erreicht. Man schätzt, dass hierdurch die Löslichkeit um bis zu 1 000 000-fach erhöht wird.

Aufnahme in die Enterozyten

In der wässrigen Phase an der Oberfläche der Enterozyten herrscht ein **saures Milieu** bedingt durch die Aktivität der **Na^+/H^+-Austauscher** (▶ Abb. 12.30). Man geht davon aus, dass kurz- und mittelkettige Fettsäuren dadurch protoniert werden, die Mizellen dann verlassen und durch **nicht-ionische Diffusion** absorbiert werden. Langkettige Fettsäuren werden durch **FATP** (*fatty acid transporting protein*) resorbiert. Auch Cholesterin und Phospholipide verlassen jetzt die Mizellen, um in die Zellen zu gelangen. Der überwiegende Teil der **Gallensalze** verbleibt zunächst im Darmlumen und wird erst im Ileum reabsorbiert (enterohepatischer Kreislauf) (S. 549). Kurzkettige Fettsäuren können auch noch im Kolon absorbiert werden.

In letzter Zeit werden vermehrt **Transporter** identifiziert, die den Transport von Fettsäuren, Monoacylglycerinen, Cholesterin und Lysophospholipiden in die Zellen hinein vermitteln können.

2004 wurde das *Niemann-Pick-C1-like-1*-Protein als intestinaler **Cholesterintransporter** identifiziert, der wesentlich an der Cholesterin-Resorption beteiligt ist. Mäuse, die dieses Protein nicht exprimieren, zeigen eine deutlich reduzierte intestinale Cholesterinresorption, wogegen die Triglyceridaufnahme nicht verändert ist.

Verpackung der Lipide für den Transport im Blut

Für den Transport im wässrigen Milieu Blut müssen die aufgenommenen Lipide, besonders die **langkettigen Fettsäuren**, in den Enterozyten speziell „verpackt" werden (▶ Abb. 12.31). Dieser Prozess ist eine „Umkehrung" der

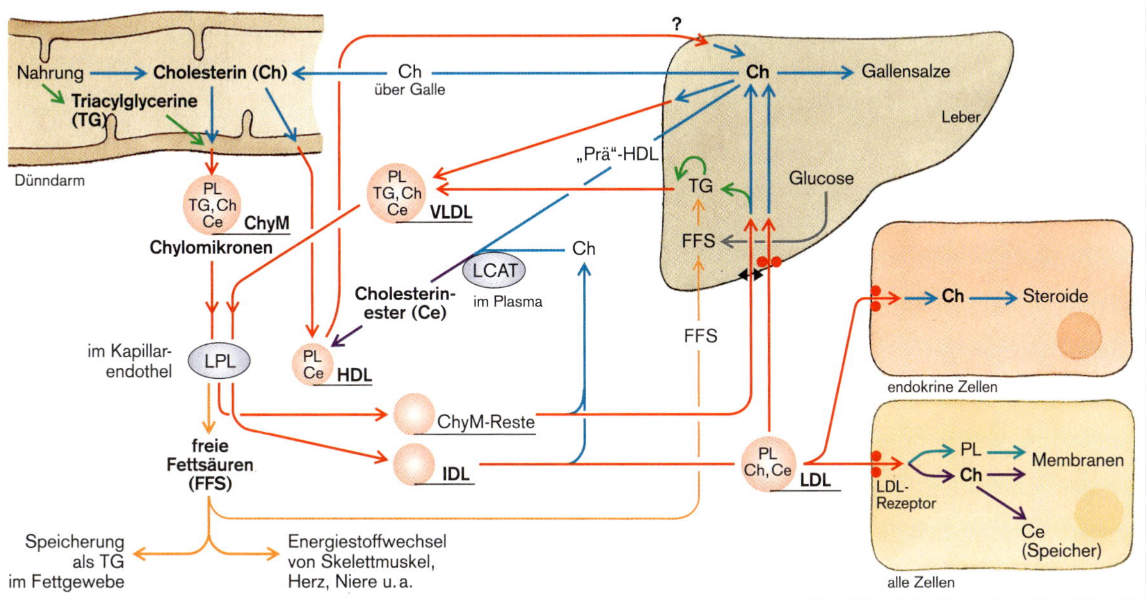

Abb. 12.31 Funktion der Lipoproteine (rosa Kugeln). Die Triacylglycerine (TG, grüne Pfeile) aus der Nahrung werden vor der Resorption gespalten, in den Darmzellen jedoch wieder zu TG synthetisiert und zusammen mit anderen Lipiden (s. ▶ Abb. 12.29 u. ▶ Tab. 12.6) in Chylomikronen eingebaut. Diese verlassen den Darm über die Lymphbahn, gelangen ins systemische Blut und verlieren im Kapillarbett (vor allem des Fettgewebes) den Teil ihrer TG, der von der endothelialen Lipoproteinlipase (LPL) in freie Fettsäuren (orange Pfeile) gespalten wird (Speicherung als TG in Fettzellen). Die Chylomikronenreste (remnants) erreichen die Leber, die spezifische Rezeptoren dafür besitzt, und laden dort ihren Inhalt (▶ Tab. 12.6) ab. Die Leber formt neue Lipoproteine, VLDL, von denen durch LPL in der Peripherie ebenfalls Fettsäuren abgespalten werden. Die VLDL-Reste (= IDL) beladen u. a. „Prä"-HDL mit Cholesterinestern (Ce, violette Pfeile), wobei die vorausgehende Veresterung des Cholesterins (Ch, blaue Pfeile) durch die Lecithin-Cholesterinacyl-Transferase (LCAT) des Plasmas katalysiert wird, und es entstehen HDL. IDL werden dabei zu LDL umgewandelt. LDL dienen vor allem der Versorgung der Zellen mit Cholesterin (Ch) und Phospholipiden (PL, blaugrüne Pfeile) (s. a. ▶ Abb. 12.30). Die HDL, die auch vom Darm gebildet werden, dienen dem Ch-Transport von der Peripherie zur Leber sowie zu Steroidhormone produzierenden Drüsen.

Verdauungsvorgänge: Lipide werden wieder verestert, **Chylomikronen** werden gebildet und anschließend in die **Lymphe** abgegeben, um schließlich ins venöse Blut zu gelangen. Chylomikronen sind 75 – 1200 nm große Lipoproteine, die viele Triacylglycerine und einige Phospholipide, Cholesterin und Cholesterinester enthalten. Außerdem finden sich in ihnen verschiedene ▶ Tab. 12.5.

In einem ersten Schritt binden **langkettige Fettsäuren** in den Enterozyten an **Fettsäure-Bindungsprotein**, wodurch der Reflux ins Darmlumen und toxische Wirkungen verhindert werden. Anschließend werden sie ins **glatte endoplasmatische Retikulum** transferiert. In einem zweiten Schritt werden sie dort in der postprandialen Phase mit 2-Monoacylglycerinen und in der interdigestiven Phase mit Glycerin-3-Phosphat zu Triacylglycerinen verestert. Cholesterin wird zu Cholesterinestern und Lysolecithin zu Phospholipiden umgewandelt. Anschließend assoziieren die Lipide mit Apolipoproteinen, die im rauen endoplasmatischen Retikulum synthetisiert wurden, und das Aggregat gelangt dann in den **Golgi-Apparat**. Hier findet im vierten Schritt Glykosylierung der Apolipoproteine und Verpackung der Chylomikronen in **Vesikel** statt. An der basolateralen Membran gelangen diese durch **Exozytose** aus den Zellen heraus und wandern in die **Lymphe**.

Kurz- und mittelkettige Fettsäuren können ohne Mizellen zu den Enterozyten gelangen. Diese Tatsache macht man sich bei Menschen zunutze, deren Fettabsorption gestört ist. Hier können in der Diät vermehrt kurz- und mittelkettige Fettsäuren angeboten werden.

12.10.8 Nukleinsäureverdauung und -absorption

Nukleinsäuren werden durch die pankreatischen **RNAsen** und **DNAsen** zu Nukleotiden gespalten und diese durch Bürstensaumenzyme (u. a. **5'-Ektonukleotidase**) in Phosphat, Zucker und Pyrimidin- bzw. Purinbasen zerlegt. Diese werden dann im Dünndarm durch Transporter absorbiert.

12.10.9 Vitaminabsorption

Die **fettlöslichen Vitamine A, D, E und K** werden zusammen mit den Lipiden absorbiert. Sie gelangen in den Mizellen an die Enterozytenoberfläche, wo sie wahrscheinlich auf ähnliche Weise wie Cholesterin und Fettsäuren absorbiert werden.

Folsäure

Folsäure (**Folat**) ist nach Umwandlung zu **Tetrahydrofolat** (THF) ein notwendiger **Kofaktor** für die Synthese von Thymin sowie Purinbasen und damit für die **DNA-Synthese**. Ist diese durch einen Folsäuremangel gestört, ist u. a. die **Zellteilung** und damit das Zellwachstum gestört. Dies trifft besonders für Zelltypen mit hohen Wachstumsraten zu.

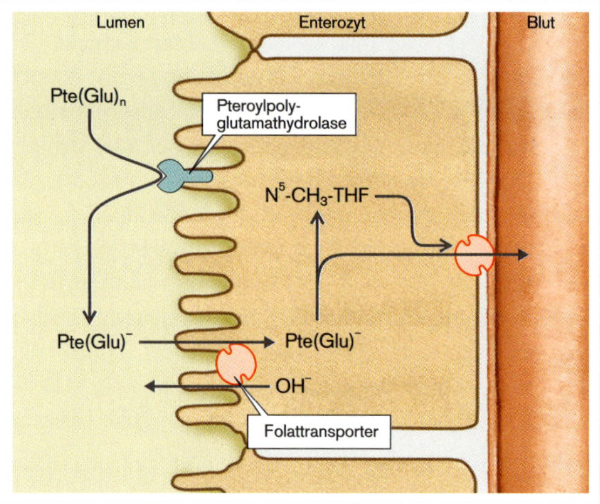

Abb. 12.32 Folsäureabsorption. Folsäure bzw. Folat⁻ (Pteroylglutamat, $PteGlu_1^-$) wird durch einen carriervermittelten Prozess resorbiert. Pteroylpolyglutamat ($PteGlu_n$) muss zuvor enzymatisch gespalten werden.

So ist eine Abnahme der Erythrozytenzahl (**megaloblastäre Anämie**) ein typisches Symptom bei Folsäuremangel. Außerdem ist Folsäure an der Methylierung von Homocystein zu **Methionin** beteiligt. Der tägliche Bedarf erwachsener Frauen liegt bei 180 µg, der von Männern bei 200 µg. Während der Schwangerschaft verdoppelt sich der Bedarf von Frauen und ein Mangel kann zu **Neuralrohrdefekten** des Kindes führen.

In der Nahrung (z. B. Spinat, Bohnen, Leber) liegt Folsäure als **Folat-Polyglutamat** vor (▶ Abb. 12.32). Durch Bürstensaumpeptidasen der Enterozyten findet die Dekonjugation zu Folat-Glutamat statt, das über einen **Folattransporter** in die Zellen gelangt.

Dieser Transporter befindet sich hauptsächlich im proximalen Dünndarm und tauscht Folat-Glutamat gegen OH^- aus. Sein Transportmaximum erreicht er bei einem extrazellulären pH von 5. Folat-Glutamat ist biologisch nicht aktiv und wird in Zellen (auch den Enterozyten) durch Difolatreduktase zunächst zu **Dihydrofolat** (DHF) und dann zum biologisch aktiven **Tetrahydrofolat** (THF) umgewandelt. Für seine Rolle als Kofaktor bei der Thyminsynthese ist zusätzlich die Methylierung zu **N^5,N^{10}-Methylen-THF**, für die Purinsynthese zu **N^{10}-Formyl-THF** und für die Synthese von Methionin zu **N^5-Methyl-THF** notwendig. Bei der Synthese von Thymidin wird 5,10-Methyl-THF zu DHF umgewandelt. Die Leber ist der Hauptort der Verstoffwechselung von Folat-Glutamat. Im Blut zirkulieren verschiedene Metabolite von Folat. Wie Folat-Glutamat und THF über die basolaterale Membran der Enterozyten transportiert werden, ist noch nicht eindeutig geklärt.

Vitamin B_{12} (Cobalamin)

Vitamin B_{12} wird nur von **Mikroorganismen** gebildet und kommt z. B. in Fleisch, Fisch, Eier und Leber, nicht jedoch in Gemüse oder Früchten vor. Vitamin B_{12} dient ebenfalls als **Koenzym** bei der Umwandlung von Homocystein zu **Methionin** (einer essenziellen Aminosäure). Für diese Reaktion wird N^5-Methyl-THF, das aus N^5,N^{10}-Methylen-THF gebildet wird (s. o.), als Methyl-Donor benötigt.

Bei **Vitamin-B_{12}-Mangel** akkumulieren die Zellen THF in Form von N^5-Methyl-THF (dieses kann nur in Anwesenheit von Vitamin B_{12} weiter verstoffwechselt werden) wodurch die N^5,N^{10}-Methyl-THF-Spiegel fallen, sodass die **DNA-Synthese** abnimmt. Dies erklärt, warum ein Vitamin-B_{12}-Mangel (z. B. bei Morbus Crohn oder atrophischer Gastritis) ebenfalls zu einer megaloblastären Anämie führt. Zusätzlich ist Vitamin B_{12} ein Kofaktor der Methylmalonyl-CoA-Mutase. Ein Mangel erhöht die Konzentration von Methylmalonylvorstufen und führt dadurch zu vermehrter Bildung unphysiologischer Fettsäuren. Diese sollen durch Einlagerung in Zellmembranen zur Ausbildung der neurologischen Symptome bei Vitamin-B_{12}-Mangel führen (z. B. Hinterstrangataxie mit Gangunsicherheit). Der tägliche Vitamin-B_{12}-Bedarf beträgt 2 µg bei einer gespeicherten Gesamtmenge von 5 mg. Somit führt erst längerfristiger Mangel zu Symptomen.

In der Nahrung liegt Vitamin B_{12} an Protein gebunden vor und wird im Magen durch das saure Milieu und Pepsin freigesetzt (▶ Abb. 12.33). Es wird noch im Magen an das Protein **Haptocorrin** aus den Speichel- und Magendrüsen gebunden. Gleichzeitig wird von den Belegzellen das Protein **Intrinsic Factor** (**IF**, 45 kDa) sezerniert. Im Duodenum wird Haptocorrin durch Proteasen gespalten und IF übernimmt die Bindung von Vitamin B_{12}. Dies ist erst bei neutralem pH möglich. Der **IF-Vitamin-B_{12}-Komplex** wird im Ileum, in Anwesenheit von Ca^{2+}, an den Rezeptor **Cubilin** (ein 460 kDa großes Protein, das als Dimer mit dem Transmembranprotein Megalin vorliegt) gebunden und durch rezeptorvermittelte Endozytose absorbiert.

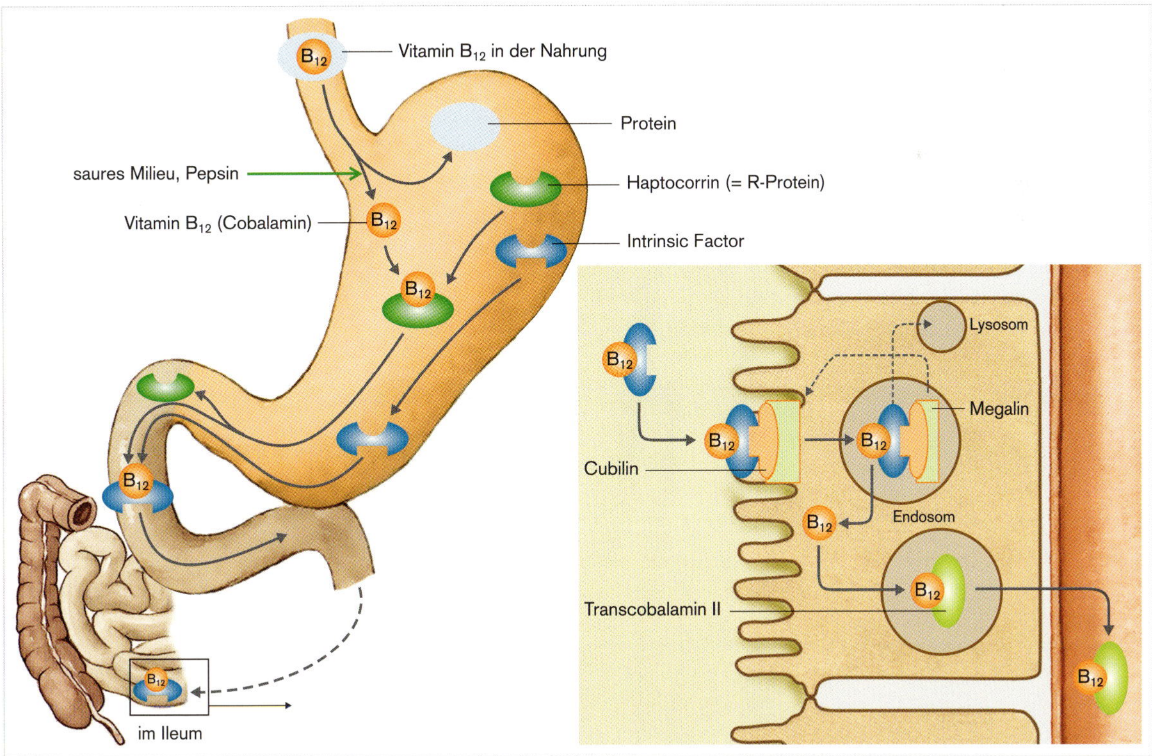

Abb. 12.33 Vitamin-B_{12}-Absorption. Vitamin B_{12} (Cobalamin) wird im Ileum durch rezeptorvermittelte Endozytose absorbiert. Dazu muss es im Dünndarm an den Intrinsic Factor (aus den Magen-Belegzellen) binden, der dann an den Rezeptor Cubilin bindet. An Transcobalamin II gebunden gelangt es schließlich in den Kreislauf.

In den Endosomen löst sich Vitamin B_{12} vom IF und bindet an **Transcobalamin II**. Der Transcobalamin-II-B_{12}-Komplex verlässt die Zelle basolateral durch Exozytose, wohingegen IF in den Lysosomen abgebaut wird. Ein Teil von Vitamin B_{12} gelangt in die Galle und unterliegt der **entero-hepatischen Zirkulation**. Die IF-Sekretion korreliert mit der HCl-Sekretion und wird ebenfalls durch Histamin, Gastrin und Acetylcholin stimuliert. Die Mechanismen dieser Stimulation sind noch nicht eindeutig geklärt.

Wird die HCl-Sekretion durch H2-Blocker (S. 527) gehemmt, so sinkt auch die IF-Sekretion. Eine Hemmung der HCl-Sekretion durch H^+/K^+-ATPase-Blocker (z. B. Omeprazol) beeinflusst die IF-Sekretion dagegen nicht.

Vitamin C

Vitamin C wird im Jejunum durch einen apikalen Na^+-Symporter (**SVCT 1 =** *sodium-vitamin-C-transporter*) sekundär aktiv in die Enterozyten aufgenommen, ähnlich wie Glucose oder Aminosäuren.

Vitamine B_1, B_2, B_6, H

Für die Resorption dieser wasserlöslichen Vitamine sind Transporter in der Enterozytenmembran notwendig. **Vitamin B_1** (Thiamin) und **Vitamin H** (Biotin) werden im proximalen Dünndarm aktiv absorbiert. **Vitamin B_2** (Riboflavin) und **B_6** (Pyridoxin) werden im gesamten Dünndarm passiv absorbiert (erleichterte Diffusion).

12.10.10 Ca^{2+}-Absorption

Pro Tag nehmen wir durchschnittlich 1000 mg Ca^{2+} zu uns (hauptsächlich mit Milch und Milchprodukten). Ca^{2+} aus Blattgemüse wird schlecht absorbiert, da es als Oxalatsalz vorliegt. Im gesamten Dünndarm werden pro Tag ca. 500 mg Ca^{2+} absorbiert und 325 mg sezerniert, sodass die **Nettoabsorption** nur ca. 175 mg beträgt. Ca^{2+} wird im Duodenum **aktiv transzellulär** und im restlichen Dünndarm **passiv parazellulär** absorbiert (▶ Abb. 12.34). Wegen der großen Gesamtoberfläche ist die passive Resorption jedoch größer als die aktive. Allerdings kann nur die aktive Resorption durch **Calcitriol** (1,25-[OH]$_2$-Cholecalciferol) (S. 495) reguliert werden und ist deshalb von großer Bedeutung bei Bedarfsschwankungen. Bei der **aktiven Resorption** strömt Ca^{2+} entlang seinem elektrochemischen Gradienten über den apikalen Kanal **TRPV5/6** in die Zellen ein und lagert sich an das zytosolische Protein **Calbindin** an. Dieser Komplex wandert zur basolateralen Membran, wo Ca^{2+} durch den **$3Na^+/1Ca^{2+}$-Austauscher** sekundär aktiv sowie über eine **Ca^{2+}-ATPase** primär aktiv aus der Zelle herausgeschafft wird. Calcitriol stimuliert alle drei Schritte durch vermehrte Proteinexpression (genomischer Effekt). Am wichtigsten ist die vermehrte Calbindinexpression.

Die aktive Ca^{2+}-Resorption steigt auch während der **Schwangerschaft** und bei verminderter basolateraler Ca^{2+}-Konzentration an. Ein Mangel an Calcitriol kann zu gestörter **Knochenmineralisierung** führen (Osteomalazie, Rachitis) (S. 497).

12.10.11 Magnesiumabsorption

Mg^{2+} ist ein wichtiger **Kofaktor** für Enzyme, bei der Neurotransmission und Muskelkontraktion sowie für die Ausschüttung und Wirkung von **Parathormon**. Ein Magnesiummangel kann somit eine Hypokalzämie nach sich ziehen. Der tägliche Mg^{2+}-Bedarf liegt bei 280 mg für Frauen und 350 mg für Männer. Es kommt in Gemüse, Getreide

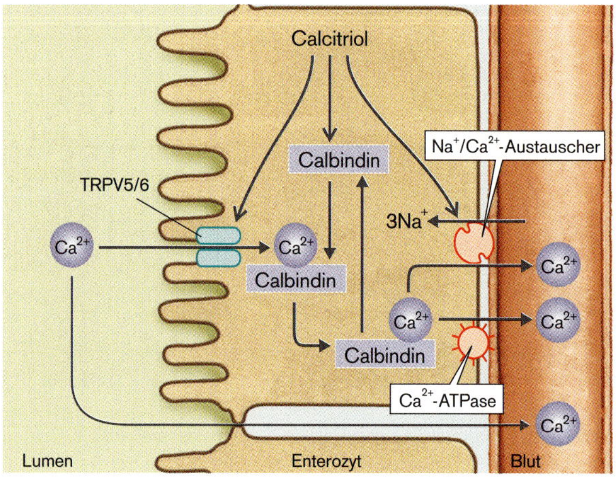

Abb. 12.34 Ca^{2+}-Absorption. Ca^{2+} gelangt über einen Kanal (TRPV5/6) in die Enterozyten, wo es sofort von Calbindin gebunden wird, um die Konzentration an freiem Ca^{2+} gering zu halten. In dieser Form gelangt es an die basolaterale Membran. Dort wird es durch einen $3Na^+/1Ca^{2+}$-Austauscher und eine Ca^{2+}-ATPase aus der Zelle heraustransportiert.

und Fleisch vor. Im Ileum wird Mg^{2+} **aktiv** absorbiert, im restlichen Dünndarm **passiv**. Die aktive Resorption wird anscheinend nicht von Calcitriol reguliert. Mg^{2+} kann parazellulär und transzellulär absorbiert werden. Transzellulär sind ein apikaler Kanal (TRPM6/7) und möglicherweise ein basolateraler Mg^{2+}/Na^{+}-Austauscher beteiligt.

12.10.12 Eisenabsorption

Eisen spielt eine essenzielle Rolle für eine Vielzahl von **„O_2-tragenden" Proteinen** (z. B. Hämoglobin, Cytochrome). In der Nahrung (Fleisch und Gemüse) unterscheidet man zwischen **Häm-Eisen** (aus Hämoglobin und Myoglobin) und **„sonstigem Eisen"**, die über unterschiedliche Mechanismen absorbiert werden. Nur 10–20 % des Eisens in der Nahrung werden aufgenommen, wobei die Aufnahme von Häm-Eisen effektiver ist als die von sonstigem Eisen. Mit Ausnahme der **Menstruationsblutung** ist der Eisenverlust bei Gesunden gering. Der tägliche Bedarf liegt bei 15 mg für Frauen und 10 mg für Männer.

Häm-Eisen wird im Duodenum durch den apikalen **Transporter HCP1** (Häm-Carrierprotein 1) resorbiert (▸ Abb. 12.35). Intrazellulär wird dreiwertiges Eisen (Fe^{3+}) durch die **Hämoxygenase** freigesetzt, wobei auch **CO** und **Biliverdin** entstehen. Biliverdin wird über die Leber ausgeschieden, Fe^{3+} wird zu Fe^{2+} reduziert und an Mobilferritin gebunden.

Sonstiges Eisen liegt als Fe^{3+} oder Fe^{2+} in der Nahrung vor. Fe^{3+} bildet Salzkomplexe, die bei einem pH > 3 nicht löslich sind und kann deshalb nicht resorbiert werden. **Fe^{2+}** bildet keine Salze, ist bis pH 8 gut löslich und wird im Duodenum resorbiert. Bürstensaum-Ferrireduktasen (z. B. Cytb-DCYTB) reduzieren unter Verwendung von z. B. **Vitamin C** Fe^{3+} zu Fe^{2+} und fördern damit die Eisenresorption. **Tannine**, die im Tee vorkommen, bilden unlösliche Eisenkomplexe und behindern dadurch die Resorption (Zitronensaft im Tee kann hier entgegenwirken). Fe^{2+} wird über den apikalen, sekundär aktiven **H^+-Kotransporter DCT 1** (*divalent cation transporter 1*) aufgenommen. Schwermetalle wie Cd^{2+} oder Pb^{2+} können Fe^{2+} von diesem Transporter verdrängen. Fe^{2+} bindet anschließend an zytosolisches **Mobilferritin** und kann dadurch durch die Zelle transportiert werden ohne diese zu schädigen. Nach dem Transfer zur basolateralen Membran wird Fe^{2+} über den Transporter **IREG1** (= Ferriportin) ans Blut abgegeben, durch Ferrioxidasen (Coeruloplasmin, Hephaestin) zu Fe^{3+} umgewandelt und bindet dann an Transferrin, um im Körper verteilt zu werden. In den Zielzellen (sowie auch zum Teil in Enterozyten) bindet Eisen an **Ferritin** und zu einem kleineren Teil an **Hämosiderin**. Die Anlagerung an die Ferritinkomplexe geschieht wahrscheinlich als Fe^{2+}, das *im* Ferritin dann zu Fe^{3+} umgewandelt wird. Bei der Freisetzung findet wiederum die Reduktion zu

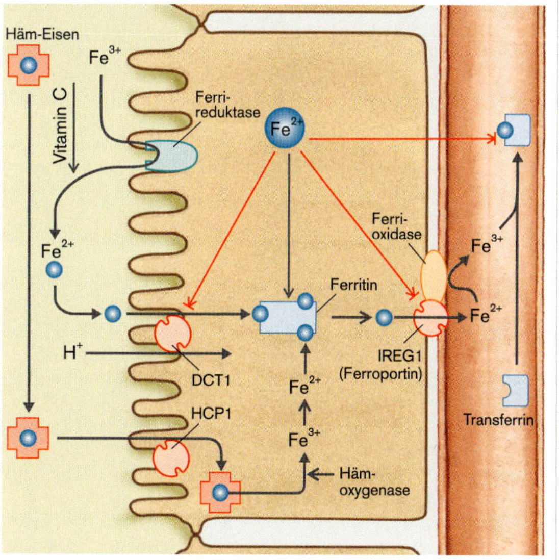

Abb. 12.35 Eisen-Absorption. Freies Fe^{2+} wird einerseits an sezerniertes Transferrin gebunden und in dieser Form durch rezeptorvermittelte Endozytose absorbiert, andererseits wird es durch den H^+-Symporter DCT 1 in die Zelle aufgenommen. Über den HCP1-Transporter wird auch Häm-Eisen von den Zellen aufgenommen. In den Zellen wird Fe^{2+} an Mobilferritin gebunden. Es verlässt die Zelle basolateral über den Transporter IREG1 (= Ferroportin).

Fe^{2+} statt. Die Beladung dieser Eisenspeicher beeinflusst die Fe^{2+}-Resorption durch Veränderung der DCT 1- und IREG1-Expression.

Hinsichtlich der **Regulation der Eisenaufnahme** können wir zwei Ebenen unterscheiden, eine zelluläre und eine systemische. Eisen wird in Zellen (z. B. Enterozyten) an **IRE-BP** (*iron response element-binding protein*, auch IRP1/2 – *iron response protein* 1 oder 2 – genannt) gebunden und verhindert dadurch dessen Anlagerung an bestimmte Basensequenzen (IRE = *iron response element*) der Transferrin-, Ferritin-, DCT 1- und IREG1-mRNA. Die Anlagerung von IRE-BP stabilisiert die mRNA von Transferrin, DCT 1 und IREG1, sodass bei **Eisenmangel** mehr Transferrin, DCT 1 und IREG gebildet werden. Dies fördert Eisenresorption und -transport im Blut. Im Gegensatz dazu wird durch IRE-BP-Anlagerung die Ferritin-Translation gehemmt, sodass bei Eisenmangel weniger Ferritin gebildet wird. Die Ferritinexpression ist somit ein guter Indikator für den Eisengehalt des Körpers.

Für die systemische Regulation des Eisenhaushaltes ist besonders das „Hormon" **Hepcidin** aus der Leber von Bedeutung. Hepcidin hemmt die intestinale Eisenaufnahme sowie die Eisenabgabe aus Makrophagen, indem es den lysosomalen Abbau von Ferroportin (IREG1) fördert. Seine Expression wird durch Eisen gefördert, sodass hier eine klassische und einfache Rückkopplung vorliegt. Die

Expression von Hepcidin wird außerdem von Entzündungsmediatoren (z. B. IL-6) gefördert und durch Hypoxie und Anämie gehemmt. Die vermehrte Expression von Hepcidin bei Entzündungen führt zur Eisenretention in Abwehrzellen und stellt somit einen Erklärungsansatz für die seit Langem bekannte Entzündungsanämie dar.

12.10.13 Phosphatabsorption

Phosphat (Tagesbedarf ca. 800 mg) wird, wie in der Niere (S. 447), sekundär aktiv im Dünndarm absorbiert. Hierfür ist der apikale **Na^+-Phosphat-Symporter Typ II** (NaP_i-II) verantwortlich. Die Phosphatabsorption wird durch **Calcitriol** stimuliert und durch **FGF-23** gehemmt.

Zusammenfassung Kap. 12.10

Dünn- und Dickdarm: Nährstoffverdauung und Absorption

Dünndarm

Im Dünndarm findet die weitere Verdauung aller Bestandteile statt.

Die bei der enzymatischen Verdauung entstehenden Endprodukte werden letztendlich im Dünndarm (nicht im Dickdarm!) absorbiert, um anschließend direkt (z. B. Glucose) oder nach weiterer Aufarbeitung (z. B. Lipide) in den Körper zu gelangen. Andere wichtige Nährstoffe, wie z. B. Vitamine (in Salat und Schnitzel), werden ebenfalls im Dünndarm absorbiert, d. h., der MDT ist für die gesamte **Nährstoffversorgung** (▸ Tab. 12.9) des Körpers entscheidend.

Hauptabsorptionsorte für Nährstoffe im Magen-Darm-Trakt sind das **Jejunum** und das **Ileum**. Die Spezialisierung von Jejunum und Ileum auf die Absorption zeigt sich darin, dass ihre luminale Oberfläche durch **Ringfalten**, **Darmzotten** und **Mikrovilli** der Epithelzellen im Vergleich zu einem zylindrischen Rohr gleichen Durchmessers auf das weit über Hundertfache vergrößert ist (▸ Tab. 12.7). Somit ist der Dünndarm der Hauptort für die Verdauung und Absorption von **Nahrungsstoffen**, **Vitaminen**, **anorganischen Salzen** und **Wasser**. Von den Verdauungsenzymen stammen viele aus dem Pankreas und sind im Darmlumen aktiv. Einige Enzyme sind in den **Bürstensaum** eingebaut und lumenwärts aktiv, andere sind im Zytoplasma gelöst und vollenden die Spaltung aufgenommener Nahrungsbestandteile. Auch **Ca^{2+}** (▸ Abb. 12.34), **Mg^{2+}**, **Phosphat**, **Eisen** (▸ Abb. 12.35) und **Gallensalze** werden im Dünndarm absorbiert. Für Ca^{2+} und Eisen ist das Duodenum besonders wichtig, für Vitamin B_{12} (▸ Abb. 12.33) und die Gallensalze dagegen das Ileum (▸ Tab. 12.9).

Kohlenhydratverdauung. Stärke und **Disaccharide** sind die wichtigsten Kohlenhydrate in der Nahrung. Stärke wird von der **Amylase** der Speicheldrüsen und des Pankreas gespalten. Die dabei entstehenden Oligosaccharide werden zusammen mit den Disacchariden aus der Nahrung von den **Oligosaccharidasen** der intestinalen Bürstensaummembran weiter zu **Monosacchariden** hydrolysiert. Für diese besitzt die Bürstensaummembran spezifische **Carrierproteine**, die die Absorption aus dem Darmlumen besorgen (▸ Abb. 12.27).

Proteinverdauung. Durch die **Pepsine** des Magensaftes werden Nahrungsproteine zu mittellangen und kurzen **Peptiden** gespalten. Dieser Prozess setzt sich im Dünndarm fort, wo **Trypsin** und **Chymotrypsin** Oligopeptide freisetzen, die schließlich durch **Oligopeptidasen** aus Pankreassaft und am Bürstensaum zu **Aminosäuren**, **Di-** und **Tripeptiden** abgebaut werden. Di- und Tripeptide werden durch die Dünndarmepithelzellen mit Hilfe des H^+-Kotransporters absorbiert und Aminosäuren mit Hilfe von kationengetriebenen Transportern oder Austauschern (▸ Abb. 12.28).

Lipidverdauung. Nahrungsfette bestehen zu **90 %** aus **Triacylglycerinen**, der Rest aus **Cholesterin**, **Cholesterinestern**, **Phospholipiden**, **Sphingolipiden** und **fettlöslichen Vitaminen**. Die Fettverdauung beginnt im Magen mit Hilfe der von den von-Ebner-Zungengrunddrüsen sezernierten **nicht spezifischen Lipase** und wird im Duodenum fortgesetzt, wo die **Pankreaslipase**, die **Phospholipase A_2** und eine weitere, unspezifische Lipase aus dem Pankreas auf den Chymus einwirken (▸ Abb. 12.29). **Gallensalze** sind für die Fettverdauung essenziell; sie formen mit den Produkten der Triacylglycerinverdauung (freie Fettsäuren, 2-Monoacylglycerine) **Mizellen**, die darüber hinaus Cholesterin und fettlösliche Vitamine enthalten. Mizellen bringen die lipophilen Chymusbestandteile in den zur Absorption notwendigen engen Kontakt zu den **intestinalen Epithelzellen** (▸ Abb. 12.30). Von diesen aufgenommen, werden Fettsäuren, Monoacylglycerine und Cholesterin **verestert**, um mit Phospholipiden und Apoproteinen in **Chylomikronen** verpackt zu werden. Diese gelangen in die **Darmlymphe**, mit der sie unter Umgehung der Leber das systemische Blut erreichen (▸ Abb. 12.31). Für Gallensalze existiert ein eigener Reabsorptionsmechanismus (**enterohepatischer Kreislauf**).

Dickdarm

Im Dickdarm findet bei Erwachsenen normalerweise keine nennenswerte Resorption von Nährstoffen statt (Ausnahme: kurzkettige Fettsäuren, s. ▸ Tab. 12.9).

Eine Störung der Verdauung oder Absorption der Nährstoffe kann zu **Mangelernährung** mit unterschiedlich schweren Folgen führen. In bestimmten Situationen können die Nährstoffe dem Körper unter Umgehung des MDT, d. h. durch intravenöse Infusion, zugeführt werden. Dies geschieht bei der **parenteralen Ernährung** (z. B. bei schweren Darmerkrankungen oder bei Frühgeborenen). Hierbei müssen die Nahrungsbestandteile allerdings in ihrer vollständig „verdauten" Form verabreicht werden (z. B. Glucose anstatt Stärke).

Zusätzlich werden natürlich auch **Wasser** und **Elektrolyte** (z. B. NaCl) absorbiert. Dies geschieht sowohl im Dünn- als auch im Dickdarm (▶ Tab. 12.8). Bei der Wasser- und Elektrolytabsorption müssen auch die Sekrete der Drüsen und des Darms (▶ Abb. 12.25) berücksichtigt werden. So werden mit der Nahrung pro Tag 1,5–2,5 l Flüssigkeit aufgenommen, das tatsächlich im Darm zu absorbierende Volumen beträgt jedoch **8–9 l pro Tag**. Mit dem Stuhl werden nur ca. 0,1 l pro Tag ausgeschieden. Somit ist der Dickdarm auch entscheidend an der Aufrechterhaltung der **Wasser- und Elektrolythomöostase** beteiligt.

Ist diese Flüssigkeitsabsorption gestört oder wird im MDT zuviel Flüssigkeit sezerniert, so wird diese mit dem Stuhl ausgeschieden und es kommt zu Durchfall (**Diarrhö**), der zu einer Störung der Flüssigkeits- und Elektrolythomöostase des gesamten Körpers führen kann. **Cholera**, eine besonders schwere Form des Durchfalls mit bis zu 20 l Stuhlvolumen pro Tag, ist ohne wirksamen Flüssigkeits- und Elektrolytersatz tödlich.

12.11 Die Anforderungen des Organismus an die Ernährung

12.11.1 Bestandteile der Nahrung

Ernährung muss dem Organismus die für **Gesundheit** und **Wohlbefinden** notwendigen Komponenten in ausreichender Menge zur Verfügung stellen. Wichtig sind sowohl die **qualitative** als auch die **quantitative Zusammensetzung** der Nahrung. Es gibt bestimmte Substanzen, die auf jeden Fall mit der Nahrung aufgenommen werden müssen, da sonst Mangelerscheinungen auftreten, und die nicht durch andere Substanzen ersetzt werden können (z. B. Vitamine, manche Amino- und Fettsäuren). Diese Substanzen nennt man **essenzielle Nahrungsbestandteile**. Andere Bestandteile der Nahrung, wie z. B. Kohlenhydrate, können sich gegenseitig ersetzen. Hierbei ist nur wichtig, dass eine bestimmte Gesamtmenge aus der Gruppe dieser Nahrungsbestandteile aufgenommen wird. Wir können die notwendigen Bestandteile der Nahrung in **7 Gruppen** einteilen: Wasser, Energie („Kalorien", in Form von Kohlenhydraten, Proteinen und Fetten), Fette, Proteine, Mineralien, Vitamine und Ballaststoffe. Die Zufuhr einer ausreichenden Menge jeder dieser 7 Gruppen ist für Gesundheit und Wohlbefinden notwendig. Ist dies gewährleistet, so spricht man von einem **ausgeglichenen Haushalt**.

Dieser Haushalt entspricht dem Haushalt einer Familie oder eines Staates, der dann im Gleichgewicht ist, wenn die Ausgaben den Einnahmen gleichen. Sind die Ausgaben größer als die Einnahmen entsteht ein Defizit, das zu Mangelerscheinungen führt. Größere Einnahmen als Ausgaben sind zwar beim Privat- oder Staatshaushalt gerne gesehen, können jedoch in Bezug auf die Ernährung ebenfalls schädlich sein (s. u.). Ziel der Ernährung ist also immer ein ausgeglichener Haushalt.

Eine gestörte **Nährstoffverfügbarkeit** spielt bei vielen Krankheitsbildern eine Rolle. Hierzu zählen **Übergewicht** und **Fettsucht** (= Risikofaktor für Arteriosklerose und Diabetes mellitus Typ 2), **Unterernährung** und **Mangelernährung** (z. B. bei bis zu 25 % der stationäre behandelten Personen), **Stoffwechselstörungen** (z. B. Hyperlipidämie, Diabetes mellitus) sowie verschiedene Formen von **Essstörungen** (Anorexia nervosa, Bulimie, Hyperphagie, Aphagie). Kenntnisse über Art und Menge der notwendigen Bestandteile sind auch bei der Diätberatung und bei der parenteralen Therapie wichtig.

12.11.2 Bedarf an Nahrungsbestandteilen

Energiebedarf

Der Energiebedarf hängt vom individuellen **Grund- und Arbeitsumsatz** (S. 588) ab. Der individuelle Energiebedarf hängt außerdem vom **Körpergewicht**, von der **Effizienz der Energienutzung und -speicherung** (hierbei spielen genetische Faktoren sowie die relative Muskelmasse und das intestinale Mikrobiom eine Rolle) sowie vom körperlichen **Aktivitätsniveau** ab. Letzteres ist ein wichtiger Faktor für interindividuelle Variationen des Energiebedarfs.

Fettgewebe hat eine geringere **spezifische Stoffwechselrate** (Energieumsatz pro Gramm Gewebe) als die Skelettmuskulatur in Ruhe. Aus diesem Grund benötigen Menschen mit großer Fettmasse weniger Energie pro kg Körpergewicht als schlanke Menschen. Durchschnittlich beträgt die Fettmasse bei Normalgewichtigen 20 % des Körpergewichts. Bei Frauen liegt dieser Wert im Durchschnitt etwas höher (~25 %) als bei Männern. Dies ist mit ein Grund, warum der Energiebedarf in Ruhe pro kg Köpergewicht bei Frauen etwas geringer ist als bei Männern. Aus demselben Grund müssen

12

gut trainierte Menschen selbst in Ruhe mehr Energie pro kg Körpermasse zu sich nehmen als Nichttrainierte. Dieser Wert steigt natürlich bei körperlicher Aktivität noch einmal deutlich an.

Der Energiebedarf kann durch **Kohlenhydrate, Fette, Proteine** und **Aminosäuren** gedeckt werden. Idealerweise werden 55 – 60 % des Energiebedarfs durch Kohlenhydrate, 25 – 30 % durch Fett und 10 – 15 % durch Proteine gedeckt.

In vielen entwickelten Ländern ist dieses Verhältnis in der Realität allerdings etwas anders. In Deutschland liegen die geschätzten Werte bei 45 – 50 % für Kohlenhydrate, 38 – 40 % für Fette und 12 – 15 % für Proteine. Dies bedeutet, dass in der Regel zuviel Fett und zuwenig Kohlenhydrate in der Nahrung sind. Im Prinzip gibt es für Kohlenhydrate keine absolute Bedarfsgrenze, im Gegensatz zu Proteinen und Fetten (s. u.). Theoretisch könnte der Energiebedarf vollständig durch Proteine und Fette gedeckt werden.

Allerdings würde eine solche Diät zu einer ungünstigen Verschiebung der Gesamtstoffwechsellage führen. **„Nieder-Kohlenhydrat"-Diäten** (z. B. Atkins) können zu einem vermehrten **Abbau von Gewebsproteinen** und damit zu Verlust von wichtigem Gewebe führen. Außerdem kommt es zu vermehrter **Lipolyse**. Beide Mechanismen können zur Anreicherungen von Ketonkörpern und zu einer **azidotischen Stoffwechsellage** führen. Dies bedeutet, dass die Austauschbarkeit von Kohlenhydraten in der Nahrung praktisch begrenzt ist. Außerdem kann eine vermehrte Fettzufuhr das Risiko für Herz-Kreislauf-Erkrankungen, Diabetes mellitus Typ 2, Darmkrebs und Gallensteine erhöhen.

Fettbedarf

Nahrungsfette sind wichtige **Energielieferanten**, können jedoch auch das Risiko für bestimmte Erkrankungen erhöhen (s. o.). Letzteres führte zu dem Bestreben, fettfreie bzw. fettarme Ernährungsweisen zu entwickeln. Der **Reduktion des Fettgehaltes** in der Nahrung sind jedoch Grenzen gesetzt, da verschiedene Fettbestandteile nicht nur Energielieferanten sind, sondern andere wichtige Funktionen erfüllen und nicht vom Körper selbst synthetisiert werden können (sie sind also essenziell). Bei diesen **essenziellen Bestandteilen** handelt es sich hauptsächlich um Fettsäuren und lipophile Vitamine. **Essenzielle Fettsäuren** sind vor allem als Vorläufer von Signalmolekülen (z. B. Diacylglycerin, Eicosanoide) und Membranbestandteilen von Bedeutung.

Die **Fettsäuresynthase** des Menschen kann **Palmitinsäure** (16 C-Atome, gesättigt; = *16:0*) und **Ölsäure** (18 C-Atome, Doppelbindung zwischen C-9 und C-10; = *18:1 cis-*Δ^{9}) herstellen. Für die Synthese der lebenswichtigen Prostaglandine, Thromboxane und Leukotriene (= Botenstoffe) wird jedoch **Arachidonsäure** (= *20:4 cis-*$\Delta^{5,8,11,14}$) benötigt. Entweder muss in der Nahrung Arachidonsäure selbst enthalten sein oder eine der beiden anderen **essenziellen Fettsäuren** (Linolsäure = *18:2 cis-*$\Delta^{9,12}$ bzw. Linolensäure = *18:3 cis-*$\Delta^{9,12,15}$), die durch Kettenverlängerung in Arachidonsäure umgewandelt werden können.

Andere Bestandteile des Nahrungsfetts, die zwar nicht essenziell sind, deren Aufnahme jedoch die Aufrechterhaltung einer ausgeglichenen Bilanz erleichtern, sind **Cholesterin** (Steroidhormonvorläufer und Bestandteil von Zellmembranen) und **Phospholipide** (Vorläufer von Botenstoffen und Bestandteil von Zellmembranen).

Der Fettgehalt der Nahrung kann also solange gesenkt werden, solange die Zufuhr an essenziellen Bestandteilen gewährleistet ist. Bei der Zusammensetzung der Nahrungsfette wird folgendes **Mengenverhältnis** empfohlen:

Mehrfach ungesättigte Fettsäuren:einfach ungesättigte Fettsäuren: gesättigte Fettsäuren = 1:1:1.

Proteine

Der geregelte Auf- und Abbau körpereigener Proteine ist von entscheidender Bedeutung für die Gesundheit. Proteine sind essenziell für alle **Strukturen** (z. B. Zytoskelett) und **Funktionen** (z. B. Enzyme, Transporter) in unserem Körper, besonders für die Muskel- und Nervenfunktion und das Immunsystem.

Zur Synthese unserer Proteine werden 21 verschiedene **proteinogene Aminosäuren** benötigt (Selenocystein ist die 21. proteinogene Aminosäure), von denen der Mensch 9 nicht selbst herstellen kann. Diese werden **essenzielle Aminosäuren** genannt (Histidin, Isoleucin, Leucin, Lysin, Methionin, Phenylalanin, Threonin, Tryptophan, Valin). Außerdem finden sich noch vier posttranslational modifizierte Aminosäuren in Proteinen (γ-Karboxyglutamat, Hydroxylysin, 4-Hydroxyprolin, 3-Hydroxyprolin). Aminosäuren sind auch noch bei anderen Prozessen von Bedeutung, wie z. B. als **Transmitter** (Glutamat, Glycin), als Vorläufer für die **NO-Bildung** (Arginin) sowie für die **NH_3-Ausscheidung** über die Nieren (Glutamin). **Glutamin** scheint außerdem den Proteinumsatz der Skelettmuskulatur zu regulieren und ein Glutaminmangel führt zur Einschränkung der Muskelfunktion.

Es gibt bezüglich des Proteingehalts der Nahrung eine **Bedarfsgrenze**, die nicht unterschritten werden darf (die Zufuhr freier Aminosäuren fällt bei normaler Ernährung nicht ins Gewicht, spielt jedoch bei parenteraler Ernährung eine wichtige Rolle). Der Bedarf kann anhand der **Stickstoffbilanz** ermittelt werden. Ausgeschiedener Stickstoff (in Form von z. B. NH_3 oder Harnstoff) stammt aus dem Abbau von Aminosäuren und lässt somit einen Rückschluss auf den „Verbrauch" von Aminosäuren (und damit auch von Proteinen) zu.

Diese Bedarfsgrenze führt dazu, dass der Körper bei der Deckung des Energiebedarfs eine Mindestmenge an Protein „erwartet". Ist der Proteingehalt der Nahrung reduziert, wird die Menge an zugeführter Nahrung gesteigert, um den Proteinbedarf zu decken und dabei ein „zuviel" an Energiezufuhr in Kauf genommen (*Protein Leverage Hypothesis*). Diese positive Energiebilanz fördert das Entstehen von Übergewicht.

Die **empfohlene tägliche Proteinzufuhr** für einen erwachsenen Menschen liegt bei 0,8 g/kg Körpergewicht, die **Mindestzufuhr** gemäß Stickstoffbilanz bei 0,6 g/kg. **Neugeborene** bis zum 6. Lebensmonat haben einen Bedarf von 2 g/kg, **Heranwachsende** einen von 1 g/kg. Der Proteinbedarf erhöht sich besonders nach größeren **Operationen**, während der **Schwangerschaft** und bei **Verbrennungsopfern. Trainierte Menschen** haben ebenfalls einen höheren Proteinbedarf. Der Anteil an **essenziellen Aminosäuren** sollte mindestens 40 % bei Kindern und ca. 20 % bei Erwachsenen betragen, um eine adäquate Gewebsstruktur und -funktion zu gewährleisten.

Der Proteinbedarf kann prinzipiell durch pflanzliche oder tierische Proteine gedeckt werden. **Tierische Proteine** entsprechen bezüglich der Zusammensetzung an Aminosäuren am besten den Bedürfnissen des Menschen und werden manchmal als **Proteine 1. Grades** bezeichnet. **Pflanzliche Proteine** (2. Grades) haben eine etwas ungünstigere Zusammensetzung, können jedoch den Proteinbedarf auch decken. Allerdings ist die benötigte Gesamtproteinzufuhr dann höher.

Mangelnde Proteinzufuhr führt zu einer **Schwächung der körpereigenen Abwehr.** Strukturelle Schwächung der Haut und der Schleimhäute (inkl. verminderter Schleimbildung) erleichtert Krankheitserregern das Eindringen über Haut, Atemwege und den Gastrointestinaltrakt. Der Proteinmangel behindert auch die Funktionsfähigkeit von Phagozyten und Lymphozyten sowie die Bildung von Antikörpern und Zytokinen. Dadurch können sich eingedrungene Erreger leichter vermehren und im Körper verteilen. Dieser Pathomechanismus ist z. B. bei Menschen mit AIDS und schlechtem Ernährungszustand von Bedeutung.

Mineralien und Spurenelemente

Über die Bedeutung der Mineralien und Spurenelemente gibt ▶ Tab. 12.12 Auskunft. Spurenelemente zeichnen sich dadurch aus, dass sie nur in geringen Mengen in unserem Körper vorkommen (im Gegensatz zu Mineralien wie Ca^{2+}, K^+ oder Na^+). Sie spielen eine wichtige Rolle als Enzymkofaktoren und bei Signalkaskaden. Dies wird zumindest zum Teil durch die jeweiligen Mangelsymptome belegt. Der genaue Bedarf von Spurenelementen ist aus methodischen Gründen oftmals schwer zu bestimmen.

Nicht nur ein Mangel an Mineralien oder Spurenelementen sondern auch ein **Überschuss** kann funktionelle Konsequenzen haben. So kann sich eine leicht erhöhte Aufnahme von **Selen** oder **Zink** mit der Nahrung positiv auf das Immunsystem auswirken. Eine **exzessiv erhöhte Zufuhr** könnte sich evtl. aber negativ auswirken, da für die Abwehr wichtige Sauerstoffradikale weggefangen werden. Exzessive **Calcium-Zufuhr** kann die Verwertung von Eisen, Zink und Magnesium stören. Exzessive **Kupferzufuhr** stört die Zinkresorption. Eine **Eisenüberladung** des Körpers kann zur Einlagerung von Eisen und Gewebeschädigung führen (Hämochromatose). **Kupferüberladung** führt ebenfalls zu schädigender Gewebseinlagerung in z. B. Leber, Niere und Stammganglien (Morbus Wilson). Schließlich kann eine Überladung mit **Aluminium** (z. B. bei dialysepflichtigen Personen) zu einer progressiven Demenz mit ähnlichen Symptomen wie bei der Alzheimer-Demenz führen.

Vitamine

Vitamine sind **essenzielle Nahrungsbestandteile** unterschiedlicher chemischer Struktur. Sie werden grob in zwei Gruppen gemäß ihrer Löslichkeit eingeteilt: **fettlösliche** und **wasserlösliche** Vitamine. Zur Deckung des Bedarfs an fettlöslichen Vitaminen muss die Nahrung einen **Mindestfettanteil** enthalten. Wasserlösliche Vitamine dienen vor allem als Kofaktoren von Enzymen. Die ▶ Tab. 12.13, und ▶ Tab. 12.14 geben einen Überblick über Funktion, Bedarf und Quellen.

Tab. 12.12 Mineralien und Spurenelemente. Wichtige Funktionen, Mangelsymptome, Hauptquellen und täglicher Bedarf*

Element	Funktion	Mangelsymptome	Quellen	Täglicher Bedarf (Erwachsene)
Calcium	Knochen- und Zahnbildung; Blutgerinnung, Signalübertragung	Osteoporose, Rachitis; neuromuskuläre Übererregbarkeit	Milchprodukte	800 mg
Chlor	extrazelluläres Anion, exokrine Sekretion, Zell-pH-Regulation	nicht bekannt	Kochsalz	2,0 g
Chrom	Glucosestoffwechsel Insulinwirkung	Glucosestoffwechsel gestört	Hefe, Nüsse	< 50 µg
Eisen	Hämoglobin- und Cytochrombestandteil, Mitochondrienfunktion	Anämie	Fleisch, Getreide	10 mg
Fluor	Knochen- und Zahnbildung	Zahnschäden	Tee, Seetiere	2 mg
Jod	Schilddrüsenhormonbestandteil	Hypothyreoidismus, Kropf	Seetiere, Milchprodukte	140 µg
Kalium	Zellvolumen, Zellpotenzial	intrazelluläre Azidose, neuromuskuläre Erregung	Fleisch, Früchte	2,5 g
Kobalt	Cobalaminbestandteil	nicht bekannt	Leber, Fleisch	0,1 µg
Kupfer	Enzymbestandteil, Mitochondrienfunktion	Anämie	Fleisch	2 mg
Magnesium	Enzymaktivator	neuromuskuläre Übererregbarkeit	Getreide, grünes Gemüse	350 mg
Mangan	Enzymbestandteil	nicht bekannt	weit verbreitet	< 6 mg
Molybdän	Enzymbestandteil	bei Menschen, die ausschließlich parenteral ernährt werden	Gemüse, Getreide	< 40 µg
Natrium	Extrazellulärvolumen, Zellpotenzial	Hypotonie, Hypovolämie	Kochsalz	2,5 g
Phosphor	Knochen- und Zahnbildung	Knochenentkalkung, Hypophosphatämie	Milchprodukte, Getreide	800 mg
Schwefel	Bestandteil von Proteinen	nicht bekannt	Cystin, Cystein, Methionin	300 mg
Selen	an Vitamin-E-Wirkung beteiligt, Antioxidant	Anämie, Kardiomyopathie, Myopathie	Seetiere, Fleisch, Getreide	< 50 µg

* Silicium, Vanadium, Zinn, Nickel und Arsen werden auch für essenzielle Nahrungsbestandteile gehalten, doch sind der tägliche Bedarf beim Menschen sowie spezifische Mangelsymptome nicht bekannt.

Eine leicht über den Bedarf hinausgehende **Vitaminzufuhr** (überschüssig) kann positive Effekt haben. So kann der vermehrte Verzehr von Früchten und Gemüse das Risiko für verschiedene Krebsarten senken. Allerdings sind die genauen Mechanismen nicht geklärt. Vitamin A und E können das Immunsystem stimulieren, besonders bei Personen mit z. B. starken Verbrennungen oder Sepsis. Die Vitamine A, C und E können in ihrer Eigenschaft als Radikalfänger das Arterioskleroserisiko und möglicherweise das Tumorwachstum reduzieren.

Eine zu stark erhöhte, **toxische Vitaminzufuhr** ist potenziell gesundheitsschädigend. Bei fettlöslichen Vitaminen ist die Gefahr größer, da überschüssige wasserlösliche Vitamine mit dem Urin ausgeschieden werden können. Stark überschießende Vitamin-A-Aufnahme, wie sie bei Polarexpeditionen nach dem Verzehr von Polarbärleber auftrat, führt im Extremfall zu akuter **Hypervitaminose A** und Tod. Ansonsten beobachtet man Symptome wie Kopfschmerz, Anorexie, Reizbarkeit, Leber- und Milzvergrößerung (Hepatosplenomegalie), Hautentzündungen (Dermatitis), Haarausfall, Knochenschmerzen und Durchfall. **Vitamin-E-Exzess** kann zu einer Hemmung der Abwehr führen (überschießende Radikalfängertätigkeit?), während **Hypervitaminose D** (wie sie z. B. bei Selbstbehandlung von Kindern durch die Eltern beobachtet wurde) zu Gewebsverkalkungen, Nierenversagen und Gewichtsverlust führt. Bei **Hypervitaminose K** werden Störungen im Magen-Darm-Trakt beobachtet und bei **Hypervitaminose B_6** kann es zu Störungen der Funktion peripherer Nerven kommen.

Die **empfohlenen Mengen** basieren oftmals auf dem Bedarf für normales Wachstum und normale Entwicklung. In den letzten Jahren ist jedoch der Einfluss von Vitaminen und Spurenelementen auf **Alterungsprozesse** vermehrt in das Interesse gerückt. Bei älteren Menschen findet sich zum Teil ein Mangel an Vitamin C und D sowie an Zink und Eisen. Eine Korrektur solcher Mängel (durch adäquate Ernährung) wirkt sich positiv auf das Immunsystem und den Knochenhaushalt aus.

Tab. 12.13 Fettlösliche Vitamine. Wichtige Funktionen, Mangelsymptome, Hauptquellen und täglicher Bedarf

Vitamin	Funktion	Mangelsymptome	Quellen	Täglicher Bedarf[1]
Retinol (Vitamin A)	Rhodopsinbestandteil; reguliert Epithelwachstum und -differenzierung	Nachtblindheit, Xerophthalmie, trockene Haut	gelbe(s) Gemüse und Früchte; Leber	1 mg
Calciol (Vitamin D)	erhöht Ca^{2+}- und PO_4^--Absorption im Darm	Rachitis, Osteomalazie	Fischöl[2]	5 µg
Tocopherol (Vitamin E)	Antioxidanz, schützt Membranproteine	Muskelschwäche	grünes Gemüse, Pflanzenöle	10 mg
Menachinon (Vitamin K)	Kofaktor bei der γ-Carboxylierung der Gerinnungsfaktoren II, VII, IX und X	Gerinnungsstörungen	grünes Gemüse[3]	0,03 mg

[1] Empfohlene Menge für einen 70 kg schweren Mann. Die Werte für Frauen sind sehr ähnlich.
[2] Calciol kann im Körper aus Cholesterin gebildet werden, vorausgesetzt, die Haut ist ausreichend UV-Strahlung ausgesetzt, die in den Keratinozyten 7-Dehydrocholesterin zu Prävitamin D_3 umwandelt.
[3] Vitamin K wird von den Bakterien im Kolon synthetisiert, sodass normalerweise eine Zufuhr mit der Nahrung unnötig ist.

Tab. 12.14 Wasserlösliche Vitamine. Wichtige Funktionen, Mangelsymptome, Hauptquellen und täglicher Bedarf

Vitamin	Funktion	Mangelsymptome	Quellen	Täglicher Bedarf[1]
Thiamin (Vitamin B_1)	Dekarboxylierungskofaktor	Beriberi; Wernicke-Enzephalopathie	Schweinefleisch, unbehandeltes Getreide	1,4 mg
Riboflavin[2]	Flavoproteinbestandteil	Glossitis; Lippenschrunden	Leber, Hefe, Milch, Weizenkeime	1,6 mg
Nikotinamid und -säure[3]	Bestandteil von NAD^+ und $NADP^+$	Pellagra	Leber, Nahrungstryptophan	18 mg

Tab. 12.14 Fortsetzung

Vitamin	Funktion	Mangelsymptome	Quellen	Täglicher Bedarf[1]
Pantothensäure[2]	CoA-Bestandteil	Burning-foot-Syndrom	Eier, Leber, Hefe	5 – 10 mg
Folsäure[2]	Koenzym bei der Fettsynthese	Sprue; megaloblastische Anämie	grünes Gemüse, Leber, Getreide	0,4 mg
Pyridoxol (Vitamin B_6)	Bestandteil von Pyridoxalphosphat	Krämpfe (Kinder), periphere Neuropathie (Erwachsene)	Hefe, Weizen, Leber, Fleisch	2,2 mg
Cobalamin (Vitamin B_{12})	Koenzym für Homocystinmethylierung	perniziöse Anämie	Leber, Fleisch, Eier	0,003 mg
Ascorbinsäure (Vitamin C)	Redoxsystem	Skorbut	Zitrusfrüchte, Obst und Gemüse	60 mg
Biotin (Vitamin H)	Koenzym bei der Fettsynthese	Dermatitis, Hypercholesterinämie	Eigelb, Leber, Hefe	0,2 mg[4]

[1] Empfohlene Menge für einen 70 kg schweren Mann. Die Werte für Frauen sind sehr ähnlich.
[2] Gehört zum Vitamin-B_2-Komplex (Mangelerscheinungen wurden früher auf ein Vitamin B_2 zurückgeführt).
[3] Eigensynthese. Pellagra tritt nur bei verminderter Tryptophanbereitstellung auf.
[4] Bedarf unbekannt. Diese Menge ist etwa in der normalen Nahrung enthalten.

Ballaststoffe

Der Ausdruck Ballaststoffe beschreibt eine Gruppe mehr oder weniger inerter, aber trotzdem wichtiger Nahrungsbestandteile pflanzlichen Ursprungs. Dazu gehören **Cellulose**, eine Reihe von anderen **Polysacchariden** und **Lignin**, ein Bestandteil höherer Pflanzen mit einer steroidähnlichen Struktur. Obwohl Ballaststoffe durch körpereigene Enzyme nicht angreifbar sind, kann z. B. Cellulose durch die Darmbakterien zu kurzkettigen, im Darm absorbierbaren Fettsäuren abgebaut werden (v. a. Acetat). Dadurch können Ballaststoffe zum Energiehaushalt beitragen und über ihre immunmodulatorische Wirkung (z. B. Hemmung von Entzündungszellen) sowie die Beeinflussung des Mikrobioms (möglichweise der wichtigste Mechanismus) einen protektiven Effekt hinsichtlich u. a. entzündlichen Darmerkrankungen, Kolonkarzinom, Diabetes oder Hyperlipidämie ausüben. Weiterhin haben unverdaute Ballaststoffe eine Reihe von Effekten auf die Verdauung:

- Im Magen fördern sie das Gefühl der **Sattheit** dadurch, dass sie sein Füllvolumen erhöhen und seine Entleerung verlangsamen.
- Sie stimulieren zudem die **Magensaftresektion**.
- Im Dünndarm **verlangsamen** visköse Ballaststoffe, wie z. B. Pektin (aus Haferkörnern und Gemüsen), die **Absorption von Glucose** und verringern die von **Cholesterin**. Konsequenterweise werden solche Ballaststoffe bei der Behandlung des Diabetes mellitus und in Fällen benützt, bei denen Lipid- und LDL-Konzentrationen im Plasma erhöht sind.
- Im Kolon erhöhen die Ballaststoffe das Volumen des Darminhalts, was über eine Dehnung der Darmwand zu einer **Verkürzung der Passagezeit** in diesem Darmabschnitt führt.

Man nimmt an, dass **Darmdivertikel** (Ausstülpungen) besonders dann entstehen, wenn zu wenig Ballaststoffe aufgenommen werden. Auch das **Kolonkarzinom** scheint bei den Personengruppen weniger häufig aufzutreten, die in Ländern mit einem hohen Ballaststoffanteil in der Nahrung leben. Darüber hinaus erhöhen Ballaststoffe die Ausschüttung von GIP (*glucose-dependent insulin-releasing peptide*) und Glucagon.

Zusammenfassung Kap. 12.11

Die Anforderungen des Organismus an die Ernährung

Der MDT ist der einzige Weg, über den der Mensch verwertbare **Energie** und andere notwendige **Nährstoffe** zu sich nehmen kann. Über die Haut und die Lungen gelangen lediglich immunologisch relevante Mengen z. B. an Proteinen in den Körper. Somit ist der MDT entscheidend an der Aufrechterhaltung der **Energiehomöostase** beteiligt. Eine ruhende erwachsene Person benötigt pro Tag ca. 126 kJ (30 kcal) Energie pro kg Körpergewicht, die er sich in Form von **Kohlenhydraten** (z. B. Pommes frites), **Proteinen** (z. B. Schnitzel) und **Fetten** (z. B. Pommes frites und Schnitzel, je nach Qualität) *per os* zuführt.

Leben ist untrennbar mit der Zufuhr von Energie verbunden. Im Stoffwechsel wird die **chemische Energie** aus Nahrungsstoffen oder Körperdepots zur Erzeugung von **Konzentrationsgradienten** (vor allem für Ionen) und für **Synthesearbeit** genutzt, beides Voraussetzung dafür, dass auch **mechanische Arbeit** innerhalb und außerhalb des Körpers geleistet werden kann. Bei diesen Energieumwandlungen entsteht in jedem Fall auch **Wärme**. Neben **Kohlenhydraten**, **Proteinen** und **Fetten** muss die Nahrung auch eine Mindestmenge an **Wasser**, **Mineralstoffen**, **Spurenelementen**, **Vitaminen** und einigen anderen **essenziellen Substanzen** enthalten, wenn der Organismus normal funktionieren soll (▶ Tab. 12.12, ▶ Tab. 12.13, ▶ Tab. 12.14). **Ballaststoffe**, eine heterogene Gruppe kaum verdaubarer Substanzen pflanzlichen Ursprungs, sind für die Verdauung wichtig, weil sie u. a. durch ihre Masse den Weitertransport des Stuhls durch das Kolon beschleunigen.

12.12 Energiehaushalt und Kontrolle des Körpergewichts

Wie die Haushalte der Nährstoffe, so muss auch der **Energiehaushalt** ausgeglichen sein, d. h. die zugeführte Energie muss der benötigten Energie entsprechen. Unter **Energiestoffwechsel** versteht man die Umwandlung der Energie von einer Form (z. B. Glucose) in eine andere (z. B. Wärme). Die Energiestoffwechsellage kann **anabol** sein, dies bedeutet, dass aufgenommene Energie zur Herstellung großer, komplexer organischer Moleküle (Fette, Proteine, Kohlenhydrate) verwendet wird (**Aufbaustoffwechsel**). Werden diese Moleküle zur Leistung von Arbeit oder Erzeugung von Wärme abgebaut, so ist die Stoffwechsellage **katabol** (**Abbaustoffwechsel**). In Kapitel 12.11.2 wurde beschrieben, in welcher Form dem Körper Energie zugeführt wird. In diesem Abschnitt stellen sich nun die Fragen, wo diese Energie benötigt wird, wie sie umgesetzt wird und welche quantitativen Aussagen wir dazu machen können.

Energie wird zuallererst zur **Strukturerhaltung** des Körpers benötigt, wie z. B. zur Aufrechterhaltung der Zellarchitektur oder der Gewebeorganisation. Der Körper ist ein hoch geordnetes Gebilde und strebt wie alle geordneten Gebilde (denken Sie an Ihre Wohnung) stets einem Zustand geringerer Ordnung zu (Zunahme der **Entropie**, 2. Hauptsatz der Thermodynamik). Um eine mit dem Leben nicht vereinbare Zunahme der Unordnung des Körpers zu verhindern, muss ihm ständig Energie zur Verfügung gestellt werden. Die Energie, die in die Struktur hineingesteckt wird, kann nicht für andere Zwecke verwendet werden, es handelt sich um **nicht verwertbare Energie**. Im Gegensatz dazu findet sich **verwertbare Energie** in „chemischen Speichern" (ATP, Kreatinphosphat, Glykogen, Fette, etc.) und in Konzentrationsgradienten (z. B. Na^+-Gradient über die Zellmembran) oder elektrischen Spannungen (Membranpotenzial). Doch bei den beiden zuletzt genannten Fällen verwertbarer Energie handelt es sich um **potenzielle Energie**, die letztendlich aus der Umwandlung der Energie chemischer Speicher durch primär aktive Transportvorgänge (Na^+/K^+-ATPase, H^+-ATPase, Ca^{2+}-ATPase) entstand.

Die **verwertbare Energie** wird benötigt für:

- die **Grundfunktionen zur Lebenserhaltung**, die eng mit der Strukturerhaltung wechselwirken (z. B. Herztätigkeit, Atmung, Drüsentätigkeit, Resorptions- und Sekretionsvorgänge, Verdauung);
- das **Wachstum**, vor allem bei Kindern. Allerdings benötigt auch das Tumorwachstum Energie und kann dadurch zur Auszehrung der anderen Gewebe führen (**Kachexie**);
- nach außen geleistete **Arbeit** (Motorik, auch Stützmotorik);
- Erzeugung von **Wärme** zur Aufrechterhaltung der Körpertemperatur (Thermoregulation).

Schließlich geht Energie durch die **Ausscheidung** energiehaltiger Substanzen verloren. Hierzu gehört **Harnstoff**. Spricht man in der Medizin von „Energieverbrauch", so ist damit die Umwandlung von gespeicherter verwertbarer Energie (= Energiestoffwechsel) gemeint.

12.12.1 Energiebilanz

Der **erste Hauptsatz der Thermodynamik** besagt, dass die Gesamtenergie eines geschlossenen Systems konstant ist und die Änderung der Gesamtenergie eines offenen Systems dem Energieaustausch mit der Umgebung (Aufnahme oder Abgabe) entspricht. Beim menschlichen Körper handelt es sich natürlich um ein offenes System. Die allgemeine **Energiebilanz** lautet also

Energieaufnahme = Energieabgabe + Energiespeicherung

Ist die Energieaufnahme größer als die Energieabgabe, so spricht man von einer **positiven** Energiebilanz (Energiespeicherung > 0), wie sie während des **Wachstums** physiologischer Weise vorliegt. Nach Abschluss des Wachstums führt eine dauerhafte positive Energiebilanz zur Zunahme des Körpergewichts, bis hin zum **Übergewicht**. Eine **negative** Energiebilanz führt zu vermehrter Fettverbrennung und der Abnahme des Körpergewichtes. Voraussetzung für die Konstanthaltung des Körpergewichtes ist also eine **ausgeglichene** Energiebilanz (Energieaufnahme = Energieabgabe). Reduktion des Körpergewichts ist nur bei negativer Energiebilanz möglich.

Wie bereits beschrieben, wird verwertbare Energie nur in Form von Kohlenhydraten, Fetten und Proteinen bzw. Aminosäuren aufgenommen. **Energieabgabe** geschieht in Form von mechanischer Arbeit, Ausscheidung von energiehaltigen Substanzen sowie als Wärme (die letztendlich bei jeder Energieumwandlung entsteht). Jede Umwandlung von Energie führt zum **Verlust** an „freier" (= nutzbarer) Energie, da es stets zu einer Entropiezunahme kommt (Zunahme der Unordnung, s. o.). Im menschlichen Körper drückt sich diese Entropiezunahme als Entstehung von **Wärme** aus.

So kann z. B. aufgenommene **Glucose** unter Wärmeentstehung zu **Glykogen** umgewandelt werden. Die im Glykogen gespeicherte Energie ist nun geringer als die Gesamtenergie der aufgenommen Glucose, d. h. der **Wirkungsgrad** dieser Umwandlung ist < 100 % (wie übrigens bei allen Vorgängen in unserem Körper). Auch bei der Nutzung chemischer Energie entsteht ein Verlust durch Wärmebildung. So beträgt der Gesamtenergiegehalt von 1 mol Glucose 2780 kJ. Bei der aeroben Glykolyse können daraus 30–32 mol ATP mit einem Gesamtenergiegehalt von ca. 1488 kJ entstehen. D. h. 1292 kJ oder 46 % gehen als Wärme „verloren". Bei der „Nutzung" von ATP geht weitere Energie als Wärme verloren.

12.12.2 Energiespeicher

Unser Körper benötigt ständig Energie und produziert ständig Wärme (kontinuierliche Energieabgabe). Da wir eine ausgeglichene Energiebilanz anstreben, aber nicht ständig Energie zuführen können (stellen Sie sich die Folgen für unseren Alltag vor: den ganzen Tag essen!), muss Energie zwischengespeichert werden für eine mittelfristig ausgeglichene Energiebilanz (intermittierende Energieaufnahme). Diese Speicherung von Energie ist allerdings auch von Wärmebildung begleitet, sie „kostet" also Energie. So steigt der Energieumsatz (s. u.) nach Aufnahme einer gemischten Mahlzeit für ca. 90 Minuten um ca. 20 – 25 % des Grundumsatzes (s. u.) an. Ursache dafür sind die Verdauungs-, Resorptions- und Speicherarbeit. Man nennt dies **spezifisch-dynamische Wirkung**. Bei der Speicherung von Kohlenhydraten (als Glykogen) oder Fetten (als Triacylglycerine) gehen 3 – 7 % der Energie als Wärme verloren. Bei der Speicherung von Aminosäuren (als Proteine), von überschüssigen Kohlenhydraten (als Triacylglycerine) oder von überschüssigen Aminosäuren (als Glykogen bzw. Triacylglycerine) gehen ~ 25 % der Energie verloren. (Das Verspeisen eines Schnitzels ist also auch eine angenehme Form sich aufzuwärmen!). Fette können nur als Fett gespeichert werden!

Glykogen als Energiespeicher

Eine wichtige Speicherform ist das Kohlenhydrat Glykogen (S. 565) in Leber und Skelettmuskel. **Glucose** wird nach Phosphorylierung zu **Glucose-6-Phosphat** und Umwandlung in **Glucose-1-Phosphat** zu dem großen (> 5 000 kDa), verzweigtkettigen Glykogen aufgebaut und in Speichergranula „gelagert". Dadurch können große Mengen Kohlenhydrate gespeichert werden, ohne dass der osmotische Druck in der Zelle stark ansteigt. Die Leber verwendet auch Aminosäuren und Lactat zur Glykogensynthese.

In der Leber einer erwachsenen Person können 75 – 120 g (maximal 10 % des Lebergewichtes) und in der Skelettmuskulatur 300 – 600 g (maximal 3 % des Muskelgewichtes) Glykogen gespeichert werden. Ein 70 kg schwerer Mensch hat also maximal ~ 700 g Glykogen (= 1 % des Körpergewichtes). In jedem Gramm Glykogen „stecken" 17,2 kJ Energie (= physiologischer Brennwert, s. ▶ Tab. 12.16), sodass ~12 000 kJ Energie als Glykogenspeicher vorliegen können. Diese Energiemenge könnte den Ruheenergiebedarf (leichte sitzende Tätigkeit) einer 70 kg schweren Person maximal 33 Stunden lang decken (allerdings wird ein Teil glykolytisch in Erythrozyten verbraucht).

Fette als Energiespeicher

Die zweite wichtige Energiespeicherform sind **Fette**, vor allem Triacylglycerine (S. 569). Die **Lipoproteinlipase** der Endothelzellen spaltet in Herz, Skelettmuskel und Fettgewebe Triacylglycerine zu freien Fettsäuren und Glycerin. Die Expression der Lipoproteinlipase wird durch **Insulin** stimuliert, was die Fettspeicherung fördert.

Glycerin kann in der Leber zu Glucose umgewandelt und in die Glykolyse eingeschleust werden. In Fett- und Muskelzellen werden freie Fettsäuren als Triacylglycerine sowie in geringerem Maße als Phospholipide (S. 570) gespeichert. In Hepatozyten werden freie Fettsäuren zur „Energiegewinnung" durch **β-Oxidation** verwendet oder aber als Triacylglycerine gespeichert.

Lipide haben die höchste **Energiedichte**, mit einem physiologischen Brennwert (▶ Tab. 12.16) von 39,5 kJ/g. Außerdem ist Fettgewebe relativ wasserarm. Ein 70 kg schwerer Mensch hat ca. 14 kg Fettgewebe, d. h. 20 % des Körpergewichtes. Somit liegen ca. 553 000 kJ Energie als Fettspeicher vor. Diese Energiemenge könnte den Ruheenergiebedarf (leichte sitzende Tätigkeit) einer 70 kg schweren Person maximal 63 Tage lang decken. Bei normalgewichtigen Personen befindet sich der größte Teil des Körperfettes unter der Haut (**subkutanes Fettgewebe**).

Proteine als Energiespeicher

Eine dritte, unter physiologischen Bedingungen weniger wichtige Energiespeicherform, sind **Proteine** (S. 567). Man unterscheidet **Strukturproteine** (z. B. Kollagen) und **Funktionsproteine** (z. B. Enzyme). Energiespeicherung ist also nicht die Hauptaufgabe von Proteinen.

Der physiologische Brennwert von Proteinen liegt bei 18,1 kJ/g. Somit speichern die Proteine einer 70 kg schweren Person (ca. 14 % des Körpergewichtes = ca. 10 kg) ungefähr 180.000 kJ Energie. Allerdings ist hiervon im Bedarfsfall nur die Hälfte mobilisierbar, sodass der Ruheenergiebedarf maximal 10 Tage lang durch körpereigene Proteine gedeckt werden könnte.

In der Regel tragen Proteine nur ca. 5 % zum Ruheumsatz bei. Beim **Fasten**, wenn die Kohlenhydratreserven aufgebraucht sind, steigt der Beitrag von Proteinen zum Ruheumsatz auf ca. 15 %. Das Ausmaß der Verwendung von Proteinen zur Deckung des Energiebedarfs kann anhand der **Stickstoffbilanz** abgeschätzt werden, die Auskunft über Veränderungen der Gesamtproteinspeicher des Körpers gibt. Bei der Stickstoffbilanz werden Stickstoffaufnahme (= Proteinaufnahme) mit der Nahrung und Stickstoffabgabe mit dem Urin verglichen. Während des **Wachstums** ist die Bilanz positiv (Aufnahme > Abgabe), bei gesunden Erwachsenen ist sie ausgeglichen. Bei langem Fasten oder bei Verbrennungsopfern ist die Bilanz negativ.

12.12.3 Energiefreisetzung

Ist der momentane **Energiebedarf** größer als die momentane **Energiezufuhr**, so wird Energie aus Speichern freigesetzt. Dies ist besonders während Hungerphasen, bei Schilddrüsenüberfunktion (Hyperthyreose = Zunahme des Grundumsatzes) und bei länger anhaltender physischer Aktivität der Fall. Im Körper liegt ein Teil der Energie ständig „frei" vor (d. h. sofort nutzbar, z. B. als ATP). Diese „freie" Energie steht im **Fließgleichgewicht** mit der gespeicherten Energie, sodass ein vermehrter Verbrauch der „freien" Energie zum Abbau gespeicherter Energie in Leber, Skelettmuskel und Fettgewebe führt.

Energiefreisetzung aus Glykogen

Das in der **Skelettmuskulatur** gespeicherte **Glykogen** wird unter Einwirkung von Glykogenphosphorylase zu Glucose-1-Phosphat abgebaut, welches nach Umwandlung zu Glucose-6-Phosphat in die **Glykolyse** eingeschleust wird. Dieser Vorgang wird durch **Adrenalin**, nach Bindung an β_1-Adrenozeptoren, stimuliert.

Aktivierte **β-Adrenozeptoren** führen zur Aktivierung der **Phosphorylasekinase**, welche letztendlich die **Glykogenphosphorylase** in ihre aktive Form umwandelt (durch Phosphorylierung). Ein zweiter Weg, den Glykogenabbau zu stimulieren, besteht in der direkten Bindung von **AMP** an die Glykogenphosphorylase (allosterische Aktivierung). **ATP** wirkt hier antagonistisch. Schließlich kann der Glykogenabbau durch Zunahme der zytosolischen Ca^{2+}-Konzentration gesteigert werden. **Ca^{2+}** aktiviert die Phosphorylasekinase allosterisch. Da die AMP- und Ca^{2+}-Konzentration bei Muskelaktivität steigen, sind durch diese Mechanismen Energiebedarf und -bereitstellung direkt miteinander gekoppelt.

Der Abbau des in der **Leber** gespeicherten **Glykogens** geschieht durch dieselben Mechanismen wie in der Skelettmuskulatur. Hauptstimulus ist **Glucagon**, jedoch wirkt auch Adrenalin. Im Gegensatz zur Skelettmuskulatur kann Glucose-6-Phosphat in der Leber zu Glucose dephosphoryliert werden, die dann ins Blut abgegeben wird und dem Organismus zur Verfügung steht. Nach 12-stündigem **Fasten** (wie z. B. vor einem oralen Glucosetoleranztest) trägt hepatische Glykogenolyse ca. 50 % zur abgegebenen Glucose bei. Den Rest liefert die Glukoneogenese (aus Lactat, Glycerin, Aminosäuren).

Energiefreisetzung aus Fettgewebe

Die im **Fettgewebe** gespeicherten **Triacylglycerine** werden dort durch die **hormonsensitive Lipase** zu freien Fettsäuren und Glycerin gespalten. Die **freien Fettsäuren**, die 95 % der Triacylglycerin-Energie enthalten, werden ins Blut abgegeben und dort an Albumin gebunden transportiert. **Adrenalin** stimuliert durch β_1-Adrenozeptor-vermittelte Aktivierung der Proteinkinase A die hormonsensitive Lipase (im braunen Fettgewebe wirkt Adrenalin über β_3-Adrenozeptoren). Außerdem kann die Lipase durch **Glucagon** stimuliert werden.

Zwar wirken auch ACTH, TSH, LH, Serotonin und Vasopressin über cAMP stimulierend, doch ist deren physiologische Bedeutung unklar. Ein wichtiger Stimulator der hormonsensitiven Lipase ist das **Wachstumshormon** (GH, STH) (S. 641). **Glucocorticoide** und **Schilddrüsenhormone** können über einen genomischen Weg ebenfalls die hormonsensitive Lipase stimulieren, während **Insulin** und **Prostaglandin E_2** sie hemmen.

Es ist zu berücksichtigen, dass nicht alle **Fettgewebe** des Körpers dasselbe Expressionsmuster an Rezeptoren aufweisen und somit unterschiedliche Empfindlichkeit für Hormone haben. So ist die lipogenetische Wirkung von Insulin am Stamm stärker als an den Extremitäten. Dies führt dazu, dass Glucocorticoide, die über eine Hyperglykämie die Insulinfreisetzung stimulieren, besonders an den Extremitäten lipolytisch wirken (dies führt zu **Stammfettsucht**). Außerdem haben Fettzellen an der Oberschenkel- und Gesäßregion der Frau mehr Rezeptoren für die antilipolytischen Hormone NPY und PYY (s. ▶ Tab. 12.17).

ATP-Erzeugung aus Glucose und freien Fettsäuren

Die in Form von **Glucose** bereitgestellte Energie muss durch **Glykolyse**, **Citratzyklus** und **oxidative Phosphorylierung** zu verwertbarem ATP umgewandelt werden.

Zunächst wird Glucose zu Pyruvat und ATP abgebaut (2 mol ATP = 96 kJ pro mol Glucose). Dieser Prozess ist sehr schnell und läuft auch ohne Sauerstoff oder Mitochondrien ab (**Glykolyse**). Als Endprodukt entsteht **Milchsäure**, die zu Lactat + H^+ dissoziiert und damit potenziell das Gewebe ansäuert (Laktatazidose) (S. 396). Physiologischerweise findet Glykolyse hauptsächlich in **Erythrozyten** (keine Mitochondrien) und **schnellen Muskelfasern vom Typ IIb** (schnelle ATP-Bildung) statt. In Anwesenheit von Sauerstoff und Mitochondrien wird **Pyruvat** in den **Citratzyklus** eingeschleust. Im Rahmen der **oxidativen Phosphorylierung** wird die in NADH und $FADH_2$ enthaltene Energie zur Bildung von ATP unter Sauerstoffverbrauch verwendet. Pro mol NADH entstehen max. 3 mol und pro mol $FADH_2$ max. 2 mol ATP. Die Gesamtbilanz für Glucose lautet also:

$$1\ \text{Glucose} + 6\ O_2 + 31\ \text{ADP} + 31\ P_i \rightleftharpoons 6\ CO_2 + 6\ H_2O + 31\ \text{ATP} + \text{Wärme}$$

Die in Form von freien Fettsäuren bereitgestellte Energie muss durch β-Oxidation zu verwertbarem ATP umgewandelt werden.

Hierfür werden die Fettsäuren zunächst durch Kopplung an CoA unter ATP-Verbrauch aktiviert. Das entstehende **Acyl-CoA** wird an der inneren Mitochondrienmembran durch die Carnitinacyltransferase zu **Acylcarnitin** umgewandelt und durch das Carnitincarrier-Protein (Acylcarnitin/Carnitin-Austauscher) in die Mitochondrien hineintransportiert. Anschließend wird Acylcarnitin durch die Carnitinacyltransferase II zu Acyl-CoA zurückverwandelt. Schließlich werden schrittweise **Acetyl-CoA-Moleküle** abgespalten (pro Acetyl-CoA ist je ein Zyklus der β-Oxidation notwendig) und in den **Citratzyklus** eingeschleust. Pro Zyklus entstehen 17 Moleküle ATP. Im Gegensatz zur Glucose ist die ATP-Gewinnung aus Fettsäuren nur **aerob** möglich. Das bei der Lipolyse ebenfalls entstehende Glycerin wird nach Umwandlung zu Pyruvat in den Citratzyklus eingeschleust.

Da die Zelle die **ATP-Konzentration** möglichst konstant halten möchte, sind Glykolyse und Citratzyklus eng durch **negative Rückkopplung** von **Schlüsselenzymen** kontrolliert:

- Die Hexokinase wird durch Glucose-6-Phosphat gehemmt,
- Phosphofruktokinase durch ATP und Citrat,
- Pyruvatkinase durch ATP und Acetyl-CoA,
- Citratsynthase durch ATP sowie
- die Pyruvatdehydrogenase durch ATP, NADH und Acetyl-CoA

12.12.4 Energieumsatz

Nachdem wir die qualitativen Aspekte des Energiehaushaltes betrachtet haben, wollen wir uns nun den **quantitativen** Seiten zuwenden: Wieviel Energie benötigen wir und wie lässt sich dies messen? Wieviel Energie steckt in der Nahrung? Wieviel sollen wir essen?

Die Menge an Energie, die wir verbrauchen bzw. benötigen, wird **Energieumsatz** genannt. Dieser ist natürlich keine feste Größe, sondern kann durch viele Faktoren beeinflusst werden. Um trotzdem vergleichbare und zuverlässige Aussagen bzw. Messungen machen zu können, wurden verschiedene **Umsatzgrößen** definiert: **Ruhe-, Grund-** und **Arbeitsumsatz.** Unter **Ruheumsatz** versteht man den Energieumsatz bei geistiger und körperlicher Ruhe. Da dieser Begriff individuell unterschiedlich ausgelegt werden kann, wurde eine weitere Definition eingeführt, der **Grundumsatz.** Der Grundumsatz entspricht dem Ruheumsatz unter **Standardmessbedingungen**: unbekleidet, morgens, nüchtern, ruhig und entspannt liegend, bei thermoneutraler Umgebungstemperatur (27 – 32 °C, weder darf es zu Kältezittern noch zum Schwitzen kommen). Die benötigte Energie dient zur Aufrechterhaltung der Grundfunktionen (Herztätigkeit, Atmung, etc.) sowie der Strukturerhaltung und der unvermeidlichen **Wärmeabgabe** (die ca. 40 W/m^2 Körperoberfläche [KO] praktisch nie unterschreitet).

Der **Grundumsatz** liegt für junge erwachsene Menschen bei ca. 45 W/m^2 KO. Eine 70 kg schwere Person hat eine Körperoberfläche von ca. 1,73 m^2 und damit einen Grundumsatz von ca. 80 W. Dies entspricht dem Energieumsatz einer mittelhellen Glühbirne („jeder ist ein kleines Licht"). Kenntnisse des Grundumsatzes sind z. B. für die Intensivmedizin von Bedeutung, da er die Mindestenergiezufuhr bestimmt und bei vermehrter Wärmeproduktion (**Fieber**) natürlich ansteigt. Der Grundumsatz steigt um ca. 14 % pro °C Anstieg der **Körpertemperatur.**

Aus dem bisher Geschilderten lässt sich der Mindestenergiebedarf an Energie pro Tag (= 86 400 s) für eine 70 kg schwere erwachsene Person abschätzen:

$$80\ \text{W}(= \text{J/s}) \cdot 86\,400\ \text{s} = 6{,}9\ \text{Millionen J} = 6900\ \text{kJ}$$

Warum wird der Grundumsatz pro m^2 **Körperoberfläche** (KO) angegeben? Grund dafür ist die Tatsache, dass der Grundumsatz wesentlich besser mit der KO als mit dem Körpergewicht korreliert.

Vergleicht man den Grundumsatz pro kg KG von Mensch (70 kg), Hund (15 kg), Meerschweinchen (0,5 kg) und Maus (0,018 kg) so ergeben sich Werte (W/kg KG) von ca. 1,25, 2,06, 7,58 und 21,6. Wird der Grundumsatz pro m^2 Körperoberfläche bestimmt, so ergeben sich Werte (W/m^2 KO) von ca. 47, 50, 60 und 57.

Die Körperoberfläche (m^2) ergibt sich aus Körpergewicht $(\text{kg})^{0,425} \cdot$ Körpergröße $(\text{cm})^{0,725} \cdot 0{,}007\,184$.

Verantwortlich für diese Abhängigkeit von der Körperoberfläche ist zum Teil die Wärmeabgabe, die proportional zur KO ist (je größer die Austauschfläche ist, umso mehr Wärme wird an die Umgebung abgegeben). Da 80 – 90 % des Grundumsatzes von der Wärmeabgabe bestimmt werden (s. o.), ist folglich auch der Grundumsatz von der Körperoberfläche abhängig. Zusätzlich nimmt der spezifische Umsatz pro Gramm Gewebe mit abnehmendem Körpergewicht zu. Die Gründe dafür sind nicht geklärt. Die Abhängigkeit des Grundumsatzes von der Körperoberfläche bedeutet, dass **Kleinkinder** (großes Oberflächen-Volumen-Verhältnis) relativ hohe Energieverluste durch Wärmeabgabe erfahren und damit die Gefahr des Auskühlens größer ist als bei Erwachsenen.

Der Grundumsatz hängt auch vom **Alter** ab (▶ Abb. 12.36). Während der **Wachstumsphase** ist er höher als im Erwachsenenalter. Zwischen dem 20. und 40. Lebensjahr ist der Umsatz relativ konstant, um anschließend kontinuierlich abzunehmen. Bleiben die Ernährungsgewohnheiten mit zunehmendem Lebensalter konstant, entsteht eine positive Energiebilanz mit Zunahme des Körpergewichts (wie es häufig zu beobachten ist). Wie ▶ Abb. 12.36 zeigt, ist der Umsatz bei Männern höher als bei Frauen, hängt also auch vom **Geschlecht** ab. Eine Ursache dafür ist der höhere Anteil an Fettgewebe bei Frauen. Fettgewebe hat einen geringeren Energieumsatz pro Gramm Gewebe im Vergleich zur Skelettmuskulatur.

Eine wichtige Einflussgröße auf den Energieumsatz (nicht den Grundumsatz!) ist die **Umgebungstemperatur**, wobei ein „U-förmiger" Zusammenhang besteht. In **thermoneutraler Umgebung** (Bedingung für die Grundumsatzbestimmung, s. o.) ist der Temperatur-bedingte Energieumsatz am geringsten. Bei höheren Temperaturen steigt er einerseits auf Grund der allgemeinen Zunahme der Reaktionsgeschwindigkeiten (**Q_{10}-Wert** = Verdopplung der Geschwindigkeit bei Temperaturzunahme um 10 °C) und andererseits auf Grund der vermehrten **Hautdurchblutung** und **Schweißdrüsentätigkeit**. Sinkt die Umgebungstemperatur unter die Thermoneutralzone so führt die (zum Ausgleich des Wärmeverlustes) vermehrte **Thermogenese** zu einer Zunahme des Energieumsatzes.

Die Aufnahme von **Nahrung** ist mit einem zusätzlichen Energieverbrauch verbunden (spezifisch-dynamische Wirkung) (S. 586), wodurch sich auch erklärt, dass es einem beim Essen warm wird (eine angenehme Form der Aufwärmung). Diese Energie wird für Verdauung, Absorption und Speicherung der Nahrung benötigt. Dagegen kann lang anhaltendes **Fasten** den Grundumsatz um bis zu 40 % reduzieren. **Emotionen** erhöhen den Energieumsatz, indem sie den **Muskeltonus** und den **Sympathikotonus** verändern können. **Adrenalin** und **Noradrenalin** sowie **Schilddrüsenhormone** (Trijodthyronin) steigern den Energieumsatz ebenso wie eine **Schwangerschaft**.

Eine weitere wichtige Einflussgröße ist die **körperliche Tätigkeit**. Im **Schlaf** beträgt der Grundumsatz ca. 90 % des Tagesgrundumsatzes. Jede Zunahme an **Muskelarbeit** erhöht den Energieumsatz. Dies gilt nicht nur für isotone Kontraktionen, bei denen äußere Arbeit verrichtet wird

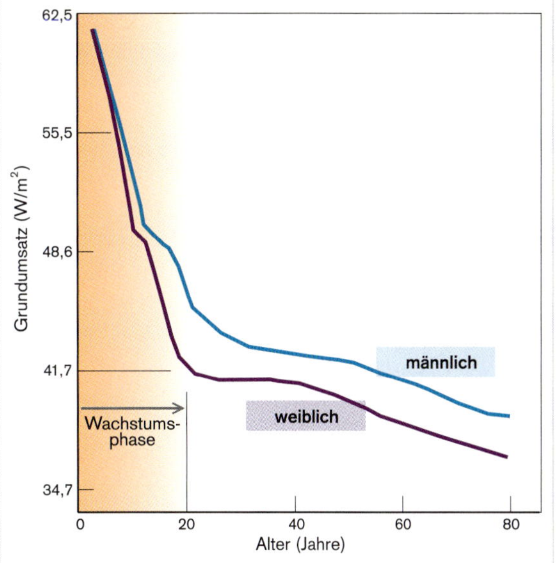

Abb. 12.36 Altersabhängigkeit des Grundumsatzes. Zu beachten ist, dass der Grundumsatz am höchsten im Kleinkindalter ist, in dem das rascheste Wachstum stattfindet (nach [25]).

(z. B. das Hochheben eines Bierkruges), sondern auch für isometrische Kontraktionen (z. B. das Halten des Bierkruges, ohne ihn zu bewegen). Bei isometrischen Kontraktionen werden nämlich auch ständig Aktin-Myosin-Brücken gebildet und wieder gelöst. Dies erklärt warum eine nach außen nicht sichtbare Erhöhung des Muskeltonus den Energieumsatz steigert. Verschiedene Beispiele für den Energieverbrauch/Zeit (= Leistung) bei körperlicher Tätigkeit sind in ▶ Tab. 12.15 dargestellt.

Allerdings gilt es hierbei zu berücksichtigen, dass der zusätzliche Energieverbrauch durch physische Aktivität sich nicht zu 100 % auf eine Zunahme des Gesamtenergieverbrauchs auswirkt, da der Körper andere energieverbrauchenden Prozesse kompensatorisch reduziert (Konzept der Energiekompensation). Umfangreiche Messungen haben ergeben, dass ca. 25 % des durch physische Aktivität verursachten Mehrverbrauchs an Energie kompensiert wird.

Der über den ganzen Tag gemittelte Energieverbrauch ist selbst bei schwerst arbeitenden Männern wesentlich geringer: Beträgt er an Einzeltagen noch bis max. 350 W/m² KO, so sind über Jahre hinweg im Mittel nur 130 W/m² KO möglich.

Kenntnisse über den Energieverbrauch in Abhängigkeit von körperlicher Tätigkeit sind auch im Rahmen von **Diätberatungen** notwendig. Allerdings sind die Berechnungen für die Betroffenen oftmals recht ernüchternd.

Beispiel: Wie lange muss eine 70 kg schwere Person Rad fahren, um die Energie eines halben Liters Bier zu verbrauchen? Der Ener-

12

Tab. 12.15 Ungefährer mittlerer Energieverbrauch/Zeit (= Leistung, W/m² KO) bei verschiedenen Tätigkeiten (Mann mit 70 kg)

Tätigkeit	W/m² KO
Sitzen im Bett	47
Rasieren	76
Boden wischen	147
Lesen im Sitzen	49
Schuhe putzen	120
Treppen abwärtsgehen	268
Essen im Sitzen	56
Duschen	128
Treppensteigen	708
(Daten aus [25])	

gieumsatz beim Radfahren mit 20 km/h beträgt ca. 550 J/s. 0,5 l Bier haben einen Energiegehalt von ca. 820 kJ. Dies bedeutet dass sie 820 000 J/550 J/s = ca. 1500s = 25 min lang Rad fahren muss. Bei einer Geschwindigkeit von 20 km/h muss sie für das Bier also 8,3 km weit Rad fahren! 0,5 l Fruchtsaft haben ca. 1000 kJ, die erst nach 10 km Radfahren verbraucht sind. Zum Vergleich: Wenn die Person knapp 5 Stunden im Bett sitzt und liest, hat sie ebenfalls 820 kJ verbraucht.

12.12.5 Energiegehalt der Nahrung

Wie obiges Beispiel zeigt, ist es für die **Ernährungsplanung** notwendig, den Energiegehalt unserer Nahrung zu kennen. Der Energiegehalt kann durch „Verbrennung" der Nahrung und Messung der entstehenden Wärme bestimmt werden. Wird die Nahrung in einem Kalorimeter vollständig verbrannt so erhält man den **physikalischen Brennwert**. Die Maßeinheit ist kJ pro Gramm. Wird die Nahrung im Körper „verbrannt" (d. h. durch oxidative Phosphorylierung umgewandelt), so erhält man den **physiologischen Brennwert**. Dieser entspricht mit Ausnahme von Proteinen dem physikalischen Brennwert und ist in ▶ Tab. 12.16 aufgeführt.

Kohlenhydrate, Äthanol und Fette werden im Körper vollständig oxidiert (d. h. zu $CO_2 + H_2O$ abgebaut), wohingegen beim Abbau von Proteinen $CO_2 + H_2O$ + Harnstoff entstehen. Der Harnstoff wird mit dem Urin ausgeschieden, sodass dem Körper hierdurch Energie verloren geht. Man beachte, dass der Brennwert für Äthanol höher ist als der für Kohlenhydrate. Die unterschiedlichen Brennwerte bedingen, dass die zugeführte Energie von der Menge und der Art der aufgenommenen Nahrung abhängt. Die Energiemenge in 1 l Bier entspricht ungefähr der in 150 g Brot oder in 570 g Kartoffeln (gekocht) oder in 175 g Fleisch (gegart).

Tab. 12.16 Physiologische Brennwerte (kJ/g) üblicher Nahrungsstoffe

Nahrungsstoff	kJ/g
Stärke	17,6
Triacylglycerin	38,9
tierisches Eiweiß	17,2
Glucose	15,5
Stearinsäure	39,8
Glycin	8,8
Äthanol	29,7
Essigsäure	14,7
Leucin	24,7

12.12.6 Messung des Energiebedarfs

Nun können wir zwar den **Energiegehalt einer Mahlzeit** berechnen, wir wissen jedoch noch nicht, wie hoch der aktuelle **Bedarf eines Menschen** für einen ausgeglichenen Energiehaushalt ist. Den Energieumsatz eines Menschen kann man mit Hilfe der direkten oder der indirekten **Kalorimetrie** bestimmen.

Das Prinzip der **direkten Kalorimetrie** beruht auf der Messung der gesamten **Wärmeproduktion** des Körpers, der Bestimmung der äußeren **Arbeit** und der Berücksichtigung des **Wirkungsgrades**. Dieses Verfahren ist technisch äußerst schwierig und außerdem sehr unflexibel. Es wird deshalb nicht verwendet.

Die **indirekte Kalorimetrie** lässt sich dagegen relativ einfach durchführen. Wie weiter oben (S. 588) geschildert, wird die verwertbare Energie (ATP) im Wesentlichen durch oxidative Phosphorylierung bereitgestellt, d. h. unter **Verbrauch von Sauerstoff.** Dies gilt für Kohlenhydrate, Fette und Proteine. Außerdem wird der **aufgenommene Sauerstoff** (= eingeatmeter O_2 minus ausgeatmeter O_2) im Wesentlichen für oxidative Phosphorylierung verbraucht. Somit ist die Menge an aufgenommenem Sauerstoff ein Maß für den Energieumsatz. Der Sauerstoffverbrauch reagiert sofort auf einen veränderten Energiebedarf. Wie lässt sich nun quantifizieren, wie viel Energie pro aufgenommenem Sauerstoff umgesetzt wird?

Zunächst muss die **Menge an Sauerstoff** bekannt sein, die bei der Oxidation der Nährstoffe verbraucht wird. Da Proteine nur eine geringe Rolle spielen, beschränkt man sich im Wesentlichen auf Glucose und Fettsäuren. Die Reaktionsgleichung für Glucose lautet:

$$1\ \text{Glucose} + 6\ O_2 + 31\ \text{ADP} + 31\ P_i \rightarrow 6\ CO_2 + 6\ H_2O + 31\ \text{ATP} + \text{Wärme}$$

Für die Oxidation von **1 mol Glucose** werden also **6 mol O_2** benötigt. Dies entspricht 134 l O_2. Dabei entstehen 30–32 mol ATP mit einem Gesamtenergiegehalt von 1488 kJ sowie 1292 kJ Wärme. Bei der Oxidation von Glucose werden also 2780 kJ unter Verwendung von 134 l Sauerstoff umgesetzt. Die Aufnahme von 1 l O_2 zeigt uns somit den Verbrauch von 20,7 kJ an (2780 kJ/134 l). Diese Größe nennt man **kalorisches Äquivalent** (KÄ; kJ/l O_2). Pro l O_2 wurden dabei 11,1 kJ nutzbare Energie „gewonnen". D. h. der Wirkungsgrad dieser Energieumwandlung beträgt 53 %. Die Oxidation von Glucose ist dadurch gekennzeichnet, dass genau soviel CO_2 entsteht wie O_2 verbraucht wird. Die Kenngröße CO_2-Bildung/O_2-Verbrauch nennt man **metabolischen respiratorischen Quotienten** (RQ). Stellt man bei Testpersonen einen RQ = 1 fest, so kann man davon ausgehen, dass nur Glucose verbrannt wird. Multipliziert man nun den O_2-Verbrauch mit dem kalorischen Äquivalent, so erhält man den aktuellen Energieumsatz. Dies ist das Prinzip der indirekten Kalorimetrie, das sich auch auf Fettsäuren anwenden lässt.

Die Reaktionsgleichung z. B. für **Palmitinsäure** lautet:

$$1\ C_{13}H_{31}COOH + 23\ O_2 + 129\ ADP + 129\ P_i \rightarrow 16\ CO_2 + 16\ H_2O + 129\ AT + \text{Wärme}$$

Für die Oxidation von **1 mol Palmitinsäure** werden also **23 mol O_2** benötigt. Dies entspricht 514 l O_2. Dabei entstehen 129 mol ATP mit einem Gesamtenergiegehalt von 6192 kJ sowie 3766 kJ Wärme. Bei der Oxidation von Palmitinsäure werden also 9958 kJ unter Verwendung von 514 l O_2 verbraucht. Das **kalorische Äquivalent für Fett** beträgt also 19,4 kJ/l O_2. Pro l O_2 wurden 12,0 kJ nutzbare Energie „gewonnen". D. h. der Wirkungsgrad dieser Energieumwandlung beträgt 62 % und ist somit etwas effektiver als die Oxidation von Glucose. Der metabolische RQ bei Fettsäureoxidation beträgt 0,7 (16 CO_2/23 O_2) und unterscheidet sich vom RQ für Glucoseoxidation. Das **kalorische Äquivalent für Proteine** beträgt ca. 19,3 kJ/l O_2 und der RQ für Proteine liegt zwischen 0,8 und 0,85.

Bei kurzfristiger maximaler Leistung mit limitiertem O_2-Angebot wird Energie überwiegend aus Kohlenhydraten gewonnen. Bei Dauerleistung mit ausreichendem O_2-Angebot werden überwiegend Fette verwendet.

Unter physiologischen Bedingungen wird die Energie zum Teil aus Kohlenhydraten und aus Fetten bereitgestellt. Soll anhand des O_2-Verbrauches der Energieumsatz bestimmt werden, so muss zunächst der RQ bestimmt werden, um daraus das tatsächliche **gemischte kalorische Äquivalent** zu bestimmen. Dieser kann anhand der Formel KÄ = 4,33 × RQ + 16,37 abgeschätzt werden.

Beispiel: Bei RQ-Bestimmung werden folgende Werte gemessen: 4,34 % CO_2 $_{\text{exspiratorisch}}$, 0,03 % CO_2 $_{\text{inspiratorisch}}$, 20,89 % O_2 $_{\text{inspiratorisch}}$, 15,80 % O_2 $_{\text{exspiratorisch}}$, 8 l/min Atemzeitvolumen. Daraus ergibt sich ein RQ von

$$RQ = \frac{4{,}34\ \% - 0{,}03\ \%}{20{,}89\ \% - 15{,}80\ \%} = \frac{4{,}31\ \%}{5{,}09\ \%} = 0{,}847$$

Das kalorische Äquivalent liegt somit bei ca. 20 kJ/l O_2. Der Sauerstoffverbrauch ergibt sich aus:

0,05 l/l · Atemzeitvolumen (8 l/min) = 0,4 l O_2/min = 576 l O_2/Tag

Der tägliche Energieumsatz beträgt somit 576 l O_2 · 20 kJ/l O_2 = 11 520 kJ/d.

Beispiel: Wieviel Fett wird bei einem O_2-Verbrauch von 0,3 l/min an einem Tag „verbrannt", wenn Energie nur aus Fettspeichern zur Verfügung gestellt wird? Die „verbrauchte" Energie ergibt sich aus dem Produkt von O_2-Verbrauch (432 l) und dem kalorischen Äquivalent für Fett (19,4 kJ/l O_2) und beträgt 8381 kJ. Der Brennwert von Fett beträgt 39,5 kJ/g, sodass an einem Tag 212 g Fett verbrannt würden.

Zusammenfassung Kap. 12.12

Energiehaushalt und Kontrolle des Körpergewichts

Energiespeicher

In der Leber entsteht aus Monosacchariden, die im Darm aufgenommen wurden, oder durch Gluconeogenese aus Lactat oder Aminosäuren erzeugt wurden, **Glucose-6-Phosphat.** Dieses kann

- in Glucose-1-Phosphat und **Glykogen** umgewandelt,
- für die **ATP-Produktion** verbraucht oder
- in der Form von **Glucose** in andere Organe des Körpers exportiert werden.

Darüber, welcher dieser Wege vorzugsweise eingeschlagen wird, entscheiden die **Stoffwechselhormone.**

Lipide zirkulieren im Organismus als an **Albumin gebundene Fettsäuren** oder als **Lipoproteine.** Letztere sind winzige „Tröpfchen", in deren „Kern" sich die stark hydrophoben Triacylglycerine, Cholesterinester und fettlösliche Vitamine, in deren „Schale" sich jedoch Cholesterin und Phospholipide befinden, worin Apoproteine eingebettet sind. Die Triacylglycerine der Lipoproteine werden im **Kapillarbett** durch die **Lipoproteinlipase** abgebaut. Die dabei freigesetzten **Fettsäuren** werden entweder von **Fettzellen** aufgenommen und zu **Triacylglycerinen** resynthetisiert oder als Energiesubstrat, z. B. in Muskelzellen, **oxidiert.** Fettsäuren, die aus Fettgewebe wieder freigesetzt werden, zirkulieren, an Albumin gebunden, im Blut und werden besonders von der **Leber** aufgenommen und metabolisiert. Der Stoffwechsel der Fettsäuren läuft in den **Mitochondrien** ab, wo **Acetyl-CoA** durch **β-Oxidation** gebildet wird. Die Lipide der Nahrung müssen auch die essenziellen Fettsäuren enthalten, die als Vorläufersubstanzen für die Synthese von **Prostaglandinen** dienen.

Energiefreisetzung

Der Hauptteil der potenziellen chemischen Energie, die die Nahrung enthält, wird im Körper in die hochenergetische, universell „konvertierbare" Energie„währung" **Adenosintriphosphat** (ATP) umgewandelt, das in der Folge die Energie für eine Unzahl zellulärer Prozesse liefert. Chemische Energie wird **von der Leber zu anderen Geweben** in Form von **Glucose** und von den **Fettspeichern zur Leber** in Form von **albumingebundenen Fettsäuren** oder von **Lipoproteinen** transportiert.

Energieumsatz

Der Energieumsatz im Körper hängt in erster Linie von der **körperlichen Aktivität** ab, doch spielen u. a. auch die **Umgebungs-** und **Körpertemperatur** sowie **Alter** und **Geschlecht** eine Rolle (▶ Abb. 12.36, ▶ Tab. 12.15). Wird der Energieumsatz unter standardisierten Ruhebedingungen gemessen, so spricht man vom **Grundumsatz**.

Energiebedarf und Energiegehalt

Bei der **indirekten Kalorimetrie** wird der Energieverbrauch (W) aus dem O_2-Verbrauch, dem kalorischen Äquivalent (19–20 kJ/l O_2) und dem respiratorischen Quotienten (0,7–1,0) ermittelt. Letzterer entspricht dem Quotienten aus CO_2-Abgabe und O_2-Verbrauch. Der **Energiegehalt der Nahrung** wird durch Verbrennen bestimmt und als (physiologischer) Brennwert (kJ/g) angegeben (▶ Tab. 12.16).

12.13 Regulation der Nahrungsaufnahme

12.13.1 Wasser und Salz

Die Regulation der Wasser- und Salzhomöostase wird in Kap. 11 (S. 468) dargestellt.

12.13.2 Energie

Die Aufnahme an Energie muss mittel- bis langfristig dem Energieumsatz entsprechen, mit dem Ziel, das **Körpergewicht** auf einem **Sollwert** (Setpoint) zu halten. Wodurch dieser Sollwert genau determiniert wird, ist nicht geklärt. Man geht zur Zeit davon aus, dass er zu ca. 70 % durch **genetische Faktoren** (z. B. Leptinempfindlichkeit, s. u.) und zu ca. 30 % durch **Umweltfaktoren** bestimmt wird.

Werden Tiere stark zwangsüberfüttert (positive Energiebilanz) so nehmen sie natürlich an Gewicht zu. Sobald sie jedoch wieder selbstbestimmten Zugang zu Nahrung haben, fällt ihr Körpergewicht auf den Ursprungswert zurück. Durch **Diäten** (kontrollierte negative Energiebilanz) kann das Körpergewicht reduziert werden. Ist die Diätphase jedoch zu Ende, nähert sich das Körpergewicht bei 95 % der Menschen wieder dem Ursprungsgewicht an. Diese Beispiele gelten als Hinweise für die Existenz eines **Sollwertes** des Körpergewichtes.

Dieser Sollwert scheint bei Erwachsenen mit dem Alter leicht zu steigen. Es wurde berechnet, dass erwachsene Frauen zwischen dem 25. und 65. Lebensjahr im Mittel 11 kg an Gewicht zunehmen, wobei es sich hierbei hauptsächlich um Fettgewebe handelt. Diese Gewichtszunahme entspricht einem Energiegehalt von 434 500 kJ, d. h. über einen Zeitraum von 40 Jahren hat sich diese **positive Energiebilanz** eingestellt. Bei einem Körpergewicht von 60 kg im Alter von 25 Jahren ergibt sich ein täglicher Grundumsatz von ca. 6500 kJ. D. h. über die 40 Jahre beträgt die benötigte Energie für Strukturerhaltung und Grundfunktionen ca. 95 000 000 kJ. Die **Abweichung der Energieaufnahme** vom Grundumsatz über 40 Jahre beträgt also nur +0,46 %. Natürlich können diese Abweichungen im Einzelfall deutlich größer sein und führen dann zu **Übergewicht**. Diese Berechnung verdeutlicht (a) wie präzise die Energiezufuhr geregelt wird, (b) zeigt jedoch auch, dass selbst kleine Abweichungen von einer ausgeglichenen Energiebilanz das Körpergewicht langfristig stark verändern können. Soll das Köpergewicht langfristig gezielt verändert werden, so ist dies nur durch eine **bewusste Veränderung der Nahrungszufuhr** (und damit der Energiebilanz), die der unbewussten Regulation entgegenwirkt, zu erreichen.

Sinnvollerweise wird diese Maßnahme durch eine Zunahme des Energieverbrauchs (körperliche Tätigkeit) unterstützt. Auch wenn dies langfristig für das Körpergewicht nicht so entscheidend ist, wirkt es sich doch positiv auf andere Parameter aus (wie z. B. Blutfettwerte, Blutdruck, Skelett).

Wie können wir nun die **langfristige Energiebilanz** eines Menschen beurteilen? Anders formuliert: Wie können wir nun beurteilen, ob ein Mensch ein **„normales"** bzw. **„ideales" Körpergewicht** hat oder an Über- bzw. Unterernährung (= negative bzw. positive Energiebilanz) leidet? Man kann die Frauen, die Rubens gemalt hat, mit den Models von heute vergleichen und sich fragen, wann und zu welcher Zeit welche Körperfülle „normal" oder „ideal" war bzw. ist. Medizinisch gesehen wird heute gewöhnlich dasjenige als Idealgewicht bezeichnet, das mit der **größten Lebenserwartung** (nicht Lebensqualität!) korreliert. Unter der Annahme, dass die meisten Änderungen der Körpermasse gleich großer Personen von Änderungen der Fettmasse verursacht sind, ist der sog. **Body-Mass-Index** (**BMI**) ein allgemein akzeptiertes Maß für Unter-, Normal- und Übergewicht. Allerdings ist dieser Zusammenhang altersabhängig und verschiebt sich in diesem Zusammenhang zu höheren Werten, sodass bei älteren Menschen Werte im Bereich um 27 mit der geringsten Mortalität verbunden sind.

Der BMI wird folgendermaßen errechnet:

BMI = (Körpermasse [kg])/(Körpergröße [m])^2

Dabei gelten folgende BMI-Werte nach der WHO-Klassifikation:
- < 18,5 Untergewicht
- 18,5–24,9 normal (ideal)
- 25–29,9 Übergewicht (1. Grades)
- 30–39,9 Fettsucht (Übergewicht 2. Grades)
- ≥ 40 krankhafte Fettsucht (Übergewicht 3. Grades).

Wegen der pathophysiologischen Bedeutung des Bauch-/Viszeralfetts wird dem Verhältnis von Taillen-/Hüftumfang auch größere Bedeutung beigemessen. Da Viszeralfett mehr Entzündungsmediatoren und freie Fettsäuren abgibt, hat es stärkere pathologische Auswirkungen.

Durch **Übergewicht 1. Grades** wird das Risiko, an Diabetes mellitus Typ 2 zu erkranken, mehr als verfünffacht im Vergleich zu einem BMI von 21. Das Risiko einer koronaren Herzkrankheit (Verengung der Herzkranzgefäße) steigt um den Faktor 2 – 3, für Bluthochdruck um den Faktor 2 – 4 und für Gallensteine um den Faktor 2 – 3. Bei Übergewicht 2. oder 3. Grades sind diese Faktoren weit höher. Gemäß der **Framingham-Herzstudie** steigt das Risiko, innerhalb der nächsten 26 Jahren zu sterben, um ca. 2 – 4 % pro kg Extrakörpergewicht.

12.13.3 Die Elemente der Regelkreise der Energiebilanz

Wo und wie wird das Körpergewicht nun reguliert? In den letzten Jahren wurden große Fortschritte beim **neuronalen** und **molekularen Verständnis** der Regulation der Nahrungsaufnahme und des Körpergewichts gemacht. Gleichzeitig werden Störungen dieser Prozesse im klinischen Alltag immer wichtiger, wie die zunehmende Zahl an Menschen mit **Übergewicht** zeigt. Auch bei Personen mit fortgeschrittenem Tumorleiden ist die Regulation gestört, und sie leiden oft an Auszehrung (**Tumorkachexie**). Letztendlich wird der Energiehaushalt durch das Zusammenspiel eines homöostatischen und eines motivationalen Regelkreises gesteuert.

Das **Regulationszentrum** des homöostatischen Regelkreises liegt im **Hypothalamus**, höhere Zentren des ZNS üben eine modulierende, jedoch nicht unwesentliche, Wirkung u. a. im Sinne des motivationalen Regelkreises (Essen ist Belohnung, Essen macht Lust) aus. Wir unterscheiden drei funktionelle Elemente im Hypothalamus und Hirnstamm (▶ Abb. 12.37), die alle drei in der Regulation der Energiebilanz eine wichtige Rolle spielen:
- das Sattheits- und Hungerzentrum (Integration der homöostatischen und motivationalen Regelkreise),
- den Nucleus arcuatus sowie
- den Tractus solitarius.

In den 1950er-Jahren wurde das Konzept eines **Sattheits-** und eines **Hungerzentrums** im **Hypothalamus** eingeführt. Diese Zentren sind wahrscheinlich auch für die homöostatische Festlegung des **Körpergewichtsollwerts** verantwortlich. Eine Erhöhung des Sollwertes (z. B. durch unphysiologische Dominanz des Hungerzentrums) kann zu **„hypothalamischer“ Fettsucht** und eine Abnahme des Sollwertes zu **„hypothalamischer“ Anorexie** führen. Das **Sattheitszentrum** wurde in den ventromedialen Nuclei lokalisiert und das **Hungerzentrum** im lateralen Hypothalamusgebiet (▶ Abb. 12.37).

Spätere Untersuchungen haben dieses Konzept bestätigt und lokalisierten das **Sattheitszentrum** in Neuronen des **Nucleus paraventricularis** und des **Nucleus ventromedialis** sowie das **Hungerzentrum** in Neuronen der **Perifornikalregion** und der **lateralen Hypothalamusfelder**.

Neurone, deren Efferenzen zum Sattheits- bzw. Hungerzentrum ziehen, nennt man **Neurone erster Ordnung**. Die Neurone innerhalb der beiden Zentren nennt man **Neurone zweiter Ordnung** (▶ Abb. 12.37). Die Aktivität beider Zentren wird durch **Neurotransmitter** reguliert, die in zwei große Gruppen eingeteilt werden:
- **Orexigene** (erhöhen die Energieaufnahme durch Stimulation des Hungerzentrums und Hemmung des Sattheitszentrums) und
- **Anorexigene** (vermindern die Energieaufnahme durch Hemmung des Hungerzentrums und Stimulation des Sattheitszentrums).

In ▶ Tab. 12.17 sind wichtige Vertreter dieser beiden Gruppen und deren Herkunft aufgelistet. Zusätzlich enthält die Tabelle auch Modulatoren der Nahrungsaufnahme, die aus der Körperperipherie stammen.

Das zweite wichtige funktionelle Element im Rahmen der Regulation der Nahrungsaufnahme ist der **Nucleus arcuatus**, eine Ansammlung von Neuronen neben dem Boden des III. Ventrikels (▶ Abb. 12.37). Hier können zwei wichtige Arten von Neuronen unterschieden werden:
- **NPY/AgRP-Neurone** exprimieren die Transmitter NPY und AgRP (▶ Tab. 12.17) und stimulieren die Energiezufuhr (NPY = Neuropeptid Y, AgRP = *Agouti-related peptide*),
- **POMC/CART-Neurone**, exprimieren die Transmitter α-MSH und CART (▶ Tab. 12.17) und hemmen die Energiezufuhr. α-MSH = α-Melanozyten-stimulierendes

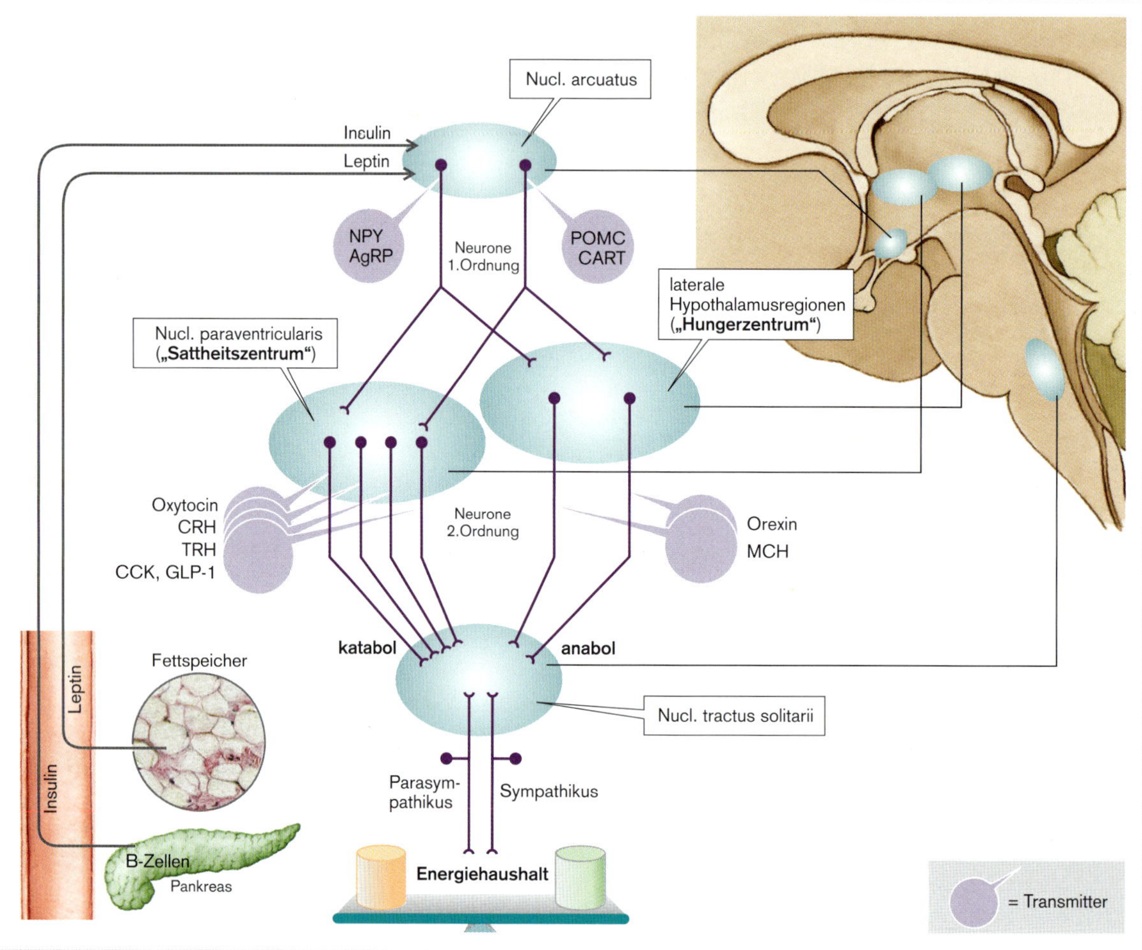

Abb. 12.37 Elemente der Regelkreise des Energiehaushaltes. In Zwischenhirn, Brücke und Medulla oblongata gibt es vier Areale, die wesentlich an der Regulation des Energiehaushaltes beteiligt sind. Durch die Hormone Leptin und Insulin kommuniziert der Ncl. arcuatus mit den peripheren Fettdepots, er stellt also eine wichtige Eintrittspforte für Signale dar. Sattheits- und Hungerzentrum sind wichtige Schaltstellen, in denen die Informationen bewertet werden. Über den Tractus solitarius wird dann der Energiehaushalt, gemäß der Informationsbeurteilung, beeinflusst.

Hormon, gehört zu den Melanocortinen, die durch Abspaltung aus dem Vorläuferprotein Proopiomelanocortin = POMC (S. 648) entstehen, CART = *cocaine- and amphetamine-regulated transcript*.

Beide Neuronengruppen besitzen **Rezeptoren für Leptin** (auch Ob-Rezeptor genannt) und **Insulin** und können somit direkte Informationen über den Ernährungszustand des Körpers aufnehmen (s. u.). Die Efferenzen dieser Neurone projizieren zum Hunger- und Sattheitszentrum und gehören somit zu den Neuronen erster Ordnung.

Das dritte funktionelle Element stellt der **Tractus solitarius** dar (▶ Abb. 12.37). Diese Neuronengruppe im kaudalen Hirnstamm erhält Informationen aus dem Sattheits- bzw. Hungerzentrum (Efferenzen, Neurone zweiter Ordnung) sowie aus der Körperperipherie (hauptsächlich Gastrointestinaltrakt) und gibt diese nach Integration an Zentren des Hypothalamus, ventrales Tegmentum und viszeral-sensorische Kortexareale weiter. Durch die Integration kommt es zur Vermaschung verschiedener Regelstrecken. So verstärkt z. B. Leptin die Wirkung von CCK. Leptin, Insulin und freie Fettsäuren erhöhen die Empfindlichkeit glucosesensitiver Neurone. Dadurch kommt es zu einer Vermaschung von Kurz- und Langzeitregulation.

Wie bereits erwähnt, spielt auch die Motivation, Nahrung aufzunehmen, eine wichtige Rolle, da Nahrung Belohnungscharakter haben kann (hedonischer Handlungsantrieb). Für den motivationalen Regelkreis (S. 957) sind der **Ncl. accumbens**, das ventrale Tegmentum und der orbitofrontale Kortex wichtig, die ebenfalls Hunger- und Sattheitszentrum beeinflussen und somit homöostatische Notwendigkeiten „vortäuschen". Distinkte neuronale

Netze im orbitofrontalen Kortex verarbeiten sowohl den homöostatischen als auch den hedonischen Handlungsantrieb und generieren daraus einen integrierten Handlungsentschluss. Für die Fehlsteuerung des Energiehaushaltes in Gesellschaften mit ausreichendem Nahrungsangebot ist meist eine hedonische Fehlsteuerung verantwortlich.

Tab. 12.17 Liste der Orexigene und Anorexigene

	Name	Herkunft	Wirkort(e)
Orexigene	Neuropeptid Y (NPY)	Ncl. arcuatus	Ncl. paraventricularis, laterale Hypothalamusfelder, Perifornikalregion
	agouti-related peptide (AgRP)	Ncl. arcuatus	Ncl. paraventricularis, laterale Hypothalamusfelder, Perifornikalregion
	melanin-concentrating hormone (MCH)	laterale Hypothalamusfelder	Ncl. tractus solitarii
	Orexin A und B	Perifornikalregion	Ncl. tractus solitarii
	Galanin	Hypothalamus, vegetatives Nervensystem	Hypothalamus
	Noradrenalin (über α_2-Rezeptoren)	Locus coeroleus, dorsaler Vaguskomplex	Ncl. paraventricularis
	γ-Aminobuttersäure (GABA)	Ncl. arcuatus (NPY/AgRP-Neurone)	POMC/CART-Neurone
	Ghrelin	endokrine Zellen des Magen-Darm-Trakts	NPY/AgRP-Neurone
	Endogene Opioide	ZNS	POMC/CART-Neurone
	Glucocorticoide	Nebennierenrinde	?
	GHRH (*growth hormone-releasing hormone*)	Ncl. arcuatus	?
	Dopamin	dopaminerge Neurone	Verschiedene (?)
Anorexigene	Leptin	weißes Fettgewebe	Ncl. arcuatus
	Insulin	β-Zellen des Pankreas	Ncl. arcuatus
	α-Melanozyten-stimulierendes Hormon (α-MSH, „Melanocortin“)	Ncl. arcuatus	Ncl. paraventricularis, laterale Hypothalamusfelder, Perifornikalregion
	cocaine- and amphetamine-regulated transcript (CART)	Ncl. arcuatus	Ncl. paraventricularis, laterale Hypothalamusfelder, Perifornikalregion
	CRH	Ncl. paraventricularis	Ncl. tractus solitarii
	TRH	Ncl. paraventricularis	Ncl. tractus solitarii
	Oxytocin	Ncl. paraventricularis	Ncl. tractus solitarii
	Interleukin-1β	Monozyten	Hypothalamus, Hypophyse (ACTH-Freisetzung ↑)
	glucagon-like peptide 1 (GLP1)	Ncl. paraventricularis (?)	Ncl. tractus solitarii
	Cholecystokinin (CCK)	Dünndarm, Ncl. paraventricularis (?)	N. vagus, Ncl. tractus solitarii
	Urocortin	Ncl. Edinger-Westphal, laterale Olive, Hypothalamus	Ncl. tractus solitarii
	Serotonin	kaudaler Hirnstamm (Raphekerne)	POMC/CART-Neurone

Tab. 12.17 Fortsetzung

Name	Herkunft	Wirkort(e)
Acetylcholin	N. vagus	Ncl. tractus solitarii
PYY	endokrine Zellen des Ileum und Kolon	NPY/AgRP-Neurone
Oleylethanolamid	Dünndarm	Ncl. paraventricularis, Ncl. tractus solitarii
Calcitonin		
Dopamin	dopaminerge Neurone	laterale Hypothalamusfelder
Adrenalin (β-Rezeptoren)	adrenerge Neurone	laterale Hypothalamusfelder
Amphetamine		laterale Hypothalamusfelder

Die Funktion der Regelkreise der Energiebilanz

Oberstes Ziel der homöostatischen Regelkreise der Energiebilanz ist die **Einhaltung des Körpersollgewichtes** (▶ Abb. 12.38). Schwankungen des Körpergewichtes wiederum beruhen hauptsächlich auf Schwankungen der Fettmasse (abgesehen von Wachstumsperioden). Dies bedeutet, dass für die Einhaltung des Körpersollgewichtes die **Regulation der Körperfettmasse** notwendig ist. Zu diesem Zweck haben sich Regelkreise entwickelt, die sich gegenseitig beeinflussen können. Ein Regelkreis ist für die **Kurzzeitregulation** (Sattheit) verantwortlich, welche die **tägliche Nahrungsaufnahme** bestimmt und nach Nahrungsaufnahme **akute Sattheit** vermittelt. Hierbei spielen der Ncl. tractus solitarii, der Hypothalamus und der Ncl. arcuatus eine Rolle. Ein zweiter Regelkreis kontrolliert die **Energiespeicher** des Körpers (d.h. die Körperfettmasse) und ist für die **Langzeitregulation** zuständig. Hier ist der Hypothalamus das dominierende Regelzentrum. **Instrumente dieser Regelkreise**, d.h. solche, die eine Verschiebung des Körpergewichts zum Sollwert hin erreichen, sind die Nahrungsaufnahme und der Energieumsatz.

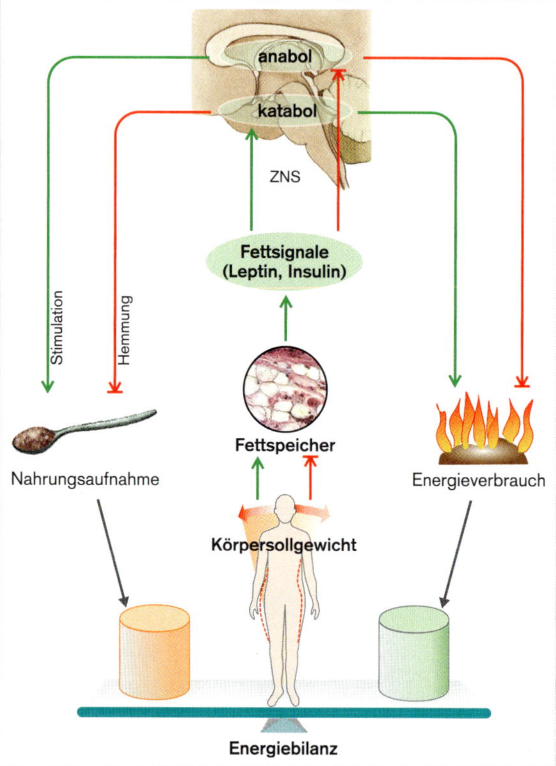

Abb. 12.38 Langzeitregulation der Körperfettmasse. Die Langzeitregulation der Körperfettmasse ist hauptsächlich eine Funktion der Energiebilanz, d.h. des Verhältnisses von Nahrungsaufnahme und Energieverbrauch.

Veränderungen des Energieumsatzes

Dem **Hypothalamus** mit seinen **Sympathikusefferenzen** obliegt die Steuerung des Energieumsatzes. Noradrenalin und Adrenalin binden an β_1-, β_2- und β_3-Adrenozeptoren in verschiedenen Geweben (z.B. weißes und braunes Fettgewebe, Herz, Niere, Leber, Bauchspeicheldrüse), bei **Neugeborenen** vor allem im **braunen Fettgewebe** (das aus Muskelvorläuferzellen entsteht). Noradrenalin und Adrenalin erhöhen im braunen Fettgewebe die **nahrungsinduzierte Wärmeproduktion** (*diet-induced thermogenesis* = DIT; nicht zu verwechseln mit der spezifisch-dynamischen Wirkung der Nahrung) (S.586) dadurch, dass sie (über cAMP und Proteinkinase A) akut die **Lipolyse** und **UCP1** (*uncoupling protein*, Typ 1 = Thermogenin) aktivieren. UCP1 ist ein H^+-Uniportcarrier, der den H^+-Gradienten über die innere Mitochondrienmembran (S.47) kurzschließt und somit die (wärmeproduzierende)

Atmungskette von der ATP-Produktion **entkoppelt.** Chronisch bewirkt die adrenerge Stimulation die Transkription des UCP1-Gens, die Bildung von Mitochondrien, eine Hyperplasie des braunen Fettgewebes sowie die Rekrutierung brauner Fettzellen innerhalb des weißen Fettgewebes. Diese Thermogenese wird sowohl zur **Thermoregulation** (zitterfreie Wärmebildung) (S. 613) als auch für die **Regulation der Energiehomöostase** eingesetzt.

Da bei Erwachsenen das braune Fettgewebe verteilt im weißen Fettgewebe vorliegt, ist noch nicht vollständig klar, wie hier die nahrungsinduzierte Thermogenese funktioniert. Zwischenzeitich wurde ein dritter Typ von Fettgewebe beschrieben, der auch bei Erwachsenen vorkommt und sowohl Speicher- als auch Thermoregulationsfunktion haben kann. Auf Grund seiner Färbung und seiner Herkunft (es entwickelt sich aus weißem Fettgewebe) wird es „beiges" Fettgewebe genannt und verwendet sowohl Lipide als auch Glucose zur Wärmeproduktion. Im Rahmen von Adipositas kommt es durch die Hypertrophie weißer Fettzellen sowie einer teilweisen, unphysiologischen Entkopplung ihrer Mitochondrien zu einem relativen Sauerstoffmangel, der den Verlust der Insulinempfindlichkeit dieser Fettzellen begünstigt.

Nachdem **UCP1-Homologe Proteine** (UCP2 und 3) entdeckt worden waren, die in einer Vielzahl von Geweben exprimiert werden, dachte man, dass diese für die Thermogenese bei Erwachsenen verantwortlich sind. Genauere Untersuchungen konnten diese Hypothese bis heute jedoch nicht bestätigen. **UCP2** wirkt als Radikalfänger und scheint die Insulinsekretion zu drosseln. **UCP-3** wirkt ebenfalls als Radikalfänger. Die Menge an braunen Fettzellen bei Erwachsenen kann individuell stark variieren und ist z. B. bei Menschen, die im Freien arbeiten, höher. Eine chronische Adrenalinüberproduktion bei Menschen mit Phäochromozytom führt ebenfalls zu einer Vermehrung des braunen Fettgewebes. Somit scheinen das **braune Fettgewebe** und **UCP1** auch bei Erwachsenen eine Rolle bei der Nahrungs-induzierten Thermogenese zu spielen. Individuelle Variationen im Ausmaß der Nahrungs-induzierten Thermogenese scheinen zum Teil mitverantwortlich zu sein für die Entstehung von Übergewicht.

Außerdem mehren sich die Hinweise, dass die **kontraktionsunabhängige Wärmeproduktion** in der Skelettmuskulatur adrenerg gesteuert ist und erheblich gesteigert werden kann und möglicherweise bis zu 40 % der sympathikusvermittelten Thermogenese ausmacht. Die molekularen Mechanismen sind noch unklar. Eine Hypothese ist das sog. **„Ca^{2+}-Kreisen"**. Dieser Mechanismus ist in einer pathologischen Ausprägung von der malignen Hyperthermie (S. 621) her bekannt. Beim „Ca^{2+}-Kreisen" würde der sarkoplasmatische Ca^{2+}-Kanal (= Ryanodinrezeptor) leicht geöffnet, sodass Ca^{2+} aus den Speichern ins Zytosol strömt. Bevor es jedoch zu einer Muskelkontraktion kommt wird das Ca^{2+} über die sarkoplasmatischen Ca^{2+}-ATPase zurückgepumpt. Durch diesen Mechanismus wird Energie verbraucht.

Langfristig kann der Energieumsatz auch durch die **Schilddrüsenhormone** (T_3, T 4) (S. 659) reguliert werden. Diese erhöhen die Empfindlichkeit für Adrenalin und Noradrenalin (vermehrte Expression von β-Adrenozeptoren) und die Aktivität der Na^+/K^+-ATPase. Durch diese Mechanismen steigt der Grundumsatz, insbesondere bei Menschen mit Schilddrüsenüberfunktion.

12.13.4 Kurzzeitregulation der Nahrungsaufnahme

Aufgabe der Kurzzeitregulation ist es, die tägliche Nahrungszufuhr zu limitieren. Bei der Nahrungsaufnahme kommt es zunächst zur **Dehnung** des Magens sowie des Dünndarms (▸ Abb. 12.39). Diese Dehnung wird durch Mechanosensoren in der Wand des Magen-Darm-Traktes registriert und über Afferenzen von N. vagus und Sympathikus zum **Ncl. tractus solitarii** und zum **Hypothalamus** weitergeleitet. Weiterhin entstehen **chemische Signale**, die z. T. über den N. vagus ebenfalls zum Ncl. tractus solitarii weitergeleitet werden. Bei den chemischen Signalen können wir zwei Gruppen unterscheiden: (1) direkt auf das ZNS wirkende Nahrungsbestandteile und (2) durch die Nahrung akut freigesetzte Mediatoren (indirekt wirkende Nahrungsbestandteile). Ein **Glucoseanstieg** im Plasma durch vermehrte Absorption oder vermehrte hepatische Freisetzung wird von **glucosesensitiven Neuronen** im Ncl. paraventricularis („Sattheitszentrum"), in lateralen Hypothalamusfeldern („Hungerzentrum") und im Ncl. tractus solitarii registriert. Man spricht auch von sog. „Glukostaten". Die „Messung" der Glucosekonzentration geschieht letztendlich über die Glucoseverstoffwechselung in diesen Neuronen, also ähnlich wie in den β-Zellen der Pankreasinseln. In Neuronen der lateralen Hypothalamusfelder wird daraufhin die **Orexinfreisetzung** (s. u.) gehemmt, und Neurone des Ncl. paraventricularis werden stimuliert. Schließlich stellt sich ein **Sattheitsgefühl** ein. Hypoglykämie hat einen gegenteiligen Effekt. Gestörte Glucoseaufnahme in diese Neurone (wie evtl. bei Diabetes mellitus) kann zu **Polyphagie** führen. Ein ähnlicher Lipostat-Mechanismus wird über Leptin (s. u.), dessen Plasmaspiegel auch kurzfristig schwanken kann, PYY (s. u.) und freien Fettsäuren vermittelt (Ncl. arcuatus).

Zu den **durch die Nahrung modulierten Mediatoren**, die akut die Nahrungszufuhr limitieren („satt machen"), gehören **Cholecystokinin** (CCK), **Ghrelin**, **PYY** (s. a. ▸ Tab. 12.17), GLP1 und PP. Wichtig sind die ersten drei Genannten. **CCK** wird aus endokrinen Zellen der Dünndarmmukosa freigesetzt, wenn diese mit Nahrungsbestandteilen in Kontakt kommt. Es vermittelt über zwei Mechanismen Sattheit. Einerseits aktiviert es **Vagusafferenzen** im Gastrointestinaltrakt (über CCK_A-Rezeptoren) (S. 529), die zum Ncl. tractus solitarii laufen. Andererseits wurden im **Hypothalamus** CCK_B-Rezeptoren nachgewiesen, die bei Stimulation ebenfalls Sattheit vermitteln. Möglicherweise sind diese zentralen Rezeptoren wichtiger als die peripheren. Darüber hinaus befinden sich im

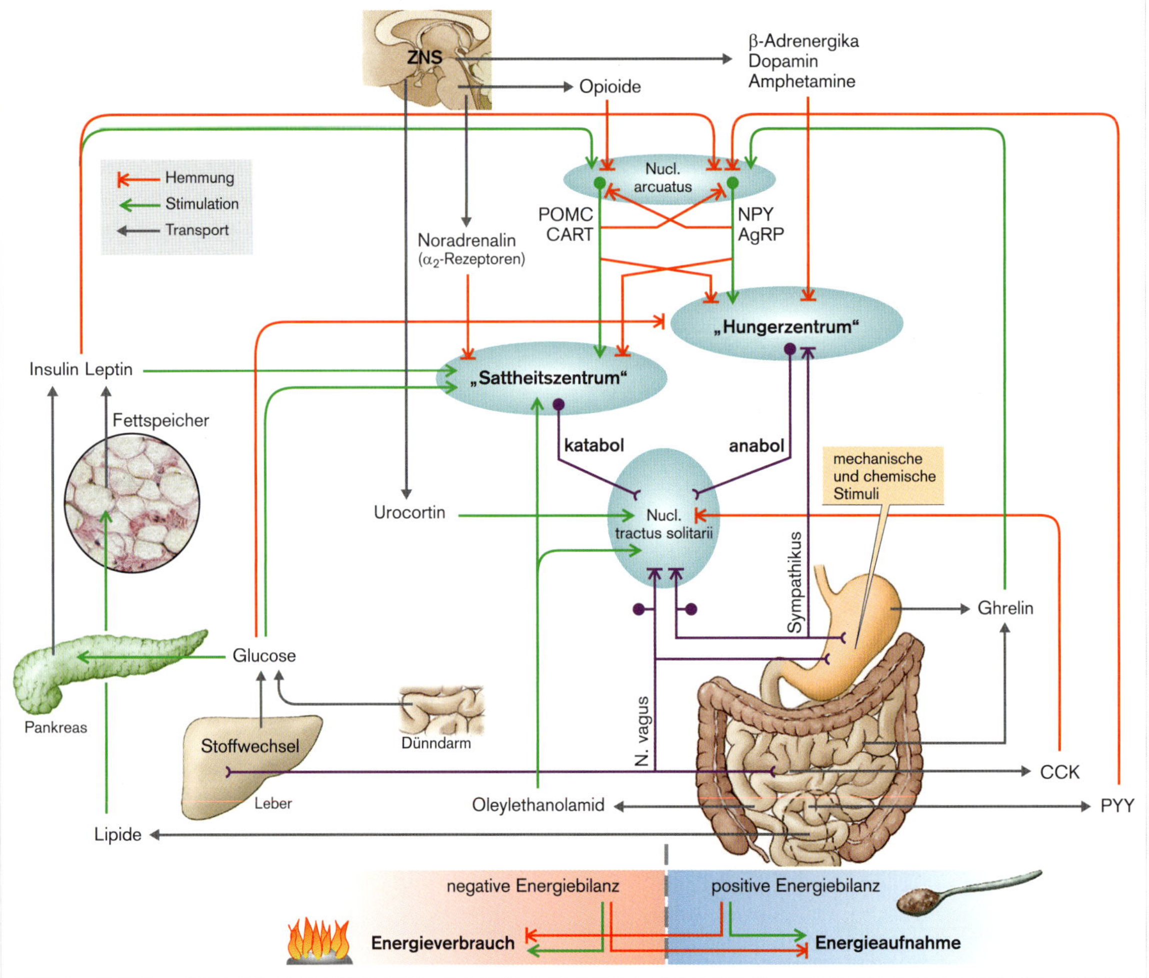

Abb. 12.39 Netzwerk der Kurz- und Langzeitregulation des Energiehaushaltes (s. a. ▸ Abb. 12.37). Eine Vielzahl von Signalen gibt den Regulationszentren Informationen bzgl. kurzfristiger und langfristiger Schwankungen des Energiehaushaltes. Diese Informationen müssen integriert werden, um schließlich eine adäquate Regulation der Energiebilanz zu erreichen. In letzter Zeit werden mehr und mehr Komponenten dieser Regelkreise entdeckt.

Sattheitszentrum des Hypothalamus Neurone, die CCK als Transmitter verwenden und die Energiezufuhr drosseln. **PYY** ist ein Peptidhormon aus endokrinen Zellen von Ileum und Kolon, das ebenfalls die Nahrungsaufnahme hemmt. Postprandial steigt seine Freisetzung an und bleibt für einige Stunden erhöht. PYY hemmt **NPY/AgRP-Neurone** im Ncl. arcuatus und sorgt damit für eine verminderte Nahrungszufuhr. Die PYY-Sekretion wird besonders durch **Lipide** stimuliert, sodass es zur akut „sattmachenden" Wirkung von Nahrungsfetten beiträgt. PYY benutzt den **autoinhibitorischen NPY-2-Rezeptor** (Y2 R), wodurch die intrazelluläre cAMP-Bildung in NPY/AgRP-Neuronen gehemmt wird. Die Freisetzung von **Ghrelin** aus neuroendokrinen Zellen des Magen-Darm-Traktes sinkt bei Nahrungsaufnahme. Ghrelin fördert die Nahrungsaufnahme. Es bindet an Ghrelinrezeptoren auf **NPY/AgRP-Neuronen** und führt zur Depolarisation wodurch die Transmitterfreisetzung und somit das Hungerzentrum stimuliert wird.

Überproduktion von Ghrelin kann zu massivem Übergewicht führen, wie es bei Menschen mit **Prader-Willi-Syndrom** der Fall ist.

Schließlich kann eine leichte Zunahme der **Körpertemperatur** durch die spezifisch-dynamische Wirkung (S. 586) appetithemmend im Hypothalamus wirken. Außerdem übermittelt der N. vagus Informationen über den Energiestoffwechsel in der **Leber** zum Ncl. tractus solitarii und trägt damit zur Entstehung des Sattheitsgefühls bei. Vor kurzem wurde außerdem ein Lipidstoffwechselprodukt beschrieben, das ebenfalls die Nahrungsaufnahme drosselt. **Oleylethanolamid** wird in der Darmschleimhaut gebildet und vermindert über Stimulation von Neuronen des Ncl. paraventricularis und des Ncl. tractus solitarii die Nahrungszufuhr.

12.13.5 Langzeitregulation der Energiebilanz

Aufgabe der Langzeitregulation ist die Kontrolle der Fettspeicher mit dem Ziel das **Körpersollgewicht** zu halten (▶ Abb. 12.38). Zur Erfüllung dieser Aufgabe muss der Hypothalamus **Informationen über die Fettmasse** erhalten. Ein Hormon kann den Hypothalamus über das Ausmaß der Fettdepots informieren, wenn

- es Plasma- und ZNS-Konzentrationen aufweist, die proportional zur Fettmenge sind,
- die Hypothalamusneurone, die den Energiehaushalt regulieren, Rezeptoren dafür besitzen,
- sein Mangel die Nahrungsaufnahme erhöht und sein Einbringen ins ZNS diese vermindert.

Diesen Kriterien entsprechen zwei bekannte Hormone, nämlich **Leptin** und **Insulin**, wobei der Einfluss von Leptin auf die Energiehomöostase noch wichtiger ist als der von Insulin. Auch ist die Art ganz unterschiedlich, wie die beiden Hormone in die Energiehomöostase involviert sind.

Leptin (von gr. *leptos* = dünn) ist ein 16 kDa-Protein, das von **Fettzellen** produziert und ins Blut abgegeben wird. Die Plasmaleptinkonzentration ist somit proportional zur **Gesamtfettmasse**. Mäuse mit Leptinmutationen sind fett, hyperphag und hypoaktiv. Rezeptoren für Leptin wurden in der Zwischenzeit in vielen Geweben nachgewiesen. Für die Langzeitregulation der Energiebilanz und die Integration mit der Kurzzeitregulation sind Leptinrezeptoren an **NPY/AgRP-** und **POMC/CART-Neuronen** des Ncl. arcuatus besonders wichtig (▶ Abb. 12.39). Leptin wird durch die Blut-Hirn-Schranke hindurchtransportiert.

Die **Leptinrezeptoren** gehören zur Gruppe der tyrosinkinaseassoziierten Rezeptoren (S. 70) , Nach Bindung von Leptin an den Rezeptor kommt es relativ rasch zur Öffnung von **ATP-empfindlichen K^+-Kanälen**, wodurch bestimmte NPY/AgRP-Neurone hyperpolarisieren und ihre Aktivität abnimmt. Zusätzlich wird in NPY/AgRP- und POMC/CART-Neuronen die Tyrosinkinase **JAK** (Janus-Kinase) aktiviert, die den Transkriptionsfaktor **STAT 3** phosphoryliert und damit aktiviert. Längerfristig ändert sich dadurch die Expression leptinsensitiver Gene. Leptin hemmt hierdurch die Sekretion von **NPY** sowie **AgRP** und stimuliert die Sekretion von **α-MSH** und **CART** im Ncl. arcuatus. Wahrscheinlich kann Leptin die Neurone des Sattheitszentrums auch direkt aktivieren.

Weitere Wirkungen von Leptin sind eine Steigerung der **renalen Natriumausscheidung**, der **Lipolyse**, der **Gonadotropinsekretion**, des **Knochenabbaus** und der **T_3,T_4-Sekretion**. Außerdem fördert Leptin die zellvermittelte **Immunität** (Stimulation von T_{H1}-Lymphozyten) und moduliert die Phagozytenaktivität. Die Sekretion von Leptin kann durch Hormone moduliert werden: Insulin und Glucocorticoide wirken stimulierend, während Geschlechtshormone, Adrenalin und Schilddrüsenhormone eher hemmend wirken.

Die NPY/AgRP- und POMC/CART-Neurone des Ncl. arcuatus besitzen auch Insulinrezeptoren (S. 70). **Insulin** führt zu einer ähnlichen Veränderung der Genexpression wie Leptin sowie zu einer Aktivierung ATP-empfindlicher K^+-Kanäle.

Zunahme der Fettdepots führt zu vermehrter Freisetzung von Tumornekrosefaktor-α (TNF-α), Interleukin-6 und freien Fettsäuren. Dies reduziert die **Empfindlichkeit der Zielzellen für Insulin**, sodass mehr Insulin sezerniert werden muss, um eine normale Glucosehomöostase aufrecht zu erhalten. Über diesen Mechanismus ist die Insulinkonzentration im Plasma an die Körperfettmasse gekoppelt. Sind die B-Zellen des Pankreas erschöpft, sinkt die Insulinsekretion und es kommt zur **Hyperglykämie.** Das ist der Hauptgrund dafür, dass Übergewicht einen Typ-2-Diabetes mellitus (S. 670) begünstigt und dass Reduzierung dieses Übergewichts die Blutzuckerwerte oft normalisiert.

1995 wurde erstmals ein weiteres Adipozyten-spezifisches 30-kDa-Protein, das **Adiponectin**, beschrieben. Seine Plasmakonzentrationen korrelieren ebenfalls mit der Körperfettmasse, sodass es auch an der Langzeitregulation beteiligt sein kann. Adiponectin wirkt jedoch nicht limitierend auf die Nahrungszufuhr sondern erhöht den **Grundumsatz**, evtl. durch vermehrte Fettsäureoxidation gefolgt von einer leichten Erhöhung der **Körpertemperatur.** Darüber hinaus erhöht es die **Insulinempfindlichkeit**, senkt die Plasmatriacylglycerinspiegel und hemmt entzündliche Prozesse sowie möglicherweise **arteriosklerotische Vorgänge**.

2017 wurde **Asprosin** als zentral wirkendes Orexigen, das von Adipozyten sezenrniert wird, identifiziert. Zusätzlich stimuliert Asprosin die hepatische Glukoseproduktion. Mangel an Asprosin führt zu Apetitverlust und Untergewicht. Asprosin ist möglichweise an der Integration von Lang- und Kurzzeitregulation der Energiehomöostase beteiligt (s. u.).

Die Transmitter NPY und AgRP stimulieren im Hungerzentrum **MCH-Neurone** (MCH = *melanin-concentrating hormone*) und **Orexin-Neurone** (▶ Abb. 12.39). MCH und Orexine wirken im Ncl. tractus solitarii als **„anabole“ Signale**, sodass die Energiezufuhr erhöht und der Energieverbrauch reduziert wird (**positive Energiebilanz**). Weiterhin hemmen NPY- und AgRP-Neurone des Sattheitszentrums, sodass weniger CRH, TRH, Oxytocin, CCK und GLP1 ausgeschüttet wird. Diese Transmitter wirken als „katabole“ Signale. Schließlich werden durch NPY und AgRP sowie durch **GABA** (γ-Aminobuttersäure) die

POMC/CART-Neurone im Ncl. arcuatus gehemmt und damit die Freisetzung von α-MSH und CART vermindert. AgRP verhindert außerdem die Bindung von α-MSH an dessen Rezeptor (Typ-4-Melanocortinrezeptor, MC 4-R).

Die Transmitter **α-MSH** und **CART** stimulieren im Sattheitszentrum **CRH-**, **TRH-**, **Oxytocin-**, **CCK-** und **GLP1-Neurone**. Diese Transmitter wirken im Ncl. tractus solitarii als **„katabole" Signale**, sodass die Energiezufuhr gedrosselt und der Energieverbrauch erhöht wird (**negative Energiebilanz**). Außerdem hemmen α-MSH und CART die MCH- und Orexin-Neurone im Hungerzentrum. Ein weiteres starkes „kataboles" Signal ist **Urocortin** (s. ▶ Tab. 12.17).

Die Integration der Lang- und Kurzzeitregulation kommt u. a. dadurch zustande, dass die Empfindlichkeit der Neurone für CCK und Glucose sowie der AgRP-Neurone langfristig z. B. durch verändert wird. Es ist bekannt, dass die Aktivität von AgRP-Neuronen kurzfristig und transient durch sensorische Nahrungseindrücke (Geruch, Geschmak), anschließend durch Nährstoffe im Darmlumen sowie langfristig durch den „Füllungszustand" der Energiespeicher (Leptin) beeinflusst (gehemmt) wird. Somit sind diese Neurone ein wichtiger Ort der Integration. Weiterhin konnen AgRP-Neurone Appetit mit der Schmerzempfindung koppeln, so dass zunehmende AgRP-Aktivität Schmerzempfinden reduzieren kann und zunehmendes Schmerzempfinden den Appetit drosselt. Die Kopplung der Körperkerntemperatur an das Appetitempfinden erfolgt dagegen durch POMC-Neurone, die Temperaturrezeptor (TRPV1-ähnliche Proteine) exprimieren, so dass seine Zunahme der Temperatur zu einer Abnahme des Appetits führt.

Die Wirkung der genannten Transmitter wird auf zellulärer Ebene durch G-Protein-gekoppelte Rezeptoren (S. 67) vermittelt. NPY und MCH wirken über eine Hemmung der Adenylylcyclase wodurch die Proteinkinase-A-Aktivität reduziert wird. α-MSH und CRH stimulieren die Adenylylcyclase und die Proteinkinase A. Orexine stimulieren den Ca^{2+}-Einstrom über die Zellmembran.

12.13.6 Fettsucht

Fettsucht (Adipositas, Obesitas) ist ein bedeutendes medizinisches Problem, da es die betroffenen Personen für bestimmte Krankheiten wie **Hypertonie** (arterieller Bluthochdruck), **Arteriosklerose** (Gefäßverkalkung), **Gallensteine** und **Diabetes mellitus Typ 2** (Zuckerkrankheit) prädisponiert. Sie kann genetische, umweltbedingte und/oder psychosoziale Ursachen haben. Depressionen und Fehleinschätzungen der zugeführten Nahrungsmengen sind häufig bei Fettsucht zu beobachten. In Familien mit geringem Energieumsatz (Ursache nicht bekannt) ist der Anteil an Übergewichtigen erhöht. Kandidatengene, die für die Entstehung einer Fettsucht mitverantwortlich sein könnten sind der Leptinrezeptor, Leptin, der α-MSH-Rezeptor (MC 4-R) und POMC. Bei einem defekten Leptinrezeptor entsteht dann die scheinbar paradoxe Situation, dass das Körpergewicht trotz hoher Leptinspiegel weiter steigt. Funktionell liegt eine „Leptinresistenz" vor.

Von Fettsucht sprechen wir, wenn die Fettmasse ≥ 30 % des Idealgewichtes oder wenn der BMI > 30 beträgt (s. o.). Der Aufbau eines kg Körperfettes entspricht einer Energiezufuhr von ca. 65 000 kJ (unter Berücksichtigung des Wirkungsgrades bei der Energieumwandlung). Dies bedeutet, dass eine Erhöhung der Energiezufuhr um 80 % des Ruheumsatzes nach ca. 10 Tagen zum Aufbau von 1 kg Fett geführt hat. Sie müssten also zusätzlich (zu den Dingen, die Sie sowieso schon essen) 10 Tage lang, jeden Tag ca. 570 g Käsekuchen oder ca. 290 g Kartoffelchips oder ca. 650 g panierte Schweineschnitzel zu sich nehmen! Fettsucht entwickelt sich langsam und schleichend.

Die Zunahme der Fettmasse kann mit einer Zunahme der Adipozytenzahl oder -größe einhergehen. Von einer **hyperplastischen Fettsucht** spricht man, wenn die Zahl der Adipozyten zunimmt. Dies geschieht meist in den ersten Lebensjahren, in denen auch die Adipozytenzahl für den Rest des Lebens festgelegt wird. Möglicherweise führt die vermehrte Adipozytenzahl zu einem erhöhten Sollwert des Körpergewichts („mehr Leptin für Sattheit"), sodass Diätmaßnahmen besonders schwierig sind. Bei Erwachsenen kommt es zur **hypertrophen Fettsucht**, die Größe der Adipozyten steigt. Manchmal spielt eine gestörte Fettmobilisierung bei verminderter Aktivität der hormonsensitiven Lipase (S. 587) eine Rolle. In diesem Fall wirkt sich körperliche Aktivität besonders günstig aus, da sie diese Lipase stimuliert (über β-Adrenozeptoren). Aber auch bei anderen Formen der Fettsucht wirkt sich körperliche Aktivität positiv auf die Stoffwechsellage aus. Entscheidend ist jedoch eine **adäquate Ernährung**. Liegen bei einem adipösen Menschen gleichzeitig noch ein Diabetes mellitus Typ 2, eine Hypertonie, erhöhte Harnsäurewerte (Hyperurikämie) und ein gestörtes Muster der Blutfette (erhöhte Triacylglycerine, vermindertes HDL-Cholesterin) vor, so sprechen wir von einem **metabolischen Syndrom**. Hierbei ist das Risiko, an einem Myokardinfarkt zu sterben, stark erhöht. Gewichtsreduktion und körperliche Aktivität führen zu einem Rückgang aller Symptome.

12.13.7 Unterernährung

Unterernährung führt zur Mobilisierung von Energie aus Speichern. Die Glykogenvorräte reichen für ca. 1,5 Tage, die Fettvorräte (bei Normalgewicht) für ca. 2 Monate und die nutzbaren Proteine für ca. 10 Tage. Die aus Proteinen gewonnenen Aminosäuren werden durch Glukoneogenese zu Glucose umgewandelt. Somit wäre bzgl. der Energievorräte ein Überleben für 2,5 Monate ohne Nahrungszufuhr möglich. Allerdings macht sich ein Mangel an Vitaminen und anderen essenziellen Nahrungsbestandteilen bereits nach ca. 2 Wochen bemerkbar. Bei der Fettoxidation entstehen als Nebenprodukte **Ketonkörper** (Acetacetat, β-Hydroxybutyrat, Aceton), die auch ins Blut abgegeben werden und dort den pH-Wert senken (Ketoazidose). Diese Ketonkörper können vom ZNS als Energielieferanten genutzt werden.

Wenn die Nahrungsaufnahme willentlich eingeschränkt wird und sich für längere Zeit eine negative Energiebilanz entwickelt, spricht man vom **Fasten**. Zunächst wird der Energiebedarf durch **Glykogenolyse** gedeckt. Anschließend folgt eine Phase des raschen Verbrauchs **leicht mobilisierbarer Proteine** für die Glukoneogenese. Schließlich wird die Energie hauptsächlich aus der **Lipolyse** gewonnen und der Proteinabbau verlangsamt sich. Erst wenn die Fettspeicher aufgebraucht sind, werden Proteine wieder vermehrt abgebaut, sozusagen als letzter Rettungsanker. Die Abnahme der Catecholamin- und T_3,T_4-Sekretion führt zu einer **Reduktion des Grundumsatzes**, sodass der Gewichtsverlust sich verlangsamt.

Dem Fasten verwandt ist die medizinisch bedeutsame **Anorexia nervosa** (Magersucht). Bei dieser vorwiegend psychosomatischen Krankheit wird die Nahrungsaufnahme abgelehnt, und/oder in Massen Gegessenes wird wieder erbrochen (**Bulimia nervosa**), sodass auch in diesem Fall die Symptome eines langdauernden Fastens entstehen. Zusätzlich zum Gewichtsverlust und der Ketose zeigen diese Personen eine hypothalamische Fehlfunktion mit einer allgemeinen Unterfunktion der Hypophyse, die einen verminderten Energieumsatz, Amenorrhö und anderes beinhaltet. Offenbar wird in diesem Fall der „Schaltpunkt" der Rückkopplungsfunktionen, die das Körpergewicht bestimmen, verändert, doch sind die Mechanismen, die dieser Störung zugrunde liegen, noch weitgehend unbekannt. Neuere Untersuchungen deuten darauf hin, dass die serotonerge Stimulation des Ncl. arcuatus pathologisch erhöht ist.

Zusammenfassung Kap. 12.13

Regulation der Nahrungsaufnahme

Neuronale Netzwerke in Hypothalamus, Nucleus arcuatus und Nucleus tractus solitarius (▶ Abb. 12.37) regeln die kurz- und längerfristige **Energiehomöostase** dadurch, dass sie **Nahrungsaufnahme** (Hunger, Appetit) und **Energieverbrauch** aufeinander abstimmen. Über die Größe der **Fettdepots** (Energiespeicher) wird der Ncl. arcuatus durch Hormone (**Leptin**, **Insulin**) informiert (▶ Abb. 12.38, ▶ Abb. 12.39); bei Fetteinlagerung erhöht der **Hypothalamus** den Energieverbrauch (noradrenerge Entkoppelung der mitochondrialen Oxidation) und vermindert den Appetit. Bei schrumpfenden Fettdepots erhöht sich der Appetit und der Energieumsatz wird gedrosselt. Die **Größe der Einzelmahlzeit** wird besonders vom **Hirnstamm** (v. a. Ncl. tractus solitarii) aber auch vom **Ncl. arcuatus** und **Hypothalamus** geregelt (▶ Abb. 12.39). Diese Strukturen erhalten akute Signale aus der Peripherie („Sattheitsfaktoren", Magendehnung, Glucosekonzentration im Blut, CCK, GLP1, PYY, Grehlin) und lösen **Sattheit** oder **Hunger** aus. Dadurch dass der Ncl. arcuatus und tractus solitarius auch von leptingesteuerten Hypothalamusneuronen beeinflusst wird, können Kurz- und **Langzeitregulation** integriert werden. AgRP-Neurone, die durch sensorische Nahrungseindrücke, durch Nährstoffe im Darmlumen sowie durch den „Füllungszustand" der Energiespeicher beeinflusst werden sind ein wichtiger Ort der Integration. Durch den **Ncl. ambiguus** und das **ventrale Tegmentum** werden die **homöostatische** und die **motivationale Steuerung** (Lust auf Essen) der Nahrungsaufnahme vermascht. Fehlregulation der Energiehomöostase durch gestörte homöostatische oder motivationale Steuerung führt zu Fett- oder Magersucht (**Adipositas** bzw. **Anorexie**).

Zum Weiterlesen...

[1] (Diverse Autoren). Nature insight obesity. Nature. 2000; 404: 631–677.

[2] (Diverse Autoren). Obesity. Science. 2003; 299: 845–860.

[3] Ahima RS, Flier JS. Leptin. Annu Rev Physiol. 2000; 62: 413–437.

[4] Barrett KE, Keely SJ. Chloride secretion by the intestinal epithelium: Molecular basis and regulatory aspects. Annu Rev Physiol. 2000; 62: 535–572.

[5] Boron WF, Boulpaep EL. Medical Physiology. 1st ed. Philadelphia: Saunders; 2003.

[6] Dockray GJ, Varro A, Dimaline R, Wang T. The gastrins: Their production and biological activities. Annu Rev Physiol. 2001; 63: 119–140.

[7] Farrugia G. Ionic conductances in gastrointestinal smooth muscles and interstitial cells of cajal. Annu Rev Physiol. 1999; 61: 45–84.

[8] Ganong WF. Review of Medical Physiology. 24th ed. Lange Basic Science.; 2012.

[9] Guyton AC. Textbook of Medical physiology, 7th ed., Philadelphia: Saunders; 1986

[10] Johnson L, Christensen L, Jackson M, Jacobson E, Walsh L: Physiology of the Gastrointestinal Tract. 3rd ed. New York: Raven Press; 1994

[11] Kahn SE, Hull RL, Utzschneider KM. Nature 2006; 444: 840–846.

[12] Kenton M. Sanders, Sang Don Koh, Seungil Ro and Sean M. Ward. Regulation of gastrointestinal motility insights from smooth muscle biology. NATURE REVIEWS | GASTROENTEROLOGY & HEPATOLOGY VOLUME 9 | NOVEMBER 2012 | 633

[13] Kunze WAA, Furness JB. The enteric nervous system and regulation of intestinal motility. Annu Rev Physiol. 1999; 61: 117–142.

[14] Lee J, Peña MM, Nose Y, Thiele DJ. Biochemical characterization of the human copper transporter Ctr1. J Biolog Chem. 2002; 277: 4380–4387.

[15] Libert C. A Nervous connection. Nature. 2003; 421: 328–329.

[16] Maarten J. Vosselman, Wouter D. van Marken Lichtenbelt, Patrick Schrauwen. Energy dissipation in brown adipose tissue - From mice to men. Molecular and Cellular Endocrinology 2013

[17] Marty N, Dallaporta M, Thorens B. Brain glucose-sensing, counter-regulation, and energy homeostais. 2007; 22:241–251.

[18] Meier PJ, Stieger B. Molecular mechanisms in bile formation. News Physiol Sci. 2000; 15 s: 89–93.

[19] Morton GJ, Cummings DE, Baskin DG, Barsh GS, Schwartz MW. Central nervous system control of food intake and body weight. Nature 2006; 443:289–295.

[20] Saltiel AR, Kahn R. Insulin signalling and the regulation of glucose and lipid metabolism. Nature. 2001; 414: 799–806.

[21] Silbernagl S, Despopoulos A: Taschenatlas der Physiologie, 8. Aufl. Thieme Verlag: Stuttgart 2012.

[22] Silbernagl S, Lang F. Taschenatlas der Pathophysiologie. 4. Aufl. Stuttgart: Thieme; 2013.

[23] Thaysen JH, Thorn NH, Schwartz IL. Am J Physiol. 178: 155–159, 1954

[24] Valentina Tremaroli & Fredrik Bäckhed, Functional interactions between the gut microbiota and host metabolism. NATURE | VOL 489 | 242

[25] Vick RL: Contemporary Medical Physiology. Reading/Mass., Addison-Wesley 1984

[26] Yao X, Forte JG. Cell biology of acid secretion by the parietal cell. Annu Rev Physiol. 2003; 65: 103–132.

[27] Zigman JM, Kelmquist JK. Minireview: From anorexia to obesity – The yin and yang of body weight control. Endocrinology. 2003; 144: 3749–3756.

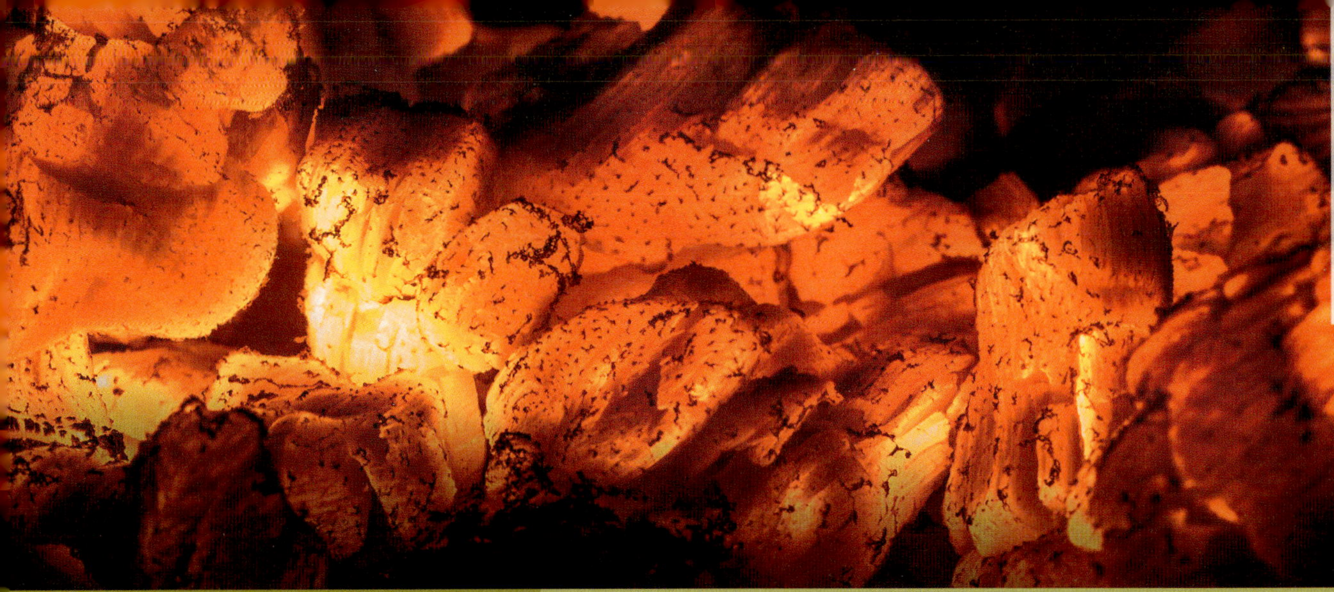

Kapitel 13

Wärmehaushalt und Temperaturregulation

13 Wärmehaushalt und Temperaturregulation

Michael Gekle, Dominique Singer

13.1 Von der Kälte überwältigt – und geschützt

B

An einem klaren Januarmorgen bricht der 48-jährige Johannes mit einer Gruppe von Freunden zu einer Skitour in den Alpen auf. Dank ihrer professionellen Ausrüstung und guten Konstitution kommen alle mit den kalten Lufttemperaturen um −10 °C gut zurecht. Als sie jedoch an einer landschaftlich besonders reizvollen Stelle nur kurz die präparierte Loipe verlassen, wird Johannes zusammen mit einem anderen Gruppenmitglied von einer sich vom Hang lösenden Lawine erfasst. Dank des schnellen Eingreifens der von den Freunden herbeigerufenen Bergwacht können beide nach ca. 1,5 Stunden geortet und ausgegraben werden. Für das zweite Opfer, das von den Schneemassen „verschüttet" wurde, kommt leider jede Hilfe zu spät. Bei Johannes hingegen, der bewusstlos in einer Art Schneehöhle aufgefunden wird, besteht noch eine tief bradykarde Herzaktion, die im Moment der Rettung in Kammerflimmern umschlägt. Er wird daher unter Reanimation mit dem Hubschrauber in eine etwas weiter entfernte Klinik geflogen, in der die Möglichkeit zur Wiedererwärmung an der Herz-Lungen-Maschine gegeben ist. Nach Ankunft wird mittels einer ösophagealen Sonde eine Körperkerntemperatur von 23 °C gemessen. Während der extrakorporalen Aufwärmung auf 37 °C setzt die rhythmische Herzaktion wieder ein. Auf der Intensivstation werden Antipyretika verabreicht und Kühlmaßnahmen ergriffen, um einem Fieberanstieg, der hypoxische Hirnschäden verschlechtern könnte, vorzubeugen. Johannes hat jedoch Glück gehabt und kann nach mehrwöchiger Rehabilitation ohne neurologische Residuen nach Hause zurückkehren. Die tiefe Hypothermie hat ihn vor O_2-Mangel während des kältebedingten Kreislaufstillstands geschützt. Einige seiner Skikameraden, die bei der Rettungsaktion mitgeholfen hatten, sind unterdessen wegen Frostbeulen behandelt worden; bei einem Gruppenmitglied mussten mehrere Zehen amputiert werden.

13.2 Was heißt Konstanz der Körpertemperatur?

Die Konstanthaltung der Körpertemperatur von rund 37 °C bildet einen zentralen Aspekt der allgemeinen Homöostase. Im Gegensatz zu „wechselwarmen" (poikilothermen) Organismen, deren Körpertemperatur weitgehend von den Umweltbedingungen abhängt, sind „gleichwarme" (homöotherme) Lebewesen (Säugetiere, Vögel) durch ihre konstant hohe „Betriebstemperatur" wesentlich unabhängiger von der Umgebung und deren Temperaturschwankungen. Die „Konstanz" der Körpertemperatur bezieht sich dabei vor allem auf die inneren Organe (**Körperkern**), wogegen in den peripheren Geweben (**Körperschale**) größere Temperaturschwankungen vorkommen. Diese Begriffe kennzeichnen das **Temperaturfeld des Körpers** (▶ Abb. 13.1). Der Körperkern besteht aus dem Gehirn und dem Inneren des Rumpfes. Hier befinden sich stoffwechselintensive Organe, in denen unter Ruhebedingungen etwa 70 % der gesamten Wärme erzeugt werden. Die Kerntemperatur bleibt konstant, wenn die Umgebungsbedingungen sich von einer milden Wärmebelastung zu einer leichten Kältebelastung oder umgekehrt ändern. Demgegenüber nähert sich die Temperatur der Körperschale von ihren kernnahen Schichten nach

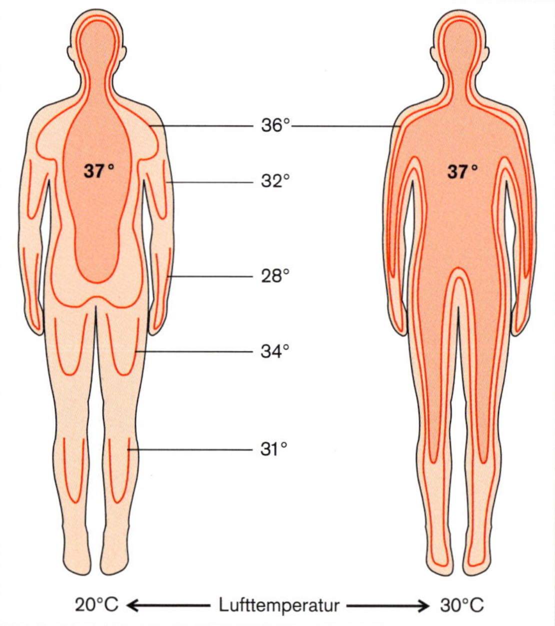

Abb. 13.1 Temperaturfeld des Körpers. Nur der Körperkern ist im eigentlichen Sinne homöotherm, da seine Temperatur bei mäßigen Änderungen der Lufttemperatur konstant bleibt. Demgegenüber bilden sich bei Kältebelastung in den peripheren Schichten radiale und axiale Gradienten aus, sodass sich eine isolierende Körperschale von variabler Dicke ergibt.

außen immer mehr der Umgebungstemperatur an. Bei hoher Umgebungstemperatur ist die Schale dünn, sodass sich die 37 °C-Isotherme bis in die distalen Extremitäten erstreckt. Bei niedriger Umgebungstemperatur wird die Schale dicker, und Arme und Beine werden vom Körperkern „thermisch abgekoppelt". In angenehmer Umgebung liegt die mittlere Hauttemperatur bei 32 – 34 °C. Zur Körperschale gehören übrigens auch die Hoden, die wegen der Wärmeempfindlichkeit der Spermatogenese (S. 682) im Scrotum nach außen verlagert sind.

Die Variationen der Körperschalentemperatur sind hauptsächlich durch Veränderungen der Durchblutung bedingt (s. u.). So wird bei Kälteexposition die periphere Durchblutung gedrosselt und damit die Abkühlung zunächst auf die Körperperipherie beschränkt (**Isolationseffekt**). Allerdings geht dem Körper dadurch trotzdem Wärme verloren, sodass, wenn die Vasokonstriktion plötzlich aufgehoben wird (beispielsweise durch Narkoseeinleitung nach längerer Wartezeit in einem kühlen OP-Vorbereitungsraum), der Wärmeverlust auf den Körperkern „durchschlagen" kann (sog. **Umverteilungshypothermie**).

Auch die Kerntemperatur ist räumlich nicht so homogen, wie in ▶ Abb. 13.1 dargestellt. Für praktische Zwecke genügt jedoch ein repräsentativer Wert, der näherungsweise durch **Messung** der rektalen, sublingualen oder – nach längerem „Anlegen" des Oberarmes – axillären Temperatur bestimmt werden kann. Modernere, aber auch störanfälligere Alternativen stellen die berührungslose Messung der Tympanaltemperatur mittels eines Infrarot-Ohrthermometers oder die Bestimmung der (besonders bei Kindern als repräsentativ für die Körperkerntemperatur anzusehenden) Kopftemperatur mittels eines Stirnthermometers dar. Für ein kontinuierliches Monitoring, beispielsweise in der Anästhesie oder Intensivmedizin, sind außerdem die Ösophagus- und die Harnblasentemperatur gebräuchlich.

Der Normalwert der **Körperkerntemperatur** wird traditionell mit 37 °C angegeben. Aktuellere Untersuchungen haben allerdings gezeigt, dass der Mittelwert eher 36,7 °C beträgt [22]. Hierbei ist zu berücksichtigen, dass die Gehirntemperatur deutlich über der des Rumpfes liegt. Ohnehin liegt die (morgens gemessene) orale Temperatur bei 95 % der Bevölkerung zwischen 36,3 und 37,1 °C, d. h. es gibt nennenswerte interindividuelle Unterschiede, für die auch das Lebensalter eine wichtige Rolle spielt (abnehmende Temperatur mit zunehmendem Alter). Darüber hinaus schwankt die Körpertemperatur mit der Tageszeit und ist abends um ca. 0,5 – 0,7 °C höher als morgens (zirkadiane Schwankungen, abgestimmt auf den Hell-Dunkel/Schlaf-Wach-Rhythmus (▶ Abb. 13.2). Einen weiteren Einflussfaktor beim weiblichen Geschlecht stellt der Menstruationszyklus dar: Kurz nach dem Eisprung steigt die morgens unter Ruhebedingungen gemessene **Basaltemperatur** um knapp 0,5 °C an (▶ Abb. 13.2). Sofern eine Schwangerschaft eingetreten ist, bleibt neben der nächsten Menstruation auch der sonst übliche Abfall auf das niedrigere Temperaturniveau aus. Bei starker körperlicher Aktivität (Leistungssport, Schwerarbeit) kann die Temperatur kurzfristig auf bis zu 40 °C steigen, bei Kälteexposition (Schwimmen in kaltem Wasser) auf bis zu 35 °C sinken. Schließlich können auch Emotionen zu Temperaturänderungen führen.

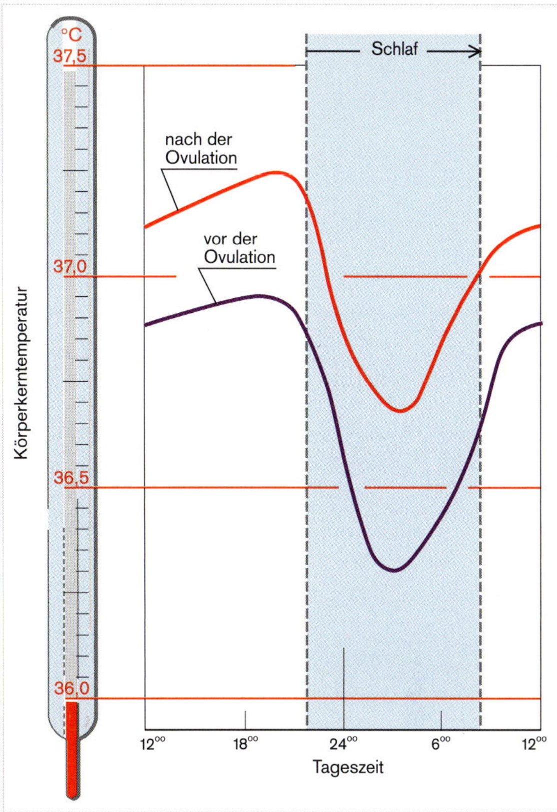

Abb. 13.2 Tagesgang der Körperkerntemperatur unter thermoneutralen Bedingungen als Ausdruck einer endogenen tagesrhythmischen Sollwertverstellung. Der Tagesgang an sich ist unabhängig von Alter und Geschlecht. Bei Frauen tritt eine weitere Form der Sollwertverstellung auf: Unter der Wirkung des Progesterons wird die Kerntemperatur in der zweiten Hälfte des Menstruationszyklus auf einem knapp 0,5 °C höheren Niveau geregelt.

Die Konstanz der Körpertemperatur wird also relativiert durch erhebliche physiologische Schwankungen sowohl in der räumlichen Verteilung als auch im Zeitver-

Tab. 13.1 Körpertemperaturbereiche und ihre Konsequenzen

Temperatur	Konsequenz
> 44 °C	Denaturierung von Eiweißen, „Hitzetod"
40–44 °C	Versagen der Thermoregulation, Hitzschlag, Krämpfe
38–40 °C	Fieber, Hyperthermie
36–38 °C	Normothermie
33–36 °C	Milde Hypothermie, Kältezittern, Stoffwechselsteigerung
30–33 °C	Stoffwechselsenkung, Atemdepression, Bewusstseinstrübung
27–30 °C	Tiefe Hypothermie, Versagen der Thermoregulation, Kammerflimmern
20–27 °C	„Scheintod", lichtstarre Pupillen, extreme Bradykardie
< 20 °C	Asystolie, „Kältetod"

lauf. Werden die dadurch festgelegten Toleranzgrenzen bei Störungen der Wärmebilanz über- oder unterschritten, kommt es zu pathologischer Überwärmung (Hyperthermie) oder Unterkühlung (Hypothermie), wie in ▶ Tab. 13.1 dargestellt.

13.3 Wärmebildung

Konstanz der Körpertemperatur ist dann gegeben, wenn die Wärmeabgabe der Wärmebildung entspricht. Wie weiter oben erläutert, ist die Wärmebildung eine Funktion des **Energieumsatzes**, dessen Wirkungsgrad ≤ 25 % ist. Als **Thermoneutralzone** (▶ Abb. 13.3) ist derjenige Bereich der **Umgebungstemperatur** definiert, in dem die Gesamtwärmebilanz ohne zusätzlichen thermoregulatorischen Energieaufwand (d. h. mit minimaler Wärmeproduktion und Wärmeabgabe) aufrechterhalten werden kann; sie liegt bei unbekleideten Erwachsenen bei 28 – 30 °C. Davon zu unterscheiden ist der **„Interthreshold Range"**, der den Bereich der **Körperkerntemperatur** angibt, in dem die Thermoregulation allein durch Variation der Hautdurchblutung (d. h. ohne Aktivierung von Kältezittern oder Schweißproduktion) erfolgt; er beträgt lediglich ± 0,1 °C des aktuellen Sollwertes, was die „scharfe" Einstellung der Körperkerntemperatur unterstreicht.

Die **Wärmebildung** hängt zunächst vom Grundumsatz (Energiebedarf unter standardisierten Bedingungen für den Strukturerhalt, die Aufrechterhaltung der Grundfunktionen, wie Herz- und Atemtätigkeit, und des inneren Milieus, inkl. der Körperkerntemperatur) ab (S. 588).

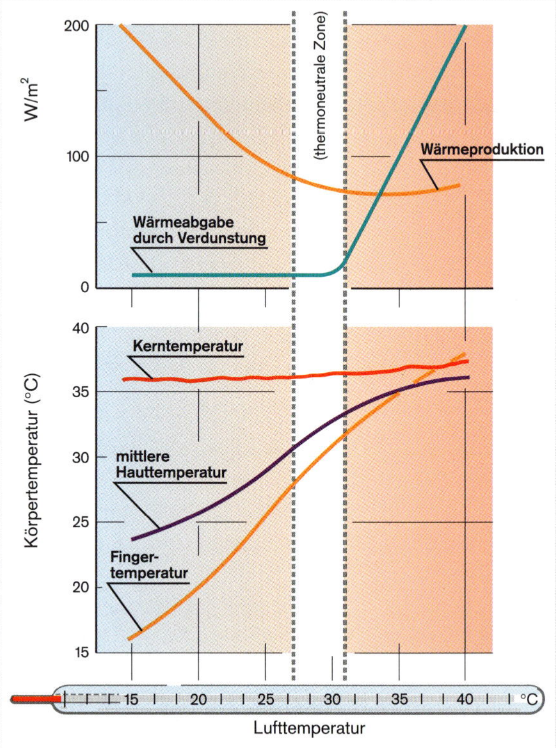

Abb. 13.3 Wärmeproduktion und Wärmeabgabe durch Verdunstung bzw. Kern- und Hauttemperaturen bei verschiedenen Lufttemperaturen. Im Unterschied zu den üblichen Werten von 28–30 °C waren in diesem Fall Wärmeproduktion und Wärmeabgabe durch Verdunstung nur bei einer Lufttemperatur von etwa 31 °C minimal. Das liegt wahrscheinlich daran, dass die Versuche bei einer Windgeschwindigkeit von 2 m/s und deshalb bereits bei erhöhter konvektiver Wärmeabgabe (▶ Abb. 13.6) durchgeführt wurden. In ruhender Luft ergibt sich im Allgemeinen ein Bereich von etwa 3 °C (thermoneutrale Zone), in dem kurz- bis mittelfristig weder Kältezittern noch Schwitzen auftreten und der Ausgleich der Wärmebilanz allein über Änderungen der Schalendurchblutung erfolgt.

Hinzu kommen der spezifisch-dynamische Effekt nach Nahrungsaufnahme (Wärmeempfinden nach dem Essen), die (isotonische und isometrische) Aktivität der Skelettmuskulatur sowie die hormonellen Einflüsse von Thyroxin und Adrenalin. In körperlicher und geistiger Ruhe im Alltag (d. h. unter nicht standardisierten Bedingungen) entspricht die Wärmebildung ungefähr dem Ruheumsatz, der bei einer 70 kg schweren Person 70–80 W beträgt (1 W = 1 J/s = 3600 J/h = 3,6 kJ/h).

Bei Dauerleistungen ist eine Wärmeproduktion von ca. 700 W möglich. Wäre unter diesen Bedingungen keine Wärmeabgabe möglich, würde die Temperatur um ca. 1 – 2 °C pro 10 Minuten ansteigen, bis ca. 40 °C erreicht sind. Danach würde die Dauerleistung, wie auch andere Körperfunktionen, nachlassen. Wie man aus eigener Erfahrung weiß, tritt dieser Fall in der Regel nicht ein, da die Wärmeabgabe ansteigt, um die Temperatur auf einem neuen Steady

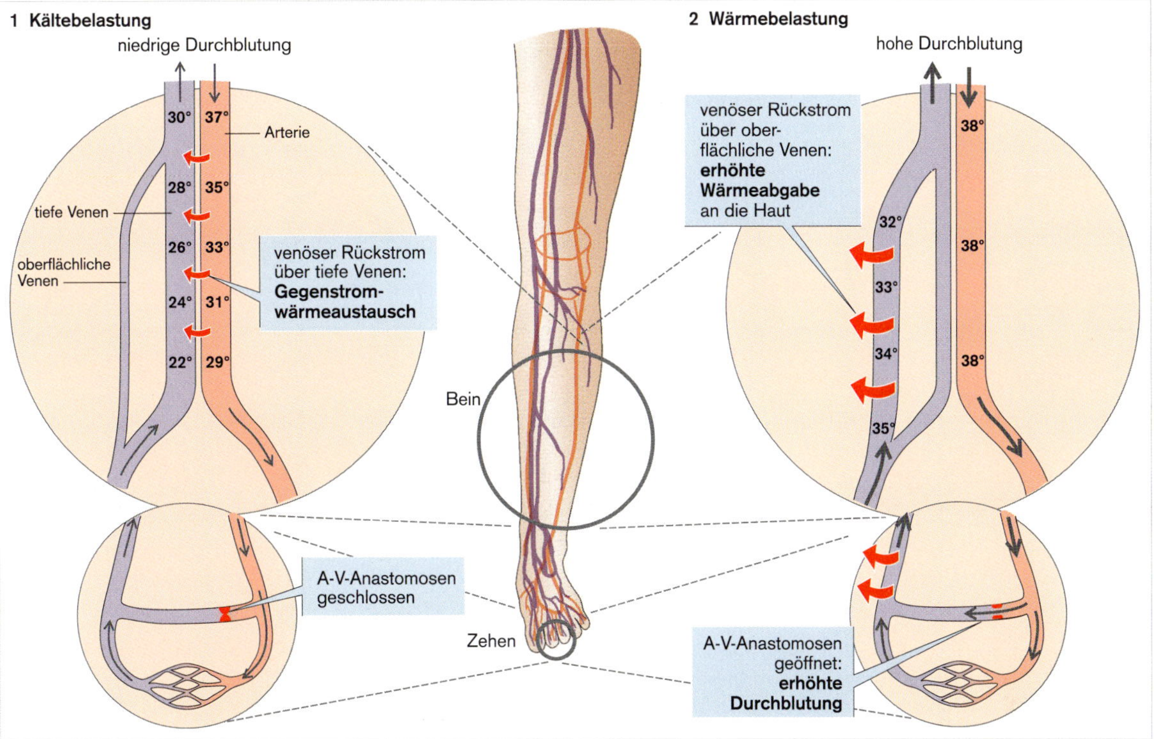

Abb. 13.4 Wärmestrom in den Extremitäten. Bei *Kältebelastung* (**1**) ist die Durchblutung niedrig und der venöse Rückstrom erfolgt über tiefe Venen, die den Arterien eng anliegen, was an jeder Stelle einen Wärmeübergang von Arterie zur Vene ermöglicht. Das venöse Blut führt also einen Teil der Wärme des arteriellen Blutes im Kurzschluss in den Rumpf zurück. Bei *Wärmebelastung* (**2**) ist die Hautdurchblutung hoch (unter anderem, weil jetzt die arteriovenösen Anastomosen in den Akren geöffnet sind), und der venöse Rückstrom erfolgt über oberflächliche Venen. Damit nehmen auch die proximalen Abschnitte der Extremitäten an der Wärmeabgabe nach außen teil (dicke rote Pfeile).

State (der allerdings etwas höher liegt) konstant zu halten (dieser Prozess ist Teil der Thermoregulation) (S. 615).

13.4 Wärmetransfer im Körper

Unter Ruhebedingungen ist die Temperatur in der Körperperipherie (z. B. Skelettmuskel, 33 – 35 °C) niedriger als im Kern (s. o.). Eine Möglichkeit der Wärmeabgabe zur Haut hin besteht in der **Wärmeleitung** (Konduktion) durch das Gewebe. Der quantitativ wichtigere Weg ist jedoch der **konvektive Transport** (Wärmeströmung) über das Blut (zu den physikalischen Mechanismen des Wärmetransportes s. u.). Dabei gelangt die Wärme aus dem Körperzentrum zu Haut und Lunge, zwei Organe mit Kontakt zur Umwelt und großer Oberfläche.

Bei schwerer körperlicher Arbeit steigt die Muskeltemperatur auf über 37 °C. In diesem Fall wird der Wärmetransfer dadurch verstärkt, dass die Muskeldurchblutung steigt (der Gefäßwiderstand sinkt) und das Herzzeitvolumen zunimmt. Mit dem Blutstrom gelangt Wärme dann natürlich auch in den Körperkern, sodass die Temperatur dort ebenfalls ansteigt (vgl. Hyperthermie) (S. 618). Zugleich kommt es durch **periphere Vasodilatation** zu einer vermehrten **Durchblutung der Haut**, während sonst das in die Extremitäten einströmende arterielle Blut überwiegend über die unmittelbar benachbarten, tiefen Venen (Begleitvenen, Vv. concomitantes) zum Körperkern zurückgeleitet und dadurch periphere Wärmeverluste gering gehalten werden (**Wärmerückgewinnung im Gegenstrom**). Die gesteigerte Hautdurchblutung führt, zusammen mit einer vermehrten Schweißsekretion (Evaporation), zur Abgabe überschüssiger Wärme an die Umgebung.

Der über einen weiten Bereich regulierbare Wärmetransfer zur Haut (= Hautdurchblutung) stellt so einen der wichtigsten Schutzmechanismen gegen Überwärmung oder Unterkühlung dar (▶ Abb. 13.4).

13.5 Wärmeaustausch mit der Umwelt

Der wichtigste Ort des Wärmeaustauschs mit der Umgebung ist die **Haut**. Zusätzlich wird Wärme über die **Lun-**

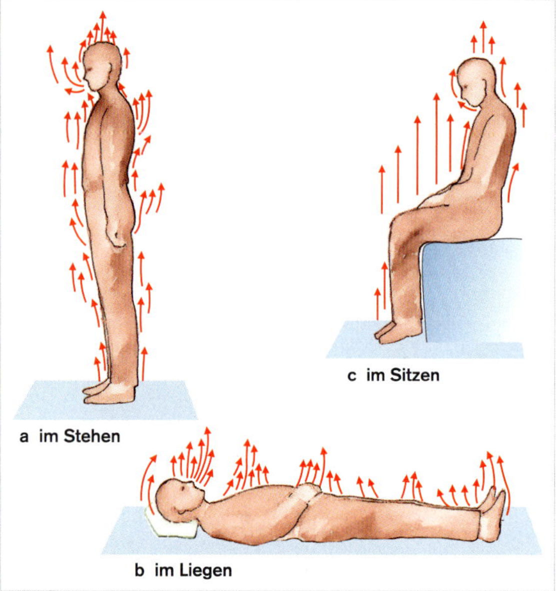

Abb. 13.5 Konvektive Wärmeabgabe bei Windgeschwindigkeit Null. Die der Haut anliegende Luft übernimmt durch Leitung Wärme aus der Haut und steigt auf. Im Stehen (und z. T. im Sitzen) verläuft die Strömung parallel zur Längsachse des Körpers, sodass sich hier ein einerseits wärmeabführender, andererseits aber auch isolierender Luftmantel ergibt, dessen Dicke zum Kopf hin zunimmt. Im Liegen ist die Wärmeabgabe dementsprechend größer.

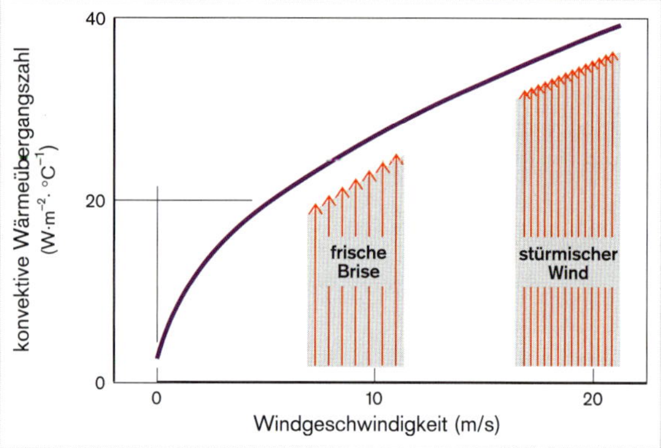

Abb. 13.6 Konvektive Wärmeabgabe als Funktion der Windgeschwindigkeit. Die Wärmeabgabe (W/m^2) pro Grad Temperaturdifferenz zwischen Haut und Luft steigt mit der Windgeschwindigkeit. Man kann trotz Sonnenschein und angenehmer Lufttemperatur frieren, wenn ein Wind entsprechender Stärke weht! Eine gleichartige Abhängigkeit von der Windgeschwindigkeit besteht für die Wärmeabgabe durch Schweißverdunstung.

ge/Atemwege abgegeben. Wärmeabgabe geschieht durch vier physikalische Mechanismen: Leitung, Strömung, Strahlung und Verdunstung.

▶ **Wärmeleitung.** Leitung (**Konduktion**) bezeichnet den Wärmetransport innerhalb eines unbewegten Mediums (z. B. entlang des Griffes einer Suppenkelle) oder durch unmittelbaren Kontakt zwischen verschiedenen Medien (z. B. von der Handfläche auf die Tischplatte).

Die Konduktion folgt grundsätzlich dem Diffusionsgesetz (S. 49) und ist damit dem **Temperaturgradienten** sowie der **Kontaktfläche** proportional. Darüber hinaus wird sie maßgeblich von der **Wärmeleitfähigkeit** (Konduktivität) der Transportmedien beeinflusst (Edelstahl hat eine höhere Wärmeleitfähigkeit als Styropor und fühlt sich daher „kühler" an). Da die Konduktivität von Wasser etwa 25-mal so hoch ist wie die von Luft, besteht im Wasser ein entsprechend höheres Unterkühlungsrisiko.

▶ **Wärmeströmung.** Wärmeübertragung durch Strömung (**Konvektion**) geschieht dann, wenn sich das Medium, in dem wir uns befinden (Luft oder Wasser), relativ zum Körper bewegt und damit an unserem Körper vorbeiströmt (▶ Abb. 13.5).

Ähnlich wie für die Konduktion gilt für die Konvektion folgende Gesetzmäßigkeit:

$$\text{Konvektive Wärmeübertragung } (\text{kJ} \cdot \text{h}^{-1}) = \text{Wärmetransferkoeffizient}_{\text{Konvektion}} (\text{kJ} \cdot \text{m}^{-2} \cdot \text{h}^{-1} \cdot {}^\circ\text{C}^{-1}) \cdot \text{Temperaturdifferenz } ({}^\circ\text{C}) \cdot \text{Austauschfläche } (\text{m}^2)$$

Dabei steigt der **Wärmetransferkoeffizient$_{\text{Konvektion}}$** mit zunehmender Strömungsgeschwindigkeit deutlich an (▶ Abb. 13.6): Je schneller die Luft an uns vorbeiströmt, desto mehr Wärme wird dem Körper – bei gleicher Lufttemperatur – entzogen. Dadurch sinkt die Hauttemperatur und wir empfinden die Umgebung kühler („gefühlte Temperatur", „Wind-Chill-Faktor"). Allerdings findet auch bei Windstille Konvektion statt, indem erwärmte Luft (in stehender oder sitzender Position) an der Körperoberfläche entlang nach oben steigt (▶ Abb. 13.5).

▶ **Wärmestrahlung.** Haben zwei Objekte unterschiedliche Temperatur, so wird Wärme vom wärmeren auf das kältere durch **Strahlung** (**Radiation**) übertragen (▶ Abb. 13.7). Sie bewirkt z. B. die wärmende Wirkung von Sonnenstrahlen an einem kalten Wintertag oder die kühlende Wirkung einer kalten Wand in relativ warmer Umgebung. Dies geschieht auch über große Entfernungen, ohne Vermittlung von Materie und unabhängig von der Temperatur zwischen den Objekten (Wärmetransport durch Sonnenstrahlung im Weltraum!). Der Wärmetransfer durch die Sonnenstrahlung auf unseren Körper kann erheblich größer sein als die Wärmeproduktion durch den Ruheumsatz.

Wie Konduktion und Konvektion folgt auch die Radiation einem Temperaturgradienten, jedoch gehen hier die vierten Potenzen der absoluten Temperaturen (in Kelvin) ein:

$$\text{Strahlung } (\text{kJ} \cdot \text{h}^{-1}) \sim (\text{Temperatur}_1^{\,4} - \text{Temperatur}_2^{\,4}) \cdot \text{Austauschfläche}$$

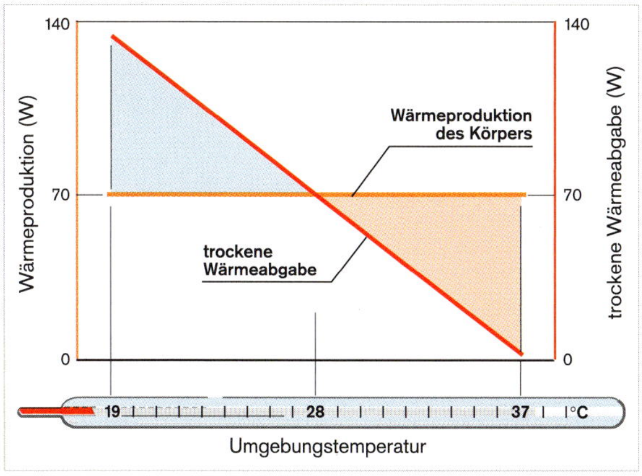

Abb. 13.7 Trockene Wärmeabgabe eines 37 °C warmen Körpers durch Strahlung, Leitung und Konvektion (rote Gerade) als Funktion der Umgebungstemperatur. Die Wärmeproduktion dieses thermisch idealisierten Körpers beträgt 70 W (orange, waagrechte Gerade) und steht damit nur bei einer Umgebungstemperatur von 28 °C in einem passiven Gleichgewicht mit der trockenen Wärmeabgabe. Um das thermische Gleichgewicht auch in einem erweiterten Umgebungstemperaturbereich erhalten zu können, bedarf es zusätzlicher Mechanismen; sie stehen homöothermen Lebewesen zur Verfügung. Wenn die Temperatur des Körpers (37 °C) auch bei Umgebungstemperaturen über 28 °C nicht ansteigen soll, muss das Defizit der trockenen Wärmeabgabe (rote Fläche) durch Verdunstungskühlung ausgeglichen werden, während unterhalb einer Umgebungstemperatur von 28 °C die Wärmeproduktion um den Betrag der blauen Fläche steigen muss, um ein Absinken der Körpertemperatur zu verhindern.

Daher können schon relativ geringe Temperaturunterschiede zu einer wirksamen radiativen Wärmeabgabe („Wandkälte" in beheizten Räumen) oder Wärmeaufnahme (Kachelofen) führen. Schon im Thermoneutralbereich (▶ Abb. 13.3) erfolgt ca. 60 % der Wärmeabgabe durch Strahlung.

Da im physiologischen Bereich die Temperaturdifferenzen klein sind, kann die Wärmeabgabe durch Strahlung mit einer ähnlichen Formel wie bei der Konvektion abgeschätzt werden:

$$\text{Strahlung (kJ} \cdot \text{h}^{-1}) = \text{Wärmetransferkoeffizient}_{\text{Strahlung}}\ (\text{kJ} \cdot \text{m}^{-2} \cdot \text{h}^{-1} \cdot {}^{\circ}\text{C}^{-1}) \cdot \text{Temperaturdifferenz } ({}^{\circ}\text{C}) \cdot \text{Austauschfläche } (\text{m}^2)$$

Die Wellenlängen der Wärmestrahlung reichen von 0,78 – 3 µm (sog. Nah-Infrarot im unmittelbaren Anschluss an das sichtbare rote Licht) bis 50 – 1000 µm (sog. fernes Infrarot); die vom menschlichen Körper abgegebene Strahlung hat ihr Maximum im mittleren Infrarotbereich um 9,5 µm. Die Emission von Wärmestrahlung machen sich Infrarotkameras bzw. Nachtsichtgeräte zunutze, mit denen Personen oder Tiere auch in völliger Dunkelheit entdeckt werden können.

▶ **Verdunstung.** Wegen der hohen „spezifischen Verdampfungsenthalpie" von Wasser (Frieren beim Ausstieg aus dem Schwimmbecken!) stellt die Verdunstung (**Evaporation**) einen außerordentlich wichtigen Mechanismus der Wärmeabgabe dar. Sie gewinnt mit zunehmender Wärmeproduktion an Bedeutung (▶ Abb. 13.3): In Ruhe werden unmerklich ca. 20–50 ml/h Wasser, entsprechend einem Wärmestrom von ca. 14–35 W, über die Atemwege und die Haut abgegeben (*Perspiratio insensibilis*); bei starker körperlicher Belastung erfolgt nahezu die gesamte Wärmeabgabe durch Verdunstung von sezerniertem Schweiß. Bei der Verdunstung von 1 g Wasser werden 2,5 kJ Wärme verbraucht. Da die maximale Schweißproduktion eines erwachsenen Menschen bei ca. 2 kg/h liegt (und nach Akklimatisierung noch weiter auf bis zu 4 kg/h ansteigen kann), beträgt die maximale Wärmeabgabe theoretisch ca. 5–10 MJ/h (~1400–2800 W). Allerdings muss berücksichtigt werden, dass unter diesen Bedingungen ein Teil des Schweißes abtropft und nicht zu Verdunstung beiträgt.

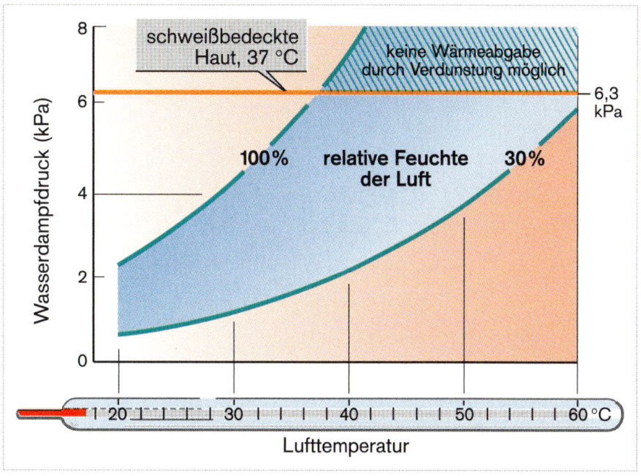

Abb. 13.8 Wasserdampfdruck der Luft in Abhängigkeit von Temperatur und relativer Feuchte. Wärmeabgabe durch Verdunstung setzt voraus, dass der Wasserdampfdruck in der umgebenden Luft (blaugrüne Kurven) niedriger ist als auf der schweißbedeckten Haut, wo er bei 37 °C Hauttemperatur 6,3 kPa beträgt (orange Linie). Deshalb geht die Wärmeabgabe in wasserdampfgesättigter Luft (100 % relative Feuchte) bei einer Lufttemperatur von 37 °C gegen Null (die blaugrüne 100 %-Kurve schneidet die orange Linie), während relativ trockene Luft auch noch bei einer Lufttemperatur von 50 °C eine erhebliche Wärmeabgabe möglich macht (die blaugrüne 30 %-Kurve liegt bei 50 °C deutlich unterhalb der orangen Linie).

Im Unterschied zu den übrigen Mechanismen des Wärmetransportes hängt die Verdunstung (**Evaporation**) nicht von der Temperatur-, sondern von der **Wasserdampfdruckdifferenz** zwischen Haut und Umgebung ab (▶ Abb. 13.8):

$$\text{Wärmeübertragung durch Verdunstung (kJ} \cdot \text{h}^{-1}) = \text{Wärmetransferkoeffizient}_{\text{Verdunstung}}\ (\text{kJ} \cdot \text{m}^{-2} \cdot \text{h}^{-1} \cdot \text{kPa}) \cdot \text{Wasserdampfdruckdifferenz (kPa)} \cdot \text{Austauschfläche } (\text{m}^2)$$

Das hat den Vorteil, dass durch Evaporation auch noch Wärme abgegeben werden kann, wenn die Umgebungstemperatur über der Körpertemperatur liegt, solange nur der Wasserdampfdruck niedriger ist als an der Körperoberfläche (trockenes Wüstenklima). Umgekehrt

13

kann schon bei Umgebungstemperaturen unterhalb der Körpertemperatur die Wärmeabgabe erschwert sein, wenn der Wasserdampfdruck sehr hoch ist (schwüles Urwaldklima). Wie bei der Konvektion steigt der $Wärmetransferkoeffizient_{Verdunstung}$ mit der Strömungsgeschwindigkeit der umgebenden Luft, da diese dafür sorgt, dass der Wasserdampf von der Hautoberfläche entfernt wird.

Der menschliche Körper besitzt mehr als 10^6 **Schweißdrüsen**, die in Endstücke und Ausführungsgänge unterteilt werden. In den Endstücken wird Plasma-isotoner Primärschweiß durch NaCl-Sekretion, gefolgt von H_2O-Sekretion, gebildet. Dieser Vorgang funktioniert im Prinzip wie die Bildung von Primärspeichel (S. 536). In den Ausführungsgängen wird das NaCl z. T. wieder resorbiert, und es entsteht hypotoner Schweiß. Voraussetzung für die Schweißproduktion ist ein ausreichender Wasserbestand des Organismus; Dehydratation führt durch die resultierende Hypovolämie zu einer Abnahme der Hautdurchblutung und somit zu verminderter Schweißproduktion. Dies beeinträchtigt den evaporativen Wärmeabstrom.

Die **Regulation** der Schweißproduktion findet überwiegend am Endstück durch **sympathisch-cholinerge Innervation** statt. Acetylcholin führt über muskarinerge Cholinozeptoren zur Erhöhung der zytosolischen Ca^{2+}-Konzentration und damit zur Sekretion von Cl^- (S. 561). β-Rezeptorantagonisten scheinen die Schweißproduktion auch zu stimulieren. Jedoch ist ihr Beitrag wesentlich geringer als der von Acetylcholin. Die Resorption wird durch einen apikalen Na^+-Kanal (ENaC) (S. 51) und einen apikalen Cl^--Kanal (CFTR) (S. 543) vermittelt. Die NaCl-Konzentration im Schweiß ist kleiner als die im Blut und beträgt normalerweise ca. 20 – 100 mmol/l. Aldosteron führt über Stimulation des ENaC zu einer weiteren Absenkung der NaCl-Konzentration auf ca. 10 mmol/l. Auch im Rahmen der Hitzeakklimatisation (s. u.) sinkt der Salzgehalt des Schweißes, wodurch übermäßiger Salzverlust vermieden wird. Bei Lebewesen mit geringer oder fehlender Schweißdrüsen-Ausstattung erfolgt die evaporative Wärmeabgabe durch Hecheln; dabei wird die durch die Nase eingeatmete Luft umgehend durch das geöffnete Maul wieder ausgeatmet und so – ohne alveoläre Hyperventilation – eine maximale Flüssigkeitsverdunstung von den Schleimhäuten erzielt.

Bei Menschen mit **zystischer Fibrose (Mukoviszidose)** ist die NaCl-Resorption in den Ausführungsgängen beeinträchtigt, da der CFTR-Kanal defekt ist. Sie sezernieren einen „salzigen" Schweiß (*salty babies*). Dieses Symptom ist so zuverlässig, dass die Bestimmung des Salzgehaltes im Schweiß (Schweißtest) eine wichtige Methode zur Diagnose dieser Erkrankung darstellt. Bei körperlicher Belastung verlieren diese Personen über den Schweiß Wasser **und** Salz, wodurch es zu isotoner Dehydrierung kommen kann, im Gegensatz zur hypertonen Dehydrierung bei Gesunden; Gegenregulationsmechanismen wie Durstgefühl und ADH-Ausschüttung fallen dadurch schwächer aus.

Die **Gesamtwärmebilanz** des Körpers lautet also im Steady State:

Wärmebildung – L – K – S – V = 0
(L = Leitung, K = Konvektion, S = Strahlung, V = Verdunstung).

Ist die Summe > 0, steigt die Körperkerntemperatur an (**Wärmespeicherung**). Unter Berücksichtigung der spezifischen Wärmekapazität des Körpers lässt sich der Anstieg der mittleren Körpertemperatur folgendermaßen abschätzen:

$$\text{Temperaturanstieg/Zeit } (°C \cdot h^{-1}) = \text{Wärmespeicherung } (kJ \cdot h^{-1}) / [3{,}5\ (kJ \cdot kg^{-1} \cdot °C^{-1}) \cdot \text{Körpergewicht } (kg)]$$

Würde bei einem Ruheumsatz von 70 – 80 W der Mensch thermisch vollständig isoliert, so würde die mittlere Körpertemperatur eines 70 kg schweren Menschen um ca. 1 °C/h ansteigen.

13.6 Aktive Regulation

Wenn Raumklima und Kleidung nicht ausreichen, müssen autonome Mechanismen den Körperkern thermostatisieren. Signale aus Temperaturmessfühlern im Körperkern, aber auch in der Körperschale bilden die Eingangsgrößen dieses Regelungsprozesses. Als Regelantwort kommt es zu einer Verminderung der Hautdurchblutung und Erhöhung der Wärmebildung bei Kälte bzw. zu einer Steigerung von Hautdurchblutung und Schweißsekretion bei Wärme.

Voraussetzungen für die aktive Regulation der Körpertemperatur sind

a) Messfühler für die Temperatur (**Thermosensoren**),
b) ein zentrales Temperaturregulationszentrum zur Beurteilung der gemessenen Temperatur (**Hypothalamus**) und
c) Mechanismen zur Veränderung der Körpertemperatur (Effektoren bzw. Stellglieder = **Wärmeabgabe** und **Wärmebildung**).

Diese Elemente müssen durch afferente und efferente Nervenfasern verbunden sein (▶ Abb. 13.9) [14], [18].

13.6.1 Thermosensoren

Periphere Thermosensoren sind freie Nervenendigungen. In diesen Endigungen befinden sich Ionenkanäle der TRP-Familie (S. 756), die für die Entstehung des Sensorpotenzials verantwortlich sind. Es gibt mindestens sechs verschiedene TRP-Kanäle, die in unterschiedlichen Temperaturbereichen für den Einstrom von Kationen (Ca^{2+}, Na^+) verantwortlich sind. Somit bestimmen Muster und Ausmaß der Expression dieser Kanäle, für welchen Temperaturbereich ein Thermosensor „zuständig" ist. Thermosensoren befinden sich in der Haut (nahe den basalen Epidermiszellen, ca. 1 Sensor/mm^2; periphere Thermosensoren), im Hypothalamus (v. a. im vorderen Hypothalamus und in der präoptischen Region; **zentrale Thermo-**

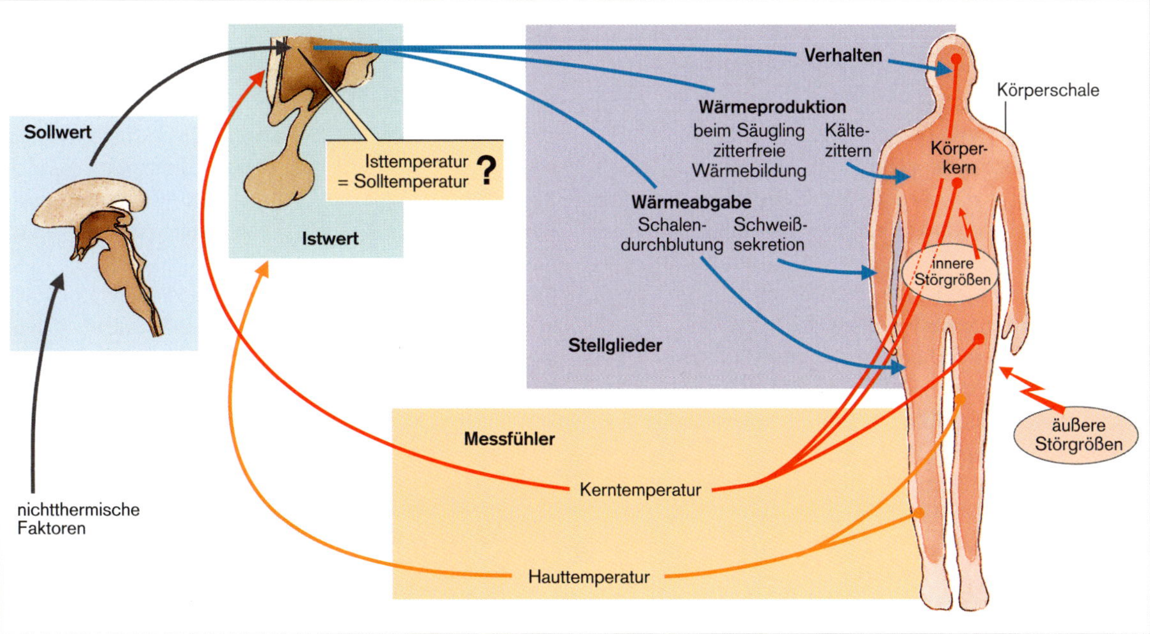

Abb. 13.9 Regelkreis der Temperaturregulation. Der Istwert der Körperkerntemperatur (gemessen an verschiedenen Orten im Kern) wird durch innere Störgrößen verändert, sodass der Regler (im Hypothalamus) eine Regelabweichung vom Sollwert registriert. Die daraus entstehenden Steuersignale aktivieren Stellglieder, die den Störgrößen entgegenwirken (negative Rückkopplung) und damit die Regelabweichung begrenzen. Äußere Störgrößen wirken primär auf die Haut.

sensoren) sowie in Abdominalorganen (z. B. Leber), Rückenmark und Hirnstamm.

▶ **Periphere Thermosensoren.** Zumindest bei den peripheren Thermosensoren handelt es sich um sog. PD-(Proportional/Differenzial-)Rezeptoren mit tonischer und phasischer Antwort (S. 750), d. h. sie liefern Information über die Hauttemperatur an sich sowie über die Geschwindigkeit von Temperaturänderungen. Funktionell lassen sich in der Haut Kalt- und Warmrezeptoren unterscheiden.

- Der Messbereich der peripheren **Kaltrezeptoren** erstreckt sich von 15 – 32 °C, die stärkste Antwort erhält man bei 25 °C (▶ Abb. 13.10). Manche der Kaltrezeptoren zeigen bei Temperaturen > 32 °C ein zweites Aktivitätsmaximum, wodurch sich evtl. „paradoxe" Kaltempfindungen bei hohen Temperaturen (heiße Badewanne!) erklären lassen. Die afferenten Fasern gehören zum Typ C und Aδ.
- Der Messbereich der peripheren **Warmrezeptoren** erstreckt sich von 30 – 45 °C mit einem Aktivitätsmaximum bei ca. 43 °C. Die afferenten Fasern sind vom C-Typ.

Die peripheren Thermosensoren erfassen die **Körperschalentemperatur** und damit indirekt die Umgebungstemperatur (die Sensorendichte im Gesicht ist höher als jene an den Extremitäten). Sie bilden ein Frühwarnsys-

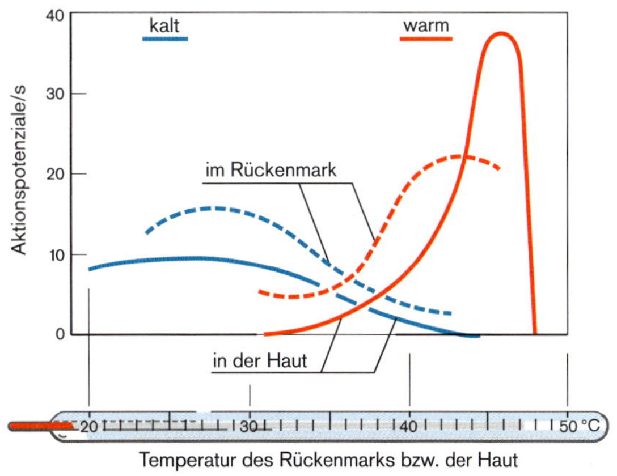

Abb. 13.10 Temperaturempfindliche Neurone in Rückenmark und Haut. Die statische Entladungsfrequenz (Ordinate) einzelner afferenter Neurone ist temperaturabhängig. Es gibt sowohl kaltempfindliche (steigende Frequenz bei sinkender Temperatur) als auch warmempfindliche Einheiten. (Die Zuordnungen „kalt" bzw. „warm" beziehen sich dabei auf die Frequenzantworten im mittleren Temperaturbereich von 30 – 40 °C.) Diese Neurone gelten als Afferenzen der Temperaturmessfühler des Körperkerns und der Haut. Hauttemperaturfühler besitzen außerdem eine ausgeprägte dynamische Empfindlichkeit gegenüber schnellen Temperaturänderungen (nach [6]).

tem, das drohende Störungen der Wärmebilanz bereits „ankündigt", bevor es zu einer Veränderung der Körperkerntemperatur gekommen ist. Diese **antizipatorische Regulation** ist deshalb von Bedeutung, weil sie es – unter Verwertung von Informationen aus der Körperschale – erlaubt, kältegegenregulatorische Antworten bereits „prophylaktisch" einzuleiten. Auf diese Weise kann die Isttemperatur über längere Dauer im Sollbereich (des Körperkerns!) „gehalten" werden, wogegen die Regulation durch Rückkopplung die Abweichungen vom Sollwert nur minimiert, aber nie vollständig aufhebt (s. u.).

Hautsensoren sind besonders für die **Kältegegenregulation** von Bedeutung. Die thermischen Afferenzen leiten die Information zum Rückenmark, wo sie einerseits über den kontralateralen Tractus spinothalamicus zum ventrobasalen Thalamus gelangen. Von dort werden sie zum limbischen System und sensorischen Kortex (Temperaturwahrnehmung) weitergeleitet. Andererseits gelangt die Information über den lateralen Ncl. parabrachialis zum Regulationszentrum im Hypothalamus. Aktivierung von Warmrezeptoren oder Hemmung von Kaltrezeptoren können zusätzlich eine reflektorische Vasodilatation über den Sympathikus auslösen.

▸ **Zentrale Thermosensoren.** Die zentralen Thermosensoren im Rückenmark, Hirnstamm und Hypothalamus (eine relativ lose verteilte Zellpopulation überwiegend in der Regio praeoptica) messen die Körperkerntemperatur. Etwa 10 % der Hypothalamusneurone sind thermosensitiv in dem Sinn, dass sie auf Kernkörpertemperaturschwankungen um ± 2–4 °C mit Änderungen des Membranwiderstandes reagieren. Insgesamt befinden sich im Hypothalamus mehr Warm- als Kaltrezeptoren, und die zentralen Thermosensoren sind besonders für die Wärmegegenregulation von Bedeutung (z. B. bei körperlicher Belastung).

13.6.2 Regulationszentrum

Der Hypothalamus misst nicht nur die Temperatur, sondern stellt auch das **Regulationszentrum** dar. Durch bisher nicht bekannte Mechanismen ist hier eine Solltemperatur codiert (ähnlich wie bei Thermostat-kontrollierten Zentralheizungen). Aufgabe dieses Zentrums ist es, die **Isttemperatur** mit der **Solltemperatur** zu vergleichen (▸ Abb. 13.9) und bei Abweichungen von mehr als ± 0,1 °C (**Interthreshold Range**) Effektormechanismen in Gang zu setzen (Regulation durch negative Rückkopplung).

Der Sollwert kann schwanken, z. B. in Abhängigkeit von der Tageszeit, vom Menstruationszyklus (s. o.) oder bei Erkrankungen (Fieber, s. u.). Außerdem passt der Hypothalamus die thermoregulatorischen Antworten anderen Funktionen des Organismus (z. B. körperliche Arbeit, Blutdruckregulation) an („Vermaschung" von Regelkreisen).

Obwohl seit dem späten 19. Jahrhundert ein **„Temperaturzentrum"** im Hypothalamus postuliert wird, wissen wir heute, dass es kein einzelnes anatomisch abgrenzbares Zentrum gibt, sondern es sich um ein funktionelles Zentrum im Sinne eines **Netzwerkes** von Neuronen verschiedener Abschnitte, u. a. des Hypothalamus, handelt. Möglicherweise gibt es auch keinen festgelegten „Sollwert", sondern einen physiologischen Aktivitätsbereich dieses Netzwerks, der konstant gehalten wird. Informationen über die periphere und zentrale Temperatur sowie über Entzündungsvorgänge werden zunächst in der medianen Regio praeoptica des Hypothalamus, die selbst auch Thermosensoren enthält, integriert und beeinflussen die Netzwerkaktivität. TRPM2-Kanäle sind molekulare Wärmesensoren einer Untergruppe von 10–20 % der dortigen Neurone. Die eingehenden Informationen werden gewichtet, sodass eine Temperaturänderung an peripheren Thermosensoren ca. 10-mal größer sein muss als an zentralen Thermosensoren, um eine gleich große Antwort auszulösen.

Über die mediale Regio praeoptica wird die Information an den dorsomedialen Hypthalamus weitergegeben, wodurch es letztendlich zu einer Erregung (via Glutamat, bei Kälte) oder Hemmung (via GABA, bei Wärme) serotonerger Neurone der rostralen Raphekerne im Hirnstamm kommt. Diese Neurone führen zu einer entsprechenden Aktivitätsänderung sympathischer Seitenhornneurone, sodass eine angemessene Thermoregulation (u. a. Anpassung der Thermogenese, Hautdruchblutung und Herztätigkeit) stattfindet. Zusätzlich moduliert die Regio praeoptica die TRH-Freisetzung und damit die Schilddrüsenfunktion sowie das Verhalten durch Weitergabe der Information an den lateralen Hypothalamus (homöostatische Motivationsinstanz).

Wahrscheinlich gibt es zusätzlich eine direkte Verbindung zwischen der medianen Regio praeoptica und dem dorsomedialen Hypthalamus, so dass auch unabhängig von der medialen Regio praeoptica Thermoregulation stattfinden kann.

13.6.3 Effektoren

Zu den **Effektormechanismen** der Thermoregulation gehören zunächst die überwiegend sympathisch vermittelten Veränderungen der **Hautdurchblutung**. Ausgehend von der Ruhedurchblutung kann diese im Bereich 0,5- bis 10-fach reguliert werden. Hautgefäße besitzen überwiegend α_1-Adrenozeptoren, die vasokonstriktorisch wirken. Vasodilatation erfolgt also durch nachlassende Sympathikusaktivität an den Gefäßen (S. 235).

Eine verminderte Hautdurchblutung bei äußerer Kältebelastung wird auch durch einen direkten Temperatureffekt auf die Hautgefäße bewirkt (**„lokale Antwort"**; möglicherweise werden die Gefäße empfindlicher für Adrenalin und Noradrenalin). Wenn die Hauttemperatur an den Akren jedoch unter 10 °C sinkt, wird die Vasokonstriktion im Abstand von etwa 20 min durch eine kurzdauernde Vasodilatation unterbrochen (**Lewis-Reaktion**). Sie beruht auf lokalmetabolischen Effekten (Akkumulation gefäßerweiternder Substanzen während der Vasokonstriktion) (S. 259) und sog. Axon"reflexen" (Freisetzung vasodilatorischer Substanzen aus gereizten afferenten C-Fasern, z. B. Substanz P und CGRP). Ihr Ziel ist es, dem Auftreten lokaler Erfrierungen entgegenzuwirken.

Bei extrem niedrigen Umgebungstemperaturen und ungenügenden Schutzmaßnahmen können in den peripheren Geweben Frostbeulen entstehen, die teils auf direkter Kälteeinwirkung, teils auf reaktiver Minderdurchblutung beruhen. Wenn es durch schonende Wundversorgung, ggf. in Kombination mit medikamentösen Maßnahmen zur Weitstellung der Gefäße und zur Auflösung von Thromben, nicht gelingt, die Durchblutung wiederherzustellen, droht eine Amputation der betroffenen Gliedmaßen[25].

Zur aktiven Wärmeabgabe durch Verdunstung (Evaporation) dienen die **Schweißdrüsen**, deren Aktivität durch den Sympathikus, und zwar ausnahmsweise über cholinerge Nervenendigungen, stimuliert wird (was übrigens auch zur Bildung von „kaltem Schweiß" beim Kreislaufschock führt). Außerdem geben die Schweißdrüsen selber vasodilatierende Faktoren (z. B. Bradykinin, VIP) ab, durch die unter Hitzeeinwirkung die lokale Hautdurchblutung maximal gesteigert wird.

Wie die Hautdurchblutung (s. o.) hängt auch die Schweißsekretion von lokalen Bedingungen ab; bei gegebenen Kerntemperaturen ist die Schweißsekretion in einem bestimmten Hautareal umso größer, je höher die lokale Temperatur ist.

Die aktive Wärmebildung erfolgt bei erwachsenen Menschen hauptsächlich über **Kontraktionen der quergestreiften Skelettmusklatur**, durch die die Stoffwechselrate kurzfristig bis auf das Fünffache des Grundumsatzes gesteigert (und über Stunden mindestens verdoppelt) werden kann, wobei es interindividuelle Unterschiede gibt, die auf der Ausstattung von Muskelfasern u. a. mit alpha-Actinin-3 beruhen. Neben willkürlichen Bewegungen sorgen eine Erhöhung des Grundtonus („steife" Kaumuskulatur bei Frost) sowie das Kältezittern, das jedoch wegen der Aufwirbelung der isolierenden Luftschicht an der Hautoberfläche weniger effizient ist, für zusätzliche Wärmebildung.

Dagegen stellt die chemische oder „zitterfreie" Thermogenese (***non-shivering thermogenesis*, NST**) im braunen Fettgewebe, die bei Neugeborenen wie bei den meisten kleinen Säugetieren an Stelle des Kältezitterns auftritt, eine sehr wirksame Form der Wärmebildung dar. Das **braune Fettgewebe** (*brown adipose tissue*, BAT) ist im Mediastinum und Retroperitoneum sowie in den Achselhöhlen und zwischen den Schulterblättern um die Blutgefäße herum angeordnet, wo es zu einer direkten Blutwärmung führt. Es zeichnet sich makroskopisch durch die namensgebende bräunliche Färbung und mikroskopisch durch eine plurivakuoläre Struktur (zahlreiche kleine Fettgewebszellen an Stelle des für weiße Fettgewebszellen typischen einen großen Fetttropfens) und einen ausgesprochenen Mitochondrienreichtum aus. Nach neueren Befunden scheint es nicht von weißen Fettgewebszellen abzustammen, sondern auf eine gemeinsame Vorläuferzelle mit der quergestreiften Skelettmuskulatur zurückzugehen[13]. Seine Heizwirkung beruht auf einer – durch ein besonderes Eiweiß (Uncoupling Protein, UCP1, auch „Thermogenin") vermittelten – Entkopplung der oxidativen Phosphorylierung, durch die die in den Mitochondrien produzierte Energie nicht in Form von ATP zwischengespeichert, sondern direkt als Wärme freigesetzt wird (▶ Abb. 13.11). Auslöser der Entkopplung ist eine vermehrte Bildung mitochondrialer Sauerstoffradikale, die u. a. durch Succinat gesteuert wird. Weiterhin spielt der Kreatin-Phosphorylierungs-Dephosphorlyierungs-Zyklus, der große Mengen ADP generiert und damit zu einer zusätzlichen, indirekten Entkopplung führt, eine wichtige Rolle. Neben Lipiden werden auch verzweigtkettige Aminosäuren als Energielieferanten verwendet. Mit der chemischen Thermogenese ist ein steiler Anstieg des Sauerstoffverbrauches verbunden. Obwohl die bei reifen Neugeborenen dominierende zitterfreie Wärmebildung normalerweise binnen des ersten Lebensjahres von dem Kältezittern abgelöst wird, ist auch bei erwachsenen Menschen funktionsfähiges braunes Fettgewebe, überwiegend diffus verteilt im weißen Fettgewebe, nachweisbar [19]. Interessanterweise ist dessen Aktivität bei adipösen Personen reduziert, sodass dem braunen Fettgewebe neuerdings auch eine Rolle für Gewichtsregulation und metabolische Gesundheit (u. a. durch die Verstoffwechselung verzweigtkettiger Aminosäuren) zugeschrieben wird [15]. Ein dritter, intermediärer Typ von Fettgewebe, der sowohl Fettspeicher- als auch Thermogenesefunktion hat, wird als **beiges Fettgewebe** bezeichnet. Beige Adipozyten treten verteilt im weißen Fettgewebe auf, von dem sie auch abstammen, und können bei Kältestress vermehrt von weißen Fettzellen transdifferenzieren. Die chemische Thermogenese, die bei Erwachsenen im Rahmen der Kälteakklimatisation unter Catecholamin- und Schilddrüsenhormoneinfluss (S. 618) verstärkt werden kann, findet wahrscheinlich vorwiegend im beigen Fettgewebe statt, das sowohl Lipide als auch Glukose verwendet [29].

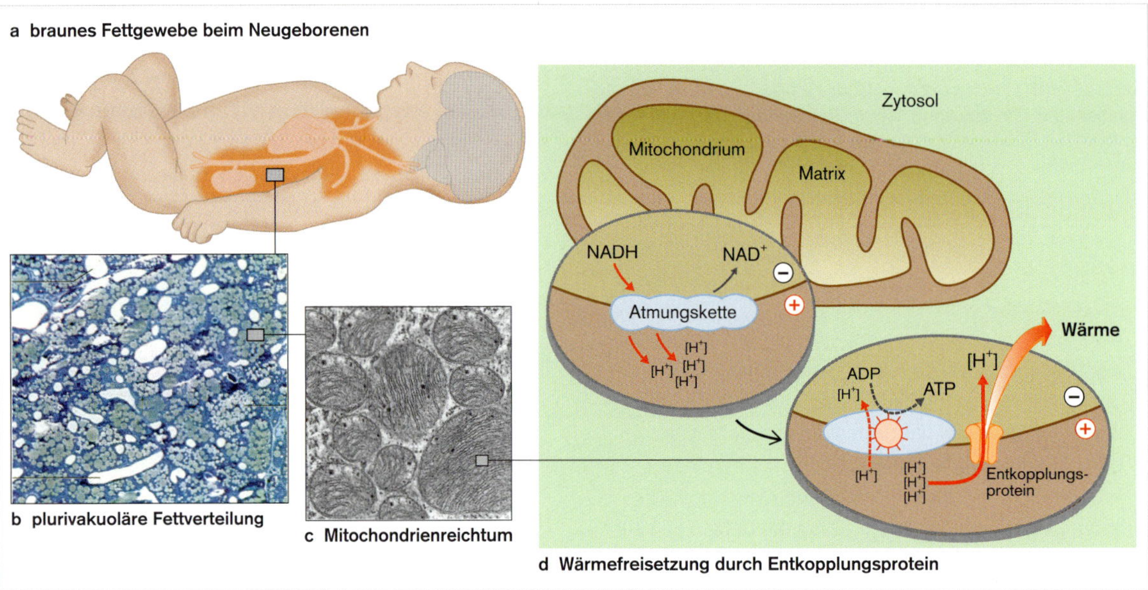

Abb. 13.11 Lokalisation, Struktur und Funktion des braunen Fettgewebes. (b und c aus Kühnel W, Taschenatlas Histologie, Thieme, 2014)

a Anordnung beim menschlichen Neugeborenen: Durch die unmittelbare Nähe zu großen Blutgefäßen wirkt das braune Fettgewebe als „Blutwärmer".

b Plurivakuoläre Fettverteilung im lichtmikroskopischen Bild.

c Mitochondrienreichtum im elektronenoptischen Bild.

d Entkopplung der oxidativen Phosphorylierung: Während der durch die Atmungskette aufgebaute Protonengradient über der inneren Mitochondrienmembran normalerweise die Synthese von ATP antreibt, kommt es durch das Entkopplungsprotein zu einem „Kurzschluss" mit direkter Freisetzung der elektrochemischen Energie in Form von Wärme.

13.6.4 Zusammenspiel der thermoregulatorischen Mechanismen

Bei der Thermoregulation handelt es sich um ein **hierarchisch aufgebautes System**, in dem verschiedene **Effektorsysteme**, die sich in der Evolution zunächst unabhängig voneinander entwickelt haben, unter der Führung einer **zentralen Kontrollinstanz** (Hypothalamus) zusammenarbeiten [26].

▸ **Anpassung des Verhaltens.** Die erste Stufe der Thermoregulation ist die Beeinflussung des Wärmehaushaltes durch Verhalten. Sie umfasst die Einnahme bestimmter **Körperhaltungen** (Verkleinerung der effektiven Körperoberfläche durch Zusammenkauern bei Kälte, Vergrößerung der effektiven Körperoberfläche durch Ausstrecken der Extremitäten bei Hitze), den Einsatz der **Willkürmotorik** (Umhergehen/Stillhalten bei Kälte/Hitze) sowie die **Gestaltung der Behausung** bzw. Auswahl der **Bekleidung**. Hierzu gehört auch die „soziale Thermoregulation" durch gegenseitiges Aneinanderdrängen mehrerer Individuen zu größeren Gruppen bei starker Kälteeinwirkung. Diese oder ähnliche Verhaltensmechanismen finden sich schon bei poikilothermen Organismen und werden daher oft – zu Unrecht – als „primitive" Form der Thermoregulation eingestuft.

▸ **Anpassung der Hautdurchblutung.** Ein weiterer wichtiger Baustein der Thermoregulation ist die Variabilität der Hautdurchblutung. Sie hat sich in der Evolution ursprünglich bei den Amphibien als zusätzlicher Mechanismus des Gasaustausches („Hautatmung") entwickelt, wird von den Reptilien hauptsächlich zur Wärmeaufnahme genutzt (sonnenbadende Krokodile!) und dient bei homöothermen Lebewesen zur **Regulation der Wärmeabgabe**. Eine wichtige Rolle spielt dabei das **Gegenstromprinzip**, demzufolge das in die Extremitäten strömende Blut über die den Arterien direkt benachbarten, tiefen Begleitvenen zum Körperkern zurückgeleitet wird. Dadurch wird die venöse Bluttemperatur bereits vor dem Eintritt in den Körperkern wieder angehoben oder – anders ausgedrückt – die mit dem arteriellen Blut transportierte Wärme wird, noch bevor sie in der Körperschale verlorengehen kann, teilweise zurückgewonnen („Wärmekurzschluss"). Bei **Wärmeexposition** (sonnenbadende Touristen!) kommt es dagegen zur **peripheren Vasodilatation** mit der Folge, dass das rückströmende Blut nun den Weg über oberflächliche Hautgefäße nimmt, wo es Wärme an die Umgebung verliert und ggf. durch die Schweißverdunstung „aktiv" gekühlt wird (▸ Abb. 13.4).

▶ **Anpassung der Wärmebildung.** Die „neue evolutive Errungenschaft" der homöothermen Organismen (Säugetiere, Vögel) ist – neben einem erhöhten Grundumsatz und einem entsprechend höheren Gradienten zwischen Körper- und Umgebungstemperatur – die **Autonomie** der Wärmebildung, d. h. dass zur Konstanthaltung der Körperkerntemperatur nicht nur die Wärmeabgabe, sondern auch die Wärmebildung unabhängig von der Willkürmotorik (s. o.) variiert werden kann (durch Kältezittern oder zitterfreie Thermogenese). Durch die reziproke Steigerung der Wärmebildung bei Drosselung der Wärmeabgabe – und umgekehrt – wird die Wirksamkeit der Thermoregulation wesentlich erhöht. Hauptprinzip der autonomen Regulation ist die **negative Rückkopplung** (S. 37), bei der eine Differenz zwischen Istwert und Sollwert der Kerntemperatur eine Regelantwort auslöst. Allerdings führt dies nie zu einer völligen Korrektur der geregelten Größe; dann nämlich wäre die Antwort beendet und der Störfaktor würde erneut eine Abweichung bewirken.

Kürzlich wurden neurophysiologische Mechanismen (u. a. Aktivierung von A1 Adenosin-Rezeptoren im Zentralnervensystem) entdeckt, die zu einer Umkehrung der üblichen thermoregulatorischen Reaktionen führen (Suppression statt Aktivierung der chemischen Thermogenese im braunen Fettgewebe bei Absenkung der Hauttemperatur; „thermoregulatory inversion"). Sie sollen der Fähigkeit mancher Säugetiere zugrundeliegen, in einen längeren saisonalen Winterschlaf (Hibernation) oder kürzeren täglichen Ruhezustand mit abgesenkter Körperkerntemperatur (Torpor) zu fallen [27].

▶ **Antizipatorische Regulation.** Zur Erhöhung der Regelstabilität dient die antizipatorische (vorausschauende) Regulation (regeltechnisch auch als „Störgrößenaufschaltung" bezeichnet), bei der durch **Aktivierung peripherer Kaltrezeptoren** thermoregulatorische Antworten bereits induziert werden, *bevor* es zu einer Absenkung der Körperkerntemperatur gekommen ist. Sie ist vor allem deshalb von Bedeutung, weil der Körper aufgrund des hohen Energieaufwandes zur Erwärmung von Wasser („spezifische Wärmekapazität") eine erhebliche „thermische Trägheit" aufweist, die ohne einen solchen vorausschauenden Regelmechanismus zu stärkeren Schwankungen der Körperkerntemperatur führen würde.

▶ **Vernetzung von Regelkreisen.** Eine weitere Besonderheit des hypothalamischen Thermostaten besteht schließlich darin, dass er **Informationen** von **anderen Funktionssystemen** des Organismus verarbeitet und bei seinen Regelantworten **berücksichtigt**. Durch diese Vermaschung von Regelkreisen wird etwa bei hypertoner Dehydratation (erhöhter Plasmaosmolalität) die Schweißsekretionsrate auch um den Preis eines gewissen Anstiegs der Körperkerntemperatur vermindert oder bei Wärmegegenregulation der periphere Gefäßwiderstand nicht so weit gesenkt, dass es zu einem kritischen Blutdruckabfall kommt.

13.7 Physiologie und Umwelt

13.7.1 Angenehmes Raumklima

Ein **Klima** wird als **komfortabel** definiert, wenn man kein anderes vorziehen würde. Die Faktoren der physikalischen Wärmebilanz (s. o.) bestimmen auch die Komfortempfindung. Da sich Kleidung und Wärmeproduktion dem Einfluss einer Klimaanlage entziehen, erscheint es verständlich, dass auch ein optimal klimatisierter Raum nicht alle Bewohner thermisch zufriedenstellt. Bei einem Kollektiv normal gekleideter Büromenschen erreicht die Quote der Zustimmung ihr Maximum (95 %), wenn die Luft- und Strahlungstemperatur 23 °C beträgt, die Windgeschwindigkeit sehr niedrig (< 0,1 m/s) ist und die relative Feuchte bei etwa 50 % liegt.

Im **Wasser** (Badewanne) liegt die Behaglichkeitstemperatur einer ruhenden erwachsenen Person zwischen 35 und 36 °C, da – bei der hohen Wärmeleitfähigkeit des Wassers – die Temperaturen von Wasser und Haut um nur 1 – 2 °C niedriger als die Kerntemperatur sein müssen, um einen ausgeglichenen inneren und äußeren Wärmetransport aufrechtzuerhalten. Bei körperlicher Betätigung (Schwimmen) sind entsprechend niedrigere Wassertemperaturen angemessen.

Schon wenn ein 70 kg schwerer Mensch sich bei leichter körperlicher Betätigung (Energieumsatz 150 W) in 32 °C „warmem" Wasser befindet, gehen pro Stunde mindestens 1450 kJ Wärme verloren (Hauttemperatur = 33 °C), sodass die Körpertemperatur um rund 1 °C pro 15 min sinken würde. Indem der drohenden Abnahme der Kerntemperatur durch Zunahme der körpereigenen Wärmebildung begegnet wird (der Energieumsatz steigt, s. ▶ Abb. 13.15), kann ein (unfreiwilliger) Aufenthalt in 32 °C warmem Wasser jedoch für mehrere Tage überlebt werden.

13.7.2 Ein Sauna-Besuch

In einer typischen finnischen Sauna liegt die Lufttemperatur bei etwa 80 °C. Zwar ist die relative Feuchte der Luft niedrig, aber dennoch ist der Wasserdampfdruck der Luft in der Regel höher als der maximale Wasserdampfdruck, der auf der Haut eingestellt werden kann (▶ Abb. 13.8), sodass **keine Verdunstung** mehr stattfindet und der Schweiß in Tropfenform abfließt. Damit sind alle Wege der Wärmeabgabe blockiert. Als entscheidender Faktor kommt eine erhebliche **Wärmeaufnahme durch Strahlung** hinzu. Unter diesen Bedingungen steigt die Kerntemperatur innerhalb der üblichen 10 Minuten auf etwa 39 °C an.

Aus entsprechenden Untersuchungen lässt sich abschätzen, dass die gesamte **Hautdurchblutung** dabei eine

Größenordnung von etwa **5 l/min** erreicht, sodass sich das **Herzzeitvolumen** gegenüber Ruhebedingungen nahezu **verdoppeln** muss. Die **Herzfrequenz** liegt dann bei etwa **130 min^{-1}**, und der diastolische Blutdruck sinkt aufgrund des niedrigeren peripheren Widerstands leicht ab. Diese Belastungen erfordern ein **intaktes Herz-Kreislauf-System**. Die Dehydratation ist in der Regel vergleichsweise gering, besonders dann, wenn die Phase der erhöhten Körpertemperatur und des Schwitzens durch ein anschließendes, kühles Bad schnell beendet wird.

13.7.3 Körperliche Arbeit/Training

Wie bereits erwähnt, steigen bei körperlicher Arbeit die Wärmebildung und dadurch die Körperkerntemperatur an. Der Wirkungsgrad körperlicher Arbeit übersteigt nur selten 20 %. Damit fällt etwa bei einer Dauerleistung von 100 W eine zusätzlich produzierte Wärme von mindestens 400 W an, die zur Haut transportiert und von dort an die Umgebung abgegeben werden muss, wenn sich eine stabile Kerntemperatur einstellen soll. Die **„Abfallwärme“ bei Arbeit** stellt für das Regelsystem eine innere Störgröße dar, deren Auswirkung die Merkmale einer Proportionalregelung durch Rückkopplung besonders deutlich werden lässt: Bei Arbeitsbeginn ist die Wärmeproduktion zunächst größer als die Wärmeabgabe. Die deshalb steigende Kerntemperatur aktiviert die Stellglieder der Wärmeabgabe, sodass Wärmeproduktion und Wärmeabgabe wieder gleich werden und sich die Kerntemperatur auf einem erhöhten Niveau stabilisiert.

Der neue Steady-State-Wert liegt umso höher, je höher die Leistung ist. Wenn die Leistung für die gegebenen Bedingungen der Wärmeabgabe (Lufttemperatur, Luftfeuchte, Windgeschwindigkeit) zu groß ist, wird der **innere Wärmetransport** kritisch. Die hohe Durchblutung der arbeitenden Muskulatur begrenzt den für die Hautdurchblutung zur Verfügung stehenden Anteil des Herzzeitvolumens, sodass sich ein Gleichgewicht von Wärmeabgabe und Wärmeproduktion nicht mehr einstellen lässt. Dann steigt die Kerntemperatur ständig weiter, sofern nicht – was freilich in der Regel geschieht – die Leistung zurückgenommen wird.

Der aktivitätsbegleitende Temperaturanstieg kann durch **Training** vermindert werden: Die „Schwitzschwelle“ wird abgesenkt, wodurch die Schweißproduktion bereits bei einer geringeren Erhöhung der Körperkerntemperatur einsetzt (▶ Abb. 13.12). Außerdem ist die Zunahme der Schweißproduktion bei steigender Körpertemperatur erhöht. Durch diese Mechanismen muss die Hautdurchblutung weniger stark ansteigen und ein größerer Teil des Herzzeitvolumens steht der Muskulatur zur Verfügung. Dehydrierung (▶ Abb. 13.13) hat einen gegenteiligen Effekt, da weniger Schweiß produziert werden kann.

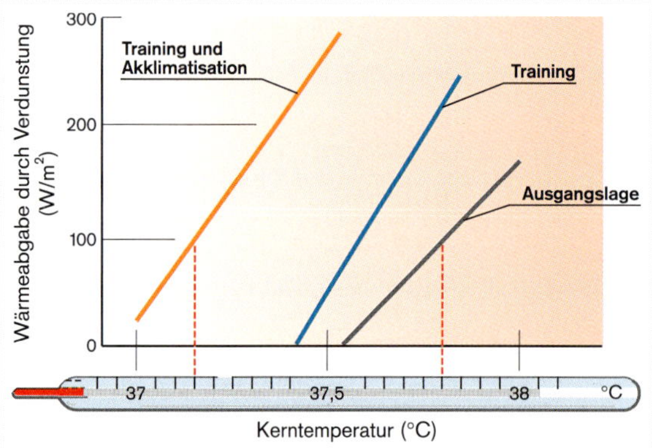

Abb. 13.12 Beziehung zwischen Kerntemperatur und Wärmeabgabe durch Verdunstung. Durch schweißtreibendes Training und wiederholte äußere Wärmebelastungen wird die Kennlinie der Schweißsekretion in einen niedrigeren Kerntemperaturbereich verschoben, sodass trainierte und akklimatisierte Personen eine zum Ausgleich der Wärmebilanz erforderliche Verdunstungswärmeabgabe bereits bei einer niedrigeren Körpertemperatur erreichen.

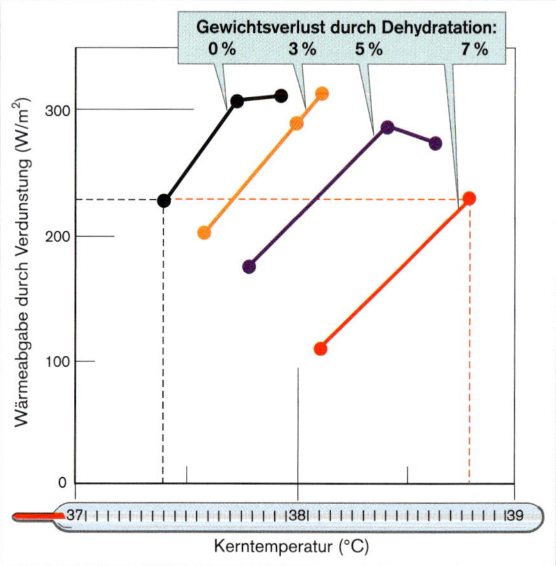

Abb. 13.13 Dehydratation hemmt das Schwitzen und erhöht damit den Kerntemperaturanstieg bei Wärmebelastung. Die Werte wurden bei akklimatisierten Versuchspersonen erhoben, die bei Wärmebelastung arbeiteten und die Aufnahme von Flüssigkeit variierten, sodass sich am folgenden Versuchstag unterschiedliche Grade von Dehydratation (Gewichtsverlust in % des Körpergewichts) ergaben. Zunehmende Dehydratation verschob die Beziehung zwischen Kerntemperatur und Wärmeabgabe durch Verdunstung nach rechts. Wie die gestrichelten Linien zeigen, reichte bei normalem Wasserbestand z. B. eine Kerntemperatur von 37,3 °C aus, um eine Wärmeabgabe von 230 W/m^2 einzustellen. Bei einer Dehydratation von 7 % musste die Kerntemperatur dagegen auf 38,8 °C steigen, um die gleiche Wärmeabgabe zu erzielen (nach [24]).

13.7.4 Neugeborene

Reife Neugeborene sind, obwohl sie bereits über alle thermoregulatorischen Mechanismen verfügen, durch ihre geringe Körpergröße und ihr entsprechend großes **Oberflächen/Volumen-Verhältnis** in stärkerem Maße von Wärmeverlusten bedroht als Erwachsene. In Anpassung daran verfügen sie über einen um den Faktor 2,5 höheren Grundumsatz, sodass die **Thermoneutraltemperatur** (= Temperaturbereich, in dem die Körpertemperatur ohne Gegenregulation konstant gehalten werden kann) mit rund 32 °C nicht so weit über dem Wert für Erwachsene von 28 – 30 °C liegt, wie man aufgrund des Körpergrößenunterschiedes erwarten würde. Allerdings steigt der Umsatz nach der Geburt erst innerhalb einiger Stunden bis Tage auf das höhere Niveau, sodass unmittelbar nach der Geburt noch sorgfältigere Schutzmaßnahmen erforderlich sind. Außerdem vermögen Neugeborene ihre Wärmebildung bei absinkenden Umgebungstemperaturen durch die chemische Thermogenese (S. 613) im **braunen Fettgewebe** stärker zu steigern als Erwachsene. Jedoch ist der maximale thermoregulatorische Stoffwechselanstieg („summit metabolism"), der bei unbekleideten Erwachsenen erst bei Umgebungstemperaturen zwischen 5 und 0 °C erreicht wird, bei Neugeborenen bereits bei 23 °C ausgeschöpft, sodass sie über einen **schmaleren Regelbereich** verfügen. Mit anderen Worten: Wird ein Neugeborenes bei einer Raumtemperatur von 23 °C ausgezogen, so bedeutet dies einen vergleichbaren oder größeren thermischen Stress, als wenn eine erwachsene Person sich bei Temperaturen von 0 °C unbekleidet im Freien aufhalten würde (▶ Abb. 13.14). Der Unterschied besteht darin, dass die erwachsene Person mit heftigem Kältezittern reagieren würde, während man die zitterfreie Thermogenese dem Neugeborenen nicht ansieht und nur durch Sauerstoffverbrauchsmessung registrieren könnte. Der stark ansteigende O_2-Verbrauch kann zu einem relativen Sauerstoffmangel mit metabolischer Azidose und sekundärer Verschlechterung der Lungendurchblutung führen, woraus sich die erhebliche Gefahr erklärt, die für Neugeborene (S. 709) von einer **Unterkühlung** (**Hypothermie**) ausgeht.

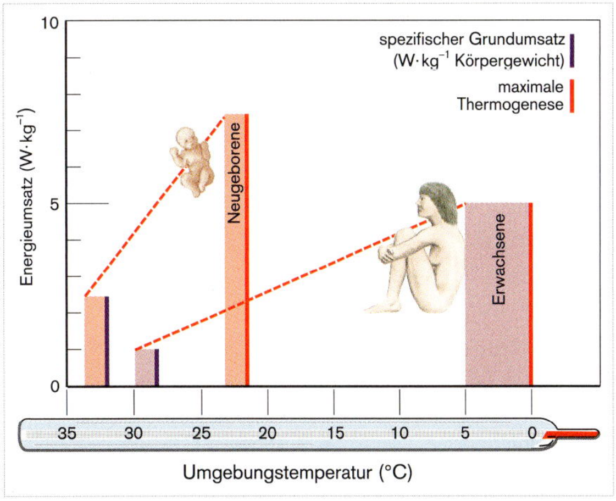

Abb. 13.14 Beziehung zwischen Umgebungstemperatur und Energieumsatz bei Neugeborenen und Erwachsenen. Bei (unbekleideten) Erwachsenen liegt die thermische Neutralzone, in der die Körpertemperatur allein durch den Grundumsatz aufrechterhalten werden kann, bei 28 – 30 °C. Mit sinkender Umgebungstemperatur kommt es zu einer Stoffwechselsteigerung (durch Kältezittern), die ihr Maximum (etwa das Fünffache des Grundumsatzes) bei Werten zwischen 5 und 0 °C erreicht. Bei Neugeborenen ist schon der spezifische (d. h. auf das Körpergewicht bezogene) Grundumsatz in Anpassung an das ungünstige Oberfläche-Volumen-Verhältnis etwa 2,5-mal so hoch wie bei Erwachsenen, die zugehörige thermische Neutralzone liegt bei 32 – 33 °C. Mit sinkender Umgebungstemperatur kommt es wegen der höheren Wärmeverluste zu einem steileren Stoffwechselanstieg (durch zitterfreie Thermogenese im braunen Fettgewebe), der sein Maximum (etwa das Dreifache des erhöhten Grundumsatzes) bereits bei rund 23 °C erreicht. Neugeborene haben also eine höhere Thermogenesekapazität, aber dennoch eine schmalere Regulationsbreite als Erwachsene.

Bei **Frühgeborenen** ist dieses Risiko noch höher, weil sie noch kleiner sind und über weniger weißes und braunes Fettgewebe (zur Isolation bzw. Wärmebildung) verfügen, weil der postnatale Grundumsatzanstieg langsamer erfolgt und weil durch die unvollständig verhornte Haut ein zusätzlicher evaporativer Wärmeverlust auftritt. Zur Prophylaxe einer Hypothermie muss daher nicht nur die Wärmezufuhr (durch beheizte Unterlagen, Wärmestrahler oder zirkulierende Warmluft im Inkubator) gesteigert, sondern vor allem der Wärmeverlust gemindert werden (durch Unterbindung von Luftzug, Vermeidung von radiativen Wärmeverlusten durch „Wandkälte" in ungenügend beheizten Räumen und durch Einwickeln in Plastikfolien oder aktive Befeuchtung des Inkubators zur Eindämmung der Evaporation).

13.7.5 Alte Menschen

Bei alten Menschen ist die maximale Thermoregulationsbreite ebenfalls eingeschränkt. Hierfür werden

- eine **beeinträchtigte Thermozeption** (durch Nachlassen der peripheren Thermosensorenfunktion mit verminderter antizipatorischer Regulation),
- eine **verminderte Wärmebildung** (durch den reduzierten Grundumsatz) sowie
- eine **verminderte Wärmeabgabe bei Belastung** (durch eine geringere kardiovaskuläre Reserve und durch Schweißdrüsenatrophie) verantwortlich gemacht.

Wenngleich sich hieraus gewisse Änderungen im subjektiven Komfortempfinden (leicht erhöhte Präferenztemperatur) und eine leichtere Störanfälligkeit durch extreme Umweltbedingungen ergeben (geringere Regulationsreserve), ist das alltägliche Thermoregulationsvermögen im Alter nicht grundsätzlich schlechter, solange es nicht durch akute (Dehydratation) oder chronische Erkrankungen (Herzinsuffizienz, Bettlägerigkeit) zusätzlich beeinträchtigt wird.

13.7.6 Akklimatisation

Durch **Wärmeakklimatisation** wird der Anstieg der Körperkerntemperatur bei gegebener Belastung in heißer Umgebung kleiner. Wie beim Training (s. o.) wird die „Schwitzschwelle" reduziert, d. h. die Schweißproduktion setzt bereits bei einer geringeren Erhöhung der Körperkerntemperatur ein. Wenn beispielsweise eine bestimmte Situation eine evaporative Wärmeabgabe von 100 W/m^2 erfordert, würde ein Nichtakklimatisierter diesen Wert etwa bei einer Kerntemperatur von 37,8 °C erreichen, während der Akklimatisierte bereits bei einer Kerntemperatur von 37,2 °C im Gleichgewicht sein könnte und sich entsprechend wohler fühlen würde (▶ Abb. 13.12). Außerdem kommt es zu gleichmäßigerer Schweißbildung am gesamten Körper. Diese Mechanismen steigern die Verdunstungsrate. Zusätzlich nimmt durch Hitzeakklimatisation auch die NaCl-Konzentration des Schweißes ab, sodass sich die Verluste immer mehr auf leichter ersetzbares „freies Wasser" beschränken und das Risiko von Elektrolytstörungen abnimmt. Akklimatisation kann nicht nur durch Aufenthalt in heißen Gegenden der Erde, sondern auch durch wiederholte willkürliche Erhöhung der Körpertemperatur (z. B. auf 38 °C für 1–2 Stunden) erreicht werden.

Die **Kälteakklimatisation** des zivilisierten Menschen beschränkt sich im Wesentlichen auf das Nachlassen der Kaltempfindung bei wiederholter Kältebelastung durch entsprechende Empfindlichkeitsverstellung der Temperatursensoren; dies gilt etwa für Berufsgruppen, die ihre Hände häufig in kaltes Wasser eintauchen (Fischer). Neuere Befunde deuten allerdings darauf hin, dass unter anhaltender Kälteexposition auch vermehrt sog. beiges Fettgewebe entsteht (S. 613). Bei bestimmten Naturvölkern ist darüber hinaus eine Toleranzentwicklung gegenüber einer intermittierenden leichten Absenkung der Körperkerntemperatur (z. B. in kalten Wüstennächten) beobachtet worden.

13.8 Hyperthermie, Hypothermie und Fieber

13.8.1 „Gefahr von außen"

Hyperthermie/Hitzschlag

Die Thermoregulation hat ihre Grenzen. Bei körperlicher Belastung in hoher Umgebungstemperatur und hoher Luftfeuchtigkeit ist die Wärmeabgabe durch Konvektion, Strahlung und Verdunstung vermindert. Die entscheidende Ursache für eine **pathologische Überwärmung** ist jedoch meist ein **Flüssigkeitsmangel**, der nicht nur die Fähigkeit zur Schweißsekretion einschränkt, sondern auch die Kreislaufregulation beeinträchtigt. Verschlimmert wird die Situation, wenn die Fähigkeit des Körpers zur Wärmeabgabe ohnehin gestört ist, wie z. B. **im höheren Lebensalter** oder bei **kardiovaskulären Erkrankungen**. Die unphysiologische Zunahme der Körperkerntemperatur führt zu einer starken peripheren Vasodilatation und relativen Hypovolämie, die durch die Kreislaufregulationsmechanismen nicht mehr kompensiert werden kann, sodass schließlich die Durchblutung des Gehirns nachlässt (**Hitzeerschöpfung**, **Hitzekollaps**). Ab ca. 41 °C kommt es zu Verwirrtheit und Bewusstlosigkeit (**Hitzschlag**). Am Ende können schwere Durchblutungsstörungen und thermische Schäden aller großen Organe einschließlich des Gehirns eintreten. Eine solche unregulierte Erhöhung der Körperkerntemperatur durch „Wärmestau" wird als **Hyperthermie** bezeichnet, im Gegensatz zum Fieber, welches als Folge einer Sollwertverschiebung auftritt (s. u.). Hyperthermie allein aufgrund von Wärmeaufnahme durch Strahlung oder Konvektion (z. B. in der Wüste) ist selten. Schatten und lockere Kleidung bieten hier einen guten Schutz.

Hypothermie

Als Hypothermie wird ein Abfall der Körperkerntemperatur **unter 36 °C** bezeichnet. Die häufigste Ursache der „unfallbedingten" **akzidentellen Hypothermie** (▶ Abb. 13.15) ist, neben Lawinenabgängen im Hochgebirge, der Sturz in kaltes Wasser (Badeunfall, dünne Eisdecke, Schiffbruch [21]). Die meisten Titanic-Opfer sind nicht ertrunken, sondern den „Kältetod" gestorben! Hierfür verantwortlich ist vor allem die hohe Wärmeleitfähigkeit von Wasser, die etwa 25-mal so hoch ist wie diejenige von Luft (s. o.). Einen prädisponierenden Faktor stellt auch Alkohol dar, durch den die Fähigkeit des Organismus zur Kältegegenregulation eingeschränkt wird, sodass alkoholisierte Personen im Winter schon bei Umgebungstemperaturen „erfrieren" können, die im nüchternen Zustand noch tolerabel wären.

Auf eine sich entwickelnde Hypothermie reagiert der Körper zunächst mit einer **peripheren Vasokonstriktion** (zur Minderung der Wärmeabgabe) und einer **Erhöhung des Energieumsatzes** (zur Steigerung der Wärmebildung). Sinkt die Körpertemperatur trotzdem weiter ab, kommt es zu einer Erschöpfung der Kältegegenregulation mit **Dämpfung des Atemantriebes** und zunehmender **Bewusstseinstrübung**. Unterhalb von 30 °C können **Herzrhythmusstörungen** bis hin zum Kammerflimmern auftreten. Bleibt dieses aus, entwickelt sich ein „Scheintod"-ähnlicher Zustand (mit lichtstarren Pupillen und stark verlangsamter Herz- und Atemfrequenz), bevor bei Temperaturen um 20 °C der endgültige kältebedingte Herzstillstand (Asystolie) eintritt (vgl. Tab. 13.1) (S. 606).

Bemerkenswerterweise haben Kinder nach Ertrinkungsunfällen in eiskalten Gewässern ungewöhnlich gute Wiederbelebungsaussichten, offenbar weil die Kältegegenregulation schneller überwunden wird, der Kreislauf (infolge einer geringeren Flimmerneigung des Herzens) länger erhalten bleibt und die Sauerstoffreserven (durch Zentralisation der Durchblutung auf die lebenswichtigen Organe, sog. „Tauchreflex") langsamer verbraucht werden; so kann sich eine schützende kältebedingte Stoffwechseldrosselung ausbilden, noch bevor ein ernsthafter Sauerstoffmangel auftritt [20].

Wird die **Kältegegenregulation** unterdrückt, so kommt es mit sinkender Körpertemperatur zu einer Drosselung der Stoffwechselrate. Nach dem van't Hoffschen Gesetz oder der sog. Reaktions-Geschwindigkeit-Temperatur-(RGT-)Regel nimmt die Reaktionsgeschwindigkeit aller biochemischen Vorgänge pro 10 °C Temperatursenkung um den Faktor 2,0 – 2,5 (sog. Q 10-Wert) ab. Die kältebedingte Umsatzreduktion senkt den Sauerstoffverbrauch und erhöht damit die Hypoxietoleranz.

Zur gezielten Ausnutzung dieses Effektes wird in der Herz- und Neurochirurgie die Kältegegenregulation mittels geeigneter Narkoseverfahren ausgeschaltet und eine **induzierte Hypothermie** (▶ Abb. 13.15) eingeleitet, um eine vorübergehende Unterbrechung der Blutversorgung des Herzens und des Gehirns zu ermöglichen; ebenso bildet die Abkühlung einen wichtigen Faktor der **Organkonservierung** zu Transplantationszwecken.

Darüber hinaus kommt die Hypothermie *nach* schwerem Sauerstoffmangel unter der Geburt (perinatale Asphyxie) zur Anwendung. Der Hintergrund für diese „therapeutische Hypothermie" besteht darin, dass es bei Sauerstoffmangel (Hypoxie) bzw. Kreislaufstillstand (Ischämie) nicht nur zu einem akuten Zelluntergang (Nekrose), sondern auch nach wiederhergestellter Durchblutung, u. a. durch Freisetzung toxischer Sauerstoffradikale, zu einem programmierten Zelltod (Apoptose) kommt. Durch eine zwei- bis dreitägige kontrollierte Absenkung der Körpertemperatur auf Werte um 33 – 34 °C versucht man, diesen „posthypoxischen Reperfusionsschaden" einzudämmen und so die hypoxisch-ischämische Enzephalopathie (HIE) abzumildern [28]. In ähnlicher Weise wird in der neuroprotektiven Intensivbehandlung nach Herz-Kreislauf-Stillstand oder Schlaganfall eine strikte Normothermie angestrebt („*targeted temperature management*"), um einer durch Fieber oder Hyperthermie bedingten Aggravierung neurologischer Folgeschäden zuvorzukommen [17].

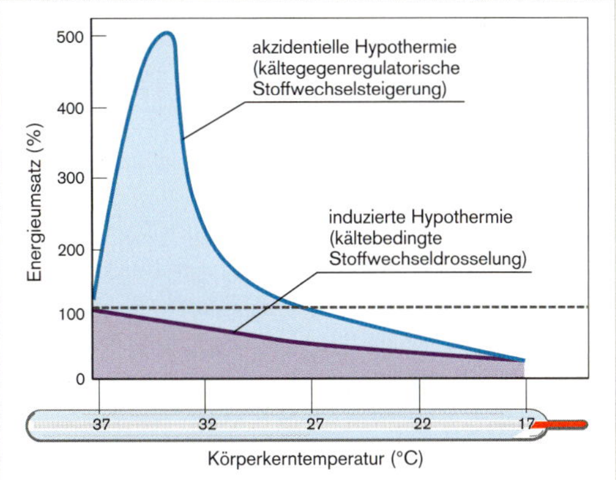

Abb. 13.15 Metabolischer Unterschied zwischen akzidenteller und induzierter Hypothermie. Bei Lawinen- oder Ertrinkungsunfällen (akzidentelle Hypothermie) setzt zunächst eine maximale kältgegenregulatorische Stoffwechselsteigerung ein, bevor – mit zunehmender metabolischer Erschöpfung – die Körperkerntemperatur absinkt. Dagegen kommt es nach Ausschaltung der Kältegegenregulation durch Narkose (induzierte Hypothermie) zu einer direkt kältebedingten Stoffwechseldrosselung, die auch die Toleranz gegenüber Sauerstoffmangel erhöht; dies wird beispielsweise bei großen Herzoperationen ausgenutzt.

13

13.8.2 „Gefahr von innen"

Fieber

Bei Fieber handelt es sich um eine **regulierte Hyperthermie**, ausgelöst durch verschiedenste Erkrankungen. Der Grundmechanismus besteht in einer **Erhöhung des Sollwertes der Körperkerntemperatur** durch Botenstoffe des Immunsystems (**Zytokine**) (▶ Abb. 13.16). Stimulation von Makrophagen oder Lymphozyten durch Krankheitserreger oder andere Fremdstoffe („Pyrogene") führt zur vermehrten Freisetzung solcher Zytokine (hauptsächlich Interleukin-1β, aber auch andere, wie z. B. Interleukin-6, Tumornekrosefaktor-α, Interferon-α), die neben der Immunantwort auch die Temperaturregulation beeinflussen. **Interleukin-1β** bindet an Rezeptoren im Organum vasculorum laminae terminalis (OVLT; in der Wand des III. Ventrikels, oberhalb des Chiasma opticum) und führt zur Freisetzung von **Prostaglandin** E_2 (PGE_2). PGE_2 gelangt in den Hypothalamus (vorderer Hypothalamus und präoptische Region), wo es zu einer Erhöhung des Temperatursollwertes führt. Möglicherweise steigt – wie bei Entzündungen der Hirnhäute und des Gehirns – auch der Interleukin-1β-Spiegel im Hypothalamus selbst und erhöht dort die lokale Freisetzung von Prostaglandin E_2. Bei der Erhöhung des Temperatursollwertes scheint die Hemmung von Warm- und Stimulation von Kaltrezeptoren eine Rolle zu spielen.

Bei den **hereditären periodischen Fiebersyndromen** (z. B. familiäres Mittelmeerfieber) kommt es auch ohne zugrundeliegende Infektionen durch spontane Freisetzung von Entzündungsmediatoren zu rekurrierenden Fieberschüben bei sonst gesunden Personen.

Sobald der Sollwert erhöht ist, wird die zuvor „normale" Körperkerntemperatur als „zu kalt" empfunden („Frösteln") und die Wärmeabgabe vermindert (periphere Vasokonstriktion, „eiskalte Finger") sowie die Wärmebildung gesteigert (Kältezittern, „Schüttelfrost"), um den neuen Sollwert zu erreichen. Nach Abklingen der Entzündungsreaktion und Normalisierung des Sollwertes löst die erhöhte Körperkerntemperatur dann entsprechende Gegenreaktionen (periphere Vasodilatation, „Schweißausbruch") aus, um wieder zum Ausgangswert zurückzukehren.

Hat Fieber einen Sinn? Da bekannt ist, dass Fieber das Überleben von Infektionen bei manchen Tierarten begünstigt, wird angenommen, dass es, möglicherweise durch Stimulation der Lymphozytenproliferation und der Antikörperbildung, die Immunabwehr fördert [16]. Evtl. wird auch das Bakterienwachstum gehemmt. Allerdings kann hohes Fieber, besonders bei raschen Schwankungen der Körpertemperatur, auch zu erheblichen Kreislaufbelastungen und bei Überschreiten einer Obergrenze (ca. 42 – 43 °C) sogar zu zerebralen Schäden führen.

Ein rascher Fieberanstieg, wie er vor allem in den ersten Lebensjahren typisch ist, kann bei manchen Kindern, die eine entsprechende Veranlagung (erniedrigte Krampfschwelle) aufweisen, zur Auslösung von kurzen epileptischen Anfällen führen. Solche Fieberkrämpfe hinterlassen, sofern sie nicht gehäuft auftreten, keine neurologischen Folgeschäden; die Neigung verschwindet im Allgemeinen mit zunehmendem Alter.

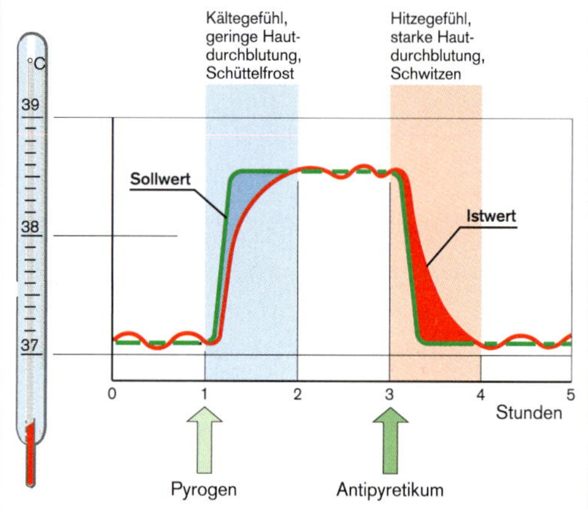

Abb. 13.16 Sollwertverstellung im Fieber. Durch Pyrogene wird der Sollwert auf einen höheren Wert verstellt. Die resultierende Regelabweichung (dunkelblaue Fläche) aktiviert die Kältegegenregulation. Vereinfachend nehmen wir an, dass die Einnahme eines fiebersenkenden Medikaments (Antipyretikum) den Sollwert schnell normalisiert. Dann ergibt sich wiederum eine Regelabweichung (dunkelrote Fläche), aus der eine Aktivierung der Wärmeabgabe folgt.

Maligne Hyperthermie

Eine gefährliche Form der gestörten Thermoregulation ist die (seltene) maligne Hyperthermie [23]. Hierbei liegen **Mutationen des Ryanodinrezeptors-1** in der Skelettmuskulatur (S. 150) vor. Bei bestimmten Narkoseformen kommt es dort zu **unkontrollierter Ca^{2+}-Freisetzung** aus intrazellulären Speichern (gefolgt von aktivem Rücktransport) und damit zu stark überschießender Wärmebildung. Die Stoffwechselentgleisung äußert sich noch vor dem Anstieg der Körperkerntemperatur in einer dramatischen Zunahme des O_2-Verbrauchs und der CO_2-Produktion und führt nicht nur zu lokalen Schäden der Skelettmuskulatur (Rhabdomyolyse), sondern auch – gemeinsam mit der vergeblichen Wärmegegenregulation – zu einer kritischen Herz-Kreislauf-Belastung. Die entscheidende Therapie besteht neben der sofortigen Beendigung der Narkose und aktiven Kühlmaßnahmen in der Gabe eines Medikaments, das den zytosolischen Ca^{2+}-Spiegel senkt (Dantrolen).

Zusammenfassung Kap. 13

Temperaturregulation und Wärmehaushalt

Konstanthaltung der Körpertemperatur

Die **Homöothermie**, d. h. die Aufrechterhaltung der Körperkerntemperatur in relativ engen Grenzen („Konstanz"), macht unseren Körper unabhängiger von der Umwelt und deren Temperaturschwankungen. Die Geschwindigkeit chemischer Reaktionen, und damit letztendlich alle Vorgänge in unserem Körper, hängen von der Temperatur ab (in der Regel steigt die Geschwindigkeit mit der Temperatur). Dies bedeutet, dass die Homöothermie einen wesentlichen Bestandteil des konstanten „inneren Milieus" (Homöostase) darstellt. Sie setzt die **Gleichheit** von **Wärmeproduktion** und **Wärmeabgabe** voraus. Wenn innere oder äußere Störungen eine dieser beiden Größen verändern, wird die andere so nachgeführt, sodass sich ein neues Gleichgewicht einstellt. Signale aus **Temperaturmessfühlern** im Körperkern und in der Haut bilden die Eingangsgrößen dieser Regelung, die vom **Hypothalamus** kontrolliert wird. Neben Verhaltensanpassungen sind es vor allem die Wärmeabgabe über die „Körperschale" (**Durchblutung**, **Schweißsekretion**) und die Wärmebildung in der Skelettmuskulatur (**Kältezittern**) oder im braunen Fettgewebe (**zitterfreie, chemische Thermogenese**), die zur Konstanthaltung der Körpertemperatur eingesetzt werden.

Wärmebildung und Transfer im Körper

Unter Ruhebedingungen erfolgt die Wärmeproduktion vornehmlich im Körperkern. Mit dem **Blut** wird die Wärme zur Haut transportiert (**innere Wärmeübertragung**) und von dort aus an die **Umgebung** abgegeben (**äußere Wärmeabgabe**). Bei körperlicher Belastung wird in der Muskulatur entstandene Wärme auch ins Körperinnere transportiert und führt zu einer Anhebung der Körperkerntemperatur.

Wärmeaustausch mit der Umgebung

Es gibt verschiedene Formen der äußeren Wärmeabgabe. Im Wesentlichen spielen drei Mechanismen eine Rolle: **Konvektion**, **Strahlung**, und **Verdunstung** (Wärmeleitung hat unter alltäglichen Umständen nur eine untergeordnete Bedeutung). Diese Formen der Wärmeabgabe folgen bekannten Gesetzmäßigkeiten und ändern sich **proportional zur Austauschfläche** sowie zum jeweiligen **Gradienten**:

- Bei der **Konvektion** ist die Temperaturdifferenz zu dem umgebenden Medium, z. B. Luft oder Wasser, entscheidend,
- bei der **Strahlung** die Temperaturdifferenz zwischen zwei Oberflächen, z. B. zwischen dem Körper eines Menschen und der Wand eines Raumes.
- Dagegen ist für die **Verdunstung** die Wasserdampfdruckdifferenz zwischen der Körperoberfläche und der Umgebungsluft maßgeblich; diese hängt von der Lufttemperatur und der relativen Feuchte ab.

Thermoregulation

Wenn Klimatisierung und Kleidung versagen, müssen **autonome Mechanismen** den Körperkern thermostatisieren. **Zentrale** und **periphere Thermosensoren** liefern Informationen über die Körper- und Umgebungstemperatur an das Regulationszentrum im **Hypothalamus**, der diese Informationen mit dem Sollwert vergleicht und bei Bedarf mittels Effektoren gegensteuert (Thermoregulation durch **negative Rückkopplung**):

- Bei **Abkühlung** kommt es zur Verminderung der Hautdurchblutung und Erhöhung der Wärmeproduktion.

- Bei **Erwärmung** nehmen Hautdurchblutung und Schweißsekretion zu.

Dabei werden durch Aktivierung **peripherer Thermosensoren** thermoregulatorische Antworten bereits induziert, bevor es zu einer Veränderung der Körperkerntemperatur kommt (**antizipatorische Regulation oder „Störgrößenaufschaltung"**), wodurch eine besonders hohe Konstanz der Körperkerntemperatur erzielt wird.

Angewandte Thermoregulation und Pathophysiologie
Wenn trotz maximaler Aktivität der Stellglieder die Kerntemperatur nicht stabilisiert werden kann, werden die Grenzen der Regelung überschritten (z. B. Lawinen- oder Ertrinkungsunfälle, schwere körperliche Belastung, Sauna-Besuche). Es resultieren dann **Hypothermie** oder **Hyperthermie**. Im Extremfall führen diese zum Tod. Durch **Wärmeakklimatisation** (und ggf. auch Kälteakklimatisation) kann der jeweilige Regelbereich erweitert werden.

Bei **kleinen Kindern** und **alten Menschen** ist der Regelbereich schmaler, sodass bei Belastung schneller eine Abweichung von der Normothermie auftreten kann. Hierfür werden Unterschiede im Oberfläche/Volumen-Verhältnis, in der Wärmebildung und Wärmeabgabe, der Thermozeption und der kardiovaskulären Reserve verantwortlich gemacht.

Wird der Sollwert der Körperkerntemperatur durch Einwirkung von **Entzündungsmediatoren** auf den Hypothalamus nach oben verstellt, so wird die Isttemperatur nachgefahren und es entsteht **Fieber**.

Zum Weiterlesen...

[1] Blatteis CM (ed.). Physiology and Pathophysiology of Temperature Regulation. Singapore: World Scientific; 1998.
[2] Bligh J, Voigt K (eds.). Thermoreception and temperature regulation. Berlin: Springer; 2011.
[3] Boron WF, Boulpaep EL. Medical Physiology. 3rd ed. Philadelphia: Saunders; 2016.
[4] Cisneros AB, Goins BL (eds.). Body Temperature Regulation. Hauppauge: Nova Science Publishers Inc; 2009.
[5] Hall JE, Hall ME. Guyton and Hall Textbook of Medical Physiology. 14th ed. Philadelphia: Saunders; 2020.
[6] Jessen C. Temperature Regulation in Humans and Other Mammals. Berlin: Springer; 2001.
[7] Morrison S.F., Nakamura K. Central Mechanisms for Thermoregulation. Annu. Rev. Physiol. 2019. 81:285–308
[8] Okken A, Koch J (eds.). Thermoregulation of Sick and Low Birth Weight Neonates: Temperature Control, Temperature Monitoring, Thermal Environment. Berlin: Springer; 1995.
[9] Polin RA, Abman SH, Rowitch DH, Benitz WE, Fox WW (eds.). Fetal and Neonatal Physiology. 5th ed., 2 Vols. Philadelphia: Elsevier Saunders; 2017
[10] Romanovsky AA (ed): Thermoregulation: From Basic Neuroscience to Clinical Neurology Part I/Part II. Handb Clin Neurol. 2018; 156/157: 2–477/2–895.
[11] Silbernagl S, Lang F. Taschenatlas der Pathophysiologie. 5. Aufl. Stuttgart: Thieme; 2018.
[12] Singer D, van der Meer F, Perez A. What Is the Right Temperature for a Neonate? In: Herting E, Kiess W (eds). Innovations and Frontiers in Neonatology. Pediatr Adolesc Med. Basel, Karger, 2020, vol 22, pp 95–111.

▸ ... und noch weiter

[13] Cannon B, Nedergaard J. Neither fat nor flesh. Nature 2008; 454: 947–948.
[14] Clapham JC. Central control of thermogenesis. Neuropharmacology. 2012; 63: 111–123.
[15] Cypess AM. Reassessing Human Adipose Tissue. N Engl J Med. 2022; 386: 768–779.
[16] Evans SS, Repasky EA, Fisher DT. Fever and the thermal regulation of immunity: the immune system feels the heat. Nat Rev Immunol. 2015; 15: 335–349.
[17] Kainz E, Fischer M. Gezieltes Temperaturmanagement nach Reanimation. Anaesthesist 2022; 71: 85–93.
[18] Nakamura K. Central circuitries for body temperature regulation and fever. Am J Physiol Regul Integr Comp Physiol. 2011; 301: R1207–1228.
[19] Nedergaard J, Bengtsson T, Cannon B. Unexpected evidence for active brown adipose tissue in adult humans. Am J Physiol Endocrinol Metab 2007; 293: E444-E452.
[20] Olfe J, Gottschalk U, Singer D: Ertrinkungsunfälle bei Kindern und Jugendlichen. Notfallmedizin up2date 2018; 13: 187–207.
[21] Paal P, Pasquier M, Darocha T, et al. Accidental Hypothermia: 2021 Update. Int J Environ Res Public Health. 2022; 19(1):501 (doi: 10.3390/ijerph19010501).
[22] Protsiv M, Ley C, Lankester J, Hastie T, Parsonnet J. Decreasing human body temperature in the United States since the industrial revolution. Elife. 2020; 9:e49555.
[23] Rosenberg H, Pollock N, Schiemann A, Bulger T, Stowell K. Malignant hyperthermia: a review. Orphanet J Rare Dis 2015; 10: 93 (doi: 10.1186/s13023-015-0310-1)
[24] Sawka MN, Young AJ, Francesconi RP, Muza SR, Pandolf KB. Thermoregulatory and blood responses during exercise at graded hypohydration levels. J appl Physiol. 1985; 59: 1394–1401.
[25] Sheridan RL, Goverman JM, Walker TG. Diagnosis and treatment of frostbite. N Engl J Med. 2022; 386: 2213–2220.
[26] Singer D. Warum 37 °C? Evolutionäre Grundlagen der Thermoregulation. Anästhesist 2007; 56: 899–906.
[27] Tupone D, Cano G, Morrison SF. Thermoregulatory inversion: a novel thermoregulatory paradigm. Am J Physiol Regul Integr Comp Physiol. 2017; 312: R779-R786.
[28] Wassink G, Davidson JO, Dhillon SK, et al. Therapeutic hypothermia in neonatal hypoxic-ischemic encephalopathy. Curr Neurol Neurosci Rep. 2019; 19(2):2 (doi: 10.1007/s11910-019-0916-0).
[29] Wu J, Boström P, Sparks LM et al. Beige adipocytes are a distinct type of thermogenic fat cell in mouse and human. Cell 2012; 150: 366–376.

Danksagung

Die Autoren möchten an den Temperaturphysiologen Prof. Claus Jessen (1935-2015) erinnern, der als früherer Verfasser den Grundstein zu diesem Kapitel gelegt hat.

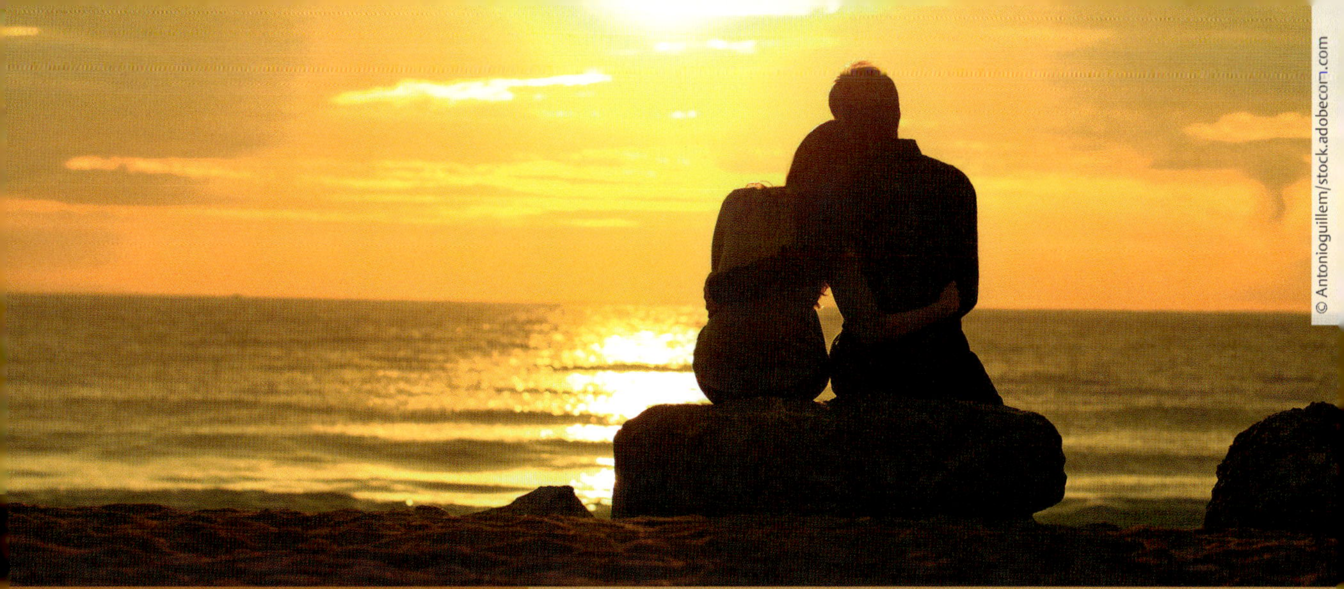

Kapitel 14

Endokrines System

14 Endokrines System

Ralf Paschke

14.1 Die Störung hormoneller Systeme führt zu Krankheiten

B

Die Klinik der Endokrinologie bietet besonders anschauliche Beispiele dafür, wie Störungen der normalen Funktion zu Krankheiten führen, wie diese basiernd auf Kenntnissen der Physiologie diagnostiziert und schließlich auch therapiert werden können. Als **Hypofunktion** wird ein Zustand bezeichnet, bei dem das entsprechende Hormon (oder Hormonsystem) in verminderter Quantität oder Qualität an der Effektorzelle zur Verfügung steht (Störung übergeordneter Releasinghormone, Biosynthesestörung oder Zerstörung von endokrinen Zellen) oder hier eine verminderte oder vermehrte Wirkung hervorruft (Rezeptor- oder Signaltransduktions-Defekt). Die mannigfaltigen Ursachen hierfür sind in ▶ Abb. 14.1 aufgeführt. Von einer endokrinen **Hyperfunktion** spricht man, wenn der Hormoneffekt pathologisch gesteigert auftritt. Hyperfunktionen werden meist verursacht durch eine vermehrte Hormonproduktion in gutartigen Tumoren (Adenomen) und seltener in Karzinomen. Sonderformen sind die Überfunktion der Schilddrüse. die durch stimulierende Autoantikörper oder mutationsbedingte Anschaltung von Rezeptoren hervorgerufen wird sowie K^+-Kanalmutationen beim primären Hyperaldosteronismus.

Überfunktionen und auch Unterfunktionen bestimmter Hormonsysteme können schwere Krankheiten hervorrufen. So sind sowohl die Unterfunktion der Nebennierenrinde (Morbus Addison) als auch deren Überfunktion (Cushing-Syndrom) lebensbedrohliche Erkrankungen. Fehlende Hormone bei einer Hypofunktion können heute durch synthetische Präparate ersetzt werden; diese erlauben die erfolgreiche Substitutionstherapie wie die Injektion von Insulin beim Diabetes mellitus oder die orale Gabe von Schilddrüsenhormonen.

Andere endokrine Störungen haben ihre Ursache in einer pathologischen Regulation ihrer Sekretion. So kommt es beim Fehlen der typischen pulsatilen Sekretion des hypothalamischen Relasing-Hormons GnRH, das die Gonadotropine LH und FSH stimuliert, nicht zu einer Ovulation, obwohl die Hormonspiegel „normal hoch" erscheinen. Diese Fehlfunktion kann durch Injektion von GnRH mit einer dem endogenen Rhythmus folgenden Pumpe behoben werden.

14.2 Allgemeine Endokrinologie: Was sind Hormone, wozu dienen sie und wo werden sie gebildet

▶ **Funktion.** Das Endokrine System und das Nervensystem sind die wichtigsten Informations- und Kommunikationssysteme zur Abstimmung der verschieden spezialisierten Zellen und Gewebe des Organismus. **Endokrin** bedeutet interne oder innere Sekretion von biologisch aktiven Substanzen – im Gegensatz zu **exokrin**, was die Sekretion hin zur Körperoberfläche (z. B. Schweiß) oder in Gänge, welche in den Verdauungs-, Respirations- oder Genitaltrakt führen, charakterisiert. Das endokrine System verwendet die innere Sekretion von Hormonen in den Blutkreislauf zur **Informationsübertragung** an Zielzellen, welche für die jeweiligen Hormone passende Rezeptoren aufweisen. Dieses System der inneren Hormonsekretion wird durch komplexe Mechanismen gesteuert, welche Synthese, Freisetzung, Transport, Metabolismus und Aktivität der Hormone sowie die Aktivität der Rezeptoren regulieren. Das endokrine System hat komplexe Interaktionen mit dem Nerven- und Immunsystem sowie weit verzweigte Wirkungen auf Entwicklung, Wachstum und Stoffwechsel. Jede Zelle kann **Mediatoren** abgeben, mit welchen sie andere Zellen beeinflussen kann. Hormone sind also chemische Substanzen, welche als Nachrichtenüberträger fungieren. Es besteht ein fließender Übergang von Hormonen zu Mediatoren, welche in nicht spezialisierten Zellen gebildet werden. Sowohl Proteine als auch Peptide, Aminosäurenanaloga und -derivate, Steroide, Lipide, Fettsäuren, Eicosanoide und Vitamine können als Hormone wirken. Neue Hormone werden weiterhin entdeckt und führen somit zu einer raschen Weiterentwicklung der Endokrinologie.

▶ **Syntheseorte.** Die hormonproduzierenden Zellen können entweder eine endokrine Drüse bilden oder als Einzelzellen in verschiedenen Organen verteilt sein (▶ Abb. 14.2). Im letzteren Falle spricht man von diffusen endokrinen Systemen. „Klassische" Hormondrüsen sind die Adenohypophyse, die Schilddrüse, die Epithelkörperchen (oder Nebenschilddrüse), die Nebenniere, das endokrine Pankreas sowie die Gonaden Ovar und Testis. Die Produkte dieser endokrinen Drüsen werden als glandulä-

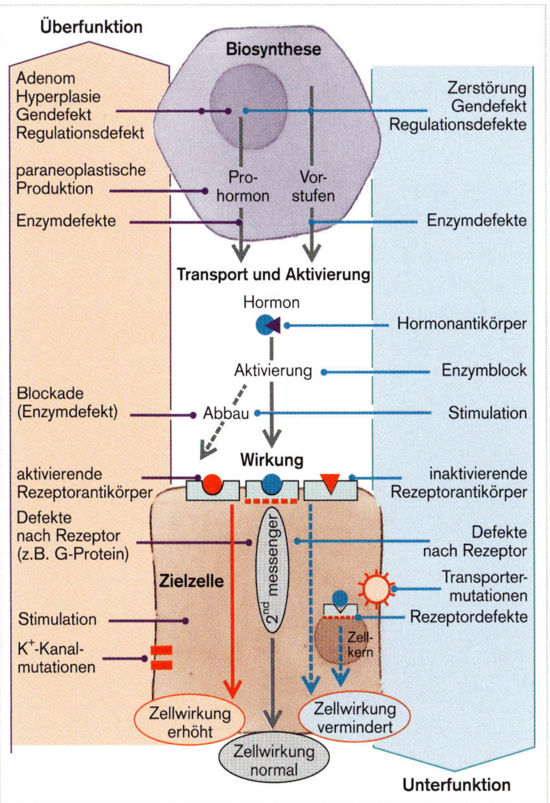

Abb. 14.1 Pathogeneseprinzipien bei Überfunktion und Unterfunktion von hormonellen Systemen. Auf allen Ebenen der Hormonwirkung, vom Gen bis zum Abbau des Hormons, können klinisch wichtige Störungen eintreten. Diese Störungen unterliegen dann meist nicht mehr der physiologischen Regulation in den Hormonsystemen und führen so entweder zu einer Überfunktion oder Unterfunktion des geschädigten hormonellen Systems. Eine besondere Form der Störung im endokrinen System ist die Hormonproduktion durch Zellen maligner Tumoren (paraneoplastische Hormonsekretion).

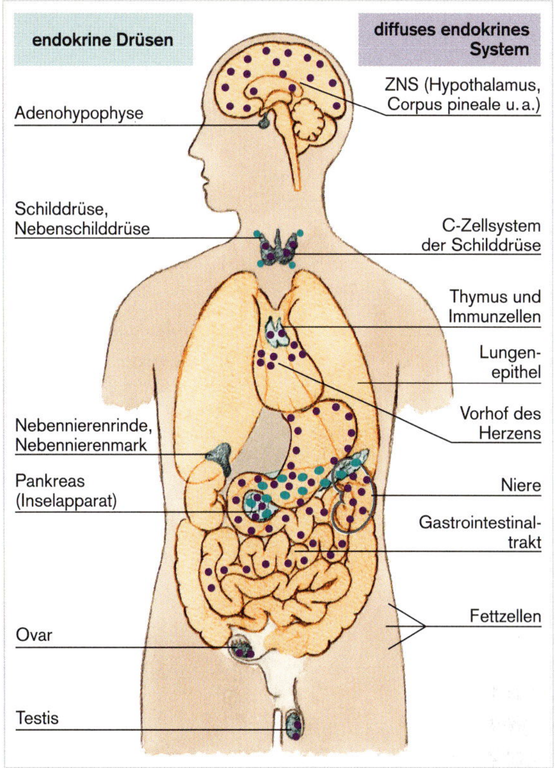

Abb. 14.2 Die „klassischen" endokrinen Drüsen (blaugrün) und eine Auswahl von Organen des diffus verbreiteten endokrinen Systems (violette Punkte). Die endokrinen Zellen des diffusen Systems befinden sich in vielen nicht endokrinen Geweben und auch in endokrinen Drüsen, hier zusätzlich zu den eigentlichen Drüsenzellen (z. B. die C-Zellen der Schilddrüse, die Calcitonin synthetisieren).

re Hormone bezeichnet. Sämtliche Steroid- und Schilddrüsenhormone sowie viele Peptidhormone gehören hierzu.

Die größten Hormonproduzenten im Körper sind das **Fettgewebe** und der **Gastrointestinaltrakt** mit seinen diffus verbreiteten endokrinen Zellen. Im Fettgewebe werden über einhundert verschiedene Hormone produziert. Neben den seit längerem bekannten Gastrointestinalhormonen Gastrin, Cholecystokinin und Sekretin werden im Gastrointestinaltrakt auch vasoaktives intestinales Polypeptid (VIP), Motilin, Somatostatin, Neuropeptid Y, Tachikinine, Enkephaline und andere Peptide synthetisiert. Auch die **Vorhöfe des Herzens** produzieren ein Peptidhormon, das atriale natriuretische Peptid (ANP) oder Atriopeptin, das wesentliche Funktionen in der Homöostase von Natrium und des Extrazellulärraums hat. In der **Niere** werden Erythropoetin für die Blutbildung und aus dem Vitamin-D-Metaboliten Calcidiol das Steroid Calcitriol (S. 458) gebildet. Die **Leber** ist an der Hormonproduktion mit dem Vorläufermolekül für das Hormon Angiotensin II, dem Angiotensinogen, und mit den beiden für die Wirkung von Wachstumshormon (STH) wichtigen Somatomedinen (*insulin-like growth factors*, IGF1 und 2) beteiligt. Auch das **Bronchialepithel** und die **Haut** sind potenzielle Syntheseorte für eine Vielzahl von Peptidhormonen.

Eine wichtige Quelle für Hormone sind die **Neurone** des zentralen und des vegetativen Nervensystems. Die bekanntesten von ihnen werden als neurosekretorische Hormone des Hypothalamus wirksam. Auch im Immunsystem werden einige Substanzen produziert, die nach der klassischen Definition als Hormone gelten könnten. So wird im **Thymus** das für die Differenzierung von Lymphozyten wichtige Thymosin synthetisiert, und die Signalstoffe von immunkompetenten Zellen, Zytokine, greifen auch direkt in die Regulation von endokrinen Systemen ein.

Die Einteilung der Signalsubstanzen nach ihren Hauptsyntheseorten (▶ Tab. 14.1) ist der Versuch einer Systematisierung. Fast sämtliche Peptidhormone können jedoch außer in den entsprechenden peripheren Geweben auch im ZNS, im vegetativen Nervensystem und von Immunzellen synthetisiert werden. Ebenso können Organe wie das Ovar, die Nebenniere, das Fettgewebe, Drüsenzellen des Magen-Darm-Trakts und Nervenzellen des vegetativen Nervensystems auch jene Peptide synthetisieren, die zuerst im Nervensystem gefunden wurden und daher Neuropeptide genannt werden.

14.2.1 Endokrin, parakrin, autokrin

Die Signalsubstanzen des endokrinen Systems, des ZNS und des autonomen Nervensystems sowie des Immunsystems bedienen sich dreier unterschiedlicher Prinzipien der Wirkung.

Beim **endokrinen Prinzip** erreichen die Signalsubstanzen über das Blut ihre entfernten Erfolgszellen (-organe). Die Signalstoffe wirken nach diesem Prinzip als:

- „klassische" Hormone endokriner Drüsen,
- Hormone von diffus verteilten endokrinen Zellen in nicht endokrinen Organen,

Tab. 14.1 Die wichtigsten Hormone bzw. Neuropeptide und ihre Syntheseorte. Neuropeptide können in vielen Geweben synthetisiert werden. Mit * sind auch Vorstufen und mit ** Aktivierungssysteme von Hormonen gekennzeichnet.

Organe/Gewebe	Hormone/Neuropeptide
Klassische endokrine Drüsen	
Adenohypophyse	LH, FSH, ACTH, TSH, STH, Prolactin
Schilddrüse	Thyroxin (T_4), Triiodthyronin (T_3)
Nebenschilddrüse	Parathormon (PTH)
Langerhans-Inseln (Pankreas)	Insulin, Glucagon, Somatostatin, pankreatisches Polypeptid
Nebennierenrinde	Mineralocorticoide, Glucocorticoide, Androgene
Nebennierenmark	Adrenalin, Noradrenalin, Enkephaline
Ovar	Östrogene, Gestagene, Inhibin, Relaxin, Activine, Follistatin
Testis	Androgene, Inhibin
Plazenta	HCG, HPL, Progesteron, Östrogene
Hormonproduzierende Gewebe und diffus verbreitete endokrine Zellen	
Glandula pinealis	Melatonin
Hypothalamus	a) Releasing- und Inhibiting-Hormone (GnRH, CRH, TRH, Somatostatin) b) Vasopressin/Adiuretin (ADH), Oxytocin (werden in der Neurohypophyse sezerniert)
Andere ZNS-Regionen	alle Neuropeptide
C-Zellen der Schilddrüse	Calcitonin
Lungenepithel	fast alle Neuropeptide
Herzvorhöfe	atriales natriuretisches Peptid (ANP) = Atriopeptin
Leber	Angiotensinogen*, IGF I, IGF II („Somatomedine")
Gastrointestinaltrakt	Gastrin, Cholecystokinin, Sekretin, GIP, VIP, Motilin, Somatostatin, Enkephaline, Tachykinine, Ghrelin, PYY
Niere	Renin**, Erythropoetin, Calcitriol
Fettzellen	Leptin, Adiponectin, Visfatin und > 100 weitere Hormone
Immunsystem	Thymushormone, Zytokine
„Gewebehormone" oder Mediatoren	Eikosanoide (z. B. Prostaglandine), Histamin, Serotonin, Bradykinin

- Neurotransmitter des ZNS und des autonomen Nervensystems,
- Zytokine des Immunsystems.

Alle Signalsubstanzen können nach Diffusion zu ihren Nachbarzellen auch **parakrine Effekte** ausüben und auf **autokrine Weise** direkt auf die Zellen einwirken, aus denen sie stammen (▶ Abb. 14.3). Die endokrinen Zellen und die Zellen des Nervensystems sowie klassische endokrine Drüsen oder auch das Fettgewebe können Zytokine produzieren und bei besonderen Stimulationen können die Immunzellen neben den Zytokinen auch Hormone und Neuropeptide synthetisieren.

Im Bereich des endokrinen Systems ist die parakrine Signalvermittlung in allen Drüsen nachgewiesen, sie ist besonders wichtig bei der Regelung der Funktionen des Gastrointestinaltrakts. Auch die chemische Signalübertragung in den Synapsen des Nervensystems erfolgt auf parakrine Weise. Im Immunsystem ist die parakrine Signalübertragung sogar das wesentliche Funktionsprinzip. Hier steuern die Zytokine (S. 303) die differenzielle Entwicklung der Immunzellen. Auch die chemischen Botenstoffe, die als Mediatoren oder Gewebehormone bezeichnet werden, wie Prostaglandine, Bradykinin, Serotonin, Histamin u. a., entfalten ihre Wirkung auf parakrine Weise, z. B. bei der Entstehung von Entzündungen.

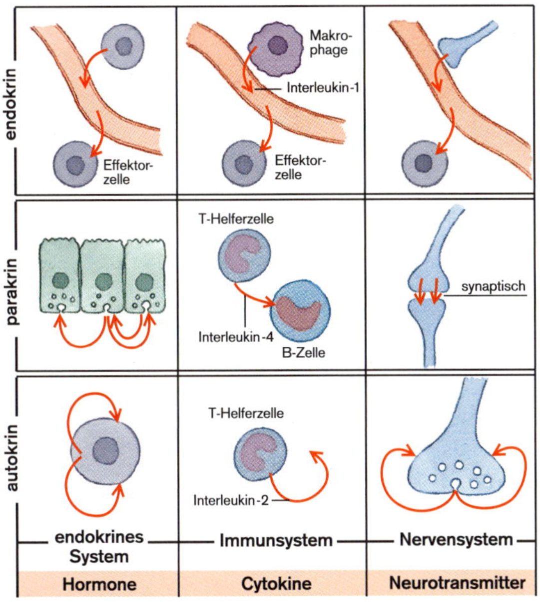

Abb. 14.3 Formen der chemischen Signalübertragung. Die prinzipiellen Mechanismen der Signalübertragung im Nervensystem, im Immunsystem und im endokrinen System sind entweder endokrin, parakrin oder autokrin. Diese Prinzipien sind in allen drei Systemen analog. Die chemischen Signale hierfür werden im endokrinen System Hormone, im Nervensystem Neurotransmitter und im Immunsystem Zytokine genannt.

Die **Spezifität** der parakrinen Signalübertragung hängt von der Art der erreichten Rezeptoren in der Nachbarschaft der Zelle ab. Die regulatorische Wirkung einer Signalsubstanz auf die Zellen ihrer eigenen Synthese wird als **autokrine Signalübertragung** bezeichnet. So können etliche Peptide des Magen-Darm-Trakts ihre eigene Sekretion direkt beeinflussen.

▶ Hormone im Blut: Transportproteine, Halbwertszeit, Metabolismus. Das Schicksal von Peptid- und Steroidhormonen nach ihrer Sekretion in die Blutbahn ist grundsätzlich unterschiedlich und bestimmend für die jeweilige Halbwertszeit (▶ Abb. 14.4). Als Halbwertszeit im Plasma bezeichnet man jene Zeitdauer, nach der 50 % eines Hormons (oder eines Pharmakons) aus dem Plasma eli-

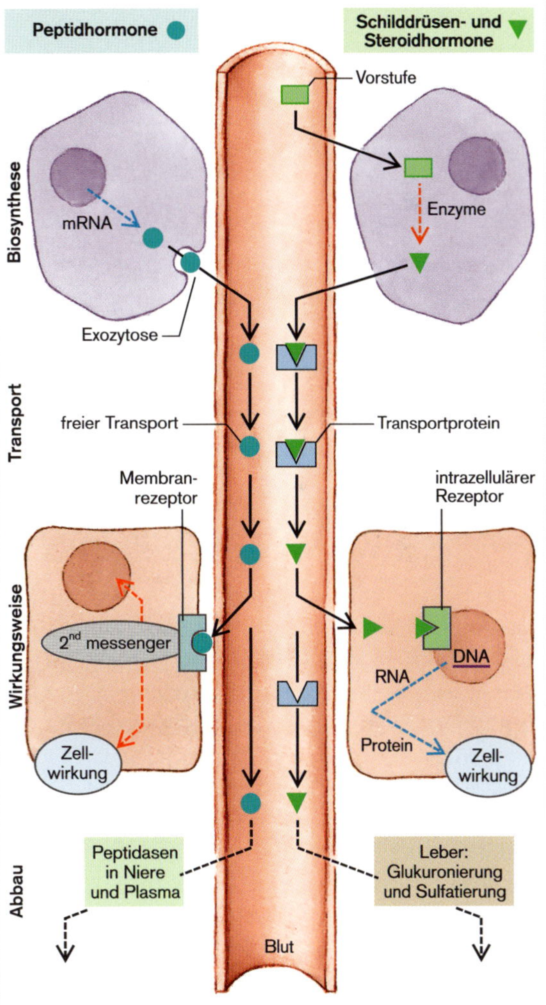

Abb. 14.4 Biosynthese, Transport und Wirkungsweise von Peptid-(Proteo-)Hormonen sowie von Schilddrüsen- und Steroidhormonen. Die prinzipiellen Unterschiede beider Hormongruppen beruhen hauptsächlich auf dem Maß ihrer Hydrophilität (s. Text u. ▶ Tab. 14.2).

14

Tab. 14.2 Zusammenfassung der wichtigsten Eigenschaften der drei großen Hormongruppen. Peptidhormone, Tyrosinabkömmlinge (Catecholamine und Schilddrüsenhormone) und Steroidhormone

	Peptidhormone	Tyrosinabkömmlinge		Steroidhormone
		Catecholamine	Schilddrüsenhormone	
Chemie	3–191 Aminosäuren	OH in ortho-Stellung	Tri- und Tetraiodthyronine	Sterane mit 18–27 C-Atomen
Löslichkeit	hydrophil	hydrophil	hydrophob	hydrophob
Syntheseorte	ZNS, autonomes NS, Hypophyse, Magen-Darm-Trakt u. a.	ZNS, autonomes NS	Schilddrüse	Nebennierenrinde, Ovar, Testis, Plazenta
Biosynthese	Proteinsynthese	Enzymatisch aus Vorläufern	Enzymatisch aus Vorläufern	Enzymatisch aus Vorläufern
Sekretion	Exozytose von Sekretgranula	Exozytose von Sekretgranula	Diffusion	Diffusion
Transport	meist frei	meist frei	gebunden an Plasmaproteine und spezielle Transportproteine	gebunden an Plasmaproteine und spezielle Transportproteine
Blut-Hirn-Schranke	nicht (oder fraglich) permeabel	nicht (oder fraglich) permeabel	permeabel/Transporter	permeabel/Transporter?
Halbwertszeit im Blut	Minuten bis Stunden	Sekunden	Tage	Stunden
Abbau	Proteolyse in Plasma und Niere	enzymatisch, MAO, COMT	in der Leber durch Glukoronierung, Sulfatierung	in der Leber durch Glukoronierung, Sulfatierung
Rezeptoren	Zellmembran	Zellmembran	Zellkern	Zellkern, Zytosol
Wirkung	Aktivierung von Second-Messenger-Systemen	Aktivierung von Second-Messenger-Systemen	Kontrolle der Transkription und mRNA-Stabilität	Kontrolle der Transkription und mRNA-Stabilität
Wirkungsdauer	Minuten bis Stunden	Sekunden bis Minuten	Tage	Stunden bis Tage

miniert sind. Dies kann durch **Metabolisierung**, durch **Ausscheidung** und/oder durch **Internalisierung** des Hormons in seine Zielzelle geschehen. Peptidhormone haben im Allgemeinen eine sehr kurze Halbwertszeit im Blut (einige Minuten bis Stunden), da sie schnell durch Peptidasen zerstört werden. So gelangt nur ein kleiner Teil der sezernierten Hormone zu den Erfolgsorganen. Die Konzentration eines Peptidhormons im Plasma spiegelt also die Sekretionsleistung der entsprechenden Zellen mit einer nur geringen zeitlichen Verzögerung wider.

Steroidhormone und **Schilddrüsenhormone** werden im Blut an größere, meist für das jeweilige Hormon spezifische Transportproteine gebunden (z. B. Steroidhormon-bindendes Globulin, SHBG), wodurch sie vor schnellem Abbau und rascher Ausscheidung geschützt werden. Da nur das freie, ungebundene Hormon bioaktiv ist und ein Gleichgewicht zwischen dem gebundenen und dem freien Anteil besteht, kann das proteingebundene Hormon auch als eine **zirkulierende Speicherform** dienen. Dementsprechend betragen die Halbswertszeiten dieser Hormone Stunden bis mehrere Tage (▶ Tab. 14.2).

Die Inaktivierung der Hormone führt über ihren Abbau zur Ausscheidung. Peptidhormone werden inaktiviert durch **Peptidasen**, vor allem in der Niere (S. 442) und im Plasma, durch **Enzyme** der Zielzelle nach Bindung des Hormons an seinen Rezeptor, durch **Internalisierung des Hormon-Rezeptor-Komplexes** (vor allem Insulin) und durch **enzymatische Spaltung von Disulfidbrücken** (z. B. ADH, Insulin). Glykoproteinhormone werden deutlich langsamer metabolisiert; so beträgt die Halbwertszeit von HCG ca. 4 Stunden. Die Steroidhormone werden hauptsächlich in der Leber durch **Reduktion** und **Konjugatbildung** mit **Sulfaten** und **Glucuronsäure** inaktiviert und so durch Verminderung ihrer Hydrophobizität zur Ausscheidung durch die Niere und die Galle vorbereitet. Der Abbau der Schilddrüsenhormone findet ebenfalls vorwiegend in der Leber statt. Er wird eingeleitet durch Deiodierungen, der sich Sulfatierungs- und Glucuronierungsschritte anschließen.

Für die Diagnostik in der Klinik sind die Hormonkonzentrationen im Blut von großer Bedeutung. Sie sind sehr gering und betragen für Steroid- und Schilddrüsenhormone zwischen 10^{-6} und 10^{-11} mol/l und für Peptid- und Glykoproteinhormone zwischen 10^{-9} und 10^{-12} mol/l. Hierbei ist jedoch zu beachten, dass für die meisten Hormone nicht ein stabiler Basalwert besteht wie bei der Homöostase von Ionen und Flüssigkeiten (S. 469), sondern eine Sekretionsdynamik. Diese repräsentiert sowohl die langfristigen (z. B. Menstruation) als auch die schnelleren (z. B. pulsatile Sekretion) endogenen Rhythmen der Hormonsekretion und auch die aktuelle hormonelle Reaktion auf eine Belastung. Ein einzelner Hormonwert im Plasma ist somit nur dann aussagekräftig, wenn auch der Anteil von freiem und gebundenem Hormon (bei Steroid- und Schilddrüsenhormonen) und die Abnahmebedingungen (z. B. Tageszeit etc.) bekannt sind. Daher werden in der Klinik häufig periphere Hormone zusammen mit dem jeweiligen stimulierenden Hormon bestimmt und Funktionstests mit mehreren Blutabnahmen durchgeführt.

14.2.2 Vom Gen zum Hormon

Entsprechend ihrer chemischen Zusammensetzung sind die Biosynthesewege der drei Hormongruppen (▸ Tab. 14.2) deutlich unterschiedlich. Die meisten Hormone werden in ihrer aktiven Form sezerniert; andere werden erst später im Blut, im Gewebe oder in ihren Erfolgszellen „aktiviert". Das gilt für die Bildung von Angiotensin II aus Angiotensinogen und von Calcitriol aus Vitamin D, für die Deiodierung von Thyroxin (T_4) zu dem wirksameren Triiodthyronin (T_3) und für die Umwandlung von Testosteron zu 5-Dihydrotestosteron.

▸ **Biosynthese der Peptidhormone.** Bei der Biosynthese der Peptidhormone (▸ Abb. 14.5) enthält die an Ribosomen neu synthetisierte Polypeptidkette am aminoterminalen Teil eine **hydrophobe Signalsequenz**. Das Translationsprodukt mit dem Signalpeptid wird **Präprohormon** genannt. Mit Hilfe ihrer Signalpeptide werden die Vorläufermoleküle der Peptide, die später sezerniert werden, in das endoplasmatische Retikulum eingeschleust (▸ Abb. 14.5) und dort in Mikrovesikeln zum Golgi-Apparat weitertransportiert. Nach enzymatischer Abspaltung des Signalpeptids im endoplasmatischen Retikulum wird das hierdurch entstandene **Prohormon** in Sekretgranula „verpackt". Schon in den Mikrovesikeln und im Golgi-Apparat werden durch spezifische Peptidasen aus den größeren Prohormonen die biologisch aktiven **Peptidhor-**

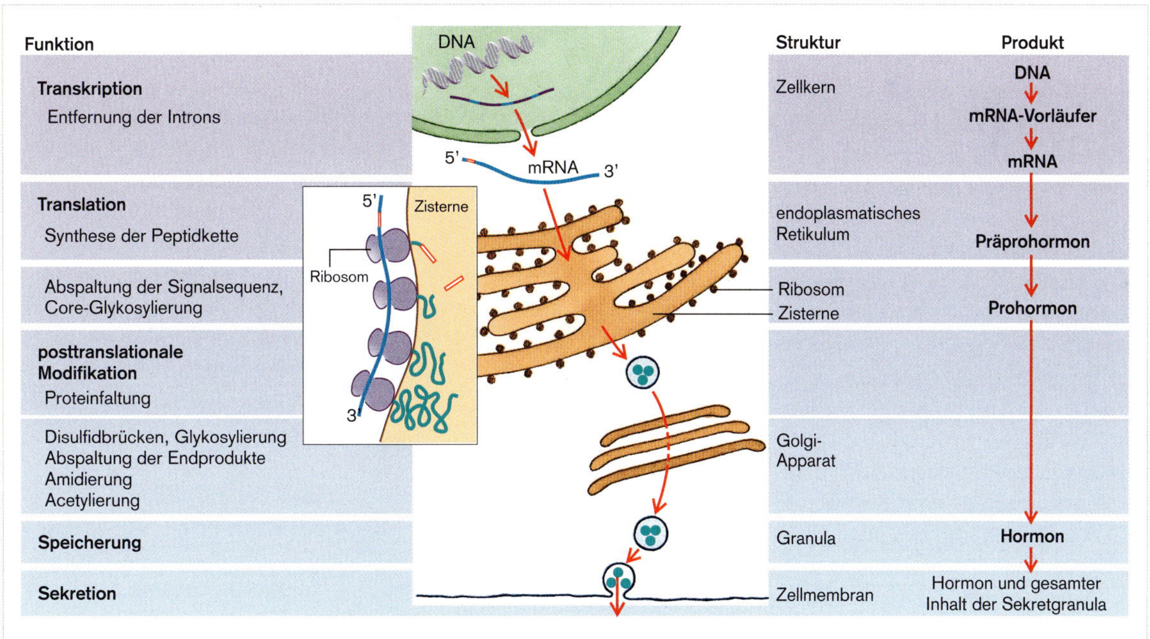

Abb. 14.5 Prinzipien der Biosynthese von Peptidhormonen. Die Peptidhormone werden nach den allgemeinen Regeln der Biosynthese von sezernierten Peptiden über ein Präprohormon synthetisiert. Dieses enthält eine Signalsequenz, die den weiteren Syntheseweg über das endoplasmatische Retikulum und den Golgi-Apparat bestimmt. Einzelheiten s. Text und Abb. 14.25 (S. 648), in der die Biosynthese von POMC-Peptiden ausführlich dargestellt ist.

14

mone oder **Neuropeptide** abgespalten. Bei der sog. **posttranslationalen Modifikation** werden auf dem Wege der Sekretgranula zur Peripherie der endokrinen Zelle oder, bei Neuronen, zu ihren Terminalen einige Peptide zusätzlich verändert, z. B. durch Amidierung, Glykosylierung oder Acetylierung. Hierdurch werden ihre **Spezifität** für den Rezeptor und die **Kinetik ihres proteolytischen Abbaus** charakteristisch verändert.

Die große Zahl von Peptidhormonen und Neuropeptiden kann durch drei Prinzipien ihrer Biosynthese erklärt werden.

- Im Verlauf der Evolution haben Duplikation, Rekombination und Mutation zur Bildung von ähnlichen Genen geführt, deren Expressionsprodukte zu „**Peptidfamilien**" zusammengefasst werden können.
- Bei dem Schritt vom primären Transkriptionsprodukt (unreife RNA) zur mRNA können verschiedene Gensegmente unterschiedlich genutzt werden, wodurch aus einem Gen unterschiedliche Endprodukte entstehen können (**alternatives Splicing**). So wird durch Expression des Calcitonin-Gens in den C-Zellen der Schilddrüse Calcitonin und in ZNS-Neuronen das Neuropeptid CGRP (*calcitonin gene-related peptide*) synthetisiert.
- **Posttranslationale Modifikation**: Durch unterschiedliche proteolytische Spaltungen und zusätzliche Modifikationen können nach der Translation aus einem Propeptid mehrere bioaktive Endprodukte entstehen. So entstammen die Melanocortine ACTH, MSH und β-Endorphin dem gemeinsamen Vorläuferpeptid POMC (Proopiomelanocortin).

Die Peptidhormone werden in **Sekretgranula** in der Zelle gespeichert. Nach einem adäquaten Reiz wird jeweils nur ein kleiner Teil von ihnen durch **Exozytose** sezerniert. Neben der stimulierten gibt es auch eine basale, „konstitutive" Sekretion. Bei der Exozytose verschmelzen die Membranen der Sekretgranula mit der Zellmembran, und ihr gesamter Inhalt wird ausgestoßen. Die Steuerungen der Sekretion und der Biosynthese von Peptidhormonen sind offenbar miteinander gekoppelt; so beeinflussen einige hypothalamische Releasing-Hormone auch die **Transkription** des entsprechenden Hypophysenhormons.

▸ **Biosynthese der Neurotransmitter.** Auch **Catecholamine** des Nebennierenmarks und alle anderen **Neurotransmittersubstanzen** werden durch **Exozytose** ihrer Vesikel sezerniert. Die meisten Neurone, auch die Zellen des Nebennierenmarks, synthetisieren und sezernieren gemeinsam sowohl Neuropeptide als auch „klassische" Neurotransmitter („*costorage*", „*corelease*"). Während die Proteinbiosynthese im Soma der Nervenzelle abläuft, werden die Neurotransmitter in den Terminalen der Nerven durch enzymatische Reaktionen aus den Aminosäurevorläufern synthetisiert und hier in Vesikeln gespeichert. Im Gegensatz zu den Peptiden können manche Neurotransmitter oder deren Metabolite nach erfolgter Sekretion an der präsynaptischen Membran durch spezifische Transportproteine wieder aufgenommen und zur erneuten Synthese benutzt werden (**Recycling**).

▸ **Biosynthese der Steroidhormone.** Die Steroidhormone aus der Nebennierenrinde und aus den Gonaden werden auf eine grundsätzlich andere Weise synthetisiert. Hier bildet **Cholesterin** den Vorläufer, aus dem in mehreren enzymatischen Schritten schließlich die drei Hauptsteroidgruppen entstehen: Solche mit **21 C-Atomen** wie Aldosteron und Cortisol in der Nebennierenrinde und Progesteron im Ovar, weiterhin solche mit **19 C-Atomen** wie Androgene aus den Testes und aus der Nebenniere sowie solche mit **18 C-Atomen** wie die Östrogene im Ovar. Calcitriol entsteht aus Calcidiol in der Niere (S. 458). Es ist ein Secosteroid (also eine Steroid mit Ringöffnung), und auch seine Wirkungsweise entspricht den Steroiden. Die Einzelheiten der Steroidbiosynthese werden in den entsprechenden Kapiteln näher behandelt. Die Steroidhormone werden im Gegensatz zu den Peptidhormonen und den Catecholaminen **nicht gespeichert**. Nach spezifischer Stimulation der steroidproduzierenden Drüse wird hier die enzymatische Synthese bis zum aktiven Hormon induziert. Dann diffundiert das Steroidhormon auf eine bisher noch nicht bekannte Weise zur Zellperipherie und wird hier ausgeschleust.

14.2.3 Rezeptoren

Rezeptoren haben sowohl **Erkennungsfunktion** (die Fähigkeit, ein bestimmtes Hormon von allen anderen Molekülen zu unterscheiden) als auch **Signalfunktionen** (die Veränderung intrazellulärer Signalketten). Die Hormonbindung an einen Rezeptor führt zu dessen Strukturveränderung. Diese vermittelt die anschließenden Ereignisse, welche zu Veränderungen der zellulären Funktion führen. Generell sind die Rezeptoren für die Peptidhormone und Neurotransmitter an der **Zelloberfläche** zu finden, während die Rezeptoren für Steroidhormone, Schilddrüsenhormone und Calcitriol **intrazellulär** lokalisiert sind.

▸ **Intrazelluläre Rezeptoren.** Sie sind löslich und finden sich im **Zytosol** oder im **Zellkern**. Daher müssen die Liganden der intrazellulären Rezeptoren in die Zelle gelangen. Wie in ▸ Abb. 14.6 dargestellt, entfalten sie Ihre Wirkung als Hormon-Rezeptor-Komplex und als Homo- oder Heterodimere am Chromatin des Zellkerns durch die Stimulation oder Repression von Transkriptionsprozessen.

Bei den intrazellulären Rezeptoren werden zwei Hauptklassen unterschieden:

- Die **Steroidhormonrezeptorfamilie** umfasst den prototypischen Glucocortikoidrezeptor sowie die Rezeptoren für Mineralocorticoide, Androgene und Progesteron.
- Die **Schilddrüsenhormonrezeptorfamilie** umfasst neben den Schilddrüsenhormonrezeptoren die Östrogenrezeptoren, Retinsäurerezeptoren, die Calcitriol-Rezeptoren und die Peroxisom-Proliferator-aktivierten Rezeptoren.

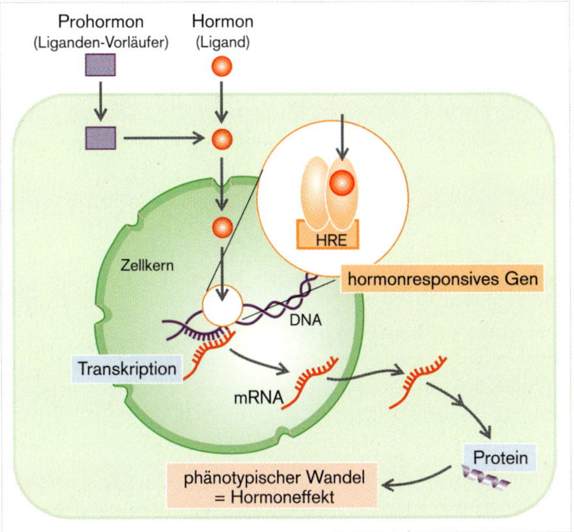

Abb. 14.6 Intrazelluläre Rezeptoren. Intrazelluläre Rezeptoren sind meist im Zellkern lokalisiert und werden daher auch **Zellkernrezeptoren** genannt. Sie entfalten Ihre Wirkung als Hormonkomplex und als Dimere mit einem zweiten gleichen oder einem anderen intrazellulären Rezeptor am Chromatin des Zellkerns durch die Stimulation oder Repression von Transkriptionsprozessen (HRE = Hormone Response Element).

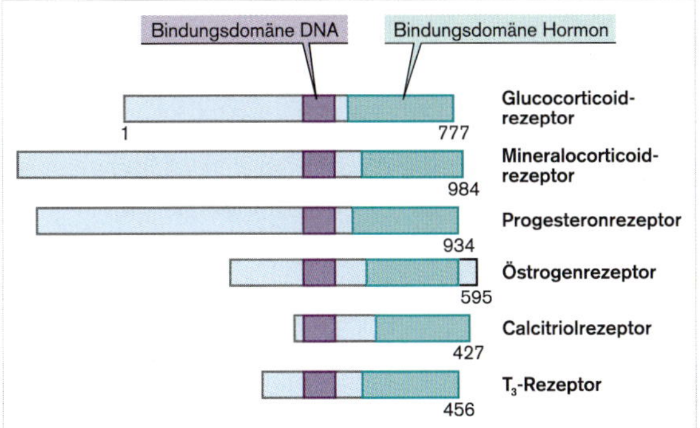

Abb. 14.7 Steroid- und T_3-Rezeptorsuperfamilie. Die Rezeptorgene folgen einem gemeinsamen strukturellen Schema. Sie enthalten eine Domäne für die Bindung an die DNA und eine für die Bindung an das Hormon. Die Rezeptoren für Calcitriol und für Retinsäure sind ähnlich aufgebaut und gehören zur gleichen Rezeptorsuperfamilie.

Die Gene dieser Familie folgen einem gemeinsamen strukturellen Schema (▸ Abb. 14.7).

▸ **Zelloberflächenrezeptoren.** Die Zelloberflächenrezeptoren werden entsprechend ihrer molekularen Mechanismen klassifiziert, mit welchen sie im **Zellkern** bzw. im **Zytoplasma** ihre jeweilige Signalisierung bewirken (s. ▸ Abb. 14.8).

Die Oberflächenrezeptoren bestehen aus einer **extrazellulären**, einer oder mehreren **transmembranären** Domänen und einer **intrazellulären Domäne**. Während die extrazelluläre Domäne die Hormonbindung vermittelt, dienen die transmembranären Domänen der zellulären Verankerung und die intrazelluläre Domäne der Signalweiterleitung. Die Ziele der Signalübertragung durch Oberflächenrezeptoren liegen im Zytosol der Zellen.

Die einfachsten Formen endokriner Erkrankungen werden durch Hormonmangel oder Hormonüberschüsse hervorgerufen; jedoch kann ein Hormonmangel auch durch Defekte der betreffenden Rezeptoren oder ihrer nachgeschalteten Signalwege vorgetäuscht werden. Auch ein Hormonüberschuss kann durch veränderte Rezeptoren vorgetäuscht werden, etwa, wenn sie in Abwesenheit des jeweiligen Hormons angeschaltet werden. Häufig werden solche Veränderungen der Rezeptoren durch Mutationen in der Keimbahn oder in einzelnen Zellen (Tumoren) hervorgerufen. Jedoch können ähnliche Zustände auch durch Autoantikörper gegen Zelloberflächenrezeptoren bewirkt werden, welche im Rahmen von Autoimmunerkrankungen entstehen. Daher kann das Verständnis der biochemischen Signalübertragungswege für Hormonwirkungen entscheidende Hinweise für das Verständnis (neuer) Erkrankungen geben.

▸ **Signalkaskaden innerhalb der Zelle.** Für die Klasse der **Sieben-Transmembrandomänen-Rezeptoren** werden in ▸ Tab. 14.3 Beispiele für Erkrankungen genannt, welche durch inaktivierende und aktivierende Mutationen bedingt sind.

Für die Vermittlung ihrer Wirkungen sind Oberflächenrezeptoren auf die Weiterleitung Ihrer Signale über **intrazelluläre Signalmoleküle** angewiesen. Insbesondere die Sieben-Transmembrandomänen-Rezeptoren wirken über die Aktivierung GTP-bindender Proteine (**G-Proteine**), welche aus drei Untereinheiten, der α-, β- und γ-Untereinheit zusammengesetzt sind. Die Bindung des Hormons induziert eine **Konformationsänderung** des Rezeptors, welche wiederum, wie in Abb. 2.15 (S. 68) dargestellt, einen Austausch von GDP durch GTP an der mit dem Rezeptor verbundenen α-Untereinheit des G-Proteins auslöst. Dies führt zur Aktivierung und Trennung der GTP-bindenden α-Untereinheit von den βγ-Untereinheiten und zur Signalweiterleitung durch die aktivierte α-Unter-

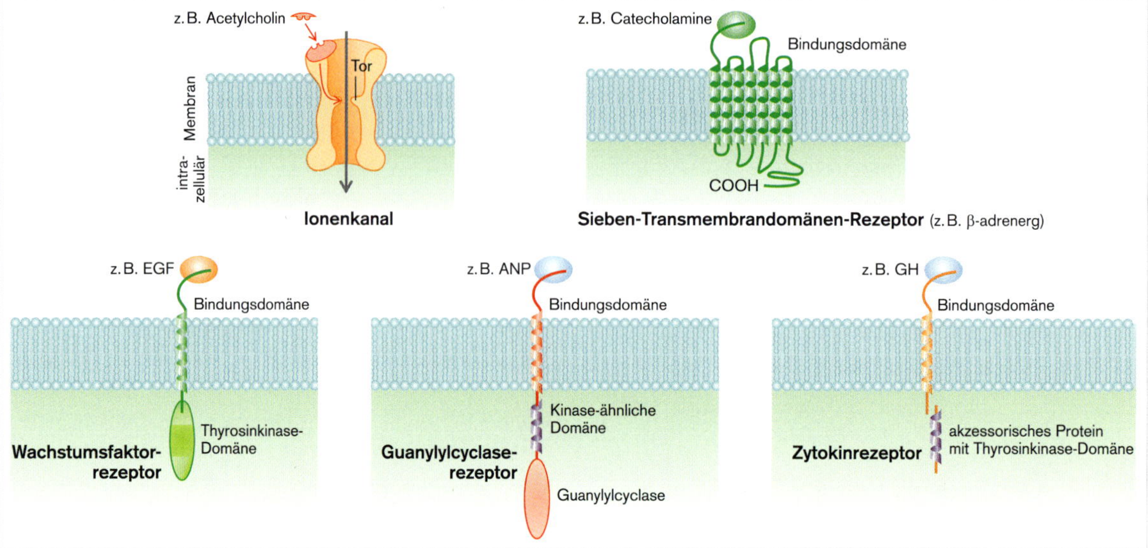

Abb. 14.8 Zelloberflächenrezeptoren. Bei den Zelloberflächenrezeptoren werden folgende Klassen unterschieden:
- Ionenkanäle (z. B. Nikotin, Acetylcholinrezeptoren)
- Tyrosinkinase- oder Wachstumsfaktorrezeptor-Rezeptoren (z. B. Insulinrezeptor, epidermaler Wachstumsfaktorrezeptor)
- Serin-/Threoninkinaserezeptoren (z. B. Rezeptoren für Aktivine und Inhibine)
- Guanylylcyclaserezeptoren (z. B. Rezeptor für Atriales Natriuretisches Peptid, ANP)
- Sieben-Transmembrandomänen-Rezeptoren (z. B. Rezeptoren für Adrenalin, Glykoproteinhormone, ca. 60 % der Arzneimittel wirken über diese Rezeptorklasse)
- Zytokinrezeptoren (z. B. Rezeptoren für Wachstumshormon, Leptin, Zytokine)

Tab. 14.3 Erkrankungen, welche durch Sieben-Transmembrandomänen-Rezeptor-Mutationen verursacht werden.

Rezeptor	Erkrankung	Vererbung
Inaktivierende Mutationen		
V_2 Vasopressin	nephrogener Diabetes insipidus	X-chromosomal
ACTH	familiäre ACTH-Resistenz	autosomal rezessiv
GHRH	familiäre Wachstumshormonresistenz	autosomal rezessiv
GnRH	hypogonadotroper Hypogonadismus	autosomal rezessiv
FSH	hypergonadotrophe ovarielle Dysgenesis	autosomal rezessiv
LA	männlicher Pseudohermaphroditismus	autosomal rezessiv
TSH	familiäre Hypothyreose	autosomal rezessiv
Ca^{2+}-*sensing*	familiäre hyperkalziurische Hyperkalzämie	autosomal dominant, autosomal rezessiv
Melanocortin 4	Übergewicht	autosomal rezessiv
PTH/PTHrP	Bloomstrand-Chondrodysplasie	autosomal rezessiv
Aktivierende Mutationen		
LH	familiäre männliche Pubertas präcox	autosomal dominant
GnRH	familiäre weibliche Pubertas präcox	autosomal dominant
TSH	heiße Schilddrüsenknoten	keine (somatisch)
TSH	familiäre oder sporadische nicht autoimmune Hyperthyreose	autosomal dominant
Ca^{2+}-*sensing*	familiäre hypokalzämische Hyperkalzurie	autosomal dominant
PTH/PTHrP	Jansen-Chondrodysplasie	autosomal dominant

einheit. Die nachfolgende Lösung des Liganden vom Rezeptor führt zu dessen erneuter Konformationsänderung und nachfolgend auch zu der der α-Untereinheit. Die GTPase spaltet erneut das GTP zu GDP und die α-Untereinheit kann erneut mit den βγ-Untereinheiten assoziieren. Die GTPase-Aktivität und die damit induzierte Inaktivierung des G-Proteins kann durch Bakterientoxine, wie z. B. Choleratoxin, oder Mutationen unterbunden werden.

Die unterschiedlichen Oberflächenrezeptoren aktivieren verschiedene G-Proteine. Jede G-Proteinklasse aktiviert wiederum einen bestimmten Signalweg. So interagieren aktivierte α-Untereinheiten von G_s-Proteinen u. a. mit der **Adenylylcyclase**, welche ATP zu zyklischem AMP (**cAMP**) umsetzt (s. ▶ Abb. 2.15). Der intrazelluläre Botenstoff cAMP wiederum aktiviert die **Proteinkinase A** (**PKA**). PKA wiederum phosphoryliert bestimmte Ionenkanäle, Enzyme und Transportproteine an einem Seryl- oder Threonylrest und verändert so deren Funktion. Zudem phosphoryliert die Proteinkinase A den **Transkriptionsfaktor CREB** (*cAMP responsive element binding protein*) und stimuliert auf diese Weise die Aktivität bestimmter Gene.

Für jedes intrazelluläre Signal sind neben den Aktivierungsmechanismen auch **Inaktivierungsmechanismen** erforderlich. Die Inaktivierung von cAMP erfolgt durch eine Phosphodiesterase welche das cAMP zu 5'-AMP spaltet (s. ▶ Abb. 2.15) und damit inaktiviert. Die cAMP-Inaktivierung macht wiederum die Phosphorylierung der o. g. Proteine mittels Serin/Threonin-Phosphoprotein-Phosphatasen wieder rückgängig und schaltet auf diese Weise die PKA-induzierten Wirkungen wieder ab.

Ein anderes heterotrimeres G-Protein, das **G_i-Protein** (i = *inhibitory*) ist in der Lage, die PKA zu inhibieren. Oberflächenrezeptoren, welche mit G_i interagieren, hemmen durch GTP-Spaltung und Dissoziation des α-, β- und γ-Komplexes die Adenylylzyklase und führen auf diese Weise zu einer Verminderung der intrazellulären cAMP- und PKA-Aktivität.

So wirken z. B. Adrenalin, TSH oder Parathormon über (Sieben-Transmembrandomänen-) Oberflächenrezeptoren, welche an **G_s-Proteine** (s = *stimulating*) koppeln, und stimulieren auf diese Weise die Bildung von cAMP. Dagegen koppeln andere (Sieben-Transmembrandomänen) Oberflächenrezeptoren an das G_i-Protein. Auf diese Weise kann z. B. Somatostatin über die Hemmung der cAMP-Bildung die Cl^--Sekretion des Magens hemmen. Das Prinzip der Interaktion cAMP-stimulierender und -hemmender Signalwege ist in Abb. 2.16 (S. 69) dargestellt. Darüber hinaus koppeln viele Oberflächenrezeptoren in bestimmten Situationen auch an weitere Signalwege, und die verschiedenen intrazellulären Signalwege weisen wiederum zahlreiche Interaktionen auf.

Ein weiterer wichtiger intrazellulärer Botenstoff ist **Ca^{2+}**. Einige Oberflächenrezeptoren koppeln daher über entsprechende G-Proteine (z. B. G_g) an die Phospholipase C, welche von bestimmten Membranphospholipiden (Phospatidylinositolphosphaten) **Inositoltrisphosphat** (**IP_3**) abspaltet. IP_3 bindet im endoplasmatischen Retikulum an bestimmte Kanäle, welche nach Stimulation eine Ca^{2+}-Freisetzung aus dem endoplasmatischen Retikulum in das Zytoplasma ermöglichen. Der Anstieg der zytosolischen Ca^{2+}-Konzentration führt zu einer Aktivierung von Ca^{2+}-Kanälen in der Zellmembran, welche weiteres Ca^{2+} in das Zytosol gelangen lassen. Zudem führt die Abspaltung von IP_3 aus den Membranphospholipiden zur Entstehung von **Diacylglycerol**, welches zusammen mit Ca^{2+} die **Proteinkinase C** (**PKC**) aktiviert. Neben der Regulation von Transportproteinen und der Vernetzung des Zytoskeletts reguliert die PKC über die Aktivität von Transkriptionsfaktoren insbesondere sog. *early response gene*, welche eine schnelle Anpassung der Zellen an veränderte Umweltbedingungen ermöglichen.

Ca^{2+} reguliert weitere intrazelluläre Funktionen wie z. B. Hormonausshüttung, Muskelkontraktionen, Enzyme des Glykogenabbaus, usw. Die Spezifität dieser weiteren Ca^{2+}-Signale wird durch die Ausgangssituation der Zelle determiniert, welche durch die vorhandene Ausstattung mit Signaltransduktionsmolekülen und andere, gleichzeitig auf die Zelle einwirkende Signale gestaltet wird. Zudem ist die **zeitliche Abfolge der Ca^{2+}-Signale** (die Ca^{2+}-Oszillationen) von entscheidender Bedeutung. So führt z. B. die dauerhafte Steigerung der intrazellulären Ca^{2+}-Konzentration zum **programmierten Zelltod**, während die kurzfristig intermittierende Steigerung der intrazellulären Ca^{2+}-Konzentration die Expression von Genen der **Zellproliferation** fördert.

14.2.4 Regulation von Rezeptoren

Die Aktivierung von Oberflächenrezeptoren erfordert neben den o. g. Mechanismen auf der Ebene der G-Proteine weitere Mechanismen zur Abschaltung des Signals, um die Überstimulation der Zelle durch einen Agonisten zu vermeiden. Auf der Ebene des Rezeptors erfolgt dies durch Desensitisierung und Internalisierung.

- Wie in ▶ Abb. 14.9 dargestellt, wird die **Desensitisierung** von (Sieben-Transmembrandomänen-) Oberflächenrezeptoren durch ihre Phosphorylierung mittels G-Proteinrezeptor-Kinasen (GRK) eingeleitet und für die Internalisierung markiert.
- Durch die **Internalisierung** wird der Rezeptor entweder auf kurzem Weg recycelt, resensitiviert und erneut in die Zellmembran eingebaut oder sein Signal wird längere Zeit ausgelöscht.

Zudem führt die Arrestin-Bindung an Sieben-Transmembran-Oberflächenrezeptoren nicht nur zu einer Beendigung der G-Proteinkopplung, sondern auch zu einer zweiten Signaltransduktionswelle, welche den **Mitogen-aktivierten Proteinkinase**(**MAPK**)-Signalweg anschaltet (▶ Abb. 14.10). Außerdem kann die Signaltransduktion von Sieben-Transmembran-Oberflächenrezeptoren durch weitere posttranslationale Modifikationen wie z. B. die Bildung von Disulfidbrücken, proteolytische Spaltung, Dimerisierung, Palmitoilierung, Sulfatierung, Glykosilierung,und Syalierung modifiziert werden. Schließlich sind nicht alle Rezeptoren in ihrem Grundzustand inaktiv, sondern weisen z. T. eine basale Aktivität auf. Daher können die Liganden von Rezeptoren in Abhängigkeit vom Zustand des jeweiligen Rezeptors nicht nur als Agonisten oder Antagonisten, sondern auch als inverse Agonisten (welche die basale Aktivität vermindern) und in anderer Weise wirken.

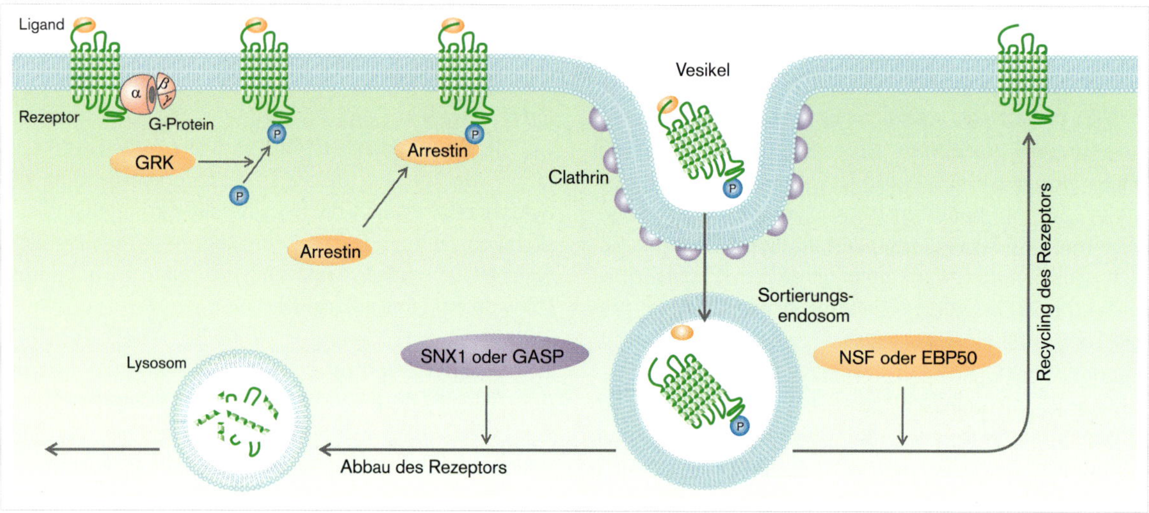

Abb. 14.9 Desensitisierung von (Sieben-Transmembrandomänen-)Oberflächenrezeptoren. Die Desentisierung von (Sieben-Transmembrandomänen-) Oberflächenrezeptoren wird durch ihre Phosphorylierung mittels G-Proteinrezeptor-Kinasen (GRK) eingeleitet. Der auf diese Weise markierte Rezeptor wird dann durch Arrestine erkannt, welche den aktivierten Rezeptor von dem G-Protein abkoppeln. Zudem wirken die Arrestine als Adaptorproteine, welche den Rezeptor für die Endozytose und Internalisierung markieren und weiterleiten. Der Rezeptor wird entweder auf einem kurzen Weg recycelt, resensitiviert und erneut in die Zellmembran eingebaut oder er wird in Lysosomen proteolytisch abgebaut, was zu einer längeren Auslöschung der jeweiligen Signaltransduktion führt.

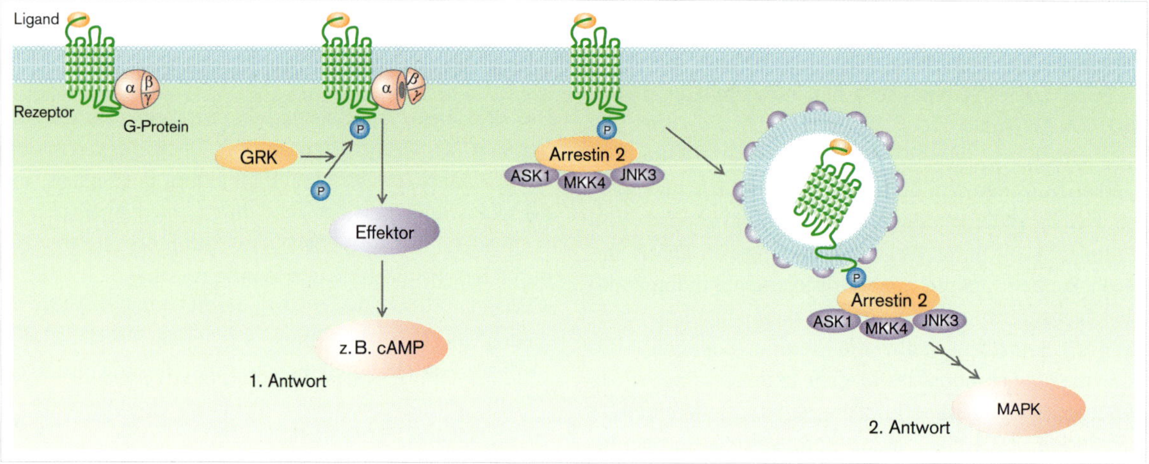

Abb. 14.10 Weitere Signaltransduktionskopplung von Sieben-Transmembran-Oberflächenrezeptoren. Die Arrestin-Bindung an den beta-adrenergen Sieben-Transmembran-Oberflächenrezeptor führt zu einer Beendigung der G-Proteinkopplung und damit zur Abschaltung des (cAMP-) Signals, sowie zum Abbau in clathrinbedeckten Vesikeln. Diese Desensitivierung führt auch zur Anschaltung einer weiteren Mitogen-aktivierten Proteinkinase (MAPK)-Signalkaskade durch Bildung eines Komplexes mit weiteren Signalmolekülen.

14.2.5 Wie werden hormonelle Systeme reguliert?

Hormone steuern ihre eigene Sekretion: negative und positive Rückkopplung

Bei einer Rückkopplungs- oder Feedback-Regulation (S. 37) beeinflusst ein Hormon (oder ein von ihm gesteuerter Metabolit) auf direktem oder indirektem Wege seine eigene Sekretion (z. B. Glucagon-Regulation, ▶ Abb. 14.11). Diese Feedback-Regulation ist insbesondere im neuroendokrinen Systemen wirksam, welche den peripheren endokrinen Drüsen übergeordnete, trophische Hormone bilden und sezernieren.

Bei einer hierarchischen funktionellen Verbindung von verschiedenen endokrinen Drüsen spricht man von einer **„Hormon-Achse"**. In ▶ Abb. 14.12 sind die allgemein gültigen Verhältnisse für die Achsen Hypothalamus-Hypophyse-periphere Drüsen dargestellt. Das regulierte, periphere Hormon (Steroide und Schilddrüsenhormone) bewirkt über eine **negative Rückkopplung** die Verminderung der Sekretion des entsprechenden glandotropen Hormons der Hypophyse. Hierbei kann der Angriffspunkt direkt in der Hypophysenzelle, in hypothalamischen neurosekretorischen Neuronen und in höheren Zentren wie im limbischen System (bei Glucocorticoiden und Sexualsteroiden) liegen. Die Besonderheiten einzelner Regelkreise werden weiter unten (S. 650) besprochen.

Neben diesem negativen Feedback-Mechanismus sind auch Beispiele einer positiven Rückkopplung (S. 37) bekannt. So wird der zur Auslösung der Ovulation notwendige steile Anstieg der Gonadotropinsekretion (LH u. FSH) durch einen vorausgehenden Sekretionsschub des Sexualhormons Östrogen vom Tertiärfollikel induziert. In allen anderen Phasen des Menstruationszyklus unterliegt dieses System jedoch einer negativen Rückkopplung durch Östrogen und Progesteron (S. 676).

Neben der Rückkopplung auf humoralem Wege werden einige endokrine Systeme über **nervale Afferenzen** von peripheren Rezeptoren bzw. Sensoren gesteuert. So werden durch Stimulation der Brustwarze die Laktationshormone Prolactin und Oxytocin (S. 644) vermehrt sezer-

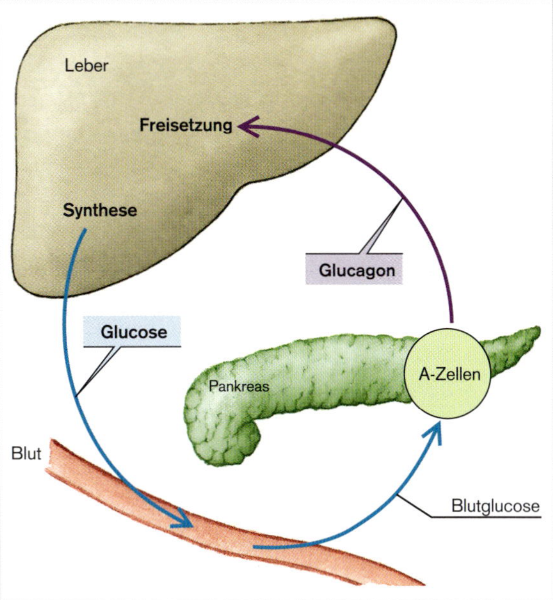

Abb. 14.11 Regulation der Glucagonsekretion durch Glucose. Bei Erniedrigung der Glucosekonzentration im Plasma wird die Sekretion von Glucagon stimuliert, wodurch Synthese und Freisetzung von Glucose aus der Leber angeregt werden. Beim Anstieg der Blutglucosekonzentration wird die Glucagonsekretion gehemmt. Diese Regulation kann als einfache Form einer Rückkopplung gelten.

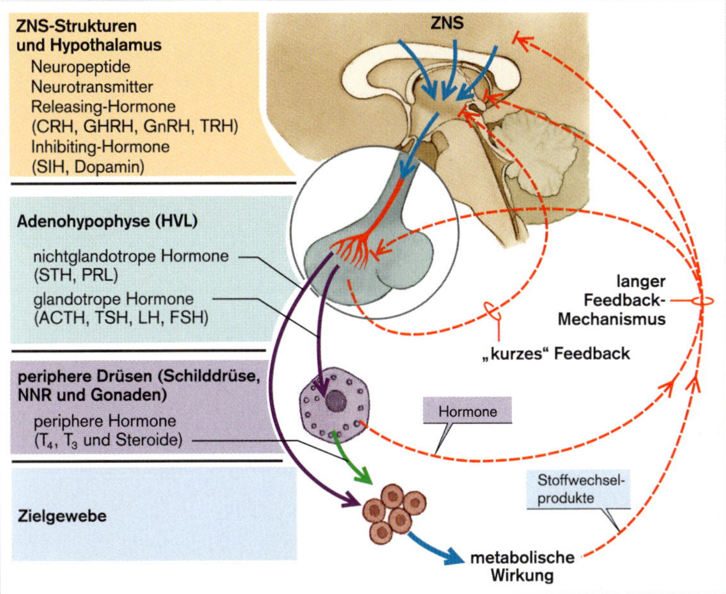

Abb. 14.12 Regulation in neuroendokrinen Hormonsystemen. Die neuroendokrinen Regelkreise bestehen aus den Ebenen Hypothalamus, Hypophyse und periphere Drüsen. Die Hormone der peripheren Drüsen hemmen über einen negativen Feedback-Mechanismus die Sekretion der hypothalamischen und hypophysären Hormone ihrer „Hormon-Achse". Das „nicht-glandotrope" Hypophysenhormon STH wird durch Produkte seiner metabolischen Wirkung (z. B. Aminosäuren und Glucose) reguliert. (Neben den hier geschilderten Prinzipien des negativen Rückkopplungsmechanismus werden die endokrinen Systeme auf allen Ebenen der Biosynthese, der Sekretion, des Transports, der Wirkung und der Ausscheidung spezifisch reguliert.)

niert (▶ Abb. 14.20) und über Osmorezeptoren und Pressorezeptoren die Sekretion von Adiuretin, Angiotensin II oder ANP (Atriopeptin) (S. 473) reguliert.

Die Sekretion vieler Hormone erfolgt rhythmisch

Die oben geschilderten Verhältnisse gelten für die Regulation der akuten Hormonsekretion gemäß den aktuellen Anforderungen. Neben dieser Kontrolle der Hormonsekretion durch ihre Effekte gibt es jedoch einige übergeordnete Regulationsprinzipien. Hierzu zählt die Regulation über die Höhe des Hormonspiegels (**Amplitudenregulation**) und über die Anzahl von Sekretionsepisoden in einer bestimmten Zeit (**Frequenzmodulation**). In ▶ Abb. 14.13 sind die entsprechenden zeitlichen Verhältnisse dargestellt. Innerhalb von Millisekunden erfolgt die Nachrichtenübermittlung im nervalen System. Die messbaren Regulationen in endokrinen Systemen dagegen spielen sich in viel längeren Zeiträumen ab. Nach ihrem zeitlichen Ablauf können verschiedene endokrine Rhythmen charakterisiert werden:

- Bei einer Frequenz der Hormonsekretion von einigen Minuten und Stunden spricht man von episodischer oder, bei einem spezifischen Rhythmus, von **pulsatiler Sekretion**. Die pulsatile Sekretion von GnRH hat eine Rhythmusperiode von ca. 90 Minuten und ist ein wichtiges Frequenzsignal beim Ovulationszyklus und bei den Reifungsprozessen in der Pubertät.
- Endogene Rhythmen mit einer 24-Stunden-Periodik werden als **zirkadian** oder diurnal bezeichnet. Sie sind besonders ausgeprägt bei der Sekretion von Cortisol und Testosteron. Die Sekretion von Wachstumshormon wird besonders in der ersten Tiefschlafphase aktiviert. Melatonin ist das Hormon der Dunkelheit und wird nur nachts ausgeschüttet.
- Eine weitere zeitliche Dimension von endogenen Rhythmen und Sekretionsmustern stellt der Ovulationszyklus (S. 676) dar, der nach einem stabilen Muster über jeweils rund 28 Tage abläuft.
- Einige Hormonsysteme folgen über viele Monate oder Jahre und sogar lebenslang wichtigen endogenen Rhythmen. Das gilt insbesondere für die neuronalen und endokrinen Mechanismen der Einleitung der

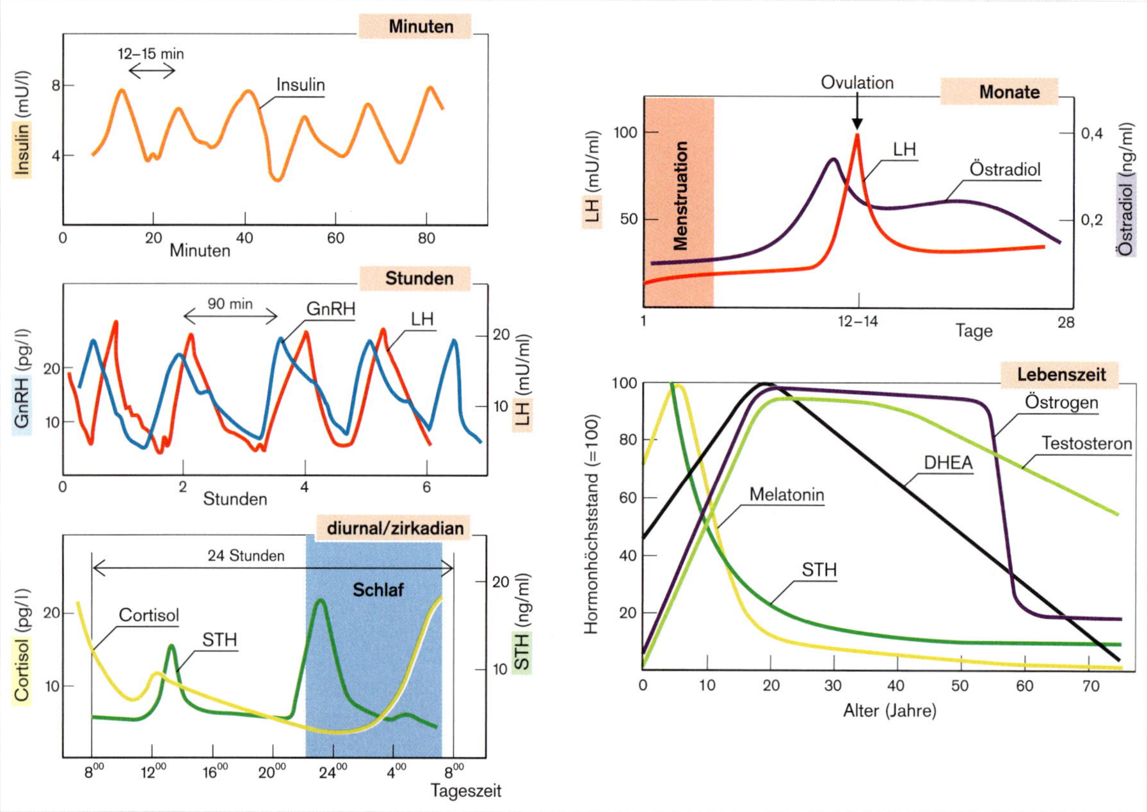

Abb. 14.13 Sekretionsdynamik in Hormonsystemen. Viele Hormone werden in für sie typischen Rhythmen sezerniert, die als „Frequenzmodulation" ein wichtiges Regelprinzip für Hormone darstellen. Die zeitlichen Dimensionen dieser Rhythmen erstrecken sich von einigen Minuten wie beim Insulin bis zu solchen, die Lebensabschnitte bestimmen, wie bei den Sexualsteroiden. (Alle Ordinaten sind Plasmakonzentrationen.)

Pubertät, für die Schwangerschaft (S. 688) und für Veränderungen der Hormonsekretion beim Altern (S. 1031).

Wie werden Hormone gemessen?

Für die physiologische Forschung, für die klinische Diagnostik und für die Beurteilung des Therapieverlaufs bei vielen Krankheiten ist es notwendig, die Plasmahormonkonzentrationen exakt zu bestimmen. Rein chemische Methoden haben sich dabei wegen der sehr geringen Hormonkonzentrationen nicht bewährt. Jedoch werden zunehmend neuere Technologien wie die Massenspektometrie und andere elektrochemische Detektionsmethoden, die Hochleistungs-Flüssigkeitschromatografie mit anschließender Detektion über UV-Adsorption für Hormonbestimmungen im Plasma verwendet (z. B. für Catecholamine und Steroide).

▸ **Bioassays.** Die ersten Hormonbestimmungen beruhten auf dem Nachweis ihrer biologischen Wirkung. Für die daraus entwickelten Bioassays (**In-vivo-Methoden**) wurden Versuchstiere benutzt, bei denen die Drüse für jenes Hormon, dessen Aktivität im menschlichen Plasma bestimmt werden sollte, entfernt werden musste. So kann z. B. die Aktivität von Gonadotropinen etwa im Urin von Schwangeren, durch das Wachstum von Sexualorganen bei hypophysektomierten Mäusen bestimmt werden. Für die biologische Testung können auch sehr sensible **In-vitro-Modelle** verwendet werden, bei denen die zu untersuchende Probe zum Medium von Zellkulturen entsprechender Effektorzellen gegeben wird. Der hierdurch hervorgerufene biologische Effekt auf die Zellkultur gilt als Maß für die Hormonaktivität. So wurde z. B. die Produktion von Corticosteron durch Nebennierenrindenzellen der Ratte als Parameter der ACTH-Aktivität in einer Probe verwendet.

▸ **Immunoassays.** Große Bedeutung haben sehr empfindliche und spezifische Methoden erlangt, bei denen **Antikörper** gegen Hormone benutzt werden. Zur besseren Messbarkeit der Reaktionsprodukte werden hierbei markierte Hormonmoleküle oder markierte Antikörper gegen das jeweilige Hormon benutzt. Die früher häufig benutzte radioaktive Markierung für Radioimmunoassays (RIA) ist heute überwiegend durch eine Kopplung an ein Enzym ersetzt, dessen Aktivität in einem *enzyme-linked immunosorbent assay*, **ELISA** oder in einem Immunoassay als kompetetives (Verwendung von markiertem Antigen) oder als sog. Sandwich Testsystem (Verwendung von markiertem Antikörper) gemessen wird. Die Prinzipien der Immunoassays sind in ▸ Abb. 14.14 dargestellt. Aus Standardkurven können die Konzentration des Hormons in der Testprobe abgelesen werden. Es gibt inzwischen viele Variationen dieser grundlegenden Prinzipien, die zur Automatisierung der Nachweismethoden und zur schnellen Entwicklung der Endokrinologie beigetragen haben.

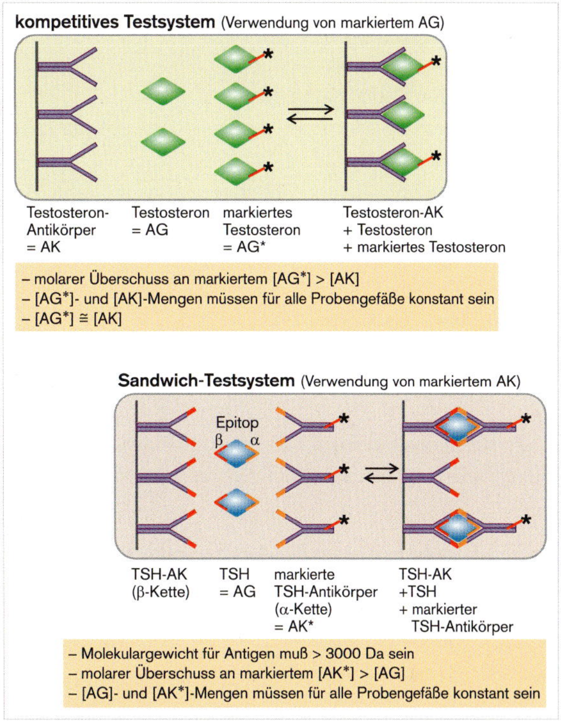

Abb. 14.14 Das Prinzip der Immunoassays. Entweder besetzt ein Hormon direkt die Bindungsstellen an einem Antikörper, welcher an dem Reaktionsgefäß befestigt wurde (Sandwich-Testsystem), oder das zu messende Hormon konkurriert um diese Bindungsstellen mit einem zugesetzten gleichartigen markierten Hormon (kompetitives Testsystem). Die (konzentrationsabhängige) Menge des gebundenen Hormons wird durch die Fluoreszenzintensität des markierten Hormons (kompetitives Testsystem) oder durch die Fluoreszenz eines später hinzugefügten markierten Antikörpers gegen das gebundene Hormon (Sandwich-Testsystem) quantifiziert.

▸ **Rezeptorassays.** Zur Bestimmung von Hormonen werden auch Rezeptorassays verwendet, bei denen die Bindung an den spezifischen Rezeptor zur Quantifizierung des Hormons gemessen wird. Nach einem ähnlichen Prinzip kann auch die spezifische Bindungsfähigkeit eines aus einer Testperson isolierten Rezeptores bestimmt werden. Zum Beispiel dient die Bestimmung von Östrogenrezeptoren in einer Präparation aus Gewebe maligner Tumoren der Brustdrüse zur Beurteilung der Prognose einer entsprechenden Hormontherapie. Zudem gibt es auch die Möglichkeit, Hormone aufgrund ihrer Interaktion mit Zelllinien zu messen, welche den entsprechenden rekombinanten Rezeptor exprimieren.

14

Zusammenfassung Kap 14.2

Allgemeine Endokrinologie

Die **Biosynthese** aller Hormone läuft über eine Kaskade von Syntheseschritten ab.

- Die **Peptidhormone** sind direkte Expressionsprodukte ihrer Gene. Ihre Biosynthese folgt den allgemeinen Prinzipien für sezernierte Peptide über Präpro- und Prohormone.
- Die Synthese von **Steroidhormonen**, von **Schilddrüsenhormonen** und von **Catecholaminen** erfolgt durch die enzymatische Modifikation von Vorläufermolekülen.

Die **Hormonwirkung** muss entsprechend den endogenen Rhythmen und den jeweiligen akuten Anforderungen des Organismus **reguliert** werden. Dies geschieht auf allen Ebenen der endokrinen Systeme, also der Hormonsynthese, der Sekretion, des Transports, des Rezeptors, der Wirkung des Hormons und des Hormonmetabolismus. Hierbei ist die **negative Rückkopplung** die häufigste Regelart.

Die **„basale“ Hormonsekretion** folgt bei den meisten endokrinen Systemen spezifischen **endogenen Rhythmen**: Sie ändert sich im Verlauf vieler Jahre (Alterungsprozesse, z. B. STH und Testosteron), mehrerer Wochen (Menstruationszyklus, z. B. Östrogen und Progesteron), eines Tages (zirkadian, z. B. Cortisol) oder in noch kürzeren Zeitabständen (ultradian und pulsatil, z. B. GnRH).

14.3 Hypothalamus-Hypophysen-System

Der Hypothalamus kontrolliert vitale Körperfunktionen wie z. B. das körperliche Wachstum, die Osmolarität, die Energiebilanz sowie Sexualfunktion und Verhalten. Auch höhere Hirnfunktionen wie Aufmerksamkeit und Schlaf-Wach-Rhythmus (in Interaktion mit dem Pinealorgan = Epiphyse) werden vom Hypothalamus beeinflusst. Sämtliche hypothalamischen hormonproduzierenden Neurone stehen nicht nur unter der Feedback-Kontrolle der entsprechenden Hormon-Achsen, sondern sie werden auch durch vielfältige **Einflüsse des ZNS** reguliert. Dies wird besonders sichtbar bei der zentral gesteuerten Regulation der Hormonsekretion in endogenen Rhythmen.

Die Neuropeptide des Hypothalamus beeinflussen nicht nur die Sekretion der Hypophyse sondern sie haben auch wichtige **Einflüsse auf ZNS-Prozesse** wie z. B. Temperaturregulation und zentrale Kontrolle des sympathischen Nervensystems. Sie werden außerdem in Neuronen extrahypothalamischer Regionen synthetisiert. So ist das Gehirn nicht nur ein wichtiger Syntheseort für Hormone (das Gehirn als „endokrine Drüse“), sondern auch ein Zielorgan für Hormone aus dem Hypothalamus und auch aus der Körperperipherie. Die Schilddrüsenhormone und die Steroidhormone entfalten wichtige Effekte bei der Differenzierung und Entwicklung des Gehirns und bei vielen anderen ZNS-Funktionen wie z. B. der Beeinflussung der Empfindlichkeit für zahlreiche sensorische Reize, Regulation vieler Verhaltensmuster, Beeinflussung so komplexer Vorgänge wie Aufmerksamkeit, Lernen, Gedächtnis, Schlaf und Altern.

Eine wichtige Rolle spielt z. B. CRH (**Corticoliberin**) bei der Aktivierung des sympathischen Nervensystems. Bei besonderen Belastungen (Stress) wird über CRH der Sympathikus und damit die Ausschüttung von Catecholaminen aus dem Nebennierenmark stimuliert. An der zentralen Regulation des Blutdrucks sind daneben noch weitere hypothalamische Peptide beteiligt. **Leptin** ist ein Fettzellhormon und besteht aus 146 Aminosäuren. Seine Konzentration im Blutplasma steigt bei Gewichtszunahme an und fällt bei Gewichtsverlust ab. Leptin gelangt über den Plexus choreoideus in das Gehirn und hemmt über Rezeptoren am Nucleus arcuatus des Hypothalamus durch Hemmung von Neuropeptid Y und Stimulation von α-MSH die Nahrungsaufnahme und erhöht den Energieumsatz (Abb. 12.37) (S. 594). An diesen Regulationsmechanismen sind noch weitere hypothalamische Peptide, wie CRH, GLP1, MCH (melanin-concentrating hormone), Orexin, AGRP, CART und Zytokine sowie Hormone aus der Körperperipherie wie Insulin, CCK, PYY, Cortisol und Ghrelin beteiligt.

Über Rezeptoren in den zirkumventrikulären Organen können auch Hormone und andere Signalsubstanzen, für die sonst die Blut-Hirn-Schranke eine Barriere darstellt, als humorale Afferenzen hypothalamische Neurone erreichen. Während Schilddrüsenhormone mit einem Transporter über die Blut-Hirn-Schranke transportiert werden können, stellt sie für Peptidhormone eine Barriere dar. Einige Peptide können jedoch über Rezeptoren (z. B. Angiotensin II) oder über rezeptorvermittelte **Transzytose** (selten, für Insulin nachgewiesen) die Blut-Hirn-Schranke überwinden.

▶ **Steuerung der Hypophyse.** Neurone mehrerer Kerngebiete in der medialen und ventrikelnahen Region des Hypothalamus synthetisieren Peptidhormone, welche die Funktion der Adenohypophyse steuern. Diese Axone des Hypothalamus projizieren zur Eminentia mediana an der rostralen Seite des Hypophysenstiels und geben ihr Neurosekret in das hypothalamohypophysäre Portalkreislaufsystem ab (▶ Abb. 14.15). Durch dieses spezielle Blutgefäßsystem werden auf einem kurzen (schnellen) Weg die Neuro-

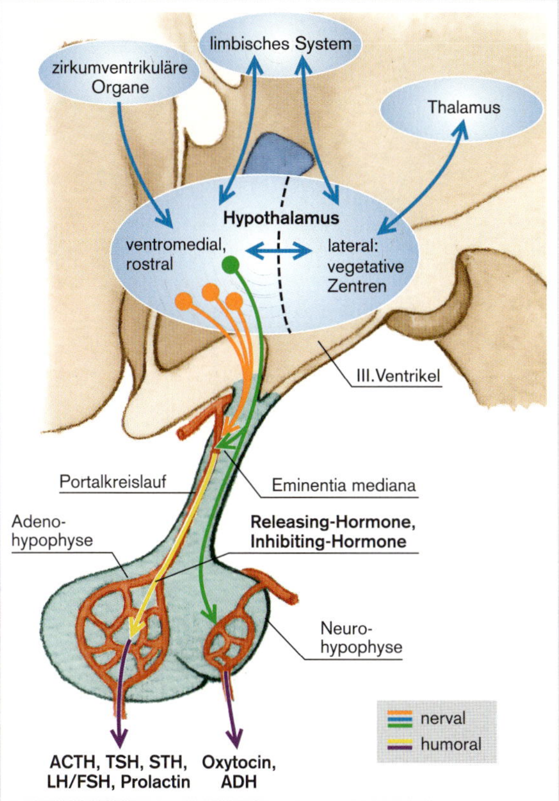

Abb. 14.15 Hypothalamohypophysäres System. Die Hormone des hypophyseotropen Hypothalamus werden an der Eminentia mediana sezerniert und über das hypophysäre Portalgefäßsystem zur Adenohypophyse transportiert. In der Neurohypophyse enden hypothalamische Neurone, die hier ADH und Oxytocin ins Blut sezernieren (grüne Pfeilspitze; an der Eminentia mediana wird ADH auch ins Portalgefäßsystem abgegeben). Die bidirekrionalen Verbindungen des Hypothalamus mit anderen Teilen des ZNS sind durch blaue Pfeile angedeutet.

sekrete der rostralen Hypothalamuskerne zu den Zellen der Adenohypophyse transportiert. Das Portalgefäßsystem beginnt im Bereich der medianen Eminenz als Kapillarplexus, der in kurze sinusoide Portalgefäße mündet. Diese ziehen durch den Hypophysenstiel und enden schließlich als Kapillaren, die die Hypophysenzellen umgeben.

Die **Adenohypophyse** bildet den deutlich größeren Hypophysenvorderlappen, die **Neurohypophyse** den Hypophysenhinterlappen. Beide Hypophysenanteile sind unterschiedlichen embryonalen Ursprungs. Die Adenohypophyse entwickelt sich aus der sog. Rathke-Tasche, die dem epidermalen, epithelialen Teil entstammt. Dagegen ist die Neurohypophyse ein Teil des Gehirns. Die neurosekretorischen Neurone aus dem magnozellulären Bereich des Nucleus paraventricularis und des Nucleus supraopticus ziehen größtenteils über die Eminentia mediana hinweg und enden in der Neurohypophyse. Ihre neurosekretorischen Produkte **ADH** (**Antidiuretisches Hormon, Adiuretin**, Vasopressin) und **Oxytocin** werden hier in den Blutkreislauf abgegeben.

Die Neurohypophyse ist eine Erweiterung des ventralen Hypothalamus. Sie wird aus marklosen Nervenfasern und deren neurosekretorischen Terminalen gebildet. Die Zellkörper dieser Neurone liegen im vorderen Hypothalamus in den magnozellulären Neuronen des Nucleus paraventricularis und des Nucleus supraopticus. So ist die Neurohypophyse eine **spezialisierte neurosekretorische Einheit hypothalamischer Neurone**, deren Hormone in den Körperkreislauf abgegeben werden. Ihre Hormone, ADH und Oxytocin, werden daher auch als neurohypophysäre Hormone bezeichnet. ADH und Oxytocin werden in Neuronen des Nucleus paraventrikularis und des Nucleus supraoptikus synthetisiert. Beide Peptidhormone bestehen aus 9 Aminosäuren (Nonapeptide). Die Sekretion von ADH und Oxytocin erfolgt über weitergeleitete Aktionspotenziale, die in den neuronalen Terminalen die zytosolische Ca^{2+}-Konzentration erhöhen und so die Exozytose auslösen.

▸ **Neurohypophysäre Hormone.** Die physiologisch wichtigste Funktion von **ADH** (= antidiuretisches Hormon, Adiuretin) ist die Rückresorption von Wasser am Sammelrohr der Niere (S. 435) über die V_2-Vasopressinrezeptoren. In höherer Konzentration hat Adiuretin neben seiner antidiuretischen Wirkung an der Niere auch eine deutliche vasokonstriktorische Aktivität welche über V_1-Rezeptoren vermittelt wird. Daher wird ADH auch als **Vasopressin** (**AVP** = Arginin-Vasopressin) bezeichnet. Der V_2-Rezeptor der Niere ist mit dem cAMP-System gekoppelt, während die V_1-Rezeptoren der Blutgefäße hauptsächlich über das Phosphatidylinositolsystem (S. 69) wirken.

ADH gelangt auch über Axon-Endigungen im Bereich der Eminentia mediana in den hypophysären Portalkreislauf. Über diesen Weg wirkt es zusammen mit CRH als ein wichtiges hypophyseotropes Releasing-Hormon zur Stimulation der ACTH-Sekretion. Zusätzlich wird Adiuretin auch ZNS-Funktionen zugeschrieben, wie Beteiligung an der Temperaturregulation, am Trinkverhalten und an Gedächtnisprozessen. Bei Menschen mit Diabetes insipidus centralis wird eine synthetisch hergestelltes Analogon des Adiuretins therapeutisch eingesetzt. Solche Menschen haben einen Mangel an Adiuretin. Dies führt zu einer Reduktion oder Aufhebung der renalen Rückresorption von Wasser, sodass Urinmengen bis 24 l pro Tag ausgeschieden werden.

Die Sekretion von **Oxytocin** (OXT) wird während des Geburtsvorgangs durch nervale Afferenzen aus dem Uterus und der Vagina deutlich stimuliert (**Ferguson-Reflex**). Durch Oxytocin kommt es in dieser Phase zu heftigen Kontraktionen der Uterusmuskulatur, die als „Wehen" (S. 703) bekannt sind. In der Laktationsphase führt der mechanische Saugreiz an der Mamille zu einem neurohumoralen Reflex, bei dem durch Oxytocin die Muskulatur der Milchgänge kontrahiert wird, was zur Ejektion von Milch führt. Auch ein konditionierter Reflex wie das Schreien des Säuglings kann die Oxytocinsekretion auslösen. Zudem wirkt Oxytocin auch auf das sexuelle, maternale und Paarbindungsverhalten. Auch Wirkungen auf Angstverhalten, Vertrauen, Sozialverhalten, Nahrungsaufnahme und sogar Drogenmissbrauch wurden nachgewiesen. Diese unterschiedlichen Wirkungen werden durch den Oxytocinrezeptor, einen G-protein-gekoppelten Rezeptor vermittelt. Die mit diesen unterschiedlichen Verhalten assoziierten Oxytocinmuster sind jedoch bisher ungenügend charakterisiert.

► **Hypophyseotrope Hormone.** Die Releasing- und Inhibiting-Hormone des Hypothalamus steuern die Biosythese und Ausschüttung aller Hormone der Adenohypophyse und werden daher hypophyseotrope Hormone genannt. Sie wirken auf mehr als nur einen Zelltyp der Hypophyse: **TRH** stimuliert die thyreotropen, aber auch die mammotropen und die somatotropen Zellen. **Somatostatin** hemmt nicht nur die Sekretion von STH, sondern auch die von ACTH, Prolactin und TSH. **GnRH** fördert die Sekretion der beiden Gonadotropine LH und FSH.

Daraus folgt, dass die Sekretion eines Hypophysenhormons auch durch mehrere hypophysiotrope Faktoren beeinflusst werden kann. Zu diesen Faktoren gehören nicht nur die hier genannten Releasing- und Inhibiting-Hormone, sondern auch andere **Neuropeptide** (z. B. Opioide) und **Neurotransmitter** (z. B. Dopamin) des Hypothalamus. Für die regelrechte Kontrolle der Sekretion einer Hypophysenzelle ist also eine bestimmte Kombination von Faktoren notwendig (s. z. B. ► Abb. 14.24).

Die Funktion von zahlreichen, bisher nicht genannten hypothalamischen Neuropeptiden ist nicht ausreichend bekannt. Einige von ihnen besitzen neben ihren ZNS-Effekten (s. u.) auch wichtige Funktionen bei der Regulation der Adenohypophyse, sie sind also hypophyseotrope Faktoren. Hierzu zählen Angiotensin II, das vasoaktive intestinale Peptid (VIP), Neurotensin, Neuropeptid Y (NPY), Substanz P, Opioide und Cholecystokinin (CCK).

► **Adenohypophysäre Hormone.** Die adenohypophysären Hormone werden für jedes Hormon in spezifischen Zellen synthetisiert. Sie können aufgrund ihrer chemischen Struktur eingeteilt werden in **Peptidhormone** und **Glykoproteinhormone**. Die Peptidhormone ACTH, STH und Prolactin bestehen aus Aminosäurenketten. TSH, FSH und LH sind Glykoproteine, die jeweils aus zwei Untereinheiten, einer α- und einer β-Kette, bestehen. Die α-Ketten der drei Hormone sind strukturhomolog, die β-Ketten sind für jedes Hormon spezifisch. Die Besonderheiten ihrer Biosynthese werden im Abschnitt über TSH beschrieben (S. 658).

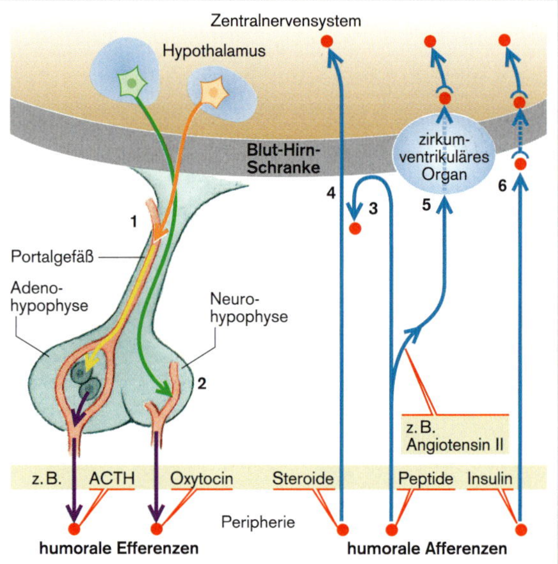

Abb. 14.16 Humorale Verbindungen des ZNS mit der Körperperipherie. Auf der linken Seite sind die humoralen Efferenzen dargestellt (s. a. ► Abb. 14.15). **1** Sekretion der hypophyseotropen Hormone in den Portalkreislauf, wodurch die adenohypophysären Hormone freigesetzt werden. **2** Direkte Neurosekretion der neurohypophysären Hormone in die Zirkulation. Auf der rechten Seite sind die verschiedenen Möglichkeiten der Interaktion der humoralen Afferenzen mit der Blut-Hirn-Schranke dargestellt. **3** Blut-Hirn-Schranke als Barriere für hydophile Substanzen (z. B. Peptidhormone und Zytokine). **4** Diffusion (z. B. Steroide) oder Transport (z. B. Schilddrüsenhormone) durch die Blut-Hirn-Schranke von lipophilen Substanzen. **5** Interaktion von Peptiden mit ZNS-Rezeptoren in den zirkumventrikulären Organen (z. B. Angiotensin II). **6** Substanzen, die über eine rezeptorvermittelte Transzytose die Blut-Hirn-Schranke überwinden (z. B. Insulin).

Nach funktionellen Gesichtspunkten werden die adenohypophysären Hormone auch als *glandotrope* und *nicht-glandotrope* charakterisiert.

- Die **glandotropen Hormone** stimulieren die Funktion „ihrer" peripheren Drüsen: Steuerung der Nebennierenrinde durch ACTH, der Schilddrüsenfunktion durch TSH und der Gonadenfunktion durch die Gonadotropine LH und FSH.
- Die **nicht-glandotropen Hormone** Wachstumshormon (STH) und Prolactin wirken auf viele Zellen des Körpers: STH ist ein essenzieller Faktor für das Längenwachstum, durch Prolactin wird die Milchbiosynthese stimuliert.

Die Sekretion der hypophysären Hormone wird durch die hypophyseotropen Peptide des Hypothalamus reguliert (► Abb. 14.16). Die glandotropen Hormone werden daneben über Feedback-Mechanismen durch die Hormone ihrer peripheren Drüsen (Steroide und Schilddrüsenhormone) kontrolliert.

Die klinisch wichtigsten Störungen im hypothalamo-hypophysären Bereich werden durch **Tumoren** der Adenohypophyse hervorgerufen. Einige Tumoren produzieren auch Hormone (STH, ACTH, Prolactin) und führen zu Krankheiten, bei denen die Hormoneffekte pathologisch verstärkt sind und so eine eindrucksvolle Symptomatik der Hormonwirkungen zeigen (z. B. Akromegalie, Morbus Cushing, Prolaktinom).

Die Biosynthese und Sekretion von Hypophysenhormonen wird jedoch nicht nur durch die hypothalamischen Hormone, durch Neuropeptide und Neurotransmitter sowie durch die Feedback-Signale peripherer Hormone reguliert, sondern auch durch **parakrine** Effekte in der Adenohypophyse. Die parakrine Modulation der Hormonsekretion wird durch viele Neuropeptide, durch **Interleukin-6**, durch Wachstumsfaktoren (z. B. EGF, TGFα und β) sowie von dem Peptid **PACAP** (*pituitary adenylate cyclase activating polypeptide*) hervorgerufen. Diese Faktoren werden meist von Hypophysenzellen zusätzlich zu ihrem jeweiligen Hauptprodukt synthetisiert oder durch peptiderge Neurone zur Hypophyse transportiert.

Die **glandotropen Hormone** regulieren die Hormonproduktion einer peripheren endokrinen Drüse und häufig auch deren Metabolismus und Wachstum. Diese Funktionen haben auch ihre Namen geprägt: Corticotropin oder adrenocorticotropes Hormon (**ACTH**) steuert die Sekretion der Nebennierenrindensteroide. Thyreotropin oder thyreoideastimulierendes Hormon (**TSH**) reguliert die Schilddrüsenfunktion. Die beiden gonadotropen Hormone **LH** (luteinisierendes Hormon) und **FSH** (follikelstimulierendes Hormon) beeinflussen die Gonadenfunktion bei der Frau (Follikelreifung, Ovulation, Sexualhormonsekretion und Schwangerschaft) und beim Mann (Spermiogenese, Testosteronsynthese) (S. 682). Die meisten Steroidhormone und die Schilddrüsenhormone werden von den glandotropen Hormonen gesteuert.

Nach ihrer Sekretion erreichen die Hormone auf dem Blutweg ihre Erfolgsorgane und induzieren über die Bindung an ihre spezifischen Rezeptoren in der endokrinen Drüse die Biosynthese und die Ausschüttung der **peripheren Hormone**. Über verschiedene Second-Messenger-Systeme werden von den Hypophysenhormonen die für die Synthese notwendigen Enzyme aktiviert.

Zusammenfassung Kap 14.3

Hypothalamus-Hypophysen-System

Die Neuropeptide des Hypothalamus beeinflussen die Sekretion der Hypophyse und sie haben auch wichtige **Einflüsse auf ZNS-Prozesse** wie z. B. Temperaturregulation und zentrale Kontrolle des sympathischen Nervensystems. Die Releasing- und Inhibiting-Hormone des Hypothalamus steuern die Biosythese und Ausschüttung aller Hormone der Adenohypophyse und werden daher **hypophyseotrope Hormone** genannt. Die **glandotropen Hormone** regulieren die Hormonproduktion einer **peripheren endokrinen Drüse** und häufig auch deren Metabolismus und Wachstum. Die **Neurohypophyse** ist eine spezialisierte neurosekretorische Einheit hypothalamischer Neurone.

14.4 Wachstumshormon (STH = Somatotropes Hormon, GH = growth hormone)

Ein STH-Mangel in der Wachstumsphase führt zu einem hypophysären Minderwuchs, eine Überproduktion in der Wachstumsphase (durch STH produzierende Tumoren) zum Riesenwuchs (Gigantismus). Nach der Pubertät und abgeschlossenem Längenwachstum entwickeln Menschen mit STH-produzierenden Tumoren eine Akromegalie.

STH wird in den somatotropen Zellen der Hypophyse synthetisiert. Sie sind dort mit 40 % die häufigste Zellart. Im Gegensatz zu den anderen Protein- und Peptidhormonen hat STH eine ausgeprägte **Speziesspezifität**, sodass beim Menschen nur menschliches Wachstumshormon wirksam ist. Daher wurde 1988 für die Therapie von STH-Mangelzuständen (z. B. hypophysärer Minderwuchs; Hypophyseninsuffizienz) ein gentechnisch synthetisiertes humanes STH entwickelt.

► **Biosynthese, Sekretion und Transport von STH.** Das menschliche STH hat eine Molekülmasse von 21,5 kDa und besteht aus einer Peptidkette mit 191 Aminosäuren mit zwei Disulfidbrücken. Die Transkription des STH-Gens und die Synthese des Hormons werden durch **Somatoliberin** (**GHRH**) und **Östrogene** stimuliert. Das biosynthetisierte STH wird in den somatotropen Zellen in großen Granula gespeichert. Die basale STH-Sekretion erfolgt in sekretorischen Episoden (S. 636), die in der Nacht häufiger sind und auch höhere Amplituden haben. Der Beginn der ersten Tiefschlafphase ist ein wichtiges Signal für die Stimulation der STH-Sekretion. Für die Entstehung

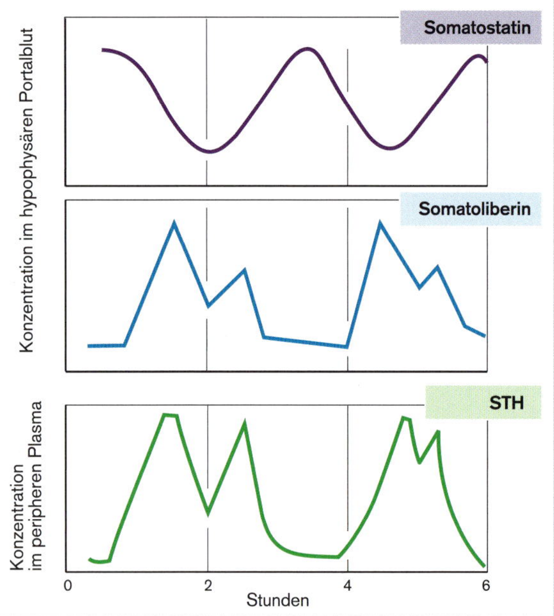

Abb. 14.17 Sekretionsrhythmus von Somatostatin, Somatoliberin und STH (Somatotropes Homon)**.** Somatostatin und Somatoliberin sind im Portalsystem der Hypophyse und STH im peripheren Plasma gemessen worden. Die Sekretionspulse von STH treten dann auf, wenn ein Anstieg der GHRH-Freisetzung mit einer verminderten Somatostatinsekretion koordiniert ist.

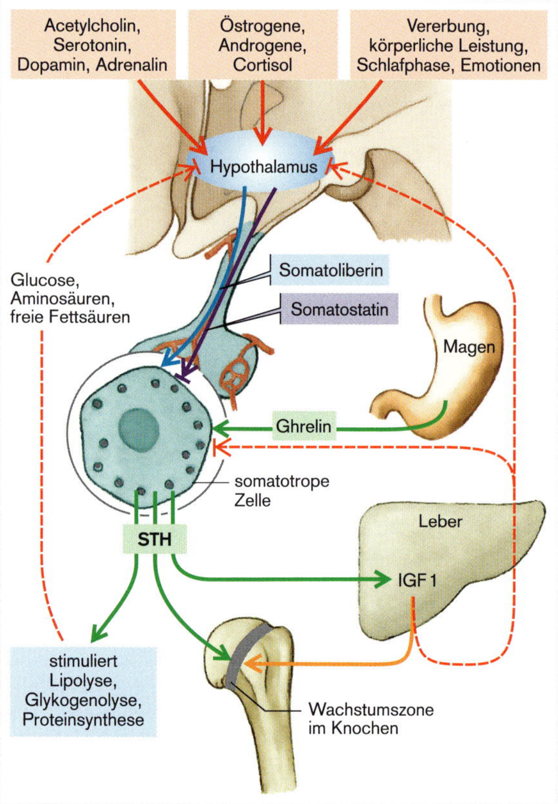

Abb. 14.18 Funktionen und Regulation des Wachstumshormons STH. STH stimuliert die Sekretion von IGF1 (Somatomedin C) in der Leber und bewirkt präpubertär mit diesem zusammen an der Wachstumszone des Knochens das Längenwachstum. Die multiple Regulation von STH erfolgt durch externe und interne Stimuli sowie Rückkopplung über Aminosäuren und Glucose. Wahrscheinlich entfaltet auch IGF1 eine negative Feedback-Wirkung auf die STH-Sekretion.

der STH-Sekretionspulse scheint eine gleichzeitige Reduktion der Somatostatinsekretion und ein Anstieg von Somatoliberin notwendig zu sein (▶ Abb. 14.17).

Die Plasmahalbwertszeit von STH beträgt ca. 20 min. Etwa die Hälfte des zirkulierenden STH bildet mit einem **Bindungsprotein** ein „Hormon-Reservoir". Das Bindungsprotein ist der lösliche, von der Plasmamembran abgetrennte extrazelluläre Teil des STH-Rezeptors (s. u.).

▶ **Regulation der STH-Sekretion.** Die STH-Sekretion (Exozytose) wird durch die hypothalamischen Peptide Somatoliberin (**GHRH**), Somatostatin (**SIH**) und Thyroliberin (**TRH**), das Catecholamin **Dopamin** sowie die zirkulierenden Wachstumsfaktoren **IGF1** und **IGF2** sowie die stoffwechselaktiven Faktoren Glucose, Fettsäuren und Aminosäuren beeinflusst (▶ Abb. 14.18).

Somatoliberin (*growth hormone-releasing hormone*, **GHRH** oder **GRH**) ist ein hypothalamisches Peptid, das in unterschiedlichen homologen Formen mit 40 und 44 Aminosäuren vorkommt. Es stimuliert spezifisch die Synthese und Freisetzung von STH. Interessanterweise ist es zuerst aus einem Pankreastumor isoliert worden. Die Somatoliberinaktivität des Tumors wurde bei einem Patienten mit Akromegalie (s. u.) entdeckt, bei dem eine paraneoplastische Sekretion von Somatoliberin zur STH-Überproduktion aus der Hypophyse und damit zur Akromegalie geführt hat. Somatoliberin wirkt an der somatotropen Zelle über die Aktivierung des cAMP-Systems. Dieser Effekt wird durch Somatostatin inhibiert, das hier hauptsächlich über das hemmende G_i-Protein (S. 67) wirkt.

Ein zusätzliches STH-freisetzendes Peptid, **Ghrelin**, wird in endokrinen Zellen des Magens synthetisiert und auf dem Blutweg zur Adenohypophyse transportiert. Ghrelin stimuliert über hypothalamische Mechanismen auch die Nahrungsaufnahme.

Somatostatin (STH-inhibierendes Hormon, **SIH**) ist ein zyklisches Peptid mit 14 Aminosäuren. Es kommt außer in hypothalamischen Neuronen in vielen sezernierenden Zellen vor, besonders im Magen-Darm-Trakt (Tab. 12.1) (S. 508) und im Pankreas (S. 665). Seinen Namen hat Somatostatin von seiner zuerst entdeckten biologischen Wirkung, die STH-Sekretion zu hemmen. Somatostatin ist darüber hinaus ein wichtiger Regulator bei sehr vielen Sekretionsprozessen (▶ Abb. 14.19); wahrscheinlich werden dabei „überschießende" Reaktionen inhibiert. An der Hypo-

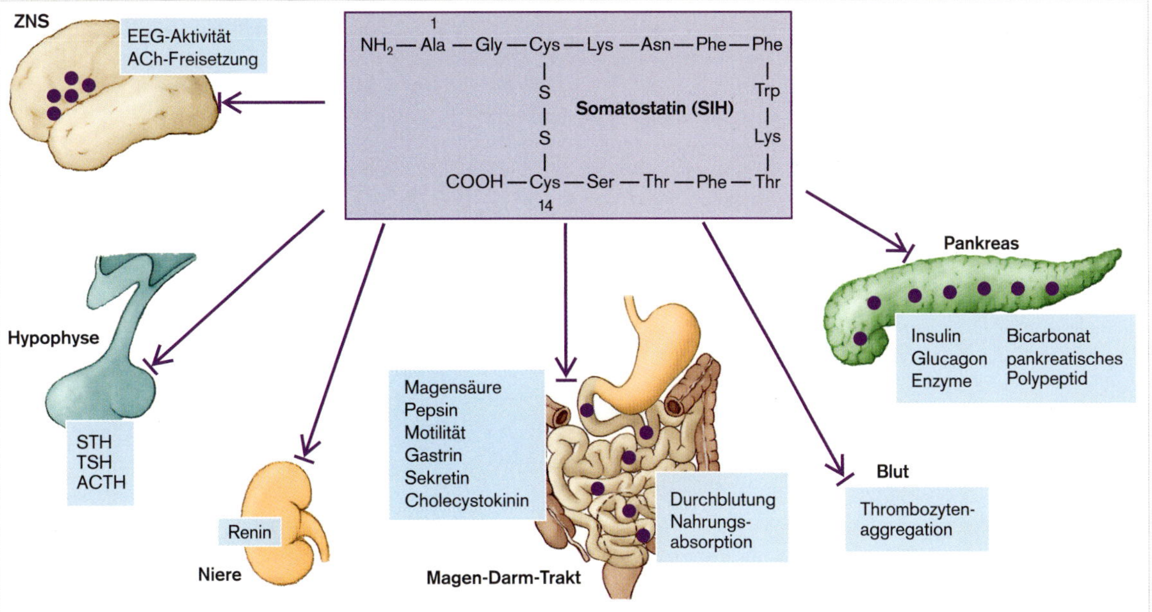

Abb. 14.19 Multiple Funktionen von Somatostatin. Somatostatin kommt in vielen Geweben vor. Es wirkt als Hormon auf dem Blutweg, auf parakrine Weise in den Organen, in denen es auch synthetisiert wird (violette Punkte) wie im Pankreas und im Magen-Darm-Trakt, oder als Neuromodulator und Neurotransmitter im ZNS und im vegetativen Nervensystem. Die in den Kästchen angegebenen Hormone oder Funktionen werden durch Somatostatin gehemmt (ACh = Acetylcholin).

physe hemmt Somatostatin nicht nur die STH-Sekretion, sondern auch die von TSH und Prolactin. Der zelluläre Mechanismus der multiplen Somatostatinwirkungen ist in den verschiedenen Erfolgszellen unterschiedlich, jedoch ist an Hypophysenzellen die Hemmung von cAMP-abhängigen Prozessen wohl der wichtigste Mechanismus.

▸ **Funktionen von STH.** STH ist vor allem ein **anaboles Hormon**, d. h., es führt zu einer vermehrten Aufnahme von Aminosäuren in die Zellen und erhöht hier die Proteinsynthese. In der Leber wird die Produktion von **IGF1** stimuliert, mit dem zusammen STH in der juvenilen Phase das Längenwachstum des Knochens hervorruft. Auch die Weichteile und Muskeln nehmen durch vermehrte Proteinsynthese unter dem Einfluss von STH an Größe zu. Daher wird STH auch als Muskelwachstum stimulierendes Doping-Mittel missbraucht. Der Rezeptor wird nach Bindung an STH durch Dimerisierung aktiviert. Die folgenden intrazellulären Mechanismen bestehen in der Produktion von Diacylglycerin (DAG) und der Aktivierung von Proteinkinase C (PKC), die zur Phosphorylierung des Rezeptors führt (Abb. 2.17) (S. 69).

Die **Wachstumsfaktoren IGF1 und IGF2** (auch **Somatomedine** genannt) sind Peptide mit einer Molekülmasse zwischen 7000 und 8000 Dalton und haben eine partielle Strukturhomologie mit Proinsulin (Abb. 14.42) (S. 666). Der Rezeptor für IGF1 (= Somatomedin C) ist dem Insulinrezeptor sehr ähnlich. IGF1 ist offenbar der wichtigste Faktor für das Längenwachstum. Es stimuliert zusammen mit STH an der Knorpel-Knochen-Wachstumszone den Sulfateinbau und gilt auch als mitogener Faktor für andere somatische Zellen. In den **Chondrozyten** werden die Synthese von Protein, von RNA und DNA sowie die Zellproliferation und die Aufnahme von Aminosäuren stimuliert. Im Gegensatz zu STH ist die Sekretion von Somatomedinen relativ gleichmäßig und ohne akute Fluktuationen. IGF1 und IGF2 sind im Plasma an spezifische Proteine gebunden (IGF-BP1–6). In der Klinik wird bei Kindern das Bindungsprotein 3 (IGF-BP 3) für IGF1 als ein wichtiger Parameter für die Funktion von STH und IGF1 angesehen

Das **physiologische Längenwachstum** ist ein komplexer Vorgang; daran sind beteiligt:

- die Hormone Somatoliberin (GHRH), Somatostatin (SIH) und IGF1,
- die Interaktion mit anderen Hormonen, Neuropeptiden und Transmittersubstanzen sowie
- endogene (z. B. genetische) und exogene (z. B. Ernährung, psychische Einflüsse) Faktoren.

Durch diese Faktoren werden sowohl das Wachstumstempo als auch die Endgröße bestimmt. Eine besondere Bedeutung haben hierbei die Sexualsteroide während der Pubertät. So ist auch die Stimulierbarkeit der STH-Sekretion bei Heranwachsenden deutlich höher als bei Erwachsenen. **STH-Mangel** beim juvenilen Menschen führt zu Minderwuchs (s. u.), ein Mangel im Erwachsenenalter hat

Effekte auf die Muskulatur, auf die Fettverteilung und den Fettstoffwechsel.

Neben der Stimulation der Proteinsynthese hat STH auch Effekte auf den Kohlenhydrat- und Fettstoffwechsel. Am Fettgewebe wirkt STH lipolytisch, die dadurch freigesetzten Fettsäuren werden als Energieträger für die Proteinsynthese benötigt. Außerdem sensibilisiert STH die Fettzellen gegenüber der lipolytischen Wirkung von Catecholaminen. Die Wirkungen von STH auf den **Kohlenhydratstoffwechsel** sind bimodal: STH kann direkt die B(β)-Zelle des Pankreas und damit die Insulinsekretion stimulieren. So sind in dieser ersten Phase **insulinähnliche Effekte** auf den Kohlenhydratstoffwechsel zu beobachten. In der zweiten Phase jedoch hat STH **antagonistische Wirkungen zu Insulin:** Die Glucoseaufnahme und der Glucoseverbrauch werden gehemmt, die Gluconeogenese gefördert. Diese Effekte wirken zusammen mit der Steigerung der Lipolyse einer Verminderung der Glucosespiegel im Plasma durch Insulin entgegen. Daher wird STH auch zu den **diabetogenen Hormonen** gezählt.

Während des Tages schwankt die **STH-Sekretion** relativ stark in Abhängigkeit von der Nahrungsaufnahme und von besonderen Belastungen. Eine Verminderung des **Plasmaglucosespiegels** induziert einen deutlichen Anstieg von STH. Diese Regulation wird in der Klinik auch zur Diagnostik der hypophysären STH-Sekretion in einem **Insulinhypoglykämietest** ausgenutzt. Während eine durch Insulin induzierte Hypoglykämie eine vermehrte STH-Sekretion auslöst, wird die normale STH-Produktion durch hohe Plasmaglucosespiegel unterdrückt. Dies wird zur Diagnostik der Akromegalie genutzt. Aminosäuren im Plasma, vor allem Arginin, stimulieren die STH-Sekretion. Neben dieser Steuerung durch Stoffwechselprodukte wird STH auch vermehrt ausgeschüttet bei **körperlicher Arbeit** und bei verschiedenen Formen von **Stress**.

Die **Störungen der STH-Sekretion** manifestieren sich in der Klinik als charakteristische Krankheitsbilder. Ein **hypophysärer Minderwuchs** wird verursacht durch einen Defekt der STH-Biosynthese. Der STH-Mangel kann isoliert bei sonst intakter Hypophysenfunktion auftreten oder im Rahmen einer allgemeinen Hypophyseninsuffizienz (Panhypopituitarismus). Diese wird häufig durch Defekte der Hypophysen-spezifischen Transkriptionsfaktor-Gene, **Pit-1** und **Prop-1**, bedingt. Sie regulieren die embryonale Differenzierung und Entfaltung der Funktion von Wachstumshormon, von Prolactin und von TSH-produzierenden Zellen. Auch Störungen der peripheren STH-Wirkung wie solche der Synthese von Somatomedinen, der Intaktheit der STH- oder der Somatomedinrezeptoren können einen Minderwuchs verursachen. Durch eine Substitutionstherapie mit STH (gentechnologisch synthetisiert) ist bei Menschen mit hypophysärem Minderwuchs ein zusätzliches Wachstum bis zur „Normalgröße“ möglich.

Bei einem seltenen, genetisch bedingten Krankheitsbild, dem **Laron-Syndrom**, fehlt der Rezeptor für das Wachstumshormon. Diese Personen sind minderwüchsig trotz eines normalen/hohen STH-Spiegels im Plasma. Die Konzentrationen von IGF1 und IGF2 sind wegen der fehlenden STH-Wirkung erniedrigt. Auch Mangel an Schilddrüsenhormonen und ein Überschuss an Glucocorticoiden können zum Minderwuchs führen.

Adenome von somatotropen Zellen mit einer **STH-Überproduktion** führen bei Personen vor der Pubertät zu einem Riesenwuchs (**Gigantismus**) und bei Personen im Erwachsenenalter zu Wachstum an den noch nicht verknöcherten Zonen in den Akren wie Nase, Kinn, Finger und dem Schädelknochen sowie bei allen inneren Organen (z. B. Kardiomegalie). Dieses Krankheitsbild wird dementsprechend **Akromegalie** genannt.

Zusammenfassung Kap 14.4

Wachstumshormon (STH, GH)

Das Wachstumshormon wirkt ohne Vermittlung einer endokrinen Drüse auf seine peripheren Zielzellen. Es reguliert **Wachstum** und **Entwicklung** und ist auch an der **Steuerung des Protein-** und **Kohlenhydratstoffwechsels** beteiligt. Insbesondere ist das **Längenwachstum** des Menschen in der juvenilen Phase abhängig von der STH-Sekretion. STH stimuliert auch die **Synthese der Wachstumsfaktoren IGF1** und **IGF2** in der Leber. Die STH-Sekretion wird durch **Somatoliberin stimuliert** und durch **Somatostatin gehemmt.** Die Synthese dieser hypophyseotropen Faktoren und ihre Wirkung an den somatotropen Zellen der Adenohypophyse werden durch IGF1 und periphere Stoffwechselprodukte beeinflusst.

14.5 Prolactin

Biosynthese und Freisetzung. Prolactin wird in den lakto- oder mammotropen Zellen erzeugt, die 20–30 % der Zellen der Adenohypophyse ausmachen. Es ist ein Peptidhormon von 199 Aminosäuren und einer Molekülmasse von ca. 23 kDa. Die Prolactinbiosynthese wird im Laufe der Schwangerschaft und während der Laktation deutlich gesteigert, die mammotropen Zellen nehmen in Anzahl und Größe zu. Die Transkription des Prolactin-Gens wird durch **TRH** und **Östradiol stimuliert** und durch **Dopamin gehemmt**.

▶ **Funktionen.** Prolactin bewirkt zusammen mit Sexualhormonen und STH das Wachstum der Brustdrüse und die Differenzierung der Milchgänge, ein Effekt, der während der Schwangerschaft besonders ausgeprägt ist. In der **Laktationsphase** stimuliert Prolactin die Synthese der Milch und auch deren Sekretion. Die Prolactinsekretion während der Laktation wird durch nervale Afferenzen von den Brustwarzen aufrechterhalten (▶ Abb. 14.20). Prolactin induziert die Transkription der mRNA für das Milchprotein Casein und wichtige Milchsyntheseenzyme.

Auch auf den weiblichen **Reproduktionszyklus** übt Prolactin einen wichtigen Einfluss aus. So wird bei Patientinnen mit einer Hyperprolactinämie die Ovulation gehemmt. Über eine biologische Bedeutung von Prolactin beim Mann ist nur wenig bekannt. Prolactin ist wahrscheinlich auch ein Modulator von **immunologischen Prozessen**. So besitzen viele immunkompetente Zellen Prolactinrezeptoren. Auch bei verschiedenen Formen von körperlichen und psychischen Belastungen kann regelmäßig ein deutlicher Anstieg von Prolactin beobachtet werden. Eine biologische Funktion für dieses **„stressinduzierte“ Prolactin** ist noch nicht bekannt.

▶ **Regulation der Prolactinsekretion.** Prolactin wird in einem nicht sehr ausgeprägten zirkadianen Rhythmus vermehrt während der **zweiten Nachthälfte** sezerniert. Die Prolactinsekretion bei der Frau ist deutlich abhängig vom physiologischen Status ihres Reproduktionssystems:

- niedrige Prolactinspiegel vor der Pubertät,
- leichte Erhöhung während des Ovulationstermins und in der Lutealphase,
- deutlicher Anstieg der Prolactinsekretion zum Ende der Schwangerschaft und erhöhte Spiegel bis zu mehreren Wochen post partum und während der Laktation.

Die Regulation der Prolactinausschüttung durch Neuropeptide und Transmitter sowie durch Östrogene ist sehr komplex (▶ Abb. 14.21). Die wesentliche Kontrollfunktion besteht in der tonischen **Hemmung der Prolactinsekretion durch Dopamin** aus Neuronen des tuberoinfundibulären Hypothalamus. Die Verminderung dieser dopaminergen Inhibition führt zu einem Anstieg der Prolactinsekretion. Dopamin wirkt auf die mammotrope Zelle über D_2-Rezeptoren, die das cAMP-System hemmen. Bei prolactinproduzierenden Tumoren werden Dopaminagonisten eingesetzt, die auch das Tumorwachstum hemmen. Andere hypothalamische Faktoren wie **TRH, VIP, Angiotensin II und endogene Opioide stimulieren die Prolactinfreisetzung**. Bei einer Hypothyreose erhöht sich bei hohem TSH die TRH-Sekretion, was die Prolactinkonzentration im Plasma ansteigen lässt. Auch hohe Östrogenspiegel im Plasma stimulieren die Prolactinsekretion, wahrscheinlich über eine Desensibilisierung der Dopaminrezeptoren an den mammotropen Zellen. Prolactin selbst kann seine eigene Sekretion durch eine kurze Rückkopplungsschleife (*short feedback*) über eine Erhöhung des Dopaminumsatzes im Hypothalamus inhibieren.

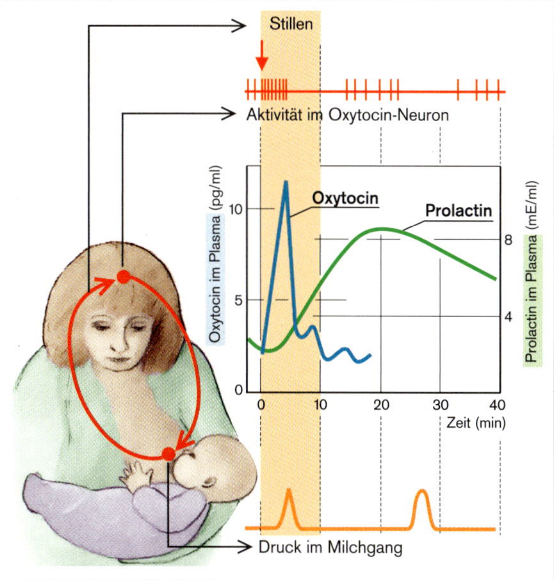

Abb. 14.20 Sekretion von Oxytocin und Prolactin beim Stillen. Nervale Afferenzen aus der Mamille führen zur Impulssteigerung in den Oxytocinneuronen, durch die die Ausschüttung von Oxytocin in das Blut bewirkt wird. Oxytocin löst schließlich die Kontraktion der Muskulatur in den Milchgängen aus, was zur Ejektion der Milch führt. (Diese Vorgänge können auch konditioniert werden und schon vor dem eigentlichen Stillen, etwa durch Schreien des Säuglings, ausgelöst werden.) Über die gleichen nervalen Afferenzen wird auch die Sekretion von Prolactin stimuliert (▶ Abb. 14.21).

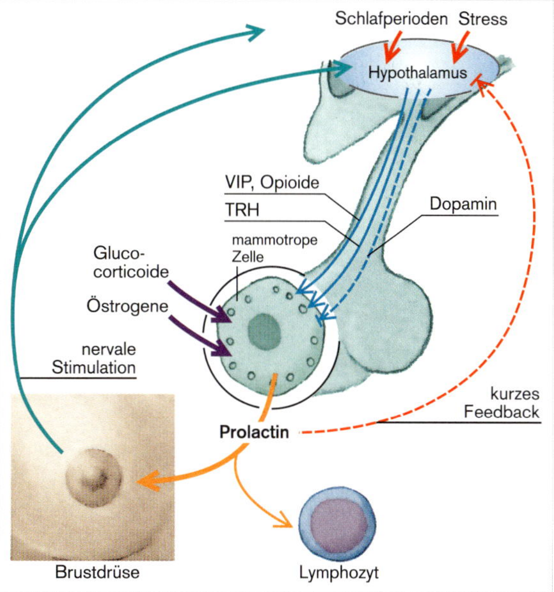

Abb. 14.21 Funktion und Regulation von Prolactin. Prolactin wird durch externe und interne Reize, wie bei Stress, oder durch nervale Afferenzen aus der Mamille beim Stillen (▶ Abb. 14.20) vermehrt ausgeschüttet. Eine direkte Feedback-Kontrolle der Prolactinsekretion ist nicht bekannt, jedoch kann Prolactin durch Hemmung des Dopaminumsatzes im Hypothalamus die eigene Sekretion indirekt hemmen (kurzer Rückkopplungsweg).

Prolaktinome

Der größte Teil der Tumore der Hypophyse ist endokrin inaktiv oder wird durch Adenome von mammotropen Zellen, die Prolactin produzieren, gebildet. Die **Hyperprolaktinämie** führt bei Frauen zu Amenorrhö und Galaktorrhö. Bei Männern führt insbesondere das verdrängende Wachstum zum Ausfall anderer Hormone der Hypophyse.

Die Krankheitssymptome der Frau haben ihre Entsprechung in den physiologischen Funktionen von Prolactin. So hat die erhöhte Prolactinsekretion bei stillenden Müttern einen hemmenden Effekt auf die LH/FSH-Sekretion, wodurch eine anovulatorische Phase entsteht (Amenorrhö) und eine Konzeption während der Stillzeit verhindert werden kann.

Zusammenfassung Kap 14.5

Prolactin

Prolactin ist ein wichtiges Hormon für die Steuerung des **Reproduktionssystems** und wirkt ohne Vermittlung einer endokrinen Drüse direkt auf seine Zielzellen. Syntheseort sind die mammotropen Zellen des **Hypophysenvorderlappens**. Beim Menschen wirkt Prolactin vor allem an der **Brustdrüse**, wo es zusammen mit Sexualhormonen und STH die **Proliferation der Milchgänge** stimuliert und die **Laktation** steuert. Die Prolactinbiosynthese wird im Laufe der Schwangerschaft und während der Laktation deutlich gesteigert, die mammotropen Zellen nehmen in Anzahl und Größe zu. Die Transkription des Prolactin-Gens wird durch **TRH** und **Östradiol stimuliert** und durch **Dopamin gehemmt**. Daneben ist Prolactin an der Steuerung der **Pubertät** und des **Ovulationszyklus** beteiligt

14.6 Hypothalamus-Hypophysen-Nebennieren-System: Mineralo- und Glucocorticoide

Die Regulation im Hypothalamus-Hypophysen-Nebennierenrinden-System dient der Bereitstellung von **Cortisol** für viele Stoffwechselprozesse unter Basalbedingungen und auch für starke akute Anforderungen (Stress), bei körperlicher Arbeit, bei emotionalen und mentalen Belastungen sowie bei Krankheiten. Seine spontane Sekretion folgt einem stabilen zirkadianen Rhythmus. Die an dieser Regulation beteiligten Hormone und anderen Signalsubstanzen, ihre Biosynthese und die Feinabstimmung in Rückkopplungssystemen sind besonders gut erforscht und können auch als Paradigma für andere neuroendokrine Regulationskreise gelten (▸ Abb. 14.22). Die Steuerung der Nebennierenfunktion ist hierarchisch organisiert, jedoch spielt die negative Rückkopplung durch Cortisol im Blut eine wesentliche Rolle.

Eine der wichtigsten Medikamentengruppen in der modernen Medizin, die Corticoide, konnte aufgrund der Erfolge bei der Erforschung der Nebennierenrindenphysiologie entwickelt werden. Das beruht zum einen auf den multiplen Wirkungen des Steroidhormons **Cortisol** auf den Stoffwechsel, auf das Immunsystem und auf alle Entzündungsvorgänge und zum anderen auf den Wirkungen von **Aldosteron** und Cortisol auf den Mineralhaushalt (S. 428). Im Folgenden werden die funktionellen Ebenen der Hypothalamus-Hypophysen-Nebennieren-Achse und ihre wichtigsten Hormone CRH, ACTH und Cortisol vorgestellt.

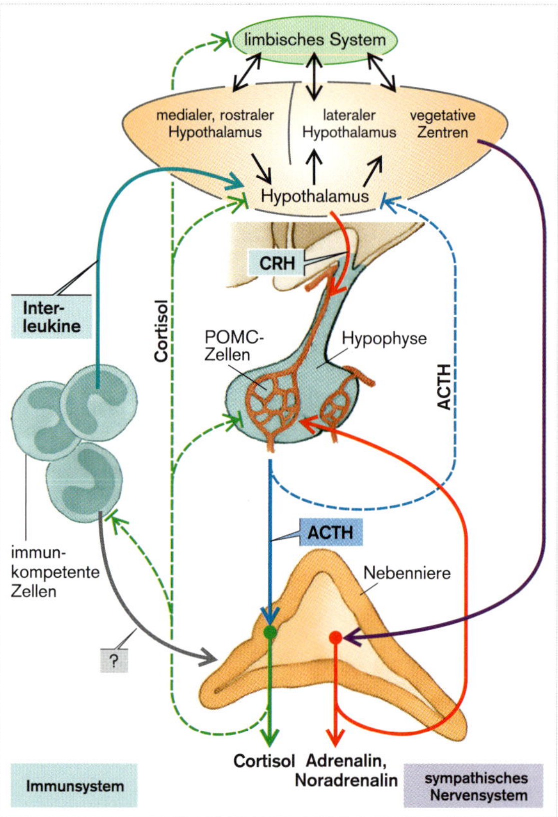

Abb. 14.22 Regulation der Hypothalamus-Hypophysen-Nebennierenrinden-Achse. Neben der neuroendokrinen Achse Hypothalamus-Hypophyse-Nebennierenrinde und der Feedback-Wirkung durch Cortisol sind auch die Interaktionen mit dem Immunsystem und dem sympathischen Nervensystem auf allen Ebenen dargestellt (s. a. ▸ Abb. 14.24).

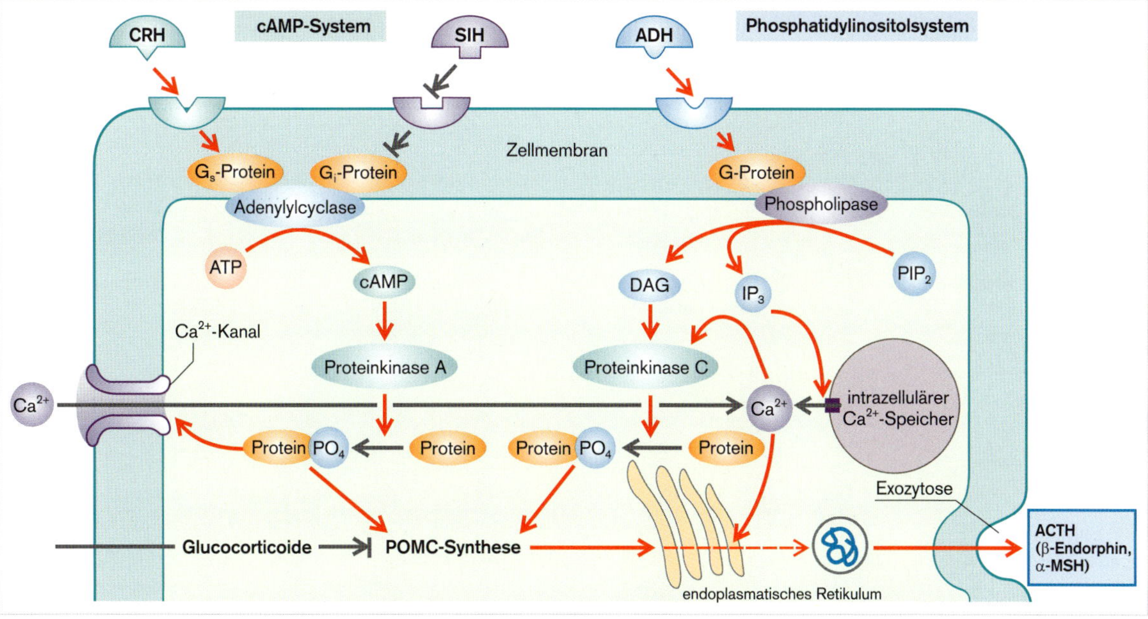

Abb. 14.23 Regulation der Synthese und Freisetzung von POMC-Peptiden in einer Adenohypophysenzelle. Der wesentliche Stimulator ist CRH (cAMP als Second Messenger), welches synergistisch mit Adiuretin (ADH) wirkt, das das Phosphatidylinositolsystem aktiviert. Zusätzlich beeinflussen verschiedene andere hypothalamische (z. B. Hemmung durch Somatostatin [SIH]) und hypophysäre Faktoren die ACTH-Sekretion. Die Hemmung von Synthese und Freisetzung der POMC-Peptide wird hauptsächlich durch Glucocorticoide bewirkt (negative Rückkopplung).

14.6.1 Die hypothalamische Ebene: Neurotransmitter, CRH und ADH

Das **Corticotropin-Releasing-Hormon** (**CRH, Corticoliberin**) ist ein Peptid mit 41 Aminosäuren und wird im kleinzelligen Anteil des **Nucleus paraventricularis**, aber auch im Hirnstamm und anderen ZNS-Regionen sowie in mehreren peripheren Organen wie Lunge, Nebenniere und Gastrointestinaltrakt synthetisiert.

Die **Biosynthese** von CRH und seine **Freisetzung** am Axonterminal in den hypophysären Portalkreislauf stehen unter der multiplen Kontrolle von Neuronen mit Corticoidrezeptoren für die negativen Feedback-Signale von Cortisol. Die „basale“ CRH-Sekretion ist abhängig von endogenen Rhythmen, möglicherweise vermittelt durch Verbindungen zum benachbarten Nucleus suprachiasmaticus. Eine besondere Bedeutung für die Aktivität der CRH-Neurone haben Projektionen vom limbischen System, dem eine Beteiligung an vielen assoziativen ZNS-Funktionen wie Lernen, Gedächtnis und Emotionen zugeschrieben wird.

Es ist interessant, dass ADH und CRH in identischen Zellen des Nucleus paraventricularis synthetisiert werden können. Bei bestimmten Belastungen verändert sich hier das **Verhältnis von ADH zu CRH**. An der Hypophysenzelle wirken CRH und ADH synergistisch (▸ Abb. 14.23): CRH aktiviert die cAMP-abhängige Proteinkinase A, und durch ADH wird die Proteinkinase C über das Phosphatidylinositolsystem (S. 69) aktiviert. Beide Neuropeptide stimulieren die Freisetzung der POMC-Hormone aus den Sekretgranula (s. u.) und haben auch Einflüsse auf die Synthese durch eine Aktivierung des POMC-Gens.

CRH hat neben seiner hypophyseotropen Wirkung auf die POMC-Zelle auch eine besondere Schlüsselstellung in der Koordinierung von ZNS-Vorgängen, die mit der Antwort eines Organismus auf **Stress** verbunden sind. Die Zentren des sympathischen Nervensystems werden erregt, Noradrenalin und Adrenalin im Blut steigen an, dagegen werden Verdauungsvorgänge gehemmt (▸ Abb. 14.22 u. ▸ Abb. 14.24).

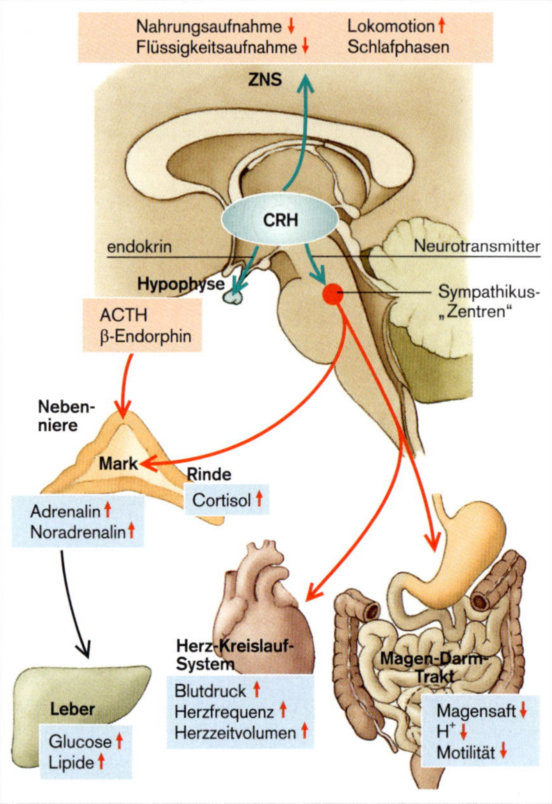

Abb. 14.24 Multiple Wirkungen von CRH. CRH wirkt als Neurotransmitter/Neuromodulator im ZNS und bei der Steuerung von Zentren des vegetativen Nervensystems. Zusammen mit seiner Wirkung als Releasing-Hormon für ACTH ist CRH somit ein wichtiger Faktor bei der Steuerung vieler Reaktionen des Organismus auf Stress.

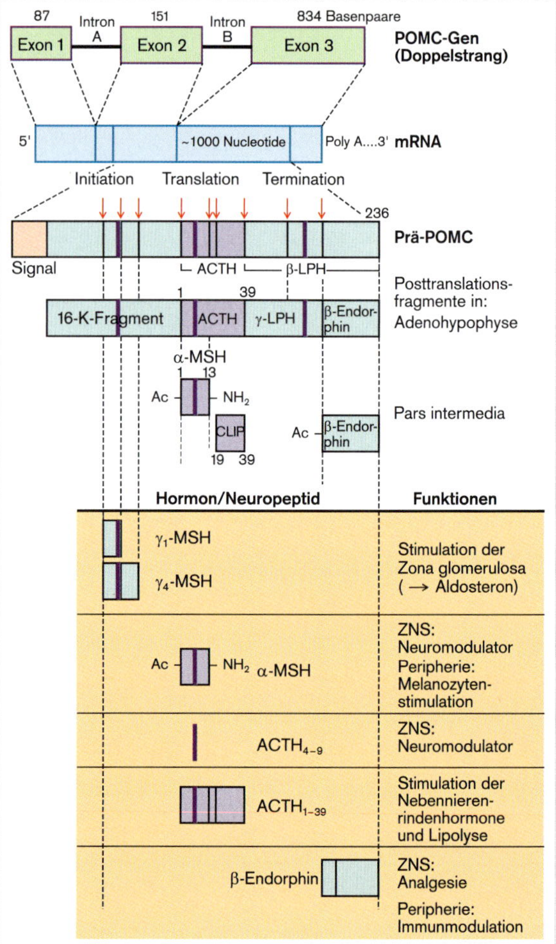

Abb. 14.25 Biosynthese und Funktion von POMC-Peptiden. Vom Gen bis zu den bioaktiven Endprodukten sind die einzelnen Strukturen und Schritte dargestellt. Im unteren Teil sind die bisher bekannten Struktur-Funktions-Beziehungen für einzelne Sequenzabschnitte beschrieben. Die Partialfunktionen sind an bestimmte Strukturdomänen der POMC-Peptide gebunden. Die roten Pfeile kennzeichnen Stellen im Propeptid, an denen Endopeptidasen die Hormone abspalten. Die repetitive Sequenz, die ACTH 4–9 entspricht, kommt dreimal im Prohormon vor und ist dunkelviolett gekennzeichnet.

14.6.2 Die hypophysäre Ebene: Proopiomelanocortin (POMC) und seine Hormone (ACTH, β-Endorphin, MSH)

ACTH (adrenocorticotropes Hormon) wird von den **corticotropen Zellen** synthetisiert, die nur ca. 3 % der Zellen der Adenohypophyse ausmachen. Da aus dem Vorläufermolekül für ACTH, dem Proopiomelanocortin (POMC), auch zwei andere aktive Hormone, α-MSH und β-Endorphin, synthetisiert werden können, ist es zutreffender, diese Zellen **POMC-Zellen** zu nennen. ACTH ist das entscheidende Hormon für die Cortisolproduktion der Nebennierenrinde.

▸ **Biosynthese und Freisetzung.** In ▸ Abb. 14.25 sind die Vorgänge der Biosynthese der dem POMC entstammenden Peptide näher erläutert. Die **Synthese von ACTH** wird hier ausführlicher beschrieben, weil sie sich als Beispiel auch für andere Peptidhormone besonders gut eignet. POMC gehört zu den am besten untersuchten Precursor-(Vorläufer-)Molekülen in der molekularen Endokrinologie. Es ist auch deswegen besonders interessant, weil in diesem Precursor mehrere Hormone mit jeweils unterschiedlichen biologischen Funktionen enthalten sind. Das POMC-Gen wird nicht nur in den Zellen des Hypophysenvorderlappens, sondern auch im ZNS, und hier vor allem im Nucleus arcuatus, sowie im Nebennierenmark, in den Gonaden und im Bronchialepithel exprimiert.

Das Hauptprodukt der POMC-Zellen der **Adenohypophyse** ist **ACTH**, daneben entstehen durch Spaltung an basischen Aminosäuren noch die Fragmente **γ-LPH** (lipotropes Hormon) und **β-Endorphin** sowie ein größeres aminoterminales Fragment (16-kDa-Peptid). Die posttranslationalen Vorgänge haben auch eine Bedeutung für die Physiologie, weil hierdurch zusätzliche Peptide mit einem spezifischen Wirkprofil entstehen können. Die **Struktur-Wirkungs-Beziehungen** (▶ Abb. 14.25) von POMC-Peptiden bieten hierfür interessante Beispiele.

- Am bekanntesten und am wichtigsten ist die Sequenz **ACTH 1–39** mit seiner Wirkung auf die Nebennierenrinde (s. u.). Innerhalb des ACTH-Moleküls sind spezifische Sequenzen für bestimmte Partialfunktionen essenziell: **ACTH 1–13** für die MSH-Aktivität, **4–9** für neuromodulatorische Effekte im ZNS, **1–24** für die biologische Aktivität an der Nebennierenrinde und an der Fettzelle und **25–39** für die Speziesspezifität. Die biologisch wichtigste Aminosäurensequenz **ACTH 1–24** ist bei allen untersuchten Vertebraten identisch.
- Im POMC kommt dreimal eine Aminosäurensequenz vor, die der von **ACTH 4–9** entspricht und in **α-, β- und γ-MSH** enthalten ist. Für diese Sequenz wurden bei Versuchstieren Einflüsse auf Lernprozesse nachgewiesen. Beim Menschen hat ACTH 4–9 wahrscheinlich eine Wirkung auf die selektive Aufmerksamkeit und das Essverhalten.

ACTH/MSH-Rezeptoren (= Melanocortinrezeptoren = MC-R) sind inzwischen mit ausschließlicher Spezifität für ACTH (MC-R2) oder weniger spezifisch für α-MSH, γ-MSH oder ACTH-Peptide (MC-R1, MC-R3–5) entdeckt worden. Die Rezeptoren MC-R1 und MC-R3–5 kommen vor allem im Gehirn vor und weisen auf die wichtige Rolle von POMC-Peptiden als Neuropeptide im ZNS hin. Das *agouti-related peptide*, AGRP wirkt für MSH-Rezeptoren als endogener Antagonist bei der Appetit-Regulation.

α-MSH wird bei vielen Vertebraten und Amphibien in der Adenohypophyse oder im Hypophysenzwischenlappen synthetisiert. (Beim Menschen kommt α-MSH im Hypothalamus und in einer frühen fetalen Phase im Hypophysenzwischenlappen vor.) MSH wirkt stark bräunend durch eine Dispersion von Melaninpigment in den Melanozyten. Im Hypothalamus wirkt α-MSH als Neuropeptid (über MC-R4) und als wichtiger Gegenspieler von NPY im anorexigenen Netzwerk (S. 593).

β-Endorphin ist ein wichtiges endogenes Opioid (S. 779). Es entsteht nach Abspaltung der letzten 31 Aminosäuren aus POMC. Es enthält an seiner aminoterminalen Seite die Sequenz von Metenkephalin, die jedoch von β-Endorphin nicht als eigenständiges Peptid abgespalten wird. Aufgrund der gemeinsamen Biosynthese werden ACTH und β-Endorphin auch gemeinsam sezerniert. β-Endorphin scheint in der Peripherie desensibilisierend auf Nozirezeptoren (Nozisensoren) zu wirken. Da viele Lymphozyten Opioidrezeptoren haben, ist β-Endorphin in der Peripherie wahrscheinlich auch als Immunmodulator wirksam.

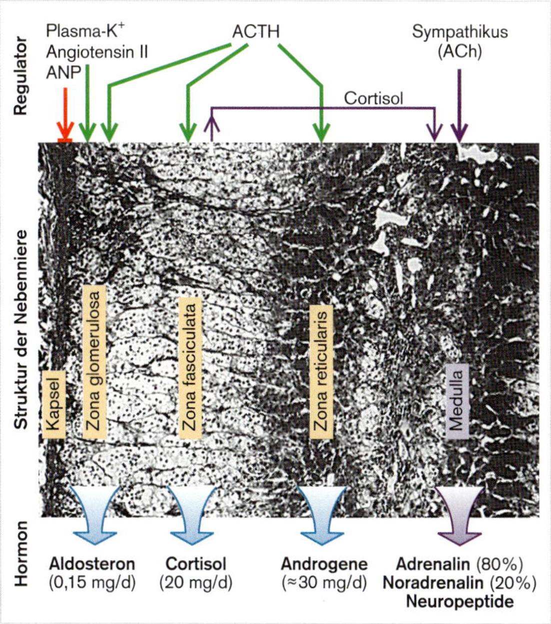

Abb. 14.26 Struktur und Funktion der Nebenniere. Die drei Schichten der Nebennierenrinde haben jeweils eine spezifische Ausstattung mit Enzymen, die die Synthese ihrer charakteristischen Endprodukte, Mineralocorticoide, Glucocorticoide und Androgene, gewährleisten (▶ Abb. 14.28). Die Bildung aller Corticoide wird durch ACTH stimuliert, jedoch stehen die Mineralocorticoide hauptsächlich unter der Kontrolle von Angiotensin II. Das Nebennierenmark wird neuronal gesteuert. Cortisol, das innerhalb des Organs zum Mark gelangt, erhöht die Adrenalinausschüttung.

▶ Funktionen von ACTH. ACTH reguliert die Synthese und Sekretion aller Nebennierenrinden-Steroide, aber insbesondere die der **Glucocorticoide** aus der Zona fasciculata (▶ Abb. 14.26). Nach der Bindung an einen spezifischen membranständigen Rezeptor wird über cAMP-abhängige Gen-Aktivierungen die Synthese einiger für die Steroidproduktion wichtiger Enzyme reguliert. Vor allem wird durch ACTH der für die Biosynthese limitierende Schritt, die Abspaltung der Seitenkette von Cholesterin und damit die **Synthese von Pregnenolon**, stimuliert (▶ Abb. 14.27). Diese Reaktion ist jedoch nicht nur vom cAMP-System abhängig. Die Synthese von Pregnenolon ist besonders bei akuten Anforderungen wichtig, um genügend Precursor-Moleküle für die weiteren (nur teilweise von ACTH abhängigen) Biosyntheseschritte von Cortisol bereitzustellen (s. u.).

Eine wichtige **extraadrenale Funktion** von ACTH beim Menschen ist die **Stimulation der Lipolyse** (durch Aktivierung der Adenylylcyclase in Fettzellen).

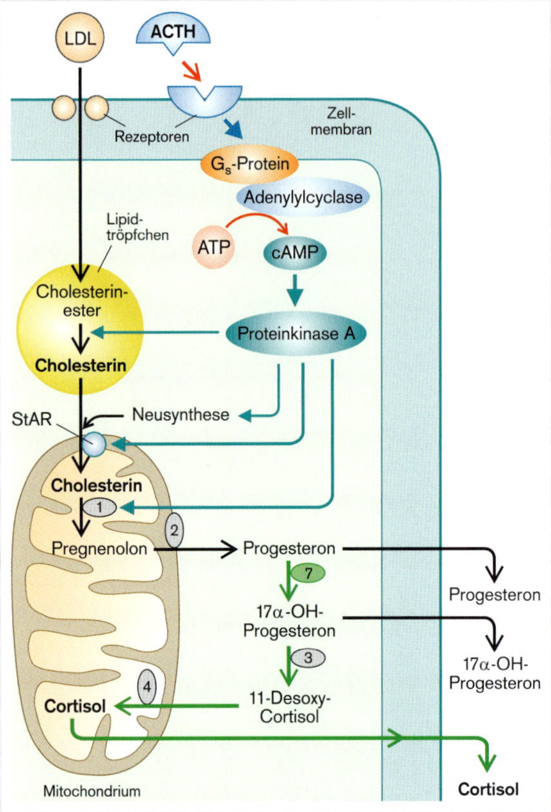

Abb. 14.27 Wirkung von ACTH auf die Corticoidsynthese. Die Corticoidsynthese findet in verschiedenen Zellkompartimenten statt. Der wichtigste Schritt (1) ist die Umwandlung von Cholesterin zu Pregnenolon in den Mitochondrien durch eine Desmolase. Auch die daran anschließende Synthesekaskade wird durch ACTH stimuliert. Bei ausreichender Bereitstellung von Pregnenolon kann sie ohne ACTH-Einwirkung weiterlaufen (Enzyme der Schritte 2–4 und 7, s. ▶ Abb. 14.28).

In der Klinik ist eine starke Bräunung der Haut und einiger Schleimhäute durch eine massiv erhöhte ACTH-Sekretion und α-MSH-Kosekretion ein wichtiges diagnostisches Zeichen bei der chronischen primären Nebennierenrindeninsuffizienz bei **Morbus Addison**.

14.6.3 Die Hormone der Nebennierenrinde (Corticoide): Aldosteron, Cortisol, Androgene

Die Nebennierenrinde besteht morphologisch und funktionell aus drei Schichten (▶ Abb. 14.26). In der Zona glomerulosa werden **Mineralocorticoide** (vor allem Aldosteron), in der Zona fascicularis **Glucocorticoide** (vor allem Cortisol) und in der Zona reticularis **Androgene** (vor allem Dehydroepiandrosteron, DHEA) gebildet. Alle Corticosteroide oder kurz Corticoide entstammen dem Vorläufer Cholesterin. Sie werden hieraus durch spezifische Enzymsysteme zu den unterschiedlichen bioaktiven Endprodukten synthetisiert. Die hauptsächlichen Wirkungen der drei Corticoidgruppen sind schon in ihren Namen enthalten: Mineralocorticoide erhöhen die Na^+-Retention und die K^+-Sekretion in der Niere. Glucocorticoide haben wichtige Effekte auf fast alle Stoffwechselvorgänge. Die Androgene wirken als männliche Geschlechtshormone und sind Vorläufersubstanzen für Östrogene. Die Corticoide werden im Blut an verschiedene Transportproteine gebunden. Ihr molekularer Wirkungsmechanismus besteht in einer Beeinflussung der Transkription nach Bindung des Steroids an seinen spezifischen **intrazellulären Rezeptor** in der Zielzelle. Die Sekretion der Glucocorticoide und der Androgene wird durch das Hypophysenhormon ACTH kontrolliert, während die Mineralocorticoide hauptsächlich über das Renin-Angiotensin-System sowie über die Plasma-K^+-Konzentration reguliert werden.

In der Klinik werden synthetische Corticoide und Aldosteronantagonisten als Therapeutika bei vielen Indikationen angewendet. Ein nahezu vollständiges Fehlen der Corticoidproduktion wie bei der Addison-Krankheit muss durch die Gabe von Präparaten mit Mineralocorticoid- und Glucocorticoid-Wirkung substituiert werden. Eine massive Überproduktion von Cortisol (**Cushing-Syndrom**) ist eine lebensbedrohliche Erkrankung mit unterschiedlichen pathologischen Ursachen. Auch die isolierte Vermehrung der Mineralocorticoid-Produktion (**Conn-Syndrom**) oder die kompensatorische Stimulation der Nebennierenandrogene (adrenogenitales Syndrom, **AGS**) führen zu schweren Erkrankungen.

Die Biosynthese der drei wichtigsten Corticoide wird hier nur kurz vorgestellt und sollte in Lehrbüchern für Biochemie intensiver studiert werden. In diesem Abschnitt wird besonders die Wirkung des Glucocorticoids Cortisol besprochen, während der Mechanismus der Mineralocorticoidwirkung von **Aldosteron** im Kap. 11.4.7 (S. 479) geschildert wird.

Corticoide werden aus Vorläufermolekülen synthetisiert

Der Vorläufer für alle Corticoide ist **Cholesterin**. Die hauptsächliche Quelle für Cholesterin sind die im Blut zirkulierenden Lipoproteine (S. 572); daneben gibt es auch eine De-novo-Synthese in der Nebennierenrinde aus Acetyl-Coenzym A. Die meisten Enzyme für die Biosynthese der Corticosteroide gehören zur großen Familie der **Cytochrom-P-450**-Mischoxygenasen und katalysieren die verschiedenen Hydroxylierungen am Vorläufermolekül. Die entscheidende, die Syntheserate limitierende Reaktion, ist die **Umwandlung von Cholesterin zu Pregnenolon** in drei Schritten, wobei nach C_{20}- und C_{22}-Hydroxylierung durch eine **Desmolase** (Cyt P-450 scc [*side-chain cleavage*]) in den Mitochondrien die Seitenkette von C_{20} abgespalten wird. Der wichtige Transport von Cholesterin zur inneren Mitochondrienmembran wird durch **StAR** (*steroidogenic acute regulatory protein*) stimuliert, welches nach Stimulation durch ACTH akut synthetisiert wird.

Die Corticoide werden innerhalb von 15–30 Minuten nach Stimulation durch ACTH direkt in die Blutbahn sezerniert. Ein intrazellulärer Transport- oder Speichermechanismus mit Sekretgranula ist für Steroidhormone nicht bekannt.

In ▶ Abb. 14.28 sind die Syntheseschritte und die beteiligten Enzyme dargestellt. **Cortisol** macht 95 % und **Corticosteron** 5 % der Glucocorticoidaktivität beim Menschen aus. Der Hauptvertreter der Nebennierenandrogene aus der Zona reticularis ist **Dehydroepiandrosteron-Sulfat** (**DHEAS**); daneben werden auch sehr kleine Mengen von Testosteron und Östrogen synthetisiert.

Die **Aldosteronsynthese** in der Zona glomerulosa ist bis zum Corticosteron identisch mit der für Cortisol in der Zona fasciculata. Der spezifische Syntheseschritt für Aldosteron ist die Oxidierung der Methylgruppe am C_{18}-Atom. Aldosteron wird nach **Stimulation durch Angiotensin II** oder durch eine **Hyperkaliämie** synthetisiert und ausgeschüttet, jedoch hat hierbei ACTH einen zusätzlichen Effekt. Das **atriale natriuretische Peptid** (ANP = ANF = Atriopeptin) (S. 473) hemmt als Gegenspieler von Angiotensin II direkt und indirekt die Aldosteronsekretion.

An allen Stellen der komplizierten Synthesekaskade in der Nebenniere können pathologische Störungen durch **Enzymdefekte** auftreten. Das **adrenogenitale Syndrom** (**AGS**) ist die bekannteste Enzymstörung. Die Entdeckung verschiedener zur Biosynthese von Corticoiden wichtiger Enzyme ist vor allem durch seltene, allerdings sehr charakteristische Krankheitsbilder ermöglicht worden. Den verschiedenen Formen des adrenogenitalen Syndroms ist eine verminderte Cortisolproduktion gemeinsam. Diese führt kompensatorisch zu einer stark erhöhten ACTH-Sekretion, wodurch wiederum die Sekretion aller Corticosteroide, deren Synthese nicht gestört ist, z. B. der Androgene, pathologisch stimuliert wird. Besonders gefährdet sind Menschen, bei denen auch die Synthese von Aldosteron durch Enzymdefekte gehemmt ist, wodurch ein lebensbedrohlicher **Natriumverlust** entstehen kann. Die angeborenen Enzymdefekte werden bei weiblichen Neugeborenen besonders deutlich sichtbar an den Zeichen einer **Maskulinisierung** der äußeren Geschlechtsmerkmale, die durch die erhöhten Nebennierenandrogene hervorgerufen werden. Durch eine **Substitutionstherapie** mit Glucocorticoiden wird bei diesen Personen auch die vermehrte ACTH-Sekretion gehemmt, sodass dadurch auch die Synthese der unerwünschten Vorstufen (besonders der Androgene) normalisiert werden kann.

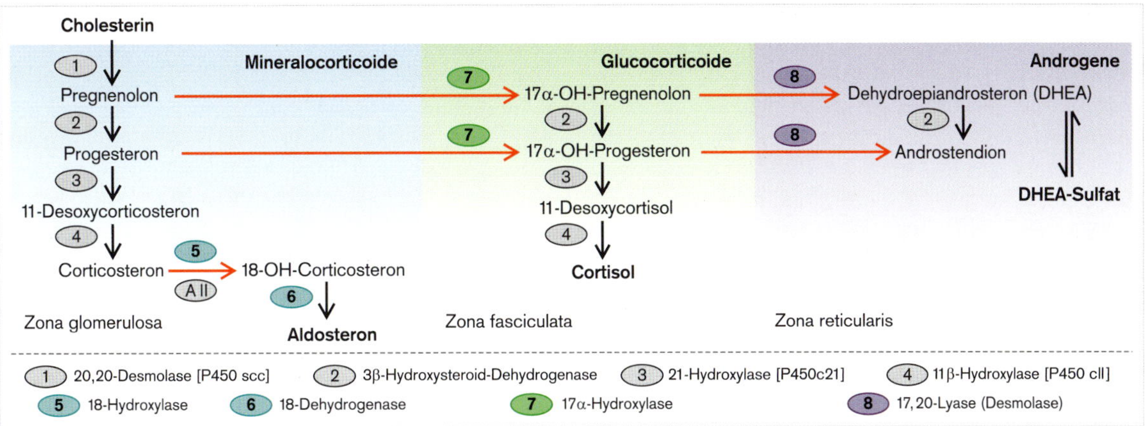

Abb. 14.28 Synthese der Corticoide. Hierbei sind die Enzyme 5 und 6 spezifisch für die Aldosteronsynthese und dementsprechend in der Zona glomerulosa enthalten, das Enzym Nr. 7 ist für die Zona fasciculata (Cortisolbildung) und Nr. 8 für die Zona retucularis charakteristisch.

14

Transportproteine für Corticoide im Blut

Nach der Sekretion werden die Corticoide zu über 90 % an spezifische Transportporteine im Plasma (cortisolbindendes Globulin, **CBG**) oder an **Albumin** gebunden. Bei Konformationsänderungen des Bindungsproteins, z. B. in der Umgebung von Entzündungen, wird hieraus dann Cortisol freigesetzt. Vor der **Ausscheidung** der Corticoide in der Niere können sie in der Leber durch Reduktion des A-Ringes des Steroidmoleküls und durch Derivatisierung zu Glucuroniden inaktiviert werden. Die Messung verschiedener Corticoidmetaboliten im Urin wird als wichtiges Diagnostikum für funktionelle Störungen der Nebennierenrinde benutzt.

Die Funktionen der Corticoide sind vielfältig

Corticoide diffundieren aufgrund ihrer Lipophilität durch die Membran ihrer Zielzelle. Dort binden die Corticoide an spezifische **Rezeptoren**, die sich im Zytosol und im Zellkern befinden, und werden wahrscheinlich zusätzlich an membranständige Rezeptoren gebunden. Die Rezeptoren im Zellinneren aktivieren nach Bindung an spezifische DNA-Sequenzen die Transkription (Abb. 14.7) (S. 631). Der **Typ I** der Rezeptoren ist für Mineralocorticoide spezifisch und der **Typ II** für Glucocorticoide. Sie werden in der Niere (Typ I), der Leber (Typ II), in vielen anderen Organsystemen und im Gehirn gefunden. Natürlich vorkommende Glucocorticoide können in erhöhter Konzentration auch als Mineralocorticoide wirken. Dagegen gibt es hochspezifische, synthetische Glucocorticoidpräparate (z. B. Dexamethason), die keinen Mineralocorticoideffekt haben.

Interessanterweise hängt die **Spezifität der Mineralocorticoidrezeptoren** von der Aktivität des Enzyms **11-Hydroxysteroid-Dehydrogenase** in den Zielzellen ab. Dieses Enzym dehydriert die für die Rezeptorbindung essenzielle β-OH-Gruppe am C_{11}-Atom zur Keto(Oxo)gruppe, wodurch Corticoide wie das Cortisol am Rezeptor unwirksam werden. Die Struktur des Aldosteronmoleküls verhindert eine solche Dehydrierung, sodass Aldosteron vom Rezeptor gebunden werden kann.

Eine Hemmung dieser Dehydrogenase (z. B. durch exzessiven Genuss von Lakritze) führt zu massiven Mineralocorticoideffekten durch die nun wirksamen Glucocorticoide, die beim Menschen in viel höheren Konzentrationen als Aldosteron vorkommen.

Glucocorticoide (Cortisol) regeln vitale Funktionen

Die Glucocorticoide beeinflussen den Stoffwechsel von Kohlenhydraten, Fetten und Eiweißen. Sie wirken auf bestimmte Organsysteme und auf das Gehirn.

▶ **Stoffwechselwirkungen.** Glucocorticoide fördern die **Gluconeogenese** aus Aminosäuren in der Leber, daher stammt auch ihr Name. Daneben werden auch der Glucosetransport und die Glucoseverwertung gehemmt. Diese Mechanismen führen zur Erhöhung des Blutzuckerspiegels und können so auch **diabetogen** wirken. Eiweiß abbauend, **katabol**, wirken Glucocorticoide auf die Muskulatur, auf das lymphatische Gewebe, auf die Haut und auf den Knochen. Die dadurch freigesetzten Aminosäuren werden in der Leber zur Gluconeogenese genutzt. Durch Cortisol werden als weitere Energiespender freie Fettsäuren im Fettgewebe **lipolytisch** freigesetzt. Außerdem wird der Einbau von Glucose in die Fettzellen und damit die Lipogenese gehemmt.

▶ **Mineralhaushalt.** Bei hohen Glucocorticoidkonzentrationen wird in der Niere Natrium retiniert und Kalium vermehrt ausgeschieden (Aldosteronwirkung) (S. 472).

▶ **Immunprozesse.** Glucocorticoide hemmen eine Vielzahl von Immunprozessen. Sie führen zur Verringerung der Lymphknoten. Sie senken die Anzahl der zirkulierenden eosinophilen und basophilen Granulozyten und der Lymphozyten. Sie vermindern die zelluläre Immunität und blockieren die Freisetzung und den Effekt der meisten Zytokine (S. 303). Bei längerer therapeutischer Anwendung hemmen Glucocorticoide auch die Antikörperproduktion.

▶ **Entzündungsprozesse.** Glucocorticoide hemmen alle Prozesse einer Entzündung. Diese Funktion wird wahrscheinlich vermittelt durch die Hemmung der **Zytokinfreisetzung** und der Synthese von Abkömmlingen der Arachidonsäure, wie den **Prostaglandinen**, indem ein durch Cortisolwirkung exprimiertes Protein, „Lipocortin" oder „Lipomodulin", das Syntheseenzym Phospholipase A_2 inaktiviert.

▶ **Permissiver Effekt.** Glucocorticoide erhöhen die Potenz der Wirkung einiger wichtiger endogener Signalsubstanzen. Dies wird permissiver Effekt genannt. So wird die Empfindlichkeit von **Adrenozeptoren** gegenüber Catecholaminen und anderen vasokonstriktorischen Substanzen durch Glucocorticoide deutlich erhöht. Ähnliches gilt für die Wirkung der Catecholamine an der Fettzelle. Die Glucocorticoide stimulieren auf parakrine Weise auch die Synthese der Catecholamine im benachbarten Nebennierenmark durch Enzyminduktion auf allen Ebenen der Biosynthese, insbesondere den charakteristischen Syntheseschritt zu Adrenalin. Die beiden Nebennierensysteme – die Corticoide und die Catecholamine – interagieren hier wie bei vielen anderen wichtigen Körperfunktionen (▶ Abb. 14.29 u. ▶ Abb. 14.22).

▶ **Zentralnervensystem.** Neben ihrer Feedback-Wirkung im neuroendokrinen System (s. u.) haben Glucocorticoide auch andere Effekte auf das **Zentralnervensystem**. Sie erhöhen die Wahrnehmung von akustischen, taktilen, olfaktorischen und gustativen Reizen. Sie scheinen deutliche Effekte auf die Generierung von Emotionen zu haben und beschleunigen während chronischer Exposition bei Labortieren Alterungsprozesse im ZNS, vor allem im Hippokampus.

Da jede Zelle des Körpers Glucocorticoidrezeptoren besitzt, sind die Reaktionen jeweils von der spezifischen Funktion dieser Zellen abhängig: In der Niere wird die **glomeruläre Filtrationsrate** gesteigert, im Knochen wird der **Abbau** gefördert, sein Aufbau dagegen gehemmt. Der Proteinkatabolismus wirkt sich besonders auf die **Muskulatur** und den Knochen aus, ebenso kommt es zu einer Verminderung der Fibroblasten und der Kollagensynthese im **Bindegewebe**.

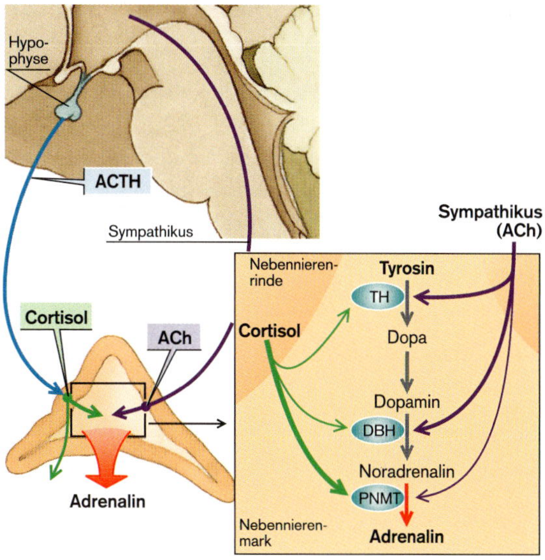

Abb. 14.29 Parakrine Effekte von Cortisol auf die Catecholaminsynthese im Nebennierenmark. Während der wichtige Syntheseschritt von Tyrosin zu Dopa hauptsächlich abhängig ist von der Freisetzung von Acetylcholin (ACh) aus präganglionären Sympathikusfasern, wird der für das Nebennierenmark charakteristische Schritt der Methylierung von Noradrenalin, der zu Adrenalin führt, hauptsächlich durch den parakrinen Effekt von Cortisol stimuliert. TH = Tyrosinhydroxylase, DBH = Dopamin-β-Hydroxylase, PNMT = Phenyläthanolamin-N-Methyltransferase.

Anwendung von Steroidhormonen in der Klinik

Die Kenntnis der multiplen Wirkungen und der Regulation von Cortisol ist in der klinischen Medizin von besonderer Bedeutung. Dies gilt insbesondere für die weit verbreitete Therapie mit Glucocorticoiden bei nicht endokrinen Krankheiten und für die Diagnostik und Therapie pathologischer **Störungen der Cortisolsekretion**.

Durch Veränderung am Steroidmolekül ist es möglich, hochspezifische Glucocorticoide und Mineralocorticoide zu synthetisieren. Der therapeutische Einsatz von Glucocorticoiden ist sehr breit: **Substitutionstherapie** bei endokrinen Erkrankungen, Behandlung von **Entzündungen** (z. B. rheumatische Erkrankungen), Unterdrückung der Abwehrreaktionen des Körpers bei Organtransplantation, Blockade überschießender **Immunprozesse** (z. B. Allergie). Jeder Einsatz dieser Steroide, außer in der Substitutionstherapie, ist mit dem Risiko von erheblichen Nebenwirkungen verbunden. Da es sich bei den meisten Indikationen um schwere Grundkrankheiten handelt, müssen die Nebenwirkungen in Kauf genommen werden. Diese sind Folge einer Aktivierung von Glucocorticoidrezeptoren und zeigen damit das ganze Spektrum dieses potenten Hormons. Eine gefährliche Komplikation der Behandlung mit Glucocorticoidpharmaka kann durch das **zu schnelle Absetzen** der Therapie entstehen; wegen der „negativen Feedback"-Wirkung des Medikaments auf die ACTH-Ausschüttung während der Therapie kann es nämlich zur **Atrophie der Nebennierenrinde** kommen. Ein zu plötzliches Absetzen der Glucocorticoidpharmaka wird dann zu einer sekundärer Insuffizienz der Nebennierenrinde, in schweren Fällen zu einer Addison-Krise (s. u.) führen.

Androgene sind männliche Sexualsteroide

Das hauptsächliche Androgen der Nebenniere ist **Dehydroepiandrosteron** (DHEA, ▶ Abb. 14.28), von dem täglich ca. 30 mg produziert werden und dessen größter Teil als Sulfat vorliegt. DHEA ist ein relativ schwach wirkendes männliches Sexualsteroid. Ein Teil wird in seinen Zielgeweben enzymatisch zu **Testosteron, Dehydrotestosteron** und zu **Östrogenen** umgewandelt. Bei der Frau stellen die Androgene aus der Nebenniere den Hauptteil der männlichen Geschlechtshormone dar, ein kleiner Teil wird in den Ovarien synthetisiert. Im Alter verringert sich die DHEA-Produktion deutlich auf ca. 30 %. Eine hierauf beruhende „Anti-aging"-Therapie mit DHEA ist jedoch derzeit wissenschaftlich nicht gerechtfertigt.

Mineralocorticoide (Aldosteron) steuern die Ausscheidung von Kalium und Natrium

Die Funktion des Hauptvertreters der Mineralocorticoide, Aldosteron, an der Niere (und am Kolon) und seine Regulation durch das Renin-Angiotensin-System sind in Kap. 10.11 (S. 457) beschrieben.

Cushing-Syndrom und Morbus Addison

Eine länger anhaltende Übersekretion von Cortisol führt zu einem schweren Krankheitsbild, dem **Hyperkortisolismus** (auch **Cushing-Syndrom** genannt). Hier sind alle weiter unten (S. 655) aufgelisteten Wirkungen von Cortisol in einem pathologischen Maße überhöht ausgeprägt: Hyperglykämie mit diabetischer Stoffwechsellage, Hypertonie mit Hypernatriämie und Hypokaliämie, Osteoporose aufgrund des Calciumverlustes und des Katabolismus, Atrophie der Muskulatur und spezifische Fettumverteilung (Facies lunata, Stammfettsucht) wegen der katabolen Effekte von Cortisol.

Die **Ursachen** der Erkrankung können in einer vermehrten Produktion von ACTH durch **hypophysäre Mikroadenome** liegen (Morbus Cushing) oder in der **autonomen Hormonproduktion** durch Tumoren der Nebenniere (▶ Abb. 14.32). Der zirkadiane Cortisolrhythmus ist aufgehoben, bei hypophysärer Ursache ist ACTH im Plasma erhöht. Die längerfristige Stimulation der Nebennierenrinde durch ACTH führt zu einer beiderseitigen **Hyperplasie**. Insbesondere Cortisol wird pathologisch vermehrt gebildet und sezerniert. Wenn Adenome der Nebennierenrinde den Hyperkortisolismus verursachen, ist die ACTH-Konzentration im Plasma sehr niedrig, die Adenome (und Karzinome) produzieren ihre Steroide ohne ACTH-Kontrolle (autonom). Durch neurochirurgische Entfernung der Hypophysentumoren bzw. durch Adrenalektomie können die betroffenen Personen geheilt werden, ohne diese Eingriffe führt extremer Hyperkortisolismus zum Tode. Eine nicht seltene Sonderform des Cushing-Syndroms wird hervorgerufen durch die **paraneoplastische ACTH-Synthese** in einigen Malignomen, vor allem kleinzelligen Bronchialkarzinomen.

Bei einer Zerstörung beider Nebennieren, meist durch Autoimmunprozesse hervorgerufen, spricht man von einer **primären Nebenniereninsuffizienz** oder einem **Morbus Addison** (▶ Abb. 14.32). Das klinische Bild dieser Erkrankung ist gekennzeichnet durch den Ausfall aller Corticosteroide. Der Mangel an Mineralocorticoiden führt zu Hyponatriämie, Hyperkaliämie und zu einer nicht-respiratorischen Azidose. Diese Menschen sind schwach und leicht ermüdbar. Schon bei geringen zusätzlichen Belastungen ihrer Wasser- und Elektrolytbalance, z. B. bei Schwitzen, Fieber oder Diarrhö, kann es zu sog. Addison-Krisen kommen, die durch einen lebensbedrohlichen Schockzustand gekennzeichnet sind. Wegen Ausfalls des negativen Feedback-Mechanismus durch Cortisol steigt die ACTH-Sekretion sehr deutlich an, wodurch wegen der im ACTH-Molekül enthaltenen MSH-Partialfunktion bei länger bestehender primären Nebennierenrindeninsuffizienz eine charakteristische starke Pigmentierung von Haut und Schleimhäuten (S. 649) hervorgerufen wird. Der Morbus Addison kann durch Substitution synthetischer Cortisolpräparate und evtl. zusätzlicher Gabe eines Mineralocorticoids behandelt werden. Diese Therapie ist lebenslang notwendig. Die für die Diagnose und Differenzialdiagnose der wichtigsten Störungen der Cortisolsekretion angewendeten Funktionstests sind in ▶ Abb. 14.32 dargestellt.

14.6.4 Wie werden die Nebennierenrindenhormone reguliert?

Basalsekretion

Die Cortisolsekretion folgt einem stabilen **zirkadianen Rhythmus mit sekretorischen Episoden**, die in den frühen Morgenstunden eine höhere Frequenz und Amplitude haben, während sie über den Tag hinweg abnehmen. Unter **Ruhebedingungen** wird Cortisol hauptsächlich während etwa 6 Stunden am Tagesbeginn sezerniert, danach ist das System für 18 Stunden nahezu inaktiv. Ziemlich regelmäßig tritt noch eine zusätzliche Cortisolsekretion zur Mittagszeit, in Abhängigkeit vom Essen auf (▸ Abb. 14.30). Der Beginn der morgendlichen Cortisolsekretion ist eng gekoppelt an die EEG-Phasen (S. 990), die das Erwachen charakterisieren. Der zirkadiane Rhythmus von Cortisol ist sehr stabil und wird nur langsam von äußeren Verhältnissen beeinflusst, sodass sich erst mehrere Tage nach einem Wechsel des Tag-Nacht-Rhythmus eine neue 24-Stunden-Rhythmik aufbaut. (Dieses Phänomen ist nach Flugreisen über mehrere Längengrade als ein Anteil des Jetlag bekannt.)

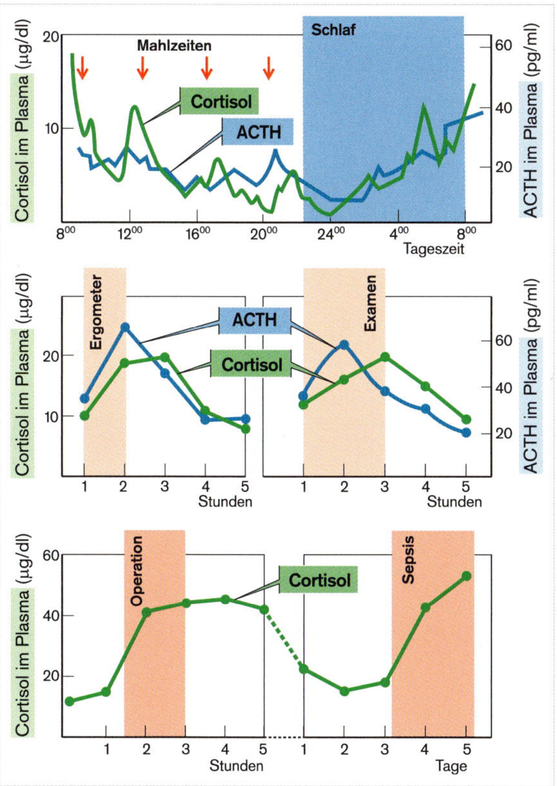

Abb. 14.30 ACTH- und Cortisolsekretion unter Ruhebedingungen und bei Belastungen. Unter Basalbedingungen (oben) folgt die Sekretion von ACTH und Cortisol einem zirkadianen Rhythmus mit Sekretionsepisoden, die verstärkt in den Morgenstunden auftreten. Die Sekretion wird stimuliert durch körperliche Arbeit, wie z. B. am Fahrradergometer, oder durch psychische Belastungen, z. B. bei einem Examen. Schwere akute Belastungen oder Krankheiten führen zu einem deutlich höheren Anstieg der Cortisolsekretion, der auch, abhängig von der Dauer der Erkrankung, länger anhalten kann.

Stimulierte Sekretion von Cortisol

Bei **körperlicher Arbeit**, bei psychischen Belastungen (z. B. Angst) und bei vielen Krankheiten wird vermehrt Cortisol produziert. Bei akuten körperlichen Belastungen (z. B. im Sport) ist ca. 20 Minuten nach dem stimulierenden Reiz ein Sekretionsgipfel von Cortisol zu beobachten. Wenn die belastungsinduzierte Mehrsekretion längere Zeit anhält, wie bei schweren körperlichen (z. B. Sepsis) und psychischen Krankheiten (z. B. Depression), wird auch während der zweiten Tageshälfte Cortisol sezerniert und damit der zirkadiane Sekretionsrhythmus abgeschwächt oder aufgehoben (▸ Abb. 14.30).

▸ **Feedback-Hemmung.** Das Hauptprodukt der Nebennierenrinde, Cortisol, kann aufgrund seiner Lipophilität ungehindert die Blut-Hirn-Schranke durchdringen und an spezifische Glucocorticoidrezeptoren (Typ II) im Bereich des Hypothalamus, des Hippokampus und der Hypophyse gelangen. Über diesen Weg hemmt Cortisol die Sekretion von CRH und ACTH nach dem Prinzip der **negativen Rückkopplung** (▸ Abb. 14.22). Die besondere Dynamik in diesem wichtigen Feedback-System wird durch zwei unterschiedliche Mechanismen realisiert: Eine in wenigen Minuten wirksame **schnelle Rückkopplung** (über einen membranständigen Rezeptor?) reagiert auf die Steilheit des Cortisolanstiegs im Plasma, und eine

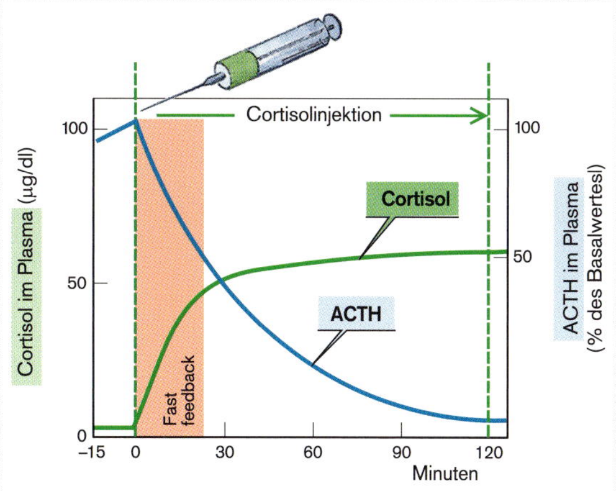

Abb. 14.31 Feedback-Mechanismen von Cortisol auf die ACTH-Sekretion. Man unterscheidet ein kurzdauerndes, von der Anstiegssteilheit der Cortisolplasmakonzentration abhängiges Feedback (Differenzial- oder Fast-Feedback) von einem späteren, von der Sekretionsrate abhängigen Feedback (integrales oder Delayed-Feedback).

zweite, später einsetzende Phase der Feedback-Hemmung wird aktiviert durch den erhöhten Cortisolspiegel (**integrales Feedback**; ▶ Abb. 14.31).

Glucocorticoidpräparate (am bekanntesten ist Prednisolon) wirken in gleicher Weise wie das endogene Hormon auf den Regelkreis ein. Die Gabe des Hormonpräparats wirkt also wie ein negatives Feedback-Signal und führt zur Hemmung der ACTH-Sekretion und damit der körpereigenen Cortisolproduktion (S. 650).

Die anderen, strukturell ähnlichen Corticoide der Nebennierenrinde haben hingegen keine Hemmwirkung auf die ACTH-Sekretion. Aldosteron ist wegen seiner sehr niedrigen Konzentration nicht an der Feedback-Regulation beteiligt. Die β-Hydroxy-Gruppe am C-Atom 11 und die OH-Gruppe an der Seitenkette (C_{21}) von Cortisol sind für die Rezeptorbindung essenziell. Das gilt nicht nur für die Feedback-Effekte im ZNS und in der Hypophyse, sondern auch für die Glucocorticoidwirkungen in der Peripherie.

▶ **Interaktion mit dem Immunsystem.** Auf verschiedenen Ebenen der Regulation ist eine Interaktion des Hypothalamus-Hypophysen-Nebennierenrinden-Systems mit dem Immunsystems beobachtet worden (Abb. 14.22) (S. 646). Der Mechanismus dieser gegenseitigen Beeinflussung ist bis auf die immunsuppressive Wirkung von Cortisol jedoch bisher nur unzureichend bekannt. Mehrere Substanzen, die von immunkompetenten Zellen gebildet werden, vor allem die Zytokine **Interleukin-1** und **-2** sowie **TNF** (*tumor necrosis factor*), scheinen wichtige Signalpeptide auch für die Hypothalamus-Hypophysen-Nebennierenrinden-Achse zu sein. Der Anstieg von Interleukin-1 und von anderen Faktoren im Plasma bei Infektionen führt zu einer vermehrten Freisetzung von CRH aus dem Hypothalamus und damit schließlich über ACTH auch zu einer Stimulation der Cortisolsekretion. Da andererseits die Produktion der Zytokine durch Cortisol gehemmt wird, schließt sich hier ein „systemübergreifender" Rückkopplungsmechanismus zwischen dem endokrinen und dem Immunsystem.

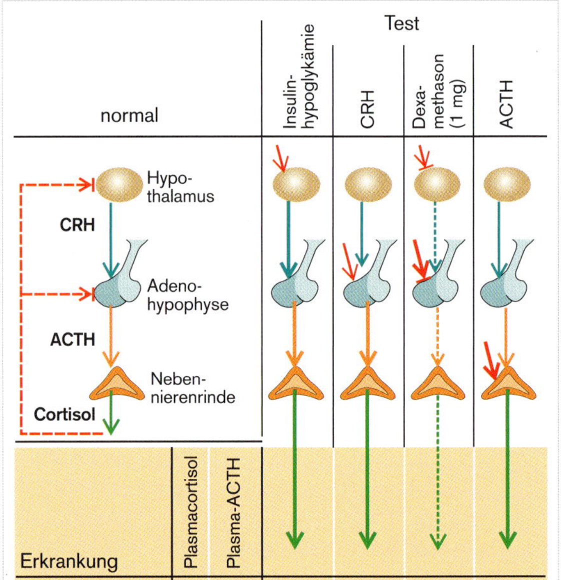

Erkrankung	Plasmacortisol	Plasma-ACTH	Insulin-hypoglykämie	CRH	Dexamethason (1 mg)	ACTH
hypothalamo-hypophysäres Cushing-Syndrom	↑	↑	●	●	●	
paraneoplastisches Cushing-Syndrom	↑	↑↑			●	
Cushing-Syndrom bei Nebennieren-rinden-Adenom	↑	↓	●	●	●	
primäre NNR-Insuffizienz (Morbus Addison)	↓	↑↑↑				●
sekundäre (hypophysäre) NNR-Insuffizienz	↓	↓	●	●		●

↑ erhöht ↓ erniedrigt ● pathologisches Testergebnis

Abb. 14.32 Funktionsdiagnostik der Hypothalamus-Hypophysen-Nebennierenrinden-Achse. Bei alleiniger Betrachtung der Basalsekretion von ACTH und Cortisol ist meist keine exakte Diagnose möglich. Daher ist nach entsprechender Anamnese für jede Differenzialdiagnose eine bestimmte Kombination von Funktionstests erforderlich. Die Abbildung zeigt, bei welchen Diagnosen das jeweilige Testergebnis pathologisch ist (Genaueres s. Text).

Diagnostik der Nebennierenrindenfunktion

Bei einigen Krankheiten der Nebennierenrindenfunktion, insbesondere bei der Differenzialdiagnose des Cushing-Syndroms, sind die allgemeinen klinischen Befunde und die basalen Hormonwerte für die Diagnosestellung nicht ausreichend. In ▶ Abb. 14.32 sind die in der Klinik gebräuchlichen Funktionstests und ihr pathophysiologischer Mechanismus schematisch dargestellt. Die Funktionstests haben jeweils unterschiedliche Angriffspunkte und so auch charakteristische Indikationen und Aussagemöglichkeiten.

Insulinhypoglykämie

Hier wird durch die Injektion von Insulin eine Hypoglykämie herbeigeführt, die als ein unspezifisches, am Hypothalamus ansetzendes Stimulans für die Sekretion der hypophyseotropen Hypothalamushormone benutzt wird. Bei regelrechter Antwort wird auf diesen Reiz hin die Sekretion von CRH und damit von ACTH und Cortisol, aber auch von Somatoliberin und STH ansteigen. Dieser Test wird daher für die gleichzeitige Funktionsprüfung von ACTH und STH durchgeführt. Bei Hypophysenvorderlappen-Insuffizienz und beim **Cushing-Syndrom** jeglicher Ätiologie bleibt ein Anstieg dieser Hormone aus. (Bei Menschen mit einer Insuffizienz der Nebennierenrindenfunktion darf dieser Test nicht angewendet werden, da es hier wegen der eingeschränkten Cortisolsekretion zu starken hypoglykämischen Reaktionen mit Schock kommen könnte.)

Stimulationstest für die ACTH-Sekretion

Als Stimulationstest für die ACTH-Sekretion wird die Gabe von CRH angewendet. Mit diesem Reiz kann die Intaktheit der ACTH-(POMC-)Zellen getestet werden. Wenn das Plasma-ACTH nicht aus der Hypophyse, sondern von hormonproduzierenden Tumoren der Nebenniere stammt, wird die Stimulation mit CRH keinen Effekt haben, während bei einem ACTH produzierenden Hypophysenadenom eine geringe Steigerung der Ausschüttung von ACTH zu beobachten ist.

Dexamethasontest

Die negative Feedback-Wirkung der Glucocorticoide wird beim Dexamethasontest ausgenutzt. Dexamethason ist ein synthetisches reines Glucocorticoid. Die Gabe von 1–2 mg Dexamethason am Abend führt bei Gesunden zu einer Suppression des Cortisolanstiegs am folgenden Morgen. Bei Menschen mit Cushing-Syndrom ist diese Dexamethasondosis zur Suppression nicht ausreichend, jedoch sind höhere Dosierungen (z. B. 8,0 mg) in der Lage, die hypophysäre ACTH-Sekretion partiell zu blockieren. Dagegen ist bei einer ACTH-Produktion aus Karzinomen auch durch die Gabe von großen Dexamethasonmengen keine Suppression zu erzielen, da die Hormonsynthese und -sekretion bei Malignomen autonom sind.

Exogene Gabe von ACTH

Die exogene Gabe von ACTH führt bei Gesunden zu einem adäquaten Anstieg von Cortisol im Plasma mit einem Maximum nach ca. 25 Minuten. Bei einer primären Nebennierenrindeninsuffizienz (Morbus Addison) wird eine solche Antwort reduziert sein oder ausbleiben, bei einer sekundären Nebennierenrindeninsuffizienz (Mangel an hypophysärem ACTH) ist der Effekt wegen der eingetretenen funktionellen Atrophie abgeschwächt.

Zusammenfassung Kap 14.6

Hypothalamus-Hypophysen-Nebennierenrinden-System: Mineralo- und Glucocorticoide

POMC ist das Produkt der kortikotropen Zellen der Adenohypophyse, aus dem durch **posttranslationales Processing ACTH** als Hauptprodukt sowie **α-** und **γ-MSH**, **β-Endorphin** und andere Teilpeptide entstehen. ACTH steuert v. a. die Enzyme der **Glucocorticoidsynthese** in der Nebennierenrinde. Die ACTH-Sekretion der Hypophyse wird durch mehrere hypothalamische Peptide und Neurotransmitter reguliert. Stimulatorisch wirken vor allem CRH (**Corticoliberin**) und ADH (**Adiuretin**), aber auch **Noradrenalin**, CCK (**Cholecystokinin**), **Angiotensin II** und VIP (**Vasoaktives intestinales Peptid**), während **Somatostatin** (SIH) hemmend wirken kann. CRH beeinflusst als Neurotransmitter/Neuromodulator auch die zentrale Steuerung des autonomen Nervensystems und andere ZNS-Prozesse. Die CRH-Synthese und -Freisetzung wird durch **Cortisol** gehemmt (**lange Feedback-Schleife**). Alle Corticosteroide entstammen dem Vorläufer Cholesterin. Sie werden hieraus durch spezifische Enzymsysteme zu den unterschiedlichen bioaktiven Endprodukten synthetisiert. Mineralocorticoide erhöhen die Na^+-Retention und die K^+-Sekretion in der Niere. Glucocorticoide haben wichtige Effekte auf fast alle Stoffwechselvorgänge. Sie beeinflussen den Stoffwechsel von Kohlenhydraten, Fetten und Eiweißen. Die Androgene wirken als männliche Geschlechtshormone und sind Vorläufersubstanzen für Östrogene.

14.7 Hypothalamus-Hypophysen-Schilddrüsen-System

14.7.1 Die hypothalamische Ebene: Neurotransmitter und TRH

Die Steuerung durch den neuroendokrinen Regelkreis ist bei der Schilddrüsenfunktion nicht so ausgeprägt wie bei den anderen endokrinen Drüsen (S. 638). Die Stimulation der hypophysären TSH-Sekretion durch das hypothalamische **Thyreotropin-Releasing-Hormon (TRH, Thyreoliberin**) ist hier das wichtigste Prinzip.

TRH ist als erstes hypothalamisches Releasing-Hormon isoliert worden. Es ist ein Tripeptid mit der Struktur (pyro-)Glu-His-Pro-NH_2 und so durch Modifikationen an der amino- und der carboxyterminalen Aminosäure vor dem Abbau durch Peptidasen geschützt. TRH wird nicht nur in hypothalamischen Neuronen synthetisiert (vor allem im Nucleus paraventricularis), sondern ein größerer Anteil ist auch in den Amygdalae, im Hirnstamm und anderen ZNS-Strukturen zu finden. Das deutet darauf hin, dass TRH neben seiner Wirkung als glandotropes Hormon zur Steuerung der hypophysären TSH-Sekretion auch Funktionen als Transmitter und Modulator im ZNS besitzt.

TRH wird aus seinem größeren Vorläufermolekül **Pro-TRH**, in dem es in fünf Kopien enthalten ist, durch Peptidasen abgespalten und dann enzymatisch modifiziert. Die Synthese und Sekretion von TRH in den hypothalamischen Neuronen wird hauptsächlich durch noradrenerge Verbindungen reguliert und scheint (im Gegensatz zu anderen Releasing-Hormonen) nur in geringem Maße unter der Feedback-Kontrolle von zirkulierenden Hormonen (T_3, T_4) zu stehen. An der **Hypophyse** stimuliert TRH nicht nur die Biosynthese und Sekretion von **TSH** (Thyreotropin), sondern beeinflusst auch die Sekretion von **Prolactin**. TRH induziert nach der Bindung an seinen membranständigen Rezeptor der Hypophysenzelle eine Ca^{2+}-Ausschüttung aus intrazellulären Speichern sowie den Einstrom von Ca^{2+} in die Zelle. Der initiale Prozess ist die Hydrolyse von Phosphatidylinositol-4,5-bisphosphat (S. 69). Hierdurch wird die Freisetzung von TSH oder Prolactin stimuliert. TRH hat auch direkte Effekte auf die Transkription von β-TSH- und α-TSH-Untereinheiten. Die **extrahypophysären Effekte** von TRH umfassen, neben einem schon therapeutisch genutzten tropen Effekt von TRH auf die Regeneration von Nervengewebe, auch Einflüsse auf die Temperaturregulation und die Funktion der Retina.

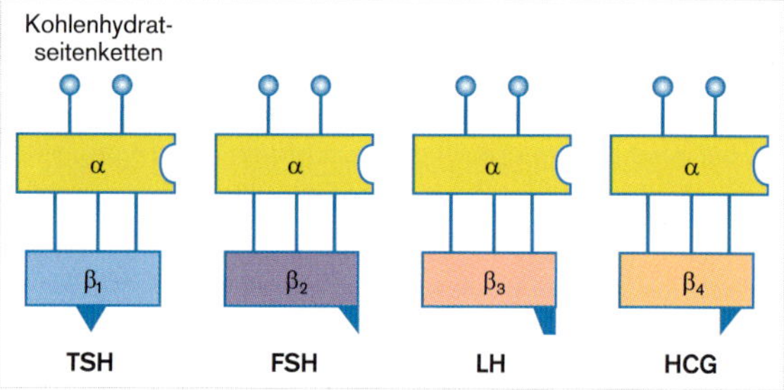

Abb. 14.33 Glykoproteinhormone. Die Glykoproteine sind heterodimere Proteine mit einem ca. 16 %igen Anteil an Kohlenhydraten. Sie bestehen aus einer für alle Glykoproteine gemeinsamen α-Untereinheit von 89 Aminosäuren und einer β-Untereinheit, die für jedes Hormon charakteristisch ist ($\beta_1 - \beta_4$).

14.7.2 Die hypophysäre Ebene: TSH

Das thyreoideastimulierende Hormon (TSH, Thyreotropin) ist ein glandotropes Hormon der Adenohypophyse. Die TSH-Sekretion wird von TRH stimuliert und durch negative Feedback-Regulation von T_4 und T_3 gehemmt.

Biosynthese und Sekretion: TSH ist ein Glykoprotein mit einer Molekülmasse von 28,3 kDa, bestehend aus der für alle hypophysären Glykoproteinhormone einheitlichen **α-Untereinheit** und der für TSH spezifischen **β_1-Untereinheit** (▶ Abb. 14.33). Die beiden Untereinheiten werden jeweils getrennt synthetisiert und assoziieren danach in der Zelle zu den aktiven Hormonen. Die Synthese der β-Untereinheit für TSH wird direkt vom aktivierten T_3-Rezeptor gehemmt und von TRH über regulative Proteine stimuliert.

▶ **Wirkung.** Durch TSH werden sämtliche Funktionen der Schilddrüse kontrolliert. TSH stimuliert alle Schritte der Biosynthese und der Sekretion von Schilddrüsenhormonen sowie die Aufnahme von **Iodid** (Iodination). TSH beeinflusst auch Wachstum und Metabolismus des follikulären Epithels und erhöht die Blutversorgung.

Die **zelluläre TSH-Wirkung** wird nach Bindung der TSH-β_1-Untereinheit an den spezifischen Rezeptor der follikulären Zellen hauptsächlich durch die Aktivierung des cAMP-Systems vermittelt, wodurch vor allem die schnell eintretenden TSH-Effekte, wie die Endozytose der Schilddrüsenhormonvorstufen aus dem Kolloid, die Sekretion von T_4 und T_3 sowie die Oxidationsprozesse in den Mitochondrien stimuliert werden. Andere TSH-abhängige Prozesse in der Schilddrüse wie die Iodidaufnahme, die Schilddrüsenhormonsynthese und das Wachstum der Schilddrüsen-Epithelzellen sowie die Eiweißsynthese, haben eine Latenz von 8–15 Stunden. Diese Effekte werden über die IP-DAG-PKC Kaskade (Abb. 2.17) (S. 69) induziert.

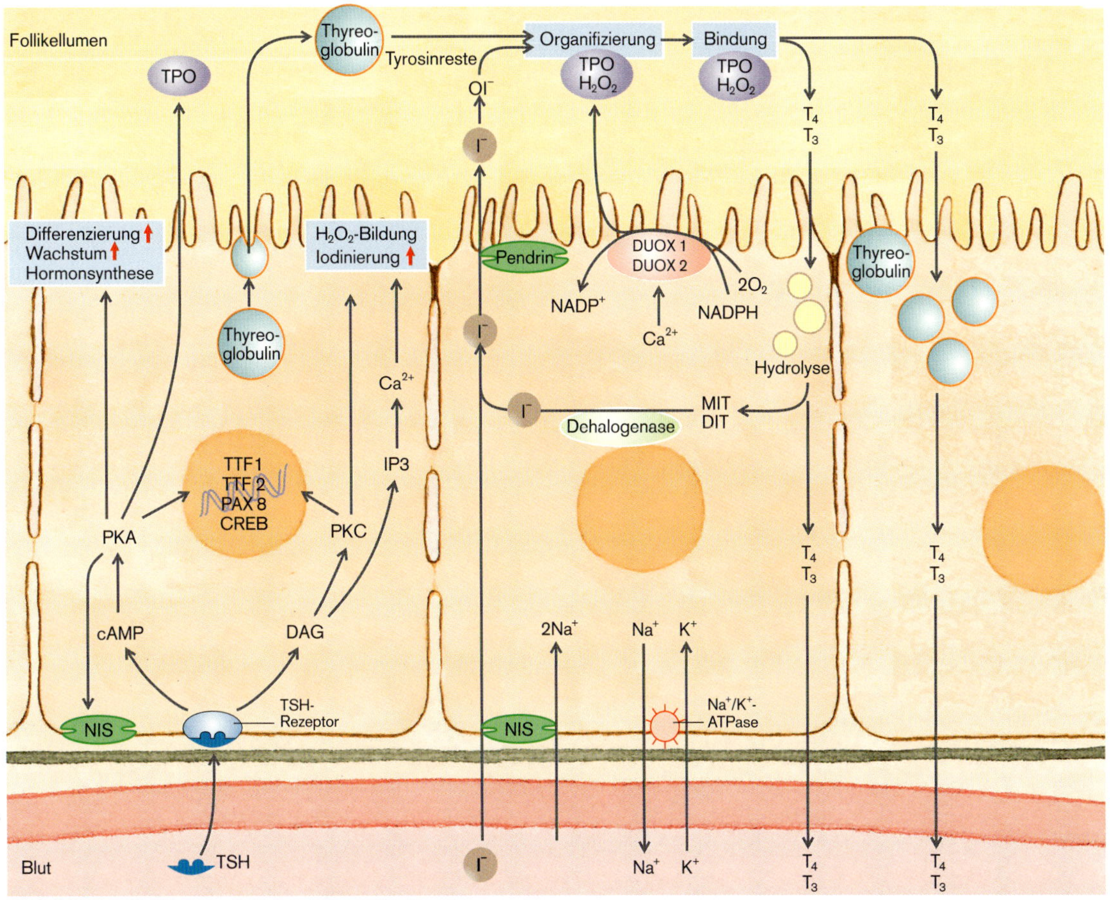

Abb. 14.34 Physiologie der Schilddrüsenzelle. Der TSH-stimulierte TSH-Rezeptor aktiviert sowohl die cAMP- als auch die Ca^{2+}-mediierte Signaltransduktion. Während Ca^{2+} die H_2O_2-Bildung und die Iodination stimuliert, führt cAMP zur Stimulation von Thyreoglobulinsynthese, Schilddrüsenzellwachstum, Schilddrüsenhormonsynthese sowie von der Schilddrüsenperoxidase (TPO) und dem Na^+-I^--Symporter (NIS). Die Schilddrüsenhormonsynthese erfordert die Bereitstellung von H_2O_2 durch die Enzyme DUOX 1 und 2 im Follikellumen für den Einbau des Iods in die Schilddrüsenhormone durch TPO. Die Freisetzung der im Follikellumen an Iod gebundenen, gespeicherten Schilddrüsenhormone erfolgt durch Hydrolyse. Das dabei in Form von Monoiodthyronin (MIT) und Diiodthyronin (DIT) freigesetzte Iod wird durch die Dehalogenase wieder der Schilddrüsenhormonsynthese zugeführt. Die aktive Iodaufnahme in die Schilddrüsenzelle erfolgt mittels NIS, der Transport in das Follikellumen durch Pendrin und wahrscheinlich weitere Transporter.

14.7.3 Die Hormone der Schilddrüse: T_3 und T_4

Ein Teil der Biosynthese und der Sekretion der Schilddrüsenhormone und ebenso die Speicherung des Hormons finden extrazellulär im **Kolloid des Follikels** statt. T_4 ist das Hauptprodukt der Schilddrüse. Es wird nur in dieser synthetisiert, im Blut fast vollständig an Plasmaproteine gebunden und extrathyreoidal durch Deiodierung umgewandelt zum im Vergleich zu T_4 100-fach aktiveren T_3 oder zum biologisch nicht wirksamen, reversen T_3 (rT_3). Nur ein kleiner Anteil des T_3 wird von der Schilddrüse freigesetzt. Es entsteht zum größten Teil durch Deiodierung aus T_4 und wirkt nach Bindung an einen T_3-Rezeptor direkt auf die Transkription ein. In vielen Organen und Geweben des Organismus existieren verschiedene, spezifische Deiodase-Isoenzym-Systeme, welche die Aktivierung und Inaktivierung der Schilddrüsenhormone in der Körperperipherie regulieren.

Die Schilddrüse befindet sich etwas unterhalb des Kehlkopfes und besteht aus zwei Lobi, die neben der Trachea liegen und durch einen schmalen Isthmus verbunden sind. Die funktionelle Einheit ist der **Schilddrüsenfollikel**, in dessen Mitte sich das **Kolloid**, die Speicherform der Schilddrüsenhormone, befindet (▶ Abb. 14.35). Die eigentlichen Drüsenzellen umgeben dieses Kolloid als einschichtiges Epithel, dessen apikale Seite dem Kolloid zugewandt ist. Zwischen den Follikeln liegen vereinzelt

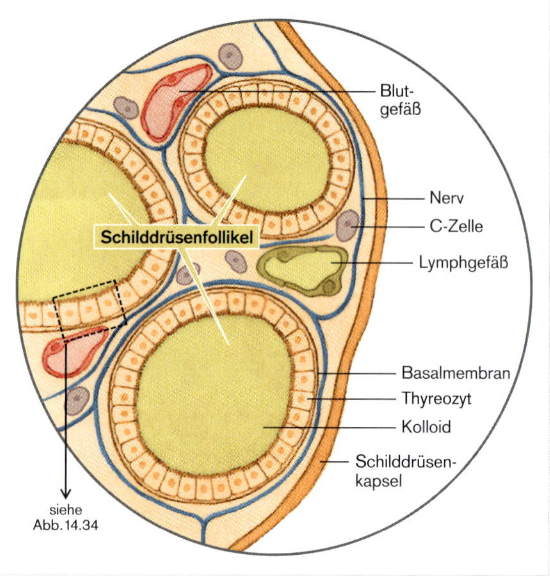

Abb. 14.35 Aufbau eines Schilddrüsenfollikels. Der Follikel besteht aus einer einzelligen Lage von Thyreozyten, in deren Mitte sich das Kolloid befindet. Diese Topografie ist für die komplizierte Biosynthese der Schilddrüsenhormone bedeutsam. Die Schilddrüse ist dicht innerviert und hoch vaskularisiert und enthält viele Lymphozyten und ein eigenes Lymphsystem.

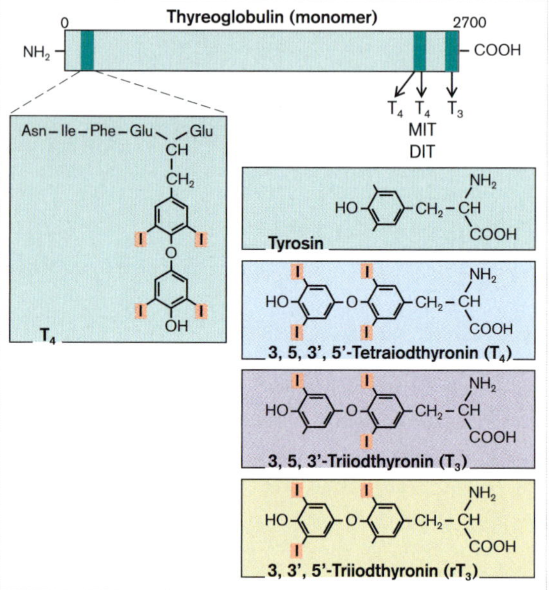

Abb. 14.36 Thyreoglobulinmolekül und Struktur der wichtigsten Schilddrüsenhormone. An drei charakteristischen Stellen des Thyreoglobulinmoleküls werden bestimmte Tri- oder Tetraiodthyronine sowie Mono- unnd Diiodtyrosin (MIT, DIT) synthetisiert. Die Schilddrüsenhormone unterscheiden sich durch Anzahl und Stellung der Iodierungen.

parafollikuläre **C-Zellen**, die das Peptidhormon **Calcitonin** (S. 497) produzieren.

Die Schilddrüsenfunktion ist von der **Iodzufuhr** und von der Effizienz des Iodstoffwechsels abhängig. Iod muss mit der Nahrung aufgenommen werden und dient im menschlichen Organismus ausschließlich der Synthese der Schilddrüsenhormone. Durchschnittlich werden pro Tag in Deutschland 117 µg Iod aufgenommen, ideal sind 100–200 µg. Obwohl Deutschland nach WHO-Kriterien mittlerweile aufgrund des Mittelwertes der Iodausscheidung als ausreichend mit Iod versorgt eingestuft wird, weisen weiterhin 36 % der Bevölkerung einen milden und 21 % einen moderaten bis schweren **Iodmangel** auf. Iod wird über Urin und Fäzes ausgeschieden. Ein Teil des beim Hormonabbau freiwerdenden Iodids wird zur erneuten Biosynthese verwendet.

Die Biosynthese von Schilddrüsenhormonen geschieht in mehreren Kompartimenten

Für das Verständnis der T_3/T_4-Synthese ist neben der Kenntnis der biochemischen Vorgänge auch die der jeweiligen Lokalisation dieser Prozesse innerhalb der Zelle und des Kolloids notwendig (▶ Abb. 14.34). **Iodid** (**I^-**) wird durch ein Na^+-I^--Symporterprotein (NIS) gegen einen 20- bis 40-fachen Gradienten an der basolateralen Membran (= Blutseite) in die Follikelzelle aufgenommen. Dieser Transport ist spezifisch, sättigbar und kompetitiv hemmbar. Daher kann er auch mit anderen Anionen blockiert werden (**Perchlorat, Pertechnat und Thiocyanat**). Bei Iodmangelzuständen wird kompensatorisch die Effizienz des aktiven Transports von Iodid deutlich erhöht. An der apikalen Seite wird I^- im Austausch mit Cl^- in das Kolloid transportiert. Dies geschieht durch den Anionenaustauscher **Pendrin** (= **PDS**).

Wenn durch einen genetischen Defekt die Expression von Pendrin (das nicht nur in der Schilddrüse, sondern auch in den Nieren und im Innenohr vorkommt) gestört ist, kann das **Pendred-Syndrom** mit angeborener Taubheit und einer Struma auftreten

Das Iod wird in die Seitenkette der zahlreichen Tyrosylreste des **Thyreoglobulins** eingebaut, eines großen Glykoproteins (660 kDa), das aus zwei Untereinheiten besteht (eine davon ist in ▶ Abb. 14.36 gezeigt) und in das Kolloid **exozytiert** wird. Dazu muss I^- durch **Thyreoperoxidase** (**TPO**) zu $I_2{}^0$ oxidiert werden. Bei der **Iodination** entstehen sowohl monoiodinierte (MIT) als auch diiodinierte Tyrosylreste (DIT), von denen zwei DIT-Reste zu T_4-Resten kondensiert werden (▶ Abb. 14.36). Ein Teil der mono- und diiodinierten Tyrosylreste bleibt unkondensiert. Die Thyreoperoxidase ist ein integrales Membranprotein an der apikalen

Seite des Thyreozyten. Es benötigt H_2O_2, welches durch Oxidasen (ThOX1, ThOX2) hergestellt wird (**H_2O_2-Generator**). Die Exozytose von Thyreoglobulin hat den Vorteil, dass die Kopplungsreaktion nicht unter den drastisch zellschädigenden Reaktionsbedingungen an der apikalen Membran, sondern im Kolloidraum stattfindet. Der Hormonvorrat im Kolloid reicht auch ohne exogene Iodaufnahme für eine normale Schilddrüsenfunktion bis zu 2 Monaten aus.

Bei Bedarf werden die Granula des Kolloids, vor allem bei Stimulation durch TSH, durch **Endozytose** von den Follikelzellen wieder aufgenommen. Lysosomale Proteasen bauen dann das Thyreoglobulin ab, wodurch T_4 und (in geringen Mengen) T_3 frei wird. Die Hauptmenge von T_3 entsteht jedoch durch **Deiodierung von T_4** in der Schilddrüsenzelle, in der Leber und anderen Geweben. In der Schilddrüse freigesetztes Monoiod- und Diiodtyrosin wird deiodiert, und das dadurch frei werdende Iodid wird durch die Dehalogenase zur erneuten Biosynthese transportiert (Recycling). T_3 und T_4 werden im Verhältnis von 1:10 in das Blut abgegeben.

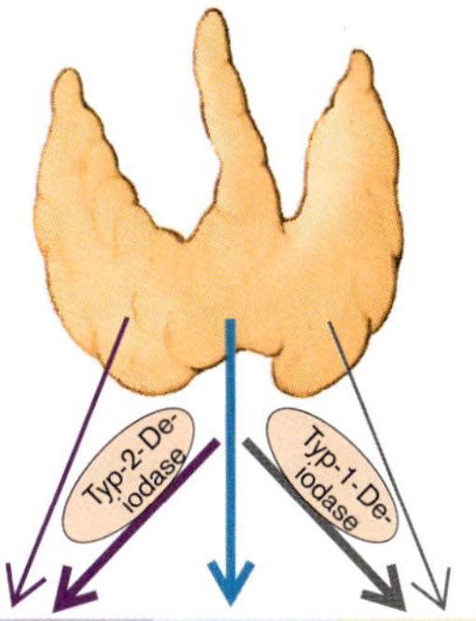

	T_3	T_4	rT_3
Produktionsrate (nmol/d)	45–60	110	50–70
aus der Schilddrüse	15%	100%	~2%
aus Gewebsmetabolismus	85%	–	98%
Konzentration im Plasma gesamt (nmol/l)	1,5–2,0	80–100	0,4–0,7
frei (pmol/l)	6,0	20,0	2,5
Halbwertszeit (d)	1	7	0,8
Clearance-Rate (MRC/d)	20–25	1,2	90–150
Bindung an TBG (% des Hormons im Plasma)	40	70	
TBPA	25	10	
Albumin	35	20	
„biologische Aktivität"	100	1	~0

Abb. 14.37 Charakteristika der wichtigen Schilddrüsenhormone T_4, T_3 und rT_3. T_4 wird ausschließlich in der Schilddrüse synthetisiert, während hieraus in der Peripherie zu etwa gleichen Teilen T_3 und rT_3 entstehen. Die Bindung an Plasmaproteine und die Halbwertszeit sind für die drei Schilddrüsenhormone charakteristisch unterschiedlich.

Schilddrüsenhormone werden an Transportproteine gebunden

Für das Verständnis der Funktion der Schilddrüsenhormone, der Pathophysiologie vieler Schilddrüsenerkrankungen und für deren rationale Therapie ist die Kenntnis des extrathyreoidalen Metabolismus von T_4 und T_3 sehr bedeutsam (▶ Abb. 14.37). T_4 (Tetraiodthyronin = **Thyroxin**) wird ausschließlich in der Schilddrüse produziert und im Plasma zu über 99 % an drei verschiedene Plasmaproteine gebunden: **thyroxinbindendes Globulin** (**TBG**), **Transthyretin** und **Albumin**.

T_3 und T_4 können, ebenso wie die Steroidhormone, nur in ihrer freien Form wirken. Das hauptsächliche Bindungsprotein (TBG) ist ein Globulin mit einer ähnlichen Struktur wie das cortisolbindende Globulin (CBG) (S. 652). Die Halbwertszeit von T_4 im Plasma beträgt ca. 7 Tage. Das an Plasmaproteine gebundene T_4 ist ein potenzieller **Speicher** für die Schilddrüsenhormonaktivität.

Triiodthyronin (T_3) entsteht hauptsächlich extrathyreoidal in der Leber und seinen Zielzellen durch Deiodierung von T_4, und so befinden sich über 80 % des T_3-Körperpools intrazellulär. Die Bindung von T_3 an Plasmaproteine ist geringer als die von T_4, die Plasmahalbwertszeit beträgt ca. einen Tag. Neben dem normalen, biologisch sehr aktiven T_3 wird, fast ausschließlich in der Körperperipherie, noch ein **biologisch inaktives**, sog. **reverses T_3**(**rT_3**) gebildet. In ▶ Abb. 14.37 ist das Zusammenspiel der drei wichtigen Komponenten (T_4, T_3, rT_3) der Schilddrüsenhormonaktivität dargestellt. Die verschiedenen Isoenzyme der **Deiodase** unterliegen einer für bestimmte Organe spezifischen Regulation. Durch ihre Aktivität wird entschieden, ob die Deiodierung von T_4 an Position 5′ zur Bildung von T_3 oder an Position 5 zu rT_3 führt (Formeln s. ▶ Abb. 14.36).

Besonders wichtig wird das bei sehr schweren Erkrankungen oder Erschöpfungszuständen. Hier kommt es zu einer **Verminderung von T_3**, während **rT_3** deutlich **ansteigt** und auch die übrigen Schilddrüsenhormone reaktive Veränderungen zeigen. Womöglich können dadurch die limitierten Energieressourcen für lebenswichtige Prozesse eingespart werden. In der Klinik ist eine solche Konstellation bei einigen sehr schweren Erkrankungen regelmäßig zu beobachten, und der Verlauf der Konzentrationen der verschiedenen Schilddrüsenhormone kann auch als ein prognostisches Zeichen gewertet werden (▶ Abb. 14.38). Die Decarboxylierung und Deiodierung von Thyroxin führt auch zur Bildung von 3-Iodothyronamin, welches als „neues" Schilddrüsenhormon die Lipidverbrennung u. a. Stoffwechselprozesse reguliert.

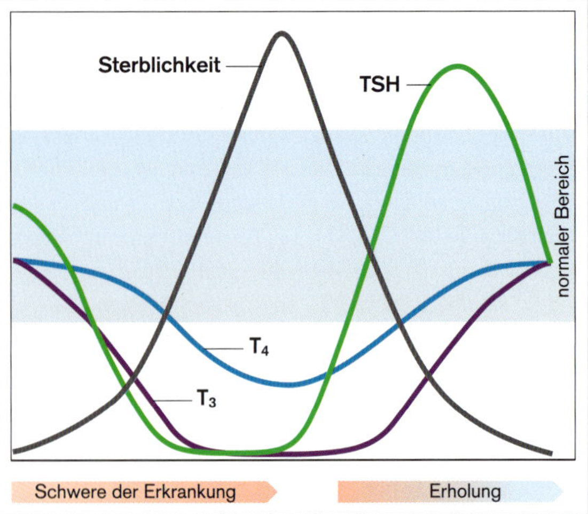

Abb. 14.38 Verlauf der Schilddrüsenhormone bei sehr schweren Erkrankungen oder Erschöpfungszuständen. Der Verlauf der Konzentrationen der verschiedenen Schilddrüsenhormone kann auch als ein prognostisches Zeichen gewertet werden.

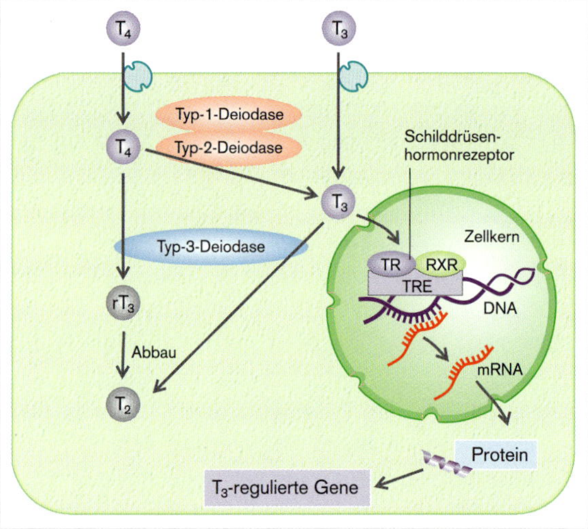

Abb. 14.39 Die Schilddrüsenhormone werden durch Transporter aktiv durch die Zellmembran transportiert. Intrazellulär wird T_4 durch die Typ-2-Deiodase zu T_3 deiodiert während das zirkulierende T_3 durch die Typ-1-Deiodase gebildet wird. T_3 wird dann als Heterodimer mit Retinsäure an den heterodimären Schilddrüsenhormonrezeptor gebunden. Zudem können T_3 und T_4 durch die Typ-3-Deiodase inaktiviert werden. Der durch T_3 aktivierte Rezeptor ist ein wichtiger Regulator der Transkription in vielen Zellen. Die gebildeten Proteine wiederum wirken auf die Transkription/Translation verschiedener weiterer Gene.

Vor der **Ausscheidung** der Schilddrüsenhormonmetaboliten durch die Niere finden noch weitere Deiodierungen statt, und vor der Exkretion in die Galle werden die Abbauprodukte zu Glucuroniden konjugiert. Wegen der unterschiedlichen biologischen Eigenschaften der verschiedenen Schilddrüsenhormone und wegen der wichtigen zusätzlichen Bedeutung der Plasmabindungsproteine ist es bei der Diagnostik der Schilddrüsenfunktion notwendig, nicht die Gesamtkonzentration der Schilddrüsenhormone im Plasma, sondern die Konzentration der freien Schilddrüsenhormone zu bestimmen.

Schilddrüsenhormone stimulieren den Stoffwechsel und beeinflussen Wachstum und Entwicklung

Die biologischen Wirkungen der Schilddrüsenhormone sind sehr mannigfaltig. Der **zelluläre Mechanismus** der Wirkung von Schilddrüsenhormonen wurde wegen seiner Ähnlichkeit bereits zusammen mit dem der Steroidhormone erwähnt (s. a. ▸ Abb. 14.4 und ▸ Abb. 14.39). Die Schilddrüsenhormone werden durch einen Transporter aktiv durch die Zellmembran transportiert. Intrazellulär wird T_4 durch die Typ-2-Deiodase zu T_3 deiodiert, welches dann als Heterodimer mit Retinsäure an den heterodimären Schilddrüsenhormonrezeptor gebunden wird. Zudem können T_3 und T_4 durch die Typ-3-Deiodase inaktiviert werden. Der durch T_3 aktivierte Rezeptor ist ein wichtiger **Regulator der Transkription** in vielen Zellen. Die gebildeten Proteine wiederum wirken auf die Transkription/Translation verschiedener weiterer Gene. Für viele metabolische Wirkungen von Schilddrüsenhormonen ist jedoch der molekulare Mechanismus noch nicht geklärt. (Fast alle bisher untersuchten Enzymsysteme waren auch durch Schilddrüsenhormone beeinflussbar.)

▸ **Wachstum und Entwicklung.** Schilddrüsenhormone haben zusammen mit dem Wachstumshormon (STH) (S. 641) eine permissive und synergistische Wirkung auf das **Knochenwachstum** und auf eine Reihe anderer mit der Proteinsynthese verbundenen Reifungsvorgänge im wachsenden Organismus. Darüber hinaus kann durch T_3 die Biosynthese von STH durch die spezifische Stimulation der Transkription um das Mehrfache gesteigert werden. Wenn Schilddrüsenhormone fehlen, kommt es zu einer verminderten STH-Produktion und damit zu allgemeinen Wachstumsstörungen. Darüber hinaus beeinflusst T_3 auch direkt das Knochenwachstum. Die normale **Reifung und Entwicklung des Nervensystems** ist essenziell abhängig von Schilddrüsenhormonen.

Auch bei Erwachsenen werden viele ZNS-Funktionen von T_3 und T_4 beeinflusst; so kommt es bei einer Hyperthyreose zu Übererregbarkeit, Ungeduld, Schlaflosigkeit und emotionaler Instabilität, dagegen bei Hypothyreose u. A. zu einer Einschränkung aller mentalen Leistungen.

▸ **Metabolische Wirkungen.** Eine sehr wichtige Funktion der Schilddrüsenhormone ist die **Erhöhung des Grundumsatzes.** Dabei wird der **Sauerstoffverbrauch** in allen Geweben, außer dem Gehirn, den Gonaden und der Milz, erhöht, und die Körpertemperatur steigt an. Der Effekt der Schilddrüsenhormone auf den Sauerstoffverbrauch hat eine Latenz von Stunden bis zu mehreren Tagen. Ihre schnellere Wirkung auf die Erhöhung der **Körpertemperatur** wird durch die Hydrolyse von „gespeichertem" ATP und wahrscheinlich durch eine zusätzliche Stimulation des sympathischen Nervensystems bedingt. Auf letzterem Wege kann auch im braunen Fettgewebe die Bildung von T_3 aus T_4 deutlich beschleunigt werden. Drei homologe Proteine (UCP1–3, uncoupling protein), die nicht nur im braunen Fettgewebe von Nagern, sondern auch in Mitochondrien des Muskelgewebes beim Menschen vorkommen, stehen unter dem Einfluss des Sympathikus und von T_3 und spielen eine wichtige Rolle für die Regulation des Energieverbrauches durch Thermogenese. Menschen mit einer **Unterfunktion** der Schilddrüse zeigen eine verminderte Toleranz gegenüber Kälte, während Menschen mit einer **Hyperthyreose** leichter schwitzen.

▶ **Kohlenhydrat- und Fettstoffwechsel.** T_3 stimuliert alle Schritte des Kohlenhydratmetabolismus: Absorption von Kohlenhydraten im Verdauungstrakt, Glykogenolyse und Gluconeogenese in der Leber, Glucoseoxidation in Leber, Fettgewebe und Muskulatur. In Abhängigkeit von der Stoffwechselsituation kann T_3 die Lipolyse permissiv unterstützen und die Lipogenese in der Leber fördern.

▶ **Interaktion mit Catecholaminen.** Schilddrüsenhormone haben einen **permissiven Effekt** auf die Aktivität im sympathischen Nervensystem, vor allem auf die über **β-Adrenozeptoren** vermittelten Wirkungen. Wichtig sind diese sympathomimetischen Wirkungen besonders am **Herzen**. Hier und an anderen Geweben, wie der Muskulatur, dem Fettgewebe und den Lymphozyten, erhöhen die Schilddrüsenhormone auch die Anzahl der β-Adrenozeptoren und vermindern die der α-Rezeptoren. Die permissiven Wirkungen der Schilddrüsenhormone scheinen über eine Stimulation der hormonsensitiven Adenylylcyclase und der rezeptorregulierten G-Proteine zustande zu kommen. Die T_4/T_3-Effekte auf die Herzfunktion sind von besonderer klinischer Bedeutung bei allen schweren Störungen der Schilddrüsenfunktion.

14.7.4 Regulation der Schilddrüsenhormone

Das Zusammenspiel der folgenden drei Regulationsebenen ist von besonderer Bedeutung:
- die neuroendokrine Regulation der Hypothalamus-Hypophysen-Schilddrüsen-Achse (Feedback-Schleife),
- der extrathyreoidale Metabolismus der Schilddrüsenhormone (Aktivierung von T_4 zu T_3, Inaktivierung zu rT_3),
- die Aufnahme von Iod mit der Nahrung und der Iodhaushalt (Autoregulation der Schilddrüse).

▶ **Negatives Feedback durch T_4/T_3.** Die thyreotropen Zellen der Adenohypophyse werden durch TRH stimuliert und durch T_3/T_4, Somatostatin, Glucocorticoide und Dopamin gehemmt (▶ Abb. 14.40). **T_4 im Plasma** ist das entscheidende Feedback-Signal für die TSH-Sekretion. Zirkulierendes T_3 dagegen hat wahrscheinlich keinen eigenen hemmenden Effekt auf die TSH-Sekretion. In den Thyreotropinzellen blockiert T_3 nach Bindung an seinen nukleären Rezeptor die Synthese von TSH (sowohl α- als auch $β_1$-Untereinheit) und zusätzlich auch die Biosynthese von TRH-Rezeptoren.

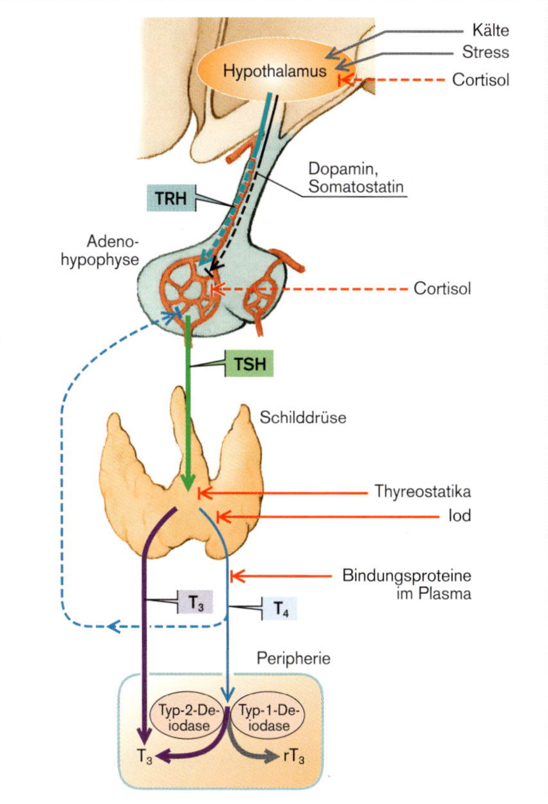

Abb. 14.40 Regulation der Schilddrüsenhormonaktivität. Hierbei sind neben der Regulation der neuroendokrinen Achse Hypothalamus-Hypophyse-Schilddrüse mit der negativen Feedback-Hemmung durch T_4 (wirksam als T_3 nach Deiodierung in der Adenohypophyse) auch die differenzielle Regulation der peripheren Deiodierung von T_4 zu T_3 und rT_3 sowie die Regulation des Iodhaushalts mit einzubeziehen (s. Text).

Die Feedback-Phänomene der Schilddrüsenhormone spielen auch bei der Pathogenese und der Diagnostik von Störungen der Schilddrüsenfunktion in der Klinik eine Rolle. So ist bei Personen mit niedrigen T_3-Konzentrationen, was bei vielen Krankheiten vorkommt, TSH zu Beginn nicht kompensatorisch erhöht. Dagegen gilt eine hohe **TSH-Konzentration** im Blut als ein sicheres Diagnostikum für eine **Hypothyreose**, bei der auch die T_4-Konzentration sehr niedrig ist (▶ Abb. 14.41).

▶ **Umwandlung von T_4 zu T_3.** Für die Wirkung von Schilddrüsenhormonen hat die intrazelluläre Umwandlung von T_4 zum aktiven T_3 oder zum inaktiven rT_3 eine besondere regulative Bedeutung. Die Aktivität der dafür verantwortlichen **Deiodase-Isoenzyme** wird durch viele Faktoren beeinflusst, u. a. durch das Ausmaß der Schilddrüsenfunktion, durch Ernährung, Plasmaglucosekonzentration, verschiedene Hormone, mehrere Medikamente, schwere Erkrankungen, Urämie etc.

▶ **Regulation durch Iodid.** Synthese und Sekretion von Schilddrüsenhormonen werden nicht nur durch TSH, sondern auch durch die Iodidkonzentration im Blut reguliert. Dies dient insbesondere der Ökonomie von Iod und wird auch als **Autoregulation** der Schilddrüse bezeichnet. Bei geringer Iodidkonzentration werden die Aufnahme von Iod im Magen-Darm-Trakt und in die Schilddrüse sowie die Schilddrüsen-Hormonsynthese auch dann stimuliert, wenn TSH fehlt. Dagegen werden bei hoher Iodkonzentration im Plasma die Produktion von T_4 und T_3 sowie die proteolytische Freisetzung dieser Hormone aus Thyreoglobulin gehemmt.

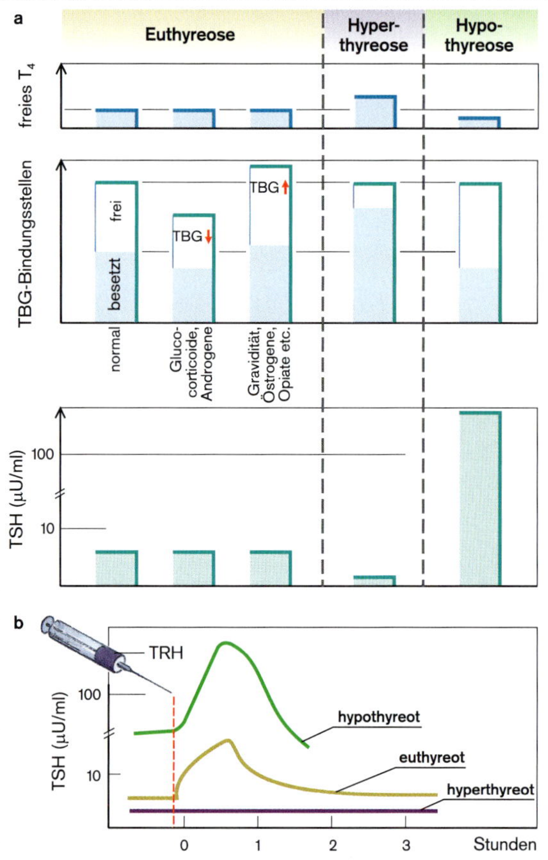

Abb. 14.41 Plasmaspiegel und Funktionstests von Schilddrüsenhormonen und Bindungsproteinen. In **a** sind die für verschiedene Funktionszustände der Schilddrüse charakteristischen Anteile an freiem, nicht gebundenem T_4 und an freien und besetzten Bindungsstellen des thyroxinbindenden Globulins (TBG) sowie die entsprechenden TSH-Werte im Blut aufgetragen. Es wird deutlich, wie wichtig das freie Hormon für die Schilddrüsenhormonaktivität ist. In **b** ist ein Stimulationstest mit TRH dargestellt. Für eine Hypothyreose ist ein hoher TSH-Spiegel mit überschießender Stimulierbarkeit durch TRH charakteristisch, während die Sekretion von TSH bei einer Hyperthyreose durch TRH nicht stimuliert werden kann.

14.7.5 Schilddrüsenerkrankungen

Erkrankungen der Schilddrüse sind neben dem Diabetes mellitus die häufigsten endokrinen Krankheiten.

Die häufigsten Schilddrüsenerkrankungen sind diffuse oder knotige Vergrößerungen der Schilddrüse, die insbesondere bei **Iodmangel** auftreten. Zur Vergrößerung des Schilddrüsengewebes (**Struma, Kropf**) kommt es meist infolge eines intrathyreoidalen Iodmangels, wodurch verschiedene Wachstumsfaktoren aktiviert werden. TSH spielt hier gegenüber den Wachstumsfaktoren eine untergeordnete pathogenetische Rolle. Besteht die Struma über Jahre, so kommt es zu einer zunehmenden knotigen Umwandlung.

Eine Überproduktion von Schilddrüsenhormonen wird als **Hyperthyreose** bezeichnet. Sie kann entweder durch ein **autonomes Adenom** (Knoten, welcher Schilddrüsenhormone TSH-unabhängig produziert und TSH-unabhängig wächst) oder durch die Autoimmunerkrankung **Morbus Basedow** bedingt sein. Beim Morbus Basedow werden Autoantikörper gegen das TSH-Rezeptor-Protein gebildet. Diese TSH-rezeptorstimulierenden Antikörper führen nach Bindung an den Rezeptor zu einer Dauerstimulation der Schilddrüse. Außer der Schilddrüse ist bei dieser Autoimmunerkrankung auch häufig das Gewebe der Orbita (**Endokrine Orbitopathie**) betroffen. Die Mechanismen zur Auslösung der Immunreaktionen beim Morbus Basedow sind nicht geklärt. Für die medikamentöse Therapie der Hyperthyreose werden Thyreostatika eingesetzt, die die Synthese von Schilddrüsenhormonen hemmen (z. B. Thionamide).

Schwerwiegende Folgen hat die meist durch genetische Defekte bedingte **Hypothyreose bei Neugeborenen** (1 auf 3600), wo sie zum **Kretinismus** führen kann (Retardierung aller Entwicklungsvorgänge, besonders schwere und multiple Störungen der ZNS-Funktionen, Taubheit). In Deutschland wird die **TSH-Bestimmung bei Neugeborenen** daher als ein obligatorischer Suchtest benutzt. Rechtzeitige Substitution mit T_4 kann dann die Folgen verhindern. Die Ursache einer Hypothyreose im Erwachsenenalter ist meist eine **Autoimmunthyreoiditis.** Grundumsatz und Körpertemperatur sind gesenkt, die Herzfunktion ist deutlich eingeschränkt mit Bradykardie und pathologischer Herzvergrößerung. Auch der Abbau von Hyaluronsäure, Chondroitinsulfat und Mucopolysacchariden ist verlangsamt. Sie werden daher in der Haut angereichert, ein Zustand, der als **Myxödem** bezeichnet wird. Die Substitution bei verminderter Schilddrüsenfunktion erfolgt mit Thyroxin (T_4-Präparaten), welches im Körper zum aktiven T_3 deiodiert wird.

Zusammenfassung Kap 14.7

Hypothalamus-Hypophysen-Schilddrüsen-System
Die Hormone der Schilddrüse, **Triiod-** und **Tetraiodthyronin**, T_3 und T_4, sind beim heranwachsenden Menschen entscheidend an normalen Entwicklungsprozessen wie **Differenzierung** und **Wachstum** beteiligt. Beim erwachsenen Menschen greifen sie **stabilisierend** in alle metabolischen Prozesse ein. Rezeptoren für T_3 finden sich daher in nahezu allen Zellen des Organismus. Die Schilddrüsenhormone sind die einzigen biologisch aktiven Substanzen, die **Iod** enthalten. Pathologische Störungen der Schilddrüsenfunktion (z. B. **Struma**, **Schilddrüsenknoten**, **Hyperthyreose**, **Hypothyreose**) gehören zu den häufigsten endokrinen Erkrankungen. Neben der Regelung über die neuroendokrine Achse **„Hypothalamus-Hypophyse-Schilddrüse"** mit den Hormonen Thyreotropin-Releasing-Hormon (**TRH**, **Thyreoliberin**), thyreoideastimulierendes Hormon (**TSH**) sowie T_3 und T_4 wird die Aktivität der Schilddrüsenhormone auch durch periphere Mechanismen bestimmt. Hierzu gehören die **Balance des Iodhaushalts**, der **Hormontransport in die Zellen** sowie die **Aktivierung und Inaktivierung der Schilddrüsenhormone** in der Peripherie durch differenziell regulierte **Deiodase-Isoenzyme.**

14.8 Der Inselapparat des Pankreas: Insulin und Glucagon

14.8.1 Die Hormone des Pankreas: Insulin, Glucagon, Somatostatin, pankreatisches Polypeptid, Amylin

Die Inselhormone sind Peptide, die in spezifischen Pankreaszellen synthetisiert werden. Davon sind 60–70 % **B-** oder **β-Zellen**, die Insulin und Amylin produzieren, ca. 20 % sind **A-** oder **α-Zellen**, in denen Glucagon (▸ Abb. 14.42) gebildet wird und 10–15 % sind **D-** oder **δ-Zellen**, in denen Somatostatin (SIH) synthetisiert wird (▸ Abb. 14.19). Die Lokalisation dieser endokrin aktiven Zellen im Verband der Langerhans-Inseln (benannt nach dem Entdecker, Paul Langerhans jun., einem deutschen Medizinstudenten) gewährleistet über eine **parakrine Kontrolle** und zusätzlich durch einen direkten interzellulären Transport von Botenstoffen oder Substraten über zahlreiche Gap Junctions eine schnelle Modulation der Hormonfreisetzung in das Blut. Da die V. pancreatica in die Portalvene mündet, ist die Konzentration aller Pankreashormone in der Leber, dem wichtigsten Stoffwechselorgan, zwei- bis dreimal höher als im übrigen Gefäßsystem. Bei Stimulation wird dieses Verhältnis auf das 5- bis 10-fache gesteigert.

14.8.2 Insulin

Insulin ist ein Peptidhormon, das in den B-Zellen des Pankreas synthetisiert wird. Sein Vorläufermolekül, Proinsulin, zeigt große Strukturhomologien zu den Somatomedinen (IGF1 und 2). Die Sekretion von Insulin wird hauptsächlich von der Glucosekonzentration im Blut und vom vegetativen Nervensystem gesteuert. Die Verstoffwechselung der Glucose in der B-Zelle führt über eine ATP-abhängige Depolarisation zum Einstrom von Ca^{2+}, wodurch die Exozytose von Insulin eingeleitet wird. **Insulin senkt**

drastisch den Blutzuckerspiegel durch seine mannigfaltigen Wirkungen auf Leber, Muskulatur und Fettgewebe. Alle Stoffwechselschritte, sowohl im Kohlenhydrat- als auch im Lipid- und Eiweißmetabolismus, die zu einer Verminderung der Glucosekonzentration im Blut führen, werden durch Insulin gefördert. Dies wird erreicht durch eine erhöhte Glucoseaufnahme in die Zellen und die Stimulation der Synthese von Speichersubstanzen wie Glykogen, Triglyceriden und Eiweiß. Darüber hinaus wirkt Insulin antilipolytisch und hemmt die Proteolyse; Insulin ist somit ein **anaboles Hormon**. Es ist der wichtigste Faktor für die Kontrolle des Metabolismus mit dem Ziel der Speicherung von Nährstoffen.

Insulin wird in den B-Zellen synthetisiert

Insulin besteht aus zwei Peptidketten, der A-Kette mit 21 und der B-Kette mit 30 Aminosäuren; es hat eine Molekülmasse von ca. 6000 Dalton. Die beiden Ketten sind durch Disulfidbrücken miteinander verbunden (▶ Abb. 14.42) und werden aus ihrem Vorläufer, dem **Proinsulin**, durch proteolytische Abspaltung der C-Kette (connecting peptide) gebildet. Die entsprechende mRNA führt im endoplasmatischen Retikulum zur Synthese von **Präproinsulin** mit einer Molekülmasse von 11 500 Dalton. Durch Abtrennung der Signalsequenz und der Ausbildung von Disulfidbrücken zwischen den Ketten A, B und C entsteht Proinsulin, das in Mikrovesikeln zum Golgi-Apparat transportiert wird. Hier erfolgt dann die Abspaltung der C-Kette aus dem Proinsulin und die Bildung von Zink-Insulin-Hexameren als Speicherform in den „reifen" Sekretgranula. Bei der Exozytose werden Insulin (A- und B-Kette) und das **C-Peptid** in äquimolaren Mengen sezerniert, wobei noch ca. 15 % des Insulins als Proinsulin vorliegt. Proinsulin selbst hat nur eine sehr geringe biologische Wirkung, vom C-Peptid ist bisher keine sichere biologische Wirkung bekannt. Insulin hat eine sehr kurze Halbwertszeit von 5–8 Minuten, das C-Peptid jedoch eine vierfach längere.

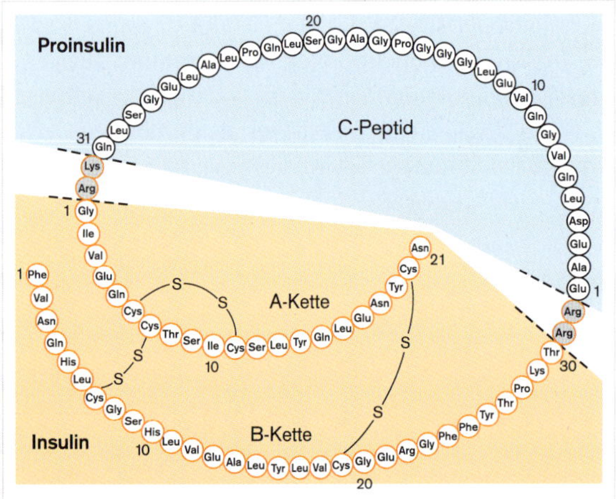

Abb. 14.42 Struktur von Proinsulin und Insulin. Durch Abspaltung des C -Peptids an den gekennzeichneten Stellen entsteht Insulin mit seinen Ketten A und B.

In der Klinik wird die Messung des C-Peptids im Plasma als ein Parameter für die Funktion der B-Zellen benutzt, da dies auch unter Insulintherapie eine Erfassung der Restsekretionskapazität des endokrinen Pankreas gestattet.

Die Insulinsekretion wird durch Glucose stimuliert

Die aktuelle Sekretion von Insulin wird im Wesentlichen durch die **Glucosekonzentration im Blut** bestimmt, d. h., nach der Nahrungsaufnahme wird die Sekretion stimuliert (▶ Abb. 14.43) und bei Verminderung der Glucosekonzentration ist die Ausschüttung gehemmt. Unter basalen Bedingungen wird Insulin in Sekretionsepisoden von 15–20 Minuten sezerniert. Diese **pulsatile Sekretion** ist offenbar für die Effektivität des Insulins von Bedeutung und gewährleistet wahrscheinlich die adäquate Aktivierung der Insulinrezeptoren. In der Frühphase des Typ-2-Diabetes kann eine Abschwächung der Sekretionsepisoden als ein erstes Zeichen für die Erkrankung beobachtet werden. Nach Stimulation der Insulinsekretion durch intravenöse Glucosegabe ist eine **biphasische Sekretionsantwort** zu beobachten. In einer ersten Phase kommt es schon innerhalb von Minuten zu einer maximalen Insulinausschüttung, die sich nach einigen Minuten wieder abschwächt. Nach ca. 10 Minuten folgt eine zweite Phase mit einer anhaltenden Erhöhung der Insulinsekretion. Man nimmt an, dass die beiden Phasen unterschiedliche Speicherformen von Insulin repräsentieren. Zudem sind die vielfältigen parakrinen und autoregulatorischen Mechanismen der Inselzellen für eine solche biphasische Sekretion verantwortlich.

▶ **Aktivität der B-Zelle.** Die Aktivität der B-Zelle hängt entscheidend von der Hemmung durch den Sympathikus (α_2-Adrenozeptoren) und der Stimulation durch den Parasympathikus (M_3-Cholinorezeptoren) ab. Man bezeichnet eine derartige Kontrolle eines Regelkreises von außen als **Sollwertführung**. Somit teilt das Gehirn über das vegetative Nervensystem der B-Zelle mit, auf welchem Niveau die Blutglucose einreguliert werden soll. Bei Energiemangel (Fasten, Neuroglucopenie) wird der Sollwert für die Blutglucoseregulation gesenkt. In diesen Phasen

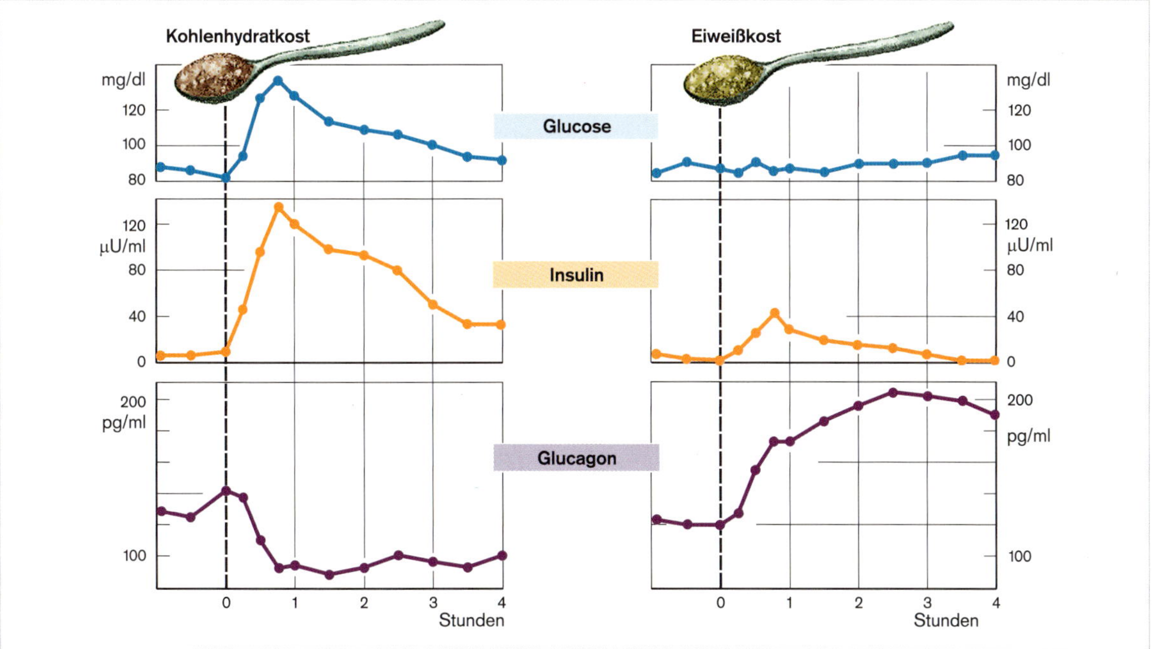

Abb. 14.43 Insulin- und Glucagonsekretion nach der Nahrungsaufnahme. Bei einer reinen Kohlenhydratkost (Anstieg der Glucosekonzentration im Plasma) steigt die Plasmakonzentration von Insulin stark an, während die von Glucagon absinkt (linke Seite). Bei einer vorwiegend eiweißhaltigen Nahrung dagegen wird die Sekretion sowohl von Insulin als auch von Glucagon stimuliert.

wird das Gehirn weniger durch Glucose als über Lactat und Ketonkörper versorgt. In Zeiten von Energieüberschuss (Übergewicht, Typ-2-Diabetes-mellitus) wird der Sollwert für die Blutglucoseregulation auf höhere Konzentrationen eingestellt. Dieses führt bei ausgeprägter Hyperglykämie zu renalen Glucoseverlusten.

▸ **Stimulation der Insulinsekretion.** Schon lange ist bekannt, dass bei gleicher Blutglucosekonzentration die Insulinsekretion nach oraler Aufnahme von Kohlenhydraten deutlich stärker ist als nach parenteraler Verabreichung. Neben der Blutglucosekonzentration sind hierfür offensichtlich einige durch die Nahrungsaufnahme stimulierte **gastrointestinale Hormone** wie **Gastrin, Sekretin, GIP** (*glucose-dependent insulin-releasing peptide*) und das **GLP1** (*glucagon-like peptide*; Enteroglucagon) verantwortlich. GLP1 entstammt dem enteralen Proglucagon (mit der Aminosäurensequenz 7–36amid). Es wird heute als der stärkste endogene Stimulator der Insulinsekretion angesehen und ist auch an der Regulation der Proinsulinbiosynthese beteiligt. GLP1 Analoga werden als Diabetesmedikament eingestzt. Die Insulinsekretion wird durch **Somatostatin** (parakriner Effekt) gehemmt.

Der Mechanismus der Stimulation der Insulinsekretion durch Glucose und durch Hormone ist weitgehend aufgeklärt (▸ Abb. 14.44). Hierbei entscheidend ist die vermehrte Entstehung von **ATP** durch Oxidation von Glucose, die bei ansteigender Glucoseplasmakonzentration durch carriervermittelten Transport vermehrt in die B-Zelle gelangt. Daraufhin wird ein ATP-abhängiger K^+-Kanal geschlossen, die Membran wird depolarisiert. Hierdurch werden spannungsabhängige Ca^{2+}-Kanäle geöffnet, extrazelluläres Ca^{2+} strömt ein und aktiviert den Exozytoseprozess. Neben dieser Feedback-Regulation durch Glucose können auch Liganden G_q-gekoppelter Sieben-Transmembranrezeptoren wie Acetylcholin (Ach), Cholecystokinin (CCK), Arginin-Vasopressin (AVP = ADH) über Inositoltrisphosphat (IP_3) vermittelte **Calciummobilisierung** die Insulinsekretion potenzieren. Zudem können Liganden G_s-gekoppelter Sieben-Transmembranrezeptoren wie *pituitary adenylate cyclase activating polypeptide* (PACAP), Glucagon und *glucagon-like peptide* 1 (GLP1) über die cAMP-vermittelte Stimulation von **Proteinphosphorylierung** die Insulinsekretion potenzieren. Die pulsatile Freisetzung von Insulin ist die Folge des typischen Entladungsmusters der B-Zelle in „bursts“. Die oralen Antidiabetika vom Sulfonylharnstoff-Typ (einschließlich der Benzoesäureabkömmlinge) wirken dadurch Insulin freisetzend, dass sie an den ATP-abhängigen K^+-Kanal binden und ihn damit blockieren (▸ Abb. 14.44).

▸ **Insulinwirkung.** Der **zelluläre Mechanismus** der Insulinwirkungen ist sehr mannigfaltig und noch nicht vollständig aufgeklärt. Der Insulinrezeptor ist ein Tetradimer

14

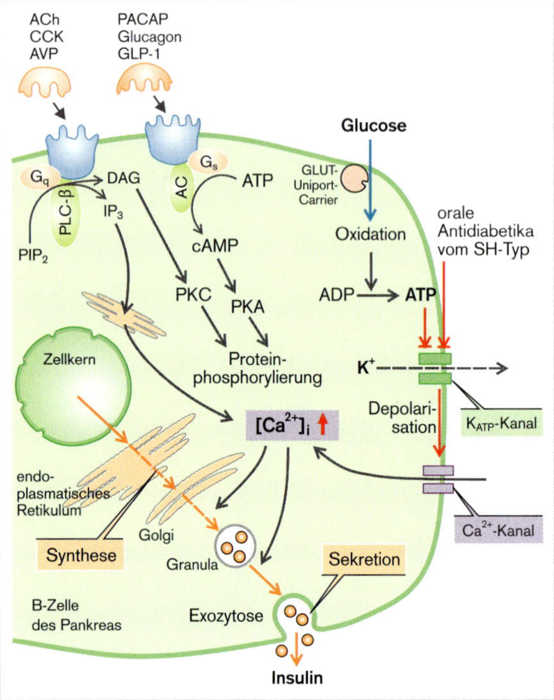

Abb. 14.44 Mechanismus der Insulinsekretion. Durch die Metabolisierung von Glucose in der B-Zelle der Pankreasinseln wird ATP gebildet, welches einen spezifischen Kaliumkanal (K_{ATP}) blockiert. Dies führt zu Ca^{2+} Einstrom über Ca^{2+}-Kanäle der Zellmembran. Orale Antidiabetika vom Sulfonylharnstoff-Typ (SH-Typ) binden an eine Untereinheit (SUR1) von K_{ATP}, der daraufhin direkt geschlossen wird. Liganden G_q-gekoppelter Sieben-Transmembranrezeptoren wie Acetylcholin (Ach), Cholecystokinin (CCK), Arginin-Vasopressin (AVP) können über Inositoltrisphosphat (IP_3) vermittelte Ca^{2+}- Mobilisierung die Insulinsekretion potenzieren. Zudem können Liganden G_s-gekoppelter Sieben-Transmembranrezeptoren wie *pituitary adenylate cyclase activating polypeptide* (PACAP), Glucagon und *glucagon-like peptide* 1 (GLP1) über die cAMP-vermittelte Stimulation von Proteinphosphorylierung die Insulinsekretion potenzieren.

und besteht aus zwei extrazellulären α-Untereinheiten mit den spezifischen Bindungsstellen für Insulin und zwei β-Untereinheiten, die einen transmembranalen und einen intrazellulären Anteil haben. Der Rezeptor gehört zur Familie der Tyrosinkinaserezeptoren (S. 70) und hat große Strukturähnlichkeit mit dem IGF1-Rezeptor. Die β-Untereinheiten des Insulinrezeptors enthalten an der Zellinnenseite mehrere Tyrosinkinasedomänen, die in einem ersten Schritt durch **Autophosphorylierung** aktiv werden. Diese Reaktion ist essenziell für die Aktivierung weiterer Kinasen (z. B. Phosphatidylinositol-3-Kinase), die dann verschiedene Phosphorylierungen induzieren, durch die die meisten Stoffwechselenzyme in den Effektorzellen aktiviert werden. Nach der Rezeptoraktivierung erfolgt die Internalisierung von Insulin mit seinem Rezeptor in die Zelle.

In der Skelettmuskulatur, dem Herzen und dem Fettgewebe wird der Glucosetransport durch die Zellmembran ganz wesentlich stimuliert durch die Aktivierung des **insulinabhängigen Glucosecarriers GLUT 4**. Die GLUT-Carrier sind Proteine mit über 500 Aminosäuren und haben in unterschiedlichen Organen diskrete Sequenzunterschiede. Bisher sind 10 verschiedene Glucosetransporter bekannt, die als GLUT 1 bis GLUT 10 bezeichnet werden. Dabei handelt es sich um Uniportcarrier für den passiven Transport („erleichterte Diffusion") von Glucose (S. 566). In einigen Geweben, wie z. B. dem Endothel der Hirngefäße und den Gehirnzellen, gibt es allerdings Glucosetransporter, die insulinunabhängig reguliert werden (GLUT 1, 2, 3, 5). Damit wird u. a. eine konstante, von Insulin und der Nahrungsaufnahme weitgehend unabhängige Versorgung des Gehirns mit Glucose gewährleistet (GLUT 1 an Gehirngefäßen, GLUT 3 an Neuronen).

Insulin senkt den Blutzucker und ist das Speicherhormon des Körpers

In der **Muskulatur** wird durch Insulin die Glucoseaufnahme über ein spezifisches Carriersystem (GLUT 4) stimuliert; der größte Teil der so aufgenommenen Glucose wird in Muskelglykogen umgewandelt und in dieser Form gespeichert, nur ein kleinerer Teil wird durch Glykolyse und Oxidation als unmittelbarer Energieträger benutzt. Glucose wird auch über Insulin-unabhängige Mechanismen in die Muskulatur aufgenommen. Auch der Transport von Glucose in die Fettzelle wird durch Insulin stimuliert (GLUT 4). Durch Umwandlung von Glucose in α-Glycerophosphat wird die weitere Veresterung von Fettsäuren zu ihrer Depotform, den Triacylglycerinen, verstärkt. In der **Leber** bewirkt Insulin nur bei steigenden portalvenösen Glucosekonzentrationen eine Steigerung der Glucoseaufnahme. Insulin ist für die Aktivierung der hepatischen Glykogensynthetase essenziell. Jedoch ist sein Effekt nur permissiv, da Glucose selbst die Umstellung von Glucoseaufnahme zu Glucoseabgabe reguliert. Die Glykogenolyse wird gehemmt und die Gluconeogenese aus Aminosäuren blockiert. Glucagon, der Gegenspieler von Insulin, wirkt auf alle diese Effekte von Insulin antagonistisch, sodass für den Kohlenhydratstoffwechsel in der Leber eine ausgeglichene Bilanz von Insulin- und Glucagonwirkung entscheidend ist.

Insulin hemmt den Abbau von Fetten und Eiweißen

▸ **Fettstoffwechsel.** Insulin fördert im Fettgewebe durch Aktivierung der Lipoproteinlipase (LPL, s. Abb. 12.31) (S. 573) die Einschleusung von Fettsäuren in die Zelle und deren Umbau zu Triacylglycerinen. Außerdem wird hier durch Insulin die Metabolisierung von Glucose über Acetyl-CoA zum Einbau in Triacylglycerine stimuliert. Die Lipolyse von Triacylglycerinen wird durch Insulin drastisch gehemmt. In der **Leber** hemmt Insulin die β-Oxidation von freien Fettsäuren und wirkt dadurch **antiketogen**. Bei schweren Insulinmangelzuständen ist die Ketonkörperbildung charakteristisch erhöht, es kommt zur **Ketoazidose**. Insulin stimuliert also die Speicherung von Fett in Form von Triacylglycerinen und blockiert deren Abbau (**lipogene Wirkung**).

▸ **Aminosäuren- und Eiweißstoffwechsel.** Im Muskel stimuliert Insulin die Aufnahme von Aminosäuren, vor allem der essenziellen Aminosäuren Valin, Leucin, Isoleucin, Tyrosin und Phenylalanin. Hierdurch und über Effekte auf die Translation der mRNA wird die Proteinsynthese stimuliert (**anabole Wirkung**). Gleichzeitig wirkt Insulin auch **antikatabol**, indem die Proteolyse und die Ausschleusung aller Aminosäuren (außer von Alanin) blockiert werden. Die anabolen Effekte von Insulin sind besonders am Muskelgewebe deutlich, aber auch in Knorpel- und Knochengewebe und in der Leber zeigt sich diese Wirkung. Gemeinsam mit dem Hypophysenhormon STH fördert Insulin das Längenwachstum. Schließlich ist Insulin auch zusammen mit Somatomedinen am Proteinaufbau, insbesondere während der Entwicklung und Differenzierungsphase, beteiligt.

Die Wirkung von Insulin auf die **K^+-Verteilung** im Körper wird in Kap. 11.7.4 (S. 492) besprochen.

14.8.3 Glucagon

Glucagon ist der direkte Gegenspieler des Insulins, vor allem in der Leber, aber teilweise auch im Fettgewebe. Es wird in den **A-Zellen** der Langerhans-Inseln synthetisiert. Beim Abfall der Glucosekonzentration im Blut wird Glucagon sezerniert und sichert so die Versorgung der Gewebe, insbesondere des Gehirns, mit Glucose bzw. Ketonkörpern.

Glucagon wird in den A-Zellen synthetisiert

Glucagon besteht aus einer einzelnen Kette von 29 Aminosäuren mit einer Molekülmasse von 3500 Da. Seine Aminosäurensequenz weist deutliche Homologien mit einigen gastrointestinalen Hormonen wie Sekretin, vasoaktivem intestinalen Peptid (VIP) und GIP auf. Es ist ein evolutionär sehr altes Peptid, das nicht nur seine Struktur, sondern auch einige wichtige Funktionen behalten hat. Glucagon wird in der A-Zelle der Pankreasinseln ähnlich wie Insulin über ein Präprohormon synthetisiert. Glucagonähnliche Peptide werden beim Menschen zusätzlich in verschiedenen Zellen des Darms gebildet (**Enteroglucagon** oder **GLP1**). Die posttranslationale Aufspaltung des Proglucagons ist in verschiedenen Darm- und in den Pankreaszellen unterschiedlich, sodass eine Reihe von Peptiden entsteht, deren Funktion noch nicht geklärt ist. Das im Blut zirkulierende Glucagon ist zu etwa 50 % an Plasmaeiweiße gebunden; dieses sog. **big Plasmaglucagon** ist biologisch nicht aktiv.

Die **Glucagonsekretion** steht unter der inhibitorischen Kontrolle der B-Zelle. Die B-Zelle ist eine neuroendokrine Zelle, die neben dem Peptid Insulin auch den inhibitorischen Neurotransmitter GABA freisetzt. Über **GABA** hemmt die aktive B-Zelle die Funktion der A-Zelle. Die direkte Regulation der Glucagonsekretion durch Glucose spielt eine untergeordnete Rolle. Die hauptsächlichen physiologischen Stimuli der Glucagonsekretion sind eine proteinreiche Mahlzeit (▸ Abb. 14.43), die Infusion von Aminosäuren, besonders von Arginin und Alanin, sowie lang anhaltende, starke körperliche Arbeit und Stress. Vagusreizung, z. B. bei Mahlzeiten, und Stimulation der α-Adrenozeptoren erhöhen die Glucagonsekretion, Hyperglykämie und Somatostatin hemmen sie.

Glucagon ist der Gegenspieler von Insulin

Wie oben schon erwähnt, ist Glucagon bei fast allen Wirkungen in der Leber ein direkter Gegenspieler von Insulin. Während Insulin die Synthese von Speicherformen für Kohlenhydrate wie Glykogen fördert, ist ein wesentlicher Effekt von Glucagon der **Abbau von Glykogen** zur Bereitstellung von Glucose. Die **Ausschüttung von Glucose aus der Leber** wird als der Haupteffekt von Glucagon angesehen (Abb. 14.11) (S. 635).

Der **Mechanismus** der Glucagonwirkung beruht auf der Aktivierung der Adenylylcyclase. Mit cAMP als Second Messenger (S. 67) werden dann die spezifischen Enzyme für den Glucose- und Fettmetabolismus stimuliert. Vor allem wird durch Phosphorylierung die Glykogenphosphorylase aktiviert, durch die der Abbau von Glykogen stimuliert und gleichzeitig die Glykogensynthetase gehemmt werden. Diese Glucagoneffekte werden von Insulin antagonisiert. Glucagon stimuliert nicht nur die Glykogenolyse und die Gluconeogenese, sondern auch die β-Oxidation der freien Fettsäuren in der Leber, sodass die Triacylglycerine vermindert werden und dafür Ketonkörper entstehen. Glucagon ist also ein **ketogenes und hyperglykämisches Hormon.** Im Fettgewebe wirkt Glucagon **lipolytisch**; die dabei freigesetzten Fettsäuren werden unter Glucagoneinfluss in der Leber zu Acetoacetat umgebaut.

14.8.4 Somatostatin hemmt die Sekretion von Insulin und Glucagon

Somatostatin (**SIH**) ist ein nahezu ubiquitäres regulatives Peptid (14 Aminosäuren), das nicht nur in den **D-Zellen** der Langerhans-Inseln vorkommt. Es hemmt die Sekretion von vielen verschiedenen Zellen durch die Aktivierung des hemmenden G_i-Proteins im cAMP-System (s. Abb. 2.16) (S. 69). In den Langerhans-Inseln wirkt Somatostatin über einen parakrinen Mechanismus deutlich hemmend auf die Insulin- und Glucagonsekretion, im Magen-Darm-Trakt auf viele Absorptions- und Motilitätsvorgänge für die Nahrungsaufnahme. Die Sekretion von Somatostatin wird **stimuliert** durch Glucose, Aminosäuren, freie Fettsäuren, VIP, CCK, Glucagon, Sekretin, Acetylcholin und β-adrenerge Substanzen, während die Somatostatinsekretion über α-Adrenozeptoren **gehemmt** wird.

14.8.5 Blutzuckerregulation

Die Regulation der Glucosekonzentration im Blut nach der Nahrungsaufnahme ist, wie oben dargelegt, die wesentliche Funktion von **Insulin**, das sämtliche metabolischen Mechanismen, die zu einer **Senkung der Blutglucose** führen, stimuliert (Steigerung der Glucoseaufnahme in die Zellen und der Glykogensynthese, Hemmung der Glykogenolyse und der Gluconeogenese). Dem Insulin stehen eine ganze Reihe von sog. **gegenregulatorischen Hormonen** gegenüber: Glucagon, Catecholamine, Cortisol und STH. Diese führen als Gegenspieler von Insulin über vielfältige Mechanismen zu einer Erhöhung der Blutglucose, wenn diese zuvor durch starke Muskelarbeit, Stress oder Fasten abgenommen hat. Ebenso ist eine proteinreiche Mahlzeit ein starker Stimulus für die Sekretion dieser Hormone, besonders für die des Glucagons (▶ Abb. 14.43). Durch diesen Mechanismus wird verhindert, dass es zu einer insulininduzierten Hypoglykämie kommt. Denn auch für Insulin ist eine proteinreiche Nahrung ein Sekretionsreiz, der zu einer Hemmung der Glucoseausschüttung aus der Leber führen würde.

14.8.6 Diabetes mellitus

Der Diabetes mellitus ist eine chronische Erkrankung des Metabolismus aufgrund eines Insulinmangels oder einer herabgesetzten Insulinwirkung (▶ Abb. 14.46 u. ▶ Abb. 14.47). Das Hauptsymptom ist eine **Hyperglykämie**, die nicht nur postprandial (Glucoseintoleranz), sondern auch beim Fasten bestehen kann. Diese langdauernde Hyperglykämie, die in schweren Fällen auch mit Azidose und Ketose (Ketoazidose) verbunden ist, kann zu gravierenden Folgeerkrankungen führen, die besonders durch Defekte an mittleren und kleinen Gefäßen, vor allem an der Retina und am Glomerulus der Niere, verursacht werden (**diabetische Mikroangiopathien**). Neurologische Erkrankungen, besonders von sensiblen Nervenfasern und des vegetativen Nervensystems sowie ein frühes Auftreten der **Arteriosklerose** (Makroangiopathie) sind weitere typische Begleiterscheinungen eines Diabetes mellitus. Unbehandelt oder bei schweren Behandlungsfehlern kann die Stoffwechsellage zu einem akut lebensbedrohlichen Zustand führen, der durch massive Hyperglykämie, Elektrolytstörungen, ausgeprägte Ketoazidose und schließlich Bewusstlosigkeit gekennzeichnet ist (Coma diabeticum). Neben dem ketoazidotischen gibt es auch ein hyperosmolares Coma diabeticum mit starker Blutzuckererhöhung ohne Azidose, das beim Diabetes Typ 2 auftreten kann. Wenn der Blutzucker für eine längere Zeit deutlich erhöht ist, führt dies auch zu vermehrter Glykosylierung des Hämoglobins, HbA. So gibt die Messung des glykosylierten Hb-Anteils (**HbA_1c**, normal 4–6 %) wichtige Hinweise über die Langzeit-Blutzuckerwerte eines Menschen mit Diabetes.

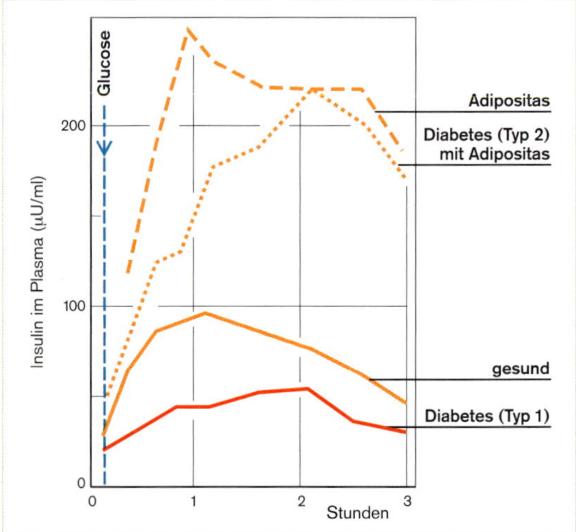

Abb. 14.45 Sekretion von Insulin bei Gesunden und bei Menschen mit Diabetes. Bei adipösen Personen mit Diabetes mellitus Typ 2 wird nach Glucosebelastung vermehrt Insulin sezerniert (Hyperinsulinismus), während beim Diabetes Typ 1 Insulinmangel herrscht (s. a. ▶ Abb. 14.46).

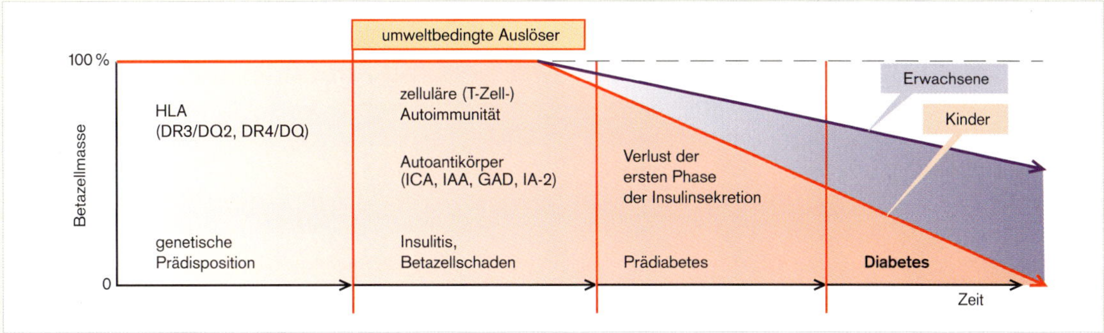

Abb. 14.46 Typ-1-Diabetes. Bei genetisch prädisponierten Personen führen im Einzelnen nicht bekannte Interaktionen zwischen dem Immunsystem und der Umwelt zur Auslösung einer Autoimmunreaktion gegen die Insulin produzierenden B-Zellen des Pankreas. Der Autoimmunprozess kann durch spezifische Antikörper nachgewiesen werden. Die progressive B-Zellzerstörung im Rahmen des Autoimmunprozesses führt zunächst zu einer Einschränkung der akuten Insulinsekretion und schließlich zu einem manifesten Diabetes mellitus Typ 1 mit Insulinmangel.

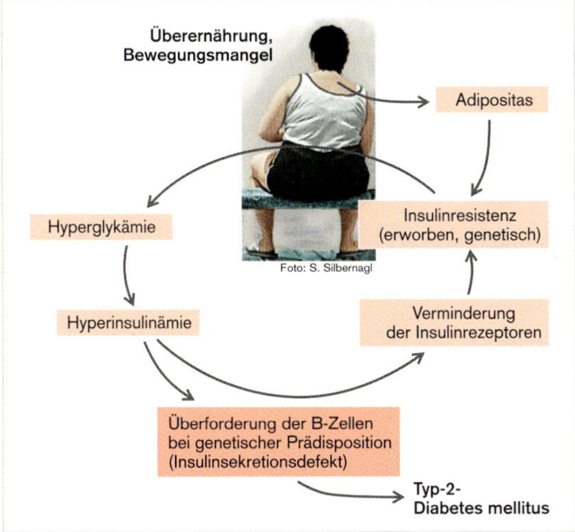

Abb. 14.47 Pathogenese des Typ-2-Diabetes-mellitus. Für die komplexe Pathogenese des Typ-2-Diabetes-mellitus spielen neben Umwelteinflüssen genetische Faktoren eine große Rolle. Sowohl Insulinresistenz (Rezeptorfehlfunktion) als auch eine Sekretionsstörung von Insulin können vorliegen. Besonders durch Übergewicht wird eine relative Insulinresistenz, vor allem in der Skelettmuskulatur, hervorgerufen. Die meist symptomlose Hyperglykämie bleibt häufig über Jahre unentdeckt. Daher liegen bei Diagnosestellung des Typ-2-Diabetes häufig bereits Makro- oder mikrovaskuläre Komplikationen vor.

Nach pathogenetischen Gesichtspunkten werden insbesondere zwei häufige **Diabetestypen** unterschieden:

Der **Typ-1-Diabetes**, der häufiger im jugendlichen Alter auftritt und daher auch **juveniler Diabetes** genannt worden ist, ist dadurch charakterisiert, dass die B-Zellen des Pankreas nicht in der Lage sind, ausreichend Insulin zu produzieren. Diese Menschen benötigen die tägliche Therapie mit exogener **Gabe von Insulin** (Insulinmangel-Diabetes). Bei diesem Diabetes-Typ werden die B-Zellen durch immunologische Prozesse (Virusinfektionen und Autoimmunreaktionen) zerstört. Der Mechanismus dieser Defekte ist noch nicht aufgeklärt, jedoch scheinen Personen mit bestimmten **HLA-Antigenen** besonders gefährdet zu sein, bei zusätzlichen Umweltnoxen oder infektiöser Exposition einen Diabetes Typ 1 zu entwickeln (▶ Abb. 14.46). Die Insulintherapie ist heute als Substitutionsbehandlung mit gentechnologisch hergestelltem humanem Insulin möglich. Menschen mit dieser Diabetesform sind von der Insulininjektion abhängig. Große klinische Studien der letzten Jahre haben gezeigt, dass eine Führung dieser Personen mit Insulingaben möglichst die Normalbereiche des Blutzuckers erreichen sollte, da nur hierdurch die fatalen Spätfolgen dieser Krankheit wirksam verringert werden können.

Beim **Typ-2-Diabetes** ist eine Therapie mit Insulin meist erst nach vielen Jahren notwendig. Hier helfen Reduktion des Körpergewichts, gesunde Ernährung und körperliche Aktivität. Orale Antidiabetika kommen bei Versagen dieser Maßnahmen zum Einsatz. Bei den häufig übergewichtigen hyperinsulinämischen Personen mit Typ-2-Diabetes ist **Metformin** oft der erste pharmakologische Therapieansatz. Metformin senkt nach oraler Applikation bei Menschen mit Diabetes, nicht jedoch bei stoffwechselgesunden Personen, dosisabhängig den Blutzuckerspiegel durch verringerte Glucoseproduktion der Leber. Erreicht wird dies durch Hemmung der Gluconeogenese und Glykogenolyse. Außerdem wird Glucoseverwertung in den peripheren Geweben verbessert. Die Pathogenese des Typ-2-Diabetes-mellitus ist komplex. Hier spielen genetische Faktoren eine große Rolle und sowohl **Insulinresistenz** (Rezeptorfehlfunktion) als auch eine **Sekretionsstörung** von Insulin können vorliegen. Besonders durch Übergewicht wird eine relative Insulinresistenz, vor allem in der Skelettmuskulatur, hervorgerufen (▶ Abb. 14.47). Daher haben adipöse Menschen häufig eine Hyperinsulinämie (▶ Abb. 14.45). Bei diesen Personen sind häufig auch eine arterielle Hypertonie und Fettstoffwechsel-Störungen zu beobachten, sodass der Symptomkomplex auch **metabolisches Syndrom** genannt wird. Gemäß eines neueren Konzepts handelt es sich bei Adipositas und Typ-2-Diabetes häufig um **Erkrankungen des Gehirns** mit Defekten der neuroendokrinen Funktionen. Wenn die hierarchisch übergeordneten Gehirnteile (im Neokortex) dem Gehirn zu wenig Glucose zuteilen, wird die Energieversorgung des Gehirns über eine vermehrte Nahrungsaufnahme sichergestellt und demzufolge wächst die Körpermasse – eine Adipositas entsteht. Sobald die Körpermasse eine kritische Größe überschreitet, übernehmen hierarchisch untergeordnete Gehirnteile (im Hypothalamus) die Funktion der Glucoseallokation zum Gehirn: Die Blutglucose-Konzentration steigt, Glucose wird über den Urin ausgeschieden. Jetzt ist auch der Nüchtern-Blutzucker erhöht (> 126 mg/dl) und der Zustand entspricht dem eines Typ-2-Diabetes-mellitus. Darüber hinaus sind bei ca. 10 % der Menschen mit Adipositas monogenetische Defekte als Ursache der Erkrankung bekannt. Anstrengungen zur Prävention oder Behandlung der Adipositas und Typ-2-Diabetes-mellitus können nur dann erfolgreich sein, wenn diese spezifischen Aspekte berücksichtigt werden.

Bei beiden Diabetestypen können nach langjähriger Krankheit schwere **Spätfolgen** auftreten. Diese werden besonders durch Makro- und Mikroangiopathien (z. B. Diabetische Retinopathie, Nephropathie, Neuropathie, Koronare Herzkrankheit, Arterielle Hypertonie, Diabetisches Fuß-Syndrom) verursacht. Bisher sind bei ca. 10 % der Personen mit Typ-2-Diabetes monogenetische Diabetesformen bekannt (z. B. MODY 1–4), durch die die Bedeutung der genetischen Komponenten der Pathogenese des Diabetes mellitus zukünftig besser verstanden werden kann und kausale Therapieansätze entwickelt werden können.

Neuroglucopenisches Koma

Es gibt auch pathologische Zustände, bei denen es durch Glucosemangel im Gehirn (**Neuroglucopenie**) zu kognitiven Einschränkungen oder Bewusstseinsverlust kommt (auch hypoglykämischer Schock genannt). Neuroglucopenische Komata können bei Menschen mit Typ-1-Diabetes-mellitus im Rahmen ihrer Therapie mit Insulin-Substitution auftreten. Wiederholte neuroglucopenische Komata führen zu einer Abschwächung der gegenregulatorischen Hormone (Adrenalin, ACTH, Cortisol) und begünstigen damit ein erneutes Koma. Dadurch ergibt sich ein Circulus vitiosus, bei dem neuroglucopenische Komata die Gegenregulation und Symptomwahrnehmung abschwächen – und diese Abschwächung ein erneutes Auftreten weiterer Komata zur Folge hat. Man nennt dieses Syndrom **„Hypoglykämie-Wahrnehmungsstörung“**. Von diesem Problem ist eine Vielzahl der Personen mit Typ-1-Diabetes betroffen, welche ohne Warnsymptome im Alltag plötzliche Bewusstseinsverluste erleben. Eine seltene Hypoglykämieart wird verursacht durch Insulin produzierende Tumoren (**Insulinome**).

Zusammenfassung Kap 14.8

Der Inselapparat des Pankreas: Insulin und Glucagon

Der Inselapparat repräsentiert den endokrinen Teil des Pankreas und bildet nur 1–2 % des Gewebes der vorwiegend exokrinen Bauchspeicheldrüse. Die endokrinen Zellen sezernieren zwei Schlüsselhormone für die **Regulation des Kohlenhydratstoffwechsels**: Insulin und Glucagon. Die Sekretion dieser Hormone ist hauptsächlich **abhängig von der Glucosekonzentration im Blut**. Der Inselapparat steht unter der direkten Kontrolle des Gehirns; es kontrolliert über seine sympathischen und vagalen Efferenzen die Funktion der hormonproduzierenden Zellen. Außerdem modulieren **Somatostatin**, das dritte wichtige Inselhormon, und **gastrointestinale Hormone** die Insulinsekretion.

Das Kontrollsystem der Glucosekonzentration im Blut muss wegen der schnellen und starken Veränderungen (z. B. Anstieg der Blutglucose durch Nahrungsaufnahme oder Absenkung durch Glucoseverbrauch bei körperlicher Arbeit) besonders gut ausgebildet sein. Neben der Wirkung auf den Kohlenhydratstoffwechsel hat Insulin auch wichtige **anabole Effekte** im Proteinstoffwechselund **antilipolytische Aktivität** im Fettstoffwechsel. Die klinisch häufigste Störung des Kohlenhydratstoffwechsels ist die pathologische Erhöhung der Glucosekonzentration im Blut beim **Diabetes mellitus**, der entweder auf einem **Insulinmangel bei zerstörten B-Zellen** (Insulinmageldiabetes, Typ 1) oder auf einer komplexen metabolischen Störung mit einer **verminderten Wirkung von Insulin** (Typ 2) beruht.

Zum Weiterlesen...

[1] Alberts B, Johnson A, Lewis J, Morgan D. Raff M, Roberts K, Walter P Molecular Biology of the Cell. 6th ed. New York: Garland; 2016.

[2] Conn PM, Freeman ME. Neuroendocrinology in Physiology and Medicine. Totowa, New Jersey: Humana Press; 2000.

[3] Conn PM, Means AR. Principles of Molecular Regulation. Totowa, New Jersey: Humana Press; 2000.

[4] Darnell J, Lodish H, Baltimore D. Molecular Cell Biology. 5th ed. New York: Freeman; 2003.

[5] De Groot LJ. Endocrinology. 8th ed. Philadelphia: Saunders; 2022.

[6] Gardner DG, Shoback D. Greenspan's Basic and Clinical Endocrinology. 8th ed. McGraw Hill; 2007.

[7] Lehnert H. (DGE). Rationelle Diagnostik und Therapie in Endokrinologie, Diabetologie und Stoffwechsel. 4. Aufl. Stuttgart: Georg Thieme Verlag: 2014.

[8] Häring HU, Gallwitz B, Müller-Wieland D, Badenhoop K, Meier JJ, Usadel KH, Mehnert H. Diabetologie in Klinik und Praxis. 7. Aufl. Stuttgart: Georg Thieme Verlag; 2021.

[9] Pfaff DW (ed.). Hormones Brain and Behavior, Vol. 1–5. San Diego: Elsevier Science; 2002.

[10] Stanfield CL, Germann WJ eds. Principles of human Physiology. 3 rd ed. Pearson Benjamin Cummings; 2008.

[11] Scanlan TS. Endogenous 3-Iodothyronamine (T_1AM): More than we bargained for. J. Clin. Endocrinol. Metab. 2011; 96: 1674–1676

[12] Zigmond MJ, Bloom F, Landis S, Roberts J, Squire L. Fundamental Neuroscience. 2nd ed. San Diego: Academic Press; 2002.

▸ ... und noch weiter

[13] Bravermann LE, Cooper DS, Kopp PA (eds.) The Thyroid, 11th edition. Wolthers Kluwer, Lipincott Williams & Wilkins, 2021

[14] Hastings MH, Akhilesh BR, Maywood ES. A Clockwork web: Circadian timing in brain and periphery, in health and disease. Nature Reviews Neuroscience. 2003; 4: 649–661.

[15] Horvath TL Diano S, Sotonyi P, Heiman M, Matthias Tsch. CircMinireview: Ghrelin and the regulation of energy balance – A hypothalamic perspective. Endocrinology. 2001; 10: 4163–4169.

[16] Paschke R. Molecular pathogenesis of nodular goiter. Langenbecks Arch Surg. 2011; 396: 1127–1136.

[17] Lifton RP, Gharavi AG, Geller DS. Molecular mechanisms of human hypertension. Cell. 2001; 104: 545–556.

[18] Matthaei S, Stumvoll M, Kellerer M, Häring HU. Pathophysiology and pharmacological treatment of insulin resistance. Endocrine Reviews. 2000; 21 (6): 585–618.

[19] Müller EE, Locatelli V, Cocchi D. Neuroendocrine control of growth hormone secretion. Physiological Reviews. 1999; 79: 511–607.

[20] Nature – insight: Obesity and Diabetes, Nature. 2006; 444: 839–887.

[21] Newell-Price J, Bertagna X, Grossman AB, Nieman LK. Cushing's syndrome. Lancet. 2006; 13; 367 (9522): 1605–1617.

[22] Pacák K and Palkovits M. Stressor specificity of central neuroendocrine responses: Implications for stress-related disorders. Endocrine Reviews. 2001; 22 (4): 502–548.

[23] Paschke R, Visser T eds. Clinical application and consequences of molecular genetics of thyroid diseases. Molecular and Cellular Endocrinology, special issue. Elsevier. 2010.

[24] Peters A, Schweiger U, Pellerin L, Hubold C, Oltmanns KM, Conrad M, Schultes B, Born J, Fehm HL. The selfish brain: competition for energy resources. Neurosci Biobehav Rev. 2004; 28: 143–180.

[25] St. Germain DL, Galton VA, Hernandez A. Defining the Roles of the Iodothyronine Deiodinases: Current Concepts and Challenges. Endocrinology. 2009; 150: 1097–1107.

[26] Willie JT, Chemelli RM, Sinton CM, Yanagisawa M. To Eat or to sleep? Orexin in the regulation of feeding and wakefulness. Annu Rev Neurosci. 2001; 24: 429–458.

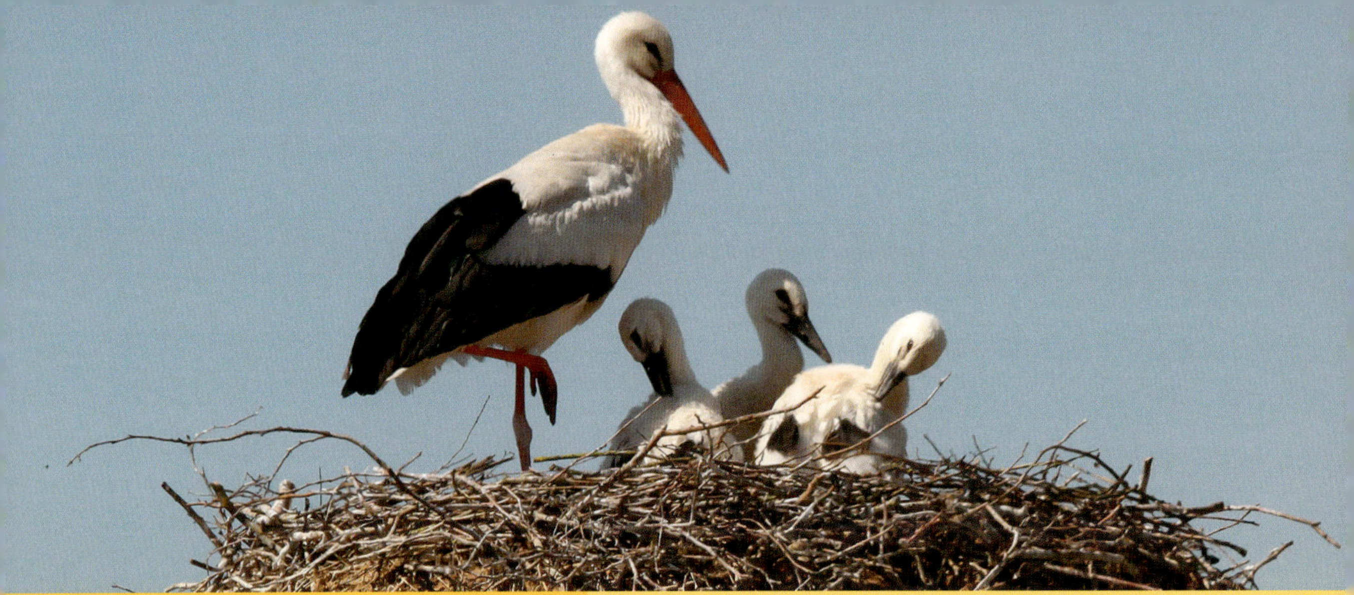

Kapitel 15

Sexualfunktionen, Schwangerschaft und Geburt

15 Sexualfunktionen, Schwangerschaft und Geburt

Ulrike Kämmerer, Yves Garnier, Dominique Singer

15.1 Trotz Kinderwunsch keine Schwangerschaft: was nun?

B

In einem „Kinderwunsch-Zentrum" stellt sich ein Paar (Mann 52 Jahre, Frau 36 Jahre) vor. Trotz eines seit Jahren bestehenden Kinderwunsches ist bisher keine Schwangerschaft eingetreten.

Die Zyklusanamnese und körperliche Untersuchung der Frau ist unauffällig. Im Spermiogramm findet sich jedoch eine deutlich verminderte Anzahl beweglicher Spermatozoen ($<1 \times 10^6$/ml) mit zahlreichen morphologischen Abnormitäten. Folglich liegt hier wahrscheinlich eine „männliche Subfertilität" vor. Dem Paar wird daher vorgeschlagen, eine In-vitro-Fertilisation (IVF) mit intrazytoplasmatischer Spermieninjektion (ICSI) vornehmen zu lassen. Bei der Frau wird das Follikelwachstum durch Spritzen mit GnRH-Agonisten und FSH stimuliert, was die gleichzeitige Entwicklung von sechs Follikeln bewirkt. 30 h nach Auslösung der Ovulation mit einer Dosis HCG werden die Follikel unter Ultraschallkontrolle transvaginal punktiert und die Eizellen mit ihrem Begleitzellen-„Kumulus" aufgenommen. In einer Zellkulturschale werden die Eizellen erst von ihrem Kumulus befreit und dann jeweils ein morphologisch „fittes" Spermium des Partners mithilfe einer feinen Glaskapillare direkt in die Eizelle injiziert. Fünf der 6 Eizellen lassen sich so befruchten und werden weiter in einem speziellem Nährmedium kultiviert. Zwei davon entwickeln sich zu Blastozysten, welche am Tag 5 mit einer feinen Nadel durch den Zervikalkanal in die Uterushöhle gespritzt werden („Transfer"). Anfangs wird die Schwangerschaft mit Progesterongaben gestützt, und eine Blastozyste entwickelt sich zu einem Embryo mit Herzaktivität. 38 Wochen nach dem Transfer bekommt das Paar nach einer normalen Schwangerschaft und einer komplikationslosen Geburt ein gesundes Neugeborenes.

15.2 Physiologie der weiblichen Geschlechtsorgane

15.2.1 Entwicklung der weiblichen Sexualorgane

Die Gonaden des weiblichen Fetus entwickeln sich hormonunabhängig in der „Genitalleiste". Diese bildet sich ab der fünften Schwangerschaftswoche aus einer Verdickung des Mesenchyms und des darüber liegenden Zölomepithels. Etwa 10 Tage später wandern noch undifferenzierte „Urkeimzellen" aus dem Dottersack in diese Genitalleiste ein und vermehren sich rasch durch mitotische Teilungen. Die hieraus entstehenden Keimzellen, die **Oogonien**, erreichen ihre maximale Anzahl von etwa 6–7 Millionen Zellen zwischen der 16. und 20. Schwangerschaftswoche. Durch Eintritt in die erste meiotische Teilung werden die Oogonien in primäre **Oozyten** transformiert, die in der Folge unterschiedlich reifen, bevor sie entweder im Zellzyklus arretieren (Ruhephase bis zum Beginn der Pubertät = Diktyotän) oder durch Atresie zugrunde gehen. Die ruhenden Oozyten bilden zusammen mit einer umgebenden Schicht von Granulosazellen, welche sich aus Zölomepithelzellen der Genitalleiste entwickeln, die **Primordialfollikel**. Ei- und Granulosazellen sind durch „Gap Junctions" miteinander verbunden und bilden ein sog. funktionelles „Synzytium".

Ab dem dritten Trimenon können sich einige der Primärfollikel durch weitere Proliferation der Granulosazellen zu **präantralen Follikeln** (**Sekundärfollikel**), entwicklen. Ab diesem Stadium tritt außerhalb der nun mehrschichtigen Granulosazellschicht, dem Stratum granulosum, eine Thekazellschicht hinzu. Ab dem Geburtstermin finden sich in geringer Anzahl sogar bereits **antrale Follikel** (**„Tertiärfollikel"**), die durch einen flüssigkeitsgefüllten Raum charakterisiert sind.

Während der Kindheit nimmt das Ovarvolumen um das 10-fache zu, weitere einzelne Follikel reifen zu antralen Follikeln heran, viele Follikel gehen zugrunde. Bis zum Erreichen der Geschlechtsreife (**Pubertät**) reduzieren sich die 1–2 Millionen Primordialfollikel am Geburtszeitpunkt auf ungefähr 300 000 Follikel. Auslöser für die Pubertät ist die zunehmende Freisetzung gonadotroper Hormone aus der Hypophyse mit Wirkung auf die Gonaden, die vermehrt Geschlechtshormone bilden. Dies führt zur Ausbildung der sekundären Geschlechtsmerkmale (Körperbau, Behaarung) sowie zum Abschluss des Längenwachstums. Bei Mädchen beginnt im 11. Lebensjahr zunächst die Ausbildung der Schambehaarung (Pubarche) und dann die Brustentwicklung (Thelarche), bevor es mit ca. 12–13 Jahren zur ersten Monatsblutung (**Menarche**) kommt. Die ersten Zyklen verlaufen zumeist ohne Eisprung, d. h. anovulatorisch.

In der etwa 35 Jahre dauernden geschlechtsreifen Phase kommen lediglich 300–500 Eizellen zur Ovulation. Der Rest geht durch Atresie zugrunde, sodass mit dem Eintritt in die Menopause das Eizellreservoir endgültig erschöpft ist. Zum Abschätzen des noch verfügbaren Eizellreservoirs (z. B. in der Kinderwunschbehandlung) wird zunehmend das „Anti-Müller-Hormon" (AMH) herangezogen. AMH ist ein Peptidhormon der Familie der *transforming growth factors β* (TGF-β), zu dem auch Inhibin (S. 679) gehört. AMH wird überwiegend zyklusunabhängig in den Granulosazellen gebildet und der Serumspiegel korreliert mit den noch verfügbaren Follikeln. AMH-Werte von größer 1.0 µg/l gelten als Kennzeichen einer ausreichenden Eizellreserve.

15.2.2 Menstruationszyklus

Der Ovarialzyklus der Frau beginnt definitionsgemäß mit dem ersten Tag der Menstruation (▸ Abb. 15.1) und dauert normalerweise etwa 28 Tage (Toleranz: 21–35 Tage). Er dient der Bereitstellung einer einzelnen, befruchtungsfähigen Eizelle und der Vorbereitung der Uterusschleimhaut (Endometrium) für die Implantation des Embryos (Blastozyste).

Der Zyklus wird in eine **Follikelphase** (▸ Abb. 15.1) und eine nachfolgende **Lutealphase** (Gelbkörperphase; ▸ Abb. 15.1) eingeteilt. Der **Eisprung** (Ovulation) findet zwischen beiden Phasen statt (▸ Abb. 15.1). Während die Lutealphase üblicherweise genau 14 Tage dauert, ist die Follikelphase zeitlich sehr variabel und bestimmt damit die Gesamtdauer des Zyklus. Der Zeitraum der Menstruation (Menses) wird als luteal-follikuläre Übergangsphase aufgefasst (Dauer 4–6 Tage, ▸ Abb. 15.1).

Die **Zykluslänge** wird durch die Vorgänge im Ovar und nicht von einem zentralen „Zeitgeber" bestimmt. Bei einer Zykluszeit von weniger als 24 Tagen (Polymenorrhoe) und länger als 35 Tagen (Oligomenorrhö) liegt eine Regeltempostörung vor. Nach Eintritt einer Schwangerschaft werden die zyklischen Abläufe unterbrochen, sie setzen wenige Wochen nach der Geburt – sofern nicht durch intensives Stillen mit hohen Prolactin- und Oxytocinspiegeln die GnRH-Freisetzung verhindert wird – wieder ein.

Die basale Körperkerntemperatur steigt 1–2 Tage nach der Ovulation um etwa 0,5 °C an und fällt am Ende des Menstruationszyklus wieder ab (▸ Abb. 15.1). Die mittzyklische Erhöhung der Basaltemperatur wird als Indikator für die abgelaufene Ovulation benutzt (Temperaturmethode zur Kontrazeption).

Follikelreifung

Die Entwicklung einer befruchtungsfähigen Eizelle aus einem ruhenden Follikel beginnt etwa 6 Monate vor dessen Ovulation. Das frühe Wachstum erfolgt zunächst hormonunabhängig. Mit zunehmender Entwicklung von **Granulosa-** bzw. **Thekazellen** und der Ausbildung der membranständigen **Rezeptoren für FSH** (follikelstimulierendes Hormon) und **LH** (luteinisierendes Hormon) gewinnen dann FSH und LH zunehmenden Einfluss. Beide Rezeptoren benutzen vor allem den G_s-Protein-gekoppelten Signalweg mit cAMP als Second Messenger (Abb. 2.16) (S. 69). Etwa 2 Monate vor seiner Ovulation hat der Follikel eine Größe von 0,2 mm erreicht und befindet sich mit der Ausbildung von Hohlräumen in der Granulosazellschicht im frühen „antralen Stadium".

Follikelphase des Zyklus

Etwa 7–10 Tage vor Beginn des Zyklus, in dem die Ovulation eines beispielhaft betrachteten Follikels stattfindet, wird durch den **FSH- und LH-Anstieg** zum Ende des vorangegangenen Zyklus aus einigen hundert antralen Follikeln eine Gruppe von 10 bis 20 Follikeln (ca. 2–5 mm Durchmesser) „rekrutiert" (▸ Abb. 15.1, ca. 23. Tag).

FSH erhöht die Teilungsrate der Granulosazellen, wodurch deren Anzahl in den rekrutierten Follikeln auf das 5–6-fache zunimmt. Weiterhin induziert es die Ausbildung von LH-Rezeptoren auf diesen Zellen. Dies führt zu einer gesteigerten **Östradiolproduktion** vor allem desjenigen Follikels, der zur Ovulation gebracht wird, dem „dominanten" Follikel. Der weitere Anstieg der Östradiolkonzentration senkt die FSH-Konzentration im Plasma ab (negative Rückkopplung, ▸ Abb. 15.1, ab Tag 4), weshalb die übrigen rekrutierten Follikel ihr Wachstum einstellen.

Der dominante (**Graafsche**) **Follikel** reagiert zunehmend empfindlich auf FSH und auch LH, sodass trotz sinkender FSH-Spiegel seine Östradiolbildung ansteigt: Mehr als 95 % der kurz vor der Ovulation zirkulierenden Östradiolmenge stammt aus dem dominanten Follikel. Obwohl weiterhin auf FSH und LH angewiesen, hat er sich nunmehr der zentralen Kontrolle weitgehend entzogen. Als sprungreifer Follikel (Durchmesser 20 mm) stellt er die befruchtungsfähige Eizelle und das nachfolgende Corpus luteum bereit und kontrolliert durch seine Freisetzung von Östradiol, Progesteron und Inhibin den weiteren Verlauf des Zyklus.

Ovulation

Die hohen Östradiolkonzentrationen im Plasma (700–1500 pmol/ml), die etwa 24 h vor der Ovulation erreicht werden, lassen die bisher wirksame negative Rückkopplung auf die Gonadotropine kurzzeitig in eine positive

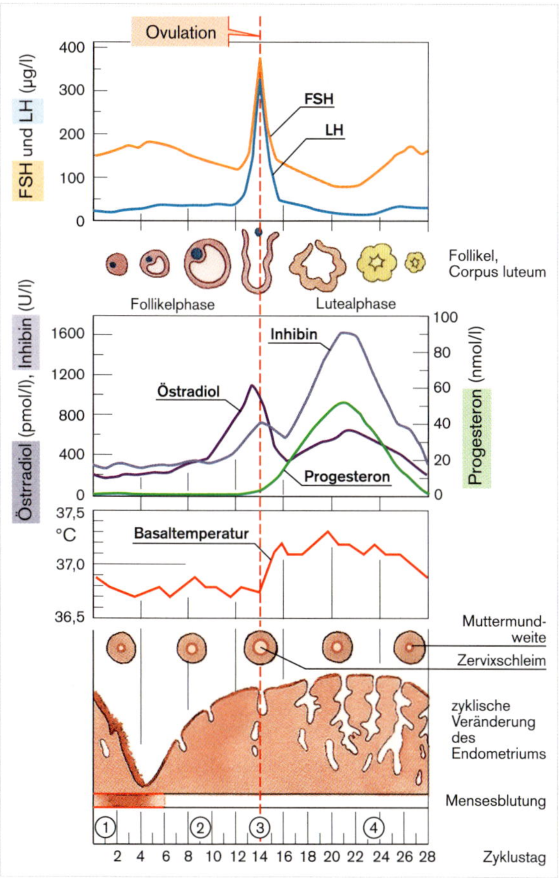

Abb. 15.1 Menstruationszyklus der Frau. Die Plasmakonzentrationen der Hormone (oben u. Mitte) sind zeitgleich mit der Ovarfunktion, den Änderungen des Uterus und der basalen Körperkerntemperatur dargestellt.

Rückkopplung umschlagen. Das Ergebnis ist ein plötzlicher, starker Anstieg der Plasmakonzentration von LH, dem circa 36 h später (bzw. 12 h nach dem LH-Gipfel) die Ovulation folgt (▸ Abb. 15.1). Durch Aktivierung von Kollagenasen kommt es zur Eröffnung des Follikels und dem Austritt der Eizelle, die mit einer Hülle von Granulosazellen (**Corona radiata**) umgeben ist. Die hohe LH-Konzentration senkt die LH-Empfindlichkeit der Thekazellen. Damit fällt die Androgen- und Östradiolbildung wieder so weit ab, dass die typische negative Rückkopplung auf die Gonadotropinbildung wirksam wird. Deren Plasmakonzentrationen sinken innerhalb weniger Tage ab (beim FSH unter Beteiligung von Inhibin). Die zunehmende Ausbildung von LH-Rezeptoren auf den Granulosazellen bei gleichzeitigem Verlust der FSH-Rezeptoren leitet den Prozess der Luteinisierung oder Gelbkörperbildung ein.

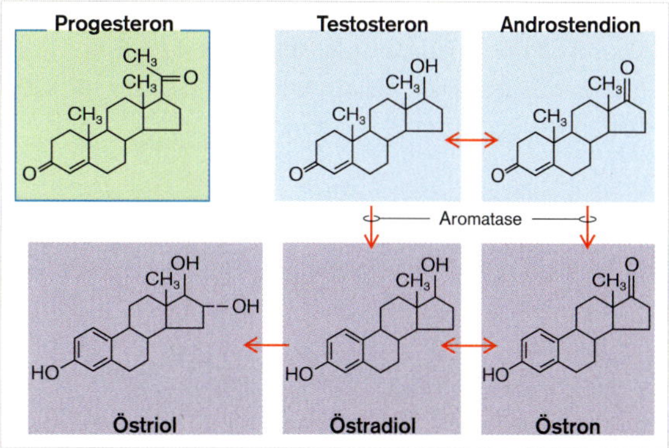

Abb. 15.2 Strukturformeln der wichtigsten Sexualhormone. Die Androgene, hauptsächlich das Androstendion, werden unter der Einwirkung des Enzyms Aromatase in Östrogene umgewandelt. Dabei entstehen zunächst Östradiol und zudem geringe Mengen Östron. Östradiol kann zu dem biologisch weniger wirksamen Östriol umgewandelt werden.

Lutealphase des Zyklus

Postovulatorisch sprießen Blutgefäße zwischen die Granulosa- und Thekazellen ein (**Corpus rubrum**). Aus diesen Zellen entwickeln sich sog. kleine und große Lutealzellen, die über Gap Junctions miteinander kommunizieren können. Die großen Lutealzellen, deren hoher Lipoid-Gehalt zur Gelbfärbung führt (**Corpus luteum**), tragen wesentlich zur Östradiol- und Progesteronsynthese bei. Die kleinen Lutealzellen besitzen (im Gegensatz zu den großen) LH- und HCG-Rezeptoren. Diese Zellen können dadurch nach LH- oder – im Falle einer Schwangerschaft – HCG-Stimulation die Progesteron- und Östradiolsynthese in den großen Lutealzellen steuern.

Die Plasmakonzentrationen dieser beiden Sexualsteroide steigen daher in der Lutealphase zunächst an (▸ Abb. 15.1 und ▸ Abb. 15.2). Zusammen mit steigenden Inhibin-Spiegeln führt dies zu einem Abfall von FSH und LH. Die niedrigen LH-Konzentrationen leiten das Ende der Lutealphase und damit die Rückbildung des Corpus luteum ein (Luteolyse), dieses wird schließlich zum narbigen **Corpus albicans**.

Luteal-follikuläre Übergangsphase (Menstruation)

Durch den Untergang des Corpus luteum geht die Bildung von Progesteron, Östradiol und Inhibin drastisch zurück. Der Abfall von Östradiol und Progesteron bewirkt eine Vasokonstriktion der Spiralarterien, die zum Abbau des Stratum functionale des Endometriums und damit zur **Menstruationsblutung** führt. Der Wegfall der inhibitorischen Signale (v. a. Östradiol und Inhibin) führt zu einer raschen Zunahme der hypothalamischen **GnRH**- (Gonadotropin-Releasing-Hormon = Gonadoliberin) Pulse (▶ Abb. 15.2). Der daraus folgende Wiederanstieg des FSH am Ende der Lutealphase ermöglicht die Rekrutierung der für den nächsten Zyklus benötigten Follikel (▶ Abb. 15.1, ca. 22. Tag).

15.2.3 Hormonelle Steuerung des Zyklus

Die zyklischen Veränderungen entstehen durch das Wechselspiel hypothalamischer (GnRH), hypophysärer (FSH, LH) und im Ovar gebildeter Hormone (Inhibin, Progesteron, Östradiol, AMH), deren Konzentrationen im Plasma sich in charakteristischer Weise ändern (▶ Abb. 15.1) und die damit die Zielorgane, vor allem die Uterusschleimhaut (Endometrium), beeinflussen. Die geschilderten Abläufe zeigen in vereinfachter Form, wie nach gegenwärtigem Kenntnisstand die Zyklussteuerung erfolgt.

Hypothalamus – GnRH

Im **Hypothalamus** (Nucleus arcuatus) wird das Dekapeptid **GnRH** in einem Netz von 1500–2000 Neuronen gebildet und über das hypophysäre Portalkreislaufsystem auf dem Blutweg zum Hypophysenvorderlappen transportiert. Die Halbwertszeit des GnRH beträgt 2–4 Minuten.

Die Abgabe von GnRH erfolgt in Stößen (**pulsatil**), wobei Amplitude und Frequenz der Pulse sich während des Zyklus ändern. In der frühen Follikelphase wird GnRH etwa alle 60–90 Minuten freigesetzt, in der Lutealphase sind die Intervalle deutlich länger (120–180 min). GnRH bindet an seinen Rezeptor in der Adenohypophyse. Dies bewirkt einen Einstrom von Calcium-Ionen, der zur Exozytose von Granula, die FSH und LH enthalten, führt. Daneben findet auch eine Aktivierung der Phospholipase C statt.

Die Wirkung von GnRH auf die Gonadotropinsekretion ist frequenzabhängig. Mit zunehmender Frequenz der GnRH-Pulse wird der LH-Anteil erhöht (z. B. bei der Ovulation). Im Gegensatz dazu stoppt eine kontinuierliche Gabe von GnRH ebenso wie das Fehlen von GnRH die Freisetzung von FSH und LH.

Pharmakologische Regulation des GnRH-Weges. Diesen Effekt kann man sich pharmakologisch zunutze machen: Sowohl durch **GnRH-Agonisten** (kontinuierliche Stimulation) wie auch durch **GnRH-Antagonisten** (Blockade des Rezeptors) kann die Gonadotropinsekretion gestoppt werden. Eine solche medikamentöse „Kastration" wird bei der Behandlung hormonabhängiger Tumoren (Mammakarzinom, Prostatakarzinom) durchgeführt. Auch zur Zyklussteuerung im Rahmen einer Sterilitätstherapie werden diese Medikamente benutzt (IVF/ICSI) (S. 686).

Hypophyse – Gonadotropine

In den Zellen des **Hypophysenvorderlappens** (Adenohypophyse) wird FSH und LH gebildet und in das Blut abgegeben. FSH und LH gehören zusammen mit humanem Choriongonadotropin (HCG) und thyreoideastimulierendem Hormon (TSH) zu einer gemeinsamen Familie von Glykoproteinhormonen. Sie bestehen alle aus einer α- und einer β-Untereinheit. Dabei ist die α-Untereinheit stets gleich (92 Aminosäuren beim Menschen), die β-Untereinheit ist dagegen für die spezifische Hormonfunktion verantwortlich. Die β-Untereinheiten von LH und HCG sind einander so ähnlich, dass sie an dasselbe Rezeptorsystem binden können. Daher kann bei einer Sterilitätsbehandlung eine Ovulation artifiziell durch (einfach zu gewinnendes) urinäres HCG ausgelöst werden.

Die Freisetzung von FSH und LH wird durch das im Hypothalamus pulsatil sezernierte GnRH kontrolliert. Folglich werden die Gonadotropine ebenfalls pulsatil ausgeschüttet. FSH und LH wirken überwiegend auf Follikel, die einen Durchmesser von über 2 mm haben (rekrutierte Follikel). Die Eizelle selbst trägt keine Gonadotropinrezeptoren.

In der Kindheit reicht die Menge an hypophysären Gonadotropinen für die Stimulation der Follikelreifung und der Hormonbildung im Ovar nicht aus. Die Gonadotropin-Plasmakonzentration steigt mit dem **Beginn der Pubertät** durch pulsatile GnRH-Sekretion, die wiederum ausreichend hohe Plasmaspiegel von IGF1 und Leptin (S. 638) voraussetzt.

Ovar

In den Ovarien werden vor allem Steroidhormone gebildet. Die Steroidhormonsynthese in den Ovarien kann vereinfacht durch die **„Zweizelltheorie"** beschrieben werden:

Thekazellen besitzen Rezeptoren für LH. Unter LH-Einwirkung nehmen die Thekazellen Cholesterin aus dem Blut auf. Aus diesem werden unter Vermittlung verschiedener Enzyme der Cytochrom-P450-Gruppe Androgene (Androstendion, Testosteron) synthetisiert. **Granulosazellen** besitzen FSH-Rezeptoren. Durch FSH-Einfluss wird in Granulosazellen die Aktivität des Enzyms **Aromatase** (Cytochrom-P450-Aromatase) induziert. Hiermit wandeln Granulosazellen die aus den Thekazellen durch Diffusion eingewanderten Androgene in Östrogene (v. a. Östradiol) um (▶ Abb. 15.2).

Progesteron und **Östrogene** wirken im Allgemeinen hemmend auf die Abgabe von Gonadotropinen in das Plasma (negative Rückkopplung; ▶ Abb. 15.3). In der Zyklusmitte führen jedoch sehr hohe Östradiolplasmaspiegel zu einem plötzlichen Anstieg von LH im Plasma, der zur Ovulation führt (positive Rückkopplung). Neben Ste-

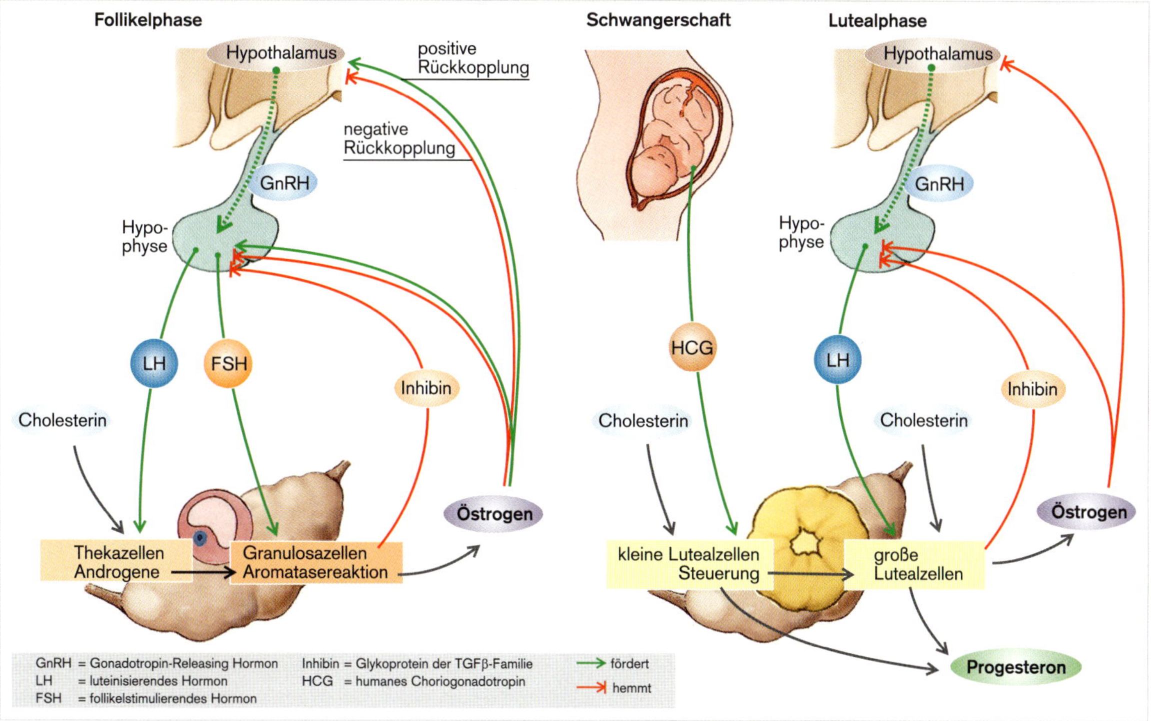

Abb. 15.3 Hormonregelkreis der Ovarialfunktion. Follikelphase (links): Das im Hypothalamus pulsatil gebildete GnRH stimuliert in der Hypophyse die Sekretion der Gonadotropine LH und FSH. LH regt in den Thekazellen die Bildung von Androgenen aus Cholesterin an. FSH induziert die Aromatasefunktion in den Granulosazellen. Hierdurch werden die aus den Thekazellen eindiffundierenden Androgene verstärkt in Östrogen umgewandelt. Östrogen wiederum regelt die Sensitivität der LH- und FSH produzierenden Zellen im Hypothalamus: Niedrige Östrogenspiegel wie in der frühen Follikelphase bedingen eine niedrige Reaktion der Zellen auf GnRH (negative Rückkopplung). Kurz vor der Ovulation steigen die Östrogenspiegel stark an und die Gonadotropin-produzierenden Zellen im Hypothalamus werden sensitiv für die GnRH-Wirkung. Hierdurch verstärkt sich die hypophysäre LH- und FSH-Ausschüttung (positive Rückkopplung). Das von den reifenden Granulosazellen zunehmend produzierte Inhibin wirkt negativ auf die Gonadotropinproduktion und reduziert dadurch postovulatorisch die Konzentration von LH und FSH. **Lutealphase/Schwangerschaft (rechts):** Beide Arten von Lutealzellen bilden aus Cholesterin große Mengen an Progesteron. Hierzu werden die kleinen Lutealzellen, die aus den Thekazellen hervorgegangen sind, durch LH stimuliert. Im Falle einer Schwangerschaft wird die LH-Funktion von HCG übernommen. Die kleinen Lutealzellen stimulieren ihrerseits die aus den Granulosazellen hervorgegangenen, großen Lutealzellen. Die gegen Ende der Lutealphase sinkenden Östrogenspiegel sowie die steigenden Inhibinspiegel wirken negativ rückkoppelnd auf die LH-Produktion.

roidhormonen bilden die Ovarien auch **Peptidhormone**: Activin, Inhibin und Follistatin sind Mitglieder der *transforming growth factor β* (TGF-β) Familie. Inhibin ist ein wichtiger Hemmstoff der hypophysären FSH-Sekretion. Activin hingegen stimuliert die hypophysäre FSH-Freisetzung, indem es die GnRH-Rezeptorbildung fördert. Follistatin wiederum hemmt diesen Effekt, indem es Activin bindet.

Das Peptidhormon Anti-Müller-Hormon (AMH) wird hauptsächlich von den Granulosazellen präantraler und kleiner antraler Follikel produziert. Da diese Follikel nicht am Zyklus teilnehmen, unterliegt AMH keinen zyklischen Schwankungen und ist ein Marker für die Anzahl funktioneller Follikel.

Das Rückkopplungsprinzip. Der dominante, zur Ovulation führende Follikel übernimmt v. a. durch seine Östradiol- und Inhibinproduktion während des Zyklus die Kontrolle über sein weiteres Schicksal selbst. Seine zunächst eher niedrige Östradiolsekretion bewirkt zusammen mit Inhibin via **negativem Feedback** vorübergehend eine Senkung der pulsatilen hypothalamischen GnRH- sowie der hypophysären FSH- und LH- Freisetzung. In der Mitte der Follikelphase erfolgt dann der Wechsel von einem negativen zu einem **positiven Feedback**, das letztendlich zur Stimulation der LH-Freisetzung und damit zur Ovulation führt. Dafür sind die Höhe der Östradiolkonzentration und die Dauer, während derer diese erhöht ist, entscheidend. Um ein positives Feedback zu erreichen, muss die Östradiolkonzentration für mehr als 2 Tage über 200 pg/ml (= 734 pmol/l) liegen. Dazu muss der dominante Follikel eine Größe von mindestens 15 mm haben. Nach der Ovulation, d. h. in der Lutealphase, senken Progesteron und Östradiol zusammen die GnRH- und FSH-Sekretion durch einen jetzt wieder negativen Feedback-Mechanismus. Dieser Effekt wird vermutlich über eine verstärkte Ausschüttung hypothalamischer endogener Opiate vermittelt.

15.2.4 Wirkung der Hormone auf den Uterus

In der Follikelphase induzieren Östrogene das Wachstum des Endometriums (**Proliferationsphase**, ▶ Abb. 15.1). Die Endometriumdrüsen wachsen zu länglichen Schläuchen aus. Dazwischen entwickeln sich aus kleineren Arterien die relativ großen Spiralarterien. Unter Östrogeneinfluss weitet sich der Zervikalkanal gegen Zyklusmitte und sezerniert Schleim von geringer Viskosität. Damit wird der Durchtritt der Spermatozoen begünstigt. Progesteron führt dann nach der Ovulation zur Verengung des Zervikalkanals und zu zunehmender Viskosität des Schleims. In der Lutealphase führt Progesteron zur Zunahme der Durchblutung des Endometriums, zu weiterem Wachstum der Drüsen und zur Sekretion von glykogenhaltigem Schleim (**Sekretionsphase**). Das Endometrium ist nun auf die Implantation (Einnistung) der Blastozyste vorbereitet.

Tritt keine Schwangerschaft ein, so fallen in der Folge die Plasmaspiegel von Östrogenen und Progesteron. Dadurch kommt es zur Vasokonstriktion der Spiralarterien und zum proteolytischen Abbau des Stratum functionale des Endometriums. Derart verflüssigt wird es mit dem Menstruationsblut ausgeschieden (Mensesblutung, ▶ Abb. 15.1).

Da auch die Gerinnungsfaktoren proteolytisch abgebaut werden und die Fibrinolyse durch Gewebefaktoren aktiviert wird, ist die Gerinnungsfähigkeit des Menstruationsbluts gering. Progesteron hemmt durch Hyperpolarisation der Muskelzellen die Kontraktionen des Uterus, die Östrogene bewirken das Gegenteil. Wenn am Ende der Lutealphase der Progesteronspiegel stärker als der Östrogenspiegel sinkt, ist die Erregbarkeit der Uterusmuskulatur besonders groß. Deshalb können zu Beginn der Menstruation spontane Kontraktionen auftreten, die häufig Schmerzen verursachen (**Dysmenorrhö**).

Hormonelle Kontrazeption – „Wie funktioniert die Pille?“

Hormonelle Kontrazeptiva verhindern auf verschiedene Weisen die Entstehung einer Schwangerschaft. Die meisten Präparate enthalten synthetische Hormone mit Progesteronwirkung (**Gestagene**) und Östrogenwirkung (synthetische Östrogene wie Ethinylestradiol, Mestranol oder Estradiolvalerat). Die chemischen Modifikationen bewirken, dass diese Substanzen bei oraler Einnahme nicht so schnell von der Leber abgebaut werden wie entsprechende körpereigene Steroide. Zum einen kann mit diesen Substanzen durch Hemmung von Hypothalamus und Hypophyse die Freisetzung von Gonadotropinen gehemmt und damit der ovarielle Zyklus unterdrückt werden (▶ Abb. 15.3). Der eigentliche ovulationshemmende und damit auch kontrazeptive Effekt wird durch die **Gestagene** erreicht; das Östrogen führt zwar auch zur Unterdrückung der FSH Sekretion und zur Zyklusstabilität, wäre aber nicht zwingend notwendig; in den Monogestagenpräparaten wird häufig nur eine geringe Gestagen-Dosis mit Effekten auf die Zervix (Mukusviskosität steigt), das Endometrium (Transformation) und Tuben (verringerte Motilität) verabreicht, ohne dass die Ovulation unterdrückt wird (**Minipille**).

15.2.5 Klimakterium und Menopause

Im Leben einer Frau reifen nur 300 – 500 Follikel vollständig heran. Das **Klimakterium** ist die Übergangsphase von regelmäßigen Zyklen bis zum vollständigen Ausbleiben der Regelblutung. Aufgrund der Abnahme der Follikelzahl gegen Ende der reproduktiven Phase kommt es in dieser Zeit immer öfter zu anovulatorischen Zyklen, was die zunehmende Zykluslänge in diesem Alter erklärt.

Definitionsgemäß wird die letzte Regelblutung als **Menopause** bezeichnet, das Durchschnittsalter dafür beträgt derzeit etwa 51 Jahre.

Frauen leiden in diesem Lebensabschnitt in sehr unterschiedlichem Ausmaß unter verschiedenartigen Beschwerden, die vor allem durch die Abnahme der Östrogenproduktion verursacht werden.

Prämenopause

Die Anzahl und Funktionsfähigkeit der Follikel in den Ovarien nimmt vor allem in den letzten Jahren vor der Menopause stark ab. Vermutlich dadurch bedingt kommt es in dieser Zeit zu einem Abfall der Inhibinproduktion durch die follikulären Granulosazellen. Dieser Wegfall eines negativen Feedback-Mechanismus ist wahrscheinlich die Ursache für den leichten Anstieg der hypophysären FSH-Produktion. Dadurch nimmt die Östrogenproduktion der Ovarien gegen Ende der geschlechtsreifen Phase tendenziell eher zu. Klinisch kann sich dieser **Östrogenüberschuss** in einer Hyperplasie des Endometriums und verstärkten Blutungen manifestieren.

Postmenopause

Kurz nach Eintritt der Menopause sind keine Follikel mehr nachweisbar. Vermutlich mitbedingt durch den Wegfall des negativen Inhibin-Feedbacks kommt es dadurch zu einem starken Anstieg von FSH (10 – 20 fach) und LH (2 – 3-fach). Die Östrogenproduktion der Ovarien sistiert aufgrund des Wegfalls der Follikel. Hauptsekretionsprodukte der Ovarien sind in dieser Zeit Androgene (Androstendion und Testosteron). In späteren Lebensjahren kommt es wieder zu einem Rückgang der Gonadotropinsekretion, auch die Androgenproduktion der Ovarien sisitiert dann.

Trotz des Wegfalls der ovariellen Östrogenproduktion sind auch im höheren Lebensalter messbare Serumöstrogenspiegel vorhanden (10 – 20 pg/ml). Die Erklärung dafür liefert die Konversion von Androgenen (Androstendion) in Östrogene durch das überwiegend im Fettgewebe lokalisierte Enzym Aromatase (s. ▶ Abb. 15.2).

Antihormonelle Therapie bei Krebs

Mammakarzinome haben häufig Rezeptoren für Östrogene und Progesteron. Aufgrund der in jedem Lebensalter vorhandenen, messbaren peripheren Östrogenspiegel wird bei Patientinnen mit **hormonrezeptorpositivem Mammakarzinom** meistens eine antihormonelle Therapie durchgeführt, die ähnlich wirksam wie eine Chemotherapie ist. Verwendung finden dabei Östrogenrezeptormodulatoren mit antiöstrogener Wirkung wie z. B. Tamoxifen, oder aber Aromataseinhibitoren, die die periphere Östrogensynthese hemmen. Bei prämenopausalen Patientinnen führt eine alleinige Therapie mit diesen Substanzen über eine Aktivierung der Gonadotropine (FSH, LH) zu einer erhöhten Östrogensynthese. Daher wird häufig in solchen Fällen zusätzlich eine medikamentöse Kastration mit GnRH-Analoga durchgeführt.

Folgen des Östrogenmangels

Typische Symptome im Klimakterium und den ersten Jahren der **Postmenopause** sind bei betroffenen Frauen die Hitzewallungen, Schweißausbrüche und Schlafstörungen. Ursächlich dafür ist der Östrogenmangel, wobei die zugrunde liegenden pathophysiologischen Mechanismen noch nicht geklärt sind. Man nimmt an, dass neuroendokrine Prozesse unter Beteiligung endogener Opioide (Endorphine) daran beteiligt sind.

Ferner betrifft der Östrogenmangel unterschiedliche Organsysteme und kann die Entstehung verschiedener Erkrankungen wie Schleimhautatrophie, **Osteoporose**, metabolisches Syndrom und Atherosklerose begünstigen. Beispielsweise hemmen Östrogene den Knochenabbau durch Osteoklasten. Fällt diese Hemmung weg, so wird die Entstehung einer Osteoporose begünstigt.

Im Fall einer **prämaturen Menopause** (d. h. Menopause vor dem 40. Lebensjahr, z. B. nach einer Entfernung beider Ovarien), ist eine Hormontherapie aufgrund des hohen Osteoporoserisikos medizinisch indiziert. Dazu werden Östrogene und – bei vorhandener Gebärmutter – Gestagene verwendet. Bei Patientinnen, die zu einem späteren Zeitpunkt unter klimakterischen Beschwerden leiden, sollte die **Hormontherapie** dagegen nur nach sorgfältiger Nutzen-Risiko-Abwägung verabreicht werden. Dem Zugewinn an Lebensqualität und dem Schutz vor Osteoporose steht möglicherweise ein erhöhtes Risiko für Mammakarzinome und thromboembolische Erkrankungen gegenüber.

Zusammenfassung Kap. 15.2

Physiologie der weiblichen Geschlechtsorgane

Die maximale Anzahl von Eizellen findet sich bei weiblichen Fetus zwischen der 16. und 20. Schwangerschaftswoche. Von da an nimmt die Anzahl der Eizellen bis zum Eintritt der Menopause ständig ab. Eizellen bilden zusammen mit Granulosazellen die Follikel. Nur ein kleiner Teil dieser Follikel reift bis zur befruchtungsfähigen **Eizelle** heran. Die restlichen Follikel gehen durch Atresie zugrunde.

Der Zyklus dauert ca. 28 Tage und wird in **Follikelphase**, **Ovulation** und **Lutealphase** eingeteilt. Für die Reifung ist der Follikel auf FSH angewiesen, das von der Hypophyse freigesetzt wird. Dazu ist eine pulsatile Stimulation der Hypophyse durch hypothalamisches GnRH notwendig. Während seiner Reifung produziert der Follikel in zunehmendem Maß Östradiol, welches die hypophysäre FSH-Ausschüttung sowohl im Sinne eines positiven als auch eines negativen **Feedback-Mechanismus** beeinflussen kann. Der Follikel verwandelt sich nach dem Eisprung in das Corpus luteum, dessen wichtigste Aufgabe die Produktion von Progesteron ist.

Zwischen dem 45. und 50. Lebensjahr ist die Follikelreserve der Ovarien erschöpft, der Ovulationszyklus bleibt aus. Die letzte Regelblutung wird als **Menopause** bezeichnet. Frauen leiden in diesem Lebensabschnitt häufig unter Beschwerden (Hitzewallungen, Schlafstörungen), die vor allem durch die Abnahme der Östrogenproduktion verursacht werden. Zusätzlich wird dadurch auch die Entwicklung eines metabolischen Syndroms sowie einer Osteoporose begünstigt.

15.3 Physiologie der männlichen Geschlechtsorgane

Die Hoden (**Testes**) erfüllen eine Doppelfunktion: Spermatogenese und Bildung von männlichen Sexualhormonen. Sie bestehen aus zwei Kompartimenten, den Samenkanälchen und dem Interstitium. Die Samenkanälchen (Tubuli seminiferi contorti) sind der Ort der **Spermatogenese**. Sie enthalten das Keimepithel mit den zentralen Stützzellen (**Sertoli-Zellen**). Im Interstitium finden sich neben Bindegewebe, Blutgefäßen und Nervenfasern auch die **Leydig-Zellen**.

15.3.1 Geschlechtsentwicklung beim Mann

Bis zur 6. Woche der Embryonalentwicklung kann nicht zwischen männlichen und weiblichen Gonaden unterschieden werden. Beide zeichnen sich durch die Genitalleiste (S. 675) mit den Urkeimzellen (PGC: Primordial Germ Cells) aus. Die Entwicklung der männlichen Gonaden hängt vom Y-Chromosom ab. Hier befindet sich das „Sex Determining Region Y Gen" (SRY), welches von den Vorläufern der Sertoli-Zellen exprimiert wird und als „Mastergen" die weiteren Gene der Geschlechtsentwicklung steuert. Die phänotypisch männliche Differenzierung erfolgt aufgrund der Produktion von zwei Hormonen im fetalen Hodengewebe. Bereits ab der 6. Woche nach Befruchtung bilden die Leydig-Zellen **Testosteron**. Dieses stimuliert die Bildung von Nebenhoden, Samenleiter und Samenblasen aus dem **Wolff-Gang** (Ductus mesonephricus). Ab der 7. Woche wird durch die Sertoli-Zellen, welche vermutlich aus Zölomepithelzellen der Gonadenleiste abstammen, das **Anti-Müller-Hormon** (AMH) sezerniert. Dieses führt zu einer Rückbildung des Müller-Ganges (Ductus paramesonephricus) und zur Ausbildung der Hodenstränge (Chordae testiculares), welche die PGC umschließen.

Zu Beginn der Pubertät steigen die GnRH-Werte an und die Hypothalamus-Hypophysen-Gonadenachse (s. ▶ Abb. 15.4,) wird aktiviert. Dies resultiert in einem starken Anstieg der Testosteronproduktion, der dann zur phänotypischen Ausprägung des männlichen Geschlechts und zum Beginn der Spermatogenese mit Einsetzen der Reproduktionsfähigkeit führt.

15.3.2 Spermatogenese

Die männlichen Keimzellen (**Spermien**) werden im **Keimepithel** (Epithelium spermatogenicum) der Samenkanälchen des Hodens gebildet. Dieses Keimepithel setzt sich aus den eigentlichen **Keimzellen** (Cellulae spermatogenicae) und den **Sertoli-Zellen** zusammen. Die Sertoli-

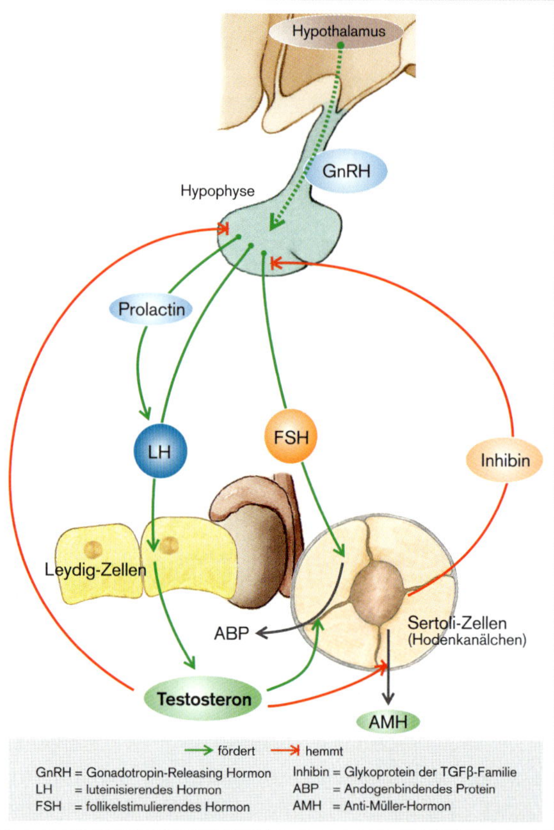

Abb. 15.4 Die wichtigsten hormonellen Regelzyklen der Hodenfunktion. Das im Hypothalamus pulsatil gebildete GnRH stimuliert in der Hypophyse die Sekretion der Gonadotropine LH und FSH. LH regt in den Leydig-Zellen die Bildung von Testosteron an. FSH stimuliert die Sertoli-Zellen zur Bildung von Androgen bindendem Hormon (ABP), welches verstärkt das Testosteron in die Zelle bringt. Ferner bilden die Sertoli-Zellen das Anti-Müller-Hormon (AMH) und Inhibin. Letzteres unterdrückt in einer negativen Rückkopplung die Bildung von FSH in der Hypophyse. Testosteron wirkt ebenfalls negativ rückkoppelnd auf die Gonadotropinbildung und reduziert auch die AMH-Sekretion durch die Sertoli-Zellen.

Zellen ernähren die Keimzellen und stellen das endokrine Milieu für den Reifungsprozess. Sie werden durch FSH stimuliert, dessen Ausschüttung sie in einer negativen Rückkopplung über die Bildung von **Inhibin** regulieren können. Sertoli-Zellen produzieren ein **Androgenbindungsprotein** (ABP), über welches Testosteron gebunden und damit im Interstitium zu sehr hohen Konzentrationen angereichert wird.

In dem etwa 65–70 Tage dauernden Prozess der **Spermatogenese** entwickeln sich die Keimzellen ausgehend von den an der Basalmembran der Samenkanälchen gelegenen diploiden Spermatogonien. Diese teilen sich und es bleibt jeweils die eine Hälfte als Samenstammzelle zurück. Die andere Hälfte durchläuft mehrere mitotische

Teilungen und entwickelt sich dabei zu den primären Spermatoz7yten. Durch Meiose entstehen aus diesen die sekundären Spermatozyten und schließlich die Spermatiden. Aus einem primären Spermatozyten entwickeln sich so vier primäre Spermatiden, von denen je zwei ein X- und je zwei ein Y-Chromosom besitzen. Die primären Spermatiden differenzieren sich ohne weitere Teilung zu reifen, noch nicht befruchtungsfähigen sekundären Spermatiden, die in die Gänge der **Nebenhoden** (Epididymis) abgegeben werden. Die tägliche Spermienbildungskapazität ist abhängig von der Hodenmasse sowie der Zahl der Sertoli-Zellen und beträgt zwischen 45 und 200 Millionen Spermien pro Tag.

Im Nebenhoden werden unter dem Einfluss von Testosteron Stoffe synthetisiert, die die weitere **Reifung zu Spermatozoen** fördern und die Befruchtungsfähigkeit herstellen. Dazu gehören Proteine, die an Oberflächenmembranen der Spermatozoen gebunden werden. Sie fördern deren Eigenbeweglichkeit und sollen ihre Bindung an die Eizelle ermöglichen. Das Sekret des Nebenhodens ist sauer (pH = 6,5), wodurch die Geißelbewegung der **Spermien** verhindert wird. Ihre Passage durch den Nebenhoden dauert etwa 12 Tage. Anschließend werden sie bis zur Ejakulation (s. u.) im Nebenhodengang (Ductus deferens) gespeichert. Pro Ejakulation werden beim Mann etwa 200 bis 300 Millionen Spermien aus dem Nebenhoden freigesetzt. Bei häufiger Ejakulation sinkt die Spermienmenge, da die Nachbildekapazität begrenzt ist.

15.3.3 Hormonelle Steuerung

Die Hodenfunktion unterliegt einer übergeordneten Regulation durch Hypothalamus und Hypophysenvorderlappen. Durch eine pulsatile Freisetzung von Gonadotropin-Releasing-Hormon (**GnRH**) aus dem mediobasalen Hypothalamus werden Pubertät und die weitere männliche Sexualentwicklung induziert. GnRH regt die Bildung von luteinisierendem Hormon (**LH**) und follikelstimulierendem Hormon (**FSH**) im Hypophysenvorderlappen an. LH bindet über spezifische Rezeptoren an die Leydig-Zellen und ist der wichtigste Stimulator der Testosteronsynthese. Die LH-Wirkung wird hierbei durch **Prolactin** (aus der Hypophyse) potenziert. **Testosteron** wirkt negativ rückkoppelnd auf die GnRH-Sekretion. FSH bindet an entsprechende Rezeptoren der Sertoli-Zellen und stimuliert die Spermiogenese sowie die Bildung des Androgenbindungsprotein (**ABP**). In negativer Rückkopplung wird die FSH-Sekretion durch das von den Sertoli-Zellen produzierte Inhibin gehemmt (▸ Abb. 15.4).

Hormonmangel und Hypogonadismus

Die Testosteronproduktion beim gesunden Mann beträgt ca. 4–8 mg pro Tag und resultiert in einem Testosteronspiegel im Blut von über 12 nmol/l. Wird dieser Wert unterschritten, liegt ein **Testosteronmangel** vor. Je nach Ursache wird ein primärer (Genetische Ursachen, Schädigung/Fehlen des Hodens/der Leydig-Zellen) und sekundärer (Störung auf hormoneller Regelebene, z. B. Kallmann-Syndrom oder in Folge von Anabolika-Abusus) Hypogonadismus unterschieden. Die Kennzeichen sind abhängig vom Eintritt des Testosteronmangels. Bei Testosteronmangel in der Fetalentwicklung entsteht eine Intersexualität. Typisch für das Vorliegen eines präpubertären Hypogonadismus (z. B. Klinefelter-Syndrom – Genotyp XXY) ist eine Feminisierung des Mannes mit hypotrophen Hoden, Ausbleiben des Stimmbruchs, spärlicher bzw. weiblicher Sekundärbehaarung sowie Hochwuchs mit Stammfettsucht. Bei späterem Auftreten können sich sekundäre Geschlechtsmerkmale zurückbilden (z. B. Bartwuchs), daneben können eine Gynäkomastie, Fertilitätsstörungen und Libidoverlust sowie Osteoporose auftreten. Eine Sonderform stellt das Klimakterium virile, der Hypogonadismus des alternden Mannes dar. Die erniedrigten Testosteronwerte können folgende Störungen bewirken: Abnahme oder Verlust der Libido, Reduktion der Muskelmasse und Knochendichte sowie Anämie und depressive Verstimmungen.

Zusammenfassung Kap. 15.3

Physiologie der männlichen Geschlechtsorgane
Die Hoden (Testes) bestehen aus den Samenkanälchen und dem Interstitium. Die Samenkanälchen enthalten das Keimepithel mit den **Sertoli-Zellen**. Im Interstitium finden sich die **Leydig-Zellen**, die das Testosteron produzieren. Bei der **Spermatogenese** in den Samenkanälchen entwickeln sich zuerst die primären Spermatozyten über mehrere mitotische Teilungen aus diploiden Spermatogonien. Durch Meiose entstehen aus diesen die sekundären Spermatozyten und schließlich die Spermatiden. Täglich werden zwischen 45 und 200 Millionen Spermien gebildet und zur weiteren Reifung in den Nebenhoden abgegeben. Pro Ejakulation werden von hier etwa 200–300 Millionen Spermien freigesetzt.

Die Hodenfunktion unterliegt einer Regulation durch Hypothalamus und Hypophyse. Durch Freisetzung von **GnRH** aus dem Hypothalamus wird die Bildung von LH und FSH in der Hypophyse angeregt. LH stimuliert die Testosteronsynthese in den Leydig-Zellen. Das produzierte Testosteron wirkt in einer Rückkopplungsreaktion negativ regulierend auf die GnRH-Sekretion. FSH bindet an entsprechende Rezeptoren der Sertoli-Zellen und stimuliert die Spermiogenese.

Die Testosteronproduktion beim gesunden Mann beträgt ca. 4–8 mg pro Tag und resultiert in einem Testosteronspiegel im Blut von über 12 nmol/l. Bei niedrigeren Testosteronwerten kann es infolge des **Hypogonadismus** zu einer Feminisierung des Mannes (z. B. Klinefelter-Syndrom, Eunuchismus) kommen.

15.4 Sexualität, Befruchtung und Implantation

15.4.1 Kohabitation

Sexuelle Erregung führt bei Mann und Frau zur Erektion von Penis bzw. Klitoris, die über das Erektionszentrum vermittelt wird. Impulse, ausgelöst durch weitere mechanische Reizung (nach Einführen des Penis in die Scheide), steigen in das Ejakulationszentrum auf. Von dort werden die Reaktionen der Orgasmusphase gesteuert.

Reflexe und Ablauf der Phasen beim Mann

Die erste Phase sexueller Erregung führt zur **Erektion**, die durch efferente **parasympathische Impulse** über die Nn. erigentes (Nn. splanchnici pelvici) aus den sakralen Rückenmarksegmenten S 2, S 3 und S 4 ausgelöst wird (blau in ▶ Abb. 15.5, links). Ursache für diese Impulse sind taktile Reize der Haut der Genitalien (u. a. Glans penis) und verschiedener Hautareale, der „erogenen Zonen", die über afferente Fasern (grün in ▶ Abb. 15.5) in das Sakralmark geleitet und dort auf die efferenten Fasern umgeschaltet werden (**Erektionszentrum**). Dieser Reflex wird durch absteigende Bahnen aus höher gelegenen Arealen des ZNS entscheidend gebahnt oder gehemmt, wobei Sinneseindrücke und psychische Faktoren von großer Bedeutung sind.

Die Impulse der Nn. erigentes führen über eine Dilatation der Arteriolen zu einer Zunahme des Blutvolumens der Kavernen der **Schwellkörper** im Penis. Damit nimmt der Druck in den Kavernen stark zu, der venöse Abstrom aus dem Penis wird gedrosselt, sodass er größer wird und sich aufrichtet. Die Erektion hält so lange an, wie die arterielle Dilatation dauert. Der Blutstrom durch die Kavernen wird dabei nicht angehalten, sondern stark verlangsamt. Bei krankhaften Veränderungen kann das Blut in den Kavernen gerinnen; dann bleibt der Penis im erigierten Zustand (Dauererektion: **Priapismus**). Parasympathische Impulse fördern außerdem die Sekretion muköser Flüssigkeit aus den bulbourethralen und urethralen Drüsen.

Bei zunehmender mechanischer Reizung der Glans penis gelangen die Erregungen vom Sakralmark aufsteigend in das Lendenmark (L 2, L 3; **Ejakulationszentrum**), wo sie auf **sympathische Fasern** umgeschaltet werden. Die efferenten Impulse (violett in ▶ Abb. 15.5) verursachen Kontraktionen der glatten Muskulatur von Nebenhoden, Ductus deferens, Prostata und Samenblasen. Dadurch werden deren Sekrete in die hintere Urethra befördert (**Emission**). Die hierdurch hervorgerufene Dehnung der Urethrawand führt zur reflektorischen Erregung der perinealen Muskulatur (M. bulbocavernosus) was zur **Ejakulation** in 3–10 rhythmischen Kontraktionen führt. Eine gleichzeitige Kontraktion des Anfangsteils der Urethra verhindert den Übertritt des Ejakulats in die Harnblase. Die Ejakulation ist von starker psychisch-sexueller Erregung mit Zeichen sympathischer Stimulationen (erhöhter Skelettmuskeltonus, Schweißsekretion, Tachykardie, Hyperventilation und Pupillendilatation) begleitet (**Orgasmus**). In der Rückbildungsphase nehmen alle vegetativen Reaktionen ab, der Penis erschlafft. Gewöhnlich ist dann die erneute Auslösung der Kohabitationsreflexe vorübergehend gehemmt.

Reflexe und Ablauf der Phasen bei der Frau

In der **Erektionsphase** führt die reflektorische Erregung der Nn. erigentes zu vermehrter Blutfülle der Schwellkörper des Vestibulums und der Klitoris (blau in ▶ Abb. 15.5, rechts). Dabei werden auch die Drüsen der kleinen Labien aktiviert und die Haut der Vagina wird gleitfähiger. Zusätzlich veranlasst mechanische Reizung des äußeren Scheidenabschnitts eine seröse Transsudation. Der eingeführte Penis wird von den Schwellkörpern umschlossen und reizt Rezeptoren der Vaginalhaut, was zu größerer Blutfülle und damit zur Schwellung der unteren Scheidenwand sowie zur Verlängerung der ganzen Scheide führt.

Bei anhaltender Reizung wächst die Frequenz der Erregungen, die in das Lendenmark aufsteigen, wo sie auf sympathische Fasern umgeschaltet werden (**Ejakulationszentrum**, ▶ Abb. 15.5). Über diese efferenten Bahnen wird dann eine Kontraktion der unteren Scheidenwand vermittelt; es bildet sich die orgastische Manschette. In der **Orgasmusphase** (Klimax), die von rhythmischen Kontraktionen der perinealen Muskulatur begleitet sein kann, richtet sich der kontrahierte Uterus auf, sodass zwischen Zervix und hinterer Scheidenwand Raum für die Aufnahme des Ejakulats entsteht. Der Muttermund öffnet sich. Diese Aktivität des Uterus wird wahrscheinlich über eine reflektorische Freisetzung von **Oxytocin** bewirkt.

Die Orgasmusphase zeigt eine geringere Automatie als beim Mann. Die vegetativen Begleitreaktionen (Schweißsekretion, Tachykardie, s. o.) sind jedoch ähnlich. In der Rückbildungsphase bleibt der Muttermund noch für etwa 30 Minuten erweitert, sodass das Aufsteigen der Spermatozoen begünstigt wird. Bei der Frau tritt anschließend gewöhnlich keine Hemmphase der Kohabitationsreflexe auf.

Sexuelle Erregung und Reflexablauf sind bei der Frau keine notwendigen Voraussetzungen für die Empfängnis (Konzeption).

15.4.2 Befruchtung und Implantation der Eizelle

Spermienaszension

Die Spermien dringen nach dem Geschlechtsverkehr rasch in den Schleim des Zervikalkanals ein, dessen Viskosität während der Zyklusmitte herabgesetzt ist (▶ Abb. 15.1). Der Zervixschleim bildet ein Reservoir für die Spermien, aus dem sie in den folgenden 3 – 4 Tagen in die Uterushöhle einwandern. Die Spermien erreichen

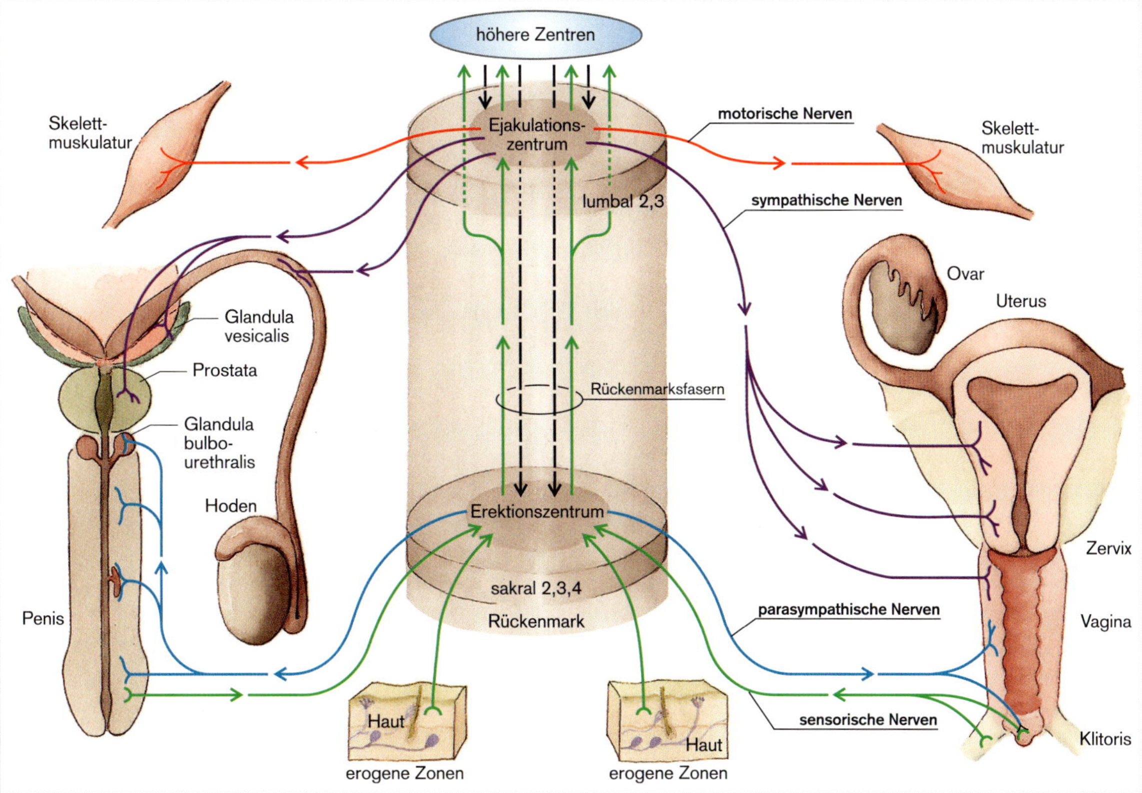

Abb. 15.5 Bahnen der Kohabitationsreflexe bei Mann (links) und Frau (rechts). Die gestrichelten Bahnen des Rückenmarks deuten die Einflüsse von höheren Zentren auf das Erektionszentrum und das Ejakulationszentrum an. Genitale Stimulation, afferent zum Erektionszentrum geleitet, bewirkt durch efferente Impulse die Erektion. Dazu bedarf es auch bahnender Impulse, die von höheren Zentren stammen. Weitere Stimulation führt im Ejakulationszentrum zu einer Aktivierung efferenter Nerven und damit zur Ejakulation bzw. zum Orgasmus. Auch hierbei wirken hemmende oder bahnende Einflüsse aus höheren Zentren mit.

nach 4–6 Stunden die Tube. Von den etwa 200 Millionen Spermien des Ejakulats erreichen nur einige hundert die Ampullen der Eileiter. Der größte Teil geht bei der Aszension zugrunde. Während des Aufstiegs werden die Spermien befruchtungsfähig (**Kapazitation**). Dabei handelt es sich um biochemische Umbauprozesse, bei denen ein auf den Spermien befindlicher Glykoproteinüberzug sowie verschiedene Proteine entfernt bzw. aktiviert werden. Erst hierdurch wird das Spermium zur **Akrosomen-Reaktion** befähigt, welche die Voraussetzung für das Eindringen in die Eizelle ist.

Befruchtung der Eizelle

Beim Eisprung wird die Eizelle mit der **Corona radiata** aus dem Ovar von der gleichseitigen Tube aufgenommen und beginnt die Wanderung zur Uterushöhle. Auf ihrem Weg kann sie auf befruchtungsfähige Spermien treffen.

Die Corona radiata verlangsamt das Durchdringen der Spermien zum weiblichen Gameten. Das Spermium bindet über spezifische Rezeptoren an die **Zona pellucida** der Eizelle; damit wird eine speziesfremde Befruchtung ausgeschlossen. Durch diese Bindung wird im Spermienkopf die sog. **Akrosomen-Reaktion** eingeleitet. Dabei verschmelzen die Plasmamembran und die äußere Akrosom-Membran des Spermiums. Hierdurch werden proteolytische Enzyme wie Hyaluronidase und Acrosin aus dem Akrosomeninhalt freigelegt, die dem Spermium den Weg durch die Zona pellucida bahnen. In Folge der vollständigen Akrosomenreaktion werden auch Phospholipasen aktiviert, die dem Spermium das Verschmelzen mit der Plasmamembran der Eizelle ermöglichen. Die Membranfusion zwischen den Gameten löst die Freisetzung von trypsinähnlichen Enzymen aus den kortikalen Granula der Eizelle aus. Diese Enzyme zerstören die spezifischen Rezeptoren der Zona pellucida und verändern die Beschaffenheit der Eizellmembran, sodass weitere Spermien nicht mehr mit ihr verschmelzen können (**Zona-Reaktion**). Dies verhindert weitgehend eine polysperme Befruchtung.

Nach der Verschmelzung der Zellmembranen nimmt die Eizelle den Kopf des Spermiums auf; gleichzeitig wird die **2. Reifeteilung** der Eizelle abgeschlossen. Aus dem Spermatozoenkopf entsteht der männliche **Vorkern**. Die je 23 Chromosomen des väterlichen und mütterlichen Vorkerns (jeweils haploider Chromosomensatz) ergeben zusammen die 46 Chromosomen der befruchteten Eizelle (diploider Chromosomensatz). Das 23. Chromosom ist im Vorkern der Eizelle stets ein X-Chromosom, im männlichen Vorkern entweder ein X- oder ein Y-Chromosom. Damit entsteht nach der Befruchtung mit XX die weibliche, mit XY die männliche Keimanlage.

Die Eizelle lässt sich am sichersten in den ersten 12 Stunden nach der Ovulation, in Ausnahmen bis zur 24. Stunde befruchten. Da Spermien deutlich längerlebiger als Eizellen sind, kann eine Befruchtung (Konzeption) bis etwa zum 5. Tag nach Geschlechtsverkehr stattfinden. Das Alter der Leibesfrucht wird für die frühen Entwicklungsphasen häufig **post conceptionem (p.c.)** angegeben; für die klinische Bestimmung des Schwangerschaftsalters gilt jedoch der erste Tag der letzten Regelblutung als Beginn (**post menstruationem: p.m.**).

In-vitro-Fertilisation (IVF)

Bei unerfülltem Kinderwunsch, z. B. aufgrund eines Verschlusses der Tuben, kann der Vorgang der Fertilisation außerhalb des Körpers der Frau („in vitro") vollzogen werden. Voraussetzung dafür ist die **Gewinnung befruchtungsfähiger Gameten**. Bei der Frau wird dazu zunächst eine kontrollierte Überstimulation mit wiederholten FSH-Gaben durchgeführt. Dies führt zu einem gesteigerten Follikelwachstum, das einen supraphysiologischen Anstieg der Östradiolproduktion bewirkt. Die dadurch einsetzende positive Rückkopplung kann zu einem endogenen LH-Anstieg und damit zu einem vorzeitigen Eisprung führen. Dies kann pharmakologisch durch die Gabe von GnRH-Agonisten oder -Antagonisten (S. 678) verhindert werden.

Haben die Follikel mit den darin enthaltenen Eizellen eine kritische Größe erreicht (ab ca. 17 mm Durchmesser), so wird artifiziell (durch LH oder HCG) eine Ovulation ausgelöst. Anschließend wird der Follikelinhalt unter Ultraschallkontrolle abpunktiert. Bei der „konventionellen" **IVF** werden die Eizellen mit Spermien inkubiert und die Befruchtung abgewartet. Nach 2–3 Tagen werden die befruchteten und bereits als Mehrzeller vorliegenden Embryonen (in Deutschland maximal 3) mittels eines Katheters in die Gebärmutter zurückgesetzt. Zunehmend werden die (1 bis 2) Embryonen auch erst nach fünf Tagen als „Blastozyste" in den Uterus eingesetzt. Eine wichtige Modifikation dieser Methode stellt die **intrazytoplasmatische Spermien-Injektion (ICSI)** dar. Dabei wird die Eizelle zunächst von den umgebenden Zellen der Corona radiata gereinigt. Anschließend erfolgt die „Befruchtung" durch direkte Injektion eines Spermatozoenkopfes mithilfe einer Mikromanipulationseinrichtung in die Eizelle. Dieses Verfahren findet seine Anwendung z. B. bei schweren Einschränkungen der männlichen Fertilität.

Wanderung und Implantation der befruchteten Eizelle

Die befruchtete Eizelle, die **Zygote**, wird von den Zilien der Tubenschleimhaut in Richtung Uterushöhle bewegt, wo sie etwa am 4. Tag p.c. eintrifft. Inzwischen hat sie durch Teilung das **Morulastadium** (etwa 60 Zellen) erreicht. Bestandteile des Tubensekrets wie Pyruvat, Lactat und Aminosäuren dienen der Ernährung der Zygote. Am 5.–7. Tag hat sich die Morula zur **Blastozyste**, die aus Trophoblasten und Embryoblasten besteht, entwickelt. Diese „schlüpft" mittels Proteolyse aus der Zona pellucida, heftet sich am Uterusepithel fest und dringt in das Endometrium ein. Während dieser **Einnistung** (**Implantation**) werden die Nährstoffe für die Blastozyste der zur **Dezidua** umgewandelten Uterusschleimhaut entnommen.

Im wachsenden Trophoblasten entstehen Trabekel und Hohlräume, die **Lakunen**, durch die nach Eröffnung von Kapillaren zunächst zellarmes mütterliches Blut fließt, das für die weitere Ernährung sorgt (12. – 15. Tag p.c.). Bis zu diesem Zeitpunkt gelangen die Nährstoffe im Embryo nur durch Diffusion zu den Zellen. Die mit dem Wachstum länger werdenden Diffusionsstrecken werden durch die Ausbildung von **Blutgefäßen** im Embryoblasten und im Trophoblasten, in denen ab dem 20. Tag p.c. fetales Blut zu strömen beginnt, zunehmend überbrückt. Von den Trophoblaststrängen (villöser Trophoblast) wachsen kapillarisierte **Zotten** (**Villi**) aus, die von mütterlichem Blut der Lakunen (intervillöse Räume) umgeben sind. Damit bildet sich die **Plazenta** aus, deren Größe und Leistung bis zur 36. Woche zunimmt. Die Aufnahme von Stoffen aus der Dezidua durch den Trophoblasten wird ab der 8. Woche p.c. vollständig durch den plazentaren Transport zwischen mütterlichem und fetalem Blut (S. 689) abgelöst. Von deziduanahen Trophoblastabschnitten (Haftzotten) wandern Trophoblastzellen (**extravillöser Trophoblast**) in die Uterusschleimhaut und vor allem in die Spiralarterien ein, die im 2. Monat zu weiten Gefäßen umgebaut werden.

Die Entwicklung der Blastozyste und ihre Implantation hängen von der Zusammensetzung des Sekrets der umgebenden Schleimhaut ab, vor allem von Progesteron und Östrogenen. Für die Weiterentwicklung des Embryos nach dem 14. Tag p.c. ist eine fortbestehende Sekretion von Progesteron aus dem Gelbkörper notwendig. Da die hypophysären Gonadotropinspiegel postovulatorisch abnehmen, übernimmt diese Aufgabe ein Gonadotropin aus dem Trophoblasten, das ***human chorionic gonadotropin*** (**HCG**, ▸ Abb. 15.9).

Implantationsfehler

Die Störung der Implantation kann zu einer Wachstumshemmung des Fetus (intrauterine Wachstumsrestriktion: IUGR) führen. Auch die Wanderung der Zygote kann bereits gestört sein, sodass sich die Blastozyste in der Bauchhöhle oder in der Tube einnistet (Abdominal- bzw. Tubenschwangerschaft). Dies kann für die Frau wegen der Möglichkeit starker Blutungen lebensgefährlich sein.

Fehlgeburt (Abort)

Die Frucht wird nach der Implantation bis zur 10. Woche p.c. als Embryo und danach als Fetus bezeichnet. Von 100 befruchteten Eizellen gehen etwa 45 bereits in den ersten 4 Wochen verloren, ohne dass dies im Allgemeinen bemerkt wird (subklinische Aborte). Von den verbleibenden 55 Schwangerschaften enden fünf mit einer spontanen Fehlgeburt. Ursachen für Aborte sind meist Anlagestörungen (chromosomale Anomalien haben 50 % der Fehlgeburten, aber nur 0,5 % der lebend Geborenen). Außerdem können immunologische Faktoren, Progesteronmangel sowie Anomalien des inneren Genitales der Schwangeren zum Abort führen.

Zusammenfassung Kap. 15.4

Sexualität, Befruchtung und Implantation

Sexuelle Erregung führt zur Erektion von Penis bzw. Klitoris, die über das **Erektionszentrum** vermittelt wird. Impulse, ausgelöst durch weitere mechanische Reizung, steigen in das Lumbalmark auf. Von dort werden die Reaktionen der **Orgasmusphase** gesteuert. Dabei treten Zeichen sympathischer Stimulationen auf (erhöhter Skelettmuskeltonus, Schweißsekretion, Tachykardie, Hyperventilation und Pupillendilatation). Die Reflexe des Geschlechtsaktes werden von höheren Zentren entscheidend beeinflusst.

Die Spermien dringen nach dem Geschlechtsverkehr rasch in den Schleim des Zervikalkanals ein, dessen Viskosität während der Zyklusmitte herabgesetzt ist. Von dort

15

müssen sie bis in den Eileiter aufsteigen, wo normalerweise die Vereinigung der Gameten stattfindet (**Konzeption**). Während der Aszension erlangen die Spermien erst durch verschiedene biochemische Umbauprozesse die vollständige Befruchtungsfähigkeit (**Kapazitation**). Nur eines von ihnen gelangt zur Befruchtung. Die **Akrosomen-Reaktion** ermöglicht dem Spermium die Verschmelzung mit der Plasmamembran der Eizelle. Die je 23 Chromosomen des väterlichen und mütterlichen Vorkerns (haploider Chromosomensatz) ergeben zusammen die 46 Chromosomen der befruchteten Eizelle (diploider Chromosomensatz). Die **Zonareaktion** der befruchteten Eizelle verhindert in Folge eine polysperme Befruchtung. Die befruchtete Eizelle wandert durch den Eileiter in die Gebärmutterhöhle. Dabei teilt und differenziert sie sich zur Blastozyste, die sich etwa am 7. Tag in die Gebärmutterschleimhaut (**Dezidua**) einnistet.

Die Blastozyste besteht aus einer äußeren Trophoblastenschicht, die den inneren Embryoblasten umgibt. Aus den Trophoblasten entwickelt sich die **Plazenta**, aus dem Embryoblasten der Embryo. Die direkte Aufnahme von Stoffen aus der Dezidua durch den Trophoblasten wird ab der 8. Woche p. c. vollständig durch den plazentaren Transport zwischen mütterlichem und fetalem Blut abgelöst. Störungen der Plazentation können zu Aborten, intrauteriner Wachstumsretardierung und hypertensiven Schwangerschaftserkrankungen führen.

15.5 Plazentafunktion

15.5.1 Aufgaben der Plazenta

Die Plazenta („Mutterkuchen") hat als zentrale Schnittstelle zwischen mütterlichem und fetalem Kreislauf nicht nur die Aufgabe des wechselseitigen Atemgas- und Stoffaustausches, sondern übernimmt auch wichtige humorale Kontrollfunktionen für den Erhalt der Schwangerschaft und das Wachstum des Fetus, die ihrerseits eine beträchtliche Stoffwechselaktivität bedingen [28].

Zugleich sorgt die Plazenta durch ihre Schrankenfunktion für eine weitgehende Trennung zwischen mütterlichem und fetalem Blutkreislauf und hindert nicht nur Toxine und Erreger am Übertritt, sondern sorgt auch dafür, dass der Fetus als semiallogener (zur Hälfte vom Vater stammender) Organismus nicht wegen immunologischer Unverträglichkeit abgestoßen wird.

Grenzen der plazentaren Schrankenfunktion

Einige Toxine und Erreger sind dafür bekannt, dass sie die Plazentaschranke überwinden und dadurch zu Embryo- bzw. Fetopathien führen können. Dazu gehören – neben Alkohol und Nikotin – das Rötelnvirus sowie die Erreger der bakteriellen Listeriose und parasitären Toxoplasmose, weshalb Schwangere u. a. gegen Röteln geimpft sein, auf rohe Produkte tierischen Ursprungs verzichten und engen Kontakt zu (fremden) Katzen meiden sollten.

15.5.2 Aufbau der Plazenta

Auf der fetalen Seite der Plazenta sprossen aus den Stammzotten weitere Zotten aus, sodass sich regelrechte **Zottenbäume** entwickeln, die in den sog. **intervillösen Raum** hineinragen und diesen weitgehend ausfüllen. Der intervillöse Raum wird auf der basalen (dem Uterus zugewandten) Seite von einer Schicht aus miteinander verschmolzenen fetalen Trophoblastzellen und maternalen (aus dem Endometrium des Uterus hervorgehenden) Deziduazellen begrenzt und durch bindegewebige Septen in 15–20 äußerlich gut erkennbare Kammern (**Kotyledonen**) unterteilt. Er wird über ca. 100 **Spiralarterien** mit mütterlichem Blut gespeist, das durch die basalen Venen wieder abströmt. Die in das mütterliche Blut eingetauchten Zotten enthalten fetale Blutgefäße, die an zwei Arterien und eine Vene der **Nabelschnur** angeschlossen und von dem intervillösen Raum nur durch eine Schicht verschmolzener Trophoblastzellen (**Synzytiotrophoblast**) getrennt sind. In der reifen Plazenta des Menschen besteht die Barriere zwischen mütterlichem und fetalem Blut, die sog. **Plazentaschranke**, also aus dem Synzytiotrophoblasten und der fetalen Kapillarwand (▸ Abb. 15.6).

15.5.3 Durchblutung der Plazenta

Die **mütterliche Plazentadurchblutung** beträgt etwa 1 ml/min pro g Gewebe, am Geburtstermin sind das also ca. 500 ml/min für die rund 500 g wiegende Plazenta. Die Gefäße haben keine Fähigkeit zur Autoregulation; daher hängt die Perfusion direkt vom Blutdruck der Schwangeren ab. Ein Kreislaufkollaps, falsche (Rücken-) Lagerung der Schwangeren und zu häufige oder zu lange andauernde Wehen können die Plazentadurchblutung vermindern und so den Fetus gefährden.

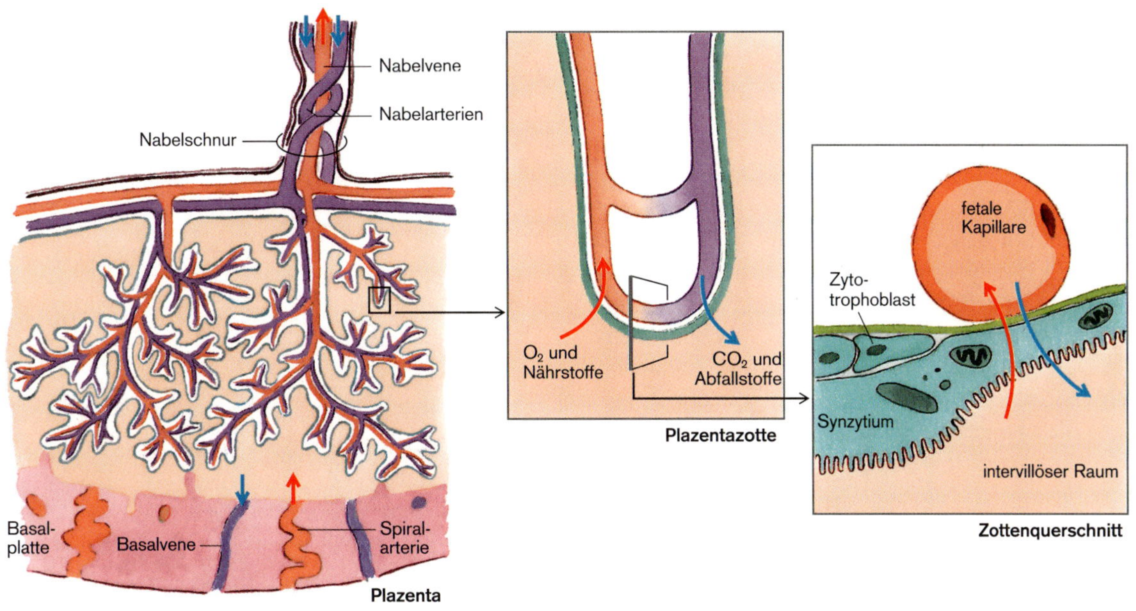

Abb. 15.6 Aufbau der Plazenta. Schematische Darstellung von zwei Zottenbäumen im intervillösen Raum (links). Die Ausschnitte zeigen die Endaufzweigung einer Zotte mit den fetalen Blutgefäßen (Mitte) sowie einen Schnitt durch die Grenzschicht zwischen mütterlichem und fetalem Blutraum (rechts). Mütterliches Blut strömt durch die Spiralarterie in den intervillösen Raum. Die in diesen Raum eingetauchte Zotte wird von dem Synzytiotrophoblasten begrenzt, dem auf der Innenseite die Kapillare direkt anliegt (eine bis zur 16. Woche p. m. vollständig erhaltene subsynzytiale Schicht aus (Zyto-)Trophoblasten dient der Regeneration des Synzytiums). Durch diesen Bauplan ist die Austausch*fläche* zwischen maternalem und fetalem Blut so groß und die Austausch*strecke* so kurz wie möglich.

Richtige Lagerung der Schwangeren

Hochschwangere Patientinnen sollten stets auf die linke Seite gelagert werden, um einen komprimierenden Effekt des graviden Uterus auf die untere Hohlvene mit Drosselung des venösen Rückstroms zum Herzen und konsekutiver Abnahme der Plazentaperfusion („Vena cava – Kompressionssyndrom") zu vermeiden.

Kompression der Nabelschnur

Kompressionen der Nabelschnur können die Gefäße ganz oder teilweise verschließen und damit die Durchblutung stören. Wenn sich z. B. nach einem vorzeitigen Blasensprung ein „Nabelschnurvorfall" ereignet und der Fetus dann mit dem Kopf in den Geburtskanal eintritt, kann es zu einer bedrohlichen Mangelversorgung kommen.

Die **fetale Plazentadurchblutung** beträgt rund 0,7 ml/min pro g Gewebe und macht am normalen Geburtstermin mit etwa 350 ml/min nahezu 50 % des fetalen Herzzeitvolumens aus. Die Gefäße in der Plazenta sind nicht innerviert, können aber durch Hormone (u. a. Adrenalin, Prostaglandine) beeinflusst werden.

15.5.4 Atemgas- und Stoffaustausch in der Plazenta

Der Atemgas- und Stoffaustausch durch den Synzytiotrophoblasten lässt sich nach folgenden Mechanismen untergliedern:

- einfache Diffusion,
- durch Carrier erleichterter passiver Transport (*facilitated diffusion*),
- aktiver Transport und
- Endozytose.

Einfache Diffusion

Die Atemgase werden durch einfache Diffusion ausgetauscht.

Triebkraft für den Übertritt von **Sauerstoff** (O_2) ist die Partialdruckdifferenz zwischen arteriellem mütterlichem und fetalem Blut [25][26]. Sie beträgt auf der arteriellen Seite ca. 10 kPa (75 mmHg) und nach der Plazentapassage zwischen den Venen von Uterus und Nabelschnur ca. 0,7 kPa (5,25 mmHg); als **mittlere O_2-Partialdruckdifferenz** im Kapillarbereich werden ca. 2,7 kPa (20 mmHg) angenommen (▶ Abb. 15.7). Bei einer Diffusionskapazität von 7 – 11·ml/(min · kPa) nimmt der Fetus am normalen Geburtstermin etwa **20 ml O_2/min** auf. Trotz des geringen P_{O_2} im Nabelvenenblut (ca. 3,8 kPa) kann diese Sauerstoffmenge transportiert werden, weil

- der Fetus einen höheren **Hb-Gehalt** hat als die Mutter,
- die O_2-Affinität des **fetalen Hämoglobins** (**HbF**) größer ist als die des adulten Hämoglobins (Linksverschiebung der O_2-Bindungskurve) und
- durch Alkalisierung des fetalen Blutes während der Plazentapassage dessen O_2-Affinität erhöht wird (**Bohr-Effekt**).

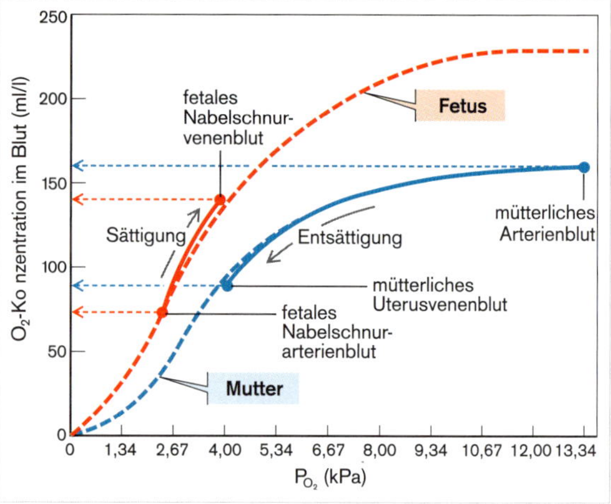

Abb. 15.7 O_2-Bindungskurven des mütterlichen (blau) und des fetalen (rot) Blutes. Der Hb-Gehalt beträgt im mütterlichen Blut 11,8 g/dl und im fetalen 17,0 g/dl. Die durchgezogenen Linien geben die Kurven wieder, die den tatsächlichen Änderungen während der Plazentapassage entsprechen. Zu beachten ist die größere Affinität des fetalen Blutes zum Sauerstoff und sein höherer Hb-Gehalt. Dies erleichtert die Sauerstoffaufnahme aus dem mütterlichen Blut. Durch die pH-bedingten Verschiebungen beider Kurven (Ansäuerung des mütterlichen/Alkalisierung des fetalen Blutes, „doppelter Bohr-Effekt") wird dieser Vorgang noch zusätzlich (geringfügig) unterstützt.

Im Beispiel in ▶ Abb. 15.7 beträgt der Hb-Gehalt des fetalen Blutes 17,0 g/dl, der des mütterlichen 11,8 g/dl. Damit kann das fetale Blut maximal 230 ml O_2/l, das mütterliche 160 ml O_2/l binden (Hüfner-Zahl) (S. 343). Als Maß für die Affinität gilt der **Halbsättigungsdruck P50** (S. 346). Ist dieser niedrig, so wird (bei geringem Sauerstoffdruck) eine höhere Sättigung erreicht, als wenn der P_{50} größer ist. Der P_{50} des Erwachsenenhämoglobins (**HbA**) liegt bei 3,6 kPa = 27 mm Hg, der des fetalen Hämoglobins (**HbF**) bei 3,1 kPa = 23 mm Hg. Das HbF enthält im Globinanteil γ-Ketten anstelle der β-Ketten. Die γ-Ketten binden weniger 2,3-Bisphosphoglycerat (2,3-BPG) als die β-Ketten. Da 2,3-BPG die Sauerstoffaffinität (S. 346) herabsetzt, ist die Affinität des HbF größer als die des HbA. Beim Gasaustausch in der Plazenta gibt das fetale Blut H^+-Ionen und CO_2 an das mütterliche Blut ab. Die **O_2-Bindungskurve** der Mutter wird damit nach rechts, die des Fetus zusätzlich nach links verschoben. Dieser „doppelte Bohr-Effekt" verschiebt die Kurven im steilen Bereich jeweils um 0,13 kPa, sodass der fetale P_{50} bei 2,9 kPa und der mütterliche P_{50} bei 3,7 kPa liegt. Bei einem Partialdruck von 4 kPa bindet das fetale Blut 140 ml O_2/l Blut. Das entspricht einer O_2-Sättigung des mütterlichen Blutes von über 80 %, das hierfür jedoch einen O_2-Druck von etwa 8 kPa benötigen würde.

Das im Stoffwechsel gebildete **Kohlendioxid** (CO_2) gibt der Fetus über die Plazenta ebenfalls durch Diffusion an die Mutter ab. Die relativ kleine CO_2-Partialdruckdifferenz von etwa 0,7 kPa reicht hierzu aus, da CO_2 aufgrund seiner guten Löslichkeit leichter diffundieren kann als O_2. Außerdem ist der P_{CO_2} des mütterlichen Arterienblutes durch eine in der Schwangerschaft auftretende Hyperventilation der Mutter leicht erniedrigt.

Ähnlich wie die Atemgase können **fettlösliche Substanzen** die Plazentamembranen durch einfache Diffusion überwinden. Dies gilt auch für die Vitamine A, D, E und K sowie für viele Pharmaka. Die Transferraten der Fettsäuren sind jedoch gering, da der größte Teil von ihnen an Proteine gebunden ist, die nicht permeieren können. Der wasserlösliche **Harnstoff** wird ebenfalls durch Diffusion an die Mutter abgegeben.

Durch Carrier erleichterter passiver Transport (*facilitated diffusion*)

In den Zellmembranen des plazentaren Synzytiums befinden sich Transportproteine mit begrenzter Kapazität, die den Stofftransport spezifisch fördern. **Glucose** (wichtigster Energielieferant des Fetus) gelangt mit Hilfe der insulinunabhängigen GLUT 1-Uniportcarrier beider Membranen in großen Mengen vom intervillösen Raum in die Nabelarterie des Fetus (▶ Abb. 15.8). Durch den Glucoseverbrauch, den die Bildung neuer Zellbausteine wie Ribonukleinsäuren und Fettsäuren in den sich teilenden Zellen des wachsenden Fetus verursacht, ist im fetalen Kreislauf die Glucosekonzentration um 1 – 2 mmol/l niedriger

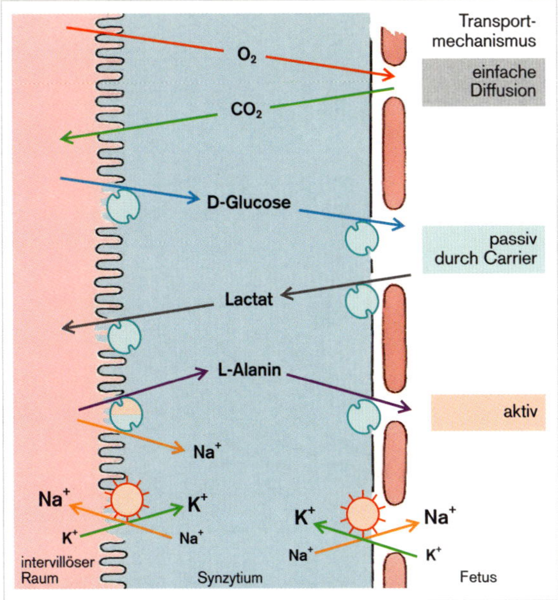

Abb. 15.8 Transportmechanismen in den Membranen des plazentaren Synzytiums. O_2 und CO_2 gelangen entsprechend dem Partialdruckgefälle mittels einfacher Diffusion durch die Barriere. D-Glucose und in der Gegenrichtung L-Lactat benötigen für ihren passiven Transport die Förderung durch Carrier, die in beiden Zellmembranen lokalisiert sind. L-Alanin gelangt gemeinsam mit Natriumionen durch die multivillöse Membran in das Synzytium (sekundär aktiver Symport). Auf der basalen Seite wird der „Bergabstrom" der Aminosäure durch passive membranständige Uniportcarrier gefördert. Na^+-Ionen werden durch die Na^+/K^+-ATPase aus dem Synzytium herausbefördert. Nicht abgebildet ist der Transport von Eisen und Immunglobulinen durch Endozytose.

als im Blut der Schwangeren, was einen „Bergabtransport" in Richtung Fetus erlaubt (► Abb. 15.8). Der ebenfalls carriervermittelte Transport von **Lactat** vom Fetus zur Mutter (► Abb. 15.8) verhindert eine stärkere Lactatanreicherung im Fetus. Unter der Geburt kann ein Anstieg der Milchsäurekonzentration im Plasma der Mutter allerdings auch zu einer Lactatazidose des Kindes („Leihazidose") führen.

Aktiver Transport

Aminosäuren werden von der Mutter zum Fetus „bergauf" transportiert. Verantwortlich dafür sind verschiedene Na^+-Symportcarrier in der Synzytiummembran auf der mütterlichen (dem intervillösen Raum zugewandten) Seite, mit deren Hilfe die Aminosäuren aktiv im Synzytium akkumuliert werden. Triebkraft hierfür ist der hohe elektrochemische Na^+-Gradient, der durch die Na^+/K^+-ATPase (S. 58) aufrechterhalten wird (► Abb. 15.8). Aus dem Synzytium gelangen die Aminosäuren dann „bergab" in das fetale Blut. Auch der passive Transport durch die basale Membran des Synzytiums wird durch Carrier (Uniporter) vermittelt.

Endozytose

Eisen ist im mütterlichen Blut an Transferrin gebunden. Dieser Komplex haftet an der multivillösen Membran des Synzytiums fest und wird endozytiert. Im Synzytium wird das Eisen von dem Protein abgespalten und gelangt durch die basale Membran in das fetale Blut. Auf diese Weise wird vom Fetus eine **„Eisenmitgift"** aufgebaut, die für die Neubildung roter Blutkörperchen im ersten Lebenshalbjahr benötigt wird.

Immunglobuline der IgG-Gruppe werden ebenfalls durch Endozytose aufgenommen und an das fetale Blut abgegeben. Daher besitzt das Neugeborene zur Geburt einen immunologischen Schutz gegen alle Infektionen, die die Mutter selber durchgemacht hat oder gegen die sie geimpft wurde (materno-fetaler **„Nestschutz"** oder „Leihimmunität"). Als Ausdruck des aktiven Transportes kann die IgG-Konzentration im neonatalen Blut sogar um eine Titerstufe höher sein als im maternalen. Die größeren, pentameren IgM-Moleküle (vgl. Tab. 7.4) (S. 298), zu denen die Isohämagglutinine des AB0-Systems gehören, werden dagegen in weit geringerem Maße transportiert und erreichen im fetalen Blut im Allgemeinen keine wirksamen Konzentrationen.

Immunstatus des Neugeborenen

Da sowohl die „Eisenmitgift" als auch der „Nestschutz" vorwiegend im dritten Trimenon der Schwangerschaft aufgebaut werden, sind auch Kinder, die nur wenige Wochen zu früh geboren werden („späte Frühgeborene"), neben einer Eisenmangelanämie von einer erhöhten Empfänglichkeit für (Virus-)Infektionen (z. B. Windpocken) betroffen.

In einzelnen Fällen kann es bei einer mütterlichen Infektionserkrankung (z. B. Röteln, Zytomegalie) zu einer diaplazentaren Übertragung der Erreger kommen. Der Nachweis von IgM-Antikörpern im neonatalen Blut gilt dann, weil diese nur vom Kind und nicht von der Mutter stammen können, als Beweis für eine intrauterine Infektion des Fetus.

Da die im Rahmen der „Leihimmunität" übertragenen IgG-Antikörper mit einer Halbwertszeit von drei Wochen abgebaut werden, nimmt die Infektionsanfälligkeit von Säuglingen bereits nach wenigen Monaten deutlich zu. Bis zu diesem Alter sollten daher die ersten Impfungen stattgefunden haben, um einen nahtlosen Schutz zu gewährleisten.

15.5.5 Hormonproduktion in der Plazenta

Die Plazenta produziert verschiedene Hormone, die auch in das mütterliche Blut gelangen und die Schwangerschaft zu erhalten helfen. Der Verlauf der mütterlichen Plasmakonzentrationen während der Schwangerschaft ist in ▶ Abb. 15.9 dargestellt. Am wichtigsten sind:

- **Humanes Choriongonadotropin** (**HCG**, *human chorionic gonadotropin*): HCG ist bereits 6–8 Tage nach der Befruchtung im Blut der Schwangeren nachweisbar (**Schwangerschaftstest** ab 1–2 Wochen nach erfolgter Konzeption oder 3–4 Wochen nach der letzten Menstruation). Die HCG-Konzentration erreicht in der 9.–10. Woche ein Maximum und nimmt dann bis zur 20. Woche wieder ab. HCG übernimmt in den ersten drei Monaten der Schwangerschaft die Funktion des LH und stimuliert den Gelbkörper, große Mengen an Progesteron und Östrogenen zu bilden. Diese fördern die Umwandlung des Endometriums in die nährstoffreiche Dezidua, die zunächst den Embryo ernährt.
- **Östrogene** und **Progesteron**: Ab der 12. Woche bildet sich der Gelbkörper zurück. Die Plazenta ist dann in der Lage, Östrogene (hauptsächlich Östriol) und Progesteron in ausreichenden Mengen zu bilden. Beide wirken auf die inneren Geschlechtsorgane der Schwangeren: Östrogene fördern das Wachstum des Uterus, Progesteron hemmt dessen Muskelaktivität und verhindert so vorzeitige Kontraktionen.
- **Humanes Plazentalactogen** (**HPL**; *human placental lactogen*): HPL induziert, ähnlich wie Prolactin, Wachstum und Milchproduktion der Brustdrüse. Des Weiteren erhöht es die Glucosekonzentration im Blut der Mutter, sodass mehr Glucose für die Versorgung des Fetus bereitsteht.

Neben dieser „klassischen" Hormonproduktion ist die Plazenta an der Synthese weiterer humoraler Faktoren (z. B. ***insulin-like growth factors***, IGF) beteiligt, die die Versorgung und damit die Reifung und das Wachstum des Fetus regulieren.

15.5.6 Eigensauerstoffverbrauch der Plazenta

Aufgrund der vielfältigen Transport- und Synthesefunktionen zeigt die Plazenta eine beträchtliche Stoffwechselaktivität und verbraucht alleine rund 40 % des mit dem mütterlichen Blut zur feto-plazentaren Einheit transportierten Sauerstoffs [27]. In Situationen des Sauerstoffmangels (z. B. bei Schwangerschaften im Hochgebirge oder uteroplazentaren Durchblutungsstörungen) scheint

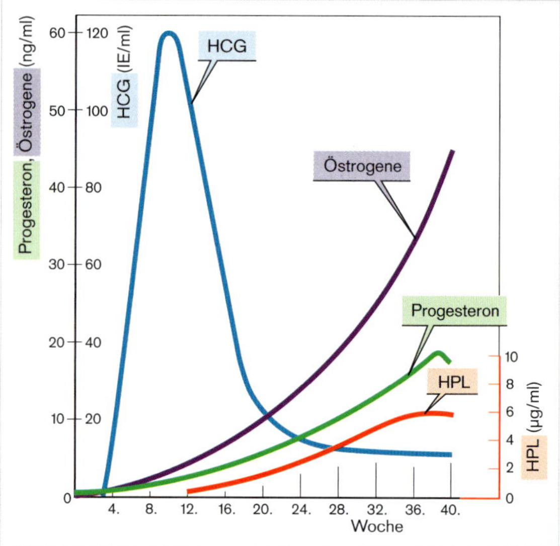

Abb. 15.9 Verlauf der Konzentrationen der Plazentahormone im Plasma der Mutter während der Schwangerschaft (Zeitangabe in Wochen post menstruationem). HCG = humanes Choriongonadotropin, HPL = humanes Plazentalactogen.

sie allerdings die besondere Fähigkeit zu besitzen, ihren Eigensauerstoffverbrauch im Interesse einer gleichbleibenden Sauerstoffversorgung des Fetus zu drosseln [23]. Die Reduktion der Stoffwechselrate geht auf Kosten der aktiven Transport- und humoralen Kontrollfunktionen und äußert sich in einer **fetalen Wachstumsretardierung** (*fetal growth restriction*, FGR), die so gesehen auch einen gewissen adaptiven Nutzen haben kann.

15.5.7 Immunmodulatorische Funktionen der Plazenta

Die Plazenta hat durch das Einwachsen der fetalen Throphoblastzellen in die maternale Dezidua nicht nur Merkmale eines invasiven Tumors, sondern dadurch, dass das Genom der fetalen Zellen zur Hälfte vom Vater stammt, auch Eigenschaften eines Transplantats. Dennoch wird der „semiallogene" – und im Falle einer Leihmutterschaft sogar ein immunologisch komplett fremder – Embryo nicht abgestoßen. Verantwortlich hierfür sind subtile, bis heute nicht vollständig verstandene immunologische Vorgänge an der feto-maternalen Grenzzone (▶ Abb. 15.10), die einerseits die Invasionstiefe des Trophoblasten limitieren und andererseits eine – bis zum Geburtstermin befristete – Immuntoleranz gegenüber der Schwangerschaft gewährleisten.

Zugleich ist die Plazentaschranke nicht komplett unpassierbar für Blutzellen, sodass einzelne fetale Zellen in

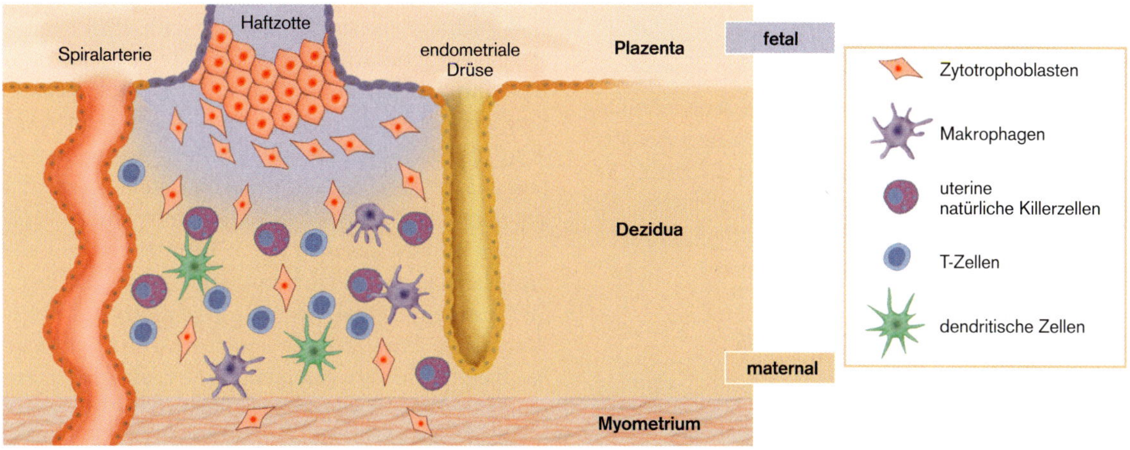

Abb. 15.10 Feto-Maternale Grenzzone. Vom Anheftungspunkt der Plazentazotte an die Dezidua ausgehend wandern plazentare Zytotrophoblasten (CTB) mithilfe von sezernierten Metalloproteinasen durch die Dezidua bis in das Myometrium hinein. In der Dezidua kommen die CTB in engen Kontakt mit mütterlichen Immunzellen. Typisch für die Dezidua sind vor allem uterine natürliche Killer-(NK-) Zellen und verschiedene Zellen der Gruppe Monozyten-Makrophagen-Dendritische Zellen. Auch T-Zellen finden sich in großer Anzahl, während sich in der Dezidua kaum B-Zellen nachweisen lassen. Die Rolle der Immunzellen in der Dezidua ist bisher noch nicht eindeutig geklärt. Sie scheinen aber von den CTB über deren Oberflächenantigene (wie HLA-G) und sezernierte anti-inflammatorische Faktoren (Cytokine und Chemokine) so beeinflusst zu werden, dass sie ein schwangerschaftsprotektives Milieu schaffen. Zu diesem protektiven Milieu gehören neben der Bildung von sog. T_{H2}-Cytokinen (v. a. IL-10 und TGF-β) durch NK-Zellen und Monozyten auch die Entstehung von toleranzauslösenden dendritischen Zellen, welche die „fremden" (weil zu 50 % vom Vater stammenden) Antigene auf der Zelle als „eigen" akzeptieren und so eine Abstoßung des ansonsten antigenfremden Fetus verhindern.

den mütterlichen Blutkreislauf, aber auch mütterliche Zellen in den fetalen Blutkreislauf übertreten und dort entweder immunologische Gegenreaktionen auslösen oder im Sinne eines Chimärismus (gleichzeitiges Vorhandensein von Zellen unterschiedlicher genetischer Ausstattung) auch überdauern können [12].

Zusammenfassung Kap. 15.5

Plazentafunktion

Die Plazenta dient dem **Stoffaustausch** zwischen Mutter und Fetus. Die auf der maternalen Seite in den sog. intervillösen Raum einmündenden Spiralarterien speisen diesen mit maternalem Blut. Die von der fetalen Seite in das maternale Blut eintauchenden Plazentazotten bilden mit dem äußeren Synzytiotrophoblasten und den innen anliegenden Kapillaren die Grenz- und Austauschfläche zwischen mütterlichem und fetalem Kreislauf. Der Stoffaustausch durch den Synzytiotrophoblasten erfolgt mittels verschiedener Mechanismen: Durch einfache **Diffusion** werden die Atemgase O_2 und CO_2 ausgetauscht sowie fettlösliche Substanzen aufgenommen. Durch **Carrier** wird der passive Transport von Glucose und Lactat erleichtert (*facilitated diffusion*). Durch **aktiven Transport** gelangen Aminosäuren, durch **Endozytose** Immunglobuline und Eisen zum Fetus.

Daneben werden in der Plazenta auch **humorale Faktoren** gebildet, die auf der mütterlichen Seite zur Erhaltung der Schwangerschaft beitragen und auf der fetalen Seite das Wachstum und die Reifung kontrollieren.

Aufgrund ihrer vielfältigen Transport- und Synthesefunktionen hat die Plazenta einen vergleichsweise hohen **Eigensauerstoffverbrauch.** In Mangelversorgungssituationen kann dieser im Interesse der fetalen Sauerstoffversorgung, aber auf Kosten des fetalen Wachstums gedrosselt werden.

Nicht zuletzt stellt die Plazentaschranke auch eine **immunologische Barriere** dar, die den semiallogenen Fetus bis zur Geburt vor Abstoßung durch die Mutter schützt. Sie ist ebensowenig wie die infektiologische Barriere lückenlos, sodass nicht nur bestimmte Krankheitserreger, sondern auch einzelne Blutzellen vom maternalen in den fetalen Kreislauf (und umgekehrt) übertreten können.

15.6 Physiologie des Fetus

Die Geburt eines reifen Neugeborenen findet 38 Wochen (± 10 Tage) nach der Konzeption (p. c.) statt. In der Klinik wird zur rechnerischen Bestimmung des Geburtstermins jedoch eine **Gestationsdauer von 40 Schwangerschaftswochen (SSW)**, gerechnet vom ersten Tag der letzten Regel (post menstruationem, p.m.), zugrundegelegt. Alle nachfolgenden Angaben zur Schwangerschaftsdauer beziehen sich auf diese Sprachregelung.

15.6.1 Phasen des Wachstums

In der **Embryonalperiode** (3.–12. Woche p.m.) entwickeln sich die einzelnen Organe (Organogenese) und nehmen erste Funktionen auf. Am Ende der 12. Woche wiegt der Embryo rund 15 g und ist etwa 5 cm lang.

In der darauffolgenden **Fetalperiode** reift der Fetus heran, die Organe differenzieren sich und erreichen eine Leistungsfähigkeit, die ein autonomes Leben nach der Geburt ermöglicht. Während exogene oder endogene Noxen in der Embryonalperiode zur Organfehlbildung führen (Embryopathie), werden in der Fetalperiode Wachstum und Funktion gestört (Fetopathie). Der Prozess der Organausreifung ist bis zur 30. Schwangerschaftswoche, entsprechend einem Gewicht von rund 1500 g, im Wesentlichen abgeschlossen, sodass dann auch im Falle einer Frühgeburt – anders als in den Wochen zuvor – meist keine gravierenden unreifebedingten Komplikationen mehr auftreten.

In den letzten 10–12 Schwangerschaftswochen kommen jedoch noch weitere 1500–2500 g an Gewicht hinzu. Während bis zur 28. Woche hauptsächlich Strukturproteine aufgebaut wurden, bilden sich nun zusätzliche Fettspeicher aus. Auch weitere Vorräte, die das Kind im Neugeborenen- und frühen Säuglingsalter benötigt (z. B. Eisen, Immunglobuline), werden in dieser Phase eingespeichert. Zum errechneten Termin beträgt das Geburtsgewicht (bei Einlingen) schließlich 3000–4000 g und die Körperlänge 50 cm.

In der klinischen Praxis wird die Schwangerschaft üblicherweise in drei Abschnitte unterteilt: Dabei steht für den Embryo/Fetus im **ersten Trimenon** die **Organanlage**, im **zweiten Trimenon** die **Organausreifung** und im **dritten Trimenon** die **Vorratsspeicherung** im Mittelpunkt.

15.6.2 Entwicklung einzelner Organe

Herz und Kreislauf

Das Herz beginnt in der 5. Woche zu schlagen. Seine Frequenz steigt von anfänglich ca. 65/min im Laufe des ersten Trimenons auf rund 140–150/min an, um dann bis zum Ende der Schwangerschaft weitgehend konstant auf diesem Niveau zu verbleiben.

Mit dem Abschluss der Herzentwicklung in der 11. Woche lässt sich der Kreislauf wie in ▸ Abb. 15.11 gezeigt beschreiben: Grundsätzlich unterscheidet sich der fetale vom adulten Kreislauf durch eine Parallelschaltung (anstelle einer Serienschaltung) der beiden Herzhälften. Das Blut wird aus dem linken Ventrikel über die Aorta ascendens in die obere Körperhälfte und aus dem rechten Ventrikel über die A. pulmonalis, den **Ductus arteriosus Botalli** und die Aorta descendens in die untere Körperhälfte gepumpt. Das kombinierte Herzzeitvolumen (HZV) stammt zu 40 % aus dem linken Ventrikel, wovon etwa drei Viertel in der oberen Körperhälfte verbleiben, und zu 60 % aus dem rechten Ventrikel. Damit erhält die obere Körperhälfte etwa 30 %, die untere etwa 70 % des fetalen Blutflusses. Von dem gesamten rechtsventrikulären Auswurf fließt nur knapp ein Zehntel durch die Lunge. Aus-

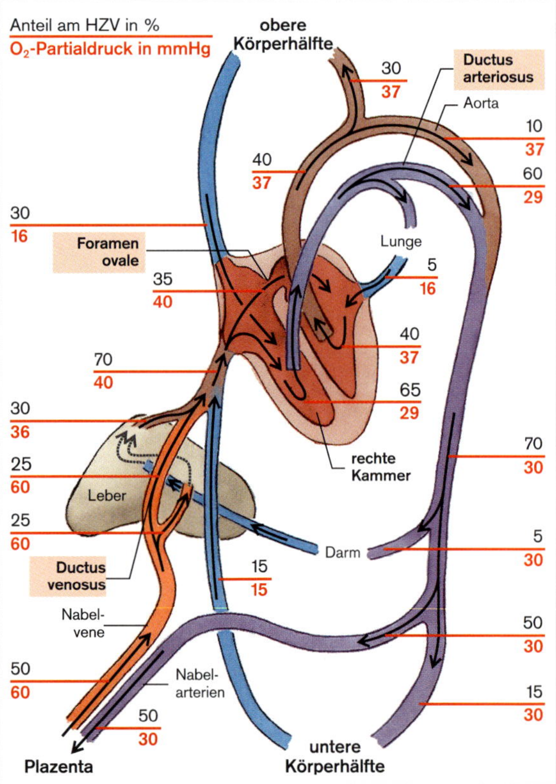

Abb. 15.11 Fetales Herz-Kreislauf-System. Das sauerstoffreiche Blut aus der Plazenta gelangt vom rechten Vorhof etwa zur Hälfte durch das Foramen ovale in das linke Herz. Das Blut aus der rechten Kammer wird zum größten Teil durch den Ductus arteriosus in die absteigende Aorta befördert, lediglich 5 % fließen durch die Lungen. Das in das linke Herz (durch das Foramen ovale) einströmende Blut wird in die Aorta ausgeworfen und dient überwiegend der Durchblutung der oberen Körperregion (Koronar- und Zerebralkreislauf). Etwa zwei Drittel des durch die absteigende Aorta fließenden Blutes werden der Plazenta zugeführt. Durch das Foramen ovale und den Ductus arteriosus wird die Lungenstrombahn weitgehend kurzgeschlossen. Die Werte für den O_2-Partialdruck zeigen, dass die obere Körperhälfte das Blut mit dem höchsten Sauerstoffgehalt erhält.

gehend von den Iliakalgefäßen führen die Nabelarterien zur Plazenta, die mit ca. 50 % des fetalen HZV (bzw. zwei Drittel des Blutflusses in der Aorta descendens) sehr stark perfundiert ist. Das oxygenierte und nährstoffangereicherte Blut aus der Plazenta gelangt über die Nabelvene zur Leber, wo ein Teil durch den **Ductus venosus (Arantii)** direkt, der andere über die Pfortader, das Lebergewebe und die Lebervenen indirekt in die V. cava inferior geleitet wird. Durch den umbilikalvenösen Zustrom ist das Blut der V. cava inferior (70 % des HZV) sauerstoffreicher als das der V. cava superior (30 % des HZV). Etwa die Hälfte des unteren Hohlvenenblutes tritt durch das **Foramen ovale** im Vorhofseptum direkt in die linke Herzhälfte über. Dagegen wird das Blut aus der oberen Hohlvene mittels einer Gewebeleiste am Foramen ovale vorbei und gemeinsam mit der anderen Hälfte des Blutes aus der V. cava inferior in die rechte Kammer geleitet. Infolge dieser Kreislaufverhältnisse erhalten die Organe der oberen Körperhälfte (Koronar- und Zerebralkreislauf) besser oxygeniertes Blut als die der unteren Körperhälfte zugeführt (mit Ausnahme der Leber, die überwiegend vom Blut der Nabelvene mit dem höchsten Sauerstoff- und Nährstoffgehalt überhaupt durchströmt wird). Bei einer Mangelversorgung kommt es darüber hinaus zu einer fetalen Kreislaufzentralisation mit Umverteilung des Blutflusses zugunsten des Gehirns („brain sparing"-Effekt).

In absoluten Zahlen beträgt das auf das Körpergewicht bezogene fetale HZV mindestens 200 ml/min pro kg Körpergewicht und damit das 3-fache des HZV eines ruhenden erwachsenen Menschen.

Ultraschall-Diagnostik

In der Geburtshilfe ermöglicht die Ultraschalldiagnostik die Beurteilung der fetalen Anatomie (Körpermaße, Wachstumsverlauf, Fehlbildungen) und Kreislauffunktionen (Durchblutungsverhältnisse von Nabelschnur und fetalen Gefäßen). Es werden Ultraschallköpfe verwendet, die Schallwellen von 2–12 MHz aussenden. Diese Wellen werden an Grenzflächen wie z. B. der Körperoberfläche oder den inneren Organen des Fetus reflektiert und vom Schallkopf wieder empfangen. Aus den Signalen wird ein zweidimensionales, sog. B-Bild mit unterschiedlichen Grautönen erzeugt (B = Brightness, ▶ Abb. 15.12 oben mit Fruchtwasser (*) und Plazenta (+)). Wenn die Schallwellen auf die Zellen des strömenden Blutes treffen, hat nach dem **Doppler-Effekt** der reflektierte Schall eine andere Frequenz als der einfallende Schallstrahl. Diese Frequenzdifferenz, die als Doppler-Verschiebungsfrequenz bezeichnet wird, ist der Strömungsgeschwindigkeit des Blutes proportional und erlaubt so die Registrierung von Flussprofilen einzelner Gefäßabschnitte, die unter bestimmten pathologischen Bedingungen in typischer Weise verändert sind (▶ Abb. 15.12 unten).

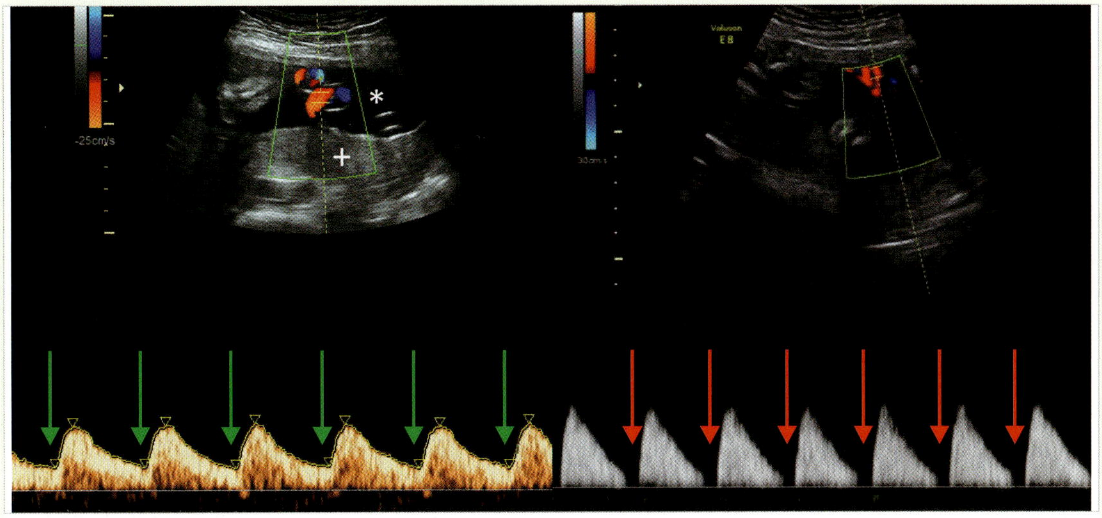

Abb. 15.12 Doppler-Flussprofil (unten) der Arteria umbilicalis bei fetaler Wachstumsretardierung (FGR) in der 27. Schwangerschaftswoche. Utero-plazentare Durchblutungsstörungen spielen eine wichtige Rolle bei der Entwicklung einer fetalen Wachstumsretardierung. Im dargestellten Fall bot die Mutter die typischen Zeichen einer schweren Schwangerschaftserkrankung (Präeklampsie) mit Bluthochdruck und Proteinurie. Gezeigt wird das Dopplerflussprofil einer der Nabelschnurarterien des wachstumsretardierten Fetus in der 27. Schwangerschaftswoche. Blut, das in Richtung des Schallkopfes fließt, wird rot, das vom Schallkopf wegfließt, blau dargestellt. Links: Strömungsprofil der A. umbilicalis mit einem normalen, kontinuierlichen enddiastolischen (Vorwärts-)Fluss (grüner Pfeil). Rechts: Drei Tage später ist der Gefäßwiderstand in der A. umbilicalis deutlich erhöht, erkennbar daran, dass das Blut in der Diastole zum Stillstand kommt: Es besteht ein „diastolischer Nullfluss" (roter Pfeil). Die fetale Versorgung ist nun deutlich eingeschränkt.

15

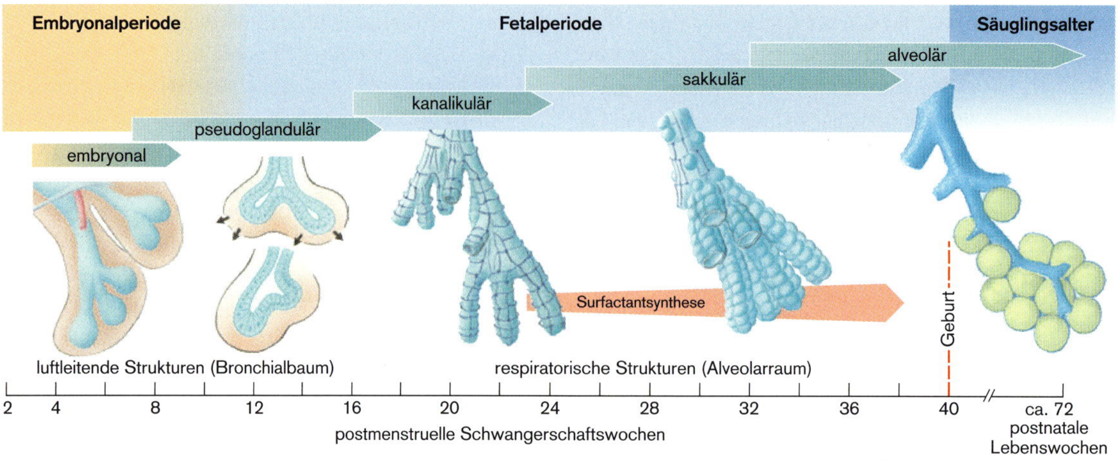

Abb. 15.13 Stadien der Lungenentwicklung. An das embryonale und pseudoglanduläre („drüsenartige") Stadium schließt sich zwischen der 16. und 24. Schwangerschaftswoche das kanalikuläre Stadium an, das auch als „kritische Phase der Lungenentwicklung" bezeichnet wird, weil hier die endgültige Organgröße determiniert wird. Jedoch ist noch keine (Be-)Atmung möglich, da die „Kanälchen" ein hochprismatisches Epithel ohne endständige Blut-Luft-Schranke aufweisen. Diese entwickelt sich erst in der 22.–24. Schwangerschaftswoche mit dem Beginn der sakkulären Phase. Die Sacculi gehen von der 30.-32. Schwangerschaftswoche an in echte Alveolen über, wobei der Prozess der Alveolarisierung, d. h. der immer feingliedrigeren Unterteilung der Lunge, erst im Laufe des zweiten Lebensjahres abgeschlossen ist. Im sakkulären Stadium beginnt auch die Surfactantsynthese in den Typ II-Pneumozyten, die jedoch erst mit Beginn des alveolären Stadiums ausreicht, um eine spontane Lungenbelüftung nach der Geburt zu gewährleisten.

Lunge

Die Lunge ist dasjenige Organ, welches in der menschlichen Fetalentwicklung als letztes zur Funktionsfähigkeit heranreift. Aus einer drüsenförmigen Organanlage (**pseudoglanduläres Stadium**) wachsen erst in der 16.-24. Schwangerschaftswoche Verzweigungen aus (**kanalikuläres Stadium**), die die spätere Organgröße determinieren („kritische Phase der Lungenentwicklung"). Hieraus entwickeln sich ab der 22. Woche endständige Aussackungen (**sakkuläres Stadium**), die als Vorläufer der Alveolen einen Gasaustausch erlauben (▶ Abb. 15.13). Jedoch produzieren die Typ II-Pneumozyten der Alveolarwand noch nicht ausreichend Surfactant, um eine spontane Lungenbelüftung zu gewährleisten. Dies geschieht erst jenseits der 30.-32. Schwangerschaftswoche, wenn sich zunehmend echte Lungenbläschen mit ausgedünnter Blut-Luft-Schranke herausbilden (**alveoläres Stadium**). Der Prozess der Alveolarisierung kommt erst im 2. Lebensjahr zum Abschluss, danach wächst die Lunge proportional zur Körpergröße.

Für die regelrechte Lungenentwicklung essenziell ist der Umstand, dass die Lunge im Fetalleben nicht kollabiert, sondern mit fetaler Alveolarflüssigkeit gefüllt ist, die vom Alveolarepithel sezerniert wird, die fetalen Atemwege freispült und zur Fruchtwasserproduktion beiträgt. Geht in der „kritischen Phase der Lungenentwicklung" durch einen vorzeitigen Blasensprung das Fruchtwasser verloren und kollabiert die Lunge, droht später eine **Lungenhypoplasie**.

Da vor der 22. Schwangerschaftswoche noch keine Gasaustauschfläche existiert (**strukturelle Unreife**), liegt hier auch die „Grenze der Lebensfähigkeit" für Frühgeborene. Durch die ungenügende Surfactantproduktion (**funktionelle Unreife**) kommt es vor der 30. Schwangerschaftswoche zum **neonatalen Atemnotsyndrom**, das sich durch Substitution von Surfactant wirksam behandeln lässt. Dadurch, dass sich die Alveolarisierung bis ins zweite Lebensjahr fortsetzt, können pulmonale Schäden bei Frühgeborenen noch ausheilen, aber schwere Infektionen (Pneumonien) im Säuglingsalter auch lebenslange Lungenveränderungen hinterlassen.

In der 12. Woche treten die ersten **Atembewegungen** auf, die später einen periodischen Verlauf annehmen. Die intrauterine Atmung dient vermutlich dem „Training" des Zwerchfells für seine extrauterine Funktion. Im 7. Monat treten schluckaufartige Atembewegungen auf, die durch das unreife Atemzentrum ausgelöst werden und mit zunehmender Reife wieder verschwinden.

Blut

Die fetalen **Erythrozyten** werden von der 4. Schwangerschaftswoche an zunächst in Mesenchym und Blutgefäßen, dann vor allem in Leber und Milz und schließlich auch im Knochenmark gebildet. Sie haben ein größeres Volumen und eine kürzere mittlere Lebensdauer (90 im Vergleich zu 120 Tagen) als adulte. Durch ihre (unter Erythropoetin-Einfluss) vermehrte Anzahl von 5–6 · 10^6/µl ist auch die Hämoglobinkonzentration mit 16,0–20,0 g/dl in Anpassung an die erniedrigte Sauerstoffspannung im fetalen Kreislauf erhöht. Zudem erhalten sie das durch eine gesteigerte O_2-Affinität gekennzeichnete fetale Hämoglobin (Hb F) (S. 690).

Leukozyten (Granulozyten und Lymphozyten) treten ab der 8. Woche auf. Ihre Zahl und Aktivität bleibt zunächst (vermutlich auch, um immunologische Abwehrreaktionen gegenüber dem mütterlichen Organismus zu dämpfen) gering und steigt erst kurz vor der Geburt auf > 10 000/µl an. Die Gerinnungsfähigkeit ist noch wenig ausgeprägt, weil die Konzentration an Gerinnungsfaktoren und die Anzahl der **Thrombozyten** gering sind.

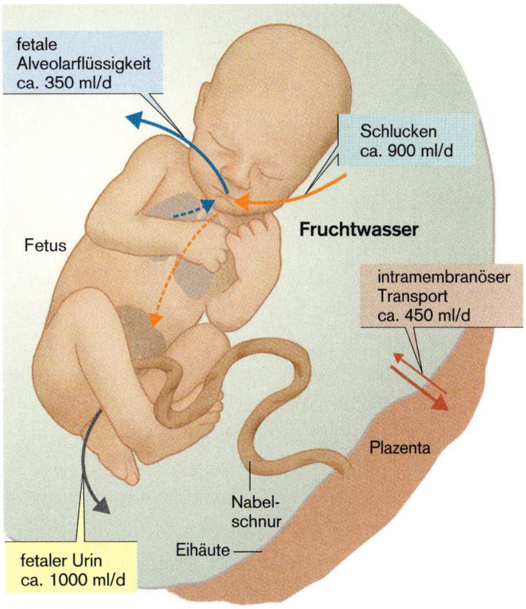

Abb. 15.14 Umsatz des Fruchtwassers. Angegeben sind ungefähre Werte, gültig für das letzte Trimenon kurz vor Erreichen des errechneten Geburtstermins. Die Produktion erfolgt in Niere (fetaler Urin) und Lunge (fetale Alveolarflüssigkeit), die Resorption im Magen-Darm-Kanal (nach Herunterschlucken) und durch „intramembranösen" Transport in den Eihäuten. Bei einem mittleren Gesamtvolumen von 800 ml wird das Fruchtwasser 1–2mal täglich ausgetauscht.

Niere

Um die 10. Schwangerschaftswoche beginnen die ersten Nephrone zu filtrieren. Ihre Anzahl nimmt bis zur 36. Woche zu. Trotzdem ist die **glomeruläre Filtrationsrate** (GFR) relativ niedrig, da die Durchblutung der Nieren mit etwa 2 % des fetalen Herzzeitvolumens (HZV; Erwachsene 25 %) gering bleibt. Die Tubuli können zwar bereits Stoffe aktiv transportieren, doch ist die Resorption entlang des Nephrons noch nicht von einer isoosmotischen Wasserreabsorption begleitet. Deshalb wird ein hypotoner, glucose- und eiweißfreier Harn ausgeschieden, der zunehmend die Fruchtwasserproduktion in den Eihäuten ablöst (▶ Abb. 15.14). Die Fähigkeit des Nierenmarks zur **Harnkonzentrierung** entwickelt sich erst in den ersten beiden Lebensmonaten nach der Geburt.

Fruchtwasser

Das Volumen des Fruchtwassers nimmt in der ersten Hälfte der Schwangerschaft rasch zu und erreicht schon um die 20. SSW einen Plateauwert von durchschnittlich 800 (400–1900) ml, der erst bei Erreichen bzw. Überschreitung des errechneten Geburtstermins („Übertragung") wieder abnimmt. Während es in der Frühschwangerschaft hauptsächlich durch „Transsudation" (aus den Eihäuten und durch die Körperoberfläche des Embryos) gebildet wird, besteht es jenseits der 10.–12. SSW (mit dem Einsetzen der Nierenfunktion) und speziell jenseits der 20. SSW (mit zunehmender Impermeabilität der Haut) überwiegend aus fetalem Urin. Dennoch erreicht es nie dessen niedrige Osmolalität, was auf den Einstrom von (plasmaisotoner) fetaler Alveolarflüssigkeit sowie auf Transportvorgänge an den Eihäuten zurückzuführen ist. Neben diesen „intramembranösen" Austauschprozessen trägt das Herunterschlucken mit anschließender Resorption im fetalen Darm maßgeblich zur Entfernung des Fruchtwassers bei (▶ Abb. 15.14). Durch die intensive Zirkulation findet 1- bis 2-mal täglich ein kompletter Austausch des Fruchtwassers statt [13][31].

Während Passagehindernisse im oberen Magen-Darm-Kanal die Fruchtwassermenge erhöhen (Polyhydramnion), äußern sich Anlagestörungen der Niere und der ableitenden Harnwege häufig in einem verringerten Fruchtwasservolumen (Oligohydramnion). Viel häufiger ist ein verringertes Fruchtwasservolumen allerdings durch eine Plazentainsuffizienz mit ungenügender Versorgung des Fetus bedingt.

Gastrointestinaltrakt

Bis zur 30. Woche ist der Verdauungstrakt weitgehend ausgereift. Der fetale **Darm** enthält Mekonium (S. 711), das aus abgeschilferten Darmepithelzellen, eingedickter Galle sowie Hautschuppen und Haaren besteht, die mit dem Fruchtwasser verschluckt wurden. Die **Leber** ist bereits in der 8. Woche stoffwechselaktiv. Ihre Blutversorgung erfolgt hauptsächlich durch die Nabelvene, der Zufluss über die A. hepatica ist gering. Da dem linken Leberlappen ausschließlich umbilikalvenöses Blut zugeführt, dem rechten über die Pfortader auch Blut aus dem Darm beigemischt wird, erhält der linke O_2- und nährstoffreicheres Blut als der rechte. Mit der Abnabelung verliert er diese günstige Versorgung und bildet sich zurück. Postnatal obliterieren die V. umbilicalis sowie der Ductus venosus Arantii zum Ligamentum teres hepatis und Ligamentum venosum. Die Leber baut **Glykogenspeicher** auf, die nach der Geburt mobilisiert werden und so eine Hypoglykämie verhindern. Außerdem trägt sie maßgeblich zur Anlage von Fettgewebe, welches größtenteils aus dem Glucosestoffwechsel stammt, sowie zur Eiweißsynthese bei. Die **Entgiftungs- und Ausscheidungsfunktionen** der Leber werden in der Fetalzeit von der Mutter (nach Transport der entsprechenden Metabolite über die Plazenta) übernommen.

Endokrines System

Hormone können mit Ausnahme der Schilddrüsen- und der Steroidhormone (Corticoide, Sexualhormone) die Plazenta nicht in wirksamen Mengen passieren. Das Hormonsystem des Fetus ist deshalb weitgehend von der Mutter isoliert.

Die Hypophysenhormone bewirken ab der Mitte der Schwangerschaft die Entwicklung der nachgeordneten Drüsen. Da die Neurohypophyse noch unreif ist, werden nur wenig ADH (ohne Einfluss auf den Wasserhaushalt) und STH ausgeschüttet. .

Insulin und Glucagon treten in der 8. Schwangerschaftswoche auf. Da sich das Inselzellorgan schneller als das exokrine Pankreas entwickelt, ist sein Anteil an der Gesamtdrüse größer als beim erwachsenen Menschen. Das fetale Insulin hat, gemeinsam mit den *insulin like growth factors* (IGF), hauptsächlich die Funktion eines Wachstumshormons. Rasche regulative Spiegelveränderungen fehlen, da der fetale über den maternalen Glucosespiegel weitgehend konstant gehalten wird.

Gestationsdiabetes und fetale Programmierung
Chronische Erhöhung des Glucoseangebotes bei einem (schlecht eingestellten) vorbestehenden oder schwangerschaftsinduzierten Diabetes mellitus der Mutter führt zu einem erhöhten fetalen Insulinspiegel. Dieser verursacht eine vermehrte Umwandlung von Kohlenhydraten in Fette („Kohlenhydratmast") sowie eine fetale Makrosomie, die sich als Geburtshindernis erweisen kann. Nach der Geburt kann durch den erhöhten Insulinspiegel bei wegfallender maternaler Glucosezufuhr eine neonatale Hypoglykämie auftreten.

Bei einer chronischen Mangelversorgung, etwa durch Unterernährung der Schwangeren oder uteroplazentare Perfusionsstörungen, reagiert der Fetus im Rahmen seiner Wachstumsretardierung mit einer metabolischen „Sparschaltung", die sich bei frühem Beginn und langer Dauer dem Organismus lebenslang aufprägen kann. Diese sog. fetale Programmierung führt u. a. zu einer Insulinresistenz, bei der zur Verstoffwechselung einer bestimmten Menge Glucose mehr Insulin ausgeschüttet werden muss als normal. Sie wird heute als Vorläufer eines Diabetes mellitus und seiner Begleit- und Folgeerkrankungen (metabolisches Syndrom) angesehen [24].

Die **Schilddrüsenhormone** (T_3, T_4) werden bereits in der 10. Woche gebildet. Kurz vor der Geburt sind die Schilddrüsenfollikel prall mit Kolloid gefüllt, welches dann durch einen scharfen Peak des hypophysären Tyreoideastimulierenden Hormons (TSH) mobilisiert wird. Während eine unzureichende Produktion intrauterin noch durch mütterliches T_3 und T_4, kompensiert werden kann, treten beim Neugeborenen rasch Zeichen des Hormonmangels auf, die früh erkannt werden müssen, um irreversible Folgeschäden zu vermeiden.

Die **Nebennieren** wachsen bis zur 16. Woche auf Nierengröße heran. Bei der Geburt sind sie im Verhältnis zur Körperoberfläche noch immer 20-fach größer als beim erwachsenen Menschen. Das Nebennierenmark kann erst gegen Ende der Schwangerschaft (vor allem bei Hypoxie unter der Geburt) große Mengen an Epinephrin (Adrenalin) freisetzen. Die dominierende Nebennierenrinde wird vom Hypophysenvorderlappen durch Corticotropin (fetales ACTH) stimuliert. Sie produziert das androgene Steroidhormon Dehydroepiandrosteron (DHEA). das in der Plazenta zu Östrogenen umgewandelt wird, die ins mütterliche Blut gelangen. Im letzten Trimenon wird in der fetalen Nebennierenrinde zunehmend plazentares Progesteron zu Cortisol umgewandelt, das die Proliferation von Typ-II-Pneumozyten (S. 324) im Alveolarepithel und damit die Surfactantproduktion in der Lunge induziert. Cortisol fördert außerdem die Bildung von Leberenzymen.

Mütterliche Hormonwirkungen auf den Fetus

Bei drohender Frühgeburt kann auch durch exogene Gabe eines Cortisonpräparates an die Schwangere – nach diaplazentarem Übertritt – die Surfactantproduktion beim Fetus induziert werden (sog. Lungenreifungsbehandlung).

Durch Übertritt mütterlicher Schwangerschaftshormone auf den Fetus lassen sich auch die gelegentlich zu beobachtenden „Schwangerschaftszeichen" bei Neugeborenen erklären, etwa leichte vaginale Schmierblutungen bei weiblichen Neugeborenen oder eine Vergrößerung der Brustdrüsen, aus denen mitunter sogar ein wässriges Sekret („Hexenmilch") austreten kann, bei Kindern beiderlei Geschlechts

Gehirn

Bis zur 28. Schwangerschaftswoche ist die Gesamtzahl von ca. 85 Milliarden Neuronen zwar bereits weitgehend erreicht. Dennoch unterliegt das Gehirn bedeutenden Veränderungen, die sich im letzten Trimenon der Schwangerschaft in einer zunehmenden Furchung der Großhirnoberfläche, im ersten Lebens(halb)jahr in einem weiteren steilen Volumen- und Umfangswachstum des Kopfes äußern. Die in der 24. Woche beginnende **Myelinisierung** der Neuriten korreliert mit der beim Menschen (im Gegensatz zu „nestflüchtenden" Säugetieren) erst im Laufe des ersten Lebensjahres einsetzenden zentralen Kontrolle der Motorik (Drehen, Krabbeln, Sitzen, Stehen, Laufen etc.) und ist bis zum 6. Lebensjahr abgeschlossen. Nicht abgeschlossen ist die **Synaptogenese**, die den (lebenslangen) Lernprozessen zugrundeliegt und gerade dem frühkindlichen Gehirn eine außergewöhnliche Plastizität (mit Kompensationsmöglichkeiten im Falle umschriebener Schädigungen) verleiht.

Wegen der unvollständigen Myelinisierung treten beim Neugeborenen physiologischerweise Reflexe auf (z. B. Babinski-Reflex, Spreizen der Zehen bei Bestreichen der Fußsohle), die im späteren Lebensalter pathologisch sind und auf eine Unterbrechung der langen motorischen Leitungsbahnen, z. B. infolge eines Schlaganfalls, hinweisen. Auch lassen sich in den ersten Lebenswochen eine Reihe von **Neugeborenenreflexen** (z. B. Moro-Reflex, Umklammerungsreaktion der Arme bei Zurückfallen des Oberkörpers) auslösen, die als spinale Automatismen ablaufen und mit fortschreitender Myelinisierung der zentralen motorischen Kontrolle untergeordnet werden.

Neuralrohrdefekte

Durch Verschlussstörungen des fetalen Neuralrohrs kann es zur Spina bifida (Meningomyelozele, „offener Rücken") kommen. In solchen Fällen ist die Konzentration des **α-Fetoproteins**, das im Fetalleben als Albumin-Vorläufer gebildet und bei einem „offenen Rücken" freigesetzt wird, im mütterlichen Blut erhöht. Durch eine prä- und perikonzeptionelle Einnahme von Folsäure kann die Häufigkeit von Neuralrohrdefekten beim Fetus deutlich gesenkt werden.

Zusammenfassung Kap. 15.6

Physiologie des Fetus

Das embryonale **Herz** beginnt bereits in der 5. Schwangerschaftswoche zu schlagen und weist jenseits des 1. Trimenons eine konstante Frequenz von 140–150/min auf. Im **fetalen Kreislauf** gelangt das über die Nabelvene und den Ductus venosus Arantii in die untere Hohlvene und den rechten Vorhof einströmende Blut etwa zur Hälfte über das Formen ovale direkt ins linke Herz und von dort in die obere Körperhälfte.

Die andere Hälfte des Nabelvenenblutes wird gemeinsam mit dem aus der Körperperipherie zurückströmenden Blut vom rechten Herzen in die A. pulmonalis ausgeworfen, von wo es infolge des hohen Lungengefäßwiderstandes über den Ductus arteriosus Botalli in die absteigende Aorta und damit über die Nabelarterien auch der Plazenta wieder zugeleitet wird. Dadurch besteht im fetalen Organismus ein Gefälle in der O_2-Versorgung zwischen oberer und unterer Körperhälfte. In Anpassung an die knappe Sauerstoffversorgung verfügt der Fetus über einen erhöhten Gehalt an Hämoglobin (ca. 18,0 g/dl), welches außerdem eine erhöhte O_2-Affinität aufweist, sodass ein ähnlicher O_2-Gehalt im Blut resultiert wie bei Erwachsenen.

Von der 12. Schwangerschaftswoche an beginnen die fetalen **Nieren** einen unkonzentrierten Harn auszuscheiden, der zunehmend die Eihäute als Ort der Fruchtwasserproduktion ablöst. Einen weiteren Anteil am Fruchtwasser nimmt die fetale Alveolarflüssigkeit ein, die vom Alveolarepithel sezerniert wird und die Lunge in einem entfalteten Zustand hält sowie von „eingeatmeten" Partikeln befreit. Die kritische Phase der Lungenentwicklung liegt zwischen der 16. und 24. Schwangerschaftswoche, womit die **Lunge** das Organ darstellt, welches beim Menschen als letztes zur Funktionsfähigkeit heranreift. Von der 22.–24. Schwangerschaftswoche an sind Vorstufen von Alveolen („Sacculi") vorhanden, von der 30.–32. Schwangerschaftswoche an finden sich dann reguläre Alveolen, wobei der Prozess der Alveolarisierung erst im 2. Lebensjahr zum endgültigen Abschluss kommt. Bei einer intrauterinen Mangelversorgung setzen hämodynamische und metabolische Selbstschutzmechanismen ein, die, auch wenn sie mit einer Wachstumsrestriktion einhergehen, der Sicherstellung einer ausreichenden (zerebralen) Oxygenierung dienen. Hierbei spielen **humorale Anpassungsvorgänge** eine Rolle, die bei frühem Beginn und langer Dauer den Stoffwechsel dauerhaft prägen können (sog. fetale Programmierung).

15.7 Physiologie der Schwangeren

Die Schwangere muss sich mit vielen ihrer Organfunktionen an die wachsende Frucht anpassen und sich auf den Geburtsvorgang vorbereiten. Häufig sind neben dem Ausbleiben der monatlichen Regelblutung Unwohlsein und Erbrechen die ersten Zeichen einer beginnenden Schwangerschaft.

15.7.1 Stoffwechsel

Unter dem Einfluss von Progesteron und Östrogenen nimmt die **Masse der Uterusmuskulatur** von etwa 50 g auf 1000 g zu und die der Brustdrüsen verdoppelt sich. Die **Zunahme des Körpergewichts** wird erst im 2. Trimenon mit etwa 450 g pro Woche deutlich, am Termin beträgt sie etwa 12 kg. Mit 40 % sind daran Fetus, Plazenta und Fruchtwasser beteiligt. Der Gewichtszuwachs und eine hormonell bedingte **Steigerung des Energieumsatzes** erhöhen den Energiebedarf der Schwangeren um etwa 10–20 %. Für die zusätzliche **Hämoglobinbildung** wird 1 mg **Eisen** pro Tag benötigt (0,4 mg für den Fetus, 0,6 mg für die Mutter). Ausreichende Zufuhr von **Vitamin D** wird für die vermehrte Calciumabsorption gebraucht, die dem fetalen Knochenaufbau dient.

15.7.2 Herz und Kreislauf

Der zusätzliche Blutraum in Plazenta und Uterus erfordert eine Anpassung des Kreislaufs der Mutter. Das **Blutvolumen** steigt in der zweiten Schwangerschaftshälfte um etwa 30 % an. Das Plasmavolumen nimmt um 40 %, das Erythrozytenvolumen um 20 % zu. Daher sinken der Hämatokrit-Wert von 40 % auf 33 % und die Hämoglobin-Konzentration von 13,5 g/dl auf 11,5 g/dl ab. Das **Herzzeitvolumen** in Ruhe steigt in den ersten 27 Wochen um 30–40 % an und bleibt dann bis zur Geburt gleich. Dabei nehmen die Herzfrequenz um 20 % und das Schlagvolumen um 10 % zu. Der mittlere arterielle **Blutdruck** fällt im Verlauf der Schwangerschaft zunächst etwas ab und steigt dann bis zur Geburt wieder auf normale Werte an. Der periphere Widerstand ist während der ganzen Schwangerschaft herabgesetzt.

15.7.3 Atmung

O_2-Bedarf und CO_2-Produktion steigen bis zur Geburt um etwa 20 % an. Die alveoläre Ventilation nimmt überproportional zu, weil der hohe Progesteronspiegel die Empfindlichkeit des Atemzentrums gegenüber dem P_{CO_2} erhöht. Daher nimmt der arterielle P_{CO_2} der Mutter ab (3,7–

4,8 kPa), was die CO_2-Abgabe des Fetus (S. 690) verbessert. In der späten Schwangerschaft hemmt der große Uterus die Zwerchfellbewegungen, und die Brustkorbatmung tritt in den Vordergrund. Die Vitalkapazität ist erst im letzten Monat eingeschränkt.

15.7.4 Niere

Die glomeruläre Filtrationsrate (**GFR**) nimmt bis zur 32. Woche um 50 % zu und bleibt dann bis zur Geburt konstant. Ursache dafür sind eine Zunahme des renalen Plasmaflusses (**RPF**) infolge des niedrigeren Hämatokrits und ein Anstieg der Filtrationsfraktion infolge der erniedrigten Konzentration der Plasmaproteine. Mit der GFR nimmt auch die Ausscheidung von **Kreatinin, Harnsäure und Harnstoff** zu, sodass deren Plasmakonzentrationen absinken. Da auch die Clearance für Na^+ansteigt, wird das Renin-Angiotensin-System aktiviert und in der Folge Aldosteron vermehrt freigesetzt, das einem größeren Na^+-Verlust entgegenwirkt.

Schwangerschaftsödeme

Die erhöhten Plasmakonzentrationen von Angiotensin II und Aldosteron können gegen Ende der Schwangerschaft zu einer Retention von NaCl und Wasser führen, sodass sich Ödeme entwickeln. Zusätzlich kann der wachsende Uterus die Venen im Beckenbereich komprimieren, sodass im Liegen der Venendruck in den Beinen bis auf 25 mm Hg erhöht ist und – neben einer beinbetonten Ödemeinlagerung – auch Hämorrhoiden und Varizen (Krampfadern) auftreten.

80 % der Schwangeren scheiden mit dem Harn mindestens 100 mg/Tag **Glucose** aus, weil wegen der erhöhten GFR tubulär mehr Glucose angeboten wird und (aus unbekannten Gründen) die tubuläre Transportkapazität abnimmt. Entsprechendes gilt für **Proteine** und **Aminosäuren,** von denen täglich bis zu 2 g ausgeschieden werden können. Diese Ausscheidung bedeutet keinen wesentlichen Verlust an wichtigen Energieträgern, doch gedeihen in diesem Harn Bakterien, sodass die Infektionsgefahr für die Harnwege der Schwangeren erhöht ist.

Zusammenfassung Kap. 15.7

Physiologie der Schwangeren

Die Schwangere muss sich mit vielen ihrer Organfunktionen an die wachsende Frucht anpassen und auf den Geburtsvorgang vorbereiten. Unter dem Einfluss von **Progesteron** und **Östrogenen** nimmt die **Masse der Uterusmuskulatur** und die der Brustdrüsen zu. Durch die **Gewichtszunahme** von etwa 12 kg bis zum Entbindungstermin erhöht sich der **Energiebedarf** der Schwangeren um ca. 10 – 20 %. Für die zusätzliche Hämoglobinbildung wird 1 mg **Eisen** pro Tag benötigt. Eine ausreichende Zufuhr von **Vitamin D** wird für die vermehrte Calciumabsorption und den fetalen Knochenaufbau benötigt.

Das Blutvolumen steigt in der zweiten Schwangerschaftshälfte um etwa 30 % an. Da das Plasmavolumen stärker als das Erythrozytenvolumen zunimmt, sinken Hämatokritwert und Hämoglobinkonzentration ab. Die für die Versorgung von Mutter und Fetus benötigte Zunahme des **Herzzeitvolumens** wird durch eine Erhöhung der Herzfrequenz und des Schlagvolumens erreicht.

Der wachsende Uterus kann den venösen Rückstrom durch **Kompression** behindern. Dadurch können Ödeme, Varizen und Hämorrhoiden entstehen. In Rückenlage kann es durch eine Drosselung des venösen Rückstromes zum Herzen zur uterinen Minderdurchblutung und damit zur Gefährdung des Fetus kommen.

Erhöhte mütterliche Progesteronspiegel steigern die Empfindlichkeit des Atemzentrums gegenüber CO_2. Infolge der daraus folgenden leichten **Hyperventilation** nimmt der arterielle P_{CO_2} der Mutter ab, was die CO_2-Abgabe des Fetus verbessert.

Die **glomeruläre Filtrationsrate** (GFR) nimmt bis zur 32. Woche um 50 % zu und bleibt dann bis zur Geburt konstant. Mit der GFR nimmt auch die Ausscheidung von Kreatinin, Harnsäure und Harnstoff zu, sodass deren Plasmakonzentrationen absinken.

Erhöhte Plasmakonzentrationen von **Angiotensin II** und **Aldosteron** können gegen Schwangerschaftsende zu einer pathologischen Retention von NaCl und Wasser und damit zu **Ödemen** führen. Viele Schwangere scheiden mit dem Harn Glucose aus. Diese **Glucosurie** begünstigt das Auftreten von Harnwegsinfekten, die an der Entstehung von vorzeitigen Wehen beteiligt sein können.

15.8 Physiologie von Geburt und Laktation

Am Ende der Schwangerschaft muss der **Uterus** geburtsbereit sein. Dazu gehören eine erhöhte Erregbarkeit seiner glatten Muskulatur, die Fähigkeit zu koordinierter Kontraktion und eine erhöhte Kontraktionskraft. Es ist nicht geklärt, welches Ereignis die Geburt auslöst. Die schmerzhaften Uteruskontraktionen, die zur Geburt führen, nennt man **Wehen**.

15.8.1 Geburt

Entwicklung der motorischen Uterusaktivität

Unter dem zunehmenden Einfluss des **fetalen ACTH** bzw. Cortisols werden in der Plazenta vermehrt **Östrogene** gebildet (▸ Abb. 15.15). Dadurch nehmen der Quotient aus Östrogen- und Progesteron-Konzentration zu und die von Progesteron zuvor verursachte Hyperpolarisation der Uterusmuskelzellen ab. Östrogene fördern die Synthese von Proteinen, die Gap Junctions (S. 129) zwischen den Muskelzellen bilden, über die Erregungen weitergeleitet werden. Auch werden zunehmend **Rezeptoren für Oxytocin und α-adrenerge Hormone** gebildet, sodass die Empfindlichkeit des Uterus gegenüber diesen Hormonen ansteigt. Alle diese Veränderungen erhöhen die Erregbarkeit und die koordinierte Aktivität der Muskulatur (▸ Abb. 15.15). Unter Östrogen nehmen die Anzahl der Muskelzellen und deren Gehalt an Aktin, Myosin, ATP und Phosphokreatinin zu. Dadurch wird die **Kontraktionskraft** erhöht.

Wachstum und Bewegungen des Fetus dehnen die Uterusmuskulatur. Dies führt zu deren Depolarisation und damit zu Kontraktionen, die den vorangehenden Teil des Fetus gegen die Zervix drücken. Dadurch werden **Dehnungsrezeptoren** gereizt, deren Impulse zum Hypothalamus gelangen und die Freisetzung von **Oxytocin** aus dem Hypophysenhinterlappen verursachen (Ferguson-Reflex) (S. 639). Oxytocin erregt die Uterusmuskulatur stoßartig, da es durch die **Oxytocinase** (eine spezifische Peptidase) rasch abgebaut wird. Oxytocin stimuliert außerdem die **Synthese von Prostaglandinen**, die dann die Muskulatur zusätzlich aktivieren. Prostaglandine werden auch unter dem Einfluss der Östrogene gebildet. Das erklärt, warum auch ohne Oxytocin (bei Frauen mit Unterbrechung der Rückenmarksbahnen [d. h. bei Fehlen des Ferguson-Reflexes] oder mit einer Störung der Neurohypophyse) eine Geburt, wenn auch verzögert, möglich ist. Mithin hat Oxytocin nur unterstützende, aber keine entscheidende Wirkung auf die Uterusmotorik. Von Beginn der Geburtsperiode an steht die Mutter unter erhöhtem **Sympathikotonus**, der sie an die „Wehenarbeit" (engl. labour) anpassen soll (Arbeitsanpassung) (S. 727).

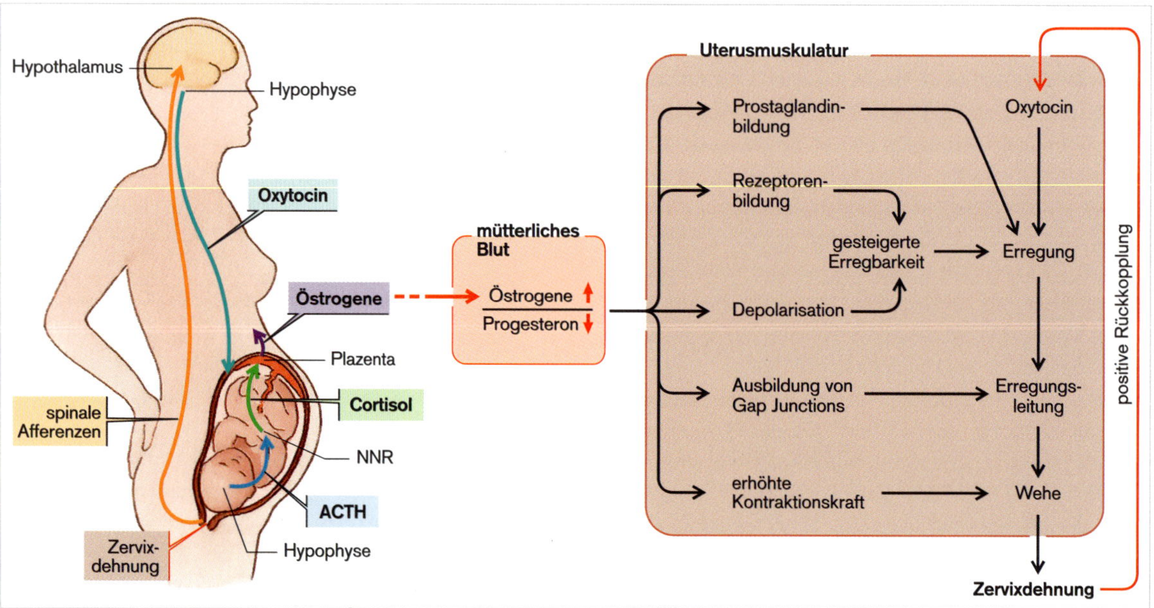

Abb. 15.15 Steuerung der motorischen Uterusaktivität. Der Quotient der Konzentrationen von Östrogenen (Zunahme) und Progesteron (Abnahme) im mütterlichen Blut nimmt zu. Diese Änderung führt im Uterus zu gesteigerter Erregbarkeit und Kontraktionskraft sowie zu erhöhter Prostaglandinbildung und -freisetzung. Auf dieser Basis fördert das durch Zervixdehnung reflektorisch freigesetzte Oxytocin (Ferguson-Reflex) Erregung, Erregungsleitung, Wehen und damit weitere Zervixdehnung. Letzteres vermehrt die Oxytocinfreisetzung (positive Rückkopplung).

Wehen

Alle Uterusmuskelzellen können spontan aktiv sein. Wenn die Voraussetzung für die **interzelluläre Erregungsleitung** (Gap Junctions) geschaffen ist, besitzen diejenigen spontan aktiven Zellen, bei denen die Erregungsschwelle am schnellsten erreicht wird, **Schrittmacherfunktion** für den gesamten Uterus. Gewöhnlich befindet sich ein Schrittmacherbezirk im Fundusbereich. Von hier breiten sich Erregungen und Kontraktionen mit einer Geschwindigkeit von etwa 2 cm/s zur Zervix hin aus. Wenn ein solcher Schrittmacher fehlt, kommt es nur zu unkoordinierten Kontraktionen, die die Geburt nicht fördern können.

In der zweiten Schwangerschaftshälfte treten lokal begrenzte Kontraktionen auf. Ab der 35. Woche kontrahieren sich größere Teile des Uterus, da sich die Weiterleitung der Erregungen verbessert hat. Die Kontraktionen verstärken und häufen sich bis zum Geburtstermin. Sie treten dann im Abstand von 10 – 20 Minuten auf, dauern 1–2 Minuten und erzeugen einen intrauterinen Druck von bis zu 20 mm Hg. Durch diese **Vor- oder Senkwehen** wird die Einstellung des „vorangehenden Teils", gewöhnlich des kindlichen Kopfes, im mütterlichen Beckeneingang begünstigt.

Am Geburtstermin, mit Beginn der **Eröffnungsperiode,** kontrahiert sich der Uterus regelmäßig etwa dreimal pro 10 Minuten. Durch diese Kontraktionen wird ein intrauteriner Druck von 30–50 mm Hg erzeugt und der Kopf des Kindes immer wieder gegen die Zervix gedrückt. Sie wird dabei wie ein Rollkragenpullover über den Kopf gezogen und der Zervixkanal öffnet sich allmählich (**Eröffnungswehen**). Die erhöhte Wandspannung und die dadurch verursachte intermittierende Minderdurchblutung des Uterus sowie Dehnung der Zervix und der Gewebe des kleinen Beckens verursachen Schmerzen. Die Eröffnungsperiode dauert bei Erstgebärenden bis zu 12 Stunden; sie ist bei nachfolgenden Geburten kürzer. Wenn der Muttermund vollständig eröffnet ist, beginnt die **Austreibungsperiode.** Die Dehnung der Zervix führt über sensorische Afferenzen zu weiterer Freisetzung von Oxytocin (Ferguson-Reflex) (S. 639). Die Erregungen aus der Zervix werden auch auf motorische Bahnen umgeschaltet, die die Bauchmuskulatur und das Zwerchfell innervieren, d. h., die Uteruskontraktionen werden durch diese **reflektorische Pressmotorik** unterstützt (**Press- oder Austreibungswehen**), dieser Vorgang kann willkürlich gefördert werden.

Bei den Presswehen werden intrauterine Druckwerte von bis zu mehreren 100 mm Hg erreicht. Die Wehenfrequenz steigt auf 4 – 5/10 min an. Die Austreibungsperiode dauert normalerweise nicht viel länger als zwei Stunden; sie ist bei Mehrgebärenden kürzer als bei Erstgebärenden.

Geburtsmechanik

Am Ende der Eröffnungsphase reißt die **Fruchtblase** ein und das **Fruchtwasser** geht ab (**Blasensprung**). Üblicherweise tritt der Kopf, der das größte Geburtshindernis darstellt, mit seinem größeren **frontookzipitalen Durchmesser** quer gestellt in den querovalen Beckeneingang ein (▸ Abb. 15.16). In Beckenmitte dreht er sich um 90°, sodass er mit sagittal gerichteter Pfeilnaht im längsovalen Beckenausgang erscheint. Der Hinterkopf liegt dabei normalerweise der Symphyse an, um die dann der ganze Kopf durch **Dorsalflexion** gelenkt wird. Der leicht verformbare Schultergürtel und das Becken des Kindes machen nachfolgend dieselben Drehungen durch, wobei sie gegenüber dem Kopf um 90° versetzt sind.

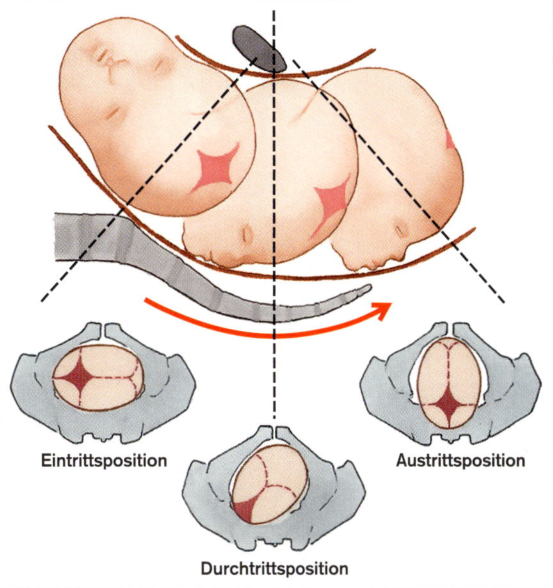

Abb. 15.16 Drehung und Dorsalflexion des kindlichen Kopfes während der Wanderung durch das mütterliche Becken bei der Geburt. Beim Durchtritt durch den Geburtskanal erfährt das Kind eine Drehung und anschließend eine Dorsalflexion des Kopfes.

Lageanomalien

Lageanomalien, wie z. B. vorangehendes Becken (**Beckenendlage**), können die Geburt verzögern oder komplizieren; außerdem kann dadurch, dass der Kopf zuletzt durch das Becken tritt, die Nabelschnur komprimiert werden und die O_2-Versorgung des Kindes vorübergehend eingeschränkt sein.

Beurteilung des fetalen Zustands unter der Geburt

Kommt es unter der Geburt zu einer Minderversorgung des Fetus, so setzt eine „Sparschaltung", bestehend aus **Bradykardie** und **peripherer Vasokonstriktion** sowie bevorzugter Durchblutung von Herz, Gehirn und Nebennieren (fetale Kreislaufzentralisation) ein, die den Fetus zunächst vor einem zerebralen Sauerstoffmangel schützt [14][19]. Die Verlangsamung der Herzfrequenz (**Dezeleration**) kann mittels Cardiotokografie (**CTG** = Herzton- und Wehenschreibung) erfasst werden. Gehäufte und/oder langdauernde Dezelerationen gelten als Ausdruck von fetalem Stress. Die Konstriktion der peripheren Gefäße führt zu einer Anhäufung von sauren Valenzen, die sich anhand einer **„Mikroblutuntersuchung"** (MBU) aus der Kopfschwarte des noch ungeborenen Kindes oder – nach erfolgter Geburt – aus dem Nabelarterienblut nachweisen lässt. Ein pH < 7,2 (bzw. ein BE < –10 mval/l) gilt als Ausdruck einer **„perinatalen Azidose"**. Wird auf solche Warnsignale nicht rechtzeitig (z. B. durch zügige Entbindung) reagiert, kann sich ein „echter" Sauerstoffmangel entwickeln, der zu einer **hypoxischen Schädigung** des Gehirns führen kann [30].

Vermeidung von Frühgeburten

Die Vermeidung von Frühgeburten ist angesichts der hohen Mortalität und Morbidität frühgeborener Kinder (S. 712) eine Herausforderung an die moderne Geburtsmedizin.

Wesentliche Risikofaktoren für die Entwicklung einer spontanen Frühgeburt sind die vorzeitige Wehentätigkeit und der frühe vorzeitige Blasensprung. In den letzten Jahren hat sich herausgestellt, dass genitale und intrauterine Infektionen zu den bedeutsamen Risikofaktoren für diese frühgeburtseinleitenden Faktoren zählen. In großen Studienkollektiven sind aufsteigende genitale Infektionen in 40 % der Fälle von Frühgeburtlichkeit nachweisbar. Jedoch sind zahlreiche pathophysiologische Mechanismen, wenn die Wehentätigkeit eingesetzt hat und/oder der Blasensprung erfolgt ist, bereits irreversibel induziert, sodass eine antibiotische Therapie diese Kaskaden nicht mehr unterdrücken kann. Wird eine Fehlbesiedlung bzw. beginnende genitale Infektion (Harnwegsinfektionen!) dagegen frühzeitig erkannt, so ist der Nutzen einer Antibiotika-Therapie mittlerweile belegt.

In jedem Fall wird bei drohenden Frühgeburten versucht, die Schwangerschaft wenigstens so lange zu verlängern, dass durch Gabe von Glucocorticoiden, die diaplazentar übertreten und die Surfactantproduktion in der fetalen Lunge stimulieren, die Startchancen für das Frühgeborene verbessert werden können (sog. Lungenreifungsbehandlung bei Risikoschwangeren).

Nachgeburtsperiode

Mit der Geburt des Kindes verringert sich der Uterusinhalt um 85 %. Die dann folgenden Wehen sind wenig schmerzhaft, bewirken die Verkleinerung der Wandflächen und scheren die Plazenta von der Haftstelle ab. Aus den eröffneten Spiralarterien blutet es. Weitere Kontraktionen komprimieren die Gefäße, die sich dann verschließen. Der **Blutverlust** beträgt normalerweise bis zu 350 ml. Er kann jedoch bei mangelnder Uteruskontraktion (**atonische Nachblutung**) innerhalb von Sekunden ein lebensbedrohliches Ausmaß annehmen. Die Plazenta wird 5–20 Minuten nach der Geburt des Kindes ausgestoßen. Oxytocin bewirkt nach der Geburt die „**Nachwehen**", die die Ausscheidung der Lochien („Wochenfluss") fördert. In den folgenden Tagen verliert der Uterus die Fähigkeit zu koordinierter Kontraktion, da die Erregungsleitung infolge des Abbaus der Gap Junctions wieder abnimmt. Die Uterusmasse verringert sich in etwa 4 Wochen nahezu auf die Größe vor der Schwangerschaft.

15.8.2 Laktation

Unter dem Einfluss von Östrogenen, Progesteron, Wachstumshormon, Prolactin, Glucocorticoiden und Insulin hat sich während der Schwangerschaft das alveoläre Gewebe und das Gangsystem der mütterlichen **Brustdrüse** entwickelt. Vor der Geburt wird die Milchsekretion durch Östrogene und Progesteron gehemmt. Danach wird zunächst in geringen Mengen ein immunglobulinreiches Sekret, das **Kolostrum** („Vormilch"), gebildet. Nach dem Ausfall der Plazentahormone fördert **Prolactin** die Produktion der Milch, die nach 2–5 Tagen in ausreichenden Mengen gebildet wird („Milcheinschuss").

Wird nicht gestillt, so fällt der Prolactinspiegel rasch ab, und die Milchproduktion wird eingestellt. Für die Erhaltung der Sekretion ist ein neurohormonaler Reflex verantwortlich (s. Abb. 14.20) (S. 645). Die mechanische Reizung der **Brustwarzen** beim Stillen bewirkt reflektorisch im Hypothalamus eine verminderte Ausschüttung von **Dopamin** (s. Abb. 14.21) (S. 645), das bei nicht stillenden Frauen die Prolactinbildung und -ausschüttung hemmt. Zusätzlich kommt es wahrscheinlich zur Freisetzung von Thyreotropin-Releasing Hormon (**TRH**) im Hypothalamus. TRH und andere Neuropeptide (S. 644) fördern die Abgabe von Prolactin aus dem Hypophysenvorderlappen. Die mit jedem Stillen um das 10-Fache erhöhte Konzentration von **Prolactin** stimuliert die **Milchproduktion** für das folgende Stillen. Über den gleichen Reflexbogen wird **Oxytocin** freigesetzt, das den Austritt der Milch durch Kontraktionen der Milchgänge fördert. Prolactin und Oxytocin hemmen die Freisetzung von **GnRH.** Deshalb fehlt bei etwa jeder zweiten stillenden Mutter der normale Zyklus; Stillen gewährleistet jedoch keine sichere Empfängnisverhütung!

Die Drüsen der Warzenvorhöfe bilden Geruchsstoffe (Pheromone), die dem Säugling die Orientierung zur Brust (Suchreflex) und möglicherweise die Wiedererkennung der Mutter (*bonding*) erleichtern.

Zusammenfassung Kap. 15.8

Physiologie von Geburt und Laktation

Die Geburt beginnt mit **Eröffnungswehen** die zur Weitung des Geburtskanals führen, anschließend befördern die **Austreibungswehen** das Kind auf die Welt. In der **Nachgeburtsphase** wird die Plazenta geboren. Nach der Geburt setzt die Milchproduktion **(Laktation)** ein, die, ebenso wie die Ausschüttung der Milch, reflektorisch durch den Stillvorgang gefördert wird.

Das „Wehenhormon“ **Oxytocin** erregt die Uterusmuskulatur stoßartig, da es durch die Oxytocinase rasch abgebaut wird. Oxytocin stimuliert außerdem die Synthese von **Prostaglandinen**, die dann die Muskulatur zusätzlich aktivieren.

Wehen gehen von einem Schrittmacherbezirk aus, der meist im Fundusbereich des Uterus liegt. Mit Beginn der **Eröffnungsperiode** kontrahiert sich der Uterus regelmäßig etwa 3-mal pro 10 Minuten. Wenn der Muttermund vollständig eröffnet ist, beginnt die **Austreibungsperiode**. Die Dehnung der Zervix wird auf motorische Bahnen umgeschaltet, die die Bauchmuskulatur und das Zwerchfell innervieren (Press- oder Austreibungswehen).

Normaleweise wird zuerst der Kopf geboren (**Schädellage**). Andere Lageeinstellungen, wie z. B. **Beckenendlage** können die Geburt verzögern oder komplizieren.

Kommt es unter der Geburt zu einer **fetalen Minderversorgung**, so setzt eine „Sparschaltung“, bestehend aus Bradykardie und peripherer Vasokonstriktion ein, die den Fetus zunächst vor einem zerebralen Sauerstoffmangel schützt. Länger andauernder Sauerstoffmangel kann allerdings zu schweren kindlichen Schäden führen (**perinatale Asphyxie**).

Durch **„Nachgeburtswehen“** wird die Plazenta 5–20 min nach der Geburt des Kindes ausgestoßen. Kontrahiert sich der Uterus nach der Geburt nur ungenügend (Atonie), so können postpartal schwere Blutungen auftreten.

Nach der Geburt wird zunächst in geringen Mengen ein immunglobulinreiches Sekret, das **Kolostrum** („Vormilch“), gebildet. Nach dem Ausfall der Plazentahormone fördert hypophysäres **Prolactin** die Milchbildung, die nach 2–5 Tagen in ausreichenden Mengen stattfindet. Für die Erhaltung der Sekretion ist ein neurohormonaler Reflex verantwortlich (verminderte Dopaminausschüttung). Die mit jedem Stillen erhöhte Prolactinkonzentration stimuliert die Milchproduktion für das folgende Stillen. Über den gleichen Reflexbogen wird auch Oxytocin freigesetzt, das den Austritt der Milch durch Kontraktionen der Milchgänge fördert.

15.9 Anpassung des Neugeborenen an das extrauterine Leben

Die Geburt löst den wohl dramatischsten physiologischen Umstellungsprozess im Laufe des Lebens aus: Der **Beginn der Lungenatmung** (Belüftung der Alveolen, Zunahme der Lungendurchblutung) und der resultierende Übergang von fetalen zum adulten Kreislauf führen zu einer verbesserten O_2-Versorgung, die nicht nur die kompensatorischen Anpassungen des fetalen Blutes (erhöhter Hb-Wert, Linksverschiebung der O_2-Bindungskurve) überflüssig macht, sondern auch die Voraussetzung für den postnatalen Energieumsatzanstieg schafft. Dieser ergibt sich vor allem aus der **Aktivierung der Thermoregulation**, die die passive Thermostatisierung des Fetus im Fruchtwasser ablöst und an die geringe Körpergröße des Neugeborenen angepasst ist. Darüber hinaus kommt es auch, was die Verdauung von Nährstoffen und die Ausscheidung toxischer Metabolite anbelangt, zu einer weitgehenden **Umstellung der Stoffwechselfunktionen**. Die Gesamtheit der bei der Geburt ablaufenden Umstellungsvorgänge wird als **„perinatale Adaptation“** oder „Transition“ bezeichnet.

15.9.1 Beginn der Lungenatmung

Voraussetzung für einen erfolgreichen Übergang vom plazentaren zum pulmonalen Gasaustausch sind zwei Faktoren: zum einen die Belüftung der zuvor mit Flüssigkeit gefüllten Alveolen und zum anderen die Zunahme der Lungendurchblutung durch Absinken des pulmonalen Gefäßwiderstandes. Mit dem Beginn der Lungenatmung ist eine deutlicher Anstieg des O_2-Angebotes verbunden.

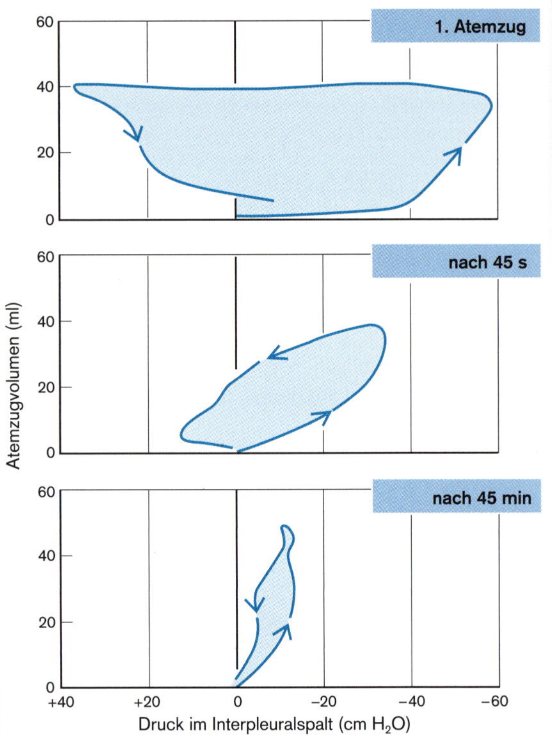

Abb. 15.17 Veränderung der Atemschleife in den ersten Lebensminuten. Unmittelbar vor dem „ersten Schrei“ (bzw. den ersten Atemzügen) wird ein beträchtlicher Unter- und dann Überdruck in der neonatalen Lunge erzeugt, durch den ein großer Teil des Fruchtwassers über das Alveolarepithel ins Interstitium gesaugt/gepresst wird. Innerhalb der ersten Minuten nach der Geburt kommt es mit der zunehmenden Belüftung rasch zu einer Normalisierung der Druck-Volumen-Beziehung („Atemschleife“) (nach [31]).

Belüftung der Alveolen

Bei der Geburt wird die Lunge nicht „entfaltet“, sondern die in ihr enthaltene Flüssigkeit wird durch Luft ersetzt. Das pränatal in den Alveolen enthaltene Flüssigkeitsvolumen entspricht etwa der postnatalen funktionellen Residualkapazität (100 – 120 ml bzw. ca. 30 ml/kg).

Die Entfernung der fetalen Alveolarflüssigkeit beruht auf mehreren, sich gegenseitig ergänzenden Mechanismen. Bei der Passage durch den Geburtskanal wird durch die **mechanische Thoraxkompression** (mit anschließendem eigenelastischen Zurückfedern in Atemmittellage) bereits ein Teil der Flüssigkeit gegen Luft ausgetauscht. Von entscheidender Bedeutung ist jedoch der dem „ersten Schrei“ vorangehende **intrapulmonale Druckanstieg**: Ausgelöst durch die Hypoxie/Hyperkapnie bei nachlassender Plazentaperfusion und verstärkt durch den Kältereiz der Geburt unternimmt das Neugeborene eine tiefe Inspiration mit anschließender Exspiration gegen die geschlossene Stimmritze; dadurch wird zunächst Luft in die Atemwege eingesaugt und dann ein intrapulmonaler Druck von ca. 40 cmH_2O aufgebaut, unter dem ein großer Teil des Fruchtwassers durch die Alveolarwände in das Lungeninterstitium abgepresst wird (▶ Abb. 15.17). Ergänzt und aufrechterhalten wird die Flüssigkeitsresorption durch **aktive Pumpmechanismen** im Alveolarepithel, die bemerkenswerterweise zu einer Richtungsumkehr des Wassertransportes durch die Alveolarwand (pränatale Sekretion → postnatale Resorption von fetaler Alveolarflüssigkeit) führen (▶ Abb. 15.18).

Die Triebkraft für die aktive Resorption von fetaler Alveolarflüssigkeit wird durch die Na^+/K^+-ATPase in der basolateralen (der Alveole abgewandten) Pneumozytenmembran aufgebaut, während die auf der apikalen (der Alveole zugewandten) Seite gelegenen Na^+-Kanäle durch die physiologische Adrenalinausschüttung während der Geburt [20] aktiviert werden. Der Na^+-Transport wird von einem osmotisch bedingten Wasserausstrom begleitet. Die weitere Entfernung der Flüssigkeit aus dem Lungeninterstitium erfolgt dann **teils auf dem Blut-**, **teils auf dem Lymphweg**, wobei der mit abnehmendem pulmonalem Gefäßwiderstand absinkende hydrostatische Kapillardruck die Resorption fördert und der infolge der Kreislaufumstellung verringerte zentralvenöse Druck den Lymphabfluss (S. 252) in das zentrale Venensystem erleichtert.

Anpassungsstörungen nach Kaiserschnitt

Nach Kaiserschnittentbindungen kommt es beim Neugeborenen mitunter zu einer **Fruchtwasserretention** („wet lung“), die die Atmung in den ersten Lebensstunden beeinträchtigt („transitorische Tachypnoe“). Ursache hierfür ist weder die (früher angeschuldigte) fehlende Thoraxkompression im Geburtskanal noch ein (durch die rückenmarksnahen Anästhesieverfahren selten gewordener) „Narkoseüberhang“, sondern vielmehr der unzureichende physiologische Geburtsstress mit mangelnder adrenerger Stimulation der aktiven Pumpmechanismen im Alveolarepithel [18].

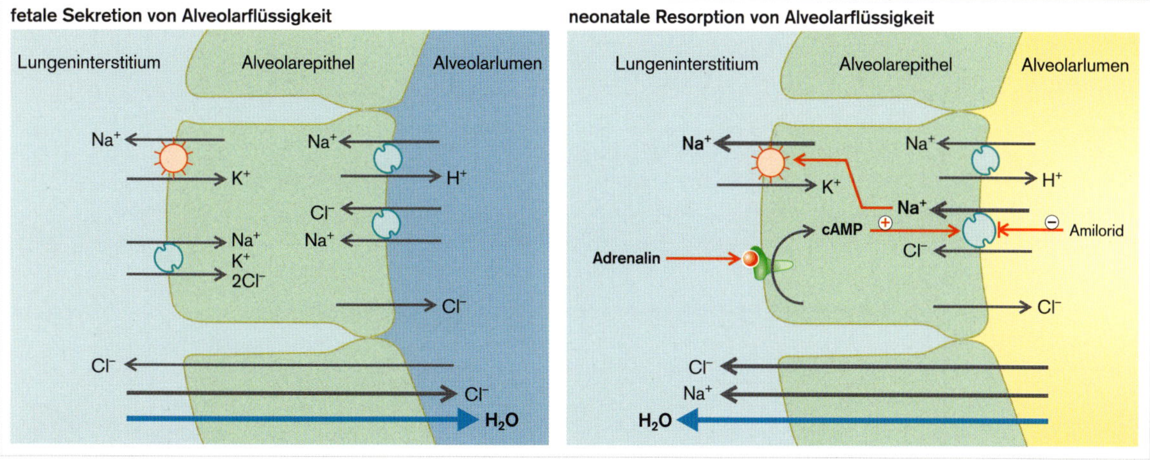

Abb. 15.18 Richtungsumkehr des alveolären Flüssigkeitstransportes bei der Geburt. Während die Lunge beim Fetus einen Beitrag zur Fruchtwasserproduktion leistet (links), setzt nach der Geburt die Aufnahme von Flüssigkeitsresten aus dem Alveolarlumen durch aktiven Transport ein (rechts). Maßgeblich für die pränatale Sekretion von fetaler Alveolarflüssigkeit ist der basolaterale Na^+-K^+-$2Cl^-$-Transporter, durch den Chlorid über die Pneumozyten in das Alveolarlumen gepumpt wird und aus osmotischen Gründen Wasser „nachzieht". Verantwortlich für die postnatale Resorption ist eine durch Adrenalin (physiologischer Geburtsstress!) vermittelte Öffnung apikaler, amiloridsensitiver Na^+-Kanäle, die zu einer Aktivierung der basolateralen Na^+/K^+-ATPase und damit zu einem Rückstrom von Wasser führt (nach [8]). Da diese Pumpmechanismen energieabhängig sind, können sie durch Hypoxie und/oder Hypothermie gehemmt werden.

Wegen der hohen Oberflächenspannung wäre ein Ersatz des Fruchtwassers durch Luft nicht möglich, wenn sich im Fruchtwasser nicht eine oberflächenaktive Substanz (*surface active agent* = **Surfactant**) befände, die eine „Geschirrspülmittel"-ähnliche Wirkung hat und die Kohäsionskräfte der in den Alveolen befindlichen Wassertropfen zu überwinden hilft. Bei dem in den Pneumozyten Typ II von der 24. Schwangerschaftswoche an produzierten Surfactant (S. 326) handelt es sich um einen Phospholipidfilm mit eingelagerten Proteinen, die nicht nur seine Ausbreitung auf den Alveolarwänden begünstigen, sondern auch immunmodulatorische (die Infektionsabwehr fördernde) Wirkungen aufweisen.

Atemnotsyndrom der Frühgeborenen

Zwischen der 22. und 24. Schwangerschaftswoche geht die Lunge vom „kanalikulären" in das „sakkuläre" Entwicklungsstadium über (▶ Abb. 15.13), in dem, da nun eine Vorstufe von Alveolen vorhanden ist, ein Gasaustausch möglich wird. Allerdings reicht die Surfactantproduktion meist noch nicht dazu aus, eine reguläre Belüftung der Alveolen sicherzustellen. Das resultierende **neonatale Atemnotsyndrom** (*infant respiratory distress syndrome*, IRDS) kann pränatal durch Corticosteroidgabe an die Mutter (sog. „Lungenreifungsbehandlung", bewirkt eine Induktion der Surfactantsynthese in den fetalen Typ-II-Pneumozyten) und postnatal durch künstliche Beatmung und Substitution natürlicher Surfactantpräparate (vom Schwein oder Rind) behandelt werden [16]. Jenseits der 32. Schwangerschaftswoche, mit dem Übergang der Lunge ins „alveoläre" Stadium, ist meist auch ausreichend Surfactant vorhanden.

Zunahme der Lungendurchblutung

Der pränatal hohe Lungengefäßwiderstand (S. 696) beruht zumindest teilweise auf dem niedrigen O_2-Partialdruck von ca. 3,5 kPa (25–30 mmHg) im fetalen Blutkreislauf und damit auf der auch von Erwachsenen bekannten „hypoxischen pulmonalen Vasokonstriktion" (HPV) (S. 354). Mit der Belüftung der Alveolen und dem resultierenden Anstieg des Sauerstoffangebotes wird eine **pulmonale Vasodilatation** ausgelöst, die zu einer Zunahme der Lungendurchblutung führt. Ursächlich hierfür scheint die Öffnung **O_2-abhängiger K^+-Kanäle** zu sein, die indirekt (über die resultierende Membranhyperpolarisation und Schließung spannungsabhängiger Ca^{2+}-Kanäle) zu einer Verminderung der Ca^{2+}-Konzentration in den glatten Gefäßmuskelzellen führt; dieser Effekt wird durch

15

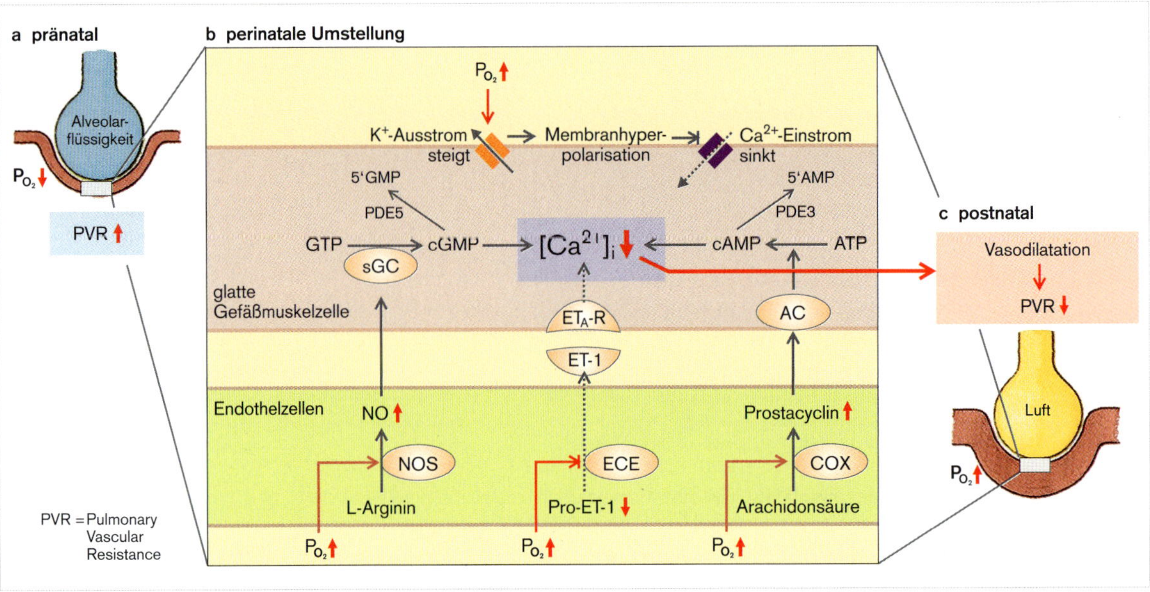

Abb. 15.19 Perinatale Umstellung der Lungendurchblutung.

a Pränatal enthalten die Lungenbläschen fetale Alveolarflüssigkeit, der O_2-Partialdruck ist niedrig, der Lungengefäßwiderstand (PVR) hoch.

b Der perinatalen Umstellung liegen eine Reihe O_2-abhängiger Reaktionen in den Arteriolen zugrunde (rote Pfeile): Im pulmonalen Gefäßendothel werden vermehrt Stickstoffmonoxid (NO) und Prostacyclin freigesetzt (NOS = NO-Synthase, COX = Cyclooxygenase), die in der glatten Gefäßmuskulatur über eine lösliche Guanylylcyclase (sGC) bzw. eine membranständige Adenylylcyclase (AC) zur Umwandlung von GTP in cGMP bzw. von ATP in cAMP führen. Sowohl cGMP als auch cAMP werden über Phosphodiesterasen (PDE5 bzw. PDE3) abgebaut. Zugleich vermindert sich die Bildung von Endothelin-1 (ET 1, ECE = *endothelin-converting enzyme*), welches beim Fetus über Endothelin-A-Rezeptoren (ETA-R) die $[Ca^{2+}]_i$ erhöht. Darüber hinaus bewirkt der P_{O_2}-Anstieg eine vermehrte Öffnung des O_2-sensitiven, auswärts gleichrichtenden K^+-Kanals in der Muskelzellmembran und damit – durch die resultierende Hyperpolarisation – einen verminderten Ca^{2+}-Einstrom über spannungsabhängige Ca^{2+}-Kanäle. Durch alle diese Reaktionen wird eine Absenkung der zytosolischen Ca^{2+}-Konzentration, $[Ca^{2+}]_i$, und damit eine Vasodilatation herbeigeführt.

c Postnatal sind die Alveolen mit Luft gefüllt, der P_{O_2} ist angestiegen, der PVR abgefallen und die Lungendurchblutung erhöht.

verminderte Freisetzung von (vasokonstriktorischem) **Endothelin** bei gleichzeitig vermehrter Bildung von (vasodilatatorischem) **Prostacyclin** und **Stickstoffmonoxid** (**NO**) in den Endothelzellen unterstützt (▶ Abb. 15.19).

Mit dem Absinken des Lungengefäßwiderstandes wird nicht nur die Lungendurchblutung, sondern auch der pulmonalvenöse Rückstrom in die linke Herzhälfte gesteigert, die nach Durchtrennung der Nabelarterien das Blut gegen einen erhöhten peripheren Gefäßwiderstand auswerfen muss. Dadurch kommt es zu einem Druckanstieg im linken Vorhof, dem – bedingt durch den abgesunkenen Lungengefäßwiderstand und den nach Abklemmung der Nabelvene vorübergehend verminderten venösen Rückstrom – ein Druckabfall im rechten Vorhof gegenübersteht. Hierdurch wird der funktionelle Verschluss des **Foramen ovale** als Teil des **Übergangs vom fetalen zum adulten Kreislauf** verursacht [17].

Der **Ductus arteriosus Botalli**, über den im fetalen Kreislauf das Blut „von rechts nach links“ an der Lunge vorbei in die untere Körperhälfte geleitet wurde, wird nun aufgrund der geänderten Druckverhältnisse (Druckanstieg in der Aorta, Druckabfall in der Arteria pulmonalis) „von links nach rechts“ durchblutet, bis er sich zunächst funktionell (Vasokonstriktion) und innerhalb einiger Wochen schließlich strukturell (bindegewebige Vernarbung zum „Ligamentum arteriosum“) verschließt. Maßgeblich hierfür ist der nach Beginn der Lungenatmung deutlich gesteigerte O_2-Partialdruck im arterialisierten Blut, der wie in der Lungenstrombahn über einen O_2-sensitiven K^+-Kanal wirkt, aber in diesem Fall nicht zu einer Vasodilatation, sondern zu einer Vasokonstriktion führt. Begünstigt wird der Ductus-Verschluss durch eine sinkende Konzentration an sowie abnehmende Empfindlichkeit gegenüber **Prostaglandin E_2**,

Persistierende fetale Zirkulation und persistierender Ductus arteriosus

Wenn durch eine Störung der Lungenbelüftung mit Hypoxie (z. B. bei einer bakteriellen oder Mekoniumaspirations-Pneumonie) der pulmonale Widerstandsabfall ausbleibt, wird der Ductus arteriosus weiter „von rechts nach links" perfundiert, sodass wie im Fetalleben die untere Körperhälfte eine geringere O_2-Sättigung aufweist als die obere [21]. Bei dieser **„persistierenden fetalen Zirkulation"** (PFC-Syndrom) oder **„persistierenden pulmonalen Hypertension des Neugeborenen" (PPHN)** kann eine Beatmung mit Stickstoffmonoxid (NO) eingesetzt werden, um den pulmonalen Gefäßwiderstand abzusenken. Beim **persistierenden Ductus arteriosus (PDA)** dagegen besteht wegen eines ausbleibenden Spontanverschlusses ein anhaltender Links-Rechts-Shunt, der einerseits zu einer Lungenüberflutung und andererseits – wegen des „Lecks im Windkessel" (S. 239) – zu einer Minderperfusion der unteren Körperhälfte führt. Hier kann durch eine medikamentöse Therapie mit Prostaglandinsynthesehemmern (Indometacin, Ibuprofen) ein Verschluss induziert und damit ein chirurgischer Eingriff vermieden werden. Bei bestimmten (sog. „ductusabhängigen") Herzfehlern wiederum kann der spontane Verschluss des Ductus arteriosus die Durchblutung der Lunge oder des Körpers gefährden; in diesen Fällen wird Prostaglandin E_2 zugeführt, um den Ductus offen zu halten.

Anstieg des Sauerstoffangebotes

Mit dem Beginn der Lungenatmung kommt es zu einem Anstieg des O_2-Partialdrucks von ca. 3,5 kPa (25 – 30 mm Hg) auf ca. 11 kPa (70 – 100 mm Hg) und der O_2-Sättigung von 65–70 % auf ≥ 90–95 % im arteriellen Blut. Er äußert sich schon rein optisch darin, dass die Neugeborenen, die physiologischerweise zyanotisch geboren werden, binnen 10–15 min ein rosiges Hautkolorit annehmen [15]. Damit werden auch die Linksverschiebung der O_2-Bindungskurve (zur Erleichterung des Sauerstoffübertritts in der Plazenta) und der erhöhte Hämoglobingehalt (zur Kompensation der erniedrigten O_2-Sättigung im fetalen Blut) entbehrlich (S. 689). Tatsächlich sinkt der Hämoglobingehalt von 16 – 20 g/dl bei Geburt auf 10 – 12 g/dl im dritten Lebensmonat ab („Trimenon-Reduktion"). Erst dann kommt – erkennbar an dem Anstieg der Retikulozytenzahlen im peripheren Blut – die Erythropoese wieder in Gang, wobei das zur Neusynthese von Hämoglobin erforderliche Eisen aus den im letzten Schwangerschaftsdrittel angelegten Reserven („Eisenmitgift") stammt. Mit der einsetzenden Neusynthese wird zudem bis zum Ende des ersten Lebenshalbjahres das fetale (HbF) weitgehend durch adultes Hämoglobin (HbA, mit geringerer O_2-Affinität) (S. 348) ersetzt. Der Anstieg des O_2-Angebotes triggert und ermöglicht die Aktivierung physiologischer Funktionen, die im Fetalleben noch nicht benötigt wurden und nun einen erhöhten Energiebedarf bedingen, allen voran der autonomen Thermoregulation.

15.9.2 Aktivierung der Thermoregulation

Die fetale Körpertemperatur liegt um ca. 0,5 °C über der mütterlichen Kerntemperatur und beträgt damit 37,5–38,0 °C. Während der Fetus sich praktisch poikilotherm verhält und passiv der Temperatur der Mutter folgt (bei Fieber der Mutter kommt es zu einer Beschleunigung der fetalen Herzfrequenz), wird mit der Geburt vermutlich durch entfallende humorale Suppressionsfaktoren im Zusammenwirken mit dem ansteigenden O_2-Angebot die **autonome Thermoregulation** „eingeschaltet".

Während der ersten Lebensstunden und -tage kommt es zu einem **postnatalen Energieumsatzanstieg** auf das 2–2,5-fache des fetomaternalen Niveaus und damit auf einen der Körpergröße angemessenen Wert: Entsprechend ihres größeren Oberfläche-Volumen-Verhältnisses und ihrer entsprechend höheren Wärmeverluste sind reife Neugeborene also mit einer „stärkeren Heizung" ausgestattet als Erwachsene [29]. Außerdem verfügen sie über eine wirksame Möglichkeit, die mit sinkenden Umgebungstemperaturen steigenden Wärmeverluste zu kompensieren. Dies geschieht im Unterschied zu Erwachsenen nicht durch Kältezittern, sondern durch **chemische Wärmebildung im braunen Fettgewebe**, welches sich in unmittelbarer Nachbarschaft zu den großen Gefäßen (im Mediastinum und Retroperitoneum sowie in den Axillae und zwischen den Scapulae) befindet und noradrenerg stimuliert wird (S. 613). Die **„zitterfreie Thermogenese"** ist mit einem steilen Anstieg des Sauerstoffverbrauchs verbunden und erreicht ihr Maximum bereits bei Raumtemperaturen, die von Erwachsenen noch als angenehm empfunden werden. Daher ist die **Thermoregulationsfähigkeit** bei Neugeborenen zwar gut entwickelt, ihre **Thermoregulationsbreite** (S. 617) aber dennoch eingeschränkt.

Hypothermie beim Neugeborenen

Während der kurzfristige Kältereiz der Geburt einen Beitrag zur Stimulation des Atemantriebs leistet, führt ein unbeabsichtigtes Absinken der Körperkerntemperatur (**akzidentelle Hypothermie**) wegen der verschlechterten Haut- und Lungendurchblutung bei gleichzeitig gesteigerter Stoffwechselrate zu einer Gewebshypoxie und metabolischen Azidose mit weiteren negativen Folgewirkungen. Daher kommt der „Wärmetherapie" bei Neu- und Frühgeborenen eine große Bedeutung zu; hierzu stehen je nach Bedarf beheizte Unterlagen, Infrarotstrahler oder Inkubatoren („Brutkästen") mit befeuchteter Warmluft zur Verfügung. *Während* eines Sauerstoffmangels kann die physiologische Aktivierung der Kältegegenregulation auch ausbleiben, sodass die resultierende Abkühlung eine Stoffwechseldrosselung verursacht und dadurch einen gewissen Schutzeffekt bietet. In Anlehnung daran wird heutzutage auch *nach* einem Sauerstoffmangel unter der Geburt (perinatale Asphyxie) eine Kühltherapie unter medikamentöser Ausschaltung der Thermoregulation eingesetzt, um die nachträgliche Ausbreitung von neurologischen Schäden einzudämmen (**therapeutische Hypothermie**).

Der APGAR-Score als Maß für die „Lebensfrische" eines Neugeborenen.

Im Jahr 1953 wurde von der US-amerikanischen Anästhesiologin **Virginia Apgar** eine einfache Methode zur Beurteilung der Anpassung an das extrauterine Leben vorgeschlagen, die sich bis heute als Maß für die Vitalität von Neugeborenen bewährt hat [11]. Hierzu werden im Alter von 1, 5 und 10 Minuten für die Kriterien **A**tmung – **P**uls – **G**rundtonus – **A**ussehen – **R**eflexe (APGAR!) jeweils 0, 1 oder 2 Punkte vergeben, sodass Werte zwischen minimal 0 und maximal 10 resultieren. Ein „lebensfrisches" Neugeborenes könnte beispielsweise APGAR-Werte von 8–9–10 erhalten, während Werte von 2–4–6 eine „perinatale Asphyxie" anzeigen würden.

15.9.3 Umstellung der Stoffwechselfunktionen

Mit dem Wegfall der Plazenta muss nicht nur die Nahrungsaufnahme über den Magen-Darm-Kanal erfolgen, es müssen auch die zuvor von der Mutter gewährleisteten Entgiftungs- und Ausscheidungsfunktionen von der Leber und der Niere übernommen werden.

Substratzufuhr und Wachstum

Nach der Geburt wird der Glucosebedarf zunächst durch Mobilisierung der Glykogenreserven aus der Leber gedeckt, welche durch die physiologische Adrenalinausschüttung unter der Geburt begünstigt wird; erst danach findet bis zur ausreichenden Verfügbarkeit von Muttermilch eine vorwiegende Fettverbrennung statt.

Neugeborene von Müttern mit Diabetes

Besteht ein relativer Hyperinsulinismus, weil die Mutter während der Schwangerschaft zu hohe Blutzuckerspiegel hatte (Gestationsdiabetes) und der Fetus dadurch einem Überangebot an Glucose ausgesetzt war, kann diese Umschaltung gestört sein. Daher sind Neugeborene von Müttern mit Diabetes mellitus, obwohl sie oft besonders gut gediehen (makrosom) sind, paradoxerweise ebenso von einer **Hypoglykämie** bedroht wie mangelernährte oder unreife.

Im Alter von einer Woche ist die Trinkmenge im Allgemeinen hoch genug (ca. 150 ml/kg pro Tag), um nicht nur den erhöhten Energiebedarf zu decken, sondern auch ein weiteres Wachstum zu ermöglichen. **Frauenmilch** unterscheidet sich von Kuhmilch – bei annähernd gleichem Energiegehalt (um 300 kJ pro 100 ml) – vor allem durch einen höheren Kohlenhydrat- und Fettgehalt sowie einen niedrigeren Proteingehalt. Außerdem bestehen Besonderheiten in der chemischen Zusammensetzung der Nährstoffe, die in modernen Säuglingsnahrungen teilweise imitiert werden. Anders als Säuglingsnahrungen enthält Frauenmilch aber auch eine Reihe von unspezifischen (Lysozym, Makrophagen) und spezifischen (sekretorisches IgA) Immunfaktoren, die die Infektionsabwehr des gestillten Säuglings unterstützen. Mit einer Gesamtenergiezufuhr von ≥ 420 kJ/kg wird in den ersten Lebenswochen eine **Wachstumsgeschwindigkeit** von 25–30 g pro Tag erzielt.

Voraussetzung für ein gutes Gedeihen und für eine ungestörte Hirnentwicklung ist neben der ausreichenden Energiezufuhr auch eine regelrechte Funktion der Schilddrüse, die bei der Geburt, bedingt durch einen steilen Anstieg des TSH-Spiegels, kräftig stimuliert wird und einen Großteil des pränatal in den Follikeln eingespeicherten Kolloids freisetzt (S. 658).

Konnatale Hypothyreose

Falls nicht genügend funktionsfähiges Schilddrüsengewebe vorhanden ist (**konnatale Hypothyreose**), bleibt der TSH-Spiegel wegen fehlender negativer Rückkopplung auch nach der Geburt erhöht. Dadurch kann eine angeborene Schilddrüsenunterfunktion frühzeitig erkannt werden (sog. TSH-Screening). Sofern nicht innerhalb des ersten Lebensmonats mit einer Thyroxin-Substitution begonnen wird, ist u. a. mit einer irreversiblen (früher als „Kretinismus" bezeichneten) geistigen Retardierung zu rechnen.

Ausscheidungsfunktionen und Wasserbilanz

Ausdruck der einsetzenden Darmtätigkeit ist die Entleerung des **Mekoniums** (wegen seiner grünschwarzen Färbung und teerartigen Konsistenz auch „Kindspech" genannt), welches aus verschluckten Schwebeteilchen des Fruchtwassers (Hautschuppen, Haare), abgeschilferten Darmepithelzellen und eingedickten Verdauungssekreten besteht und sich während der intrauterinen Entwicklung im Dickdarm und terminalen Ileum ansammelt.

Mekoniumaspirationssyndrom und Mekoniumileus

Wird das Mekonium – z. B. bei vermehrtem Geburtsstress – bereits intrauterin abgesetzt, kommt es zu einer Grünfärbung des Fruchtwassers mit der Gefahr einer aspirationsbedingten chemischen Lungenentzündung (**Mekoniumaspirationspneumonie**). Eine ausbleibende Entleerung mit mechanischem Darmverschluss (**Mekoniumileus**) kann das erste Symptom einer erhöhten Viskosität der Verdauungssekrete bei der Mukoviszidose (Cystischen Fibrose, CF) sein (S. 543).

Bedingt durch die kürzere Lebensdauer fetaler Erythrozyten (80–100 Tage im Gegensatz zu 120 Tagen bei adulten roten Blutkörperchen) kommt es nach der Geburt zu einem vermehrten Anfall von wasserunlöslichem („indirektem") Bilirubin, welches, an Albumin gebunden, zur Leber transportiert wird. Wegen der anfänglichen Unreife der Bilirubin-Diglucuronidase, die für die Umwandlung in wasserlösliches („direktes") Bilirubin vor dessen Ausscheidung in die Galle verantwortlich ist, entwickelt sich bei der Mehrzahl der Neugeborenen ein vorübergehender „Rückstau" mit der Folge einer Gelbsucht (**physiologischer Neugeborenen-Ikterus**). Der Bilirubinspiegel kann dabei bis auf Werte um 270 µmol/l (16 mg/dl) ansteigen (oberer Normwert für Erwachsene 20 µmol/l = 1,2 mg/dl) (S. 554).

Hyperbilirubinämie des Neugeborenen

Bei gesteigertem Zerfall von Erythrozyten (Hämolyse, z. B. infolge Rhesus-Blutgruppenunverträglichkeit zwischen Mutter und Kind) oder vermehrter Unreife der Leber (Frühgeburt) kommt es zu einer **Hyperbilirubinämie**, die durch Ablagerung von Bilirubin in den Basalganglien (sog. **Kernikterus**) zu bleibenden zerebralen Schäden führen kann. Um dies zu verhindern, wird durch Bestrahlung mit blauem Licht (**Fototherapie**) die Aufspaltung des Bilirubins in wasserlösliche Bestandteile herbeigeführt, die auch über die Niere ausgeschieden werden können.

Angeborene Stoffwechselkrankheiten

Auch die Aufgaben der Leber im Intermediärstoffwechsel (z. B. Harnstoffzyklus) sind nach der Geburt von essenzieller Bedeutung, da toxische Zwischen- oder Endprodukte des Stoffwechsels nicht mehr über die Plazenta entsorgt werden. So kann es bei Vorliegen angeborener Stoffwechselkrankheiten binnen weniger Tage zu krisenhaften Entgleisungen (z. B. hyperammoniämisches Koma) kommen. Durch das sog. **Stoffwechselscreening**, eine massenspektrometrische Analyse des biochemischen Profils aus wenigen Blutstropfen, gelingt es heute oft, solche Erkrankungen frühzeitig zu erkennen und z. B. diätetisch zu behandeln.

Bis zu einer ausreichenden mütterlichen Milchproduktion nimmt in den ersten Lebenstagen das Körpergewicht des Neugeborenen um bis zu 10 % des Geburtsgewichtes ab. Hierbei handelt es sich vorwiegend um Wasserverluste, die zu einer „Einengung" des extrazellulären Volumens führen. Auch danach ist der Wasseranteil am Körpergewicht bei Neugeborenen mit ca. 80 % noch deutlich höher als bei Erwachsenen mit ca. 60 %; bei einem Körpergewicht von 3,5 kg sind das etwa 2,8 l, wovon sich im intrazellulären und im extrazellulären Raum (S. 469) je etwa 1,4 l befinden. Das neonatale Blutvolumen beträgt 8–10 % des Körpergewichtes bzw. rund 300 ml. Bei einer durchschnittlichen Trinkmenge um 150 ml/kg (s. o.) entspricht der tägliche Wasserumsatz eines Neugeborenen 10–20 % des Körpergewichtes (umgerechnet auf eine erwachsene Person würde dies einer Wasseraufnahme von 10 Litern pro Tag entsprechen!). Das Urinkonzentrationsvermögen ist nur etwa halb so groß wie bei Erwachsenen, was Neugeborene und Säuglinge anfälliger gegenüber Flüssigkeitsmangel und Wasserverlusten macht.

Probleme der Frühgeburtlichkeit. Kinder, die vor der vollendeten 37. Schwangerschaftswoche geboren werden, werden als **Frühgeborene** bezeichnet.

Erfolgt die Geburt nach der 30. Schwangerschaftswoche (Geburtsgewicht 1500–2500 g, low birth weight, LBW), steht der **Mangel an Reserven**, die sonst im letzten Schwangerschaftsdrittel angelegt worden wären, im Vordergrund (Risiken der Hypoglykämie durch mangelnde Glykogen-Speicher, der Hypothermie durch mangelndes weißes und braunes Fettgewebe, der Anämie durch mangelnde Eisen-Mitgift sowie der Infektion durch mangelnde Leihimmunität). Außerdem kommt es durch die noch ungenügende Aktivität der Bilirubin-Diglucuronidase in der Leber zu einer **Hyperbilirubinämie** und durch die Unreife des Atemzentrums zu einem **Apnoe-Bradykardie-Syndrom** („Aussetzer" der Atmung mit begleitender Verlangsamung der Herzfrequenz).

Bei Geburt vor der 30. Schwangerschaftswoche (Geburtsgewicht < 1500 g, *very low birth weight*, VLBW) dominiert die echte **Organunreife**. So ist nicht nur regelmäßig mit einem **neonatalen Atemnotsyndrom** (*infant respiratory distress syndrome*, IRDS, s. o.) zu rechnen. Es kann auch zu **Hirnblutungen** (intraventrikuläre Hämorrhagien, IVH) kommen, die typischerweise im Endstromgebiet der Aa. thalamostriatae auftreten und je nach Ausbreitung entweder zu einer Erweiterung der inneren Liquorräume (**posthämorrhagischer Hydrozephalus**) oder zu einer Schädigung der Pyramidenbahn mit nachfolgenden Lähmungen (**spastische Cerebralparese**, CP) führen können. Der frühzeitige Anstieg des Sauerstoffpartialdrucks mit dem Übergang vom intra- zum extrauterinen Leben trägt außerdem zur **Frühgeborenenretinopathie** (*retinopathy of prematurity*, ROP) bei, die – durch eine zunächst gehemmte und dann überschießende Gefäßneubildung am Augenhintergrund – bleibende Sehbehinderungen bis hin zur Erblindung durch Netzhautablösung bewirken kann.

Die unterste **„Grenze der Lebensfähigkeit"** liegt (mitbedingt durch die Entwicklung der Lunge, s. o.) gegenwärtig bei 22–24 Schwangerschaftswochen, entsprechend einem Geburtsgewicht von 300–500 g. Ursächlich für Frühgeburten sind meist eine aufsteigende bakterielle Infektion (mit Blasensprung und einsetzender Wehentätigkeit) oder ein intrauteriner Wachstumsstillstand des Fetus, der zur Entbindung zwingt. Es hat sich gezeigt, dass die jeweilige Ursache der Frühgeburt einen wesentlichen "Prädiktor des Outcome" von Frühgeborenen – neben der Unreife an sich – darstellt.

Zusammenfassung Kap. 15.9

Anpassung des Neugeborenen an das extrauterine Leben

Nach der Geburt wird – durch mechanische Thoraxkompression im Geburtskanal, intrapulmonalen Druckanstieg beim „ersten Schrei" und Adrenalin-induzierte Membranpumpenaktivität – die fetale Alveolarflüssigkeit resorbiert. Als Folge der **Lungenbelüftung** kommt es unter dem Einfluss von endothelialen Mediatoren (Endothelin, Prostacyclin, NO) und eines O_2-sensitiven Kaliumkanals in der glatten Gefäßmuskulatur zur pulmonalen Vasodilatation, die eine Voraussetzung für die **Umstellung vom fetalen zum adulten Kreislauf** darstellt. Am Ende dieser Anpassungsvorgänge steht ein erhöhtes O_2-Angebot im Organismus, welches auch den Anstieg der Stoffwechselrate auf ein der Körpergröße entsprechendes Niveau ermöglicht und so der einsetzenden **autonomen Thermoregulation** zugute kommt. Dennoch bleiben Neugeborene allein durch ihre geringe Körpergröße hypothermiegefährdet. Nach einem kurzfristigen physiologischen Gewichtsverlust um bis zu 10 % des Geburtsgewichtes wird binnen weniger Tage eine Trinkmenge von rund 150 ml/kg erreicht, die – bei einem Energiegehalt der Frauenmilch von 300 kJ pro 100 ml – eine extrauterine **Wachstumsgeschwindigkeit** um 25–30 g pro Tag ermöglicht. Infolge des hohen Wassergehalts im Organismus und der geringeren Konzentrationsfähigkeit der Nieren sind Neugeborene anfälliger gegenüber Flüssigkeitsverlusten als Erwachsene.

Zum Weiterlesen...

[1] Baggott LM. Human reproduction. Cambridge, UK: Cambridge University Press; 2008.

[2] Blackburn ST. Maternal, Fetal, and Neonatal Physiology: A Clinical Perspective. 5th ed. St. Louis: Elsevier Saunders; 2018.

[3] Gätje R, Eberle C, Scholz C, Lübke M, Solbach C. (Hrsg.). Kurzlehrbuch Gynäkologie und Geburtshilfe. 2. Aufl. Stuttgart: Thieme; 2015.

[4] Harding R, Bocking AD (eds.). Fetal growth and development. Cambridge, UK: Cambridge University Press; 2001.

[5] Hornstein TM, Schwerin JL. Biology of women. 6th ed. Dubuque: Kendall Hunt Publishing; 2020.

[6] Kay HH, Nelson DM, Wang Y (eds.). The placenta: from development to disease.Oxford: Wiley-Blackwell, 2011.

[7] Krause W, Weidner W, Sperling H, Diemer T. Andrologie: Krankheiten der männlichen Geschlechtsorgane. 4. Aufl. Stuttgart: Thieme; 2011.

[8] Maier RF, Obladen M (Hrsg.): Neugeborenenintensivmedizin: Evidenz und Erfahrung. 9. Aufl. Stuttgart: Thieme; 2017.

[9] Polin RA, Abman SH, Rowitch DH, Benitz WE, Fox WW (eds.). Fetal and Neonatal Physiology. 5th ed., 2 Vols. Philadelphia: Elsevier Saunders; 2017.

[10] Ulfig N, Brand-Saberi B. Kurzlehrbuch Embryologie. 3. Aufl. Stuttgart: Thieme; 2017.

▸ ... und noch weiter

[11] Apgar V. A proposal for a new method of evaluation of the newborn infant. Curr Res Anesth Analg. 1953 Jul; 32: 260–267.

[12] Arck PC, Hecher K. Fetomaternal immune cross-talk and its consequences for maternal and offspring's health. Nat Med. 2013; 19: 548–556.

[13] Beall MH, van den Wijngaard JPHM, van Gemert MJC, Ross MG. Amniotic fluid water dynamics. Placenta. 2007; 28: 816–823.

[14] Berger R, Garnier Y. Pathophysiology of perinatal brain damage. Brain Res Brain Res Rev 1999; 30: 107–134.

[15] Dawson JA, Kamlin CO, Vento M, Wong C, Cole TJ, Donath SM, Davis PG, Morley CJ. Defining the reference range for oxygen saturation for infants after birth. Pediatrics. 2010; 125(6):e1340–7.

[16] Halliday HL. The fascinating story of surfactant. J Paediatr Child Health. 2017; 53: 327–332.

[17] Hooper SB, Polglase GR, Roehr CC. Cardiopulmonary changes with aeration of the newborn lung. Paediatr Respir Rev. 2015; 16: 147–150.

[18] Jain L, Eaton DC. Physiology of fetal lung fluid clearance and the effect of labor. Semin Perinatol. 2006; 30: 34–43.

[19] Jensen A, Garnier Y, Berger R. Dynamics of fetal circulatory responses to hypoxia and asphyxia. Eur J Obstet Gynecol Reprod Biol. 1999; 84: 155–172.

[20] Lagercrantz H. The good stress of being born. Acta Paediatr. 2016; 105: 1413–1416.

[21] Mathew B, Lakshminrusimha S. Persistent Pulmonary Hypertension in the Newborn. Children (Basel). 2017; 4(8):63.

[22] Mortola JP. Dynamics of breathing in newborn mammals. Physiol Rev. 1987; 67: 187–243.

[23] Murray AJ. Oxygen delivery and fetal-placental growth: Beyond a question of supply and demand? Placenta. 2012; 33: e16-e22.

[24] Rinaudo P, Wang E. Fetal programming and metabolic syndrome. Annu Rev Physiol. 2012; 74:107–30

[25] Saini BS, Darby JRT, Portnoy S, Sun L, van Amerom J, Lock MC, Soo JY, Holman SL, Perumal SR, Kingdom JC, Sled JG, Macgowan CK, Morrison JL, Seed M. Normal human and sheep fetal vessel oxygen saturations by T2 magnetic resonance imaging. J Physiol. 2020; 598: 3259–3281.

[26] Saini BS, Darby JRT, Marini D, Portnoy S, Lock MC, Yin Soo J, Holman SL, Perumal SR, Wald RM, Windrim R, Macgowan CK, Kingdom JC, Morrison JL, Seed M. An MRI approach to assess placental function in healthy humans and sheep. J Physiol. 2021; 599: 2573–2602.

[27] Schneider H. Oxygenation of the placental-fetal unit in humans. Respir Physiol Neurobiol. 2011; 178: 51–58.

[28] Schröder HJ. Comparative aspects of placental exchange functions. Eur J Obstet Gynecol Reprod Biol. 1995; 63: 81–90.

[29] Singer D, Mühlfeld C. Perinatal adaptation in mammals: the impact of metabolic rate. Comp Biochem Physiol A. 2007; 148: 780–784.

[30] Singer D. Den Mangel überleben: Natürliche Anpassungen bei Neugeborenen. Z Geburtsh Neonatol. 2021; 225: 203–215.

[31] Underwood MA, Gilbert WM, Sherman MP. Amniotic fluid: Not just fetal urine anymore. J Perinatol. 2005; 25: 341–348.

Danksagung

Die Autoren bedanken sich bei Herrn Prof. Dr. med. H. J. Schröder, Hamburg, für die Überlassung von Inhalten einer älteren Version, sowie bei Herrn PD Dr. med. L. Rieger, Landshut, und Frau PD Dr. med. S. Segerer, Hamburg, für die Co-Autorenschaft bzw. beratende Mitarbeit an früheren Auflagen dieses Kapitels.

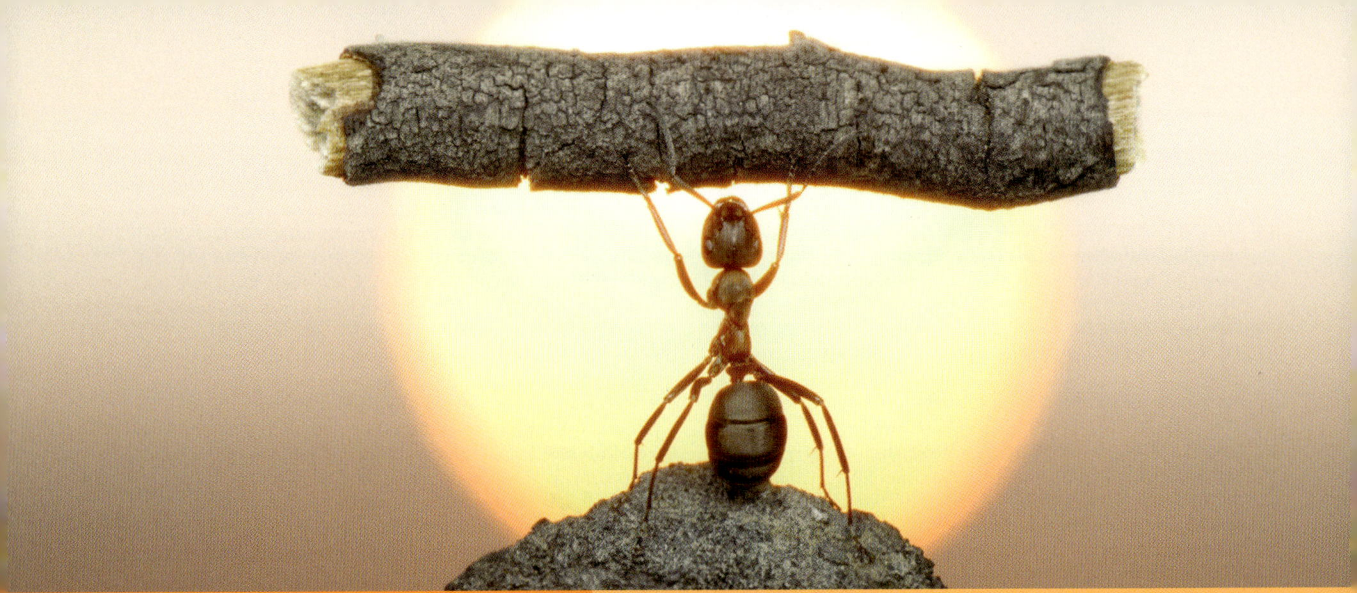

Kapitel 16

Leistungsphysiologie

16 Leistungsphysiologie

Heimo Mairbäurl

16.1 Ein defektes Enzym verringert die Leistungsfähigkeit

B

Bei dem 13-jährigen Samuel S. fiel schon im Kindesalter auf, dass er körperlich nicht belastbar war und Krampfanfälle hatte. Bei der geringsten Beanspruchung ermüdete er schnell und hatte Schmerzen in Armen und Beinen. Untersuchungen ergaben eine Hypoglykämie als Ursache für die Krampfanfälle. Später wurde eine Glykogenose diagnostiziert, eine seltene Glykogenspeicherkrankheit mit Störungen der Glykogenbildung und/oder der Glykogenspaltung. Bei Samuel S. handelt es sich um eine gemischte Glykogenose Typ III und IX, bei der die Enzyme Amylo-1,6-glukosidase (Morbus Cori) und die Phosphorylase der Leber betroffen sind. Beide Defekte sind autosomal-rezessiv vererbte Mutationen, durch die Glykogen im Muskel und in der Leber nicht gespalten werden kann. Der Blutzucker fällt daher bei Belastung stark ab, es kommt zu einer Unterversorgung der Muskulatur mit Kohlenhydraten. Seit einiger Zeit nimmt er 3-mal täglich 4 g der Aminosäure L-Alanin ein, wodurch die Glukoneogenese in der Leber stimuliert wird und der Blutzuckerspiegel steigt. Er kann jetzt einen 1200-m-Lauf unter 10 min absolvieren und spielt regelmäßig Fußball.

16.2 Die Bedeutung von körperlicher Aktivität

Inaktivität führt zu einer Schwächung der Muskulatur und der versorgenden Systeme. Zusammen mit Überernährung können sich Stoffwechselstörungen (z. B. Hyperlipidämie, Hyperglykämie, Insulinresistenz) und Erkrankungen des Herz-Kreislauf-Systems entwickeln, welche den Alterungsvorgang beschleunigen. Nur die regelmäßige Belastung der Muskulatur und der Versorgungssysteme erhält deren Leistungsfähigkeit und verhindert inaktivitätsbedingte Stoffwechselerkrankungen.

Für körperliche Arbeit und Sport wird die Skelettmuskulatur benötigt. Während einer Belastung sorgt eine komplexe Abfolge von Reaktionen für die Versorgung der gerade arbeitenden Muskulatur mit Substraten des Energiestoffwechsels und den Abtransport von Metaboliten. Erst das koordinierte Zusammenspiel dieser Komponenten ergibt unsere Leistungsfähigkeit.

16.3 Muskel-Aufbau

Skelettmuskulatur zählt zur **quergestreiften Muskulatur** (s. Kapitel 4, Muskeltypen). Neben der **Muskelmasse** bestimmt der Anteil spezifischer **Muskelfasertypen** (Zelltypen) die Leistungsfähigkeit in bestimmten Belastungsarten wie Ausdauer oder Schnellkraft.

16.3.1 Muskelfasertypen

In Gewebeschnitten von Muskelbiopsien erkennt man nach histochemischer Anfärbung verschiedene Typen von Muskelzellen (▸ Abb. 16.1), nämlich Typ-I- und Typ-II-Fasern. Daneben gibt es noch weniger differenzierte Zwischenformen und Satellitenzellen.

▸ **Typ-I-Fasern.** Sie werden auch **langsame oder slow twitch** (**ST-**) **Fasern** genannt und kommen hauptsächlich in der **Stützmuskulatur** vor sowie in Muskeln, welche an langsamen, zyklischen Dauerbewegungen beteiligt sind, was auf ihre Beteiligung vorwiegend bei Ausdauerbelastungen hinweist. Der Schaftbereich der Myosinmoleküle wird aus langsamen S-Unterheiten gebildet. Im Kopfbereich, in dem die Myosin-ATPase lokalisiert ist, findet man s1- und s2-Ketten mit langsamer Reaktionskinetik. Typ-I-Fasern werden von α-Motoneuronen mit dünnen Axonen versorgt, welche die Muskelzellen mit relativ langsamer Reizfrequenz (10–20 Aktionspotenziale pro Sekunde) erregen. Ein Motoneuron versorgt etwa 10–200 Muskelfasern.

Typ-I-Muskelfasern sind dünner als die anderer Fasertypen (▸ Abb. 16.1) und werden von einem ausgeprägten **Kapillarnetz** versorgt (▸ Tab. 16.1), was die Sauerstoff- und Substratversorgung begünstigt. Die Zellen enthalten **Myoglobin** als intrazellulären Sauerstoff-Speicher (roter Muskel). Viele **Mitochondrien** und eine hohe Aktivität von Enzymen des oxidativen Stoffwechsels weisen auf vorwiegend **aerobe Energiebereitstellung** aus Kohlenhydraten und Fetten hin, wenn ausreichend Sauerstoff vorhanden ist. Typ-I-Fasern haben eine geringe Kapazität zur anaeroben Energiegewinnung.

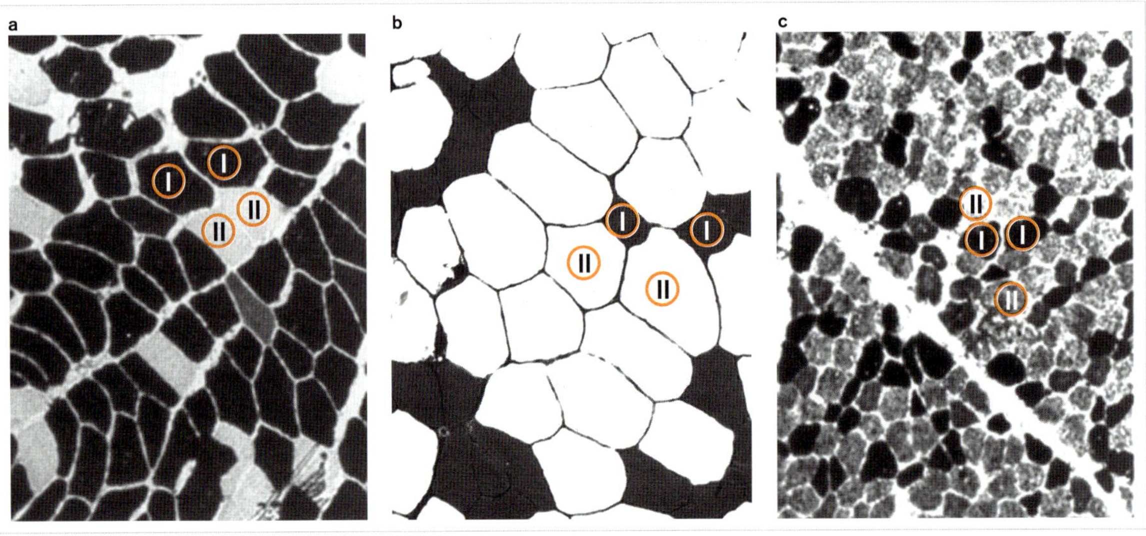

Abb. 16.1 Plastizität der menschlichen Muskelfasertypen im M. vastus lateralis. Nach immunhistochemischer Färbung der Myosin-ATPase sind Typ-I-Fasern dunkel, Typ-IIa-Fasern hell und Typ-IIb-Fasern grau dargestellt (aus Flück M, Hoppeler H. Rev Physiol Biochem Pharmacol. 146:159, 2003).

a Ein ausdauertrainierter Athlet.
b Ein Kraftsportler.
c Effekt der **Denervation** auf die Faserverteilung in einem Patienten nach Verletzung des Rückenmarks.

Tab. 16.1 Charakteristika der Muskelfasertypen

	Typ I	Typ IIb	Typ IIa
	langsam	*schnell*	*schnell*
Funktion	Ausdauer	Schnellkraft	Schnellkraft
Ausdauer	hoch	niedrig	relativ niedrig
Kraft	niedrig	hoch	hoch
Schnelligkeit	niedrig	hoch	hoch
Ermüdbarkeit	gering	hoch	hoch
Myosin-ATPase	niedrig	hoch	hoch
Stoffwechsel	aerob	anaerob	anaerob + aerob
Kapillarisierung	hoch	gering	intermediär
Mitochondrien	viele	wenige	intermediär
Myoglobin	viel	wenig	viel
Färbung	dunkelrot	weiß	rot
Fettgehalt	hoch	niedrig	niedrig
Kreatinphosphat	niedrig	hoch	hoch
Glykogen	kein Unterschied		

▸ **Typ-II-Fasern (fast twitch, FT-Fasern).** Man unterscheidet zwischen Typ-IIa-, -b, und -c-Fasern (▸ Tab. 16.1). Obwohl Typ-IIc-Fasern zu den Typ-II-Fasern gezählt werden, stellen sie von Funktion, Aufbau und Molekülbesatz eine Zwischenform zwischen Typ-I- und Typ-II-Fasern dar. Der Schaftbereich des Myosinmoleküls wird hauptsächlich aus den schweren F-Ketten gebildet. Im Kopfbereich findet man die f1-, f2- und f3-Ketten mit hoher Reaktionsgeschwindigkeit. Typ-IIc-Fasern enthalten sowohl schnelle als auch langsame schwere und leichte Ketten. Allerdings ist dieser Übergangstyp sehr selten (2–5 % aller Muskelfasern).

Typ-II-Fasern sind hauptsächlich an der **schnellen Zielmotorik** beteiligt. Sie werden von α-Motoneuronen mit schnell leitenden Axonen versorgt (ca. 300–800 Muskelzellen je Motoneuron). Die Reizfrequenz ist hoch (bis 40/sec). Allerdings ermüden die Neurone schnell, sodass die Erregung in Salven erfolgt.

Typ-II-Muskelfasern sind dicker als die Typ-I-Fasern, die Kapillarversorgung ist schwächer ausgeprägt. Die Zellen sind wegen des geringen Myoglobingehalts eher hell (weiße Muskeln). Sie haben nur wenige Mitochondrien und deshalb eine geringe aerobe Kapazität. Dafür ist der Besatz mit Enzymen der **anaeroben Energiebereitstellung** hoch.

16.3.2 Muskelumbildung

Der Anteil an Typ-I- und Typ-II-Fasern ist in jedem Muskel anders und ändert sich durch Art und Umfang körperlicher Aktivität (Training) und mit dem Alter. Damit ist die Muskulatur ein dynamisches System, welches **regenerierbar** und **anpassungsfähig** ist.

Von sportpraktischem Interesse ist die Umwandlung von schnellen in langsame Fasern und umgekehrt. Ob diese Umwandlung in vivo tatsächlich stattfindet, kann aus Biopsie-Proben nicht direkt geschlossen werden. An kultivierten Skelettmuskelfasern und am Muskelpräparat wurde die Umbildung jedoch gezeigt. So führt eine **Änderung der Reizfrequenz** von langsam (10/s) auf schnell (40/sec) bei Elektrostimulation zur Umwandlung langsamer in schnelle Fasern und umgekehrt. Ähnliches kann man in vivo durch Kreuzinnervation erreichen, indem Nervenfasern typisch langsamer Muskeln auf schnelle übertragen werden. Diese Experimente zeigen, dass die Erregungsfrequenz die Expression Fasertyp-spezifischer Enzymmuster mitbestimmt.

Elektrostimulation stellt eine Krafttrainingsmaßnahme in der Rehabilitation dar und wird auch im Hochleistungssport angewandt. Damit kann der **Muskelatrophie** bei Ruhigstellung eines Gelenkes entgegengewirkt werden. Allerdings fehlt bei dieser Reizung der Muskulatur die bewegungsspezifische Komponente (intra-, und intermuskuläre Koordination) eines Trainings.

▸ **Muskelfasertypen und körperliche Aktivität.** Der Anteil der einzelnen Fasertypen in unserer Muskulatur wird von genetischen Faktoren mitbestimmt und durch Belastung im Alltag, im Beruf und durch gezieltes Training im Sport verändert. Ein inaktiver Mensch (Couch Potato) hat etwa 40 % Typ-I-Fasern, der Rest entfällt zu gleichen Teilen auf Typ-IIa- und -IIb-Fasern. Durchschnittliche Alltagsaktivität erhöht den Typ-I-Anteil auf über 50 % und senkt den Anteil von Typ-IIb-Fasern. **Ausdauertraining** bewirkt eine Erhöhung des Anteils von Typ-I-Fasern in der verwendeten Muskulatur und eine Abnahme des Anteils von Typ-IIb-Fasern. **Kraftausdauertraining**, wie es meist im Fitness-Studio betrieben wird, erhöht hauptsächlich den Anteil an Typ-I-Fasern, aber nur geringfügig den Anteil von Typ-II-Fasern. Weltklasse Marathonläufer*innen und Ultra-Ausdauersportler*innen haben im *M. gastrocnemius* über 80 % Typ-I-Fasern, aber fast keine Typ-IIb-Fasern. Schnelligkeits- und **Schnellkrafttraining** hingegen erhöht in diesem Muskel den Anteil von Typ-II-Fasern. So findet man bei Weltklasse-Sprinter*innen im *M. gastrocnemius* nur etwa 20 % Typ-I-Fasern.

Je mehr **Muskelmasse** bei einer Belastung eingesetzt wird, desto höher ist der **Energieumsatz**. Werden vorwiegend Muskeln mit einem hohen Anteil an Typ-I-Fasern belastet, so steigt der Sauerstoffverbrauch zur aeroben Energiegewinnung (S. 719). Somit ist auch der maximale Sauerstoffverbrauch (S. 738) umso höher, je höher der Anteil an Typ-I-Fasern in der Muskulatur ist. Bei Weltklasse-Ausdauersportler*innen (z. B. Skilangläufer*innen) beträgt der maximale Sauerstoffverbrauch über 80 ml O_2/min/kg bei einem Anteil an Typ-I-Fasern von über 75 %. Bei Sprinter*innen und Gewichtheber*innen liegt der maximale Sauerstoffverbrauch im Bereich von 50 ml O_2/min/kg, bei Untrainierten darunter. Entsprechend ist auch der Anteil an Typ-I-Fasern vermindert.

▸ **Muskelquerschnitt, Hypertrophie, Hyperplasie.** Eine kurzfristige Zunahme des **Muskelquerschnitts** erfolgt schon während einer Belastung durch Einlagerung von Wasser, das osmotisch dem gebildeten Lactat in die Muskulatur folgt. Wenn die Lactatkonzentration im Muskel nach dem Belastungsende sinkt, nimmt auch der Querschnitt wieder ab.

Eine anhaltende Erhöhung des Muskelquerschnitts erreicht man durch Training, wobei **Maximalkrafttraining** am effektivsten ist. Die Zunahme des Muskelquerschnitts kommt vorwiegend durch **Hypertrophie** zustande. Hierbei verdicken sich bereits bestehende Muskelzellen durch Neubildung von kontraktilen Filamenten. Seltener wird eine **Hyperplasie**, einer Zunahme der Zahl der Muskelfasern durch Längsteilung, beobachtet. Exzentrisches Krafttraining, welches durch Dehnung des aktivierten Muskels entsteht, führt zu einem wesentlich stärkeren Muskelwachstum als konzentrische Belastung, bei welcher der Muskel aktiv Kraft entwickeln muss. Dies weist auf die Rolle der Kraftentwicklung auf das Muskelwachstum hin.

▸ **Zelluläre Regelung des Muskelwachstums.** Die Belastung der Muskulatur führt zur intramuskulären Freisetzung von **Wachstumsfaktoren** (▸ Abb. 16.2), z. B. dem Insulin-ähnlichen Wachstumsfaktor (IGF-I; muskulärer Wachstumsfaktor, MGF = IGF-IEc). Andere Faktoren sind der Fibroblasten-Wachstumsfaktor, der transformierende Wachstumsfaktor und der Hepatozyten-Wachstumsfaktor. Hormone, die das Muskelwachstum fördern, sind die **Androgene** (S. 654) aus Nebennierenrinde und Hoden sowie das **Wachstumshormon** (S. 641), das in der Hypophyse gebildet wird. Androgene Steroide werden z. T. auch klinisch eingesetzt um lange bettlägerige Patient*innen zu kräftigen und damit ein schnelleres Aufstehen zu ermöglichen. Diese Hormone bzw. pharmakologische Derivate werden im Breiten- und Leistungssport auch als Dopingmittel (S. 739) eingesetzt.

Hormone und Wachstumsfaktoren können über verschiedene Signalwege das Muskelwachstum stimulieren, indem sie die **Satellitenzellen** aktivieren. Diese verschmelzen mit den Muskelzellen und fördern die Synthese neuer Myofibrillen und die Umbildung des Fasertypus. Möglicherweise beeinflussen die Hormone auch das Wachstum und die Proliferation der Muskelzellen selbst. Damit können sie auch zur Ausprägung des Fasertypus und Wachstums beitragen: Die stärkere Zunahme des intrazellulären Ca^{2+} bei intensiver Belastung, die Intensität der mechanischen Belastung selbst, die Konzentration an AMP als energieumsatzabhängiges Abbauprodukt von ATP, und die verfügbare Menge von Glykogen sind wesentliche Auslöser. Das erhöhte Ca^{2+} führt über Calmodulin, Proteinkinase-C und Calmodulin-Kinasen zu einer Steigerung der **Genexpression**, was hauptsächlich das Wachstum der Muskelzellen und die Ausprägung des Fasertypus beeinflusst. Ca^{2+}, AMP, und Glykogen beeinflussen die Aktivität der AMP-Kinase, welche über den Transkriptionsfaktor NRF1 die Geneexpression von zytosolischen und mitochondrialen Stoffwechselenzymen stimuliert (▸ Abb. 16.2).

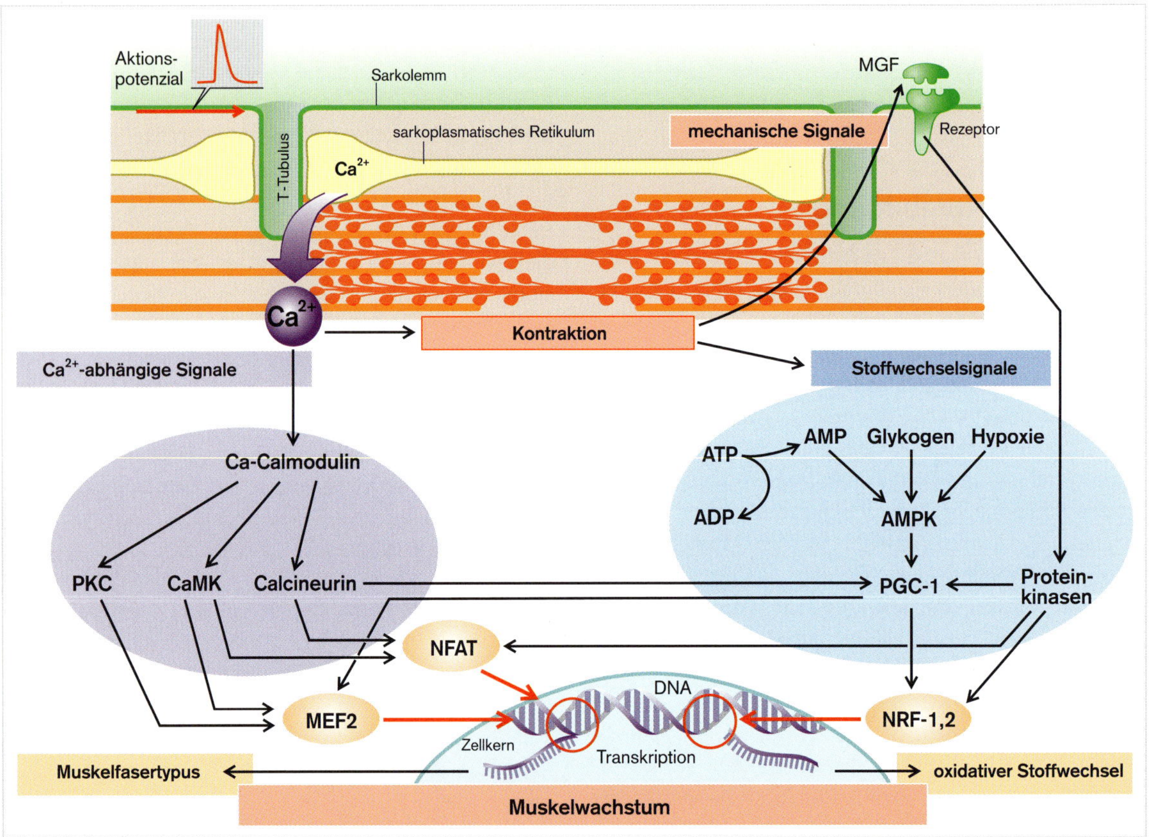

Abb. 16.2 Signale zur Regelung des Muskelwachstums und der Ausprägung des Fasertypus. Erregung durch ein Aktionspotenzial bewirkt eine Erhöhung der intrazellulären Ca^{2+}-Konzentration und löst die Kontraktion aus. Die Kontraktion führt auch zu Änderungen des Zellstoffwechsels. Ca^{2+}, die metabolischen Veränderungen, und mechanische Effekte führen über verschiedene Signalwege zur Aktivierung der Transkriptionsfaktoren MEF2 (*myocyte enhancer factor 2*) und NFAT (*nuclear factor of activated T-cells*), wodurch die Genexpression zur Anpassung des Fasertyps aktiviert wird. PKC (Proteinkinase C); PGC-1 (*peroxisome proliferator-activated receptor-coactivator-1*); NRF (*nuclear respiratory factor*); AMPK (Adenosinmonophosphat abhängige Kinase); MGF (muskulärer Wachstumsfaktor); CaMK (Ca^{2+}/Calmodulin-abhängige Proteinkinase).

► **Muskelatrophie.** Eine Abnahme des Muskelquerschnitts bezeichnet man als **Atrophie**. Sie beruht auf der Verringerung des Querschnitts der einzelnen Muskelfasern und führt zu verminderter Muskelmasse und Muskelkraft.

Inaktivität, Krankheits- und verletzungsbedingte Bettlägerigkeit und Trainingspausen führen zu einer Abnahme der Dicke der Muskelfasern. Eine **Schwächung** kann bereits nach 3 bis 4 Tagen festgestellt werden.

Eine „moderne" Ursache der Atrophie ist die Raumfahrt. Während des Aufenthalts im Weltall kann zwar eine z. T. beträchtliche muskuläre Aktivität im Elektromyogramm (EMG) festgestellt werden. Allerdings entwickelt die Muskulatur durch das Fehlen der Schwerkraft nur wenig Spannung. Training zum Verhindern der Atrophie erfordert spezielle Sportgeräte.

► **Die Muskulatur im Alter.** Im Alter sinkt die Leistungsfähigkeit. Dieser Prozess beginnt bereits ab einem Alter von etwa 25 Jahren. So ist z. B. die isometrische Handspannung bei über 70-jährigen um bis zu 60 % geringer als bei Jugendlichen. Die Kraft der Kniestrecker, die für das Aufstehen wichtig ist, ist um bis zu 50 % verringert. Diese Abnahme korreliert mit der Abnahme der Zahl der Muskelfasern (Sarkopenie). Typ-II-Fasern unterliegen dabei der größten Atrophie, wobei nicht nur deren Anzahl, sondern auch der Querschnitt der Einzelfasern abnimmt. In einer Biopsieprobe überwiegen damit die Typ-I-Fasern. Die Muskelfasern besitzen weniger Mitochondrien. Außerdem ist deren oxidative Kapazität vermindert. Häufiger als bei Jugendlichen wird eine Verzweigung von Fasern beobachtet. Auch die Versorgung der Muskulatur mit Motoneuronen nimmt ab. In der Muskulatur nimmt der relative Anteil an Bindegewebe zu. Ein Teil der verlorengegangenen Muskelfasern wird durch Fettzellen ersetzt.

Die Atrophie wird teilweise durch altersbedingte Inaktivität und Mangelernährung, aber auch durch eine Störung der muskelbildenden Signalwege (► Abb. 16.2) hervorgerufen. Es wird weniger Ca^{2+} freigesetzt, da das sarkoplasmatische Retikulum (SR) und die Aktivität der SR-Ca^{2+}-ATPase vermindert sind. Damit fehlt ein wichtiges Steuersignal der Kraftentwicklung und der muskulären Genexpression (► Abb. 16.2). Diese Vorgänge werden möglicherweise durch eine verringerte Produktion des muskulären Wachstumsfaktors (MGF) und einer Abnahme des Wachstumshormons induziert. Injektionen von MGF können im Tierexperiment eine Alters- und inaktivitätsbedingte Atrophie verhindern. Ebenso kann körperliche Aktivität den altersbedingten Muskelschwund verlangsamen.

16.4 Energiebereitstellung

Die Kontraktion der Muskulatur erfordert die Spaltung von ATP durch die **Myosin-ATPase**. ATP wird auch benötigt für den Transport von Ca^{2+} in das sarkoplasmatische Retikulum durch die Ca^{2+}-ATPase und für das Ausschleusen von Na^+ und die Wiederaufnahme von K^+ in die Muskelzelle durch die Na^+/K^+-ATPase nach einem Aktionspotential. Alle drei Mechanismen laufen während Belastung schneller und tragen so dazu bei, dass der Energiebedarf proportional mit der Belastungsintensität ansteigt. Energieträger und anaerobe und aerobe Stoffwechselwege dienen dabei der Regeneration von ATP, da die gespeicherte Menge an ATP in einer Muskelzelle nur für wenige Kontraktionen reicht.

16.4.1 Energieträger

Die wichtigsten Energieträger zur Bildung von ATP sind Kohlenhydrate und Fette. Ein Absinken der Energieträger in der arbeitenden Muskulatur führt dazu, dass diese aus den anderen Speicherorten (Leber, Fettgewebe) freigesetzt und auf dem Blutweg nachgeliefert werden (► Abb. 16.3). Die Menge an Energieträgern im Blut selbst ist vergleichsweise gering.

► **Kohlenhydrate.** In der Muskulatur und in der Leber werden Kohlenhydrate als Glykogen gespeichert. Bei einem 80 kg schweren, untrainierten Mann, der sich mit normaler Mischkost ernährt (Tagesenergiebedarf etwa 8000 kJ), befinden sich etwa 100 g Glykogen in der Leber, das entspricht etwa 1700 kJ. Die im Muskel gespeicherte Glykogenmenge variiert mit dem Trainingszustand und der Ernährung (S. 728). In der gesamten Muskulatur sind es etwa 400 g entsprechend etwa 6800 kJ. Bei einer normalen Blutglucosekonzentration von etwa 5 mM sind im

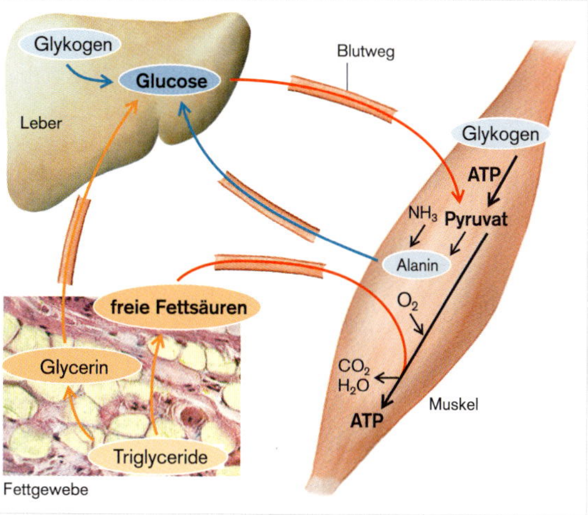

Abb. 16.3 Regelung des Blutzuckers und des Fettstoffwechsels bei Belastung. Der Abfall des Blutzuckerspiegels bei Belastung bewirkt in der Leber die Freisetzung von Glucose aus Glykogen und durch Gluconeogenese aus Alanin und anderen Aminosäuren. Außerdem wird Glycerin aus dem Fettstoffwechsel zur Glucosebildung verwendet. Glucose und freie Fettsäuren werden auf dem Blutweg zur arbeitenden Muskulatur gebracht.

Blut ca. 20 g Glucose (330 kJ) gelöst. Insgesamt hält der Körper also etwas mehr als 500 g Glucose (etwa 8700 kJ) vorrätig.

▸ **Triglyceride.** Fette werden als Triglyceride gespeichert. In den Muskelzellen findet man sie als kleine Fetttröpfchen (etwa 300 g entsprechend 11 300 kJ). Im Blut befinden sich ca. 4 g Triglyceride und 0,4 g freie Fettsäuren (170 kJ). Bei einem normalen Körperfettanteil von etwa 15 % hat eine Normalperson etwa 12 kg Fett (452 000 kJ) im Fettgewebe gespeichert. Insgesamt stehen daher ca. 463 500 kJ aus Fetten zur Energiegewinnung zur Verfügung, das entspricht einem theoretischen Energievorrat für mehr als 50 Tage.

▸ **Proteine, Aminosäuren.** Diese Substanzen werden im Körper nicht als Energieträger gespeichert. Proteine können aber nach Spaltung in Aminosäuren und deren Desaminierung zu Ketosäuren in den Energiestoffwechsel eingeschleust werden. Sie tragen in Ruhe aber nur zu etwa 5 % zur Energiegewinnung bei. Erst bei einem Kohlenhydratmangel werden Aminosäuren vermehrt zur Energiegewinnung herangezogen. Aus diesem Grund werden sie zur Beurteilung des Energiestoffwechsels bei Muskelarbeit meist nicht berücksichtigt.

▸ **Kalorisches Äquivalent (Energie-Äquivalent, kalorisches Sauerstoff-Äquivalent).** Der im Kalorimeter bestimmte **physikalische Energiegehalt** von Nahrungsfetten beträgt etwa 40 kJ/g, der von Kohlenhydraten etwa 17,5 kJ/g, und der von Eiweiß etwa 24 kJ/g. Wenn man die **biologische Verwertbarkeit** berücksichtigt, so verringert sich die Energieausbeute auf 37,5 kJ/g für Fette, und auf 17 kJ/g bei Kohlenhydraten und Protein. Die Verwertbarkeit liegt bei tierischen Produkten über 95 %, bei Energieträgern aus pflanzlicher Nahrung bei etwa 85 % und 92 %.

Das kalorische Äquivalent gibt an, wie viel Energie aus einem Liter Sauerstoff bei der Verwertung eines bestimmten Substrates gewonnen werden kann. Umgekehrt kann man mit Hilfe des kalorischen Äquivalents abschätzen, welche Substrate (Kohlenhydrate und Fette) zur Energiegewinnung herangezogen werden. Zur Berechnung benötigt man den **respiratorischen Quotienten** (RQ) (S. 379) und den **Sauerstoffverbrauch**. Bei Belastung hängt der RQ jedoch nicht nur vom Energiesubstrat ab. Er wird auch durch die Atemtätigkeit beeinflusst und kann durch Hyperventilation auf Werte über 1,5 ansteigen, im Energiestoffwechsel aber maximal auf 1,0. Daher kann diese Berechnungsmethode nur eingesetzt werden, wenn eine normale Atmung aber keine Hyperventilation vorliegt. Außerdem wird davon ausgegangen, dass sich der Anteil des Proteinstoffwechsels an der Energiegewinnung nicht verändert.

Zur Bestimmung des kalorischen Äquivalents gelten folgende Zusammenhänge:

- **Kohlenhydrate:** Zur Verbrennung von 1 Mol Glucose (= 180 g) werden 134,4 Liter O_2 benötigt. Je Gramm Glucose werden daher 0,75 Liter O_2 verbraucht, und mit 1 Liter O_2 können 1,34 g Glucose aerob abgebaut und daraus 21,2 kJ gewonnen werden.
- **Fette:** Zur Verbrennung von 1 Mol Palmitinsäure (C16-Fettsäure; 256 g) werden 512 Liter O_2 verbraucht, das entspricht etwa 2 Liter O_2/g Fett oder, bei Mischfetten, 19,68 kJ je Liter O_2.
- Ein kalorisches Äquivalent für Aminosäuren bzw. Proteine kann man zwar im Labor bestimmen, nicht aber in vivo, da Aminosäuren zum Abbau in den Kohlenhydratstoffwechsel bzw. den Citratzyklus eingeschleust werden.

Da der RQ bei Kohlenhydratverbrennung 1,0 und bei Fettverbrennung 0,7 beträgt, kann man das System eichen und so aus dem RQ und dem Sauerstoffverbrauch die verbrauchte Energie (kJ/Liter O_2) und die umgesetzten Mengen Kohlenhydrat und Fett berechnen (▸ Tab. 16.2).

Tab. 16.2 Zusammenhang zwischen respiratorischem Quotienten (RQ), Energieausbeute und der verbrauchten Menge an Kohlenhydraten (KH) und Fetten je Liter Sauerstoff. Der Proteinstoffwechsel wird bei dieser Berechnung nicht berücksichtigt.

RQ	kJ/L O_2	% Energie aus		Gramm pro Liter O_2	
		KH	Fett	KH	Fett
0,70	19,68	0	100	0	0,496
0,80	20,16	33,4	66,6	0,404	0,374
0,85	20,42	50	50	0,632	0,276
0,90	20,68	67,5	32,5	0,861	0,178
1,00	21,20	100	0	1,340	0

Beispiel: Für 1 Stunde Joggen bei 12 km/h benötigt eine 85 kg schwere Person etwa 4300 kJ. Eine spiro-ergometrische Messung ergibt einen Sauerstoffverbrauch von 3,5 Litern pro min (gesamter O_2-Verbrauch/h = 210 Liter O_2) und einen RQ von 0,85. Aus der oben dargestellten Beziehung ergibt sich bei einem RQ von 0,85 ein Energiegewinn von 20,42 kJ je Liter O_2 und ein Verbrauch von 0,632 g Kohlenhydrat und 0,276 g Fett je Liter O_2. Für den O_2-Verbrauch von 210 Litern errechnet sich ein Verbrauch von 133 g Kohlenhydrat und 58 g Fett.

Die mit Hilfe des kalorischen Äquivalents ermittelten Werte für Kohlenhydrat- und Fettverbrauch stellen nur einen Durchschnitt über die gesamte, aerob geleistete Arbeit dar, da diese Berechnung auf dem Sauerstoffverbrauch beruht. Sie geben keine Auskunft über den anaeroben Anteil der Energiegewinnung. Auch sind aus dieser Berechnung keine Aussagen zur zeitlichen Abfolge der zur ATP-Produktion aktiven Stoffwechselwege möglich.

▶ **Energieverbrauch.** Energie wird für verschiedenste Vorgänge benötigt. Die wichtigsten ATP-verbrauchenden Systeme sind aktiver Transport über die Plasmamembran (z. B. Na^+/K^+-ATPase, Ca^{2+}-ATPase), Synthese (DNA, RNA, Proteinsynthese, Glukoneogenese, Hormonbildung), Zellteilung, die Kontraktion der Muskulatur (Herz, glatte Muskulatur der inneren Organe, Skelettmuskulatur), Verdauungsprozesse und die Wärmebildung. Der **Grundumsatz** ist die Energiemenge, die der Körper bei völliger Ruhe, bei Indifferenztemperatur (28 °C) und nüchtern zur Aufrechterhaltung seiner Funktion benötigt. Er beträgt bei Erwachsenen etwa 70 J/kg/min. Der Grundumsatz steigt mit dem Körpergewicht und mit Zunahme der fettfreien Körpermasse, da Muskelgewebe einen höheren Energieumsatz hat als Fettgewebe. Mit zunehmendem Alter sinkt der Grundumsatz durch den Verlust an Muskelmasse. Der **Ruheumsatz** wird im Liegen einige Stunden nach einer leichten Mahlzeit in Ruhe gemessen.

Körperliche Aktivität erhöht den Energiebedarf über den Grund- bzw. Ruheumsatz hinaus (▶ Tab. 16.3). Dabei ist der Energieverbrauch direkt proportional zur Belastungsintensität und zum Körpergewicht. Außerdem hängt der Energieverbrauch von der **Bewegungsökonomie** ab. So ist der Energiebedarf z. B. beim Laufen in Abhängigkeit von Körpergröße und Geschwindigkeit bei einer bestimmten Schrittlänge am geringsten; ein Verkürzen/Erhöhen der Schrittlänge verringert die Ökonomie der Bewegung und erhöht den Energiebedarf.

▶ **Wirkungsgrad.** Die bei der Hydrolyse von ATP durch Myosin freigesetzte chemische Energie kann zu maximal 40–50 % in mechanische Arbeit umgesetzt werden (maximaler Wirkungsgrad). Im gesamten Muskel liegen diese Werte deutlich niedriger. Bei dynamischer Arbeit werden nur etwa 20–30 % erreicht. Bei isometrischer Belastung (S. 159) ist der Wirkungsgrad null, da sich die Muskellänge nicht verändert. Die restliche Energie wird als Wärme freigesetzt (**Wärmeproduktion**). Der Wirkungsgrad berechnet sich aus dem Verhältnis von **erbrachter Leistung** (Watt = Joule/Sekunde; Arbeit pro Zeiteinheit) zu der dafür verbrauchten **chemischen Energie**.

Im Alltag entfallen etwa 60–75 % des Energieumsatzes auf den Ruhestoffwechsel, 15–30 % auf Aktivitäten in Beruf, Haushalt und Sport und etwa 10 % auf die Wärmeproduktion.

Tab. 16.3 Energieverbrauch bei verschiedenen Aktivitäten. Hier sind Durchschnittswerte je 15 min für eine 75 kg schwere Person angegeben; der individuelle Verbrauch kann abweichen. Genaue Angaben zur Abhängigkeit des Energieverbrauchs von Geschlecht, (fettfreier) Körpermasse, Körperoberfläche, und Belastungsintensität findet man in fachspezifischen Lehrbüchern, Nachschlagwerken und im Internet; 1 kcal = 4,187 kJ.

Energieverbrauch im Alltag je 15 min	kcal	kJ	Energieverbrauch im Sport je 15 min	kcal	kJ
Leichte Arbeit (Büro, Labor)	26	109	Aerobic	119	500
Mittlere Arbeit (Verkauf, Maler)	35	147	Fußball	149	626
Schwere Arbeit (Masseur, Maurer)	47	197	Joggen 7 min/km	153	643
Autofahren	28	118	Joggen 5 min/km	234	983
Fernsehen	23	97	Radfahren 15 km/h	113	475
Gartenarbeit	95	399	Schwimmen zügig	176	739
Kochen	43	181	Segeln	76	319
Liegen	14	59	Tennis	124	521
Spazierengehen	68	286	Volleyball	65	273
Treppensteigen	129	542	Walking	124	521

16.4.2 ATP-regenerierende Stoffwechselwege

Der Muskel hat nur eine kleine Menge an ATP gespeichert, die nur für wenige Kontraktionen reicht. Daher muss der Energiestoffwechsel bei Belastung zum Regenerieren von ATP stimuliert werden, um einen Abfall der ATP-Konzentration in der Zelle zu verhindern. In der Skelettmuskelzelle gibt es verschiedene Stoffwechselwege zur Bildung von ATP, welche jeweils verschiedene Substrate heranziehen. Dabei laufen die Prozesse der **anaeroben Energiegewinnung** (ohne Verbrauch von Sauerstoff) im Zytoplasma ab, die **aerobe Energiegewinnung** benötigt die Aktivität der Mitochondrien und Sauerstoff.

Die wichtigsten Stoffwechselwege zur Regeneration von ATP-Bildung bei Muskelarbeit sind:

- Anaerobe ATP-Bildung aus **Kreatinphosphat** und ADP mit Hilfe des Enzyms **Kreatinphosphokinase**, es erfolgt keine Lactatbildung (alactazid).
- Anaerobe ATP-Bildung aus 2 Molekülen ADP mit dem Enzym Adenylat-Kinase (alactazid).
- **Anaerobe Glykolyse** aus Glucose oder Glykogen, Endprodukt ist Lactat.
- **Aerobe Glykolyse**, Endprodukte sind CO_2 und H_2O.
- **Aerobe Fettverbrennung**, Endprodukte sind CO_2 und H_2O.

▸ **O_2-Defizit.** Mit dem Beginn einer Belastung steigt der Energiebedarf sofort auf das der Belastungsintensität entsprechende Niveau. Da aber Atmung und Kreislauf Zeit zur Aktivierung benötigen, verstreichen einige Minuten, in denen die Sauerstoffversorgung der arbeitenden Muskulatur noch nicht ausreicht, den Energiebedarf vollständig aerob abzudecken. Ein Steady State des O_2-Verbrauchs wird erst nach einigen Minuten und nur bei submaximaler Belastung erreicht. Bis dahin muss der fehlende Teil des Energiebedarfs mit anaerober ATP-Produktion überbrückt werden. Diese zur völligen Abdeckung des Energiebedarf durch aeroben Stoffwechsel fehlende Menge an Sauerstoff nennt man Sauerstoff-Defizit. Es wird in Litern O_2 angegeben (▸ Abb. 16.4, orange gefärbte Flächen im Diagramm).

Bei geringer Belastung ist das O_2-Defizit klein (▸ Abb. 16.4). Eventuell kann es sogar alleine durch ATP-Bildung aus Kreatinphosphat abgedeckt werden (**alactazides O_2-Defizit**). Mit zunehmender Belastungsintensität steigt der O_2-Verbrauch. Das Erreichen des Steady States dauert länger, das O_2-Defizit nimmt zu, und ATP muss aus Kreatinphosphat und anaerober Glykolyse gewonnen werden. Bei einer Belastung, die über der Belastungsintensität bei der maximalen Sauerstoffaufnahme (S. 730) liegt, wird kein Steady State erreicht und der Großteil der Energie muss anaerob bereitgestellt werden; die Lactatkonzentration in Muskel und Blut steigt stark an (**lactazides O_2-Defizit**). Wird während einer Belastung die Intensität weiter erhöht, so wird erneut ein O_2-Defizit eingegangen. Es sei an dieser Stelle auch darauf hingewiesen,

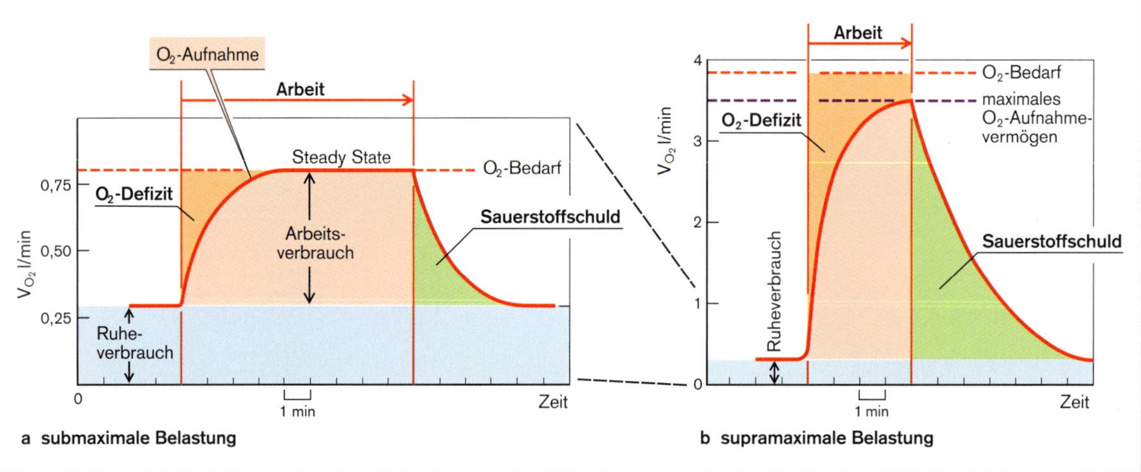

Abb. 16.4 Zunahme des Sauerstoffverbrauchs bei Belastung und O_2-Defizit bei submaximaler und supramaximaler Belastungsintensität.

a Submaximale Belastung: Hier findet man einen Steady State im O_2-Verbrauch, der zur Abdeckung des Energiebedarfs mit aerobem Stoffwechsel erforderlich ist.

b Supramaximale Belastung: Der zur aeroben Energiegewinnung erforderliche O_2-Bedarf liegt über dem maximalen O_2-Verbrauch; das "scheinbare" Steady State entspricht dem maximalen O_2-Verbrauch ($\dot{V}_{O_2max}$). Die orange-gefärbten Flächen zeigen das O_2-Defizit an, also den Anteil der Energiebereitstellung am Beginn einer Belastung, der durch die verzögerte Anlieferung von Sauerstoff anaerob abgedeckt werden muss. Die O_2-Schuld ist die über dem Ruhewert liegende Menge an verbrauchtem O_2 nach dem Belastungsende (grün gefärbte Flächen).

dass das Myokard Lactat aus dem Blut aufnehmen und im oxidativen Stoffwechsel verwerten kann.

Nach dem Belastungsende sinkt der O_2-Verbrauch, nähert sich dem Ruhewert aber nur langsam. Dies dauert umso länger, je höher vorher die Belastungsintensität und das O_2-Defizit waren. Die in dieser Phase über dem Ruhebedarf liegende Menge an verbrauchtem O_2 nennt man Sauerstoffschuld (▶ Abb. 16.4, grün gefärbte Flächen). Sie wird zum Auffüllen der verbrauchten Energiespeicher verwendet. Zusätzlich wird noch Energie zum Abtransport von Wärme verbraucht. Deshalb ist die O_2-Schuld meist größer als das O_2-Defizit.

▶ **Zeitliche Abfolge der Nutzung der Energieträger.** Mit dem Beginn einer Belastung laufen *alle* verfügbaren Stoffwechselwege zur ATP-Gewinnung an, jedoch mit unterschiedlicher Geschwindigkeit. Daher haben die einzelnen Stoffwechselwege zu jedem Zeitpunkt einen anderen Anteil an der gesamten ATP-Gewinnung. Während bei kurzen Belastungen die anaeroben ATP-Bildungsprozesse überwiegen, so nehmen diese mit Fortdauer der Belastung ab und die aeroben Wege nehmen zu (▶ Abb. 16.5). Je länger eine Belastung dauert, umso geringer wird auch die Intensität, die gerade noch aufrechterhalten werden kann.

Für **kurze Belastungen** (Gewichtheben, 100 m Sprint, 25 m Schwimmen) muss Energie sehr schnell bereitgestellt werden. Hierzu werden fast ausschließlich intramuskuläre Speicher verwendet. Diese setzen sich aus in der Muskelzelle vorhandenem ATP (3 bis 8 mmol/kg Muskel) und Kreatinphosphat (10 bis 40 mmol/kg Muskel) zusammen. Mit beiden Energieträgern zusammen kann etwa 1 Minute schnelles Gehen abgedeckt werden, ca. 20 Sekunden im Weltklasse-Marathon-Tempo (~19,8 km/h), im Sprinttempo (~36 km/h) nur etwa 5 bis 10 Sekunden.

Die ATP-Bildung aus anaerober Glykolyse erfolgt langsamer und erreicht nach etwa 1 bis 1½ Minuten Belastung den höchsten Anteil an der Energiegewinnung. Lactat akkumuliert als Endprodukt. Die gebildete Menge hängt von der Belastungsintensität ab. Bei maximalen Belastungen bis etwa 2,5 Minuten (z. B. 800-m-Lauf) werden daher auch die höchsten Blutlactatwerte gemessen, es kommt zu einer ausgeprägten Lactatazidose.

Eine 30 Sekunden dauernde Belastung wird zu 98 % anaerob geleistet. Zelluläres ATP, Kreatinphosphat und anaerobe Glykolyse tragen etwa zu gleichen Teilen zur Energiebereitstellung bei. Bei einer 90 Sekunden langen Belastung werden schon 20 % der Energie aus aerobem Stoffwechsel bereitgestellt.

Der für **längere Belastungen** nötige aerobe Stoffwechsel läuft wesentlich langsamer an. So erreicht die aerobe Glykolyse ihr Maximum nach ca. 30 min. Eine Steigerung des Fettstoffwechsels trägt erst nach etwa 30–45 min Belastungsdauer und nur bei niedriger Belastungsintensität signifikant zur Energiebereitstellung bei (▶ Abb. 16.5).

▶ **Abhängigkeit der Energiebereitstellung von Intensität und Dauer der Belastung.** Die Menge der verbrauchten Substrate sowie der relative Anteil von aerober Glykolyse und Fettstoffwechsel an der ATP-Bildung hängen von der Belastungsintensität und der Belastungsdauer ab. ▶ Abb. 16.6 zeigt, dass der Energiebedarf mit zunehmender Intensität, hier angezeigt durch die Erhöhung der Herzfrequenz (S. 727), linear mit der Intensität zunimmt. Bei einer 1-stündigen Belastung erfolgt der Großteil der Energiebereitstellung aerob. Bei niedriger Intensität wird ATP vorwiegend mithilfe des Fettstoffwechsels gewonnen, der prozentuale Anteil des Fettstoffwechsels am Energieumsatz ist also hoch.

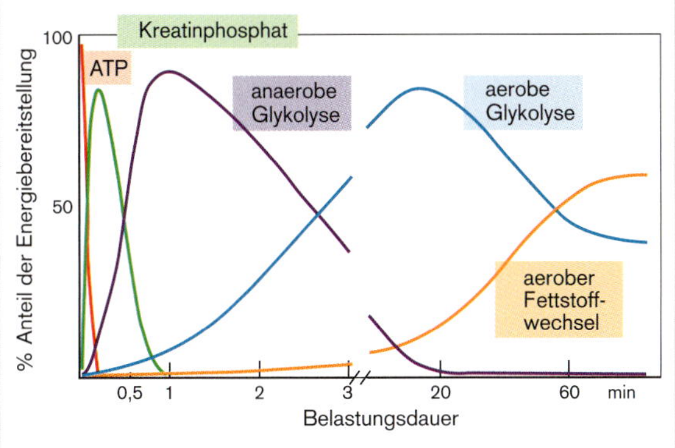

Abb. 16.5 Stoffwechselwege zur Energiebereitstellung bei maximaler Belastung in Abhängigkeit von der Belastungsdauer.

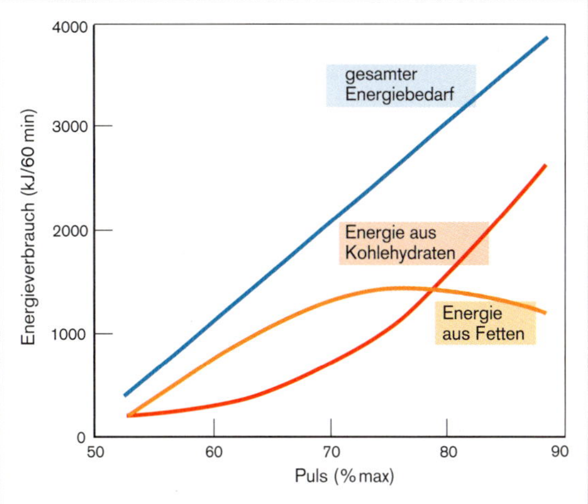

Abb. 16.6 Gesamter Energieumsatz und Energie aus aerobem Kohlenhydrat- und Fettstoffwechsel während einer einstündigen Laufbelastung in Abhängigkeit von der Belastungsintensität. Die Energiebereitstellung aus Kohlenhydraten und Fetten wurde aus dem Sauerstoffverbrauch, dem respiratorischen Quotienten und dem kalorischen Äquivalent berechnet.

Mit zunehmender Intensität nimmt der Anteil der aeroben Glykolyse zu. Hohe Intensitäten werden vorwiegend mit Kohlenhydratstoffwechsel (aerob + anaerob) abgedeckt. Durch das selbst bei langen, aeroben Belastungen gebildete Lactat wird der Fettstoffwechsel gehemmt. Die **optimale Fettverbrennung** erfolgt bei einer Belastungsintensität entsprechend etwa 55–72 % des maximalen O_2-Verbrauchs bzw. bei etwa 68–79 % der maximalen Herzfrequenz.

Auch Trainingsstatus und Verfügbarkeit der Energiesubstrate in der Muskulatur beeinflussen den Anteil der einzelnen Stoffwechselwege an der Energiebereitstellung. So steigert ein hoher Gehalt an Kreatinphosphat in der Muskulatur (erreichbar durch Training oder durch das Nahrungsergänzungsmittel Kreatin) den Anteil der alactaziden Energiebereitstellung bei Kurzzeitbelastungen, was im Sprint und Kraftsport von Vorteil ist. Ein hoher **Glykogengehalt** in der Muskulatur ermöglicht das Erreichen höherer Belastungsintensitäten bzw. einer längeren Belastungsdauer bei hoher Intensität. Umgekehrt kann nach Glykogendepletion keine hohe Belastungsintensität erreicht werden (s. Sporternährung) (S. 734).

16.4.3 Regelung der Energiebereitstellung bei Belastung

Bei kurzer Belastungsdauer reichen die in der arbeitenden Muskulatur gespeicherten Energieträger zur Bildung von ATP aus. Bei längeren Belastungen werden diese aus der Leber (Glucose) und dem Fettgewebe (freie Fettsäuren) mit dem Blut zur arbeitenden Muskulatur transportiert. Die Bereitstellung wird vorwiegend hormonell geregelt (Regulation der Blutzuckerkonzentration) (S. 670).

▶ **Glykolyse, Glykogenolyse, Regelung des Blutzuckers bei Belastung.** Die Freisetzung von Glucose aus Glykogen in der Muskulatur wird durch Adrenalin stimuliert. Im Muskel wird über cAMP-vermittelte Prozesse die Glykogensynthese gehemmt und der Glykogenabbau aktiviert. Es entsteht Glucose-6-Phosphat, welches in der Glykolyse abgebaut wird. Bei hoher Belastungsintensität und langedauernden Belastungen, sowie nach Erschöpfung der muskulären Glykogenspeicher wird Glucose aus dem Blut aufgenommen und in der Glykolyse abgebaut. Die Aufnahme von Kohlenhydraten in fester Form oder mit Sportgetränken während einer Belastung unterstützt die Versorgung.

Der erhöhte Glucoseverbrauch am Beginn einer Belastung kann zu einem Abfall des Blutzuckerspiegels führen (Hypoglykämie). Adrenalin und Glucagon stimulieren die Glucosebildung aus Glykogen bzw. durch Glukoneogenese in der Leber, wodurch der Blutzuckerspiegel wieder ansteigt. Eine Glukosefreisetzung aus nicht arbeitender Muskulatur ist nicht möglich.

▶ **Lipolyse.** Fette werden im Fettgewebe aber auch in der Muskulatur gespeichert. Adrenalin stimuliert die Spaltung der Triglyceride (Lipolyse) durch cAMP-abhängige Aktivierung der **Triacyl-**, **Diacyl-** und **Monoacyl-Lipasen**. Allerdings läuft dieser Mechanismus nur langsam an. Ausdauertraining steigert die Expression der Lipasen in der Muskulatur, sodass eine höhere Aktivität der Fettverbrennung erreicht werden kann.

Zusammenfassung Kap. 16.3 u. 16.4

Muskelaufbau und Energiebereitstellung

Der Skelettmuskel hat eine enorme **Anpassungsfähigkeit** an körperliche Belastung, indem die Energiebereitstellung und Leistungsfähigkeit durch belastungsbedingte Änderung der Genexpression verändert wird. Dies führt zur vermehrten Ausbildung von **aeroben Typ-I-** oder **anaeroben Typ-II-Muskelfasern** und zur **Hypertrophie**. Je nach Belastungsform kann sich dabei der Anteil von Typ-I- (Ausdauer) und Typ-II-Fasern (Schnellkraft) in einem Muskel ändern. Die belastungsbedingte Erhöhung der zellulären Calciumkonzentration, eine Zunahme der Konzentration von Adenosin-Monophosphat, die Freisetzung des muskulären Wachstumsfaktors MGF, des Wachstumshormons und anderer Hormone regeln diese Veränderungen. Ein Wegfallen dieser Stimuli durch Inaktivität und im Alter führt daher zur Atrophie und zum Verlust von Muskelkraft.

In Leber, Fettgewebe und Muskulatur sind **Energieträger** gespeichert, die bei Muskelarbeit unter dem Einfluss von Stresshormonen abgebaut und zur **ATP-Produktion** verwendet werden. Resorption von Kohlenhydraten im Dünndarm unterstützt die Versorgung.

Am Beginn jeder Belastung erfolgt die Energiebereitstellung anaerob aus **Kreatinphosphat** (alactazid) und **Glykolyse** (lactazid), solange die O_2-Versorgung noch nicht ausreicht (**O_2-Defizit**). Länger dauernde Belastungen werden durch **aeroben** Kohlenhydrat- und Fettstoffwechsel abgedeckt. Bei niedriger Belastungsintensität von langer Dauer wird ATP vorwiegend aus dem Fettstoffwechsel gebildet.

Hohe Belastungsintensitäten erfordern zusätzlich den **Kohlenhydratstoffwechsel**. Dieser erfolgt **aerob**, bei sehr hoher Intensität aber auch **anaerob**.

Den Anteil an Fetten und Kohlenhydraten an der Energiebereitstellung kann mit Hilfe des **kalorischen Äquivalents** aus dem Sauerstoffverbrauch und dem RQ berechnet werden.

16.5 Atmung bei Belastung

16.5.1 Lungenvolumina und Ventilation

▶ **Statische Lungenvolumina.** Bei Weltklasse-Schwimmer*innen und -Ruderer*innen wurden die größten Werte der Total- und Vitalkapazität gemessen. Dies weist darauf hin, dass eine **große Gasaustauschfläche** für das Erreichen einer hohen aeroben Leistungsfähigkeit förderlich ist. Bei Sportler*innen mit großer Körper- bzw. Muskelmasse findet man hingegen häufig Werte, die unter den Normwerten liegen. Gute Marathonläufer*innen unterscheiden sich in ihren Lungenvolumina nicht von untrainierten Kontrollpersonen.

Die **relative Sekundenkapazität** (FEV_1) (S. 365) ist bei Athleten meist höher als bei Normalpersonen. Ursache ist eine Kräftigung der **Atemmuskulatur** durch die höhere Ventilation während des Trainings. Auch das Einatmen wird durch die kräftigere Atemmuskulatur beschleunigt. Besonders ausgeprägt ist dies bei Schwimmer*innen und Taucher*innen, die gegen den Wasserdruck auf den Thorax einatmen müssen.

▶ **Ventilation bei Belastung.** Die Atmung wird mit dem Beginn einer Belastung so lange gesteigert, bis ein der Belastungsintensität entsprechender Steady State erreicht wird. Bei intensiver Belastung wird die Ventilation bis nahe an den Atemgrenzwert erhöht (maximale spontane, freiwillige Ventilation). Dabei wird zuerst das Atemzugvolumen (VT) unter teilweiser Ausschöpfung des inspiratorischen und exspiratorischen Reservevolumens gesteigert (▶ Abb. 16.7). Dies wiederum erhöht den Anteil der alveolären Ventilation an der Gesamtventilation von etwa 50–60 % bei Ruheatmung auf über 90 % bei intensiver Belastung. Bei einem weiteren Anstieg der Belastungsintensität steigt außerdem die Atemfrequenz.

Auch bei maximaler Belastung besteht noch eine **Atemreserve.** Dies ist die Differenz zwischen Atemgrenzwert und der erreichten Ventilation. Spitzenathlet*innen kommen bei maximaler Belastung sehr nahe an den Atemgrenzwert (S. 366) heran.

Die Ventilation steigt in **zwei Phasen** an:

- Der erste, schnelle Anstieg kommt durch Mitinnervation und zentrale Stimuli aus dem **Motorcortex** auf das Inspirationszentrum zustande. Signale aus den **Propriorezeptoren** der arbeitenden Muskulatur und der Gelenke tragen dazu bei. Diese erste Phase der Atemstimulation ist unabhängig von chemischen Reizen.
- Die zweite, langsamere Steigerung der Ventilation wird durch die **Temperaturerhöhung** und **chemische Signale** aus dem arteriellen Blut ausgelöst. Dazu gehört ein Anstieg des CO_2 im Blut (Hyperkapnie) durch den Muskelstoffwechsel, welcher auch zu einer Azidifizierung führt. Die Atmung wird so lange gesteigert, bis das vermehrt gebildete CO_2 abgeatmet und die Azidose kompensiert sind. Diese Phase der Atmung wird durch Aktivierung der zentralen Chemorezeptoren ausgelöst. Besonders deutlich ausgeprägt ist dies bei intensiven Belastungen. Dann reicht die O_2-Versorgung der arbeitenden Muskulatur nicht aus um den ATP-Bedarf aerob abzudecken und anaerobe Glykolyse wird zugeschaltet, die Lactatkonzentration im Blut steigt an. Die Lactatazidose wird durch Bicarbonat abgepuffert und das so ent-

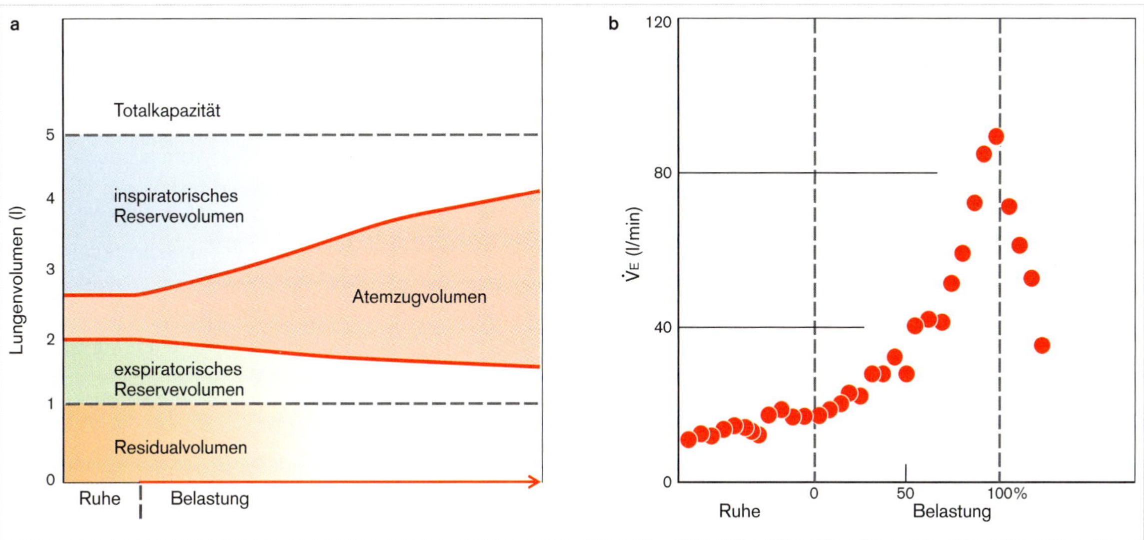

Abb. 16.7 Atmung bei Belastung.
a Erhöhung des Atemzugvolumens auf Kosten des inspiratorischen und exspiratorischen Reservevolumens.
b Ventilation während und nach einer Belastung.

standene CO_2 wirkt als zusätzlicher Atemstimulus auf die zentralen Chemorezeptoren (siehe auch ▸ Abb. 16.14).

▸ **Sauerstoffverbrauch.** Bei längeren Belastungen erfolgt die Energiegewinnung aerob. Entsprechend steigt neben dem Verbrauch an Energiesubstraten auch der Verbrauch von Sauerstoff ($\dot{V}_{O_2}$) an. Im submaximalen Bereich erfolgt die **Steigerung des Sauerstoffverbrauchs** linear zum Anstieg der Belastungsintensität **um ca. 10 ml O_2 je Watt** (▸ Abb. 16.8). Dieser Wert gilt für Trainierte und Untrainierte. Der O_2-Verbrauch erreicht bei weiterer Steigerung knapp vor Erreichen der maximalen Belastungsintensität ein Plateau. Es zeigt das Erreichen des maximalen O_2-Verbrauchs ($\dot{V}_{O_2max}$) an. Dieser Wert ist ein Maß für die aerobe Kapazität. Wird bei einem Ausbelastungstest kein Plateau erreicht, so spricht man vom $\dot{V}_{O_2peak}$, dem höchsten erreichten $\dot{V}_{O_2}$.

▸ **Kohlendioxidproduktion.** Bei der aeroben Energiegewinnung entsteht CO_2 ($\dot{V}_{CO2}$), welches abgeatmet werden muss um eine Ansäuerung im Muskel und im Blut zu verhindern. Mit einer Steigerung der Belastungsintensität steigt daher auch die CO_2-Produktion in der Muskulatur an. Bei hoher Belastungsintensität entsteht neben CO_2 auch Lactat aus anaerober Glykolyse. Das durch die Pufferung gebildete CO_2 muss ebenfalls abgeatmet werden. Daher steigt bei hohen Belastungsintensitäten (S. 738) die CO_2-Produktion überproportional an.

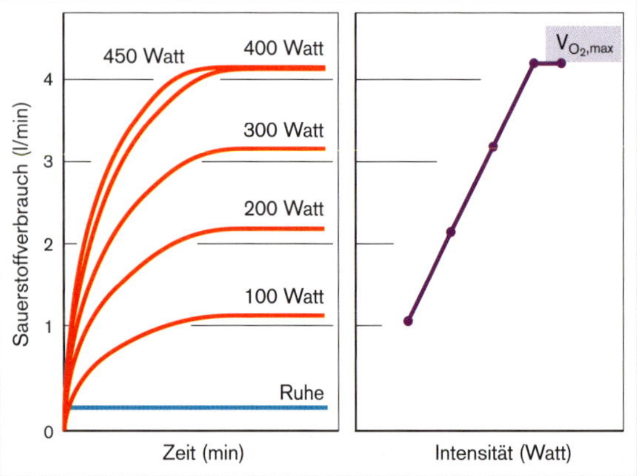

Abb. 16.8 Zunahme des Sauerstoffverbrauchs bei Belastung. Mit Zunahme der Belastungsintensität steigt der Sauerstoffverbrauch vorerst linear um ca. 10 ml/min je Watt an. Nahe dem Belastungsmaximum kann die Belastung noch etwas gesteigert werden ohne dass der Sauerstoffverbrauch weiter steigt; die maximale Sauerstoffaufnahme $\dot{V}_{O_2max}$ ist erreicht.

16.5.2 Limitiert die Atmung die Belastbarkeit?

▸ **Dyspnoe.** Die Atemmuskulatur wird mit zunehmender Belastung der Skelettmuskulatur ebenfalls mehr belastet. Durch eine gesteigerte Ventilation steigt daher der Sauerstoffverbrauch der Atemmuskulatur. In Ruhe beträgt der Anteil nur etwa 2 % des gesamten Sauerstoffverbrauchs. Bei Belastung steigt er auf über 10 % an. Es fließen dann mehr als 15 % des Herzzeitvolumens in das Zwerchfell und die Interkostalmuskulatur.

Eine hohe Atemaktivität kann nur für kurze Zeit aufrechterhalten werden, weil die Atemmuskulatur durch Übersäuerung sehr rasch ermüdet. Daraus kann sich eine **Atemnot** (Dyspnoe) entwickeln. Belastungsdyspnoe wird meist bei untrainierten Menschen und Personen beobachtet, die sich über ihre Verhältnisse belasten. Sie wird durch einen starken Atemantrieb durch zentrale Stimuli (CO_2, H^+ und Temperaturerhöhung) ausgelöst, dem die Atemmuskulatur nicht folgen kann. Mit der Ermüdung durch die Überbelastung steigt auch der Atemantrieb weiter an und es kommt zu einer **Erschöpfung der Atemmuskulatur**, die dann einen Belastungsabbruch auslösen kann.

▸ **Belastungsinduzierte Hypoxämie.** Bei Hochtrainierten wird selbst in Normoxie während sehr intensiver Belastung häufig eine **Abnahme der arteriellen Sauerstoffsättigung** auf Werte unter 85 % beobachtet. Dadurch ist die im arteriellen Blut enthaltene Sauerstoffmenge verringert. Eine Ursache ist die starke Erhöhung des Herzzeitvolumens. Dadurch steigt die Strömungsgeschwindigkeit in den Blutkapillaren der Alveolen an, die Kontaktzeit der Erythrozyten wird verkürzt, der **Gasaustausch zwischen Alveolen und dem** Kapillarblut (S. 338) ist unvollständig, und die arterielle O_2-Sättigung des Hämoglobins ist vermindert.

Dieser Effekt kann durch eine belastungsinduzierte Azidose, Hyperkapnie und Temperaturerhöhung noch verstärkt werden, denn diese verringern die O_2-Bindungsfähigkeit des **Hämoglobins** (S. 731), was die Beladung des Hämoglobins mit Sauerstoff erschwert, erkennbar an einer Verschiebung der **O_2-Bindungskurve** nach rechts. Durch beide Effekte zusammen, eingeschränkte Diffusion und Abnahme der Hb-O_2-Affinität, kann die arterielle Sauerstoffsättigung bei hoher Belastungsintensität um bis zu 10 % abnehmen.

Lungenödem

Die Hypoxämie bei Belastung kann durch die Bildung eines interstitiellen oder sogar alveolären Lungenödems noch verstärkt werden. Das erhöhte Herzzeitvolumen und der Anstieg des Blutdrucks (Verdoppelung des pulmonalarteriellen Drucks bereits bei mittlerer Belastungsintensität) in den alveolären Kapillaren kann eine **Erhöhung der Permeabilität** des Kapillarendothels und einen Flüssigkeitsaustritt (Erhöhung des effektiven Filtrationsdrucks) bewirken. Dadurch wird die Diffusion für Sauerstoff erschwert. Beim Menschen können längere (>45 min), intensive Ausdauerbelastungen zur Ödembildung führen. Kurze Maximalbelastung und lang dauernde Belastungen niedriger Intensität lösen kein Lungenödem aus.

Belastungsinduziertes Asthma

Belastung stimuliert die Ventilation und führt zu einer Dilatation der Atemwege durch den Sympathikus. Die hohe Ventilation kann aber zum **Austrocknen des Atemwegsepithels** führen, besonders beim Atmen trockener, kalter Luft (z. B. beim Skilanglauf oder Jogging im Winter). Dadurch kommt es zu **Flüssigkeitsverschiebungen** aus tieferliegenden Geweben an die Atemwegsoberfläche. Austrocknung und Zellvolumenveränderungen aktivieren die **Degranulation von Mastzellen** und eine Ausschüttung von proinflammatorischen **Zytokinen** und **Histamin**. Diese bewirken eine Konstriktion der glatten Muskulatur der Atemwege, was den Atemwiderstand erhöht (**belastungsinduziertes Asthma**). Allergene in der Einatmungsluft können diesen Effekt verstärken. Die **Bronchokonstriktion** erschwert hauptsächlich die Ausatmung. Das Lungenvolumen am Ende der Ausatmung wird erhöht und beeinträchtigt die Ventilation, was als Belastungsdyspnoe empfunden wird. Inhalation von **β2-Agonisten** führt innerhalb von etwa 10 min zur Bronchodilatation und weitgehenden Normalisierung der Atmung (β2-Agonisten sind Dopingmittel!).

16.6 Kreislaufregulation bei Belastung

16.6.1 Steigerung des Herzzeitvolumens bei Belastung

Antransport von O_2 und Substraten und der Abtransport von Metaboliten und Wärme aus dem arbeitenden Muskel erfordern eine Steigerung des **Herzzeitvolumens** (HZV) und eine verstärkte Durchblutung der arbeitenden Muskulatur. Dadurch steigt das HZV linear mit der Belastungsintensität bis auf ca. das 5-fache des HZV in Ruhe an und kann Werte über 30 Liter/min erreichen. Trainierte erreichen dabei ein höheres maximales HZV als Untrainierte. Die Werte des maximalen HZV für Untrainierte und Trainierte liegen aber auf einer Geraden, was auf eine direkte Beziehung zwischen Belastungsintensität und der benötigten Menge an Sauerstoff und Substraten des Energiestoffwechsels hinweist. Die Steigerung des HZV wird durch eine Erhöhung des **Schlagvolumens** und eine Erhöhung der **Herzfrequenz** erreicht. Die Änderung von Herzfrequenz, Schlagvolumen und Herzminutenvolumen mit zunehmender Belastungsintensität ist in Abb. 6.48 (S. 271) dargestellt. Es sei an dieser Stelle auch darauf hingewiesen, dass das maximal erreichbare HZV die maximale Sauerstoffaufnahme in der Lunge begrenzt.

▸ **Herzfrequenz.** Die Ruheherzfrequenz beträgt beim Untrainierten etwa 60–85 Schläge pro Minute. Beim Ausdauertrainierten kann der Ruhepuls bis unter 40 min^{-1} absinken. Ursachen sind ein erhöhter **Parasympathikus-Tonus** und ein erhöhtes **Schlagvolumen**.

Die Herzfrequenz steigt proportional zur Belastungsintensität an. Ihr Anstieg zu Beginn einer dynamischen Belastung wird über Afferenzen aus der arbeitenden Muskulatur ausgelöst. Die Herzfrequenz erreicht bei submaximaler Belastung konstanter Intensität innerhalb weniger Minuten ein Steady State. Während lange dauernder Belastung mit konstanter Intensität steigt die Herzfrequenz mit der Zeit an.

Die **maximale Herzfrequenz** ist hauptsächlich vom Alter abhängig. Sie lässt sich mit der Formel

$$HF_{max} = 220 - \text{Alter (Alter in Jahren)}$$

abschätzen. Allerdings unterliegt die maximale Herzfrequenz einer großen interindividuellen Streuung. Der berechnete Wert kann um bis zu 10 % vom tatsächlichen Maximum abweichen und ist daher zur Trainingssteuerung nicht geeignet. Eine genaue Bestimmung der maximalen Herzfrequenz ist nur in einem ergometrischen Ausbelastungstest (S. 737) möglich.

▸ **Schlagvolumen.** Bei Belastung steigt das Schlagvolumen schnell an, es erreicht sein Maximum bereits bei etwa 50 % der maximalen Belastbarkeit. Die Steigerung kommt durch eine geringfügige Abnahme des endsystolischen Volumens bei einer deutlichen Zunahme des enddiastolischen Volumens zustande. Es kommt also zu einer **verstärkten Füllung** (Frank-Starling-Mechanismus) (S. 188) als Folge der **Vasokonstriktion** in inaktiven Arealen des

Körpers durch die Sympathikus-Aktivierung. Auch ein gesteigerter **venöser Rückstrom** durch die Muskelpumpe während der Muskelkontraktion und eine erhöhte **Saug-/Druckwirkung** der Atmung bei hoher Ventilation tragen zur Füllung bei. Das endsystolische Volumen nimmt bis zum Belastungsmaximum durch eine **Steigerung der Kontraktilität** (Sympathikus-Effekt) weiter ab. Dieser Vorgang wird durch die Abnahme des **peripheren Widerstands** durch Vasodilatation in peripheren Arteriolen unterstützt, da der linke Ventrikel gegen einen geringeren Widerstand pumpen muss. Eine sehr hohe Herzfrequenz (> 180 min^{-1}) bei hoher Belastungsintensität verkürzt jedoch die Ventrikel-Diastole und damit die Füllungszeit, wodurch das Schlagvolumen wieder etwas kleiner werden kann.

Mit Fortdauer der Belastung sinkt das Schlagvolumen ab (bis etwa 15 % pro Stunde). Dies kann mit **mangelnder Flüssigkeitszufuhr** und einer Vasodilatation der Blutgefäße in der Haut zur Thermoregulation zusammenhängen, weil dadurch der venöse Rückstrom vermindert ist. Zur Kompensation steigt die Herzfrequenz.

▸ **Blutdruck.** Während Belastung steigt der systolische Blutdruck an. Dieser **Druckanstieg** kommt hauptsächlich durch das **erhöhte Herzzeitvolumen** zustande. Er kann bei Pressatmung durch das Ansteigen des intrathorakalen Drucks noch erhöht werden. Bei **dynamischen Belastungen** misst man initial einen raschen Anstieg des **systolischen Blutdrucks** durch die Steigerung des Herzzeitvolumens. Mit Fortdauer der Belastung steigt der Druck nur wenig weiter. Die maximalen systolischen Blutdruckwerte liegen bei dynamischer Belastung selbst bei hoher Intensität unter den bei isometrischer Belastung gemessenen Werten. Bei **isometrischer Belastung** großer Muskelgruppen (z. B. Beinpresse) steigt der Druck durch eine Erhöhung des peripheren Widerstands an, da die Blutgefäße im kontrahierenden Muskel abgedrückt werden. Der Anstieg des Drucks hängt damit direkt von der **Belastungsintensität** und der **Masse** der arbeitenden Muskulatur ab. Es können systolische Druckspitzen von über 300 mmHg erreicht werden. Im Gegensatz dazu öffnet sich das Gefäßbett bei dynamischer Belastung zwischen den einzelnen Kontraktionen, was den peripheren Widerstand senkt. Dadurch steigt auch der diastolische Blutdruck bei dynamischer Belastung nicht an. Bei hoher Belastungsintensität kann er durch eine periphere Vasodilatation (durch lokal-metabolische Mechanismen) sogar absinken.

Isometrische Belastung, und vor allem eine Überbelastung, können wegen des großen Anstiegs des Blutdrucks ein Risiko für Menschen mit **Herz-Kreislauf-Erkrankungen** darstellen. Eine rhythmische, dynamische Ausdauerbelastung ist für diese Personengruppe wesentlich schonender und ungefährlicher.

Interessanterweise ist der Anstieg des systolischen Drucks bei Armarbeit stärker ausgeprägt als bei Beinarbeit gleicher Intensität (relativ zur $\dot{V}_{O_2max}$). Auch der diastolische Druck ist bei Armarbeit über den Ruhewert erhöht, bei Beinarbeit eher vermindert. Wahrscheinlich erzeugt das kleinere Gefäßbett der kleineren Muskelmasse der Arme einen höheren Strömungswiderstand als das der großen Muskelmasse der Beine. Deshalb sind Walking, Joggen und Radfahren für Menschen mit Herz-Kreislauf-Erkrankungen schonender als Krafttraining mit Hanteln oder Arbeit nur mit den Armen (z. B. Schaufeln), insbesondere nach oben (Hämmern).

Nach einer Belastung sinkt der Blutdruck häufig **unter den Ausgangswert** ab, und zwar weitestgehend unabhängig von der Belastungsintensität. Dieser Effekt hält bis zu 12 Stunden an. Ursache könnte eine Umverteilung und Einlagerung des Blutes in die inneren Organe, in die Muskulatur und eine Speicherung in den Venen durch Wegfall der Muskelpumpe sein. Dadurch sinken der venöse Rückstrom und das Schlagvolumen. Dieser blutdrucksenkende Effekt einer Belastung kann zur Druckentlastung des Kreislaufsystems ausgenutzt werden. Am günstigsten wären dafür über den ganzen Tag verteilte wiederholte kurze Belastungen.

▸ **Trainingseffekte.** Wie der Skelettmuskel, so hypertrophiert auch der Herzmuskel bei wiederholter, verstärkter Belastung. Beim **Sportlerherz** ist das enddiastolische Herzvolumen vergrößert. Kompensatorisch hypertrophiert auch das Ventrikelmyokard, was an einer moderaten Verdickung der Wand des linken Ventrikels und des Septums erkennbar ist. Dabei bleibt die Proportion zwischen Volumen und Wandstärke unverändert (exzentrische Hypertrophie). Betroffen ist hauptsächlich der **linke Ventrikel**, der bei Belastung einen hohen Druck entwickeln muss. Ein Sportlerherz findet man bei Ausdauersportler*innen (Läufer*innen, Skilangläufer*innen, Radfahrer*innen), während die Änderung von Volumen- und Wandstärke bei Kraftsportler*innen nur schwach ausgeprägt ist. Auch der rechte Ventrikel muss gegen einen erhöhten Druck arbeiten, da sich der pulmonal-arterielle Druck bei Belastung durch das hohe Schlagvolumen nahezu verdoppelt. Eine Hypertrophie des rechten Ventrikels durch Training ist radiologisch nachweisbar, allerdings ist die Wanddicke deutlich geringer als im linken Ventrikel. Eine überproportionale Zunahme der Wanddicke beider Ventrikel relativ zum enddiastolischen Volumen (konzentrische Hypertrophie) findet man beim Doping mit androgenen Steroiden.

Folge des erhöhten Herzvolumens ist ein **höheres Schlagvolumen** bei Trainierten nicht nur in Ruhe, sondern bei allen Belastungsintensitäten. So beträgt das Schlagvolumen bei Untrainierten in Ruhe etwa 70 ml, bei Ausdauertrainierten etwa 100 ml. Bei maximaler Belastung steigt es bei Untrainierten auf etwa 90 ml an, bei Trainierten auf etwa 160 ml. Diese trainingsbedingte Erhöhung des Schlagvolumens in Ruhe und bei Belastung kommt durch eine Erhöhung des enddiastolischen Volumens zustande. Die durch die Hypertrophie erhöhte Herzkraft erlaubt eine höhere Ejektionsfraktion.

16.6.2 Die Verteilung des Herzzeitvolumens

Im Vergleich zu Ruhebedingungen ändert sich die Organdurchblutung zugunsten der arbeitenden Muskulatur durch eine Vasokonstriktion in inaktiven Organen. ▸ Tab. 16.4. fasst diese Änderungen zusammen und zeigt den absoluten **Blutfluss in einzelne Organsysteme** sowie den relativen Anteil am Herzminutenvolumen in Ruhe und bei maximaler Belastung. Aus der Tabelle kann man entnehmen, dass die Durchblutung des Herzmuskels proportional mit der Belastungsintensität ansteigt. Dabei erfolgt die Dilatation der Koronararterien durch Adrenalin über β_2-Rezeptoren. Auch bei maximaler Belastung ist die Durchblutung des Gehirns nicht eingeschränkt. Die Nierendurchblutung wird vermindert, um einen Flüssigkeitsverlust zu verhindern.

▸ **Muskeldurchblutung.** Die Durchblutung der arbeitenden Muskulatur wird durch die relative Abnahme des Blutflusses in inaktiven Geweben durch die Aktivierung des Sympathikus und durch Vasodilatation in den Arteriolen der arbeitenden Muskulatur durch **lokal-metabolische Mechanismen** (s. Regulation der Durchblutung) (S. 259) gesteigert. Diese Vasodilatation wird vorwiegend durch folgende Signale ausgelöst:

- Abfall des P_{O_2} im Muskel durch den erhöhten aeroben Stoffwechsel, eventuell verstärkt durch die Abnahme der arteriellen SO_2 bei intensiver Belastung,
- Azidose durch die vermehrte CO_2-Bildung im aeroben Muskelstoffwechsel,
- Lactatazidose bei intensiver Belastung, wenn der Anteil der aeroben Energiegewinnung hoch ist und Lactat nicht schnell genug abtransportiert und abgebaut werden kann,
- lokale Freisetzung von Adenosin, ATP und NO durch den erhöhten Scherstress am Gefäßendothel ausgelöst durch die Steigerung des Blutflusses
- Anstieg der extrazellulären K^+ Konzentration, da u. U. die Kapazität der Na^+/K^+-ATPase nicht ausreicht, alles K^+ in der Regenerationsphase nach einem Aktionspotential vollständig in die umliegenden Zellen zu transportieren.

▸ **Durchblutung der Verdauungsorgane.** Der Blutfluss zu den Verdauungsorganen kann bei Belastung stark variieren. Die Leberdurchblutung kann wegen der Verarbeitung des anfallenden Lactats zur Glukoneogenese bzw. wegen der Glucose Freisetzung aus Glykogen erhöht sein. Die Durchblutung von Magen und Dünndarm hängt von der Zufuhr von Flüssigkeit und Energieträgern während der Belastung und der Belastungsintensität ab. Ohne Nahrungszufuhr kommt es bei intensiver Belastung eher zu einer Abnahme der Durchblutung des Verdauungstrakts.

Tab. 16.4 Verteilung des Herzzeitvolumens (HZV) auf einzelne Organsysteme in Ruhe und bei akuter maximaler Belastung in l/min und in Prozent des Herzzeitvolumens.

HZV	Ruhe 5 l/min	Maximum 25 l/min	Ruhe 100 %	Maximum 100 %
	l/min	l/min	%HZV	%HZV
Skelettmuskel	0,90	21,0	18	84
Herzmuskel	0,20	1,2	4	4,8
Magen/Darm/Leber	1,25	0,5	25	2,0
Haut	0,30	0,3	6	1,2
Gehirn	0,70	1,0	14	4,0
Niere	1,00	0,5	20	2,0
Fettgewebe	0,20	0,3	4	1,2
Andere	0,45	0,2	9	0,8

Aufnahme von größeren Mengen an Nahrung in den Stunden vor und während einer Belastung führt zu einem geringeren Anstieg der Muskeldurchblutung, da jetzt ein höherer Anteil des Herzminutenvolumens (bis zu 25 %) in den Verdauungstrakt umgeleitet wird. Dies kann die Leistungsfähigkeit beeinträchtigen. Es besteht also auch bei Belastung eine „Kompetition" zwischen den einzelnen Organen um die Anteile am Herzminutenvolumen, da die Durchblutung aller Organe von deren Aktivität, also deren O_2-Bedarf abhängt.

▸ **Hautdurchblutung.** Die Hautdurchblutung bei Belastung ist variabel. Bei lange dauernden Belastungen niedriger und mittlerer Intensität nimmt die Hautdurchblutung zu um die zusätzlich entstandene Wärme abzuführen. Bei kurzen, intensiven Belastungen kann die Hautdurchblutung jedoch durch eine Sympathikus vermittelte Vasokonstriktion vermindert sein, um einen maximalen Blutfluss in die arbeitende Muskulatur zu ermöglichen. In diesem Fall erfolgt die Steigerung der Hautdurchblutung zur Thermoregulation nach Belastungsende.

Zusammenfassung Kap. 16.5 u. 16.6

Atmungs- und Kreislaufregulation bei Belastung

Körperliche Belastung erhöht die Ventilation durch **Vergrößerung des Atemzugvolumens** (Ausschöpfung des inspiratorischen und exspiratorischen Reservevolumens) und **Steigerung der Atemfrequenz.**

Da die Atemmuskulatur rasch ermüdet, kann eine sehr hohe Ventilation nur für kurze Zeit aufrechterhalten werden. Die Atmungssteigerung wird durch Sympathikus-Aktivierung und den **Anstieg von CO_2 und H^+** im Blut ausgelöst. Ein starker Atemantrieb kann zur Atemnot (**Belastungsdyspnoe**) und zu einer Abnahme der arteriellen O_2-Sättigung des Hämoglobins während der Belastung führen.

Austrocknen und Auskühlen der Atemwege bei starker Ventilation stimuliert in Mastzellen die Ausschüttung von Mediatoren, welche eine **Bronchokonstriktion** hervorrufen können (belastungsinduziertes Asthma). Dies ist an einer ausgeprägten Belastungsdyspnoe und einer Abnahme der FEV_1 erkennbar.

Bei körperlicher Belastung kann das **Herzzeitvolumen** Werte über 30 Liter/min erreichen. Der Anstieg kommt durch eine Erhöhung der **Herzfrequenz** und des **Schlagvolumens** zustande. Das erhöhte Herzzeitvolumen führt auch zu einem Anstieg des **systolischen Blutdrucks.** Dieser ist bei isometrischer Belastung höher als bei dynamischer, da während einer anhaltenden Muskelkontraktion die Blutgefäße im arbeitenden Muskel abgedrückt werden. Durch den Sauerstoffmangel und vermehrte Lactatbildung kommt es zu rascher Ermüdung.

Während der Belastung steigt die Muskeldurchblutung durch eine lokale Erhöhung des CO_2 und der H^+ Konzentration und eine Abnahme des P_{O_2} an (**lokal-metabolische Regelung**). Der Blutfluss in die arbeitende Muskulatur wird zusätzlich durch eine **Vasokonstriktion** in inaktiven Geweben wie z. B. dem Splanchnikusgebiet und inaktiver Skelettmuskulatur erhöht.

Die **Hautdurchblutung** ist am Belastungsbeginn durch eine Sympathikus-bedingte Vasokonstriktion herabgesetzt. Mit Fortdauer der Belastung und Zunahme der Intensität wird sie erhöht, um die im Muskel gebildete Wärme zur Kühlung an die Oberfläche zu transportieren.

16.7 Blut-/Plasmavolumen und Sauerstofftransport bei Belastung

Während Belastung und durch Training kommt es zu Änderungen der Zusammensetzung des Blutes, welche die O_2-Transportkapazität erhöhen und die zu einer Verbesserung der Fließeigenschaften führen. Die Anpassung betrifft das Plasmavolumen und die Menge und Funktion der Erythrozyten. So haben gut Ausdauertrainierte ein bis zu 25 % **höheres Blutvolumen**, was durch eine Zunahme des **Plasmavolumens** um fast 30 % und eine Zunahme der **Erythrozytenmass**e um etwa 20 % zustande kommt. Dieser disproportionale Anstieg des Plasmavolumens relativ zum gesamten Erythrozytenvolumen kann ein Absinken des Hämatokrit (Werte z. T. unter 40 %) (S. 284) bewirken, was auch als **„Sportanämie"** bezeichnet wird. Sportler*innen mit einem erhöhten Hämatokrit sind entweder dehydriert oder haben zu Maßnahmen gegriffen, welche die Erythrozytenmasse erhöhen (Doping) (S. 739).

▸ **Plasmavolumen.** Akute Belastung führt zu einer schnellen Abnahme des Plasmavolumens um bis zu 20 %. Ursache ist verstärkte Filtration aus den Blutkapillaren durch den erhöhten systolischen Blutdruck. Der Anstieg der Konzentration osmotisch wirksamer Stoffwechselmetaboliten (z. B. Lactat) im Interstitium der arbeitenden Muskulatur verstärkt diesen Effekt. Bei lange-dauernden Belastungen kommt ein Flüssigkeitsverlust durch die **Schweißproduktion** hinzu. Das verminderte Plasmavolumen löst hormonelle Regelmechanismen aus, die der Verminderung des Plasmavolumens entgegenwirken. So führt dieser Volumenverlust zu einer Verminderung des venösen Rückstroms, einer verminderten Vorhofdehnung und einer Hemmung der Freisetzung atrialen natriuretischen Peptids. Das verminderte Plasmavolumen verringert auch die Nierendurchblutung, stimuliert das Renin-Angiotensin-System und führt zu einer Steigerung der **Aldosteronsekretion.** So findet man schon während einer länger dauernden Belastung einen Anstieg des Aldosterons. Hemmung von ANP und Stimulierung des Aldosterons zusammen verstärken die **Flüssigkeitsretention** in der Niere und im Darm, die noch mehrere Stunden nach einer Belastung anhalten kann. Bei jeder Trainingseinheit wiederholt sich die Flüssigkeitsretention. Somit erhöht Training anhaltend das Plasmavolumen.

▸ **Erythrozytenmasse.** Die Abnahme des Plasmavolumens während einer intensiven Belastung führt zu einer **Hämokonzentration** erkennbar an einem Anstieg von Hämatokrit und der Hämoglobinkonzentration. Diese Hämo-Konzentration hat positive und negative Effekte. Positiv ist sicherlich die erhöhte **O_2-Transportkapazität**, da je Schlagvolumen eine größere Menge an Sauerstoff transportiert werden kann. Ein möglicher negativer Effekt ist eine erhöhte Herzarbeit durch die **erhöhte Viskosität**. Eine extreme Erhöhung des Hämatokrits kann die Mikrozirkulation beeinträchtigen und zu Durchblutungsstörungen in der Peripherie und im Gehirn führen.

Training, vor allem in Ausdauersportarten, stimuliert die **Erythropoese**. Dadurch werden die Masse der zirkulierenden Erythrozyten und die gesamte Menge des Hämoglobins erhöht. Diese Zunahme ist nur möglich, wenn die Versorgung mit Eisen ausreichend ist. Proportional mit der erhöhten Hämoglobinmenge steigt auch die im Blut enthaltene Menge an O_2. Dies begünstigt die O_2-Versorgung der arbeitenden Muskulatur, und schützt aber auch diejenigen Organe, die während Belastung weniger durchblutet werden vor Mangelversorgung. Wie in ▸ Abb. 16.9 dargestellt ist, korreliert die Zunahme der Erythrozyten- und Hämoglobinmasse mit dem Trainingsstatus und der maximalen Sauerstoffaufnahme.

Körperliche Belastung kann zu **intravasaler Hämolyse** führen, weil Erythrozyten während der Passage durch kontrahierende Muskeln mechanisch zerstört werden. Auch die Belastung der Fußsohlen beim Laufen, vor allem mit schlecht gedämpften Schuhen auf hartem Untergrund, oder der Druck auf die Handflächen z. B. beim Hanteltraining kann eine intravasale Hämolyse auslösen. Zerstört werden vorwiegend die „alten" Erythrozyten, sodass Trainierte eine jüngere Erythrozytenpopulation aufweisen als Untrainierte. Die Hämolyse ist an einer erhöhten Konzentration an freiem Hämoglobin im Plasma erkennbar.

▸ **Sauerstoffbindung an das Hämoglobin.** Akute Belastung und Training beeinflussen auch die Bindung von Sauerstoff an das Hämoglobin. Während akuter, intensiver Belastung führen Lactatazidose, Erhöhung der CO_2-Konzentration und Erhöhung der Temperatur im Kapil-

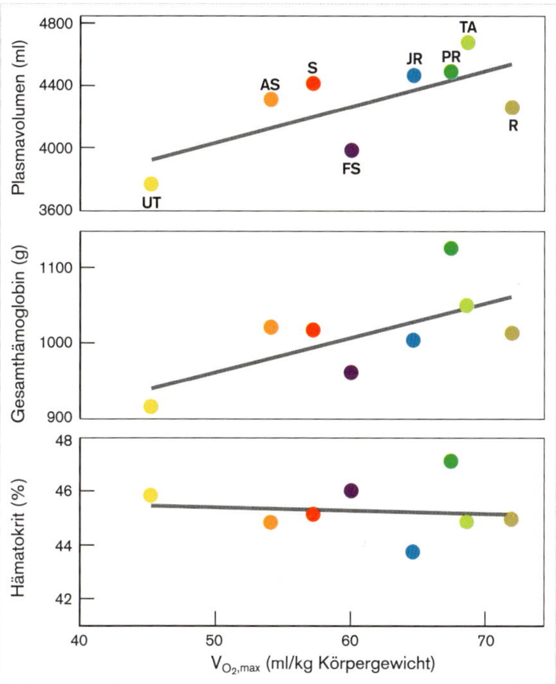

Abb. 16.9 Zusammenhang zwischen Hämatokrit, Erythrozytenmasse und Plasmavolumen und der maximalen Sauerstoffaufnahme als Maß für den Trainingszustand. Untersucht wurden 94 Athleten (8 alpine Skifahrer (AS), 11 Schwimmer (S), 9 Läufer (runners; R), 19 Triathleten (TA), 31 Junior-Radrennfahrer (JR), 16 professionelle Radrennfahrer (PR) sowie 12 Untrainierte (UT) und 25 Freizeitsportler (FS). Nachgezeichnet aus Heinicke et al. Int J Sports Med. 22/7:504–12 (2001).

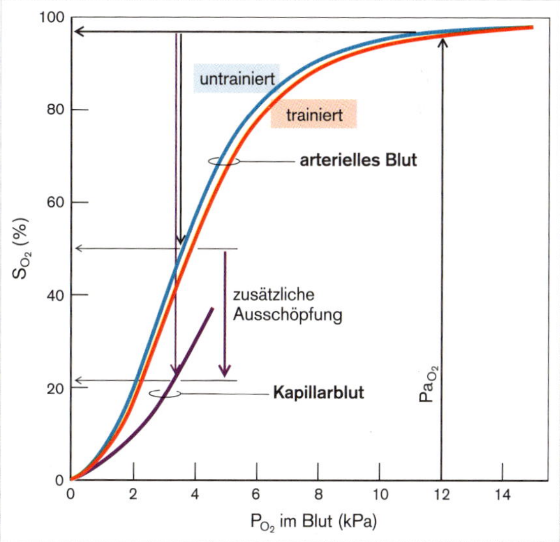

Abb. 16.10 Einflüsse von akuter Belastung und Training auf die O_2-Bindung an das Hämoglobin. O_2-Bindungskurve im Kapillarblut der arbeitenden Muskulatur (violett); die Rechtsverschiebung relativ zur blauen Kurve kommt durch die Temperaturerhöhung und die Ansäuerung zustande. Die Rechtsverschiebung der roten Kurve relativ zur blauen wird durch einen Anstieg des 2,3-BPG hervorgerufen. Pa_{O_2} = O_2-Partialdruck im arteriellen Blut.

larblut der arbeitenden Muskulatur zu einer Abnahme der **O_2-Affinität des Hämoglobins**, was an einer Rechtsverschiebung der Sauerstoffbindungskurve (S. 345) erkennbar ist (▶ Abb. 16.10). Diese führt zu einer Verbesserung der O_2-Abgabe vom Hämoglobin an die Muskelzellen, was deren O_2-Versorgung begünstigt.

In den Erythrozyten Trainierter wurden höhere Konzentrationen des Metaboliten **2,3-Bisphosphoglycerat** (2,3-BPG; 2,3-Diphosphoglycerat, 2,3-DPG) gefunden. Dies hängt möglicherweise mit dem geringeren Alter der Erythrozyten zusammen, da junge Erythrozyten mehr 2,3-BPG aufweisen. 2,3-BPG verringert die O_2-Bindungsfähigkeit des Hämoglobins. Das erhöhte 2,3-BPG führt durch eine Strukturänderung im Hämoglobinmolekül zu einer Änderung der Kooperativität zwischen den ααββ-Untereinheiten. Dadurch wird die O_2-Bindungskurve etwas steiler, sodass die Rechtsverschiebung der O_2-Bindungskurve die Bindung von O_2 an das Hämoglobin während der Passage durch die Lunge nur unwesentlich beeinträchtigt. Der Haupteffekt des 2,3-BPG besteht somit in einer **Verbesserung der O_2-Abgabe** an die Gewebe (▶ Abb. 16.10, rote Kurve).

Zusammenfassung Kap. 16.7

Blut-/Plasmavolumen und Sauerstofftransport bei Belastung

Akute Belastung führt zu einer **Abnahme des Plasmavolumes** durch Filtration in das Interstitium und durch einen Flüssigkeitsverlust durch Schweißproduktion. Dadurch wird der Hämatokrit erhöht und die O_2-Transportkapazität steigt an.

Training stimuliert die **Erythropoese** und erhöht die gesamte **Erythrozytenmasse**. Gleichzeitig führt jede Trainingseinheit zu einer Stimulierung des Renin-Angiotensin-Aldosteron-Systems, zu einer vermehrten Flüssigkeitsretention nach einer Belastung und damit zu einer Erhöhung des **Plamavolumens**. Somit kann Training trotz gesteigerter Erythropoese zu einer **Abnahme des Hämatokrits** führen.

Während akuter Belastung bewirken **Azidose** und **Temperaturerhöhung** eine **Abnahme der O_2-Affinität** des Hämoglobins, sodass O_2 besser an die arbeitende Muskulatur abgegeben wird. Allerdings kann dadurch die arterielle O_2-Sättigung abnehmen.

16.8 Thermoregulation und Flüssigkeitshaushalt

Verschiebungen der extrazellulären Flüssigkeit in verschiedene Kompartimente bzw. der Flüssigkeitsverlust durch Schweißproduktion beeinflussen nachhaltig die Thermoregulation und damit die Leistungsfähigkeit.

▶ **Thermoregulation bei Belastung.** Der erhöhte Energieumsatz bei Belastung führt zu einem Anstieg der Temperatur in der arbeitenden Muskulatur. Auch die **Körperkerntemperatur** steigt an, vor allem bei länger dauernder Belastung. Schon bei 50 % der maximalen Belastbarkeit ist sie um etwa 1 °C, bei 75 % um etwa 1,5 °C erhöht. Bei maximaler Belastung kann die Körperkerntemperatur Werte zwischen 39 °C und 40 °C erreichen. Die **Temperatur in der arbeitenden Muskulatur** ist noch um etwa 0,5 °C bis 1 °C höher. Bei Frauen ist die Körpertemperatur in der zweiten Zyklushälfte nicht nur in Ruhe, sondern auch während Belastung um ~0,5 °C höher als in der ersten Zyklushälfte.

Zur Kühlung bzw. zum Verhindern eines weiteren Temperaturanstiegs werden Hautdurchblutung und Schweißproduktion gesteigert. Die zur **Schweißbildung** nötige Flüssigkeit kommt vorwiegend aus dem Blutplasma und dem Interstitium. Dadurch nimmt das Extrazellulärvolumen ab. Je nach Umgebungstemperatur, Belastungsintensität und Belastungsdauer kann der Flüssigkeitsverlust

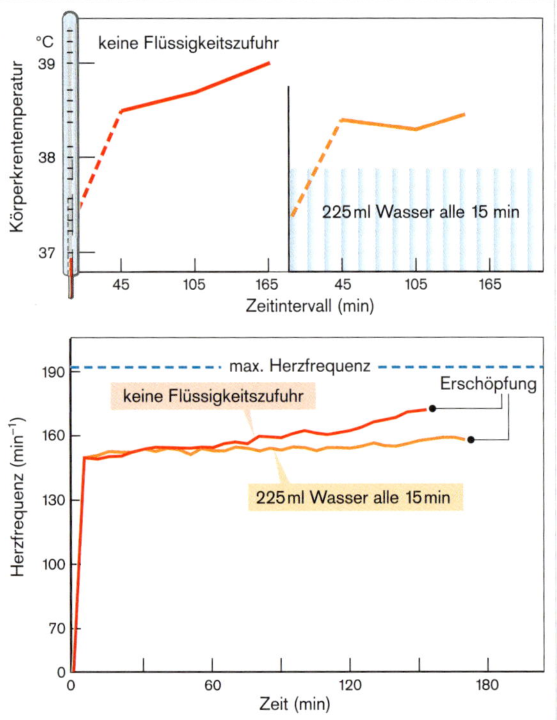

Abb. 16.11 Zunahme der Körperkerntemperatur und der Herzfrequenz während des Laufens auf einem Laufband bei 70 % der maximalen Belastbarkeit mit und ohne Trinken (nach [1]).

mehrere Liter betragen (s. u., Flüssigkeitshaushalt). Dieser Flüssigkeitsverlust beeinträchtigt sowohl die Leistungsfähigkeit als auch die Kapazität zur Thermoregulation. ▶ Abb. 16.11 zeigt, dass nach einem initialen Temperaturanstieg die Körpertemperatur auf dem erhöhten Niveau fast konstant gehalten werden kann, wenn die Flüssigkeitszufuhr während der Belastung ausreichend ist. Ohne Flüssigkeitszufuhr steigt sie weiter an. Im letzteren Fall steigt während der Belastung auch die Herzfrequenz verstärkt. Dies stellt einen Kompensationsmechanismus zur Aufrechterhaltung des Herzzeitvolumens dar, da der Flüssigkeitsverlust das Schlagvolumen vermindert.

Bei **Belastung in heißer Umgebung** (> 28 °C) steigt die Körpertemperatur stärker an als bei niedrigen Umgebungstemperaturen, vor allem, wenn durch eine hohe Luftfeuchtigkeit (> 70 %) die Kühlung durch Verdunsten von Schweiß einschränkt ist. Bei intensiver Belastung kann dann die Wärme nicht ausreichend abgeführt werden und es kommt zur **Hyperthermie**. Dadurch werden alle thermoregulatorisch wirksamen Mechanismen aktiviert. Es kommt zu einer massiven Steigerung der Hautdurchblutung (Hautrötung) und einer verstärkten Schweißproduktion. Ohne entsprechende Flüssigkeitszufuhr und Verminderung der Belastungsintensität kann die Dehydrierung so stark sein, dass das Herzzeitvolumen abnimmt. In der Folge sinkt die Hautdurchblutung und die Körperkerntemperatur steigt weiter an. Bei massiver Dehydrierung nimmt letztlich die Schweißproduktion ab. Ursache ist möglicherweise ein Wegfallen der zentralen Steuerung durch die hohe Temperatur. Ohne effektive Kühlung steigt die Körperkerntemperatur stark an und es kommt zum **Hitzschlag** (S. 618) (Kopfschmerzen, Übelkeit, Erbrechen, hypovolämischer Schock, Bewusstlosigkeit).

Während der Anpassung an heiße Klimate und durch regelmäßiges Training nimmt **die Zahl der Schweißdrüsen** zu. Damit kann bei entsprechender Hydrierung eine größere Schweißmenge pro Zeiteinheit gebildet werden, was die Thermoregulation begünstigt. Die Hautdurchblutung muss nicht so stark gesteigert werden. Die Herzfrequenz während Belastung steigt weniger stark an und ein größerer Anteil des Herzzeitvolumens fließt anstatt in die Haut in die Muskulatur (▶ Abb. 16.12).

▶ Flüssigkeitshaushalt bei Belastung. Der Flüssigkeitsverlust während Belastung erfordert eine **erhöhte Flüssigkeitszufuhr,** um eine Abnahme des Herzzeitvolumens zu verhindern und eine ausreichende Schweißproduktion

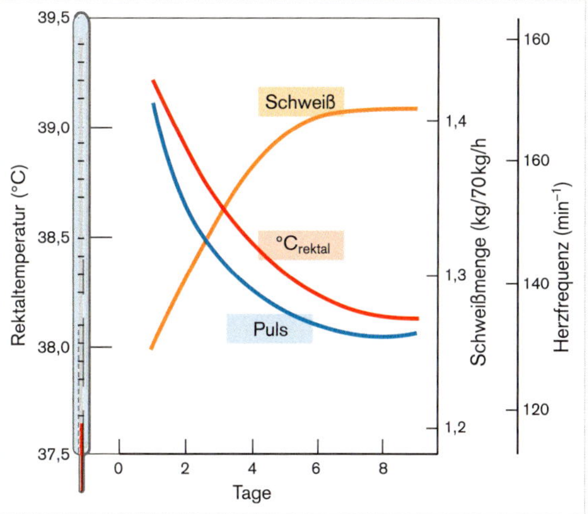

Abb. 16.12 Thermoregulation bei Belastung in großer Hitze. Wiederholte Belastung in großer Hitze steigert die Schweißproduktion. Dadurch steigt die Körperkerntemperatur während der Belastung nicht mehr so stark an und die Herzfrequenz während der Belastung nimmt ab.

zu ermöglichen. Mit dem Schweiß gehen auch wichtige Mineralien (z. B. Na^+, K^+, Cl^-, Mg^{2+}, Fe^{2+}) verloren. Es ist daher sinnvoll, den Sportgetränken Mineralien (und auch Energieträger) zuzusetzen.

Da es sofort bei Belastungsbeginn zu einem Flüssigkeitsverlust durch verstärkte Filtration von Plasmawasser in das Interstitium kommt, ist es wichtig, eine körperliche Belastung bereits gut hydriert zu beginnen. Die Menge der Flüssigkeit, die während Belastung zugeführt werden soll, richtet sich nach der Dauer der Belastung, der Menge verlorener Flüssigkeit und der Kapazität des Verdauungstrakts Wasser zu resorbieren. Während kurzen Belastungen ist daher keine Flüssigkeitszufuhr, bei lang-dauernden Belastungen ist Trinken wichtig. Bei starker Schweißproduktion während langer Belastungen kann es sein, dass die zur Kompensation des Flüssigkeitsverlusts benötigte Flüssigkeitsmenge die Kapazität zur Resorption im Verdauungstrakt übersteigt (es können nicht mehr als etwa 1–1,2 Liter Wasser je Stunde resorbiert werden). Dann wird ein Flüssigkeitsdefizit eingegangen.

Den Flüssigkeitsbedarf kann man anhand des Gewichtsverlustes während der Belastung bestimmen und danach die Trinkmengen richten. Aus praktischen Gründen soll diese Flüssigkeitsmenge auf kleine Portionen von maximal **200–250 ml je 15 min** aufgeteilt werden. Damit verhindert man ein Überfüllen des Magens und Dünndarms. Zufuhr von zu viel Flüssigkeit kann zur Gewichtszunahme führen. Zu einer Hyponatriämie kann es kommen, wenn zu viel Na-armes Wasser getrunken wird.

Wenn der Trinkflüssigkeit Mineralien (Na^+, K^+, Cl^-, Ca^{2+}, Mg^{2+}) und Energieträger (Kohlenhydrate) beigefügt werden, so ist darauf zu achten, dass deren Konzentration nicht zu hoch ist. Hypertone Lösungen beeinträchtigen die intestinale Resorption und fördern die Dehydrierung.

Zusammenfassung Kap. 16.8

Thermoregulation und Flüssigkeitshaushalt
Durch den niedrigen Wirkungsgrad (0 % bei isometrischer, bis ca. 25 % bei dynamischer Arbeit) steigt die **Wärmeproduktion** bei Belastung und die Körperkerntemperatur kann auf **über 39 °C** ansteigen. Die Thermoregulation erfolgt durch eine vermehrte **Schweißproduktion.** Während einer mehrstündigen Belastung kann man so mehrere Liter Wasser verlieren.

Der Flüssigkeitsmangel beeinträchtigt wiederum die Thermoregulation und vermindert die Leistungsfähigkeit. Daher soll bei länger dauernden Belastungen nach Bedarf (z. B. alle 15–20 min etwa 200 ml) Flüssigkeit getrunken werden.

16.9 Ernährung im Sport

Richtige Ernährung ist wichtig um das Körpergewicht konstant zu halten. Beim Sportler kommt noch hinzu, dass Energiespeicher aufgebaut werden müssen. Fette sind bei normaler Ernährung meist immer ausreichend vorhanden, sodass hauptsächlich auf das Anlegen von **Glykogenspeichern** geachtet werden muss. Ernährung während der Belastung soll ein Entleeren der endogenen Speicher verhindern. Die richtige Ernährung nach einer Belastung dient der schnellen Regeneration. Zusätzlich werden noch Vitamine, Mineralien und Spurenelemente benötigt. Die Quellen der Energieträger (pflanzlich, tierisch) spielen dabei keine Rolle. Wohl aber muss vor allem bei veganer Ernährung auf eine ausreichende Zufuhr von Vitaminen und Mineralstoffen, vor allem von Vitamin B_{12}, Eisen und Calcium, geachtet werden.

16.9.1 Ernährung im Alltag und vor, während sowie nach körperlicher Belastung

▸ **Ernährung im Alltag.** Um einem Muskelabbau und einem Mangel an Substraten des Energiestoffwechsels vorzubeugen, muss auf eine ausreichende Energiezufuhr geachtet werden. Daher richtet sich die aufgenommene Nahrungsmenge nach dem Energieverbrauch. Dieser ist an Tagen ohne besondere körperliche Belastung oder Training niedrig (je nach Körpergewicht 6000 bis 12 000 kJ pro Tag) und kann an Tagen mit starker körperlicher Belastung (Beruf, Sport) auf ein Vielfaches ansteigen.

Die **Ausdauerleistungsfähigkeit** korreliert direkt mit dem **Glykogengehalt** der Muskulatur (▸ Abb. 16.13). Daher ist es wichtig, dem Körper ausreichende Mengen an Kohlenhydraten zuzuführen. So wird empfohlen, etwa 60–65 % der benötigten Energie mit **Kohlenhydraten** und nur etwa 25 % mit **Fetten** abzudecken. Der Rest entfällt auf **Eiweiß**, welches für den Muskelaufbau benötigt wird (1 bis 1,5 g pro Tag pro kg Körpergewicht). Kraftsportler*innen benötigen etwas weniger Kohlenhydrate, aber dafür mehr Eiweiß (bis zu 2,5 g pro Tag pro kg Körpergewicht).

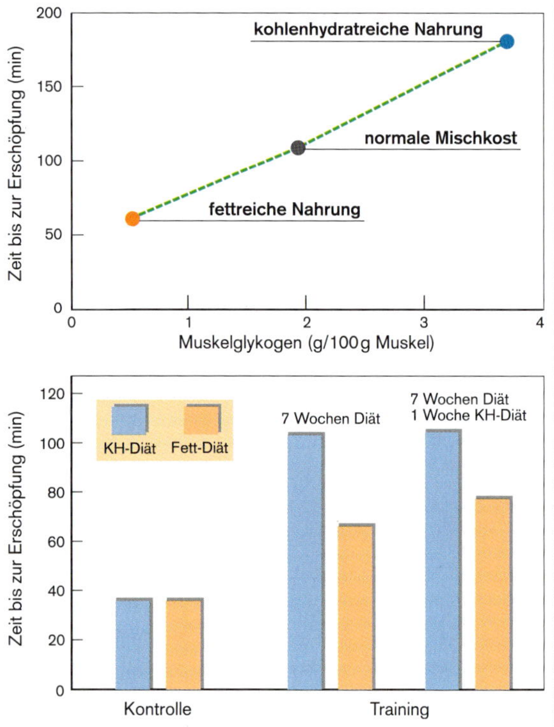

Abb. 16.13 Zusammenhang zwischen Muskelglykogen und aerober Belastbarkeit. Fettreiche Nahrung senkt, kohlenhydratreiche Nahrung erhöht den Glykogengehalt in der Muskulatur. Proportional zum Glykogengehalt ändert sich die Ausdauerleistungsfähigkeit. Durch Training bei fettreicher Nahrung wird die Ausdauerleistungsfähigkeit nicht so stark gesteigert wie bei kohlenhydratreicher Nahrung. Wenn nach der fettreichen Diät auf kohlenhydratreiche Nahrung umgestellt wird, so ist nach einer Woche noch keine deutliche Verbesserung der Leistungsfähigkeit zu sehen.

Die Einlagerung von Glykogen in die Arbeitsmuskulatur kann man durch gezielte Maßnahmen optimieren. So sind Glucoseaufnahme in die Muskulatur und Glykogenbildung nach einer Entleerung der Glykogenspeicher stimuliert. Bei entsprechender Kohlenhydratzufuhr können daher innerhalb von 2–3 Tagen nach intensivem Training bis zu 25 % mehr Glykogen in der Muskulatur eingelagert werden (**Superkompensation**). Ein noch höherer Muskelglykogengehalt kann erreicht werden, wenn in den ersten 2–3 Tagen nach einer intensiven Trainingseinheit die Nahrung einen hohen Fett- und Eiweißanteil hat und nur wenige Kohlenhydrate (z. B. 15 %) enthält. Wenn danach auf kohlenhydratreiche Nahrung umgestellt wird, so kann der Glykogengehalt der Muskulatur auf das Doppelte des Ausgangswertes gesteigert werden. Dies stellt aber eine eher unübliche Methode dar.

Eine fettreiche (> 60 % des Energiebedarfs), kohlenhydratarme (< 30 % des Energiebedarfs), kalorienreduzierte Diät (z. B. nach Atkins) wird häufig zur Gewichtsreduktion angewandt. Neben dem Gewichtsverlust kommt es allerdings zu einer starken Abnahme des Glykogengehalts der Muskulatur und einer verminderten Leistungsfähigkeit bzw. zu einem geringeren Trainingseffekt (▶ Abb. 16.13). Erst Wochen nach der Umstellung auf eine normale oder kohlenhydratreiche Ernährung werden Muskelglykogen und Leistungsfähigkeit wieder normalisiert.

▶ **Ernährung vor einer Belastung.** In den Stunden vor einer Trainingseinheit oder einem Wettkampf soll nur leichte, kohlenhydratreiche, aber ballaststoffarme Nahrung aufgenommen werden. Diese soll keine reine Glucose sondern **komplexe Kohlenhydrate** enthalten, weil diese durch den langsamen Abbau im Dünndarm eine Depot-Wirkung haben. Die Aufnahme reiner Glucose sollte ein bis zwei Stunden vor einer Belastung unbedingt vermieden werden. Glucose wird im Darm gut resorbiert, erhöht damit schnell den Blutzuckerspiegel und löst eine starke Insulinfreisetzung aus, die den Blutzucker rasch absenkt. Da am Belastungsbeginn durch das O_2-Defizit und das langsame Anlaufen des Fettstoffwechsels vermehrt Kohlenhydrate verbraucht werden, sinkt der Blutzucker noch weiter. Es kann sich eine Hypoglykämie entwickeln, welche die Versorgung des Muskels mit Glucose einschränkt und die Leistungsfähigkeit verringert.

▶ **Ernährung während einer Belastung.** Eine Energiezufuhr ist nur dann nötig, wenn die **Belastungsintensität hoch** ist und die Belastung **lange dauert** (z. B. bei Teilnehmenden der Tour de France). Es kann jetzt reine Glucose aufgenommen werden, da diese schnell resorbiert und dann sofort von der arbeitenden Muskulatur aufgenommen wird. Aber auch hier empfiehlt sich das Beimengen von komplexeren Kohlenhydraten, z. B. Maltodextrinen, um eine Depotwirkung zu erzielen. Fettzufuhr ist wegen der ohnehin großen Speicher nicht erforderlich und wegen der langsamen Verdauung auch nicht sinnvoll.

▶ **Ernährung nach einer Belastung.** Die verbrauchten Energiespeicher müssen wieder aufgefüllt werden. Glucoseaufnahme und Glykogenbildung in der Muskulatur sind nach einer Belastung stimuliert. Daher soll gleich nach dem Belastungsende mit der **Aufnahme von Kohlenhydraten** begonnen werden. Dazu sollten in der Zeit unmittelbar nach der Belastung Nahrungsmittel mit einem hohen glykämischen Index aufgenommen werden. Das sind Nahrungsmittel, welche den Blutzuckerspiegel schnell erhöhen (▶ Tab. 16.5). Später kann dann auf Nahrungsmittel mit niedrigerem glykämischen Index übergegangen werden.

Tab. 16.5 Nahrungsmittel mit unterschiedlichem glykämischen Index

Höhe des glykämischen Index	Nahrungsmittel
hoch	Glucose, Ahornsirup, Honig, Weißbrot, weißer Reis, Kartoffel, Rosinen, Bananen, gekochte Karotten
moderat	Vollkornbrot, Eierteigwaren, Roggenmehl, Orangen, Grapefruit
niedrig	Milchprodukte, Joghurt, Erdnüsse, Bohnen, Äpfel, Pfirsiche, Birnen

16.9.2 Körpergewicht und Sport

Körperliche Belastung erhöht den Energiebedarf. Wird die Energiezufuhr dem Verbrauch angepasst, so bleibt das Körpergewicht konstant. Es kommt daher zu keiner **Gewichtsreduktion**. Wenn man neu mit dem Training beginnt, ändert sich nicht das Körpergewicht, wohl aber die Zusammensetzung: Der Fettgehalt wird abnehmen, der Gewichtsverlust wird aber durch den Muskelaufbau kompensiert.

Zur Verringerung des Körpergewichts muss ein **Energiedefizit** eingegangen werden. Will man dies durch Sport erreichen, so ist der Aufwand sehr groß. Ein Energiedefizit von ~30 000–35 000 kJ pro Woche bewirkt eine Abnahme des Körpergewichts um ca. 1 kg. Wie im Beispiel in Kap. 16.4 (S. 721) gezeigt wurde, verbraucht eine 85 kg schwere Person in einer Stunde Joggen bei 12 km/h ~4 300 kJ. Dies würde bedeuten, dass diese Person bei normaler, nicht an die Belastung angeglichener Ernährung, jeden Tag 1 Stunde mit einem Tempo von 12 km/h joggen müsste, um in einer Woche ca. 1 kg abzunehmen.

Zur Gewichtsreduktion und Steigerung der Fettverbrennung werden häufig Belastungen mit niedriger Intensität vorgeschlagen. Das ist nicht sinnvoll, da bei niedriger Intensität zwar der prozentuale Anteil des Fettstoffwechsels an der Energiegewinnung höher ist als der der Kohlenhydrate. Allerdings ist der Energiebedarf insgesamt sehr niedrig, sodass auch nur wenig Fett abgebaut wird. Daraus ist zu erkennen, dass eine effektive Gewichtsreduktion nur möglich ist, wenn die Kalorienzufuhr verringert wird. Ausdauersport mit geringem Umfang und geringer Intensität kann das bestenfalls unterstützen. Nur Ausdauersport mit hoher Intensität (bei etwa 60 bis 80 % der maximalen Herzfrequenz und mit entsprechend langer Dauer und mehrmals pro Woche kann hier signifikant beitragen, solange auf das zur Gewichtsreduktion nötige Energiedefizit geachtet wird.

16.9.3 Ess-Störungen

Ein optimales Körpergewicht ist eine wesentliche Voraussetzung für die sportliche Leistungsfähigkeit. Für manche Sportarten ist ein hohes Gewicht (z. B. Defence im American Football), für andere ein geringes Gewicht (z. B. rhythmische Sportgymnastik, Skispringen, Ausdauersportarten wie Langstreckenlauf) von Vorteil. Aus taktischen Gründen wird manchmal das Körpergewicht verringert um in die nächst-niedrigere Gewichtsklasse zu gelangen (z. B. beim Judo oder Boxen), was wegen der größeren Muskelmasse relativ zum gesamten Körpergewicht einen Vorteil verschafft. Daher kommt es häufig vor, dass Athleten trotz des erhöhten Energiebedarfs ein Energiedefizit eingehen (und vor allem bis zur Gewichtsbestimmung weniger trinken).

Häufig ergeben sich aus diesen Anforderungen **stressbedingte Essstörungen** (*Anorexia nervosa, Bulimia nervosa*). Besonders betroffen davon sind Frauen in Ausdauer- und Erscheinungssportarten (z. B. rhythmische Sportgymnastik), in denen ein geringes Körpergewicht als vorteilhaft angesehen wird.

Eine negative Energiebilanz in Kombination mit der körperlichen Belastung im Training führt zu Störungen der zentralen Regelung des Menstruationszyklus und einer Abnahme von LH und FSH und des Östrogens. Schon nach wenigen Monaten kann es zu einer sekundären Amenorrhö (Ausbleiben der Menstruationsblutung) kommen. Langfristige Folgeerscheinungen sind Unfruchtbarkeit und eine **Abnahme der Knochendichte** (Osteoporose). Zu Letzterer kommt es, da ein Wegfall der Östrogene und eine verminderte Calciumaufnahme durch die Ess-Störungen die Ca^{2+}-Einlagerung in den Knochen senkt. Diese kann zu **Stressfrakturen** führen. Die Kombination dieser Symptome wird **„female athletic triad"** (**Fehlernährung, Amenorrhö, Osteoporose**) genannt. Selbst nach Reduktion des Trainingsumfanges und Normalisieren des Essverhaltens und des Hormonstatus ist dieser Zustand nicht immer reversibel.

Zusammenfassung Kap. 16.9

Ernährung im Sport

Richtige Ernährung gewährleistet eine ausreichende Versorgung mit Stoffwechselsubstraten, Vitaminen und Mineralstoffen und verhindert Übergewicht. Bei Sporttreibenden ist sie auch für den Aufbau der Energiereserven und Muskelmasse nötig. Dabei ist auf eine ausreichende **Kohlenhydratzufuhr** (> 60 % der Energie) zum Aufbau von Glykogen in Leber und Muskel wichtig. Fette sind in einer ausgewogenen Mischkost immer ausreichend vorhanden, der Anteil sollte jedoch nicht mehr als 25 % der gesamten Energiezufuhr betragen. Eine adäquate Proteinzufuhr beträgt etwa 1 bis 1,5 g/kg Körpergewicht. Während langen, intensiven Belastungen verhindert eine Aufnahme von Kohlenhydraten den Abfall des Blutzuckers. Die Zufuhr hoch glykämischer Nahrungsmittel nach einer Belastung fördert das Auffüllen der Glykogenspeicher.

Zur **Gewichtsreduktion** muss ein Energiedefizit eingegangen werden (ca. 30 000 kJ/Woche = 1 kg). Sport alleine, ohne zusätzliche diätische Maßnahme, reicht hierzu nicht aus. Mangelernährung zusammen mit regelmäßiger körperlicher Belastung bewirkt Störungen in der zentralen Steuerung der Bildung von Geschlechtshormonen. Bei Frauen kann dies zur Amenorrhö und Osteoporose führen.

16.10 Leistungsdiagnostik

Die körperliche Leistungsfähigkeit ergibt sich als Summe der Leistung der Motorik, der versorgenden Systeme und der psychischen Belastbarkeit. In der Leistungsdiagnostik werden mit Hilfe von Belastungstests die limitierenden Faktoren für die **physische Belastbarkeit** bestimmt. Bei untrainierten und kranken Personen geht es dabei hauptsächlich um die Diagnose kardio-respiratorischer Defizite und die Feststellung der **Sporttauglichkeit**, bei Sportler*innen um die Quantifizierung der Effektivität von Trainingsmaßnahmen und die Erstellung von **Trainingsempfehlungen**.

16.10.1 Belastungstests

In der Leistungsdiagnostik von Athlet*innen werden möglichst sportartspezifische Tests durchgeführt, z. B. Ergometrie auf dem Fahrradergometer, Laufband, Ruderergometer, oder in der Gegenstromanlage für Schwimmer. Auch sportartspezifische Feldtests unter wettkampfnahen Bedingungen werden angewandt (z. B. Laufbahn, Schwimmbad, Ballsporthalle).

Neben den standardisierten ergometrischen Methoden können noch Kraftmessplatten, Sensorsysteme zur Analyse von Bewegungsabläufen und andere, den speziellen Gegebenheiten angepasste Untersuchungsmethoden eingesetzt werden. Diese finden jedoch in der sportmedizinischen Routine kaum Verwendung.

Meist werden **Ergometertests** auf dem Fahrrad durchgeführt, wobei die Belastungsintensität kontinuierlich (Rampe) oder stufenweise (z. B. 25 oder 50 Watt jede Minute oder alle 3 Minuten) bis zur Erschöpfung erhöht wird. Die maximale Belastung soll innerhalb von 8 bis 12 Minuten erreicht werden, um einen Mangel an Energieträgern als Leistungslimitierung zu verhindern. Zur Bestimmung der anaeroben Kapazität wird die Größe des maximal erreichbaren O_2-Defizits gemessen (▶ Abb. 16.4). Je nach Fragestellung wird zusätzlich eine Vielzahl von Parametern gemessen, z. B. hämatologische Werte, Parameter der Ventilation, des Stoffwechsels (Sauerstoffverbrauch, Blutzucker und -lactat, Säuren-Basen Haushalt), und Parameter der Herz-Kreislauf-Funktion (z. B. Blutdruck, Herzfrequenz, EKG, Doppler-Echocardiographie).

Untrainierte und kranke Menschen sollten mit einem Belastungstest untersucht werden, bevor sie ein **Sportprogramm** zur Verbesserung der Fitness beginnen. **Fahrradergometer** (aufrecht oder halb liegend) und **Laufband** sind die üblichsten Testgeräte. Bei Kranken wird häufig ein Gehtest (**6-Minuten-Gehtest**, *six minutes walking test*, 6MWT) eingesetzt, bei arterieller Verschlusskrankheit der Beine auch das Handkurbelergometer.

Während bei Athlet*innen in einem Ergometertest die Maxima und in einem gewissen Bereich die submaximalen Werte der kardio-respiratorischen und physischen Leistungsfähigkeit von Bedeutung sind, können mit diesen Tests bei untrainierten und kranken Personen durch den Belastungsstress Defizite der Atmungs- und Kreislauffunktion demaskiert werden, welche in Ruhe (noch) nicht feststellbar sind.

16.10.2 Beurteilung der Leistungsfähigkeit

Mit Hilfe der Ergometrie werden Leistungen im submaximalen Bereich (**Ausdauer**) und die **maximale Leistungsfähigkeit** auf einem Ergometer beurteilt. Die Leistung wird in Watt bzw. Watt/kg Körpergewicht (Fahrrad-, Handkurbelergometer) oder als Geschwindigkeit (m/sec, km/h) angegeben.

▶ **Herz-Kreislauf-Parameter.** Die **Herzfrequenz** wird über am Rumpf angebrachte EKG-Elektroden erfasst. Am Ende jeder Belastungsstufe wird der Blutdruck gemessen.

▶ **Spirometrische Messungen.** In modernen Geräten werden **Atemvolumen** und die **Konzentration von O_2 und CO_2** in der Ausatemluft atemzugsweise (*breath-by-breath*) analysiert. Das geatmete Volumen und die Atemfrequenz werden meist mit einer Turbine bestimmt, die an einer Atemmaske oder einem Atemventil angebracht ist. Aus den Messungen werden Ventilation ($\dot{V}_E$), Sauerstoffverbrauch ($\dot{V}_{O_2}$), Kohlendioxidproduktion ($\dot{V}_{CO2}$) und der respiratorische Quotient (RQ) berechnet. In der klinischen Diagnostik werden diese Parameter meist nicht als Absolutwerte, sondern in Prozent der alters-, geschlechts- und körpergewichtsabhängigen Normwerte angegeben. Für die Beurteilung der Leistungsfähigkeit bei Athlet*innen sind die Absolutwerte wichtig. So weist z. B. eine hohe $\dot{V}_{O_2max}$ auf eine hohe aerobe Stoffwechselkapazität hin.

▶ **Stoffwechselparameter.** Im Kapillarblut des Ohrläppchens oder der Fingerspitze wird die **Lactatkonzentration** bestimmt, eventuell erfolgt auch eine **Blutgasanalyse.**

▶ **Maximale Leistungsfähigkeit.** Die maximale Leistungsfähigkeit ist die bei **Belastungsabbruch** erreichte Belastung. Aus den im Labortest erhobenen Werten lässt sich nicht unbedingt auf die Leistungsfähigkeit im Feld bzw. im Wettkampf schließen. Die Unterschiede können mit Motivation, Witterungsbedingungen, Umfeld und den Einflüssen der Messapparatur erklären werden. Die Tabellenwerte (alters-,gewichts- und geschlechtsspezifische Sollwerte) für die Fahrradergometrie lassen sich aus folgenden Formeln berechnen, wobei das Körpergewicht (KG) in kg und das Alter in Jahren angegeben wird. Die **Soll-Leistung** beträgt bei Männern 3 Watt/kg und bei Frauen 2,5 Watt/kg. Ab einem Alter von etwa 30 Jahren nimmt sie um etwa 1 % pro Jahr ab.

Aus den spiroergometrischen Messwerten zum Zeitpunkt des Belastungsabbruchs werden die maximale Herzfrequenz, die maximale Ventilation und der maximale Sauerstoffverbrauch ($\dot{V}_{O_2,\,max}$) bestimmt.

▶ **Maximaler Sauerstoffverbrauch.** Mit zunehmender Belastungsintensität steigt der O_2-Verbrauch linear an (▶ Abb. 16.8). Kurz vor Erreichen der maximalen Belastbarkeit kann die Belastung noch etwas gesteigert werden, ohne dass der Sauerstoffverbrauch noch weiter ansteigt ($\dot{V}_{O_2max}$). $\dot{V}_{O_2max}$ ist ein Maß für die Kapazität der **aeroben Energiebereitstellung**. Wird bei Belastungsabbruch kein deutliches Plateau des O_2-Verbrauchs erreicht, so spricht man von $\dot{V}_{O_2peak}$.

Der geringe Leistungsanstieg ohne Erhöhung des Sauerstoffverbrauchs wird durch anaeroben Energiestoffwechsel ermöglicht. Die Größe dieser Komponente hängt von der anaeroben Kapazität ab, also der Verfügbarkeit von Substraten des anaeroben Stoffwechsels und der Leistungsfähigkeit der anaeroben Energiegewinnung.

▶ **Beurteilung der Ausdauerleistungsfähigkeit.** Die Ausdauerleistung ist die Belastungsintensität, die man lange Zeit ohne Ermüdung durchhalten kann. Die Lactatkonzentration im Blut steigt während dieser Belastung nur wenig an, weil sich Lactatbildung und Elimination im Gleichgewicht halten. Die **Ausdauerleistungsgrenze** wird überschritten, wenn dieses Gleichgewicht nicht mehr aufrechterhalten werden kann. Meist liegt diese im Bereich zwischen 50 % und 80 % der maximalen Belastbarkeit (**maximales Lactat-Steady-State**), die **Lactatkonzentration** im Blut beträgt dann **etwa 4 mmol/l**, bei Ausdauertrainierten meist etwas darunter. Weil über dieser Belastungsintensität die Lactatproduktion aus anaerober Glykolyse überproportional zunimmt, bezeichnet man diesen Bereich auch als **anaerobe Schwelle**. Die Bestimmung dieses Übergangs ist daher aus der Änderung der Lactatkonzentration im Blut möglich (Lactatschwelle; ▶ Abb. 16.14). Allerdings gelingt dies nur näherungsweise.

Eine Bestimmung der anaeroben Schwelle ist auch aus **spirometrischen Messungen** möglich, da zur Pufferung

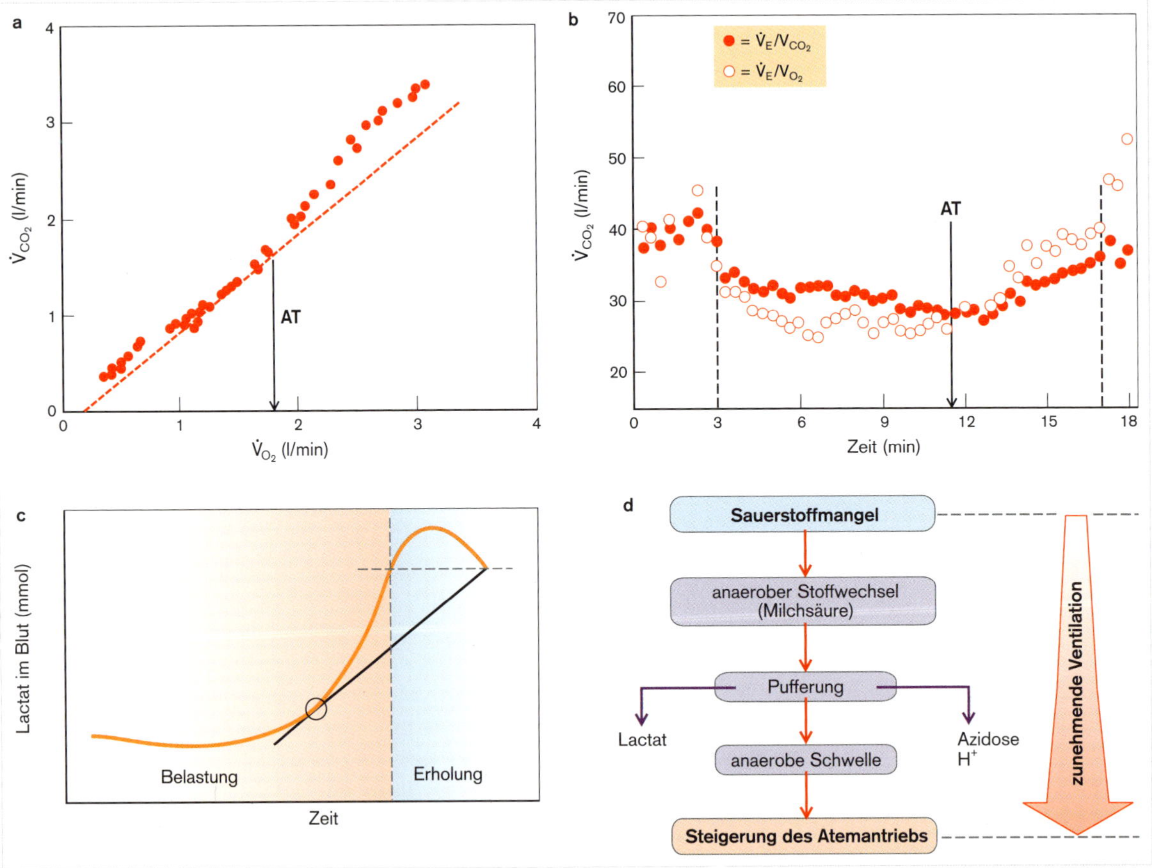

Abb. 16.14 Bestimmung der anaeroben Schwelle.
a Die ventilatorische Schwelle (AT) wird aus dem überproportionalen Anstieg des $\dot{V}_{CO_2}$ gegenüber $\dot{V}_{O_2}$, bzw. aus dem Anstieg der Quotienten von $\dot{V}_E/\dot{V}_{O_2}$ und $\dot{V}_{CO_2}/\dot{V}_{O_2}$ bestimmt.
b Die ventilatorische Schwelle (AT) wird aus dem überproportionalen Anstieg des $\dot{V}_{CO_2}$ gegenüber $\dot{V}_{O_2}$, bzw. aus dem Anstieg der Quotienten von $\dot{V}_E/\dot{V}_{O_2}$ und $\dot{V}_{CO_2}/\dot{V}_{O_2}$ bestimmt.
c Näherungsweise Bestimmung der anaeroben Schwelle aus der Blutlactatkonzentration (Lactatschwelle nach Stegemann).
d Zusammenhang zwischen Lactatanstieg im Blut und gesteigerter CO_2-Produktion und Ventilation.

der anfallenden Milchsäure HCO_3^- verbraucht wird und CO_2 entsteht (▶ Abb. 16.14). Die Azidose und das durch Pufferung entstandene CO_2 stimulieren die Atmung mehr als es der belastungsbedingt erhöhte O_2-Verbrauch erfordern würde (▶ Abb. 16.14). Daher steigt das $\dot{V}_{CO2}$ mehr an als das $\dot{V}_{O_2}$ (▶ Abb. 16.14). Noch besser erkennbar ist dieser Übergang am überproportionalen Anstieg der **Quotienten** $\dot{V}_E/\dot{V}_{O_2}$ bzw. $\dot{V}_E/\dot{V}_{CO_2}$ (▶ Abb. 16.14). Da dieser Bereich aus den Atemparametern bestimmt wird, bezeichnet man ihn als **„ventilatorische Schwelle"**. Die anaerobe Schwelle ist ein wichtiger Parameter zur Steuerung des Ausdauertrainings.

16.10.3 Ermüdung, Übertraining

Ermüdung ist eine Abnahme der Leistungsfähigkeit, die auch zum Abbruch der Belastung führen kann. Dabei unterscheidet man als Ursachen des Leistungsabfalls zwischen einer muskulären und zentralen Ermüdung.

▶ **Muskuläre Ermüdung.** Sie ist Folge einer Überbelastung der Muskulatur und einer daraus resultierenden **Hemmung des Energiestoffwechsels.** So werden Glykolyseenzyme wie die Phosphofruktokinase bei einem intrazellulären pH von ≤ 6,3 vollständig gehemmt, wodurch die zelluläre ATP-Produktion zum Erliegen kommt. Der Fettstoffwechsel wird bereits bei einem Blutlactat über 4 mmol/l gehemmt. Durch eine erhöhte Kaliumkonzentration im Extrazellulärraum, die durch K^+-Freisetzung in der Repolarisationsphase der Aktionspotenziale entsteht, vermindert sich die Kontraktilität der Muskelfasern.

▶ **Zentrale Ermüdung.** Muskuläre Ermüdung geht meist mit einer zentralen Ermüdung einher und äußert sich in einer **Abnahme der Koordinationsfähigkeit** bei Bewegungsabläufen. Sie wird wahrscheinlich über hemmende Bahnen, die Formatio reticularis und die motorische Großhirnrinde vermittelt. Weitere Auslöser zentraler Ermüdung sind Monotonie und fehlende Motivation.

▶ **Muskelkater.** Bei kurzen Belastungen hoher Intensität, insbesondere bei exzentrischer Belastung, aber auch bei mehrstündigen Belastungen niedriger Intensität kann es zur Schädigung des kontraktilen Apparats kommen. Zwölf bis 24 Stunden nach der Belastung treten dann die als Muskelkater bekannten Beschwerden auf, die 3 bis 4 Tage anhalten können. Betroffen sind meist eher Untrainierte. Die genauen Mechanismen sind nicht klar. Wahrscheinlich entstehen die Beschwerden durch eine **Zerstörung von Muskelzellen** durch Mikrorisse, osmotische **Wasserverschiebungen** sowie **Überdehnung** des den Muskel umgebenden Bindegewebes. Durch die einsetzende Entzündungsreaktion wird die Muskelzellmembran permeabel und Wasser dringt in die Zelle ein. Die Schädigung kann durch Messung von Enzymen im Blutplasma bestimmt werden, welche aus zerstörten Muskelzellen freigesetzt wurden. Meist wird die Aktivität der **Kreatinphosphokinase** (CPK) gemessen. Diese kann nach intensiven Trainingseinheiten auf das 10- bis 1000-Fache des Ruhewertes ansteigen. Durch die nach der Schädigung einsetzenden Reparaturmechanismen wird der Muskel nach dem Ausheilen widerstandsfähiger gegen Zerstörung durch Belastung.

▶ **Übertraining.** Von Übertraining spricht man, wenn regelmäßige Belastungen **ohne entsprechende Regeneration** erfolgen. Neben einer mangelnden Energiebereitstellung durch erschöpfte muskuläre Glykogenspeicher werden diese Ermüdungserscheinungen auch durch **Überlastungssymptome** und nicht ausgeheilte **Mikroverletzungen** ausgelöst. Der Zustand des Übertrainings ist u. a. an einer verminderten Leistungsfähigkeit, einer erhöhten Ruhe- und Belastungsherzfrequenz, häufig auch an einem Gewichtsverlust erkennbar.

Zusammenfassung Kap. 16.10

Leistungsdiagnostik

Mit Hilfe der sportmedizinischen Untersuchung und **Leistungsdiagnostik** werden Sporttauglichkeit und Leistungsfähigkeit festgestellt. Spiroergometrische Untersuchungen geben Auskunft über die maximale Leistungsfähigkeit, über die Atmung bei Belastung, O_2-Verbrauch und CO_2-Produktion, und die Leistungsfähigkeit des Herz-Kreislauf-Systems. Aus der Änderung der Lactatkonzentration, Ventilation, $\dot{V}_{O_2}$ und $\dot{V}_{CO_2}$ während einer Belastung mit steigender Intensität kann die Ausdauerleistungsgrenze bestimmt werden. Mithilfe dieser Werte werden Trainingsempfehlungen erstellt. Bei kranken Menschen können latente Störungen aufgedeckt werden.

16.11 Doping

Neben Trainingsmaßnahmen werden im Breiten- und Hochleistungssport zur Leistungssteigerung auch Nahrungsergänzungsmittel und Medikamente eingesetzt. Die medikamentöse Leistungssteigerung (darunter fällt auch die Anwendung natürlicher Substanzen in unphysiologischer Form) und der Einsatz verbotener Methoden sind im Sport unzulässig. Ausnahmen für einzelne Medikamente sind bei medizinischer Indikation möglich, die Verwendung dieser Präparate muss jedoch angezeigt werden. Informationen über einzelne Wirkstoffe können in den Internetseiten der WADA (***world anti-doping agency***; www.wada-ama.org) und der NADA (**Nationale Anti Doping Agentur**; www.nada.de) eingesehen werden. Die „Kölner Liste" (www.koelnerliste.com) enthält Nahrungsmittel (z. B. Energieriegel), welche auf den Gehalt von Dopingsubstanzen getestet wurden.

▸ **Verbotene Wirkstoffgruppen.** Zu den verbotenen Wirkstoffen gehören **Stimulanzien** (z. B. Amphetamine), Narkotika (z. B. Morphine), **eiweißaufbauende anabole Wirkstoffe** (Testosteron und dessen Derivate), sowie akut oder chronisch **leistungssteigernde Hormone** (Wachstumsfaktoren wie z. B. Wachstumshormon und Erythropoetin) und Diuretika zur **Manipulation des Körpergewichts**. Mit Einschränkungen, nur nach Indikation und Meldung an die Dopingagentur und nur in bestimmten Sportarten einsetzbar sind z. B. Lokalanästhetika, Corticosteroide, β-Blocker und inhalative β_2-Agonisten.

▸ **Verbotene Maßnahmen.** Verbotene, leistungssteigernde Maßnahmen sind **Blutdoping** (Zufuhr von Eigen- oder Fremdblut zur Erhöhung der Sauerstofftransportkapazität) und der Einsatz von **künstlichen Sauerstoffträgern** sowie Plasmaexpander. Auch andere pharmakologische und physikalische Manipulationen sind verboten.

16.12 Sport im Alter

Im Alter nimmt die körperliche Aktivität ab. Die Muskelmasse wird dadurch weniger, und auch die Kraftentwicklung und Ausdauer nehmen ab (ca. 1–2 % pro Jahr ab einem Alter von ca. 30 Jahren). Auch der maximale Sauerstoffverbrauch ist vermindert (bei 75-Jährigen um ca. 50 % im Vergleich zu 25-Jährigen). Leistungslimitierend sind auch eine schlechtere Koordination und Thermoregulation.

Körperliche Aktivität kann den altersbedingten **Verlust der Leistungsfähigkeit** und den Muskelabbau **verzögern**. Zur Erhaltung eines Status reicht regelmäßige Aktivität aus. Um aber eine Leistungsverbesserung zu erzielen ist vor allem ein Kraft- bzw. Kraftausdauertraining nötig. Nur dadurch kann der Muskelquerschnitt erhöht werden. Ausdaueraktivität verbessert die kardiale Leistungsfähigkeit und kann (altersbedingten) Stoffwechselerkrankungen entgegenwirken (z. B. Diabetes Typ II). Bei der Trainingsgestaltung sind altersbedingte Erkrankungen wie Übergewicht, Fettstoffwechselstörungen, Bluthochdruck, und Insulinresistenz (in Kombination auftretend werden sie „**metabolisches Syndrom**" genannt) zu beachten; dazu kommen noch periphere Durchblutungsstörungen, eingeschränkte Herzfunktion, Osteoporose und orthopädische Schäden. Unter Berücksichtigung dieser krankheitsbedingten Einschränkungen, welche vor dem Beginn eines Trainings oder längeren Belastungen durch entsprechende Untersuchungen abgeklärt werden sollten, ist in jedem Alter eine Leistungsverbesserung durch Training möglich.

16.13 Sport in Prävention und Rehabilitation

Der technische Fortschritt bewirkt, dass in vielen Industrieländern ein erwachsener Mensch im Schnitt pro Tag nur noch 400–800 m Wegstrecke zurücklegt. Auch die Arbeit wird großteils von Maschinen durchgeführt. Nur ~60 % der Erwachsenen zwischen 50 und 60 Jahren sind in der Lage, zügig und ohne Dyspnoe über 3 Etagen Treppen zu steigen. Regelmäßig Sport betreiben weniger als 30 %. Dazu kommt, dass normalgewichtige Männer älter als 35 Jahre und normalgewichtige Frauen älter als 40 Jahre in der Minderzahl sind (statistisches Bundesamt, Mikrozensus 1999–2017). Die sozialen Strukturen in unserer Gesellschaft sind derart, dass eine deutliche **körperliche Unterforderung** und **Inaktivität** besteht. Allerdings ist dies nicht nur ein Problem Erwachsener. Die Häufigkeit von Inaktivität und **Übergewicht** ist bereits bei Kindern und Jugendlichen dramatisch hoch.

Weil wir uns im Alltag nicht mehr bewegen müssen, erhalten unsere Organe nicht mehr die nötigen Reize um ihre Funktionen zu erhalten. Dies betrifft vor allem das Herz-Kreislauf-System, den Stoffwechsel, und die Muskulatur.

Inaktivität und übermäßiges Essen führen zu **Übergewicht**, zu **Störungen des Fettstoffwechsels** und in der Folge zu **Atherosklerose**, **Bluthochdruck**, **metabolischem Syndrom** und **Typ-2-Diabetes**. Diese Form des Diabetes wurde früher als Alters-Diabetes bezeichnet. Infolge anhaltend erhöhter Blutzucker- und Insulinspiegel (häufig bei Übergewichtigen) entwickelt sich eine Insulinresistenz bzw. ein relativer Insulinmangel. Einzeln und in Kombination erhöhen diese Störungen das Risiko zu Herzinfarkt und kardiovaskulären Erkrankungen. **Bewegungstherapeutische Maßnahmen** senken den Blutzuckerspiegel durch den erhöhten Glucosebedarf, erhöhen die Insulinempfindlichkeit, und sind daher besonders effektiv, diesen Störungen vorzubeugen. Auch bei bereits bestehenden Symptomen kann durch körperliche Aktivität eine Besserung hervorgerufen werden.

Positive Effekte für die Gesundheit erreicht man bereits ab einem Energieverbrauch von etwa 1200 kJ (300 kcal) pro Tag über den Ruheverbrauch hinaus (z. B. etwa 30 min flottes Gehen), ohne dazu Leistungssport betreiben zu müssen. Diese Bewegung ist nötig um die Leistungsfähigkeit unserer Muskulatur zu erhalten, den Blutzuckerspiegel und die Insulinsekretion zu kontrollieren und eine Funktionseinbuße des Bewegungsapparats (Knochendichte, Knorpel) zu verhindern.

Eine Leistungssteigerung erzielt man allerdings mit einem täglichen 30-minütigen Gehen nicht. Dazu ist ein gezieltes Training mit wechselnden Einheiten aus Kraft- und Ausdauer-Einheiten erforderlich. Im Verlauf von mehreren Jahren kann durch regelmäßige Aktivität und Training das Herzinfarktrisiko um bis zu 50% gesenkt werden. Da der Organismus in jedem Alter trainierbar ist, erfolgt diese Verringerung des Risikos unabhängig davon, wann im Verlauf unseres Lebens die körperliche Aktivität erhöht wird.

Die Leistungszunahme ist umso größer, je niedriger das Ausgangsniveau ist. Bei einer guten Leistungsfähigkeit muss hingegen sehr viel mehr trainiert werden um eine weitere Verbesserung zu erreichen. Die Leistungsverbesserung beruht auf zwei Komponenten:

- Initial werden die **Bewegungsabläufe** ökonomisiert.
- Erst langfristig erreicht man eine **Kräftigung** von Muskulatur und Versorgungssystemen.

In einem **präventiven Trainingsprogramm** sollen Übungen zur Verbesserung der Kraft, Schnelligkeit, der Ausdauerleistungsfähigkeit und der Koordination enthalten sein. Die Übungen müssen den bestehenden Erkrankungen angepasst werden und mit dem Arzt oder der Ärztin abgesprochen sein, um gesundheitliche Risiken und vor allem eine Überlastung zu verhindern. Daher können hier keine allgemein-gültigen Angaben zu Trainingsumfang und Intensität gegeben werden. Ideal sind sicherlich **Ausdauersportarten** sowie Kraftausdauer, weil dynamische Bewegungen das Kreislaufsystem weniger stark belasten und weil das Training über Herzfrequenz und Befinden besser gesteuert werden kann als bei Maximal- und Schnellkraft-Training. Besonders Ballsportarten sind schlecht steuerbar, da Übereifer und Ehrgeiz häufig zur Überlastung führen. Einige Übungen, die im sportlichen Training extrem effektiv sind, dürfen jedoch bei bestimmten Erkrankungen (Herz/Kreislauf) auf keinen Fall eingesetzt werden (z. B. isometrisches Maximalkrafttraining, vor allem der Arme), weil dabei der Blutdruck stark ansteigt.

Zusammenfassung Kap. 16.13

Sport in Prävention und Rehabilitation

Sport senkt den Blutdruck, verbessert eine gestörte Gefäßfunktion, verbessert die Insulinwirkung, senkt erhöhte Blutfette, unterstützt die Gewichtsreduktion und führt so zur Senkung des Risikos von kardio-vaskulären Erkrankungen. Die zur **Rehabilitation/Prävention** gewählte Belastungsform muss so gewählt werden, dass es zu keiner Verstärkung bestehender Vorerkrankungen kommt.

16.14 Sport in großer Höhe

In Bezug auf die Einschränkungen durch den Sauerstoffmangel werden Höhen bis 500 m als „nahe Meereshöhe“, 500–2000 m als „geringe Höhen“, 2000–3000 m als „mittlere (alpine) Höhen“, 3000–5000 m als „große Höhen“ und > 5 000 m als „extreme Höhen“ bezeichnet.

Durch die Abnahme des Luftdrucks mit zunehmender Höhe (S. 382) sinkt auch der **Sauerstoffpartialdruck** der Inspirationsluft und im arteriellen Blut. Dadurch wird die **Beladung** des Blutes **mit Sauerstoff** vermindert. Durch den niedrigeren P_{O_2} im Blut wird auch die Sauerstoffversorgung der Gewebe verschlechtert, weil die Diffusion wegen des reduzierten Druckgradienten vermindert ist. Dadurch wird auch die O_2-Versorgung der Skelettmuskulatur verschlechtert und die Leistungsfähigkeit nimmt ab. Zusätzlich kann die Leistungsfähigkeit in der Höhe noch durch die **geringere Umgebungstemperatur** (Abnahme um ~0,15 °C je 100 m) und die **geringere Luftfeuchtigkeit** eingeschränkt werden. Die geringere Luftdichte verringert den Luftwiderstand. In einigen Sportarten kann dies von Vorteil sein (z. B. Sprint).

16.14.1 Höhenkrankheiten

Die eingeschränkte Sauerstoffversorgung kann zu **Höhenkrankheiten** führen. Am häufigsten (ca. 35 % in 3500 m, ca. 60 % in 4500 m Höhe) tritt die sog. **akute Bergkrankheit** (*acute mountain sickness*, AMS) auf. Symptome sind Kopfschmerz, Übelkeit, Schlaflosigkeit und Ataxie. In seltenen, schweren Fällen kann es zu einem **Höhenhirnödem** kommen. Eine **Höhenlungenödem** (*high altitude pulmonary edema*, HAPE) tritt in 4500 m Höhe mit einer Häufigkeit von etwa 5 % auf. Es ist durch eine Flüssigkeitsansammlung im Interstitium und im Alveolarraum der Lunge charakterisiert, wodurch es zu einer eingeschränkten Diffusion von Sauerstoff und einer starken **Hypoxämie** kommt. Ohne Abstieg in niedrigere Höhenlagen (Verbesserung der Sauerstoffversorgung) oder ohne Behandlung sind alle Höhenkrankheiten lebensgefährlich.

16.14.2 Anpassung an Höhe

▸ **Atmung, O_2-Transport.** Der verminderte P_{O_2} und O_2-Gehalt im Blut stimulieren periphere **Chemorezeptoren**. Die alveoläre Ventilation wird gesteigert und der P_{O_2} im Alveolarraum und im arteriellen Blut wird wieder etwas erhöht (ventilatorische Akklimatisation) (S. 382). Je nach Grad der **Hyperventilation** entsteht eine respiratorische Alkalose (S. 395) (Höhenalkalose).

Die **respiratorische Alkalose** steigert die Ausscheidung von Bicarbonat in der Niere. In mittleren Höhen ist dadurch der pH im arteriellen Blut normal, während in großen und extremen Höhen keine vollständige Kompensation möglich ist. Durch die vermehrte Bicarbonatausscheidung nimmt die Pufferkapazität im Blut ab, wodurch die Resistenz gegen Übersäuerung bei intensiver Belastung sinkt.

In großen Höhen bewirkt die Alkalose auch eine Erhöhung der **Sauerstoffaffinität des Hämoglobins** (Linksverschiebung der O_2-Bindungskurve), sodass auch die arterielle Sauerstoffsättigung (Sa_{O_2}) weniger stark abfällt als man es vom Abfall des inspiratorischen P_{O_2} erwarten würde. So beträgt die Sa_{O_2} in mittleren Höhen etwa 90 %, in sehr großen Höhen aber nur noch 70–80 %.

▸ **Blut.** Hypoxie verhindert den Abbau **Hypoxie-induzierter Faktoren** (HIF). Die Stabilisierung des Transkriptionsfaktors HIF2α stimuliert die Bildung von **Erythropoetin** in der Niere, wodurch die Erythropoese gesteigert wird. Im Verlauf von mehreren Wochen in Höhen über 2500 m werden dadurch die Erythrozytenzahl und die Hämoglobinkonzentration erhöht. Der Anstieg ist umso größer, je länger man sich in der Höhe aufhält und je größer die Höhe ist. Höhenbewohner haben eine erhöhte Erythrozytenzahl (Polyzythämie), einen erhöhten Hämatokrit und eine höhere Hämoglobinkonzentration (▸ Abb. 16.15). Ausnahmen sind die nativen Völker des Tibet und Äthiopiens, welche gemessen an der Höhe, in der sie leben, eine niedrigere Hämoglobinkonzentration haben als z. B. die Menschen der Anden. Der Grund der fehlenden Erhöhung der O_2-Transportkapazität bei dieser Bevölkerungsgruppe ist unklar.

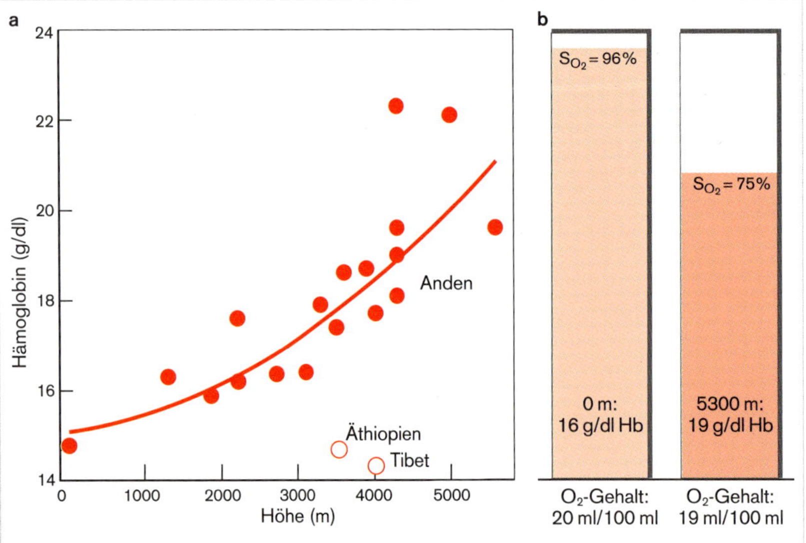

Abb. 16.15 Hämoglobinkonzentration und O_2-Gehalt im Blut in der Höhe.
a Erhöhte Hämoglobinkonzentration bei Menschen, die in großer Höhe wohnen.
b O_2-Gehalt im Blut. Durch den Anstieg der Hämoglobinkonzentration (Breite der Säulen) im Blut kann ein Abfall des O_2-Gehalts im Blut durch die verringerte O_2-Sättigung (Höhe der Säulen) verhindert werden. Die gefärbten Flächen der beiden Säulen sind proportional zum O_2-Gehalt im Blut und für beide Höhen gleich groß. Dieser berechnet sich aus (1,34 ml O_2/g Hb) · Hämoglobinkonzentration · O_2-Sättigung/100.

Der Anstieg der Hämoglobinkonzentration und des Hämatokrit ist bereits nach wenigen Tagen in der Höhe messbar. Er ist damit nur zum Teil eine Folge der gesteigerten Erythropoese. Ein großer Teil kann mit einer Abnahme des Plasmavolumens erklärt werden. Mehrere Mechanismen tragen dazu bei. Einen großen Anteil hat eine verstärkte Filtration von Flüssigkeit in den Kapillaren, die je nach Ausprägung zu sichtbaren Ödemen führen kann. Die Ursachen sind noch unklar. Möglicherweise erhöht Hypoxie die Permeabilität des Endothels. Zusätzlich kommt es zu hormonellen Veränderungen, die zu einer Abnahme des Plasmavolumens beitragen können. Hypoxie hemmt das Renin-Angiotensin-Aldosteron-System (S. 457), sodass es zu einer vermehrten Na^+- und Wasserausscheidung in der Niere kommt (**Höhendiurese**). Dies bewirkt eine **Abnahme des Plasmavolumens**. Dadurch steigt der Hämatokrit an. Durch die erhöhte Hämoglobinkonzentration kann mehr Sauerstoff im Blut transportiert werden. Da jedoch die arterielle Sauerstoffsättigung des Hämoglobins vermindert ist, kann durch die **Erhöhung der O_2-Transportkapazität** der arterielle O_2-Gehalt nicht über die Werte in Normoxie angehoben werden (▶ Abb. 16.15).

Wenn man von einem mehrwöchigen Aufenthalt in großen in niedrigere Höhen (< 500 m) zurückkehrt, dann nimmt das Plasmavolumen innerhalb weniger Tage wieder zu. Dies ist an einer Abnahme des Hämatokrit und der Hämoglobinkonzentration im Blut erkennbar. Außerdem sinkt die Erythropoetin-Konzentration im Blut für die Dauer von etwa einer Woche unter die Werte, welche man vor dem Höhenaufenthalt hatte, bevor sie wieder Normalwerte erreicht. Dadurch kommt es zu einer Verminderung der Erythropoeserate, erkennbar an einer Abnahme der Retikulozytenzahl, wodurch auch die in der Höhe erhöhte gesamte Hämoglobinmenge und das gesamte Erythrozytenvolumen innerhalb von etwa zwei Wochen wieder auf die Werte von vor dem Höhenaufenthalt abfällt.

▶ **Kreislaufsystem.** Hypoxie steigert die Sympathikusaktivität. Dadurch wird die Herzfrequenz (erhöhter Ruhepuls, ▶ Abb. 16.16) und damit auch das Herzzeitvolumen erhöht. Allerdings kommt es auch zu einer Verminderung der maximalen Herzfrequenz (▶ Abb. 16.16). Die Ursachen dafür sind unklar.

Hypoxie bewirkt eine Konstriktion der kleinen Arterien und Arteriolen in der Lunge. Dadurch wird der pulmonalarterielle systolische Blutdruck erhöht.

16.14.3 Belastung und Training in der Höhe

▶ **Leistungsfähigkeit in der Höhe.** Die oben genannten Anpassungsmechanismen an Hypoxie können eine **Verminderung der aeroben Leistungsfähigkeit** nicht verhindern (▶ Abb. 16.17). Durch die Abnahme der Pufferkapazität führt eine Lactatbildung bei Belastung zu einer schnelleren Ansäuerung, was zur Verminderung der Leistungsfähigkeit beiträgt. Die Leistungsfähigkeit bei überwiegend alactazid-anaeroben Belastungen ist nicht beeinträchtigt. Die Verminderung der maximalen Leistungsfähigkeit in einem Ergometertest beträgt in 2000 m Höhe etwa 10–15 %, in 4500 m ca. 30 %. Bei Hochleistungssportler*innen kann die Leistungsverminderung noch stärker ausgeprägt sein.

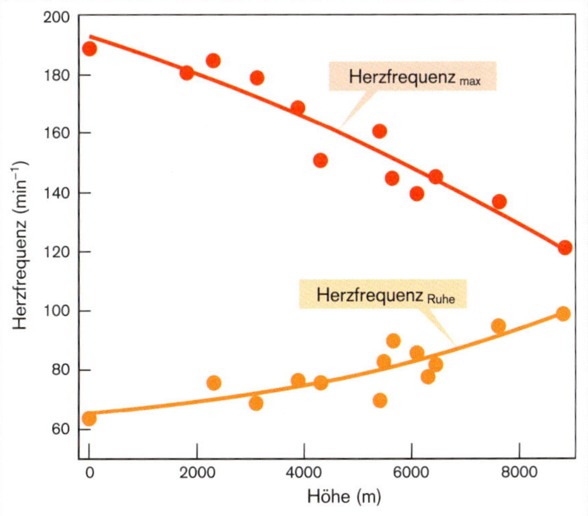

Abb. 16.16 Zunahme der Herzfrequenz in Ruhe und Abnahme der maximalen Herzfrequenz in der Höhe.

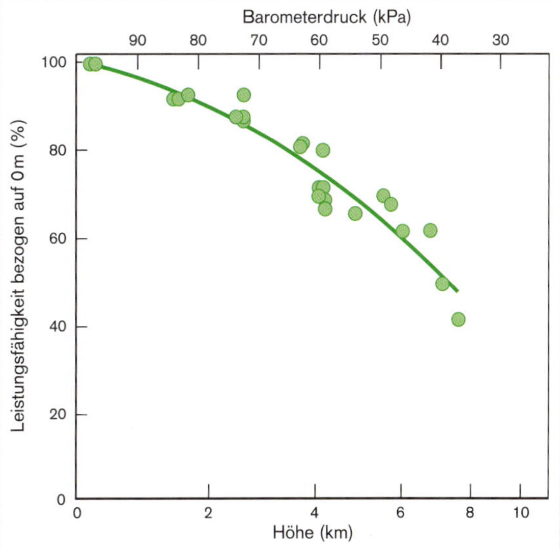

Abb. 16.17 Abnahme der Leistungsfähigkeit in der Höhe.

▶ **Höhentraining.** Training in Hypoxie wird durchgeführt um die Anpassung an Hypoxie mit der Anpassung an Training zu kombinieren. Man hofft, so eine noch größere Leistungssteigerung zu erzielen, vor allem bei Ausdauerleistungen. Durch den Anstieg des Ruhepulses und der Abnahme der maximalen Herzfrequenz (▶ Abb. 16.16) ist eine Steuerung der Belastungsintensität über die Herzfrequenz nicht möglich.

Hypoxietraining kann im Höhentrainingslager oder in der Unterdruckkammer in hypobarer Hypoxie (niedriger Barometerdruck), oder in Hypoxiezelten bei normobarer Hypoxie durchgeführt werden. Normobare Hypoxie erreicht man durch Beimengung von Stickstoff zur Umgebungsluft. Meist wird in Höhen zwischen 1800–2300 m (entsprechend einem Sauerstoffgehalt von etwa 14–16 %) trainiert, da dort der Leistungsabfall noch relativ gering ist. Durch die höhenbedingte Leistungseinbuße selbst in mittleren Höhen muss mit niedrigerer Intensität als in Tallagen trainiert werden. Um die Trainingsintensität aufrechterhalten zu können, praktizieren viele Athlet*innen das sog. „*sleep high – train low*". Die Trainierenden wohnen und schlafen in Hypoxie und adaptieren in dieser Zeit (mindestens 14 Stunden pro Tag) an die Hypoxie. Sie trainieren aber in Normoxie bei der gewohnten Belastungsintensität. Viele Trainierende, die Spitzensport betreiben, leben permanent in höher gelegenen Orten.

Training in Hypoxie ist erforderlich, um während eines Höhenaufenthalts eine gute Leistungsfähigkeit zu erzielen. Positive Effekte des Höhentrainings auf die Leistungsfähigkeit in niedrigen Höhen sind aber nicht klar bewiesen.

Zusammenfassung Kap. 16.14

Sport in großer Höhe

Der Organismus passt sich an mittlere Höhen (2000–3000 m) gut an. Obwohl auch große Höhen (3 000–5000 m) meist noch gut toleriert werden, ist dort die Leistungsfähigkeit signifikant verringert und die Häufigkeit des Auftretens von **akuter Bergkrankheit** nimmt zu.

Seltener tritt in sehr großen und extremen Höhen das **Höhenlungenödem**, und noch seltener das **Höhenhirnödem** auf. Zu diesen Störungen kommt es trotz diverser **Anpassungsmechanismen**:

- Durch die Hypoxie werden die **Atmung** und das **Herz-Kreislauf-System** aktiviert.
- Langfristig wird durch Steigerung der **Erythropoese** die O_2-Transportkapazität erhöht. Dadurch wird zwar erreicht, dass etwa die gleiche Menge O_2 wie in Tallagen zu den Geweben transportiert werden kann. Die Leistungsfähigkeit bleibt dennoch vermindert, da durch den niedrigeren P_{O_2} die O_2-Diffusion vom Blut in die Zellen eingeschränkt ist.

Training in Hypoxie addiert die Effekte der Anpassung an Hypoxie zu denen des Trainings. Damit wird die Leistungsfähigkeit in der Höhe verbessert. Training in Hypoxie schützt nicht vor Höhenkrankheiten.

Zum Weiterlesen...

[1] Astrand PO, Rodahl K, Dahl HA, Stromme SB. Textbook of Work Physiology. 4th ed. Champaign, Illinois: Human Kinetics; 2003.

[2] De Marees H. Sportphysiologie. 9. Aufl. Köln: Sport und Buch Strauss; 2002.

[3] Hollmann W., Hettinger TH. Sportmedizin. 4. Aufl. Stuttgart: Schattauer; 2000.

[4] McArdle WD, Katch FI, Katch VL. Exercise Physiology: Energy, Nutrition, and Human Performance. 9th ed. Baltimore, Maryland: Lippincott, Williams and Wilkins; 2022.

[5] Wilmore JH, Costill DL., Kenney LW Physiology of Sport and Exercise Science. 5th ed. Champaign/Illinois: Human Kinetics; 2011.

[6] Andersen,S.D.; Holzer,K. Exercise-induced asthma: Is it the right diagnosis in elite athletes? J Allergy Clin Immunol 106: 419–428, 2000.

[7] Braumann KM. Die Heilkraft der Bewegung. Kreuzlingen, Hugendubel, 2006.

[8] Chin ER. The role of calcium and calcium/calmodulin-dependent kinases in skeletal muscle plasticity and mitochondrial biogenesis. Proc. Nutr.Soc.63: 279–286, 2004.

[9] Flück M, Hoppeler H. Molecular Basis of Skeletal Muscle Plasticity – from Gene to Form to Function. Rev. Physiol. Biochem. Pharmacol. 146: 159, 2003.

[10] Haddad GG, Lister G. Tissue Oxygen Deprivation. Lung Biology in Health and Disease, vol 95 (C Lenfant ed.), New York, Dekker, 1996.

[11] Kroidl RF, Schwarz S., Lehnigk B. Kursbuch Spiroergometrie. 2.Auflage. Stuttgart, Thieme; 2009.

[12] Laughlin MH. Peripheral Circulation. Comprehensive Physiology 2/1: 321–447, 2012.

[13] Comprehensive Physiology: Exercise Physiology. Whiley Online Library und The American Physiological Society; 2011.

[14] Schiaffino S, Sandri M, Murgia M. Activity-dependent signalling pathways controlling muscle diversity and plasticity. Physiology 22: 269–278, 2007.

[15] Schoene RB, Hornbein TF. High Altitude: An Exploration of Human Adaption. Lung Biology in Health and Disease, vol 161 (Lenfant C ed.), New York, Dekker, 2001.

[16] Swenson E, Bärtsch B. High Altitude. Human Adaptation to Hypoxia. New York, Heidelberg, Springer, 2014.

[17] Wassermann K, Hansen JE, Sue DY, Stringer WW, Sietsema KE, Sun XG, Whipp BJ. Principles of Exercise Testing. 5rd ed. Philadelphia, Lippincott Williams and Wilkins; 2012.

[18] Wenger RH. Cellular adaptation to hypoxia: O_2-sensing protein hydroxylases, hypoxia-inducible transcription factors, and O_2-regulated gene expression. FASEB J 16: 1151–1162, 2002.

[19] Thompson WR, Gordon NE, Pescatello LS. ACSM's Guidelines for Exercise Testing and Prescription. 8th ed. Philadelphia, Lippincott Williams and Wilkins; 2009.

[20] Siebenmann C, Robach P, Lundby C. Regulation of blood volume in lowlanders exposed to high altitude. J Appl Physiol 123:957–966; 2017.

[21] Gassmann M, Mairbäurl H, Livshits L, Seide S, Hackbusch M, Malczyk M, Kraut S, Gassmann NN, Weissmann, N, Muckenthaler MU. The increase in hemoglobin concentration with altitude varies among human populations. Ann NY Acad Sci 1450: 204–220; 2019.

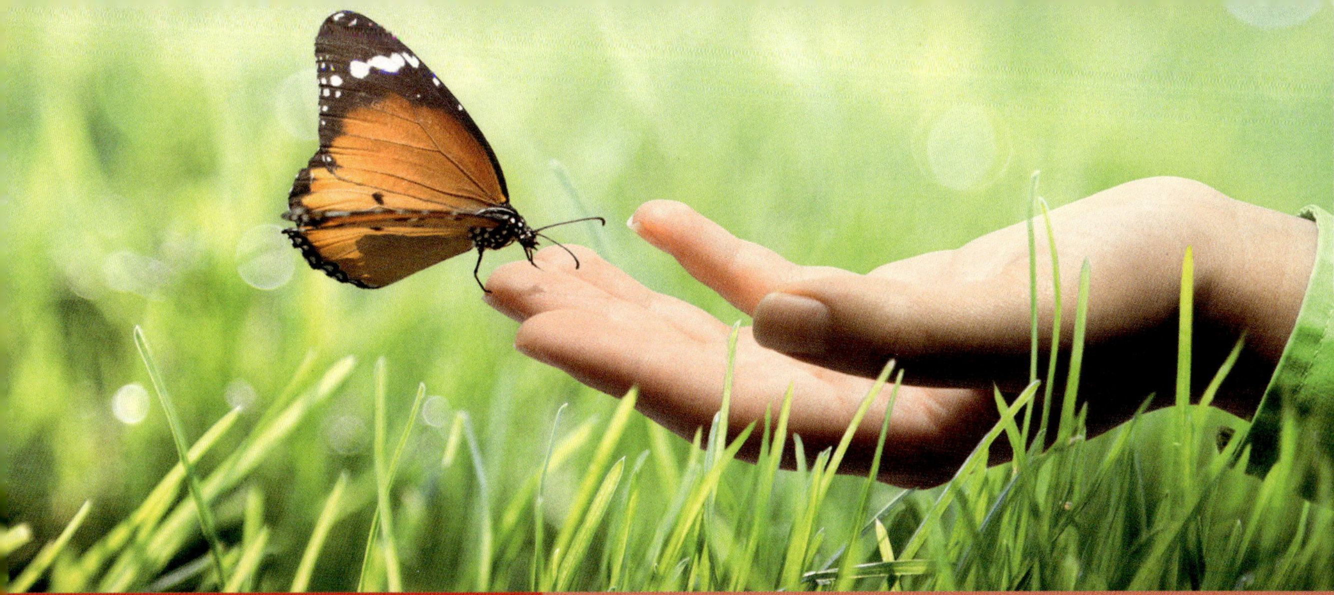

Kapitel 17

Somatoviszerale Sensibilität

17 Somatoviszerale Sensibilität

Karl Meßlinger, Michaela Kress

17.1 „Ein merkwürdiger Fall"

B

Christina war siebenundzwanzig Jahre alt, ... eine kräftige, selbstbewusste, körperlich wie geistig robuste Frau. ... Im Laufe ihres Lebens war sie kaum jemals einen Tag krank gewesen. Es kam daher für sie etwas unerwartet, als man ihr nach heftigen anfallsartigen Leibschmerzen Gallensteine diagnostizierte und ihr riet, sich die Gallenblase entfernen zu lassen. Drei Tage vor der Operation gab man ihr ein Antibiotikum, um einer bakteriellen Infektion vorzubeugen. ... Am Tag vor der Operation hatte Christina einen beunruhigenden, merkwürdig intensiven Traum. ... Sie konnte kaum den Boden unter ihren Füßen spüren, hatte fast kein Gefühl in ihren Händen, ... und konnte nichts festhalten. ... Einige Stunden später wurde der Traum Wirklichkeit. Christina konnte sich nur sehr unsicher auf den Beinen halten. ... Sie konnte nur stehen, wenn sie dabei auf ihre Füße sah. ... Wenn sie etwas in die Hand nehmen oder etwas in den Mund stecken wollte, griff sie daneben ... Ihr Gesicht war seltsam ausdruckslos ..., und sogar ihre Stimmlage hatte sich verändert. „Es ist irgend etwas Furchtbares passiert", stieß sie mit einer geisterhaft dünnen Stimme hervor. „Ich spüre meinen Körper nicht. Ich fühle mich wie verhext – als wäre ich körperlos." ... Nun zogen wir eiligst einen Spezialisten hinzu, ... einen Neurophysiologen. Er untersuchte sie rasch und gründlich und nahm anschließend einen Elektrotest der Nerven- und Muskelfunktionen vor. „Ein sehr außergewöhnlicher Fall", murmelte er. ... „Sie hat von Kopf bis Fuß jede Eigenwahrnehmung verloren. Sie spürt weder Muskeln noch Sehnen noch Gelenke. Außerdem sind noch andere Sinnesmodalitäten etwas in Mitleidenschaft gezogen – Berührungssinn, Temperatursinn, Schmerzempfinden – ... Am schwersten aber ist die Wahrnehmung der Körperhaltung – die Eigenwahrnehmung – beeinträchtigt." (Aus: Oliver Sacks: Der Mann, der seine Frau mit einem Hut verwechselte. Rowohlt 1997.)

Eine derartig schwere generelle Erkrankung des **somatosensorischen Systems** wie im vorliegenden Fall durch die Schädigung sämtlicher Hinterwurzeln kommt glücklicherweise sehr selten vor. Die Begriffe, welche in dieser Fallschilderung genannt werden, betreffen verschiedene Bereiche der **somatoviszeralen Sensibilität**, die im nachfolgenden Kapitel besprochen werden: „Gefühl in den Händen" und „Berührungssinn" gehören zur **mechanischen Oberflächensensibilität**, „Temperatursinn" zum Abschnitt **Thermosensibilität**, „Eigenwahrnehmung" zur **Tiefensensibilität** und „Leibschmerzen" zu **Nozizeption und Schmerz**. Der Oberbegriff somatoviszerale Sensibilität umschreibt also Sinnesleistungen, deren Sinnesorgane im Gegensatz zu den spezifischen Sinnen Sehen, Hören, Gleichgewichts-, Geruchs- und Geschmackssinn nicht im Kopf konzentriert, sondern meist über den gesamten Körper verteilt sind. Dabei sind auch die inneren Organe eingeschlossen, die man in der Regel nur bei Störungen bewusst – und dann meist schmerzhaft – wahrnimmt.

17.2 Grundbegriffe der somatoviszeralen Sensibilität

17.2.1 Psychophysiologie des somatosensorischen Systems

Die **Psychophysiologie** befasst sich mit den Beziehungen zwischen den physiologischen Vorgängen und den zugehörigen Empfindungen, wobei die Messung von Empfindungen in Abhängigkeit vom jeweils auslösenden Reiz als **Psychophysik** bezeichnet wird (s. Kap. 26). Das somatoviszerale sensorische System kann in das **somatosensorische** und das **viszerosensorische System** unterteilt werden. Während die psychophysiologischen Gesetzmäßigkeiten im somatosensorischen System relativ gut untersucht sind, ist uns die viszerale Sensibilität weniger gut zugänglich. Da auch die zum somatosensorischen System zählende **Tiefensensibilität** (**Propriozeption**) aus Skelettmuskeln, Sehnen und Gelenken meist unbewusst bleibt, bestimmt die **Oberflächensensibilität** maßgeblich unser Wissen über die Psychophysiologie des somatoviszeralen Systems. Sie entspricht dem „Fühlsinn", dem fünften der fünf klassischen Sinne nach Aristoteles und beinhaltet verschiedene **Sinnesmodalitäten**: die **mechanische Sensibilität** der Haut, daneben die **Temperatur-** und

Schmerzsensibilität sowie die damit verwandte **Juckempfindung**, welche in weiteren Kapiteln (s. Kap. 17.4 und 17.7 (S. 759)) besprochen werden. Als **Qualitäten** der mechanischen Oberflächensensibilität sind **Berührung**, **Druck**, **Spannung** und **Vibration**, außerdem die **Kitzelempfindung** zu unterscheiden (▶ Tab. 17.1).

Bezüglich der Oberflächensensibilität können verschiedene **Schwellen** bestimmt werden, die in Kap. 26 (S. 1005) näher definiert sind.

- Die **Absolutschwelle** ist die Reizstärke, bei der gerade eben eine Empfindung ausgelöst wird.
- Die **Zweipunktschwelle** ist ein Maß für die räumliche Auflösung der Berührungsempfindung. Zu ihrer Bestimmung werden zwei Spitzen (z. B. von einem Zirkel) gleichzeitig (simultan) oder kurz hintereinander (sukzessiv) auf einen Hautbezirk aufgesetzt. Der kleinste Spitzenabstand, der gerade noch den Sinneseindruck von zwei getrennten Spitzen vermittelt, ist die Zweipunktschwelle, allgemein **Raumschwelle** genannt. Hier gibt es eine interessante Parallele zum visuellen System: Die Raumschwelle ist dort als der **Visus**, d. h. als Sehschärfe im Gesichtsfeld (S. 840), definiert.

Bei der mechanischen Oberflächensensibilität stellt man drastische Unterschiede zwischen den Hautbezirken fest: Am kleinsten (unter 2 mm) ist die Zweipunktschwelle an der Zunge, den Fingerkuppen und den Lippen, besonders groß (über 50 mm) ist sie am Rücken und an den Oberschenkeln. Diese Unterschiede kommen zum Teil durch eine sehr unterschiedliche räumliche Dichte der maßgeblichen Hautrezeptoren zustande, wie später näher erläutert wird (s. ▶ Abb. 17.2**a**).

An diesen Unterschieden sind auch zentrale Verrechnungsvorgänge auf verschiedenen Ebenen des somatosensorischen Systems wesentlich beteiligt. Dabei können **laterale Hemmung** und **Umfeldhemmung** die räumliche Auflösung verbessern, worauf im Kap. 17.9 (S. 770) näher eingegangen wird. Prozesse lateraler Hemmung sind auch in anderen Sinnessystemen realisiert, z. B. in der Netzhaut des Auges (S. 837). Interessanterweise ist am gleichen Ort die **sukzessive Raumschwelle** (Unterscheidung zeitlich getrennter Reize) immer kleiner als die **simultane Raumschwelle** (Unterscheidung räumlich getrennter Reize), was ebenfalls auf die Beteiligung zentraler Verrechnungsvorgänge hindeutet.

Empfindungsschwellen liegen auch der **neurologischen Sensibilitätsprüfung** zu Grunde, die heute als „quantitative sensorische Testung" (**QST**) zunehmend standardisiert durchgeführt wird. Dabei untersucht man zum Beispiel, ob eine Person in einem erkrankten Hautareal noch Empfindungen für Berührung, Druck und leichte Nadelstiche hat, oder ob sie „spitz" von „stumpf" unterscheiden kann. Andererseits kann die Sensibilität auch gesteigert bzw. die Absolutschwelle für bestimmte Reize herabgesetzt sein, wie dies häufig bei neuropathischen Schmerzen (S. 778) der Fall ist. Ein weiteres wichtiges Werkzeug bei der neurologischen Untersuchung ist die Stimmgabel, mit der das **Vibrationsempfinden** (S. 757) untersucht wird. Die Abschwächung oder der Verlust der Vibrationsempfindung kann ein frühes Zeichen für eine Schädigung schnell leitender afferenter Nervenfasern sein.

17.2.2 Sinnesrezeptoren der somatoviszeralen Sensibilität

Die Sinnesorgane des somatoviszerosensorischen Systems werden allgemein als **Sinnesrezeptoren** bezeichnet. Die Funktion wird durch die vorangestellte **Modalität** zum Ausdruck gebracht. So sind **Mechanorezeptoren** Sinnesrezeptoren für die Aufnahme mechanischer Reize, und ihre Erregung führt normalerweise auch zur Empfindung eines mechanischen Reizes. Die Sinnesrezeptoren werden von afferenten Neuronen (**primären Afferenzen**) gebildet, deren Zellkörper (Somata) in der Regel in den Spinalganglien, für den Kopf im Ganglion trigeminale (Gasseri) liegen (vgl. ▶ Abb. 17.11). Die peripheren Fortsätze der primären Afferenzen, die **sensorischen Axone**, bilden im innervierten Gewebe die **sensorischen** (sensiblen, rezeptiven) **Endigungen**.

In Analogie zu den technischen Sensoren werden die Sinnesrezeptoren von manchen Autoren ebenfalls als **Sensoren** bezeichnet, um sie begrifflich von den rezeptiven Molekülen, den Membranrezeptoren, abzugrenzen, welche durch die neuen Erkenntnisse der Molekularbiologie auch für die Medizin einen immer größeren Stellenwert einnehmen (Membranrezeptoren sind in Kap. 2.6 (S. 66), und Kap. 3.5.2 (S. 119) beschrieben). Man könnte also analog auch von **Mechanosensoren** und (in folgenden Kapiteln) von Thermosensoren, Chemosensoren, Propriosensoren und Nozisensoren sprechen, entsprechend von Mechanosensorik, Thermosensorik etc. Da aber in der englischsprachigen Literatur weiterhin die Begriffe „receptor" und „reception" bevorzugt werden, wollen wir auch hier bei den herkömmlichen Begriffen bleiben. Entsprechend werden die Sinnesrezeptoren anderer Sinnesmodalitäten als Rezeptoren (Fotorezeptoren der Netzhaut des Auges, Kap. 20.5.2 (S. 834)) oder auch Sinneszellen (Haarsinneszellen des Innenohrs, Kap. 18.5.2 (S. 789); olfaktorische Sinneszellen der Nase, Kap. 21.4.1 (S. 867)) bezeichnet.

Die sensorischen Nervenendigungen werden in die **korpuskulären** und die sog. **freien Nervenendigungen** unterteilt (s. ▶ Tab. 17.1 und ▶ Abb. 17.1). Diese Einteilung ist sehr sinnvoll, da die Neurone der korpuskulären bzw. freien Endigungen zu zwei unterschiedlichen zentralen sensorischen Systemen gehören, wie später (S. 765) erläutert wird. Alle korpuskulären Endigungen vermitteln mechanische Sinneseindrücke, sind also Mechanorezeptoren, während viele freie Nervenendigungen verschiedene Modalitäten vermitteln können. Korpuskuläre Endigungen werden von myelinisierten, schnell leitenden **Aβ-Fasern** gebildet, freie Nervenendigungen von dünn myelinisierten **Aδ-Fasern** und unmyelinisierten **C-Fasern** mit langsamer Leitungsgeschwindigkeit (s. Klassifikation von Erlanger und Gasser, Tab. 3.2) (S. 110).

Tab. 17.1 Unterteilung der somatoviszeralen Sensibilität und der zugehörigen Sinnesrezeptoren

		Empfindungsqualität	Sensorische Endigung	Adäquater Reiz	Rezeptorbezeichnung	Afferente Faser
Oberflächensensibilität	mechanische Sinne	Druck	Merkel-Endigung, Tastscheibe	Hautdeformation	SA I	Aβ
		Spannung	Ruffini-Korpuskel	Hautdehnung	SA II	Aβ
		Berührung, Kitzelempfindung	Meißner-Korpuskel, Haarfollikelrezeptor	Hautberührung, Haarbewegung	RA	Aβ
		Vibration	Meißner-Korpuskel, Pacini-Korpuskel	Vibration (5–100 Hz) Vibration (50–400 Hz)	RA PC	Aβ
		Streicheln	freie Nervenendigung	Bewegte Berührung		C
	Temperatursinn	Kälte	freie Nervenendigung	Kälte (10 – 35 °C)	Kaltrezeptoren	A, C
		Wärme	freie Nervenendigung	Wärme (30 – 45 °C)	Warmrezeptoren	C
	Schmerzsinn	scharfer stechender Schmerz	freie Nervenendigung	noxische Deformation, Gewebeschädigung	Mechano-Nozizeptoren	Aδ, C
		dumpfer brennender Schmerz	freie Nervenendigung	mech. u. chem. Noxen, Hitze/noxische Kälte	polymodale und schlafende Nozizeptoren	C
		Jucken	freie Nervenendigung	Histamin, Mucunain		C
Tiefensensibilität	Propriozeption	Bewegung	Muskelspindel	Muskeldehnung (Längenänderung)	Ia-Afferenz	Ia (Aα)
		Stellung	Muskelspindel	Muskeldehnung (Länge)	II-Afferenz	II (Aβ)
		Kraft	Golgi-Sehnenorgan	Muskeldehnung (Spannung)	Ib-Afferenz	Ib
	mechanische Sinne	Druck, Spannung	Ruffini-Korpuskel	Bänder- und Kapselspannung	Mechanorezeptoren	II (Aβ)
		Vibration	Pacini-Korpuskel	Vibration	PC	II (Aδ)
	Schmerzsinn	Tiefenschmerz	freie Nervenendigungen	Gewebsdruck, Entzündungsmediatoren	verschiedene Nozizeptoren	III, (Aδ) IV (C)

Tab. 17.1 Fortsetzung

		Empfindungs-qualität	Sensorische Endigung	Adäquater Reiz	Rezeptor-bezeichnung	Afferente Faser
Viszerale Sensibilität	chemische Sinne	keine	sekundäre Sinnes-zellen	Veränderung von O_2, CO_2, pH	Glomus caroticum, Gl. aorticum	Aδ, C
		keine	Glucoserezeptor	Glucosekonzentration		C
	mechanische Sinne	keine	Dehnungsrezeptoren (freie Endigungen)	Blutdruckanstieg, Blutvolumenanstieg	Barorezeptor, Vorhofrezeptoren	Aδ, C
		Druck, Völlegefühl, Blähung	Dehnungsrezeptoren, (freie Endigungen)	Magendehnung, Darmmotilität u. -distension		Aδ, C
	Schmerz-sinn	Kolik, viszeraler Schmerz	Dehnungsrezeptoren, (freie Endigungen)	Distension von Hohlorganen	Mechano-Nozizeptoren	Aδ, C
		Irritation	freie Nerven-endigung	Schleimhaut-Irritanzien	Chemo- u. Mechano-rezeptoren	C

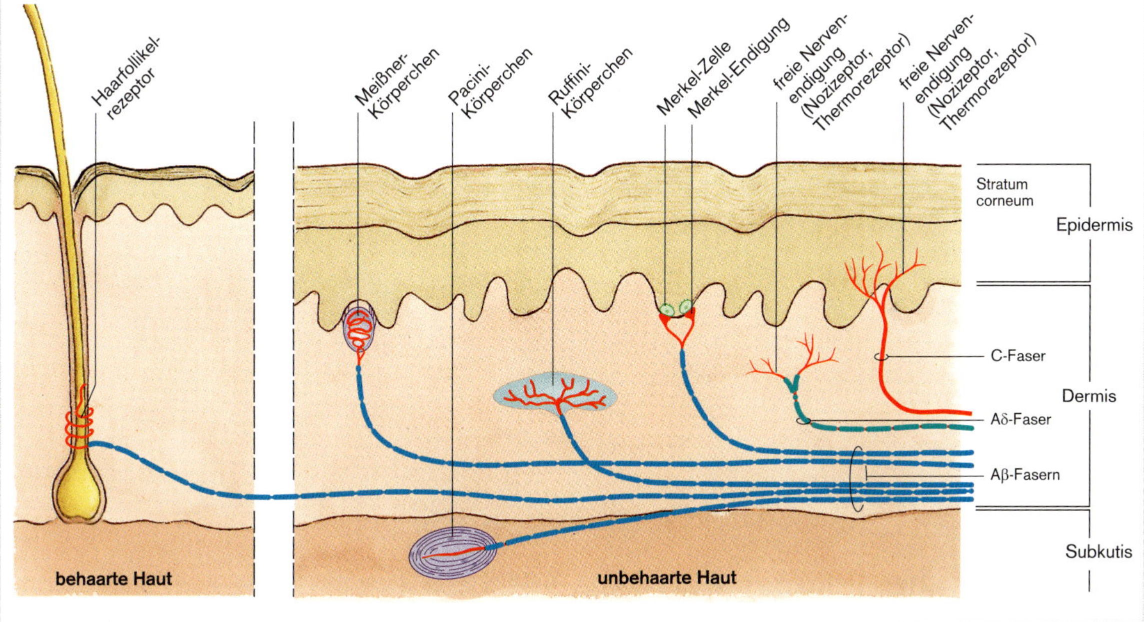

Abb. 17.1 Schnitt durch die behaarte und unbehaarte Haut mit den wichtigsten sensorischen Endigungen. Freie Nervenendigungen sind wesentlich häufiger als hier dargestellt, alle Endigungen außer Pacini und Ruffini sind im Verhältnis vergrößert. Die Funktion der schnell adaptierenden Meißner-Körperchen, die nur in der unbehaarten Haut vorkommen, wird in der behaarten Haut von den Haarfollikelrezeptoren übernommen.

Im Lichtmikroskop treten die korpuskulären Strukturen als auffällige, in der Regel gekapselte Körperchen in Erscheinung, während die verzweigten freien Nervenendigungen im Lichtmikroskop ohne spezielle Färbung kaum sichtbar sind (▸ Abb. 17.1). Es wird angenommen, dass an den Endigungen (die auch bei den Aβ-Fasern innerhalb der Körperchen nicht mehr myelinisiert sind) mechanisch empfindliche **Rezeptorkanäle** (*stretch activated channels*) der Plasmamembran geöffnet werden und den mechanischen Reiz in ein **Rezeptorpotenzial** umsetzen. Dieser Prozess der Umsetzung eines Reizes in ein Rezeptorpotenzial wird als **Transduktion** bezeichnet, im Falle der Mechanorezeptoren wird der Prozess **Mechanotransduktion** genannt.

Die Entwicklung des Nervensystems wird durch **Neurotrophine** (Wachstumsfaktoren), zum Beispiel **GDNF** (*glial cell line-derived neurotrophic factor*) und **NGF** (*nerve growth factor*), maßgeblich gesteuert (zu trophischen Wirkungen vgl. Kap. 24.8.2) (S. 971). Das Wachstum peptiderger unmyelinisierter C- und dünn myelinisierter Aδ-Fasern wird durch die Aktivierung des hochaffinen Rezeptors für NGF, des Tyrosinkinase-Rezeptors vom Typ A (**TrkA**), angeregt. Genetische Analysen haben Mutationen des (für TrKA kodierenden) NTRK1-Gens identifiziert, welche zum Funktionsverlust des Rezeptors führen. Kinder in Familien, bei denen diese Gendefekte homozygot ausgebildet sind, erkranken häufig am **CIPA-Syndrom** (*congenital insensitivity to pain with anhydrosis*; hereditäre sensorische und autonome Neuropathie Typ IV): Sie haben kein Temperatur-Schmerz- und Juckempfinden, und können nicht schwitzen, da auch die postganglionäre sympathische Schweißdrüseninnervation fehlt. In ihrer Kindheit ziehen sie sich häufig Verletzungen zu, die sich infizieren, da sie nicht rechtzeitig bemerkt werden, und die betroffenen Personen versterben nicht selten an generalisierten Infektionen und Fieberschüben.

Zusammenfassung Kap. 17.2

Grundbegriffe der somatoviszeralen Sensibilität

Im somatoviszeralen sensorischen System treten die Sinnesmodalitäten **Mechanosensibilität**, **Temperatursensibilität** und **Schmerz** auf, wobei die mechanische Oberflächensensibilität die genaueste Beurteilung der Empfindungen erlaubt. Hier können die Qualitäten Berührung, Druck, Spannung, Vibration und Kitzelempfindung unterschieden werden. Ein Maß für die **Hautsensibilität** ist die **Absolutschwelle** für Berührungsreize, während die räumliche Auflösung von taktilen Reizen durch die **Zweipunktschwelle** definiert werden kann.

Eine orientierende **Sensibilitätsprüfung** der Körperoberfläche bzw. die ausführlichere quantitative sensorische Testung sind klinisch für die Diagnose von Nervenerkrankungen wichtig.

Die Sinnesrezeptoren der mechanischen **Oberflächensensibilität** werden von schnell leitenden afferenten Nervenfasern (**Aβ-Fasern**) mit **korpuskulären Endigungen** gebildet.

Für die Entstehung von **Temperatur-, Schmerz- bzw. Juckempfindungen** sind langsam leitende dünn myelinisierte (**Aδ-**) und unmyelinisierte (**C-**)**Fasern** mit ihren **freien Nervenendigungen** verantwortlich.

17.3 Mechanische Oberflächensensibilität

17.3.1 Klassifikationsmerkmale der Mechanorezeptoren

Durch neurophysiologische Untersuchungen hat man charakteristische Unterschiede zwischen den mechanorezeptiven Aβ-Fasern mit ihren korpuskulären Endigungen gefunden. Dies betrifft zum einen den adäquaten Reiz. Der **adäquate Reiz** ist definiert als der spezifische physikalische Reiz, welcher mit minimalem Energieaufwand den Rezeptor aktivieren kann. Zum anderen sind vor allem die Geschwindigkeit und das Ausmaß der Adaptation wesentliche Kriterien. Die **Adaptation** beschreibt, wie schnell und wie stark die Antwort eines Sinnesrezeptors bei anhaltendem Reiz abnimmt, was an der Frequenz der ausgelösten Aktionspotenziale ablesbar ist (▸ Abb. 17.2b). Diese Eigenschaft wurde von den Neurophysiologen zur Klassifikation der Mechanorezeptoren herangezogen. Langsam adaptierende Mechanorezeptoren werden dabei als **SA** bezeichnet (von *slowly adapting*), schnell adaptierende als **RA** (*rapidly adapting*). Bei einem statischen Reiz, wenn zum Beispiel ein stumpfer Gegenstand lange auf die Haut gedrückt wird, antworten die SA-Rezeptoren mit einer lang anhaltenden Entladungssalve, deren Frequenz kaum abnimmt, während die RA-Rezeptoren ihre anfängliche Aktivität schnell verringern oder gar einstellen (▸ Abb. 17.2b). Demnach sind SA-Rezeptoren vor allem dazu geeignet, die **Reizstärke** und weniger die Reizveränderung zu kodieren, während RA-Rezeptoren vor allem auf die **Veränderung der Reizstärke**, also die Geschwindigkeit eines mechanischen Reizes reagieren. Technisch ausgedrückt heißt das: Die SA-Rezeptoren zeigen ein ausgeprägtes **Proportionalverhalten**, die RA-Rezeptoren ein **Differenzialverhalten**. Die Wirklichkeit liegt aber meist dazwischen, was übrigens nicht nur für Mechanorezeptoren, sondern für alle möglichen Arten von Sinnesrezeptoren gilt. Man spricht dann vom **Proportional-Differenzial-(PD-)Verhalten**. Bei solchen **PD-Rezeptoren** kann man zu Beginn des Reizes eine stärkere **phasische** Entladung beobachten (die differenzielle Komponente), die bei andauernder Reizung mehr oder weniger schnell in eine niedrigere **tonische** Entladung (den proportionalen Teil der Antwort) übergeht (▸ Abb. 17.2b).

17.3.2 Mechanorezeptortypen der Haut

Die neurophysiologisch klassifizierten Mechanorezeptoren können nicht nur unterschiedlichen Empfindungen, sondern auch spezifischen korpuskulären Endigungen zugeordnet werden. Die wichtigsten korpuskulären Endigungen der Haut, die meist nach ihren Erstbeschreibern bezeichnet wurden, sind in ▸ Abb. 17.1 dargestellt und in ▸ Tab. 17.1 aufgelistet.

▸ Merkel-Zell-Rezeptoren. Die Merkel-Zell-Rezeptoren (weitere Bezeichnungen sind Merkel-Scheiben, Merkel-Zell-Axon-Komplexe) finden sich in der Basalschicht der Epidermis der unbehaarten und behaarten Haut (dort nennt man sie **Tastscheiben**). Sie bestehen aus umgewandelten Epithelzellen, den Merkel-Zellen, die mit den afferenten Endigungen synapsenähnlich verbunden sind. Merkel-Zell-Rezeptoren werden schon durch schwache, senkrecht auf die Haut einwirkende mechanische Reize erregt. Die Mechanotransduktion findet dabei sowohl an den Merkel-Zellen als auch an den afferenten Endigungen statt, d. h. die Komplexe besitzen Merkmale sowohl von primären als auch von sekundären Sinneszellen. **Primäre Sinneszellen** bilden Axone aus und generieren Aktionspotenziale. Bei **sekundären Sinneszellen** fehlen diese Eigenschaften, sie sind typischerweise erst im nachgeschalteten Neuron ausgebildet (s. Kap. 21.4) (S. 860). Merkel-Zell-Rezeptoren zeigen ein klassisches PD-Verhalten mit betonter proportionaler (P-)Komponente und werden wegen ihrer langsamen Adaptationsgeschwindigkeit funktionell als **SAI-Rezeptoren** bezeichnet (▸ Abb. 17.2). Es ist leicht ersichtlich, dass Merkel-Zell-Rezeptoren vor

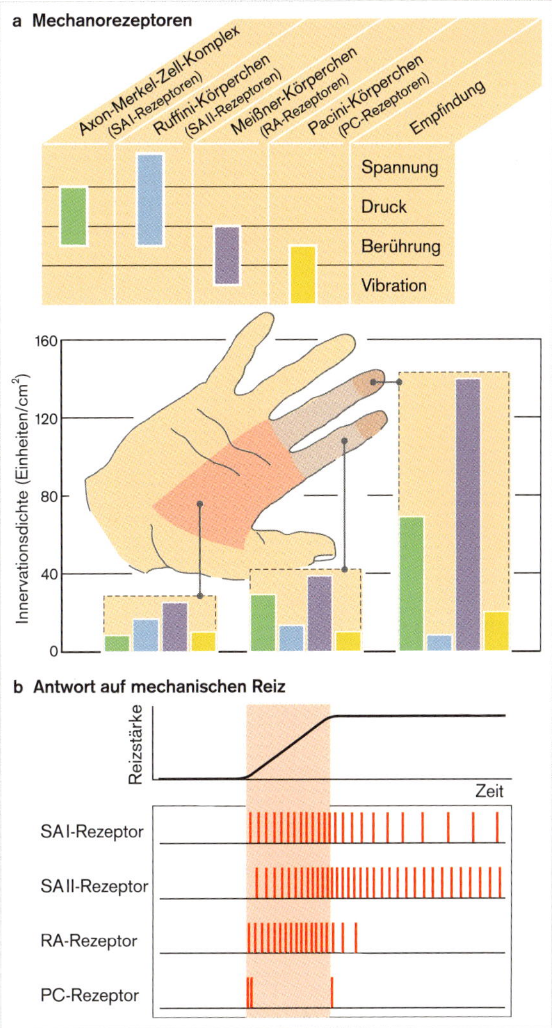

Abb. 17.2 Mechanorezeptoren der unbehaarten Haut.
a Innervationsdichte der Mechanorezeptoren in verschiedenen Bereichen der Hand (unten) und zugehörige Empfindungen (oben). Die Empfindungen, die von den jeweiligen korpuskulären Endigungen (Mechanorezeptor-Typen) vermittelt werden, überlappen sich zum Teil. Die Innervationsdichte von SAI- und RA-Rezeptoren ist in den Fingerkuppen am größten (nach [13]).
b Charakteristisches Antwort- und Adaptationsverhalten der vier Mechanorezeptor-Typen bei einem rampenförmigen Anstieg der Reizstärke bzw. der Reizstrecke (Druck auf die Haut), dargestellt anhand der erzeugten Aktionspotenziale. Der SAI-Rezeptor codiert sowohl die Reizveränderung als auch die Reizstärke (Proportional-Differenzial-Verhalten), wobei er im tonischen Teil des Reizes mehr oder weniger schnell adaptiert. Beim SAII-Rezeptor ist die proportionale Komponente stärker, d. h. er adaptiert noch langsamer und bildet vorwiegend die Reizstärke ab. Der RA-Rezeptor reagiert vor allem während der Reizänderung, adaptiert danach schnell und codiert daher in erster Linie die Geschwindigkeit des Reizes (Differenzial-Verhalten). Der PC-Rezeptor (Beschleunigungsrezeptor) beantwortet nur den Beginn, manchmal auch das Ende des Druckreizes mit 1–2 Aktionspotenzialen.

allem die Stärke von länger dauernden leichten Druck- und Berührungsreizen kodieren können.

Für die Mechanotransduktion an Merkel-Zellen sind nach Befunden der Arbeitsgruppe von Ardem Patapoutian mechanosensitive Kationenkanäle vom Typ **Piezo2** verantwortlich, für deren Charakterisierung Patapoutian 2021 der Nobelpreis für Physiologie und Medizin zugesprochen wurde [22]. Als Neurotransmitter zwischen den Merkel-Zellen und den afferenten Axonen fungiert wahrscheinlich Serotonin (5-Hydroxytryptamin), und die Übertragung erfolgt sowohl über ionotrope als auch metabotrope Membranrezeptoren. Die typischen Übertragungseigenschaften mit der langsamen Adaptation scheinen von den Merkel-Zellen abzuhängen. Die P-Komponente (tonische Entladung) geht verloren, wenn die Merkel-Zellen ausgeschaltet werden, übrig bleibt die D-Komponente (phasische Entladung) des afferenten Axons.

▶ **Ruffini-Körperchen.** In der Dermis der behaarten und unbehaarten Haut finden sich Ruffini-Körperchen. Ähnliche Formen kommen auch im Zahnhalteapparat und in Gelenken vor. Es handelt sich hier um kolbenförmige, meist von einer Kapsel aus Perineuralzellen umgebene Gebilde, in die kollagene Fasern einstrahlen. Im Inneren des Korpuskels werden die Faserbündel von der verzweigten sensorischen Endigung umschlungen, die wahrscheinlich bei Dehnung des Korpuskels verformt wird. Die Ruffini-Rezeptoren, PD-Rezeptoren mit ausgeprägter P-Komponente, werden funktionell als **SAII-Rezeptoren** bezeichnet. Sie sind weniger empfindlich und adaptieren noch langsamer als die Merkel-Zell-Rezeptoren (▶ Abb. 17.2). Sie werden am besten durch tangentiale Dehnung der Haut erregt und sind in der Lage, durch ihre tonische Entladung Empfindungen wie langdauernden Druck und Spannung zu vermitteln.

▶ **Meißner-Körperchen.** Sie kommen nur in der unbehaarten Haut vor. Das Korpuskel besteht aus lamellenartig angeordneten Schwann-Zellen mit einer perineuralen Kapsel und wird meist von mehreren sensorischen Endigungen innerviert, deren Verzweigungen spiralförmig zwischen die Schichten der Schwann-Zellen eingelagert sind. Die Körperchen sind durch kollagene Fibrillen an die basalen Epithelzellen angeheftet, wodurch wahrscheinlich die schnelle mechanische Übertragung ermöglicht wird. Meißner-Körperchen zeigen PD-Verhalten mit ausgeprägter D-Komponente und werden funktionell als **RA-Rezeptoren** (manchmal auch als FA für *fast adapting*) bezeichnet. Sie sind hochempfindlich und bilden mit ihrer Entladungsfrequenz am genauesten die Geschwindigkeit eines Druckreizes ab (s. ▶ Abb. 17.2). Mit ihrem ausgeprägten Differenzialverhalten können sie schnell wechselnde Berührungsreize kodieren.

▶ **Haarfollikelrezeptoren.** In der behaarten Haut werden die Aufgaben der dort fehlenden Meißner-Körperchen von den Haarfollikelrezeptoren übernommen. Diese reagieren auf die Bewegung der Haare und sind zum Beispiel dafür verantwortlich, dass leichte Objekte, die sich über die behaarte Haut bewegen (z. B. ein Insekt) eine **Kitzelempfindung** auslösen.

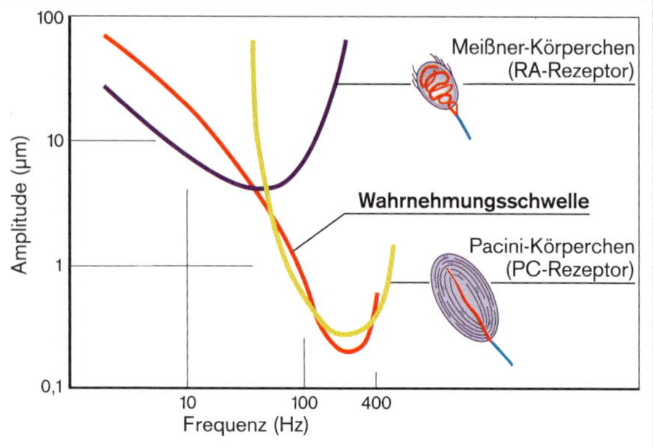

Abb. 17.3 Wahrnehmungsschwelle und Erregungsschwellen von Meißner- und Pacini-Körperchen für Vibrationsreize an der Hand. Die Wahrnehmungsschwelle (Absolutschwelle) des Menschen für Vibrationsreize stimmt im höheren Frequenzbereich (100–400 Hz) gut mit der Erregungsschwelle der PC-Rezeptoren (Pacini-Körperchen) überein, bei tiefen Frequenzen (5 – 50 Hz) am besten mit der Erregungsschwelle von RA-Rezeptoren (Meißner-Körperchen). Die maximale Empfindlichkeit der PC-Rezeptoren liegt bei einer Reizamplitude von weit unter 1 µm (nach [16]).

▶ **Pacini-Körperchen.** Schließlich kommen im subkutanen Gewebe, aber auch in tiefen Geweben und selbst im Mesenterium, die großen Pacini- (oder Vater-Pacini-) Körperchen vor. Bei diesen ovalen Korpuskeln wird das Ende einer sensorischen Nervenfaser zwiebelartig von vielen Schichten umgewandelter Schwann-Zellen und Perineuralzellen eingehüllt (▶ Abb. 17.3). Funktionell werden sie nach dem Namen Pacini als **PC-Rezeptoren** bezeichnet. Es handelt sich um hochempfindliche Mechanorezeptoren mit extrem schneller Adaptation, die in erster Linie durch Beschleunigung, also den Geschwindigkeitswechsel von mechanischen Reizen, erregt werden. Daher antworten sie besonders gut auf **Vibrationsreize** und vermitteln auch diese Empfindung (▶ Abb. 17.3). Bei Vibration werden typischerweise jeweils nur ein bis zwei Aktionspotenziale phasenkonstant bei jedem Richtungswechsel ausgelöst (▶ Abb. 17.2). Damit kann der PC-Rezeptor innerhalb eines bestimmten Bereichs die Frequenz eines vibrierenden taktilen Reizes abbilden.

Wenn die Hülle von Pacini-Korpuskeln experimentell entfernt wird, bleibt zwar die mechanische Empfindlichkeit der PC-Rezeptoren erhalten, sie verlieren aber ihre schnelle Adaptation und damit die Vibrationsempfindlichkeit. Dies zeigt, dass die **Hüllstrukturen** der korpuskulären Sinnesrezeptoren wesentlich zu deren Rezeptoreigenschaften beitragen. Die Erregungsschwelle der PC-Rezeptoren zeigt ein Minimum im Bereich von 150–200 Hz. Hier genügen sinusförmige Schwingungen mit Amplituden von weniger als 1 µm, um eine reizsynchrone Entladung auszulösen (▶ Abb. 17.3). Interessanterweise stimmt diese Erregungsschwelle auch ziemlich gut mit der Empfindungsschwelle überein. Bei tieferen Frequenzen ist der PC-Rezeptor allerdings wesentlich unempfindlicher und seine Erregungsschwelle steigt über die Absolutschwelle der Vibrationsempfindung. Dieses Phänomen zeigt, dass niederfrequente Vibrationen vorwiegend durch andere Mechanorezeptoren detektiert werden, nämlich durch die RA-Rezeptoren, die ihr Empfindlichkeitsmaximum im Frequenzbereich von 20–50 Hz haben (▶ Abb. 17.3).

Woher weiß man eigentlich, welche Mechanorezeptoren welche Empfindungen vermitteln? Die **Mikroneurografie** beim Menschen hat dazu wesentliche Erkenntnisse geliefert. Bei dieser Methode wird eine feine Mikroelektrode in einen peripheren Nerv eingestochen, um die Aktivität (Aktionspotenziale) einzelner afferenter Fasern zu registrieren. Untersucht wird nun das von einer Faser innervierte Hautareal, das **rezeptive Feld**, das mit verschiedenen Reizen stimuliert wird. (Als rezeptives Feld eines Neurons wird der gesamte Bereich eines Organs bezeichnet, bei dessen Stimulation die Aktivität dieses Neurons beeinflusst werden kann). Damit konnte man bei den Sinnesrezeptoren der menschlichen Haut die spezifischen **adäquaten Reize** identifizieren und die Beziehung von Reiz- und Erregungsstärke sowie das **Adaptationsverhalten** messen. Gleichzeitig – und das war der große Vorteil – konnte man aber auch die **Empfindung** der Testperson erfragen und somit wesentliche Hypothesen bestätigen, die vorher auf der Grundlage tierexperimenteller Untersuchungen aufgestellt worden waren.

17.3.3 Tastsinn

Spricht man vom Berührungssinn, so denkt man in erster Linie an die mechanosensiblen Leistungen unserer Hand, den **Tastsinn**. Dieser Sinn ist so hoch entwickelt, dass er bis zu einem gewissen Grad das Sehen ersetzen kann, zum Beispiel um sich im Raum zu orientieren oder mittels Blindenschrift zu lesen. Mit beiden Sinnen wird die Umgebung aktiv „erfasst", ihre Struktur und Oberflächenbeschaffenheit werden wahrgenommen und als räumliches Bild im Gedächtnis niedergelegt. Dies wird besonders deutlich, wenn man mit geschlossenen Augen einen Gegenstand ertastet und versucht, sich diesen vor dem „inneren Auge" vorzustellen.

Die korpuskulären Endigungen der Mechanorezeptoren sind über die Körperoberfläche sehr ungleich verteilt. Dies wird besonders an der Hand deutlich (▶ Abb. 17.2a). Beim Betasten von Gegenständen wird zwar eine ganze Reihe verschiedener Mechanorezeptoren einschließlich solcher aus tiefen Geweben (**Propriozeptoren**) (S. 756) aktiviert, aber für die Feinerkennung von Oberflächen

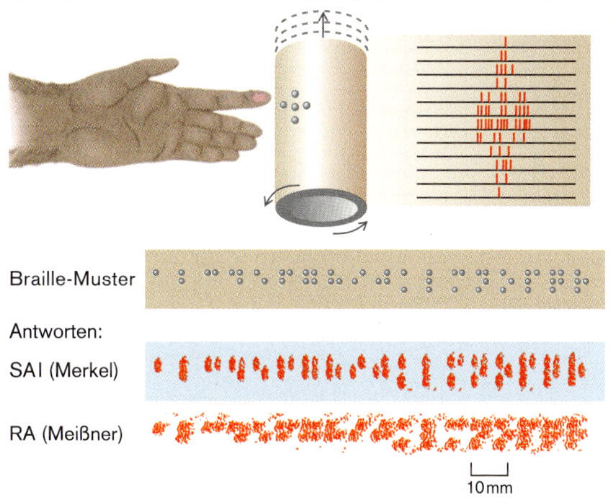

Abb. 17.4 Aktivierung von Mechanorezeptoren durch Braille-Muster. Bei diesem Experiment wurde mit Hilfe einer drehbaren Trommel ein erhabenes Punktemuster, das den Buchstaben der Blindenschrift (Braille-Muster) entspricht, über die Fingerkuppe eines Primaten so hinwegbewegt, als würde der Finger über das Muster gleiten. Dabei wurden die Entladungen von verschiedenen Mechanorezeptoren mikroneurografisch registriert. Bei jeder Umdrehung wurde die Abfolge der ausgelösten Aktionspotenziale in einer neuen Zeile aufgezeichnet und danach die Trommel längs ihrer Achse ein Stück weit versetzt, sodass ein anderer Teil des Punktemusters die Fingerkuppe überstrich. Unten sind die verdichteten Entladungsmuster von Merkel-Endigungen (SA I) und Meißner-Körperchen (RA) dargestellt, die das Punktemuster erkennbar kodieren (nach [11]).

spielen zwei korpuskuläre Mechanorezeptorarten in der **Fingerbeere** eine zentrale Rolle: Die tastenden Fingerendglieder besitzen die höchste Dichte an SAI-(Merkel) und RA-Rezeptoren (Meißner). Diese hohe Rezeptordichte ist Voraussetzung, aber nicht der einzige Grund, für die gute **räumliche Auflösung** (bzw. geringe Zweipunktschwelle) der Fingerbeere. Die SAI- und RA-Rezeptoren sind deshalb im Vergleich zu anderen Mechanorezeptoren auch am besten geeignet, das Punktemuster der Blindenschrift (**Braille-Muster**) zu kodieren, wenn die Finger darüber hinweggleiten (▶ Abb. 17.4). Die Information (Aktionspotenzialmuster) aus diesen beiden Mechanorezeptoren wird nahezu eins-zu-eins an die Großhirnrinde übermittelt. Näheres zu den zentralen somatosensorischen Systemen in Kap. 17.9) (S. 770).

Zusammenfassung Kap. 17.3

Mechanische Oberflächensensibilität

Die Mechanorezeptoren der Haut, die zunächst nach der Struktur ihrer korpuskulären sensorischen Endigungen klassifiziert wurden, unterscheiden sich funktionell vor allem in ihrer Empfindlichkeit und der **Adaptationsgeschwindigkeit**. Sie vermitteln unterschiedliche Eigenschaften mechanischer Reize, wodurch die empfundenen Qualitäten der mechanischen Oberflächensensibilität entstehen:

- Die langsam adaptierenden **Merkel-Zell-** und **Ruffini-Rezeptoren** vermitteln vor allem **Druck** und **Spannung**,
- die schnell adaptierenden **Meißner-** und **Pacini-Rezeptoren** vermitteln **Berührung** und **Vibration**.
- Die hohe Dichte der **Merkel-Endigungen** und **Meißner-Korpuskel** in den Fingern ist für den empfindlichen **Tastsinn der Hand** von ausschlaggebender Bedeutung.

17.4 Thermosensibilität

Der **Temperatursinn** zeichnet sich durch einige Besonderheiten aus. Er gehört zur Oberflächensensibilität mit einer diskreten Rezeptorverteilung. Gleichzeitig ist er ein homöostatisch ausgerichteter Sinn: Der Temperatursinn wird erst dann bewusst, wenn die Umgebungstemperatur stark von einem komfortablen Temperaurbereich abweicht, so dass wir schwitzen oder frieren. Eine Temperaturempfindung wird deshalb unwillkürlich auch **hedonisch,** d. h. als angenehm oder unangenehm, beurteilt. Durch angemessenes Verhalten (z. B. Kleidungswechsel) strebt man danach, eine angenehme, **indifferente** Oberflächentemperatur einzustellen. Schließlich enthält der Temperatursinn zwei gegensätzliche Qualitäten, die **Wärme-** und die **Kälteempfindung,** die kontinuierlich ineinander übergehen, sich aber normalerweise gegenseitig ausschließen.

Der Temperatursinn als Oberflächensinn ist durch diskrete **Kalt-** und **Warmpunkte** auf der Haut gekennzeichnet, die z. B. mit Hilfe einer kalten oder warmen Metallspitze kartiert werden können. Diese Punkte sind unterschiedlich dicht über die Körperoberfläche verteilt, wobei die Kaltpunkte in der Regel häufiger vorkommen. Am Handrücken zum Beispiel findet man pro Quadratzentimeter etwa zwei Kaltpunkte, aber nur einen Warmpunkt. Wegen der unterschiedlichen Dichte an Thermorezeptoren müssen unterschiedlich große Hautbezirke gekühlt oder erwärmt werden, um eine minimale Temperaturänderung wahrzunehmen. Im Gesicht findet sich die höchste Dichte an Kalt- und Warmpunkten; in der Mundregion sind sie so dicht konzentriert, dass sie sich kaum trennen lassen. Dem entsprechend ist im Gesicht das Temperaturunterscheidungsvermögen sehr fein ausgeprägt.

Die Sinnesrezeptoren für Kalt- und Warmempfindungen (**Thermorezeptoren**) sind freie Nervenendigungen, wobei die **Kaltrezeptoren** überwiegend von **Aδ-Fasern** gebildet werden, während die **Warmrezeptoren** aus unmyelinisierten **C-Fasern** bestehen (s. ▶ Tab. 17.1 und ▶ Abb. 17.1, Näheres zur Einteilung von Nervenfasern aufgrund der Leitungsgeschwindigkeit in Kap. 3.4.5 (S. 107)). Charakteristisch für Kalt- und Warmrezeptoren ist ihre ausgeprägte **Adaptation**, die wahrscheinlich auch für die schnelle Gewöhnung an wechselnde Temperaturen verantwortlich ist.

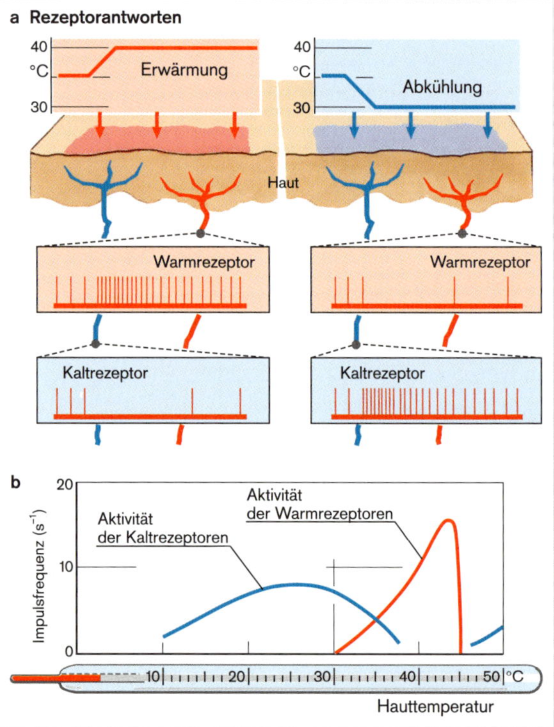

Abb. 17.5 Aktivität von Kalt- und Warmrezeptoren.
a Antworten eines Warm- und eines Kaltrezeptors bei Erwärmung bzw. Abkühlung der Haut. Beide Thermorezeptoren zeigen PD-Verhalten mit Adaptation sowohl bei Erwärmung als auch bei Abkühlung.
b Mittlere Aktivität von Kalt- bzw. Warmrezeptoren bei unterschiedlicher Hauttemperatur. Einige Kaltrezeptoren werden bei Temperaturen über 45 °C wieder aktiv und vermitteln dadurch wahrscheinlich die paradoxe Kälteempfindung.

Die Rezeptoren sind in der Regel spontan aktiv und kodieren dabei die bestehende Temperatur, sprechen aber vor allem auf *Änderungen* der Temperatur an. Sie zeigen dabei typische **PD-Charakteristik**, d. h. sie reagieren auf Temperaturänderung mit einer kurzen Änderung ihrer Entladungsaktivität, die in eine konstante (tonische) Aktivität übergeht (▶ Abb. 17.5a).

Einen guten Beleg dafür bietet der klassische **Zwei-Schalen-Versuch** von Weber: Taucht man gleichzeitig die linke Hand in warmes Wasser von 38 °C und die rechte Hand in deutlich kühleres Wasser von 26 °C, so wird nach kurzer Zeit der Temperaturunterschied nicht mehr oder nicht mehr so stark wahrgenommen, weil die Thermorezeptoren adaptiert sind. Taucht man jetzt beide Hände in Wasser mit einer Temperatur von 33 °C (Indifferenztemperatur), so erscheint die linke Hand deutlich kühler als die rechte.

Jeder Kalt- und Warmrezeptor besitzt eine individuelle **Antwortkurve** mit einer optimalen Temperatur, bei der die tonische Aktivität (Entladungsfrequenz bei gleichbleibender Temperatur) am höchsten ist. Das Mittel dieser Antwortkurven ergibt sowohl für die Kalt- als auch für die Warmfasern eine charakteristische Funktion mit einem Maximum bei etwa 25 °C bzw. 43 °C (▶ Abb. 17.5b). Im Bereich der **psychophysischen Indifferenztemperatur der Haut** (etwa zwischen 31 °C und 36 °C) sind sowohl Kalt- als auch Warmfasern aktiv. In diesem Bereich nimmt man die Temperatur nicht bewusst wahr, solange sie sich nicht ändert. Die Aktivität der Kalt- und Warmrezeptoren wird also offensichtlich zentral miteinander verrechnet. Temperaturänderungen innerhalb der Indifferenzzone werden nur vorübergehend als Erwärmung bzw. als Abkühlung empfunden, solange der phasische Teil der Entladung von Warm- bzw. Kaltrezeptoren andauert. Erst bei statischen Temperaturänderungen über die Grenzen der Indifferenzzone hinaus entsteht die Empfindung **Dauerwarm** bzw. **Dauerkalt**. Im Bereich der Dauerwarmempfindung wird interessanterweise eine zunehmende Erwärmung leichter (d. h. bei geringeren Änderungen) erkannt als eine Abkühlung, die dann als „weniger warm“ empfunden wird. Bei langsamer Abkühlung (z. B. im Fahrtwind) kann es auf diese Weise zu einer unbemerkten Unterkühlung der Haut kommen. Entsprechend gilt im Bereich Dauerkalt, dass eine weitere Abkühlung leichter erkannt wird als eine Erwärmung. In Temperaturbereichen über 45 °C bzw. unter 10 °C, in denen die Aktivität der Warm- bzw. Kaltrezeptoren stark abnimmt, geht das Temperaturempfinden in Schmerzempfinden (Hitze- oder Kälteschmerz) über, weil nun zunehmend Nozizeptoren aktiviert werden (**Nozizeption**) (S. 759).

Im Bereich zwischen Warmempfindung und Hitzeschmerz gibt es das Phänomen der **paradoxen Kälteempfindung**. Steigt man z. B. in eine heiße Badewanne, so kann vorübergehend eine Kaltempfindung auftreten. Dieses Phänomen wird durch die Aktivierung einiger Kaltrezeptoren durch hohe Temperaturen erklärt (▶ Abb. 17.5b), ein bekanntes Beispiel für die **inadäquate Reizung** von Sinnesrezeptoren. Weitere Beispiele für inadäquate Reizung sind die Kalt- bzw. Warmempfindungen im Bereich der Mundschleimhaut, die durch Menthol bzw. scharf gewürzte Speisen ausgelöst werden können.

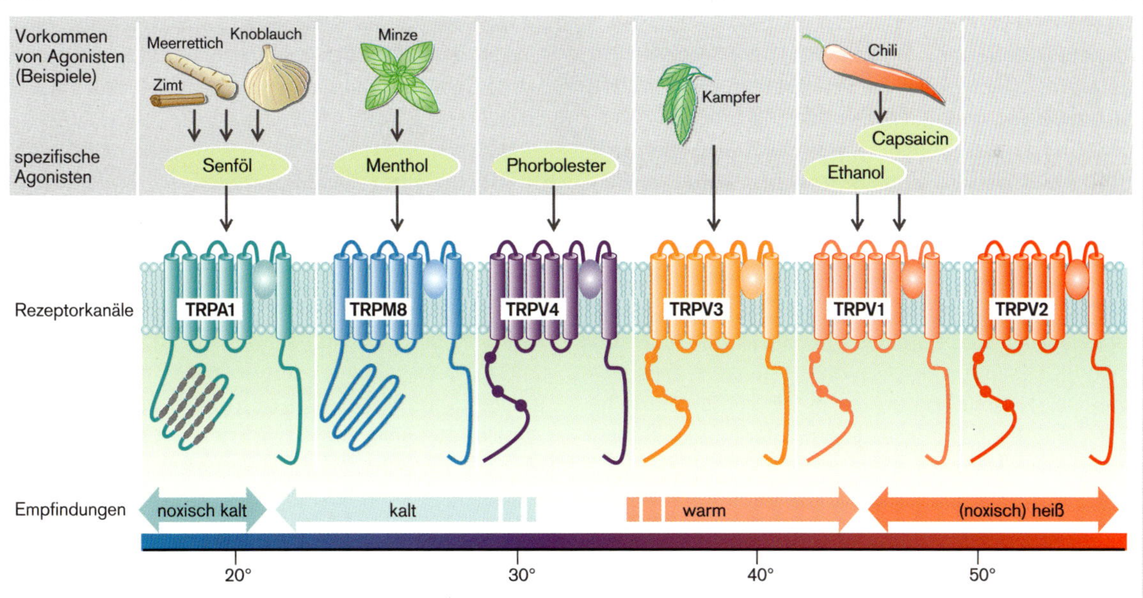

Abb. 17.6 TRP-Rezeptorkanäle, angeordnet nach ihrem bevorzugten Aktivierungsbereich auf der Skala der wahrnehmbaren Temperaturen. Es wird angenommen, dass sich kalt- bzw. warmsensitive Thermorezeptoren und kälte- bzw. hitzesensitive Nozizeptoren durch das Expressionsmuster dieser Kanäle unterscheiden. Alle TRP-Rezeptorkanäle sind auch empfindlich für bestimmte, in Pflanzen vorkommende Liganden. Ein Beispiel ist Menthol, das durch selektive Aktivierung von TRPM8 eine Kälteempfindung auslöst. Bei einer Oberflächentemperatur von unter 20 °C bzw. über 45 °C geht die Kälteempfindung bzw. Wärmeempfindung in die Empfindung noxischer (schmerzhafter) Kälte bzw. Hitze über. Zwischen kalt und warm liegt der Indifferenzbereich, in dem bei konstanter Temperatur weder eine Kälte- noch eine Wärmeempfindung auftritt. Verändert nach [9].

Der molekulare Mechanismus der Thermorezeption wird immer noch wissenschaftlich untersucht. Es gilt inzwischen als sicher, dass dabei Kationenkanäle aus der großen Familie der **TRP**-Rezeptorkanäle (***t**ransient* ***r**eceptor* ***p**otential*) beteiligt sind [17]. Dies sind meist unspezifische Kationenkanäle, die durch verschiedene Stimuli (z. B. Liganden, Temperatur, Osmolarität) gesteuert werden können. Man nimmt an, dass thermorezeptive Afferenzen TRP-Rezeptorkanäle exprimieren, die bei definierten Temperaturänderungen geöffnet werden und direkt oder indirekt zur Depolarisation der Warm- bzw. Kaltfasern beitragen [9]. Zusammen genommen decken die TRP-Kanäle mit ihren Aktivierungsschwellen bzw. der Temperatur, bei der sie bevorzugt aktiv sind, den gesamten wahrnehmbaren Temperaturbereich ab (▸ Abb. 17.6). **TRPM8** (TRP Melastatin 8), der in Kaltrezeptoren exprimiert ist, wird sowohl bei Abkühlung unter 25 °C als auch durch einige Substanzen wie Menthol oder Eukalyptusöl aktiviert. Hierdurch wird erklärt, warum Menthol (z. B. mit dem Zigarettenrauch) oder Eukalyptusöl Kaltempfindungen auslösen können. Außerdem wurde ein Ca^{2+}-aktivierter Chlorid-Kanal beschrieben (**Anoctamin 1**), der bei schmerzhafter Hitze (< 44 °C) aktiviert wird, wobei ausströmendes Chlorid die Depolarisation weiter verstärkt. Zur Rolle von TRP-Kanälen bei der Nozizeption s. Kap. 17.7.4 (S. 761); TRP-Kanäle in Geschmackssinneszellen s. Kap. 21.3.2 (S. 861).

Zusammenfassung Kap. 17.4

Thermosensibilität

Der Temperatursinn umfasst die Qualitäten **Wärme** und **Kälte**. Starke Abweichungen von der normalen Oberflächentemperatur werden als unangenehm empfunden. Kalt- und Warmpunkte der Haut finden sich in unterschiedlicher Dichte auf der Körperoberfläche. Die Sinnesrezeptoren des Kälte- und Wärmesinns in der Haut sind **Aδ**- bzw. **C-Fasern** mit freien Nervenendigungen, welche mit temperaturempfindlichen Kationenkanälen (z. B. TRPM8) ausgestattet sind. Thermorezeptoren zeigen bei Temperaturänderungen ein typisches **Proportional-Differenzialverhalten** mit ausgeprägter **Adaptation.** Die Temperaturempfindung hängt vom Verhältnis der Aktivität von Kalt- und Warmrezeptoren ab. Im Bereich der **Indifferenztemperatur** empfindet man weder Wärme noch Kälte, solange sich die Temperatur nicht schnell ändert. Temperaturen außerhalb dieses Bereichs werden als **dauerkalt** bzw. **dauerwarm** empfunden. Durch inadäquate Reizung von Kaltrezeptoren bei hohen Temperaturen kann eine **paradoxe Kälteempfindung** entstehen.

17.5 Tiefensensibilität und Propriozeption

▸ **Stellungssinn.** Das Zentralnervensystem wird über die **Stellung des Körpers** und der **Extremitäten** im Raum laufend informiert, ohne dass diese Leistungen bewusst werden. Mit Hilfe dieses Stellungssinns kann man aber auch mit geschlossenen Augen ohne weiteres die Lage des eigenen Körpers einschätzen und vorgegebene Winkel der Extremitäten recht genau einstellen. Die Leistungen des Stellungssinns werden von **Propriozeptoren** vermittelt (▸ Tab. 17.1), die unten und in Kap. 22.3.1 (S. 879) genauer beschrieben sind. Besonders wichtig für die Aufrechterhaltung des Körpergleichgewichts sind die Propriozeptoren der Halsmuskulatur, die in die sensomotorische Kette von Vestibularorgan, Augenmotorik und Rumpfmuskulatur einbezogen sind, um Stell- und Haltereflexe zu steuern (sensomotorische Systeme der Körperhaltung) (S. 875). In den Gelenkkapseln existieren Mechanorezeptoren, die besonders bei Extrem- oder Endstellungen des Gelenks aktiviert werden. Ihnen wird eine Schutzfunktion zugesprochen, wobei nicht ganz klar ist, ob sie nur Reflexe steuern oder auch die Funktion von Nozizeptoren haben können.

▸ **Bewegungssinn.** Der Bewegungssinn (Kinästhesie) informiert den Körper über die **Richtung**, **Dauer** und **Geschwindigkeit** von Bewegungen. Diese Leistung hängt maßgeblich von den dynamischen Eigenschaften der Propriozeptoren ab. Der Bewegungssinn ist Teil eines besonders schnellen und effektiven sensomotorischen Kontrollsystems, das zum Teil spinal verschaltet ist, aber auch zerebelläre und kortikale Schleifen besitzt.

▸ **Kraftsinn.** Der Kraftsinn vermittelt die Kräfte, die auf die **Muskulatur des Körpers**, insbesondere der Extremitäten, einwirken. Dieser Sinn wird normalerweise nur bewusst, wenn man zum Beispiel ein Gewicht abschätzt oder ein unerwartet schweres oder leichtes Gewicht hebt. Der Kraftsinn wird hauptsächlich durch Muskel- und Sehnenrezeptoren und nur zum geringen Teil durch Hautrezeptoren vermittelt. Das wird zum Beispiel dadurch deutlich, dass man das Gewicht eines Gegenstandes in der Hand durch wiegende Bewegungen viel besser abschätzen kann als durch einfaches Legen auf die Hand.

▸ **Propriozeptoren.** Propriozeptoren sind in erster Linie **Muskelspindelrezeptoren** und **Sehnenrezeptoren** (▸ Tab. 17.1), die in großen eingekapselten Körperchen komplex geformte Endigungen ausbilden. Näheres zu den Muskelspindeln und Sehnenorganen im Kap. 22.3.1 (S. 879).

Die **Muskelspindeln** sind parallel zu der extrafusalen Muskulatur angeordnet. Sie enthalten zwei Typen von

Dehnungsrezeptoren, die nach der Art ihrer Afferenzen unterschieden werden (s. ▶ Tab. 17.1). Der adäquate Reiz ist in beiden Fällen die Längendehnung des Muskels:

- **Primäre Muskelspindelafferenzen** mit ihren Ia-Fasern (Aα-Fasern) messen neben der Größe vor allem die **Geschwindigkeit der Längenänderung**, sind also typische PD-Rezeptoren. Durch ihre hohe dynamische Empfindlichkeit können sie auch durch Vibrationsreize erregt werden und die Illusion einer Bewegung vermitteln, wenn man z. B. eine angeschlagene Stimmgabel auf die Sehne setzt.
- **Sekundäre Muskelspindelafferenzen** mit den afferenten Fasern der Gruppe II (Aβ-Fasern) messen in erster Linie die statische **Muskellänge**, zeigen also eher Proportionalverhalten.

Die **Sehnenrezeptoren** enden in den nach Golgi benannten Sehnenorganen, die in Serie zu den Muskelfasern zwischen Muskel und Sehnenansatz eingeschaltet sind. Sie werden von Nervenfasern der Gruppe Ib versorgt. Ihr adäquater Reiz ist die Sehnen- bzw. **Muskelspannung**.

In Bändern und im Bindegewebe der Gelenkkapseln findet man korpuskuläre sensorische Endigungen, die den Muskelspindeln ähneln, allerdings keine direkte Verbindung zu Muskeln haben. Sie können als **Dehnungsrezeptoren vom Ruffini-Typ** bezeichnet werden. Im lockeren Bindegewebe der Gelenkkapseln kommen außerdem **Pacini-Korpuskel** vor, die höchstwahrscheinlich das Vibrationsempfinden in Gelenken vermitteln. Die übrigen bewussten Empfindungen aus den tiefen Geweben wie das Druckempfinden in Gelenken und Muskeln und das Gefühl der Muskelermüdung gehen ohne klare Grenze in das Schmerzempfinden (S. 759) über. Sie werden wahrscheinlich durch Ruffini-Körperchen und mechanisch hochschwellige freie Nervenendigungen mit Aδ- und C-Fasern in den bindegewebigen Anteilen der Muskulatur (Faszien, Perimysium, Endomysium) vermittelt.

Bei Bewegungen (im normalen Arbeitsbereich) der Gelenke werden die Leistungen all dieser Tiefenrezeptoren nicht bewusst. Es ist jedoch bekannt, dass nach größeren **Verletzungen** oder **Gelenkoperationen** mit Ersatz von Bändern (z. B. **Kreuzbandplastik**) die Biomechanik des Gelenks beeinträchtigt sein kann, weil der afferente Zustrom zum sensomotorischen Bewegungskontrollsystem fehlt.

Zusammenfassung Kap. 17.5

Tiefensensibilität und Propriozeption

Unter Tiefensensibilität (**Propriozeption**) versteht man die Empfindungen aus den tieferen Geweben, den Muskeln, Sehnen, dem Bandapparat und den Gelenkkapseln. Sie umfasst den **Stellungssinn** des Körpers und der Extremitäten, den **Bewegungssinn** und den **Kraftsinn**.

Propriozeptoren sind die **Muskelspindeln** mit Afferenzen der Gruppe Ia und II und **Sehnenorgane** mit Ib-Afferenzen, sowie weitere Dehnungsrezeptoren mit myelinisierten Nervenfasern in Bändern und Gelenken.

Die Propriozeptoren steuern **Reflexe** und **Bewegungsprogramme**, ihre Leistungen führen nur selten zu bewussten Empfindungen.

17.6 Viszerale Sensibilität

Empfindungen aus den viszeralen Organen entstehen in der Regel nur bei Abweichungen von der normalen physiologischen Funktion und werden daher meist als unangenehm oder schmerzhaft empfunden. Im Gastrointestinaltrakt reichen solche Empfindungen vom Gefühl der lebhaften Peristaltik bis zu schmerzhaften Koliken. In manchen Fällen wie zum Beispiel beim pathologisch starken Herzklopfen (**Palpitation**) ist der Entstehungsort der Empfindung unklar. Etwas kurios mutet die Vibrationsempfindlichkeit des Intestinums an, die wahrscheinlich durch Pacini-Körperchen im Mesenterium zustande kommt.

17.6.1 Viszerale Dehnungsrezeptoren

In der Wand fast aller Hohlorgane befinden sich **viszerale Dehnungsrezeptoren**, deren Funktion im physiologischen Arbeitsbereich oft unbemerkt bleibt. Über ihre Struktur ist wenig bekannt. Sie werden häufig von myelinisierten und marklosen afferenten Nervenfasern gebildet, die zusammen mit sympathischen und parasympathischen Nerven, insbesondere dem N. vagus, zum Rückenmark bzw. Hirnstamm ziehen. Die unmyelinisierten Endigungen sind wie bei den freien Nervenendigungen verzweigt und haben enge räumliche Beziehungen zu Bindegewebsstrukturen und glatten Muskelzellen. Die Transduktionsmechanismen sind noch unbekannt bzw. umstritten. Im **Gastrointestinaltrakt** vom Ösphagus bis zum Rektum sind Dehnungsrezeptoren in die Kontrolle der **Peristaltik** einbezogen, die zum großen Teil autonom vom Darmnervensystem reguliert werden (Abb. 23.8)

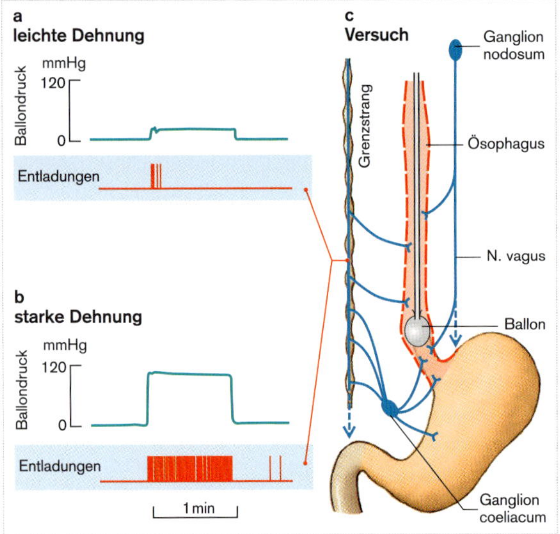

Abb. 17.7 Aktivierung von Dehnungsrezeptoren im Ösophagus. a, b Entladungen (Aktionspotenziale) einer afferenten Faser aus dem Grenzstrang bei Dehnung des Ösophagus mit einer Ballonsonde (tierexperimentelle Daten).

- **a** Bei leichter Dehnung des Ösophagus durch geringen Ballondruck reagiert die afferente Faser nur für kurze Zeit mit wenigen Entladungen (schnelle Adaptation, phasische Antwort). Diese Antwort ist auch beim Schluckakt zu erwarten.
- **b** Bei starker Dehnung antwortet dieselbe Afferenz mit dauerhaften Entladungen (keine Adaptation, tonische Antwort) und verhält sich wie ein Nozizeptor.
- **c** Versuchsschema zu **a** und **b**. Der Ösophagus wird von sympathischen Nerven und vom N. vagus innerviert; mit beiden verlaufen afferente Fasern in das Rückenmark bzw. den Hirnstamm (nach [19]).

(S. 933). Die Dehnungsrezeptoren dienen dabei zunächst der reflektorischen Steuerung der Organfunktionen, z. B. der Öffnung des unteren Ösophagussphinkters beim Schluckakt. Bei zunehmender Dehnung steigern sie ihre Aktivität und vermitteln über unangenehme Druckempfindungen (Völlegefühl, Blähungen) hinaus schließlich die krampf- oder **kolikartigen Schmerzen** der Hohlorgane. In ▸ Abb. 17.7 ist die Funktion eines derartigen Dehnungsrezeptors im Ösophagus dargestellt, der bei geringer (physiologischer) Dehnung eine phasische und bei starker (schmerzhafter) experimenteller Dehnung eine tonische Antwort produziert. Ganz ähnliche Dehnungsrezeptoren kommen in den ableitenden Harnwegen, insbesondere auch in der **Harnblase**, vor und vermitteln Empfindungen, die je nach Füllungsgrad vom Harndrang bis zum Blasenschmerz reichen. Unabhängig vom Bewusstsein sind sie in die Steuerung von Reflexen eingebunden (Abb. 23.11) (S. 937).

Die Verlegung der Harnwege durch einen **Nieren-** oder **Blasenstein** oder auch eine heftige Distension des Colons kann stärkste Koliken auslösen. Somit haben viszerale Dehnungsrezeptoren auch eine **nozizeptive Funktion** (S. 759).

Auch außerhalb des Gastrointestinaltrakts gibt es eine Vielzahl an Dehnungsrezeptoren. Dazu gehören die arteriellen **Pressorezeptoren** (**Barorezeptoren**) in der Wand des Karotissinus und des Aortenbogens, über die der **Pressorezeptorenreflex** gesteuert wird, und Dehnungsrezeptoren in den **Vorhöfen** des Herzens, über die unter anderem die Freisetzung von antidiuretischem Hormon (ADH) aus der Neurohypophyse beeinflusst wird (Gauer-Henry-Reflex) (S. 473); vgl. Abb. 26.3 (S. 931).

Andere Beispiele in der Trachea und den Bronchien sind langsam adaptierende **Lungendehnungsrezeptoren**, die bei starker Inspiration in die automatische Begrenzung der Atemtätigkeit einbezogen sind (Hering-Breuer-Reflex) (S. 376) (vgl. Abb. 23.7) (S. 932) und die sog. J-Rezeptoren des Lungeninterstitiums, die bei Stauungslunge und Lungenembolie aktiviert werden (S. 357).

Der **Milchejektionsreflex** wird durch Stimulation von Mechanorezeptoren in den Mammillen der stillenden Mutter gesteuert und bewirkt die Freisetzung von Oxytocin und Prolactin aus dem Hypothalamus bzw. der Hypophyse (Abb. 14.15) (S. 639). Bereits während des Geburtsvorgangs wird die Oxytocinfreisetzung über einen ähnlichen Reflex durch den Druck des kindlichen Kopfes auf den Muttermund angeregt (Ferguson-Reflex) (S. 639).

17.6.2 Viszerale Chemorezeptoren

In viszeralen Organen existieren neben den Mechanorezeptoren auch **Chemorezeptoren**, die im Wesentlichen homöostatische Funktionen haben (▸ Tab. 17.1). Am bekanntesten sind die Chemorezeptoren der **Glomera carotica** und **aortica**, die Veränderungen des **O_2- und CO_2-Partialdrucks** und den damit zusammenhängenden **pH-Wert** registrieren. Diese sekundären Sinneszellen sind über Synapsen mit afferenten Fasern des IX. und X. Hirnnerven verbunden.

Zentrale Chemorezeptoren in der **Medulla oblongata** und der **Area postrema** messen den **CO_2-Partialdruck** und andere **Milieuveränderungen**. Sie nehmen eine Sonderstellung ein, da sie nicht mit peripheren afferenten Bahnen in Verbindung stehen.

Im Duodenum und im Dünndarm, ja bereits in der Mundhöhle gibt es **Glucoserezeptoren**, die über sympathische und vagale Efferenzen die Sekretion von **Insu-**

lin und Glucagon im Pankreas beeinflussen; vgl. Regulation des Glucosehaushalts (S. 669). Die Struktur dieser Rezeptoren, ist nicht bekannt, sie verlaufen als langsam leitende viszerale Afferenzen meist mit dem N. vagus. Vermutlich wird auf ähnliche Weise auch die Konzentration anderer Substanzen im Gastrointestinaltrakt und in der Niere registriert.

Neben diesen unbewussten viszeralen Reflexen werden auch Schutzreflexe wie z. B. der **Hustenreflex**, **Niesreflex** und **Würgereflex** von Chemorezeptoren in der **Schleimhaut** der Atemwege bzw. des Ösophagus gesteuert; vgl. unspezifisches chemisches System (S. 860). Diese Rezeptoren stehen den polymodalen Nozizeptoren (S. 760) nahe, weil sie zum Teil auch durch mechanische Reize aktiviert werden. In der Lunge gibt es außerdem Rezeptoren von vagalen C-Fasern, die durch inhalative Noxen oder Entzündungsmediatoren erregt werden und dadurch Lungen- und Herzkreislauftätigkeit beeinflussen, vgl. Regulation der Atmung (S. 370). Die Erregung dieser Chemorezeptoren ist meist mit den bewussten Empfindungen von **Irritationen** verbunden, welche Ähnlichkeiten mit dem Schmerz haben. In der Mund- und Nasenschleimhaut werden diese Rezeptoren von marklosen Fasern des **N. trigeminus** gebildet.

Zusammenfassung Kap. 17.6

Viszerale Sensibilität

Die sensorischen Vorgänge in den **viszeralen Organen** werden normalerweise erst unter pathologischen Bedingungen bewusst wahrgenommen. Viszerale Dehnungsrezeptoren in den **Hohlorganen** sind an der Steuerung **peristaltischer Reflexe** beteiligt, bei starker Dehnung vermitteln sie kolikartike Schmerzen. Arterielle Pressorezeptoren und Dehnungsrezeptoren in Herz und Lunge steuern **Kreislaufreflexe**, viszerale Chemorezeptoren beeinflussen weitere wichtige **homöostatische Funktionen**. Einige Chemorezeptoren in Schleimhäuten werden durch **Irritanzien** erregt, lösen Schutzreflexe aus und vermitteln unangenehme Empfindungen der Irritation.

17.7 Nozizeption und Schmerz

17.7.1 Definition von Nozizeption und Schmerz

Schmerz ist nach der Definition der internationalen Gesellschaft zum Studium des Schmerzes (IASP) eine **unangenehme Sinnesempfindung**, die mit **körperlicher Schädigung** verbunden ist, oder die von betroffenen Personen zumindest so beschrieben wird. Diese Definition hebt absichtlich den subjektiven Charakter des Schmerzes als Phänomen der Wahrnehmung hervor. Es spielt dabei keine Rolle, ob eine körperliche Schädigung tatsächlich vorliegt. Wie jede andere Empfindung ist die Schmerzwahrnehmung eine Leistung unseres Gehirns, die nicht unbedingt von den peripheren Vorgängen abhängt. Der **akute Schmerz** zeigt allerdings im Regelfall tatsächlich eine körperliche Verletzung an, oder noch wichtiger, warnt davor, dass eine solche Schädigung droht. Der „biologische Sinn" von Schmerz liegt in diesem Fall darin, die schädigende oder potenziell schädigende Einwirkung (**Noxe**) zu vermeiden. Im Prinzip kann fast jeder physikalische oder chemische Reiz **noxisch** werden, wenn seine Intensität groß genug ist. Schmerz ist eine eigenständige **Sinnesmodalität**. Man kennt nicht nur spezifische Sinnesrezeptoren, die erst bei noxischer Reizung aktiv werden, sondern auch spezifische Leitungsbahnen und zentrale Strukturen, die für die Entstehung und Verarbeitung von Schmerzen zuständig sind; Näheres zur zentralen Schmerzverarbeitung s. Kap. 17.8 (S. 765). Hitze-, Kälte- oder mechanische Reize werden ab einer bestimmten Intensität schmerzhaft und als unterschiedliche Schmerz-**Qualitäten** wahrgenommen. Die spezifischen Sinnesrezeptoren für die Aufnahme noxischer Reize nennt man **Nozizeptoren**. Die Art des Schmerzes wird durch deren Eigenschaften, aber auch durch zentrale Mechanismen bestimmt. Außerdem kann die Modalität und Qualität eines noxischen Reizes auch dadurch erkannt werden, dass verschiedene andere Sinnesrezeptoren miterregt werden, welche in den vorigen Kapiteln besprochen wurden.

Die objektiven peripheren und zentralen neuronalen Vorgänge, die zur Schmerzentstehung führen, werden zur Unterscheidung vom subjektiven Phänomen Schmerz als **Nozizeption** bezeichnet. Die nozizeptiven Vorgänge in den peripheren Geweben werden in diesem Kapitel besprochen, die zentralen Vorgänge in den Kapiteln 18.7 und 18.8. Die Einteilung und Erscheinungsformen des Schmerzes werden aufgrund ihrer klinischen Bedeutung in einem eigenen Abschnitt (S. 776) behandelt.

17.7.2 Nozizeptoren

Die Eigenschaften von **Nozizeptoren** sind durch elektrophysiologische Untersuchungen an Tier- und Gewebepräparaten, beim Menschen auch durch die **Mikroneurografie** (S. 753), relativ gut bekannt. Nozizeptoren werden von dünnen myelinisierten Aδ-Fasern (Gruppe III) und von nicht-myelinisierten C-Fasern (Gruppe IV) mit freien Nervenendigungen gebildet (s. ▸ Abb. 17.1 und ▸ Tab. 17.1); zur Einteilung von Nervenfasern auf der Grundlage der Leitungsgeschwindigkeiten s. Tab. 3.2 (S. 110). Die nozizeptiven C-Fasern sind bei weitem die häufigsten afferenten Nervenfasern. Sie finden sich in fast allen Organen, vor allem in der Haut, der Muskulatur und im Bindegewebe.

Zur funktionellen Einteilung der Nozizeptoren werden insbesondere ihre rezeptiven Eigenschaften herangezogen, die man am Entladungsverhalten der entsprechenden afferenten Fasern ablesen kann. Die vielfältigen Nozizeptortypen können in drei Hauptgruppen eingeteilt werden (▸ Tab. 17.1):

- Erstens, mechanisch **hochschwellige Nozizeptoren**, die auf starke mechanische Reize ansprechen und in der Regel von Aδ-Fasern gebildet werden. Sie sind für die schnellen nozizeptiven Vorgänge verantwortlich, melden akute schmerzhafte Ereignisse und sind für die Auslösung von **Schutzreflexen** wichtig (vgl. Fremdreflex) (S. 878). Bei oberflächlichen Verletzungen (z. B. Schnitt in den Finger) vermitteln sie den sofort auftretenden stechend-scharfen Schmerz, den sog. **ersten Schmerz**.
- Zweitens, **polymodale Nozizeptoren**, die sowohl durch noxische mechanische Reize als auch durch noxische Hitze bzw. Kälte und durch verschiedene chemische Substanzen erregt werden können. Polymodale Nozizeptoren sind am häufigsten unter den C-Fasern zu finden und bilden die zahlenmäßig stärkste Gruppe aller Afferenzen. Sie adaptieren langsam oder kaum und melden vor allem länger dauernde schmerzhafte Ereignisse, z. B. nach Verletzungen. Bei Verletzungen der Haut sind sie für den verzögert auftretenden Schmerz verantwortlich, der brennenden oder bohrenden Charakter hat, den sog. **zweiten Schmerz**.
- Die dritte Gruppe bilden die **schlafenden Nozizeptoren** („*silent nociceptors*"), die im gesunden Gewebe mechanisch überhaupt nicht zu aktivieren sind.

Die schlafenden Nozizeptoren „erwachen" erst bei Entzündungen und sind dann z. B. schon durch schwache mechanische oder chemische Reize erregbar. Auch bei anderen Nozizeptoren können unter solchen pathologischen Bedingungen die Reizschwellen gesenkt und die Antworten verstärkt sein. Dieses Phänomen ist Ausdruck der **peripheren Sensibilisierung** (Nozizeptorsensibilisierung) und kann zur Entstehung von Schmerzüberempfindlichkeit (**primärer Hyperalgesie**) beitragen; Näheres zu Schmerzüberempfindlichkeit, s. Kap. 17.10 (S. 776).

17.7.3 Entzündungsmediatoren und Schmerz

Akute Schmerzen entstehen in der Regel durch Verletzungen und Entzündungen. Viele der dabei gebildeten und freigesetzten Substanzen, darunter etliche **Entzündungsmediatoren**, können Nozizeptoren erregen oder sensibilisieren. Einen vereinfachten Überblick gibt die ▸ Abb. 17.8a. Aus zerstörten Zellen werden **ATP** und **K^+-Ionen** freigesetzt, die bei hoher Konzentration Nozizeptoren aktivieren. **Bradykinin** entsteht im verletzten Gewebe und im austretenden Blutplasma von zerstörten Gefäßen. Es wirkt nicht nur direkt erregend auf einen Teil der Nozizeptoren, sondern regt durch die Aktivierung der Phospholipase A_2 die Bildung von **Prostaglandinen** und anderen Arachidonsäureprodukten aus Phospholipiden der Zellmembranen an. Unter diesen Produkten ist Prostaglandin E_2 (**PGE_2**) am bedeutsamsten. Die Prostaglandinbildung wird ferner stimuliert durch **Thrombin**, das in der Blutgerinnungskaskade (S. 310) entsteht, und durch **Serotonin** (5-Hydroxytryptamin, **5-HT**) aus aktivierten Thrombozyten. Prostaglandine gehören zu den klassischen Entzündungsmediatoren, welche Nozizeptoren für andere Reize sensibilisieren und damit zur **Hyperalgesie** (S. 777) führen.

Eines der Wirkungsprinzipien der überwiegend peripher wirkenden, **nicht-steroidalen Antiphlogistika** (z. B. Acetylsalicylsäure, Ibuprofen), ist die Hemmung der **Cyclooxygenasen (COX)**, Schlüsselenzyme der Prostaglandinsynthese aus der Vorstufe der Arachidonsäure. **COX-2-Inhibitoren** (Coxibe) hemmen selektiv die induzierbare COX-2, die in pathophysiologisch wirksamer Aktivität erst im entzündeten Gewebe auftritt, in den Koronargefäßen jedoch konstitutiv exprimiert ist. Einen Stoffwechselschritt früher setzen die ebenfalls entzündungshemmend wirkenden **Glucocorticoide (steroidale Antiphlogistika)** an.

In akuten Stresssituationen kann über den Mechanismus der Phospholipase-A_2-Hemmung vermutlich auch **Cortisol** als wichtigstes endogenes Glucocorticoid der Nebennierenrinde (S. 646) indirekt zur Schmerzreduktion beitragen.

Im entzündeten Gewebe werden regelmäßig niedrige pH-Werte gefunden, so spielen auch **Protonen** bei der Nozizeptoraktivierung eine wichtige Rolle (▸ Abb. 17.8). Werden bei Entzündungsvorgängen auch Mastzellen degranuliert, so wird **Histamin** als weiterer Mediator frei, der ähnliche Wirkungen wie das Bradykinin hat. Makro-

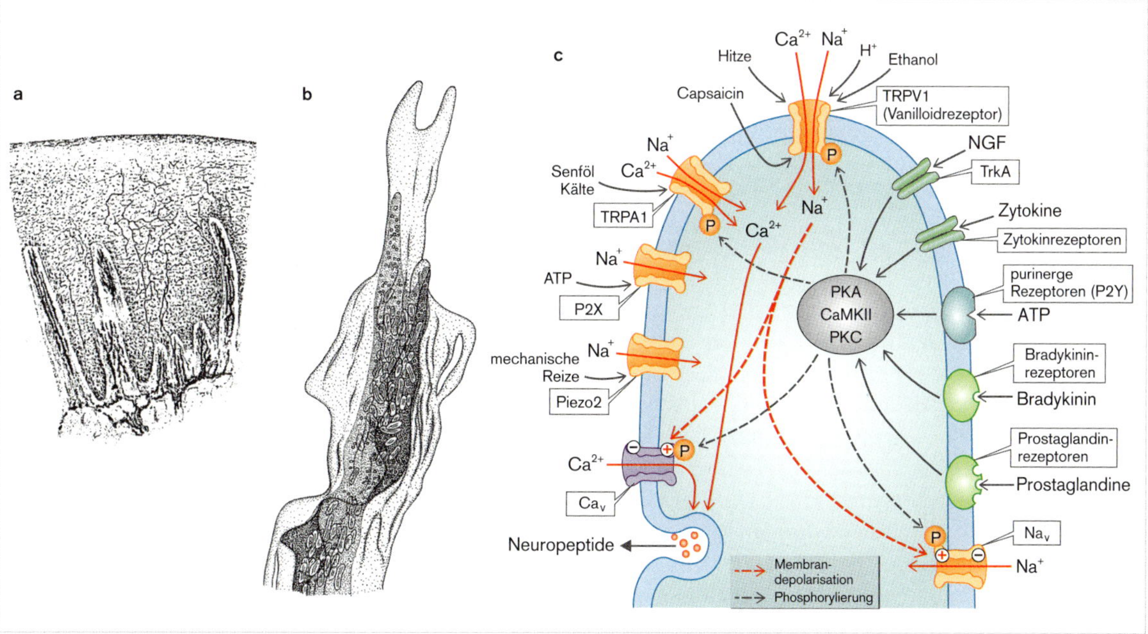

Abb. 17.8 Entstehung noxischer Substanzen bei einer Verletzung und Mechanismen der Nozitransduktion.

a Freie Nervenendigungen in der Haut, wie sie der Anatom und Physiologe Albert von Koelliker 1889 mit Versilberungstechnik im Lichtmikroskop gesehen hat. (aus A. Koelliker, Handbuch der Gewebelehre des Menschen, Verlag von Wilhelm Engelmann, Leipzig 1889.)

b Rekonstruktion einer freien Nervenendigung im elektronenmikroskopischen Maßstab. Das sensorische Axon ist etwa 1 µm dick und enthält viele Mitochondrien und Vesikel. Es ist zum großen Teil durch die Schwann-Zelle bedeckt, zeigt aber freie Stellen, wahrscheinlich Transduktionsareale, an denen chemische Reize freien Zugang zu den Rezeptoren und Rezeptorkanälen haben. (Rekonstruktion nach Serienschnitten von K. Meßlinger, Erlangen)

c Transduktionsmechanismen in der nozizeptiven Endigung. Thermosensitive TRP-Rezeptorkanäle (s. ▶ Abb. 17.6), die auch durch chemische Substanzen wie Vanilloide (TRPV1) oder Senföl und Anandamid (TRPA1) aktivierbar sind, lassen im geöffneten Zustand Na^+ und Ca^{2+} passieren und führen zur Depolarisation der Nozizeptormembran. Zu diesem Rezeptorpotenzial können darüber hinaus die Öffnung von purinergen Rezeptorkanälen (P2X) durch Purine (z. B. ATP) oder von mechanosensitiven Kanälen wie dem Piezo2 beitragen. Die Depolarisation aktiviert spannungsgesteuerte Calciumkanäle (Cav) und schnelle Natriumkanäle (Nav, Konduktionskanäle), und führt bei Überschreitung des Schwellenpotenzials zur Auslösung von Aktionspotenzialen. Durch den Anstieg der intrazellulären Ca^{2+}-Konzentration kommt es bei peptidhaltigen Neuronen zur vesikulären Freisetzung von Neuropeptiden. Auf der rechten Seite der Endigung sind beispielshaft metabotrope Rezeptoren mit Tyrosinkinase-Aktivität (TrkA-Rezeptor für den Nervenwachstumsfaktor NGF; Zytokinrezeptoren) sowie klassische G-Protein-gekoppelte Rezeptoren für Purine, Bradykinin und Prostaglandine dargestellt. Die Bindung der chemischen Mediatoren führt über intrazelluläre Signalkaskaden (s. Kap. 2.6) (S. 66) zur Aktivierung von Proteinkinasen (PKA, CaMKII, PKC), welche in der Lage sind, Ionenkanäle wie TRPV1 und TRPA1 aber auch spannungsgesteuerte Kanäle zu phosphorylieren und dadurch zu sensibilisieren.

phagen und andere Immunzellen setzen im entzündeten Gewebe **Zytokine** (S. 303) frei, z. B. Interleukin-1 (**IL-1**) und Tumornekrosefaktor α (**TNFα**), die direkt oder indirekt über die Sensibilisierung anderer Rezeptoren und Kanäle oder über eine verstärkte Prostaglandinsynthese zur Sensibilisierung von Nozizeptoren beitragen. Die Beziehungen zwischen dem nozizeptiven System und dem Immunsystem, ein Teilgebiet der **Neuroimmunologie**, sind insgesamt noch wenig erforscht, obwohl Entzündungsvorgänge die häufigste Ursache für Schmerzen sind.

17.7.4 Transduktion noxischer Reize

Die verzweigten nicht-korpuskulären (freien) Endigungen aller Nozizeptoren sind (auch bei den Aδ-Fasern) unmyelinisiert. Sie können bis zu mehreren mm lang sein, sind in der Regel allerdings dünner als 1 µm und lassen sich deshalb lichtmikroskopisch nur mit Hilfe spezieller Färbemethoden sichtbar machen. An den Endverzweigungen findet die **Transduktion** (S. 750) statt, also die Umsetzung noxischer Reize in ein Rezeptorpotenzial (auch Sensorpotenzial oder Generatorpotenzial genannt).

Wie alle Nervenfasern bestehen auch die unmyelinisierten Endigungen aus dem Axon und umhüllenden Schwann-Zellen. Bei den C-Fasern laufen häufig mehrere Axone in einer gemeinsamen Schwann-Zelle (**Remak-Bündel**). Entlang der Endverzweigungen ist das sensorische Axon stellenweise nicht mehr vollständig von Schwann-Zellen bedeckt. Diese exponierten Axonflächen sind wahrscheinlich **Transduktionsareale**, in denen Membranrezeptoren für chemische Reize eingebaut sind.

Die molekularen Prozesse der nozizeptiven Transduktion sind komplex und noch nicht in allen Einzelheiten bekannt. Mechanorezeptive Endigungen sind wahrscheinlich mit mechanisch sensitiven Ionenkanälen ausgestattet; dabei wird auch die Beteiligung osmotisch empfindlicher TRP-Rezeptorkanäle diskutiert. Die Chemosensibilität von polymodalen Nozizeptoren kommt durch spezifische Membranrezeptoren zustande, die entweder selbst Ionenkanäle sind (**ionotroper** Mechanismus) oder intrazelluläre Prozesse steuern (**metabotroper** Mechanismus), wie exemplarisch in ▶ Abb. 17.8c dargestellt ist. In den meisten Nozizeptoren ist der **TRPV1-Rezeptorkanal** exprimiert. Es handelt sich um einen unspezifischen Kationenkanal, der im geöffneten Zustand vor allem Na^+ und Ca^{2+} passieren lässt. Seine Öffnung bewirkt nicht nur Depolarisation, sondern lässt auch die intrazelluläre Ca^{2+}-Konzentration ansteigen, wodurch verschiedene Ca^{2+}-abhängige Prozesse ausgelöst werden können: Enzymkaskaden werden beschleunigt, dadurch weitere Ionenkanäle sensibilisiert und Neuropeptide freigesetzt.

Der **TRPV1-Rezeptorkanal** ist der am längsten bekannte Vertreter aus der Familie der bereits in Kapitel 18.3 erwähnten TRP-Rezeptorkanäle. Seinen ursprünglichen Namen „Vanilloidrezeptor" hat er von dem ersten bekannten Liganden, **Capsaicin**, das den brennenden Charakter von einigen Paprika-Arten (Capsicum) bewirkt. Capsaicin gehört zu den pflanzlichen **Vanilloiden** (daher die Bezeichnung TRPV1-Rezeptorkanal). Inzwischen sind weitere TRP-Kanalproteine identifiziert worden, die in Spinalganglienneuronen exprimiert sind und denen eine nozizeptive Funktion zugeschrieben wird. Darunter ist der **TRPA1-Rezeptorkanal**, der durch verschiedene Reizstoffe und scharf schmeckende Substanzen wie Allicin (z. B. in Knoblauch enthalten) aktiviert wird. Er ist darüber hinaus wahrscheinlich auch für die Transduktion noxischer Kälte von Bedeutung [9].

Die in Nozizeptoren exprimierten TRP-Rezeptorkanäle sind deshalb besonders interessant, weil sie bereits das Prinzip der **Polymodalität** repräsentieren: Sie werden nicht nur durch verschiedene noxische Liganden geöffnet, sondern auch durch noxische Temperaturreize. TRPV1 wird durch Hitze über 43 °C, TRPA1 durch Kälte unter 15 °C aktiviert (s. ▶ Abb. 17.6). Zu den zahlreichen Substanzen, welche TRP-Rezeptorkanäle aktivieren, zählen neben Protonen (pH-Erniedrigung) auch einige endogene Arachidonsäuremetaboliten, die z. B. im entzündlichen Gewebe durch Enzymkaskaden entstehen können, und kurzkettige Alkohole. Deshalb verursachen säure- und alkoholhaltige Substanzen brennende Schmerzen, wenn man sie auf offene Wunden gibt.

Verschiedene noxische Substanzen, wie zum Beispiel die bereits genannten **Entzündungsmediatoren**, wirken über G-Protein-gekoppelte Rezeptoren (S. 67) auf die Nozizeptormembran ein (▶ Abb. 17.8b). Wichtige Beispiele hierfür sind das **Bradykinin**, dessen Bindung an Nozizeptoren über die Aktivierung der Phospholipase C und Synthese von Diacylglycerin die **Proteinkinase C** aktiviert, oder die **Prostaglandine** wie das PGE_2, das hauptsächlich über den Adenylylcyclase-cAMP-Weg wirkt und die **Proteinkinase A** aktiviert. Die Proteinkinasen können dann wiederum Ionenkanäle phosphorylieren und deren Aktivierbarkeit verändern, z. B. auch die Öffnung von TRP-Kanälen fördern. Dies drückt sich in einer **Sensibilisierung** des Nozizeptors aus, die so weit gehen kann, dass z. B. die TRPV1-Rezeptorkanäle bereits bei Wärme, sogar durch die normale Körpertemperatur, aktiviert werden. (Man denke daran, dass bereits leichte Abkühlung entzündeter Areale schmerzlindern sein kann!)

17.7.5 Erregungsleitung und Lokalanästhetika

Die Transduktionsvorgänge in der nozizeptiven Endigung erzeugen ein Rezeptorpotenzial, das sich elektrotonisch ausbreitet, die schnellen **spannungsgesteuerten Na^+-Kanäle** erreicht und Aktionspotenziale auslöst, wenn es überschwellig ist (s. ▶ Abb. 17.8). Der Ort dieser **Erregungstransformation** in fortgeleitete Aktionspotenziale ist bei Nozizeptoren nicht sicher bekannt, könnte aber schon in den verzweigten Endigungen liegen.

Sensorische Neurone können mehrere Subtypen von spannungsgesteuerten Na^+-Kanälen (S. 98) exprimieren, darunter $Na_v1.1$ und $Na_v1.6$–1.9, die für die Generierung und Fortleitung der Aktionspotenziale verantwortlich sind. In nozizeptiven Afferenzen kommen die **Na^+-Kanalproteine $Na_v1.7$–1.9** vor, die durch Besonderheiten ihres Aktivierungs- bzw. Inaktivierungsverhaltens einige Eigenschaften von Nozizeptoren erklären können, z. B. die anhaltende Generierung und die nach oben begrenzte Frequenz von Aktionspotenzialen [8]. Die Expression dieser drei Na^+-Kanäle wird bei **Entzündung** hochreguliert und man nimmt an, dass auch dies eine der Ursachen für die Übererregbarkeit und damit die Hyperalgesie (S. 777) beim Entzündungsschmerz ist.

Weltweit sind einige Familien mit Kindern bekannt, die ein fehlendes oder vermindertes **Schmerzempfinden** haben, wobei mit Ausnahme des Riechvermögens die anderen Sinnesmodalitäten einschließlich der somatosensorischen Sensibilität wie auch motorische und autonome Funktionen unauffällig sind. Man hat homozygote *loss-of-function*-Mutationen im SCN9A-Gen nachgewiesen, welches für das – hier folglich funktionslose – Na_V1.7-Kanalprotein codiert [7].

Umgekehrt werden Punktmutationen in diesem Gen, die eine **Überfunktion der Na_V1.7-Kanäle** zur Folge haben, für seltene chronische Schmerzkrankheiten wie die primäre **Erythermalgie** (= Erythromelalgie) verantwortlich gemacht; diese ist durch heftige brennende Schmerzen in Händen und Füßen gekennzeichnet. Bei der **PEPD-Krankheit** (***p****aroxysmal* ***e****xtreme* ***p****ain* ***d****isorder*) treten bereits im Säuglingsalter bei harmlosen Stimuli (z. B. Essen, Defäkation) heftige Schmerzattacken auf.

Einige Nozizeptoren, insbesondere die mechanisch unempfindlichen **„silent nociceptors"** (S. 760), werden durch **Tetrodotoxin (TTX)** (S. 106), das Gift des japanischen Kugelfisches, nicht blockiert, da sie TTX-insensitive Na^+-Kanäle (Na_V1.8 und Na_V1.9) besitzen (zu spannungsabhängigen Na^+-Kanälen s. Kap. 3.4.1) (S. 98). Na_V1.8 sind im Gegensatz zu den anderen Na^+-Kanaltypen auch noch bei Temperaturen weit unter 20 °C aktiv und gewährleisten dadurch, dass die Funktion polymodaler Nozizeptoren bei noxischer Kälte aufrechterhalten bleibt.

Lokalanästhetika (z. B. Lidocain) blockieren alle spannungsabhängigen Natriumkanäle sehr effektiv, indem sie die Kanäle im inaktivierten Zustand halten. Dies ist das wirksame Prinzip der Lokal- und Infiltrationsanästhesie, wobei nicht nur die Erregungstransformation, sondern auch die Fortleitung der Aktionspotenziale (S. 107) verhindert wird.

17.7.6 Neuropeptide und neurogene Entzündung

Die meisten nozizeptiven Afferenzen enthalten **Neuropeptide** (S. 114), wie zum Beispiel **Substanz P**, **Neurokinin A**, ***Calcitonin gene-related peptide*** (CGRP) oder **Somatostatin**. Die Neuropeptide sind in Vesikeln gespeichert und werden bei Depolarisation der sensorischen Endigungen durch Ca^{2+}-abhängige Exozytose in das umliegende Gewebe freigesetzt (▶ Abb. 17.8). **Substanz P** steigert in den meisten Geweben die Permeabilität von Kapillaren und postkapillären Gefäßen, sodass diese Blutplasma verlieren (**Plasmaextravasation**). Dadurch kommt es zu einem Ödem im Bereich der nozizeptiven Endigungen. **CGRP** wirkt relaxierend auf die glatte Gefäßmuskulatur, erweitert dadurch arterielle Blutgefäße (**Vasodilatation**) und bewirkt eine vermehrte Durchblutung des innervierten Areals. Beide Neuropeptide können in bestimmten Geweben **Mastzellen** degranulieren und dabei **Histamin** und andere Mediatoren freisetzen, welche die genannten Wirkungen verstärken. Für andere Neuropeptide wie das **Somatostatin** wurden entzündungshemmende Wirkungen festgestellt, die den pro-inflammatorischen Wirkungen der vorher genannten Vertreter entgegenwirken. Die meisten Neuropeptide haben auch im Zentralnervensystem und in viszeralen Organen weitere Funktionen; vgl. ▶ Tab. 14.2 und Abb. 14.19 (S. 643). Die Gesamtheit der entzündungsfördernden Vorgänge durch Erregung von Nozizeptoren wird als **neurogene Entzündung** zusammengefasst.

Wird ein Ast einer verzweigten nozizeptiven Endigung erregt, so breitet sich die Erregung nach proximal (**orthodrom**) aus. An den Verzweigungsstellen kann die Erregung aber auch in die anderen Äste hineinlaufen und sich dort gegen die normale Erregungsrichtung (**antidrom**) ausbreiten (▶ Abb. 17.8a). Damit können auch die primär nicht erregten Teile der sensorischen Endigung aktiviert werden und Neuropeptide freisetzen. Die schnelle Rötung und Schwellung, die sich um lokalisierte schmerzhafte Läsionen herum bildet, wird mit diesem Vorgang erklärt, der auch **Axonreflex** genannt wird.

Die neurogene Entzündung trägt auch bei chronischen Schmerzsyndromen zum entsprechenden Krankheitsbild bei. Zum Beispiel hat man festgestellt, dass im Frühstadium des komplexen regionalen Schmerzsyndroms (*complex regional pain syndrome*, **CRPS**), das u. a. durch schwere Durchblutungsstörungen und trophische Gewebsdefekte gekennzeichnet ist, die Rötung und Überwärmung im schmerzhaften Hautareal durch Neuropeptide bewirkt werden. Bei Anfällen von **Migräne** und anderen primären Kopfschmerzen sind freigesetzte Neuropeptide ebenfalls beteiligt. Bei solchen Schmerzanfällen hat man erhöhte CGRP-Spiegel im Plasma der V. jugularis interna gemessen, über die das Blut aus intrakraniellen Strukturen abgeführt wird. Bislang ist noch unklar, wie dieses Neuropeptid in die nozizeptiven Vorgänge eingreift, und welche Rolle dabei die Dilatation der intrakraniellen Blutgefäße spielt. Moderne Migränetherapeutika, die **Triptane**, welche an spezifische Serotoninrezeptoren binden, blockieren die Freisetzung von Neuropeptiden und scheinen dabei eine nozizeptive Kaskade zu unterbrechen.

17.7.7 Jucken (Pruritus)

"Juckreiz ist eine unangenehme Empfindung, die den Wunsch zu kratzen weckt". So hat bereits Samuel Hafenreffer (1587–1660) **Juckreiz** definiert, und so ist die Definition bis heute geblieben. Juckreiz wird von freien Nervenendigungen in der Haut (▶ Tab. 17.1) vermittelt, die durch **Pruritogene**, spezielle Juckreiz auslösende Substanzen, erregt werden. Spezialisierte C-Fasern für Juckreiz gehören zur Gruppe der mechano-insensitiven Nozizeptoren (schlafenden Nozizeptoren). Diese C-Fasern werden über den H_1-Rezeptor durch **Histamin** aktiviert und sind mit spezialisierten spinothalamischen Projektionsneuronen verschaltet (S. 769). Der nicht-histaminerge Juckreiz wird von anderen C- und wahrscheinlich auch Aδ- Fasern vermittelt. Diese Afferenzen werden auch durch mechanische und thermische Reize erregt und gehören damit zu den polymodalen Nozizeptoren. Auch verschiedene Substanzen wie Mucunain, einer Cystinprotease aus der tropischen Bohne Mucuna pruriens (aus der das „Juckpulver" hergestellt wird) können diese Fasern aktivieren. Es ist noch nicht vollständig geklärt, ob für diese Afferenzen ebenfalls ein spezifisches zentrales Bahnsystem existiert oder ob der räumliche Kontrast zwischen stark aktivierten und nicht aktivierten polymodalen Nervenfasern im gleichen Innervationsgebiet vom ZNS als Juckreiz interpretiert wird (räumliche Kontrasttheorie). Bei zusätzlicher Aktivierung von Nozizeptoren in ihrer Umgebung tragen die „Juckafferenzen" nämlich zur Schmerzempfindung bei.

Die räumliche Kontrasttheorie des Juckens setzt voraus, dass die Bahnen für das Schmerz- und das Juckempfinden auf zentraler Ebene interagieren können. Auf spinaler Ebene kommt es offenbar zu einer Unterdrückung der Juckreizsignalweiterleitung durch Aktivierung der Schmerz erzeugenden Afferenzen. Bei manchen entzündlichen Erkrankungen der Haut (**Dermatitis**) leiden die begtroffenen Personen so stark unter Jucken, dass sie sich großflächig die Haut aufkratzen, wobei dann der entstehende Schmerz als erträglicher empfunden wird. Nicht-histaminerger Juckreiz ist klinisch bedeutsam, da er bei verschiedenen Erkrankungen wie z. B. Cholestase oder Urämie entstehen kann.

Zusammenfassung Kap. 17.7

Nozizeption und Schmerz

Die Empfindung **Schmerz** entsteht durch noxische (schmerzhafte) Reize, die den Organismus schädigen oder schädigen können. Der Begriff **Nozizeption** umschreibt die peripheren und zentralen Vorgänge, die im Gehirn zur Schmerzentstehung führen. **Nozizeptoren** sind die Sinnesrezeptoren für noxische Reize. Histologisch sind Nozizeptoren **freie Nervenendigungen**, die von **Aδ-** und **C-Fasern** gebildet werden. Sie weisen gegenüber anderen Sinnesrezeptoren einige Besonderheiten auf: Die meisten sind **polymodal** (für mechanische, thermische und chemische Reize), viele können **sensibilisiert** werden, manche werden erst bei chronischer Reizung (**Entzündung**) aktivierbar. Chemische Substanzen wie **Bradykinin** und **Prostaglandine** sowie Zytokine wie TNFα und Interleukine, die bei Verletzungen, Entzündungen oder Infektionen gebildet werden, können Nozizeptoren aktivieren oder für andere Reize (Hitze, Druck) sensibilisieren. Periphere schmerztherapeutische Maßnahmen, z. B. mit **nicht-steroidalen Antiphlogistika**, haben daher häufig die Entzündungshemmung zum Ziel.

Die **Transduktion** noxischer Reize an den freien Nervenendigungen der Nozizeptoren beruht auf **ionotropen** und **metabotropen** Rezeptormechanismen. Der für die Transduktion von Hitze und von chemischen Reizen wichtigste Vertreter dieser Rezeptoren ist der **TRPV1-Rezeptorkanal**. Entzündungsmediatoren führen über intrazelluläre Signalkaskaden zur Sensibilisierung von Rezeptoren und Ionenkanälen. Durch die Freisetzung von **Neuropeptiden** können aktivierte Nozizeptoren selbst eine neurogene Entzündung im Gewebe auslösen, wobei diese Wirkung über einen **„Axonreflex"** in benachbarte Areale übertragen werden kann. **Lokalanästhetika** verhindern durch die Blockade spannungsabhängiger Natriumkanäle die Aktionspotenzialbildung und Erregungsleitung in Nozizeptoren (und anderen Neuronen).

17.8 Spinale sensorische Systeme

Die **somatoviszeralen Rezeptoren** sind **primäre Afferenzen**, deren Zellkörper (Somata) in der Regel in den Spinalganglien liegen. Sie senden ihre zentralen Fortsätze über die **Hinterwurzeln** in das Rückenmark (▶ Abb. 17.9a). Die Zellkörper der somatoviszeralen Sinnesrezeptoren der **Kopforgane** liegen im **Ganglion trigeminale** (**Gasseri**), deren Afferenzen über den **N. trigeminus** in den Hirnstamm eintreten.

17.8.1 Dermatome und Head-Zonen

Die Afferenzen der einzelnen Hinterwurzeln innervieren in segmentaler Anordnung begrenzte Bezirke der Haut, die **Dermatome** (▶ Abb. 17.9c) und entsprechende Muskelgruppen, die **Myotome**. Auch die **viszeralen Organe** gehören definierten Segmenten an.

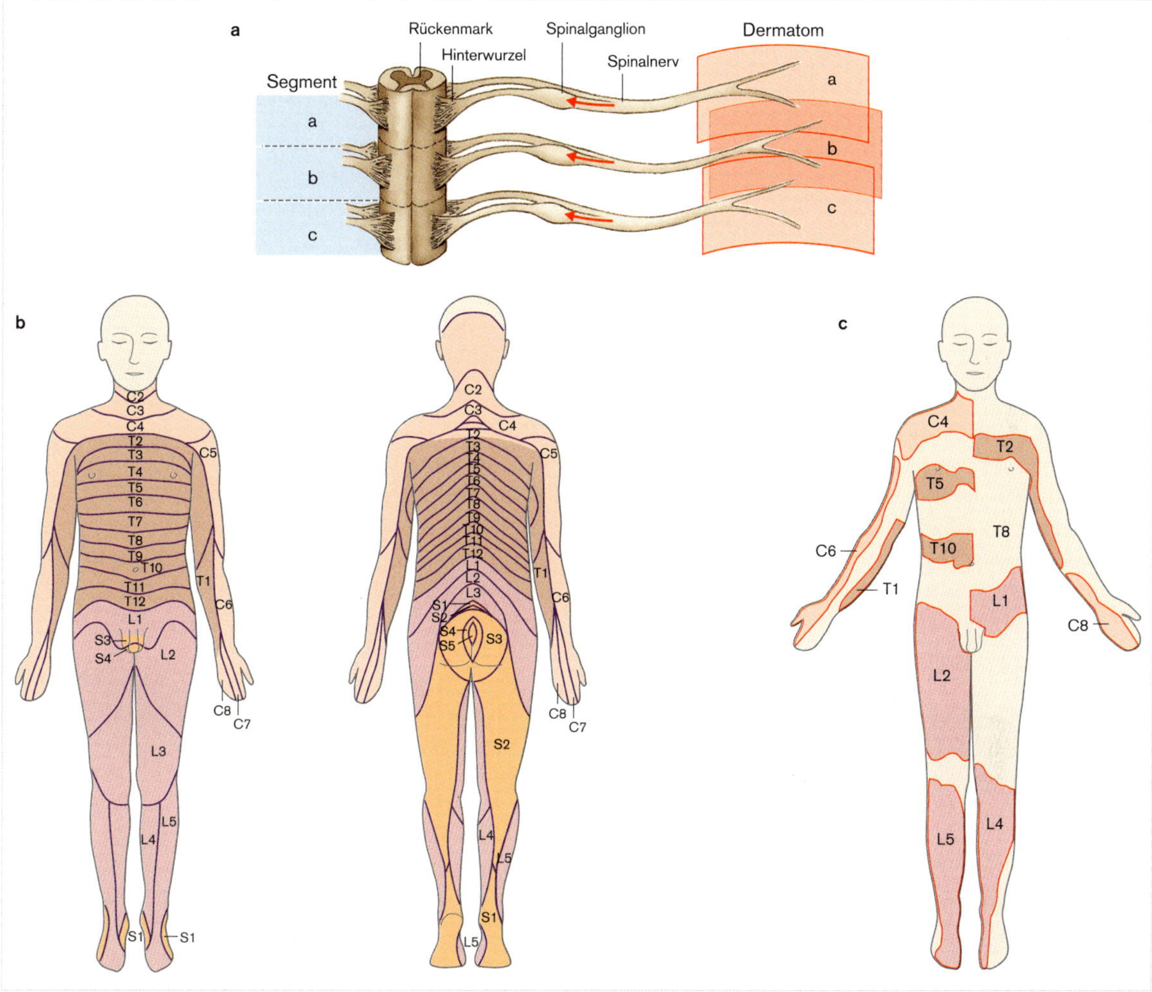

Abb. 17.9 Innervation der Haut und Dermatome des Menschen.

a Die afferenten Fasern der Spinalnerven ziehen durch die Hinterwurzeln in das Rückenmark. Die sensorisch innervierten Hautbezirke einzelner Hinterwurzeln (Dermatome) überlappen sich.

b Segmentale Anordnung der sensorischen Innervation. C: Zervikalsegmente, T: Thorakalsegmente, L: Lumbalsegmente, S: Sakralsegmente.

c Anordnung und Ausdehnung einiger Dermatome. Die Überlappung der Dermatome ist für die Berührungsempfindung größer als für die Temperatur- und Schmerzempfindung.

Bei Schädigung einer Hinterwurzel, zum Beispiel durch einen Bandscheibenvorfall mit **Wurzelkompression**, können **neuropathische Schmerzen** (S. 778) entstehen, die charakteristischerweise im zugehörigen Dermatom oder Myotom empfunden werden (**projizierter Schmerz**).

Auch der **Herpes zoster** ist eine neuropathische Erkrankung, bei der einzelne Spinalganglien von Herpesviren befallen sind. Die peripheren Symptome, sehr schmerzhafte Hautbläschen, sind typischerweise auf die entsprechenden Dermatome beschränkt.

Sensibilitätsstörungen oder -ausfälle in einzelnen Dermatomen können somit das betroffene Segment einer Hinterwurzel- oder Rückenmarksläsion anzeigen. Da es durch die **Plexus** (Geflechte aus mehreren Spinalnerven) an verschiedenen Stellen zu einer Vermischung der Afferenzen mehrerer benachbarter Segmente kommt, können sich Dermatome allerdings stark überlappen (▶ Abb. 17.9a, ▶ Abb. 17.9c). Die Schädigung einer Hinterwurzel führt deshalb nicht zu einem vollständigen Verlust der Sinnesempfindung (**Anästhesie**), sondern in der Regel nur zur Abnahme der Empfindlichkeit (**Hypästhesie**) im betroffenen Dermatom.

Die **Ausdehnung** der Dermatome hängt auch von der **Sinnesmodalität** ab. Da sich die mechanorezeptiven Afferenzen benachbarter Segmente stärker vermischen als die nozizeptiven Afferenzen, sind die taktilen Dermatome größer als die Dermatome der Schmerzempfindlichkeit, und ein Sensibilitätsverlust für leichte Nadelstiche (Test für Nozizeptoren) wird eher bemerkt als eine fehlende Empfindlichkeit für Berührungsreize.

Bei Erkrankungen viszeraler Organe kommt es häufig zu **übertragenen Schmerzen** (nicht zu verwechseln mit **projizierten Schmerzen** (vgl. ▶ Tab. 17.2). Dabei wird der Schmerz nicht oder nicht nur im erkrankten Organ selbst empfunden, sondern er wird in die Dermatome oder Myotome derjenigen Rückenmarkssegmente übertragen, in dem somatische und das Organ innervierende viszerale Afferenzen im Rückenmark konvergent verschaltet sind (▶ Abb. 17.10; **somatoviszerale Konvergenz**). Häufig sind die Dermatome dabei nicht spontan schmerzhaft, sondern lediglich druckschmerzhaft oder verspannt. Solche Gebiete werden als **Head-Zonen** der entsprechenden Organe bezeichnet und geben dem Untersucher wertvolle Hinweise auf die Lokalisation und Ursache viszeraler Erkrankungen. Bekannte Beispiele sind der **Herzinfarkt**, bei dem die Schmerzen häufig (wenn auch nicht immer!) in die linke Schulter und den Arm übertragen werden („ausstrahlen"), oder die **Appendizitis**, bei der die Bauchdecke im rechten Unterbauch reflektorisch angespannt ist. Zwar gehen die übertragenen Schmerzen meist von viszeralen Organen aus, können aber auch bei Erkrankungen von Gelenken und Muskeln entstehen (▶ Abb. 17.10). Selbst bei schweren **Kopfschmerzen** kann der Schmerz von den Hirnhäuten auf die Kopfoberfläche und andere Körperbereiche übertragen werden, die dann berührungsempfindlich werden.

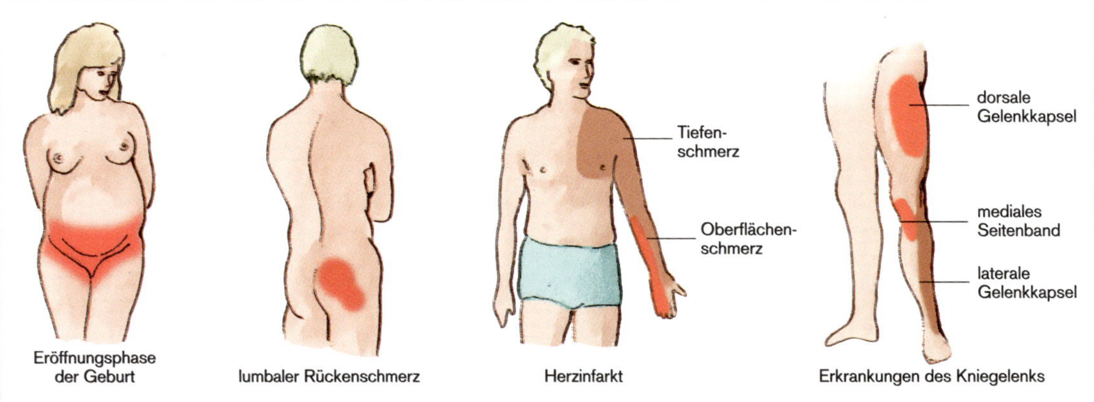

Abb. 17.10 Beispiele für Head-Zonen. Dermatome oder Myotome, in denen bei schmerzhaften Erkrankungen bestimmter viszeraler Organe oder tiefer Gewebe typischerweise übertragene Schmerzen auftreten.

Zur Erklärung des übertragenen Schmerzes nimmt man an, dass nozizeptive Afferenzen einerseits aus viszeralen Organen bzw. tiefen Geweben, andererseits aus der Haut auf dieselben **Neurone im Rückenmark** konvergieren. Wenn solche Neurone durch eine schmerzhafte Erkrankung des viszeralen Organs bzw. tiefen Gewebes sensibilisiert und langdauernd erregt sind, werden die Schmerzen auch in der entsprechenden Head-Zone empfunden. Näheres zur zentralen Sensibilisierung, s. Kap. 17.10.3 (S. 779).

17.8.2 Spinale Verschaltung der Afferenzen

- Die zentralen Fortsätze der **Mechanorezeptoren** und **Propriozeptoren** aus der Haut und den tiefen Geweben (Aα- und Aβ-Fasern) erreichen über die dorsomedialen Anteile der Hinterwurzeln die weiße Substanz des Rückenmarks. Dort teilen sie sich und der Hauptast steigt ipsilateral in der **Hinterstrangbahn** auf. Ein zweiter Ast zieht am medialen Rand des Hinterhorns nach ventral und bildet nach Verzweigung zahlreiche synaptische Kontakte mit sekundären Neuronen in verschiedenen Schichten der grauen Substanz (▶ Abb. 17.11, unteres Einsatzbild). Diese *segmentale* synaptische Verschaltung der mechanorezeptiven und propriozeptiven Afferenzen dient unter anderem der Steuerung von spinalen Reflexen (S. 885). Dabei können Afferenzen verschiedener Modalitäten, selbst mechanorezeptive und nozizeptive Eingänge, auf gemeinsame **multimodale Neurone** konvergieren. Der Neurotransmitter der primären mechanorezeptiven Afferenzen ist **Glutamat**.

Die **graue Substanz des Rückenmarks** wird nach Rexed zytoarchitektonisch in 10 Schichten (Laminae I – X) unterteilt, wobei die Laminae I–VI dem Hinterhorn entsprechen (▶ Abb. 17.11, unteres Einsatzbild). Axonkollaterale von Mechanorezeptoren der Haut, die den Tastsinn vermitteln, enden vor allem in den Laminae III und IV nach Rexed (**Nucleus proprius**), während propriozeptive Afferenzen (Rezeptoren der tiefen Gewebe) mehr in tiefere Schichten (Laminae V – VII) projizieren. Die Kollateralen von **Muskelspindelafferenzen** bilden im Vorderhorn (Lamina IX) Synapsen mit Motoneuronen, über welche die monosynaptischen Dehnungsreflexe laufen (Muskeldehnungsreflexe) (S. 878).

- Die **thermorezeptiven** und **nozizeptiven Afferenzen** (Aδ- und C-Fasern) erreichen über die ventrolateralen Anteile der Hinterwurzeln das Rückenmark. Dort verzweigen sie sich in der weißen Substanz. Die Äste können im **Lissauer-Trakt** wenige Segmente auf- oder absteigen, treten dann aber alle in das ipsilaterale **Hinterhorn** ein, wo sie vor allem in oberflächlichen, zum Teil auch tiefen Laminae mit sekundären Neuronen synaptisch verschaltet sind (▶ Abb. 17.11, unteres Einsatzbild). Neben dem Haupttransmitter Glutamat tragen **Neuropeptide** (CGRP und Substanz P) als **Kotransmitter** wesentlich zur synaptischen Übertragung bei. Ferner spielt das Neurotrophin **BDNF** *(brain-derived neurotrophic factor)* eine wichtige Rolle, das über seinen hochaffinen Tyroskinase-B-Rezeptor (**TrkB**; vgl. Kap. 2.6.4) (S. 70) sowohl prä- als auch postsynaptisch die glutamaterge Übertragung moduliert [14].
- Im **trigeminalen System** ist die zentrale Verschaltung ähnlich aufgebaut (▶ Abb. 17.11). Der Nervus trigeminus erreicht den Hirnstamm im Bereich der Brücke (Pons). Die dicken myelinisierten mechanorezeptiven Afferenzen aus dem Gesichts- und Kopfbereich (mit Ausnahme der propriozeptiven Afferenzen) projizieren zum großen Teil in den Hauptkern (**Ncl. principalis**) des trigeminalen Kernkomplexes. Axonkollateralen der mechanorezeptiven Afferenzen ziehen im spinalen Trigeminustrakt zusammen mit den nozizeptiven und thermorezeptiven Afferenzen in die Medulla oblongata. Dort enden sie im spinalen Trigeminuskern (**Ncl. tractus spinalis n. trigemini**), der kaudal in das Hinterhorn der ersten Halssegmente übergeht.

Die synaptische Verschaltung im Hinterhorn bzw. im spinalen Trigeminuskern ist wesentlich komplizierter, als es hier dargestellt werden kann. Die synaptische Übertragung geschieht zum großen Teil über exzitatorische, wahrscheinlich auch inhibitorische **Interneurone**. In der oberflächlichen Lamina I nach Rexed existieren sekundäre Neurone, die ausschließlich afferente Eingänge von Nozizeptoren (C- und Aδ-Fasern) erhalten und nur bei noxischen Reizen aktiviert werden (**nozizeptiv-spezifische Neurone**). In den tieferen Schichten (vor allem Lamina V) liegen vorwiegend multimodale **WDR-Neurone** (***w**ide **d**ynamic **r**ange* Neurone), die Eingänge von Aβ-, Aδ- und C-Afferenzen erhalten und über einen weiten Intensitätsbereich durch mechanische Reize zunehmend stärker erregt werden. Beide Typen tragen zu den zentralen Vorgängen der Nozizeption bei, aber ihre Rolle bei diesen Vorgängen ist noch nicht vollständig geklärt. Es ist zum Beispiel noch unklar, ob und inwieweit die Verschaltung mit inhibitorischen Interneuronen dafür verantwortlich ist, dass bei Stimulation von mechanorezeptiven Aβ-Fasern die Weiterleitung nozizeptiver Impulse reduziert wird, wodurch eine gewisse Schmerzhemmung erzielt werden kann. Möglicherweise besteht eine Balance zwischen nozizeptiven und niederschwelligen afferenten Eingängen, die durch verstärkten nozizeptiven Einstrom gestört und durch Verstärkung des niederschwelligen Eingangs wieder ins Gleichgewicht gebracht werden kann (***gate control theory***). Andererseits gibt es neue Befunde, nach denen auch die alleinige Aktivierung von Aβ-Fasern durch Berührungsreize Schmerz (**Hyperalgesie** und **Allodynie**) (S. 778) auslösen kann, wenn eine Kinase (CamKII) in diesen Afferenzen gehemmt wird [23]. Zur deszendierenden Hemmung s. Kap. 17.10.4 (S. 779).

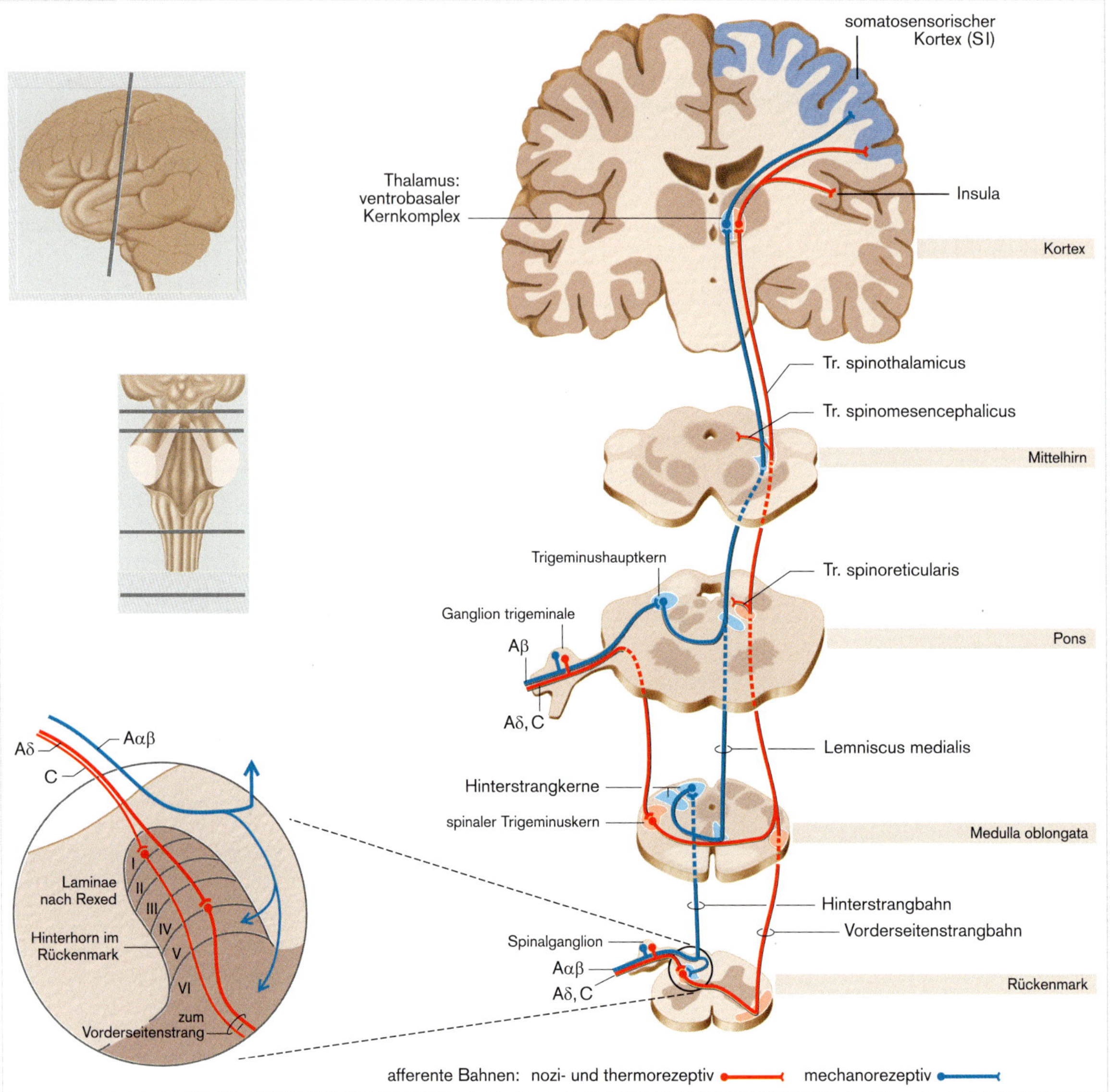

Abb. 17.11 Aufsteigende Bahnsysteme der somatoviszeralen Afferenzen und ihre Funktionen. Die zentralen Fortsätze der primären afferenten Neurone in den Spinalganglien ziehen über die Hinterwurzeln in das Rückenmark. Die mechanorezeptiven afferenten Bahnen (Aα, Aβ) sind blau, die nozi- und thermorezeptiven (Aδ, C) rot dargestellt. Die Hinterstrangbahn wird aus den aufsteigenden Fasern der mechanorezeptiven Afferenzen gebildet, in den Hinterstrangkernen umgeschaltet und projiziert über die mediale Schleife (Lemniscus medialis) in den Ventrobasalkomplex des kontralateralen Thalamus. Kollateralen der niederschwelligen Afferenzen ziehen in die tiefen Schichten des Hinterhorns und in das Vorderhorn des Rückenmarks, wo sie mit sekundären Neuronen verschaltet sind (Reflexumschaltung!). Die nozizeptiven und thermorezeptiven Afferenzen sind in oberflächlichen und tiefen Laminae des Hinterhorns mit sekundären Neuronen verschaltet, deren Axone nach Kreuzung auf die Gegenseite die Vorderseitenstrangbahn bilden. Diese besteht aus dem Tractus spinothalamicus, der zu ventrobasalen, medialen und posterioren Kerngebieten des Thalamus projiziert, und aus den Tractus spinoreticularis und spinomesencephalicus, die in die Formatio reticularis ziehen. Die zentralen Fortsätze der trigeminalen Afferenzen projizieren in den Trigeminushauptkern der Brücke (Pons) (niederschwellige mechanorezeptive Afferenzen) bzw. in den spinalen Trigeminuskern (nozizeptive und thermorezeptive Afferenzen), wo sie in ähnlicher Weise wie die spinalen Afferenzen verschaltet sind. Die sekundären Neurone des trigeminalen Systems schließen sich den entsprechenden aufsteigenden Bahnen des spinalen Systems an.

Ohne den genauen Mechanismus zu kennen, nutzt man klinisch die hemmende Wirkung der Interneurone in den spinalen Segmenten, indem Hautnerven eines schmerzhaften Dermatoms mit geringen Reizstärken elektrisch stimuliert und dadurch manchmal Schmerzen reduziert werden können (**transkutane elektrische Nervenstimulation, TENS**). Vibrationsreize wirken ähnlich. Wahrscheinlich ist dieser Mechanismus sogar unwillkürlich wirksam, indem man z. B. die akut verletzte Hand heftig schüttelt, um den Schmerz zu lindern.

17.8.3 Hinterstrangsystem

Das ipsilateral aufsteigende **Hinterstrangsystem** (**Funiculus posterior**, **lemniskales Projektionssystem**) enthält die **Berührungs-** und **propriozeptiven** Afferenzen (▸ Abb. 17.11). Die durch dieses System vermittelte Sensibilität wird auch als **epikritische Sensibilität** bezeichnet. Die Hinterstrangbahn nimmt in kranialer Richtung mit jedem Segment weitere Axone auf, die sich jeweils lateral anlagern. Dadurch finden sich im Halsmark die Axone aus den sakralen, lumbalen und unteren thorakalen Segmenten nahe der Mittellinie, sie bilden den **Fasciculus gracilis**. Die Axone aus den oberen thorakalen und zervikalen Segmenten laufen lateral und bilden den **Fasciculus cuneatus**. Die aufsteigenden Axone enden in den **Hinterstrangkernen** der Medulla oblongata (**Nuclei gracilis** und **cuneatus**), wo sie mit den zweiten Neuronen synaptisch verschaltet sind.

Hinterstrangkerne sind typische Schalt- oder **Relaiskerne**, in denen die afferente Information ohne Verlust der örtlichen und zeitlichen Auflösung oder Spezifität „durchgeschaltet" wird. Durch laterale Hemmung und absteigende inhibitorische Fasern kann der Informationsfluss aber moduliert und die Auflösung sogar verbessert werden.

Die von den Neuronen der Hinterstrangkerne ausgehenden Axone kreuzen im **Lemniscus medialis** (der medialen Schleifenbahn) auf die Gegenseite und enden im ventroposterolateralen Kern (**Ncl. ventralis posterolateralis**) des Thalamus, der die Informationen für taktile und spezifische sensorisch-diskriminative Leistungen vermittelt.

Die Axone der zweiten Neurone aus dem **Hauptkern des Trigeminus** kreuzen ebenfalls auf die Gegenseite, schließen sich dem **Lemniscus medialis** an und enden medial vom Ncl. ventralis posterolateralis im Thalamus (▸ Abb. 17.11).

Das gemeinsame Projektionsgebiet der spinalen und trigeminalen niederschwelligen Afferenzen im Thalamus wird auch **Ventrobasalkomplex** genannt. Durch diese Projektion in den Ventrobasalkomplex kommen bereits auf der thalamischen Ebene Neurone mit afferenten Eingängen aus der Hand und dem Gesicht in nachbarschaftliche Beziehung.

17.8.4 Vorderseitenstrangsystem

Die Axone der **sekundären nozizeptiven** und **thermorezeptiven** Neurone kreuzen innerhalb ihres Ursprungssegments auf die Gegenseite und bilden das aufsteigende Vorderseitenstrangsystem (▸ Abb. 17.11). Die Axone der nozizeptiven Neurone aus dem **spinalen Trigeminuskern** schließen sich nach ihrer Kreuzung im Hirnstamm dem Vorderseitenstrangsystem an.

Im Unterschied zum Hinterstrangsystem besteht das Vorderseitenstrangsystem aus verschiedenartigen Bahnen und projiziert sowohl auf direktem als auch auf indirektem Weg zum **Thalamus**. Die Hauptbahn, der **Tractus spinothalamicus**, nähert sich im Hirnstamm dem Lemniscus medialis und zieht mit diesem direkt zum Thalamus. Der Tractus spinothalamicus ist hauptverantwortlich für die Vermittlung **nozizeptiver Information**.

Durch eine Verletzung des Tractus spinothalamicus oder seiner Zielgebiete können **zentrale Schmerzen** ausgelöst werden, während seine operative Durchtrennung zu einer ausgeprägten Schmerzreduktion auf der kontralateralen Seite führt.

Ein Teil des Tractus spinothalamicus, auch als **Tractus neospinothalamicus** bezeichnet (weil er phylogenetisch „jünger", d. h. vor allem bei den Primaten gut entwickelt ist), endet wie das lemniskale Projektionssystem im Ventrobasalkomplex des Thalamus (▸ Abb. 17.11). Dieses Projektionssystem vermittelt spezifische Informationen über Ort, Intensität und Qualität von Schmerz- und Temperaturreizen und arbeitet damit analog zur Vermittlung der mechanorezeptiven Information durch das lemniskale System.

Andere Faserbündel des Tractus spinothalamicus, auch als **paläospinothalamische Bahn** bezeichnet, enden in medialen, posterioren und intralaminären Kernen des Thalamus. Diese Thalamuskerne sind teilweise auch das Zielgebiet für wenigstens zwei weitere Bahnsysteme des Vorderseitenstrangs: Die **Tractus spinoreticularis** und **spinomesencephalicus** projizieren in die **Formatio reticularis** der rostralen Medulla und der Brücke bzw. des Mittelhirns. Nach mehrfacher Umschaltung in den retikulären Kernen zieht ein Teil der Fasern weiter zum Thalamus und zum Hypothalamus. Dieses multifunktionale, sog. „unspezifische" Projektionssystem, steuert über das aufsteigende retikuläre Aufmerksamkeitssystem (**ARAS**) (S. 993) Wachheit und Aufmerksamkeit und löst über den Hypothalamus vegetative und endokrine Reaktionen aus. Über das limbische System (S. 952) ist dieses Projektionssystem eng mit emotionalen und affektiven Reaktionen verbunden.

Neben dieser klassischen Unterteilung des Vorderseitenstrangsystems wurden weitere eigenständige Bahnen beschrieben und nach ihren Zielgebieten (**Tectum, Ncl. parabrachialis, Hypothalamus**) benannt. Diesen Bahnen werden entsprechende Steuerfunktionen für neurovegetative, neuroendokrine, affektive oder visuell geführte aversive Reaktionen beim Schmerzerleben zugeschrieben. Des Weiteren gibt es experimentelle und klinische Hinweise auf eine nozizeptive Bahn, die (nach Umschaltung im Hinterhorn) ipsilateral im **dorsalen Funiculus** parallel zur Hinterstrangbahn verläuft, mit dem Lemniscus medialis die Seite kreuzt und im medialen und lateralen Thalamus endet. Diese Bahn soll relativ spezifisch für viszeralen Schmerz sein, aber auch kinästhetische Leistungen (Stellungs- und Bewegungssinn) vermitteln. Neben den spinothalamischen Bahnsystemen werden auch über **spinozerebelläre Bahnen** taktile und kinästhetische Informationen übermittelt, die dem Kleinhirn zur automatischen Kontrolle der Sensomotorik dienen.

Der unterschiedliche Verlauf der Hinterstrang- und Vorderseitenstrangsbahnen hat wichtige Konsequenzen bei einer unsymmetrischen Verletzung oder gar halbseitigen (unilateralen) Durchtrennung des Rückenmarks. Eine **Halbseitenläsion** kann gelegentlich eine **dissoziierte Empfindungsstörung** verursachen, die auch als **Brown-Séquard-Syndrom** bezeichnet wird. Dabei ist in den Dermatomen kaudal von der Läsionsstelle auf der verletzten Seite (ipsilateral) die taktile Empfindung gestört, d. h. die Schwellen sind erhöht und die Lokalisation von Reizen erschwert. Auf der kontralateralen Seite sind kaudal von der Läsionsstelle die Temperatur- und die Schmerzempfindung gestört. (Die genaue Höhe der Empfindungsstörung kann hier wegen des Lissauer-Trakts etwas abweichen). Da auch die efferenten Bahnsysteme (Pyramidenbahn) betroffen sind, ist zusätzlich die Motorik auf der ipsilateralen Seite beeinträchtigt. Diese klassische Symptomatik der dissoziierten Empfindungsstörung ist allerdings sehr selten; zur Übersicht über die Organisation der zentralen motorischen Systeme siehe Kap. 22.2 (S. 875).

Zusammenfassung Kap. 17.8

Spinale sensorische Systeme

Die **somatoviszeralen Rezeptoren** sind primäre Afferenzen, deren Fortsätze über die **Hinterwurzeln** das Rückenmark bzw. über den **N. trigeminus** den Hirnstamm erreichen. Durch den segmentalen Bau des Nervensystems sind dabei den einzelnen Hinterwurzeln definierte Hautbezirke (**Dermatome**) zugeordnet, in denen bei Hinterwurzelläsionen Sensibilitätsstörungen oder projizierte neuropathische Schmerzen auftreten können. **Übertragene Schmerzen** werden durch die konvergente Verschaltung von viszeralen und somatischen Afferenzen auf spinale Neurone erklärt.

Die **mechanorezeptiven** und **propriozeptiven** (Aα, Aβ-) **Afferenzen** sind mit Kollateralen ihrer zentralen Fortsätze in verschiedenen Laminae des ipsilateralen Rückenmarks direkt oder über Interneurone mit motorischen Neuronen synaptisch verbunden, was u. a. der Umschaltung von spinalen Reflexen dient. Mit ihren Hauptästen bilden diese Afferenzen die **Hinterstrangbahn**, die in den Hinterstrangkernen auf die zweiten Neurone verschaltet sind. Diese projizieren über die mediale Schleife in den Ventrobasalkomplex des kontralateralen Thalamus.

Alle **thermorezeptiven** und **nozizeptiven** (**Aδ- und C-**) **Afferenzen** sind im ipsilateralen Hinterhorn mit sekundären Neuronen verschaltet, deren Axone segmental kreuzen und über den **Vorderseitenstrang** in den Thalamus sowie in retikuläre und mesenzephale Hirnstammkerne projizieren.

Bei halbseitigen Rückenmarksläsionen kann wegen des unterschiedlichen Verlaufs der aufsteigenden Bahnen eine **dissoziierte Empfindungsstörung** entstehen.

17.9 Zerebrale sensorische Systeme

17.9.1 Somatosensorischer Thalamus

▶ **Ventrobasaler Kernkomplex.** Der ventrobasale Kernkomplex des Thalamus ist das Hauptprojektionsgebiet des Lemniscus medialis und des Tractus spinothalamicus. Er enthält die Kerne des **lateralen Systems**, das die **sensorisch-diskriminativen** Inhalte der somatoviszeralen Sensibilität (Lokalisation, Modalität und Intensität) aus der jeweiligen kontralateralen Körperhälfte vermittelt. Die Neurone des Ventrobasalkomplexes besitzen kleine **rezeptive Felder**. (Das rezeptive Feld eines Neurons ist das Körperareal, bei dessen Stimulation ein Neuron in seinem Erregungsverhalten verändert wird, s. ▶ Abb. 17.13b). Sie sind **somatotopisch** angeordnet, wobei viele einzelne Neurone in funktionellen Säulen zusammengefasst sind, wie es nachfolgend auch für den somatosensorischen Kortex beschrieben wird.

Somatotopie bedeutet, dass die Neurone wie Strukturen auf einer Landkarte in ähnlicher Nachbarschaftsbeziehung zu einander stehen wie die rezeptiven Felder ihrer primären Afferenzen in den peripheren Geweben. Die somatotopische Anordnung ist aber insofern verzerrt, als die Körperregionen unterschiedlich groß repräsentiert sind, je nachdem wie viele Afferenzen von dort Informationen in das Zentralnervensystem vermitteln. Die größten Areale werden von der Hand und von der Mundregion eingenommen, was die hohe Rezeptordichte in diesen Regionen widerspiegelt.

Das Zentrum des Ventrobasalkomplexes („Kern") erhält bevorzugt afferenten Zustrom aus Mechanosensoren der Haut, die Peripherie („Schale") vor allem aus tiefen Geweben und Nozizeptoren. Die vom Ventrobasalkomplex aufsteigenden Neurone projizieren in somatotopischer Ordnung in die **somatosensorischen Areale** der ipsilateralen Großhirnrinde (s. ▶ Abb. 17.11, ▶ Abb. 17.12**a**). Auch die zentralen motorischen Systeme sind in dieser Weise **somatotopisch** funktionell geordnet (S. 877).

▶ **Mediales System.** Der **posteriore Kernkomplex** des Thalamus und die **medialen Thalamuskerne** bilden zusammen die Schaltkerne des medialen Systems. Sie erhalten ihre afferenten Eingänge zum Teil aus dem Tractus spinothalamicus und zum großen Teil indirekt über den Hirnstamm. Das mediale System integriert viszerale, vestibuläre und taktile Empfindungen, vermittelt **emotional-affektive** Inhalte, insbesondere beim Schmerz, und beeinflusst Aufmerksamkeit, Reaktionsbereitschaft und motorische Leistungen.

Der **posteriore Kernkomplex** ist wenig somatotopisch gegliedert. Seine Neurone erhalten überwiegend multirezeptive (d. h. mechano-, thermo- und nozizeptive) Signale und haben große, bilaterale rezeptive Felder. Sie projizieren zum sekundären somatosensorischen Kortex (**SII**) und vor allem zur **Inselrinde** (s. ▶ Abb. 17.11). Die **medialen Thalamuskerne** enthalten ebenfalls Neurone mit großen rezeptiven Feldern. Sie stehen mit subkortikalen Strukturen (z. B. Basalganglien) in Verbindung und projizieren vor allem zu limbischen Arealen des Kortex, insbesondere zum anterioren **Gyrus cinguli** und ebenfalls zur **Insel**, welche für die Schmerzverarbeitung eine große Rolle spielen (s. Kap. 17.9.3 und Kap. 17.10.1 (S. 776)).

17.9.2 Primärer somatosensorischer Kortex

Die vom ventrobasalen Thalamus aufsteigenden Neurone enden überwiegend im **primären somatosensorischen Kortex** (**SI**), der anatomisch dem **Gyrus postcentralis** entspricht (▶ Abb. 17.12**a**). In **SI** ist die kontralaterale Körperoberfläche vollständig repräsentiert, und zwar in somatotopischer Ordnung, allerdings stark verzerrt (**kortikale Repräsentanz**). Die Mundregion ist lateral (temporal), die untere Extremität medial (apikal) abgebildet. Die Gesichts- und die Handregion liegen etwa in der Mitte des Gyrus postcentralis (parietal) direkt benachbart. Sie sind beim Menschen entsprechend der hohen sensorischen Dichte dieser Körperteile übergroß repräsentiert. Die Neurone in diesen Regionen, welche die somatosensorische Information der Finger, der Lippen und der Zunge verarbeiten, haben zudem kleine rezeptive Felder, die sich nicht überlappen (▶ Abb. 17.13b). Die räumliche Auflösung für taktile Reize ist in diesen Regionen besonders hoch. SI-Neurone, die für proximale Regionen der Extremitäten oder für den Rumpf zuständig sind, haben entsprechend größere und überlappende rezeptive Felder (▶ Abb. 17.13b). Die Abbildung der gesamten Körperoberfläche mit verzerrten Proportionen wird **sensorischer Homunculus** („Menschlein", nach Penfield) genannt (▶ Abb. 17.13a); vgl. motorischer Homunculus, Abb. 22.17 (S. 902).

Die Darstellung des Homunculus wurde bereits in den 40er-Jahren des 20. Jahrhunderts durch den Neurochirurgen Penfield eingeführt, der die somatotopische Organisation der kortikalen Projektionsfelder beschrieb. Damals wurden bei Operationen am freigelegten Kortex bei wachen Patient*innen durch schwache elektrische Reize Empfindungen in entsprechenden Körperarealen ausgelöst und somatotopisch kartiert. Entsprechende Karten lassen sich auch für andere Spezies erstellen, wobei die funktionelle Bedeutung bestimmter Regionen für die Sensomotorik (bei der Katze z. B. die Pfoten) stets durch die Ausdehnung der zugehörigen Kortexareale deutlich wird. Bei den Primaten gewinnt die somatotopische Nachbarschaft von Hand und Mund durch ihre Interaktion bei der Nahrungsaufnahme eine besondere Bedeutung und könnte auch für die evolutionäre Entwicklung der menschlichen Sprache aus der Zeichensprache richtungsweisend gewesen sein.

Der somatosensorische Kortex besteht zytoarchitektonisch aus **sechs Schichten oder Laminae** (s. ▶ Abb. 17.12**b**); Näheres zur Kortexorganisation, s. Kap. 24.3 (S. 947):

- Zellen der Lamina **IV** empfangen und verteilen die Information vom Thalamus.
- Die Pyramidenzellen in den Schichten **II** und **III** übertragen die Ausgangsinformation zu benachbarten bzw. weiter entfernten Kortexarealen.
- Die Pyramidenzellen in Schicht **V** projizieren zu subkortikalen Strukturen.
- Die Pyramidenzellen in Schicht **VI** projizieren zurück zum Thalamus.

Allgemein besteht der somatosensorische Kortex aus senkrecht zur Oberfläche stehenden funktionellen **Neuronensäulen** oder **Kolumnen**, welche Neurone aller Laminae enthalten. Die Säulen sind somatotopisch angeordnet, die Hand- und Gesichtsregion wird von überdurchschnittlich vielen Kolumnen kortikal repräsentiert. Jede Säule hat einen Durchmesser von etwa 300 – 600 µm und

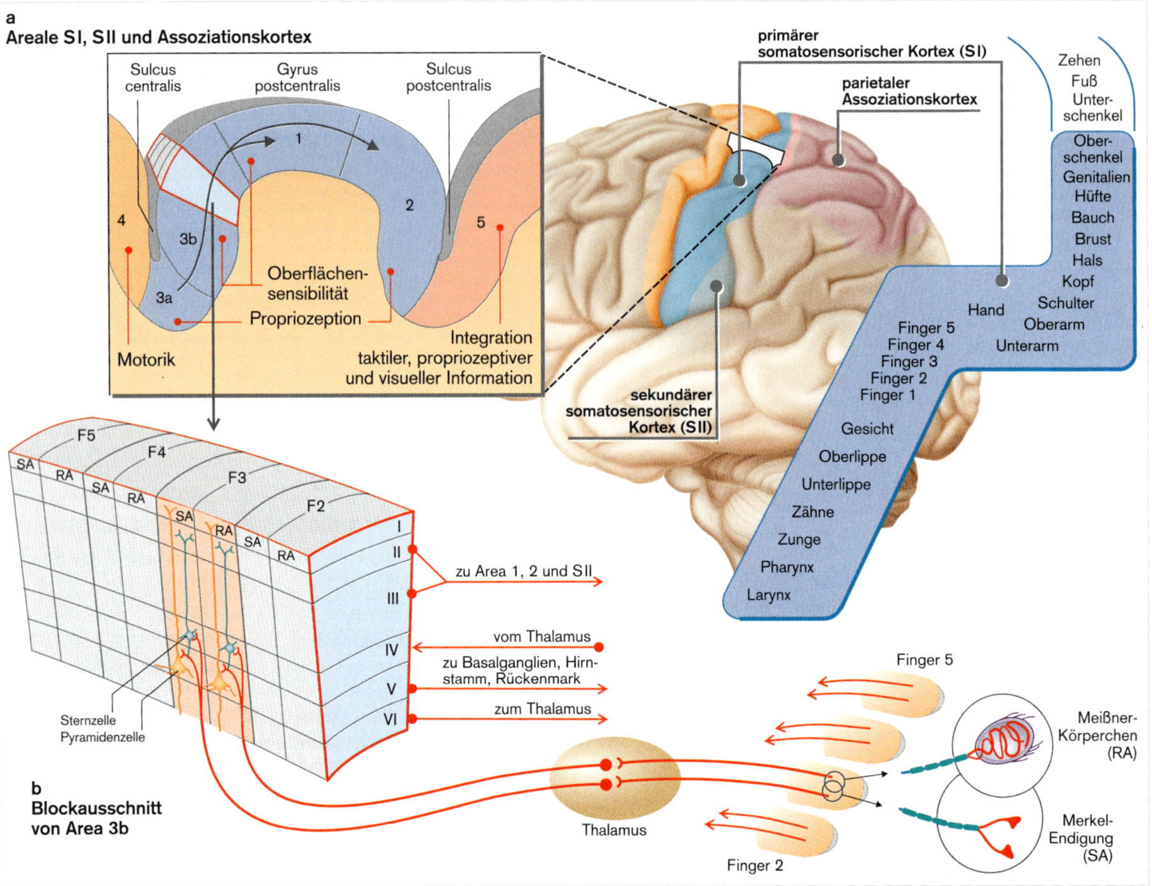

Abb. 17.12 Funktionelle Organisation des somatosensorischen Kortex.

a Lage der Areale SI und SII sowie des parietalen Assoziationskortex. Rechts ist die somatotopische Zuordnung der Körperregionen zu SI aufgelistet. Das Einsatzbild zeigt einen Querschnitt durch den Gyrus postcentralis mit den angeschnittenen Brodmann-Arealen und den Submodalitäten, die dort verarbeitet werden. Die Pfeile deuten an, wie die Information von Area 3 a und 3 b zu Area 1 und 2 und schließlich zu Area 5 weitergegeben wird, worauf die in dieser Richtung zunehmende Komplexität der neuronalen Eigenschaften beruht.

b Blockausschnitt aus der Area 3 b mit den kortikalen Säulen für die Verarbeitung der mechanosensorischen Information aus dem 2.–5. Finger (F2–F5). Bei jedem Fingerareal wechseln sich Säulen mit afferentem Zustrom von Merkel-Endigungen (SA) und von Meißner-Körperchen (RA) ab. Der Kortex besteht zytoarchitektonisch aus den Schichten I – VI, die Ein- und Ausgangsverbindungen sind rechts angegeben (nach [10]).

enthält mehrere Tausend Neurone mit afferentem Einstrom aus etwa der gleichen Körperregion und einer bestimmten Population von Mechanorezeptoren. Das heißt, dass alle Neurone einer Säule gleichartige Informationen von bestimmten Rezeptortypen verarbeiten. Im Handareal der Area 1 wechseln z. B. Säulen mit sensorischem Zustrom aus Merkel-Zell-Rezeptoren (SA I) mit anderen Säulen ab, welche die afferente Information aus Meißner-Körperchen (RA) verarbeiten (▸ Abb. 17.12**b**). Dementsprechend antworten die Zellen dieser Kolumnen in ganz ähnlicher Weise wie die SA-I- bzw. RA-Rezeptoren, wenn die Finger z. B. über ein Braille-Muster gleiten (vgl. ▸ Abb. 17.4). Einen analogen Aufbau aus funktionell spezifischen Kolumnen findet man im primären visuellen Kortex (S. 847).

Die Neurone in SI sind **spontan aktiv** und können deshalb durch die eingehenden afferenten Informationen entweder stärker aktiviert oder auch gehemmt werden. Betrachtet man eine Population von kortikalen Neuronen, die durch einen punktförmigen Reiz auf der Haut aktiviert werden, so werden die Zellen im Zentrum der Population am stärksten erregt. Diese Neurone sind von einem Saum von Zellen umgeben, deren Aktivität durch laterale Inhibitionsvorgänge unter das normale Erregungsniveau gedrückt wird. Durch dieses Prinzip der **Umfeldhemmung** wird die Erregung räumlich konzentriert und die Kontur des rezeptiven Feldes verschärft. Solche Inhibitionsvorgänge, die bereits auf der Ebene der Hinterstrangkerne und des ventrobasalen Thalamus stattfinden, tragen wesentlich zum hohen räumlichen Auflösungsver-

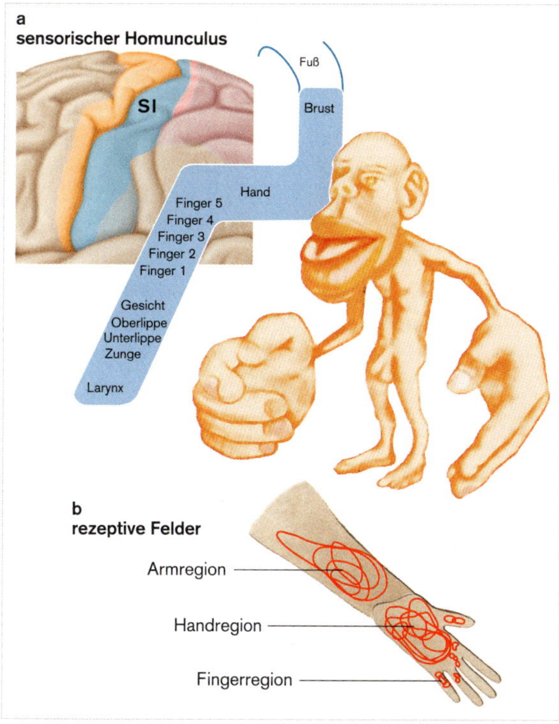

Abb. 17.13 Sensorischer Homunculus und rezeptive Felder.
a Sensorischer Homunculus, der die Größenverzerrung der repräsentierten Körperoberfläche in den SI-Arealen darstellt.
b Rezeptive Felder von Neuronen im somatosensorischen Kortex SI beim nicht-humanen Primaten. Die Neurone in der Fingerregion haben kleine getrennte, die in der Hand- und Armregion größere überlappende rezeptive Felder.

mögen von taktilen Reizen z. B. an den Fingern bei, wie dies bereits (S. 750) besprochen wurde. Dieses Prinzip entspricht der **Kontrastverstärkung** im visuellen System (S. 837), wo bereits bei den retinalen Ganglienzellen ein Zentrum-Umfeld-Antagonismus verwirklicht ist, der sich im Corpus geniculatum laterale und in der primären Sehrinde fortsetzt.

Der **Gyrus postcentralis** ist in fronto-okzipitaler Richtung in vier zytoarchitektonisch unterschiedliche Felder unterteilt (Area 3a, 3b, 1 und 2 nach Brodmann, s. ► Abb. 17.12**a**). Die Felder unterscheiden sich funktionell nach den Submodalitäten der einlaufenden Signale (von Rezeptoren der Oberflächen- bzw. Tiefensensibilität) sowie den Zielen der kortikalen Ausgänge. Die Hauptprojektion aus dem Ventrobasalkomplex des Thalamus erreicht die Areale 3a und 3b. In der Area 3a gibt es vorwiegend Zellen für die Verarbeitung propriozeptiver Information. Dieses Gebiet hat auch die dichteste Verbindung zu den somatotopisch entsprechenden Feldern der sich frontal anschließenden primären motorischen Rinde (Area 4) (S. 902); vgl. auch Abb. 22.15 (S. 901). Weiter posterior (Area 3b, 1) überwiegen Neurone, die Informationen aus Mechanorezeptoren der Haut verarbeiten. Dahinter (Area 2) finden sich Neurone mit komplexen Eigenschaften, die z. B. nur auf die Bewegung von Objekten über das rezeptive Feld in einer bestimmten Richtung oder mit einer bestimmten Geschwindigkeit oder beim Greifen einer bestimmten Form optimal antworten. An dieses Feld schließt sich der posteriore **parietale Assoziationskortex** (Area 5 und 7) an, in welchem taktile, pro-

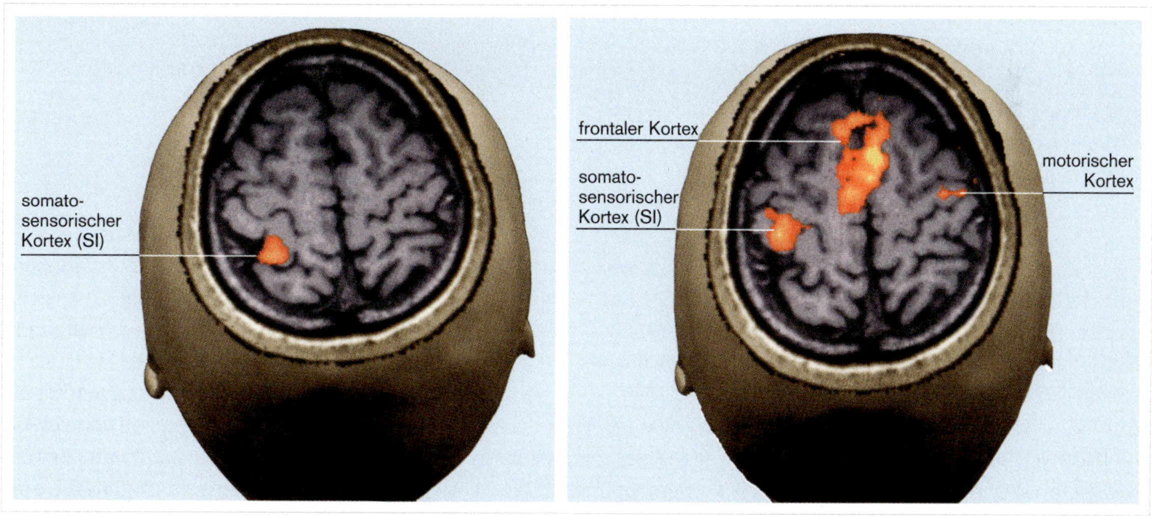

Abb. 17.14 Kortikale Aktivierung bei mechanischer Stimulation, sichtbar gemacht mit Hilfe der funktionellen Magnetresonanztomografie (fMRT). Das linke Bild zeigt im Horizontalschnitt eine Aktivierung im linken Gyrus postcentralis, dem somatosensorischen Kortex SI, ausgelöst durch einen Berührungsreiz am rechten Unterarm. Im rechten Bild ist neben der Aktivierung von SI auch eine starke Aktivierung des anterioren Gyrus cinguli und des frontalen Kortex zu sehen, außerdem ein kleines aktiviertes Areal im rechten Gyrus praecentralis (motorischer Kortex). Dieses Muster kam durch einen starken mechanischen (schmerzhaften) Reiz am rechten Handrücken zustande. (Experimente und Aufnahmen: Prof. Dr. C. Maihöfner)

priozeptive und visuelle Informationen integrativ verarbeitet werden (► Abb. 17.12**a**).

Ausgedehnte Läsionen in der somatosensorischen Rindenregion SI führen zum Verlust der feinen taktilen Sensibilität in entsprechenden Körperarealen der kontralateralen Seite (**taktile Agnosie**). Druck- und Berührungsreize können dann nicht mehr richtig lokalisiert werden, Formen werden beim Betasten nicht mehr erkannt. In anderen Fällen ist auch der Stellungs- und Bewegungssinn stark beeinträchtigt (Störung der **Kinästhesie**). Schmerz- und Temperaturreize werden bei solchen Läsionen oft unverändert stark empfunden, können aber nur grob lokalisiert werden.

17.9.3 Weitere somatosensorische Rindenfelder

Der **sekundäre somatosensorische Kortex** (**SII**) ist ein kleineres Projektionsfeld im Bereich des parietalen **Operculum**, das seine Informationen zum großen Teil über SI und zum geringeren Teil direkt vom Thalamus erhält (► Abb. 17.12**a**). SII ist weniger deutlich somatotopisch gegliedert als SI, und beide Körperhälften – das Gesicht frontal, die untere Extremität okzipital – sind hier repräsentiert. Dementsprechend besitzen die meisten Neurone bilaterale rezeptive Felder. Sie antworten auf komplexe Hautreize wie Bewegung und Richtung. Während in SI vor allem die Lokalisation von Reizen abgebildet wird, scheint SII insbesondere die Reizstärke zu kodieren.

Der **anteriore Gyrus cinguli** ist ein wichtiges Kortexgebiet für die Steuerung von Aufmerksamkeit und Reaktionsbereitschaft und bestimmt maßgeblich die **affektive Komponente** des akuten Schmerzes.

Bildgebende Verfahren wie die funktionelle Magnetresonanztomografie (**fMRT**) (S. 982) zeigen bei starken Schmerzempfindungen eine Aktivierung sowohl der somatosensorischen Areale SI und SII, welche die Lokalisation und Intensität des Schmerzes angeben, als auch eine Aktivierung des anterioren Gyrus cinguli als Ausdruck für die affektive Schmerzkomponente (► Abb. 17.14).

Der **insuläre Kortex** integriert nicht nur verschiedene Modalitäten der Somatosensorik, sondern stellt auch ein Projektionsgebiet von vestibulären Bahnen (S. 811) und Geschmacksafferenzen (S. 863) dar. Die Insel steht mit anderen höheren Strukturen des limbischen Systems (Amygdala, präfrontaler Kortex) (S. 953) in enger Verbindung und ist bestimmend für die emotionale Bewertung von Empfindungen, insbesondere beim Schmerz.

Bei einer Schädigung des insulären Kortex kann der Schmerz seine subjektiv erlebte emotionale Bedeutung verlieren (**Asymbolie**), während die Lokalisation und die empfundene Intensität von Schmerzreizen vollständig erhalten bleiben.

17.9.4 Reorganisation des somatosensorischen Kortex

Die stabile funktionelle Organisation des somatosensorischen Kortex SI hängt vom intakten afferenten Zustrom ab. Wenn z. B. ein Finger **denerviert** oder **amputiert** wird, hinterlässt er eine „Lücke" in der aktiven kortikalen Repräsentation. Nach einiger Zeit (viele Tage bis Wochen) erhalten die deafferentierten Kortexareale funktionellen Anschluss an benachbarte, intakte Finger. Die Verände-

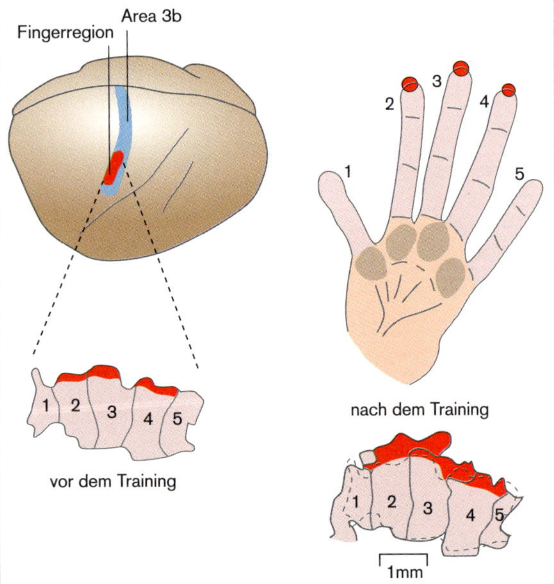

Abb. 17.15 Kortikale plastische Veränderungen im Fingerareal von SI durch Übung. Die Fingerregion in der kortikalen Area 3b eines Primaten ist vor und nach der Trainingsphase dargestellt. Das Training bestand in einer täglichen einstündigen Fingerübung, bei der die Fingerkuppen von Zeige-, Mittel- und gelegentlich Ringfinger (2–4) sensorisch beansprucht wurden. Nach der Trainingsphase war die kortikale Repräsentation der benutzten Finger 2–4 und insbesondere der Fingerendglieder deutlich größer (nach [12]).

rungen beruhen sehr wahrscheinlich auf Prozessen der **synaptischen Plastizität**, vergleichbar denen bei Lern- und Entwicklungsvorgängen (S. 965). Dabei werden nicht nur Rezeptoren und Ionenkanäle neu gebildet und in die erregbaren Membranen integriert, sondern die prä- und postsynaptischen Membranen vergrößern sich, und neue dendritische Fortsätze mit synaptischen Verbindungen werden gebildet. Umgekehrt können synaptische Verknüpfungen auch abgebaut werden, wenn sie über längere Zeit nicht „benutzt" werden. Es kommt dann zu einer Abschwächung der Sensibilität. Darüber hinaus kann auch bei intakter afferenter Innervation die kortikale Repräsentation einzelner Extremitäten durch selektives Training vergrößert werden, wie im experimentellen Beispiel von ▶ Abb. 17.15 dargestellt ist. Auch hierbei sind Mechanismen der synaptischen Plastizität beteiligt.

Eine klinische Anwendung finden diese Prozesse bei Trainingsprogrammen zur funktionellen Restitution, zum Beispiel nach Verlust einer Extremität. Dazu zählt auch die **Spiegeltherapie** bei Menschen mit schmerzhaften Phantomen nach dem Verlust einer Extremität (s. ▶ Abb. 17.16) oder schweren neuropathischen Erkrankungen auf einer Seite. Dabei beobachtet die betroffene Person in einem Spiegel die intakte oder gesunde Extremität und stellt sich vor, es sei die verloren gegangene oder schmerzende Extremität der Gegenseite. Bei Manipulationen der gesunden Extremität durch den Therapeuten soll die Person lernen, dass diese Maßnahmen an der mutmaßlich kranken Extremität nicht schmerzhaft sind.

Nach einer Amputation oder einem Unfall mit Verlust einer Extremität kann es vorkommen, dass die somatosensorische Repräsentation bestehen bleibt, sodass die betroffenen Menschen in dem nicht mehr vorhandenen Körperteil weiterhin Empfindungen haben. Man spricht dann von einem **Phantom**. Die meisten Phantome verschwinden nach einigen Tagen bis Wochen, können aber auch über Monate oder sogar Jahre hinweg bestehen bleiben. Häufig bleibt die wahrgenommene Phantomextremität in der Stellung fixiert, in der sie zum letzten Mal real empfunden wurde, sie kann aber auch schrumpfen und in den Amputationsstumpf „hineinwachsen". Leider sind viele dieser Phantome von Missempfindungen oder Schmerzen begleitet, die kaum zu therapieren sind und erst durch aufwändige Trainingsprogramme gebessert werden. Manchmal können Phantomempfindungen oder solche **Phantomschmerzen** durch Reizung somatotopisch benachbarter Körperregionen ausgelöst werden, z. B. bei amputiertem Unterarm durch Stimulation des Oberarmstumpfes oder des Gesichts, dessen kortikale Repräsentation an die Handregion angrenzt (▶ Abb. 17.16). Die Prozesse bei der Entwicklung des Phantomschmerzes sind bislang wenig verstanden. Der Zustrom nozizeptiver Information durch die Nerven des verlorengegangenen Körperteils sowie zentrale Sensibilisierungs- und Reorganisierungsvorgänge, die auch durch eine Allgemeinnarkose nicht verhindert werden, sind hier von Bedeutung. Um der Bildung des „Schmerzgedächtnisses" (S. 779) und einer eventuellen Phantombildung vorzubeugen, wird deshalb heute bei Amputationen und anderen großen Operationen am Bewegungsapparat häufig zusätzlich eine Lokal- oder Spinalanästhesie angewandt.

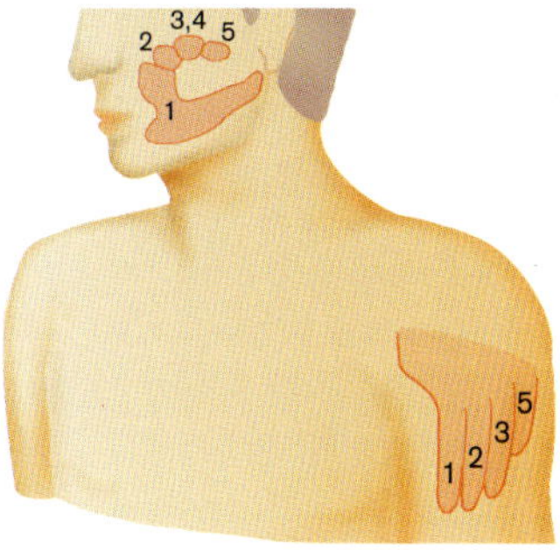

Abb. 17.16 Phantomempfindungen durch Berührung von Körperarealen. Nach Amputation des linken Unterarms entwickelte sich eine Phantomhand, die der Patient als gelähmt empfand. Bei der Berührung scharf abgegrenzter Areale im Gesicht (links) und am Oberarmstumpf (rechts) konnten in diesem extremen Fall über Monate hinweg Berührungsempfindungen in den Fingern 1 – 5 der Phantomhand ausgelöst werden. Diese Befunde deuten auf eine stabile kortikale Reorganisation hin, wobei Neurone des Gesichts und des Oberarms synaptischen Anschluss an das Handareal erhielten und dieses nun repräsentieren (nach [18]).

Zusammenfassung Kap. 17.9

Zerebrale sensorische Systeme

Der Thalamus bildet ein komplexes Umschaltsystem, das die afferenten Informationen auf verschiedene kortikale Areale verteilt. Der **Ventrobasalkomplex** des Thalamus ist **somatotopisch** organisiert. Er übermittelt die somatosensorischen Informationen aus der jeweils kontralateralen Körperseite. Seine Ausgänge enden überwiegend im **primären somatosensorischen Kortex** (**SI**) des Gyrus postcentralis, der für die **Lokalisation** und **Diskrimination** von somatoviszeralen Reizen hauptverantwortlich ist. Dort wird die Information in Neuronensäulen verarbeitet, die für verschiedene Submodalitäten spezifisch sind und in ihrer somatotopischen Anordnung die Körperoberfläche repräsentieren.

Der primäre somatosensorische Kortex steht mit motorischen und assoziativen kortikalen Arealen in funktioneller Verbindung. Die **medialen** und **posterioren Thalamuskerne** integrieren somatische und viszerale sensorische Informationen. Ihre Ausgänge erreichen verschiedene kortikale Areale einschließlich **Inselregion** und **Gyrus cinguli** und sind für allgemeine **affektive** und **emotionale Reaktionen** verantwortlich, die mit **Schmerz-** und **Temperaturempfindungen** einhergehen.

Verstärkter oder fehlender afferenter Zustrom zum somatosensorischen Kortex führt zur **Reorganisation** der Somatotopie. Beim Verlust von Extremitäten können bei Reorganisationsvorgängen **schmerzhafte Phantome** entstehen.

17.10 Schmerz und Schmerzhemmung

Schmerzen sind der häufigste Grund für Menschen, einen Arzt oder eine Ärztin aufzusuchen. In der Sprechstunde spielt die **Schmerzanamnese** die entscheidende Rolle für das weitere ärztliche Handeln. Dazu gehört zunächst die Frage, wo und seit wann die Schmerzen aufgetreten sind, ob sie gleich bleiben oder sich verändert haben. Schmerzen können in nahezu allen Körperregionen auftreten, werden aber unterschiedlich genau lokalisiert. Am besten gelingt die Lokalisation beim **Oberflächenschmerz** der Haut, weniger gut beim **Tiefenschmerz** von Muskeln, Bändern und Gelenken und meist relativ schlecht beim **viszeralen Schmerz** aus inneren Organen, bei dem sogar der **übertragene Schmerz** im Vordergrund stehen kann. Bei der Anamnese wird auch erfragt, wie stark der Schmerz ist (**Schmerzintensität**) und welchen Charakter er hat (**Schmerzqualität**). Häufig ziehen die befragten Personen dabei Vergleiche heran („es schmerzt so, als ob…"). Alle schmerzbezogenen Eigenschaften, die ein Mensch beschreiben kann, werden als **diskriminative Komponente** des Schmerzes bezeichnet. In der schmerztherapeutischen Praxis werden diese Eigenschaften genau registriert und häufig auch quantifiziert. Der subjektive Charakter des Schmerzes bedeutet nicht, dass Schmerz nicht messbar wäre. Es ist vielfach belegt, dass betroffene Personen die Qualität und Intensität von Schmerzen sehr genau und reproduzierbar angeben können. Man verwendet zur experimentellen und klinischen Schmerzmessung häufig Intensitätsskalen, am häufigsten eine **„visuelle Analogskala"**, die z. B. den Intensitätsbereich von 0 („nicht schmerzhaft") bis 10 („unerträglich schmerzhaft") umfasst.

17.10.1 Schmerzkomponenten und Schmerzformen

Schmerz besteht nicht nur aus der bewussten Schmerzempfindung. Schmerzen sind in der Regel auch mit negativen Emotionen verbunden, die zu unterschiedlichen affektiven Reaktionen führen können, z. B. zu psychischer Erregung oder Depressivität. Diese **affektive** oder **emotionale Komponente** des Schmerzes wird durch das „unspezifische" mediale Projektionssystem vermittelt und kann demzufolge unabhängig von der diskriminativen Komponente auftreten. Daneben kann Schmerz von charakteristischen **motorischen** (z. B. Schonhaltung), **psychomotorischen** (Gesichtsausdruck) und **vegetativen** (meist hypersympathischen) Reaktionen begleitet sein, die zur objektiven Schmerzdiagnostik mit herangezogen werden. Vor allem wenn Schmerzen lange andauern, immer wiederkehren oder sogar **chronisch** sind, wird der Schmerz zur Erfahrung, zum **Erleben**, das in die Biografie der betroffenen Menschen eingebunden ist. Dabei spielen die Erinnerung und Bewertung der **Schmerzerfahrung** eine große Rolle für die Schilderung der aktuellen Schmerzen („schlimmer denn je, kann damit nicht leben …“). Diese **kognitive Komponente** des Schmerzes, in die auch die soziale Situation der befragten Personen eingeht, kann für die Anamnese und die Beurteilung eines Schmerzleidens von größter Bedeutung sein. Um die verschiedenen Komponenten des Schmerzes zu erfassen, haben sich in der klinischen Diagnostik **Schmerzfragebögen** bewährt.

Der **Akutschmerz** ist ein wichtiges Warnsignal, um den Körper vor Beschädigung zu schützen. Auch Schmerzen aufgrund von Verletzungen, die spätestens mit der Heilung abklingen, können biologisch sinnvoll sein, indem sie zum Beispiel die Verletzten zu einer Schonhaltung zwingen. Diese Schmerzen sind meist unproblematisch und gut zu behandeln.

Der wiederkehrende oder **chronische Schmerz** mit oder ohne erkennbare körperliche Schädigung stellt eine eigene klinische Problematik dar. *Schmerzen zu mindern* und *chronische Schmerzen zu verhindern* sind die wichtigsten Ziele der **Schmerztherapie**, wobei **Analgesie** (Schmerzfreiheit) nicht immer erreicht werden kann. Die klinische Bedeutung chronischer Schmerzen drückt sich in der Vielzahl der Begriffe aus, mit denen die unterschiedlichen Schmerzphänomene unterschieden werden (s. ▶ Tab. 17.2). Chronische Schmerzen sind meist mit **Hyperalgesie** verbunden, d. h. übermäßiger Schmerzempfindung oder -empfindlichkeit. In entzündeter Haut verursacht moderate Wärme dann eine Hitzeschmerzempfindung, beispielsweise eine warme Dusche auf sonnenverbrannter Haut. Im tiefen Gewebe können gewöhnliche mechanische Reize schmerzhaft werden, wie zum Beispiel normale Bewegungen beim „Muskelkater“. Bei chronischen Schmerzen nach zentraler Sensibilisierung (s. u.) werden manchmal sogar leichte Be-

Tab. 17.2 Schmerzphänomene und nozizeptive Vorgänge

Schmerzphänomen	Definition und zugrundeliegende nozizeptive Vorgänge
erster Schmerz	durch Aδ-Fasern vermittelter schneller stechend-scharfer Schmerz
zweiter Schmerz	durch C-Fasern vermittelter lang anhaltender, brennender oder dumpfer Schmerz
Ruheschmerz	Schmerz durch spontane Aktivität nozizeptiver Neurone
Bewegungsschmerz	Schmerz durch mechanisch ausgelöste Erregung von Nozizeptoren
Entzündungsschmerz	Schmerz durch Erregung von Nozizeptoren, die durch Entzündungsmediatoren sensibilisiert sind
primäre Hyperalgesie	Schmerzüberempfindlichkeit durch Sensibilisierung von Nozizeptoren
sekundäre Hyperalgesie	Schmerzüberempfindlichkeit durch zentrale Sensibilisierung (meist spinaler Neurone)
Berührungshyperalgesie (Allodynie)	Schmerzempfindung bei nicht-noxischer mechanischer Reizung (Erregung von Aβ-Fasern)
Parästhesie	unangenehme Missempfindung (noch nicht schmerzhaft), häufig bei Neuralgien
Dysästhesie	schmerzhafte Missempfindung, vor allem bei Neuralgien
Neuralgie (neuropathischer Schmerz)	schmerzhafte Nervenerkrankung durch Schädigung (primärer oder sekundärer) nozizeptiver Neurone
zentraler Schmerz	Schmerzerkrankung durch Schädigung supraspinaler nozizeptiver Neurone
Hyperpathie	schmerzhafte Überempfindlichkeit mit nachklingenden Schmerzen, zentrale Schmerzform (meist Thalamus)
projizierter Schmerz	Ausstrahlung des Schmerzes in das Innervationsgebiet eines Nervs
übertragener Schmerz	Schmerzempfindung im zugehörigen Dermatom oder Myotom eines erkrankten Organs
Phantomschmerz	projizierte Schmerzempfindung (Illusion) in einem amputierten Körperteil

rührungen als schmerzhaft empfunden, so dass Kleidungsstücke oder die Bettdecke auf der erkrankten Haut nicht mehr toleriert werden können. Dieses Phänomen wird als **Berührungshyperalgesie** bezeichnet, manchmal auch als **Allodynie** (Vorsilbe allo = anders, fremd), weil nun schwache Reize eine andere Empfindung als Berührung hervorrufen. Hyperalgesie kann man auch quantifizieren, indem man die (dann erniedrigte) **Schmerzschwelle** bei definierten Reizen bestimmt (z. B. Temperatur, Druck).

Das Gegenteil von Hyperalgesie ist die **Hypalgesie**, ein seltener Zustand verminderter oder fehlender Schmerzempfindung bei sonst erhaltener Sensibilität, der bei selektiver Schädigung nozizeptiver Nervenfasern vorkommen kann. Im Unterschied dazu ist bei der **Hypästhesie** die Berührungssensibilität vermindert, z. B. bei manchen **Neuropathien** (Nervenerkrankungen) (S. 778). Bei der **Anästhesie** ist die Somato- und Viszerosensibilität lokal oder im ganzen Körper erloschen.

17.10.2 Neuropathische Schmerzen

Wenn periphere Nerven oder Nervenwurzeln verletzt oder komprimiert werden, können **neurogene Schmerzen** entstehen, die im chronischen Fall auch als **neuropathische Schmerzen** oder **Neuralgien** bezeichnet werden. Ein kurzer neurogener Schmerz ist der bekannte elektrisierende Schmerz durch (inadäquate) Reizung des N. ulnaris am Epicondylus medialis des Humerus („Musikantenknochen“). Wie alle neurogenen Schmerzen strahlt er in das afferente Versorgungsgebiet des Nervs aus, weil die Aktivierung der nozizeptiven Afferenzen eine noxische Reizsituation im Bereich der nozizeptiven Endigungen vortäuscht (**projizierter Schmerz**).

Bei peripheren **Nervenverletzungen** kommt es zu weitreichenden Veränderungen der Genexpression von Wachstumsfaktoren, Neuropeptiden und Rezeptorproteinen in den verletzten afferenten Neuronen. Durch die Expression und den Einbau funktioneller α-Adrenozeptoren kann es z. B. zu einer pathologischen Aktivierung nozizeptiver Afferenzen durch Catecholamine kommen.

Bei **chronischen Neuropathien** (Neuralgien, schmerzhaften Erkrankungen des Nervensystems) können vielfältige Sensibilitätsstörungen auftreten. Der Beginn ist typischerweise durch Missempfindungen (**Parästhesien**) wie Kribbeln, Brennen oder andere unangenehme Empfindungen gekennzeichnet, die dann von **Hyperästhesien** (übersteigerte Sensibilität für mechanische und thermische Reize) gefolgt werden. Später entwickeln sich häufig sehr schmerzhafte Missempfindungen (**Dysästhesien**), welche Hyperalgesien für Wärme-, Kälte- und mechanische Reize einschließen können. Diese Sensibilitätsstörungen beruhen zum Teil auf plastischen (d. h. fortbestehenden) Veränderungen der nozizeptiven Übertragung im Rückenmark und wahrscheinlich auch in den höheren Stationen der „Schmerzbahn“. Dies ist wahrscheinlich ein Grund dafür, dass chronische Neuropathien in der Regel nur durch langwierige Therapieverfahren zu bessern sind.

Neuralgien können durch mechanische Schädigungen oder durch entzündliche oder degenerative Vorgänge bedingt sein. Ein Bandscheibenvorfall oder andere Druckschädigungen der Hinterwurzeln führen typischerweise zum **Wurzelkompressionsschmerz** (S. 766), der in das Innervationsgebiet des zugehörigen Spinalnervs ausstrahlt. Wenn der N. trigeminus an seiner Eintrittsstelle in den Hirnstamm durch eine Gefäßschlinge chronisch gereizt wird, entsteht die **Trigeminusneuralgie**, die durch heftige einschießende Schmerzen im Gesicht gekennzeichnet ist. Neuropathische Schmerzen von meist brennendem Charakter entstehen häufig auch bei der **diabetischen Neuropathie** (Nervenerkrankung aufgrund lange bestehendem Diabetes mellitus) und bestimmten anderen Neuropathieformen, bei denen vorwiegend dünne Nervenfasern geschädigt werden.

Durch Schädigung zentraler Bahnsysteme, häufig im Rahmen eines Schlaganfalls, können **zentrale Schmerzen** entstehen. Wenn der Thalamus betroffen ist, kann eine **Hyperpathie** entstehen, eine schmerzhafte Überempfindlichkeit gegenüber somatosensorischen Reizen einschließlich Allodynie, wobei typischerweise die ausgelösten Schmerzen lange nachklingen. Im Gegensatz zur Hyperalgesie sind die Schmerzschwellen hier eher erhöht. Die Sensibilisierung zentraler Neurone im Rückenmark und auf höheren Ebenen der „Schmerzbahn“ beruht auf Veränderungen der synaptischen Übertragung. Dabei spielen ionotrope Glutamatrezeptoren vom NMDA-Typ in postsynaptischen Neuronen eine besondere Rolle. **Plastische Veränderungen** der synaptischen Übertragung kommen durch intrazelluläre Signalkaskaden mit Induktion von Enzymen und Genexpressionsvorgängen zustande. Diese Veränderungen werden für die Phänomene der **sekundären Hyperalgesie** und **Allodynie** verantwortlich gemacht. Die Weitergabe der afferenten Information wird im Thalamus, im Hirnstamm und im Rückenmark durch absteigende Bahnen (S. 779) kontrolliert.

17.10.3 Zentrale Sensibilisierung

Chronische Schmerzzustände sind häufig durch Hyperalgesien gekennzeichnet, die nicht ausschließlich eine Folge der Sensibilisierung von Nozizeptoren sind, sondern auch zentrale Ursachen haben können. Wenn dies der Fall ist, spricht man von **sekundärer Hyperalgesie**. Charakteristisch dafür ist, dass sich die hyperalgetische Zone über den primär erkrankten und schmerzhaften Bereich hinaus ausdehnt. Für die Entstehung der sekundären Hyperalgesie werden **zentrale Sensibilisierungsvorgänge** verantwortlich gemacht.

Auch die **Allodynie** ist immer Ausdruck einer zentralen Sensibilisierung. Offensichtlich führt das Dauerbombardement der einlaufenden nozizeptiven Signale in den Hinterhornneuronen zu dauerhaften Veränderungen der synaptischen Übertragung.

Solche Veränderungen, die man allgemein als synaptische Plastizität (S. 965) bezeichnet, können wahrscheinlich an allen synaptischen Übertragungsstellen in der Schmerzbahn auftreten, also auch im Thalamus und im zerebralen Kortex. Dabei spielen **Glutamatrezeptoren** auf den postsynaptischen Neuronen eine entscheidende Rolle, insbesondere der **NMDA-Rezeptor** (zu den Mechanismen der NMDA Rezeptoren vgl. Kap. 3.5.4, zu deren Bedeutung für synaptischen Plastizität siehe Kap. 24.7.1). Es handelt sich hier um einen glutamatgesteuerten Kationenkanal, der bei negativen Membranpotenzialen nahe dem Ruhemembranpotenzial durch ein Mg^{2+}-Ion blockiert ist. Bei hinreichend starker Depolarisation wird das Mg^{2+} aus dem Kanal entfernt, wodurch dessen Leitfähigkeit insbesondere für Ca^{2+} drastisch ansteigt. Eine solche postsynaptische Depolarisation wird durch starke Aktivierung postsynaptischer AMPA-Rezeptoren und möglicherweise auch durch eine verstärkte Freisetzung von **Kotransmittern** aus den präsynaptischen Endigungen der nozizeptiven Afferenzen verursacht (z. B. Substanz P) (S. 763). Durch den geöffneten NMDA-Kanal strömen Ca^{2+}-Ionen in die Zelle und können weitere Kaskaden Ca^{2+}-abhängiger intrazellulärer Prozesse aktivieren, zum Beispiel Induktion der Phospholipase A_2 oder der NO-Synthase (S. 114). Des Weiteren können neue funktionsfähige Enzyme, Rezeptoren und Ionenkanäle produziert und in die Zellmembran integriert werden. Im Endergebnis werden die synaptische Übertragung und die Erregbarkeit des postsynaptischen Neurons dauerhaft verändert. Die lang dauernde Verstärkung der synaptischen Transmission durch die beschriebenen Mechanismen wird auch als **Langzeitpotenzierung** (LTP, ***long-term potentiation***) (S. 966) bezeichnet. Die Vorgänge sind den neuronalen Prozessen beim Lernen nicht unähnlich, ein Grund dafür, dass das Schlagwort vom „Schmerzgedächtnis" geprägt wurde.

17.10.4 Absteigende Hemmsysteme

Die aufsteigenden somato- und viszerosensorischen Informationen werden durch verschiedene Systeme absteigender Bahnen kontrolliert und moduliert. Vom somatosensorischen Kortex absteigende Verbindungen modulieren im Thalamus, in den Hinterstrangkernen und im Hinterhorn des Rückenmarks die Informationsübertragung und dienen z. B. der **Diskrimination von Reizen** durch **Kontrastverstärkung**.

Für die Kontrolle der nozizeptiven Information ist das Prinzip der absteigenden Hemmung besonders wichtig. Es bildet die physiologische Grundlage für die effektivsten schmerztherapeutischen Maßnahmen. Das wichtigste hemmende Bahnsystem ist das medial gelegene **serotonerge System**, das von den **Raphé-Kernen**, insbesondere dem **Ncl. raphé magnus**, ausgehend in den spinalen Trigeminuskern und das Hinterhorn des Rückenmarks absteigt (▶ Abb. 17.17). Es erhält seinen Antrieb vom **zentralen Höhlengrau** (**peri-aquäduktales Grau, PAG**), das wiederum durch diejenigen kortikalen und subkortikalen Gebiete aktiviert wird, die das Ziel der aufsteigenden sensorischen Informationen sind (sensorische Kortexareale, limbisches System, Hypothalamus). Daneben gehen modulierende absteigende Fasern auch vom lateral verlaufenden **noradrenergen System** mit Ursprung im **Locus coeruleus** aus. Durch elektrische Stimulation dieser Kerngebiete kann eine Schmerzunempfindlichkeit (**Analgesie**) ausgelöst werden, ohne dass die anderen sensorischen Systeme dabei nennenswert beeinträchtigt sind.

Die Mechanismen, über welche die absteigenden antinozizeptiven Systeme wirken, sind noch nicht in allen Einzelheiten geklärt. Zumindest im Rückenmark scheint die Hauptwirkung über hemmende Interneurone vermittelt zu werden, welche die nozizeptive Transmission sowohl über prä- als auch postsynaptische Mechanismen kontrollieren (▶ Abb. 17.17, Einsatzbild). Diese Interneurone enthalten als hemmende Neurotransmitter **γ-Aminobuttersäure** (**GABA**) und **endogene Opioide**. Zu letzteren zählen **Endorphine** (Hauptvertreter **β-Endorphin**), **Enkephaline** (Hauptvertreter **Leu-Enkephalin**) und **Dynorphin**. Endorphinproduzierende Neurone finden sich vor allem in hypothalamischen Neuronen, die zum PAG des Mittelhirns projizieren. Enkephalinerge und dynorphinerge Neurone sind im PAG, in der rostralen ventralen Medulla (Raphé-Kerne) und in der Substantia gelatinosa (Lamina II) des Rückenmarks lokalisiert.

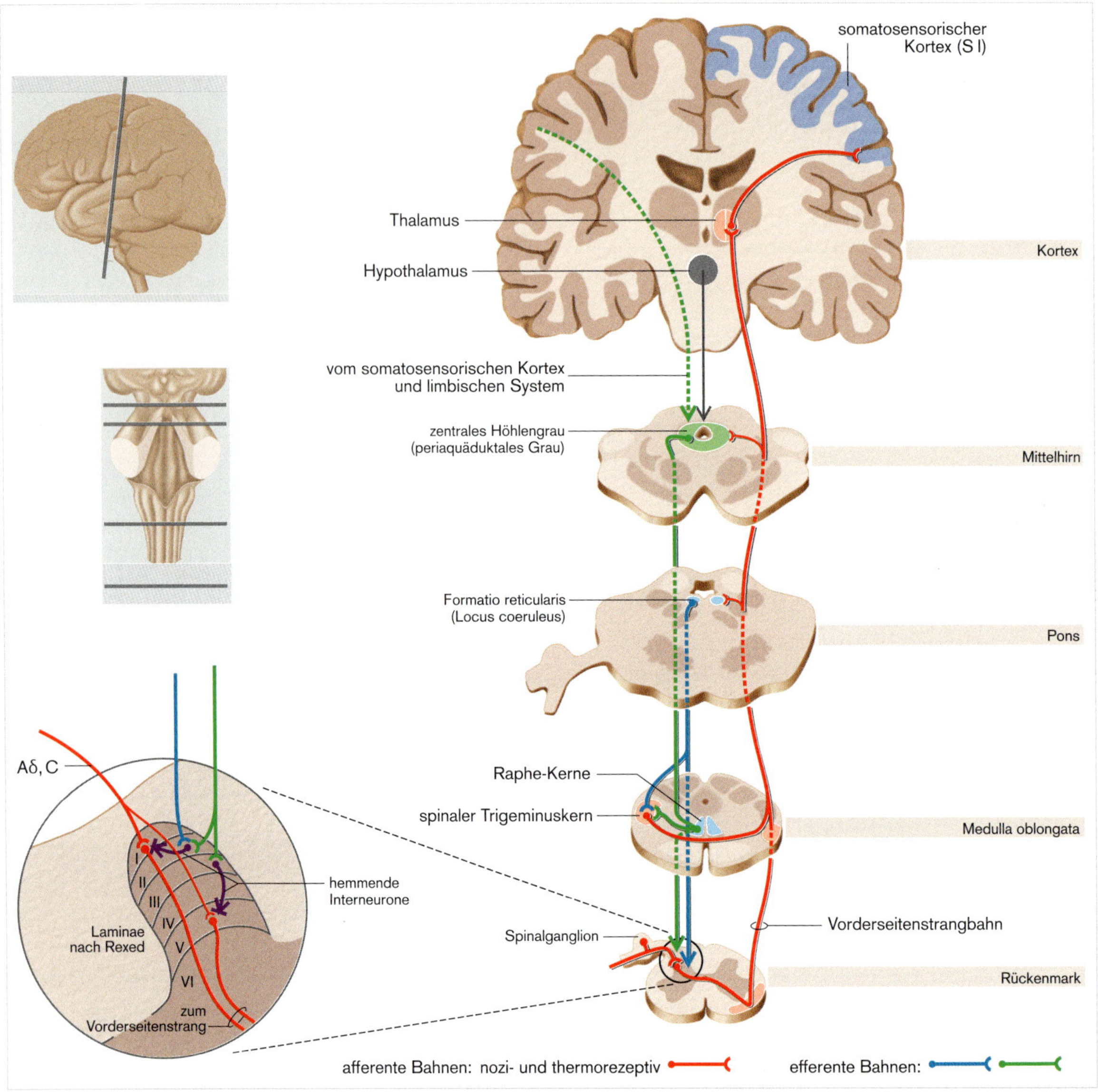

Abb. 17.17 Absteigende antinozizeptive Bahnsysteme und ihre spinale Verschaltung im Hinterhorn. Die aufsteigenden Bahnen der nozi- und thermorezeptiven Afferenzen (Aδ, C) sind rot dargestellt (vgl. ▶ Abb. 17.11), die absteigenden Systeme grün bzw. blau. Die vom zentralen Höhlengrau absteigende serotonerge Bahn wird von subkortikalen und kortikalen Arealen aktiviert. Die absteigenden Bahnen hemmen über opioiderge Interneurone (violett) die sekundären nozizeptiven Neurone im Hinterhorn wie auch im spinalen Trigeminuskern. Daneben wirkt die vom Locus coeruleus ausgehende noradrenerge Bahn modulierend auf die spinalen Neurone.

Rezeptoren für Opioide finden sich in allen Ursprungsgebieten der opioidergen Neurone, aber auch in vielen zerebralen Strukturen und in peripheren Organen, insbesondere im Gastrointestinalsystem. Sie sind meist an inhibitorische G-Proteine gekoppelt und wirken über die Senkung des intrazellulären cAMP-Spiegels (S. 67). Endorphine binden vorwiegend an **μ-Opioidrezeptoren**, Enkephaline an **δ-Opioidrezeptoren** und Dynorphin hauptsächlich an **κ-Opioidrezeptoren**. Präsynaptische Opioidrezeptoren (z. B. auf den zentralen Endigungen der primären nozizeptiven Afferenzen) hemmen Ca^{2+}-Kanäle und damit die Transmitterfreisetzung, postsynaptische Rezeptoren wirken vor allem über die Öffnung von K^{+}-Kanälen hyperpolarisierend und damit hemmend. Näheres zu Mechanismen der Modulation synaptischer Transmission erfahren Sie in Kap. 3 (S. 118).

Die endogenen Rezeptormechanismen der Opioide werden für die Therapie von starken akuten und chronischen Schmerzen genutzt, wie sie zum Beispiel bei postoperativen Zuständen, Herzinfarkt oder Tumorleiden auftreten. Dabei kann man mit natürlich vorkommenden (z. B. **Morphin**) oder synthetischen Opioiden (z. B. **Tramadol**, **Pethidin**) eine sehr effektive Analgesie erzielen.

Die weite Verbreitung der Opioidrezeptoren im Körper ist eine der Ursachen für die unerwünschten zentralnervösen Effekte und die nicht unerheblichen Nebenwirkungen bei einer systemischen Opiattherapie, wie z. B. **Obstipation** (Stuhlverhalten) durch Lähmung der Darmmotilität oder **Atemdepression**. Um die Nebenwirkungen zu minimieren, werden Opioide bei längerdauernder Therapie oder postoperativ nach Möglichkeit peridural oder intrathekal (in den Rückenmarkskanal) verabreicht. Die Therapie mit Opioiden gehört in die Hand verantwortungsvoller Ärzte und Ärztinnen und darf nicht den betroffenen Personen selbst überlassen werden. Bei längerer Anwendung führen Opioide zu Abhängigkeit und Sucht. In den USA wurden Opioide (z. B. Oxycodon) häufig bedenkenlos verschrieben, es hat sich in den letzten Jahren ein umfangreicher Schwarzmarkt gebildet, die Zahl der Suchtkranken ist sprunghaft angestiegen, und die Zahl der Drogentoten durch Opioid-Missbrauch hat mit jährlich (!) 40–50 Tausend epidemische Ausmaße angenommen.

Es wird immer wieder von schweren körperlichen Belastungssituationen und Unfällen berichtet, bei denen die Betroffenen trotz schwerer Verletzungen keine Schmerzen empfanden. Diese **stressinduzierte Hypalgesie** beruht wahrscheinlich zum Teil auf einer gesteigerten endogenen Opioidfreisetzung durch Glucocorticoide (S. 652) im Gehirn. Auch der schmerzreduzierende **Plazeboeffekt** wurde schon auf die Wirkungen endogener Opioide zurückgeführt.

Zusammenfassung Kap. 17.10

Schmerz und Schmerzhemmung

Schmerzen lassen sich nach ihrer Lokalisation, Intensität und Qualität beurteilen, messen und durch Fragebögen erfassen. Neben den **diskriminativen Anteilen** der Schmerzempfindung kann man **affektive**, **motorische** und **vegetative Komponenten** unterscheiden, die unabhängig von der bewussten Schmerzwahrnehmung entstehen.

Klinisch bedeutsam sind vor allem **chronische Schmerzen**, die häufig mit Schmerzüberempfindlichkeit (Hyperalgesie und Allodynie) einhergehen. Sie sind häufig das Ergebnis von **zentralen Sensibilisierungsvorgängen**, wobei als ein entscheidender Vorgang die Langzeitpotenzierung (LTP) an glutamatergen Synapsen mit NMDA-Rezeptorkanälen angenommen wird.

Neuropathische Schmerzen entstehen durch Schädigung von nozizeptiven peripheren oder zentralnervösen Neuronen oder Leitungsbahnen und sind häufig von zusätzlichen Sensibilitätsstörungen begleitet.

Absteigende serotonerge und **noradrenerge Bahnsysteme** wirken der zentralen Sensibilisierung entgegen. Die daran gekoppelten opioidergen Mechanismen auf verschiedenen Ebenen des nozizeptiven Systems sind Voraussetzung für die Wirksamkeit der **Opioide** in der Schmerztherapie.

Zum Weiterlesen...

[1] Bear MF, Connors BW, Paradiso MA. Neuroscience. Exploring the Brain. 4th edition. Walters, Kluwer, Health; 2015.

[2] Iggo A (ed.) Somatosensory System. Handbook of Sensory Physiology. Vol. 2. Heidelberg: Springer; 1973.

[3] Kandel ER, Koester JD, Mack SH, Siegelbaum SH. Principles of Neural Science. 6th ed. New York: McGraw Hill, 2021.

[4] Kolb B, Wishaw IQ. Fundamentals of Human Neuropsychology, 4th ed. New York: WH Freeman & Co; 2003.

[5] Squire LR, Bloom FE, McConnell SK, Roberts JL, Spitzer NC, Zigmont MJ (eds.). Fundamental Neuroscience. Amsterdam: Academic Press; 2003.

[6] Wall PD, Melzack R (eds.). Textbook of Pain, 4th ed. Edinburgh: Churchill Livingstone; 1999.

▸ ... und noch weiter

[7] Cox JJ, Reimann F, Nicholas AK, Thornton G, Roberts E, Springell K, Karbani G, Jafri H, Mannan J, Raashid Y, Al-Gazali L, Hamamy H, Valente EM, Gorman S, Williams R, McHale DP, Wood JN, Gribble FM, Woods CG. An SCN9A channelopathy causes congenital inability to experience pain. Nature. 2006; 444: 894 – 898.

[8] Cummins TR, Sheets PL, Waxman SG. The roles of sodium channels in nociception: Implications for mechanisms of pain. Pain. 2007; 131: 243 – 257.

[9] Dhaka A, Viswanath V, Patapoutian A. TRP ion channels and temperature sensation. Annu Rev Neurosci. 2006; 29: 135 – 161.

[10] Gardner EP, Kandel ER. Touch. In: Kandel ER, Schwartz JH, Jessell TM (eds.). Principles of Neural Science, Kap. 23, pp 451 – 471. New York: McGraw-Hill; 2000.

[11] Hendry SH, Hsiao SS. The somatosensory system. In: Squire LR, Bloom FE, McConnell SK, Roberts JL, Spitzer NC, Zigmont MJ (eds.). Fun-

damental Neuroscience, Kap. 25, pp 667 - 697. Amsterdam: Academic Press; 2003.

[12] Jenkins WM, Merzenich MM, Ochs MT, Allard T, Guic-Robles E. Functional reorganization of primary somatosensory cortex in adult owl monkeys after behaviorally controlled tactile stimulation. J Neurophysiol. 1990; 63: 83 - 104.

[13] Johansson RS, Vallbo AB. Tactile sensory coding in the glabrous skin of the human hand. Trends Neurosci. 1983; 6: 27 - 32.

[14] Merighi A, Salio C, Ghirri A, Lossi L, Ferrini F, Betelli C, Bardoni R. BDNF as a pain modulator. Prog Neurobiol. 2008; 85:297–317.

[15] Michiels JJ, te Morsche RH, Jansen JB, Drenth JP. Autosomal dominant erythermalgia associated with a novel mutation in the voltage-gated sodium channel alpha subunit Nav1.7. Arch Neurol. 2005; 62: 1587 - 1590.

[16] Mountcastle VB, LaMotte RH, Carli G. Detection thresholds for stimuli in humans and monkeys: comparison with threshold events in mechanoreceptive afferent nerve fibers innervating the monkey hand. J Neurophysiol. 1972; 35: 122 - 136.

[17] Nilius B, Owsianik G, Voets T, Peters JA. Transient receptor potential cation channels in disease. Physiol Rev. 2007; 87: 165–217.

[18] Ramachandran VS, Hirstein W. The perception of phantom limbs. Brain. 1998; 121: 1603 - 1630.

[19] Sengupta JN, Saha JK, Goyal RK. Stimulus-response function of esophageal mechanosensitive nociceptors in sympathetic afferents of opossum. J Neurophysiol. 1990; 64: 796 - 812.

[20] Vay L, Gu C, McNaughton PA. The thermo-TRP ion channel family: properties and therapeutic implications. Br J Pharmacol. 2012; 165: 787–80.

[21] Willis WD, Coggeshall RE. Sensory Mechanisms of the Spinal Cord. New York: Plenum Press; 1991.

[22] Woo SH, Lukacs V, de Nooij JC, Zaytseva D, Criddle CR, Francisco A, Jessell TM, Wilkinson KA, Patapoutian A. Piezo2 is the principal mechanotransduction channel for proprioception. Nat Neurosci. 2015;18: 1756–1762.

[23] Yu H, Pan B, Weyer A, Wu HE, Meng J, Fischer G, Vilceanu D, Light AR, Stucky C, Rice FL, Hudmon A, Hogan Q. CaMKII Controls Whether Touch Is Painful. J Neurosci. 2015; 35: 14 086–14 102.

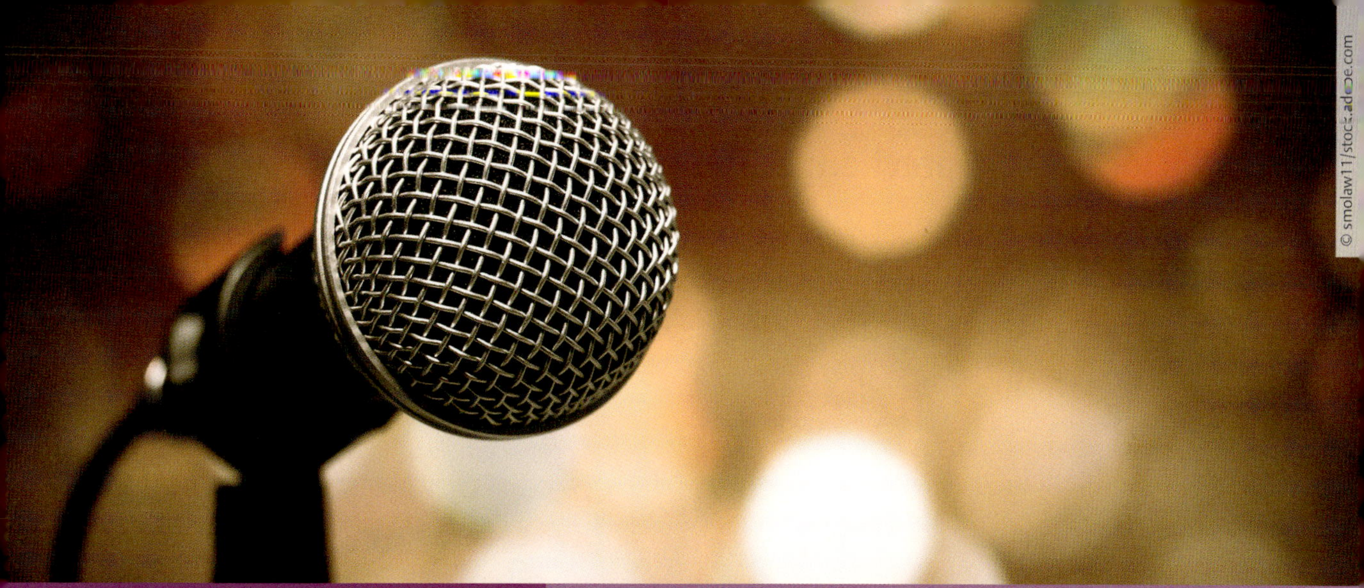

© smolaw11/stock.adobe.com

Kapitel 18

Hören und Sprechen: Kommunikation des Menschen

18 Hören und Sprechen: Kommunikation des Menschen

Jörg Geiger

18.1 Ein Carrier mit zwei sehr verschiedenen Wirkorten

B

Karl M., 56 Jahre, ist als Mitarbeiter in einem Call-Center beschäftigt. In den letzten Wochen kam es zu einer substanziellen, beidseitigen Verminderung seines Hörvermögens, die ihm die Ausübung seiner Berufstätigkeit unmöglich macht. Besorgt wendet er sich an seine Hausärztin, bei der er u. a. wegen Bluthochdrucks in Behandlung steht. Die Ärztin stellt fest, dass es sich um eine Innenohrstörung handelt. Sie kann Karl M. beruhigen, da es sich dabei sehr wahrscheinlich um eine Nebenwirkung einer leichten Überdosierung eines den Blutdruck senkenden Medikaments handelt, mit dessen Einnahme Karl M. kurz vor Auftreten der Hörbeschwerden begonnen hat. Bei dem Medikament handelt es sich um ein Schleifendiuretikum, das den Na^+-K^+-$2Cl^-$-Kotransporter im dicken Teil der aufsteigenden Henle-Schleife in der Niere blockiert. Dieser Transporter spielt auch eine bedeutende Rolle bei der Funktion des Innenohrs. Durch den Wechsel des blutdrucksenkenden Medikaments gewinnt Karl M. sein Hörvermögen in kurzer Zeit vollständig zurück.

Der Hörsinn ermöglicht uns die akustische Orientierung in der Umwelt und die zwischenmenschliche Kommunikation durch Sprache. Ohne Hörsinn sind unser soziales Leben und unsere beruflichen Möglichkeiten eingeschränkt. Gehörlose Kinder erlernen spontan keine Lautsprache, ihr auditorisches System differenziert ohne Hörerfahrung nicht zur Funktionstüchtigkeit. Ihnen bleibt der Zugang zur Sprache und zu umfassender Bildung ohne therapeutische Maßnahmen verschlossen. Eine möglichst frühzeitige Diagnose von Hörstörungen und eine geeignete Therapie vermögen diese Folgen weitgehend zu kompensieren und eine Sprachanbahnung zu ermöglichen. Ursachen von Schwerhörigkeit und Ertaubung im Erwachsenenalter sind Erkrankungen (z. B. Hörsturz, Hirnhautentzündung, Trauma), Medikamentennebenwirkungen und vor allem Lärmbelastung. Insgesamt haben in Deutschland etwa 11 Millionen Menschen einen Hörschaden. Vielen kann mit technischen Hilfsmitteln wie Hörgeräten oder Cochlea-Implantaten geholfen werden. Diese Zahl verdeutlicht die Notwendigkeit, Lärmbelastung nicht nur am Arbeitsplatz zu reduzieren, sondern auch in der Freizeit schonend und bewusst mit unserem Hörsinn umzugehen.

18.2 Schall

Luft und andere Medien übertragen Schwingungsenergie von schwingenden Körpern (z. B. den Stimmbändern oder einer Violine) in Form von Schall. Dabei breiten sich wellenförmig Zonen von Überdruck und Unterdruck um die Schallquelle aus. Sie werden durch das Hin- und Herschwingen der schallabstrahlenden Flächen erzeugt, die dabei die Moleküle des Mediums verdichten und verdünnen (▶ Abb. 18.1). Die Ausbreitungsgeschwindigkeit des

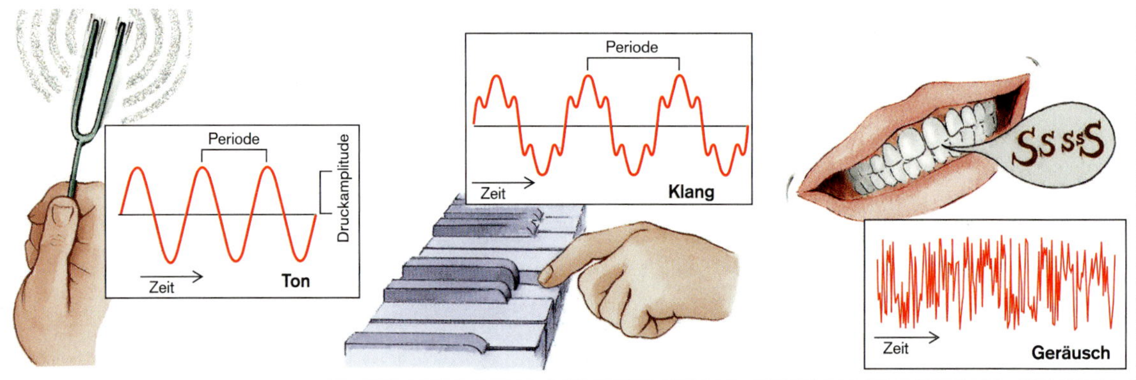

Abb. 18.1 Schalldruckverlauf eines Tones, eines Klangs und eines Geräusches. Ton und Klang besitzen eine Periode, Geräusche nicht. Der Klang enthält zusätzlich zur Grundwelle noch sog. Oberwellen.

Schalls beträgt in Luft ca. 335 m/s. Den entstehenden Wechseldruck nennt man **Schalldruck** [N/m² = Pa]. Ein anderes Maß ist der **Schalldruckpegel** (***sound pressure level***). Dieser wird in Dezibel (**dB SPL**) angegeben. Es handelt sich um ein Verhältnismaß zu einem willkürlich festgelegten Bezugsschalldruck p_0 von $2 \cdot 10^{-5}$ N/m². Die Definitionsgleichung für den Schalldruckpegel ist

$$L = 20 \cdot_{10} \log \frac{P_x}{P_0} (\text{dB})$$

P_x ist derjenige Schalldruck, dessen Pegel L zu berechnen ist. Beispielsweise besitzt ein Schall mit dem Schalldruck von $p_x = 2 \cdot 10^{-2}$ N/m² den Schalldruckpegel

$$L = 20 \cdot_{10} \log \frac{2 \cdot 10^{-2}}{2 \cdot 10^{-5}} = 20 \cdot_{10} \log 10^3 = 20 \cdot 3 = 60 \text{ dB}$$

Bei Verdoppelung des Schalldrucks wäre der Schalldruckpegel um 6 dB erhöht, bei Verzehnfachung um 20 dB. Umgekehrt bedeutet eine Erhöhung des Schalldruckpegels um 80 dB eine 10 000-fache Erhöhung des Schalldrucks usw. (s. a. ▶ Abb. 18.2).

Unter **Schallintensität** versteht man die pro Zeiteinheit auf eine Flächeneinheit einströmende Schallenergie. Die Intensität ist dem Quadrat des Schalldrucks proportional und wird in Watt/m² (= J/(s · m²)) angegeben. Wegen des quadratischen Zusammenhangs entsteht eine Verdoppelung der Schall*intensität*, wenn der Schalldruck*pegel* um 3 dB erhöht wird.

Die **Anzahl der Schwingungen pro Zeit** des schwingenden Körpers bestimmt die Frequenz des Schalls, deren Einheit 1/s oder Hertz (Hz) ist. Ein **Ton** enthält definitionsgemäß nur eine einzige Frequenz (▶ Abb. 18.1). Meistens enthält Schall aber viele Frequenzkomponenten. Handelt es sich dabei um einen Grundton mit weiteren harmonischen Obertönen, spricht man von einem **Klang** (z. B. bei einem Klavier). Die Frequenzen der Obertöne sind (annähernd) Vielfache der Grundfrequenz. Ein Klang besitzt, wie ein Ton, einen periodischen Schalldruckverlauf. Dagegen enthält ein **Geräusch** viele regellos zusammengesetzte Frequenzanteile, sodass kein periodischer Schalldruckverlauf entsteht (▶ Abb. 18.1).

18.3 Hörempfindungen

18.3.1 Die Hörschwelle

Die Hörbarkeit eines Schalls hängt von dessen Intensität bzw. dessen Schalldruckpegel und dessen Frequenz ab. Prüft man die Hörbarkeit einzelner Frequenzen, so ergibt sich die **Hörschwellenkurve** (▶ Abb. 18.2). Die größte Empfindlichkeit besitzt das menschliche Gehör demnach im Bereich von 2 – 5 kHz. Bei niedrigeren und höheren Frequenzen benötigt man höhere Schalldrücke, um Hörempfindungen auszulösen. Sehr niedrige und sehr hohe Frequenzen sind für den Menschen nicht hörbar und werden daher als Infra- bzw. Ultraschall bezeichnet. Viele Tiere aber können diese Frequenzen hören.

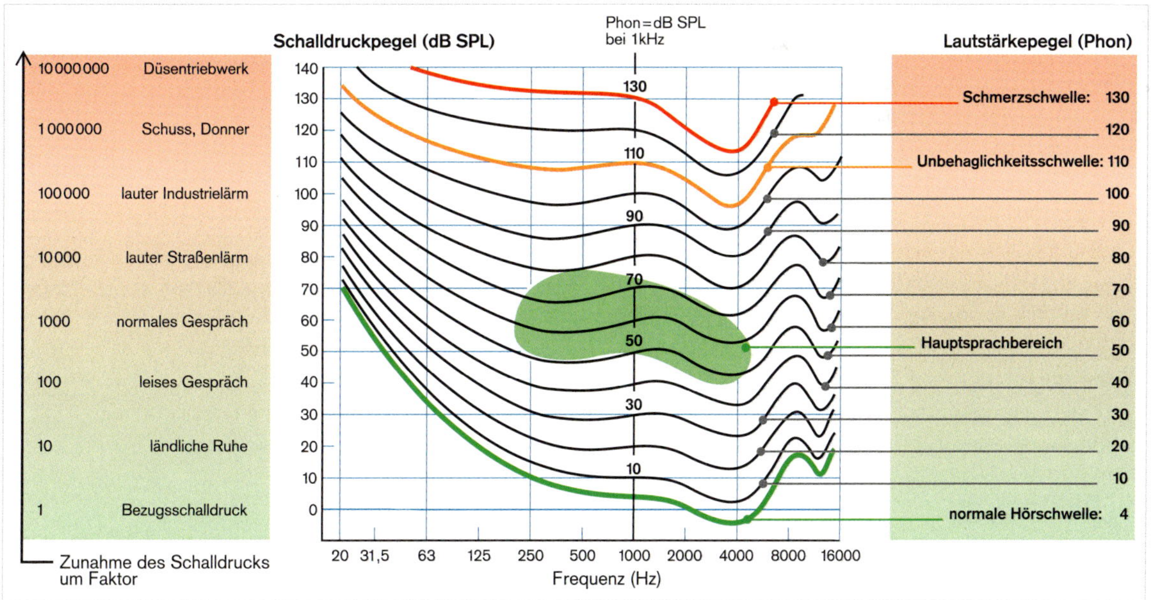

Abb. 18.2 Der Hörbereich des Menschen (nach DIN). Neben der Hörschwelle sind noch weitere Kurven gleicher Lautstärkepegel **(Isophone)** eingezeichnet. Bei 1000 Hz sind per definitionem die Zahlenwerte für Lautstärkepegel und Schalldruckpegel identisch.

Der **normale Hörbereich** jugendlicher Erwachsener liegt zwischen 20 Hz und 16 kHz, Kinder können auch Töne oberhalb von 16 kHz noch hören. Im Alter nimmt die Empfindlichkeit im hohen Frequenzbereich ab, was als **Altersschwerhörigkeit (Presbyakusis)** (S. 799) bezeichnet wird.

18.3.2 Lautstärkeempfindungen

Hat ein Schall die Hörschwelle überschritten, wird er mit zunehmendem Schalldruckpegel als immer lauter empfunden. Um diese subjektive Empfindung quantitativ festzulegen, hat man als Maß den **Lautstärkepegel** eingeführt (▶ Abb. 18.2). Zu seiner Festlegung wird die Schallintensität eines beliebigen Testtones mit einem Vergleichston von 1000 Hz verglichen. Die Versuchsperson muss dazu den Schalldruckpegel des 1000-Hz-Tons so lange verändern, bis ihr Testton und Vergleichston als *gleich laut* erscheinen. Der Wert des von der Versuchsperson eingestellten Schalldruckpegels des 1000-Hz-Tons dient dann als Zahlenangabe für den Lautstärkepegel des Testtones. Der Lautstärkepegel wird in **phon** angegeben. Alle Töne mit beispielsweise 80 phon Lautstärkepegel sind definitionsgemäß (subjektiv) gleichlaut, und zwar so laut wie ein 1000-Hz-Ton von 80 dB SPL. Kurven, die den Schalldruckpegel gleich laut empfundener Töne verschiedener Frequenz darstellen, nennt man **Isophone** (▶ Abb. 18.2). Auch die Hörschwelle ist eine solche Isophone, die den Wert 4 phon besitzt. Neuere Messungen der Isophonen zeigen dabei eine verbreitet schlechtere Hörleistung heutiger Jugendlicher (Altersbereich um 20 Jahre) sowohl im niederfrequenten als auch im hochfrequenten Hörbereich als Gleichaltrige vor etwa 50 Jahren. Die zu vermutende Ursache für diese Entwicklung liegt an veränderten Hörgewohnheiten, die zu einer hohen und kumulativ wachsenden Schallexposition führen. Dadurch treten Störungen des Gehörsinns auf, wie sie sonst typisch im fortgeschrittenen Lebensalter (**Presbyakusis**) (S. 799) sind.

Mit zunehmendem Schalldruckpegel werden die Töne nicht nur lauter, ab bestimmten Pegeln werden sie auch unbehaglich (**Unbehaglichkeitsschwelle**), oder es entstehen sogar Ohrenschmerzen (Schmerzschwelle). Der für den Menschen nutzbare Hörbereich, die **Hörfläche** (▶ Abb. 18.2), liegt also zwischen 4 und 130 phon einerseits und zwischen 20 Hz und 16 kHz andererseits. Die für das Verständnis von Sprache besonders wichtigen Frequenzen und Intensitäten werden als **Hauptsprachbereich** (grüne Fläche in ▶ Abb. 18.2) bezeichnet.

Da der Lautstärkepegel eines Tons durch *subjektive* Beurteilung von Versuchspersonen festgelegt wird, kann er streng genommen nicht mit einem physikalischen Verfahren gemessen werden. Seine Erfassung ist aber für die Umsetzung gesetzlicher Regelungen und bei technischen Überprüfungen notwendig. Um Näherungswerte zu erhalten, wird ein Schallpegelmesser in seiner Empfindlichkeit technisch angepasst. Dabei wird der physikalische Schalldruckpegel so abgebildet, dass er dem genormten Lautstärkepegel entspricht. Praktisch wird das Messgerät für tiefe und hohe Frequenzen weniger empfindlich eingestellt und gibt dann näherungsweise den Lautstärkepegel entsprechend der Isophoniekurven wieder (▶ Abb. 18.2). Diese Messwerte werden zur Unterscheidung vom Schalldruckpegel als **dB (A)** bezeichnet. Auf einem Kraftfahrzeugschein steht dann etwa „Fahrgeräusch 76 dB (A)“.

Der Hörsinn gesunder Versuchspersonen ist in der Lage, zwei Töne gleicher Frequenz zu unterscheiden, wenn deren Schalldruckpegel mindestens 3 – 5 dB auseinander liegen (*Unterschiedsschwelle*). Bei höheren Schalldruckpegeln verringert sich dieser Wert auf bis zu 1 dB. Die damit verbundene subjektive Empfindung ist, dass die Töne unterschiedlich laut sind. Lautheit (Lautstärke) wird im Bereich der Psychoakustik auf der Lautheitsskala (in sone) abgebildet.

Die Grundtöne des musikalisch genutzten Bereichs liegen etwa zwischen 50 Hz und 4 kHz. Musikinstrumente erzeugen Klänge. Ihre Tonhöhe wird im Allgemeinen als ebenso hoch empfunden wie ein reiner Ton mit der gleichen Frequenz wie die Grundfrequenz des Klangs. Die Verdoppelung einer Frequenz wird als Oktave bezeichnet, die in der europäischen Musik in 12 gleiche Tonschritte mit dem Frequenzverhältnis $1 : \sqrt[12]{2} = 1,09595$ eingeteilt wird. Die **Frequenzunterschiedsschwelle** für die Unterscheidbarkeit zweier *nacheinander* dargebotener reiner Töne ist beträchtlich kleiner. Bei 1000 Hz beträgt sie etwa 0,3 %, was also 3 Hz entspricht.

Dennoch ist es interessant festzustellen, dass bei *gleichzeitigem* Erklingen zweier *reiner* Töne die Einzelkomponenten zu einer einheitlichen Tonhöhenempfindung zusammenfließen, wenn sie nicht wenigstens um eine Terz auseinander liegen. Man beachte: Der Versuch gelingt nur mit reinen Tönen, nicht etwa mit den Klängen eines Klaviers. Diese Bereiche, in denen unser Ohr Teiltöne für die Hörempfindung zusammenfasst, nennt man **Frequenzgruppen**. Der menschliche Hörbereich umfasst etwa 24 Frequenzgruppen.

Maskierung nennt man den Umstand, dass die Hörbarkeit eines Tons oder Klangs verschlechtert wird, wenn außerhalb einer Frequenzgruppe gleichzeitig weitere Töne erklingen. Bei dem ständigen Lärmpegel, der uns umgibt, ist Maskierung ein sehr reales Phänomen.

18.4 Aufgaben des Mittelohres

Wie ein Trichter fängt die Ohrmuschel den Schall auf und leitet die Schwingungen über den Gehörgang an das Trommelfell. Das Trommelfell bildet die Grenze zum **Mittelohr** (▶ Abb. 18.3), das mit Luft gefüllt ist (**Paukenhöhle**).

In der Paukenhöhle liegen die Gehörknöchelchen **Hammer, Amboss** und **Steigbügel** (Malleus, Incus und Stapes; ▶ Abb. 18.3). Sie sind gelenkig miteinander verbunden und bilden die Gehörknöchelchenkette. Über diese Kette wird der Schall ins Innenohr geleitet. Dazu liegt die Fußplatte des Steigbügels wie der Kolben einer Spritze beweglich in einer Öffnung (**ovales Fenster**) zum flüssigkeitsgefüllten Innenohr.

Der Luftdruck in der Paukenhöhle wird beim Schlucken über die **Tuba Eustachii** an den Außendruck angeglichen. Beim Tauchen und Fliegen ist dies von besonderer Bedeutung. Gelingt der Druckausgleich nicht, wie etwa auch bei einer Erkältung, dann führt dies zu einer Auswölbung bzw. Eindellung des Trommelfells und damit zu einer Behinderung seiner Schwingungsfähigkeit. Die Folgen sind **Schwerhörigkeit** und häufig auch **Ohrenschmerzen.**

Aufgabe der Gehörknöchelchen ist die Übertragung der Schwingungsenergie des Schalls vom Trommelfell an das Innenohr. Weil dabei Luftschall aufgenommen wird, nennt man diesen Übertragungsweg **Luftleitung**. Das physika-

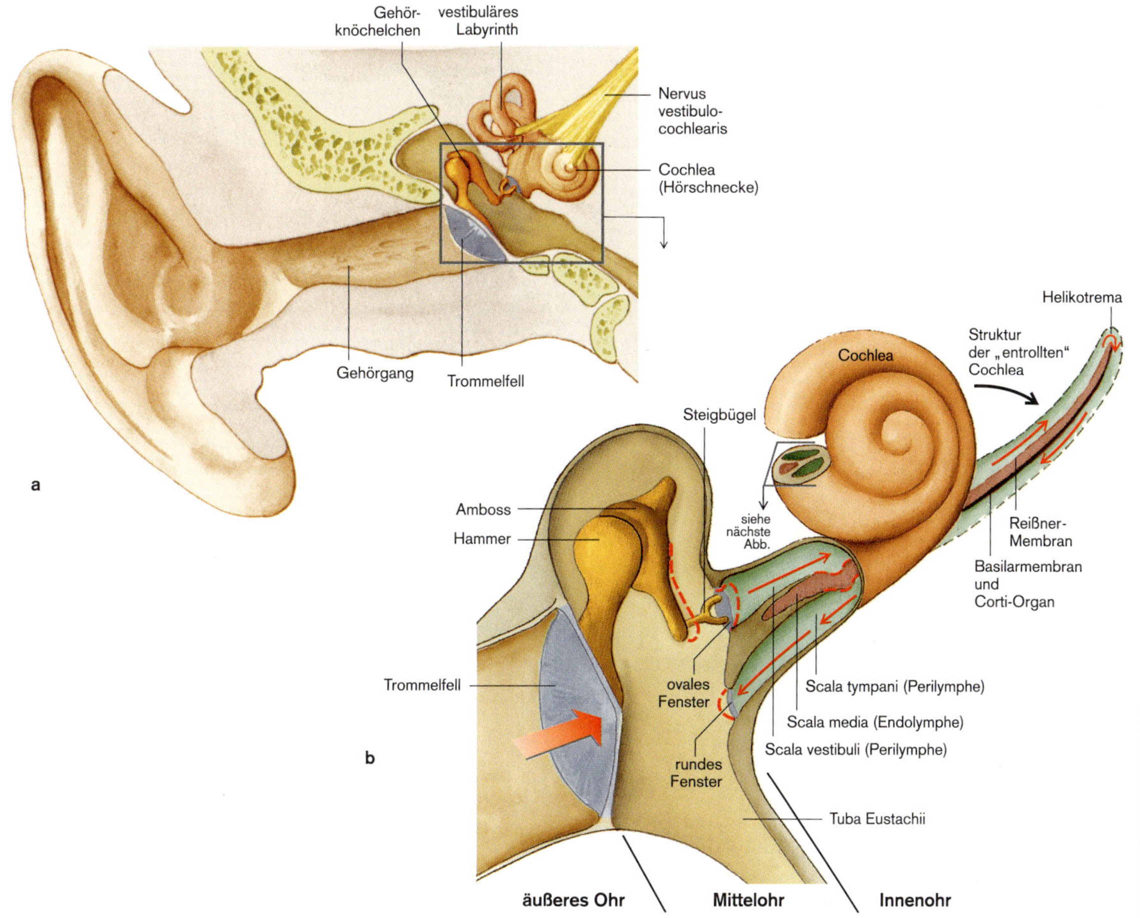

Abb. 18.3 Schema von Mittelohr und Innenohr. Die Cochlea ist entrollt, um die Skalen besser darstellen zu können. Bewegungen des Steigbügels übertragen sich auf die Perilymphe der Scala vestibuli.

lische Problem ist, dass der Schall aus der Luft an die Flüssigkeiten des Innenohrs gelangen muss. Der **Schallwellenwiderstand** (Impedanz) in Luft ist aber wesentlich geringer als in den Innenohrflüssigkeiten. Dieser Impedanzunterschied würde zu einem Schallenergieverlust von ca. 99 % durch **Reflexion** führen und unser Hörvermögen beträchtlich verschlechtern. Der Trommelfell-Gehörknöchelchen-Apparat dient einer **Impedanzanpassung** von Luft an die Innenohrflüssigkeiten und reduziert so die Reflexionsverluste (auf ca. 40 %). Dadurch wird, je nach Frequenzbereich, ein Verlust von 10–20 dB verhindert. Das ist etwa so viel wie der Unterschied zwischen offenen und zugehaltenen Ohren! Die Impedanzanpassung wird im Wesentlichen durch Druckerhöhung am ovalen Fenster erreicht, da die **Fläche des Trommelfells** erheblich größer ist als die der Stapesfußplatte und die Gehörknöchelchen **unterschiedliche Hebelarme** besitzen. Damit einher geht eine Amplitudenreduktion der Schwingung am ovalen Fenster im Vergleich zur Trommelfellschwingung.

Andererseits können die an Hammer und Steigbügel ansetzenden **Mittelohrmuskeln,** der M. tensor tympani und der M. stapedius, durch Kontraktion die Impedanzanpassung verschlechtern und die Schallübertragung reduzieren (**Schallschutz**). Diese Muskeln kontrahieren sich bei lauten Schallreizen als Effektor eines Reflexkreises (S. 878). Auf Grund der Ansprechzeit der Muskeln (mindestens 35 ms) und einer maximalen Übertragungsreduktion von 20 dB schützt dieser Mechanismus jedoch nicht gegen ein Knalltrauma! Auch lässt die Leistung der Mittelohrmuskeln im Alter nach, sodass die Anpassung an Lärmbelastungen reduziert wird.

Erkrankungen des Mittelohrs, die die Schwingungsfähigkeit der Gehörknöchelchen beeinträchtigen, führen zu Hörstörungen. Man nennt sie **Schallleitungsstörungen.** Trommelfellimpedanz und die Mittelohrreflexe können gemessen, Versteifungen der Gehörknöchelchenkette oder das Fehlen der Gehörknöchelchen operativ behandelt werden.

Die Schallenergie kann auch durch **Knochenleitung** an das Innenohr gelangen, wenn die Schädelknochen zu Schwingungen angeregt werden, etwa durch Aufsetzen einer Stimmgabel. Außer beim Hören der eigenen Stimme spielt dies beim normalen Hören kaum eine Rolle. Für den Arzt oder die Ärztin ist die Knochenleitung ein diagnostisches Hilfsmittel.

Zusammenfassung Kap. 18.1 bis 18.4

Schall, Hörempfindungen und Aufgaben des Mittelohres

Schallwellen bauen einen **Schalldruck** auf, der als Schalldruckpegel in **dB SPL** angegeben werden kann. Dabei handelt es sich um ein logarithmisches Maß. Eine Verdoppelung des Schalldrucks entspricht einer Zunahme um 6 dB, eine Verzehnfachung um 20 dB. Die **Schallfrequenz** wird in Hertz (Hz) angegeben. Ein Ton enthält nur eine einzige Frequenz, ein Klang viele Frequenzen.

Schall ist erst ab einem bestimmten Schalldruckpegel hörbar, der **Hörschwelle.** Die Hörschwelle ist frequenzabhängig. Im mittleren Frequenzbereich (= **Hauptsprachbereich**) ist das menschliche Ohr am empfindlichsten.

Mit zunehmendem Schalldruck nimmt die Lautstärkeempfindung zu. Der **subjektive Lautstärkepegel** wird in **phon** quantifiziert. Die mittlere Hörschwelle liegt bei 4 phon. Objektiv kann durch entsprechende Schallmessgeräte der Lautstärkepegel näherungsweise bestimmt werden. Dann sind die Angaben in dB (A) zu machen.

Bei der sog. **Luftleitung** wird Schall über das äußere Ohr, das Trommelfell und die Gehörknöchelchen des **Mittelohres** (Hammer, Amboss, Steigbügel) durch das ovale Fenster an das Innenohr gebracht. Es passt den Schallwellenwiderstand der Luft an den des Innenohres an (Impedanzanpassung), was einen wesentlichen Hörgewinn ergibt.

18.5 Funktion des Innenohres

18.5.1 Aufbau der Cochlea

Das innere Ohr liegt im Felsenbein. Es umfasst zwei Sinnesorgane, das Gleichgewichtsorgan und das Hörorgan, die **Cochlea.** Die drei schneckenförmig gewundenen Kanäle der **Cochlea** (Schnecke) dienen dem Hören, sie werden als **Scala vestibuli**, **Scala media** und **Scala tympani** bezeichnet (▶ Abb. 18.3 u. ▶ Abb. 18.4). Abgeschlossen werden Scala vestibuli und Scala tympani durch die Stapesfußplatte am ovalen Fenster bzw. durch eine Membran am runden Fenster. Alle Skalen sind mit Flüssigkeiten gefüllt, die Scala media mit **Endolymphe,** die beiden anderen mit **Perilymphe.** Die Perilymphe ist ein Ultrafiltrat des Blutplasmas. Sie ähnelt in ihrer Zusammensetzung also extrazellulären Flüssigkeiten und enthält dementsprechend eine hohe Konzentration von Na^+ (140 mmol/l) und eine niedrige Konzentration von K^+. Die Perilymphräume von Scala vestibuli und Scala tympani stehen an der Schneckenspitze, am **Helikotrema**, miteinander in Verbindung (▶ Abb. 18.3). Der Endolymphraum wird gegen die Scala vestibuli durch die **Reißner-Membran** begrenzt.

► **Endolymphe.** Die kaliumreiche Endolymphe wird von der Stria vascularis sezerniert (► Abb. 18.4), einem stoffwechselaktiven Bereich an der seitlichen Schneckenwand, der reich mit Gefäßen versorgt ist. Dazu gibt es dort eine Reihe von K^+- Carriern bzw. -Pumpen, z. B. den Na^+-K^+-$2Cl^-$-Kotransporter und die Na^+/K^+-ATPase. Endolymphe enthält etwa 145 mmol/l K^+ und wenig Na^+ (ca. 1,5 mmol/l). Sie ähnelt also intrazellulären Flüssigkeiten.

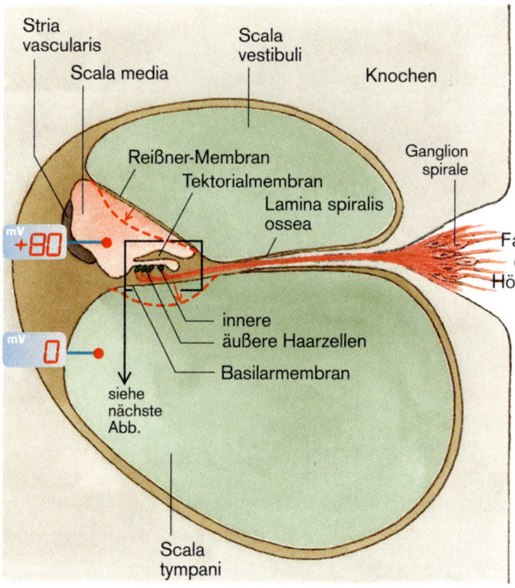

Abb. 18.4 Querschnitt durch die Cochlea. Angedeutet sind die Auslenkungen von Reißner-Membran und Basilarmembran bei Beschallung. Scala vestibuli und Scala tympani enthalten Perilymphe (grün), die Scala media Endolymphe (rot). Zwischen der Endolymphe und der Perilymphe besteht ein elektrischer Potenzialunterschied von etwa 80 mV: das endocochleäre Potenzial.

► **Endocochleäres Potenzial.** Die **Stria vascularis** ist ein komplexes, mehrschichtiges Epithel, das K^+ sezerniert und durch seine Ionentransportmechanismen zwischen dem Endolymphraum und dem Perilymphraum ein elektrisches Potenzial von etwa +80 mV aufbaut [15]. Dieses nennt man **endocochleäres Potenzial** (**EP**). Das EP ist essenziell am Transduktionsprozess (S. 790) und dem sog. cochleären Verstärker beteiligt (► Abb. 18.9).

Schleifendiuretika (S. 436) blockieren einen Ionencarrier, den Na^+-K^+-$2Cl^-$-Carrier der Stria vascularis, der auch im dicken aufsteigenden Schenkel der Henle-Schleife vorkommt. Bei einer Überdosierung derartiger Schleifendiuretika bricht das EP zusammen, und es entstehen Hörstörungen. Auch **genetische Defekte** von Carriern und Ionenkanälen in der Stria vascularis können durch das Fehlen eines EP zu Hörstörungen führen.

18.5.2 Die Sinneszellen

► **Corti-Organ.** Zwischen der knöchernen Lamina spiralis ossea und der lateralen Schneckenwand ist die **Basilarmembran** aufgespannt. Sie bildet die Grenze zur Scala tympani und trägt den sensorischen Apparat, das **Corti-Organ** (► Abb. 18.4 u. ► Abb. 18.5), das etwa 3,3 cm lang ist. Umgeben von Stützzellen, finden sich dort zwei Arten von Rezeptorzellen, und zwar eine Reihe von **inneren** und drei Reihen von **äußeren Haarzellen**, insgesamt etwa 14 000 Sinneszellen. An ihrer freien, in die Endolymphe ragenden Oberfläche tragen die Haarzellen feine Härchen, die **Stereovilli**, ca. 80 pro Zelle. Sie haben unterschiedliche Längen (► Abb. 18.6) und sind durch Proteinfäden (Durchmesser etwa 10 nm), die sog. **Tip Links** (Spitzen-

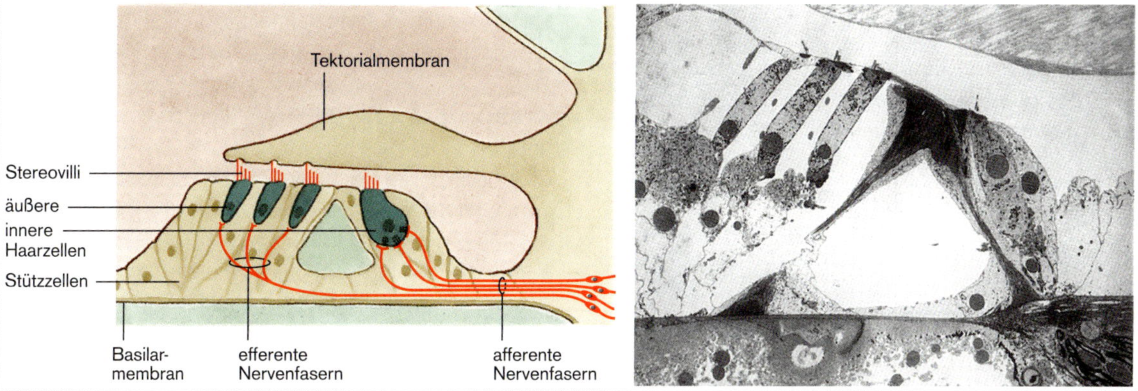

Abb. 18.5 Querschnitt durch das Corti-Organ. Links im Schema, rechts in einer elektronenmikroskopischen Aufnahme. Beachte: an den äußeren und inneren Haarzellen sind nur die dominanten Innervationsrichtungen (efferent bzw. afferent) dargestellt, die jeweils weniger stark ausgeprägten Innervationen (afferent bzw. efferent) sind nicht dargestellt. (Aufnahme: H. Spoendlin, Innsbruck)

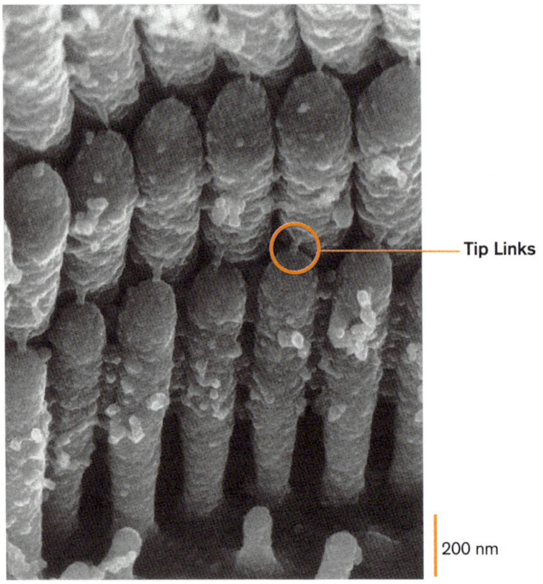

Abb. 18.6 Stereovilli und Tip Links einer äußeren Haarzelle. (Aufnahme: Furness und Hackney)

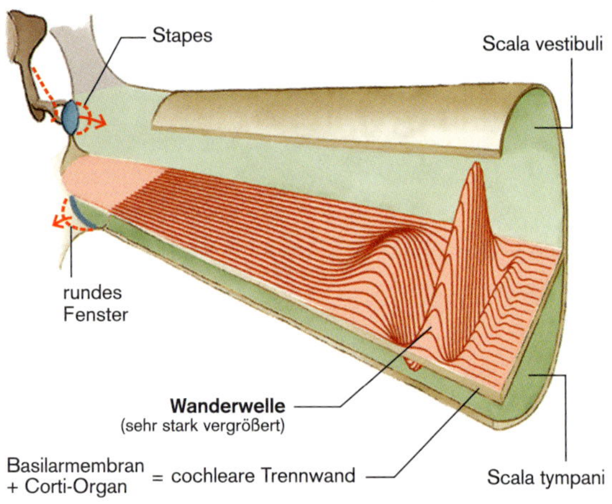

Abb. 18.7 Die Wanderwelle in der Cochlea. Die Welle läuft entlang von Basilarmembran, Tektorialmembran und Reißner-Membran vom Steigbügel in Richtung Schneckenspitze. Die Wellenamplitude ist aus didaktischen Gründen beträchtlich überhöht.

verbindungen) miteinander verbunden. An den Ansatzstellen an den Stereovilli befinden sich mechano-sensitive Kationenkanäle, die Transduktionskanäle. Die Aktivierung dieser Kanäle durch einen Schallreiz führt zur Generierung eines Rezeptorpotenzials.

Das Corti-Organ wird von der **Tektorialmembran** abgedeckt (▸ Abb. 18.5), an deren Unterseite die Spitzen der längsten Stereovilli der äußeren Haarzellen angeheftet sind. Die Villi der inneren Haarzellen sind nicht an der Tektorialmembran befestigt.

▸ **Afferente Nervenfasern.** Die Haarzellen sind sekundäre Sinneszellen, die selbst keine Axone ausbilden. Sie werden von den peripheren Fortsätzen der Bipolarzellen des **Ganglion spirale** innerviert. Etwa 90 % der peripheren Fortsätze sind myelinisiert und ziehen zu den inneren Haarzellen. Dabei ist jede innere Haarzelle mit ca. 5 bis 10 afferenten Fasern verbunden, die selbst jeweils unverzweigt an nur einer einzigen Haarzelle enden. Die verbleibenden 10 % der afferenten Fasern sind nicht myelinisiert, verzweigen sich vielfach und innervieren die äußeren Haarzellen. Die zum zentralen Nervensystem verlaufenden Axone der Zellen des Ganglion spirale, etwa 30 000 bis 40 000, bilden den Hörnerv und ziehen zum **Nucleus cochlearis**.

Efferente Fasern in die Cochlea innervieren meistens die äußeren Haarzellen und hemmen bei Aktivierung den Transduktionsvorgang und damit die Empfindlichkeit des Hörsinns (S. 793).

18.5.3 Der Transduktionsvorgang

▸ **Schwingungen der Basilarmembran.** Die Schwingungen des Stapes übertragen die Schallwellen auf die Innenohrflüssigkeiten und die Membranen der Cochlea, also die Basilarmembran, die Reißner-Membran und die Tektorialmembran. Dies führt zu einer wellenförmigen Ausbreitung (**Wanderwelle,** ▸ Abb. 18.7) entlang dieser Membranen in Richtung Helikotrema.

Die Amplituden der entstehenden passiven Wellen liegen im Bereich unter 0,1 nm. Es gibt dabei für jede Frequenz zwischen Stapes und Helikotrema einen Ort, an dem die Wellen eine maximale Amplitude erreichen. Grundlagen dieses Schwingungsverhaltens sind die vom Stapes zum Helikotrema zunehmende Verbreiterung und abnehmende Steife der Basilarmembran im Verhältnis 100:1. Steifigkeit und schwingende Massen (von Basilarmembran etc.) legen die Eigenfrequenz der Basilarmembran an einem gegebenen Ort fest. Wo Anregungsfrequenz durch den Schallreiz und Eigenfrequenz der Basilarmembran übereinstimmen, wird die Schwingungsamplitude am größten. Der Ort des Auslenkungsmaximums auf der Basilarmenbran hängt daher von der Schallfrequenz ab. Hohe Frequenzen bilden das Schwingungsmaximum in der Nähe des Stapes, niedrige in der Nähe des Helikotremas aus. Durch diese physikalische Eigenschaft der Basilarmembran führt also jede Frequenz an einem bestimmten Ort der Basilarmembran zu einem Schwingungsmaximum; jede Frequenz wird einem bestimmten Ort der Basilarmembran zugeordnet. Dieses

Prinzip der kontinuierlichen Frequenz-Orts-Abbildung nennt man **Tonotopie**, wobei benachbarte Frequenzen an benachbarten Orten auf der Basilarmembran abgebildet werden. Der geschilderte Vorgang ist passiver Natur und findet auch noch am toten Ohr statt. An geschädigten Ohren ist allerdings die Frequenzselektivität schlecht, d. h., die Maxima der Wanderwellen sind nicht sehr scharf. Am intakten Ohr existiert ein aktiver, supra-linearer Mechanismus, der die Wanderwelle verstärkt und die Frequenzselektivität verbessert.

▸ **Die äußeren Haarzellen und der cochleäre Verstärker.** Die passiven Wellenbewegungen führen zu Auf- und Abbewegungen von Basilarmembran *und* Tektorialmembran. Die beiden Membranen schwingen z. T. aber gegenphasig. Im Bereich des Maximums der Wellenbewegung kommt es zu Scherbewegungen zwischen beiden Membranen (▸ Abb. 18.8), in deren Folge die Stereovilli der äußeren Haarzellen abgebogen werden. Bei einer Aufwärtsbewegung der Basilarmembran werden dadurch die Tip Links gedehnt und die Transduktionskanäle in der Membran der Villi öffnen sich. Bei Abwärtsbewegungen werden die Transduktionskanäle wieder geschlossen.

Die äußeren Haarzellen besitzen zwischen Intrazellularraum und Perilymphe ein Membranpotenzial von etwa −70 mV im nicht erregten Zustand. Zwischen Perilymphe und Endolymphe besteht eine Potenzialdifferenz von etwa +80 mV. Deshalb ergibt sich zwischen Endolymphe und dem Zytoplasma der Haarzellen eine Potenzialdifferenz von etwa 150 mV. Dies stellt die stromantreibende Potenzialdifferenz für K^+-Ionen aus der Endolymphe in die Haarzellen dar, obwohl man beachte, dass die K^+-Konzentrationen in der Endolymphe und in den Haarzellen praktisch gleich sind. Bei geöffneten Transduktionskanälen kommt es so zu einem durch K^+-Ionen vermittelten Einwärtsstrom in die Stereovilli und der Generierung eines depolarisierenden Rezeptorpotenzials, das sich von dort weiter in die Somata der Haarzellen ausbreitet. Werden die Transduktionskanäle geschlossen, repolarisieren die Zellen wieder. Dazu öffnen sich an der seitlichen Zellwand gelegene spannungsabhängige bzw. calciumgesteuerte Kaliumkanäle (▸ Abb. 18.9), und das in die Perilymphe gelangte K^+ wird über K^+-Cl^--Kotransporter in Stützzellen, die Deiters-Zellen, transportiert. Von dort wird es über Gap Junctions (S. 74) weiterer Stützzellen wieder der Stria vascularis zugeführt. An diesem Prozess der rezirkulierenden K^+-Ionen wird der Vorteil einer K^+-reichen Endolymphe deutlich. Die energieverbrauchenden Pumpleistungen sind in die Stria vascularis verlagert [15]. Die sensible Mechanik der Basilarmembran verträgt keine ausgeprägte lokale Versorgung mit Gefäßen.

Die Schwingung der Basilarmembran führt so oberhalb der mechanischen Schwelle der Haarzellaktivierung zu

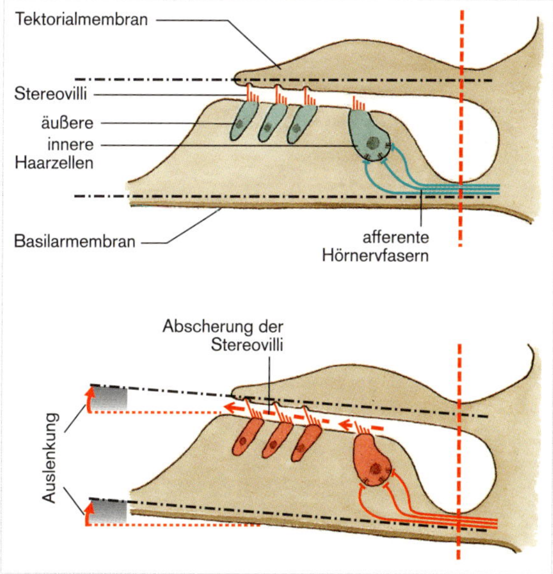

Abb. 18.8 Bewegungen der Stereovilli bei den Auf- und Abwärtsschwingungen von Basilarmembran und Tektorialmembran.

einer frequenzgleichen Schwingung des Membranpotenzials (Oszillation) in den Haarzellen. Diese bewirkt ihrerseits eine Längenoszillation der äußeren Haarzellen, die durch ein „kontraktiles" Protein der Plasmamembran vermittelt wird: **Prestin**. Dessen Konfiguration hängt vom aktuellen Membranpotenzial ab. Bei De- bzw. Repolarisationsvorgängen verlängert bzw. verkürzt es die äußeren Haarzellen aktiv. Dadurch kommt es zu einer aktiven, supra-linearen Verstärkung der Amplitude der Wanderwelle bis zum etwa 100-fachen (▸ Abb. 18.9). Dieser cochleäre Verstärkungsmechanismus wird nur im Bereich des passiven Maximums ausgelöst, so dass die Frequenzselektivität wesentlich verbessert wird.

▸ **Die inneren Haarzellen.** Die Oszillationen der äußeren Haarzellen besitzen die gleichen Frequenzcharakteristika wie der auslösende Schallreiz. Die Verstärkung der Schwingungsamplitude der Basilarmembran der Wanderwelle bleibt dadurch auf einen **lokalen Bereich begrenzt.** Durch die verstärkte Schwingungsenergie werden nun über Endolymphbewegungen die **Stereovilli der inneren Haarzellen** verstärkt abgebogen. Ihre Tip Links werden gedehnt bzw. entdehnt, und dadurch öffnen bzw. schließen sich die an den inneren Haarzellen befindlichen Transduktionskanäle. Bei geöffneten Transduktionskanälen kommt es, ebenso wie bei den äußeren Haarzellen, zu einem Einwärtsstrom, angetrieben von der Potenzialdifferenz zwischen dem positiven Endolymphraum (80 mV) zum ativ geladenen Zellinneren (−40 mV) der inneren

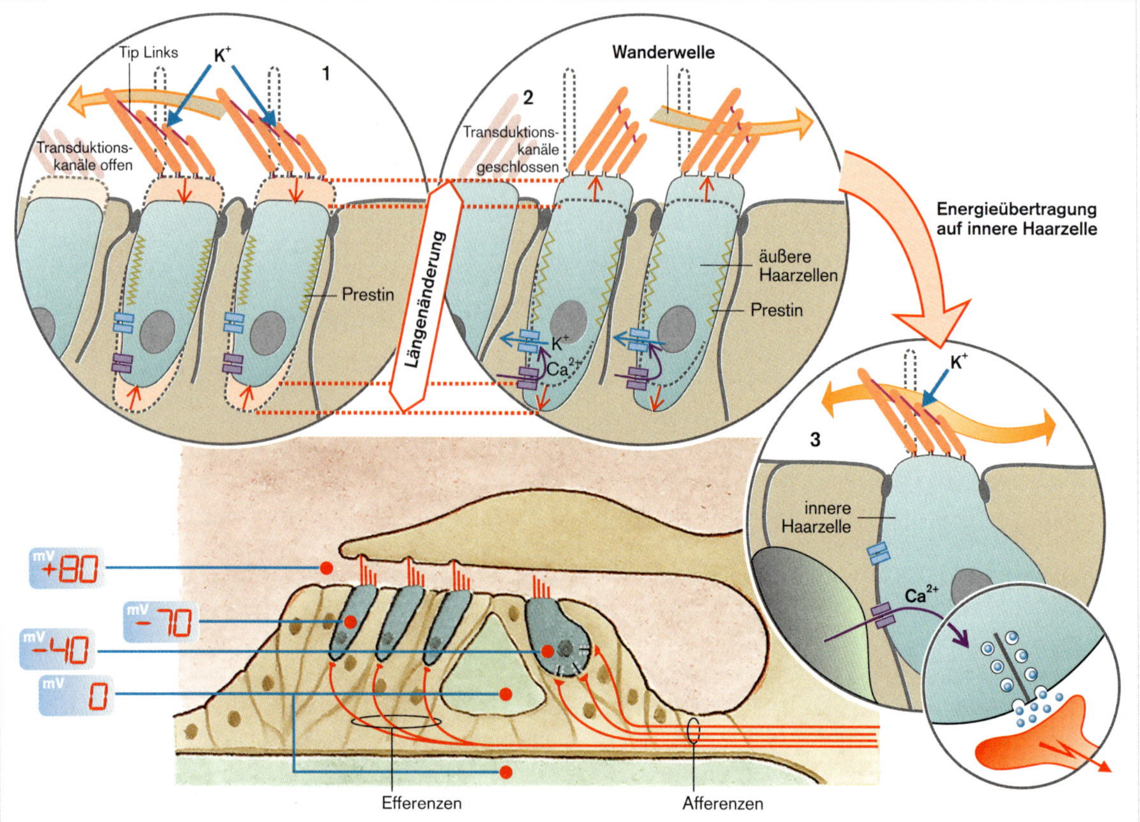

Abb. 18.9 Gesamtschema des Transduktionsmechanismus. Die Wanderwelle führt zu einer Erregung der äußeren Haarzellen. Bei Abbiegung ihrer Stereovilli werden durch Zug an den Tip Links Transduktionskanäle geöffnet (**1**). K^+-Ionen fließen entlang des Potenzialgefälles vom Endolymphraum ins Innere der äußeren Haarzellen, die dadurch depolarisiert werden. Die Auslenkung der Villi in die Gegenrichtung entspannt die Tip Links und schließt die Transduktionskanäle, die Zellen werden repolarisiert (**2**). Wegen der periodischen Veränderungen des Membranpotenzials ergeben sich Konfigurationsänderungen in Prestinmolekülen in den Zellwänden der äußeren Haarzellen, durch Umwandlung elektrischer in mechanische Energie beginnen die äußeren Haarzellen in ihrer Länge zu oszillieren und verstärken sehr lokal die Wanderwelle. Diese zusätzliche Schwingungsenergie wird über die Endolymphe an die inneren Haarzellen übertragen (**3**), deren Erregung wird erheblich verstärkt, sodass bereits bei extrem niedrigen Schalldrücken der Transmitter Glutamat freigesetzt wird. Die angegebenen Potenzialwerte beziehen sich auf das Referenzpotenzial 0 mV in der Perilymphe (grün). Der Membranpotenzialwert für die äußeren Haarzellen bezieht sich auf den hyperpolarisierten Zustand in 2 und für die innere Haarzelle auf den in 3 dargestellten depolarisierten Zustand.

Haarzellen im nicht erregten Zustand. Eine Depolarisation der inneren Haarzellen führt zu einem Ca^{2+}-Einstrom am basalen Pol und in der Folge zu einer synaptischen Freisetzung des Transmitters Glutamat. Dadurch werden die postsynaptischen afferenten Nervenfasern erregt, es werden Aktionspotenziale ausgelöst. Die präsynaptischen Strukturen an den Haarzellen der Cochlea bilden sog. Bandsynapsen (s. ▸ Abb. 18.9). Diese Spezialisierungen ermöglichen die außergewöhnliche zeitliche Präzision der Kodierung einer Schallfrequenz durch die zuverlässige und schnelle Glutamatfreisetzung (nach [14]). Das bedingt eine entsprechende zeitliche Präzision der Aktionspotenziale im Hörnerv.

Der **Transduktionsprozess** im gesunden Innenohr ist somit ein **dreistufiger Prozess:**

1. Zunächst bildet sich durch die passiven Eigenschaften der Basilarmembran eine Wanderwelle aus.
2. Im Bereich des Wanderwellenmaximums werden die äußeren Haarzellen erregt und oszillieren aktiv in ihrer Länge durch Konfigurationsänderungen im Prestinmolekül. Dies verstärkt lokal die Wanderwelle, sodass je nach Schalldruckpegel
3. die inneren Haarzellen über Endolymphbewegungen erregt bzw. verstärkt erregt werden.

Trotz der geschilderten Verstärkung sind die Schwingungsamplituden der Basilarmembran winzig. Bei der Hörschwelle betragen die Auslenkungen 10^{-10} m, d. h., sie entsprechen etwa dem mittleren Durchmesser eines Wasserstoffatoms! Müsste das Corti-Organ mit Blutgefäßen versorgt werden, würde man nur die Strömungsgeräusche des Blutes hören.

Die geschilderten aktiven Schwingungen im Innenohr stellen selbst eine Schallquelle dar und führen zu einer Abstrahlung von Schallenergie nach außen mit zum Teil anderen Frequenzkomponenten als die des eintreffenden Schalls. Wenige Millisekunden nach einem Schallreiz kann man vor dem Trommelfell einen aus dem Ohr kommenden Schall messen, die sog. **evozierten otoakustischen Emissionen** (OAE). Bei **Innenohrstörungen**, die z. B. die äußeren Haarzellen oder die Generierung des EPs betreffen, fehlen sie. Deswegen hat sich die Messung von otoakustischen Emissionen zu einem wichtigen klinischen Test entwickelt, besonders bei Säuglingen, die keine Angaben über ihre Hörempfindungen machen können.

Viele **Innenohrschwerhörigkeiten** beruhen auf dem Ausfall des cochleären **Verstärkers** (Verlust der äußeren Haarzellen oder des EPs). Es resultieren daraus Hörverluste von 30–50 dB. Das Frequenzauflösungsvermögen sinkt (▶ Abb. 18.10**b**; Näheres zu Hörschäden und -prüfungen in Kap. 18.9) (S. 799). Daher kann bei Innenohrschwerhörigkeiten der Schaden durch eine einfache Erhöhung des Schalldrucks (konventionelles Hörgerät) nur unbefriedigend kompensiert werden.

Zusammenfassung Kap. 18.5

Funktion des Innenohres
Im Innenohr liegt die **Cochlea** (Schnecke). Dort wird der mechanische Schallreiz in neuronale Erregung umgesetzt. Die Cochlea besteht aus 3 schneckenförmig gewundenen Kanälen, der **Scala tympani**, der **Scala vestibuli**, zwischen beiden die **Scala media**. Erstere sind mit Perilymphe gefüllt, die Scala media mit Endolymphe. **Perilymphe** ist ein Ultrafiltrat des Plasmas. Die **Endolymphe** ist eine ungewöhnliche, K^+-reiche, extrazelluläre Flüssigkeit. Zwischen Endolymphraum und Perilymphraum besteht eine Potenzialdifferenz von +80 mV (endocochleäres Potenzial). Ionenpumpen und andere Ionentransportmechanismen in der Stria vascularis halten die Ionenzusammensetzung und das endocochleäre Potenzial aufrecht. Bei Ausfall dieser Pumpen, z. B. durch Vergiftungen, entstehen Hörstörungen.

Die **Basilarmembran** trennt Scala tympani und Scala media. Sie trägt den Sinnesapparat, das **Corti-Organ**. Es enthält die Sinneszellen, nämlich die äußeren und inneren Haarzellen. Sie tragen auf ihrer freien Oberfläche feine Härchen, die Stereovilli. Von den kürzeren Stereovilli ziehen zu den längeren feinste Fädchen, die Tip Links.

Ein Schallreiz versetzt die Basilarmembran in Schwingungen. Es läuft eine sog. **Wanderwelle** die Basilarmembran entlang. Diese Welle bildet für verschiedene Frequenzen an verschiedenen Orten ein Schwingungsmaximum aus. Dabei gilt das Prinzip der Tonotopie. Am Ort des Schwingungsmaximums werden die **Stereovilli** der äußeren Haarzellen bewegt. Die **Tip Links** werden dabei gedehnt. Dies öffnet **Ionenkanäle** (Transduktionskanäle) an den Stereovilli. Die Differenz von endocochleärem Potenzial und Membranpotenzial generiert durch diese Kanäle einen K^+-Einwärtsstrom in die **äußeren Haarzellen**, dementsprechend **depolarisieren** sie. Dies führt zu **Längenänderungen** der Zellsomata, verursacht durch das kontraktile Protein **Prestin**. Die Längenänderungen oszillieren in der Schallfrequenz und verstärken so lokal die Wanderwelle. Dies verstärkt die Erregung der **inneren Haarzellen**, die daraufhin durch synaptische Freisetzung von Glutamat die afferenten Nervenfasern aktivieren.

18.6 Kodierung im Hörnerv

18.6.1 Kodierung der Schallfrequenz durch den Ort auf der Basilarmembran: Tonotopie

Jede Frequenz bildet an einem anderen Ort der Basilarmembran ihr Schwingungsmaximum aus. Je geringer der Frequenzunterschied, desto näher liegen die zugehörigen Frequenzorte auf der Basilarmembran beieinander. Gleiches gilt für die zugehörigen inneren Haarzellen und nachgeschalteten afferenten Nervenfasern, die für diese Frequenzen kodieren. Diese räumlich-funktionell benachbarte Anordnung der Frequenzen wird als **Tonotopie** bezeichnet. Jede innere Haarzelle und die von ihr innervierten 5 bis 10 Nervenfasern besitzen eine optimale Reizfrequenz, die **charakteristische Frequenz** (▶ Abb. 18.10). Bei dieser Frequenz ist der Schalldruckpegel für die Auslösung von Aktionspotenzialen in den entsprechenden Fasern des Hörnervs am niedrigsten. Je weiter eine Reizfrequenz von der charakteristischen Frequenz abweicht, desto höhere Schalldrucke werden benötigt, um die Nervenfasern zu aktivieren. Zu höheren Frequenzen hin fällt die Erregbarkeit steil ab. Die einhüllende Kurve, die die Erregbarkeit einer Hörnervenfaser in Abhängigkeit von Frequenz und Schalldruckpegel darstellt, nennt man **Tuning-Kurve**. Die Tuning-Kurven von afferenten Nervenfa-

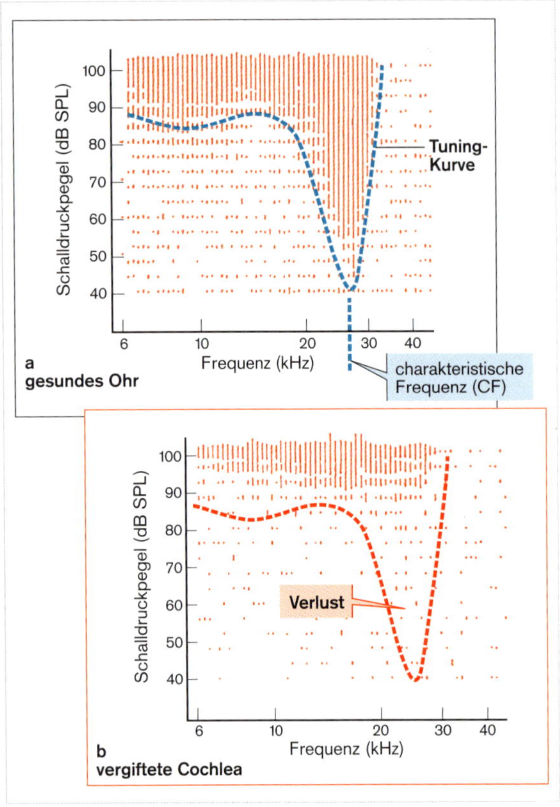

Abb. 18.10 Neuronale Antworten einer Hörnervenfaser.

- **a** Das gesunde Ohr einer Katze wird mit Tönen unterschiedlicher Frequenz und Intensität beschallt. Die Strichlänge gibt die Zahl der Aktionspotenziale pro Schallreiz wieder. Im unteren Intensitätsbereich wird der Ton nicht beantwortet, die Registrierung zeigt Spontanaktivität. Bei der charakteristischen Frequenz (CF) genügt schon ein geringer Schalldruckpegel, um die Faser zu aktivieren. Die einhüllende, gestrichelte Linie nennt man Tuning-Kurve der Hörnervenfaser.
- **b** Hier ist dieselbe Faser gezeigt, nachdem die Cochlea mit einem ototoxischen Medikament vergiftet wurde. Das endochochleäre Potenzial bricht zusammen, der cochleäre Verstärker geht verloren, die Faser verliert ihre Empfindlichkeit und ihre Frequenzselektivität. Der Verlust ist durch die Tuning-Kurve der gesunden Faser angedeutet. Die übrig bleibenden neuronalen Antworten stammen von einer direkten Anregung der inneren Haarzellen bei hohen Schalldrucken (nach [4]).

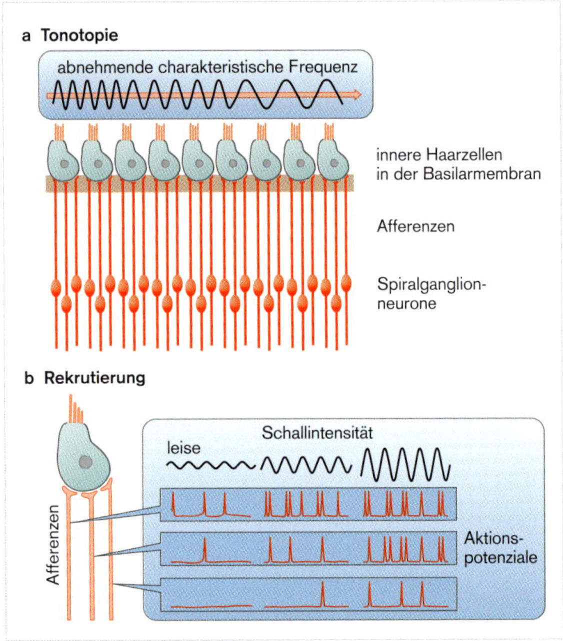

Abb. 18.11 Kodierungsprinzipien Tonotopie (Frequenz) und Rekrutierung (Intensität)

- **a** Beispielhaft gezeigt ist die Anordnung der inneren Haarzellen entlang der Basilarmembran mit multipler afferenter Innervation der Haarzellen durch Spiralganglienneurone. Im dargestellten Beispiel wird jede innere Haarzelle durch 3 Spiralganglienneurone innerviert, wobei jedes Spinalganglienneuron mit jeweils nur einer Haarzelle verschaltet ist. Räumlich benachbarte innere Haarzellen kodieren für charakteristische, jeweils benachbarte Frequenzen (Tonotopie).
- **b** Beispielhaft gezeigt ist eine einzelne innere Haarzelle mit drei Afferenzen der Spiralganglienneurone (links). Rechts dargestellt sind in der oberen Zeile die Schallintensitätsamplituden dreier Schallereignisse gleicher Frequenz. In den Zeilen zwei bis vier dargestellt sind Aktionspotenziale in den drei afferenten Fasern (pro Faser eine Zeile), die durch die jeweiligen Schallintensitäten ausgelöst werden. Die Spiralganglienneurone besitzen unterschiedliche Erregungsschwellen, demzufolge die Schallereignisse intensitätsabhängig unterschiedliche Aktionspotenzialaktivität auslösen. Die Intensitätskodierung erfolgt durch differenzielle Rekrutierung der Spiralganglienneurone.

sern benachbarter innerer Haarzellen überlappen stark, unterscheiden sich aber in ihrer charakteristischen Frequenz. Der Schallreiz wird so über den Ort in seine Frequenzkomponenten zerlegt, die ihrerseits bestimmten afferenten Fasern zugeordnet werden (▶ Abb. 18.11a). Das Gehirn vermag festzustellen, welche Fasern aktiv sind, und dies als Tonhöhenempfindung zu interpretieren (S. 795). Die ▶ Abb. 18.10 zeigt die neuronalen Antworten (Tuning-Kurve) einer Einzelfaser des Hörnervs einer Katze auf Schallreize verschiedener Frequenz und Intensität. Die charakteristische Frequenz der Faser liegt bei ca. 25 kHz (im menschlichen Ultraschallbereich). Die Strichlänge symbolisiert die Zahl der ausgelösten Aktionspotenziale.

Die ▶ Abb. 18.10 zeigt zusätzlich, wie sich die neuronalen Antworten derselben Faser ändern, wenn man den Verstärkermechanismus der äußeren Haarzellen ausschaltet. Die Faser wird weniger empfindlich und verliert an Frequenzselektivität – typische Eigenschaften eines geschädigten Innenohrs. Derartige Schäden kommen bei Vergiftungen mit **ototoxischen Substanzen** (Aminoglykosidantibiotika, Schleifendiuretika) oder **Schalltraumata** zustande.

18.6.2 Kodierung der Schallintensität durch Aktionspotenzialfrequenz und Rekrutierung

Der Schalldruckpegel und damit die Lautstärke eines akustischen Reizes werden einerseits durch die Frequenz der Aktionspotenziale in den individuellen Hörnervenfasern entlang der Basilarmembran codiert. Bei höherem Schalldruckpegel wird die Basilarmembran stärker ausgelenkt, und es entsteht ein größeres Rezeptorpotenzial in den inneren Haarzellen. Die Folge ist eine verstärkte synaptische Freisetzung von Glutamat. Dadurch nimmt die Aktionspotenzialfrequenz in den Hörnervenfasern zu. Das im vorangegangenen Abschnitt beschriebene Prinzip der **Tonotopie** bedingt eine optimale Reizfrequenz (charakteristische Frequenz) für die individuellen Haarzellen entsprechend deren Lokalisation entlang der Basilarmembran. Andererseits erlaubt die multiple Innervation einer individuellen Haarzelle durch mehrere Hörnervenfasern mit unterschiedlichen Aktivierungsschwellen eine breite Intensitätskodierung durch intensitätsabhängige **Rekrutierung** (▶ Abb. 18.11b). Bei sehr lauten Tönen werden neben den Nervenfasern mit charakteristischer Frequenz auch solche rekrutiert, die benachbarte Haarzellen innervieren. Diese besitzen eine andere charakteristische Frequenz. Eine Folge dieser Rekrutierung ist die Abnahme der Unterscheidungsfähigkeit für Schallfrequenzen mit zunehmender Schallintensität, insbesondere bei sehr hohen Intensitäten. Das zentrale auditorische System wertet die Eigenschaften eines Schallereignisses anhand des zeitlichen und räumlichen Musters von Aktionspotenzialaktivität in den Hörnervenfasern aus und interpretiert das Ergebnis als Frequenz (Tonhöhe) und Amplitude (Intensität).

Eine individuelle Haarzelle in der Cochlea des Menschen wird durch im Mittel 7 bis 8 Hörnervenfasern innerviert. Die Synapsen zwischen der Haarzelle und den einzelnen Hörnervenfasern besitzen unterschiedliche funktionelle Eigenschaften, die insbesondere die Spontanaktivität und die Erregbarkeit beeinflussen. Fasern mit hoher Spontanaktivität, die bereits durch sehr niedrige Schallintensitäten weiter aktiviert werden, stehen Fasern mit fehlender oder nur geringer Spontanaktivität gegenüber, deren Aktivierung (deutlich) höhere Schallintensitäten erfordert. Diese Populationen von Hörnervenfasern projizieren in unterschiedliche Regionen des Nucleus cochlearis. Die Axone sind dort tonotop organisiert, das heißt, benachbarte Frequenzen sind an benachbarten Orten des Nucleus cochlearis repräsentiert. Die tonotope Organisation und das Muster an Empfindlichkeiten werden für die Auswertung der Eigenschaften eines Schallereignisses herangezogen. Neurone in höheren Stationen der Hörbahn extrahieren dann zunehmend komplexe Merkmale (S. 796).

18.6.3 Efferent vermittelte Modulation des cochleären Verstärkers: Verhinderung von Sättigung und Schutz vor Schädigung.

Vom medialen Anteil des oberen Olivenkomplexes projizieren Neurone auf die äußeren Haarzellen und gehen mit diesen cholinerge Synapsen ein (▶ Abb. 18.5, efferente Fasern). Diese Fasern machen ca. 5 % der Hörnervenfasern aus. Aktivität dieser efferenten Neurone führt nach Ausschüttung des Transmitters Acetylcholin und Stimulation nikotinischer Acetylcholinrezeptoren in den äußeren Haarzellen. Diese Rezeptoren sind permeabel für kleine monovalente Kationen sowie für Calcium. Durch den Calciumeinstrom werden calciumaktivierte Kaliumkanäle geöffnet (S. 104), wodurch die Membranpotenzialänderung durch den apikalen Kaliumeinstrom reduziert und damit die Konformationsänderung von Prestin vermindert wird: der cochleäre Verstärker wird „leiser gestellt". Auf diese Weise kann der dynamische Bereich für die Kodierung der Schallintensität angepasst und eine „Sättigung" des Systems bei sehr hohen Schallintensitäten vermieden werden. Außerdem schützt dieser Mechanismus innere Haarzellen vor zu hohen Schallintensitäten, ähnlich des Schutzmechanismus im Mittelohr durch die Innervation von M. tensor tympani und M. stapedius (siehe Kap. 18.4) (S. 787).

18.7 Klinisch wichtige Innenohrpotenziale

Bei mittleren und hohen Schallintensitäten werden immer viele Rezeptorzellen und viele afferente Nervenfasern aktiviert. Die dabei entstehenden Potenziale kann man messen. Der Kliniker kann mit feinen Nadelelektroden das Trommelfell durchstechen und die Spitze am Promontorium neben dem runden Fenster aufsetzen. Bei einem Schallreiz kann man damit zunächst die extrazellulär ableitbaren Anteile der Rezeptorpotenziale als sog. **Mikrofonpotenziale** registrieren (▶ Abb. 18.12). Diese Potenziale haben ihren Namen erhalten, weil sie den Schallreiz wie ein Mikrofon wiedergeben.

Besteht der Schallreiz aus einem kurzen Impuls, einem Klick, so werden viele Nervenfasern synchron erregt. Ihre Aktionspotenziale summieren sich zu einem **Summenaktionspotenzial**, weil sie gleichzeitig auftreten. Es folgt mit kurzer Latenz dem Mikrofonpotenzial und ist ebenfalls registrierbar (▶ Abb. 18.12). Beide Potenziale werden diagnostisch genutzt.

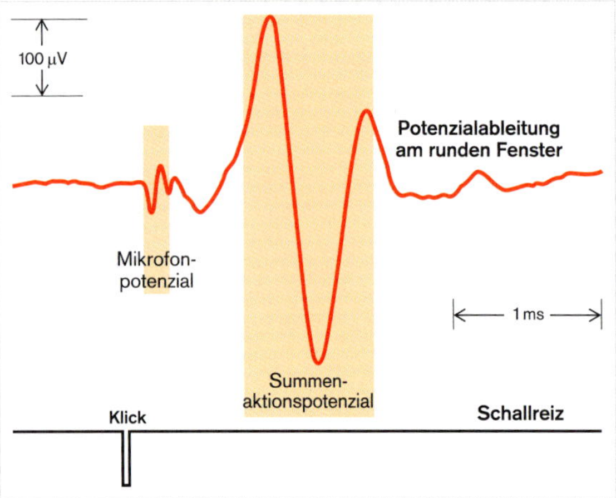

Abb. 18.12 Mikrofonpotenzial und Summenaktionspotenzial nach Beschallung mit einem Klick, abgeleitet am runden Fenster.

18.8 Zentralnervöse Verarbeitung von Schallreizen

18.8.1 Aufbau der Hörbahn

Die im Schallreiz enthaltene Information wird im Hörnerv in Aktionspotenzialmustern codiert und ins ZNS weitergeleitet. Die Analyse findet durch die zentralnervöse Verarbeitung des auditorischen Systems statt. Die ▶ Abb. 18.13a zeigt schematisch die wesentlichen Komponenten der aufsteigenden zentralen Hörbahn, die mit dem **Nucleus cochlearis** beginnt. Nur die von einer Seite ausgehenden Bahnen sind eingezeichnet. Gekreuzte und ungekreuzte zentrale Fasern ziehen von der Cochlea zur primären Hörrinde über **obere Olive** (**Oliva superior**), **lateralen Schleifenkern** (**Nucleus lemniscus lateralis**), **Colliculus inferior** und **Corpus geniculatum mediale**. Sie bilden synaptisch verknüpfte Ketten von fünf bis sechs Neuronen. Auf diesem Weg bleiben die Fasern tonotop geordnet, d. h., im gesamten Verlauf der Hörbahn werden benachbarte Cochlea-Orte und zugehörige Frequenzen benachbart repräsentiert. In die obere Olive projizieren gekreuzte und ungekreuzte Fasern. Bereits die **obere Olive** enthält also Eingänge von beiden Ohren (**binaurale Eingänge**). Das Prinzip der binauralen Verschaltung wird auch auf allen nachfolgenden Verarbeitungsebenen beibehalten (in ▶ Abb. 18.13a nicht dargestellt). Neben den aszendierenden Bahnen existieren im auditorischen System **deszendierende** (**efferente, kortikofugale**) **Bahnen**. Sie nehmen im auditorischen Kortex ihren Ursprung und beeinflussen zahlreiche Kerne der Hörbahn und die Cochlea. Die aszendierenden und deszendierenden Anteile der Hörbahn ist stark vereinfacht in Abbildung ▶ Abb. 18.13b illustrert. Deren hierarchisch abgestimmtes Wechselspiel ermöglicht eine feinabgestimmte Kontrolle über den Informationsfluss im Hörsystem.

Die **primäre Hörrinde** bzw. der primäre auditorische Kortex (A1) liegt im Temporallappen, größtenteils in der Tiefe der Sylvischen Fissur (Heschl-Windung). Sie entspricht dem Brodmann Areal 41. Dem primären auditorischen Kortex (**A1**) nachgeordnet sind **sekundäre auditorische Areale** (**A2**) und **Assoziationskortizes**. Sie sind in der Nachbarschaft von A1 lokalisiert. Auch kortikale Areale, die an Sprachanalyse bzw. Sprachproduktion beteiligt sind (Broca, Wernicke) (S. 976), erhalten Eingänge von A1 bzw. A2 (zur regionalen Einteilung des zerebralen Kortex s. Kap. 24.3) (S. 947).

18.8.2 Neuronale Schallanalyse

Für den Menschen ist die wichtigste Aufgabe des zentralen Hörsystems die Analyse von Sprache. Komplexe, zeitlich variable akustische Signale werden dabei als Sequenzen bedeutungsbehafteter linguistischer Einheiten erkannt. Ähnliche Anforderungen stellt das Hören von Musik.

Zum Sprachverständnis oder zum Erkennen von Schallereignissen müssen aus den Aktivitätsmustern der Hör-

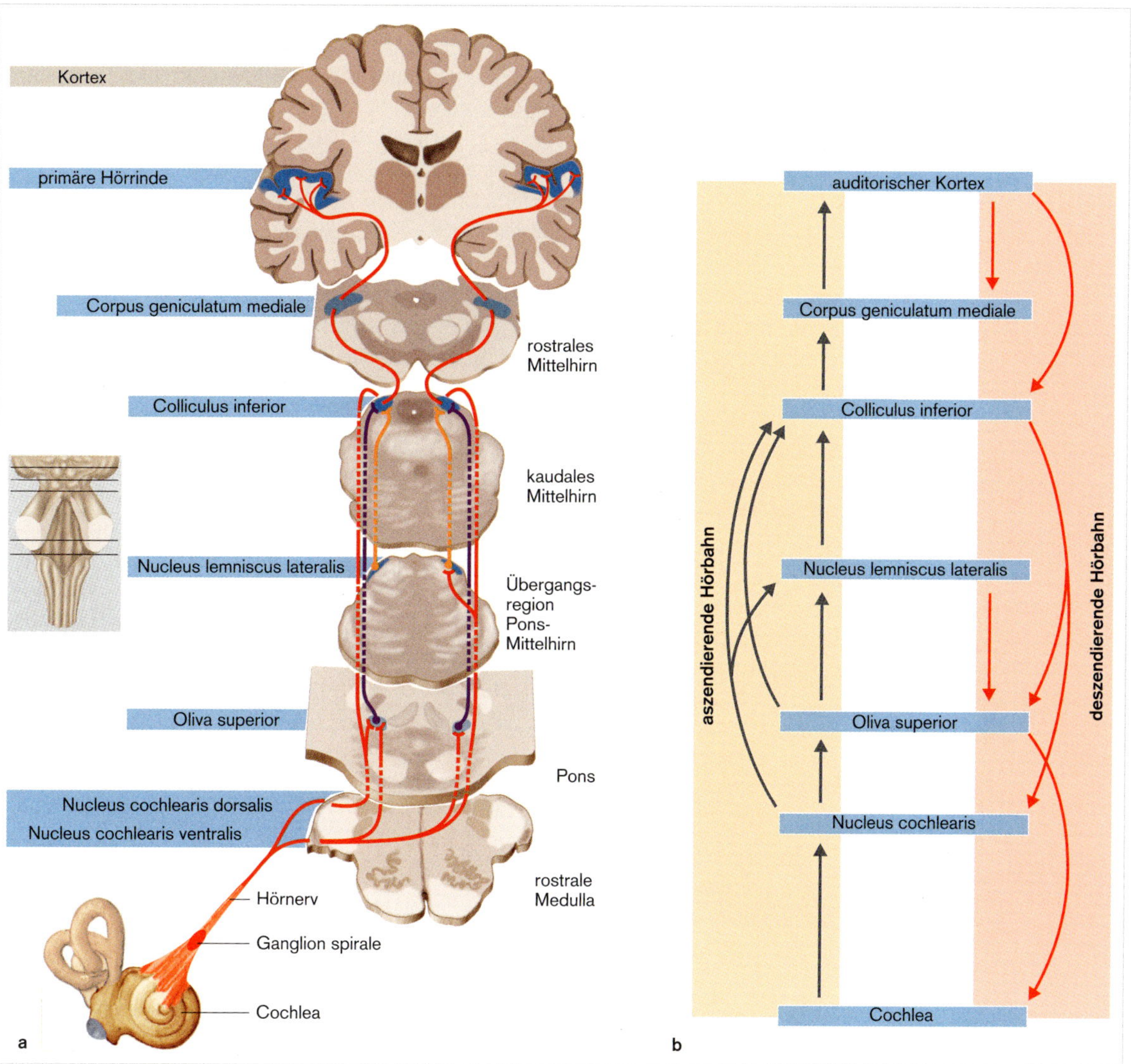

Abb. 18.13 Schema der Hörbahn.
a Anatomische Konstituenten der zentralen Hörbahn. Aus Gründen der Übersichtlichkeit wurden nur die von einer Seite ausgehenden, aszendierenden Bahnen eingezeichnet. Zu beachten sind die binauralen Verschaltungen in der oberen Olive. Die Skizze des Kortex zeigt die Lage der primären Hörrinde (primärer auditorischer Kortex).
b Vereinfachte Darstellung aszendierender und deszendierender Anteile der Hörbahn.

nerven spezifische Informationen extrahiert werden. Bei der zentralen Verarbeitung der Hörinformation gibt es einige Grundprinzipien: a) ein mehrstufiger Verarbeitungsprozess in der zentralen Hörbahn, der schon im Hirnstamm beginnt, b) die binaurale Verarbeitung durch kreuzende erregende und hemmende Bahnen, und c) die Aufrechterhaltung der Tonotopie bis auf die Ebene des primären auditorischen Kortex. Im **ventralen Nucleus cochlearis** sind viele neuronale Aktivitätsmuster noch denen der primären Hörnervenfasern sehr ähnlich (deswegen als *„primary like"* bezeichnet). Aber schon im **dorsalen Nucleus cochlearis** befinden sich neuronale Netzwerke, die bestimmte Eigenschaften des Schallreizes herausrechnen, etwa Anfang oder Ende eines Reizes, Frequenzveränderungen, oder die über laterale Inhibition die spektralen Einzelkomponenten betonen. Die Ausgänge dieser Neurone gelangen direkt oder indirekt in den **Colliculus inferior**, der aus mehreren Schichten aufgebaut ist. Diese Schichten repräsentieren Frequenzbereiche (Tonotopie). Andererseits werden hier aber auch zeitliche Strukturen eines Schallreizes ausgewertet und verarbeitet, also Auswertungsschritte zur Periodizitätsanalyse durchgeführt. Die Kerngebiete des zentralen auditorischen Systems integrieren aber auch Informationen aus anderen Sinnessystemen. Die Zellen des Colliculus inferior erhalten Eingänge aus dem somatosensorischen Kortex. Verbindungen vom Colliculus inferior zum Colliculus superior generieren eine koordinierte Abbildung des visuellen, taktilen und akustischen Raumes. Im frühen Kindesalter lernen wir, diese verschiedenen sensorischen Raumabbildungen miteinander zur Deckung zu bringen, sodass etwa ein Wecker genau dort gefunden wird, wo der akustische Eindruck ihn lokalisiert (s. u.).

Über das **Corpus geniculatum mediale** im Thalamus werden die vorverarbeiteten Signale an die primäre Hörrinde weitergegeben, die schließlich die endgültige **Mustererkennung** vornimmt. Dabei bleibt bis zur primären Hörrinde grundsätzlich die tonotope Organisation erhalten. Allerdings zeigen einzelne kortikale Neurone sehr unterschiedliche und spezialisierte Reaktionen auf Schallreize. Die Aktivität kortikaler Neurone kann die Tonhöhe, den Schalldruckpegel, den Beginn, das Ende oder die Dauer eines Tons repräsentieren. Aber auch komplexe Schallmuster wie Frequenz- oder Intensitätsveränderungen und bestimmte spektrale Zusammensetzungen der Schallreize werden durch spezialisierte Neurone repräsentiert. Manche Neurone reagieren nur auf bestimmte Laute wie zum Beispiel Klick-Laute. Diese Komponenten eines Schallreizes sind insbesondere in arteigenen Lauten oder in der Sprache enthalten. So reagieren kortikale Neurone auch häufig nur auf solche Lautgebilde, Sprachelemente usw., die freilich erst im Verein mit weiteren kortikalen Feldern interpretiert werden können. Insbesondere das menschliche Gehirn stellt äußerst leistungsfähige Analysesysteme zur Verfügung (S.976), die bei Sprach- und Musikanalyse eingesetzt werden.

▶ **Räumliches Hören.** Eine im Alltag sehr wichtige Leistung unserer zentralen auditorischen Verarbeitung ist die Lokalisation von Schallquellen. Wenn wir eine Straße überqueren, ist es wichtig festzustellen, in welcher Richtung und in welcher Entfernung sich die Schallquelle befindet. Man unterscheidet dabei die Lokalisation einer Schallquelle in horizontaler und vertikaler Richtung. Wegen der für den Menschen im Alltag größeren Bedeutung der horizontalen Schalllokalisation soll dies hier näher betrachtet werden. Grundlage für die horizontale Schalllokalisation ist das binaurale Hören. Jedes Innenohr ist durch die wechselseitige Verschaltung auf mehreren Ebenen mit beiden Gehirnhälften verbunden. Kann man nur mit einem Ohr hören, ist die Lokalisation einer Schallquelle in der Horizontalebene schwierig. Bei beidseitigem Hören erreicht der Schall aus einer Quelle das nähere Ohr wegen der endlichen Schallgeschwindigkeit immer etwas früher und etwas lauter als das Gegenohr. Dadurch entstehen interaurale Intensitäts- und Laufzeitdifferenzen, solange die Schallquelle nicht zentral vor dem Hörer positioniert ist (0°). Die interauralen Intensitäts- und Laufzeitdifferenzen sind am größten, wenn die Schallquelle genau seitlich lokalisiert ist (90°). Dann beträgt die interaurale Laufzeitdifferenz etwa 0,6 ms (20 cm Abstand zwischen den Ohren, Schallgeschwindigkeit 335 m/s). Interaurale Intensitätsdifferenzen entstehen vor allem durch den Schallschatten des Kopfes. Die Richtung der Schallquelle wird bei niedrigen Frequenzen überwiegend durch die Laufzeitdifferenzen, bei hohen Frequenzen durch die Intensitätsdifferenzen bestimmt. Beide Mechanismen bilden die Grundlage für die sog. **Duplex-Theorie** der Schalllokalisation. Die Neurone der medialen bzw. lateralen oberen Olive werten mit Hilfe ihrer binauralen Eingänge diese geringen **Intensitäts-** und **Laufzeitunterschiede** aus. Dabei können noch Intensitätsunterschiede von nur 1 dB und Laufzeitunterschiede von nur 0,02 ms erkannt werden. Dank dieser hohen Empfindlichkeit gelingt es, die Abweichung einer Schallquelle von der Mittellinie (0°) bereits ab 3 Grad festzustellen (nach [2]).

Im Ergebnis bedeutet dies, dass einzelne Neurone der oberen Olive mit ihrer Aktivität eine definierte interaurale Laufzeitdifferenz bzw. Intensitätsdifferenz repräsentieren. Dafür müssen aber beispielsweise in der oberen Olive Laufzeitdifferenzen mit der Zeitauflösung von 0,02 ms registriert werden können. Ein Erklärungsmodell geht davon aus, dass ein gegebenes Neuron der oberen Olive nur Aktionpotenziale generieren kann, wenn zur gleichen Zeit (koinzident) erregende postsynaptische Antworten (EPSPs) (S. 120) aus ipsilateralen und kontralateralen Eingängen generiert werden. Da die Leitungswege und damit die Leitungszeiten für die beiden Eingänge verschieden sind, können diese die interaurale Laufzeitdifferenz genau repäsentieren. Die Neurone der oberen Olive sind räumlich so organisiert, dass sie die jeweiligen unterschiedlichen Differenzen der Leitungszeiten von ipsi- und kontralateralen Eingängen (Verzögerungslinien, engl. *delay lines*) und damit die interaurale Laufzeitdifferenz kodieren. Zusätzlich sind hemmende synaptische Eingänge, die disynaptisch über die contralaterale Seite generiert werden, an dieser in höchstem Maße zeitlich präzisen Signalverarbeitung beteiligt (siehe auch [7]).

Eine zusätzliche Rolle für das räumliche Hören spielt die **Ohrmuschel**, mit deren Hilfe wir oben und unten sowie vorne und hinten unterscheiden können, insbesondere im Bereich der Mittenebene, wo Laufzeit- und Intensitätsunterschiede gleich null sind. Dies beruht darauf, dass durch die Falten der Ohrmuschel verschiedene Schallfrequenzen unterschiedlich reflektiert bzw. durch Resonanz verstärkt werden. Zentrale Neurone werten diese minimalen Unterschiede aus.

Die Information über die räumliche Lokalisation einer Schallquelle wird in der Hörbahn an den **Colliculus superior** und den **Kortex** weitergegeben. Wie schon angedeutet, sind im Colliculus superior Karten des Hörraumes und des Sehraumes etabliert.

Das binaurale Hören hat aber noch eine weitere sehr wichtige Bedeutung: Die zwischen beiden Ohren bestehenden interauralen Zeit- und Intensitätsdifferenzen von

Schallsignalen verschiedener Ursprungsorte werden vom Gehirn auch dazu ausgenutzt, die **Hörbarkeit einer Schallquelle** bei Lärm (z. B. beim Gespräch in einer Kneipe) zu verbessern. Durch Rechenvorgänge wird die Stimme des augenblicklich interessierenden Sprechers herausgehoben, was die Hörbarkeit der Signale um bis zu 15 dB verbessern kann (sog. Cocktail-Party-Effekt).

Störungen des räumlichen Hörens treten auf bei beidseitiger **Schwerhörigkeit**, nur einseitig funktionsfähigem Ohr (einfach mal zuhalten!) oder einer einseitigen Läsion der primären Hörrinde. Eine beidseitige Läsion der primären Hörrinde würde zu funktioneller Taubheit führen. Eine einseitige Läsion schränkt hauptsächlich nur das räumliche Hören ein. Dies liegt wahrscheinlich an der starken kontralateralen Verschaltung des auditorischen Systems.

Zusammenfassung Kap. 18.7 bis 18.8

Innenohrpotenziale und zentralnervöse Schallverarbeitung

In der Klinik kann der Transduktionsprozess im Innenohr durch elektrophysiologische Prozesse verfolgt werden, indem man die **Mikrofonpotenziale** bzw. die **Summenaktionspotenziale** des Hörnervs registriert.

Die **Haarzellen** werden von den peripheren Fortsätzen der **Bipolarzellen** des **Ganglion spirale** innerviert. Deren zentrale Axone bilden den **Hörnerv**, der in den Nucleus cochlearis zieht. Im Hörnerv werden vorwiegend jene Nervenfasern aktiviert, die vom Ort des Schwingungsmaximums kommen. Die Aktivität im Hörnerv repräsentiert also eine **Frequenzanalyse** des Schallreizes. Der Schalldruckpegel und damit die Lautstärke eines akustischen Reizes werden durch die Frequenz der Aktionspotenziale in den individuellen Hörnervenfasern entlang der Basilarmembran codiert. Das zentrale auditorische System wertet die Eigenschaften eines Schallereignisses anhand des zeitlichen und räumlichen Musters der Aktionspotenzialaktivität in den Hörnervenfasern aus und interpretiert das Ergebnis als Frequenz (Tonhöhe) und Amplitude (Intensität). Efferente Projektionen vom oberen Olivenkomplex zu den äußeren Haarzellen modulieren den cochleären Verstärker und tragen zum Schutz vor Schädigung bei sehr lauten Schallereignissen bei. Die **zentrale Hörbahn** zieht vom Nucleus cochlearis über 5–6 Schaltstellen in die primäre Hörrinde im Temporallappen, von dort in sekundäre auditorische oder höhere Areale. Dabei bleibt auf allen Ebenen das Prinzip der Tonotopie erhalten. Die neuronale Analyse des Schallreizes, also die Mustererkennung, erfolgt in mehreren Schritten bis schließlich zum Sprachverständnis in höheren zentralen Arealen.

Auch das **räumliche Hören** kann nur über Rechenvorgänge im Gehirn bewirkt werden, wofür Laufzeit- und Intensitätsunterschiede an beiden Ohren und die Form der Ohrmuschel die Grundlage bilden.

18.9 Hörschäden und Hörprüfungen

18.9.1 Mittelohr- und Innenohrschäden

Langdauernder Schall von über 85 dB (A) führt im Laufe der Zeit zu Hörschäden, die man als **Schalltraumen** bezeichnet. Anfänglich erholt sich das Hörvermögen meist wieder (vorübergehender Schwellenanstieg, ***temporary threshold shift***, TTS). Später kommt es aber zu bleibenden Schäden (***permanent threshold shift***, PTS). Hörschäden sind die Folge integrierter Schallbelastungen aus Dauer und Intensität. Achtung: Ein geschädigtes Ohr regeneriert sich nicht! Das bedeutet, dass sich auch kleinere Hörschäden über die Lebenszeit anhäufen. Besonders traumatisch wirksam sind laute Impulsgeräusche (z. B. Schlagzeug, Hammerschläge), die oft schon nach wenigen Minuten bleibende Schäden verursachen. Deshalb ist die Lärmbelastung am Arbeitsplatz auch streng geregelt. Der mittleren Lärmbelastung eines Disco-Besuchs dürfte man am Arbeitsplatz allerdings nur wenige Minuten ungeschützt ausgesetzt sein. Eine weitere Quelle von Hörschäden durch Freizeitverhalten ist andauerndes Musikhören mit relativ hoher Schallintensität. Bei solchen Schallbelastungen kommt es zu Zerstörungen der Villi der äußeren Haarzellen, zu Haarzellverlusten, zu Störungen der Mikrozirkulation im Innenohr und zu einer Schädigung der afferenten Nervenendigungen unter den inneren Haarzellen durch hohe Transmitterausschüttung (Exzitotoxizität) (S. 126). Es resultiert ein **Innenohrschaden**.

Außer durch Schalltraumata können Innenohrschäden auch durch Medikamente wie Aminoglykosid-Antibiotika oder genetische Faktoren bedingt sein. Die sog. **Altersschwerhörigkeit** (**Presbyakusis**) ist teilweise ein Altersleiden, bedingt durch Verlust von Haarzellen im hohen Frequenzbereich. Zum anderen ist sie aber ein zivilisationsbedingter Lärmschaden!

Mittelohrschäden (Schallleitungsschäden) beziehen sich auf Trommelfell und Gehörknöchelchenkette. Die Schallübertragung ist entsprechend verschlechtert, z. B. bei **Mittelohrentzündungen**. Aber auch die mangelhafte Belüftung der Paukenhöhle durch Störungen der Tubenventilation (z. B. bei Schnupfen) verschlechtert die Schallleitung.

Ein besonders krasser Fall für eine Schallleitungsstörung ist die **Otosklerose**. Durch Umbauprozesse des Knochens im Bereich des ovalen Fensters kommt es zu einer Fixierung der Stapesfußplatte. Damit kommt die Schallübertragung praktisch völlig zum Erliegen. Die Erkrankung ist otochirurgisch aber gut zu therapieren. Der Stapes wird entfernt und durch eine Prothese ersetzt. **Retrocochleäre Schäden** haben als Ursache krankhafte Veränderungen der zentralen Hörbahn.

18.9.2 Audiometrische Verfahren

Audiometrie

Der wichtigste Funktionstest für das Gehör ist die **Schwellenaudiometrie.** Man prüft jedes Ohr einzeln mit Kopfhörern, also die **Luftleitung.** Dabei wird genau der Schalldruckpegel eingestellt, den die Testperson eben noch hört. Aus praktischen Gründen ist auf den Audiogrammformularen (▶ Abb. 18.14) die normale Hörschwelle als gerade Linie (0 dB) dargestellt. Nach *unten* wird aufgetragen, um wie viel man den Schalldruck gegenüber der Norm erhöhen muss, bis die Person den Ton hört. Dies ergibt den *Hörverlust*. Die **Knochenleitung** wird ähnlich geprüft, man setzt dafür statt des Kopfhörers einen Schwingkörper auf das Mastoid der Testperson.

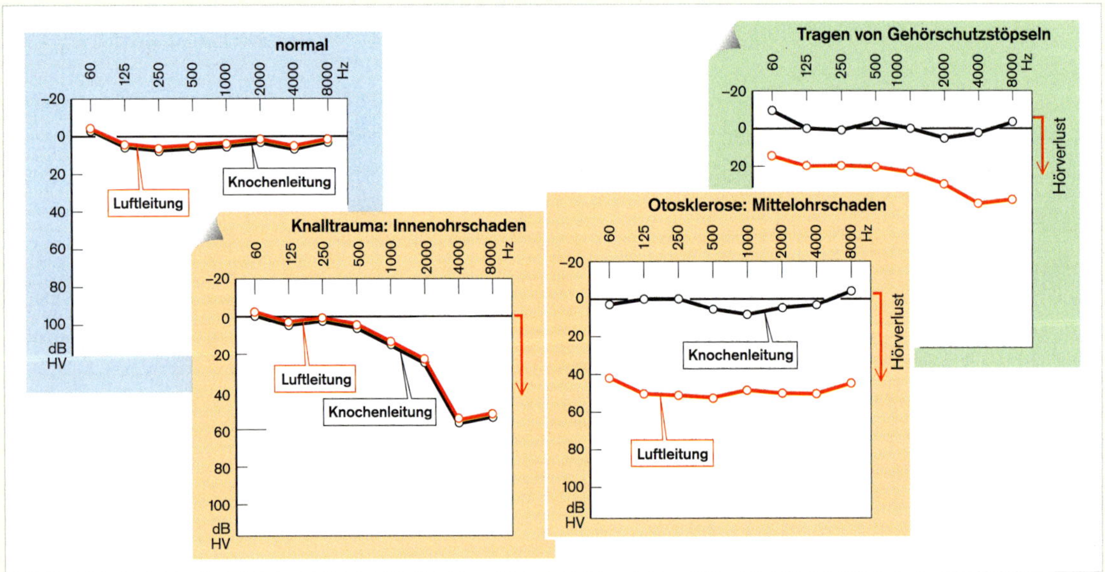

Abb. 18.14 **Schwellenaudiogramme** von normalen und geschädigten Ohren. Bei Innenohrschäden (z. B. Knalltrauma) sind die pathologischen Messwerte für Luft- und Knochenleitung gleich. Bei reinen Schallleitungsstörungen (z. B. Otosklerose) ist nur die Luftleitung verschlechtert. Rechts oben ist die Schutzwirkung guter Gehörschutzstöpsel bei einer gesunden Person gezeigt.

Die Prüfung von Luft- und Knochenleitung erlaubt eine Unterscheidung von Mittelohrschäden (**Schallleitungsstörungen**) einerseits sowie Innenohrschäden (**Schallempfindungsstörungen**) und **retrocochleären Schäden** andererseits. Bei Innenohr- und retrocochleären Schäden sind die Messwerte von Luft- und Knochenleitung im Audiogramm gleich, denn der Transduktionsprozess im Innenohr bzw. die zentrale Verarbeitung sind gestört. Dies ist unabhängig davon, auf welchem Weg der Schall an die Sinneszellen gelangt. Bei Mittelohrschäden hingegen ist nur die Schallübertragung durch das Mittelohr betroffen, also sind nur die Messwerte für die Luftleitung verschlechtert (▶ Abb. 18.14).

Neben den Hörschwellen gibt es die **Sprachaudiometrie**. Dabei werden den Testpersonen über ein Tonband genormte Worte angeboten und deren Verständnis geprüft. So gewinnt man Aufschluss über die Gesamtleistung des auditorischen Systems.

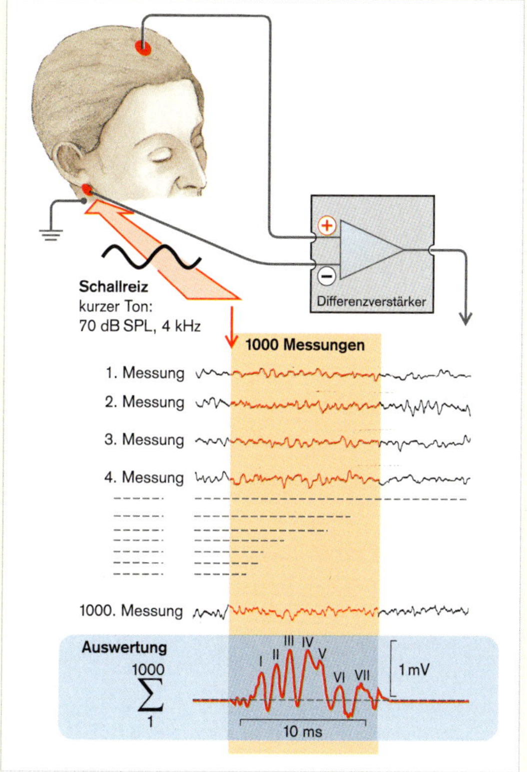

Abb. 18.15 Registrierung akustisch evozierter Potenziale. Das Elektroenzephalogramm wird zwischen Vertex und Ohrläppchen abgeleitet. Die Antworten auf 1000 Reize werden mit einem Computer summiert. Dabei mittelt sich die spontane EEG-Aktivität (schwarz) gegen 0, wogegen die auf jeden Reiz gleichen evozierten Potenziale (rot) sich addieren, dadurch größer und nach genügend vielen Summationsschritten sichtbar werden.

Stimmgabeltests

Beim **Rinne-Versuch** setzt man den Fuß einer schwingenden Stimmgabel auf das Mastoid einer Seite. Sobald die Person den Ton nicht mehr hört, hält man die Zinken der Stimmgabel vor das gleichseitige Ohr. Ein gesunder, aber auch ein innenohrgeschädigter Mensch, hört den Ton nun wieder (**Rinne positiv**), Menschen mit Schallleitungsstörungen aber nicht (**Rinne negativ**). Die Luftleitung ist bei Schallleitungsstörungen nämlich verschlechtert. Beim **Weber-Versuch** setzt man den Fuß der Stimmgabel auf die Mitte des Schädels. Bei einem Mittelohrschaden lateralisiert die Person den Ton auf das kranke (schwerhörige) Ohr, sie glaubt also, der Ton käme von dieser Seite. Menschen mit Innenohrschaden hören den Ton auf der gesunden Seite.

Die Erklärung für den Fall des Innenohrschadens liegt auf der Hand: Auf der geschädigten Seite wird der Ton leiser empfunden, das Gehirn interpretiert dies als Schallrichtung. Beim Schallleitungsschaden ist nicht nur der Schalltransport von außen nach innen, sondern auch der Schallabfluss von innen nach außen reduziert. Also erhalten die Sinneszellen im Falle eines Mittelohrschadens über Knochenleitung einen größeren Schallreiz. Außerdem sind auf der geschädigten Seite die Haarzellen auf einen geringeren Lärmpegel adaptiert, denn über das Mittelohr wird Störschall von außen schlechter transportiert. Die Rezeptoren sind also empfindlicher, die Lautstärkeempfindung nimmt zu, was wiederum als Richtungseindruck interpretiert wird.

Elektrophysiologische Verfahren

Schließlich besteht die Möglichkeit, mit Hilfe des Elektroenzephalogramms (EEG) (S. 985) **akustisch evozierte Potenziale** abzuleiten. Diese Signale sind sehr klein und nur durch Mittelung zahlreicher evozierter Einzelpotenziale darstellbar (▶ Abb. 18.15; vgl. Kap. 25.2.2) (S. 986). Von den dabei sichtbar werdenden zahlreichen Potenzialschwankungen werden die im Bereich von 2 – 12 Millisekunden nach dem Reiz auftretenden Potenziale dem Hörnerv und den auditorischen Kernen bzw. Leitungsbahnen des Hirnstamms (▶ Abb. 18.13a) zugeordnet. Die Welle I ist identisch mit dem Summenaktionspotenzial des Hörnervs. Die gute Zugänglichkeit großer Teile der zentralen Hörbahn im Bereich des Nackens ist ein Grund für die hohe Vulnerabilität beispielsweise bei Sportunfällen, mit Folge einer posttraumatischen Hyperakusis.

Die evozierten Potenziale werden zur Diagnostik **retrocochleärer Hörstörungen** herangezogen, wobei als Charakteristikum Formveränderungen und Latenzverschiebungen dienen. Das Verfahren nennt man ***evoked response audiometry*** (**ERA**, auch **BERA**). Auch die bereits erwähnten Verfahren der Messung otoakustischer Emissionen (OAE) oder der Trommelfellimpedanz werden zur Funktionsprüfung des Ohres herangezogen.

Weitere Symptome bei Innenohrschäden

Zu nennen ist das sog. **Recruitment**. Es besteht in einem unangenehm schnellen Anstieg der Lautheitsempfindung, sodass die Personen einerseits leise Geräusche nicht hören, andererseits lautere Geräusche schnell als quälend laut empfinden. Wahrscheinliche Ursache ist die zunehmende Rekrutierung von Hörnervenfasern. Die Intensitätsunterschiedsschwellen werden beim Recruitment geringer (S. 795).

Häufig sind Innenohrschäden auch von einem **Tinnitus** begleitet. Es handelt sich dabei um störende, z. T. quälende subjektive Empfindungen hoher Töne, für die sich objektiv keine Korrelate finden. Die genauen Ursachen sind unklar. Primäre Ursache des Tinnitus ist zunächst wohl ein Innenohrschaden, z. B. ein Explosionstrauma, durch den pathologische neuronale Aktivität entsteht. Daraus resultiert eine durch pathologische, neuronale Plastizität hervorgerufene Reorganisation im zentralen Hörsystem, die zur andauernden Aktivität der für diesen Ton kodierenden Neuronenpopulation und damit zur subjektiven Wahrnehmung dieses Tons führt. Es bestehen Ähnlichkeiten zum sog. Phantomschmerz (S. 774).

18.9.3 Hörgeräte und Cochlea-Implantate

Sofern Hörschäden nicht durch Mittelohrsanierung bzw. Mittelohrchirurgie zu behandeln sind, sind **Hörgeräte** das erste Mittel der Wahl. Sie verstärken den Schall und erregen so das Innenohr trotz Vorliegen von Hörverlusten.

Bei voller Ertaubung muss jedoch zu **Cochlea-Implantaten** gegriffen werden. Ihre Erfolge beruhen in erster Linie auf der Periodizitätsanalyse der elektrischen Reize. Cochlea-Implantate sind Elektroden, die man in das Innenohr von betroffenen Personen einpflanzt. Von außen wird von einem Sprachprozessor ein elektrisches Reizmuster erzeugt, das über ein induktives System an die Elektroden in der Scala tympani gebracht wird. Damit werden verschiedene Nervenfasergruppen des Hörnervs gereizt. Dieses Reizmuster ist den Folgen von Aktionspotenzialen angenähert, die im gesunden Ohr durch Schallreize ausgelöst werden. Die betroffenen Personen lernen durch neuronale Plastizität im zentralen auditorischen System die elektrische Reizung des Hörnervs als sinnvolle Hörempfindungen wahrzunehmen. Sie können wieder Sprache verstehen, sogar telefonieren. Ein somit künstlich erzeugter neuronaler Code bildet die Grundlage für hohe kognitive Leistung!

Zusammenfassung Kap. 18.9

Hörschäden und Hörprüfungen

Hörschäden können sowohl im **Mittelohr** (**Schalleitungsstörungen**) als auch im **Innenohr** (**Schallempfindungsstörungen**) ihre Ursache haben. Die diagnostische Unterscheidung gelingt mit dem **Stimmgabeltest** (nach Weber, nach Rinne) und der **Audiometrie**.

- Bei Innenohrschäden sind die Messwerte sowohl für Luft- als auch für Knochenleitung pathologisch.
- Bei Mittelohrschäden sind nur die Werte für Luftleitung verschlechtert.

Auch mit **elektrophysiologischen Methoden** können Hörstörungen näher charakterisiert werden.

18.10 Der periphere Sprechapparat

► **Hören und Sprechen.** Ohne Gehör können wir Sprache nicht verstehen, erlernen oder fehlerfrei produzieren. Unsere Sprachfähigkeit ist typisch für den Menschen und erst in der jüngeren Evolutionsgeschichte aufgetreten. Dabei sind im Kortex spezifische Sprachzentren wie das Broca-Areal (S. 976) entstanden, die in enger funktioneller Verbindung zu den Arealen des auditorischen Kortex stehen. Sprache muss von jedem Kind gelernt werden, auch die Muttersprache. Bereits im zweiten Lebenshalbjahr wird das Lallen eines Kindes abhängig vom Gehör. Es beginnt zu imitieren, wenn es Lohnenswertes hört. In dieser frühkindlichen Phase wird der Grundstein für eine kompetente Sprachbeherrschung gelegt. Kinder, die von Geburt an gehörlos sind, können keine Lautsprache erwerben, es sei denn, die Hörbehinderung wird frühzeitig diagnostiziert und durch Versorgung mit Hörgeräten oder Cochlea-Implantaten vom Kleinkindalter an behandelt. Die Alternative Taub-Stummheit bedeutet eine schwere Einschränkung der Lebensqualität, der sozialen Interaktion und der beruflichen Möglichkeiten. Denn Sprache ist das wichtigste Kommunikationsmittel innerhalb einer sozialen Gruppe.

Die Sprachsignale enthalten physikalische Charakteristika, denen wir eine bestimmte inhaltliche Bedeutung zugeordnet haben. Diesen „Code" können dann die Mitglieder einer Sprachgemeinschaft benutzen, um Nachrichten auszutauschen.

Die genannten Charakteristika werden an zwei verschiedenen Orten im Sprechapparat weitgehend unabhängig voneinander produziert. Es handelt sich zum einen um die **Stimme**, die im Kehlkopf gebildet wird. Zum anderen werden im Mund-Rachen-Raum Resonanzräume gebildet, deren Resonanzfrequenzen in der **Artikulation** die Grundlage von erkennbaren Sprachlauten (**Phonemen**) bilden.

► **Stimmbildung.** Den schematischen Aufbau des Kehlkopfes zeigt die ► Abb. 18.16. Er liegt am oberen Ende der Trachea und ist aus Knorpeln aufgebaut, die gegeneinander beweglich sind. Vom Schildknorpel zu den Aryknorpeln spannen sich die **Stimmbänder**, die zwischen sich einen Spalt freilassen, die Stimmritze oder **Glottis**. Durch die Glottis muss die Luft sowohl beim Atmen als auch beim Sprechen hindurchtreten. Die Kehlkopfmuskulatur kann die Weite der Glottis beeinflussen. Aus der Zugrichtung der Muskeln ergibt sich, dass der M. crico-arytaenoideus posterior (Posticus) die Glottis erweitert. Dabei rotieren die Aryknorpel auf dem Ringknorpel und ziehen dadurch die Stimmbänder auseinander. Die Öffnung ist vor allem beim Atmen nötig. Dagegen wird die Stimmritze verengt durch die Mm. crico-arytaenoidei laterales, die die Aryknorpel in die Gegenrichtung rotieren, sowie die Mm. arytaenoidei, die sie aneinander ziehen. Schließlich kann die Spannung der Stimmbänder durch die Mm. vocales erhöht werden, die in den Stimmbändern selbst liegen, sowie durch den M. cricothyreoideus, der den Schildknorpel nach vorne kippt.

Beim Sprechen und Singen schwingen die Stimmbänder. Die Kehlkopfmuskeln nähern sie zunächst einander, und die Exspirationsluft muss jetzt durch den verengten Spalt der Glottis strömen. In dieser Verengung ist die Strömungsgeschwindigkeit höher als in der Trachea. Nach den Gesetzen von **Bernoulli** (s. Lehrbücher der Physik) muss dort der Luftdruck kleiner werden. Dadurch werden die Stimmbänder noch näher aneinander geführt, und die Glottis schließt sich ganz. Jetzt ist die Strömungsgeschwindigkeit 0, und der beim Sprechen und Singen erhöhte Exspirationsdruck (400 – 600 Pa) drückt die Stimmbänder wieder auseinander; das Spiel beginnt von neuem. Diesen Vorgang nennt man **Phonation**.

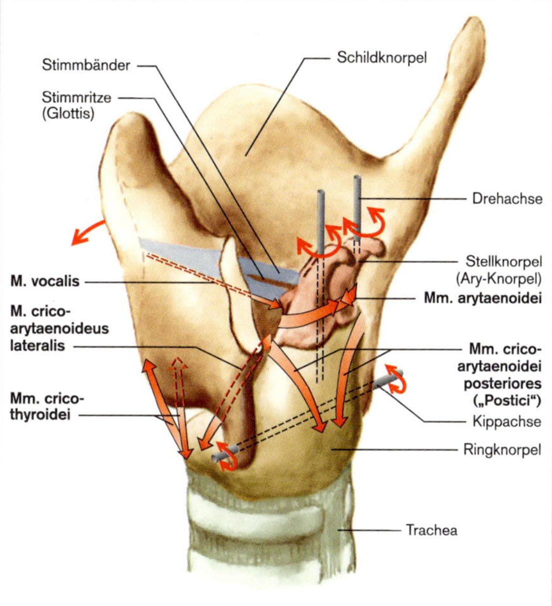

Abb. 18.16 Kehlkopfmuskulatur und ihre Funktion. Die Stimmbänder setzen an Fortsätzen der Aryknorpel an, die sich um eine Längsachse drehen können. Auch die Kippachse des Schildknorpels ist angedeutet.

Der ständig unterbrochene Luftstrom stellt einen Klang dar, der über Mund und Nase abgestrahlt wird. Man nennt ihn **Stimme**. Es ist leicht nachzuvollziehen, dass die Lautstärke des erzeugten Klanges vom erzeugten Exspirationsdruck abhängt. Die Höhe des Klanges wird durch die Länge und die Spannung der Stimmbänder bestimmt. Da ihre Spannung willkürlich beeinflussbar ist, kann man die Höhe der Stimme verändern, was besonders beim Singen von Bedeutung ist.

Unterschiede im Bau des Kehlkopfes und damit vor allem unterschiedliche Längen der Stimmbänder verursachen die Unterschiede zwischen Männer- und Frauenstimme und die verschiedenen Stimmlagen, **Bass, Tenor, Alt** und **Sopran**. Die Grundfrequenzen der Sprechlagen bei Männern liegen etwa im Frequenzbereich von 100 bis 160 Hz, bei Frauen etwa zwischen 200 und 390 Hz. Tiefe Bässe erreichen Grundfrequenzen von etwa 80 Hz, hohe Sopranstimmen 1000 Hz („hohes" c = 1097 Hz). Während des **Stimmbruchs** wird, vor allem bei Knaben, der Kehlkopf umgebaut, die Stimmbänder werden verlängert, und die hohe Kinderstimme geht verloren. Bei den berühmten Kastraten der Barockzeit wurde dieser Umbau verhindert. So behielten sie ihre hohe Stimme und entwickelten einen Tonumfang von 3 ½ Oktaven, wogegen der übliche Stimmumfang nur 1 ½ bis 2 ½ Oktaven beträgt.

► **Artikulation.** Der Mund-Rachen-Raum kann durch die Zunge, die Mundmuskulatur und die Stellung des Gau-

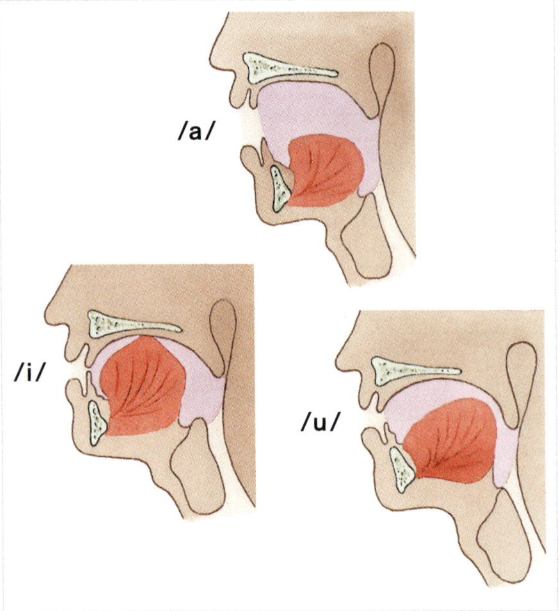

Abb. 18.17 Artikulationsstellungen im Ansatzrohr. Durch die verschiedenen Stellungen der Zunge entstehen unterschiedliche Räume mit verschiedenen Resonanzfrequenzen. Abgebildet sind die Zungenstellungen für die Bildung der Formanten der Vokale /a/, /i/ und /u/.

mensegels in seiner Konfiguration erheblich variiert werden. Das Zäpfchen kann den Nasen-Rachen-Raum vom Mund-Rachen-Raum sogar völlig abschließen. Die genannten Räume bezeichnet man als **Ansatzrohr**. Die Luft im Ansatzrohr wird durch die im Kehlkopf erzeugte Stimme zu Resonanzschwingungen angeregt, deren Frequenzen von der augenblicklichen Konfiguration abhängen, wie etwa die beim Anblasen einer Flasche entstehenden Resonanzfrequenzen je nach Füllung der Flasche unterschiedlich sind.

Bei jeder Konfiguration des Ansatzrohres, z. B. charakterisiert durch eine bestimmte Zungenstellung, entstehen also zwangsläufig **bestimmte Resonanzfrequenzen**, andere kommen nicht vor, können aber bei anderen Mund- oder Zungenstellungen auftreten. Den Vorgang nennt man **Artikulation**, die bei einer bestimmten Konfiguration auftretenden Resonanzfrequenzen **Formanten**. Diese sind die physikalischen Parameter, die Sprachlaute, z. B. **Vokale**, charakterisieren (▶ Abb. 18.17). So interpretieren wir in einem Sprachlaut enthaltene Formantfrequenzen von 800 – 1100 Hz als ein /a/. Das gleichzeitige Auftreten von Frequenzen von 200 – 400 Hz, 1900 – 2100 Hz und 3000 – 3200 Hz hören wir als /i/, Frequenzen von 300 – 500 Hz als /u/. Neben den Vokalen gibt es **Konsonanten**, die als Reibelaute oder Explosionslaute an einer Verengung (z. B. /w/ an den Lippen) bzw. durch plötzliches Öffnen eines Verschlusses (z. B. /p/) entstehen. Bei den Nasalen (z. B. /n/) ist der Nasenraum an das Ansatzrohr angekoppelt, da das Zäpfchen dabei den Rachen nicht verschließt.

Zum einwandfreien Sprechen bedarf es selbstverständlich auch einer genauen Koordination von Atmung, Kehlkopfmuskulatur, Zungen- und Mundmuskulatur und einer ständigen Überprüfung durch das Gehör. Die Sprachproduktion nimmt vom **Broca-Sprachzentrum**, meist links im Gyrus frontalis gelegen, ihren Ausgang und wird von dort koordiniert.

Klinisch unterscheidet man Sprechstörungen und Sprachstörungen. Sprechstörungen sind im wesentlichen **Dysarthrien**, Beeinträchtigungen des Sprechens aufgrund einer Störung des am Sprechen beteiligten motorischen Systems. Dysarthrien können durch verschiedene neurologische Erkrankungen ausgelöst werden wie z. B. durch Schlaganfall oder zerebelläre Ataxien und treten daher gemeinsam mit anderen Symptomen der Erkrankung auf. Zerebelläre Dysfunktionen (S. 919) können die feinmotorische Steuerung des Sprechapparates beeinträchtigen und zu Artikulationsstörungen führen. Dies ist übrigens die Erklärung für das Lallen von Betrunkenen (die interessanterweise häufig noch deutlich singen können). Lähmungen der Kehlkopfmuskulatur, z. B. durch Läsion des N. laryngeus recurrens (**Recurrensparese**) bei Schilddrüsenoperationen, behindern Atmung und Stimmbildung und können bis zur **Aphonie** (Stimmlosigkeit) führen. Stimmbildung und Artikulation sind zwar grundsätzlich voneinander unabhängig, aber viele Dysarthrien repräsentieren Mischformen.

Sprachstörungen bezeichnet man auch als **Aphasien**. Sie sind multimodale Störungen des Sprachsystems und beeinträchtigen beispielsweise die Sprachproduktion durch eine Läsion des Broca-Areals. Die Sprache wird agrammatisch (**motorische Aphasie**) (S. 976).

Zusammenfassung Kap. 18.10

Der periphere Sprechapparat

Hören und Sprechen sind beim Menschen aufeinander bezogen. Die Sprachproduktion beruht auf zwei Mechanismen, der Stimmbildung (Phonation) und der Artikulation.

Die **Stimmbildung** geschieht im Kehlkopf, wo durch Spannungsänderungen in den Stimmbändern Klänge verschiedener Grundfrequenz erzeugt werden.

Die **Artikulation** resultiert aus Resonanzen im Mund – Rachenraum. Diese Räume (sog. Ansatzrohr) können ihre Konfiguration in weitem Umfang verändern. Die so anregbaren unterschiedlichen Resonanzfrequenzen charakterisieren als Formanten unsere Sprachlaute, z. B. die Vokale.

Sprechstörungen sind **Dysarthrien**, die Artikulation und Stimmbildung betreffen können. Bei Lähmungen der Stimmbänder (**Recurrensparese**) entsteht eine **Aphonie**.

Die Sprachproduktion wird vom **Broca-Sprachzentrum** initiiert. Bei Störungen dieser Region entsteht eine Sprachstörung, eine **motorische Aphasie**.

18

Zum Weiterlesen...

[1] Ashmore J. Biophysics of the Cochlea – Biomechanics and Ion Channelopathies. Brit Med Bull. 2002; 63: 59 – 72.

[2] Bear MF, Connors BW, Paradiso MA. Neuroscience. Exploring the Brain. 4th edition. Walters, Kluwer, Health; 2015.

[3] Dallos P, Fakler B. Prestin, a new type of motor protein. Nature. 2002; 3: 104–111.

[4] Evans EF, Klinke R. The effects of intracochlear and systemic furosemide on the properties of single cochlear nerve fibres in the cat. J Physiol. 1982; 6: 409–427.

[5] Hibino H, Kurachi Y. Molekular and physiological Bases of the K^+- circulation in the mammalian inner ear. Physiology. 2006; 21: 336–345.

[6] Klinke R. Hören lernen – die Bedeutung der ersten Lebensjahre. Sprache, Stimme, Gehör. 2008; 32: 6–11

[7] Leibold C, Grothe B. Schalllokalisation mit Mikrosekunden-Präzision bei Säugern: Was verstehen wir daran nicht? Neuroforum 2015; 21: 2–11.

[8] Maue H. 0 Dezibel +0 Dezibel = 3 Dezibel. Grundbegriffe und quantitative Erfassung des Lärms. 9. Aufl. Berlin: Erich Schmidt; 2009.

[9] Møller AR. Hearing. 2nd edition. New York: Academic Press; 2006.

[10] Moore BCJ. An Introduction to the Psychology of Hearing. Amsterdam: Academic Press; 2003.

[11] Mrowinski D, Scholz G. Audiometrie 3. Aufl. Stuttgart: Thieme; 2006.

[12] Nin F, Hibino H, Murakami S, Suzuki T, Hisa Y, Kurachi Y. Y Computational model of a circulation current that controls electrochemical properties in the mammalian cochlea. Proc Natl Acad Sci U S A. 2012; 23:9 191–9196.

[13] Oertel D, Fay RR, Popper AN. Integrative Functions in the Mammalian Auditory Pathway. New York: Springer; 2001.

[14] Safieddine S, El-Amraoui A, Petit C. The auditory hair cell ribbon synapse: from assembly to function. Annu Rev Neurosci. 2012; 35:509–528.

[15] Wendler J, Seidner W, Eysholdt U. Lehrbuch der Phoniatrie und Pädaudiologie 4. Aufl. Stuttgart Thieme 2005.

Danksagung

Der Verfasser dankt Herrn Prof. Dr. med. R. Klinke (†), der dieses Kapitel begründet und für dessen Neugestaltung eine unverzichtbare Voraussetzung geschaffen hat.

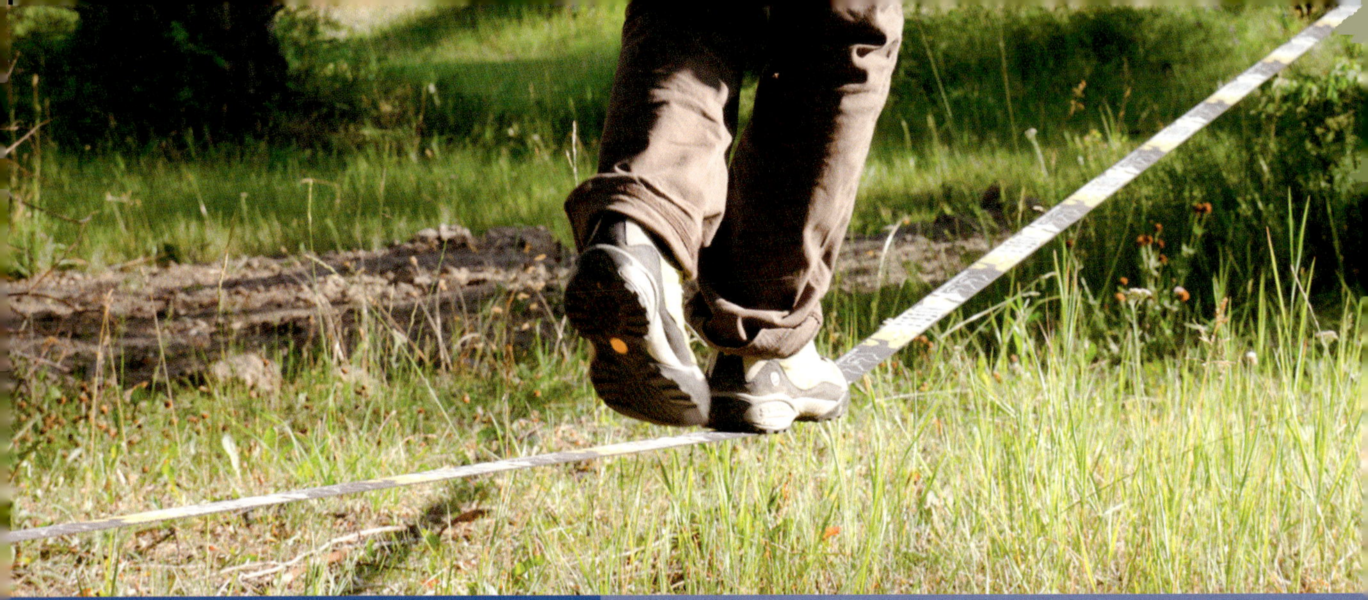

Kapitel 19

Gleichgewichts-, Lage- und Bewegungssinn

19 Gleichgewichts-, Lage- und Bewegungssinn

Jörg Geiger

19.1 Vertigo

B

Laura M., 32 Jahre, sucht ihren Hausarzt auf. Sie leidet unter starken Schwindelgefühlen; ihr ist übel. In der Senkrechten verspürt sie eine ständige Fallneigung zu einer Seite. Entsprechend kann sie nur schwer geradeaus laufen. Dem Hausarzt fallen bei genauer Inspektion unphysiologische, spontane Augenbewegungen in horizontaler Richtung auf, sog. Nystagmen. Obwohl die Symptome von Frau M. sehr gut zu einer einseitigen Störung des Vestibularorgans im Innenohr passen und solche Störungen auch häufige Ursachen für das Auftreten von Schwindel sind, führt der Hausarzt eine ausführliche Anamnese durch. Dadurch kann er kardio-vaskuläre und akute zentralnervöse Störungen, wie beispielsweise eine Durchblutungsstörung des Hirnstamms, als Ursachen für den Schwindel (Vertigo) bei Frau M. ausschließen. Da keine akute Bedrohung für das Leben von Frau M. vorliegt und die genaue Differenzialdiagnose von Schwindel schwierig ist, überweist der Hausarzt Frau M. an die Schwindelsprechstunde der örtlichen HNO-Klinik.

Neben den klassischen Sinnessystemen verfügen wir über einen weiteren Sinn, dessen wir uns häufig erst dann bewusst werden, wenn wir ihn überfordern oder er wie oben beschrieben durch Krankheit ausfällt. Es handelt sich um den Gleichgewichts-, Lage- und Bewegungssinn. Bei Bewegungsanforderungen, für die wir nicht angepasst sind, wie Schifffahrt bei schwerem Seegang, Karussell fahren, stark beschleunigende Aufzüge oder gar Schwerelosigkeit im Weltall reagieren wir eventuell mit Schwindel und Übelkeit. Dafür verantwortlich ist dann eine unphysiologische Stimulation des vestibulären Systems, eines multimodalen Sinnessystems. Dieses verarbeitet Informationen aus den Vestibularorganen, spezialisierten Sinnesorganen, die beidseitig in den Innenohren lokalisiert sind, aus dem visuellen System und der Propriozeption. Die Integration dieser verschiedenen Sinneswahrnehmungen lässt unseren Gleichgewichts-, Lage- und Bewegungssinn entstehen.

19.2 Aufgaben des vestibulären Systems

Die Hauptaufgaben des vestibulären Systems sind die (bewusste) Wahrnehmung von Bewegungen und Position im Raum, die Aufrechterhaltung des Körpergleichgewichts unter statischen und dynamischen Bedingungen, z. B. beim Stehen und beim Laufen, und die Stabilisierung der visuellen Wahrnehmung bei Bewegung (Kontrolle der Blickmotorik). Das vestibuläre System erfüllt diese Aufgaben durch seine beiden funktionellen Komponenten: die peripheren Vestibularorgane und das zentrale vestibuläre System, welches essenziell peripher vestibuläre, visuelle und propriozeptive Information integriert und verarbeitet.

19.3 Physiologie des peripheren Vestibularorgans

19.3.1 Aufbau des Vestibularorgans

Das Gleichgewichtsorgan liegt wie die Cochlea im Felsenbein und bildet das **vestibuläre Labyrinth** (▶ Abb. 19.1). In einem knöchernen Hohlraumsystem (knöchernes Labyrinth) ist ein häutiges System, das **häutige Labyrinth** aufgehängt, das den eigentlichen Sinnesapparat darstellt. Es ist mit einer Flüssigkeit, der **Endolymphe**, gefüllt und wird von einer andersartigen Flüssigkeit, der **Perilymphe**, umspült. Die Zusammensetzung dieser beiden Flüssigkeiten stimmt weitgehend mit derjenigen der cochleären Lymphen (S. 789) überein, d. h., die Endolymphe ist kaliumreich, die Perilymphe natriumreich. Vestibuläre und cochleäre Peri- bzw. Endolymphräume stehen miteinander in Verbindung (▶ Abb. 19.1). Die Perilymphräume werden über den Ductus perilymphaticus in die Subarachnoidalräume drainiert. Die vestibuläre Endolymphe wird von Zellen in den Wänden des häutigen Labyrinths sezerniert. Ihre Resorption erfolgt im Saccus endolymphaticus. Das Epithel, das die Endolymphe sezerniert, ist einfacher als die Stria vascularis im Innenohr aufgebaut. Daher entsteht im Labyrinth kein oder nur ein geringes Potenzial zwischen Endolymphe und Perilymphe, das die Rezeptorströme in den Sinneszellen unterstützt (endocochleäres Potenzial) (S. 789).

Das häutige Labyrinth umfasst zwei **Makulaorgane** (**Macula sacculi** und **Macula utriculi**) und drei **Bogengänge**, den horizontalen sowie den vorderen und hinteren vertikalen Bogengang. Macula sacculi und Macula utriculi stehen etwa senkrecht aufeinander, wobei die Macula utriculi bei aufrechter Kopfhaltung etwa horizontal liegt. Die fast kreisförmigen Bogengänge sind ebenfalls in drei senkrecht aufeinander stehenden Ebenen angeordnet (▶ Abb. 19.1). Die „horizontalen" Bogengänge liegen nicht genau horizontal, sondern ihre vorderen Ränder sind um ca. 30 Grad angehoben.

Makulaorgane und Bogengangsorgane enthalten in spezialisierten Bereichen ein **Sinnesepithel**, das sich aus einigen tausend Haarzellen und Stützzellen aufbaut. Wie bei den cochleären Haarzellen tragen die Haarzellen an ihrer freien Oberfläche feinste **Stereovilli**, etwa 60 bis 100 an der Zahl. Zusätzlich tragen die Haarzellen des Vestibularorgans aber auch noch ein langes **Kinozilium**.

Die Villi und das Kinozilium ragen in eine gallertige Membran aus Mukopolysacchariden, die das Sinnesepithel bedeckt. Bei den Makulaorganen enthält diese Membran zusätzlich Calciumcarbonat in Form kleiner Kalzitkristalle, die man **Otolithen** (d. h. Ohrsteinchen) nennt. Diese Kristalle erhöhen die spezifische Dichte der Membran (**Otolithenmembran**) beträchtlich (Dichte ca. 2,2 gegenüber der Dichte der Endolymphe von ca. 1,0).

Die Gallerte über dem Sinnesepithel der Bogengangsorgane nennt man **Cupula**. Sie setzt an der Crista ampullaris an. Die Cupula ist ein fahnenförmiges Gebilde, das keine Kalzitkristalle enthält. Deswegen besitzt die Cupula dieselbe spezifische Dichte wie die umgebende Endolymphe. Am oberen Ende ist die Cupula an das Dach der Bogengangswand flüssigkeitsdicht angeheftet.

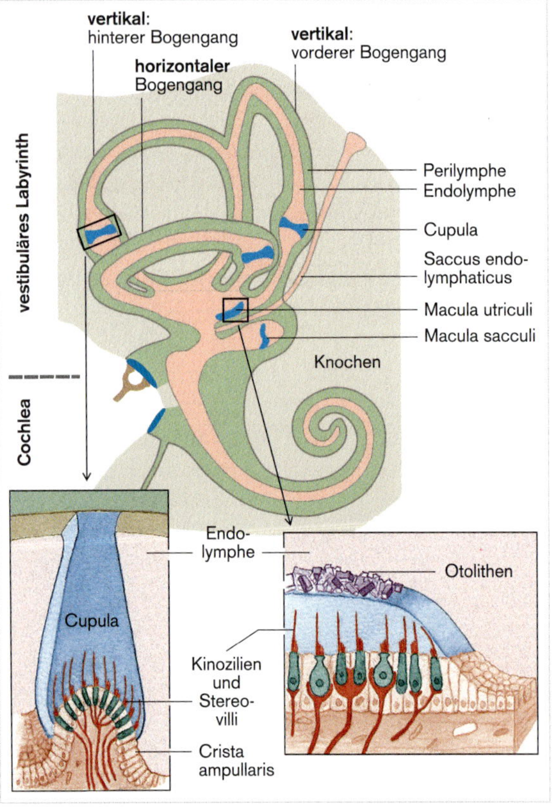

Abb. 19.1 Schema des Labyrinths im Innenohr (rechtes Labyrinth von lateral vorne). Die Endolymphe (rot) und die Perilymphe (grün) des vestibulären Labyrinths und der Cochlea stehen miteinander in Verbindung.

Die vestibulären Haarzellen kommen in zwei morphologisch unterschiedlichen Typen vor, die sich in ihrer Funktion aber nicht grundsätzlich unterscheiden. Wenn man davon absieht, dass diese Haarzellen zusätzlich ein Kinozilium tragen, ähneln sie den cochleären Haarzellen. Die Spitzen der längeren Stereovilli sind über feine Proteinfäden mit dem jeweils kleineren nächsten Villus verbunden. Diese sog. **Tip Links** sind auch im Vestibularorgan für den Transduktionsvorgang (S. 790) an den Rezeptorzellen verantwortlich.

Die Haarzellen des Vestibularorgans werden von den peripheren Fortsätzen der Neurone des **Ganglion vestibulare** (**Scarpae**) innerviert. Die zentralen Axone dieser Ganglienzellen bilden den **N. vestibularis**, der afferent zu den Vestibulariskernen (**Ncl. vestibulares**) läuft. Einige wenige seiner Fasern ziehen direkt ins Kleinhirn (direkte sensorische Kleinhirnbahn); Näheres zur funktionellen Anatomie des Kleinhirns s. Kap. 22.8 (S. 914).

Auch efferente Nervenfasern ziehen in das Sinnesepithel und bilden an den Haarzellen bzw. an den afferenten Nervenfasern Synapsen. Durch diese efferente Innervation wird die Empfindlichkeit der Rezeptoren zentral beeinflusst, möglicherweise besonders während aktiver Körperbewegungen.

In den Bogengangsorganen sind alle Haarzellen innerhalb eines Epithels so orientiert, dass alle Kinozilien in dieselbe Richtung zeigen. In den Makulaorganen gibt es Bereiche verschiedener Zellorientierungen, innerhalb derer aber eine feste Ordnung herrscht.

19.3.2 Der adäquate Reiz für die vestibulären Haarzellen

Die Signaltransduktion an vestibulären Haarzellen (S. 790) zeigt viele Gemeinsamkeiten mit Haarzellen in der Cochlea. Durch Zug der Tip Links und Auslenkung der Villi in Richtung Kinozilium werden mechanosensitive Transduktionskanäle geöffnet. Eine Auslenkung der Villi in entgegengesetzte Richtung führt zur Stauchung der Tip Links und einem Schließen der Transduktionskanäle. Durch die geöffneten Transduktionskanäle fließt ein Einwärtsstrom, vermittelt durch K^+-Ionen, der ein Rezeptorpotenzial generiert. Das reizstärkeabhängige Rezeptorpotenzial bedingt am basalen Pol der Haarsinneszelle die vesikuläre Freisetzung von Glutamat, das die afferenten Nervenfasern erregt. Im Unterschied zur Cochlea wird im Labyrinth die Signaltransduktion nicht durch ein nennenswertes Endolymphpotenzial verstärkt. Dennoch zei-

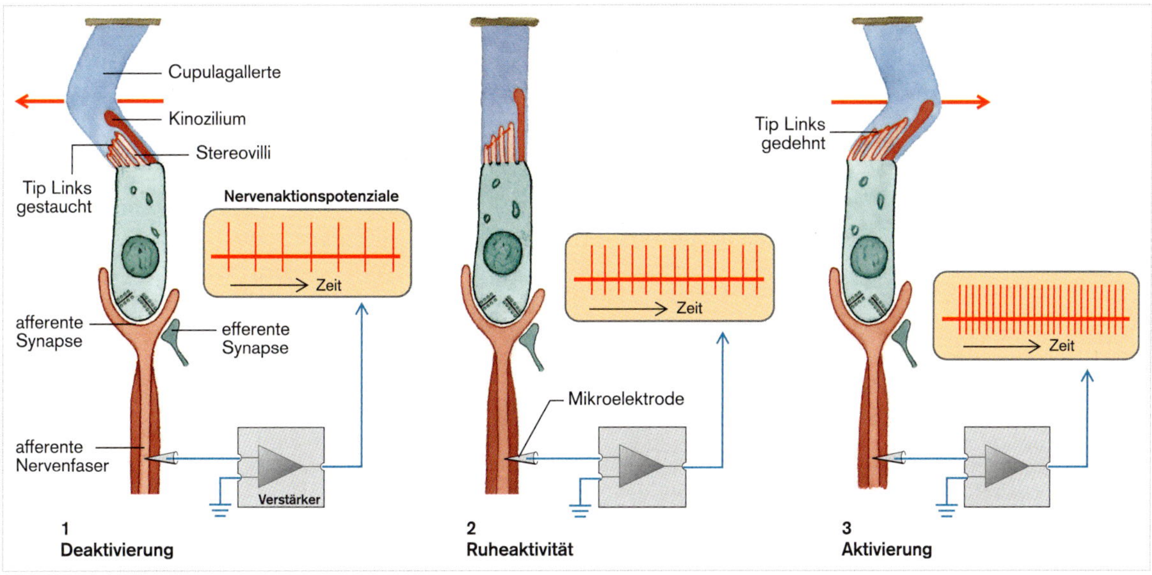

Abb. 19.2 Auslenkung der Stereovilli am Beispiel einer Cupula. In Ruhe nimmt die Cupula eine mittlere Stellung ein und die Stereovilli stehen aufrecht. Eine Mikroelektrode misst am afferenten Nerv eine mittlere Aktivität (**2**). Wird die Cupula in Richtung zum Kinozilium ausgelenkt, so nimmt die Aktivität in der afferenten Nervenfaser zu (**3**). Bei einer Cupulaauslenkung in die Gegenrichtung wird die afferente Nervenfaser deaktiviert, die Häufigkeit der Aktionspotenziale nimmt ab (**1**).

gen die afferenten Fasern eine hohe Ruheaktivität, die auf eine tonische Glutamatfreisetzung zurückzuführen ist, d.h. unter Ruhebedingungen sind Transduktionskanäle geöffnet. Durch Zug bzw. Stauchung der Tip Links kommt es über eine Steigerung bzw. Verringerung der Zahl geöffneter Transduktionskanäle zu einer De- bzw. Hyperpolarisation der Haarzellen und somit zu einer Zu- bzw. Abnahme der Glutamatfreisetzung. Dies führt zu einer bidirektionalen Modulation der Entladungsrate in afferenten Fasern (► Abb. 19.2). Dieses für Abweichungen sensible System erscheint optimiert für die kontinuierliche Auswertung von Lage- und Bewegungsinformation.

Grundsätzlich ist der Transduktionsmechanismus an den vestibulären Haarzellen für Makula- und Bogengangsorgane gleich. Dennoch besitzen beide Organtypen aufgrund des *vor* den Sinneszellen gelegenen sensorischen Apparates unterschiedliche Eigenschaften und Aufgaben.

► **Funktion der Makulaorgane.** Grundlage der Funktion der Makulaorgane ist die Einlagerung von Kalzitkristallen in die Otolithenmembran. Diese schwere Membran rutscht unter dem Einfluss der **Erdanziehung** (Gravitation) immer dann ein klein wenig über dem Sinnesepithel ab, wenn das Sinnesepithel dieser Makula sich nicht genau waagerecht befindet. Da Macula utriculi und Macula sacculi im Schädel etwa senkrecht zueinander angeordnet sind, wobei in normaler Kopfstellung die Macula utriculi fast waagerecht liegt, muss immer mindestens in einem Sinnesepithel die Otolithenmembran Scherkräfte auf die Bündel der Stereovilli ausüben.

Dementsprechend werden immer irgendwelche Haarzellen des Verbandes erregt bzw. gehemmt, je nachdem, ob an der betreffenden Haarzelle die Villi in Richtung des Kinoziliums oder vom Kinozilium weg gebogen werden. Die zugehörigen afferenten Nervenfasern melden durch ihre Aktivität den Erregungszustand der einzelnen Haarzellen an das Gehirn. Das zentrale vestibuläre System wertet die Aktivitäten aus, die bei jeder Schädelstellung unterschiedlich, aber für die jeweilige Stellung charakteristisch sind. So kann das Gehirn die jeweilige Stellung des Kopfes im Raum berechnen. Die Bereitstellung dieser Information ist die wichtigste Aufgabe der Makulaorgane.

Darüber hinaus werden die Otolithenmembranen natürlich auch durch jede andere Art von **Translationsbeschleunigungen** (Linearbeschleunigungen) über dem Sinnesepithel verschoben, also durch Anfahren oder Bremsen im Auto, im Fahrstuhl usw. Beim Bremsen im Auto rutscht ein beweglicher Gegenstand in ähnlicher Weise nach vorne, wie die Otolithenmembran sich über dem Sinnesepithel der Makulaorgane verschiebt. Die **Erdbeschleunigung** ist nichts anderes als eine ständig vorhandene und besonders starke Form einer Translationsbeschleunigung.

► **Funktion der Bogengangsorgane.** Da Cupula und Endolymphe die gleiche Dichte besitzen, reagieren die Cupulae der Bogengänge nicht auf Linearbeschleunigungen. Hingegen werden die Cupulae durch **Winkelbeschleunigungen** (Drehbeschleunigungen) aus ihrer Ruhelage ausgelenkt. Bei einer Drehbeschleunigung, die auf den Kopf einwirkt, werden die Wände der Bogengänge zwar wie

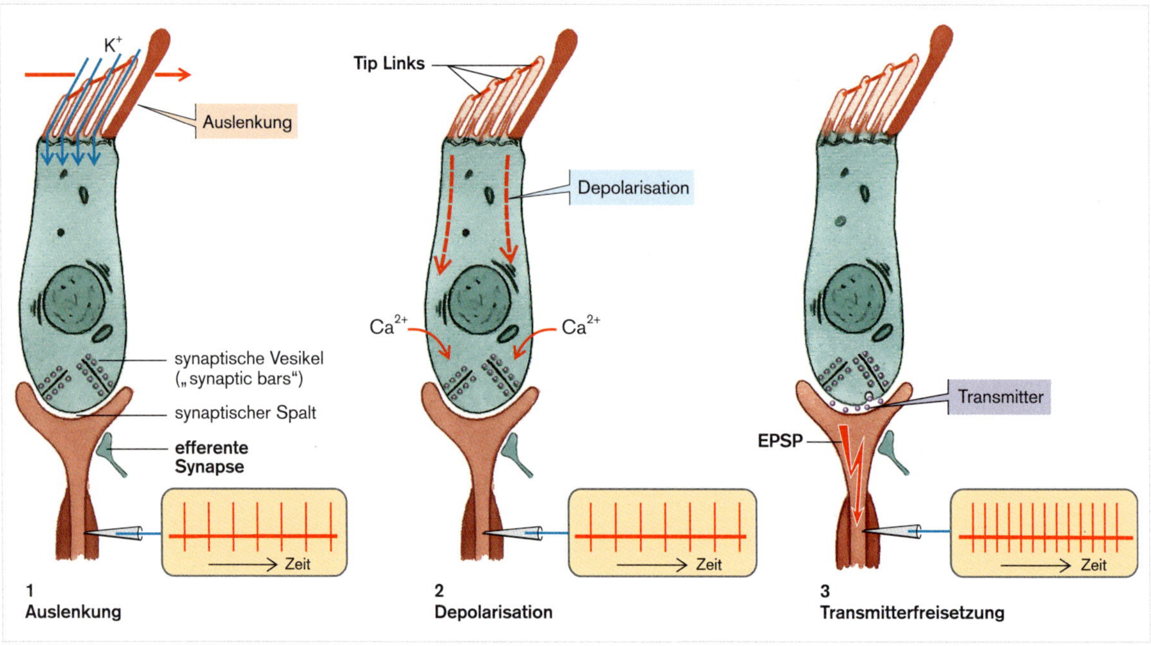

Abb. 19.3 Transduktionsvorgang in vestibulären Haarzellen. Eine Auslenkung der Stereovilli in Richtung auf das Kinozilium führt zu einer Dehnung der Tip Links. Dadurch werden Transduktionskanäle geöffnet. Endolymphatisches Kalium fließt in die Haarzelle (**1**). Der Einstrom depolarisiert die Zelle und führt über einen Einstrom von Calcium (**2**) zu einer Transmitterfreisetzung (**3**), die postsynaptisch an der afferenten Endigung EPSPs auslöst, welche die Aktivität der Nervenfasern erhöhen.

der Knochen von der Bewegung erfasst, die Endolymphe bleibt aber wegen ihrer Trägheit zunächst in Ruhe (▸ Abb. 19.4). Dadurch entsteht ein Druckunterschied zwischen beiden Seiten der Cupula. Durch diesen Druck wird die elastische Cupula entgegen der Drehrichtung ausgelenkt. Damit werden auch die Kinozilien und Stereovilli der Haarzellen abgebogen, die in die Cupulagallerte ragen. Dies führt zu einer adäquaten Reizung der Haarzellen (▸ Abb. 19.3).

Beim horizontalen Bogengang liegen im Sinnesepithel die Kinozilien auf der Seite des Utrikulus. Also werden bei einer *utrikulopetalen* Auslenkung (hin zum Utrikulus) die afferenten Nervenfasern aktiviert, bei einer *utrikulofugalen* (weg vom Utrikulus) hingegen wird die Entladungsrate reduziert. Eine Drehbeschleunigung nach links führt dadurch am linken horizontalen Bogengang zu einer Aktivierung der Nervenfasern, am rechten führt dieselbe Drehung zu einer Hemmung (s. ▸ Abb. 19.4 und ▸ Abb. 19.2). Umgekehrt führt eine Drehung nach rechts zu einer Aktivierung der Nervenfasern des rechten horizontalen Bogengangs. In den vertikalen Bogengängen ist die Orientierung der Haarzellen umgekehrt, weswegen hier eine utrikulofugale Auslenkung zu einer Aktivierung der Nervenfasern führt.

Da wir auf jeder Seite drei senkrecht aufeinanderstehende Bogengänge besitzen, können alle drei möglichen Rotationsebenen des Raumes erfasst werden. Dabei repräsentiert ein vorderer vertikaler Bogengang der einen Seite näherungsweise dieselbe Raumebene wie der hintere vertikale Bogengang der Gegenseite. Diese Paare sind also funktionell synergistisch. Das zentrale vestibuläre System wertet die Aktivität aus allen Bogengängen aus und berechnet daraus, welche Drehbeschleunigung auf den Kopf einwirkt.

Die geschilderten Bewegungen der Otolithenmembranen bzw. die Auslenkung der Cupula sind winzig. Cupulaauslenkungen in der Größenordnung von $^{1}/_{1000}$ Grad können die Aktivität der afferenten Nervenfasern bereits ändern.

Eine Besonderheit der Cupulamechanik muss noch erörtert werden: Normalerweise erregen wir die Bogengänge durch kurz dauernde Kopfbewegungen, die kürzer als 0,3 s andauern. Diese Bewegungen bestehen aus einer initialen Drehbeschleunigung, die direkt in eine Abbremsung übergeht. Bei dieser Art von physiologischen Drehbewegungen wird während der Beschleunigungsphase die Cupula in eine Richtung ausgelenkt und während der unmittelbar folgenden Verzögerung (negative Beschleunigung) wieder in die Ruhelage zurückgeführt. Deswegen entspricht bei kurz dauernden Drehbewegungen die Cupulaauslenkung nicht der Drehbeschleunigung, sondern näherungsweise der **Drehgeschwindigkeit**, auch wenn physikalisch betrachtet die **Beschleunigung** der wirksame Reiz ist! Entsprechend spiegelt bei kurz dauernden

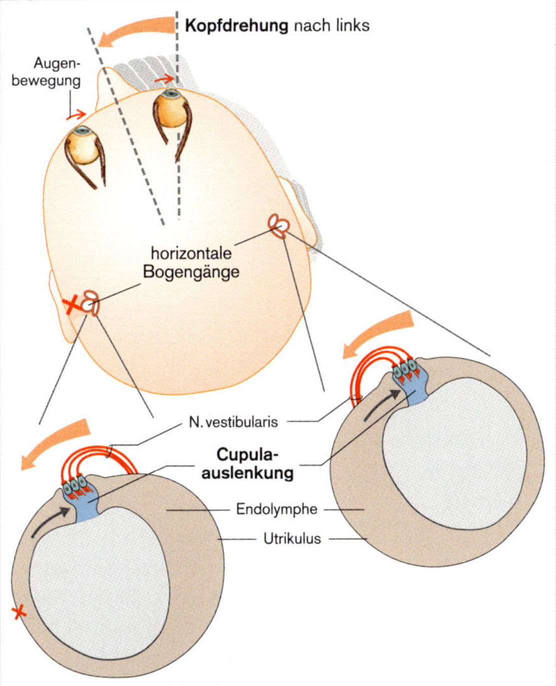

Abb. 19.4 Auslenkung einer Cupula im Schema. Bei Kopfdrehung (Pfeil) drehen sich auch die Bogengänge mit. Die Endolymphe bleibt jedoch wegen ihrer Trägheit zunächst in Ruhe und lenkt die Cupula in Gegenrichtung aus. Dies führt zu einer Abbiegung von Stereovilli und Kinozilium. Eine ähnliche Auslenkung entsteht, wenn man bei vertikal gestelltem Bogengang bei **X** den Bogengang erwärmt. Hierbei besteht die Ursache für den Druck auf die Cupula in der Abnahme der spezifischen Dichte der Endolymphe, die dann nach oben steigt. Die Abbildung zeigt ferner die durch die Drehung (oder bei Warmspülung) ausgelösten langsamen Augenbewegungen.

Drehbewegungen auch die neuronale Aktivität im Vestibularnerv näherungsweise den Verlauf der Drehgeschwindigkeit wider. Dementsprechend besitzen die Nervenfasern des Vestibularnervs nach Ende der kurzen Kopfbewegung wieder ihre Ausgangsaktivität.

Anders ist es bei unphysiologisch **lang dauernden Drehbewegungen**, z. B. auf einem Drehstuhl. Während der initialen Drehbeschleunigung wird die Cupula ausgelenkt. Beim Übergang einer beschleunigten in eine lang dauernde gleichförmige Drehbewegung verharrt die Cupula zunächst in ihrer ausgelenkten Position. Wegen ihrer Eigenelastizität schwingt sie aber mit einer Zeitkonstante von 5–6 s in ihre Ruhelage zurück, in der sie auch während der weiteren Drehung verbleibt. Wird nach lang andauernder gleichförmiger Drehung diese Drehung nun wieder gestoppt, wirkt die zum Bremsen notwendige negative Beschleunigung auf eine Cupula in Ruhelage ein. Diese wird daher zur **Gegenseite** ausgelenkt. Bei einem Stopp aus einer lang dauernden gleichförmigen Drehbewegung kommt es also wiederum zu einer Cupulaauslenkung und dementsprechend zu einer Aktivitätsänderung im Vestibularnerv. Wirkte die Andrehphase etwa auf die Fasern vom linken horizontalen Bogengang aktivierend, so wird beim Bremsen die Aktivität dieser Nervenfasern reduziert. Diese Aktivitätsänderungen werden natürlich vom ZNS ausgewertet und als Andrehung in Gegenrichtung fehlinterpretiert. Die Konsequenzen davon sind später (S. 827) beschrieben.

19.4 Das zentrale vestibuläre System

Das zentrale vestibuläre System integriert Informationen aus verschiedenen Sinnesorganen und -systemen: aus dem Vestibularorgan, dem visuellen System und der Propriozeption. Integrationsort sind vor allem die Nuclei vestibulares der Medulla oblongata.

19.4.1 Eingänge der Vestibulariskerne

Die Vestibulariskerne sind paarig in der Medulla oblongata angelegt. Auf jeder Seite gibt es vier Kerne, die sich anatomisch und funktionell voneinander abgrenzen: der Ncl. vestibularis superior (Bechterew), medialis (Schwalbe), lateralis (Deiters) und inferior (Roller). Über die primär afferenten Nervenfasern des N. vestibularis projizieren die Bogengänge vorwiegend in den oberen und medialen Kern, die Makulaorgane in den lateralen, medialen und unteren Kern (▶ Abb. 19.5a). Daneben ziehen in die Vestibulariskerne propriozeptive Afferenzen) insbesondere aus dem Halsbereich. Diese Verbindungen sind notwendig, um Signale über die Stellung des vom Rumpf unabhängig beweglichen Kopfes auszuwerten. Zusätzlich verarbeiten die Vestibulariskerne Informationen aus dem Neokortex, den Hirnstammarealen der Okulomotorik und dem Kleinhirn (▶ Abb. 19.5b). Insbesondere erhalten die Vestibulariskerne direkte (hemmende) Eingänge von Purkinje-Zellen aus dem Kleinhirn; zu den synaptischen Verschaltungen des Kleinhirns, s. Kap. 22.8 (S. 914).

Der multimodale Charakter unseres Bewegungssinns wird anhand einer bekannten vestibulären Täuschung veranschaulicht. Beim Blick aus dem Fenster eines stehenden Zuges in Richtung anderer auf den Nebengleisen im Bahnhof stehenden Zügen tritt eine Bewegungswahrnehmung auf, die das Fahren des eigenen Zuges anzuzeigen scheint. Erst mit Verzögerung bemerkt man, dass der eigene Zug steht und stattdessen der Zug aus dem Nachbargleis fährt. Diese vestibuläre Sinnestäuschung zeigt, dass unsere Erwartungshaltung in Verbindung mit einem visuellen Reiz eine Bewegungsempfindung auslösen kann, die Signale aus dem Vestibularorgan zunächst überschreibt. Grundlage ist die Konvergenz von Afferenzen verschiedener Modalitäten in Neuronen der Vestibu-

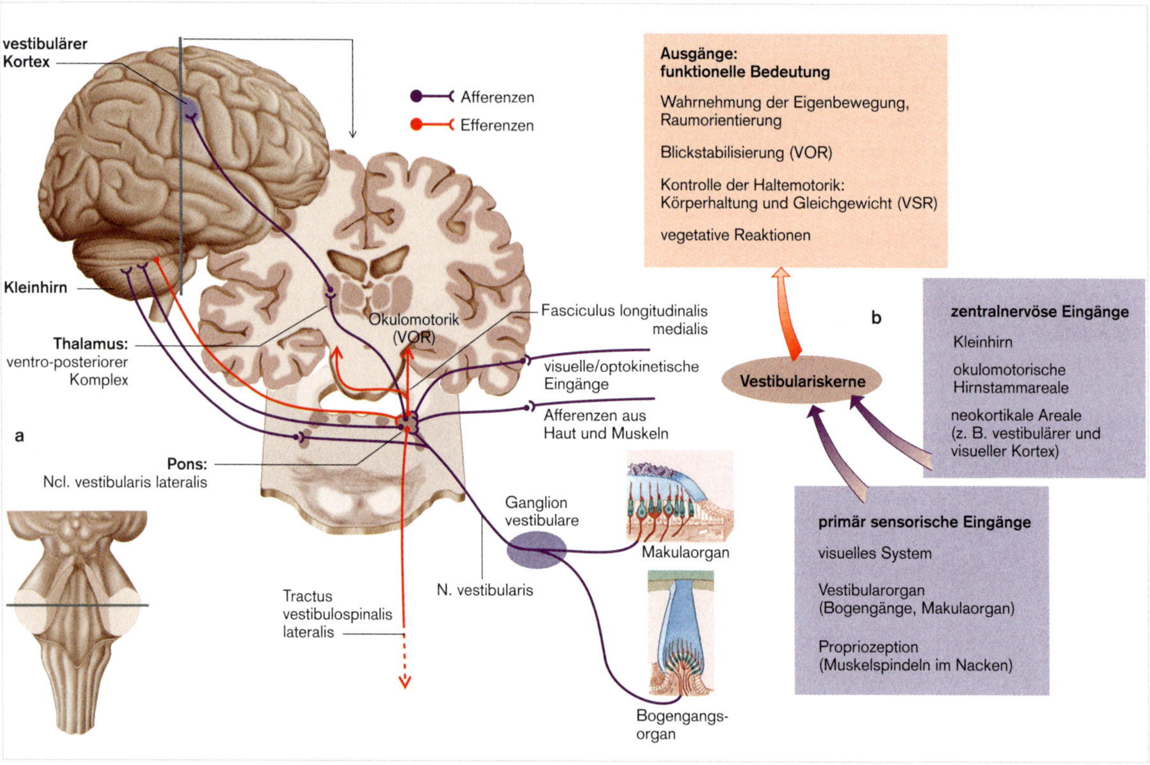

Abb. 19.5 Schema der Ein- und Ausgänge der Vestibulariskerne am Beispiel des Ncl. lateralis (Deiters).
a Vereinfachend sind die Eingänge über den N. vestibularis zu den Vestibulariskernen nur der rechten Seite sowie weitere Haupteingangs- und Ausgangssysteme dieser Seite dargestellt (nur exemplarisch). Auf der jeweils anderen Seite existieren entsprechend verschaltete Systeme, und die Kommissurfasern verlaufen reziprok.
b Multimodale Verschaltung der Vestibulariskerne und Beispiele ihrer funktionellen Bedeutung. VOR = vestibulooculärer Reflex; VSR = vestibulo-spinale Reflexe.

lariskerne (▶ Abb. 19.5), die die Information über die Eigenbewegung entwickeln. Experimentelle Studien in nichtmenschlichen Primaten entschlüsselten wichtige neurophysiologische Grundlagen.

In Registrierungen der Aktivität einzelner Neurone des Ncl. vestibularis wurde gezeigt, dass bei einem ausschließlich vestibulären Reiz auf einem Drehstuhl (Augen geschlossen) sowohl **Betrag** als auch **Richtung** der **Beschleunigung** der Kopfbewegung codiert werden, während die Aktivität bei anhaltender Rotation mit gleichbleibender Geschwindigkeit abklingt (▶ Abb. 19.6a). Wurde das gleiche Experiment mit zusätzlicher visueller Stimulation (Augen geöffnet) durchgeführt, änderte sich das Aktivitätsmuster. Nun wurde auch die Drehgeschwindigkeit nach der Beschleunigung anhaltend durch erhöhte Aktionspotenzialfrequenz codiert (▶ Abb. 19.6b). In einem dritten Experiment wurde eine Rotation der visuellen Umgebung um den Kopf bei unveränderter Kopfposition (sog. visuellen Stimulation) (S. 831) durchgeführt. Diese Stimulation bewirkte ein Aktivitätsmuster ganz ähnlich dem im Experiment auf dem Drehstuhl mit geöffneten Augen (▶ Abb. 19.6b, ▶ Abb. 19.6c). Demzufolge sind die Neurone der vestibulären Kerne an der Integration und **Summation** der Signale verschiedener sensorischer Afferenzen massgeblich beteiligt. Informationen aus dem visuellen System können dabei Signale aus dem Vestibularorgan dominieren. Diese **Schlussfolgerungen** gelten sowohl für die Signale aus dem Bogengangs- als auch für solche aus den Makulaorganen. Sie erklären darüber hinaus die häufige Empfindung von Eigenbewegung bei Betrachtung bewegter (vor allem großer) Objekte.

Unser Bewegungssinn benutzt also Informationen verschiedener Sinnesorgane, wobei eine erste Konvergenz in den vestibulären Kernen nachweisbar ist. Diese Konvergenz bewirkt, dass Zellen in den Vestibulariskernen über einen weiten Bereich exakt die momentane Kopfgeschwindigkeit in den drei Raumebenen kodieren. Normalerweise beruht die Spezifität eines Sinnessystems auf dem Bau der zugehörigen Rezeptoren, wobei die spezifische Sinnesempfindung mit einer Läsion verloren geht. Ausfall eines Auges führt zu Blindheit, Schädigung des Corti-Organs zur Schwerhörigkeit usw. Hingegen verlieren wir auch bei ein- und doppelseitiger Läsion des Labyrinths unseren Bewegungssinn nur teilweise, da Eingänge aus anderen Sinnessystemen noch aktiv bleiben.

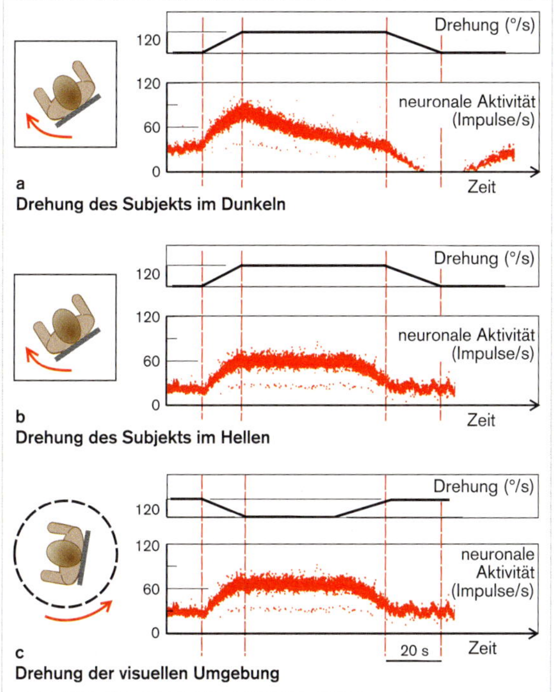

Abb. 19.6 Aktivität eines Neurons im Vestibulariskern, die vom horizontalen Bogengang aktiviert wird. In **a** wird das Subjekt im Dunkeln gedreht. In **b** wird das Subjekt im Hellen gedreht. In **c** wird nur die Umgebung um das ruhig sitzende Subjekt bewegt (drehbare Trommel). Angegeben sind die Entladungsraten des Neurons, die Geschwindigkeit des Drehstuhls (**a**, **b**) und die Drehgeschwindigkeit der visuellen Umgebung (**c**).

- **a** Während der Drehbeschleunigung kommt es zur Aktivierung des Neurons, während der Rotation mit gleichbleibender Geschwindigkeit nimmt die Aktivität langsam ab. Bei negativer Beschleunigung (Abbremsen der Drehbewegung) wird das Neuron gehemmt.
- **b** Bei der Drehbewegung mit geöffneten Augen ist dasselbe Neuron während der Gesamtdauer der Bewegung aktiv.
- **c** Bei optokinetischer Stimulation (Drehung des Umfeldes) ist dasselbe Neuron während der Gesamtdauer der Bewegung aktiv, ähnlich wie in **b** (aus [7]).

19.4.2 Ausgänge der Vestibulariskerne

Die Vestibulariskerne beider Seiten sind durch sog. **Kommissurenfasern** verbunden, mit deren Hilfe Meldungen von den beiden Vestibularorganen miteinander verrechnet werden. Diese Verrechnungen erhöhen die Sensitivität des zentralen vestibulären Systems insbesondere gegenüber kleinen Beschleunigungen.

Besteht bei einer horizontalen Rotationsbeschleunigung unilateral eine erhöhte Aktivität der Axone des N. vestibularis, werden die Neurone der Nuclei vestibulares der anderen Seite gehemmt und umgekehrt. Im Endergebnis werden die Seitenunterschiede akzentuiert.

Diese Kommissurenbahnen können bei einem **Labyrinthausfall** über plastische Veränderungen der Schaltkreise auch Kompensationsvorgänge einleiten.

Darüber hinaus ziehen von den Vestibulariskernen axonale Verbindungen zu den **Motoneuronen** des **Halsmarks** und der **Extremitätenmuskulatur** (▸ Abb. 19.5a). Die letzteren Verbindungen laufen über den **Tractus vestibulospinalis** insbesondere zu den α-Motoneuronen der Extensoren. Vom Deiters-Kern geht der schnellleitende **Tractus vestibulospinalis lateralis** insbesondere zu den Motoneuronen der Extensoren der unteren Extremitäten. Er dient vor allem der Stützmotorik. Vom medialen Kern zieht der **Tractus vestibulospinalis medialis** zu den Motoneuronen des Halses. Darüber werden Kopfhaltung und Auge-Kopf-Koordination kontrolliert. Über Verbindungen zur **Formatio reticularis** in den **Tractus reticulospinalis** dienen ebenfalls der Kontrolle der Haltemotorik. Fasern erreichen über das **mittlere Längsbündel** monosynaptisch die **Augenmuskelkerne**.

Verbindungen zum **Kleinhirn** verlaufen als **Moosfasern** insbesondere zu Flokkulus, Nodulus und Uvula (S. 915). Über den ventroposterioren Komplex des **Thalamus** werden axonale Projektionen zum **Neokortex** umgeschaltet, die u. a. in die hintere Zentralwindung, die Brodmann Areale 2 und 3 und in den parietoinsulären Kortex ziehen. Diese Verbindungen dienen der bewussten Raumorientierung. Fasern zum **Hypothalamus** beeinflussen vegetative Reaktionen und spielen insbesondere für das Zustandekommen von Bewegungskrankheiten (S. 817) eine Rolle.

Insgesamt erhalten die Vestibulariskerne nicht nur Eingänge aus verschiedenen sensorischen und zentralnervösen Systemen, sondern sind durch ihre Ausgänge mit einer Vielzahl von Hirnregionen verbunden, wodurch das breite Funktionsspektrum des zentralen vestibulären Systems erklärt werden kann (▸ Abb. 19.5b).

19.4.3 Die Stabilisierung des Gleichgewichtes

Die Stabilisierung der Körperhaltung, z. B. beim Fangen eines Balls aus dem Lauf, ist ein aktiver Prozess. Für diesen Regelvorgang sind vor allem die Vestibulariskerne, die Formatio reticularis und das Tectum von Bedeutung. Informationen aus vielen Eingängen werden dabei zusammengefasst. Das Resultat sind supraspinale Reflexe, die die **Stütz-** und **Blickmotorik** regulieren. Man unterscheidet **statische** und **statokinetische Reflexe**. Beide erfordern die Wechselwirkung von Vestibularorgan und Rückenmark, demzufolge man auch von **vestibulospina-**

len Reflexen (**VSR**) spricht (zur Kontrolle spinaler Verschaltungen s. Kap. 22.4) (S. 895).

▸ **Statische Reflexe.** Bereits für die Aufrechterhaltung des Gleichgewichts im Stand sind vestibulo-spinale Reflexe erforderlich, die Informationen aus verschiedenen Sinnesmodalitäten nutzen.

Das Zusammenwirken verschiedener Sinnesmodalitäten kann jeder Gesunde im Selbstversuch ausprobieren. Man stelle sich auf ein Bein, schließe die Augen und lege dann mit geschlossenen Augen den Kopf in den Nacken. Die erste Stufe ist recht leicht, mit geschlossenen Augen wird es bereits schwierig, das Gleichgewicht zu halten, und mit Ausschalten der Propriozeption durch die Muskelspindeln der Nackenmuskulatur kann diese forcierte Gleichgewichtsaufgabe nicht lange gemeistert werden. Dieser einfache Versuch demonstriert die Wichtigkeit der Nutzung verschiedener Sinnesmodalitäten für das Gleichgewicht. Die Bedeutung des Kleinhirns für das Gleichgewicht wird durch **Standataxien** bei Kleinhirnläsionen (Störungen der aufrechten Körperhaltung im Stand, Fallneigung) (S. 919) unterstrichen.

Ursprung der statischen Reflexe im Vestibularorgan sind die Makulaorgane. Diese Reflexe bewirken bestimmte Haltungen der einzelnen Glieder zueinander oder bestimmte Stellungen des Körpers im Raum. Es sind also **Haltungs-** und **Stellreflexe**. Haltungsreflexe lassen sich wiederum in tonische Halsreflexe auf die Extremitäten und tonische Labyrinthreflexe auf Hals und Extremitäten einteilen (▸ Abb. 19.7).

- Eine **Dorsalflexion** des Kopfes hat eine Streckung der vorderen und eine Beugung der hinteren Extremitäten zur Folge.
- Eine **Ventralflexion** bewirkt Reziprokes (▸ Abb. 19.7, **2** und **6**).
- In **normaler Halsposition** (▸ Abb. 19.7, **3, 4, 5**) sind auf die Extremitäten die tonischen Labyrinthreflexe wirksam, d. h. bei erhobenem Kopf Erhöhung des Extensorentonus der Beine, bei gesenktem Kopf Erhöhung des Extensorentonus der Vorderextremität (▸ Abb. 19.7, **3, 5**).

Letztlich dienen diese Reflexe über den Tractus vestibulospinalis und den Tractus reticulospinalis (S. 896) der Gleichgewichtserhaltung in Stand und Gang sowie der Garantie einer freien Kopfbeweglichkeit (▸ Abb. 19.7, **1, 4, 7**). Solche die Körperhaltung oder den Gang betreffende Reaktionen werden als **posturale Reaktionen** bezeichnet. Posturale Reaktionen sind allgemein Programme der antizipatorischen Regulation der Stützmotorik (**Vorwärts-, Feedforwardkontrolle**). Beim Befehl, bestimmte Aktionen durchzuführen (z. B. kräftiger Zug an einer klemmenden Tür) wird die Armmuskulatur aktiviert. Aber schon etwa 70 ms früher werden die Strecker des Unterschenkels (Gastrocnemius) aktiviert, um das zu erwartende Vorwärtskippen des Körpers zu vermeiden und die Standsicherheit zu gewährleisten. Details zu antizipatorischen Regulationen *vor* Ausführung von Willkürbewegungen sind in Kap. 22.5 (S. 897) dargestellt.

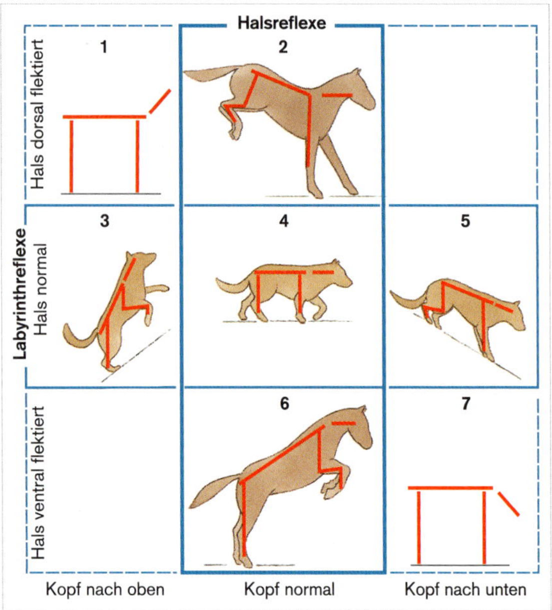

Abb. 19.7 Wirkungen tonischer Hals- und Labyrinthreflexe auf die Extremitäten. Unterschiedliche Halsbeugungen bei Normalposition des Kopfes zeigen Effekte der tonischen Halsreflexe (**2**, **4**, **6**). Unterschiedliche Kopfpositionen bei neutraler Halsstellung bringen Labyrinthreflexe zur Darstellung (**3**, **5**). D. h. in Positionen **3** und **5** bestehen nur Eingänge vom Vestibularsystem, da Hals in Normalposition; in Positionen **2** und **6** nur Eingänge von Halsrezeptoren, da Vestibularapparat in Normalposition. In Positionen **1**, **4** und **7** wird durch Synergismus von Hals- und Labyrinthreflexen ein stabiler Stand garantiert, bei freier Beweglichkeit des Kopfes!

Die Stützmotorik kann mit Hilfe einer beweglichen Plattform und elektromyografischer Registrierung von verschiedenen Muskeln analysiert werden (**Posturografie**). Auf eine ruckartige Verschiebung der Plattform hin findet man Muskelentladungen mit Latenzen von 100 – 150 ms, wobei Muskelgruppen an unterschiedlichen Gelenken in geordneter Abfolge sukzessiv aktiviert werden. Zuerst werden die distalen Gelenke stabilisiert (d. h. die Aktivität erfasst zuerst Muskelgruppen am Unterschenkel), dann der Oberschenkel, später die Hüfte. Bei Rotationen kann die Hüfte die Führung übernehmen und Ober- und Unterkörper können sich entgegengesetzt bewegen. Wahrscheinlich ist die erste Antwort ein Long-Loop-Reflex (S. 903), der von sequenziell abgerufenen Subprogrammen der Haltungsmotorik gefolgt ist.

Aufgrund der Bedeutung des visuellen Inputs für das Gleichgewicht ist es für sturzgefährdete alte Menschen sehr hilfreich, wenn sie nicht in völlig dunklen Räumen schlafen, sondern beim ev. Verlassen des Bettes durch eine dezente Hintergrundbeleuchtung eine visuelle Orientierung haben.

► **Statokinetische Reflexe.** Statokinetische Reflexe sind ebenfalls vestibulo-spinale Reflexe (VSR). Sie stellen Antworten auf Bewegungsreize dar und führen selbst wieder zu Bewegungen. Ein Beispiel ist etwa das Umdrehen (einer Katze) im freien Fall oder Abfangbewegungen beim Stolpern. Die Bogengangsorgane dienen zwar hauptsächlich der Blickführung, aber auch beim Stolpern und drohendem Fall sind ihre Meldungen von Bedeutung. Zusammen mit optokinetischen Mechanismen (S. 827) bewirken Bogengangsafferenzen, dass bei passiven Kopfbewegungen der Blickkontakt zur Umwelt nicht verloren geht. Bei passiven Kopfbewegungen werden die Augenachsen der Bewegung entgegengeführt, das Bild auf der Retina bleibt stabil. Man spricht von **vestibulookulären Reflexen** (**VOR**), deren wichtigster der **vestibuläre Nystagmus** ist.

Entsprechend den Bewegungsrichtungen der Okulomotorik wird ein horizontaler, vertikaler und torsionaler Nystagmus unterschieden. Der VOR dient der Blickstabilisierung, kann aber bei aktiver Erfassung eines Zieles unterdrückt werden. Pathologische Nystagmen verschiedener Ausrichtung werden in der Differenzialdiagnostik zur Unterscheidung peripherer und zentraler Störungen des vestibulären Systems genutzt (S. 817).

Bei einer Drehbewegung des Kopfs, zum Beispiel bei Rotation um die Körperlängsachse auf einem Drehstuhl, werden die Nervenfasern des in Drehrichtung stehenden horizontalen Bogengangs aktiviert (► Abb. 19.8). Auf der anderen, der Drehrichtung abgewandten Seite, werden sie gehemmt. Diese Aktivitätsänderungen werden über die Vestibulariskerne den Abduzenskernen, von dort über Interneurone den Okulomotoriuskernen gemeldet und an beiden Orten verrechnet. Bei passiven Drehbewegungen sind das Ergebnis dieser Verrechnugsprozesse Aktivierungen der Augenmuskeln (bei horizontalen Bewegungen des M. rectus lateralis und des M. rectus medialis), die die Augen der Drehrichtung *entgegen* führen. So wird eine Stabilisierung der Blickrichtung erreicht. Zur Präzisierung dieser Augenbewegung sind noch optokinetische Mechanismen mitbeteiligt.

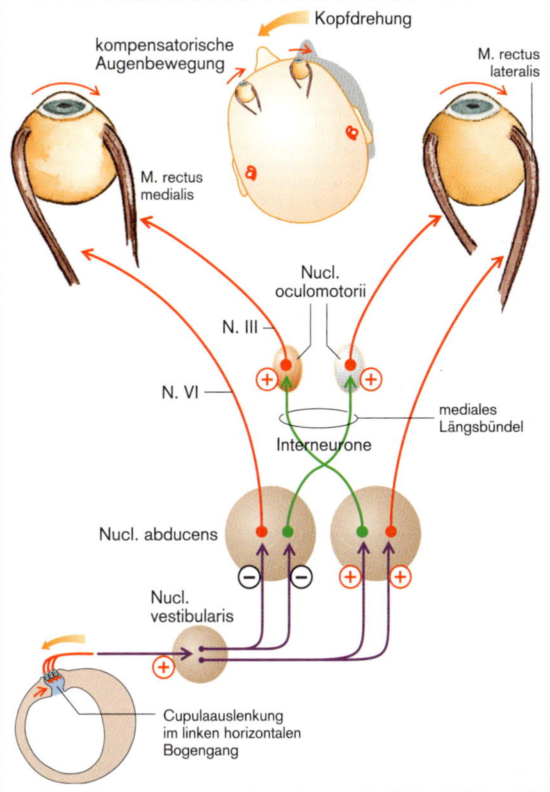

Abb. 19.8 Bahnen des horizontalen vestibulookulären Reflexes (VOR). Kopfdrehung nach links. Erhöhte Entladungsrate im linken horizontalen Bogengangsnerv und in den Neuronen des Vestibulariskerns. Von dort projizieren hemmende Fasern in den ipsilateralen Abduzenskern und erregende Fasern in den kontralateralen. So wird die Aktivität der linken Abduzensneurone auf den M. rectus latralis links und, über Interneurone, die Aktivität der Okulomotoriusneurone für den M. rectus medialis rechts reduziert. Umgekehrt wird der Abduzenskern rechts aktiviert. Dieser aktiviert den M. rectus lateralis rechts und, wieder über mittleres Längsbündel und Interneurone, den Okulomotoriuskern links. Dies aktiviert den M. rectus medialis links. Resultat sind (langsame) Augenbewegungen nach rechts. Im Übrigen werden die beschriebenen neuronalen Aktivitäten noch durch die Kommissurenfasern verstärkt, da der rechte horizontale Bogengang durch die Kopfwendung nach links die Entladungsraten reduziert.

Wird das gleiche Experiment mit einer Modifikation durchgeführt, wobei die Testperson während der Bewegung den Daumen fixiert, kommt es zu einer sog. **Fixationssuppression** des VOR. Grundlage hierfür ist der hemmende Einfluss des Vestibulozerebellums auf die Vestibulariskerne. Störungen der Fixationssuppression des VOR werden für die klinische Diagnostik genutzt. Sie deuten auf eine zentrale vestibuläre Störung.

Bevor beim VOR die Augen das Maximum ihrer Bewegungsmöglichkeit erreicht haben, erfolgt eine schnelle Augenbewegung (**Sakkade**) (S.828); *in* Drehrichtung. Diese regelhafte Abfolge von langsamen und schnellen Augenbewegungen nennt man **Nystagmus** (s. ▶ Abb. 19.9). Vereinbarungsgemäß wird die Richtung des Nystagmus nach der leichter erkennbaren schnellen Phase benannt. Um den vestibulären Nystagmus gut beobachten oder registrieren zu können, muss die Person eine **Frenzel-Brille** tragen. Diese Brille enthält stark konvexe Gläser. Sie verhindern, dass die Augen einen Gegenstand fixieren, sodass optokinetische Mechanismen die vestibulär ausgelösten Nystagmusbewegungen nicht unterdrücken können.

Die Registrierung eines Nystagmus ist einfach: Da der korneale Pol des Auges positiv geladen ist, legt man Elektroden seitlich an die beiden Orbitae und registriert den Potenzialverlauf. Derartige Registrierungen nennt man **Nystagmogramm**.

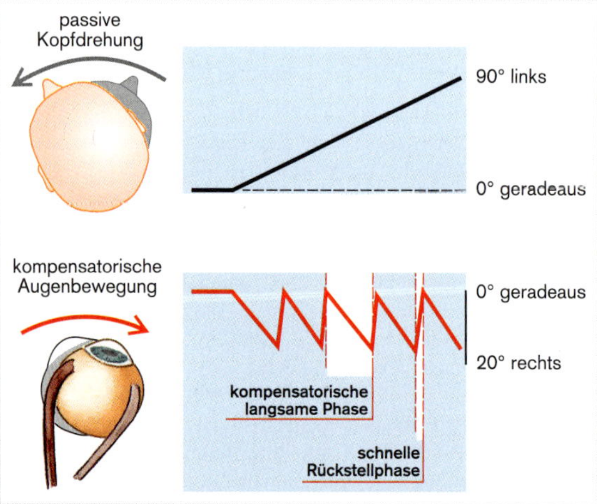

Abb. 19.9 Vestibulärer Nystagmus (Nystagmogramm) bei einer passiven Kopfdrehung von 90 Grad nach links. Die Augen bewegen sich zunächst langsam gegen die Drehrichtung nach rechts und überholen sie dann schnell nach links (schnelle Phase des Nystagmus, nach der die Richtung benannt wird: Linksnystagmus).

Beim Stopp einer langen Drehbewegung am Drehstuhl hält die Strömung der Lymphen in den Bogengängen aufgrund unterschiedlicher Trägheitsmomente eine Zeitlang an. Die Cupula wird erneut ausgelenkt. Es kommt daher wieder zu Augenbewegungen, dem **postrotatorischen Nystagmus**, evtl. auch zu Schwindel. Wie man sich leicht überlegen kann, geht der postrotatorische Nystagmus entgegen der früheren Drehrichtung. Der Nystagmus hält wesentlich länger an (30–40 s) als die Cupulaauslenkung bzw. die Änderung der afferenten Aktivität. Dies liegt daran, dass Neurone im Vestibulariskern Information über die Drehgeschwindigkeit speichern und nur langsam wieder verlieren (▶ Abb. 19.6).

Eine Cupulaauslenkung im horizontalen Bogengang kann auch erzwungen werden, wenn man die laterale Wand des Bogengangs, die nahe dem äußeren Gehörgang liegt, durch Spülen des Gehörgangs mit kaltem oder warmem Wasser abkühlt oder erwärmt (kalorische Reizung). Dazu bringt man in Rückenlage den horizontalen Bogengang durch Anheben des Kopfes um 30° in eine vertikale Lage und spült den äußeren Gehörgang z. B. mit warmem Wasser (etwa bei **X** in ▶ Abb. 19.4). Im Falle der angegebenen Warmspülung wird dort die Dichte der Endolymphe geringer, sie steigt auf und drückt auf die Cupula, die sich dann, genau wie bei einer Rotationsbeschleunigung, in Pfeilrichtung auslenkt. Diese Methode wird zur klinischen Funktionsprüfung des Vestibularapparates eingesetzt. Man erzeugt dadurch Augenbewegungen, die als **kalorischer Nystagmus** bezeichnet werden. Grundlage einer klinischen Beurteilung ist die Zahl der Nystagmusschläge und insbesondere die Frage, ob links- bzw. rechtsseitige kalorische Reizung dieselbe Nystagmusaktivität auslöst oder Seitenunterschiede bestehen.

Allerdings scheinen bei einer kalorischen Reizung eines Bogengangs neben den Dichteunterschieden zwischen kalter und warmer Endolymphe auch noch andere Faktoren eine Rolle zu spielen. Ein kalorischer Nystagmus lässt sich nämlich auch im Weltraum unter Schwerelosigkeit auslösen. Ursache könnte z. B. ein direkter Temperatureffekt auf die Haarzellen bzw. die Transmitterausschüttung sein, von denen die neuronale Entladungsrate abhängt.

▶ **Beteiligung des Kleinhirns.** Das **Kleinhirn** ist essenziell an der Steuerung der Stütz- und Blickmotorik beteiligt (zur Organisation des Zerebellums, s. Kap. 22.8) (S.914). Dorthin projizieren primäre und sekundäre Vestibularisafferenzen. Durch Rückprojektion vom Zerebellum in Form der Purkinje-Fasern in die Vestibulariskerne wird ein Regelkreis aufgebaut, der die Feinabstimmung der Vestibularisreflexe gewährleistet.

Im Alter nimmt die Zahl der **Purkinje Zellen** im Zerebellum beträchtlich ab, was mit zur **Stand-** und **Gangunsicherheit** älterer Menschen beiträgt.

▸ **Kortikale Repräsentation.** Projektionen in den vestibulären Kortex verlaufen über den ventro-posterioren Komplex des Thalamus. Sie ermöglichen die bewusste Wahrnehmung von Körperstellung und Bewegung. Diese Projektionen ziehen in den parietalen Kortex und den Brodmannarealen 2 und 3 (▸ Abb. 19.5). Signale verschiedener sensorischer Modalitäten werden integriert. Multiple kortikale Repräsentationen und enge Verknüpfungen verschiedener sensorischer Eingänge führen dazu, dass auch kortikale Läsionen normalerweise nicht zu einem Verlust der subjektiven Bewegungsempfindung führen. Andererseits laufen die zur Aufrechterhaltung des Gleichgewichts notwendigen Reflexe ohne Beteiligung des Bewusstseins ab.

19.5 Störungen des vestibulären Systems

Störungen des vestibulären Systems sind häufig Ursachen für **Schwindel (Vertigo)**, das zweithäufigste Symptom für die Konsultation eines Arztes oder einer Ärztin. Dabei werden Störungen der peripheren Vestibularorgane und zentrale Störungen unterschieden. Störungen des zentralen vestibulären Systems können u. a. durch kardio-vaskuläre Ursachen, Entzündungen des ZNS und Durchblutungsstörungen im Hirnstammbereich entstehen und differenzialdiagnostisch von den peripheren Störungen unterschieden werden. Eine typische periphere Störung ist der *akute einseitige* Ausfall eines Labyrinths, z. B. wegen einer Neuritis (Nervenentzündung) des Vestibularnervs. Er führt zu Übelkeit, Erbrechen, Schweißausbrüchen und ähnlichen Symptomen, zu einem Drehschwindel in die Richtung der gesunden Seite sowie zu einem Nystagmus (**Spontannystagmus**) zur gesunden Seite. Ferner besteht eine Fallneigung zur kranken Seite. Diese Symptome kann man leicht verstehen: Das zentrale vestibuläre System interpretiert das Fehlen von Aktionspotenzialen aus dem „stummen" horizontalen Bogengang zusammen mit der weiter anhaltenden Ruheaktivität aus dem gesunden horizontalen Bogengang (Differenz der Aktivitäten aus korrespondierenden bzw. synergistischen Bogengängen!) bei ruhiger Kopfhaltung als das Auftreten eines in diesem Falle extrem starken Drehreizes. Für das zentrale vestibuläre System sieht die Situation der Seitendifferenz der Aktionspotenzialfrequenzen aus, also ob im *horizontalen* Bogengang der erkrankten Seite die Cupula utriculo*fugal* und damit die afferenten Nervenfasern weniger und auf der gesunden Seite die Cupula utriculo*petal* und damit die afferenten Nervenfasern stärker ausgelenkt bzw. aktivert würden. Dies entspräche einem Drehreiz in Richtung der gesunden Seite und führt dementsprechend zu einer Drehempfindung und einem Nystagmus zur gesunden Seite. Zum Ausgleich einer vermeintlichen Drehung wird eine der Drehung entgegengesetzte Bewegung induziert, die die Fallneigung zur kranken Seite verursacht. Außerdem kann es zu einer *„ocular-tilt-reaction"* kommen (Neigung des Kopfes zur kranken Seite sowie Drehung der Augen in Richtung der Kopfneigung). Seitendifferenzen eines kalorischen Nystagmus können weiter zur diagnostischen Abklärung beitragen. Nach wenigen Wochen verlieren sich i. a. die Symptome im Sinne einer **vestibulären Kompensation** [3].

Bei einem *chronischen* Ausfall kommt es zu Umorganisationen im zentralen vestibulären System (neuronale Plastizität nach Schädigung) (S. 971). So wird erreicht, dass die neuronale Information, die von der gesunden Seite ausgeht, zur Reflexsteuerung und Raumwahrnehmung mehr oder minder ausreicht. Bei der zentralen neuronalen Auswertung gewinnen dann aber die ohnehin vorhandenen Eingänge von Seiten des visuellen Systems und der Somatosensorik an Bedeutung. Sie tragen also dann mehr zur Raumorientierung bei. Daher werden die Symptome eines **chronischen einseitigen Vestibularisausfalls** im Dunkeln oder bei geschlossenen Augen wieder stärker. Starke Erregung des Vestibularsystems geht wiederum mit Unwohlsein, Schwindel, Erbrechen, Schweißausbrüchen, Pulsanstieg etc. einher. Dies kommt z. B. bei der Seekrankheit vor. Ganz allgemein werden derartige Bewegungskrankheiten als **Kinetosen** bezeichnet. Kinetosen entstehen besonders dann, wenn ungewohnte Reizkonstellationen auf den Organismus einwirken. Auch Diskrepanzen zwischen optischen Eindrücken und Meldungen aus dem Vestibularapparat führen leicht zu derartigen Kinetosen. Medikamentös lassen sie sich durch Antihistaminika beeinflussen. Dies ist möglich, weil der Transmitter Histamin in den Vestibulariskernen eine modulierende Funktion ausübt.

Bei der **Menière-Erkrankung** ist anscheinend die Rückresorption von Endolymphe gestört, möglicherweise primär durch Störungen an den Ionenpumpen des Innenohres. Das häutige Labyrinth erscheint im mikroskopischen Bild aufgebläht, die Haarzellen sind pathologisch verändert. Durch die Verformungen des häutigen Labyrinths werden auch die Stereovilli ausgelenkt, was die Aktivität in den afferenten Nervenfasern ganz wesentlich verändern kann. Das zentrale System kann diese Aktivitätsmuster nicht sinnvoll interpretieren. Es entstehen Fehlreaktionen: Diese Personen bekommen oft minutenbis stundenlange Schwindelanfälle, die oft von massiver Übelkeit und Erbrechen begleitet sind. Häufig bestehen zusätzlich auch Hörstörungen, die darauf hinweisen, dass auch die Rückresorption von Endolymphe aus der Scala media betroffen ist.

Da das Kleinhirn wichtige Eingänge in das Vestibularsystem besitzt, kommt es bei Störungen im Zerebellum zu einer Enthemmung vestibulärer Reflexe und damit z. B. zu einer Verstärkung des Nystagmus bzw. zu einem Spontan-Nystagmus und zu Gleichgewichtsstörungen. Diese äußern sich in Fallneigung, breitbeiniger Schrittführung und überschießenden Bewegungen. Diese Symptome sind Bestandteil der **zerebellären Ataxie** (S. 919).

Zusammenfassung Kap. 19

Gleichgewichts-, Lage- und Bewegungssinn

Mensch und Tier müssen ihre Körperstellung ständig kontrollieren, um nicht zu stürzen. Als Messfühler besitzen sie dafür das Gleichgewichtsorgan (**Vestibularorgan**), das in Zusammenarbeit mit dem Sehen und der Körpersensibilität den Lage- und Bewegungssinn aufbaut.

Das Vestibularorgan besteht aus drei Bogengängen und **zwei Makulaorganen**. Die Bogengänge reagieren auf Drehbeschleunigungen, die Makulaorgane auf **Linearbeschleunigungen**, insbesondere die Schwerkraft. Dies wird ermöglicht durch die Einlagerung von Kalzitkristallen in die **Otolithenmembran**, die ihrerseits auf dem Sinnesepithel aufliegt. Die Sinneszellen tragen auf ihrer freien Oberfläche kleine Härchen – **Stereovilli** und ein **Kinozilium**. Diese ragen in die Otolithenmembran bzw. die Cupula.

Je nach Lage des Kopfes im Raum verschiebt die schwerere Otolithenmembran diese Härchen, was den adäquaten Reiz für die Haarzellen darstellt. In den **Bogengängen** liegt die **Cupula** über dem Sinnesepithel. Die Cupula hat dieselbe Dichte wie die umspülende Flüssigkeit, die Endolymphe. Wegen der fehlenden Dichteunterschiede reagiert die Cupula nicht auf Linearbeschleunigungen. Stattdessen sind **Drehbeschleunigungen** der adäquate Eingangsreiz. Da wir auf jeder Seite drei senkrecht aufeinander stehende Bogengänge besitzen sowie zwei, ebenfalls aufeinander senkrecht stehende, flächige Makulaorgane, können sowohl Dreh- als auch Linearbeschleunigungen in allen drei Raumebenen verarbeitet werden.

Die Meldungen über die Erregungskonstellation im Vestibularorgan werden über den Nervus vestibularis an die **Vestibulariskerne** weitergeleitet. Dort bestehen weitere Eingänge von Seiten des visuellen Systems, von Propriozeptoren des Halsbereichs und von Zerebellum, die für die Funktion unseres Gleichgewichtssinns essenziell sind. In den Vertibulariskernen werden also alle wichtigen multi-modalen Informationen über Körperstellungen und -bewegungen zusammengefasst. Die Vestibulariskerne stehen einerseits über Kommissurenfasern miteinander in Wechselbeziehung. Andererseits senden sie Axone an die Motoneurone von Hals- und Extremitätenmuskulatur, zum Zerebellum, zum Hypothalamus und über den Thalamus zum Kortex. Klinisch wichtig ist die Unterscheidung von peripheren (Vestibularorgan) und zentralen Ursachen bei Beeinträchtigungen des Gleichgewichtssinns und bei Schwindel.

Zur Aufrechterhaltung des Gleichgewichts werden Reflexe bereitgestellt, die sog. statischen und statokinetischen Reflexe. Die **statischen Reflexe** nehmen von den Makulaorganen ihren Ausgang und regeln die Körperstellungen. Die **statokinetischen Reflexe** sind Bewegungen, die entweder mit Hilfe der **Körpermuskulatur** ein gestörtes Gleichgewicht wiederherstellen oder die **Augenbewegungen** generieren. Diese Augenbewegungen dienen der Stabilisierung des Blickes insbesondere bei passiven Körperbewegungen. Besonders augenfällige Reflexe dieser Art sind die vestibulo-okulären Reflexe, insbesondere der **Nystagmus**. Bei passiven Drehbewegungen werden die Augen dabei langsam der Drehbewegung entgegengeführt, die Blickrichtung wird stabilisiert. Dann folgt eine schnelle Augenbewegung in die Drehrichtung usw. Beim Anhalten einer langdauernden Drehbewegung kann auch ein postrotatorischer Nystagmus beobachtet werden. Außerdem kann durch Kalt- bzw. Warmspülung des äußeren Gehörgangs die Endolymphe des horizontalen Bogengangs durch Konvektion die zugehörige Cupula auslenken. Dadurch wird ein kalorischer Nystagmus ausgelöst.

Bei krankhaftem **Ausfall eines Labyrinths** entstehen zunächst ein Spontannystagmus, Schwindel und Fallneigung. Im Allgemeinen verschwinden diese Symptome nach einigen Wochen wieder durch Kompensationsvorgänge. Das Vestibularorgan ist auch häufig Ursache von Bewegungskrankheiten (**Kinetosen**). Vestibulär ausgelöster **Schwindel** ist ein häufiger Grund für Arztbesuche.

Zum Weiterlesen...

[1] Colclasure JC, Holt JR. Transduction and adaption in sensory hair cells of the mammalian vestibular system. Gravitational and Space Biology Bulletin. 2003; 16: 61–70.

[2] S. Cullen KE. The vestibular system: multimodal integration and encoding of self-motion for motor control. Trends Neurosci. 2012; 35:185–96.

[3] Dieringer N. Activity-related postlesional vestibular reorganization. Ann NY Acad Sci. 2003; 1004: 50–60.

[4] Goldberg JM. Afferent diversity and the organization of central vestibular pathways. Exp Brain Res. 2000; 130: 277–297.

[5] Kandel ER, Koester JD, Mack SH, Siegelbaum SH. Principles of Neural Science. 6th ed. New York: McGraw Hill, 2021.

[6] Strupp M, Brandt Th. Leitsymptom Schwindel: Diagnose und Therapie. Dtsch. Ärzteblatt 2008; 105: 173–180.

[7] Waespe W, Henn V. Neuronal Activity in the vestibular nuclei of the alert monkey during vestibular and optokinetic stimulation. Exp. Brain Res. 1977; 27:523–538.

[8] Westhofen M. Vestibuläre Untersuchungsmethoden. Ratingen: PVV Science Publications; 2001.

Danksagung

Der Verfasser dankt Herrn Prof. Dr. med. R. Klinke (†), der dieses Kapitel begründet und für dessen Neugestaltung eine unverzichtbare Voraussetzung geschaffen hat.

19

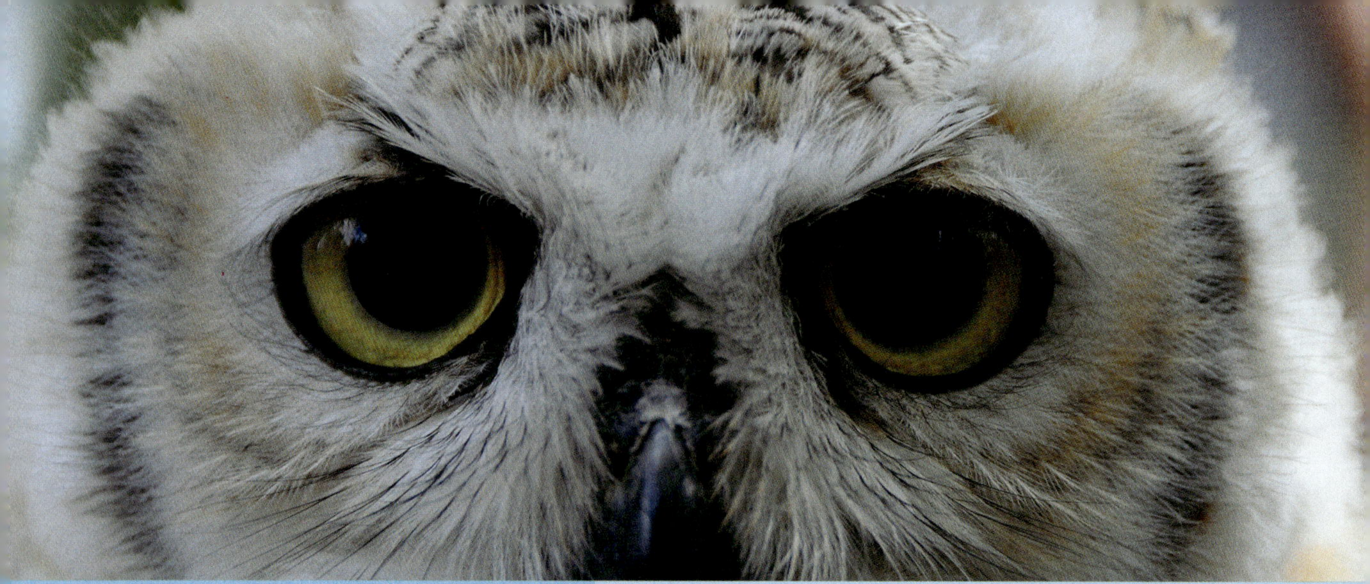

Kapitel 20

Sehsystem und Augenbewegungen

20 Sehsystem und Augenbewegungen

Ulf Eysel

20.1 Geblendet durch eine trübe Linse

B

Häufig klagen ältere Menschen über Blendung: Nachts stören sie die Scheinwerfer entgegenkommender Fahrzeuge, tags bevorzugen sie Schirmmützen oder Hüte mit breiten Krempen, um die direkte Sonneneinstrahlung zu vermeiden. Sie klagen über eine schneller abnehmende Sehschärfe, verschwommene Bilder und zunehmenden Verlust der Farbwahrnehmung. Bei meiner Mutter zum Beispiel war es so.

Die augenärztliche Untersuchung des vorderen Augenabschnitts mit der Spaltlampe zeigte eine fortgeschrittene Trübung der Linse, die Untersuchung der Netzhaut ergab eine ungestörte Netzhautfunktion. Die notwendige Kataraktoperation war einfach und komplikationslos: Die getrübte Linse wurde entfernt und durch eine Kunststofflinse mit angepasster Brechkraft ersetzt. Für die Patientin war der Erfolg überwältigend: von einem Tag auf den anderen wieder leuchtende Farben und eine scharfe Abbildung – vielleicht zu scharf: „Ich habe gar nicht gewusst, dass Du schon so viele graue Haare hast."

20.2 Visuell-visuomotorisches System

Die Augen zeichnen sich unter den Sinnesorganen durch größte Reichweite und Adaptationsfähigkeit aus, sie sind durch einen eigenen Bewegungsapparat selbstbeweglich und zielgerichtet. Die zweidimensionale Abbildung von Sehdingen auf der **Netzhaut** (**Retina**) ist die Grundlage für eine massiv parallele, neuronale Verarbeitung der Sehinformation, die bereits im neuronalen Netzwerk der Retina beginnt. Dieses Netzwerk von Nervenzellen ist entwicklungsgeschichtlich ein Teil des Zentralnervensystems, das die Reizaufnahme sowie eine erste Analyse der Sehdinge vornimmt. Die Aufgabe des gesamten Systems, bestehend aus dem sensorischen Teil mit Auge und zentralem Verarbeitungssystem (**visuelles System**) sowie einem Augen- und Handbewegungen kontrollierenden Teil (**visuomotorisches System**), ist die explorative Orientierung in der Umwelt und die Ortung, Verfolgung und Klassifizierung von Sehdingen auf der Basis von Form, Farbe, Bewegung und Tiefe. Dabei arbeiten vielfältige Regionen des Gehirns aufmerksamkeitsgesteuert zusammen. Das visuell-visuomotorische System ist funktionell eng mit anderen Sinnessystemen, Lernen und Gedächtnis sowie Systemen der Motorik verzahnt. Sehen ist nicht zuletzt auch eine wichtige Grundlage der menschlichen Kommunikation durch Schrift und Bild.

20.3 Auge und optische Abbildung auf der Netzhaut

20.3.1 Licht und Abbildung

Elektromagnetische Strahlen mit Wellenlängen zwischen 400 und 750 nm sind der adäquate Reiz für die Fotorezeption im Auge. Treffen sie auf unsere Netzhaut, nehmen wir sie als "Licht" wahr und ordnen die ausgelöste Empfindung der Sinnesmodalität „Sehen" zu.

Funktionell kann man das Auge aufteilen in den physikalisch-optischen Teil (**dioptrischer Apparat**) und die Rezeptorfläche der Netzhaut, in der die Umsetzung des optischen Reizes in Erregung neuronaler Elemente erfolgt (**Transduktion**) (S. 112). ▸ Abb. 20.1 zeigt den Aufbau des Auges. Der Augapfel (**Bulbus oculi**) eines rechten Auges ist horizontal durch den Ort des schärfsten Sehens (**Fovea centralis**) und den nasal austretenden Sehnerv (**N. opticus**) geschnitten. Das Licht tritt durch die **Hornhaut** (**Kornea**) ein und erreicht über **vordere Augenkammer**, **Linse** und **Glaskörper** die **Netzhaut** (**Retina**).

Der dioptrische Apparat entwirft ein verkleinertes, umgekehrtes Bild auf der Netzhaut. Prinzipiell entsteht das Bild durch Brechung von Lichtstrahlen an Grenzflächen zwischen Medien mit unterschiedlicher optischer Dichte (▸ Abb. 20.2a). Ein Maß für die optische Dichte ist der **Brechungsindex** n (dimensionslos; für Vakuum (und annähernd für Luft) gilt $n = 1{,}0$). Optische Dichte und geometrische Eigenschaften eines optischen Systems bestimmen seine **Brechkraft. Die Brechkraft** in **Dioptrien (dpt)** entspricht dem Kehrwert der auf Luft bezogenen **Brennweite** (in Metern):

$$D\,[\text{dpt}] = 1/f\,[1/\text{m}]$$

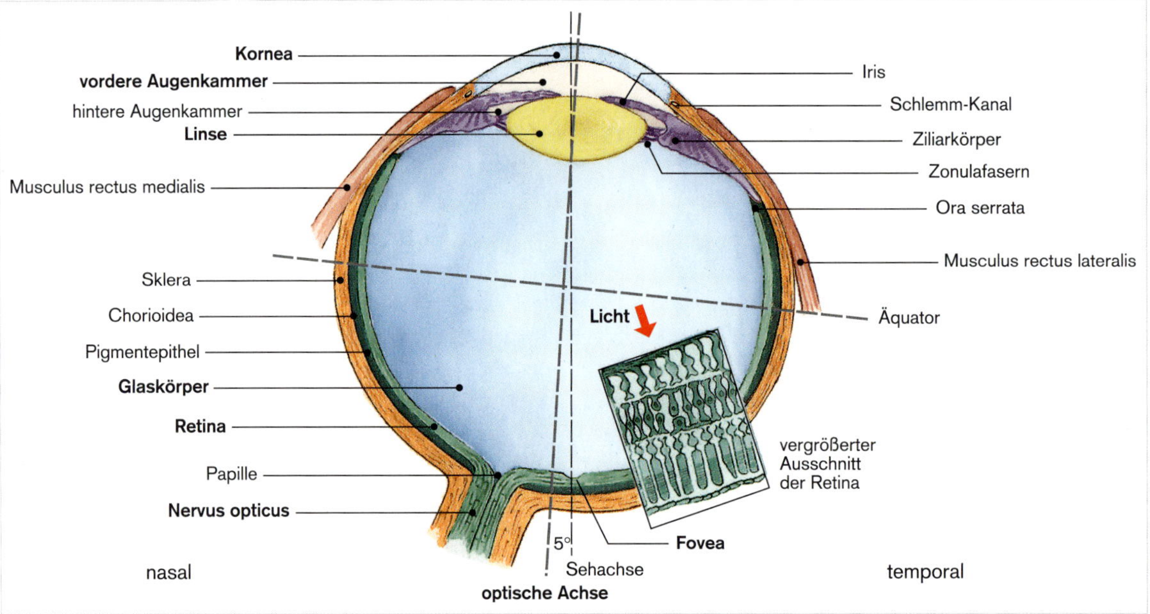

Abb. 20.1 Horizontalschnitt durch das menschliche Auge. Die Schnittebene verläuft durch die Fovea und den austretenden N. opticus. Die optische Achse des Auges verläuft durch die Mitte der Pupille, die Krümmungsmittelpunkte der Linse und den Augenmittelpunkt. Sie weicht um einen Winkel von 5° von der Sehachse ab, die durch die Fovea verläuft und die Blickrichtung angibt. Der vergrößerte Ausschnitt zeigt die Schichten der Netzhaut im Auge mit der lichtabgewandten Orientierung der Fotorezeptoren (siehe ▶ Abb. 20.11).

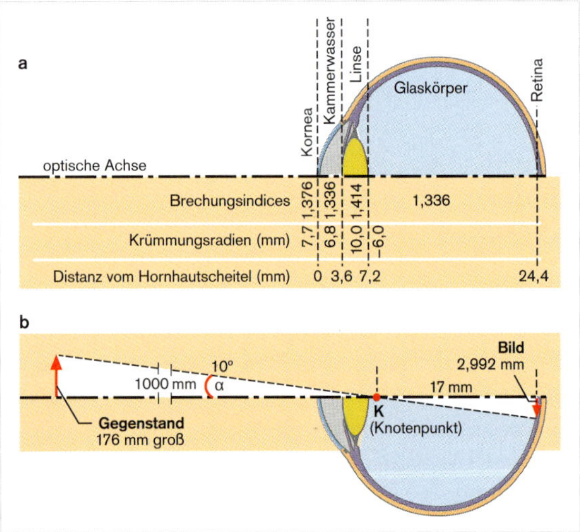

Abb. 20.2 Der optische Apparat des Auges (Vertikalschnitt).
a Wichtige Maße und Werte des menschlichen Auges (nach [1]).
b Konstruktion der Abbildung im reduzierten Auge.

Eine optische Linse mit einer Brennweite von 0,2 m hat demnach eine Brechkraft (auch Brechwert) von 5 dpt. Linsen mit positiver Brechkraft (+ dpt) bündeln die Lichtstrahlen (Sammellinsen), Linsen mit negativer Brechkraft (–dpt) streuen die Lichtstrahlen (Zerstreuungslinsen).

Für die **Abbildung** eines Gegenstandes gilt bei achsennahen Strahlen und Winkeln unter 10° vereinfacht:

$$\frac{1}{B}+\frac{1}{G}=\frac{1}{f} \quad [1/m]$$

Dabei ist B die Bildweite, G die Gegenstandsweite und f die Brennweite, jeweils in Metern. Bei einem sehr weit entfernten Gegenstand geht 1/G gegen 0, und die Bildweite wird damit gleich der Brennweite. Deshalb vereinen sich beim normalsichtigen oder richtig korrigierten, in die weite Ferne blickenden Auge die parallel einfallenden Strahlen fokussiert auf der Netzhaut (▶ Abb. 20.3a). Bei näheren Gegenständen muss nach derselben Formel die Brennweite kürzer werden, wenn das Bild mit konstanter Bildweite weiterhin scharf auf der Netzhaut abgebildet sein soll. Die dazu notwendige Veränderung der Gesamtbrechkraft des Auges erfolgt durch die Akkommodation.

Der dioptrische Apparat des Auges ist ein zusammengesetztes optisches System, bei dem mehrere Übergangsflächen zwischen brechenden Medien verschiedener Dichte aufeinander folgen. Die **Gesamtbrechkraft** von rund 59 dpt (bei fernakkomodiertem Auge, s. u.) ergibt sich aus den Einzelbeiträgen der Brechwerte von Kornea (43 dpt, Brechkraft von Vorderfläche minus Hinterfläche) und Linse (19 dpt), vermindert um den optischen Beitrag des Kammerwassers in der vorderen Augenkammer zwischen Kornea und Linse (–3 dpt). Zur leichteren Konstruktion der Abbildung auf der Netzhaut kann dieses komplexe System näherungsweise auf ein wassergefülltes System (n = 1,333) mit nur einer brechenden Oberfläche (Krümmungsradius 5,5 mm) vereinfacht werden („**reduziertes Auge**", ▶ Abb. 20.2**b**).

Der für die Berechnung der Bildgröße wichtige **Knotenpunkt** (K) liegt 7,4 mm hinter dem Korneascheitel nahe dem hinteren Linsenpol und 17 mm vor der Netzhaut. Die Größe einer Abbildung auf der Netzhaut kann abgeschätzt werden, wenn man entweder Bild- und Gegenstandsweite (für die Berechnung nach dem Strahlensatz) oder die Bildweite und den Sehwinkel α (für die Berechnung nach dem Tangens) kennt (▶ Abb. 20.2b). Ein Gegenstand von 176 mm Größe in 1000 mm Entfernung vor dem Auge erzeugt bei der Bildweite von 17 mm ein Bild von 2,992 mm Größe. (Führt man eine beispielhafte Berechnung nach dem Tangens mit $\alpha = 10°$ durch, ergibt sich [$\text{tg}\,\alpha = 176/1000 = 0{,}176$] als Bildgröße $B = \text{tg}\,10° \cdot 17\,\text{mm} = 0{,}176 \cdot 17\,\text{mm} = 2{,}992\,\text{mm}$). Aus der Bildgröße von etwa 3 mm bei 10° Sehwinkel folgt, dass 1° Sehwinkel auf der Netzhaut 0,3 mm = 300 µm entspricht.

20.3.2 Akkommodation

Die Fokussierung von unterschiedlich entfernten Gegenständen auf der Retina erfolgt durch Änderung der Linsenbrechkraft (**Akkommodation**, ▶ Abb. 20.3). Die Linse ist elastisch und nimmt, wenn keine äußeren Zugkräfte auf sie einwirken, eine mehr kugelförmige Gestalt an. Am Linsenäquator setzen jedoch die **Zonulafasern** an, die ihrerseits indirekt über den Ziliarmuskel an Sklera und Chorioidea verankert sind. Der Augeninnendruck stabilisiert den Augapfel und der durch sympathische Innervation maximal weitgestellte Ziliarmuskelring spannt die Zonulafasern und flacht dadurch die Linse ab. Dies ist der Zustand der **Fernakkommodation** (▶ Abb. 20.3a), bei der weit entfernte Gegenstände scharf auf der Retina abgebildet werden. Der Ziliarmuskel kann durch parasympathische Innervation zur Kontraktion gebracht werden und damit die Öffnung des Ziliarmuskelrings schließmuskelartig verkleinern. Dadurch werden die Zonulafasern entspannt (▶ Abb. 20.3b), die Linsenkrümmung nimmt zu, besonders an der Linsenvorderfläche. Die damit verbundene Änderung von physikalisch-optischen Eigenschaften der Linse (Reduktion des Radius, Erhöhung des Brechungsindex) bewirkt eine Steigerung ihrer Brechkraft, der zufolge nahe Gegenstände scharf auf der Retina abgebildet werden können. Dieser Prozess wird als **Nahakkommodation** bezeichnet. Bei maximaler Nahakkommodation wird ein Gegenstand, der sich im Nahpunkt befindet, scharf abgebildet. Die mögliche Veränderung der Brechkraft bei Akkommodationsvorgängen wird als **Akkommodationsbreite** (**A**) bezeichnet.

$$A = D_n - D_f(\text{dpt})$$

Dabei ist

$$D_n(\text{dpt}) = \frac{1}{\text{Nahpunkt (m)}}$$

und

$$D_f(\text{dpt}) = \frac{1}{\text{Fernpunkt (m)}}$$

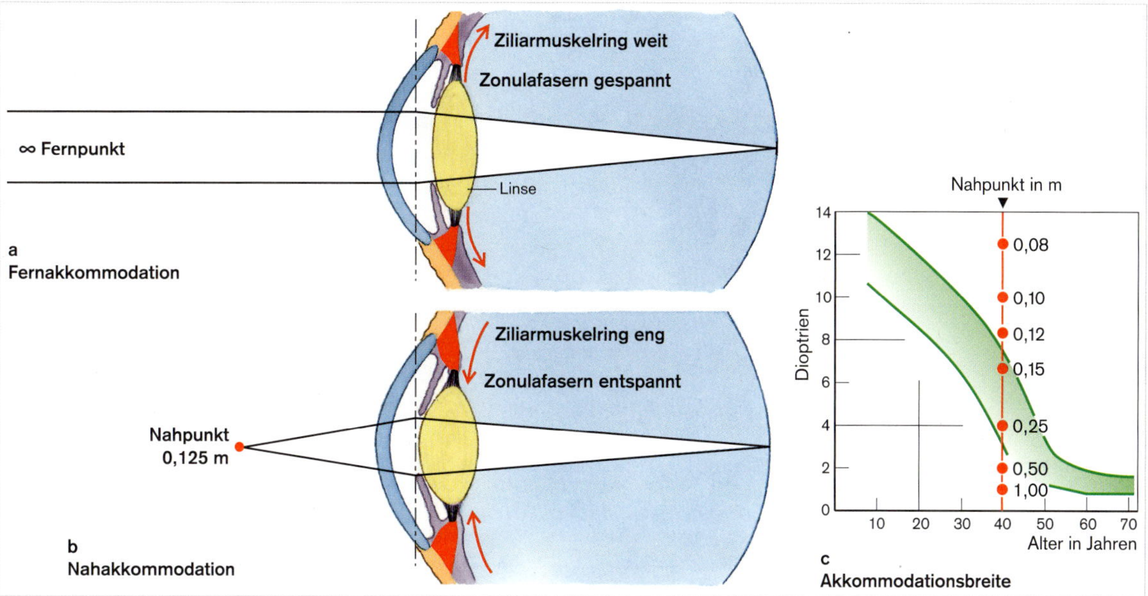

Abb. 20.3 Mechanismus der Nah- und Fernakkommodation und Altersabhängigkeit der Akkommodationsbreite.
a Fernakkommodation mit Strahlengang für Normalsichtige. Der Fernpunkt liegt im Unendlichen.
b Nahakkommodation um 8 dpt. Der Nahpunkt liegt bei 0,125 m.
c Die Akkommodationsbreite in Dioptrien ist mit ihrer Streubreite (grün) über dem Lebensalter aufgetragen. Die entsprechenden Nahpunkte in m sind für Normalsichtige (oder vollständig korrigierte Fehlsichtige) angegeben.

Diese in Dioptrien angegebene Differenz der Brechkraftwerte bei Nah- und Fernpunkteinstellung kann beim jugendlichen Auge bis 14 dpt betragen. Das entspricht beim normalsichtigen Auge einem Bereich scharfer Abbildung von 7 cm bis unendlich (**Akkommodationsbereich**).

Im Ruhezustand (kein Akkommodationsreiz) ist der Ziliarmuskelring leicht verengt. Das Auge ist dann nicht fernakkommodiert, sondern beim Normalsichtigen auf eine Entfernung von etwa 0,5–2 m nahakkommodiert (**Nachtmyopie** oder **Leerfeldmyopie** von 2,0–0,5 dpt). Von hier ausgehend wird unter Sympathikuseinfluss fernakkommodiert oder unter Parasymathikuseinfluss weiter nahakkommodiert.

Mit zunehmendem Alter nimmt die Elastizität des Linsenkerns ab. Dabei verringert sich die Akkommodationsbreite bei über 40-Jährigen auf unter 3 dpt (▶ Abb. 20.3c). Bei dieser **Alterssichtigkeit (Presbyopie)** liegt der Nahpunkt bei 33 cm oder noch weiter entfernt, und müheloses Lesen von Kleingedrucktem ist nicht mehr möglich. Zur Unterstützung der Nahakkommodation werden Lesebrillen mit Sammellinsen verwendet, die den Nahpunkt wieder in den Bereich von 25 cm bringen.

20.3.3 Abbildungsfehler des optischen Apparates

Bei der Bildentstehung im Auge treten verschiedene **optische Abbildungsfehler** auf, die im Prinzip alle dazu führen, dass keine genau punktförmige Abbildung erfolgt.

▶ **Sphärische Aberration.** Achsenferne Strahlen (Randstrahlen) werden stärker gebrochen als Strahlen aus der Nähe der optischen Achse. Durch Verkleinerung der Blendenöffnung (Pupille) wird diese sphärische Aberration funktionell verringert.

▶ **Chromatische Aberration.** Die Lichtbrechung ist von der Wellenlänge abhängig. Kurzwelliges Licht wird stärker gebrochen als langwelliges. Da die Fovea aber keine Blaurezeptoren enthält, wird dieser Abbildungsfehler biologisch korrigiert.

Ablenkung des Lichts an den Rändern der Pupille (Beugung) und Schatten von Glaskörpertrübungen, die als „fliegende Mücken" („*mouches volantes*") gesehen werden, verschlechtern ebenfalls die Abbildung.

Eine schwere Form der Störung der Optik des Auges ist die **Katarakt** (Linsentrübung, grauer Star), die am häufigsten als Altersstar (Cataracta senilis) auftritt. Tritt ein Star bei Kindern auf, muss er bereits in den ersten Lebensmonaten operiert werden, da sonst schwere Entwicklungsfehler der zentralen Sehbahn zu erwarten sind. Durch physikalische Einwirkung von Infrarotstrahlen kann auch schon im früheren Erwachsenenalter eine Katarakt entstehen (Glasbläser- oder Feuerstar); diese arbeitsplatzbedingten Erkrankungen sind durch vorgeschriebene Maßnahmen am Arbeitsplatz (Schutzbrillen) sehr selten geworden. Der relativ häufige Altersstar (20 – 30 % der über 60-Jährigen) beruht vermutlich auf Enzymdefekten, Mangelernährung und Einfluss von UV-Licht. Radiäre Wasserspalten in der Linsenrinde führen zu diffuser Lichtbrechung, die Personen sind oft geblendet, die Farbwahrnehmung verblasst und es tritt eine zunehmend verschwommene Abbildung auf. Bei intakter Netzhautfunktion ist die komplikationsarme Staroperation die einzige wirksame Behandlung. Bei der Operation wird die Linse entfernt und durch eine in der Brechkraft entsprechend angepasste Kunststofflinse ersetzt.

▶ **Astigmatismus.** Diese „Brennpunktlosigkeit" beruht auf unterschiedlich starker Brechung in verschiedenen Ebenen des dioptrischen Apparates (▶ Abb. 20.4 unten). Dabei wird ein Punkt nicht punktförmig, sondern als Linie abgebildet. Normalerweise ist durch die dauernde Krafteinwirkung der Lider die Hornhaut in vertikaler Richtung stärker als in horizontaler Richtung gekrümmt (Astigmatismus nach der Regel). Weichen die Brechkraftwerte der Achsen nicht über 0,5 dpt voneinander ab, handelt es sich um einen **physiologischen Astigmatismus**, der keiner Korrektur bedarf.

Wenn der **Astigmatismus** höhere Werte erreicht und die Achsen maximaler und minimaler Brechkraft senkrecht zueinander stehen (regulärer Astigmatismus), so muss und kann er durch zylindrische Korrekturlinsen ausgeglichen werden (▶ Abb. 20.4 unten). Der irreguläre Astigmatismus ist in der Regel durch Verletzungen bedingt und beruht auf einer unregelmäßigen Korneaoberfläche. Hier kann nur die Korrektur durch eine Kontaktlinse helfen, die wieder eine gleichmäßige optische Oberfläche herstellt.

20.3.4 Refraktionsfehler

Refraktionsfehler sind Abweichungen von der Normalsichtigkeit (**Emmetropie**). Am häufigsten sind **Myopie** („**Kurzsichtigkeit**"), **Hyperopie** (**Hypermetropie**, „**Weitsichtigkeit**") und **Astigmatismus**. Bei Kurz- und Weitsichtigkeit besteht in der Regel ein Missverhältnis zwischen Bulbuslänge und Brennweite des dioptrischen Apparates des Auges. Die Refraktionsanomalien werden durch zusätzliche Linsen im Strahlengang („Brillengläser") korrigiert. Bei der Myopie ist der Bulbus im Verhältnis zu lang (▶ Abb. 20.4 oben). Es entsteht ein unscharfes Bild, weil die Bildebene vor der Netzhaut liegt. Die bei Myopie relativ zu starke Brechkraft wird durch Vorsetzen von Zerstreuungslinsen (negative Dioptrienzahl) ausgeglichen. Bereits bei einer Verlängerung des Augapfeldurchmessers von 0,1 mm (ca. –0,3 dpt) kann man eine Verschlechterung der Sehschärfe bemerken; 1 mm entspricht dann schon ca. –3 dpt. Bei der Hyperopie ist der Bulbus zu kurz (▶ Abb. 20.4 Mitte), und die Abbildung entsteht hinter der Netzhaut. Die zu niedrige Brechkraft bei Hyperopie wird durch Sammellinsen mit positiver Brechkraft korrigiert.

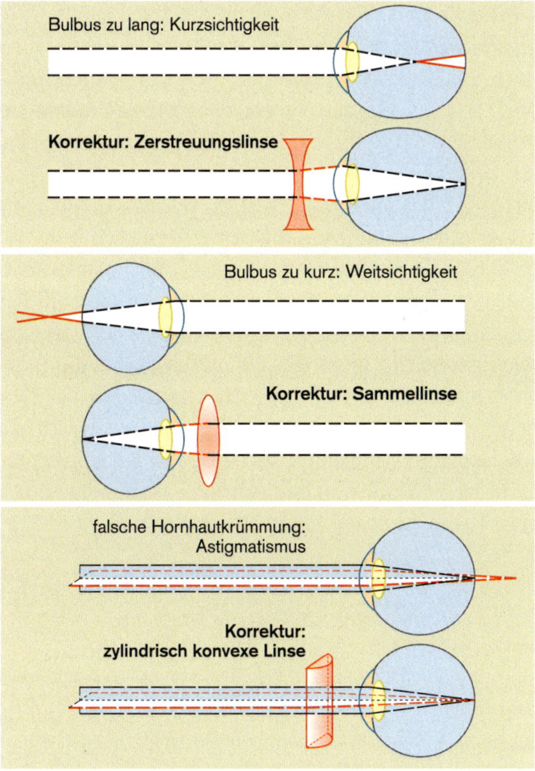

Abb. 20.4 Refraktionsanomalien. Oben: Myopie mit Korrektur durch eine Zerstreuungslinse. Mitte: Hyperopie mit Korrektur durch eine Sammellinse. Unten: Astigmatismus mit zu schwacher Brechung in der horizontalen Ebene und Korrektur durch eine zylindrische, konvexe Linse mit entsprechend stärkerer Brechung in der Horizontalebene.

▶ **Refraktionsfehler und Akkommodation.** Myope können ohne Brille zwar besonders nahe Gegenstände scharf abbilden, sehen in der Ferne jedoch immer unscharf. Hyperope können ihre Hyperopie durch Nahakkommodation kompensieren und sehen ferne Gegenstände ohne Brille scharf, solange ihre Akkommodationsbreite dazu ausreicht. Damit ist allerdings eine andauernde Akkommoationsanstrengung und wegen der Kopplung von Nahakkommodation und Konvergenzreaktion der Augen auch mehr oder weniger starkes Einwärtsschielen verbunden.

Wegen der Möglichkeit der Nahakkommodation müssen **Hyperope** mit der stärksten + dpt-Brille korrigiert werden, mit der sie in der Ferne noch scharf sehen können, während **Myope** die schwächste mögliche –dpt-Brille bekommen (bei Überkorrektur würden sie funktionell hyperop, könnten dies aber durch Nahakkommodation kompensieren).

Refraktionsanomalien werden von Umwelteinflüssen mitbestimmt. Bei der Geburt ist das Auge zu klein, es liegt eine Hyperopie vor, die normalerweise in der frühkindlichen Entwicklung durch Bulbuswachstum ausgeglichen wird; das Auge „wächst in Fokus" und wird damit emmetrop. In der Entwicklung wird dieses Wachstum des Auges besonders durch unscharfe Abbildung naher Gegenstände ausgelöst und erfolgt nur in Helligkeit. Die letztgenannte, experimentelle Beobachtung wird durch ein höheres Vorkommen von Myopie bei Kindern bestätigt, bei denen nachts das Licht im Schlafzimmer angelassen wurde. Neben Störungen des Augenwachstums, die zur Hyperopie oder Myopie führen, kann häufige und extreme Nahakkommodation auch später noch einen Wachstumsreiz darstellen, der zur Ausprägung einer Myopie führen kann (z. B. Uhrmacher-Myopie).

Bei der **malignen Myopie** (**Myopia maligna**) ist der Augapfel extrem vergrößert, und die Gefahr einer **Netzhautablösung** (**Ablatio retinae**) ist deutlich erhöht.

20.3.5 Regelung der Pupillenweite

Die Iris stellt eine Blende dar, die Blendenöffnung ist die Pupille. Helligkeitszunahme führt zur Verkleinerung der Pupille im Sinne einer Konstanterhaltung der Leuchtdichte auf der Netzhaut. Dieser **Pupillenreflex** ermöglicht auch einen relativ schnellen Schutz vor Blendung (die Verkleinerung beginnt nach 0,2 – 0,5 s und dauert je nach

Größe des Helligkeitssprunges zwischen 0,5 und über 1 s). Die ins Auge eintretende Lichtmenge hängt linear von der Pupillenfläche ($\pi \cdot r^2$) und damit quadratisch vom Radius ab. Bei Verminderung des Pupillendurchmessers von 7,5 auf 1,5 mm nimmt die einfallende Lichtmenge demzufolge um den Faktor 25 ab.

Bei Beleuchtung nur eines Auges verengt sich nicht nur die beleuchtete Pupille (**direkte Lichtreaktion**), sondern auch die Pupille des anderen Auges (**konsensuelle Lichtreaktion**). Bei der komplexen **Naheinstellungsreaktion** verringert sich die Pupillenweite ebenfalls und zwar direkt gekoppelt mit der Nahakkommodation und einer Konvergenzstellung der beiden Augenachsen. Dabei bedingt die geringere Pupillenweite eine Erhöhung der beim Nahsehen wichtigen Tiefenschärfe.

Die Rezeptoren für den Pupillenreflex sind nach neuen Erkenntnissen spezialisierte Ganglienzellen der Netzhaut (S. 834), die **Melanopsin** enthalten und selbst intrinsisch lichtempfindlich sind. Ihre kaum adaptierenden Signale werden über Abzweigungen aus dem Tractus opticus zur Area praetectalis (s. Abb. 20.19) (S. 843) fortgeleitet. Von dort verläuft eine parasympathische, pupillenkonstriktorische Bahn über den **Edinger-Westphal-Kern** und das **Ganglion ciliare** zum M. sphincter pupillae. Eine sympathische, dilatatorische Bahn geht vom Hypothalamus aus und zieht über das ziliospinale Zentrum des Rückenmarks und das Ganglion cervicale superius zum M. dilatator pupillae.

Die neuronale Kontrolle der Lichtreaktion der Pupille hängt maßgeblich von den parasympathischen Fasern ab, bei deren Erregung sich die Pupille verengt (**Miosis**) und bei deren Hemmung sie sich, unterstützt durch die sympathische Innervation, erweitert (**Mydriasis**). Die Sympathikuserregung (abhängig vom Wachheitsgrad sowie von psychischen oder emotionalen Reizen) gibt dabei zugleich die maximale Pupillenweite vor, die bei Hemmung des Parasympathikus erreicht werden kann.

Bei einer Blockade des Sympathikus im Bereich des Ganglion cervicale superius, von dem aus auch die Öffnung der Lidspalte innerviert wird, tritt das **Horner-Syndrom** auf, das mit einer Verengung von Pupille und Lidspalte (**Ptosis**) einhergeht. Die Lichtreaktion bleibt dabei jedoch bei verringerter maximaler Pupillenweite erhalten. Eine wichtige klinische Rolle spielt die Pupillenreaktion für die objektive Prüfung der afferenten Leitung im ersten Abschnitt der Sehbahn vom Auge bis zum Zwischenhirn und für die Beurteilung von Narkosestadien oder der Tiefe einer Bewusstlosigkeit. Weite reflexlose Pupillen sind dabei, außer bei Unterkühlung, ein alarmierendes Zeichen.

20.3.6 Kammerwasser und Augeninnendruck

Das **Kammerwasser** baut den **Augeninnendruck** auf. Es wird im Bereich der hinteren Augenkammer vom Epithel des Ziliarkörpers gebildet und tritt durch die Pupille in die vordere Augenkammer über, wo es im Kammerwinkel durch das Trabekelwerk und den **Schlemm-Kanal** in den intra- und episkleralen Venenplexus abfließt. Wenn sich Produktion und Abfluss (etwa 2 mm^3/min) die Waage halten, besteht ein konstanter Augeninnendruck. Er kann durch die **Tonometrie** festgestellt werden, deren Funktionsprinzip auf der Messung der Verformbarkeit des Auges beruht. Dazu wird bei der Applanationstonometrie die Kraft gemessen, die aufgewendet werden muss, um eine definierte Korneafläche abzuflachen. Die neuere, kontaktfreie Tonometrie misst die Verformung der Kornea mit einem Luftstoß, ist jedoch weniger genau. Bei der nicht mehr gebräuchlichen Impressionstonometrie wird der Grad der Korneaeindellung bei Aufsetzen eines Stiftes mit definiertem Druck ermittelt. Normale Augeninnendruckwerte liegen zwischen 10 und 20 mmHg (1,33–2,66 kPa).

Beim Krankheitsbild des **Glaukom** (grüner Star) ist der Augeninnendruck in der Regel durch eine Abflussbehinderung am Kammerwinkel oder im Trabekelwerk pathologisch erhöht, was zur Schädigung der Sehnervenfasern im Bereich der Papilla nervi optici führen kann. Eine Behinderung des Abflusses durch eine Verlegung des Kammerwinkels (**Winkelblockglaukom**) kann zu einem akuten Glaukomanfall führen. Hierbei spielt die Weite der Pupille eine wichtige Rolle: die Verdickung der Iris bei Pupillenerweiterung ist ein Faktor der Abflussbehinderung beim Winkelblockglaukom. Deshalb ist eine medikamentöse Pupillenerweiterung bei Personen mit flacher Vorderkammer ein ärztlicher Kunstfehler. Als Therapie werden lokal Miotika (0,5 % – 1 % Pilocarpinlösung) zur Pupillenverengung und systemisch Carboanhydrasehemmer (z. B. Acetazolamid) zur Hemmung der Kammerwasserproduktion eingesetzt. Anders als das durch Anfälle gekennzeichnete akute Glaukom verläuft das relativ häufigere chronische **Offenwinkelglaukom** (**Glaucoma simplex**) schleichend. Hier ist der Abflusswiderstand andauernd erhöht, und der N. opticus wird an seinem Austrittsort durch langzeitige Erhöhung des Augeninnendrucks geschädigt. Es treten typische Gesichtsfeldausfälle (Skotome) (S. 845) auf, die erst spät bemerkt werden, weil sie in der mittleren Peripherie liegen und die Sehschärfe primär nicht beeinträchtigen. Als Therapie werden primär Augeninnendruck-senkende Medikamente (Miotika, β-Blocker, Carboanhydrasehemmer) verwendet. Auch Operationen zur Wiederherstellung des Kammerwasserabflusses kommen in Betracht. Immer häufiger werden Glaukome bei normalem Augeninnendruck (**Normaldruckglaukom**) beobachtet. Ursachen können ein verminderter Durchblutungsdruck im Sehnervenkopf oder autoimmune/entzündliche Prozesse sein.

20.3.7 Tränen

Die **Tränenflüssigkeit** wird von den Tränendrüsen sezerniert (je Auge etwa 1 ml/Tag). Die Tränen werden durch Lidschläge mit dem Schleim aus den Becherzellen der Bindehaut vermischt und gleichmäßig verteilt. Der entstehende, dünne Flüssigkeitsfilm schützt die Kornea vor dem Austrocknen.

Die Tränenflüssigkeit ist leicht hyperton (salziger Geschmack) mit einem höheren Kalium- und niedrigerem Natriumgehalt als das Blutplasma. **Fremdkörper** zwischen Augenlidern und Kornea regen über Rezeptoren des N. trigeminus die **Tränensekretion** reflektorisch an, was zum Ausspülen des Fremdkörpers beiträgt. Die zentralen Neurone dieses Reflexes liegen im pontinen Bereich des Hirnstamms, von wo auch die emotionale Auslösung von Tränen über Verbindungen mit dem **limbischen System** (S. 952) möglich ist. Der pontine Hirnstamm innerviert das Ganglion pterygopalatinum, dessen parasympathische Fasern die Tränensekretion an den Tränendrüsen auslösen.

20

Zusammenfassung Kap. 20.3

Auge und optische Abbildung auf der Netzhaut
Elektromagnetische Strahlung mit **Wellenlängen** von **400–750 nm** empfinden wir als Licht. Die Lichtstrahlen müssen zur Bildentstehung im Auge gebrochen und auf der **Netzhaut** (Retina) scharf abgebildet werden. Dabei entsteht ein verkleinertes **umgekehrtes Bild**, bei dessen Größe 1° Sehwinkel 300 µm auf der Netzhaut entspricht. Der dioptrische Apparat des Auges stellt ein zusammengesetztes optisches System dar, das als reduziertes Auge vereinfacht dargestellt werden kann. Die **Hornhaut** (Kornea) trägt den größten Teil der Brechkraft bei, die **Linse** ermöglicht zusätzlich durch ihre Eigenelastizität eine Änderung ihrer Krümmung und die Scharfeinstellung auf verschiedene Entfernungen (**Nah- und Fernakkommodation**). Unter Parasympathikuseinfluss erfolgt Nah-, unter Sympathikuseinfluss Fernakkommodation. Die Akkommodationsbreite von maximal 14 dpt verringert sich mit dem Alter. Bei **Presbyopie** wird der Nahpunkt mit Hilfe einer Sammelinse korrigiert. Abbildungsfehler des optischen Apparates beinhalten die **sphärische** und die **chromatische Aberration** sowie den durch unterschiedliche Hornhautkrümmung in verschiedenen Ebenen bedingten **Astigmatismus**.

Refraktionsfehler (Kurz- und Weitsichtigkeit) beruhen in der Regel auf Missverhältnissen zwischen der Brechkraft des Auges und der Länge des Augapfels. **Kurzsichtigkeit (Myopie)** beruht auf einem relativ zu langen Augapfel, die Bildentstehung entfernter Gegenstände erfolgt vor der Netzhaut und muss durch korrigierende Zerstreuungslinsen auf die Netzhaut fokussiert werden. Bei **Weitsichtigkeit (Hyperopie)** aufgrund eines relativ verkürzten Augapfels erfolgt die Bildentstehung naher Gegenstände hinter der Netzhaut und wird durch Sammellinsen korrigiert.

Die **Pupille** wirkt als **variable Blende**, verringert Abbildungsfehler und reguliert den Lichteinfall über einen sympathisch/parasympathisch regulierten Reflexkreis. Der **Augeninnendruck** wird durch Produktion und Abfluss von Kammerwasser bestimmt, er stabilisiert die Form des Auges und kann bei akutem oder chronischem Anstieg zum Krankheitsbild des **Glaukoms** führen. Die **Tränenflüssigkeit** und der **Lidschlag** schützen die Hornhaut vor Austrocknung.

20.4 Okulomotorik

20.4.1 Augenmuskeln und ihre Zugrichtungen

Sechs Muskeln bewegen das Auge (▶ Abb. 20.6): vier gerade (**M. rectus superior** und **inferior**; **M. rectus lateralis** und **medialis**) und zwei schräg verlaufende Muskeln (**M. obliquus superior** und **inferior**). Diese Muskeln werden durch den N. oculomotorius (M. rectus superior, inferior, medialis; M. obliquus inferior), den N. trochlearis (M. obliquus superior) und den N. abducens (M. rectus lateralis) innerviert. Ein Motoneuron innerviert ca. 5–10 Muskelfasern. Diese kleinen motorischen Einheiten erlauben eine feine Regulation der Kontraktionskraft, wie sie

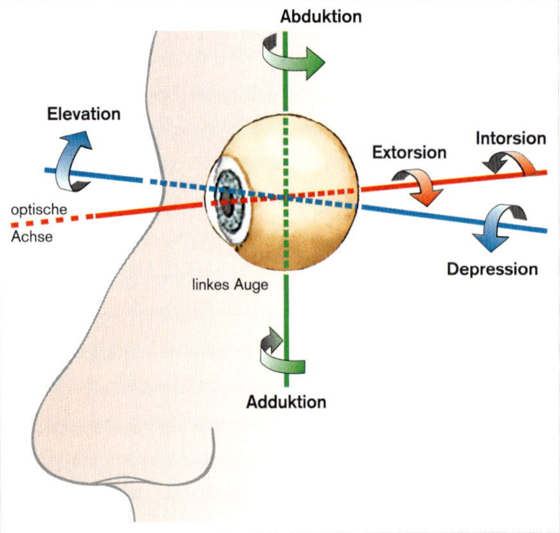

Abb. 20.5 Koordinatensystem zur Benennung von Augenbewegungen um 3 Achsen. Die Torsionsachse (rot) entspricht der optischen Achse des Auges. Horizontalachse (blau), Vertikalachse (grün) und Torsionsachse stehen im Drehmittelpunkt des Auges senkrecht zueinander.

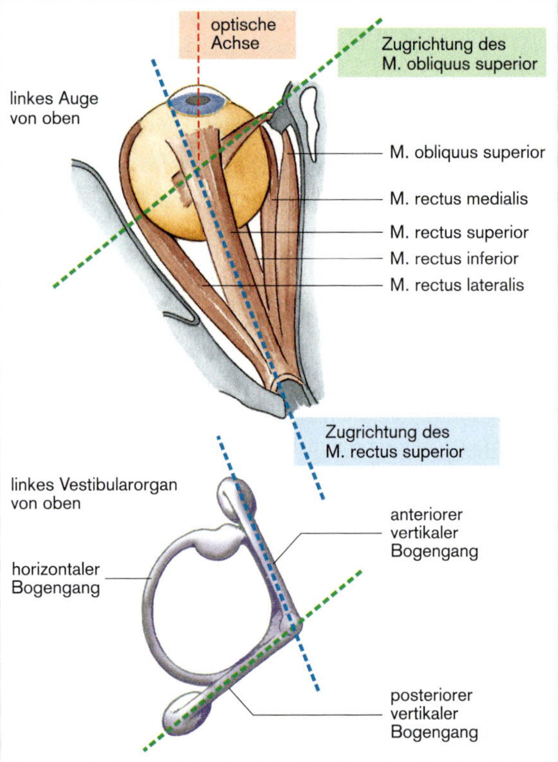

Abb. 20.6 Zugrichtungen der Augenmuskeln und Ebenen der Bogengänge im Innerohr. Die Zugrichtungen der Mm. rectus lateralis und medialis liegen ebenso in der Ebene des Papiers wie der horizontale Bogengang des ipsilateralen und (nicht gezeigt) des kontralateralen Labyrinths. Senkrecht dazu und näherungsweise in einer gleichen Ebene liegen die Zugrichtungen der Mm. rectus superior und inferior, der anteriore vertikale Bogengang des ipsilateralen und der posteriore vertikale Bogengang des kontralateralen Labyrinths. Eine entsprechende räumliche Orientierung existiert für die Zugrichtungen der Mm. obliquus superior und inferior mit der Ebene des ipsilateralen posterioren bzw. des kontralateralen anterioren vertikalen Bogengangs. Die Zugrichtungen von funktionellen Augenmuskelpaaren und die Ebenen der entsprechenden funktionellen Bogengangspaare weisen näherungsweise jeweils die gleiche Orientierung auf.

für die Ausführung der äußerst präzisen Augenbewegungen notwendig ist.

Die **Zugrichtungen** der Augenmuskeln werden in einem Bezugssystem beschrieben (▶ Abb. 20.5). Die Kontraktion der medialen und lateralen geraden Augenmuskeln bewirkt eine **Adduktion** bzw. **Abduktion** des Bulbus. Die Kontraktion der geraden bzw. schrägen oberen und unteren Augenmuskeln resultiert in Augenbewegungen, die eine Kombination aus **Elevation** und **Depression** mit **Intorsion** (gerade Augenmuskeln) bzw. **Extorsion** (schräge Augenmuskeln) darstellen. Die Zugrichtungen der Augenmuskeln entsprechen näherungsweise den Ebenen der Bogengänge des Gleichgewichtsorgans (▶ Abb. 20.6 unten). Die Anordnung von Bogengängen und Augenmuskeln in näherungsweise gleichen Raumebenen vereinfacht die Übertragung von sensorisch-vestibulären in okulomotorische Koordinaten.

20.4.2 Eigenschaften und Steuerung von Augenbewegungen

Augenbewegungen unterstützen die visuelle Orientierung und Wahrnehmung.

Foveales Sehen und Explorieren wird durch motorische Programme ermöglicht. Diese lenken die **Fovea** (der Ort des schärfsten Sehens) (S. 821) mit Hilfe schneller Augenbewegungen (**Sakkaden**) rasch auf einen ausgewählten Fixationspunkt, behalten ihn im Blick (**Fixationsperioden**) bzw. führen bei einem bewegten Objekt den Fixationspunkt ruckfrei nach (**Zielfolgebewegung**). Solange sich die Distanz zwischen dem betrachteten Gegenstand und den Augen nicht ändert, bewegen sich beide Augen **konjugiert**, d. h. gleich schnell und in die gleiche Richtung. Beim Blickwechsel auf einen näher oder ferner gelegenen Punkt müssen die Sehachsen der beiden Augen konvergieren bzw. divergieren, damit der fixierte Gegenstand auf den Foveae beider Augen abgebildet bleibt. Durch diese **Vergenzbewegungen** der Augen wird verhindert, dass Doppelbilder entstehen. Bei Eigenbewegung oder Bewegung der Umwelt halten **kompensatorische Augenbewegungen** das Abbild der Umwelt auf der Netzhaut stabil. Die entstehenden Bildverschiebungen werden hierbei durch entgegengerichtete Augenbewegungen kompensiert. Diese Vorgänge beruhen auf **vestibulären Reflexen** (S. 813) und visuellen (**optokinetischen**) **Reflexen** (nachfolgend beschrieben).

▸ **Sakkaden.** Wir verlagern das Ziel unseres Blickes mit Hilfe von **schnellen Augenbewegungen** (Sakkaden). Diese Bewegungen sind vorprogrammiert, d. h. während ihres Ablaufs nicht mehr veränderlich (sie sind ballistisch). Sakkaden gehören zu den schnellsten Bewegungen, die wir ausführen können (bis 700°/s) und haben Amplituden von bis zu 90 Winkelgrad [°], sind aber dennoch sehr präzise (auf 1 – 2° genau). Während einer Sakkade ist die visuelle Bewegungswahrnehmung eingeschränkt (**sakkadische Suppression**). Durch die hohe Geschwindigkeit wird die Dauer einer Sakkade (30 – 70 ms) kurz gehalten und damit auch die Zeit der unterdrückten Bewegungswahrnehmung. In der Retikulärformation des Hirnstamms entstehen horizontale und vertikale Komponenten von Sakkaden an getrennten Stellen (▸ Abb. 20.7):

- Horizontale Komponenten werden in der **paramedianen pontinen retikulären Formation** (**PPRF**) programmiert.
- Vertikale Komponenten werden im rostralen interstitiellen Kern des medialen longitudinalen Faszikels (riMLF) der **mesenzephalen retikulären Formation** (**MRF**) vermittelt.

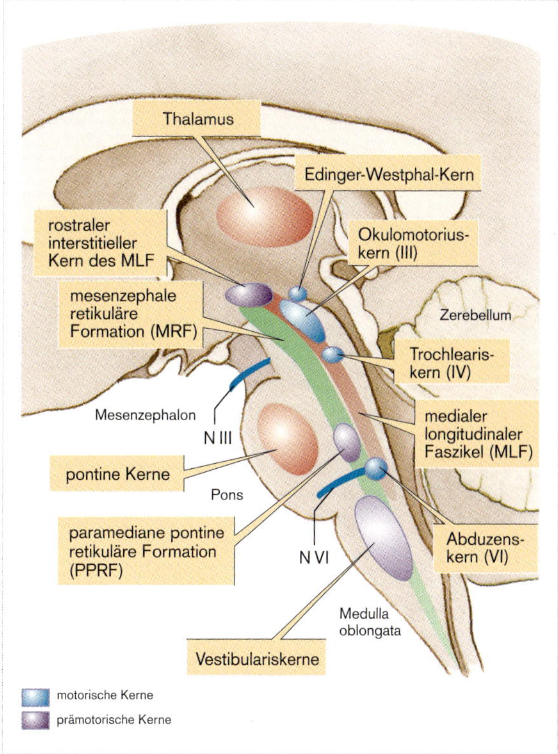

Abb. 20.7 Mediananansicht der blickmotorischen Kerne im Hirnstamm des Menschen. Horizontale Komponenten von Sakkaden werden in der paramedianen pontinen retikulären Formation generiert, vertikale und torsionelle Komponenten im rostralen interstitiellen Kern des medialen longitudinalen Faszikels MLF in der mesenzephalen retikulären Formation. Der mediale longitudinale Faszikel stellt reziproke Verbindungen zwischen diesen beiden Kerngebieten sowie zwischen dem Abduzens- (VI), dem Trochlearis- (IV) und dem Okulomotoriuskern (III) her. Er enthält zur Ansteuerung langsamer Folgebewegungen Projektionsfasern von den Vestibularis- zu den Augenmuskelkernen. (Modifiziert nach [8]).

Die beteiligten Neurone der PPRF und des riMLF sind über den **medialen longitudinalen Faszikel** (**MLF**) miteinander verbunden. Bei einer Sakkade werden die geforderten Augenmuskeln mit einer hochfrequenten Salve (*burst*) von Aktionspotenzialen zur Kontraktion gebracht, während gleichzeitig die Antagonisten gehemmt werden. Die Frequenz der Salve codiert die Geschwindigkeit, die Dauer der Salve bestimmt die Amplitude der Sakkade.

Sakkaden können reflektorisch oder willkürlich ausgelöst werden.

Reflektorische Sakkaden: Direkte Verbindungen von der Retina über den kontralateralen Colliculus superior zu den blickmotorischen Kernen (PPRF und riMLF) stellen die anatomische Basis für reflektorische Sakkaden dar. Diese Sakkaden entstehen, wenn plötzlich ein bewegtes Objekt in der Peripherie des Gesichtsfelds auftaucht. Mit diesem sog. **visuellen Greifreflex** wird das Objekt zur genaueren Identifikation auf der Fovea abgebildet. Entsprechend den zusätzlichen auditorischen und somatosensorischen Eingängen des Colliculus superior können plötzliche Geräusche oder Berührungen ebenfalls einen sakkadischen Greifreflex auslösen.

Willkürliche Sakkaden: Beim Explorieren unserer Umgebung machen wir ca. 3 willkürliche Sakkaden pro Sekunde, an die sich eine Fixationsperiode von mindestens 0,2 s anschließt. Die Sakkaden werden auf Objekte gerichtet, die vom zerebralen Kortex als Ziele für die Fovea ausgewählt wurden. Die effiziente Exploration einer visuellen Szene, wie z. B. in der ▸ Abb. 20.8**a**, erfordert, dass die **visuelle Aufmerksamkeit** auf markante Objekte (z. B. Köpfe bei Personen, Augen-Mund bei Gesichtern) gelenkt wird (▸ Abb. 20.8**b**), um möglichst rasch die wesentlichen Details zu erfassen. Gleichzeitig werden reflektorische Sakkaden unterdrückt. Bei dieser Orientierung der **visuellen Aufmerksamkeit** spielt der **posterior-parietale Kortex** mit seinen Projektionen zum Colliculus superior wie auch zum frontalen Augenfeld eine wichtige Rolle; die aufmerksamkeitsbezogenen Funktionen des parietalen Kortex sind in Kap. 24.3 (S. 947) dargestellt.

Das **frontale Augenfeld** (**Area 8**) (S. 899) ist an der Planung von Sakkaden beteiligt. Es erhält Eingänge u. a. vom posterioren parietalen Kortex und projiziert direkt zu den

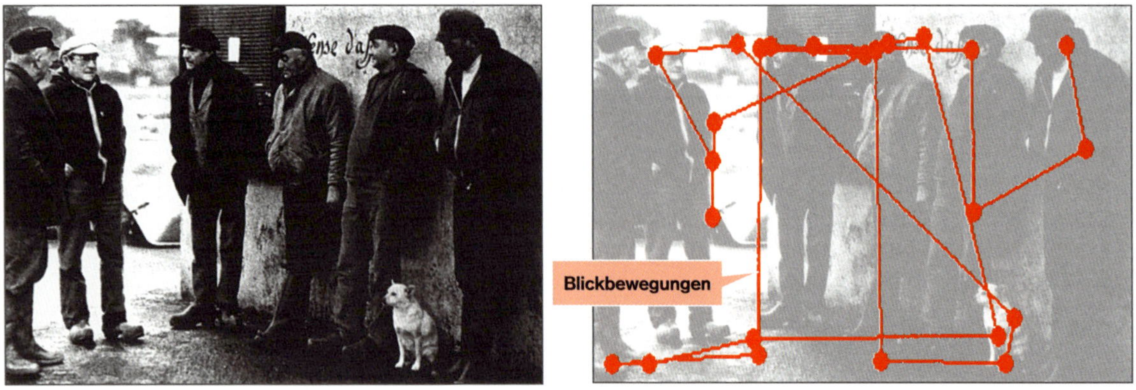

a Bildvorlage   **b gesund** (Betrachtungsdauer 12 Sekunden)

Abb. 20.8 Augenbewegungsmuster beim Abtasten einer Szene. Ein Proband tastet die gesamte Szene auf dem Foto (**a**) mit wenigen Fixationen (Punkte in **b**) ab und kann die wesentlichen Details der Szene nach einer kurzen Betrachtungszeit (12 Sekunden) korrekt wiedergeben. (Foto und Daten von J. Zihl, München)

blickmotorischen Kernen des Hirnstamms (PPRF und riMLF). Eine weitere direkte erregende Verbindung erreicht den Colliculus superior, der darüber hinaus noch über den Nucleus caudatus und die Substantia nigra vom frontalen Augenfeld aus enthemmt werden kann.

Eine **einseitige Läsion** im Bereich des **frontalen Augenfelds** äußert sich nur in einer vorübergehenden Beeinträchtigung der Blickverlagerung zur intakten Seite. Fordert man die betroffene Person aber auf, jeweils den visuellen Greifreflex beim Auftauchen eines visuellen Reizes zu unterdrücken und stattdessen in die entgegengesetzte Richtung zu schauen, kann sie nach einer einseitigen Läsion des frontalen Augenfelds reflektorische Sakkaden zur intakten Seite nicht mehr unterdrücken und kann auch keine prädiktiven, willkürlichen Sakkaden zur intakten Seite machen.

▸ **Zielfolgebewegungen.** Zur genauen Inspektion eines kleinen bewegten Objekts muss die Fovea den Bewegungen des Objekts ruckfrei und präzise folgen können. Folgebewegungen können kleine Objekte mit einer Genauigkeit von ca. 1° in der Fovea halten und sind für große Objekte bis zu 100°/s schnell. Diese fovealen Folgebewegungen stellen keinen optokinetischen Reflex des Hirnstamms dar, sondern werden **kortikal gesteuert**, denn:

1. aus mehreren bewegten Objekten (Fußballspiel) muss oft eines ausgewählt werden;
2. das Objekt muss für die Verfolgung interessant sein;
3. der optokinetische Reflex muss während der Verfolgung unterdrückt werden. Das ergibt sich aus der Tatsache, dass sich bei einer Augenfolgebewegung z. B. nach rechts das Bild des stationären Hintergrunds nach links bewegt. Ein dadurch ausgelöster optokinetischer Reflex würde eine Verfolgung des Ziels verhindern.

Information über eine Objektbewegung im Gesichtsfeld gelangt in die Colliculi superiores und über das Corpus geniculatum laterale in den visuellen Kortex (S. 847). Im medio-temporalen und parietalen Kortex wird diese Information zur Unterscheidung zwischen Eigen- und Fremdbewegung, zur Abschätzung von Distanzen und zur Planung von komplexen Zielbewegungen ausgewertet. Blickmotorische Zentren des Hirnstamms werden dann über parieto-pontine Bahnen aktiviert, um zunächst die Fovea rasch (sakkadisch) auf das Ziel auszurichten und danach dem Ziel unter Beteiligung von Kleinhirn und Vestibulariskernen glatt folgen zu können.

Essenziell für Folgebewegungen der Augen ist eine Mitbeteiligung von Purkinje-Zellen des Flokkulus im Kleinhirn und ihren hemmenden Verbindungen zu den Vestibulariskernen. **Läsionen des Flokkulus** führen dazu, dass die Augen einem Ziel nicht mehr ruckfrei folgen können. Die Bewegungen sind zu langsam, und die Fovea muss das Ziel immer wieder mit einer Korrektur-Sakkade einholen.

▸ **Vergenzbewegungen.** Verkürzt sich die Distanz zwischen einem betrachteten Objekt und unseren Augen, so müssen zur binokularen Fixation die Sehachsen unserer Augen stärker konvergieren. Vergenzbewegungen haben

Amplituden bis zu 5°, verlaufen relativ langsam (Dauer 1 s). Durch die Vergenzbewegungen der Augen wird die **Tiefenwahrnehmung** gefördert und das Auftreten von **Doppelbildern** (**Diplopie**) (S. 851) vermieden. Vergenzbewegungen werden von Neuronen in der **mesenzephalen retikulären Formation** (**MRF**) (▶ Abb. 20.7) gesteuert. In der gleichen Region befinden sich parasympathische Neurone im Edinger-Westphal-Kern, die im Ganglion ciliare auf postganglionäre Fasern umgeschaltet werden und deren Aktivierung zu einer Kontraktion des M. sphincter pupillae (**Pupillenreflex**) (S. 825) und des M. ciliaris (**Nahakkomodation**) (S. 823) führt. Deshalb treten Pupillenverengung, Nahakkommodation und Konvergenz jeweils gekoppelt auf (**Naheinstellungsreaktion**).

▶ **Torsionsbewegungen.** Drehungen der Augen um die optische Achse (▶ Abb. 20.5) werden **zyklorotatorische Augenbewegungen** oder **Torsionsbewegungen** genannt. Man unterscheidet Extorsion und Intorsion, je nachdem ob sich ein Punkt in der oberen Augenhälfte temporal- oder nasalwärts bewegt. Torsionsbewegungen sind langsame Folgebewegungen oder Sakkaden mit maximal 15° Amplitude. Vestibuläre Reizung und schwächer auch optokinetische Reizung sind Auslöser für Torsionsbewegungen. Die Steuerung erfolgt über dieselben Systeme, die auch für horizontale und vertikale Augenbewegungen verantwortlich sind (▶ Abb. 20.7). Langsame Bewegungen werden von den Vestibulariskernen gesteuert, sakkadische Bewegungen über die auch bei vertikalen Sakkaden entscheidende Mittelhirnstruktur (**riMLF in der mesenzephalen retikulären Formation**, **MRF**).

▶ **Kompensatorische Augenbewegungen.** Rasche Blickbewegungen von mehr als 10° setzen sich in der Regel aus kombinierten Augen- und Kopfbewegungen zusammen. Der unterschiedlichen Masse von Auge und Kopf entsprechend, setzt die Kopfbewegung gegenüber der sakkadischen Augenbewegung etwas später ein, ist langsamer und dauert länger (▶ Abb. 20.9). Die Fovea erreicht deshalb das Blickziel bereits zu einem Zeitpunkt, zu dem der Kopf noch beschleunigt wird. Diese Beschleunigung des Kopfes löst einen vestibulookulären Reflex (S. 813) aus, der die Augen gleich schnell, aber in die der Kopfbewegung entgegengesetzten Richtung führt (▶ Abb. 20.9). Mit dieser Koordination von sakkadischen Augen- und Kopfbewegungen und integrierter, kompensatorischer Augenbewegung wird erreicht, dass die Fovea das Ziel sehr rasch erreicht und das Ziel danach auf der Fovea fixiert bleibt, obwohl sich Augen und Kopf noch über einen längeren Zeitraum bewegen. Am Ende der Bewegung befinden sich die Augen wieder in ihrer Primärposition („Blick geradeaus“) und durch die Kopfwendung sind Augen, Ohren und Nase auf das Blickziel ausgerichtet. Augen- und Kopfbewegungen ergänzen sich nicht nur bei Sakkaden, sondern auch bei der visuellen Verfolgung eines bewegten Objekts oder bei der Stabilisierung des Abbildes auf der Netzhaut während der Lokomotion. Bewegte Objekte werden jeweils durch eine Sakkade foveal eingefangen und danach mit dem Kopf weiter verfolgt.

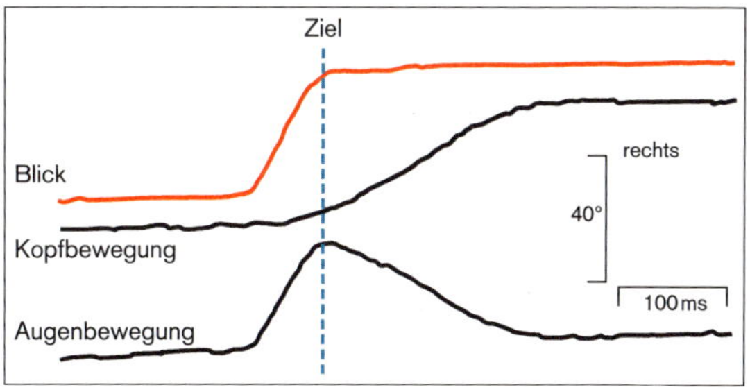

Abb. 20.9 Koordination einer sakkadischen Augen-Kopfbewegung zu einem Ziel, das 40° rechts vor dem Probanden aufleuchtet. Die Bewegung der Augen setzt früher ein als die des Kopfes. Sobald der Blick das Ziel erreicht hat (gestrichelte vertikale Linie) bleibt die Fovea darauf ausgerichtet, obwohl sich Augen und Kopf noch weiter bewegen (modifiziert nach [7]).

Wenn wir langsam den Kopf nach rechts drehen oder aus dem Fenster eines nach rechts fahrenden Zuges sehen, dann bewegt sich die gesamte visuelle Welt nach links. Die zugrunde liegende großflächige Bewegung des Bildes auf der Netzhaut wird als optischer Fluss bezeichnet und stellt den auslösenden Reiz für den **optokinetischen Reflex** (**optokinetischen Nystagmus**) der Augen dar. Die Augen bewegen sich langsam mit einer Zielfolgebewegung in Richtung des optischen Flusses. Auslenkungen der Augen in der Orbita sind anatomisch auf etwa± 55° begrenzt. Um ein mechanisches Anschlagen der Augen bei kompensatorischen Bewegungen zu verhindern, werden die Augen immer wieder mit einer schnellen Bewegung in die Nähe ihrer Primärposition („Blick geradeaus“) in der Orbita zurückgestellt.

Daraus ergibt sich eine rhythmische Abfolge von relativ langsamen, kompensatorischen Bewegungen in die eine Richtung und von raschen, sakkadischen Rückstellbewegungen in die entgegengesetzte Richtung (siehe auch vestibulärer Nystagmus Abb. 19.9) (S. 816). Die beiden alternierenden Komponenten stellen die langsame bzw. schnelle Phase des Nystagmus dar. Klinisch wird die Richtung eines Nystagmus nach der leichter erkennbaren schnellen Phase benannt (s. Abb. 19.9, Nystagmus nach links) (S. 816). Die Messung erfolgt mittels **Elektrookulografie** als Nystagmogramm.

Kompensatorische und **zielfolgende Augenbewegungen** werden oft miteinander verwechselt, sind aber sehr verschieden: kompensatorische Reflexe werden im Hirnstamm, Zielfolgebewegungen werden im Kortex generiert. Dieser Unterschied ist klinisch von Bedeutung, da selbst bei Patienten in tiefer **Bewusstlosigkeit** noch kompensatorische Augenreflexe auslösbar sind, solange der Hirnstamm intakt ist.

Zusammenfassung Kap. 20.4

Okulomotorik

Die Stellung und Bewegung des Auges wird von **drei Muskelpaaren** gesteuert. Die **Zugrichtungen** dieser Augenmuskeln liegen etwa in den **Ebenen der Bogengänge** des Innenohres. Verschiedene Typen von Augenbewegungen unterstützen das visuelle System entsprechend dem jeweiligen Kontext.

- **Sakkaden** können willkürlich und unwillkürlich entstehen, sie dienen zum ruckartigen Wechsel der Blickrichtung und sind die schnellsten Augenbewegungen (bis 700°/s). Sie werden reflexartig vom Hirnstamm oder willkürlich kortikal gesteuert. Horizontale und vertikale Komponenten einer Sakkade werden im Hirnstamm von verschiedenen Netzwerken generiert. Während der Sakkaden ist die Bildwahrnehmung unterdrückt (sakkadische Suppression).
- **Zielfolgebewegungen** sind kortikal gesteuert und können bewegte Ziele bis zu 100°/s ruckfrei verfolgen.
- **Vergenzbewegungen** bewegen die Blickachsen der beiden Augen aufeinander zu (Konvergenz) oder voneinander weg (Divergenz), sie werden subkortikal gesteuert. Durch sie wird das Auftreten von Doppelbildern vermieden und die Tiefenwahrnehmung gefördert. Konvergenz tritt gemeinsam mit der Nahakkommodation und der Pupillenreaktion als Naheinstellungsreaktion auf.
- **Torsionsbewegungen** sind Drehungen der Augen um die optische Achse. Sie treten als Sakkaden oder Folgebewegungen mit Amplituden bis zu 15° auf.
- Bei der Lokomotion treten **kompensatorische Augenbewegungen** auf. Der optokinetische Nystagmus mit regelmäßiger Abfolge von Sakkade und Augenfolgebewegung reduziert die Bildbewegung auf der Netzhaut und ermöglicht die visuelle Orientierung während der Fortbewegung.

Größere Blickbewegungen bestehen in der Regel aus einer **Kombination von Augen- und Kopfbewegungen**. Beide Bewegungen treten zeitlich koordiniert auf und ergänzen sich in ihrem Arbeitsbereich und in ihrer Dynamik. Durch die Kombination der beiden Bewegungen treten zeitlich optimierte Orientierungsbewegungen auf.

20.5 Die Netzhaut: primäre sensorische Prozesse und neuronale Signalverarbeitung

20.5.1 Augenhintergrund

Die Untersuchung des **Augenhintergrundes** (**Fundus oculi**) mit dem Augenspiegel wird **Ophthalmoskopie** genannt. Zur vollständigen und genauen Untersuchung des Augenhintergrundes sind zwei komplementäre Ophthalmoskopiermethoden notwendig.

▸ **Direkte Ophthalmoskopie.** Bei der direkten Ophthalmoskopie blickt die untersuchende Person mit einem Auge fernakkommodiert direkt in das ebenfalls fernakkommodierte Auge der betroffenen Person (▸ Abb. 20.10b). Die Retina des betroffenen Auges liegt dann genau in der Brennebene des brechenden Systems dieses Auges und jeder Punkt der Retina erzeugt beim Austritt aus dem Auge ein paralleles Lichtbündel. Im Auge der untersuchenden Person, das ebenfalls fernakkommodiert ist, wird jedes dieser Lichtbündel auf der Retina wieder zu einem Punkt vereinigt. Die beobachtende Person sieht ein aufrechtes und etwa 16-fach vergrößertes Bild des Augenhintergrundes. Vorteil dieser Methode ist die hohe Vergrößerung, Nachteil ist das kleine Sichtfeld von etwa 10° (entsprechend dem 2-fachen Papillendurchmesser), was das Zurechtfinden im Augenhintergrund erschwert.

▸ **Indirekte Ophthalmoskopie.** Bei der indirekten Ophthalmoskopie (▸ Abb. 20.10c) wird eine Ophthalmoskopierlinse am ausgestreckten Arm in geringem Abstand vor das betroffene Auge gehalten. Es entsteht ein umgekehrtes, reelles Bild (Luftbild) im vorderen Brennpunkt der Ophthalmoskopierlinse, das sich die beobachtende Person beidäugig aus einer Entfernung von ca. 50 cm anschaut. Die erwünschte Vergrößerung und damit die Größe des Sichtfeldes kann durch die Wahl verschiedener Linsenstärken bestimmt werden. Mit einer +15 dpt Linse (ca. 4x) oder einer +20 dpt Linse (ca. 3x) sind die Vergrö-

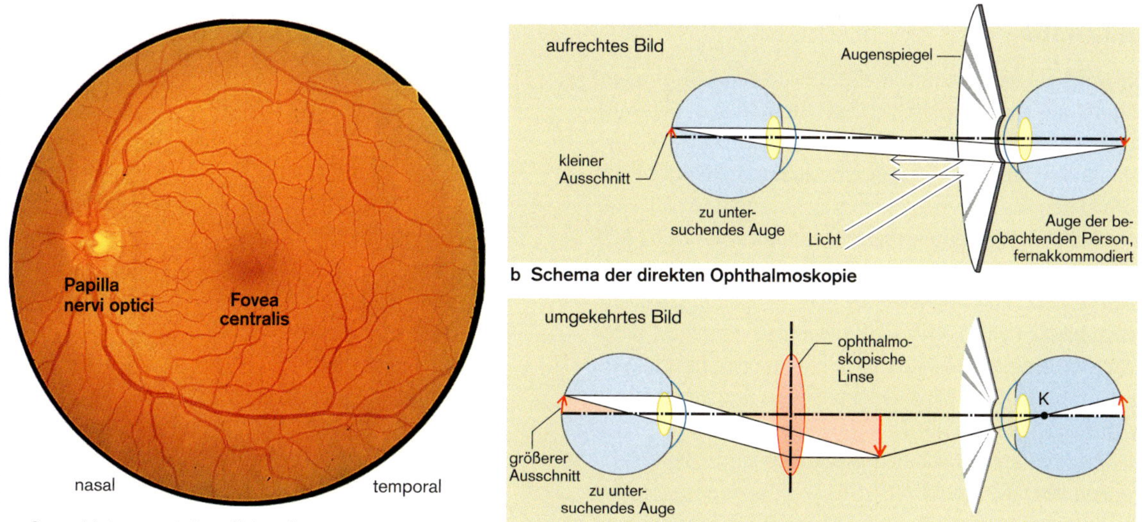

a Augenhintergrund eines linken Auges

b Schema der direkten Ophthalmoskopie

c Schema der indirekten Ophthalmoskopie

Abb. 20.10 Augenhintergrund und Grundlagen der Ophthalmoskopie.
a Fotografie eines normalen, linken Augenhintergrundes. Erheblich größeres Sichtfeld (ca. 40°) als beim direkten Augenspiegel. In der Mitte erkennt man die pigmentierte Macula lutea, in deren Bereich sich die Fovea centralis befindet, links (nasal) die Papilla n. optici mit aus- und eintretenden Gefäßen (Arterien hellrot, Venen dunkelrot). (Fundusfotografie: Prof. Dr. F. Grehn)
b Direkte Ophthalmoskopie. Konstruiert ist das Bild eines Retinapunktes oberhalb der optischen Achse im zu untersuchenden Auge. Aus dem Punkt entspringt ein paralleles Lichtbündel, das im Auge der beobachtenden Person wieder zu einem Punkt unterhalb der optischen Achse vereinigt wird.
c Indirekte Ophthalmoskopie. Die Ophthalmoskopierlinse wird vor das zu untersuchende Auge gehalten. Es entsteht ein reelles umgekehrtes Bild, das die beobachtende Person betrachtet.

ßerungen 4 oder 5 fach geringer als bei der direkten Ophthalmoskopie, die beobachtende Person sieht dafür aber 4- oder 5-fach größere Sichtfelder. So besteht ein weiträumiger Überblick. Die Orientierung im umgekehrten Bild erfordert jedoch einige Übung.

Beim Betrachten des Augenhintergrunds fällt nasal in der rötlichen Netzhaut (▶ Abb. 20.10a) der blassgelbe Bereich der **Papilla nervi optici** auf, an der der Sehnerv das Auge verlässt und die Gefäße (A. und V. centralis retinae) ein- und austreten. Temporal der Papille liegt die **Fovea centralis** inmitten eines gefäßfreien Bezirks mit stärkerer Pigmentierung (**Macula lutea**). Die sichtbaren **Netzhautarterien** versorgen die inneren zwei Drittel der Netzhaut, die direkt unter den Gefäßen liegen. Das äußere Drittel der Netzhaut wird durch Diffusion aus dem Chorioidalkreislauf versorgt.

Verlust der unterschiedlichen Blutversorgung bedingt **Gesichtsfeldausfall** aufgrund zweier Arten von Netzhautschädigungen. Man unterscheidet die Schädigung der Netzhaut bei **Zentralarterienverschluss** (Degeneration der inneren Netzhautschichten bei erhaltener Rezeptorschicht) von der bei **Netzhautablösung** (Degeneration der nach außen zur Chorioidea weisenden Rezeptorschicht bei primär überlebenden inneren Schichten). Im Fall der Netzhautablösung bleibt für eine erfolgreiche Behandlung bis zu einer Woche für das Wiederanheften der Netzhaut. Nach Zentralarterienverschluss ist eine vollständige Erholung nicht mehr zu erwarten, wenn die Durchblutung nicht innerhalb von 1 – 2 Stunden wiederhergestellt wird.

20

20.5.2 Funktionelle Anatomie der Netzhaut

Die Netzhaut hat eine mittlere Dicke von etwa 200 µm und besteht aus einem vielschichtigen neuronalen Netzwerk mit Stütz- und Pigmentepithelzellen (▶ Abb. 20.11). Im Anschluss an Chorioidea und Bruch-Membran, die das Auge nach außen begrenzen, schließen sich nach innen folgende Schichten an: **Pigmentepithelzellen, Fotorezeptoren** (**Zapfen** und **Stäbchen**), **Horizontalzellen, Bipolarzellen, amakrine Zellen** und **Ganglienzellen.** Die Axone der Ganglienzellen bilden den N. opticus. Die Membrana limitans interna stellt die innere Begrenzung der Retina dar. Das Licht erreicht die Netzhaut von innen an der den Rezeptoren abgewandten, an den Glaskörper anschließenden Seite.

Von den Zapfen bestehen direkte synaptische Verbindungen über die Bipolarzellen zu den Ganglienzellen, von denen aus die Signale über die Fasern des N. opticus zentralwärts geleitet werden (▶ Abb. 20.11). Die Stäbchen sind indirekt über stäbchenamakrine Zellen mit den Zapfenbipolarzellen verbunden. Anatomisch bilden die Kerne der Rezeptorzellen die **äußere Körnerschicht**, die Bipolar-, Horizontal- und amakrinen Zellen die **innere Körnerschicht** und die Ganglienzellen die nach ihnen benannte Ganglienzellschicht.

Zwei laterale **retinale Interneuronsysteme** ermöglichen eine Modulation und Weiterverarbeitung der Signale schon innerhalb der Netzhaut, die Horizontalzellen mit Synapsen im Bereich der **äußeren plexiformen Schicht** und die amakrinen Zellen mit Synapsen im Bereich der **inneren plexiformen Schicht**. Die Horizontalzellen bieten die Möglichkeit zur horizontalen Ausbreitung von Hemmung und zur Rückkopplung des Signalflusses auf die Fotorezeptoren. Die amakrinen Zellen weisen einen besonders großen Typenreichtum auf und wirken in der Regel ebenfalls hemmend. Die Gliazellen (S. 133) der Retina (**Müller-Zellen**) erstrecken sich durch alle retinalen Schichten. Ihre Aufgaben umfassen Stützfunktion, Erhalt der extrazellulären Kaliumhomöostase, Transmitterrecycling (Glutamat und GABA), Energiestoffwechsel und Lichtleiterfunktion.

▶ **Fotorezeptoren.** In jedem Auge finden wir rund 120 Millionen Stäbchen und 6 Millionen Zapfen, die auf 1 Million Ganglienzellen (und ebenso viele Fasern im N. opticus) konvergieren. Stäbchen und Zapfen haben einen typischen Aufbau, mit einem Außenglied, das über ein dünnes Zilium mit dem Innenglied des Fotorezeptors verbunden ist (▶ Abb. 20.11). In den Netzhautbezirken größter Rezeptordichte (foveal für Zapfen, parafoveal für Stäbchen) beträgt der Zapfendurchmesser etwa 2 µm, der Stäbchendurchmesser etwa 3 µm. In den Stäbchenaußengliedern liegen rund 1000 Membranscheibchen geldrollenförmig angeordnet. Bei den Zapfen sind Membraneinfaltungen die entsprechenden Strukturen im Außenglied.

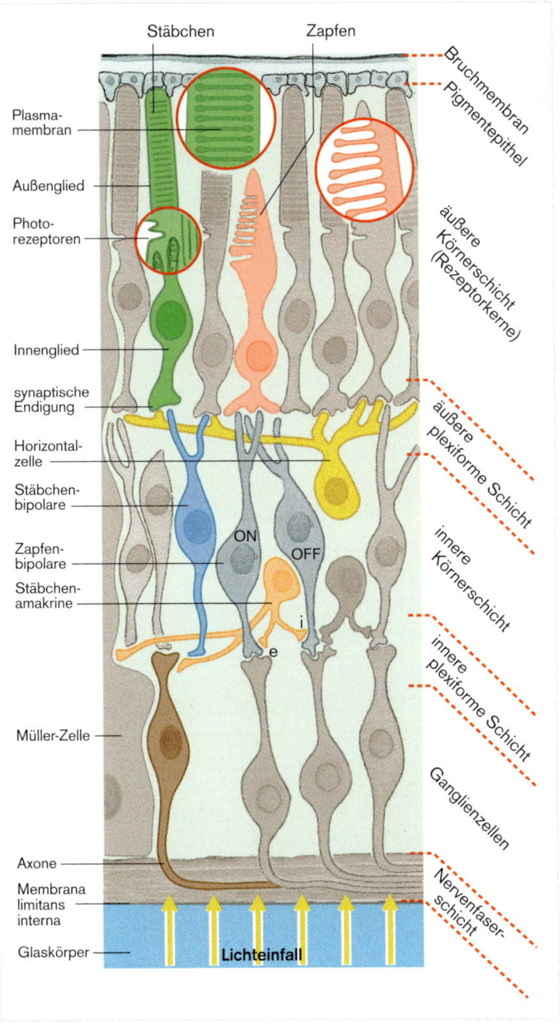

Abb. 20.11 Schematische Darstellung der Netzhautzellen mit synaptischen Verbindungen. Der Übergang vom Außen- zum Innenglied und die homologen Strukturbestandteile der Zapfen und Stäbchen sind durch Vergrößerung im oberen Bildteil herausgehoben. Zapfen (rot) und Stäbchen (grün) sind auf unterschiedlichen Wegen über Zapfenbipolarzellen oder stäbchenbipolare und stäbchenamakrine Zellen mit denselben Ganglienzellen verbunden. Zwischen stäbchenamakriner Zelle und On-Bipolarzelle befindet sich, abweichend von allen anderen Synapsen in der Netzhaut, eine elektrische Synapse (e). Die Müller-Zelle (Glia) erstreckt sich über alle Netzhautschichten.

In der Scheibchenmembran befindet sich der **Sehfarbstoff** der Stäbchen, das **Rhodopsin**. Dies besteht aus dem Glykoprotein Opsin und einer chromophoren Gruppe, dem 11-*cis*-Retinal, einem Aldehyd des Vitamins A_1. In den Membraneinfaltungen der **Zapfen** findet man die Zapfensehfarbstoffe, die sich durch andere **Opsine** auszeichnen. Die Zapfenopsine besitzen die gleiche Grundstruktur wie das Opsin, unterscheiden sich jedoch in der Aminosäurensequenz. In allen Sehfarbstoffen existiert als chromophore Gruppe das 11-*cis*-Retinal.

Die Rezeptoraußenglieder unterliegen einer fortwährenden Erneuerung. Die Membranscheibchen und -einfaltungen wandern von der Basis zur Spitze, wo sie schließlich abgestoßen werden. Die retinalen Pigmentepithelzellen phagozytieren die abgestoßenen Membranscheiben. Dabei erfolgt die Phagozytose für die Stäbchen durch Helligkeit ausgelöst morgens, für die Zapfen bei Dunkelheit in den Abendstunden. Beim Krankheitsbild der **Retinitis pigmentosa** ist die phagozytotische Aktivität des Pigmentepithels gestört: Die Abbauprodukte lagern sich als Pigmente an, die bei der ophthalmoskopischen Analyse erkennbar sind. Die Konsequenzen sind Zerstörung der Fotorezeptoren und Gesichtsfeldausfälle.

20.5.3 Fototransduktion

Als intrazellulärer Überträgerstoff und *Second Messenger* der Fototransduktion wirkt das zyklische Guanosinmonophosphat (cGMP, ▶ Abb. 20.12). Das cGMP hält **Natrium-Calcium-Kanäle** in der Membran der Außenglieder im Dunkeln offen (**Dunkelstrom**, ▶ Abb. 20.12**a**) und bedingt damit eine Dauerdepolarisation in Ruhe (deshalb ist das Ruhemembranpotenzial der Fotorezeptoren mit −30 mV weniger negativ als bei anderen Sinnes- oder Nervenzellen). Aufgrund der Aktivierung durch zyklische Nukleotide werden diese Kanäle auch als **CNG-Kanäle** (*cyclic nucleotide-gated*) bezeichnet (zur Vielfalt der Ionenkanäle vgl. Kap. 3.4.4) (S. 103). Bei Belichtung (▶ Abb. 20.12**b**) werden im **Fototransduktionsprozess** an den Stäbchen Lichtquanten von der chromophoren Gruppe des Rhodopsins absorbiert (11-*cis*-Retinal, Absorptionsmaximum bei 500 nm, Abb. 20.29) (S. 854) und bewirken innerhalb weniger Pikosekunden die Stereoisomerisierung des **Retinals** von der **11-*cis*-** zur **All-*trans*-Form**. Es folgen Veränderungen des **Rhodopsins** über mehrere, schnelle Zwi-

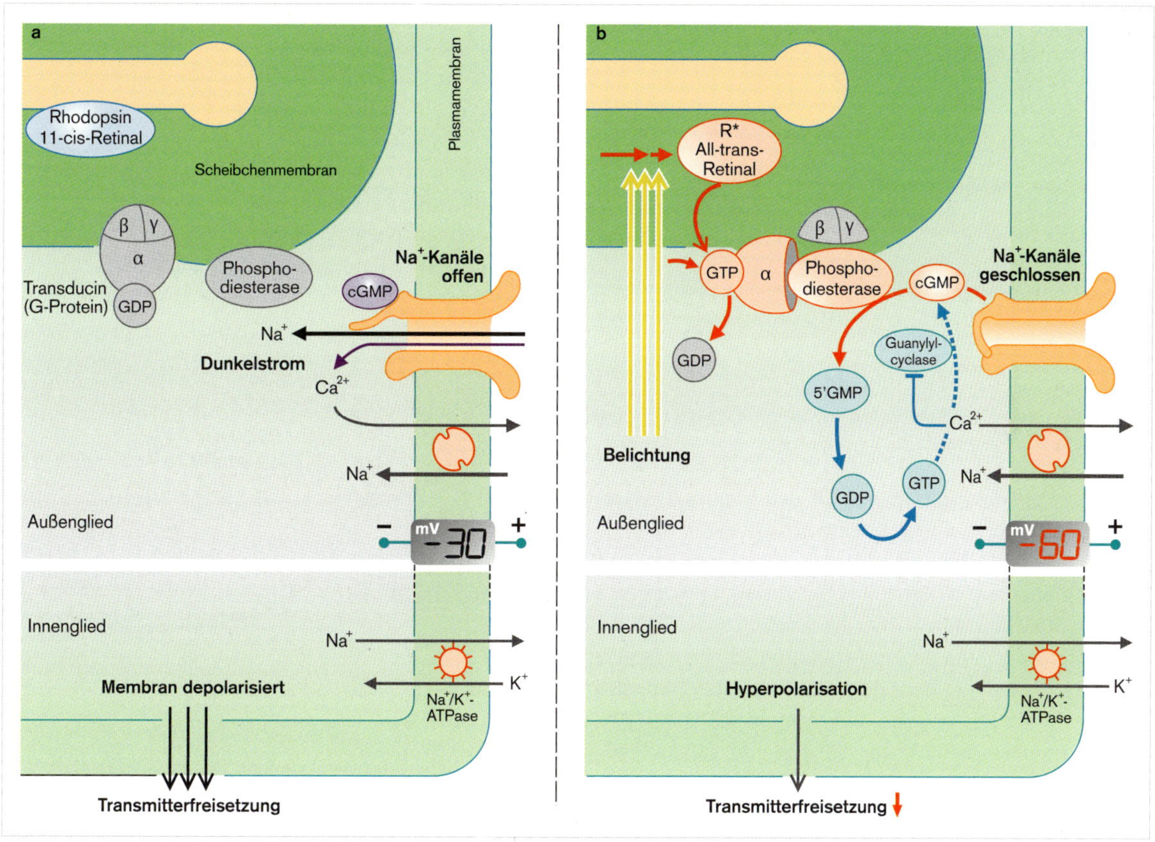

Abb. 20.12 Fototransduktion. Wirkungsmechanismus des zyklischen Guanosinmonophosphats (cGMP) am Na^+-Ca^{2+}-Kanal im Außenglied eines Stäbchens im Dunkeln (**a**) und bei Belichtung (**b**). Rhodopsin, Transducin und die Phosphodiesterase befinden sich in der Scheibchenmembran. Die Membran des Außenglieds enthält einen Na^+-Ca^{2+}-Austauscher, die Membran des Innenglieds die Na^+/K^+-ATPase. cGMP = zyklisches Guanosinmonophosphat, GDP = Guanosindiphosphat, R* = Metarhodopsin II, GTP = Guanosintriphosphat, 5'GMP = 5'-Guanosinmonophosphat. Die roten Pfeile symbolisieren die Kaskade zur Schließung der CNG-Kanäle nach Belichtung. Die blauen Pfeile markieren die Schritte zur Wiederherstellung des Ruhezustands im Dunklen. Hemmende Wirkung ist als "T"-Verbindung gezeigt (nach [13]).

schenprodukte (Prälumirhodopsin, Lumirhodopsin, Metarhodopsin I) im Millisekundenbereich zu **Metarhodopsin II, der aktivierten Form des Rhodopsins (R*)**. R* induziert mit GTP die Aktivierung von **Transducin** (einem G-Protein aus der Scheibchenmembran; zu G-Proteinen) (S. 67). Dieses wiederum aktiviert eine **Phosphodiesterase** (PDE), welche die Hydrolyse von cGMP zu **5'GMP** katalysiert. Diese primär durch Lichteinfall ausgelöste Verminderung der Konzentration von cGMP führt zur **Schließung** von Na^+-Ca^{2+}-Kanälen in der Stäbchenmembran und damit zur **Hyperpolarisation**. So führt im Gegensatz zu allen anderen Rezeptoren die Erregung durch den adäquaten Reiz beim Fotorezeptor zu einer *Hyperpolarisation* (von –30 auf –70 mV bei maximaler Reizung). Als Folge wird vermindert Transmitter (Glutamat) (S. 126) an den Synapsen der Fotorezeptoren abgegeben.

Pro Sekunde aktiviert ein Molekül R* rund 400 G-Proteine (Transducine), die je ein PDE-Molekül aktivieren, das seinerseits wieder etwa 2000 cGMP-Moleküle hydrolysieren kann, die jeweils 2–3 Kanäle offen halten. Die Signalkaskade beinhaltet damit eine theoretisch mehrmillionenfache **Verstärkerfunktion**, die jedoch durch schnelle Abschaltung der Schritte bei einzelnen Lichtantworten funktionell nur etwa 10 000-fach zur Wirkung kommt und die besondere Empfindlichkeit der Fototransduktion erklärt.

Ca^{2+} hemmt die Guanylylcyclase zur enzymatischen Synthese von cGMP (▶ Abb. 20.12**b**). Der Na^+-Ca^{2+}-Austauscher in der Plasmamembran verringert nach dem Kanalschluss die Ca^{2+}-Konzentration im Zytoplasma, die Guanylylcyclase wird aktiviert und die Produktion von cGMP erhöht. So kommt es nach Ende eines Lichtreizes wieder zur Öffnung der Na^+-Ca^{2+}-Kanäle, zur Depolarisation und zur Rückkehr zum Ruhezustand der Fotorezeptormembran. Derselbe Mechanismus ist auch bei einem andauernden hellen Lichtreiz wirksam und trägt zur Helladaptation bei, da die Rezeptoren nach anfänglicher Blendung durch die cGMP-abhängige Öffnung von Na^+-Ca^{2+}-Kanälen wieder erregbar werden. In dem sich neu einstellenden Gleichgewicht bleiben jedoch noch viele Na^+-Ca^{2+}-Kanäle geschlossen, sodass die Amplitude einer neuen Antwort auf Licht höherer Intensität verringert ist.

Ähnliche Vorgänge spielen sich an den Membraneinfaltungen der Zapfenaußensegmente ab, wobei 11-*cis*-Retinal wie bei den Stäbchen als lichtabsorbierendes Molekül und **„Zapfenopsin"** als Protein beteiligt sind. Im Vergleich zu den Stäbchen antworten die Zapfen schneller auf Lichtreize, jedoch mit geringerer Empfindlichkeit. Es gibt drei verschiedene **Zapfentypen** mit jeweils verschiedenen Arten von Zapfenopsin, wodurch verschiedene Absorptionsmaxima bei 420 nm, 535 nm und 565 nm entstehen (Abb. 20.28 (S. 852)). Zerfall und Resynthese der Zapfenpigmente verlaufen ebenfalls schneller als beim Rhodopsin.

20.5.4 Fotochemische Adaptation

All-*trans*-Retinal und Opsin liegen nach dem Fototransduktionsprozess getrennt und inaktiv vor. Das All-*trans*-Retinal muss in die 11-*cis*-Form zurückgeführt werden, um erneut für die Fotoreaktion zur Verfügung zu stehen. Im Pigmentepithel der Netzhaut wird das All-*trans*-Retinal zu All-*trans*-Retinol (Vitamin A) reduziert, in die 11-*cis*-Form überführt und steht dann als Ester wieder zur Bildung von 11-*cis*-Retinal zur Verfügung. Bei der **fotochemischen Adaptation** verschiebt starker Lichteinfall das Gleichgewicht weit auf die Seite des nicht lichtempfindlichen All-*trans*-Retinals (**Helladaptation**), während längerer Aufenthalt im Dunkeln zu einem Überwiegen der 11-*cis*-Form und damit zu einer hohen Fotosensibilität der Stäbchen führt (**Dunkeladaptation**).

$$\text{11-cis-Retinal} \underset{\text{dunkel}}{\overset{\text{hell}}{\rightleftharpoons}} \text{All-trans-Retinal}$$

Nach einer kurzen, sehr hellen Beleuchtung der Netzhaut dauert der Resyntheseprozess (fotochemischer Anteil der Dunkeladaptation) über 1 Stunde.

Bei der Dunkeladaptation (▶ Abb. 20.13) nimmt die Empfindlichkeit des Auges in 30–50 min um 6–7 Zehnerpotenzen zu. Das **fotopische Sehen** (**Tagessehen**) der Zapfen geht am Ende der Zapfenadaptation nach etwa 8–10 min am Kohlrausch-Knick in das **skotopische Sehen** (**Nachtsehen**) der Stäbchen über. Im Übergangsbereich sind beim **mesopischen Sehen** (**Dämmerungssehen**) Zapfen und Stäbchen aktiv. Die Stäbchenadaptation trägt den Hauptteil zur Empfindlichkeitszunahme bei.

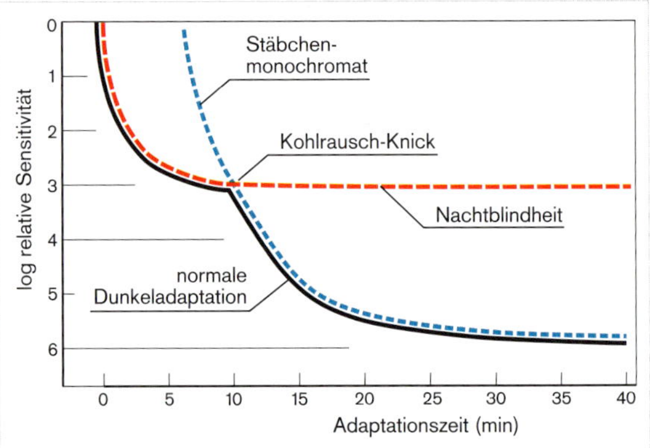

Abb. 20.13 Dunkeladaptation. Normale Dunkeladaptationskurve (schwarz), Verlauf bei Nachtblindheit (rote unterbrochene Linie) und beim Stäbchenmonochromaten (blaue gepunktete Linie). In Abwesenheit der Zapfen verläuft die Dunkeladaptation schneller, der Beginn der Messungen liegt in diesem Fall bei t = 6 min.

Da 11-*cis*-Retinal ein Aldehyd des Vitamin A_1 ist, lässt sich die durch Vitamin-A-Mangel bedingte **Nachtblindheit** erklären.

Durch die unterschiedlichen Absorptionsmaxima der Zapfenpigmente (555 nm) und des Stäbchenpigments (500 nm) ergibt sich bei der Dunkeladaptation eine Empfindlichkeitsverschiebung zum kurzwelligeren Lichtbereich hin (Purkinje-Verschiebung).

Neben der fotochemischen Adaptation und der oben beschriebenen Helladaptation der enzymatischen Produktion von cGMP tragen auch neuronale Komponenten zur Adaptation bei. Der bereits oberhalb beschriebene **Pupillenreflex** (S. 825) wirkt als schneller Schutz gegen Blendung. Die Umschaltung vom Zapfen- auf das Stäbchensehen und eine Zunahme der erregenden Konvergenz im rezeptiven Feld sind weitere neuronale Mechanismen der Dunkeladaptation (s. u.).

20.5.5 Signalverarbeitung in der Netzhaut

Die Signalverarbeitung in Rezeptoren, Bipolarzellen, Horizontalzellen und amakrinen Zellen erfolgt über fein abgestufte erregende und hemmende Änderungen des Membranpotenzials und der synaptischen Übertragung zwischen den Zellen. Erst an den **Ganglienzellen** treten innerhalb der Retina erstmalig Aktionspotenziale auf.

► **Rezeptive Felder.** Durch die Verschaltung der Fotorezeptoren mit den retinalen Zellen entstehen **rezeptive Felder** (► Abb. 20.14). Als rezeptives Feld eines Neurons wird derjenige Bereich der Rezeptorfläche bezeichnet, von dem aus die Aktivität dieses Neurons beeinflusst werden kann. In der Netzhaut entspricht das rezeptive

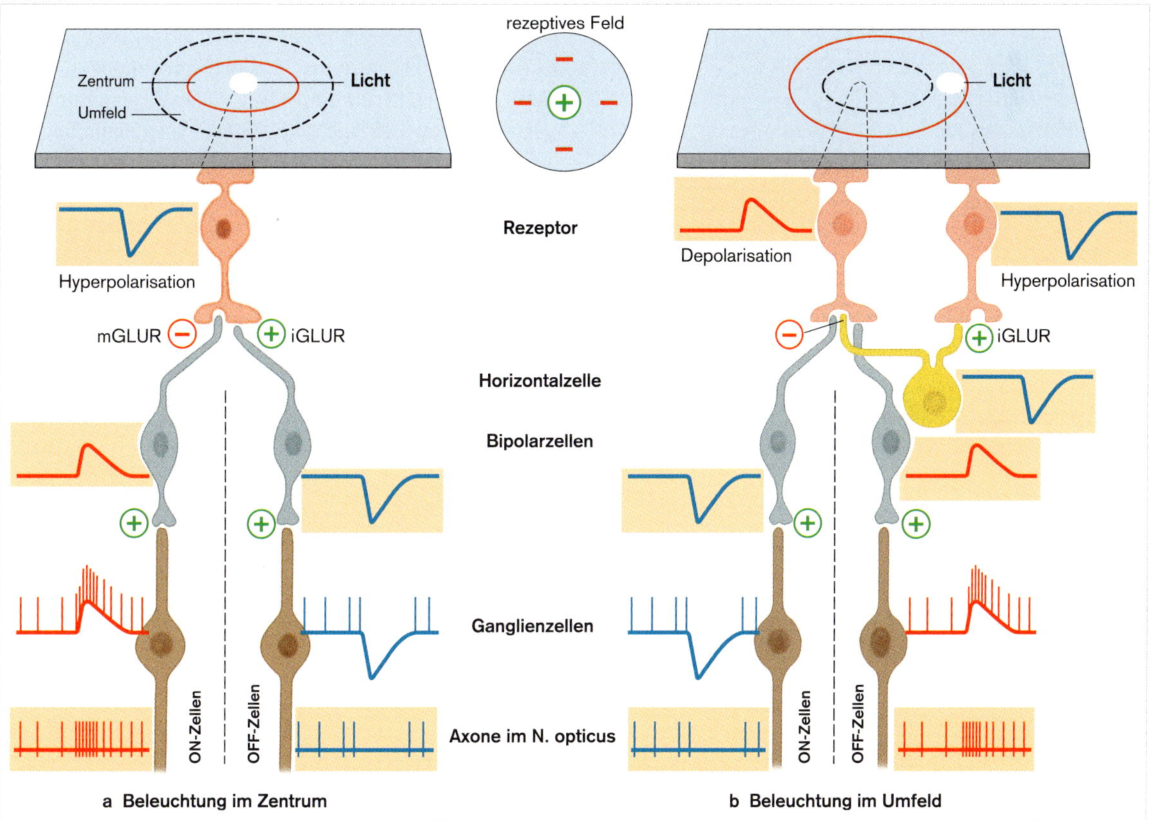

Abb. 20.14 On- und Off-Zentrum-Antworten im retinalen Netzwerk und Verschaltung des antagonistischen Umfeldes.

a Oben ist das rezeptive Feld mit Zentrum und Umfeld auf der Netzhaut dargestellt. Der Fotorezeptor hyperpolarisiert bei Licht im Zentrum. Die invaginierte, hemmende Synapse zur On-Bipolarzelle invertiert das Signal.

b Licht im Umfeld wirkt auf den Fotorezeptor im Zentrum über die laterale Horizontalzellverschaltung hemmend (negative Rückkopplung auf den Fotorezeptor); das Signal wird invertiert und führt zu einer Depolarisation am Fotorezeptor, die im On-Kanal hemmend, im Off-Kanal erregend wirkt (nach [5]). Hemmende (Signal invertierende) Synapsen sind mit (–) und mGLUR (metabotroper Glutamatrezeptor) gekennzeichnet, erregende Synapsen sind mit (+) und iGLUR (ionotroper Glutamatrezeptor) gekennzeichnet.

Feld einer Zelle dem Areal der mit ihr erregend oder hemmend verschalteten Fotorezeptoren. Die rezeptiven Felder der Ganglienzellen bestehen aus einem Zentrum und einem Umfeld. Das Zentrum wird durch das Umfeld lateral gehemmt (▸ Abb. 20.14 oben).

On-Zentrum- und **Off-Zentrum-Ganglienzellen** sind zwei getrennte Zellklassen zur Kodierung für Hell und Dunkel. Ein heller Reiz auf grauem Hintergrund löst im Zentrum der On-Zentrum-Zelle eine Erregung, im Zentrum der Off-Zentrum-Zelle eine Hemmung aus (▸ Abb. 20.14**a** unten). Durch synaptische Verschaltungen entstehen auf dem Weg zwischen Zapfen und Ganglienzellen die On- und Off-Zentrum-Eigenschaften. Der durch den Dunkelstrom ausgelöste, kontinuierliche Transmitterfluss des Glutamats vom Fotorezeptor zur Bipolarzelle wird durch Lichtreize moduliert. Er nimmt bei Belichtung durch die Hyperpolarisation der Fotorezeptoren ab. An der hemmenden Synapse zwischen Fotorezeptor und **On-Bipolarzelle** wird das Signal umgekehrt. Der verminderte Transmitterstrom bewirkt eine Abnahme der zuvor stärkeren Hemmung. So entsteht bei Lichtreizung aus der Hyperpolarisation der Fotorezeptoren eine Depolarisation der On-Bipolaren, die als Erregung an die On-Zentrum-Ganglienzellen weitergegeben wird (▸ Abb. 20.14**a**, links). Auf dem Weg von den Fotorezeptoren über die **Off-Bipolarzellen** zu den Off-Zentrum-Ganglienzellen befindet sich keine hemmende Synapse, und die Hyperpolarisation der Fotorezeptoren wird ausschließlich über erregende Synapsen als Hemmung weitergeleitet (▸ Abb. 20.14**a**, rechts).

Diese Darstellung gilt so für die Zapfen und das fotopische Sehen. Die Stäbchenantworten beim skotopischen Sehen verwenden dagegen einen Umweg zu den On- und Off-Zapfenbipolarzellen (Abb. 20.11) (S.834): Spezielle **Stäbchenbipolarzellen** werden zunächst wie die On-Zapfenbipolaren durch Lichtreize depolarisiert. Sie erregen **Stäbchenamakrine**, die dann On-Bipolare über eine elektrische Synapse erregen und Off-Bipolare über eine chemische Synapse hemmen (▸ Abb. 20.11). Damit lösen sie an den On- und Off-Ganglienzellen dieselben Lichtantworten aus wie die Zapfen. Hier erfolgt auch die Umschaltung vom Zapfen- zum Stäbchensehen bei der Dunkeladaptation: Beim fotopischen Sehen wird das Stäbchensystem durch das Zapfensystem unterdrückt. Dies geschieht durch einen Typ dopaminerger amakriner Zellen, die Erregung aus dem Zapfensystem erhalten und die Stäbchenamakrinen hemmen. Damit wird die Fortleitung der Stäbchenantwort zu den Ganglienzellen unterbrochen. Fällt bei zunehmender Dunkelheit die Zapfenfunktion aus, entfällt die Hemmung der Stäbchenamakrinen und die Stäbchenantworten können weitergeleitet werden.

Durch die lateralen Hemmungsmechanismen entstehen in der Netzhaut konzentrische, antagonistische rezeptive Felder mit Zentrum und hemmendem Umfeld, die kontrastverstärkend wirken. Die **Horizontalzellen** spielen dabei eine wichtige Rolle. Sie sind an der Entstehung des retinalen Zentrum-Umfeld Antagonismus maßgeblich beteiligt (▸ Abb. 20.14**b**). Seitlich gelegene Fotorezeptoren übertragen ihre Signale gleichsinnig über erregende Synapsen auf die Horizontalzellen. Diese hemmen über invertierende Synapsen benachbarte Fotorezeptoren. Somit löst ein Lichtreiz in der Peripherie am Fotorezeptor im Zentrum Depolarisation aus, also den umgekehrten Effekt wie ein Lichtreiz im Zentrum. Darüber hinaus ist auch das lateral hemmende Netzwerk der amakrinen Zellen in der inneren plexifomen Schicht an der Entstehung des Zentrum-Umfeld Antagonismus beteiligt [4].

Bei einer On-Zentrum-Zelle führt „Licht an" im Zentrum zu einer erhöhten Impulsrate (On-Erregung), „Licht aus" im Zentrum führt zu einer verminderten Impulsrate (Off-Hemmung). Entgegengesetzt wirkt sich die Reizung des Umfeldes derselben On-Zentrum-Zelle aus. „Licht an" im Umfeld führt zu einer verringerten Impulsrate (On-Hemmung), während „Licht aus" zu einer erhöhten Impulsrate führt (Off-Erregung). Genau spiegelbildlich verhalten sich die Off-Zentrum-Zellen.

Eng verbunden mit den funktionellen Eigenschaften der Netzhaut sind einige bekannte psychophysische Beobachtungen. Nach längerer Fixation eines visuellen Musters entstehen entgegengesetzte Nachbilder (**Sukzessivkontrast**). Sie beruhen auf lokaler, fotochemischer und neuronaler Adaptation (s. Kap. 20.5.4). Nach Fixation einer dunklen Fläche auf einem helleren Hintergrund (lokale Dunkeladaptation = erhöhte Lichtempfindlichkeit) sieht man beim Blick auf eine neutrale Fläche ein helles Nachbild. Bei einem hellen Reiz entsteht dementsprechend ein dunkles Nachbild. Demgegenüber kann man sofort sichtbare Phänomene wie den visuellen **Simultankontrast**, bei dem die Wahrnehmung einer Fläche durch die Umgebung beeinflusst wird, als Folge lateraler Hemmung interpretieren (▸ Abb. 20.15a, ▸ Abb. 20.15b). Durch die Wirkung der hemmenden Umfelder rezeptiver Felder werden Kontraste überhöht und Helligkeitswahrnehmungen verändert. Solche psychophysischen Beobachtungen sind auch Beispiele dafür, dass die dem Sehen zugrunde liegenden fotochemischen und neurophysiologischen Mechanismen unter speziellen Bedingungen zu **optischen Täuschungen** führen können.

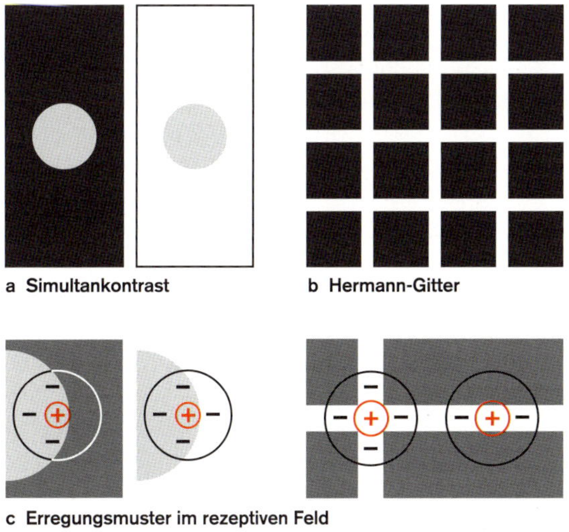

Abb. 20.15 Psychophysische Beispiele lateraler Hemmung: Simultankontrast und Hermann-Gitter.

- **a** Beide Kreisflächen haben die gleiche Graustufe, dennoch erscheint das Grau im hellen Umfeld dunkler und im Dunklen heller.
- **b** Die Kreuzungsstellen im Gitter erscheinen dunkler als die Streifen. Das gilt bei zentraler Fixation nicht für die Kreuzung in der Mitte (wegen der zentral kleineren rezeptiven Felder).
- **c** Erklärung der Täuschungen durch Hemmung aus der RF-Peripherie von On-Zentrum-Neuronen. In beiden Fällen führt die stärkere Reizung der hemmenden Peripherie (am Rand des hellen Umfeldes in **a** und an den Kreuzungsstellen in **b**) zu einer geringeren Helligkeitswahrnehmung.

20.5.6 Objektive Messung der Netzhautfunktion

Die klassischen Untersuchungen des Sehsystems beruhen auf subjektiven Aussagen der befragten Person. Durch klinisch-neurophysiologische Messungen können jedoch auch einige objektive Aussagen gemacht werden.

Zwischen dem Pigmentepithel und den Rezeptoraußengliedern besteht eine Potenzialdifferenz, das **korneoretinale Bestandspotenzial des Auges,** das zu einer relativen Positivität des vorderen Augenabschnitts gegenüber dem hinteren führt. Das Bestandspotenzial ist belichtungsabhängig. Bei Dunkeladaptation fällt es ab, bei Helladaptation steigt es auf den doppelten Wert. Das **Elektrookulogramm** (**EOG**) entsteht als Folge dieses elektrischen Dipols und kann mit Elektroden beiderseits an den Schläfen oder ober- und unterhalb der Augen zur Darstellung von Augenbewegungen genutzt werden (**Nystagmogramm**) (S. 816).

Die Lichtabhängigkeit des korneoretinalen Bestandspotenzials wird diagnostisch genutzt. Bei Störungen des Stoffwechsels zwischen Pigment- und Sinnesepithel, wie z. B. bei fortgeschrittener diabetisch bedingten degenerativen Netzhauterkrankungen (**Retinopathien**), ausgedehnter **Netzhautablösung** oder **Medikamentenvergiftungen** (z. B. durch Chloroquin) ist der Anstieg des Potenzials bereits vermindert, bevor irgendwelche subjektiven oder ophthalmoskopisch sichtbaren Veränderungen auftreten.

Zur Ableitung von elektrischen Summenpotenzialen aus der Netzhaut liegt eine ringförmige, differente Elektrode in einer Kontaktlinse eingebettet auf der Kornea, die indifferente Elektrode ist an der Stirn.

Das **Elektroretinogramm** (**ERG**) steht im direkten Zusammenhang mit dem fotorezeptorischen Prozess und der Signalverarbeitung im neuronalen Netzwerk der Retina (▸ Abb. 20.16).

Das **frühe Rezeptorpotenzial** (*early receptor potential* – ERP) tritt unmittelbar nach dem Lichtreiz mit einer Dauer von 1,5 ms auf und stellt das bioelektrische Äquivalent der primären Rezeptorprozesse in den Fotorezeptoren dar (lichtinduzierter Abbau der Sehfarbstoffe).

Das **Elektroretinogramm** zeichnet sich im weiteren Verlauf durch eine Abfolge negativer und positiver Wellen aus. Diese weisen je nach Reizstärke und bei Hell- oder Dunkeladaptation unterschiedliche Latenzen und Amplituden auf, die der zeitlich aufeinander folgenden Aktivität von Netzhautstrukturen zugeordnet werden können. Die negative a-Welle beginnt bei Helladaptation 4–5 ms nach Reizbeginn und entspricht der elektrischen Aktivierung der Fotorezeptoren (▸ Abb. 20.16a). Sie wird auch als spätes Rezeptorpotenzial (*late receptor potential* – LRP) bezeichnet. Die positive b-Welle folgt nach rund 10 ms. Sie entspricht der Aktivität nachgeschalteter Netzhautzellen und der damit verbundenen Membranpotenzialänderung der Müller-Zellen. Bei „Licht aus" entsteht die d-Welle (Off-Effekt), die durch das Ende der Lichtantwort der Fotorezeptoren und damit verbundene Bipolarzellantworten bedingt ist. Bei Dunkeladaptation treten die ersten Wellen nach längeren Latenzen auf, verlaufen langsamer und haben höhere Amplituden (▸ Abb. 20.16b). Zusätzlich wird die lange positive c-Welle beobachtet, die nach 0,5 bis 1 s beginnt und den Müller- und Pigmentepithelzellen zugeordnet wird.

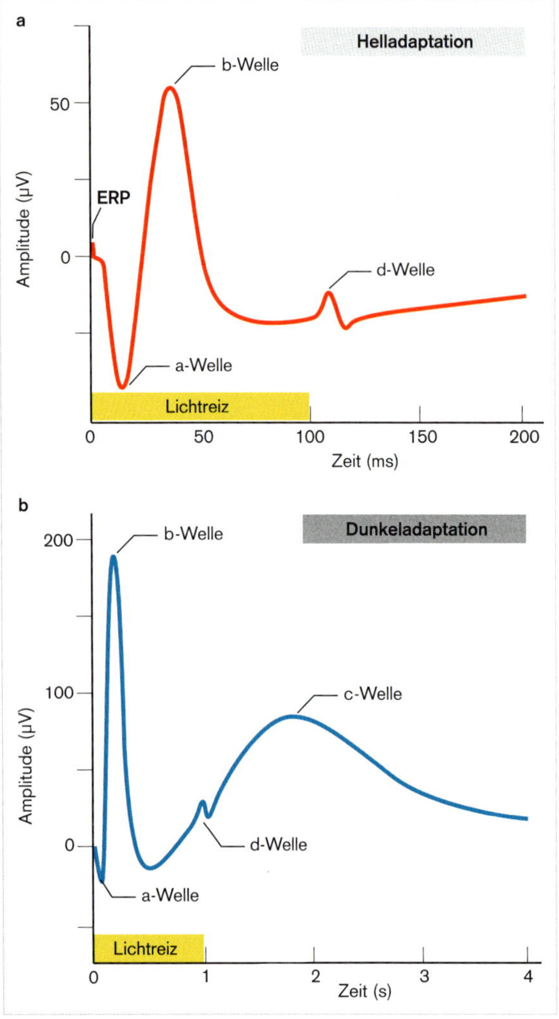

Abb. 20.16 Schematische Darstellung des menschlichen Elektroretinogramms (ERG) in Beantwortung eines Ganzfeldlichtreizes.

a Helladaptation, fotopisches ERG, zapfendominiert. Das ERP (*early receptor potential*) und die reizabhängigen Wellen des ERG lassen sich bestimmten retinalen Funktionen zuordnen (s. Text).

b Dunkeladaptation, skotopisches ERG, stäbchendominiert. Die späte und langsame c-Welle ist nur bei dunkeladaptierter Netzhaut gut sichtbar (Messung nach 30 minütiger Dunkeladaptation).
Man beachte die unterschiedlichen Zeit- und Amplitudenskalen in a und b.

Bei akutem Zentralarterienverschluss fallen die inneren Netzhautschichten aus, während durch die getrennte Blutversorgung die Rezeptorschicht funktionell intakt bleibt. In diesem Fall zeigt das ERG nur noch die a-Welle. Demgegenüber fällt bei Netzhautablösung wegen der fehlenden Blutversorgung der Rezeptorschicht das gesamte ERG aus. Eine klinische Bedeutung des ERG liegt in der Beurteilung der Netzhautfunktion bei Trübungen der brechenden Medien zur Bestimmung der Operationsindikation (z. B. bei intraokular liegenden Metallfremdkörpern wie Eisen, Kupfer). Eine wichtige Rolle spielt das ERG bei erblichen degenerativen Netzhauterkrankungen (Retinitis pigmentosa) (S. 835). Hier kann bereits lange vor Auftreten klinischer Symptome eine Voraussage über die mögliche Manifestation dieser erblichen Krankheit gemacht werden.

20.5.7 Sehschärfe

Die Bestimmung der **Sehschärfe** (**Visus**) ist eine der wichtigsten Kontrollen für die Funktion des Auges. Die Sehschärfe ist der Kehrwert des in Winkelminuten angegebenen räumlichen **Auflösungsvermögens** des Auges.

$$\text{Visus} = 1/\alpha\ [\text{Winkelminuten}^{-1}]$$

Wenn eine Lücke (d) im Landolt-Ring (▸ Abb. 20.17a) unter einem Sehwinkel von 1 Winkelminute erkannt wird, beträgt der Visus 1 (Winkelminuten^{-1}). Das ist der Wert für die normale Sehschärfe unter standardisierten Testbedingungen. Der Visus kann auch besser als 1 sein, Jugendliche erreichen oft Werte von 1,2–1,6 (Winkelminuten^{-1}). 5–10-fach größer als der normale Visus ist die **Noniussehschärfe** (5–10 Winkelsekunden Auflösung), mit der ein Sprung im Verlauf einer Kontur wahrgenommen wird ▸ Abb. 20.17b).

Die Sehschärfe wird maßgeblich von der **Dichte der Fotorezeptoren** und der Größe der rezeptiven Felder bestimmt. Die Sehschärfe ist in der **Fovea centralis** am größten und nimmt zur Peripherie der Netzhaut hin ab (▸ Abb. 20.18). Sie spiegelt die räumliche Verteilung der Netzhautzellen mit der höchsten **Zapfendichte** in der Fovea wider. Das trianguläre foveale Zapfenmosaik (▸ Abb. 20.17c) hat einen minimalen Zapfenmittenabstand von 2,8–3,0 µm und einen Zapfenreihenabstand von 2,4–2,6 µm. Das Auflösungsvermögen der Netzhaut von 1 Winkelminute (60 Winkelminuten = 1 Grad) entspricht der Trennung von Punkten mit einem retinalen Abstand von 5 µm (1° = 300 µm, 300 µm/60 = 5 µm). Es können demnach gerade zwei Punkte aufgelöst werden, die zwei Zapfen erregen, denen ein weiterer, unerregter

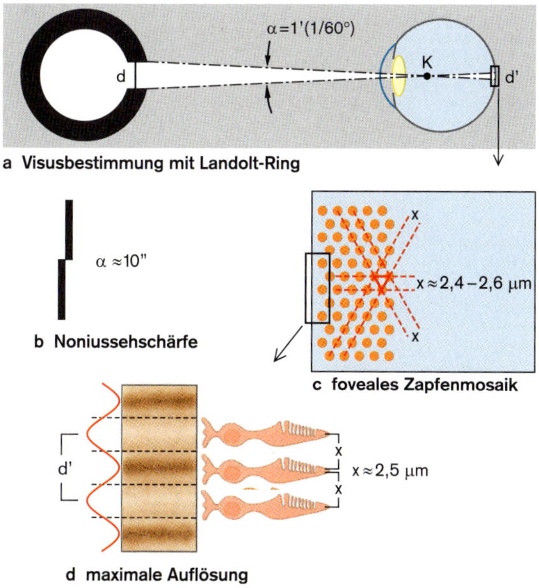

Abb. 20.17 Grundlagen der Sehschärfe.
a Landolt-Ring mit Lücke d und Abbildung d' im Auge.
b Kontursprung zur Prüfung der Noniussehschärfe.
c Rezeptormosaik in der Primatenretina mit Zapfenreihenabstand x (schematisch nach [19]).
d Interpretation der maximalen räumlichen Auflösung in Bezug auf den mittleren Zapfenreihenabstand x in der Fovea (nach [17]).

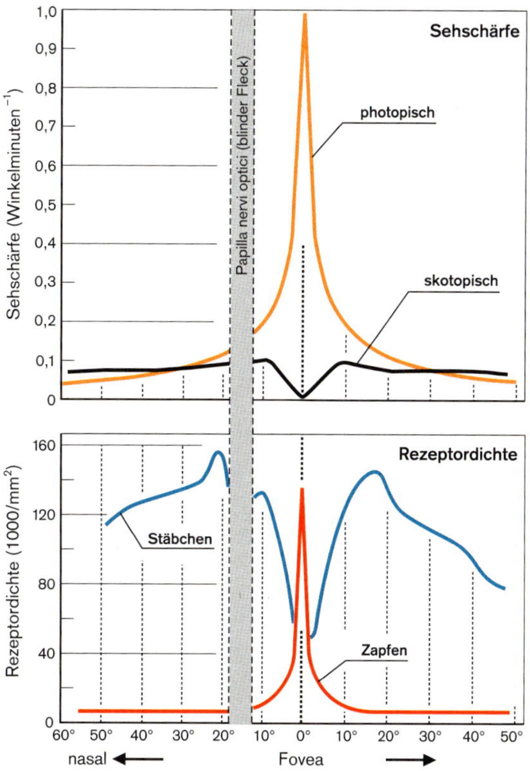

Abb. 20.18 Fotopische und skotopische Sehschärfe und Zapfen- und Stäbchendichte in der Netzhaut. Die orange bzw. rote Kurve gibt die fotopische Sehschärfe bzw. Zapfendichte mit dem Maximum in der Fovea wieder. Die schwarze bzw. blaue Linie zeigt die skotopische Sehschärfe und die retinale Verteilung des dazugehörigen Stäbchensystems. Unterbrechung der Kurven im rezeptorfreien Bereich der Papilla n. optici (blinder Fleck).

Zapfen zwischengelagert ist (▸ Abb. 20.17d). Bei Helladaptation können wir davon ausgehen, dass in der **Fovea centralis** jeweils ein einzelner Zapfen das rezeptive Feldzentrum einer Ganglienzelle repräsentiert, während die umliegenden Zapfen zum hemmenden Umfeld beitragen (vgl. ▸ Abb. 20.14**a**). Die **laterale Hemmung** durch den zwischengelagerten Zapfen ermöglicht dann die getrennte Wahrnehmung der Aktivierung der beiden anderen Zapfen. (Die oben erwähnte Noniussehschärfe (*hyperacuity*) bei Betrachtung eines viel kleineren Kontursprungs kann nur durch komplexe Weiterverarbeitung in den nachgeschalteten neuronalen Netzwerken erklärt werden.)

Zur Netzhautperipherie hin werden die rezeptiven Feldzentren, die die funktionelle Grundlage der Sehschärfe darstellen, größer. Es konvergieren immer mehr Rezeptoren auf das Feldzentrum. Zugleich nimmt die Rezeptordichte ab und der Rezeptorabstand zu (bereits 4° extrafoveal beträgt der mittlere Zapfenabstand etwa 10 µm). Entsprechend verringert sich die Sehschärfe zur Netzhautperipherie hin (▸ Abb. 20.18). Überdies wird für jeden retinalen Ort die Sehschärfe bei abnehmender Leuchtdichte kleiner. Hauptgrund ist die funktionelle Größenzunahme der rezeptiven Feldzentren auf Kosten der hemmenden Peripherie. Konsequenzen sind eine effektivere Erregungssummation zu Lasten der Kontrastverstärkung. Beim Übergang zum skotopischen Sehen verringert sich die Sehschärfe weiter (▸ Abb. 20.18 oben) und ist bei völliger Dunkeladaptation am kleinsten. Dann ist die laterale Hemmung im rezeptiven Feld zugunsten einer maximalen Lichtausbeute vollständig aufgehoben. Zugleich ist die Fovea „nachtblind", weil dort die für das skotopische Sehen notwendigen Stäbchen fehlen. Die **Stäbchendichte** ist stattdessen 15–20° parafoveal am größten (▸ Abb. 20.18 unten). Deshalb werden schwache Sterne am Nachthimmel nur beim Blicken auf benachbarte Bereiche gesehen (parafoveale Abbildung), während sie bei genauer Fixation verschwinden.

Zusammenfassung Kapitel 20.5

Die Netzhaut

Der **Augenhintergrund** kann mit dem Augenspiegel durch die Pupille beobachtet werden (direkte und indirekte **Ophthalmoskopie**). Sichtbar sind die Netzhaut mit der Blutversorgung der inneren Schichten, die Fovea und der Austrittsort des Sehnervs.

Mikroskopisch lassen sich in der Netzhaut **Fotorezeptoren** (Stäbchen und Zapfen) und vier nachgeschaltete **Nervenzellklassen** sowie **Gliazellen** und **Pigmentepithel** erkennen.

Die **Fototransduktion** an den Stäbchen beginnt mit der Absorption von Lichtquanten durch den **Sehfarbstoff Rhodopsin**, dessen durch Licht angeregte chromophore Gruppe **11-*cis*-Retinal** nach Stereoisomerisation zu **all-*trans*-Retinal** über intrazelluläre Signalkaskaden den Erregungsvorgang einleitet, an dessen Ende die Schließung von cGMP gesteuerten Na^+/Ca^{2+}-Kanälen und eine **Hyperpolarisation** der Stäbchenmembran steht. Bei Zapfen beginnt dieselbe Kaskade mit der Lichtabsorption durch die Zapfenopsine.

Bei der fotochemischen **Dunkeladaptation** bestimmt die Menge an verfügbarem 11-*cis*-Retinal maßgeblich die Lichtempfindlichkeit, die in absoluter Dunkelheit millionenfach zunimmt.

Bei der **Signalverarbeitung** in der Netzhaut entstehen **rezeptive Felder**, in denen erregende Zentren und hemmende Umfelder konzentrisch angeordnet sind. Die Hyperpolarisation des Fotorezeptors nach Belichtung wird im retinalen Netzwerk durch synaptische Übertragung an Folgeneuronen entweder als **Hyperpolarisation** weitergeleitet oder in eine **Depolarisation umgekehrt**. Unter den Bipolar- und Ganglienzellen entstehen dadurch lichterregte und lichtgehemmte Neurone (On- bzw. Off-Zentrum-Neurone). Sie können als Hell- und Dunkelsystem betrachtet werden. Laterale Hemmungsmechanismen beeinflussen benachbarte Netzhautzellen. Dadurch entsteht die hemmende Peripherie der rezeptiven Felder. Die **Umfeldhemmung** führt zu einer Kontrastverschärfung in der Netzhaut.

Bestimmte Funktionen der Netzhaut können mit klinisch-neurophysiologischen Methoden gemessen werden. Das **Elektrookulogramm** beruht auf einer Potenzialdifferenz zwischen Pigmentepithel und Rezeptoraußengliedern und spiegelt mögliche Funktionsstörungen in diesem Bereich wider. Das **Elektroretinogramm** gibt Auskunft über die Funktion der Fotorezeptoren, des folgenden neuronalen Netzwerks, der Müller-Zellen und des Pigmentepithels.

Die **Sehschärfe** (Visus) ist der Kehrwert des räumlichen Auflösungsvermögens des Auges in Winkelminuten. Die normale Sehschärfe (Visus = 1 [$\text{Winkelminuten}^{-1}$]) liegt vor, wenn Einzelheiten erkannt werden, die 1 Winkelminute Sehwinkel oder 5 µm Abbildungsgröße auf der Netzhaut entsprechen. Die Noniussehschärfe, bei der ein Kontursprung erkannt wird, ist 5- bis 10-fach größer. Die Grundlage der Sehschärfe ist das Fotorezeptormosaik der Netzhaut sowie die Größe und Funktion der weiterverarbeitenden rezeptiven Felder. Die Sehschärfe verringert sich mit Abstand von der Fovea und bei abnehmender Helligkeit.

20.6 Das zentrale Sehsystem

20.6.1 Topografie der Sehbahn

Die **Sehbahn** verbindet die Augen mit der primären Sehrinde. Die Nervenfasern der retinalen Ganglienzellen verlassen gemeinsam durch die **Papilla n. optici** das Auge und ziehen zentralwärts zur **Sehnervenkreuzung** (**Chiasma opticum**), wo die nasalen Fasern der Netzhaut kreuzen, während die temporalen ungekreuzt weiter ziehen. Wegen der Bildumkehr bei der optischen Abbildung repräsentieren die nasalen Fasern der Netzhaut die temporale und die temporalen Fasern die nasale Gesichtsfeldhälfte. Auf diese Weise entsteht die gekreuzte **zentrale Projektion** der beiden Gesichtsfeldhälften in die jeweils kontralateralen Hemisphären des Gehirns (▶ Abb. 20.19, ▶ Abb. 20.21). Eine Ausnahme bildet dabei nur der innerste Bereich des zentralen Gesichtsfeldes, der beidseitig repräsentiert ist. Nach dem Chiasma opticum verlaufen die gekreuzten Fasern des kontralateralen und die ungekreuzten Fasern des ipsilateralen Auges gemeinsam im **Tractus opticus**, geben Abzweigungen zum **Nucleus suprachiasmaticus**, zur **Area praetectalis** und zu den **Colliculi superiores** ab und erreichen das **Corpus geniculatum laterale** (**CGL**). In dieser im Thalamus gelegenen Schaltstation der Sehbahn erfolgt eine monosynaptische Übertragung von den Sehnervenfasern auf die genikulären Schaltzellen, deren Axone ohne weitere Verschaltung als **Radiatio optica** in die Eingangsschichten der **primären Sehrinde** (Area 17) ziehen.

Benachbarte Orte der Netzhaut werden in Corpus geniculatum laterale und der primären Sehrinde benachbart abgebildet (**Retinotopie**; ähnliche Prinzipien der Topografie zentraler Repräsentation finden sich auch in anderen zentralnervösen Systemen, z. B. im somatosensorischen System (S. 771), vgl. Kap. 17.9.2 (S. 771). Bedingt durch ihre höhere Ganglienzelldichte und die daraus resultierende große Zahl afferenter Fasern nehmen zentrale

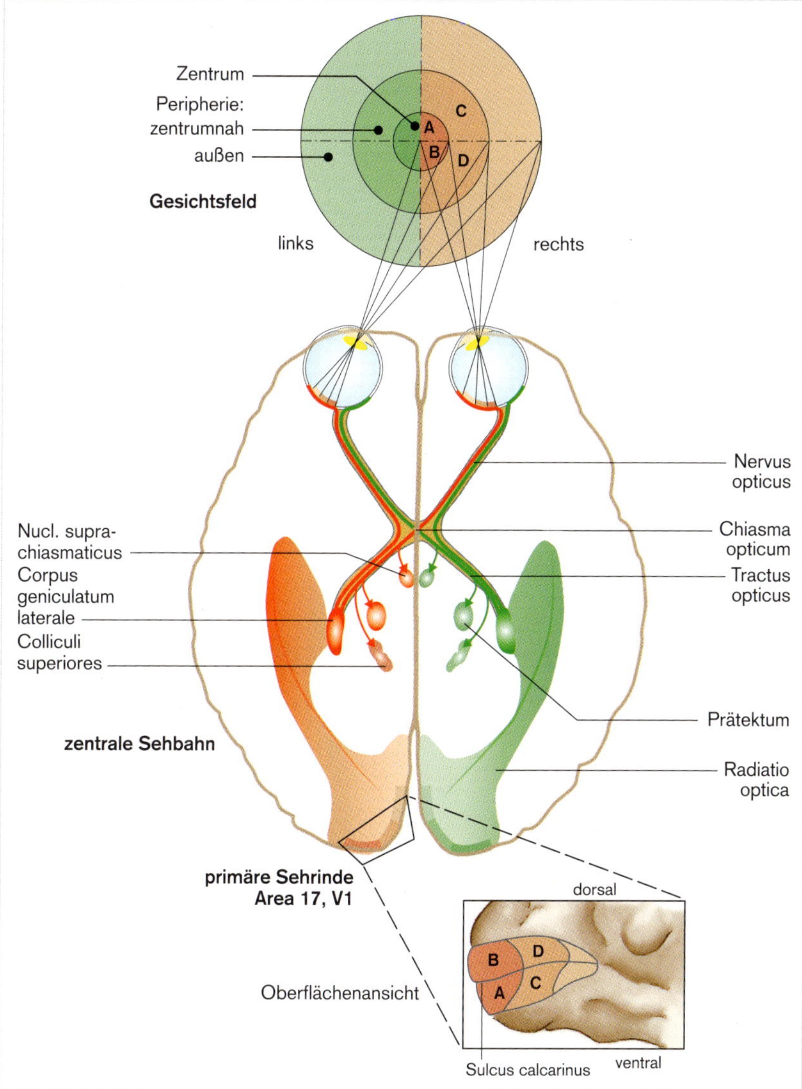

Abb. 20.19 Topografie der Sehbahn. Halbschematische Darstellung der zentralen Sehbahn und der Projektion der rechten (rot) und linken (grün) Gesichtsfeldhälfte in die jeweils kontralateralen Großhirnhemisphären. Blick von dorsal auf das Gehirn. Oben: Gesichtsfeld in Sektoren unterteilt und mit A–D gekennzeichnet. A, B = zentrales Gesichtsfeld (dunkle Farbe), C, D = zentrumnahe Peripherie (mittlere Farbe) und die anschließende äußere Peripherie des Gesichtsfeldes (blasse Farbe). Unten: Verlauf und Projektionsgebiete der primären Sehbahn. Ganz unten ist die Projektion des Gesichtsfeldes in die linke primäre Sehrinde am Okzipitalpol vergrößert sichtbar gemacht (nach [18]).

Netzhautbereiche, insbesondere die Fovea centralis, eine überproportional große Projektionsfläche ein, während die Peripherie in der zentralen Sehbahn kleiner repräsentiert ist.

▶ Abb. 20.19 veranschaulicht die **topografische Projektion** des Gesichtsfeldes auf die primäre Sehrinde. Dort ist die Fovea centralis auf dem hinteren Okzipitalpol abgebildet, mit der unteren Gesichtsfeldhälfte oberhalb der Fissura calcarina (Sulcus calcarinus) und der oberen Gesichtsfeldhälfte darunter. Wegen der gekreuzten Abbildung des Gesichtsfeldes auf der Netzhaut heißt das, dass von beiden Augen Projektionsfasern aus der unteren Netzhaut unterhalb und aus der oberen Netzhaut oberhalb der Fissura calcarina innervieren. Die Peripherie des Gesichtsfeldes ist rostralwärts auf der medialen Seite der Hemisphären repräsentiert.

▶ **Perimetrie.** Die Perimetrie dient der klinischen Prüfung des **Gesichtsfeldes**. Dazu werden Karten der Gesichtsfelder beider Augen aufgenommen. Perimeter und normale **Gesichtsfeldkarten** sind in ▶ Abb. 20.20 dargestellt. Zur Perimetrie wird das Zentrum der Perimeterhalbkugel mit einem Auge genau fixiert. Dann werden definierte Lichtreize langsam aus der Peripherie ins Zentrum des Gesichtsfeldes bewegt (**Kinetische Perimetrie**, ▶ Abb. 20.20a). Die erste Wahrnehmung des Reizes entspricht der Gesichtsfeldgrenze; weicht diese vom Normalverlauf ab oder wird der Reiz bei weiterer Bewegung zur Mitte des Gesichtsfeldes hin wiederum nicht mehr gesehen, handelt es sich um die Grenze eines Gesichtsfeldausfalls (**Skotom**). Durch Wiederholung dieses Messvorgangs in verschiedenen Meridianen wird das gesamte **monokulare Gesichtsfeld** für das rechte und linke Auge bestimmt (▶ Abb. 20.20a).

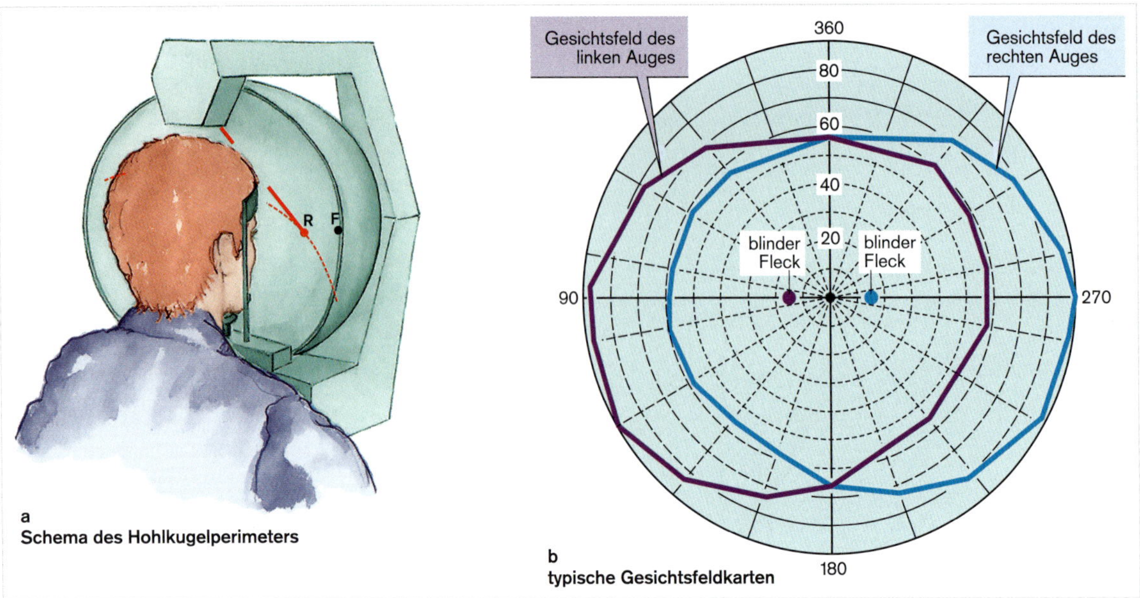

Abb. 20.20 Perimetrie und Gesichtsfeldkarten.

a Hohlkugelperimeter mit Kinnstütze und Stirnband zur Positionierung des Kopfes. F = Fixationspunkt, R = Reizmarke, entlang des rot unterbrochen gekennzeichneten Meridians bewegt.

b Gesichtsfeld des linken Auges (violett) und des rechten Auges (blau). Die jeweiligen blinden Flecken sind entsprechend dargestellt. Die Summe beider monokularer Gesichtsfelder ergibt das binokulare Gesichtsfeld.

Das Gesichtsfeld für unbunte Reize ist am größten, das Gesichtsfeld für die Farbwahrnehmung ist eingeschränkt (die Zapfendichte ist in der Peripherie viel geringer als die Stäbchendichte; dabei ist das Gesichtsfeld für Blau größer als das Gesichtsfeld für Rot).

Eine zweite Perimetriemethode ist die **statische Perimetrie,** bei der die Intensitätsschwelle für unbewegte, definierte Reize im Gesichtsfeld bestimmt wird.

15° temporal des Fixationspunktes misst man auf dem horizontalen Meridian einen Gesichtsfeldausfall von etwa 5° Durchmesser (▶ Abb. 20.20a). Es handelt sich um den **blinden Fleck**, ein physiologisches Skotom, das als Folge der rezeptorfreien Papilla n. optici in der nasalen Netzhauthälfte besteht (▶ Abb. 20.1, ▶ Abb. 20.20a).

Bei vielen **Gesichtsfeldausfällen** können die **Orte der Schädigung** (Läsion) durch die genaue Kenntnis der Topografie der Sehbahn vorausgesagt werden (▶ Abb. 20.21).

- Bei monokularen Ausfällen liegen die Schädigungen vor der Sehnervenkreuzung (Netzhaut oder N. opticus).
- Ausfälle, die in beiden Augen auf gegenüberliegenden Seiten des Gesichtsfeldes liegen, beruhen auf Schäden im Chiasmabereich (z. B. die bitemporale Hemianopsie bei Druck auf die sich kreuzenden Fasern durch einen Hypophysentumor).
- Im Gesichtsfeld gleichseitige (homonyme) Ausfälle beruhen auf Schädigungen der Sehbahn hinter der Sehnervenkreuzung (Tractus opticus, Corpus geniculatum laterale, Sehstrahlung und Sehrinde).

Weitere Aufschlüsse gibt die **Form des Skotoms**:

- Posthorn- und strahlenförmige Ausfälle spiegeln den Verlauf der Fasern innerhalb der Netzhaut wider und deuten auf retinale Schädigungen;
- parazentrale, fleck- oder bogenförmige Skotome sind typisch für die Schädigung der Nervenfasern an der Papille beim Glaukom.
- Ringförmige Skotome treten im Spätstadium des Glaukoms und bei toxischen Schädigungen des N. opticus auf.
- Homonyme Teilausfälle mit größeren Unterschieden zwischen den beiden Augen weisen auf den Tractus opticus oder die Radiatio optica hin (geringere retinotope Ordnung in den Faserbahnen),
- deckungsgleiche, homonyme Ausfälle deuten auf die primäre Sehrinde (genauere retinotope Anordnung der Zellen).
- Infarkte am Okzipitalpol betreffen nur das kontralaterale, zentrale Gesichtsfeld (▶ Abb. 20.21**e**), lokalisierte Schädigungen an der Innenseite der Hemisphäre (▶ Abb. 20.21f) sparen gerade diesen zentralen Bereich aus und bedingen periphere Skotome.

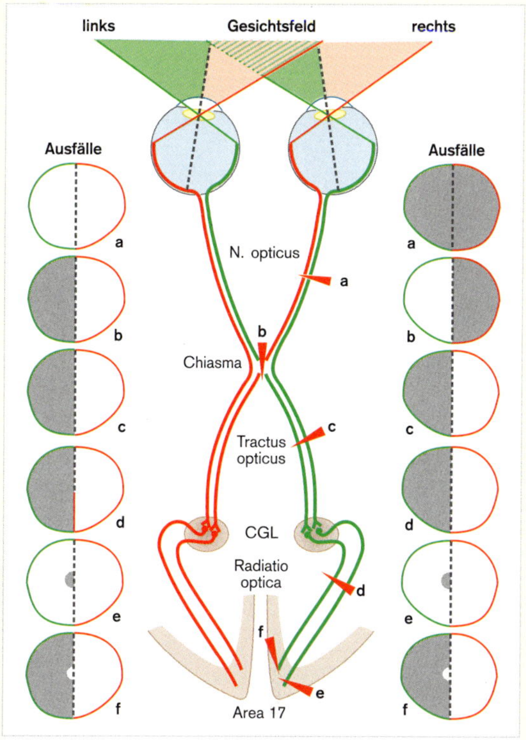

Abb. 20.21 Gesichtsfeldausfälle bei Läsionen der Sehbahn. Schema der Sehbahn mit Läsionsorten **a–f** und den dazugehörigen Gesichtsfeldausfällen im rechten und linken Auge (nach [6]). **d** betrifft die Sehstrahlung, **e** und **f** die primäre Sehrinde. Zum genaueren Verständnis sei auf ▶ Abb. 20.19 verwiesen. CGL = Corpus geniculatum laterale.

20.6.2 Subkortikale Zentren der Sehbahn

Bereits in der Netzhaut beginnt eine **Parallelverarbeitung** von spezifischen Reizen (Form, Farbe, Tiefe, Bewegung, Helligkeit), die in getrennten Projektionssystemen zu unterschiedlichen subkortikalen Regionen weitergeleitet werden. In der Retina werden drei größere **Ganglienzellklassen** unterschieden: die magnozellulären Ganglienzellen (**M-Zellen**,10 %) mit großen Zellkörpern und Dendritenfeldern als Ursprung des **magnozellulären Systems**, die parvozellulären Zellen (**P-Zellen**, 80 %) mit kleineren Zellkörpern und kleinen Dendritenfeldern als Ursprung des **parvozellulären Systems** und eine heterogene Gruppe retinaler Zellen (10 %) mit kleinen Somata, aber großen, spärlich verzweigten Dendritenfeldern, zu denen auch die **K-Zellen** als Ursprungszellen des **koniozellulären Systems** gehören.

- Die **P-Zellen** antworten eher tonisch auf konstante Lichtreize, sind farbempfindlich (Rot-Grün), haben kleine rezeptive Felder und eine hohe räumliche Auflösung und bieten damit die Grundlage für die Formanalyse und das Farbensehen.
- Die **M-Zellen** haben größere rezeptive Felder, sie antworten phasisch und mit hoher Kontrastempfindlichkeit auf Leuchtdichteänderungen im rezeptiven Feld und sind besonders mit Tiefenwahrnehmung und Bewegungssehen verbunden.

Die **K-Zellen** sind farbempfindlich für Blau und Gelb.

In der zentralen Projektion wird die Unterteilung in anatomisch-funktionelle Zellklassen aufrechterhalten: magno-, parvo-, und koniozelluläre Systeme projizieren in getrennte Schichten des Corpus geniculatum laterale im Thalamus und weiter zur primären Sehrinde.

Zur der **kleinzelligen, heterogenen Gruppe** gehören auch **bewegungsempfindliche Zellen**, die zu den Colliculi superiores (visuelle Bewegungswahrnehmung projizieren, sowie 1–3 % intrinsisch lichtempfindliche, **Melanopsin** enthaltende Ganglienzellen, die Helligkeit kodieren und ihre Fasern in die Area praetectalis (Pupillenreflex)

(S. 825) und zum Nucleus suprachiasmaticus (zirkadianer Rhythmus) (S. 998) senden (▶ Abb. 20.19).

▶ **Corpus geniculatum laterale (CGL).** Das dorsale Corpus geniculatum laterale (CGL) ist die beiderseitig angelegte **thalamische Schaltstation** der Sehbahn zwischen **Retina** und **visuellem Kortex**. Durch retinotope Abbildung entsteht hier in jeder der 6 Schichten eine innere Repräsentation der Netzhaut, in der die Signale auf dem Weg zur Hirnrinde weiterverarbeitet und moduliert werden. In 3 vom kontralateralen und 3 vom ipsilateralen Auge innervierten Schichten wird jeder Ort aus dem kontralateralen Gesichtsfeld retinotopisch in dorsoventralen Projektionssäulen repräsentiert (▶ Abb. 20.22**b**).

- Die großen Zellen in den **magnozellulären, ventralen Schichten** (1, 2) haben größere rezeptive Felder, höhere Leitungsgeschwindigkeit und sind besonders zur Bewegungsanalyse geeignet. Sie erhalten ihre Eingänge von den M-Zellen aus der Retina.
- Demgegenüber haben die Zellen in den **parvozellulären, dorsalen Schichten** (3–6) kleinere, farbempfindliche rezeptive Felder, geringere Leitungsgeschwindigkeit und stärkeren Zentrum-Umfeld-Antagonismus. Sie erhalten ihren retinalen Eingang von den P-Ganglienzellen der Netzhaut und können eher zur Feinanalyse von Farbe und Form beitragen.
- Zwischen den parvo- und magnozellulären Schichten sowie ventral der untersten magnozellulären Schicht befinden sich jeweils schmale **koniozelluläre Schichten**, in denen die blau-gelb-empfindlichen K-Zellen der Netzhaut zur Sehrinde weiterverschaltet werden (▶ Abb. 20.25).

Einflüsse nicht-visueller Regionen des Hirnstamms, interne Hemmnetzwerke sowie Rückprojektionen vom Kortex ermöglichen im CGL vielfältige Interaktionen. Die zusätzlich vorhandenen nicht-retinalen modulatorischen Eingänge des CGL dienen einer verhaltensadäquaten Anpassung der visuellen Signalübertragung. Kortikofugale Ein-

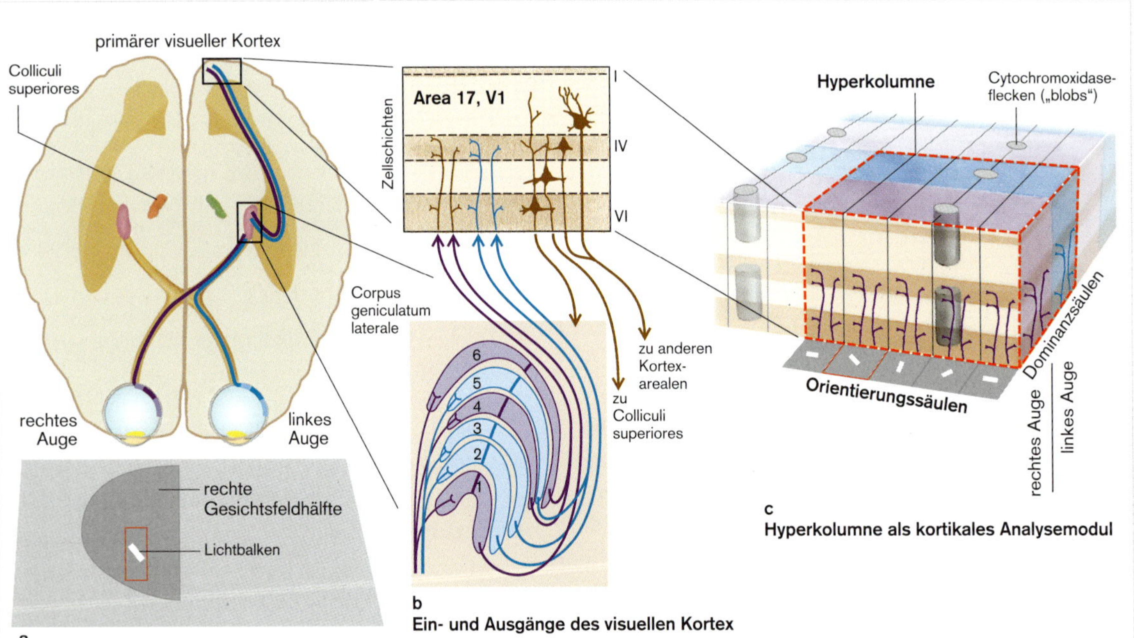

a
Sehbahn (Gehirn von dorsal)

b
Ein- und Ausgänge des visuellen Kortex

c
Hyperkolumne als kortikales Analysemodul

Abb. 20.22 Binokulare **Projektion zur primären Sehrinde.**

a Ein orientierter Lichtreiz (Lichtbalken) in der rechten Gesichtsfeldhälfte wird auf korrespondierenden retinalen Arealen des rechten (violett) und linken Auges (blau) abgebildet. Die retinalen Signale beider Augen (violette und blaue Bahn) werden in die kontralaterale, linke primäre Sehrinde (Area 17, V1) fortgeleitet.

b Binokularer Signalfluss mit entsprechender Farbmarkierung (violett = rechtes Auge, blau = linkes Auge) über das Corpus geniculatum laterale (CGL; unten) in die primäre Sehrinde (Area 17, V1; oben). Im CGL sind die okulären Schichten mit retinotoper Projektion (gestrichelte Projektionssäule) dargestellt. In der primären Sehrinde sind die Zellschichten I-VI mit relevanten Ein- und Ausgängen verdeutlicht.

c Hyperkolumne in der primären Sehrinde mit okulären Dominanzsäulen (violett = rechtes Auge, blau = linkes Auge), Orientierungssäulen und den farbspezifischen Cytochromoxidasezylindern (*blobs*; nach [14]). Die reizverarbeitende Orientierungssäule mit den okulären Dominanzbereichen ist durch den rot umrandeten Ausschnitt aus dem Gesichtsfeld markiert.

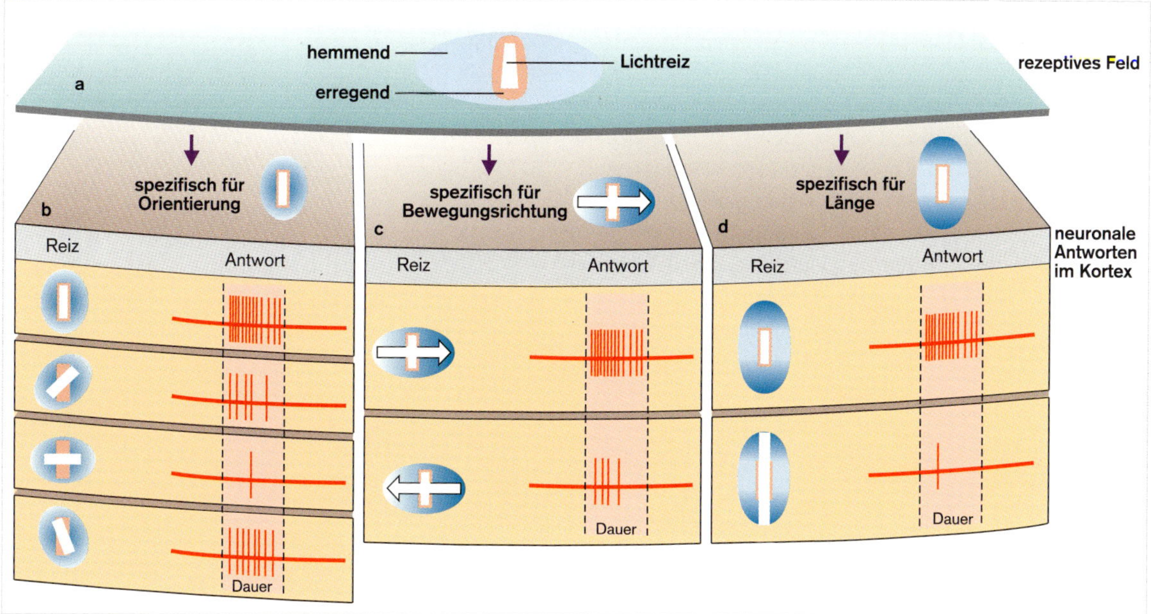

Abb. 20.23 Kortikale Antwortspezifitäten am Beispiel einer einfachen Zelle. **a** Erregende (rote) und hemmende (blaue) Bereiche sind im rezeptiven Feld dieser Zelle getrennt. Die neuronalen Antworten (Aktionspotenziale) zeigen die Reaktionen auf Lichtbalken verschiedener Orientierungen (**b**), Bewegungsrichtungen (**c**) und Länge (**d**). Dabei zeigen sich maximale Antworten nur unter optimalen Reizbedingungen. Die verschiedenen Spezifitäten können gemeinsam in einer Zelle, aber auch getrennt auftreten.

gänge ermöglichen durch eine topografisch spezifische Rückkopplung, die Übertragung in bestimmten Gesichtsfeldregionen besonders hervorzuheben oder zu unterdrücken. Laterale Hemmung durch lokale Interneurone führt im CGL zu weiterer Kontrastverschärfung.

▶ **Colliculi superiores, Area praetectalis und Nucleus suprachiasmaticus.** Ein Teil der Ganglienzellaxone zweigt nach der Sehnervenkreuzung zum **Nucleus suprachiasmaticus**, den **Colliculi superiores** und in die **Area praetectalis** im Mittelhirn ab (▶ Abb. 20.19). Sie stammen von M-Zellen und aus der Gruppe kleiner, heterogener Netzhautzellen (S. 845).

In den Colliculi superiores sind die rezeptiven Felder groß, reagieren bevorzugt auf bewegte Reize mit bestimmter Richtung und sind deshalb mehr zur Bewegungs- als zur Musteranalyse geeignet. Wie im CGL liegt auch in den Colliculi superiores eine retinotope Abbildung der kontralateralen Gesichtsfeldhälften vor. Neben visuellen Eingängen sind auch somatosensorische und auditorische Eingänge mit entsprechender topografischer Zuordnung des Raumes repräsentiert. Außerdem finden sich in den tiefen Schichten Zellen, die einen direkten Einfluss auf die Blickmotorik (S. 827) haben. Nervenzellen der Colliculi superiores adaptieren schnell auf gleichartige Reize, wohingegen das Auftreten neuartiger Reize starke Antworten auslöst. So werden in der Peripherie auftauchende Reize erkannt und können mit einer Sakkade in den fovealen Bereich gebracht werden. Damit sind die Colliculi superiores eine Art Reflexzentrum für einen **visuellen Greifreflex** (S. 829), der auch durch Schallreize ausgelöst werden kann. Die Area praetectalis rostral der superioren Colliculi ist das visuelle Reflexzentrum für den Pupillenreflex (S. 825). Der **Nucleus suprachiasmaticus** ist Taktgeber für die **zirkadiane Rhythmik** (S. 998) und wird mit Hilfe der retinalen Eingänge mit dem täglichen Hell-Dunkel-Wechsel synchronisiert. Beide letztgenannten Kerngebiete benötigen verlässliche Helligkeitsinformationen und sind Zielgebiete der intrinsisch lichtempfindlichen, Melanopsin enthaltenden Zellen der Netzhaut.

20.6.3 Die primäre Sehrinde

Die primäre Sehrinde (**visueller Kortex Area V1**, **zytoarchitektonisch Area 17** und **Area striata**) befindet sich im Okzipitallappen des Gehirns. In einer Dicke von etwa 3 mm liegen sechs Schichten (I-VI), in denen Signale aufgenommen, intrakortikal verarbeitet und an andere visuelle Rindengebiete oder subkortikale Strukturen weitergegeben werden (▶ Abb. 20.22**b** und ▶ Abb. 20.25). Die Haupteingangsschichten sind Schicht IV Cα für die magnozellulären und Schicht IV Cβ für die parvozelluläre Afferenzen aus dem CGL. Die intrakortikale Informationsverarbeitung erfolgt innerhalb eines vertikalen kortikalen Moduls in erster Linie in den Schichten II und III. Aus diesen Schichten und der Schicht IVB entspringen die Verbindungen zu höheren visuellen Kortexarealen. Rückprojektionen zu subkortikalen Strukturen erfolgen aus Schicht V in die Colliculi superiores und aus Schicht VI zum CGL (▶ Abb. 20.22**b** und ▶ Abb. 20.25).

In ihren neuronalen Antworten sind nur Zellen der Schicht IV mit den subkortikalen Zellen der Retina und des CGL vergleichbar. Sie werden monokular erregt und haben konzentrische rezeptive Felder, die durch kleine Lichtpunkte optimal erregt werden können.

Die übrigen Zellen des primären visuellen Kortex oberhalb und unterhalb der Schicht IV zeichnen sich durch binokulare Erregung und eine höhere Reizantwortspezifität aus (▶ Abb. 20.23). Die Mehrzahl der kortikalen Zellen antworten spezifisch auf Reize (z. B. Lichtbalken) bestimmter Orientierung im Raum (**Orientierungsspezifität**, ▶ Abb. 20.23). Viele Zellen bevorzugen dabei bewegte Reize, und oft ist auch die Richtung der Bewegung noch für die Auslösung einer Antwort entscheidend (**Richtungsspezifität**, ▶ Abb. 20.23). Richtungsselektive Zellen antworten bei optimaler Reizorientierung nur bei Bewegungen in eine Richtung, nicht jedoch in die entgegengesetzte. Eine weitere Spezifität, die Endhemmung, führt zu optimalen Antworten nur bei einer bestimmten Länge eines Lichtbalkens. Reize, die diese Länge überschreiten, werden aufgrund starker Hemmung nicht oder stark vermindert beantwortet (▶ Abb. 20.26**d**). Man unterscheidet **einfache Zellen** mit kleinen rezeptiven Feldern, die wegen ihrer getrennten erregenden und hemmenden Subfelder auf die exakte Lokalisation eines Reizes reagieren. Ferner gibt es **komplexe Zellen**. Sie haben größere rezeptive Felder ohne getrennte Subfelder und sind von der exakten Position des Reizes relativ unabhängig (**Ortsinvarianz**). Darüber hinaus gibt es **hyperkomplexe Zellen**. Sie zeigen die o. g. Endhemmung und können ansonsten einfache oder komplexe Feldeigenschaften besitzen. Intrakortikale, inhibitorische Schaltkreise sind an den kortikalen Spezifitäten maßgeblich beteiligt. 20 % der kortikalen Zellen sind GABAerge, inhibitorische Neurone.

Im primären visuellen Kortex sind Zellen mit einander ähnlichen Eigenschaften nach ganz bestimmten topografischen Regeln angeordnet (▶ Abb. 20.22**c**). Dabei ist ein wichtiges Ordnungsprinzip die bevorzugte Erregung der binokular erregten kortikalen Zellen vom rechten oder linken Auge, die sog. okuläre Dominanz. Die vom linken und die vom rechten Auge dominierten Zellen liegen jeweils in etwa 0,5 mm breiten **okulären Dominanzsäulen** (▶ Abb. 20.22**c**, ▶ Abb. 20.24a, ▶ Abb. 20.24b). Die Orientierungsspezifität folgt einem ähnlichen Organisationsprinzip. **Orientierungssäulen** enthalten Zellen gleicher Orientierungsspezifität (z. B. Antwort nur auf horizontale oder vertikale Reize). Diese schmaleren Säulen (etwa 50 µm) befinden sich innerhalb der okulären Dominanzsäulen

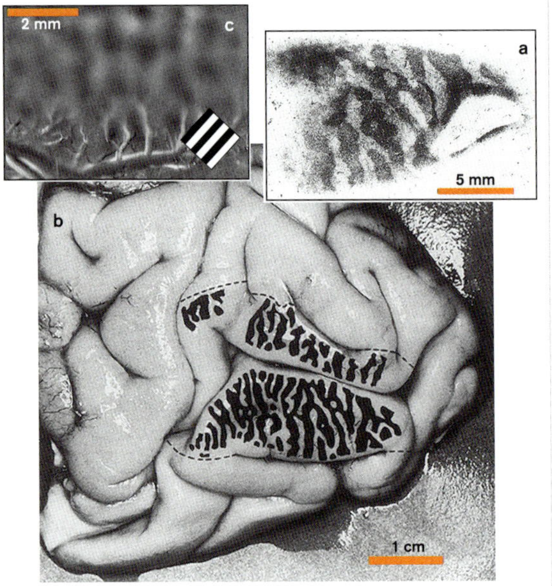

Abb. 20.24 Okuläre Dominanz- und Orientierungssäulen in der primären Sehrinde. a, b Okuläre Dominanzsäulen bei einem monokular enukleierten Patienten (a und b aus Horton JC, Hedley-Whyte ET. Mapping of cytochrome oxidase patches and ocular dominance columns in human visual cortex. Phil Trans Roy Soc Lond. (B255) 1984; 304:255-272).

a Histologisches Originalpräparat aus Area 17. Die Färbung der Cytochromoxidase (Enzym der Atmungskette) markiert die Zellen mit stärkerer Aktivität vom gesunden Auge.

b Muster der rekonstruierten, okulären Dominanzsäulen, auf die mediale Kortexoberfläche projiziert. Ansicht der rechten Hemisphäre (Okzipitalpol mit Area 17 ober- und unterhalb des Sulcus calcarinus).

c Orientierungssäulen in Area 17 der Katze. Ein Auge wurde mit einem Streifenmuster fester Orientierung gereizt. Die computergestützte optische Darstellung zeigt die aktivierten Gebiete als dunklere Flecken auf der Gehirnoberfläche. Grundlage der Darstellung ist die stärkere Lichtabsorption von deoxygeniertem Hämoglobin, das in Bereichen mit höherem O_2-Verbrauch überwiegt.

(▶ Abb. 20.22**c**). Die gleiche Orientierung kehrt ebenso wie die okuläre Dominanz jeweils nach etwa einem Millimeter wieder (▶ Abb. 20.22**c** und ▶ Abb. 20.24c. Dies beruht auf der Organisation des visuellen Kortex in **Hyperkolumnen** (▶ Abb. 20.22**c**). In den Schichten II/III und V/IV sind farbspezifische Zellen ohne Orientierungs- und Richtungsspezifität in zylindrischen, regelmäßig angeordneten Strukturen (*blobs*, ▶ Abb. 20.22**c**) zusammengefasst, die sich bei der Anfärbung des Mitochondrienenzyms Cytochromoxidase als besonders aktive Gebiete darstellen.

Eine **Hyperkolumne** ist ein Teil des visuellen Kortex mit einer Oberfläche von rund 1 × 1 mm, der sich über sämtliche Schichten in die Tiefe erstreckt (▶ Abb. 20.22**c**). Die Hyperkolumne ist ein kortikales Analysemodul, das sämtliche Orientierungs-, Farb-, Richtungs- und

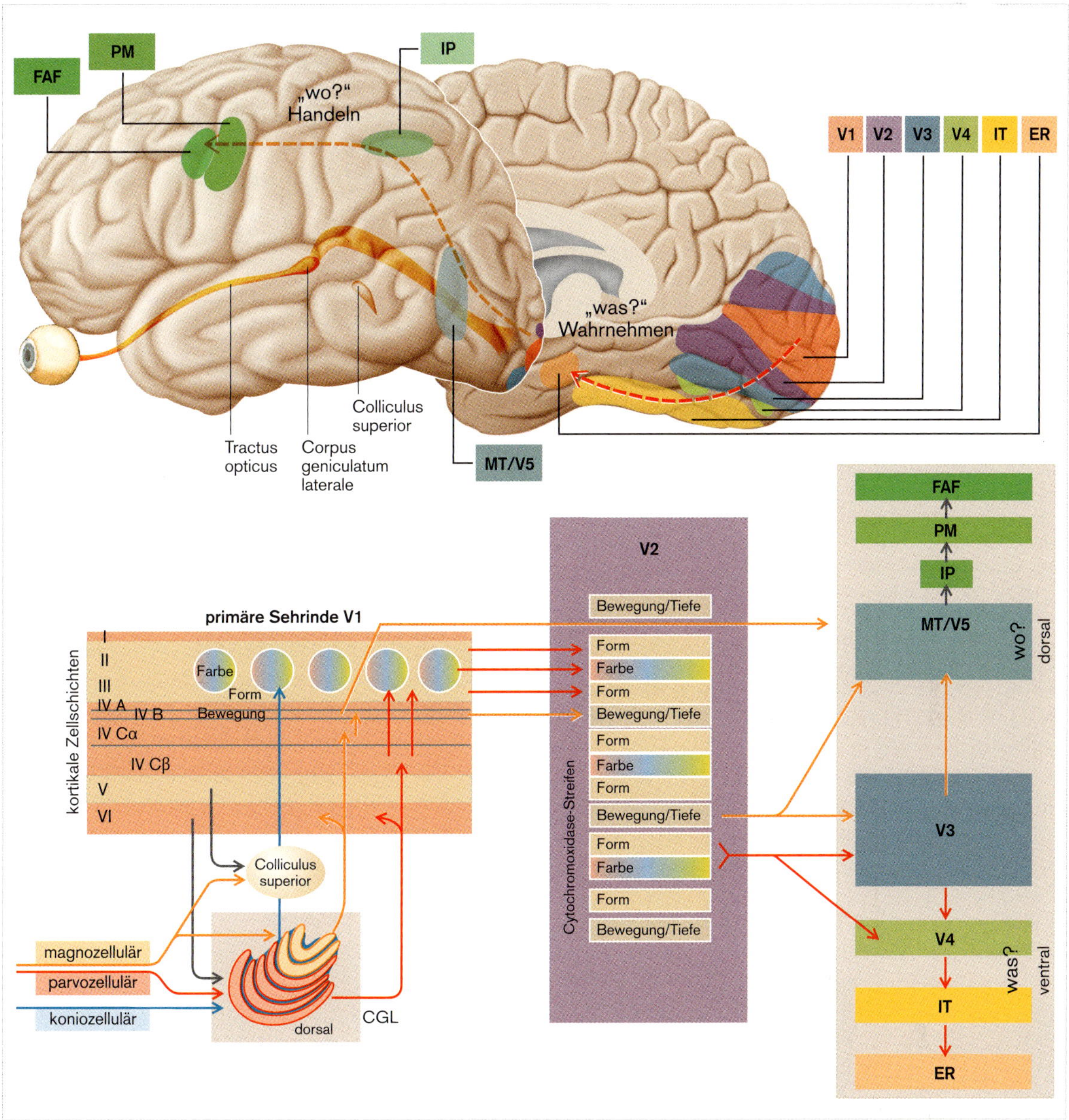

Abb. 20.25 Übersicht über die Sehbahn und ihre kortikalen Verschaltungen. Oben: Laterale und mediale Ansicht des Gehirns mit Verlauf der afferenten Sehbahn und Lage der visuellen kortikalen Areale V1, V2, V3 über MT/V5, IP, PM, FAF (Wo?) und über V4, IT, ER (Was?). Unten: Detaillierte Verschaltung der magnozellulären, parvozellulären und koniozellulären Signalströme (nach [15], [16]). Die Zellschichten in V1 liegen übereinander, die Cytochromoxidasestreifen in V2 sind nebeneinander angeordnet. MT/V5 = mediotemporal/ventrolateral (nach [11]), IP = intraparietal, PM = prämotorisch, FAF = frontales Augenfeld, IT = inferotemporal, ER = entorhinaler Kortex.

andere Spezifitäten und beide okulären Dominanzen für einen Ort im Gesichtsfeld enthält und analysiert. Benachbarte Hyperkolumnen repräsentieren benachbarte Orte des Gesichtsfeldes. So wird durch die verschiedenen in den Hyperkolumnen vorhandenen Antwortspezifitäten die visuelle Welt zur Vorbereitung der Bildkonstruktion im Gehirn für jeden Ort im Gesichtsfeld unter verschiedenen Teilaspekten vorverarbeitet.

V1 besitzt die Funktion eines „Flaschenhalses“ für die **bewusste Wahrnehmung**. Eine Schädigung in dieser Region führt zu einer kortikalen Erblindung aller Funktionen bewusster visueller Wahrnehmung und nicht zum isolierten Verlust spezifischer Funktionen wie bei Ausfällen hierarchisch höherer visueller Areale.

20.6.4 Höhere visuelle Kortexareale

In den visuellen Kortexregionen wird die getrennte Repräsentation des parvozellulären und des magnozellulären Systems aus Retina und Corpus geniculatum laterale fortgesetzt. Bei Primaten finden wir die **Parallelverarbeitung** von Farb-, Muster-, Bewegungs- und Tiefeninformationen in getrennten Strukturen der primären Sehrinde (V1) wieder (▶ Abb. 20.25). Die weitere Verarbeitung erfolgt in hierarchisch aufeinander aufbauenden visuellen Zentren, die jeweils reziprok miteinander verbunden sind und auch Querverbindungen aufweisen. Dabei wird das „Wo?" aus unserer visuellen Welt dorsal/parietal, das „Was?" ventral/temporal repräsentiert.

Die dorsale Bahn für das „Wo?" verläuft über den mediotemporalen/ventrolateralen Kortex (MT/V5) und den intraparietalen Kortex (IP) nach präzentral und ermöglicht auf dem Weg über multimodale Regionen zu post- und präzentralen Arealen (PM, FAF) einen fließenden Übergang von der Sensorik zur Motorik („ Handeln"). Die ventrale Bahn für das „Was?" führt über V4 zum inferotemporalen (IT) und entorhinalen Kortex (ER); sie vermittelt den Anschluss zur bewussten Wahrnehmung und Speicherung der analysierten Bilder im Gedächtnissystem („Wahrnehmen").

Die **systematische Einteilung der visuellen Hirnrindenareale** in Area 17 (primäre Sehrinde) und Area 18 – 21 (höhere Assoziationsgebiete) folgt der älteren, zytoarchitektonisch begründeten Nomenklatur von **Brodmann** (Brodmann Areale) (S. 898). Die hier verwendete hierarchische Benennung der primären Sehrinde als V1 mit den nachfolgenden, visuellen Assoziationskortizes V2, V3, V4, MT/V5 und IT basiert auf neueren neuroanatomischen Markierungsverfahren zur Bestimmung von Projektionsgebieten und auf funktionellen Gesichtspunkten.

Im Verlauf der visuellen Signalanalyse erfolgt im primären, visuellen Kortex (V1) eine räumliche Trennung von Farb-, Form-, Tiefen- und Bewegungsverarbeitung (▶ Abb. 20.25).

- Die **farbempfindlichen Zellen** (parvo- und koniozelluär) projizieren aus den farbspezifischen Substrukturen (***blobs***) der Schichten II/III von V1 in schmale, cytochromoxidasereiche, streifenförmige Gebiete von V2, in denen Farbe wiederum getrennt von Bewegung und Form repräsentiert ist. Im weiteren Verlauf werden spezifischere **Farbzellen** insbesondere in V4 (Area 19) beobachtet.
- Das **Formsystem** (parvozellulär) der orientierungsspezifischen Zellen, die außerhalb der *blobs* in den Schichten II/III zu finden sind, setzt sich in cytochromoxidasearme Gebiete von V2 und von dort weiter über V4 nach IT fort (▶ Abb. 20.25). Hochspezifische Leistungen in der Verarbeitung von Form- und Musterdetails werden an Einzelzellen in spezifischen Regionen des **inferotemporalen Kortex** (IT) gefunden (▶ Abb. 20.26). Dort liegen beim Menschen eng benachbart das fusiforme Gesichts-und Körperareal sowie das parahippocampale Ortsareal, wo neuronale Verarbeitung zur spezifischen Objekterkennung von Gesichtern, Körperteilen oder Orten stattfindet.

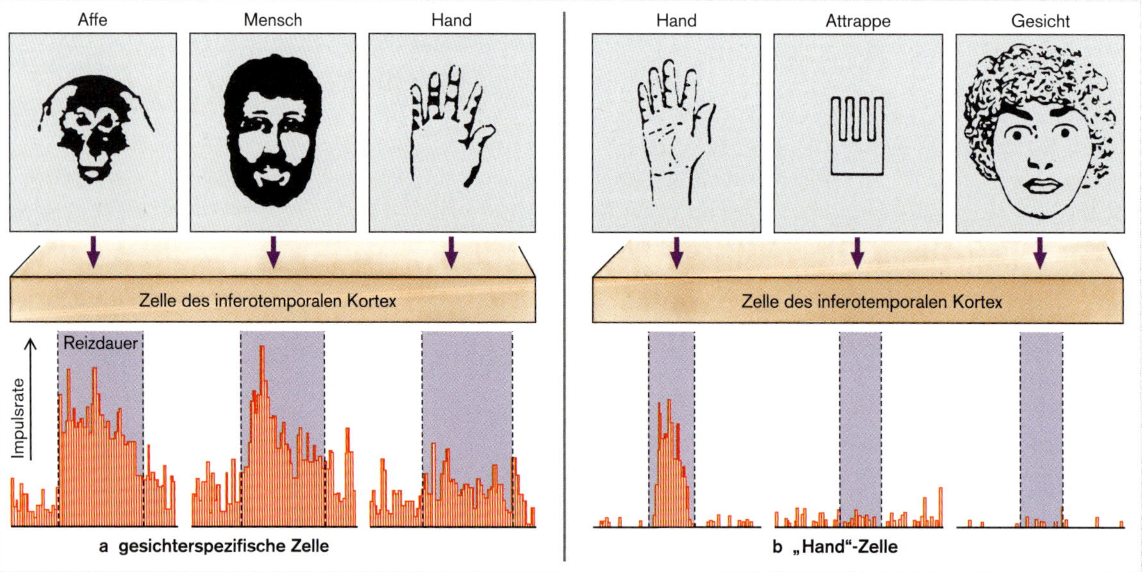

Abb. 20.26 Analyse komplexer Formen im parvozellulären System. Zellen aus dem inferotemporalen Kortex des Affen. Unter den jeweiligen Reizsituationen sind die Antworten als Impulsrate gegen die Zeit dargestellt (nach [3]).
a Gesichterspezifische Zelle, die nicht auf eine Hand antwortet.
b „Hand"-Zelle, die weder auf die Handattrappe noch auf das Gesicht antwortet

- Die Fortsetzung des magnozellulären Systems (**Bewegung, Tiefe**) aus Schicht IV B in V1 erfolgt in breiten Cytochromoxidasestreifen von V2 und von dort über V3 in die weiter dorsal gelegenen Bereiche von MT/V5. In MT/V5 findet man Zellen, die bevorzugt auf Bewegung und Tiefe im Raum reagieren. Die weitere Verschaltung, die über posteriore parietale und intraparietale Areale (IP) bis in das frontale Augenfeld (FAF) und benachbarte prämotorische Areale führt (▶ Abb. 20.25), dient multimodaler sensorischer und visuomotorischer Integration sowie der Steuerung von **visueller Aufmerksamkeit.**

Die parallele Verarbeitung im Sehsystem wird besonders bei Menschen mit Funktionsausfällen deutlich, die selektiv einen Aspekt der Wahrnehmung, nicht aber andere betreffen (**Agnosien**). Bei lokalisierten Schädigungen von V4 können isolierte Verluste des Farbensehens, bei Läsionen von MT/V5 des Bewegungssehens, beobachtet werden. Dabei sind die Form- und Musterwahrnehmung jedoch ungestört erhalten. Bei beidseitigen, medial gelegenen okzipitotemporalen Läsionen (okzipitales und fusiformes Gesichtsareal) tritt eine isolierte Unfähigkeit der Gesichtererkennung (**Prosopagnosie**) auf; Näheres zu Agnosien, s. Kap. 24.3 (S. 949).

20.6.5 Visuell evozierte Potenziale

Als Antwort auf einen Lichtreiz entsteht in der Sehrinde das **visuell evozierte Potenzial** (VEP), das mit einer differenten Elektrode vom Schädel okzipital abgeleitet werden kann (indifferente Elektrode an Mastoid, Ohr oder Stirn, ▶ Abb. 20.27 oben; Näheres zur Methode, s. Kap. 25.2) (S. 985). Das VEP ist Ausdruck des Eintreffens und der Weiterverarbeitung visueller Signale in der Hirnrinde. Nach Lichtblitz oder Schachbrettmusterwechsel (schwarze Felder werden weiß, weiße schwarz) treten typische Wellen auf (▶ Abb. 20.27 unten). Bereits nach etwa 25–30 ms ist die erste negative Welle (N1) sichtbar. Besonders wichtig für die Diagnostik ist die ausgeprägte positive Welle P2 („P100“), deren Gipfellatenz im Bereich von 90–120 ms liegt und am besten reproduzierbar ist. Während die frühen Wellen die primäre Verarbeitung und Musteranalyse widerspiegeln, korrelieren spätere Wellen, z. B. die ebenfalls ausgeprägte P300-Welle, mit höheren Verarbeitungsprozessen, die mit Entscheidungen oder motorischen Antworten verbunden sind.

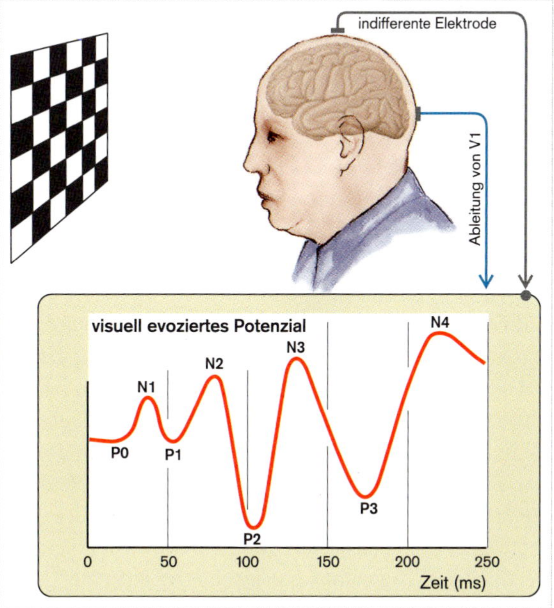

Abb. 20.27 Das visuell evozierte Potenzial (VEP). Reizung mit Schachbrettmuster, Ableitung von der primären Sehrinde und Zeitverlauf des visuell evozierten Potenzials mit Bezeichnung der negativen (N) und positiven (P) Wellen und Angabe der Latenz in Millisekunden (nach [10]).

Als pathologisch sind Latenzverlängerungen im visuell evozierten Potenzial (VEP) zu werten, z. B., wenn die P2-Welle signifikant vom Mittelwert der Normalpopulation abweicht. Interokulare Latenzdifferenzen, die um einen signifikanten Betrag voneinander abweichen, können ebenfalls als pathologisch interpretiert werden. Einseitig verlängerte Latenzen und Verkleinerung der Amplituden treten bei Entzündungen des N. opticus hinter dem Augapfel auf (**Retrobulbärneuritis**, in 30–40 % im Zusammenhang mit einer **multiplen Sklerose**). Durch die musterevozierten Potenziale lassen sich bei Wahl verschiedener Größen von Schachbrettmustern auch objektive Visusbestimmungen vornehmen, da das VEP sofort abfällt, wenn ein Muster nicht mehr scharf gesehen wird (Visusprüfung bei kleinen Kindern oder zur Kontrolle von subjektiven Angaben in Begutachtungsfällen).

20.6.6 Räumliches Sehen

Die **Tiefenwahrnehmung** wird durch monokulare und binokulare Mechanismen ermöglicht. Grundlage des **binokularen** (**stereoskopischen**) **Sehens** sind die horizontalen

Unterschiede der von beiden Augen gesehenen Bilder, die auf dem Augenabstand (ca. 60 – 70 mm) beruhen. Beim Sehen in Entfernungen über 100 m sind die Bilder auf beiden Netzhäuten praktisch als gleich zu betrachten, da Abweichungen zwischen den Bildern mit dem Auflösungsvermögen der Netzhaut nicht mehr ausgewertet werden können. Deshalb beruht die Tiefenwahrnehmung über größere Entfernungen auf monokularen Mechanismen (die z. T. auch im Nahbereich wirksam sind).

▶ **Binokulare Tiefenwahrnehmung (Stereoskopie).** Die binokulare, stereoskopische Tiefenwahrnehmung beruht auf der seitlichen Verschiebung von Bildpunkten bei der Abbildung derselben Szene auf den beiden Netzhäuten.

Ein fixierter Punkt (F) wird in beiden Augen in der Fovea abgebildet (▶ Abb. 20.28a). Die beiden Abbildungspunkte haben in den unterschiedlichen Augen den gleichen Ortswert und werden deshalb korrespondierende Netzhautstellen genannt (zu jedem Ort auf einer Netzhaut gibt es eine entsprechende korrespondierende Stelle auf der anderen Netzhaut). Zusätzlich zum Fixationspunkt wird demnach eine bestimmte Klasse von Dingen im Gesichtsfeld („Sehdingen") auf korrespondierende Netzhautstellen abgebildet.

Diese Klasse von Sehdingen liegt auf einer geometrischen Figur im Raum, die als **Horopter** (H) bezeichnet wird. Definitionsgemäß verläuft der Horopter durch den Fixationspunkt (F) und durch die Knotenpunkte (K) beider Augen. Je nach Entfernung des jeweils fixierten Punktes hat der Horopter einen unterschiedlichen Radius. Bei der binokularen Tiefenwahrnehmung wird ein Gegenstand als näher im Vergleich zum Horopter interpretiert, wenn die horizontale Abweichung (**Querdisparation**) auf der Netzhaut nach temporal gerichtet ist, und als entfernter, wenn die Querdisparation nach nasal gerichtet ist (▶ Abb. 20.28b). Die Schwelle der Querdisparation für die Tiefenwahrnehmung liegt bei 20 Winkelsekunden (Summe der Abweichungen im rechten und linken Auge). Durch den zentralen Mechanismus der **Fusion** werden im fovealen Bereich vergleichsweise große Querdisparationen von 12 – 16 Winkelminuten durch **Fusion** zu einem Sinneseindruck verschmolzen (▶ Abb. 20.28a), **Fusionsbereich**). Zum Vergleich: Die maximale Sehschärfe beträgt 0,5 – 1 Winkelminute, die Noniussehschärfe 5 – 10 Winkelsekunden. Foveale Netzhautbilder, die weiter als 16 Winkelminuten voneinander abweichen, werden doppelt gesehen (**Diplopie**).

Zur Tiefenwahrnehmung ist die Fusion allerdings nicht unbedingt notwendig; so reicht der Bereich der Stereoskopie über den Fusionsbereich in den Bereich des Doppeltsehens (▶ Abb. 20.28a). Es gibt Zellen in den magnozellulären Anteilen von V1, V2 und in MT/V5, die bei binokulärer Reizung selektiv auf bestimmte horizontale Disparitäten antworten (Nah- und Fernzellen) und sich so als Tiefendetektoren eignen.

▶ **Monokulare Tiefenwahrnehmung.** Über die besonders im Nahbereich wirksame binokulare Tiefenwahrnehmung hinaus bestehen monokulare Mechanismen mit denen man mehr oder weniger sicher die Tiefe abschätzen kann, auch wenn nur ein Auge zur Verfügung steht oder die Entfernung sehr groß ist.

- **Verdeckung:** Wenn ein Gegenstand einen anderen teilweise verdeckt, können wir daraus schließen, dass dieser Gegenstand näher ist.
- **Bewegungsparallaxe:** Wenn wir uns relativ zur Umwelt bewegen (Kopf- oder Körperbewegungen), verschieben sich nahe Gegenstände schneller und stärker als ferne.
- **Perspektive:** Parallele Linien, z. B. Eisenbahnschienen, laufen in der Ferne zusammen und gleich große Strecken erscheinen in größerer Entfernung kleiner (lineare und Größen-Perspektive). Aus dem Grad der Konvergenz und Verkleinerung schließen wir auf die Entfernung.

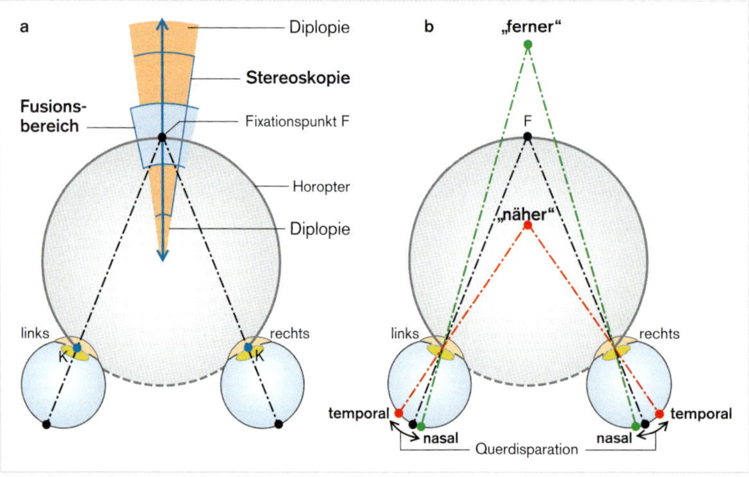

Abb. 20.28 Binokulare Tiefenwahrnehmung.
a Bereiche des binokularen Tiefensehens.
b Tiefenwahrnehmung durch Querdisparation.

- **Verteilung von Licht und Schatten, Farbsättigung:** Licht und Schatten erzeugen Tiefeneindrücke. Weiterhin werden stärker gesättigte Farben (z. B. beim Blick in eine Landschaft) als näher interpretiert.
- **Scheinbare Objektgröße:** Wenn wir die Größe eines Objekts (z. B. einer Person, eines Fahrrades) kennen, können wir aus der scheinbaren Objektgröße die Entfernung abschätzen.

Bewegungsparallaxe und Verdeckung sind die wichtigsten unter diesen Mechanismen, weil sie sehr robust sind. Perspektive, scheinbare Objektgröße sowie Licht und Schatten können demgegenüber leicht zu Täuschungen führen.

Weicht eine der Sehachsen vom fixierten Punkt ab, nennt man das **Schielen** (**Heterotropie**). Man unterscheidet Einwärtsschielen (Esotropie, Strabismus convergens), Auswärtsschielen (Exotropie, Strabismus divergens) und Höhenschielen (Hypertropie – rechtes Auge höher, Hypotropie – rechtes Auge tiefer). Pathologische Grundlage für akut auftretendes Schielen kann die Lähmung eines Augenmuskels sein. Entzieht man einer Person die Fixationsmöglichkeit (z. B. durch Darbietung getrennter Vorlagen für jedes Auge), tritt bereits bei vielen Gesunden ein latentes Schielen (Heterophorie) auf (Esophorie, Exophorie, Hyper- oder Hypophorie). Der zentrale Mechanismus der Fusion korrigiert diese Fehlstellung durch entsprechende Innervation der Augenmuskeln. Bei extremer Müdigkeit oder nach Alkoholgenuss kann dieses latente Schielen manifest werden. Fusion und binokulare Fixation sind dann aufgehoben. Subjektiv tritt Doppeltsehen auf, objektiv kann die Divergenz oder Konvergenz der Augen beobachtet werden. Während im ausgereiften Sehsystem Erwachsener beim Schielen Doppeltsehen auftritt, führt unbehandelter frühkindlicher Strabismus während der Entwicklung des Sehsystems (vor dem 7. Lebensjahr) zur Ausprägung eines dominanten Auges, das die Wahrnehmung des anderen Auges unterdrückt. Als Folge dieser in der Sehrinde lokalisierten Unterdrückung kann eine irreversible monokulare Sehschwäche, die **Amblyopie**, entstehen. Durch alternierende Exposition der Augen (um die Dominanz eines Auges zu verhindern) und Behebung der Schielursache (Korrektur einer Hyperopie, operative Korrektur an den Augenmuskeln) sowie unterstützendes Fixationstraining kann die Amblyopie als schwerwiegendste Folge des frühkindlichen Schielens oft verhindert werden; Näheres zu entwicklungsabhängigen Störungen des Sehsystems, s. Kap. 24.8 (S. 971).

20.6.7 Farbensehen

Die Wahrnehmung von Farben basiert auf den Komponenten Farbton, Farbsättigung und Helligkeit. Der **Farbton** hat dabei den stärksten Einfluss. Etwa 200 Farbtöne können psychophysisch unterschieden werden. Die **Sättigung** gibt an, inwieweit der Farbton durch Beimischung von Graustufen „verdünnt" worden ist. Wir unterscheiden rund 20 Sättigungsstufen. Farbton und Sättigung gemeinsam bestimmen die **Farbart**. Die **Helligkeit** schließlich lässt sich in etwa 500 Schritte auflösen. Während beim achromatischen Sehen nur diese 500 Stufen zur Verfügung stehen, kann das Farbensehen die drei Qualitäten Farbton, Sättigung und Helligkeit multiplikativ nutzen und erhält damit mindestens zwei Millionen Unterscheidungsmöglichkeiten.

▸ **Spektraler Empfindlichkeitsbereich.** Der spektrale Empfindlichkeitsbereich des Auges umfasst die Wellenlängen von **400 – 750 nm**. Dies entspricht den Farbempfindungen von Blau über Grün und Gelb bis Rot. Kürzere Wellenlängen bezeichnen wir als ultraviolett, längere als infrarot. Diese Wellenlängen sind nicht sichtbar. In Extremfällen kann ultraviolette Strahlung zu einer Trübung der Linse führen (Katarakt) oder die Hornhaut schädigen („Schneeblindheit" im Hochgebirge), ebenso kann infrarote Strahlung Linsentrübungen („Glasbläserstar", „Hochofenstar") bedingen.

Grundlage der Farbempfindungen ist die neuronale Verarbeitung von Licht verschiedener Wellenlängen durch drei **Zapfentypen**. Sie unterscheiden sich durch drei verschiedene **Fotopigmente** (**Zapfenopsine**), die wie das Opsin beim Rhodopsin mit Retinal als chromophorer Gruppe zusammenwirken. Es entstehen die vereinfachend als „Blau-, Grün- und Rot-Zapfen" benannten Zapfentypen mit Absorptionsmaxima im kurz- (420 nm), mittel- (535 nm) und langwelligen (565 nm) Bereich (▸ Abb. 20.29). Damit folgen die peripheren Mechanismen des Farbsehens der **trichromatischen Theorie** von Young, Helmholtz und Maxwell aus dem 19. Jahrhundert, die davon ausgeht, dass sich jede beliebige Farbe durch die additive Mischung von drei monochromatischen Lichtern erzeugen lässt.

Dieser Farbtheorie stellte Hering seine **Gegenfarbentheorie** gegenüber, die postuliert, dass drei Gegenfarbenpaare, Rot und Grün, Blau und Gelb, Weiß und Schwarz, sich jeweils gegenseitig hemmen und im Zusammenspiel ebenfalls alle Farben ergeben können. Dieser Theorie folgen die Verarbeitungsmechanismen zentraler Nervenzellen (s. u., Gegenfarbenneurone).

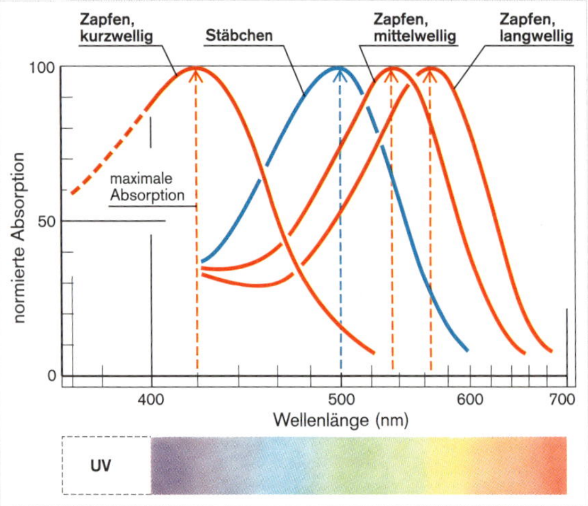

Abb. 20.29 Normierte Absorptionskurven der menschlichen Fotopigmente. Absorptionskurven für die vier verschiedenen Fotopigmente des Menschen wurden mikrospektrofotometrisch an isolierten identifizierten Stäbchen und Zapfen bestimmt. Die Farben unter der Abszisse ordnen das Spektrum des sichtbaren Lichts den Wellenlängen zu. Das ultraviolette Licht (UV) unterhalb 400 nm erreicht unter natürlichen Bedingungen nicht die Netzhaut, da es bereits im dioptrischen Apparat (von Kornea und Linse) absorbiert wird (nach [2]).

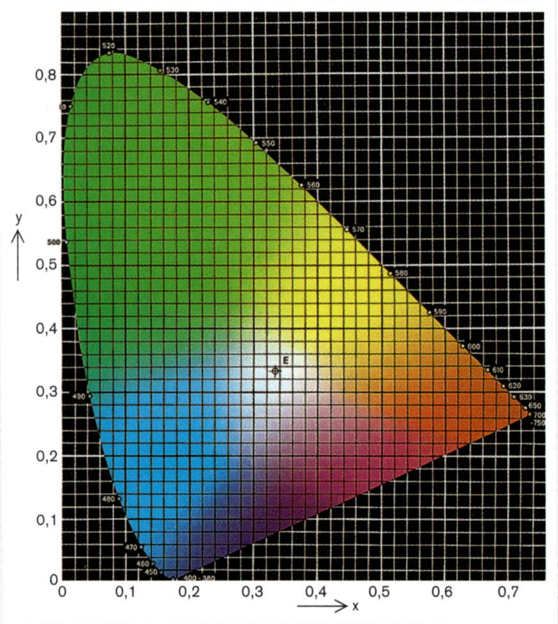

Abb. 20.30 Normfarbtafel (nach DIN 5 033). Die Randkurve wird von den Spektralfarben gebildet. Additive Mischfarben liegen auf Geraden zwischen den beteiligten Spektralfarben. Der Punkt E in der Mitte des Weißbereichs liegt auf der Verbindungslinie zwischen den Komplementärfarben. Ein Punkt $P_{x,y}$ stellt eine Farbart dar, wobei die Sättigung des durch die Spektralfarbe bestimmten Farbtons mit der Entfernung vom Weißbereich zunimmt. In dieser geometrischen Darstellung der subjektiv wahrgenommenen, additiven Mischfarben entspricht x dem Rotanteil und y dem Grünanteil: der Blauanteil ($z = 1 - [x + y]$) ist jeweils der Rest zur Summe von $1 = x + y + z$. Die für die Mischung international festgelegten monochromatischen Primärfarben sind Rot = 700 nm, Grün = 546 nm, Blau = 435 nm.

▶ **Physiologische Mechanismen der Farbwahrnehmung.** Die Wahrnehmung von Farben beruht auf der neuronalen Verarbeitung von Antworten der verschiedenen **Zapfentypen** auf Licht verschiedener Wellenlängen. Diese Verarbeitung stellt eine Form „**physiologischer Farbmischung**" dar, d. h. es handelt sich um einen Prozess in unserem Gehirn. Dieser Prozess wird **additive Farbmischung** genannt. Hierbei interagieren Lichtreize verschiedener Wellenlänge an einem Netzhautort. Ein Beispiel ist der Farbfernseher, bei dem in der üblichen Entfernung des Betrachters die einzelnen Farbpunkte (rot, grün, blau) auf der Retina nicht mehr aufgelöst werden können. Sie interagieren, indem sie zwei oder alle drei Zapfentypen gleichzeitig, aber unterschiedlich stark erregen. Bei dieser Art Farbmischung können blau und gelb z. B. weiß ergeben.

Dies ist etwas grundsätzlich anderes als die **subtraktive Farbmischung**, die beim Mischen von Malerfarben vorliegt. Die subtraktive Farbmischung beruht auf rein physikalischen Grundlagen. Farbpigmente von Malerfarben absorbieren bestimmte Wellenlängenbereiche des Lichts wie Filter, und es treffen nur die verbleibenden Wellenlängen auf das Auge. Gelb und blau ergeben subtraktiv gemischt die Farbe grün, da die gelbe Farbe die kurzwelligen Anteile und die blaue Farbe die langwelligen Anteile des weißen Lichts absorbieren. Die verbleibenden, mittleren Wellenlängen erzeugen dann den Farbeindruck grün. Die subtraktive Farbmischung wirkt vor dem Auftreffen des Lichtreizes auf die Netzhaut.

Die Grundregeln der **additiven Farbmischung** sind in der **Normfarbtafel** (▶ Abb. 20.30) dargestellt. Komplementärfarben sind solche Farben, die sich auf einer Geraden durch den Weißpunkt auf der Normfarbtafel gegenüberliegen. Mischt man Paare dieser Farben additiv, so kann sich bei Wahl der richtigen Intensitäten weiß ergeben (z. B. blau und gelb).

Als neuronale Grundlage der Verrechnung von Komplementärfarben findet man bereits unter den Ganglienzellen der Netzhaut **Gegenfarbenneurone**, die in Zentrum und Umfeld die Zapfensignale antagonistisch verarbeiten. Dies ist für eine Grün-On-Zentrum- und eine Rot-On-Zentrum-Zelle mit Grün- oder Rot-Erregung im Zentrum und antagonistischer Hemmung durch die Gegenfarbe in der Peripherie in ▶ Abb. 20.31 schematisch dargestellt. Es gibt auch die entsprechenden Off-Zentrum-Zellen, bei denen dann eine Grün- oder Rot-Hemmung im Zentrum einer Er-

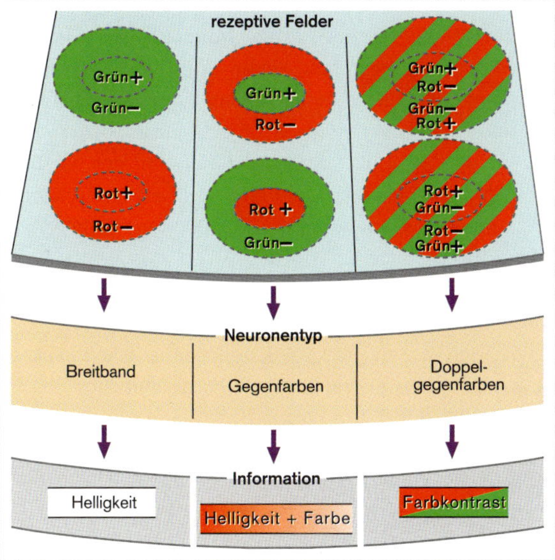

Abb. 20.31 Verschiedene Arten von wellenlängenempfindlichen rezeptiven Feldern. Die hier für Rot und Grün dargestellten Feldtypen werden auch für die Gegenfarben Blau und Gelb gefunden. Nur die Doppelgegenfarbenzellen sind farbspezifisch.

regung durch die Gegenfarbe in der Peripherie gegenübersteht. Bei den Blau-Gelb-Gegenfarbenneuronen steht bei der Blau-On-Zelle eine Erregung durch Blau im Zentrum einer gemeinsamen Hemmung durch Rot- und Grün-Zapfen (Gelb) in der Peripherie gegenüber, bei der Blau-Off-Zelle wird die Blau-Hemmung im Zentrum von Rot-Grün-Erregung in der Peripherie antagonisiert. Solche Gegenfarbenneurone werden in der Netzhaut für Rot-Grün (P-Zellen) und Blau-Gelb (K-Zellen) und entsprechend in den parvozellulären und koniozellulären Schichten des Corpus geniculatum laterale gefunden, sie reagieren jedoch noch ähnlich auf Helligkeits- und Farbunterschiede. Die eigentlich farbspezifischen **Doppelgegenfarbenneurone**, bei denen die Gegenfarben sowohl innerhalb von Zentrum und Peripherie als auch zwischen Zentrum und Peripherie antagonistisch verschaltet sind (▶ Abb. 20.31 rechts), findet man erst in den farbspezifischen Unterstrukturen von V1 und V2 (*blobs* und schmale Cytochromoxidasestreifen; s. ▶ Abb. 20.22c, und ▶ Abb. 20.25). Diese Neurone kann man als **Konvergenz** von On- und Off-Gegenfarbenneuronen eines Gegenfarbenpaares verstehen: Durch Konvergenz einer Rot-On- und einer Grün-Off-Zelle entsteht ein Doppelgegenfarbenneuron (▶ Abb. 20.31 rechts), das im Zentrum durch Rot erregt und durch Grün gehemmt wird, während es aus der Peripherie durch Rot gehemmt und durch Grün erregt wird. Solche Neurone antworten spezifisch auf Farbkontrast, in diesem Fall optimal auf die Grenze zwischen einer roten und grünen Fläche, durch die sowohl Zentrum wie Peripherie erregt werden.

Die **Farbzellen** der hierarchisch höheren Sehrindenabschnitte tragen mehr zur Farbwahrnehmung bei, als bisher angenommen wurde. Wir müssen uns von der physikalisch geprägten Vorstellung lösen, dass die Wellenlänge des Lichts, das von einem Körper ausgehend auf unser Auge trifft, dessen Farbe bestimmt. Wir können an uns selbst die relativ konstante Wahrnehmung von Farben (**Farbkonstanz**) aus einer vielfarbigen Szene bei Beleuchtung mit Licht sehr unterschiedlicher spektraler Zusammensetzung (Morgen-, Mittags- oder Abendsonne) beobachten, während ein Farbfoto unter gleichen Bedingungen jeweils einen entsprechenden „Farbstich" zeigt. Anders als beim Film, der Wellenlängen wiedergibt, wird im zentralen Sehsystem die wahrgenommene Farbe eines Gegenstands errechnet, indem das Signal der von einem bestimmten Ort ausgehenden Wellenlängen in Relation zur Umgebung im Gesichtsfeld gesetzt wird. So können wir unter dauernd wechselnden Beleuchtungsbedingungen die Farbe der Dinge relativ unverändert wahrnehmen. Hierzu kann bereits die Funktion der Doppelgegenfarbenneurone (▶ Abb. 20.31) einen ersten Beitrag liefern: Z. B. aktiviert eine allgemeine Zunahme von langen Wellenlängen in der Beleuchtung, die zu einem „Rotstich" führen müsste, die gegensinnigen Rotmechanismen in Zentrum und Peripherie (Rot + und Rot –) gleichermaßen, sodass sich der Einfluss der Beleuchtungsänderung aufhebt.

Damit ist aber nicht vollständig erklärt, wie das Sehsystem das Phänomen der Farbkonstanz realisiert, da hierbei weiterreichende Interaktionen über ein gesamtes Bild hinweg wirksam werden. Viele Zellen in der farbspezifischen Region V4 zeigen Farbkonstanz in ihren Antworteigenschaften. Sie können offenbar die Informationen der Doppelgegenfarbenzellen aus V1 und V2 aus einem großen Gesichtsfeldbereich nutzen, um Farbkonstanz in einer gesehenen Szene zu gewährleisten. Experimentelle Schädigung der Region V4 bei Affen führt tatsächlich zum Verlust der Farbkonstanz bei erhaltener Fähigkeit zur Unterscheidung verschiedener Wellenlängen.

Farbensinnstörungen

Menschen, denen ein Zapfenpigment fehlt, sind nicht vollständig farbenblind. Da die Farbwahrnehmung auf der Verrechnung der Erregung verschiedener Rezeptortypen beruht, ist auch mit zwei Zapfensystemen noch eine gewisse Farbwahrnehmung möglich. Man unterscheidet Rotblinde (**Protanopie**, es fehlt das langwellige Zapfenpigment), Grünblinde (**Deuteranopie**, das Zapfenpigment für die mittlere Wellenlänge fehlt) und Blauviolettblinde (**Tritanopie**, denen das kurzwellige Zapfenpigment fehlt). Vollständig farbenblind sind nur Menschen, bei denen im typischen Fall alle Zapfenpigmente fehlen (**Stäb-**

chenmonochromasie, monochromatisches Sehen). Hier ist Sehen auch bei Tageslicht nur mit dem Stäbchensystem möglich, und diese Menschen leiden wegen der höheren Empfindlichkeit der Stäbchen unter Blendung. (In sehr seltenen Fällen fehlen auch zwei Zapfenmechanismen, sodass das monochromatische Sehen bei Tageslicht mit dem verbleibenden Zapfentyp erfolgt). Der Farbenblindheit steht die häufigere **Farbenschwäche** gegenüber, bei der bei Anwesenheit aller drei Farbpigmentsysteme eines schwächer ausgeprägt ist (Protanomalie = Rotschwäche, Deuteranomalie = Grünschwäche, Tritanomalie = Blauviolettschwäche).

Die gemeinsame Grundstruktur der verschiedenen Sehfarbstoffe von Stäbchen und Zapfen deutet daraufhin, dass sie von der gleichen Genfamilie codiert werden. Die Gene für das Opsin der mittel- und langwelligen Zapfen befinden sich auf dem X-Chromosom. Farbsinnstörungen werden daher **rezessiv-geschlechtsgebunden** vererbt. Deshalb kommen Störungen des Rot-Grün-Sehens bei Männern viel häufiger vor (insgesamt 8 %, davon Deuteranomalie 4,2 %, Protanomalie 1,6 %, Deuteranopie 1,5 %, Protanopie 0,7 %) als bei Frauen (insgesamt nur 0,4 %). Die übrigen Farbensinnstörungen sind extrem selten: Triptanopie und Tritanomalie (1:100 000) und Stäbchenmonochromasie (1:1 Million).

Farbsinnstörungen lassen sich einfach mit pseudoisochromatischen Testreizen erfassen. Die Figuren und Zahlen auf den verwendeten, pseudoisochromatischen Tafeln (z. B. nach Ishihara) sind aus Punkten zusammengesetzt, die sich nur durch ihre Farbart (Farbton und Sättigung), nicht aber durch die Helligkeit unterscheiden lassen. Deshalb können die Muster auf den Tafeln von Menschen mit Farbensinnstörungen nicht richtig erkannt werden.

Zusammenfassung Kap. 20.6

Das zentrale Sehsystem

Benachbarte Orte der Netzhaut werden auch im Verlauf der Sehbahn benachbart abgebildet. Dabei wird der Bereich um die **Fovea centralis** im Vergleich zur Peripherie vergrößert repräsentiert. Durch die Kreuzung der nasalen Nervenfasern von beiden Augen in der **Sehnervenkreuzung** ist die linke Gesichtsfeldhälfte beider Augen in der rechten Gehirnhälfte und die rechte Gesichtsfeldhälfte entsprechend in der linken Gehirnhälfte abgebildet.

Mit der **Perimetrie** werden die monokularen Gesichtsfelder der Augen bestimmt. Dabei können mögliche Gesichtsfeldausfälle festgestellt werden, deren Lage und Form Rückschlüsse auf den Ort der zugrunde liegenden Schädigungen zulassen.

Je eine Klasse großer und kleiner Ganglienzellen sind Ausgangspunkte des **magnozellulären** und des **parvozellulären Systems** für eine im Gehirn zunehmend spezialisierte Weiterverarbeitung von Bewegungs- und Tiefenwahrnehmung (magnozellulär) und Form- und Farbwahrnehmung (parvozellulär). Das **koniozelluläre System** aus einer weiteren, heterogenen Gruppe kleiner Zellen gehört ebenfalls zum Farbsystem (Blau-Gelb-Zellen).

Die Projektion von der Retina zur primären Sehrinde im okzipitalen Kortex zieht über den thalamischen Kern der Sehbahn das **Corpus geniculatum laterale** (*CGL*). Vor dem CGL zweigen Fasern zum N. suprachiasmaticus, zur Area praetectalis und zu den Colliculi superiores ab. Die **Colliculi superiores** sind an der Steuerung der Blickmotorik beteiligt, die **Area praetectalis** ist Zentrum des Pupillenreflexes. Im **N. suprachiasmaticus** wird die zirkadiane Rhythmik gesteuert und synchronisiert. Im CGL erfolgt die getrennte Weiterschaltung des magno-, parvo- und koniozellulären Systems. Hirnstammeinflüsse und Rückprojektionen vom Kortex wirken hier modulierend.

Im **primären visuellen Kortex** (V1) enden die Axone aus dem CGL in den Schichten IV und VI. Intrakortikale Verarbeitung führt zu höherer Komplexität und Spezifität für Orientierung, Bewegung und Richtung der Reize. Hier beginnt auch die **binokular erregende Interaktion.** Spezielle neuronale Substrukturen verarbeiten parallel Form, Farbe, Bewegung und Tiefe von gesehenen Dingen. Die unteren Kortexschichten projizieren zurück zu den subkortikalen Zentren, die oberen leiten weiter zu visuellen Kortexarealen höherer Ordnung.

In **höheren visuellen Arealen** wird durch zunehmende Spezialisierung der Neurone eine Analyse hochkomplexer Muster oder Bewegungsabläufe und die Konstruktion von Bildern möglich. Die in V1 getrennten Wege von magno- und parvozellulärer Verarbeitung setzen sich fort. Der magnozelluläre Weg verläuft über V2 nach dorsal parietal, wo in MT/V5 Bewegung und Tiefe analysiert wird (Wo?). Der parvozelluläre Weg führt von V2 nach ventral temporal über das farbspezifische Areal V4 zur Analyse komplexer Musterdetails inferotemporal (Was?).

Das mit Oberflächenelektroden über der Sehrinde ableitbare **visuell evozierte Potenzial** (VEP) hat einen typischen Potenzialzeitverlauf; Veränderungen können auf Leitungsstörungen in der Sehbahn hinweisen. Messungen von evozierten Potenzialen mit Mustern zunehmender räumlicher Feinheit ermöglichen eine objektive Visusbestimmung.

Verschiedene binokulare und monokulare Mechanismen ermöglichen die Tiefenwahrnehmung. Das genauere, **binokulare Tiefensehen** ist auf den Nahbereich (< 100 m) beschränkt und beruht auf der Verrechnung von horizontalen Bildunterschieden. Die neuronalen Grundlagen des Tiefensehens beruhen auf kortikalen Neuronen, die auf bestimmte Querdisparationen abgestimmt sind. Beim **Schielen** weichen die Augenachsen voneinander ab, fixierte Gegenstände werden nicht auf korrespondierenden Netzhautstellen abgebildet, eine Fusion der Bilder und die stereoskopische Tiefenwahrnehmung sind nicht möglich. Zur **monokularen Tiefenwahrnehmung** werden Verdeckung, geringere Farbsättigung, scheinbar geringere Größe, perspektivische Verkleinerung und bei Eigenbewegung geringere parallaktische Verschiebung weiter entfernter Objekte genutzt.

Unser **Farbsinn** ist kein physikalisches Messsystem für Wellenlängen. Erst die neuronale Verarbeitung auf verschiedenen Stationen der Sehbahn führt zu Farbwahrnehmungen. Grundlage ist zunächst die Existenz **dreier Zapfentypen** in der Retina, die für kurz-, mittel- und langwelliges Licht empfindlich sind. Die Antworten dieser verschiedenen Zapfentypen werden von Neuronen in der Retina, im Thalamus und im visuellen Kortex weiterverarbeitet. Rezeptive Felder in diesen Strukturen reagieren spezifisch auf **Gegenfarben** (Rot-Grün, Blau-Gelb). Erst die **Doppelgegenfarbenzellen** des Kortex sind wirklich farbspezifisch. Die kortikale Verarbeitung trägt zum Farbkontrast bei und gewährleistet die Farbkonstanz bei unterschiedlichen Beleuchtungsbedingungen. Farbsinnstörungen des Rot-Grün-Sehens treten bei Männern häufiger (8 %) als bei Frauen (0,4 %) auf, weil die Gene des Opsins der mittel- und langwelligen Zapfen auf dem X-Chromosom liegen.

20

Zum Weiterlesen...

[1] Atchison DA, Thibos LN. Optical models of the human eye. Clinical and Experimental Optometry. 2016; 99: 99–106.

[2] Bowmaker JK, Dartnall HJA. Visual pigments of rods and cones in human retina. J Physiol. 1980; 298: 501–511.

[3] Desimone R, Albright TD, Cross C, Bruce C. Stimulus selective properties of inferior temporal neurons in the macaque. J Neurosci. 1984; 4: 2051–2062.

[4] Diamond JS. Inhibitory Interneurons in the Retina: Types, Circuitry, and Function. Annu Rev Vis Sci. 2017; 3: 1–24.

[5] Dowling JE. Organization of vertebrate retinas. The Jonas M. Friedenwald memorial lecture. Invest Ophthalmol. 1970; 9: 655–680.

[6] Grehn F. Augenheilkunde. 31. Auflage. Berlin: Springer; 2012.

[7] Guitton D, and Volle M. Gaze control in humans: eye-head coordination during orienting movements to targets within and beyond the oculomotor range. J Neurophysiol. 1987; 58: 427–459.

[8] Horn A und Büttner-Ennever J. Neuroanatomie der okulomotorischen Kerne, Hirnstammzentren und -bahnen. In: Huber A, Kömpf D. Klinische Neuroophthalmologie. Stuttgart: Thieme; 1998: 34–47.

[9] Horton JC, Hedley-Whyte ET. Mapping of cytochrome oxidase patches and ocular dominance columns in human visual cortex. Phil Trans Roy Soc Lond. (B255) 1984; 304: 255–272.

[10] Jörg J. Visuell evozierte Potentiale (VEP) in der neurologischen Diagnostik. In: Jörg J, Hielscher H. Evozierte Potentiale. Berlin: Springer; 1997: 24–61.

[11] Kandel ER, Koester JD, Mack SH, Siegelbaum SH. Principles of Neural Science. 6th ed. New York: McGraw Hill, 2021.

[12] Kolster H, Peeters R, Orban GA. The retinotopic organization of the human middle temporal area MT/V5 and ist cortical neighbors. J Neurosci. 2010; 30: 9801–9820.

[13] Liebmann PA. The molecular mechanism of visual excitation and its relation to the structure and composition of the rod outer segment. Ann Rev Physiol. 1987; 49: 765–791.

[14] Livingstone MS, Hubel DH. Anatomy and physiology of color system in the primate visual cortex. J Neurosci. 1984; 4: 309–356.

[15] Livingstone MS, Hubel DH. Segregation of form, color, movement and depth: anatomy, physiology, and perception. Science. 1988; 240: 740–749.

[16] Martin PR, White AJ, Goddchild AK, Wilder HD, Sefton AE. Evidence that blue-on cells are part of the third geniculocortical pathway in primates. Eur J Neurosci. 1997; 9: 1536–1541.

[17] Snyder AW, Bossomaier TRJ, Hughes A. Optical image quality and the cone mosaic. Science. 1986; 231: 499–501.

[18] Walsh FB, Hoyt WF. Clinical Neuroophthalmology. Vol. 1. Baltimore: Williams & Wilkins; 1969.

[19] Williams DR. Seeing through the photoreceptor mosaic. Trends Neurosci. 1986; 9: 193–198.

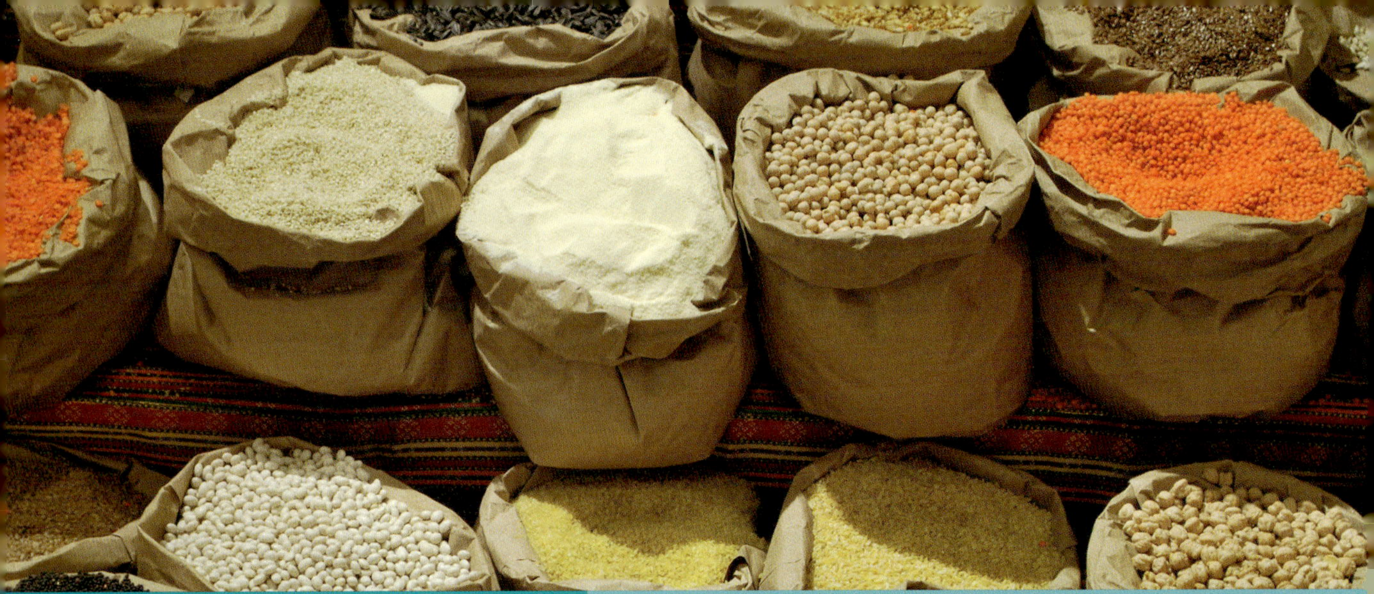

Kapitel 21

Geschmack und Geruch

21 Geschmack und Geruch

Andreas Draguhn

21.1 Einleitung

B

Friedrich Schiller bewahrte in seiner Schreibtischschublade stets überreife Äpfel auf, deren Geruch ihn beim Schreiben inspirierte. Dieses Beispiel zeigt, wie stark der Geruchssinn mit Emotionen und Erinnerungen verknüpft ist – anatomisch spiegelt sich das in der engen Verbindung von Riech- und Geschmacksbahn mit dem limbischen System (S. 952). Der Verlust des Riechsinnes vermindert die Lebensqualität sehr stark, da der „Geschmack" von Speisen wesentlich über das Riechen wahrgenommen wird. Hinzu kommt der Verlust des sozialen Signals Körpergeruch, dessen Wichtigkeit den Betroffenen erst im Krankheitsfall deutlich wird. Die zentralnervöse Repräsentation von Geruchs- und Geschmacksreizen durch räumlich-zeitliche Aktivitätsmuster hat sich zu einem wichtigen Modellsystem der Wahrnehmungsphysiologie entwickelt. Für die Erforschung der molekularen und neuronalen Mechanismen des Riechens erhielten die amerikanischen Wissenschaftler Linda B. Buck und Richard Axel 2004 den Nobelpreis für Physiologie oder Medizin ([1], [3],[5]). Die chemischen Sinne sind von zentraler Bedeutung für die Steuerung des Essverhaltens – sie bestimmen darüber, welche Speisen wir aufnehmen und warnen uns vor potenziell schädlichen Stoffen. Hierzu tragen neben den eigentlichen Geschmackssinneszellen der Geruchssinn, aber auch somatosensorische, thermische und unspezifisch-chemische Afferenzen bei, was jeder gute Koch bei der Komposition seiner Gerichte berücksichtigt. Der „Geschmack" von Speisen ist teilweise von kulturellen Traditionen bestimmt, die Bewertung von Nahrungsstoffen wird also durch Lernvorgänge geprägt. Zugleich beeinflussen zahlreiche Rückmeldungen aus unserem Körper die olfaktorische und gustatorische Verhaltenssteuerung, sodass im Normalfall eine quantitativ und qualitativ angepasste Ernährung resultiert. Störungen der Chemosensibilität sind wichtige Ursachen von Essstörungen, die zu einseitiger, vermehrter oder verminderter Nahrungsaufnahme führen können.

21.2 Die Bedeutung der Chemosensibilität

Die Wahrnehmung chemischer Umweltreize ist eine phylogenetisch alte Funktion, die bereits als Chemotaxis bei einzelligen Organismen anzutreffen ist. Dort dient sie – wie auch bei uns – der Orientierung in Richtung „lohnender" Nahrungsquellen sowie dem Vermeiden gefährlicher Umgebungen. Neben der Steuerung unseres Ess- und Trinkverhaltens erfüllen die chemischen Sinne durch die Wahrnehmung des Körpergeruches wichtige soziale Funktionen, etwa in der Mutter-Kind-Bindung, aber auch bei der Partnerwahl. Sie prägen tief greifend unser Gedächtnis – wir alle reagieren unmittelbar und emotional auf die Gerüche unserer Kindheit! Die weitreichenden Verbindungen des Geruchs- und Geschmackssinnes zum **limbischen System** und **Neokortex** bedingen umfassende vegetative, emotionale und kognitive Effekte von Gerüchen und Geschmäckern, die sich gezielt zur Verhaltenssteuerung nutzen (und missbrauchen) lassen. Die geschmacks- und geruchsinduzierten Aktivitätsmuster von Neuronen im Zentralnervensystem werden von zahlreichen sensorischen, vegetativen und assoziativen Netzwerken moduliert. Diese multimodale Informationsverarbeitung trägt dazu bei, dass wir Speisen je nach Sättigungszustand unterschiedlich attraktiv finden, nach reichlichem Genuss einer Speise den Wunsch nach „etwas anderem" verspüren und Ekelgefühle vor dem Geruch von Speisen entwickeln, nach deren Aufnahme uns einmal übel geworden ist (assoziatives Lernen) (S. 959).

Einschränkungen des Geschmacks- und Geruchssinnes führen zu einer deutlichen Reduktion der Lebensqualität, wie wir alle durch den faden Geschmack des Essens bei einem starken Schnupfen nachempfinden können. Dieses Beispiel zeigt auch, dass subjektiv berichteten „Schmeckstörungen" tatsächlich oft Erkrankungen des Riechorgans zugrunde liegen, welches eine zentrale Rolle bei der Wahrnehmung von Speisen spielt. Dauerhafte Störungen des Riechsinnes führen daher zu ungenügender Ernährung sowie zu einer erhöhten Gefährdung durch verdorbene Lebensmittel. Solche Erkrankungen sind also immer einer adäquaten Diagnostik und Therapie zuzuführen!

Die spezifische Chemosensibilität umfasst den **Geschmacks- und Geruchssinn**. Beide Sinnesleistungen kommen durch die Interaktion chemischer Substanzen mit Membranmolekülen zustande, die ein Rezeptorpotenzial (S. 750) der Sinneszellen der Geschmackspapillen bzw. des Riechepithels auslösen. Dabei verfügt der

Geruchssinn über mehrere hundert verschiedene Rezeptormoleküle, die eine hochdifferenzierte Analyse der Riechstoffe erlauben. Der Geschmackssinn erlaubt hingegen nur die Unterscheidung von fünf Grundqualitäten – tatsächlich ist die Vielfalt der Sinneseindrücke beim Schmecken einer Speise eine Gesamtleistung von Geschmack, Geruch, taktilen und thermischen Afferenzen sowie der sog. **unspezifischen chemischen Sensibilität**, durch die der **Nervus trigeminus** zum Beispiel den scharfen Geschmack von Paprika und den beißenden Geruch von Meerrettich vermittelt. Zusammen mit vagalen und glossopharyngealen Afferenzen der hinteren Zungenregion, Epiglottis und des Ösophagus schützt uns die unspezifische Sensibilität vor potenziell schädlichen „Reizstoffen", die zu lebhaften Schutzreflexen wie Niesen, Husten, Würgen, Erbrechen und vermehrter Speichel- und Tränensekretion führen. Auch andere Körperöffnungen und Schleimhäute sind durch eine unspezifisch-chemische Sensibilität geschützt.

Bei vielen Organismen trägt der Geruchssinn auch zur Erkennung von Artgenossen, zur Partnerwahl und zur Steuerung des Sexualverhaltens bei. Beim Säuger ist das **Vomeronasalorgan** (**VNO**, auch Jacobsonsches Organ genannt) auf die Erkennung entsprechender Signalduftstoffe (**Pheromone**) spezialisiert (vgl. [2]). Beim Menschen scheint das VNO keine Rolle zu spielen. Dennoch sind Gerüche auch für uns wichtige soziale Signale, wobei sie offenbar über Sinneszellen des allgemeinen Riechepithels vermittelt werden (S. 868). Die Bewertung des Achselgeruchs von Männern hängt z. B. vom weiblichen **Menstruationszyklus** ab, der wiederum durch Geruchsstoffe aus den apokrinen Drüsen der Achseln beeinflusst werden kann. Frauen bevorzugen den Achselgeruch von Partnern, die ein möglichst unterschiedliches **MHC**-Expressionsmuster aufweisen (major histocompatibility complex) (S. 303) – möglicherweise spiegelt sich hier ein biologisch geprägtes Auswahlverhalten in Bezug auf die genetische Vielfalt des Nachwuchses. Inwieweit Körpergerüche tatsächlich zu den zahlreichen meist unbewussten Mechanismen der Partnerwahl von Menschen gehören, ist Gegenstand der Forschung. Unbestritten ist dagegen, dass Säuglinge vom Geruch der Brust stillender Mütter angezogen werden.

21.3 Der Geschmackssinn

Das „Schmecken" einer Speise oder eines Getränkes ist ein komplexer Vorgang, bei dem taktile, thermische, allgemein-chemische, gustatorische und olfaktorische Afferenzen zusammenwirken. Tatsächlich differenzieren die eigentlichen Geschmacksrezeptoren nur zwischen fünf unterschiedlichen **Qualitäten**: süß, sauer, salzig, bitter und „umami" (japanisch für *wohlschmeckend*), einem durch Glutamat auslösbaren Geschmack. Diese Kategorien weisen bereits auf die biologische Steuerungsfunktion des Geschmackssinnes für die Nahrungsaufnahme hin: Er warnt uns vor bitter schmeckenden Nahrungsgiften (dies gilt für viele pflanzliche Alkaloide) und unterstützt die Aufnahme von Aminosäuren, Salzen und Kohlenhydraten. Der Geschmackssinn ist also in biologisch sinnvoller Weise in unser Verhalten integriert. So löst zum Beispiel ein Mangel an NaCl ausgesprochenen „Salzhunger" aus, während die Aufnahme stark bitter oder sauer schmeckender Stoffe alters- und kulturinvariant Aversion gegen die Speise bedingt. Leider ist in Zeiten des Nahrungsüberflusses die früher nützliche Vorliebe für stark kohlenhydrathaltige Speisen ein häufiger Grund für Fehlernährung und Übergewicht.

21.3.1 Geschmacksknospen und Geschmackssinneszellen

Geschmackssinneszellen sind im Unterschied zu anderen Rezeptorzellen spezialisierte Epithelzellen, also keine eigentlich neuronalen Zellen, obwohl sie bei adäquater Reizung Aktionspotentiale ausbilden. Die Zellen sind polar: An ihrer apikalen Membran ragen **Mikrovilli** (▶ Abb. 21.1) zur Oberflächenvergrößerung in den flüssigkeitsgefüllten Porus der Geschmacksknospe hinein. Dort entsteht durch Interaktion mit Geschmacksstoffen das **Rezeptorpotenzial**. Die **Transformation** des Reizes in Aktionspotenziale erfolgt an den basal ansetzenden afferenten Fasern der beteiligten Hirnnerven.

Es gibt verschiedene Typen von Geschmackssinneszellen. Typ-I-Zellen erfüllen homöostatische Funktionen (ähnlich Gliazellen), sind aber möglicherweise auch verstärkend an der Signaltransduktion der übrigen Typen beteiligt. Typ-II-Zellen sind für die Wahrnehmungen süß, bitter und **umami** (Fleischgeschmack von Aminosäuren wie Glutamat; vgl. Kap. 21.3.2 (S. 861) zuständig, Typ-III-Zellen für sauer.

Die apikalen und basalen Membranbezirke sind durch **Tight Junctions** (Schlussleisten) (S. 76) zwischen den Sinneszellen getrennt. Basal finden sich Endigungen afferenter Fasern der Geschmacksnerven, die zum VII., IX. und X. Hirnnerven gehören. Dort entstehen durch ATP und wahrscheinlich weitere Transmitter depolarisierende Rezeptor- und schließlich Aktionspotenziale. Typische Geschmackssinneszellen wirken auf mehrere Axone, umgekehrt nimmt jede afferente Nervenfaser Kontakt zu mehreren Sinneszellen (oft sogar aus verschiedenen Geschmacksknospen) auf. Neuere Arbeiten zeigen, dass einzelne Afferenzen meist spezifisch auf eine Geschmacksqualität reagieren – sie sind also offenbar Sinneszellen zugeordnet, die jeweils einen (oder wenige) Typen von Rezeptormolekülen exprimieren. In der Nachbarschaft der Geschmacksknospen befinden sich zusätzliche Nervenendigungen von N. trigeminus (V), N. glossopharyngeus (IX) und N. vagus (X), die für die unspezifische und taktile Sensibilität verantwortlich sind.

Jede **Geschmacksknospe** (▶ Abb. 21.1) enthält etwa 10–50 Sinneszellen. Sie werden ständig aus den am Fuß der Geschmacksknospen gelegenen **Basalzellen** regene-

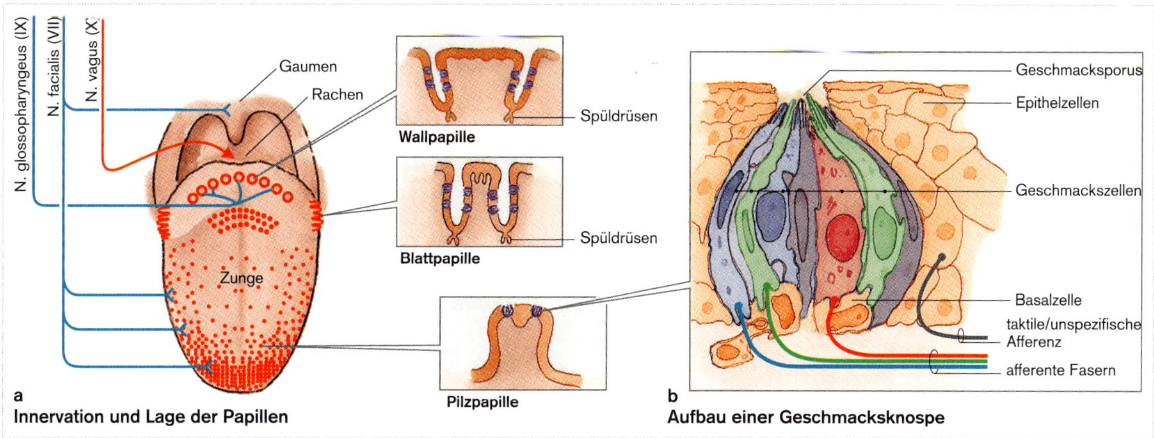

Abb. 21.1 Geschmack.

a Innervation, relative Anzahl und Lage der Papillen, die Geschmacksknospen tragen. Auf der Zunge befinden sich etwa 3000 – 3500 Geschmacksknospen, von denen die Hälfte in den Gräben um die Wallpapillen und je ein Viertel zwischen den Blatt- und auf den Pilzpapillen liegt. Die Pilzpapillen der Zungenspitze sind mit dem bloßen Auge gut zu erkennen. Zwischen den Wallpapillen und Blattpapillen befinden sich Spüldrüsen.

b Aufbau einer Geschmacksknospe (verändert nach [14]. Die unterschiedlichen Farben der Sinneszellen deuten die Einteilung in die Klassen I-III an.

riert und sterben nach 10 – 15 Tagen ab. Auch nach Läsionen können sie gut regenerieren und neue Kontakte zu afferenten Nervenfasern ausbilden. Lichtmikroskopisch lassen sich in den Geschmacksknospen dunkle, intermediäre und helle Zellen unterscheiden, die unterschiedlichen Reifestadien oder unterschiedlichen Subtypen (s. o.) entsprechen. Zusätzlich finden sich in den Geschmacksknospen noch sog. **Stützzellen**, die möglicherweise zur Sensitivität gegenüber Anionen in Salzen beitragen und durch Ectonukleotidasen für die Entfernung des Signalstoffes ATP sorgen. Erwachsene besitzen ca. 3000 bis 5000 Geschmacksknospen, bei Neugeborenen sind es vermutlich wesentlich mehr, bei alternden Menschen sinkt die Zahl auf Werte um 2000. Genetisch bestimmte „Superschmecker*innen“ mit verminderter Reizschwelle haben eine deutlich überdurchschnittliche Anzahl von Geschmacksknospen.

Die Knospen finden sich eingebettet in **Geschmackspapillen** (▶ Abb. 21.1), von denen man vier Bautypen unterscheidet. Pilzpapillen bilden die größte Gruppe (200 – 400) und sind besonders in den vorderen zwei Dritteln der Zunge zu finden. Sie enthalten jeweils wenige (< 10) Knospen. Im hinteren Bereich der Zunge liegen die großen **Wallpapillen**, von denen der Mensch nur etwa 10 besitzt. Dafür kann eine Wallpapille hunderte von Geschmacksknospen enthalten. Am seitlichen hinteren Zungenrand finden sich beiderseits noch 15 – 20 **Blattpapillen** mit jeweils ca. 50 Knospen. Neben den oben genannten Formen befinden sich noch **Fadenpapillen** auf der Zunge, deren verhornte apikale Spitzen taktile Reize aufnehmen ohne spezifisch zur Chemosensitivität beizutragen.

Nur etwa zwei Drittel der Geschmackspapillen befinden sich auf der Zunge, die übrigen sind in Gaumen, Epiglottis und Pharynx angesiedelt, die somit auch zur Geschmackswahrnehmung beitragen. Beim Säugling und Kleinkind befinden sich auch zahlreiche Geschmackspapillen auf den Schleimhäuten der Wangen.

Entgegen tradiertem Lehrbuchwissen kann man die einzelnen Geschmacksqualitäten nicht bestimmten Bereichen der Zunge zuordnen!

21.3.2 Signaltransduktion in Geschmackssinneszellen

Neuere Studien haben ein detailliertes Verständnis der Vorgänge ermöglicht, die nach der Bindung eines spezifischen Stoffes zur Ausbildung des Rezeptorpotenzials führen (vgl. [15]). Anders als im olfaktorischen System (S. 867) werden für die unterschiedlichen Geschmacksqualitäten unterschiedliche molekulare Mechanismen genutzt. Der Endpunkt der meisten gustatorischen Signalwege ist einheitlich: Es kommt zur Ausschüttung von ATP und weiterer **Transmitter**. Dies führt in den nachgeschalteten afferenten Fasern zur Aktivierung ATP-gesteuerter Ionenkanäle (**Purinrezeptoren**) (S. 135) und zur Ausbildung von Aktionspotenzialen (▶ Abb. 21.2).

Im Detail müssen wir fünf Teilsysteme für die fünf Geschmacksqualitäten betrachten (▶ Abb. 21.2). Einzelne Geschmackssinneszellen sind weitgehend auf je eine dieser Qualitäten spezialisiert, so dass sie sensorisch unterschieden werden können.

▶ **Sauer.** Die Erkennung eines verminderten pH-Wertes (also erhöhter H^+-Konzentration) erfolgt in Typ III Zellen

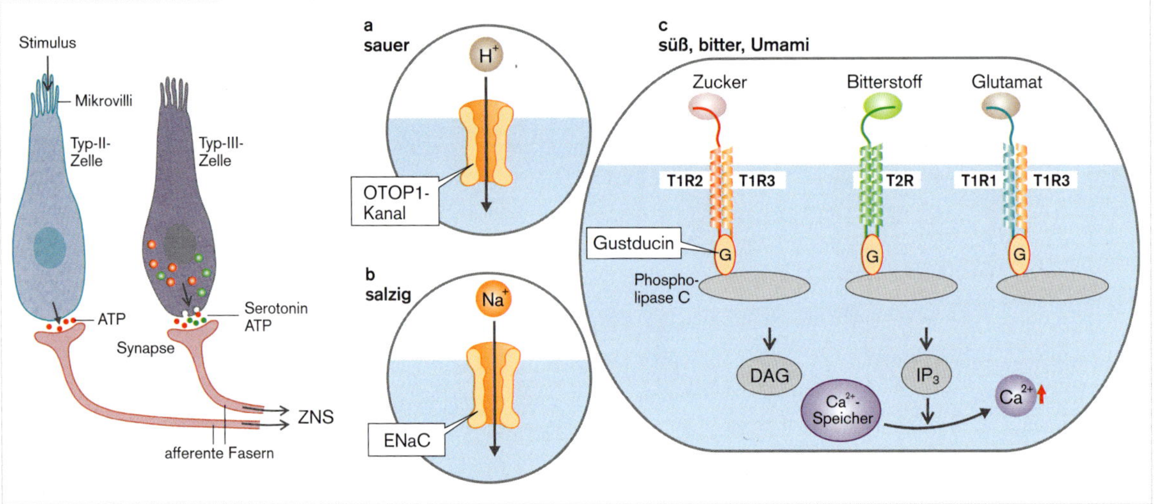

Abb. 21.2 Transduktionsmechanismen des Geschmackssinnes. Die chemischen Reize werden an den Mikrovilli der polaren Sinneszellen in elektrische Signale transduziert. Diese bewirken in den basalen Membranbereichen eine Freisetzung von ATP durch Öffnung ATP-leitender Kanäle (Typ-II-Zellen) oder eine vesikuläre Freisetzung von Transmittern (Typ-III-Zellen), und damit die Übertragung des Signals auf afferente Nervenfasern.

a Sauer: H^+-Ionen strömen durch Ionenkanäle (Otopetrin1-Kanäle, OTOP1) in Typ III Zellen, wo sie Kaliumkanäle hemmen. Dies führt zur Depolarisation und Ausbildung von Aktionspotentialen, die durch Aktivierung spannungsabhängiger Calciumkanäle zur vesikulären Freisetzung von Transmittern (vermutlich ATP und Serotonin) führen. Diese wirken auf Rezeptoren der benachbarten gustatorischen Nervenfasern.

b Salzig: Direkter Einstrom von Na^+ durch ENaC Kanäle bewirkt eine Depolarisation, diese führt zum Aktionspotential und schließlich zur nicht-vesikulären Freisetzung von ATP durch CALHM1/3-Kanäle. ATP bindet an P2X-Purinrezeptoren der afferenten gustatorischen Nervenfasern, die durch Kationeneinstrom Aktionspotenziale auslösen.

c Süß, Umami, Bitter: Die Liganden binden an dimere Proteinkomplexe der T1- bzw. T2-Familie, die in Typ-II-Zellen exprimiert sind. Der Hauptweg der Transduktion erfolgt über Aktivierung des G-Proteins Gustducin und Aktivierung von Phospholipase C und IP_3-Rezeptoren. Nachgeschaltete Mechanismen (Aktivierung von TRPM5-Kanälen, Aktionspotentiale, Öffnung von CALHM1/3-Kanälen) führen zur nicht-vesikulären ATP-Freisetzung, Aktivierung postsynaptischer Purinrezeptoren und Bildung von Aktionspotentialen.

durch die Aktivierung der H^+-permeablen **OTOP1**-Kanälen (Otopetrin1-Kanal)" (vgl.[4]). Diese Kanäle gehören zur Familie der **Otopetrin**-Kanäle und sind u. a. an der Genese der **Otolithen** im Innenohr beteiligt (S. 807). Der Einstrom von H^+ führt zum Verschluss von Kaliumkanälen und zur nachfolgenden Depolarisation der Zellmembran. Die Depolarisation triggert nun Aktionspotentiale welche wiederum zur Öffnung basolateral gelegener Calciumkanäle führen. Dies löst die Exozytose von vesikulär gespeicherten Transmittern (wahrscheinlich ATP und Serotonin) aus, die ein depolarisierendes Rezeptorpotential in den afferenten gustatorischen Nervenfasern generieren (Transduktion) (S. 750). Dieses wird bei ausreichender Amplitude in Aktionspotentiale „übersetzt“ (Transformation), die ins ZNS geleitet werden.

► **Salzig.** Salzige Speisen zeichnen sich durch einen hohen Gehalt an NaCl aus. Das zugehörige Rezeptorpotenzial entsteht in spezialisierten Sinneszellen durch Natriumkanäle der **ENaC**-Familie (**epitheliale Natriumkanäle**). Andere Vertreter dieser Kanäle finden sich an Natrium resorbierenden Epithelien, z. B. in Niere (S. 419) und Darm (S. 558). Die Kanäle sorgen für einen permanenten Einstrom von Na^+-Ionen aus der Speichelflüssigkeit, der sich bei der Aufnahme salziger Speisen erhöht und somit ein depolarisierendes Rezeptorpotenzial erzeugt. Es ist noch nicht abschließend geklärt, welchem Typ von Geschmackssinneszellen die Na^+-Sensoren zuzuordnen sind.

Durch **Amilorid**, das ENaC blockiert, lässt sich die Salzantwort weitgehend ausschalten. Der unterschiedliche Geschmack verschiedener Natriumsalze legt jedoch nahe, dass auch Anionen zur Salzerkennung beitragen. Möglicherweise spielen Chloridkanäle in Stützzellen hierbei eine Rolle, die ihre Potenzialänderungen durch Gap Junctions (S. 129) auf Geschmackssinneszellen übertragen. Geschmackssinneszellen, die den ENaC exprimieren, besitzen auch Rezeptoren für **Aldosteron** und **ADH**, deren Bindung zur Erhöhung der Natrium-Leitfähigkeit führt. Solche hormonellen Einflüsse zeigen, wie unsere Verhaltenssteuerung durch Sinnesorgane in die Homöostase des Gesamtorganismus einbezogen ist.

Durch die ENaC-vermittelte Depolarisation kommt es zu Aktionspotentialen, die spannungsabhängige ATP-permeable Ionenkanäle öffnen. Die Kanäle stammen aus der erst vor Kurzem entdeckten Familie der ***calcium homeostasis modulator*** Kanäle (**CALHM1/3**; vgl.[15], [16]). ATP strömt durch diese Kanäle nach außen und bindet in den anliegenden Geschmacksnervenfasern an heteromere **Purinrezeptoren** ($P2X_{2/3}$-Rezeptoren), die als ligandengesteuerte Kationenkanäle dort ein depolarisierendes Rezeptorpotential erzeugen. Dadurch entstehen Aktionspotentiale, die in das ZNS geleitet werden.

Hier wirkt ATP als Transmitter, der nicht durch vesikuläre Prozesse (S. 112) sondern durch basolateral exprimierte porenbildende Membranproteine freigesetzt wird, so dass man von einer „Kanal-Synapse“ sprechen kann.

▸ **Süß.** Zucker und andere süß schmeckende Substanzen (z. B. D-Aminosäuren, nicht aber L-Aminosäuren) binden an **T1-Rezeptoren** auf Typ II Zellen. Diese Proteine gehören zu der großen Klasse der G-Protein-gekoppelten, **metabotropen Rezeptoren** (S. 120). Bisher wurden die drei Isoformen T1R1, T1R2 und T1R3 identifiziert. Die Rezeptoren funktionieren wahrscheinlich als Dimere, wobei die Qualität „süß“ vor allem der Kombination T1R2 + T1R3 zugeschrieben wird. In der Sinneszelle aktivieren sie das G-Protein **Gustducin**, das über Phospholipase Cβ2 die Freisetzung von Calcium aus intrazellulären Speichern bewirkt (vgl. Kapitel 2.6.3) (S. 69). Dieses aktiviert ***transient receptor potential*** (TRP) **Kanäle** (**TRPM5 Kanal**), die durch Kationeneinstrom die Zelle depolarisieren, Aktionspotentiale erzeugen und so die Freisetzung des Transmitters durch spannungsabhängige CALHM1/3-Kanäle bewirken.

Auch hier handelt es sich also, wie bei der Erkennung von Na^+, um eine „Kanal-Synapse“ ohne die übliche vesikuläre Transmitter-Freisetzung.

Die Schlüsselrolle der T1-Rezeptoren für die Geschmacksqualität „süß“ zeigt sich unter anderem bei Katzen und anderen Carnivoren, die T1R2 nicht exprimieren und deshalb nicht auf den Geschmack von Zucker reagieren.

▸ **Umami.** Der charakteristische Fleisch-Geschmack von Aminosäuren wie Glutamat wird ebenfalls in Typ-II-Zellen durch ähnliche Mechanismen vermittelt wie die Qualität süß, nämlich durch G-Protein-gekoppelte Proteine der T1-Rezeptorfamilie. Die Spezifität für die Qualität **umami** resultiert aus der Kombination der Isoformen T1R1 + T1R3. Die weitere Signaltransduktion erfolgt wie bei Süß- oder Bitterrezeptoren, wobei neben Gustducin wohl auch andere G-Proteine beteiligt sind.

Zucker und Aminosäuren werden erst in hohen (10–100 mM) Konzentrationen deutlich wahrgenommen. Dies ist molekular durch die niedrige Affinität der T1-Rezeptoren für ihre spezifischen Liganden bedingt und kann biologisch so gedeutet werden, dass Zucker und Aminosäuren für uns erst dann „interessant“ sind, wenn sie ausreichend konzentriert für eine effektive Ernährung vorliegen. Die Nahrungsmittelindustrie hat Liganden entwickelt, die vielfach höhere Affinität zu T1-Rezeptoren mit „süß“-Charakteristik aufweisen als natürliche Zucker. Sie besitzen jedoch nicht exakt die gleiche Rezeptorspezifität, sodass sie in hohen Konzentrationen bitter schmecken und nach dem Ausspülen einen süßlichen Nachgeschmack hinterlassen.

▸ **Bitter.** Die Rezeptoren für bitter schmeckende Substanzen sind phylogenetisch mit den Süß- und Umamirezeptoren verwandt, bilden jedoch die größere Familie der **T2-Rezeptoren**. Beim Menschen umfasst sie mindestens 25 Proteine, die wahrscheinlich Homodimere bilden und teilweise sehr spezifisch auf bestimmte Substanzen reagieren. Einzelne bitter-sensitive Sinneszellen exprimieren wohl alle Varianten der T2-Rezeptoren, sodass die gesamte Vielfalt potenziell gefährlicher Bitterstoffe erkannt wird. Auch die bitter-sensitiven Zellen gehören zum Typ II und aktivieren **Gustducin**, dessen nachgeschaltete Signalkaskade bereits oben bei den T1-Rezeptoren besprochen wurde.

In der Literatur wird die Existenz weiterer Geschmacksqualitäten diskutiert, zum Beispiel für Wasser, Metalle und Fette. Obwohl die Untersuchungen hierzu noch nicht abgeschlossen sind hat die molekulare Analyse der Rezeptoren und Transduktionsmechanismen gezeigt, dass wesentliche Eigenschaften des Geschmackssinnes durch die Expression der fünf oben beschriebenen Signalwege erklärt werden können. Hierzu tragen insbesondere neue transgene Techniken mit anschließender Verhaltensanalyse bei, durch die Hypothesen über die Bedeutung definierter Signalwege für Wahrnehmung und Verhalten schlüssig überprüft werden können. Zusätzliche Informationen über Speisen kommen aber durch weitere, insbesondere trigeminale Afferenzen zustande. So wird die Wahrnehmung „scharf“ u. A. durch TRPV1-Rezeptoren ausgelöst, der kühlende „Geschmack“ von Substanzen wie Menthol entsteht durch Aktivierung von TRPM8-Rezeptoren (gewürdigt durch den Nobelpreis 2021 für David Julius).

21.3.3 Zentrale Verarbeitung von Geschmacksreizen

Die afferenten Fasern des Geschmackssinnes gehören zu pseudounipolaren Neuronen des VII., IX. und X. Hirnnervs. Diese innervieren jeweils unterschiedliche Bereiche der Zunge (▸ Abb. 21.1, ▸ Abb. 21.3), was diagnostisch für die Lokalisation einer Läsion von Bedeutung sein kann. Der **Nervus facialis** versorgt über die **Chorda tympani** die Pilzpapillen der vorderen zwei Drittel der Zunge (Geschmacksstörungen nach Mittelohr-Operationen!) sowie über den **Nervus petrosus major** die Papillen am Gaumen. Die im hinteren Zungengrund gelegenen Wallpapillen und einige Blattpapillen werden von Fasern des **Nervus glossopharyngeus** erreicht, die restlichen, besonders die tief im Gaumen und Pharynx liegenden Papillen, vom **Nervus vagus**. Nicht zu vergessen ist, dass die Wahrnehmung von Speisen in der Mundhöhle ganz wesentlich von deren Temperatur, mechanischer Konsistenz und eventueller Beimischungen reizender Stoffe (z. B. Capsaicine) (S. 762) geprägt ist. Diese Informationen werden

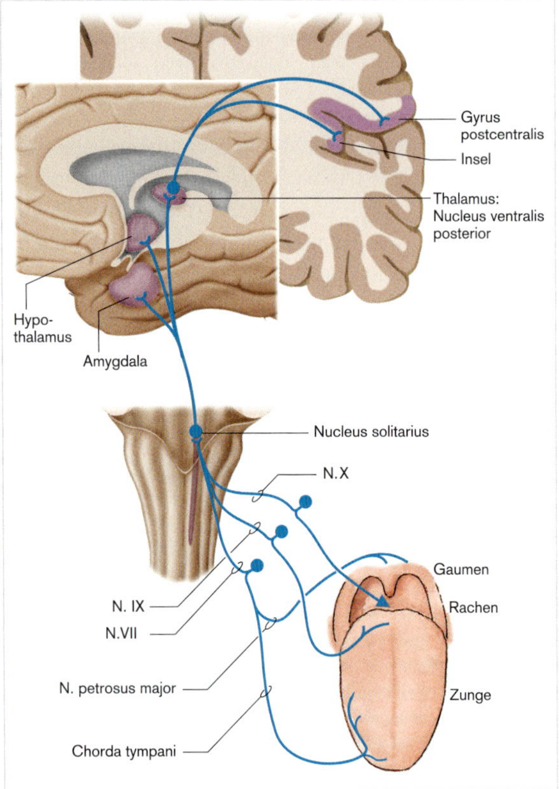

Abb. 21.3 Lage und Kerngebiete der Geschmacksbahn im Zentralnervensystem (nach [6]).

von zahlreichen Fasern des Nervus trigeminus, aber auch der Nervi glossopharyngeus und vagus in das ZNS gemeldet.

Die pseudounipolaren Zellkörper der gustatorischen Neurone liegen in den Ganglia geniculata, petrosa und nodosa, ihre Fasern projizieren auf Zellsäulen im rostralen und lateralen Teil des **Nucleus tractus solitarii** des Hirnstamms (▸ Abb. 21.3). Die von dort ausgehenden Axone teilen sich in funktionell und anatomisch unterschiedliche zentrale Wege, die einerseits zum Neokortex und andererseits zu **limbischen Kerngebieten** (S. 952) führen. Wie bei anderen Sinnesqualitäten werden die Bahnen zum Neokortex zuvor in einem thalamischen Projektionskern (dem parvozellulären Anteil des **Nucleus ventralis posterior**) umgeschaltet. Die gustatorischen Eingänge erreichen den Kortex ohne Kreuzung. Das primäre Projektionsfeld der Geschmacksbahn (▸ Abb. 21.3) liegt am Fuß des Gyrus postcentralis, unmittelbar hinter der somatosensorischen Zungenregion. Es erstreckt sich von dort über das **Operculum** bis zur Insel, wobei bis zu diesem Gebiet eine gewisse somatotope Kartierung der Zunge bewahrt bleibt. Höhere („sekundäre") Geschmacksareale befinden sich im **orbitofrontalen Kortex** . Dort werden gustatorische, olfaktorische und visuelle Informationen integriert und beeinflussen letztlich unser Essverhalten (vgl. [10], [13]).

Unsere Geschmackswahrnehmung basiert auf den oben beschriebenen molekularen, zellulären und funktionell-anatomischen Mechanismen. Die Fortschritte der neurophysiologischen Forschung ermöglichen daher zunehmend, die biologische Basis unseres Essverhaltens im Sinne einer kognitiven Neurowissenschaft oder Verhaltensphysiologie zu verstehen. Während einzelne aktivierte Geschmacksafferenzen recht genau zuzuordnende Meldungen über die auslösenden Stoffe an das zentrale Nervensystem übermitteln, erlaubt die kombinatorische Signalverarbeitung durch Musterbildung und -erkennung in höheren Abschnitten des Nervensystems eine Vielfalt von gustatorischen Wahrnehmungen. Wie alle Sinnesqualitäten lässt sich die Empfindlichkeit des Geschmackssinnes durch Schwellenwerte des Reizes beschreiben, hier also durch **Schwellenkonzentrationen** bestimmter Substanzen. Sie werden im Wesentlichen von der spezifischen Sensitivität der Rezeptoren bestimmt. So ist z. B. die Schwellenkonzentration von Zucker (D-Glucose) etwa 10 000-mal so hoch wie die von Zuckerersatzstoffen wie Saccharin. Leicht einsehbar ist, dass Bitterstoffe als potenzielle Gefahrenquellen die empfindlichsten Rezeptoren und somit die niedrigsten Schwellenkonzentrationen besitzen. **Denatonium**, ein besonders potenter Ligand der für Bitterstoffe spezifischen T2-Rezeptoren (S. 863), wird als Warnsubstanz zum Beispiel giftigen Haushaltsmitteln zugesetzt. Beim Geschmack liegt die **Wahrnehmungsschwelle** oft deutlich unter der **Erkennungsschwelle**, d. h. es wird zunächst bemerkt, dass eine Substanz nach etwas schmeckt, der Geschmack kann aber erst bei höherer Konzentration identifiziert werden. Zudem kann die Steigerung der Konzentration die Geschmacksqualität beeinflussen. Bestimmte Salze werden zum Beispiel in niedriger Konzentration zunächst als süß empfunden!

Wie bei den meisten Sinnesqualitäten hängt die Stärke der Empfindung nicht linear von der Reizstärke ab (**Fechner-Gesetz**) (S. 1006). Tatsächlich wächst die Entladungsrate der afferenten Fasern bei fortlaufender Steigerung der Konzentration einer Testsubstanz immer weniger steil an, sodass die Empfindlichkeit für Konzentrationsunterschiede geringer wird, dafür der Messbereich aber groß ist. Letztlich ist die Stärke der Erregung eines sensorischen Einganges durch die Anzahl der aktivierbaren Fasern sowie durch die maximal mögliche Frequenz von Aktionspotenzialen limitiert. Charakteristisch für den Geschmack ist überdies, dass fast alle Geschmacksstoffe in extrem hoher Konzentration unangenehm schmecken (▸ Abb. 21.4) – dies schützt uns vor einer biochemischen oder osmotischen Überlastung unseres Verdauungstraktes.

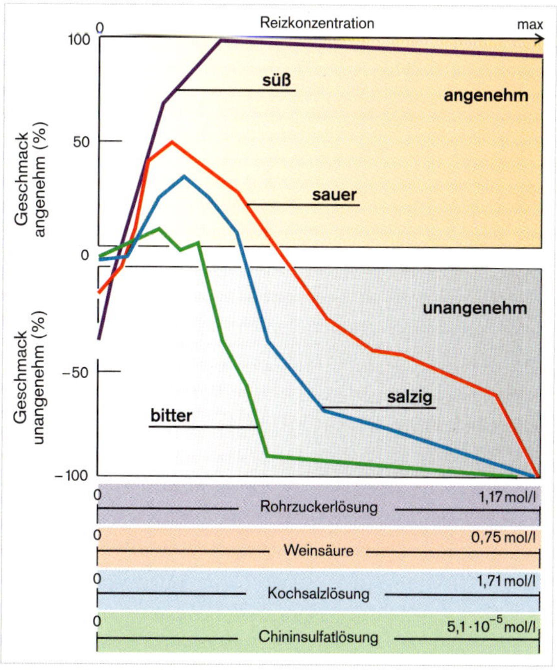

Abb. 21.4 Angenehmer oder unangenehmer Geschmack einer Reizlösung in Abhängigkeit von ihrer Konzentration (nach [7]).

Wie viele andere Sinnesleistungen zeigen Geschmackswahrnehmungen eine ausgeprägte **Adaptation**, d. h. bei konstanter Konzentration einer Substanz auf der Zunge nimmt die empfundene Intensität des Geschmacks ab. Gleichzeitig steigt die Empfindlichkeit für andere Geschmacksqualitäten, so dass neutrales Wasser nach Adaptation auf Säure leicht süßlich schmeckt usw. (dies entspricht dem Betrachten eines farbigen Bildes, das ein **Nachbild** in der Gegenfarbe (S. 854) entstehen lässt).

An der Adaptation sind verschiedene Mechanismen beteiligt, die schon in der Peripherie des Sinnesorgans beginnen, wo Spüldrüsen die Konzentration der Geschmacksstoffe senken. Auch die molekularen Mechanismen der Transduktion tragen zur Adaptation bei. So werden zum Beispiel die an der Salzwahrnehmung beteiligten Natriumkanäle durch intrazellulär erhöhtes Natrium inaktiviert, sodass sich ihre Leitfähigkeit nach längerer Exposition gegenüber NaCl selbst begrenzt. Der Signalstoff ATP wird in den Geschmackspapillen durch Ectonukleotidasen chemisch inaktiviert. Hinzu kommen zentralnervöse Prozesse der Adaptation in den höheren Abschnitten der Geschmacksbahn.

Die starke Einbindung limbischer Strukturen in die Geschmacksbahn legt nahe, dass zahlreiche **unbewusste Reaktionen** durch Geschmacksreize gesteuert werden. Dies beginnt bei der Mimik (kleine Kinder zeigen bereits dieselben mimischen Reaktionen wie Erwachsene, um Abscheu oder Genuss zu demonstrieren). Des Weiteren lösen Geschmacksreize über den Nucleus tractus solitarii **autonome Reflexe** aus (vagal-cephalische Phase der Nahrungsaufnahme).

Schließlich zeigt unser Geschmackssinn eine charakteristische Entwicklung: Säuglinge und Kleinkinder haben bereits Vorlieben für Süßes und eine Aversion gegen Bitterstoffe – offenbar handelt es sich hier um lebenswichtige angeborene Reaktionen. Innerhalb des vorgegebenen Rahmens verändert sich danach kultur- und altersabhängig die Bewertung von Geschmäckern. So lernen viele Menschen den leicht bitteren Geschmack von Bier zu schätzen

21.3.4 Störungen des Schmeckens

Das Wichtigste zuerst: Wenn ein Mensch unter Störungen des Geschmacks leidet, so ist zu bedenken, dass „Schmecken" eine Synthese von eigentlicher Geschmackssensorik, somatosensorischen Leistungen (Konsistenz, Temperatur) und vor allem Geruch beinhaltet – jeder bzw. jede kennt die deutliche Einschränkung des Schmeckens bei einem starken Schnupfen! Die Störung muss also keineswegs im engeren Bereich der Geschmacksrezeptoren oder der Geschmacksbahn liegen – tatsächlich sind spezifische Störungen des Geschmackssinnes viel seltener als solche des olfaktorischen Systems. Gezielte Nachfrage zur Wahrnehmung der Grundqualitäten sauer, süß, salzig und bitter führt hier diagnostisch weiter. Eine Einschränkung der Geschmackswahrnehmung lässt sich schließlich durch das Aufbringen definierter Testlösungen auf die Zunge objektivieren. Läsionen einzelner Nervenäste verlangen die lokale Applikation der Substanzen.

Die gezielte Induktion gustatorischer Reize durch lokale Reizung der Rezeptoren mit kathodischem (negativem) Gleichstrom wird als **„Elektrogustometrie"** bezeichnet, ist jedoch keine Standardmethode. Noch weniger gilt dies für die an wenigen Zentren durchführbare Ableitung gustatorisch evozierter Potenziale. Dennoch zeigt diese Möglichkeit anschaulich, dass der Geschmackssinn ähnlichen zentralnervösen Prinzipien folgt wie andere Sinne.

Als **Ageusie** wird die fehlende Geschmackswahrnehmung bezeichnet. Die häufigere spezifische Ageusie liegt beim Ausfall der Wahrnehmung einzelner Qualitäten vor. Eine verminderte bzw. vermehrte Geschmackswahrnehmung heißt **Hypogeusie** bzw. **Hypergeusie**. Die häufigste Störung des Geschmackssinnes ist die **Dysgeusie**, also die abweichende Wahrnehmung von Schmeckreizen, z. B. durch einen metallischen oder bitteren Beigeschmack.

Ursache von Schmeckstörungen können genetische Erkrankungen sein, die bestimmte Rezeptoren betreffen. Dies ist allerdings sehr selten. Häufiger erklärt sich ein gestörter Geschmackssinn durch die Nebenwirkung eines Medikamentes (bestimmte Antibiotika, L-Dopa, Schmerzmittel u.v.a.), durch Entzündungen im Bereich der Mundhöhle, Erkrankungen der Speicheldrüsen (verminderter Speichelfluss) oder Schädigungen eines Hirnnerven (meist VII). Zu den entzündlichen Schädigungen des Geschmackssinns gehört auch die 2019 neu aufgetretene Covid-19 Erkrankung. Die genauen Ursachen der dabei häufig auftretenden Hypo- oder Ageusie sind noch unklar. Wahrscheinlich trägt die Bindung des SARS-CoV-2-Virus an Proteine der Geschmackssinneszellen ebenso dazu bei wie die verminderte Funktion der Speicheldrüsen. Auch viele Stoffwechselerkrankungen (z. B. **Diabetes mellitus**) sowie Vergiftungen (etwa mit Schwermetallen) können Geschmacksstörungen verursachen. Schließlich sollte nicht vergessen werden, dass die Wahrnehmung eines Geschmacks im Zentralnervensystem entsteht – neben **Tumoren** oder **Hirninfarkten** ist hier auch an gustatorische Halluzinationen bei einer **Schizophrenie** oder an die „**Aura**“ (charakteristisch veränderte Wahrnehmung) vor epileptischen Anfällen zu denken. Bei der Ageusie aufgrund kortikaler Schädigungen bleiben die vegetativen Reaktionen auf Geschmacksreize erhalten, die durch subkortikale Bahnen vermittelt werden.

Im Alter sinkt die Schmeckempfindlichkeit (es steigt also die Wahrnehmungsschwelle), vermutlich weil die Zahl der Rezeptorzellen abnimmt. Zusammen mit der ebenfalls abnehmenden Riechempfindlichkeit kann dies zu der oft unzureichenden Nahrungsaufnahme alter Menschen beitragen. Da nur in Wasser gelöste Substanzen geschmeckt werden können, ist auch ein geringer Speichelfluss, etwa durch unzureichende Trinkmenge, hinderlich für den Geschmack von Speisen. Unzureichend essende ältere Menschen, aber auch Kinder können durch den verstärkten Geschmacksreiz kräftig gewürzter Speisen zu vermehrter Nahrungsaufnahme angeregt werden.

Zusammenfassung Kap. 21.3

Der Geschmackssinn

„Schmecken“ im engeren Sinne ist eine Funktion spezialisierter **epithelialer Sinneszellen** der Zunge und benachbarter Strukturen von Mundhöhle und Pharynx. Wir können lediglich fünf klar abgegrenzte Geschmacksqualitäten unterscheiden (**sauer**, **salzig**, **süß**, **bitter**, **umami**), die durch verschiedene molekulare Mechanismen der Signaltransduktion vermittelt werden. Der Geschmack einer Speise ergibt sich aus dem komplexen Muster unterschiedlich starker Erregungen der afferenten Fasern des **VII.**, **IX.** und **X. Hirnnerven**. Zum eigentlichen Geschmackserlebnis tragen jedoch auch andere Sinne wesentlich bei: die allgemeine chemische Sensibilität, Mechano- und Thermosensoren und ganz besonders der durch den Nasopharynx aufgenommene **Geruch** der Speisen.

Die Geschmackssinneszellen liegen in **Geschmacksknospen** eingebettet, die ihrerseits in **Papillen** zusammengefasst sind. Die Sinneszellen werden ständig aus Basalzellen regeneriert. Nach Erregung durch eine chemische Substanz bilden sie **Rezeptor- und Aktionspotenziale** aus, die schließlich zur Freisetzung von **ATP** und **Serotonin** führen. Dadurch wird der Reiz auf die afferenten Fasern der Geschmacksnerven übertragen.

Die bewusste **Wahrnehmung** eines Geschmackes wird durch Projektionen in die primären Rindenareale ermöglicht, nachdem die primären Afferenzen zuvor im Ncl. tractus solitarii und im Thalamus umgeschaltet wurden. Schmecken resultiert aus einem komplexen Erregungsmuster kortikaler und subkortikaler Netzwerke. Im orbitofrontalen Kortex konvergieren die Geschmacksinformationen mit Afferenzen aus dem olfaktorischen und visuellen System. Daneben besteht eine Bahn vom Nucleus tractus solitarii zu limbischen und vagalen Kerngebieten, die unter anderem zur affektiven Bewertung eines Geschmackes und zu vagalen Reflexen beitragen.

Die **Reizschwelle** für verschiedene Geschmacksstoffe ist sehr unterschiedlich. Potenziell toxische Substanzen werden in besonders geringer Konzentration als bitter erkannt, Nahrungsstoffe wie Zucker oder Glutamat erst bei hoher Konzentration. Die **Wahrnehmungsschwelle**, bei der man einen Stoff identifizieren kann, liegt generell bei höheren Konzentrationen als die **Reizschwelle**, bei der man „etwas“ schmeckt. Die Qualität und affektive Bewertung von Substanzen kann sich konzentrationsabhängig deutlich verändern.

Bei allen „**Schmeckstörungen**“ in der Klinik ist neben spezifischen peripheren oder zentralen Erkrankungen des Geschmackssinnes immer auch an Schädigungen des Riechens zu denken, das wesentlich zu dem Geschmackserlebnis beim Essen beiträgt.

21.4 Der Geruchssinn

Ähnlich wie der Geschmack dient der Geruchssinn der Identifizierung chemischer Substanzen. Dennoch weist er gegenüber dem Geschmack charakteristische Unterschiede auf:

- Der Mensch kann **mehrere tausend** Gerüche unterscheiden, während nur fünf eigentliche Geschmacksqualitäten bestehen.
- Der Geruchssinn ist **sehr empfindlich**, sodass typische Schwellenkonzentrationen aromatischer Stoffe um viele Zehnerpotenzen unter denen von Geschmacksstoffen liegen.
- Der Geruchssinn ist ein typischer **Fernsinn** und erfüllt viel weitergehende Aufgaben als der auf die Nahrung beschränkte Geschmack (insbesondere soziale Funktionen).
- Die Riechsinneszellen sind **primäre Sinneszellen**, d. h. sie besitzen Axone und leiten Aktionspotenziale zum Gehirn.
- Die **Entstehung der Rezeptorpotenziale** ist beim Riechen **einheitlicher** als beim Schmecken. Die Vielfalt homologer Rezeptormoleküle setzt über die Aktivierung von G-Proteinen in den Riechsinneszellen jeweils die gleiche molekulare Signalkaskade in Gang.
- Bereits auf den ersten Stufen der neuronalen Signalverarbeitung im **Bulbus olfactorius** erzeugen Geruchsstoffe komplexe Aktivitätsmuster, die das neuronale Korrelat des wahrgenommenen Geruchs darstellen.

21.4.1 Riechepithel und olfaktorische Sinneszellen

Das **Riechepithel** der Nase ist auf einen kleinen (bis 400 mm^2) Bereich am Dach der oberen Concha nasi sowie an der Nasenscheidewand beschränkt (▸ Abb. 21.5). Da wir im Wesentlichen durch die untere Concha atmen, gelangt nur ein kleiner Anteil der Atemluft an die Sinneszellen, der bei Bedarf durch „Schnüffeln" erhöht werden kann. Wie bereits bei der Beschreibung des gustatorischen Systems erläutert, sind über den Nasopharynx aus der Mundhöhle aufsteigende Aromen eine wesentliche Quelle des empfundenen „Geschmacks" einer Speise.

Die zelluläre Zusammensetzung des Riechepithels ähnelt vordergründig derjenigen des gustatorischen Systems: Neben den eigentlichen Riechsinneszellen finden sich sog. **Stützzellen** sowie **Basalzellen**, aus denen sich die Riechsinneszellen mit einem Lebenszyklus von 3–6 Wochen ständig regenerieren. Allerdings sind die (geschätzten) etwa 20 Millionen Riechsinneszellen **neuronalen Ursprungs**, während die Geschmackssinneszellen epitheliale Zellen sind. Olfaktorische Sinneszellen bilden damit eines der wenigen Beispiele **regenerationsfähiger** Neurone des Menschen – angesichts der generell sehr geringen Regenerationsfähigkeit bei Läsionen des zentralen Nervensystems ist dies eine herausragend interessante Eigenschaft! Das Riechepithel ist von **Schleim** überzogen, der von Stützzellen sowie von den in die Nasenschleimhaut eingelagerten **Bowman-Drüsen** gebildet wird. Duftstoffe müssen sich zunächst in dem Schleim lösen, bevor sie zu den eigentlichen Rezeptorproteinen gelangen. Einige Aromate werden an spezielle Proteine (***odorant-binding proteins*, OBP**) gebunden, die in hoher Konzentration im Mucus vorhanden sind. Der Schleim enthält auch Enzyme zur chemischen Inaktivierung potentiell schädlicher Xenobiotika, was möglicherweise deren Geruchswahrnehmung modifiziert.

Die Rezeptoren befinden sich auf den 5–30 Zilien der **Riechsinneszellen**, die in den Schleim hineinragen und dort ein Geflecht mit einer sehr großen Oberfläche chemosensibler Membranen bilden (▸ Abb. 21.5). Die Zilien entspringen aus einer Verdickung am einzigen Stammdendriten der Riechsinneszellen, dem sog. Riechkegel. Die um Stützzellen herum angeordneten Dendriten durchspannen die Schleimhaut, um am Fuß ins Soma

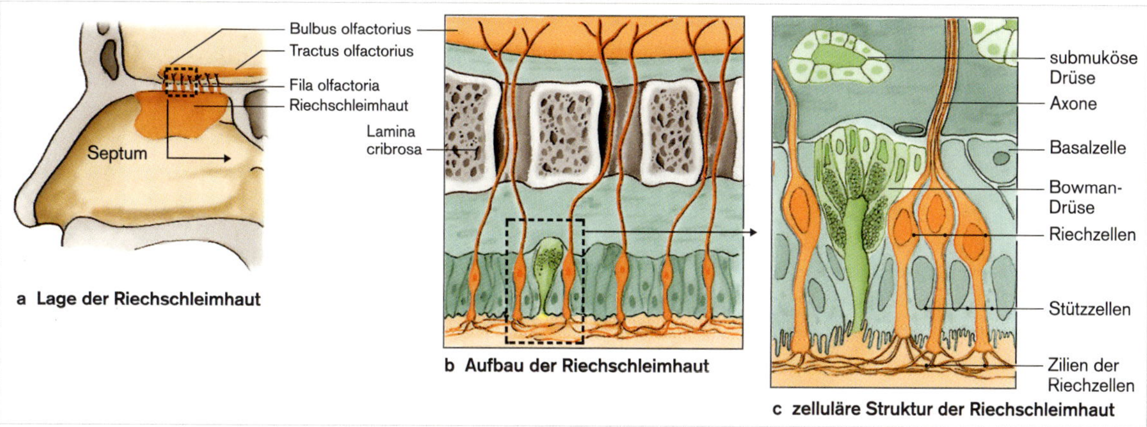

Abb. 21.5 Lage und Aufbau der Riechschleimhaut.

überzugehen, aus dem ein dünnes markloses Axon entspringt. Die Axone der Riechsinneszellen vereinigen sich unterhalb der **Lamina cribrosa**, die sie gebündelt als **Fila olfactoria** durchziehen. Hierbei wirken Gliazellen (S. 133) vom Schwann-Typ mit, die jedoch keine eigentlichen Myelinscheiden um die Axone bilden. Diese sog. *olfactory ensheating cells* werden aufgrund ihrer Wirkung auf das axonale Wachstum intensiv im Hinblick auf ihr therapeutisches Potenzial, z. B. bei Rückenmarksläsionen, untersucht. Die gebündelten marklosen Axone der Sinneszellen ziehen als **Nervus olfactorius** zum **Bulbus olfactorius**, einer phylogenetisch alten Ausstülpung des Vorderhirns. Die Sinneszellen des Riechepithels sind also primäre Sinneszellen, die Axone besitzen und Aktionspotenziale in das Gehirn weiterleiten.

21.4.2 Signaltransduktion in olfaktorischen Sinneszellen

Es erscheint trivial, dass es einen Zusammenhang zwischen der Struktur von Molekülen und ihrer Bindung an Rezeptoren des Riechepithels geben muss. Trotzdem kann man bis heute aufgrund der chemischen Struktur eines Aromastoffes seine Rezeptorspezifität und seinen Geruch nicht sicher vorhersagen. Als Grundregel gilt jedoch, dass die Molekülstruktur (z. B. die Kettenlänge des Kohlenstoffgerüsts) über die Bindung an Riechrezeptoren entscheidet, und damit über die Erregung der nachgeschalteten Glomeruli (S. 869). Viele organische Moleküle haben mehrere Domänen, die mit verschiedenen Rezeptoren interagieren können. Sie erzeugen somit schon als Einzelmolekül ein komplexes Erregungsmuster im Riechsystem.

Die rund 350 verschiedenen Rezeptoren für Geruchsstoffe werden durch homologe Gene codiert, die eine der größten **Genfamilien** des Menschen bilden (vergleichbar nur den Immunglobulinen) (S. 306) (vgl. [3]). Sie machen etwa 1 % des Genoms und 60 % aller G-Protein gekoppelten Rezeptoren des Menschen aus. Jede Zelle exprimiert nach vorherrschender Meinung jeweils nur **eine Isoform.** Die Mechanismen, die zur Auswahl des zu exprimierenden Rezeptortyps und zur Suppression aller anderen Rezeptoren führen, sind noch unklar.

Die wichtigsten Sinne für unsere kognitiven und sozialen Funktionen sind der Seh- und der Hörsinn (visuelle Orientierung und Sprache!). Dies mag der Grund dafür sein, dass die Zahl der funktionellen olfaktorischen Rezeptorgene während der Evolution der Hominiden von 1000 auf ca. 350 zurückgegangen ist. Für die abnehmende biologische Bedeutung des Geruchssinns beim Menschen spricht auch die hohe genetische Variabilität der olfaktorischen Rezeptoren, die eine Ursache für sehr unterschiedliche Erkennungsschwellen und Bewertungen vieler Geruchsstoffe sind. Bei einem überlebenswichtigen Mechanismus würde diese große Heterogenität nicht vorkommen.

Das in Kap. 21.2 erwähnte **Vomeronasalorgan** der Säugetiere (**VNO** oder Jacobsonsches Organ) ist beim Menschen jenseits der Embryonalentwicklung nicht mehr sicher nachweisbar. Allerdings wurde in olfaktorischen Sinneszellen eine besondere Molekülfamilie von 6 Rezeptoren entdeckt, die „Spurenamine" (*trace amines*) binden. Diese entstehen aus aromatischen Aminosäuren undkommen in menschlichen Körpersekreten, aber auch in verschiedenen Nahrungsmitteln vor. Man nimmt an, das die ***trace amine-associated receptors*** (**TAAR**) sowohl unsere sozialen Interaktionen wie die Bewertung von Nahrungsmitteln beeinflussen.

Interessanterweise kommen olfaktorische Rezeptoren (OR), *trace amine-associated receptors* (TAAR) und die gustatorischen T 1- und T 2-Rezeptoren in zahlreichen Geweben außerhalb der chemischen Sinneszellen vor, z. B. in Darm, Lunge, Immunzellen, dem kardiovaskulären System, dem Gehirn und sogar auf Spermien, wo sie an der Chemotaxis beteiligt sind. Ihre zahlreichen physiologischen und pathophysiologischen Funktionen machen sie zu interessanten Zielen für die Entwicklung neuer Pharmaka. Dies betrifft unter anderem psychiatrische Erkrankungen wie die Schizophrenie. Man vermutet, dass TAARs in den beteiligten Hirngebieten Wirkungen der Metaboliten von Dopamin und Serotonin vermitteln, so dass ihre pharmakologische Modulation die gestörte Balance wiederherstellen kann.

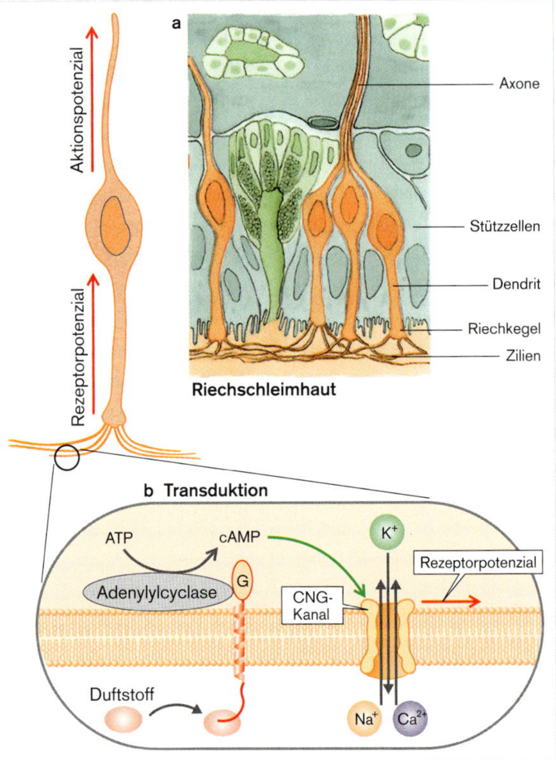

Abb. 21.6 Transduktionsprozess beim Riechen.

- **a** Riechsinneszelle mit Zilien, Riechkegel, Stammdendrit und Axon. Die Transduktion findet in den Zilien statt, die Entstehung von Aktionspotenzialen (Transformation) erfolgt am Axonursprung.
- **b** Transduktionsprozess. Die Aktivierung eines olfaktorischen Rezeptors führt über ein G-Protein und die Adenylylcyclase zur Öffnung von Kationenkanälen. Das einströmende Calcium aktiviert darüber hinaus einen Chloridkanal, der durch Ausstrom von Cl^- das Rezeptorpotenzial verstärken kann.

Die Riechrezeptoren gehören zur Klasse der G-Protein-gekoppelten Proteine (S.67). Die aktivierte α-Untereinheit $G_{\alpha olf}$ stimuliert die die **Adenylylcyclase** (▶ Abb. 21.6), und das entstehende cAMP öffnet unspezifische Kationenkanäle (sog. CNG-Kanal für ***cyclic nucleotide-gated ion channel***. Ionenkanäle dieser Familie sind auch an der Transduktion in den Fotorezeptoren der Netzhaut beteiligt (S.835). Die Öffnung der Ionenkanäle führt zum Einstrom von Kationen und zu einem depolarisierenden Rezeptorpotenzial.

Einströmende Calciumionen können zusätzlich Calcium-aktivierte Chloridkanäle öffnen. Wegen der hohen intrazellulären Konzentration von Cl^- (Gleichgewichtspotential positiv vom Ruhemembranpotential, siehe Kapitel 3.3.2 (S.93)) vermitteln diese eine weitere Depolarisation. Allerdings ist die Relevanz dieses Mechanismus für das normale Riechen umstritten, da Mäuse mit genetischer Deletion des Chloridkanals weitgehend normal zu riechen scheinen. In jedem Fall führt die Depolarisation der Sinneszellen schließlich zur Genese von Aktionspotenzialen am Axonursprung. Die CNG-Kanäle werden durch das einströmende Calcium wieder geschlossen, sodass sie ihre Aktivität selbst begrenzen. Dies trägt bereits auf Ebene der Sinneszellen zur Adaptation an anhaltende Gerüche bei. Es scheint, dass Geruchsstoffe noch weitere molekulare Signalwege aktivieren können, die jedoch weniger gut aufgeklärt sind.

21.4.3 Zentrale Verarbeitung und Geruchswahrnehmung

Der **Bulbus olfactorius** ist in einige hundert diskrete Zonen aus wenigen Nervenzellen, sog. Glomeruli, aufgeteilt. Jeder **Glomerulus** enthält konvergente Afferenzen von solchen Riechsinneszellen, die alle denselben Rezeptortyp besitzen. Da es etwa 350 verschiedene Rezeptortypen gibt und Sinneszellen mit gleichem Rezeptortyp verstreut liegen, verlangt diese Konvergenz eine erstaunliche Ordnung der Axone. Die Ontogenese des Bulbus olfactorius ist daher ein Modellsystem für die Ausbildung spezifischer axonaler Projektionsmuster.

Eine wichtige Entdeckung war, dass nicht nur die Cilien der olfaktorischen Sinneszellen, sondern auch ihre Axonendigungen, den spezifischen Rezeptor der jeweiligen Zelle tragen. Im Bulbus olfactorius binden die Rezeptoren wahrscheinlich an Liganden, die im Bulbus ortsspezifisch exprimiert werden. Auffällig ist, dass die einzelnen Rezeptoren bei allen Individuen einer Art jeweils auf Glomeruli gleicher Lage verschaltet sind – offenbar gibt es ein genetisch festgelegtes Programm für diese Sortierung.

Im Glomerulus treten die Axone der Sinneszellen mit Dendriten von **Mitral-** und **Büschelzellen** in Kontakt (▶ Abb. 21.7). Daneben aktivieren sie auch **periglomeruläre Zellen**, die inhibierend wirken. Es kommt also bei einer Riechwahrnehmung im Glomerulus zu erregenden und hemmenden Signalen, sodass die Ausgangsleistung „netto" sowohl stimuliert als auch gehemmt werden kann. Ein Gleichgewicht von Hemmung und Erregung besteht schon im Ruhezustand, da die Fasern des Nervus olfactorius spontan aktiv sind. Ein wichtiger Zelltyp sind die inhibitorischen **Körnerzellen** des Bulbus olfactorius (vgl.[9], [10]). Durch rekurrente Verschaltung hemmen sie Mitralzellen, außerdem vermitteln sie eine Hemmung benachbarter Glomeruli. Dieses Prinzip der **lateralen Hemmung** existiert in vielen Sinnessystemen, wie zum Beispiel im somatosensorischen System (S.747) und im visuellen System (S.837). Es dient der **Kontrastverschärfung**, indem aktuell aktivierte Glomeruli die Aktivität benachbarter, nicht spezifisch aktivierter Glomeruli zusätzlich unterdrücken (vgl. [11]).

Die hemmenden Körnerzellen des Bulbus olfactorius haben eine Reihe besonderer Eigenschaften. Sie sind, wie die Sinnenszellen des Riechepithels, zur Regeneration fähig. Der biologische Nutzen dieser Eigenschaft ist unklar, sie könnte jedoch mit der ständigen geforderten Integration von Afferenzen neu gebildeter Sinneszellen in die Netzwerke des Bulbus zusammenhängen. Die synaptische Verschaltung mit Mitralzellen ist ebenfalls einzigartig, da sie in beide Richtungen wirkt und damit von der gleichrichtenden Funktion typischer chemischer Synapsen abweicht. Aktionspotenziale der Mitralzellen werden nicht nur entlang des Axons geleitet, sondern propagieren auch zurück in die Dendriten, wo sie an **dendro-dendritischen Synapsen** die Ausschüttung von Glutamat bewirken. Das resultierende EPSP in Dendriten der Körnerzellen führt durch Einstrom von Calcium seinerseits zur Ausschüttung von GABA, wodurch die Dendriten der Mitralzellen wiederum gehemmt werden (negative Rückkopplung). Das EPSP der Könerzellen wird auch zu anderen Dendriten geleitet, sodass laterale Hemmung und Kontrastverschärfung erreicht werden.

Im weiteren Verlauf der Riechbahn (▶ Abb. 21.8) ziehen die Axone der Mitral- und eines Teils der Büschelzellen als **Tractus olfactorius** (teilweise kreuzend) zum **primären Riechhirn**. Der Tractus olfactorius gibt Kollateralen zum Nucleus olfactorius ab, der den kontralateralen Tractus olfactorius hemmt. Dem phylogenetisch alten Riechhirn ordnet man den **präpiriformen Kortex**, das **Tuberculum olfactorium** sowie Areale der **Amygdala** zu. Hier projiziert also ein Sinnessystem ausnahmsweise ohne vorherige synaptische Umschaltung im Thalamus in kortikale Netzwerke! Das Riechsystem ist, wie alle funktionellen Netzwerke von Sensorik und Motorik, weit verteilt. Ein medialer olfaktorischer Trakt führt vom Tuberculum olfactorium über das Septum zu **Habenula** und **Formatio reticularis** des Mittelhirns sowie zum **Hippocampus**. Ein lateraler Weg führt vom präpiriformen Kortex zum entorhinalen Kortex und von dort wiederum zum Hippocampus. Weitere Verbindungen erreichen von diesen frühen Stationen den Hypothalamus und über den Thalamus die Inselregion sowie Areale des orbitofrontalen Kortex.

Die Vielfalt der Verbindungen lässt sich vereinfachend in folgende funktionelle Kontexte bringen:

- Riecheindrücke erzeugen Aufmerksamkeit bis hin zu Weckreaktionen (**Formatio reticularis**),

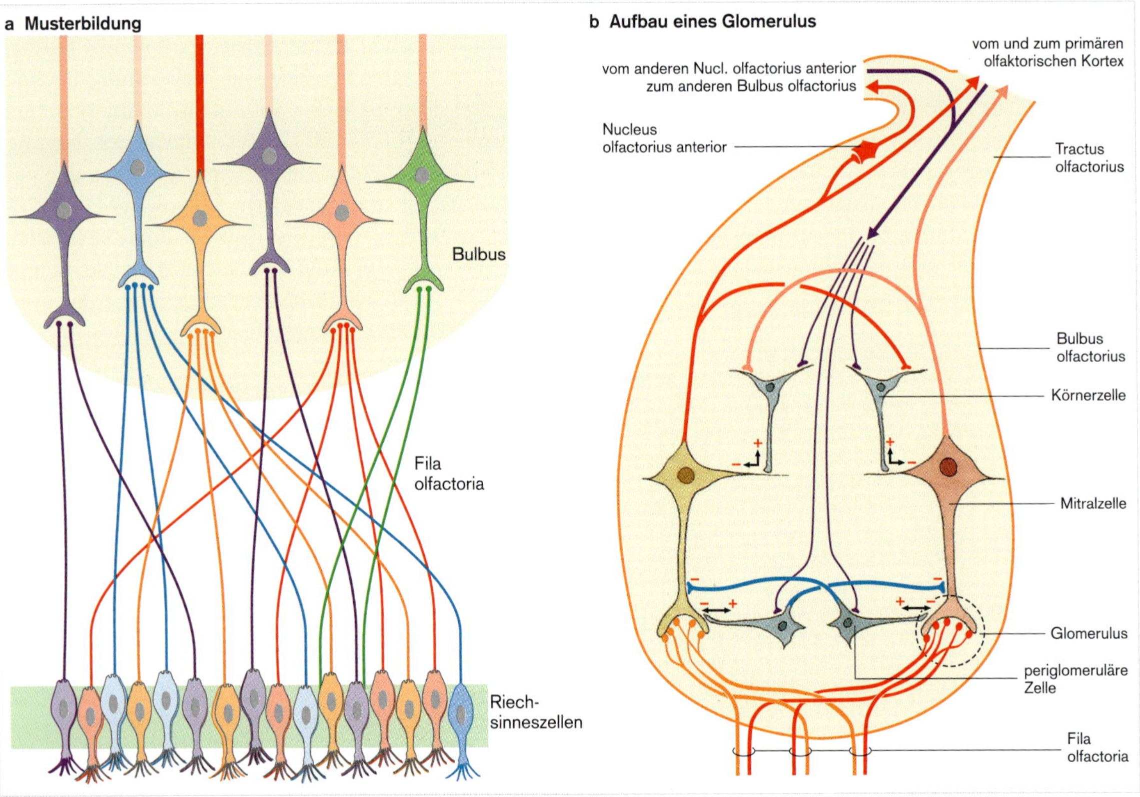

Abb. 21.7 Musterbildung und Verschaltung des neuronalen Netzwerkes im Bulbus olfactorius.
a Verstreut liegende Riechsinneszellen mit gleicher Rezeptorspezifität projizieren in gleiche Glomeruli. Die Aktivität der Fasern des Tractus olfactorius bildet ein komplexes Muster, welches die unterschiedlich starke Aktivierung der Glomeruli widerspiegelt.
b Afferente Verschaltung und laterale Hemmung im Glomerulus. Die apikalen Dendriten der Mitralzellen erhalten Afferenzen vieler gleichartiger Sinneszellen. Die laterale Hemmung durch Körner- und periglomeruläre Zellen wird teilweise über dendro-dendritische Synapsen vermittelt. Büschelzellen sind zur Vereinfachung nicht eingezeichnet.

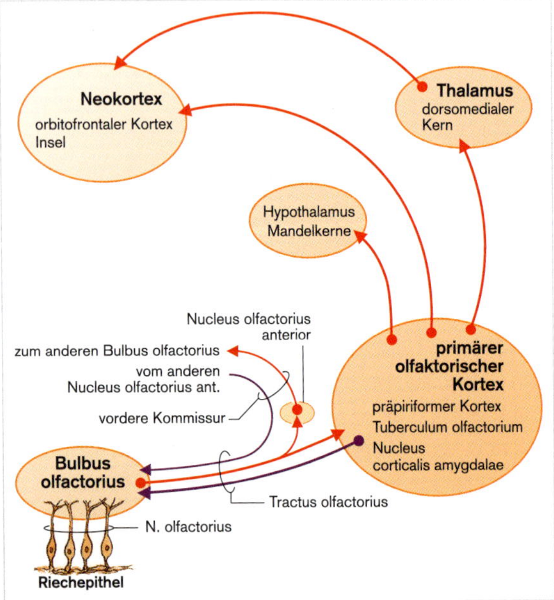

Abb. 21.8 Struktur der Riechbahn im zentralen Nervensystem.

- sie greifen in die Steuerung der Nahrungsaufnahme ein (**Hypothalamus**),
- sie vermitteln emotionale Reaktionen (**Amygdala**) und
- können lang anhaltende Gedächtnisspuren hinterlassen (**entorhinaler Kortex, limbisches System**).

Die auffallend enge funktionelle Verbindung mit dem limbischen System (S. 952) erklärt wahrscheinlich den starken Einfluss olfaktorischer Reize auf emotionale Verhaltenskomponenten. Hierzu passt, dass vom Temporallappen ausgehende Epilepsien oft mit Dysosmien, also verfremdeten, meist unangenehmen Geruchswahrnehmungen, einhergehen. Der orbitofrontale Kortex ist schließlich für die bewusste Wahrnehmung und Bewertung eines Geruchs sowie die Integration mit gustatorischen, visuellen und anderen Reizen notwendig. Er trägt auch zur Bewertung in angenehm oder unangenehm bei (**Hedonik**; zur Regulation motivationsgesteuerten Verhaltens s. Kap. 24.5.1) (S. 957). Die verschiedenen Komponenten der Riechwahrnehmung basieren also auf Verarbeitungen in ganz verschiedenen Hirnregionen, deren parallele Aktivierung sich mit modernen bildgebenden Verfahren wie der funktionellen Kernspintomografie (fMRI) (S. 982) erfassen lässt.

Die in der Sinnesphysiologie übliche Beschreibung des adäquaten Reizes nach Qualität und Intensität ist in der Physiologie des Riechens erschwert, da sich zwar verschiedene Intensitäten vergleichen lassen, qualitativ unterschiedliche Gerüche aber schwer in ein System zu bringen sind. Ein seit Aristoteles bekanntes Schema der Einteilung von Gerüchen in wenige Klassen ist in einer modernisierten Version bis heute gebräuchlich. Darin unterscheidet man: blumig, ätherisch, moschusartig, campherartig, schweißig, faulig, stechend. Für klinische Tests verwendet man mangels brauchbarer Alternativen bis heute prototypische Standardsubstanzen dieser Qualitäten.

Neuere Versuche einer **Klassifizierung** bemühen sich um eine objektive Basis. So kann man Gerüche in eine gemeinsame Klasse einteilen, wenn sie zur Kreuzadaptation führen (also der Geruch einer Substanz A die Wahrnehmungsschwelle für die Substanz B erhöht). Substanzen können auch dann zusammengefasst werden, wenn sie bei Tieren ein einheitliches Verhalten auslösen oder wenn ihre Erkennung bei genetisch determinierten partiellen Anosmien (Ausfall bestimmter Geruchswahrnehmungen) gemeinsam ausgefallen ist. Ein alternativer Ansatz, nämlich die Molekülform von Duftstoffen zur Grundlage der Klassifizierung zu machen, scheitert daran, dass es zwar Gesetzmäßigkeiten, aber in jeder Qualität auch krasse „Ausreißer“ gibt. So riecht zum Beispiel Benzaldehyd, das aus einem Phenolring und einer Aldehydgruppe besteht, nach bitteren Mandeln. Bekanntlich trifft dies jedoch auch für Blausäure (HCN) zu, die eine völlig andere Molekülstruktur besitzt. Möglicherweise wird künftig die Einteilung von Geruchsqualitäten auf die **phylogenetische Verwandtschaft** und chromosomale **Lokalisation von Genen** der Rezeptormoleküle zurückgeführt werden, wie in anderen Bereichen der Biomedizin auch.

Ähnlich dem Geschmackssinn liegt die **Wahrnehmungsschwelle** für Gerüche unter der **Erkennungsschwelle**, bei der der Duft konkret benannt werden kann. Insgesamt ist die zur Identifizierung notwendige Konzentration der Moleküle pro Kubikmeter Luft wesentlich geringer als die zur Geschmackserkennung benötigte Konzentration wässrig gelöster Moleküle. Die meisten Substanzen können verschiedene Rezeptoren aktivieren. Daraus ergibt sich, dass ein einzelner Duftstoff zu einer gemischten Aktivierung mehrerer Glomeruli in charakteristisch unterschiedlicher Stärke führt. Auch die zeitliche Folge der Aktivierung von Mitralzellen scheint Information zu tragen – ihre Aktivität wird beim Schnüffeln rhythmisch der Atmung angepasst, wobei diejenigen Mitralzellen, die besonders stark durch einen Duftstoff aktiviert werden, während jedes Zyklus die frühesten Aktionspotenziale ausbilden. Während der Geruchserkennung kommt es im Bulbus olfactorius zu zeitlich synchronisierter Netzwerkaktivität, insbesondere im Gamma-Frequenzbereich (Gamma-Rhythmus) (S. 986) (vgl. [8]). Derartige Oszillationen koppeln vermutlich ausgewählte Neurone durch kohärente elektrische Aktivität (zur Synchronisation funktioneller Neuronengruppen s. Kap. 24.6.5) (S. 964). So entsteht ein zeitlich und räumlich hochspezifisches Muster von Aktivität im Bulbus olfactorius, das den aktuellen Geruch repräsentiert. Dieses Muster ist für gleiche Riechstoffe interindividuell weitgehend konstant, was auf eine recht feste genetische Anlage des olfaktorischen Netzwerks hinweist. Gerüche werden also durch einen Ensemble-Code im Sinne einer „Geruchsgestalt“ repräsentiert (► Abb. 21.7). Da wir keine anatomisch getrennte „Leitung“ für jeden unterscheidbaren Geruchsstoff haben, fällt es auch schwer, im komplexen Duftgemisch eines Parfums oder eines Gerichtes die einzelnen Komponenten zu identifizieren. Schließlich werden weitere Hirngebiete durch Efferenzen des Bulbus olfactorius in die geruchsspezifische Aktivität einbezogen, typischerweise wiederum in Form von Netzwerk-Oszillationen. So entsteht schließlich ein verteiltes Aktivitätsmuster, das vom Gehirn ganzheitlich als „Geruch“ erkannt wird. Subkortikale Strukturen vermitteln die zahlreichen unbewussten Reaktionen auf Gerüche, Aktivierung des Neokortex ermöglicht ihre bewusste Identifizierung. Dort kommt es ebenso wie bei zentralnervösen Repräsentationen anderer Sinnesreize zu komplexen, aber hochgeordneten räumlich-zeitlichen Aktivierungsmustern (vgl.[11], [12]).

Verhaltens- und psychophysiologische Versuche zeigen, dass wir zur Erkennung eines Geruchs etwa 400–500 ms benötigen. Zur Unterscheidung zweier nahe verwandter Gerüche benötigen wir jedoch bis zu zwei Sekunden. Dies lässt sich mit der zunehmenden Schärfung der Diskrimination in den neuronalen Netzwerken des Riechsystems erklären, die bereits in den „Schaltkreisen“ des Bulbus olfactorius beginnt (u. a. durch laterale Hemmung, s. o.).

Während bestimmte emotionale Reaktionen auf Gerüche offenbar angeboren sind (etwa die negative Bewertung fauligen Geruchs) wird die „Hedonik“ (Lust-Unlust-Empfindung) von Gerüchen auch stark durch Lernen geprägt und ist somit kulturabhängig. Ein besonders wichtiger Lernvorgang ist die Prägung des Säuglings auf den Körpergeruch der Mutter. Jeder Mensch ist durch einen individuellen Körpergeruch identifizierbar, der wahrscheinlich durch Zerfallsprodukte von Molekülen des MHC (S. 303) entsteht. Dieser Eigengeruch wird in unserer Gesellschaft zwar oft durch parfümierte Seifen und Kosmetika überdeckt, stellt bei engem Körperkontakt aber immer noch ein wichtiges soziales Signal dar. Möglicherweise gilt dies auch für sexuelle Partnerschaften. So ändern sich Geruchsempfindlichkeit und -bewertung von Frauen mit dem Zyklus. Wie oben erwähnt besitzen wir jedoch im Unterschied zu vielen Tieren vermutlich kein spezialisiertes Riechorgan für Pheromone.

21.4.4 Störungen des Riechens

Bei alten Menschen nimmt die Sensibilität für Duftstoffe stark ab. Dies wird zunächst oft als Störung des Geschmackssinns berichtet, da der Geruchssinn ja wesentlich zum empfundenen „Geschmack" einer Speise beiträgt! Man schätzt dass etwa 50 % der über Achtzigjährigen eine **Anosmie** (weitgehender Verlust der Riechfähigkeit) haben. Neben hormonellen Mechanismen trägt hierzu wahrscheinlich eine verminderte Fähigkeit der Riechrezeptorzellen zur Regeneration bei. Der abnehmende Geruchssinn senkt nicht nur die Lebensqualität, sondern kann durch mangelnden Appetit zu einer unzureichenden Ernährung beitragen und verlangt daher ärztliche Aufmerksamkeit. Häufigste Ursachen von Riechstörungen sind entzündliche Erkrankungen der Nasenschleimhaut. Zur Anamnese gehört daher die Frage nach Erkrankungen des oberen Respirationstraktes, aber auch nach früheren Schädeltraumata, die zum Abriss der Fila olfactoria oder zur Bildung von Narbengewebe im Bereich der Lamina cribrosa führen können. Riechstörungen können auch das erste Zeichen eines **Hirntumors** oder beginnender neurodegenerativer Prozesse (**Morbus Alzheimer**, **Morbus Parkinson**) sein. **Schizophrenien** können olfaktorische Halluzinationen (als real empfundene Geruchswahrnehmungen in Abwesenheit von Duftstoffen) auslösen. Angeborene Störungen (etwa die Hypoplasie [Unterentwicklung] des Bulbus olfactorius bei **hypogonadotropem Hypogonadismus = Kallmann-Syndrom**) sind selten.

Untersuchungen der chemischen Sinne erfolgen durch die Applikation spezieller Testsubstanzen, wobei die trigeminusvermittelte unspezifische Sensibilität gesondert geprüft wird. Als objektivierende Methode kommt die Messung des Hautwiderstandes in Frage, der unbewusste vegetative Reaktionen auf Gerüche anzeigt und auch bei Ausfall der Verarbeitung im Neokortex reagiert. Potenziale der Riechschleimhaut lassen sich als Elektroolfaktogramm aufzeichnen, selten werden auch olfaktorisch **evozierte Potenziale** gemessen. Zentralnervöse Störungen der Geruchsverarbeitung lassen sich mit bildgebenden Verfahren (z. B. funktioneller Magnetresonanztomografie) (S. 982) objektivieren und lokalisieren (vgl. auch Abb. 27.5) (S. 1023).

Zusammenfassung Kap. 21.4

Der Geruchssinn

Der Geruchssinn informiert uns als **Fernsinn** über chemische Bestandteile unserer Umwelt, trägt aber – auf dem Umweg über Mundhöhle und Pharynx – auch wesentlich zum Erlebnis des **Schmeckens** bei. Störungen des Geruchssinns fallen daher oft zunächst als Einschränkung des Schmeckens auf. Die **primären Sinneszellen** des Riechepithels exprimieren Rezeptoren für Geruchsstoffe, die nach Bindung des Liganden **G-Proteine** aktivieren. Dies führt zum Einstrom von Kationen und schließlich zur Entstehung von **Aktionspotenzialen**, die in den marklosen Axonen der Riechsinneszellen zum **Bulbus olfactorius** geleitet werden. Riechrezeptoren werden durch etwa 350 verwandte Gene codiert, die eine der größten Familien homologer Gene des Menschen bilden. Obwohl Beziehungen zwischen der Struktur von Duftstoffen und ihrer Rezeptorspezifität bestehen, kann man den Geruch einer Substanz bis heute nicht vorhersagen.

Jeder Duftstoff aktiviert eine besondere **Auswahl von Riechrezeptoren**. Die Axone von Riechsinneszellen mit gleichen Rezeptoren konvergieren im Bulbus olfactorius auf gemeinsame **Glomeruli**. Die Information über einen Geruch ist in dem komplexen zeitlichen und räumlichen Aktivierungsmuster verschiedener Glomeruli enthalten. Im **orbitofrontalen Kortex** konvergiert die Riechbahn mit der Geschmacksbahn und anderen, z. B. visuellen Afferenzen und trägt damit zur Steuerung unseres **Verhaltens** bei. Die weitverzweigten Projektionen in subkortikale Kerngebiete sind unter anderem für die starke affektive Komponente von Gerüchen verantwortlich, aber auch dafür, dass wir vertraute Gerüche lebenslang erinnern.

Die Vielfalt der wahrnehmbaren Gerüche ist schwer zu systematisieren. Man verwendet daher ein pragmatisches Schema aus **wenigen Grundqualitäten**. Neben dem wichtigen Beitrag zum „Schmecken" erfüllt der Geruchssinn auch **soziale Funktionen**, zum Beispiel bei der Erkennung des individuellen mütterlichen Körpergeruchs durch den Säugling. Die Geruchsempfindlichkeit und -bewertung ändert sich bei Erwachsenen durch Lernvorgänge, aber auch durch hormonelle Mechanismen und Altern. Wahrscheinlich gibt es beim Menschen, im Gegensatz zu anderen Säugetieren, kein eigenes Organ zur Wahrnehmung von Pheromonen (spezifischen Signalduftstoffen).

Zum Weiterlesen...

[1] Axel R. Rede zum Nobelpreis 2004. http://nobelprize.org/nobel_prizes/medicine/laureates/2004/axel-lecture.pdf

[2] Brennan PA, Zufall F. Pheromonal communication in vertebrates. Nature 2006, 444: 308–315.

[3] Buck L, Axel R. A novel multigene family may encode odorant receptors: a molecular basis for odor recognition. Cell. 1991; 65: 127–133.

[4] Bushman JD; Ye W, Liman ER. A proton current associated with sour taste: distribution and functional properties. FASEB J 2015, 29: 3014–3025.

[5] Buck Linda B. Rede zum Nobelpreis 2004. http://nobelprize.org/nobel_prizes/medicine/laureates/2004/axel-lecture.pdf.

[6] Chen X, Gabitto M, Peng Y, Ryba NJ, Zuker CS. A gustotopic map of taste qualities in the mammalian brain. Science 2011, 333: 1262–1266.

[7] Engel R. Experimentelle Untersuchungen über die Abhängigkeit der Lust und Unlust von der Reizstärke beim Geschmackssinn. Arch ges Psychol. 1928, 64: 1–36.

[8] Freeman WJ. Spatial properties of an EEG event in the olfactory bulb and cortex. Electroencephalography Clin Neurophys. 1978; 44: 586–605.

[9] Friedrich RW. Mechanisms of odor discrimination: neurophysiological and behavioral approaches. Trends Neurosci. 2006, 29: 40–47.

[10] Kandel ER, Koester JD, Mack SH, Siegelbaum SH. Principles of Neural Science. 6th ed. New York: McGraw Hill, 2021.

[11] Sakano H. Neural map formation in the mouse olfactory system. Neuron 2010, 67: 530–542.

[12] Schaefer AT, Margrie TW. Spatiotemporal representations in the olfactory system. Trends Neurosci. 2007, 30: 92–100.

[13] Simon SA, de Araujo IE, Gutierrez R, Nicolelis MA. The neural mechanisms of gustation: a distributed processing code. Nat Rev Neurosci. 2006, 7: 890–901.

[14] Squire LR, Berg D, Bloom FE, du Lac S, Gosh A, Spitzer N. Fundamental Neuroscience. 4th ed. Amsterdam: Elsevier 2012.

[15] Taruno A, Nomura K, Kusakizako T, Ma Z, Nureki O, Foskett JK. Taste transduction and channel synapses in taste buds. European Journal of Physiology 2021, 473: 3–13.

[16] Taruno A, Vingtdeux V, Ohmoto M, Ma Z, Dvoryanchikov G, Li A, Adrien L, Zhao H, Leung S, Abernethy M, Koppel J, Davies P, Civan MM, Chaudhari N, Matsumoto I, Hellekant G, Tordoff MG, Marambaud P, Foskett JK. CALHM1 ion channel mediates purinergic neurotransmission of sweet, bitter and umami tastes. Nature 2013, 495: 223–226.

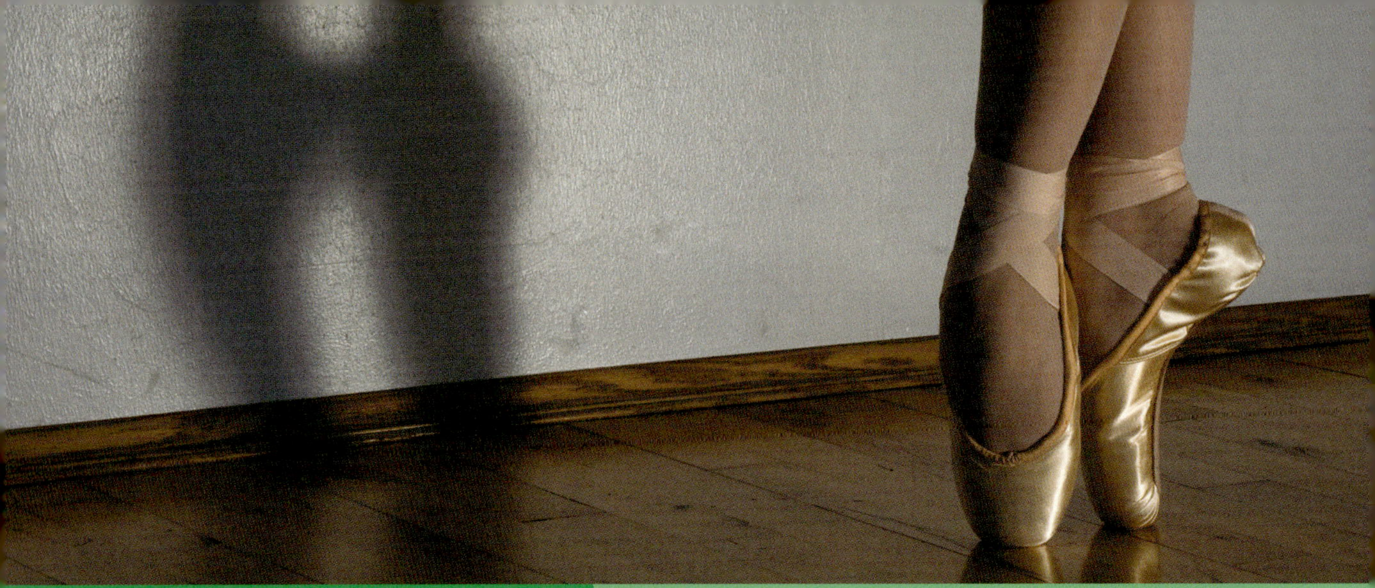

Kapitel 22

Sensomotorische Systeme: Körperhaltung und Bewegung

22 Sensomotorische Systeme: Körperhaltung und Bewegung

Heiko J. Luhmann

22.1 Mangel eines Botenstoffs führt zu Morbus Parkinson

B

Morbus Parkinson stellt eine der häufigsten neurodegenerativen Erkrankungen dar und allein in Deutschland sind etwa 300 000 Menschen von dieser progredient verlaufenden Krankheit betroffen. Etwa 2 % der über 80-Jährigen haben ein Parkinson-Syndrom. An M. Parkinson erkrankte Menschen weisen ein regelmäßiges Muskelzittern in Ruhe (Tremor), eine Muskelstarre (Rigor) und Gang- und Körperhaltungsstörungen auf. Zudem können sie Bewegungen nur langsam und sehr mühsam ausführen (**Bradykinese**). Beim M. Parkinson liegt eine fortschreitende Neurodegeneration Dopamin-produzierender Nervenzellen in der Substantia nigra vor. Der Krankheitsverlauf kann medikamentös zwar verlangsamt werden, eine Therapie ist bis heute jedoch nicht möglich. Im Herbst 2006 sorgte das vom Bundesministerium für Bildung und Forschung unterstützte „Kompetenznetz Parkinson" weltweit für Schlagzeilen. Im renommierten *New England Journal of Medicine* (355: 896–908) publizierten die an dieser multizentrischen Studie beteiligten Wissenschaftler, dass die sog. **tiefe Hirnstimulation** die Lebensqualität von Menschen mit Parkinson auch dann noch deutlich verbessert, wenn medikamentöse Maßnahmen keine Verbesserungen mehr erzielen können. Bei der tiefen Hirnstimulation werden mittels eines neurochirurgischen Eingriffs dünne Drähte (Stimulationselektroden) stereotaktisch in bestimmte Hirnregionen implantiert und mit einem Impulsgeber („**Hirnschrittmacher**") verbunden. Außerhalb des Körpers steuerbar werden so einzelne Hirnregionen gezielt und selektiv gehemmt und die komplexen Interaktionen innerhalb des zentralen motorischen Systems beeinflusst. Mit Hilfe der tiefen Hirnstimulation können die motorischen Hauptsymptome der Parkinson-Krankheit um 30 bis 70 Prozent verringert und medikamentöse Maßnahmen drastisch gesenkt werden. Neben anderen Bewegungsstörungen, wie Tremor, werden zum Teil auch schwerste Depressionen und ausgeprägte Zwangsstörungen mit dieser neuen Methode behandelt. Zwar sind der genaue Wirkmechanismus und die langfristigen Folgen der tiefen Hirnstimulation nur unzureichend bekannt, aber die beeindruckenden Erfolge und aktuelle Forschungsarbeiten lassen hoffen, dass diese Technik zukünftig ähnlich erfolgreich sein wird, wie der „Herzschrittmacher", der erstmals vor über 60 Jahren bei einem Patienten implantiert wurde.

22.2 Sensomotorik im Überblick

Als **Sensomotorik** bezeichnet man das Zusammenspiel zwischen den **sensorischen** und den **motorischen Systemen**. Die Aktivierung von Muskeln durch das Zentralnervensystem (ZNS) wird als Motorik bezeichnet, und die verantwortlichen Komponenten des ZNS als **zentrale motorische Systeme**. Körperhaltung und Bewegungsabläufe sind an Kontraktionen der Skelettmuskulatur gebunden, wobei eine Bewegung aus der zeitlichen Abfolge der Aktivierung von Muskeln resultiert. Je nach Aufgabe und Situation werden verschiedene Kombinationen von Muskeln (Muskelgruppen) in unterschiedlicher zeitlicher Reihenfolge zu einer funktionellen Synergie zusammengeführt.

Voraussetzung eines planmäßigen Bewegungsablaufs ist eine gegen die Schwerkraft aktiv unterstützte Haltung des Körpers. Sie wird durch eine anhaltende tonische Aktivität der Muskulatur gewährleistet. Haltung und Bewegung sind innerhalb der Motorik zwei Funktionskomplexe, die stets gleichzeitig ablaufen und sich wechselseitig ergänzen. Mechanismen der Körperhaltung werden als **Haltungs-** oder **Stützmotorik** zusammengefasst. Die primär statische Bezeichnung Stützmotorik schließt allerdings die dynamischen Aspekte der Anpassung der Körperhaltung an Bewegungsabläufe ein. Die Stützmotorik und ihre Anpassung beruhen beim Menschen in erster Linie auf Aktivitäten der Muskulatur von Rumpf und proximalen Abschnitten der unteren Extremitäten. Die für Bewegungen verantwortlichen Mechanismen werden **Zielmotorik** genannt. Wesentliche Teile unseres Verhaltens beruhen darauf, durch Änderungen der Körperhaltung oder Bewegungen bestimmte Ziele zu erreichen.

Zielgerichtete motorische Funktionen sind von Sinnesinformationen abhängig, die Informationen über Körperhaltung und Bewegungen enthalten, und die nach Auswertung durch das ZNS gegebenenfalls Korrekturen der Körperhaltung oder veränderte Bewegungsabläufe auslösen. Änderungen in der Körperhaltung und in Bewegungsabläufen werden größtenteils durch somatosensorische Meldungen hervorgerufen. Die enge Verknüpfung von motorischen Befehlen und sensorischen Meldungen

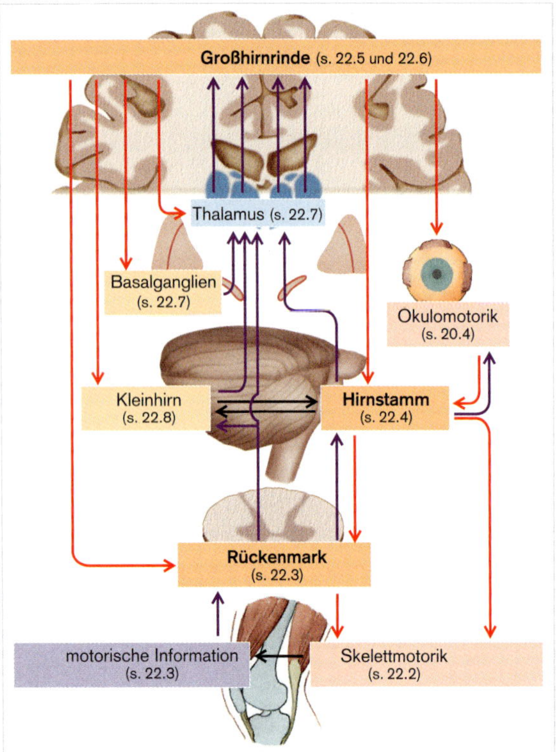

Abb. 22.1 Komponenten der Sensomotorik und einige ihrer Verbindungen. Drei Kontrollebenen (Rückenmark, Hirnstamm, Großhirnrinde) interagieren untereinander sowie mit Basalganglien, Thalamus und Kleinhirn. Information aus Peripherie, Kleinhirn und Basalganglien erreicht den Kortex über den Thalamus. Nicht alle Verbindungen sind dargestellt. Die Zahlen entsprechen den Abschnitten im Buch.

findet ihren Ausdruck in der zusammenfassenden Bezeichnung **Sensomotorik**.

Motorisches Verhalten reicht von unbewussten Automatismen bis zur Willkürmotorik, von groben Schleuderbewegungen bis zu subtilen Feinbewegungen. Die beteiligten motorischen Systeme benutzen Verschaltungen auf unterschiedlichen Ebenen des ZNS: im Bereich des Rückenmarks (spinale Ebene) sowie – auf supraspinaler Ebene – in den Regionen des Hirnstamms, der Basalganglien, der Großhirnrinde und des Kleinhirns (▶ Abb. 22.1). Daher spricht man häufig von einer hierarchischen Anordnung, in der das Rückenmark diesen supraspinalen Strukturen untergeordnet sei. Diese Auffassung ist insofern nicht völlig korrekt, als die betroffenen Strukturen wechselseitig miteinander verbunden sind und interaktiv miteinander kommunizieren. Die wechselseitige Interaktion ermöglicht die Nutzung existierender Verschaltungen in Hirnstamm und Rückenmark durch die motorische Großhirnrinde. Die verschiedenen Komponenten der Sensomotorik werden im Folgenden kurz vorgestellt.

▶ **Rückenmark.** Im Rückenmark sind neuronale Verschaltungen vor allem in Reflexkreisen organisiert, die reproduzierbare Bewegungsmuster vermitteln.

Ein Beispiel ist die bei schmerzhafter Reizung ausgelöste Beugung der gereizten Extremität. Die Überprüfung von Reflexen ist ein wichtiges Element der klinischen Diagnostik, da Reflexkreise in der Regel bestimmten Segmenten des Rückenmarks zugeordnet sind und demzufolge aus veränderten Reflexantworten Aussagen über die Lokalisation einer möglichen Schädigung im Rückenmark gemacht werden können. Spinale Verschaltungen können als Rhythmusgeneratoren wirken und alternierende Laufbewegungen erzeugen. Zum Beispiel sind Fälle von **Querschnittslähmung** bekannt, in denen Betroffene unter sensomotorischer Elektrostimulation auf dem Laufband rudimentär gehen konnten.

▶ **Hirnstamm.** Im Hirnstamm liegen Neuronensysteme, die motorische Information der Großhirnrinde mit Signalen aus dem Rückenmark, dem Gleichgewichtssystem (S. 811) und dem visuellen System (S. 827) verrechnen. Dies ist von grundlegender Bedeutung für die Haltungs- und Gangmotorik, für kompensatorische Reflexe der Augen, sowie für die Koordination von Augen- und Kopfbewegungen. Alle unmittelbar in das Rückenmark absteigenden motorischen Bahnen entstammen dem Hirnstamm, mit Ausnahme des direkt aus dem motorischen Kortex absteigenden Trakts (**Tractus corticospinalis**). Dabei enden im Rückenmark absteigende Verbindungen des Gleichgewichtssystems, Sehsystems und Hirnstamms (**Tractus vestibulo-**, **tecto-**, bzw. **reticulospinalis**) ventromedial und dienen in erster Linie der Aufrechterhaltung und Anpassung der Körperhaltung. Dorsolateral absteigende Komponenten kooperieren mit dem Kortikospinaltrakt im Rahmen von Bewegungen distaler Extremitätenabschnitte.

▶ **Großhirnrinde.** Die motorischen Areale der Großhirnrinde (**primärer motorischer und prämotorischer Kortex**) arbeiten eng mit Arealen des Assoziationskortex zusammen. Für Zielbewegungen erstellt der **Assoziationskortex** in Zusammenarbeit mit **limbischen Strukturen** einen **Bewegungsplan** (limbisches System) (S. 952). Unter Beteiligung von Kleinhirn und Basalganglien wird dieser Plan im prämotorischen Kortex in ein **Bewegungsprogramm** umgesetzt, das dem primären motorischen Kortex zugeleitet wird. Dieser übermittelt derartige Programme in Form motorischer Kommandos an Hirnstamm und Rückenmark und leitet damit die Ausführung der Bewegung in die Wege. Der Motorkortex ist also für motorische Bewegungsmuster, die die Hirnrinde ausarbeitet, eine nachgeschaltete efferente Station.

Zusätzlich regulieren zwei weitere Strukturen des ZNS die motorischen Abläufe. Das **Kleinhirn** erhält Informationen vom Rückenmark, Hirnstamm, Gleichgewichtsorgan und Kortex. Damit kann es die zahlreichen an einer Bewegung beteiligten Muskeln koordinieren und auf die motorische Situation abstimmen. Zudem spielt das Kleinhirn beim **motorischen Lernen** eine zentrale Rolle. Die **Basalganglien** empfangen Signale von fast allen Großhirnregionen und projizieren über den Thalamus vorzugsweise zum frontalen Kortex, der sich besonders mit dem Planen motorischer Aktionen befasst.

Alle sensomotorischen Systeme sind in Form einer **Somatotopie** funktionell geordnet. Darunter versteht man, dass räumlich benachbarte Regionen von Körperoberfläche, Muskel- oder Organbereich in benachbarten Neuronengruppen des ZNS repräsentiert sind. Primärafferenzen der Haut sind zum Beispiel Punkt zu Punkt mit säulenartig angeordneten Neuronen des Gyrus postcentralis verbunden (S. 771). Im Gegensatz zur maßstäblich genauen Abbildung von geografischen Örtlichkeiten auf einer Landkarte ist die somatotope Ordnung allerdings nicht linear, insofern als Bereiche hoher Sinnesleistung in der Regel mit einer zentralen Überrepräsentation verbunden sind. Entsprechend sind definierte Areale des Motorkortex definierten Gruppen von Motoneuronen zugeordnet, die spinal in motorischen Kernen angeordnet sind und die einen bestimmten Muskel oder eine Muskelgruppe innervieren. Dabei folgt eine Organisation des Motorkortex zum einen der räumlich somatotopen Ordnung, zum anderen auch einer funktionellen Ordnung in Abhängigkeit von der Art des auszuführenden motorischen Kommandos.

Klinisch manifestiert sich diese somatotope Organisation des Motorkortex u. a. bei den sog. **fokalen Jackson-Anfällen**, benannt nach dem Londoner Neurologen Hughlings Jackson. Bei dieser Epilepsieform breiten sich die epileptischen Krampfpotenziale vom epileptischen Fokus beginnend langsam über den primären motorischen Kortex einer Hemisphäre aus und führen somit – entsprechend der Somatotopie – zu einem „Wandern“ der Zuckungen (*march of convulsion*) über die Muskelgruppen einer Extremität (Epilepsie) (S. 989).

Läsionen oder andere lokale Funktionsstörungen in unterschiedlichen Anteilen der motorischen Systeme führen zu unterschiedlichen klinischen Symptomen. Stark vereinfachend kann man sie nach dem Ort der Läsion einordnen in:

- Lähmungen durch Störungen im spinalmotorischen Bereich (Motoneuron, Muskel);
- Lähmungen durch Schädigung absteigender Bahnen;
- Unfähigkeit, trotz erhaltener Beweglichkeit zweckmäßige Handlungen auszuführen bei Beeinträchtigung von neokortikalen Assoziationsarealen;
- ungewollte oder auch erschwerte Bewegungen sowie Haltungsanomalien bei Erkrankungen der Basalganglien;
- Störungen der Haltungs- oder Bewegungskoordination durch Schädigung des Kleinhirns oder aufsteigender sensorischer Bahnen.

Zusammenfassung Kap. 22.2

Sensomotorik

Als **Sensomotorik** bezeichnet man das Zusammenspiel zwischen den **sensorischen** und den **motorischen Systemen**. Die Steuerung und **Kontrolle von Bewegungen** erfolgt in Wechselwirkung mit Rückmeldungen von den **Sinnessystemen**. Diese Prozesse verlaufen funktionell weitgehend parallel, wie z. B. zwischen Auge, Ohr und der gezielten Steuerung von Arm- und Fußbewegungen beim Autofahren. Die motorischen Systeme bewirken über den **Muskeltonus** eine aufrechte Körperhaltung (**Stützmotorik**) und über die **Aktivierung von Muskeln** bzw. Muskelgruppen willkürliche Bewegungen (**Zielmotorik**). Die Aufrechterhaltung und die Kontrolle der Körperhaltung erfordern ebenso wie die korrekte Ausführung von zielgerichteten Bewegungen den ständigen Zustrom sensorischer Information über die aktuelle motorische Situation.

Stützmotorik, Lauf- und Zielbewegungen erfordern Interaktionen und situationsabhängige Nutzungen von Verschaltungen auf verschiedenen Ebenen (Rückenmark, Hirnstamm, Großhirnrinde [Kortex], Basalganglien, Kleinhirn):

- Das **Rückenmark** vermittelt unter Beteiligung verschiedener Neuronentypen elementare motorische Muster (z. B. Reflexe).
- Der **Hirnstamm** nutzt somatosensorische, vestibuläre und visuelle Information für die Erzeugung einfacher motorischer Programme. Mit deren Hilfe werden Augen und Kopf bewegt, die Körperhaltung gegen die Schwerkraft stabilisiert und der Rhythmus für die Lokomotion aktiviert.
- Die **Großhirnrinde** enthält Zonen unterschiedlicher motorischer Funktion. Motorische Strukturen sind auf

verschiedenen Ebenen **somatotop** organisiert und interagieren wechselseitig. Der Plan z. B. für eine Zielbewegung wird in **Assoziationsarealen** des Kortex erstellt.
- Im **prämotorischen Kortex** erfolgt unter Beteiligung von **Basalganglien** und **Kleinhirn** die Umsetzung des Plans in ein motorisches Programm.

Schließlich wird der **primäre motorische Kortex** durch diese Programme aktiviert und übermittelt als kortikalmotorische Efferenz absteigende Kommandos sowohl direkt als auch indirekt über den Hirnstamm an das Rückenmark.

22.3 Rückenmark: Struktur, Funktion, Symptome

22.3.1 Das Rückenmark als Reflexzentrum

Die ▶ Abb. 22.2a illustriert die Struktur des Rückenmarks. Das Rückenmark wird in eine zentral gelegene graue Substanz (**Substantia grisea**) mit Schmetterlingsform und eine randständige weiße Substanz (**Substantia alba**) unterteilt. Die graue Substanz gliedert sich in **Hinterhorn**, in das die sensorischen Eingänge (Afferenzen) in das Rückenmark ziehen, und das **Vorderhorn**, aus dem die motorischen Ausgänge (Efferenzen) das Rückenmark verlassen. Entsprechend werden die Afferenzen auch als **Hinterwurzel** und die Efferenzen als **Vorderwurzel** bezeichnet. Im Bereich des Thorakal- und Lumbalmarks befindet sich zwischen Vorder- und Hinterhorn das kleinere Seitenhorn. Die graue Substanz wird in zehn Schichten eingeteilt (▶ Abb. 22.2a links). > Die Laminae I–VI befinden sich im Hinterhorn, die Laminae VII–IX im Vorderhorn und die Lamina X bildet die **Commissura grisea**. Die weiße Substanz wird in Vorder-, Seiten- und Hinterstrang unterteilt.

In den **Primärafferenzen** der Hinterwurzeln laufen die somatosensorischen Informationen ein; über die Vorderwurzel senden efferente Motoraxone motorisch wirksame Impulse zum Erfolgsorgan (▶ Abb. 22.2a). Die verschiedenen Fasergruppen der Afferenzen (Tab. 3.2) (S. 110) vermitteln detaillierte Information von Rezeptoren in Haut, Weichgeweben und Muskulatur (Mechano-, Thermo-, Nozizeptoren). Diese Information wird an unterschiedliche nachgeschaltete Strukturen übertragen: an efferente Neurone (Motoneurone zur Skelettmuskulatur, präganglionäre Neurone des autonomen Systems), an Interneurone und an Neurone aufsteigender Trakte. Umgekehrt hängt die Aktivität der Interneurone nicht nur vom afferenten Eingang ab, sondern auch von anderen Interneuronen und von absteigenden Bahnen (S. 885). Letzteres ist insofern wichtig, als sich damit absteigende Verbindungen die Funktionen spinaler Verschaltungen zunutze machen können (Lokomotion) (S. 885).

Das Rückenmark kann funktionell als Reflexzentrum betrachtet werden, das durch somatosensorische Eingänge aktiviert und durch supraspinale Zentren kontrolliert wird. **Reflexe** stellen rasche und stereotype Reaktionen des Organismus (z. B. Kontraktion von Skelettmuskel oder glatter Muskulatur) auf einen spezifischen Reiz dar. Der Reflexweg (▶ Abb. 22.2b) besteht aus dem **Rezeptor** (Registrierung des spezifischen Reizes), der **Afferenz** (reizabhängige Signalleitung zum ZNS), einem im **ZNS** gelegenen Verarbeitungssystem der **Efferenz** (Signalleitung zum Effektor) und schließlich dem **Effektor** (Ausführung der Reaktion). Die Komplexität dieser Verschaltung variiert zwischen **Eigenreflexen** (z. B. Achilles- und Patellarsehnenreflex, Masseterreflex) und **Fremdreflexen** (z. B. Lidschluss-, Pupillenlichtreflex). Beim Eigenreflex sind Rezeptor und Effektor im selben Organ lokalisiert. Die Afferenzen sind häufig über nur eine Synapse (**monosynaptisch**) im Rückenmark mit den Efferenzen verbunden. Ein Beispiel für einen Eigenreflex ist der **Muskeldehnungsreflex**, der im Folgenden näher erläutert wird. Fremdreflexe sind hingegen **polysynaptisch** über zahlreiche Interneurone ipsilateral und kontralateral im Rückenmark verschaltet, und Rezeptor und Effektor sind bei Fremdreflexen im Allgemeinen in unterschiedlichen Organen lokalisiert. Der **Beuge-gekreuzte Streckreflex** stellt ein Beispiel für einen Fremdreflex (S. 885) dar.

Die einfachste Form eines Reflexes ist der **Muskeldehnungsreflex**, der bei plötzlicher Dehnung eines Muskels reflektorisch zu seiner raschen Kontraktion führt (▶ Abb. 22.3). Der Muskeldehnungsreflex ist ein Eigenreflex, bestehend aus einem Rezeptor (Muskelspindel), einer afferenten Bahn (Ia-Faser), einer zentralen Umschaltung auf ein α-Motoneuron über eine Synapse im Rückenmark und einer efferenten Bahn (Axon des α-Motoneurons), die an der neuromuskulären Endplatte endet (▶ Abb. 22.3a). An der spinalen Synapse wird mit hoher Wahrscheinlichkeit der exzitatorische Transmitter Glutamat freigesetzt, an der neuromuskulären Endplatte (S. 153) ist der Transmitter Acetylcholin (S. 125). Funktionell ist der Muskeldehnungsreflex ein **längenstabilisierender Regelkreis**, der die aufrechte Haltung des Körpers entgegen der Schwerkraft ermöglicht. In ▶ Abb. 22.3b ist dargestellt, dass bei einem gravitationsbedingten Absinken des Körpers beispielsweise das Sprunggelenk gebeugt wird. Dies führt zur Dehnung des M. triceps surae, zur Aktivierung der Muskelspindeln dieses Muskels und damit zur kompensatorischen Kontraktion der Extensormuskeln (Strecker). Insofern kann dieser Reflex selbst bei

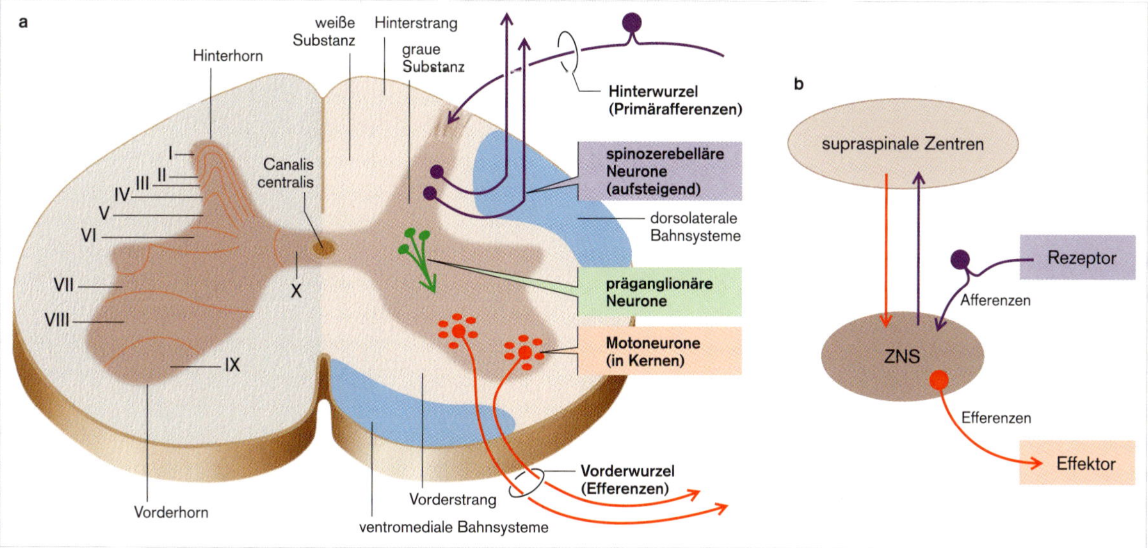

Abb. 22.2 Organisation von Rückenmark und Reflexweg.
a Querschnitt durch das Rückenmark mit den wichtigsten Neuronentypen, grauer (zellreicher) und weißer (zellarmer, Axone) Substanz. Segmentaler Eingang in Hinterwurzeln (afferent), Ausgang durch die Vorderwurzeln (efferent). Absteigende motorische Bahnen vorwiegend ventromedial bzw. dorsolateral. Spinozerebelläre Neurone sind ein Beispiel für aufsteigende Bahnen.
b Schematische Darstellung eines Reflexweges. Der Rezeptor (z. B. Muskelspindel) sendet nach adäquater Aktivierung über afferente Bahnen die Information an das ZNS (Rückenmark). Dort erfolgt eine mono- oder polysynaptische Umschaltung auf Motoneurone, die über efferente Bahnen den Effektor (z. B. extrafusale Muskulatur) aktivieren. Die zentrale Verarbeitung unterliegt einer supraspinalen Modulation durch absteigende Bahnen und die spinale Information wird über aufsteigende Bahnen an supraspinale Bereiche geleitet.

kleinsten Auslenkungen der Gelenke die Muskellänge konstant halten und Halteleistungen entgegen der Schwerkraft erbringen. Dehnungsreflexe gibt es sowohl in Flexor- (Beuger) als auch in Extensormuskeln.

Im Folgenden sollen zunächst die für den Muskeldehnungsreflex relevanten Rezeptoren (Muskelspindel, Golgi-Sehnenorgan) genauer in ihrem Aufbau, ihrer Funktion und afferenten Verschaltung mit dem Rückenmark näher dargestellt werden. Muskelspindeln und Golgi-Sehnenorgane zählen funktionell zu den Mechanorezeptoren (S. 750).

Muskelspindeln (▸ Abb. 22.4**a**) bestehen aus spindelförmigen Bindegewebskapseln, die 3 bis 10 dünne, 1 bis 3 mm lange, spezialisierte Muskelfasern umschließen. Diese Muskelfasern werden **Intrafusalfasern** (lat. fusus = Spindel) genannt, im Gegensatz zu den **extrafusalen Muskelfasern** der Skelettmuskulatur. Um die mittleren (äquatorialen) Anteile der Intrafusalfasern winden sich spiralförmig die rezeptiven Endigungen der **Muskelspindelafferenzen** (schnell leitende **Ia-Nervenfasern**) (Tab. 3.2) (S. 110). Muskelspindeln liegen **parallel** zur Skelettmuskulatur und messen die **Länge des Muskels**. Adäquater Reiz für die Rezeptorendigungen ist eine Verlängerung der (elastischen) äquatorialen Teile der Intrafusalmuskeln. Daher generieren die Ia-Muskelspindelafferenzen bei passiver Dehnung des Muskels Aktionspotenziale (▸ Abb. 22.4**b** (**1**)). Bei Verkürzung des Muskels, zum Beispiel in Folge einer aktiven Kontraktion, werden die Intrafusalfasern entspannt, und die Afferenzen reduzieren dann ihre Aktionspotenzialrate („**Spindelpause**", ▸ Abb. 22.4**c** (**1**)). Muskelspindeln sind Teil eines komplexen Steuer- und Regelsystems, das den Muskel durch den Dehnungsreflex vor Überdehnung schützt, eine konstante Muskelspannung (Tonus) einstellt bzw. aufrechterhält und durch Zu- und Abschalten von Muskelfasern feine motorische Bewegungen reguliert (Servomechanismus).

Golgi-Sehnenorgane sind Bindegewebskapseln von etwa 1 mm Länge und 0,1 mm Durchmesser, die sich in den Sehnen, nahe der muskulären Ursprungsstelle befinden. Golgi-Sehnenorgane werden von jeweils einer afferenten **Ib-Nervenfaser** (Tab. 3.2) (S. 110) mit mehreren rezeptiven Endigungen versorgt. Jedes Sehnenorgan liegt **seriell** (▸ Abb. 22.4**a**) zu 20 bis 25 Skelettmuskelfasern aus 5 bis 15 motorischen Einheiten, die mit ihren terminalen Sehnen die Kapsel des Sehnenorgans durchdringen und dort mit fächerförmigen Faserbündeln ansetzen. Sehnenorgane sind Dehnungsrezeptoren und messen die **Spannung des Muskels** (Muskelkraft) (S. 158). Bei aktiven Kontraktionen motorischer Einheiten komprimieren die kollagenen Faserbündel die Ib-Terminalen und erregen sie dadurch. Aktiv entwickelte Kräfte werden daher besonders effektiv auf den Rezeptor übertragen (▸ Abb. 22.4**c** (**2**)).

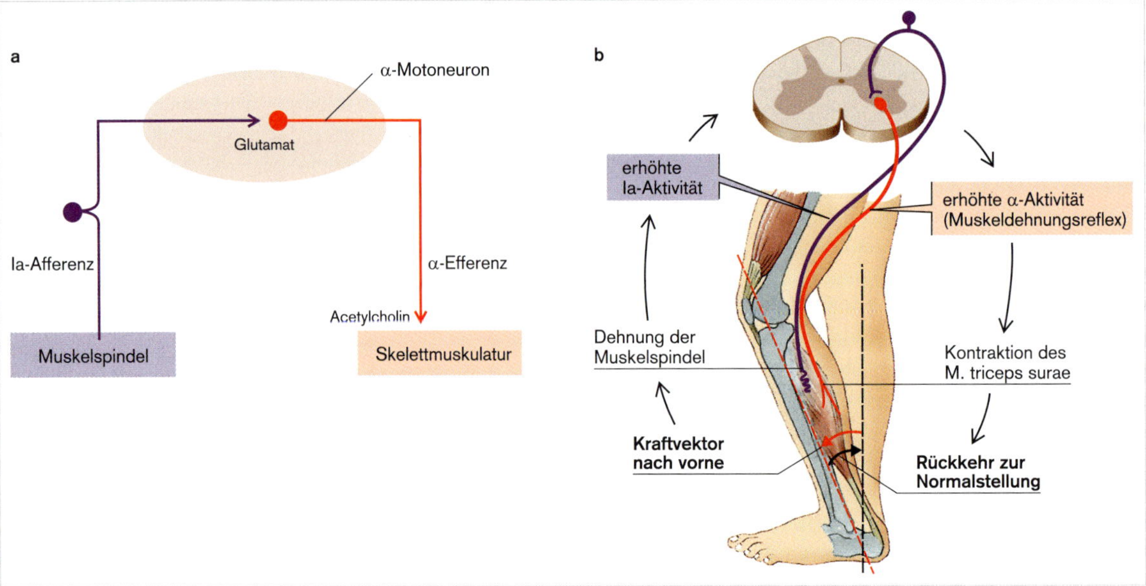

Abb. 22.3 Muskeldehnungsreflex.
a Schematische Darstellung des Muskeldehnungsreflexes mit den beteiligten Strukturen und den an den Synapsen freigesetzten Neurotransmittern (Glutamat an der spinalen Synapse; Acetylcholin an der neuromuskulären Endplatte).
b Schema des längenstabilisierenden Regelkreises.

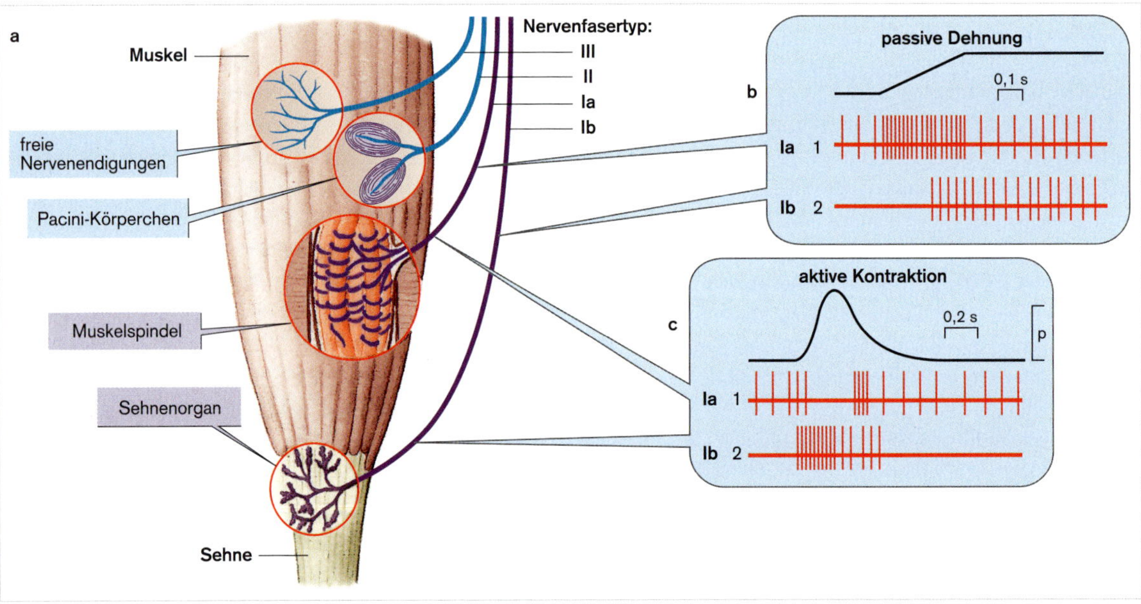

Abb. 22.4 Anatomische Anordnung und Entladungsmuster von Sehnenorgan und Muskelspindel.
a Anordnung verschiedener Rezeptortypen im Muskel. Sehnenorgane (mit Ib-Fasern) liegen seriell zur Arbeitsmuskulatur, Muskelspindeln (mit Ia-Fasern) hingegen parallel. Freie Nervenendigungen und Pacini-Körperchen sind Rezeptoren des somatosensorischen Systems im bindegewebigen Anteil des Muskels.
b Antworten von Muskelspindel (1) und Sehnenorgan (2) bei passiver Dehnung.
c Antworten von Muskelspindel (1) und Sehnenorgan (2) bei aktiver Kontraktion.

Ib-Afferenzen reagieren insofern sogar auf die Kontraktionen einzelner motorischer Einheiten (S. 153). Bei passiver Dehnung des Muskels wird ebenfalls Spannung entwickelt und die Ib-Afferenz aktiviert (▶ Abb. 22.4**b** (**1**)). Passive Dehnung eines Muskels vergrößert seine Spannung und seine Länge; bei aktiven Kontraktionen nimmt die Spannung zu, die Länge jedoch ab. Um das ZNS mit eindeutiger Information zu versorgen, müssen demzufolge die Informationen von den Muskelspindeln und den Golgi-Sehnenorganen simultan erfasst werden.

Muskeldehnungsreflexe haben phasische und tonische Anteile. Die **phasische Komponente** ist eine kurze, starke Reaktion, die durch Reizung der Ia-Rezeptoren bei plötzlicher Dehnung der Muskelspindel auslösbar ist. Die **tonische Komponente** ist weniger stark ausgeprägt, weist eine längere Dauer auf und wird durch passive, relativ langsame Muskeldehnungen über entsprechende Gelenkbewegungen ausgelöst.

Muskeldehnungsreflexe werden in der Klinik routinemäßig zur Diagnose verschiedener neurologischer Erkrankungen überprüft. Schädigungen im Reflexbogen, z. B. durch eine Nervenentzündung (**Neuritis**) oder durch mechanische Schäden, führen zu einer Abschwächung des Muskeldehnungsreflexes. Nach einem **Hirninfarkt** können Muskeleigenreflexe gesteigert sein (**Spastik**). Unter Kenntnis der Umschaltung in den jeweiligen Rückenmarkssegmenten, liefern die Störungen in der Funktion verschiedener Eigenreflexe erste Informationen über den Ort der Läsion. Beim entspannten gesunden Menschen ist die Erregbarkeit spinaler Reflexwege gering, sodass tonische Dehnungsreflexe nicht ausgelöst werden können. Nur bei pathologischer Steigerung des Muskeltonus oder bei Vordepolarisation der beteiligten α-Motoneurone (z. B. bei Halteinnervation) werden sie nachweisbar. Die Verarbeitung von Reflexen in den jeweiligen Rückenmarkssegmenten ist klinisch für die Diagnostik von **spinalen Krankheitsprozessen** von Bedeutung. Bei einer Rückenmarkskompression können segmentale neurologische Störungen auftreten, u. a. eine Hyperreflexie. Eigenreflexe sind relativ eng auf das jeweilige Segment beschränkt und haben damit eine verhältnismäßig hohe klinische Aussagekraft. Eine genaue Kenntnis der Struktur und Funktion des Rückenmarks ist klinisch nicht nur bei der Überprüfung von Reflexen erforderlich, sondern auch bei der Untersuchung von Bandscheibenvorfällen, bei der Lumbalpunktion und der Epidural- oder Spinalanästhesie.

Zusammenfassung Kap. 22.3.1

Das Rückenmark als Reflexzentrum

Reflexe stellen neuronal vermittelte, rasche und **unwillkürliche Reaktionen** des Organismus (z. B. Kontraktion von Skelettmuskel) auf einen **spezifischen Reiz** dar. Reflexe bestehen aus einem peripheren Rezeptor, einer afferenten Bahn, mindestens einem zentralen Neuron im Rückenmark, einer efferenten Bahn und einem Effektor. **Eigenreflexe** werden im Rückenmark häufig monosynaptisch, **Fremdreflexe** hingegen polysynaptisch umgeschaltet. Die einfachste Verschaltung, der monosynaptische Reflexweg, ist die unmittelbare Verbindung von Afferenz und Motoneuron über eine synaptische Verbindung.

Beim **Muskeldehnungsreflex** stammen die Afferenzen von **Mechanorezeptoren** (Muskelspindeln), welche die Muskellänge messen und bei plötzlicher Dehnung über eine Ia-Afferenz ein α-Motoneuron im Rückenmark aktivieren. Über die efferente Bahn (α-Motoneuron) wird eine kurze Kontraktion der Skelettmuskulatur ausgelöst. Informationen über die Muskelspannung werden von Mechanorezeptoren des **Golgi-Sehnenorgans** erfasst und über Ib-Afferenzen zentral weitergeleitet. Muskeldehnungsreflexe weisen neben den phasischen Antworten auf rasche Muskeldehnung auch tonische Komponenten auf, die durch passive, langsame Muskeldehnungen ausgelöst werden können.

Reflexe erfüllen wichtige **physiologische Funktionen**, z. B. bei der Gang- und Stützmotorik, bei vegetativen Reaktionen und für den Schutz vor schädigenden Reizen. In der Klinik werden Reflexe zur **Diagnostik** neurologischer Erkrankungen (z. B. Rückenmarksläsionen, Neuropathien) herangezogen.

22.3.2 Efferenzen der Spinalmotorik

Die Efferenzen der Spinalmotorik sind verschiedene Typen von Motoneuronen, die sich in ihrer Struktur und Funktion unterscheiden.

▶ **α-Motoneurone.** Die in der Lamina VIII und IX lokalisierten (▶ Abb. 22.2a) α-Motoneurone innervieren die (extrafusale) Skelettmuskulatur und stellen gemeinsam mit den von ihnen innervierten Muskeln das Vollzugssystem der Motorik dar. α-Motoneurone sind große (Somadurchmesser bis zu 60 µm) multipolare Neurone mit zahlreichen axonalen Verzweigungen, die nicht nur die **Skelettmuskulatur**, sondern über rekurrente axonale Verbindungen überwiegend Interneurone im Rückenmark innervieren (vgl. Renshaw-Hemmung) (S. 887). Die α-Motoneurone sind im Vorderhorn säulenförmig in Kernen angeordnet und erfüllen auch eine trophische Funktion für die Muskelfasern. Geht ein Motoneuron zugrunde, degenerieren die dazugehörigen Skelettmuskelfasern.

▶ **γ-Motoneurone.** Neben den α-Motoneuronen sind im Vorderhorn multipolare γ-Motoneurone mit Somadurchmessern von 10–30 µm zu finden. Histologisch unterscheiden sich α- und γ-Motoneuronen auch in ihrem Axondurchmesser. α-Motoneurone weisen Axondurchmesser von 10 µm auf und dementsprechend hohe Leitungsgeschwindigkeiten von etwa 60 m/s. Hingegen sind die Axone von γ-Motoneuronen nur 5 µm dünn und leiten Aktionspotenziale mit etwa 30 m/s fort (Tab. 3.2) (S. 110). α- und γ-Motoneurone innervieren darüber hinaus unterschiedliche Anteile der Muskulatur. Während α-Motoneurone die (extrafusale) Skelettmuskulatur innervieren, innervieren γ-Motoneurone die kontraktilen Enden der **Intrafusalfasern** (▶ Abb. 22.5**a**). Da die γ-Motoneurone ausschließlich die intrafusale Muskulatur versorgen, nennt man sie auch **Fusimotoneurone.** Aufgrund ihrer auf die Muskulatur bezogenen, efferenten Natur spricht man auch von **γ-Efferenzen**. Ihre neuromuskulären Synapsen setzen an den quergestreiften, kontraktilen Außenzonen der Intrafusalfasern an (▶ Abb. 22.5**a**). Bei Entladungen der γ-Fasern kontrahieren sich die Außenzonen der Intrafusalfasern; damit wird die Äquatorialzone gedehnt, die Muskelspindel überschwellig depolarisiert und die Ia-Fasern senden Aktionspotenziale über das Hinterhorn des Rückenmarks an die α-Motoneurone. Dadurch wird eine Kontraktion der Skelettmuskelfasern ausgelöst, wodurch wiederum die Muskelspindel und damit auch der mittlere Teil der Muskelspindelfasern verkürzt wird („**Spindelschleife**“). Ia-Spindelafferenzen können also sowohl durch passive Muskeldehnung als auch durch Impulse von γ-Motoneuronen erregt werden. Über diesen Weg kann auch die Erregbarkeit der α-Motoneurone erhöht werden.

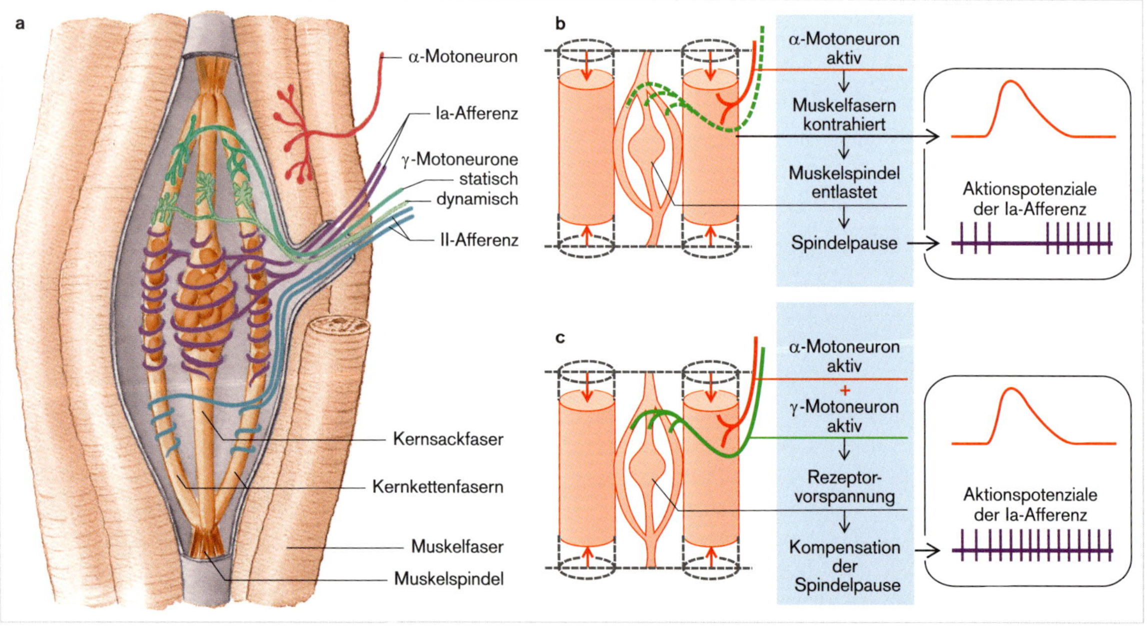

Abb. 22.5 Fusimotorische Innervation der Muskelspindel.

a Anatomische Anordnung von Intrafusalfasern, Afferenzen und Efferenzen. Rezeptorendigungen in der Mitte, Endigungen der γ-Axone mehr lateral an den Intrafusalfasern. Zwei Typen von γ-Axonen (dynamisch bzw. statisch wirksam).

b Entlastung der Muskelspindel mit Aufhören der Entladungen (Spindelpause) bei reiner α-Aktivität.

c Überbrückung der Spindelpause durch zusätzliche γ-Aktivität.

► **α-γ-Koaktivierung.** Bei alleiniger Aktivität der α-Motoneurone und ohne gleichzeitige Aktivierung der γ-Motoneurone werden die Ia-Spindelafferenzen bei Muskelverkürzung entlastet (► Abb. 22.4**c** (**1**), ► Abb. 22.5**b**). Während dieser **„Spindelpause"** erschlafft der mittlere Teil der Muskelspindel und Längenänderungen des Muskels können nicht erfasst werden. Der Dehnungsrezeptor ist in diesem Moment inaktiv. Wenn aber γ-Motoneurone gleichzeitig mit den α-Motoneuronen entladen (α-γ-Koaktivierung), führt dies während der Skelettmuskelverkürzung zu einer gleichzeitigen Kontraktion der polaren Abschnitte der Intrafusalfasern und damit zur **Rezeptorvorspannung**. Diese gleichzeitige exzitatorische Aktivierung von α- und γ-Motoneuronen wird über absteigende supraspinale Projektionen, wie dem Tractus corticospinalis, vermittelt und erfolgt über glutamaterge Synapsen. Die γ-Motoneurone weisen kleinere Zellkörper als α-Motoneurone auf und sind entsprechend leichter aktivierbar (Größenprinzip) (S. 885). Je nach Umfang der γ-Aktivität kann so die Spindelpause mehr oder weniger kompensiert werden (► Abb. 22.5**c**). Mit Hilfe der γ-Motoneurone kann also die Empfindlichkeit der Längenrezeptoren auch während Kontraktionen der Skelettmuskelfasern erhalten bleiben. Messungen an einem größeren Spektrum natürlicher Bewegungen haben gezeigt, dass der Grad der α-γ-Koppelung aufgabenbezogen variieren kann. Zur Mitaktivierung des γ-Systems kommt es bevorzugt bei langsamen, weniger bei raschen Bewegungen. Offenbar existiert eine α-γ-Balance, die funktionsabhängig variiert wird. Dies gilt auch für langsame Präzisionsbewegungen, die oftmals durch stabilisierende Aktivität in Antagonisten mit kontrolliert werden und die volle Präzision der Spindelkontrolle benötigen. Rasche, sog. ballistische Bewegungen hingegen sind komplett vorprogrammiert und laufen so schnell ab, dass eine α-γ-Balance wegen der benötigten Laufzeit zu spät wirkt und keinen sinnvollen Beitrag liefern könnte. Da γ-Motoneurone sowohl motorische Einheiten bilden als auch Muskelspindeln innervieren, stellen sie den Extremfall einer strikten α-γ-Kopplung dar (**Skeletofusimotoneurone**).

Die Intrafusalfasern werden anhand der Anordnung ihrer Zellkerne in Kernsackfasern oder Kernkettenfasern unterteilt (► Abb. 22.5**a**). Bestimmte γ-Motoneurone greifen vorwiegend an Kernsackfasern an und erhöhen die Empfindlichkeit der Spindel für dynamische Prozesse (**dynamische γ-Motoneurone**). Andere innervieren vorwiegend Kernkettenfasern und erhöhen die statischen Messfunktionen (**statische γ-Axone**). Die unterschiedlichen Wirkungen beruhen vor allem darauf, dass die Kernsack- und Kernkettenfasern unterschiedliche kontraktile und elastische Eigenschaften besitzen. Im Endeffekt kann das ZNS die Empfindlichkeit der Messfühler für absolute Muskellänge und für Längenänderungen separat regulieren. Neben α- und γ-Motoneuronen existiert mit den **β-Motoneuronen** eine dritte, phylogenetisch alte Zellpopulation. β-Motoneurone projizieren auf extra- und intrafusale Muskelfasern und ähneln in ihrer Struktur und ihren physiologischen Eigenschaften den α-Motoneuronen. Im Gegensatz zur differenzierten γ-Innervation der Muskelspindeln, ist die β-Innervation sehr strikt und rigide. Die genaue Funktion der β-Motoneurone ist jedoch noch nicht geklärt. Die Kernkettenfasern besitzen neben der Ia-Afferenz eine weitere sensible Innervation (► Abb. 22.5**a**). **Typ-II-Afferenzen**, die auch sekundäre Muskelspindelafferenzen oder sekundär sensible Endigungen genannt werden, innervieren die peripheren Bereiche der Kernkettenfasern und messen wie die Typ-Ia-Fasern die Muskellänge. Typ-II-Afferenzen der Beinmuskeln aktivieren über Interneurone ipsilateral insbesondere die Flexoren und besitzen eine höhere Reizschwelle als die der Ia-Afferenzen.

Physiologische Kontraktionseinheit ist nicht die einzelne Muskelfaser, sondern die motorische Einheit (S. 153). Darunter versteht man die funktionelle Einheit von α-Motoneuron, dessen Axon und die innervierten Muskelfasern. Die motorische Einheit ist groß für Muskeln, die undifferenzierte Tätigkeiten erfüllen müssen (bis zu 5000 Muskelfasern für M. glutaeus maximus) und klein für Muskeln mit fein regulierter Kontraktionskraft (5–10 Muskelfasern für äußere Augenmuskeln). Die Kraftentwicklung (Kontraktionsstärke) eines Muskels wird durch die Anzahl der aktivierten („rekrutierten") motorischen Einheiten und deren Eigenschaften bestimmt: Je höher die willkürliche Anspannung des Muskels, desto mehr motorische Einheiten werden innerviert und kontrahieren.

Auch motorische Einheiten sind funktionell inhomogen. In unterschiedlichen Verhältnissen bauen sie die Skelettmuskeln auf. Man unterscheidet langsam kontrahierende Einheiten (**Typ S**, **s**low) von schnellen, nicht ermüdbaren (**Typ FR**, **f**atigue-**r**esistant) und schnellen, ermüdbaren (**Typ FF**, **f**ast-**f**atigable). S-Einheiten werden bei Haltefunktionen bzw. Ausdauerleistungen eingesetzt, FF-Einheiten hingegen, wenn es um Schnellkraft und ballistische Bewegungen geht. FR-Einheiten werden dann wichtig, wenn bei einer kräftigen Kontraktion die Durchblutung mechanisch so stark gedrosselt wird, dass der anaerobe Stoffwechsel in Anspruch genommen werden muss.

Zytochemische, stoffwechselbestimmende Charakteristika der Muskelfasern entsprechen den kontraktilen Funktionsunterschieden (► Tab. 22.1; Muskelfasertypen). Der myoglobinreiche und daher rote Typ S (zytochemisch Typ I) ist enzymatisch auf die Ausnutzung von oxidativen Stoffwechselprozessen ausgerichtet; FF-Einheiten (zytochemisch Typ II B) hingegen auf die anaerobe Glykolyse. Sie enthalten wenig Myoglobin und Mitochondrien und erscheinen daher weiß. FR-Fasern nehmen eine Mittelstellung ein.

Tab. 22.1 Eigenschaften motorischer Einheiten. Das Motoneuron induziert die Enzymeigenschaften der Muskelfasern der motorischen Einheit. Davon hängen ab: Kontraktionszeit (Myosin-ATPase), Ermüdungsresistenz (oxidative Enzyme) und Ausmaß kurzdauernder Kraftentwicklung in Abwesenheit von O_2 (glykolytische Enzyme). Physiologische und biochemische Eigenschaften sind einander angepasst, d. h. S, FR und FF entsprechen I, II A bzw. II B.

Parameter	Einteilung		
α-Motoneurone			
Zellgröße	klein	mittel	groß
monosynaptischer Ia-Eingang	kräftig	mittel	schwächer
Rekrutierungsschwelle	niedrig	mittel	hoch
Entladungsverhalten im Muskeldehnungsreflex	tonisch	phasisch/ tonisch	phasisch
Motorische Einheiten			
Typ	S	FR	FF
Zuckung	langsam	schnell	schnell
Ermüdbarkeit	sehr gering	gering	groß
Zytochemie der Muskelfaser			
Typ	I	II A	II B
Myosin-ATPase Aktivität	niedrig	hoch	hoch
Stoffwechsel	aerob	aerob und anaerob	anaerob

Die Zytochemie der Muskelfasern ist diagnostisch bei Muskelerkrankungen (**Myopathien**) wichtig und wird mittels einer Muskelbiopsie untersucht. Typ-I-Fasern sind überwiegend bei metabolischen Störungen betroffen, Typ-II-Fasern eher bei degenerativen (**Muskeldystrophien**) oder entzündlichen (**Myositiden**) Erkrankungen.

Untersucht man, wie α-Motoneurone reflektorisch auf längerdauernde Muskeldehnung antworten, so findet man in einem weiten Spektrum zwei extreme Reaktionstypen. **α-Motoneurone mit tonischem Entladungscharakter** bilden vorwiegend langsam kontrahierende motorische Einheiten vom Typ S, die wegen besonders intensiver Ia-Verbindungen mit niedriger Schwelle aktiviert werden (▸ Tab. 22.1) und sich schon bei niedriger Entladungsfrequenz tetanisch kontrahieren. Damit steht dem Körper ein empfindliches System für die Stützmotorik zur Verfügung. Wegen der niedrigen Schwelle kann dieses System auch für Feinbewegungen eingesetzt werden. Andererseits werden rasch kontrahierende Einheiten der **phasisch reagierenden α-Motoneurone** (▸ Tab. 22.1) zusätzlich, und dann mit höheren Entladungsfrequenzen, bei dynamischen Vorgängen, z. B. raschen Zielbewegungen, eingesetzt. Tonische bzw. phasische Erregungseigenschaften sind nicht unveränderlich festgelegt, sondern durch Einsatz supraspinaler und segmentaler Einflüsse variabel. Haltungs- und Bewegungsmotorik sind demnach nicht ohne weiteres voneinander trennbar.

Die Aktivierung einer motorischen Einheit löst im Skelettmuskel eine **Einzelzuckung** aus (Alles-oder-Nichts-Verhalten), d. h. eine Kontraktion mit nachfolgender Erschlaffung des Muskels. Der Zeitverlauf der Einzelkontraktion ist bei verschiedenen Skelettmuskeln unterschiedlich. Im Falle der äußeren Augenmuskeln beträgt die Anstiegszeit bis zum Maximum der Kontraktion nur 5–10 ms, beim M. gastrocnemius 25–40 ms und beim M. soleus etwa 100 ms. Diese Differenzen beruhen auf prozentual unterschiedlichen Anteilen rascher bzw. langsamer motorischer Einheiten. Beispielsweise hat der M. soleus als physiologischer **Streckmuskel** am Unterschenkel einen hohen Anteil an S-Einheiten; dies prädestiniert ihn für Dauerleistungen (Haltemuskel entgegen der Schwerkraft).

Physiologisch ist die **Kraft eines Muskels** fein und praktisch stufenlos regulierbar. Dies wird durch zwei sich ergänzende Mechanismen erreicht:

1. Eine gegebene motorische Einheit wird bei zunehmender Kraftentfaltung mit **steigender Frequenz** aktiviert. Dadurch kommt es zu einer vermehrten Überlagerung von Einzelzuckungen (**Summation**) (S. 157) und damit

immer gleichmäßigerer Kontraktion. Langsame Einheiten erreichen im Gegensatz zu schnellen Einheiten eine gleichmäßige Kontraktion mit niedrigeren Entladungsfrequenzen.

2. Mit wachsender Kraftentwicklung wird eine **zunehmende Zahl** motorischer Einheiten aktiviert (**Rekrutierung**) (S. 157). Dabei gilt ein Größenprinzip: je kleiner der Zellkörper eines Motoneurons (▶ Tab. 22.1), desto eher wird es rekrutiert. Kleinere Motoneurone weisen größere Membranwiderstände auf, sodass nach dem Ohm´schen Gesetz (U = R · I) bei einem synaptischen Eingang mit gleicher Stromstärke bei kleineren Motoneuronen eine größere postsynaptische Membrandepolarisation erreicht wird. Die Rekrutierung motorischer Einheiten unterliegt jedoch auch dem Einfluss supraspinaler Eingänge. Eine physiologische Bewegung (z. B. Ergreifen eines Gegenstandes) bedeutet mehr als den Einsatz bestimmter motorischer Einheiten. Sie erfordert das geordnete und komplexe Zusammenspiel zahlreicher Muskeln und Muskelgruppen und sensomotorische Interaktionen. Bestimmte Motoneurone werden aktiviert, andere müssen während der Bewegung gehemmt werden.

22.3.3 Spinale Reflexbögen und Rhythmusgeneratoren

▶ **Funktion der Interneurone im Rückenmark.** Neben Motoneuronen existieren im Rückenmark hemmende und erregende Interneurone, die eine zentrale Rolle für die Vermittlung von wichtigen spinalen Funktionen spielen. Das Verhältnis von Motoneuronen zu Interneuronen im Rückenmark beträgt etwa 1:30. In der Tat kontaktieren nahezu alle supraspinalen Eingänge die α-Motoneurone indirekt über die Interneurone. Auch für die Abstimmung spinaler Reflexe sind die Interneurone von grundlegender Bedeutung. Die Funktion des Muskeldehnungsreflexes mit Rückführung eines Gelenks auf die Ausgangsposition verdeutlicht die Funktion der Interneurone (▶ Abb. 22.6**a**). Bei Auslenkung des Gelenks und resultierender Streckung der betroffenen Muskulatur aktivieren die Ia-Afferenzen der Muskelspindeln die α-Motoneurone zu den homonymen und synergistischen Muskeln, z. B. den Streckern (vgl. ▶ Abb. 22.3). Dabei erfolgt die Aktivierung nicht nur monosynaptisch sondern auch polysynaptisch über zwischengeschaltete **exzitatorische Interneurone**. Gleichzeitig bewirkt die Aktivität der Ia-Afferenzen über zwischengeschaltete **inhibitorische Interneurone** eine Hemmung der funktionell antagonistischen Muskeln, in diesem Beispiel der Beuger (▶ Abb. 22.6**a**). In der Konsequenz wird das Gelenk auf die Ausgangsstellung zurück geführt. Funktionell bedeutet dies, dass mit Aktivierung der Spindelafferenz Agonisten monosynaptisch gefördert und deren Antagonisten gehemmt werden (antagonistische oder **reziproke Hemmung**). Wichtig ist die reziproke Hemmung bei alternierenden Bewegungen (z. B. Wechsel von Flexion und Extension). In diesen Fällen kann sie dazu beitragen, dass keine bremsenden Dehnungsreflexe im Antagonisten entstehen (der ja durch die Kontraktion des Agonisten gedehnt wird; Bremswirkung der Skelettmuskulatur). Bei Willkürbewegungen ist durch die α-γ-Koaktivierung die reziproke Hemmung mit den Ia-Interneuronen automatisch angekoppelt. Der Transmitter der exzitatorischen Interneurone ist mit hoher Wahrscheinlichkeit **Glutamat**. Von den inhibitorischen Interneuronen wird vorwiegend der Transmitter **Glycin** freigesetzt.

Bei **spastischen Lähmungen** scheint die reziproke Hemmung abgeschwächt zu sein, sodass Willkürbewegungen mit interferierenden Dehnungsreflexen in Antagonisten einhergehen. Die reziproke Hemmung ist vermutlich der einzige Reflexmechanismus, der sowohl bei zerebraler Schädigung (z. B. **Hirninfarkt**) als auch bei spinaler Läsion gestört ist.

▶ **Funktion der Golgi-Sehnenorgane.** Auch die Funktion der Golgi-Sehnenorgane wird über spinale Interneurone vermittelt. Die **Ib-Afferenzen** der Golgi-Sehnenorgane besitzen keine monosynaptischen Verbindungen zu α-Motoneuronen, sondern hemmen über vermutlich glyzinerge Interneurone agonistische α-Motoneurone (**autogene Hemmung**) oder erregen über glutamaterge Interneurone antagonistische α-Motoneurone (▶ Abb. 22.6**b**). Diesem Reflexweg kann man eine spannungsstabilisierende Funktion zuschreiben: Erhöhung der Muskelspannung bei Kontraktionen führt zur Aktivierung von Sehnenorganen, deren Entladung eine Hemmung der agonistischen Motoneurone und damit ein Nachlassen der Spannung verursacht. Bei aktiver Muskelkontraktion werden Sehnenorgane schon von einzelnen motorischen Einheiten rekrutiert. Daher ist es wahrscheinlich, dass das Ib-System ähnlich wie die Ia-Afferenz feinmotorische Funktionen erfüllt. Das Ib-System spielt eine wichtige Rolle bei der **Lokomotion**, insbesondere bei der Einleitung und Aufrechterhaltung der **Standphase**. Ein Lokomotionsgenerator im Rückenmark baut die für das Gehen und Laufen erforderlichen regelmäßigen Stand- und Schwungbewegungen auf (s. u., Spinale Rhythmusgeneratoren). Die Ib-Afferenzen der Extensoren kommen am Ende der Standphase ins Spiel. Ihre asymmetrisch verteilten Wirkungen tragen dazu bei, dass die Standphase (Ex-

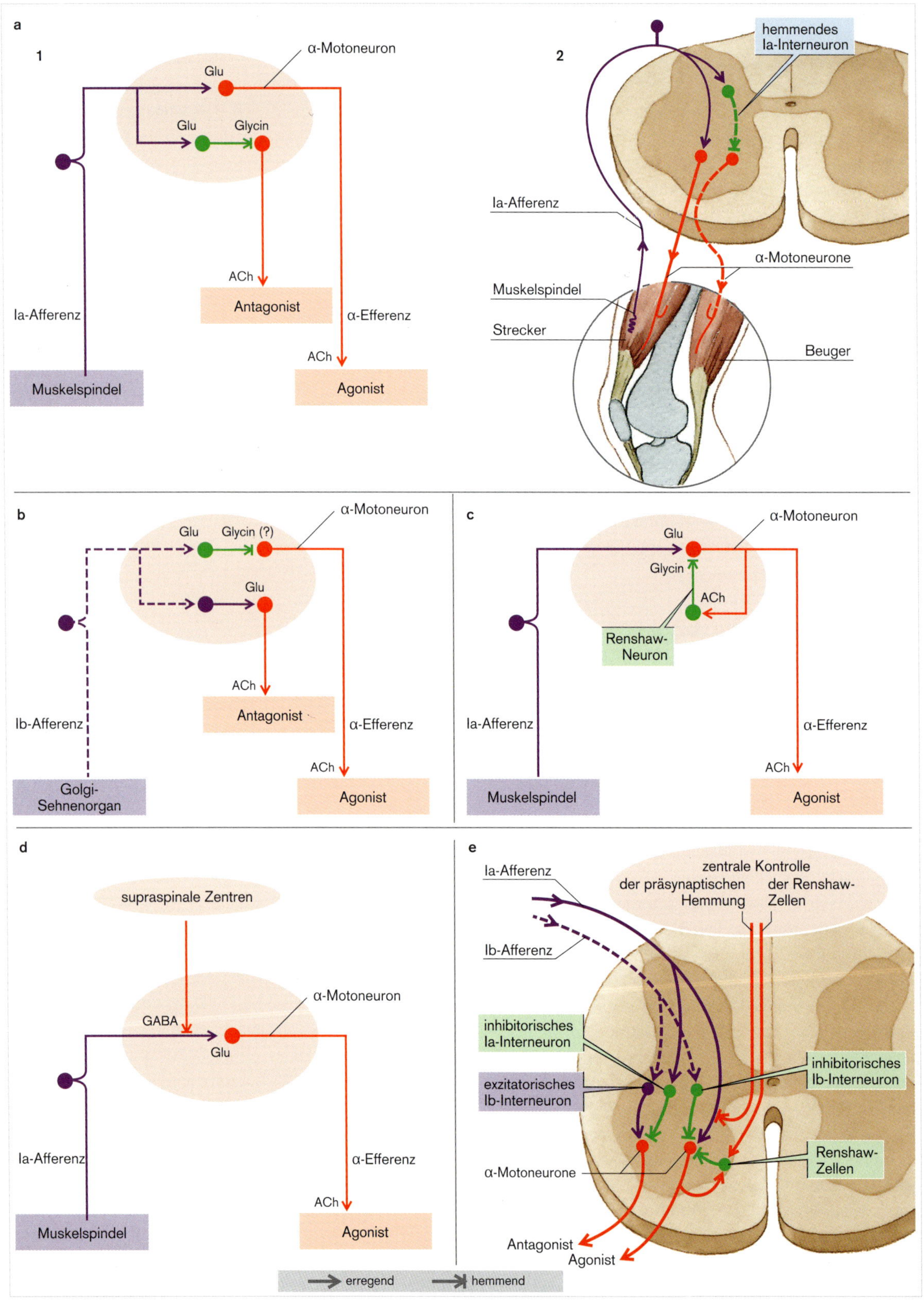
a
1
α-Motoneuron
Glu
Glu
Glycin
ACh
Antagonist
Ia-Afferenz
α-Efferenz
ACh
Muskelspindel
Agonist
2
hemmendes
Ia-Interneuron
Ia-Afferenz
α-Motoneurone
Muskelspindel
Strecker
Beuger
b
α-Motoneuron
Glu
Glycin (?)
Glu
ACh
Antagonist
Ib-Afferenz
α-Efferenz
ACh
Golgi-
Sehnenorgan
Agonist
c
α-Motoneuron
Glu
Glycin
ACh
Renshaw-
Neuron
Ia-Afferenz
α-Efferenz
ACh
Muskelspindel
Agonist
d
supraspinale Zentren
α-Motoneuron
GABA
Glu
Ia-Afferenz
α-Efferenz
ACh
Muskelspindel
Agonist
e
Ia-Afferenz
zentrale Kontrolle
der präsynaptischen
Hemmung
der Renshaw-
Zellen
Ib-Afferenz
inhibitorisches
Ia-Interneuron
exzitatorisches
Ib-Interneuron
inhibitorisches
Ib-Interneuron
Renshaw-
Zellen
α-Motoneurone
Antagonist
Agonist
erregend
hemmend

Abb. 22.6 Hemmung im Rückenmark. Schematische Darstellung der reziproken (antagonistischen) Hemmung (**a**), autogenen Hemmung (**b**), Renshaw-Hemmung (**c**) und präsynaptischen Hemmung (**d**) mit den jeweils beteiligten Strukturen und den an den Synapsen freigesetzten Neurotransmittern.
a Die reziproke Hemmung des antagonistischen Motoneurons erfolgt über ein inhibitorisches Ia-Interneuron (disynaptische Verbindung)
b Ib-Afferenzen der Golgi-Sehnenorgane hemmen über inhibitorische Ib-Interneurone den Agonisten (Selbsthemmung) und erregen über exzitatorische Ib-Interneurone den Antagonisten.
c Renshaw-Zellen werden von alpha-Motoneuronen aktiviert und hemmen diese rückläufig.
d Bei der präsynaptischen Hemmung wird der afferente Eingang an den Terminalen inhibiert.
e Verschaltungen über inhibitorische und exzitatorische Interneurone. Präsynaptische Hemmung und Renshaw-Zellen werden supraspinal kontrolliert.

tension) beendet und die Schwungphase (Flexion des Beins) eingeleitet wird.

▸ **Renshaw-Hemmung.** Von der Art der Verschaltung sind die bisher besprochenen Typen der Hemmung als **Vorwärtshemmung** einzuordnen, da sie vorwärtsgerichtet die Aktivität der α-Motoneurone beeinflussen. Darüber hinaus erregen rekurrente Axonkollateralen von α-Motoneuronen über cholinerge Synapsen hemmende Interneurone im Vorderhorn, die dann in Form einer **Rückwärtshemmung** über eine inhibitorische Synapse auf die Motoneurone rückprojizieren, von denen sie aktiviert wurden (**rekurrente Hemmung**) (▸ Abb. 22.6**c**). Diese Form der Inhibition wird nach dem Neurophysiologen Birdsey Renshaw auch als **Renshaw-Hemmung** bezeichnet. Der von den Renshaw-Zellen freigesetzte Neurotransmitter ist Glycin, in einer Subpopulation von Neuronen möglicherweise auch GABA. Die Renshaw-Hemmung findet man vor allem innerhalb einer funktionellen Gruppe von Motoneuronen. Über die rekurrenten Axonkollateralen der Motoneurone werden die Renshaw-Zellen aktiviert und wirken hemmend auf dieselben Motoneurone zurück. Die primäre Funktion der Renshaw-Zellen besteht demzufolge darin, eine überschießende Antwort der Motoneurone auf einen Reiz zu verhindern. Wie die anderen Populationen der Interneurone stehen auch die Renshaw-Zellen unter Kontrolle deszendierender Bahnen aus supraspinalen Zentren (▸ Abb. 22.6**e**). Mit ihrer Hilfe kann die Muskelkraft an funktionell unterschiedliche Erfordernisse angepasst werden. Zentrale Aktivierung der Renshaw-Zellen bedeutet vermehrte Hemmung des motorischen Ausgangs. In dieser Situation werden nur geringe Kräfte entwickelt, welche aber fein abgestimmt werden können. Bei Hemmung der Renshaw-Zellen kann umgekehrt der Ausgang wesentlich größere Kräfte produzieren.

Eine Beeinträchtigung der Renshaw-Hemmung führt zu erhöhter motorischer Aktivitätsbereitschaft und äußert sich durch überschießende Reflexe schon bei kleinsten Reizen, z. B. im Rahmen einer **Tetanuserkrankung** (S. 117). Es gibt auch Hinweise, dass bei spastischen Lähmungen die Fähigkeit verloren gegangen ist, die Renshaw-Hemmung absteigend zu modulieren. Das Pflanzenalkaloid **Strychnin** wirkt als kompetitiver Antagonist von Glycinrezeptoren (S. 121). Dieses Toxin unterdrückt somit auch die Wirkung von glyzinergen Interneuronen im Rückenmark (Beeinträchtigung der Renshaw-Hemmung, vermutlich auch der autogenen und antagonistischen reziproken Hemmung). Bei einer Strychninvergiftung entstehen tonische Kontraktionen der gesamten Skelettmuskulatur, die durch kleinste taktile oder akustische Reize ausgelöst werden können. Die durch die tonische Kontraktion entstandene Muskelzellschädigung und die daraus resultierende **Myoglobinurie** können ein **akutes Nierenversagen** verursachen. Der Tod tritt durch **Atemlähmung** und **Hyperthermie** ein. Der Einsatz von Strychnin zur Schädlingsbekämpfung ist mittlerweile in den meisten Ländern verboten. Strychnin wurde in Verschnitten illegaler psychoaktiver Substanzen wie Heroin oder Kokain und in „Ecstasy“-Tabletten nachgewiesen.

Die inhibitorischen Interneurone im Rückenmark setzen GABA oder Glycin als Neurotransmitter frei. Im Jahre 1998 konnte der damals in Freiburg tätige Physiologe Peter Jonas gemeinsam mit seinen Kollegen Josef Bischofberger und Jürgen Sandkühler zeigen, dass inhibitorische Interneurone auch beide Transmitter gleichzeitig freisetzen können und so funktionell unterschiedliche Glycin- oder GABA-Rezeptoren an den postsynaptischen Motoneuronen aktivieren. Es handelt sich also hier um eine Ko-Freisetzung von zwei klassischen Neurotransmittern.

Die **präsynaptische Hemmung** stellt einen komplexen und wirkungsvollen Mechanismus dar, um zentral die Motorik gezielt zu beeinflussen (▸ Abb. 22.6**d**). Deszendierende Bahnen innervieren die präsynaptischen Endigungen der Ia-Fasern. An dieser axo-axonalen Synapse wird GABA freigesetzt und löst an der Ia-Präsynapse eine Membrandepolarisation aus, die auch als **primäre afferente Depolarisation** bezeichnet wird. Über die absteigenden Bahnen können gezielt einzelne synaptische Eingänge präsynaptisch inhibiert werden, ohne dass die Erregbarkeit des postsynaptischen α-Motoneurons beeinflusst wird.

Pathophysiologisch gibt es Hinweise, dass die präsynaptische Hemmung beim **spinalen Schock** gesteigert und bei der **Spastik** herabgesetzt ist.

Diese primär afferente Depolarisation wird über einen **Ausstrom von Chlorid-Ionen** vermittelt, da in der präsynaptischen Endigung eine relativ hohe Chloridkonzentration vorherrscht. Die GABA-vermittelte Depolarisation unterscheidet sich also grundlegend von der üblichen Inhibition, die über den **Einstrom von Chlorid-Ionen** (synaptische Wechselwirkungen) (S. 119) vermittelt wird. Durch die Depolarisation der Präsynapse werden spannungsgesteuerte Natrium-Kanäle und Calcium-Kanäle inaktiviert, sodass die Fortleitung eines Aktionspotenzials bzw. die präsynaptische Transmitterfreisetzung an der Ia-Afferenz gehemmt wird.

▸ **Polysynaptische Reflexe.** Neben den bisher besprochenen erregenden und hemmenden synaptischen Verbindungen auf Rückenmarksebene existieren Reflexwege, die über längere Ketten von Interneuronen und über mehrere Rückenmarksegmente laufen (▸ Abb. 22.7a). Bekanntestes Beispiel eines derartigen **polysynaptischen Reflexes** ist der ipsilaterale **Beugereflex.** Dieser Fremdreflex wird durch Erregung von Afferenzen der Gruppen II, III und IV ausgelöst (Tab. 3.2) (S. 110), die überwiegend von Thermo-, Nozi- und hochschwelligen Mechanorezeptoren stammen. Die Reflexantwort besteht aus einer geordneten Abfolge von Kontraktionen mehrerer Beugemuskeln an mehreren Gelenken, die zur Beugebewegung zum Beispiel einer ganzen Extremität führt. Dieser Reflex, der u. a. durch schmerzhafte Reize ausgelöst werden kann, ist ein Schutzmechanismus, da er die Entfernung

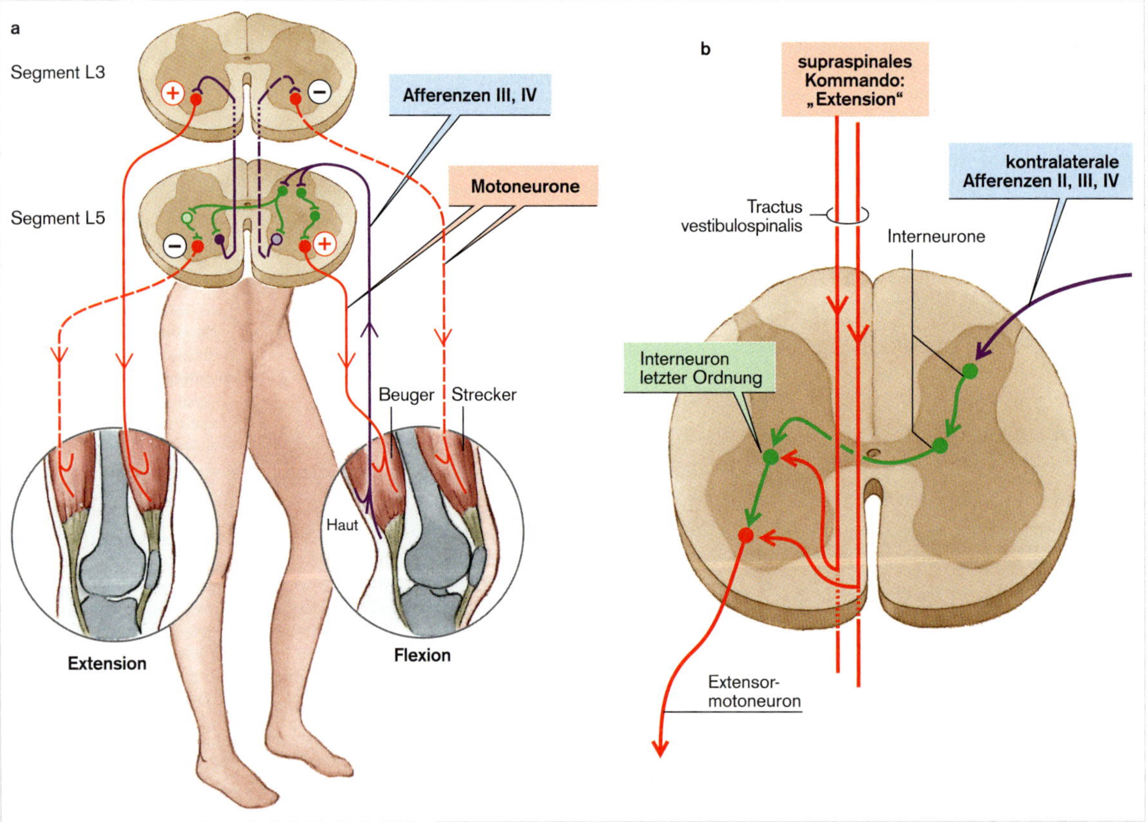

Abb. 22.7 Verschaltung von Beugereflex und gekreuztem Streckreflex.

a Polysynaptisches Muster mit Aktivierung von Flexoren ipsilateral und von Extensoren kontralateral bei Reizung von Afferenzen der Gruppen III und IV.

b Konvergenz erregender Zuströme vom Tractus vestibulospinalis und von kontralateralen Afferenzen auf ein vor dem Extensormotoneuron liegendes Interneuron (Interneurone letzter Ordnung, auch Bestandteil des gekreuzten Streckreflexes).

eines bedrohten Körperteils von der Noxe oder eine Fluchtbewegung ermöglicht. Das Ausmaß der Beugung ist von der Stärke des Reizes abhängig. Für eine koordinierte Fluchtbewegung ist wichtig, dass der Beugereflex ein reziprokes Muster erkennen lässt, d. h. dass während der Beugung die Strecker ipsilateral gehemmt werden. Darüber hinaus erfasst ein umgekehrt reziprokes Muster auch die Gegenseite: Kontralateral werden die Strecker aktiviert und die Beuger gehemmt (**gekreuzter Streckreflex**). Damit kann – funktionell mit der Beugebewegung abgestimmt – der Rumpf über das gegenseitige Bein abgestützt werden. Wird der **Beuge-gekreuzte Streckreflex** durch Mechanoafferenzen der Fasergruppen III und IV ausgelöst, erhalten die Reflexmuster besondere Bedeutung für die Gangmotorik und Laufbewegungen (Lokomotion, s. u.).

Neben dem Beugereflex gibt es eine große Zahl weiterer polysynaptischer Reflexe (z. B. Bauchhaut-, Husten-, Nies-, Schluck-, Saugreflex). Auch Reflexe im vegetativen Nervensystem können durch somatische Afferenzen ausgelöst werden (somatovegetative Reflexe, z. B. Erhöhung der Herzfrequenz bei Schmerzreizen). Polysynaptische Reflexe zeigen oft ausgeprägte **Summation** (erst mehrere, einzeln unterschwellige Reize führen zum Reflexerfolg; die Reflexzeit verkürzt sich bei weiteren Reizen), aber auch **Habituation** (Verminderung der Reflexantwort bei gleichförmigen, aufeinanderfolgenden Reizen). Diese Eigenschaften erklären sich durch räumliche und zeitliche Summation an den zahlreichen erregenden bzw. hemmenden Interneuronen.

▶ **Multisensorische Konvergenz im Rückenmark.** Das Prinzip der spinalen multisensorischen Konvergenz erläutert ▶ Abb. 22.7b am Beispiel des gekreuzten Streckreflexes. Ein absteigendes Kommando „Abstützen des nicht gebeugten Beins“ aktiviert über den Tractus vestibulospinalis die Extensormotoneurone des Beins. Die gleichzeitige Beugung des kontralateralen Beins ruft Entladungen in Mechanoafferenzen hervor, die die absteigende Erregung am Interneuron unterstützen. Die multisensorische Konvergenz macht deutlich, warum es von Vorteil ist, dass das Bewegungsmuster des Beugereflexes nicht nur nozizeptiv, sondern auch durch Mechanoafferenzen der Fasergruppen II, III, IV ausgelöst werden kann. Alle Afferenzen konvergieren auf Interneurone, die Bestandteil der Beugereflexverschaltung sind. Damit kann ein und derselbe interneuronale Baustein einmal für nozizeptive Reflexe und zum anderen für Willkürbewegungen und Lokomotion benutzt werden.

▶ **Spinale Rhythmusgeneratoren.** Das Rückenmark vermittelt nicht nur Reflexe, sondern besitzt eine zentrale Funktion auch bei der Fortbewegung des Körpers in Form von rhythmischem Gehen, Laufen oder Schwimmen (▶ Abb. 22.8a). Aus tierexperimentellen Untersuchungen, nachfolgend auch durch Studien am Menschen, ist bekannt, dass spinale Verschaltungen in der Lage sind, rhythmische Aktivitätsmuster zu erzeugen (Rhythmusgenerator, „*central pattern generator*“). Spinale Rhythmusgeneratoren lösen auf äußere Reize hin eine komplexe Muskelaktivierung aus. So kann zum Beispiel bei Neugeborenen die Berührung der Fußsohlen Schreitbewegungen der Beine auslösen (**Schreitreflex**). Jede Extremität hat als Teil des Rhythmusgenerators ein Zentrum bzw. Halbzentrum, das mit den Zentren der anderen Extremitäten wechselseitig und variabel verbunden ist. Neuronales Element ist wahrscheinlich die Verschaltung des Beugereflexes, die eine geordnete Kontraktion aller Beugemuskeln einer Extremität ermöglicht und als gekreuzter Streckreflex eine Streckbewegung auf der Gegenseite. Zum einen hat der Beugereflex die oben erläuterte nozizeptive Funktion, zum anderen ist er aber auch Bestandteil des spinalen Rhythmusgenerators.

Der Ort und die Funktionsweise der Lokomotionszentren im Rückenmark sind noch nicht vollständig aufgeklärt. Aus tierexperimentellen Untersuchungen ist bekannt, dass beim Säugetier eine Fortbewegung (Schreiten) auf Rückenmarkebene möglich ist: Nach einer kompletten Rückenmarkläsion kann eine erwachsene Katze oder Ratte so trainiert werden, dass sie wieder ein Bewegungsmuster entwickelt, das in vielen Aspekten dem des intakten Tieres gleicht. Im Rahmen der neurologischen Rehabilitation hat man sich in letzter Zeit den spinalen Komponenten der Lokomotion zugewandt. Im Vergleich zur rückenmarkverletzten Katze zeigen paraplegische Personen üblicherweise keine lokomotionsähnliche Aktivität. Dies wurde auf eine beim Menschen **größere Dominanz der motorischen Zentren des Gehirns** über das Rückenmark zurückgeführt. Trotzdem konnten auch bei paraplegischen Menschen unter bestimmten Bedingungen gewisse Formen einer vom Rückenmark koordinierten, rhythmischen Aktivität hervorgerufen werden. Bei Menschen mit Querschnittlähmung, die auf ein Laufband gestellt und deren Körper durch Gurte unterstützt werden, können durch das sich bewegende Laufband koordinierte Schreitbewegungen ausgelöst werden. Das Gangmuster kann trainiert werden, und die Betroffenen profitieren von einem derartigen Training. Gegenüber der direkten elektrischen Stimulation der gelähmten Muskeln hat dieser Behandlungsansatz den Vorteil einer natürlichen Form der Muskelaktivierung. In den letzten Jahren wurden bei Personen mit inkompletter Rückenmarkläsion mehrfach unwillkürliche Schreitbewegungen beschrieben und man hat begonnen, die von motorischen Hirnzentren abgekoppelten, für die Stand- und Gangregulation wesentlichen Rückenmarkzentren durch periphere Reize zu aktivieren, um eine Bewegungsverbesserung zu erreichen. Weiterhin wurde bei Menschen mit Querschnittsyndromen auf unterschiedlicher Rückenmarkssegmentebene beobachtet, dass das Gangmuster bezüglich der Stärke und Modulation der neuronalen Beinmuskelaktivierung um so „normaler“ ist, je höher die Rückenmarkläsion lokalisiert ist. Daraus ergibt sich, dass große Teile des Rückenmarks am der Lokomotion zugrunde liegenden neuronalen Netzwerk beteiligt sind. Diese Beobachtungen haben insofern Bedeutung, als Personen mit **hoher Rückenmarkläsion** von einer künftig möglich erscheinenden Regenerationstherapie wahrscheinlich mehr profitieren würden als Personen mit einer tiefen Läsion. Vermutlich wegen des Zweifüßlerganges (erhöhte Abhängigkeit der Körperhaltung von höheren Zentren) sind beim Menschen die Freiheitsgrade des Rhythmusgenerators allerdings eingeschränkt.

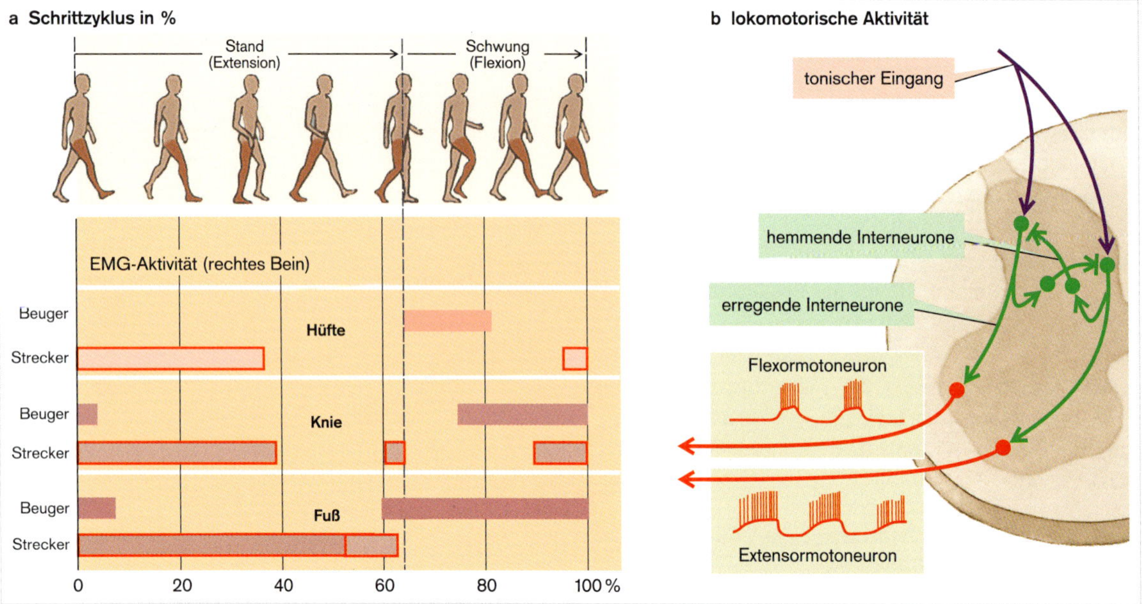

Abb. 22.8 Schrittzyklus und Halbzentrenmodell der Lokomotion.
a Phasen des Schrittzyklus beim Gehen. Zyklus unterteilt in Standphase mit Extension (Bodenkontakt) und Schwungphase mit Flexion. Zeitpunkt und Dauer der EMG-Aktivität in Flexoren und Extensoren (des rechten Beines) durch Balken angezeigt.
b Alternierende lokomotorische Aktivität in Flexor- und Extensormotorneuronen. Rhythmische Muster durch gegenseitige Hemmung von Halbzentren (bestehend aus Inter- und Motoneuronen) verursacht. Umsetzen eines tonischen Eingangs in Rhythmik erfolgt durch spinalen Schaltmechanismus, der Entladungen des aktiven Halbzentrums zeitlich begrenzt. Aufgrund der damit nachlassenden Hemmung kann das andere Halbzentrum aktiv werden, usw...

Der spinale Rhythmusgenerator ist in seinem Rhythmus veränderlich, und seine Funktion kann durch absteigende monoaminerge Systeme des Hirnstamms moduliert werden. Außerdem kann Lokomotion durch elektrische Reizung einer umschriebenen Region im Mittelhirn (lokomotorisches Zentrum) ausgelöst werden. Da die ausgelösten Laufbewegungen nicht im Rhythmus der Reizfrequenz erfolgen, müssen die absteigenden, gleichmäßigen Impulsmuster spinal in rhythmische motorische Ausgangssignale umgesetzt werden (▶ Abb. 22.8b). Die multisensorische Konvergenz im Beugereflex stellt sicher, dass neben den absteigend-aktivierenden Einflüssen auch segmental kontrollierende Mechanismen automatisch wirksam werden (beispielsweise beim Stolpern).

Zusammenfassung Kap. 22.3.2 und Kap. 22.3.3

Efferenzen der Spinalmotorik, spinale Reflexbögen und Rhythmusgeneratoren

Die im Vorderhorn des Rückenmarks lokalisierten Motoneurone unterscheiden sich in ihrer Struktur und Funktion. Während **α-Motoneurone** die (extrafusale) **Skelettmuskulatur** innervieren, werden von den **γ-Motoneuronen** die **Intrafusalfasern** innerviert. Über die γ-Innervation der Intrafusalfasern kann während einer Skelettmuskelverkürzung die Länge der Muskelspindel geändert und damit ihre Messempfindlichkeit reguliert werden (**α-γ-Koaktivierung**). Physiologische Kontraktionseinheit der Arbeitsmuskulatur ist die **motorische Einheit**. Diese umfasst ein α-Motoneuron und alle von ihm über motorische Endplatten innervierten Skelettmuskelfasern. Motorische Einheiten mit niedriger Aktivierungsschwelle weisen tonische und relativ niedrige Entladungsraten auf (langsamkontrahierende Typ-S-Einheiten [slow]) und bilden die Basis der Stützmotorik. Andere motorische Einheiten kommen mit höherer Schwelle und höheren Entladungsraten bei dynamischer zielmotorischer Aktion ins Spiel (schnellkontrahierende Typ-F-Einheiten [fast]). Die **Kraftentwicklung** eines Muskels ist durch Variation der Entladungsfrequenz und der Zahl der aktivierten motorischen Einheiten gleichmäßig regulierbar.

Eine zentrale Position für die Vermittlung von spinalen Funktionen nehmen **Interneurone** ein, die **inhibitorisch** (Transmitter Glycin, GABA) oder **exzitatorisch** (Transmitter Glutamat) auf die α-Motoneurone verschaltet sind.

Supraspinale Einflüsse und afferente Eingänge im Rückenmark wirken häufig über Vermittlung durch die Interneurone. Bei Gelenkbewegungen wird mit Hilfe exzitatorischer Interneurone eine Aktivierung der α-Motoneurone des synergistischen Muskels und gleichzeitig über inhibitorische Interneurone eine Hemmung der α-Motoneurone des antagonistischen Muskels (**reziproke Hemmung**) erzielt, sodass die Grundlage für koordinierte Bewegungsabläufe geschaffen wird. Bei Ib-afferenter Aktivierung durch Golgi-Sehnenorgane vermitteln inhibitorische Interneurone eine **autogene Hemmung** in homonymen α-Motoneuronen. Neben diesen **Vorwärtshemmungen** existiert eine **Rückwärtshemmung**, in der inhibitorische Renshaw-Zellen über Axonkollateralen der α-Motoneurone synaptisch aktiviert und hemmend auf diese zurückwirken (**Renshaw-Hemmung**). Eine supraspinale Beeinflussung der Motorik kann auch über die präsynaptische Hemmung an den präsynaptischen Endigungen der Ia-Fasern erfolgen.

Polysynaptische (Fremd-)**Reflexe** laufen über längere Ketten von Interneuronen und über mehrere Rückenmarksegmente. Die Reflexantwort besteht aus einer Abfolge von Kontraktionen mehrerer Muskeln um zum Beispiel eine koordinierte Fluchtbewegung auszulösen (Beuge- gekreuzter Streckreflex). Polysynaptische Reflexe spielen eine wichtige Rolle für die Gangmotorik und bei Laufbewegungen. Neuronengruppen des Rückenmarks können rhythmisch aktiv sein und bilden damit die Grundlage der **Gangmotorik** (Fortbewegung, Lokomotion). Wahrscheinlich entsprechen sie den Interneuronen des Beugereflexes und agieren als variabel schaltbare Halbzentren für jede Extremität. Hinzukommende reflektorische Effekte von Ib-Afferenzen und von Flexorreflexafferenzen sind wichtig für lokomotorische Reaktionen auf äußere Störeinflusse. Mit Hilfe absteigender zentraler Bahnen werden die Reflexe von supraspinal angesteuert und im Rahmen der Stütz- und Zielmotorik eingesetzt.

22.3.4 Klinische Aspekte spinaler Reflexe

Sowohl Eigen- als auch Fremdreflexe werden zur klinischen Diagnostik neurologischer Schädigungen herangezogen. Durch einen leichten Schlag mit einem Reflexhammer auf eine Muskelsehne wird eine kurzdauernde Kontraktion ausgelöst, ähnlich einer Einzelzuckung (**T-Reflex**, von „*tendon*" = Sehne). Der Reiz dehnt den Muskel kurzfristig und aktiviert so synchron die Muskelspindeln. Es handelt sich also bei der Reflexzuckung um einen **Muskeldehnungsreflex** (S. 878). Neben der Registrierung der muskulären Reaktion und damit der Reflexstärke kann man mit Hilfe geeigneter Elektroden, Verstärker und Registriergeräte über dem Muskel mit Hilfe des **Elektromyogramms** (EMG) (S. 157) auch ein Reflexpotenzial messen, welches das Summen-Aktionspotenzial eines Muskels oder sogar mehrerer Muskeln darstellt (▶ Abb. 22.9a).

Zur Ableitung eines EMGs werden konzentrische Nadelelektroden in den Muskel eingestochen. Diese Nadeln sind ca. 5 cm lang und haben einen Außendurchmesser von 0,45 mm. Sie bestehen aus einem zentralen Leiter, um den herum eine elektrische Isolationsschicht aufgebracht ist, um die dann eine äußere Metallhülle montiert ist. Die Potenzialmessung erfolgt zwischen Mittelleiter und Metallhülle. Feine Spezialnadeln erlauben sogar die Registrierung eines Einzelfaser-EMGs. Hingegen besitzen auf der Haut angebrachte Oberflächenelektroden nur eine geringe Ortsauflösung und stellen die Summenaktivität ganzer Muskelgruppen dar. Sie werden u. a. in der Sport-Physiologie eingesetzt. Eine andere diagnostisch wertvolle Methode ist die **Elektroneurografie** ▶ Abb. 3.8, bei der mit ähnlichen Verfahren Aktionspotenziale von Nerven abgeleitet werden.

Bei gesunden Erwachsenen beträgt die **Latenzzeit**, d. h. die Zeit zwischen Schlag mit dem Reflexhammer auf die Muskelsehne und Auftreten des Reflexpotenzials bei den Unterschenkelstreckern 30–40 ms. Sie ist vor allem abhängig von der Länge des Leitungsstrangs (Größe der Versuchsperson, Distanz zwischen Muskel und Rückenmark) und der Temperatur. Die Amplitude des Reflexpotenzials ist Ausdruck der Zahl synchron aktivierter α-Motoneurone; sie ist damit abhängig von der Reizstärke, von der Empfindlichkeit der Spindelrezeptoren und von der Summation von Erregung und Hemmung unterschiedlichen Ursprungs am α-Motoneuron.

Bei der neurologischen Untersuchung von T-Reflexen wird auch geprüft, ob die Schwelle für die Auslösung des Reflexes auf beiden Seiten gleich ausgeprägt ist. Schwer auslösbare T-Reflexe lassen sich durch Anwendung des **Jendrassik-Handgriffs** überprüfen. Dabei verschränkt die betroffene Person die Hände und zieht die vor dem Oberkörper angewinkelten Arme kräftig auseinander. Durch diese willkürliche Vorinnervation kommt es zu einer **Bahnung** in den beteiligten Rückenmarkssegmenten und die Konvergenz (Summation) von zwei oder mehreren unterschwelligen Reizen führt zu einer überschwelligen Membrandepolarisation der beteiligten Motoneuronen. Sollen Reflexe der Arme geprüft werden, lässt man die Person die Zähne kräftig zusammenbeißen.

▶ **H-Reflexe.** Der Reflexweg des Muskeldehnungsreflexes kann auch durch elektrische Reizung der Ia-Fasern aktiviert werden. Nach dem Entdecker, dem Freiburger Physiologen Paul Hoffman, bezeichnet man den solcherart ausgelösten Reflex als H-Reflex. ▶ Abb. 22.9b zeigt die experimentelle Anordnung und Potenzialregistrierungen bei Reizung des N. tibialis mit zunehmender Reizstärke. Bei geringer Reizstärke werden nur die dicken und leicht aktivierbaren Ia-Fasern erregt; es tritt eine reflektorische EMG-Welle mit einer Latenz von 32 ms auf (▶ Abb. 22.9b (**1**), **H-Antwort**). Steigerung der Reizstärke erhöht die Amplitude der H-Antwort, weil nun eine größere Zahl von Ia-Fasern stimuliert wird (▶ Abb. 22.9b (**2**)). Sobald die Reizung nicht nur die Ia-Fasern, sondern auch Axone der α-Motoneurone direkt aktiviert (▶ Abb. 22.9b (**3**)), erscheint mit einer Latenz von etwa 5 ms eine sog. **M-Welle**. Diese schnelle Komponente kommt dadurch zustande, dass axonale Aktionspotenziale der Motoneurone den Muskel über die neuromuskuläre Synapse unmittelbar erregen. Parallel zum Anwachsen der M-Welle nimmt mit steigender Reizstärke die H-Antwort ab, bis schließlich nur noch die maximale M-Welle bleibt (▶ Abb. 22.9b (**4**)). Die Amplitudenabnahme der H-Antwort beruht darauf, dass die axonalen Aktionspotenziale nicht nur **orthodrom** zur neuromuskulären Endplatte sondern auch rückläufig (**antidrom**) in Richtung Rückenmark fortgeleitet werden und die von dort eintreffenden, über die Ia-Afferenzen vermittelte Aktivität auslöschen. Grundlage ist die Kollision der entgegenlaufenden Aktionspotenziale im Bereich der Refraktarität (S. 102) der Plasmamembran. Auch eine zunehmende Aktivierung von Ib-Afferenzen würde über die autogene Hemmung die H-Antwort verkleinern. Diagnostisch bedeutsam ist der H-Reflex, da er die Überprüfung der Funktionalität des monosynaptischen spinalen Reflexbogens relativ unabhängig von Rezeptor- oder supraspinalen Einflüssen ermöglicht.

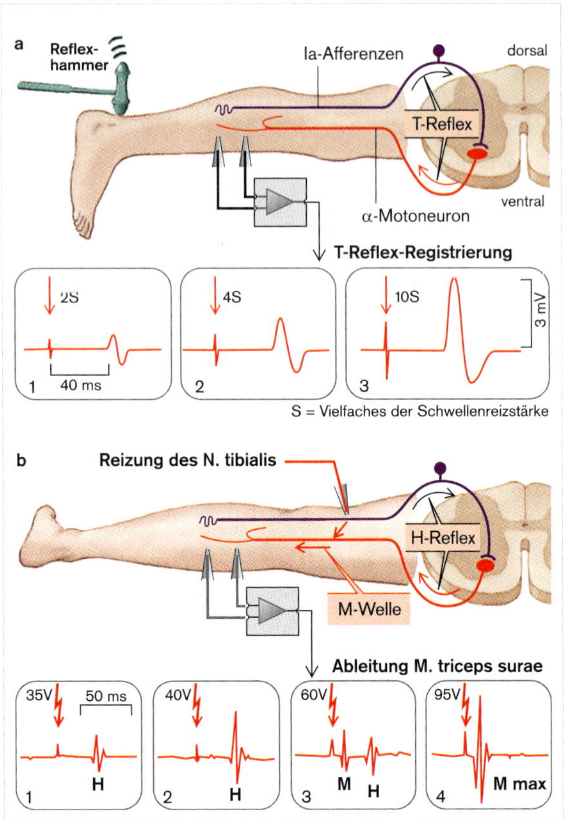

Abb. 22.9 Charakteristika des phasischen Muskeldehnungsreflexes bei adäquater und elektrischer Reizung.
a Auslösung des T-Reflexes und Potenziale bei zunehmender Stärke des Hammerschlags.
b Auslösung von H-Reflex, M-Welle und entsprechenden Potenzialen bei zunehmender elektrischer Reizstärke. Zu beachten ist die kurze Latenz der M-Welle und die Kollision mit dem H-Reflex bei maximaler M-Amplitude (Mmax).

EMG

Das EMG wird auch zur Analyse komplexer Bewegungen und ihrer Störungen herangezogen. Diagnostisch bedeutsam ist diese Methode vor allem bei Erkrankungen peripherer Nerven, die ohne Einsatz des EMG klinisch nur schwer von muskulären Erkrankungen zu unterscheiden sind. Ein gesunder Muskel erhält im völlig entspannten Zustand keine Erregungszuströme von α-Motoneuronen und zeigt daher in Ruhe keine Aktionspotenziale motorischer Einheiten (**keine Spontanaktivität**). Aktionspotenziale treten im EMG erst bei Willkürinnervation auf (► Abb. 22.10a). Bei schwacher Willkürinnervation sind Potenziale einzelner motorischer Einheiten sichtbar. Ihre Amplitude beträgt bis ca. 200 µV; Größe und Form schwanken je nach Lagebeziehung der Elektrode zur motorischen Einheit. Die Dauer einzelner Potenziale liegt um 10 ms bei Skelettmuskeln des Körpers und um 2 ms bei Augenmuskeln. Mit zunehmend kräftigerer Willkürinnervation nimmt die Frequenz und Anzahl aktivierter motorischer Einheiten zu bis zum sog. **Interferenzmuster**, in dem sich die hochfrequenten Potenziale zahlreicher motorischer Einheiten so überlagern, dass Beiträge einzelner Einheiten nicht mehr erkennbar sind (untere Ableitung in ► Abb. 22.10a).

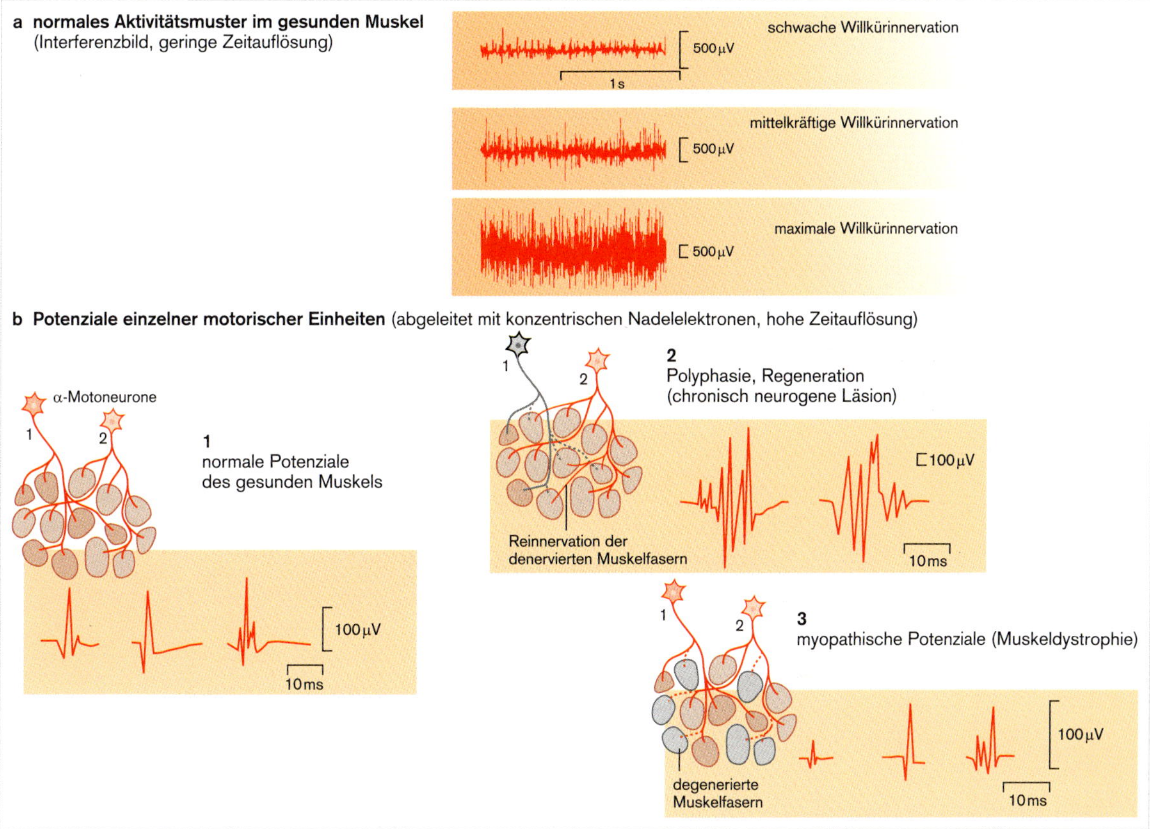

Abb. 22.10 Normale und pathologische Aktivität im Elektromyogramm. Ableitung mit Nadelelektroden aus dem Muskel.
a EMG bei unterschiedlich großer Kraftanstrengung.
b Beispiele von Einzelpotenzialen wie angegeben. Beachte die unterschiedliche Zeitschreibung in a verglichen mit b sowie die unterschiedlichen Spannungskalibrierungen (Potenzialamplituden in b2 etwa 6-fach denjenigen in b1).

► **Pathophysiologie der Reflexe.** Im klinischen Sprachgebrauch werden polysynaptische Reflexe meist als **Fremdreflexe** zusammengefasst und den monosynaptischen Eigenreflexen gegenübergestellt. Bei Eigenreflexen sind Auslöse- und Erfolgsorgan identisch (Muskel), bei Fremdreflexen nicht (z. B. Auslösung von der Haut, Reflexantwort im Muskel). Diagnostisch wichtig ist, dass sich bei Schädigung absteigender Bahnen Eigen- und Fremdreflexe **invers** verändern, zum Beispiel gehen gesteigerte Muskeldehnungsreflexe mit abgeschwächten Bauchhautreflexen einher. Als **pathologische Reflexe** bezeichnet man reflektorische Antworten, die beim Gesunden nicht vorkommen. Bekanntes Beispiel ist der **Babinski-Reflex**, der aus einer Dorsalflexion der Großzehe beim Bestreichen des seitlichen Fußsohlenrandes besteht, typischerweise verbunden mit Spreizung der übrigen Zehen. Dieser Reflex tritt bei Erwachsenen bei einer Schädigung der Pyramidenbahn auf (Pyramidenbahnzeichen) (S. 905). Bei Säuglingen bis zu etwa einem Jahr ist der Babinski-Reflex noch physiologisch und tritt vermutlich auf, weil die Verschaltungen im Rückenmark noch nicht vollständig ausgereift sind. Am Ende des ersten Lebensjahres treten vermehrt inhibitorische Kontrollmechanismen auf, welche die Reflexe modulieren und der Babinski-Reflex wird unterdrückt. Im Gegensatz zum Babinski-Reflex stellt der **Plantarreflex** (Fußsohlenreflex) einen physiologischen Fremdreflex dar, der bei Bestreichen der Fußsohle eine „Greifbewegung" (Plantarflexion) der Zehen auslöst.

Bei einer Schädigung der Ia-Afferenz (z. B. nach einem **Bandscheibenvorfall** mit Kompression der Hinterwurzel) tritt eine segmentale **Hypo- oder Areflexie** mit partiellen Ausfallserscheinungen auf. Bei sensomotorischen Störungen (**Polyneuropathie**), Trauma oder einer Tumorkompression kann eine nicht-segmentale Hypo- oder Areflexie auftreten. Nach einer vollständigen Durchtrennung des Rückenmarks (**Querschnittsyndrom**) sind unmittelbar nach der Schädigung alle Reflexe erloschen (**Querschnittareflexie**), weil durch den Verlust der tonischen Erregung aus supraspinalen Zentren die Motoneurone hyperpolarisiert sind. Die Reflexe kehren graduell wieder zurück und einige Monate nach der Rückenmarksdurchtrennung treten gesteigerte Reflexantworten auf (**Querschnitthyperreflexie**). Eine **Hyperreflexie** ist auch bei Funktionsstörung der deszendierenden zentralen Bahnen (z. B. nach einem **Infarkt** im motorischen Kortex) wegen fehlender präsynaptischer Hemmung zu beobachten. Die pathophysiologisch gesteigerten Eigenreflexe werden dann von einer Erhöhung des Muskeltonus (**Spastizität**) begleitet. Bei halbseitiger Rückenmarkläsion entsteht das **Brown-Séquard-Syndrom.** Zusätzlich zu den Sensibilitätsstörungen (ipsilateral Ausfall der Tiefensensibilität, kontralateral Ausfall der Schmerz- und Temperaturempfindung) fallen auf der Höhe der Läsion alle Reflexe aus, unterhalb der Läsion finden sich gesteigerte Eigenreflexe und pathologische Reflexe (Babinski).

Neuromuskuläre Erkrankungen

Bestimmte Kriterien im EMG ermöglichen eine Differenzierung zwischen neuronalen und muskulären Krankheitsursachen. Bei **Degeneration von Motoneuronen** oder **-axonen** (**periphere Neuropathie** oder **Polyneuropathie**) gehen mit den degenerierenden Nervenfasern ganze motorische Einheiten zugrunde. Dieser Prozess geht anfangs mit **Erregbarkeitssteigerungen** einher, die sich in abnormer Ruheaktivität äußern. Später können benachbarte, noch intakte α-Motoneurone **axonale Aussprossungen** bilden, die kompensatorisch Muskelzellen degenerierender motorischer Einheiten reinnervieren (▶ Abb. 22.10b (2)). Dadurch entstehen vergrößerte Einheiten, die im EMG Summenpotenziale erhöhter Amplitude, aufgesplitterter Form und verlängerter Dauer bilden. Wegen der verminderten Gesamtzahl der Einheiten wird bei maximalem Innervationsaufwand nur ein „gelichtetes" Interferenzmuster erreicht. Polyneuropathien entstehen bei Beeinträchtigungen des neuronalen bzw. axonalen Stoffwechsels und werden durch entzündliche, autoimmunologische, metabolische oder toxische Erkrankungen verursacht. Polyneuropathien können auch als Symptom bei verschiedenen endokrinen Erkrankungen oder Stoffwechselstörungen, insbesondere Störungen des Energiestoffwechsels, auftreten.

Myasthenia gravis ist eine progredient verlaufende neuromuskuläre Erkrankung, die durch eine Schwäche und belastungsabhängige Ermüdbarkeit der Skelettmuskulatur charakterisiert ist. Bei dieser Autoimmunerkrankung werden an der neuromuskulären Endplatte nikotinische Acetylcholinrezeptoren abgebaut, sodas das Endplattenpotenzial eine geringere Amplitude aufweist und ggf. nicht mehr die Schwelle zur Auslösung eines Aktionspotenzials erreicht.

Bei einem Ausfall von α-Motoneuronen können absteigende willkürmotorische Kommandos nicht mehr wirksam werden: es resultiert eine Lähmung (komplett = **Paralyse** oder **Plegie**, teilweise = **Parese**). Zusätzlich sind die nicht funktionsfähigen Motoneurone von segmentalen Afferenzen nicht mehr erregbar. Daraus ergibt sich eine Kombination von Lähmung mit Reflexabschwächung, die man als **schlaffe Lähmung** bzw. schlaffe Parese bezeichnet. Bei Schädigung supraspinal-motorischer Strukturen dagegen geht eine Lähmung meist mit Reflexmustern im Sinne einer Spastik einher (**spastische Parese**).

Amyotrophe Lateralsklerose (ALS)

Die amyotrophe Lateralsklerose (ALS) ist eine Systemerkrankung, bei der sowohl α-Motoneurone als auch absteigende supraspinal-motorische Neurone degenerieren. Es wird vermutet, dass oxidativer Stress eine Rolle bei der Pathogenese der ALS spielt. Im angloamerikanischen Raum wird diese Krankheit auch als *Lou-Gehrig-Disease* bezeichnet, nach dem US-Baseballstar Heinrich Ludwig „Lou" Gehrig, der 1941 mit 37 Jahren an ALS verstarb. Auch der deutsche Maler Jörg Immendorff erlag dieser Krankheit.

Myopathie

Eine **Degeneration von Muskelfasern** (**Myopathie**) (S. 145) beruht primär auf einer degenerativen Erkrankung der Muskulatur, wie z. B. bei Muskeldystrophien.

Myopathien treten nach toxischen Schädigungen (z. B. Alkoholmyopathie), endokrinen Erkrankungen, Autoimmunerkrankungen mit Beteiligung der Muskulatur oder Störungen des Energiestoffwechsels auf. Bei Myopathien bleibt die Zahl motorischer Einheiten unverändert. Das dementsprechend erhaltene Interferenzmuster tritt schon bei relativ geringem Kraftaufwand auf, weil eine größere Zahl von Einheiten für die gleiche Kraftentfaltung aktiviert werden muss. Da innerhalb der motorischen Einheiten Muskelfasern ausgefallen sind, ist aber die Amplitude der Summenpotenziale vermindert und ihre Dauer verkürzt (▶ Abb. 22.10b (**3**)).

22.4 Supraspinale Kontrolle spinaler Verschaltungen

▶ **Multisensorische Konvergenz.** Die Mechanismen der Stütz-, Gang- und Zielmotorik sind primär im Rückenmark angelegt, benötigen aber für ihren korrekten Einsatz supraspinale Signale. Dafür sind **absteigende Bahnen** verantwortlich, die die Aktivierbarkeit der spinalen Neuronensysteme kontrollieren und motorische Programme an sie übermitteln. Dabei werden absteigende Impulsmuster mit segmentalen Informationen an spinalen Interneuronen verrechnet, die ihrerseits nachgeschaltete Zellen spezifisch beeinflussen. Auf diese Weise können bestimmte Populationen von **Interneuronen als funktionelle Bausteine** eingesetzt und dem motorischen Kommando angepasst werden. Ein wesentliches Prinzip dabei ist, dass Entladungen der Interneurone davon abhängen, dass sich an ihnen exzitatorische und inhibitorische postsynaptische Potenziale unterschiedlicher segmentaler und supraspinaler Herkunft räumlich und zeitlich summieren (S. 124). Auf diese Weise werden verschiedenartige spinalafferente Informationen (multisensorische Konvergenz, vgl. ▶ Abb. 22.7b) in den motorischen Ablauf einbezogen. Jede Bewegung aktiviert Rezeptoren in Muskeln, Gelenken, Faszien und Haut. Deren Erregungsmuster können je nach Stand des Bewegungsablaufs die Bewegung unterstützen oder (bei hemmenden Einflüssen) unterdrücken. Der motorische Vorgang selbst erzeugt also positive oder negative Rückkopplungen, die unmittelbar, d. h. ohne dass supraspinale Erregungsschleifen benutzt werden, wirksam werden können.

▶ **Das ventromedial und das dorsolateral absteigende System.** Die absteigenden Bahnen wurden in ihrer Funktion überwiegend durch tierexperimentelle Studien beschrieben, indem gezielte Läsionen im Projektionsverlauf gesetzt und die resultierenden sensomotorischen Ausfälle beobachtet wurden. Klinische Beobachtungen zeigen, dass beim Menschen sehr ähnliche Organisationsprinzipien vorliegen. Die absteigenden Bahnen sind in zwei unterschiedlichen Systemen organisiert: das ventromedial und das dorsolateral absteigende System. Sie entstammen dem Hirnstamm und dem motorischen Kortex (▶ Abb. 22.11).

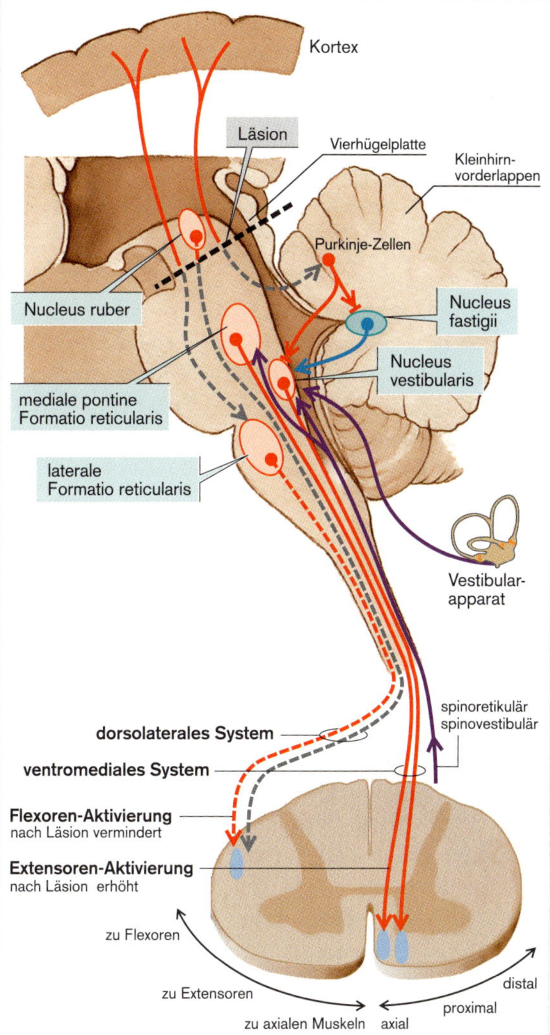

Abb. 22.11 Absteigende motorische Bahnsysteme. Ursprungsneurone verschiedener Trakte im Kortex bzw. Hirnstamm und ihre Funktionen. Flexorenfördernde, dorsolaterale Verbindungen im Rückenmark links, extensorenfördernde, ventromediale rechts dargestellt (im Organismus bilateralsymmetrisch vorhanden). Interkollikuläre Hirnstammdurchtrennung führt zur Dezerebrierungsstarre: übermäßige Aktivität der spinalen Extensormotoneurone durch Fortfall retikulospinaler und zerebellofugaler Hemmung sowie durch aufsteigende Aktivierung der exzitatorischen pontinen Retikulärformation. Motoneurone zu axialen Muskeln liegen ventromedial, zu distalen Muskeln lateral.

Der Rotterdamer Neuroanatom Henricus Kuypers untersuchte an Affen die Ausfallerscheinungen nach einer **Durchtrennung im ventromedialen unteren Hirnstamm**. Die Tiere hatten große Schwierigkeiten sich aufzurichten, das Gleichgewicht zu halten oder zu laufen. Greifbewegungen hingegen waren relativ gut und unter Einsatz einzelner Finger möglich, sofern sich die Hand a priori in der Nähe des Ziels befand. Bei **dorsolateral gelegenen Läsionen** hingegen waren gezielte Bewegungen einzelner Finger nicht möglich. Zusätzliche morphologische Studien zeigten, dass im ersten Fall ventromedial im Vorderstrang absteigende Verbindungen durchtrennt waren, die spinal auch ventromedial endigen. Die Terminalen finden sich im Bereich der Kerne der Motoneurone (und von funktionell zugehörigen Interneuronen), die Muskeln von Rumpf und proximalen Extremitätenabschnitten versorgen (▸ Abb. 22.11). Die Axone der Interneurone laufen über mehrere Segmente und oft kollateral zum medialen Vorderhorn der Gegenseite. Dies ergänzt sich mit der teilweise bilateralen Endigung des ventralen Kortikospinaltrakts. Das Arrangement ermöglicht die Koordination von Muskelgruppen an Rumpf und proximalen Extremitäten, die für die aufrechte Haltung (insbesondere die auf zwei Beinen fußende) und ihre Anpassung an Bewegungen erforderlich ist.

Das **ventromediale System** zieht von den Vestibulariskernen (**Tractus vestibulospinalis**) und Teilen der Retikulärformation des Hirnstamms (**Tractus reticulospinalis**), in geringem Umfang auch vom Kortex (**Tractus corticospinalis**), in das Rückenmark und ist dort ventromedial angeordnet (▸ Abb. 22.11). Das ventromediale System versorgt die axiale und proximale Muskulatur. Es reguliert die Körperhaltung und ihre Anpassung an Bewegungserfordernisse. Vestibulo- und retikulospinale Verbindungen ermöglichen sowohl Haltungskorrekturen *nach* Einflüssen peripherer Signale (Rückwärts-, Feedbackkontrolle) als auch antizipatorische Regulationen *vor* Ausführung von Willkürbewegungen (Vorwärts-, Feedforwardkontrolle) zur Vermeidung von Haltungsinstabilität. Die supraspinale Modulation wird erkennbar z. B. an tonischen Hals- und Labyrinthreflexen, an der Anpassungsfähigkeit von Lokomotionsmustern und – bei entsprechenden Hirnstammläsionen – an der **Dezerebrierungsstarre** (Enthirnungsstarre). Diese äußert sich durch eine spastische Streckhaltung des Rumpfes und der Extremitäten. Sie tritt auf in Folge einer Läsions-induzierten Enthemmung des Nucleus Deiters und führt zu einer tonischen Aktivierung der Extensoren der Arm- und Beinmuskeln.

Das **dorsolaterale Projektionssystem** entstammt dem motorischen Kortex, dem Ncl. ruber des Mittelhirns und retikulären Strukturen des Hirnstamms (▸ Abb. 22.11). Der motorische Kortex überträgt seine Wirkungen einerseits direkt in das Rückenmark bzw. in die motorischen Hirnnervenkerne (Tractus corticospinalis lateralis, kortikobulbäre Verbindungen), andererseits indirekt, z. T. kollateral, über rubrospinale und retikulospinale Bahnen. Die Komponenten des dorsolateralen Systems kooperieren miteinander und beeinflussen bevorzugt die distalen Extremitätenmuskeln im Rahmen der Zielmotorik. Bevorzugte Zielelemente im Rückenmark sind Interneurone, die den Einfluss der absteigenden Bahnen auf die α-Motoneurone vermitteln.

Eine direkte monosynaptische Ansteuerung von Motoneuronen erfolgt, wenn die absteigenden Kommandos von peripher nicht modifiziert werden dürfen. Diese relativ seltene **absteigende monosynaptische Verbindung** ist qualitativen Spezialaufgaben vorbehalten. In zwei Fällen ist dies besonders wichtig:

- Wenn eine bestimmte Körperhaltung als absolut zuverlässige Voraussetzung einer Bewegung benötigt wird (z. B. Einflüsse auf Motoneurone des Rumpfes und der proximalen Extremitäten durch den Vestibulospinaltrakt).
- Wenn ein spezieller Muskel aus einer umfassenden Bewegung selektiv herausgelöst werden soll (z. B. Bewegung individueller Finger, Innervation von Motoneuronen distaler Extremitätenabschnitte durch den Kortikospinaltrakt).

▸ **Aufsteigende Bahnen.** Sie sind in ihrem Projektionsverlauf und ihrer Funktion in ▸ Abb. 22.12 dargestellt.

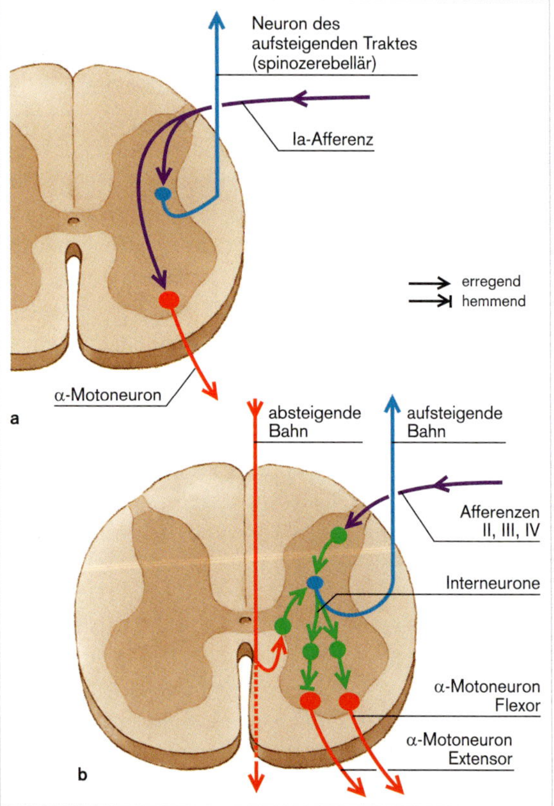

Abb. 22.12 Beispiele aufsteigender Bahnen der Sensomotorik.
a Aufsteigende Neurone werden monosynaptisch von Ia-Afferenzen angesteuert, d. h. sie vermitteln Informationen über den spinalafferenten Eingang.
b Interneurone mit aufsteigender Kollaterale informieren über multisensorische Konvergenz im Beugereflexweg.

Eine schnellleitende, ipsi- und dorsolateral im Rückenmark aufsteigende Bahn (**Tractus spinocerebellaris**) informiert das Kleinhirn spezifisch über die afferenten Informationen in das Rückenmark (▸ Abb. 22.12**a**). Daneben gibt es mehrere Bahnen, die vor allem den Aktivitätszustand spinaler Interneurone erfassen. Sie informieren höhere Abschnitte auch über die Ergebnisse der interneuronalen multisensorischen Konvergenz (S. 885) und damit über die erfolgreiche oder nicht erfolgreiche Ausführung eines motorischen Kommandos. Am einfachsten geschieht dies über eine aufsteigende Kollaterale des betreffenden Interneurons (▸ Abb. 22.12**b**). Beispielsweise befinden sich Gehen und Stehen unter kontinuierlicher Kontrolle des Kleinhirns, das aus der parallelen Information über die Aktivität von Propriozeptoren und des Lokomotionsnetzwerks ein Korrektursignal entwickelt. Bei Kleinhirnläsionen ist diese Korrektur nicht möglich; es resultieren Instabilitäten des Stehens und Fehler in Geschwindigkeit und Ausmaß der Schritte.

Zusammenfassung Kap. 22.4

Supraspinale Kontrolle spinaler Verschaltungen
Muskeldehnungsreflexe können durch einen Schlag mit einem Reflexhammer auf eine Muskelsehne (T-Reflexe) oder durch elektrische Stimulation der Afferenzen (H-Reflex) ausgelöst werden. Reflexe können pathophysiologisch verändert sein, indem sie abgeschwächt sind (**Hyporeflexie**), vollständig fehlen (**Areflexie**) oder gesteigert auftreten (**Hyperreflexie**). Reflexe, die altersgemäß beim Gesunden nicht vorkommen sollten, werden als pathologisch bezeichnet (z. B. **Babinski-Reflex** bei Erwachsenen). Mit dem **Elektromyogramm** (EMG) kann die Muskelaktivität diagnostisch erfasst werden. Störungen im EMG sind bei Degeneration von Motoneuronen oder -axonen (Neuropathien) und bei Degeneration von Muskelfasern (Myopathien) zu beobachten. Bei einem Ausfall der α-Motoneurone entsteht eine schlaffe Lähmung. Myasthenia gravis führt zu schwerer Muskelschwäche.

Supraspinale Strukturen kontrollieren über absteigende Bahnen den funktionellen Zustand von spinalen Neuronensystemen und übermitteln motorische Programme. Dazu benutzen sie **spinale interneuronale Verbindungen**, an denen sie mit segmentalen Eingängen konvergieren (Zusammenführen unterschiedlicher Information). Während das absteigende ventromediale System die axiale und proximale Muskulatur versorgt und die Stützmotorik reguliert, aktiviert das dorsolaterale System die distale Muskulatur und die Zielmotorik. Daneben gibt es absteigende **monosynaptische Verbindungen** zu Motoneuronen, mit denen die interneuronalen „Bausteine" des Rückenmarks zu bestimmten Zwecken (z. B. feinmotorische Fingerbewegungen) umgangen werden können. Um ihre Funktion erfüllen zu können, benötigen die supraspinalen motorischen Systeme genaue Information über Art, Umfang und zeitliche Verhältnisse von Erregungseinstrom und -verarbeitung im Rückenmark. Zu diesem Zweck werden Impulse der Primärafferenzen und der Interneurone – parallel zu den Reflexabläufen – auf Zellen übertragen, deren Axone als **aufsteigende motorische Bahnen** zum Kleinhirn und zur Retikulärformation ziehen.

22.5 Sequenzielle Aktivierung von Kortexarealen bei zielmotorischen Bewegungen

Abläufe im Rahmen der Motorik werden komplex integriert, aufeinander abgestimmt und rückgekoppelt. Selbst alltägliche motorische Abläufe – wie der Griff nach einer Kaffeetasse – beruhen auf Interaktionen fast der gesamten Großhirnrinde, der Basalganglien und Teile des Kleinhirns, bevor die Bewegung überhaupt beginnt. Die ▸ Abb. 22.13 zeigt in einer Übersicht die Sequenz der funktionellen Einzelschritte bei zielgerichteten Bewegungen mit den jeweils beteiligten Strukturen. Erste Voraussetzung einer Bewegung ist eine innere Motivation, unter Einsatz der Motorik ein Ziel erreichen zu wollen.

Klinische Beobachtungen lassen vermuten, dass der Handlungsantrieb in phylogenetisch alten, zentralen Hirnstammregionen entsteht, eventuell in Verbindung mit limbischen (S. 952) und orbitofrontalen Kortex abschnitten. Der **akinetische Mutismus** beispielsweise ist durch Fehlen motorischer Funktionen bei erhaltenem Bewusstsein gekennzeichnet und durch pathologische Prozesse im zentralen Höhlengrau oder im zingulären Kortex verursacht.

Die Umsetzung des Handlungsantriebs von einer Idee in die Tat erfordert zunächst einen **Bewegungsplan**. Dabei geht es vor allem um die äußeren und inneren Umstände, zu denen die als Idee geborene Handlung in Bezug gesetzt werden muss. Für den Bewegungsplan spielen die assoziativen Areale des Kortex (S. 947) eine entscheidende Rolle. Besonders wichtig unter ihnen sind der **posteriore parietale Kortex** (Area 5 und 7) und der **präfrontale Kortex**. Beide Kortexabschnitte stehen in engem wechselseitigem Kontakt miteinander und sind an Basalganglienschleifen beteiligt. Die Entscheidung über den Hand-

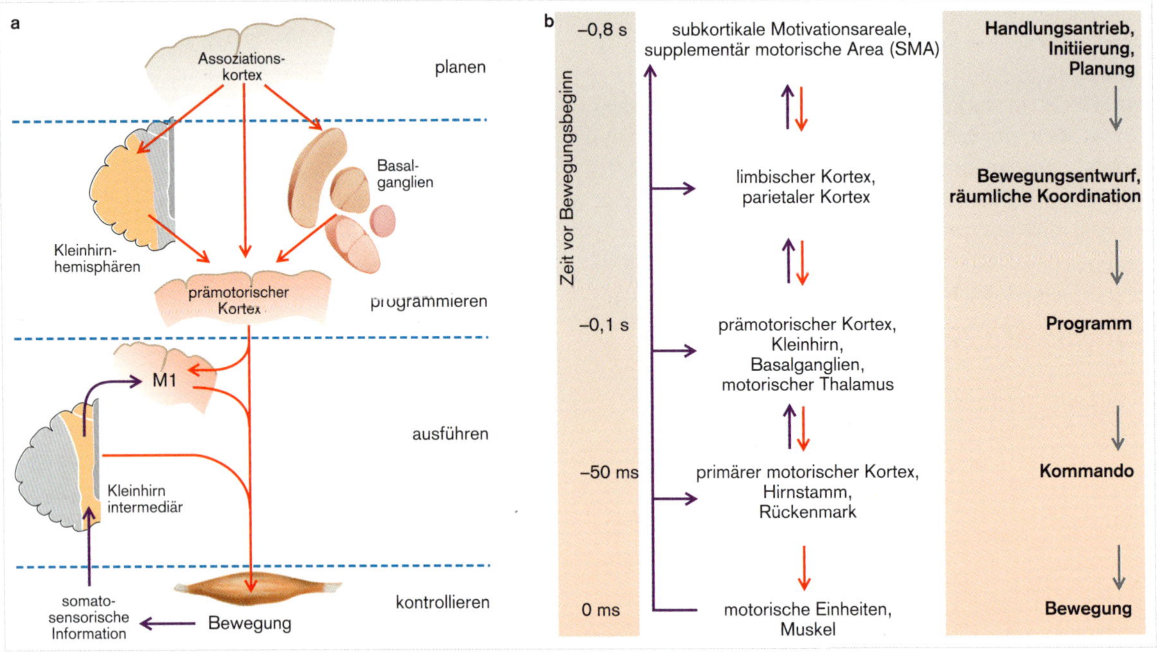

Abb. 22.13 Strukturen der Zielmotorik und sequenzielle Aktivierungen bei Zielbewegungen.
a Vereinfachtes Schema zur geregelten Zielmotorik. Beteiligung der lateralen Hemisphären an Planung und Programmierung, sowie des Kleinhirns (Pars intermedia) an der kontrollierten Durchführung von Zielbewegungen. Verschaltungen in Thalamus, Nucleus ruber, Brücken- und Kleinhirnkernen sind nicht abgebildet.
b Flussdiagramm der Sequenz und der Funktion beteiligter Hirngebiete bei der Willkürmotorik. Pfeile bedeuten Wirkungen, keine direkten funktionell-anatomischen Verknüpfungen. Die Zeitachse bezieht sich auf den Bewegungsbeginn (= 0 ms), die Zeitangaben sind approximativ.

lungsplan beschäftigt viele Strukturen unter Berücksichtigung zahlreicher Parameter, d. h. die Entscheidung nimmt einige Zeit in Anspruch. Daher dauert die Vorbereitungsphase recht lange und bereits 0,8 s vor Bewegungsbeginn ist mittels EEG über den beteiligten parietalen und prämotorischen Kortexarealen eine Aktivität zu messen (das sog. **Bereitschaftspotenzial** (S. 989). Der Handlungsplan muss in ein **Bewegungsprogramm** umgesetzt werden oder es müssen aus erlernten und prinzipiell verfügbaren Subprogrammen diejenigen ausgewählt werden, die der äußeren und inneren Situation am besten entsprechen. Gleichzeitig müssen reflektorische und der Situation nicht adäquate Bewegungsmuster ausgeschlossen und unterdrückt werden. Auch dieser Prozess des Entwerfens, Verwerfens und Programmierens beschäftigt Teile von Assoziationsarealen, Basalganglien und Kleinhirn und ist am Schädel etwa 100 ms vor Beginn der Bewegung registrierbar (das sog. **Prämotorpotenzial**). Die Programmauswahl geht einher mit den Sequenzen der Ausführung und für die richtige Selektion der erforderlichen Synergien spielen die Basalganglien eine wichtige Rolle. Das endgültige Bewegungskommando stammt aus dem primären motorischen Kortex, dessen Aktivität ca. 50 ms vor Bewegungsbeginn messbar ist (das sog. **Motorpotenzial**). Die Ausführung wird im Hirnstamm und unter Mithilfe des Kleinhirns überwacht. Feine, vor allem langsame Bewegungen der Finger werden über die Pyramidenbahn mit Hilfe der **α-γ-Koaktivierung** (S. 883) kontrolliert und damit präzise Greifbewegungen (Präzisionsgriff) verwirklicht. Über zerebelläre Strukturen, v. a. der Pars intermedia, erfolgt die Kontrolle der Durchführung, die sich in der kortikalen Ableitung als somatosensorische Rückkopplung äußert. Schließlich greifen die Basalganglien und das Kleinhirn modulierend und kontrollierend in die Willkürmotorik ein.

Im Folgenden werden diese an der Zielmotorik beteiligten supraspinalen Strukturen in ihrer Funktion, Verschaltung und pathophysiologischen Relevanz im Einzelnen dargestellt.

22.6 Motorische Areale des zerebralen Kortex

22.6.1 Aufbau, Funktion und Interaktionen des motorischen Kortex

Die Großhirnrinde (zerebraler Kortex) verfügt wie andere ZNS-Strukturen über afferente Fasern, efferente Neurone und zwischengeschaltete, lokale Interneurone. Letztere können erregen (u. a. **Körner-** bzw. **Sternzellen**) oder hemmen (u. a. **Korbzellen**). Anhand der Lokalisation und Dichte der verschiedenen Neuronentypen sowie der Faserverläufe kann man im zerebralen Kortex üblicherweise **6 Schichten** unterscheiden. Regionale Unterschiede dieser Kriterien haben den Berliner Neurologen Korbinian Brodmann dazu geführt, den Kortex in 52 Areale (S. 947) aufzuteilen, die er durchnummerierte (s. ▶ Abb. 22.15a). Dieses Kapitel gibt zunächst einen Überblick über den motorischen Kortex mit den an der Planung, Programmierung und Ausführung willkürlicher Bewegungen beteiligten kortikalen Regionen (▶ Abb. 22.13), die nachfolgenden Kapitel zeigen die spezifischen Funktionen der einzelnen Kortexareale.

▶ Die Areale des motorischen Kortex. Motorische Areale sind Zonen, deren Stimulation durch lokale elektrische Reizung oder transkranielle Magnetstimulation (S. 903) Muskelkontraktionen bzw. Bewegungen auslöst und deren Schädigung die Motorik beeinträchtigt. Nach funktionellen und zytoarchitektonischen Kriterien sind der Gyrus praecentralis (= Area 4) und die sich rostral anschließende Area 6 die eigentlichen motorischen Hirnrindenareale.

- Der **primäre motorische Kortex** (**Area 4**, **M1**) liegt in der vorderen Wand des Sulcus centralis und erstreckt sich teilweise auf die freie Oberfläche des Gyrus praecentralis. Area 4 erreicht in einigen Gebieten mit 3 bis 5 mm die größte Breite des gesamten zerebralen Kortex. Im primären motorischen Kortex wird das Bewegungsprogramm durchgeführt und über verschiedene absteigende Bahnen kortikofugal weitergeleitet.
- Rostro-medial von der Area 4 liegt die ebenfalls agranuläre **Area 6**, deren dorsomedialer Anteil funktionell die **supplementär motorische Area** (**SMA** bildet. Willkürbewegungen werden in der SMA initiiert und dort geplant (▶ Abb. 22.13b). Der lateral gelegene, restliche Teil der Area 6 entspricht der **prämotorischen Area** (**PMA**). SMA und PMA bilden also gemeinsam den prämotorischen Kortex (= Area 6). Im prämotorischen Kortex wird das Bewegungsprogramm erstellt.
- Vor der Area 6 liegt die **Area 8** (= **frontales Augenfeld**), welche die äußeren Augenmuskeln ansteuert.
- Motorisch wichtige Assoziationsareale sind: der okzipital an den primären somatosensorischen Kortex (S 1) grenzende **posteriore Parietalkortex** (**Areae 5 und 7**) sowie der **präfrontale Kortex.** Die Hauptaufgabe des posterioren parietalen Kortex liegt in der Verarbeitung und Integration multisensorischer, teilweise schon komplex vorverarbeitet ankommender Information (somatosensorisch, visuell, vestibulär) zu einem Abbild des eigenen Körpers und zur Einordnung des Körpers in den Raum. Hier wird also die Bewegung vorbereitet, kontrollierend begleitet und die räumliche Koordination des Bewegungsablaufs gesteuert. Für den präfrontalen Kortex gibt es Hinweise, dass er – die facettenreiche Information des posterioren parietalen Kortex heranziehend – von Bedeutung ist für die Einschätzung eventueller Konsequenzen motorischer Akte und für das Finden einer Entscheidung.

Elektrophysiologisch manifestieren sich die kortikalen Aktivitätsmuster, die einer Willkürbewegung vorausgehen, im EEG als Bereitschafts-, prämotorische und motorische Potenziale (▶ Abb. 22.14). Das **Bereitschaftspotenzial** ist bereits etwa 0,8 s vor Beginn einer Willkürbewegung über weiten Gebieten des Gehirns, insbes. über prämotorischen Kortexarealen (Area 6, SMA u. a.) als langsame Potenzialnegativierung zu registrieren und bildet frühe Aktivierungs- und Vorbereitungsprozesse ab. Das Bereitschaftspotenzial erreicht eine Amplitude von etwa 20 µV. Bei komplizierten Bewegungen weist das Bereitschaftspotenzial eine längere Dauer auf und bei leichteren Aufgaben ist die Amplitude erhöht.

Die Erstbeschreibung des **Bereitschaftspotenzials** erfolgte in den sechziger Jahren durch die deutschen Hirnforscher Hans Helmut Kornhuber und Lüder Deecke. Testpersonen wurden aufgefordert, spontane Fingerbewegungen auszuführen und dabei wurde ein kontinuierliches EEG über frontalen oder parietalen Regionen registriert. Bei Mittelung der kortikalen Antwort aus etwa 1000 Einzelmessungen konnte eine charakteristische **negative Potenzialwelle** beobachtet werden, die etwa 1 s vor Ausführung der Bewegung begann. Die von Benjamin Libet in den 1980er Jahren durchgeführten Experimente zu diesem Thema initiierten die Diskussion um die Existenz oder Nichtexistenz eines freien Willens. Libet zeigte, dass die Gehirnaktivität, die dazu führte, dass eine Person ihr Handgelenk bewegte, etwa eine halbe Sekunde vor dem Moment einsetzte, in dem diese Person sich bewusst dazu entschloss. Danach ist im Gehirn bereits eine „Entscheidung" getroffen bevor sie der Person bewusst wird. Der freie Wille wäre demnach nur eine Illusion.

Während das **Bereitschaftspotenzial** mit der Bewegungsintention in Verbindung gebracht wird, korreliert die 50–100 ms vor dem Einsetzen der Bewegung auftretende schwache Positivierung im DC-EEG mit der Aktivität von Pyramidenzellen in der entsprechenden Repräsentation im motorischen Kortex. Dieses ebenfalls diffus über dem Kortex auftretende **Prämotorpotenzial** reflektiert die Planung und Programmierung einer Willkürbewegung ab (▶ Abb. 22.14). Etwa 50 ms vor Bewegungsbeginn ist gemäß der topografischen Repräsentation des Körpers ▶ Abb. 22.17 über dem kontralateralen primären motorischen Kortex lokal das **Motorpotenzial** als kurze Negativierung zu registrieren. Entladungen in S 1 erfolgen als Ausdruck der somatosensorischen Rückmeldung erst nach Bewegungsbeginn und reflektieren die somatosensorische Rückkopplung (▶ Abb. 22.14).

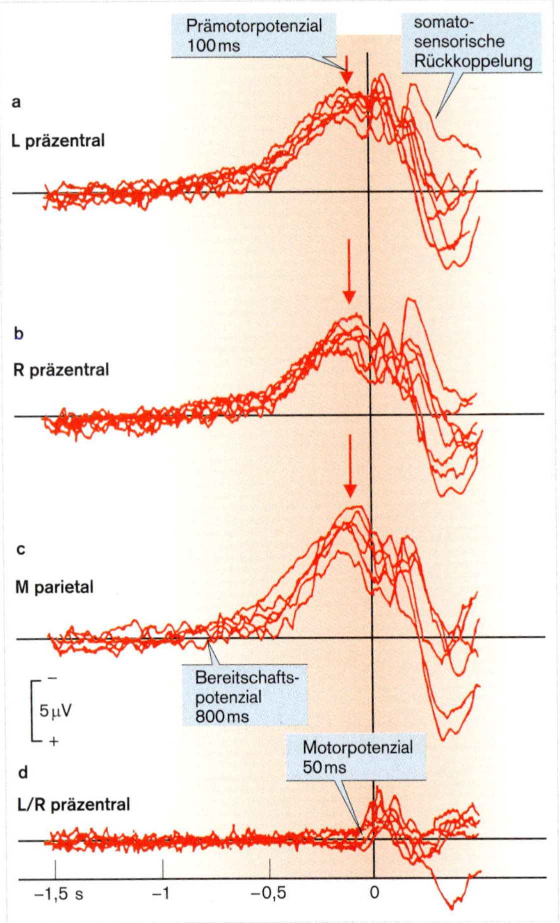

Abb. 22.14 Kortikal abgeleitete neuronale Aktivität vor und während einer Fingerbewegung. Bewegungsbeginn (EMG-Messung) zum Zeitpunkt Null. Jede einzelne Spur ist Ergebnis von 1000 Mittelungen (insgesamt 8000 Messungen) bei der gleichen willkürlichen Zeigefingerbewegung. Monopolare Ableitungen über Area 4/6 (**a**, **b**) bzw. dem posterioren Parietal-Kortex (**c**); bipolare Ableitung (**d**) über dem motorischen Handareal mit Subtraktion der präzentralen Signale rechts/links. Negatives Bereitschaftspotenzial (Start 0,5–1,0 s vor Bewegungsbeginn) als Ausdruck des Handlungsantriebs diffus über dem Kortex messbar; ebenso das Prämotorpotenzial (Positivierung, Latenz 100 ms) als Ausdruck von Plan- und Programmerstellung. Ein negatives Motorpotenzial ist 50 ms vor Bewegungsbeginn nur über dem kontralateralen Handareal messbar (**d**). Späte Potenzialauslenkungen durch somatosensorische Rückmeldungen (nach [4]).

▸ **Schichten und Efferenzen des motorischen Kortex.** Ähnlich anderen kortikalen Arealen ist der motorische Kortex in zytoarchitektonische Schichten (S. 947) gegliedert. Auffällig in motorischen Kortexarealen, insbesondere im primären motorischen Kortex (M1 oder Area 4), ist die geringe Ausprägung der **Schicht IV** (**agranulärer Kortex**). Im Vergleich dazu ist die Schicht IV in sensorischen Kortexarealen, wie z. B. im primären visuellen Kortex (V1 oder Area 17) (S. 847), stark ausgeprägt (**granulärer Kortex**). Hier finden sich vorzugsweise erregende Stern- bzw. Körnerzellen, die als erste Ansprechpartner der afferenten Systeme, wie z. B. den thalamokortikalen Eingängen aus den spezifischen Thalamuskernen, fungieren. Ein weiteres zytoarchitektonisches Merkmal des primären motorischen Kortex sind die ungewöhnlich großen Pyramidenzellen der **Schicht V**, die sog. **Betzschen Riesenpyramidenzellen**, deren **Zellkörper** einen Durchmesser von bis zu 100 µm erreichen (▸ Abb. 22.15b). Die myelinisierten Axone dieser Neurone sind extrem lang und bilden einen wesentlichen Teil des **Tractus corticospinalis**. Sie stellen somit das Hauptausgangssystem aus dem motorischen Kortex dar. Pyramidenzellen der Schichten III und V sind darüber hinaus wesentliche Efferenzen des zerebralen Kortex.

Die Neuronen der **Schicht III** sind relativ klein und senden Assoziationsfasern zu anderen Abschnitten der ipsilateralen bzw. Kommissurenfasern zur kontralateralen Hirnrinde. Die **Riesenpyramidenzellen** der Schicht V in Area 4 projizieren, z. T. als Fasertrakte, zu subkortikalen Kerngebieten (Striatum, Thalamus, Nucleus ruber, pontine Kerne) und zu einem großen Anteil in das Rückenmark (Tractus corticospinalis, ▸ Abb. 22.16). Beim Menschen stammen etwa je 30 % der Traktneurone aus Area 4 und 6, die restlichen etwa 40 % aus parietalen Zonen, v. a. S 1. Die prä- und supplementär-motorischen Areale weisen nicht nur Projektionen zur Area 4 auf, sondern auch zur Formatio reticularis des Hirnstammes, wodurch die tonisch aktive Rumpfmuskulatur gesteuert wird. Insgesamt verlassen die Axone von geschätzten zwei bis drei Millionen motorischen Neuronen die Großhirnrinde. Bei einer Gesamtzahl von rund 10 Milliarden Nervenzellen ist diese Zahl überraschend gering.

▸ **Tractus corticospinalis und Pyramidenbahn.** Die Efferenzen der Großhirnrinde haben eine große Zahl neuronaler Strukturen als Ziel (▸ Abb. 22.16). Eine der wichtigsten kortikofugalen Bahnen ist die Pyramidenbahn, die durch die Pyramide der Medulla oblongata absteigt. Die Pyramidenbahn stellt eine direkte Verbindung zwischen dem motorischen Kortex und dem Rückenmark dar. Die Pyramidenbahn unterscheidet sich vom **Tractus corticospinalis**, da sie vor Erreichen des Rückenmarks noch Fasern zu den Hinterstrangkernen (Ncl. gracilis und Ncl. cuneatus) abgibt (▸ Abb. 22.16). Die Ursprungsneurone der Pyramidenbahn sind v. a. in den Areae 4 und 6 des motorischen Kortex zu finden. (Entsprechende kortikospinale Neurone im somatosensorischen und im posterioren Parietalkortex projizieren ins Hinterhorn und beeinflussen die spinal eingehende sensorische Information; damit haben sie keine unmittelbare efferent motorische Funktion.) Nach Passage der inneren Kapsel kreuzen 75–90 % der kortikospinalen Fasern in der Pyramide (**Decussatio pyramidum**) auf die Gegenseite und bilden den **Tractus corticospinalis lateralis**. Die restlichen Fasern kreuzen als **Tractus corticospinalis medialis** (**ventralis**) erst auf Ebenen des Rückenmarks auf die Gegenseite. Beide Faserstränge innervieren überwiegend Interneurone in der

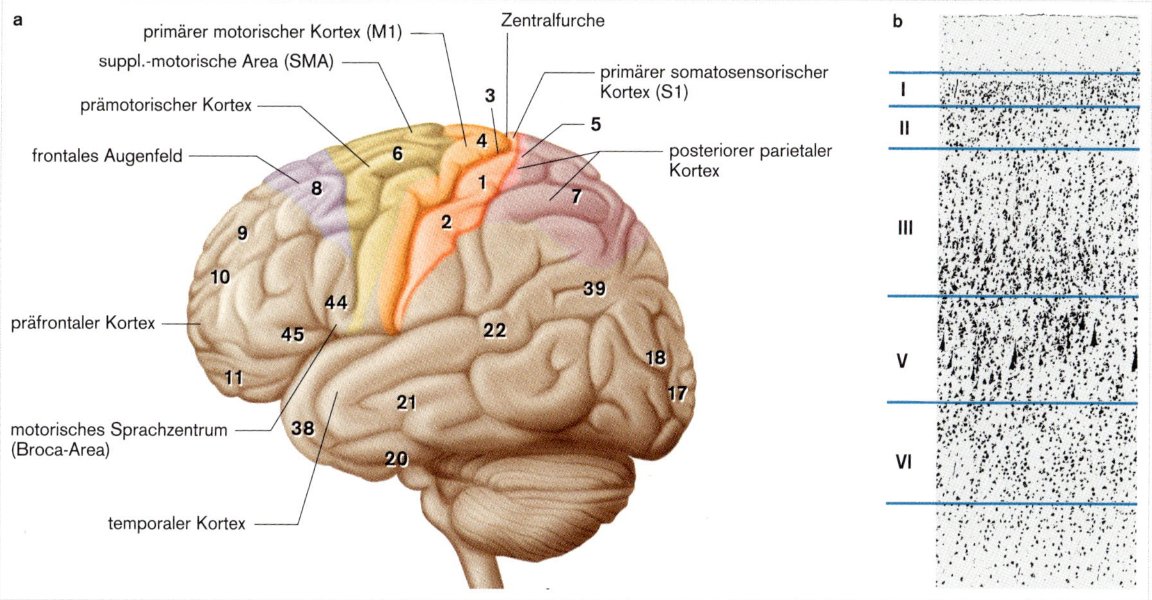

Abb. 22.15 Areale und Zytoarchitektur des motorischen Kortex.
a Lage motorisch relevanter Kortexareale. Ziffern geben Brodmann-Areale an. Der primäre motorische Kortex (M1) ist ausführender Teil und entspricht dem Gyrus praecentralis (Area 4). Rostral anschließend liegen der prämotorische Kortex (Area 6, bestehend aus prämotorischer [lateral] und supplementärmotorischer Area [medial]) und das frontale Augenfeld (Area 8). Enge Beziehungen zur Motorik haben der primäre somatosensorische Kortex (S 1, auch SM1 [von sensomotorisch] genannt) mit Area 3, 1, 2 und assoziativ-motorische Zonen (posteriorer parietaler Kortex, Area 5 und 7). Alle Areale sind über Assoziationsfasern eng miteinander verbunden.
b Gefärbter Dünnschnitt durch den primären motorischen Kortex. Histologische Kennzeichen der Area 4 sind die fehlende Schicht IV bzw. Granulärschicht (= agranulärer Kortex) und die Betzschen Riesenpyramidenzellen der Schicht V.

Pars intermedia des Rückenmarks, die dann die Erregungsweiterleitung auf die Motoneurone kontrollieren. In der Pyramide verlaufen etwa 1 Million Fasern mit Durchmessern von 1–4 µm und Leitungsgeschwindigkeiten von 7–40 m/s. Nur etwa 2 % der Axone des Tractus corticospinalis enden an den α-Motoneuronen und ermöglichen eine direkte (monosynaptische) Aktivierung von überwiegend distalen Extremitätenmuskeln. Da diese Axone stark myelinisiert (Durchmesser 11–20 µm) und daher schnell leitend sind (ca. 70 m/s), kann so das kortikale Signal sehr rasch eine Muskelkontraktion auslösen.

Diese **monosynaptisch-motoneuronale Verbindung** hat sich während der Evolution erst bei Primaten entwickelt. Über sie können einzelne Motoneuronenkerne oder Motoneurone unabhängig von Reflexwegen, d. h. unabhängig von peripheren Einflüssen, zum vorgesehenen Zeitpunkt und mit dem vorgesehenen Informationsgehalt angesteuert werden. Die Übertragung eines Bewegungskommandos auf interneuronale Systeme hingegen ändert den Signalinhalt, ermöglicht allerdings eine **Programmanpassung** an wechselnde Situationen. Beide Aspekte sind in der Motorik des Menschen durch das Zusammenspiel der Komponenten des dorsolateralen Systems verwirklicht. Neugeborene beherrschen noch keine Bewegungen einzelner Finger, weil das Vorderhorn noch nicht kortikospinal innerviert ist. Erst danach können individuelle Fingerbewegungen erlernt werden.

► **Direkter und indirekter Weg des Tractus corticospinalis.** Der Tractus corticospinalis ist nicht die alleinige Verbindung des Kortex zum Rückenmark. Neurone in Area 4 und 6 können spinale Elemente auch indirekt beeinflussen: Dies geschieht über eigenständige Verbindungen oder Kollateralen des Tractus corticospinalis zu Neuronen des Nucleus ruber und der Retikulärformation (► Abb. 22.16). Signale werden in den kreuzenden rubrospinalen und lateral-retikulospinalen Bahnen dorsolateral im Rückenmark zu den Regionen geleitet, in denen auch der Tractus corticospinalis endet. Damit kann der Motorkortex spinale Verschaltungen und Motoneurone über zwei Wege beeinflussen: einen direkten in Form des Tractus corticospinalis und einen indirekten über Projektionen zum Nucleus ruber und zur Retikulärformation. Der **indirekte Weg** über den **Nucleus ruber** und die **Retikulärformation** stellt wesentliche Teile des Bewegungsrepertoires sicher, u. a. auch zielmotorische Bewegungen (z. B. Klettern). Grund ist, dass über die rubro- und lateral-retikulospinalen Verbindungen flexionsbetont Muskelgruppen der Extremitäten, besonders an Ellbogen und Hand, eingesetzt werden können. Normalerweise kooperieren sie dabei mit dem Tractus corticospinalis lateralis. Der **direkte kortikospinale Weg** ist auf Handbewegungen ausgerichtet und für Geschwindigkeit und Präzision der

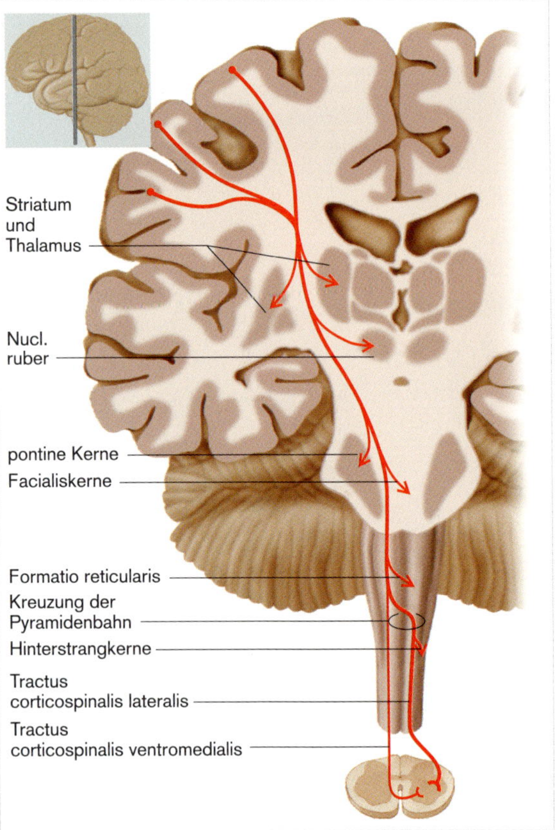

Abb. 22.16 Efferente Projektionen der Großhirnrinde. Faserbündel zu subkortikalen Kerngebieten (Striatum und Thalamus; Nucleus ruber; Nuclei pontes, Formatio reticularis, Oliva inferior, Nucleus nervi hypoglossi und Ncl. nervi accessorii), zu Hinterstrangkernen und als lateraler bzw. ventromedialer Anteil des Tractus corticospinalis zum Rückenmark. Der durch die Pyramide der Medulla oblongata absteigende Teil wird Pyramidenbahn genannt. Da sie vor Erreichen des Rückenmarks noch Fasern zu den Hinterstrangkernen (Nucleus gracilis und Nucleus cuneatus) abgibt, ist sie nicht deckungsgleich mit dem Tractus corticospinalis. Supraspinale Projektionen sind teilweise eigenständig, teilweise Kollateralen der Pyramidenbahn.

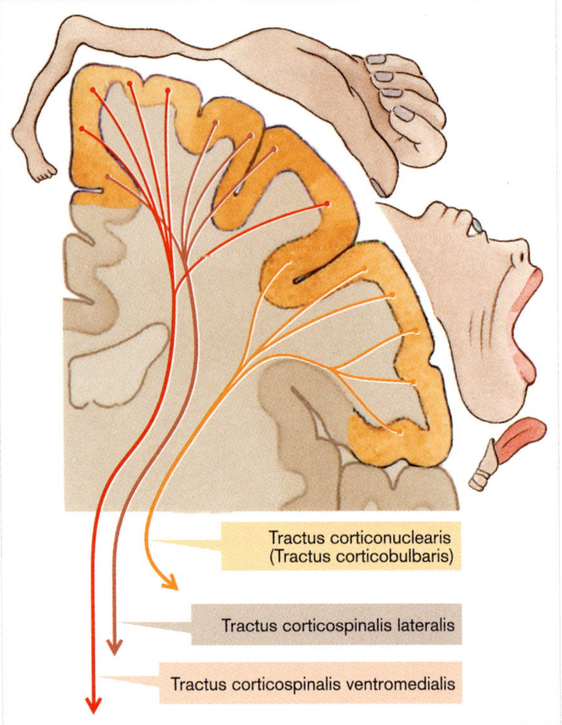

Abb. 22.17 Somatotope Repräsentation der Skelettmotorik im Gyrus praecentralis (Frontalschnitt). Homunculus mit Projektionen motorischer Ausführung wie angegeben: spinal über lateralen oder ventromedialen Anteil des Tractus corticospinalis, zum Hirnstamm über Tractus corticonuclearis (zu Kollateralen der Pyramidenbahn vgl. ▶ Abb. 22.16).

Bewegungen, insbesondere einzelner Finger, verantwortlich. Keinesfalls ist er verantwortlich für die gesamte Willkürmotorik.

22.6.2 Der primäre motorische Kortex

Im Gyrus praecentralis findet man eine somatotope Gliederung (▶ Abb. 22.17), ganz ähnlich der des sensorischen Homunculus im Gyrus postcentralis (Abb. 17.13) (S. 773). Der motorische Homunculus (**Homunculus** = Menschlein) zeigt, dass benachbarte Körperregionen in benachbarten Bereichen des primären motorischen Kortex repräsentiert sind. Dabei ist der Homunculus gegenüber der tatsächlichen Körpergestalt stark verzerrt, insofern als für feinmotorische Körperregionen, wie Finger oder Gesicht, überproportional große Kortexgebiete zur Verfügung stehen. Körperteile, die weniger fein abgestimmte Bewegungen ausführen, wie Fuß oder Rumpf, sind hingegen in nur relativ kleinen Kortexgebieten repräsentiert. Maßgebend für den Umfang der Repräsentation ist also nicht die periphere Größe des Körperteils, sondern die Zahl der Neurone, die seine Funktion bestimmen. Der primäre motorische Kortex weist ähnlich wie die primären sensorischen Kortizes eine Organisation in **funktionellen Säulen** (Kolumnen) (S. 847) auf. Dabei wirken mehrere Säulen häufig synergistisch zusammen, um die Aktivität zur Kontraktion eines Muskels oder einer Muskelgruppe hervorzubringen.

Läsionen oder andere lokale Funktionsstörungen des primären motorischen Kortex führen zu motorischen Lähmungen (**Paresen**) der topografisch entsprechenden Körperregionen, die entsprechend der Kreuzung großer Anteile des Tractus corticospinalis vor allem die kontralaterale Körperseite betreffen.

Schon am Ende des 19. Jahrhunderts konnte der Londoner Neurologe Hughlings Jackson zeigen, dass umschriebene Läsionen im primären motorischen Kortex ortsabhängig zu unterschiedlichen motorischen Ausfällen auf der **Gegenseite** führen. Dies wurde mit elektrischer Reizung tierexperimentell genauer analysiert und später am Menschen bestätigt. Der kanadische Neurochirurg Wilder Penfield und sein Breslauer Lehrer Otfried Foerster reizten intraoperativ die Kortexoberfläche, um bei **Epilepsie**-chirurgischen Eingriffen funktionell intaktes Gewebe von Narbengewebe zu unterscheiden. Umschriebene Muskelzuckungen ergaben sich mit der geringsten Reizstärke in Area 4.

Die häufigste Ursache einer akuten Hirnschädigung mit motorischer Beeinträchtigung ist der **Hirninfarkt** infolge eines Gefäßverschlusses der A. carotis interna oder der A. cerebri media. Kortikale Infarkte durch Verschluss der Mediaäste führen in Abhängigkeit von der Funktion des betroffenen Kortexgebietes zu umschriebenen motorischen Ausfallerscheinungen der kontralateralen Körperhälfte, wie halbseitige unterschiedlich stark ausgeprägte Lähmungen der Extremitäten (**Hemiplegie**, **Hemiparese**) oder eine halbseitige Lähmung des Gesichts (z. B. hängender Mundwinkel durch **faziale Parese**). Andere Ursachen für Schädigungen des motorischen Kortex sind Hirnblutungen, Entzündungen, Hirntumoren und traumatische Hirnläsionen.

Eine neue schmerzlose und nicht invasive Methode zur experimentellen und klinischen Analyse des motorischen Kortex und der absteigenden motorischen Bahnen stellt die **transkranielle Magnetstimulation** (TMS) dar. Die TMS wurde erstmals 1985 von Anthony Barker zur Stimulation des motorischen Kortex angewandt und wird mittlerweile routinemäßig in der neurologischen Diagnostik eingesetzt, um die Funktion der motorischen Bahnen zu untersuchen und die zentrale Latenz **motorisch evozierter Potenziale** (**MEP**) zu messen (S. 988). Bei der TMS wird ein kurzer und sehr starker Strompuls durch eine am Kopf der Testperson anliegende Magnetspule geschickt. Über dieses Magnetfeld mit einer Stärke von bis zu 3 Tesla werden nach dem Induktionsgesetz im Gehirn elektrische Felder erzeugt, die Depolarisierungen in lokalen Neuronengruppen auslösen. Stimuliert man beispielsweise den motorischen Kortex im Bereich der Fingerrepräsentation, so beobachtet man gemäß der Somatotopie ein Zucken der Finger. In der Neurologie wird die TMS zur Funktionsanalyse der kortikofugalen motorischen Bahnen eingesetzt. Mit der Magnetspule kann auch die Vorderwurzel C 7 stimuliert werden; Subtraktion der Latenzen beider EMG-Antworten ergibt die sog. **zentrale motorische Latenz**. Sie ist erhöht z. B. bei **multipler Sklerose** oder **amyotropher Lateralsklerose** (Schädigung der Pyramidenbahn).

Von Untersuchungen am motorischen Kortex ist bekannt, dass bei einer repetitiven TMS (rTMS) frequenzabhängig andere Effekte zu beobachten sind als bei einem Einzelstimulus. So kann eine vorausgegangene niederfrequente rTMS inhibierende und eine hochfrequente rTMS verstärkende Effekte auf nachfolgende motorisch evozierte Potenziale haben. Man kann mit der TMS lokale Kortexregionen auch kurzzeitig und reversibel funktionell ausschalten. Diese Methode induziert eine sog. **virtuelle Läsion**, ahmt somit krankheitsbedingte Ausfälle von Gehirnregionen nach und ist daher insbesondere in der klinischen Forschung von Interesse. Zurzeit wird intensiv erforscht, ob die TMS auch als neue Therapieform zur Behandlung von **Depressionen** geeignet ist. Magnetstimulation des präfrontalen Kortex kann bei Menschen mit Depressionen eine antidepressive Wirkung haben, die jedoch nur einige Tage anhält.

Die Pyramidenbahnneurone in M1 werden 50–150 ms vor einer Bewegung aktiviert (Prämotorpotenzial in ▶ Abb. 22.14). Dieses Intervall schließt zentrale und periphere Leitungszeiten, synaptische Übertragungen mit räumlichen Summationen und die elektromechanische Kopplung ein. Je stärker die Neurone der Pyramidenbahn aktiviert werden, desto größer ist die Kontraktionskraft der von ihnen innervierten Muskeln. Neben der frühen EMG-Antwort des spinal umgeschalteten Muskeleigenreflexes, der sog. M1-Antwort mit einer Latenz von etwa 20–35 ms, sind im EMG noch zwei weitere phasische Reflexantworten zu beobachten, die als M2- bzw. M3-Antwort bezeichnet werden. Die M2-Komponente tritt nach einer erzwungenen, schnellen Dehnung des Zielmuskels mit einer Latenz von 50–80 ms auf. Die M3-Antwort weist eine Latenz von 80–100 ms auf. Die Latenzzeiten sind natürlich von der Länge der individuellen Leitungsbahnen zu den einzelnen Zielmuskeln im Bereich von oberen und unteren Extremitäten abhängig. Diesen langlatenten oder auch als **Long-Loop-Reflexe** bezeichneten elektromyografischen Antworten wird eine Rolle bei der Kontrolle der Muskelspannung aus supraspinalen Kontrollstrukturen zugesprochen.

Die **Long-Loop-** oder **transkortikalen Reflexe** werden durch abrupte Bewegung oder elektrische Reizung von Fingern ausgelöst und als EMG an den Handmuskeln registriert. Die Reflexzeiten liegen zwischen 30 und 100 ms und damit deutlich über rein spinalen Werten. Verlängert sind sie bei Läsionen der Afferenzen, des sensomotorischen Kortex und der Pyramidenbahn. Diese Reflexe stellen ein wichtiges diagnostisches Hilfsmittel dar. Die Long-Loop Reflexe (ausgelöst z. B. durch Stimulation mit 3 Hz am N. medianus bei leichter Vorinnervation an der motorischen Schwelle) sind bei neurologischen Erkrankungen mit motorischer Symptomatik (**Morbus Parkinson, Chorea Huntington** etc.) verändert.

M1-Neurone werden – ähnlich wie andere supraspinale Strukturen – durch kutane und propriozeptive Afferenzen über den Ablauf der ausgelösten Bewegung – und damit auch über einen eventuellen Misserfolg – informiert. Beispielsweise erhöhen M1-Neurone ihre kraftkorrelierte Entladungsfrequenz, wenn eine unerwartete Last die intendierte Bewegung bremst. Abgesehen von der kognitiven Komponente ist Information von den Fingern und Fingerspitzen extrem wichtig für die geordnete Kraftentwicklung und das räumliche Manipulieren beim Greifen, weil Fehler unmittelbar korrigiert werden können. Diese Programme werden durch die periphere Information kontinuierlich justiert, sodass die Eigenschaften des zu ergreifenden Objekts antizipatorisch erfasst werden können. Interessanterweise gewinnt diese antizipatorische **Feedforward-Komponente** im Verlauf der Kindheit, d. h. vom 2. bis 10. Lebensjahr an Bedeutung.

22.6.3 Prämotorische Rindenfelder

Rostral zum primären motorischen Kortex (Area 4) befindet sich der prämotorische Kortex (**Area 6** oder auch **sekundärer motorischer Kortex, M2**), der aus der supplementär-motorischen Area (**SMA**) und der prämotorischen Area (**PMA**) besteht. Elektrische Reizung von Area 6 führt ebenfalls zu somatotop organisierten Bewegungen. Allerdings sind höhere Reizstärken als bei Stimulation der Area 4 nötig und die ausgelösten Bewegungen sind komplexer Natur, was nahelegt, dass die Verbindungen zum motorischen Ausgang weniger direkt sind als vom primären motorischen Kortex. Eine Aktivierung der PMA erfasst mehr Rumpf und proximale Extremitätenabschnitte, der SMA mehr distale. Die SMA ist am Erlernen von Handlungsabfolgen und an der Programmierung von in Raum und Zeit komplexen Bewegungsmustern beteiligt. In der PMA werden Bewegungsentwürfe erstellt und mit dem Kleinhirn und den Basalganglien abgestimmt. Dabei fließen auch sensorische Informationen, die beispielsweise das notwendige Ausmaß einer Bewegung definieren, ein. Der prämotorische Kortex erstellt also **Bewegungsprogramme**, z. T. in Zusammenarbeit mit den Basalganglien (vgl. ▶ Abb. 22.22a), die vom primären motorischen Kortex „in die Tat" umgesetzt werden. Area 6 weist eine gesteigerte elektrophysiologische Aktivität bereits etwa eine Sekunde vor dem sichtbaren Einsetzen einer Bewegung auf (Bereitschaftspotenzial, ▶ Abb. 22.14).

Diese Aufgabenverteilung der motorischen Areale wird durch Daten der **Positronenemissionstomografie** (PET) (S. 982) gestützt, mit der lokale zerebrale Aktivierungen mit Hilfe der Bestimmung von Stoffwechselvorgängen in Beziehung zu motorischen Leistungen gesetzt werden können. Bei einer einfachen motorischen Aufgabe, z. B. Pressen eines Fingers gegen eine Feder, erhöht sich die zerebrale Aktivität in der Handregion der Area 4 und in der somatotopisch entsprechenden Region des sensorischen Kortex S 1 (sensorische Rückmeldung über den motorischen Erfolg). Bei komplizierten Bewegungen, z. B. einer Abfolge verschiedener Fingerbewegungen, erhöht sich die Aktivität zusätzlich in SMA. Wenn man sich die Abfolge nur vorstellt, ohne sie wirklich auszuführen, steigt die Aktivität lediglich in SMA, nicht aber in M1 und S 1. Dies zeigt, dass SMA unabhängig von der Bewegungsdurchführung vermutlich im Rahmen der Programmgestaltung aktiv ist, M1 hingegen bei der eigentlichen Ausführung. Außerdem wird klar, dass an komplexen Fingerbewegungen die SMA beteiligt ist, nicht aber die PMA, und dass sehr einfache motorische Bewegungen offenbar wenig kortikale Vorbereitung benötigen.

Läsionen im supplementär-motorischen Areal oder im posterior-parietalen Assoziationskortex verursachen motorische Defizite bei der Ausführung erlernter zweckmäßiger Bewegungen oder Handlungen (**Apraxien**). Apraktiker weisen weder eine Muskelschwäche noch eine Empfindungslosigkeit auf und sind in der Lage, einfache Bewegungen korrekt auszuführen. Hingegen können sie keine komplexen Handlungen vollbringen, die auf einer geplanten Strategie oder einer Folge von Muskelkontraktionen beruhen, wie z. B. Haare kämmen, Zähne putzen oder ein Glas Wasser einschenken.

Einige Neurone der PMA sind sowohl bei der Planung und Ausführung, als auch bei der passiven Beobachtung derselben Bewegung bei einem anderen Individuum aktiv (sog. **Spiegelneurone**). Man vermutet, dass Spiegelneurone bei imitativen Lernprozessen eine wichtige Rolle spielen. Spiegelneurone (*mirror neurons*) wurden erstmals von Giacomo Rizzolatti und seinen Mitarbeitenden im kortikalen Feld F5c bei Affen entdeckt. In diesen Untersuchungen fiel auf, dass Spiegelneurone nicht nur dann reagierten, wenn zielmotorische Hand-Objekt-Interaktionen aktiv durchgeführt wurden, sondern auch dann, wenn diese zielmotorischen Bewegungen bei anderen Individuen beobachtet wurden (deshalb die Bezeichnung als Spiegelneurone). Das Feld F5c ist der prämotorischen Area und dem Broca-Sprachzentrum beim Menschen homolog und mittlerweile konnten Spiegelneurone auch im prämotorischen Kortex des Menschen nachgewiesen werden, u. a. in der Broca Area. Derzeit wird postuliert, dass beim Menschen ein System von unterschiedlichen Spiegelneuronen existiert, die nicht nur bei Lernen durch Imitation, sondern auch bei Spracherwerb und der Fähigkeit zur Empathie eine wichtige Rolle spielen.

Das für die Sprachproduktion wichtige **Broca-Areal** (motorisches Sprachzentrum, Area 44 und Area 45) und das **frontale Augenfeld** (Area 8) sind Teil der PMA (▸ Abb. 22.15a). Das Broca-Sprachzentrum ist für die Sprachmotorik, Lautbildung, Artikulation und die Bildung abstrakter Wörter zuständig (S. 976). Das frontale Augenfeld steuert mehrere Kerngebiete im Zwischen- und Mittelhirn, die wiederum die motorischen Augenmuskelkerne kontrollieren (S. 827). Eine Schädigung des Broca-Areals führt zu einer motorischen Aphasie (**Broca-Aphasie**), also einer erworbenen Störung der Sprachproduktion, bei intaktem Sprachverständnis. Die betroffenen Personen sind noch unter großer Anstrengung fähig, Sätze zu formulieren, die jedoch unvollständig sind (Telegrammstil). Während bei der Broca-Aphasie die Sprachmotorik gestört ist, verursacht eine Läsion im sensorischen Sprachzentrum (**Wernicke-Areal**) eine Störung im Sprachverständnis (sensorische Aphasie, **Wernicke-Aphasie**). Nach einer Schädigung des frontalen Augenfeldes sind willkürliche Augenbewegungen nicht mehr möglich. Es tritt eine konjugierte Blickrichtungsabweichung zur Seite der Läsion auf (**Prevost-Zeichen**).

22.6.4 Physiologie und Pathophysiologie absteigender Projektionen aus dem motorischen Kortex

Die Axone der Pyramidenbahn weisen zahlreiche Kollaterale auf und projizieren in pontine Kerne, in die Formatio reticularis und in die untere Olive. Die Somatotopie des motorischen Kortex bleibt auch in den kortikofugalen Projektionen erhalten; beispielsweise sind Axone mit lumbosakralem Ziel kaudal und solche mit zervikaler Destination rostral im hinteren Schenkel der Capsula interna angeordnet. Eine somatotope Differenzierung findet sich auch im spinalen Bereich. Ein kleiner Teil der Fasern aus den Repräsentationszonen von Hals, Rumpf und Hüfte deszendiert ipsilateral im medialen kortikospinalen Trakt (▸ Abb. 22.17) und ist Teil des Haltungskontrollsystems (S. 895). Zwischen 75 und 90 % der Fasern kreuzen und bilden den Tractus corticospinalis lateralis. Ihr Ursprung ist aus ▸ Abb. 22.17 zu ersehen. Kortikobulbäre Projektionen enden in den sensorischen und motorischen Kerngebieten der Hirnnerven (z. B. Trigeminus, Fazialis, Hypoglossus). Sie kontrollieren Muskeln, die der Kommunikation (Mimik, Sprache) und der Nahrungsaufnahme dienen (▸ Abb. 22.17). Ihre zentrale Innervation ist bilateral, abgesehen vom unteren Fazialisanteil, der Mund und Wange versorgt.

Bei einer einseitigen Schädigung oberhalb der Hirnnervenkerne ist daher Stirnrunzeln noch möglich, Lächeln fällt dagegen asymmetrisch aus.

Unsere derzeitigen Kenntnisse über das Zusammenspiel motorischer Systeme genügen selten, Ausfallerscheinungen genau zu erklären. Überdies betreffen klinische Prozesse fast nie Einzelkomponenten des Motorkortex oder seiner Efferenzen. Bei der relativ seltenen **Pyramidenbahnläsion** treten Störungen der motorischen Geschicklichkeit auf, wie Beeinträchtigungen in der Feinmotorik und Geschicklichkeit der kontralateralen Hand. Präzise Bewegungen einzelner Finger sind nicht mehr möglich. Insofern wird statt eines Präzisionsgriffs mit Opposition von Daumen und Zeigefinger der sog. **Massengriff** eingesetzt, d. h. es werden alle Finger gemeinsam gebeugt. Wichtigstes diagnostisches Zeichen einer Pyramidenbahnläsion ist der **Babinski-Reflex**, der durch Bestreichen der lateralen Fußsohle ausgelöst werden kann. Das Babinski-Zeichen besteht aus einer Dorsalbewegung der Großzehe und Spreizen der anderen Zehen. Wahrscheinlich handelt es sich um einen phylogenetisch alten Teil eines Greifreflexmusters, der normalerweise durch die Pyramidenbahn gehemmt ist.

Schädigungen im Bereich der Capsula interna, z. B. infolge eines **Hirninfarkts**, verursachen wesentlich dramatischere Ausfälle. Beim **Capsula-interna-Syndrom** kommt es zu einer unmittelbaren schlaffen Lähmung der kontralateralen Extremitäten, die später häufig in einen spastischen Zustand übergeht. Abhängig vom Ort der Läsion sind neben der Pyramidenbahn auch die viel umfangreicheren kortikalen Efferenzen zu den subkortikalen Kerngebieten betroffen. In Einklang mit dem Vorstehenden sollte die **Spastik** kein Symptom einer Pyramidenbahnläsion sein, sondern anderer ausgefallener Strukturen, u. U. sogar thalamokortikaler Verbindungen. Da die absteigenden Bahnen aus dem motorischen Kortex in der Capsula interna auf engstem Raum konzentriert sind, können hier kleinste Läsionen drastische Schädigungen verursachen. Beim **Locked-in-Syndrom** liegt eine Läsion im Pons oder eine beidseitige Läsion in der Capsula interna (Capsula interna-Syndrom) vor. Die betroffenen Personen sind bei erhaltenem Bewusstsein fast vollständig gelähmt und unfähig, sich sprachlich oder durch Bewegungen verständlich zu machen. Die Kommunikationsmöglichkeiten nach außen ergeben sich meist nur durch die erhaltene vertikale Augenbeweglichkeit. Wenn auch diese verloren gegangen ist, ist die Verwendung eines ***brain-computer-interfaces*** die letzte verbleibende Möglichkeit, den Betroffenen die Kommunikation mit der Außenwelt zu ermöglichen.

Ein beeindruckendes literarisches Dokument hat der französische Redakteur Jean-Dominique Bauby, Opfer des Locked-in-Syndroms, in seinem Buch „Schmetterling und Taucherglocke" geschaffen. Da er nur noch sein linkes Augenlid bewegen konnte, diktierte er das Buch mittels Blinzeln, wenn der richtige Buchstabe im Alphabet erreicht wurde.

Zusammenfassung Kap. 22.6

Motorische Areale des zerebralen Kortex

Morphologisch zeichnen sich motorisch wirksame Hirnrindenfelder durch relativ zahlreiche efferente Neurone (**Pyramidenzellen**) aus. Nach ihrer Lokalisation, Funktion und sequenziellen Aktivierung bei Willkürbewegungen lassen sich mehrere motorisch aktive kortikale Areale unterscheiden.

- Der **primär motorische Kortex** (M1, Area 4) ist mit seinen kortikofugalen Efferenzen die Ausgangsstation zu subkortikalen und spinalen Strukturen. Area 4 ist Teil des absteigenden dorsolateralen Systems, somatotop gegliedert (**Homunculus**) und weist eine **kolumnäre Organisation** auf. Die Funktion der Area 4 kann u. a. durch fokale kortikale Stimulation mit der transkraniellen Magnetstimulation (TMS) und der Registrierung motorisch evozierter Potenziale (MEPs) untersucht werden. Der primär motorische Kortex ist mit der **Ausführung von Willkürbewegungen** befasst und mittels EEG kann über Area 4 etwa 50 ms vor Bewegungsbeginn das **Motorpotenzial** gemessen werden. Eine monosynaptische kortikomotoneuronale Komponente ist für die Feinbewegungen der Finger verantwortlich. Schädigungen der Area 4 führen gemäß der Größe und der Lokalisation der Läsion zu Lähmungen (**Paresen**) auf der kontralateralen Körperseite.
- Der **prämotorische Kortex** (M2, Area 6), bestehend aus der supplementär-motorischen Area (SMA) und prämotorischen Area (PMA),
- sowie der **posteriore Parietalkortex** sind M1 vorgeschaltet und in die Entwicklung von **Bewegungsprogrammen** eingebunden. Über diesen prämotorischen und parietalen Kortexarealen ist das **Prämotorpotenzial** 50–100 ms und das **Bereitschaftspotenzial** etwa 800 ms vor Bewegungsbeginn im EEG registrierbar.

Während die SMA an der Programmierung von komplexen Bewegungsmustern beteiligt ist, werden in der PMA Bewegungsentwürfe erstellt. Einige Neurone der PMA sind auch bei der Beobachtung einer Bewegung aktiv (**Spiegelneurone**). Das motorische Sprachzentrum (**Broca-Area**) ist Teil der PMA. Eine Schädigung des Broca-Areals führt zu einer Störung der Sprachproduktion bei intaktem Sprachverständnis (**motorische Aphasie**). Schädigungen in den prämotorischen Rindenfeldern verursachen motorische Defizite bei der Ausführung erlernter zweckmäßiger Bewegungen oder Handlungen (**Apraxien**). Läsionen der Pyramidenbahn verursachen Störungen der motorischen Geschicklichkeit und Beeinträchtigungen in der Feinmotorik. Schädigungen in der Capsula interna führen zu einer schlaffen Lähmung der kontralateralen Extremitäten (**Capsula-interna-Syndrom**).

22.7 Basalganglien: Struktur, Funktion, Symptome

22.7.1 Strukturelemente und Organisationsprinzipien der Basalganglien

Die Basalganglien und das Kleinhirn (S. 914) weisen Ähnlichkeiten in der prinzipiellen Anordnung ihrer Elemente auf (▸ Abb. 22.18). Beide erhalten massive neokortikale Eingänge und erreichen mit ihren Ausgängen über den motorischen Thalamus schleifenartig die motorischen Abschnitte der Großhirnrinde. Die Basalganglien und das Kleinhirn unterscheiden sich jedoch in ihren internen und externen Verschaltungen. Die Ausgangsneurone der Kleinhirnkerne wirken **erregend**, die der Basalganglien hingegen **hemmend**. Extern kommunizieren Teile des Kleinhirns intensiv mit dem Rückenmark, was bei den Basalganglien weniger der Fall ist. Kortikal hat das Kleinhirn besonders enge Verbindungen mit sensomotorischen Rindenfeldern, die Basalganglien mehr mit assoziativen Kortexarealen. Insofern liegt das Gewicht des Kleinhirns mehr auf der koordinierten und zeitlich präzisen Durchführung von Bewegungen in Abstimmung mit sensorischen Informationen (**sensomotorische Integration**) sowie dem motorischen Lernen. Die Funktion der Basalgan-

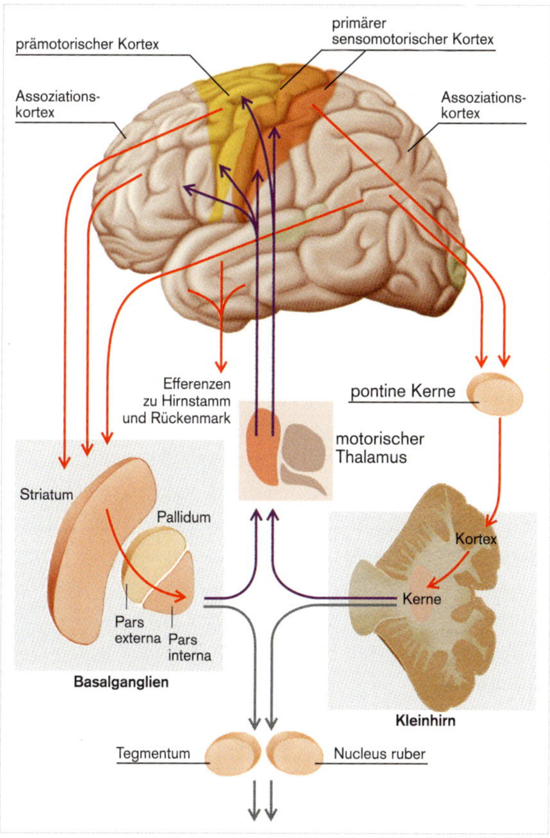

Abb. 22.18 Vergleich der funktionell-anatomischen Organisation von Basalganglien und Kleinhirn. Unterschiede zwischen Basalganglien und Kleinhirn in ihren internen und externen Verschaltungen. Das Kleinhirn weist enge Verbindungen mit dem Rückenmark und mit sensomotorischen Rindenfeldern auf (rechts). Hingegen sind die Basalganglien mehr mit assoziativen Kortexarealen verschaltet (links). Interne Basalganglien-Verschaltungen sowie Erregung/Hemmung nicht berücksichtigt.

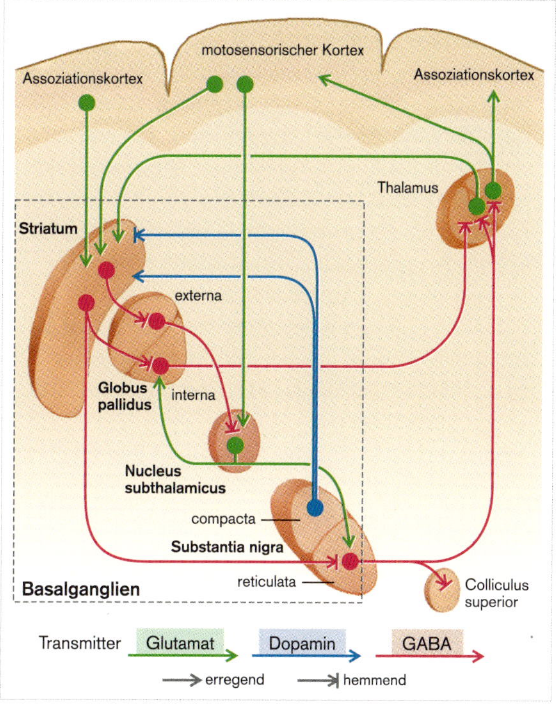

Abb. 22.19 Schematische Darstellung wichtiger Verbindungen der Basalganglien und beteiligter Transmitter. Das Striatum ist zweigeteilt in Nucleus caudatus und Putamen (nicht eingezeichnet), der Globus pallidus ist gegliedert in Pars interna und Pars externa, die Substantia nigra unterteilt sich in Pars compacta und Pars reticulata. Glutamaterge synaptische Verbindungen sind grün, Dopaminerge blau, GABAerge rot. Primär erregende und hemmende synaptische Wirkungen symbolisiert. Zu beachten ist die Schleife vom Kortex über die Basalganglien und dem motorischen Thalamus zurück zum Kortex, mit großem kortikalen Eingangs- im Vergleich zu begrenztem kortikalem Zielgebiet.

glien ist bei der Initiierung und Terminierung komplexer Bewegungen gefordert, insbesondere bei der Frage, welche Art von Bewegung einer gegebenen Situation oder Aufgabe angemessen ist. Die Basalganglien sind sowohl an der Selektion und Prozessierung von aktuell erforderlichen „motorischen" und „nicht-motorischen" (höher-integrativen) Handlungsmustern beteiligt, als auch an der Inhibition aktuell nicht geforderter, also unerwünschter und damit zu unterdrückender Aktivierungsmuster. Die Basalganglien stellen damit einen elementaren, funktionellen Beitrag für den frontalen, sog. **exekutiven Teil des Gehirns** dar.

In der Vergangenheit wurden die Basalganglien fälschlicherweise als wesentlicher Bestandteil des „extrapyramidal-motorischen Systems" angesehen. Diese Vorstellung ist nicht haltbar, u. a. weil die Pyramidenbahn über Kollateralen mit zahlreichen „extrapyramidalen" Strukturen verbunden ist (s. ▶ Abb. 22.16). Außerdem beeinflussen die Basalganglien über thalamokortikale Neurone unmittelbar auch die Zellen der Pyramidenbahn. Der Begriff extrapyramidal ist daher irreführend und nicht gerechtfertigt.

22.7.2 Funktionelle Anatomie und externe Verbindungen

Die Basalganglien bestehen aus Kerngebieten des Striatum, des Thalamus und des Mittelhirns, liegen bilateral unterhalb der Großhirnrinde und sind als modulare Strukturen parallel zum zerebralen Kortex geschaltet. Sie setzen sich aus vier intern verbundenen Kernen zusammen (▶ Abb. 22.19), von denen drei funktionell und morphologisch zweigeteilt sind:

1. Das **Striatum** liegt seitlich des Thalamus und stellt die Eingangsstation zu den Basalganglien dar. Das Striatum besteht aus dem **Nucleus caudatus** (Caudatum), dem **Putamen** und dem **Nucleus accumbens**. Der Nucleus caudatus und das Putamen sind durch streifenförmige

(striatale) Fasertrakte verbunden, die die innere Kapsel überbrücken. Funktionell ist das Putamen mehr skelettmotorisch, das Caudatum mehr kognitiv und okulomotorisch ausgerichtet. Das Striatum weist eine äußerst differenzierte Struktur mit einer großen Zahl unterschiedlicher Kompartimente auf. Diese gewährleisten sowohl qualitativ-funktionell als auch topografisch (parallel somatotop angeordnete Systeme) eine hohe Spezifität. Das Striatum besteht aus verschiedenen Neuronentypen. Die Mehrzahl der Neuronen (ca. 95 %) enthalten GABA als Transmitter und diese bilden die meisten Efferenzen aus dem Striatum. Häufig sind Neuropeptide, wie Substanz P, Dynorphin oder Enkephalin, kolokalisiert.
2. Medial zum Striatum schließt sich der **Globus pallidus** (Pallidum) mit einer lateral gelegenen Pars externa und einer medialen Pars interna an. Das Pallidum ist Teil des Thalamus.
3. Die **Substantia nigra** ist im Mittelhirn lokalisiert und erscheint durch einen hohen intrazellulären Gehalt an Melanin dunkel (lat. *niger*). Man unterscheidet die Pars compacta (Transmitter Dopamin) und die Pars reticulata (Transmitter GABA).
4. Der **Nucleus subthalamicus** weist reziproke Verbindungen mit dem Pallidum auf.

Die **Eingänge in das Striatum** und damit in die Basalganglien stammen aus nahezu dem gesamten Kortex und sind erregender Natur (Transmitter: Glutamat). Das Striatum erhält weiterhin erregenden synaptischen Zustrom vom intralaminären Thalamus sowie heterogene (erregende und hemmende) Eingänge von der Substantia nigra pars compacta, an denen der Transmitter Dopamin freigesetzt wird. Die Basalganglien verfügen über keinen eigenen Ausgang zu motorischen Zentren des Hirnstamms und des Rückenmarks. Die **Ausgangsstationen der Basalganglien** werden von hemmenden (GABAergen) Neuronen des Globus pallidus pars interna und der Substantia nigra pars reticulata gebildet, welche in die motorischen (ventrolateralen und ventroanterioren) Thalamuskerne projizieren. Von dort erfolgt eine erregende (glutamaterge) Projektion in den zerebralen Kortex, insbesondere in den frontalen Kortex. Die Basalganglien sind folglich in eine komplexe Rückkopplungsschleife (*loop*) eingebunden, die vom zerebralen Kortex ausgeht und über die Basalganglien und den Thalamus zurück zum Kortex verläuft (kortiko-thalamo-kortikaler *loop*). Dabei ist festzustellen, dass einem großen kortikalen Ursprungsgebiet, das sensomotorische Areale und Assoziationsareale beinhaltet, ein relativ begrenztes Zielgebiet gegenübersteht, das auf den Frontalkortex beschränkt ist.

Innerhalb der Basalganglien existieren zwei parallele synaptische Verschaltungswege, über die das Putamen des Striatums mit dem Ausgang der Basalganglien verbunden ist. Der **direkte Weg** führt vom Striatum einerseits zum Globus pallidus pars interna und andererseits zur Substantia nigra pars reticulata. Die Projektionen dieser beiden Kerngebiete erreichen dann den motorischen Thalamus. Über den direkten Weg sind demzufolge zwei hemmende Neuronengruppen hintereinander geschaltet (die GABAergen Neurone des Striatum und die des Globus pallidus bzw. der Substantia nigra). Demzufolge bewirkt Aktivität des Striatums eine Hemmung des inhibitorischen Einflusses der Substantia nigra auf den motorischen Thalamus. Diese **Disinhibition** hat einen erregbarkeitsfördernden Effekt im motorischen Thalamus. Der direkte Weg der Basalganglien induziert also eine Erregung von Thalamus und Kortex, wodurch Bewegungen und speziell deren Initiierung gefördert werden. Parallel zur direkten Verbindung verläuft der **indirekte Weg**, der Pars externa des Pallidum und Nucleus subthalamicus einbindet (▸ Abb. 22.20**a**). Auch hier führen zwei sukzessiv-hemmende Neurone zur erregbarkeitssteigernden Disinhibition, in diesem Fall der Neurone des Nucleus subthalamicus. Die Neurone des Nucleus subthalamicus aktivieren ihrerseits die GABAergen Neurone von Pars interna des Pallidum und Pars reticulata der Substantia nigra. Über diesen indirekten Weg werden Thalamus und Kortex zusätzlich inhibiert und folglich eine Bewegung gehemmt. Wie zwei Zügel können diese beiden alternativen Wege die Erregbarkeit des Ausgangs und damit der thalamokortikalen Neurone steuern. Ergänzt werden diese beiden Wege durch einen **internen Weg**, der aus einer GABAergen Projektion aus dem Striatum in die Pars compacta der Substantia nigra und einer hemmenden, dopaminergen Rückprojektion in das Striatum besteht (▸ Abb. 22.20**a**).

Das **Prinzip der Disinhibition** in den Basalganglien soll kurz erläutert werden (▸ Abb. 22.21). Ohne Aktivität am Eingang entlädt das Neuron im Striatum/Putamen nicht. Das Neuron im Pallidum hingegen ist tonisch aktiv (aufgrund hoher intrinsischer Erregbarkeit und fehlender striataler Hemmung), demzufolge der inhibitorische Transmitter GABA freigesetzt und das Zielneuron im motorischen Thalamus gehemmt wird. Diese Situation entspricht der Ruhesituation in den Basalganglien (▸ Abb. 22.21**b**). Werden Neurone in Striatum/Putamen dagegen durch kortikale Impulse vorübergehend aktiviert (▸ Abb. 22.21**c**), resultiert eine Freisetzung von GABA und transiente Hemmung der Neurone im Pallidum. Deren hemmender Einfluss auf den motorischen Thalamus wird für diesen Zeitraum unterbrochen, damit steigt die Erregbarkeit der vorher tonisch gehemmten Thalamusneurone für erregende, in diesem Fall kortikothalamische, Information. Das gleiche Prinzip findet sich im indirekten Weg, wo bei einer über den Kortex vermittelten Disinhibition die Neurone des Nucleus subthalamicus erregbarer werden.

Die **Disinhibition** führt primär nicht zu Entladungen der nachgeschalteten Neurone, sondern macht die Neurone anderen Quellen zugängig. Sie entscheidet, *welche* Neuro-

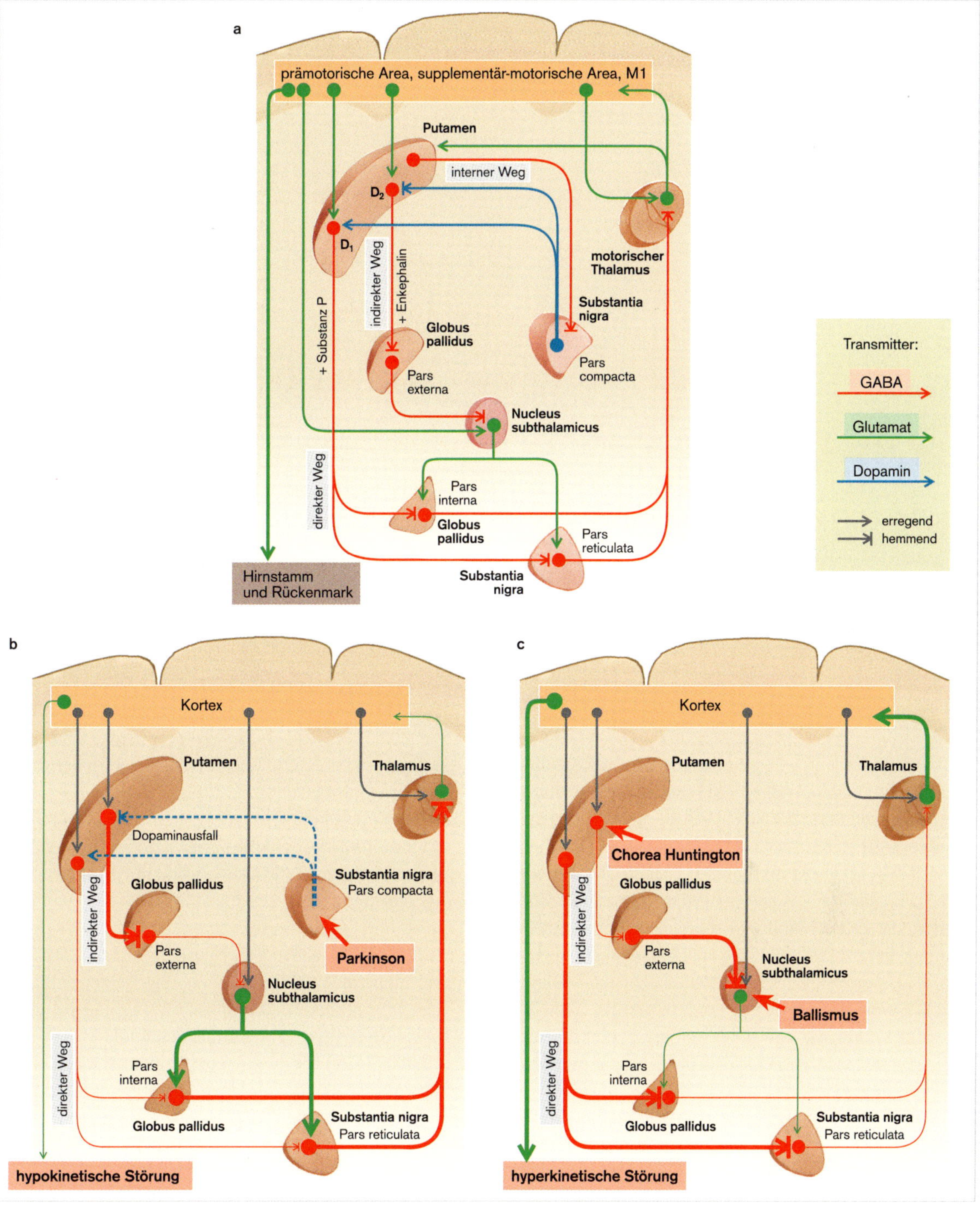

Abb. 22.20 Verbindungen der Basalganglien mit physiologischer und pathophysiologischer Bedeutung. Kennzeichnung synaptischer Verbindungen wie in ▶ Abb. 22.19, mit zusätzlicher Darstellung neuropeptiderger Kotransmitter.

a **Direkter Weg und indirekter Weg** (über Globus pallidus pars externa und Nucleus subthalamicus) vom Putamen zum Globus pallidus pars interna und zur Substantia nigra pars reticulata. D_1 und D_2 bezeichnen Dopaminrezeptor-Untertypen der synaptischen Eingänge der Substantia nigra pars compacta in das Striatum.

b Aktivitätsschema bei **hypokinetischen Bewegungsstörungen** (Morbus Parkinson). Dopaminausfall in der Substantia nigra enthemmt den indirekten und disfazilitiert (Wegfall der Förderung) den direkten Weg. Resultat ist eine verstärkte Hemmung thalamokortikaler Neurone mit reduzierten Bewegungen.

c Aktivitätsschema bei **hyperkinetischen Bewegungsstörungen** (Chorea Huntington, Ballismus). Hier treten umgekehrte Effekte auf wie bei Hypokinesen: Herabgesetzte Aktivierung der pallidalen Pars interna und der nigralen Pars reticulata bewirkt gelöste Hemmung thalamokortikaler Verbindungen und Spontanbewegungen (Chorea). Prinzipiell entstehen ähnliche Effekte durch Ausfall subthalamischer Neurone (Ballismus). Erhöhte Aktivität ist durch breitere, verminderte durch schmalere Pfeile und Linien angedeutet.

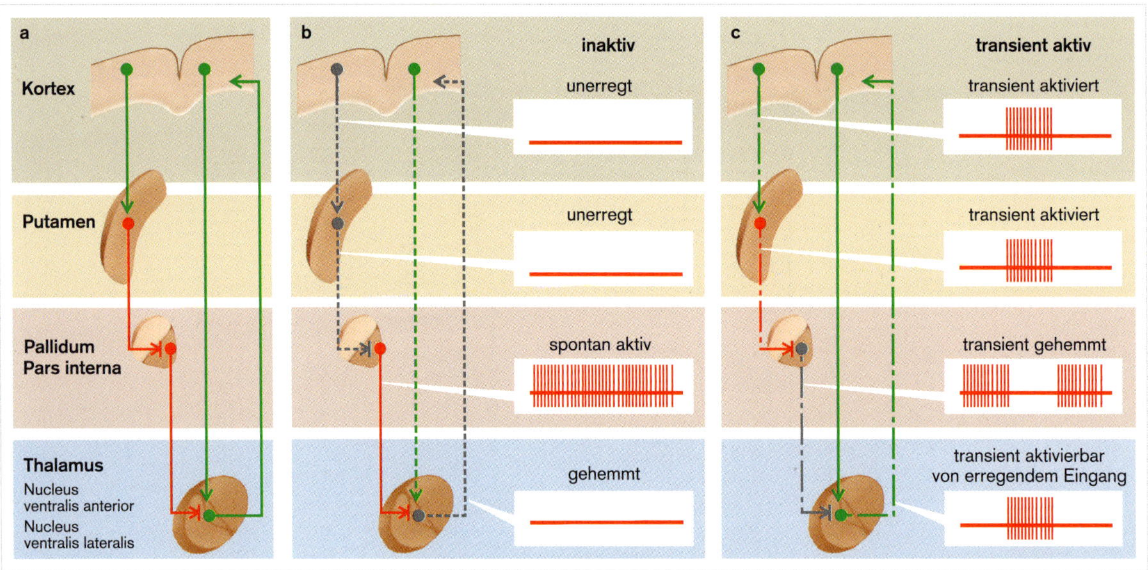

Abb. 22.21 Prinzip der Disinhibition in den Basalganglien.
a Sukzessive Verschaltung zweier hemmender Neurone aus Striatum/Putamen und Pallidum pars interna, sowie kortikalem Eingang und Verbindung zum motorischen Thalamus (vgl. ▶ Abb. 22.20**a**, direkter Weg). GABAerge, inhibitorische Verbindungen in rot, glutamaterge (erregende) Verbindungen in grün.
b Gleiches Verschaltungsmuster, mit skizzierter neuronaler Aktivität. Fehlendes kortikales Eingangssignal und resultierende Inaktivität im Putamen erlauben hohe Spontanaktivität im Pallidum und resultieren in Hemmung des motorischen Thalamus.
c Transiente kortikale Aktivität mit entsprechender Aktivierung des Putamen führt zu transienter Hemmung im Pallidum, und damit Unterbrechung des inhibitorischen Einflusses auf den motorischen Thalamus. Der Thalamus ist transient durch andere erregende Eingänge aktivierbar und kann seinerseits Zielgebiete, zum Beispiel im Kortex, aktivieren.

ne aktiviert werden können und nicht, wie *kräftig* Neurone aktiviert werden sollen. Die Basalganglien starten demzufolge die Bewegung nicht selbst, sondern sie erlauben den Start durch Freigabe kortikothalamischer Kommandos. Mit Hilfe dieser Prozesse können aus der Vielzahl der ausführenden Elemente diejenigen ausgewählt werden, die die Bewegung in räumlicher Beziehung bestimmen sollen. Dies gilt sinngemäß sowohl für den direkten als auch für den indirekten, kortiko-subthalamischen Weg, allerdings mit umgekehrtem Vorzeichen: der direkte Weg ist bewegungsfördernd, der indirekte wirkt eher wie eine zusätzliche Bremse für die Auslösung von Bewegungen.

Innerhalb der kortiko-thalamo-kortikalen Verbindungsschleifen über die Basalganglien sind vier funktionell unterschiedliche **Rückkopplungsschleifen** zu unterscheiden, die Information parallel und spezifisch verarbeiten (▶ Abb. 22.22).

1. Die für die Körpermotorik wichtige **skelettmotorische Schleife** (▶ Abb. 22.22**a**) „beginnt" in der supplementären motorischen Area (SMA) und verläuft über das Putamen, die Ausgangsneurone der Basalganglien und den Thalamus zurück zur SMA. Innerhalb der Schleifenstationen sind die Neurone somatotop organisiert und z. B. im Putamen säulenförmig angeordnet (Kolumnen) (S. 902).
2. Beginnend im frontalen Augenfeld (Area 8) verläuft die **okulomotorische Schleife** (▶ Abb. 22.22**b**) über eine Okulomotorikzone des Caudatums zur Pars reticulata der Substantia nigra. Die zugehörigen Bezirke von Thalamus und Caudatum sind andere als diejenigen der Skelettmotorik. Kortikale Zielgebiete sind die frontalen und supplementär-motorischen Augenfelder (S. 827).
3. Vom präfrontalen Assoziationskortex ausgehend verläuft die **kognitive** (**präfrontale**) **Schleife** (▶ Abb. 22.22**c**) über Caudatum, Pallidum, Substantia nigra und Thalamus zum dorsolateralen präfrontalen und lateralen orbitofrontalen Kortex. Über diese Schleife sind die Basalganglien an kognitiven Funktionen beteiligt. Die beteiligten Zonen sind anatomisch verschieden von denen der skelettmotorischen und okulomotorischen Rückkopplung.
4. Die **limbische Schleife** (▶ Abb. 22.22**d**) beginnt im zingulären Kortex und Hippokampus, projiziert über den Nucleus accumbens des Striatums und das ventrale Pallidum in den Thalamus und endet im Gyrus cingularis anterior und medialen orbitofrontalen Kortex.

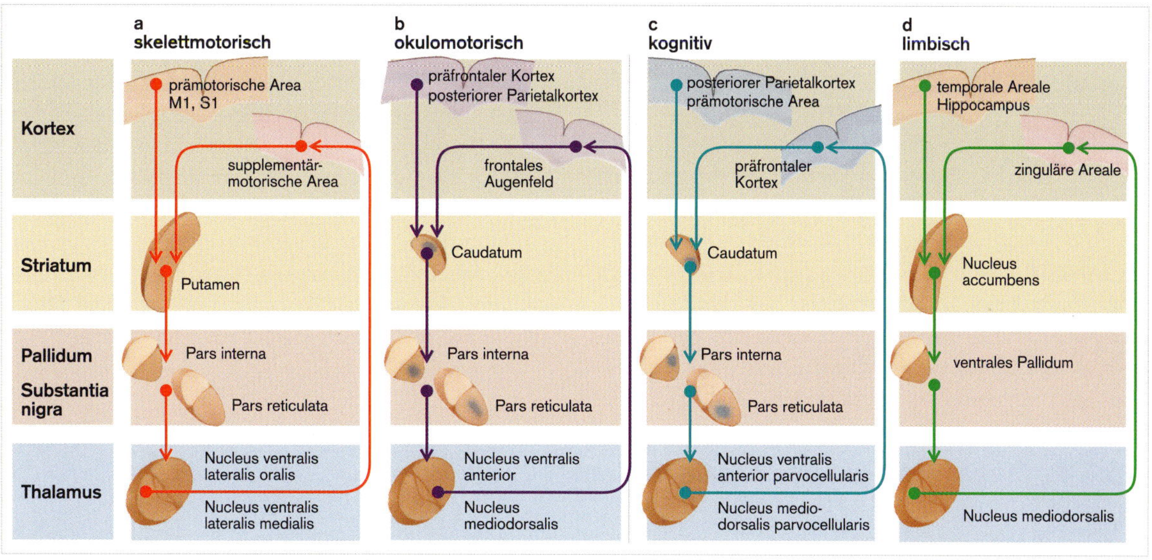

Abb. 22.22 Funktionsspezifische, parallele schleifenförmige Verbindungen vom Kortex über Basalganglien und Thalamus zurück zum Kortex (Rückkopplungssysteme). Funktionelle Bezeichnung entsprechend der Hauptfunktionen. M1, S 1 = primär motorischer bzw. somatosensorischer Kortex.

22.7.3 Zelluläre Funktionsabläufe und interne Verbindungen

Die Funktion der Basalganglien beruht auf Interaktionen zwischen verschiedenen Kerngebieten mit unterschiedlichen **Transmitter- und Kotransmittersystemen** (S. 125), die (auch in unterschiedlichen Kombinationen) in den Neuronengruppen spezifisch exprimiert werden und funktionelle Subsysteme definieren. Die prä- und postsynaptischen Transmitterwirkungen werden durch die simultan ausgeschütteten Kotransmitter beeinflusst. Während klassische Transmitter, wie GABA oder Glutamat, für die Auslösung schneller postsynaptischer Potenziale (Dauer 10–100 ms) verantwortlich sind, wirken Kotransmitter, wie Neuropeptide, wesentlich länger (> 100 ms). Während dieser Zeit können die Wirkungen der klassischen Transmitter spezifisch verstärkt oder abgeschwächt werden. Peptide werden im Allgemeinen durch lange Salven von Aktionspotenzialen freigesetzt, quantitativ abhängig von der Frequenz innerhalb der Salve. Damit wird die Synapsenfunktion frequenzabhängig und projektionsspezifisch moduliert.

Die wichtigsten **Transmittersysteme der Basalganglien** sind (▶ Abb. 22.20**a**):

- **Glutamat** (erregend) in kortikostriatalen, thalamostriatalen und Subthalamicus-Neuronen.
- **GABA** (hemmend) in striatalen Projektionsneuronen, in Neuronen der Pars externa und der Pars interna des Pallidums sowie der Pars reticulata der Substantia nigra.
- **Dopamin** in Pars compacta-Neuronen. Bei Freisetzung im Striatum wirkt Dopamin über D_1-Rezeptoren (an GABA/Substanz P-Neuronen) erregend. Über D_2-Rezeptoren an GABA/Enkephalin-Neuronen vermindert es hingegen deren Erregbarkeit.
- **Acetylcholin** in striatalen Interneuronen, die etwa 5 % der Gesamtneuronenpopulation des Striatums darstellen.

Innerhalb des **Striatum** werden nach Transmittern, Zellgröße, Projektionsgebiet und Vorhandensein dendritischer Dornfortsätze (Spines) drei Neuronentypen unterschieden:

- **Mittelgroße Projektionsneurone** (ca. 95 %) mit ausgedehnten Dendritenbäumen mit Dornfortsätzen (d. h. ausgeprägte Informationsverarbeitung), GABA als Transmitter und Substanz P, Enkephalin oder Neurotensin als Kotransmitter.
- **Große Interneurone** mit Acetylcholin als Transmitter.
- **Mittelgroße Interneurone** mit GABA als Transmitter und Somatostatin und Neuropeptid Y als Kotransmitter.

Alle Neurontypen des Striatum weisen eine sehr geringe Spontanaktivität auf (vgl. ▶ Abb. 22.21**b**). Weiterhin werden im Striatum entsprechend der Existenz von Dopaminrezeptoren, der Expression von Peptiden als Kotransmitter und des axonalen Projektionsmusters zwei Populationen **GABAerger Projektionsneurone** unterschieden:

- Neurone mit Dopamin D_1-Rezeptoren, Substanz P und Dynorphin als Kotransmitter, und axonaler Projektion zur Pars interna des Pallidum und zur Pars reticulata der Substantia nigra.

- Neurone mit Dopamin D_2-Rezeptoren Enkephalin als Kotransmitter, und axonaler Projektion zur Pars externa des Pallidum.

Dopamin ist der Transmitter der nigrostriatalen Neurone der Pars compacta. Der Dopamineffekt auf die striatalen Zielneurone hängt vom beteiligten, G-Protein-gekoppelten Rezeptortyp ab. **Dopamin-D_1-Rezeptoren** erhöhen die cAMP-Bildung und wirken erregend, **D_2-Rezeptoren** hingegen hemmend. D_1-Rezeptoren sind vorzugsweise im direkten und D_2-Rezeptoren im indirekten Weg exprimiert (▶ Abb. 22.20**a**). Daher fördern Pars compacta-Neurone die Disinhibition im direkten Weg und damit den thalamokortikalen Zugang (bewegungsfördernd). Umgekehrt wird der Zugang zum indirekten Weg und letztlich die Hemmung thalamokortikaler Elemente über die Pars interna erschwert (bewegungshemmend). Insgesamt verschiebt Dopamin die Balance zwischen den beiden Basalganglienwegen zugunsten der Pars interna-vermittelten Disinhibition und erleichtert diesen thalamischen Zugang zum Motorkortex. Bei **Dopaminmangel** ist die Aktivierbarkeit der thalamokortikalen Strukturen herabgesetzt, was zum Beispiel die Startschwierigkeiten und Bewegungsarmut von Menschen mit Parkinson erklärt.

22.7.4 Pathophysiologie der Basalganglien

Hypokinetische Bewegungsstörungen sind dadurch gekennzeichnet, dass die betroffenen Personen Bewegungen langsamer und nur mühsam ausführen können. Ursache ist eine Überaktivität der Ausgangskerne der Basalganglien, wodurch eine verstärkte Hemmung der thalamokortikalen Projektion erfolgt. Die von dem britischen Arzt James Parkinson 1817 beschriebene **Parkinson-Erkrankung** ist gekennzeichnet durch Bewegungsarmut (**Akinese, Hypokinese**), verlangsamte Bewegungen (**Bradykinese**), erhöhten Muskeltonus (**Rigor**), regelmäßiges (3–5/s) Zittern in Ruhe (Ruhetremor) und veränderte haltungsbezogene Reflexe. Bereits Parkinson wies auf das langsame Fortschreiten der Erkrankung hin. Die Erkrankung beginnt meist zwischen dem 50. und 60. Lebensjahr (Gipfel 58. bis 62. Lebensjahr), wobei Männer häufiger betroffen sind als Frauen. Die Erkrankung beginnt schleichend und schreitet danach zeitlebens fort, die Symptome werden im Verlauf stärker und daher auch besser erkennbar. Den Symptomen liegt eine **Degeneration** der **dopaminergen Neurone** in der **Substantia nigra** zugrunde. Erste Krankheitszeichen fallen erst auf, wenn bereits 50 bis 60 % dieser Dopamin-produzierenden Zellen abgestorben sind. Trotz intensiver Forschung ist die genaue Ursache dieses selektiven Zelltodes noch nicht geklärt und es werden mehrere Hypothesen diskutiert. Tierexperimentelle Studien haben gezeigt, dass neurotoxische Umweltgifte, wie z. B. das Lösungsmittel Trichlorethylen, die Dopamin-erzeugenden Nervenzellen in der Substantia nigra schädigt. Pestizide scheinen bei Menschen ebenfalls die Wahrscheinlichkeit für das Auftreten von Parkinson signifikant zu erhöhen. Als weitere Ursachen der Parkinson-Erkrankung werden oxidativer Stress und eine Überproduktion von **α-Synuclein** (einem präsynaptischen Protein, dessen veränderte Konformation mit neurodegenerativen Effekten assoziiert ist) in dopaminergen Neuronen diskutiert. Durch den Ausfall der dopaminergen nigrostriatalen Projektion wird der direkte Basalganglienweg weniger gefördert und der indirekte weniger gehemmt. Netto resultiert eine **verstärkte Hemmung des motorischen Thalamus** mit dem Resultat, dass die Funktion der skelettmotorischen Schleife (▶ Abb. 22.22**a**) im Thalamus beeinträchtigt ist (▶ Abb. 22.20**b**). Dieser Effekt kann die Bewegungsarmut und die motorischen Startschwierigkeiten bei Menschen mit Parkinson erklären. Die Erklärung anderer Symptome, z. B. des Tremors, ist allerdings weniger evident. Den Tremor verursachen könnten spezielle Eigenschaften thalamischer Neurone, die je nach Membranpotenzial völlig unterschiedliche Entladungsmuster zeigen. Bei einer Depolarisation kommt es zu regelmäßigen Einzelaktionspotenzialen, während eine Hyperpolarisation rhythmische Ca^{2+}-Schrittmacherpotenziale auslöst, denen Aktionspotenzialsalven aufgesetzt sind, die die rhythmisch-oszillierende Tremoraktivität hervorrufen könnten. Die Hyperpolarisation würde ihrerseits auf der beschriebenen (▶ Abb. 22.20**b**) verstärkten Hemmung des Thalamus bei den betroffenen Personen beruhen.

In den 80er Jahren fielen in Kalifornien Jugendliche durch akute **Parkinsonsymptomatik** auf. Man fand als Ursache, dass sie ein Verunreinigungsprodukt der Heroinsynthese zu sich genommen hatten, MPTP(1-Methyl-4-phenyl-1,2,3,6-tetrahydropyridin). MPTP wird im Gehirn durch die Monoaminooxidase B in MPP^+ überführt, das durch Dopamintransporter in dopaminerge Neurone aufgenommen wird, dort eine irreversible Inhibition des mitochondrialen Komplexes I der Atmungskette verursacht und zum Zelltod dieser Nervenzellen führt.

Seit langem ist bekannt, dass der Mangel an endogenem Transmitter Dopamin durch Zufuhr von **L-Dopa** (einer liquorgängigen Vorstufe in der Biosynthese von Dopamin) ausgeglichen werden kann. Die Symptomatik und damit die Lebensqualität betroffener Menschen bessern sich deutlich. Allerdings kann mit dieser symptomatischen Therapie der degenerative Prozess nicht gestoppt werden, d. h. die therapeutischen Erfolge sind nur vorübergehender Natur (L-Dopa muss zur Synthese in noch vorhandene dopaminerge Neurone aufgenommen werden können). Daher untersucht man in jüngster Zeit am Tiermodell, ob die Transplantation dopaminproduzierenden embryonalen Gewebes ein sinnvolles Therapiekonzept darstellt. In den letzten Jahren werden darüber hinaus neurochirurgisch-stereotaktische Verfahren, wie die **Tiefe Hirnstimulation**, eingesetzt. Dabei wird den Parkinson-Erkrankten ein Impulsgenerator („Hirnschrittmacher") implantiert, der über Stimulationselektroden den Nucleus subthalamicus, Globus pallidus oder den vorderen Thalamus in einen anderen Funktionszustand überführt. Die genaue Funktionsweise dieser Methode ist noch nicht geklärt. Vermutlich verursachen relativ hochfrequente Stimulationsmuster eine lokale Inaktivierung der betroffenen Hirngebiete durch einen elektrisch ausgelösten Depolarisationsblock. Bevorzugtes Stimulationsgebiet ist der Nucleus subthalamicus, dessen hemmender Einfluss durch die Tiefenstimulation offenbar gelöst wird.

Hyperkinetische Bewegungsstörungen zeichnen sich durch unkontrollierte, überschießende rasche Bewegungen von Armen, Beinen oder des Kopfes aus, die als unerwünscht abgerufene Fragmente motorischer Programme auffallen. Diese Erkrankung wurde 1872 von George Huntington, Arzt auf Long Island, erstmals beschrieben und beruht auf einer frühen Degeneration striataler Zellen, insbesondere der GABA/Enkephalin-Neurone (▶ Abb. 22.20c). Die **Chorea Huntington** ist eine autosomal-dominant vererbte Erkrankung, die meist zwischen dem 30. und 60. Lebensjahr zu ersten Krankheitssymptomen führt. Männer und Frauen sind in gleicher Häufigkeit betroffen. Die Krankheit nimmt immer einen schweren Verlauf und führt im Durchschnitt 15 Jahre nach den ersten Symptomen zum Tod. Die Chorea Huntington stellt eine der häufigsten erblich bedingten neurologischen Erkrankungen mit einer Inzidenz von 5:100 000 dar. Die indirekten Verbindungen vom Striatum zum Globus pallidus sind zuerst betroffen, sodass als Erstsymptome der Erkrankung eine Überaktivierung mit überschießenden Bewegungen auftritt. Der Verlust GABA/Enkephalin-haltiger Neurone im Striatum führt zu einer erhöhten Hemmung des Nucleus subthalamicus. Dieser reduziert daraufhin die tonische Aktivierung der Ausgangskerne und disinhibiert den Thalamus (▶ Abb. 22.20c). Als Folge wird die thalamokortikale Verbindung erregenden Eingängen vermehrt zugängig. Im weiteren Verlauf der Erkrankung gehen auch die direkten Verbindungen verloren und es dominieren Bewegungsarmut (**Akinese**) und Steifheit (**Rigor**). Eine Therapie der Chorea Huntington ist bisher nicht möglich. U.a. werden Vitaminpräparate eingesetzt, um die GABA/Enkephalin-Neurone vor oxidativem Stress zu schützen und so den Krankheitsverlauf zu verlangsamen.

Der Symptomatik des **Ballismus** (proximal betonte ausfahrende Schleuderbewegungen) liegt eine Schädigung des Nucleus subthalamicus oder seiner efferenten Bahnen zugrunde. Die Bezeichnung „Ballismus" stammt ursprünglich von der Ähnlichkeit dieser unfreiwilligen Bewegungen mit Wurfbewegungen. Häufig tritt die Erkrankung nur einseitig auf (**Hemiballismus**) und es sind nur die kontralateralen Extremitäten betroffen. Durch die Schädigung des Nucleus subthalamicus werden die hemmenden Neurone der Pars interna des Globus pallidus nicht mehr aktiviert (▶ Abb. 22.20c). Auch dies führt letztlich dazu, dass die thalamokortikale Verbindung für andere erregende Eingänge geöffnet wird (▶ Abb. 22.20c).

Dystonien gehen mit langsamen Steigerungen des Muskeltonus einher, die zu abnormen Bewegungen und bizarren Haltungen führen. Sie äußern sich durch Verkrampfungen und Fehlhaltungen, z. B. des Kopfes (sog. Torticollis), und sind von den Betroffenen nicht unterdrückbar. Auch wenn die genauen Ursachen von Dystonien nicht bekannt sind, so führt häufig die wiederholte lokale Injektion von **Botulinumtoxin** (S. 154) zur erfolgreichen Therapie.

Den Dystonien verwandt sind **Athetosen**, unwillkürliche, langsame, wurm- oder schraubenförmige, ausfahrende Bewegungen von Händen oder Füßen, die meist mit einer Gelenküberdehnung einhergehen. Ursache ist häufig eine perinatale Schädigung des Striatums, wodurch die hemmende Wirkung auf die Willkürmotorik gestört ist. Eine Therapie ist noch nicht bekannt.

Zusammenfassung Kap. 22.7

Basalganglien: Struktur, Funktion, Symptome

Die Basalganglien und das Kleinhirn sind parallele subkortikal-motorische Systeme, die in die Verarbeitung komplexer motorischer Information eingebunden sind. Sie erhalten Eingänge von **assoziativen** und **sensomotorischen Kortexarealen** und projizieren in erster Linie zu **motorischen Rindenfeldern**. Funktionell sind beide Strukturen mit der Planung und Programmierung komplexer Bewegungen befasst. Das Kleinhirn ist außerdem für die ordnungsgemäße Durchführung und Koordination von Bewegungen sowie die Kontrolle der Körperhaltung verantwortlich. Die Basalganglien sind kein extrapyramidales System. Die Basalganglien bestehen aus

- dem **Striatum** (Nucleus caudatus, Putamen, Nucleus accumbens),
- dem **Globus pallidus** (Pallidum),
- der **Substantia nigra** (Pars compacta, Pars reticulata) und
- dem **Nucleus subthalamicus**.

Die Eingänge in die Basalganglien verlaufen über das Striatum und stammen aus dem gesamten Kortex. Projektionsneurone des Striatums integrieren in geordneter Weise synaptische Eingänge. Die Ausgangsstationen werden von hemmenden Neuronen des Globus pallidus pars interna und der Substantia nigra pars reticulata gebildet, welche in die motorischen Thalamuskerne projizieren. Von dort erfolgt eine erregende Weiterleitung der Aktivität in den Kortex. **Kortiko-thalamo-kortikale Rückkopplungssysteme** sind funktionsspezifisch und steuern skelettmotorische, okulomotorische, kognitive und limbische Funktionen. **Disinhibition** und eine daraus resultierende Erregbarkeitserhöhung von Neuronen ist das Funktionsprinzip im direkten und im indirekten Basalganglienweg. **Dopamin** beeinflusst den Zugang zum direkten und indirekten Weg.

Den verschiedenen Rückkopplungssystemen entsprechend können bei Erkrankungen der Basalganglien skelett- und okulomotorische, assoziativ-kognitive und emotionale Funktionen gestört sein. Motorische Störungen äußern sich als **Hypokinesen** (**Morbus Parkinson** infolge einer Degeneration von dopaminergen Neuronen in der Substantia nigra, Störung des direkten Basalganglienwegs), **Hyperkinesen** (**Chorea Huntington** infolge einer Degeneration von GABA/Enkephalin-Neuronen im Striatum, Störung des indirekten Basalganglienwegs) oder **Dystonien**, u. U. verbunden mit abnormem Muskeltonus.

22.8 Kleinhirn: Struktur, Funktion, Symptome

22.8.1 Funktionelle Anatomie des Kleinhirns

Das Kleinhirn (Zerebellum) ist ein Anteil des Metencephalons (Hinterhirn) und hat sich phylogenetisch vor allem in den lateralen Abschnitten stark vergrößert (bei 10 % des Volumens enthält es über 50 % der Neurone des Gehirns). Das Kleinhirn erfüllt wichtige Aufgaben bei der Steuerung der Motorik und ist an der Koordination, Feinabstimmung, unbewussten Planung und dem motorischen Lernen beteiligt. Es fungiert eher als Monitor und Modulator von Bewegungen, nicht als Initiator. Die Aufgabe des Kleinhirns ist vor allem eine Feinabstimmung der Motorik, sprich eine Hemmung überschwänglicher „Grobmotorik“. Ähnlich wie im Cerebrum (Großhirn) so bezeichnet man auch beim Kleinhirn die nach außen gewandte, nervenzellhaltige Schicht als Kortex (**Kleinhirnrinde**) und die nur aus Faserverbindungen bestehende, innen liegende Schicht als weiße Substanz. Die bilateral angelegten Ansammlungen von Nervenzellen in der weißen Substanz werden als **Kleinhirnkerne** bezeichnet (▶ Abb. 22.23): **Nucleus fastigii**, **Nucleus interpositus**, **Nucleus dentatus**.

Das Kleinhirn lässt sich anatomisch, phylogenetisch oder funktionell gliedern, wobei sich die nach diesen Einteilungsweisen entsprechenden Begriffe teilweise überlappen.

▶ **Makroanatomie.** Ein Lobus anterior cerebelli (**Vorderlappen**) kann vom großen Lobus posterior cerebelli (**Hinterlappen**) und dieser vom relativ kleinen Lobus flocculonodularis („**Flöckchen-Knötchen-Lappen**") abgegrenzt werden (▶ Abb. 22.23). Zwei parasagittale Furchen trennen einen zentralen Streifen, den Vermis cerebelli (**Wurm**), von den paarigen Kleinhirnhemisphären. Bei letzteren unterscheidet man auf jeder Seite einen großen lateralen Teil und eine schmale, an den Wurm grenzende Pars intermedia. Der Vermis und die beiden Hemisphärenabschnitte projizieren jeweils auf unterschiedliche zerebelläre Kerne und damit auf unterschiedliche efferente Systeme; insofern hat die sagittale Einteilung auch funktionelle Bedeutung (vgl. ▶ Abb. 22.25).

▶ **Funktionell-anatomische Aspekte.** Das **Vestibulozerebellum**, das weitgehend dem Lobus flocculonodularis entspricht, erhält Eingänge vom Vestibularsystem (Axone von N. VIII und aus den Vestibulariskernen) und projiziert zu den Vestibulariskernen. Funktionell kontrolliert dieser Teil Augenbewegungen (S. 828), deren Abstimmung mit der Stellung von Kopf und Hals, sowie das Gleichgewicht (S. 811). Das **Spinozerebellum** besteht aus Vermis und Pars intermedia, erhält somatosensorische Information aus dem Rückenmark und projiziert auf den Nucleus fastigii und den Nucleus interpositus. Allerdings projiziert auch die Großhirnrinde in die Pars intermedia, d. h. das Spinozerebellum ist nicht rein spinal verschaltet. Im Spinozerebellum wird die Information aus den Efferenzen und Afferenzen so abgeglichen, dass die gesendeten Kommandos der tatsächlichen augenblicklichen Lage der Ext-

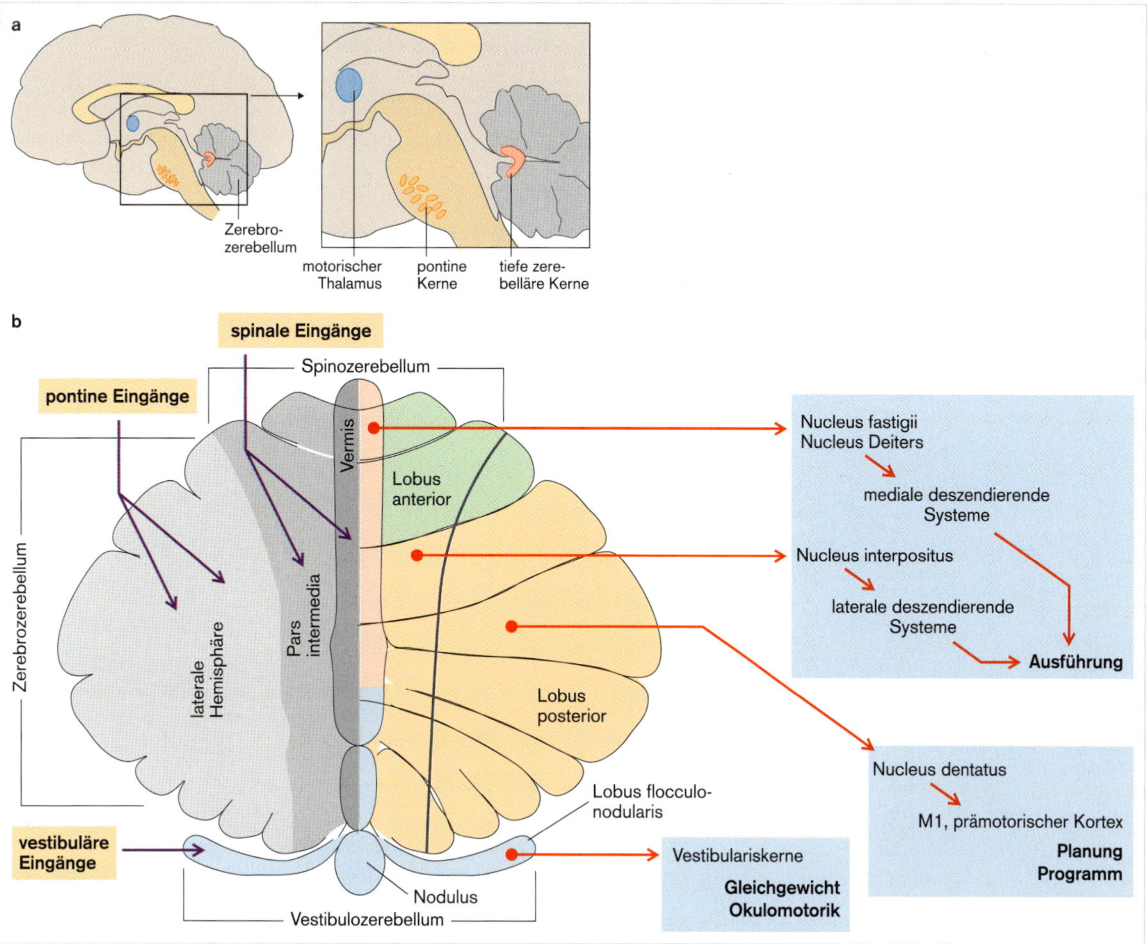

Abb. 22.23 Funktionelle Anatomie des Zerebellums.
a Schematische Darstellung der Anordnung tiefer zerebellärer Kerne, pontiner Kerne und des motorischen Thalamus im Sagittalschnitt.
b Entsprechend der spinalen, pontinen und vestibulären Eingänge (links) Einteilung in Vestibulo-, Spino- und Zerebrozerebellum (zusätzliche visuelle Eingänge im Vermis des rostralen Hinterlappens nicht dargestellt). Efferente Projektionen und motorische Funktionen (rechts): über mediale Kerne und Deiters zu medialen, über Interpositus zu lateralen absteigenden Systemen (Ausführung von Bewegungen); über Dentatus zum Motorkortex (Programmierung von Bewegungen); über Vestibulariskerne zum Gleichgewichtssystem (Regulation von Gleichgewicht und Augenbewegungen).

remitäten entsprechen und ständig fein an die neue Lage angepasst werden. Hierunter fällt auch die für das Sprechen notwendige feine Abstimmung der beteiligten mimischen und Kehlkopfmuskulatur. Den weitaus größten Teil bildet beim Menschen das **Zerebrozerebellum**. Eingänge laufen über pontine Kerne und entstammen dem Großhirn, vor allem den prämotorischen Zentren im Frontallappen (prämotorischer Kortex und supplementärmotorisches Areal). Im Zerebrozerebellum entstehen grobe Bewegungsentwürfe, die anschließend in anderen Regionen und in Rückkopplungsschleifen weiter entwickelt, fein abgestimmt, korrigiert und koordiniert werden. Die Ergebnisse dieser Berechnungen gehen zum Thalamus, wo sie u. a. mit den Ergebnissen der Basalganglien integriert und zum primären und supplementärmotorischen Kortex (Areae 4, 6) weitergeleitet werden.

22.8.2 Feinstruktur und synaptische Verschaltung der Kleinhirnrinde

Die **Kleinhirnrinde** weist einen sehr regelmäßigen Aufbau in funktionellen Modulen auf, sodass in allen Abschnitten die Verarbeitung von Information nach ähnlichen Prinzipien erfolgen kann. Die Kleinhirnrinde weist drei Schichten auf, die jeweils eine charakteristische Auswahl von fünf verschiedenen Neuronentypen enthalten (▶ Abb. 22.24**a**). Die außen gelegene **Molekularschicht** (**Stratum moleculare**) enthält hemmende (GABAerge) Interneurone, die als Stern- und Korbzellen bezeichnet werden. Zudem sind in der Molekularschicht die weit verzweigten Dendriten der Purkinje-Zellen und die aufsteigenden Axone der Körnerzellen (Parallelfasern) eingelagert. Darunter schließt sich die **Purkinje-Zellschicht** (**Stratum ganglionare**) mit den großen Purkinje-Zellen an. Die GABAergen Purkinje-Zellen stellen den einzigen Ausgang der Kleinhirnrinde dar. Ihre Axone ziehen durch die weiße Substanz zu den zerebellären Kernen und dem lateralen Vestibulariskern (**Nucleus Deiters**). Die **Körnerzellschicht** (**Stratum granulosum**) enthält die Körnerzellen (mit 5×10^{10} größte homogene Neuronenpopulation des ZNS) als einzige exzitatorische (glutamaterge) Zelle der Kleinhirnrinde und als Ursprung der Parallelfasern. Die GABAergen Golgizellen in der gleichen Schicht hemmen die Körnerzellen.

Die **Afferenzen in das Kleinhirn** stammen aus dem Rückenmark, dem Hirnstamm und dem Neokortex. Die spezifischen Eingangssignale der Kleinhirnrinde wirken erregend und entstammen zwei unterschiedlichen Quellen (▶ Abb. 22.24**a**).

- **Kletterfasern** entspringen der Oliva inferior (**Tractus olivocerebellaris**) und „klettern" an den Dendritenbäumen der Purkinje-Zellen in die distalen Bereiche, in denen sie mit den Dornen der Dendriten (Spines) erregende synaptische Verbindungen eingehen. Eine einzelne Kletterfaser bildet etwa 200 erregende Synapsen pro Purkinje-Zelle. Der Kletterfaser-Input ist stark erregend

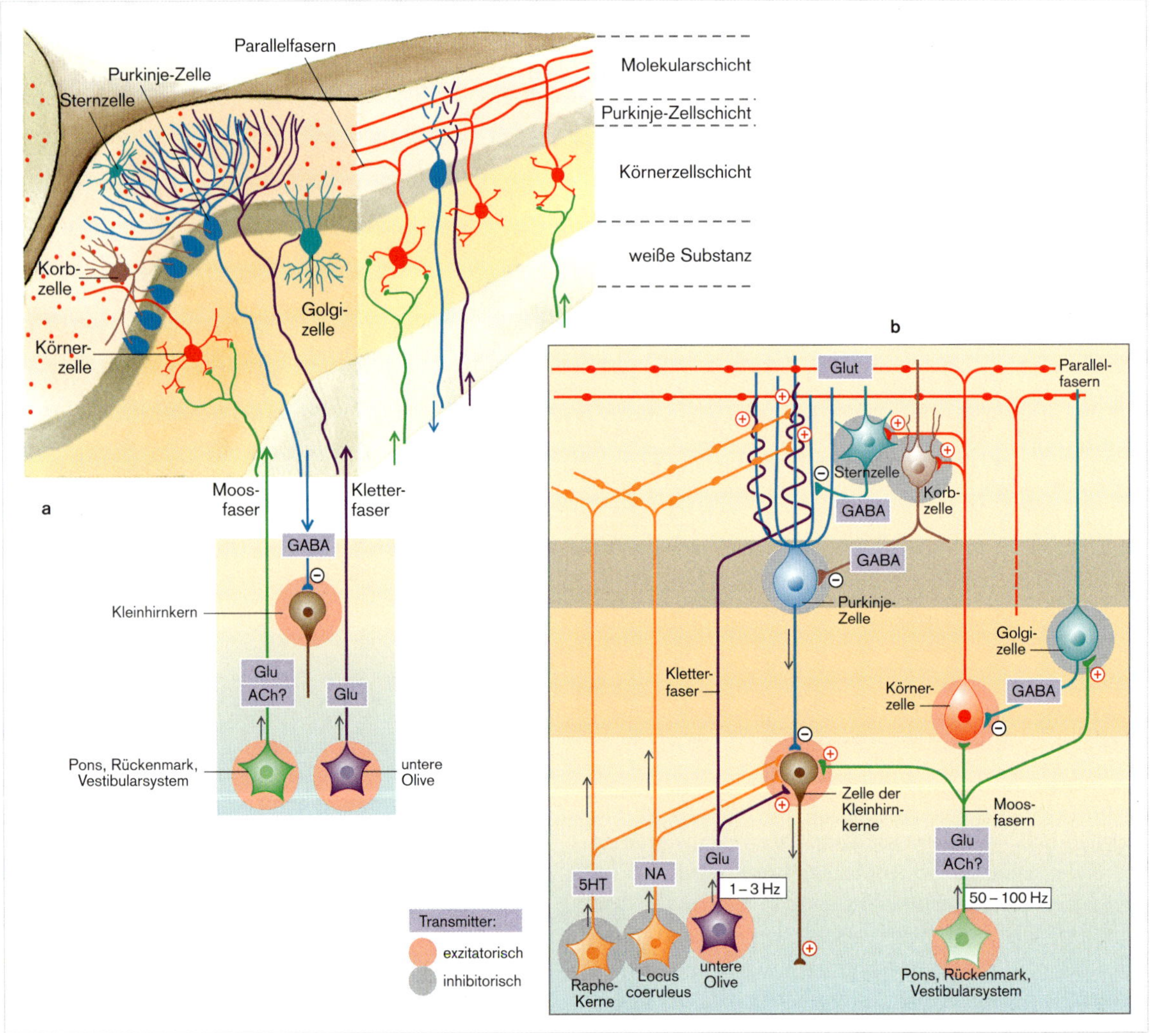

Abb. 22.24 Zelluläre Organisation und synaptische Verschaltungen im Zerebellum.
a Schichtförmiger Aufbau der Kleinhirnrinde (Molekular-, Purkinje-Zell- und Körnerschicht) mit Anordnung von fünf Zelltypen (Purkinje-, Körner-, Golgi-, Stern- und Korbzellen) und zwei Afferenzen (Moos- und Kletterfasern).
b Synaptische Verschaltung von Parallelfasern und einer Kletterfaser sowie monoaminerge Projektionen. Transmitter wie angegeben, ⊖ = hemmende, ⊕ = erregende Wirkung.

und führt fast immer zur Aktionspotenzial-Entladung einer Purkinje-Zelle. Der Kletterfasereingang ist relativ niederfrequent (1–3 Hz) aktiv.

- **Moosfasern** entstammen unterschiedlichen Hirnstammkernen (**Tractus vestibulocerebellaris**) und dem Rückenmark (**Tractus spinocerebellaris anterior und posterior**). Sie vermitteln Information aus der Peripherie und Großhirnrinde (**Tractus cortico-ponto-cerebellaris**) und aktivieren relativ hochfrequent (50–100 Hz) tonisch die glutamatergen Körnerzellen, die ihrerseits über ihre Axone, die Parallelfasern, Purkinje-Zellen erregen. Eine exzitatorische Parallelfaser hat jeweils nur eine Synapse pro Purkinje-Zelle und die Auslösung eines Aktionspotenzials einer Purkinje-Zelle über den Parallelfaser-Eingang benötigt erhebliche räumliche Summation. Eine Purkinje-Zelle hat synaptische Kontakte mit nur einer Kletterfaser; hingegen konvergieren auf sie etwa 100 000 Parallelfasern.

Die Moosfaser- und Kletterfaser-Afferenzen vermitteln Information über somatosensorische Abläufe (proprio- und exterozeptiv), aber auch über die Aktivität spinaler Interneurone. Neben diesen beiden spezifischen Eingängen projizieren modulierende Afferenzen aus den Raphekernen (Transmitter: Serotonin) und dem Locus coeruleus (Transmitter: Noradrenalin) in das Kleinhirn (▶ Abb. 22.24**b**).

Der bevorzugte Modus der Informationsverarbeitung im Kleinhirn ist die GABAerge Inhibition. **Purkinje-Zellen**, deren Axone die einzigen Efferenzen der Kleinhirnrinde darstellen, benutzen GABA als Transmitter und hemmen die tonisch entladenden Neurone der Kleinhirnkerne (▶ Abb. 22.24**b**). Hemmende Interneurone werden direkt oder indirekt vor allem über den Moosfaser-Weg aktiviert. **Golgizellen** werden über den Moosfaser-Eingang aktiviert und hemmen die Körnerzellen. Diese Feedbackhemmung bewirkt, dass Purkinje-Zellen durch den Moosfaser-Eingang nur kurzfristig erregt werden und generiert ein zeitliches Aktivitätsmuster im Kleinhirn. Die Stern- und Korbzellen werden über die Parallelfasern der Körnerzellen aktiviert (Vorwärtshemmung der Purkinje-Zellen). Während die Korbzellen somanahe GABAerge Synapsen an den Purkinje-Zellen bilden, innervieren die Sternzellen die somafernen Dendritenbereiche. Axonkollateralen der Korbzellen laufen senkrecht zu den Parallelfasern und parallel zu den Dendritenbäumen der Purkinje-Zellen. Werden sie aktiviert, hemmen sie über ca. 1 mm beidseits in der Sagittalebene lateral gelegene Purkinje-Zellen (**laterale Hemmung**). Diese laterale Hemmung fokussiert die Erregung auf die zentral liegenden Purkinje-Zellen. Stern- und Korbzellen generieren so ein räumliches Aktivitätsmuster im Kleinhirn. Diese Mikroarchitektur in der synaptischen Verschaltung tritt in Form gleichartiger Module im gesamten Kleinhirn auf. Die Organisation dieser Module weist entsprechend der afferenten Information und der efferenten Projektion eine somatotope Gliederung auf („**Homunculus**"). Nicht nur in der Kleinhirnrinde, sondern auch in jedem Kern existieren mehrere sensomotorische Homunkuli.

Die Verschaltung des **Moosfaser/Parallelfaser-Wegs** bedeutet, dass Purkinje-Zellen zunächst erregt und anschließend durch die Korb- und Sternzellen gehemmt werden. Dieses Zeitmuster von Erregung/Hemmung wird von den GABAergen Purkinje-Zellen als Hemmung/Disinhibition an die Neurone der Kleinhirnkerne weitergegeben und kann sich z. B. auf spinaler Ebene auswirken. Die Aufgabe der Purkinje-Zellen besteht also in einer Hemmung überschwänglicher Motorik. Die Purkinje-Zelle wird wiederum von den Korb- und Sternzellen gehemmt, damit überhaupt Bewegung stattfinden kann.

22.8.3 Extrazerebelläre Projektionen und motorische Funktionen

Die hemmenden **Purkinje-Zellen** stellen den einzigen Ausgang der Kleinhirnrinde dar. Sie projizieren topografisch über die Kleinhirnkerne und den Nucleus vestibularis lateralis (Deiters-Kern) in verschiedene Gebiete des ZNS, wobei Vermis, Pars intermedia und laterale Hemisphären (▶ Abb. 22.23) parallel unterschiedlich verschaltet sind (▶ Abb. 22.25). Der **Vermis** des Vorderlappens ist mit den zugehörigen Kernen in die spinale Stützmotorik integriert (▶ Abb. 22.25a). Über den Tractus spino-cerebellaris aufsteigende Information und über den Tractus reticulospinalis und Tractus vestibulospinalis absteigende Effekte bilden ein **peripheres Rückkopplungssystem**. Damit wird Information über die Körperhaltung unmittelbar in Aktivitäten von Bahnen umgesetzt, die die axiale Muskulatur kontrollieren und damit Körperhaltung, Muskeltonus und stützmotorische Bewegungen nahezu reflektorisch steuern. In enger Zusammenarbeit mit dem Vestibulozerebellum wird das Gleichgewicht gesichert und die Okulomotorik in Zusammenhang mit Körperhaltung und Auge-Kopf-Koordination reguliert.

Die **Pars intermedia** ist im peripheren Teil ähnlich verschaltet (▶ Abb. 22.25b). Hinzu kommt eine **zentrale Schleife** mit dem Motorkortex. Sie ermöglicht der Pars intermedia eine Komparatorfunktion: die Pars intermedia erhält über Kollateralen vom Motorkortex eine „Kopie" des endgültigen Bewegungsprogramms (= **Efferenzkopie**) und über spinozerebelläre Trakte die Information über die Durchführung der Bewegung. So werden Absicht (Soll) und Wirklichkeit (Ist) verglichen und Differenzen (= Fehlersignale) führen zur Kurskorrektur. Dies ist für die Kombination von Stütz- und Zielmotorik wesentlich, aber auch eine Zusammenarbeit mit der lateralen Hemisphäre ist möglich.

Die **lateralen Hemisphären** sind Bestandteil von Verbindungen zwischen assoziativen Kortexarealen und dem Motorkortex (▶ Abb. 22.25c). Der Bewegungsplan des Assoziationskortex wird in den lateralen Abschnitten des Kleinhirns (parallel zu den Basalganglien) in motorische Programme umgesetzt und über den ventrolateralen Thalamus an den Motorkortex zur Ausführung übermittelt.

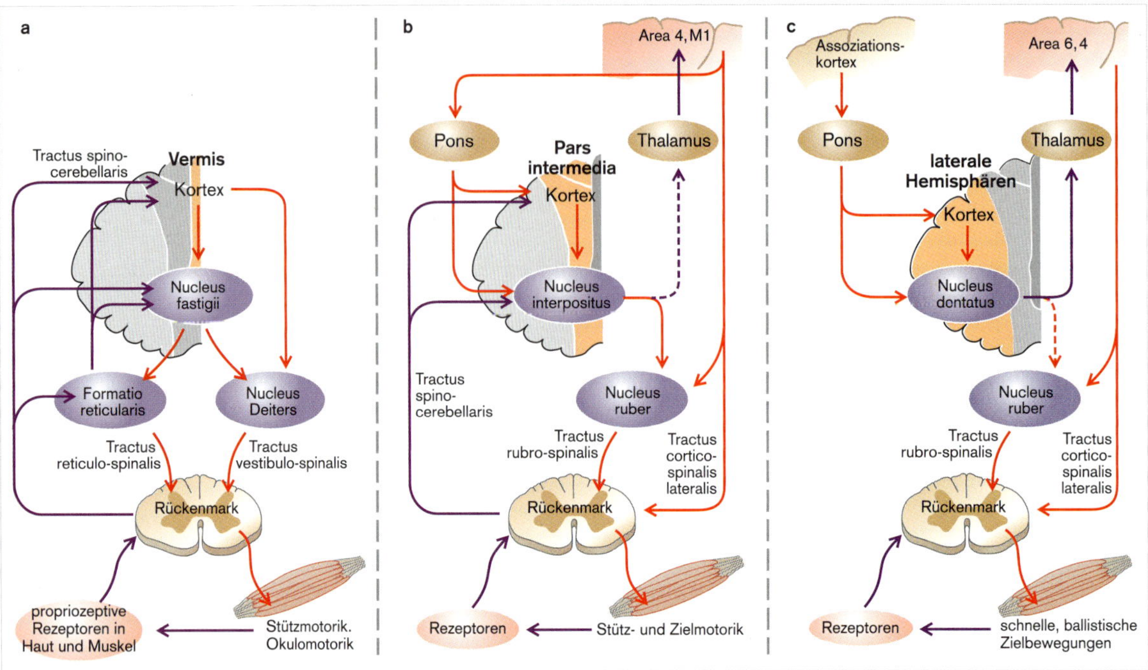

Abb. 22.25 Schema zur funktionellen Bedeutung des Zerebellums für Stützmotorik, geregelte Zielmotorik und ballistische Bewegungen.

a Neuronaler Regelkreis der Köperhaltung. Verbindung vom Nucleus fastigii zum Motorkortex (nur geringgradig zu Neuronen des ventralen Tractus corticospinalis) sowie Zusammenhänge mit Okulomotorik nicht dargestellt.

b Eingänge vom Motorkortex (M1, Area 4) ermöglichen über Pars intermedia Zielmotorik, die über periphere Rückkopplung geregelt werden kann.

c Zuströme von Assoziationsarealen zu den Hemisphären/Dentatus werden in Programme für ballistische, nicht rückgekoppelte Bewegungen umgesetzt.

Alle zum zerebralen Kortex laufenden Bahnen werden im Thalamus umgeschaltet, wo die Informationen auch aus anderen motorischen Zentren (Basalganglien) integriert werden. Diese Kleinhirnabschnitte sind entscheidend für den korrekten Ablauf schneller, ballistischer Zielbewegungen, die keinen zeitlichen Spielraum für Rückkopplungen bieten. Ein derartiges motorisches Programm ist zum Beispiel beim Dart-Spiel erforderlich, wenn der Pfeil auf eine Zielscheibe geworfen wird.

22.8.4 Motorisches Lernen

Als **motorisches Lernen** wird der Erwerb einer motorischen Fertigkeit bezeichnet. Während des Lernvorgangs werden die Bewegungen zunehmend schneller und gleichmäßiger, während sie anfangs langsam und unter erhöhter somatosensorischer und/oder visueller Kontrolle erfolgten. Am motorischen Lernen sind der motorische Kortex, die supplementär motorische Area, die Basalganglien und das Kleinhirn beteiligt. Neue Befunde zeigen, dass beim Menschen das Kleinhirn eine wichtige Funktion beim impliziten Lernen und damit beim prozeduralen Gedächtnis hat (Gedächtniskategorien) (S. 959). Gut trainierte, automatisierte Bewegungsabläufe, die ohne Beteiligung der Großhirnrinde ablaufen, sind im **Kleinhirn** gespeichert. Beispiele dafür sind die Koordination der Gesichtsmuskulatur beim Sprechen und die Bewegung der Finger beim Klavierspielen, aber auch die anfangs komplizierte Koordination vieler Körperteile beim Skifahren. Das Erlernen vieler motorischer Abläufe erfolgt in den ersten Lebensjahren, begleitet von strukturellen Änderungen im zentralen Nervensystem (z. B. Myelinisierung des Kortikospinaltrakts).

Andere motorische Abläufe werden durch Konditionierung oder Training verändert (Geschicklichkeitsspiele). Das am besten untersuchte Modell für motorisches Lernen ist die klassische Konditionierung des **Lidschlussreflexes** (Kornealreflex). Dieser Fremdreflex dient dem Schutz des Auges und wird durch einen mechanischen Reiz auf die Kornea ausgelöst. Durch wiederholte Paarung dieses Reizes mit einem akustischen Signal kann dieser Reflex so konditioniert werden, dass ein Lidschluss auch durch den akustischen Reiz allein ausgelöst wird. Das Zerebellum und die untere Olive sind an diesem erlernten motorischen Reflex zentral beteiligt. Ein weiteres gut untersuchtes Beispiel für motorisches Lernen ist der **vestibulookuläre Reflex**, mit dessen Hilfe das Auge selbst bewegte Objekte bei Kopfbewegungen fixieren kann. Mit einer gesichtsfeldverändernden Prismenbrille wird der Reflex zunächst unterdrückt; nach einiger Zeit aber erholt er sich. Dieser Lernvorgang ist an die Intaktheit des **Vestibulozerebellums** gebunden. Diese Befunde belegen, dass das Kleinhirn beim motorischen Lernen eine wichtige Aufgabe erfüllt. Entsprechend treten nach Kleinhirnläsionen Defizite beim motorischen Lernen und bei sensomotorischen Adaptationsprozessen auf.

Der japanische Neurophysiologie Masao Ito war ganz entscheidend an der Aufklärung der zellulären Mechanismen des vestibulookulären Reflexes beteiligt. Weiterhin entdeckte er im Jahre 1982 im Zerebellum eine neue Form synaptischer Plastizität, die als **Langzeitdepression** (*long-term depression*, LTD (S. 969) bezeichnet wird. Ito und Mitarbeitende konnten zeigen, dass das durch Stimulation der Parallelfasern ausgelöste EPSP in Purkinje-Zellen langfristig verkleinert ist, wenn zuvor der Kletterfaser- und Parallelfaser-Input gleichzeitig stimuliert wurde (vgl. ▸ Abb. 22.24**b**). Diese Input-spezifische Form der LTD beruht auf eine sog. Internalisierung von Glutamatrezeptoren an der Parallelfasersynapse auf die Purkinje-Zelle. Es stehen folglich weniger Glutamatrezeptoren an der postsynaptischen Membran zur Verfügung und das EPSP weist dadurch eine kleinere Amplitude auf.

22.8.5 Kleinhirnläsionen und zerebelläre Funktionsstörungen

In Anlehnung an die oben genannten Funktionen des Kleinhirns kommt es bei Menschen mit **Kleinhirnläsionen** zu definierten zerebellären Funktionsstörungen. Gemeinsam ist allen das gestörte Zusammenspiel von Muskelgruppen, insbesondere bei Bewegungen, die mehrere Gelenke betreffen. Als Hauptsymptom zerebellärer Läsionen tritt eine **Rumpf-**, **Stand- und Gangataxie** auf, die sich aufgrund mangelnder Kontrolle des Körpergleichgewichts und zusätzlich gestörter Bewegungskoordination der Beine manifestiert. Häufig ist der Muskeltonus herabgesetzt und die Muskulatur ist schneller ermüdbar. Weiterhin können **Dysmetrie** (fehlende Zielgenauigkeit von willkürlichen Bewegungen), **Intentionstremor** (Zittern bei Zielbewegungen), **Dysarthrie** (Sprechstörungen) und **Nystagmus** auftreten. Im Akutstadium sind besonders ein **abgeschwächter Muskeltonus** und **Hyperreflexie** auffällig. Als Ursachen für Kleinhirnläsionen sind zerebrovaskuläre oder entzündliche Erkrankungen, Tumoren, toxische Schädigungen (z. B. Alkoholintoxikation) und metabolische Störungen zu nennen.

▸ Tab. 22.2 ordnet die wichtigsten Symptome den betroffenen Kleinhirnregionen zu (vgl. ▸ Abb. 22.23). Bei **Läsionen des Vestibulozerebellums** tritt ein **Nystagmus** und durch eine Dysfunktion der Stützmotorik eine **Rumpfataxie** auf. Eine Läsion der medianen (vermalen) Zone des Spinozerebellums kann eine Stand- und Gangataxie verursachen (▸ Abb. 22.25a), die sich bei betroffenen Menschen durch einen unsicheren, wankenden Stand und Gang äußert. Wenn die intermediären oder paravermalen Zonen des Spinozerebellums betroffen sind (▸ Abb. 22.25b), dominieren Defizite in der Kontrolle und Koordination der Bewegungsdurchführung, wie **Intentionstremor**, **Dysarthrie**, **Hypermetrie** (über das Ziel hinausschießende Bewegungen), **Dysmetrie** (am Ziel vorbei treffende Bewegungen) und **Dysdiadochokinese** (Verminderung der Fähigkeit, schnelle und abwechselnde antagonistische Bewegungen durchzuführen, wie die Handfläche schnell auswärts und einwärts zu drehen). Eine Schädigung des Zerebrozerebellums (laterale Hemisphären) verursacht Defizite in der Bewegungsplanung (▸ Abb. 22.25c), sodass der Einsatz einzelner Muskeln nicht aufeinander abgestimmt ist und somit nicht synergistisch verläuft (**Asynergie**).

Tab. 22.2 Zerebelläre Verbindungen, Funktionen und Funktionsstörungen

Funktionelle Anatomie; Phylogenese	Eingang/Ausgang	Funktion	Erregungskreis	Symptomatik
Vestibulo-Zerebellum: Lob. flocculonodularis; Archi-Zerebellum	Vestibularapparat/Vestibulariskerne, tektospinal	Kontrolle vestibulo-okulärer Reflex sowie Kopf- und Halsstellung, Gleichgewicht	reflektorisch	Störungen von Okulomotorik und Gleichgewicht: Rumpf- und Standataxie (posturaler Tremor, visuell nicht kompensierbar).
Spino-Zerebellum: Vermis anterior; Archi/Paläo-Zerebellum	Vestibularapparat, Propriozeption Hals, Rumpf, proximale Extremitäten/Fastigius und Deiters, ventromediale Systeme, M1, ventraler Kortikospinaltrakt	Kontrolle Stützmotorik, axialer und proximaler Muskelgruppen	peripher (zentral)	Störung der Stützmotorik: Stand- und Gangataxie, visuell kompensierbar.
Spino-Zerebellum: Pars intermedia; Paläo-Zerebellum	Somatosensorik Extremitäten, Efferenzkopie M1/Interpositus, dorsolaterale Systeme, M1, lateraler Kortikospinaltrakt	Kontrolle distaler Muskeln, Regelung Zielmotorik, Kurskorrektur	peripher/ zentral	Störung Zielmotorik: Extremitätenataxie, Asynergie, Dysarthrie. Beginn Eingelenkbewegung verzögert (M1 zeitlich gestört).
Zerebro-Zerebellum: laterale Hemisphären; Neo-Zerebellum	Assoziationskortex über Brückenkerne/ Dentatus, Area 6, 4, lateraler Kortikospinaltrakt	Programme und Timing Zielmotorik und Ballistik	zentral	Störung Zielmotorik: Extremitätenataxie, Dysdiadochokinese, Dysmetrie, Asynergie. Beginn und vorausschauende Abstimmung Mehrgelenkbewegung gestört.

Zusammenfassung Kap. 22.8

Kleinhirn: Struktur, Funktion, Symptome

Das Kleinhirn besteht aus **Kortex**, **weißer Substanz** und den **drei Kleinhirnkernen Nucleus fastigii**, **interpositus** und **dentatus**. Das Kleinhirn kann anatomisch-funktionell in die drei Bereiche **Vestibulozerebellum** (Kontrolle von Augenbewegungen, Kopf- und Halsstellung und Gleichgewicht), **Spinozerebellum** (Integration von somatosensorischer Information, Kontrolle des Sprechapparats) und **Zerebrozerebellum** (Entstehung von groben Bewegungsentwürfen) eingeteilt werden. Der Kortex des Zerebellum ist in drei Schichten angeordnet: **Molekular-**, **Purkinje-Zell-** und **Körnerzellschicht**. Die **Eingänge** in das Zerebellum stammen aus dem Rückenmark, Hirnstamm und Neokortex und **wirken exzitatorisch**. GABA ist der Transmitter der zerebellären Kortexneurone mit Ausnahme der glutamatergen Körnerzellen. Im Kleinhirn ist aufgrund spinaler und kortikaler Informationszuflüsse der gesamte Körper sensomotorisch mehrfach repräsentiert (*Homunkuli*). Das Kleinhirn ist für den **präzisen zeitlich-räumlichen Einsatz** von Muskeln und Muskelgruppen zuständig. Dazu entwickelt es zeit- und ortsabhängige Erregungsmuster. Diese Muster dienen dazu, die Aktivität verschiedener Muskelgruppen aufeinander und auf die Erfordernisse der Bewegung abzustellen.

Ausgänge aus dem Zerebellum **wirken inhibitorisch**. Zytoarchitektur und Verschaltungsprinzipien sind in allen Abschnitten des Zerebellums gleichartig, was nahelegt, dass generell das gleiche Arbeitsprinzip eingesetzt wird. Separate Abschnitte kontrollieren Augenbewegungen, Stütz- und Zielmotorik sowie ballistische Abläufe. Das Kleinhirn ist afferent und efferent mit motorisch aktiven Strukturen in Form von Rückmeldekreisen, aber auch von Neuronenketten verknüpft.

Mit zunehmender Bedeutung der neurologischen Rehabilitation werden vermehrt die Grundlagen motorischen Lernens untersucht. Dabei fand das Kleinhirn besonderes Interesse, auch wenn **motorisches Lernen**, ähnlich wie das Gedächtnis, wahrscheinlich an keine spezielle ZNS-Struktur, d. h. an kein „Lernzentrum", gebunden ist. Zerebelläre Funktionsstörungen infolge von Kleinhirnläsionen äußern sich als Instabilität von Haltung und Bewegung (**Ataxie**). Gemäß der funktionellen Anatomie des Kleinhirns sind die Okulomotorik, die Stabilisierung von Gleichgewicht und Körperhaltung, die Abstimmung von Haltung und Bewegung sowie die Zielmotorik betroffen.

Zum Weiterlesen...

[1] Altenmüller E, Wiesendanger M, Kesselring J. Music, Motor Control and the Brain. Oxford: Oxford University Press. 2006.

[2] Bear MF, Connors BW, Paradiso MA. Neuroscience. Exploring the Brain. 4th edition. Walters, Kluwer, Health; 2015.

[3] Kandel ER, Koester JD, Mack SH, Siegelbaum SH. Principles of Neural Science. 6th ed. New York: McGraw Hill, 2021.

[4] Kornhuber HH. Cerebral cortex, cerebellum, and basal ganglia: An introduction to their motor functions. In: Schmitt FO, Warden FG (eds.). The Neurosciences, 35 d Study Program. Cambridge, Mass.: MIT Press; 1984: 267–280.

[5] Shepherd GM. The Synaptic Organization of the Brain. 5th ed. Oxford: Oxford University Press. 2004.

[6] Squire LR et al. Fundamental Neuroscience. 3rd ed. San Diego: Academic Press; 2008

► ... und noch weiter

[7] Adams RD, Victor M. Principles of Neurology. 6th ed. New York: McGraw-Hill; 2000.

[8] Freund HJ. Somatosensory and motor disturbances in patients with parietal lobe lesions. Adv Neurol. 2003; 93: 179–193.

[9] Galvan A, Wichmann T. GABAergic circuits in the basal ganglia and movement disorders. Prog Brain Res 2007; 160: 287–312.

[10] Ito M. Cerebellar circuitry as a neuronal machine. Prog Neurobiol 2006; 78: 272–303.

[11] Jonas P, Bischofberger J, Sandkühler J. Corelease of two fast neurotransmitters at a central synapse. Science 1998; 281: 419–424.

[12] Llinás R, Ribary U, Jeanmonod D, Mitra PP. Thalamocortical dysrhythmia: A neurological and neuropsychiatric syndrome characterized by magnetoencephalography. PNAS. 1999; 96: 15222 – 15227.

[13] Meyer-Lindenberg A, Miletich RS, Kohn PD, Esposito G, Carson RE, Quarantelli M, Weinberger DR, Berman KF. Reduced prefrontal activity predicts exaggerated striatal dopaminergic function in schizophrenia. Nat Neurosci. 2002; 5: 267–271.

[14] Nicola SM, Surmeier DJ, Malenka RC. Dopaminergic modulation of neuronal excitability in the striatum and nucleus accumbens. Ann Rev Neurosci. 2000; 23: 185 – 215.

[15] Reichmann H (ed.). Future therapy in idiopathic Parkinson's disease. J Neurol. 2003; 250: Suppl 1

[16] Thach WT, Goodkin HP, Keating JG. The cerebellum and the adaptive coordination of movement. Ann Rev Neurosci. 1992; 15: 403–442.

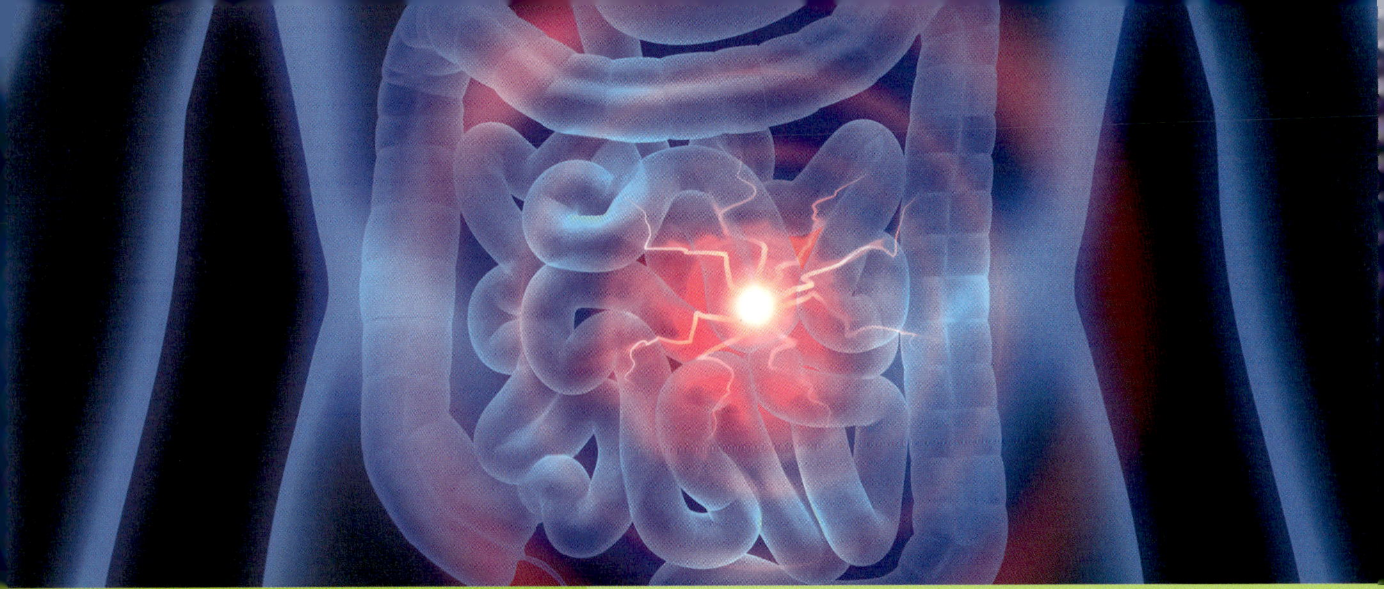

Kapitel 23

Neurovegetative Regulation

23 Neurovegetative Regulation

Carsten A. Wagner

23.1 Peripheres vegetatives Nervensystem

B

Eine 28-jährige Frau klagt über Anfälle von Herzrasen, Schweißausbrüche und Kopfschmerzen. Die Frau hat in den letzten Wochen stark abgenommen; sie ist sehr unruhig, erscheint blass und hat einen stark erhöhten Blutdruck. Auf Nachfrage erfahren Sie, dass die Patientin in letzter Zeit häufig solche Anfälle erlebt hat. Sie stellen stark erhöhte Adrenalin- und Noradrenalinkonzentrationen im Plasma fest. Auch die Spiegel der Catecholaminabbauprodukte Normetanephrin und Metanephrin sind in Urin und Plasma zu hoch. Eine Computertomografie ergibt einen Tumor im Mark einer Nebenniere. Es handelt sich um ein Phäochromozytom, einen meist gutartigen Tumor der chromaffinen Zellen des Nebennierenmarks. Durch laparoskopische Tumorentfernung wird die Patientin geheilt.

23.1.1 Aufgaben und Wirkungen des vegetativen Nervensystems

Alle Organe außer der Skelettmuskulatur werden vom vegetativen Nervensystem (auch **autonomes Nervensystem** genannt) innerviert. Es steuert in erster Linie die unwillkürlichen Organfunktionen. Im Gegensatz zum hormonellen System kann das vegetative Nervensystem dabei schneller die Organfunktionen an die aktuellen Bedürfnisse des Organismus anpassen, wie es beispielsweise bei der **Anpassung des Kreislaufs** an schnelle motorische Aktionen notwendig ist – etwa beim Lagewechsel (**Orthostase**) oder bei der Startreaktion bei Arbeit. Neben dieser schnellen Funktion, die motorische Leistungen unterstützt, wirkt das vegetative Nervensystem an **homöostatischen Reaktionen** mit, wie z. B. bei der Regulation der Hautdurchblutung und der Schweißsekretion im Rahmen der **Thermoregulation**. Weiterhin können durch viszerale Afferenzen schnelle, organspezifische Regulationen ausgelöst werden (sog. vegetative Reflexe). Beispiele sind **Kreislaufreflexe**, **intestinale Reflexe** und die Steuerung der **Harnblasenfunktion**.

Schließlich spielt das vegetative Nervensystem eine wichtige Rolle bei der Pathophysiologie **psychosomatischer Erkrankungen**. Es handelt sich um Fehlsteuerungen von Organen, verursacht durch enge Verknüpfungen von Vegetativum und Psychomotorik.

Dementsprechend sind die verschiedenen Rezeptorsubtypen im vegetativen Nervensystem auch wichtige Angriffspunkte von häufig verwendeten Medikamenten wie beispielsweise sogenannte β-Blocker (β1-Antagonisten) bei Herzkreislauferkrankungen, β2-Sympathomimetika zur Behandlung von Asthma oder α1-Antagonisten bei Menschen mit arteriellem Bluthochdruck.

23.1.2 Aufbau und Gliederung

Die Axone des peripheren vegetativen Nervensystems ziehen vom Hirnstamm bzw. Rückenmark erst nach einer synaptischen Umschaltung in **peripheren vegetativen Ganglien** zu den Effektororganen. Die Neurone *vor* dieser Schaltstelle werden als **präganglionär**, *nach* der Umschaltung als **postganglionär** bezeichnet.

► **Lage.** Je nach Lage der präganglionären Neurone werden die **Efferenzen** des vegetativen Nervensystem in einen thorakolumbalen Anteil, den **Sympathikus**, und einen kraniosakralen Anteil, den **Parasympathikus**, unterteilt (► Abb. 23.1).

Die Somata der präganglionären Neurone des Sympathikus liegen im Seitenhorn des Rückenmarks vom ersten Thorakal- bis zum zweiten Lumbalsegment (Th1–L2). Die postganglionären Sympathikusneurone liegen beidseitig der Wirbelsäule in einer paravertebralen Ganglienkette, dem **Grenzstrang**, und in den unpaarigen prävertebralen Ganglien, dem Ganglion stellatum, dem Ganglion coeliacum sowie den Ganglia mesentericum superius und inferius. Die Axone der postganglionären sympathischen Neurone innervieren die glatte Muskulatur aller Organe, das Herz und endo- und exokrine Drüsen sowie die Schweißdrüsen.

Die Zellkörper der präganglionären Neurone des Parasympathikus liegen in den Kerngebieten der Hirnnerven des N. Oculomotorius (III), des N. Facialis (VII), des N. glossopharyngeus (IX) und des N. vagus (X) sowie in den Seitenhörnern der ersten vier Sakralsegmente des Rückenmarks. Die postganglionären Parasympathikusneurone liegen in Ganglien sehr nahe an oder direkt im innervierten Erfolgsorgan. Die Erfolgsorgane sind die Augen, die Tränen- und Speicheldrüsen, die Lunge, das Herz, der Magen-Darm- und der Urogenitaltrakt.

23

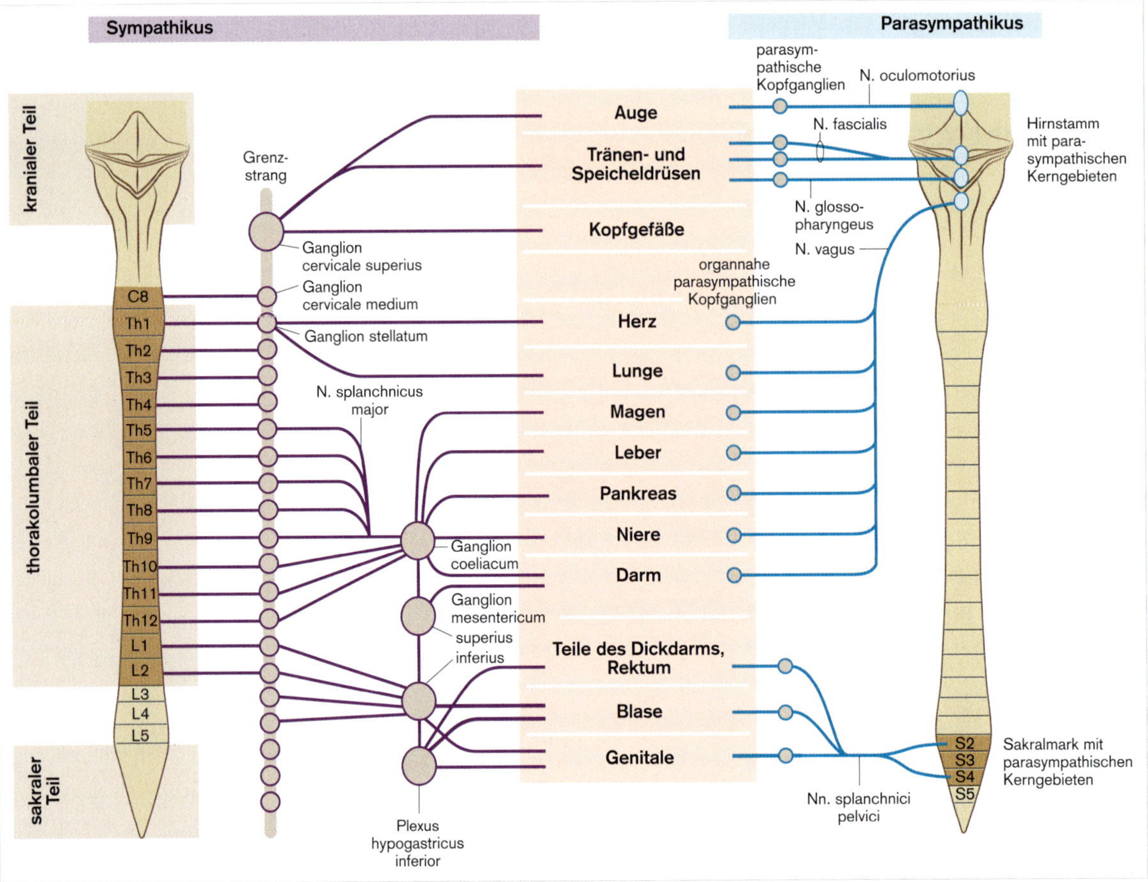

Abb. 23.1 Gliederung des peripheren vegetativen Nervensystems in Sympathikus und Parasympathikus. Die Ziffern im kranialen Teil bezeichnen die Kerngebiete der Hirnnerven N. oculomotorius (III), N. facialis (VII), N. glossopharyngeus (IX) und N. vagus (X).

Das Darmnervensystem (oder enterische Nervensystem) des Menschen besteht aus zwei Plexus, dem Plexus myentericus und dem Plexus submucosus, die in der Darmwand zwischen Ring- und Längsmuskulatur einerseits und zwischen Ringmuskulatur und Mucosa andererseits liegen und untereinander und mit dem vegetativen Nervensystem verbunden sind. Durch sensorisch-motorische Programme und lokale Reflexkreise steuert das enterische Nervensystem unter anderem Motilität, Sekretion, endokrine Funktion und lokale Durchblutung im Gastrointestinaltrakt. Da das Darmnervensystem nur zu einem gewissen Grad der Steuerung durch Sympathikus und Parasympathikus unterliegt, kann es als eigenständige Einheit innerhalb des vegetativen Nervensystems (S. 510) betrachtet werden.

▶ **Vegetative Afferenzen.** Afferente vegetative Neurone sind ebenso wie die afferenten somatischen Neurone in Spinal- bzw. Hirnnnervenganglien (VII, IX, X) lokalisiert. Sie versorgen das Zentralnervensystem mit Informationen über den Zustand der vegetativ innervierten Organe. Einige dieser Informationen erreichen das Bewusstsein, andere nicht. Während allgemeine viszerale Afferenzen (AVA) Informationen von Chemo-, Mechano- und Schmerzrezeptoren leiten, werden Informationen aus den Geruchs- und Geschmacksrezeptoren über spezielle viszerale Afferenzen (SVA) an das vegetative Nervensystem übermittelt. Viszerale Afferenzen können bereits auf Rückenmarksebene vegetative Reflexe modifizieren. Nahezu sämtliche viszerale Afferenzen projizieren jedoch aufsteigend zum Nucleus tractus solitarius in der Medulla oblongata. Zusammen mit direkten Eingängen der benachbarten chemosensiblen Zone der Area postrema integriert der Nucleus tractus solitarius die viszerosensiblen Informationen, und leitet diese kontinuierlich an die vegetativen Steuerungszentren des ZNS weiter.

Erkrankungen, die Komponenten des vegetativen Nervensystems betreffen, werden als **Dysautonomien** bezeichnet. Es sind primäre und sekundäre Störungen (z. B. in Folge von Diabetes mellitus oder degenerativen Erkrankungen) bekannt. Einige von ihnen betreffen die vegetativen Afferenzen, und führen dadurch zu schweren komplexen klinischen Bildern. So kennzeichnet z. B. die Kombination von Baroreflexversagen, emotional ausgelösten hypertensiv-tachykarden Krisen, Schmerz- und Thermosensibilitätsstörungen und die Unfähigkeit zu Weinen die familiäre Dysautonomie des Riley-Day-Syndroms. Interessanterweise handelt es sich um eine genetische Erkrankung, die auf eine Splice-Site Mutation im IKBKAP-Gen zurückzuführen ist, das für die Bildung und Überleben von sensorischen und vegetativen Nervenfasern notwendig ist.

▸ **Neurotransmitter.** Der **Neurotransmitter** aller präganglionären Neurone im vegetativen Nervensystem ist **Acetylcholin.** In allen postganglionären Neuronen des Parasympathikus ist ebenfalls einheitlich Acetylcholin der Transmitter. Im Sympathikus kommt in den postganglionären Neuronen aller Organe bis auf die ekkrinen Schweißdrüsen **Noradrenalin** als Transmitter vor. Ekkrine Schweißdrüsen werden sympathisch via Acetylcholin stimuliert. Das periphere parasympathische System verwendet somit zwei hintereinander geschaltete cholinerge Neurone, während das periphere sympathische System jeweils ein cholinerges und ein nachgeschaltetes adrenerges Neuron benutzt.

Offenbar können einige sympathische Neurone während der Entwicklung sowohl Noradrenalin als auch Acetylcholin freisetzen. In der weiteren Entwicklung geht die Freisetzung von Acetylcholin zurück. Eine Ausnahme ist die sympathische Übertragung bei den ekkrinen (nicht aber apokrinen) Schweißdrüsen: Hier geht die Noradrenalinfreisetzung verloren, die Acetylcholinfreisetzung bleibt bestehen.

Das **Nebennierenmark** wird direkt von präganglionären Sympathikusneuronen cholinerg innerviert. Da die chromaffinen Zellen des Nebennierenmarks Adrenalin (ca. 80 % der Gesamtsekretion) oder Noradrenalin (ca. 20 % der Gesamtsekretion) in die Blutbahn abgeben, kann das Nebennierenmark als ein endokrin wirkendes sympathisches Ganglion und seine Zellen als endokrin wirksame postganglionäre Neurone angesehen werden.

Das Nebennierenmark wird direkt von präganglionären Fasern aus den Segmenten T5 bis T11 innerviert ohne dass diese Fasern im Seitenstrang oder einem abdominellen Ganglion umgeschaltet werden.

Im Gegensatz zu den postganglionären Neuronen des Sympathikus, exprimieren die chromaffinen Zellen des Nebennierenmarks das Enzym Phenylethanolamin-N-Methlytransferase, das die Bildung von Adrenalin aus Noradrenalin ermöglicht. Ihre Aktivität wird u. a. durch Kortisol erhöht.

▸ **Kotransmitter.** Zusammen mit Noradrenalin oder Acetylcholin werden häufig nicht-cholinerge-nicht-adrenerge Kotransmitter freigesetzt. Diese gehören unterschiedlichen Stoffklassen an, so z. B. das vasoaktive intestinale Polypeptid (**VIP**), **ATP**, **Neuropeptid Y** oder **Stickstoffmonoxid** (**NO**). ATP wird besonders häufig als Kotransmitter im vegetativen Nervensystem angetroffen. Präsynaptisch hemmt ATP die Erregung, postsynaptisch wird ATP zu Adenosin abgebaut, welches dann auf Adenosinrezeptoren, z. B. an der glatten Muskulatur von Arteriolen wirkt (S. 930). Neuropeptid Y ist ein bedeutender Kotransmitter des Sympathikus, besonders in der Kreislaufsteuerung. Dort moduliert Neuropeptid Y die Vasokonstriktion und fördert die Angiogenese. Auch NO kann als sympathischer Kotransmitter die Gefäßweite mitregeln. Dabei kann NO als Transmittermolekül direkt ins Zellinnere gelangen und dort über zyklisches Guanosinmonophosphat seine Wirkung entfalten, ohne zwischengeschaltete Rezeptoren. Dieser Weg ist bedeutend für die penile Erektion und für die Motilität des Darms. VIP wird häufig mit Acetylcholin gemeinsam freigesetzt, so z. B. an den Speicheldrüsen.

Die Wirkung von Adrenalin und Noradrenalin hält nur wenige Minuten an, ihre Halbswertszeit liegt zwischen 10 Sekunden und 3 Minuten. Diagnostisch werden häufig die Abbauprodukte von Adrenalin und Noradrenalin in Blut oder Urin bestimmt: Metanephrin und Normetanephrin und das gemeinsame Abbauprodukt die Vanillinmandelsäure. Diese können bei erhöhtem Sympathikotonus oder bei Adrenalin/Noradrenalin produzierenden Tumoren erhöht sein.

▸ **Rezeptoren.** Die Reaktion einer vegetativ innervierten Zelle oder Organs auf eine Aktivierung des Sympathikus oder Parasympathikus wird durch die Ausstattung der Zellen mit den jeweiligen spezifischen Rezeptoren bedingt. Durch die Interaktion der Transmitter des vegetativen Nervensystems mit ihren Rezeptoren wird entweder direkt die Leitfähigkeit der Membran für bestimmte Ionen verändert (ionotrope Rezeptoren), oder es werden Second-Messenger-Systeme aktiviert (metabotrope Rezeptoren) (▸ Abb. 23.2).

Die Rezeptoren für die cholinerge Erregungsübertragung an den präganglionären Neuronen sowohl des sympathischen als auch des parasympathischen Nervensystems sind **nikotinische** (oder n-cholinerge) **Rezeptoren**,

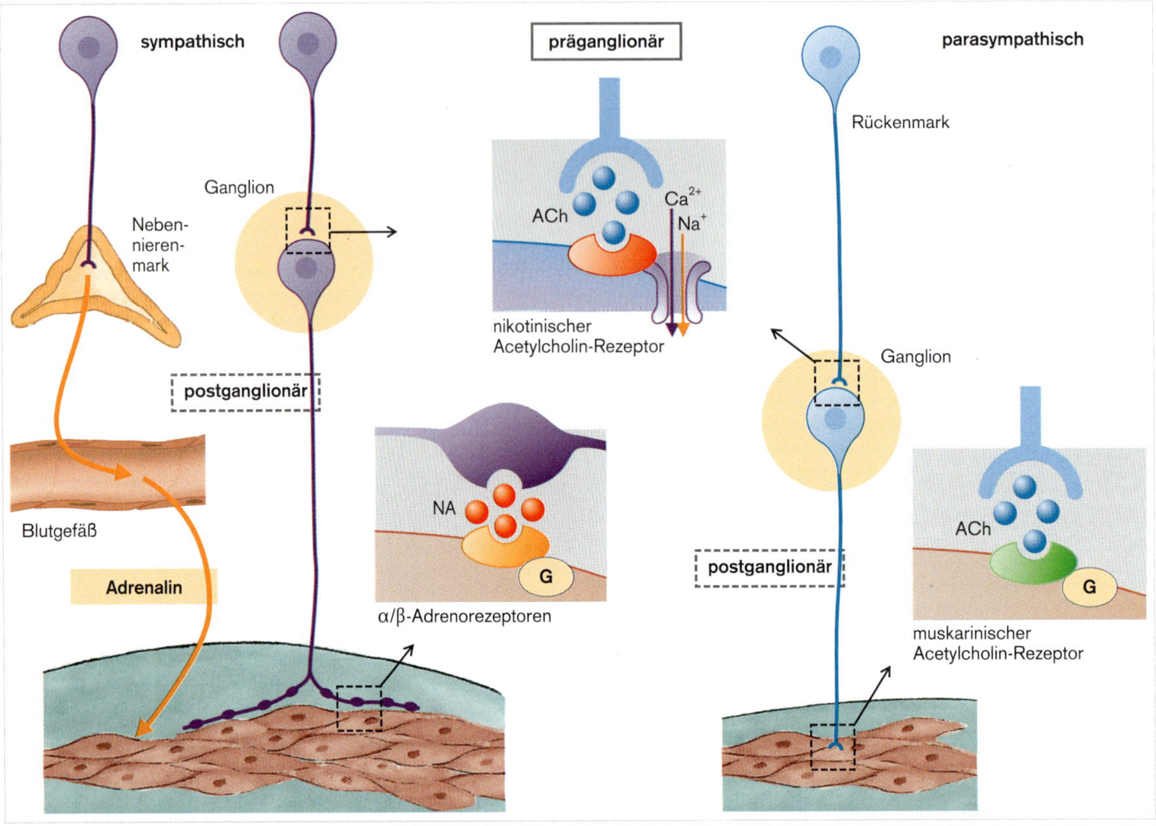

Abb. 23.2 Prä- und postganglionäre synaptische Übertragung am peripheren vegetativen Nervensystem.

die auch durch Nikotin aktiviert werden können. Nikotinische Acetylcholinrezeptoren sind ligandengesteuerte Kationenkanäle.

Die cholinergen Rezeptoren in den postsynaptischen Membranen der parasympathisch innervierten **Erfolgsorgane** – sowie in den sympathisch innervierten ekkrinen Schweißdrüsen – heißen **muskarinische** (oder m-cholinerge) **Rezeptoren**, da hier Muskarin (das Gift des Fliegenpilzes) die gleiche Wirkung wie Acetylcholin ausübt (Agonist). Muskarinische Acetylcholinrezeptoren sind metabotrope Rezeptoren, die über Second-Messenger-Kaskaden zum Beispiel Veränderungen der Konzentration zyklischer Nucleotide bewirken. Es existieren 5 verschiedene Subtypen der muskarinischen Rezeptoren, die sich in ihrer Organexpression, den nachgeschalteten Second messenger und ihrer Pharmakologie unterscheiden.

In der postsynaptischen Membran der sympathischen Endigungen sind zwei adrenerge Rezeptortypen für Noradrenalin bzw. Adrenalin vorhanden, **α- und β-Adrenozeptoren**.

▶ **Pharmakologische Agonisten und Antagonisten am vegetativen Nervensystem.** Substanzen, mit denen eine parasympathische cholinerge Erregungsübertragung auf die Erfolgsorgane in gleicher Weise wie mit Acetylcholin ausgelöst werden kann, werden **Parasympathikomimetika** oder **m-Rezeptoragonisten** genannt. Zu diesen Substanzen gehören z. B. Muskarin und Pilokarpin (ein Alkaloid, welches in Jaborandiblättern vorkommt).

Bei einer Blockierung der Erregungsübertragung durch **Parasympathikolytika** oder **m-Rezeptorantagonisten** werden die Rezeptoren durch die entsprechenden Substanzen besetzt, somit können die eigentlichen Transmitter nicht wirken. Ein klinisch häufig eingesetzter unspezifischer m-Rezeptorantagonist ist Atropin, ein Alkaloid aus der Tollkirsche (Belladonna officinalis).

Blockierungen oder Stimulationen der n-cholinergen Rezeptoren in den vegetativen Ganglien können klinisch therapeutisch i. A. nicht genutzt werden, da dabei jeweils unspezifisch das gesamte sympathische und parasympathische Nervensystem miterfasst würde. Die Nebenwirkungen wären somit beträchtlich.

Substanzen, die an adrenergen Rezeptoren wirken sind entweder **Sympatholytika** (Antagonisten) oder **Sympathomimetika** (Agonisten). Klinisch bedeutsam sind Antagonisten für α1- (z. B. Prazosin) und Agonisten für α2-Rezeptoren (z. B. Clonidin). Für die Subklasse der β-adrenergen Rezeptoren spielen Sympatholytika spezifisch für β1-adrenerge Rezeptoren (z. B. Propanolol oder Atenolol) und Sympathomimetika für β2-adrenerge Rezeptoren (z. B. Salbutamol) eine wichtige Rolle.

▶ **Rezeptorunterklassen.** Pharmakologisch kann man bislang vier verschiedene nikotinische Acetylcholinrezeptoren (N1–N4) unterscheiden, alle sind ligandengesteuerte Ionenkanäle. Die fünf bekannten muskarinischen Acetylcholinrezeptoren (M1–M5) wirken über G-Proteine, unterscheiden sich jedoch in den Second-messenger-Systemen (▶ Tab. 23.1). Während M1- und M3-Rezeptoren am ZNS und am Magen-Darm-Trakt die intrazelluläre Ca^{2+}-Konzentration erhöhen, kann der M2-Rezeptor z. B. am Sinusknoten des Herzens die cAMP-Konzentration senken und einen Kaliumkanal öffnen (▶ Abb. 23.3). Darauf basiert die Verwendung selektiv wirksamer pharmakologischer Antagonisten.

Tab. 23.1 Muskarinische Rezeptorsubtypen im vegetativen Nervensystem

Rezeptorsubtyp	Second messenger	Hauptsächliche Expression	Agonisten	Antagonisten
M1	G_q, PLC, Calcium, PKC	Gehirn, Speicheldrüsen	Acetycholin, Muskarin, Carbachol	Atropin, Scopolamin, Haloperidol, Chlorpromazin
M2	G_i, verringert cAMP	Herzvorhöfe und Sinusknoten	Acetycholin, Muskarin, Carbachol	Atropin, Scopolamin, Chlorpromazin
M3	G_q, PLC, Calcium, PKC	Glatte Muskulatur der Gefäße, Bronchien, Magen-Darmtrakt, Auge, Speicheldrüsen, ekkrine Schweißdrüsen	Acetycholin, Muskarin, Carbachol, Pilokarpin	Atropin, Scopolamin, Tiotropium
M4	G_i, verringert cAMP	Gehirn	Acetycholin, Muskarin, Carbachol	Atropin, Scopolamin, Diphenydramin
M5	G_q, PLC, Calcium, PKC	Substantia nigra	Acetycholin, Muskarin, Carbachol	Atropin, Diphenydramin

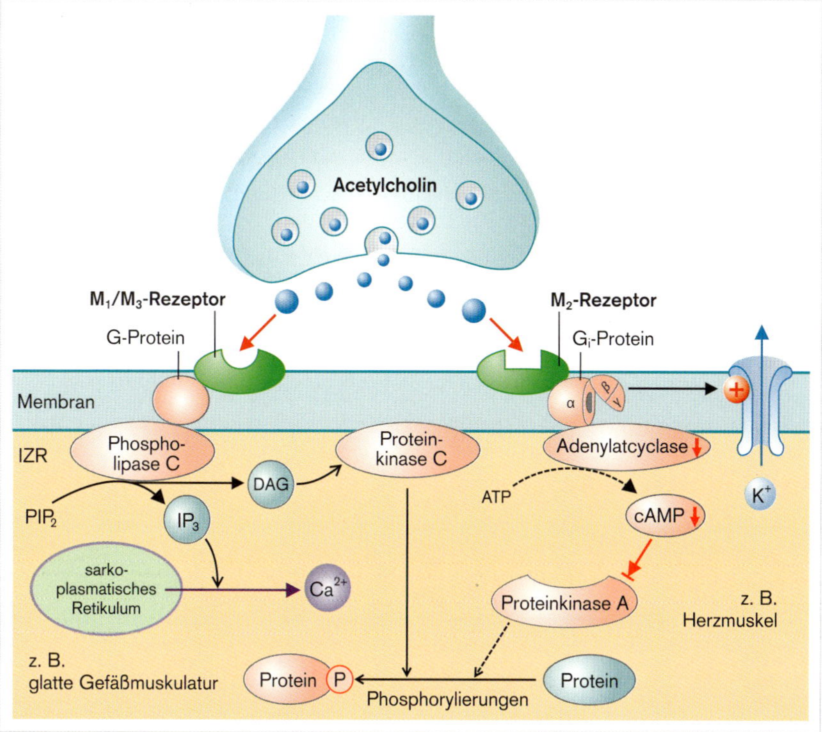

Abb. 23.3 Postganglionäre parasympathische Übertragung durch muskarinische Acetylcholinrezeptoren. Eine Aktivierung der muskarinischen Acetylcholinrezeptoren M1/M3 führt zur Freisetzung von Inositoltrisphosphat (IP_3) und Diacylglycerol (DAG). IP_3 induziert eine Calciumfreisetzung aus dem endoplasmatischen Retikulum, DAG aktiviert die Proteinkinase C. Der M2-Rezeptor hemmt über ein inhibitorisches G_i-Protein die Adenylylcyclase, und verringert damit die Aktivität der Proteinkinase A. Zudem können β/γ-Untereinheiten der G-Proteine die Kaliumleitfähigkeit der Zellmembran über die direkte Öffnung von Kaliumkanälen erhöhen (v. a. am Herzen).

Tab. 23.2 Adrenerge Rezeptorsubtypen im vegetativen Nervensystem

Rezeptorsubtyp	Second messenger	Hauptsächliche Expression	Agonisten	Antagonisten
α_1 (vier Subtypen a1A, B, D, L)	G_q/11, PLC, Calcium	Glatte Muskulatur Gefäße, Urogenitaltrakt, ZNS	Noradrenalin = Adrenalin, Phenylephrin, Oxymetazolin	Prazosin, Doxazosin, Tamsulosin
α_2	G_i, verringert cAMP	Gehirn	Adrenalin > > Noradrenalin, Guanfacin, Clonidin, Moxonidin, Xylazin	Yohimbin Mianserin
β_1	G_s, erhöht cAMP	Herz	Noradrenalin > > Adrenalin, Xamoterol	Metoprolol, Atenolol,
β_2	G_s, erhöht cAMP	Glatte Muskulatur Bronchien, Uterus	Adrenalin > > Noradrenalin, Salbutamol, Clenbuterol, Terbutalin, Fenoterol	Propranolol
β_3	G_s, erhöht cAMP	Fettgewebe	Noradrenalin = Adrenalin, Mirabegron	Propranolol

Die (nor-)adrenergen **α- und β-Rezeptoren** lassen sich ebenfalls in Unterklassen differenzieren (α_1-, α_2- und β_1-, β_2-, und β_3-Rezeptoren, ▶ Tab. 23.2). α_1-Rezeptorstimulation führt über die Phospholipase C zur Erhöhung der intrazellulären Calciumkonzentration. Eine α_2-Rezeptoraktivierung vermindert die intrazelluläre cAMP-Konzentration über ein Senkung von cAMP. β-Rezeptoraktivierung führt durch Zunahme von cAMP einheitlich zu einer Erhöhung der intrazellulären cAMP-Konzentration.

Das von den synaptischen Endigungen freigesetzte Noradrenalin und das aus dem Nebennierenmark in das Blut abgegebene Adrenalin unterscheiden sich in ihrer Affinität zu den verschiedenen adrenergen Rezeptoren. **Noradrenalin** hat eine höhere Affinität zu den β_1-Rezeptoren. Dagegen hat **Adrenalin** eine höhere Affinität zu den β_2- und α_2-Rezeptoren. Bei den α_1- und β_3-Rezeptoren ist die Affinität zu Noradrenalin und Adrenalin vergleichbar.

An der glatten Muskulatur führt die Erhöhung der intrazellulären Calciumkonzentration bei α_1-Rezeptoraktivierung ebenso wie die Abnahme der cAMP-Konzentration durch Stimulation der α_2-Rezeptoren zu einer Kontraktion. Die durch β_2-Rezeptoren vermittelte Erhöhung der cAMP-Konzentration dilatiert glatte Muskelzellen (▶ Abb. 23.4).

Im Herzen führt die durch β_1-Rezeptoren vermittelte Erhöhung der cAMP-Konzentration zu einer Erhöhung der Frequenz im Sinusknoten (positive Chronotropie), Beschleunigung der Überleitung der Aktionspotenziale zum AV-Knoten (positive Dromotropie) und zur Steigerung der Kontraktionskraft (positive Inotropie) (▶ Abb. 23.4). Die Inotropiezunahme erfolgt über eine cAMP-bedingte Öffnung von L-Typ Calciumkanälen. In Folge nimmt die intrazelluläre Calciumkonzentration zu.

Es sind zahlreiche adrenerge Rezeptoragonisten und -antagonisten bekannt. Unter den agonistischen Substanzen ist klinisch besonders die selektive Wirkung auf β_2-adrenerge Rezeptoren der Bronchialmuskulatur bedeutsam, die zu einer Dilatation der Bronchien bei **Asthma bronchiale** führen, ohne dabei gleichzeitig über eine Wirkung auf β_1-Rezeptoren am Herzen eine Steigerung von Frequenz und Kontraktionskraft auszulösen.

Adrenerge Rezeptorantagonisten („**Rezeptorblocker**") können als spezifische α_1-Antagonisten zur Verminderung der Vasokonstriktion zur Blutdrucksenkung oder bei Durchblutungsstörungen eingesetzt werden. Spezifische β_1-adrenerge Rezeptorantagonisten, auch **β-Blocker** genannt, finden ihren Einsatz bei der Reduktion der Belastung des Herzens durch Verhinderung stärkerer Anstiege der Herzfrequenz und der Kontraktionskraft und können bei tachykarden Herzrhythmusstörungen antiarrhythmisch wirken.

Auch an den präsynaptischen Endigungen der sympathischen und parasympathischen postganglionären Neurone finden sich sowohl adrenerge (α_2-) als auch cholinerge (m-)Rezeptoren. Ihre Aktivierung führt jeweils zur Hemmung der Transmitterfreisetzung im Sinne einer negativen Rückkopplung (▶ Abb. 23.5). Dieser Vorgang wird als „autokrine" Hemmung bezeichnet.

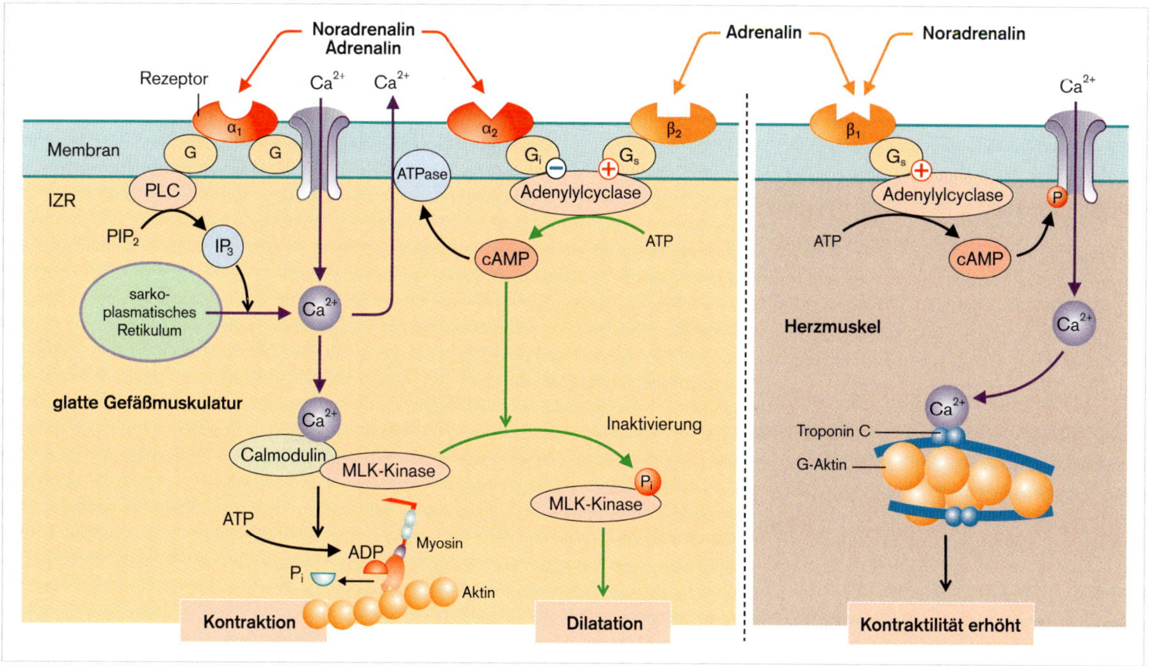

Abb. 23.4 Aktivierung der verschiedenen adrenergen Rezeptoren führt zu unterschiedlichen Reaktionen in den Zellen der glatten Gefäßmuskulatur (links) und des Herzmuskels (rechts). Aktivierung der α_2-, β_1- und β_2-Rezeptoren führt zu einer Veränderung der intrazellulären cAMP-Konzentration: die β-Rezeptoren-Aktivierung erhöht die cAMP-Konzentration über ein die Adenylylcyclase stimulierendes G-Protein (G_s), während die α_2-Rezeptoraktivierung über ein inhibitorisches G-Protein (G_i) den gegenteiligen Effekt auslöst. An der glatten Muskulatur führt die Aktivierung der α_1-Rezeptoren über einen verstärkten Ca^{2+}-Einwärtsstrom und einen IP_3-vermittelten verstärkten Ca^{2+}-Auswärtsstrom aus dem sarkoplasmatischen Retikulum (SR) zu einer Erhöhung der intrazellulären Ca^{2+}-Konzentration. Die Dilatation in der glatten Muskulatur durch β_2-Rezeptoraktivierung erfolgt über die Inaktivierung der Myosinleichtkettenkinase (MLK-Kinase) durch Phosphorylierung (grüne Pfeile). PLC = Phospholipase C.

▸ **Rezeptorempfindlichkeit.** Die Intensität der Transmitterwirkung kann am Organ variieren, man spricht von einer **Sensibilisierung** oder **Desensibilisierung**. Eine **homologe Regulation** liegt vor, wenn die veränderte Intensität der Transmitterwirkung durch Konzentrationsveränderungen der eigenen Rezeptoragonisten verursacht wird. Bei einer **heterologen Regulation** erfolgt die Veränderung der Intensität der Transmitterwirkung durch nicht mit den Rezeptoren direkt reagierende Hormone, z. B. durch Schilddrüsenhormone oder Corticosteroide. Die Empfindlichkeit kann über eine Abnahme der Rezeptorendichte abnehmen („**Down-Regulation**") oder umgekehrt als Hypersensitivität gesteigert sein („**Up-Regulation**"). Nach Denervierung eines Organs kann dieses nach Tagen eine Denervationssupersensibilität entwickeln. Diese Überempfindlichkeit gegenüber dem jeweiligen Transmitter beruht auf einer Zunahme der Rezeptorendichte, Veränderungen der elektrophysiologischen Membraneigenschaften und auf veränderten intrazellulären Signalwegen.

Die Therapie mit β_1-Rezeptorantagonisten (sog. β-Blockern) führt zu einer Heraufregulation der kardialen β-Rezeptoren, und darf daher nur ausschleichend beendet werden, um schwere Überstimulationssysndrome durch endogene Transmitter (Rebound-Effekt) zu vermeiden. Umgekehrt wird die Toleranzentstehung bei Dauertherapie mit β_2-Mimetika (Asthmabehandlung) durch Herabregulation der β_2-adrenergen Rezeptoren erklärt. Schilddrüsenhormone stimulieren die Expression von β_1-Rezeptoren. Dies erklärt teilweise niedrigen Blutdruck und reduzierte Herzfrequenz bei Menschen mit Schilddrüsenunterfunktion (Hypothyreose) bzw. das Auftreten von Tachykardie bei Hyperthyreose.

23.2 Organeffekte

Parasympathikus und Sympathikus wirken zumeist nicht als absolute Antagonisten. An den meisten Organen führt die Aktivierung des Sympathikus oder des Parasympathikus zu gegensätzlichen Reaktionen, doch hat häufig ein System das Übergewicht bei der Einflussnahme. Im Extremfall kann die Regulation auch durch die Innervation eines Systems allein erfolgen, wie bei der Regulation der **Gefäßweite**, die nahezu allein durch den Sympathikus erfolgt. Im Fall der **Speicheldrüseninnervation** können sich beide Systeme auch funktionell ergänzen und nicht antagonistisch wirken. So führt die parasympathische Innervation zur verstärkten Produktion eines serösen Speichels, während der Sympathikus die Bildung geringer Mengen mukösen Speichels anregt. Die durch den Sympathikus oder den Parasympathikus in den einzelnen Organen ausgelösten Reaktionen werden erst verständlich, wenn sie in ihrer Gesamtheit gesehen werden; dort haben sie ihre Bedeutung in einer gemeinsamen Unterstützung einer **homöostatischen Regulation** oder einer bestimmten Leistung des Gesamtorganismus.

Die scheinbar gegensätzlichen Reaktionen, die durch Sympathikus und Parasympathikus ausgelöst werden, sind erst sinnvoll, wenn sie im Hinblick auf die Reaktionslage des gesamten Organismus betrachtet werden. Der **Sympathikus** bewirkt eine Verbesserung der Energieversorgung im Stoffwechsel, indem er direkt die **Glykogenolyse** in der Leber und die **Lipolyse** im Fettgewebe aktiviert. Durch die Innervation des **Nebennierenmarks** wird bei der Sympathikusaktivierung **Adrenalin** freigesetzt, das auf humoralem Wege alle durch den Sympathikus nerval induzierten Reaktionen unterstützt. Mit der Summe der weiter unten beschriebenen Reaktionen – verbesserte Bronchialdilatation, Erhöhung des Herzzeitvolumens durch Steigerung der Herzfrequenz und der Kontraktionskraft, Hemmung der Magen-Darm-Tätigkeit – wird durch den Sympathikus insgesamt eine Reaktionslage eingeleitet, die eine Unterstützung einer leistungsbezogenen **ergotropen Reaktionslage** des Gesamtorganismus ergibt. Der Parasympathikus dient hingegen dem Aufbau und der Regeneration des Organismus und seiner Energiereserven (**trophotrop**).

23.2.1 Regulation der Gefäßweite

Die neuronale Regulation der Gefäßweite geschieht in fast allen Gefäßabschnitten allein durch den Sympathikus (S. 235). Die glatte Muskulatur der Gefäße ist von **postganglionären sympathischen Neuronen** innerviert. Die weitverzweigten Endigungen der postganglionären Neurone, die zwischen Adventitia und Media der Gefäßwand verlaufen, bilden in bestimmten Abständen bläschenförmige Auftreibungen, sog. **Varikositäten**, in denen die Transmitter **Noradrenalin, Neuropeptid Y** und **ATP** in Vesikeln gespeichert sind. Diese Varikositäten (▶ Abb. 23.6) bilden mit der Membran der glatten Muskelzelle synaptische Verbindungen. Schnelle Gefäßwirkungen werden durch das ATP über Purinorezeptoren vermittelt. Das freigesetzte Noradrenalin führt über eine Aktivierung von **α_1-Rezeptoren** zu einer länger anhaltenden Kontraktion (▶ Abb. 23.4) der glatten Muskulatur. Ebenso langanhaltend vasokonstriktorisch wirkt Neuropeptid Y. Der Kontraktionszustand der glatten Gefäßmuskulatur und damit die Gefäßweite kann allein durch die Aktivität des Sympathikus reguliert werden: Eine Zunahme der Aktivität führt zur Vasokonstriktion, und Abnahme der Aktivität führt zur Erschlaffung der glatten Gefäßmuskulatur und Erweiterung der Gefäße, indem der intravasale hydrostatische Druck die Gefäße dehnt. Folglich hängt die Regulation der Gefäßweite in beiden Richtungen von der Entladungsfrequenz der postganglionären Neurone ab. Dabei weist der Sympathikus eine kontinuierliche, tonische Grundaktivität auf, den **Sympathikotonus**, der durch eine zentrale Steuerung moduliert (erhöht oder erniedrigt) werden kann (▶ Abb. 23.6).

Außer durch eine Abnahme des Sympathikotonus kann eine Vasodilatation über **Adrenalin** aus dem Nebennierenmark vermittelt werden (▶ Abb. 23.6b). Adrenalin hat eine hohe Affinität zu den **β_2-Rezeptoren**, die zur Erschlaffung der glatten Gefäßmuskulatur führt. Auch über andere humorale und lokal metabolische Faktoren kann eine Dilatation der Gefäße (S. 259) erfolgen.

23.2.2 Herzfrequenz und Myokardkontraktilität

Bei der vegetativen Innervation des Herzens werden einige Funktionen, z. B. die Herzfrequenz, durch den direkten synaptischen Kontakt der postganglionären Nervenendigungen des Sympathikus und des Parasympathikus mit derselben Effektorzelle gesteuert (▶ Abb. 23.5). Noradrenalin erhöht und Acetylcholin erniedrigt die Herzfre-

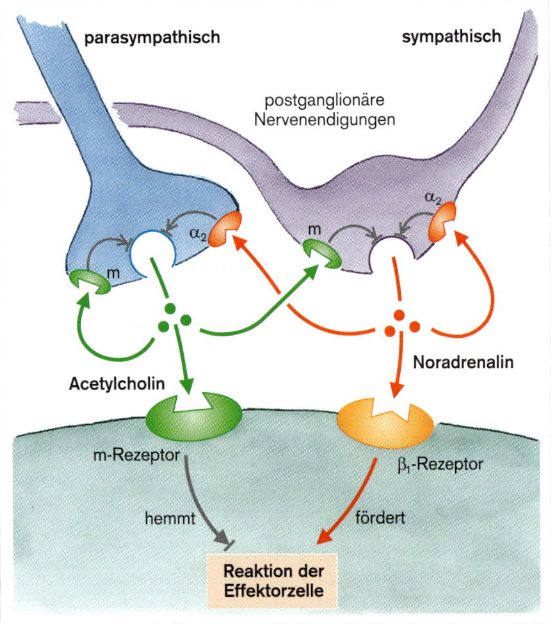

Abb. 23.5 Prä- und postsynaptische Interaktionen zwischen sympathischer und parasympathischer Innervation einer Effektorzelle. Die Transmitter können nicht nur postsynaptisch gegensätzliche Effekte auslösen, sondern auch präsynaptisch gegenseitig ihre Freisetzung hemmen.

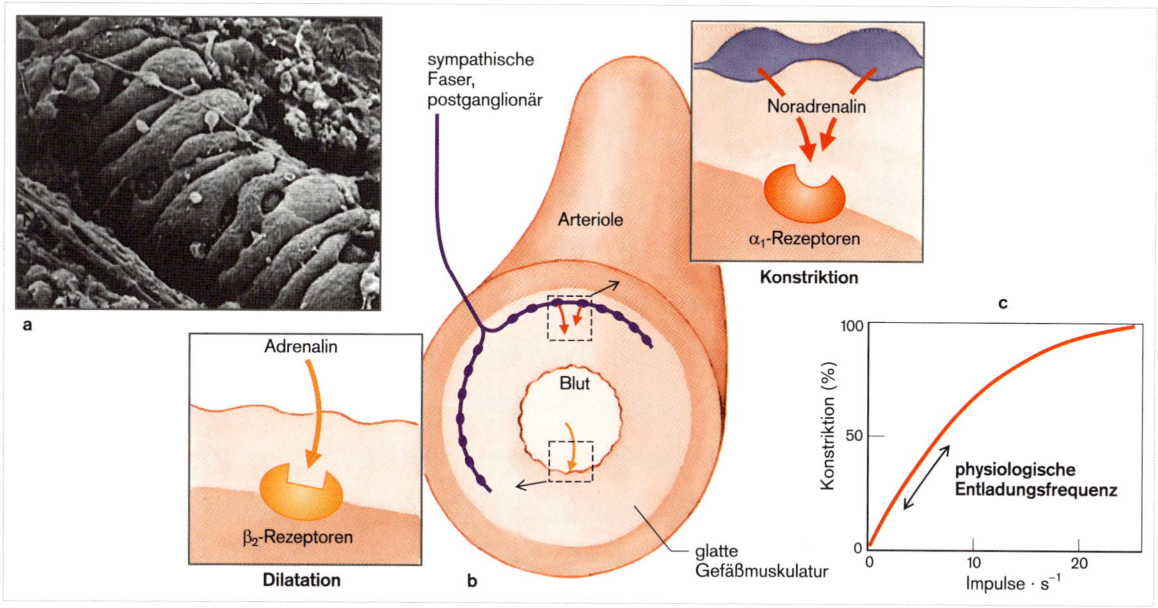

Abb. 23.6 Regulation der Gefäßweite durch den Sympathikus und durch Adrenalin (a und b nach Schaefer H, Heinemann, H. Modelle sozialer Einwirkungen auf den Menschen (Sozialphysiologie). In Blohmke NCh, v. Ferber K,Kisker P, Schaefer H. Handbuch der Sozialmedizin, Band 1 Enke, Stuttgart 1975).

a Elektronenmikroskopisches Bild der Außenseite glatter Muskelzellen einer Arteriole. Auf den Muskelzellen verläuft eine sympathische Nervenfaser mit Varikositäten (nach [3]).

b Der Sympathikus führt über den Transmitter Noradrenalin und die Aktivierung der α_1-Rezeptoren zur Kontraktion, das von der Blutseite an die Muskulatur gelangende Adrenalin wirkt über β_2-Rezeptoren dilatorisch.

c Die Stärke der Gefäßkonstriktion hängt von der Entladungsfrequenz der postganglionären sympathischen Neurone ab. (nach Schaefer H, Heinemann, H. Modelle sozialer Einwirkungen auf den Menschen (Sozialphysiologie). In Blohmke NCh, v. Ferber K,Kisker P, Schaefer H. Handbuch der Sozialmedizin, Band 1 Enke, Stuttgart 1975.)

quenz durch ihre jeweilige Wirkung an den kardialen Schrittmacherzellen (S. 190). Zusätzlich bestehen **präsynaptische Interaktionen** zwischen den adrenergen und den cholinergen Terminalen: Das freigesetzte Noradrenalin hemmt über α_2-Rezeptoren an den cholinergen Terminalen die Freisetzung von Acetylcholin. Umgekehrt hemmt Acetylcholin über m-Rezeptoren aus den adrenergen Terminalen die Freisetzung von Noradrenalin (▶ Abb. 23.5).

Der Sympathikus erhöht die Kontraktilität des Myokards, indem die Öffnungswahrscheinlichkeit der L-Typ-Calciumkanäle erhöht wird, wodurch vermehrt extrazelluläres Calcium ins Zytosol freigesetzt wird (S. 203). Der Parasympathikus wirkt nicht direkt am Ventrikelmyokard, und somit nur indirekt über eine präsynaptische Hemmung der Noradrenalinfreisetzung und eine Veränderung der Herzfrequenz auf die Kontraktionskraft des Herzens. Bei geringem Vagotonus, also bei erhöhter Herzfrequenz, kommt es zudem zu einer Akkumulation von Calcium im Myokard, was zur sog. Frequenzinotropie (Bowditch-Effekt) führt.

Während bei jungen Erwachsenen der Parasympathikus in der vegetativen Regulation überwiegt, kehrt sich dies im Alter um. Im Alter erhöht sich, vermutlich über eine Steigerung des zentralen Sympathikotonus, die kardiale Noradrenalinausschüttung deutlich. Gleichzeitig ist aber die Rezeptoraffinität zum adrenergen Transmitter verringert und die Bildung von cAMP abgeschwächt. Durch die Abnahme der muskarinischen Rezeptoren im Vorhof ist das Ansprechen auf parasympathische Aktivität unterdrückt. Dies führt zum Beispiel dazu, dass für Personen unterschiedlichen Alters mit erhöhtem Blutdruck, unterschiedliche die vegetative Kreislaufsteuerung beeinflussende Medikamentenklassen geeignet sind.

Nahezu jeder zweite gesunde Mensch erleidet, zumeist in jungem Alter, in seinem Leben eine **vasovagale Synkope.** Es handelt sich um einen mehr oder weniger plötzlichen Bewusstseinsverlust durch eine zentral vermittelte reflektorische Verminderung der Sympathikusaktivität mit plötzlichem relativen Überwiegen des Parasympathikus. Auslöser können Angst, Schmerz oder Stresssituationen sein, ein Zusammenhang zur evolutionär konservierten Totstellreaktion wird diskutiert. Die Folge sind Blutdruckabfall und Bradykardie, ca. ein Fünftel der Betroffenen verletzen sich dabei. Wichtig bei diesem eigentlich harmlosen aberranten vegetativen Reflex ist die genaue differenzialdiagnostische Abgrenzung zu orthostatischen Reaktionen, Arrhythmien und ZNS-Erkrankungen und anderen Ursachen eines Bewusstseinsverlustes, die unbehandelt und in Abhängigkeit von ihrer Ursache lebensbedrohlich sein können. Bei Personen mit einer Neigung zu vasovagalen Synkopen lassen sich diese diagnostisch sehr oft durch die Kipptischuntersuchung provozieren. Dabei wird die am Kipptsch fixierte Person aus dem Liegen passiv aufgerichtet, um die antizipatorische Sympathikusaktivierung, die durch vegetative Mitinnervation beim aktiven Aufrichten auftreten würde, möglichst zu vermeiden.

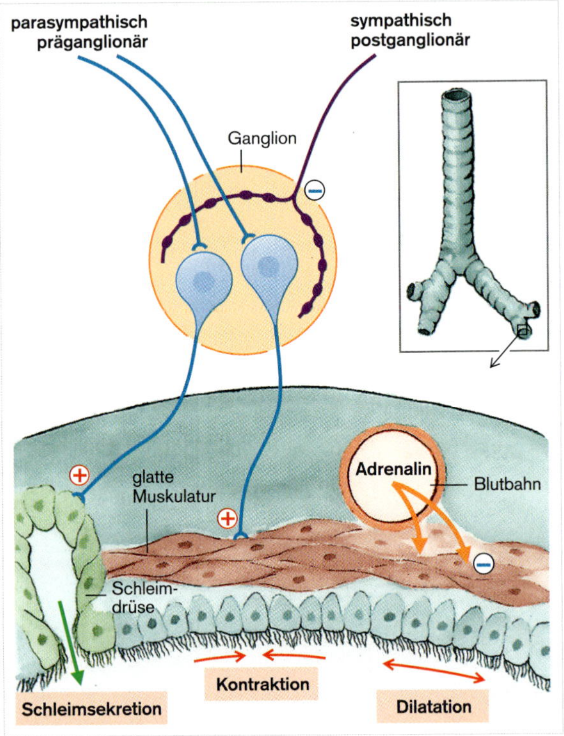

Abb. 23.7 Sympathische und parasympathische Innervation von Trachea und Bronchien. Der bronchokonstriktorische und die Sekretion stimulierende Effekt des Parasympathikus kann durch die sympathische Innervation der Ganglien blockiert werden. Durch Adrenalin aus der Blutbahn kann eine β_2-Rezeptoren-vermittelte Bronchodilatation ausgelöst werden.

23.2.3 Die Bronchialmuskulatur

Der Tonus der glatten Muskulatur in Trachea und Bronchien sowie die Produktion des serösen und mukösen Sekrets der Glandulae bronchiales wird durch Parasympathikus und Sympathikus gesteuert (▶ Abb. 23.7). Die präganglionären Vagusneurone werden in kleinen Ganglienzellen nahe der Bronchialwand auf postganglionäre Neurone umgeschaltet, welche über eine cholinerge Erregungsübertragung zur Kontraktion der Bronchialmuskulatur und zu einer verstärkten Schleimsekretion führen. Die gegensätzliche hemmende Wirkung des Sympathikus erfolgt hier nicht direkt am Erfolgsorgan, sondern über einen hemmenden Einfluss auf die parasympathische ganglionäre Erregungsübertragung (▶ Abb. 23.5). Der Sympathikus kann dadurch nur eine parasympathisch ausgelöste Bronchokonstriktion aufheben oder blockieren, aber nicht durch einen direkten Angriff an der Muskulatur zur Dilatation führen. Die glatte Muskulatur der Bronchien ist jedoch dicht besetzt mit **β_2-Rezeptoren**, sodass β_2-Rezeptoragonisten wie Adrenalin, die auf dem Blutweg an die Bronchien gelangen, zu einer starken **Bronchodilatation** führen.

Über diesen Mechanismus kann **Asthma bronchiale** symptomatisch behandelt werden. Das Bronchialasthma ist eine mit Anfällen verbundene, generalisierte Obstruktion der Atemwege, ausgelöst durch eine starke Kontraktion der Bronchialmuskulatur und begleitet von einer Absonderung viskösen Sekrets bei einer chronischen Entzündungsreaktion. Dadurch sind die Ein- und vor allem die Ausatmung erschwert. Zur Dilatation der Bronchien werden relativ selektive β_2-Sympathikomimetika wie Salbutamol eingesetzt.

23.2.4 Steuerung des enterischen Nervensystems

Die Kontrolle der Motilität und Sekretion in Ösophagus, Magen und Darm geschieht im Wesentlichen durch das eigenständige **enterale (enterische) Nervensystem** (S. 510), bestehend aus den Ganglienzellen des **Plexus**

myentericus (Auerbach) und des **Plexus submucosus** (Meißner) (▶ Abb. 23.8).

Die **extrinsische Innervation** durch den **Parasympathikus** erfolgt vom Ösophagus bis zum proximalen Kolon durch den Vagus und im distalen Kolon und Rektum aus den sakralen Rückenmarksegmenten und durch den Sympathikus aus den prävertebralen Ganglien. Dabei ist die sympathische Innervation im Darmtrakt ungleich ausgeprägt. Der Sympathikus innerviert überwiegend die enteralen Ganglienzellen und die glatte Muskulatur der Blutgefäße, während in der Ringmuskulatur und in der Mukosa nur sehr wenige Sympathikusefferenzen nachgewiesen werden konnten (▶ Abb. 23.8).

Sympathikus und Parasympathikus modulieren die eigenständige Tätigkeit des enteralen Nervensystems. Während der Parasympathikus den Muskeltonus erhöht und die Peristaltik und Drüsensekretion anregt, hemmt der Sympathikus alle diese Funktionen und reduziert die Durchblutung. Diese **antagonistische Steuerung** erfolgt überwiegend an den Ganglienzellen des enteralen Nervensystems, vor allem an den Neuronen des Plexus myentericus. Neben der Aktivitätshemmung der Ganglienzellen über α_2-Rezeptoren hemmt Noradrenalin aus den Endigungen des Sympathikus über axoaxonische Synapsen auch die Acetylcholinfreisetzung dieser Neurone. Durch beide Mechanismen werden der Muskeltonus und die Peristaltik vermindert. Der Sympathikus innerviert die glatte Muskulatur der Sphinkteren des Magen-Darm-Trakts direkt konstriktorisch über α_1-Rezeptoren.

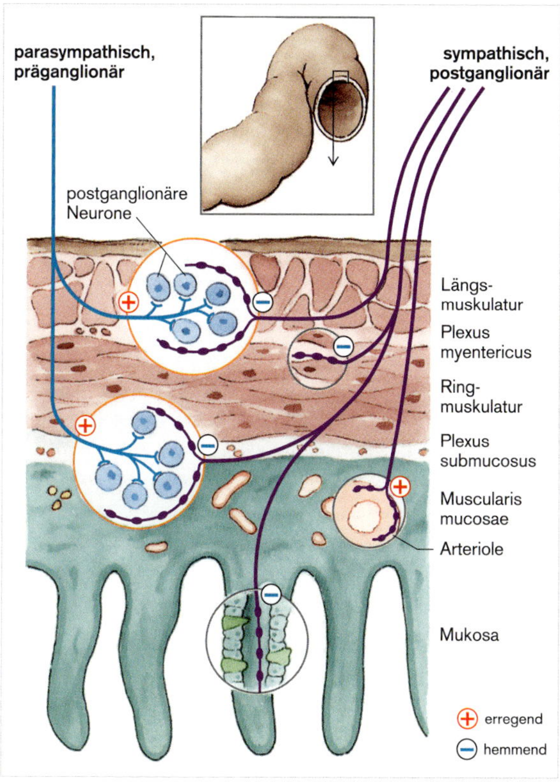

Abb. 23.8 Sympathische und parasympathische Innervation des Darms. Die motilitätssteigernde Wirkung des Parasympathikus über die intramuralen Ganglien kann an dieser Stelle durch die sympathische Innervation gehemmt werden. Die Gefäße des Darms sind adrenerg konstriktorisch innerviert. In der Muskulatur und in der Mukosa sind nur wenige sympathische Nervenendigungen vorhanden.

NO und VIP wirken als Kotransmitter des vegetativen Nervensystems. Im Darm können sie hemmend auf die Peristaltik wirken. Zahlreiche andere Transmitter wie Serotonin und andere Neuropeptide modulieren zudem die Peristaltik.

23.2.5 Pupillenweite

Die für den jeweiligen Lichteinfall adäquate Pupillenweite (S. 825) wird über die Steuerung antagonistisch wirkender Muskeln erreicht: Der Sympathikus innerviert die radiär angeordneten Muskelfasern des **M. dilatator pupillae,** der Parasympathikus den zirkulär verlaufenden **M. sphincter pupillae**.

Fällt in diesem fein abgestuften Kräftespiel die Innervation eines Muskels aus, so kommt es durch Überwiegen der Kontraktion des antagonistischen Muskels zu einer veränderten Pupillenweite. Wenn beispielsweise die cholinerge Übertragung des Parasympathikus durch Atropin blockiert wird, erfolgt durch die Kontraktion des M. dilatator pupillae eine Pupillenerweiterung, eine **Mydriasis**. Ist der Halssympathikus geschädigt oder die Übertragung im Ganglion stellatum blockiert, so entsteht das **Horner-Syndrom**: Die überwiegende Kontraktion des Sphincter pupillae führt dann zur Pupillenverengung, zur **Miosis**. Der Ausfall des Halssympathikus führt über die Lähmung der glatten Muskelfasern des M. orbitalis und des M. trasalis superior zu einem hängenden Oberlid (**Ptosis**) und zu einem Zurücksinken des Augapfels (**Enophthalmus**). Weiterhin fehlt in der Gesichtshälfte auf der Seite des Sympathikusausfalls die Schweißsekretion (**Anhidrosis**).

23.3 Zentrale Steuerung und Kontrolle des vegetativen Nervensystems

23.3.1 Vegetative Zentren im ZNS

Die Aktivität der präganglionären Neurone von Sympathikus und Parasympathikus wird durch hierarchisch übergeordnete Steuerungszentren im Zentralnervensystem gesteuert. Die Zellkörper der präganglionären Neurone des Sympathikus sind im Seitenhorn thorakaler und lumbaler Segmente des Rückenmarks gelegen, während präganglionäre Parasympathikusneurone in den parasympathischen Hirnnervenkernen des Hirnstamms sowie im Sakralmark lokalisiert sind.

Funktionell laufen auf der Ebene des **Rückenmarks** spinale Reflexe ab, die durch absteigende Bahnen von supraspinalen Zentren kontrolliert werden. Auf der nächsthöheren Ebene der **Medulla oblongata** erfolgt die Steuerung der sympathischen Grundaktivität, des Weiteren sind dort die präganglionären Neurone des N. vagus in zwei Kerngebieten lokalisiert. Die Medulla oblongata ist wesentlich für die rasche Bedarfsanpassung der Atmung und der Kreislauffunktionen. Der **Hypothalamus** ist *das* wesentliche Integrations- und Steuerungszentrum der vegetativen Organfunktionen. Seine Kerngebiete kommunizieren zu diesem Zweck einerseits über neuronale Verbindungen mit einer Vielzahl verschiedener Hirnzentren, andererseits kontrolliert der Hypothalamus direkt die endokrinen Funktionen der Hypophyse. Seine reziproken Verbindungen zum **limbischen System** dienen u. a. der Integration emotionaler Verhaltensweisen mit dem Vegetativum.

23.4 Vegetative Funktionen des Rückenmarks

23.4.1 Lage und Funktion

▸ **Sympathikus.** Die präganglionären Neurone des Sympathikus liegen im **Nucleus intermediolateralis** (Seitenhorn) des Rückenmarks vom obersten Thorakal- bis zum zweiten Lumbalsegment (T1–L2). In jedem Segment liegen auf einer Seite mehr als 2000 Sympathikusneurone.

Die präganglionären Neurone zeigen eine typische Aufzweigung ihrer Dendriten – der synaptischen Kontaktzone für spinale und supraspinale Afferenzen – in kraniokaudaler Ausdehnung mit strenger Begrenzung auf die intermediolaterale Kernsäule. In Bezug auf die Innervation der Erfolgsorgane besteht eine etwa **segmentale Anordnung:** Neurone für die Innervation der Effektororgane im Kopf- und Thoraxbereich sowie für die Arme liegen in den oberen Rückenmarksegmenten, diejenigen für die Organe im Bauchraum und die unteren Extremitäten in den unteren Segmenten.

Es sind Krankheiten beschrieben, bei denen diese präganglionären Sympathikusneurone durch degenerative Prozesse zugrunde gehen. Ist die Anzahl dieser Neurone deutlich reduziert, so kommt es neben der Inkontinenz von Harn und Stuhl und sexueller Impotenz zu schweren orthostatischen Kreislaufregulationsstörungen. Wegen dieses letzten, auffallenden Symptoms heißt dieses Krankheitsbild **idiopathische orthostatische Hypotension.** In seltenen Fällen ist mit der Degeneration der präganglionären Neurone ein Zellverlust der Basalganglien verbunden, sodass es zusätzlich zu motorischen Störungen kommt. Diese Krankheit wird als **Shy-Drager-Syndrom** bezeichnet, eine schwere Form der **degenerativen Multisystematrophie.**

▸ **Parasympathikus.** Präganglionäre Parasympathikusneurone liegen in den Hirnnervenkernen (III, VII, IX, X) im unteren Hirnstamm beziehungsweise im Seitenhorn der Rückenmarkssegmente S2–S4. Die Umschaltung von prä- auf postganglionär erfolgt entweder in den parasympathischen Ganglien Ggl. ciliare (III), Ggl. submandibulare (VII), Ggl. pterygopalatinum (VII) oder Ggl oticum (IX), oder organnah in den vom N. vagus (X) oder den Sakralnerven S2–S4 innervierten Organen.

Rückenmarksschädigungen führen, entsprechend ihrer Lage, zu Ausfallserscheinungen des vegetativen Systems. Pathologische Veränderungen im Seitenhorn der Rückenmarkssegmente T3/L2 beeinträchtigen die Piloarrektion und die Schweißproduktion. Störungen der Harnblasen- und Enddarmfunktion treten bei Schädigung im Bereich T12/L3 (Sympathikus) auf; die entsprechenden parasympathischen Zentren sind im Bereich S2/S4 (Miktion) bzw. S3/S5 (Defäkation) lokalisiert. In den Segmenten S3/S5 befinden sich zudem die parasympathischen Neurone für die Steuerung der Erektionsfunktion, während die Ejakulation von den Segmenten L1/L2 (Sympathikus) sowie S2/S3 (Parasympathikus) gesteuert wird. Generell ist die segmentale Zuordnung von Schädigungen zu Ausfällen der entsprechenden vegetativen Funktionen jedoch nicht so exakt möglich, wie dies beim motorischen System (S. 891) der Fall ist.

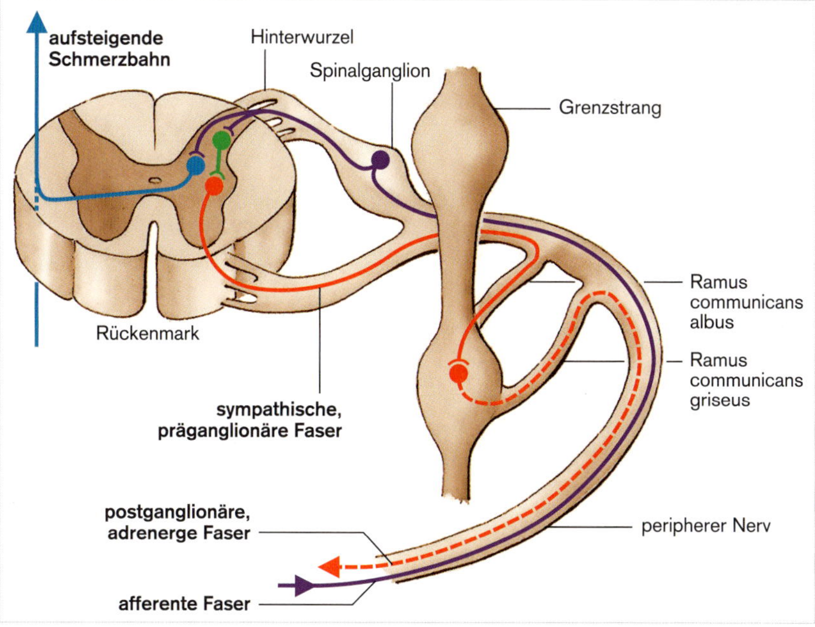

Abb. 23.9 Verschaltung eines somato- oder viszerosympathischen spinalen Reflexbogens.

Die präganglionären Neurone im Rückenmark sind ohne spinale und vor allem supraspinale Zuströme nicht aktiv. Die spinalen **somato-** und **viszerosympathischen Reflexe** stehen bei intaktem Zentralnervensystem unter einer tonischen inhibitorischen Kontrolle, die im unteren Hirnstamm ihren Ursprung hat.

Neben der kontinuierlich von supraspinal unterhaltenen **Grundaktivität** (Spontanaktivität, Tonus; s. u.) können jedoch auch rein spinal übertragene reflektorische Aktivitätssteigerungen des Sympathikus auftreten (► Abb. 23.9). Derartige Reflexe können z. B. bei der normalen Motilitätsregulation des Magen-Darm-Trakts ablaufen. Bei starken Dehnungen des Darms kann über viszerale Afferenzen die efferente Sympathikusaktivität verstärkt und die Darmmuskulatur relaxiert werden. Derartige intestinointestinale, intestinokolonische oder kolokolonische Reflexe können als **Schutzreflexe** angesehen werden.

23

Vegetative Reflexe können durch mechanische Manipulationen am Darm bei Operationen im Bauchraum ausgelöst werden und eine **Darmatonie** oder einen **paralytischen Ileus** verursachen.

Bei starker Aktivierung viszeraler Afferenzen können neben den spinal übertragenen vegetativen Reflexen zusätzlich auch **Schmerzempfindungen** ausgelöst werden (► Abb. 23.9). So kann z. B. die Ischämie eines begrenzten Myokardareals kardiale Afferenzen aktivieren, die einerseits über spinale Reflexübertragungen zu einer Steigerung der efferenten Sympathikusaktivität zum Herzen, andererseits aber auch zu dem bewusst wahrgenommenen Schmerzgefühl im Thorax, der **Angina pectoris**, führen. In diesem Fall der reduzierten Leistungsfähigkeit des Myokards wirkt sich die reflektorisch gesteigerte Sympathikusaktivität durchaus ungünstig auf das Herz aus und kann nicht im Sinne eines Schutzreflexes verstanden werden. Nach Verletzung peripherer Nerven an den Extremitäten kann es in manchen Fällen zu **spinalen Fehlregulationen der Sympathikusaktivität** kommen, die mit besonderen Schmerzzuständen, wie z. B. einem Brennen (Kausalgie) an diesen Extremitäten verbunden sein können. Die veränderte Sympathikusaktivität kann bei längerem Bestehen zu trophischen Störungen an den Akren der betroffenen Extremitäten führen. Dabei findet sich eine dünne, glattglänzende Haut mit atrophiertem Unterhautfettgewebe. Zusätzlich können Gelenkkontrakturen und Demineralisationen der Knochen auftreten. Der gesamte Symptomenkomplex wird als **sympathische Reflexdystrophie** (komplexes regionales Schmerzsyndrom, **CRPS**; früher Sudeck-Syndrom bezeichnet.

Nach **Querschnittdurchtrennungen** des Rückenmarks kommt es unterhalb der Läsion zunächst für mehrere Wochen – in der Phase des „spinalen Schocks“ – zu einem kompletten Ausfall der spinalen vegetativen Reflexe. Die sympathische Grundaktivität ist durch die Unterbrechung der absteigenden, tonisch aktivierenden Bahnen ebenfalls erloschen.

Nach dieser Phase der **Areflexie** entstehen im chronischen Stadium der Querschnittläsion dauerhaft gesteigerte Reflexe, eine **autonome Hyperreflexie**. Neben anderen Faktoren ist dafür der Ausfall der deszendierenden reflexinhibitorischen Bahnen verantwortlich, wenn die Läsion oberhalb des 5. Thorakalsegments liegt. In diesen Fällen können Hautreize, deren afferente Projektion unterhalb der Rückenmarksläsion liegt, zu derart starken Aktivierungen der Sympathikusaktivität führen, dass es über eine Vasokonstriktion zu Blutdruckanstiegen auf über 200 mmHg und damit zu der Gefahr zerebraler Blutungen kommen kann. Neben den Kreislaufveränderungen können auch länger anhaltende Kontraktionen der Beugemuskulatur sowie der Blasen- und Darmentleerung auftreten, ein Zustand, der insgesamt als **Massenreflex** bezeichnet wird.

23.4.2 Stuhlkontinenz und Darmentleerung

▶ **Sphinkteren.** Die Fähigkeit, den Stuhlgang zu kontrollieren, die Darmkontinenz, wird gewährleistet durch die Kontraktion des **M. sphincter ani internus**, der aus glatter Muskulatur besteht, und des **M. sphincter ani externus** mit quergestreifter Muskulatur. Die Kontraktion des M. sphincter externus kann willkürlich über Motoneurone im Sakralmark (S2–S4) und die Nn. pudendi kontrolliert werden. Der innere Sphinktermuskel, der die verdickte Fortsetzung der Ringmuskulatur des Rektums darstellt, ist sympathisch von präganglionären Neuronen im Lumbalmark (L1 –L2) und parasympathisch von präganglionären Neuronen im Sakralmark (S2–S4) über die Nn. splanchnici pelvini (oder Nn. pelvici) innerviert (▶ Abb. 23.10). Die Umschaltung auf postganglionäre Neurone erfolgt für den Sympathikus im Ganglion mesentericum inferius und für den Parasympathikus in den intramuralen Ganglien. Beide Sphinktermuskeln sind **tonisch kontrahiert,** wobei aber der Dauertonus des inneren Sphinkters höher ist und er damit für die Kontinenz eine größere Rolle spielt. Der Tonus des M. sphincter internus wird z. T. allein peripher (myogen), z. T. durch die extrinsische, über α_1-Rezeptoren konstriktorisch wirkende sympathische Innervation unterhalten.

▶ **Das Rektum.** Das vor den Sphinkteren liegende Rektum ist sehr dehnbar und dient als Reservoir für die auszuscheidenden Stuhlmengen. Bei den in Schüben erfolgenden **Füllungen** (S. 557) treten zunächst jeweils **phasische rektosphinkterische Reflexe** auf, wobei durch die plötzliche Dehnung des Rektums eine Erschlaffung des M. sphincter internus und eine verstärkte Kontraktion des externen Sphinktermuskels ausgelöst wird.

Nach etwa 10 s ist das Rektum relaxiert und dem neuen Füllungszustand angepasst. Gleichzeitig stellt sich in beiden Sphinkteren der ursprüngliche tonische Dauerkontraktionszustand wieder ein. Dieser Reflex läuft überwiegend intrinsisch über das enterale Nervensystem ab; er hat aber auch eine extrinsische Komponente mit einem spinalen Reflexbogen. Dieser Reflexbogen erhält Afferenzen aus dem Rektum, die über die Nn. splanchnici pelvini verlaufen.

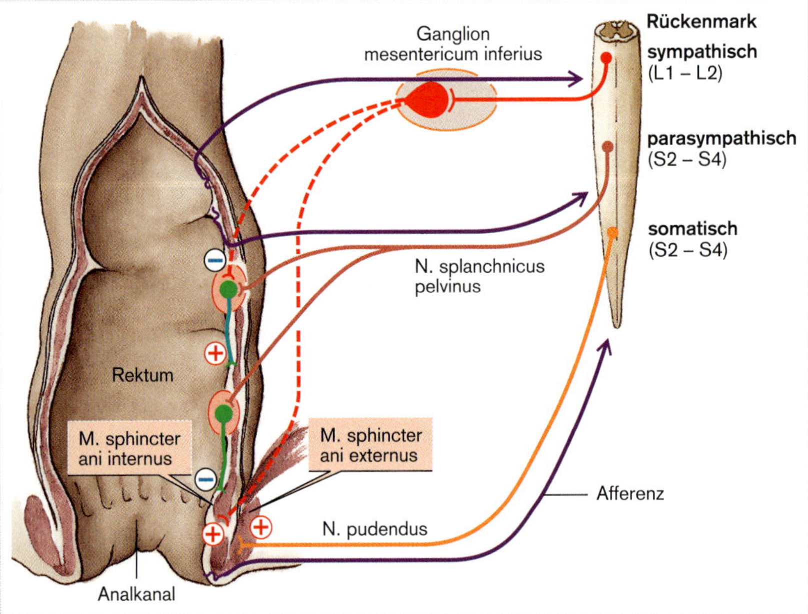

Abb. 23.10 Sympathische, parasympathische und somatomotorische Innervation des Rektums und der Sphinktermuskeln.

▶ **Stuhlentleerung.** Bei stärker werdender Füllung des Rektums wird über Sensoren in Kolon und Rektumwand Stuhldrang erzeugt, und es kann willkürlich eine komplette Reflexkette, die als **Defäkationsreflex** bezeichnet wird, in Gang gesetzt werden. Durch Anspannung der Bauchdecken und Zwerchfellkontraktion wird der intraabdominale Druck erhöht, und der M. sphincter externus und die Beckenmuskulatur erschlaffen. Über das Darmnervensystem relaxiert reflektorisch der M. sphincter internus, und über Afferenzen aus dem Rektum wird ein spinaler parasympathischer Reflex aktiviert, der zur Kontraktion des Colon descendens, des Sigmoids und des Rektums führt. Alle diese Aktivitäten gemeinsam führen zur Stuhlentleerung.

Im chronischen Stadium nach **Rückenmarksläsionen** oberhalb des Lumbalmarks sind die überwiegend peripher myogen, im Darmnervensystem sowie spinalreflektorisch organisierten Aktivitäten für Kontinenz und Defäkation erhalten. Es fehlt dann jedoch die Wahrnehmung des Stuhldrangs und die Möglichkeit zur Unterstützung des Ablaufs durch die Willkürmotorik. Der M. sphincter externus kann manuell gespreizt werden.

23.4.3 Harnkontinenz und Blasenentleerung

▶ **Detrusor.** Die Blase besteht aus drei Schichten glatter Muskulatur, die durch ihre Kontraktion zur Entleerung der Blase führen und daher in ihrer Gesamtheit als **M. detrusor** bezeichnet werden. Der Verschluss der Blase ist durch einen inneren, glatten und einen äußeren, quergestreiften Sphinktermuskel gewährleistet. Die wichtigste, auf den M. detrusor konstriktorisch wirkende Innervation erfolgt über die parasympathischen Nn. splanchnici pelvini (Nn. pelvici), die aus dem 2.–4. Sakralsegment kommen. Die präganglionären Neurone schalten in Ganglien der Blasenwand (Plexus vesicalis) auf postganglionäre Neurone um (▶ Abb. 23.11). Die sympathische Innervation hat ihren Ursprung in präganglionären Neuronen der beiden obersten Lumbalsegmente. Die postganglionären Neurone liegen in der Mehrzahl im Ganglion mesentericum inferius, einige auch im Plexus vesicalis. Die Sympathikusaktivität führt zur Erschlaffung des M. detrusor (β_2-Rezeptoren) und zur Kontraktion des M. sphincter internus (α_1-Rezeptoren). Der N. pudendus mit seinem Ursprung im 2.–4. Sakralsegment innerviert den willkürlich kontrollierbaren M. sphincter externus. Alle Nervenäste, die sympathischen, parasympathischen und somatomotorischen, enthalten afferente Fasern von Rezeptoren in der Blasenwand und der Harnröhre. Die wichtigste Afferenz zur Auslösung des Blasenentleerungsreflexes verläuft jedoch über die Nn. splanchnici pelvini.

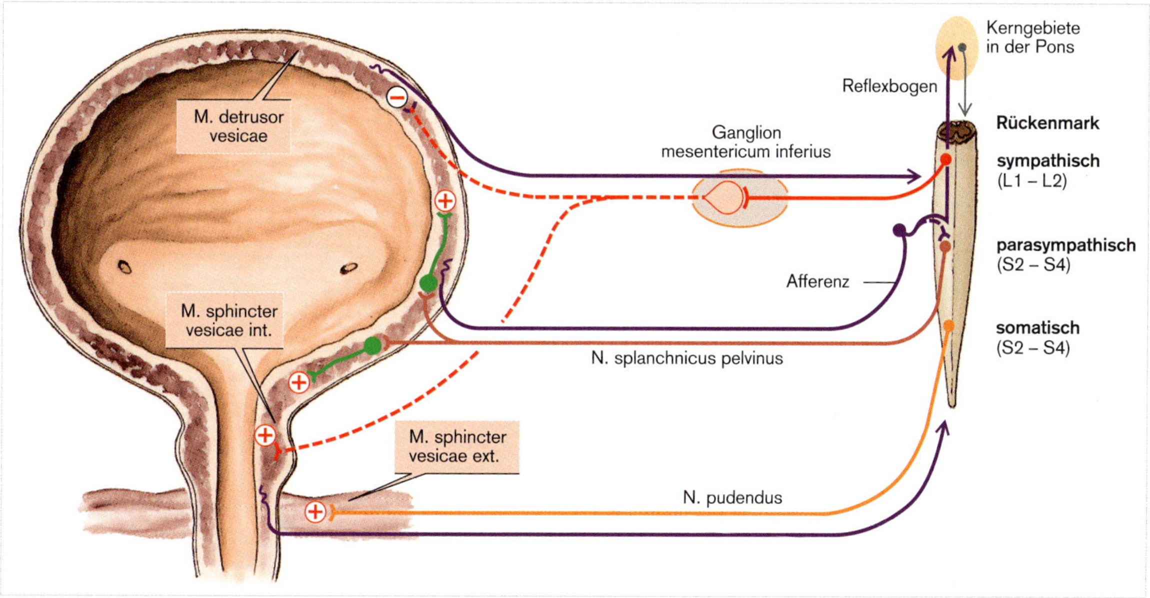

Abb. 23.11 Sympathische, parasympathische und somatomotorische Innervation der Harnblase und ihrer Sphinkteren.

▶ **Miktion und Kontinenz.** Der kontinuierlich gebildete Harn wird von den Nierenbecken über die Harnleiter zur Blase geleitet. Hier können bis zu 500 ml Harn gesammelt werden, ehe über supraspinale und spinale Reflexe mit willkürlicher Kontrolle eine Entleerung der Blase, die Miktion, einsetzt. Eine hinreichende Speicherfunktion der Blase wird erreicht, indem bei jeder kleineren Volumenzunahme der Druck zunächst ansteigt, aber durch eine Relaxation des Detrusors nach wenigen Sekunden wieder auf einen tonischen Dauerwert abfällt. Dieser Vorgang wird als **Akkommodation** bezeichnet.

Auf dieses tonische Druckplateau sind durch regelmäßige rhythmische Kontraktionen der Blase kleine Druckwellen aufgesetzt. **Dauertonus** und **rhythmische Kontraktionen** sind auch in einer denervierten Blase vorhanden. Die extrinsische Innervation kann diese Abläufe nur fördernd durch den Parasympathikus oder hemmend durch den Sympathikus modulieren.

Die **Harnkontinenz** wird durch das Zusammenspiel der tonischen Kontraktion der glatten Muskulatur des M. sphincter internus und der Kontraktion des aus quergestreiften Muskelfasern bestehenden M. sphincter externus gesichert. Der Tonus des M. sphincter internus wird über den Sympathikus und α_1-adrenerge Rezeptoren aufrechterhalten.

Der weiter distal gelegene M. sphincter externus besteht aus den quergestreiften periurethralen Muskeln des Beckenbodens (M. transversus perinei und M. levator ani). Diese sind aus langsam und schnell zuckenden Muskelfasern (S. 155) aufgebaut. Erstere erhalten durch einen Dauertonus die Kontinenz in Ruhe, letztere sichern die Kontinenz bei plötzlicher intraabdomineller Druckerhöhung, wie z. B. beim Husten, durch eine schnelle Kontraktion mit Harnröhrenverschluss.

▶ **Miktionsreflex.** Bei einem bestimmten Grad der Blasenfüllung, dem Schwellendruck, tritt plötzlich ein steiler Druckanstieg auf, der den Beginn des Miktionsreflexes einleitet. Im weiteren Verlauf werden dabei über Dehnungsrezeptoren der Blase Afferenzen aktiviert, die reflektorisch die parasympathische Aktivität verstärken und dadurch zur Kontraktion des Detrusors führen. Der M. sphincter internus wird durch den weiteren Druckanstieg überwiegend mechanisch geöffnet, und der externe Sphinktermuskel erschlafft reflektorisch über den N. pudendus. Diese Vorgänge laufen kontinuierlich so lange ab, bis die Blase vollständig entleert ist.

Die entscheidende Komponente des Blasenentleerungsreflexes, die Aktivierung des Parasympathikus, erfolgt über einen **supraspinalen Reflexweg**. Die Umschaltung der Afferenzen auf spinal absteigende Efferenzen erfolgt in einem Kerngebiet in der ventrolateralen Formatio reticularis des Pons in Höhe des Locus coeruleus. Dieses **pontine Miktionszentrum** steht unter dem hemmenden Einfluss von Gyrus frontalis superior, Lobulus paracentralis, Gyrus cinguli und Basalganglien. Der Miktionsreflex wird ausgelöst, indem die zerebralen, inhibitorischen Impulse auf das pontine Miktionszentrum abnehmen. Im Säuglingsalter ist die zentrale Kontrolle des Miktionsreflexes noch nicht ausgereift, die Miktion erfolgt ausschließlich über eine unwillkürliche Reflexentleerung.

Bei **Harninkontinenz** kann durch Gabe von α_1-Rezeptoragonisten eine Tonisierung des intrinsischen Sphinktermechanismus versucht werden. Umgekehrt kann bei Problemen der Harnentleerung durch eine funktionelle Blasenhalsenge mit α_1-Rezeptorantagonisten diese glatte Muskulatur relaxiert werden.

Wird bei **Querschnittläsionen** des Rückenmarks dieser Reflexbogen unterbrochen, so kann nach der Phase des spinalen Schocks mit einer atonischen, areflektorischen Blase der Miktionsreflex über rein spinale Reflexe wieder in Gang kommen. Es besteht dann der Zustand einer sog. **Reflexblase**, die aber nicht vollständig entleert werden kann, wodurch über den verbleibenden **Restharn** die Gefahr einer Infektion erhöht ist.

23.5 Vegetative Kerngebiete in der Medulla oblongata

23.5.1 Sympathikus

Viele vegetative Neurone, so auch die präganglionären Neurone des Sympathikus im Rückenmark, zeigen eine Grundaktivität in Ruhe, die auf Rückenmarks- und/oder Hirnstammebene generiert wird. So entsteht der sympathische Ruhetonus der peripher vasokonstriktorisch wirksamen Sympathikusneurone durch Aktivierung über Bahnen, die in den Hinterseitensträngen (▶ Abb. 23.12) in das Rückenmark absteigen und der **ventrolateralen Medulla oblongata** (**VLM**) entstammen.

Reizungen oder Ausschaltungen dieses Steuerzentrums der Sympathikusaktivität führen zu Aktivierungen oder Hemmungen der Aktivität in sympathischen Nerven und zu entsprechenden Reaktionen der Effektororgane, wie z. B. einem Anstieg oder Abfall des Blutdrucks. Es ist bisher nicht geklärt, wodurch die kontinuierliche Grundaktivierung dieses Sympathikuszentrums erfolgt. Eine Durchtrennung des Hirnstamms oberhalb der VLM führt nicht zu einer Veränderung der Grundaktivität des Sympathikuszentrums. Dennoch kann die neuronale Grundaktivität der VLM von höheren Zentren moduliert werden.

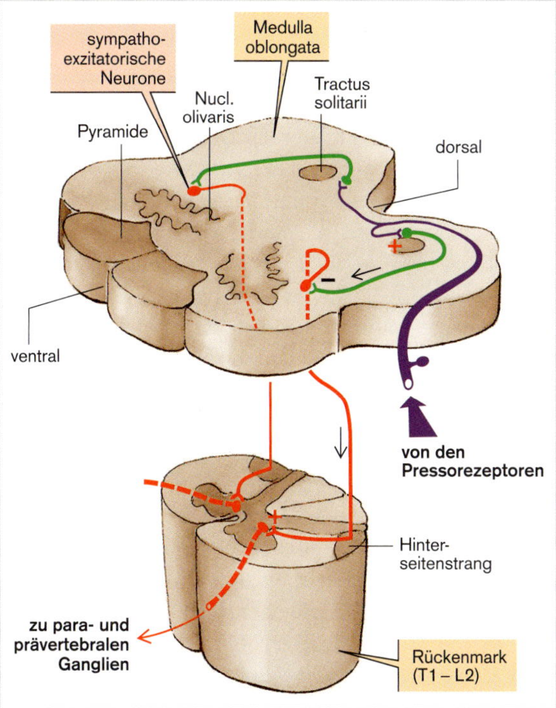

Abb. 23.12 Lokalisation der sympathoexzitatorischen Neurone in der ventrolateralen Medulla oblongata. Die Axone dieser Neurone verlaufen im Hinterseitenstrang zu den präganglionären Neuronen im Seitenhorn des Rückenmarks (rot). In der Medulla oblongata ist der Verlauf des pressorezeptorischen Reflexbogens (violett) mit Umschaltung auf sekundäre Neurone in medialen Kerngebieten des Tractus solitarii und ihrer Projektion zu den sympathoexzitatorischen Neuronen eingezeichnet (grün).

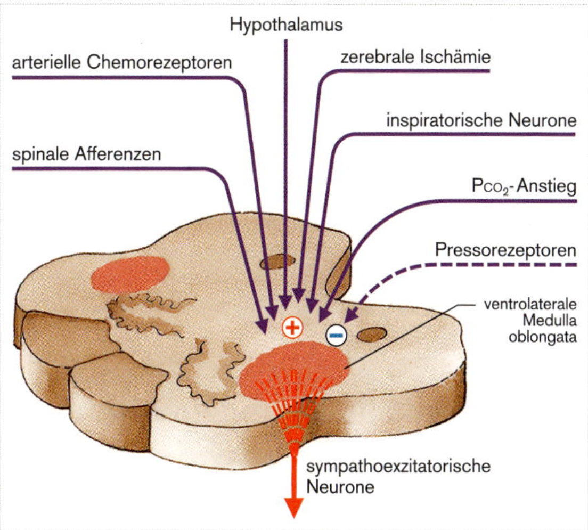

Abb. 23.13 Hemmende und aktivierende Zuströme zu den sympathoexzitatorischen Neuronen in der Medulla oblongata.

Auch eine Durchblutungsabnahme in diesem Areal, die im Rahmen einer **zerebralen Ischämie** auftritt, führt zu einer Aktivierung. Über den gleichen Mechanismus kann es bei intrakranieller Drucksteigerung infolge von plötzlichen **raumfordernden Prozessen** im Gehirn (z. B. Blutungen) zu einem starken Anstieg der Sympathikusaktivität und des Blutdrucks kommen. Dieser Vorgang ist als **Cushing-Reflex** beschrieben.

▶ **Pressorezeptoren.** Von den zahlreichen Zuströmen in die VLM (▶ Abb. 23.13) hat nur die Afferenz aus den Pressorezeptoren eine inhibitorische Wirkung. Eine Aktivierung der Pressorezeptoren in Karotissinus und Aortenbogen (S. 253) führt über die synaptische Schaltstelle im Nucleus tractus solitarii (▶ Abb. 23.12) zur Hemmung der Neurone in der VLM-Region und damit zu einer Abnahme der efferenten Sympathikusaktivität.

Alle anderen Zuströme aktivieren die Neurone der VLM (▶ Abb. 23.13). Dazu gehören z. B. spinale Afferenzen von Mechano- und Nozirezeptoren ebenso wie Afferenzen der peripheren arteriellen Chemorezeptoren (S. 373). Außerdem erfolgt über intramedulläre Verbindungen eine Aktivierung der VLM-Neurone durch die inspiratorischen Neurone im Hirnstamm. Dies bedingt **atemsynchrone Schwankungen** der Sympathikusaktivität während der Phrenikusaktivität in der Inspirationsphase. Ein Anstieg des arteriellen **CO_2-Partialdrucks** hat einen besonders starken tonisch aktivierenden Einfluss auf die Neurone in der VLM und damit auf die Sympathikusaktivität.

23.5.2 Vagus

Die präganglionären, **parasympathischen Neurone des N. vagus** liegen in der Medulla oblongata in zwei Kerngebieten: im Nucleus dorsalis n. vagi und im Nucleus ambiguus. In Bezug auf die innervierten Erfolgsorgane zeigen die Kerngebiete nur eine grobe Gliederung: Abdominelle Organe werden überwiegend vom dorsalen Vaguskern innerviert, thorakale Organe vom Nucleus ambiguus.

Vagale Neurone, die am Herzen negativ chronotrop wirken (S. 212), erhalten besonders zahlreiche afferente Zuströme. Einen besonders stark aktivierenden Einfluss auf parasympathische Neurone im Nucleus ambiguus haben die Afferenzen der Pressorezeptoren und arteriellen Chemorezeptoren, die damit beide eine sehr ausgeprägte **Bradykardie** auslösen können.

Der **Grundtonus** des Parasympathikus ist ebenso wie der des Sympathikus teils atemsynchron moduliert. In den kardialen Vagusfasern findet sich eine Aktivitätszunahme in der Exspiration, die zur **respiratorischen Arrhythmie** führt, einer Verlangsamung der Herzfrequenz in der Ausatmungsphase.

Auch das Entladungsverhalten der vagalen Efferenzen zu den Ganglien der Bronchialmuskulatur unterliegt einer Rhythmik. Dadurch ist der **Atemwegswiderstand** während der Einatmung am niedrigsten. Zwar kommt es bereits während der Inspirationsphase zur Aktivitätssteigerung der vagalen Efferenzen, aber aufgrund der langsamen Kontraktionsgeschwindigkeit der glatten Muskulatur wird das Maximum der Konstriktion erst während der Exspiration erreicht.

23.6 Hypothalamus und limbisches System – homöostatische Regulationen und emotionelle Verhaltensweisen

▸ **Längerfristige homöostatische Regulation.** Mit der tonischen und reflektorischen Kontrolle von Atmung und Kreislauf durch die Medulla oblongata werden lebenswichtige Funktionen rasch geregelt. Der **Hypothalamus** als wesentliches Integrations- und Kontrollzentrum der vegetativen Organfunktionen steuert homöostatische Regulationen, die zumeist langsamer ablaufen als die Atmungs- und Kreislaufregulation, und bei denen daher zusätzlich humorale und endokrine Mechanismen eingesetzt werden können.

Zu den Aufgaben des Hypothalamus im Rahmen der Homöostase gehört die Regulation der **Körpertemperatur** sowie des **Energie-** und des **Wasserhaushalts** und der **Osmolarität**. Hypothalamische Zentren steuern die **zirkadiane Rhythmik** und das **Schlafverhalten**, und beeinflussen das **Immunsystem**. Während der homöostatischen Regulationsvorgänge greift der Hypothalamus nicht nur unbewusst über das vegetative Nervensystem und Hormone in das innere Milieu ein, sondern generiert über Interaktionen mit dem Neokortex die **bewusste Empfindung** von Kälte, Hunger oder Durst und damit den Antrieb zu motorischen Handlungen: Verhaltensanpassungen an veränderte Temperaturverhältnisse wie Bekleidung wechseln oder Schutz suchen. Die hypothalamischen Regulationen erfolgen über komplexe Verhaltensprogramme, die aus vier Komponenten bestehen: der subjektiven Empfindung sowie der motorischen, der neurovegetativen und der hormonellen Reaktion.

▸ **Lage und Aufbau.** Der Hypothalamus ist ein Teil des Diencephalons und umgibt den vorderen Teil des 3. Hirnventrikels. Er besteht aus einer Vielzahl von Kerngebieten, und es existieren verschiedene anatomisch-funktionelle Gliederungssysteme. An den homöostatischen Funktionen des Hypothalamus sind folgende Regionen beteiligt: In der **Regio anterior** werden die Hormone der Neurohypophyse (ADH, Oxytocin) produziert. Dort befinden sich ebenfalls die präoptischen Kerne als übergeordnete Steuerzentren des Parasympathikus und thermoregulatorische Zentren, sowie die Steuerzentren der zirkadianen Rhythmen. Die **Regio lateralis** ist in die metabolische Kontrolle involviert (Hunger, Fettstoffwechsel). Sie steuert über Liberine und Statine die Hormonsekretion der Adenohypophyse, und scheint durch enge Verbindungen zum limbischen System an der Aggressionskontrolle beteiligt zu sein. Die **Regio posterior** beherbergt übergeordnete Steuerzentren des Sympathikus, thermointegrative Zentren, und ist mit engen Verbindungen zum limbischen System wesentlich an der Gedächtnisbildung beteiligt.

▸ **Emotionen und Lernen.** Vom Hypothalamus werden zudem Verhaltensweisen gesteuert, die mit intensiven Emotionen wie Wut oder Angst einhergehen. Bei empfundener äußerer Bedrohung lösen sie neben zahlreichen neurovegetativen und hormonellen Reaktionen die motorischen Handlungen Angriff oder Flucht aus.

Weiterhin werden vom Hypothalamus über das endokrine System die Libido und das Sexualverhalten (S. 684) gesteuert.

Die **lateralen Regionen** des Hypothalamus sind neuronal reziprok mit einer Vielzahl von Kortexarealen, teilweise über den Thalamus, verbunden. Sie sind ebenfalls über die Formatio reticularis dicht versorgt mit Afferenzen des Hirnstamms. Der **mediale Hypothalamus** ist eine Schnittstelle des neuroendokrinen Systems: Afferente Informationen aus der Peripherie werden vorwiegend auf humoralem Weg übermittelt, z. B. über die Messung von Metabolitkonzentrationen, Osmolarität und Temperatur in Blut und Liquor. In den Informationsaustausch des medialen Hypothalamus mit höheren Kortexarealen ist der laterale Hypothalamus zwischengeschaltet. Jedoch haben sowohl der mediale als auch der laterale Hypothalamus zahlreiche direkte reziproke Verbindungen zum **limbischen System**. Das limbische System ist maßgeblich an der Steuerung von **emotionellen Verhaltensweisen**, von **Orientierungs- und Aufmerksamkeitsreaktionen** und von **Lernprozessen** beteiligt. Die Verbindungen von neokortikalen Arealen zum limbischen System sind spärlich; die wichtigsten gehen von frontalen Regionen des Neokortex aus. Einflüsse können von der obersten Ebene (limbisches System) auf die Organe (Psyche – Soma) und ebenso in umgekehrter Richtung von den Organen auf das limbische System (Soma – Psyche) ausgeübt werden.

Das vegetative Nervensystem ist eng mit dem limbischen und endokrinen System verbunden. Die **Psychosomatik** beschäftigt sich mit dem Einfluss psychischer und Verhaltensfaktoren auf Krankheitsentstehung, Verlauf und Lebensqualität, während die **Somatopsychologie** die Effekte körperlicher Leiden auf emotionale und kognitive Prozesse untersucht. Die relativ neuen Arbeitsgebiete der **Psychoneuroimmunologie** und **Psychoneuroendokrinologie** untersuchen die Wechselwirkungen zwischen psychischen Faktoren und dem Immun- bzw. Hormonsystem. Studien belegen die Effekte traumatisierender Ereignisse auf die Funktion immunkompetenter T-Zellen bei Menschen mit HIV, oder geben wichtige Hinweise auf die Pathophysiologie und Therapie der hormonbedingten postpartalen Depression, die für Mutter und Kind lebensbedrohend sein kann.

▸ **Aktivitätsmuster.** Bei den einzelnen homöostatischen Regulationen steuert der Hypothalamus jeweils ein ganz bestimmtes Aktivitätsmuster im vegetativen Nervensystem. Die Aktivierung hypothalamischer Aktivitätsmuster kann beispielsweise durch Signale der vegetativen Afferenzen, hormonal, oder als Reaktion auf direkt gemessene Änderungen des inneren Milieus ausgelöst werden. Diese führen zu Verhaltensprogrammen mit drei efferenten Komponenten: einer motorischen, einer endokrinen und einer vegetativen Komponente.

So erfolgt bei oder auch schon vor der Nahrungsaufnahme eine **vagale Aktivierung** mit Anstieg der Sekretion und Motilität im Gastrointestinaltrakt. Die Durchblutung von Magen und Darm wird gesteigert (S. 507).

Bei Veränderungen der Körpertemparatur gegenüber dem hypothalamisch gespeicherten Sollwert wird die Durchblutung der Haut zur Verbesserung oder Verhinderung der Wärmeabgabe durch die Steuerung der Hautgefäßinnervation durch den **Sympathikus** verändert (S. 610). Zudem werden motorische Reaktionen zur Wärmeabgabe oder Wärmekonservierung aktiviert. Längerfristig verändert sich die Sekretion von Hormonen, die den Energiemetabolismus steuern.

▸ **Abwehrreaktion.** Die hypothalamisch gesteuerte **Defence Reaction** ist von besonderer Bedeutung und geht mit Wut oder Angst einher. Diese Abwehrreaktion versetzt den Körper über vegetative und endokrine Aktivierung in **höchste Leistungsbereitschaft.** Die Reaktion läuft mit starker, allgemeiner Aktivierung des Sympathikus ab, die zu zahlreichen Organreaktionen führt, wie Pupillenerweiterung, Anstieg der Herzfrequenz und des Blutdrucks, verstärkter Schweißsekretion und vermehrter Freisetzung von Adrenalin aus dem Nebennierenmark. Die Reaktion wird recht stereotyp bei den verschiedensten, vermeintlichen oder tatsächlichen physischen oder psychischen Bedrohungen des Individuums ausgelöst.

Außerhalb der homöostatischen Regulation kann eine solche **Stressreaktion** mit starker Aktivierung des vegetativen Nervensystems allein durch Emotionen in Gang gesetzt werden. Auf diesem Wege können organische Störungen entstehen. Aus Untersuchungen an Tieren ist bekannt, dass besonders die lange Dauer und die ständige Wiederholung – nicht so sehr die Intensität – der ergotropen Alarm-, Defence- oder Stressreaktion zur Ausbildung von organischen Störungen (z. B. Bluthochdruck) führen kann.

Zusammenfassung Kap. 23

Neurovegetative Regulation

Das vegetative Nervensystem steuert die unwillkürlichen Organfunktionen. In den vegetativen Efferenzen erfolgt in **Ganglien** außerhalb des Zentralnervensystems eine Umschaltung auf ein zweites, postganglionäres Neuron. Nach Lage der präganglionären Neurone im Zentralnervensystem wird zwischen **Sympathikus** und **Parasympathikus** unterschieden. Die präganglionären Neurone des Sympathikus liegen in den thorakolumbalen Segmenten des Rückenmarks, die des Parasympathikus liegen im Hirnstamm und im sakralen Teil des Rückenmarks. Die Steuerung der Grundaktivität im Sympathikus erfolgt von einem Kerngebiet in der ventrolateralen Medulla oblongata aus. Die präganglionären Neurone des Vagus liegen im Nucleus dorsalis n. vagi und im Nucleus ambiguus.

Die postganglionären Neurone des Sympathikus verwenden **Noradrenalin** und bei der Innervation der ekkrinen Schweißdrüsen Acetylcholin als Transmitter. In allen Ganglien sowie in den postganglionären Neuronen des Parasympathikus ist der Transmitter **Acetylcholin**. Die Effekte der Transmitter werden über membranständige Rezeptoren vermittelt, selten wirken Transmitter wie das **Stickstoffmonoxid** zytosolisch. Die für Acetylcholin spezifischen cholinergen Rezeptoren sind in den Ganglien (nikotinisch) und an den Erfolgsorganen (muskarinisch) unterschiedlich. Die beiden Typen von Rezeptoren an den Erfolgsorganen für Noradrenalin werden als α- und β-adrenerge Rezeptoren bezeichnet. Kotransmitter wirken meist über eigenständige Rezeptoren. Pharmaka können Rezeptoren stimulieren (**Agonisten**) oder blockieren (**Antagonisten**).

Die **glatte Muskulatur der Gefäße** wird in ihrem Kontraktionszustand nahezu ausschließlich durch die Aktivität des Sympathikus reguliert (mit Ausnahme z. B. der Genitalorgane). Die **Weite der Pupille** wird durch zwei glatte Muskeln, den M. dilatator pupillae mit sympathischer und den M. sphincter pupillae mit parasympathischer Innervation, reguliert. Die **Herzfrequenz** wird mit prä- und postsynaptischer Interaktion durch den Sympathikus erhöht und durch den Parasympathikus gesenkt. **Bronchial-** und **Darmmuskulatur** werden durch die parasympathische Innervation kontrahiert, während der Sympathikus die Erregungsübertragung in den parasympathischen Ganglien hemmt. Das erweitert die Bronchien und reduziert die Darmperistaltik. **Darm-** und **Blasenentleerung** laufen über ein Zusammenwirken von spinalen sympathischen, parasympathischen und somatischen Reflexen mit supraspinaler Kontrolle ab. Nach Rückenmarksläsionen können diese Funktionen durch eine Automatie der spinalen Reflexe aufrechterhalten werden, allerdings ohne bewusste Kontrolle.

Mechanismen zur Konstanterhaltung der Körpertemperatur sowie zum Gleichgewicht in Energie- und Wasserhaushalt werden von Kerngebieten des Hypothalamus reguliert. **Hypothalamus** und **limbisches System** sind an der Steuerung emotionaler Verhaltensweisen, die mit neurovegetativen und motorischen Reaktionen und entsprechenden subjektiven Empfindungen ablaufen, beteiligt. Für die Auslösung der neurovegetativen Reaktionen im Rahmen der Abwehrreaktion (***Defence Reaction***) stellt der Hypothalamus ein wichtiges Integrationszentrum dar.

Zum Weiterlesen...

[1] Bannister R, Mathias C (eds.). Autonomic Failure. 4th ed. Oxford: Oxford University Press; 1999.

[2] Brotman DJ, Golden SH, Wittstein IS. The cardiovascular toll of stress. Lancet. 2007; 22: 370: 1089–100.

[3] Jänig W, McLachlan EM. Organization of lumbar spinal outflow to distal colon and pelvic organs. Physiol Rev. 1987; 67: 1332–1404.

[4] McCorry LK. Physiology of the autonomic nervous system. Am J Pharm Educ. 2007; 15; 71–78.

[5] Persson PB, Modulation of cardiovascular control mechanisms and their interaction. Physiol Rev. 1996; 76: 193–244.

[6] Robertson D (ed.). Primer on the Autonomic Nervous System. 2nd ed. Amsterdam: Elsevier; 2004.

[7] Cannon WB. The Wisdom of the Body. New York: Norton; 1932.

[8] Hess WR. Die funktionelle Organisation des vegetativen Nervensystems. Basel: Schwabe; 1948.

[9] Lippert H. Anatomie kompakt. Berlin: Springer; 1994

Danksagung

Mein Dank gilt Prof. Pontus B. Persson und Dr. Anja Bondke Persson, auf deren früherer Version dieses Kapitels das aktuelle Kapitel beruht.

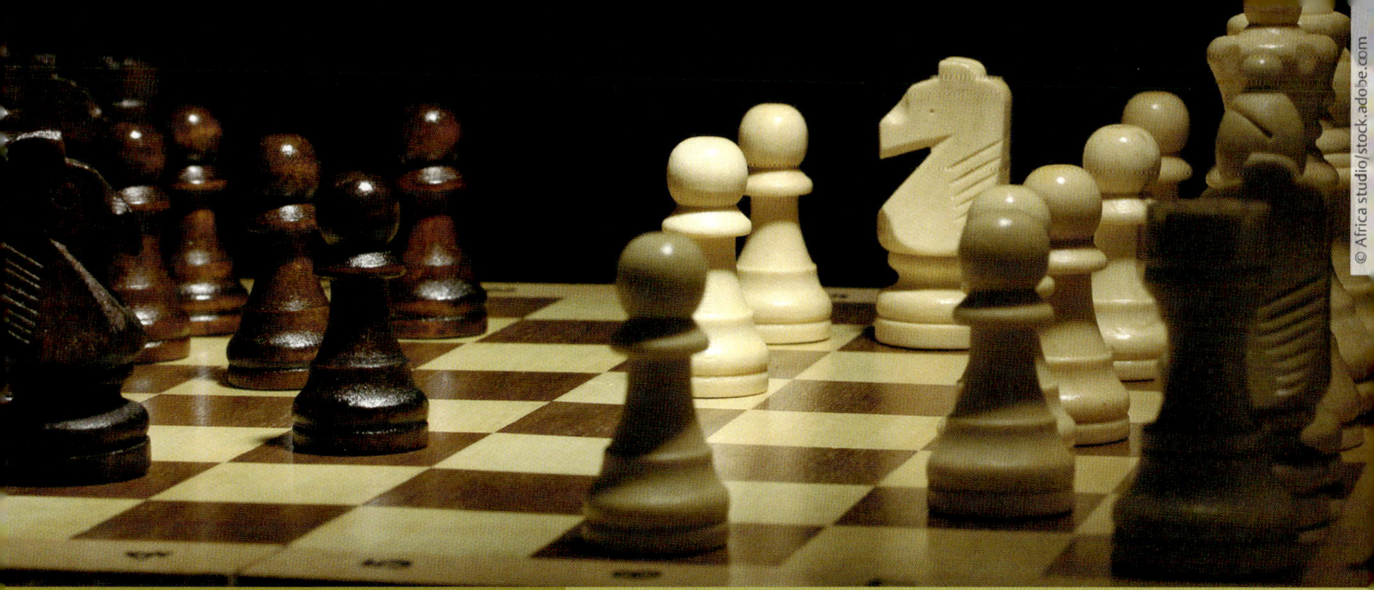

Kapitel 24

Integrative Funktionen des Gehirns

24 Integrative Funktionen des Gehirns

Hans-Christian Pape

24.1 Ein berühmter Patient

B

Das Unfassbare im Leben des Bahnarbeiters Phineas Gage ereignete sich am 13. September 1848 in Vermont (USA). Bei Sprengarbeiten löste sich ein Eisenstab von etwa einem Meter Länge, 4 – 5 Zentimetern Durchmesser und 6 kg Gewicht, drang unterhalb der linken Orbita in den Schädel von Gage ein und zerstörte große Teile des Frontallappens seines Gehirns (▶ Abb. 24.1). Erstaunlicherweise blieb Gage nicht nur bei Bewusstsein, sondern er saß bei der Fahrt zu einem nahe gelegenen Gasthof aufrecht und stieg eine recht lange Treppe hinauf. Er wurde ambulant ärztlich behandelt und erholte sich nach Abklingen von Infektionen im Verlaufe von nur wenigen Monaten soweit, dass für den Außenstehenden keine Unterschiede seiner Fähigkeiten im Vergleich zu Zeiten vor dem Unfall erkennbar waren. Seine näheren Bekannten allerdings bemerkten deutliche Änderungen seines „Wesens" und seiner „Persönlichkeit", insofern als aus einer freundlich-zurückhaltenden Person mit wohl organisiertem Tagesablauf in Folge des Unfalls ein aggressiver, launischer Mensch geworden war, der mit normalen sozialen Umgangsformen nicht zurecht kam und der zu planend vorausschauendem Handeln kaum mehr in der Lage war. Zu jener Zeit existierten zwar keine psychologischen Tests, die über Gages geistige Fähigkeiten hätten Auskunft geben können, aus den Schilderungen geht allerdings hervor, dass die Persönlichkeit von Gage sehr viel stärker durch den Unfall betroffen war als seine Intelligenz. Damit stimulierte die Beschreibung dieses Unfalls die Vorstellung, dass zwischen persönlichkeitsbezogenen Attributen und neuralen Prozessen ein Zusammenhang besteht. In der Tat zeigen Ergebnisse zahlreicher klinischer und experimenteller Studien einen Zusammenhang zwischen umschriebenen Hirnregionen und sog. höheren Hirnfunktionen. Die Grundlagen von Kognition, Emotion, Motivation, Sprache, Lernen und Gedächtnis sowie wesentliche Aspekte der Hirnentwicklung werden im nachfolgenden Kapitel dargestellt.

24.2 Grundlage kognitiver Funktionen

In vorangehenden Kapiteln wurden diejenigen Regionen und Funktionen im Gehirn besprochen, die für die Verarbeitung von Sinnessignalen und die Generierung motorischer Kommandos von primärer Bedeutung sind. Darüber hinaus existieren Prozesse im Gehirn des Menschen, die diese Funktionen integrieren, die Aufmerksamkeit auf bestimmte Reize lenken, diese Reize entsprechend der individuellen Erfahrung bewerten, mit internen Zustandswerten von Motivation oder Emotion vergleichen und daraus geeignete Verhaltensantworten planen. Diese Fähigkeiten werden kollektiv als **Kognition** und die zugrundeliegenden Hirnfunktionen als **kognitive Funktionen** (lat.: die Erkenntnis betreffende Funktionen) bezeichnet. Dabei ist Bewusstsein nicht notwendigerweise eine Voraussetzung für diese Funktionen oder für eine Leistungsverbesserung. Zum Beispiel können wiederkehrende Situationen im täglichen Arbeitsablauf nach dem Erlernen korrekt bewältigt werden, ohne dass sie in das Bewusstsein gelangen. Auch der emotionale Ausdruck im Gesicht unseres Gegenübers kann schnelle, „unbewusste" Reaktionen hervorrufen.

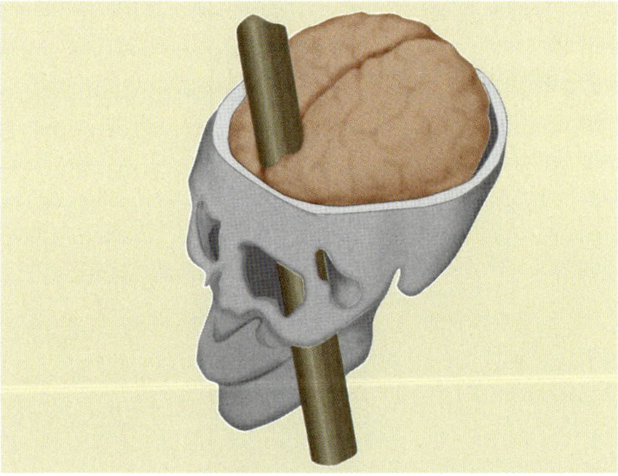

Abb. 24.1 Frontalhirnverletzung des Sprengmeisters Phineas Gage. Rekonstruktion auf Grundlage des in einer anatomischen Sammlung enthaltenen Schädels (nach einer Abbildung von Prof. H. Damasio, Univ. Southern California, Los Angeles, USA).

Allerdings ist Bewusstsein die Voraussetzung für wesentliche Fähigkeiten des Menschen: das persönliche Erleben von Vergangenheit, Gegenwart und Zukunft, die vorausschauende Planung und Verantwortung, und das sich daraus entwickelnde „Ich"-Konzept.

Klinische Beobachtungen zeigen, dass Schädigungen umschriebener Regionen des Gehirns Störungen bestimmter kognitiver Funktionen zur Folge haben. Diese klinischen Ergebnisse, ergänzt durch bildgebende und elektrophysiologische Verfahren sowie neuropsychologische Tests in kranken und gesunden Testpersonen, führten zu der Vorstellung, dass jeder experimentell beschreibbaren mentalen Leistung ein räumlich-zeitliches Muster neuraler Aktivität zugeordnet werden kann. Ein daraus entwickeltes Gesamtkonzept der **integrativen Leistungen des Gehirns** kann in 6 Prinzipien vereinfachend zusammengefasst werden:

- Das Gehirn ist ein signalverarbeitendes System, in dem die Information in spezialisierten Funktionseinheiten (**Modulen**) verarbeitet, gespeichert und abgerufen wird.
- Die Module existieren in Form umschriebener **Hirnareale** und der **Aktivitätsmuster** der darin enthaltenen neuralen Elemente und synaptischen Verbindungen.
- Integrative Leistungen des Gehirns resultieren aus der funktionellen Kopplung verschiedener Module, zum Teil in räumlich weit verteilten Hirnarealen, die durch zeitlich-räumliche Abstimmung ihrer Aktivität (Synchronisation) zu kooperierenden Gruppen (**Ensembles**) (S. 964) verknüpft werden.
- Die Organisation und Interaktion der Module wird durch **interne** und **externe Faktoren** bestimmt (genetische, entwicklungsabhängige, motivationale, sozio-kulturelle Faktoren).
- **Adaptive Prozesse** der Module, zum Beispiel im Sinne von Lern- und Gedächtnisvorgängen, resultieren aus plastischen Veränderungen im Bereich der synaptischen Signalübertragung.
- Die **Assoziationsareale des Cortex cerebri** stellen wichtige Module für sog. höhere Hirnfunktionen dar.

Obwohl dieses Konzept gelegentlich kontrovers diskutiert wird – begründet vor allem in der Vielschichtigkeit von Begriffen wie „Kognition", „Bewusstsein", „Persönlichkeit" – stellt es eine sinnvolle Arbeitshypothese dar.

Bewusstsein galt in den klassischen philosophischen Systemen als das charakteristische Merkmal der menschlichen Natur. Die vorherrschende Lehre des **Dualismus** postulierte zwei Grundprinzipien des Seins (Leib und Seele), in denen Bewusstsein oder das sogenannte „Geistige" ganz allgemein jeder naturwissenschaftlichen Erklärung unzugänglich seien. Die heutige Wissenschaft beurteilt die Lage optimistischer. Sie stuft Bewusstsein und assoziierte Phänomene als prinzipiell empirisch erklärbar ein, die zudem den Menschen nicht einzigartig charakterisieren, sondern kontinuierlich im Verlauf der Evolution entstanden sind. In einer erfolgreichen wissenschaftlichen Strategie wird Bewusstsein in Teilfunktionen gegliedert, die in unterschiedlicher Kombination für das Auftreten von Bewusstsein erforderlich sind, und die einzeln gezielt untersucht werden können. Wichtige Teilfunktionen sind **Wachheit** (hinreichendes Aktivierungsniveau in den Modulen) (S. 990), Strukturierung (Einbettung der spezifischen Sinnesinformation in Kontexte und Bedeutung) (S. 947), Selektion (Auswahl der aktuell relevanten Information) (S. 949) sowie ein Arbeitsgedächtnis, das die Kurzzeitspeicherung von Erlebnisinhalten ermöglicht (S. 964).

Kritisch wird die Frage diskutiert, wie ein kognitives Gesamtsystem als Träger von Bewusstsein zu definieren ist. Zum Beispiel beeinflusst auch die körperliche Verfasstheit eines Organismus dessen sensomotorische Fähigkeiten und Umweltinteraktionen. Demzufolge wird die Ansicht vertreten, dass nicht nur das Gehirn, sondern der gesamte Körper ein kognitives System beschreibt. Eine weiter diskutierte Erklärungslücke bezieht sich auf die subjektiven Merkmale der Erlebnisqualitäten (die sogenannten „Qualia"). Zum Beispiel wird eine elektromagnetische Wellenlänge von 700 nm als Licht der Farbe „rot" beschrieben. Das beim Auftreffen dieser Wellenlänge auf die Retina erzeugte Aktivitätsmuster im Gehirn lässt jedoch kaum einen Schluss zu, wie dieses Sinneserlebnis subjektiv empfunden wird („mein Rot ist nicht dein Rot"). Insbesondere liegt ein Merkmal der Qualia in deren Privatheit, der zufolge die subjektiv empfundenen Qualitäten von Erlebnissen nur der Person bekannt sind, die diese gerade hat. Inwieweit die Hirnforschung hier an prinzipielle Grenzen stößt, wird insbesondere von der Definition des Systems Kognition in seiner Gesamtheit und seiner Dynamik abhängen.

Insgesamt sind die Zusammenhänge zwischen neuralen und geistigen Prozessen durch die Neuromedizin oder die Neurobiologie keinesfalls abschließend beschrieben oder gar im Sinne einer Kausalbeziehung bewiesen, und die offenen Fragen geben Anlass zu vielfältigen neurophilosophischen Überlegungen und Theorien.

Beeinträchtigung kognitiver Leistungen

Störungen kognitiver und mnestischer (das Gedächtnis betreffend; **Amnesie)** (S. 959) Funktionen kennzeichnen die **Alzheimer-Erkrankung**, deren Symptome der deutsche Arzt Alois Alzheimer als erster im Jahre 1907 beschrieb. Die Alzheimer-Erkrankung ist die häufigste Form der Demenz im Alter, an der 5–10 % der über 65-Jährigen und bis zu 45 % der über 85-Jährigen erkrankt sind. Klinische Charakteristika sind eine voran schreitende Störung von Gedächtnisfunktionen und eine generelle Abnahme kognitiver Fähigkeiten. Die betroffenen Personen sind in Denk- und Urteilsvermögen zunehmend beeinträchtigt, sie sind im Endstadium bettlägerig und dringend pflegebedürftig. Die durchschnittliche Überlebenszeit nach Erstdiagnose beträgt 10–11 Jahre. Hauptrisikofaktor ist Lebensalter, so dass in Gesellschaften mit zunehmender Lebenserwartung eine Krise des Gesundheitswesens droht, sofern innerhalb der nächsten Dekade keine Behandlungsmöglichkeiten entwickelt werden, die gegen die Erkrankung schützen oder deren Entwicklung verzögern. Der aktuelle **Therapiestandard** bei Alzheimer-Erkrankung im Anfangs- oder mittleren Stadium beinhaltet vor allem **Acetylcholinesterase-Hemmstoffe** (S. 125) zur Verbesserung kognitiver Leistungen (S. 944). Obwohl zusätzliche Substanzen zur Handhabung der allgemein psychischen Störungen erhältlich sind, ist der Therapieerfolg limitiert, und Behandlungen mit einem den Erkrankungsverlauf modifizierenden oder einschränkenden Effekt sind derzeit nicht verfügbar. Ergebnisse neurowissenschaftlicher Forschung fokussieren auf die Amyloid-Kaskade. Aggregate von **Amyloid β 42** (Aβ42), einem proteolytischen Derivat des Transmembranproteins **Amyloid-Precursor-Protein (APP)**, initiieren eine pathogene Kaskade mit der Folge von umfangreicher **Neurodegeneration** und Demenz (▶ Abb. 24.2a).

Histopathologische Charakteristika von Morbus Alzheimer sind a) extrazelluläre Amyloid-Ablagerungen (**Plaques**), vor allem von Aβ42, b) Abnormalitäten des intraneuronalen Zytoskeletts, insbesondere in Form neurofibrillärer Aggregate (**Tangles**) sowie c) ein diffuser Verlust von Neuronen (Neurodegeneration) vorwiegend in der Umgebung der Ablagerungen (▶ Abb. 24.2a). Das bevorzugte Auftreten dieser pathologischen Alterationen in limbischen Strukturen (Hippokampus, Amygdala und assoziierten kortikalen Arealen) (S. 952), dem Neokortex sowie dem Locus coeruleus wird als strukturelles Korrelat der frühen Symptome der Erkrankung mit beeinträchtigter deklarativer Gedächtnisleistung angesehen (Module des deklarativen Gedächtnisses, s. Kap. 24.6.2) (S. 961). Genetische Analysen haben zur Identifizierung von krankheitsrelevanten Mutationen vor allem in drei Genen geführt (**APP, Presenilin 1** und **2**). Der Effekt jeder dieser Mutationen ist die vermehrte Produktion von Aβ42. Dabei ist zu berücksichtigen, dass diese Mutationen nur zu erblich bedingten Formen von Morbus Alzheimer mit relativ frühem Beginn der Erkrankung führen. Auch bei den häufigeren, sporadischen Formen der Erkrankung mit spätem Beginn spielt die Prozessierung von APP eine kritische Rolle. Deren genetische Grundlagen sind allerdings wenig verstanden. Diskutiert wird ein kausaler Beitrag vor allem auch von Allelen des Apolipoproteins E (ApoE) (zu Apolipoproteinen, s. Kap. 12.7.6 (S. 550)).

Körperliche Inaktivität ist ein **Risikofaktor** für die Abnahme kognitiver Leistungen im Verlauf des **Alterns** (vgl. Kap. 28.3) (S. 1031) und der **Alzheimer-Erkrankung**. Umgekehrt können Leibesübungen und körperliche Betätigung einen protektiven Effekt gegen den kognitiven Verlust vermitteln. Verbesserte körperliche Fitness, zum Beispiel nach regelmäßigem Lauftraining, ist mit einer Erhöhung des regionalen Blutflusses und Volumens in gedächtnisrelevanten Strukturen des Gehirns assoziiert, insbesondere im **Hippokampus** (▶ Abb. 24.2b; zur Funktion des Hippokampus vgl. Kap. 24.6.2) (S. 961). Experimentelle Studien zeigen darüber hinaus strukturelle Veränderungen der Neurone (Plastizität) (S. 965) und eine Förderung der adulten **Neurogenese** (S. 971) im Hippokampus, die als Korrelate verbesserter kognitiver Leistungen

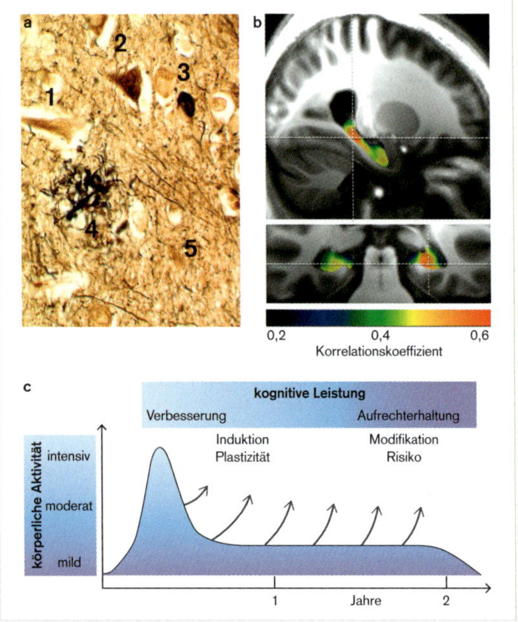

Abb. 24.2 Veränderte kognitive Leistungen: pathologische Merkmale und physiologische Faktoren.

a Histopathologische Marker der Alzheimer-Erkrankung; Bielschowsky-Färbung eines hippokampalen Schnittpräparats zeigt 3 Stadien der Bildung neurofibrillärer Tangles (1, 2, 3), extrazelluläres Aggregat von Amyloid β (4), und eine Region ausgeprägter Neuritendegeneration (5). (Aufnahme: Prof. Dr. Michael Heneka, Luxembourg Centre for Systems Biomedicine, Luxemburg)

b Änderung von regionalem Blutfluß und Dichte der grauen Substanz im Hippokampus nach Lauftraining im höherem Alter (durchschnittlich 68 Jahre; Laufband, 30 min Intervalltraining, 3 mal wöchentlich, Gesamtdauer 12 Wochen; kernspintomographische Aufnahme mit farbcodierter, Voxel-basierter Regressionsanalyse). (Aufnahme: Prof. Dr. Emrah Düzel, Deutsches Zentrum für neurodegenerative Erkrankungen, Magdeburg)

c Modell des Wechselspiels von körperlicher Fitness und Kognition. Intensive körperliche Aktivität induziert neuronale und vaskuläre Plastizität, die eine Verbesserung kognitiver Leistungen vermittelt; anhaltende körperliche Aktivität auch geringerer Intensität hält diesen Einfluss aufrecht und vermindert allgemein das Risiko einer Abnahme kognitiver Leistungen. Nach [5].

gewertet werden. Die Steigerung von körperlicher Fitness, von Perfusion und Volumen im Hippokampus, korrelieren positiv mit definierten Gedächtnisleistungen im alternden Menschen. Im präklinischen Stadium des Morbus Alzheimer, in dem sich die pathophysiologische Kaskade bis zur Manifestation der klinischen Symptome entwickelt, beeinflusst körperliche Aktivität die kritische Entwicklung der pathogenen Marker. Demzufolge empfiehlt die World Health Organization (WHO, 2012) eine intensive körperliche Betätigung von mindestens 75 Minuten pro Woche (▶ Abb. 24.2c). Festzuhalten sind allerdings die hohe interindividuelle Variabilität der erwähnten Trainingseffekte und die unzureichende Kenntnis der Mechanismen des funktionellen Wechselspiels von Skelettmuskulatur und Gehirn.

Zusammenfassung Kap. 24.2

Grundlage kognitiver Funktionen

Als kognitive Funktionen werden diejenigen Hirnfunktionen bezeichnet, die Teilfunktionen von Sinnessystemen und motorischen Systemen integrieren, diese gedächtnisabhängig bewerten und mit aktuellen Zuständen von Aufmerksamkeit, Emotion und Motivation abstimmen. In ihrer Gesamtheit begründen die kognitiven Funktionen das **„Ich"-Konzept** jedes Menschen. Aus klinischen Befunden, dass bei lokalisierter Schädigung des Gehirns bestimmte kognitive Prozesse gestört sind, wurde die Hypothese entwickelt, dass jeder experimentell beschreibbaren mentalen Leistung ein **räumlich-zeitliches Muster neuraler Aktivität** zugeordnet werden kann. Die **Alzheimer-Erkrankung** stellt die häufigste Demenzform im Alter dar, charakterisiert durch eine progrediente Reduktion kognitiver Fähigkeiten aufgrund einer durch **Amyloid-Derivate** initiierten pathogenen Kaskade mit der Folge umfangreicher Neurodegeneration.

24.3 Organisation des Cortex cerebri

24.3.1 Gliederung des Cortex cerebri in Areale, Schichten (Laminae) und Säulen (Kolumnen)

Der **Cortex cerebri** (zerebraler Kortex, auch als „Hirnrinde" bezeichnet) nimmt im Menschen mit ca. 500 cm^3 nahezu die Hälfte des gesamten Hirnvolumens ein. Regional spezifische histologische Merkmale ermöglichten bereits zu Beginn des 20. Jahrhunderts eine Untergliederung in 52 **zytoarchitektonische Areale**, die nach dem Erstbeschreiber auch als **„Brodmann"-Areale** bezeichnet werden (▶ Abb. 24.3). Viele dieser histologisch definierten Areale haben sich auch als funktionell distinkt herausgestellt. Trotz aller Unterschiede besitzen die kortikalen Areale eine Reihe von Gemeinsamkeiten:

- einen Aufbau aus Schichten (**Laminae**) etwa parallel zur Oberfläche der Hirnrinde,
- neuronale Verbindungen in vertikaler Achse, innerhalb funktioneller Säulen (**Kolumnen**),

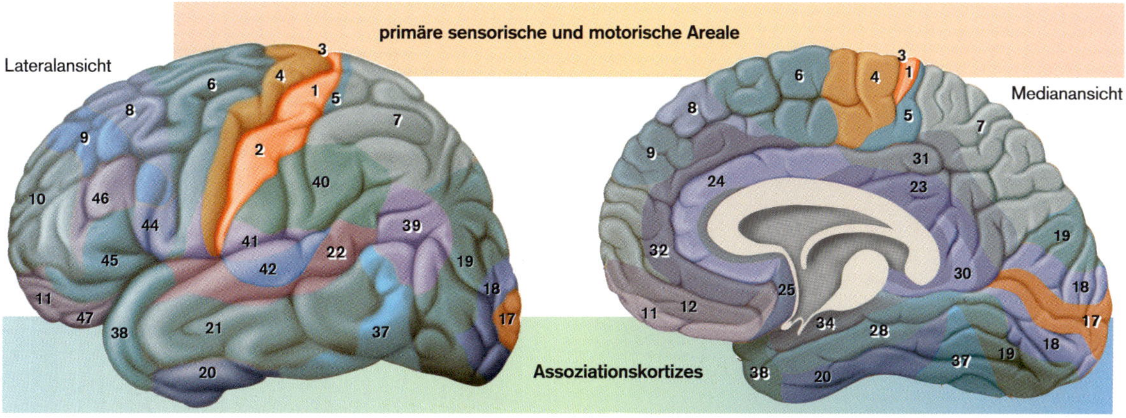

Abb. 24.3 Strukturelle Organisation des Neokortex. Zytoarchitektonische Areale von Brodmann, in Lateral- (links) und Medianansicht (rechts) des menschlichen Gehirns. Blaue Farbtöne kennzeichnen Assoziationskortizes, rote Farbtöne markieren primär sensorische und motorische Areale.

- neuronale Verbindungen in horizontaler Achse, die zum Beispiel die funktionellen Säulen untereinander verbinden, sowie
- definierte Eingangs- und Ausgangsstationen, die die primären Quellen und Ziele der afferenten und efferenten Verbindungen des jeweiligen kortikalen Areals bilden.

Stammesgeschichtlich werden der **Allokortex** (mit **Archikortex** und **Paläokortex**), der **Mesokortex** und der **Neokortex** unterschieden. Der Neokortex macht als phylogenetisch jüngster Teil den größten Bereich des zerebralen Kortex im Menschen aus. Ein auffälliges histologisches Merkmal des Neokortex ist die Strukturierung in 6 Schichten (**Laminae**), die von der Oberfläche der Hirnrinde ausgehend mit fortlaufenden römischen Zahlen benannt werden (▶ Abb. 24.4). Diese sechsschichtige Struktur ist in allen neokortikalen Regionen vorhanden, mit Ausnahme der Areale 4, 6 und 8 des motorischen Kortex, der als „agranulärer“ Kortex dem „granulären“ Kortex gegenübergestellt wird (S. 898). Jede Schicht besitzt charakteristische funktionelle und anatomische Eigenschaften. In den **primären sensorischen Kortizes** ist die Schicht IV reich an Sternzellen. Hier enden die Afferenzen aus den spezifischen thalamischen Kerngebieten, den Umschaltstationen der Sinnessignale von den peripheren Sinnesorganen. Die Innervation ist topografisch organisiert, das heißt die Afferenzen benachbarter Orte der Sinnesorgane enden in benachbarten kortikalen Regionen. Dieses Innervationsmuster bildet eine wichtige Grundlage für den Aufbau vertikal orientierter funktioneller Säulen (**Kolumnen**), in denen definierte Aspekte der Sinnesinformation vermittelt werden.

Gut untersucht sind die Säulen des primären visuellen Kortex (S. 847), in dem zum Beispiel in den sog. Orientierungssäulen die Orientierung von Lichtreizen repräsentiert ist. Innerhalb einer Säule erfolgt die Verarbeitung der thalamokortikalen Signale durch ein dichtes synaptisches Netzwerk sowohl in serieller als auch in paralleler Weise von der Eingangschicht IV über die Schichten II/III in die Schichten V und VI, und von dort zurück in die Schicht IV (▶ Abb. 24.4). Pyramidenzellen vor allem aus den Schichten II/III vermitteln über lateral verzweigte, zum Teil weit reichende Axone kortiko-kortikale Verbindungen.

Die Folge dieser Signalverarbeitung ist eine zunehmende Extraktion definierter Merkmale der Sinnesreize. Pyramidenzellen der Schicht VI projizieren in den Thalamus zurück, während die der Schicht V mit anderen subkortikalen Regionen, z. B. Striatum und Colliculi superiores, sowie dem Hirnstamm verbunden sind (▶ Abb. 24.4). Im Gegensatz zum spezifischen thalamokortikalen System innervieren die Axone des unspezifischen thalamokortikalen Systems Kerngebiete diffus verzweigt bevorzugt die Schicht I. Im Neuropil der relativ zellarmen Schicht I sind darüber hinaus synaptische Kontake mit den cholinergen und monoaminergen Axonterminalen des aufsteigenden Hirnstammsystems ausgebildet, die eine Regulation der

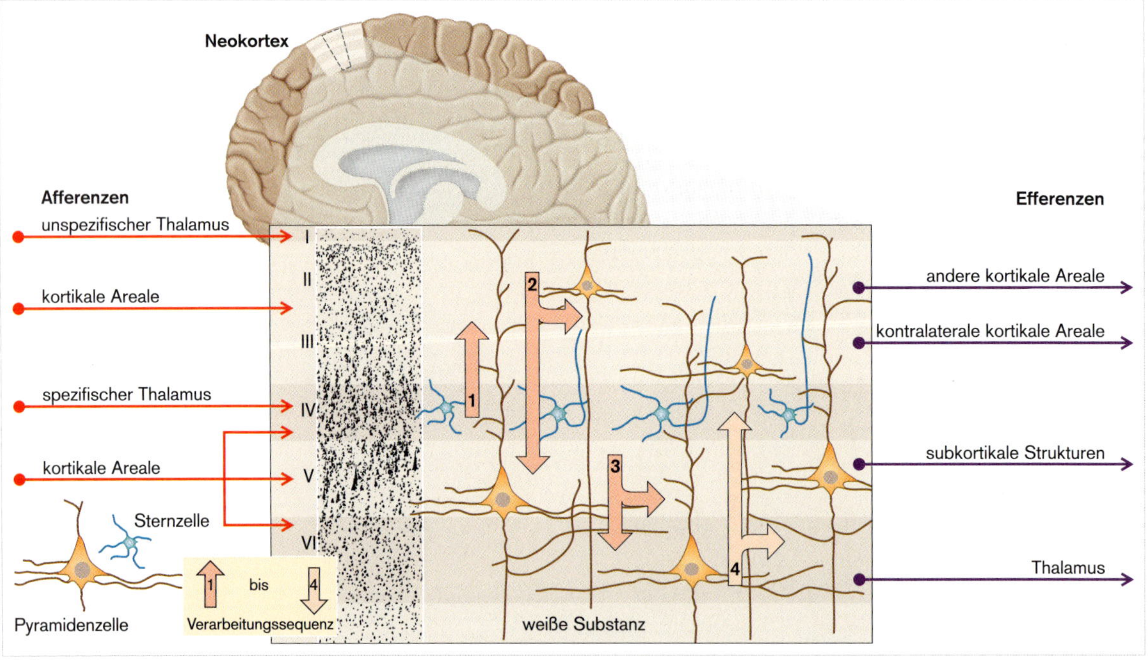

Abb. 24.4 Strukturelle Organisation des Neokortex. Zelluläre Organisation der 6 Schichten (I–VI) des Neokortex, mit Hauptafferenzen (links) und -efferenzen (rechts). Die Zahlen (1 – 4) zeigen die sequenzielle Informationsverarbeitung thalamokortikaler Signale innerhalb einer vertikalen Säule (Kolumne).

neuronalen Aktivität in Abhängigkeit von Verhaltenszuständen wie zum Beispiel Aufmerksamkeit, Wachheit und Schlaf (S. 990) ermöglichen.

Die phylogenetisch alten Regionen des **Archikortex**, zu dem der Hippokampus gehört, und des **Palaeokortex**, zu dem die kortikalen Regionen des Riechhirns zählen, sind in 3 – 4 bzw. 3 Schichten gegliedert. Die funktionelle Bedeutung der unterschiedlichen Gliederung von Neo-, Archi- und Palaeokortex ist nicht genau bekannt, steht vermutlich aber in Beziehung zur Komplexität der Informationsverarbeitung in den jeweiligen Regionen.

24.3.2 Organisation und Funktion der assoziativen Areale des Kortex

Die Areale mit primären sensorischen und motorischen Aufgaben belegen nur einen kleinen Teil der Hirnrinde im Vergleich mit denjenigen Arealen, die integrative Wechselwirkungen zwischen den verschiedenen Sinnessystemen und den motorischen Arealen vermitteln, und die demzufolge als **Assoziationsareale** (**Assoziationskortizes**) bezeichnet werden (▶ Abb. 24.3). Entsprechend der anatomischen Lage werden **frontaler**, **parietaler**, **temporaler** und **okzipitaler Assoziationskortex** unterschieden.

Der okzipitale Assoziationskortex nimmt insofern eine Sonderposition ein, als seine Funktionen zwar für kognitive Prozesse von Bedeutung sind, allerdings nahezu ausschließlich für solche des visuellen Systems (S. 847), die hier nicht weiter behandelt werden.

Die Organisation der Assoziationskortizes zeigt bei allen aufgeführten neokortikalen Gemeinsamkeiten wesentliche Unterschiede zu den primären sensorischen und motorischen Kortizes. Auffällig sind die Unterschiede in den Haupteingangs- und Ausgangssystemen. Zum einen erhalten die Assoziationskortizes subkortikalen Zustrom nicht aus thalamischen Kerngebieten, die an der Weiterverschaltung primärer sensorischer und motorischer Information beteiligt sind, sondern aus solchen Kernen des Thalamus, die bereits **verarbeitete Signale** aus dem Kortex erhalten und diese an den Assoziationskortex zurückschalten. Diese Verschaltungen sind wichtige Grundlage zum einen der Einbettung spezifischer Sinnesinformation in Kontexte und Bedeutung, und zum anderen der Selektion relevanter Information aus der Fülle der aktuell verfügbaren Gesamtinformation. Diese Verschaltungen vermitteln damit wichtige Teilfunktionen für **Bewusstsein** (S. 944).

Relevante Kerngebiete des Thalamus sind das **Pulvinar** mit Hauptprojektion in den parietalen Assoziationskortex, der **Nucleus lateralis posterior** mit Projektion in den temporalen Assoziationskortex und die **Nuclei mediales thalami** mit Projektion in den frontalen Assoziationskortex.

Zum anderen sind die assoziativen Areale durch umfangreiche direkte Projektionen aus anderen kortikalen Regionen, insbesondere auch interhemisphärische kortiko-kortikale Verbindungen, gekennzeichnet. Eine dichte Innervation der Assoziationskortizes (S. 995) durch das aufsteigende Aktivierungssystem aus Hirnstamm und das **basale Vorderhirn** bildet die Grundlage für die Regulation der Signalverarbeitung in Abhängigkeit eines breiten Kontinuums mentaler Zustände, insbesondere der Wachheit und der Aufmerksamkeit.

Zum Verständnis des Begriffs „**Aufmerksamkeit**" ist es sinnvoll, einen selektiven und einen globalen Aspekt zu unterscheiden. Die Grundlage für die Selektion von Information (selektive Aufmerksamkeit) ist ein ausreichender Grad an globaler Wachheit und Aufmerksamkeit, der über das System Hirnstamm-Thalamus-Kortex reguliert wird (S. 993).

Trotz des hohen Grades an wechselseitigen und zum Teil überlappenden Verbindungen sind die verschiedenen Areale der Assoziationskortizes durch distinkte Eingangs- und Ausgangssysteme charakterisiert, die im Sinne der oben genannten Module spezifische Funktionen begründen. Schlussfolgerungen bezüglich der funktionellen Bedeutung der kortikalen Assoziationsareale im Menschen sind demzufolge durch klinische Beobachtungen von Personen mit Funktionsstörungen dieser Areale in besonderer Weise möglich.

24.3.3 Klinische Konsequenzen lokaler Funktionsstörungen des Assoziationskortex

Schädigung des parietalen Assoziationskortex – Aufmerksamkeitsdefizite

Menschen mit unilateralen Läsionen in Bereichen des parietalen Kortex fallen häufig durch eine Verminderung ihrer Fähigkeiten zur bewussten Wahrnehmung auf (▶ Abb. 24.5a). Sie reagieren nicht oder nur reduziert auf sensorische Reize, die in Bereichen des Körpers oder des Gesichtsfeldes kontralateral der parietalen Läsion dargeboten werden, und sie haben Schwierigkeiten bei der Ausführung motorischer Aufgaben in diesen Bereichen. Ihre generellen sensorischen und motorischen Leistungen sind nicht messbar verändert. Die Symptome reichen von kurzzeitigen Phasen der verminderten kontralateralen Aufmerksamkeit bis zu einer relativen Vernachlässigung der kontralateralen Körperhälfte oder Umgebung, die in individuellen Fällen so ausgeprägt sein kann, dass die

Existenz der Körperhälfte geleugnet wird und sich die Person zum Beispiel weigert, diese zu waschen oder zu bekleiden. Die oft halbseitige Vernachlässigung des eigenen Körpers oder der Umgebung wird als **Neglekt** bezeichnet, und die Symptome kollektiv als **kontralaterales Neglektsyndrom**. Die Symptome spiegeln eine Reduktion der **selektiven Aufmerksamkeit** wider, derjenigen Fähigkeit, unter mehreren Ereignissen nach bestimmten Kriterien auszuwählen und damit eine wichtige Voraussetzung für die bewusste Wahrnehmung zu schaffen. Die Interpretation dieser klinischen Befunde, die dem parietalen Assoziationskortex eine entscheidende (allerdings nicht exklusive) Funktion für die selektive Aufmerksamkeit zuerkennt, ist durch vielfältige Studien mit Hilfe der Elektrophysiologie und der nicht invasiven Bildgebung bestätigt worden (► Abb. 24.5b). Die kontralaterale Ausprägung ist Ausdruck der kontralateralen Grundorganisation der sensorischen (S. 770) und motorischen Systeme (S. 905). Auffällig allerdings ist die Ausprägung des kontralateralen Neglektsyndroms vorwiegend bei Schädigung des **rechtsseitigen** Parietalkortex. Sie wird durch eine Lateralisation der Aufmerksamkeitssysteme erklärt: Bei vorwiegend kontralateraler Anlage der linksseitigen parietal-kortikalen Aufmerksamkeitssysteme kann die nicht betroffene rechte Hemisphäre funktionell-kompensatorisch wirken, während bei bilateraler Anlage der rechtsseitigen Systeme diese Kompensation nicht greifen kann.

Funktionsstörung des temporalen Assoziationskortex – Beeinträchtigung im Wiedererkennen

Als **Agnosie** wird eine Störung des (Wieder-)Erkennens bezeichnet, die nicht durch eine Störung der elementaren Sinnesleistungen verursacht ist, und bei der – im Unterschied zum **Neglektsyndrom** – die betroffene Person die Existenz von sensorischen Ereignissen nicht leugnet. Sie erkennt deren Zusammenhang, Bedeutung oder Bekanntheit allerdings nicht. Die Störung betrifft häufig komplexe Reizsituationen und beinhaltet lexikalische und gedächtnisbezogene Komponenten (Schwierigkeiten bei der Zuordnung von Sinnesreizen zu verbalen oder kognitiven Symbolen und beim Abruf von Informationen bei Präsentation bekannter Reize). Klinische Untersuchungen bei Agnosie zeigen Läsionen oder Funktionsstörungen in inferioren Regionen der temporalen Assoziationskortizes (► Abb. 24.5b). Linksseitige Störungen sind vorwiegend mit Schwierigkeiten der **Wiedererkennung von Sprache** assoziiert, und rechtsseitige Störungen haben **visuelle Agnosien** zur Folge. In Abhängigkeit von Ort und Größe der Schädigung des inferioren temporalen Assoziationskortex können verschiedene, zum Teil objektspezifische Agnosien auftreten. **Prosopagnosie** (S. 851) ist eine Form der visuellen Agnosie, bei der ein Gesicht zwar als solches, jedoch nicht als das einer bekannten Person erkannt wird. Diese Menschen können zum Beispiel ihnen seit Jahren vertraute Personen, wie den Ehepartner, nicht anhand des Gesichts identifizieren. Bei Befragung geben sie an, das entsprechende Gesicht nicht zu kennen, und sie erinnern sich nicht an Eigenschaften der zugehörigen Person. Andererseits erkennen sie andere, ihnen bekannte Objekte wieder und können selbst subtile Unterschiede solcher Objekte differenzieren. Sie sind darüber hinaus in der Lage, bestimmte Personen mit Hilfe anderer Hinweise, wie zum Beispiel des Klangs der Stimme, der Körpergestalt oder des Geburtsdatums zu identifizieren.

Schädigung des frontalen Assoziationskortex – vielfältige Veränderungen der Persönlichkeit

Bei Funktionsstörungen des frontalen Assoziationskortex (► Abb. 24.5b) und der präfrontalen kortikalen Areale sind vielfältige Beeinträchtigungen kognitiver Leistungen bekannt. Sie sind Ausdruck der relativen Ausdehnung des frontalen Kortex im menschlichen Gehirn und dessen Bedeutung für höhere integrative Funktionen, wie zum Beispiel **Handlungsplanung**, **Antizipation**, **Problemlösung**, **Informationsselektion** und **Steuerung sozialer Interaktionen** (der oben geschilderte Fall Phineas Gage veranschaulicht die komplizierte Symptomatik bei Schädigung des frontalen Kortex). Eine hirnbiologisch spezifische Struktur/Funktionskorrelation ist demzufolge in den wenigsten Fällen möglich. Ein unrühmliches Beispiel für fehlgeleitete Korrelationen und resultierende medizinische Praxis ist die in den 30er- und 40er-Jahren vor allem in den Vereinigten Staaten von Amerika durchgeführte neurochirurgische Resektion des Frontallappens bzw. Durchtrennung fronto-thalamischer Bahnen (**„Lobotomie“**, **„Leukotomie“**) bei Tausenden von Menschen zur Behandlung von Symptomen „geistiger Verwirrtheit“. Die Eingriffe hatten vielfältige hirnorganische Psychosyndrome und Persönlichkeitsveränderungen zur Folge.

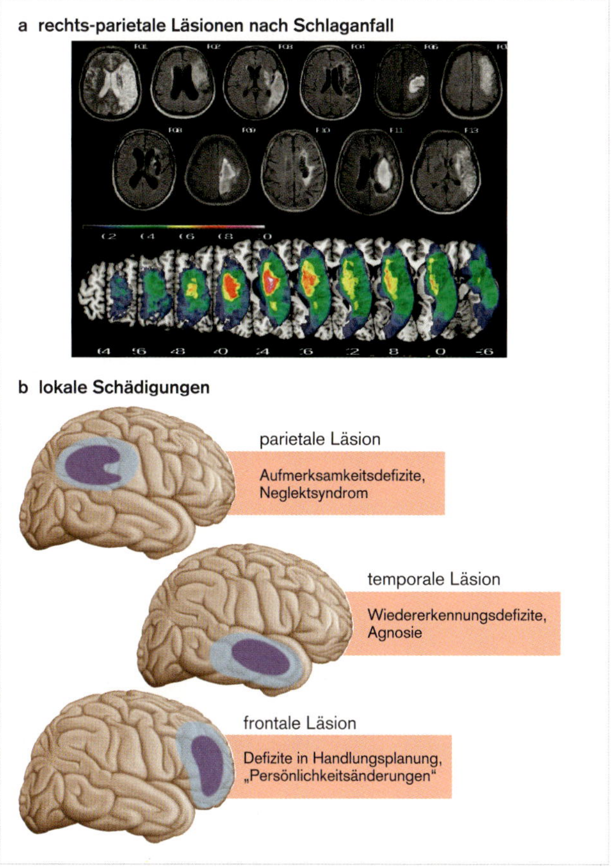

Abb. 24.5 Schädigungen des Assoziationskortex und resultierende kognitive Defizite.

a Bildaufnahmen des Gehirns (Horizontalschnitte mit funktioneller Magnetresonanztomografie) von 11 Menschen mit chronischem Neglektsyndrom nach rechtshemisphärischem Schlaganfall. Die oberen Bilder dokumentieren rechts-parietale Läsionen in den einzelnen Personen, die untere Bildreihe zeigt farbcodiert den Überlappungsbereich der Läsionen mit Zentrum im superioren parietalen Cortex rechts. (Reprinted from Restorative Neurology and Neuroscience 29 (2011). Hassa, T, Schoenfeld, MA et al. Neural correlates of somatosensory processing in patients with neglect, 253-263., ©2011, with permission from IOS Press)

b Regionen des (rechten) Assoziationskortex, die bei bestimmten kognitiven Defiziten am häufigsten betroffen sind. Markiert sind die Regionen, in denen klinische Studien eine lokale Schädigung (z. B. eine Läsion) bei entsprechendem kognitiven Defizit zeigten. Zu beachten ist, dass bei Funktionsstörungen des frontalen Assoziationskortex vielfältige Beeinträchtigungen kognitiver Leistungen bekannt sind.

Zusammenfassung Kap. 24.3

Organisation des Cortex cerebri

Der Cortex cerebri (**zerebraler Kortex**, **„Hirnrinde"**) wird nach Brodmann in 52 zytoarchitektonische Areale untergliedert. Die kortikalen Areale sind aus horizontalen Schichten (**Laminae**) und vertikal zur Oberfläche orientierten funktionellen Säulen (**Kolumnen**) aufgebaut. Der Neokortex enthält 6 Schichten (I–VI), die **afferenten** Hauptzustrom aus dem spezifischen (IV) und unspezifischen Thalamus (I) sowie aus kortikalen Arealen (II–VI) erhalten. Sie sind **efferent** mit anderen kortikalen Arealen (II, III), subkortikalen Strukturen (V) und dem Thalamus (VI) verbunden. Vertikale und weitreichende horizontale kortikale Verbindungen ermöglichen eine zunehmende Extraktion definierter Merkmale von Sinnesreizen. Den Hauptteil der Hirnrinde belegen Assoziationsareale (**Assoziationskortizes**), die Wechselwirkungen zwischen den Arealen mit primär sensorischen und motorischen Aufgaben vermitteln. Die Assoziationskortizes stellen demzufolge wichtige Module für integrative, sog. höhere Hirnfunktionen dar. Die integrative Funktion der Assoziationskortizes zeigt sich an ihrem afferenten Hauptzustrom aus thalamischen Gebieten, die bereits verarbeitete Signale aus dem Kortex erhalten, sowie einem hohen Grad an kortiko-kortikalen Verbindungen. Eine lokale Funktionsstörung des Assoziationskortex hat bestimmte kognitive Defizite zur Folge. Parietale Schädigung führt häufig zu **Aufmerksamkeitsdefiziten** (z. B. **Neglektsyndrom**), temporale Schädigung hat **Defizite im (Wieder-)erkennen** (z. B. **Agnosie**) zur Folge, und frontale Schädigung resultiert in vielfältigen **Defiziten der planend-vorausschauenden Handlung** sowie **Änderungen der Persönlichkeit**.

24.4 Kognition versus Emotion – Das limbische System

24.4.1 Lobus limbicus und Papez-Kreis – Grundlagen des limbischen Systemkonzepts

In einer bereits 1878 veröffentlichten Arbeit bemerkte der französische Neurologe Paul Broca, dass nahezu alle Säugetiere an der zur Mittellinie orientierten Oberfläche des Gehirns eine Gruppe von Arealen besitzen, die in einer ringförmigen Anordnung untereinander verbunden zu sein scheinen. An den lateinischen Ausdruck „Limbus" (Rand, Ring) angelehnt nannte er diese Anordnung **Lobus limbicus** (▶ Abb. 24.6a). Wichtige Areale des Lobus limbicus sind der **Gyrus cinguli** und der **Gyrus parahippocampalis** mit dem **Hippokampus**. Broca entwickelte allerdings keinerlei Vorstellungen über die mögliche funktionelle Bedeutung dieser Strukturen, und in der nachfolgenden Zeit wurde deren Funktion primär in Verbindung mit dem Geruchssinn vermutet. Ab etwa 1930 vermehrten sich jedoch Hinweise auf einen Zusammenhang zwischen den Strukturen des Lobus limbicus und emotionalem Verhalten. Zu dieser Zeit stellte der amerikanische Neurologe James Papez die Hypothese eines „Emotionssystems" in Form eines Rückkopplungskreises, des sog. „**Papez-Kreises**", auf (▶ Abb. 24.6b). In diesem Modell fungiert ein definiertes Areal der Hirnrinde, der **Gyrus cinguli**, als das Areal für die Empfindung von Emotionen, und Rückkopplungen mit dem Hypothalamus vermitteln die funktionelle Verbindung der emotionalen Empfindung mit der körperlich-vegetativen und hormonell vermittelten emotionalen Reaktion, wie zum Beispiel der Änderung von Blutdruck und Herzfrequenz bei Schreckreaktionen. Die Rückkopplungsschleife im Papez-Modell beinhaltet efferente Fasern des Hippokampus, die über den **Fornix** das **Corpus mamillare** (eine Struktur des posterioren **Hypothalamus**) erreichen. Von hier steigt der **Fasciculus mamillothalamicus** (**Vicq-d'Azyr-Bündel**) zu den **Nuclei anteriores thalami** auf. Auch Fornixfasern enden in den anterioren thalamischen Kerngebieten. Die Axone der anterioren Thalamuskerne projizieren zum Gyrus cinguli, von dem die Faserbündel des Cingulum zurück zum Hippokampus führen. Zusammengefasst verbindet diese Rückkopplungsschleife den Neokortex, die höchste Integrationsstation des Gehirns, mit dem Hypothalamus, der zentralen Region für die Steuerung des vegetativen Nervensystems und des Hormonsystems.

Der Ausgestaltung des Papez-Modells durch den amerikanischen Physiologen Paul MacLean ab etwa 1952 verdanken wir den Begriff **„Limbisches System"**. Er erkannte den Zusammenhang zwischen den Elementen des Papez-Kreises und denen des Brocaschen Lobus limbicus. MacLean popularisierte die Vorstellung, dass dieses limbische System als System phylogenetisch alter Strukturen des Gehirns das viszerale oder emotionale Leben des Individuums bestimmt und damit den phylogenetisch jüngeren, neokortikalen Arealen mit primär kognitiven oder intellektuellen Funktionen gegenübersteht.

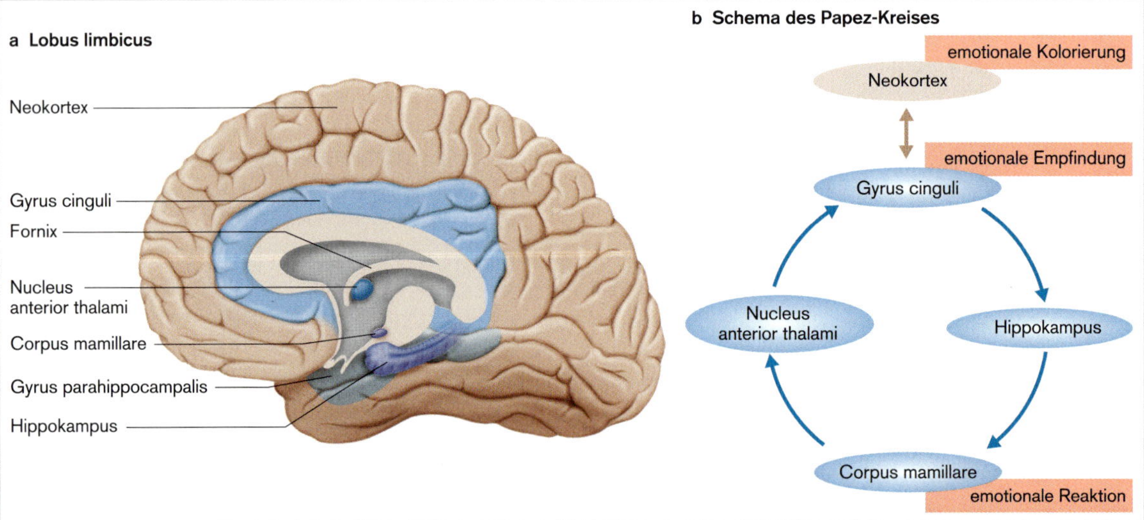

Abb. 24.6 Strukturelle Grundlagen des limbischen Systems.
a Strukturen des Lobus limbicus (blau hervorgehoben), einer ringförmigen Anordnung phylogenetisch alter Strukturen an der zur Mittellinie orientierten Oberfläche des Gehirns.
b Schema des Papez-Kreises, eines funktionellen Rückkopplungskreises zur Verarbeitung von Emotionen. Zu beachten ist die Parallelität der Strukturen des Papez-Kreises und des Lobus limbicus (blau hervorgehoben).

Jüngere experimentelle Befunde haben zu einer immensen Erweiterung und Ausgestaltung des limbischen Systemkonzeptes geführt. Wichtige Strukturen dieses erweiterten limbischen Systems und deren Verschaltung sind in ▶ Abb. 24.7 schematisch dargestellt. Das Schema betont zum einen den Ursprung des limbischen Systemkonzeptes, die Papez-Hypothese einer emotionellen Bewertungs- und Motivationsinstanz. Dieser Rückkopplungskreis umfasst den Hypothalamus, die anterioren thalamischen Kerne, den Gyrus cinguli und führt über den Hippokampus zurück auf den Hypothalamus. Das Schema betont zum anderen die immense Ausdehnung dieses ursprünglichen Konzeptes, das bei höher entwickelten Arten einen umfassenden Einfluss auf die **emotionale Bewertung aller Sinneserfahrungen** bzw. eine **Motivationskontrolle über Verhalten** ausübt. Die vielfältigen Funktionen können vereinfachend vier großen Funktionskreisen zugeordnet werden, die vielfach überlappend miteinander verknüpft sind (▶ Abb. 24.7b).

- Die limbischen Schlüsselstrukturen, vor allem der Gyrus cinguli, der Hippokampus, die **Cortices peri- und entorhinalis** sowie die **Amygdala** (**Corpus amygdaloideum**), stehen in wechselseitiger Verbindung mit den kortikalen Assoziationsarealen (S. 949). In den assoziativen kortikalen Arealen werden die aktuellen sensorischen und motorischen Signale auf komplexer Ebene integriert, assoziiert und im Vergleich zu bisher Erlerntem bewertet. Den limbischen Strukturen wird eine zentrale Bedeutung auch in der Ausfilterung unwichtiger Informationen zugesprochen, indem sie in Zusammenarbeit mit dem vorgeschalteten Kortex und durch Vergleich vergangener mit der gegenwärtigen Erfahrung die eingehende Umweltinformation auf deren Relevanz hin bewerten. Wichtige Ergebnisse dieser Funktionen sind **selektive Aufmerksamkeit**, **Gedächtnisbildung** und **Wiedererkennen**, wobei vor allem die Amygdala die emotionalen Komponenten dieser Funktionen vermittelt.
- Die limbischen Schlüsselstrukturen stehen mit dem frontalen Assoziationskortex sowie dem **präfrontalen Kortex** in Verbindung, der maßgeblich in höhere geistige Prozesse wie Handlungsplanung, Problemlösung, Informationsselektion, Antizipation, Kategorisierung und Sozialverhalten involviert ist.

Erkrankungen des präfrontalen Kortex (S. 949) führen zu Persönlichkeitsveränderungen, gekennzeichnet durch Abbau von sozial angepassten bis hin zur Entwicklung krimineller Verhaltensweisen, Enthemmung und Distanzlosigkeit, Planungsunfähigkeit, Interesse- und Motivationsverlust.

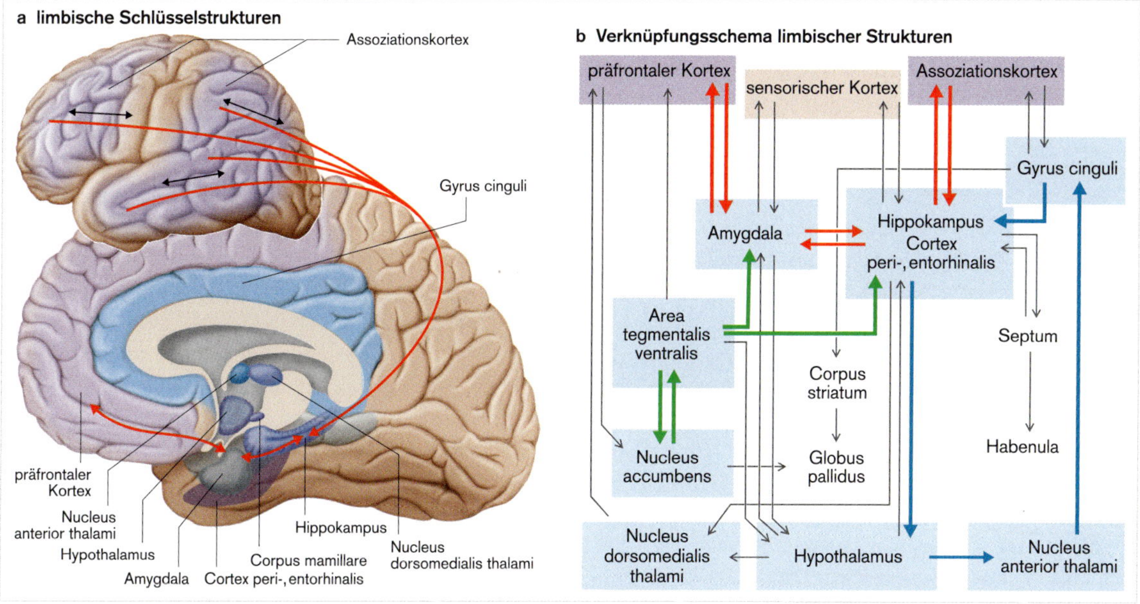

Abb. 24.7 Erweitertes Konzept des limbischen Systems.
a Schema der Wechselwirkungen limbischer Schlüsselstrukturen (blau hervorgehoben) mit dem präfrontalen Kortex und dem Assoziationskortex (violett hervorgehoben).
b Verschaltungsschema limbischer Strukturen. Zu beachten sind der Papez-Kreis (Verbindungen blau markiert), die weitgehend parallelen Schaltkreise zwischen Amygdala und präfrontalem Kortex sowie zwischen hippokampaler Formation und Assoziationskortex (rot markiert), sowie das mesolimbische System (grün markiert).

- Diese Schaltkreise werden durch Projektionen aus der **Area tegmentalis ventralis** beeinflusst, die als **mesolimbisches System** zusammengefasst werden. Dessen Verbindungen mit dem **Nucleus accumbens** fungieren als wichtiger Teil des sog. **Belohnungssystems** des Gehirns (S. 957). Das **mesokortikale System** projiziert aus der Area tegmentalis ventralis in neokortikale Areale, in denen es insbesondere die kognitiven Funktionen des dorsolateralen Anteils des präfrontalen Kortex reguliert. Der Haupttransmitter dieser Systeme ist **Dopamin** (S. 128), das demzufolge viele der limbischen Funktionen moduliert.
- Darüber hinaus stimulieren oder hemmen die limbischen Strukturen des Schläfenhirns über mehrere Bahnen die Aktivitäten des **Hypothalamus** (S. 940), in dem die neuronalen Generatoren der phylogenetisch alten Trieb- und Emotionalsphäre liegen. Elementare Triebe wie Aggression, Flucht und Sexualität, die im Hypothalamus-Bereich auch durch direkte Stimulierung aktivierbar sind, werden durch Bündel von Nervenfasern aus **Amygdala** und **Hippokampus** beeinflusst. Dieser Einfluss erfolgt in Abhängigkeit von derjenigen Information, die Amygdala und Hippokampus aus dem **Assoziationskortex** erhalten. Der Hypothalamus seinerseits reguliert über lange absteigende Bahnen zum einen die peripher-vegetativen Reaktionen (S. 938), wie zum Beispiel Herztätigkeit und Atmung, und zum anderen das Hormonsystem.

In ihrer Gesamtheit können die limbischen Strukturen mit ihrem hohen Anteil gemeinsamer Eingänge und wechselseitiger Verbindungen – im Gegensatz beispielsweise zu einem Sinnessystem – nicht als ein integriertes System verstanden werden, sondern als eine **Ansammlung multipler Subsysteme** mit Interaktionen in wechselnden Kombinationen und Aktivitäten, in Abhängigkeit z. B. von der individuell erbrachten Leistung und der individuell verfolgten Strategie.

24.4.2 Störungen der Funktion limbischer Strukturen – Dissoziation von Emotion und Kognition

Aufgrund der geschilderten Zusammenhänge kommt dem limbischen System eine Vermittlerfunktion zwischen Assoziationskortex, präfrontalem Kortex und phylogenetisch alten emotionsrelevanten Funktionen zu. Die limbischen Schaltkreise sind demzufolge für die Integration von kognitiven Funktionen, Lernen und Gedächtnis mit emotionalen und motivationalen Komponenten in bestimmten Verhaltensreaktionen verantwortlich.

Limbische Dysfunktionen machen sich klinisch deshalb häufig durch eine Dissoziation von Kognition und Emotion bemerkbar, weil diese Vermittlerfunktion gestört ist. Angst, Wahn, Zwang aber auch Manie, Affektverflachung (Reduktion von Gemütsäußerungen, Antrieb, Lust, Freude, Zorn, Trauer). Realitäts- und Gedächtnisstörungen können die Folge sein. Fast allen Formen von Gedächtnisstörungen, emotionalen Störungen, psychotischen Syndromen mit Realitätsverlust, Wahnideen und Halluzinationen liegen Dysfunktionen in einem oder mehreren Teilbereichen des limbischen Systems zugrunde. Hierzu gehören psychiatrische Erkrankungen, wie z. B. Angsterkrankungen (**Phobie**, **Panikerkrankung**, **posttraumatische Belastungsstörung**), affektive Erkrankungen (**Depression**, **manisch-depressive Erkrankung**) und **Schizophrenie**. Dabei reflektieren diese Erkrankungen die veränderte Funktion verschiedener Areale des Gehirns, deren Wechselwirkung die individuellen Symptome zu einem gegebenen Zeitpunkt bestimmt. Eine detaillierte Zuordnung hirnbiologischer Grundlagen ist demzufolge nur in den wenigsten Fällen möglich.

Ergebnisse jüngerer epidemiologischer Studien zeigen die enorme ökonomische Bedeutung von psychischen Störungen, und verweisen auf die aus den Erkrankungen resultierenden Herausforderungen für die Systeme der Gesundheitsfürsorge. Die Krankheiten sind zahlenmäßig häufig (über 30 % der Bevölkerung in der Europäischen Union leiden im Verlaufe eines Jahres unter einer psychischen Störung), beginnen häufig bereits in der Kindheit und beeinträchtigen maßgeblich das Lernvermögen sowie die Arbeits- und Berufstätigkeit. Die Ätiologie und Pathogenese der meisten psychischen Störungen sind nicht im Detail bekannt. Demzufolge bleiben Diagnose und Therapie dieser Erkrankungen außerordentlich schwierig. Wegen des Fehlens grundlegender Kenntnisse über die hirnbiologischen Grundlagen von Emotionalität, Gedächtnis, Wahrnehmungsbewertung und Verhaltenssteuerung wurden psychische Störungen bislang vorzugsweise mit psychodynamischen und verhaltenstheoretischen oder auch mit sozial-gesellschaftlichen Denkmodellen zu erklären versucht, was erhebliche Probleme in der diagnostischen Einordnung und der Entwicklung wirksamer Therapieverfahren mit sich bringt. Tatsächlich sind alle klassischen Psychopharmaka mehr oder weniger durch Zufall entdeckt worden. Entsprechend bleibt die Pharmakotherapie nur zum Teil erfolgreich. Bei etwa der Hälfte der betroffenen Menschen sind nur unzureichende, oft auch überhaupt keine Therapieerfolge zu verzeichnen, und nicht erwünschte Wirkungen von Pharmaka sind alltägliche Probleme. Erst die jüngere Zeit brachte gezieltere Entwicklungen, vor allem mit der Kombination pharmakologischer und kognitiv-verhaltenstherapeutischer Ansätze (S. 956). Dabei sind die verfügbaren Behandlungen generell nicht kurativ, sondern wirken symptomorientiert.

Mit einer Lebenszeitprävalanz von bis zu 20 % stellen die **Angsterkrankungen** die häufigsten psychiatrischen Erkrankungen dar. Das Charakteristikum der verschiedenen Formen von Angsterkrankungen ist eine unangemessen übersteigerte Empfindung und Expression von Furcht. Symptome sind plötzliche **Panikattacken** (**Panikerkrankung**), Vermeidung von Objekten oder Situationen (**Phobie**), Wiedererleben eines extrem traumatischen Ereignisses (**posttraumatische Belastungsstörung**) oder anhaltend-exzessive, unerklärliche Besorgnis (**generalisierte Angststörung**). Normalerweise repräsentiert Furcht eine adaptive Antwort des Organismus auf einen bedrohlichen Reiz (**Stressor**), der eine Stressantwort auslöst. Die Stressantwort äußert sich in Form erhöhter Aufmerksamkeit, Aktivierung des sympathischen Anteils des vegetativen Nervensystems, Freisetzung des Steroidhormons **Cortisol** aus der Nebennierenrinde (S. 650) und – allgemein – einem Verhalten zur Vermeidung des Stressors. Die Stressantworten unterliegen der Kontrolle durch limbische Strukturen, insbesondere der **Amygdala**, des **Hippokampus** und des **präfrontalen Kortex**. Eine Veränderung dieser Kontrolle gilt als ein entscheidendes Element für die Übersteigerung der Stressantworten in Richtung einer Angsterkrankung. Der Krankheit liegt ein komplexes Wechselspiel aus genetischer Disposition in Verbindung mit psycho-sozialen und autobiografischen Spezifika („**Life History**") zugrunde, wobei negative Erlebnisse in der Kindheit („**Traumatisierung**") oder anhaltend ungünstige Erfahrungen im späteren Leben von kritischer Bedeutung sind. Weltweit sind Angsterkrankungen bei Frauen häufiger als bei Männern. Ursachen der höheren Morbidität der Frauen werden der Wechselwirkung von genetischen Faktoren und Umwelteinflüssen zugeschrieben, deren Details Gegenstand aktueller Forschung sind.

Eine zentrale Rolle spielen die synaptischen Verbindungen der Amygdala mit dem Hippokampus und dem präfrontalen Kortex. Die Schaltkreise der Amygdala gewährleisten, dass Furcht erfahrungsabhängig erlernt, die Information im **Furchtgedächtnis** gespeichert, und die Furchtreaktion der jeweiligen Situation angepasst wird. Dies beinhaltet vor allem auch die Fähigkeit, Furchtreaktionen zu unterdrücken, sollte sich die Bedrohung als unerheblich erweisen. Ein grundlegend wichtiger Mechanismus hierzu ist die **Furchtextinktion**, bei der in einem Lernvorgang unbedeutende von furchtrelevanter Information differenziert und in einem erneuten Encodierungsprozess (S. 961) die initiale Furchtgedächtnisspur überdecken kann. Für die Furchtextinktion ist der **präfrontale Kortex** von kritischer Bedeutung, dessen Einfluss die Schaltkreise des Furchtgedächtnisses in der Amygdala inhibiert. Angststörungen werden demzufolge mit einem verminderten Einfluss präfrontal kortikaler Regionen in Kombination mit einer Hyperaktivität der Amygdala in Verbindung gebracht. Umgekehrt werden die Mechanismen der Furchtextinktion in der **Expositionstherapie** genutzt, in der die betroffene Person nach entsprechender kognitiver Vorbereitung mit den angstrelevanten Reizen und Erinnerungen konfrontiert wird. Sie lernt gezielt deren Neubewertung und die Kontrolle der eigenen Reaktion. Nicht unproblematisch ist dabei die relativ hohe Rückfallquote, die auch darauf zurück zu führen ist, dass die Expositionstherapie – ähnlich der Furchtextinktion – einen Umlernprozess bewirkt ohne das initiale Furchtgedächtnis zu eliminieren.

Die pharmakologische Behandlung von Angsterkrankungen erfolgt mit Hilfe der kognitiven Verhaltenstherapie und anxiolytischer („angstlösender") Medikation. Wichtige **Anxiolytika** sind **Benzodiazepine** (z. B. Valium, Diazepam) und **Hemmstoffe der Serotonin-(5-Hydroxytryptamin-)Transporter** (SSRI für *selective serotonin reuptake inhibitors*, z. B. Fluoxetin) (S. 127). Benzodiazepine verstärken die Wirkung des inhibitorischen Transmitters γ-Aminobuttersäure (GABA) (S. 126) und dämpfen dadurch synaptische Aktivität, vermutlich vor allem in den angstrelevanten Schaltkreisen der Amygdala. In der Tat wirken Substanzen, die den Effekt von GABA verstärken, im Allgemeinen anxiolytisch. Die anxiolytische Wirkung von **Ethanol** ist hierfür ein Beispiel, das darüber hinaus erklären kann, dass Angsterkrankungen häufig zu Alkoholabhängigkeit führen. Die Inhibitoren der Serotonin-Wiederaufnahme wirken anxiolytisch und „antidepressiv". Sie blockieren die **zelluläre Wiederaufnahme** des Transmitters **Serotonin** (5-Hydroxytryptamin) und verlängern dadurch dessen synaptische Wirkung. Serotonin fungiert als Teil des aufsteigenden Aktivierungssystems des Hirnstamms (S. 995), wobei die neurobiologischen Grundlagen der therapeutischen Wirkung wenig verstanden sind. Im Vergleich zu den Benzodiazepinen entwickelt sich der therapeutische Effekt langsam bei regelmäßiger Dosierung, vermutlich aufgrund einer adaptiven Anpassung des Nervensystems an das erhöhte Angebot von Serotonin vor allem in den stressrelevanten Schaltkreisen.

In empfindsamen Personen können Panikattacken durch Erhöhung des CO_2-Partialdrucks im Blut oder durch die Gabe von Koffein und anderen Substanzen ausgelöst werden, die zur gesteigerten Aktivität des sympathischen Nervensystems führen.

Die **Depression** stellt eine häufige affektive Erkrankung dar, von der etwa 5 % der Bevölkerung betroffen sind. Die Erkrankung wird durch psychische (Niedergeschlagenheit, Minderwertigkeits- und Schuldgefühle, Angstzustände, Konzentrationsstörung, Todesgedanken), somatische (Schlaf- und Appetitstörung, gastrointestinale Beschwerden) und psychosoziale Symptome (Isolationsneigung) bestimmt. Die Diagnose setzt anhaltende Symptome über wenigstens 2 Wochen ohne offenkundigen Auslöser, z. B. einen Trauerfall, voraus. Bei jeder Depression besteht ein potenzielles Suizidrisiko. Bei **manisch-depressiver Erkrankung** (syn.: **bipolare affektive Störung**) wechseln Episoden von Depression und Manie (inadäquat gehobene Stimmung, Selbstüberschätzung, Ideenflucht, Zerstreutheit, materielle Verschwendungssucht, Antriebssteigerung mit vegetativen Begleiterscheinungen). Eine Hypothese zu den hirnbiologischen Grundlagen affektiver Erkrankungen stellt eine Minderfunktion der aufsteigenden Aktivierungssysteme aus dem Hirnstamm zu den limbischen Strukturen in den Vordergrund, insbesondere die der monoaminergen Transmitter **Serotonin** (5-Hydroxytryptamin) und **Noradrenalin**.

Die Hypothese einer Minderfunktion monoaminerger Systeme wird durch die „antidepressive“ Wirkung von Substanzen bestätigt, die das Angebot von Monoaminen im Gehirn erhöhen. Dazu zählen Substanzen, die den metabolischen Abbau der monoaminergen Transmitter hemmen (**Monoaminooxidase (MAO)-Hemmstoffe**) und solche, die die zelluläre Wiederaufnahme der Transmitter blockieren. Wenig vereinbar mit einer direkten Substanzwirkung ist allerdings die Beobachtung, dass die Effekte auf zellulärer Ebene zwar unmittelbar nach Applikation auftreten, sich die antidepressive klinische Wirkung jedoch erst über Tage bis Wochen entwickelt. Darüber hinaus zeigen zahlreiche Befunde eine genetische Komponente affektiver Erkrankungen. Aus solchen Befunden wurde eine Hypothese abgeleitet, die von einer genetischen Disposition für Stressantworten ausgeht. In Verbindung mit Umwelteinflüssen entwickelt sich daraus über langsam-adaptive Hirnprozesse das Syndrom der affektiven Erkrankung. Ähnlich den Angsterkrankungen ist hierbei eine **Hyperaktivität** des Systems **Hypothalamus-Hypophyse-Nebennierenrinde** von zentraler Bedeutung, wodurch die häufige Koexistenz von Depression und Angst erklärbar wäre. Zu den therapeutischen Maßnahmen bei affektiven Störungen zählen Medikation mit Antidepressiva und Psychotherapie. Zu den Antidepressiva gehören die **trizyklischen Antidepressiva** (z. B. Imipramin), die **Inhibitoren der Serotonin-Wiederaufnahme** (z. B. Fluoxetin) sowie die **Monoaminooxidase (MAO)-Hemmer** (z. B. Moclobemid). Die den Substanzen gemeinsame Wirkung ist die Erhöhung der monoaminergen Transmitterkonzentration im Gehirn, das gemeinsame Merkmal ist die stimmungsaufhellende Wirkung. **Lithium**, ein monovalentes Kation, hat kaum Effekte bei bestehender Depression, dämpft aber eine Manie und wirkt prophylaktisch gegen manische wie depressive Episoden bei bipolarer affektiver Störung. Lithium beeinflusst eine Reihe von intrazellulären Signalwegen, insbesondere in Verbindung mit G-Protein-gekoppelten Neurotransmitter-Rezeptoren (S. 67), wobei der Mechanismus der therapeutischen Wirkung unklar ist.

Darüber hinaus haben sich nicht-pharmakologische Therapiekonzepte für die Behandlung affektiver Störungen als erfolgreich erwiesen. Die **kognitive Verhaltenstherapie** fokussiert auf die Identifizierung und Korrektur gestörter Interpretationen von negativen Erfahrungen, die in individuell automatisierten Denkstrategien zur Initiierung oder Aufrechterhaltung der Störung beitragen. Mit Hilfe bildgebender Verfahren wurden therapiebedingte Änderungen der regionalen Hirnaktivität identifiziert, insbesondere in der Amygdala und dem präfrontalen Kortex, die wertvolle Hinweise zur Überprüfung des Therapieerfolgs und zur weiteren Entwicklung der Therapieansätze liefern.

Die **Schizophrenie** ist eine Form der **Psychose**, die durch ein Nebeneinander von normalen und veränderten Erlebens- und Verhaltensweisen gekennzeichnet ist. Den ersten psychotischen Episoden gehen häufig Frühsymptome (**Prodrome**) voraus, wie zum Beispiel Rückzug aus gesellschaftlichen Aktivitäten, Beeinträchtigung der Erfüllung des täglich erwarteten Verhaltens bis hin zu sozial auffälligem Verhalten und sozialer Isolation. Dieser Periode folgen **psychotische Episoden** mit (unter anderem) Realitätsverlust, Gedächtnisstörungen, Wahn, Halluzinationen, Autismus, psychomotorischen Störungen, verändertem „Ich“-Bewusstsein. Diese Episoden können durch lange Phasen unterbrochen werden, in denen die Person nicht offenkundig psychotisch ist, allerdings durch geringe emotionale und selektive Aufmerksamkeit, allgemein verminderte Affektivität, relative Spracharmut und geringe Motivation auffällt. Die Symptome der psychotischen Periode und der Periode allgemein verminderter Emotionalität werden entsprechend als **positive** und **negative Symptome** bezeichnet. Dabei bleibt unklar, ob die Symptome verschiedene zeitliche Phasen derselben Erkrankung markieren, oder unabhängig voneinander auftreten und damit unterschiedliche Krankheitsverläufe und Psychopathologien repräsentieren. Für die klinischen Symptome sind Dysfunktionen vor allem der **dopaminergen mesolimbischen** und **mesokortikalen Systeme** von Bedeutung.

Der typische Beginn der Schizophrenie während der Adoleszenz (Ende zweite/Beginn dritte Lebensdekade) fällt mit einem späten Stadium der Hirnentwicklung zusammen, in dem synaptische Verbindungen unter dem

Einfluss veränderter hormoneller Bedingungen und wechselnder Lebenserfahrungen sortiert und stabilisiert werden. In diesem Entwicklungsstadium sind der präfrontale Kortex und der Transmitter **Dopamin** (S. 128) von kritischer Bedeutung in der Pathogenese der Schizophrenie. Einer begründeten Hypothese zufolge werden eine verminderte Aktivität des mesokortikalen Systems im präfrontalen Kortex und eine daraus resultierende Hyperaktivität des mesolimbischen Systems entsprechend für negative und positive Symptome verantwortlich gemacht. Dabei spielen Rezeptoren für den Transmitter **Dopamin**, insbesondere vom Typ D_2, eine kritische Rolle. In der Tat ist das kardinale pharmakologische Merkmal der typischen **Neuroleptika** (z. B. Phenothiazine) die antagonistische Wirkung an Dopaminrezeptoren, wobei die antipsychotische Wirkung der Mehrheit der Neuroleptika der Blockade der D_2-Rezeptoren zugeschrieben wird. Andere Ergebnisse deuten auf Dysfunktionen der glutamatvermittelten synaptischen Transmission bei der Schizophrenie, insbesondere unter Beteiligung der **NMDA-Rezeptoren** (S. 126).

Nach der Diagnose Schizophrenie zeigen sich **pathomorphologische Veränderungen** vor allem im präfrontalen und temporalen Kortex, zum Beispiel reduziertes Gewebevolumen, gestörte Zytoarchitektur und verminderte Neuronenzahl. Ein kritischer Faktor der Schizophrenie ist genetische Disposition, in der sich eine Kombination von Allel-spezifischen Polymorphismen im Kontext des individuellen genetischen Hintergrundes auswirkt. Unbekannt bleibt, in welcher Kombination genetische Disposition, Hirnentwicklungsstörungen, hirnorganische Alterationen, aber auch biografisch-psychische und soziale Bedingungen die Ätiologie der Schizophrenie bestimmen. Die Faktoren und Bedingungen sind sehr wahrscheinlich in jedem Einzelfall anders kombiniert, was einerseits die Heterogenität der Erkrankung erklären könnte und andererseits die Aufklärung der beteiligten Mechanismen erschwert.

Zusammenfassung Kap. 24.4

Kognition versus Emotion – Das limbische System

Das Konzept „Limbisches System“ basiert auf der klinischen Beobachtung, dass nach lokaler Schädigung bestimmter Areale des Gehirns **Änderungen der Emotionalität** ohne erkennbaren Einfluss auf weitere kognitive oder sensomotorische Leistungen auftreten können. Daraus folgernd wurde historisch die Hypothese eines Emotionssystems in Form eines Rückkopplungskreises (**Papez-Kreis**) zwischen phylogenetisch alten Strukturen des Lobus limbicus aufgestellt. Dieser Kreis umfasst den **Gyrus cinguli**, den **Hippokampus**, das **Corpus mamillare** und den **Nucleus anterior thalami**. Jüngere Erweiterungen des limbischen Systemkonzeptes beziehen zusätzliche limbische Schlüsselstrukturen (u. a. **Amygdala**, **Cortex peri-, entorhinalis**) und das sog. **mesolimbische System** (u. a. **Area tegmentalis ventralis, Nucleus accumbens**) ein. Die limbischen Strukturen stehen in umfangreicher Wechselwirkung mit den **Assoziationskortizes** und dem **präfrontalen Kortex** einerseits sowie dem **Hypothalamus** andererseits. Damit kommt dem limbischen System eine Vermittlerrolle zwischen neokortikalen kognitiven Funktionen und phylogenetisch alten Funktionen der Trieb- und Emotionalsphäre zu. Limbische Dysfunktionen machen sich klinisch demzufolge im Allgemeinen durch eine **Dissoziation von Kognition und Emotion** bemerkbar. Häufige psychiatrische Erkrankungen, wie z. B. Angsterkrankungen, Depression, Schizophrenie, Suchterkrankungen und Gedächtnisstörungen, aber auch bestimmte Formen der Epilepsie, können die Folge sein.

24.5 Motivation – Belohnung und Abhängigkeit

Der Begriff **Motivation** („Handlungsbereitschaft“) beschreibt wenig präzise eine Vielzahl endogen generierter neuronaler und physiologischer Prozesse, die ein unterschiedlich starkes individuelles Verhalten in Beantwortung eines identischen Reizes initiieren, aufrechterhalten und regulieren.

24.5.1 Grundlagen motivationalen Verhaltens

In seiner einfachsten Form resultiert motivationsabhängiges Verhalten aus ökologischen Beschränkungen sowie den Erfordernissen der Homöostase von Körperfunktionen, insbesondere in Beziehung zu Energiehaushalt, Wasserhaushalt und Körpertemperatur.

Wichtige Grundlage hierzu ist ein **„zentraler Antrieb“**, der bei physiologischen Defiziten bzw. ungünstigen ökologischen Kosten/Nutzen-Verhältnissen über Vermittlung neuronaler Reflexkreise definierte Verhaltensreaktionen auslöst, die angelegt sind, diese Defizite zu verringern oder zu vermeiden. Diese regulatorischen Prozesse werden durch endogene Biorhythmen (S. 998) geformt, können durch angeborene oder erlernte Mechanismen kontrolliert werden und sind ihrerseits in der Lage, Lernprozesse zu modulieren.

Offensichtlich existieren darüber hinaus weitere Faktoren motivationsabhängigen Verhaltens, die am ehesten mit den Begriffen Belohnung, Genuss, Lust (**Hedonik**) beschreibbar sind. Ergebnisse aus tierexperimentellen Studien mit intrakranialen Tiefenstimulationselektroden zeigen, dass die Häufigkeit und Dauer von Selbststimulationen drastisch steigt, wenn die Elektroden in den Strukturen des dopaminergen mesolimbischen und des mesokortikalen Systems (S. 952), platziert sind. Der Drang zur Selbststimulation kann sowohl homöostatische als auch aversive Einflüsse überdecken, insofern als die Stimulationen bis zur physischen Erschöpfung ständig wiederholt und bedrohliche Situationen zum Erreichen der Stimulationsauslösung in Kauf genommen werden. Offenbar erzeugt die Stimulation einen Belohnungseffekt, der den endogenen Antrieb (die Motivation) zu bestimmten Verhaltensreaktionen verstärkt (**Re-Inforcement**). Die relevanten Schaltkreise werden pauschal auch als das **„Belohnungssystem"** des Gehirns bezeichnet, das angelegt ist, die endogene Handlungsbereitschaft zu verstärken und motivationsabhängige Prozesse von Aufmerksamkeit und kognitiven Funktionen (z. B. Lernen) zu regulieren. Innerhalb dieser Schaltkreise nimmt das **dopaminerge mesolimbische System** mit der **Area tegmentalis ventralis** und dem **Nucleus accumbens** eine zentrale Stellung ein (▶ Abb. 24.7b). Ausgeprägte reziproke Projektionen mit limbischen Kernstrukturen, insbesondere zwischen präfrontalen kortikalen Arealen und der Amygdala, bilden die Grundlage für die Interaktionen von Motivation, Kognition und Verhalten (▶ Abb. 24.7). Der Transmitter **Dopamin** (S. 128) gilt pauschal als wichtiger Vermittler der angenehmen Aspekte von Belohnungen und der aufmerksamkeitserregenden Einflüsse von Situationen, die Belohnungen erwarten lassen. Dopaminerge Rezeptorantagonisten, z. B. die antipsychotische Substanz **Haloperidol**, vermindern in der Tat den Belohnungseffekt von Nahrungsaufnahme und Selbststimulation (obwohl diese Wirkung nicht immer von dem allgemein dämpfenden Einfluss dieser Substanzen auf die senso-motorische Koordination zu differenzieren ist).

24.5.2 Psychotrope Substanzen – Abhängigkeit

Psychotrope Substanzen, wie zum Beispiel Kokain, Opiate, Cannabinoide, Amphetamine und Nikotin, wirken als positive Verstärker, indem sie vor allem die Konzentration von Dopamin in diesen Schaltkreisen erhöhen. Diese Substanzen können zur **Abhängigkeit** führen, einer Wechselwirkung zwischen Individuum und Droge, die durch die Entwicklung von **Toleranz**, **körperlicher** und **psychischer Abhängigkeit** gekennzeichnet ist. Toleranz („Gewöhnung") bezeichnet eine kompensatorische Regulation des Organismus gegen die Wirkung einer Substanz, so dass deren Effekte bei wiederholter Gabe nachlassen und nur durch Erhöhung der Dosierung aufrechterhalten werden können. Körperliche (physische) Abhängigkeit ist durch das Auftreten von **Entzugssymptomen** (z. B. vegetative Symptome, Übelkeit) bei abruptem Absetzen der Droge oder Anwendung eines Antagonisten charakterisiert. Psychische Abhängigkeit beschreibt das unwiderstehliche Verlangen, eine Droge zu verwenden bzw. deren Anwendung fortzusetzen. Der Antrieb resultiert nicht nur aus dem Belohnungseffekt der Droge selbst, sondern auch aus der Vermeidung der erwarteten, unangenehmen Konsequenzen bei Entzug. Die Drogeneinnahme hat demzufolge Konsequenzen sowohl auf der motivationalen als auch auf der emotionalen Ebene, die sich bei dem Konsumenten in der Verstärkung von Verhaltensweisen (**„Re-Inforcement"**) zum Erhalt der Droge und einer immer unkontrollierteren Einnahme äußern. Physiologisch wird Toleranz unter anderem durch eine **Desensitisierung** der Mechanismen des Belohnungssystems erklärt. Einige der Entzugssymptome können dementsprechend mit einer anhaltenden Depression dieser Mechanismen nach Beendigung der Stimulation beschrieben werden. Der mehrdeutige Begriff „Sucht" sollte in diesem Zusammenhang vermieden werden.

Festzuhalten bleibt auch, dass nicht alle Psychopharmaka, die zur Abhängigkeit führen können, über dopaminerge Mechanismen wirken, und dass für die genannten Substanzen neben den dopaminergen auch andere Wirkungen bekannt sind.

Tierexperimentelle Studien haben gezeigt, dass bereits bei einmaligem Gebrauch von Opiaten Mechanismen der Genexpression aktiviert werden. Eigenschaften und Schaltkreise vor allem in limbischen Schlüsselarealen werden und bleiben – auch nach Absetzen der Droge – anhaltend verändert, wodurch Phänomene der Abhängigkeit erklärt werden könnten. Von Drogenabhängigen ist bekannt, dass Muster in zerebralen kortikalen Arealen angelegt werden, die einem Gedächtnis ähnlich bei der Präsentation von Objekten abgerufen werden, die einen Bezug zur eigenen Abhängigkeit erkennen lassen (Injektionsbesteck, Feuerzeug). Diese Mechanismen existieren in gesunden Personen nicht und werden demzufolge vor allem in Beziehung zu den psychischen Komponenten der Abhängigkeit gesetzt.

Betont werden sollte, dass die kunstgerechte Gabe von Opiaten (Morphinderivaten) in der **Schmerztherapie** (S. 781) im Allgemeinen nicht zur Abhängigkeit führt.

Zusammenfassung Kap. 24.5

Motivation – Belohnung und Abhängigkeit
Die Motivation für ein bestimmtes Verhalten resultiert aus Erfordernissen der Homöostase von Körperfunktionen sowie einem als Folge des Verhaltens erwarteten Effekt von Belohnung, Genuss oder Lust (Hedonik). Die relevanten neuralen Schaltkreise („**Belohnungssystem**") involvieren das **mesolimbische System** mit der **Area tegmentalis ventralis** und dem **Nucleus accumbens** sowie den Transmitter **Dopamin**. Psychotrope Substanzen (Kokain, Opiate, Amphetamine, Cannabinoide, Nikotin) wirken als **positive Verstärker**, indem sie vor allem die Konzentration von Dopamin in diesen Schaltkreisen erhöhen. Diese Substanzen können zur Abhängigkeit führen, einer Wechselwirkung zwischen Individuum und Droge, die durch die Entwicklung von **Toleranz** („Gewöhnung") sowie **körperlicher** und **psychischer Abhängigkeit** gekennzeichnet ist.

24.6 Lernen und Gedächtnis

Die Fähigkeit, aus Erfahrung zu lernen, die Erfahrungswerte im Gedächtnis zu speichern und bei Bedarf abzurufen, gehört zu den bemerkenswerten Funktionen des Gehirns, ohne die viele der oben erwähnten kognitiven Leistungen nicht möglich wären.

Verletzungen oder Erkrankungen des Gehirns, wie zum Beispiel **Enzephalitis**, **Hirntumor**, **Schlaganfall**, **Epilepsie**, mechanische Erschütterungen oder neurodegenerative Erkrankungen, aber auch **Intoxikationen**, zum Beispiel infolge chronischen Alkoholismus, können eine schwerwiegende Beeinträchtigung von Lernfähigkeit und Gedächtnis zur Folge haben (**Amnesie**). Nach Schädigung kann Amnesie in zwei Zeiträumen auftreten:

- **Retrograde Amnesie** ist der Verlust an Erinnerungen für die Zeitperiode vor Eintritt eines schädigenden Einflusses, wobei lang zurückliegende Ereignisse häufig im Gedächtnis erhalten bleiben.
- **Anterograde Amnesie** bezeichnet den Verlust oder die Verringerung der Fähigkeit, neu aufgenommene Information zu lernen, dauerhaft zu speichern und abrufbereit zu halten.

Ein vollständiger Gedächtnisverlust ist selten. In der Mehrzahl der Fälle kommt es zu einer unvollständigen Amnesie, häufig in Verbindung mit anderen kognitiven Defiziten.

Als **dissoziative Amnesie** wird eine meist unvollständige und selektive Amnesie bezeichnet, die sich in der Regel auf das traumatische Ereignis, zum Beispiel einen Unfall, bezieht.

24.6.1 Gedächtnissysteme

▶ **Qualitative Kategorien des Gedächtnisses.** Beim Menschen werden zwei qualitativ unterschiedliche Kategorien des Gedächtnisses unterschieden (▶ Abb. 24.8): das **deklarative** (oder **explizite**) **Gedächtnis** beinhaltet das Faktenwissen, zum Beispiel über Objekte, Personen, Namen, Zahlen, Ereignisse und deren Bedeutung, das in der Regel in Sprachform wiedergegeben werden kann („deklarativ"). Das **nicht-deklarative** (oder **implizite**) **Gedächtnis** speichert Informationen über Fähigkeiten, bestimmte Dinge auszuführen oder zu assoziieren, wobei der Abruf häufig unbewusst erfolgt. Das Beispiel des Erinnerns an die Telefonnummer einer bestimmten Person und die Betätigung der Tastatur des Telefons zeigt anschaulich die deklarativen und nicht-deklarativen Gedächtniskomponenten. Dabei ist das deklarative Gedächtnis äußerst flexibel, wird zeit- und erfahrungsabhängig durch Assoziationen entwickelt und im Allgemeinen unter Anwendung individueller kognitiver Strategien (Vergleiche, Schlussfolgerungen) abgerufen. Das nicht-deklarative (implizite) Gedächtnis ist vergleichsweise starr und eng an die Bedingungen gekoppelt, unter denen das Lernen einer bestimmten Aufgabe erfolgte.

Das deklarative (explizite) Gedächtnis wird in **das semantische Gedächtnis** (Wissen von Zeichen, Symbolen, Begriffen) und **das episodische Gedächtnis** (Wissen von Ereignissen und persönlichen Erfahrungen) unterteilt. Das Wissen um Berlin als Hauptstadt der Bundesrepublik Deutschland und die Erinnerung an den Zeitraum des eigenen Besuchs von Berlin veranschaulichen entsprechend das semantische und das episodische Gedächtnis. Das nicht-deklarative (implizite) Gedächtnis wird in vier Teilsysteme gegliedert: **prozedurales Gedächtnis** (Lernen von Fähigkeiten, Abläufen und Gewohnheiten), **Bahnung** (Beeinflussung der Verarbeitung eines Reizes aufgrund einer zuvor erlernten Instruktion), **nicht-assoziatives Lernen** (Veränderung der Antwortstärke auf Reize bei wiederholter Präsentation), und **assoziatives Lernen** (Lernen der Beziehung zwischen Reizen). Ein Beispiel für das prozedurale Gedächtnis ist das sog.

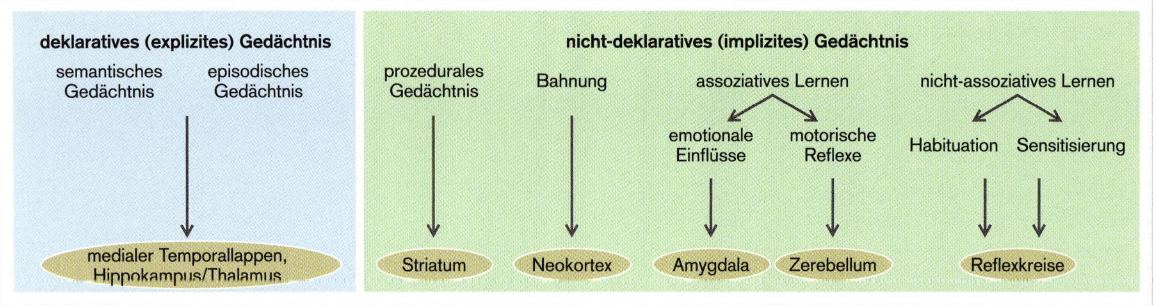

Abb. 24.8 Systeme des Gedächtnisses, mit Angabe kritisch beteiligter Strukturen. Zu beachten ist, dass lediglich einige der involvierten Schlüsselstrukturen angegeben sind. Nach [28].

Spiegelzeichnen, bei dem die Testperson lernt, die Konturen einfacher Objekte beim Blick in den Spiegel nachzuzeichnen. Das Phänomen der Bahnung wird in neuropsychologischen Tests in der Regel so gezeigt, dass einer Testperson eine Reihe von Hinweisen (z. B. geschriebene Worte, „Motorrad") präsentiert werden. Am nächsten Tag wird die Person mit einer Reihe von fragmentierten Hinweisen konfrontiert, in denen die tags zuvor präsentierten Hinweise unter neuen Hinweisen versteckt sind (z. B. unvollständig ausgeschriebene Worte, darunter „Motor…"). Die Hinweise sollen nun vervollständigt werden. Im Vergleich zu den neuen Hinweisen geschieht dies für die zuvor präsentierten Hinweise signifikant schneller und in der zuvor instruierten Weise (Bahnung gelingt mit semantischen, perzeptuellen und konzeptuellen Reizen. Viele Lernstrategien machen sich demzufolge das Phänomen der Bahnung zunutze!). Nicht-assoziatives Lernen ist ein adaptives Verhalten, bei dem der Organismus lernt, bedeutungslose Reize bei Wiederholung in reduzierter Form zu beantworten (**Habituation**), und bei Auftreten eines bedeutsamen Reizes diesen sowie andere, auch weniger bedeutsame Reize verstärkt zu beantworten (**Sensitisierung**). Ein Beispiel für assoziatives Lernen ist die **klassische Konditionierung**, bei der ein neutraler Reiz (z. B. ein Lichtsignal) mit einem bedeutungsvollen Reiz (z. B. einem lauten, schreckauslösenden Geräusch; unkonditionierter Reiz) zeitlich gepaart wird, und die alleinige Präsentation des ursprünglich neutralen und nun konditionierten Reizes eine Antwort auslöst (im Beispiel das Lichtsignal eine Schreckantwort).

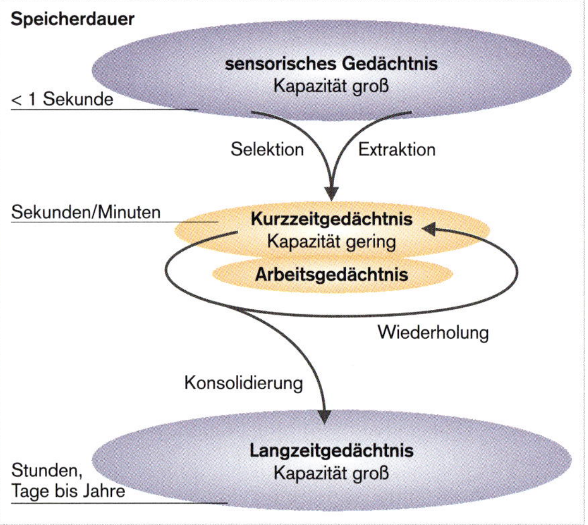

Abb. 24.9 Stadien des Gedächtnisses, mit Angabe der relativen Speicherkapazität. Information wird im sensorischen Gedächtnis selektiert und extrahiert, in das Kurzzeitgedächtnis überführt und kann im Langzeitgedächtnis stabilisiert werden (Konsolidierung). Korrespondierendes Zirkulieren der Information („Wiederholung") fördert die Konsolidierung.

▸ **Zeitliche Stadien der Gedächtnisbildung.** Zusätzlich zu den qualitativen Kategorien wird das Gedächtnis in zeitliche Kategorien eingeteilt. Drei Stadien des Gedächtnisses werden unterschieden (▸ Abb. 24.9).

- Das **sensorische Gedächtnis** beschreibt den Vorgang, aktuelle Sinnesinformationen und Erfahrungen für wenige Sekunden in einen Speicher zu überführen. Die Kapazität dieses Speichers ist sehr groß, die Speicherung erfolgt bei Signaleingang, und die Information wird durch Überschreibungen fortlaufend aktualisiert. Das sensorische Gedächtnis vermittelt eine Vorstellung aller gegenwärtigen Ereignisse und schafft damit eine wichtige Voraussetzung, um Aufmerksamkeitssysteme zu aktivieren und Merkmale zu extrahieren.
- Die selektierte Information wird für die Dauer von Sekunden bis zu mehreren Minuten in das **Kurzzeitgedächtnis** überführt, einem Speicher begrenzter Kapazität, der die Verbindung von der Gegenwart zur unmittelbaren Vergangenheit herstellt. Ein Beispiel für die Funktion des Kurzzeitgedächtnisses ist die Erinnerung an Ziffern, die nach Präsentation in wahlloser Reihenfolge für wenige Minuten korrekt wiedergegeben werden können, wobei die begrenzte Kapazität des Kurzzeitgedächtnisses lediglich die Erinnerung von 7 – 9 Ziffern zulässt. Eine besondere Form des Kurzzeitgedächtnisses ist das **Arbeitsgedächtnis**, das sowohl für die Bildung als auch für den Abruf von Informationen vor allem des deklarativen (expliziten) Gedächtnisses erforderlich ist. Es stellt eine Art Arbeitsspeicher mit schneller Zugriffsmöglichkeit dar, der Verhalten an veränderte Bedingungen anhand jüngster Erfahrungen anpasst.

Die Funktion des Arbeitsgedächtnisses wird bei Betrachtung von zwei Untersystemen des Kurzzeitgedächtnisses deutlich: in der „**artikulatorischen** oder **phonologischen Schleife**" wird Information auf Sprachbasis stumm wiederholt, und im „**räumlich-visuellen Entwurf**" wird die Information zur Kurzzeitspeicherung in räumlich-visueller Form angelegt.

- Die dritte zeitliche Kategorie von Gedächtnis ist das **Langzeitgedächtnis**. Es stellt ein dauerhaftes Speichersystem hoher Kapazität dar, in dem die Information über die Dauer von Stunden, Tagen bis Jahren bzw. über die gesamte Lebensdauer gespeichert wird. Dabei beziehen sich die Begriffe **Encodierung** („Einprägen") und **Speicherung** („Behalten") kollektiv auf die neuralen Mechanismen, die die Information in eine dauerhafte Form überführen. Diese werden besonders dann erleichtert, wenn die neuen Fakten zu Informationskategorien in Beziehung gesetzt werden können, die sich bereits im Gedächtnis befinden (**Assoziation**). Der Prozess der Stabilisierung selbst wird als **Konsolidierung** bezeichnet. Dieser Prozess wird durch korrespondierendes Zirkulieren der Information in den synaptischen Schaltkreisen des Gedächtnisses gefördert (S. 966). Dabei ist die Konsolidierung nicht als ein singulärer Prozess zu verstehen, der das Gedächtnis in nur einem Durchlauf festschreibt. Zum Beispiel können die erneute Präsentation der zu lernenden Information und der Abruf des Gedächtnisses während der Konsolidierungsphase die Gedächtnismatrix in einen vulnerablen Zustand zurück führen. Dieser als **Re-Konsolidierung** bezeichnete Vorgang rekapituliert einen Teil der molekularen Prozesse, die bei der Informationsspeicherung in den synaptischen Schaltkreisen stattfinden, und er bewirkt dadurch die Überführung in einen labileren Frühzustand.

Die physikalische Repräsentation der Erinnerung an ein entsprechendes Sinnesereignis („die Gedächtnisspur") nennt man das **Engramm**. Der **Abruf** („Wiedergabe") der gespeicherten Information kann wahrscheinlich aus allen Gedächtniskategorien erfolgen. Dabei werden in einem konstruktiven Prozess eine Reihe von Informationsteilen verknüpft, die in verschiedenen Hirnregionen verteilt gespeichert sind. Der Gedächtnisabruf ist modifizierbar und anfällig gegenüber Störungen. Das **Vergessen** erfolgt mit hoher Wahrscheinlichkeit nicht durch einfaches Abklingen des ursprünglichen Engramms. Vielmehr werden Informationen in einem aktiven Prozess fortwährend bewertet, aktuell wichtiges wird von weniger bedeutsamem differenziert, und erneute Encodierungsprozesse bewirken das Vergessen im Sinne eines Überdeckens der initialen Gedächtnisspur (**Extinktion**). Die Erfahrung, dass selbst als „Vergessen" geglaubte Informationen spontan oder in besonderen Situationen aus dem Gedächtnis abrufbar sind, unterstützt diese Hypothese.

Unabhängig von den zeitlichen und qualitativen Gedächtniskategorien existieren endogene Systeme, die die Gedächtnisbildung während und auch nach der eigentlichen Lernphase beeinflussen können. Diese Systeme der **Gedächtnismodulation** können auf alle vorgenannten Gedächtniskategorien wirken, allerdings im Allgemeinen nur während einer zeitlich begrenzten Dauer, und sie sind für den Abruf der gespeicherten Information nicht erforderlich. Eine wichtige Struktur zur Vermittlung emotionaler Einflüsse auf die Gedächtnisbildung ist die Amygdala (Corpus amygdaloideum; s. u.). Darüber hinaus wirken **Stresshormone** wie Glucocorticoide (adrenocorticotropes Hormon) (S. 648), Catecholamine (Noradrenalin, Adrenalin) (S. 128) sowie Opioidpeptide (Endorphine, Enkephaline) (S. 779) und verschiedene Neuropeptide (Vasopression, Substanz P, Cholecystokinin) als endogene Modulatoren des Gedächtnisses. **Drogen** oder Substanzen, die mit diesen Systemen interagieren, können das Gedächtnis beeinflussen, auch wenn sie nach der Lernphase verabreicht werden.

24.6.2 Module des deklarativen Gedächtnisses, Funktionsstörungen und klinische Konsequenzen

Wichtige Rückschlüsse auf Module des menschlichen Gedächtnisses wurden aus klinischen Studien abgeleitet, die nach lokalen Schädigungen oder Funktionsstörungen umschriebener Hirnareale eine Beeinträchtigung definierter Gedächtnisleistungen zeigten. Engmaschig untersucht wurde der Patient R. B., der sich im Alter von 52 Jahren nach Herzinfarkt einer Bypass-Operation zu unterziehen hatte. Im Verlauf des operativen Eingriffs trat eine kurze Periode mangelnder Blutversorgung des Gehirns auf (**Ischämie**) (S. 1021). Nach Beendigung der Operation und Abklingen der Anästhesie wurde eine **anterograde Amnesie** (S. 959) festgestellt, die über den gesamten Lebenszeitraum nach der Operation anhielt. R. B. hatte einen normalen Intelligenzquotienten, zeigte keine anderen kognitiven Defizite, konnte weiter die täglichen Ereignisse verfolgen und kleine Mengen neuer Information in der gewohnten Weise aufnehmen. Aber schon nach kurzer Zeit hatte er den größten Teil davon vergessen. Bei neuropsychologischen Tests für das deklarative (explizite) Gedächtnis schnitt R.B. regelmäßig sehr schlecht ab, zeigte andererseits bei Tests für das nicht-deklarative (implizite) Gedächtnis unauffällige Ergebnisse. Nachdem R.B.

im Jahre 1983 aufgrund seines Herzleidens verstorben war, wurde sein Gehirn detailliert anatomisch-histologisch untersucht. Als einzig signifikanter Befund wurde eine **bilaterale Läsion** im Bereich des **Hippokampus** festgestellt, insbesondere ein Zellverlust im Bereich des Rindenbandes (Ammonshorn oder **Cornu ammonis**, im Feld CA1) über den gesamten rostro-kaudalen Verlauf. Andere Hirnstrukturen waren nicht auffällig verändert. Der Fall des R.B. ist insofern bedeutsam, als er die grundlegend wichtige Rolle des Hippokampus für die deklarative (explizite) Gedächtnisbildung dokumentiert.

Aus solchen klinischen Beobachtungen in Verbindung mit neuropsychologischen Untersuchungen sowie Messungen der Hirnaktivität mit Hilfe der nicht-invasiven Bildgebung und der Elektrophysiologie in erkrankten und in gesunden Testpersonen wurden Korrelationen zwischen definierten Gedächtniskategorien und der Funktion definierter Hirnregionen aufgestellt. Entscheidende **Areale des deklarativen Gedächtnisses** im Temporallappen sind die **Hippokampusformation** sowie die benachbarten Regionen des **Gyrus parahippocampalis**, des **Cortex entorhinalis** und des **Cortex perirhinalis** (▶ Abb. 24.10a). Diese Strukturen erhalten synaptische Eingänge vor allem auch aus den Assoziationskortizes (S. 949), in denen die verhaltensrelevanten Elemente extrahiert werden und über den ento- und perirhinalen Kortex die Hippokampusformation erreichen.

Bilaterale Läsionen oder andere Funktionsstörungen der hippokampalen, parahippokampalen oder rhinalen kortikalen Regionen im medialen Temporallappen haben im Allgemeinen **anterograde Amnesiesyndrome** zur Folge (▶ Abb. 24.10b). Die Erinnerung an Ereignisse vor der Schädigung ist wenig bis nicht betroffen. Demzufolge scheinen die medial-temporalen Strukturen eine zeitlich begrenzte Rolle für die Gedächtniskonsolidierung zu spielen. Diese Hypothese wird durch klinische Befunde unterstützt, denen zu Folge Menschen mit anterograder Amnesie lang zurückliegende Gedächtnisinhalte häufig besser abrufen können als Gedächtnisinhalte aus Zeiten kurz vor Beginn der Amnesie. In der Tat gelten die Areale des medialen Temporallappens als eine Art zwischengeschaltete Stufe bei der Gedächtnisbildung. Hier werden die Informationen in einer frühen Phase der Konsolidierung vorbereitet und auf die Orte der langzeitigen Speicherung im Assoziationskortex verteilt (S. 964).

Hippokampusformation und parahippokampale Regionen sind vor allem an der Entwicklung von **Kausalbeziehungen** zwischen Informationen, die gleichzeitig in das Gedächtnis überführt oder aus diesem abgerufen werden, beteiligt. Zum Beispiel werden beim Lesen dieses Buchkapitels spezifische Fakten, Details aus Abbildungen, aber auch Informationen über die räumliche Anordnung und das Schriftbild in Beziehung zueinander gesetzt und spezifisch in das Gedächtnis aufgenommen. Entsprechend erfolgt beim Abruf von Informationen häufig eine Assoziation mit anderen Informationsformen. Diese **assoziative Verbindung** von Informationen stellt eine allgemeine Eigenschaft des deklarativen Gedächtnisses dar, die insbesondere zur episodischen Erinnerung beiträgt. Einer komplementären Lerntheorie zufolge sind hippokampale Prozesse in der Repräsentation spezifischer Gedächtnisepisoden und deren Verknüpfung involviert, wohingegen der Kortex die Gemeinsamkeiten der multiplen Gedächtnisrepräsentationen abstrahiert.

Die gedächtnisrelevanten Strukturen im Temporallappen sind wechselseitig mit den Assoziationsarealen im Kortex verbunden, wodurch eine Grundlage für die kognitive Kontrolle der Gedächtnisfunktionen geschaffen wird. Weitere für das deklarative Gedächtnis bedeutsame Regionen sind die **Nuclei anteriores thalami** und die **Nuclei dorsomediales thalami** (▶ Abb. 24.10a), die als Teil des **Papez-Kreises** ein zentrales Element des limbischen Systems bilden (S. 952).

24.6.3 Module des nicht-deklarativen Gedächtnisses

Das nicht-deklarative (implizite) Gedächtnis greift auf Schaltkreise im Gehirn zurück, die zum Teil unabhängig von denen des deklarativen Gedächtnisses zu funktionieren scheinen. Die klinische Beobachtung, dass nach hippokampaler Schädigung eine signifikante Reduktion deklarativer Gedächtnisleistungen ohne erkennbare Konsequenz für das nicht-deklarative Gedächtnis auftritt, unterstützt diese Hypothese. Prozesse der **Bahnung**, die zeitlich den Übergang von Kurz- zu Langzeitgedächtnis markieren, werden in neokortikalen Arealen vermittelt. Im Rahmen des **prozeduralen Gedächtnisses** übernimmt vor allem das **Corpus striatum** die Vermittlung zwischen sensorischen und motorischen Signalen. **Assoziatives und nicht-assoziatives Lernen** erfolgt in den Strukturen der jeweiligen Reflexkreise. Gut untersuchte Beispiele sind die Konditionierung des Lidreflexes und die emotionale Konditionierung. Bei der **Konditionierung** des Lidreflexes wird ein neutraler Reiz (z. B. ein Ton) durch zeitliche Paarung mit der mechanischen Stimulation der Cornea klassisch konditioniert, sodass die Präsentation des

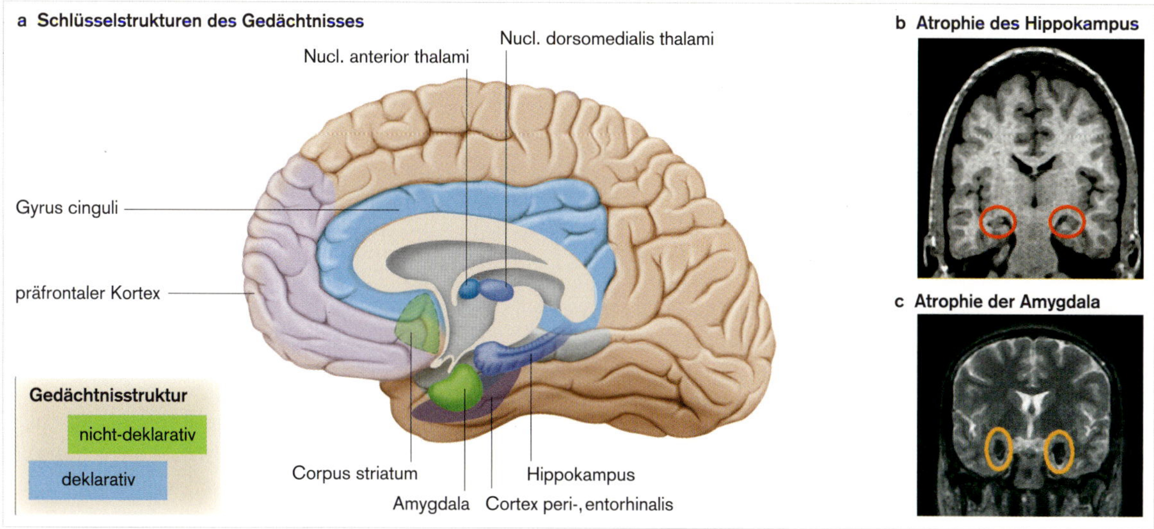

Abb. 24.10 Strukturen des Gedächtnisses (Aufnahme: Prof. Dr. Emrah Düzel, Deutsches Zentrum für neurodegenerative Erkrankungen, Magdeburg).

a Mediansansicht des menschlichen Gehirns mit Schlüsselstrukturen des deklarativen (blau-violett hervorgehoben) und des nicht-deklarativen Gedächtnisses (grün hervorgehoben).

b Kernspintomografische Aufnahme (Koronalschnitt) eines 22-jährigen männlichen Patienten mit selektiver, bilateraler Atrophie des Hippokampus (Kreismarkierungen). Die Atrophie resultiert vermutlich aus einer perinatalen Hypoxie bei Frühgeburt. Der Patient leidet unter einer begrenzten Form der anterograden Amnesie, bei der der gedächtnisbezogene Abruf von Information bei Präsentation eigentlich bekannter Reize gestört ist.

c Kernspintomografische Aufnahme (Koronalschnitt) einer 27-jährigen, weiblichen Patientin mit Urbach-Wiethe-Syndrom. Zu beachten ist die selektive, bilaterale Atrophie der Amygdala (Kreismarkierungen). Die Patientin zeigt Defizite in der emotionalen Gedächtnisbildung, zum Beispiel bei der Erkennung, Beschreibung und Reproduktion emotionaler Gesichtsausdrücke.

konditionierten Reizes (des Tons) einen Lidreflex auslöst. An dieser Form des assoziativen Lernens ist das **Zerebellum** entscheidend beteiligt. Für das assoziative Lernen der emotionalen Bedeutung von Sinnessignalen, insbesondere in Beziehung zu Furcht- und Stressreaktionen, spielt das **Corpus amygdaloideum** (**Amygdala**) (S. 953) eine zentrale Rolle. Die Amygdala verbindet sensorische, assoziative und präfrontale kortikale Regionen mit dem Hippokampus, den neurohormonellen Effektorsystemen im Hypothalamus und dem aufsteigenden Aktivierungssystem des Hirnstamms. Diese Schaltkreise vermitteln die emotionale Bedeutung sensorischer Reize und entwickeln deren Einfluss auf die Gedächtnisbildung. Als Teil des limbischen Systems vermitteln diese Verbindungen zum anderen die vegetativen und motorischen Komponenten der emotionalen Reaktion (Änderung von Blutdruck, Herzfrequenz, Schweißproduktion; Angriff, Flucht). Von besonderer Bedeutung ist die Amygdala für die erfahrungsabhängige Bildung des Furchtgedächtnisses und dessen Kontrollverlust in Richtung krankhaft überzeichneter Angst (S. 955).

Eine relativ seltene, autosomal-rezessiv erbliche Erkrankung bewirkt eine bilaterale Kalzifikation und Atrophie in medioanterioren Bereichen des Temporallappens (**Urbach-Wiethe-Syndrom**). In Folge der Erkrankung ist die **Amygdala** jeder Hemisphäre häufig stark geschädigt, während der Hippokampus und benachbarte Areale des Temporallappens nicht auffällig verändert sind (► Abb. 24.10c). Die betroffenen Personen zeigen keine Defizite in allgemeinem Wahrnehmungsvermögen oder motorischer Aktivität, Intelligenz, Gedächtnisleistung und Sprachfunktion. Allerdings sind sie nicht oder kaum in der Lage, den emotionalen **Ausdruck von Furcht** zu erkennen, zu beschreiben oder zu reproduzieren. Allgemein sind die emotionalen Komponenten der Gedächtnisbildung reduziert. Dieses reduzierte Konzept von Furcht und emotionaler Expression erschwert diesen Personen angemessene Reaktionen und Entscheidungen in kritischen Situationen und im sozialen Verhalten. Diese Erkrankung ist auch insofern bedeutsam, als sie die Rolle der Amygdala für die Vermittlung emotionaler Einflüsse auf kognitive Leistungen dokumentiert.

24.6.4 Präfrontaler Kortex und Arbeitsgedächtnis

Ein zentrales Element des Arbeitsgedächtnisses ist der **präfrontale Kortex** (▶ Abb. 24.10a). Sensorische und assoziative Areale im parietalen und temporalen Kortex tragen darüber hinaus zur Entwicklung modalitätsspezifischer Anteile des Arbeitsgedächtnisses bei.

Personen mit Läsionen oder anderen Schädigungen im Bereich des **ventromedialen präfrontalen Kortex** fallen aufgrund der Funktionsstörung des **Arbeitsgedächtnisses** durch Änderungen der Persönlichkeit auf, die am ehesten mit einem Mangel an planender Vorausschau und einer fehlenden Verhaltensanpassung an veränderte Bedingungen zu beschreiben sind.

In einem häufig verwendeten Test muss das Sortieren von Spielkarten nach Farben, Symbolen oder Zahlen erlernt werden. Zu Beginn ist der Testperson die verlangte Sortierart, zum Beispiel nach Symbolen, unbekannt, und sie erlernt sie nach Versuch und Irrtum anhand der vorgenommenen Korrekturen durch die Testleitung innerhalb weniger Durchgänge. Nach einer Reihe von korrekten Durchgängen wird die Sortierart geändert. Menschen mit präfrontalen kortikalen Funktionsstörungen haben häufig Schwierigkeiten, solchen Änderungen der Modalitäten zu folgen und neigen dazu, an der einmal erlernten Sortierart festzuhalten, auch wenn die Spielregeln längst eine Änderung verlangen. Vergleichbare Fehler treten in Aufgaben auf, in denen die Konturen einfacher geometrischer Figuren, die in einer bestimmten Reihenfolge wiederholt präsentiert werden, nachgezeichnet werden sollen. Bei unerwarteter Änderung der Reihenfolge beharren diese Personen mit ihren Zeichnungen von Konturen auf der ursprünglich trainierten Reihenfolge. Bei Befragung sind sie allerdings in der Lage, die Form der Konturen korrekt wiederzugeben. Offenbar erreicht die Information über die gerade gemachten Erfahrungen und Fehler diejenigen Areale des Gehirns nicht, die als Arbeitsgedächtnis eine Verhaltensänderung im Sinne einer **Problemlösung** induzieren könnten.

24.6.5 Interaktionen neuronaler Schaltkreise bei Speicherung und Abruf von Informationen

Die Frage, auf welche Weise die Schaltkreise des Gedächtnisses bei der Speicherung und dem Abruf von Informationen zusammenarbeiten, ist nicht abschließend geklärt. Vereinfachend sind die kortikalen Assoziationsareale mit Schaltkreisen des deklarativen Gedächtnisses verbunden, die über ausgeprägte Rückkopplungsschleifen untereinander und mit dem Assoziationskortex verbunden sind. Die Sinnessignale werden demzufolge nach Extraktion und Verarbeitung im Neokortex mit Hilfe dieser Rückkopplungen auf die verschiedenen Eingangs- und Verarbeitungsstufen zurückgeführt. Diese Rückkopplung kann die neuronale Repräsentation des gerade stattgefundenen Sinnesereignisses verstärken und es auf diese Weise speichern. Dabei besteht die **neuronale Repräsentation** aus einer spezifischen Population von Neuronen innerhalb dieser Schaltkreise, die durch ihre Aktivität zu einer funktionellen Gruppe (einem **Ensemble**) verbunden werden. Diese funktionelle Verbindung kann zum Beispiel durch die zeitliche Synchronisierung der Aktivität der beteiligten Neuronen im 30–80-Hz-Band (**γ-Rhythmus**) (S. 986) oder sogar in bestimmten Stadien des Schlafs (S. 990) erfolgen. Die interne Repräsentation wird vermutlich in kurzzeitigen Gedächtnisformen gespeichert, so lange die synchronisierte Aktivität nach Ende des eigentlichen Sinnesereignisses in diesen Schaltkreisen aufgrund der Rückkopplungen nachhallt. Durch diese Rückkopplungen und die zeitliche Kongruenz der Aktivitätsmuster können dann synaptische Verschaltungen zwischen den Neuronen dieses Moduls langzeitig verstärkt werden (**synaptische Plastizität**) (S. 965). Das Engramm ist demzufolge in den stabilisierten synaptischen Verbindungen des Moduls enthalten. Der Abruf erfolgt durch erneute Aktivierung derselben stabilisierten Verbindungen durch dasjenige Sinnesereignis, das diese zuvor ausgebildet hatte.

Dabei ist zwischen den skizzierten Schaltkreisen der Gedächtnisbildung und dem Ort der langzeitigen Informationsspeicherung zu unterscheiden. Die wahrscheinlichen Orte der Informationsspeicherung im Rahmen des deklarativen Gedächtnisses sind diejenigen Areale des Assoziationskortex, in denen die Sinnesinformationen extrahiert und die Sinneseindrücke entwickelt und bewertet werden. Dabei wird das semantische Wissen über Fakten, Objekte und Konzepte durch Assoziationen zeit- und erfahrungsabhängig entwickelt. Entsprechend ist dieses Wissen in den **Assoziationsarealen des Neokortex** in einer ortsverteilten Weise abgelegt. Das episodische Wissen über persönliche Erfahrungen und Ereignisse involviert vor allem die **Assoziationsareale des frontalen Kortex**. Deren funktionelle Verbindung mit den zuvor genannten neokortikalen Arealen ermöglicht die Assoziation einer bestimmten Information mit den örtlichen und zeitlichen Gegebenheiten, unter denen diese Information gespeichert wurde.

Ergänzend ist zu bemerken, dass Information an zahlreichen Orten im Gehirn gleichzeitig repräsentiert ist, sogar innerhalb eines Kerngebietes, und die Verarbeitung der Information in hohem Maße parallel angelegt ist. Diese **parallele Informationsverarbeitung** kann zum Beispiel die klinische Beobachtung erklären helfen, dass lokale Läsionen im Allgemeinen eine bestimmte Gedächtnisform nicht vollständig eliminieren. Demzufolge ist Gedächtnis nicht als unitäre Funktion, sondern als multimodales System zu verstehen, das Raum für individuelle Einschätzungen und Strategien lässt. Weitergreifend wird die Frage zu beantworten sein, inwiefern unsere heutigen Einteilungen und Differenzierungen des Gedächtnisses eher provisorischer Natur sind, und Gedächtnis nicht als separate Einheit aus einem oder multiplen Teilen zu verstehen ist, sondern die plastisch-adaptiven Eigenschaften eines jeden funktionellen Hirnsystems bzw. jeder einzelnen Hirnfunktion repräsentiert.

Zusammenfassung Kap. 24.6

Lernen und Gedächtnis

Im menschlichen Gehirn existieren zwei qualitativ unterschiedliche Gedächtnissysteme. Sie beinhalten zum einen das Faktenwissen mit episodischen und semantischen Informationen (**deklaratives, explizites Gedächtnis**). Sie speichern zum anderen Informationen über Fähigkeiten, bestimmte Dinge auszuführen oder zu assoziieren (**nicht-deklaratives, implizites Gedächtnis**). Dabei erfolgt die Gedächtnisbildung stufenweise in Stadien, die das **sensorische Gedächtnis**, das **Kurzzeitgedächtnis** und das **Langzeitgedächtnis** umfassen. Die Überführung von Inhalten des Kurzzeit- in das Langzeitgedächtnis wird als **Konsolidierung** bezeichnet. Schädigung oder Funktionsstörung gedächtnisrelevanter Hirnareale kann eine schwerwiegende Beeinträchtigung von Lernfähigkeit und Gedächtnis zur Folge haben (**Amnesie**), die sich auf Erinnerungen für die Zeit vor (**retrograde Amnesie**) oder nach dem schädigenden Einfluss (**anterograde Amnesie**) erstrecken kann.

Relevante Hirnareale der **deklarativen Gedächtnisbildung** sind die Hippokampusformation, der Gyrus parahippocampalis, die Cortices ento- und perirhinalis sowie Bereiche des Thalamus (Nuclei anteriores und dorsomediales thalami). Bilaterale Läsionen oder andere Funktionsstörungen dieser Regionen haben im Allgemeinen **anterograde Amnesiesyndrome** zur Folge. Das **nicht-deklarative Gedächtnis** bezieht weitgehend separate Schaltkreise ein, die in Abhängigkeit von der jeweiligen Lernaufgabe Areale in Neokortex, Zerebellum, Striatum, Amygdala sowie beteiligte Reflexkreise beinhalten.

Die bilaterale Schädigung der amygdalären Gebiete ist mit einer **Reduktion emotionaler Komponenten von Verhalten und Gedächtnis** verbunden (Urbach-Wiethe-Syndrom). Der ventromediale Anteil des präfrontalen Kortex fungiert als wesentliches Element des **Arbeitsgedächtnisses.**

Wichtige Grundlage der Speicherung eines Sinnesereignisses ist die **Stabilisierung funktioneller Verbindungen** einer definierten, aktiven Population von Neuronen, die das entsprechende Sinnesereignis zentral abbildet. Die Stabilisierung kann mit Hilfe von **Rückkopplungsschleifen** und der **zeitlichen Synchronisation der Aktivität** beteiligter Neurone erreicht werden. Das Ergebnis ist eine **langzeitige Veränderung** von synaptischen Verschaltungen. Die wahrscheinlichen Orte der langzeitigen Speicherung von Information sind die **Assoziationskortizes.** Systeme der Gedächtnismodulation und damit interagierende Substanzen können darüber hinaus die Gedächtnisbildung zeitlich begrenzt beeinflussen, sind allerdings nicht für den Informationsabruf erforderlich.

24.7 Lernabhängige synaptische Plastizität

Bei der Frage nach den molekularen und zellulären Grundlagen von Lern- und Gedächtnisprozessen ist bereits frühzeitig die Synapse (S. 112), das Substrat der Signalübertragung zwischen Neuronen, in den Mittelpunkt des Interesses gerückt. Unsere heutigen Vorstellungen gehen davon aus, dass die Modifikation der synaptischen Übertragungseigenschaften den Signalfluss im Sinne eines Lern- oder Entwicklungsvorganges verändern und die Konservierung dieser Modifikation die Information im Sinne eines Gedächtnisses speichern kann. Die Vorgänge der adaptiven Anpassung synaptischer Prozesse werden kollektiv als **synaptische Plastizität** bezeichnet. In der Tat spielt die synaptische Plastizität eine zentrale Rolle für verschiedene Formen von Lernen und Gedächtnis. Generell werden unterschiedliche zeitliche Phasen der synaptischen Plastizität unterschieden (**Kurzzeit-, Langzeitplastizität**), wobei die Beziehung zu den Kategorien von verhaltensbezogenen Gedächtnisleistungen im Menschen häufig unklar ist.

Eine einfache Form der kurzzeitigen synaptischen Plastizität ist die **synaptische Faszilitierung**. Sie beruht auf einer Erhöhung der an einer definierten Synapse aus den präsynaptischen Terminalen freigesetzten Transmittermoleküle, z. B. aufgrund einer erhöhten Konzentration von Calcium-Ionen in den präsynaptischen Terminalen bei wiederholter hochfrequenter Aktivierung. Auch der funktionell entgegengerichtete Prozess ist beschrieben worden, eine **synaptische Depression** aufgrund einer verminderten Mobilisierung von synaptischen Vesikeln im Bereich der aktiven Zone bei anhaltender Aktivierung. Die Folgen sind entsprechend eine Reduktion oder Verstärkung der Übertragungsstärke an den beteiligten Synapsen, die kurzzeitig anhält und zu den Phänomenen der **Habituation** und der **Sensitisierung** bei nicht-assoziativen Lernvorgängen beitragen kann (S. 962).

Akzeptierte zelluläre Modelle für langzeitige Gedächtnisprozesse sind die **Langzeitpotenzierung** (***long-term potentiation***, **LTP**) und die **Langzeitdepression** (***long-term depression***, **LTD**), die in vielen gedächtnisrelevanten Hirnregionen, auch im Menschen, beschrieben worden sind. Die LTP und die LTD repräsentieren Beispiele für die aktivitätsabhängige, anhaltende Veränderung der synaptischen Übertragungsstärke zwischen Neuronen, wobei die Richtung der Plastizität (Potenzierung *versus* Depression) durch die aktivitätsbezogene Vorgeschichte bestimmt und durch unterschiedliche Mechanismen in den neuronalen Kompartimenten vermittelt wird.

24.7.1 Mechanismen der Langzeitpotenzierung

Das Grundphänomen der LTP stellt sich in den verschiedenen Regionen des Gehirns ähnlich dar (▶ Abb. 24.11). Die Aktivität eines afferenten Eingangs induziert mit Hilfe der präsynaptischen Freisetzung eines chemischen Transmitters in dem postsynaptischen Zielneuron ein **exzitatorisches postsynaptisches Potenzial** (EPSP) (S. 120). Wiederholte Aktivierungen werden mit EPSPs nahezu konstanter Amplitude beantwortet, entsprechend einer konstanten synaptischen Übertragungsstärke. Die Stärke der synaptischen Übertragung kann jedoch im Bruchteil einer Sekunde drastisch erhöht werden, wenn zum Beispiel der präsynaptische Eingang für kurze Zeit besonders stark oder hochfrequent aktiv ist. Nachfolgende, einzelne Aktivierungen werden dann mit EPSPs signifikant erhöhter ATmplitude beantwortet. Diese **Verstärkung der postsynaptischen Antworte**n kann über Stunden bis zu Wochen anhalten, d. h. die synaptische Übertragung ist langzeitig potenziert. Offenbar speichern die zellulären Elemente die Erfahrung einer einmaligen starken Aktivierung im Sinne eines Lern- und Gedächtnisvorganges. Die Schaltkreise der Gedächtnisbildung (S. 964) mit ihrem hohen Grad an Rückkopplungsschleifen und die zeitliche Synchronisierung neuronaler Zellgruppen in diesen Schaltkreisen scheinen besonders geeignet zu sein, diese starke und koordinierte Aktivierung zu vermitteln. Dabei ist die Verstärkung auf diejenigen Synapsen beschränkt, die bei der starken Aktivierung beteiligt waren, d. h. die LTP besitzt **Eingangsspezifität** (▶ Abb. 24.11a). Wenn allerdings andere synaptische Eingänge zeitlich synchron (kongruent) mit der starken Aktivierung des ersten Eingangs aktiv sind, so zeigen auch diese im Anschluss eine langanhaltende Zunahme der synaptischen Übertra-

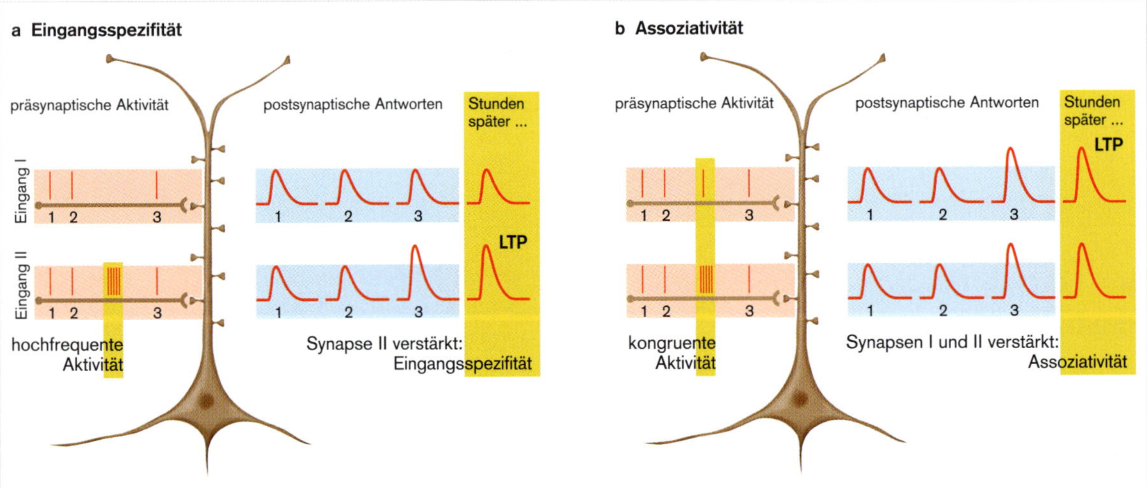

Abb. 24.11 Synaptische Grundlagen der Langzeitpotenzierung Das Schema zeigt synaptische Verbindungen an dendritischen Dornfortsätzen einer Pyramidenzelle, die präsynaptische Aktivität von zwei verschiedenen Eingängen (I, II) zu unterschiedlichen Zeitpunkten (angezeigt durch die Zahlen 1 – 3) und die entsprechenden exzitatorischen postsynaptischen Antworten.

a Eine kurze Phase hochfrequenter Aktivität des Eingangs II (gelb unterlegt) bewirkt eine Verstärkung (Potenzierung) der nachfolgenden exzitatorischen postsynaptischen Antworten (vergleiche Amplitude der Antwort 3 mit den Amplituden 1 und 2). Die Potenzierung ist auch Stunden später erhalten (Langzeitpotenzierung, LTP) und auf den Eingang II beschränkt (Eingangsspezifität).

b Zeitlich synchrone Aktivität des Eingangs I während der hochfrequenten Aktivität des Eingangs II (kongruente Aktivität, gelb unterlegt) bewirkt eine Potenzierung der nachfolgenden postsynaptischen Antworten auch an Eingang I, die Stunden später erhalten ist (Assoziativität der LTP).

gungsstärke. In diesem Falle verknüpft die LTP die beiden Eingänge **assoziativ** und stellt demzufolge ein geeignetes zelluläres Korrelat für assoziatives Lernen dar (▸ Abb. 24.11b).

▸ **Funktionelle Stadien der synaptischen Übertragung.** Zum Verständnis der molekularen Mechanismen der LTP ist es vorteilhaft, drei funktionelle Stadien zu differenzieren:

- normale exzitatorische synaptische Übertragung,
- Auslösung (Induktion) und frühe Phasen der LTP,
- späte Phasen und Aufrechterhaltung der LTP.

Die **normale exzitatorische synaptische Übertragung** (Phase a, ▸ Abb. 24.12) erfolgt mit Hilfe der präsynaptischen Freisetzung der exzitatorischen Aminosäure **Glutamat**. Die postsynaptischen Neurone besitzen unterschiedliche Klassen von ionotropen und metabotropen Rezeptoren (S. 120) für Glutamat. Ein Typ ionotroper Glutamatrezeptor, der AMPA-Rezeptor (S. 126), kann als ein Allzweckvermittler schneller synaptischer Exzitation angesehen werden. Nach Bindung von Glutamat an den Rezeptor öffnet der zugehörige Ionenkanal, der für kleine monovalente Kationen (Natrium- und Kaliumionen) permeabel ist. Die Folge ist ein Nettoeinwärtsstrom von Natriumionen in die postsynaptischen Elemente, der zu einer schnellen Depolarisation der Membran führt, dem EPSP.

Für die **Auslösung** (**Induktion**) **und frühe Phasen der LTP** (Phase b, ▸ Abb. 24.12) sind die Eigenschaften eines anderen ionotropen Glutamatrezeptors, des NMDA-Rezeptors (S. 126), von grundlegender Bedeutung. Nahe dem normalen Ruhemembranpotenzial ist der zugehörige Ionenkanal durch Magnesiumionen blockiert, sodass trotz Bindung des Transmitters Glutamat kein Ionenstrom erfolgen kann. Der NMDA-Rezeptor trägt demzufolge zur normalen synaptischen Übertragung wenig oder nicht bei. Der **Magnesiumblock** des NMDA-Rezeptorkanals wird erst bei hinreichender Depolarisation der Membran aufgehoben, zum Beispiel infolge einer gleichzeitig starken Aktivierung von AMPA-Rezeptoren nach hochfrequenter präsynaptischer Aktivität. Der NMDA-Rezeptorkanal ist neben monovalenten Kationen auch für die divalenten Calciumionen permeabel. Demzufolge strömen nach De-Blockierung des Kanals vor allem auch Calciumionen in die postsynaptischen Elemente ein. Der resultierende Anstieg der intrazellulären Calciumkonzentration fungiert als ein wichtiger Mechanismus für die Auslösung der LTP. Die Calciumionen aktivieren direkt oder über vermittelnde Botenstoffe verschiedene Proteinkinasen. Zum Beispiel binden die Calciumionen an das Calcium-Bindungsprotein **Calmodulin**, wodurch die zugehörige **Calcium-Calmodulin-Kinase** (**CaM-Kinase**) aktiviert wird. Die Kinasen wiederum phosphorylieren AMPA-Rezeptorkanäle und erhöhen dadurch deren Sensitivität für den Transmitter Glutamat mit der Folge einer Verstärkung (Potenzierung) postsynaptischer Antworten. Darüber hinaus kann die postsynaptische Zelle Botenstoffe freisetzen (sog. **retrograde Botenstoffe**, zum Beispiel das Stickstoffmonoxid NO) (S. 114), die nach Diffusion durch den synaptischen Spalt in der Präsynapse eine vermehrte Transmitterfreisetzung induzieren können. Demzufolge sind an der Auslösung und den frühen Phasen der LTP sowohl post- als auch präsynaptische Mechanismen beteiligt.

Für die **späten Phasen und die Aufrechterhaltung der LTP** (Phase c, ▸ Abb. 24.12) sind Mechanismen des Zellkerns und der Genexpression von entscheidender Bedeutung. Intrazelluläre Botenstoffe, vor allem die Calciumionen, vermitteln dabei zwischen den Transmitterrezeptoren und dem Zellkern. Ein wichtiger Signalweg führt von den Calciumionen über das **Adenylylcyclase/cAMP-System** (S. 67) zur Aktivierung **cAMP-abhängiger Kinasen**. Darüber hinaus wird eine weitere Proteinkinase aktiviert, die **Mitogen-aktivierte Proteinkinase** (**MAP-Kinase**), deren Aktivität auch mit zellulären Wachstumsvorgängen assoziiert ist (entwicklungsabhängige Plastizität). Beide Kinasen können Prozesse der Genexpression im Zellkern beeinflussen. Eine Reihe von Hinweisen zeigen, dass die Kinasen den Transkriptionsfaktor **CREB** (**cAMP *responsive element binding protein***) phosphorylieren, der in phosphoryliertem Zustand an einen Promotor, **CRE** (**cAMP *recognition element***), bindet. Hierdurch wird die Expression einer Reihe von Zielgenen induziert, die zum Beispiel das Verhältnis von Rezeptorabbau und -integration in die Plasmamembran verändern oder sog. ruhende Synapsen aktivieren können. Darüber hinaus gibt es Hinweise auf die Umbildung dendritischer Fortsätze in postsynaptischen Neuronen und eine Neubildung von Synapsen (**Synaptogenese**). Auch außerhalb des Weges über den Zellkern kann der Rezeptorbesatz der Plasmamembran beeinflusst werden. Ein Mechanismus führt über eine Isoform der Proteinkinase C, die **PKMζ** (**PKM zeta**) genannt wird. Nach Aktivierung ist die **PKMζ** konstitutiv aktiv und vermittelt einen anhaltenden Transport (***Trafficking***) von AMPA-Rezeptoren zur Insertion in die Plasmamembran des postsynaptischen Dendriten. Die kollektive Folge dieser Prozesse ist die anhaltende Verstärkung der synaptischen Übertragung an definierten Synapsen im Sinne der **Konsolidierung** eines zellulären Lernvorgangs (S. 961). Dabei werden die intrazellulären Signalwege selbst durch Transmittersysteme kontrolliert, insbesondere Transmitter des aufsteigenden Hirnstammsystems (S. 995) und neurotrophe Faktoren (S. 971), die dadurch die späten Phasen der LTP stabilisieren können. Über diese Effekte könnten motivations-, aufmerksamkeits-, und entwicklungsabhängige Einflüsse auf Lernvorgänge erklärt werden.

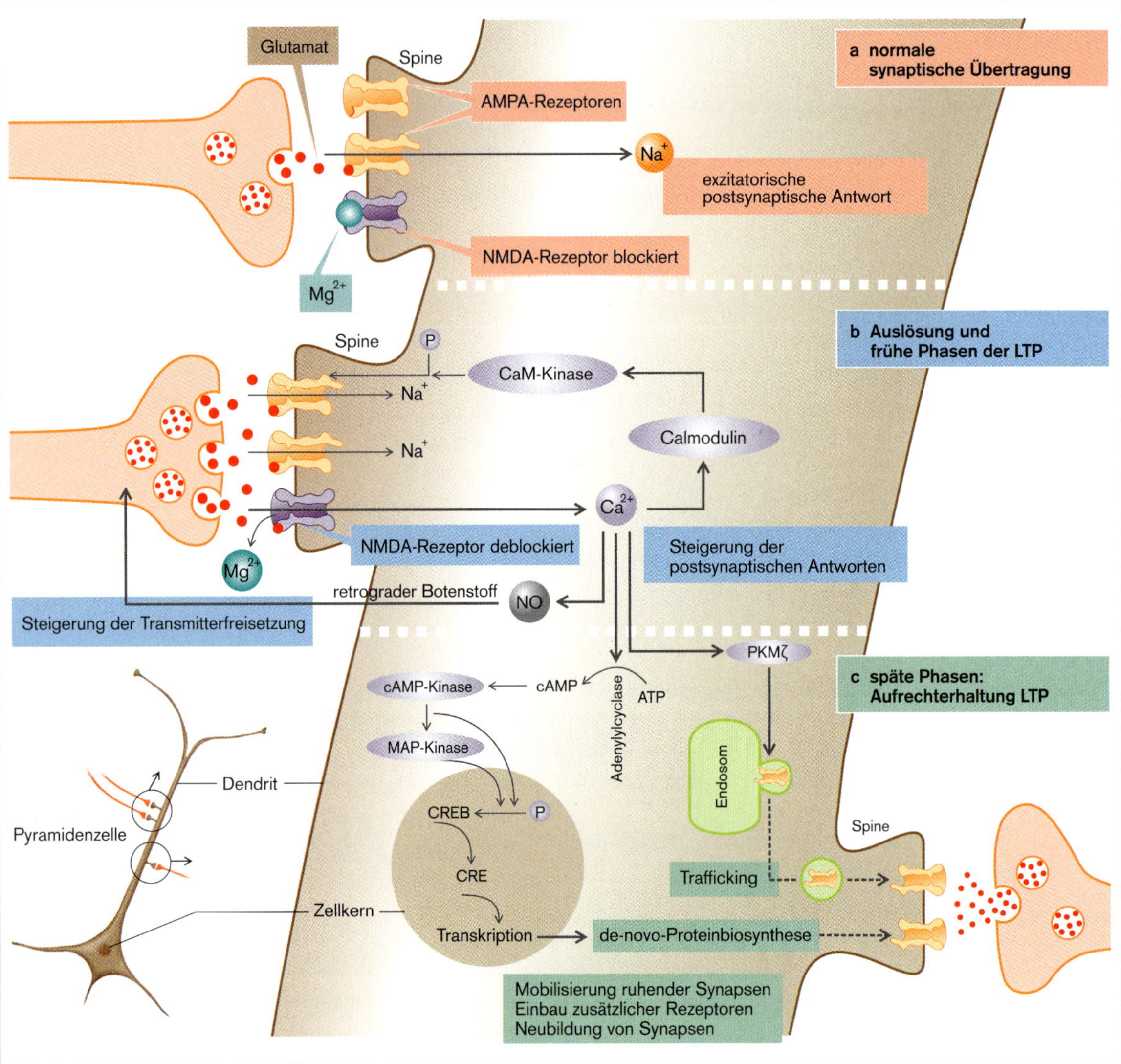

Abb. 24.12 Mechanismen der Langzeitpotenzierung (LTP). Schema synaptischer Verbindungen an dendritischen Dornfortsätzen einer Pyramidenzelle (vgl. ▶ Abb. 24.11), mit präsynaptischen Terminalen und postsynaptischen Komponenten. Drei verschiedene Phasen (**a–c**) der synaptischen Transmission sind dargestellt.

a Normale synaptische Übertragung (rot hervorgehoben). Die NMDA-Rezeptorkanäle sind durch Mg^{2+} blockiert. Glutamat vermittelt über postsynaptische AMPA-Rezeptoren einen Netto-Einwärtsstrom von Na^+ und dadurch eine exzitatorische postsynaptische Antwort.

b Auslösung und frühe Phasen der LTP (blau hervorgehoben). Die NMDA-Rezeptorkanäle sind deblockiert. Bindung von Glutamat an die NMDA-Rezeptoren induziert einen Ca^{2+}-Einwärtsstrom, der über Ca^{2+}-Calmodulin zum einen die Phosphorylierung von AMPA-Rezeptoren mit Hilfe der Ca^{2+}-Calmodulin-Kinase (CaM-Kinase) bewirkt. Zum anderen aktiviert Ca^{2+} den retrograden Botenstoff Stickstoffmonoxid (NO). Die Folgen sind die kurzfristige Steigerung der Glutamatfreisetzung und der postsynaptischen Antworten.

c Späte Phasen und Aufrechterhaltung der LTP (grün unterlegt). Die Ca^{2+}-abhängige Aktivierung von Kinasen (cAMP-abhängige Kinase; mitogenaktivierte Proteinkinase [MAP-Kinase]) bewirkt im Zellkern die Phosphorylierung von Transkriptionsfaktoren (cAMP *responsive element binding protein*, CREB) und Aktivierung von Promotoren (CRE) mit der Folge einer veränderten Expression von Zielgenen und de-*novo*-Proteinbiosynthese. Neben den Mechanismen des Zellkerns führt die Aktivierung der konstitutiv aktiven Proteinkinase PKMζ zum gesteigerten Transport (*Trafficking*) und Einbau von AMPA-Rezeptoren in die Plasmamembran. Die Folge sind die Mobilisierung ruhender Synapsen, der Einbau zusätzlicher Rezeptoren in die Postsynapse und die Neubildung von Synapsen. Nach [16].

Darüber hinaus sind epigenetische Änderungen der Chromatin-Struktur für synaptische Plastizität, Lernen und Gedächtnis von Bedeutung. Eine Form der **epigenetischen Regulation** basiert auf der Acetylierung von Histonen, den Proteinkomponenten der Nukleosomen. Der CRE-Promotor aktiviert den transkriptionalen Koregulator ***CREB-binding protein*** (CBP), der Histone acetyliert. Dadurch wird die repressive Chromatinstruktur aufgelöst, Zugang zu Promotorregionen von Zielgenen und Bindung von RNA Polymerasen geschaffen, und die Transkription initiiert. Umgekehrt kann durch Rekrutierung von Histon-Deacetylasen die Transkription unterdrückt werden. Klinische Hinweise zeigen Mutationen des CBP bei **Rubinstein-Taybi-Syndrom**, einem relativ seltenen Mikrodeletionssyndrom mit typisch breitem Daumen und Großzehe, Minderwuchs und mentaler Retardation. Die genauen Wege der epigenetischen Regulation, die Identifizierung der Zielgene und die Bedeutung dieser molekularen Bausteine für die verschiedenen Formen von Gedächtnis sind Gegenstand aktueller Forschung.

Die hier geschilderten Mechanismen repräsentieren lediglich einen Teil des reichhaltigen Repertoires adaptiver zellulärer Prozesse, deren detaillierte Aufklärung Gegenstand aktueller Forschung ist, und die durchaus kontrovers diskutiert werden. Zum Beispiel existieren neben dieser NMDA-vermittelten LTP auch andere Formen der LTP, die NMDA-unabhängig ausgelöst werden oder präsynaptisch lokalisiert sind, oft aber einen Anstieg der intrazellulären Calciumkonzentration als wichtigen Auslösemechanismus beinhalten.

24.7.2 Balance zwischen Langzeitpotenzierung und -depression

Die LTD, eine anhaltende Reduzierung der synaptischen Übertragungsstärke, tritt vor allem nach einer niederfrequenten Aktivierung präsynaptischer Eingänge auf (▸ Abb. 24.13a). Ähnlich wie bei der LTP spielen Glutamatrezeptoren und intrazelluläre Calciumionen auch für die Auslösung der LTD eine entscheidende Rolle. Im Unterschied zur LTP ist hier die Aktivierung metabotroper Glutamatrezeptoren (S. 120) in der Postsynapse erforderlich.

Die metabotropen Glutamatrezeptoren sind über ein Guanosintriphosphat (GTP) aktiviertes Protein (**G-Protein**) mit dem Enzym **Phospholipase C** gekoppelt (▸ Abb. 24.13b). Die Aktivierung dieses Enzyms führt zur Spaltung von **Phosphatidylinositol-4,5-bisphosphat** (**PIP$_2$**) in **Inositol-1,4,5-trisphosphat** (**IP$_3$**) und **Diacylglycerol**. Diacylglycerol führt als intrazellulärer Botenstoff zur Aktivierung der **Proteinkinase C**, und IP$_3$ fördert die Freisetzung von Calciumionen aus intrazellulären Speichern. Zusätzlich erfolgt ein Einstrom von Calciumionen aus dem Extrazellulärraum durch **spannungsabhängige Calciumkanäle** in die postsynaptischen Strukturen. Hierdurch wird eine anhaltende Depression der synaptischen Übertragungsstärke ausgelöst, deren Mechanismen allerdings bislang wenig verstanden sind. Es gibt Hinweise auf eine Vermin-

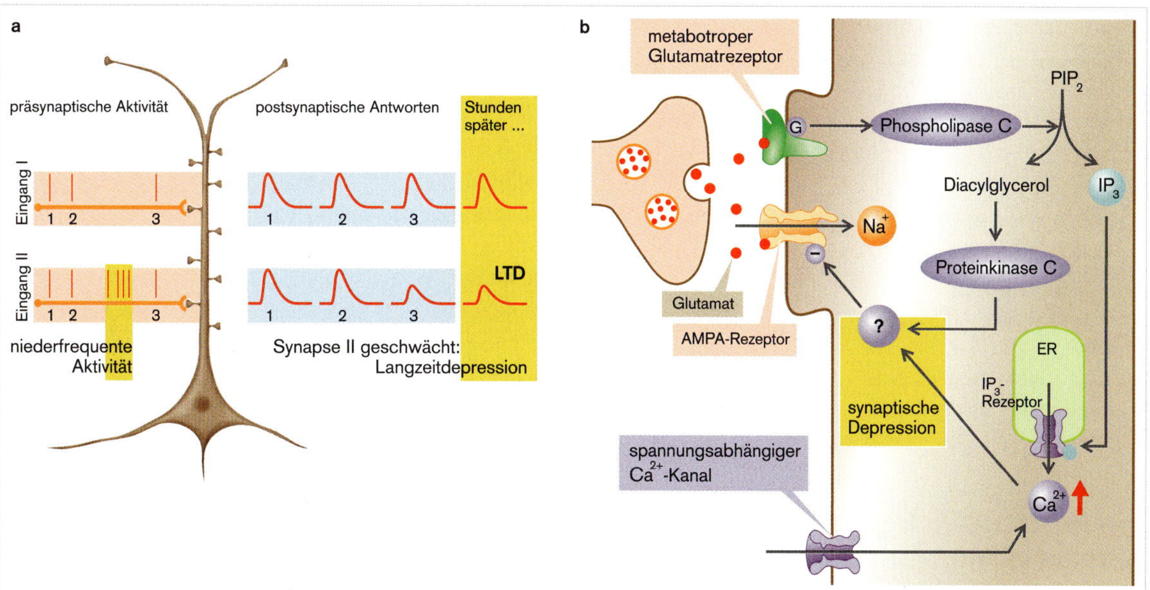

Abb. 24.13 Mechanismen der Langzeitdepression (LTD).

a Das Schema zeigt synaptische Verbindungen eines Neurons, die präsynaptische Aktivität von zwei verschiedenen Eingängen (I, II) zu unterschiedlichen Zeitpunkten (angezeigt durch die Zahlen 1 – 3) und die entsprechenden exzitatorischen postsynaptischen Antworten. Eine kurze Phase niedrigfrequenter Aktivität des Eingangs II (gelb unterlegt) bewirkt eine Abschwächung (Depression) der nachfolgenden exzitatorischen postsynaptischen Antworten (vergleiche Amplitude der Antwort 3 mit den Amplituden 1 und 2). Die Depression ist auch Stunden später erhalten (Langzeitdepression, LTD).

b Schema einer synaptischen Verbindung mit präsynaptischer Terminale und postsynaptischen Strukturen. Bindung von Glutamat an metabotrope Glutamatrezeptoren induziert eine Kaskade von intrazellulären Botenstoffen, in der über ein G-Protein und die Phospholipase C die Spaltung von Phosphatidylinositol-4,5-bisphosphat (PIP$_2$) in Inositol-1,4,5-triphosphat (IP$_3$) und Diacylglycerol (DAG) katalysiert wird. Diacylglycerol aktiviert die Proteinkinase C, und IP$_3$ induziert die Freisetzung von Ca^{2+} aus dem endoplasmatischen Retikulum (ER). Darüber hinaus werden spannungsabhängige Ca^{2+}-Kanäle in der Plasmamembran aktiviert. Die Erhöhung der intrazellulären Ca^{2+}-Konzentration bewirkt eine anhaltende synaptische Depression.

derung des Effektes von postsynaptischen AMPA-Rezeptorkanälen, aber auch auf präsynaptische Wirkungsorte (▶ Abb. 24.13b).

Der Anstieg der intrazellulären Calciumkonzentration stellt ein wichtiges auslösendes Element sowohl für die Depression als auch für die Potenzierung der synaptischen Übertragung dar. Welcher der beiden Prozesse einsetzt, scheint durch die erreichte Calciumkonzentration in den postsynaptischen Kompartimenten und die angesteuerten intrazellulären Signalwege bestimmt zu werden. Dabei wird das Ausmaß von Plastizität, das an einer gegebenen synaptischen Verbindung aktuell ausgebildet werden kann, durch die aktivitätsbezogene Vorgeschichte dieser Verbindung bestimmt (**Metaplastizität**).

Zusammengefasst sind LTP und LTD geeignete Modelle, Lernen und Gedächtnis auf molekularer und zellulärer Ebene zu erklären. Allerdings sind Korrelationen zwischen den Vorgängen synaptischer Plastizität auf zellulärer Ebene und der Gedächtnisbildung auf Verhaltensebene bislang nur punktuell gelungen.

Zusammenfassung Kap. 24.7

Lernabhängige synaptische Plastizität
Eine zentrale Rolle für Lern- und Gedächtnisvorgänge spielt die **adaptive Veränderung der synaptischen Übertragung** zwischen Neuronen (**synaptische Plastizität**). Beispiele für kurzzeitige Formen der synaptischen Plastizität sind die synaptische **Faszilitierung** und die synaptische **Depression**, die auf einer transienten Modulation von Prozessen der Transmitterfreisetzung in der Präsynapse beruhen. Beispiele für langzeitige Formen der synaptischen Plastizität sind die **Langzeitpotenzierung** (LTP) und die **Langzeitdepression** (LTD), bei denen die Übertragungsstärke individueller synaptischer Verbindungen dauerhaft gesteigert bzw. verringert werden kann.

Die LTP beinhaltet verschiedene Phasen, in denen die **synaptische Plastizität** ausgelöst sowie kurz- und langzeitig aufrechterhalten wird. Ein wichtiger Mechanismus der Auslösung beruht auf postsynaptischen, ionotropen Glutamatrezeptoren des NMDA-Typs, deren De-Blockierung und resultierendem Ca^{2+}-Einstrom. Der Anstieg der intrazellulären Ca^{2+}-Konzentration aktiviert eine Kaskade von Botenstoffen, die zum einen zu einer **Verstärkung postsynaptischer Antworten** durch **Rezeptorphosphorylierung** und – mit Hilfe **retrograder Botenstoffe** – zu einer **Steigerung der präsynaptischen Transmitterfreisetzung** führen (frühe Phasen der LTP). Zum anderen werden Kinasen aktiviert, wie z. B. die Mitogen-aktivierte Proteinkinase (**MAP-Kinase**), die Prozesse der Genexpression im Zellkern induzieren. Daneben werden Mechanismen der epigentischen Regulation und des intrazellulären Transports von Proteinen rekrutiert. Die Folge sind *de-novo*-Proteinbiosynthese, Insertion von Rezeptoren in die Plasmamembran, Mobilisierung ruhender Synapsen und **Neubildung von Synapsen** (späte Phasen und Aufrechterhaltung der LTP). Ähnlich der LTP basiert auch die LTD auf **Ca^{2+}-abhängigen Mechanismen** in der **Postsynapse**, wobei hier die Freisetzung von Ca^{2+} aus intrazellulären Speichern nach Aktivierung metabotroper Glutamatrezeptoren sowie der Ca^{2+}-Einstrom durch spannungsabhängige Ca^{2+}-Ionenkanäle entscheidend sind. Ort und Ausmaß der intrazellulären Ca^{2+}-Konzentrationserhöhung sowie die Art der aktivierten Botenstoffe in der Postsynapse entscheiden über die Richtung der synaptischen Plastizität (LTP *versus* LTD), wobei die Korrelation der Vorgänge auf synaptischer Ebene mit den Prozessen von Lernen und Gedächtnis auf Verhaltensebene bislang nur punktuell gelungen ist.

24.8 Hirnentwicklung: Entwicklungs- und erfahrungsabhängige Plastizität

24.8.1 Mechanismen der frühen Entwicklung des Nervensystems

Das Nervensystem entsteht aus dem Ektoderm durch die induktiven Wechselwirkungen molekularer Faktoren des mesodermalen und des ektodermalen Gewebes. Im Zuge der frühen ontogenetischen Entwicklung faltet sich die **Neuralplatte** zur **Neuralrinne**, die sich zum **Neuralrohr** schließt. Aus dem Neuralrohr entstehen nachfolgend Gehirn und Rückenmark (zum Weiterlesen wird auf Lehrbücher der Entwicklungsbiologie verwiesen). Ein wichtiger Schritt ist die Entstehung einer Population **neuraler Vorläuferzellen** aus ektodermalen Zellen. Die weitere ontogenetische Entwicklung kann grob in zwei Schritte eingeteilt werden: die Genese der Neurone und die Genese der Verbindungen.

Genese der Neurone: Einfluss induktiver Signale

Die frühen Stadien werden durch ein Wechselspiel zwischen induktiven Signalen und zellulären Bewegungen gesteuert. Unter deren Einfluss gelangen die neuralen Vorläuferzellen durch Migration an ihre Zielorte und differenzieren in die verschiedenen Neuronenklassen. Ein

Ergebnis ist die Anlage der Hauptregionen des Gehirns. Wichtige Vermittler der induktiven Signale sind Peptidhormone, wie zum Beispiel die **Fibroblastenwachstumsfaktoren** (*fibroblast growth factor*, **FGF**), das ***sonic hedgehog protein*** und die **Retinsäure**, ein Derivat des Vitamins A. Diese Moleküle binden an Rezeptoren der Zelloberfläche und aktivieren dadurch über eine intrazelluläre Signalkaskade gezielt Mechanismen des Zellkerns und der Genexpression. Die Funktionsstörung einer Signalkette hat im Allgemeinen schwerwiegende Konsequenzen für die normale Hirnentwicklung. Demzufolge schafft die Kenntnis der induktiven Signale eine entscheidende Voraussetzung für das verbesserte Verständnis der Ätiologie und die Therapie einer Reihe von angeborenen Hirnentwicklungsstörungen.

Beispiele für Hirnentwicklungsstörungen sind **Spina bifida** (Fehlbildung der Wirbelsäule mit fehlender Verschmelzung der Wirbelbögen) und **Anenzephalie** (Fehlen wesentlicher Teile des Gehirns infolge ausbleibenden Schlusses des Neuralrohres). Die Ursachen werden in den induktiven Signalwegen bzw. den partizipierenden Genen vermutet. Ein eklatantes Beispiel für die Fähigkeit eines Agens, eine strukturell-funktionelle Anomalität auszulösen (**teratogene Wirkung**), wurde erstmalig in den 30er-Jahren des 20. Jahrhunderts beschrieben. Klinische Studien zeigten, dass ein Mangel an Vitamin A während der Schwangerschaft schwerwiegende fötale Fehlbildungen zur Folge hat, wobei vor allem das sich entwickelnde Gehirn betroffen ist. Überraschend war zunächst der (im Tierexperiment erhobene) Befund, dass auch ein massives Überangebot an Vitamin A oder verschiedenen Vitamin-A-Derivaten (Retinal, Retinsäure) zu Fehlbildungen führen kann. Erst die Entdeckung der Rezeptoren für **Retinsäure** Mitte der 80er-Jahre erbrachte einige wichtige Antworten. Die Rezeptoren fungieren als Transkriptionsfaktoren, insofern als nach Bindung von Retinsäure oder Liganden (wie zum Beispiel Vitamin A) spezifische Gene aktiviert werden, die für induktive Prozesse der frühen Hirnentwicklung essenziell sind. Manipulation dieser Prozesse (durch Defizienz oder Exzess der Rezeptorliganden) führt zu abnormalen Mustern der Genexpression und demzufolge zu Störungen der Hirnentwicklung.

Genese der Verbindungen: Wechselspiel zwischen Wachstumskegel und Signalmolekülen

Ein makroskopisches Ergebnis der frühen ontogenetischen Prozesse ist die regionale Spezifizierung der Hauptthirnregionen (**Prosencephalon**, **Mesencephalon**, **Rhombencephalon**). Die nachfolgende Anlage eines funktionsfähigen Gehirns erfordert die Generierung axonaler Pfade und die präzise Verbindung prä- und postsynaptischer Elemente. Wichtige Grundlage hierfür sind die **Wachstumskegel** der aussprossenden Axone und deren Wechselwirkung mit nicht-diffusiblen und diffusiblen Signalen, die die Wachstumsrichtung und die Ausbildung von Zell-Zell-Kontakten bestimmen. Zu den nicht-diffusiblen Signalen zählen zum einen die **Zelladhäsionsmoleküle** (z. B. *neural cell adhesion molecule*, **NCAM**) und die **Cadherine**. Die Moleküle finden sich im Allgemeinen an der Zelloberfläche, interagieren mit membranständigen Rezeptoren der Wachstumskegel und aktivieren assoziierte intrazelluläre Signalketten. Über die Auslösung von Prozessen der Genexpression können Zell-Zell-Kontakte stabilisiert werden. Über ähnliche Mechanismen werden die Wachstumskegel durch Adhäsionsmoleküle der extrazellulären Matrix (**Laminin**, **Collagen**, **Fibronektin**) beeinflusst. Eine ganz andere Klasse von wachstumsrelevanten Molekülen wird von den Zielzellen produziert. Diese **chemotropen Faktoren** diffundieren zu den wachsenden Axonen und beeinflussen deren Orientierung im Sinne einer chemischen Anziehungs- oder Abstoßungsreaktion. In Abhängigkeit von den chemotropen Faktoren kann das axonale Wachstum in Richtung zu den Zellen, die die Faktoren produzieren (z. B. durch **Netrine**) oder von diesen Zellen fort gelenkt werden (z. B. durch **Semaphorine**).

Chemotrope Faktoren gelten darüber hinaus als wichtige Elemente nach Verletzung des adulten Gehirns, indem sie axonales Wachstum im Verletzungsbereich inhibieren.

24.8.2 Bildung synaptischer Kontakte: Kompetition, Eliminierung und Stabilisierung

Die Bildung synaptischer Kontakte stellt eine neue Entwicklungsphase dar, insofern als das Überleben und die weitere Differenzierung der Neurone – zum Teil in direkter Weise und langzeitig – von den postsynaptischen Zielstrukturen beeinflusst wird. Der wechselseitige Einfluss von prä- und postsynaptischer Struktur wird als **trophische Wechselwirkung** bezeichnet. Wichtige vermittelnde Faktoren sind **neurotrophe Faktoren** und neuropeptiderge Transmitter (S. 70). Beispiele für die große Molekülfamilie der neurotrophen Faktoren sind der **Nervenwachs-**

tumsfaktor (*nerve growth factor*, **NGF**) und die Neurotrophine (S. 114), wie **BDNF** (*brain-derived neurotrophic factor*). Ähnlich „klassischen“ Transmittermolekülen binden die neurotrophen Faktoren an membranständige Rezeptoren, die nach Aktivierung eine Kaskade von intrazellulären Signalen auslösen und dadurch Mechanismen des Zellkerns und der Genexpression regulieren (▶ Abb. 24.14a). Dabei können die Faktoren zum einen auf die postsynaptische Zelle wirken, ähnlich „klassischen“ Neurotransmittern. Die Faktoren können zum anderen auf die präsynaptische Zelle wirken, mit Hilfe von Autorezeptoren der präsynaptischen Membran, deren Internalisierung und retrograd vermittelten Einflüssen auf den Zellkern (zum intrazellulären Transport siehe Kap. 2.9.2) (S. 84). Die Abstimmung der prä- und postsynaptischen Prozesse ist für die Stabilisierung und Spezifität der Verbindungen von entscheidender Bedeutung.

Ein Beispiel für Neurotrophinrezeptoren sind die **Tyrosinkinase(Trk-) Rezeptoren.** Der zytoplasmatische Teil des Trk-Rezeptors enthält eine Domäne mit Kinaseaktivität, die nach Bindung des Neurotrophins das Rezeptorprotein selbst sowie eine Reihe von intrazellulären Proteinen phosphoryliert und damit eine intrazelluläre Phosphorylierungskaskade startet. Unter anderem wird die **Mitogen-aktivierte Proteinkinase (MAP-Kinase)** phosphoryliert, die Transkriptionsfaktoren im Zellkern aktiviert und damit die Expression einer Reihe von differenzierungs- und überlebensrelevanten Zielgenen induziert. Ähnliche Prozesse existieren bei der funktionellen Stabilisierung synaptischer Verbindungen im Rahmen von Lern- und Gedächtnisprozessen (S. 966).

▶ Kompetition: Eliminierung, Stabilisierung und Reorganisation synaptischer Kontakte. Ein wichtiges Organisationsprinzip für die Selektion und Ausbildung spezifischer synaptischer Verbindungen ist die **Kompetition** (▶ Abb. 24.14b). Einerseits produzieren die neuronalen Zielstrukturen nur eine begrenzte Menge an neurotrophen Faktoren. Andererseits ist das Überleben der Neurone vor allem in der embryonalen und frühpostnatalen Phase – sowie in geringerem Maße auch im adulten Gehirn – von der Wirkung einer kritischen Menge eines oder mehrerer spezifischer **neurotropher Faktoren** abhängig. Demzufolge konkurrieren die Neurone in einer Art Wettbewerb (**Kompetition**) um die verschiedenen neurotrophen Faktoren (▶ Abb. 24.14b **1**). Neurone, die aufgrund ihrer Rezeptorausstattung und Lokalisation eine

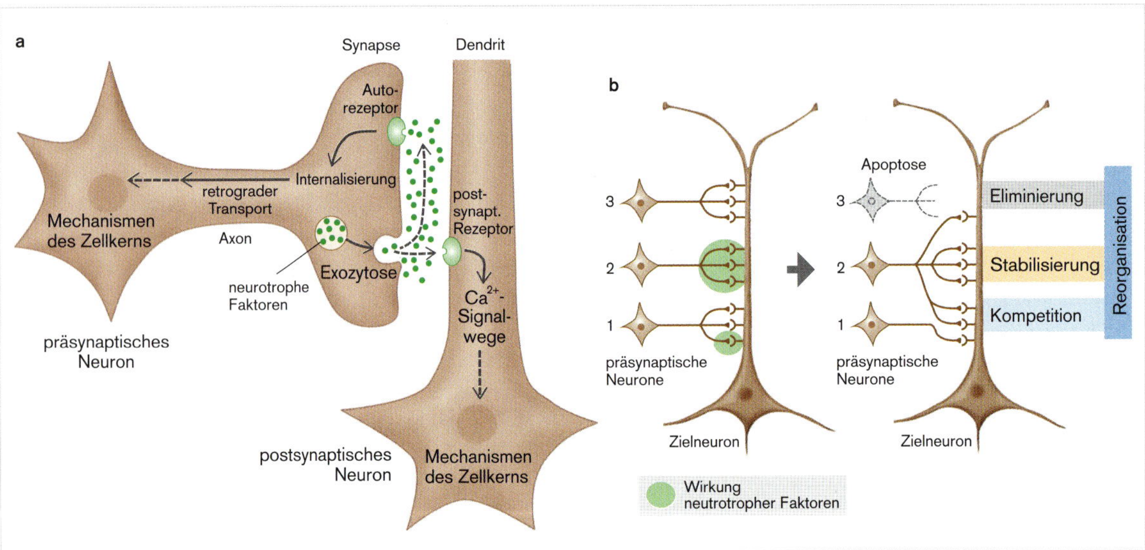

Abb. 24.14 Selektion und Reorganisation neuronaler Verbindungen durch Wirkung neurotropher Faktoren.
a Schema der Signalwege neurotropher Faktoren in einem prä- und einem postsynaptischen Neuron. Die Pfeile illustrieren die prinzipiellen Signalwege; molekulare Details sind in Kapitel 2.6 (S. 66) dargestellt. Präsynaptische Freisetzung der Faktoren durch Exozytose und nachfolgende Stimulation membranständiger postsynaptischer Rezeptoren induziert über Ca^{2+}-abhängige Signalwege regulatorische Mechanismen des Zellkerns des postsynaptischen Neurons. Stimulation präsynaptischer Autorezeptoren und deren Internalisierung wirkt über retrograde Prozesse auf Mechanismen des Zellkerns des präsynaptischen Neurons.
b Synaptische Reorganisation unter Wirkung neurotropher Faktoren. Schematisch dargestellt sind drei präsynaptische Neurone (1, 2, 3) und die Entwicklung ihrer synaptischen Verbindungen mit einem Zielneuron. Der Wirkungsbereich neurotropher Faktoren ist grün hervorgehoben. Neurone mit hinreichender Wirkung neurotropher Faktoren überleben. Ihre synaptischen Verbindungen werden gefestigt (Stabilisierung, 2), oder sie können im Wettbewerb mit benachbarten Neuronen in deren postsynaptische Territorien vordringen, sofern jene wenig neurotrophe Wirkung erfahren (Kompetition, 1). Neurone, die diese Wirkung der neurotrophen Faktoren nicht oder in zu geringem Ausmaß erfahren, durchlaufen Prozesse des programmierten Zelltods (Apoptose) und gehen zugrunde (Eliminierung, 3). Die Folge ist eine Selektion von Neuronen in Verbindung mit einer Reorganisation der synaptischen Verbindungen.

hinreichende Wirkung neurotropher Faktoren erfahren, überleben, und die entsprechenden synaptischen Verbindungen mit den Zielzellen werden stabilisiert (▶ Abb. 24.14b **2**). Dabei wirken die elektrische Aktivität der Neurone und die daraus resultierende Freisetzung von Transmittern als wichtiger Faktor für die **Stabilisierung** der synaptischen Verbindungen. Neurone, die diese Wirkung der neurotrophen Faktoren nicht oder in zu geringem Ausmaß erfahren, durchlaufen Prozesse des programmierten Zelltods (**Apoptose**) und gehen zugrunde (▶ Abb. 24.14b **3**). Die Folgen dieser Selbstorganisationsprozesse sind eine **Selektion** von Neuronen und eine **Reorganisation** von synaptischen Verbindungen, die eine entscheidende Grundlage für die Vielfalt und die Spezifität der Hirnfunktionen darstellen. Im adulten Gehirn bleiben neurotrophe Faktoren einerseits für Reparaturvorgänge nach Schädigung und andererseits für erfahrungs- und lernabhängige Plastizität von Bedeutung. Zum Beispiel spielen neurotrophe Faktoren eine stabilisierende Rolle für die Langzeitpotenzierung (S. 966) und die deklarative Gedächtnisbildung (S. 959).

Die Stabilisierung funktionell wichtiger Synapsen trägt während der postnatalen Entwicklung wesentlich zur erfahrungsabhängigen Reifung des Gehirns (S. 971) bei. Eine Hauptaufgabe für den Abbau nicht genutzter synaptischer Verbindungen (***pruning***) übernehmen Mikrogliazellen (S. 137).

▶ Aktivitätsabhängige Stabilisierung von Hirnfunktionen. Eine der Folgen der neuronalen Differenzierung in den primärmotorischen und den sensorischen Systemen des Gehirns ist die Anlage von sog. **Karten**, in denen benachbarte Orte der Peripherie ähnlich einer topografischen Karte in benachbarten neuronalen Anordnungen repräsentiert sind. Darüber hinaus existieren funktionelle Karten, insofern als Neurone gleicher oder ähnlicher Funktion in benachbarten Hirngebieten angeordnet sind. Gut untersucht sind diese Vorgänge im visuellen Kortex (S. 847), in dem topografische und funktionelle Karten zum Beispiel als **okuläre Dominanzsäulen** (S. 847) angelegt sind. Korrespondierende Netzhautareale beider Augen projizieren auf benachbarte okuläre Dominanzsäulen. In diesen Säulen alternieren in regelmäßiger Abfolge Neurone, die Signale von den korrespondierenden Netzhautarealen entweder des kontra- oder des ipsilateralen Auges erhalten, mit solchen Neuronen, die Signale aus beiden Augen integrieren (**binokulare Innervation**). Diese regelmäßige funktionelle Anordnung ist eine der Grundvoraussetzungen für das beidäugige Sehen und damit des räumlichen Sehens (S. 851).

Angeborene monokulare Trübungen von Hornhaut oder Linse, oder frühkindliches Schielen können zu teilweise drastischen Fehlverschaltungen des visuellen Systems führen. Aus experimentellen Studien ist bekannt, dass die Verminderung der Aktivität aus einem Auge (**monokulare Deprivation**) zu einer gestörten Balance in den okulären Dominanzsäulen führt. In diesem Fall überwiegen die aus dem gesunden Auge innervierten Neurone bei weitem, und nur wenige Neurone werden aus beiden oder ausschließlich aus dem betroffenen Auge innerviert. Das betroffene Auge ist demzufolge funktionell vom Kortex entkoppelt, mit der Folge schwerwiegender Beeinträchtigungen des visuellen Wahrnehmungsvermögens (**Amblyopie**) (S. 853). Diese Konsequenzen sind irreversibel, sofern die periphere Störung nicht innerhalb der sog. **kritischen Periode** korrigiert wird, die im visuellen System des Menschen die ersten postnatalen Lebensjahre ausmacht.

Eine Erklärung für die Konsequenzen monokularer Deprivation und kindlichen Schielens liegt in der Ausbildung der synaptischen Verschaltungen im visuellen Kortex innerhalb der kritischen Periode der frühen postnatalen Jahre (▶ Abb. 24.15). In dieser Periode erfolgt die aktivitätsabhängige **Selektion** und **Stabilisierung** der synaptischen Verbindungen. Bei korrelierter binocularer Aktivität werden die synaptischen Kontakte in den visuellen Zielneuronen in einer territorialen Balance beider Augen stabilisiert (▶ Abb. 24.15a, ▶ Abb. 24.15b; linke Spalte). Bei nicht korrelierter binokularer Aktivität, zum Beispiel in Folge **monokularer Deprivation**, fehlen diese stabilisierenden Einflüsse bezüglich des deprivierten Auges. In der Konsequenz werden die entsprechenden synaptischen Kontakte aus diesem Auge schwächer ausgebildet oder gar eliminiert. Das betroffene Auge ist weitgehend vom visuellen Kortex synaptisch entkoppelt (De-Afferenzierung). Im Sinne einer **Kompetition** dominieren die Verbindungen aus dem gesunden Auge und breiten sich – einer experimentell gut belegten Hypothese zufolge – in das de-afferenzierte postsynaptische Territorium des deprivierten Auges aus (▶ Abb. 24.15a, ▶ Abb. 24.15b; rechte Spalte). Die Folge dieser territorialen Umverteilung ist ein massiv beeinträchtigtes Sehvermögen (**Amblyopie**) (S. 853). Diese Prozesse greifen in der kritischen Periode während der frühen postnatalen Jahre.

Während der kritischen Periode induziert die monokulare Deprivation eine ausgeprägte Motilität von **Dornfortsätzen (Spines)** in den Dendriten der Neurone des visuellen Kortex (▶ Abb. 24.15c). An den Dornfortsätzen befinden sich exzitatorische Synapsen (S. 120), die afferente visuelle Signale vermitteln. Der synaptischen Freisetzung von Glutamat mit resultierender Aktivierung von postsynaptischen NMDA Rezeptoren und intrazellulären Ca^{2+}-abhängigen Signalkaskaden (ähnlich denen der lernabhängigen synaptischen Plastizität) (S. 966) kommt eine wichtige Rolle für die Induktion der Motilität zu. Diese Motilität der Dornfortsätze führt im längeren Zeitverlauf nach Deprivation zu einer Reorganisation zugunsten der synaptischen Eingänge, die Signale aus dem nicht deprivierten

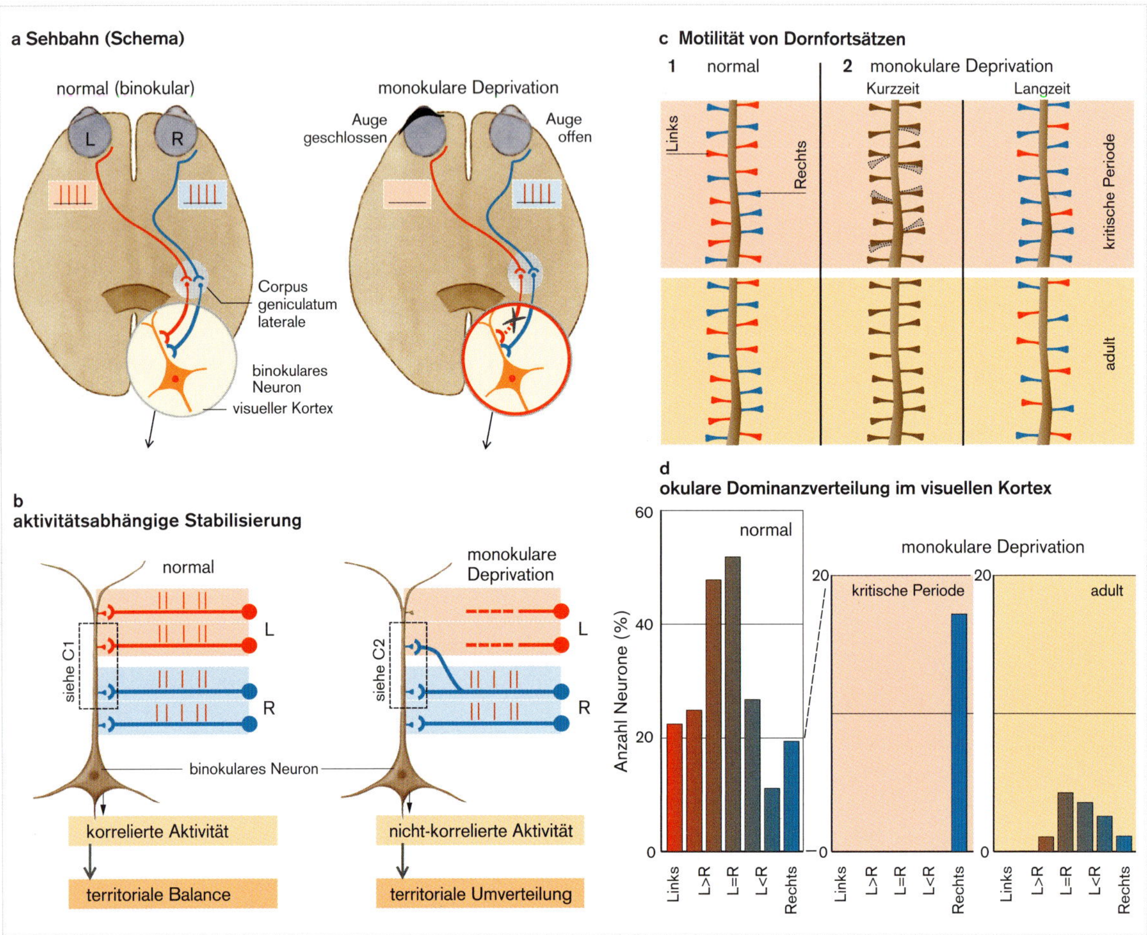

Abb. 24.15 Folgen monokularer Deprivation.

a Schema der Sehbahn, mit linkem (L) und rechtem (R) Auge. Bei normal-binokularem Sehen stabilisiert die korrelierte Aktivität aus beiden Augen die binokularen Verbindungen in Neuronen des visuellen Kortex. Bei monokularer Deprivation (vorübergehender Verschluss, hier des linken Auges) ist die binokulare Balance im visuellen Kortex gestört.

b Schema der aktivitätsabhängigen Stabilisierung synaptischer Verbindungen in einem Neuron. Bei Normalsehen bewirkt die zeitlich korrelierte binokulare Aktivität afferenter Eingänge des linken (L) und des rechten (R) Auges eine relative Balance der Territorien beider Eingänge und stabilisiert sie auf diese Weise. Nach monokularer Deprivation (hier des linken Auges) und entsprechend nicht korrelierter binokularer Aktivität fehlt dieser stabilisierende Einfluss, und die Eingänge aus dem gesunden (rechten) Auge breiten sich zuungunsten des deprivierten Auges aus (territoriale Umverteilung).

c Motilität von Dornfortsätzen in Neuronen des visuellen Kortex. Bei Normalsehen sind Dornfortsätze mit synaptischen Eingängen aus dem rechten (blau dargestellt) und dem linken Auge (rot) etwa gleich verteilt. Monokulare Deprivation (des linken Auges) in der kritischen Periode induziert eine kurzzeitige Motilität der Dornfortsätze, die langzeitig zu einer Umorganisation zugunsten synaptischer Eingänge aus dem nicht deprivierten (rechten) Auge führt. Nach Ende der kritische Periode („adult") treten Motilität und Umorganisation nicht auf.

d Experimentelle Ergebnisse der okularen Dominanzverteilung im visuellen Kortex. Beim Normalsehen wird eine große Zahl von Neuronen aus beiden Augen aktiviert (L = R), bei einem Teil überwiegt die Aktivierung aus jeweils einem Auge (L > R; L < R), und ein geringer Teil wird ausschließlich aus dem linken oder dem rechten Auge aktiviert. Nach monokularer Deprivation (des linken Auges) innerhalb der kritischen Periode werden die Neurone ausschließlich durch das nicht deprivierte (rechte) Auge aktiviert. Monokulare Deprivation (linkes Auge) im Erwachsenenalter („adult") ist von vergleichbar geringer Konsequenz für die okulare Dominanzverteilung. Zu beachten ist, dass die monokulare Deprivation vorübergehender Natur war, und die Ergebnisse nach Wiedereröffnung des deprivierten linken Auges erzielt wurden. Nach [14], [16].

Auge vermitteln. Nach Ende der kritischen Periode wird diese Motilität der Dornfortsätze nicht beobachtet, die synaptische Reorganisation fehlt weitgehend, und die funktionellen Konsequenzen der monokularen Deprivation bleiben gering (▶ Abb. 24.15c, ▶ Abb. 24.15d).

Diese Prozesse der aktivitätsabhängigen synaptischen Reorganisation erklären auch die therapeutisch erzielbare funktionelle Reversibilität von peripheren Sehstörungen, sofern die Korrektur während der kritischen Periode in den frühen postnatalen Jahren erfolgt. Während dieser Periode kann die synaptische Organisation beeinflusst und damit zum Beispiel durch gezieltes Training das Sehvermögen maßgeblich verbessert werden. Derartige Vorgänge der Stabilisierung und Reorganisation von Hirnfunktionen unter dem instruktiven Einfluss von Signalen aus der Umgebung werden kollektiv als **erfahrungsabhängige Plastizität** bezeichnet. Auffällig ist die Parallelität der Mechanismen der entwicklungsabhängigen und der lernabhängigen Plastizität (S. 965), insofern als aktivitätsabhängig die Interaktionen zwischen prä- und postsynaptischer Struktur stabilisiert werden.

Erfahrungsabhängige Plastizität und assoziierte kritische Perioden existieren auch in anderen (möglicherweise allen) sensorischen und motorischen Systemen des menschlichen Gehirns.

Ein Beispiel für kritische Perioden erfahrungsabhängiger Plastizität ist das **Erlernen der Sprache** (gesprochene Sprache, Gebärdensprache). (Zu Sprachfunktionen und Spracherwerb vgl. Kap. 24.9.1). Hier führt Deprivation zu irreversiblen Funktionsdefiziten. Zum Beispiel wurde eine pathologische Situation bekannt, in der ein Mädchen mit angeboren normalem Hörvermögen bis zum 13. Lebensjahr in völliger Sprachdeprivation aufwuchs. Trotz anschließendem intensiven Sprachtraining war das Mädchen zu kaum mehr als einer rudimentären Sprachkommunikation fähig. Darüber hinaus ist bekannt, dass bereits wiederholte Episoden von frühkindlicher Schwerhörigkeit, ausgelöst etwa durch chronische Mittelohrentzündungen, zu lebenslangen Defiziten in der Sprachkompetenz führen können. Um Defizite in der Sprachkompetenz zu vermeiden, sollten Kinder mit Hörstörungen (S. 799) bereits zu Ende des ersten (!) Lebensjahres einer Therapie zugeführt werden. Diese Beispiele verdeutlichen in eindringlicher Weise die Bedeutung von früher, erfahrungsabhängiger Plastizität für die Hirnentwicklung. Eine frühpostnatale soziale Deprivation kann entsprechende Konsequenzen für das emotionale und soziale Verhalten haben.

▶ **Verbesserung von Restfunktionen nach Schädigung.** **Aktivitätsabhängige Reorganisationsprozesse** existieren auch im adulten Gehirn, wenn auch in geringerem Maße als während der kritischen Perioden der postnatalen Entwicklung. Ein gut untersuchtes Beispiel betrifft die somatotope Organisation des somatosensorischen Kortex (S. 771). Einige Monate nach Amputation von Gliedmaßen einer Extremität, zum Beispiel des Mittelfingers der rechten Hand, innervieren die Afferenzen der benachbarten Gliedmaßen auch de-afferenzierte Areale im somatosensorischen Kortex. Eine ähnliche Reorganisation tritt in relevanten somatosensorischen Arealen des Thalamus und im Hirnstamm auf.

Inwieweit derartige Reorganisationsprozesse zu dem Phänomen des „**Phantomschmerzes**" beitragen, zum Beispiel nach Amputation einer Gliedmaße, ist Gegenstand aktueller Forschung.

Bei lokaler kortikaler Schädigung, zum Beispiel durch eine Läsion, kann eine Verbesserung von Restfunktionen durch gezieltes Training der schädigungsbenachbarten Areale erzielt werden. Der therapeutische Effekt beruht mit hoher Wahrscheinlichkeit auf aktivitätsabhängigen synaptischen Reorganisationsprozessen.

▶ **Neurogenese im adulten Gehirn.** Eine jahrzehntlange Lehrmeinung sprach dem adulten menschlichen Gehirn keine Kapazität zur Neubildung von Neuronen (**Neurogenese**) zu. Erst jüngste Studien zeigten Neurogenese im adulten Gehirn, die allerdings auf zwei Regionen beschränkt ist: den **Bulbus olfactorius** (S. 863) und den **Gyrus dentatus** des **Hippokampus** (S. 952). Darüber hinaus werden periphere Rezeptorzellen im **olfaktorischen Epithel** (S. 867) fortlaufend nachgebildet. Bei den bisher nachgewiesenen neugebildeten Neuronen handelt es sich um **lokale Interneurone**, vermutlich Abkömmlinge von Vorläufer- oder Stammzellen. Deren funktionelle Integration in das lokale synaptische Netzwerk konnte zum Teil gezeigt werden. Der Befund einer grundsätzlichen Kapazität des adulten Gehirns zur Neubildung von Neuronen ist von potentieller klinischer Bedeutung, zumal tierexperimentelle Studien Hinweise auf neugebildete Neurone nicht nur bei funktioneller Regeneration nach Schädigung sondern auch in Folge von gesteigertem Lernverhalten erbrachten.

In einem einzigartigen Ansatz zum Nachweis der regionalen Beschränkung von **Neurogenese** im menschlichen Gehirn machten sich die Wissenschaftler um Jonas Friesen in Stockholm die Tatsache zunutze, dass in den 50er und 60er Jahren des vergangenen Jahrhunderts aufgrund der zahlreich durchgeführten Tests atoma-

24

rer Waffen die Atmosphäre in einem relativ engen Zeitraum mit Kohlenstoffisotopen (^{14}C) angereichert wurde. In Autopsieproben des zerebralen Kortex konnten sie ^{14}C lediglich in Neuronen von in diesem Zeitraum geborenen Personen nachweisen, nicht aber in Personen, deren Geburt weit vor dieser Periode lag. Diese Ergebnisse sprechen gegen die Neubildung von Neuronen im zerebralen Kortex und unterstützen die Hypothese, dass die Neurogenese auf bestimmte Regionen bzw. Bedingungen im adulten menschlichen Gehirn beschränkt ist.

Zusammenfassung Kap. 24.8

Hirnentwicklung: Entwicklungs- und erfahrungsabhängige Plastizität

Rückenmark und Gehirn entstehen aus dem **Neuralrohr** des **Ektoderms**. Die embryonale Anlage des Gehirns erfolgt durch induktive Wechselwirkungen molekularer Faktoren. Induktive Signale werden zum Beispiel durch **Fibroblastenwachstumsfaktoren**, das **sonic hedgehog Protein** und die **Retinsäure** vermittelt, die nach Bindung an Membranrezeptoren Prozesse der Genexpression induzieren. Unter deren Einfluss gelangen neurale Vorläuferzellen durch Migration an ihre Zielorte und differenzieren in die verschiedenen Neuronenklassen. Ein Ergebnis ist die Anlage der Hauptregionen des Gehirns. Dysfunktionen der induktiven Signalwege werden für eine Reihe von angeborenen Hirnentwicklungsstörungen verantwortlich gemacht. Die weitere Anlage eines funktionsfähigen Gehirns erfordert die Generierung präziser axonaler Pfade und synaptischer Verbindungen. Wichtige Grundlage dessen ist ein Wechselspiel **axonaler Wachstumskegel** mit **nicht-diffusiblen Adhäsionsmolekülen** der Zelloberfläche oder der extrazellulären Matrix (neurales Zelladhäsionsmolekül NCAM, Cadherine, Laminin, Collagen, Fibronektin). Zum anderen produzieren die Zielzellen diffusible **chemotrope Faktoren (Netrine, Semaphorine)**, die die Orientierung der wachsenden Axone im Sinne von Anziehungs- oder Abstoßungsreaktionen beeinflussen.

Ein wichtiges Organisationsprinzip für die Selektion und präzise Ausbildung synaptischer Verbindungen ist das der **aktivitätsabhängigen Kompetition**, wobei **neurotrophe Faktoren (Nervenwachstumsfaktoren, Neurotrophine)** eine regulierende Rolle übernehmen. In Abhängigkeit von Rezeptorausstattung, Lokalisation und Aktivität konkurrierender Neurone werden die synaptischen Verbindungen entweder stabilisiert, oder die Neurone durchlaufen Prozesse des programmierten Zelltods (**Apoptose**) und gehen zugrunde. Die weitere **Stabilisierung** von Hirnfunktionen erfolgt aktivitätsabhängig innerhalb einer sensiblen Periode unter dem instruktiven Einfluss von Signalen aus der Umgebung (**erfahrungsabhängige Plastizität**). Störungen oder Schädigungen – auch transienter Natur – innerhalb der sensiblen Periode können irreversible und zum Teil dramatische Fehlentwicklungen zur Folge haben. Andererseits existieren **aktivitätsabhängige Reorganisationsprozesse** auch im adulten Gehirn, die zur Verbesserung von Restfunktionen nach Schädigung genutzt werden können.

24.9 Linkes Gehirn/Rechtes Gehirn – Sprache

Das Gehirn des Menschen ist trotz oberflächlich betrachteter Symmetrie der Hemisphären funktionell asymmetrisch, insofern als die Hemisphären auf verschiedene Aufgaben spezialisiert sind (**Lateralisation**). Allerdings bedeutet die Lateralisation keine „Dominanz" einer Hemisphäre, sondern die effiziente Aufteilung von Aufgaben im Rahmen einer komplexen Leistung mit einem **relativen Übergewicht** einer Spezialisierung jeder Hemisphäre. Im intakten Gehirn bewirken die interhemisphärischen Verbindungen über das Corpus callosum und die Kommissuren synergistische Wechselwirkungen, die die Leistungen der Hemisphären integrieren. Die Folge ist ein einheitliches Verhalten, dessen Leistung als Ganzes die funktionellen Einzelfähigkeiten der Hemisphären übertreffen kann. Demzufolge kann und sollte aus einer individuell mehr oder weniger stark ausgeprägten Lateralisation definierter Hirnfunktionen nicht auf Fähigkeiten oder Eignungen des Individuums rückgeschlossen werden.

24.9.1 Lateralisation von Sprachfunktionen

Ein seit mehr als einem Jahrhundert bekanntes Beispiel für Lateralisation betrifft die **Sprache**. Klinische Studien zeigen einerseits eine Lateralisation von Sprachfunktionen in der linken Hemisphäre und andererseits eine funktionelle Untergliederung von Sprachregionen in dieser Hemisphäre.

Die Beeinträchtigung von Sprachfunktionen bei unveränderten sensorischen und motorischen Komponenten der Kommunikation wird als **Aphasie** bezeichnet (▶ Tab. 24.1). Menschen mit lokalen Läsionen in den Arealen 44/45 des linken frontalen Assoziationskortex können weiterhin die einmal erlernte Sprache verstehen, haben jedoch die Fähigkeit verloren, eine fließende, grammatikalisch und inhaltlich bedeutungsvolle Sprache zu produzieren. Ihre Sprache ist mühsam und durch Pausen und Wiederholungen gekennzeichnet. Diese Form der Aphasie wird als **motorische Aphasie** und der entsprechende kortikale Bereich als **Sprachregion von Broca** bezeichnet (nach dem französischen Neurologen Paul Broca; ▶ Abb. 24.16a). Dagegen haben Patienten mit umschriebenen Läsionen des Areals 22 des linken temporalen Assoziationskortex Schwierigkeiten, gesprochene Sprache zu verstehen. Sie sprechen deutlich artikuliert, fließend (häufig ungehemmt) und grammatikalisch korrekt, verstehen allerdings den Zusammenhang des Gesagten nicht, so dass der Inhalt oft bedeutungslos ist. Diese Sprachstörung wird **sensorische Aphasie** und das kortikale Areal die **Sprachregion von Wernicke** genannt (nach dem deutschen Neurologen Carl Wernicke; ▶ Abb. 24.16a). Als **globale Aphasie** wird eine starke Störung sowohl des Sprachverständnisses als auch der Sprachproduktion bezeichnet, bei der häufig nur einzelne Wörter und Sprachautomatismen erhalten bleiben. Die **Leitungsaphasie** ist eine Sonderform der Aphasie, bei der die Fähigkeit nachzusprechen eingeschränkt ist („**Nachsprechaphasie**"). Eine der bekannten Ursachen liegt in einer Unterbrechung von Fasern des **Fasciculus arcuatus**, die funktionelle Verbindungen zwischen den Sprachregionen von Wernicke und Broca vermitteln. Von der Aphasie zu unterscheiden sind Defizite im Lesen (**Alexie**) und im Schreiben (**Agrafie**) aufgrund von Störungen in separaten Hirnarealen, die ihrerseits mit den Sprachregionen assoziiert sind. Von den zentralen Funktionen generell zu differenzieren ist eine Sprachstörung, die durch Dysfunktion der an der Sprechmotorik beteiligten neuromuskulären Elemente bedingt ist (**Dysarthrie**).

Eine funktionelle Asymmetrie zugunsten der linken Hemisphäre findet sich auch für die Gebärdensprache. Menschen mit angeborener Taubheit zeigen nach Läsionen in assoziativen kortikalen Arealen der linken Hemisphäre, die den Sprachregionen entsprechen, Aphasie-ähnliche Symptome bezüglich Produktion und Verständnis der Zeichensprache. Demzufolge zeigt sich in der Lateralisation von Sprache eine übergeordnete funktionelle Organisation des Gehirns für die Verarbeitung und das Lernen von **Symbolen**.

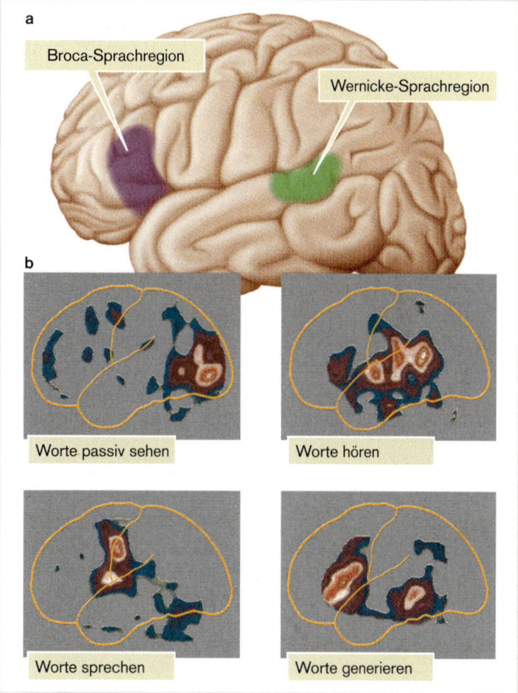

Abb. 24.16 Lateralisation und Lokalisation von Sprachfunktionen.

a Schematische Darstellung der linkshemisphärischen Lokalisation der Broca-Sprachregion und der Wernicke-Sprachregion.

b Regionen der linken Hemisphäre, die bei verschiedenen sprachbezogenen Aufgaben aktiviert werden. Schemata wurden aus Ergebnissen positronenemissionstomografischer Studien rekonstruiert. Nach [23].

Zusammengefasst ist die linke Hemisphäre für lexikalische und syntaktische Aspekte der Sprache sowie die Produktion von gesprochener und geschriebener Sprache spezialisiert. Die Sprachregion von **Wernicke** vermittelt **Sprachverständnis**, während die Sprachregion von **Broca** mit der **Organisation und Produktion von Sprache** verbunden ist. Die rechte Hemisphäre kann lediglich einfache linguistische Komponenten verarbeiten sowie rudimentäre Worte und Phrasen produzieren. Allerdings sind emotionale und rhythmisch-melodische Komponenten der Sprache (**Prosodie**), die gesprochener Kommunikation eine nicht unerhebliche zusätzliche Bedeutung verleihen, vorwiegend rechtshemisphärisch repräsentiert. Dabei ist die Repräsentation von Sprache in den assoziativen kortikalen Regionen getrennt von denjenigen Schaltkreisen, in denen die sensorische (auditorische oder visuelle) Wahrnehmung von Worten und die motorische Kontrolle der Sprachwerkzeuge (Mund-Rachen-Raum,

Tab. 24.1 Aphasie bei Funktionsstörungen der Sprachregionen

betroffene Region	Broca-Sprachregion	Wernicke- Sprachregion
Form der Aphasie	**motorische Aphasie = Broca-Aphasie**	**sensorische Aphasie = Wernicke-Aphasie**
Sprachverständnis	normal	gestört
Sprachproduktion	mühsam, verzögert, agrammatikalisch	flüssig, grammatikalisch, bedeutungslos
Repetition	häufig	häufig
Paraphasie	häufig	häufig

Kehlkopf, Larynx) vermittelt wird. Sprachverarbeitung und -verständnis lässt sich demzufolge in einem sequenziellen Modell erklären (▶ Abb. 24.16b; **Wernicke-Gschwind Modell**, benannt nach dem US-amerikanischen Neurologen Norman Gschwind).

Die Signale eines gehörten Wortes gelangen nach Wahrnehmung im auditorischen Kortex (S. 796) in die Wernicke-Region, in der das Wort phonologisch codiert und damit durch Zuordnung einer Bedeutung sprachlich „verstanden" wird. Wechselwirkungen mit den Assoziationsfeldern des zerebralen Kortex (S. 949) ermöglichen die Verarbeitung größerer Signaleinheiten sowie deren semantische Assoziation und Bewertung. Die Signale eines gesehen Wortes gelangen entsprechend nach Wahrnehmung in den visuellen Kortizes (S. 847) über das sogenannte Lesezentrum in die Wernicke Region, in der die visuelle Codierung erfolgt. Beim Verstehen eines gehörten Wortes kann auch ein visuelles Bild dieses Wortes entstehen, das über das Lesezentrum sprachlich verarbeitet wird. Entsprechende Bahnen vermitteln die **Braille-Muster** der Blindenschrift (S. 753) mit Hilfe des Tastsinns und der zentralen somatosensorischen Systeme. Die Initiierung der Produktion von Sprache oder Schrift erfolgt aus der Wernicke Region, die über Fasern des Fasciculus arcuatus das Broca-Areal aktiviert. Nach Codierung der Artikulation werden die Programme der motorischen Rindenfelder involviert und damit die Sprech- und Schreibmotorik zur Ausführung gebracht. Das Lernen von Sprache (der **Spracherwerb**) erfordert die abgestimmte Wechselwirkung zwischen diesen Hirnarealen. Der auditorisch basierte Spracherwerb bei Kindern verläuft in allen Kulturen nach ähnlichen Prinzipien, die insbesondere auf dem Lernen statistischer Wahrscheinlichkeiten der Kombination von Silben aufgrund ihrer Klänge und Betonung beruhen. Spracherwerb und Sprachproduktion sind einzigartige Fähigkeiten des menschlichen Gehirns, die genetisch determiniert sind. Genomweite Assoziationsstudien in Familien mit generationenübergreifenden Sprachstörungen erbrachten erste Hinweise auf sprachrelevante Genmutationen, insbesondere im Gen des Transkriptionsfaktors *FOXP2* (*Forkhead-Box-Protein2*).

Menschen mit rechtshemisphärischen Läsionen in Arealen des Assoziationskortex, die den Sprachregionen der linken Hemisphären entsprechen, fallen häufig durch Atonie und allgemein geringen emotionalen Ausdruck ihrer Sprache auf (**Aprosodie**). Studien mithilfe von bildgebenden Verfahren bei kranken und gesunden Testpersonen bestätigen zum einen die Rechts-Links-Asymmetrie, sie lassen aber auch erkennen, dass weitere kortikale Areale an der Entwicklung der linguistischen Fähigkeiten des Menschen beteiligt sind.

Untersuchungen an **Split-Brain-Patient*innen**, denen infolge eines schweren pharmakoresistenten Epilepsieleidens das **Corpus callosum** und die **Commissura anterior** weitgehend durchtrennt wurden (**Kommissurotomie**), bestätigen diese Vorstellungen. Dieser neurochirurgische Eingriff wurde in der Annahme durchgeführt, durch die Kommissurotomie die bilaterale Ausbreitung epileptischer Entladungen zu verhindern und damit die Anfälle zu dämpfen. In der Tat wurden Erfolge erzielt, insofern als die Schwere der Anfälle nach der Operation verringert war. Trotz der Durchtrennung der Mehrheit der Faserverbindungen zwischen den Hemisphären zeigen diese Split-Brain-Patient*innen zunächst überraschend geringe Anzeichen veränderter Hirnleistungen. Erst gezielte neuropsychologische Tests bestätigen eine funktionelle Asymmetrie der Hemisphären, insbesondere die Lateralisierung von Sprachfähigkeiten (▶ Abb. 24.17).

In einem bekannten Test werden Split-Brain-Patient*innen geschriebene Worte kurzzeitig entweder nur in der linken oder in der rechten Gesichtsfeldhälfte gezeigt (▶ Abb. 24.17). Die visuelle Information wird jeweils in der kontralateralen Hemisphäre verarbeitet (S. 842) und gelangt aufgrund der Kommissurotomie kaum in die andere Gehirnhälfte. Die Testpersonen können jedes Wort problemlos verbal nennen, wenn es in der rechten Gesichtsfeldhälfte dargeboten wird (mit entsprechender Repräsentation in der linken Hemisphäre). Wird ein Wort (z. B. das eines einfachen Gegenstandes, „Ball") jedoch in der linken Gesichtsfeldhälfte gezeigt (rechtshemisphärisch repräsentiert), leugnen die Personen, etwas gesehen zu haben, oder sie erfinden eine Antwort. Auch wenn ihnen für sie nicht erkennbar der entsprechende Gegenstand (der Ball) in die linke Hand gelegt wird, können sie den Gegenstand nicht sprachlich beschreiben. Andererseits wählen diese Personen genau diesen Gegenstand (Ball), über den sie zuvor lediglich in der rechten Hemisphäre in Wortform informiert wurden (diese Information jedoch leugneten) korrekt aus einer Reihe verschiedener, für sie nicht sichtbarer Gegenstände durch Betastung aus.

24.9.2 Lateralisation räumlich-visueller Funktionen

Eine funktionelle Asymmetrie zugunsten der rechten Hemisphäre zeigt sich bei visuellen Fähigkeiten, insbesondere bei Aufgaben, die räumlich-visuelle Komponenten enthalten. Bekannte Tests beinhalten eine Manipulation von geometrischen Figuren, das Zusammenlegen von Puzzles, die Ergänzung fehlender Teile in einem vorgegebenen Muster oder einer Figur.

Rechtshändige **Split-Brain-Patient*innen** erreichen in diesen Tests mit räumlich-visuellen Aufgaben mit der linken Hand (die durch die rechte Hemisphäre kontrolliert wird) im Allgemeinen bessere Ergebnisse als mit der rechten Hand. In betroffenen Menschen mit lokalisierten Schädigungen in kortikalen Assoziationsarealen fällt auf, dass rechtshemisphärische Schädigungen häufig mit einer Einschränkung der Orientierungsfähigkeit im Raum, der visuellen Aufmerksamkeit sowie der Wiedererkennung und der Interpretation eigentlich vertrauter visueller Information verbunden sind (**visuelle Agnosie**) (S. 950).

Tatsächlich sind die Hemisphären auch für die Verarbeitung räumlicher Relationen unterschiedlich spezialisiert. Die rechte Hemisphäre erarbeitet Informationen über die exakte Position eines definierten Gegenstandes im Raum relativ zu den Raumkoordinaten (**Koordinatenrelation**), während die linke Hemisphäre die relativen Verhältnisse der Objekte zueinander analysiert (**Kategorienrelation**). Die Entwicklung von Kategorien ist ein wichtiges Prinzip zum Beispiel auch in der Sprache, sodass sich hier ein übergeordnetes Organisationsprinzip linkshemisphärischer Spezialisierungen zeigt.

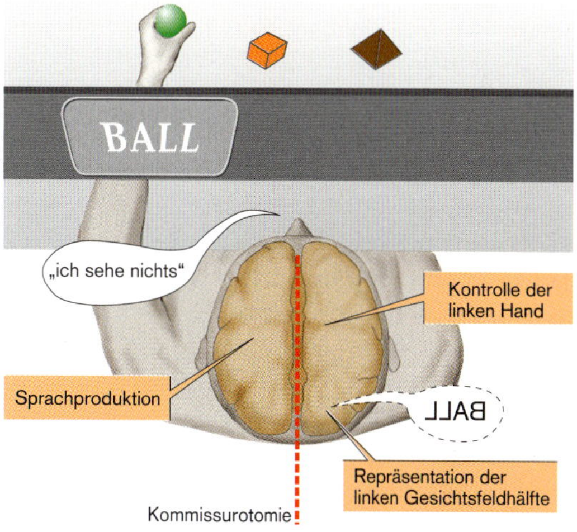

Abb. 24.17 Demonstration linkshemisphärischer Sprachdominanz in einem Split-Brain-Patienten. Bei Projektion eines Wortes („Ball") in die linke Gesichtsfeldhälfte kann der Patient darüber keine verbale Auskunft geben. Er ist jedoch in der Lage, das Objekt (den Ball) mit der linken Hand aus einer Reihe von für ihn verdeckten Gegenständen taktil zu identifizieren. Die Erklärung hierfür ist die rechtshemisphärische Abbildung der linken Gesichtsfeldhälfte und die rechtshemisphärische Kontrolle der linken Hand einerseits, die linkshemisphärische Lokalisation der Sprachproduktion andererseits, und die weitgehend fehlenden interhemisphärischen Wechselwirkungen aufgrund der Kommissurotomie. Nach [2].

24.9.3 Der Wada-Test

Eine Methode von klinischer Bedeutung zur Prüfung funktioneller Lateralisation ist der **Wada-Test:** Ein kurzzeitig wirkendes **Injektionsnarkotikum** (z. B. Natriumamytal) wird unilateral in die rechte oder linke **Arteria carotis interna** injiziert, gelangt bevorzugt in die ipsilaterale Hemisphäre und bewirkt dort kurze Funktionsausfälle. Studien mit dieser Technik haben zum Beispiel die Beziehung zwischen Rechts/Linkshändigkeit (**Handpräferenz**) und Hemisphärenspezialisierung geprüft. Etwa 75 % der Bevölkerung sind rechtshändig. Von diesen zeigen mehr als 95 % die erwartete linkshemisphärische Spezialisierung für Sprache. Bei linkshändigen Personen findet sich diese linkslateralisierte Spezialisierung zu etwa 70 %, bei weniger als 15 % ist Sprache vorwiegend rechtshemisphärisch lokalisiert. Im Mittel zeigen linkshändige Menschen eine schwächer ausgeprägte Lateralisation von Hirnfunktionen als rechtshändige Menschen. Demzufolge scheinen sich Handpräferenz und sprachbezogene Hemisphärenspezialisierung unabhängig voneinander entwickelt zu haben. Der Wada-Test zeigt darüber hinaus eine Tendenz zur Lateralisation auch **emotionaler Funktionen**. Linksseitige Injektionen des Narkotikums haben vorwiegend dysphorische Zustände zur Folge, während rechtsseitige Injektionen eher euphorische Reaktionen auslösen. Klinische Beobachtungen ergänzen diese Ergebnisse, insofern als linkshemisphärisch geschädigte Personen ungewöhnlich starke Gefühle von Betroffenheit oder Wut über ihre Erkrankung ausdrücken („Katastrophenreaktion"), während Menschen mit rechtshemisphärischen Störungen eher mit Gleichmut reagieren.

24.9.4 Anatomische Asymmetrie

Bereits gegen Ende des 19. Jahrhunderts wurden an *post mortem* Gehirnen strukturelle hirnanatomische Rechts-links-Asymmetrien beobachtet. Erste Beschreibungen bezogen sich auf den asymmetrischen Verlauf der Sylvischen Fissur (**Fissura lateralis**), mit einem stärker ausgebildeten horizontalen Teil in der linken Hemisphäre im Vergleich zu einem ausgeprägten vertikalen Teil in der rechten Hemisphäre. Auffällig ist darüber hinaus eine inter-hemisphärische Asymmetrie im Bereich des **Planum temporale**, eines Areals im oberen Bereich des Temporallappens (▸ Abb. 24.18**a**). In etwa 2/3 der menschlichen Gehirne findet sich eine linkshemisphärisch stärkere Ausbildung bezüglich Fläche und Volumen dieses Areals. Obwohl das Planum temporale nahe der Wernicke-Sprachregion gelegen ist, gibt es bislang keinen überzeugenden Hinweis darauf, dass dessen Asymmetrie ein anatomisches Korrelat für die **Lateralisation von Sprache** (S.976) darstellt. Gegen eine solche Korrelation spricht zum Beispiel die Spezialisierung der linken Hemisphäre für Sprache in 97 % der Bevölkerung gegenüber einer anatomischen Asymmetrie des Planum temporale in lediglich 67 % der Gehirne. Insbesondere jüngere Ergebnisse der Magnetresonanztomographie (MRT) dokumentieren die unterschiedliche Weite und Protrusion beider Hemisphären im Bereich von Frontal- und Okzipitallappen in Verbindung mit einer Torsion (**Yakovlevianische Torsion**) über die Mittelachse. Entlang dieser Torsion sind insbesondere die Strukturen in der Umgebung der rechten Sylvischen Fissur und des linken Okzipitallappens jeweils zuungunsten ihrer hemisphärischen Gegenstücke „verdreht" (▸ Abb. 24.18**b**).

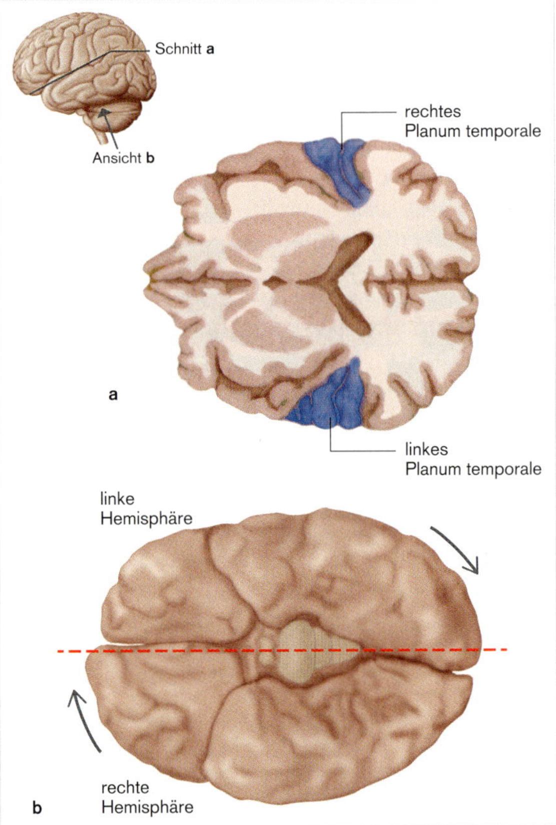

Abb. 24.18 Anatomische Asymmetrie der Hemisphären.
a Bei Aufsicht auf die dorsale Oberfläche der Temporallappen zeigt sich eine linkshemisphärisch stärkere Ausbildung des Planum temporale.
b Die ventrale Ansicht dokumentiert die Torsion der Hemisphären über die Mittelachse (rot gestrichelt), mit Verdrehung der Strukturen nahe der rechten Sylvischen Fissur und des linken Okzipitallappens jeweils zuungunsten ihrer hemisphärischen Gegenstücke, im Schema leicht überzeichnet dargestellt. Das verkleinerte Schema oben zeigt die Schnittrichtung für die Aufsicht in **a**, und die Ansicht in **b**. Nach [29].

Anatomische Asymmetrien sind bereits *in utero* erkennbar und weisen auf ein frühes genetisches Entwicklungsprogramm der Rechts-links-Achsenbildung des menschlichen Gehirns. Genomweite Assoziationsstudien haben eine Reihe signifikanter genetischer Loci identifiziert, die mit Aspekten der Hirnasymmetrie assoziiert sind. Dabei zeigte sich eine Häufung von Loci im Bereich Mikrotubuli- und Zytoskelett-bezogener Gene, die deren Bedeutung in der ontogenetischen Entwicklung bestätigt (S.970). Darüber hinaus fand sich eine Überlappung mit Schizophrenie-assoziierten genetischen Varianten, die die Relevanz von Hirnentwicklung(sstörungen) für die Ätiologie der Schizophrenie andeuten (S.954).

Zusammenfassung Kap. 24.9

Linkes Gehirn/Rechtes Gehirn – Sprache
Die Hemisphären sind für verschiedene Aufgaben spezialisiert (**Lateralisation**). Auffällig sind die linkshemisphärische Lateralisation von **Sprache** und die funktionelle Untergliederung von Sprachregionen. Die **Sprachregion von Wernicke** (Areal 22, linkshemisphärisch) vermittelt Sprachverständnis, während die **Sprachregion von Broca** (Areal 44/45, linkshemisphärisch) Sprache organisiert und produziert. Lokale Schädigung dieser Areale hat entsprechende Einschränkungen von Sprachverständnis und -produktion zur Folge (**sensorische, motorische Aphasie**). Emotionale und rhythmisch-melodische Komponenten der Sprache sind dagegen vorwiegend rechtshemisphärisch repräsentiert. Eine Überlegenheit der rechten Hemisphäre zeigt sich auch bei **räumlich-visuellen Aufgaben**. Demzufolge sind visuelle Aufmerksamkeit und Wiedererkennung vorwiegend bei Schädigung rechtshemisphärischer kortikaler Assoziationsareale beeinträchtigt (**visuelle Agnosie**). Untersuchungen an Personen mit weitgehend durchtrennten interhemisphärischen Verbindungen (**Split-Brain-Patient*innen**) bestätigen die Lateralisation. Überprüfungen lateralisierter Funktionen sind darüber hinaus nach unilateraler Injektion eines **Kurzzeitnarkotikums** in die Arteria carotis interna möglich, das kurze Funktionsausfälle in der ipsilateralen Hemisphäre bewirkt (**Wada-Test**). Im intakten Gehirn bewirken die interhemisphärischen Verbindungen synergistische Wechselwirkungen, die die Leistungen der Hemisphären integrieren. Die Folge ist ein einheitliches Verhalten, dessen Leistung als Ganzes die funktionellen Einzelfähigkeiten der Hemisphären übertreffen kann.

24.10 Nicht invasive Verfahren zur Messung von Hirnfunktionen

Nicht invasive Verfahren gewinnen für die Analyse menschlicher Hirnfunktionen in Forschung und Klinik zunehmend an Bedeutung. Elektrophysiologische Techniken (Elektro-, Magnetenzephalografie) zeichnen sich durch hohe zeitliche Auflösung aus (ms-Bereich), erfassen allerdings primär Signale oberflächlich gelegener Hirnstrukturen mit begrenzter räumlicher Auflösung. Bildgebende Verfahren („Imaging") ermöglichen die Darstellung sowohl rein anatomischer als auch funktioneller Komponenten (*functional imaging*) von Hirnfunktionen.

24.10.1 EEG und MEG

Elektrische Aktivitätsmuster des Gehirns können mit Hilfe von oberflächlich am Schädel angebrachten Elektroden im **Elektroenzephalogramm** (**EEG**) registriert werden. Grundlage des EEG (S. 985) ist die Ableitung elektrischer Feldlinien im Extrazellulärraum, die sich aufgrund synaptischer Aktivität ergeben. Vorteile des EEG liegen in der hohen zeitlichen Auflösung (ms-Bereich) bei relativ einfacher technischer Handhabung. Einer der Nachteile des EEG ist die geringe räumliche Auflösung, die nur im Bereich von einigen zehn bis hundert Millimetern liegt. Das **Magnetenzephalogramm** (**MEG**) basiert auf ähnlichen elektrophysiologischen Prinzipien wie das EEG, wobei hier jedoch die magnetischen Felder registriert werden, die jedes elektrische Feld begleiten. Aufgrund der geringen Amplitude der biomagnetischen Signale sind hochempfindliche Sensoren erforderlich, die eine im Vergleich zum EEG um den Faktor 2 – 10 verbesserte räumliche Auflösung bei ähnlich hoher zeitlicher Auflösung liefern. Beide Methoden erfassen primär Signale oberflächlich gelegener Strukturen des Gehirns, vor allem des Neokortex. Mit Hilfe mathematischer Algorithmen sind jedoch – in begrenztem Maß – Rückschlüsse auf Aktivitäten in tiefer gelegenen Regionen des Gehirns möglich. Für genauere Aussagen vor allem zu den räumlichen Koordinaten von Aktivitätsmustern werden EEG- bzw. MEG-Messungen mit anatomischen Methoden oder Techniken der nicht invasiven Bildgebung kombiniert.

24.10.2 Bildgebende Verfahren

Konventionelle **Röntgenverfahren** ermöglichen aufgrund der geringen Gewebekontraste eine nur begrenzte Darstellung von Hirnstrukturen, z. B. der Vaskularisierung, und sind mit relativ hoher Strahlenexposition verbunden. Demzufolge wurden verstärkte Anstrengungen zur Entwicklung von geeigneten Verfahren der Bildgebung (***imaging***) unternommen. Heute existieren Techniken zur Darstellung sowohl rein anatomischer als auch funktioneller Komponenten (***functional imaging***) von Hirnfunktionen.

Bei der **Computertomografie** (**CT**) rotiert eine Röntgenquelle um den Kopf der zu uuntersuchenden Person, die gebündelte, parallele Strahlen emittiert. Gegenüberliegende, hochempfindliche Detektoren registrieren Unterschiede in der Strahlenabsorption des Gewebes. Die Messungen erfolgen in kleinen Schritten aus verschiedenen Positionen und Richtungen, und aus den Absorptionscharakteristika einer einzelnen Hirnregion werden durch die Summierung aller Strahlen aller Orientierungen Bilder für verschiedene Abbildungsebenen („Schichten", lat. *tomus*) berechnet. Die CT ermöglicht die Darstellung einiger Grundstrukturen des Gehirns, wie z. B. Ventrikel und weiße/graue Substanz, mit einer räumlichen Auflösung von mehreren Millimetern bei relativ geringer Strahlenexposition, produziert allerdings rein statische Bilder.

Dynamische Abbildungen von Hirnfunktionen werden mit der **Magnetresonanztomografie** (**MRT**) erzielt. Physikalische Grundlage der MRT ist der Kernmagnetismus der Wasserstoffatome im Gewebe in Wechselwirkung mit einem äußeren, starken Magnetfeld. In Abhängigkeit von der Stärke des angelegten Magnetfeldes produziert die MRT Bilder mit einer räumlichen Auflösung im Millimeterbereich und darunter (vgl. Abb. 24.2b) (S. 946). Die MRT ist strahlenfrei und ermöglicht die freie Wahl von Schichtebenen sowie anderer Parameter zur Bildoptimierung. Die zeitliche Auflösung bleibt allerdings im Sekunden- bis Minutenbereich und damit weit hinter der von elektrophysiologischen Techniken zurück. Die **Magnetresonanzspektroskopie** (**MRS**) beruht auf der MRT in Kombination mit Methoden der Spektroskopie, die weitergehende Analysen in Richtung stoffwechselrelevanter Prozesse ermöglichen. Eine Weiterentwicklung der MRT-Methode, die **DTI** (*diffusion tensor imaging*), basiert auf der Messung der molekularen Diffusion von Wasser entlang neuronaler Faserbündel. Sie erlaubt eine Rekonstruktion axonaler Verbindungen zwischen Hirnregionen, wobei auch die Hauptrichtung der jeweiligen Verbindung korrekt wiedergegeben wird.

Bei der MRT werden die Magnetfelder der Wasserstoffatomkerne (**Protonen**) im Gewebe durch das Anlegen eines äußeren, sehr starken und homogenen Magnetfeldes zunächst entlang der Feldlinien dieses starken Magneten ausgerichtet. Kurzzeitige „Störpulse" von Radiowellen liefern die Energie zur Beeinflussung der Ausrichtung der einzelnen Kernmagnete. Das Abschalten der Radiopulse bewirkt eine Rückkehr der Kernmagnete in ihre ursprüngliche Orientierung unter Freisetzung von Energie in Form von Radiowellen. Die **Resonanzfrequenz der Radiowellen** ist spezifisch für eine definierte Atomart in einer definierten physikochemischen Umgebung. Die Unterschiede in der Intensität und Frequenz der Radiowellen werden in räumliche Koordinaten konvertiert, woraus Bilder von überlegener räumlicher Auflösung berechnet werden können. Bei der MRS wird das Spektrum der Resonanzfrequenzen der Radiowellen in einer ausgewählten Region analysiert und hieraus die Existenz und relative Konzentration von Molekülen berechnet, zum Beispiel von Molekülen des Zellmetabolismus. Die Methode ist für verschiedene Zellmetabolite unterschiedlich sensitiv und technisch relativ aufwändig, ermöglicht aber dennoch Aussagen über metabolische und biochemische Parameter in Abhängigkeit von Hirnfunktionen bzw. Hirnregionen.

Die bildgebenden Verfahren, die aktuell besonders informative Daten zur Funktion des menschlichen Gehirns liefern, basieren auf der Detektion von lokalen Änderungen des Stoffwechselbedarfs bzw. der Hirndurchblutung, die sich aus den regionalen Unterschieden neuraler Aktivität ergeben. Drei Verfahren nutzen dieses Prinzip: die **Positronenemissionstomografie** (**PET**), die **Single-Photonen-Emissionscomputertomografie** (**SPECT**) und die **funktionelle Magnetresonanztomografie** (**fMRT**).

PET und **SPECT** verbinden Prinzipien der Computertomografie mit der Darstellung von Radioisotopen biologisch bedeutsamer Moleküle. Sie liefern damit dynamische Bilder von Hirnfunktionen in Beziehung zu Stoffwechselvorgängen (Abb. 27.5) (S. 1023). Räumliche und zeitliche Auflösungen liegen im Bereich von 3 – 10 mm bzw. im Minutenbereich.

Bei der PET werden mit Hilfe eines Zyklotrons kurzlebige **Positronen-emittierende Isotope** hergestellt (z. B.: ^{15}O, Halbwertszeit 2 Minuten; ^{11}C, Halbwertszeit 20 Minuten; ^{18}F, Halbwertszeit 110 Minuten), die zur Markierung eines biologisch relevanten Indikators verwendet werden (z. B. ^{18}F-Desoxyglucose). Der markierte Indikator wird systemisch appliziert (Inhalation, Injektion) und verteilt sich in Abhängigkeit von physiologischen Zuständen in charakteristischer Weise im Gehirn. Die bei Zerfall des Isotops emittierten Positronen werden im Gewebe durch Kollision mit Elektronen neutralisiert, und die resultierenden **γ-Strahlen** werden mit Hilfe von γ-Detektoren registriert, die um den Kopf herum platziert sind (**PET-Scan**). Die Verteilung des Indikators kann in Bildern verschiedener Abbildungsebenen dargestellt werden. Die SPECT beruht auf den Prinzipien der PET, greift auf kommerziell erhältliche Isotope mit längerer Halbwertszeit zurück (z. B. ^{133}Xe, ^{123}I), benötigt demzufolge kein ortsnahes Zyklotron, ist allerdings im Vergleich zur PET weniger versatil und mit einer höheren Strahlenbelastung der untersuchten Personen verbunden.

Im Gegensatz zu PET und SPECT nutzt die **fMRT** zur Bildgenerierung intrinsische Signale des Gehirns, die sich aus aktivitätsabhängigen Änderungen des lokalen Blutflusses ergeben. Die Technik kann demzufolge auch zur wiederholten Untersuchung einer Person problemlos eingesetzt werden. Die resultierenden Bilder sind von guter räumlicher (Millimeterbereich) und zeitlicher Auflösung (Sekundenbereich), so dass diese Technologie für die funktionelle Kartierung des menschlichen Gehirns und insbesondere für die Analyse kognitiver Funktionen in Forschung und Klinik zunehmend an Bedeutung gewinnt (vgl. Abb. 17.14 (S. 773), vgl. Abb. 24.5a (S. 951)).

Die Technik basiert auf den Unterschieden im Resonanzspektrum von **oxygeniertem** und **desoxygeniertem Hämoglobin**. Der höhere Sauerstoffbedarf aktiver Hirnregionen bewirkt zunächst eine Verminderung des Verhältnisses von oxygeniertem zu desoxygeniertem Hämoglobin. Dieser lokale Sauerstoffmangel wird mit Hilfe der mikrozirkulatorischen Regulationsmechanismen (S. 1021) kompensiert, mit der Folge einer innerhalb weniger Sekunden gesteigerten lokalen Versorgung mit sauerstoffreichem Blut. Die lokalen Veränderungen des Verhältnisses von oxygeniertem zu desoxygeniertem Hämoglobin resultieren in charakteristischen Änderungen im Resonanzsignal, dem sog. **BOLD-Effekt** (*blood oxygen level dependent effect*). Der BOLD-Effekt bildet die Grundlage für das fMRT-Signal, aus dem nach Auswertung und Konvertierung in räumliche Koordinaten die Bilddaten errechnet werden.

Zusammenfassung Kap. 24.10

Nicht invasive Verfahren zur Messung von Hirnfunktionen
Die Computer-Tomografie (**CT**), eine auf Röntgenverfahren basierende Technik, erzeugt **statische Bilder** mit einer räumlichen Auflösung von mehreren Millimetern. Die Magnetresonanztomografie (**MRT**) ermöglicht **dynamische Darstellungen** von Hirnfunktionen. Sie basiert auf kernmagnetischen Vorgängen in Wasserstoffatomen des Gewebes und produziert Bilder mit einer zeitlichen Auflösung im Sekunden- bis Minutenbereich. Die bildgebenden Verfahren, die aktuell besonders informative Daten liefern, basieren auf der Detektierung von lokalen **Änderungen des Stoffwechselbedarfs** bzw. **der Hirndurchblutung**, die sich bei veränderter neuraler Aktivität ergeben. Hierzu zählen die Positronenemissionstomografie (**PET**) und die funktionelle Magnetresonanztomografie (**fMRT**). Die PET verbindet Prinzipien der CT mit der Darstellung von **Radioisotopen** biologisch bedeutsamer Moleküle und liefert damit dynamische Bilder von Hirnfunktionen in Beziehung zu **Stoffwechselvorgängen.** Die fMRT nutzt zur Bildgenerierung intrinsische Signale des Gehirns, die aus **aktivitätsabhängigen Änderungen des lokalen Blutflusses** resultieren. Die Bilder sind von guter räumlicher (Millimeterbereich und darunter) und zeitlicher Auflösung (Sekundenbereich und darunter).

Zum Weiterlesen...

[1] Baddely A. Working memory: Looking back and looking forward. Nat Rev Neurosci. 2003; 4: 829 – 839.
[2] Bear MF, Connors BW, Paradiso MA. Neuroscience. Exploring the Brain. 4th edition. Walters, Kluwer, Health; 2015.
[3] Bettens K, Sleegers K, Van Broeckhoven C. Genetic insights in Alzheimer´s disease. Lancet Neurol. 2013;12:92–104.
[4] Buckner RL, Wheeler, ME. The cognitive neuroscience of remembering. Nat Rev Neurosci. 2001; 4: 624–634.
[5] Duzel, E., vanPraag, H, Sendtner, M. Can physical exercise in old age improve memory and hippocampal function? Brain 2016; 139: 662–673.
[6] Edelmann GM, Tononi G. Gehirn und Geist. München: CH Beck; 2004.
[7] Eichenbaum H. A cortical-hippocampal system for declarative memory. Nat Rev Neurosci 2000; 1: 41–50.
[8] Fabbro F, Cantone D, Feruglio S, Crescentini C. Origin and evolution of human consciousness. Prog Brain Res. 2019; 250:317–343. 906
[9] Forman MS, Trojanowski JQ, Lee VM. Neurodegenerative diseases: a decade of discoveries paves the way for therapeutic breakthroughs. Nat Med 2004; 10: 1055–1063.
[10] Gazzaniga MS, Ivry RB, Mangun GR. Cognitive Neuroscience: The Biology of the Mind. 4th ed. WW Norton & Co; 2016.
[11] Gegenfurtner KR. Gehirn und Wahrnehmung. Frankfurt: Fischer; 2003.
[12] Gross C, Hen R. The developmental origins of anxiety. Nat Rev Neurosci. 2004; 5: 545–552.
[13] Hyman SE, Malenka RC. Addiction and the brain: The neurobiology of compulsion and its persistence. Nat Rev Neurosci. 2001; 2: 695–703.
[14] Hubel DH, Eye, Brain and Vision. Scientific American Library Series. New York: Freeman; 1988
[15] Iaccino JF. Left brain – right brain differences: inquiries, evidence, and new approaches. New York: Psychology Press; 2014.
[16] Kandel ER, Koester JD, Mack SH, Siegelbaum SH. Principles of Neural Science. 6th ed. New York: McGraw Hill, 2021.
[17] LeDoux JE. Das Netz der Gefühle. München: Deutscher Taschenbuch Verlag; 2001.
[18] Malenka RC, Bear MF. LTP and LTD: an embarrassment of riches. Neuron 2000; 44: 5–21.
[19] Mei L, Xiong, WC. Neuregulin 1 in neuronal development, synaptic plasticity and schizophrenia. Nat Rev Neurosci 2008; 9: 437–452.
[20] Pape HC, Paré D. Plastic synaptic networks of the amygdala for the acquisition, expression and extinction of conditioned fear. Physiol Rev 2010; 90: 419–463.
[21] Park H, Poo MM. Neurotrophin regulation of neural circuit development and function. Nat Rev Neurosci 2012; 14:7.13.
[22] Poeppel D, Emmorey K, Hickok G, Pylkkänen L. Towards a new neurobiology of language. J Neurosci 2012; 32:14125–14131.
[23] Posner MI, Raichle ME. Images of Mind. New York: Scientific American Library; 1994.
[24] Purves D, Augustine GJ, Fitzpatrick D, Hall WC, LaMantia AS,, White LE. Neuroscience. 6th ed. New York, Oxford: Sinauer Associates; 2018.
[25] Ramnani N, Owen AM. Anterior prefrontal cortex: insights into function from anatomy and neuroimaging. Nat Rev Neurosci. 2004; 5: 184–194.
[26] Raz A, Buhle J. Typologies of attentional networks. Nat Rev Neurosci. 2006; 7: 367–79.
[27] Searle JR. Consciousness. Ann Rev Neurosci. 2000; 23: 557–578.
[28] Squire LR, Zola SM. Structure and function of declarative and nondeclarative memory systems. Proceedings of the Nat Acad Sci USA. 1996; 93: 13515–13522.
[29] Toga AW, Thompson PM. Mapping brain asymmetry. Nat Rev Neurosci. 2003; 4: 37–48.
[30] Vallar G. Spatial hemineglect in humans. Trends Cogn Sci. 1998; 2: 87–96.
[31] Wise RA. Dopamine, learning and motivation. Nat Rev Neurosci. 2004; 5: 483–495.
[32] Wolpert L, Beddington R, Brockes J, Jessel T, Lawrence P, Meyerowitz E. Entwicklungsbiologie. Heidelberg, Berlin, Oxford: Spektrum Akademischer Verlag: 1999.

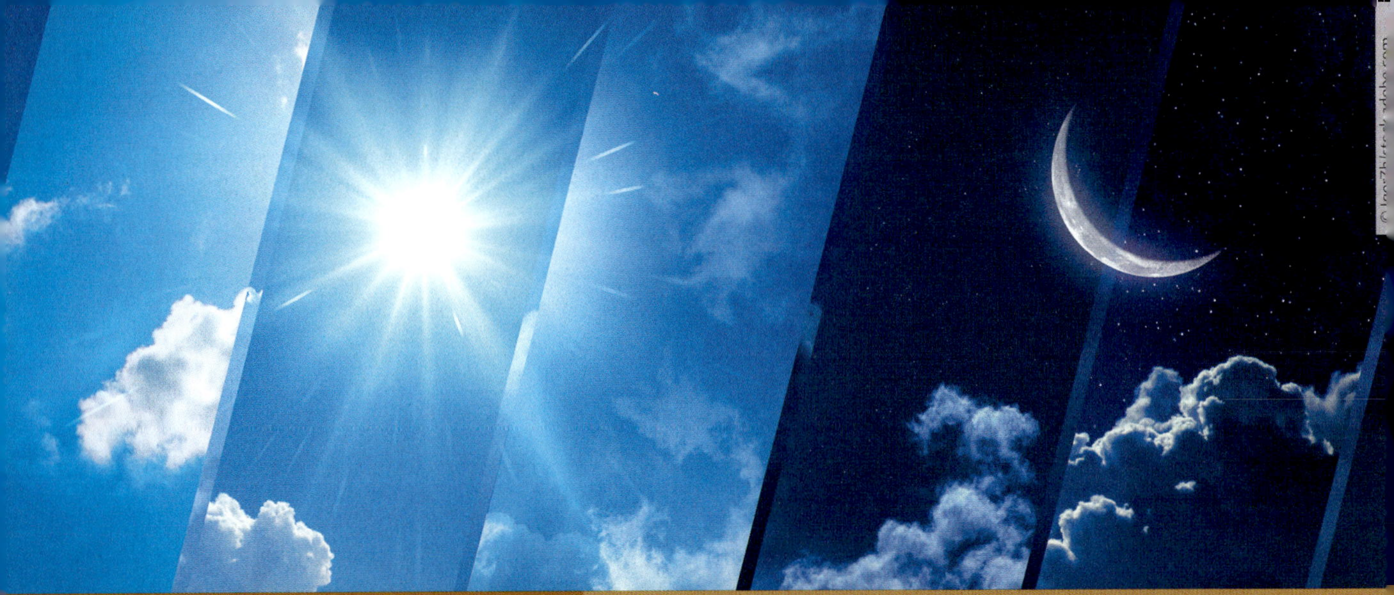

Kapitel 25

Wachheit und Schlaf: Rhythmen des Gehirns im Muster des Elektroenzephalogramms

25 Wachheit und Schlaf: Rhythmen des Gehirns im Muster des Elektroenzephalogramms

Hans-Christian Pape

25.1 Wenn Schlaf übermächtig wird

B

„Bei der Arbeit werde ich oft hundemüde; wenn ich dann für 10 Minuten auf die Toilette gehe, um zu schlafen, halten mich meine Kollegen für einen Drückeberger." „Beim Einschlafen und Aufwachen erlebe ich furchtbare Zustände, in denen ich mich überhaupt nicht bewegen kann; anfangs hatte ich dabei eine Todesangst." Diese Schilderungen des Patienten Ludwig P. seiner eigenen Symptome sind Ausdruck einer Funktionsstörung der Schlaf und Wachheit regulierenden Zentren im Gehirn, die als **Narkolepsie** bezeichnet wird. Die Symptome schließen Tagesmüdigkeit mit Schlafattacken, abrupte kurze Phasen mit reduziertem Muskeltonus und Halluzinationen ein. Diese im Jahre 1880 durch den französischen Neurologen und Psychiater Gélineau erstmalig beschriebene Krankheit ist häufiger als man allgemein annimmt, mit einem Vorkommen in der Bevölkerung von etwa 1:1000. Die Narkolepsieforschung erhielt wesentliche Impulse durch den Einsatz der **Elektroenzephalografie**, mit Hilfe derer die elektrische Hirnaktivität registriert wird, und der Molekularbiologie, mit Hilfe derer wichtige genetische Grundlagen der Krankheit identifiziert werden konnten. Die mit diesen Methoden erzielten Ergebnisse führten auch zur Korrektur eines jahrtausendelangen Irrglaubens, demzufolge der Schlaf einen Zustand minimaler geistiger und körperlicher Aktivität darstellt, der nur einen Schritt von Koma und Tod entfernt ist (eine schreckliche Vorstellung für jeden, der sich schlafen legt!). Tatsächlich ist der Schlaf kein passiver Zustand, der infolge fehlender sensorischer Reizung oder körperlicher Aktivität eintritt, sondern das Gehirn führt den Zustand Schlaf aktiv herbei. Darüber hinaus stellt der Schlaf keinen einheitlichen Zustand dar, sondern im Verlaufe des Schlafes einer Nacht werden unterschiedliche Aktivitätszustände in regelmäßiger Abfolge durchlaufen, die unter anderem für metabolische Funktionen und für Prozesse der Gedächtnisbildung von Bedeutung sind.

25.2 Das Elektroenzephalogramm

Das lebende Gehirn erzeugt elektrische Potenzialschwankungen, die an der Schädeloberfläche als **Elektroenzephalogramm** (**EEG**) registriert werden können. Das menschliche EEG wurde erstmalig Ende der zwanziger Jahre des 20. Jahrhunderts von dem deutschen Psychiater Hans Berger an der Universität Jena in Verbindung mit Untersuchungen des Schlaf-Wach-Zyklus beschrieben. Die Elektroenzephalografie hat sich seitdem als eine wichtige, nicht invasive elektrophysiologische Methode zur Charakterisierung von Hirnaktivitäten in Forschung und neurologischer Diagnostik etabliert.

25.2.1 Grundlagen des Elektroenzephalogramms

▸ **Ableitung des EEG.** Einer der unbestrittenen Vorteile des EEG liegt in der unkomplizierten technischen Handhabung. Eine Anzahl von Elektroden wird mit einem elektrisch leitenden Gel auf der Schädeloberfläche aufgebracht und mit einem EEG-Verstärkersystem verbunden. In der Regel werden die Elektroden an definierten Standardorten positioniert (▸ Abb. 25.1a), und die Potenzialunterschiede zwischen jeweils 2 Elektroden werden aufgezeichnet (**bipolare Ableitung**). Die Aktivität unterschiedlicher Hirnregionen kann durch geeignete Wahl von Elektrodenpaaren und deren Signalvergleich analysiert werden. Bei der **unipolaren Ableitung** wird lediglich eine Elektrode nahe am Entstehungsort der interessierenden Signale angebracht. Immer erforderlich ist eine indifferente Elektrode („Erd"-, Referenz-, Bezugselektrode), die an Punkten des Kopfes entfernt der Hirnaktivität angebracht wird, und die als Referenz dient. Allgemein müssen mögliche Artefaktquellen, z. B. muskuläre Potenziale bei Augenbewegungen oder elektrische Störsignale aus der Umgebung, erkannt und gegebenenfalls beseitigt werden. Registrierungen direkt von der Hirnoberfläche, z. B. bei einem neurochirurgischen Eingriff, ergeben das **Elektrokortikogramm** (**EKoG**) mit einer im Vergleich zum EEG verbesserten Signalauflösung.

▸ **Elektrophysiologische Grundlage des EEG.** Die elektrophysiologische Grundlage des EEG sind synaptische Aktivierungen in kortikalen Neuronen und die damit verbundenen Ionenströme im Intra- und Extrazellulärraum (S. 92). Der extrazelluläre Strom produziert am Widerstand des Extrazellulärraumes einen Spannungsabfall

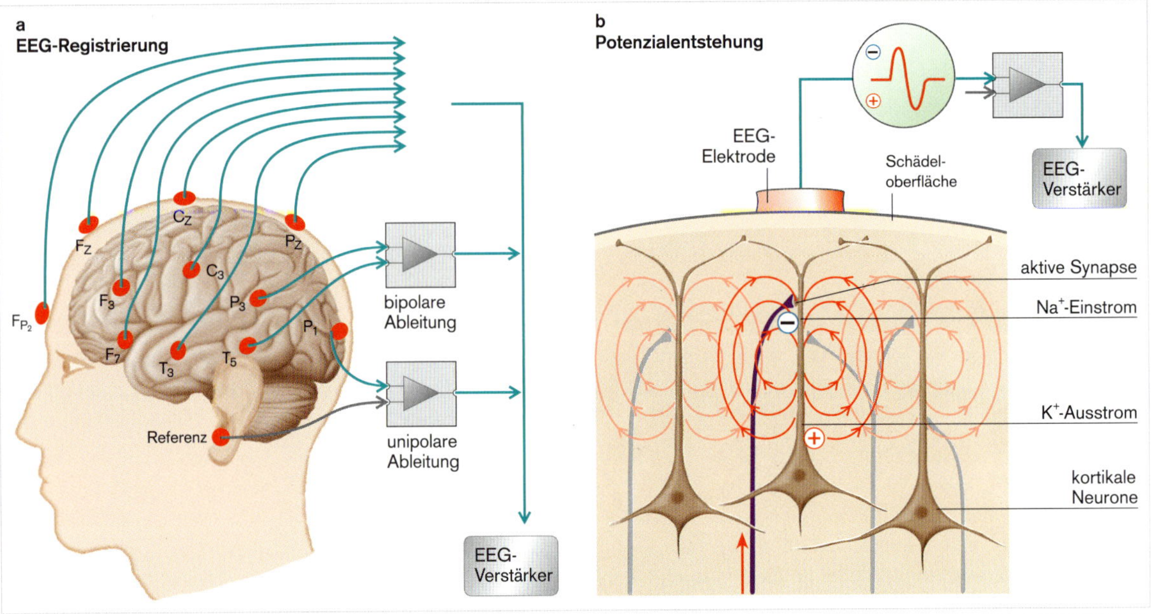

Abb. 25.1 Grundlagen des EEG.
a Registrierung des EEG mit Hilfe von Elektroden, die nach dem internationalen 10–20-System an definierten Standardorten an der Schädeloberfläche angebracht werden. Schema einer bipolaren Messung zwischen zwei differenten Elektroden und einer unipolaren Messung zwischen einer differenten und einer indifferenten Referenzelektrode.
b Zelluläre Mechanismen der Entstehung des EEG. Durch aktive Synapsen in kortikalen Neuronen werden elektrische Felder generiert, deren Summe mit einer EEG-Elektrode an der Schädeloberfläche registriert wird (nach [2]).

(**Feldpotenzial**). Die Summe der Feldpotenziale, die an der Schädeloberfläche registriert wird, stellt das EEG dar (▶ Abb. 25.1b). Dabei ist der Beitrag eines einzelnen Neurons zum EEG aufgrund der geringen Größe von synaptischem Strom und extrazellulärem Widerstand nur sehr gering. Darüber hinaus hat das zwischen dem Ort der Potenzialentstehung und dem Ort der Signalregistrierung liegende, neurale und nicht-neurale Gewebe abschwächende Wirkung. Um Signale hinreichender Amplitude (Mikrovoltbereich) an der Schädeloberfläche registrieren zu können, ist demzufolge der summierte Beitrag einer Vielzahl von Neuronen erforderlich. Hieraus resultiert eine der bedeutsamsten Beschränkungen der Elektroenzephalografie: Die geringe räumliche Auflösung, die eine Lokalisation aktiver Hirnregionen lediglich im Zentimeterbereich und keinesfalls auf der Ebene einzelner Neurone ermöglicht. Andererseits hat diese Konstellation eine für die Erfassung von globalen Aktivitätszuständen des Gehirns interessante Konsequenz zur Folge. Bei zeitlich synchroner Aktivierung einer Population von Neuronen summieren sich die einzelnen Feldpotenziale zu EEG-Signalen mit hoher Amplitude, während dieser Summationseffekt bei zeitlich unregelmäßiger (desynchronisierter) Aktivität derselben Neuronenpopulation ausbleibt (▶ Abb. 25.2a). Die Amplitude des EEG wird in diesem Fall von der zeitlichen Synchronizität der neuronalen Aktivität bestimmt, bei unveränderter Zahl und unverändertem Aktivierungsgrad der beteiligten Neurone. Bei periodischer Wiederholung solcher Synchronisationsprozesse treten wellenförmige EEG-Signale auf (**EEG-Wellen oder -Rhythmen**; ▶ Abb. 25.2a).

25.2.2 Verhaltenszustände und ihre Korrelate im EEG

▶ **Frequenzbänder des EEG.** Beim Menschen werden vier grundlegende EEG-Zustände vor allem in Abhängigkeit von der Frequenz (in Hertz, Hz) der auftretenden EEG-Wellen definiert (▶ Abb. 25.3**a**): **Alpha (α)-Wellen** (8–13 Hz) treten bei Erwachsenen im inaktiven Wachzustand bei geschlossenen Augen auf. **Beta (β)-Wellen** mit 14–30 Hz zeigen Phasen mentaler Aktivität und Aufmerksamkeit an, und sie ersetzen häufig beim Öffnen der Augen die α-Wellen. Die **Theta (θ)**- und **Delta (δ)-Wellen** sind durch Frequenzen von 4–10 bzw. 0,5–3 Hz charakterisiert. Sie treten während Stadien der Schläfrigkeit bzw. später Schlafphasen auf (S. 990). Eine Reihe von Hinweisen deutet darauf hin, dass unterschiedliche Regionen des Gehirns jeweils **charakteristische Rhythmen** produzieren. Die θ-Wellen entstehen mit hoher Wahrscheinlichkeit in den temporolimbischen Arealen von entorhinalem Kortex und hippokampaler Formation (limbisches

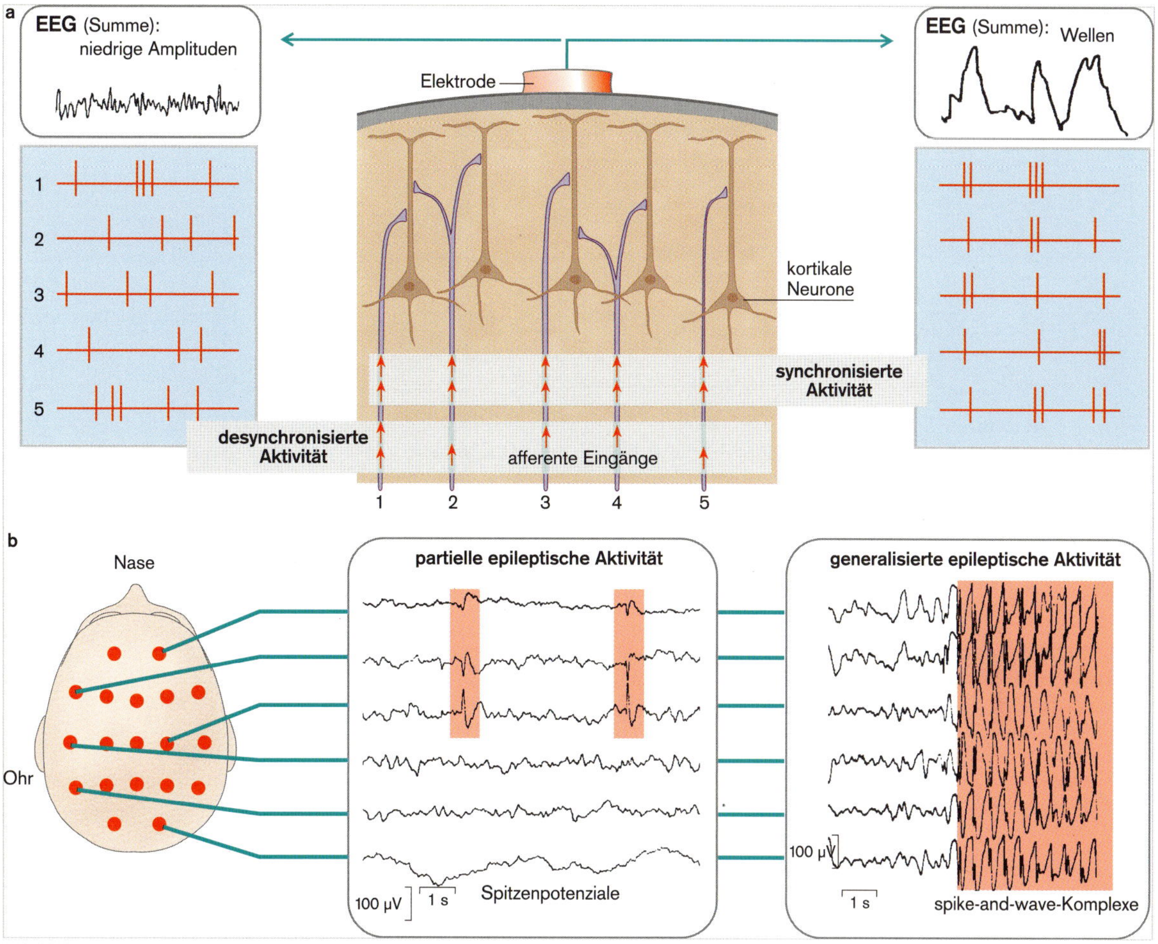

Abb. 25.2 Entstehung von EEG-Wellen durch synchronisierte zelluläre Aktivität.

a Eine EEG-Elektrode summiert die synaptische Aktivierung (angedeutet durch den afferenten Zustrom von Aktionspotenzialen) einer Population kortikaler Neurone (1 – 5). Synaptische Aktivierung der einzelnen Neurone in unregelmäßigen Zeitabständen (desynchronisierte Aktivität) führt zu einem EEG mit niedriger Amplitude. Synaptische Aktivierung der Neurone dieser Population in identischen Zeitintervallen (synchronisierte Aktivität) bewirkt EEG-Wellen mit hoher Amplitude (nach [2]).

b Beispiele des EEG während epileptischer Anfälle im Menschen. Die epileptische Aktivität wird durch Spitzenpotenziale und *spike-and-wave*-Komplexe angezeigt, die in lokalen Bereichen bei einem partiellen epileptischen Anfall oder in ausgedehnten Arealen bei generalisierter Epilepsie auftreten (nach [16]).

System) (S. 952). Die Schlafrhythmen werden vor allem mit Schrittmacherprozessen im Thalamus in Verbindung gebracht. Während der Schlafstadien funktionieren thalamische Neurone als Schrittmacher für die Generierung rhythmisch-elektrischer Aktivitätsmuster, die im synaptischen Netzwerk zwischen Thalamus und Kortex zeitlich synchronisiert werden. Die elektroenzephalografische Folge der synchronisierten Aktivität sind δ-Wellen oder Schlafspindeln (S. 990). Innerhalb des α-Frequenzbandes (8–13 Hz) werden unterschiedliche Anteile differenziert, die mit visuellen (klassischer α-Rhythmus), auditorischen (**Kappa-[κ-]Rhythmus**) und sensomotorischen (**Mu-[µ-] Rhythmus**) Arealen des Kortex assoziiert werden. Die Mehrzahl der Befunde zur funktionellen Bedeutung der EEG-Wellen ist allerdings indirekter Natur, und die Gründe für die Existenz der hohen Zahl verschiedener EEG-Rhythmen bleiben unklar. Ein weiterer, schneller Rhythmus des Kortex bei Wachheit und Aufmerksamkeit (30 – 80 Hz; **Gamma-[γ-]Rhythmus**) bewirkt die funktionelle Verbindung von Neuronen zu ausgedehnten Verbänden. Zum Beispiel sind die Neurone der verschiedenen Areale des visuellen Kortex (S. 847) unterschiedlich spezialisiert, indem sie bevorzugt entweder auf die Farbe, die Bewegungsrichtung oder die Orientierung der Kontur eines Objektes antworten. Unterschiedlich spezialisierte und räumlich voneinander entfernte Neurone können durch zeitliche Synchronisation ihrer Aktivität im 30 – 80-Hz-Band zu einer funktionellen Gruppe verbunden werden

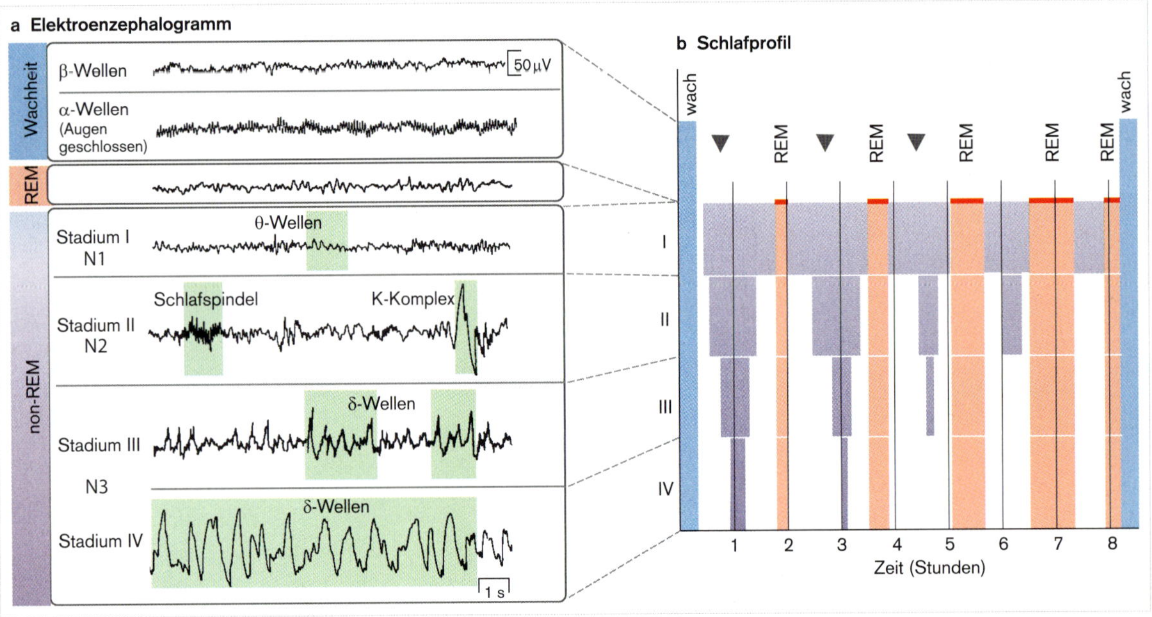

Abb. 25.3 Elektroenzephalografisches Profil der Wach-Schlaf-Stadien eines erwachsenen Menschen.

a Elektroenzephalogramm bei Wachheit, non-REM- und REM-Schlaf. Zu beachten ist das vermehrte Auftreten von EEG-Wellen hoher Amplitude mit zunehmender Schlaftiefe (nach [10]). Die Einteilung des non-REM-Schlafs in die Stadien N1–N3 folgt den Empfehlungen der American Academy of Sleep Medicine [26].

b Schlafprofil. Phasen von non-REM-Schlaf (violett) und REM-Schlaf (rot) werden mehrfach durchlaufen. Zu beachten sind die Abnahme von Tiefschlafstadien (III, IV) und die Verlängerung der REM-Phasen im Verlaufe des Schlafes sowie das Auftreten von posturalen Reaktionen (markiert durch Dreiecke) im non-REM-Schlaf (nach [4]).

(einem **Ensemble**). Arbeiten vor allem von Wolf Singer vom Max-Planck-Institut für Hirnforschung in Frankfurt haben gezeigt, dass ein solches neuronales Ensemble ein fokussiertes Sehobjekt als einheitliche Gestalt repräsentiert und in der Wahrnehmung von dem Hintergrund einer visuellen Szenerie abhebt. Mittlerweile ist bekannt, dass ähnliche Prozesse der funktionellen Verbindung von Neuronengruppen durch γ-Synchronisation bei der Gedächtnisbildung (S. 964) eine wichtige Rolle spielen.

▸ **EEG-Potenziale bei Aktivierung sensorischer und motorischer Systeme.** Unabhängig von den EEG-Wellen treten bei Aktivierung von Sinnessystemen **sensorisch evozierte Potenziale** im EEG auf. Deren Amplitude ist im Allgemeinen relativ klein (Bereich 10 µV) im Vergleich zum Hintergrund-EEG, sodass zu deren Analyse eine reizbezogene Mittelung nach wiederholter Messung durchgeführt werden muss. Sensorisch evozierte Potenziale bestehen aus multiplen Komponenten, die in charakteristischer Weise von der Modalität des aktivierten Systems, den physikalischen Reizparametern und den involvierten Verarbeitungsstationen im Gehirn bestimmt werden. Obwohl die Registrierungen mit Hilfe oberflächlich am Schädel angebrachter Elektroden vor allem kortikale Verarbeitungsprozesse in Elektrodennähe anzeigen, können in den evozierten Potenzialen auch Komponenten identifiziert werden, die subkortikale Prozesse widerspiegeln. Aus der Analyse der evozierten Potenziale kann demzufolge auf die Funktion und mögliche Dysfunktion sensorischer Systeme und involvierter Hirngebiete geschlossen werden (S. 851).

Von den sensorisch evozierten Potenzialen sind die späten **ereigniskorrelierten Potenziale** im EEG zu unterscheiden, die nicht primär von den physikalischen Reizparametern sondern vom Kontext bestimmt werden, in dem der Reiz präsentiert wird. Zum Beispiel sind Neuigkeit eines Reizes und Erwartung eines bekannten Reizes, aber auch selektive Aufmerksamkeit, entscheidende Einflussgrößen. Ein gut untersuchtes ereigniskorreliertes Potenzial tritt mit positiver Polarität und einer Latenz von etwa 300 ms auf (P 300), sowohl bei Präsentation eines Reizes als auch bei Ausbleiben des Reizes in einer bekannten Reizserie. Diese späten, ereigniskorrelierten Potenziale repräsentieren offensichtlich kortikale Verarbeitungsmechanismen, die kognitiven Prozessen zuzuordnen sind (S. 944).

Auch die Aktivierung motorischer Systeme ist mit EEG-Signalen korreliert. Im Sekundenbereich vor der Ausführung einer Willkürbewegung entwickelt sich eine zunehmende Negativierung in ausgedehnten Hirnregionen, die als sog. **Bereitschaftspotenzial** im EEG registriert wird. Obwohl eine genaue strukturelle und funktionelle Zuordnung aussteht, scheinen die frühe und die späte Komponente dieses Potenzials mit der Generierung von **Handlungsantrieb** und **Bewegungsentwurf** assoziiert zu sein. Unmittelbar vor Bewegungsausführung nimmt das Bereitschaftspotenzial ab, und die motorischen Signale zur Bewegungsausführung sind mit der Entstehung eines **Motorpotenzials** (S. 898) über demjenigen Areal des Motorkortex verbunden, das den zu bewegenden Muskel topografisch repräsentiert.

Während der ontogenetischen Entwicklung des Gehirns durchlaufen die mit sensorischen und kognitiven Informationen assoziierten Potenziale im EEG unterschiedliche Veränderungen. Allgemein verringert sich die **Latenz** sensorisch evozierter Potenziale nach der Geburt deutlich. Dabei haben Analysen im auditorischen System gezeigt, dass subkortikale Antworten bereits im 2. Lebensjahr eine Latenz ähnlich der im adulten Stadium erreichen, während kortikale Potenziale erst mit 13 – 15 Jahren gereift sind. Späte ereigniskorrelierte Potenziale in Zusammenhang mit kognitiven Funktionen, die Aufmerksamkeit oder Sprache beinhalten, zeigen eine noch weiter verzögerte Reifung, indem erst im Alter von 15 – 20 Jahren ein stabiles Muster erreicht wird.

25.2.3 Klinische Anwendungen des EEG

Die Aufzeichnung des EEG gibt im klinisch-diagnostischen Bereich wichtige Auskünfte, unter anderem zu Narkosetiefe, Pharmakawirkungen, zerebraler Dysfunktionen nach Durchblutungsstörungen, Aufmerksamkeits- und Schlafstörungen. Zahlreiche Funktionsstörungen des Gehirns sind mit charakteristischen Änderungen des EEG assoziiert, die im Rahmen der neurologischen Diagnostik genutzt werden. Zum Beispiel sind bei der **multiplen Sklerose** die Latenzen sensorisch evozierter Potenziale deutlich verlängert. Hauptgrund hierfür ist die umfangreiche Degeneration der axonalen Myelinschicht und die damit verbundene Reduktion der Fortleitungsgeschwindigkeit elektrischer Signale (S. 107).

Bei **Epilepsien** werden als typisches Merkmal eines epileptischen Anfalls EEG-Wellen mit hoher Amplitude registriert, die als Spitzenpotenziale oder Spitze-Welle-Komplexe (***spike-and-wave***) ausgebildet sind (▶ Abb. 25.2b). Sie zeigen die hohe zeitliche Synchronisation der Aktivität von Neuronenpopulationen an, die entweder auf lokale Hirnbereiche beschränkt bleibt (partielle Epilepsie) oder in ausgedehnten Regionen des Gehirns mit häufiger Synchronisation auch der Hemisphären auftritt (generalisierte Epilepsie). Eine Verstellung der Balance zwischen inhibitorischen und exzitatorischen synaptischen Einflüssen in Verbindung mit Ca^{2+}-abhängigen elektrischen Entladungen der Neurone gelten als wichtige Prozesse dieser pathologischen Formen synchronisierter Aktivität. Degenerative Veränderungen oder Mangeldurchblutung des Gehirns bewirken im Allgemeinen eine Verlangsamung der EEG-Wellen.

Das Erlöschen der Hirnfunktion (**Hirntod**) ist mit einem EEG ohne Amplitude, dem sog. isoelektrischen oder Null-Linien-EEG, assoziiert. Der Hirntod wird definiert als Zustand der irreversibel erloschenen Gesamtfunktion des Großhirns, des Kleinhirns und des Hirnstammes. Mit dem Hirntod ist naturwissenschaftlich-medizinisch der Tod des Menschen festgestellt. Dabei kann zum Beispiel durch kontrollierte Beatmung die Herz- und Kreislauffunktion noch künstlich aufrechterhalten werden. Organe eines Menschen können diesen Zustand für einen begrenzten Zeitraum überleben, sodass zwischen Hirntod und biologischem Tod differenziert werden muss. In Deutschland sind die Richtlinien zur Feststellung des Hirntodes vom Wissenschaftlichen Beirat der Bundesärztekammer definiert worden ([3]).

Die **Richtlinien zur Feststellung des Hirntodes** sind verpflichtende Entscheidungsgrundlagen für den Arzt bzw. die Ärztin, welche die unteilbare Verantwortung für die Feststellung des Hirntodes tragen. Die Diagnose des Hirntodes erfordert u. a. das Vorliegen einer akuten schweren primären oder sekundären Hirnschädigung, die Feststellung von Bewusstlosigkeit (Koma), fehlenden Hirnstamm-Reflexen (Hirnstamm-Areflexie) und Atemstillstand (Apnoe) sowie den Nachweis der Irreversibilität der klinischen Ausfallsymptome unter Einhaltung von Beobachtungszeiten und Besonderheiten, zum Beispiel bei Kindern. Diese Richtlinien werden durch praktische Entscheidungsgrundlagen ergänzt, so dass die Feststellung des Hirntodes anhand klinischer Kriterien mit der notwendigen Sicherheit erfolgen kann. Festgehalten werden muss, dass einer Organentnahme zu Transplantationszwecken eine unabhängige Hirntoddiagnostik vorauszugehen hat. Für weitere Informationen und klinische Details wird der Leser auf die Fachliteratur verwiesen ([3], [8]).

Zusammenfassung Kap. 25.2

Das Elektroenzephalogramm

Eine nicht invasive, elektrophysiologische Methode zur Darstellung der **Hirnaktivität** ist die Elektroenzephalografie, in der die elektrische Aktivität von Neuronenpopulationen an der Schädeloberfläche als **Elektroenzephalogramm (EEG)** registriert wird. Funktionszustände und zahlreiche Funktionsstörungen des Gehirns sind mit charakteristischen Mustern des Elektroenzephalogramms assoziiert. Elektrophysiologische Grundlage des EEG sind **synaptische Aktivierungen** in kortikalen Neuronen und die daraus resultierenden **Feldpotenziale**, deren Summe an der Schädeloberfläche registriert wird. Bei zeitlich synchroner, periodischer Aktivierung einer Population von Neuronen treten wellenförmige EEG-Signale hoher Amplitude auf (**EEG-Wellen oder -Rhythmen**). In Abhängigkeit von der Frequenz rhythmischer Wellen im EEG werden vier Grundzustände definiert, die mit Phasen mentaler Aktivität (**β-Wellen**, 14–30 Hz), inaktiven Wachzuständen (**α-Wellen**, 8–13 Hz), zunehmender Schläfrigkeit (**θ-Wellen**, 4–10 Hz) und tiefen Schlafphasen (**δ-Wellen**, 0,5–3 Hz) assoziiert sind. Ein weiterer, schneller Rhythmus bei Wachheit und Aufmerksamkeit (**γ–Wellen**, 30–80 Hz) bewirkt die funktionelle Verbindung von Neuronen zu ausgedehnten Verbänden bei kognitiven Prozessen. Unabhängig von den EEG-Wellen treten bei Stimulation von Sinnessystemen **sensorisch evozierte Potenziale** im EEG auf, deren Latenz und Form von Reizparametern und involvierten Hirnregionen bestimmt wird. Späte, **ereigniskorrelierte Potenziale** im EEG repräsentieren kortikale Verarbeitungsmechanismen, die kognitiven Prozessen zugeordnet werden. Die Analyse von EEG-Wellen und evozierten Potenzialen ist von wichtiger Bedeutung für die Analyse komplexer Hirnfunktionen und die Diagnose ihrer Störungen.

25.3 Wachheit und Schlaf

Schlaf ist definiert als ein schnell reversibler Zustand reduzierter Antwortbereitschaft auf Umgebungsreize und allgemein verminderter Interaktionen mit der Umwelt. Schlaf existiert bei allen Säugetieren (und vermutlich allen Wirbeltieren) und füllt etwa 30 % der Lebenszeit des Menschen (wovon im Mittel 25 % im Traumzustand verbracht werden). Der Schlaf ist ein Prozess, in dem neurale Mechanismen in voraussagbaren Zyklen aktiviert werden, die mit charakteristischen neurovegetativen und psychophysischen Phänomenen assoziiert sind, und die den Schlaf grundlegend vom Zustand des Komas unterscheiden.

25.3.1 Das Profil des Schlafs

► **Schlafstadien.** Eine wichtige Methode zur Analyse des menschlichen Schlafes ist die Elektroenzephalografie, deren Ergebnisse zur Einteilung verschiedener Schlafstadien führten. Das typische EEG des wachen Zustandes mit Wellen geringer Amplitude und hoher Frequenz verändert sich beim Einschlafen in charakteristischer Weise (► Abb. 25.3**a**). In ruhiger Wachheit bei geschlossenen Augen herrschen α-Wellen (8 – 13 Hz) vor. Nach Schlafbeginn treten zunehmend Wellen mit hoher Amplitude auf, das heißt die dem EEG zugrunde liegende neuronale Aktivität wird zunehmend zeitlich synchronisiert. Das frühe **Schlafstadium I** ist nur kurz (Dauer wenige Minuten). Es ist gekennzeichnet durch weniger regelmäßige α-Wellen, das Auftreten von θ-Wellen (4 – 7 Hz), langsamrollende Augenbewegungen und eine sehr niedrige Weckschwelle. Im **Stadium II** (5 – 15 Minuten) treten charakteristische **Schlafspindeln** auf, die als an- und abschwellende Perioden synchronisierter Aktivität mit spindelförmigen Wellen von 7 – 14 Hz für die Dauer von einer bis mehreren Sekunden im EEG zu erkennen sind. Darüber hinaus treten scharfe Wellen, die sog. **K-Komplexe**, auf. Im **Schlafstadium III** werden langsame δ-Wellen (0,5 – 3 Hz) mit hoher Amplitude generiert, die zum **Stadium IV** regelmäßiger werden („Delta-Schlaf“). Das Stadium IV kann 20 bis 40 Minuten dauern und ist der Schlaf mit höchster Weckschwelle. Zusammengefasst werden diese Schlafstadien als **synchronisierter, langsamwelliger** (***slow wave***) oder auch **orthodoxer Schlaf** bezeichnet. Die Aktivität des parasympathischen Anteils des vegetativen Nervensystems (S. 923) überwiegt während dieser Phasen. Hirndurchblutung, arterieller Blutdruck, Atem- sowie Herzschlagfrequenz sind erniedrigt, und die gastrointestinale Motorik ist gesteigert. Der allgemeine Muskeltonus ist vermindert. Der Schlafende führt lediglich kurze Lageveränderungen in mehrminütigen Abständen aus (**posturale Reaktionen**) (S. 814). Die synchronisierte neuronale Aktivität kann darüber hinaus die Produktion kurzer, generalisierter Zuckungen der Skelettmuskulatur fördern. Obwohl die Weckschwelle mit fortschreitendem Stadium des synchronisierten Schlafes steigt, wird der Kontakt zur Umgebung nicht vollständig abgebrochen. Sensorische Signale aus der Peripherie können den Kortex erreichen, und die meisten Reflexe sind funktionell, wodurch vor allem die Reaktionsfähigkeit auf bedeutungsvolle Umgebungsreize erhalten wird.

Zum Ende des δ-Schlafes treten drastische Änderungen des physiologischen Zustandes auf (► Abb. 25.3**a**). Der

Schlaf durchläuft invers die vorherigen EEG-Stadien und erreicht für die Dauer für 10 – 15 Minuten ein dem Stadium 2 vergleichbares Stadium, in dem kurze Phasen mit β-Wellen ähnlich denen der Wachheit auftreten (**„Desynchronisation“**). Die Schwelle für das Wecken durch äußere Reize bleibt allerdings hoch. Demzufolge wird dieser Zustand als **desynchronisierter** oder **paradoxer Schlaf** bezeichnet und dem synchronisierten Schlaf gegenübergestellt. Diese elektroenzephalografischen Veränderungen sind mit einer Steigerung der Durchblutung und des Sauerstoffverbrauches des Gehirns auf Werte ähnlich oder sogar über denen der Wachheit verbunden. Blutdruck- und Herzschlagfrequenz steigen, die Atmung ist beschleunigt, und Penis-/Klitoriserektionen treten auf. Auffällig sind darüber hinaus die **Unterbrechung der Körpertemperaturregulation** im paradoxen Schlaf und die maximale Reduktion des Muskeltonus (**Atonie**), von der lediglich die Augen- und Atemmuskulatur sowie die neuronale Innervation der Mittelohrknochen ausgenommen sind. Des Weiteren sind die Pupillendurchmesser verringert (Schlaf-Miosis), und die Augen nehmen eine leicht myope Lage ein (Nachtmyopie) (S. 825). Diese Reaktionen sind insbesondere Ausdruck des starken Übergewichtes des parasympathischen Einflusses während der paradoxen Schlafphasen. Ein weiteres Kennzeichen ist das periodische Auftreten von schnellen Augenbewegungen (*rapid eye movements*, REM), die zur Bezeichnung des paradoxen Schlafes auch als **REM-Schlaf** geführt haben (im Gegensatz zum synchronisierten = langsamwelligen = orthodoxen = non-REM-Schlaf).

Da Schlafende, die aus dem paradoxen (REM-)Schlaf aufwachen, weitaus häufiger von **Träumen** berichten als aus synchronisiertem (non-REM-)Schlaf Aufwachende, spricht man auch vom Traum-Schlaf. Allerdings ist diese Bezeichnung aufgrund von Problemen der Traumdefinition und möglicher Unterschiede in der Erinnerung an mentale Ereignisse während verschiedener Schlafstadien wenig empfehlenswert. So werden zum Beispiel Angstträume vor allem aus den späten non-REM-Phasen berichtet.

Im typischen Schlafverlauf einer Nacht werden die Perioden von synchronisiertem (non-REM-) und paradoxem (REM-)Schlaf in regelmäßigen Zyklen etwa 5 – 7-mal durchlaufen (▸ Abb. 25.3**b**). Mit fortschreitender Schlafdauer werden die REM-Phasen länger (maximale Dauer 30 – 50 Minuten), und die späten Tiefschlafstadien des synchronisierten Schlafes (Stadien III, IV) werden nicht mehr erreicht. Spontanes, ungestörtes Aufwachen erfolgt meistens aus einer REM-Phase (obwohl die Schwelle für das Aufwecken durch äußere Reize während dieser Stadien hoch ist) und ist dann häufig mit der Erinnerung an ein Traumereignis verbunden.

▸ **Ontogenese des Schlafs.** Das periodische Muster des täglichen Schlaf-Wach-Zyklus unterliegt deutlichen Änderungen während der ontogenetischen Entwicklung und des Alterns. Im Verhalten offensichtlich sind die polyphasischen Schlaf-Wach-Zyklen Neugeborener, der biphasische Zyklus Heranwachsender (Mittagsschlaf!), der monophasische (24-stündige) Rhythmus Erwachsener und der oft wieder biphasische Zyklus im Alter. Im Verlaufe des Lebens eines Individuums verringert sich die Schlafdauer kontinuierlich, wobei die Änderungen des REM-Schlafes und der späten Phasen des synchronisierten Schlafes (Stadium IV) besonders auffällig sind (▸ Abb. 25.4). Befunde von Frühgeborenen sprechen dafür, dass ein 26 Wochen alter Fetus fast ausschließlich REM-Schlaf erlebt. Beim Neugeborenen füllt der REM-Schlaf etwa die Hälfte der normalen Schlafzeit. Die Dauer des REM-Schlafes verringert sich in den ersten 10 Lebensjahren kontinuierlich, stabilisiert sich dann bei etwa 25 % der gesamten Schlafdauer und nimmt erst im höheren Alter weiter ab. Die absolute REM-Schlafzeit verringert sich damit von etwa 8 Stunden zum Zeitpunkt der Geburt auf etwa 90 Minuten bei Beginn der Pubertät. Das Schlafsta-

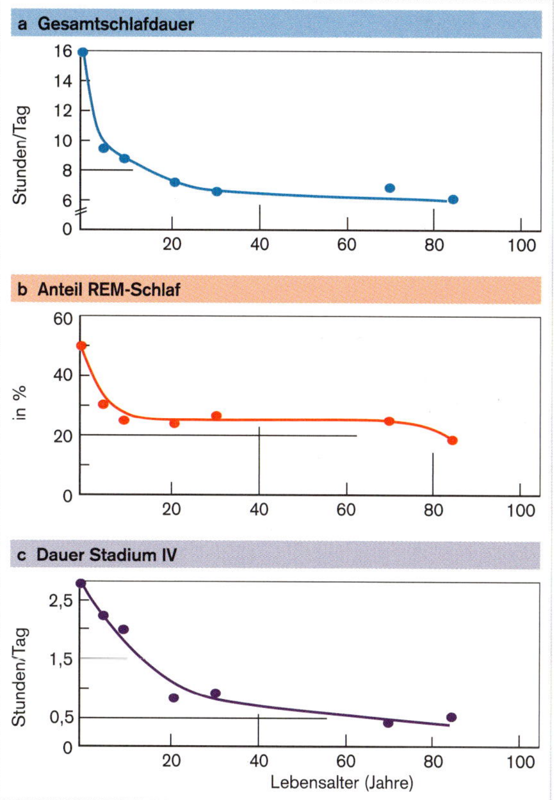

Abb. 25.4 Veränderung des menschlichen Schlafprofils mit zunehmendem Lebensalter. Aufgetragen sind jeweils die Werte zum Zeitpunkt der Geburt sowie im Alter von 6, 10, 21, 30, 69 und 84 Jahren (nach [13]).

a Gesamtschlafdauer.

b Anteil des REM-Schlafes am Gesamtschlaf.

c Dauer des Schlafstadiums IV.

dium IV nimmt im Verlaufe des Lebens nahezu exponentiell ab und ist ab etwa dem 60. Lebensjahr häufig nicht mehr nachweisbar.

Das Handbuch der *American Academy for Sleep Medicine* sieht eine modifizierte Einteilung der Schlafstadien vor, die auf jüngeren Ergebnissen simultaner EEG-Registrierungen verschiedener Hirnregionen beruht [26]. Unverändert werden Wachheit (W), REM-Schlaf (R) und non-REM-Schlaf (N) unterschieden, wobei der non-REM-Schlaf in 3 Stadien (N1-N3) gegliedert wird (▶ Abb. 25.3). Die Stadien N1 (leichter Schlaf) und N2 (tieferer Schlaf) entsprechen mit ihren physiologischen Charakteristika weitgehend den Stadien I und II der klassischen Einteilung. Das Stadium N3 (tiefster non-REM-Schlaf) fasst die klassischen Stadien III und IV zusammen. Charakteristisch für N3 sind δ-Wellen im EEG und höchste Weckschelle während des non-REM-Schlafs.

25.3.2 Physiologische und klinische Bedeutung des Schlafs

▶ **Kernschlaf und Füllschlaf.** Die physiologischen Konsequenzen der interindividuell hohen Unterschiede in den Schlafgewohnheiten (Schlafdauer bei Erwachsenen zwischen 5 – 10 Stunden/Nacht), der Verminderung der Gesamtschlafdauer während des Lebenszyklus oder der mit zunehmendem Alter häufigeren Schlafstörungen bleiben weitgehend ungeklärt. Ein Maß für die erforderliche Schlafdauer scheinen Qualität und Quantität der Aktivitäten bei Wachheit zu sein, indem ein Minimum an Schlaf für die Aufrechterhaltung eines bestimmten Zustandes von Wachheit oder Aufmerksamkeit erforderlich ist. Die gesundheitlichen Auswirkungen von Schlaflosigkeit auch längerer Dauer sind überraschend gering. Nach einigen Tagen und Nächten des gestörten Schlafs sind Wahrnehmungs- und Aufmerksamkeitsleistungen häufig vermindert, erholen sich jedoch nach nur wenigen Stunden Erholungsschlaf. Dabei sind die ersten 2–3 non-REM/REM-Phasen essenziell (**Kernschlaf**). Ein Verzicht auf die letzten 2–3 Schlafstunden hat kaum messbare Konsequenzen (**Füll-, Optionalschlaf**).

▶ **Schlaf und Gedächtnis.** Gut dokumentiert ist der fördernde Einfluss des Schlafes auf die Prozesse der Gedächtnisbildung. Zu unserem Verständnis haben insbesondere die Arbeiten von Jan Born an der Universität Tübingen wichtige Beiträge geleistet. Dabei sind die Schlafstadien III und IV der non-REM Phasen für das **deklarative Gedächtnis** (Wissen von Fakten und Ereignissen) von Bedeutung, während die REM-Phasen das **prozedurale Gedächtnis** (motorische Fähigkeiten) sowie **emotionale Gedächtnisinhalte** fördern. Zu Gedächtnissystemen siehe Kap. 24.6.1 (S. 959). Gedächtnisfördernde Funktion kann sogar ein nur kurz dauernder Schlaf erzielen, der allerdings REM- und non-REM-Stadien enthalten muss (und demzufolge mindestens 45–60 Minuten dauern sollte). Neurophysiologische Befunde vor allem aus tierexperimentellen Ansätzen zeigen, dass auch im Schlaf diejenigen neuronalen Aktivitätsmuster, die ein zu erlernendes Ereignis im Gehirn repräsentieren, in den Schaltkreisen der Gedächtnisbildung wiederholt auftreten. Dieses erneute „Abspielen" der Aktivitätsmuster („replay") kann zur Stabilisierung der Information führen und damit die Überführung in langzeitige Gedächtnisspeicher unterstützen (Konsolidierung) (S. 961).

▶ **Schlaf und Hirnmetabolismus.** Die Hirnaktivität während Wachheit ist mit hoher Stoffwechselaktivität assoziiert. Auch Schlafstadien erfordern trotz reduzierter Interaktion von Gehirn und Umwelt einen erheblichen energetischen Aufwand. Dabei zeigen jüngere Studien eine metabolische Verschiebung im Schlaf, in der die aerobe Glykolyse, vor allem im cerebralen Cortex, relativ reduziert ist. Typen von Gliazellen (**Astrozyten**) (S. 134) antworten auf diese metabolische Verschiebung und auf die Reduktion wachheitsvermittelnder Transmitter (S. 995), indem sie ihrerseits das Volumen und die Bestandteile des Extrazellulärraums (Ionen, Transmitter) im Sinne einer **funktionellen Homöostase regulieren** (S. 135). Diese Prozesse der Homöostase und die Generierung schlaftypischer neuronaler Aktivität (S. 993) erklären den relativ hohen Energiebedarf des Gehirns im Schlaf.

Schlafentzug

Selbst im Schlaflabor können längere Phasen völliger Schlaflosigkeit beim Menschen nicht erreicht werden. Nach einigen durchwachten Nächten wird das Schlafbedürfnis übermächtig und durch kurze, aber an Zahl zunehmenden Mikroschlafepisoden befriedigt. Eine anhaltende Verhinderung von Schlaf (**Schlafdeprivation**) kann in der Tat schwerwiegende gesundheitliche Störungen zur Folge haben. Chronische Schlafdeprivation führt zu gesteigerter Stoffwechselrate, trotz erhöhter Nahrungsaufnahme zu Gewichtsverlust, zur Erhöhung der Infektionsanfälligkeit und im Extremfall zum Tod. Aus epidemiologischen Studien ist bekannt, dass eine Schlafdauer von weniger als 4 – 5 Stunden pro Nacht über einen Zeitverlauf von einigen Jahren mit einem signifikant erhöhten Risiko für koronare Herzkrankheiten und Diabetes mellitus verbunden ist. Die zugrundeliegenden pathophysiologischen Mechanismen bleiben im Detail unbekannt.

Schlaf und Immunsystem

Das Schlafbedürfnis und das Schlafprofil ändern sich im Verlauf von Infektionskrankheiten. Diese allgemeine Erfahrung zeigt den vielfältig wechselseitigen Einfluss von Schlaf-Wach-Zyklus und Immunsystem. Wichtige Mediatoren dieser Wechselwirkung sind **Zytokine** (S. 303), zum Beispiel **Interleukin-1 (IL-1)** und **Tumornekrosefaktor (TNF-α)**, die non-REM Schlaf fördern. Wahrscheinliche Orte des Einflusses sind zum einen Neurone im Hypothalamus, die an der Generierung des zirkadianen Wach-Schlaf-Rhythmus (S. 998) beteiligt sind, und zum anderen Neuronengruppen des Systems Hypothalamus-Hypophyse-Nebennierenrinde (S. 646), die Stressantworten vermitteln. Tatsächlich ist non-REM Schlaf vor allem der Stadien III und IV mit einer Hemmung der Ausschüttung der Stresshormone Cortisol und ACTH sowie einem allgemein geförderten restaurativen Aufbau immunkompetenter Zellen verbunden. Umgekehrt hat eine anhaltende **Schlafdeprivation** im Tierexperiment ein Absinken der Immunkompetenz zur Folge, die zu Infektionen und Tod führen kann. Die Kaskade von Zytokin-induzierten Effekten führt darüber hinaus zur funktionellen Einbindung anderer neurohormoneller Systeme, wie zum Beispiel wachstumsregulierender Hormone, in die Regulation des Schlaf-Wach-Zyklus. Inwieweit infektionsbedingte Änderungen des Schlafprofils für den Verlauf der Erkrankung oder die Genese von Bedeutung sind, bleibt jedoch zu klären.

25.3.3 Neurophysiologische Grundlagen von Wachheit und Schlaf

► **Das System Hirnstamm-Thalamus-Kortex.** Schädigungen oder Störungen im Bereich des Hirnstammes bei Menschen sind häufig mit schlafähnlichen Zuständen oder Koma verbunden. Tatsächlich wird dem Hirnstamm eine wichtige Rolle für die Kontrolle der Schlaf-/Wachstadien zuerkannt, deren Aufschlüsselung Ende der 40er Jahre mit den bahnbrechenden Arbeiten der Gruppe um den italienischen Neurophysiologen Giuseppe Moruzzi ihren Anfang nahm. Sie zeigten unter anderem, dass die elektrische Aktivierung von Neuronen in der **Formatio reticularis** im oberen Hirnstammbereich eine Weckreaktion auslöste, die durch eine Änderung des EEG von langsam-rhythmischen Wellen zu schnellen Mustern ähnlich denen der Wachheit angezeigt und von einer allgemeinen Erhöhung des Muskeltonus in Verbindung mit einer Schwellensenkung spinaler Reflexe begleitet wurde. Aufgrund dieser und nachfolgender konvergierender Ergebnisse aus Grundlagenforschung und Klinik spricht man dem Hirnstamm die Funktion zu, durch aufsteigende, aktivierende Impulse das für den Wachzustand notwendige Aktivitätsniveau des Gehirns zu induzieren und aufrechtzuerhalten (**aufsteigendes retikuläres Aktivierungssystem, ARAS**). Die Anatomie des Hirnstammes und seiner Verbindungen bilden die Grundlage für diese Funktion. Die Axone der Hirnstammneurone steigen in weite Bereiche des Vorderhirns auf und innervieren diffus verzweigt ausgedehnte Areale. Dementsprechend werden die aszendierenden Bahnen des Hirnstammes als unspezifisches System von den spezifischen sensorischen Systemen unterschieden. Absteigende (deszendierende) Bahnen aus dem Hirnstamm vermitteln darüber hinaus die Koordination spinaler Reflexkreise innerhalb des Schlaf-Wach-Zyklus, zum Beispiel die Hemmung der muskulären Aktivität während des REM-Schlafes. Das Hirnstammsystem wird seinerseits durch Einflüsse aus dem Hypothalamus in etwa 24-stündigem Rhythmus reguliert (S. 998).

Die aufsteigenden, aktivierenden Impulse der Hirnstammneurone werden zunächst auf Neurone im Thalamus übertragen, und die Axone der thalamischen Projektionsneurone leiten die Aktivität den Zielneuronen im zerebralen Kortex zu. Über dieselben Thalamusneurone wird darüber hinaus der überwiegende Teil der sensorischen Signale von den Orten der Reizaufnahme in der Peripherie, wie zum Beispiel von der Retina oder der Cochlea, zum zerebralen Kortex geschaltet. Der **Thalamus** funktioniert demzufolge als ein „Tor zum Bewusstsein“, das die sensorische Information in Abhängigkeit von Wachheit und Schlaf weiterschaltet (zum Konzept „**Bewusstsein** vgl. Kap. 24.2 (S. 944)). Das zugrunde liegende neuronale Szenario ist das Folgende (► Abb. 25.5):

► **Wachheit**

- Während Wachheit sind die **Hirnstammneurone** aktiv und vermitteln ihre Aktivität synaptisch über chemische Neurotransmitter auf die **Thalamusneurone**, die demzufolge leicht depolarisiert sind und einzelne Aktionspotenziale (S. 97) generieren.
- Dieser Aktivitätszustand der **Thalamusneurone** ermöglicht die getreue Übertragung afferenter Sinnessignale von der Peripherie zum **zerebralen Kortex** in Form pro-

portional veränderter Aktionspotenzialfrequenzen: das thalamokortikale System ist sinnvoll auf den Zustand der Wachheit eingestellt.

- Eine der Konsequenzen der afferenten synaptischen Signale im Kortex mit ihrer vielfältigen zeitlichen Struktur ist das hochfrequente Muster des EEG mit Wellen niedriger Amplitude.

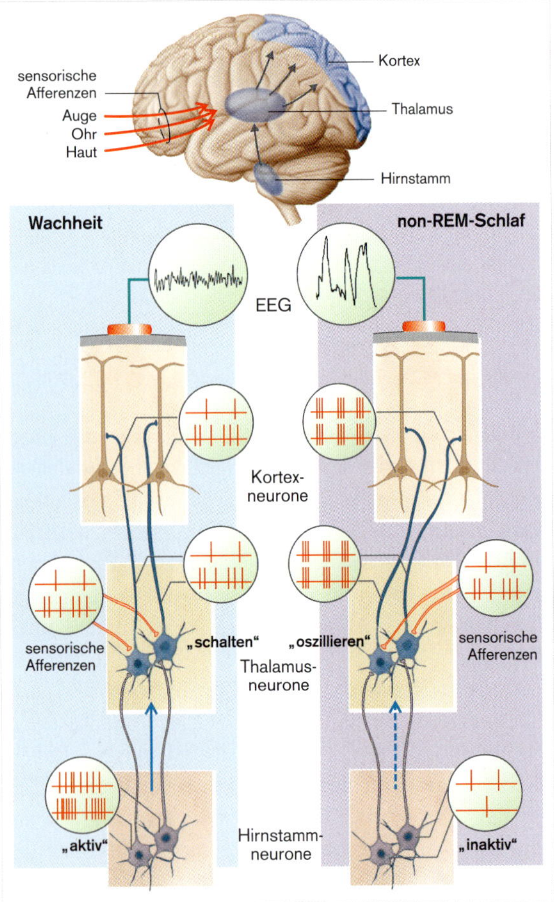

Abb. 25.5 Grundlagen der Regulation von Wachheit und Schlaf (non-REM-Phasen) durch das System Hirnstamm-Thalamus-Kortex. Das Hirnschema oben zeigt die Lagebeziehungen Hirnstamm-Thalamus-Kortex und verdeutlicht die Eingänge sensorischer Afferenzen. Die Ausschnitte unten zeigen die Aktivitätsmuster von Neuronen in Hirnstamm, Thalamus und Kortex sowie die Aktivität sensorischer Afferenzen. **Wachheit:** Die hohe Aktivität von Neuronen des aufsteigenden Hirnstammsystems wird synaptisch auf Thalamusneurone vermittelt; infolge depolarisieren die Thalamusneurone und sind damit in der Lage, Signale sensorischer Afferenzen getreu an Kortexneurone zu vermitteln (**„schalten"**); Konsequenz der zeitlich unregelmäßigen Aktivität ist ein EEG niedriger Amplitude. **Non-REM-Schlaf:** Die Hirnstammneurone sind inaktiv, der depolarisierende Einfluss auf die Thalamusneurone entfällt; in Folge produzieren die Thalamusneurone spontan-rhythmische Entladungssalven (**„oszillieren"**), die in verschiedenen Neuronen von Thalamus und Kortex zeitlich synchronisiert werden; Konsequenzen der synchronisierten Aktivität sind EEG-Wellen und eine drastisch verminderte Antwortbereitschaft auf Signale sensorischer Afferenzen. Weitere Details im Text (nach [20], [25]).

► **Schlaf (non-REM)**

- Während Phasen der Schläfrigkeit nimmt die Aktivität der Hirnstammneurone ab, und der depolarisierende Einfluss auf die Thalamusneurone entfällt; die Folge ist eine **Hyperpolarisation der Thalamusneurone**, die infolgedessen spontan beginnen, langsam-rhythmische Salven von Aktionspotenzialen zu generieren (**Oszillationen**).
- Die langsamen Oszillationen treten weit verbreitet im Thalamus auf, werden auf die **kortikalen Zielneurone** übertragen und im synaptischen Netzwerk des thalamokortikalen Systems zunehmend zeitlich synchronisiert.
- Aufgrund der langsam-synchronisierten Oszillationen im thalamokortikalen System wird die getreue **Übertragung afferenter Sinnessignale** verhindert, und die sensorische Antwortbereitschaft des Gehirns ist demzufolge drastisch reduziert; die elektroenzephalografische Konsequenz der langsam-synchronisierten synaptischen Aktivität im Kortex ist das Auftreten von niederfrequenten Wellen hoher Amplitude im EEG, die Stadien des synchronisierten (non-REM-) Schlafes charakterisieren (S. 986).

Die Oszillationen während der Schlafstadien basieren entscheidend auf der **Schrittmacherfunktion thalamischer Neurone**. Hierbei stößt eine Schrittmacherdepolarisation einen calciumabhängigen Mechanismus an, der seinerseits eine Salve von Aktionspotenzialen auslöst. Grundlage dieser Aktivität sind Ionenströme der neuronalen Plasmamembran, die über HCN-Kanäle als Schrittmacher und die Aktivierung von T-Typ-Ca^{2+}-Kanälen vermittelt werden (S. 104). Die Aktivierung der Ionenkanäle wiederholt sich periodisch, mit der Folge eines rhythmischen Auf- und Abschwingens des Membranpotenzials (**„Oszillation"**). Der Beitrag verschiedener Typen von Thalamusneuronen und der zeitlich-synchronisierende Einfluss des thalamokortikalen synaptischen Netzwerkes führt zu unterschiedlichen rhythmischen Aktivitätsmustern, die in den unterschiedlichen EEG-Mustern der synchronisierten Schlafstadien, wie zum Beispiel den Schlafspindeln und den δ-Wellen, ihren Ausdruck finden. Der aktivierende Einfluss des aufsteigenden Hirnstammsystems bei Aufwachen und Wachheit wird mit Hilfe von Transmittern erreicht, die eine **Blockierung der Schrittmachermechanismen** und eine verbreitete **Depolarisation** der Neurone im Thalamus bewirken. Infolgedessen werden die Oszillationen beendet, und die Thalamusneurone generieren einzelne Aktionspotenziale, womit eine entscheidende Grundlage für eine getreue afferente Signalverarbeitung geschaffen wird. Diese Prinzipien wurden zunächst aus tierexperimentellen Ergebnissen vor allem der Gruppe um Mircea Steriade an der Universität Laval

(Québec, Kanada) erhoben und nachfolgend durch klinische Untersuchungen im Menschen bestätigt, wozu die Arbeiten des Züricher Neurochirurgen David Jeanmonod einen entscheidenden Beitrag leisteten.

Pathophysiologische Entgleisung – Absence Epilepsie

Die thalamokortikalen Oszillationen stellen kritische Faktoren für eine Form der Epilepsie dar, der **Absence-Epilepsie.** Die epileptischen Anfälle äußern sich typischerweise in einer abrupt beginnenden und unvermittelt endenden kurzen Bewusstseinsstörung (*absence de l'esprit*). Ausgeprägte motorische oder autonome Begleitsymptome fehlen im Allgemeinen, und die betroffene Person hat keine Erinnerung an den Anfall. Neurophysiologisch sind Absencen durch ***spike-and-wave*-Komplexe** im EEG charakterisiert (▶ Abb. 25.2b). Aus experimentellen und klinischen Studien ist bekannt, dass die Mechanismen und Netzwerke des thalamokortikalen Systems, die Oszillationen während des Schlafes generieren, auch die *spike-and-wave*-Komplexe der Absence-Anfälle produzieren. Die pathophysiologischen Mechanismen schließen eine erhöhte neuronale Erregbarkeit in regionalen Arealen des Kortex und eine Veränderung der neuronalen Schrittmacherprozesse im Thalamus ein. Die Folge ist eine dramatisch erhöhte Synchronisation der Oszillationen im thalamokortikalen System (im Vergleich zu denen des Schlafes), die neurophysiologisch in den *spike-and-wave*-Komplexen im EEG und im Verhalten in der Bewusstseinsstörung ihren Ausdruck finden. Die Therapie erfolgt im Regelfall mit Pharmaka, die die pathologisch synchronisierten Oszillationen durch Kontrolle der Ca^{2+}-abhängigen Schrittmacherprozesse, der Aktionspotenziale oder der synaptischen Hemmung unterdrücken.

25.3.4 Transmittersysteme zur Regulation der Stadien von Schlaf und Wachheit

▶ Transmitter des aufsteigenden Hirnstammsystems. Die verschiedenen Stadien des Schlafes (REM, non-REM) und die Wachheit werden durch das Wechselspiel von unterschiedlichen Transmittersystemen (S. 125) reguliert (▶ Abb. 25.6). Das Hirnstammsystem wird in drei Teilsysteme untergliedert, die sich durch ihren primären Neurotransmitter unterscheiden: **Acetylcholin**, **Noradrenalin** und **5-Hydroxytryptamin** (**Serotonin**). Alle drei Teilsysteme werden zum unspezifischen aufsteigenden System gerechnet, wobei Überlappungen aber auch spezifische Unterschiede in den jeweiligen Ursprungs- und Projektionsgebieten existieren (▶ Abb. 25.6**a**). Cholinerge Zellkörper befinden sich hauptsächlich im **Nucleus parabrachialis** und im **Nucleus tegmentalis pedunculopontinus**. Der wichtigste noradrenerge Kern ist der **Locus coeruleus**; das serotoninerge System entspringt den **Nuclei raphé**. Das noradrenerge und das serotoninerge System werden häufig als (mono)aminerges Hirnstammsystem zusammengefasst. Ein weiteres für den Schlaf-Wach-Rhythmus bedeutsames Amin ist das **Histamin.** Im Gehirn kommt ungefähr die Hälfte des Histamins in Neuronen vor (die andere Hälfte in Mastzellen). Die histaminergen Zellkörper liegen im **Nucleus tuberomamillaris** des Hypothalamus, und die Axone erreichen ähnlich den auf- und absteigenden Projektionen des Hirnstammsystems weite Gebiete des Zentralnervensystems.

Die Beeinflussung des Schlaf-Wach-Zustandes durch Histamin ist für die ausgeprägte Müdigkeit nach Einnahme von **Antihistaminika**, zum Beispiel gegen Allergien, mit verantwortlich.

▶ Regulation der Wach- und Schlafrhythmen. Der Schlüssel zur Organisation der REM-/non-REM-Schlafzyklen und der Wachheit liegt in der relativen Beteiligung der Transmittersysteme (▶ Abb. 25.6**b**). Im **Wachzustand** sind sowohl die aminergen als auch die cholinergen Neurone aktiv, und die Konzentrationen der Neurotransmitter in den Zielgebieten sind gleichgewichtig hoch. Im **non-REM-Schlaf** herrscht weiter ein Gleichgewicht, allerdings sind die Transmitterkonzentrationen aufgrund der geringen Aktivität der aufsteigenden Systeme zu sehr geringen Werten verschoben. In der Konsequenz unterliegen weite Bereiche des Vorderhirns der langsam-oszillatorischen Eigenrhythmik, und der Wachheitsgrad nimmt ab. Im **REM-Schlaf** verschiebt sich das biochemische Gleichgewicht radikal: Die Spiegel der aminergen Transmitter sinken auf einen Tiefpunkt, und der Spiegel von Acetylcholin steigt bis nahe an das Niveau des Wachzustandes an. Eines der elektrophysiologisch messbaren Korrelate ist die Desynchronisation des EEG im REM-Schlaf. Darüber hinaus vermitteln die cholinergen Neurone über absteigende Bahnen die Inhibition spinaler motorischer Systeme.

Demzufolge sind sowohl REM-Schlaf als auch Wachheit elektroenzephalografisch desynchronisierte Zustände des Gehirns. Allerdings gelten für die Neurone während der beiden Zustände jeweils andere biochemische Bedingungen, die sich auf Funktionen wie zum Beispiel Informationsverarbeitung, Lernen und Gedächtnisbildung oder –

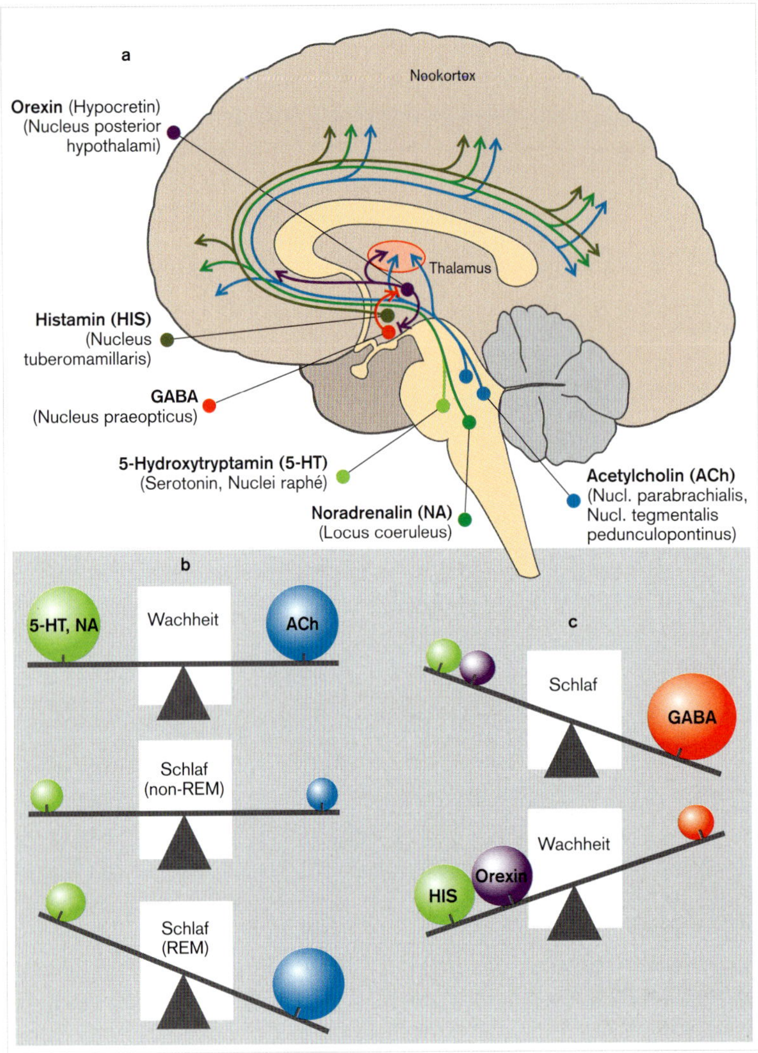

Abb. 25.6 Transmittersysteme zur Regulation von Wachheit und Schlaf.
a Hirnschema mit Ursprung und Transmittern von Wachheit und Schlaf fördernden neuronalen Systemen. Zu beachten sind die aufsteigenden Projektionen der aminergen und cholinergen Neurone aus dem Hirnstamm sowie die wechselseitig inhibitorischen Verschaltungen der Orexin (Hypocretin) freisetzenden und der GABAergen Neurone im Hypothalamus.
b Aktivität von (mono)aminergem und cholinergem Transmittersystem, bei Wachheit, non-REM und REM-Schlaf. Die Größe der Symbole repräsentiert den relativen Beitrag des jeweiligen Systems.
c Aktivität von Orexin (Hypocretin) und histaminergem System im Gegentakt mit GABAerger Aktivität, bei Schlaf und Wachheit. Die Größe der Symbole repräsentiert den relativen Beitrag des jeweiligen Systems.

allgemein – Bewusstsein auswirken werden. Zusammengefasst ist der deutlichste und möglicherweise bedeutsamste Unterschied der Beitrag des aminergen Systems während Phasen der Wachheit und dessen Inhibition im REM-Schlaf.

Das System Hirnstamm-Thalamus-Kortex steht unter der Kontrolle von zwei weiteren Neuronensystemen (▶ Abb. 25.6**a**). Zum einen Neurone mit Ursprung im **Nucleus praeopticus** des Hypothalamus, die im Schlaf aktiv sind. Diese Neurone hemmen mit Hilfe der Transmitter γ-Aminobuttersäure (**GABA**) und **Galanin** (einem Neuropeptid) das (mono)aminerge Hirnstammsystem. Sie wirken dadurch schlaffördernd. Eine Störung dieses Einflusses hat im Allgemeinen Schlaflosigkeit zur Folge (**Insomnie**) (S. 1000). Die Nähe zu den hypothalamischen Zentren der Temperaturregulation kann darüber hinaus die Empfindung einer gesteigerten Müdigkeit bei krankheitsbedingter Erhöhung der **Körpertemperatur** erklären helfen. Umgekehrt übt die hohe Aktivität des (mono)aminergen Hirnstammsystems bei Wachheit einen hemmenden Einfluss auf die Neurone des Nucleus praeopticus aus und unterdrückt dadurch deren schlaffördernde Wirkung. Zum anderen enthält der **Nucleus posterior hypothalami** eine Population von Neuronen, die das Neuropeptid **Orexin** (auch **Hypocretin** genannt) über ihre Projektionen in das System Hirnstamm – Thalamus – Kortex freisetzen. Diese Neurone aktivieren insbesondere das (mono)aminerge Hirnstammsystem, mit der Folge einer allgemeinen Erhöhung des Wachheits- und Aktivitätsgrades. Ihr Einfluss macht sich unter anderem in Abhängigkeit von der **Energiebalance** bemerkbar, indem bei Hunger eine erhöhte Wachheit und der Abruf instinktiver motorischer Programme vermittelt werden. Im Schlaf werden die Orexin/Hypocretin freisetzenden Neurone durch die schlafaktiven GABAergen Neurone des Nucleus praeopticus gehemmt. Eine anhaltend verminderte Funktion des Orexin

(Hypocretin) Systems kann die Symptome der **Narkolepsie** (S. 1000) und Störungen in der Nahrungsaufnahme erklären helfen.

Demzufolge werden Wachheit und Schlaf durch wechselseitige synaptische Verbindungen zwischen Neuronengruppen reguliert, die ähnlich einem Gegentaktsystem verschaltet sind (▶ Abb. 25.6**c**): bei Wachheit inhibieren die aktiven (mono)aminergen Neurone und die Orexin (Hypocretin) freisetzenden Neurone die schlaffördernden GABAergen Neurone; lässt dieser Einfluss nach, steigt entsprechend die Aktivität der GABAergen Neurone, mit der Folge einer Hemmung wachheitsfördernder Aktivität und demzufolge einsetzendem Schlaf. Konsequenzen dieses Gegentaktprinzips sind die teilweise abrupten Übergängen zwischen den Wach- und Schlafstadien.

Endogene schlaffördernde Substanzen. Nach Schlaf-Deprivation wurde eine Reihe von chemischen Verbindungen aus dem Blut und der zerebrospinalen Flüssigkeit, vor allem aus Versuchstieren, isoliert, die als **schlaffördernde Substanzen** bezeichnet werden. Eine Substanz mit schlaffördernder Wirkung ist **Adenosin**, ein Produkt des ATP-Stoffwechsels. Adenosin wird bei erhöhtem ATP-Verbrauch, zum Beispiel infolge gesteigerter körperlicher Anstrengung oder längerer Schlaflosigkeit, vermehrt produziert und hemmt seinerseits im Sinne eines negativen Rückkopplungsmechanismus unter anderem die synaptische und die elektrische Aktivität der Neurone des aufsteigenden Hirnstammsystems und des Thalamus. **Koffein** und **Theophyllin**, Inhaltsstoffe von Kaffee und Tee, blockieren die Rezeptoren für Adenosin und entwickeln dadurch stimulierende Wirkungen.

Weitere Substanzen mit schlafförderndem Effekt sind Peptide, die mit dem Immunsystem interagieren, zum Beispiel **Interleukin-1**. Hierdurch könnte das vermehrte Schlafbedürfnis bei Fieber erklärbar sein.

Allerdings bleibt einschränkend festzuhalten, dass diese Substanzen während des normalen Schlafes nicht in wirksamen Konzentrationen nachgewiesen werden konnten und demzufolge nicht als primär bedeutsame physiologische Kontrollmechanismen des Schlafes gelten.

Schlafmittel

Prototypische Schlafmittel (**Benzodiazepine, Barbiturate**) binden an Rezeptoren des inhibitorischen Transmitters γ-Aminobuttersäure (GABA) (S. 126), wodurch dessen hyperpolarisierende Wirkung verstärkt wird. Die Folgen sind eine allgemeine Dämpfung der Übertragung sensorischer Signale, eine Inhibition der Wachheit vermittelnden Neuronenpopulationen und eine Förderung langsam-synchronisierter Oszillationen im thalamo-kortikalen System. Bei längerfristiger Einnahme bewirken alle bekannten Schlafmittel eine Veränderung des natürlichen Schlafprofils und stellen eine der häufigsten Ursachen für **Schlafstörungen** (S. 1000) dar.

Zusammenfassung Kap. 25.3

Wachheit und Schlaf

Schlaf stellt keinen passiven Zustand des Gehirns dar, sondern repräsentiert aktive neurale Prozesse in den Schaltkreisen **Hirnstamm-Thalamus-Kortex**, die in rhythmischen Zyklen durchlaufen werden. Diese Phasen werden durch spezifische Muster im EEG angezeigt und sind mit Änderungen des physiologischen Grundzustands verbunden. Nach Schlafbeginn werden die **Schlafstadien I–IV** durchlaufen, die durch vermehrtes Auftreten von EEG-Wellen (θ-Wellen, K-Komplexe, Schlafspindeln, δ-Wellen), erhöhte Weckschwelle und zunehmenden Einfluss des parasympathischen Nervensystems gekennzeichnet sind. Zusammengefasst werden diese Schlafstadien als **synchronisierter**, **langsamwelliger** oder **orthodoxer Schlaf** bezeichnet. Am Ende des Stadiums IV werden die vorherigen Stadien **invers** bis zu einem EEG-Stadium ähnlich dem der Wachheit durchlaufen. Die Weckschwelle bleibt allerdings hoch, der Muskeltonus ist maximal reduziert (**muskuläre Atonie**) und der parasympathische Einfluss überwiegt. Charakteristisch ist das Auftreten von schnellen Augenbewegungen (*rapid eye movements*, REM). Dieses Schlafstadium wird als **paradoxer, desynchronisierter** oder **REM-Schlaf** bezeichnet. Im Verlaufe des Schlafes einer Nacht werden die Perioden von synchronisiertem (non-REM) und desynchronisiertem (REM) Schlaf in regelmäßigen Zyklen 5–7-mal durchlaufen, wobei mit fortschreitender Schlafdauer die späten Phasen des synchronisierten Schlafes (Stadien III, IV) nicht mehr erreicht und die REM-Phasen länger werden. Im Verlaufe des Lebens ändert sich das **Schlafprofil**, indem die Gesamtschlafdauer vor allem aufgrund einer Verringerung der REM-Schlafzeit und des Schlafstadiums IV abnimmt. Ein chronischer vollständiger Entzug von Schlaf (**Schlafdeprivation**) hat ernsthafte gesundheitliche Konsequenzen zur Folge. Eine Schlafdauer von unter 4 oder über 9 Stunden pro Nacht führt langzeitig zu einem erhöhten Erkrankungsrisiko, zum Beispiel für koronare Herzkrankheiten oder Diabetes mellitus. Die ersten 2–3 non-REM/REM-Phasen sind essentiell (**Kernschlaf**), bei Unterbrechung des nachfolgenden Schlafs zeigen sich kaum messbare physiologische Konsequenzen (**Füll-**, **Optionalschlaf**). Das veränderte Schlafprofil bei Infektionskrankheiten dokumentiert exemplarisch die wechselseitigen Einflüsse von Schlaf-Wach-Zyklus und **Immunsystem**, die vor allem über **Zyto-**

kine vermittelt werden. Die physiologische Bedeutung des Schlafs zeigt sich darüber hinaus in der fördernden Wirkung auf die **Gedächtnisbildung**.

Die Wach-Schlaf-Stadien werden durch **aufsteigende neuronale Aktivierungssysteme** aus dem **Hirnstamm** und neuronale Systeme des **Hypothalamus** kontrolliert. Während Wachheit sind die aufsteigenden Hirnstammsysteme aktiv und vermitteln ihre Aktivität synaptisch auf Neurone des **Thalamus**, die dadurch afferente Sinnessignale von der Peripherie getreu zum **zerebralen Kortex** übertragen können. Die Thalamusneurone funktionieren als Schaltneurone, und das thalamokortikale System ist sinnvoll auf den Zustand der Wachheit eingestellt. Während Phasen der Schläfrigkeit nimmt die Aktivität der aufsteigenden Systeme ab. Ihr aktivierender Einfluss auf die Thalamusneurone entfällt, die infolgedessen als **Schrittmacher für rhythmisch-synchronisierte elektrische Aktivitätsmuster** im thalamokortikalen System fungieren. Die Konsequenzen sind das Auftreten von EEG-Wellen (Schlafspindeln, δ-Wellen) und die drastische Reduktion der sensorischen Antwortbereitschaft des Gehirns. Pathophysiologische Veränderungen der rhythmisch-synchronisierten Aktivität im System Thalamus-Kortex können zu Anfällen mit Bewusstseinsstörungen führen (**Absence-Epilepsie**). Die verschiedenen **Stadien des Schlafes** (REM; non-REM) werden durch das Wechselspiel von verschiedenen Teilsystemen des aufsteigenden Aktivierungssystems reguliert, die sich durch ihren primären Transmitter unterscheiden: **Acetylcholin** sowie die Amine **Noradrenalin**, **5-Hydroxytryptamin** (**Serotonin**) und **Histamin**. Bei Wachheit sind cholinerge und aminerge Systeme etwa gleichgewichtig aktiv, im non-REM-Schlaf gleichgewichtig inaktiv. Im REM-Schlaf dagegen ist das aminerge System gehemmt, während die Aktivität des cholinergen Systems bis nahe an das Niveau des Wachzustandes ansteigt. Transmitter des Hypothalamus (**Orexin/Hypocretin**; **GABA/Galanin**) wirken auf diese Systeme ein und vermitteln vor allem adaptive Veränderungen des Wachheits- und Aktivitätsgrades in Abhängigkeit von der **Energiebalance**. Endogene schlaffördernde Substanzen (z. B. **Adenosin**, **Interleukin-1**) können darüber hinaus zur Regulation der Wach-Schlafaktivitäten beitragen. Prototypische Schlafmittel (**Benzodiazepine**, **Barbiturate**) verstärken die Wirkung des inhibitorischen Transmitters GABA, verändern bei längerfristiger Einnahme das natürliche Schlafprofil und sind eine der häufigsten Ursachen für **Schlafstörungen**.

25.4 Der zirkadiane Rhythmus

Der Schlaf-Wach-Zyklus im erwachsenen Menschen folgt einer zirkadianen (*circa* = ungefähr; *dies* = Tag) Periodizität, die einen der endogenen Biorhythmen repräsentiert. Hinweise aus der Umgebung (Licht/Dunkelheit, Temperatur, Luftfeuchtigkeit, soziale Komponenten) dienen als sog. **Zeitgeber**, die diese „biologische Uhr" synchronisieren, und damit auf einen Aktivitätszyklus von genau 24 Stunden einstellen. Bei vollständigem Fehlen der Zeitgeber, zum Beispiel bei längerem Aufenthalt in unterirdischen Bunkern oder Höhlen, wird der zirkadiane Rhythmus aufrechterhalten. Der Rhythmus verliert jedoch seine Beziehung zur aktuellen Zeit, und die Periodizität verlängert sich zunehmend auf Werte von über 24 Stunden. Der Schlaf-Wach-Zyklus folgt dabei anfangs einer etwa 25-stündigen Periodizität (▶ Abb. 25.7) und kann nach Tagen bzw. Wochen im Extremfall überraschend lange Perioden von 30 – 36 Stunden annehmen (mit etwa 20 Stunden Wachheit und 12 Stunden Schlaf). Darüber hinaus sind auch Beispiele mit verkürzter Periodizität beschrieben worden. Allgemein bleiben das Schlaf-Wach-Verhalten und andere physiologische Parameter nicht notwendigerweise koordiniert. Zum Beispiel können sich die periodischen Schwankungen der **Körpertemperatur** (S. 604) nach einigen Tagen deutlich gegenüber dem Schlaf-Wach-Rhythmus verschieben (▶ Abb. 25.7). Offensichtlich existieren unterschiedliche „biologische Uhren", die mit einem jeweils spezifischen endogenen Rhythmus „frei laufen", und die ohne Einflüsse exogener Zeitgeber nicht synchronisiert sind.

25.4.1 Mechanismen des zirkadianen Rhythmus

Die zellulären Substrate der „biologischen Uhr" für den Schlaf-Wach-Zyklus sind Neuronengruppen im **Nucleus suprachiasmaticus** (**SCN**) des Hypothalamus. Mikrostimulation des SCN im Tierexperiment bewirkt eine Phasenverschiebung des zirkadianen Rhythmus, und bilaterale Entfernung der SCN hat eine Unterbrechung der zirkadianen Periodizität von Wachheit/Schlaf sowie von Nahrungsaufnahme und Grundaktivität zur Folge. Die Neurone des SCN stellen **zelluläre Oszillatoren** (S. 994) dar, in denen die elektrische Aktivität, der Glucoseverbrauch, die Produktion von Vasopressin und die Proteinbiosynthese mit etwa 24- bis 25-stündiger Periodik auf- und abschwingt („oszilliert"). **Lichtsignale**, die von Ganglienzellen der Retina über den Tractus retinohypothalamicus direkt zu den SCN-Neuronen gelangen, gelten als der wichtigste exogene Zeitgeber für die Synchronisation der einzelnen neuronalen Oszillatoren und für die Einstellung eines exakt 24-stündigen Rhythmus. Die rhythmisch-synchronisierten Aktivitätsmuster aus dem SCN kontrollieren eine Vielzahl physiologischer Faktoren. Sie werden zum einen in weite Teile des Gehirns vermittelt und kontrollieren über das System Hirnstamm – Thalamus – Kortex den Schlaf-Wach-Zyklus. Darüber hinaus werden vielfältige Prozesse des Zellmetabolismus, der Homöostase und der Zellproliferation zirkadian reguliert.

Melatonin ist ein wichtiger Transmitter dieser Wechselwirkungen, der im zirkadianen Rhythmus in der **Epiphysis cerebri** synthetisiert wird, mit einem Konzentrationsmaximum während des Schlafs. Bei exogener Applikation von Melatonin vor dem Einschlafen sind schlaffördernde Wirkungen, vor allem eine verringerte Latenz des Schlafbeginns, beschrieben worden. Diese Wirkungen werden zum Beispiel mit dem Ziel einer beschleunigten Re-Synchronisation des zirkadianen Rhythmus genutzt (zum Beispiel bei ***Jet Lag***) (S. 1000), sind allerdings nicht unumstritten.

Molekulare Grundlage des zirkadianen Rhythmus ist eine funktionelle Rückkopplung zwischen Transkription und Translation. In den Neuronen des SCN stoßen bestimmte Transkriptionsfaktoren (**cycle, clock**) im Zellkern die Transkription definierter Zielgene (***period, timeless***) an. Die Genprodukte wirken über intrazelluläre Signalwege sowohl auf die Aktivität der Ausgangsproteine als auch auf die Transkriptionsprozesse zurück, mit der Folge eines Auf- und Abschwingens („Oszillation") der Proteinbiosynthese in einem Zyklus von etwa 24 Stunden. Die einzelnen neuronalen Oszillatoren im SCN werden durch Lichtsignale zeitlich synchronisiert. Ganglienzellen der Retina (S. 845), die das Fotopigment **Melanopsin** enthalten, registrieren diffuses Licht. Die Ganglienzellen vermitteln die licht-induzierte Aktivität über Axone des Tractus retinohypothalamicus und synaptische Verbindungen auf die Neurone des SCN. In Abhängigkeit von der synaptischen Stimulation wird die Transkription in den SCN-Neuronen reguliert und damit die einzelnen Oszillatoren auf den Hell-Dunkel-Wechsel synchronisiert. Für die Identifizierung der molekularen Mechanismen des zirkadianen Rhythmus wurden die amerikanischen Wissenschaftler Jeffrey Hall, Michael Rosbash und Michael W. Young im Jahre 2017 mit dem Nobelpreis für Medizin/Physiologie geehrt.

Die Einwirkung von **Licht hoher Intensität** kann die Synchronisationsprozesse fördern, was für die Adaptation zum Beispiel bei Nachtarbeit sowie therapeutisch bei **Insomnien** (S. 1000) nutzbar gemacht wird.

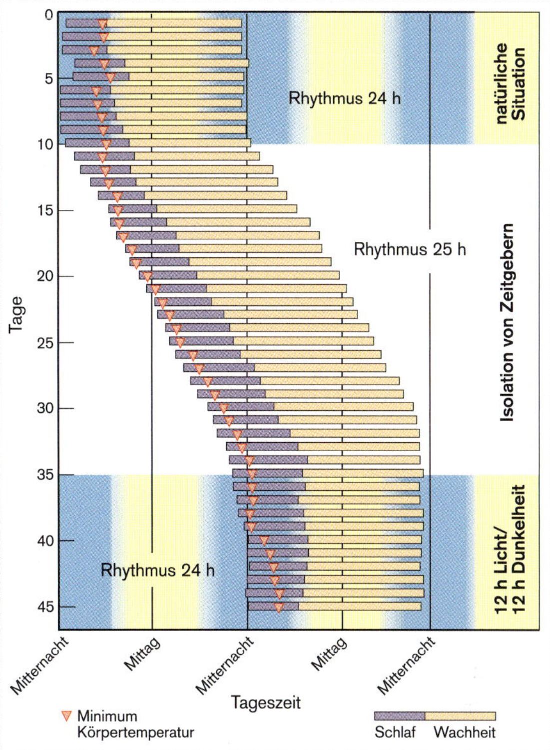

Abb. 25.7 Zirkadianer Rhythmus von Schlaf und Wachheit. Schlaf-Wach-Rhythmus (Balken) und Minimum der Körpertemperatur (Dreieck) einer erwachsenen Versuchsperson unter natürlichen Bedingungen (Tage 1 – 9), nach vollständiger Isolation von äußeren Zeitgebern (Tage 10 – 34) und während eines regelmäßigen 12-stündigen Wechsels von Licht und Dunkelheit (Tage 35 – 45). Zu beachten ist die zunehmende Phasenverschiebung und die Verlängerung des Schlaf-Wach-Rhythmus von 24 auf 25 Stunden während der Isolation von Zeitgebern sowie die Verschiebung des Körpertemperaturminimums vom Ende auf den Beginn der Schlafphase. Mit Aufnahme eines 12-stündigen Licht-Dunkel-Wechsels wird der ursprüngliche zirkadiane Rhythmus wieder hergestellt (nach [7]).

25

25.4.2 Störungen des zirkadianen Rhythmus

Bei einmaliger Phasenverschiebung der exogenen Zeitgeber, zum Beispiel infolge von Flügen in andere Zeitzonen der Erde, erfolgt eine Resynchronisation der zirkadianen Systeme. Hierzu wird etwa ein Tag pro Stunde Zeitdifferenz benötigt, wobei die Resynchronisation bei **Phasenverlängerung** (Flug nach Westen) im Allgemeinen schneller erfolgt als bei **Phasenverkürzung** (Flug nach Osten). Mögliche Begleiterscheinungen der Dissoziation von exogenen Zeitgebern und „biologischen Uhren" sind Schlafstörungen, Störungen vegetativer Funktionen (*Jet Lag*), aber auch eine Erhöhung der Infektionsanfälligkeit. Rhythmusstörungen in Folge von Schicht- oder Nachtarbeit sind mit ähnlichen Konsequenzen verbunden, die langfristig gesundheitliche Störungen (S. 992) zur Folge haben können.

Zusammenfassung Kap. 25.4

Der zirkadiane Rhythmus

Ein neuronales Netzwerk mit Hauptkomponenten im **Nucleus suprachiasmaticus** des **Hypothalamus**, das mit den verschiedenen Hirnstammsystemen und dem thalamokortikalen System synaptisch und/oder hormonell vermittelt in Wechselwirkung tritt, ist für die zirkadiane (etwa 24-stündige) Periodizität des Wach-Schlaf-Zyklus erforderlich. Ein wichtiger Transmitter dieser Wechselwirkung ist **Melatonin**. Die **Aktivitätszyklen** werden durch **Zeitgeber** aus der Umgebung, vor allem Lichtsignale, auf 24 Stunden synchronisiert. Verschiebungen der Zeitgeber, zum Beispiel infolge von Flügen in andere Zeitzonen, erfordern eine **Resynchronisation**, die häufig von Störungen vegetativer Funktionen begleitet wird. Anhaltende Rhythmusstörungen zum Beispiel in Folge von Nacht- oder Schichtarbeit können gesundheitliche Schäden zur Folge haben.

25.5 Schlafstörungen

Etwa 15 % der Bevölkerung in den Industrieländern leiden unter chronischen Schlafstörungen. Weitere 20 % klagen über gelegentliche Probleme mit Einschlafen oder Wachbleiben. In bestimmten Bevölkerungsgruppen kann der Prozentsatz erheblich höher liegen (z. B. bei Schichtarbeitern). Erkrankungen mit Störungen von Wachheit und Schlaf werden in vier Hauptkategorien unterteilt:

- Ein- und Durchschlafstörung (**Insomnie**),
- exzessiv gesteigerte Tagesmüdigkeit (**Hypersomnie**),
- Störung der Schlaf-Wach-Periodizität (**Rhythmusstörung**), und
- Verhaltensdysfunktion während Schläfrigkeit oder Schlaf (**Parasomnie**).

Für klinische Einzelheiten und therapeutische Strategien wird der Leser auf die Fachliteratur verwiesen ([4], [7], [15], [19], [21]).

Insomnie

Die Insomnie ist definiert als ein chronischer Zustand des quantitativen oder qualitativen Mangels an Schlaf, der die Aufrechterhaltung eines adäquaten Wachverhaltens beeinträchtigt. Insomnie ist ein eher allgemeines Symptom, das vielfache Ursachen haben kann. Differenziert werden muss zwischen einem subjektiv empfundenen Mangel an Schlafdauer oder Schlafgüte (**Pseudoinsomnie**) und einer objektiv verifizierbaren Schlafstörung, die unter anderem mit Hilfe elektroenzephalografischer Bestimmung des Schlafprofils im Schlaflabor nachgewiesen wird (**chronische Insomnie**). Nahezu die Hälfte der Personen, die über Schlafstörungen berichten, besitzt ein unverändertes Schlafprofil. Schlafstörungen können zum Beispiel durch emotionale Faktoren oder Verschiebungen des zirkadianen Rhythmus hervorgerufen werden. Häufig werden auch die mit dem Alter verringerten Tiefschlafphasen als Verminderung der Schlafgüte empfunden. Vor allem der chronische Missbrauch von Schlafmitteln (u. a. **Barbiturate**, Benzodiazepine) (S. 997) kann zu Änderungen des Schlafmusters führen und damit zu Insomnien beitragen.

Hypersomnie

Das Leitsymptom der **Narkolepsie**, einem Beispiel für Hypersomnien, ist gesteigerte Tagesmüdigkeit mit Schlafattacken, die ohne Vorwarnung und unkontrollierbar in bis zu 0,1 % der Bevölkerung auftreten. Viele Fälle werden nicht diagnostiziert, und die Narkoleptiker werden aufgrund Schläfrigkeit und scheinbarer Faulheit diskreditiert. Die Symptome der Narkolepsie schließen darüber hinaus einen abrupten Verlust des Muskeltonus (**Kataplexie**) während der Schlafattacken, reversible Episoden muskulärer Atonie bei ruhiger Wachheit (**Schlafparalyse**) und **Halluzinationen** bei Schlafbeginn ein. In Narkoleptikern wurde ein Mangel an **Orexin** (**Hypocretin**) festgestellt, einem Neuropetid in Neuronen des lateralen Hypothalamus, die Schlaf-Wachaktivitäten in Abhängigkeit vor allem vom Energiehaushalt des Organismus kontrollieren (S. 996). Mutationen des Gens für den Rezeptor für Orexin/Hypocretin bewirken narkolepsieähnliche Symptome im Tiermodell. Die Ursache der Defizienz im Menschen ist nicht klar. Eine autoimmunologische Genese mit der Folge einer Degeneration der Orexin (Hypocretin) produzierenden Neurone wird diskutiert.

Parasomnie

Parasomnien stellen eine Gruppe von Verhaltensauffälligkeiten dar, die im Schlaf auftreten oder in der Ausprägung verstärkt werden. Bettnässen (**Enuresis nocturna**) kommt bei etwa 3 – 6 % der Bevölkerung, vermehrt bei Kindern und insbesondere bei Jungen, vor. Bei psychisch gestörten Kindern oder Heimkindern liegt der Prozentsatz höher. Enuresis beruht vermutlich auf einer unvollständig gereiften neuronalen Kontrolle der Blasenfunktion, zu der psychologische Komponenten beitragen können. Das Schlafwandeln (**Somnambulismus**) ist ein motorischer Automatismus, der vor allem bei Kindern und Jugendlichen oder auch unter Stressbelastung auftritt. Sowohl Enuresis als auch Somnambulismus sind mit späten Stadien des synchronisierten Schlafes assoziiert (Stadium III und IV), kommen häufig gemeinsam in einer Familie vor und nehmen mit zunehmendem Alter parallel zu der Verminderung der Tiefschlafstadien ab. Im Vergleich zu diesen relativ harmlosen Parasomnien können Störungen des REM-Verhaltens, die mit fehlender muskulärer Atonie verbunden sind, zu aggressiven Aktivitäten führen, in denen der Schläfer offensichtlich Traumaktivitäten motorisch umsetzt und damit sich selbst und Anderen gefährlich werden kann.

Alpträume, assoziiert mit verminderter Atmung und Angstsymptomen, treten sowohl im REM-Schlaf als auch im synchronisierten Schlaf auf, in besonders starker Ausprägung bei Kindern und Jugendlichen. Ein Beispiel ist der **Pavor nocturnus,** eine Alptraumattacke vorwiegend 3- bis 6-jähriger Kinder.

Eine verbreitete Schlafstörung ist durch häufige und periodisch auftretende Atempausen gekennzeichnet (**Schlaf-Apnoe**), die mit Schwankungen des Sauerstoff- und Kohlendioxidpartialdrucks im Blut assoziiert sind, und die oft von Schnarchen begleitet werden. Schlaf-Apnoe tritt bei Männern und Frauen aller Altersgruppen mit hoher Prävalenz im Alter auf, wird jedoch auch als einer der Faktoren des plötzlichen Kindstodes diskutiert. Die Ursachen der Schlaf-Apnoe sind unklar, könnten jedoch mit einer reduzierten Aktivität der Atemzentren (S. 370) im Bereich der Medulla oblongata zusammenhängen.

Schlafentzug als Therapie

Menschen mit Depressionen leiden häufig unter Insomnien und REM-Schlafabnormalitäten. Aus dieser Beobachtung resultierend wird totaler Schlafentzug (maximal 40 Stunden), partieller Schlafentzug (in der zweiten Nachthälfte) oder eine Phasenverschiebung des Schlaf-Wach-Rhythmus seit Langem in das Behandlungsspektrum solcher Personen einbezogen. Verschiedene depressive Syndrome sprechen auf diese Therapie an, wobei es jedoch in den meisten Fällen zu einem Rückfall in die Depression (S. 956) bei Wiederaufnahme regulärer Schlaf-Wach-Rhythmen kommt. Die neurophysiologischen Grundlagen bleiben weitgehend unbekannt, scheinen aber mit der bei Personen mit Depressionen charakteristisch verringerten Zeitspanne bis zum Auftreten der ersten REM-Phase (**verringerte REM-Latenz**) und verlängerten REM-Stadien in Zusammenhang zu stehen.

Zum Weiterlesen...

[1] Bhadra U, Thakkar N, Das P, Pal Bhadra M. Evolution of circadian rhythms: from bacteria to human. Sleep Med. 2017; 35: 49–61.

[2] Bear MF, Connors BW, Paradiso MA. Neuroscience. Exploring the Brain. 4th edition. Walters, Kluwer, Health; 2015.

[3] Beschluss der Bundesärztekammer über die Richtlinie gemäß § 16 Abs. 1 S. 1 Nr. 1 TPG für die Regeln zur Feststellung des Todes nach § 3 Abs. 1 S. 1 Nr. 2 TPG und die Verfahrensregeln zur Feststellung des endgültigen, nicht behebbaren Ausfalls der Gesamtfunktion des Großhirns, des Kleinhirns und des Hirnstamms nach § 3 Abs. 2 Nr. 2 TPG, Vierte Fortschreibung. Bekanntmachungen, Bundesärztekammer: Deutsches Ärzteblatt 112, Heft 27–28, A1256, 2015. *Ibid* 115, Heft 41, A1836, 2018.

[4] Biddle C, Oaster TRF. The nature of sleep. AANA Journal. 1990; 58: 36–44.

[5] Crunelli V, Leresche N. Childhood absence epilepsy: genes, channels, neurons and networks. Nat Rev Neurosci. 2002; 3: 371–382.

[6] DeLecea L. Hypocretins and the neurobiology of sleep-wake mechanisms. Prog. Brain Res 2012; 198: 5–14.

[7] Dement WC. Some Must Watch While Some Must Sleep. San Francisco: San Francisco Book Company; 1976.

[8] Diener HC, Steinmetz H, Kastrup O. Referenz Neurologie. Stuttgart: Georg Thieme Verlag; 2019

[9] Haas HL, Sergeeva OA, Selbach O. Histamine in the nervous system. Physiol Rev. 2008; 88: 1183–1241.

[10] Hauri P. The Sleep Disorders. Kalamazoo: Upjohn; 1977.

[11] Hobson JA, Pace-Schott EF. The cognitive neuroscience of sleep: neuronal systems, consciousness and learning. Nat Rev Neurosci. 2002; 3: 679–693.

[12] Imeri L, Opp MR. How (and why) the immune system makes us sleep. Nat Rev Neurosci 2009; 10: 199–210.

[13] Kandel ER, Koester JD, Mack SH, Siegelbaum SH. Principles of Neural Science. 6th ed. New York: McGraw Hill, 2021

[14] Kugler J. Elektroenzephalographie in Klinik und Praxis. 3. Auflage. Stuttgart: Georg Thieme Verlag; 1981.

[15] Leutner V. Schlaf, Schlafstörungen, Schlafmittel. Stuttgart: Wissenschaftliche Verlagsgesellschaft; 1993.

[16] Matthes A, Schneble H. Epilepsien. 6. Aufl. Stuttgart: Georg Thieme Verlag; 1999.

[17] Merrit HH. A Textbook of Neurology. Philadelphia: Lea and Febiger; 1979.

[18] McCormick DA, Bal T. Sleep and arousal: thalamocortical mechanisms. Ann Rev Neurosci. 1997; 20: 185–215.

[19] Pace-Schott EF, Hobson JA. The neurobiology of sleep: genetics, cellular physiology and subcortical networks. Nat Rev Neurosci. 2002; 3: 591–605.

[20] Pape HC, Meuth SG, Seidenbecher T, Munsch T, Budde T. Der Thalamus: Tor zum Bewusstsein und Rhythmusgenerator im Gehirn. Neuroforum 2005; 2: 44–54.

[21] Pollmächter T, Wetter TC, Bassetti CLA, Högl B, Randerath W, Wiater A. Handbuch Schlafmedizin. München: Urban & Fischer in Elsevier Verlag; 2020.

[22] Purves D, Augustine GJ, Fitzpatrick D, Hall WC, LaMantia AS,, White LE. Neuroscience. 6th ed. New York, Oxford; 2018.

[23] Speckmann EJ, Elger CE, Altrup U. Neurophysiologic basis of the EEG. In: Wyllie E (ed.). The Treatment of Epilepsy: Principles and Practice. 2nd ed. Philadelphia: Lea and Febiger; 1997.

[24] Steriade M, McCarley RW. Brainstem Control of Wakefulness and Sleep. New York, London: Plenum Press; 1990.

[25] Steriade M, McCormick DA, Sejnowski TJ. Thalamocortical oscillations in the sleeping and aroused brain. Science. 1993; 262: 679-–685.

[26] The AASM Manual for the Scoring of Sleep and Associated Events: Rules, Terminology and Technical Specifications (3rd ed.). Darien, IL: American Academy of Sleep Medicine, 2023.

[27] Westermann J, Lange T, Textor J, Born J. System consolidation during sleep - a common principle underlying psychological and immunological memory formation. Trends Neurosci. 2015; 38: 585–59

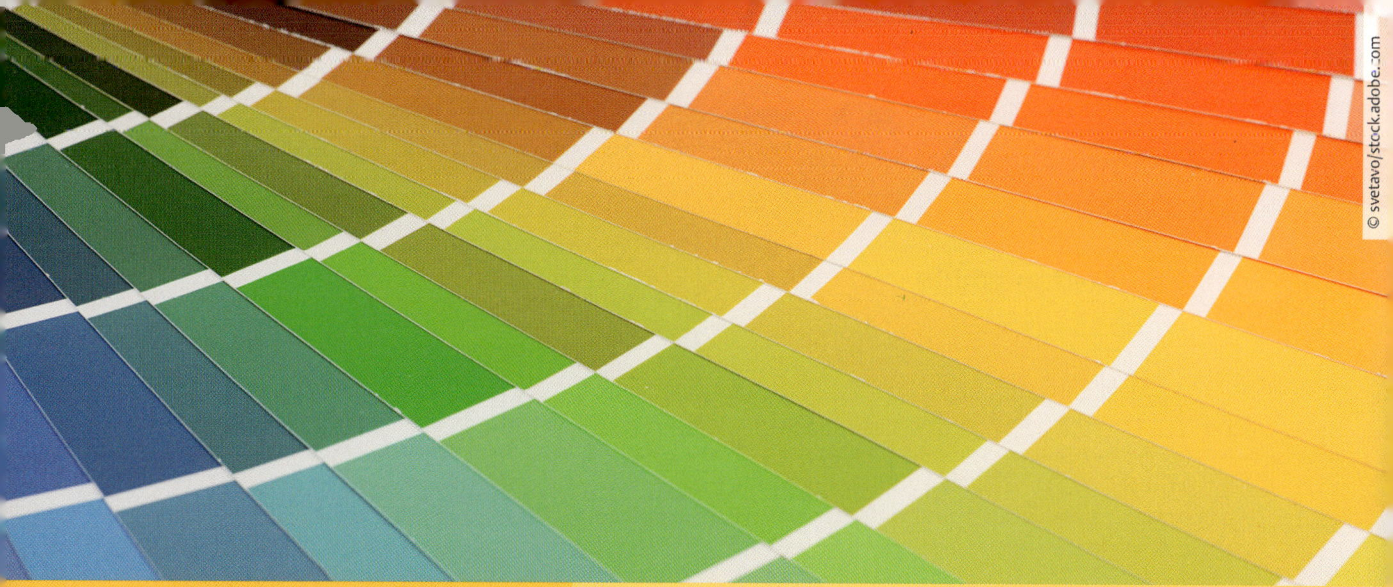

Kapitel 26

Psychophysik

26 Psychophysik

Thomas F. Münte, Ulrike M. Krämer

26.1 Entscheidungshilfe

B

Stellen Sie sich eine Radiologin vor, die bei einem Patienten mit Atembeschwerden ein Röntgenbild der Lunge beurteilen muss. Die Beurteilung solcher Bilder ist schwierig und verlangt, insbesondere bei subtilen Befunden, eine große Erfahrung. Da die Aufgabe schwierig ist, bleibt häufig eine gewisse Unsicherheit, ob ein pathologischer „Befund" vorliegt oder nicht. Entweder enthält die Aufnahme einen Tumor (Signal da) oder nicht (Signal nicht da), andererseits kann die Radiologin auf dem Bild einen Tumor sehen (sie sagt „ja") oder sie sieht keinen Tumor (sie sagt „nein"). Es ergeben sich somit vier Möglichkeiten (1. Tumor ist da und Ärztin sagt ja; 2. Tumor ist nicht da und Ärztin sagt ja; 3. Tumor ist nicht da und Ärztin sagt nein; 4. Tumor ist da und Ärztin sagt nein). Die Radiologin muss bestrebt sein, 1 und 3 zu maximieren und Fehldiagnosen (2 und 4) zu vermeiden. Ist aber die CT oder die normale Röntgenaufnahme hierfür besser? Die Signalentdeckungstheorie gibt hierauf Antworten. Sie ist Teil der Psychophysik, der Wissenschaft von der Beziehung zwischen dem subjektiven psychischen (mentalen) Erleben und den objektiven Eigenschaften von physikalischen Reizen. Mit Hilfe der Methoden der Psychophysik lässt sich beispielsweise quantifizieren, welche Methoden für die Diagnostik von Lungenkrankheiten besser geeignet sind. Die Psychophysik stellt darüber hinaus für die Medizin wichtige Verfahren zur Bestimmung von Wahrnehmungsschwellen zur Verfügung, beispielsweise in der Hals-Nasen-Ohren-Heilkunde (Audiometrie) und der Augenheilkunde (Perimetrie).

26.2 Klassische Psychophysik

Die Psychophysik geht als Teilgebiet der experimentellen Psychologie auf Gustav Theodor Fechner zurück, dessen Buch „Elemente der Psychophysik" im Jahre 1860 erschien. Sie befasst sich mit der quantifizierbaren Beziehung zwischen physikalischen Reizeigenschaften auf der einen Seite und subjektiver Empfindung auf der anderen Seite. Die Psychophysik fragt also danach, wie sich die psychische Wahrnehmung beispielsweise der Größe oder Helligkeit eines Gegenstandes verändert, wenn die physikalische Größe, z. B. die Helligkeit, verändert wird. Innerhalb einer Sinnesmodalität können verschiedene Qualitäten unterschieden werden, wie etwa die Farbe eines Gegenstandes oder das Timbre eines Klangs. Daneben kann in jeder Modalität die Intensität einer Empfindung bestimmt werden. Hier ist zunächst die **Absolutschwelle** relevant, also die Schwelle, ab der der Reiz überhaupt wahrgenommen wird. Ein Beispiel ist die Hörschwellenkurve (S. 785), bei der der zu einer Hörempfindung notwendige Mindestschalldruck über alle Frequenzen des Hörbereichs aufgetragen wird.

Der Ausgangspunkt der Psychophysik ist ein Paradox: Es soll eine Objektivierung subjektiver Empfindungen erzielt werden. Die Psychophysik löst dieses Paradox, indem die subjektiven perzeptuellen Empfindungen an die physikalischen Eigenschaften des Stimulus geknüpft werden, die quasi als Referenzsystem dienen.

26.2.1 Fragen der Psychophysik

In Abhängigkeit von der Situation können uns verschiedene Fragen interessieren: In der Audiometrie bei der Hörprüfung (S. 799) wird beispielsweise gefragt: *Können Sie diesen Ton hören?* Dies ist das Problem der Entdeckung oder **Signaldetektion**. In anderen Situationen ist es eher wichtig, zu erfahren, welcher von mehreren möglichen Reizen gehört wurde. Dies ist das Problem der **Identifikation**. Detektion und Identifikation sind einfach und nahezu simultan, wenn die Stimuli mit einer hohen Intensität präsentiert werden. Wenn hingegen nur ein schwaches Signal vorliegt, kommt es nicht selten vor, dass die untersuchende Person zunächst feststellt, dass „etwas da" ist, aber noch nicht entschieden werden kann, was es ist. Dies ist bei vielen medizinischen Problemstellungen der Fall, zum Beispiel beim Abhorchen (Auskultation) der Lunge mit dem Stethoskop. Häufig ist die Veränderung nicht so ausgeprägt, dass eine eindeutige diagnostische Zuordnung (Lungenentzündung, Asthma) durch die Erstuntersuchung getroffen werden kann. Unter solchen Bedingungen gilt es häufig, das Signal (z. B. das pathologische Geräusch beim Abhorchen) vom Hintergrund (normales Atemgeräusch) zu trennen. Diese Aufgabe erfordert eine **Diskrimination**. Selbst wenn ein Stimulus klar erkannt ist, können weitere psychophysische Beurteilungen erforderlich sein. Ist ein Herzgeräusch im physiologischen Rahmen oder doch zu verändert, um noch als physiologisch zu gelten? Dies ist ein weiteres fundamentales perzeptuelles Problem: die **Skalierung** der Stimulusintensität auf einer psychophysischen Skala.

26.2.2 Schwellenbestimmungen

▶ **Absolutschwelle.** Um die Absolutschwelle und allgemein das subjektive Empfinden eines Stimulus zu messen, schlug Fechner verschiedene Methoden vor. Diese klassischen Methoden der Psychophysik sind die Grenzmethode, die Herstellungsmethode und Konstanzmethode. Bei der **Grenzmethode** bietet der Versuchsleiter Reize in aufsteigender oder absteigender Reihenfolge der Intensität dar. Bei jeder Reizdarbietung ist die Versuchsperson aufgefordert anzugeben, ob sie den Reiz wahrnimmt oder nicht. Wenn die Versuchsperson angibt, dass der Reiz wahrgenommen wurde, wird die Reizstärke vermindert. Das wird so lange wiederholt, bis die Versuchsperson den Reiz nicht mehr wahrnimmt. Der Mittelwert zwischen der letzten Reizstärke, die die Versuchsperson noch wahrnimmt, und der Reizstärke, die nicht mehr wahrgenommen wurde, wird als Schwelle veranschlagt. Dieser Vorgang wird mehrmals wiederholt mit zur Hälfte aufsteigender, zur Hälfte absteigender Reizstärke. Der Mittelwert über alle ermittelten Werte gibt die Absolutschwelle an. Bei der **Herstellungsmethode** verändert die Person, die den Versuch leitet oder die Versuchsperson selbst die Reizintensität kontinuierlich, bis die Versuchsperson den Reiz gerade noch wahrnimmt. Die kontinuierliche Veränderung der Reizstärke ist ein Unterschied zur Grenzmethode, bei der die Darbietung in diskreten Schritten erfolgt. Auch hier wird der Vorgang mehrmals wiederholt und die Schwelle als Mittelwert aus den ermittelten Reizintensitäten berechnet. Bei der **Konstanzmethode** schließlich werden fünf bis neun Reize unterschiedlicher Intensität zufällig und wiederholt dargeboten. Für jeden Intensitätswert wird als prozentualer Anteil erhoben, wie oft der Reiz wahrgenommen wurde. Als Schwelle wird der Wert definiert, der in 50 % der Fälle wahrgenommen wurde. Psychophysische Messungen der Absolutschwelle erfolgen beispielsweise bei der Schwellenaudiometrie im Rahmen von Hörprüfungen (S. 799).

▶ **Unterschiedsschwelle – Weber-Gesetz.** Neben der Absolutschwelle ist die Frage interessant, welche Unterschiede zwischen Reizintensitäten gerade noch wahrnehmbar sind. Der kleinste Unterschied zwischen zwei Reizstärken, der gerade noch von der Versuchsperson entdeckt wird, ist die Unterschiedsschwelle. Erste Untersuchungen zur Unterschiedsschwelle unternahm der Physiologe Ernst Heinrich Weber im Jahre 1834. Weber ließ Versuchspersonen ein Standardgewicht und ein Vergleichsgewicht heben und beurteilen, welches Gewicht schwerer war. Wie zu erwarten, fiel den Versuchspersonen die Einschätzung des Gewichtsunterschieds schwer, wenn der Unterschied sehr gering war, und leicht bei großen Differenzen. Weber stellte aber zusätzlich fest, dass die Größe des eben merklichen Unterschiedes von der Größe des Standardgewichts abhing. So mussten große Gewichte um einen größeren absoluten Betrag voneinander abweichen als kleine Gewichte. Der notwendige prozentuale Zuwachs von Standard- zu Vergleichsgewicht blieb aber konstant. Diese Beobachtung lässt sich mathematisch in folgender Formel, dem **Weber-Gesetz** fassen:

$$\frac{\Delta\Phi}{\Phi} = c \quad \text{bzw.} \quad \Delta\Phi = c \cdot \Phi$$

Dabei bezeichnet Φ das Standardgewicht (die Reizkraft), $\Delta\Phi$ ist der eben wahrnehmbare Unterschied zwischen Standard- und Vergleichsgewicht und c ist eine Konstante. Das Weber-Gesetz ist in ▶ Abb. 26.1**a** veranschaulicht. Für Gewichte beträgt die Konstante c etwa 0,02. Wenn das Standardgewicht also 100 g wiegt, können Versuchspersonen einen Unterschied zu einem 2 % schwereren Ge-

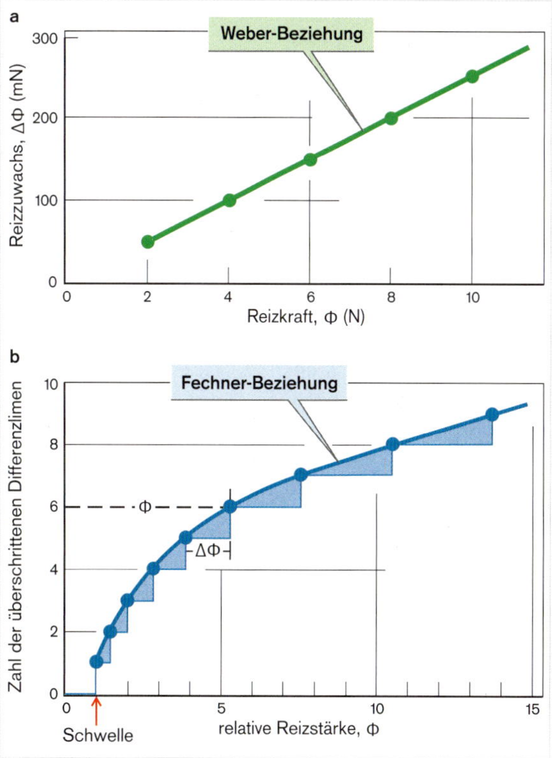

Abb. 26.1 Weber-Gesetz und Fechner-Gesetz.
a **Weber-Gesetz.** Darstellung des linearen Zusammenhangs zwischen Reizkraft (Φ) und dem für eine Wahrnehmung der Differenz nötigen Zuwachs ($\Delta\Phi$).
b **Fechner-Gesetz.** Dieses Gesetz beschreibt den Zusammenhang zwischen Reizstärke und Empfindungsstärke. Dargestellt ist, welche relative Reizstärke für die Überschreitung eines Differenzlimens als Maß der Empfindungsstärke notwendig ist.

wicht, also 102 g, gerade noch entdecken, aber keinen geringeren Unterschied. Wenn das Vergleichsgewicht 200 g sind, muss der Unterschied schon 4 g betragen, damit er noch wahrgenommen werden kann. Das Weber-Gesetz besitzt in der Tat für die meisten Sinnesmodalitäten Gültigkeit, wenn es auch Ausnahmen gibt, besonders bei Intensitäten nahe der Absolutschwelle.

► **Fechner-Gesetz.** Fechner hat anhand der Weber-Konstante ein allgemeines Gesetz über den Zusammenhang von **Empfindungsstärke** und Reizintensität formuliert. Auf der Skala der Empfindungsstärke wurde die Absolutschwelle als Nullpunkt gesetzt und die Unterschiedsschwellen, das **Differenzlimen**, als Rangabstände. Mathematisch lässt sich der Zusammenhang wie folgt darstellen:

$$\Psi = k \cdot \log \frac{\Phi}{\Phi_0}$$

Ψ bezeichnet die wahrgenommene subjektive Größe, die in eben merklichen Unterschieden skaliert ist, Φ_0 ist die Absolutschwelle und k eine Konstante, die sich aus der Weberschen Konstante c berechnen lässt. Der Zusammenhang ist in ► Abb. 26.1**b** veranschaulicht.

► **Stevens-Funktion.** Da das Fechner-Gesetz, manchmal auch als Weber-Fechner-Gesetz bezeichnet, nur innerhalb bestimmter Bereiche Gültigkeit besitzt, formulierte Stanley S. Stevens eine **Potenzfunktion**, um den Zusammenhang zwischen Reizstärke und Empfindung zu beschreiben. Um die Funktion zu überprüfen, führte Stevens eine neue Methode der **quantitativen Abschätzung** der Empfindungsstärke ein, die **direkte Größenschätzung**. Bei dieser Methode wird einem Standardreiz ein numerischer Wert, z. B. 10, zugewiesen, und die Versuchsperson hat die Aufgabe, einen Vergleichsreiz entsprechend einzuschätzen. Wird der Vergleichsreiz beispielsweise als doppelt so laut, hell oder intensiv empfunden, bekommt er den Wert 20 zugewiesen. Die Skalierung der Empfindungsstärken ist damit direkt möglich und nicht nur über Unterschiedsschwellen. Eine andere Möglichkeit ist der **intermodale Intensitätsvergleich**. Bei dieser Methode schätzt die Versuchsperson die Empfindungsstärke in einer Modalität über die Empfindungsstärke einer anderen Modalität ein. Beispielsweise soll die Versuchsperson so stark an der Feder eines Kraftmessers (Dynamometer) ziehen, wie sie ein Gewicht als schwer oder einen Elektroschock als schmerzhaft empfindet. Die so gemessenen Zusammenhänge zwischen Reizstärke und Wahrnehmung lassen sich in der folgenden Formel zusammenfassen:

$$\Psi = k \cdot (\Phi - \Phi_0)^a$$

Φ_0 ist wieder die Absolutschwelle und a ein Exponent, der spezifisch für die jeweilige Sinnesmodalität ist. Stellt man den Zusammenhang grafisch dar und trägt beide Achsen (Reizstärke und Empfindungsstärke) logarithmisch ab, ergibt sich eine Gerade, deren Steigung modalitätsspezifisch ist (► Abb. 26.2). Heute spielt das Erforschen von Transformationsgleichungen zwischen physikalischem Reiz und psychischem Erleben weniger eine Rolle. Solche mathematisch fassbaren Zusammenhänge sind aber nach wie vor relevant, um sie mit neuronalen Daten in Verbindung zu setzen. Damit ist es möglich, neuronale Mechanismen zu identifizieren, die die so beschriebenen Zusammenhänge bedingen.

Intermodaler Vergleich. Eine oft benutzte Form, eine sensorische Erfahrung zu skalieren basiert auf einem intermodalen Vergleich. Hierbei muss die Versuchsperson die empfundene Intensität von Stimuli in zwei Modalitäten zueinander in Bezug setzen. Die beob-

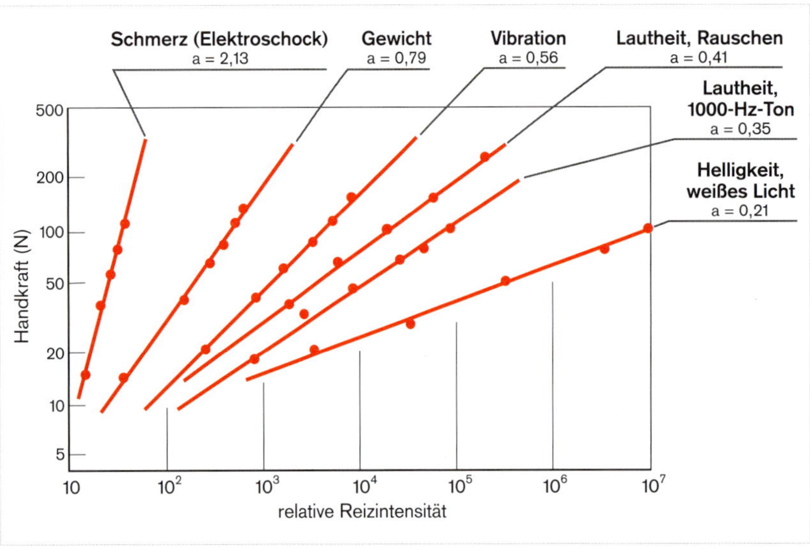

Abb. 26.2 Stevens-Funktion. Darstellung des Zusammenhangs zwischen Reizstärke (Φ) und Empfindungsstärke (beides logarithmisch aufgetragen) für verschiedene Modalitäten. Die Empfindungsstärke wurde über einen intermodalen Vergleich mit der Handkraft (N) bewertet, gemessen mit einem Dynamometer. Der Exponent der Stevens-Funktion a ist modalitätsspezifisch.

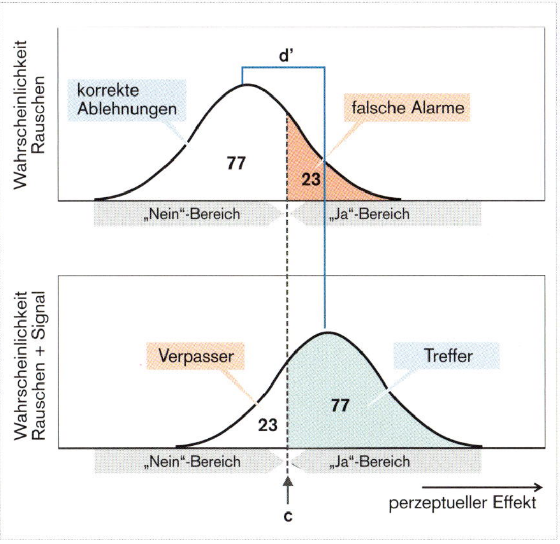

Abb. 26.3 Logik der Signalentdeckungstheorie. Wahrscheinlichkeitsverteilungen von Rauschen (oben) und Rauschen + Signal (unten) in Abhängigkeit vom perzeptuellen Effekt. Bei gegebenem Entscheidungskriterium c werden in diesem Fall 77 % Treffer, aber auch 23 % falsche Alarme gemacht. Die Sensitivität d' berechnet sich aus der Differenz der Trefferrate und Rate der falschen Alarme.

achtende Person adjustiert die Intensität des einen Stimulus (z. B. ein Licht) so, dass es ihr so stark erscheint, wie ein Vergleichsstimulus aus einer anderen Modalität (z. B. ein Ton). Wenngleich dies zunächst unmöglich erscheint, hat sich diese Methode aufgrund ihrer konzeptuellen Einfachheit als eine der besten Methoden für die Skalierung von Stimuli erwiesen. Im klinischen Alltag spielt eine Form von intermodalem Intensitätsvergleich bei der subjektiven Beurteilung von Schmerzen eine Rolle (vgl. Schmerzphänomene) (S. 776). Um die Schmerzintensität beurteilen zu lassen und außerdem deren Veränderung nach Behandlung einschätzen zu können, werden häufig visuelle Analogskalen verwendet. Bei einer solchen visuellen Analogskala soll die betroffene Person auf einer z. B. 10 cm langen waagerechten Linie einzeichnen, wie stark die Schmerzen wahrgenommen werden von ganz links = gar keine Schmerzen bis ganz rechts = sehr starke Schmerzen. Es zeigt sich, dass die Schmerzbeurteilung über Analogskalen sehr viel genauer ist als über verbale Beschreibung. Analogskalen sind außerdem leicht verständlich und damit auch für Kinder sehr gut einsetzbar.

26.3 Signalentdeckungstheorie

Bei den Methoden der klassischen Psychophysik, wie wir sie oben kennengelernt haben, wird nur die Sensitivität des Systems beachtet. Wenn die Versuchsperson angibt, den Reiz oder den Unterschied zwischen Reizen wahrgenommen zu haben oder nicht, wird das als Maß der Sensitivität in der jeweiligen Modalität verwendet. Wenn sich Versuchspersonen in ihren Antworten unterscheiden, wird das entsprechend auf Unterschiede in der Sensitivität, z. B. unterschiedliche Sehstärke oder reduzierte Aufmerksamkeit, zurückgeführt. Oder, um auf das Beispiel vom Kapitelbeginn aus der Radiologie zurück zu kommen: Erfahrene Radiolog*innen hätte möglicherweise eine höhere Sensitivität, das Signal (den Tumor) zu entdecken, als Anfänger*innen. Neben der Sensitivität spielt aber auch das sog. **Entscheidungskriterium** eine Rolle. Wenn etwa ein Reiz nahe der Absolutschwelle dargeboten wird, muss die Versuchsperson eine Entscheidung treffen, ob der Reiz dargeboten wurde oder nicht. Diese subjektive Entscheidung kann konservativ erfolgen („Ich bin mir nicht sicher, also sage ich lieber Nein.") oder sie kann eher liberal erfolgen („Ich bin mir nicht sicher, aber ich sage trotzdem Ja."). Genauso haben erfahrene und unerfahrene Radiolog*innen möglicherweise unterschiedliche Entscheidungskriterien. Je nach Konsequenzen der Entscheidung tendieren Anfänger*innen eher zu „Ja" als zu „Nein", um einen Tumor nicht zu übersehen. Mithilfe der Signalentdeckungstheorie können Sensitivität und Entscheidungskriterium unabhängig voneinander erfasst werden.

Die **Signalentdeckungstheorie (*signal detection theory*, SDT)** nutzt die Terminologie von Signal und Rauschen aus dem Bereich von technischen Kommunikationssystemen. Die Aufgabe der Versuchsperson in einem typischen Signalentdeckungsexperiment ist, zu entscheiden, ob ein Reiz dargeboten wurde oder nicht. In der Terminologie der SDT heißt das, dass das Signal (d. h. der Reiz) vom (Hintergrund-) Rauschen unterschieden werden muss. Es können also zwei verschiedene Situationen vorliegen. In der einen Situation liegt ein Reiz vor (Signal + Rauschen), in der anderen Situation liegt kein Reiz vor (nur Rauschen). Je nachdem, welche Situation vorliegt und wie die Person antwortet, können damit vier Fälle unterschieden werden: Ein Reiz wurde dargeboten (Signal), und die Person antwortet mit „Ja"; dieser Fall wird als Treffer (engl. *hit*) bezeichnet. Lag der Reiz vor, aber die Person antwortet mit „Nein", hat sie das Signal verpasst (*miss*). Wenn kein Reiz dargeboten wurde und die Person gibt „Nein" an, handelt es sich um eine korrekte Ablehnung (*correct rejection*). Ein falscher Alarm ist, wenn die Person in letzterem Fall „Ja" angibt (*false alarm*). Diese vier Optionen sind in der ▶ Tab. 26.1 dargestellt.

▶ Sensitivitätsparameter und Antworttendenz. Um die Parameter für Sensitivität und Entscheidungskriterium zu berechnen, werden anhand der Vierfeldertafel (▶ Tab. 26.1) die Wahrscheinlichkeiten von Rauschen und Signal + Rauschen in Abhängigkeit des perzeptuellen Effektes, also der Wahrnehmung der Person, bestimmt. Unter Annahme der Normalverteilung ergeben sich damit Wahrscheinlichkeitsverteilungen wie in ▶ Abb. 26.3 dargestellt. Die obere Kurve (Rauschen) zeigt die Wahrscheinlichkeit an, dass Rauschen zu einem bestimmten perzeptuellen Effekt führt. Die untere Kurve (Rauschen + Signal) repräsentiert die Wahrscheinlichkeit, dass

Tab. 26.1 Vierfelderschema einer Signalentdeckungsaufgabe

		Reizvorlage	
		mit Reiz (Signal + Rauschen)	ohne Reiz (Rauschen)
Urteil der beobachtenden Person	„Ja, Reiz vorhanden"	Treffer (*hits*)	falsche Alarme (*false alarms*)
	„Nein, Reiz nicht vorhanden"	Verpasser (*misses*)	korrekte Ablehnungen (*correct rejections*)

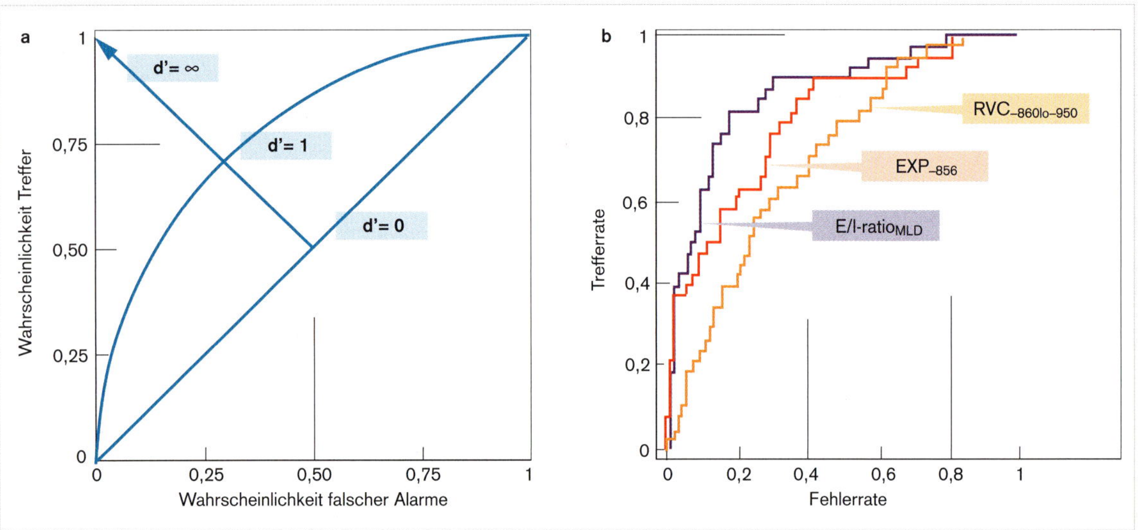

Abb. 26.4 Isosensitivitätskurven und klinisches Beispiel.

a *Receiver operating characteristic* (ROC) oder Isosensitivitätskurven unterschiedlicher Sensitivität (d' = 0 und d' = 1). Je stärker die Krümmung der ROC-Kurve, desto höher ist die Sensitivität im Sinne der Signalentdeckungstheorie.

b ROC-Kurven (Trefferrate gegen Fehlerrate) für verschiedene quantitative CT-Parameter zur Feststellung von Lufteinschlüssen (nach [5]). Der Parameter E/I-ratioMLD weist die stärkste Krümmung und damit die höchste Sensitivität auf. E/I-ratioMLD: Verhältnis von expiratorischer zu inspiratorischer mittlerer Lungendichte.

ein bestimmter perzeptueller Effekt durch Anwesenheit von Signal und Rauschen ausgelöst wird. Je nach Entscheidungskriterium c der untersuchten Person wird ab einem bestimmten perzeptuellen Effekt eine Ja-Entscheidung gegeben. Ist das Kriterium niedrig, ist eine geringe Zahl von Verpassern bei allerdings hoher Zahl von falschen Alarmen zu erwarten. Ist das Kriterium hoch, führt das zu wenig falschen Alarmen, aber relativ vielen Verpassern. Die Sensitivität d' („d Strich" oder „*d prime*") wiederum ergibt sich aus dem Abstand der beiden Verteilungen voneinander. Liegen die Verteilungen maximal auseinander (hohe Sensitivität), führt das bei jedem Kriterium zu wenig falschen Entscheidungen (sowohl *misses* wie auch *false alarms*). Überlappen die Verteilungen hingegen deutlich (niedrige Sensitivität), ist die Fehlerrate bei jedem Entscheidungskriterium relativ hoch.

▶ **Isosensitivitätskurven.** Eine andere Möglichkeit der Darstellung sind Isosensitivitätskurven oder im englischen ***receiver operating characteristic*** (ROC)-Kurven. Diese Darstellung verdeutlicht, dass die beiden Parameter Sensitivität und Entscheidungskriterium unabhängig voneinander sind. Für ROC-Kurven werden Treffer-Wahrscheinlichkeit und Wahrscheinlichkeit falscher Alarme gegeneinander aufgetragen. In ▶ Abb. 26.4a sind zwei Kurven unterschiedlicher Sensitivität (d' = 0 und d' = 1) eingezeichnet. Bei einer Sensitivität von d' = 0 entspricht die Fehlerrate der Trefferrate. Jeder Punkt auf einer solchen ROC-Kurve unterscheidet sich nur im Kriterium c, nicht aber in der Sensitivität. Je stärker wiederum die Krümmung der Kurve, desto höher die Sensitivität oder d'.

Im klinischen Alltag stellt sich häufig die Frage, ob mit dem Einsatz neuer oder veränderter Methoden eine verbesserte Genauigkeit der Diagnose erzielt werden kann. Ein Beispiel zeigt die folgende Studie (nach [5]). Ziel der Studie war, verschiedene Marker zur Identifizierung von Lufteinschlüssen als einem frühen Indikator von Lungenerkrankungen (z. B. chronisch obstruktiver Lungenerkrankung, Asthma) zu vergleichen. Hierzu wurden quantitative Parameter aus computertomografischen Aufnahmen erhoben. Beispielsweise hatte eine Person einen Wert von 80 für CT-Parameter E/I-ratio MLD (Verhältnis von expiratorischer zu inspiratorischer mittlerer Lungendichte). Bei einem Entscheidungskriterium von 79 ergab sich also, dass Lufteinschlüsse vorliegen. Ob diese Entscheidung ein Treffer oder falscher Alarm im Sinne der Signalentdeckungstheorie war, wurde anhand eines etablierten Parameters aus der Lungenfunktionstestung entschieden (Verhältnis von residualem Volumen zu Gesamtlungenkapazität). Für jeden CT-Parameter ergaben sich damit in Abhängigkeit vom Entscheidungskriterium (Lufteinschluss vorhanden Ja/Nein) eine Trefferwahrscheinlichkeit und eine Wahrscheinlichkeit von falschen Alarmen. Die Ergebnisse wurden als ROC-Kurven aufgetragen (▶ Abb. 26.4b). Die ROC-Kurve von CT-Parameter E/I-ratioMLD zeigt die stärkste Krümmung, im Vergleich zu den ROC-Kurven der anderen CT-Parameter. Aus diesen Ergebnissen ist zu folgern, dass dieser Parameter die Lufteinschlüsse mit der höchsten Genauigkeit diagnostiziert. Ein statistischer Vergleich zwischen den Methoden ist über den Vergleich der Fläche unter der ROC-Kurve möglich.

26.4 Aktuelle Erweiterung der Psychophysik

Zu Zeiten von Weber und Fechner standen kaum physiologische Verfahren zur Verfügung, die eine objektive Aufzeichnung sensorischer und neuronaler Funktionen gestattet hätten. Somit war sensorische Physiologie auf das Studium von subjektiven Phänomenen angewiesen, d. h. sie untersuchte Perzepte und nicht neuronale Aktivität. Fechner sah allerdings bereits voraus, dass es notwendig sein würde, neben der „äußeren Psychophysik", die die Beziehung zwischen Stimulus und subjektivem Perzept beschreibt, eine „innere Psychophysik" zu etablieren, die die Beziehung zwischen neuronaler Aktivität und Perzept analysiert. Durch die Verfügbarkeit von neuen Verfahren (z. B. funktionelle Kernspintomografie, Positronenemissionstomografie, Elektrophysiologie) (S. 981) ist es möglich geworden, diese innere Psychophysik zu realisieren. Mit diesen neuen Methoden lassen sich Korrelationen zwischen subjektiven (Perzept) und objektiven (neuronale Aktivität) Maßen in der sensorischen Physiologie beschreiben.

▶ **Psychometrie – Neurometrie Vergleich.** Ein potentes, neues Anwendungsgebiet der Psychophysik bezieht sich auf den Vergleich von Verhalten (insbesondere Verhalten, das auf subjektiven Eindrücken beruht) und objektiven Maßen neuraler Aktivität (Psychometrie – Neurometrie Vergleich). Hierdurch wird überprüft, ob eine bestimmte, quantifizierbare Variable die psychophysischen und neurobiologischen Messungen in gleicher Weise beeinflusst.

In frühen Studien wurden die Antworten von einzelnen Neuronen im visuellen Kortex (S. 847) bei Affen untersucht und mit den Verhaltensantworten in Wahrnehmungsaufgaben verglichen. Durch die Manipulation der Belohnung, die der Affe für richtige und/oder falsche Antworten bekam, konnten Sensitivität (d') und Entscheidungskriterium c unabhängig voneinander untersucht werden. In diesen Studien konnte gezeigt werden, dass die neuronale Aktivität im visuellen Kortex mit d' zusammenhängt, während andere Hirnregionen (z. B. der PFC) auch mit c zusammenhängen. Aktuelle Arbeiten beschäftigen sich vermehrt mit den neurocomputationalen Mechanismen, die diesen Zusammenhängen zugrunde liegen. So wird etwa die Bedeutung der Aktivität einzelner Neurone mit der ganzer Neuronenverbände für Entscheidungsparameter verglichen. Studien deuten darauf hin, dass neuronale Aktivität der Akkumulation von sensorischer Evidenz für die eine oder andere Entscheidung entspricht, die dann in entsprechendem Entscheidungsverhalten resultiert. So können neurale Maße dazu beitragen, nicht nur das Entscheidungsverhalten, sondern auch den Prozess der Entscheidung besser zu verstehen.

Bei der **multiplen Sklerose** (MS) kommt es zu einem Verlust der Myelinisierung von Axonen (S. 136) zentraler Fasertrakte (Multiple Sklerose). Die unmittelbare Folge ist eine Verringerung der Nervenleitungsgeschwindigkeit (S. 107), die sich als verzögerte Nervenleitung (verlängerte Latenz) in visuell evozierten Potenzialen (VEP) (S. 851) messen lässt. Zur Bestimmung des VEP wird der zu untersuchenden Person ein schwarz-weißes Schachbrettmuster auf einem Bildschirm präsentiert. Alle 500 ms erfolgt eine Kontrastumkehr, in der die weißen Felder auf schwarz und die schwarzen auf weiß wechseln. Diese Kontrastumkehr bewirkt über dem primären visuellen Kortex ein charakteristisches VEP mit einem positiven Gipfel bei etwa 100 ms (P100). Ein charakteristisches Merkmal der MS ist die Verzögerung der Latenz der P100 auf mehr als 120 ms (▶ Abb. 26.5). Dieser bedeutsame apparative Wert für die MS Diagnostik zeigt die erhöhte Leitungsgeschwindigkeit aufgrund der pathologisch veränderten Myelinschicht an.

Die Veränderung der Leitungsgeschwindigkeit bei MS ist auch mit psychophysischen Methoden darstellbar. Konkret wird der Latenzunterschied zwischen den beiden Augen bestimmt. Hierzu werden das linke und rechte Auge getrennt mit Lichtblitzen stimuliert. Dabei wird der sehr kurze Abstand systematisch variiert, und die betroffene Person gibt an, ob der Blitz im linken oder im rechten Auge früher wahrnehmbar ist. ▶ Abb. 26.5 zeigt, dass die psychometrisch bestimmten Laufzeitunterschiede mit den neurometrisch anhand des VEP bestimmten Laufzeitunterschieden zwischen den Augen sehr gut korrelieren. Dabei erweisen sich die psychometrischen Werte im Mittel als sensitiver als die neurometrisch bestimmten Werte. Allerdings konnte sich die Psychometrie aufgrund des hohen Zeitaufwandes im Rahmen der MS-Diagnostik nicht durchsetzen.

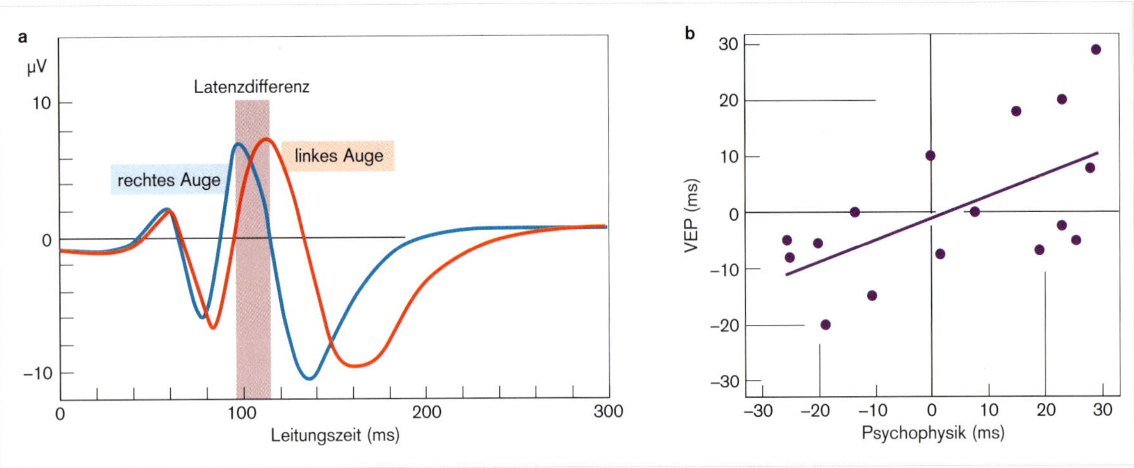

Abb. 26.5 Neurometrische und psychometrische Verfahren zur Diagnose bei multipler Sklerose.
a Visuell evozierte Potenziale (VEP) über dem visuellen Kortex nach visueller Stimulation des rechten (blau) und des linken Auges (rot) einer Patientin mit multipler Sklerose. Das evozierte Potenzial weist einen Gipfel mit einer Latenz von etwa 100 ms nach Stimulation des Auges auf. Die Latenzdifferenz zwischen beiden Augen zeigt die erhöhte Leitungszeit der Signale aus dem linken Auge als Zeichen der unterschiedlichen Affektion der Sehbahn durch die Erkrankung.
b Latenzdifferenzen des VEP beider Augen im Verhältnis zu psychometrisch bestimmten Laufzeitunterschieden beider Augen in Menschen mit MS. Das neurometrische (VEP) und das psychometrische Maß korrelieren sehr gut (nach [2]).

Zusammenfassung Kap. 26

Psychophysik

Psychophysik beschäftigt sich mit den Beziehungen zwischen den physikalischen Eigenschaften eines Stimulus und den durch diesen ausgelösten subjektiven Wahrnehmungen. Wichtige Aufgaben der Wahrnehmung sind die **Signaldetektion**, die Identifikation, die Diskrimination und die **Skalierung**. Die klassischen Methoden der Psychophysik sind die Grenzmethode, die Herstellungsmethode und Konstanzmethode.

Die Bestimmung von **Absolutschwellen** und **Unterschiedsschwellen** unterliegt Gesetzmäßigkeiten, die von den Pionieren der Psychophysik beschrieben wurden und immer noch Gültigkeit haben. Die Absolutschwelle ist die Reizstärke, ab der ein Reiz überhaupt wahrgenommen wird. Die Unterschiedsschwelle gibt den geringsten noch wahrnehmbaren Unterschied zwischen zwei Reizstärken an. Das **Weber-Gesetz** besagt, dass die Größe des eben merklichen Unterschiedes von der Größe des Standardreizes abhängt, aber dass der notwendige prozentuale Zuwachs von Standard- zu Vergleichsreiz konstant bleibt. Das **Fechner-Gesetz** beschreibt den Zusammenhang von Empfindungsstärke und Reizintensität, indem die Empfindungsstärke in eben merklichen Unterschieden skaliert und die Absolutschwelle als Nullpunkt gesetzt wird. Die **Stevens-Funktion** beschreibt den Zusammenhang zwischen Reizstärke und Empfindung als Potenzfunktion. Werden sowohl Reizstärke wie auch Empfindungsstärke in einer Grafik logarithmisch aufgetragen, ergibt sich eine Gerade, deren Steigung modalitätsspezifisch ist.

Ein wichtiger Bereich der Psychophysik beschäftigt sich mit der Entdeckung von Signalen. Die **Signalentdeckungstheorie** liefert das methodische Rüstzeug, um beispielsweise die Sensitivität von verschiedenen Diagnoseverfahren miteinander zu vergleichen. Die **Sensitivität** einer Methode oder einer Person betrifft die Genauigkeit, mit der ein Signal entdeckt wird. Das **Entscheidungskriterium** beschreibt die Antworttendenz (eher liberal oder eher konservativ), also die Wahrnehmungsintensität, ab der eine Person angibt, ein Signal detektiert zu haben. **Isosensitivitätskurven** (*receiver operating characteristic*, ROC) tragen Treffer-Wahrscheinlichkeit und Wahrscheinlichkeit falscher Alarme gegeneinander auf, wobei sich an der Krümmung der Kurve die Sensitivität ablesen lässt.

Die Anwendung der Methoden der Psychophysik auf neuronale Signale erlaubt, einen Vergleich zwischen psychometrischen und neurometrischen Methoden anzustellen, und zeigt, dass im Gehirn Zellen oder Zellensembles existieren, deren Eigenschaften mit den klassischen Gesetzen der Psychophysik beschrieben werden können.

Zum Weiterlesen...

[1] Ansorge U, Leder H: Wahrnehmung und Aufmerksamkeit (2. Aufl.). Wiesbaden: VS Verlag; 2016.

[2] Ehrenstein WH, Manny K, Oepen G: Foveal interocular time thresholds and latency differences in multiple sclerosis. J Neurol 1985; 231: 313–318.

[3] Goldstein EB: Wahrnehmungspsychologie (9. Aufl.), Heidelberg, Berlin: Springer; 2014

[4] Hagendorf H, Krummenacher J, Müller HJ, Schubert T: Allgemeine Psychologie für Bachelor: Wahrnehmung und Aufmerksamkeit. Heidelberg, Berlin: Springer; 2011.

[5] Mets OM, Zanen P, Lammers JW, Isgum I, Gietema HA, van Ginneken B, Prokop M, de Jong PA: Early Identification of Small Airways Disease on Lung Cancer Screening CT: Comparison of Current Air Trapping Measures. Lung 2012; 190: 629–633.

[6] Müsseler J: Allgemeine Psychologie (3. Aufl.), Heidelberg, Berlin: Springer; 2016

[7] Newsome WT, Britten KH, Movshon JA: Neuronal correlates of a perceptual decision. Nature. 1989; 341: 52–54.

[8] Luo TZ, Maunsell JHR: Attentional Changes in Either Criterion or Sensitivity Are Associated with Robust Modulations in Lateral Prefrontal Cortex. Neuron. 2018; 97: 1382–1393.

[9] Donner TH, Siegel M, Fries P, Engel AK: Buildup of choice-predictive activity in human motor cortex during perceptual decision making. Curr Biol 2009; 19(18): 1581–5.

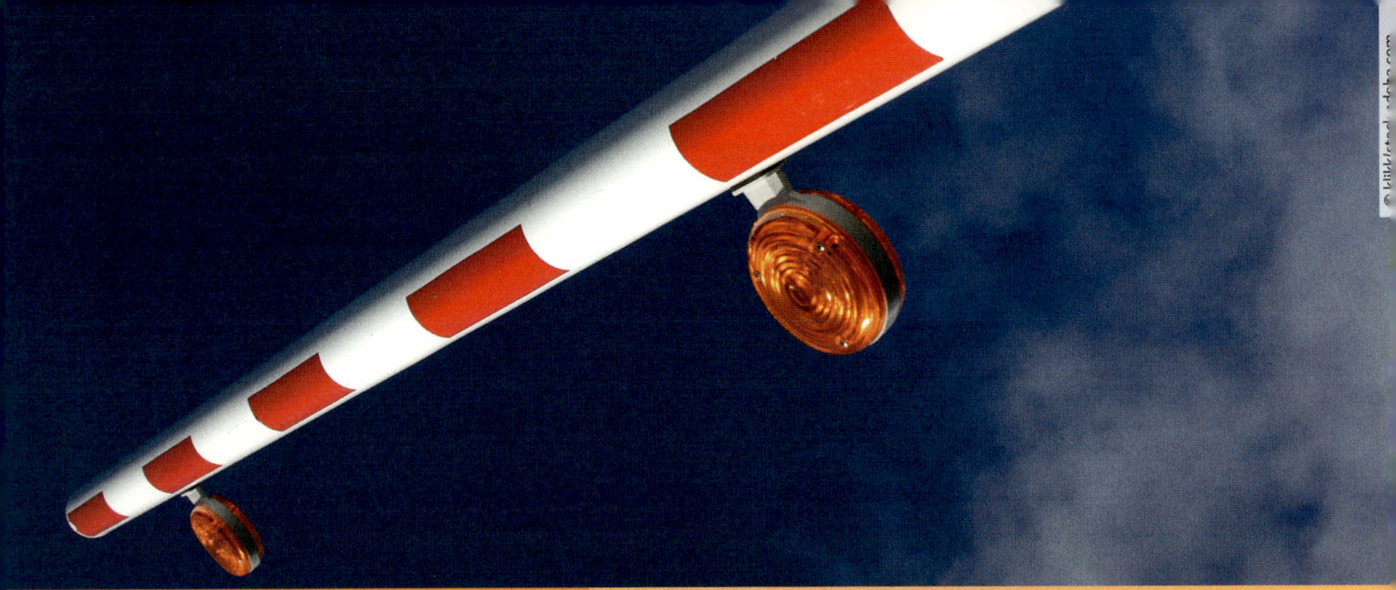

Kapitel 27

Blut-Hirn-Schranke, Liquor cerebrospinalis, Hirndurchblutung und Hirnstoffwechsel

27 Blut-Hirn-Schranke, Liquor cerebrospinalis, Hirndurchblutung und Hirnstoffwechsel

Kerstin Göbel, Sven G. Meuth

27.1 Je schneller, desto besser

B

Der 72-jährige Ludwig S. wird mit einer vor 2 Stunden plötzlich eingetretenen Halbseitenlähmung rechts und einer Sprachstörung in die Notaufnahme eingeliefert. In der klinisch-neurologischen Untersuchung bestätigen sich die anamnestischen Angaben und eine Hemiparese (Halbseitenlähmung) sowie eine Aphasie (Sprachstörung) können objektiviert werden. Es wird die Verdachtsdiagnose eines Schlaganfalls gestellt.

Wie eine aktuelle GBD-Studie (Global Burden of Diseases) zeigt, nimmt die schlaganfallbedingte Krankheitslast seit etwa 30 Jahren dramatisch zu. 2019 erlitten 12,2 Millionen Menschen global einen neuen Schlaganfall, der in 6,55 Millionen Fällen zum Tode führte. Hiermit stellt die Diagnose Schlaganfall die zweithäufigste Todesursache weltweit dar (11,6 % aller Todesfälle). Falls die betroffenen Personen einen Schlaganfall überleben, bleiben häufig dauerhafte Behinderungen bestehen. Schlaganfälle beruhen meist auf einem Gefäßverschluss einer hirnversorgenden Arterie (ischämischer Schlaganfall) und deutlich seltener auf einer Blutung in das Hirngewebe (hämorrhagischer Schlaganfall). Das Ausmaß der Schädigung des Hirngewebes hängt von der Dauer und der Ausdehnung der Mangeldurchblutung ab, die durch den Gefäßverschluss hervorgerufen wird. Nach dem Gefäßverschluss kommt es in seltenen Fällen spontan zu einer Wiedereröffnung des Gefäßes. Wenn ein ischämischer Schlaganfall früh genug erkannt wird, kann auf einer „Stroke Unit", einer speziell für die Akutversorgung von Menschen mit Schlaganfall geschaffenen Krankenhausabteilung, durch die Infusion von Blutgerinnsel auflösenden (thrombolytischen) Arzneimitteln die Wiedereröffnung des Gefäßes beschleunigt und somit die Prognose für die Person verbessert werden.

27.2 Blut-Hirn- und Blut-Liquor-Schranke

Paul Ehrlich beobachtete 1885, dass die intravenöse Injektion bestimmter Farbstoffe bei Versuchstieren zu einer Färbung aller Organe mit Ausnahme des Gehirns führte und nannte diese spezielle Barriere zwischen Gehirn und Blut die Blut-Hirn-Schranke.

27.2.1 Funktionelle Bedeutung der Blut-Hirn-Schranke

Die optimale Funktion der Organe beruht auf einem konstant regulierten inneren Milieu des Gesamtorganismus. Diese Regulation reicht jedoch für das zentrale Nervensystem (Gehirn und Rückenmark) nicht aus. Dementsprechend ist das zentrale Nervensystem durch die sog. Blut-Hirn-Schranke zusätzlich abgeschirmt, wodurch ein **spezielles inneres Milieu** innerhalb des Organismus geschaffen wird.

Substanzen und Zellen, die eine Wirkung auf das Gehirn ausüben, müssen die Blut-Hirn-Schranke überwinden können. Dies gilt für endogen gebildete Verbindungen, z. B. Hormone, in gleicher Weise wie für exogen zugeführte Verbindungen, z. B. Pharmaka oder auch Toxine. Für die Fähigkeit, die Blut-Hirn-Schranke zu überwinden, ist bei vielen Pharmaka und Hormonen auch das Ausmaß ihrer **Bindung an Plasmaproteine** maßgeblich. So liegen Steroidhormone und Schilddrüsenhormone im Plasma in gebundener und, in weit geringerem Maße, ungebundener Form vor. Der Anteil des Hormons, der an Plasmaproteine gebunden ist, kann aufgrund der Barriere für Proteine nicht aus dem Plasma in das zentrale Nervensystem gelangen. Im zentralen Nervensystem wirksam werden kann hauptsächlich der freie, ungebundene Anteil. Andere endogen gebildete Substanzen, wie Bilirubin, werden durch eine hohe Bindung an Plasmaproteine aus dem Gehirn weitgehend ferngehalten.

Bei Frühgeborenen kann die Bilirubinkonzentration im Blut infolge Hämolyse und langsamem Abbau stark erhöht sein; damit wird die Bindungsfähigkeit der Plasmaproteine überschritten. Nun liegt freies, ungebundenes Bilirubin im Blut vor, welches in das Hirngewebe gelangen kann. Die hieraus resultierenden hohen Bilirubinkonzentrationen im Gehirn können zu irreversiblen Hirnschädigungen führen (Krankheitsbild des **Kernikterus**). Dies muss durch eine frühzeitige Therapie (bspw. Fototherapie, Austauschtransfusionen) verhindert werden.

27.2.2 Die Blut-Hirn-Schranke als Barriere

▸ **Komponenten der Blut-Hirn-Schranke.** Injektion von elektronenoptisch sichtbaren Markierungsstoffen in die Blutbahn führt im elektronenmikroskopischen Bild zu einer Schwärzung des Gefäßraums der Hirnkapillare. Der Markierungsstoff kann aber nicht zwischen den **Endothelzellen** durchtreten, die das Kapillarblut umgeben. Dies verhindern die Tight Junctions (S. 76), die eine Bewegung von Substanzen in das zentrale Nervensystem zwischen den Endothelzellen (parazellulär) streng limitieren (▸ Abb. 27.1). Die abluminale Oberfläche des Endothels wird von muralen Zellen, den vaskulären glatten Muskelzellen und den Perizyten umgeben. Diese Zellen sind vor allem in die Regulation der Gefäßneubildung (Angiogenese), der Durchlässigkeit der Bluthirnschranke und des vaskulären Tonus involviert. Die genannten Strukturen sind von zwei Basallaminae (innere endotheliale und äußere parenchymale Basallamina) umgeben. Auch diese müssen von Molekülen und Zellen zum Eintritt in das zentrale Nervensystem überwunden werden.

Astrozyten (S. 134) umhüllen mit ihren Fortsätzen die Blutgefäße vollständig (▸ Abb. 27.1). Dabei üben sie jedoch keine Schrankenfunktion aus, wie früher angenommen wurde. Hingegen spielen die Astrozyten eine wichtige Rolle bei der Induktion und Aufrechterhaltung der Schrankeneigenschaften der Endothelzellen und der Regulation des Blutflusses. Darüber hinaus exprimieren die Endfüßchen der Astrozyten den Wasserkanal Aquaporin-4 (S. 50), welcher ein wichtiger Regulator der Wasserhomöostase im zentralen Nervensystem ist. Dazwischen liegende **Mikroglia** dienen vor allem der Immunabwehr. Der strukturelle und funktionelle Zusammenschluss der durch Tight Junctions verbundenen Endothelzellen, der Basallaminae, der Perizyten, der Gliazellen (z. B. Astrozyten, Mikroglia) und der Neuronen wird als **neurovaskuläre Einheit** (S. 135) bezeichnet.

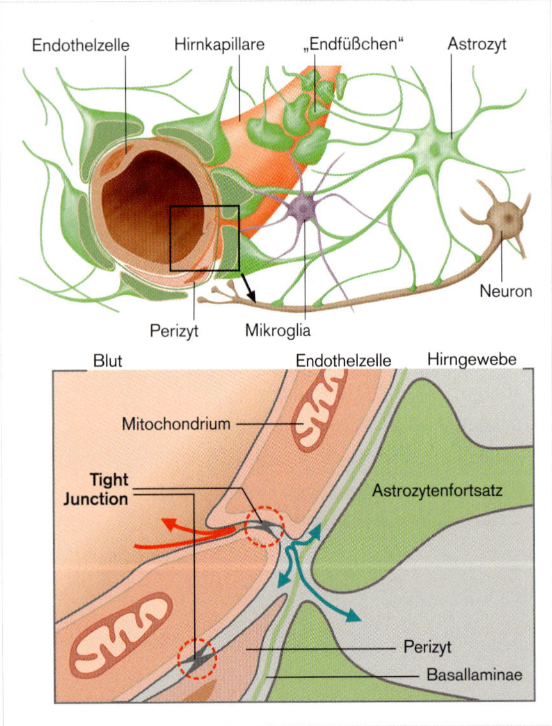

Abb. 27.1 Morphologie einer Hirnkapillare. Die Hirnkapillaren (Endothelzelle und die beiden Basallaminae) sind vollständig von Perizyten und Astrozytenfortsätzen (Endfüsschen) umgeben. Die Zwischenräume zwischen den Astrozytenfortsätzen sind beträchtlich weiter als die zwischen den Endothelzellen an den Tight Junctions; demzufolge sind die Tight Junctions das morphologische Substrat der Blut-Hirn-Schranke, nicht aber die Astrozytenfortsätze. Mikroglia und Neurone komplettieren den Zusammenschluss zur vaskulären Einheit.

Antikörper gegen den Aquaporin-4-Kanal finden sich typischerweise bei der **Neuromyelitis optica** (Devic-Syndrom). Hierbei handelt es sich um eine autoimmun bedingte entzündliche Erkrankung des zentralen Nervensystems, bei der häufig eine Entzündung und Demyelinisierung der Sehnerven (**Neuritis nervi optici**) und des Rückenmarkes (**Myelitis**) auftritt. Typische Symptome sind dementsprechend Sehstörungen bis hin zur Erblindung, sowie eine Querschnittssymptomatik (Sensibilitätsstörungen, Lähmungen der Extremitäten, Blasenstörungen, etc.). Inwiefern diese Antikörper gegen Aquaporin-4 eine pathophysiologische Rolle spielen oder lediglich ein Epiphänomen darstellen, ist Gegenstand aktueller Forschung. Als Biomarker zur Abgrenzung der Neuromyelitis optica gegenüber anderen autoimmun-entzündlichen Erkrankungen (z. B. der Multiplen Sklerose) haben sie aber bereits Einzug in den klinischen Alltag gehalten.

▸ **Metabolische Schranke.** Endothelzellen des zentralen Nervensystems besitzen nur wenige Poren, im Gegensatz beispielsweise zum Endothel der Nieren (S. 415), und zeigen niedrige Raten an Pino- und Transzytose. Beides führt dazu, dass der Transport von Molekülen durch die Zelle (transzellulär) ebenfalls stark begrenzt wird. Andererseits werden einige Substanzen von Endothelzellen aufgenommen, jedoch in der Zelle durch **Enzyme** so verändert, dass sie in dieser Form nicht in das Gehirngewebe gelangen können. So wird beispielsweise L-Dopa, ein Baustein der Neurotransmitter Dopamin und Noradrenalin, in das Endothel aufgenommen. Dort wird L-Dopa enzymatisch umgewandelt, sodass es nicht ins Gehirn gelangt. Die endothelialen Enzyme funktionieren damit als „metabolische“ Schranke.

Diese metabolische Schranke kann im Rahmen einer Therapie durchbrochen werden: Beim Krankheitsbild des **Morbus Parkinson** liegt eine Verarmung an Dopamin im Striatum (S. 912) vor. Mit der Gabe hoher Dosen von L-Dopa kann die metabolische Schranke durch ein hohes Substratangebot überwunden werden, sodass letztlich die Dopaminkonzentration im Striatum ansteigt.

27.2.3 Die Blut-Hirn-Schranke als austauschende Membran

Eine vollständige Abdichtung des Gehirns vom Blut durch Tight Junctions zwischen den Endothelzellen in Verbindung mit einer metabolischen Schranke kann nur bedingt funktionsgerecht sein. Zur Versorgung des Hirngewebes müssen Atemgase und Nährstoffe über die Blut-Hirn-Schranke gelangen können.

Hierfür stehen prinzipiell folgende Möglichkeiten zur Verfügung:

1. parazelluläre und transzelluläre lipidvermittelte freie Diffusion
2. carriervermittelter (sekundär aktiver) Transport
3. rezeptorvermittelter (primär aktiver) Transport und adsorptionsvermittelte Transzytose

▸ **Parazelluläre und transzelluläre lipidvermittelte freie Diffusion.** Die Tight Junctions verhindern weitgehend einen Durchtritt zwischen den Zellen – die sogenannte parazelluläre Diffusion. Nur sehr kleine polare Moleküle wie beispielsweise Wasser können über diesen Weg in das Hirngewebe diffundieren. Für andere Moleküle bleibt der Weg durch die Endothelzellen selbst. Die **Plasmamembran der Endothelzellen** lässt lipidlösliche, nicht polare Substanzen mit einem Molekularmasse unter 400 Dalton passieren, während sie polare Nichtelektrolyte und Ionen zurückhält (vgl. Aufbau der Plasmamembran) (S. 41). So diffundieren nicht nur die Atemgase O_2 und CO_2 entlang ihres Partialdruckgradienten über die Blut-Hirn-Schranke, sondern auch zahlreiche endogen gebildete und exogen zugeführte Verbindungen, sofern sie lipidlöslich sind (▸ Abb. 27.2). Wie bereits erwähnt, ist jedoch bei vielen Pharmaka das Ausmaß ihrer **Bindung an Plasmaproteine** maßgeblich. Dementsprechend ist die Aufnahme von bestimmten Substanzen (z. B. das Antiepileptikum Phenytoin, ▸ Abb. 27.2, blau markierte Substanz) deutlich niedriger als entsprechend ihrer Lipidlöslichkeit vorhergesagt. Bei teildissoziierten Substanzen spielt auch der Dissoziationsgrad eine Rolle, weil nur die undissoziierte Form permeabel ist. Der Dissoziationsgrad wird durch den pK-Wert der Substanz und den pH-Wert des Mediums bestimmt (S. 390).

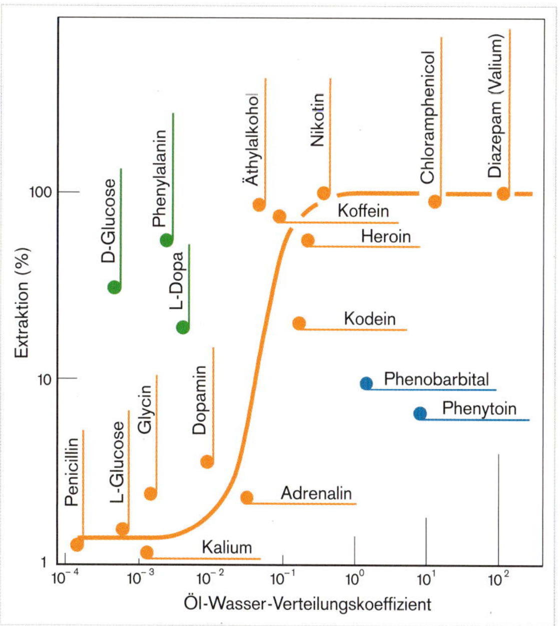

Abb. 27.2 Abhängigkeit der Passage über die Blut-Hirn-Schranke von der Lipidlöslichkeit. Die Lipidlöslichkeit wurde anhand des Öl-Wasser-Verteilungskoeffizienten gemessen (hohe Werte bedeuten hohe Lipidlöslichkeit). Der Übertritt von Substanzen durch die Blut-Hirn-Schranke (Extraktion durch das Gehirn) wurde verglichen mit dem von frei permeablen Substanzen, deren Extraktion mit 100 % angesetzt wurde. Während bei den meisten Substanzen für den Durchtritt durch die Blut-Hirn-Schranke die Lipidlöslichkeit maßgeblich ist (geringe Abweichung von der orangen Mittelwertlinie), zeigen die grün markierten Substanzen eine höhere Extraktion als aufgrund ihrer Lipidlöslichkeit zu erwarten ist (deutliche Abweichung nach links von der orangen Mittelwertlinie). Diese Substanzen werden über Carrier transportiert. Weitere Substanzen zeigen eine niedrigere Extraktion als aufgrund ihrer Lipidlöslichkeit zu erwarten wäre (deutliche Abweichung nach rechts von der orangen Mittelwertlinie).

▸ **Erleichterte Diffusion und sekundär aktiver Transport.** Die vom Gehirn benötigten Stoffwechselsubstrate sind zu einem Großteil hydrophil und teilweise dissoziiert. So ist Glucose, das wesentliche Substrat des Stoffwechsels im Gehirn, nicht lipidlöslich, ebenso wie bestimmte Aminosäuren, die die Gehirnzellen nicht selbst synthetisieren können. Jede einzelne der vom Gehirn benötigten Substanzen muss somit an der Blut-Hirn-Schranke erkannt werden und mit Hilfe spezifischer Transportsysteme über die Blut-Hirn-Schranke (sowohl

Tab. 27.1 Carriervermittelter Transport der Bluthirnschranke

Carrier	Substrate	Genprodukt	$V_{max:Cap}$ (*molecules per second*)
Glucose	D-Glucose	Glucosetransporter Typ 1 (GLUT 1)	600
Monocarbonsäuren	L-Lactat, Pyruvat	Monocarbonsäuretransporter Typ 1 (MCT 1)	2300
Neutrale Aminosäuren	L-Phenylalanin	Neutraler Aminosäurentransporter Typ 1 (LAT 1)	3 000
Basische Aminosäuren	L-Arginin	Kationischer Aminosäurentransporter Typ 1 (CAT 1)	270
Purinnukleoside	Adenosin	Nukleosidtransporter Typ 2 (CNT 2)	ND

die luminale als auch die abluminale Membran der Endothelzellen) transportiert werden. Hierdurch kann das Gehirn seine Substrataufnahme sehr differenziert steuern. Neben Carriern für die **erleichterte Diffusion** von D-Glucose existieren sekundär aktive Carrier für verschiedene Gruppen von **Aminosäuren**, von Monocarbonsäuren, wie Lactat und Ketonkörpern, und für **Peptide** (siehe ▸ Tab. 27.1). Diese sekundär aktiven Transportvorgänge (meistens Symport mit Natrium) ermöglichen eine **selektive Extraktion** von Substanzen aus dem Blut in das Hirngewebe; sie übertrifft bei weitem das, was physikochemisch aufgrund der Lipidlöslichkeit möglich ist (▸ Abb. 27.2, grün markierte im Vergleich zu orange markierten Substanzen). Die Abhängigkeit des Gehirnstoffwechsels vom Substrat Glucose spiegelt sich in einer hohen Dichte von Carriern für Glucose auf dem Weg vom Kapillarblut bis zu den Nervenzellen wider.

So sind in allen Endothelzellen mit Blut-Hirn-Schranken-Funktion **Glucosetransporter Typ 1 (GLUT 1)** an den luminalen und abluminalen Membranen in hoher Konzentration vorhanden. Nach dem Transport durch die beiden Endothelzellmembranen stehen Glucosetransporter vom Typ GLUT 1 auch an den Fortsätzen der Astrozyten, welche die Hirnkapillaren umgeben, zur Verfügung. Schließlich erfolgt die Aufnahme der Glucose in die Nervenzellen mit Hilfe eines zweiten **Glucosetransporters Typ 3 (GLUT 3)**.

▸ Primär aktiver Transport und adsorptionsvermittele Transzytose. An der Blut-Hirn-Schranke existieren auch primär aktive Transporter, welche die für den Transport gegen ein Konzentrationsgefälle benötigte Energie durch direkten ATP-Verbrauch gewinnen (S. 58). **ABC-Transporter** besitzen als gemeinsames Strukturelement eine ATP-bindende Kassette (Membrantransporter mit ATP-Bindungsstellen). Findet der Transport vom Blut zum Gehirn statt, spricht man von Influx, in umgekehrter Richtung ist von einem Efflux die Rede. Darüber hinaus können geladene Makro- und Nanomoleküle über den Weg der adsorptionsvermittelten Transzytose ins Gehirn gelangen. Diese wird durch elektrostatische Wechselwirkungen zwischen positiv geladenen Molekülen (Kationen) und den anionischen Mikrodomänen der endothelialen Plasmamembran vermittelt.

Aktive Influx-Transporter der Blut-Hirn-Schranke sind beispielsweise Transporter für Leu-Enkephalin, Arginin-Vasopressin und D-Penicillamin-2,D-Penicillamin-5-Enkephalin. Von besonderer Bedeutung sind diese Transportersysteme auch für den Efflux von potenziell schädlichen Metaboliten. In diesem Kontext ist das **P-Glykoprotein** (***multidrug resistance 1*** , **MDR1**) erwähnenswert, welches auch für die Arzneimittelentgiftung im Gehirn von Bedeutung ist. Auf der luminalen Oberfläche der Endothelzellen sind zudem Rezeptoren exprimiert, die Moleküle wie Insulin, Transferrin oder auch LDL (*low density lipoprotein*) erkennen und ins Hirnparenchym transportieren können.

27.2.4 Erhöhte Durchlässigkeit der Blut-Hirn-Schranke

Eine kurzdauernde Öffnung der Blut-Hirn-Schranke hat keine beträchtlichen funktionellen Folgen. So führt ein kurz dauernder starker Anstieg des Blutdrucks unter physiologischen Bedingungen (z. B. Eintauchen in kaltes Wasser nach Saunaaufenthalt) zu einer vorübergehenden Öffnung der Blut-Hirn-Schranke, ohne dass es zu spürbaren oder nachweisbaren Schädigungen oder Beeinträchtigungen der Hirnfunktion kommt. Eine längerfristig erhöhte Durchlässigkeit der Blut-Hirn-Schranke kann jedoch durch verschiedene Noxen im Rahmen von Erkrankungen ausgelöst werden. So führt beispielsweise die Schädigung von Gefäßen bei Ischämien (z. B. Schlaganfall) oder Traumata zu einem vermehrten Austritt von Plasmaflüssigkeit in das Hirngewebe.

Ursache ist die Freisetzung von Entzündungsmediatoren, wie Interleukinen, aus dem geschädigten Hirngewebe. Das hierbei entstehende Hirnödem wird als **vasogenes Ödem** bezeichnet, da ihm ein vermehrter Durchtritt von Flüssigkeit aus den Blutgefäßen zugrunde liegt. Außerdem entwickelt sich eine weitere Form des Hirnödems, das **zytotoxische Ödem**, welches primär auf einer Zellschwellung infolge Mangelversorgung der Gehirnzellen beruht. Ursachen hierfür sind die erhöhte Expression von bestimmten proteolytischen Enzymen (Matrix-Metalloproteasen), radikalen Sauerstoffspezies und vasoaktiven Substanzen, die in der Folge zum Abbau von Proteinen der Tight Junctions führen.

Zudem stellt die Blut-Hirn-Schranke unter physiologischen Bedingungen eine strikte Barriere für Immunzellen (z. B. Leukozyten) dar, die von diesen nahezu nicht passiert werden kann. Zum einen begrenzt die geringe Expression von Adhäsionsmolekülen (Zelladhäsionsmoleküle, Selektine) die Interaktion von Immunzellen und Endothelzellen. Zum anderen läuft die Leukozytenmigration über einen mehrstufigen Prozess ab, in dem Adhäsion und Migration der Leukozyten kontrolliert werden.

Die verschiedenen Stufen der Leukozytenmigration sind (▶ Abb. 27.3): (1) ***rolling*** – eine schwache Adhäsion von Leukozyten an die Endothelzelle, die vor allem durch die Interaktion von bestimmten Adhäsionsmolekülen, hier von PSGL-1 (P-Selektin Glykoprotein Ligand-1, auf dem Leukozyten) und P-Selektin, vermittelt wird. (2) ***activation*** – Leukozytenaktivierung durch Chemokinstimulation über G-Protein-gekoppelte Rezeptoren (Chemokinrezeptoren). Diese Stimulation führt zur funktionellen Aktivierung von Adhäsionsmolekülen (Integrine, hier vor allem des *very late antigen-4* (VLA-4) und des *lymphocyte function-associated antigen-1* (LFA-1) auf der Oberfläche der Leukozyten. (3) ***arrest*** – Bindung der Leukozyten an die Endothelzellen durch die Interaktion von Adhäsionsmolekülen auf der Leukozytenoberfläche (VLA-4, LFA-1) und der Endothelzellen (z. B. vaskuläres Zelladhäsionsmolekül-1 (VCAM-1) und interzelluläres Zelladhäsionsmolekül-1 (ICAM-1). (4) ***crawling*** – Suche der Leukozyten nach bevorzugten Stellen zur Transmigration über das Endothel. (5) ***migration*** – Migration der Leukozyten über das Endothel in den perivaskulären Raum und Progression über die Basallaminae. Hierbei scheinen Leukozyten sowohl zwischen den Zellen (parazellulär) als auch durch die Endothelzellen (transzellulär) wandern zu können. Nach der para- und transzellulären Endothelpassage können sich die aktivierten Leukozyten durch die Sekretion von Matrix-Metalloproteasen Zugang zum Hirnparenchym verschaffen.

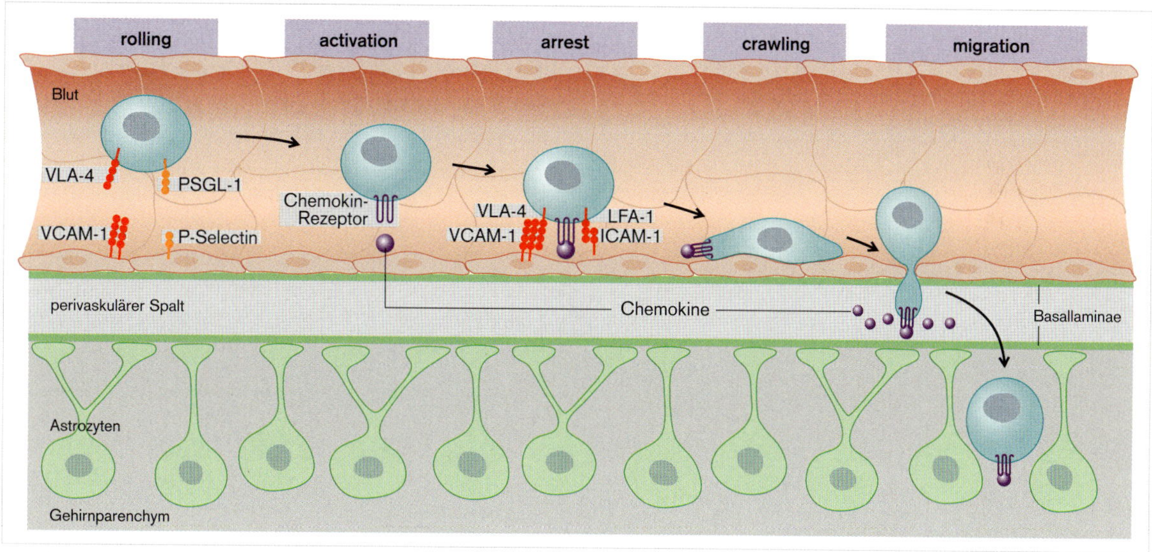

Abb. 27.3 Migration von Immunzellen über die Blut-Hirn-Schranke. Die Migration von Immunzellen ist ein gut regulierter und mehrstufiger Prozess. Insgesamt können 5 Schritte (*rolling, activation, arrest, crawling, migration*) unterschieden werden, in denen die Interaktion von Adhäsionsmolekülen (Selektine, Zelladhäsionsmoleküle) eine entscheidende Rolle spielen. PSGL-1, P-Selektin Glykoprotein Ligand-1; VLA-4, *very late antigen-4*; LFA-1, *lymphocyte function-associated antigen-1*; VCAM-1, vaskuläres Zelladhäsionsmolekül-1; ICAM-1, interzelluläres Zelladhäsionsmolekül-1.

Im Rahmen entzündlicher Erkrankungen des zentralen Nervensystems kann es zum vermehrten Einwandern von Leukozyten ins Hirnparenchym kommen. Dies ist beispielsweise bei infektiösen Hirnhautentzündungen im Sinne der Immunüberwachung und Abwehrreaktion des Körpers durchaus gewünscht. Im Rahmen autoimmuner Erkrankungen kommt es jedoch auch ohne externen Stimulus zum Einwandern von Leukozyten. Dieser Vorgang kann zu einer chronisch-entzündlichen Erkrankung des zentralen Nervensystems mit entsprechenden parenchymalen Schäden führen. Ein Beispiel ist die **Multiple Sklerose.** Bei dieser autoimmun-entzündlich bedingten Erkrankung des zentralen Nervensystems führen immunzellvermittelte Mechanismen zur Demyelinisierung, zum axonalen Untergang und zum neuronalen Zelltod. In Abhängigkeit von Krankheitsdauer und -verlauf können Sehstörungen, Sensibilitätsstörungen aber auch Lähmungen (Paresen) oder Einschränkung der Blasen- und Mastdarmfunktion auftreten. Die Erkrankung ist bis zum heutigen Tage nicht heilbar. Das Fortschreiten der Erkrankung kann jedoch durch verschiedene Medikamente vermindert werden. Für hoch-aktive Krankheitsformen der Multiplen Sklerose kommt der medikamentösen Blockade der Leukozytenmigration eine vemehrt therapeutische Bedeutung zu. Zum Beispiel kann die Behandlung mit Natalizumab, einem Antikörper gegen ein spezifisches Adhäsionsmolekül der Migrationskaskade (VLA-4), zur Stabilisierung der Erkrankung führen.

27.2.5 Grundlagen der Blut-Liquor-Schranke

Eine Analyse des gesamten Kapillarendothels im Gehirn zeigt, dass das beschriebene Endothel mit dichten Tight Junctions weit vorherrscht, aber nicht ausschließlich zu finden ist. Weniger als ein Tausendstel der Kapillaroberfläche hat im Gehirn eine andere, stärker fenestrierte Struktur. Hier spielt vor allem das **Ependym** eine Rolle, sodass in diesem Zusammenhang häufig von einer **Blut-Liquor-Schranke** gesprochen wird. An Teilen des Hypothalamus und der Hypophyse, den sog. **zirkumventrikulären Organen**, ist ein Austritt von proteinfreien Plasmabestandteilen in das Hirngewebe möglich. Diese Anordnung ermöglicht einen Übertritt von im Gehirn gebildeten Hormonen in das Blut, in dem sie zu ihren Erfolgsorganen gelangen. Eine gewisse Blut-Liquor-Schranke existiert auch am **Plexus choroideus**, der liquorbildenden Struktur der Ventrikel. Die Schranke ist hier jedoch schwächer ausgebildet, sodass ein Stoffaustausch zwischen Blut, Hirngewebe und Liquor, der für die Aufnahme von Vitaminen und Nucleotiden (DNA-Synthese) in das Gehirngewebe eine Rolle spielt, möglich ist. Zudem spielt diese Schranke unter physiologischen Bedingungen eine wichtige Rolle für die Immunüberwachung und Immunhomöostase.

27.2.6 Substanzbewegungen über die Blut-Liquor-Schranke

Das Epithel der Plexus choroidei hat anatomisch-funktionelle Eigenschaften ähnlich anderer, **isotone Flüssigkeit** sezernierender oder resorbierender Epithelien, wie zum Beispiel der Gallenblase oder des proximalen Tubulus in

Tab. 27.2 Ionenkonzentrationen im Plasma, Plasmawasser, Ultrafiltrat des Plasmas und Liquor cerebrospinalis

	Plasma mmol/l	Plasmawasser mmol/kg H_2O	Liquor mmol/kg H_2O	Plasma Ultrafiltrat mmol/kg H_2O
Na^+	143,0	153,7	149,0	137,0
K^+	4,0	4,3	3,0	3,8
Ca^{2+}	2,5	2,7	1,0	2,4
Mg^{2+}	0,8	0,8	1,0	0,7
Cl^-	105,0	112,9	128,0	109,0
Phosphat⁻	0,9	1,0	0,6	0,9
Lactat⁻	1,0	1,1	1,3	1,0
HCO_3^-	26	28	26	33
Protein (g/l)	70	0	0,2	0

der Niere. Der gebildete Liquor ist kein einfaches Ultrafiltrat. Dies zeigt ein Vergleich der Ionenkonzentrationen im Ultrafiltrat des Plasmas mit denen im Liquor (▶ Tab. 27.2). Der von den Plexus choroidei gebildete Liquor befindet sich in den Ventrikeln, Zisternen und im Subarachnoidal- und Spinalraum (Gesamtvolumen ca. 150 ml, Halbwertszeit der Umsatzrate ca. 2 – 6 Stunden; zum Vergleich: Gesamtvolumen des Gehirns ohne Zisternen und Subarachnoidalräume ca. 220 ml, Halbwertszeit der Umsatzrate ca. 12 Stunden).

Im Rahmen der klinisch-neurologischen Diagnostik wird dieser Liquor durch Lumbalpunktion gewonnen und z. B. auf seinen Gehalt an Glucose, Lactat, Protein, Albumin und Antikörpersynthese untersucht. Normalerweise ist er wasserhell und klar und enthält fast keine Leukozyten (ca. 1 Leukozyt/µl, zur Zusammensetzung des Liquors siehe auch ▶ Tab. 27.3).

Rötliche Verfärbungen können auf eine iatrogene („durch den Arzt oder die Ärztin bedingte“) Blutung hinweisen oder sind Zeichen von Blutungen in das Liquorsystem. Eine Gelbfärbung, die sog. **Xanthochromie** findet man beispielsweise schon nach wenigen Stunden bei Blutungen in die Hirnhäute durch Hämoglobinabbauprodukte oder bei schwerem Ikterus.

Die weitere Analyse des Liquors beinhaltet die Bestimmung von Gesamtproteingehalt, Albumin- und Immunglobulin-Analysen. Die Bestimmung des Gesamtproteingehalts im Liquor sowie der Liquor-/Serumquotient für Albumin und der Immunglobuline (IgG, IgM, IgA) sind im Rahmen der neurologischen Diagnostik unverzichtbare Messgrößen. Für die Überprüfung und Beurteilung der Blut-Liquor-Schranken-Funktion hat sich der „Liquor-Serum-Quotient“ der Albuminkonzentration etabliert. Dieser liegt bei Erwachsenen bei 7×10^3 (d. h. Konzentrationsunterschied zwischen 1:100 und 1:1000). Sollte es bei Erkrankungen zu einer **Schrankenfunktionsstörung** kommen, gilt diese grundsätzlich für alle Proteine, auch für Immunglobuline.

Während einer Hirnhautentzündung (**Meningitis**) kommt es typischerweise im Liquor zu einer deutlichen Erhöhung der Leukozyten (siehe auch ▶ Tab. 27.3). Typische Symptome einer Meningitis sind Kopfschmerzen und Nackensteifigkeit, verbunden mit Verwirrtheit, Fieber oder auch Bewusstseinsminderung, Übelkeit und einer Überempfindlichkeit gegenüber Licht und lauten Geräuschen. Die Erkrankung kann durch Bakterien, Viren oder anderen Mikroorganismen ausgelöst werden. Die Diagnose wird typischerweise mittels Nervenwasserentnahme (sog. Lumbalpunktion) gestellt. Da die Erkrankung grundsätzlich das Gehirn selbst mitbetreffen kann, handelt es sich bei der Meningitis um eine lebensbedrohliche Erkrankung und stellt somit einen medizinischen Notfall dar. Die Erkrankung kann durch rechtzeitige Gabe von Antibiotika und gegebenenfalls antiviralen Substanzen behandelt werden.

Tab. 27.3 Zusammensetzung des Liquor cerebrospinalis

	Normwerte	Bakterielle Meninigits	Virale Menigitis	Multiple Sklerose
Zellzahl/µl	< 5	1000–6000	10–500	1–30
Zytologie	lymphozytär	granulozytär	lymphozytär	lymphozytär
Gesamtprotein (mg/l)	200–500	1000–5000	500–800	200–600
Lactat (mmol/l)	1,7–2,6	> 3,5	< 3,5	normal
Glucose-Quotient	0,6–0,9	< 0,6	normal bis leicht erniedrigt	normal

27.2.7 Liquor cerebrospinalis: Kompartimente, Resorption, Regulation

▶ **Liquorkompartimente.** Es werden zwei Liquorkompartimente unterschieden: Das eine (Ventrikel, Zisternen, Spinal- und Subarachnoidalraum) wird von den Plexus choroidei gespeist, das andere (interstitielle Flüssigkeit) von den zerebralen Kapillaren. Zwischen diesen Liquorkompartimenten liegt entweder das Ependym der Ventrikelwände oder auf der Hirnoberfläche die Pia arachnoidea. Diese Membranen trennen allerdings beide Liquorkompartimente nicht vollständig, sondern ermöglichen eine mäßige Vermischung; sie sind auch für große Moleküle durchlässig.

▶ **Resorption des Liquor cerebrospinalis.** Während bei der Produktion des Liquor die Zusammensetzung der gebildeten Flüssigkeit exakt reguliert wird, ist eine solche Selektivität bei der Resorption nicht festzustellen. Die Resorption des Liquors erfolgt in den Arachnoidalvilli der zerebralen Sinus und in den Wurzeltaschen der Hirn- und Spinalnerven. Maßgeblich ist der **hydrostatische Druckgradient** zwischen Liquor und hirnvenösem Blut, entlang dessen Liquor ins Blut abfließt, wobei die Arachnoidalvilli Klappenfunktion ausüben. Dieser Resorptionsmodus ermöglicht in Grenzen eine erhöhte Liquorresorption bei einem erhöhten hydrostatischen Gradienten (erhöhter Liquordruck), der als Folge von Raum fordernden Prozessen im Gehirn, wie Blutung, Trauma und/oder Hirnödem, auftreten kann.

▶ **Homöostatische Regulation der Zusammensetzung des Liquors.** Die Ionenkonzentrationen des Liquor cerebrospinalis werden noch genauer reguliert als die des Plasmas.

Eine Störung dieser Homöostase hat klinisch sichtbare Konsequenzen, wie das Beispiel einer **Azidose** (S. 394) zeigt. Eine akute respiratorische Azidose führt zu stärkeren neurologischen Symptomen und Einschränkungen der Vigilanz als eine metabolische Azidose gleichen Grades, trotz gleicher pH-Senkung im Plasma. Ursache ist die stärkere Ansäuerung des Liquors (auch im Interstitium) bei einer respiratorischen Azidose, da CO_2 frei diffusibel über die Blut-Hirn-Schranke ist. Folge ist eine Senkung des Hirnstoffwechsels und damit eine Verschlechterung der Hirnfunktion. Dagegen können bei einer metabolischen Azidose die H^+-Ionen aus dem Blut nicht einfach über die Blut-Hirn-Schranke diffundieren, sodass der Liquor-pH-Wert sich wenig ändert und damit die Hirnfunktion weniger beeinträchtigt wird.

Zusammenfassung Kap. 27.2

Im Gehirn wird das Blut in den Kapillaren vom Hirngewebe durch eine Barriere, die Blut-Hirn-Schranke, getrennt. Die wesentlichen Komponenten der Blut-Hirn-Schranke sind Tight Junctions zwischen den Endothelzellen, die Plasmamembranen der Endothelzellen, die Basallaminae, die Perizyten, Gliazellen (Astrozyten, Mikroglia) und Neurone (neurovaskuläre Einheit). Zudem bilden die Endothelzellen eine metabolische Barriere. Diese Barrieren begrenzen den para- und transzellulären Transport von Molekülen, und sie ermöglichen eine kontrollierte Passage von Substanzen aus der Blutbahn in das Hirngewebe. Die Blut-Hirn-Schranke ist unselektiv durchlässig für lipidlösliche Verbindungen und selektiv durchlässig für Substanzen, die über carriervermittelte Transporte in das Gehirn gelangen, wie zum Beispiel D-Glucose und Ketonkörper. Die Transmigration von Immunzellen über die Blut-Hirn-Schranke ist ein unter physiologischen (Immunüberwachung des zentralen Nervensystems) wie pathophysiologischen Bedingungen (z. B. multiple Sklerose) wichtiger Prozess, der in mehreren Schritten abläuft und durch Adhäsionsmoleküle und Chemokinrezeptoren reguliert wird.

Obwohl Tight Junctions im Kapillarendothel die Regel sind, ist ein kleiner Anteil der Hirnkapillaren fenestriert, und zwar im Bereich der Plexus choroidei und zirkumventrikulären Organe. In diesem Fall liegt die Barriere im nahe gelegenen Ependym (sog. Blut-Liquor-Schranke). Die Liquorbildung erfolgt hauptsächlich in den Plexus choroidei, in geringerem Maße auch an den Kapillaren der Blut-Hirn-Schranke. Die Ionenkonzentrationen des Liquor cerebrospinalis werden in besonders engen Grenzen konstant gehalten; dies ist Voraussetzung für die normale Funktion des Gehirns.

27.3 Hirndurchblutung und Hirnstoffwechsel

27.3.1 Globale Durchblutung und globaler Stoffwechsel

▸ **Werte des gesunden Gehirns.** Durchblutung, O_2-Verbrauch und Substrataufnahme des gesamten Gehirns können nach der Methode von Kety u. Schmidt bestimmt werden, die auf dem **Fickschen Prinzip** (S. 248) basiert. Hierzu wird ein Fremdgas (N_2O oder radioaktives Gas) eingeatmet. Gemessen werden die vom Gehirn aufgenommene Menge dieses Gases und seine Konzentration im arteriellen und hirnvenösen Blut. Die arterielle Konzentration des Fremdgases (C_a) kann in jeder beliebigen Arterie bestimmt werden. Für die Messung der hirnvenösen Konzentration (C_v) muss Blut aus einem Bulbus der V. jugularis durch Punktion oder einen retrograd vorgeschobenen Katheter entnommen werden.

$$\text{Hirndurchblutung} = \frac{\text{Vol}}{t} = \frac{\text{aufgenommene Menge des Indikators}}{\text{Zeit} \cdot (C_a - C_v)}$$

Unter normalen Bedingungen beträgt die **Hirndurchblutung** ca. 50 ml/100 g Hirngewebe pro Minute für das Gehirn. Insgesamt weist die Durchblutung jedoch große regionale Unterschiede auf. Für die weiße Substanz werden Werte um 20 ml/100 g Gewebe pro Minute bestimmt, während für die graue Substanz Werte von 80–140 ml/100 g Gewebe pro Minute gemessen werden. Wird im arteriellen und hirnvenösen Blut zusätzlich die O_2-Konzentration und die Konzentration der Stoffwechselsubstrate des Gehirns gemessen, so können der O_2-Verbrauch und die Substratutilisation berechnet werden:

$$O_2\text{-Verbrauch bzw. Substratutilisation} = \text{Hirndurchblutung} \cdot (C_a - C_v)$$

Der normale **O_2-Verbrauch** beträgt ca. 3 ml/100 g Hirngewebe pro Minute. Bei einem Gehirngewicht von 1400 g ergibt dies einen Energiebedarf von ca. **15 % des Gesamtbedarfs** des Organismus, was dem Energiebedarf einer Kühlschrankinnenbeleuchtung (15 W) entspricht.

Als Substrat des Hirnstoffwechsels wird vom Gehirn praktisch ausschließlich **Glucose** verwendet. Nur im Falle sehr hoher Plasmakonzentrationen von Ketonkörpern können auch diese verstoffwechselt werden, wobei dann circa die Hälfte des Energiebedarfs durch **Ketonkörper** gedeckt werden kann. Eine nennenswerte Verbrennung von Ketonkörpern durch das Gehirn findet unter physiologischen Bedingungen beim mehrtägigen Fasten statt und unter pathophysiologischen Bedingungen z. B. bei der diabetischen Ketoazidose (S. 397).

27.3.2 Ischämie des Gehirns

Ursache eines Schlaganfalls ist meist der Verschluss einer Hirnarterie (**Hirninfarkt**). Durch die Abnahme der Durchblutung in den betroffenen Hirnarealen kommt es zu O_2- und Substratmangel, die zu **neurologischen Ausfallerscheinungen** führen. Die Stärke der Ausfallerscheinungen und ihre Reversibilität werden wesentlich durch das Ausmaß der Durchblutungsabnahme und die Dauer der Durchblutungsstörung bestimmt (▸ Abb. 27.4 unten). Die Ausfallerscheinungen reichen – je nachdem welches Areal des Gehirnes betroffen ist – von Sensibilitätsausfällen oder Lähmungen über Bewusstseinsverlust (Ohnmacht) bis zum Versagen der synaptischen Übertragung (Null-Linien-EEG) (S. 989) und zu irreversiblen Schäden (Gewebenekrose). Typische Ursache von Hirninfarkten sind arteriosklerotische Verengungen der großen zuführenden Gefäße mit späterer Plaqueruptur und Thrombosierung oder die Einschwemmung von Blutgerinnseln (Embolie), die vor allem bei Vorhofflimmern vorkommen können.

Eine vollständige Ischämie (keine Durchblutung) kann bei einem Herzstillstand aber auch global das gesamte Gehirn erfassen. Dann ist es entscheidend, in welcher Zeit eine ausreichende Funktion des Herzens wiedergewonnen werden kann. Wie in ▸ Abb. 27.4 (oben) dargestellt, beträgt die **Wiederbelebungszeit des Gehirns 7 – 10 Minuten**. Trotzdem muss der Herzstillstand innerhalb einer kürzeren Zeit (**3 – 4 Minuten**) behoben werden, weil das Herz in der Regel für einige Minuten nach dem Stillstand keinen ausreichenden Perfusionsdruck erzeugen kann und so trotz schlagendem Herzen irreversible Schäden im Gehirn entstehen können.

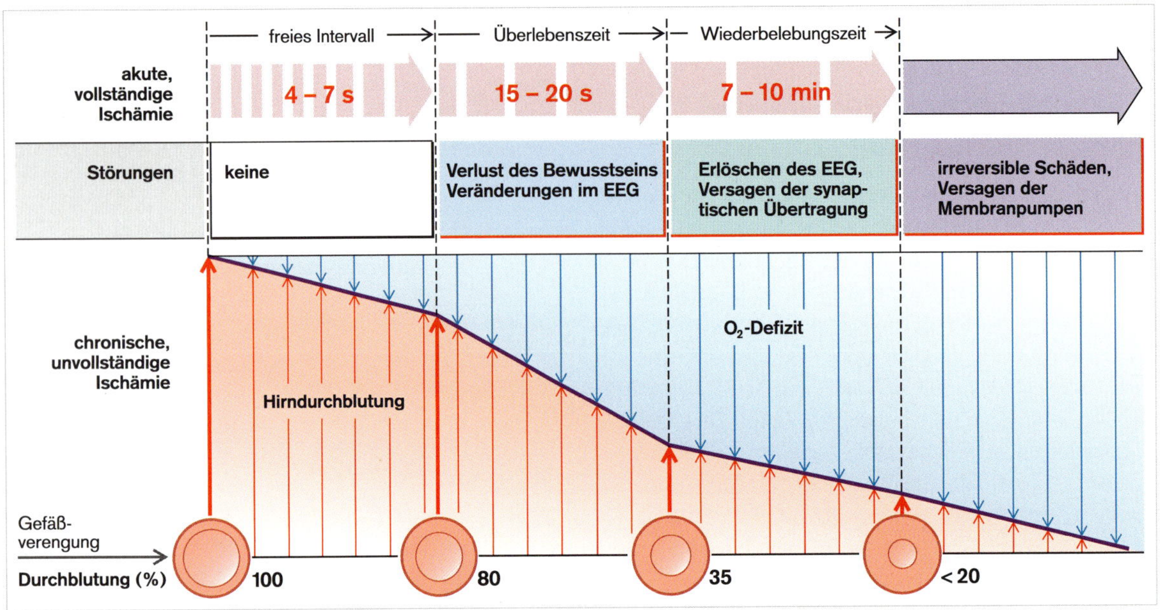

Abb. 27.4 Schädigungsfristen und Schwellenwerte der Durchblutung des Gehirns. Bei einer vollständigen Ischämie (oben), z. B. bei Herzstillstand, wird das Ausmaß des Funktionsausfalls und der Gewebeschädigung durch die Dauer der Ischämie bestimmt. Bei einer unvollständigen Ischämie (unten), z. B. im Randbezirk eines Hirninfarkts, spielt neben der Dauer der Ischämie das Ausmaß der Durchblutungssenkung eine entscheidende Rolle für den Funktionsausfall und die Gewebeschädigung.

27.3.3 Lokale Durchblutung und lokaler Stoffwechsel

Lokale Messmethoden

Da physiologische und pathophysiologische Zustandsänderungen im Gehirn selten das ganze Gehirn, sondern in der Regel nur Teile betreffen, sind zur Erfassung von regionalen Änderungen lokale Messmethoden für Stoffwechsel und Durchblutung des Gehirns entwickelt worden. Diese Methoden haben gemeinsam, dass ein Indikator, der radioaktiv markiert ist, über die Blutbahn dem Gehirn zugeführt wird. Der Indikator wird entweder eingeatmet oder injiziert. Gemessen wird der Verlauf der Konzentration des Indikators im arteriellen Blut und im Hirngewebe. Für die Messung der Konzentration im Hirngewebe werden um den Kopf herum γ-Detektoren platziert, welche die vom Gewebe ausgehende Strahlung messen. Für die Messung der regionalen Hirndurchblutung werden **gut diffusible Indikatoren**, z. B. ^{133}Xe, verwendet. Die Anreicherung dieser Indikatoren im Hirngewebe und ihre Auswaschkinetik sind abhängig von der Höhe der jeweiligen regionalen Durchblutung. Der regionale Sauerstoffverbrauch wird mit ^{15}O gemessen. Für die Messung des lokalen Glucosestoffwechsels wird das Glucoseanalog 2-Desoxyglucose verwendet, das mit ^{18}F radioaktiv markiert ist. 2-Desoxyglucose wird wie Glucose in die Gehirnzellen aufgenommen und phosphoryliert, kann dann aber nicht weiter verstoffwechselt werden; sie akkumuliert deshalb während der Messzeit im Gehirngewebe, und zwar in Abhängigkeit von ihrer Phosphorylierungsrate, die der von Glucose entspricht. In Hirnarealen mit hohem Stoffwechsel reichert sich also mehr radioaktiver Tracer an als in Arealen mit niedrigem Stoffwechsel [14]. ^{15}O und ^{18}F sind positronenemittierende Substanzen. Die sehr aufwändige nuklearmedizinische Messmethode zu ihrer Bestimmung ist die **Positronenemissionstomografie** (PET) (S. 982) PET (Positronenemissionstomografie). Üblich ist eine Darstellung des Gehirns in verschiedenen Schnittebenen. Ein Beispiel für eine Schnittebene zeigt ▶ Abb. 27.5. Diese nuklearmedizinische Methode zeigt lokale Stoffwechsel- oder Durchblutungsstörungen in recht guter räumlich-zeitlicher Auflösung dar und stellt demnach weiterhin den Goldstandard für die Messung der zerebralen Perfusion wie auch des Sauerstoffmetabolismus dar. Sie hat jedoch aufgrund des apparativen, logistischen, zeitlichen und personellen Aufwandes innerhalb der Routinediagnostik bei dem Verdacht einer zerebralen Durchblutungsstörung (Schlaganfall) einen geringen Stellenwert. Hier gilt weiterhin die

Computertomografie (CT) (S. 981) als Methode der Wahl. Der Schädel wird hierbei von Röntgenstrahlen durchdrungen und die Strahlenschwächung detektiert. Um die fragliche Durchblutungsstörung bzw. cerebralen Gefäße sichtbar zu machen wird Kontrastmittel intravenös verabreicht. Zudem wird hieraus ein sog. Perfusions-CT durchgeführt. Nach intravenöser Kontrastmittelgabe steigt mit dessen Anstrom vorübergehend die Röntgendichte des Hirngewebes an. Die Messung dieser Intensität und des zeitlichen Verlaufes erlaubt die Berechnung verschiedener Parameter der Hirndurchblutung.

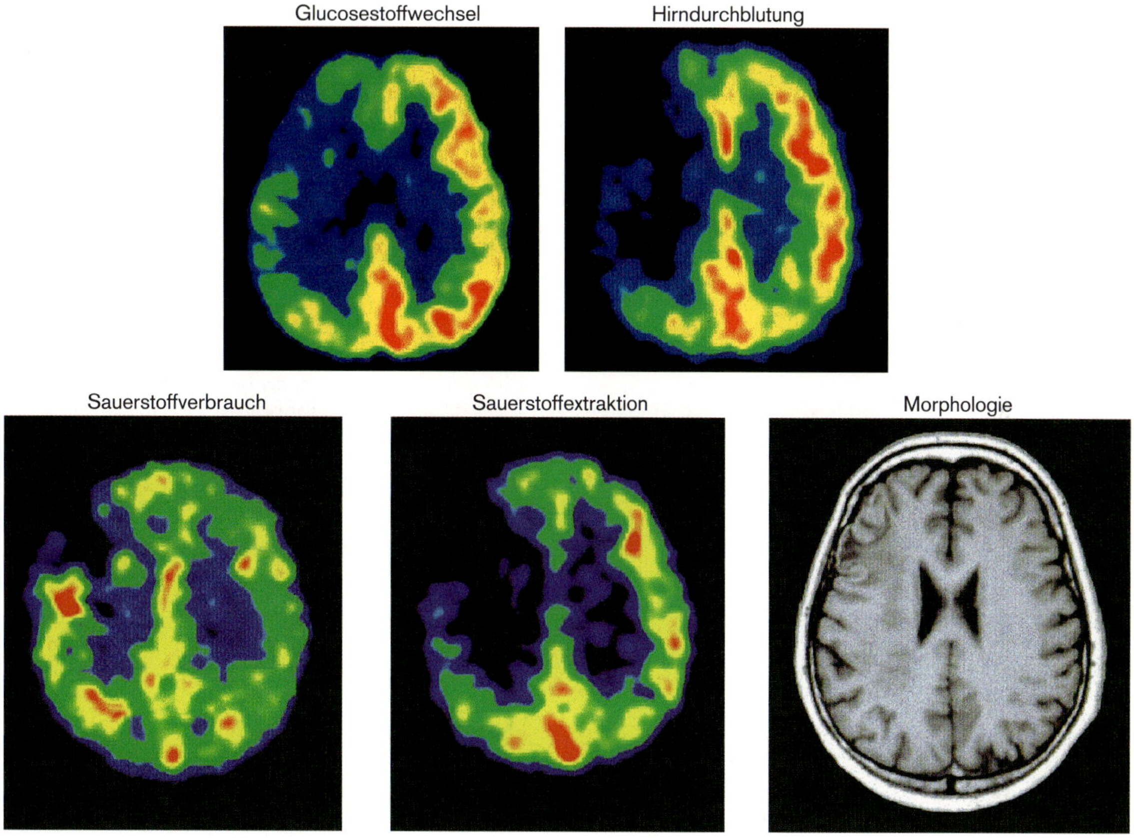

Abb. 27.5 Messung von Durchblutung, Stoffwechsel und Morphologie des Gehirns bei einem Patienten mit Hirninfarkt. Durchblutung, O_2-Verbrauch und Glucosestoffwechsel wurden mit Hilfe der Positronenemissionstomografie (PET) gemessen. Die Morphologie wurde anhand von Magnetresonanztomografie bestimmt. Das Gehirn ist in einer horizontalen Schnittebene dargestellt. Die Messwerte sind farbcodiert: niedrig = schwarz – blau – grün – gelb – rot = hoch. Die Sauerstoffextraktion entspricht dem Quotienten Sauerstoffverbrauch/Sauerstoffantransport. Die Funktionsparameter Hirndurchblutung, Sauerstoffverbrauch und Glucosestoffwechsel zeigen Ausfälle im Infarktbereich (links anterior). Die Morphologie ist hingegen im Infarktbereich in diesem Fall nicht sichtbar verändert. (Aufnahme: Prof. W.-D. Heiss, Max-Planck-Institut für Neurologische Forschung, Köln)

Parameter der klinischen Diagnostik sind CBV („cerebrales Blutvolumen" = Volumen Blut (ml) pro Masse Gewebe (g)) und TTP (*time to peak* = Zeit bis zur maximalen Kontrastmittelanreicherung). Die so erhobenen Daten ermöglichen die Unterscheidung zwischen dem Infarktkern (charakterisiert durch deutlich reduzierte CBV-Werte) und dem minderperfundierten Gewebe in der Umgebung (Penumbra; charakterisiert durch erhöhte TTP-Werte). Damit kann potentiell zu rettendes Hirngewebe (Penumbra) identifiziert werden. Bei einem sog. Perfusions-Diffusions-Mismatch (reduzierte CBV- bei gleichzeitig erhöhten TTP-Werten) ist die Durchführung einer Intervention im Sinne eines gerinnselauflösenden Verfahrens (Thrombolyse) zu empfehlen. Therapeutisches Ziel der Intervention ist die Ausdehnung des Schlaganfalls so gering wie möglich zu halten und damit Hirngewebe zu retten. Ein Beispiel für eine solche Situation zeigt ▸ Abb. 27.6.

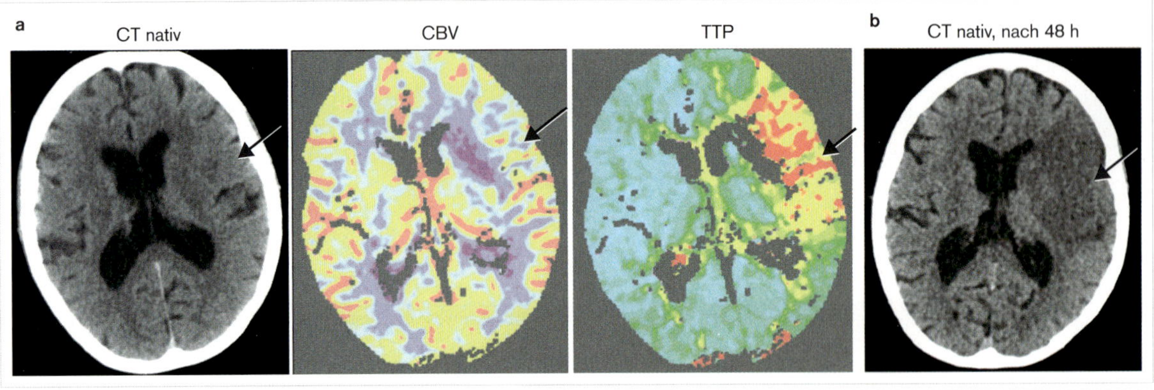

Abb. 27.6 Diagnostik und Intervention bei einer Patientin mit Hirninfarkt. Computertomografie (CT) einer 74-jährigen Patientin mit einer hochgradigen rechtsseitigen Lähmung.

a 3 Stunden nach Beginn der Symptome zeigt das native CT nur geringe Veränderungen im Bereich der linken Gehirnhälfte (siehe Pfeil). Parallel dazu zeigt sich im CBV-Bild ein Perfusionsausfall (Pfeil), im TTP-Bild zeigt sich eine darüberhinausgehende Perfusionsverzögerung (Pfeil), entsprechend eines TTP-CBV-Mismatch. Aufgrund dieser Befundkonstellation wurde die Indikation zur Intervention gestellt.

b 48 Stunden nach Symptombeginn und frustranem blutgerinnselauflösendem Verfahren zeigt sich im CT ein ausgedehnter Schlaganfall (Pfeil). In der beschriebenen Kasuistik hat die Therapie keinen Erfolg gezeigt.

▸ **Funktionsanalyse durch Bestimmung regionaler Durchblutungs- und Stoffwechselparameter.** Die Stoffwechsel- und Durchblutungsgrößen sind in den einzelnen Hirnstrukturen sehr unterschiedlich, jedoch lokal eng aneinandergekoppelt. Im Rahmen einer Regulation muss die Durchblutung an einen wechselnden Bedarf, der durch eine wechselnde Stoffwechselgröße vorgegeben wird, angepasst werden. Ursache einer lokalen Stoffwechselsteigerung ist letztlich eine gesteigerte **Aktivität von Membranpumpen**, die ihrerseits in Folge von erhöhten elektrischen Entladungen an der betreffenden Stelle auftritt. Ein Beispiel für die Abhängigkeit der lokalen Stoffwechselgröße vom Funktionszustand der betreffenden Hirnstruktur ist in ▸ Abb. 27.7 gezeigt. Mit zunehmender visueller Belastung nimmt die Stoffwechselgröße im visuellen Kortex zu. Folge dieser Stoffwechselsteigerung ist eine Zunahme der Durchblutung, die häufig leichter messbar ist als die lokale Stoffwechselgröße. So kann die Hirnfunktion über die **lokale Durchblutung analysiert** werden.

Eine weitere Methode der lokalen Funktionsanalyse des Gehirns beruht auf speziellen magnetresonanztomografischen Verfahren. Hierbei macht man sich die unterschiedlichen Eigenschaften von des- und oxygeniertem Blut zu nutze (funktionelle Magnetresonanztomografie) (S. 982). Diese Methode hat den Vorteil, dass keine radioaktiven Indikatoren gegeben werden.

▸ **Lokale Durchblutungsregulation im Gehirn.** Die Kopplung zwischen funktioneller Aktivität, Stoffwechsel und Durchblutung im Gehirn erfolgt durch die **lokale Freisetzung** von funktions- und stoffwechselabhängigen

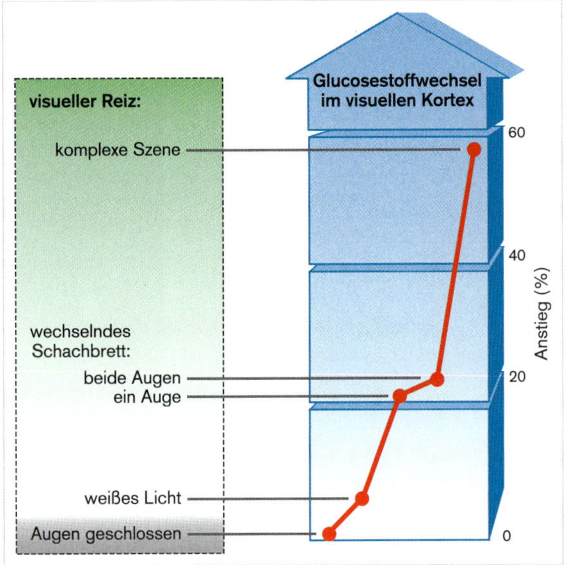

Abb. 27.7 Analyse der Hirnfunktion mit Hilfe der lokalen Durchblutungsmessung. Abhängigkeit der lokalen Stoffwechselgröße von der vorgegebenen Reizstärke. Mit zunehmender Stärke und Komplexität des angebotenen visuellen Reizes wird die Stoffwechselgröße im visuellen Kortex gesteigert. Die komplexe Szene bestand im Anblick eines offenbar recht belebten Parks in Los Angeles.

Faktoren aus den Zellen in den interstitiellen Raum des Gehirns. Hierdurch wird der Tonus der Widerstandsgefäße reguliert. Wichtiger **funktionsabhängiger Faktor** ist K^+, das bei jedem Aktionspotenzial aus dem relativ großen intrazellulären in den relativ kleinen extrazellulären

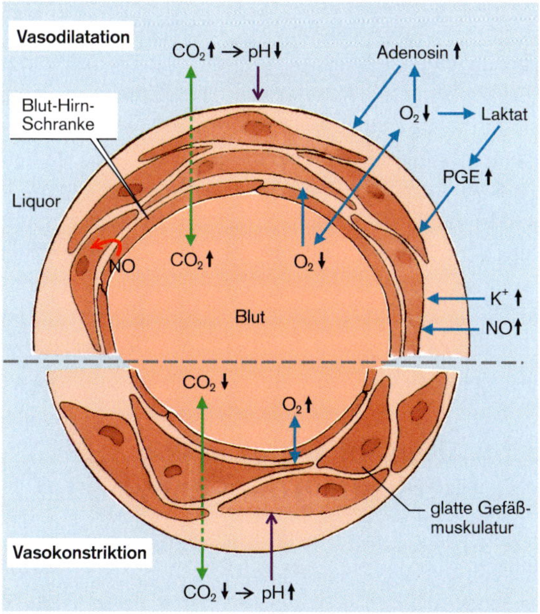

Abb. 27.8 Lokale Mechanismen der Blutdruckregulation im Gehirn. Von der Blutseite können Sauerstoff (O_2) und Kohlenstoffdioxid (CO_2) frei über die Blut-Hirn-Schranke diffundieren. Ein reduzierter O_2-Gehalt führt direkt an den glatten Muskelzellen der Widerstandsgefäße des Gehirns zu einer Vasodilatation. Zudem werden durch den reduzierten O_2-Gehalt vermehrt vasoaktive Substanzen wie Adenosin, Prostaglandin E (PGE, hier indirekt über die vermehrte Produktion von Lactat) oder Stickstoffmonoxid (NO) freigesetzt. Die Wirkung von CO_2 ist dieser entgegengesetzt und stärker. Dementsprechend führt ein hoher CO_2-Gehalt zunächst zu einer Reduktion des pH-Wertes im Liquor. Diese Erniedrigung führt schließlich zur Vasodilatation. Weiterer wichtiger funktionsabhängiger Faktor ist Kalium (K^+), das bei jedem Aktionspotenzial in den extrazellulären Raum des Gehirns gelangt und somit zu einem Anstieg der interstitiellen K^+-Konzentration führt. Dieser Prozess führt ebenfalls zur Vasodilatation. Eine Vasokonstriktion wird dementsprechend durch die entgegengesetzten Prozesse hervorgerufen (bspw. erniedrigter CO_2-Gehalt mit Anstieg des pH-Wert, erhöhter O_2-Gehalt).

Raum des Gehirns gelangt (Generierung von Aktionspotenzialen) (S. 97). Folge der erhöhten neuronalen Aktivität ist somit ein Anstieg der interstitiellen K^+-Konzentration und somit der Durchblutung. Stoffwechselabhängige, **metabolische vasoaktive Faktoren** sind H^+, Lactat, Prostaglandin (hier vor allem Prostaglandin E [PGE]), Stickstoffmonoxid (NO) und Adenosin, deren Bildungsrate bei einem Missverhältnis zwischen O_2-Bedarf und O_2-Angebot gesteigert wird. Eine erhöhte interstitielle Konzentration von K^+, H^+, Lactat, Prostaglandin und Adenosin führt zu einer **Dilatation** der Widerstandsgefäße des Gehirns. Während K^+ eine schnelle Regulation ermöglicht, erfolgt die Feinregulierung über die metabolischen Faktoren (▶ Abb. 27.8). Diese Prozesse scheinen jedoch zu langsam, den schnellen Anstieg der Durchblutung bei neuronaler Aktivität zu erklären. Aufgrund dessen wird weiterhin darüber diskutiert, ob diese Regulationen auch vor oder zeitlich parallel mit neuronaler Aktivität auftreten können.

Die genannten lokalen Faktoren wirken von der **Außenseite** auf die Widerstandsgefäße des Gehirns und regulieren so deren Tonus. Von der Blutseite her haben sie kaum einen Einfluss, da die Blut-Hirn-Schranke im Endothel eine Wirkung zirkulierender Substanzen auf die glatte Muskulatur der Gefäße weitgehend verhindert. Ausgenommen sind die Blutgase, hier insbesondere das CO_2, welches die Blut-Hirn-Schranke passieren kann. So führt eine Änderung des arteriellen P_{CO_2} (Hyper-, Hypoventilation) zu einer entsprechenden pH-Änderung im Liquor cerebrospinalis und in der interstitiellen Flüssigkeit, welche die Widerstandsgefäße umgeben. Die pH-Änderung ist dabei der auslösende Faktor für die Gefäßreaktion (▶ Abb. 27.8), nämlich eine Konstriktion bei Senkung des P_{CO_2} (**interstitielle Alkalose**) und eine Dilatation bei Erhöhung des P_{CO_2} (**interstitielle Azidose**) (S. 394).

Stickstoffmonoxid (NO) wird nicht nur im Endothel der Hirngefäße gebildet, sondern auch von verschiedenen Zelltypen im Gehirn, wie Astrozyten, glatten Muskelzellen, Mikroglia und vereinzelten Neuronen. Im Gehirn übt NO (S. 72) hauptsächlich eine basale dilatierende Wirkung auf die Gefäße aus und scheint darüber hinaus die Wirkung anderer vasoaktiver Substanzen zu verstärken (▶ Abb. 27.9).

▶ **Weitere Mechanismen der vaskulären Regulation.** Im Gehirn hat die Innervation der Gefäße eine geringere Bedeutung für die Durchblutung als in anderen Organen. Die sympathischen, **noradrenerg konstringierenden Nervenfasern** an den Hirngefäßen werden hauptsächlich bei Blutdrucksteigerungen aktiviert. Sie vermindern eine druckbedingte Mehrdurchblutung oberhalb des autoregulierten Blutdruckbereichs und dichten die Blut-Hirn-Schranke gegen einen erhöhten Flüssigkeitseinstrom in das Gehirn ab. Die Bedeutung der parasympathischen, cholinerg dilatierenden Innervation ist kaum verstanden, ebenso wenig wie die Funktion der vasoaktiven Peptide.

Allerdings wirken die Signale nicht nur über das Endothel auf die glatte Muskulatur der Hirngefäße, sondern auch indirekt über Astrozyten, Neurone oder Perizyten. Ein Beispiel zeigt ▶ Abb. 27.9. Durch die Freisetzung von Glutamat an den Synapsen werden postsynaptische Rezeptoren zum einen an den nachgeschalteten Neuronen stimuliert, und zum anderen auch an Astrozytenfortsätzen (S. 134), die an den Synapsen lokalisiert sind. Die Aktivierung dieser Rezeptoren an den Astrozytenfortsätzen führt zu einem Anstieg der Ca^{2+}-Konzentration in den Astrozyten, die ihrerseits die Freisetzung verschiedener va-

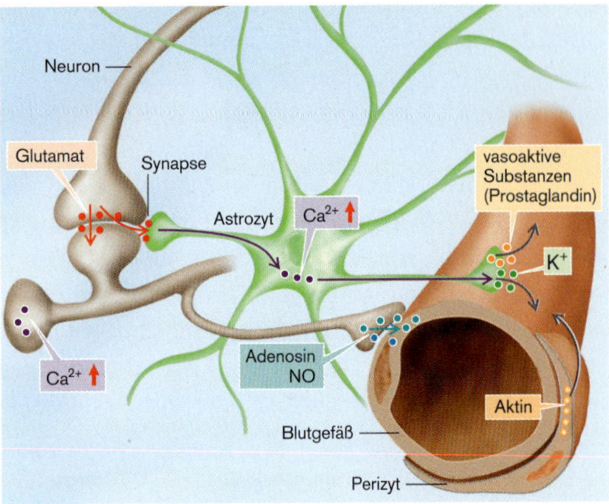

Abb. 27.9 Rolle der Astrozyten und Perizyten für die Vasodilatation. Bei erhöhter neuronaler Entladungsrate wird Glutamat an neuronalen Synapsen freigesetzt. Postsynaptische Rezeptoren an Gliazellen und Neurone werden stimuliert. Hierdurch wird über Phospholipase-C-abhängige Mechanismen die Ca^{2+}-Konzentration in den Astrozyten erhöht, die ihrerseits zur Öffnung von Ionenkanälen, insbesonders K^+-Kanälen, führt. Darüber hinaus erfolgt die Freisetzung von vasoaktiven Arachidonsäure-Abkömmlingen. Zudem wird von Neuronen NO freigesetzt. Eine weitere Regulierung des Gefäßwiderstandes ist über Perizyten (Aktin) möglich.

soaktiver Substanzen, wie beispielsweise Prostaglandinen auslöst, welche auf die Blutgefäße einwirken. Dabei können sich die Anstiege der Ca^{2+}-Konzentration wellenartig über die Astrozyten ausbreiten und über Gap Junctions (S. 74) auch Anstiege der Ca^{2+}-Konzentration in benachbarten Astrozyten hervorrufen, sodass auch entferntere Blutgefäße von den vasoaktiven Substanzen erreicht werden. Die von den Astrozyten freigesetzten vasoaktiven Substanzen können sowohl vasodilatierende als auch vasokonstriktorische Wirkungen entfalten.

Neben Astrozyten werden auch Neurone durch die Freisetzung von Glutamat stimuliert, welches zur Freisetzung zum Beispiel von NO und Adenosin mit entsprechend vasoaktiver Funktion führt. Zudem können Perizyten in die Regulation der Blutversorgung eingreifen, da sie mittels kontraktiler Proteine (bspw. Aktin) in ihren Fortsätzen den Kapillardurchmesser verändern können.

27.3.4 Altersabhängigkeit von Hirndurchblutung und -stoffwechsel

In den ersten Lebensmonaten steigen Stoffwechsel und Durchblutung des Gehirns an; sie liegen (pro Gramm Hirn) bei Kindern höher als bei Erwachsenen, deren Werte im Verlauf der Pubertät erreicht werden. Mit zunehmendem Alter nehmen Stoffwechsel und Durchblutung erst dann ab, wenn arteriosklerotische Veränderungen in den Hirngefäßen oder degenerative Hirnerkrankungen vorliegen, die ihrerseits zu einer Abnahme führen. Im Alter können zusätzlich zur Glucose Ketonkörper vom Gehirn verstoffwechselt werden, da die Plasmakonzentrationen der Ketonkörper ansteigen. Diesem Anstieg liegt eine verminderte Utilisation der Ketonkörper durch die Skelettmuskulatur, deren Masse im Alter vermindert ist, zugrunde.

Zusammenfassung Kap. 27.3

Die Durchblutung des gesamten Gehirns kann nach dem Fickschen Prinzip bestimmt werden. Sie liegt bei 50 ml/100 g Hirngewebe pro Minute. Der O_2-Verbrauch beträgt 3 ml/100 g/min. Als Substrat des Hirnstoffwechsels dient fast ausschließlich Glucose. Ketonkörper können zusätzlich verstoffwechselt werden, wenn ihre Plasmakonzentrationen hoch sind (z. B. beim Fasten). Der Verschluss einer Hirnarterie (Schlaganfall) führt zu neurologischen Ausfallerscheinungen, deren Schwere von der Durchblutungsverminderung und der Dauer abhängt. Akutes Herzversagen (z. B. beim schweren Herzinfarkt) führt zum vollständigen Versagen der Durchblutung, auch im Gehirn; wenn die Herzfunktion nicht innerhalb von 3–4 Minuten wiederhergestellt ist, kommt es zur irreversiblen Hirnschädigung (Ischämietoleranz des Gehirns maximal 7–10 min). Die Durchblutung ist im Gehirn eng an den lokalen Stoffwechsel gekoppelt, der regional unterschiedlich hoch ist. Lokale Funktionssteigerungen im Gehirn (mehr Aktionspotenziale) führen zu lokaler Stoffwechsel- und Durchblutungszunahme. Dabei beruht die Zunahme des Stoffwechsels auf einer Aktivierung von Membranpumpen, während die Zunahme der Durchblutung auf die lokale Freisetzung von funktions- (K^+) und stoffwechselabhängigen (H^+, Adenosin, Prostaglandin, NO) Faktoren, die dilatierend wirken, zurückzuführen ist. Astrozyten spielen eine wichtige Rolle bei der Kopplung zwischen neuronaler Aktivität und Hirndurchblutung. Bei starken Blutdruckerhöhungen im oberen Grenzbereich der Autoregulation werden sympathische noradrenerge Nervenfasern an den Hirngefäßen aktiviert. Durch die hierdurch ausgelöste Konstriktion der Hirngefäße wird eine druckbedingte Mehrdurchblutung reduziert und die Blut-Hirn-Schranke abgedichtet. Bei arteriosklerotischen und degenerativen Erkrankungen des Gehirns sind Stoffwechsel und Durchblutung des Gehirns reduziert.

Zum Weiterlesen...

[1] Abbott NJ, Rönnbäck L, Hansson E. Astrocyte- endothelial barrier interactions at the blood- brain barrier. Nature Reviews Neuroscience 2006; 7: 41–53

[2] Attwell D, Buchan AM, Charpak S, Lauritzen M, MacVicar BA, Newman EA. Glial and neuronal control of brain blood flow. Nature 2010; 468: 232–243

[3] Begley DJ, Brightman MW. Structural and functional aspects of the blood-brain barrier. In: Prokai L, Prokai-Tatrai K. Progress in Drug Research, Vol. 61. Basel: Birkhäuser; 2003: 39 – 78

[4] Daneman R. The blood-brain barrier in health and disease. Ann Neurol. 2012; 72: 648–72

[5] Puris E, Fricker G, Gynther M. Targeting Transporters for Drug Delivery to the Brain: Can We Do Better? Pharmaceutical Research 2022: https://doi.org/10.1007/s11 095–022–03 241-x

[6] Engelhardt B, Ransohoff RM. The ins and outs of T-lymphocyte trafficking to the CNS: anatomical sites and molecular mechanisms. Trends Immunol. 2005; 26: 485–95.

[7] Filosa JA, Bonev AD, Straub SV, Meredith AL, Wilkerson MK, Aldrich RW, Nelson MT. Local potassium signalling couples neuronal activity to vasodilation in the brain. Nature Neuroscience 2006; 9: 1397–140.

[8] Haydon PG, Carmignoto G. Astrozyte control of synaptic transmission and neurovascular coupling. Physiol Rev 2006; 86: 1009- 1031

[9] Ingvar DH, Lassen NA. Regional blood flow of the cerebral cortex determined by krypton. Acta Physiol Scand. 1962; 54: 325 – 338

[10] Kety SS, Schmidt CF. The nitrous oxide method for the quantitative determination of cerebral blood flow in man: theory, procedure and normal values. J Clin Invest. 1948; 27: 476 – 483

[11] Liebner S, Dijkhuizen RM, Reiss Y, Plate KH, Agalliu D, Constantin G. Functional morphology of the blood-brain barrier in health and disease. Acta Neuropathol. 2018;

[12] Peterson EC, Wang Z, Britz G. Regulation of the cerebral blood flow. International Journal of Vascular Medicine 2011

[13] Ransohoff RM, Kivisäkk P, Kidd G. Three or more routes for leukocyte migration into the central nervous system. Nat. Rev. Immunol. 2003; 3: 569–81

[14] Sokoloff L. The radioactive deoxyglucose method. Theory, procedure, and applications for the measurement of local glucose utilizations in the central nervous system. In: Agranoff BW, Aprison MH. Advances in Neurochemistry. Vol. 4. New York: Plenum; 1982: 1 – 82

[15] Knox EG, Aburto MR, Clarke G, Cryan JF, O'Driscoll CM. The blood-brain barrier in ageing and neurodegeneration. Mol. Psychiatry 2022; https://doi.org/10.1038/s41 380-022-01 511-z

[16] Sweeney MD, Ayyadurai S, Zlokovic BV. Pericytes of the neurvascular unit: key functions and signaling pathways. Nat Neurosci. 2016; 19(6): 771–83

Danksagung

Die Verfasser danken Herrn Prof. Dr. med. W. Kuschinsky, der dieses Kapitel begründet und für dessen Neugestaltung eine unverzichtbare Voraussetzung geschaffen hat.

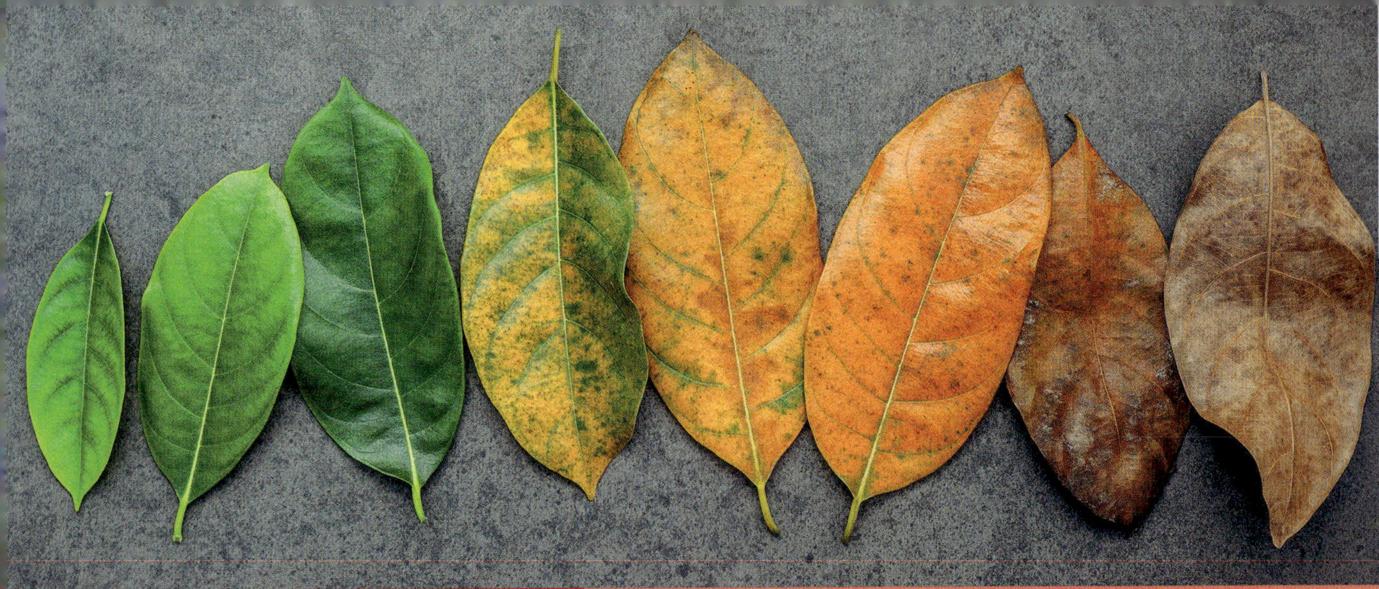

Kapitel 28

Reifung, Altern und Tod

28 Reifung, Altern und Tod

Michael Kühl

28.1 Der menschliche Lebenszyklus

B

Seit jeher ist die Menschheit auf der Suche nach der Quelle der ewigen Jugend. Im Gemälde „Der Jungbrunnen" von Lukas Cranach dem Älteren steigen ältere Damen in ein Bassin mit Wasser, um auf der anderen Seite um Jahre jünger geworden dem Jungbrunnen wieder zu entsteigen. Auch in der griechischen Mythologie wird die Dauer des Lebens thematisiert. Hier wird das Leben durch die drei Töchter von Zeus und Themis begrenzt. Dabei ist es Klotho, die den Faden des Lebens spinnt, Lachesis legt dessen Länge fest und Atropos schneidet den Faden des Lebens, wenn der Zeitpunkt des Todes gekommen ist. In antiken Darstellungen wird Klotho durch die Spindel symbolisiert. Lachesis hält die Schriftrolle in Händen, während Atropos durch eine Schere identifiziert wird. Zusammen werden die drei als die Moiren bezeichnet.

Das menschliche Leben beginnt mit der Befruchtung der Eizelle durch das Spermium und endet mit dem Tod. Diese Zeitspanne lässt sich in verschiedene Abschnitte einteilen, wie die embryonale und fötale Entwicklung, das Heranwachsen des Kindes und die Reifung zum erwachsenen reproduktionsfähigen Menschen. Nach Erreichen der Reproduktionsfähigkeit beginnt der eigentliche Alterungsprozess. Ähnliches gilt auch für andere Säugetiere oder Vertebratenorganismen, niedere Organismen, wie die Fliege oder den Fadenwurm, die häufig als Modellsystem zur Untersuchung des Alterungsprozesses im Labor Verwendung finden. Ebenso altern einzellige Organismen, und selbst Zellen, die in Kultur gehalten werden, altern, was sich beispielsweise in **einer abnehmenden Teilungsfähigkeit** der Zellen äußert.

Der menschliche Alterungsprozesses verläuft individuell sehr unterschiedlich. Um das Altern an sich von den Anzeichen des Alterns, z. B. einem fortschreitenden Funktionsverlust verschiedener Organsysteme oder zellulärer Funktion abzugrenzen, spricht man auch von **Seneszenz** (lat. senescere, alt werden), um diese Anzeichen zu beschreiben. Heute geht man davon aus, dass der Funktionsverlust von Organen im Wesentlichen auf einer eingeschränkten Regenerationsfähigkeit der Organe beruht, insbesondere auf einer nachlassenden Kapazität adulter Stammzellen, die Organe kontinuierlich zu erneuern. So nimmt die Fähigkeit haematopoetischer Stammzellen ab, Zellen des Blutes auszubilden. In der Folge kommt es zu einem Nachlassen der Immunabwehr im Alter.

▸ **Lebensspanne.** Das maximal erreichbare Alter für ein Individuum einer gegebenen Spezies bezeichnet man als Lebensspanne. Die maximale erreichbare Lebensspanne des Menschen beträgt **ca. 120 Jahre** (▸ Abb. 28.1), möglicherweise aber auch darüber. Auch andere Spezies weisen innerhalb ihrer Art eine ähnliche Lebensspanne auf. Zwischen verschiedenen Spezies beobachten wir jedoch unterschiedliche Lebensspannen. So ist die Lebensspanne bei Hunden mit etwa 20 Jahren deutlich kürzer als bei Menschen, die Lebensspanne einer Maus mit 4,5 Jahren abermals deutlich kürzer. Niedere Lebewesen, wie beispielsweise die Fliege, zeigen eine Lebensspanne, die lediglich bei etwa 3 Monaten liegt.

▸ **Lebenserwartung.** Betrachtet man die Gesamtheit einer gegebenen Population, so zeigt eine Überlebensrate

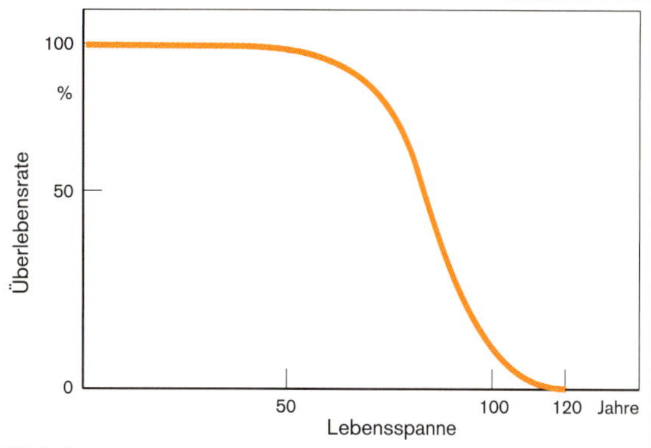

Abb. 28.1 Durchschnittliche Lebenserwartung und maximale Lebensspanne. Bei Betrachtung von Überlebenskurven einzelner Populationen (hier beispielhaft eine Population der westlichen Hemisphäre) wird die durchschnittliche Lebenserwartung über das Alter definiert, zu dem noch 50 % der Population leben. Die Lebensspanne beschreibt das Alter, an dem die letzte Person der Population verstorben ist. Die Lebensspanne des Menschen beträgt etwa 120 Jahre. Die Lebenserwartung steigt insbesondere durch Verbesserung der medizinischen Versorgung aber auch der hygienischen Bedingungen und einer ausgeglichenen Ernährung für breite Bevölkerungsschichten immer noch an.

28

von 50 % die durchschnittliche Lebenserwartung dieser Population an. Im Laufe des letzten Jahrhunderts ist es zu einer deutlichen und kontinuierlichen Zunahme der durchschnittlichen Lebenserwartung in der westlichen Hemisphäre gekommen. Während um 1900 die Lebenserwartung noch bei unter 60 Jahren lag, ist sie heutzutage auf etwa **80 Jahre** – in Abhängigkeit des Geschlechts und des betrachteten Landes – gestiegen. Wesentliche Gründe für diese Zunahme sind verbesserte hygienische Bedingungen, bessere Behandlungsmöglichkeiten von Infektionserkrankungen, aber auch eine ausreichende und gesunde Ernährung für breite Schichten der Bevölkerung. Folge dieser Entwicklung ist, dass immer mehr Menschen im Laufe ihres Lebens an typischen Alterserkrankungen leiden. Die Folgen für das Gesundheitssystem sind dementsprechend enorm.

28.2 Wachstum und Reifung

Das Größenwachstum des Körpers, die Reifung der Organe und das Einsetzen der Geschlechtsreife wird durch eine Reihe von Hormonsystemen reguliert.

▸ **Wachstumshormon.** Die wichtigste Hormonachse für das postnatale Größenwachstum wird durch das Wachstumshormon (*growth hormon*, GH, Somatotropin) und die durch GH regulierten *insulin-like growth factors* (IGF1 und IGF2) (S. 643) gebildet. Das Größenwachstum des Körpers wird dabei primär durch die Wirkung von GH und IGF1 auf den Röhrenknochen erreicht. Hier wirkt insbesondere IGF1 positiv auf die Proliferation und nachfolgende Differenzierung von Chondrozyten. Mit dem Schluss der Wachstumsfuge gegen Ende der Pubertät endet diese Wirkung des Wachstumshormons. Aber auch das Wachstum anderer Gewebe wie der Skelettmuskel und andere Organe, insbesondere der inneren Organe wie Leber, Niere und Milz wird über GH und IGF1 reguliert.

▸ **Schilddrüsenhormone.** Eine weitere Gruppe von Hormonen, die für das Körperwachstum und die Reifung von Organen essenziell sind, sind die Schilddrüsenhormone T3 und T4 (S. 659). Diese Wirkung wird über zwei Mechanismen verwirklicht. Einerseits fördern die Schilddrüsenhormone über ihre intrazellulären Rezeptoren die Transkription und damit auch die Synthese des Wachstumshormons. Weiterhin wirken die Schilddrüsenhormone direkt auf das Knochenwachstum und die Entwicklung des Gehirns ein. Dies zeigt sich insbesondere bei einem Mangel an Schilddrüsenhormonen während der Kindheit. Dies kann zum Krankheitsbild des **Kretinismus** führen, welches durch Wachstumsverzögerungen und geistiger Retardierung gekennzeichnet ist. Auch die Entwicklung anderer Organe wird durch die Schilddrüsenhormone reguliert, beispielsweise Leber, Herz, Auge, Ohr, Immunsystem oder Darm.

▸ **Glucocorticoide.** Cortisol ist für die Reifung verschiedener Organe bereits vor der Geburt notwendig, beispielsweise Lunge und Herz. Ein Mangel an Cortisol führt zur verminderten Bildung von Surfactant in der Lunge. Bei Frühgeburten wird deshalb zur Lungenreifung Cortisol eingesetzt.

▸ **Gonadotropine, Östrogene und Testosteron.** Mit der Pubertät erreicht der Körper die Geschlechtsreife. Sowohl bei der Frau als auch beim Mann ist dieser Prozess durch eine Reihe deutlicher Veränderungen in Körperstatur, -aussehen und -funktion charakterisiert. Bei der Frau sind dies die Entwicklung der Brust (**Thelarche**), die Entwicklung der Schambehaarung (**Pubarche**) und das Einsetzen der Monatsblutungen (**Menarche**). Beim Mann sind neben dem Einsetzen der Schambehaarung, das Wachstum von Penis und Hoden, der Stimmbruch und die erste Ejakulation (**Spermarche**) zu nennen.

Sowohl bei der Frau als auch beim Mann kommt es während der Pubertät zu einem etwa zweijährigen **Wachstumsschub**. Wesentliche Unterschiede gibt es beim zeitlichen Verlauf der Pubertät zwischen Jungen und Mädchen. Dies macht sich sehr deutlich beim zeitlichen Einsetzen dieses Wachstumsschub bemerkbar. Während dieser bei Mädchen in der Regel bis zum 12. Lebensjahr einsetzt, erfolgt dies bei Jungen meist 2 Jahre später.

Die einsetzende Bildung von Luteninisierendem Hormon (**LH**) und follikelstimulierenden Hormon (**FSH**) in der Adenohypophyse ist der Stimulus für die Pubertät und das Erreichen der Geschlechtsreife. Warum die Synthese der Gonatotropine erst zu diesem Zeitpunkt der Entwicklung (wieder) einsetzt, hängt vermutlich mit der Masse des Fettgewebes zusammen. Dieses produziert das Hormon **Leptin**. Erst bei ausreichend vorhandenem Fettgewebe wird eine Leptinkonzentration erreicht, die über die Ausschüttung von **Kisspeptin** aus speziellen Neuronen des Hypothalamus (Kiss-Neurone) letztlich die Bildung und Ausschüttung von Gonodatorpin-Releasing-Hormon (GnRH) bewirkt. Interessanterweise setzt die Pubertät um so früher ein, je höher der *Body Mass Index* (BMI) in der frühen Kindheit ist. Dies ist bei der Behandlung von Kindern zu beachten, die bereits in diesen frühen Lebensjahren an einer **Adipositas** erkranken.

LH und FSH stimulieren in den Gonadaden die Synthese von Androgenen (**Testosteron**) und **Östrogenen**. Beide Gruppen von Steroidhormonen sind sowohl bei der Frau als auch beim Mann zu finden. Da sie jedoch in unterschiedlichen Konzentrationen vorkommen, entfalten sie in den beiden Geschlechtern unterschiedliche Wirkungen. So bewirken die Östrogene bei der heranwachsenden Frau die Entwicklung der Brust, die Reifung der weiblichen Genitalien oder das Wachstum der Gebärmutter. Testosteron hingegen bewirkt die Reifung der männlichen Genitalien. Daneben sind auch das bereits erwähnte Wachstumshormon und die Schilddrüsenhormone in den Reifungsprozess während der Pubertät involviert (u. a. Wachstumsschub!). Das Hormon Prolactin, welches ebenfalls aus der Adenohypophyse entstammt, ist auch für die Entwicklung der weiblichen Brust von Bedeutung. LH und FSH selbst sind schließlich für den einsetzenden Monatszyklus bei der Frau verantwortlich.

Klinisch relevant sind ein verfrühtes oder ein verspätetes Einsetzen der Pubertät.

Pubertas präcox: Von einem verfrühten Einsetzen spricht man, wenn die Pubertät bei Jungen bereits vor dem 9. Lebensjahr beginnt. Bei Mädchen ist die entsprechende Bezugsgröße das 8. Lebensjahr. Als ein Grund dafür kommt ein Hypophysentumor in Frage, der zu einer frühzeitigen Aktivierung der FSH und LH Freisetzung führt. Auch eine ektopische Hormonproduktion kommt als Ursache in Frage. Beim **adrenogenitalen Syndrom** kommt es zu einer Überproduktion von Androgenen, die zu einem frühzeitigen Einsetzen der Pubertät bei Jungen führt. Ursache des adrenogenitalen Syndroms ist meist ein Mangel an 21-Hydroxylase, seltener von 11β-Hydroxylase (zur Synthese der Steroidhormone siehe das Kapitel „Endokrines System" oder die Lehrbücher der Biochemie).

Pubertas tarda: Wenn bei Jungen bis zum 16. Lebensjahr bzw. bei Mädchen bis zum 15. Lebensjahr keine äußeren Geschlechtsmerkmale sichtbar werden, spricht man von einer Pubertas tarda. Ursachen können eine mangelnde Freisetzung von LH und FSH sein. Dies kann bei einer fehlerhaften Entwicklung der Gonaden der Fall sein, beispielsweise bei einem Ullrich-Turner-Syndrom bei Mädchen oder einem Klinefelter-Syndrom bei Jungen. Bei beiden Erkrankungen handelt es sich um numerische Chromosomenaberationen (siehe dazu Lehrbücher der Humangenetik). Auch eine Resistenz der Zielorgane gegenüber Androgenen kommt als Ursache in Frage. Bei einer Mangelernährung kann es ebenfalls zu einem verspäteten Einsetzen der Pubertät führen. Als Beispiele seien die **Anorexie** oder eine fehlerhafte Ernährung bei Leistungssportlern erwähnt.

Neben den körperlichen Veränderungen kommt es während der Pubertät zu psychischen Veränderungen; die eigene Persönlichkeit reift heran. Während mehr als 80 Prozent der Heranwachsenden mit den körperlichen und psychischen Veränderungen, die mit der Pubertät verbunden sind, gut umgehen können, hat eine kleinere Gruppe Schwierigkeiten mit diesen Umstellungen. Bei diesen kann es zu Verhaltensauffälligkeiten oder gar schwerwiegenden psychischen Störungen kommen. Die beginnende Auseinandersetzung mit dem eigenen Körper und dem Körpergewicht sowie die gleichzeitig von außen an die jungen Menschen herangetragene Idealvorstellung eines schlanken Körpers (Modelfigur), trägt beispielsweise zur Entstehung von Essstörungen bei. Dies kann sich in einer Magersucht (**Anorexie**) manifestieren.

28.3 Physiologische Veränderungen im Alter

28.3.1 Endokrinologie im Alter

Im Alter kommt es zu einer Vielzahl von Veränderungen im **Hormonhaushalt** des Menschen (S. 680). Diese sind die Ursache für so mannigfaltige Änderungen wie das Klimakterium bei Frauen, das erhöhte Risiko für Osteoporose, das Ausbilden einer Muskelschwäche oder die verminderte Immunantwort.

An übergeordneter Stelle für solche Veränderungen im Hormonhaushalt ist die **Adenohypophyse** zu nennen. Im Alter werden vermindert **Wachstumshormon** und **Corticotropin** abgegeben. Dies hat verschiedene Folgen. Eine Konzentrationsabnahme des Wachstumshormons führt in der Leber zu einer verminderten Freisetzung von ***insulin-like growth factor 1*** (IGF1). Da IGF1 einen lebenslangen positiven Effekt auf die Muskelmasse und den Knochenstoffwechsel hat, hat die IGF1-Abnahme im Alter eine Abnahme der Muskelmasse und Knochenmasse (Knochendichte) zur Folge. Gleichzeitig nimmt die Fettmasse zu, da das Wachstumshormon selber lipolytisch wirkt. Diese zunehmende Reduktion des Wachstumshormons wird auch als **Somatopause** bezeichnet.

Wie wichtig unter Umständen solche hormonellen Veränderungen auch ursächlich für den Alterungsprozess sind, wird bei der Betrachtung von genetisch veränderten Mäusen deutlich, bei denen der **Stoffwechsel des Wachstumshormons** genetisch verändert wurde. Mäuse, die vermehrt Wachstumsfaktor bilden (transgene Überexpression), zeigen einen erhöhten IGF1-Spiegel und eine verkürzte Lebensdauer. Knock-out-Tiere hingegen, denen der Rezeptor für das Wachstumshormon fehlt und die damit nicht auf das gebildete Wachstumshormon ansprechen können, zeigen einen sehr hohen Wachstumshormonspiegel (aufgrund einer nicht funktionierenden Regelschleife) und somit eine deutlich verlängerte Lebensdauer.

Eine weitere wichtige Veränderung im Alter betrifft die Freisetzung von **LH** und **FSH**. Bei Frauen kommt es im Laufe der Wechseljahre (**Klimakterium**) zu einer Abnah-

28

me bzw. einer Erschöpfung der Follikelreserve. Die monatlichen Regelblutungen werden unregelmäßiger und bleiben schließlich ganz aus (**Menopause**). Während dieses Prozesses bildet der Follikel, als endokrine Drüse, nicht mehr ausreichend Östrogene. Die negative Rückkopplung dieser Hormone auf den Hypothalamus und die Hypophyse entfällt. Daher steigt die Konzentration an LH und FSH in der Postmenopause auf deutlich höhere Werte an. Dieser altersabhängige Anstieg der LH und FSH Konzentrationen schlägt sich in altersabhängigen Referenzwerten für diese beiden Hormone wieder, was bei der Hypophysendiagnostik zu beachten ist. Der Abfall der Östrogenkonzentration geht mit einem erhöhten Risiko für die Entwicklung einer **Osteoporose** (Knochenschwund) und einer **Koronarsklerose** einher. Der Ersatz des Östrogens im Rahmen einer medikamentösen Therapie (Hormonersatztherapie) wird zur Vorbeugung einer Osteoporose eingesetzt, ist aber nicht unumstritten. Beim Mann hingegen ist die Abnahme des Testosteronspiegels im Alter weit weniger stark ausgebildet. So bleibt die Testosteronkonzentration bis ins hohe Alter relativ konstant und erst im fortgeschrittenen Alter, der **Andropause**, kommt es zur Ausbildung einer **Muskelschwäche**, einer **Anämie** und **Stimmungsschwankungen**.

28.3.2 Kardiovaskuläres System

Zahlreiche Parameter des kardiovaskulären Systems verändern sich mit zunehmendem Alter:

- Die **maximale Herzfrequenz** unter Belastung sinkt mit dem Alter. Findet man bei 20-jährigen Personen in der Regel eine maximale Herzfrequenz von etwa 200–220 Schlägen pro Minute, so sinkt diese im fortgeschrittenen Alter auf etwa 160 Schläge pro Minute. Eine weit verbreitete Berechnungsformel besagt, dass man die maximale Herzfrequenz für ein bestimmtes Alter ungefähr durch die Subtraktion des Alters von 220 berechnen kann. Die Herzfrequenz im Ruhezustand hingegen verändert sich meistens nicht. Die Größe des Herzens bleibt unverändert.
- Das **Herzzeitvolumen** in Ruhe sinkt von etwa 5 Liter bei 20-Jährigen auf etwa 3,5 Liter bei 75-Jährigen. Darüber hinaus reagiert das Herz auf hormonelle Stimuli verändert, so werden β-adrenerge Stimuli nur noch vermindert umgesetzt. Ursache hierfür ist eine Abnahme der Calciumkanäle vom L-Typ im Sarkolemm, sodass nach einer β-adrenerger Stimulation der intrazelluläre Calciumanstieg im alten Herzen geringer ausfällt als im jungen. Weiterhin scheint die Signalweiterleitung vom β-adrenergen Rezeptor über heterotrimere G-Proteine und der Adenylylcyclase zur Bildung des Botenstoffes cAMP nur noch vermindert abzulaufen (s. Lehrbücher der Biochemie).
- Im Gefäßsystem treten vermehrt **arteriosklerotische Veränderungen** mit einer nachfolgenden Mangelversorgung der betroffenen Organe auf. Dies ist die Ursache für koronare Herzerkrankungen im Alter, aber auch für arterielle Verschlusserkrankungen der Extremitäten oder für die zerebrale Ischämie (Schlaganfall) des Gehirns.
- Die **Elastizität der Gefäße** nimmt mit dem Alter ab. Ursache dieser Veränderung ist im Wesentlichen eine Abnahme der Elastizität der Basallamina aufgrund von biochemischen Veränderungen der beteiligten Proteine. Ein Anstieg des Blutdrucks ist die Folge. So können Proteine nicht enzymatisch mit Glucose (Glykierung) modifiziert werden. Diese Glucosereste können in einer Folgereaktion zur Ausbildung von Querverknüpfung zwischen verschiedenen Proteinen oder Proteinketten führen und damit die Elastizität der Basalmembran stark einschränken. Die Produkte dieser Reaktion werden auch als ***advanced glycosylation endproducts*** (**AGE**) bezeichnet. Verschiedene Untersuchungen haben gezeigt, dass die Menge solcher Reaktionsprodukte mit dem Alter zunimmt.

28.3.3 Nervensystem und Sinnesorgane

Im Nervensystem gehen Nervenzellen im Alter zugrunde; senile Plaques und fibrilläre Veränderungen bilden sich aus.

Letztere finden wir auch im Falle der **Alzheimer-Erkrankung**. Bei dieser führen die **senilen Plaques** und die **fibrillären Ablagerungen** zu einem Untergang von Nervenzellen. Die betroffenen Personen leiden z. B. unter Gedächtnisschwund und Orientierungsproblemen. Die Alzheimer-Erkrankung tritt meist nur im höheren Alter auf und zählt daher zu den typischen Alterserkrankungen.

Weiterhin ist die **Nervenleitgeschwindigkeit** vermindert, da die Myelinisierung der Axone abnimmt. Damit einher geht ein reduziertes Reaktionsvermögen der älteren Menschen. Auch bei den Sinnesleistungen kommt es im Alter zu Einschränkungen. Beim Auge kann die Linse bis hin zur Bildung von Katarakten eintrüben. Die Elastizität der Linse nimmt ab (**Presbyopie**). Durch diese Veränderung wird das Sehvermögen des alten Menschen deutlich reduziert. Auch das Hörvermögen im Alter wird aufgrund eines Haarzellverlustes eingeschränkt. Insbesondere wird die Fähigkeit vermindert, hohe Frequenzen zu hören (**Presbyakusis**).

28.3.4 Weitere Organe

▸ **Lunge.** Mit zunehmendem Alter nehmen **Vitalkapazität** und Compliance der Lunge ab. Ursache hierfür ist ein Elastizitätsverlust des Lungenparenchyms und des Bänderthorax. Der Atemwegswiderstand steigt. Während bei 25-Jährigen das maximale **Atemzeitvolumen** 165 Liter pro Minute beträgt, sinkt dieser Wert auf etwa 75 Liter bei 85-Jährigen. Auch die maximale Sauerstoffaufnahme sinkt.

▸ **Niere.** In der Niere wird eine Abnahme der **glomerulären Filtrationsrate** um ca. 50 % beobachtet, vor allem deshalb, weil die Anzahl der Nephrone abnimmt. Auch die **Kreatinin-Clearance** nimmt ab. Funktionelle Änderungen sind auch mit den Tubuli verbunden und betreffen z. B. eine verminderte Rückresorption von Natrium. Die Fähigkeit, den Urin zu konzentrieren nimmt ab. Dies ist insbesondere von Bedeutung, da diese Tatsache zur häufig beobachteten **Dehydrierung** alter Menschen beiträgt. Die verminderte Leistungsfähigkeit der Niere, aber auch die der Leber, sind bei der Verordnung von Pharmaka im Alter zu beachten, da es zu einer Akkumulation von Wirkstoffen kommen kann. Nebenwirkungen der gegebenen Medikamente könnten vermehrt auftreten.

▸ **Gastrointestinaltrakt.** Hier beobachtet man eine **verminderte Motilität** im Alter. Die Häufigkeit der peristaltischen Wellen nimmt ab. Beides trägt zur Zunahme von Obstipationen mit dem Alter bei.

▸ **Knochenmark.** Mit zunehmendem Alter vermindert sich die Zahl der Knochenmarksstammzellen, die durch Fett- und Bindegewebszellen ersetzt werden. Im Alter sinkt die Anzahl der Lymphozyten, womit eine zunehmende Abwehrschwäche erklärt werden kann.

▸ **Haut.** Diese wird mit zunehmendem Alter dünner und die Anzahl an Schweißdrüsen nimmt ab. Die Pigmentierung nimmt hingegen deutlich zu (sog. „Altersflecken"). Die Haare gehen vermehrt verloren, wobei es hier hormonbedingt zu geschlechtsspezifischen Unterschieden kommt, z. B. bei Männern die typischen Geheimratsecken.

▸ **Bewegungsapparat.** Hier fällt die Verringerung der Muskelkraft auf, die durch eine verminderte Muskelmasse begleitet wird. Im Knochen führt die **Abnahme des Calciumgehaltes** (Knochendichte) zur Anfälligkeit in Bezug auf Frakturen. Eine bei alten Menschen gehäuft auftretende Fraktur ist der Oberschenkelhalsbruch.

Bei all diesen Veränderungen sei nochmals darauf hingewiesen, dass der Vorgang des Alterns sehr individuell ist, und die oben ausgeführten Veränderungen von Person zu Person unterschiedlich stark ausgeprägt sein können. Dabei kommt neben genetischen Veranlagungen der gesunden und ausgeglichenen Ernährung und ausreichender Bewegung eine besondere Bedeutung zu.

28.4 Ursachen des Alterns

Die biologischen Ursachen des Alterungsprozesses konnten bisher ansatzweise entschlüsselt werden. Dabei haben Untersuchungen in verschiedenen Organismen, wie beispielsweise dem Fadenwurm *Caenorhabditis elegans*, der Fliege *Drosophila melanogaster* aber auch der Maus und der Ratte zu verschiedenen Theorien des Alterungsprozesses geführt. Für jede dieser Theorien gibt es entsprechende Evidenzen, auf die im Folgenden kurz eingegangen wird. Inwieweit diese verschiedenen theoretischen Ansätze miteinander verbunden sind und in einem Gesamtmodell integriert werden können, ist bisher noch nicht klar. Allerdings zeichnen sich immer mehr Querverbindungen zwischen diesen Theorien ab (siehe unten). Auf jeden Fall ist der Alterungsprozess multifaktoriell bedingt.

Bei Betrachtung der verschiedenen Theorieansätze können, wie nachfolgend ausgeführt wird, **genetische Modelle** von **nicht genetischen Modellen** unterschieden werden. Alternativ für diese Bezeichnungen und diese Klassifizierung ist eine Einteilung in solche Theorien, die davon ausgehen, dass dem Alterungsprozess ein **Programm** zugrunde liegt (ähnlich wie beispielsweise ein genetisches Programm die Grundlage der embryonalen Entwicklung ist). Auf der anderen Seite stehen hingegen solche Theorien, die von **stochastischen Ereignissen** ausgehen, die schädigend auf einzelne Zellen oder Moleküle einwirken, in ihrer Summe allerdings die Funktionsfähigkeit dieser Zellen und – auf höherer Ebene – die ganzer Organe beeinträchtigen können. Entsprechend gehen diese Modelle davon aus, dass dem Alterungsprozesse eine Akkumulation molekularer Schäden zugrunde liegt. Mit der eingeschränkten Funktionsfähigkeit einher geht ein erhöhtes Risiko für Alters-assoziierte Erkrankungen, wie z. B. für neurodegenerative Erkrankungen oder Tumorerkrankungen.

28.4.1 Theorie der freien Radikale: Oxidativer Stress

Die Alterungstheorie der freien Radikale wurde erstmals 1956 formuliert. Freie Radikale zeichnen sich durch ein **ungepaartes Elektron** aus, wodurch diese Substanzen hochreaktiv sind. Für den Alterungsprozess von besonderer Bedeutung sind freie Sauerstoffradikale und daraus entstehende hochreaktive Sauerstoffverbindungen (▸ Abb. 28.2). Solche Substanzen können in Zellen ver-

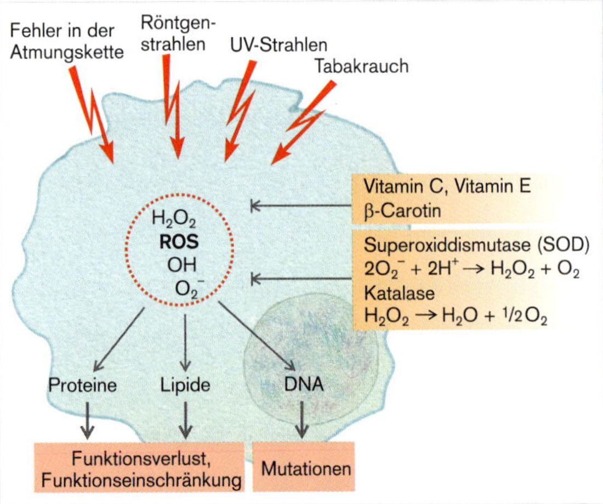

Abb. 28.2 Bildung und Wirkung reaktiver Sauerstoffpezies (ROS) im Körper. Reaktive Sauerstoffspezies entstehen als Nebenprodukte der Atmungskette. Auch UV- und Röntgenstrahlen und Tabakrauch sind wichtige Ursachen bzw. Quellen. Auf molekularer Ebene wirken ROS auf Proteine, DNA und Lipide ein, wodurch es zu Mutationen (DNA) und Funktionseinbußen (Proteine und Lipide) kommt. Als Schutz vor ROS besitzt der Mensch enzymatische Systeme (Superoxiddismutase, Katalase) oder verwendet Antioxidanzien wie Vitamin C und E.

schiedene Moleküle schädigen und damit einen zellulären Funktionsverlust herbeiführen. Freie Radikale entstehen endogen im Wesentlichen als **Nebenprodukte der Atmungskette** in den Mitochondrien. Unter normalen Bedingungen werden dabei Elektronen ausgehend von $NADH + H^+$ bzw. $FADH_2$ über mehrere Redox-Zentren (Komplex I–IV sowie Ubichinon) letztendlich auf molekularen Sauerstoff übertragen. Wichtig ist hierbei zu wissen, dass bei der finalen Übergabe von Elektronen auf molekularen Sauerstoff im binukleären Reaktionszentrum des Komplex IV zwei Elektronen auf einmal übertragen werden. Wird hingegen während des Elektronentransportes lediglich ein Elektron auf molekularen Sauerstoff übertragen, entsteht dabei ein Superoxidanion O_2^-. Das gebildete Superoxidanion enthält ein ungepaartes Elektron und hat damit den Charakter eines freien Radikals. Häufig passiert eine fehlerhafte Elektronenübertragung auch zwischen dem Ubichinon und dem Komplex III der Atmungskette. Neben der Atmungskette tragen auch UV- und Röntgenstrahlen zur Bildung freier Radikale bei. Als weitere wichtige exogene Quelle ist **Tabakrauch** zu nennen.

Das Superoxidanion kann durch das Enzym **Superoxiddismutase** in Wasserstoffperoxid (H_2O_2) überführt werden. Auch H_2O_2 ist hoch reaktiv, was sich beispielsweise auch darin zeigt, dass Wasserstoffperoxid früher zum Bleichen von Haaren verwendet wurde. Die Enzyme **Katalase** oder **Glutathion-Peroxidase** überführen das reaktive H_2O_2 in Wasser. Durch die Fenton-Reaktion kann H_2O_2 auch zur Bildung des Hydroxyl-Radikals OH beitragen. Die verschiedenen hochreaktiven Sauerstoffverbindungen (Superoxidanion, Hydroxylradikal, Wasserstoffperoxid und andere) werden zusammenfassend als „**reactive oxygen species**" (**ROS**) bezeichnet.

Auf molekularer Ebene reagieren freie Radikale mit Proteinen, Nukleinsäuren und Lipiden.

- Bei der Reaktion mit **Proteinen** kann es zu einer **Konformationsänderung** (Strukturänderung) kommen und damit einhergehend zu einem Funktionsverlust oder einer Funktionseinschränkung der betroffenen Proteine.
- Auf Ebene der **DNA** können DNA-Einzel- und Doppelstrangbrüche oder **Mutationen** ausgelöst werden. Mit dem Alter kommt es zur Akkumulation solcher Mutationen.
- Gut untersucht ist der Einfluss von freien Radikalen auf **Lipide**, insbesondere auf ungesättigte Fettsäuren. Hier kommt es zu einer Veränderung der Lipidstruktur durch Lipidperoxidation und in der Folge zu Änderungen der **Fluidität der Membran** und zu Funktionseinschränkungen (z. B. Zunahme der Membranpermeabilität).
- Besonders anfällig für molekulare Schädigungen, die durch freie Radikale hervorgerufen werden, sind die **Mitochondrien**. Einerseits, weil durch die Lokalisationen der Atmungskette in den Mitochondrien hier besonders viele freie Radikale entstehen, andererseits, weil das Mitochondrium selber keine DNA-Reparaturmöglichkeiten besitzt. Dadurch können Schäden auf Ebene der mitochondrialen **DNA** stärker akkumulieren.

Der Körper besitzt verschiedene **Schutzsysteme**, um sich gegen die Einwirkung reaktiver Sauerstoffspezies zu schützen. Einerseits wirken die Enzyme Superoxiddismutase und Katalase antioxidativ, weil sie im Zusammenspiel ihrer Aktivitäten die Mengen an Superoxidanion und Wasserstoffperoxid reduzieren. Andererseits sind viele Substanzen wie Vitamin C, Vitamin E, β-Carotin oder Harnsäure zu nennen, die als **Radikalfänger** fungieren können. Man bezeichnet diese Systeme auch als enzymatische und nicht-enzymatische Antioxidantien.

Die Theorie der freien Radikale wird durch genetische Befunde unterstrichen. Mit verschiedenen Enzymen, wie der Superoxiddismutase, der Katalase oder der Glutationperoxidase besitzt die Zelle die Fähigkeit, über verschiedene Systeme hochreaktive Sauerstoffspezies unschädlich zu machen. In transgenen Fliegenmodellen oder dem Nematoden *C. elegans* führt eine erhöhte Expression eben dieser antioxidativen Enzyme zu einer Erhöhung der Lebensspanne. Betrachtet man weiterhin den Zusammenhang zwischen **Superoxiddismutase**-Aktivität und maximaler Lebensspanne verschiedener Organismen, stellt man einen interessanten Zusammenhang fest: Je langlebiger ein Organismus ist, umso höher ist die Aktivität der Superoxiddismutase.

Die Zelle besitzt die Möglichkeit, geschädigte oder fehlgefaltete Proteine intrazellulär abzubauen. Neuere Erkenntnisse zeigen dabei einen interessanten Zusammenhang zum Alterungsprozess. Eine Möglichkeit, Proteine intrazellulär abzubauen, liegt in den **Lysosomen**. Diese erkennen über ein lysosomales Membranprotein solche Proteine, die mit dem hsp70-Chaperon assoziiert sind. Letzteres ist in der Lage, an eine Reihe von fehlerhaften, zytoplasmatischen Proteine zu binden. Der Proteinkomplex wird daraufhin in die Lysosomen aufgenommen und dort degradiert. Dieser Vorgang wird als ***chaperone-mediated autophagy*** bezeichnet. Im Alter, aber auch bei einigen Formen der Parkinson-Erkrankung, beobachtet man einen Rückgang dieser zellulären Aktivität. Verhindert man im Tiermodell den alterungsbedingten Abfall des oben genannten lysosomalen Membranproteins, welches den hsp70 enthaltenden Proteinkomplex erkennt, so wird der Alterungsprozess verlangsamt. Diese Daten zeigen, dass die Akkumulation fehlerhafter Proteine in den Alterungsprozess kausal involviert ist.

Zellen, in denen diese molekularen Schäden akkumulieren und in denen die Reparaturfähigkeiten nicht mehr ausreichen (z. B. über Autophagie oder DNA-Reparatur) reagieren darauf, dass sie in die **Apoptose** gehen, also in den programmierten Zelltod, oder ihre Teilungsfähigkeit verlieren und damit in die **zelluläre Seneszenz** eintreten. Seneszente Zellen sezernieren darüber einen Cocktail verschiedener Zytokine, die eine lokale Entzündung auslösen. Man spricht vom Seneszenz-assoziierten sekretorischen Phänotyp, kurz SASP. Diese Zytokine wirken ihrerseits auf benachbarte Zellen und können dort ebenfalls eine Seneszenz auslösen.

28.4.2 Theorie der reduzierten Kalorienzufuhr

Ein Zusammenhang zwischen einer reduzierten Kalorienzufuhr (***caloric restriction***, CR) und der Geschwindigkeit des Alterungsprozesses geht von der Beobachtung aus, dass sich die durchschnittliche Lebenserwartung verschiedener Organismen durch eine kalorienreduzierte Nahrung signifikant erhöht. Erste Untersuchungen auf den Einfluss der Kalorienzufuhr auf den Alterungsprozess gehen auf die 1930er Jahre zurück. Dabei stiegen bei Ratten mit reduzierter Kalorienzufuhr sowohl die durchschnittliche Lebenserwartung wie auch das maximal erreichbare Alter (Lebensspanne) an. Außerdem traten Erkrankungen des Alters bei diesen Tieren erst verspätet auf. Bei Betrachtung der zugrunde liegenden biochemischen Mechanismen fällt auf, dass die Theorie der reduzierten Kalorienzufuhr eng mit der Theorie der freien Radikale verzahnt ist. So werden die wesentlichen Energieträger wie Kohlenhydrate und Lipide im Rahmen des Stoffwechsels abschließend über den Citratzyklus und die Atmungskette verstoffwechselt (s. Lehrbücher der Biochemie). Gerade Letztere ist jedoch ein Hauptentstehungsort für freie Radikale (siehe oben) (S. 1033). Es ist daher einleuchtend, dass eine reduzierte Kalorienzufuhr zu einer reduzierten Bildung freier Radikale führt.

Darüber hinaus sind die Hormone **Insulin** und **IGF1** (*insulin-like growth factor 1*) eng mit der Regulation des Kohlenhydrat- und Lipidstoffwechsels assoziiert. Intrazellulär aktivieren diese Hormone einen Signaltransduktionsweg, der unter anderem die Aktivität des Transkriptionsfaktors FoxO reguliert (siehe ▸ Abb. 28.3a). Interessanterweise regulieren FoxO Transkriptionsfaktoren auch die Expression von antioxidativen Enzymen wie die Katalase oder die Superoxiddismutase. Dabei ist diese Regulation im Falle des Insulins und des IGF1 negativ, d. h. höhere Konzentrationen an Insulin und IGF1 führen dazu, dass FoxO Transkriptionsfaktoren nicht in der Lage sind, die Expression der beiden genannten Enzyme positiv zu regulieren.

Dieser Zusammenhang zwischen Energiestoffwechsel und freien Radikalen wird auch durch ein Molekül unterstrichen, welches offensichtlich die individuelle Lebensspanne verlängern kann. Dieses wird in Anlehnung an die drei Moiren (S. 1029) **Klotho** genannt. Mäuse, bei denen das Gen ausgeschaltet wurde, zeigen vorzeitige Alterungserscheinungen. Eine Überexpression von Klotho hingegen führt zu einer Verlangsamung des Alterungsprozesses. Das Gen Klotho codiert für ein Transmembranprotein, welches einfach die Membran durchspannt. Es bindet an verschiedene Rezeptoren für die Familie der **Fibroblasten-Wachstumsfaktoren** (*fibroblast growth factor*, FGF) und fungiert damit als ein Korezeptor für diese Wachstumsfaktoren. Hier ist das Mitglied FGF-23 zu nennen, welches in der Niere die Phosphat-Reabsorption und die Vitamin-D-Biosynthese unterdrückt. Zusätzlich wird die extrazelluläre Domäne von Klotho prozessiert und als zirkulierendes Hormon abgegeben. Dieses sezernierte Klotho-Protein ist in der Lage, die Aktivität verschiedener intrazellulärer Signalwege zu modulieren, neben dem Insulin- und IGF1-Signalweg auch den Wnt-Signalweg. **Wnt-Proteine** bilden eine weitere Familie extrazellulärer Wachstumsfaktoren. Der genaue Mechanismus dieser Wirkung ist nach wie vor nicht verstanden. Der Name leitet sich von den ersten beschriebenen Vertretern *wingless* in der Fliege, sowie dem Protoonkogen int-1 in der Maus ab. Weiterhin interagiert Klotho mit einem Calciumkanal, der an der Rückresorption von Calcium in der Niere beteiligt ist. Die Interaktion mit Klotho führt zu einem Anreichern des Kanals auf der Zelloberfläche und damit zu einem verstärkten Calciumeinstrom in die Zelle. Im Moment geht man davon aus, dass die lebensverlängernde Funktion von Klotho durch die **Induktion einer Insulinresistenz** bewirkt wird. Unter Insulinresistenz verstehen wir in diesem Zusammenhang den Befund,

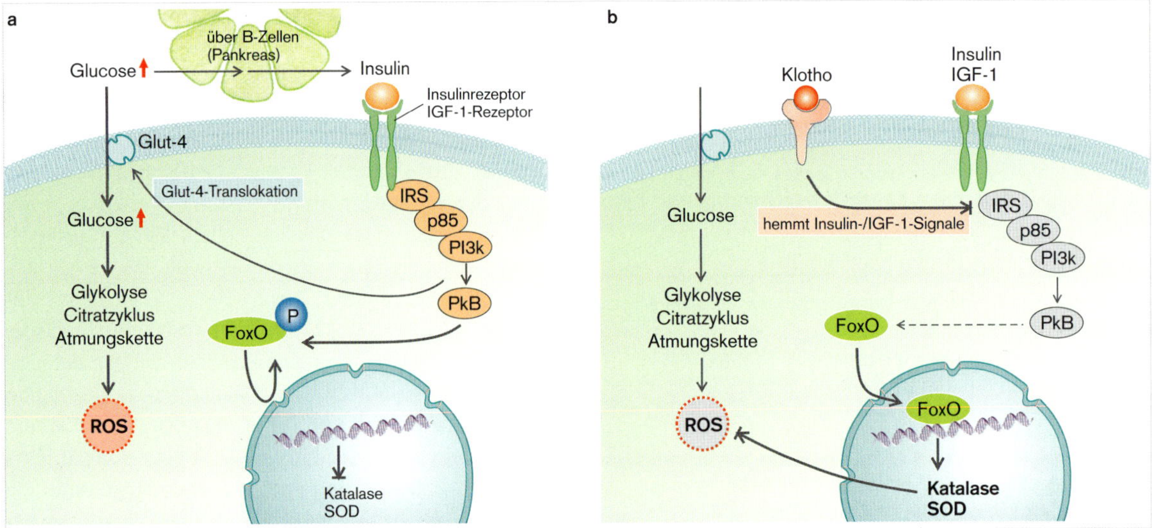

Abb. 28.3 Zusammenhang zwischen reduzierter Kalorienzufuhr, Insulin/IGF-Signalgebung und der Expression antioxidativer Enzyme.

a Der Signalweg, der durch Insulin oder IGF1 aktiviert wird, stellt eine Signalkaskade dar, die unter anderem die Phosphorylierung von FoxO-Transkriptionsfaktoren bewirkt, die dadurch nicht in den Zellkern gelangen. Zielgene der FoxO-Faktoren sind unter anderem antioxidative Enzyme. Hohe Glucosekonzentration bewirken eine vermehrte Ausschüttung von Insulin aus den β-Zellen des Pankreas. Der Insulinsignalweg bewirkt auch die Translokation des Glut-4-Glucosetransporters in die Zellmembran. Beachte hierbei die spezifische Wirkung von Insulin (S. 667) auf unterschiedliche Zelltypen. Hohe Glucosekonzentrationen führen zum vermehrten Anfall von reaktiven Sauerstoffspezies (ROS). Da die Stärke des Signalwegs indirekt über die Menge an Glucose reguliert wird, führt eine Reduktion der Kalorienzufuhr zu einer vermehrten Bildung antioxidativer Enzyme. Zugleich werden in der Atmungskette weniger freie Radikale gebildet.

b Extrazelluläres Klotho ist ein Inhibitor der Signalkaskade und bindet an einen bisher nicht identifizierten Rezeptor. Die Signalkaskade ist vermindert aktiv, FoxO-Faktoren werden weniger/nicht phosphoryliert und aktivieren damit antioxidative Enzyme.

dass die Zielzelle nicht mehr auf einen Insulinreiz reagieren kann. Klotho bindet an einen bisher noch nicht identifizierten Zelloberflächenrezeptor und unterbindet damit die Signalweiterleitung des Rezeptors für Insulin bzw. IGF1 (▶ Abb. 28.3b). In diesem Zusammenhang sollte auch nochmals hervorgehoben werden, dass eine Überernährung zu einer gesteigerten Ausschüttung von Insulin führt und damit nicht nur vermehrt Radikale gebildet werden, sondern auch weniger antioxidative Enzyme hergestellt werden.

Passend zu diesem Konzept scheint der **Insulin/IGF1-Signalweg** in die Regulation der Lebensspanne bei verschiedenen Organismen wie *C. elegans*, der Fliege *Drosophila melanogaster* und der Maus involviert zu sein. So gibt es in *C. elegans* verschiedene langlebige Mutanten wie daf-2, age-1 oder daf-16. Genetische Untersuchungen haben gezeigt, dass die hier betroffenen Gene Homologe zum Insulinrezeptor, der Proteinkinase B (PKB, einer Komponente des Insulinsignalwegs) bzw. eines Transkriptionsfaktors der Forkhead-Familie, die sich durch die Präsenz einer bestimmten Aminosäureabfolge (der Forkhead-Domäne) auszeichnet, wie sie auch bei FoxO gefunden wird. Ähnliche Mutanten, die den Insulinsignalweg betreffen und die zu einer erhöhten Lebensspanne führen, findet man auch bei *Drosophila melanogaster*. Diese Daten deuten eine gewisse Konservierung des Alterungsprozesses über verschieden Spezies hinweg an.

28.4.3 Alterung und DNA-Reparatur: Genetische Instabilität

Die Theorie der genetischen Instabilität als Grundlage des Alterungsprozesses geht davon aus, dass es im Laufe eines individuellen Lebens zur **Akkumulation von DNA-Schäden** kommt. Durch diese Veränderungen des genetischen Materials werden mit zunehmendem Alter fehlerhafte Proteine hergestellt, die in ihrer Funktionsfähigkeit eingeschränkt sind oder ihre Funktion überhaupt nicht mehr wahrnehmen können. Wenn solche Mutationen diejenigen Enzyme betreffen, die in die **DNA-Replikation** bzw. **DNA-Reparatur** involviert sind, so kommt es zu einem signifikanten Gesamtanstieg der Mutationshäufigkeit. Interessanterweise konnten bereits in den 80er Jahren des letzten Jahrhunderts fehlerhafte DNA-Polymerasen in gealterten Zellen nachgewiesen werden. Wie unten aufgeführt, sind auch einige vorzeitige Alterungserkrankungen des Menschen (**Progerie**) mit einer fehlerhaften DNA-Reparatur assoziiert. Eng mit der Theorie der genetischen Instabilität verwandt ist die Theorie, dass der Alterungsprozess auf einer Schädigung des **mitochondrialen Genoms** beruht. Diese Theorie geht davon aus, dass Mutationen im mitochondrialen Genom zu einer reduzierten ATP Synthese oder zu einer verstärkten Bildung reaktiver Sauerstoffspezies aufgrund einer fehlerhaften Elektronentransportkette führen können. In der Tat konnte eine Abnahme der mitochondrialen Funktion im Alter bei verschiedenen Lebewesen nachgewiesen werden. Interessanterweise ist gerade diese Theorie auch mit der Theorie der freien Sauerstoffradikale als Alterungsursache verknüpft. Eine spezifische Überexpression des Enzyms Katalase in den Mitochondrien, welches in die für Stoffwechsel reaktiver Sauerstoffverbindungen involviert ist, führt zu einer erhöhten Lebenserwartung in Mäusen. Fehlerhafte mitochondriale DNA-Polymerasen werden auch mit der Auslösung eines programmierten Zelltods, der **Apoptose**, in Verbindung gebracht.

28.4.4 Sirtuine

Sirtuine bilden eine Klasse von Proteinen, die in allen Lebewesen gefunden werden. Das erste Sirtuin wurde in den 90er Jahren identifiziert, als man langlebige Hefemutanten untersuchte. Diese Analysen führten zur Identifizierung von **Sirt1**, welches in der Hefe (hier als Sir2 bezeichnet) die Lebensdauer verlängert. Eine molekulare Analyse der Sirtuine zeigt, dass Sirt1 an der Deacetylierung **von Histonen** beteiligt ist und für diesen Vorgang NAD^+ benötigt. Dies führt zur Inaktivierung betroffener Chromatinbereiche, was man auch als **Silencing** bezeichnet. Eine Erhöhung der Sirt1-Aktivität in Hefen führt zu einer Verlängerung der Lebensdauer. Auch in höheren Organismen wie *C. elegans* oder *Drosophila melanogaster* führt eine erhöhte Sirtuinaktivität zu einer Verlängerung der Lebensspanne. In Mäusen hingegen konnte dieser Effekt bisher nicht aufgezeigt werden. Hier haben neuere Arbeiten gezeigt, dass ein Verlust von Sirt7 in Mäusen zu einem schnelleren Alterungsprozess führt. Interessanterweise konnte dabei auch gezeigt werden, dass Sirt7 defiziente Hepatozyten insulinresistent sind. Auch im Falle der Sirtuine gibt es eine Verknüpfung sowohl zur Theorie der freien Radikale als auch zur Theorie der reduzierten Kalorienzufuhr. So wurde für Sirt1 eine Deacetylierung von FoxO-Transkriptionsfaktoren berichtet, wodurch die Aktivität dieser Faktoren erhöht wird. Dies bewirkt die Expression der antioxidativen Enzyme Katalase und Superoxiddismutase. Da beispielsweise Sirt1 NAD^+ benötigt, gibt es auch einen direkten Link zur allgemeinen Stoffwechselaktivität einer Zelle.

28.4.5 Theorie der Telomerlänge

Eine weit verbreitete Alterungstheorie beschreibt die **Verkürzung der DNA-Enden** als wesentliche Grundlage des Alterungsprozesses. Ursächlich geht diese Theorie auf eine Beobachtung von Hayflick und Moorhead aus den 1960er Jahren zurück. Diese zeigten, dass in Kultur genommene Fibroblasten eine beschränkte Fähigkeit zur Teilung aufweisen. Bei menschlichen Fibroblasten liegt diese bei etwa 50 +/– 10 Zellteilungen (sog. Hayflick-Limit). Interessanterweise ist die maximale Teilungsfähigkeit für verschiedene Spezies unterschiedlich. Weiterhin besteht eine Korrelation zwischen der Teilungsfähigkeit der Fibroblasten und der maximalen Lebensspanne verschiedener Organismen. Bereits Hayflick konnte diese limitierte Kapazität zur Zellteilung auf eine im Kern lokalisierte Aktivität einschränken. Später wurden die Telomere als ein möglicher Erklärungsansatz ins Spiel gebracht. Als **Telomere** bezeichnet man die repetitiv organisierten Enden der Chromosomen. Diese werden während der Replikation nicht vollständig verdoppelt. Dadurch kommt es mit jeder Zellteilung zu einer zunehmenden Verkürzung der Chromosomenenden. Sind die Telomere zur kurz können sie Apoptose oder eine zelluläre Seneszenz auslösen. Die Verkürzung gerade dieser Telomere wurde mit der Alterung des Organismus in Verbindung gebracht. So zeigen Zellkulturlinien, die das Enzym Telomerase überexprimieren, eine Erhöhung der maximalen Anzahl möglicher Zellteilungen. Dabei sorgt die **Telomerase** dafür, dass die repetitiven Enden der Chromosomen verlängert werden können. Diese Theorie des Alterungsprozesses wird jedoch in Frage gestellt, da Telomerase-defiziente Mäuse, die also nicht mehr in der Lage sind, ihre Telomeren zu verlängern, eine vorzeitige Alterungssymptomatik erst nach mehreren Generationen aufweisen. Die Theorie der Telomerlänge wird auch durch das Argument angezweifelt, dass es offensichtlich keinen Zusammenhang zwischen der Telomerlänge und der Lebensspanne verschiedener Spezies gibt und ebenfalls keine Verbindung zwischen der Telomerlänge und dem Alter eines Individuums festgestellt werden konnte. Neuere Erkenntnisse gehen davon aus, dass eine Verkürzung der Telomere die Funktion adulter Stammzellen beeinträchtigt, sodass es zu Schwierigkeiten mit der physiologischen Organregeneration kommen kann.

28.5 Menschliche Progerie-Erkrankungen

Unter dem Überbegriff Progerie werden verschiedene Erberkrankungen zusammengefasst, die sich durch einen **frühzeitigen Alterungsprozess** auszeichnen. Darunter sind das Bloom-Syndrom, das Cockayne-Syndrom, das Hutchinson-Gilford-Syndrom, das Werner-Syndrom und die Xeroderma pigmentosum zu nennen. Auch das Down-Syndrom (Trisomie 21) wird von einem schneller ablaufenden Alterungsprozess begleitet.

Hutchinson-Gilford-Syndrom

Die **Progeria infantilis** wird nach ihren Erstbeschreibern auch **Hutchinson-Gilford-Syndrom** genannt. Merkmale dieser Erkrankung sind ein früher Haarausfall, arteriosklerotische Veränderungen, Kleinwuchs sowie eine Osteoporose. Typische Erkrankungen des fortgeschrittenen Alters, wie beispielsweise Herzinfarkt und Schlaganfall, treten bereits im Kindesalter auf. Die Lebenserwartung der betroffenen Kinder liegt bei durchschnittlich 13 Jahren. Ursache dieser Erkrankung ist eine Veränderung im Gen für das Protein Lamin A. Dadurch kommt es zur Bildung einer verkürzten Version des Proteins, die auch als **Progerin** bezeichnet wird. Lamin A selber ist eine wichtige Komponente der Lamina der Kernmembran. Die verkürzte Form wird nicht richtig in diese Lamina eingebaut, wodurch es zu einem Funktionsverlust der Lamina kommt. Der Kern verliert seine geordnete Struktur und nimmt eine lobuläre Form ein. Außerdem wird angenommen, dass Progerin selber Differenzierungsprozesse von Stammzellen über eine Aktivierung des *Notch*-Signalwegs beeinflussen kann. *Notch* ist ein membranständiger Rezeptor. Nach Aktivierung des Rezeptors durch Delta-Liganden, die auf benachbarten Zellen exprimiert werden, wird der intrazelluläre Teil von *Notch* (*Notch*-ICD) vom Molekül abgespalten und kann in den Kern diffundieren, wo er im Zusammenspiel mit anderen Transkriptionsfaktoren als transkriptioneller Aktivator dienen kann.

Werner-Syndrom

Während bei der Progeria infantilis die Symptome bereits im Lebensalter von einigen Monaten auftreten, kommt es beim **Werner-Syndrom**, der adulten Progeria, erst mit der Pubertät zu ersten Symptomen. Im weiteren Verlauf kommt es zu typischen Alterungserscheinungen bzw. Alterserkrankungen, wie beispielsweise einem Diabetes mellitus Typ 2, einer Arteriosklerose, einem Muskelabbau sowie einer Osteoporose. Ursache des autosomal-rezessiv vererbten Syndroms sind Veränderungen in einer **DNA-Helikase**. DNA-Helikasen sind Enzyme, die an der Aufwindung des DNA-Doppelstranges während der Replikation beteiligt sind. Da sie auch bei der Reparatur von DNA-Schäden eine Rolle spielen, weisen Menschen mit dem Werner-Syndrom vermehrt Mutationen auf. Zudem kommt es zu einer Instabilität der Chromosomen. Daher ist es nicht verwunderlich, dass diese Personen sehr häufig Tumore entwickeln. Die Lebenserwartung von Menschen mit Werner Syndrom liegt bei etwa 50 Jahren.

Weitere Syndrome

Auch dem **Bloom-Syndrom** und dem **Rothmund-Thompson-Syndrom** liegen Veränderungen in Proteinen zugrunde, die Homologien zu DNA-Helikasen aufweisen. Bei der **Xeroderma pigmentosum** handelt es sich um eine Hauterkrankung. Auch hier sind DNA-Reparaturenzyme betroffen. Durch UV-Strahlung hervorgerufene Gendefekte können bei diesen Personen nicht korrigiert werden. In der Folge kommt es zu gut- wie bösartigen Hauttumoren, die im schlimmsten Falle zum Tode führen können. Begleitet wird die Erkrankung von fortschreitenden neurologischen Dysfunktionen. Bei Menschen mit **Cockayne-Syndrom** ist ebenfalls die DNA-Reparatur geschädigt. Interessanterweise haben diese Menschen allerdings keine erhöhte Neigung zur Ausbildung von Tumoren.

Zusammengenommen stärken diese Ausführungen über die Grundlagen einiger Formen der menschlichen Progerie die Theorie der genetischen Instabilität als eine Ursache des Alterungsprozesses.

28.6 Der Tod

Das Leben endet mit dem Tod. Der Übergang zwischen Leben und Tod wird als Sterben bezeichnet. Darunter wird der fortschreitende und endgültige Verlust der notwendigen Lebensfunktionen verstanden. Im Falle höherer Organismen wie des Menschen, verstehen wir dabei den unumkehrbaren Funktionsverlust lebensnotwendiger Organe. Da dieser Übergang ein Kontinuum darstellt, ist der exakte Todeszeitpunkt häufig nicht genau zu definieren. An erster Stelle sind hier das **Herz-Kreislauf-System** sowie das **zentrale Nervensystem** zu nennen. Damit einhergehend kann eine fehlende Atmung, die fehlende Herzaktivität und ein fehlender Puls als ein Todeszeichen (▸ Tab. 28.1) gesehen werden. Auch der **Verlust des Bewusstseins** oder **umfassende Muskellähmungen** können im Prozess des Sterbens als Todeszeichen angesehen werden. Bei diesen Todeszeichen ist jedoch klar zu beachten, dass die Grenze zwischen Leben und Tod, wie oben er-

Tab. 28.1 Todeszeichen

Todeszeichen	Sichere Todeszeichen
kein Herzschlag kein Puls keine Atmung Bewusstlosigkeit fehlender Pupillenreflex umfassende Muskellähmungen Unterkühlung	Totenstarre Totenflecken Verwesung

wähnt, nicht eindeutig zu definieren ist. So zeigt die klinische Erfahrung, dass Menschen nach Herzstillstand reanimiert werden können, solange dies innerhalb einer gewissen Zeitspanne nach Aussetzen der Herzaktivität erfolgt. Daher wird heute der Verlust der Hirnaktivitäten, der **Hirntod**, als sicheres Zeichen für den Todeseintritt gewertet. Als sicheres Todeszeichen gilt auch die **Totenstarre** (Rigor mortis). Diese tritt ein, weil nach dem Tod des Organismus die Stoffwechselaktivität abnimmt, und somit weniger ATP gebildet wird. ATP hat jedoch im Rahmen der Muskelkontraktion eine entscheidende Bedeutung. Hier ist es für die Aufhebung der Interaktion zwischen Myosinköpfchen und dünnen Aktinfilamenten verantwortlich. Man spricht in diesem Zusammenhang auch von der Weichmacherfunktion des ATP (S. 147). Weiterhin gilt das Auftreten von **Totenflecken** als ein sicheres Todeszeichen. Sie entstehen durch die Verlagerung des Blutes innerhalb der Gefäße aufgrund der einwirkenden Schwerkraft.

Zusammenfassung Kap. 28

Reifung, Altern und Tod

Wachstum und Reifung des Körpers werden über verschiedene Hormonsystem reguliert, wie beispielsweise GH, IGF1, T_3/T_4, LH und FSH. Das menschliche Altern ist durch den zunehmenden **Verlust wichtiger Vitalfunktionen** gekennzeichnet. Dies betrifft praktisch alle Organe oder Gewebe, wie Hypothalamus und Hypophyse, das Herz-Kreislauf-System, das Nervensystem, die Lunge oder die Niere. Altersbedingte Veränderung der **Nieren-** und **Leberfunktion** sind bei der Verschreibung von Pharmaka an ältere Menschen zu beachten. Mit der eingeschränkten Funktionsfähigkeit geht ein erhöhtes Risiko für Altersassoziierte Erkrankungen einher.

Verschiedene **Theorien** versuchen den Alterungsprozess zu beschreiben. Als wichtigste sind hier zu nennen: die Theorie der **freien Radikale**, die Theorie der **reduzierten Kalorienzufuhr** und die Theorie der **genetischen Instabilität**.

Verschiedene genetisch bedingte **Erkrankungen** des Menschen, wie das **Werner-Syndrom** oder das **Hutchinson-Gilford-Syndrom**, zeichnen sich durch einen beschleunigten Alterungsprozess aus. Grundlagen dieser Erkrankungen sind unter anderem Defekte in der zellulären **DNA-Reparatur**. Weitere Hinweise deuten auf eine Rolle des **Insulin-** und **IGF1**-vermittelten Signalwegs auf den Alterungsprozess hin. Eine einheitliche Theorie des Alterungsprozesses steht bis heute aus.

Das Leben endet mit dem Tod, der durch den **unumkehrbaren Funktionsverlust** lebensnotwendiger Organe gekennzeichnet ist.

Zum Weiterlesen...

[1] Campisi J. Aging, Cellular senescence and cancer. Annu. Rev. Phsiol. 2013, 75: 685–705.

[2] Finkel T, Holbrook NJ. Oxidants, oxidative stress and the biology of ageing. Nature 2000; 408: 239–247.

[3] Guarante LP, Kenyon C. Genetic pathways that regulate ageing in model organisms. Nature 2000; 408: 255–262.

[4] Kenyon, C. The genetics of ageing, Nature 2010; 464: 504–512.

[5] Kirkwood TBL. Understanding the odd science of aging. Cell 2007; 120: 437–447.

[6] Kirkwood TBL, Austad SN. Why do we age? Nature 2000; 408: 233–238.

[7] Kowald A, Passos JF, Kirkwood TBL. On the evolution of cellular senescence. Aging Cell 2020, 19:e13 270

[8] Kuro-o M. Klotho as a regulator of oxidative stress and senescence. Biol. Chem. 2008; 389: 233–241.

[9] López-Otin C, Blasco MA, Partridge L, Serrano M, Kroemer G. The hallmarks of aging. Cell 2013, 153: 1194–1217

[10] Martin GM, Oshima J. Lessons from human progeroid syndromes. Nature 2000; 408: 263–266.

[11] Meshorer E, Gruenbaum Y. Gone with the Wnt/Notch: stem cells in laminopathies, progeria, and aging. J. Cell Biol. 2008; 181; 9–13.

[12] Neves J, Demaria D, Campisi J, Jasper H. Of flies, mice, and men: Evolutionary conserved tissue damage responses and aging. Dev. Cell 2015; 32: 9–18.

[13] Pinto da Costa J, Vitorino R, Silva GM, Vogel C, Duarte AC, Rocha-Santos T. A synopsis of aging – Theories, mechanisms and future prospects. Aging Research Reviewes 2016; 29: 90–112

[14] Signer RAJ, Morrison SJ. Mechanisms that regulate stem cell aging and life span. Cell Stem Cell 2013; 12: 152–165.

[15] Unger RH. Klotho-induced insulin resistance: a blessing in disguise? Nature Medicine 2006; 12: 56–57.

[16] Van Deursen JM. The role of senescent cells in ageing. Nature 2014; 509: 439–446.

Kapitel 29

Maßeinheiten, Kurven und ein wenig Mathematik

29 Maßeinheiten, Kurven und ein wenig Mathematik

Stefan Silbernagl

29.1 Messgrößen und Maßeinheiten

Da Lebensvorgänge und Körperfunktionen vor allem auf physikalischen und chemischen Gesetzmäßigkeiten beruhen, ist Physiologie untrennbar mit dem **Messen** physikalischer, chemischer und sonstiger **Messgrößen** verbunden. Für Länge, Fläche, Volumen, Masse, Kraft, Druck, Arbeit, Leistung, Spannung, Stromstärke, Widerstand usw. werden im Folgenden die dazugehörenden **Maßeinheiten** angegeben. Dabei wird den **SI-Einheiten** deswegen der Vorzug gegeben, weil sie sich problemlos miteinander verrechnen lassen (s. auch ▶ Tab. 29.1). Die Faktoren zur Umrechnung von älteren Einheiten in SI-Einheiten sind im Folgenden ebenfalls angegeben. Kompliziertere und ungewohntere Messgrößen der Physiologie, z. B. Wandspannung, Compliance oder Strömungswiderstand, werden gewöhnlich dort, wo sie in diesem Buch verwendet werden, erklärt. Eine Ausnahme davon sind einige besonders wichtige und in der Physiologie häufig (und nicht immer korrekt) benützte Begriffe, nämlich Konzentration, Aktivität, Osmolalität, osmotischer Druck, onkotischer Druck und Gradient, denen anschließend eigene Abschnitte gewidmet sind.

29.1.1 Maßsysteme

In der Medizin, also auch in der Physiologie, existiert eine verwirrende Vielzahl von **Maßeinheiten** für dieselbe **Messgröße,** z. B. für die Angabe der Messgröße „Konzentration" die Einheiten g/l, g/100 ml, g/ml, mg%, ppm (w/v) oder für eine Druckangabe die Einheiten mmH_2O, cmH_2O, mmHg, Torr, at, atü, bar, kg/cm^2 usw. Um hier Abhilfe zu schaffen, wurden in den meisten Ländern die international verwendeten **SI-Einheiten** (SI = *Système International d'Unités*) gesetzlich vorgeschrieben. (Die in Deutschland darüber hinaus zugelassenen Einheiten sind im Folgenden mit einem * versehen.)

In diesem Buch werden mit wenigen Ausnahmen diese SI-Einheiten verwendet. Um das Umlernen von den bisher üblichen Einheiten in der Übergangsperiode zu erleichtern, sind die alten Maßeinheiten meist in Klammern mit angegeben. Außerdem sind im Folgenden Umrechnungen für die jeweiligen Maßeinheiten eingefügt.

Tab. 29.1 Einige aus den SI-Basiseinheiten m, kg, s, cd und A abgeleitete SI-Einheiten mit eigenem Symbol

C	Coulomb	elektrische Ladung	$s \cdot A$
F	Farad	elektrische Kapazität	$C \cdot V^{-1} = m^{-2} \cdot kg^{-1} \cdot s^4 \cdot A^2$
Hz	Hertz	Frequenz	s^{-1}
J	Joule	Arbeit, Energie, Wärmemenge	$N \cdot m = m^2 \cdot kg \cdot s^{-2}$
lm	Lumen	Lichtstrom	$cd \cdot sr$
Lx	Lux	Beleuchtungsstärke	$lm \cdot m^{-2} = cd \cdot sr \cdot m^{-2}$
Ω	Ohm	Widerstand	$V \cdot A^{-1} = m^2 \cdot kg \cdot s^{-3} \cdot A^{-2}$
N	Newton	Kraft	$m \cdot kg \cdot s^{-2}$
Pa	Pascal	Druck	$N \cdot m^{-2} = m^{-1} \cdot kg \cdot s^{-2}$
S	Siemens	elektrischer Leitwert	$\Omega^{-1} = m^{-2} \cdot kg^{-1} \cdot s^3 \cdot A^2$
sr	Steradiant	räumlicher Winkel*	$1\ (m^2 \cdot m^{-2})$
T	Tesla	magnetische Flussdichte	$Wb \cdot m^{-2} = kg \cdot s^{-2} \cdot A^{-1}$
V	Volt	elektrische Spannung	$W \cdot A^{-1} = m^2 \cdot kg \cdot s^{-3} \cdot A^{-1}$
W	Watt	Leistung	$J \cdot s^{-1} = m^2 \cdot kg \cdot s^{-3}$
Wb	Weber	magnetischer Fluss	$V \cdot s = m^2 \cdot kg \cdot s^{-2} \cdot A^{-1}$

*Der räumliche Winkel eines Kegels ist definiert als Quotient aus der ausgeschnittenen Fläche (F) auf der Oberfläche einer Kugel (mit Mittelpunkt an der Kegelspitze) und dem Quadrat des Kugelradius (r^2). Die SI-Einheit sr ist derjenige räumliche Winkel, bei dem r = 1 m und F = 1 m^2 beträgt, d. h. 1 sr = 1 $m^2 \cdot m^{-2}$.

Tab. 29.2 Faktoren, Vorsilben und Symbole für Bruchteile und Vielfache von Maßeinheiten

Vorsilbe	Symbol	Faktor	Vorsilbe	Symbol	Faktor
Deka-	da	10^1	Dezi-	d	10^{-1}
Hekto-	h	10^2	Zenti-	c	10^{-2}
Kilo-	k	10^3	Milli-	m	10^{-3}
Mega-	M	10^6	Mikro-	µ	10^{-6}
Giga-	G	10^9	Nano-	n	10^{-9}
Tera-	T	10^{12}	Piko-	p	10^{-12}
Peta-	P	10^{15}	Femto-	f	10^{-15}
Exa-	E	10^{18}	Atto-	a	10^{-18}

Die **Basiseinheiten des SI-Systems** sind
für die Länge: m (Meter),
für die Masse: kg (Kilogramm),
für die Zeit: s (Sekunde),
für die Stoffmenge: mol (Mol),
für die Stromstärke: A (Ampere),
für die Temperatur: K (Kelvin),
für die Lichtstärke: cd (Candela).

Diese Basiseinheiten sind untereinander unabhängig und genau definiert; alle anderen Einheiten sind **von den Basiseinheiten abgeleitet**, und zwar meist dadurch, dass die Basiseinheiten miteinander multipliziert oder durcheinander dividiert werden, z. B.
für Fläche (Länge · Länge): $(m \cdot m) = m^2$,
für Geschwindigkeit (Länge/Zeit): $m \cdot s^{-1}$.

Wird die neue Einheit dabei zu kompliziert, bekommt sie einen neuen Namen mit eigenem Symbol (▶ Tab. 29.1) z. B. für Kraft: $kg \cdot m \cdot s^{-2} = N$ (Newton).

29.1.2 Bruchteile und Vielfache von Maßeinheiten

Da es umständlich und unübersichtlich ist, z. B. 10 000 g oder 0,00 001 g zu schreiben, verwendet man **Vorsilben** vor der Maßeinheit, die dezimale Vielfache und Bruchteile (meist in 1000er-Schritten) bezeichnen; im eben genannten Beispiel würde man 10 kg (Kilogramm) bzw. 10 µg (Mikrogramm) schreiben bzw. sagen. Die Vorsilben sind mit ihren Faktoren und Symbolen in ▶ Tab. 29.2 enthalten.

Diese Vorsilben werden nicht nur vor die Basiseinheiten, sondern auch vor die davon abgeleiteten Einheiten mit eigenem Symbol gesetzt. Ein kPa z. B. sind 10^3 Pascal, 1 µl 10^{-6} Liter usw.

Daneben sind für manche Maßeinheiten noch Vorsilben für kleinere Dezimalschritte in Verwendung (da, h, d, c; ▶ Tab. 29.2).

Bei der Angabe der **Zeit** werden auch die gewohnten nicht dezimalen Vielfachen weiter verwendet, also Sekunde (s), Minute (min), Stunde (h) und Tag (d).

29.1.3 Maßeinheiten: SI und die anderen

Länge, Fläche, Volumen

SI-Einheit der **Länge** ist der Meter (m). Andere bisher gebräuchliche Längeneinheiten sind u. a.:
Ångström (A) = 10^{-10} m = 0,1 nm
Mikron (µ) = 10^{-6} m = 1 µm
Millimikron (mµ) = 10^{-9} m = 1 nm
Amerikanische und englische Längeneinheiten sind:
inch = Zoll = 0,0254 m = 25,4 mm
foot (Mehrzahl: feet) = Fuß = 0,3 048 m
yard = Elle = 0,9 144 m
(statute) mile = Meile = 1609,344 m ≈ 1,61 km
nautische Meile = 1,853 km

Abgeleitete SI-Einheit der **Fläche** ist der Quadratmeter ($m \cdot m = m^2$), die des **Volumens** Kubikmeter ($m \cdot m \cdot m = m^3$).

Bei Umrechnungen in Vielfache und Bruchteile mit den entsprechenden Vorsilben (▶ Tab. 29.2) ist zu beachten, dass z. B.
1 m = 10^3 mm, aber
1 m^2 = 10^6 mm^2 und 1 m^3 = 10^9 mm^3.

Eine vor allem für Flüssigkeiten und Gase häufig benützte Sondergröße für das Volumen ist der Liter* (l oder L):
1 l = 10^{-3} m^3 = 1 dm^3
1 ml = 10^{-6} m^3 = 1 cm^3
1 µl = 10^{-9} m^3 = 1 mm^3

Amerikanische und britische Volumeneinheiten werden folgendermaßen umgerechnet:

1 fluid ounce (amerikanisch) = 29,57 ml
1 fluid ounce (britisch) = 28,47 ml
1 U.S. liquid gallon = 3,785 l
1 british (imperial) gallon = 4,546 l

Geschwindigkeit, Frequenz, Beschleunigung

Die **Geschwindigkeit** (z. B. eines Autos) ist der zurückgelegte Weg (Länge) pro Zeit mit der Einheit $m \cdot s^{-1}$. Bei Geschwindigkeiten von Flüssigkeiten wird neben dieser sog. **Lineargeschwindigkeit** noch der Begriff „**Volumengeschwindigkeit**", „Flussrate" u. a. verwendet. Gemeint ist damit dann ein *Volumenfluss pro Zeit* mit der Einheit $l \cdot s^{-1}$ oder $m^3 \cdot s^{-1}$.

Mit der Frequenz gibt man an, wie oft irgendein Ereignis (Pulsschlag, Atemzüge etc.) pro Zeiteinheit stattfindet. SI-Einheit ist s^{-1}, auch Hertz (Hz) genannt. Oft wird auch noch als Frequenzeinheit min^{-1} verwendet, wobei gilt:

$$\text{min}^{-1} = 1/60\,\text{Hz} \approx 0{,}0167\,\text{Hz}.$$

Unter **Beschleunigung** versteht man die *Geschwindigkeitsänderung pro Zeit*, die Einheit ist daher $m \cdot s^{-1}$ pro s oder $m \cdot s^{-2}$. Eine Beschleunigungsangabe mit negativem Vorzeichen wird auch **Verzögerung** genannt. Wie schnell z. B. ein Auto beschleunigen und wie schnell es gebremst werden kann, wird beidesmal in $m \cdot s^{-2}$ ausgedrückt.

Kraft, Druck

Kraft ist *Masse mal Beschleunigung* (Spezialfall: „**Gewicht**" = **Gewichtskraft** = Masse mal Erdbeschleunigung). Da die Einheit der Masse das Kilogramm (kg) ist und die der Beschleunigung $m \cdot s^{-2}$ (s. o.), gilt:

$$\text{Einheit der Kraft: kg} \cdot \text{m} \cdot \text{s}^{-2} = \text{N}\,(\textit{Newton}).$$

Die früher gebrauchten Krafteinheiten werden so umgerechnet:

1 dyn = 10^{-5} N = 10 µN;
1 pond = $9{,}8 \cdot 10^{-3}$ N = 9,8 mN.

Druck ist *Kraft pro Fläche*. Es gilt also: Einheit des Drucks:

$$\text{N} \cdot \text{m}^{-2} = \text{Pa}\,(\textit{Pascal}).$$

Andere Druckeinheiten (mmHg* wird für Druck von Körperflüssigkeiten z. T. noch verwendet) werden in die SI-Einheit Pa folgendermaßen umgerechnet:

1 mm H_2O ≈ 9,8 Pa
1 cm H_2O ≈ 98 Pa
1 mmHg* = 133,3 Pa = 0,1333 kPa
1 Torr = 133,3 Pa = 0,1333 kPa
1 techn. Atmosphäre (at) ≈ 98,067 kPa
1 physikal. Atmosphäre (atm) ≈ 101,324 kPa
1 dyn · cm^{-2} = 0,1 Pa
1 bar = 100 kPa
1 mbar = 100 Pa = 1 hPa

Masse, Stoffmenge

Masse hat die Basiseinheit Kilogramm (kg), d. h., hier wurde ausnahmsweise die mit der Vorsilbe „kilo" versehene Einheit als Basiseinheit verwendet (statt Mg wird die Einheit Tonne*, t, verwendet).

Eine Masse wird meist dadurch bestimmt, dass ihre durch die Erdanziehung hervorgerufene Gewichtskraft (= „Gewicht", s. o.) gemessen wird, die Skala der Waage aber in Masseeinheiten (g, kg) geeicht ist.

Britisch-amerikanische Masseeinheiten werden folgendermaßen umgerechnet:
Avoirdupois weight:
1 ounce (oz.) = 28,35 g
1 pound (lb.) = 453,6 g

Apothecaries' und troy weight:
1 ounce = 31,1 g
1 pound = 373,2 g

Die **atomare Masseneinheit u** (für ***unified** atomic mass **unit***) ist eine Maßeinheit für die Masse eines Moleküls oder eines Atoms (**Molekül-** bzw. **Atommasse**). Sie wird in der internationalen Literatur häufig auch **Dalton** (Da) genannt (keine SI-Einheit), wobei 1 u = 1 Dalton = $^1/_{12}$ der Masse eines ^{12}C-Atoms = 1 g/Avogadro-Konstante; diese Konstante beträgt $6{,}022 \cdot 10^{23}$. Daher gilt:

$$1\,\text{u} = 1\,\text{Da} = 1\,\text{g}/(6{,}022 \cdot 10^{23}) = 1{,}66054 \cdot 10^{-24}$$

$$1000\,\text{u} = 1000\,\text{Da} = 1\,\text{ku} = 1\,\text{kDa}.$$

Die **relative Molekülmasse M_r** (früher Molekular„gewicht") entspricht dem *Verhältnis* der betreffenden Molekülmasse zur 1/12 der Masse eines ^{12}C-Atoms. Als relative Größe ist sie dimensionslos.

Eine der Masse verwandte Messgröße ist die **Stoffmenge**, die in Mol (Symbol: mol) angegeben wird. 1 mol eines Stoffes besteht aus ebenso vielen Teilchen (Atomen, Molekülen, Ionen), wie in 12 g des Nuklids ^{12}C enthalten sind, nämlich aus $6{,}022 \cdot 10^{23}$ Teilchen. Für die **Umrechnung von Stoffmenge in Masse** gilt daher: 1 mol ist diejenige Stoffmasse (in g), die die Mol-, Ionen- oder Atommasse dieses Stoffes angibt, d. h. wievielmal mehr Masse das Atom, Molekül oder Ion hat als $^1/_{12}$ des ^{12}C-Atoms.

Beispiele:

- rel. Molekülmasse von H_2O: 18.
  → 1 mol H_2O = 18 g H_2O.
- rel. Atommasse von Na: 23.
  → 1 mol Na^+-Ionen = 23 g Na^+-Ionen.

- rel. Molekülmasse von $CaCl_2$:
  $(40 + 2 \cdot 35{,}5) = 111$.
  $\rightarrow$ 1 mol $CaCl_2$ = 111 g $CaCl_2$.

(In 1 mol $CaCl_2$ sind 2 mol Cl^--Ionen und 1 mol Ca^{2+}-Ionen enthalten.)

Teilt man mol durch die *Wertigkeit* des betreffenden Ions, ergibt sich die *Äquivalentmasse* mit der Maßeinheit val (engl. eq; beides sind keine SI-Einheiten):
Bei einwertigen Ionen ist mol und val gleich groß:

$$1\,\text{val Na}^+ = {}^1/_1\,\text{mol Na}^+.$$

Bei zweiwertigen Stoffen (z. B. Ca^{2+}, s. o.) gilt:

$$1\,\text{val Ca}^{2+} = {}^1/_2\,\text{mol Ca}^{2+}$$

oder

$$1\,\text{mol Ca}^{2+} = {}^2\,\text{val Ca}^{2+}$$

Eine weitere, vom Mol (mol) abgeleitete Größe ist das Osmol (osm) (s. u.).

Arbeit, Energie, Wärmemenge

Arbeit ist *Kraft mal Weg*, d. h. Einheit der Arbeit: N · m = J (Joule)

Energie und **Wärmemenge** haben die gleiche Einheit, d. h.: J (Joule).

Auch das Produkt Druck · Volumen ($[N \cdot m^{-2}] \cdot m^3$) ergibt J: *Druck-Volumen-Arbeit*.

Andere Einheiten für Arbeit, Wärmemenge und Energie werden in J folgendermaßen umgerechnet:

$1\,\text{erg} = 10^{-7}\,\text{J} = 0{,}1\,\mu\text{J}$
$1\,\text{cal} \approx 4{,}185\,\text{J}$
$1\,\text{kcal} \approx 4185\,\text{J} = 4{,}185\,\text{kJ}$
$1\,\text{Ws} = 1\,\text{J}$
$1\,\text{kWh} = 3{,}6 \cdot 10^6\,\text{J} = 3{,}6\,\text{MJ}$

Leistung ist *Arbeit pro Zeit*. Es gilt daher:

$$\text{Einheit der Leistung: J} \cdot \text{s}^{-1} = \text{W}\,(\textit{Watt}).$$

Auch der Wärmestrom hat die Einheit W. Andere Einheiten für die Leistung werden folgendermaßen umgerechnet:

$1\,\text{erg/s} = 10^{-7}\,\text{W} = 0{,}1\,\mu\text{W}$
$1\,\text{cal/h} = 1{,}163 \cdot 10^{-3}\,\text{W} = 1{,}163\,\text{mW}$
$1\,\text{PS} = 735{,}5\,\text{W} = 0{,}7355\,\text{kW}$

Elektrische Größen

Das Wandern von elektrisch geladenen Teilchen, also z. B. von negativ geladenen Elektronen (s. Lehrbücher der Physik) durch einen Draht, bezeichnet man als elektrischen Strom. Wieviel Teilchen/Zeit dabei fließen, wird mit der **Stromstärke** ausgedrückt. Deren Einheit ist das Ampere (A). Auch eine Wanderung von Ionen (Na^+, K^+ etc.), z. B. durch eine Zellmembran, also ein *Ionenstrom*, wird in A ausgedrückt. Ein elektrischer Strom kann nur fließen, wenn eine elektrische **Potenzialdifferenz**, auch kurz **Spannung** oder **„Potenzial"** genannt, besteht. Eine Batterie oder ein Dynamo z. B. erzeugen eine solche Spannung. Im Organismus entstehen elektrische Spannungen meist durch den Transport von Ionen (s. Kap. 2.3.4) (S. 50).

Die Einheit der elektrischen **Spannung** ist das *Volt* (V; s. ▶ Tab. 29.1).

Wieviel Strom bei gegebener Spannung fließt, hängt vom elektrischen **Widerstand** ab.

$$\text{Spannung} = \text{Strom} \cdot \text{Widerstand}\,(\textit{Ohm} - \textit{Gesetz})$$

Seine Einheit ist das *Ohm* (Ω; s. ▶ Tab. 29.1), sein Kehrwert (1/Widerstand) der **elektrische Leitwert** mit der Einheit *Siemens* ($S = \Omega^{-1}$). In der Membranphysiologie (Kap. **3** (S. 91)) bezieht man den Widerstand auf die Membranfläche ($\Omega \cdot m^2$). Dessen Kehrwert ist die **Ionenleitfähigkeit** ($\Omega^{-1} \cdot m^2 = S \cdot m^{-2}$).

Elektrische Arbeit oder **Energie** wird wie jede Arbeit in Joule (J) oder Wattsekunden (Ws) ausgedrückt, die **elektrische Leistung** wie jede Leistung in Watt (W).

Die Einheit der elektrischen **Ladung** oder Elektrizitätsmenge ist das *Coulomb* (C) und wird von der Stromstärkeeinheit A abgeleitet:

$$\text{A} \cdot \text{s} = \text{C}$$

Die elektrische **Kapazität** eines Kondensators oder, in der Physiologie, etwa einer Zellmembran, ist das Verhältnis von Ladung (C) zu Spannung (V): $C \cdot V^{-1}$. Die Einheit dafür ist das *Farad* (F; s. ▶ Tab. 29.1).

Während beim *Gleichstrom* der Strom immer in derselben Richtung fließt, ändert sich die Richtung des Stromflusses beim *Wechselstrom* dauernd. Wie oft ein Hin- und Herwechsel (= 1 Periode) pro Zeit erfolgt, wird mit der *Frequenz* (Hz) ausgedrückt. Das normale Lichtnetz z. B. hat eine Frequenz von 50 Hz.

Temperatur

SI-Einheit der Temperatur ist das Kelvin (K), wobei 0 K (**absoluter Nullpunkt**) die tiefste überhaupt mögliche Temperatur darstellt. Von der Kelvin-Skala abgeleitet ist die Celsius-Skala mit der Einheit Grad Celsius* (°C).

Es gilt:

$$\text{Temperatur in °C} = \text{Temperatur in K} - 273{,}15.$$

Im Amerikanischen wird die Temperatur meist in Grad Fahrenheit (°F) angegeben. Für die Umrechnung in °C gilt:

$$\text{Temperatur in °F} = ({}^9/_5 \cdot \text{Temperatur in °C}) + 32$$

und umgekehrt:

$$\text{Temperatur in °C} = {}^5/_9 \cdot (\text{Temperatur in °F} - 32).$$

Tab. 29.3 Wichtige Temperaturen in K, °C und °F

	K	°C	°F
Gefrierpunkt von Wasser	273	0	+32
Zimmertemperatur	293 bis 298	+20 bis +25	+69 bis +77
Körperkerntemperatur	310	+37	+98,6
Fieber	311 bis 315	+388 bis +42	+100 bis +108
Siedepunkt des Wassers (Meereshöhe)	373	+100	+212

Einige wichtige Temperaturen sind in ▸ Tab. 29.3 umgerechnet.

29.1.4 Konzentration, Fraktion und Aktivität

Der in Physiologie und Medizin viel gebrauchte Ausdruck **Konzentration** kann mehreres bedeuten, nämlich

- eine *Massenkonzentration,* d. h. die Masse eines Stoffes pro Volumeneinheit (z. B. g/l = kg/m^3),
- eine *Stoffmengenkonzentration* oder molare Konzentration, d. h. eine Stoffmenge pro Volumeneinheit der *Lösung* (z. B. mol/l),
- eine *molale Konzentration, d. h. eine Stoffmenge pro Masse Lösungsmittel (z. B. mol/kg H_2O),*

SI-Einheit der **Massenkonzentration** ist g/l (kg/l, mg/l usw.). Die Umrechnung einiger bisher benützter Größen erfolgt so:

1 g/100 ml = 10 g/l
1 g% = 10 g/l
1 % (w/v) = 10 g/l
1 g‰ = 1 g/l
1 mg% = 10 mg/l
1 mg/100 ml = 10 mg/l
1 µg% = 10 µg/l
1 γ% = 10 µg/l

SI-Einheit der **Stoffmengenkonzentration** ist mol/l (bzw. mmol/l, µmol/l etc.). Umrechnungen:

1 M (molar) = 1 mol/l
1 N (normal) = (1/Wertigkeit) · mol/l
1 mM (mmolar) = 1 mmol/l
1 val/l (eq/l) = (1/Wertigkeit) · mol/l

Warum gibt es neben einer molaren auch eine molale Konzentration? In stark verdünnten Lösungen unterscheiden sich die beiden Konzentrationsangaben nur dadurch, dass die Gleichung: 1 l Wasser = 1 kg Wasser nur bei einer ganz bestimmten Temperatur gilt (4 °C). Physiologische Flüssigkeiten sind aber keineswegs stark verdünnte Lösungen. In ihnen kann das Volumen der gelösten Stoffe wesentlich zum Gesamtvolumen der Lösung beitragen. So besteht 1 l Plasma nur aus 0,93 l Wasser, die restlichen 70 ml sind Proteine und Salze. Hier differieren Molarität und Molalität bereits um 7 %. In der intrazellulären Flüssigkeit kann diese Differenz sogar mehr als 30 % betragen. Während es oft die Molarität ist, die (volumetrisch) gemessen wird, ist es die Molalität, die für chemische Reaktionen sowie für biophysikalische und biologische Vorgänge entscheidend ist.

Ein thermodynamisches Maß für die physikochemisch *wirksame* Konzentration ist die **Aktivität.** In der Physiologie wird sie häufig bei Ionen verwendet, da mit ionensensitiven Elektroden (H^+-, Na^+-, K^+-, Cl^--, Ca^{2+}-Elektroden) die Aktivität und nicht die Molalität gemessen wird. Aktivität und Molalität sind gleich, solange die gesamte **Ionenstärke** (µ) sehr klein ist, d. h. bei einer idealen Lösung; µ hängt von den Ladungen und Konzentrationen aller Ionen in der Lösung ab:

$$\mu = 0{,}5\,(z_1^2 \cdot c_1 + z_2^2 \cdot c_2 + \ldots + z_i^2 c \cdot c_i) \qquad (29.1)$$

wobei z_i die Ladung des Ions i, c_i seine molale Konzentration und 1, 2, …, i die Ionentypen in der Lösung bedeuten. Bei der hohen Ionenstärke biologischer Flüssigkeiten beeinflussen sich die gelösten Teilchen gegenseitig, sodass die Aktivität a immer deutlich kleiner als die molale Konzentration c ist. Die Aktivität wird berechnet aus: a = f · c, wobei f = **Aktivitätskoeffizient.** Bei einer Ionenstärke von z. B. 0,1, was einer Lösung mit 100 mmol NaCl/kg H_2O entspricht, beträgt f für Na^+ 0,76, d. h., die für biophysikalische Vorgänge entscheidende Aktivität ist um ein Viertel geringer als die Molalität.

Bei schwachen Elektrolyten, die nicht vollständig dissoziieren, hängt die Molalität und Aktivität freier Ionen darüber hinaus natürlich auch noch vom **Dissoziationsgrad** in der betreffenden Lösung ab.

Mit **Fraktion** („fraktionelle Konzentration") ist eine relative Einheit gemeint, so:

- ein *Massenverhältnis,* d. h. ein Massenanteil pro Gesamtmasse (z. B. g/g),
- ein *Mengenverhältnis* (z. B. mol/mol) oder
- ein *Volumenverhältnis* (z. B. l/l).

Fraktionen haben also die „Einheit" 1 (bzw. 10^{-3}, 10^{-6} usw.). Dabei ist die ungekürzte Einheit (l/l usw.) vorzuziehen, weil sie angibt, um welche Art von Fraktion es sich handelt. Die Fraktionen %, ‰, ppm (parts per million) und ppb (parts per billion; im Englischen: 1 billion = 10^9!) werden für alle Arten von Fraktionen verwendet.

Umrechnungen:
1 % = 0,01
1 ‰ = $1 \cdot 10^{-3}$
1 Gew. % = 0,01 g/g
1 Vol % = 0,01 l/l
1 ppm = $1 \cdot 10^{-6}$
1 ppb = $1 \cdot 10^{-9}$

29.1.5 Osmolalität, osmotischer und onkotischer Druck

Osmolarität und Osmolalität

Ein von der Molarität (s. o.) abgeleiteter Begriff ist die **Osmolarität** (osm/l). Damit ist die *Konzentration aller osmotisch wirksamen Teilchen* in einer *Lösung* gemeint, gleichgültig um welche Stoffe oder Stoffmischungen es sich dabei handelt. Allerdings ergibt der auf das Volumen der Gesamtlösung bezogene Begriff der Osmolarität oft wenig Sinn; sowohl seine Messung mit dem Osmometer als auch seine biophysikalische Anwendung beziehen sich auf die Konzentration im Lösungs*mittel*. Aus diesem Grund (und weil Volumenangaben temperaturabhängig sind) ist die Angabe der **Osmolalität** (**osm/kg H_2O**) meist sinnvoller.

Die **ideale Osmolalität** wird von der Molalität der betreffenden Substanzen abgeleitet: Wird z. B. 1 mmol (= 180 mg) Glucose in 1 kg Wasser gelöst (= 1 l bei 4 °C), so beträgt die Molalität 1 mmol/kg H_2O und die ideale Osmolalität 1 mosm/kg H_2O. Das ändert sich, wenn Elektrolyte wie NaCl gelöst werden, da sie dissoziieren: NaCl $\rightleftharpoons$ $Na^+ + Cl^-$. Jedes dieser beiden Ionen ist osmotisch aktiv. Wenn ein dissoziierender Stoff demnach in 1 kg Wasser gelöst wird, so gilt: ideale Osmolalität = Molalität mal Zahl der Dissoziationsprodukte; 1 mmol NaCl/kg H_2O ergibt also 2 mosm/kg H_2O. Im Gegensatz zu NaCl dissoziieren schwächere Elektrolyte nur teilweise; hier muss deren *Dissoziationsgrad* berücksichtigt werden.

Diese Berechnung gilt nur für ideale, also extrem verdünnte Lösungen. Wie oben beim Begriff Aktivität bereits erwähnt, sind die Körperflüssigkeiten jedoch **nicht-ideale** (**reale**) **Lösungen**, in denen die reale Osmolalität kleiner ist als die ideale. Letztere muss mit dem *osmotischen Koeffizienten g* (ist *nicht* mit dem Aktivitätskoeffizienten identisch) multipliziert werden, um den realen Wert zu erhalten. g ist konzentrationsabhängig und beträgt z. B. für NaCl bei einer (idealen) Osmolalität von 300 mosm/kg H_2O etwa 0,926. Die reale Osmolalität dieser NaCl-Lösung beträgt also $0{,}926 \cdot 300 = 278$ mosm/kg H_2O.

Lösungen, die die gleiche reale Osmolalität wie das Plasma haben (ca. 290 mosm/kg H_2O), werden *iso(o)smolal*, solche mit höherer bzw. niedrigerer Osmolalität *hyper-* bzw. *hyp(o)osmolal* genannt.

Osmolalität und Tonizität

Osmotisch aktive Lösungsbestandteile (reale Osmolalität, s. o.) rufen einen **osmotischen Druck π** hervor, der sich nach der **Van't-Hoff-Gleichung** errechnet:

$$\pi = R \cdot T \cdot c_{osm} \qquad (29.2)$$

wobei R = allgemeine Gaskonstante ($8{,}314\ J \cdot K^{-1} \cdot osm^{-1}$), T = absolute Temperatur (K) und c_{osm} = reale Osmolalität in osm $\cdot\ (m^3\ H_2O)^{-1}$ = mosm $\cdot\ (l\ H_2O)^{-1}$. Sind zwei Lösungen unterschiedlicher Osmolalität (Δc_{osm}) durch eine wasserdurchlässige **selektive Membran** voneinander getrennt, so ruft Δc_{osm} im Steady State (Fließgleichgewicht) eine **osmotische Druckdifferenz Δπ** über diese Membran hervor, wenn sie für die gelösten Teilchen weniger durchlässig ist als für Wasser. Dabei wird die *Selektivität* oder relative Dichtheit der Membran für die gelösten Stoffe durch den **Reflexionskoeffizienten σ** beschrieben. σ kann Werte zwischen 1 (undurchlässig) und 0 (genauso permeationsfähig wie Wasser) annehmen. (Bei σ = 1 spricht man auch von einer *semipermeablen Membran.*) Unter Verwendung obiger Van't-Hoff-Gleichung errechnet sich die osmotische Druckdifferenz dann nach **van't Hoff** und **Stavermann** so:

$$\Delta\pi = \sigma \cdot R \cdot T \cdot \Delta c_{osm} \qquad (29.3)$$

Diese Gleichung zeigt, dass z. B. eine Lösung, die die gleiche Osmolalität besitzt wie das Blutplasma, an einer Membran im Steady State nur dann den gleichen osmotischen Druck hervorruft wie das Plasma (d. h. gegenüber dem Blutplasma **isoton** ist), wenn σ = 1, d. h., wenn die Membran streng semipermeabel ist.

Zwischen Blutplasma und dem Zytoplasma der Erythrozyten (und dem aller anderen Zellen im Körper) herrscht (im Steady State) Isotonie. Werden Erythrozyten nun in eine Harnstofflösung mit 290 mosm/kg H_2O überführt, herrscht, außer im ersten Moment, trotz der Isoosmolalität keine Isotonie, da der Harnstoff (σ << 1!) in die Erythrozyten diffundiert. Dadurch wird das Erythrozyteninnere hyperton und Wasser wird „nachgesaugt" (Osmose), sodass die Erythrozyten zuerst anschwellen und dann platzen.

Überall dort im Körper, wo gelöste Substanzen wasserdurchlässige Zellmembranen oder -verbände durchdringen, z. B. NaCl am Epithel des Dünndarms oder des proximalen Tubulus, entsteht also ein **osmotischer Gradient** (s. u.), entlang dessen Wasser nachfolgt. Das Ausmaß eines solchen *Wasser-* oder *Volumenflusses* J_v (m^3/s) ist von der Wasserdurchlässigkeit, der sog. **hydraulischen Leitfähigkeit k** ($m \cdot s^{-1} \cdot Pa^{-1}$), von der Durchtrittsfläche F (m^2) und von der Druckdifferenz, in diesem Fall der osmotischen Druckdifferenz $\Delta\pi$ (Pa), abhängig:

$$J_v = \mathbf{k} \cdot \mathbf{F} \cdot \boldsymbol{\Delta\pi} = [m^3 \cdot s^{-1}] \qquad (29.4)$$

Da k und F an biologischen Membranen und Zellverbänden gewöhnlich nicht getrennt bestimmbar sind, wird das Produkt k · F häufig als *Ultrafiltrationskoeffizient* K_f ($m^3 \cdot s^{-1} \cdot Pa^{-1}$) zusammengefasst (S. 416).

Ebenso wie der Transport von osmotisch wirksamen Teilchen einen Wasserfluss auslöst, reißt dieser Wasserstrom umgekehrt auch gelöste Teilchen mit sich (*konvektiver Transport;* engl. *solvent drag*), vorausgesetzt, die Membran oder die Zellschicht ist für diese durchlässig. Ein reziprokes Maß für diese Durchlässigkeit ist der Reflexionskoeffizient (s. o.). Wie bei einem Stück Holz, das im Fluss treibt, sind es die Reibungskräfte zwischen Wasser und gelösten Teilchen, die diesen konvektiven Transport verursachen. Die solcherart durch eine Membran oder eine Zellschicht transportierte Menge des Stoffes x, J_x (mol/s), ist vom Volumenfluss J_v, vom Reflexionskoeffizienten σ_x und von der mittleren Stoffaktivität $\bar{a}_x$ im Wasser-Durchtrittsbereich der Membran bzw. des Zellverbandes abhängig:

$$J_x = J_v (1 - \sigma_x)\, \bar{a}_x \qquad (29.5)$$

Die Größe 1 – σ wird auch **Sieb**(**ungs**)**koeffizient** genannt (Tab. 10.3) (S. 419).

Ist der Zellwall undurchlässig für eine bestimmte Substanz (σ = 1), findet nicht nur kein Solvent Drag statt, sondern das Wasser wird sogar auf der Seite, wo sich diese Substanz befindet, zurückgehalten. Angewandt auf die oben genannten Epithelien heißt das z. B., dass aus dem Tubulus- bzw. Darmlumen nicht resorbierbare Substanzen zur osmotischen Diurese (S. 432) bzw. zu einem erhöhten Wassergehalt des Stuhls führen. Salinische Abführmittel wirken z. B. so.

Auch Proteine sind osmotisch wirksam

Wie alle anderen gelösten Teilchen im Plasma erzeugen auch die makromolekularen Proteine einen osmotischen Druck. Er wird **onkotischer** oder **kolloidosmotischer Druck** genannt. An einer streng semipermeablen Membran (s. o.) wäre er mit seinen rund 3,5 kPa (25 mmHg) gegenüber dem osmotischen Druck der kleinmolekularen Plasmabestandteile vernachlässigbar. Was den onkotischen Druck im Organismus aber so wichtig macht, ist die Tatsache, dass die Auskleidung der Blutgefäße, das **Endothel**, für all die kleinmolekularen Plasmabestandteile gut durchlässig ist (σ ≈ 0), sodass nach Gleichung (29.3) ihr osmotischer Druck am Endothel praktisch Null ist. Damit wird dort nur der onkotische Druck der Proteine wirksam, für die das Endothel, je nach Kapillarbezirk (S. 248), eingeschränkt oder praktisch gar nicht durchlässig ist. Diese Eigenschaft (σ >> 0) und der im Vergleich zum Interstitium hohe Proteingehalt des Plasmas (ca. 75 g/l) sind es, die dem blutdruckgetriebenen Ausstrom von Plasmawasser ins Interstitium, also einer **Filtration**, entgegenwirken. Nur damit wird das Endothel zu einer wirksamen Volumenbarriere zwischen Plasmaraum und Interstitium.

Tritt, durch den Blutdruck getrieben, Wasser aus dem Blut ins Interstitium über (Filtration), so erhöht sich die Proteinkonzentration im Plasma und damit auch der onkotische Druck π. Dieser Anstieg ist wesentlich größer als es Gl. (29.3) erwarten ließe (▶ Abb. 29.1). Grund dieser Abweichung sind bestimmte biophysikalische Eigenschaften der Plasmaproteine. Strömt also Wasser druckbedingt aus der oder in die Blutbahn, so sorgen diese relativ hohen Änderungen des onkotischen Drucks selbsttätig für einen Gegendruck, der den Wasserstrom abbremst.

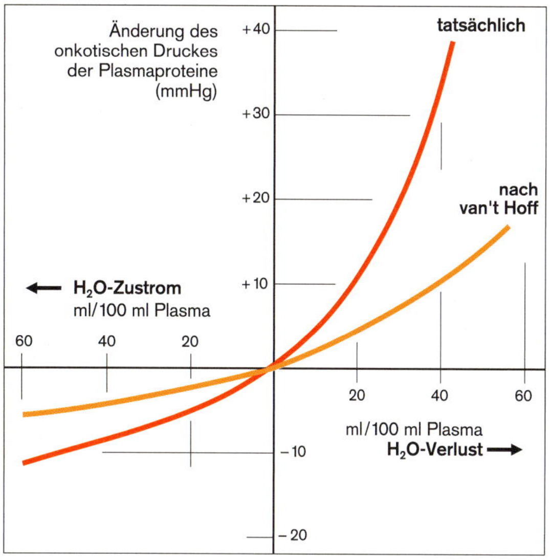

Abb. 29.1 Physiologische Bedeutung der Abweichung des onkotischen Drucks des Plasmas vom Van't-Hoff-Gesetz. Ein Wasserverlust aus dem Plasma verursacht einen überproportionalen Anstieg des onkotischen Druckes, der dem Verlust von Plasmawasser entgegenwirkt. Auch bei einem Zustrom von Wasser, also einer Plasmaverdünnung, ist das überproportionale Absinken des onkotischen Druckes, wenn auch weniger ausgeprägt, zu erkennen (aus [2]). Beides trägt wesentlich zur Konstanthaltung des Blutvolumens und gleichzeitig zur Vermeidung von Ödemen bei.

Gradienten als Triebfedern des Lebens

Ohne Blutdruck fließt kein Blut, ohne K^+-Anreicherung in der Nervenzelle ist diese nicht erregbar. In beiden Beispielen wird **chemische Energie** in Form des Adenosintriphosphats (**ATP**) dazu verwendet, eine Ungleichverteilung von Masse oder Energie, d. h. einen **Gradienten** aufzubauen; im Falle des Blutdrucks erzeugt der ATP-getriebene Herzmuskel einen Druckgradienten zwischen Aorta und V. cava, im Falle der Nervenzelle die Na^+/K^+-ATPase einen K^+- und Na^+-Konzentrationsgradienten und damit einen elektrischen und chemischen Na^+-Gradienten, d. h. z. B. die Voraussetzung für die Auslösbarkeit von Aktionspotenzialen (S. 97). Die elektrochemischen Ionen-Gradienten in der Darmmuskulatur, im Nierenepithel und in den Schweißdrüsen, ebenso wie die chemischen Substratgradienten in der Leber und die Druckgradienten im Respirationstrakt sind weitere Beispiele für Gradienten der unterschiedlichsten Art in unserem Körper.

Wird z. B. eine Flüssigkeit von der Seite her einem hohen O_2-Druck ausgesetzt (▶ Abb. 29.2a), so diffundiert O_2 in die Flüssigkeit hinein. Diese Diffusion hält an, solange ein O_2-Gradient besteht. Dieser Gradient verläuft in diesem einfachen Beispiel exponentiell. Die Steigung der Exponentialkurve, dP/dL, ist der Gradient; man spricht daher auch von der **Steilheit eines Gradienten.** Seine Steilheit vermindert sich in größerer Distanz von der Quelle, aus der der Gradient gespeist wird. Da in unserem Beispiel der O_2-Partialdruck-Gradient die Trieb„kraft" für die O_2-Diffusion darstellt, wird mit dem Abstand von der Quelle folglich auch die Diffusionsgeschwindigkeit immer kleiner.

Sehr steile Gradienten können im Körper über Zellmembranen bzw. über Endo- und Epithelien aufgebaut werden (▶ Abb. 29.2b), da diese für polare und großmolekulare Substanzen wenig durchlässig sind. pH-Gradienten (Belegzelle des Magens) und Proteinkonzentrationsgradienten (Blut-Hirn-Schranke) sind zwei extreme Beispiele. Die Membran bzw. der Zellverband sorgen also dafür, dass die über **aktive Transportmechanismen** (S. 58) mühsam, d. h. relativ langsam aufgebauten Gradienten durch passive Prozesse (z. B. Diffusion) nicht gleich wieder „ungewollt" zunichte gemacht werden. Andererseits stehen die Gradienten dann zur Verfügung, wenn z. B. rasche Ionenflüsse „gewollt" und Ionenkanäle dazu häufiger geöffnet werden (S. 52). Na^+- und Ca^{2+}-Ionen-Aktivitätsgradienten sind zwei wichtige Beispiele dafür.

Allein die Tatsache, dass für den Aufbau von Gradienten ATP notwendig ist, zeigt, dass unser Körper, thermodynamisch gesehen, ein offenes System ist, d. h., dass er auf die **Zufuhr energiereicher Substrate** (Fette, Kohlenhydrate und Proteine) angewiesen ist (s. Kap. 12). Ohne diese Energiezufuhr verschwänden alle Gradienten, die

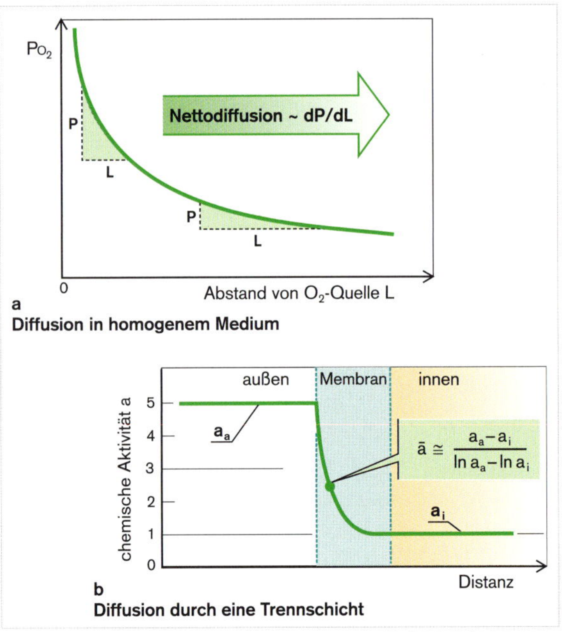

Abb. 29.2 Gradienten.

a Diffundiert ein Stoff, z. B. Sauerstoff (O_2), von einer Quelle aus in einem homogenen Medium, also z. B. in einer Flüssigkeit, so ist das Ausmaß der Nettodiffusion nach dem Fickschen Gesetz (S. 248) dem Gradienten, d. h. der Steigung der gezeigten Exponentialkurve (dP_{O_2}/dL) proportional. Obwohl die Gewebe des Körpers keineswegs homogen sind, sieht diese Kurve für die relativ leicht diffusiblen Gase (z. B. Diffusion von O_2 zwischen Erythrozyten und Mitochondrien oder von CO_2 in der Gegenrichtung) ähnlich aus.

b Bei Stoffen, die durch die Phospholipidmembranen der Zelle nur relativ langsam hindurchkommen, z. B. bei Ionen, grenzt die Zellmembran (oder eine Epithelschicht) zwei Flüssigkeitsräume voneinander ab, in denen die chemische Aktivität a dieses Stoffes sehr unterschiedlich sein kann (a_a bzw. a_i). Der Gradient befindet sich in diesem Fall innerhalb der trennenden Membran, da sich in den beidseitigen Lösungen wegen der dort hohen Diffusionskonstante nur ein flacher Gradient halten kann. (Die mittlere Aktivität $\bar{a}$ in der Membran wird für die Berechnung des Solvent Drag bzw. des potenzialgetriebenen Transportes benötigt.)

Entropie („Unordnung") unseres „Systems" Körper stiege an, und er käme thermodynamisch ins Gleichgewicht. Das hieße, um nur die beiden obigen Beispiele zu nennen, der Blutdruck würde auf die wenigen mmHg des vasalen Füllungsdrucks absinken und unsere Nerven, unser Gehirn würden unerregbar werden: unser Leben würde erlöschen.

29.2 Potenzen und Logarithmen

Zahlen, die sehr viel größer oder sehr viel kleiner als 1 sind, lassen sich nur umständlich und unübersichtlich schreiben. Man verwendet daher sog. **Zehnerpotenzen,** die folgendermaßen entstehen:

$100 = 10 \cdot 10 = 10^2$

$1000 = 10 \cdot 10 \cdot 10 = 10^3$

$10\,000 = 10 \cdot 10 \cdot 10 \cdot 10 = 10^4$

Wie oft die 10 bei diesem Malnehmen vorkommt, wird also vereinfacht mit einer **Hochzahl** (**Exponent**) ausgedrückt.

Ist die Zahl nicht genau eine Zehnerpotenz (z. B. 34 500), teilt man durch die nächstniedrigere Zehnerpotenz (10 000) und schreibt das Ergebnis (3,45) als Multiplikationsfaktor vor diese Zehnerpotenz: $3{,}45 \cdot 10^4$.

10 kann man nach dem eben Gesagten auch 10^1 schreiben. Noch kleinere Zahlen werden folgendermaßen gebildet:

$1 = 10 : 10 = 10^0$

$0{,}1 = 10 : 10 : 10 = 10^{-1}$

$0{,}01 = 10 : 10 : 10 : 10 = 10^{-2}$

usw.

0,04 z. B. kann man dabei ähnlich wie zuvor auflösen in $4 \cdot 0{,}01$ oder $4 \cdot 10^{-2}$.

Merke: Bei Zahlen, die kleiner als 1 sind, errechnet sich die (negative) Potenz daraus, an welcher Stelle nach dem Komma die 1 steht, bei 0,001 z. B. an 3. Stelle: $0{,}001 = 10^{-3}$.

Bei Zahlen ab 10 zieht man von den Stellen (vor dem Komma) 1 ab; der Rest entspricht dann der (positiven) Hochzahl.

Beispiele: 100 hat 3 Stellen, es muss also 10^2 heißen; 1124,5 hat 4 Stellen vor dem Komma, es muss also $1{,}1245 \cdot 10^3$ heißen.

Auch **Maßeinheiten** können mit Hochzahlen versehen sein, z. B. m^3. Das heißt dann, genau wie bei 10^3, dass die Basis, also m, 2-mal mit sich selbst malgenommen wird ($m \cdot m \cdot m$). Ebenso werden negative Hochzahlen bei Maßeinheiten benützt; genau wie $1/10 = 10^{-1}$ kann man $1/s = s^{-1}$ schreiben oder $mol \cdot l^{-1}$ statt mol/l.

Das **Rechnen mit Potenzen** hat eigene Regeln: Zusammenzählen und Abziehen ist nur bei gleicher Hochzahl möglich, z. B.:

$(2{,}5 \cdot 10^2) + (1{,}5 \cdot 10^2) = 4 \cdot 10^2$; aber

$(2 \cdot 10^3) + (3 \cdot 10^2)$ muss umgewandelt werden in

$(2 \cdot 10^3) + (0{,}3 \cdot 10^3) = 2{,}3 \cdot 10^3$.

Malnehmen der Potenzen bedeutet Zusammenzählen der Hochzahlen. Teilen der Potenzen bedeutet Abziehen der Hochzahlen, z. B.:

$10^2 \cdot 10^3 = 10^{2+3} = 10^5$

$10^4 : 10^2 = 10^{4-2} = 10^2$

$10^2 : 10^4 = 10^{2-4} = 10^{-2}$

Zahlen vor den Zehnerpotenzen werden dabei wie gewohnt behandelt, z. B.

$(3 \cdot 10^2) \cdot (2 \cdot 10^3) = 2 \cdot 3 \cdot 10^{2+3} = 6 \cdot 10^5$.

Man kann auch mit den Hochzahlen (Exponenten) alleine rechnen, man spricht dann vom **Logarithmenrechnen.** Wird irgendeine Zahl (z. B. 100) als Potenz zur Basis 10 (10^2) geschrieben, so wird die Hochzahl (2) als (**dekadischer**) **Logarithmus** von 100 (abgekürzt **log** 100 oder **lg** 100) bezeichnet. Solche Logarithmen finden in der Physiologie z. B. bei der Definition des pH-Wertes oder bei der Auftragung des Schalldrucks mit der Dezibelskala Verwendung.

Als **natürlicher Logarithmus** (**ln**) wird der Exponent zur Basis e verwendet, wobei 2,71 828... = e

Da $\log x = \ln x / \ln 10$ und $\ln 10 = 2{,}302\,585...$, erfolgt die Umrechnung von ln in log und umgekehrt folgendermaßen:

$\log x = \ln x / 2{,}3$

$\ln x = 2{,}3 \cdot \log x$

Beim **Rechnen mit Logarithmen** erniedrigt sich die Rechenart um eine Stufe, d. h. aus einer Multiplikation wird eine Addition, aus einer Potenzierung eine Multiplikation usw., also:

$\log (a \cdot b) = \log a + \log b$

$\log (a/b) = \log a - \log b$

$\log a^n = n \cdot \log a$

$\log \sqrt[n]{a} = (\log a)/n$

Sonderfälle sind:

$\log 10 = \ln e = 1$

$\log 1 = \ln 1 = 0$

$\log 0 = \ln 0 = \pm \infty$

29.3 Grafische Darstellung von Messdaten

Um z. B. den Verlauf der Körpertemperatur bei einem Menschen über längere Zeit zu überschauen, stellt man die Temperatur mit der zugehörigen Uhrzeit grafisch dar (▶ Abb. 29.3).

Die beiden Achsen, auf denen in diesem Fall Temperatur und Zeit aufgetragen sind, nennt man allgemein **Koordinaten,** wobei die senkrechte Achse **Ordinate** (hier Temperatur), die waagrechte Achse **Abszisse** (hier Uhrzeit) genannt wird.

Auf der Abszisse wird meist die zuerst gewählte, veränderliche (variable) Größe x (hier Tageszeit), auf der Ordinate die davon abhängige variable Größe y (hier Körpertemperatur) aufgetragen. Daher die Bezeichnung x-Achse für die Abszisse und y-Achse für die Ordinate.

Mit dieser grafischen Methode kann man alle möglichen Messwerte gegen andere, jeweils zugehörige Messwerte auftragen, z. B. Körpergröße gegen Lebensalter oder Lungenvolumen gegen intrapulmonalen Druck.

Dabei kann man auch erkennen, ob sich die beiden Messgrößen miteinander ändern (**korrelieren**) oder nicht: Trägt man z. B. auf der Ordinate (senkrecht) die Körpergröße auf, auf der Abszisse (waagrecht) das Alter, steigt die Kurve während des Körperwachstums an, ab ca. dem 17. Lebensjahr verläuft die Kurve jedoch waagrecht; das bedeutet, dass die Körpergröße in der ersten Phase vom Alter abhängig, in der zweiten (waagrechten) Phase jedoch weitgehend altersunabhängig ist. Eine Korrelation (s. u.) beweist für sich alleine allerdings keine *kausale* Abhängigkeit. So korrelierte z. B. im Elsass für eine gewisse Zeit der Geburtenrückgang mit der zahlenmäßigen Abnahme der nistenden Störche (vgl. Kap. 1) (S. 29).

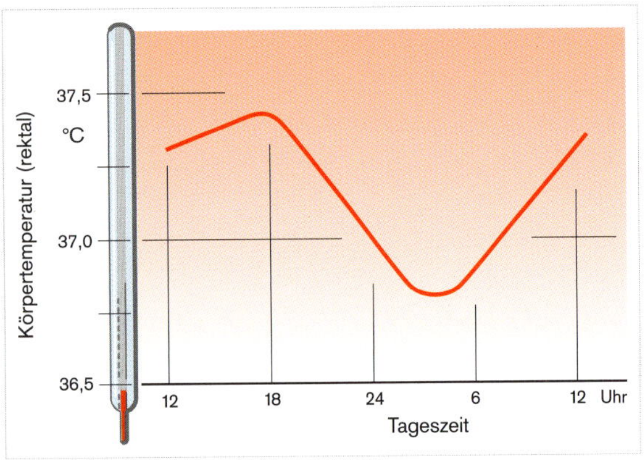

Abb. 29.3 Graphische Darstellung der (rektal, in Ruhe gemessenen) Körpertemperatur (y-Achse) in Abhängigkeit von der Tageszeit (x-Achse).

Will man in ihrer Größe **sehr unterschiedliche Messdaten** (1 bis 100 000 z. B.) auf einer Koordinate unterbringen, können entweder die kleinen Größen nicht mehr getrennt voneinander dargestellt werden, oder aber die Koordinatenachsen werden zu lang. Man hilft sich in diesem Fall mit der Auftragung der Daten in Form ihrer **Potenzen** oder ihrer **Logarithmen** (s. o.): statt 1, 10, 100, 1000 usw. schreibt man 10^0, 10^1, 10^3 usw. oder die Logarithmen 0, 1, 2, 3 usw. In dieser Form sind also die niedrigen Zahlen relativ genau darzustellen, und trotzdem passen die großen Zahlen noch auf die (vernünftig lange) Koordinatenachse (z. B. Hörkurven).

Eine Korrelation kann **linear** sein (▸ Abb. 29.4, violette Kurve) und gehorcht dann der **Geradengleichung**

$$y = a \cdot x + b,$$

wobei a die **Steigung** der Geraden und b der Schnittpunkt der Geraden mit der y-Achse (**Achsenabschnitt**, d. h. der y-Wert bei x = 0) ist.

Viele Korrelationen sind allerdings nicht linear. Bei einfacheren Funktionen kann aber durch nicht lineare (z. B. logarithmische) Auftragung der x-Werte und/oder der y-Werte eine grafische Linearisierung erreicht werden, was z. B. Extrapolationen auf Werte außerhalb des Messbereiches oder die Aufstellung von Eichkurven mit nur zwei Eichpunkten erlaubt. Auch die Berechnung der „mitt-

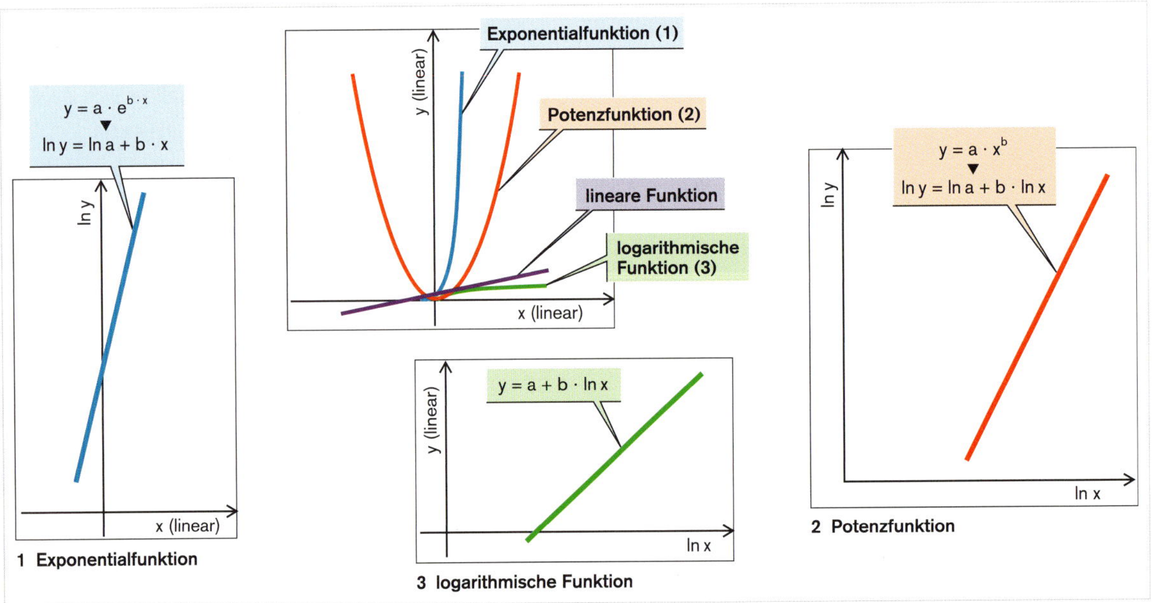

Abb. 29.4 Grafische Linearisierung nicht linearer Funktionen. Die drei nicht linearen Funktionen (1) Exponentialfunktion, (2) Potenzfunktion und (3) logarithmische Funktion können grafisch linearisiert werden, wenn eine logarithmische Auftragung auf der y-Achse (1), auf beiden Achsen (2) bzw. auf der x-Achse (3) vorgenommen wird (aus [3]).

leren“ Korrelation von streuenden Messwerten von x-y-Paaren wird damit erleichtert: **Regressionsgerade.**

Eine **Exponentialfunktion** (▶ Abb. 29.4, Kurve **1**)

$$y = a \cdot e^{b \cdot x}$$

kann durch Auftragung von ln y auf der y-Achse linearisiert werden

$$\ln y = \ln a + b \cdot x,$$

wobei b = Steigung und ln a = Achsenabschnitt.

Eine **logarithmische Funktion** (▶ Abb. 29.4, Kurve **3**)

$$y = a + b \cdot \ln x$$

kann durch Auftragung von ln x auf der x-Achse grafisch linearisiert werden, wobei b = Steigung und a = Achsenabschnitt.

Eine **Potenzfunktion** (▶ Abb. 29.4, Kurve **2**)

$$y = a \cdot x^b$$

kann durch Auftragung von ln y und ln x auf den Koordinatenachsen grafisch linearisiert werden, da

$$\ln y = \ln a + b \cdot \ln x,$$

wobei b = Steigung und ln a = Achsenabschnitt.

Zu beachten ist, dass auf logarithmischen Koordinaten der Wert 0 für x oder y nicht existiert, da $\ln 0 = \pm\infty$. Trotzdem wird in der Geradengleichung ln a „Achsenabschnitt“ genannt, wenn die logarithmische Abszisse von der Ordinate bei $\ln x = 0$, d. h. $x = 1$, gekreuzt wird.

Statt ln x und/oder ln y auf der x- bzw. y-Achse aufzutragen, kann man die *linearen* Werte von x und/oder y auf **Logarithmenpapier** auftragen, auf dem die Ordinate (z. B. Abb. 9.7) (S. 395), die Abszisse („halblogarithmisches“ Papier) oder beide Koordinaten („doppeltlogarithmisches“ Papier) logarithmisch eingeteilt sind. In den letzten beiden Fällen wird a nicht mehr Achsenabschnitt genannt, weil dessen Wert davon abhängt, wo die y-Achse die x-Achse schneidet, wobei für x alle Werte > 0 möglich sind.

Auch andere nicht lineare Funktionen können durch geeignete Wahl der Auftragung auf den Koordinatenachsen grafisch linearisiert werden, so z. B. die **Michaelis-Menten-Gleichung,** der viele Enzymreaktionen und carriervermittelte Transportprozesse (S. 57) gehorchen:

$$J = J_{max} \cdot C/(K_m + C),$$

wobei J = aktuelle Transportrate (z. B. in mol · m^{-2} · s^{-1}), J_{max} die maximale Transportrate, C (mol · m^{-3}) die aktuelle Konzentration des zu transportierenden Stoffes und K_M die (Halbsättigungs-)Konzentration bei ½ J_{max} bedeutet.

Eine der drei gebräuchlichen grafischen Linearisierungen der Michaelis-Menten-Gleichung (S. 57), die nach **Lineweaver-Burk,** lautet:

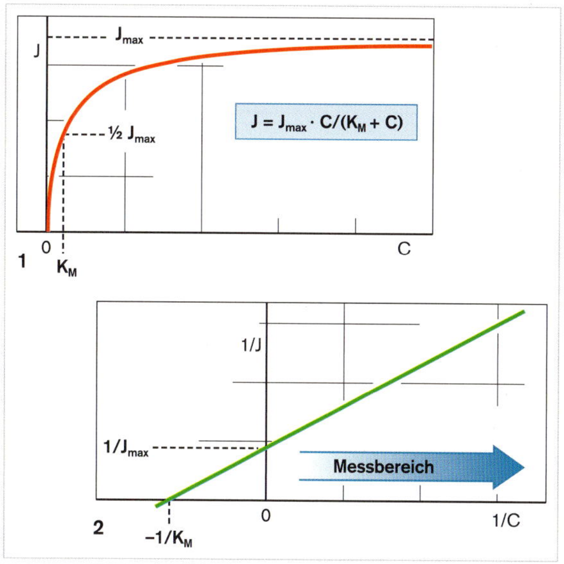

Abb. 29.5 Grafische Linearisierung der Michaelis-Menten-Gleichung. Die Kurve **1**, in der J gegen C aufgetragen ist, kann u. a. dadurch linearisiert werden, dass 1/J gegen 1/C aufgetragen wird (Kurve **2**). In dieser Form sind $1/J_{max}$ und $-1/K_M$ als Koordinatenschnittpunkte ablesbar und können in J_{max} bzw. K_M umgerechnet werden (s. a. Abb. 2.10) (S. 57) (aus [3]).

$$1/J = (K_M/J_{max}) \cdot (1/C) + 1/J_{max},$$

sodass sich bei Auftragung von 1/J auf der y-Achse und 1/C auf der x-Achse eine Gerade ergibt (▶ Abb. 29.5, Kurve **2**). Während bei der Auftragung J gegen C (▶ Abb. 29.5, Kurve **1**) die experimentelle Bestimmung von J_{max} gar nicht exakt möglich ist (dazu wäre die Verwendung einer unendlich großen Konzentration C notwendig!), kann in der linearisierten Form (▶ Abb. 29.5, Kurve **2**) aus experimentellen Daten eine Regressionsgerade errechnet werden, die auf $C = \infty$ extrapoliert werden kann: Da dann $1/C = 1/\infty = 0$, ist $1/J_{max}$ beim 0-Punkt der x-Achse ablesbar (▶ Abb. 29.5, Kurve **2**). Der Kehrwert davon ergibt also das gesuchte J_{max}. Wenn man weiterhin in der obigen Lineweaver-Burk-Gleichung $1/J = 0$ setzt, lautet sie

$$0 = (K_M/J_{max}) \cdot (1/C) + 1/J_{max}$$

oder $1/K_M = -1/C$, sodass K_M aus dem negativen Kehrwert des x-Achsenabschnittes (entspricht $1/J = 0$) errechnet werden kann.

Zum Weiterlesen...

[1] Wissenschaftliche Tabellen Geigy. 4 Bde. 8. Aufl. Basel; 1977.

[2] Landis EM, Pappenheimer JR. Handbook of Physiology. Section 2: Circulation, Vol. II. Washington D.C.: American Physiological Society; 1963.

[3] Silbernagl S, Despopoulos A. Taschenatlas der Physiologie. 9. Aufl. Stuttgart: Thieme; 2018.

Kapitel 30

Normalwerte/ Referenzbereiche

30 Normalwerte/Referenzbereiche

Tab. 30.1 Gesamtorganismus und Zelle

Chemische Zusammensetzung von 1 kg fettfreier Körpermasse einer erwachsenen Person	720 g Wasser (s. a. Abb 11.2) (S. 469); 210 g Protein; 22,4 g Ca; 12 g P; 2,7 g K; 1,8 g Na; 1,8 g Cl; 0,47 g Mg
Wasserverteilung in Erwachsenen/Kindern (in % des Körpergewichtes)	intrazellulär: 40 %/40 % Interstitium: 15 %/25 % Plasma 5 %/5 %
Ionenkonzentrationen intra- und extrazellulär	siehe Tab 11.1 (S. 470)

Tab. 30.2 Herz und Kreislauf

Herzgewicht	250–350 g	
Herzzeitvolumen in Ruhe/maximal	5–6 (max. 25) l · min^{-1}	
Ruhepuls bei Sinusrhythmus	60–75 (max. 100) min^{-1}	
AV-Knoten-Rhythmus	40–55 min^{-1}	
Kammerrhythmus	25–40 min^{-1}	
Arterieller Blutdruck (nach Riva-Rocci) syst./diast.	120/80 mmHg [16/10,7 kPa]	
Pulmonalarteriendruck syst./diast.	20/7 mmHg [2,7/0,9 kPa]	
Zentralvenöser Druck	3–6 mmHg [0,4–0,8 kPa)	
Portalvenendruck	3–6 mmHg [0,4–0,8 kPa)	
Ventrikelvolumen enddiastolisch/endsystolisch	120/40 ml	
Ejektionsfraktion	0,67	
Druckpulswellengeschwindigkeit	Aorta	3–5 m · s^{-1}
	Arterien	5–10 m · s^{-1}
	Venen	1–2 m · s^{-1}
Mittlere Strömungsgeschwindigkeit	Aorta	0,18 m · s^{-1}
	Kapillaren	0,0002–0,001 m · s^{-1}
	Vv. cavae	0.06 m · s^{-1}
Maximale (Linear-)Strömungsgeschwindigkeit	Aorta	1 m · s^{-1}
Maximale (Volumen-)Stromstärke (Flussrate)	Aorta	0,5 l · s^{-1}
Organdurchblutung		
Organ	*% des HZV*	*ml/min pro g Gewebe*
Herz	4	0,8
Gehirn	13	0,5
Nieren	20	4
Gastrointestinaltrakt = Pfortaderdurchblutung	16	0,7
Leber (Arteria hepatica)	8	0,3
Skelettmuskel	21	0,04
Haut und sonstige Organe	18	

Tab. 30.3 Lunge und Gastransport; siehe auch Tab. 8.1 (S. 332), Tab. 8.2 (S. 337), Tab. 8.3 (S. 339) und Tab. 8.4 (S. 343).

	Männer	*Frauen*
Totalkapazität (TLC)	7 l	6,2 l
Vitalkapazität (VC)	5,6 l	5 l
Atemzugvolumen V_T in Ruhe	0,6 l	0,5 l
Inspiratorisches Reservevolumen	3,2 l	2,9 l
Exspiratorisches Reservevolumen	1,8 l	1,6 l
Residualvolumen	1,4 l	1,2 l
Atemgrenzwert bei 30 Atemzügen/min	110 l/min	100 l/min
Atemfrequenz	16/min	
Totraumvolumen	150 ml	
Sauerstoffkapazität des Blutes (ml O_2/l Blut)	210	195
Sauerstoffkapazität des Blutes (mmol O_2/l Blut)	9,4	8,7
Respiratorischer Quotient	0,84 (0,7–1,0)	
O_2-Partialdruck	*Luft:**	19,6 kPa [147 mmHg]
	Alveole:	13,3 kPa [100 mmHg]
	arteriell:	12,0 kPa [90 mmHg]
	gemischt-venös	5,3 kPa [40 mmHg]
CO_2-Partialdruck	*Luft:**	0,03 kPa [0,23 mmHg]
	Alveole:	5,2 kPa [39 mmHg]
	arteriell:	5,3 kPa [40 mmHg]
	gemischt-venös	6,1 kPa [46 mmHg]

* angefeuchtet bei Körpertemperatur

Tab. 30.4 Niere und Ausscheidung; siehe auch Tab. 10.2 (S. 411) und Abb. 10.31 (S. 440).

Renaler Plasmafluss (RPF)	480–800 ml/min pro 1,73 m^2 Körperoberfläche
Glomeruläre Filtrationsrate (GFR)	80–140 ml/min pro 1,73 m^2 Körperoberfläche
Filtrationsfraktion = GFR/RPF	0,19
Harnzeitvolumen	*Männer*: 0,7–2,7 l/d *Frauen*: 0,5–2,3 l/d
Harnosmolalität [Extremwerte:	250–1000 mosm/kg H_2O 50–1400 mosm/kg H_2O]
Glucoseausscheidung	< 300 mg/d = 1,67 mmol/d
Na^+-Ausscheidung	50–250 mmol/d
K^+-Ausscheidung	25–115 mmol/d
Stickstoffausscheidung	150–250 mg/d pro kg KG
Proteinausscheidung	10–200 mg/d
Harn-pH-Wert	4,5–8,2
titrierbare Säure	10–30 mmol/d
Harnstoffausscheidung	170–330 mmol/d [10–20 g/d]
Harnsäureausscheidung	1,8–6,5 mmol/d [0,3–0,8 g/d]
Kreatininausscheidung	5–20 mmol/d [0,56–2,1 g/d]

Tab. 30.5 Ernährung und Stoffwechsel

	Männer	*Frauen*
Grundumsatz	7,1 MJ/d = 85 W	6,2 MJ/d = 75 W
Energieumsatz bei		
• leichter Büroarbeit	10,8 MJ/d = 130 W	9,6 MJ/d = 115 W
• Schwerstarbeit (über Jahre)	20 MJ/d = 240 W	15 MJ/d = 180 W
• Schwerstarbeit (in der Arbeitszeit)	500 W	360 W
• Tanzen, Radfahren, Schwimmen	350–500 W	
• 100 m-Lauf	2000 W	
• Marathonlauf	1200 W	
Funktionelles Eiweiß-Minimum	1 g/kg Körpergewicht	
Vitamine	s. Tab. 12.13 (S. 583) u. 12.14 (S. 583)	
Elektrolyte und Spurenelemente	s. Tab. 12.12 (S. 582)	

Tab. 30.6 Nervensystem und Muskel

Dauer eines Aktionspotenzials		
Nerv	1–2 ms	
Skelettmuskel	10 ms	
Myokard	200 ms	
Nervenleitungsgeschwindigkeiten (NLG); siehe auch Tab. 3.2 (S. 110); sie gibt die Werte für die Katze an, für die diese Einteilung (von Erlanger/Gasser) ursprünglich getroffen wurde.		
Faser	*Durchmesser*	*NLG beim Menschen*
Aα	11–16 µm	60–90 m/s
Aβ	6–11 µm	30–60 m/s
Aδ	6 µm	2–30 m/s
C	0,25–1,5 µm	0,25–1,5 m/s

Tab. 30.7 **Blut (alle Angaben für Erwachsene)**; siehe auch Tab. 7.1 (S. 284), Tab. 7.2 (S. 285).

	Männer	Frauen
Blutvolumen	4 500 ml	3 600 ml
Hämatokrit (Fraktion)	0,40–0,54	0,37–0,47
Erythrozytenzahl	4,6–5,9 · 10^6/µl	4,2–5,4 · 10^6/µl
Hämoglobinkonzentration im Vollblut (Hb)	140–180 g/l [2,2–2,8 mmol/l]	120–160 g/l [1,9–2,5 mmol/l]
Mittleres Volumen des Einzelerythrozyten (MCV)	80–100 fl	
Mittlere Hämoglobinkonzentration der Erythrozyten (MCHC)	320–360 g/l Erythrozyten [4,96–5,58 mmol/l Erythrozyten]	
Mittlere Hämoglobinmenge im Einzelerythrozyten (MCH = Hb_E)	27–32 pg [0,4–0,54 fmol]	
Mittlerer Erythrozytendurchmesser	7,2–7,8 µm	
Retikulozyten	0,4–2 %; 20–75 · 10^3/ µl	
Leukozyten	siehe Tab. 7.3 (S. 296)	
Thrombozyten	150–400 · 10^3/ µl	
Blutkörperchensenkungsgeschwindigkeit (BSG)	< 10 mm/ 1. Stunde	< 20 mm/ 1. Stunde

Tab. 30.7 Fortsetzung

Proteine	*g/l Serum*	*rel. %*
gesamt	66–85	100
Albumin	35–50	55–64
α_1-Globuline	1,3–4	2,5–4
α_2-Globuline	4–9	7–10
β-Globuline	6–11	8–12
γ-Globuline	13–17	12–20
Thromboplastinzeit (Quick)	70–125 %	
Internat. Normalized Ratio INR	0,9–1,15	
Partielle Thromboplastinzeit (PTT)	26–42 s	
Blutungszeit	< 6 min	
Parameter des Glucosestoffwechsels		
Glucosekonzentration im Venenblut	3,9–5,5 mmol/l [70–100 mg/dl]	
Glucosekonzentration im Kapillarblut	4,4–6,1 mmol/l [80–110 mg/dl]	
Glucosekonzentration im Plasma	4,2–6,4 mmol/l [75–115 mg/dl]	
Grenzwert für Diabetes mellitus im Plasma	> 7,8 mmol/l [> 140 mg/dl]	
HbA_{1c} (glykosyliertes Hämoglobin A)	3,2 – 5,2 %	
Parameter des Lipidstoffwechsels		
Triglyceride im Serum	< 150 mg/dl [< 1,71 mmol/l]	
Cholesterin, gesamt im Serum	< 200 mg/dl [< 5,2 mmol/l]	
HDL-Cholesterin im Serum	> 40 mg/dl [> 1,04 mmol/l]	
Harnpflichtige Substanzen		
Harnstoffkonzentration im Serum	3,3–8,3 mmol/l [20 – 50 mg/dl]	
Harnsäurekonzentration im Serum	150–390 µmol/l [2,6–6,5 mg/dl]	
Kreatininkonzentration im Serum	36–106 µmol/l [0,4–1,2 mg/dl]	
Bilirubin		
Gesamtbilirubin im Serum	0,2–1 mg/dl [3,4–17 µmol/l]	
Direktes Bilirubin im Serum	0,05–0,3 mg/dl [0,8–5,1 µmol/l]	

Tab. 30.7 Fortsetzung	
Elektrolyte und Blutgase	
Osmolalität	280–300 mmol/kg H_2O
Kationenkonzentrationen im Serum	Na^+: 135–145 mmol/l K^+: 3,5–5,5 mmol/l ionisiertes Ca^{2+}: 1,0–1,3 mmol/l ionisiertes Mg^{2+}: 0,5–0,7 mmol/l
Anionenkonzentrationen im Serum	Cl^-: 95–108 mmol/l anorg. Phosphat: 0,8–1,5 mmol/l
pH-Wert	7,35–7,45
Standardbicarbonat	22–26 mmol/l
Gesamtpufferbasen	48 mmol/l
Sauerstoffsättigung	arteriell 96 % gemischt-venös 65–75 %
Sauerstoffpartialdruck bei Halbsättigung ($P_{0,5}$)	3,6 kPa [27 mmHg]

Tab. 30.8 Andere Körperflüssigkeiten	
Liquor cerebrospinalis – Lumballiquor	
Druck im entspannten, waagrechten Liegen	1,4 kPa [10,5 mmHg]
Spezifisches Gewicht	1,006–1,008 g/l
Osmolalität	290 mmol/kg H_2O
Glucosekonzentration	2,5–3,9 mmol/l [45–70 mg/dl]
Proteinkonzentration	0,15–0,45 g/l
IgG-Konzentration	< 84 mg/dl
Leukozytenzahl	< 5/µl
Speichel	
Volumen	0,5–1,5 l/d
Kationenkonzentrationen	Na^+: 10–130 mmol/l K^+: 20–130 mmol/l
Anionenkonzentrationen	Cl^-: 20–80 mmol/l HCO_3^-: 30–50 mmol/l

Tab. 30.8 Fortsetzung	
Magensaft	
Volumen	2–3 l/d
Nüchtern-pH-Wert	1,5–2
Pankreassaft	
Volumen	2 l/d
pH-Wert (sekretinstimuliert)	7,5–8,8
Galle (siehe auch Tab. 12.4) (S. 550)	
Volumen (Lebergalle) basal/max.	0,35/1,2 ml/min
Gallenblaseninhalt	50–65 ml
Fäzes	
Stuhlgewicht	< 300 g/d
Fruchtwasser	
Volumen (V, in ml) ist abhängig vom Gestationsalter (A) in Tagen	log V = 4,1 · (log A)–6,16 (Näherung gilt nur zwischen der 8. und 20. Schwangerschaftswoche)
Sperma	
Gesamtejakulatvolumen	> 2 ml
Gesamtspermienzahl	> 40 · 10^6/Ejakulat
Motilität	> 50 % mit Vorwärtsbeweglichkeit > 25 % mit schneller linearer Beweglichkeit

Zum Weiterlesen...

[1] Ciba-Geigy AG. Wissenschaftliche Tabellen Geigy, 8. Aufl., Basel: 1977

[2] Gross R, Schölmerich P, Gerok W. Die Innere Medizin. Stuttgart: Schattauer; 1994

[3] Thomas L. Labor und Diagnose: Indikation und Bewertung von Laborbefunden für die medizinische Diagnostik.

Sachverzeichnis

A

D

E

G

H

I

J

K

L

M

N

O

P

Q

R

S

T

U

V

W

X

Y

Z